D1687638

Larsen
Anästhesie

Larsen
Anästhesie

8., neu bearbeitete und erweiterte Auflage

Mit 400 Abbildungen und 250 Tabellen

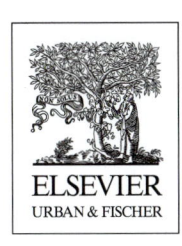

ELSEVIER
URBAN & FISCHER

URBAN & FISCHER
München · Jena

Zuschriften und Kritik an:

Elsevier GmbH, Urban & Fischer Verlag, Lektorat Medizin, Karlstraße 45, 80333 München
E-Mail: medizin@elsevier.com

Anschrift des Verfassers:
Professor Dr. med. Reinhard Larsen
Direktor der Klinik für Anästhesiologie und Intensivmedizin
Universitätskliniken des Saarlandes
66421 Homburg/Saar

Wichtiger Hinweis für den Benutzer

Die Erkenntnisse in der Medizin unterliegen laufendem Wandel durch Forschung und klinische Erfahrungen. Herausgeber und Autoren dieses Werkes haben große Sorgfalt darauf verwendet, dass die in diesem Werk gemachten therapeutischen Angaben (insbesondere hinsichtlich Indikation, Dosierung und unerwünschten Wirkungen) dem derzeitigen Wissensstand entsprechen. Das entbindet den Nutzer dieses Werkes aber nicht von der Verpflichtung, anhand der Beipackzettel zu verschreibender Präparate zu überprüfen, ob die dort gemachten Angaben von denen in diesem Buch abweichen, und seine Verordnung in eigener Verantwortung zu treffen.

Ein besonders wichtiges und schwieriges Gebiet sind Arzneimittelwirkungen in Schwangerschaft und Stillzeit. Im Text können diese Kontraindikationen evtl. unvollständig sein. Der Leser sollte sich daher im fraglichen Fall stets über das Risiko einer Arzneimittelgabe während der Schwangerschaft zusätzlich informieren.

Wie allgemein üblich wurden Warenzeichen bzw. Namen (z.B. bei Pharmapräparaten) nicht besonders gekennzeichnet.

Bibliografische Information Der Deutschen Bibliothek
Die Deutsche Bibliothek verzeichnet diese Publikation in der Deutschen Nationalbibliografie; detaillierte bibliografische Daten sind im Internet unter http://dnb.ddb.de abrufbar.

Alle Rechte vorbehalten
8. Auflage 2006
© Elsevier GmbH, München
Der Urban & Fischer Verlag ist ein Imprint der Elsevier GmbH.

06 07 08 09 10   5 4 3 2 1

Das Werk einschließlich aller seiner Teile ist urheberrechtlich geschützt. Jede Verwertung außerhalb der engen Grenzen des Urheberrechtsgesetzes ist ohne Zustimmung des Verlages unzulässig und strafbar. Das gilt insbesondere für Vervielfältigungen, Übersetzungen, Mikroverfilmungen und die Einspeicherung und Verarbeitung in elektronischen Systemen.

Planung und Lektorat: Andrea Rauneker, München
Redaktion: Gregor Leicht, München; Angelika Kraxner, München
Herstellung: Petra Laurer, München; Renate Hausdorf, buchundmehr, München
Satz: Typodata GmbH, München
Druck und Bindung: Appl, Wemding
Zeichnungen: Katja Dalkowski, Buckenhof
Umschlaggestaltung: SpieszDesign, Neu-Ulm

Printed in Germany

ISBN-13: 987-3-437-22501-4
ISBN-10: 3-437-22501-4

Aktuelle Informationen finden Sie im Internet unter www.elsevier.com und www.elsevier.de

Vorwort zur 8. Auflage

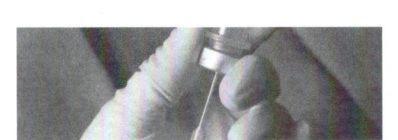

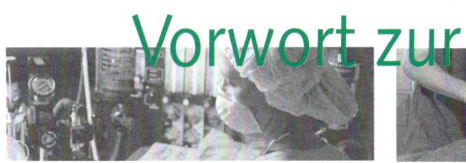

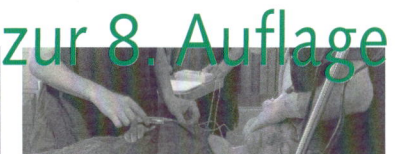

„Beachte immer, dass nichts bleibt, wie es ist, und denke daran, dass die Natur immer ihre Formen wechselt."

Marc Aurel, römischer Kaiser

Nicht neue Substanzen kennzeichnen gegenwärtig die Fortschritte der Anästhesiologie, sondern wissenschaftsbasierte Technologien, Leitlinien und die Pflicht zur zertifizierten Weiterbildung. Diese auch in anderen Fächern erkennbaren Veränderungen beruhen zum Teil auf ökonomischen Zwängen, zum Teil auf der zunehmenden Zahl multimorbider und alter Patienten, an denen komplexe und invasive Eingriffe mit hohen oder sehr hohen perioperativen Risiken vorgenommen werden. Qualifikation und Kompetenz sind daher die Schlüsselbegriffe für die Versorgung dieser Patienten geworden. Zu beidem soll die Neuauflage des Buches beitragen.

Im Mittelpunkt der 8. Auflage steht daher die perioperative Versorgung von Patienten mit Begleiterkrankungen – eine Aufgabe, die eine enge Zusammenarbeit zwischen dem Anästhesisten und Ärzten anderer Disziplinen, vor allem Kardiologen und Pulmologen, erfordert. In dem grundlegend überarbeiteten und auf ca. 100 Seiten erweiterten Kapitel „Vorgehen bei Begleiterkrankungen" werden detailliert die notwendigen Voruntersuchungen und perioperativen Maßnahmen bei diesen Patienten dargestellt, in enger Anlehnung an die derzeit gültigen Leitlinien verschiedener Fachgesellschaften.

Erweitert wurden u.a. auch die Kapitel kardiovaskuläre Medikamente (alternative Vasopressoren als Akrinorersatz, ACE-Hemmer, AT1-Blocker, Adenosin, Dopexamin), apparative Überwachung der Narkosetiefe (BIS, Narcotrend), postoperative Schmerztherapie (präemptive Analgesie, chronische Schmerzen nach Operationen, COX_2-Hemmer), Kinderanästhesie (Vorgehen bei akuten Infekten, Einsatz von Opioiden, Sedierung und Analgesie außerhalb des Operationssaals, Nervenblockaden zur Schmerztherapie), geburtshilfliche Anästhesie, Herzchirurgie (Checklisten, Bypass-Entwöhnung), Abdominalchirurgie (Volumenersatz, einzelne Operationsverfahren) und Thoraxchirurgie.

Neu aufgenommen wurden Abschnitte zu Xenon, Lebertransplantationen, pulmonaler Thrombendarteriektomie, PONV-Prophylaxe und -Therapie, Fast-Track-Anästhesie und Bronchusblockern, außerdem die Richtlinien 2005 der kardiopulmonalen Reanimation und die Richtlinien für die Verabreichung von Blutprodukten, zudem die Anwendungsbereiche der Lokalanästhetika Levobupivacain und Ropivacain.

Weiterhin wurden alle Kapitel überarbeitet und aktualisiert, wo nötig auch gekürzt. Die Konzentration auf das klinisch Wesentliche wurde beibehalten, das Konzept der raschen Auffindbarkeit von Themen, Leitlinien und Handlungsanweisungen weiterentwickelt, das Verständnis von Zusammenhängen durch Neuzeichnung aller vierfarbigen Abbildungen verbessert.

Wie immer bei einer Neuauflage gilt es, einigen Helfern und Mitstreitern besonders zu danken: Jürgen Drexler für seine treffsicheren Fotos, Katja Dalkowski für ihre überzeugende Neugestaltung der farbigen Abbildungen und schließlich Andrea Rauneker vom Verlag Elsevier für ihr nie nachlassendes Engagement und die geschmeidige Unbeugsamkeit, mit der sie dafür gesorgt hat, dass die zahlreichen Neuerungen verwirklicht werden konnten.
Gedankt sei weiterhin den an der Herstellung beteiligten Mitarbeitern des Verlags und nicht zuletzt den Lesern, die mit ihren Verbesserungsvorschlägen meinen Eifer stimuliert haben.

Homburg, im Herbst 2001　　　*Reinhard Larsen*

Vorwort zur 1. Auflage

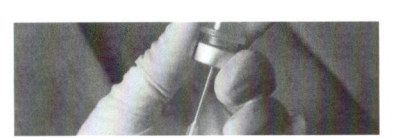

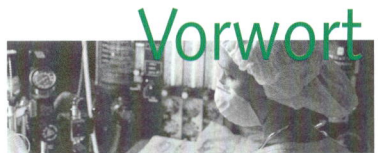

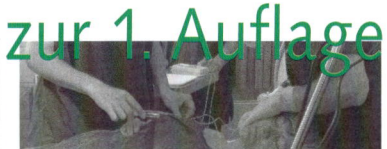

Dieses Buch soll – ausgerichtet auf die klinischen Bedürfnisse – Grundlagen und Methoden der allgemeinen und speziellen Anästhesie vermitteln und den Arzt zu einer patientenorientierten sicheren Narkosepraxis hinführen. Es ist daher in erster Linie für Kliniker geschrieben, insbesondere für die sich in der Weiterbildung zum Arzt für Anästhesie befindlichen Assistenten, aber auch für alle anderen in der operativen Medizin tätigen Ärzte und Internatsstudenten sowie für Anästhesieschwestern und -pfleger. Der Text beruht ganz wesentlich auf den Erfahrungen, die der Autor bei der theoretischen und praktischen Weiterbildung von Assistenzärzten und Internatsstudenten am Zentrum Anästhesiologie der Universität Göttingen gewonnen hat, reflektiert jedoch keineswegs eine dogmatische Lehrmeinung, sondern beschreibt, der kritischen Haltung dieser Institution folgend, vor allem gesicherte Grundlagen und allgemein anerkannte Verfahren der gegenwärtigen Anästhesiepraxis. Hierbei war es ein Hauptanliegen, die Form des Textes lebendig und durchsichtig zu gestalten, um dem Leser die Mitarbeit beim Erwerb von Kenntnissen und Fähigkeiten zu erleichtern und eher vergnüglich zu gestalten – getreu dem Grundsatz Schopenhauers, Verstand und Urteilskraft aufzurufen und nicht eigentlich zunächst das Gedächtnis in Anspruch zu nehmen durch „jene langen, mit ineinander geschachtelten Zwischensätzen bereicherten und, wie gebratene Gänse mit Äpfeln, ausgestopften Perioden". Anästhesiologische Vorkenntnisse sind daher beim Aneignen des Textes nicht erforderlich. Alle Kapitel sind einheitlich aufgebaut und führen den Leser Schritt für Schritt, auf den Grundlagen aufbauend, zum praktischen Vorgehen bei den verschiedenen Anästhesieverfahren hin.

Das Buch ist kein Lehrbuch im traditionellen Sinn, sondern ein „Weiterbildungsbuch", in dem die Theorie ausschließlich als Grundlage und Entscheidungshilfe für das klinische Vorgehen herangezogen wird. Entsprechend kann es dem Anfänger als praktischer Leitfaden, dem Erfahrenen hingegen als rasch verfügbare Informationsquelle für vergessenes Wissen dienen.

Um den Leser nicht mit einer Unzahl von – oft rasch vergänglichen – Literaturhinweisen zu verwirren, beschränkt sich das Literaturverzeichnis am Ende jedes Kapitels im Wesentlichen auf die Angabe von aktuellen Übersichtsarbeiten und Monographien, denen der Leser weiterführende Hinweise entnehmen kann.

Ich danke allen, die mir bei der Abfassung des Textes mit ihren Ratschlägen geholfen haben, besonders Herrn Dr. rer. nat. K. Schreiner, Woelm-Eschwege, für die kritische Durchsicht der Regionalanästhesie-Kapitel; Frau Dr. med. Eva-Maria Raffauf für ihre Mitarbeit am Kapitel Narkosesysteme; dem Verlag Urban & Schwarzenberg für seine tatkräftige und angenehme Unterstützung beim Druck des Manuskripts; Herrn Grafiker Alfons Drews, Wiesbaden, für die Gestaltung der Zeichnungen; weiterhin allen, die mir nahestehen, für Ermunterung, Verständnis und Geduld beim Schreiben des Buches.

Göttingen, im April 1985 *Reinhard Larsen*

Erläuterungen zum Text

Merksatz
! Wichtigste Voraussetzung für korrekte Messwerte ist eine ausreichende arterielle Durchblutung der Haut. Störungen der peripheren Durchblutung können daher zu falschen Messwerten führen.

Warnhinweis
⚡ Die Wedge-Position der Pulmonaliskatheterspitze darf nur für die kurze Zeit des Messvorgangs beibehalten werden, um eine Infarzierung des Gebietes jenseits des blockierten Pulmonalarterienastes zu vermeiden.

Praxistipp
Bei akuten Blutungen müssen 1000–1500 ml Frischplasma infundiert werden, um die Thromboplastinzeit nach Quick um 50% der Norm anzuheben.

„Schritt-für-Schritt"-Vorgehen
- Patienten mit 100% Sauerstoff beatmen.
- Belüftung beider Lungen kontrollieren.
- Höhe des Beatmungsdrucks überprüfen.
- Nach Entfernen der Kanülen Blutgerinnung mit **Protamin** wiederherstellen.

Evidenzbasierte Medizin stützt sich auf Metaanalysen und systematische Reviews
EBM Cochrane-Review zur Wahl des Anästhesieverfahrens bei Karotisendarteriektomie: Es gibt keine ausreichenden Beweise für die Bevorzugung eines speziellen Verfahrens (hier Lokalanästhesie im Vergleich zur Allgemeinnarkose). Lediglich nicht-randomisierte Studien weisen auf Vorteile der Lokalanästhesie hin; sie sind allerdings mit signifikanten methodischen Fehlern behaftet.

Inhaltsverzeichnis

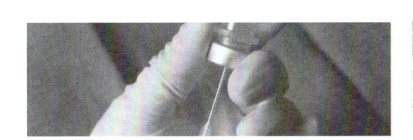

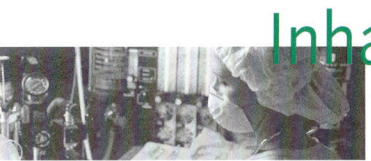

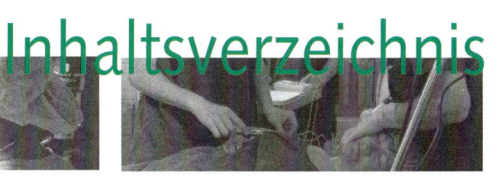

Pharmakologische und physiologische Grundlagen

1 Narkosetheorien und Wirkmechanismen von Anästhetika 3
2 Pharmakokinetische Grundlagen 9
3 Inhalationsanästhesie 19
4 Intravenöse Anästhetika, Benzodiazepine und Neuroleptika 57
5 Opioide 85
6 Totale intravenöse Anästhesie (TIVA) 109
7 Muskelrelaxanzien 117
8 Lokalanästhesie 157
9 Kardiovaskuläre Medikamente 191
10 Herzfunktion 213
11 Physiologie der Atmung 227
12 Blutgase 261
13 Säure-Basen-Haushalt 273
14 Blutgerinnung und Anästhesie 287

Klinische Anästhesie

15 Präoperative Einschätzung, Narkoserisiko und Wahl des Anästhesieverfahrens 311
16 Vorgehen bei Begleiterkrankungen 327
17 Präoperative Dauermedikation 429
18 Prämedikation 441
19 Narkosesysteme und Narkosebeatmung 455
20 Vorbereitung und Durchführung von Allgemeinanästhesien 483
21 Endotracheale Intubation und Larynxmaske 497
22 Spinalanästhesie 555
23 Periduralanästhesie 593
24 Periphere Nervenblockaden 625
25 Lagerung des Patienten zur Operation 667
26 Überwachung und Monitoring 675

27	Perioperative Flüssigkeits- und Elektrolyttherapie	743
28	Hämotherapie	769
29	Kontrollierte Hypotension	809
30	Aufwachraum	817
31	Postoperative Schmerztherapie	833
32	Narkosekomplikationen und Narkosezwischenfälle	877
33	Schock und Anästhesie	895
34	Kardiopulmonale Reanimation	907
35	Ambulante Anästhesie	961
36	Rechtliche Gesichtspunkte	973

Spezielle Anästhesie

37	Geburtshilfe	991
38	Erstversorgung des Neugeborenen	1069
39	Anästhesie bei Kindern	1081
40	Anästhesie bei geriatrischen Patienten	1141
41	Neurochirurgie	1153
42	Augenheilkunde	1217
43	Zahn-, Mund- und Kieferchirurgie	1225
44	Hals-, Nasen- und Ohrenheilkunde	1229
45	Thoraxchirurgie	1239
46	Herzchirurgie	1261
47	Gefäßchirurgie	1315
48	Abdominalchirurgie	1335
49	Urologie	1357
50	Gynäkologie	1367
51	Orthopädie	1373
52	Traumatologie	1385
53	Evidence-based Medicine, Leitlinien und Qualitätssicherung	1423

Anhang: Maßeinheiten und Normalwerte 1433
Sachverzeichnis 1439

Pharmakologische und physiologische Grundlagen

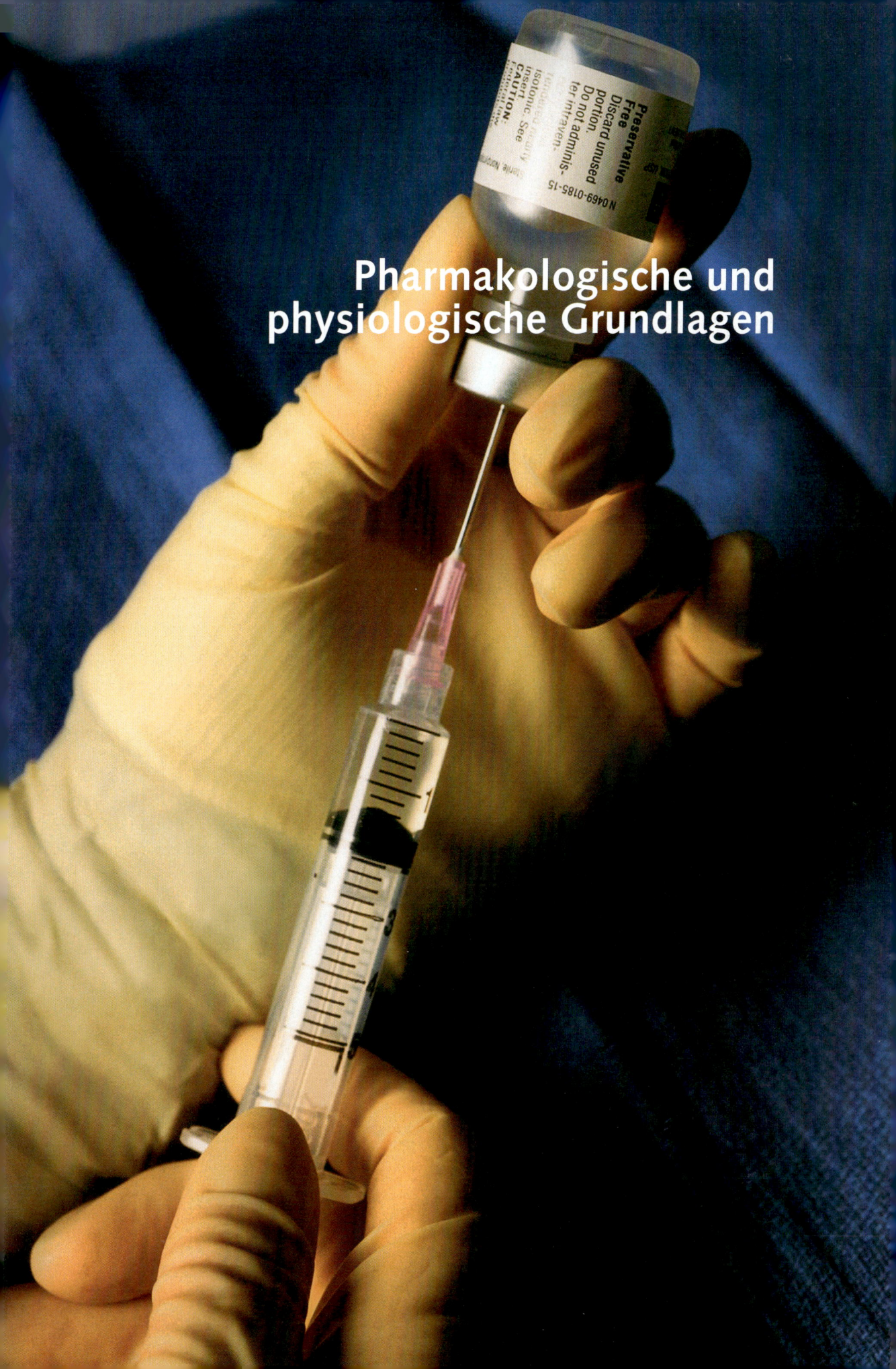

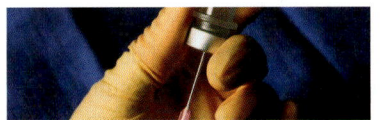

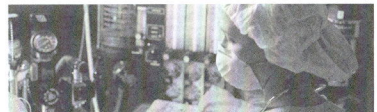

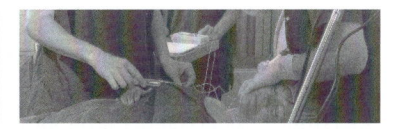

Narkosetheorien und Wirkmechanismen von Anästhetika

Inhaltsübersicht

1	Ziele der Allgemeinanästhesie	3
2	Der Zustand der Anästhesie	4
2.1	Definition	4
2.2	Quantifizierung der Anästhesietiefe	4
3	Anatomischer Wirkort der Anästhetika	5
4	Wirkungen von Anästhetika auf elektrophysiologische Prozesse des ZNS	5
4.1	Beeinträchtigung der neuronalen Erregbarkeit	5
4.2	Einfluss auf synaptische Funktionen	6
4.2.1	Präsynaptische Wirkungen	6
4.2.2	Postsynaptische Wirkungen	6
4.3	Wirkung auf Schrittmacherneurone	6
5	Wirkungen von Anästhetika auf Ionenkanäle	6
5.1	Spannungsabhängige Ionenkanäle	6
5.2	Ligandenabhängige Ionenkanäle	6
5.2.1	Glutamataktivierte Ionenkanäle	6
5.2.2	GABA-aktivierte Ionenkanäle	7
5.2.3	Glycin- und nikotinerge Acetylcholin-Rezeptorkanäle	7
6	Molekulare Wirkung von Anästhetika	7
6.1	Meyer-Overton-Regel	7
6.2	Lipid-Theorie der Narkose	8
6.3	Protein-Theorie	8
7	Zusammenfassung	8
	Literatur	8

Während die Ziele der Anästhesie klar formuliert sind, fehlt eine einfache und genaue Definition des Zustands der Allgemeinanästhesie oder Narkose ebenso wie ein entsprechendes Maß der Narkosetiefe. Als sicher gilt, dass Anästhetika nicht nur auf eine bestimmte neuronale Funktion einwirken, sondern auf mehrere, voneinander zu unterscheidende. Auch gibt es nicht *einen* spezifischen anatomischen Wirkort der Anästhetika im zentralen Nervensystem, vielmehr lassen sich Wirkungen in verschiedenen Regionen wie Kortex, retikuläres Aktivierungssystem und Rückenmark nachweisen.

1 Ziele der Allgemeinanästhesie

Das grundlegende Ziel der Allgemeinanästhesie, nämlich die Ermöglichung chirurgischer Eingriffe ohne dauerhafte Beeinträchtigung des Patienten, setzt sich aus einzelnen Komponenten zusammen, die mit verschiedenen Substanzen erreicht werden können. Zu diesen Komponenten gehören:
— Ausschaltung des Bewusstseins und Amnesie, erreichbar durch intravenöse Anästhetika und Inhalationsanästhetika;
— Analgesie, hervorgerufen durch wirkstarke Analgetika, die Opioide;
— Ausschaltung oder Abschwächung somatischer, viszerosomatischer und autonomer physiologischer Reaktionen auf schädliche Reize, erreichbar durch hohe Konzentrationen von intravenösen Anästhetika oder Inhalationsanästhetika;
— Muskelrelaxierung, hervorgerufen durch Muskelrelaxanzien.

Bewusstlosigkeit und Amnesie. Der Wunsch nach Schlaf oder Bewusstlosigkeit mit Amnesie für die Zeit des Eingriffs stammt gewöhnlich primär vom Patienten. Die Bewusstlosigkeit als Komponente der Narkose, aus der, im Gegensatz zum Schlaf, ein unmittelbares Erwecken des Patienten nicht möglich ist, kann durch intravenöse Anästhetika und durch Inhalationsanästhetika oder eine Kombination beider Substanzgruppen erreicht werden. Unter Narkosebedingungen kann der Grad der Bewusstlosigkeit nicht gemessen, ja nicht einmal objektiviert werden, besonders wenn Muskelrelaxanzien eingesetzt werden und dem Patienten damit die Möglichkeit motorischer Reaktionen genommen ist. Ob der Patient bewusstlos ist, wird nach klinischer Erfahrung beurteilt. Dabei können Irrtümer dazu führen, dass der Patient intraoperative Phasen der Wachheit und Erinnerung durchläuft, die, je nach Art der Narkose, mit oder ohne schmerzhafte Empfindungen einhergehen.

Analgesie und Ausschaltung unerwünschter Reaktionen auf schädliche Stimuli. Schmerzhafte Stimuli oder die Reaktion darauf werden durch Opioide oder Inhalationsanästhetika unterdrückt, die Reaktionen auf andere schädliche Stimuli durch hohe Dosen von intravenösen Anästhetika oder Inhalationsanästhetika.

Immobilität, Muskelrelaxierung. Die Muskelrelaxierung wird, unabhängig von der Ausschaltung des Bewusstseins und der Dämpfung von Reaktionen auf schädliche Stimuli, gewöhnlich mit peripher wirkenden Muskelrelaxanzien durchgeführt, die keine klinisch relevanten zentralen Wirkungen aufweisen. Durch die Muskelrelaxierung sollen Abwehrbewegungen des Patienten verhindert und außerdem bei bestimmten Eingriffen das chirurgische Vorgehen erleichtert werden. Prinzipiell kann eine Immobilität auch durch volatile Inhalationsanästhetika erreicht werden, allerdings sind hierfür sehr hohe Dosen erforderlich, die wiederum mit unerwünschten kardiovaskulären Nebenwirkungen einhergehen.

2 Der Zustand der Anästhesie

2.1 Definition

Die Allgemeinanästhesie ist, vereinfacht und vorläufig definiert, eine durch intravenöse oder volatile Anästhetika induzierte reversible Dämpfung des zentralen Nervensystems, gekennzeichnet durch den Verlust der Perzeption und Reaktion auf schädliche äußere Stimuli. Diese häufig verwendete Definition ist allerdings zu weit gefasst, da die Anästhetika die einzelnen Sinnesmodalitäten nicht in gleicher Weise beeinträchtigen oder unterdrücken. So bewirken Barbiturate zwar einen Zustand der Anästhesie, weisen jedoch keine analgetischen Eigenschaften auf, d. h., es fehlt ihnen die wahrscheinlich wichtigste Komponente der Anästhesie.

Die Dämpfung des zentralen Nervensystems durch Allgemeinanästhetika ist unspezifisch. Ihr Ausmaß hängt jedoch von der Dosis und Konzentration der jeweiligen Substanz ab und kann daher in begrenztem Umfang anhand von Dosis- bzw. Konzentrations-Wirkungs-Beziehungen quantifiziert werden. Angesichts der großen Variationsbreite der Wirkungen von Substanzen auf den Organismus und dessen Reaktionen ist aber eine exakte Klassifizierung nach Wirkung nicht möglich.

2.2 Quantifizierung der Anästhesietiefe

Angesichts des unscharfen Begriffs „Allgemeinanästhesie" ist es nicht möglich, den Zustand der Anästhesie mit Hilfe der Beziehung zwischen Dosis oder Konzentration eines Anästhetikums und nur einer gewissermaßen universellen zerebralen Wirkung ausreichend zu beschreiben oder gar zu quantifizieren. Vielmehr müssen wegen des aus einzelnen Komponenten zusammengesetzten Begriffs „Anästhesie" verschiedene Wirkungen der Anästhetika (oder ausbleibende Reaktionen des Organismus) herangezogen und zu ihrer Dosis oder Konzentration in Beziehung gesetzt werden. Zu diesen „Maßen" der Wirkung von Anästhetika gehören z. B. die effektive Dosis, ED, oder die effektive Konzentration, EC, eines intravenösen Anästhetikums oder die minimale alveoläre Konzentration, MAC, eines Inhalationsanästhetikums.

Effektive Konzentration einer Substanz. Die EC_{50} einer Substanz beschreibt die effektive Konzentration, mit der bei 50% der Patienten eine Wirkung hervorgerufen wird, die IC_{50} die effektive Konzentration, bei der eine Reaktion verhindert wird. Die EC_{95} oder IC_{95} bezieht sich entsprechend auf 95% der Patienten. Da die Anästhesie, wie dargelegt, aus verschiedenen Komponenten besteht, kann sich die EC nicht nur auf einen universellen Wirkparameter beziehen (den es derzeit nicht gibt), sondern muss spezifisch für jede Komponente bzw. erwünschte Wirkung oder Unterdrückung einer Reaktion bestimmt werden. Zu diesen Quantifizierungsparametern der Wirkung von Allgemeinanästhetika gehören:
— Bewusstseinsverlust,
— Unterdrückung des EEG,
— Unterdrückung somatischer Reaktionen,
— Unterdrückung hämodynamischer Reaktionen auf die endotracheale Intubation oder den Hautschnitt,
— Abschwächung oder Unterdrückung neuroendokriner Reaktionen.

Für alle diese Einzelkomponenten sind jeweils unterschiedliche effektive Wirkkonzentrationen des Allgemeinanästhetikums erforderlich. Sie ergeben, zusammen beurteilt, ein grobes Maß der für einen Stimulus bestimmter Intensität erforderlichen „Anästhesietiefe".

Minimale alveoläre Konzentration, MAC. Für Inhalationsanästhetika ist der Begriff der minimalen alveolären Konzentration als Maß der anästhetischen Potenz entwickelt worden. Es ist die Konzentration in den Alveolen, mit der bei 50% der Patienten Abwehrbewegungen auf einen Stimulus verhindert werden (Einzelheiten siehe Kap. 3). Größter Nachteil des MAC-Begriffs ist, dass er nur für Inhalationsanästhetika angewandt werden kann, nicht hingegen für intravenöse Anästhetika.

3 Anatomischer Wirkort der Anästhetika

Anästhetika wirken an unterschiedlichen Orten des zentralen Nervensystems. Nach derzeitigem Kenntnisstand entsteht der Zustand der Anästhesie nicht durch Beeinflussung einer spezifischen Region, sondern ist das Ergebnis hemmender und exzitatorischer Wirkungen auf mehreren Ebenen des ZNS.

Zerebraler Kortex. Anästhetika beeinflussen die Aktivität der Großhirnrinde, wie die mit steigender Konzentration des Anästhetikums zunehmenden Veränderungen des EEG zeigen. Allerdings führen nicht alle Anästhetika zu den gleichen Veränderungen der EEG-Aktivität. Es bestehen deutliche Unterschiede, die dafür sprechen, dass die einzelnen Anästhetika unterschiedliche anästhetische Wirkmechanismen aufweisen. Hierfür sprechen auch Befunde aus In-vitro-Experimenten an verschiedenen Regionen des Kortex, bei denen hemmende Wirkungen von Inhalationsanästhetika auf einige, aber nicht alle exzitatorischen Synapsen des olfaktorischen Kortex nachgewiesen wurden. Auch fanden sich im Hippokampus eine hemmende Wirkung auf einige exzitatorische Synapsen bei gleichzeitiger Verstärkung exzitatorischer Übertragungsmechanismen durch Inhalationsanästhetika sowie eine Abschwächung der Aktivität hemmender Synapsen.

Retikuläres Aktivierungssystem. Das retikuläre Aktivierungssystem des Hirnstamms ist nach derzeitiger Vorstellung am Bewusstseinsprozess beteiligt, und hier könnte sich auch der anatomische Ort befinden, an dem die Anästhetika die für eine Narkose charakteristische Bewusstlosigkeit hervorrufen, zumal eine hemmende Wirkung dieser Substanzen auf die Signalübertragung im Hirnstamm nachgewiesen worden ist. Allerdings hat sich auch gezeigt, dass selbst ausgedehnte Ablationen im Hirnstamm beim Tier nicht zwangsläufig einen Bewusstseinsverlust hervorrufen und außerdem die Allgemeinanästhetika Reaktionen des Organismus auf schädliche Stimuli unterdrücken, ohne dass hieran der Hirnstamm beteiligt wäre. Daher ist der Hirnstamm mit Sicherheit nicht der einzige Wirkort der Anästhetika.

Thalamus. Alle volatilen Anästhetika, Lachgas und verschiedene i.v. Anästhetika, darunter auch die Barbiturate, bewirken eine vergleichbare, dosisabhängige Zunahme der Latenz und Abnahme der Amplitude in den sensorischen Bahnen des Hinterhorns und der retikulären Kerne des Thalamus.

Rückenmark. Zahlreiche Anästhetika bewirken eine dosisabhängige Hemmung der spontanen und evozierten Aktivität in den Hinterhornzellen des Rückenmarks, vor allem in der Lamina V, die an der Integration von Noxen beteiligt ist. Tierexperimente weisen darauf hin, dass Anästhetika im Rückenmark absichtliche Bewegungen auf schädliche Stimulationen unterdrücken. Da Wachheit und Erinnerung aber anatomisch sicher nicht im Rückenmark lokalisiert sind, ist auch das Rückenmark keinesfalls der allein für den anästhetischen Zustand verantwortliche Wirkort der Anästhetika.

4 Wirkungen von Anästhetika auf elektrophysiologische Prozesse des ZNS

Es besteht allgemeine Übereinstimmung, dass Anästhetika die Übertragung von Nervenimpulsen beeinträchtigen oder unterbrechen, wobei grundsätzlich folgende Mechanismen in Frage kommen:
— Verminderung der neuronalen Erregbarkeit durch Änderungen des Ruhemembranpotentials oder Beeinflussung der an der Entstehung des Aktionspotentials beteiligten Prozesse,
— Hemmung der exzitatorischen und Verstärkung der inhibitorischen Aktivität von Synapsen,
— Dämpfung von Neuronen mit Schrittmacher- oder Rhythmusfunktion im ZNS.

4.1 Beeinträchtigung der neuronalen Erregbarkeit

Es gibt Hinweise darauf, dass Anästhetika das Ruhemembranpotential spinaler Motoneurone und kortikaler Neurone verstärken können (Hyperpolarisation). Hierdurch könnte die Auslösung eines Aktionspotentials im postsynaptischen Bereich oder in spontan entladenden Neuronen unterdrückt werden. Hingegen wird die Schwelle für die Auslösung eines Aktionspotentials nicht beeinflusst und vermutlich auch nicht die Funktion der spannungsabhängigen Kanäle, die an der Bildung des Aktionspotentials beteiligt sind, ebenso wenig die Fortleitung eines ausgelösten Aktionspotentials

4.2 Einfluss auf synaptische Funktionen

Die Beeinflussung der synaptischen Aktivität scheint für den Zustand der Anästhesie wesentlich bedeutsamer zu sein als die Wirkungen der Anästhetika auf die Erregungsleitung. Allgemeinanästhetika hemmen oder verstärken in vitro die exzitatorische Aktivität in Synapsen unterschiedlicher Regionen des ZNS einschließlich Rückenmark in erheblich geringeren Konzentrationen als bei der Beeinträchtigung der Erregungsleitung. In gleicher Weise hemmen oder verstärken Anästhetika die hemmende Aktivität von Synapsen. Weiterhin kann die Funktion der Synapsen durch prä- und/oder postsynaptische Wirkungen der Anästhetika beeinflusst werden.

4.2.1 Präsynaptische Wirkungen

Es liegen Hinweise darauf vor, dass Anästhetika die präsynaptische Freisetzung exzitatorischer und inhibitorischer Transmitter hemmen können, möglicherweise durch direkte Beeinflussung des Sekretionsvorgangs, z.B. durch Hemmung des intrazellulären Kalziumeinstroms. Zudem verstärkten Allgemeinanästhetika in einigen Experimenten die Freisetzung des inhibitorischen Transmitters GABA.

4.2.2 Postsynaptische Wirkungen

In experimentellen Untersuchungen bewirkten einige Allgemeinanästhetika eine Beeinträchtigung der elektrophysiologischen Reaktion auf die Freisetzung des Transmitters; in anderen Experimenten wurde auch eine Verstärkung der Reaktion gefunden. Die meisten gebräuchlichen Anästhetika verstärken im Experiment die elektrophysiologische Reaktion auf den hemmend wirkenden Neurotransmitter GABA.

4.3 Wirkung auf Schrittmacherneurone

Die meisten Anästhetika wirken auf die Atem- und Herzfrequenz, möglicherweise bedingt durch eine Beeinflussung der entsprechenden Schrittmacherneurone im Hirnstamm. Aus den wenigen bislang vorliegenden Untersuchungen ergibt sich, dass volatile Anästhetika die Spontanaktivität dieser Neurone beeinträchtigen oder vollständig aufheben können.

5 Wirkungen von Anästhetika auf Ionenkanäle

Die Aktivität der Synapsen und die Erregungsleitung im Axon hängen von der Funktion von Ionenkanälen in der Membran ab. Während im Axon spannungsabhängige Natrium- und Kaliumkanäle eine dominierende Rolle spielen, sind für die synaptische Aktivität vor allem ligandenabhängige Kanäle für Kalzium und Chlorid sowie für Natrium und Kalium von Bedeutung.

5.1 Spannungsabhängige Ionenkanäle

Zahlreiche experimentelle Untersuchungen haben ergeben, dass die spannungsabhängigen Kanäle für Natrium und Kalium wenig empfindlich für die Wirkung volatiler Anästhetika sind und sich Wirkungen erst bei Anwendung von Konzentrationen nachweisen lassen, die um ein Vielfaches über der für eine Anästhesie erforderlichen liegen. Diese Ergebnisse stimmen mit der fehlenden Wirkung der Anästhetika auf die Bildung und Weiterleitung des Aktionspotentials überein.

Auch die spannungsabhängigen Kalziumkanäle zeigen nur eine geringe Empfindlichkeit gegenüber Anästhetika, spielen aber möglicherweise bei der Hemmung der Transmitterfreisetzung in bestimmten Synapsen eine Rolle.

5.2 Ligandenabhängige Ionenkanäle

Die rasche inhibitorische und exzitatorische Aktivität von Synapsen wird durch ligandenabhängige Ionenkanäle vermittelt. Bei diesen Synapsen erfolgt die Öffnung der Ionenkanäle durch Bindung des Neurotransmitters an Kanalproteine. Ligandenabhängige Ionenkanäle scheinen ein wesentlicher Ort für die Wirkung von Anästhetika zu sein.

5.2.1 Glutamataktivierte Ionenkanäle

Glutamatrezeptoren sind durch große strukturelle Heterogenität gekennzeichnet, die vermutlich auch die Vielfalt unterschiedlicher Funktionen reflektiert. Nach ihren selektiven Agonisten werden drei Gruppen von Glutamatrezeptoren unterschieden: AMPA-, Kainat- und NMDA-Rezeptoren. Auf diese Rezeptoren scheinen die einzelnen Allgemeinanästhetika in unterschiedlicher Weise einzuwirken. So soll der NMDA-Rezeptor Wirkort für Ketamin sein, während er für alle anderen Anästhetika unempfindlich zu sein scheint. Kainat- und AMPA-Rezeptoren sollen eine größere Empfindlichkeit für Barbiturate aufweisen.

5.2.2 GABA-aktivierte Ionenkanäle

Gamma-Aminobuttersäure (GABA) ist bekanntlich der wichtigste inhibitorische Transmitter des ZNS. $GABA_A$-Rezeptoren (durch GABA aktivierte Ionenkanäle) vermitteln die postsynaptische Reaktion von in der Synapse freigesetzter GABA: Der hierdurch geöffnete Kanal ermöglicht die selektive Passage von Chlorid durch den Kanal mit nachfolgender Hyperpolarisation des Neurons.

Die Funktion des $GABA_A$-Rezeptors wird durch volatile Anästhetika, Barbiturate, Steroidanästhetika, Propofol, Etomidat, Gamma-Hydroxybuttersäure und Benzodiazepine moduliert. Anästhetika verstärken die Wirkung von GABA, können in höheren Konzentrationen $GABA_A$-Kanäle jedoch auch in Abwesenheit von GABA aktivieren und schießlich als Drittes den $GABA_A$-Kanal hemmen.

In-vitro-Untersuchungen an Natriumkanälen in künstlichen Lipiddoppelschichten haben ergeben, dass Barbiturate und Propofol die Öffnungszeit des Kanals verkürzen und die Variabilität des spannungsabhängigen Aktivierungsverhaltens steigern.

5.2.3 Glycin- und nikotinerge Acetylcholin-Rezeptorkanäle

Glycin ist der wichtigste postsynaptisch hemmende Transmitter im Hirnstamm und im Rückenmark. Der zugehörige Rezeptor ist – wie $GABA_A$ – ein Chloridkanal. Es gibt einige wenige Hinweise darauf, dass klinisch eingesetzte Konzentrationen von volatilen Anästhetika und Propofol die elektrophysiologische Wirkung von Glycin verstärken.

Während nikotinerge Acetylcholinrezeptoren in der Muskulatur für die Anästhetikawirkung keine Rolle spielen, könnte ein neuronaler nikotinerger Acetylcholinrezeptor hierfür von Bedeutung sein. In wenigen In-vitro-Untersuchungen wurden diese Kanäle durch klinische Konzentrationen volatiler Anästhetika gehemmt.

6 Molekulare Wirkung von Anästhetika

Während unstritten ist, dass die Wirkung von Anästhetika durch eine Beeinflussung der Funktion von Ionenkanälen zustande kommt, bleibt nach wie vor ungeklärt, durch welche molekularen Interaktionen diese Wirkung entsteht. Hierzu gibt es derzeit drei Theorien: die Lipid-Hypothese, die Protein-Theorie und die Hypothese einer gemischten Wirkung an der Schnittstelle zwischen Lipid- und Proteinschicht.

6.1 Meyer-Overton-Regel

Nach der Meyer-Overton-Regel besteht auf der logarithmischen Skala eine lineare Beziehung zwischen dem Öl-/Gas-Verteilungskoeffizienten und der Wirkungsstärke eines volatilen Anästhetikums: je größer die Lipidlöslichkeit, desto stärker die anästhetische Potenz und desto niedriger die minimale alveoläre Konzentration (siehe Kap. 3). Hieraus wurde ursprünglich ein einheitlicher molekularer Wirkmechanismus der strukturell unterschiedlichen Inhalationsanästhetika abgeleitet. Der primäre Wirkort dieser Anästhetika sollte danach hydrophober Natur sein.

Allerdings gilt die Regel nur für Gase und flüssige volatile Inhalationsanästhetika, nicht für i.v. Anästhetika. Auch wurde die Regel unter Verwendung von Olivenöl entwickelt, das ein Gemisch aus unterschiedlichen Ölen darstellt. Daher wurde stattdessen der Oktanol-/Wasser-Verteilungskoeffizient herangezogen, um die anästhetische Potenz einer Substanz zu charakterisieren. Dieser Parameter weist derzeit die beste Korrelation zwischen Löslichkeit und anästhetischer Potenz auf. Die Eigenschaften von Oktanol zeigen, dass für die anästhetische Wirkung lipophile und hydrophile Eigenschaften von Bedeutung sind.

Ausnahmen. Die Meyer-Overton-Regel gilt nur mit Einschränkungen: So gibt es zahlreiche polyhalogenierte Alkane, die nicht anästhetisch wirken, sondern antikonvulsiv. Andere Substanzen müssen 10fach höher dosiert werden, als nach der Meyer-Overton-Regel zu erwarten, um anästhetisch zu wirken. Weiterhin nimmt bei einigen Substanzen die anästhetische Potenz mit zunehmender Länge der Molekülkette – bis zu einem kritischen Wert – zu. Jenseits dieses Werts führen die Substanzen nicht mehr zur Anästhesie, ein Phänomen, das als „cut-off"-Effekt bezeichnet wird. Insgesamt zeigen die Ausnahmen von der Meyer-Overton-Regel, dass für die anästhetische Wirkung einer Substanz auch noch andere Eigenschaften der Zielstrukturen wie Größe und geometrische Form von Bedeutung sind.

6.2 Lipid-Theorie der Narkose

Nach dieser sich auf die Meyer-Overton-Regel stützenden Theorie entsteht die anästhetische Wirkung durch Interaktion der Substanz mit einer hydrophoben Struktur. Das Anästhetikum soll sich in der Lipid-Doppelschicht der biologischen Membranen lösen und bei Erreichen einer kritischen Konzentration in der Membran den Zustand der Anästhesie hervorrufen, und zwar durch Veränderungen physikalischer Membraneigenschaften. Diese Veränderungen bestehen in einer Membranexpansion, d.h. einer Volumenzunahme der Membran bis zu einem kritischen Volumen, die zu einer Kompression der Ionenkanäle und Änderung ihrer Funktion führen könnte. Nach einer anderen Erklärung, die aus NMR-Untersuchungen abgeleitet wird, können Anästhetika eine Störung der Phospholipide in der Lipid-Doppelschicht der Membran hervorrufen, die zu einer Beeinträchtigung der Funktion von Ionenkanälen führt. Insgesamt gilt diese Erklärung aber als sehr unwahrscheinlich. Auch der früher postulierte Wechsel der Lipide von der Gelphase zu einer flüssig-kristallinen Phase gilt heutzutage als überholt.

6.3 Protein-Theorie

Nach der Meyer-Overton-Regel könnte die anästhetische Wirkung durch direkte Interaktion des Anästhetikums mit den hydrophoben Anteilen der Proteinmoleküle in der Nervenmembran entstehen. Entsprechende Wirkungen sind in vitro bereits nachgewiesen worden, allerdings mit sehr hohen, klinisch nicht gebräuchlichen Konzentrationen der Anästhetika. Die Protein-Theorie könnte auch die Ausnahmen von der Meyer-Overton-Regel, vor allem den „cut-off"-Effekt, erklären. So könnte die Bindungsaffinität durch die Größe und den geometrischen Aufbau der Proteinmoleküle begrenzt werden.

NMR-Untersuchungen haben ergeben, dass volatile Anästhetika in zweierlei Weise mit Proteinen interagieren können:
— Besetzung hydrophober Taschen (wobei diese Interaktion nicht die unterschiedlichen Wirkungen einzelner Anästhetika erklären kann) und
— Interaktion mit hydrophoben Aminosäuren der α-Helix der Membranproteine, die zu einer Unterbrechung der physiologischen Lipid-Protein-Interaktion und möglicherweise zu Änderungen der Proteinkonformation führen könnte.

7 Zusammenfassung

Anästhetika erzeugen Bewusstlosigkeit, Amnesie, Analgesie und Reaktionslosigkeit auf schädliche externe Stimuli. Weder der molekulare Mechanismus der Anästhetika noch ein spezifischer Wirkort sind derzeit bekannt. Wichtigster Wirkort auf zellulärer Ebene scheint die Synapse zu sein. Nach der unitaristischen Theorie entfalten alle Anästhetika ihre Wirkung über den gleichen Mechanismus, während eine alternative Theorie für verschiedene Substanzgruppen von Anästhetika unterschiedliche Wirkmechanismen postuliert. Da der Zustand der Anästhesie durch eine Vielzahl strukturell vollkommen verschiedener Substanzen – vom einfachen Gas Xenon zu komplexen Molekülen – hervorgerufen werden kann, scheint es keinen einzelnen, strukturspezifischen Rezeptor für Anästhetika zu geben. Nach der Meyer-Overton-Regel hängt die anästhetische Potenz eines Anästhetikums von der Lipidlöslichkeit ab. Auf molekularer Ebene könnten Anästhetika direkt auf die Lipid-Doppelschicht oder auf die Rezeptorproteine der Neurotransmitter wirken oder aber auf die Grenzschicht zwischen Lipid und Protein.

Literatur

Carstens E, Antognini JF: Anesthetic effects on the thalamus, reticular formation and related systems. Thalamus and Related Systems, 2005: 3 (1); 1–7.

Chen X, Sirois JE, Lei Q, Talley EM, Lynch III C, Bayliss DA: HCN subunit-specific and cAMP-modulated effects of anesthetics on neuronal pacemaker currents. Journal of neuroscience, 2005: 25 (24); 5803–5814.

Fiset P, Plourde G, Backman SB: Brain imaging in research on anesthetic mechanisms: Studies with propofol. Progress in Brain Research, 2005: 150 (Suppl.); 245–250.

Grasshoff C, Rudolph U, Antkowiak B: Molecular and systemic mechanisms of general anaesthesia: The ‚multi-site and multiple mechanisms' concept. Current Opinion in Anaesthesiology 2005: 18 (4); 386–391.

Hemmings Jr HC, Akabas MH, Goldstein PA, Trudell JR, Orser BA, Harrison NL: Emerging molecular mechnisms of general anesthetic action. Trends in Pharmacological Sciences: 2005: 26 (10); 503–510.

Mashour GA, Forman SA, Campagna JA: Mechanisms of gneral anesthesia: From molecules to mind Best Practice and Research in Clinical Anaesthesiology, 2005: 19, 349–364.

Stevens RJN, Rüsch D, Davies PA, Raines DE: Molecular properties important for inhaled anesthetic action on human 5-HT3A receptors. Anesthesia and Analgesia 2005: 100 (6); 1696–1703.

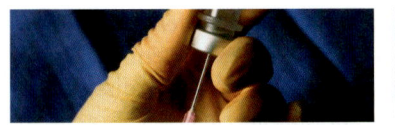

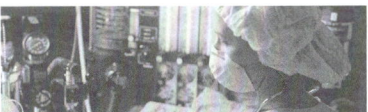

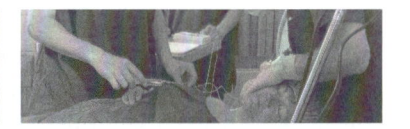

Pharmakokinetische Grundlagen

Inhaltsübersicht

1	**Definitionen**	9
2	**Verteilung**	9
2.1	Eigenschaften des Pharmakons	9
2.2	Verteilungsvolumen	10
	2.2.1 Initiales Verteilungsvolumen	11
2.3	Umverteilung	11
3	**Elimination**	11
3.1	Michaelis-Menten-Gleichung	11
	3.1.1 Kinetik 0. und I. Ordnung	12
4	**Clearance**	12
4.1	Bestimmung der Clearance	13
4.2	Hepatische Clearance	13
4.3	Renale Clearance	14
5	**Kompartiment-Modelle**	15
5.1	Ein-Kompartiment-Modell	15
	5.1.1 Wiederholte Injektionen	16
	5.1.2 Kontinuierliche intravenöse Infusion	16
5.2	Zwei-Kompartiment-Modell	16
5.3	Drei- oder Mehr-Kompartiment-Modell	17
	5.3.1 Kontextsensitive Halbwertszeit	17
	Literatur	18

1 Definitionen

Die **Pharmakokinetik** beschreibt die Absorption, Verteilung und Elimination eines Arzneimittels, also die Auseinandersetzung des Organismus mit dem zugeführten Medikament oder, im engeren Sinne, die Änderungen der Konzentration des Arzneimittels im Organismus in Abhängigkeit von der Zeit. Demgegenüber befasst sich die **Pharmakodynamik** mit den Wirkungen, die ein Pharmakon auf den Organismus ausübt.

Die Pharmakokinetik von *Inhalationsanästhetika* ist ausführlich in Kapitel 3 dargestellt, daher werden an dieser Stelle nur die pharmakokinetischen Prinzipien der *intravenös zugeführten Anästhetika* beschrieben, insbesondere ihre Verteilung und Clearance. Da die Substanzen nur intravenös zugeführt werden, wird auf Einzelheiten der Absorption von Pharmaka nach anderen Applikationsformen nicht eingegangen.

Die dargestellten pharmakokinetischen Prinzipien sollen als Grundlage für ein besseres Verständnis der Wirkung von i.v. Anästhetika und ihren rationalen Einsatz im klinischen Alltag dienen.

2 Verteilung

Nach intravenöser Injektion wird das Anästhetikum mit dem Blutstrom in die verschiedenen Regionen des Körpers transportiert. Da zwischen Blut und Gewebe ein Konzentrationsgefälle besteht, dringt die Substanz in die Gewebe ein und verteilt sich dort. Hierbei hängt der Übertritt des Pharmakons in die Gewebe zum einen von seinen physikochemischen Eigenschaften, zum anderen von bestimmten Faktoren des Organismus wie Größe der Durchblutung, Membranpermeabilität und pH-Wert-Differenz zwischen Plasma und Gewebe ab.

2.1 Eigenschaften des Pharmakons

Folgende Eigenschaften einer Substanz spielen für ihre Verteilung eine wesentliche Rolle:
— Molekülgröße,
— Ionisierungsgrad,
— Lipidlöslichkeit,
— Proteinbindung im Plasma,
— Bindung an Gewebeproteine.

Molekülgröße. Je kleiner das Molekül eines Pharmakons, desto leichter die Diffusion durch die Kapillarmembran. Kleine, ungeladene Moleküle mit einem Molekulargewicht von < 100 D passieren, unabhängig von anderen Eigenschaften, ungehindert die Membranen, während geladene, hydrophile Moleküle die Membranen nur über spezialisierte Kanäle der Kapillarmembran, Fenster oder Poren zwischen den Endothelzellen der Kapillaren durchdringen können. Größere lipophile Moleküle bis zu einem Molekulargewicht von 600 D passieren ebenfalls ungehindert die Membran, größere Moleküle hingegen verzögert. In das Gehirn können nur sehr kleine oder lipidlösliche Moleküle eindringen.

Ionisierung und Polarisierung. Zahlreiche elektrisch geladene Moleküle können Lipidmembranen nicht ungehindert durchdringen, entweder weil sie ionisiert sind oder sich aufgrund ungleichmäßiger elektrischer Felder wie ein Dipol verhalten. Diese Eigenschaften spielen vor allem bei der Penetration von Lokalanästhetika in die Nerven eine wichtige Rolle (siehe Kap. 8).

Lipidlöslichkeit. Je lipidlöslicher eine Substanz, desto leichter ihre Passage durch Lipidmembranen. Die freie, nichtionisierte Form von Thiopental weist beispielsweise eine hohe Lipidlöslichkeit auf und dringt daher rascher in das Gehirn ein als Pentobarbital; entsprechend rasch tritt auch die anästhetische Wirkung ein.

Proteinbindung. Zahlreiche Pharmaka binden sich im Plasma reversibel an Albumin und an Globuline, Lipoproteine und Glykoproteine, aber auch an Proteine im Gewebe (▶ Tab. 2-1). Nur der freie, nicht an Proteine gebundene Anteil eines Pharmakons kann die Lipidmembran passieren. Wenn dieser Anteil die Membran durchdrungen hat, dissoziieren weitere Moleküle der Substanz aus der Proteinbindung, so dass erneut freie Substanz für die Diffusion in die Gewebe zur Verfügung steht. Eine Verminderung der Proteinbindung, wie z. B. bei Niereninsuffizienz, erhöht den Anteil der freien Substanz, so dass mit verstärkter Wirkung zu rechnen ist. Demgegenüber wird die Diffusion von Substanzen mit geringer Proteinbindung durch Veränderungen der Proteine nur wenig beeinflusst.

Bindung im Gewebe. Substanzen mit hoher Bindung an Plasmaproteine binden sich auch in stärkerem Maße an Proteine der Gewebe, z. B. in der Lunge. Diese Bindung an Gewebeproteine gilt als wesentlicher Faktor der großen interindividuellen Variabilität bei den Verteilungsvolumina.

2.2 Verteilungsvolumen

Wie bereits dargelegt, verlassen die Anästhetika nach der intravenösen Injektion die Blutbahn und verteilen sich in bestimmten Räumen, den sog. Verteilungsräumen oder Kompartimenten. Das Verteilungsvolumen für ein bestimmtes Pharmakon ist mathematisch ein homogener Verteilungsraum, in dem an allen Punkten dieselbe Konzentration herrscht. Die Konzentration der Substanz ergibt sich aus folgender Formel:

$$\text{Substanzkonzentration (c)} = \frac{\text{Substanzmenge (M)}}{\text{Volumen (Vd)}}$$

Aus dieser Gleichung kann auch das Verteilungsvolumen in Liter oder in Liter pro kg Körpergewicht berechnet werden:

$$\text{Verteilungsvolumen (Vd)} = \frac{M}{c}$$

Nach dieser Gleichung ist das Verteilungsvolumen ein **Proportionalitätsfaktor** zwischen der im Körper vorhandenen Menge und der Plasmakonzentration einer Substanz (▶ Abb. 2-1). Ist das Verteilungsvolumen bekannt, so kann die Dosis eines Arzneimittels berechnet werden, die erforderlich ist, um eine bestimmte (therapeutisch wirksame) Plasmakonzentration zu erreichen. Das Verteilungsvolumen kann um ein Vielfaches höher sein als das Körpervolumen, da es nicht nur von den „wirklichen" Verteilungsvolumina bestimmt wird, sondern auch von der Bindung an das Plasma und die Gewebe. Daher wird das errechnete pharmakokinetische Vertei-

Tab. 2-1 Proteinbindung verschiedener Anästhetika, Opioide, Lokalanästhetika und Muskelrelaxanzien

Substanz	Proteinbindung in %
Diazepam	98
Propofol	98
Bupivacain	95
Sufentanil	92,5
Alfentanil	91
Fentanyl	82
Thiopental	80
Etomidat	75
Lidocain	65
Atracurium	51
Morphin	40
Vecuronium	30

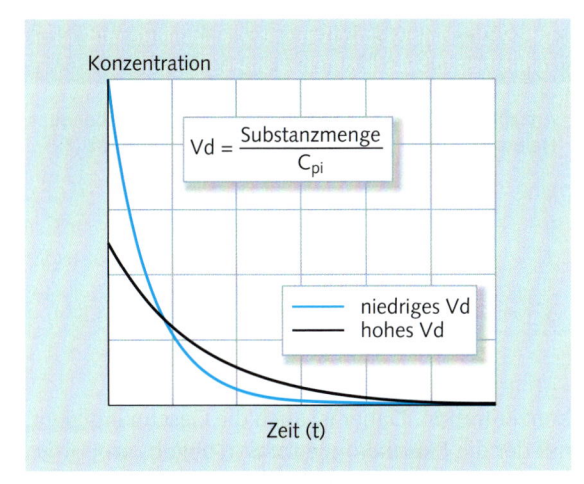

Abb. 2-1 Konzept des Verteilungsvolumens (Vd). Dargestellt ist der Konzentrationsverlauf gegen die Zeit nach i.v. Injektion eines Arzneimittels, dessen Clearance konstant gehalten wurde. Bei einem niedrigen Verteilungsvolumen ergeben sich höhere initiale Spitzenkonzentrationen als bei einem hohen. Ein hohes Verteilungsvolumen führt zu einer Zunahme der Halbwertszeit und einem langsameren Abfall der Plasmakonzentration (C_{pi} = initiale Substanzkonzentration im Plasma; mod. nach Egan, 1995).

lungsvolumen auch als „scheinbares" (engl.: apparent) Verteilungsvolumen bezeichnet.

2.2.1 Initiales Verteilungsvolumen

Als initiales Verteilungsvolumen wird das Volumen bezeichnet, in dem die gesamte Substanz unmittelbar nach der Injektion verteilt und verdünnt wird, also das Plasma. Während der initialen Verteilungsphase findet noch keine Diffusion des Pharmakons in die peripheren Kompartimente statt. Die Konzentration ist hoch und der Quotient aus injizierter Menge und Plasmakonzentration, also das Verteilungsvolumen, niedrig. Im weiteren zeitlichen Verlauf verteilt sich das Arzneimittel aus dem Plasma in die Gewebe. Nach Abschluss der Verteilungsphase stellt sich ein konstantes Verhältnis zwischen der Gesamtmenge des Pharmakons und der Plasmakonzentration ein. Im Plasma befindet sich nur ein Teil der Gesamtmenge, und das Verteilungsvolumen ist jetzt höher als in der Initialphase.

Verteilungsvolumen im Gleichgewichtszustand. Wird eine Substanz infundiert, so steigen die Plasmakonzentrationen so lange an, bis ein Gleichgewicht erreicht wird. Das im Gleichgewichtszustand bestehende Verhältnis zwischen der Gesamtmenge des Arzneimittels und der Plasmakonzentration wird als **Verteilungsvolumen im Steady State, Vss,** bezeichnet.

2.3 Umverteilung

Lipophile Pharmaka dringen rasch in die gut durchbluteten Gewebe wie Herz und Gehirn ein und gelangen ebenso rasch wieder heraus, ein Vorgang, der als Umverteilung bezeichnet wird. *Thiopental* ist eine typische Substanz, deren zentrale Wirkung durch Umverteilung beendet wird. Aufgrund ihrer Lipidlöslichkeit und der hohen Durchblutung des Gehirns erreicht die Hirnkonzentration dieser Substanz innerhalb von 1 min ihr Maximum. Mit der Aufnahme von Thiopental in andere – weniger stark durchblutete – Gewebe fällt die Plasmakonzentration ab, und es entwickelt sich ein Konzentrationsgefälle vom Gehirn zum Plasma. Hierdurch diffundiert Thiopental rasch zurück in das Plasma, wird mit dem Blutstrom zu den anderen Geweben verteilt und dort aufgrund des noch bestehenden Konzentrationsgradienten zwischen Plasma und diesen Geweben aufgenommen. Wegen der Lipophilie befindet sich der größte Teil von Thiopental im Fettgewebe.

Das rasche Erwachen nach Bolusinjektion von Thiopental beruht hauptsächlich auf der Umverteilung der Substanz aus dem Gehirn in die Muskulatur. Bei wiederholten Injektionen verzögert sich jedoch das Erwachen, da die Thiopental-Konzentration in den peripheren Gewebe zunimmt und das Wirkungsende der Substanz in hohem Maße von der Elimination bestimmt wird.

Umverteilungsphänomene bestimmen auch die Wirkdauer anderer lipophiler Substanzen, z. B. von Fentanyl und Propofol.

3 Elimination

Die Elimination beschreibt alle Prozesse, die zu einer Entfernung des Pharmakons aus dem Organismus führen. Hierzu gehören:
— Unveränderte Ausscheidung über die Nieren oder die Lunge,
— biochemische (enzymatische) Umwandlung in Leber, Niere oder Plasma,
— Spontanzerfall im Plasma.

Die Kinetik enzymatischer Reaktionen wird durch die Michaelis-Menten-Gleichung bestimmt.

3.1 Michaelis-Menten-Gleichung

Enzymatische Prozesse führen entweder zum Abbau des Pharmakons oder zur Umwandlung in besser wasserlösliche Derivate. Die Geschwindigkeit (V) des enzymatischen Prozesses hängt von der Menge der Enzymsysteme und Substrate sowie von

2 Pharmakokinetische Grundlagen

der intrinsischen Eigenschaft des Enzymsystems ab. Diese intrinsische Eigenschaft wird durch die Michaelis-Konstante (K_m) beschrieben. Die Konstante gibt die Substratkonzentration (C) an, bei der die Reaktion mit der Hälfte der maximalen Geschwindigkeit (V_{max}) abläuft.

Die Reaktionsgeschwindigkeit ergibt sich aus folgender Formel:

$$V = C \times \frac{V_{max}}{C + K_m}$$

Da K_m und V_{max} konstant sind, ist die Reaktionsgeschwindigkeit proportional der Substratkonzentration (▶ Abb. 2-2). Bei niedriger Konzentration ist die Eliminationsrate eines Pharmakons proportional der Plasmakonzentration. Bei hohen Konzentrationen (wenn C ≫ K_m) bleibt die Reaktionsgeschwindigkeit konstant, unabhängig von Konzentrationssteigerungen des Pharmakons. Bei sehr hohen Konzentrationen verläuft die Reaktion jedoch nichtlinear oder erreicht eine Sättigung.

3.1.1 Kinetik 0. und I. Ordnung

Bei einem Arzneimittel, dessen enzymatische Kapazität bereits bei sehr niedrigen Konzentrationen gesättigt ist, bleibt die pro Zeiteinheit ausgeschiedene Menge konstant und ist damit unabhängig von der jeweiligen Plasmakonzentration, obwohl die Konzentration fortwährend abnimmt. Diese Reaktion wird als Kinetik 0. Ordnung bezeichnet. Beispiel: Elimination von Ethanol, Phenytoin und Acetylsalicylsäure.

Bei den meisten Pharmaka ist jedoch die Eliminationsgeschwindigkeit über einen weiten Konzentrationsbereich proportional der jeweiligen Plasmakonzentration. Daher ist auch die Geschwindigkeit, mit der die Plasmakonzentration abfällt, proportional der Plasmakonzentration. Diese Reaktion, bei der die Geschwindigkeit, mit der eine Größe sich ändert, ihrem eigenen aktuellen Wert proportional ist, wird als Kinetik I. Ordnung bezeichnet.

Tab. 2-2 Halbwertszeiten sowie eliminierte und verbleibende Substanzmenge eines Pharmakons

Anzahl der Halbwertszeiten	eliminierte Substanz (%)	verbleibende Substanz (%)
1	50	50
2	75	25
3	87,5	12,5
4	93,75	6,25
5	96,875	3,125

! Bei einer Kinetik I. Ordnung nimmt die Plasmakonzentration zunächst rasch ab, mit zunehmend geringer werdender Plasmakonzentration immer langsamer. Dieser zeitliche Verlauf kann als Exponentialfunktion beschrieben werden.

Halbwertszeit. Die exponentiell verlaufende Elimination einer Substanz kann durch die Eliminationshalbwertszeit charakterisiert werden. Dies ist bekanntlich die Zeit, in der die Plasmakonzentration eines Arzneimittels auf die Hälfte abgefallen ist (▶ Tab. 2-2). Werden die Plasmakonzentrationen logarithmisch aufgetragen, so ergibt sich eine gerade Linie.

4 Clearance

Die Clearance ist ein Maß für die Fähigkeit des Organismus, eine Substanz aus dem Blut zu eliminieren; die Einheit wird in l/min (= Flow) angegeben. Danach entspricht die Clearance dem Plasmavolumen, das pro Zeiteinheit von der Substanz „befreit" oder geklärt wird.

Wie bereits dargelegt, ist die Eliminationsgeschwindigkeit, d. h. die pro Zeiteinheit eliminierte Menge, M/t, der meisten Pharmaka proportional der jeweiligen Plasmakonzentration, c. Die Clearance, Cl, ist der Proportionalitätsfaktor zwischen Eliminationsgeschwindigkeit und Plasmakonzentration:

Eliminationsgeschwindigkeit, $M/t = c \times Cl$

oder

Clearance, $Cl = M/t \times c$

Die Clearance ist also ein zu errechnendes Maß für die Eliminationsgeschwindigkeit eines Pharmakons.

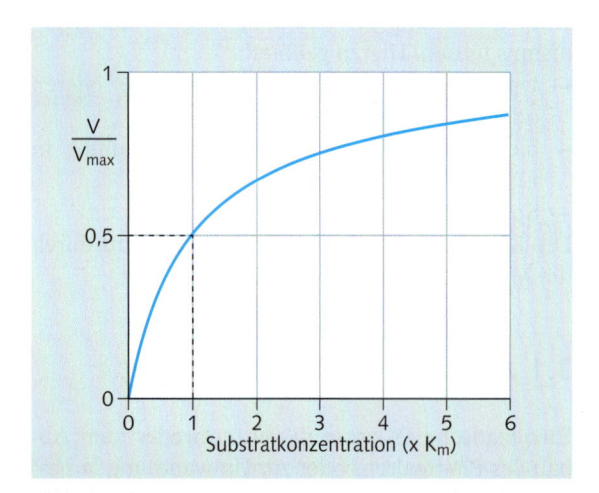

Abb. 2-2 Graphische Darstellung der Michaelis-Menten-Konstante. Die Reaktionsgeschwindigkeit ist der Substratkonzentration proportional.

4.1 Bestimmung der Clearance

Die Clearance kann nach der oben angegebenen Clearance-Gleichung berechnet werden. Um die *renale Clearance* zu bestimmen, wird mit einer Dauerinfusion im Plasma ein Konzentrationsgleichgewicht eingestellt und die pro Zeiteinheit im Urin ausgeschiedene Pharmakonmenge gemessen.

Demgegenüber kann die *Gesamtclearance* eines Pharmakons nach einer Bolusinjektion allein aus Messungen der Plasmakonzentration zu bestimmten Zeitpunkten ermittelt werden, und zwar nach folgender Formel:

$$\text{Clearance, Cl} = \frac{M}{AUC}$$

Hierbei bezeichnet AUC („area under curve") die Fläche unter der Konzentrations-Zeit-Kurve (▶ Abb. 2-3).

Die Clearance einzelner Organe kann nicht durch Bestimmung der Blutkonzentrationen allein ermittelt werden.

4.2 Hepatische Clearance

Die Clearance einer Substanz durch die Leber hängt von drei Faktoren ab:
— Höhe der Leberdurchblutung,
— intrinsische Fähigkeit der Leber zur Elimination einer Substanz,
— Ausmaß der Bindung an Plasmaproteine oder andere Blutbestandteile.

Die Beziehung zwischen diesen drei Faktoren wird durch das venöse Gleichgewichtsmodell beschrieben: Nach einer gebräuchlichen Modellvorstellung steht die ungebundene (freie) Konzentration einer Substanz im venösen Leberblut im Gleichgewicht mit der ungebundenen Konzentration in den Hepatozyten. Der ungebundene Anteil der Substanz in der Leber kann durch Biotransformation oder biliäre Exkretion eliminiert werden. Das venöse Gleichgewichtsmodell geht von folgenden zwei Voraussetzungen aus:
— Die hepatische Elimination einer Substanz wird durch ihren Transport zur Leber begrenzt.
— Die Elimination folgt einer Kinetik I. Ordnung.

Hepatische Extraktionsrate und Clearance. Die Fraktion einer Substanz, die bei der Leberpassage aus dem Blut eliminiert wird, ist die hepatische Extraktionsrate, E; $\dot{V}$ ist die Leberdurchblutung. Die hepatische Clearance ergibt sich aus der Formel:

$$Clh = \dot{V} \times E$$

Danach hängt die hepatische Clearance einer Substanz von der Leberdurchblutung und der Fähigkeit der Leber, die Substanz aus dem Blut zu extrahieren, also der hepatischen Extraktionsrate, ab.

Intrinsische Clearance, Cli. Dieser Begriff kennzeichnet die Fähigkeit der Leber, eine Substanz unabhängig von der Größe der Durchblutung der Leber und der Proteinbindung der Substanz zu extrahieren. Die Beziehung zwischen hepatischer Gesamtclearance, Extraktionsrate und intrinsischer Clearance kann durch folgende Gleichung beschrieben werden:

$$Clh = \dot{V} \times E = \dot{V}\left(\frac{Cli}{\dot{V}} + Cli\right)$$

Aus der Gleichung ergibt sich Folgendes: Ist die intrinsische Clearance um ein Vielfaches höher als der hepatische Blutfluss, so nähert sich die totale hepatische Clearance der Leberdurchblutung an. Ist hingegen die intrinsische Clearance sehr niedrig, so entspricht die hepatische Gesamtclearance im Wesentlichen der intrinsischen Clearance.

! Die hepatische Clearance und die hepatische Extraktion eines Pharmakons werden von zwei unabhängigen Variablen bestimmt: der intrinsischen Clearance und der Leberdurchblutung. Veränderungen einer der beiden Größen führen auch zu Veränderungen der hepatischen Clearance, wobei aber deren Ausmaß von der intrinsischen Clearance bestimmt wird.

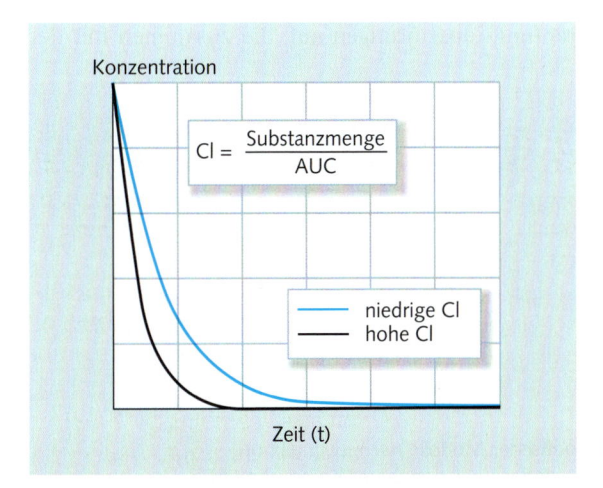

Abb. 2-3 Konzept der Clearance eines Arzneimittels. Dargestellt ist der Konzentrationsverlauf gegen die Zeit nach i.v. Injektion im Ein-Kompartiment-Modell. Eine Zunahme der Clearance führt zu einer kürzeren Halbwertszeit und umgekehrt (Cl = Clearance, AUC = „area under curve"; mod. nach Egan, 1995).

2 Pharmakokinetische Grundlagen

Im Allgemeinen gilt Folgendes: Die hepatische Clearance von Substanzen mit einer Extraktionsrate von < 30% wird durch Veränderungen der Leberdurchblutung nicht beeinflusst, jedoch durch Störungen der Enzymaktivität der Leber. Demgegenüber wird die hepatische Clearance von Substanzen mit einer Extraktionsrate von > 70% primär von der Leberdurchblutung bestimmt, nur wenig von der Aktivität der Leberenzyme. Pharmaka mit einer Extraktionsrate zwischen 30 und 70% unterliegen hingegen den Einflüssen beider Faktoren, also der Größe der Leberdurchblutung und der hepatischen Enzymaktivität.

Einfluss von Lebererkrankungen. Die Clearance von Pharmaka kann durch Lebererkrankungen eingeschränkt werden, bedingt durch Störungen der hepatozellulären Funktion und/oder eine Abnahme der Leberdurchblutung. Die **Leberzirrhose** vermindert die Clearance von Substanzen mit hoher hepatischer Extraktionsrate aufgrund einer Abnahme der Leberdurchblutung. Die Clearance von Substanzen mit niedriger Extraktionsrate wird jedoch ebenfalls vermindert, da Störungen der Leberzellfunktion mit Abnahme der intrinsischen Clearance auftreten.

> Im Allgemeinen müssen bei Lebererkrankungen die Dosen hepatisch eliminierter Pharmaka reduziert werden.

4.3 Renale Clearance

Die Nieren sind vor allem an der Ausscheidung von Substanzen beteiligt – nur wenig an deren Metabolisierung. Die renale Clearance von Pharmaka hängt von der glomerulären Filtrationsrate, der tubulären Sekretion und der tubulären Reabsorption ab. Der Anteil der glomerulären Filtrationsrate an der renalen Clearance beträgt nur etwa 20%, wobei nur eine freie, also nicht proteingebundene Substanz glomerulär filtriert werden kann. Substanzen, die weder tubulär sezerniert noch reabsorbiert werden, weisen eine niedrige renale Extraktionsrate auf; ihre Clearance entspricht der glomerulären Filtration. Substanzen, die in hohem Maße tubulär sezerniert und nicht reabsorbiert werden, besitzen eine hohe Extraktionsrate, und ihre renale Clearance hängt vor allem von der Nierendurchblutung ab. Wird eine tubulär sezernierte oder glomerulär filtrierte Substanz tubulär reabsorbiert, so ist ihre renale Extraktionsrate gering und die renale Clearance zu vernachlässigen.

Einfluss des Lebensalters. Im Alter nimmt die Kreatininclearance um etwa 50% ab, wobei das Serumkreatinin unverändert bleibt, weil im Alter auch die Muskelmasse abnimmt. Trotz normalen Serumkreatinins kann aber bei diesen älteren Patienten die renale Elimination von Pharmaka verzögert sein.

Einfluss von Nierenerkrankungen. Zahlreiche Anästhetika und Muskelrelaxanzien werden primär renal eliminiert. Bei Niereninsuffizienz – gekennzeichnet durch eine Abnahme funktionell aktiver Nephrone – muss ihre Dosis reduziert werden. Im Schock nimmt die Nierendurchblutung ab, so dass dann auch die Dosierung dieser Pharmaka reduziert werden muss. Bei fortgeschrittener Leberzirrhose mit hepatorenalem Syndrom treten ebenfalls Nierenfunktionsstörungen auf, die zusammen mit der

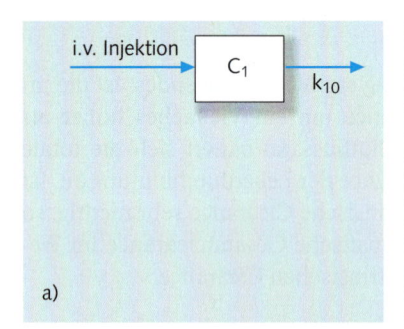

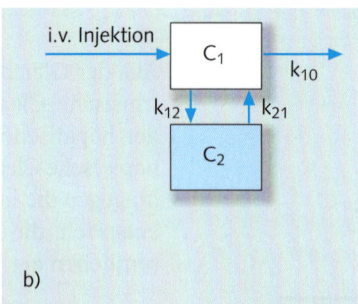

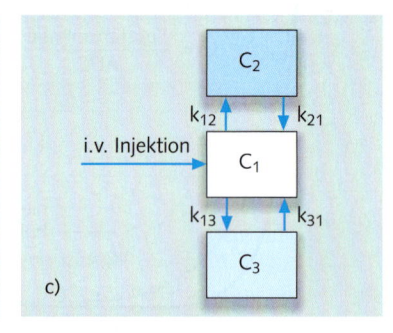

Abb. 2-4a bis c Blockdiagramme zur Darstellung pharmakokinetischer Modelle nach i.v. Injektion.
C_1 = zentrales Kompartiment, C_2 = peripheres Kompartiment, C_3 = langsames peripheres Kompartiment,
k_{10} = Eliminations-Geschwindigkeits-Konstante (gesprochen: k-eins-null), k_{12} = Transferkonstante für den Transport von C_1 nach C_2, k_{21} = Transferkonstante für den Transport von C_2 nach C_1, k_{13} = Transferkonstante für den Transport von C_1 nach C_3, k_{31} = Transferkonstante für den Transport von C_3 nach C_1.
a) Ein-Kompartiment-Modell,
b) Zwei-Kompartiment-Modell,
c) Drei-Kompartiment-Modell.

Leberfunktionsstörung die Elimination der meisten Pharmaka einschränken.

5 Kompartiment-Modelle

Um den zeitlichen Verlauf der Konzentration eines Pharmakons im Blut oder Plasma zu beschreiben, werden sog. Kompartiment-Modelle zugrunde gelegt. Kompartimente sind, wie in Abschnitt 2.2 dargelegt, *angenommene* Räume des Organismus, in denen sich das Pharmakon verteilt. Unterschieden werden Ein-Kompartiment-, Zwei-Kompartiment- und Drei- oder Mehr-Kompartiment-Modelle, die allerdings jeweils nur Vereinfachungen der tatsächlich ablaufenden Verteilungs- und Eliminationsvorgänge darstellen (▶ Abb. 2-4a bis c). Die aus diesen Modellen abgeleiteten Größen müssen daher vor allem unter klinischen Gesichtspunkten mit Vorsicht interpretiert werden.

5.1 Ein-Kompartiment-Modell

Beim Ein-Kompartiment-Modell wird der Körper als ein einziges homogenes Kompartiment angesehen, in dem sich das Pharmakon verteilt (siehe Abb. 2-4a). Hierbei wird angenommen, dass die Verteilung sofort nach der Injektion erfolgt und innerhalb des Kompartiments keine Konzentrationsgradienten bestehen. Das System ist offen, d. h., die Konzentration der Substanz im Kompartiment kann durch Elimination aus dem System abnehmen. Die Elimination einer i.v. Bolusinjektion erfolgt nach einer Kinetik I. Ordnung (▶ Abb. 2-5a und b). Im Ein-Kompartiment-Modell entspricht die unmittelbar nach der Injektion im Kompartiment vorhandene Pharmakonmenge der zugeführten Dosis. Für das Verteilungsvolumen, Vd, der Substanz ergibt sich somit:

$$Vd = \frac{Dosis}{initiale\ Konzentration}$$

Die Clearance der Substanz ergibt sich in diesem Modell aus dem Produkt von Eliminationskonstanten, ke, und Verteilungsvolumen:

$$Cl = ke \times Vd$$

Für die Eliminationshalbwertszeit der Substanz, $t_{1/2}$, ergibt sich:

$$\text{Eliminationshalbwertszeit, } t_{1/2} = 0{,}693 \times \frac{Vd}{Cl}$$

Aus dieser Formel ergibt sich, dass die Eliminationshalbwertszeit einer Substanz von zwei Größen abhängt: dem Verteilungsvolumen und der Clearance. Es gilt:

> Je größer die Clearance einer Substanz, desto kürzer ist die Eliminationshalbwertszeit, je größer das Verteilungsvolumen, desto länger ist die Eliminationshalbwertszeit.

Ein hohes Verteilungsvolumen kennzeichnet eine erhebliche Aufnahme der Substanz in die Gewebe, so dass den Eliminationsorganen entsprechend weniger Substanz für die Ausscheidung zur Verfügung steht.

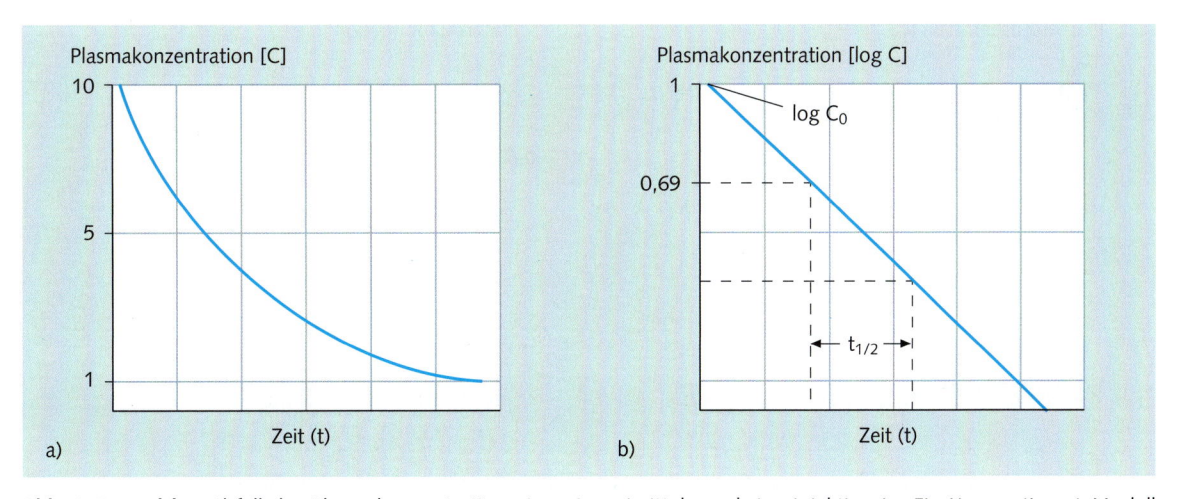

Abb. 2-5a und b Abfall der Plasmakonzentration eines Arzneimittels nach i.v. Injektion im Ein-Kompartiment-Modell (C_0 = fiktive Anfangskonzentration; mod. nach Mutschler, 1996).
a) Lineare Darstellung,
b) halblogarithmische Darstellung.

5.1.1 Wiederholte Injektionen

Wie bereits dargelegt, nimmt nach einer Bolusinjektion die Konzentration der Substanz im Ein-Kompartiment-Modell exponentiell ab (Kinetik I. Ordnung). Wird die gleiche Dosis injiziert, bevor die Substanz vollständig eliminiert worden ist, treten im Plasma höhere Spitzenkonzentrationen auf. Mit jeder erneuten Injektion setzt sich dieser Vorgang fort, bis schließlich eine maximale Konzentration bzw. ein Gleichgewicht eintritt, da mit ansteigender Plasmakonzentration auch die Eliminationsrate zunimmt. Die Geschwindigkeit, mit der sich das Gleichgewicht einstellt, hängt von der Eliminationshalbwertszeit der Substanz ab. Die Hälfte des Steady State wird in einer Halbwertszeit erreicht, nahezu 100 % in 5 Halbwertszeiten. Fluktuationen der Plasmakonzentrationen mit Spitzen und Tälern treten aber auch im Gleichgewicht nach jeder erneuten Injektion auf, vor allem wenn das Dosisintervall im Vergleich zur Halbwertszeit der Substanz relativ lang ist.

5.1.2 Kontinuierliche intravenöse Infusion

Die Fluktuationen zwischen Spitzenkonzentration und Talkonzentration einer Substanz können durch Injektionen niedrigerer Dosen in kürzeren Intervallen oder durch konstante Infusion minimiert werden. Während einer kontinuierlichen Infusion steigen die Plasmakonzentrationen exponentiell an, bis ein Gleichgewicht erreicht wird. Die hierfür erforderliche Zeit beträgt etwa 5 Halbwertszeiten. Um den Vorgang abzukürzen und sofort den Gleichgewichtszustand zu erreichen, kann eine „Loading-Dosis" injiziert werden, die der gewünschten Steady-State-Konzentration entspricht, multipliziert mit dem Verteilungsvolumen. Danach wird die kontinuierliche Infusion so eingestellt, dass die Zufuhrrate der Eliminationsrate der Substanz entspricht.

5.2 Zwei-Kompartiment-Modell

Für die meisten Medikamente können nach der i.v. Injektion zwei Phasen des Abfalls der Plasmakonzentration unterschieden werden (▶ Abb. 2-6a und b): In der ersten Phase unmittelbar nach der i.v. Injektion, der sog. *Verteilungsphase*, fällt die Plasmakonzentration rasch ab, bedingt durch das Eindringen der Substanz in die Gewebe. Danach folgt eine zweite Phase, in der die Plasmakonzentration, entsprechend der *Elimination*, langsamer abfällt. Zwar beginnt auch die Elimination der Substanz sofort nach der Injektion, jedoch ist der hierdurch bedingte initiale Abfall der Plasmakonzentration wesentlich geringer als der durch die Umverteilung hervorgerufene.

Dieses zweiphasige Verhalten der Plasmakonzentration eines Pharmakons kann durch das Ein-Kompartiment-Modell nicht hinreichend beschrieben werden. Vielmehr ist hierfür ein Modell mit zwei Kompartimenten, einem zentralen und einem peripheren, erforderlich.

Zentrales Kompartiment und peripheres Kompartiment. Das zentrale Kompartiment umfasst die stark

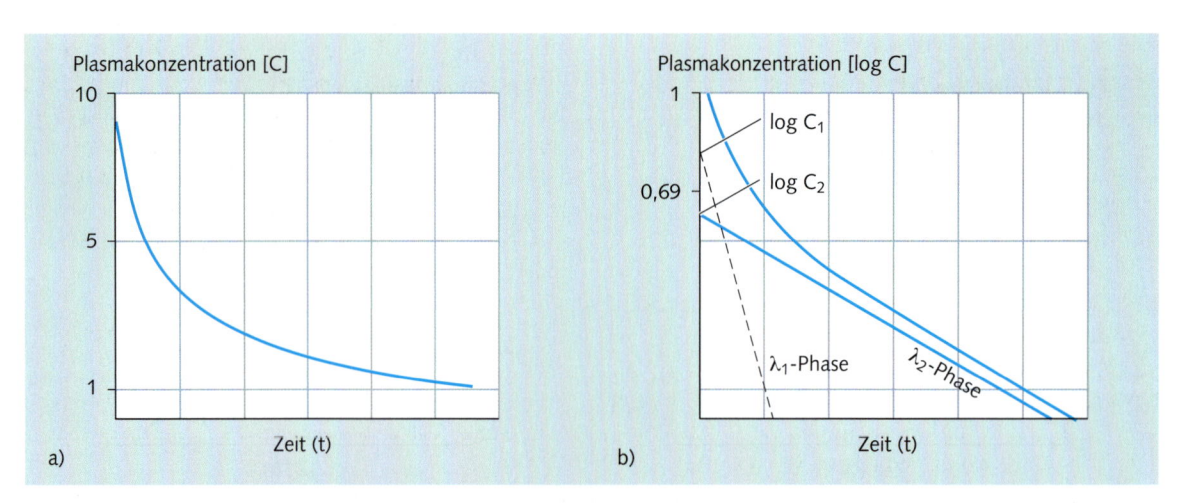

Abb. 2-6a und b Abfall der Plasmakonzentration eines Arzneimittels nach i.v. Injektion im Zwei-Kompartiment-Modell (C_1 = zentrales Kompartiment, C_2 = peripheres Kompartiment, λ_1-Phase = vorwiegend Geschwindigkeit der Verteilung, λ_2-Phase = vorwiegend Geschwindigkeit der Elimination; mod. nach Mutschler, 1996).
a) Lineare Darstellung,
b) halblogarithmische Darstellung.

durchbluteten Organe wie Herz, Gehirn, Leber, Niere und andere, die initial eine größere Substanzmenge aufnehmen als die schlechter durchbluteten Gewebe – das periphere Kompartiment –, zu denen Eingeweide, Haut und Fettgewebe gerechnet werden. Das Zwei-Kompartiment-Modell geht von der Annahme aus, dass die Substanz in das zentrale Kompartiment injiziert und nur von hier eliminiert wird. Des Weiteren wird, stark vereinfachend, angenommen, dass die Verteilung im zentralen Kompartiment umgehend erfolgt, obwohl eine gewisse Substanzmenge sofort in die Gewebe gelangt.

Im Zwei-Kompartiment-Modell kann der Konzentrationsverlauf im zentralen Kompartiment durch eine biexponentielle Gleichung beschrieben werden. Das Volumen des zentralen Kompartiments ist für den Anästhesisten von besonderer Bedeutung, da die Injektion der Anästhetika und Adjuvanzien in dieses Kompartiment erfolgt und dessen Größe die Spitzenkonzentration bestimmt.

Verhalten eines Pharmakons nach i.v. Injektion. Unmittelbar nach der Injektion befindet sich das gesamte Pharmakon im zentralen Kompartiment; gleichzeitig beginnt die Verteilung der Substanz in das periphere Kompartiment nach einer Kinetik I. Ordnung, deren Größe von der Konstanten k12 bestimmt wird (siehe Abb. 2-4b). Die Geschwindigkeit des Transfers vom zentralen in das periphere Kompartiment wird durch die Verteilungsclearance bestimmt (= $V_c \times k_{12}$). Mit zunehmender Konzentration im peripheren Kompartiment gelangt ein Teil der Substanz zurück in das zentrale Kompartiment, wobei das Ausmaß von der Konstanten k21 bestimmt wird. Die irreversible Elimination der Substanz erfolgt über das zentrale Kompartiment; die zugehörige Konstante wird als k_e bezeichnet. Die Konzentrationsabnahme der Substanz im zentralen Kompartiment hängt von folgenden Größen ab:
— Volumen des Kompartiments,
— Verteilungsclearance (interkompartimentelle Clearance),
— Eliminationsclearance.

Im Gleichgewichtszustand ist das Pharmakon gleichmäßig auf das zentrale und periphere Kompartiment verteilt, und die Konzentrationen in beiden Kompartimenten sind per definitionem identisch. Das Verteilungsvolumen im Steady State, Vdss, ist somit die Summe aus den Volumina des zentralen und des peripheren Kompartiments. Wird eine Substanz in hohem Maße in das periphere Kompartiment aufgenommen, so liegt auch ein großes peripheres Verteilungsvolumen vor, und Vdss ist entsprechend hoch. Wie im Ein-Kompartiment-Modell ergibt sich die Clearance aus der Division der Dosis durch die AUC (siehe Abschnitt 4.1).

5.3 Drei- oder Mehr-Kompartiment-Modell

Bei einigen Pharmaka folgt auf die erste, rasche eine zweite, langsamere Verteilungsphase, und erst dann beginnt der Eliminationsprozess. Der Vorgang lässt sich nicht ausreichend durch eine biexponentielle Funktion beschreiben, sondern erfordert eine Charakterisierung durch drei exponentielle Größen.

Auch beim Drei-Kompartiment-Modell erfolgt die Injektion der Substanz in das zentrale Kompartiment. Danach wird die Substanz reversibel aus dem zentralen Kompartiment in zwei periphere Kompartimente verteilt, von denen eines (das „flachere") die Substanz rascher aufnimmt als das „tiefere", entsprechend den Konstanten I. Ordnung k12 und k21. Die Aufnahme in das „tiefere" periphere Kompartiment und die Abgabe werden durch die Konstanten k13 und k31 bestimmt (siehe Abb. 2-4c). Im Drei-Kompartiment-Modell gibt es drei Clearances: eine langsame, interkompartimentelle Clearance, eine rasche Clearance und schließlich die Eliminationsclearance sowie drei Halbwertszeiten: zwei rasche und eine terminale Eliminationshalbwertszeit. In diesem Modell ist allerdings die terminale Halbwertszeit von geringem Aussagewert, da die Zeit bis zum Abfall der Konzentration auf 50% erheblich überschätzt werden kann.

5.3.1 Kontextsensitive Halbwertszeit

Die Wirkungsdauer einer Substanz wird nach einer Bolusinjektion vor allem von der Eliminationshalbwertszeit bestimmt. Nach wiederholter Injektion, vor allem aber nach kontinuierlicher Infusion einer Substanz trifft diese Beziehung jedoch nicht mehr zu. Um das Verhalten der Substanz nach kontinuierlicher Infusion genauer zu beschreiben, wurde der Begriff der kontextsensitiven Halbwertszeit entwickelt. Sie ist in folgender Weise definiert:

> **!** Die kontextsensitive Halbwertszeit eines Pharmakons ist die Zeit, innerhalb derer die Plasmakonzentration der Substanz nach Unterbrechung der kontinuierlichen Infusion um 50% abgefallen ist.

Die kontextsensitive Halbwertszeit beruht auf der Verteilung und dem Metabolismus eines Pharmakons. Bei nahezu allen Substanzen, vor allem bei Fentanyl und Thiopental, nimmt die kontextsensitive Halbwertszeit mit zunehmender Infusions-

2 Pharmakokinetische Grundlagen

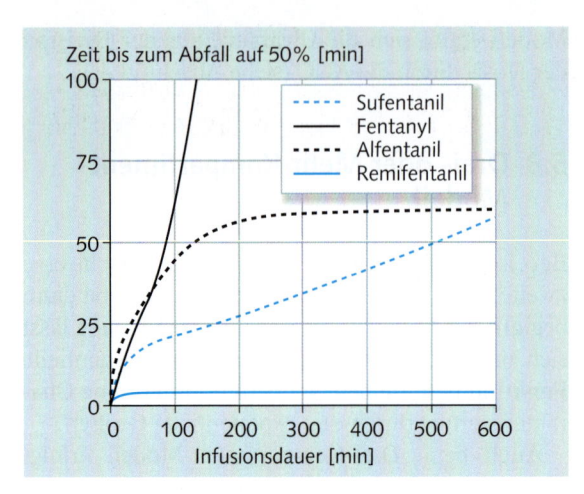

Abb. 2-7 Kontextsensitive Halbwertszeit.
Die Zeit bis zum Abfall der Plasmakonzentration einer Substanz auf 50% nach Abstellen der Infusion (mod. nach Egan, 1995).

dauer zu (Ausnahme: Remifentanil, siehe Kap. 5). Eine konstante Beziehung zwischen Eliminationshalbwertszeit und kontextsensitiver Halbwertszeit besteht hingegen nicht. So weist Fentanyl z. B. eine kürzere Halbwertszeit auf als Sufentanil, die kontextsensitive Halbwertszeit ist jedoch nach mehr als zweistündiger Infusionsdauer länger, bedingt durch den Ersatz der irreversibel eliminierten Substanzmenge durch Zustrom von Fentanyl aus den peripheren Geweben (▶ Abb. 2-7).

Literatur

Aktories K, Förstermann U, Hofmann F, Forth W (Hrsg.): Allgemeine und spezielle Pharmakologie und Toxikologie. 9. Auflage, Urban & Fischer 2005.

Hardman JG, Limbird LE (eds.): Goodman and Gilman's The Pharmacological Basis of Therapeutics, 10th ed. McGraw-Hill, New York 2001.

Mutschler E: Arzneimittelwirkungen, 8. Aufl. Wissenschaftliche Verlagsgesellschaft, Stuttgart 2001.

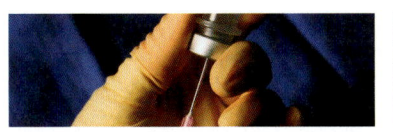

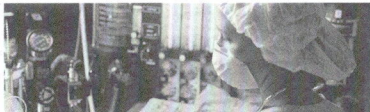

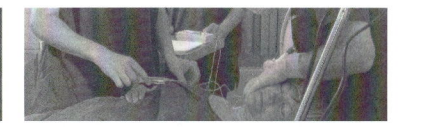

3

Inhalationsanästhetika

Inhaltsübersicht

1 **Einführung** 20

2 **Physikalisch-chemische Eigenschaften der Inhalationsanästhetika** 20
2.1 Dampfdruck 21
2.2 Partialdruck 22
2.3 Löslichkeit 22

3 **Aufnahme und Verteilung** 22
3.1 Inspiratorische und alveoläre Konzentration .. 22
3.2 Aufnahme des Anästhetikums 23
   3.2.1 Blutlöslichkeit 23
   3.2.2 Herzzeitvolumen 24
   3.2.3 Alveolo-pulmonalvenöser Partial-
         druckgradient 24
3.3 Verteilung des Anästhetikums 24
   3.3.1 Gewebelöslichkeit 24
   3.3.2 Durchblutung der Gewebe 25
   3.3.3 Partialdruckdifferenz zwischen Blut
         und Gewebe 25
3.4 Modifizierende Faktoren 25
   3.4.1 Konzentration des Anästhetikums ... 25
   3.4.2 Ventilation 26
   3.4.3 Herzzeitvolumen 26
   3.4.4 Störungen des Ventilations-Perfusions-
         Verhältnisses 27

4 **Elimination der Inhalationsanästhetika** .. 27
4.1 Pulmonale Elimination 27
   4.1.1 Diffusionshypoxie 28
4.2 Metabolismus 29
4.3 Lebertoxizität 29

5 **Wirkungsstärke der Inhalationsanästhetika – MAC-Wert** 29
5.1 Modifizierte MAC-Definitionen 30
5.2 MAC-beeinflussende Faktoren 30
   5.2.1 MAC-reduzierende Faktoren 30
   5.2.2 MAC-erhöhende Faktoren 31
   5.2.3 Faktoren ohne Einfluss auf den
         MAC-Wert 31

6 **Narkosetiefe bei Inhalationsanästhesien** . 31
6.1 Narkosestadien 31
6.2 Klinische Bedeutung der Narkosestadien ... 32

7 **Pharmakologie gebräuchlicher
   Inhalationsanästhetika** 32
7.1 Halothan und Enfluran 33
7.2 Isofluran 33

7.2.1 Physikochemische Eigenschaften 33
7.2.2 Pharmakokinetik 33
7.2.3 Anästhesie 34
7.2.4 Kardiovaskuläre Wirkungen 34
7.2.5 Respiratorische Wirkungen 35
7.2.6 Neuromuskuläre Wirkungen 35
7.2.7 Zentrales Nervensystem 36
7.2.8 Niere 36
7.2.9 Leber 36
7.2.10 Biotransformation 36
7.2.11 Klinische Beurteilung 36
7.3 Desfluran 36
   7.3.1 Physikochemische Eigenschaften 36
   7.3.2 Pharmakokinetik und Metabolismus .. 37
   7.3.3 Wirkungsstärke – MAC-Werte 38
   7.3.4 Kardiovaskuläre Wirkungen 38
   7.3.5 Respiratorische Wirkungen 39
   7.3.6 Neuromuskuläre Wirkungen 40
   7.3.7 Zentrales Nervensystem 40
   7.3.8 Leber 40
   7.3.9 Niere 41
   7.3.10 Uterus 41
   7.3.11 Verdampfung von Desfluran 41
   7.3.12 Absorption in Atemkalk 41
   7.3.13 Klinische Anwendung 41
   7.3.14 Low-Flow- und Minimal-Flow-
          Anästhesie 42
7.4 Sevofluran 43
   7.4.1 Physikochemische Eigenschaften 43
   7.4.2 Pharmakokinetik und Metabolismus .. 43
   7.4.3 Wirkungsstärke – MAC-Werte 44
   7.4.4 Kardiovaskuläre Wirkungen 44
   7.4.5 Respiratorische Wirkungen 45
   7.4.6 Neuromuskuläre Wirkungen 46
   7.4.7 Zentrales Nervensystem 46
   7.4.8 Leber 46
   7.4.9 Niere 46
   7.4.10 Klinische Anwendung 47
7.5 Auswahl des volatilen Inhalations-
    anästhetikums 48
7.6 Lachgas (Stickoxydul, N_2O) 49
   7.6.1 Physikochemische Eigenschaften 49
   7.6.2 Pharmakokinetik 50
   7.6.3 Anästhesie 50
   7.6.4 Kardiovaskuläre Wirkungen 50
   7.6.5 Respiratorische Wirkungen 50
   7.6.6 Andere Wirkungen 50
   7.6.7 Diffusion in gasgefüllte Körperhöhlen . 51
   7.6.8 Biotransformation 51
   7.6.9 Klinische Beurteilung 51
7.7 Xenon 52

3 Inhalationsanästhetika

8	Praxis der Inhalationsanästhesie	52
8.1	Narkoseeinleitung	52
8.2	Aufrechterhaltung der Narkose	54
8.3	Ausleitung der Narkose	54
8.4	Balancierte Anästhesie	55
	Literatur	55

1 Einführung

Inhalationsanästhetika sind Substanzen, die über die Lunge aufgenommen und mit dem Blut in den verschiedenen Geweben des Körpers verteilt werden. Hauptwirkorte sind das Gehirn und das Rückenmark; hier treten die Anästhetika in Wechselwirkung mit den Funktionen der neuralen Membranen: Sie verstärken entweder inhibitorische Funktionen oder dämpfen die Erregungsübertragung in Synapsen oder Nervenendigungen von Axonen mit geringem Durchmesser (siehe Kap. 1). Aufgrund dieser Wirkungen führen die Inhalationsanästhetika zur **Allgemeinanästhesie,** einem Zustand der Bewusstlosigkeit und Immobilität, in dem, bei entsprechender Tiefe, chirurgische Eingriffe ohne Abwehrreaktionen möglich sind.

Ideales Inhalationsanästhetikum. Ein ideales Inhalationsanästhetikum sollte folgende Eigenschaften besitzen:
— Rasches und angenehmes Einschlafen und Wiedererwachen aus der Narkose;
— gute Steuerbarkeit bzw. rasche Veränderbarkeit der Narkosetiefe;
— ausreichende Analgesie, Reflexdämpfung und Skelettmuskelrelaxierung;
— große Sicherheitsbreite;
— keine toxischen Wirkungen in klinischen Dosen.

Zwar ist die Inhalationsanästhesie im Vergleich zur intravenösen Anästhesie *gut steuerbar,* weil die Narkosetiefe leicht durch Veränderungen der inspiratorischen Anästhetikumkonzentration beeinflusst werden kann. Jedoch erfüllen die Inhalationsanästhetika keineswegs alle Forderungen, die an ein ideales Anästhetikum gestellt werden:
— Die Einleitungszeit ist, abgesehen von Desfluran und Sevofluran, relativ lang und geht mit einem Exzitationsstadium einher.
— Für eine ausreichende Narkosetiefe sind häufig Konzentrationen erforderlich, die zu unerwünschten, vor allem kardiovaskulären Nebenwirkungen führen.

Aus diesen Gründen werden die Inhalationsanästhetika häufig mit anderen Substanzen kombiniert, z. B.:
— **Intravenösen Anästhetika** zur raschen Narkoseeinleitung;
— **Opioiden und Lachgas** zur Verstärkung der analgetischen Wirkung;
— **Muskelrelaxanzien** zur vollständigen Muskelerschlaffung.

Die meisten Inhalationsanästhesien werden somit als **Kombinationsnarkosen** durchgeführt. Die Kombination mit anderen Substanzen erhöht gewöhnlich die Sicherheitsbreite eines Inhalationsanästhetikums und vermindert die unerwünschten Nebenwirkungen, weil für eine ausreichende Narkosetiefe eine geringere Konzentration erforderlich ist. In ▶ Tabelle 3-1 sind die wichtigsten gebräuchlichen Inhalationsanästhetika in der Reihenfolge ihrer Einführung in die Klinik zusammengestellt.

2 Physikalisch-chemische Eigenschaften der Inhalationsanästhetika

Bei Raumtemperatur liegen die Inhalationsanästhetika entweder als Gas (Lachgas) oder als Flüssigkeit vor (Äther, Halothan, Enfluran, Isofluran, Desfluran, Sevofluran). Die flüssigen Inhalationsanästhetika müssen zunächst in den dampfförmigen (volatilen) Zustand überführt werden, damit sie über die Lungen aufgenommen werden können. Hierzu dienen spezielle **Narkoseverdampfer,** über die das Anästhetikum dem Patienten in einer genau definierten Konzentration zugeführt wird.

Für das gasförmige N_2O sind hingegen keine Verdampfer erforderlich, vielmehr kann das Gas direkt aus dem Gaszylinder oder der zentralen Gasversorgung über eine Dosiereinrichtung (Flowmeter) zum Patienten geleitet werden.

In welchem Zustand – flüssig oder gasförmig – ein Inhalationsanästhetikum bei Raumtemperatur

Tab. 3-1 Klinisch gebräuchliche Inhalationsanästhetika

— Lachgas (Stickoxydul), N_2O
— Isofluran
— Desfluran
— Sevofluran

2 Physikalisch-chemische Eigenschaften der Inhalationsanästhetika

vorliegt, hängt von seinem jeweiligen Siedepunkt ab:

> ! Liegt der Siedepunkt eines Inhalationsanästhetikums über der Raumtemperatur, so ist es flüssig, liegt er unterhalb der Raumtemperatur, so ist es gasförmig.

2.1 Dampfdruck

Sobald die flüssigen (volatilen) Inhalationsanästhetika ihren Siedepunkt erreichen, gehen sie vollständig in den gasförmigen Zustand über. Sie verdampfen jedoch nicht erst am Siedepunkt, sondern in gewissem Ausmaß auch bereits bei Raumtemperatur.

Befindet sich die Flüssigkeit in einem geschlossenen Behälter, so verdampft sie nicht vollständig, sondern so lange, bis sich ein **Gleichgewicht zwischen flüssiger und gasförmiger Phase** einstellt. Im Gleichgewichtszustand verdampfen genauso viele Moleküle, wie umgekehrt wieder in die Flüssigkeit zurückkehren (▶ Abb. 3-1).

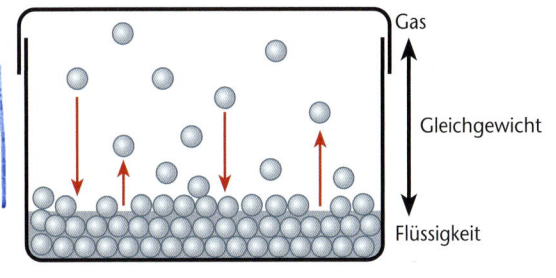

Abb. 3-1 Gleichgewicht zwischen flüssiger und gasförmiger Phase eines volatilen Inhalationsanästhetikums.

Sättigungskonzentration. Im Gleichgewichtszustand ist der Raum über der Flüssigkeit mit Gas gesättigt. Das Gas übt einen bestimmten Druck auf die Flüssigkeit aus, der als *Dampfdruck* bezeichnet und in mmHg oder Kilopascal, kPa, gemessen wird. Für die Praxis ist wichtig:

— **Jedes Inhalationsanästhetikum besitzt seinen eigenen, nur ihm zugehörigen Dampfdruck** (▶ Tab. 3-2).

Neben dem Dampfdruck kann auch die Konzentration des Gases oberhalb der Flüssigkeit gemessen

Tab. 3-2 Eigenschaften gebräuchlicher Inhalationsanästhetika

Eigenschaften	Halothan*	Enfluran*	Isofluran	Sevofluran	Desfluran	Lachgas (N$_2$O)
— Molekulargewicht (D)	197,4	184,5	184,5	200,1	168	44
— Siedepunkt (°C)	50,2	56,5	48,5	58,5	22,8	–
— spezifisches Gewicht (bei 25 °C)	1,6	1,52	1,50	1,53	1,50	–
— Dampfdruck (mmHg) bei 20 °C	243	172	238	160	664	–
— MAC in 100% O$_2$ (Erw. mittleres Lebensalter)	0,75	1,68	1,28	2,05	6	104
— MAC in 70% N$_2$O	0,29	0,57	0,56	0,8	2,83	–
— Verteilungskoeffizienten (bei 37 °C)						
Blut/Gas	2,54	1,91	1,46	0,69	0,42	0,47
Gehirn/Blut	1,9	1,4	1,6	1,7	1,29	1,1
Muskel/Blut	3,4	1,7	2,9	3,13	2,02	1,2
Fett/Blut	51	36	45	47,5	27,2	2,3
Öl/Gas	224	98,5	90,8	53,4	18,7	1,4
Gummi/Gas	120	74	62	29,1	19,3	1,2
— Konservierungsstoff	Thymol	keiner	keiner	keiner	keiner	keiner
— Stabilität						
Alkali	etwas instabil	stabil	stabil	sehr instabil	stabil	stabil
ultraviolettes Licht	instabil	stabil	stabil	stabil	stabil	stabil
Metall	Korrosion	stabil	stabil	stabil	stabil	stabil
— Metabolisierungsgrad (%)	ca. 20	ca. 5	ca. 0,2	3–5	ca. 0,02	0
— Fluoridbildung (>10 µmol/l nach 1 MAC-Stunde)	nein	ja	nein	ja	nein	–
— Schädigung der Ozonschicht	ausgeprägt	ja	ja	minimal	minimal	ja

* In Deutschland nicht mehr eingesetzt.

3 Inhalationsanästhetika

werden, und zwar als volumenprozentiger Anteil (Vol.%) in einem Gas- oder Dampfgemisch. Ist der Raum über der Flüssigkeit vollständig mit dem Dampf des Inhalationsanästhetikums gesättigt, so ist eine Konzentration erreicht, die als Sättigungskonzentration bezeichnet wird. Zum jeweiligen Dampfdruck eines Inhalationsanästhetikums gehört eine bestimmte Sättigungskonzentration (siehe Tab. 3-2). Praktisch sind folgende Beziehungen wichtig:

- Je höher der Dampfdruck eines Inhalationsanästhetikums, desto höher die Sättigungskonzentration und umgekehrt.
- Der Dampfdruck eines Inhalationsanästhetikums hängt auch von der Temperatur ab: Je höher die Temperatur, desto mehr Anästhetikum verdampft und umso höher werden der Dampfdruck und entsprechend die Sättigungskonzentration.

2.2 Partialdruck

Inhalationsanästhetika werden unter klinischen Bedingungen immer als **Gasgemisch** zusammen mit anderen Gasen wie Luft, O_2 oder N_2O zugeführt. Der Dampfdruck des Inhalationsanästhetikums ist jedoch von der Anwesenheit der anderen Gase unabhängig. Jedes Gas im Gemisch übt den gleichen Druck aus, als ob es allein vorhanden wäre; diese Drücke werden als Partialdrücke des Gesamtdrucks bezeichnet. Hierbei gilt nach dem Dalton-Gesetz:

- Der Gesamtdruck eines Gasgemisches ergibt sich aus der Summe der Partialdrücke aller im Gemisch vorhandenen Gase.

Der Partialdruck eines Inhalationsanästhetikums spielt eine wichtige Rolle für die Aufnahme in den Organismus:

- Die Größe des Partialdrucks eines Inhalationsanästhetikums bestimmt die Geschwindigkeit, mit der sich ein Gleichgewicht zwischen der Konzentration des Anästhetikums in der Atemluft und im Blut einstellt.

2.3 Löslichkeit

Die gas- und dampfförmigen Inhalationsanästhetika müssen sich nach ihrer Aufnahme über die Lungen im Blut lösen, um mit dem Kreislauf zum Gehirn gelangen zu können. Hierbei ist nach dem **Henry-Gesetz** die im Blut physikalisch gelöste Gasmenge direkt proportional dem Partialdruck des Anästhetikums im Blut, d.h., die Löslichkeit des Gases nimmt mit steigendem Partialdruck zu (bei konstanter Temperatur).

$$\text{Henry-Gesetz: } p = nK(T)$$

(p = Gasdruck; n = Anzahldichte der in Flüssigkeit gelösten Gasmoleküle; K = Konstante; T = Temperatur)

Die Löslichkeit bestimmt die *Geschwindigkeit*, mit der eine bestimmte Narkosetiefe erreicht und wieder abgeflacht werden kann. Die Löslichkeit ist für die einzelnen Inhalationsanästhetika in den Geweben des Organismus unterschiedlich.

3 Aufnahme und Verteilung

Die mit einem bestimmten Inhalationsanästhetikum erreichbare Narkosetiefe hängt vom Partialdruck des Anästhetikums im Gehirn ab.

Nach dem **Henry-Gesetz** strebt der Partialdruck eines Inhalationsanästhetikums im Gehirn und in den anderen Geweben des Körpers ein Gleichgewicht mit dem Partialdruck im Blut und in den Alveolen an. Das Gehirn nimmt daher das Inhalationsanästhetikum so lange auf, bis die Partialdrücke im Gehirn und in der Alveolarluft gleich sind.

Somit spielt die Konzentration oder der Partialdruck des Inhalationsanästhetikums in der Alveolarluft eine zentrale Rolle für die Narkose.

Wichtig ist jedoch auch noch die Löslichkeit des Anästhetikums im Blut: Sie bestimmt vor allem die Geschwindigkeit, mit der ein anästhetischer Zustand erreicht wird: Je größer die Löslichkeit, desto langsamer verlaufen die Narkoseeinleitung und -ausleitung.

3.1 Inspiratorische und alveoläre Konzentration

Der alveoläre Partialdruck des Inhalationsanästhetikums bestimmt die Partialdrücke im Blut und in allen anderen Geweben des Körpers; er hängt wiederum vom Partialdruck bzw. von der Konzentration des Inhalationsanästhetikums in der Inspirationsluft ab. Die Geschwindigkeit, mit der ein Ausgleich zwischen inspiratorischem und alveolärem Partialdruck erreicht wird, hängt von folgenden Faktoren ab:
- Konzentration des Anästhetikums im Inspirationsgemisch,
- alveoläre Ventilation.

Bei gleichbleibender inspiratorischer Konzentration des Anästhetikums und ungehinderter Atemfunktion würde sich die alveoläre Konzentration innerhalb weniger Minuten der inspiratorischen Konzentration angleichen, wenn nicht fortwährend Gas in das Blut aufgenommen würde. Durch diese Aufnahme des Gases in das Blut mit nachfolgender Verteilung in die Gewebe wird die alveoläre Konzentration vermindert. Bei konstanter Konzentration in der Inspirationsluft hängt die alveoläre Gaskonzentration primär vom Gleichgewicht zwischen alveolärer Ventilation und Aufnahme des Gases in das Lungenblut ab.

Grundsätzlich gilt Folgendes:

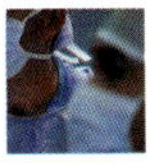

> Die alveoläre Konzentration eines Inhalationsanästhetikums kann durch Änderung der Ventilation und/oder der inspiratorischen Konzentration rasch verändert werden.

In ▶ Abbildung 3-2 ist dargestellt, in welcher Zeit die alveoläre Konzentration eines Anästhetikums bei Einatmung einer konstanten inspiratorischen Konzentration sich dieser Konzentration annähert.

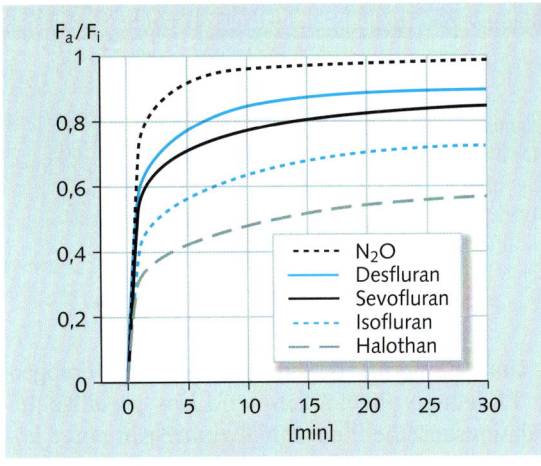

Abb. 3-2 Geschwindigkeit, mit der sich die alveoläre Konzentration verschiedener Inhalationsanästhetika der inspiratorischen Konzentration annähert. Die Geschwindigkeit ist am größten mit dem am wenigsten löslichen Lachgas und am geringsten mit dem am meisten löslichen Methoxyfluran. F_a/F_i = Verhältnis von alveolärer zu inspiratorischer Konzentration des Inhalationsanästhetikums (mod. nach Eger).

3.2 Aufnahme des Anästhetikums

Die Aufnahme des Anästhetikums aus der Lunge in den Organismus hängt von folgenden drei Faktoren ab:
— Löslichkeit des Anästhetikums im Blut,
— Herzzeitvolumen,
— alveolo-pulmonalvenöse Partialdruckdifferenz des Anästhetikums.

3.2.1 Blutlöslichkeit

Die Löslichkeit des Inhalationsanästhetikums ist definiert als das Verhältnis der Anästhetikumkonzentration (Gas oder Dampf) in zwei Phasen, die miteinander im Gleichgewicht stehen. Sie wird auch als **Blut/Gas-Verteilungskoeffizient** bezeichnet. Dieser Koeffizient beschreibt das Verhältnis der Konzentrationen des Anästhetikums im Blut und in der Gasphase, d. h. wie das Anästhetikum sich zwischen den beiden Phasen verteilt hat, wenn ein Gleichgewicht erreicht worden ist. Im Gleichgewicht sind die **Partialdrücke** des Anästhetikums in beiden Phasen gleich, die **Konzentrationen** jedoch unterschiedlich.
— Beispiel: Der Blut/Gas-Verteilungskoeffizient von Isofluran beträgt 1,4. Dann ist im Gleichgewichtszustand die Konzentration von Isofluran im Blut 1,4-mal größer als in der Alveolarluft, während die Partialdrücke in beiden Phasen gleich groß sind.

Je höher die Löslichkeit eines Inhalationsanästhetikums, desto größer ist der Blut/Gas-Verteilungskoeffizient, je geringer die Löslichkeit, desto niedriger der Koeffizient. Eine hohe Löslichkeit bzw. ein hoher Blut/Gas-Koeffizient geht mit einer vermehrten Aufnahme des Anästhetikums ins Blut und einem niedrigeren Verhältnis zwischen alveolärer und inspiratorischer Konzentration einher, d. h., durch die andauernde Aufnahme des Anästhetikums in das Blut wird der alveoläre Partialdruck zunächst fortlaufend erniedrigt, so dass sich die Partialdruckgleichheit zwischen den Alveolen und dem Blut bei diesen Substanzen nur langsam einstellt, solange die inspiratorische Konzentration konstant gehalten wird. Hieraus folgt für die Praxis:

> ! Je löslicher ein Inhalationsanästhetikum im Blut ist, desto mehr Substanz muss aufgenommen werden, um den Partialdruck im Blut zu erhöhen. Darum steigt der Partialdruck gut löslicher Anästhetika (Halothan, Enfluran, Isofluran) langsam an. Umgekehrt steigt der Partialdruck schlecht löslicher Anästhetika (Desfluran, Sevofluran) rascher an, weil weniger Substanz ins Blut aufgenommen werden kann.

Die einzelnen Inhalationsanästhetika besitzen unterschiedliche Blut/Gas-Verteilungskoeffizienten (▶ Tab. 3-3), entsprechend verlaufen auch ihre Aufsättigung im Blut (und Gewebe) und damit auch die **Narkoseeinleitung** unterschiedlich rasch: bei hoher Blutlöslichkeit langsam, bei niedriger hingegen schnell.

3 Inhalationsanästhetika

Tab. 3-3 Verteilungskoeffizienten von Inhalationsanästhetika bei 37 °C (nach Eger)

	Blut/Gas	Gehirn/Blut	Muskel/Blut	Fett/Blut
Lachgas	0,47	1,1	1,2	2,3
Desfluran	0,42	1,3	2,0	27
Sevofluran	0,69	1,7	3,13	47,5
Isofluran	1,46	1,6	2,9	45
Enfluran	1,9	1,4	1,7	36
Halothan	2,54	1,9	3,4	51

Um die aufgrund der hohen Löslichkeit verzögerte Einleitung abzukürzen, wird das jeweilige Inhalationsanästhetikum initial zumeist in einer *höheren inspiratorischen Konzentration* als für die endgültige alveoläre Konzentration bzw. Aufrechterhaltung der Narkose erforderlich zugeführt.

3.2.2 Herzzeitvolumen

Das Herzzeitvolumen beeinflusst ebenfalls die Aufnahme eines Inhalationsanästhetikums: Steigt das Herzzeitvolumen an, d. h., fließt eine größere Blutmenge durch den Lungenkreislauf, so wird auch eine größere Menge des Anästhetikums in das Blut aufgenommen. Hierdurch fällt die alveoläre Konzentration ab, so dass der Partialdruck des Anästhetikums im arteriellen Blut niedriger ist als bei normalem Herzzeitvolumen. Theoretisch würde hierdurch der Eintritt eines Gleichgewichts verzögert werden. Andererseits steigt der Partialdruck im Gewebe rascher an, weil das Anästhetikum in größerer Menge zu den Geweben transportiert wird. Initial verläuft die arterielle Partialdruckkurve bei einer Zunahme des Herzzeitvolumens flacher, am Endteil jedoch steiler, so dass insgesamt die Zeit bis zur Einstellung eines Gleichgewichts durch Veränderungen des Herzzeitvolumens nur wenig beeinflusst wird.

3.2.3 Alveolopulmonalvenöser Partialdruckgradient

Grundsätzlich gilt:

! Je größer die Partialdruckdifferenz eines Anästhetikums zwischen den Alveolen und dem pulmonalvenösen Blut, desto größer die in das Blut aufgenommene Menge.

Die Partialdruckdifferenz zwischen Alveolen und Blut entsteht durch die Aufnahme des Anästhetikums in die Gewebe. Durch diesen Vorgang wird der Partialdruck im Blut fortwährend erniedrigt. Erst wenn alle Gewebe mit dem alveolären (arteriellen) Partialdruck im Gleichgewicht stehen, verschwindet die Partialdruckdifferenz zwischen Alveolen und Blut. Besteht keine Differenz mehr, so wird auch kein weiteres Gas aufgenommen.

3.3 Verteilung des Anästhetikums

In welcher Menge das Anästhetikum aus dem Blut in die jeweiligen Gewebe aufgenommen wird, hängt von folgenden Faktoren ab:
— Löslichkeit des Anästhetikums im Gewebe,
— Durchblutung der Gewebe,
— Partialdruckdifferenz des Anästhetikums zwischen Blut und Gewebe.

3.3.1 Gewebelöslichkeit

Die Löslichkeit eines Anästhetikums im Gewebe wird, analog zum Blut, durch den Gewebe/Blut-Verteilungskoeffizienten charakterisiert.

Der Gewebe/Blut-Verteilungskoeffizient für zahlreiche fettfreie Gewebe beträgt bei den meisten Inhalationsanästhetika annähernd 1, d. h., diese Substanzen sind im Blut und im Gewebe in gleichem Ausmaß löslich. Da die Konzentration eines Anästhetikums im **Blut** vom *Partialdruck* und von der *Löslichkeit* abhängt, nähert sich die Konzentration in fettfreiem Gewebe der Blutkonzentration an.

Anders hingegen beim **Fettgewebe**: Hier ist der Gewebe/Blut-Verteilungskoeffizient wesentlich größer als 1; er reicht von 2,3 für Lachgas bis 60 für Halothan (siehe Tab. 3-3). Hieraus folgt, dass der größte Teil des Anästhetikums aus dem das Fettgewebe durchströmenden Blut in dieses Gewebe aufgenommen wird.

! Die Konzentration eines Anästhetikums ist im Fettgewebe wesentlich größer als in allen anderen Geweben. Wegen der großen Löslichkeit im Fett steigt der Partialdruck des Anästhetikums hier nur langsam an, entsprechend langsam stellt sich auch das Gleichgewicht zwischen Blut und Fettgewebe ein.

3.3.2 Durchblutung der Gewebe

Je höher die Durchblutung eines Gewebes, desto rascher wird das Anästhetikum dorthin transportiert und desto schneller steigen Partialdruck und Konzentration an. Die gefäßreichen Gewebe des Körpers wie Gehirn, Herz, Nieren, Leber und Verdauungstrakt haben eine hohe Durchblutung im Vergleich zu ihrer Masse. Diese Gewebe erhalten 75% des Herzzeitvolumens und erreichen daher *rasch* ein Gleichgewicht mit dem Partialdruck des Anästhetikums im Blut, und zwar bei gleichbleibender inspiratorischer Konzentration gewöhnlich **innerhalb von 10–15 min**. Die Partialdruckdifferenz zwischen Blut und Alveolen ist dabei auf 25% des Ausgangswertes abgesunken.

Während die gefäßreichen Gewebe bereits aufgesättigt sind, nehmen drei andere Gewebegruppen weiterhin noch lange Zeit das Anästhetikum aus dem Blut auf; hierzu gehören Haut/Muskulatur sowie Fettgewebe und die gefäßarmen Gewebe.

Die Aufsättigung von **Haut und Muskulatur**, die 18% des Herzzeitvolumens erhalten, ist frühestens nach 90 min abgeschlossen, die der **Fettgewebe** erst nach vielen Stunden, so dass sich im Verlauf einer durchschnittlichen **Halothan- oder Enflurannarkose** kein Gleichgewicht mit dem Fettgewebe einstellt.

Die gefäßarmen Gewebe mit schlechter Durchblutung wie z.B. Sehnen, Bänder, Knorpel usw. nehmen am Aufsättigungsprozess nicht teil.

3.3.3 Partialdruckdifferenz zwischen Blut und Gewebe

! Je höher die Partialdruckdifferenz zwischen Blut und Gewebe, desto schneller die Diffusion des Anästhetikums in die Gewebe.

Darum nehmen die Gewebe das Anästhetikum initial rasch auf. Da jedoch mit zunehmender Aufnahme des Anästhetikums in die Gewebe der Partialdruck dort ansteigt, wird die Partialdruckdifferenz zwischen Blut und Gewebe immer kleiner: Die Aufnahme des Anästhetikums in die Gewebe erfolgt langsamer.

3.4 Modifizierende Faktoren

Die Geschwindigkeit, mit der die alveoläre Konzentration ansteigt und eine bestimmte Narkosetiefe erreicht wird, kann durch verschiedene Faktoren modifiziert werden. Hierzu gehören:
— Konzentration des Anästhetikums in der Inspirationsluft,
— Größe der Ventilation,
— Größe des Herzzeitvolumens.

3.4.1 Konzentration des Anästhetikums

Die **inspiratorische Konzentration** eines Anästhetikums beeinflusst die Geschwindigkeit, mit der die alveoläre Konzentration ansteigt. Es gilt:

! Je höher die inspiratorische Konzentration eines Anästhetikums, desto höher die alveoläre Konzentration.

Konzentrationseffekt. Klinisch ist wichtig, dass die alveoläre Konzentration bei Erhöhung der inspiratorischen Konzentration des Anästhetikums *überproportional* ansteigt: je höher die inspiratorische Gaskonzentration, desto rascher der Anstieg der alveolären Konzentration. Dieser Vorgang wird als Konzentrationseffekt bezeichnet.

Bei Zufuhr *hoher* Konzentrationen bestimmt vor allem die **Ventilation** den Anstieg der alveolären Konzentration, nicht hingegen die Löslichkeit des Anästhetikums. Wäre es z.B. möglich, die Anästhetika in einer 100%igen Konzentration zuzuführen, so würde sich bei allen Substanzen die alveoläre Konzentration rasch der inspiratorischen Konzentration angleichen, trotz unterschiedlicher Löslichkeit der einzelnen Anästhetika, d.h., die Aufnahme des Anästhetikums in das Blut bliebe ohne wesentlichen Einfluss auf die alveoläre Konzentration.

Bei *niedrigen* Konzentrationen bestimmt hingegen primär die **Löslichkeit** den Anstieg der alveolären Konzentration und nicht die Ventilation.

Der Konzentrationseffekt beruht auf einer Konzentrierung der Gase in einem kleineren Volumen und auf einer Zunahme der Ventilation. Wird z.B. aus einer Lunge, die mit 80% Lachgas und 20% Sauerstoff gefüllt ist, die Hälfte des Lachgases aufgrund seiner hohen Diffusionsrate mit einem Atemzug in das Blut aufgenommen, so verbleibt die andere Hälfte (40 Volumenanteile) in einem Gesamtvolumen von 60. Die Lachgaskonzentration beträgt dann in den Alveolen nicht 40%, sondern 67%, weil die verbleibenden Gase in einem kleineren Volumen konzentriert worden sind. Die zusätzliche Inspiration wiederum entsteht durch einen Sogeffekt: Das ins Blut aufgenommene Lachgas hinterlässt gewissermaßen ein Vakuum, durch das zusätzlich Gas in die Alveolen gesaugt wird, so dass die endgültige Lachgaskonzentration noch weiter ansteigt.

Second-Gas-Effekt. Dieser Effekt tritt auf, wenn das volatile Anästhetikum zusammen mit **Lachgas** eingeatmet wird. Die Aufnahme von Lachgas führt zu einem Volumenverlust in der Lunge, durch den die Konzentration von Enfluran oder Isofluran im verbleibenden (kleineren) Volumen zunimmt. Wird das aufgenommene Gas durch eine erneute, gesteigerte Inspiration ersetzt, so nimmt die in der Lunge befindliche Enfluran- oder Isoflurananmenge zu.

Durch den Second-Gas-Effekt steigt die alveoläre Konzentration *rascher* an, als wenn das Anästhetikum allein, d. h. ohne Lachgas, zugeführt würde.

Klinisch bewirken Konzentrationseffekt und Second-Gas-Effekt eine Beschleunigung der Narkoseeinleitung.

3.4.2 Ventilation

Durch Steigerung der Ventilation wird mehr Anästhetikum in die Lunge transportiert, so dass die alveoläre Konzentration sich rascher der inspiratorischen Konzentration annähert: Die **Narkoseeinleitung** verläuft schneller. Allerdings bestehen hierbei zwischen den einzelnen Anästhetika wesentliche Unterschiede, und zwar abhängig von ihrer jeweiligen Löslichkeit. Bleibt das Herzzeitvolumen konstant, so gilt praktisch Folgendes:

! Je höher die Löslichkeit eines Inhalationsanästhetikums, desto größer der Einfluss einer Ventilationssteigerung auf die Zunahme der alveolären Konzentration und die Geschwindigkeit der Narkoseeinleitung.

Hiernach wird eine Steigerung der Atmung – bei konstantem Herzzeitvolumen – die alveoläre Konzentration von **Lachgas** nur wenig beeinflussen, während die Konzentration der stark löslichen Anästhetika *Äther* und *Methoxyfluran* rasch, die von **Halothan, Enfluran** und **Isofluran** weniger rasch ansteigt.

Erklärung: Bei schlecht löslichen Anästhetika wie Lachgas steigt die alveoläre Konzentration auch bei Hypoventilation sehr rasch an, so dass eine gesteigerte Ventilation keinen zusätzlichen Anstieg der Konzentration bewirken kann.

Besonders gut lösliche Anästhetika wie *Methoxyfluran* werden bei normaler Atmung rasch ins Blut aufgenommen, so dass die alveoläre Konzentration langsam ansteigt. Wird nun die zugeführte Anästhetikummenge durch Steigerung der Ventilation vergrößert, so muss hierdurch die alveoläre Konzentration rascher ansteigen und die Narkoseeinleitung entsprechend schneller verlaufen. Klinisch gilt Folgendes:

Die Narkoseeinleitung mit gut löslichen Inhalationsanästhetika kann durch Hyperventilation beschleunigt werden.

Atmet der Patient jedoch spontan, so muss Folgendes beachtet werden: Die gebräuchlichen dampfförmigen Inhalationsanästhetika bewirken eine **dosisabhängige Atemdepression,** so dass bei Zufuhr höherer Konzentrationen eine Hypoventilation eintritt und hierdurch weniger Anästhetikum eingeatmet wird: Die alveoläre Konzentration nimmt entsprechend langsamer zu.

3.4.3 Herzzeitvolumen

Bleibt die Atmung unverändert, so führt ein Anstieg des Herzzeitvolumens zu einer vermehrten Aufnahme des Anästhetikums in das Blut: **Die alveoläre Konzentration steigt langsamer an,** die Narkoseeinleitung wird verzögert. Wie bei der Auswirkung einer Ventilationssteigerung, so gilt diese Beziehung wiederum vor allem für die *gut löslichen* Inhalationsanästhetika.

Umgekehrt: Nimmt das Herzzeitvolumen ab, so werden die gut löslichen Anästhetika in geringerer Menge in das Blut aufgenommen: **Die alveoläre Konzentration steigt rascher an.**

Diese Wirkung der gut löslichen Anästhetika muss vor allem beim **Schock** beachtet werden. Hier können rasch hohe alveoläre Konzentrationen des Anästhetikums auftreten, weil einerseits initial die Atmung gesteigert und andererseits das Herzzeitvolumen erniedrigt ist. Beide Faktoren können die alveoläre Konzentration des Anästhetikums erheblich steigern. Vergleiche hierzu auch Kapitel 33.

Bei vermindertem Herzzeitvolumen sollten die inspiratorischen Konzentrationen von Halothan, Enfluran, Isofluran, Desfluran und Sevofluran so niedrig wie möglich gehalten werden.

Nehmen Herzzeitvolumen und Atmung gleichzeitig zu, so steigt die alveoläre Konzentration rascher an, weil das Gleichgewicht mit den Geweben schneller erreicht wird und hierdurch die alveolopulmonalvenöse Partialdruckdifferenz des Anästhetikums rascher verkleinert wird. Diese rasche Abnahme der Partialdruckdifferenz wirkt dem konzentrationsmindernden Effekt einer Steigerung des Herzzeitvolumens entgegen.

Der Anstieg der alveolären Konzentration hängt jedoch zum Teil von der **Verteilung des gesteigerten Herzzeitvolumens** ab: Verteilt sich das gesteigerte Herzzeitvolumen gleichmäßig in allen Geweben, z. B. beim Fieber, so ist der Einfluss auf die alveoläre Konzentration eher gering; werden hingegen die gefäßreichen Gewebe bevorzugt durchblutet, so ist der Effekt stärker ausgeprägt, z. B. bei Kindern und Kleinkindern, bei denen hierdurch die Narkoseeinleitung rascher verläuft.

3.4.4 Störungen des Ventilations-Perfusions-Verhältnisses

Sind Belüftung und Durchblutung der Lunge nicht aufeinander abgestimmt, d. h., liegen Störungen des Belüftungs-Durchblutungs-Verhältnisses vor, z. B. durch Lungenemphysem, Eine-Lunge-Anästhesie oder Atelektasen, so entstehen alveolo-arterielle Partialdruckdifferenzen des Anästhetikums, deren Größe vom Ausmaß der Störung des Belüftungs-Durchblutungs-Verhältnisses abhängig ist. Hierbei gilt Folgendes:
— Bei **gut löslichen Inhalationsanästhetika** steigt die alveoläre Konzentration rascher an, während der arterielle Partialdruck nur wenig beeinflusst wird.
— Bei **gering löslichen Anästhetika** wie Lachgas wird die alveoläre Konzentration nur wenig gesteigert, während der arterielle Partialdruck erheblich abnimmt. Diese Abnahme beruht auf einem Verdünnungseffekt durch Blut aus nichtbelüfteten Lungenanteilen.

Praktisch gilt: Störungen des Ventilations-Perfusions-Verhältnisses beeinflussen die Geschwindigkeit der Narkoseeinleitung mit gut löslichen Anästhetika nur unwesentlich; hingegen wird die Einleitung mit schlecht löslichen Anästhetika wie Lachgas oder Zyklopropan verzögert.

Verluste des Anästhetikums über die Haut und durch Metabolismus scheinen für die Aufnahme und Verteilung klinisch keine wesentliche Rolle zu spielen.

4 Elimination der Inhalationsanästhetika

Die gebräuchlichen Inhalationsanästhetika werden zum größten Teil über die **Lungen** eliminiert und zu einem variablen Anteil im Körper *metabolisiert*. Die Geschwindigkeit der pulmonalen Ausscheidung und damit das Erwachen aus der Narkose hängen ganz wesentlich von den gleichen Faktoren ab wie die Aufnahmephase des Anästhetikums. Dies sind:
— Ventilation,
— Herzzeitvolumen,
— Löslichkeit des Anästhetikums in Blut und Gewebe.

4.1 Pulmonale Elimination

Die pulmonale Elimination eines Inhalationsanästhetikums wird vor allem von der Ventilation bestimmt.

! Je größer die Ventilation, desto rascher die Elimination des Anästhetikums.

Wie bei der Aufnahme, so unterscheiden sich auch bei der Elimination die gut löslichen von den gering löslichen Inhalationsanästhetika:
— **Gering lösliche Anästhetika** wie Desfluran und Sevofluran werden initial in großer Menge ausgeschieden, gefolgt von einem raschen Abfall der Eliminationsrate auf ein niedrigeres Niveau und anschließender langsamer und ständig geringer werdender Ausscheidung.
— Die Ausscheidung **gut löslicher Anästhetika** wie Isofluran und Halothan ist initial ebenfalls hoch, nimmt jedoch im weiteren Verlauf ab.

Grundsätzlich gilt:

! Je höher die Löslichkeit eines Inhalationsanästhetikums, desto langsamer die Elimination.

Danach ergibt sich folgende absteigende Reihe der **Eliminationsrate** (▶ Abb. 3-3):
— Lachgas (N_2O),
— Desfluran,
— Sevofluran,
— Isofluran,
— Enfluran,
— Halothan.

Wird die Zufuhr des Inhalationsanästhetikums unterbrochen und stattdessen anästhetikafreie Atemluft zugeführt, so fällt der Partialdruck des Anäthe-

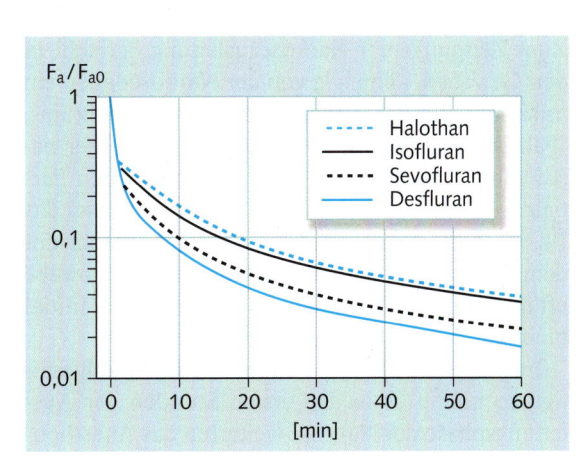

Abb. 3-3 Pulmonale Elimination verschiedener Inhalationsanästhetika. F_a/F_{a0} = Verhältnis von alveolärer Konzentration des Inhalationsanästhetikums zu alveolärer Konzentration unmittelbar vor Unterbrechung der Zufuhr.

tikums im Blut ab. Es entsteht ein Partialdruckgradient zwischen Gewebe und Blut, den entlang das Anästhetikum die Gewebe verlässt und in das Blut diffundiert.

Die pulmonale Elimination des Inhalationsanästhetikums hängt von der **Partialdruckdifferenz** des Anästhetikums zwischen dem in die Lungen einströmenden venösen Blut und den Alveolen ab. Dieser Partialdruckgradient ist die treibende Kraft für den Ausstrom des Anästhetikums aus dem Blut in die Alveolen.

Durch die Diffusion des Anästhetikums in die Alveolen wird die alveoläre Konzentration erhöht und die Partialdruckdifferenz erniedrigt; dieser Effekt ist der Elimination durch Ventilation entgegengerichtet. Hierbei gilt:

> Je löslicher das Anästhetikum, desto langsamer der Abfall des alveolären Partialdrucks und damit die pulmonale Ausscheidung bzw. das Erwachen aus der Narkose.

Grund: je löslicher ein Anästhetikum, desto größer die bei einem bestimmten Partialdruck im Blut vorhandene Menge und umgekehrt. Somit steht mehr lösliches Anästhetikum für den Ausstrom in die Alveolen zur Verfügung, so dass der alveoläre Partialdruck stärker ansteigt als bei weniger löslichen Anästhetika.

Narkosedauer. Die Dauer der Narkose ist ebenfalls von großer Bedeutung für die Eliminationsrate von Inhalationsanästhetika. Grundsätzlich gilt Folgendes:

> Je länger die Narkosedauer mit gut löslichen Inhalationsanästhetika, desto langsamer die pulmonale Eliminationsrate und das Erwachen aus der Narkose.

Zum Zeitpunkt der Narkoseausleitung herrscht in den Geweben, abhängig von der Narkosedauer, ein *unterschiedlicher* Partialdruck des Anästhetikums. Während die **gefäßreichen Gewebe** nach einer bestimmten Narkosedauer zumeist den gleichen Partialdruck des Anästhetikums aufweisen wie das Blut und die Alveolen, d. h. im Gleichgewicht mit dem Blut stehen, sind **Muskulatur und Fettgewebe** oft noch nicht aufgesättigt und können daher initial nicht zur pulmonalen Elimination beitragen.

Im Gegenteil: Ist das Fettgewebe nicht aufgesättigt, so nimmt es in den ersten Stunden der Ausleitungsphase der Narkose weiterhin das Anästhetikum auf, weil dessen Partialdruck im Blut höher ist. Hierdurch wird das Erwachen aus der Narkose beschleunigt. Erst wenn der Partialdruck im arteriellen Blut (bzw. in den Alveolen) unter den des Fettgewebes abgefallen ist, kann das Anästhetikum aus dem Fett oder anderen nicht aufgesättigten Geweben in das Blut und nachfolgend in die Alveolen diffundieren.

Sind hingegen die Gewebe nach einer langen Narkose weitgehend aufgesättigt, so verläuft die pulmonale Elimination in den ersten Minuten zwar rasch, danach jedoch verzögert, so dass die Aufwachzeit insgesamt verlängert ist.

Der Grund für die **verzögerte Elimination nach einer langen Narkose** liegt darin, dass Muskulatur und Fettgewebe eine große Menge Anästhetikum aufgenommen haben und nun das Anästhetikum fortwährend in das Blut abgeben. Bei einer kürzer dauernden Narkose nehmen diese Speicher hingegen erheblich weniger Anästhetikum auf, so dass während der Ausleitung auch nur eine geringe Menge ins Blut abgegeben werden kann.

4.1.1 Diffusionshypoxie

In den ersten Minuten nach Unterbrechung der **Lachgaszufuhr** strömt das Gas in großer Menge in die Alveolen ein und verdünnt den dort vorhandenen inspiratorischen Sauerstoff. Atmet der Patient während dieser Zeit nur **Raumluft**, kann eine **Hypoxie** auftreten (▶ Abb. 3-4). Nach Ablauf der ersten 5–10 min ist diese Gefahr praktisch beseitigt, weil jetzt zunehmend geringere Mengen Lachgas ausgeschieden werden.

Die Diffusionshypoxie spielt beim sonst gesunden Patienten keine wesentliche Rolle, kann jedoch den **Patienten mit beeinträchtigter Atem- und/oder**

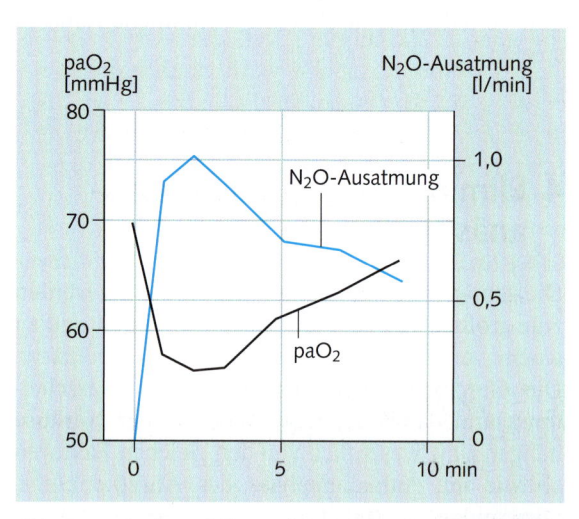

Abb. 3-4 Lachgasdiffusionshypoxie. In den ersten Minuten nach Unterbrechung der Lachgaszufuhr strömt das Gas in großen Mengen in die Alveolen ein und verdünnt dort vorhandenen Sauerstoff. Folge: Bei Atmung von Raumluft fällt der arterielle paO_2 in kritische Bereiche ab.

Herz-Kreislauf-Funktion gefährden. Postoperative Atemdepression verstärkt die Hypoxiegefahr. Klinisch gilt:

> Die Lachgasdiffusionshypoxie kann durch Zufuhr von Sauerstoff in den ersten Minuten der Narkoseausleitung verhindert werden.

Da die anderen Inhalationsanästhetika in wesentlich geringeren Konzentrationen als Lachgas zugeführt und ausgeschieden werden, tritt mit diesen Substanzen keine Diffusionshypoxie während der Narkoseausleitung auf.

4.2 Metabolismus

Die dampfförmigen Inhalationsanästhetika werden nicht nur pulmonal ausgeschieden, sondern in unterschiedlichem Ausmaß auch metabolisiert: primär in der Leber, in geringem Maße auch in anderen Geweben.

Die Metabolisierungsrate ist am höchsten für **Halothan** (ca. 10–20% der aufgenommenen Menge), gefolgt von **Sevofluran** (3–5%) und **Enfluran** (ca. 2,5%), am niedrigsten für **Isofluran** (0,2%) und **Desfluran** (0,02%). Der Metabolismus könnte die Dauer der Aufwachphase beeinflussen. So verläuft z.B. die Elimination von Halothan rascher als die von Enfluran, vermutlich weil ein größerer Anteil des Halothans in der Leber metabolisiert wird.

4.3 Lebertoxizität

Halothan, Isofluran und Desfluran werden zu Trifluoressigsäure metabolisiert; diese Substanz kann durch immunologische Mechanismen (Haptenbildung und Autoimmunreaktion) zur Leberschädigung führen. Die Häufigkeit einer Leberschädigung durch Halothan, Isofluran und Desfluran hängt vom Metabolisierungsgrad ab: Halothan weist das größte Potential auf, Desfluran das niedrigste (▶ Tab. 3-4). Beim Abbau von Sevofluran wird keine Trifluoressigsäure gebildet, daher ist auch keine entsprechende Hepatotoxizität zu erwarten.

5 Wirkungsstärke der Inhalationsanästhetika – MAC-Wert

Die Narkosetiefe für ein bestimmtes Inhalationsanästhetikum hängt von der Konzentration bzw. dem Partialdruck der Substanz im Gehirn ab. Diese Konzentration kann beim Menschen nicht gemessen werden. Da jedoch Konzentrationsangaben für Vergleiche zwischen verschiedenen Anästhetika und zur Steuerung der Narkose erforderlich sind, muss ein indirektes Maß für die Wirkungsstärke eines Inhalationsanästhetikums verwendet werden. Ein solches Maß ist die **minimale alveoläre Konzentration, MAC,** eines Inhalationsanästhetikums. Dieser Parameter beruht auf der direkten Beziehung zwischen dem Partialdruck des Anästhetikums in den Alveolen und dem Partialdruck im Gehirn: Im Gleichgewichtszustand der Narkose sind beide Partialdrücke identisch. Um eine bestimmte Narkosetiefe zu erreichen, ist somit eine bestimmte Mindestkonzentration des Inhalationsanästhetikums in der Alveolarluft erforderlich. Diese Konzentration wird als minimale alveoläre Konzentration bezeichnet und für den Menschen in folgender Weise definiert:

> Die minimale alveoläre Konzentration eines Inhalationsanästhetikums (MAC50) ist die alveoläre Konzentration, bei der 50% aller Patienten auf die Hautinzision nicht mehr mit Abwehrbewegungen reagieren.

Die minimale alveoläre Konzentration, MAC, wird in % von 1 Atmosphäre angegeben; sie ist somit ein Maß für den Partialdruck des Anästhetikums in den Alveolen und – da im Gleichgewicht Partialdruckgleichheit herrscht – im *Gehirn*.

Die einzelnen Anästhetika besitzen eine unterschiedliche Wirkungsstärke und somit auch unterschiedliche MAC-Werte. Hierbei gilt:
— Je niedriger der MAC-Wert eines Anästhetikums, desto größer die Wirkungsstärke.

Der MAC-Wert eines Anästhetikums ist unabhängig von der Art des chirurgischen Reizes sowie von Geschlecht, Größe und Gewicht des Patienten und der Narkosedauer.

Werden verschiedene Inhalationsanästhetika miteinander kombiniert, so tritt zumeist eine **additive Wirkung** auf, d.h., die MAC des einzelnen Anästhetikums wird erniedrigt, so dass für eine bestimmte Narkosetiefe eine geringere Konzentration erfor-

Tab. 3-4 Metabolisierungsgrad und hepatotoxisches Potential		
Inhalations-anästhetikum	Metabolisierungs-grad (%)	Häufigkeit von Leberschäden
Halothan	45	1 : 35 000
Isofluran	0,2	< 1 : 100 000
Desfluran	0,02	< 1 : 10 000 000

3 Inhalationsanästhetika

Tab. 3-5 MAC-Werte von Inhalationsanästhetika in absteigender Wirkungsstärke (nach Eger)

	MAC-Werte (% atm)	
	100% O_2	mit 70% N_2O
Halothan	0,75	0,29
Isofluran	1,28	0,56
Enfluran	1,68	0,57
Sevofluran	2,05	0,8
Desfluran	6–7	2,83
N_2O	104	–

derlich ist. Die gleichzeitige Zufuhr von 70% Lachgas erniedrigt z. B. die MAC von Halothan um 61% (▶ Tab. 3-5).

5.1 Modifizierte MAC-Definitionen

Die herkömmliche MAC-Definition bezieht sich auf die Unterdrückung von groben Abwehrbewegungen bei der Hautinzision, berücksichtigt jedoch nicht die kardiovaskulären Reaktionen auf Laryngoskopie, endotracheale Intubation und Hautinzision. Neuere MAC-Definitionen wie MAC EI_{50}, MAC EI_{95}, MAC BAR_{50} und MAC BAR_{95} beziehen diese klinisch besonders bei Patienten mit Herzkrankungen wichtigen Reaktionen ein und ermöglichen eine bessere Anpassung der Narkosetiefe an die jeweiligen Stimuli.

MAC EI_{50} (EI = endotracheal intubation) ist die alveoläre Anästhetikumkonzentration, die bei 50% der Patienten die Laryngoskopie und leichte Einstellung der Stimmbänder ermöglicht, die Stimmbänder relaxiert und Bewegungen der Extremitäten sowie Pressen und Husten nach der endotrachealen Intubation verhindert. Sie beträgt für **Halothan** 1,3 und für **Enfluran** 1,4 MAC.

MAC EI_{95} verhindert diese Reaktionen bei 95% der Patienten. Sie beträgt für **Halothan** 1,7 MAC, für **Enfluran** 1,9 MAC.

MAC BAR_{50} (BAR = blocking adrenergic cardiovascular responses) ist die alveoläre Konzentration, die bei 50% der Patienten die adrenergen Reaktionen auf die Hautinzision unterdrückt. Sie beträgt für **Desfluran** und **Isofluran** 1,3 MAC und für **Sevofluran** 2,2 MAC.

MAC BAR_{95} unterdrückt diese Reaktionen bei 95% der Patienten.

Hieraus ergibt sich, dass zur Unterdrückung der kardiovaskulären Reaktionen **relativ hohe Konzentrationen** erforderlich sind. Durch Vorinjektion von Opioiden wird die MAC BAR erheblich vermindert.

MAC_{awake}. Dieser für die Ausleitungsphase ermittelte Wert gibt an, bei welcher Konzentration des Inhalationsanästhetikums 50% der Patienten nach Aufforderung ihre Augen öffnen bzw. noch nicht reagieren. Die MAC_{awake} beträgt etwa ⅓–¼ des MAC-Werts für den Hautschnitt. Mit zunehmendem Alter nimmt der Wert ab. Niedrige Opioidkonzentrationen im Plasma haben nur einen geringen Einfluss auf den MAC_{awake}-Wert – ganz im Gegensatz zur MAC.

Klinisch wichtig ist, dass bei Erreichen des MAC_{awake}-Werts noch eine Amnesie besteht, der Verlust der Erinnerung also bei geringeren Konzentrationen einsetzt als der Bewusstseinsverlust. Bei der balancierten Anästhesie wird der MAC_{awake}-Wert als Parameter für die Steuerung der Hypnose eingesetzt.

5.2 MAC-beeinflussende Faktoren

5.2.1 MAC-reduzierende Faktoren

Die MAC der einzelnen Inhalationsanästhetika wird nicht nur durch die Kombination verschiedener Anästhetika vermindert, sondern auch durch zahlreiche andere Faktoren. Klinisch wichtig sind vor allem:
— Alter,
— Temperatur,
— Schwangerschaft,
— Opioide,
— Sedativ-Hypnotika und Anästhetika.

Alter. Mit zunehmendem Alter nimmt der Bedarf an Anästhetika ab: Die MAC ist am höchsten bei Säuglingen im 3.–4. Lebensmonat und am niedrigsten bei Patienten über 70 Jahre.

Hypothermie vermindert die MAC der einzelnen Anästhetika, je nach Lipidlöslichkeit, in unterschiedlichem Ausmaß. Temperaturabfall von 37 auf 27 °C senkt die MAC von **Halothan, Desfluran** und **Isofluran** um ca. 50%.

> Bei unterkühlten Patienten ist der Anästhetikabedarf herabgesetzt.

Anstieg der Temperatur bis 42 °C steigert die MAC um 8% je Grad Temperaturzunahme.

Schwangerschaft vermindert im Tierexperiment die MAC für Halothan um 25%, für Isofluran um 40%, vermutlich aufgrund der hormonellen Veränderungen.

Opioide, als Prämedikationssubstanzen oder während der Narkose zugeführt, vermindern ebenfalls die MAC der einzelnen Inhalationsanästhetika, während bei Opioidtoleranz bzw. -abhängigkeit die MAC vermutlich zunimmt. **Fentanyl** reduziert die MAC von Enfluran und Isofluran beim Hund um maximal 65 bzw. 67%; weitere Dosissteigerungen, selbst um das Dreifache, bleiben ohne zusätzlichen Effekt auf die MAC.

Hieraus folgt für die Klinik: Mit Erreichen einer maximalen MAC-Reduzierung durch Zufuhr von Fentanyl während einer Inhalationsnarkose sind weitere Injektionen von Fentanyl zur Unterdrückung kardiovaskulärer Reaktionen auf chirurgische Stimuli wenig sinnvoll, vielmehr ist in dieser Situation eine Erhöhung der inspiratorischen Konzentration des Inhalationsanästhetikums indiziert.

Sedativ-Hypnotika und Anästhetika. Prämedikation mit Barbituraten oder Benzodiazepinen senkt die MAC teilweise um mehr als 50%. Ketamin vermindert im Tierexperiment die MAC von Halothan für 1–2 h um etwa 50%.

Schwere **Hypoxie** ($paO_2 < 30$ mmHg), **Anämie** (arterieller O_2-Gehalt $< 4,3$ ml O_2/100 ml Blut) oder **Hypotension** (arterieller Mitteldruck $< 40–50$ mmHg) vermindern die MAC, ebenso Medikamente, die mit der Freisetzung von Neurotransmittern interferieren, z. B. **Methyldopa, Reserpin, Monoaminoxidasehemmer.**

5.2.2 MAC-erhöhende Faktoren

Bestimmte Faktoren können die MAC auch erhöhen. Klinisch wichtig ist vor allem der **chronische Alkoholabusus.** Die meisten Berichte stimmen darin überein, dass beim Alkoholiker der Bedarf an Inhalationsanästhetika erhöht ist. *Akute* Alkoholzufuhr vermindert wegen der zentral dämpfenden Wirkungen hingegen ebenfalls die MAC. **Fieber** erhöht beim Hund linear die MAC; bei Temperaturen über 42 °C nimmt die MAC jedoch ab. **Hyperthyreose** soll ebenfalls den MAC-Wert erhöhen.

5.2.3 Faktoren ohne Einfluss auf den MAC-Wert

Keinen Einfluss auf den MAC-Wert haben folgende Faktoren:

— Dauer der Narkose,
— Geschlecht,
— Säure-Basen-Status,
— Hyper- oder Hypokaliämie,
— Hypertonie.

6 Narkosetiefe bei Inhalationsanästhesien

1920 entwickelte Guedel aufgrund der bei einer Inhalationsanästhesie mit Äther auftretenden klinischen Zeichen ein Beobachtungsschema, mit dessen Hilfe bestimmte dosisabhängige Narkosestadien unterschieden werden konnten. Diese Stadien dienten dazu, die Tiefe der Narkose und den Bedarf an Anästhetika klinisch einzuschätzen sowie die Narkose zu steuern.

6.1 Narkosestadien

Guedel unterschied vier Narkosestadien für den *unprämedizierten und spontan atmenden* Patienten in **Äthernarkose**, die lange Zeit als Grundlage für die Narkoseführung dienten. Diese Stadien sind:
I. Stadium der Amnesie und Analgesie;
II. Stadium der Erregung (Exzitation);
III. Stadium der chirurgischen Toleranz, Planum 1–4;
IV. Stadium der Vergiftung.

Die Stadieneinteilung beruht auf der klinischen Beobachtung folgender Faktoren:
— Atmung,
— Pupillenveränderungen,
— Augenbewegungen,
— Reflexaktivität.

Das Verhalten der Herz-Kreislauf-Funktion wird hierbei nicht berücksichtigt.

Stadium I – Amnesie und Analgesie. Dieses Stadium beginnt mit der Zufuhr des Anästhetikums und endet mit Erlöschen des Bewusstseins. Hierbei ist der Patient ansprechbar und kann Anweisungen durchführen. Schmerzlosigkeit ist zwar nicht vorhanden, jedoch besteht eine tolerante Einstellung gegenüber Schmerzen.

Stadium II – Exzitationsstadium. Das Exzitationsstadium beginnt mit dem Erlöschen des Bewusstseins und endet mit dem Beginn des Toleranzstadiums. Erregung und unfreiwillige Muskelbewegungen sind entweder minimal oder sehr stark ausgeprägt: Der Patient schreit, lacht, singt oder schlägt

3 Inhalationsanästhetika

um sich. Die Kiefermuskulatur ist angespannt (Kieferklemme), der Tonus der übrigen Skelettmuskulatur ebenfalls erhöht. Die Atmung ist unregelmäßig und wird stark durch äußere Reize beeinflusst; Würgen und Erbrechen sowie Harn- und Stuhlentleerung können auftreten. Häufig erweitern sich die Pupillen; auch steigen Blutdruck und Herzfrequenz an.

! Das Exzitationsstadium ist besonders unerwünscht und sollte so rasch wie möglich durchlaufen werden.

Stadium III – Chirurgische Toleranz. Dieses Stadium dauert vom Ende des Exzitationsstadiums bis zum Aufhören der Spontanatmung. Der Übergang von der Exzitation zum Toleranzstadium wird an folgenden Zeichen erkannt:
— Die unregelmäßige Atmung des Exzitationsstadiums verschwindet; die Atmung wird automatisch, d. h. unbeeinflussbar durch äußere Reize.
— Lidschluss- und Kornealreflex sind aufgehoben; das Auge bleibt nach Anheben des Oberlides geöffnet; Bestreichen der Wimpern löst keinen Blinzelreflex aus.
— Der Tonus der Muskulatur nimmt ab: Der hochgehobene Arm fällt schlaff herunter, und der Kopf lässt sich ohne Widerstand seitwärts drehen.
— Abrupte Erhöhung der Ätherkonzentration führt nicht zu Schlucken oder reflektorischem Atemstillstand.
— Die Augen beginnen hin und her zu wandern.

Das Toleranzstadium kann, je nach Narkosetiefe, weiter in das **Planum 1–4** unterteilt werden. Hierzu werden folgende Funktionen beobachtet:
— Atmung,
— Augenbewegungen,
— Pupillengröße,
— Reflexaktivität.

— **Planum 1:** Die Atmung ist tief, regelmäßig und automatisch. Thorax und Abdomen sind zu gleichen Teilen an den Atembewegungen beteiligt. Die Augen wandern umher.
— **Planum 2:** Die Atmung ist regelmäßig, jedoch weniger tief. Die Augen wandern nicht mehr umher, während sich die Pupillen etwas erweitern.
— **Planum 3:** Die Atmung erfolgt vor allem mit den Bauchmuskeln, während die thorakalen Inspirationsbewegungen schwächer werden, weil die Lähmung der Interkostalmuskeln beginnt. Die Pupillen werden noch weiter, während die Pupillenreaktion auf Licht aufgehoben ist.
— **Planum 4:** Die Interkostalmuskeln sind vollständig gelähmt, die Pupillen nahezu maximal dilatiert, der Lichtreflex ist erloschen, der Muskeltonus schlaff.

Stadium IV – Vergiftung. Das Vergiftungsstadium beginnt mit dem Stillstand der Atmung und endet mit dem Zusammenbruch der Herz-Kreislauf-Funktion. Die Pupillen sind maximal weit und reagieren nicht auf Licht.

6.2 Klinische Bedeutung der Narkosestadien

Die von Guedel entwickelten Narkosestadien gelten **nur für die Äthernarkose** beim unprämedizierten Patienten; hierbei wurden chirurgische Eingriffe im Toleranzstadium durchgeführt. Das erforderliche Planum richtete sich vor allem nach der Intensität der einwirkenden Operationsstimuli.

Der Wert der Narkosestadien für die Steuerung einer Narkose mit den gegenwärtig gebräuchlichen Inhalationsanästhetika ist aus folgenden Gründen außerordentlich begrenzt:
— Die Narkosestadien von Guedel berücksichtigen nicht die Herz-Kreislauf-Funktion.
— Die gebräuchlichen Anästhetika können andere Wirkungen hervorrufen als Äther.
— Die Prämedikation mit Opioiden, Sedativ-Hypnotika und Anticholinergika modifiziert die Narkosestadien aller Inhalationsanästhetika.
— Inhalationsanästhesien sind häufig Kombinationsnarkosen, bei denen die Spontanatmung durch Muskelrelaxanzien ausgeschaltet ist, so dass die Atmung nicht zur Einschätzung der Narkose herangezogen werden kann.

Klinische Beurteilung der Narkosetiefe mit Inhalationsanästhetika siehe Abschnitt 8.2.

7 Pharmakologie gebräuchlicher Inhalationsanästhetika

Von den Inhalationsanästhetika werden in Deutschland derzeit **Isofluran, Desfluran** und **Sevofluran** eingesetzt; **Enfluran** und **Halothan** sind dagegen nicht mehr im Handel.

Die dampfförmigen Anästhetika (▶ Abb. 3-5) unterscheiden sich vor allem in physikochemischen Eigenschaften, Wirkungsstärke und Metabolismus, während die anästhetischen, kardiovaskulären und respiratorischen Wirkungen qualitativ nahezu gleich sind. Danach führen alle dampfförmigen Inhalationsanästhetika zu einer dosisabhängigen Dämpfung der Hirn-, Herz-Kreislauf- und Atemfunktion. **Hierbei gilt:**

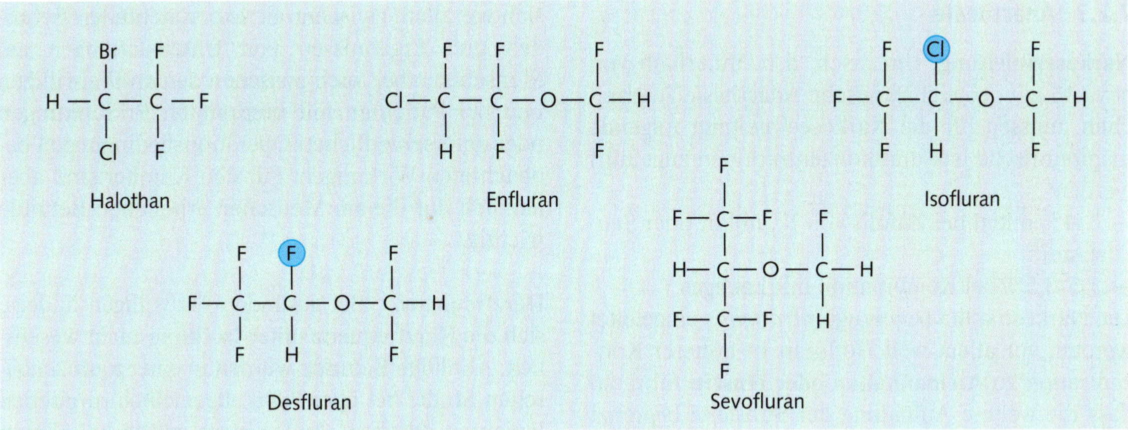

7 Pharmakologie gebräuchlicher Inhalationsanästhetika

Abb. 3-5 Strukturformeln von Inhalationsanästhetika.

> Die Sicherheitsbreite der Inhalationsanästhetika ist gering: Bereits das 2- bis 4fache der üblichen anästhetischen Dosis kann einen Herz-Kreislauf-Stillstand hervorrufen.

7.1 Halothan und Enfluran

Halothan (siehe Abb. 3-5) wurde 1956 als erstes potentes, nichtexplosives Inhalationsanästhetikum in die klinische Praxis eingeführt und verbreitete sich rasch weltweit. Inzwischen wird die Substanz wegen ihrer Nebenwirkungen praktisch nicht mehr eingesetzt. Zu den Nebenwirkungen zählen vor allem:
— Hohe hepatische Metabolisierungsrate, dadurch Leberschäden wahrscheinlich häufiger als bei anderen volatilen Anästhetika,
— starke negativ inotrope und arrhythmogene Wirkungen,
— verzögertes Erwachen aus der Narkose verglichen mit Desfluran und Sevofluran,
— stärkere Beeinträchtigung des Befindens in der postoperativen Phase als nach Desfluran und Sevofluran.

Enfluran (siehe Abb. 3-5) wird in Deutschland ebenfalls nicht mehr eingesetzt, vor allem weil die anderen Inhalationsanästhetika Isofluran, Desfluran und Sevofluran klinisch insgesamt vorteilhafter eingeschätzt werden.

7.2 Isofluran

7.2.1 Physikochemische Eigenschaften

Isofluran, CHF_2-$OCHClCF_3$ (siehe Abb. 3-5), ist das Strukturisomer von Enfluran. Die Substanz wurde 1965 von Terell synthetisiert und 1984 in Deutschland in die Klinik eingeführt.

Isofluran ist eine klare, farblose, nicht brennbare Flüssigkeit von ätherartigem Geruch.

Eigenschaften von Isofluran:
— Molekulargewicht: 184,5 D
— Siedepunkt: 48,5 °C
— Dampfdruck bei 20 °C: 238 mmHg
— Blut/Gas-Verteilungskoeffizient: 1,4
— MAC-Werte: 1,28 in 100% O_2; 0,56 in 70% N_2O

Isofluran ist licht- und alkalibeständig, benötigt keinen Stabilisatorzusatz, reagiert nicht mit Metall, löst sich jedoch in Gummi.

7.2.2 Pharmakokinetik

Isofluran weist, nach Desfluran und Sevofluran, den **niedrigsten Blut/Gas-Verteilungskoeffizienten** auf. Hierdurch nähert sich die alveoläre Konzentration rasch der inspiratorischen Konzentration: Innerhalb von 5–10 min steigt die alveoläre Konzentration auf 50% der inspiratorischen Konzentration an. Allerdings wird in der klinischen Praxis die Geschwindigkeit, mit der sich die alveoläre Konzentration der inspiratorischen Konzentration nähert, durch die respiratorischen Effekte von Isofluran (Atemanhalten, Husten, Atemdepression) begrenzt, so dass die Narkoseeinleitung eher verzögert verläuft, wenn per Inhalation eingeleitet wird. Hingegen verläuft bei Einleitung mit einem intravenösen Narkosemittel die Aufsättigung schneller als mit Halothan oder Enfluran.

Die **Elimination** von Isofluran wird wegen des niedrigen Blut/Gas-Verteilungskoeffizienten ebenfalls beschleunigt, hängt jedoch, wie bei den anderen Inhalationsanästhetika, von der Narkosedauer ab.

7.2.3 Anästhesie

Narkoseeinleitung. Um rasch, d.h. innerhalb von etwa 15 min, eine chirurgische Anästhesie zu erreichen, müssen für die Narkoseeinleitung folgende inspiratorische Isoflurankonzentrationen zugeführt werden:
— 3–4% initial bei Zufuhr von Raumluft oder Sauerstoff;
— 1,5–3,5% bei Kombination mit Lachgas.

Die Narkose sollte bevorzugt *intravenös* eingeleitet werden, vor allem weil Isofluran in höherer Konzentration zu **Atemanhalten oder Husten** führt, so dass die weitere Aufnahme der Substanz begrenzt wird.

Aufrechterhaltung der Narkose. Der Dosisbedarf für die Aufrechterhaltung der Narkose ist sehr variabel und liegt im Durchschnitt bei einer inspiratorischen Konzentration von 0,68 bis 1,37%.

Die **Steuerung der Narkosetiefe** erfolgt, wie bei den anderen Inhalationsanästhetika, vorwiegend anhand der kardiovaskulären Wirkungen und der Reaktionen auf anästhesiologische und chirurgische Stimuli. Vor allem der **systolische Blutdruck** kann zumeist als Leitlinie für die Narkosetiefe verwertet werden. Blutdruckabfall und Narkosetiefe verlaufen initial jedoch nicht immer parallel. So kann in der Einleitungsphase der Blutdruck deutlich abfallen, ohne dass bereits eine ausreichende Narkosetiefe erreicht worden wäre. Chirurgische Stimulation führt dann gelegentlich zu einem starken **Blutdruckanstieg**. Insgesamt ist die Steuerbarkeit von Isofluran etwas schwieriger als die von Halothan und Enfluran.

Narkoseausleitung. Zur Ausleitung der Narkose kann die Zufuhr von Isofluran kurz vor Operationsende oder mit Beginn der Hautnaht, bei Fortführung der Lachgaszufuhr, unterbrochen werden. Die Narkoseausleitung verläuft mit Isofluran rascher als mit Halothan und Enfluran: Nach einer mehrstündigen Isoflurannarkose öffnen die Patienten durchschnittlich nach 10 min die Augen und können nach rund 13 min Fragen beantworten. Allerdings betragen die Unterschiede zur Halothan- oder Enflurannarkose nur wenige Minuten und sind daher klinisch ohne wesentliche Bedeutung.

7.2.4 Kardiovaskuläre Wirkungen

Die Untersuchungsergebnisse über die Herz-Kreislauf-Wirkungen von Isofluran sind komplex und teilweise nicht einheitlich. Diskrepanzen ergeben sich vor allem zwischen tierexperimentellen Befunden und Ergebnissen von Untersuchungen am Menschen, aber auch zwischen den an Freiwilligen und bei Patienten mit bestimmten Erkrankungen oder unterschiedlichen Operationsbedingungen beobachteten Wirkungen. Für den Kliniker sind aber letztlich nur die am Menschen erhobenen Befunde wichtig.

Herzfrequenz. Bei gesunden Freiwilligen änderte sich die Herzfrequenz unter Isofluran nicht wesentlich. Ähnliche Befunde wurden in einer multizentrischen Studie bei über 7000 allgemeinchirurgischen Patienten erhoben. Andererseits wurde bei älteren chirurgischen Patienten auch ein Anstieg der Herzfrequenz unter Isofluran beobachtet, von anderen Untersuchern hingegen eine Abnahme. Bei chirurgischer Stimulation steigt die Herzfrequenz häufig leicht an. Insgesamt ist somit die Reaktion der Herzfrequenz auf Isofluran beim chirurgischen Patienten variabel.

Arterieller Mitteldruck. Der arterielle Mitteldruck nimmt unter Isofluran ab – ein konstanter Befund bei Mensch und Tier. Die Wirkung ist dosisabhängig: Bei gesunden Freiwilligen fällt der arterielle Blutdruck mit 2 MAC Isofluran auf etwa 50% des Ausgangswertes. Vergleichbare Befunde wurden auch am nicht stimulierten chirurgischen Patienten erhoben. Unter anästhesiologischer (z.B. endotracheale Intubation) oder chirurgischer (z.B. Hautinzision) Stimulation steigt der Blutdruck zumeist wieder in den Bereich der Ausgangswerte an.

Der Blutdruckabfall durch Isofluran geht mit einer **Abnahme des peripheren Widerstandes** einher und beruht vermutlich vor allem auf einer direkten vasodilatierenden Wirkung von Isofluran. In dieser Beziehung unterscheidet sich Isofluran von Halothan und Enfluran, bei denen der Blutdruckabfall primär durch die **negativ inotrope Wirkung** entsteht.

Wird Isofluran zusammen mit **Lachgas** zugeführt, so soll der Blutdruckabfall bei gleicher MAC weniger stark sein als durch alleinige Zufuhr von Isofluran, und zwar aufgrund einer Erhöhung des peripheren Widerstandes bzw. einer Stimulation des sympathoadrenergen Systems durch N_2O.

Myokardkontraktilität. Am isolierten Papillarmuskel der Katze wirkt Isofluran, wie die anderen dampfförmigen Inhalationsanästhetika, **direkt negativ inotrop**. Die Wirkung ist dosisabhängig: 1 MAC Isofluran dämpft die maximale Verkürzungsgeschwindigkeit des Papillarmuskels um 36% und die maximale Kontraktionskraft um 90%; bei 2 MAC werden die maximale Arbeit und Kraft des Herzens um 90% vermindert.

Die negativ inotropen Wirkungen am isolierten Herzmuskel sind für Isofluran etwas geringer als für Halothan, jedoch stärker als für Enfluran. Hierbei gilt folgende, experimentell ermittelte, absteigende Reihenfolge: Halothan, Isofluran, Methoxyfluran, Diäthyläther und Enfluran.

Diese Ergebnisse sind jedoch nicht einfach auf intakte Tiere und den Menschen übertragbar. So wurde am Hund eine dosisabhängige Dämpfung der Ventrikelfunktion unter Isofluran gefunden, das Ausmaß war jedoch geringer als unter Halothan oder Enfluran, vermutlich bedingt durch die Abnahme des Afterloads unter Isofluran.

Herzzeitvolumen. Die Befunde über das Verhalten des Herzzeitvolumens unter Isofluran sind nicht einheitlich. Bei gesunden Freiwilligen nimmt das Herzzeitvolumen auch bei höheren Konzentrationen nicht ab, obwohl das Schlagvolumen vermindert ist. Hingegen wurde bei älteren Patienten mit Gefäßerkrankungen oder koronarer Herzerkrankung ein deutlicher Abfall des Herzzeitvolumens und des Schlagvolumens unter Isofluran-Lachgas-Anästhesie beobachtet, der allerdings im Ausmaß geringer war als unter Halothan oder Enfluran. Während chirurgischer Stimulation stieg bei diesen Patienten das Herzzeitvolumen zusammen mit der Herzfrequenz wieder an, während das Schlagvolumen erniedrigt blieb.

Myokardialer Sauerstoffverbrauch und Koronardurchblutung. Im Tierexperiment wurden folgende Befunde erhoben: Abnahme des myokardialen Sauerstoffverbrauchs wie bei den anderen Inhalationsanästhetika mit verminderter oder unveränderter Koronardurchblutung; koronardilatierende Wirkung im Bereich der intramyokardialen Arteriolen bei fehlender Wirkung auf die epikardialen Koronararterien.

Hingegen wurde bei Patienten mit **koronarer Herzerkrankung** unter Isofluran-Lachgas-Anästhesie eine Abnahme des myokardialen Sauerstoffverbrauchs und der Koronardurchblutung beobachtet. Diese Veränderungen beruhten auf einer Abnahme der hämodynamischen Belastung und Arbeit des Herzens. Die *koronarvenöse Sauerstoffsättigung* stieg unter Isofluran-Lachgas-Anästhesie stärker an als unter Halothan-Lachgas-Anästhesie oder Enfluran-Lachgas-Anästhesie. Gleichzeitig nahm die arteriokoronarvenöse Sauerstoffgehaltsdifferenz ab, während der koronare Gefäßwiderstand unverändert blieb. Isofluran scheint eine stärker **koronardilatierende Wirkung** zu besitzen als Halothan oder Enfluran. Bei einigen Patienten mit koronarer Herzerkrankung wurde unter Isofluran-Lachgas-Anästhesie eine **myokardiale Laktatfreisetzung** als Zeichen einer globalen oder regionalen Myokardischämie beobachtet, vermutlich bedingt durch eine Umverteilung des koronaren Blutflusses bzw. ein „coronary steal syndrome". Das Syndrom ist gekennzeichnet durch eine Abnahme des Blutflusses in den von einer ausreichenden Kollateraldurchblutung abhängigen Myokardregionen bei gleichzeitiger Zunahme in den von gesunden Koronararterien versorgten Gebieten.

> Isofluran sollte bei schwerer koronarer Herzerkrankung vorsichtig und nur in reduzierter Dosis (< 1 MAC) eingesetzt werden.

Die vorliegenden Befunde über die kardiovaskulären Wirkungen von Isofluran verdeutlichen, dass die an Freiwilligen erhobenen Daten sich teilweise erheblich von den an älteren chirurgischen Patienten beobachteten Wirkungen unterscheiden und daher nicht verallgemeinert werden dürfen. Außerdem müssen weitere Faktoren, die zu unterschiedlichen Untersuchungsergebnissen führen können, beachtet werden. Hierzu gehören: unterschiedliche Untersuchungsbedingungen, Speziesunterschiede, präoperativer Zustand des Patienten einschließlich Begleiterkrankungen, präoperative Dauermedikation, Prämedikationssubstanzen, Einleitungssubstanzen, Interaktionen mit anderen Pharmaka (z.B. β-Blocker), kontrollierte Beatmung oder Spontanatmung, chirurgische Stimulation.

7.2.5 Respiratorische Wirkungen

Isofluran wirkt dosisabhängig **atemdepressiv**; diese Wirkung ist ausgeprägter als unter Halothan, jedoch geringer als unter Enfluran. Chirurgische Stimulation wirkt hierbei teilweise antagonistisch. Für Maskennarkosen mit erhaltener Spontanatmung scheint Isofluran weniger geeignet zu sein.

Wie Halothan und Enfluran besitzt auch Isofluran eine bronchodilatatorische Wirkung bei erhöhtem Bronchomotorentonus. Bronchospasmus während Isoflurannarkose bei Asthmatikern ist jedoch ebenfalls beschrieben worden.

7.2.6 Neuromuskuläre Wirkungen

Isofluran relaxiert die Skelettmuskulatur und ermöglicht bei entsprechender Dosierung intraabdominelle Eingriffe ohne zusätzliche Muskelrelaxierung. Die Wirkung der nichtdepolarisierenden Relaxanzien wird durch Isofluran verstärkt, so dass deren Dosisbedarf unter Isoflurananästhesie vermindert ist.

Der **Uterus** wird durch Isofluran ebenfalls relaxiert; Einzelheiten siehe Kapitel 37.

7.2.7 Zentrales Nervensystem

Mit zunehmender Narkosetiefe treten im EEG Wellen langsamerer Frequenz auf, in tiefer Narkose eine „burst suppression". Krampfaktivität, wie bei Enfluran, wurde unter Isofluran nicht beobachtet.

Hirndurchblutung, Hirnstoffwechsel und intrakranieller Druck siehe Kapitel 41.

7.2.8 Niere

Wie mit den anderen Inhalationsanästhetika nehmen unter Isofluran Nierendurchblutung, glomeruläre Filtrationsrate und Urinausscheidung vorübergehend ab. Nierenschäden nach Isoflurannarkose sind nicht beobachtet worden, auch nicht nach wiederholter oder längerer Exposition. Im Tierexperiment wird der Metabolismus von Isofluran durch ein Nierenversagen nicht beeinflusst.

7.2.9 Leber

Isofluran scheint, auch bei länger dauernder Zufuhr, keine wesentlichen leberschädigenden Wirkungen zu besitzen. Hierfür sprechen auch die physikalische Stabilität der Substanz und die außerordentlich niedrige Metabolisierungsrate.

7.2.10 Biotransformation

Isofluran wird nur zu etwa 0,2% metabolisiert. Diese extrem niedrige Metabolisierungsrate weist, zusammen mit den bisher vorliegenden Befunden von Mensch und Tier, darauf hin, dass Isofluran weder leber- oder nephrotoxisch noch teratogen, karzinogen oder mutagen wirksam ist. Allerdings darf eine niedrige Metabolisierungsrate nicht ohne weiteres mit fehlender Lebertoxizität gleichgesetzt werden.

Vorbestehende Lebererkrankungen oder wiederholte Exposition gegenüber halogenierten Inhalationsanästhetika scheinen somit keine Kontraindikationen für den Einsatz von Isofluran zu sein.

7.2.11 Klinische Beurteilung

Isofluran ist gegenwärtig das am häufigsten für eine Narkose eingesetzte Inhalationsanästhetikum. Forensische Gründe (vermutlich die fehlende Leber-toxizität) spielen für die Bevorzugung gegenüber Halothan wahrscheinlich eine wichtige Rolle.

! Wichtigster Vorteil von Isofluran ist die außerordentlich geringe Metabolisierung und, dadurch bedingt, die vermutlich fehlende Leber- und Nierentoxizität durch Stoffwechselprodukte der Substanz.

Weitere **Vorteile**:
— Mäßige Blut- und Gewebelöslichkeit; hierdurch relativ rasche Ein- und Ausleitung sowie Vertiefung der Narkose entsprechend dem Bedarf.
— Gute muskelrelaxierende Wirkung.
— Geringere kardiodepressive Wirkung in vivo als Halothan oder Enfluran.
— Keine Sensibilisierung des Myokards gegenüber Katecholaminen.
— Keine arrhythmogene Wirkung.

Nachteile: Die wichtigsten Nachteile von Isofluran sind die **blutdrucksenkende Wirkung,** eine gelegentlich behandlungsbedürftige **Tachykardie,** die relativ ausgeprägte **Atemdepression** und der leicht stechende, ätherartige Geruch, der häufig Atemanhalten oder Husten auslöst; des Weiteren für Koronarkranke die **koronardilatierende Wirkung** mit der Gefahr einer Myokardischämie aufgrund eines „coronary steal"-Phänomens (siehe Abschnitt 7.2.4). Isofluran gehört zu den Triggersubstanzen der **malignen Hyperthermie**. Insgesamt ist Isofluran derzeit vermutlich das volatile Anästhetikum mit dem günstigsten Nutzen-Risiko-Verhältnis.

7.3 Desfluran

7.3.1 Physikochemische Eigenschaften

Desfluran, CF_2H-O-CFH-CF_3 (siehe Abb. 3-5), ist ein vollständig halogenierter (fluorierter) Methylethylether, der sich von Isofluran lediglich durch den Austausch eines Chloratoms gegen ein Fluoratom unterscheidet. Hierdurch wird das Molekül leichter, ebenso der Dampf und das spezifische Gewicht der Flüssigkeit. Durch die vollständige Fluoridierung sind außerdem die schädigenden Wirkungen von Desfluran (und Sevofluran) auf die Ozonschicht erheblich geringer als bei den chlorierten Inhalationsanästhetika Isofluran, Enfluran und Halothan. Die Substanz ist nicht brennbar und nicht explosiv; das Handelspräparat liegt als klare Flüssigkeit in dunklen Flaschen vor; ein Stabilisatorzusatz ist nicht enthalten, da das Molekül extrem stabil ist, u. a. gegen die Einwirkung von Atemkalk, ultraviolettem Licht oder Metall.

7 Pharmakologie gebräuchlicher Inhalationsanästhetika

Tab. 3-6 Elimination von Inhalationsanästhetika aus den Körperkompartimenten (in min)

Kompartiment	Desfluran	Sevofluran	Isofluran	Halothan
I Lunge	0,4	0,5	0,4	0,3
II gefäßreiche Gruppe	5,8	9,2	8,7	9,3
III Muskulatur	49	82	80	85
IV nicht näher spezifiziert	300	437	480	550
V Fettgewebe	1350	2230	2110	2550

Des Weiteren ist Desfluran das Inhalationsanästhetikum mit dem **niedrigsten Siedepunkt** (22,8 °C bei Atmosphärendruck). Aus diesem Grund und wegen des hohen Dampfdrucks kann die Substanz nicht in herkömmlichen Vaporen verwendet werden, sondern erfordert eine spezielle Verdampfertechnologie (siehe Kap. 19)

Der **Geruch** von Desfluran wird als stechend und eher unangenehm beschrieben.

Eigenschaften von Desfluran:
– Molekulargewicht: 168 D
– spezifisches Gewicht bei 20 °C: 1,465
– Geruch: stechend, eher unangenehm, atemwegsreizend
– Siedepunkt: 22,8 °C
– Dampfdruck bei 20 °C: 664 mmHg
– Blut/Gas-Verteilungskoeffizient: 0,42
– MAC$_{50}$-Werte: 6–9 Vol.% in 100% O$_2$; 2,5–3,5 Vol.% in 70% N$_2$O
– Stabilisatorzusatz: keiner
– klinisch relevante Fluoridbildung: keine
– Metabolisierungsrate: ca. 0,02%

7.3.2 Pharmakokinetik und Metabolismus

Desfluran weist von allen volatilen Anästhetika den niedrigsten **Blut/Gas-** und **Gewebe/Blut-Verteilungskoeffizienten** und damit auch die geringste **Löslichkeit** auf. Hieraus ergibt sich ein rascherer Konzentrationsanstieg in Alveolen, Blut und Gehirn; entsprechend verläuft die Einleitung der Narkose schneller als bei allen anderen Inhalationsanästhetika (siehe Abb. 3-2), auch lässt sich die Narkose rascher vertiefen und abflachen und so der unterschiedlichen Intensität chirurgischer Stimuli schneller anpassen. Des Weiteren wird Desfluran nach Unterbrechung der Zufuhr rascher eliminiert, und der Patient erwacht schneller aus der Narkose.

> Der wesentliche klinische Vorteil von Desfluran liegt in der besseren Steuerbarkeit im Vergleich zu anderen Inhalationsanästhetika, besonders bei Low-Flow-Anästhesie.

Desfluran wird – mit Ausnahme des ersten Kompartiments – rascher eliminiert als alle anderen Inhalationsanästhetika (▶ Tab. 3-6 und ▶ Abb. 3-6).

Desfluran ist das Inhalationsanästhetikum mit der geringsten **Metabolisierungsrate:** Nur 0,02% der

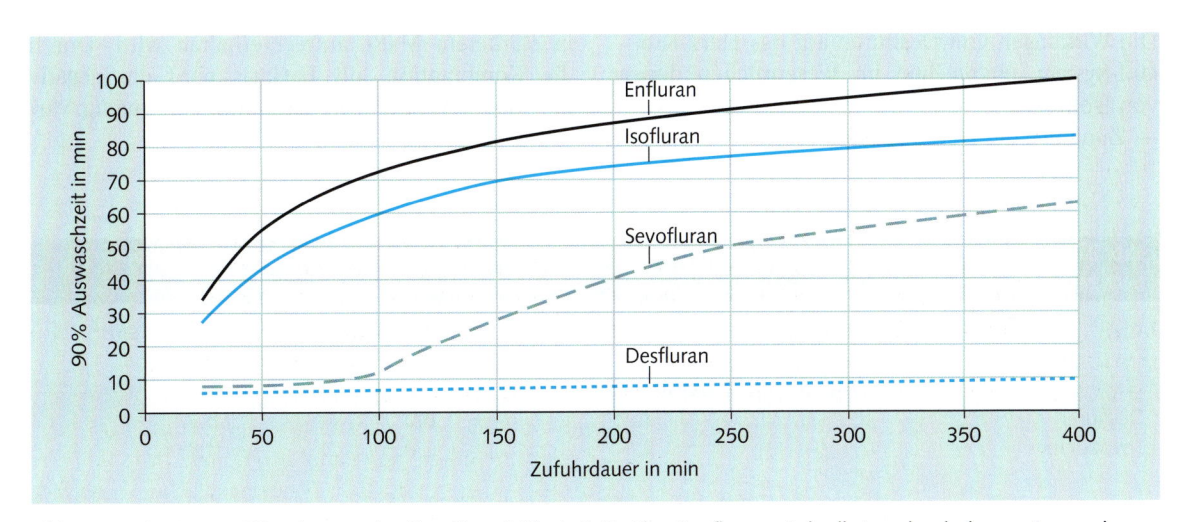

Abb. 3-6 Kontextsensitive Auswaschzeiten für volatile Anästhetika. Desfluran wird selbst nach sehr langer Anwendungsdauer unverändert rasch eliminiert, während bei den anderen Substanzen mit zunehmender Narkosedauer auch die Eliminationszeit zunimmt (mod. nach Bailey JM, 1997 h).

aufgenommenen Menge, das ist ein Zehntel der Rate von Isofluran, werden in der Leber metabolisiert, der Rest wird ausgeatmet. Die Biotransformation von Desfluran entspricht vermutlich der von Isofluran. So findet sich bei Freiwilligen nach 7 MAC-Stunden Anwendung Trifluoressigsäure im Blut und Urin. Wesentliche Anstiege der Serumfluoridkonzentration unter Desfluran konnten beim Menschen bislang nicht nachgewiesen werden. Insgesamt scheint somit das toxische Potential von Desfluran außerordentlich gering zu sein.

7.3.3 Wirkungsstärke – MAC-Werte

Durch den Ersatz des Chloratoms durch ein Fluoratom nimmt die anästhetische Potenz von Desfluran ab: Die Substanz ist das *schwächste* der derzeit gebräuchlichen volatilen Anästhetika. Bei Versuchspersonen im mittleren Lebensalter, die einem supramaximalen Stimulus ausgesetzt werden, beträgt der MAC_{50}-Wert 6 Vol.%. Wie bei den anderen volatilen Anästhetika hängt der MAC-Wert vom Alter ab: Er beträgt für Kinder bis zu 1 Jahr 9–10 Vol.%, bei über 70jährigen 5,2 Vol.%. Durch Lachgaszusatz wird der MAC-Wert bei Kindern um ca. 25%, bei Erwachsenen dagegen um 50% vermindert (▶ Tab. 3-7).

Die MAC_{awake}, d.h. die minimale alveoläre Konzentration, bei der die Patienten nicht mehr auf verbale Aufforderungen reagieren, beträgt für Desfluran 2,4 Vol.%, d.h. im Mittel etwa ein Drittel des konventionellen MAC-Werts. Im Übrigen werden die MAC-Werte durch die gleichen Faktoren modifiziert wie bei anderen Inhalationsanästhetika.

7.3.4 Kardiovaskuläre Wirkungen

Die Wirkungen von Desfluran auf das Herz-Kreislauf-System entsprechen im Wesentlichen denen von Isofluran:
— Zunahme der Herzfrequenz,
— Vasodilatation mit Abnahme des peripheren Gefäßwiderstands,
— Abfall des arteriellen Blutdrucks,
— geringe negativ inotrope Wirkung beim Herzgesunden.

Herzfrequenz. Desfluran steigert wie Isofluran die Herzfrequenz. Im Gegensatz zu Isofluran ist dieser Effekt jedoch von der Konzentration abhängig: Während unter niedrigeren Konzentrationen oder flacher, unstimulierter Desflurananästhesie mit und ohne Lachgaszusatz die Herzfrequenz unverändert bleibt, bewirken höhere Konzentrationen einen zunehmenden Anstieg, bei einigen Patienten auch eine ausgeprägte Tachykardie.

Arterieller Blutdruck. Desfluran senkt konzentrationsabhängig den arteriellen Blutdruck; das Ausmaß des Blutdruckabfalls entspricht dem vergleichbarer Isoflurankonzentrationen und ist etwas stärker ausgeprägt als mit Halothan. Ursache des Blutdruckabfalls ist in erster Linie eine vasodilatierende Wirkung mit Abnahme des peripheren Gefäßwiderstands; zusätzliche Faktoren – besonders in höheren Konzentrationen – sind die Abnahme des zentralen Sympathikotonus und die negativ inotrope Wirkung.

Rechter Vorhofdruck. Bei Versuchspersonen bewirkt Desfluran in höheren Konzentrationen (> 1 MAC) einen Anstieg des rechten Vorhofdrucks.

Myokardkontraktilität. Desfluran wirkt dosisabhängig negativ inotrop (vergleichbar mit Isofluran), möglicherweise ist aber die Dämpfung der Myokardkontraktilität etwas geringer ausgeprägt, weil unter Desfluran die sympathoadrenerge Aktivität in stärkerem Maße aufrechterhalten wird. Durch die Kombination mit Lachgas wird die negativ inotrope Wirkung von Desfluran nur mäßig verstärkt.

Tab. 3-7 Vergleich der MAC-Werte von Desfluran und Sevofluran in Abhängigkeit vom Lebensalter und vom Lachgaszusatz

	0,5–12 Jahre	18–30 Jahre	31–65 Jahre	70–80 Jahre
	MAC in 100% Sauerstoff (Vol.%)			
Desfluran	8,5	7,25	6,0	5,2
Sevofluran	2,5	2,4	2,0	1,4
	MAC in 50–70% Sauerstoff (Vol.%)			
Desfluran	6–8	3,7	3,8	1,7
Sevofluran	2,0	1,4	1,1	0,7

Herzzeitvolumen. Bei Versuchspersonen ändert sich das Herzzeitvolumen über einen Bereich von 0,83 bis 1,66 MAC Desfluran in O_2 nicht wesentlich.

Koronardurchblutung. Befunde vom Menschen liegen derzeit nicht vor. Im Tierexperiment fanden sich Hinweise auf eine koronardilatierende Wirkung von Desfluran mit Zunahme der Koronardurchblutung, möglicherweise in vergleichbarem Ausmaß wie bei Isofluran. Steal-Phänomene konnten im Tiermodell mit koronarem Kollateralkreislauf nicht nachgewiesen werden. Befunde von Patienten mit schwerer koronarer Herzkrankheit liegen allerdings nicht vor, jedoch kann die Möglichkeit einer durch Desfluran induzierten Myokardischämie durch Koronardilatation und Steal-Phänomen bei einigen dieser Patienten derzeit nicht sicher ausgeschlossen werden.

Arrhythmogene Wirkung. Im Tierexperiment entspricht die Schwelle für arrhythmogene Effekte (ventrikuläre Extrasystolen) einer Adrenalininfusion der von Isofluran und liegt somit etwa 4-mal höher als bei Halothan.

Myokardprotektion. Im Tierexperiment wirkt sich Desfluran günstig auf die linksventrikuläre Funktion während einer Myokardischämie aus, ebenso auf die Dauer der Erholung nach 60-minütiger Okklusion der A. coronaria descendens ant. und auf die hierdurch hervorgerufene Infarktgröße. Im Langendorf-Präparat des isolierten Hundeherzens schützt Desfluran das Myokard in gewissem Umfang vor Reperfusionsschäden nach kompletter 30-minütiger Ischämie. Außerdem soll Desfluran eine Präkonditionierung des Myokards bewirken. Die klinische Bedeutung dieser Effekte ist derzeit nicht bekannt.

Koronare Herzkrankheit. Bei einer Untersuchung an koronarchirurgischen Patienten traten in der Einleitungsphase unter alleiniger Desfluranzufuhr gehäuft Myokardischämien, Tachykardien und Anstiege des systemischen arteriellen und des pulmonalarteriellen Drucks auf, während solche Veränderungen in der Sufentanil-Vergleichsgruppe nicht nachweisbar waren. Im weiteren Narkoseverlauf blieb die Hämodynamik unter Desfluran allerdings stabil, auch ergaben sich postoperativ keine Unterschiede in beiden Gruppen bei den kardiovaskulären Komplikationen und in der Mortalität. Ursache der initialen Myokardischämien könnte eine sympathoadrenerge Stimulation durch rasche Steigerung der inspiratorischen Desflurankonzentration gewesen sein. In einer anderen vergleichenden Untersuchung von Desfluran und Isofluran fand sich allerdings auch bei langsamer Steigerung der inspiratorischen Konzentration ein signifikanter Anstieg des Pulmonalarteriendrucks und des Lungenkapillaren-Verschlussdrucks unter Desfluran, nicht hingegen unter Isofluran.

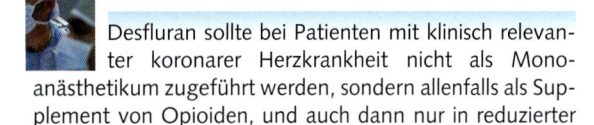

> Desfluran sollte bei Patienten mit klinisch relevanter koronarer Herzkrankheit nicht als Monoanästhetikum zugeführt werden, sondern allenfalls als Supplement von Opioiden, und auch dann nur in reduzierter (subanästhetischer) Konzentration.

Herzinsuffizienz. Klinische Studien liegen hierzu nicht vor, jedoch muss erfahrungsgemäß bei manifester Herzinsuffizienz, wie bei anderen volatilen Anästhetika, auch für Desfluran mit einer stärker ausgeprägten negativ inotropen Wirkung gerechnet werden. Darum sollte Desfluran bei diesen Patienten nur in hypnotisch wirksamen Konzentrationen zur Supplementierung einer primären Opioid-Anästhesie zugeführt werden.

Eine Übersicht kardiovaskulärer Wirkungen volatiler Inhalationsanästhetika bei Herzgesunden zeigt ▶ Tabelle 3-8. Desfluran und Sevofluran weisen geringere myokarddepressorische Wirkungen auf als Halothan und Enfluran.

7.3.5 Respiratorische Wirkungen

Nach derzeitigem Kenntnisstand entsprechen die respiratorischen Wirkungen von Desfluran im Wesentlichen denen von Isofluran: dosisabhängige Atemdepression mit Zunahme der Atemfrequenz und der Totraumventilation, Abnahme des Atemzugvolumens und des alveolären Atemminutenvolumens, Anstieg des arteriellen pCO_2 und schließlich Apnoe. Wie bei anderen Inhalationsanästhetika wird die Atemdepression durch chirurgische Stimuli in begrenztem Umfang abgeschwächt.

Im Gegensatz zu den anderen gebräuchlichen Inhalationsanästhetika bewirkt Desfluran in der **Einleitungsphase** bei Kindern und Erwachsenen eine Reizung oder Stimulation der oberen Atemwege, die sich in folgender Weise manifestieren kann:
— Husten,
— Atemanhalten,
— Laryngospasmus,
— gesteigerte Sekretion.

Diese unerwünschten Wirkungen treten meist dann auf, wenn Desflurankonzentrationen von 6 Vol.% überschritten werden. Sobald Konzentrationen von 6–7 Vol.% toleriert werden, führen höhere Konzen-

3 Inhalationsanästhetika

Tab. 3-8 Kardiovaskuläre Wirkungen volatiler Inhalationsanästhetika bei Herzgesunden

Parameter	Halothan	Enfluran	Isofluran	Desfluran	Sevofluran
— mittlerer arterieller Druck	Abfall	Abfall	Abfall	Abfall	Abfall
— Herzfrequenz	Abnahme	Zunahme	Zunahme	Zunahme	Zunahme
— systemischer Gefäßwiderstand	unverändert	leichte Abnahme	Abnahme	Abnahme	Abnahme
— Kontraktilität	Abnahme	Abnahme	geringe Abnahme	geringe Abnahme	geringe Abnahme
— Herzzeitvolumen	Abnahme	Abnahme	geringe Abnahme	geringe Abnahme	geringe Abnahme
— Sensibilisierung des Myokards gegen Katecholamine	ausgeprägt	ja	nein	nein	nein
— Koronardilatation	geringe Änderung	geringe Abnahme	Abnahme	Abnahme	Abnahme
— Hirndurchblutung	Zunahme	Zunahme	kein Anstieg bei < 1 MAC	wie Isofluran	wie Isofluran
— Leberdurchblutung	Abnahme	Abnahme?	erhalten?	erhalten?	erhalten?
— Nierendurchblutung	Abnahme	Abnahme	erhalten?	erhalten?	erhalten?

trationen gewöhnlich nicht mehr zur Stimulation des oberen Respirationstrakts.

! Desfluran ist für die Narkoseeinleitung per Inhalation weder bei Kindern noch bei Erwachsenen geeignet.

7.3.6 Neuromuskuläre Wirkungen

Desfluran relaxiert dosisabhängig die Skelettmuskulatur, außerdem wird die relaxierende Wirkung der nichtdepolarisierenden Muskelrelaxanzien und von Succinylcholin verstärkt, d. h. deren Dosisbedarf vermindert. Ab etwa 4% Desfluran kann ein oropharyngealer Tubus eingeführt werden, in höheren Konzentrationen ein Endotrachealtubus ohne zusätzliche Muskelrelaxanzien.

7.3.7 Zentrales Nervensystem

Die Wirkungen von Desfluran auf das zentrale Nervensystem entsprechen im Wesentlichen denen von Isofluran: Die Substanz dilatiert dosisabhängig die Hirngefäße und vermindert den zerebralen Gefäßwiderstand. Die Hirndurchblutung nimmt zu, der zerebrale Sauerstoffverbrauch hingegen ab. Höhere Konzentrationen von Desfluran (> 1 MAC) können, bedingt durch die Zunahme der Hirndurchblutung, zu einem Anstieg des intrakraniellen Drucks führen. Besteht die Gefahr der intrakraniellen Drucksteigerung, so sollte diese Konzentration nicht überschritten werden. Ist der intrakranielle Druck bereits erhöht, sollte auf den Einsatz von Desfluran verzichtet werden. Die CO_2-Reaktivität der Hirndurchblutung soll durch Desfluran nicht beeinträchtigt werden.

Wie Isofluran bewirkt Desfluran eine dosisabhängige Dämpfung der EEG-Aktivität; bei 1,7 MAC tritt eine „burst suppression" auf. Krampfaktivitäten sind unter Desfluran nicht nachweisbar. Des Weiteren führt die Substanz zu einer Dämpfung von somatosensorisch evozierten Potentialen: Die Amplitude wird konzentrationsabhängig vermindert, während die Latenz unverändert bleibt. Dieser Effekt ist maximal ausgeprägt bei 1,5 MAC und wird durch höhere Konzentrationen nicht weiter beeinflusst (Einsatz in der Neurochirurgie siehe Kap. 41).

7.3.8 Leber

Im Tierexperiment (Hunde) bleibt der Blutfluss in der A. hepatica unter Desfluran unverändert, während die Durchblutung der V. portae etwas abnimmt, besonders in tieferen Narkosestadien. Hierdurch wird die Gesamtdurchblutung der Leber vermindert, im Gegensatz zu Isofluran, bei dem im Tierversuch die Gesamtdurchblutung ansteigt.

Angesichts der sehr geringen Metabolisierungsrate von Desfluran und des in klinischen Dosen zumeist unveränderten Herzzeitvolumens sowie der raschen Ausatmung nach Unterbrechung der Zufuhr sind klinisch relevante Störungen der Leberfunktion nicht zu erwarten. So führten selbst lang dauernde Desflurannarkosen bei Freiwilligen nicht zum Anstieg von Transaminasen, γ-GT oder Gesamtbilirubin. Auch im Tierexperiment konnten bislang keine lebertoxischen Effekte von Desfluran nachgewiesen werden.

7.3.9 Niere

Wie bereits beschrieben, unterliegt Desfluran nur in minimalem Ausmaß der Biotransformation; die Serumfluoridkonzentration ändert sich nicht oder allenfalls minimal, so dass keine Nierenschädigung durch Desfluran zu erwarten ist. Diese Annahme wird durch Untersuchungen an Freiwilligen, Patienten und Tieren gestützt. So fand sich keine Beeinträchtigung der Nierenfunktion bei Versuchspersonen nach lang dauernder Desflurananästhesie. Serumkreatinin und -harnstoff, Serumelektrolyte und Urinparameter blieben unverändert. Ähnliche Befunde liegen auch von Patienten nach Nierentransplantation und Patienten mit chronischen Nierenerkrankungen vor.

Die globale Nierendurchblutung bleibt zumindest im Tierexperiment bei Konzentrationen bis zu 2 MAC unverändert; die intrarenale Verteilung der Durchblutung ist bislang allerdings nicht ausreichend untersucht.

7.3.10 Uterus

Die Wirkung von Desfluran auf den schwangeren Uterus entspricht der anderer volatiler Anästhetika: Es kommt zu dosisabhängiger Relaxierung. Die Substanz kann bei Sectio caesarea eingesetzt werden (siehe Kap. 37), weist aber gegenüber anderen volatilen Anästhetika für diesen Zweck keine wesentlichen Vorteile auf.

7.3.11 Verdampfung von Desfluran

Wegen seines hohen Dampfdrucks kann Desfluran nicht in herkömmlichen Verdampfern eingesetzt werden, sondern nur in Spezialverdampfern. Bei Temperaturen unterhalb des Siedepunkts von Desfluran (22,8 °C bzw. Raumtemperatur) würde der herkömmliche Verdampfer eine hohe, mitunter nicht kontrollierbare Konzentration abgeben. Bei Temperaturen oberhalb des Siedepunkts würde Desfluran hingegen kochen und vollständig verdampfen, d. h., der Verdampfer würde eine Konzentration von 100 Vol.% abgeben, da hiermit keine stabile und vorhersehbare Verdampfung bzw. Konzentration möglich ist. Die neuen, beheizten Verdampfer liefern eine stabile, kontrollierbare und genau einstellbare Konzentration von Desfluran in Sauerstoff und Luft mit oder ohne Zusatz von Lachgas.

7.3.12 Absorption in Atemkalk

In frischem Natron- oder Bariumkalk mit einem Wassergehalt von 15% ist Desfluran – auch bei Temperaturen von 60–80 °C – stabil, d. h., es findet kein Abbau des Anästhetikums statt. Anders hingegen bei trockenem Natronkalk: Hier werden in Abhängigkeit von der Temperatur 0,21 bis 0,32 ml flüssiges Desfluran von 85 g Natronkalk absorbiert, vermutlich durch Bindung an Kieselsäure. Bariumkalk enthält keine Kieselsäure und absorbiert keine nennenswerten Mengen von Desfluran.

7.3.13 Klinische Anwendung

Als wesentliche klinische **Vorteile** gegenüber anderen Inhalationsanästhetika gelten die sehr rasche An- und Abflutung, die gute Eignung für die Low- und Minimal-Flow-Anästhesie, das stabile Molekül und der extrem geringe Metabolismus. **Hauptnachteile** sind die Reizung der oberen Atemwege (keine Inhalationseinleitung bei Kindern), die mögliche sympathoadrenerge Stimulation bei rascher Steigerung der Konzentration, die speziell erforderliche Verdampfertechnologie und die geringe Wirkstärke.

Desfluran ist, wie alle volatilen Anästhetika, eine Triggersubstanz der **malignen Hyperthermie**.

Narkoseeinleitung

Aufgrund seiner niedrigen Blut- und Gewebelöslichkeit und des damit verbundenen raschen Anstiegs der alveolären Konzentration müsste die Narkoseeinleitung mit Desfluran innerhalb weniger Minuten verlaufen. Allerdings schließen die ab einer inspiratorischen Konzentration von etwa 6 Vol.% auftretenden starken respiratorischen Effekte wie Atemhalten, Husten und Laryngospasmus die Einleitung per Inhalation bei Kindern und Erwachsenen praktisch aus, da sie zu einem bedrohlichen Abfall der arteriellen Sauerstoffsättigung führen können. Daher gilt:

> Die Desflurannarkose muss mit einem intravenösen Anästhetikum eingeleitet werden. Dies gilt auch für Kinder!

Nach der intravenösen Einleitung kann Desfluran auch bei Kindern angewandt werden.

Blutdruckanstieg und Tachykardie durch Desfluran. In der Einleitungsphase können rasche Konzentrationssteigerungen von Desfluran ab etwa 6 Vol.% (1 MAC) zu einer starken sympathoadrenergen Reaktion mit einem massiven Blutdruckanstieg und Tachykardie führen. Diese Reaktion kann durch Vorinjektion von Fentanyl, β-Blockern oder Clonidin abgeschwächt werden.

> Blutdruckanstieg und Tachykardie in der Einleitungsphase mit höheren Konzentrationen von Desfluran dürfen nicht als Zeichen einer zu flachen Narkose fehlgedeutet werden. Tritt diese Reaktion auf, so muss die Desflurankonzentration erniedrigt statt erhöht werden!

Um die vor allem für Koronarkranke und Hypertoniker gefährliche sympathoadrenerge Stimulation zu vermeiden, sollte die Desflurankonzentration in der Einleitungsphase nur in kleinen Schritten und nicht zu rasch erhöht werden. Wurde auf diese Weise die sympathoadrenerge Reaktion umgangen, so muss beachtet werden, dass höhere Desflurankonzentrationen beim unstimulierten Patienten – wie bei den anderen volatilen Anästhetika – zum Blutdruckabfall führen können.

Aufrechterhaltung der Narkose

Wie bei anderen volatilen Anästhetika richtet sich die Desflurankonzentration für die Aufrechterhaltung der Narkose vor allem nach dem Grad der chirurgischen Stimulation, supplementierenden Pharmaka wie Opioiden oder Benzodiazepinen, Patientenfaktoren usw. Die Steuerung erfolgt ebenfalls nach den derzeit üblichen klinischen Kriterien. Besondere Vorsicht ist aber bei Herzkranken geboten, des Weiteren bei geriatrischen Patienten und bei Hypovolämie, da Desfluran bei diesen Patienten einen starken Blutdruckabfall auslösen kann. Insgesamt soll Desfluran aufgrund seiner pharmakokinetischen Eigenschaften eine bessere Steuerbarkeit, d. h. raschere Anpassung der Narkosetiefe an den jeweiligen chirurgischen Bedarf, aufweisen als andere volatile Anästhetika.

Ausleitung und Aufwachverhalten

Aufgrund der geringen Löslichkeit von Desfluran sollten die Patienten rascher und vollständiger erwachen als nach allen anderen volatilen Anästhetika. In wissenschaftlichen Untersuchungen ergab sich tatsächlich ein rascheres Erwachen nach Desflurananästhesie verglichen mit Isofluran, Sevofluran, Enfluran oder Halothan; auch konnten die Patienten früher einfache Aufforderungen befolgen und erlangten rascher ihre kognitiven Funktionen und motorischen Fähigkeiten zurück. Beim Vergleich mit Propofol befolgten die Patienten der Desflurangruppe Aufforderungen durchschnittlich um 4,4 min früher. In allen Studien – sei es der Vergleich mit anderen Inhalationsanästhetika oder mit Propofol – lagen die Unterschiede jeweils im Bereich von Minuten (siehe Tab. 3-6) und dürften klinisch eher von marginaler Bedeutung sein, da der Zeitpunkt für die Verlegung aus dem Aufwachraum hierdurch nicht wesentlich beeinflusst wird. Zudem ist das raschere Erwachen unter klinischen Bedingungen nicht bei allen Patienten reproduzierbar, besonders wenn zusätzlich Opioide und/oder Benzodiazepine zugeführt werden.

Vergleich mit Propofol. Bei mehreren Vergleichsuntersuchungen von Desfluran mit Isofluran oder Propofol an ambulanten Patienten ergab sich für die Zeitdauer von Narkoseende bis zum Befolgen von Aufforderungen zwischen Desfluran und Propofol kein signifikanter Unterschied. Hingegen war dieser Zeitraum bei den Patienten der Isoflurangruppe um durchschnittlich 4 min länger als in der Desflurangruppe. Die Entlassung nach Hause erfolgte bei den Patienten der Propofolgruppe durchschnittlich 17 min früher als in der Desflurangruppe.

Vergleich mit Sevofluran. Bei freiwilligen Versuchspersonen verläuft das Erwachen nach 8-stündiger Desflurananästhesie signifikant schneller als nach Sevoflurananästhesie (siehe Tab. 3-9).

7.3.14 Low-Flow- und Minimal-Flow-Anästhesie

Von den gebräuchlichen Inhalationsanästhetika ist Desfluran aufgrund seines geringen Blut/Gas-Verteilungskoeffizienten am besten für Niedrigflussnarkosen geeignet. Die Einwaschphase, also die Zeit, innerhalb derer die am Verdampfer eingestellte Konzentration im Narkosesystem erreicht wird, ist für Desfluran am geringsten und die Steuerbarkeit damit am besten.

> Bei einem Frischgasfluss von 4,4 l/min werden nach 10 min Desflurankonzentrationen im Inspirationsgas erreicht, die ca. 85% der am Verdampfer eingestellten Konzentration entsprechen, so dass bereits zu diesem Zeitpunkt auf Low-Flow- oder Minimal-Flow-Anästhesie umgestellt werden kann.

Klinisch kann nach Baum und Mitarb. in folgender Weise vorgegangen werden:

- Bei Low-Flow-Anästhesie (1 l/min) wird die Verdampfereinstellung beibehalten.
- Bei Minimal-Flow-Anästhesie (0,5 l/min) wird die Konzentration am Verdampfer 1–2 Vol.% über den im Inspirationsgas angestrebten Wert eingestellt.
- Ist bei Minimal-Flow-Anästhesie eine rasche Vertiefung der Narkose erforderlich, so sollte der Verdampfer auf den maximal möglichen Wert von 18 Vol.%. eingestellt werden. Hierdurch kann bei einem Flow von 0,5 l die inspiratorische Konzentration in 8 min um etwa 8 Vol.% erhöht werden.

Da Desfluran das schwächste der gebräuchlichen volatilen Anästhetika ist und vergleichsweise hohe Konzentrationen für eine ausreichende Narkosetiefe erforderlich sind, sollte die Substanz aus Kosten- und ökologischen Gründen nur bei Niedrigflussnarkosen angewandt werden. Im Niedrigflusssystem entsprechen die Kosten etwa denen einer Isoflurananästhesie; die Steuerbarkeit von Desfluran ist jedoch vorteilhafter.

7.4 Sevofluran

7.4.1 Physikochemische Eigenschaften

Sevofluran, $CF_3CF_3CHOCH_2F$ (siehe Abb. 3-5), ist ein halogenierter Fluoromethyl-Polyfluoroisopropyläther, der als Halogen nur Fluorid enthält. Das Molekül weist kein asymmetrisches Kohlenstoffatom auf, daher gibt es, im Gegensatz zu den anderen halogenierten Inhalationsanästhetika, auch keine optischen Isomere.

Sevofluran ist eine farblose, nicht brennbare Flüssigkeit von mildem, ätherartigem Geruch und einer niedrigen Löslichkeit in Fett und im Blut. Der Blut/Gas-Verteilungskoeffizient ist, mit Ausnahme von Desfluran, niedriger als der anderer Inhalationsanästhetika.

Der Dampfdruck von Sevofluran ist geringer als der von Halothan und Isofluran; im Gegensatz zu Desfluran ist kein spezieller Verdampfer erforderlich.

Eigenschaften von Sevofluran:
- Molekulargewicht: 200,06 D
- spezifisches Gewicht bei 20 °C: 1,53
- Siedepunkt: 58,5 °C
- Dampfdruck bei 20 °C: 160 mmHg
- Blut/Gas-Verteilungskoeffizient: 0,69
- MAC_{50}-Werte: 2,05 Vol.% in 100% O_2, 0,66 Vol.% in 70% N_2O
- Stabilisatorzusatz: keiner
- signifikante Fluoridfreisetzung: ja
- Metabolisierungsrate: 3–5%
- Interaktion mit Absorberkalk: ja

7.4.2 Pharmakokinetik und Metabolismus

Der wesentliche Unterschied zwischen Sevofluran und anderen volatilen Anästhetika, mit Ausnahme von Desfluran, besteht in den pharmakokinetischen Eigenschaften und der Freisetzung möglicherweise klinisch relevanter Mengen von anorganischem Fluorid.

Aufgrund des niedrigen **Blut/Gas-Verteilungskoeffizienten** ergibt sich für Sevofluran ein rascher Konzentrationsanstieg in Alveolen, Blut und Gehirn, und entsprechend schnell verläuft auch die Narkoseeinleitung (siehe Abb. 3-2). Beim Hund beträgt das Verhältnis von alveolärer zu inspiratorischer Konzentration nach 20 s bereits 0,75 und nach 10 min 0,93. Wegen des etwas höheren Blut/Gas-Verteilungskoeffizienten und der größeren Fettlöslichkeit von Sevofluran ist der Anstieg insgesamt etwas geringer als der von Desfluran. Die Narkose lässt sich, mit Ausnahme von Desfluran, rascher vertiefen und abflachen als mit anderen Inhalationsanästhetika. Hieraus ergibt sich eine gute Steuerbarkeit von Sevofluran, die klinisch nur unwesentlich von Desfluran abweicht. Auch die Ausleitungsphase der Narkose verläuft, abgesehen vom Desfluran, deutlich schneller als bei anderen Inhalationsanästhetika, da Sevofluran nach Unterbrechung der Zufuhr rasch eliminiert wird.

Das geforderte Kriterium der geringen Metabolisierung erfüllt Sevofluran nicht: Die **Metabolisierungsrate** liegt mit 3–5% deutlich höher als die von Isofluran (0,2%), so dass Sevofluran in dieser Hinsicht keinen Fortschritt bedeutet. Allerdings entscheidet nicht die Metabolisierungsrate über die Toxizität eines Inhalationsanästhetikums, sondern die Art der entstehenden Metaboliten und deren potentiell schädigende Wirkung auf den Organismus.

Fluoridfreisetzung aus Sevofluran. Sevofluran wird zu 3–5% in der Leber metabolisiert. Hierbei entstehen Hexafluoridisopropanol und anorganisches Fluorid. Während Hexafluoridpropanol teils glukuronidiert, teils ausgeatmet wird und keine toxischen Wirkungen ausübt, ist anorganisches Fluorid nephrotoxisch. Als Schwellenwert der Nephrotoxizität von anorganischem Fluorid werden 50 µmol/l im Serum angesehen, zumindest für Methoxyfluran. Dieser Wert ist aber nicht auf Sevofluran übertragbar.

Bildung von Compound A im Atemkalk. Sevofluran ist, im Gegensatz zu Desfluran, im Atemkalk nicht stabil und reagiert mit dem Kalk unter Bildung verschiedener Abbauprodukte. Ein möglicherweise klinisch wichtiges Abbauprodukt ist Compound A, ein Vinyläther mit nephrotoxischen Eigenschaften.

> Sevofluran bildet mit Absorberkalk die nephrotoxische Compound A.

Die Menge der im Atemkalk gebildeten Compound A hängt von folgenden Faktoren ab:
— Konzentration des Anästhetikums,
— Höhe des Frischgasflows: je niedriger der Flow, desto stärker die Compound-A-Bildung,
— Art des Absorberkalks: stärkere Bildung mit Bariumkalk als mit Natronkalk,
— Wassergehalt des Atemkalks: starke Bildung in trockenem Atemkalk,
— Temperatur des Kalks.

Im Kreissystem werden maximale Compound-A-Konzentrationen nach 90–120 min erreicht; sie bleiben für 10 h stabil und nehmen dann wieder ab. Beim Menschen wurden bisher Höchstwerte von 40 ppm gemessen. Zum Vergleich: Bei Ratten beträgt die mittlere letale Konzentration von Compound A nach 1 MAC-Stunde ca. 1000 ppm, nach 12 MAC-Stunden etwa 127 ppm. Beim Menschen werden unter Low-Flow- oder Minimal-Flow-Anästhesie Compound-A-Konzentrationen erreicht, die um das 2- bis 5fache unter dem Schwellenwert für subklinische Veränderungen der Nierentubuli bei Ratten liegen. Erfahrungsgemäß sind aber Rattenexperimente auf den Menschen nicht oder nur eingeschränkt übertragbar, auch könnte es sich bei der Nephrotoxizität von Compound A um einen für die Ratte spezifischen Effekt handeln. Insgesamt ist die klinische Bedeutung von Compound A beim Menschen derzeit nicht endgültig geklärt. Da Low-Flow- und Minimal-Flow-Anästhesie beim Menschen unstrittig zu erhöhten Compound-A-Konzentrationen führen, ist Sevofluran in den USA nur für einen Mindestflow von 2 l/min zugelassen, im Gegensatz zu Deutschland und vielen anderen Ländern, in denen diese Narkoseformen ohne Einschränkungen durchgeführt werden dürfen – auch bei Kindern.

7.4.3 Wirkungsstärke – MAC-Werte

Sevofluran ist schwächer anästhetisch wirksam als Halothan, Isofluran und Enfluran, jedoch stärker als Desfluran. Der MAC_{50}-Wert beträgt für Sevofluran beim Erwachsenen 1,71 ± 0,07 Vol.% in Sauerstoff, die alveoläre Konzentration, bei der 95% der Patienten auf Schmerzreize nicht mehr mit Abwehrbewegungen reagieren (AD95), 2,07 Vol.%. Im Kindesalter sind höhere Werte erforderlich: Der MAC_{50} beträgt bei Kindern zwischen 3 und 5 Lebensjahren 2,49 ± 0,08 Vol.%, die AD95 2,88 Vol.%. Lachgaszusatz vermindert bei Erwachsenen den MAC-Wert auf 0,66 Vol.%, die AD95 auf 0,94 Vol.%.

Der MAC_{awake} beträgt für Sevofluran 0,67 Vol.%. Am Sevofluranverdampfer können Konzentrationen bis zu maximal 8 Vol.% eingestellt werden.

7.4.4 Kardiovaskuläre Wirkungen

Die allgemeinen hämodynamischen Wirkungen von Sevofluran ähneln, mit geringen Abweichungen, denen von Isofluran und Desfluran:
— Keine oder geringe Veränderungen der Herzfrequenz,
— Vasodilatation mit Abnahme des peripheren Widerstands,
— dosisabhängiger Blutdruckabfall,
— Abnahme des pulmonalarteriellen Drucks,
— negativ inotrope Wirkung.

Herzfrequenz. Die Herzfrequenz ändert sich bei gesunden Versuchspersonen unter Sevofluran meist nur geringfügig; selbst bei Konzentrationen von > 1 MAC tritt gewöhnlich keine Tachykardie auf, und auch bei 1,5 MAC steigt die Frequenz nur wenig an. Demgegenüber führt Sevofluran bei Hunden zu einem deutlichen Anstieg der Herzfrequenz, der stärker ausgeprägt ist als mit Isofluran.

Bei Patienten unterschiedlichen Alters sowie bei Patienten mit Herzerkrankung verändert sich die Herzfrequenz ebenfalls nicht wesentlich. Bei Kindern treten unter Sevofluran signifikant weniger Bradykardien auf als mit Halothan.

! Die Stabilität der Herzfrequenz unter Sevofluran ist besonders bei Koronarkranken ein erwünschter Effekt.

Arrhythmogene Wirkung. Wie Isofluran und Desfluran prädisponiert auch Sevofluran nicht zu ventrikulären Arrhythmien und bewirkt auch keine Sensibilisierung des Myokards gegenüber der arrhythmogenen Wirkung von exogen zugeführtem Adrenalin. Erst bei Dosen von mehr als 5 µg/kg wurden bei ca. 30% der Patienten mehr als 3 ventrikuläre Extrasystolen ausgelöst. Insgesamt besteht somit – im Gegensatz zu Halothan – ein relativ geringer arrhythmogener Effekt von Sevofluran, bezogen auf exogene oder endogene Katecholamine.

Arterieller Blutdruck und peripherer Gefäßwiderstand. Wie alle volatilen Anästhetika senkt auch Sevofluran dosisabhängig den arteriellen Blutdruck und den peripheren Gefäßwiderstand. Der Effekt auf den Blutdruck entspricht weitgehend dem äquipotenter Dosen von Isofluran und Desfluran, ist aber signifikant geringer ausgeprägt als mit Halothan. Die Abnahme des peripheren Widerstands scheint etwas geringer zu sein als mit äquipotenten Dosen von Isofluran. Die blutdrucksenkende Wirkung beruht nach tierexperimentellen Befunden wahrscheinlich vor allem auf einem direkten Effekt an der Gefäßmuskelzelle, weniger auf einer endothelvermittelten Gefäßdilatation. Hinzu kommen aber direkte myokardiale Wirkungen und eine zentrale Dämpfung des Sympathikotonus.

Myokardkontraktilität. Die Wirkungen von Sevofluran auf die Myokardkontraktilität entsprechen weitgehend denen von Desfluran und Isofluran: Im Tierexperiment bewirken alle drei Substanzen eine vergleichbare Abnahme verschiedener Parameter der Myokardkontraktilität. Die negativ inotrope Wirkung von Sevofluran ist, wie bei Desfluran und Isofluran, dosisabhängig. Mit 1 MAC nehmen die Kontraktilitätsparameter von Sevofluran um ca. 25% ab, unabhängig vom Tonus des autonomen Nervensystems. Sevofluran bewirkt beim Hund außerdem eine dosisabhängige Störung der diastolischen Ventrikelfunktion (Zunahme der isovolumetrischen Relaxationszeit, Abnahme der raschen ventrikulären Füllung). Hingegen fand sich bei gesunden Versuchspersonen mit Konzentrationen bis zu 2 MAC keine Abnahme der Myokardkontraktilität durch Sevofluran.

In einer vergleichenden Untersuchung an Patienten der ASA-Risikogruppen 1 und 2 ergab sich für Sevofluran-Lachgas-Anästhesie eine geringere negativ inotrope Wirkung als für Enfluran-Lachgas.

Herzzeitvolumen. Im Tierexperiment bewirkt Sevofluran in äquipotenten Dosen einen dem Isofluran vergleichbaren Abfall des Herzzeitvolumens. Bei gesunden Versuchspersonen führt Sevofluran in Konzentrationen von 1, 1,5 und 2 MAC ebenfalls zu einer dosisabhängigen Abnahme des Herzzeitvolumens und der linksventrikulären Schlagarbeit – im Ausmaß etwas stärker als bei Isofluran, vermutlich weil der periphere Widerstand unter Sevofluran in geringerem Maße abnimmt.

Koronardurchblutung. Im Tierexperiment bewirkt Sevofluran eine dosisabhängige Abnahme der Koronardurchblutung und des myokardialen Sauerstoffverbrauchs sowie des koronaren Gefäßwiderstands. Die koronardilatierende Wirkung von Sevofluran scheint aber geringer ausgeprägt zu sein als die von Isofluran oder Halothan, so dass, zumindest im Tierexperiment, kein koronarer Steal-Effekt auftrat. Dies schließt aber entsprechende Effekte bei Patienten mit koronarer Dreigefäßerkrankung nicht vollständig aus.

Koronare Herzkrankheit. Bei Patienten mit koronarer Herzkrankheit, die sich einem nichtkardiochirurgischen Eingriff unterziehen mussten, ergab sich kein Unterschied in der Häufigkeit perioperativer Myokardischämien zwischen Sevofluran und Isofluran. Vergleichbare Ergebnisse fanden sich auch in einer Untersuchung an koronarchirurgischen Patienten, bei denen eine Fentanyl-Midazolam-Anästhesie mit Sevofluran oder Isofluran supplementiert wurde. Allerdings sollte Sevofluran – wie Desfluran und Isofluran – bei Patienten mit ischämischer Herzerkrankung nicht als primäres Anästhetikum, sondern nur als Supplement eingesetzt werden.

Führt Sevofluran zu Blutdruckanstieg und Tachykardie in der Einleitungsphase? Im Gegensatz zu Desfluran bewirkt Sevofluran in der Einleitungsphase der Narkose weder bei gesunden Versuchspersonen noch bei Patienten eine sympathoadrenerge Reaktion mit Hypertonie und Tachykardie, wenn die inspiratorischen Konzentrationen rasch über 1 MAC hinaus gesteigert werden. Stattdessen führen ansteigende Sevoflurankonzentrationen regelmäßig zu einem Blutdruckabfall.

Myokardprotektion. Im Tierexperiment lassen sich myokardprotektive Wirkungen von Sevofluran während und nach einer Myokardischämie nachweisen.

7.4.5 Respiratorische Wirkungen

Die respiratorischen Wirkungen von Sevofluran entsprechen im Wesentlichen denen von Desfluran und Isofluran: Sevofluran wirkt atemdepressiv, bei MAC-Werten von 1,5–2 Vol.% tritt eine Apnoe auf. Die Steigerung des Atemantriebs bei zunehmenden CO_2-Konzentrationen wird dosisabhängig vermindert, ebenso die Atemsteigerung auf Hypoxämie. Die Atemdepression durch Sevofluran könnte auf einer Dämpfung medullärer respiratorischer Neurone und einer Abnahme der Zwerchfellfunktion und

-kontraktilität beruhen. Wie die anderen Inhalationsanästhetika relaxiert auch Sevofluran die durch Acetylcholin oder Histamin kontrahierte Bronchialmuskulatur. Im Gegensatz zu Desfluran werden die oberen Atemwege durch Sevofluran nicht stimuliert. Daher gilt:

> Sevofluran ist für die Narkoseeinleitung per Inhalation bei Kindern (und Erwachsenen) geeignet.

7.4.6 Neuromuskuläre Wirkungen

Wie die anderen gebräuchlichen volatilen Anästhetika relaxiert auch Sevofluran die Skelettmuskulatur; die Wirkung von nichtdepolarisierenden Muskelrelaxanzien wird verstärkt und verlängert. Im Vergleich zur Opioid-Lachgas-Anästhesie vermindern 1 MAC Sevofluran den Dosisbedarf für nichtdepolarisierende Muskelrelaxanzien um 30% und 1,5 MAC um 50% – ein mit Isofluran vergleichbarer Effekt. Die Anschlagzeit der nichtdepolarisierenden Relaxanzien wird hingegen durch Sevofluran nicht signifikant verkürzt.

Maligne Hyperthermie. Untersuchungen an MH-empfindlichen Schweinen zeigen, dass Sevofluran eine maligne Hyperthermie auslösen kann; jedoch soll Sevofluran ein schwächerer Trigger sein als Halothan. Inzwischen liegen auch drei Fallberichte von Patienten vor, bei denen durch Sevofluran eine maligne Hyperthermie ausgelöst wurde, die erfolgreich mit Dantrolen behandelt werden konnte. Daher gilt:

> Bei Disposition für maligne Hyperthermie oder entsprechendem Verdacht ist Sevofluran kontraindiziert.

7.4.7 Zentrales Nervensystem

Die zentralen Effekte von Sevofluran entsprechen im Wesentlichen denen von Desfluran und Isofluran. Sevofluran senkt den zerebralen Sauerstoffverbrauch und dilatiert die Hirngefäße. Bei Hunden bleibt die Hirndurchblutung bei abnehmendem arteriellen Blutdruck unverändert oder nimmt ab; die Autoregulation der Hirndurchblutung bleibt erhalten, ebenso die CO_2-Reaktivität der Hirngefäße. Ähnliche Ergebnisse wurden auch bei Patienten mit zerebrovaskulären Erkrankungen gefunden. Bei normaler intrakranieller Compliance bleibt der intrakranielle Druck unter Sevofluran unverändert, jedoch muss bei Patienten mit eingeschränkter Compliance oder erhöhtem Hirndruck mit einem weiteren Anstieg gerechnet werden.

Der Einfluss von Sevofluran auf das EEG, den BIS und die evozierten Potentiale entspricht weitgehend dem von Desfluran und Isofluran. Ansteigende Konzentrationen bewirken eine zunehmende Dämpfung und Verlangsamung der EEG-Aktivität; bei Werten von > 1,5 MAC tritt eine „burst suppression" auf. In einer Untersuchung von Jaaskelainen et al. (2003) an Freiwilligen fanden sich durchweg epileptiforme Entladungen bei Werten von 1,5 und 2 MAC; bei 3 Versuchspersonen traten unter 2 MAC elektroenzephalographisch Krämpfe auf, bei einer Person auch klinisch. Die Autoren folgern hieraus, dass Sevofluran im Stadium der chirurgischen Anästhesie konzentrationsabhängig epileptogen wirke.

Thermoregulation. Wie Isofluran und andere Inhalationsanästhetika beeinflusst auch Sevofluran die Regulation der Körpertemperatur: Die Kerntemperatur, bei der eine Vasokonstriktion und Wärmeproduktion ausgelöst werden, ist unter Sevofluran erniedrigt; die Substanz begünstigt also die intraoperative Auskühlung des Patienten.

7.4.8 Leber

Blutfluss. Ergebnisse vom Menschen liegen derzeit nicht vor, die Befunde aus Tierexperimenten sind nicht einheitlich. Beim Hund wird der Blutfluss in der A. hepatica bei Dosierungen bis zu 2 MAC trotz Abnahme des arteriellen Blutdrucks und des Herzzeitvolumens aufrechterhalten; die Gesamtdurchblutung der Leber und der Fluss in der V. portae bleiben bis zu einer Dosierung von 1 MAC unverändert. Bei 1,5 MAC nimmt hingegen die Gesamtdurchblutung der Leber um 26% ab, der Pfortaderfluss um 31%.

Leberfunktion. Die gebräuchlichen Laborparameter der Leberfunktion werden durch Sevofluran nicht signifikant verändert. Da beim Abbau von Sevofluran keine Trifluoressigsäure gebildet wird, treten vermutlich auch keine lebertoxischen Effekte auf.

7.4.9 Niere

Im Tierexperiment wird die Nierendurchblutung durch Sevofluran nicht beeinträchtigt. Die zahlreichen Untersuchungen zur Nierenfunktion zeigen im Wesentlichen weder beim Tier noch beim Menschen eine klinisch relevante Beeinträchtigung durch Sevofluran.

In einer Untersuchung von Eger an gesunden Versuchspersonen trat nach 8-stündiger Zufuhr von

1,25 MAC Sevofluran (2 l/min Frischgasfluss) kein Anstieg des Serumkreatinins und -harnstoffs auf; auch wurde die Konzentrationsfähigkeit der Niere nach Injektion von Vasopressin (5 U/70 kg) nicht beeinträchtigt. Allerdings fanden sich bei den Freiwilligen Hinweise auf eine vorübergehende Schädigung der Glomerula (Albuminurie), des proximalen Tubulus (Glukosurie; vermehrte Ausscheidung von α-Glutathion-S-Transferase [GST] nach der Anästhesie) und des distalen Tubulus (vermehrte Ausscheidung von α-GST nach der Anästhesie). Diese werden von den Autoren auf die schädigende Wirkung von anorganischem Fluorid zurückgeführt.

Ist Sevofluran nephrotoxisch?

Wie bereits dargelegt, entstehen beim hepatischen Abbau von Sevofluran anorganisches Fluorid und durch Reaktion mit dem CO_2-Absorberkalk ein Vinyläther, die Compound A. Beide Substanzen können bei Ratten Nierenschäden hervorrufen. Inzwischen liegen zahlreiche Untersuchungen über die renalen Effekte von Sevofluran bei gesunden Versuchspersonen, nierengesunden Patienten und bei Nierenkranken vor. Aus diesen Untersuchungen ergeben sich keine stichhaltigen Hinweise, dass Sevofluran dem Methoxyfluran vergleichbare Nierenschäden hervorrufen kann. Vorübergehende subklinische Störungen der Tubulusfunktion scheinen aber vorzukommen. Darum wird derzeit von einigen Autoren empfohlen, Sevofluran bei Patienten mit vorbestehenden Nierenfunktionsstörungen nicht einzusetzen, bis eindeutige Befunde hierzu vorliegen.

Die klinische Bedeutung von Compound A ist derzeit ebenfalls nicht ausreichend geklärt, zumal beim Menschen Konzentrationen von 30 ppm kaum überschritten werden. Ob diese Konzentrationen zu Schäden an den Nierentubuli führen, ist bisher nicht nachgewiesen worden. Einige Autoren empfehlen aber, Sevofluran nicht bei Niedrigflussnarkosen anzuwenden. Andererseits ergaben Untersuchungen von Bito und Mitarb. bei Low-Flow-Anästhesie (1 l/min) mit Sevofluran für Gastrektomien zwar eine signifikante Compound-A-Bildung (inspiratorische Konzentration 20 ± 7,8 ppm), jedoch keine Veränderungen renaler Parameter (Harnstoff, Kreatinin, Kreatininclearance, Ausscheidung nierenspezifischer Enzyme) als Hinweis auf eine nephrotoxische Wirkung von Compound A. Ähnliche Ergebnisse wurden auch von Kharasch und Mitarb. bei Low-Flow-Sevoflurananästhesie für Patienten der ASA-Risikogruppen 1 bis 3 gefunden: Compound-A-Bildung (27 ± 13 ppm), jedoch keine Veränderungen renaler Funktionsparameter.

7.4.10 Klinische Anwendung

Als mögliche Vorteile gegenüber anderen volatilen Anästhetika (mit Ausnahme von Desfluran) gelten die rasche An- und Abflutung von Sevofluran sowie die bessere Anpassung der Konzentration an die jeweilige Intensität unterschiedlicher chirurgischer Stimuli, also die Steuerbarkeit. Die Einleitung und Führung der Narkose unterscheiden sich ansonsten nicht wesentlich von denen mit anderen volatilen Anästhetika. Das Verhalten von Blutdruck und Herzfrequenz scheint mit Sevofluran stabiler zu sein als mit den herkömmlichen Anästhetika; insbesondere treten seltener Bradykardien auf als unter Halothan.

> **Narkose mit Sevofluran beim Erwachsenen:**
> — Einleitung mit i.v. Hypnotikum
> — Konzentration in der Einleitungsphase: 1–8 Vol.%
> — Aufrechterhaltung: ohne Lachgaszusatz 1,5–3 Vol.%, mit Lachgas: 0,5–3 Vol.%
> — bei Kombination mit Opioiden kann die Konzentration meist erheblich reduziert werden
> — Muskelrelaxierung: Dosisbedarf für nichtdepolarisierende Anästhetika vermindert

Narkoseeinleitung per Inhalation

Während Desfluran die Atemwege in unerwünschter Weise stimuliert und daher nicht für die Narkoseeinleitung per Inhalation geeignet ist, fehlen solche Effekte bei Sevofluran, so dass vor allem Kinder relativ rasch per Inhalation eingeleitet werden können, besonders wenn am Verdampfer die Höchstkonzentration von 8 Vol.% eingestellt wird (Einzelheiten siehe Kap. 39). Möglich ist jedoch auch die sog. Ein-Atemzug-Einleitung („single-breath-induction") beim Erwachsenen, bei der nach vollständiger Füllung des Narkosesystems der Patient zunächst einmal tief ein- und maximal ausatmet, danach über eine fest aufgesetzte Gesichtsmaske das Narkosegasgemisch einmal tief einatmet und dann die Luft anhält. Bleibt die Atmung erhalten, so sollte die inspiratorische Sevoflurankonzentration schrittweise reduziert werden. Gewöhnlich tritt innerhalb von 40–60 s nach dem initialen Atemzug der Schlaf ein. Einleitung bei Kindern siehe Kapitel 39.

Ausleitung und Aufwachverhalten

Aufgrund der pharmakokinetischen Eigenschaften erwachen die Patienten nach einer Sevoflurananästhesie gewöhnlich früher als nach Isofluran-, Enfluran- oder Halothananästhesie. Die Unterschiede liegen allerdings lediglich im Bereich einiger Minuten.

! Im direkten Vergleich verläuft die Narkoseausleitung mit Sevofluran bei Freiwilligen aber nur etwa halb so schnell wie mit Desfluran.

Die Unterschiede im Aufwachverhalten zwischen Sevofluran und Desfluran (▶ Tab. 3-9) sind auf die günstigeren pharmakokinetischen Eigenschaften von Desfluran zurückzuführen.

Die an Freiwilligen gefundenen Ergebnisse dürfen jedoch nicht auf Patienten übertragen werden, da die Aufwachzeiten nach Sevofluran – wie bei Desfluran – durch die Prämedikation und die perioperative Kombination mit Opioiden, Benzodiazepinen oder Sedativ-Hypnotika deutlich verlängert werden können.

Ambulante Anästhesie. Bei ambulanten Patienten ergaben sich für Desfluran-Fentanyl-Anästhesie ebenfalls signifikant kürzere Aufwach- und Extubationszeiten im Vergleich zu einer Sevofluran-Fentanyl-Anästhesie, hingegen bestanden bei den differenzierten Tests der Psychomotorik im weiteren Verlauf keine wesentlichen Unterschiede, ebenso wenig bei den Entlassungszeiten nach Hause.

Postoperative Unruhezustände oder Verhaltensauffälligkeiten. Delirante Unruhezustände in der Aufwachphase und Verhaltensauffälligkeiten im weiteren Verlauf nach operativen Eingriffen sind bei Kindern häufig zu beobachten. Das Auftreten dieser unerwünschten Zustände ist vermutlich auf verschiedene Faktoren zurückzuführen. Bereits kurz nach Einführung in die Kinderanästhesie wurde allerdings über ein häufigeres Auftreten dieser Phänomene nach Anwendung von Sevofluran im Vergleich mit anderen Inhalationsanästhetika (meist Halothan) berichtet. In randomisierten, doppelblinden Studien konnten diese Befunde jedoch meist nicht reproduziert werden. So ergaben sich in einer im Jahr 2005 durchgeführten Vergleichsuntersuchung (randomisiert, doppelblind, kontrolliert) an 102 Kindern, von denen 50 eine standardisierte Halothananästhesie und 52 eine standardisierte Sevoflurananästhesie erhielten, keine Unterschiede in der Häufigkeit deliranter Zustände in der Aufwachphase, ebenso wenig in der Häufigkeit von Anpassungsstörungen oder Schlafstörungen in den ersten 7 postoperativen Tagen.

7.5 Auswahl des volatilen Inhalationsanästhetikums

In Deutschland sind, vor allem aus merkantilen Gründen, nur noch die Inhalationsanästhetika Isofluran, Desfluran und Sevofluran erhältlich, und es ist nicht auszuschließen, dass auch Isofluran mit der Freigabe von Sevofluran vom Markt verschwinden wird. Durch diese Beschränkung wird zwar die Auswahl der Substanzen erheblich vereinfacht, ein differenzierter Einsatz nach individueller Indikation jedoch verhindert. Dabei sind auch die verbliebenen Inhalationsanästhetika keine idealen Narkosemittel: alle weisen Vor- und Nachteile auf, die beim Einsatz berücksichtigt werden sollten (▶ Tab. 3-10).

Desfluran und Sevofluran – die besseren Inhalationsanästhetika? Die Inhalationsanästhetika Desfluran und Sevofluran haben beide einen erwünscht niedrigen Blut/Gas- und Blut/Gewebe-Verteilungskoeffizienten und werden daher rasch aufgenommen und eliminiert, sind somit besser steuerbar und stellen in dieser Hinsicht einen Fortschritt dar. Jedoch weisen beide Substanzen auch Nachteile auf, die eine Klassifizierung als „ideal" oder zumindest als „nahezu ideal" nicht rechtfertigen.

Desfluran ist zwar im Wesentlichen inert und wird kaum metabolisiert, riecht aber unangenehm und irritiert die Atemwege. Außerdem führt es bei rascher Konzentrationssteigerung in der Einleitungsphase zu sympathoadrenerger Reaktion mit Blutdruckanstieg und Tachykardie und erfordert außerdem einen speziellen, elektrisch betriebenen Verdampfer.

Sevofluran riecht zwar nicht stechend, ermöglicht die Inhalationseinleitung auch bei Erwachsenen und kann mit konventionellen Verdampfern zugeführt werden. Es ist aber nicht vollständig stabil in Atemkalk, unterliegt in größerem Ausmaß der Metabolisierung als Desfluran und erhöht außerdem die Serumfluoridkonzentration, besonders bei Anwendung im Low-Flow-System.

Tab. 3-9 Aufwachverhalten nach Sevofluran- und Desflurananästhesie bei Versuchspersonen (1,25 MAC für 8 h, Frischgasfluss 2 l/min; nach Eger)

	Sevofluran	Desfluran
Aufforderungen befolgen	28 ± 8 min	14 ± 4 min
Orientiertheit	33 ± 9 min	19 ± 4 min

7 Pharmakologie gebräuchlicher Inhalationsanästhetika

Tab. 3-10 Vor- und Nachteile gebräuchlicher Inhalationsanästhetika

Substanz	Vorteile	Nachteile
Halothan*	starke anästhetische Wirkung, stabile Herzfrequenz, billig	erfordert Stabilisatorzusatz, langsame Aufnahme und Elimination, teilweise Biotransformation, kann zu Lebernekrose führen (Idiosynkrasie), starke negativ inotrope Wirkung, arrhythmogene Wirkung
Enfluran*	gute Muskelrelaxierung, stabile Herzfrequenz, billig	unangenehmer Geruch, starke negativ inotrope Wirkung, Krampfaktivität im EEG
Isofluran	geringer HZV-Abfall, vermindert Hirnstoffwechsel, geringe Biotransformation, gute Muskelrelaxierung, relativ billig	unangenehmer Geruch, starker Vasodilatator, Blutdruckabfall, Hepatotoxizität möglich
Desfluran	rasche Aufnahme und Elimination, stabiles Molekül, geringste Biotransformation, Hepatotoxizität sehr gering	niedriger Siedepunkt – spezieller Verdampfer, Irritation der Atemwege, sympathoadrenerge Stimulation mit Blutdruckanstieg und Tachykardie, teuer
Sevofluran	rasche Aufnahme und Elimination, kein stechender Geruch, keine Irritation der Atemwege, nicht lebertoxisch	Biotransformation, erhöht Serumfluoridkonzentration, reagiert mit Atemkalk, teuer

* in Deutschland nicht mehr eingesetzt.

Bei kritischer Wertung ergeben sich mit beiden Anästhetika ingesamt leichte Verbesserungen der Steuerbarkeit und der Aufwachparameter, jedoch ist deren klinische Bedeutung, gemessen am sog. Kosten-Nutzen-Verhältnis, eher gering.

> **Aufwachverhalten nach Desfluran oder Sevofluran:**
> Metaanalyse (Macario et al. 2005; 25 randomisierte klinische Studien): Bei Narkosen bis zu einer Dauer von 3,1 h erwachen Patienten nach Desfluran 1–1,2 min früher als nach Sevofluran. Bei der Aufenthaltsdauer im Aufwachraum ergeben sich keine Unterschiede, ebenso wenig bei der Häufigkeit von postoperativer Übelkeit und Erbrechen.

7.6 Lachgas (Stickoxydul, N_2O)

Lachgas, $N\equiv N=O$, wird häufig zur Supplementierung der Allgemeinanästhesie eingesetzt, weil es die Wirkungen der anderen Anästhetika verstärkt und auf diese Weise deren Dosisbedarf herabsetzt. Als alleiniges Anästhetikum wird das Gas hingegen wegen seiner geringen Wirkungsstärke nur sehr selten zugeführt.

7.6.1 Physikochemische Eigenschaften

Lachgas ist ein anorganisches, farb-, geruch- und geschmackloses Gas, das als farblose Flüssigkeit in Stahlzylindern (Kennfarbe: Grau) unter einem Druck von 51 atm und im Gleichgewicht mit der Gasphase geliefert wird. Beim Öffnen des Zylinders wird ein Teil des N_2O wieder gasförmig. Der Druck von 51 atm im Zylinder bleibt hierbei so lange konstant, wie sich noch flüssiges Gas im Zylinder befindet. Praktisch gilt daher folgendes:

> Der Füllungszustand eines Lachgaszylinders kann am Manometer nicht zuverlässig abgelesen werden. Der Druck fällt erst ab, wenn das flüssige Lachgas verdampft ist. Dann steht jedoch nur noch eine geringe Gasmenge zur Verfügung.

Beim Verdampfen von Lachgas wird *Wärme* benötigt; sie wird der Umgebung entzogen, so dass sich der Zylinder an der Gasaustrittsstelle abkühlt.

3 Inhalationsanästhetika

Lachgas ist sehr schlecht blutlöslich und bindet sich nicht an Blutbestandteile. Der Transport im Plasma erfolgt ausschließlich in physikalischer Lösung. Das Gas wird nicht metabolisiert, sondern unverändert über die Lungen ausgeschieden.

> **Eigenschaften von Lachgas:**
> — Molekulargewicht: 44 D
> — Aggregatzustand bei Raumtemperatur: Gas
> — Blut/Gas-Verteilungskoeffizient: 0,47
> — Fett/Gas-Verteilungskoeffizient: 1,4
> — MAC-Wert: 104 (für 1 MAC sind hyperbare Bedingungen erforderlich)

7.6.2 Pharmakokinetik

Lachgas weist eine dem Desfluran vergleichbar geringe Löslichkeit im Blut auf; die Löslichkeit im Gehirn und anderen Geweben ist geringer als die aller anderen gebräuchlichen Inhalationsanästhetika. Aufgrund dieser Eigenschaften steigt der Partialdruck im Gehirn während der Einleitung rasch an, und die Wirkung setzt entsprechend schnell ein. Umgekehrt strömt das Gas nach Unterbrechung der Zufuhr rasch aus dem Gehirn in das Blut, wird ausgeatmet, und der Patient erwacht. Die Elimination aus dem Organismus erfolgt ausschließlich über die Lungen; eine Metabolisierung erfolgt nicht.

7.6.3 Anästhesie

Lachgas ist nur ein *schwaches* Anästhetikum und wird daher fast ausschließlich zur **Supplementierung anderer Anästhetika** eingesetzt. Selbst mit Konzentrationen von 80% wird höchstens das Stadium III$_1$ nach Guedel erreicht; bei dieser Konzentration besteht jedoch schon **Hypoxiegefahr**. Darum gilt:

⚡ Die maximale inspiratorische Konzentration von Lachgas sollte 70% nicht überschreiten.

Klinisch werden gewöhnlich Konzentrationen zwischen 50 und 70% zugeführt; hiermit erreichen die meisten Patienten nicht das Stadium II nach Guedel; bei einigen Patienten tritt ein Delir auf.
Klinisch gilt Folgendes:
— Durch Zufuhr von Lachgas-Sauerstoff allein kann keine Narkose eingeleitet werden.

Da Lachgas nur sehr gering im Blut löslich ist, wird sehr rasch ein Gleichgewicht zwischen dem Partialdruck in den Alveolen und im Gehirn erreicht – bei Einatmung von 70% Lachgas bereits innerhalb von 15 min.

Durch Kombination der dampfförmigen Inhalationsanästhetika mit Lachgas wird deren MAC erheblich herabgesetzt, so dass die inspiratorische Konzentration vermindert werden kann. Niedrigere Konzentrationen der Inhalationsanästhetika führen wiederum zu geringeren respiratorischen und kardiovaskulären Nebenwirkungen und rascherem Erwachen.

Außerdem wird Lachgas bei der **balancierten Anästhesie** in Kombination mit Opioiden und Muskelrelaxanzien eingesetzt. Bei dieser Narkosetechnik sind die kardiovaskulären Nebenwirkungen besonders gering, allerdings ist eine kontrollierte Beatmung erforderlich.

7.6.4 Kardiovaskuläre Wirkungen

Die Herz-Kreislauf-Wirkungen von Lachgas bestehen wahrscheinlich aus zwei Komponenten:
— Direkte negativ inotrope Wirkung (am isolierten Papillarmuskel);
— Stimulation von Sympathikuszentren im zentralen Nervensystem.

Die Wirkungen von Lachgas auf die Herz-Kreislauf-Funktion sind beim Herzgesunden nur sehr gering und klinisch oft nicht nachweisbar. Wird Lachgas während einer Halothannarkose zugeführt, so können durch die sympathikusstimulierende Wirkung arterieller Blutdruck, peripherer Gefäßwiderstand und Herzzeitvolumen ansteigen.

Beim **Herzkranken** treten die kardiovaskulär dämpfenden Wirkungen von Lachgas, abhängig vom Schweregrad der Erkrankung, meist deutlicher hervor.

7.6.5 Respiratorische Wirkungen

Die respiratorischen Wirkungen von Lachgas sind gering: leichte oder keine Atemdepression. Bei Kombination mit anderen Inhalationsanästhetika sind die atemdepressiven Wirkungen jedoch deutlicher.

7.6.6 Andere Wirkungen

Lachgas beeinflusst die Leber-, Nieren- und Darmfunktion nicht und besitzt keine muskelrelaxierenden Wirkungen. Bei stark verlängerter Zufuhr (nicht innerhalb der Dauer chirurgischer Operationen) kann Lachgas die Erythrozyten- und Leukozytenproduktion des Knochenmarks bis hin zur megaloblastischen Anämie beeinträchtigen. Ursache ist eine irreversible Oxidation von Vitamin B$_{12}$

durch Lachgas, die zu einem Aktivitätsverlust bei bestimmten biochemischen Reaktionen führt.

7.6.7 Diffusion in gasgefüllte Körperhöhlen

Klinisch wichtig ist die Diffusion von Lachgas in **luftgefüllte Räume des Körpers** nach Antransport mit dem Blut. Hierdurch nehmen, je nach Dehnbarkeit des betroffenen Raumes, das Volumen und/oder der Druck im Hohlraum zu. Normalerweise enthalten luftgefüllte Räume **Stickstoff,** der aufgrund seiner geringen Blutlöslichkeit (Blut/Gas-Verteilungskoeffizient 0,015) nur in geringem Maße vom Blut abtransportiert werden kann. Lachgas hingegen weist im Vergleich zum Stickstoff einen 34-mal höheren Blut/Gas-Verteilungskoeffizienten auf, so dass auch eine entsprechend größere Menge, im Blut gelöst, zu geschlossenen, gasgefüllten Räumen transportiert werden kann. Aus dem Blut diffundiert das Lachgas theoretisch so lange in die Hohlräume, bis Partialdruckgleichheit mit dem umgebenden Blut hergestellt worden ist. Volumen und/oder Druck steigen hierdurch an, weil der Stickstoff aus der Luftblase wegen seiner schlechten Blutlöslichkeit nicht mit gleicher Geschwindigkeit bzw. Menge im Austausch für Lachgas in das Blut aufgenommen werden kann. Hierbei gilt:

! Je höher die alveoläre Lachgaskonzentration, desto rascher die Diffusion in die luftgefüllten, geschlossenen Körperhöhlen!

Bei entsprechender Zeitdauer und Durchblutung nähert sich die Lachgaskonzentration im Hohlraum der alveolären Konzentration an, kann sie jedoch nicht überschreiten.

Betroffen sind von der Lachgasdiffusion vor allem:
— Luftgefüllte Darmschlingen, z. B. bei Ileus;
— Pneumothorax,
— Pneumoperitoneum,
— Pneumozephalus,
— luftgefüllte Tubusmanschette,
— Mittelohr (siehe Kap. 44).

Luftgefüllte Darmschlingen können ihr Volumen innerhalb von etwa 4 h durch die Diffusion von Lachgas verdoppeln – ein Effekt, der bei Patienten ohne Obstruktion des Darms kaum von Bedeutung ist, da sich normalerweise nur eine geringe Luftmenge im Darm befindet. Bei Obstruktion des Darms bzw. **Ileus** hingegen können bei länger dauernden abdominalen Eingriffen durch die langsame Volumenzunahme aufgrund der Lachgasdiffusion das operative Vorgehen erschwert und postoperativ die Atmung des Patienten behindert werden. Daher empfiehlt es sich, bei intestinaler Obstruktion die inspiratorische Lachgaskonzentration auf 50% zu begrenzen oder auf die Zufuhr von Lachgas ganz zu verzichten.

Pneumothorax. Von besonderer klinischer Bedeutung ist die Diffusion von Lachgas in einen Pneumothorax: Bei Einatmung von 75% Lachgas kann sich das Pneumothoraxvolumen innerhalb von 10 min verdoppeln, innerhalb von 30 min sogar verdreifachen und auf diese Weise die Atem- und Herz-Kreislauf-Funktion lebensbedrohlich beeinträchtigen. Darum gilt:

⚡ Keine Zufuhr von Lachgas bei Pneumothorax!

Praktisch wichtig ist ebenfalls, dass eine mit Luft gefüllte Tubusmanschette durch die Diffusion von Lachgas um das Doppelte bis Dreifache zunehmen kann, so dass unerwünscht hohe Luftdrücke auftreten. Durch Füllen des Cuffs mit Lachgas kann die Volumenzunahme verhindert werden.

Auch bei einer **Luftembolie** wird die Luftansammlung durch die Diffusion von Lachgas vergrößert, und zwar innerhalb weniger Sekunden!

⚡ Darum muss bei Verdacht auf Luftembolie die Lachgaszufuhr sofort unterbrochen werden.

7.6.8 Biotransformation

Lachgas wird zum wesentlichen Teil rasch über die Lungen ausgeschieden, ein gewisser Anteil diffundiert über die Haut und, bei eröffnetem Abdomen, auch über den Magen-Darm-Trakt in die Umgebung. Eine Metabolisierung konnte bisher nicht nachgewiesen werden.

7.6.9 Klinische Beurteilung

Vorteile: Wegen seiner relativ guten analgetischen Wirkung wird Lachgas im Wesentlichen zur Supplementierung von Inhalationsanästhetika und intravenösen Anästhetika eingesetzt. Hieraus ergibt sich als wichtigster Vorteil, dass deren Dosis und damit auch die Nebenwirkungen verringert werden können.

Nachteile: Lachgas ist eine Substanz mit relativ geringer anästhetischer Potenz, die gewöhnlich nicht allein zu Narkosezwecken eingesetzt werden kann. Von Nachteil ist auch die Diffusion in luftgefüllte Hohlräume des Körpers, des Weiteren die negativ inotrope Wirkung bei Herzkranken und der mögliche Anstieg des intrakraniellen Drucks bei Patienten mit eingeschränkter intrakranieller Compliance.

7.7 Xenon

Xenon ist das einzige der Edelgase, das unter normobaren Bedingungen anästhetische Wirkungen aufweist. Das Gas kommt in geringsten Mengen (maximal 0,086 ppm) in der Luft vor und muss hieraus in einem teuren Verfahren gewonnen werden. Xenon kann mit Zellproteinen und Membranbestandteilen reagieren und hierauf beruht vermutlich die anästhetische Wirkung.

Physikochemische Eigenschaften. Xenon ist ein farb-, geruch- und geschmackloses Gas, das aus verflüssigter Luft gewonnen wird. Von allen Anästhesiegasen weist Xenon mit 0,14 den niedrigsten Blut-/Gas-Verteilungskoeffizienten auf und entsprechend rasch verlaufen die Narkoseeinleitung- und ausleitung. Xenon trägt nicht zum Treibhauseffekt bei.

Anästhetische Potenz. Xenon wirkt hypnotisch und analgetisch. Die minimale alveoläre Konzentration (MAC) beträgt 71%; damit ist die Substanz stärker wirksam als Lachgas. Durch Zufuhr von 60–70% Xenon wird der intraoperative Opioidbedarf vermindert.

Kardiovaskuläre Wirkungen. Xenon hat keinen oder nur einen geringen Einfluss auf die allgemeine und pulmonale Hämodynamik und auch keine arrhythmogene oder das Myokard gegen Adrenalin sensibilisierende Wirkung. Die Myokardkontraktilität oder linksventrikuläre Funktion wird nicht oder allenfalls minimal beeinträchtigt. Die kardiovaskulären Wirkungen anderer Inhalationsanästhetika wie Isofluran, Desfluran oder Sevofluran werden durch gleichzeitige Xenonzufuhr nicht verstärkt. Xenonkonzentrationen von mehr als 60% können die Hirndurchblutung und den intrakraniellen Druck steigern.

Metabolismus, Elimination. Xenon wird nicht metabolisiert, sondern vollständig ausgeatmet, allerdings kann sich das Gas in den Därmen und im Fettgewebe ansammeln. Die Ausleitung verläuft schneller als mit allen anderen Inhalationsanästhetika einschließlich Lachgas.

Klinische Anwendung. Xenon gilt als nahezu ideales Anästhesiegas, vor allem wegen des raschen Wirkungseintritts und der raschen pulmonalen Elimination ohne jeden Metabolismus und wegen der fehlenden kardiovaskulären und pulmonalen/respiratorischen Wirkungen. Zudem ist Xenon kein Trigger der malignen Hyperthermie. Theoretisch könnte Xenon beim kardiovaskulären Risikopatienten vorteilhafter sein als andere Narkosetechniken, jedoch liegen hierzu keine klinischen Nachweise vor. Wegen der sehr hohen Kosten und der insgesamt eher marginalen Vorteile dürfte sich die Anwendung von Xenon auf einen eng umschriebenen Bereich beschränken.

Klinisch wird Xenon über ein Rückatemsystem mit dem niedrigst möglichen Gasfluss zugeführt; selbst hiermit gelangen aber nur ca. 20% des Gases in den Körper, der Rest dagegen ungenutzt in die Atmosphäre. Aus ökonomischen Gründen sollte Xenon nur über ein elektronisch gesteuertes Kreissystem zugeführt werden.

Vor der Xenonzufuhr muss der Stickstoff aus dem Körper ausgewaschen werden, da dieses Gas sonst im Narkosesystem angesammelt wird. Hierzu wird für mindestens 5 min Sauerstoff mit hohem Fluss zugeführt. Danach kann wie üblich vorgegangen werden: Vorgabe eines Opioids, dann Injektion des i.v. Anästhetikums, z.B. Propofol, Muskelrelaxierung und endotracheale Intubation; Anschluss an das Narkosesystem und Zufuhr von Xenon. Nach ca. 1,5 min werden Xenon-Konzentrationen von 40–45% erreicht, nach etwa 8 min von 60–75%. Vor dem Hautschnitt kann erneut ein Opioid injiziert werden.

8 Praxis der Inhalationsanästhesie

Eine Inhalationsanästhesie kann aus praktischen Gründen in drei Phasen unterteilt werden:
1. Einleitungsphase,
2. Unterhaltungsphase,
3. Ausleitungsphase.

8.1 Narkoseeinleitung

Eine Inhalationsnarkose kann mit einem intravenösen Anästhetikum oder durch Inhalation des Gasgemisches eingeleitet werden.

Intravenöse Einleitung. Am günstigsten ist die intravenöse Einleitung mit einem rasch wirkenden Anästhetikum, z.B. Methohexital (Brevimytal), Thiopental (Trapanal) oder Etomidat (Etomidat-Lipuro), weil hierdurch die Einleitungsphase erheblich verkürzt wird und außerdem das Einschlafen für den Patienten angenehmer erfolgt. Die Technik der intravenösen Narkoseeinleitung ist in Kapitel 4 beschrieben. Da die intravenösen Einleitungsanästhetika nur eine kurze Wirkdauer aufweisen, muss die Inhalationsnarkose rasch ein tiefes Stadium erreichen, damit der Patient den Endotrachealtubus und

die Hautinzision toleriert. Hierfür werden verschiedene Methoden eingesetzt:
- Zufuhr einer hohen inspiratorischen Konzentration des Inhalationsanästhetikums nach der Injektion des intravenösen Anästhetikums und kontrollierte alveoläre Hyperventilation über eine Gesichtsmaske. Um innerhalb von 5 min eine chirurgische Anästhesie zu erreichen, muss die inspiratorische Konzentration der älteren volatilen Anästhetika etwa doppelt so hoch eingestellt werden wie die gewünschte alveoläre Konzentration, d. h. für Isofluran ca. 3 Vol.%.
- Zufuhr länger wirkender intravenöser Anästhetika oder zusätzliche Injektion von Muskelrelaxanzien und Sedativa.
- Kombination der Inhalationsanästhetika mit Opioiden (siehe Kap. 5).
- Einsatz von Desfluran oder Sevofluran: Mit diesen Anästhetika kann ein ausreichend tiefes Narkosestadium erreicht werden, bevor die Wirkung des Einschlafanästhetikums abgeklungen ist.

Nach der intravenösen Einleitung kann die Inhalationsanästhesie als **Maskennarkose** bei erhaltener Spontanatmung oder als **Intubationsnarkose** mit oder ohne **Muskelrelaxierung** fortgesetzt werden. Während der Intubationsnarkose wird der Patient häufig **kontrolliert beatmet**; Eingriffe mit einer Dauer von weniger als einer Stunde können bei sonst gesunden Patienten jedoch meist auch mit erhaltener Spontanatmung durchgeführt werden; hierbei sollte wiederholt die Lunge durch Ausdrücken des Atembeutels gebläht werden.

Die **Einleitung per Inhalation** sollte sich auf spezielle Indikationen beschränken. Hierzu gehören:
- Kinder, die Angst vor der Spritze haben;
- Patienten, bei denen mit erheblichen Intubationsschwierigkeiten oder Verlegung der Atemwege zu rechnen ist.

Praktisch gilt hierbei Folgendes:

> Für die Einleitung per Inhalation sind anfangs hohe Anästhetikakonzentrationen und ein hoher Gasfluss erforderlich, damit der Patient rasch einschläft. Zu niedrige Konzentrationen des Inhalationsanästhetikums können zu einem erheblichen Exzitationsstadium führen.

Die Narkoseeinleitung kann durch folgende Maßnahmen beschleunigt werden:
▼ Erhöhung der inspiratorischen Narkosegaskonzentration;
▼ Zufuhr eines hohen Gasflusses;
▼ Steigerung des Atemminutenvolumens: tief einatmen lassen bzw. schlafenden Patienten über Maske hyperventilieren.

Ein **hoher Gasfluss** ist initial beim *halboffenen* System erforderlich, weil das Anästhetikum zunächst in das Narkosesystem „eingewaschen" werden muss und hierdurch die inspiratorische Konzentration nicht konstant gehalten werden kann. Bei Zufuhr eines niedrigen Gasflusses (< 5 l/min) kann die Füllung des Narkosesystems bis zu 10 min dauern, so dass die Narkoseeinleitung verzögert wird.

Bei Verwendung eines **Rückatmungssystems** besteht die inspiratorische Konzentration aus zwei Anteilen: dem Frischgas und dem Rückatmungsgas.

Da ein Teil des Inhalationsanästhetikums in den Organismus aufgenommen wird, ist die Konzentration im Rückatmungsgas niedriger als im Frischgas. Um eine bestimmte inspiratorische Konzentration zu erhalten, sollte daher das Frischgas initial in etwas höherer Menge (ca. 5 l/min) zugeführt werden.

Außerdem muss beachtet werden, dass ein Teil des Anästhetikums im *Plastik- und Gummimaterial* und in den *Absorbern* des Narkosesystems zurückgehalten wird. Hierdurch wird ebenfalls das Eintreten einer konstanten inspiratorischen Konzentration beeinträchtigt. Die Aufnahme von **Isofluran** in Gummi- oder Polyethylenbestandteile ist geringer als die von **Halothan**.

Praktisches Vorgehen bei Einleitung per Inhalation:

▼ Zunächst den Kopf des Patienten auf einem Intubationskissen oder einem zusammengefalteten Laken lagern und in **Schnüffelposition** bringen.
▼ Über eine Maske 3 min 100%igen **Sauerstoff** voratmen lassen, um den Stickstoff aus der Lunge auszuwaschen (▶ Abb. 3-7).
▼ Anschließend 50–70% **Lachgas** und ansteigende Konzentrationen des Inhalationsanästhetikums zuführen; zunächst 0,25 bis 0,5%, danach Steigerung um jeweils 0,5% etwa mit jedem dritten Atemzug. Für eine rasche Einleitung sind hierbei initial inspiratorische Konzentrationen erforderlich, die etwa das **Doppelte des MAC-Wertes** der jeweiligen Substanz betragen.
▼ Während der Zufuhr des Narkosegasgemisches Gesichtsmaske luftdicht aufsetzen, damit das Gas nicht entweichen bzw. der Patient keine Raumluft einatmen kann.
▼ Sobald der Patient eingeschlafen ist, **Esmarch-Handgriff** anwenden, damit die Atemwege nicht durch die zurückfallende Zunge verlegt werden.
▼ Wiederholt die **Narkosetiefe** einschätzen. Hierzu dienen: Atemfrequenz, Tiefe der Atemzüge, Atemrhythmus, Thorax- und Bauchbewegungen, Bewegungen des Atembeutels, Herzfrequenz, Blutdruck, Stellung der Bulbi, Pupillengröße.

3 Inhalationsanästhetika

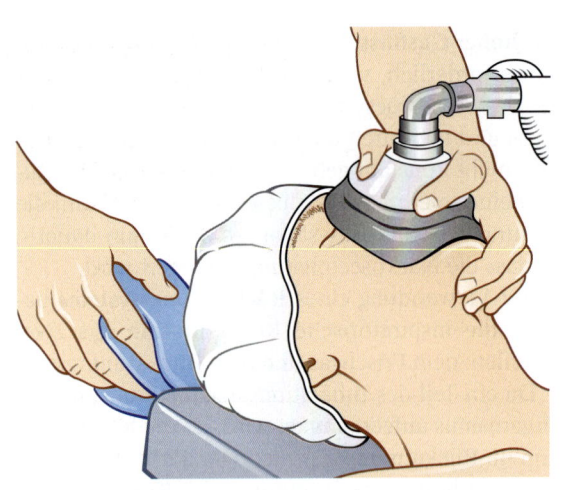

Abb. 3-7 Halten der Maske bei Inhalationsanästhesie. Der Kopf ist auf einem Kissen gelagert und befindet sich „Schnüffelposition".

- Beim Auftreten eines **Exzitationsstadiums** Narkose durch Erhöhung der inspiratorischen Narkosegaskonzentration **vertiefen**; keinesfalls die Konzentration vermindern! **Alle Stimulationen vermeiden**; keinen Guedel-Tubus einführen. Wenn möglich, intravenöses Anästhetikum injizieren.
- Ist die Narkose ausreichend tief, so kann ein **Guedel-Tubus** eingeführt werden, um die oberen Atemwege freizuhalten.
- Ist die **Atmung zu flach**, so sollte der Patient assistiert über die Maske beatmet werden.
- Die **endotracheale Intubation** erfolgt entweder in tiefer Narkose bei erhaltener Spontanatmung (z. B. bei Kindern) oder unter Verwendung von Muskelrelaxanzien in weniger tiefer Narkose. Vor Injektion der Muskelrelaxanzien muss überprüft werden, ob der Patient ausreichend mit Maske/Atembeutel beatmet werden kann (siehe auch Kap. 21).

8.2 Aufrechterhaltung der Narkose

Nach Abschluss der Narkoseeinleitung muss die **inspiratorische Konzentration des Anästhetikums erniedrigt** werden, weil die Partialdrücke des Gases im Gewebe und in den Alveolen zunehmend einem Gleichgewicht zustreben und dadurch die Aufnahme des Anästhetikums in den Körper vermindert wird, so dass die alveoläre Konzentration progredient ansteigt.

Praktisches Vorgehen:

- Sobald eine ausreichende Narkosetiefe erreicht worden ist, kann mit der Operation begonnen werden.
- Meist muss die Narkose unmittelbar vor Beginn der chirurgischen Stimulation durch Erhöhung der inspiratorischen Konzentration zunächst vertieft werden; alternativ kann hierzu auch ein Opioid, z. B. Fentanyl, als Bolus injiziert werden.
- Die Narkose wird so **flach wie möglich** geführt, ohne dass hierdurch die Operationsbedingungen beeinträchtigt werden oder eine unerwünschte Stimulation des Herz-Kreislauf-Systems auftritt oder der Patient gar erwacht. Niedrigere inspiratorische Konzentrationen und damit geringere Nebenwirkungen sind erreichbar, wenn das Anästhetikum mit **Lachgas, Fentanyl und/oder Muskelrelaxanzien** kombiniert wird.
- Ist aus operativen Gründen eine gute Muskelerschlaffung erforderlich, so werden entweder **nichtdepolarisierende Muskelrelaxanzien** eingesetzt oder die Narkose durch Erhöhung der inspiratorischen Gaskonzentration vertieft.
- Die Narkosetiefe muss jeweils individuell den veränderten Operationsbedingungen angepasst werden. Zur Steuerung der Inhalationsnarkose dient vor allem das Verhalten von **Blutdruck** und **Herzfrequenz**; beide Parameter sollten möglichst im Bereich der Norm gehalten werden.

8.3 Ausleitung der Narkose

Wann die Zufuhr des Anästhetikums unterbrochen wird, hängt vor allem von der **Dauer der Narkose** ab: Nach langen Narkosen muss hiermit früher begonnen werden, weil die Gewebe beträchtliche Mengen des Anästhetikums aufgenommen haben und hierdurch das Erwachen verzögert wird.

Praktisches Vorgehen:

- Die Zufuhr des Anästhetikums wird so rechtzeitig unterbrochen, dass der Patient am Ende der Operation ansprechbar ist und extubiert werden kann. Die Wahl des richtigen Zeitpunktes setzt einige klinische Erfahrung voraus und kann nicht nach einem starren zeitlichen Schema erfolgen.
- Nach Abstellen des Narkosemittelverdampfers und der Lachgaszufuhr wird **Sauerstoff mit hohem Flow** zugeführt, um eine Lachgasdiffusionshypoxie zu vermeiden und außerdem das Narkosesystem von den restlichen Narkosegasen freizuspülen, durch deren Einatmen das Erwachen verzögert würde.
- Zu frühes Erwachen, z. B. vor dem Legen der letzten Operationsnähte oder schmerzhafter Verbände, muss jedoch vermieden werden.

- Bei der Ausleitung kann erneut ein **Exzitationsstadium** durchlaufen werden, besonders wenn der Patient mit zunehmend flacher werdender Narkose weiterhin chirurgisch oder anästhesiologisch stimuliert wird. In dieser Phase treten besonders leicht folgende **gefährliche Komplikationen** auf:
  - Laryngospasmus,
  - Bronchospasmus,
  - Husten,
  - Würgen und Erbrechen.
- Die **Extubation** erfolgt entweder in tiefer Narkose oder wenn der Patient wach ist, **niemals jedoch im Exzitationsstadium.**
- Wurden während der Inhalationsnarkose aber Muskelrelaxanzien und/oder Opioide (z. B. Fentanyl) und/oder (nicht sinnvoll) Sedativa (z. B. Benzodiazepine) zugeführt, so darf erst extubiert werden, wenn eine ausreichende Spontanatmung gewährleistet ist. Im Zweifelsfall sollte nachbeatmet werden, zumal mit dem Entfernen des Endotrachealtubus nicht selten ein wichtiger Atemreiz genommen wird.
- Ist der Patient in tiefer Narkose extubiert worden, so sollte er in **Seitenlage** in den Aufwachraum transportiert werden. Seitenlage schützt vor Verlegung der Atemwege und Aspiration.
- Abhängig von der Dauer der Narkose ist mit einem **Nachschlaf** unterschiedlicher Dauer zu rechnen, aus dem der Patient jedoch gewöhnlich erweckbar ist.

8.4 Balancierte Anästhesie

Der Begriff „balancierte Anästhesie" wurde 1926 von Lundy eingeführt. Er beschreibt eine Balance verschiedener Pharmaka und Techniken, mit denen die einzelnen Komponenten der Anästhesie – Analgesie, Amnesie, Muskelrelaxierung und Abschwächung autonomer Reflexreaktionen – herbeigeführt werden. In den Anfängen der balancierten Anästhesie wurden vor allem Thiopental, Lachgas und Muskelrelaxanzien eingesetzt, später kamen volatile Anästhetika und vor allem Opioide hinzu, so dass vom ursprünglichen Konzept nur wenig übrig geblieben ist. Heutzutage gehört das gewöhnlich als balancierte Anästhesie bezeichnete Verfahren vermutlich zu den am häufigsten eingesetzten Modifikationen der Inhalationsanästhesie. Im Gegensatz zur reinen Inhalationsnarkose werden bei diesem Verfahren die Inhalationsanästhetika vor allem mit Opioiden kombiniert, bei Bedarf ergänzt durch andere Substanzen wie Muskelrelaxanzien oder intravenöse Anästhetika.

! Wesentliches Ziel der Substanzenkombination ist die Dosisreduktion der einzelnen Komponenten und damit auch der Nebenwirkungen.

Das **Vorgehen** bei der balancierten Anästhesie ist allerdings nicht standardisiert, jedoch können zwei grundlegende Verfahrensweisen unterschieden werden:
- Bei der ersten Variante steht das Inhalationsanästhetikum im Vordergrund, und die Opioide werden lediglich in niedriger Dosis zur Supplementierung der Analgesie eingesetzt.
- Bei der anderen Variante werden dagegen die Opioide hoch dosiert und die Inhalationsanästhetika in niedriger Konzentration (z. B. MAC_{awake}) zugeführt, um eine ausreichende Hypnose und Amnesie zu erzielen und kardiovaskuläre Reflexreaktionen zu unterdrücken.

Beide Verfahren weisen Vor- und Nachteile auf: Steht das volatile Anästhetikum im Vordergrund, so sind auch die kardiovaskulären Nebenwirkungen ausgeprägter. Dient hingegen das Inhalationsanästhetikum lediglich der Supplementierung hoher Opioiddosen, so sind zwar die hämodynamischen Nebenwirkungen geringer, aber es besteht die Gefahr des verzögerten Erwachens und der postoperativen Atemdepression. Daher werden hohe Dosen von Opioiden bevorzugt bei lang dauernden Eingriffen mit starker chirurgischer Stimulation, z. B. Herzoperationen oder Oberbaucheingriffen, eingesetzt.

Praktisches Vorgehen:

- Präoxygenierung,
- Vorinjektion von 1–2 µg/kg Fentanyl zur Abschwächung der Intubationsreaktion,
- intravenöse Einleitung mit Propofol, Thiopental oder Etomidat,
- Muskelrelaxans zur Intubation und bei Bedarf auch für die Aufrechterhaltungsphase,
- Opioide für eine ausreichende Operationsanalgesie,
- volatiles Anästhetikum mit oder ohne Lachgaszusatz für den restlichen Anästhesiebedarf.

Literatur

Anders MW: Formation and toxicity of anesthetic degradation products. Annu Rev Pharmacol Toxicol 2005;45:147–76.

Aouad MT, Kanazi GE, Siddik-Sayyid SM, Gerges FJ, Rizk LB, Baraka AS: Preoperative caudal block prevents emergence agitation in children following sevoflurane anesthesia. Acta Anaesthesiol Scand 2005 Mar;49(3):300–4.

Arain SR, Kern S, Ficke DJ, Ebert TJ: Variability of duration of action of neuromuscular-blocking drugs in elderly patients. Acta Anaesthesiol Scand 2005 Mar;49(3):312–5.

Baum J, Berghoff M, Stanke HG, Petermeyer M, Kalff G: Niedrigflussnarkosen mit Desfluran. Anaesthesist 46:287–93, 1997.

Baumert JH, Falter F, Eletr D, Hecker KE, Reyle-Hahn M, Rossaint R. Xenon anaesthesia may preserve cardiovascular function in patients with heart failure. Acta Anaesthesiol Scand. 2005 Jul; 49(6):743–9.

Bein B, Turowski P, Renner J, Hanss R, Steinfath M, Scholz J, Tonner PH. Comparison of xenon-based anaesthesia compared with total intravenous anaesthesia in high risk surgical patients. Anaesthesia. 2005 Oct;60(10):960–7.

Constant I, Seeman R, Murat I: Sevoflurane and epileptiform EEG changes. Paediatr Anaesth 2005 Apr;15(4):266–74.

Eger EI 2nd: Characteristics of anesthetic agents used for induction and maintenance of general anesthesia. Am J Health Syst Pharm 2004 Oct 15;61 Suppl 4: S3–10. Review.

Fantoni DT, Otsuki DA, Ambrosio AM, Tamura EY, Auler JO Jr: A comparative evaluation of inhaled halothane, isoflurane, and sevoflurane during acute normovolemic hemodilution in dogs. Anesth Analg 2005 Apr;100(4):1014–9.

Fernandez M, Lejus C, Rivault O, Bazin V, LE Roux C, Bizouarn P, Pinaud M: Single-breath vital capacity rapid inhalation induction with sevoflurane: feasibility in children. Paediatr Anaesth 2005 Apr;15(4):307–13.

Glaisyer HR, Sury MR: Recovery after anaesthesia for short pediatric oncology procedures: propofol and remifentanil compared with propofol, nitrous oxide, and sevoflurane. Anesth Analg 2005 Apr;100(4):959–63.

Golembiewski J: Considerations in selecting an inhaled anesthetic agent: case studies. Am J Health Syst Pharm 2004 Oct 15;61 Suppl 4:S10–7.

Gupta A, Stierer T, Zuckerman R, Sakima N, Parker SD, Fleisher LA: Comparison of recovery profile after ambulatory anesthesia with propofol, isoflurane, sevoflurane and desflurane: a systematic review. Anesth Analg 2004 Mar;98(3):632–41. Review.

Holmstrom A, Akeson J: Sevoflurane induces less cerebral vasodilation than isoflurane at the same A-line autoregressive index level. Acta Anaesthesiol Scand 2005 Jan;49(1):16–22.

Kain ZN, Caldwell-Andrews AA, Weinberg ME, Mayes LC, Wang SM, Gaal D, Saadat H, Maranets I: Sevoflurane versus Halothane: postoperative maladaptive behavioral changes: a randomized, controlled trial. Anesthesiology 2005 Apr;102(4):720–6.

Kerbaul F, Rondelet B, Motte S, Fesler P, Hubloue I, Ewalenko P, Naeije R, Brimioulle S: Isoflurane and desflurane impair right ventricular-pulmonary arterial coupling in dogs. Anesthesiology 2004 Dec;101(6):1357–62.

Larsen B, Seitz A, Larsen R. Recovery of cognitive function after remifentanil-propofol anesthesia: a comparison with desflurane and sevoflurane anesthesia. Anesth Analg 2000 Jan;90(1):168–74.

Macario A, Dexter F, Lubarsky D: Meta-analysis of trials comparing postoperative recovery after anesthesia with sevoflurane or desflurane. Am J Health Syst Pharm 2005 Jan 1;62(1):63–8.

Maidatsi PG, Zaralidou AT, Gorgias NK, Amaniti EN, Karakoulas KA, Giala MM: Rocuronium duration of action under sevoflurane, desflurane or propofol anaesthesia. Eur J Anaesthesiol 2004 Oct;21(10):781–6.

Marval PD, Perrin ME, Hancock SM, Mahajan RP: The effects of propofol or sevoflurane on the estimated cerebral perfusion pressure and zero flow pressure. Anesth Analg 2005 Mar;100(3):835–40.

McKay RE, Large MJ, Balea MC, McKay WR. Airway reflexes return more rapidly after desflurane anesthesia than after sevoflurane anesthesia. Anesth Analg 2005 Mar;100(3):697–700.

Oh AY, Seo KS, Kim SD, Kim CS, Kim HS: Delayed emergence process does not result in a lower incidence of emergence agitation after sevoflurane anesthesia in children. Acta Anaesthesiol Scand 2005 Mar;49(3):297–9.

Preckel B, Mullenheim J, Hoff J, Obal D, Heiderhoff M, Thamer V, Schlack W: Haemodynamic changes during halothane, sevoflurane and desflurane anaesthesia in dogs before and after the induction of severe heart failure. Eur J Anaesthesiol 2004 Oct;21(10):797–806.

Sanders RD, Ma D, Maze M. Xenon: elemental anaesthesia in clinical practice. Br Med Bull. 2005 Feb 22; 71:115–35.

Schwarz SK, Butterfield NN, Macleod BA, Kim EY, Franciosi LG, Ries CR: Under "real world" conditions, desflurane increases drug cost without speeding discharge after short ambulatory anesthesia compared to isoflurane. Can J Anaesth 2004 Nov;51(9):892–8.

Seitsonen ER, Korhonen IK, van Gils MJ, Huiku M, Lotjonen JM, Korttila KT, Yli-Hankala AM: EEG spectral entropy, heart rate, photoplethysmography and motor responses to skin incision during sevoflurane anaesthesia. Acta Anaesthesiol Scand 2005 Mar;49(3):284–92.

Siddik-Sayyid SM, Aouad MT, Taha SK, Daaboul DG, Deeb PG, Massouh FM, Muallem MR, Baraka AS: A comparison of sevoflurane-propofol versus sevoflurane or propofol for laryngeal mask airway insertion in adults. Anesth Analg 2005 Apr;100(4):1204–9.

Song JG, Cao YF, Yang LQ, Yu WF, Li Q, Song JC, Fu XY, Fu Q: Awakening concentration of desflurane is decreased in patients with obstructive jaundice. Anesthesiology 2005 Mar;102(3):562–5.

Strum EM, Szenohradszki J, Kaufman WA, Anthone GJ, Manz IL, Lumb PD: Emergence and recovery characteristics of desflurane versus sevoflurane in morbidly obese adult surgical patients: a prospective, randomized study. Anesth Analg 2004 Dec;99(6):1848–53.

Struys MM, Kalmar AF, De Baerdemaeker LE, Mortier EP, Rolly G, Manigel J, Buschke W: Time course of inhaled anaesthetic drug delivery using a new multifunctional closed-circuit anaesthesia ventilator. In vitro comparison with a classical anaesthesia machin. Br J Anaesth 2005 Mar;94(3):306–17.

Tercan E, Kotanoglu MS, Yildiz K, Dogru K, Boyaci A: Comparison of recovery properties of desflurane and sevoflurane according to gender differences. Acta Anaesthesiol Scand 2005 Feb;49(2):243–7.

Toma O, Weber NC, Wolter JI, Obal D, Preckel B, Schlack W: Desflurane preconditioning induces time-dependent activation of protein kinase C epsilon and extracellular signal-regulated kinase 1 and 2 in the rat heart in vivo. Anesthesiology 2004 Dec;101(6):1372–80.

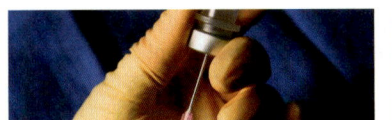

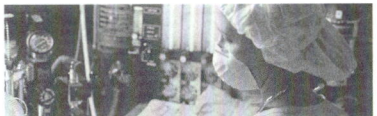

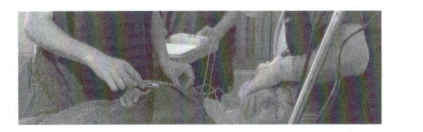

4 Intravenöse Anästhetika, Benzodiazepine und Neuroleptika

Inhaltsübersicht

1 **Einführung** 58

2 **Propofol** 58
2.1 Chemische Struktur und Zubereitung 58
2.2 Pharmakologische Wirkungen 58
    2.2.1 Zentrales Nervensystem 58
    2.2.2 Kardiovaskuläres System 59
    2.2.3 Respiratorisches System 59
    2.2.4 Leber- und Nierenfunktion 59
    2.2.5 Kortisolsynthese 59
    2.2.6 Motorische Endplatte 59
2.3 Pharmakokinetik 59
2.4 Klinische Anwendung von Propofol 60
    2.4.1 Indikationen 60
    2.4.2 Vorteile 60
    2.4.3 Nachteile und Nebenwirkungen 60
    2.4.4 Dosierung 61
2.5 Praktisches Vorgehen bei der
    Narkoseeinleitung 61

3 **Barbiturate** 62
3.1 Chemische Struktur und Zubereitung 62
3.2 Pharmakologische Wirkungen 62
    3.2.1 Zentrales Nervensystem 63
    3.2.2 Kardiovaskuläres System 63
    3.2.3 Respiratorisches System 64
    3.2.4 Nierenfunktion 64
    3.2.5 Leberfunktion 64
    3.2.6 Gastrointestinaltrakt 64
    3.2.7 Urogenitaltrakt 64
3.3 Toleranz 65
3.4 Pharmakokinetik 65
    3.4.1 Verteilung im Organismus 65
    3.4.2 Stoffwechsel und Elimination 65
3.5 Unterschiede zwischen Thiopental und
    Methohexital 66
3.6 Andere kurzwirksame Barbiturate 66
3.7 Unerwünschte Nebenwirkungen und
    Komplikationen 66
    3.7.1 Schmerzen bei der Injektion 66
    3.7.2 Versehentliche intraarterielle
          Injektion 66
    3.7.3 Exzitatorische Phänomene 66
    3.7.4 Nachwirkungen und Überhang 66
    3.7.5 Allergien 67
    3.7.6 Interaktionen mit anderen
          Pharmaka 67
    3.7.7 Porphyrien 67
3.8 Klinische Anwendung von Thiopental und
    Methohexital 67

4 **Etomidat** 68
4.1 Chemische Struktur und Zubereitung 68
4.2 Pharmakologische Wirkungen 68
    4.2.1 Zentrales Nervensystem 68
    4.2.2 Kardiovaskuläres System 69
    4.2.3 Respiratorisches System 69
    4.2.4 Andere Wirkungen 70
4.3 Pharmakokinetik 70
4.4 Klinische Anwendung von Etomidat 70
    4.4.1 Praktisches Vorgehen bei der
          Narkoseeinleitung 71

5 **Ketamin** 71
5.1 Chemische Struktur und Zubereitung 71
5.2 Pharmakologische Wirkungen 71
    5.2.1 Zentrales Nervensystem 71
    5.2.2 Kardiovaskuläres System 72
    5.2.3 Respiratorisches System 72
    5.2.4 Andere Wirkungen 73
5.3 Pharmakokinetik 73
5.4 Klinische Anwendung von Ketamin 73
    5.4.1 Indikationen 73
    5.4.2 Kontraindikationen 74
    5.4.3 Praktisches Vorgehen 74
5.5 (S)-Ketamin 74
    5.5.1 Pharmakodynamik 74
    5.5.2 Pharmakokinetik 75
    5.5.3 Klinische Anwendung 75

6 **Benzodiazepine** 75
6.1 Chemische Struktur und Zubereitung 75
6.2 Pharmakologische Wirkungen 76
    6.2.1 Zentrales Nervensystem 76
    6.2.2 Kardiovaskuläres System 77
    6.2.3 Respiratorisches System 77
    6.2.4 Andere Wirkungen 77
6.3 Pharmakokinetik 77
    6.3.1 Midazolam 78
    6.3.2 Flunitrazepam 78
    6.3.3 Diazepam 78
6.4 Klinische Anwendung der Benzo-
    diazepine 79
    6.4.1 Midazolam 79
    6.4.2 Flunitrazepam 79
    6.4.3 Diazepam 80
6.5 Antagonisierung von Benzodiazepinen 80
    6.5.1 Flumazenil 80

7 **Droperidol** 80
7.1 Chemische Struktur und Zubereitung 81

7.2	Pharmakologische Wirkungen	81	7.3 Pharmakokinetik	82
7.2.1	Zentrales Nervensystem	81	7.4 Klinische Anwendung von Droperidol	82
7.2.2	Kardiovaskuläres System	81	Literatur	82
7.2.3	Andere Wirkungen	81		

1 Einführung

Intravenöse Anästhetika werden vor allem eingesetzt, um eine Narkose einzuleiten. Da die meisten dieser Substanzen keine oder nur geringe analgetische Eigenschaften aufweisen, sind sie zur Aufrechterhaltung der Narkose allein nicht geeignet, sondern müssen mit analgetisch wirkenden Substanzen, das sind vor allem Opioide, kombiniert werden (siehe Kap. 5).

Vorteile. Die Vorteile der intravenösen Anästhetika gegenüber den Inhalationsanästhetika gelten besonders für die **Narkoseeinleitung:** einfache Technik, rasches und zumeist angenehmes Einschlafen, kein deutliches Exzitationsstadium. Weniger günstig ist hingegen die **Steuerbarkeit** der meisten intravenösen Anästhetika: Nach der Injektion entziehen sich diese Substanzen dem weiteren Einfluss des Anästhesisten, während die Wirkung der Inhalationsanästhetika durch Veränderungen der inspiratorischen Konzentrationen gewöhnlich innerhalb kurzer Zeit verändert werden kann.

In ▶ Tabelle 4-1 sind die wichtigsten, gegenwärtig gebräuchlichen Substanzen zusammengestellt.

Propanidid (Epontol) ist 1984 vom Hersteller aus dem Handel gezogen worden und wird daher nicht weiter erwähnt.

2 Propofol

Propofol ist ein rasch und kurz wirkendes Hypnotikum ohne analgetische Eigenschaften. Die Substanz ist inzwischen das am meisten eingesetzte intravenöse Anästhetikum für die Narkoseeinleitung und für die totale intravenöse Anästhesie in Kombination mit hochpotenten Opioiden. Daneben wird die Substanz für die Sedierung bei Regionalanästhesien und bei diagnostischen Untersuchungen sowie für die Sedierung von Intensivpatienten verwendet.

2.1 Chemische Struktur und Zubereitung

Propofol, 2,6-Di-isopropylphenol, ist eine wasserunlösliche Substanz (▶ Abb. 4-1), die zu Beginn der achtziger Jahre erstmals klinisch erprobt worden ist. Die verschiedenen Handelspräparate enthalten die Substanz in einer isotonen Öl-in-Wasser-Emulsion (ähnlich der von Intralipid) zur intravenösen Anwendung; in 1 ml Emulsion befinden sich 10 mg Propofol. Die Substanz wird intravenös injiziert oder als 2%ige Lösung kontinuierlich infundiert. Hierfür stehen 50-ml-Infusionsflaschen zur Verfügung. Vor Gebrauch sollte die Ampulle oder Flasche geschüttelt werden, um eine gute Durchmischung der Emulsion zu erreichen.

2.2 Pharmakologische Wirkungen

2.2.1 Zentrales Nervensystem

Propofol, in klinischen Dosen von durchschnittlich 2 bis 2,5 mg/kg intravenös zugeführt, bewirkt innerhalb von 25–40 s einen Bewusstseinsverlust, der nach 90 s ein Maximum erreicht und im Mittel 4,4–8 min anhält. Wie die anderen gebräuchlichen Einleitungsanästhetika weist auch Propofol keinerlei analgetische Eigenschaften auf.

Tab. 4-1 Gebräuchliche intravenöse Anästhetika und Adjuvanzien

— Propofol
— Barbiturate: Thiopental, Methohexital
— Etomidat
— Ketamin
— Benzodiazepine: Midazolam, Flunitrazepam, Diazepam
— Neuroleptika: Droperidol

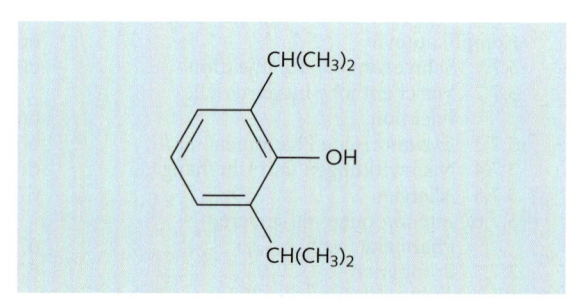

Abb. 4-1 Strukturformel von Propofol.

Die hypnotische Wirkung scheint, zumindest teilweise, durch eine Bindung von Propofol an die β-Untereinheit des $GABA_A$-Rezeptors und dadurch Verstärkung des durch GABA induzierten Chloridstroms zustande zu kommen. Außerdem hemmt Propofol den NMDA-Rezeptor und moduliert den Kalziumeinstrom durch die langsamen Kalzium-Ionenkanäle.

In subhypnotischen Konzentrationen bewirkt Propofol eine Sedierung und Amnesie. Während der Sedierung wie auch in der abklingenden Phase können Euphorie, Halluzinationen und sexuelle Phantasien auftreten, gelegentlich auch Opisthotonus.

EEG und BIS. Nach einer Bolusinjektion von 2,5 mg/kg, gefolgt von einer kontinuierlichen Infusion, nimmt zunächst die Alpha-Aktivität zu, danach tritt eine Verschiebung zur Gamma- und Theta-Frequenzaktivität auf. Hohe Infusionsraten führen zur „burst suppression".

Bei BIS-Werten von etwa 50 reagieren nahezu alle Patienten nicht mehr auf verbale Aufforderungen. In sehr seltenen Fällen kann Propofol generalisierte Krampfanfälle auslösen.

Hirndurchblutung und intrakranieller Druck. Propofol vermindert dosisabhängig die globale Hirndurchblutung und den zerebralen Sauerstoffverbrauch. Der normale und der erhöhte intrakranielle Druck werden durch Propofol gesenkt.

2.2.2 Kardiovaskuläres System

Herzfrequenz. Die Veränderungen der Herzfrequenz nach Propofol sind weniger ausgeprägt als nach Methohexital oder Thiopental. Meist steigt die Frequenz leicht an, jedoch wurde bei Patienten, die unter Erhaltungsdosen von β-Blockern standen, auch gelegentlich eine ausgeprägte Bradykardie während einer kontinuierlichen Propofolinfusion beobachtet, ebenso bei geriatrischen Patienten.

Blutdruck. Systolischer und diastolischer Blutdruck fallen nach Propofol im Mittel um 10–20 mmHg bzw. 5–15 mmHg ab. Der Blutdruckabfall ist ausgeprägter bei Koronarkranken und bei alten Patienten. Daher ist Vorsicht geboten, um eine Myokard- und/oder Hirnischämie zu vermeiden. Grundsätzlich muss bei alten Patienten die Dosis reduziert werden.

Der Blutdruckabfall beruht nach bisheriger Annahme vor allem auf einer negativ inotropen Wirkung; periphere Vasodilatation soll jedoch ebenfalls eine Rolle spielen.

Herzzeitvolumen. Unter Propofol fällt das Herzzeitvolumen ab, vermutlich aufgrund einer negativ inotropen Wirkung. Der Abfall ist ausgeprägter bei geriatrischen Patienten sowie bei Patienten mit Herzerkrankungen.

2.2.3 Respiratorisches System

Propofol führt nach intravenöser Injektion von 2,5 mg/kg bei den meisten Patienten zu einer vorübergehenden Apnoe von etwa 1 min Dauer. Husten und Schluckauf werden selten beobachtet.

Bei Patienten mit COPD soll Propofol bronchodilatierend wirken, allerdings nicht in gleichem Ausmaß wie volatile Inhalationsanästhetika. Im Tierexperiment beeinflusst Propofol nicht den basalen Lungengefäßwiderstand, bewirkt jedoch eine Verstärkung der Vasokonstriktion, wenn der Vasomotorentonus erhöht ist. Des Weiteren soll Propofol die hypoxische pulmonale Vasokonstriktion abschwächen.

2.2.4 Leber- und Nierenfunktion

Nach den bisher vorliegenden Befunden werden Leber- und Nierenfunktion durch Propofol nicht nachteilig beeinflusst.

2.2.5 Kortisolsynthese

Im Gegensatz zu Etomidat wird die Kortisolsynthese in der Nebenniere durch klinisch gebräuchliche Dosen von Propofol nicht beeinflusst.

2.2.6 Motorische Endplatte

Propofol hat keinen Einfluss auf die motorische Endplatte und verstärkt auch nicht die Wirkung von Muskelrelaxanzien. Bei einigen Patienten ergeben sich unter Propofol allein bessere Intubationsbedingungen als unter Thiopental.

2.3 Pharmakokinetik

Propofol ist eine kurz wirkende Substanz, die sich auch für die kontinuierliche Infusion eignet. Die pharmakokinetischen Parameter von Propofol sind in ▶ Tabelle 4-2 zusammengestellt. Im Plasma ist die Substanz zu etwa 98% an Proteine gebunden. Propofol wird zum großen Teil in der Leber konjugiert, die Ausscheidung der Metaboliten erfolgt hauptsächlich über die Nieren. Längere Infusionsdauer führt zu einer gewissen Kumulation bzw. Verlängerung der kontextsensitiven Halbwertszeit der Substanz.

Tab. 4-2 Pharmakokinetische Parameter von Propofol

Verteilungshalbwertszeit (min)	1–8
Proteinbindung (%)	98
Verteilungsvolumen (l/kg)	3–10
Clearance (ml/kg/min)	20–30
Eliminationshalbwertszeit (h)	1,5–12,4

2.4 Klinische Anwendung von Propofol

2.4.1 Indikationen

Propofol wird für die Einleitung der Narkose verwendet, des Weiteren als hypnotische Komponente bei der totalen intravenösen Anästhesie (siehe Kap. 6) sowie für die kontinuierliche Sedierung bei Regionalanästhesien oder beim Intensivpatienten. Bei Patienten mit Prädisposition für maligne Hyperthermie kann Propofol gefahrlos eingesetzt werden.

2.4.2 Vorteile

Rasches, angenehmes Einschlafen und vollständigeres Erwachen als nach anderen Einleitungssubstanzen; nur selten postanästhetische Übelkeit und Erbrechen (eher antiemetische Wirkung); keine Beeinträchtigung der Kortisolsynthese; keine Histaminfreisetzung.

2.4.3 Nachteile und Nebenwirkungen

Blutdruckabfall, besonders ausgeprägt bei alten Patienten und bei Patienten mit kardiovaskulären Erkrankungen; Bradykardie, besonders in Kombination mit Remifentanil; Apnoe, die bei einigen Patienten eine kontrollierte Beatmung erfordert; Injektionsschmerzen bei Verwendung von Handrückenvenen bei etwa 30%, bei Venen der Ellenbeuge bei etwa 6%; exzitatorische Phänomene (vor allem Bewegungen) bei ca. 14%; Myokloni sind hingegen nur selten zu erwarten.

Durch Verwendung einer Propofol-Fettemulsion aus mittel- und langkettigen Triglyceriden (Propofol-MCT/LCT = Propofol-Lipuro) können Intensität und Häufigkeit des Injektionsschmerzes deutlich vermindert werden.

Postoperative Übelkeit und Erbrechen (PONV). Propofol selbst wirkt sehr wahrscheinlich nicht antiemetisch, werden jedoch Inhalationsanästhetika für die Aufrechterhaltung der Narkose durch Propofol ersetzt, tritt PONV seltener auf. Dieser die PONV-Häufigkeit reduzierende Effekt entspricht der prophylaktischen Gabe eines Antiemetikums und kann durch zusätzliche Gabe eines oder mehrerer Antiemetika noch gesteigert werden. Bei Patienten mit erhöhtem PONV-Risiko gehört die TIVA mit Propofol zum multimodalen Konzept der PONV-Prophylaxe (siehe Kap. 18).

Träume. Des Weiteren wird nicht selten über lebhafte (angenehme oder unangenehme) Träume, teils mit sexuellen Phantasien, bei Abklingen der Wirkung berichtet.

Seltene Nebenwirkungen. Weitere, jedoch sehr seltene Nebenwirkungen sind:
— Krampfanfälle, auch mehrere Stunden nach der Anwendung (ca. 1 auf 50 000 Anwendungen),
— Hypertriglyzeridämie und Pankreatitis,
— Allergien,
— Propofol-Infusionssyndrom,
— Mutismus (reversibel, Fallbericht).

Propofol-Infusionssyndrom. Das sehr seltene Syndrom kennzeichnet einen Symptomenkomplex aus Rhabdomyolyse, progredientem Herzversagen, schwerer metabolischer Azidose und akutem Nierenversagen. Betroffen sind vor allem schwer kranke Kinder unter Langzeitsedierung (> 48 h) mit Propofol, Fallberichte über Erwachsene liegen jedoch ebenfalls vor. Die Letalität ist in beiden Gruppen sehr hoch. Klinisch tritt initial eine Laktatazidose auf, danach entwickeln sich therapierefraktäre bradykarde Herzrhythmusstörungen (mitunter auch ventrikuläre Kammertachykardien), Hypotonie und Kreislaufversagen, akutes Nierenversagen sowie eine Rhabdomyolyse der Herz- und Skelettmuskulatur mit extremem Anstieg der CPK im Serum. Häufig findet sich ein lipämisches Plasma (Anstieg der Triglyceride mit Hepatomegalie und Steatose).

Die Diagnose wird klinisch gestellt. Die Ursache des Infusionssyndroms ist unbekannt; diskutiert wird eine durch Propofol induzierte Störung der mitochondrialen Atmungskette. Als Risikofaktoren gelten schwere Grunderkrankungen wie Infektionen des oberen Respirationstrakts, Polytrauma, Schädel-Hirn-Trauma, endogener Stress und ungenügende Glukosezufuhr, jeweils im Zusammenhang mit einer hochdosierten Propofol-Langzeitsedierung (> 5 mg/kg/h).

Die Therapie des Krankheitskomplexes erfolgt symptomatisch:

▼ Sofortige Unterbrechung der Propofolinfusion.
▼ Kreislaufstabilisierung mit Katecholaminen und Volumen.
▼ Bei therapierefraktärer Bradykardie: Herzschrittmacher.

- Korrektur der metabolischen Azidose.
- Bei akutem Nierenversagen: Hämofiltration/Hämodialyse.

Die Arzneimittelkommission der deutschen Ärzteschaft empfiehlt zur Prophylaxe des Infusionssyndroms folgende Maßnahmen:

> **Empfehlungen der Arzneimittelkommission der deutschen Ärzteschaft 2004:**
> — Propofol ist für die Einleitung einer Allgemeinnarkose bei Kindern ab dem 1. Lebensmonat zugelassen.
> — Propofol darf bei Kindern unter 16 Jahren nicht für die Sedierung im Rahmen einer Intensivbehandlung eingesetzt werden.
> — Propofol darf nur von anästhesiologisch bzw. intensivmedizinisch ausgebildeten Ärzten verabreicht werden.
> — Bei Kindern von 1–3 Jahren sollte aus Gründen der besseren Dosistitrierung die Zufuhr der 1%igen Emulsion erwogen werden.
> — Bei Erwachsenen (ab 17 Jahren) sollte für die Sedierung während der Intensivbehandlung eine Dosis von 4 mg/kg/h nicht überschritten werden. Die Anwendungsdauer sollte sich auf 7 Tage beschränken; eine Dosisreduktion sollte erwogen werden; außerdem sollten die Säure-Basen-Parameter und die Rhabdomyolyse-Parameter kontrolliert werden.
> — Vor Gebrauch sollten die Ampullen und Durchstechflaschen gut geschüttelt werden, um Konzentrationsunterschiede durch Phasentrennung der Emulsion zu verhindern.

2.4.4 Dosierung

Grundsätzlich sollte die Substanz nach Wirkung dosiert werden; höhere Dosen und rasche Injektion führen zu stärkerem Blutdruckabfall. Die Injektionsgeschwindigkeit sollte etwa 20 s betragen.

> **Propofol:**
> — Einleitungsdosis 1,5–2,5 mg/kg
> — Wirkungseintritt 15–45 s
> — Wirkungsdauer 5–10 min
> — exzitatorische Aktivität +
> — Injektionsschmerz +++ (geringer bei Propofol-Lipuro)
> — anästhetische Wirkkonzentration im Blut 2–6 µg/ml
> — sedierende Konzentration im Blut 1–2 µg/ml
> — Aufwachkonzentration 1–1,5 µg/ml
> — Aufwachphase: geringer Überhang, Euphorie möglich
> — Dosierung bei TIVA mit Opioiden 2–4–6 mg/kg/h (Variationsbreite!)
> — Sedierung 25–75 µg/kg/min

Bei alten und/oder schwer kranken Patienten muss die Dosis auf ca. 1,5 mg/kg reduziert werden. TIVA siehe Kapitel 6.

2.5 Praktisches Vorgehen bei der Narkoseeinleitung

- Zunächst das gesamte Narkosezubehör sowie Notfallinstrumentarium und Notfallmedikamente bereitstellen.
- Injektionslösung vorbereiten.
- Venenkanüle sicher intravasal platzieren, möglichst nicht in der Ellenbeuge, um eine versehentliche arterielle Injektion zu vermeiden.
- Kopf des Patienten in Schnüffelposition lagern und für einige Minuten 100% Sauerstoff über Maske zuführen.
- Propofol langsam injizieren, z. B. bis der Lidreflex erloschen ist. Hierbei können durch Reizung der Gefäßwände Schmerzen auftreten. Stark brennende Schmerzen können auf eine *extravasale* Injektion hinweisen; heftige, in den Arm abwärts einschießende Schmerzen sind typisch für eine **intraarterielle Injektion** (Vorgehen siehe Abschnitt 3.7.2).
- Nach dem Einschlafen **Esmarch-Handgriff** anwenden, um die oberen Atemwege freizuhalten. Bei insuffizienter Atmung oder Atemstillstand den Patienten mit Beutel/Maske beatmen.
- **Bei Maskennarkose:** nach dem Einschlafen Inhalationsanästhetikum/Lachgas/Sauerstoff zuführen, wenn erforderlich, Atmung vorübergehend assistieren, danach spontan einatmen lassen.
- **Bei Intubationsnarkose:** nach dem Einschlafen überprüfen, ob Maskenbeatmung möglich, dann Intubationsdosis eines Muskelrelaxans i.v. injizieren, nach maximalem Wirkungseintritt der Substanz die Trachea intubieren. Anschließend die Narkose mit einem Inhalationsanästhetikum oder mit Opioid/(Lachgas)/Sauerstoff/Muskelrelaxans fortsetzen. Bei der Intubation muss Folgendes beachtet werden: Die klinisch üblichen Einschlafdosen von Propofol führen nur zu einer oberflächlichen chirurgischen Anästhesie. In diesem Stadium ist die Reflexdämpfung nicht

4 Intravenöse Anästhetika, Benzodiazepine und Neuroleptika

immer ausreichend vorhanden, so dass zahlreiche Patienten auf den Intubationsreiz mit **Hypertonie und/oder Tachykardie** reagieren, ein Effekt, der insbesondere bei Koronarkrankheit, aber auch bei anderen Erkrankungen des Herz-Kreislauf-Systems unerwünscht ist, jedoch durch Vorinjektion eines Opioids verhindert werden kann (siehe Kap. 5).

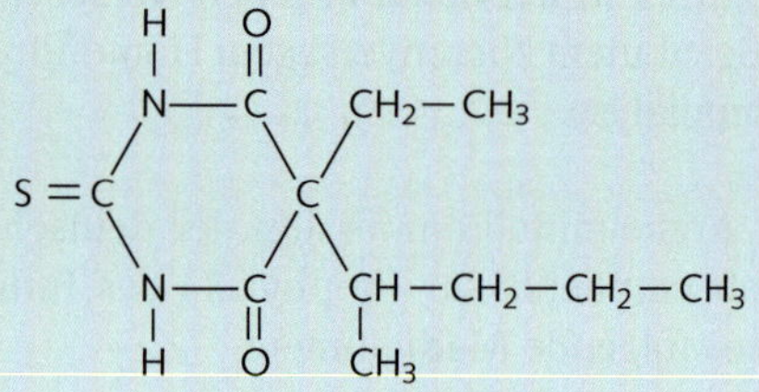

Abb. 4-3 Strukturformel von Na-Thiopental.

3 Barbiturate

Die Barbiturate gehören zu den ältesten intravenösen Anästhetika; sie werden auch heute noch für die Narkoseeinleitung verwendet. In der klinischen Anästhesie werden gewöhnlich nur die ultrakurzwirksamen Barbiturate **Thiopental** und **Methohexital** eingesetzt, um die Narkose rasch und angenehm einzuleiten. Für die Aufrechterhaltung der Narkose sind diese Substanzen hingegen nicht geeignet, da Dosen erforderlich sind, die mit einer erheblichen Beeinträchtigung der Herz-Kreislauf-, Atem- und Nierenfunktion einhergehen.

3.1 Chemische Struktur und Zubereitung

Barbiturate sind Derivate der Barbitursäure (▶ Abb. 4-2), einer Substanz, die selbst keinerlei zentral dämpfende Wirkungen besitzt. Barbiturate mit einem Sauerstoffatom an C2 werden als **Oxybarbiturate** bezeichnet, Derivate, bei denen der Sauerstoff an C2 durch Schwefel ersetzt worden ist, als **Thiobarbiturate**.

Thiobarbiturate sind lipoidlöslicher als Oxybarbiturate. Erhöhte Lipoidlöslichkeit beschleunigt den Wirkungseintritt, verkürzt die Wirkungsdauer, steigert die Abbaugeschwindigkeit und vermutlich auch die hypnotische Potenz.

Thiopental-Natrium (Trapanal, Pentothal), 5-Äthyl-5-(1-methyl-butyl)-2-Thiobarbiturat (▶ Abb. 4-3), entsteht durch Sulfurierung von Pentobarbital. Thiopental ist ein gelbes Pulver von bitterem Geschmack und leicht schwefelartigem Geruch. Für den klinischen Gebrauch wird die Substanz als wasserlösliches Natriumsalz geliefert. Durch Zusatz von 20 ml Aqua dest. zu 500 mg Trockensubstanz entsteht eine 2,5%ige Lösung. Um die Bildung von unlöslicher freier Säure durch CO_2 aus der Atmosphäre zu verhindern, enthält das Handelspräparat Natriumkarbonat; hierdurch wird die Lösung stark alkalisch (pH etwa 11). Nach der intravenösen Injektion wird Natriumkarbonat im Blut neutralisiert, Thiopental hingegen rasch verdünnt und stark an Plasmaeiweiße gebunden.

Methohexital (Brevimytal, Brietal), 1-Methyl-5-allyl-5-(1-methyl-2-pentynyl)-2-barbiturat (▶ Abb. 4-4), ist ein methyliertes Oxybarbiturat, das als 1%ige Lösung klinisch angewandt wird. Wegen des Zusatzes von Natriumkarbonat ist die Lösung ebenfalls stark alkalisch (pH etwa 11).

3.2 Pharmakologische Wirkungen

Die pharmakologischen Wirkungen von Thiopental und Methohexital sind weitgehend identisch, so dass beide Substanzen zusammen beschrieben werden können.

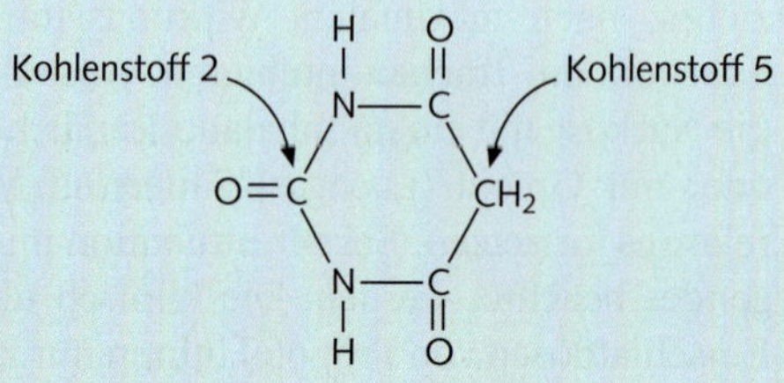

Abb. 4-2 Strukturformel von Barbitursäure.

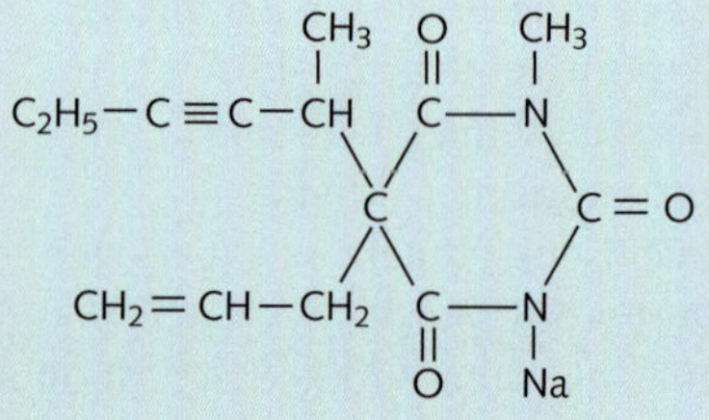

Abb. 4-4 Strukturformel von Methohexital.

Die Barbiturate dämpfen reversibel die Aktivität aller erregbaren Gewebe; das Gehirn weist jedoch eine besondere Empfindlichkeit auf.

3.2.1 Zentrales Nervensystem

Die Barbiturate führen zu einer absteigenden Dämpfung des zentralen Nervensystems. Die anästhetische Wirkung beruht vermutlich auf einer funktionellen Hemmung der Formatio reticularis im Hirnstamm. Hierbei tritt innerhalb von 10–20 s nach einer Einzelinjektion von Thiopental oder Methohexital der Schlaf ein. Die Tiefe der Anästhesie kann in den ersten 40 s noch zunehmen, flacht jedoch danach rasch ab, so dass innerhalb von 20–30 min das Bewusstsein zurückkehrt.

Narkosezeichen. Die Anästhesiezeichen sind bei der Barbituratnarkose uncharakteristisch: Die Pupillen sind eng oder normal groß, die Bulbi zumeist zentral fixiert, Blinzelreflex und Sehnenreflexe sind aufgehoben, die Atem- und Herz-Kreislauf-Funktion in gewissem Ausmaß beeinträchtigt (siehe Abschnitt 3.2.2 und 3.2.3).

Analgesie. Subanästhetische Dosen von Barbituraten besitzen keine analgetischen Wirkungen; sie sollen vielmehr zu einer gesteigerten Empfindlichkeit gegenüber somatischen Schmerzen (**Hyperalgesie**) führen. Eine tiefe Anästhesie, bei der die Reaktion auf chirurgische Stimuli aufgehoben ist, tritt erst nach hohen Barbituratdosen auf. Praktisch gilt Folgendes:

> ! Eine tiefe Barbituratanästhesie ist gewöhnlich nur mit Dosen zu erreichen, die zu einer erheblichen Beeinträchtigung der Herz-Kreislauf- und Atemfunktion führen. Darum sind die Barbiturate als Monoanästhetika nicht geeignet.

Daneben führen höhere und wiederholte Dosen zur Kumulation mit Verlängerung der Anästhesiedauer und Aufwachphase.

3.2.2 Kardiovaskuläres System

Grundsätzlich beeinträchtigen alle Barbiturate dosisabhängig die Herz-Kreislauf-Funktion.

Arterieller Blutdruck. Thiopental und Methohexital bewirken vorübergehend einen dosisabhängigen Abfall des arteriellen Druckes. Der Blutdruckabfall ist bei sonst gesunden Patienten meist nur gering ausgeprägt und ohne klinische Bedeutung. Das Ausmaß hängt vor allem von einem kompensatorischen Anstieg der Herzfrequenz und des peripheren Gefäßwiderstandes ab.

Werden die Substanzen langsam injiziert, so scheint der Blutdruckabfall weniger stark zu sein, weil genügend Zeit für die Entwicklung der Kompensationsmechanismen zur Verfügung steht. Hingegen führt die sehr rasche Injektion hoher Dosen zu einer ebenso raschen Abnahme des peripheren Widerstandes mit ausgeprägter Hypotension. Auch muss bei Patienten mit **Hypertonie, Herzerkrankungen** oder **Hypovolämie** mit einem stärkeren Blutdruckabfall gerechnet werden.

Peripherer Gefäßwiderstand. Die Wirkungen der Barbiturate auf den peripheren Gefäßwiderstand sind zumeist gering und variabel. Zwar dilatieren die Substanzen unter experimentellen Bedingungen direkt die glatte Gefäßmuskelzelle, dennoch bleibt der Gefäßwiderstand unverändert oder steigt sogar an, vermutlich aufgrund einer kompensatorischen Zunahme der Sympathikusaktivität.

Kapazitätsgefäße. Die Venen erweitern sich unter dem Einfluss der Barbiturate. Hierdurch tritt ein venöses Pooling mit Abnahme des venösen Rückstroms zum Herzen ein. Ursache ist vermutlich eine Beeinflussung der zentralen Sympathikusaktivität.

Herzfrequenz. Nach der Injektion von Thiopental oder Methohexital steigt die Herzfrequenz gewöhnlich reflektorisch an.

Myokardkontraktilität. Barbiturate wirken dosisabhängig direkt negativ inotrop auf den Herzmuskel: Das Schlagvolumen nimmt ab.

Herzzeitvolumen. Mäßige Dosen von ultrakurzwirksamen Barbituraten vermindern das Herzzeitvolumen um etwa 10–25%, hohe Dosen hingegen um etwa 50%. Der Abfall des Herzzeitvolumens wird durch verschiedene Mechanismen hervorgerufen:
— Direkt negativ inotrope Wirkung der Barbiturate;
— Abnahme der ventrikulären Füllungsdrücke durch venöses Pooling;
— zentrale Dämpfung des Sympathikotonus.

Wie stark das Herzzeitvolumen abfällt, hängt von den sich entwickelnden Kompensationsreaktionen ab. Hierzu gehören die durch den Blutdruckabfall ausgelöste Reflextachykardie und die Steigerung des Sympathikotonus.

Koronardurchblutung und myokardialer Sauerstoffverbrauch. Beim Herzgesunden nehmen unter klinischen Dosen ultrakurzwirksamer Barbiturate der myokardiale Sauerstoffverbrauch und die Koronardurchblutung um 50%, die myokardiale Glukoseaufnahme um 28% und die Aufnahme der freien Fettsäuren um 12% zu. Diese Steigerung des myokardialen Energiebedarfs beruht auf der Zunahme der Herzfrequenz durch Thiopental oder Methohexital. Daneben könnte noch eine Zunahme der myokardialen Wandspannung eine gewisse Rolle spielen, da auch ein geringer Anstieg des linksventrikulären enddiastolischen Druckes beobachtet worden ist.

Herzrhythmusstörungen. Nach der Injektion von ultrakurzwirksamen Barbituraten können Herzrhythmusstörungen, meist **ventrikuläre Extrasystolen,** auftreten, besonders wenn der Patient spontan atmet. Die Häufigkeit von Herzrhythmusstörungen soll bis zu 20% betragen. Wichtigste Ursache scheint eine durch die Barbiturate ausgelöste Atemdepression mit nachfolgender Hyperkapnie zu sein.

Wirkungen auf **Hirnkreislauf und intrakraniellen Druck** siehe Kapitel 41.

3.2.3 Respiratorisches System

Thiopental, Methohexital und die anderen Barbiturate **dämpfen dosisabhängig das Atemzentrum**; die Reaktion auf CO_2 und Hypoxie ist vermindert oder sogar aufgehoben. Nach Injektion einer Schlafdosis von Thiopental nimmt das Atemzugvolumen ab, die Atemfrequenz hingegen leicht zu; das Atemminutenvolumen ist vermindert, der $paCO_2$ steigt leicht an.

Nach anästhetischen Dosen wird das Atemzugvolumen zunächst für 2–3 Atemzüge gesteigert, danach tritt eine **Apnoe** auf; dieser Zeitpunkt fällt mit den höchsten Hirnkonzentrationen von Thiopental zusammen. Kurz danach wird die Atmung wieder aufgenommen, allerdings sind Atemtiefe und -frequenz vermindert. Hierbei hängt das Ausmaß der Atemdepression vor allem vom Grad der Stimulation ab: Sie ist größer, wenn keine anästhesiologischen oder chirurgischen Stimuli auf den Patienten einwirken.

Praktisch ist wichtig, dass nach intravenöser Injektion von Thiopental oder Methohexital **Husten, Laryngospasmus** oder **Bronchospasmus** auftreten können, vor allem bei nur flacher Anästhesie. In tiefer Narkose werden diese Reaktionen hingegen nicht beobachtet. Die genaue Ursache der Hyperreaktivität ist nicht bekannt, begünstigend wirken jedoch Schleim in den Atemwegen, Einführen eines Tubus oder Obstruktion des Hypopharynx durch die Zunge.

Ein durch Barbiturate ausgelöster **Bronchospasmus** kann zumeist durch Zufuhr eines *Inhalationsanästhetikums* beseitigt werden.

3.2.4 Nierenfunktion

Die Nierendurchblutung nimmt nach einer Einleitungsdosis von Thiopental oder Methohexital gewöhnlich ab. Die Nierenfunktion scheint bei flacher Narkose nur wenig beeinflusst zu werden, während tiefe Narkose zu einer Beeinträchtigung der Nierenfunktion führt, die jedoch nach Unterbrechung der Barbituratzufuhr rasch reversibel ist. Die genauen Mechanismen der renalen Funktionsminderung sind nicht bekannt. Über Nierenschäden nach Anwendung von Barbituraten ist bisher nicht berichtet worden.

3.2.5 Leberfunktion

Einleitungsdosen von ultrakurzwirksamen Barbituraten beeinflussen die Leberdurchblutung von gesunden Patienten nur in sehr geringem Maße; die Leberfunktion wird nicht beeinträchtigt.

Die Barbiturate führen jedoch zu einer erheblichen **Induktion mikrosomaler Enzyme.** Hierdurch wird der Metabolismus zahlreicher Pharmaka und endogener Substanzen (Steroidhormone, Cholesterin, Gallensäuren u. a.) beschleunigt. Außerdem werden durch die Enzyminduktion einige ungünstige Medikamenteninteraktionen hervorgerufen. Besonders gefährlich ist die Wirkung der Barbiturate bei **akuter intermittierender Porphyrie:** Da die Substanzen die Synthese von Porphyrinen steigern, kann bei Patienten mit dieser Erkrankung ein akuter, evtl. tödlicher Anfall ausgelöst werden (siehe Abschnitt 3.7.7).

3.2.6 Gastrointestinaltrakt

Die Oxybarbiturate (Methohexital) vermindern den Tonus der gastrointestinalen Muskulatur und die Amplitude der rhythmischen Kontraktionen. In der Aufwachphase nach Schlafdosen von Barbituraten kann vorübergehend eine Hypermotilität von Dünndarm und Kolon auftreten. Hypnotische Dosen verzögern die Magenentleerung nicht.

3.2.7 Urogenitaltrakt

Anästhetische Dosen von Barbituraten vermindern die Uterusaktivität während der Wehentätigkeit und wirken beim Feten atemdepressiv.

Die Kontraktion der Harnblase wird durch anästhetische Barbituratdosen vermindert.

3.3 Toleranz

Eine Toleranz gegenüber kurzwirksamen Barbituraten ist sehr selten und klinisch zumeist vernachlässigbar, solange die Substanzen als Einzeldosen verabreicht werden. Zufuhr höherer Dosen über längere Zeit oder wiederholte Injektionen innerhalb kurzer Zeitabstände können hingegen auch hier zur Toleranz führen.

Bei **barbituratabhängigen** Patienten besteht häufig eine Resistenz gegenüber den hypnotischen Wirkungen der Barbiturate (und anderer zentral dämpfender Pharmaka).

3.4 Pharmakokinetik

Nach intravenöser Injektion einer anästhetischen Dosis eines ultrakurzwirksamen Barbiturats passiert die Substanz rasch die Blut-Hirn-Schranke und führt innerhalb einer Kreislaufzeit zum Schlaf. Wegen der hohen Lipoidlöslichkeit und des geringen Ionisationsgrades der ultrakurzwirksamen Barbiturate stellt sich innerhalb von 1 min ein Gleichgewicht zwischen Gehirn und Plasma ein, obwohl die Substanz zu 65–75% an Plasmaeiweiße gebunden ist. Daneben diffundieren die ultrakurzwirksamen Barbiturate initial rasch in andere stark durchblutete Gewebe wie Herz, Leber, Niere und Magen-Darm-Trakt.

3.4.1 Verteilung im Organismus

Die Verteilung der ultrakurzwirksamen Barbiturate verläuft nach einer intravenösen Injektion in zwei gleichzeitig beginnenden Phasen: Die Substanz reichert sich initial, wie oben beschrieben, rasch in den stark durchbluteten Geweben an und diffundiert danach umgehend aus dem Gehirn und den anderen stark durchbluteten Geweben zu Muskeln, Fett, Bindegewebe, Knochen, Lungen, Haut und den übrigen Geweben des Körpers. Diese **rasche Umverteilung** ist der Grund für die „ultrakurze"

Wirkungsdauer von Thiopental und Methohexital (Verteilungshalbwertszeit 8,5 min für Thiopental und 5,6 min für Methohexital; ▶ Tab. 4-3).

Während der Austritt aus dem Gehirn gewöhnlich schnell verläuft und die Konzentration dort bereits nach 5 min auf die Hälfte des Ausgangswertes absinkt, ist die Umverteilung zu den schlecht durchbluteten Geweben ein langsamer Vorgang: Erst nach 15–30 min wird ein Gleichgewicht mit der Muskulatur und der Haut erreicht, mit dem Fettgewebe sogar erst nach mehr als 1 h (Verteilungshalbwertszeit der langsamen Phase für Thiopental und Methohexital ca. 60 min).

Bei **adipösen Patienten** ist die Eliminationshalbwertszeit von Thiopental verlängert, bedingt durch die erhebliche Speicherung der Substanz im Fettgewebe. Auch der erniedrigte Dosisbedarf von Thiopental bei **alten Patienten** beruht auf pharmakokinetischen Einflüssen: Die Substanz strömt langsamer vom zentralen in die peripheren Kompartimente als bei jüngeren Patienten. Hierdurch sind die Plasmakonzentrationen höher, und entsprechend kann eine größere Menge in das Gehirn eindringen und stärkere anästhetische Effekte hervorrufen.

Bei **Kindern** hingegen ist die Eliminationshalbwertszeit von Thiopental kürzer als bei Erwachsenen, bedingt durch eine höhere hepatische Clearance. Kinder erwachen daher nach höheren oder wiederholten Dosen meist rascher als Erwachsene.

3.4.2 Stoffwechsel und Elimination

Der Abbau von Methohexital erfolgt ausschließlich in der Leber, während Thiopental außerdem zu einem geringen Anteil in Niere, Gehirn und vielleicht auch anderen Geweben metabolisiert wird. Der Metabolismus von Thiopental erfolgt viel langsamer als die Umverteilung: Pro Stunde werden zwischen 16 und 24% einer Bolusinjektion in der Leber abgebaut. Die Metaboliten werden vorwiegend renal ausgeschieden, in geringem Maße auch über die Galle. Die Eliminationshalbwertszeit be-

Tab. 4-3 Vergleichende Pharmakokinetik von Thiopental und Methohexital (Hudson et al., 1983)

Parameter	Thiopental	Methohexital
rasche Verteilungshalbwertszeit (min)	8,5	5,6
langsame Verteilungshalbwertszeit (min)	62,7	58,3
Eliminationshalbwertszeit (h)	11,6	3,9*
Verteilungsvolumen (l/kg)	2,5	2,2
Clearance (ml/kg/min)	3,4	10,9

* signifikant gegenüber Thiopental

4 Intravenöse Anästhetika, Benzodiazepine und Neuroleptika

trägt 5,1–11,5 h für Thiopental und 1,5–4 h für Methohexital.

Lebererkrankungen. Bei schweren Lebererkrankungen wird der Metabolismus von Thiopental erheblich beeinträchtigt. Während dieser Effekt bei Injektion einer einzelnen Einschlafdosis klinisch gewöhnlich ohne wesentliche Bedeutung ist, muss bei längerer Zufuhr höherer Dosen mit einer **erheblichen Wirkungsverlängerung** von Thiopental gerechnet werden. Patienten mit **Leberzirrhose** sollten wegen der veränderten Proteinbindung keine oder nur geringe Dosen von Barbituraten erhalten.

> Bestehen die Vorzeichen eines drohenden Leberkomas, dürfen keine Barbiturate zugeführt werden!

3.5 Unterschiede zwischen Thiopental und Methohexital

Die qualitativen Unterschiede zwischen den beiden Substanzen sind gering. Methohexital ist jedoch etwa um das 3fache stärker wirksam als Thiopental, auch ist die Wirkungsdauer kürzer, so dass die Patienten rascher erwachen. Hieraus ergeben sich Vorteile für die ambulante Anästhesie.

Methohexital beeinträchtigt die Herz-Kreislauf-Funktion in geringerem Maße als Thiopental.

3.6 Andere kurzwirksame Barbiturate

Neben Thiopental und Methohexital wurden früher die kurz wirkenden Barbiturate Thiobutabarbital (Inactin) und Hexobarbital (Evipan) eingesetzt. Die Wirkungen dieser Substanzen entsprechen qualitativ denen von Thiopental und Methohexital.

3.7 Unerwünschte Nebenwirkungen und Komplikationen

Die Injektion von ultrakurzwirksamen Barbituraten kann mit unerwünschten Nebenwirkungen oder Komplikationen einhergehen, auf die der Anästhesist vorbereitet sein muss.

3.7.1 Schmerzen bei der Injektion

Schmerzen bei der intravenösen Injektion treten mit Thiopental selten, mit Methohexital etwas häufiger auf; sie entstehen durch eine Reizung der Gefäßwände. Höhere Konzentrationen beider Substanzen können eine Thrombose hervorrufen.

Die subkutane Injektion der stark alkalischen Lösungen von Thiopental und Methohexital führt zu Gewebereizungen mit brennenden Schmerzen, bei höheren Konzentrationen auch zu Gewebenekrosen; hingegen scheint die intramuskuläre Injektion keine Schädigungen hervorzurufen.

Bei heftigem Injektionsschmerz muss an eine versehentliche *intraarterielle* Injektion gedacht werden.

3.7.2 Versehentliche intraarterielle Injektion

Die versehentliche intraarterielle Injektion eines Barbiturats führt zu Gefäßspasmen und heftigem Schmerz, der abwärts in den Arm einschießt. Es entwickelt sich zumeist ein ausgeprägter Spasmus der Arterie mit distaler Pulslosigkeit und Abblassen der Extremität, bald gefolgt von einer schweren Zyanose. Gangrän und irreversible Nervenschädigungen können die Folge sein. Die Schäden stehen in direkter Beziehung zu Dosis und Konzentration des injizierten Barbiturats.

> **Sofortbehandlung:**
> - Injektion von Kochsalzlösung in die betroffene Arterie, um die Substanz zu verdünnen.
> - Injektion des vasodilatierend wirkenden **Lidocains.**

Einige Autoren empfehlen zusätzlich die Injektion von Heparin; andere führen eine Sympathikusblockade der betroffenen Extremität durch.

Für die Narkosepraxis sollte Folgendes beachtet werden:

> Die Gefahr einer versehentlichen intraarteriellen Injektion ist besonders groß, wenn in der Ellenbeuge injiziert wird. Darum sollte dieser Injektionsort nicht für intravenöse Anästhetika gewählt werden.

3.7.3 Exzitatorische Phänomene

Tremor, Muskelzittern und Hypertonus treten gelegentlich nach intravenöser Injektion von ultrakurzwirksamen Barbituraten (vor allem Methohexital) auf. Rasche Injektion scheint das Auftreten dieser Phänomene zu begünstigen.

3.7.4 Nachwirkungen und Überhang

Zwar erwachen die Patienten sehr rasch nach der Injektion eines ultrakurzwirksamen Barbiturats, subtile Störungen der Empfindungen, Urteilskraft und motorischen Geschicklichkeit können jedoch mehrere Stunden nachweisbar sein, so dass die Patienten am Narkosetag kein Fahrzeug steuern dürfen.

3.7.5 Allergien

Allergische Reaktionen auf Barbiturate treten vor allem bei Patienten mit **Asthma, Urtikaria** und **ähnlichen Erkrankungen** auf, sind insgesamt jedoch sehr selten. Sie manifestieren sich als umschriebene Schwellungen, vor allem von Augenlidern, Wangen und Lippen, gelegentlich auch des Larynx sowie als Dermatitis. Laryngospasmus, Bronchospasmus und schwerer Blutdruckabfall können ebenfalls auftreten.

3.7.6 Interaktionen mit anderen Pharmaka

Kombination mit anderen zentral dämpfenden Substanzen potenziert die Wirkung von Barbituraten. Dies gilt besonders für Alkohol. Durch die Induktion von mikrosomalen Leberenzymen wird der Metabolismus zahlreicher Substanzen erheblich beschleunigt, z. B. von Kortikosteroiden, Phenytoin oder Digitoxin. Andererseits hemmen die Barbiturate den Metabolismus bestimmter Substanzen, z. B. der trizyklischen Antidepressiva.

3.7.7 Porphyrien

Die Porphyrien beruhen auf einem Defekt im Porphyrinstoffwechsel. Klinisch am wichtigsten ist die **akute intermittierende Porphyrie**, bei der aufgrund eines biochemischen Defektes Porphyrinvorstufen im Überschuss gebildet werden. Ein akuter Anfall manifestiert sich meist als (oft kolikartiger) Bauchschmerz zusammen mit Tachykardie, Blutdruckanstieg, Parästhesien und/oder Hypästhesien sowie bulbärer und/oder peripherer Nervenlähmung.

Barbiturate verstärken die Porphyrinsynthese und können daher einen akuten Anfall auslösen.

! Barbiturate sind bei akuter intermittierender Porphyrie und bei Porphyria variegata absolut kontraindiziert.

3.8 Klinische Anwendung von Thiopental und Methohexital

Beide Substanzen führen zu einer modifizierten Allgemeinnarkose, bei der ein ausgeprägter Schlafzustand ohne analgetische Komponente vorliegt. Zur Erreichung eines chirurgischen Toleranzstadiums sind die Substanzen wegen der hierfür erforderlichen hohen Dosen nicht geeignet. Darum werden Thiopental und Methohexital fast ausschließlich zur **Narkoseeinleitung** verwendet, außerdem zur Supplementierung von Lachgas bei kurzen Eingriffen oder als Monoanästhetikum bei sehr kurzen, schmerzlosen Eingriffen wie **Kardioversion** oder **Elektroschock.**

Kontraindikationen. Bei folgenden Erkrankungen darf die Narkose nicht mit Barbituraten eingeleitet oder supplementiert werden:
— Status asthmaticus und andere mit Bronchospasmus einhergehende Erkrankungen (wegen der möglichen bronchokonstriktorischen Wirkung der Barbiturate),
— Barbituratallergie,
— dekompensierte Herzinsuffizienz,
— akuter Myokardinfarkt,
— Pericarditis constrictiva oder akute Herztamponade,
— schwere Hypovolämie oder Schock,
— akute intermittierende Porphyrie und Porphyria variegata.

Prämedikation. Für die Narkoseeinleitung mit ultrakurzwirksamen Barbituraten spielt die Prämedikation zum richtigen Zeitpunkt eine wichtige Rolle: Bei gut prämedizierten Patienten treten während der Injektion weniger unerwünschte Nebenwirkungen auf. Allerdings hängen die Nebenwirkungen noch von der Dosis und der Injektionsgeschwindigkeit des Barbiturats ab.

Dosierung. Thiopental und Methohexital werden nach Wirkung dosiert.

Thiopental:
— Einleitungsdosis 2–5 mg/kg (max. Dosis 500 mg)
— Wirkungseintritt < 30 s
— Wirkungsdauer 5–10 min
— exzitatorische Phänomene +
— Injektionsschmerz +
— anästhetische Wirkkonzentrationen im Blut 10–20 µg/ml
— Aufwachkonzentration 4–8 µg/ml
— Aufwachverhalten: mäßiger bis starker Überhang

Methohexital:
— Einleitungsdosis 1–3 mg/kg
— Wirkungseintritt < 30 s
— Wirkungsdauer 5–10 min

4 Intravenöse Anästhetika, Benzodiazepine und Neuroleptika

- exzitatorische Aktivität ++
- Injektionsschmerz 0/+
- anästhetische Wirkkonzentrationen im Blut 5–15 µg/ml
- Aufwachkonzentration 1–3 µg/ml
- Aufwachverhalten: mäßiger bis starker Überhang

Grundsätzlich gilt: **je höher die Dosierung, desto ausgeprägter die Nebenwirkungen der Barbiturate.**

Die Dosen von Thiopental oder Methohexital müssen **reduziert** werden bei:
— Alten Patienten,
— schweren Leber- oder Nierenfunktionsstörungen (etwa um 50%),
— Hypovolämie,
— Anämie,
— Blutungen,
— latenter Herzinsuffizienz,
— respiratorischer Insuffizienz,
— Kachexie,
— Muskelerkrankungen,
— Hypothyreose.

Höhere Dosen sind häufig erforderlich bei Alkoholikern und Drogenabhängigen.

Injektionsgeschwindigkeit. Bei sonst Gesunden werden Thiopental und Methohexital zügig, jedoch nicht zu rasch injiziert, meist bis der Lidschlag erloschen ist bzw. innerhalb von 30 s.

Hohe Injektionsgeschwindigkeit sollte vermieden werden, weil hierdurch die Nebenwirkungen zunehmen und die Dosierung nicht mehr dem individuellen Bedarf des Patienten angepasst werden kann. Außerdem wird hierdurch die Einschlafzeit nur gering verkürzt.

Nebenwirkungen bei der Injektion. Während und nach der Injektion von Thiopental oder Methohexital können, häufig in Abhängigkeit von Prämedikation, Dosis und Injektionsgeschwindigkeit, typische Nebenwirkungen auftreten:
— **Exzitationsphänomene:** Tremor, unfreiwillige Muskelbewegungen, Hypertonus der Muskulatur.
— **Respiratorische Störungen:** Husten, Niesen, gesteigerte Larynxreflexe, Schluckauf, verminderte Atemtiefe, vorübergehende Apnoe.
— **Blutdruckabfall und Tachykardie.**

Bei Thiopental verspürt der Patient häufig einen Knoblauchgeschmack auf der Zunge.

4 Etomidat

Etomidat (Etomidat-Lipuro, Hypnomidate) ist ein potentes und rasch wirkendes Hypnotikum ohne analgetische Komponente. Die Substanz wird zur Narkoseeinleitung, jedoch nicht mehr für die Supplementierung von Opioiden, eingesetzt. Die Sicherheitsbreite ist groß, die respiratorischen und kardiovaskulären Nebenwirkungen sind gering.

4.1 Chemische Struktur und Zubereitung

Etomidat, Äthyl-1-(α-methyl-benzyl)-imidazol-5-carboxylat, ist ein karboxyliertes Imidazolderivat (▶ Abb. 4-5), das 1965 synthetisiert und in den siebziger Jahren erstmals klinisch erprobt worden ist. Das Handelspräparat **Hypnomidate** enthält die Substanz als fertige Injektionslösung von 10 ml in einer Ampulle. In 1 ml Lösung befinden sich 2 mg Etomidat, in 1 Ampulle 20 mg. Zur Stabilisierung ist Propylenglykol zugesetzt.

Mit **Etomidat-Lipuro** steht ein Präparat zur Verfügung, bei dem die Substanz in Fett emulgiert ist. Wichtigste Vorteile der Fettemulsion sind die geringere Venenreizung und der praktisch fehlende Injektionsschmerz. Die Myokloni und unfreiwilligen Muskelbewegungen werden hingegen hierdurch nicht beeinflusst.

4.2 Pharmakologische Wirkungen

4.2.1 Zentrales Nervensystem

Etomidat wirkt dämpfend auf die Formatio reticularis des Hirnstamms, wahrscheinlich durch einen Gamma-Aminobuttersäure-(GABA-)mimetischen Effekt. Die Wirkung von Etomidat kann durch GABA-Antagonisten aufgehoben werden.

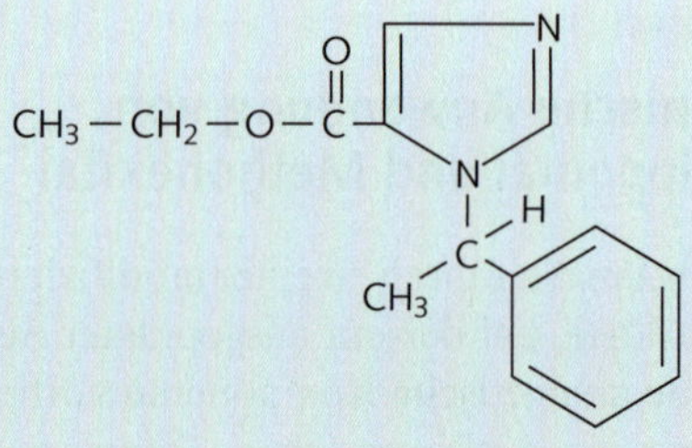

Abb. 4-5 Strukturformel von Etomidat.

Innerhalb von 1 min nach Injektion einer Einleitungsdosis tritt der Schlaf ein, 2–3 min nach der Injektion sind gewöhnlich alle Patienten wieder ansprechbar. Die Schlafdauer ist dosisabhängig und nimmt mit steigender Dosis zu. Sie ist jedoch nach einer Einschlafdosis kürzer als mit Thiopental oder Methohexital. Die Dauer der Aufwachphase hängt ebenfalls weitgehend von der injizierten Dosis ab.

Etomidat besitzt **keinerlei analgetische Wirkungen,** sondern ist ausschließlich ein starkes Hypnotikum. Chirurgische Eingriffe können unter Etomidat allein, auch bei sehr hoher Dosierung, nicht durchgeführt werden.

Die EEG-Veränderungen unter Etomidat ähneln denen von Thiopental und anderen Allgemeinanästhetika; sie hängen, wie bei Thiopental, von der injizierten Dosis sowie der Zufuhr anderer zentral wirkender Substanzen ab. Eine „burst suppression" ist ab Dosen von mehr als 0,3 mg/kg zu erwarten.

Nach der Injektion von Etomidat treten bei einigen Patienten **Myoklonien** und **Dyskinesien** auf. Diese motorischen Störungen gehen jedoch nicht mit Krampfpotentialen im EEG einher. Durch Vorinjektion von Opioiden (z. B. 0,1 mg Fentanyl) oder Benzodiazepinen können die Myoklonien und Dyskinesien meist vermindert werden, allerdings wird hierdurch die Anästhesiedauer verlängert.

4.2.2 Kardiovaskuläres System

Etomidat weist die geringsten Herz-Kreislauf-Wirkungen unter allen gebräuchlichen intravenösen Anästhetika auf (▶ Tab. 4-4).

Beim Herzgesunden ändern sich Herzfrequenz, Schlagvolumenindex, dp/dt$_{max}$ und LVEDP nach Injektion einer Einleitungsdosis (0,3 mg/kg) nicht wesentlich. Der mittlere Aortendruck bleibt gleich oder fällt geringfügig ab. Der periphere Widerstand nimmt etwas ab, das Herzzeitvolumen entsprechend geringfügig zu.

Der myokardiale Sauerstoffverbrauch wird durch Etomidat nicht beeinflusst, hingegen nimmt die Koronardurchblutung um etwa 20% zu, während der koronare Gefäßwiderstand entsprechend abnimmt. Gleichzeitig wird die arteriokoronarvenöse Sauerstoffgehaltsdifferenz kleiner, so dass gewissermaßen eine „Luxusperfusion" des Myokards auftritt. Die Zunahme der Koronardurchblutung beruht auf einer geringen koronardilatierenden Wirkung von Etomidat.

Wenngleich die kardiovaskulären Wirkungen von Etomidat selbst nur gering ausgeprägt sind, muss doch beachtet werden, dass die Substanz bei vielen Patienten keinen ausreichenden Schutz vor den kardiovaskulären Reaktionen des **Intubationsreizes** gewährt.

Außerdem muss beim **Herzkranken** auch bei Etomidat mit einer Beeinträchtigung der Herzfunktion und einem Blutdruckabfall gerechnet werden. Allerdings sind die negativen kardiovaskulären Wirkungen wiederum weniger ausgeprägt als mit anderen Einleitungssubstanzen.

Wirkungen auf **Hirnkreislauf und intrakraniellen Druck** siehe Kapitel 41.

4.2.3 Respiratorisches System

Nach der Injektion von 0,3 mg/kg Etomidat nehmen das Atemzeitvolumen und das Atemminutenvolumen um etwa 20% ab, während die Atemfrequenz um etwa 13% ansteigt. Bei einigen, vor allem alten Patienten kann ein 15–30 s dauernder Atemstillstand auftreten. Die respiratorischen Wirkungen einer Einzeldosis von Etomidat halten etwa 3–5 min an und führen meist zu einem Abfall des paO$_2$ um etwa 10 mmHg, wenn der Patient Raumluft atmet.

Tab. 4-4 Kardiovaskuläre Wirkungen von i.v. Anästhetika

Substanz	Mittlerer arterieller Druck	Herzfrequenz	HZV	Myokardkontraktilität	Systemischer Gefäßwiderstand	Venodilatation
Thiopental	↓	↑	↓	↓	↓ oder ↑	ausgeprägt
Methohexital	↓	↑↑	↓	↓	↓ oder ↑	mäßig
Etomidat	0	0	0	0	0	0
Propofol	↓↓	↓	↓	↓	starker ↓	ausgeprägt
Ketamin	↑↑	↑↑	↑	↑ oder ↓*	↑ oder ↓*	0
Midazolam	0 oder ↓	↓ oder ↑	0 oder ↓	0	↓ oder 0	mäßig

0 = keine Veränderung, * Veränderungen abhängig von der sympathoadrenergen Reserve, ↓ Abfall, Abnahme; ↑ Anstieg, Zunahme

4 Intravenöse Anästhetika, Benzodiazepine und Neuroleptika

Bei kontinuierlicher Infusion der Substanz, vor allem in Kombination mit einem Opioid wie Fentanyl oder Alfentanil, muss mit einer postoperativen Atemdepression gerechnet werden.

4.2.4 Andere Wirkungen

Leber- und Nierenfunktion. Die Nieren- und die Leberfunktion werden durch Etomidat wahrscheinlich auch nach längerer Zufuhr nicht beeinträchtigt.

Nebennierenrinde. Etomidat führt bereits in Einleitungsdosen zu einer generalisierten Dämpfung der Nebennierenrindenfunktion mit Abnahme der Plasmakortisol- und Aldosteronspiegel in der frühen postoperativen Phase. Noch 1 h nach Injektion einer Einzeldosis Etomidat zur Narkoseeinleitung ist die Reaktion der Nebennierenrinde auf ACTH-Stimulation blockiert. Die klinische Bedeutung dieser Abschwächung der „Stressreaktion" auf den chirurgischen Eingriff durch Etomidat ist gegenwärtig nicht bekannt.

Injektionsschmerzen treten beim herkömmlichen Präparat häufig auf (die Angaben in der Literatur schwanken zwischen 30 und 80%), ebenso **unfreiwillige Muskelbewegungen** (10–60%). **Husten und Schluckauf** werden bei etwa 10% der Patienten beobachtet.

Allergien gegen Etomidat sind sehr selten.

Intraarterielle Injektion. Durch die versehentliche intraarterielle Injektion von Etomidat sollen keine Schädigungen hervorgerufen werden.

4.3 Pharmakokinetik

Innerhalb von 1 min nach Injektion einer Einzeldosis werden maximale Blutspiegel von Etomidat erreicht; hierbei sind etwa 75% der Substanz im Plasma an Eiweiß gebunden (▶ Tab. 4-5). Nach der Injektion tritt rasch ein Gleichgewicht zwischen Blut und Gehirn sowie den anderen stark durchbluteten Geweben ein. Hierdurch fällt der Plasmaspiegel bereits in der ersten Minute nach der Injektion ab. Im Fettgewebe werden maximale Konzentrationen nach etwa 10–25 min erreicht. Durch Kombination von Etomidat mit Fentanyl werden die Clearance von Etomidat vermindert und die Aufwachzeit verlängert.

Metabolismus. Etomidat wird rasch metabolisiert, und zwar überwiegend in der Leber durch hydrolytische Spaltung der Estergruppe zur Carboxylsäure der Substanz. Dieser Metabolit ist inaktiv und wird zu etwa 75% über die Nieren und zu 13% mit dem Stuhl innerhalb der ersten 24 h nach der Injektion ausgeschieden.

4.4 Klinische Anwendung von Etomidat

Indikationen. Etomidat wird gegenwärtig wegen der geringen kardiovaskulären und respiratorischen Nebenwirkungen vor allem beim **Risikopatienten** sowie bei geriatrischen Patienten **zur Narkoseeinleitung** verwendet. Hierbei sollte die Präparation **Etomidat-Lipuro** bevorzugt werden.

Nachteile. Von Nachteil sind die fehlende analgetische Wirksamkeit und die ungenügende Dämpfung von Reflexreaktionen, durch die vor allem bei der endotrachealen Intubation der arterielle Blutdruck und/oder die Herzfrequenz erheblich ansteigen können; unerwünscht sind zudem die Myokloni und unfreiwilligen Muskelbewegungen. Um diese Nebenwirkungen zu vermindern, ist die Vorinjektion eines Opioids, z. B. Fentanyl, erforderlich. Darum wird die Substanz im klinischen Routinebetrieb weniger häufig für die Narkoseeinleitung eingesetzt.

Von einer kontinuierlichen Infusion wird wegen der Hemmung der Kortisolsynthese allgemein abgeraten.

Kontraindikationen. Spezifische Kontraindikationen für Etomidat sind gegenwärtig nicht bekannt.

Dosierung. Die Sicherheitsbreite von Etomidat ist sehr groß, so dass die Substanz kaum überdosiert werden kann.

Tab. 4-5 Pharmakokinetische Parameter von Etomidat	
Verteilungshalbwertszeit (min)	2–4
Proteinbindung (%)	75
Verteilungsvolumen (l/kg)	2,5–4,5
Clearance (ml/kg/min)	18–25
Eliminationshalbwertszeit (h)	2,6–3,5

Etomidat:
— Einleitungsdosis 0,15–0,3 mg/kg
— Wirkungseintritt 15–45 s
— Wirkungsdauer 3–12 min

- exzitatorische Aktivität +++
- Injektionsschmerz +++, in Lipidemulsion 0
- anästhetische Wirkkonzentrationen im Blut 300–1000 ng/ml
- Aufwachkonzentration 200–350 ng/ml
- Aufwachverhalten: geringer Überhang

4.4.1 Praktisches Vorgehen bei der Narkoseeinleitung

▼ Zunächst die gleichen Vorbereitungen treffen, wie für Propofol beschrieben.
▼ Danach Vorinjektion von 0,05 bis 0,1 mg Fentanyl i.v., um das Auftreten von Myokloni und Dyskinesien zu verhindern.
▼ Dann (nach ca. 5–7 min) Injektion der individuell kalkulierten Etomidatdosis; danach weiteres Vorgehen, wie in Abschnitt 3.8 beschrieben.

5 Ketamin

Ketamin ist ein Phencyklidinderivat, das chemisch den Halluzinogenen nahe steht. Entsprechend unterscheiden sich die Wirkungen dieser Substanz von denen aller anderen intravenösen Anästhetika. Ketamin wird als Monoanästhetikum überwiegend für kleinere chirurgische Eingriffe eingesetzt, selten als Einleitungsmittel für die Allgemeinnarkose.

5.1 Chemische Struktur und Zubereitung

Ketamin, 2-(2-Chlorphenyl)-2-methylaminocyclohexanon-hydrochlorid (▶ Abb. 4-6), ist ein wasserlösliches, weißes, kristallines Pulver. Das herkömmliche Präparat ist als 1%ige Lösung (1 ml enthält 10 mg) und als 5%ige Lösung (1 ml enthält 50 mg) im Handel und enthält als racemisches Gemisch die beiden Enantiomere (S)- und (R)-Ketamin. Inzwischen steht mit (S)-Ketamin das stärker wirksame Enantiomer (= Eutomer) als Reinsubstanz zur Verfügung. Es wird empfohlen, dieses Präparat dem racemischen Gemisch vorzuziehen (Einzelheiten siehe Abschnitt 5.5).

5.2 Pharmakologische Wirkungen

5.2.1 Zentrales Nervensystem

Wirkort und Wirkungen von Ketamin. Die zentralen Effekte von Ketamin entstehen an der Phencyclidinbindungsstelle des N-Methyl-D-Aspartat- (NMDA-)Rezeptors. Dieser Rezeptor ist ein Subtyp des Glutamatrezeptors und weist mehrere Bindungsstellen auf. Ketamin bewirkt am NMDA-Rezeptor eine nichtkompetitive Hemmung des exzitatorischen Neurotransmitters Glutamat. Hierbei weist (S)-Ketamin eine 3–4fach stärkere antagonistische Wirkung auf als (R)-Ketamin. Außerdem wirkt Ketamin agonistisch auf den Opiatrezeptorkomplex; auch wird der zentrale Katecholamintransport gehemmt.

Ketamin erzeugt eine „**dissoziative Anästhesie**", eine Art *kataleptischen Zustand*, in dem der Patient von seiner Umgebung abgekoppelt erscheint, ohne dass ein normaler Schlafzustand eintritt. Der Zustand geht mit einer ausgeprägten **Analgesie** und **Amnesie** einher. Die analgetische Wirkung ist gegenüber somatischen Schmerzen ausgeprägter als gegenüber viszeralen.

Nach der Injektion bemerkt der Patient meist ein Taubheitsgefühl im Gesicht, während die Berührungsempfindung erhalten ist; danach wird die Schmerzempfindung aufgehoben. Aus Selbstversuchen berichten Anästhesisten über beunruhigende Veränderungen von Körperschema, Gefühlen und Stimmungen, z. B. schweres Schweben im Raum oder alptraumartige Szenen. Etwa 20–60 s nach intravenöser Injektion verliert der Patient das Bewusstsein. Mit Beginn des Bewusstseinsverlustes öffnet der Patient weit die Augen, und es tritt ein horizontaler und vertikaler Nystagmus auf. Sekunden später stehen die Augen still und scheinen zu fixieren. Blinzel-, Korneal- und Larynxreflexe sind zumeist gedämpft, der Muskeltonus ist erhöht. Die über die Sinnesorgane eintreffenden Reize werden unverändert weitergeleitet, jedoch vom Gehirn nicht mehr angemessen verarbeitet: Der Patient ist von seiner Umgebung pharmakologisch abgekoppelt worden. Klassische Narkosezeichen fehlen.

Nicht selten treten unfreiwillige **Muskelbewegungen** auf, gelegentlich auch Grimassieren und Voka-

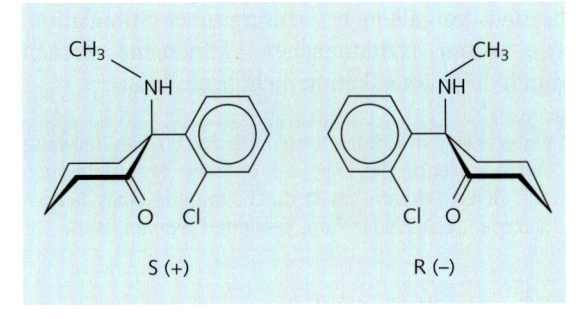

Abb. 4-6 Die beiden Enantiomere des Ketamin: S-(+)- und R-(–)-Ketamin.

lisation, vor allem bei chirurgischer Stimulation. Die zentral exzitatorischen Phänomene werden durch die Prämedikation nicht beeinflusst.

> ! Unter Ketaminwirkung treten häufig bizarre, teilweise furchterregende Träume und optische Halluzinationen auf, deren Schwere meist durch Vorgabe eines Benzodiazepins, z. B. Midazolam, gemindert werden kann.

EEG. Das EEG unter Ketaminwirkung besteht vor allem aus Thetawellen, gelegentlich tritt eine Deltaaktivität auf. Evozierte Potentiale werden durch Ketamin ebenfalls erheblich verändert. EEG-Untersuchungen weisen darauf hin, dass Ketamin eine funktionelle Dissoziation zwischen limbischem und thalamoneokortikalem System hervorruft.

Aufwachphase. Nach intravenöser Injektion einer Einzeldosis von 2 mg/kg Ketamin erwachen die meisten Patienten nach 10–15 min, jedoch ist schwer zu bestimmen, wann die Wirkungen der Substanz vollständig abgeklungen sind.

Wiederholte Nachinjektionen verlängern die Wirkungsdauer, ebenso die Kombination von Ketamin mit **Benzodiazepinen, Neuroleptika** oder **anderen Sedativa**.

Bei etwa 30% aller Patienten treten in der Aufwachphase **Träume** und **Halluzinationen** auf, die nicht selten als äußerst bedrohlich erlebt werden und in **Erregungszustände** einmünden können.

Unangenehm ist auch das Auftreten von Doppelbildern und anderen Sehstörungen in der Aufwachphase. Bei Kindern und alten Patienten werden diese Nebenwirkungen weniger häufig beobachtet, ebenso wenn nach der Einleitung mit Ketamin eine längere Allgemeinnarkose mit anderen Substanzen durchgeführt wurde.

5.2.2 Kardiovaskuläres System

Ketamin ist das einzige intravenöse Anästhetikum, das eine **Stimulation** des Herz-Kreislauf-Systems hervorruft.

– Herzfrequenz und arterieller Mitteldruck nehmen innerhalb von 2–4 min nach intravenöser Injektion um bis zu 37 bzw. 30% zu. Während der nachfolgenden 10–20 min normalisieren sich diese Werte wieder. Das Ausmaß der **Tachykardie** und **Hypertension** ist bei den einzelnen Patienten unterschiedlich stark ausgeprägt.
– Der Schlagvolumenindex nimmt um 24% ab.
– Die maximale Druckanstiegsgeschwindigkeit im Ventrikel, dp/dt_{max}, nimmt um 13%, der periphere Gefäßwiderstand um 18% zu.
– Das Herzzeitvolumen steigt leicht an oder bleibt unverändert.
– Myokardialer Sauerstoffverbrauch und Koronardurchblutung nehmen bei unprämedizierten herzgesunden Freiwilligen um bis zu 70% zu, bedingt durch den Anstieg der Herzfrequenz und die Zunahme der Druck-Volumen-Arbeit des Herzens. Diese Veränderungen sind bei allen Patienten nachweisbar, variieren jedoch in individuellem Ausmaß.

Die **Ursache** der kardiovaskulären Stimulation durch Ketamin ist nicht endgültig geklärt. Diskutiert werden ein kokainartiger Effekt, eine zentrale Sympathikusstimulation und eine Beeinträchtigung der Barorezeptorenfunktion. Die zentrale Sympathikusaktivierung scheint der Hauptmechanismus zu sein.

Allgemeinanästhetika, hohe Periduralanästhesie und Phentolamin dämpfen oder verhindern die kardiovaskuläre Stimulation durch Ketamin. Bei gleichzeitiger Zufuhr eines potenten Inhalationsanästhetikums beeinträchtigt Ketamin die Herz-Kreislauf-Funktion.

Wegen der teilweise erheblichen Steigerung des myokardialen Sauerstoffverbrauchs darf Ketamin bei Patienten mit **koronarer Herzerkrankung** nicht eingesetzt werden.

Wirkungen von Ketamin auf den **Hirnkreislauf** siehe Kapitel 41.

5.2.3 Respiratorisches System

Bei den meisten Patienten nimmt die Atemfrequenz für etwa 2–3 min zu. Je nach Dosis und Injektionsgeschwindigkeit sowie Ausmaß der Prämedikation kann die Substanz gelegentlich einen **Atemstillstand** hervorrufen.

Werden **Benzodiazepine** in niedriger Dosierung (z. B. Diazepam 0,2 mg/kg) mit Ketamin kombiniert, so ist gewöhnlich keine Beeinträchtigung der Atemfunktion zu erwarten; hingegen kann durch die Zufuhr höherer Dosen von Benzodiazepinen eine ausgeprägte und lang anhaltende **Atemdepression** auftreten.

Der Muskeltonus in den oberen Atemwegen wird unter Ketamin aufrechterhalten, meist auch die Schutzreflexe des oberen Respirationstraktes. Dennoch ist eine **Aspiration** unter Ketamin beim nichtintubierten Patienten möglich. Darum gilt:

> ! Ketamin in anästhetisch wirksamer Dosierung gewährt bei Patienten mit vollem Magen keinen ausreichenden Schutz vor Aspiration und sollte daher bei diesen Patienten nicht ohne endotracheale Intubation angewandt werden.

5.2.4 Andere Wirkungen

Drüsensekretion. Nach Injektion von Ketamin wird die Sekretion der Speicheldrüsen und der Drüsen des Tracheobronchialsystems stark gesteigert. Darum sollte Ketamin immer mit **Atropin** kombiniert werden.

Skelettmuskel. Der Skelettmuskeltonus wird durch zentrale Mechanismen erhöht; gelegentlich tritt eine Starre des ganzen Körpers mit Kieferklemme auf, die durch Zufuhr von Muskelrelaxanzien oder potenten Inhalationsanästhetika durchbrochen werden muss.

Übelkeit und Erbrechen sollen nach Ketamin etwas häufiger auftreten als nach Thiopental.

Histaminfreisetzung und Allergie. Ketamin erhöht nicht die Plasmahistaminkonzentration. Allergien treten selten auf, gelegentlich ist ein flüchtiges Erythem kurz nach der Injektion zu beobachten.

Leber- und Nierenfunktion werden durch Ketamin nicht beeinträchtigt.

5.3 Pharmakokinetik

Die Proteinbindung von Ketamin ist gering (▶ Tab. 4-6). Wegen der hohen Lipoidlöslichkeit dringt die Substanz nach intravenöser Injektion rasch in das Gehirn ein. Etwa 10 min nach Injektion einer Einzeldosis findet sich nur noch eine geringe Konzentration im Gehirn, während die übrigen stark durchbluteten Gewebe etwa 70% der Substanz aufgenommen haben.

Nach intramuskulärer Injektion wird Ketamin rasch resorbiert; maximale Plasmaspiegel treten nach Injektion von 6 mg/kg bei Erwachsenen nach 22 min auf, analgetische Konzentrationen werden für 2–3 h aufrechterhalten.

Metabolismus. Der Abbau von Ketamin erfolgt in der Leber in komplexen Schritten. Die Metaboliten sind konjugiert und werden über die Nieren und den Stuhl ausgeschieden. Die Eliminationshalbwertszeit von Ketamin wird mit 2,5–4 h angegeben.

Interaktionen. Halothan verlängert die Wirkung von Ketamin durch Verlangsamung der Rückverteilung aus dem Gehirn und Beeinträchtigung der Biotransformation. Andererseits senkt Ketamin die MAC für Halothan.

Tab. 4-6 Pharmakokinetische Parameter von Ketamin

Verteilungshalbwertszeit (min)	11–16
Proteinbindung (%)	12
Verteilungsvolumen (l/kg)	2,5–3,5
Clearance (ml/kg/min)	12–17
Eliminationshalbwertszeit (h)	2–4

Diazepam verlängert ebenfalls die Wirkung von Ketamin, und zwar durch Hemmung des Abbaus; die Plasmahalbwertszeit wird verlängert (auch nach Prämedikation mit Diazepam).

5.4 Klinische Anwendung von Ketamin

5.4.1 Indikationen

Hauptanwendungsgebiet für Ketamin sind kleinere chirurgische Eingriffe an der Körperoberfläche. Für Operationen an inneren Organen ist Ketamin wenig geeignet. Wegen der teilweise schwerwiegenden psychischen Nebenwirkungen sollte die Substanz nur nach strenger Indikationsstellung angewandt werden, d. h. selten und möglichst nicht bei ambulanten Patienten. Vor allem ist die Substanz bei Routineeingriffen nicht indiziert, wenn andere gleichwertige Verfahren eingesetzt werden können, die nicht mit den beschriebenen Nebenwirkungen einhergehen.

Verbrennungen. Ketamin wird sehr häufig für ausgedehnte tägliche Wundversorgungen bei Verbrannten eingesetzt, besonders wenn hierbei die oberen Extremitäten und das Gesicht betroffen sind und die intravenöse Zufuhr der Substanz und die Kontrolle der Atemwege schwierig zu erreichen sind. Bei diesen Patienten kann Ketamin intramuskulär injiziert werden; hierdurch wird der Wirkungseintritt gegenüber der intravenösen Zufuhr nur gering verlängert.

Narkoseeinleitung bei unkooperativen Kindern. Gelegentlich wird die Narkose bei unkooperativen Kindern mit Ketamin i.m. eingeleitet (siehe Kap. 39).

Schock. Wegen seiner Herz-Kreislauf-stimulierenden Wirkung wird Ketamin in der Notfallmedizin bei Patienten im Schock zur Narkoseeinleitung verwendet, daneben bei einigen Polytraumatisierten zur initialen Schmerzbehandlung. Die Zufuhr kann hierbei auch intramuskulär erfolgen. Dosierung siehe Kasten.

4 Intravenöse Anästhetika, Benzodiazepine und Neuroleptika

Risikopatienten. Auch bei Risikopatienten wird Ketamin wegen seiner kardiovaskulären Wirkungen gelegentlich zur Narkoseeinleitung eingesetzt.

5.4.2 Kontraindikationen

Die Substanz sollte grundsätzlich nicht angewandt werden, wenn ein Anstieg von Herzfrequenz, arteriellem Blutdruck, Hirndurchblutung oder intrakraniellem Druck kontraindiziert ist.

Absolute Kontraindikationen:
— Koronare Herzerkrankung,
— Hypertonie,
— manifeste Herzinsuffizienz,
— Aorten- und Mitralstenose,
— Phäochromozytom,
— nicht eingestellte Hyperthyreose,
— Uterusruptur und Nabelschnurvorfall,
— perforierende Augenverletzungen.

Des Weiteren ist Ketamin **nicht indiziert** bei:
— Epilepsie,
— psychiatrischen Erkrankungen,
— Eingriffen im Rachen-, Kehlkopf- und Bronchialbereich.

Dosierungen: Niedrige Dosen von 0,5 mg/kg i.m. führen zu Analgesie ohne Verlust des Bewusstseins. Bei Dosen von mehr als 6 mg/kg i.m. wird die Aufwachphase um einige Stunden verlängert.

> **Ketamin:**
> — Einleitungsdosis 1–2 mg/kg i.v.; Nachinjektionen mit der Hälfte der Anfangsdosis
> — Wirkungseintritt 45–60 s
> — Wirkungsdauer 10–20 min
> — exzitatorische Aktivität +
> — Injektionsschmerz 0
> — anästhetische Wirkkonzentration im Blut 0,6–4 µg/ml
> — sedierende Konzentration im Blut 0,1–1 µg/ml
> — Dosierung bei i.m. Einleitung 5–12 mg/kg
> — Notfall-Schmerzbehandlung 0,2–0,5 mg/kg i.v.
> — Aufwachphase: Halluzinationen und Delirium möglich

5.4.3 Praktisches Vorgehen

▼ Zunächst die gleichen Vorbereitungen treffen, wie für Propofol beschrieben.
▼ Um die sekretionssteigernde Wirkung von Ketamin zu mindern, wird die Substanz mit einem Vagolytikum, z. B. **Atropin,** kombiniert.
▼ Außerdem sollten 1–2 mg **Midazolam** zugeführt werden, um die psychischen Nebenwirkungen beim Aufwachen zu dämpfen.
▼ **Intravenös** werden etwa 10 mg/s injiziert. Die Wirkung tritt meist innerhalb von 30 s ein und hält 10–15 min an. Nachinjektionen mit der Hälfte der Ausgangsdosis können mehrfach wiederholt werden.
▼ Bei **intramuskulärer** Injektion tritt die Wirkung nach mehreren Minuten ein.
▼ Postoperative Erregungs- oder Unruhezustände können mit **Midazolam** behandelt werden. Allerdings tritt hierdurch oft eine nachhaltige Sedierung ein, die besonders bei **ambulanten Patienten** unerwünscht ist.
▼ Nach der Narkose sollten die Patienten in einem ruhigen, abgeschirmten Raum untergebracht und möglichst wenig angesprochen werden.

5.5 (S)-Ketamin

Wie bereits dargelegt, ist das herkömmliche Ketaminpräparat ein Racemat, in dem die beiden Enantiomere S-(+)- und R-(–)-Ketamin im Verhältnis 1 : 1 vorliegen, wobei aber der S-Anteil als Eutomer wesentlich stärker analgetisch und anästhetisch wirksam ist als das Distomer (R)-Ketamin. Die neue Ketaminpräparation enthält nur noch das Eutomer (S)-Ketamin; der als „pharmakologischer Ballast" angesehene Distomeranteil ist nicht mehr vorhanden. Da (S)-Ketamin eine bessere Steuerbarkeit und kürzere Aufwachzeiten aufweist als das Racemat, ersetzt S-Ketamin das herkömmliche Präparat klinisch vollständig.

> **(S)-Ketamin:**
> — Einleitungsdosis 0,5–1 mg/kg
> — Wirkungseintritt 45–60 s
> — anästhetische Wirkungsdauer 10–15 min
> — Erholungsphase 20–60 min

5.5.1 Pharmakodynamik

Die allgemeinen pharmakodynamischen Wirkungen von (S)-Ketamin entsprechen im Wesentlichen denen des herkömmlichen Racemats, jedoch ergeben sich wichtige quantitative Unterschiede: (S)-Ketamin ist nach den bisher vorliegenden tierexperimentellen und klinischen Befunden etwa 3fach stärker analgetisch und anästhetisch wirksam als (R)-Ketamin, so dass die Dosis entsprechend reduziert werden kann. Bei doppelblinder Versuchsanordnung wird die Mononarkose mit (S)-Ketamin insgesamt als „glatter" und „angenehmer" beschrieben.

Kardiovaskuläre Wirkungen. Die Wirkungen von (S)-Ketamin auf das Herz-Kreislauf-System entsprechen im Wesentlichen denen des Racemats: sympathoadrenerge Reaktion mit Anstieg von Blutdruck und Herzfrequenz. Diese Effekte können durch Kombination der Substanz mit Midazolam abgeschwächt, jedoch nicht vollständig unterdrückt werden. Unter Kombination mit Propofol soll sich ein stabiles Kreislaufverhalten erreichen lassen.

Endokrine Effekte. Auch hier bestehen keine wesentlichen Unterschiede zum Ketaminracemat: Stimulation der Hypophysen-Nebennierenrinden-Achse mit Anstieg der Adrenalin- und Noradrenalinkonzentration im Blut.

5.5.2 Pharmakokinetik

(S)-Ketamin kann, wie das Racemat, i.v. oder i.m. zugeführt werden, allerdings ist nur die Hälfte der Dosis erforderlich. Die Wirkung tritt vergleichbar schnell ein und hält nach i.v. Injektion etwa 10 min an. (S)-Ketamin wird in der Leber metabolisiert, allerdings rascher als das Racemat, entsprechend ist die Eliminationshalbwertszeit kürzer. Hieraus ergibt sich insgesamt eine bessere Steuerbarkeit des Eutomers (S)-Ketamin.

5.5.3 Klinische Anwendung

Die Indikationen und Kontraindikationen für den Einsatz von (S)-Ketamin entsprechen weitgehend denen des Racemats. Vorteile gegenüber dem Racemat ergeben sich aus der besseren Steuerbarkeit und den kürzeren Aufwachzeiten von (S)-Ketamin.

TIVA. Wenig untersucht ist bisher der Einsatz von (S)-Ketamin als analgetische Komponente einer totalen intravenösen Anästhesie. Adams und Werner (1997) empfehlen hierzu folgendes Vorgehen: initialer Bolus von 0,5–1 mg/kg (S)-Ketamin und anschließende Infusion von 1–3 mg/kg/h, ergänzt durch Midazolam (Einleitungsbolus 0,1–0,2 mg/kg, Erhaltungsdosis 0,05–0,15 mg/kg) oder durch Propofol (Einleitungsbolus 1–2 mg/kg, Erhaltungsdosis 4–8 mg/kg/h). Vorteile dieses Verfahrens sind die nach Ansicht der Autoren geringere Atemdepression und Häufigkeit des postoperativen Erbrechens.

Notfallmedizin. Für die Analgesie während des Transports von Notfallpatienten empfiehlt Adams die i.v. Zufuhr von 0,125 bis 0,25 mg/kg (S)-Ketamin; diese Dosis reiche für etwa 15 min aus; die Kombination mit einem Benzodiazepin sei nicht erforderlich. Für längere Transporte solle die Substanz kontinuierlich infundiert werden. Eine gute Analgesie lasse sich für etwa 30 min mit der i.m. Injektion von 0,25 bis 0,5 mg/kg (S)-Ketamin erreichen.

6 Benzodiazepine

Die Benzodiazepine gehören zu den Tranquilizern und sind keine Anästhetika im eigentlichen Sinne. Sie wirken dosisabhängig **sedierend, anxiolytisch, antikonvulsiv und hypnotisch.**

In der Anästhesie werden die Substanzen häufig zur Potenzierung von Anästhetika, z. B. Opioiden, sowie zur Sedierung während einer Regionalanästhesie eingesetzt. Daneben spielen die Benzodiazepine eine wichtige Rolle als Prämedikationssubstanzen. Für die intravenöse Supplementierung von Anästhetika werden vor allem folgende Substanzen angewandt:
— Diazepam (Valium, Diazemuls),
— Flunitrazepam (Rohypnol),
— Midazolam (Dormicum).

6.1 Chemische Struktur und Zubereitung

Diazepam, 7-Chlor-1,3-dihydro-1-methyl-5-phenyl-2H-1,4-benzodiazepin (▶ Abb. 4-7), ist eine kristalline, farblose, basische Substanz mit guter Fettlöslichkeit. Da Diazepam in Wasser unlöslich ist, wird für die Handelspräparate ein organischer Lösungsvermittler verwendet, der aus Propylenglykol, Ethanol und Natriumbenzoat besteht und einen pH-Wert von 6,6 bis 6,9 aufweist. Der saure pH-Wert bewirkt, dass die intravenöse und intramuskuläre Injektion von Diazepam zumeist schmerzhaft verläuft.

Im Handelspräparat **Diazemuls** liegt die Substanz in Fett gelöst vor. Diese Zubereitung verursacht keine Schmerzen bei der Injektion, ist jedoch erheblich teurer.

Alle Handelspräparate von Diazepam enthalten in 2 ml Lösung 10 mg Substanz.

Flunitrazepam, 5-(0-Fluorphenyl)-1,3-dihydro-1-methyl-7-nitro-2H-1,4-benzodiazepin (siehe Abb. 4-7), ist ebenfalls wasserunlöslich. Als Lösungsvermittler dienen Äthylalkohol, Benzylalkohol und Propylenglykol. Die Substanz behält ihre Stabilität in Glukose 5% oder physiologischer Kochsalzlösung für etwa 8 h. Das Handelspräparat **Rohypnol** enthält pro ml Lösung 2 mg Substanz, die Tablette 1 mg.

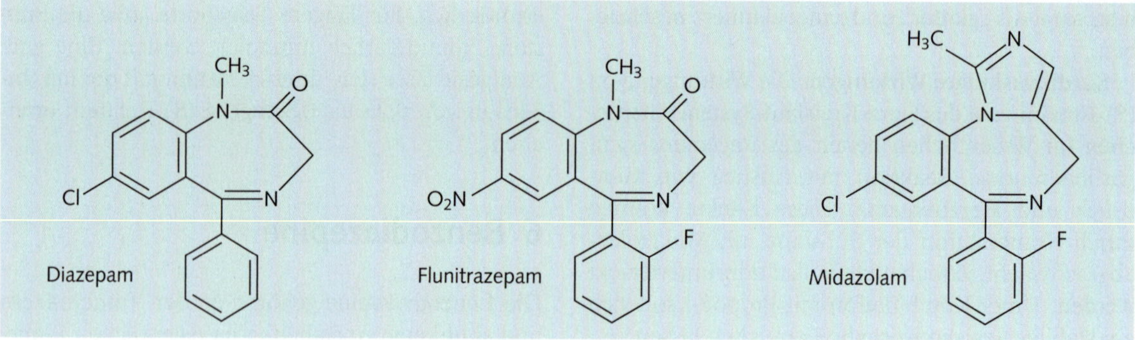

4 Intravenöse Anästhetika, Benzodiazepine und Neuroleptika

Abb. 4-7 Strukturformeln von Diazepam, Flunitrazepam und Midazolam.

Midazolam, 8-Chlor-6-(2-fluorphenyl-1-methyl)-4H-imidazo-benzodiazepin (siehe Abb. 4-7), ist ein wasserlösliches Benzodiazepin, das 1984 in die Klinik eingeführt wurde. Die Injektion der Substanz ist nicht mit Schmerzen verbunden. Das Handelspräparat **Dormicum** enthält 15 mg in 3 ml, 5 mg in 5 ml, 5 mg in 1 ml oder 50 mg in 10 ml spritzfertiger wässriger Lösung. Die Ampullenlösung ist kompatibel mit Glukose 5% und Natriumchlorid 0,9% in Mischungsverhältnissen von 1:1, 1:125 und 1:250. Die Mischungen sind 24 h stabil.

6.2 Pharmakologische Wirkungen

Grundsätzlich weisen alle Benzodiazepine die gleichen qualitativen Wirkungen und Wirkungsmechanismen auf, pharmakodynamisch bestehen jedoch einige quantitative Unterschiede zwischen den einzelnen Substanzen. Die Wirkungen sind dosisabhängig: je höher die Dosis, desto rascher der Wirkungseintritt und die Wirkungsdauer und umso ausgeprägter die Wirkungsstärke.

Die **Hauptwirkungen** der Benzodiazepine sind:
— Sedierung,
— Anxiolyse,
— Hypnose,
— antikonvulsive Aktivität,
— Muskelrelaxierung.

In höheren Dosen führen die Benzodiazepine von der Sedierung zu Stupor und Hypnose; es tritt jedoch **keine chirurgische Anästhesie** ein, so dass mit Benzodiazepinen allein keine Operationen durchgeführt werden können.

6.2.1 Zentrales Nervensystem

Wirkort der Benzodiazepine. Die Wirkungen der Benzodiazepine entstehen durch Besetzung spezifischer Bindungsstellen, den **Benzodiazepinrezeptoren.** Diese Rezeptoren fördern die *hemmende* Wirkung von GABA auf die neuronale Übertragung. Die höchste Rezeptordichte findet sich im zerebralen Kortex, Hippokampus, Bulbus olfactorius, in der Substantia nigra, im Colliculus inferior und Kleinhirn, des Weiteren im Striatum, unteren Hirnstamm und Rückenmark. Die anxiolytischen, muskelrelaxierenden und antikonvulsiven Wirkungen der Benzodiazepine werden über den **GABA-Rezeptor** vermittelt, die hypnotische Wirkung entsteht hingegen an anderer Stelle. Die Bindung der Benzodiazepine an den Rezeptor erfolgt stereospezifisch und ist sättigbar. Die Wirkungsstärke eines Benzodiazepins hängt von der Affinität für den Rezeptor ab. Eine Rezeptorbesetzung von 20% führt zur Anxiolyse, von 30–50% zur Sedierung und von mehr als 60% zur Hypnose oder zum Bewusstseinsverlust.

Zwei Haupttypen von GABA-Rezeptoren sind identifiziert worden: $GABA_A$- und $GABA_B$-Rezeptor. Der Benzodiazepinrezeptor ist Bestandteil des $GABA_A$-Rezeptors in der subsynaptischen Membran des Effektorneurons. Dieser Rezeptorkomplex besteht wahrscheinlich aus einem Pentamer von homologen Untereinheiten; der Benzodiazepinrezeptor befindet sich auf der γ-Untereinheit, jedoch scheint die α-Untereinheit die pharmakologische Wirkung der Benzodiazepinrezeptorstelle zu kontrollieren. Die Aktivierung des GABA-Rezeptors führt zur Hyperpolarisation der Zelle durch Öffnung des von den fünf Untereinheiten gebildeten Chloridkanals. Durch die Hyperpolarisation sind die Neurone unerregbar. Die länger dauernde Zufuhr von Benzodiazepinen, z. B. während der Intensivbehandlung, führt zur Herunterregulierung der ZNS-Rezeptoren mit nachfolgender Toleranz gegenüber der Benzodiazepinwirkung.

EEG. Im EEG finden sich unter Benzodiazepinen, wie bei den anderen Sedativ-Hypnotika, eine verminderte α-Aktivität und eine Zunahme der schnellen Aktivität mit kleiner Amplitude, vor allem der β-Aktivität.

Anxiolyse. Alle Sedativ-Hypnotika wirken unspezifisch angstlösend. Ob die Benzodiazepine darüber hinaus eine spezifische Anxiolyse hervorrufen, ist gegenwärtig nicht geklärt. Kleinmütig-ängstliche Patienten reagieren gelegentlich auf die intravenöse Injektion von Diazepam mit feindseligem Verhalten. Manchmal tritt auch ein paradoxer Erregungszustand auf.

Muskelrelaxierung. Die Wirkungen der Benzodiazepine auf die motorische Endplatte scheinen gering zu sein; die Wirkung nichtdepolarisierender Muskelrelaxanzien wird durch Benzodiazepine vermutlich nicht potenziert. Auf den spastischen Skelettmuskel wirken einige Benzodiazepine relaxierend, vermutlich durch eine Beeinflussung der Erregungsübertragung auf Rückenmarksebene.

Antikonvulsive Wirkung. Benzodiazepine wirken antikonvulsiv; hierbei besitzt **Flunitrazepam** eine größere Selektivität als die meisten anderen Substanzen. Die antikonvulsive Wirkung der Benzodiazepine kommt dadurch zustande, dass die subkortikale Ausbreitung der Krampfaktivität verhindert wird. Auf den Fokus selbst wirken die Substanzen nicht.

Amnesie. Die meisten Benzodiazepine können eine anterograde Amnesie hervorrufen, die für die einzelnen Substanzen unterschiedlich lang sein soll. Für **Diazepam** wird eine Amnesiezeit von mehr als 30 min nach Injektion von 0,24 mg/kg angegeben.

Nach intravenöser Injektion von Diazepam tritt die **sedierende Wirkung** meist innerhalb von 1–2 min ein. Der Dosisbedarf ist sehr variabel: Während bei einigen Patienten bereits die i.v. Injektion von 5 mg Diazepam zu Hypnose bzw. Bewusstlosigkeit führt, reagieren andere Patienten auf sehr hohe Dosen (1 mg/kg) lediglich mit einer gewissen Schläfrigkeit. Durch die Kombination von Benzodiazepinen mit einem **Opioid** wird die sedierende bzw. hypnotische Wirkung erheblich verstärkt. Außerdem nehmen die respiratorischen und kardiovaskulären Nebenwirkungen zu.

6.2.2 Kardiovaskuläres System

Die kardiovaskulären Wirkungen von Diazepam, Flunitrazepam und Midazolam nach intravenöser Injektion sind beim Herzgesunden gering:
- Der mittlere Aortendruck fällt vorübergehend leicht ab oder bleibt unverändert.
- Die Herzfrequenz bleibt gleich oder nimmt geringfügig zu.
- Die Kontraktilität des Myokards nimmt leicht ab.
- LVEDP, Pulmonalarteriendrücke, Schlagvolumenindex und Herzzeitvolumen ändern sich ebenfalls nicht wesentlich.
- Myokardialer Sauerstoffverbrauch und Koronardurchblutung bleiben zumeist unverändert.

Bei höherer Dosierung und beim Herzkranken können die kardiovaskulären Wirkungen jedoch ausgeprägter sein. Kombination mit einem Opioid verstärkt ebenfalls die Herz-Kreislauf-dämpfenden Wirkungen.

6.2.3 Respiratorisches System

Nach intravenöser Injektion bewirken die Benzodiazepine vorübergehend eine leichte Atemdepression; das Atemzugvolumen nimmt ab, die Atemfrequenz steigt etwas an. Bei einigen Patienten manifestiert sich die Atemdepression als leichter Anstieg des $paCO_2$ und geringer Abfall des paO_2. Gelegentlich tritt nach intravenöser Injektion eines Benzodiazepins ein **Atemstillstand** auf. Praktisch ist Folgendes wichtig:

> Die Kombination von Benzodiazepinen mit Opioiden kann zu einer ausgeprägten und lang anhaltenden Atemdepression führen.

Eine Atemdepression kann aber auch bei alleiniger oraler Anwendung von Flunitrazepam zur Prämedikation auftreten, insbesondere bei älteren Patienten, die ohne äußere Stimulation „sich selbst überlassen" werden, z. B. ohne Ansprache und Überwachung im Einleitungsraum.

6.2.4 Andere Wirkungen

Leber- und Nierenfunktion werden durch Benzodiazepine wahrscheinlich nicht beeinflusst.

Eine antiemetische Wirkung besitzen die Benzodiazepine vermutlich nicht.

Thrombophlebitis. Die Injektion von wasserunlöslichen Benzodiazepinen kann zur Thrombophlebitis führen. Diese Komplikation soll bei Flunitrazepam etwas weniger häufig sein als bei Diazepam und bei Midazolam (wasserlöslich!) nur noch selten auftreten.

6.3 Pharmakokinetik

Aufgrund ihrer Eliminationshalbwertszeit können die Benzodiazepine in lang (Eliminationshalbwerts-

4 Intravenöse Anästhetika, Benzodiazepine und Neuroleptika

Tab. 4-7 Pharmakokinetische Parameter von Benzodiazepinen

	Midazolam	Flunitrazepam	Diazepam
Verteilungshalbwertszeit, $t_{1/2\alpha}$ (min)	7–15	–	10–15
Eliminationshalbwertszeit, $t_{1/2\beta}$ (h)	2–4	16–35	24–57
Proteinbindung (%)	94	77–80	98
Verteilungsvolumen (l/kg)	1–1,5	3,8	1–1,5
Clearance (ml/kg/min)	6–8	0,9	0,2–0,5

zeit > 24 h), mittellang (Eliminationshalbwertszeit 5–24 h) und kurz (Eliminationshalbwertszeit < 5 h) wirkende Substanzen eingeteilt werden (▶ Tab. 4-7).

Hiernach gilt Folgendes:
— Kurz wirkend: Midazolam,
— mittellang wirkend: Flunitrazepam,
— lang wirkend: Diazepam.

6.3.1 Midazolam

Die pharmakologischen Wirkungen von Midazolam entsprechen weitgehend denen von Diazepam; jedoch weist Midazolam folgende unterschiedliche Eigenschaften im Vergleich zu Diazepam auf:
— 2fach stärkere Wirksamkeit,
— kürzere Wirkungsdauer,
— wasserlöslich,
— rasche und vollständige Absorption nach intramuskulärer Injektion (Absorptionshalbwertszeit 10 min).

Nach rascher intravenöser Injektion von Midazolam fällt die Plasmakonzentration innerhalb der ersten 15 min auf 10–20% des Ausgangswertes ab, nach 2 h auf etwa 5%. Die Metabolisierung von Midazolam erfolgt in der Leber. Hauptmetabolit ist das pharmakologisch aktive Hydroxymidazolam, das in glukuronierter Form über die Nieren ausgeschieden wird.

6.3.2 Flunitrazepam

Die Pharmakodynamik von Flunitrazepam entspricht weitgehend der von Diazepam, der schlafauslösende Effekt ist jedoch stärker; auch soll die Amnesie ausgeprägter sein, ebenso die antikonvulsive Wirksamkeit.

Nach langsamer intravenöser Injektion von Flunitrazepam tritt innerhalb von 3 min der Schlaf ein; die Schlafdauer beträgt etwa 20–30 min, danach besteht für längere Zeit eine Sedierung. Der Plasmaspiegel fällt nach der Injektion zunächst rasch ab, später langsamer. Die Eliminationshalbwertszeit beträgt nach einer oralen Einzeldosis im Mittel 18 h. Der Abbau von Flunitrazepam erfolgt in der Leber, die Ausscheidung überwiegend über die Nieren. Bei schwerer Niereninsuffizienz muss mit einer verlängerten Wirkungsdauer gerechnet werden. Wiederholte Dosen führen zur Kumulation und zum Überhang, besonders bei alten Patienten.

6.3.3 Diazepam

Nach intravenöser Injektion von 10–20 mg **Diazepam** fällt bei gesunden Versuchspersonen die Plasmakonzentration innerhalb von 10–20 min rasch ab. Die Substanz wird zunächst schnell in die graue Substanz des Gehirns aufgenommen, darauf folgt eine langsamere Phase der Umverteilung in die weiße Substanz und in das Fettgewebe; diese langsamere Phase dauert, je nach verwendetem Benzodiazepin, zwischen 11 min und 12 h.

Ein erneuter Anstieg der Plasmakonzentration tritt 6–8 h nach intravenöser oder oraler Zufuhr von **Diazepam** und einigen anderen Benzodiazepinen auf, nicht selten verbunden mit einer Rückkehr der Schläfrigkeit. Der Wiederanstieg der Plasmakonzentration beruht offensichtlich auf einer *enterohepatischen Rezirkulation:* In der frühen Umverteilungsphase wird vermutlich eine erhebliche Menge der Substanz biliär sezerniert und anschließend wieder ins Blut aufgenommen, so dass die Plasmakonzentration erneut ansteigt. Bei Anwesenheit von Nahrung im Darm wird dieser Effekt verstärkt.

Biotransformation. Die Biotransformation der Benzodiazepine findet wahrscheinlich überwiegend in der Leber statt. Die beiden wichtigsten Metaboliten sind *Dimethyldiazepam* und *Hydroxydiazepam*. Beide Metaboliten sind pharmakologisch aktiv, vor allem Hydroxydiazepam besitzt eine ähnliche Wirkungsstärke wie Diazepam und trägt wahrscheinlich dazu bei, dass nach einer Phase der scheinbaren Erholung die Schläfrigkeit zurückkehrt. Die Ausscheidung der Metaboliten erfolgt überwiegend über die Nieren, zu einem geringen Teil über den Stuhl.

Die Eliminationshalbwertszeit von Diazepam beträgt 24–57 h bei sonst gesunden Patienten, die der Metaboliten 2–4 Tage.

Wiederholte Zufuhr bewirkt eine **Kumulation** von Diazepam und seiner Metaboliten im Fettgewebe, mit nachfolgender Verlängerung der Schläfrigkeit. Außerdem wird die Eliminationsrate durch hohes Alter oder Leberzirrhose verlängert, während der Einfluss von Nierenerkrankungen eher gering ist. Plazentapassage von Diazepam siehe Kapitel 37.

6.4 Klinische Anwendung der Benzodiazepine

Indikationen. In der Anästhesiologie werden die Benzodiazepine vor allem für folgende Zwecke eingesetzt:
— Prämedikation,
— Supplementierung intravenöser Anästhetika wie Fentanyl oder Ketamin,
— Sedierung bei Regionalanästhesien,
— Sedierung bzw. Hypnose für kurze schmerzlose Eingriffe, z. B. Kardioversion,
— Narkoseeinleitung bei Risikopatienten,
— Antikonvulsivum, z. B. bei lokalanästhetikainduzierten Krämpfen.

Die Auswahl der Substanzen richtet sich vor allem nach pharmakokinetischen Gesichtspunkten: Diazepam für längere, Flunitrazepam für mittellange und Midazolam für kurze Eingriffe.

Von **Nachteil** sind bei Diazepam und Flunitrazepam die Schmerzhaftigkeit der Injektion und die Thrombosegefahr sowie die lange Wirkdauer. Diese Nebenwirkungen sind bei Midazolam wesentlich geringer, so dass die Substanz in der klinischen Anästhesie gegenüber anderen Benzodiazepinen bevorzugt wird.

! Grundsätzlich gilt jedoch für alle drei Substanzen, dass die Fahrtüchtigkeit für mindestens 12 h nach der Injektion einer Einzeldosis eingeschränkt ist und die Patienten während dieser Zeit kein Kraftfahrzeug führen oder Maschinen bedienen dürfen.

Kontraindikationen. Benzodiazepine dürfen nicht eingesetzt werden bei:
— Myasthenia gravis,
— Überempfindlichkeit gegen Benzodiazepine,
— akute Vergiftungen mit Alkohol oder Schlafmitteln,
— schwere respiratorische Insuffizienz.

6.4.1 Midazolam

Midazolam wird zur Prämedikation sowie zur Sedierung bei Regionalanästhesien und zur Supplementierung der intravenösen Anästhesie eingesetzt. Die Substanz kann oral, rektal, intramuskulär und intravenös zugeführt werden. Nach oraler, rektaler und intramuskulärer Gabe wird Midazolam fast vollständig resorbiert; die Wirkung setzt rasch ein.

Midazolam:
— Narkoseeinleitung Erwachsene 0,15–0,3 mg/kg i.v., Kinder 0,2 mg/kg i.v.
— Sedierung bei Regionalanästhesien 0,05–0,1 mg/kg i.v.
— Wirkungseintritt 30–60 s
— Wirkungsdauer 15–30 min
— für die Anästhesie erforderliche Blutkonzentration 50–200 ng/ml
— Blutkonzentration für Sedierung 40–100 ng/ml

Bei wiederholter Nachinjektion kleinerer Dosen wird die Wirkdauer deutlich verlängert.

Respiratorische Effekte. Midazolam führt – abhängig von der Dosis und der Injektionsgeschwindigkeit – zu einer zentralen Atemdepression, bis hin zur vorübergehenden Apnoe. Der maximale atemdepressorische Effekt tritt innerhalb von 3–5 min ein; die atemdepressorische Wirkung hält insgesamt ca. 60–120 min an. Bei Patienten mit COPD sind die Effekte ausgeprägter und halten auch länger an. Die Kombination von Midazolam mit Opioiden führt zu einem additiven oder synergistischen atemdepressorischen Effekt. Auch bei sehr kranken oder älteren Patienten muss mit einem stärkeren atemdepressorischen Effekt von Midazolam gerechnet werden. Daher gilt:

! Nach intravenöser Zufuhr von Midazolam für die Sedierung bei Regionalanästhesien ist eine kontinuierliche und sorgfältige Überwachung der Atemfunktion erforderlich!

6.4.2 Flunitrazepam

Intravenös wird Flunitrazepam vor allem zur Supplementierung der intravenösen Anästhesie bei länger dauernden Eingriffen eingesetzt, daneben zur Sedierung bei Regionalanästhesien und zur Narkoseeinleitung bei Risikopatienten, oral auch zur Prämedikation. Für ambulante Patienten ist die Substanz wegen der langen Wirkungsdauer nicht geeignet.

> Dosierung von Flunitrazepam: 0,02 mg/kg i.v.

6.4.3 Diazepam

Zuverlässige und vorhersehbare Wirkungen von Diazepam werden nur durch orale oder intravenöse Zufuhr erreicht.

> Dosierung von Diazepam: 0,2–1 mg/kg i.v.

Die Substanz sollte wegen der unsicheren Resorption und schmerzhaften Injektion **nicht intramuskulär** zugeführt werden.

Die intravenöse Injektion der herkömmlichen Lösung sollte wegen der damit verbundenen Schmerzhaftigkeit und Thrombosegefahr *langsam* in eine möglichst große Vene erfolgen; anschließend sollte sofort mit physiologischer Kochsalzlösung nachgespült werden.

6.5 Antagonisierung von Benzodiazepinen

Die zentral dämpfenden Wirkungen der Benzodiazepine können durch **Physostigmin** antagonisiert werden. Ob es sich hierbei um einen spezifischen Effekt oder eine generalisierte Weckreaktion auf Physostigmin handelt, ist gegenwärtig nicht geklärt. Die Zufuhr von Physostigmin kann mit Übelkeit, Erbrechen und Bradykardie einhergehen.

6.5.1 Flumazenil

Mit Flumazenil (Anexate) steht ein spezifischer Benzodiazepinantagonist für den klinischen Einsatz zur Verfügung. Die Substanz weist eine hohe Spezifität und Affinität für Benzodiazepinrezeptoren auf und verdrängt die Benzodiazepine kompetitiv (und konzentrationsabhängig) aus ihrer Rezeptorbindung. Die intrinsische Aktivität bzw. agonistische Wirkung am Benzodiazepinrezeptor ist dagegen gering.

Pharmakokinetik und Metabolismus. Das wasserlösliche Flumazenil wird intravenös injiziert. Die Substanz wird rasch in der Leber metabolisiert und glukuronidiert; gegenwärtig ist nicht geklärt, ob die Metaboliten pharmakologisch aktiv sind. Der Hauptmetabolit, *Flumazenilsäure*, wird in glukuronidierter Form über die Nieren ausgeschieden. Die Plasmahalbwertszeit von Flumazenil beträgt ca. 1 h, entsprechend kurz ist auch die Wirkdauer. Hierdurch kann später eine erneute Sedierung durch den Agonisten auftreten; evtl. muss daher, auch mehrmals, nachinjiziert werden.

Pharmakodynamik. Bei Abwesenheit eines Agonisten sind die zentralen Wirkungen von Flumazenil gering: Niedrige Dosen sollen stimulierend wirken, hohe Dosen dämpfend. Kardiovaskuläre oder respiratorische Effekte sind nicht zu erwarten. Steht der Patient hingegen unter der sedierenden oder hypnotischen Wirkung eines Benzodiazepins, erfolgt sofort nach der Injektion eine Weckreaktion: Sedierung, Bewusstlosigkeit, Atemdepression und psychomotorische Wirkungen des Benzodiazepins werden innerhalb von 1–3 min aufgehoben. Wesentliche kardiovaskuläre Wirkungen, wie bei der Antagonisierung von Opioiden durch Naloxon, treten nicht auf.

Die Wirkdauer von Flumazenil hängt von der injizierten Dosis sowie den spezifischen Eigenschaften des Benzodiazepins ab. 3 mg Flumazenil führen gewöhnlich zu einer Wirkungsdauer von ca. 45–90 min.

Indikationen. Das Einsatzspektrum von Flumazenil ist eng:
— Therapeutische Antagonisierung von Benzodiazepinen,
— differentialdiagnostische Zufuhr bei Koma unbekannter Ursache und Verdacht auf Benzodiazepin-Überdosierung,
— Antagonisierung nach Narkosen oder Sedierung bei persistierender Bewusstlosigkeit, wenn hierbei Benzodiazepine eingesetzt wurden.

Der routinemäßige Einsatz des sehr teuren Präparats ist hingegen nicht gerechtfertigt.

> **Dosierung von Flumazenil:**
> — therapeutische Antagonisierung
>   0,1–0,2 mg i.v.; evtl. wiederholt; max. 3,0 mg
> — differentialdiagnostisch bei Koma
>   0,5–1,0 mg i.v.

Schwerwiegende Nebenwirkungen und Kontraindikationen für Flumazenil sind bisher nicht bekannt geworden. Die therapeutische Breite ist groß. Theoretisch könnte die Substanz bei Benzodiazepinabhängigen ein Entzugssyndrom auslösen.

7 Droperidol

Das Butyrophenonderivat Droperidol (Dehydrobenzperidol) gehört, wie die Phenothiazine, zu den

Neuroleptika („major tranquilizer"). Diese Substanzen rufen ein sog. **neuroleptisches Syndrom** hervor, einen Zustand der emotionalen Beruhigung, der mit verminderter motorischer Aktivität und Indifferenz gegenüber der Umgebung einhergeht.

Neuroleptika sind keine Anästhetika oder Sedativ-Hypnotika: Sie führen weder zu Amnesie noch Schlaf oder Analgesie und Muskelrelaxierung und mindern zumeist auch nicht die akute situationsbezogene Angst des Patienten vor Operation und Narkose. Ihr Hauptanwendungsgebiet sind **psychiatrische Erkrankungen**.

In der Anästhesiologie wird Droperidol vor allem als Antiemetikum eingesetzt.

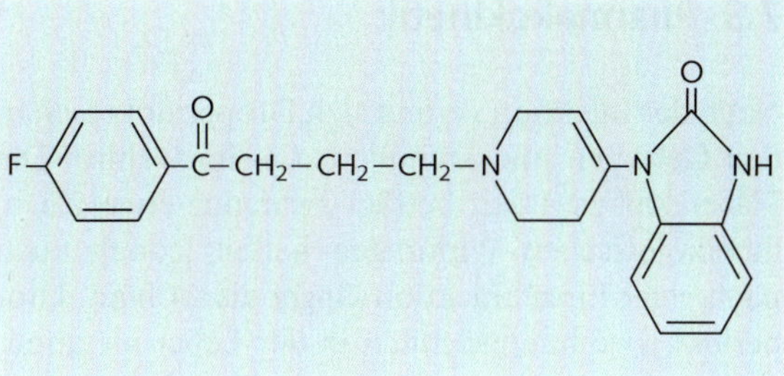

Abb. 4-8 Strukturformel von Droperidol.

7.1 Chemische Struktur und Zubereitung

Droperidol, Parafluorobutyrophenon (▶ Abb. 4-8), ist eine basische Substanz, die bei einem pH-Wert von 7,4 zum großen Teil in nichtionisierter Form vorliegt und daher gut lipoidlöslich ist. Das Handelspräparat enthält pro 1 ml 2,5 mg Droperidol.

7.2 Pharmakologische Wirkungen

7.2.1 Zentrales Nervensystem

Droperidol beeinflusst die Erregungsübertragung zentraler Synapsen, deren Überträgerstoffe Dopamin, Noradrenalin, Serotonin und GABA sind. Hierbei handelt es sich wahrscheinlich um eine kompetitive Hemmung auf Rezeptorebene, vor allem im Bereich von Hirnstamm, limbischem System, Nucleus niger und Hypothalamus.

Die Substanz ruft ein **neuroleptisches Syndrom** hervor: Der Patient wirkt äußerlich ruhig, affektive Reaktionen werden unterdrückt, motorische Bewegungen verlangsamt. Oft tritt Somnolenz ein, der Patient ist jedoch jederzeit erweckbar und kann Aufforderungen nachkommen. Einige Patienten reagieren auf die Zufuhr von Droperidol mit Angst, Verwirrtheit, Dysphorie und innerer Unruhe.

Extrapyramidale Bewegungsstörungen in Form von Dyskinesien und parkinsonartiger Muskelrigidität sind keine Seltenheit. Diese Störungen können bis zu 24 h nach der Injektion auftreten.

Klinisch wichtig ist die starke **antiemetische Wirkung** von Droperidol: Sie beruht auf einer direkten Hemmung der chemorezeptiven Triggerzone im Stammhirn. Ebenfalls von Bedeutung ist die Beeinträchtigung der zentralen **Temperaturregulation** durch Droperidol und andere Neuroleptika. So können die Neuroleptika eingesetzt werden, um das **Kältezittern** bei mäßiger Hypothermie zu dämpfen.

7.2.2 Kardiovaskuläres System

Die Herz-Kreislauf-Wirkungen von Droperidol sind beim Herzgesunden gewöhnlich gering:
— Der **Blutdruck** fällt zumeist kurz nach der intravenösen Injektion von 2,5–10 mg Droperidol für etwa 5–10 min ab, bedingt durch eine Abnahme des peripheren Gefäßwiderstands. Auslösender Mechanismus soll eine partielle Blockade der α-Rezeptoren sein. Die blutdrucksenkende Wirkung ist jedoch meist zu gering und variabel, um die Substanz bei erhöhtem Blutdruck einsetzen zu können. Bei Hypovolämie oder Kombination von Droperidol mit Fentanyl kann hingegen der Blutdruckabfall stärker ausgeprägt sein.
— Das Verhalten der **Herzfrequenz** ist variabel; meist steigt sie vorübergehend an.
— Die **Kontraktilität** des Myokards scheint durch Droperidol nicht beeinträchtigt zu werden: Bei herzgesunden Freiwilligen veränderten sich die Kontraktilitätsparameter nicht.
— **Myokardialer Sauerstoffverbrauch und Koronardurchblutung** nehmen unter Droperidol vorübergehend zu, hauptsächlich bedingt durch den Anstieg der Herzfrequenz.

7.2.3 Andere Wirkungen

Droperidol beeinflusst die Atmung nicht wesentlich; Leber- und Nierenfunktion werden ebenfalls nicht beeinträchtigt. Die Wirkung auf den Stoffwechsel ist minimal: Die Gesamtsauerstoffaufnahme des Organismus wird vermindert. Die Funktion der Nebennierenrinde wird weder durch Droperidol allein noch durch die Kombination von Droperidol mit Fentanyl beeinflusst.

7.3 Pharmakokinetik

Nach der Injektion verteilt sich Droperidol rasch in den Geweben und kumuliert u. a. im Gehirn. Die Plasmahalbwertszeit beträgt zwar nur etwa 2,5 h, die biologischen Wirkungen halten jedoch auch nach einer Einzelinjektion länger als 24 h an. Droperidol wird hauptsächlich in der Leber metabolisiert und in Form von pharmakologisch inaktiven Metaboliten über die Nieren ausgeschieden.

7.4 Klinische Anwendung von Droperidol

Hauptanwendungsgebiet von Droperidol war die **Neuroleptanalgesie und -anästhesie;** außerdem wurde die Substanz gelegentlich zur **Supplementierung von Anästhetika,** z. B. Ketamin, eingesetzt, des Weiteren als **Antiemetikum** in der perioperativen Phase sowie (selten) intraoperativ zur Senkung des erhöhten Blutdrucks.

Nachteile. Für die klinische Anästhesie weist Droperidol folgende Nachteile auf:
— Keine amnestische, hypnotische oder analgetische Wirkung,
— keine Beseitigung von situationsbezogener Angst,
— häufig extrapyramidale Bewegungsstörungen bis weit in die postoperative Phase hinein,
— nicht selten Verstimmungszustände, Verwirrtheit und Angst,
— lange zerebrale Wirkdauer,
— Gefahr des erheblichen Blutdruckabfalls bei einigen Patienten,
— EKG: Verlängerung des QTc-Intervalls mit Gefahr ventrikulärer Tachykardien.

Kontraindikationen. Die wichtigsten Kontraindikationen für Droperidol und andere Neuroleptika sind:
— Phäochromozytom,
— Parkinson-Syndrom,
— endogene Depressionen,
— Hypovolämie oder Schock,
— Erregungsleitungsstörungen des Herzens,
— Therapie mit L-Dopa.

Bei frühkindlichen Hirnschäden und spastischen Erkrankungen sollte Droperidol ebenfalls nicht eingesetzt werden.

Dosierung. Im Gegensatz zur früheren Praxis wird Droperidol heutzutage gewöhnlich in niedrigen Dosen verabreicht.

> Dosierung von Droperidol (Dehydrobenzperidol): 0,625–1,25 mg i.v.

Nachinjektionen sollten wegen der langen Wirkdauer von Droperidol möglichst vermieden werden. Bei folgenden Patienten sollte die Dosis reduziert werden:
— Hypertoniker,
— Patienten unter Vasodilatatorentherapie,
— Patienten mit intravasalem Volumenmangel.

Literatur

Adams HA, Werner C: Vom Razemat zum Eutomer: (S)-Ketamin. Anaesthesist 1997: 46:1026–1042.

Albrecht S, Hering W, Schüttler J, Schwilden H: Neue intravenöse Anästhetika. Remifentanil, S(+)-Ketamin, Eltanolon und Target Controlled Infusion. Anaesthesist 1996: 45:1129–1141.

Arndt GA, Reiss WG, Bathke KA, Springman SR, Kenny G: Computer-assisted continuous infusion for the delivery of target-controlled infusions of propofol during outpatient surgery. Pharmacotherapy 1995: 15:12–16.

Arzneimittelkommission der deutschen Ärzteschaft. Schwere unerwünschte Arzneimittelwirkungen nach Propofol-Infusionen zur Sedierung. Deutsches Ärzteblatt 2004, 50:A3446

Bauer M, Wilhelm W, Kraemer T, Kreuer S, Brandt A, Adams HA, Hoff G, Larsen R: Impact of bispectral index monitoring on stress response and propofol consumption in patients undergoing coronary artery bypass surgery. Anesthesiology 2004: Nov; 101(5): 1096–104.

Crozier TA, Sumpf E: Einfluss einer totalen intravenösen Anästhesie mit S-(+)-Ketamin/Propofol auf hämodynamische, endokrine und metabolische Stressreaktionen im Vergleich zu Alfentanil/Propofol bei Laparotomien. Anaesthesist 1996: 45:1015–1023.

Ellerkmann RK, Kreuer S, Wilhelm W, Wenningmann I, Roepcke H, Hoeft A, Bruhn J: The correlation of the bispectral index with propofol effect site concentrations is not altered by epochs indicated as artefact-loaded by narcotrend. J Clin Monit Comput 2004: Aug;18(4):283–7.

Friederich P, Urban BW: Etomidat unterdrückt einen neuronalen Kaliumstrom des Menschen. Anaesthesist 1997: 46:434–436.

Gupta A, Kullander M, Ekberg K, Lennmarken C: Assessment of recovery following day-case arthroscopy. A comparison between propofol and isoflurane-based anaesthesia. Anaesthesia 1995: 50:937–942.

Hudson RJ, Stanski DR, Burch PG: Pharmacokinetics of methohexital and thiopental in surgical patients. Anesthesiology 1983: 59:215–219.

Jensen AG, Moller JT, Lybecker H, Hansen PA: A random trial comparing recovery after midazolam-alfentanil anesthesia with and without reversal with flumazenil, and standardized neurolept anesthesia for major gynecologic surgery. J Clin Anesth 1995: 7: 63–70.

Kick O, Bohrer H, Motsch J, Kessler J, Conradi R, Martin E: Etomidate versus propofol for anesthesia in ambulatory cardioversion. Anaesthesiol Intensivmed Notfallmed Schmerzther 1996: 31:288–292.

Kress HG.: Wirkmechanismen von Ketamin. Anaesthesist 1997: 46:8–19.

Kreuer S, Bruhn J, Larsen R, Bialas P, Wilhelm W: Comparability of Narcotrend index and bispectral index during propofol anaesthesia. Br J Anaesth 2004: 93:235–40.

Kreuer S, Bruhn J, Stracke C, Aniset L, Silomon M, Larsen R, Wilhelm W: Narcotrend or bispectral index monitoring during desflurane-remifentanil anaesthesia: a comparison with a standard practice protocol. Anesth Analg. 2005 Aug; 101(2): 427–34.

Kreuer S, Schreiber JU, Bruhn J, Wilhelm W: Impact of patient age on propofol consumption during propofol-remifentanil anaesthesia. Eur J Anaesthesiol. 2005 Feb; 22(2): 123–8.

Kreuer S, Wilhelm W, Grundmann U, Larsen R, Bruhn J: Narcotrend index versus bispectral index as electroencephalogram measures of anesthetic drug effect during propofol anesthesia. Anesth Analg. 2004: 98:692–7.

Ledin T, Gupta A, Tytor M: Postural control after propofol anaesthesia in minor surgery. Acta Otolaryngol (Stockh) 1995: 2:313–316.

Lipp M, Daublander M, Sebastian M, Dick W: Analgosedierungsverfahren für zahnärztlich-chirurgische Eingriffe mit Midazolam/Pentazocin und Midazolam/Ketamin. Klinische Doppelblindstudie zu Anxiolyse, Analgesie, Sedierung und Amnesie. Anaesthesist 1995: 44:566–572.

Lund N, Papadakos PJ: Barbiturates, neuroleptics, and propofol for sedation. Crit Care Clin 1995: 875–886.

Mayer M, Doenicke A, Nebauer AE, Hepting L: Propofol und Etomidat-Lipuro zur Einleitung einer Allgemeinanaesthesie. Hämodynamik, Venenverträglichkeit, subjektives Empfinden und postoperative Übelkeit. Anaesthesist 1996: 45:1082–1084.

Motsch J, Roggenbach J: Propofol-Infusionssyndrom. Anaesthesist. 2004: 53:1009–22; quiz 1023–4. Übersicht

Stoelting RK: Pharmacology & Physiology in Anesthetic Practice. 4th edition. Lippincott Williams & Wilkins. Philadelphia 2006.

Vgontzas AN, Kales A, Bixler EO: Benzodiazepine side effects: role of pharmacokinetics and pharmacodynamics. Pharmacology 1995: 51:205–223.

White PF (ed.): Textbook of Intravenous Anesthesia. Williams & Wilkins, Baltimore 1997.

Wilhelm W, Biedler A, Huppert A, Kreuer S, Bucheler O, Ziegenfuss T, Larsen R: Comparison of the effects of remifentanil or fentanyl on anaesthetic induction characteristics of propofol, thiopental or etomidate. Eur J Anaesthesiol. 2002: 19:350–6.

Wilhelm W, Buchinger H, Biedler A, Altmann S, Larsen R, Kreuer S: [Influence of gender on propofol consumption and recovery times.] Anaesthesist 2005: June 54(6): 567–74.

Woods JH, Winger G: Abuse liability of flunitrazepam. J Clin Psychopharmacol 1997: 17:1–57.

5 Opioide

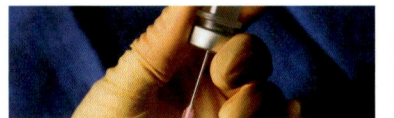

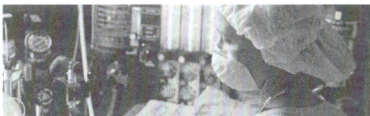

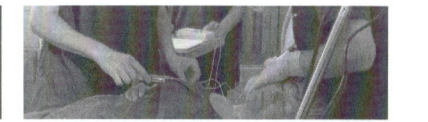

Inhaltsübersicht

1 Einführung 85

2 Opioidrezeptoren und endogene Opioidpeptide 86

3 Klassifizierung der Opioide nach der Rezeptorwirkung 87

4 Pharmakologische Eigenschaften 87
4.1 ZNS-Wirkungen 88
    4.1.1 Analgesie 88
    4.1.2 Euphorie, Schläfrigkeit, Narkose 89
    4.1.3 Atemdepression 89
    4.1.4 Muskelrigidität 90
    4.1.5 Neuroexzitatorische Phänomene 90
    4.1.6 Miosis 90
    4.1.7 Übelkeit und Erbrechen 90
    4.1.8 Toleranz 91
    4.1.9 Abhängigkeit 91
4.2 Kardiovaskuläre Wirkungen 91
    4.2.1 Blutdruckabfall 91
    4.2.2 Opioidinduzierte Bradykardie 91
    4.2.3 Myokardiale Wirkungen 91
4.3 Magen-Darm-Trakt 92
    4.3.1 Magen 92
    4.3.2 Dünndarm 92
    4.3.3 Dickdarm 92
    4.3.4 Gallenwege 92
4.4 Urogenitaltrakt 92
4.5 Nierenfunktion 92
4.6 Haut 92
4.7 Periphere analgetische Wirkung 92
4.8 Hormonelle Wirkungen 92
4.9 Histaminfreisetzung 93
4.10 Juckreiz 93
4.11 Muskelzittern 93
4.12 Interaktionen mit anderen Pharmaka 93
4.13 Allergische Reaktionen 93

5 Opioide für Narkosezwecke 94
5.1 Fentanyl 94
    5.1.1 Pharmakokinetik 94
    5.1.2 Pharmakodynamik 95
    5.1.3 Einsatz und Dosierung 95
5.2 Alfentanil 96
    5.2.1 Pharmakokinetik 96
    5.2.2 Pharmakodynamik 96
    5.2.3 Einsatz und Dosierung 97
5.3 Sufentanil 97
    5.3.1 Pharmakokinetik 97
    5.3.2 Pharmakodynamik 97
    5.3.3 Einsatz und Dosierung 98
5.4 Remifentanil 98
    5.4.1 Physikochemische Eigenschaften 98
    5.4.2 Pharmakokinetik 98
    5.4.3 Pharmakodynamik 101
    5.4.4 Anästhesie mit Remifentanil 102
    5.4.5 Postoperatives Muskelzittern 104
    5.4.6 Postoperative Übelkeit und Erbrechen 104
    5.4.7 Postoperativer Schmerz 104
    5.4.8 Zusammenfassende klinische Bewertung 104

6 Opioidantagonisten 104
6.1 Naloxon 105
    6.1.1 Pharmakokinetik 105
    6.1.2 Anwendung und Dosierung 105

7 Intraoperativer Einsatz von Opioiden 105
7.1 Balancierte Anästhesie 106
7.2 Neuroleptanästhesie 106
7.3 Neuroleptanalgesie 106
7.4 Opioid-Monoanästhesie 106
7.5 Opioide als Komponente der TIVA 107

Literatur 107

1 Einführung

Die Opioide gehören zu den am häufigsten in der Anästhesie und postoperativen Schmerztherapie eingesetzten Substanzen. Zu unterscheiden ist zwischen endogenen Opioiden (Enkephaline, Endorphine und Dynorphine), natürlich vorkommenden Opioiden (Bestandteile des Opiums) und synthetischen Opioiden (z.B. Fentanyl). Wichtigste erwünschte Wirkung der Opioide ist die ausgeprägte Analgesie; andere Wirkungen sind Atemdepression, Sedierung, gehobene Stimmungslage, verminderte Magen-Darm-Motilität, Übelkeit und Erbrechen sowie Veränderungen autonomer und endokriner

Funktionen. Die Wirkungen der Opioide entstehen durch Reaktion mit Opioidrezeptoren, von denen drei Hauptklassen unterschieden werden: µ-, δ- und ϰ-Rezeptoren. Für Anästhesiezwecke werden vor allem die wirkstarken Anilinopiperidinderivate eingesetzt: Fentanyl, Remifentanil, Alfentanil und Sufentanil. Wichtigste **Indikationen** für den perioperativen Einsatz von Opioiden sind:
— Supplementierung von Inhalationsanästhetika,
— analgetische Komponente der totalen intravenösen Anästhesie (TIVA),
— primäres „Anästhetikum" bei Risikopatienten,
— postoperative Schmerztherapie,
— Prämedikation (nicht routinemäßig).

Pharmakologische Bezugssubstanz der in der Anästhesie gebräuchlichen Opioide ist das Morphin, das allerdings in Deutschland nicht für die Anästhesie eingesetzt wird.

Terminologie. Als *Opiate* werden alle Substanzen bezeichnet, die aus dem Milchsaft der unreifen Fruchtkapseln des Schlafmohns (Papaver somniferum), dem Opium, gewonnen werden. Der Saft enthält etwa 25 Alkaloide, zu denen die Phenantrenabkömmlinge Morphin, Codein und Thebain sowie die Benzylisochinoline Papaverin und Noscapin gehören. Zu den Opiaten gehören des Weiteren semisynthetische Substanzen, die aus den natürlichen Substanzen gewonnen werden. Demgegenüber bezeichnet der umfassende Begriff *Opioide* alle Agonisten und Antagonisten mit morphinartiger Wirkung, seien sie natürlicher Herkunft oder synthetisiert. In der Klinik wird allerdings meist nicht zwischen den beiden Termini unterschieden. *Endorphine* hingegen sind körpereigene Opioidpeptide; sie gehören zu den Enkephalinen, Dynorphinen und β-Endorphinen.

Als *Narkotika* (von griech.: Stupor) wurden lange Zeit die starken Opioidanalgetika bezeichnet. Der Begriff bezieht sich heute aber auch auf andere missbräuchlich benutzte Substanzen und sollte daher nicht mehr verwendet werden.

Geschichte. Schlafmohn wurde bereits im 3. Jahrtausend v. Chr. von den Sumerern im Zweistromland angebaut, um Opium zu gewinnen. Von hier breitete sich das Opium in der damaligen bekannten Welt aus. Die Ägypter verwendeten Mohn, um „Männer im Krieg und in der Liebe zu stimulieren" und aufregende Träume zu haben, und noch heute bezeichnet das arabische Wort „abu en-nom" den Mohn als „Vater des Schlafes". Aus dem Papyrus Ebers ergibt sich, dass die Ägypter akute und chronische Schmerzen mit Mohnextrakten behandelt haben. In Griechenland empfahl der Nachfolger des Hippokrates, Diokles Carystus von Euböa, den Mohn als Schmerzmittel, und der römische Arzt Scibonius Largus beschrieb im 1. Jahrhundert n. Chr. die Gewinnung von Mohnsaft durch Anritzen der unreifen Kapseln des Schlafmohns und anschließendes Trocknen der milchigen Flüssigkeit.

Im 16. Jahrhundert fertigte Theophrastus Bombastus von Hohenheim (Paracelsus) sein berühmtes Laudanum, das neben Gold und Perlen auch Opium enthielt.

1817 isolierte der Apotheker Friedrich Sertürner aus dem Opium als erstes Alkaloid das Morphin und beschrieb es als dessen wichtigsten Wirkstoff. Heroin wurde um die Wende zum 20. Jahrhundert synthetisiert und als Hustenmittel eingesetzt. In den 40er Jahren des 20. Jahrhunderts synthetisierte Otto Schaumann bei den Farbwerken Hoechst Pethidin und Methadon. Das Vorhandensein von Opioidrezeptoren postulierte Martin 1967 und legte eine Klassifizierung vor; 1975 entdeckten John Hughes und Hans Kosterlitz die Enkephaline.

2 Opioidrezeptoren und endogene Opioidpeptide

Der menschliche Organismus enthält – neben Spuren endogenen Morphins, Codeins und Morphinverwandter – Opioidpeptide, die an der Steuerung unterschiedlicher Körperfunktionen beteiligt, aber normalerweise wenig aktiv sind. Drei Peptidfamilien sind bislang charakterisiert worden:
— Enkephaline,
— Endorphine,
— Dynorphine.

Jedes Opioidpeptid entsteht aus einer inaktiven Vorstufe (Prä-Proopiomelanocortin, Prä-Proenkephalin A und Prä-Proenkephalin B oder Prä-Prodynorphin) durch graduelle Hydrolyse. Die einzelnen Peptidfamilien unterscheiden sich in anatomischer Verteilung, Rezeptorselektivität und neurochemischer Rolle.

Die endogenen Opioidpeptide binden an Opioidrezeptoren, von denen derzeit drei Klassen als gesichert gelten:
— µ-Rezeptoren,
— ϰ-Rezeptoren,
— δ-Rezeptoren.

Durch die Bindung an die einzelnen Rezeptortypen entstehen die verschiedenen Wirkungen der Opioide.

µ-Rezeptoren. Die µ-Rezeptoren wurden ursprünglich aufgrund ihrer Affinität für Morphin definiert. β-Endorphin weist eine hohe Affinität für µ-Rezeptoren auf, ebenso die Enkephaline. Dynorphin bindet vor allem an den µ-Rezeptor, weniger stark an den κ-Rezeptor. Die Aktivierung der µ-Rezeptoren führt zu Analgesie (vor allem supraspinal), Euphorie, Miosis, Atemdepression, Hustendämpfung und Obstipation. Die Analgesie wird möglicherweise durch Aktivierung eines Rezeptorsubtyps ($µ_1$) hervorgerufen, die Atemdepression und Obstipation durch Aktivierung von $µ_2$-Rezeptoren.

κ-Rezeptoren. Auch hier werden einzelne Subtypen unterschieden: $κ_1$-Rezeptoren vermitteln eine Analgesie auf spinaler Ebene, die pharmakologischen Wirkungen von $κ_2$-Rezeptoren sind unbekannt, und $κ_3$-Rezeptoren sollen den Schmerz auf supraspinaler Ebene dämpfen.

δ-Rezeptoren. Endogene Liganden der δ-Rezeptoren sind die Enkephaline. Die δ-Rezeptoren vermitteln eine Analgesie auf supraspinaler und auf spinaler Ebene, wobei das spinale System stabiler zu sein scheint. Aufgrund unterschiedlicher Empfindlichkeit gegenüber neuen Agonisten werden zwei Rezeptorsubtypen vorgeschlagen: $δ_1$- und $δ_2$-Opioidrezeptoren.

Periphere Opioidrezeptoren. Alle drei Rezeptortypen finden sich nicht nur im zentralen Nervensystem, sondern auch auf den peripheren Endigungen dünner oder nichtmyelinisierter Hautnerven und in Gelenken, Opioidrezeptor-Messenger-RNS auch in Dorsalwurzelganglien. Endogene Liganden peripherer Opioidrezeptoren (Endorphin, Enkephalin und Dynorphin) sind in Immunzellen (T- und B-Lymphozyten, Monozyten und Makrophagen) nachgewiesen worden. Nach derzeitiger Auffassung entstehen periphere Opioidwirkungen primär in entzündeten peripheren Geweben: Hier sollen die Opioide nicht nur analgetisch, sondern auch antientzündlich wirken.

Wirkungsmechanismus. Die Opioidrezeptoren sind an inhibitorische G-Proteine gekoppelt; sie hemmen die Adenylatcyclase und sekundär die cAMP-aktivierte Proteinkinase. Hierdurch werden Phosphorylierungsreaktionen gehemmt. Außerdem führen die Opioide, ebenfalls unter Vermittlung von G-Proteinen, zur Öffnung von K^+- und Schließung von Ca^{++}-Kanälen mit Änderung der Ionenströme und Abnahme der Erregbarkeit von Neuronen wie auch der Transmitterfreisetzung aus Nervenendigungen.

3 Klassifizierung der Opioide nach der Rezeptorwirkung

Die Wirkung der Opioide entsteht durch Bindung an einen oder mehrere Rezeptortypen in spezifischen Geweben. Die Liganden wirken entweder als Agonisten und weisen somit eine hohe intrinsische Aktivität auf oder als partielle Agonisten mit geringer intrinsischer Aktivität oder aber als Antagonisten ohne intrinsische Aktivität. Drei Gruppen von Opioiden können unterschieden werden:
— Morphin und andere morphinartige Agonisten,
— Opioide mit gemischter Wirkung,
— Opioidantagonisten (z. B. Naloxon).

Reine Agonisten. Morphin, Pethidin, Methadon, Fentanyl, Remifentanil, Alfentanil und Sufentanil sind reine, selektive Agonisten am µ-Rezeptor. Ihre analgetische Wirkung entsteht primär durch Aktivierung der µ-Rezeptoren, ebenso die Atemdepression, Miosis, verminderte gastrointestinale Motilität und Euphorie.

Partielle Agonisten. Buprenorphin aktiviert partiell und selektiv den µ-Rezeptor, weist somit eine geringere Maximalwirkung auf als Morphin, ist aber 30fach stärker analgetisch wirksam.

Gemischte Agonisten-Antagonisten. Nalbuphin und Pentazocin sind partielle Agonisten am κ-Rezeptor und Antagonisten oder partielle Agonisten an µ-Rezeptoren. Die selektiven κ-Agonisten wirken analgetisch auf supraspinaler Ebene, aber auch dysphorisierend und psychotomimetisch (desorientierend oder depersonalisierend).

Antagonisten. Naloxon und Naltrexon sind reine, selektive Antagonisten an µ-Rezeptoren, blockieren in sehr hohen Dosen jedoch auch die κ- und δ-Rezeptoren (▶ Tab. 5-1).

4 Pharmakologische Eigenschaften

Die für die Anästhesie verwendeten Substanzen Fentanyl, Remifentanil, Alfentanil, Sufentanil usw. reagieren, wie das Morphin, hauptsächlich mit den µ-Rezeptoren des zentralen Nervensystems und des Darms, in höheren Dosen auch mit anderen Rezeptoren des Opioidsystems. Hierbei können zentrale von peripheren Wirkungen unterschieden werden.

Für den Anästhesisten sind primär die Effekte der Opioide auf das zentrale Nervensystem von Bedeutung, vor allem die Analgesie, des Weiteren die kardiovaskulären Wirkungen, die allerdings zum großen Teil ebenfalls über das ZNS vermittelt werden, und schließlich verschiedene andere Nebenwirkungen, die bei der Narkose und in der postoperativen Phase berücksichtigt werden müssen.

5 Opioide

Tab. 5-1 Opioidrezeptoren, Agonisten, Antagonisten und ihre Rezeptorwirkungen

Rezeptortyp	Agonisten	Antagonisten	Wirkungen
μ (My)	β-Endorphin Morphin Fentanyl Remifentanil Alfentanil Sufentanil Buprenorphin	Naloxon Naltrexon Pentazocin Nalbuphin	Analgesie Euphorie Miosis Atemdepression antitussive Wirkung Übelkeit und Erbrechen Bradykardie Obstipation
κ (Kappa)	Dynorphin Pentazocin Nalbuphin	Naloxon Naltrexon	Analgesie Sedierung Dysphorie
δ (Delta)	Leu-Enkephalin β-Endorphin	Naloxon Naltrexon	Analgesie Verhaltensänderungen

Plasmakonzentration und Rezeptorwirkung. Da die Opioidwirkung durch Interaktion mit spezifischen Rezeptoren zustande kommt, hängt die Intensität ihrer Wirkung von der Konzentration am Rezeptor ab. Bei lipophilen Opioiden stellt sich rasch ein Gleichgewicht zwischen Plasmakonzentration und den Bindungsstellen im ZNS und den peripheren Geweben ein. Plasmakonzentration und Konzentration am Rezeptor sind einander proportional und verändern sich im zeitlichen Verlauf weitgehend parallel zueinander. Nach Einstellung des Gleichgewichts kann daher die Plasmakonzentration als Indikator der Rezeptorkonzentration angesehen werden.

Allerdings besteht eine große interindividuelle und selbst intraindividuelle Variabilität der für eine chirurgische Anästhesie erforderlichen Plasmakonzentrationen, so dass keine allgemein gültigen Angaben über Plasmakonzentrationen, bei denen bestimmte Opioidwirkungen auftreten oder abklingen, möglich sind. Hieraus folgt, dass die erforderliche Dosis eines Opioids bzw. die Plasmakonzentration jeweils individuell ermittelt werden muss. Und da die Intensität chirurgischer Stimuli im Verlauf einer Operation wechselt, ändert sich entsprechend auch der jeweilige Dosisbedarf der Opioide.

4.1 ZNS-Wirkungen

Die für den Anästhesisten wichtigsten zentralen Wirkungen und Nebenwirkungen der Opioide sind:
— Analgesie,
— Schläfrigkeit,
— Wohlbefinden, Euphorie,
— Veränderung geistiger Funktionen,
— Atemdepression,
— Muskelrigidität,
— Miosis,
— Dämpfung des Hustenreflexes,
— Übelkeit und Erbrechen.

Die Wirkungen der Opioide sind dosisabhängig: Therapeutische Dosen führen zur Schmerzdämpfung oder Analgesie und Schläfrigkeit. Der Mund wird trocken, nicht selten tritt Jucken im Gesicht, vor allem an der Nase, auf. Die Extremitäten werden als schwer empfunden, der Körper als warm. Werden äquipotente Dosen von Opioiden erstmals an schmerzfreie Versuchspersonen verabreicht, so tritt häufig Übelkeit auf, eventuell auch Erbrechen. Hinzu treten oft Schläfrigkeit, Apathie sowie Konzentrations- und Denkstörungen. Höhere Dosen verstärken diese Wirkungen zumeist, auch die Häufigkeit von Übelkeit und Erbrechen nimmt zu.

4.1.1 Analgesie

Die schmerzdämpfende oder schmerzausschaltende Wirkung der Opioide ist weitgehend *selektiv*; andere Sinnesmodalitäten wie Berührung, Vibration, Sehen, Hören usw. werden nicht beeinträchtigt. Kontinuierlicher, dumpfer Schmerz wird besser gedämpft als scharfer, intermittierender Schmerz (z. B. Koliken). Bei entsprechend hoher Dosierung wird jedoch praktisch jeder Schmerz vollständig ausgeschaltet, allerdings einhergehend mit Atemdepression oder Apnoe. Die Opioide beeinflussen jedoch nicht nur das Schmerzempfinden, sondern auch die **affektive Reaktion** auf Schmerzen: Die Toleranz gegenüber Schmerzen wird größer, selbst wenn die Schmerzperzeption nur wenig verändert ist.

! Das Ausmaß der analgetischen Wirkung der Opioide hängt von der Dosis, der Konzentration am Opioidrezeptor, der Schmerzintensität sowie zahlreichen individuellen Faktoren und Umständen ab.

Mechanismen der Opioidanalgesie. Die analgetische Wirkung der Opioide erfolgt auf spinaler Ebene und an multiplen supraspinalen Orten des ZNS, möglicherweise auch an peripheren Opioidrezeptoren. Morphin und andere μ-Agonisten hemmen selektiv verschiedene nozizeptive Reflexe und führen bei intrathekaler Injektion oder lokaler Instillation in das Hinterhorn des Rückenmarks zu einer ausgeprägten Analgesie. Mindestens drei Mechanismen sollen hierbei wirksam sein: Opioidrezeptoren auf den terminalen Nervenendigungen peripherer Nerven hemmen die Freisetzung von Neurotransmittern und von Substanz P. Außerdem werden die Wirkungen von exogen zugeführter Substanz P antagonisiert, und zwar durch postsynaptische Hemmwirkung auf Interneurone und den Ausstrom von Neuronen des Tractus spinothalamicus, die Schmerzimpulse zu den höheren Zentren im Gehirn leiten, gehemmt. Des Weiteren lässt sich durch Instillation von Morphin in den dritten Ventrikel oder andere Stellen des Mittelhirns oder der Medulla, vor allem der periaquäduktalen grauen Substanz, dem Nucleus raphe magnus und dem Locus coeruleus eine ausgeprägte Analgesie hervorrufen. Ein ähnlicher Effekt lässt sich auch durch elektrische oder chemische Stimulation erreichen – Hinweis auf eine Aktivierung endogener Opioidpeptide.

Die gleichzeitige spinale und supraspinale Zufuhr von Opioiden führt zu einem synergistischen analgetischen Effekt, so dass die für eine ausgeprägte Analgesie erforderliche Gesamtdosis der Opioide erheblich reduziert werden kann.

4.1.2 Euphorie, Schläfrigkeit, Narkose

Der Ort für diese Wirkungen der Opioide ist unbekannt, jedoch scheint der Locus coeruleus eine wichtige Rolle zu spielen. Die Euphorie soll durch Aktivierung dopaminerger Neurone der Area tegmentalis ventralis mit Dopaminfreisetzung aus dem Nucleus accumbens entstehen. Starke μ-Agonisten bewirken Schlaf, vor allem bei älteren und/oder sehr kranken Patienten; allerdings sind die meisten Patienten erweckbar. Der Schlaf soll durch hemmende Wirkung im aszendierenden Teil der Formatio reticularis hervorgerufen werden. Für die Narkosepraxis ist aber Folgendes wichtig:

! Opioide allein schalten selbst in sehr hohen Dosen das Bewusstsein nicht sicher aus und müssen daher meist mit i.v. Anästhetika oder Sedativ-Hypnotika kombiniert werden. Auch erzeugen die Opioide keine Amnesie.

4.1.3 Atemdepression

Alle Opioide führen bereits in analgetischen Dosen zu einer Atemdepression, vermutlich aufgrund einer direkten dämpfenden Wirkung auf die „Atemzentren" in der Medulla oblongata. Die Reaktion dieser Zentren auf ansteigende $paCO_2$-Werte wird vermindert, ebenso die Reaktion der peripheren Chemorezeptoren auf einen Abfall des arteriellen pO_2 (Hypoxämie). Außerdem werden die pontinen und medullären atemregulatorischen Zentren gedämpft.

⚡ Die Atemdepression durch Opioide ist dosisabhängig und wird durch fehlende Stimulation und Schlaf oder gleichzeitige Zufuhr von i.v. Anästhetika und Sedativa verstärkt. Der Tod durch Überdosierung von Opioiden beruht fast immer auf einer zentralen Atemlähmung.

Klinisch manifestiert sich die Atemdepression, je nach Dosis, in folgender Weise:
— Abnahme der Atemfrequenz und des Atemminutenvolumens,
— zunächst meist Zunahme des Atemzugvolumens,
— Bradypnoe (bis auf 3/min),
— Apnoe.

Die Prämedikation mit einem Opioid oder Zufuhr einer schmerzstillenden Dosis steigert den arteriellen pCO_2 um 5–10 mmHg, ein Anstieg, der bei den meisten Patienten toleriert werden kann, solange eine ausreichende Oxygenierung gewährleistet ist. Bei Patienten mit erhöhtem Hirndruck, Lungenerkrankungen oder instabiler Herz-Kreislauf-Funktion muss eine Hyperkapnie allerdings vermieden werden.

Nach i.v. Injektion von Morphin ist die Atemdepression nach ca. 7 min maximal ausgeprägt, bei i.m. Injektion nach ca. 30 min und bei s.c. Injektion nach ca. 90 min. Nach etwa 2–3 h beginnt die Reaktivität des Atemzentrums sich wieder zu normalisieren, jedoch kann das Atemminutenvolumen für 4–5 h nach Zufuhr einer analgetischen Dosis erniedrigt sein.

Neben der Dosis hängt das Ausmaß der Atemdepression noch von zahlreichen individuellen und Umgebungsfaktoren ab. So wirken Schmerz und Stimulation partiell antagonistisch zur Atemdepression, Schlaf hingegen verstärkend. Besteht also in der postoperativen Phase noch eine Restwirkung von intraoperativ verabreichten Opioiden, so kann durch Ausschaltung von Stimuli (z. B. Entfernen des Endotrachealtubus) die opioidinduzierte Atemdepression zurückkehren.

Dämpfung des Hustenreflexes und des Seufzermechanismus. Diese Nebenwirkungen erhöhen das Risiko von Bronchialobstruktion, Atelektasen und Hypoxämie. Bei einigen Patienten wird durch Auslösung von Erbrechen bei gleichzeitiger starker Dämpfung des Hustenmechanismus die Gefahr der pulmonalen Aspiration erhöht.

4.1.4 Muskelrigidität

Opioide können den Muskeltonus bis hin zur Muskelsteife erhöhen! Betroffen sind vor allem die Muskeln von Thorax, Abdomen und Kehlkopf. Die Rigidität beginnt zumeist innerhalb von 60–90 s nach i.v. Injektion des Opioids oder mit Beginn des Bewusstseinsverlusts. Des Weiteren kann die Muskelsteife in der Aufwachphase auftreten sowie 5–7 h oder später nach der Narkoseeinleitung mit Fentanyl oder Sufentanil. Bei maximal ausgeprägter Muskelrigidität besteht gleichzeitig eine Apnoe, so dass eine Überdruckbeatmung erforderlich ist.

Allerdings kann die Rigidität so stark sein, dass die Maskenbeatmung erheblich erschwert oder gar nicht möglich ist. In diesem seltenen Fall sollte sofort ein rasch wirkendes Muskelrelaxans injiziert werden, um die Muskelrigidität zu durchbrechen und eine ausreichende Ventilation und Oxygenierung zu gewährleisten.

Nach Arandia und Patil (1987) lassen sich nach Fentanylinjektion (5–35 µg/kg) folgende Befunde erheben:
— Stimmritze offen, Stamm und Extremitäten steif,
— Stimmritze geschlossen, klinisch Steife der Stammmuskulatur,
— Stimmritze verengt mit Stammrigidität; Überdruckbeatmung führt zur Verlegung des Glottiseingangs durch das umgebende pharyngeale Gewebe.

In allen drei Fällen ist die Ventilation erschwert. Der genaue Mechanismus der opioidinduzierten Muskelrigidität ist nicht bekannt, scheint jedoch zentral bedingt zu sein, da der Effekt durch Naloxon antagonisiert werden kann.

! Hohe Dosen, rasche Injektion und höheres Lebensalter begünstigen die Entwicklung der Muskelrigidität, vorangehende Einleitung der Narkose mit einem i.v. Anästhetikum oder Inhalationsanästhetikum verhindert sie.

Muskelkrämpfe. Abnorme Beugebewegungen einzelner Muskelgruppen bis hin zu tonisch-klonischen Bewegungen multipler Extremitätenmuskeln, die generalisierten Krampfanfällen ähneln, können ebenfalls durch Opioide ausgelöst werden.

4.1.5 Neuroexzitatorische Phänomene

Opioide können exzitatorische Phänomene hervorrufen, die sich als Nystagmus, Beugung einzelner Extremitäten oder tonisch-klonische Aktivität von Muskeln des Stamms und der Extremitäten manifestieren. Des Weiteren wurde nach sehr hohen Dosen von Fentanyl, Sufentanil und Alfentanil bei einigen Patienten im EEG eine fokale exzitatorische Aktivität gefunden. Die Bedeutung dieser epileptiformen Aktivität ist unklar. Meist halten die Phänomene nur wenige Minuten an und verschwinden spontan oder nach Injektion eines Benzodiazepins. Fentanyl kann in sehr seltenen Fällen zum Delirium und zur Grand-mal-Aktivität führen, ebenso Sufentanil.

4.1.6 Miosis

Alle Opioide führen in klinischen Dosen zur Pupillokonstriktion, bedingt durch eine stimulierende Wirkung auf das autonome Segment im Kern des N. oculomotorius (Edinger-Westphal-Kern). Hohe Dosen führen zur pathognomonischen stecknadelkopfgroßen Verengung der Pupillen, die sich allerdings unter ausgeprägter Hypoxie wieder erweitern. Für die Steuerung der Narkose ist die Pupillenreaktion allerdings nicht geeignet, da eine Pupillenverengung bereits unter nichtchirurgischer Dosierung von Opioiden auftritt. Andererseits kann das Fehlen einer Miosis als Hinweis auf eine fehlende Opioidwirkung gewertet werden.

4.1.7 Übelkeit und Erbrechen

Übelkeit und Erbrechen gehören zu den typischen unerwünschten Wirkungen von Opioiden und anderen µ-Rezeptoragonisten. Sie treten in der postoperativen Phase nach Prämedikation mit einem Opioid ebenso auf wie nach i.v. Zufuhr während der Narkose, und zwar unabhängig von der Art des Opioids und auch unabhängig von der Art der Zufuhr (oral, rektal, i.v., i.m., s.c., peridural, subarachnoidal). Übelkeit und Erbrechen entstehen durch direkte, opioidinduzierte Stimulation der Chemorezeptoren-Triggerzone in der Area postrema der Medulla oblongata. Vestibuläre Stimulation scheint ebenfalls eine Rolle zu spielen, zumal Übelkeit und Erbrechen bei ambulanten Patienten wesentlich häufiger auftreten als bei stationären Patienten, die das Bett nicht verlassen. Die opioidinduzierte Übelkeit kann durch Antiemetika meist beseitigt werden (siehe Kap. 18).

4.1.8 Toleranz

Die kontinuierliche Zufuhr von Opioiden über einen bestimmten Zeitraum führt zwangsläufig zur Toleranz bzw. Gewöhnung gegenüber den ZNS-Wirkungen: Die Wirkdauer ist verkürzt, die analgetische, sedierende, euphorisierende und atemdepressorische Wirkung abgeschwächt. Geschwindigkeit und Ausmaß der Toleranzentwicklung scheinen der Dosierung proportional zu sein. Zwischen den einzelnen Opioiden bestehen Unterschiede: Bei hochpotenten Opioiden wie Fentanyl entwickelt sich eine geringere Toleranz als bei den weniger starken Opioiden wie Morphin. Zwischen gleich wirkenden Opioiden besteht eine vollständige Kreuztoleranz. Andererseits kann die Toleranz oft durch Erhöhung der Opioiddosis durchbrochen werden. Absetzen der Opioide für einen längeren Zeitraum beseitigt die Toleranz. Im Tierversuch kann innerhalb weniger Stunden eine akute Toleranz erzeugt werden; ob dieses Phänomen unter Anästhesiebedingungen auch beim Menschen auftritt, ist unbekannt.

4.1.9 Abhängigkeit

Die chronische Zufuhr von Opioiden führt, neben der Toleranz, bei allen Patienten zwangsläufig zur Abhängigkeit, häufig auch zur Sucht. Abruptes Absetzen der Opioide nach längerer Zufuhr löst in der Regel ein Entzugsyndrom aus (siehe Kap. 31), daher muss die Therapie mit Opioiden ausschleichend beendet werden.

4.2 Kardiovaskuläre Wirkungen

Insgesamt sind die kardiovaskulären Wirkungen der Opioide, selbst bei Herzkranken, minimal, wenngleich Veränderungen einzelner Parameter durchaus zu klinisch feststellbaren Wirkungen führen können. Es gilt:

! Die Opioide gehören wegen ihrer geringen kardiovaskulären Nebenwirkungen zu den am häufigsten beim Risikopatienten eingesetzten Anästhesiesubstanzen.

Die kardiovaskulären Wirkungen der Opioide sind zum großen Teil zentral bedingt, jedoch lassen sich auch direkte Wirkung auf das Herz und die Gefäße sowie indirekte Effekte durch Histaminfreisetzung einiger Substanzen nachweisen. Zu den wichtigsten Nebenwirkungen gehören:
— Blutdruckabfall,
— Bradykardie.

4.2.1 Blutdruckabfall

Opioide können den Blutdruck senken; dieser Effekt beruht in erster Linie auf einer arteriolären Vasodilatation, bedingt durch eine Dämpfung der Vasomotorenzentren in der Medulla oblongata. Des Weiteren führen die Opioide zu einer Beeinträchtigung der kardiovaskulären Kompensationsreaktionen auf Belastung und orthostatischer Hypotension. Eine Wirkung auf die Kapazitätsgefäße ist vermutlich ebenfalls vorhanden. So können höhere Dosen zu einer starken Abnahme des venösen Rückstroms führen. Ob die Opioide neben der zentral ausgelösten Hypotension auch direkt dilatierend auf die Gefäße wirken, ist ungeklärt, für Remifentanil aber wahrscheinlich. Daneben setzen einige Opioide (z. B. Morphin) Histamin frei und verstärken so den Blutdruckabfall. Die Hypotension kann durch Anheben der Beine und Volumenzufuhr meist umgehend beseitigt werden. Chirurgische Stimulation wirkt dem Blutdruckabfall entgegen.

4.2.2 Opioidinduzierte Bradykardie

Opioide vermindern die Herzfrequenz; nicht selten entwickelt sich unter i.v. Zufuhr, vor allem von Alfentanil oder Remifentanil, eine ausgeprägte Bradykardie, die behandelt werden muss. Bei hohem Vagotonus, Vorbehandlung mit β-Blockern oder gleichzeitiger Zufuhr von Propofol kann die opioidinduzierte Bradykardie verstärkt werden. Die negativ chronotrope Wirkung der Opioide entsteht durch Aktivierung kardioinhibitorischer vagaler und Hemmung sympathischer Efferenzen. Die vermehrten vagalen Impulse vermindern die Herzfrequenz und verlangsamen die AV-Überleitung.

Die opioidinduzierte Bradykardie kann durch Zufuhr von Atropin oder einen anderen Muskarinrezeptor-Blocker verhindert oder beseitigt werden.

4.2.3 Myokardiale Wirkungen

Die Myokardfunktion wird in klinisch gebräuchlichen Dosen von Fentanyl, Alfentanil, Remifentanil oder Sufentanil nicht beeinträchtigt. Diese Substanzen vermindern den myokardialen Sauerstoffverbrauch und die Koronardurchblutung (meist nur geringfügig), bedingt durch eine Abnahme von mittlerem Aortendruck, Herzfrequenz und Volumenbelastung. Aufgrund dieser Wirkungen sind die Opioide für Patienten mit koronarer Herzkrankheit besonders geeignet.

Pethidin. Dies ist die einzige Substanz, für die auch beim Menschen eine negativ inotrope Wirkung nachgewiesen worden ist. Sie sollte daher beim Herzkranken nicht in höheren Dosen zugeführt werden.

4.3 Magen-Darm-Trakt

Opioide stimulieren die zirkuläre Muskulatur des Magen-Darm- und des Urogenitaltrakts, während die propulsive Aktivität durch rhythmische Kontraktionen der longitudinalen Muskulatur gehemmt wird. Spasmen und Obstipation können die Folge sein.

4.3.1 Magen

Opioide vermindern die Säureproduktion des Magens und die Magenmotilität, während der Tonus im Antrum und im Anfangsteil des Duodenums zunimmt. Hierdurch wird die Passage des Mageninhalts durch das Duodenum um bis zu 12 h verlängert. Auch wird die Absorption oral verabreichter Medikamente verzögert.

4.3.2 Dünndarm

Opioide vermindern die Gallen- und Pankreassekretion und verzögern die Verdauung der Nahrung im Dünndarm. Der Ruhetonus des Dünndarms nimmt zu, die Vorwärtsperistaltik jedoch ab.

4.3.3 Dickdarm

Die Vorwärtsperistaltik im Kolon wird vermindert oder aufgehoben, der Tonus bis hin zur Spastik erhöht. Hierdurch wird die Passagezeit des Darminhalts verlängert und der Kot eingedickt. Der anale Sphinktertonus nimmt zu, während der Defäkationsreflex abgeschwächt wird. Insgesamt führen die Wirkungen der Opioide auf Magen, Dünndarm und Dickdarm zur Obstipation.

4.3.4 Gallenwege

Opioide können den Druck in den Gallenwegen beträchtlich steigern. Der Druckanstieg beruht auf einem Spasmus des Sphinkter Oddi, durch den die Entleerung der Galle in den Dünndarm behindert wird. Die Reaktion beginnt innerhalb von Minuten nach der Injektion des Opioids und kann mehr als 2 h anhalten.

4.4 Urogenitaltrakt

Der Tonus und die Amplitude der Ureterkontraktionen werden durch Opioide gesteigert, ebenso der Tonus des M. detrusor, so dass Harndrang ausgelöst werden kann. Andererseits nimmt auch der Tonus des Harnblasensphinkters zu – ein Effekt, der aufgrund der Dyssynergie zwischen Detrusor und Sphinkter häufig zum Harnverhalt führt und bei einigen Patienten die Katheterisierung der Harnblase erfordert. Der Harnverhalt kann auch nach spinaler oder periduraler Injektion von Opioiden auftreten.

4.5 Nierenfunktion

Die Wirkungen von Morphin und anderen Opioiden auf die Nierenfunktion werden nicht einheitlich beurteilt. Die Opioide weisen eine antidiuretische Wirkung auf, die vermutlich auf einer vermehrten Freisetzung von ADH beruht. Intraoperative Veränderungen der Nierenfunktion können jedoch auch kardiovaskulär bedingt sein.

4.6 Haut

Klinische Dosen von Morphin dilatieren die Hautgefäße: Die Haut im Bereich des oberen Thorax sowie von Gesicht und Hals ist gerötet und warm. Der Effekt könnte z. T. auf einer Histaminfreisetzung beruhen.

4.7 Periphere analgetische Wirkung

Im Tierexperiment wurden periphere analgetische Effekte von Opioiden nachgewiesen, die durch Aktivierung peripherer Opioidrezeptoren zustande kommen sollen. Die analgetische Wirkung soll primär in entzündlichem Gewebe auftreten. Beim Menschen konnte dieser Effekt bisher nicht eindeutig nachgewiesen werden.

4.8 Hormonelle Wirkungen

Opioide hemmen die Freisetzung von Gonadotropin- und Corticotropin-Releasing-Faktor durch

Wirkung auf den Hypothalamus. Die Hemmung der trophischen Hypophysenhormone führt zur Abnahme der Plasmakonzentrationen von Kortisol und Testosteron. Die Ausschüttung von Wachstumshormon und von Prolaktin wird durch Opioide ebenfalls vermindert. Insgesamt sind diese Effekte bei der kurzzeitigen Anwendung ohne klinische Bedeutung.

4.9 Histaminfreisetzung

Morphin und die semisynthetischen Opioide wie Pethidin und einige der Analoge können Histamin aus Basophilen und aus Mastzellen in der Haut und in der Lunge freisetzen. Die Histaminfreisetzung ist vermutlich dosisabhängig und führt zur Vasodilatation mit Blutdruckabfall. Sie kann durch kombinierte Vorinjektion von H_1- und H_2-Blockern verhindert werden, jedoch nicht durch Naloxon.

4.10 Juckreiz

Juckreiz ist eine typische Nebenwirkung aller klinisch eingesetzten Opioide, die nach spinaler oder periduraler Zufuhr wesentlich häufiger vorkommt als nach parenteraler Gabe. Der genaue Mechanismus ist unbekannt; Histaminfreisetzung spielt jedoch keine Rolle, da diese Nebenwirkung auch bei Opioiden eintritt, die kein Histamin freisetzen. Zudem beginnt der Juckreiz oft erst Stunden nach Einsetzen der analgetischen Wirkung. Besonders häufig entwickelt sich der opioidinduzierte Juckreiz bei Schwangeren. Durch Injektion von Naloxon kann der Juckreiz beseitigt werden, allerdings kann es bis zu 30 min dauern, bis die Wirkung eintritt; auch muss mit einer Abschwächung der analgetischen Wirkung gerechnet werden. Die Aufhebung des Juckreizes durch Naloxon spricht für opioidspezifische Mechanismen.

4.11 Muskelzittern

Opioide beeinflussen die Thermoregulation und können zu Hypo- oder Hyperthermie führen. Muskelzittern ist ein typisches Phänomen der Aufwachphase von Narkosen, vor allem bei Verwendung von Inhalationsanästhetika. Die genauen Mechanismen sind nicht bekannt, jedoch spielt Hypothermie eine wichtige Rolle. Dieses Muskelzittern kann bei 70–80% aller Patienten durch Injektion des Opioids Pethidin (25–50 mg beim Erwachsenen) beseitigt werden. Andere Opioide sind zwar ebenfalls wirksam, jedoch weitaus weniger als Pethidin.

4.12 Interaktionen mit anderen Pharmaka

Bei der Kombination von Opioiden mit anderen Substanzen können Interaktionen auftreten, die zu Veränderungen der zentralen und kardiovaskulären Opioidwirkungen führen.

Hypnotika. Die Kombination von Opioiden mit Hypnotika bzw. i.v. Anästhetika vermindert zumeist den Dosisbedarf beider Substanzgruppen, um eine Bewusstlosigkeit herbeizuführen. Bei der atemdepressorischen und kardiovaskulären Wirkung der Opioide ist ein synergistischer Effekt durch die Kombination mit Hypnotika zu erwarten. Die Atemdepression ist verstärkt, ebenso die blutdrucksenkende Wirkung und bei Propofol häufig auch die bradykarde Wirkung.

Inhalationsanästhetika. Alle µ-Agonisten vermindern die minimale alveoläre Konzentration der Inhalationsanästhetika (Einzelheiten siehe Kap. 3); umgekehrt verstärken Inhalationsanästhetika die zentralen Wirkungen der Opioide, einschließlich eines Synergismus bei der Atemdepression. Demgegenüber sind die Wirkungen der Kombination auf autonome, endokrine und kardiovaskuläre Funktionen komplex, da zahlreiche andere Variablen wie Spontanatmung oder Beatmung, Vorhandensein oder Fehlen chirurgischer Stimuli usw. eine wichtige Rolle spielen.

Neuroleptika. Durch Kombination von Opioiden mit einem Neuroleptikum entsteht eine sog. Neuroleptanalgesie, ein Zustand der Analgesie und Neurolepsie bei erhaltenem Bewusstsein (s. u.). Die Kombination beider Substanzgruppen führt zu Hypotension und Abschwächung sympathischer Reflexreaktionen auf sympathische Stimuli, während die Atemdepression primär durch das Opioid bedingt ist.

4.13 Allergische Reaktionen

Echte allergische Reaktionen auf Opioide sind sehr selten, ebenso systemische anaphylaktoide Reaktionen. Lokale Reaktionen durch Histamin oder Konservierungsmittel treten hingegen bei einigen Opioiden, z. B. Morphin, häufiger auf.

5 Opioide für Narkosezwecke

Die Anilinopiperidinderivate Fentanyl, Alfentanil, Sufentanil und Remifentanil (▶ Abb. 5-1) gehören zu den wichtigsten für die Narkose eingesetzten Substanzen – sei es als Supplement von Inhalationsanästhetika oder als analgetische Komponente der totalen intravenösen Anästhesie oder als alleinige „anästhetische" Substanz bei Hochrisikopatienten. Diese Substanzen wirken im Vergleich zu Morphin und anderen Opioiden ungleich stärker analgetisch und sind außerdem wesentlich besser steuerbar. Während sich die hochpotenten Opioide in ihren pharmakodynamischen Eigenschaften nur wenig unterscheiden, bestehen bei den pharmakokinetischen Eigenschaften Unterschiede, die für den klinischen Einsatz von Bedeutung sind (▶ Tab. 5-2).

5.1 Fentanyl

Fentanyl (Phenylethyl-propionyl-anilinopiperidin, siehe Abb. 5-1) ist chemisch ein dem Pethidin verwandtes synthetisches Opioid und pharmakologisch, wie Morphin, ein μ-Rezeptoragonist, allerdings mit einer 50–100fach stärkeren analgetischen Wirkung.

5.1.1 Pharmakokinetik

Fentanyl ist stark lipophil und durchdringt, im Gegensatz zu Morphin, sehr rasch die Blut-Hirn-Schranke, so dass innerhalb von 3–5 min maximale Effekte erreicht werden. Innerhalb kurzer Zeit nach der Injektion verteilt sich Fentanyl in den Geweben des Körpers, und die Plasmakonzentration fällt schlagartig ab. So werden beim Tier nach nur 3–5 min Hirnkonzentrationen erreicht, die um das 10fache höher sind als die Plasmakonzentration. Der hohe Konzentrationsgradient begünstigt wiederum den Abstrom von Fentanyl aus dem Gehirn und führt zu einer kurzen Wirkdauer der Substanz. Die Elimination von Fentanyl beginnt, wenn die Verteilungsphase nahezu vollständig abgeschlossen ist. Hierbei nehmen die Plasmakonzentrationen langsamer ab.

Metabolismus und Ausscheidung. Fentanyl wird zu mehr als 90% in der Leber zu inaktiven Metaboliten umgewandelt, vor allem zu Norfentanyl und verschiedenen Hydroxylierungsprodukten. Nur 6–8% der Substanz erscheinen unverändert im Urin. Die hepatische Clearance ist hoch; 60% werden bereits bei der ersten Passage inaktiviert, daher ist die Substanz nach oraler Zufuhr unwirksam. Aus der hohen hepatischen Extraktionsrate ergibt sich, dass die Clearance von Fentanyl von der Leberdurchblutung abhängt. Faktoren, die zu einer Abnahme der Leberdurchblutung führen, können daher die Wirkung von Fentanyl verlängern.

Wirkungsdauer. Nach einer Bolusinjektion in niedriger Dosis von 1–3 μg/kg wird die Wirkungsdauer von Fentanyl durch die Verteilungshalbwertszeit bestimmt, und die Substanz ist kurz wirksam (▶ Tab. 5-3), d. h., die Wirkung von 0,1 bis 0,2 mg Fentanyl hält meist weniger als 1 h an. Bei hoher Bolusdosis (> 20 μg/kg) fallen die Plasmakonzen-

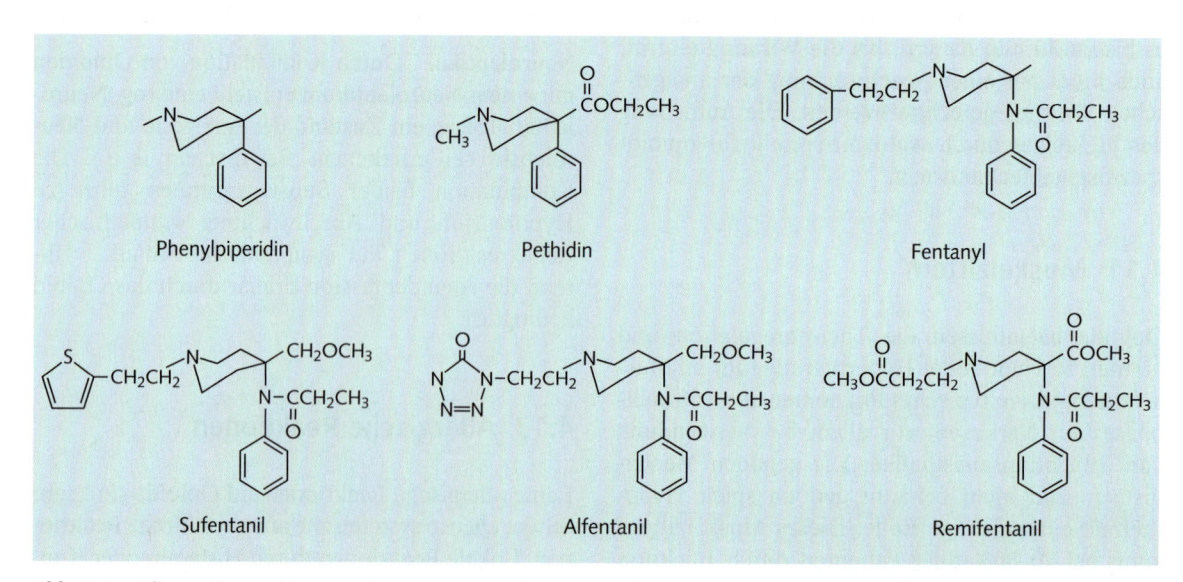

Abb. 5-1 Chemische Struktur von Phenylpiperidin, Pethidin und der Aminopiperidinderivate Fentanyl, Sufentanil, Alfentanil und Remifentanil.

5 Opioide für Narkosezwecke 5

Tab. 5-2 Physikochemische und pharmakokinetische Parameter von Opioiden für Narkosezwecke

Parameter	Morphin	Fentanyl	Sufentanil	Alfentanil	Remifentanil
pKa	7,9	8,4	8		7,1
ionisierter Anteil bei pH 7,4 (%)	76	91	80	11	33
Plasmaproteinbindung (%)	35	84	93	92	70
Vdss (l)	224	335	123	27	30
Clearance (ml/min)	1050	1530	900	238	4000
hepatisches Extraktionsverhältnis		0,8–1	0,7–0,9	0,3–0,5	–
rasche Verteilungshalbwertszeit (min)		1,2–1,9	1,4	1,0–3,5	0,4–0,5
langsame Verteilungshalbwertszeit (min)	1,5–4,4	9,2–19	17,7	9,5–17	2–3,7
terminale Eliminationshalbwertszeit, $t_{1/2\beta}$ (h)	1,7–3,3	3,1–6,6	2,2–4,6	1,4–1,5	0,17–0,33

Vdss = Verteilungsvolumen im Steady State

trationen während der Verteilungsphase nicht in den subtherapeutischen Bereich ab, und die Beendigung der Wirkung hängt vor allem von den langsamen Eliminationsvorgängen ab: Fentanyl wird zur lang wirkenden Substanz. Auch wiederholte Bolusinjektionen führen aufgrund der langen terminalen Halbwertszeit von Fentanyl zur Kumulation und verlängerten Wirkdauer.

5.1.2 Pharmakodynamik

Die Pharmakodynamik von Fentanyl entspricht weitgehend der anderer μ-Rezeptoragonisten. Zwischen den Fentanylwirkungen und den **Plasmakonzentrationen** besteht grob folgende Beziehung:
— Leichte Analgesie 0,6–1 ng/ml,
— mäßige bis starke Analgesie: 1,5–5 ng/ml,
— MAC-Reduktion um 50%: 0,5–2 ng/ml,
— chirurgische Analgesie mit 70% N_2O: 15–25 ng/ml,
— Bewusstlosigkeit (nicht zuverlässig erreichbar): 15–20 ng/ml,
— Schwelle für Atemdepression: 1 ng/ml,
— Abnahme des Atemantriebs um 50%: 1,5–3 ng/ml,
— Apnoe: 7–22 ng/ml.

Hohe Dosen von Fentanyl führen bei der Narkoseeinleitung häufig zu ausgeprägter Muskelrigidität, durch die eine ausreichende Ventilation beeinträchtigt oder verhindert wird.

EEG. Ansteigende Plasmakonzentrationen von Fentanyl gehen mit einer zunehmenden Verlangsamung des EEG einher. Die zeitliche Verzögerung zwischen einer Kurzinfusion und nachfolgenden EEG-Veränderungen beträgt 3–5 min; nach Unterbrechung der Zufuhr verschwinden diese Veränderungen innerhalb von 10–20 min.

5.1.3 Einsatz und Dosierung

Am häufigsten wird Fentanyl für die Supplementierung von Inhalationsanästhetika eingesetzt, des Weiteren als analgetische Komponente einer TIVA,

Tab. 5-3 Analgetische Potenz und Wirkdauer von Opioiden nach i.v. Bolusinjektion

	analgetische Potenz	maximaler Wirkungseintritt (min)	minimale Wirkdauer (min)	relative Wirkdauer (min)
Morphin	1	30	90	200–250
Alfentanil	30–40	1	11	30–60
Remifentanil	125	1,5–2	10	20
Fentanyl	125	5–8	20–30	60–120
Sufentanil	1000	2–4	30	100–150

gelegentlich in sehr hohen („industriellen") Dosen auch als „Monoanästhetikum" bei Herzoperationen und schließlich als Supplement für i.v. Anästhetika bei der Narkoseeinleitung, um die kardiovaskuläre Reaktion auf den Reiz der endotrachealen Intubation abzuschwächen oder zu unterdrücken.

> **Dosierung von Fentanyl:**
> — Unterdrückung der Intubationsreaktion: 1–5 µg/kg 3–5 min vor Injektion des i.v. Einleitungsanästhetikums
> — balancierte Anästhesie: Bolusinjektion von ca. 0,5–2,5 µg/kg, etwa alle 30 min (ca. 3–5 µg/kg/h) oder kontinuierliche Infusion von 2–10 µg/kg/h nach Bolusinjektion von 5–10 µg/kg
> — Monoanästhesie bei Herzoperationen: initial 50 µg/kg als Bolus, dann kontinuierliche Infusion von ca. 30 µg/kg/h (nicht empfehlenswert)

Grundsätzlich ist zu beachten, dass die wiederholte Injektion von Fentanyl und auch die Zufuhr sehr hoher Dosen zu einer lang anhaltenden Atemdepression in der postoperativen Phase führen und daher eine entsprechende Überwachung und Sicherung der Ventilation, wenn nötig durch Beatmung, erforderlich sind.

5.2 Alfentanil

Alfentanil ist ein Tetrazolderivat von Fentanyl. Die Wirkstärke einer Bolusinjektion beträgt etwa ein Viertel der von Fentanyl, die Wirkdauer ist kürzer, vor allem bedingt durch das geringere Verteilungsvolumen.

5.2.1 Pharmakokinetik

Die Wirkung von Alfentanil setzt sehr rasch ein und hält nur kurz an: Maximale analgetische und atemdepressorische Wirkungen treten in weniger als 2 min auf, die Wirkdauer eines niedrig dosierten i.v. Bolus hält oft nur 15 min oder kürzer an. Der rasche Wirkungseintritt von Alfentanil beruht auf dem im Vergleich zum Fentanyl kleineren zentralen Kompartiment und der hohen Dissoziation der Substanz (schwache Base mit einem pKa-Wert von 6,5). Hierdurch steht mehr Substanz in der diffusiblen Form zur Verfügung, auch bleibt ein größerer Anteil im zentralen Kompartiment. Außerdem wird vermutlich weniger Alfentanil unspezifisch im Gehirn gebunden als Fentanyl.

Nach einer Bolusinjektion wird Alfentanil rasch umverteilt und dann langsam eliminiert. Die kurze Wirkdauer eines niedrigdosierten Bolus beruht auf der Umverteilung zu den peripheren Geweben, während bei höheren Dosen (0,1–0,2 mg/kg) mit verlängerter Wirkung gerechnet werden muss. Alfentanil ist weniger lipophil als Fentanyl und bindet sich auch weniger an Fettgewebe und Muskulatur; entsprechend weist die Substanz ein kleineres Verteilungsvolumen in der Initialphase und im Gleichgewichtszustand auf.

Metabolismus und Ausscheidung. Alfentanil wird in der Leber rasch durch oxidative N-Dealkylierung des Piperidinrings und oxidative Demethylierung inaktiviert; nur ein geringer Anteil der Substanz wird unverändert im Urin ausgeschieden.

Die terminale Eliminationshalbwertszeit von Alfentanil beträgt 1,5–2 h und ist damit deutlich kürzer als die von Fentanyl. Entsprechend kumuliert Alfentanil in geringerem Maße als Fentanyl.

5.2.2 Pharmakodynamik

Die pharmakodynamischen Wirkungen von Alfentanil entsprechen weitgehend denen von Fentanyl. Die Substanz kann zu einer ausgeprägten Bradykardie führen, die durch gleichzeitige Zufuhr von Propofol noch verstärkt wird. Der Blutdruck kann, besonders bei rascher Injektion und Kombination mit i.v. Einleitungsanästhetika, deutlich abfallen (30–40 mmHg). Die postoperative Atemdepression hielt in einer Untersuchung nach Alfentanil kürzer an als nach Fentanyl; in einer anderen Untersuchung ergab sich jedoch bei einer Anästhesiedauer von 1,5–2 h zwischen beiden Substanzen kein wesentlicher Unterschied.

Zwischen den **Plasmakonzentrationen** und den Wirkungen von Alfentanil bestehen folgende grobe Beziehungen:
— Leichte Analgesie: 15 ng/ml,
— mäßige bis starke Analgesie: 40–80 ng/ml,
— MAC-Reduktion um 50%: 200 ng/ml,
— chirurgische Analgesie mit 70% N_2O: 300–500 ng/ml,
— Bewusstlosigkeit (nicht zuverlässig erreichbar): 300–600 ng/ml,
— Schwelle für Atemdepression: 50–100 ng/ml,
— Abnahme des Atemantriebs um 50%: 120–350 ng/ml,
— Apnoe: 300–600 ng/ml.

EEG. Die EEG-Veränderungen folgen den Plasmakonzentrationen zeitnäher als bei Fentanyl. Maximale EEG-Effekte werden bereits 1 min nach dem

Auftreten maximaler Plasmakonzentrationen erreicht; etwa 10 min nach Unterbrechung der Zufuhr verschwinden diese Effekte wieder.

5.2.3 Einsatz und Dosierung

Wegen seiner kurzen Wirkdauer wird Alfentanil vor allem für kürzere Eingriffe (< 15 min Dauer) eingesetzt, aber auch als analgetische Komponente einer TIVA. Allerdings ist Remifentanil dem Alfentanil in dieser Hinsicht deutlich überlegen.

> **Dosierung von Alfentanil:**
> — initialer Bolus bei kurzen Eingriffen: 5–10 µg/kg, wenn erforderlich Nachinjektionen von einem Drittel der Anfangsdosis
> — kontinuierliche Infusion bei längeren Eingriffen: initialer Bolus von 10–50 µg/kg, dann kontinuierlich 3–5 µg/kg/h mit 70% N_2O oder Propofol als TIVA
> — Monoanästhesie: 0,15–0,6 mg/kg/h bzw. je nach Stimulation

5.3 Sufentanil

Sufentanil ist ein hochpotentes Thienylderivat von Fentanyl mit einer 7–10fach stärkeren Wirkung und damit derzeit das klinisch eingesetzte Opioid mit der stärksten analgetischen Potenz. Die Wirkung setzt rascher ein als die von Fentanyl und hält kürzer an. Das pharmakodynamische Spektrum entspricht jedoch dem von Fentanyl, Alfentanil und Remifentanil.

5.3.1 Pharmakokinetik

Sufentanil ist wesentlich lipophiler als Fentanyl, weist eine stärkere Bindung an Opioidrezeptoren auf bei nur geringer unspezifischer Bindung im Hirngewebe. Die Substanz verteilt sich rasch und umfassend in den peripheren Geweben; die Wirkung niedriger Dosen wird durch Umverteilung beendet. Wegen des hohen Ionisationsgrades und der hohen Bindung an Plasmaproteine ist das Verteilungsvolumen kleiner und die Eliminationshalbwertszeit kürzer als die von Fentanyl.

Nach einem i.v. Bolus fällt die Plasmakonzentration rasch ab, und 98% der Substanz verschwinden innerhalb von 30 min aus dem Plasma. In einem 3-Kompartiment-Modell betrug die rasche Verteilungshalbwertszeit 1,4 min, die langsame 17,7 min und die Eliminationshalbwertszeit 2,7 h. Demgegenüber wurde nach Zufuhr hoher Dosen bei Aortenoperationen eine wesentliche längere Halbwertszeit, nämlich 12,2 h, bestimmt. Grundsätzlich muss nach Zufuhr hoher Dosen in der postoperativen Phase mit einer mehrere Stunden anhaltenden Atemdepression und ausgeprägten Analgesie gerechnet werden.

Extrakorporale Zirkulation. Die Verwendung von Sufentanil unter extrakorporaler Zirkulation führt zu erheblichen Veränderungen der Pharmakokinetik: Die Plasmakonzentration fällt zwar durch die Hämodilution ab, steigt aber nach Beendigung des Bypass wieder an, da größere Menge der Substanz während der extrakorporalen Zirkulation in der Lunge und in der Muskulatur sequestriert werden.

Metabolismus und Ausscheidung. Sufentanil weist mit 0,8 eine hohe hepatische Extraktionsrate auf; die Metabolisierung kann daher durch Änderungen der Leberdurchblutung beeinflusst werden. Die Hauptwege des Abbaus sind N-Dealkylierung, oxidative Deethylierung, oxidative Demethylierung und aromatische Hydroxylierung. Zu den Hauptmetaboliten gehört N-Phenylpropanamid. Nur ein sehr geringer Anteil der Substanz wird unverändert im Urin ausgeschieden.

5.3.2 Pharmakodynamik

Sufentanil ist ein hochselektiver µ-Rezeptoragonist mit den entsprechenden pharmakodynamischen Wirkungen dieser Substanzgruppe. Höhere Dosen (1–2 µg/kg) führen häufig zu ausgeprägter Muskelrigidität und Myokloni bei der Narkoseeinleitung, aber auch während der Ausleitung. Mit einer Atemdepression in der postoperativen Phase muss bei einigen Patienten selbst nach scheinbar vollständiger Erholung von der Anästhesie gerechnet werden, möglicherweise hervorgerufen durch sekundäre Peaks der Plasmakonzentration und begünstigt durch fehlende Stimulation des Patienten.

Die kardiovaskulären Wirkungen von Sufentanil sind zumeist gering: leichter Blutdruckabfall und Abnahme der Herzfrequenz. Bradykardien treten gewöhnlich nicht auf, wenn mit Pancuronium relaxiert wird. Hypertensive Reaktionen auf die Sternotomie werden auch durch Sufentanil nicht in jedem Fall ausreichend unterdrückt. Zwischen den **Plasmakonzentrationen** und den Wirkungen von Sufentanil bestehen folgende Beziehungen:
— Leichte Analgesie: 0,03 ng/ml,
— mittlere bis starke Analgesie: 0,05–1 ng/ml,
— 50% MAC-Reduktion: 0,145 ng/ml,
— chirurgische Analgesie mit 70% N_2O: nicht bekannt,

- Bewusstlosigkeit (nicht zuverlässig erreichbar): nicht bekannt,
- Schwelle für Atemdepression: 0,02–0,04 ng/ml,
- Abnahme des zentralen Atemantriebs um 50%: 0,04 ng/ml,
- Apnoe: nicht bekannt.

5.3.3 Einsatz und Dosierung

Sufentanil wird zumeist als Supplement einer balancierten Anästhesie eingesetzt, des Weiteren als TIVA, z.B. kombiniert mit Propofol oder Midazolam in der Herzchirurgie.

> **Dosierung von Sufentanil:**
> - Abschwächung der Intubationsreaktion: 0,3–1 µg/kg 1–3 min vor Intubation
> - balancierte Anästhesie: Bolusdosen von 0,1–0,5 µg/kg (mittlerer Bedarf 0,35 µg/kg/h) oder initialer Bolus ca. 0,5 µg/kg, dann kontinuierliche Infusion von ca. 0,5 µg/kg/h (Bereich 0,3–1 µg/kg/h)
> - Monoanästhesie in der Herzchirurgie: 8–50 µg/kg

5.4 Remifentanil

Remifentanil ist – wie Fentanyl, Alfentanil und Sufentanil – ein intravenöses Opioid mit reiner agonistischer Wirkung am µ-Opiatrezeptor und geringer Bindung an die ϰ-, ω- und δ-Rezeptoren. Die Wirkung setzt rasch ein und hält nur kurz an.

5.4.1 Physikochemische Eigenschaften

Remifentanil gehört – wie Fentanyl, Alfentanil und Sufentanil – zur Gruppe der 4-Anilinopiperidinderivate; chemisch handelt es sich um das Hydrochloridsalz des 3-(4-Methoxycarbonyl)-4(1-Oxopropylphenylamino-)-1-Piperidin-Propansäure-Methylesters. Die Summenformel lautet $C_{20}H_{28}N_2O_5 \ast HCl$; das Molekulargewicht beträgt 412,9. Ein Chiralitätszentrum ist nicht vorhanden, daher gibt es auch keine Enantiomere von Remifentanil. Gegenüber allen anderen Opioiden weist Remifentanil eine strukturelle Besonderheit auf: den Propionsäure-Methylester als Substituenten am Stickstoff des Piperidins. Diese Esterbindung ist der Hydrolyse durch unspezifische Esterasen in Blut und Gewebe zugänglich, so dass Remifentanil rasch zu weitgehend inaktiven Metaboliten abgebaut wird.

Remifentanil liegt als Base in Form eines lyophilisierten Pulvers vor, das Glycin als Hilfsstoff und HCl enthält. Nach Auflösung in isotoner Kochsalzlösung oder 5%iger Glukoselösung entsteht eine gebrauchsfertige Lösung mit einem pH-Wert von 3,0.

5.4.2 Pharmakokinetik

Verteilung. Die Verteilung von Remifentanil kann für etwa die Hälfte aller Patienten mit einem 2-Kompartiment-Modell beschrieben werden, für die andere Hälfte mit einem 3-Kompartiment-Modell. Für klinische Zwecke aber reicht insgesamt die Anwendung des 2-Kompartiment-Modells, bestehend aus einem zentralen und einem peripheren Kompartiment, aus. Für das 2-Kompartiment-Modell sind folgende Volumina ermittelt worden:
- Zentrales Verteilungsvolumen: 5,7–8 l,
- peripheres Verteilungsvolumen: 10,1–15,6 l,
- Verteilungsvolumen im Steady Steate, Vdss: 32,8 ± 7,4 l.

Plasmaproteinbindung. Remifentanil wird im Plasma zu etwa 70% an Eiweiß gebunden, davon zu einem Drittel an das saure α_1-Glykoprotein. Damit ist die Proteinbindung von Remifentanil deutlich geringer als die anderer Opioide (siehe Tab. 5-2). Für die Wirkung entscheidend ist die Konzentration des ungebundenen Anteils der Substanz im Gleichgewicht mit der Konzentration am Wirkort, nicht die Gesamtkonzentration im Plasma.

Fettlöslichkeit. Die Fettlöslichkeit von Remifentanil ist ebenfalls geringer als die von Alfentanil, Fentanyl und Sufentanil (siehe Tab. 5-2). Hierdurch stellt sich rascher ein Gleichgewicht zwischen Blut und zentralem Nervensystem ein, auch verteilt sich Remifentanil schneller in das zweite Kompartiment. Weiter könnte die geringere Lipophilie bei einer Infusionsdauer von mehr als 6 h klinisch von Bedeutung sein.

Die Halbwertszeit der Gleichgewichtseinstellung zwischen Blut und Hirn beträgt für Remifentanil, wie für Alfentanil, ca. 1 bis 1,5 min, für Fentanyl hingegen 4,8 min und für Sufentanil 5,6 min. Bei älteren Personen ist die Blut-Hirn-Äquilibrierungskonstante höher; die Substanzen penetrieren langsamer in das zentrale Nervensystem, und die Wirkung tritt langsamer ein.

Biotransformation und Ausscheidung. Der Abbau von Remifentanil erfolgt kontinuierlich im Blut und Gewebe durch unspezifische Plasma- und Gewebeesterasen und damit unabhängig von der Aktivität der Cholinesterase und der Pseudocholinesterase, des Weiteren unabhängig von der Nieren- und Leberfunktion. Die unspezifischen Esterasen spalten die Methylestergruppe, und es entsteht zu 98% der Carboxylsäure-Metabolit GI90291, während die restlichen 2% durch N-Dealkylierung in den Metaboliten GI94219 umgewandelt werden. Die Aktivität des Hauptmetaboliten am µ-Rezeptor ist so gering, dass sie praktisch vernachlässigt werden kann: So beträgt die analgetische Wirkung nur noch 1/300 bis 1/4600 der von Remifentanil. GI94219 wird über die Nieren ausgeschieden und könnte somit bei Niereninsuffizienz kumulieren.

Clearance. Die Plasmaclearance von Remifentanil beträgt 2,1 bis 2,8 l/min und ist damit um das 10fache höher als die von Alfentanil (0,21 bis 0,63 l/min). Die Gesamtclearance von Remifentanil entspricht 250–300 l/h und ist somit 3–4-mal höher als der durchschnittliche hepatische Blutfluss. Alter, Körpergewicht und Geschlecht haben keinen Einfluss auf die Gesamtclearance von Remifentanil.

Elimination, Halbwertszeiten. Je nachdem, ob ein 2- oder 3-Kompartiment-Modell für die Verteilung von Remifentanil zugrunde gelegt wird, kann die Elimination als bi- oder triexponentielle (Verteilungskoeffizienten A, B, C) beschrieben werden. Nach dem 3-Kompartiment-Modell sind für Remifentanil folgende Halbwertszeiten ermittelt worden:
— Verteilungshalbwertszeit, $t_{1/2\alpha}$: 0,94 bis 1,96 min;
— terminale Eliminationshalbwertszeit, $t_{1/2\beta}$: 5,3 bis 14,4 min;
— $t_{1/2\gamma}$: 35–137 min.

Nach einer Bolusinjektion von Remifentanil werden 99,8% während der α- und β-Halbwertszeiten (0,9 und 6,3 min) eliminiert und nur 0,2% während der (langsamsten) γ-Halbwertszeit (35 min). Klinisch können das dritte Kompartiment und die langsamste Halbwertszeit vernachlässigt werden; somit beträgt die terminale Halbwertszeit von Remifentanil 6 min oder weniger. ▶ Abbildung 5-2 zeigt den zeitlichen Verlauf der Plasmakonzentrationen von Remifentanil nach einer Bolusinjektion.

Kontextsensitive Halbwertszeit. Mit 3–4 min weist Remifentanil die kürzeste kontextsensitive Halbwertszeit aller Opioide auf (▶ Abb. 5-3). Während die kontextsensitive Halbwertszeit von Fentanyl, Alfentanil und Sufentanil nach 60, 120 oder 240 min dauernder Infusion noch zunimmt, beträgt sie für Remifentanil selbst nach 10-stündiger Infusion unverändert zwischen 3 und 4 min.

> **Kontextsensitive Halbwertszeiten nach 4-stündiger Infusionsdauer:**
> — Remifentanil 3–4 min
> — Sufentanil 34 min
> — Alfentanil 59 min
> — Fentanyl 263 min

Die Elimination von Remifentanil ist somit unabhängig von der Infusionsdauer – im Gegensatz zu allen anderen Opioiden. Entsprechend kann die Remifentanildosierung rasch an den jeweiligen Bedarf angepasst werden. Selbst nach sehr langer Infusionsdauer sind sämtliche µ-Rezeptor-vermittelten Wirkungen einschließlich Atemdepression

Abb. 5-2 Relative Plasmakonzentrationen über die Zeit nach Bolusgabe von Remifentanil, Fentanyl, Alfentanil und Sufentanil (mod. nach Shafer, 1996).

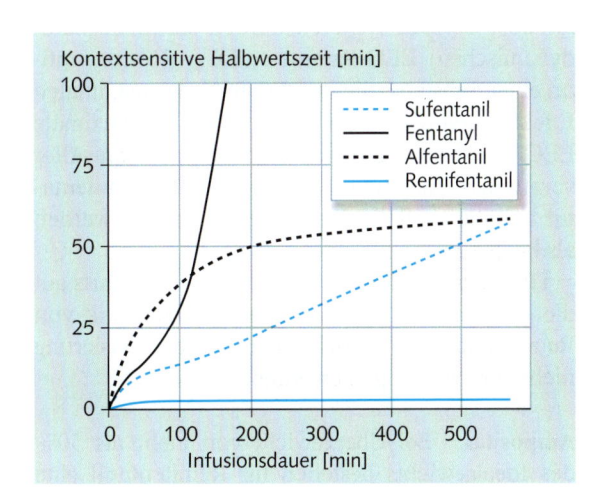

Abb. 5-3 Kontextsensitive Halbwertszeit von Remifentanil, Fentanyl, Alfentanil und Sufentanil (mod. nach Egan et al., 1996).

5 Opioide

ebenso rasch beendet wie nach einer kurzzeitigen Zufuhr.

Konzentration am Wirkort. Nach einer **Bolusinjektion** von Remifentanil wird, wie bei Alfentanil, innerhalb von 1,5 min am Wirkort die maximale Konzentration erreicht (Anschlagzeit, ▶ Abb. 5-4). Die Konzentration von Remifentanil am Wirkort beträgt 6 min später nur noch 20%, die von Alfentanil hingegen 40%. Entsprechend rascher klingt die Wirkung von Remifentanil ab.

Bei einer **kontinuierlichen Infusion** von Remifentanil beträgt die Konzentration am Wirkort nach 4 min 50% und nach 10–15 min bereits 80% der Steady-State-Konzentration, die von Alfentanil, Fentanyl und Sufentanil hingegen immer noch weniger als 30%. Des Weiteren ist die Variabilität der Steady-State-Konzentration während einer kontinuierlichen Infusion von Remifentanil aufgrund der geringen Variabilität der Clearance deutlich geringer als die anderer Opioide. Nach Abstellen einer kontinuierlichen Remifentanilinfusion fällt die Konzentration am Wirkort innerhalb von 10 min um 80% ab, unabhängig von der jeweiligen Konzentration, d. h., Remifentanil führt zu keiner klinisch relevanten Kumulation. Klinisch ist Folgendes wichtig:

> ! Aufgrund der hohen Clearance von Remifentanil und der raschen Gleichgewichtseinstellung zwischen Blut und Gehirn führen Änderungen der Infusionsrate rasch zu entsprechenden Änderungen der Remifentanilwirkungen. Hieraus ergibt sich eine den volatilen Anästhetika vergleichbare Steuerbarkeit von Remifentanil.

Alter und Geschlecht. Mit zunehmendem Lebensalter nimmt bei gesunden Versuchspersonen das Verteilungsvolumen um 25% und die Clearance um 33% ab. Des Weiteren werden die (pharmakodynamischen) EEG-Parameter EC_{50} (Konzentration einer Substanz, die im EEG 50% des maximalen Effekts hervorruft) und k_{eo} (Zeit, bis der maximale EEG-Effekt erreicht wird) mit zunehmendem Alter vermindert. Aus diesen Gründen sollte Remifentanil bei älteren Patienten *niedriger* dosiert werden als bei jüngeren.

Hingegen hat das Geschlecht keinen Einfluss auf die Pharmakokinetik und Pharmakodynamik von Remifentanil und braucht daher bei der Dosierung nicht berücksichtigt zu werden.

Adipositas. Bei Übergewicht von mehr als 30% des Idealgewichts bestehen für Remifentanil eine geringere zentrale Clearance, ein kleineres Verteilungsvolumen im Gleichgewichtszustand und ein kleineres Verteilungsvolumen für das zentrale Kom-

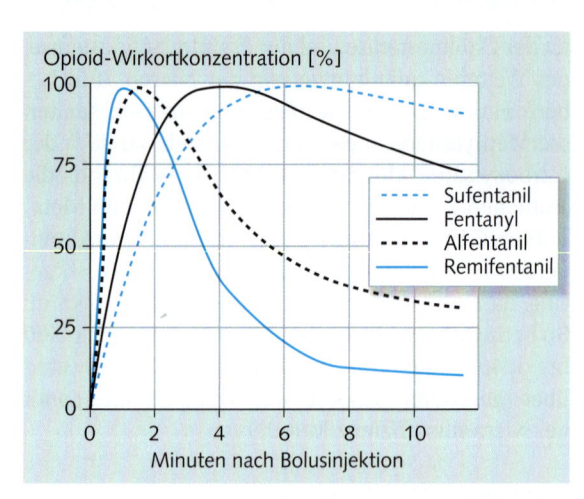

Abb. 5-4 Zeitlicher Verlauf der Konzentration am Wirkort nach Bolusgaben von Remifentanil, Fentanyl, Alfentanil und Sufentanil. Die Konzentrationen am Wirkort wurden auf die dortige Spitzenkonzentration normalisiert. Remifentanil zeigt eine mit Alfentanil vergleichbare Anschlagzeit, aber einen deutlich rascheren Abfall der Konzentration am Wirkort im Vergleich zu Alfentanil (mod. nach Shafer, 1996).

partiment. Wird Remifentanil nach dem tatsächlich gemessenen Körpergewicht dosiert, muss daher mit einer Verlängerung der Wirkung gerechnet werden. Daher sollte die Dosierung bei diesen Patienten nach dem Idealgewicht erfolgen.

> Bei Adipositas von mehr als 30%: Dosierung von Remifentanil nach dem jeweiligen Idealgewicht!

Leber- und Niereninsuffizienz. Selbst schwere Funktionsstörungen der Leber verlängern die Wirkdauer von Remifentanil nicht, da die Inaktivierung, unabhängig von der Leberfunktion, durch unspezifische Esterasen erfolgt. Auch eine Niereninsuffizienz bleibt ohne Einfluss auf die Pharmakokinetik (Clearance und Verteilungsvolumen) von Remifentanil, allerdings kumuliert der über die Nieren ausgeschiedene Hauptmetabolit GI90291, d. h., die Ausscheidung wird erheblich verzögert (Verlängerung der Halbwertszeit von normal 1,5 h auf mehr als 26 h). Bei Narkosen spielt dieser Effekt keine Rolle; ob dagegen bei Langzeitsedierung von Patienten mit Niereninsuffizienz die Kumulation des Metaboliten zu einer klinisch relevanten Opioidwirkung führt, ist derzeit nicht bekannt.

Interaktion mit Propofol. Wird Remifentanil zusammen mit Propofol infundiert, werden signifikant höhere Plasmakonzentrationen in der ersten 15 min erreicht als bei alleiniger Infusion von Remifentanil (Bouillon et al., 2002); die Erhaltungsdosen und

Aufwachzeiten werden jedoch nicht verändert. Dieser Effekt wird auf eine Verminderung des zentralen Verteilungsvolumens und der initialen Verteilungsclearance durch Propofol zurückgeführt. Dagegen wird die Pharmakokinetik von Propofol durch Remifentanil nicht beeinflusst.

5.4.3 Pharmakodynamik

Da Remifentanil ein selektiver µ-Rezeptoragonist ist, entsprechen seine pharmakologischen Wirkungen im Wesentlichen denen von Fentanyl, Alfentanil und Sufentanil:
— Analgesie und Sedierung,
— Atemdepression,
— Bradykardie,
— Blutdruckabfall,
— Rigidität der Skelettmuskulatur,
— Übelkeit und Erbrechen.

Analgetische Wirkstärke

Im Tierexperiment ergab sich eine 16–30fach stärke analgetische Wirkung von Remifentanil im Vergleich zu Alfentanil. Insgesamt entspricht die analgetische Potenz von Remifentanil etwa der von Fentanyl, während Sufentanil um das 6–10fache stärker wirksam ist. Um vegetative und somatische Reaktionen auf den Hautschnitt zu unterdrücken, ist eine mittlere Dosierung von 0,5 µg/kg/min erforderlich. Stärkere chirurgische Stimuli erfordern eine entsprechend höhere Dosierung. Nach Abstellen der Remifentanilinfusion klingt auch die analgetische Wirkung sehr rasch ab, so dass bei zahlreichen Eingriffen schon frühzeitig postoperative Schmerzen auftreten können.

Reduktion des MAC-Werts von Inhalationsanästhetika

Wie alle µ-Agonisten reduziert auch Remifentanil den MAC-Wert der gebräuchlichen Inhalationsanästhetika. So tritt z. B. bei einer Plasmakonzentration von 1,2 ng/ml Remifentanil eine 50%ige Abnahme des MAC-Werts von Isofluran auf.

Sedierung, Hypnose

Remifentanil bewirkt dosisabhängig eine ausgeprägte Sedierung, jedoch wird das Bewusstsein selbst durch sehr hohe Dosen nicht sicher ausgeschaltet. So konnte in einer Untersuchung an Versuchspersonen mit der extrem hohen Dosis von 9 µg/kg nur bei der Hälfte ein Bewusstseinsverlust erreicht werden. Um intraoperative Wachheit zu vermeiden, muss Remifentanil daher in der Regel mit einem i.v. Anästhetikum oder einem Inhalationsanästhetikum kombiniert werden.

EEG – evozierte Potentiale

EEG-Frequenz. Remifentanil bewirkt eine dosisabhängige Suppression der EEG-Frequenz bis hin zur stabilen δ-Aktivität unter hoher Dosierung. Eine maximale kortikale Suppression oder „burst suppression" wird jedoch, wie bei den anderen Opioiden, selbst mit Höchstdosen nicht erreicht.

Spektrale Eckfrequenz. Die spektrale Eckfrequenz wird durch Remifentanil ebenfalls dosisabhängig reduziert: Bei einer Plasmakonzentration von 14,7 ng/ml fällt die spektrale Eckfrequenz von 25 Hz auf 5 Hz ab.

Evozierte Potentiale. Remifentanil vermindert unter Inhalationsanästhesie dosisabhängig, mit und ohne chirurgische Stimulation, bei akustisch evozierten Potentialen die auditorische Antwort mittlerer Latenz (MLAEP). Ebenso nimmt bei den somatosensorisch evozierten Potentialen die Amplitude der P15-N20-Komponente ab, während die Amplituden P25-N35 und N35-P45 zunehmen.

Beurteilt nach den EEG-Veränderungen, ist Remifentanil 19fach stärker wirksam als Alfentanil: So beträgt die EC_{50} für Remifentanil 20 ng/ml, für Alfentanil hingegen 376 ng/ml.

Atemdepression

Remifentanil bewirkt, wie alle µ-Rezeptoragonisten, eine dosisabhängige Atemdepression bis hin zur Apnoe. Dieser Effekt ist nach einmaliger Bolusinjektion innerhalb von 5 min maximal ausgeprägt und hält nach einem Bolus von 1,5 µg/kg etwa 10 min und nach 2 µg/kg etwa 20 min an, d. h., innerhalb dieser Zeit werden wieder die Ausgangswerte (± 10%) der Blutgase erreicht. Auch nach Abstellen einer kontinuierlichen Infusion normalisieren sich die Blutgase im Durchschnitt innerhalb von 8 min mit einem Bereich von 5–15 min, unabhängig von der Höhe der Infusionsrate. Damit ist der atemdepressorische Effekt nach einer Remifentanilanästhesie wesentlich kürzer als nach einer Alfentanilanästhesie (61 min; Bereich 5–90 min).

Zu beachten ist, dass die sedierende und die atemdepressorische Wirkung eng beieinander liegen, d. h., bereits mit sedierend wirkenden Infusionsraten (0,06–2 µg/kg/min) kann eine Atemdepression auftreten. Andererseits besteht aber selbst nach Anwendung sehr hoher Dosen – im Gegensatz zu anderen Opioiden – in der postoperativen Phase nur ein geringes Risiko der Atemdepression, wenn der Patient das Bewusstsein erlangt und die Spontanatmung wieder aufgenommen hat. Wie bei anderen μ-Rezeptoragonisten kann die durch Remifentanil hervorgerufene Atemdepression mit Naloxon antagonisiert werden. Da die Halbwertszeit von Naloxon wesentlich länger ist als die von Remifentanil, sollte nach einer Antagonisierung nicht mit einer Rückkehr der Atemdepression gerechnet werden. Außerdem ist wegen der sehr kurzen Wirkdauer von Remifentanil nur ausnahmsweise eine Antagonisierung erforderlich.

Muskelrigidität

Remifentanil kann, wie alle μ-Agonisten, den Muskeltonus bis hin zur Muskelsteife erhöhen. Vor allem die Thoraxrigidität kann so ausgeprägt sein, dass keine Spontanatmung und auch keine ausreichende Maskenbeatmung mehr möglich sind. Die Entwicklung der Muskelrigidität hängt u. a. von der Dosis und der Injektionsgeschwindigkeit ab. Dosisreduktion und langsame Injektion oder Verzicht auf Bolusinjektionen vermindern die Gefahr der Muskelsteife. In schweren Fällen müssen Muskelrelaxanzien eingesetzt werden.

> Die massive Muskelrigidität durch Remifentanil kann mit Muskelrelaxanzien beseitigt werden.

Herz-Kreislauf-Funktion

Die kardiovaskulären Wirkungen von Remifentanil entsprechen qualitativ im Wesentlichen denen anderer μ-Agonisten, jedoch sind die Bradykardie und die blutdrucksenkende Wirkung meist ausgeprägter.

! Blutdruckabfall und Bradykardie sind die typischen kardiovaskulären Nebenwirkungen von Remifentanil.

Sie treten vor allem nach Bolusinjektionen auf, sind bei älteren Patienten ausgeprägter als bei jüngeren und können zumeist durch niedrigere Anfangsdosierung, Verzicht auf Bolusinjektionen und Dosisreduktion in Phasen geringer Stimulation und bei älteren Patienten vermindert oder vermieden werden. Besteht bereits ein hoher Vagotonus, muss bei der Zufuhr von Remifentanil mit einer erheblichen Zunahme der Bradykardie, mitunter bis hin zur Asystolie, gerechnet werden. Demgegenüber kommt es bei Hypovolämie zu einem stärkeren Blutdruckabfall ohne kompensatorischen Anstieg der Herzfrequenz.

Die durch Remifentanil ausgelöste Bradykardie kann durch Vorinjektion von Atropin häufig abgeschwächt oder gänzlich verhindert werden. Bei stärkerem Blutdruckabfall muss sofort die Dosis reduziert und Volumen zugeführt werden, wenn nötig auch ein Vasopressor.

Akute Toleranz

Für Opioide, einschließlich Remifentanil, wurde wiederholt eine akute Toleranzentwicklung postuliert, jedoch nicht schlüssig nachgewiesen. In einer Untersuchung an 20 Freiwilligen, die für 3 h eine kontinuierliche Infusion von Remifentanyl erhielten (0,08 μg/kg/min) konnten Gustorff et al. im Vergleich mit einer Kochsalzinfusion keine signifikante Abnahme der Schmerzschwelle für Remifentanil nachweisen (Gustorff et al., 2002, 2003). Diese Untersuchungen stützen die Vermutung, dass eine länger dauernde Remifentanilzufuhr nicht zu einer akuten Toleranzentwicklung führt.

5.4.4 Anästhesie mit Remifentanil

Remifentanil ist ein universell für Narkosezwecke einsetzbares Opioid; die Steuerbarkeit übertrifft die von Alfentanil, Fentanil und Sufentanil. Hämodynamische Reaktionen auf starke Stimuli wie Blutdruckanstieg und Tachykardie können bei den allermeisten Patienten allein durch Dosiserhöhung rasch beseitigt werden. Die Patienten erwachen zumeist innerhalb weniger Minuten nach Abstellen der Infusion und sind in einer Weise orientiert und kooperativ wie bei keinem anderen Opioid. Daher ergeben sich besondere Vorteile von Remifentanil, wenn der Patient direkt nach der Operation aufwachen und neurologisch beurteilt werden soll. Grundsätzlich kann Remifentanil in allen operativen Disziplinen eingesetzt werden; hierauf wird in den jeweiligen Kapiteln näher eingegangen.

Narkoseeinleitung

Für die Narkoseeinleitung kann Remifentanil als Bolus über einige Minuten injiziert oder, besser, kontinuierlich infundiert werden. Da selbst mit sehr hohen Bolusdosen das Bewusstsein bei der Hälfte der Patienten nicht sicher ausgeschaltet wird und hierunter außerdem mit erheblichen Nebenwirkungen wie ausgeprägter Muskelrigidität, Bradykardie und Blutdruckabfall gerechnet werden muss, sollte die Narkose mit einer kontinuierlichen Infusion von Remifentanil in niedriger Dosierung eingeleitet werden, ergänzt durch Injektion eines i.v. Anästhetikums, z. B. Thiopental, Propofol oder Etomidat. Durch dieses Vorgehen kann die Häufigkeit und die Schwere der Muskelrigidität erheblich reduziert werden.

5 Opioide für Narkosezwecke

Praktisches Vorgehen:

- Beginn der kontinuierlichen Infusion mit einer individuell festzulegenden Dosierung, z. B. 0,1 bis 0,25 bis 0,5 µg/kg/min; bei Anwendung höherer Dosen muss mit Bradykardie, Blutdruckabfall und Thoraxrigidität, evtl. auch mit Beeinträchtigung der Spontanatmung gerechnet werden. Darum ist es ratsamer, sich Zeit zu lassen und mit der niedrigeren Infusionsgeschwindigkeit zu beginnen, besonders bei alten und bei sehr kranken Patienten; spricht der Patient auf diese Dosierung nicht oder nur sehr verzögert an, so kann die Infusionsgeschwindigkeit gesteigert werden.
- Sobald der Patient Änderungen des Befindens wie z. B. Schwindel, Wärmegefühl o. Ä. angibt, wird das i. v. Anästhetikum injiziert. Meist sind hierbei geringere Dosen erforderlich als bei alleiniger Injektion des i. v. Anästhetikums.
- Nach Verlust des Bewusstseins (Maskenbeatmung) kann das Muskelrelaxans für die Intubation injiziert werden. Besteht bereits eine Bradykardie, ist mit Succinylcholin Vorsicht geboten: Vor der Injektion und der anschließenden Laryngoskopie sollte Atropin zugeführt werden, um eine bedrohliche Zunahme der Bradykardie bis hin zur Asystolie durch den vagalen Reiz der Laryngoskopie zu vermeiden.
- Sobald die Intubation als starker Stimulus abgeschlossen ist, fällt der Blutdruck häufig ab, so dass die Infusionsgeschwindigkeit meist auf die Hälfte oder weniger reduziert werden kann. Bei stärkerem Blutdruckabfall: sofort die Beine anheben, Volumenzufuhr verstärken. Bei ungenügendem Blutdruckanstieg sollte umgehend ein Vasopressor injiziert werden.

Aufrechterhaltung der Narkose

Für die Anästhesie mit Remifentanil als starke analgetische Komponente ist bei den meisten Patienten zusätzlich eine hypnotisch wirkende Substanz erforderlich, um eine ausreichend tiefe Bewusstlosigkeit und Amnesie zu gewährleisten. Allenfalls bei älteren oder sehr geschwächten Patienten kann mit Remifentanil allein eine genügende Schlaftiefe bei guter Analgesie erreicht werden.

! Als alleinige Substanz für eine chirurgische Anästhesie reicht Remifentanil bei den meisten Patienten nicht aus.

Für die Hypnose kann Remifentanil entweder mit einem volatilen Inhalationsanästhetikum oder mit Propofol kombiniert werden.

Kombination mit Inhalationsanästhetika. Alle gebräuchlichen volatilen Inhalationsanästhetika können mit Remifentanil kombiniert werden, um eine ausreichende Hypnose zu erzielen. Da Remifentanil dosisabhängig den MAC-Wert der Inhalationsanästhetika reduziert, sind bei einer Remifentanil-Infusionsrate von 0,05–1 µg/kg/min für einen ausreichend tiefen Schlaf mit Amnesie bei den meisten Patienten nur sog. MAC_{awake}-Konzentrationen bzw. 0,5 MAC ohne und 0,3 MAC mit Lachgaszusatz erforderlich, z. B.:

- 0,4 bis 0,6 Vol.% Isofluran,
- 3 Vol.% Desfluran,
- 1 Vol.% Sevofluran.

Diese Konzentrationen können zusammen mit Remifentanil praktisch bis zum Ende der Operation beibehalten werden, ohne dass hierdurch das Erwachen aus der Narkose wesentlich verzögert wird. Die Dosierung von Remifentanil richtet sich hingegen nach der Intensität der chirurgischen Stimulation: Dosisreduktion in Phasen geringer Schmerzreize, Dosiserhöhung bei Schmerzen starker Intensität. Hierbei erweist sich Remifentanil als deutlich besser steuerbar als die anderen Opioide. Vorteilhaft ist weiter, dass selbst kurz vor Ende der Operation Remifentanil noch in hoher Dosierung infundiert werden kann, ohne dass mit einer verlängerten Aufwachphase und Nachbeatmung gerechnet werden muss.

! Remifentanil kann selbst in hoher Dosierung bis zum Ende der Operation zugeführt werden, ohne dass hierdurch die Aufwachphase verlängert wird und eine Nachbeatmung erforderlich ist.

Kombination mit Propofol als TIVA. Auch bei diesem Verfahren sollte die Narkose nicht mit einem Remifentanilbolus, sondern durch kontinuierliche Infusion von 0,1 bis 0,25 bis 0,5 µg/kg/min eingeleitet werden. Mit Einsetzen der zentralen Wirkung von Remifentanil kann die Hypnose mit einem Propofolbolus in individuell angepasster Dosis eingeleitet und durch kontinuierliche Infusion von Propofol fortgesetzt werden. Alternativ kann auf den Bolus verzichtet und die Propofolinfusion zusammen mit der Remifentanilinfusion begonnen werden.

Praktisches Vorgehen:

- Beginn der Remifentanilinfusion in einer individuell angepassten Dosierung, z. B. 0,1 bis 0,25 bis 0,5 µg/kg/min, und der Propofolinfusion mit 5 bis 6 mg/kg/h. Um die Einleitungsphase abzukürzen, kann die Narkose unmittelbar nach Be-

ginn der Remifentanilwirkung mit einem Propofolbolus eingeleitet werden.
- Nach der Intubation: Reduktion der Remifentanilinfusion auf ca. 0,1 μg/kg/min und der Propofolinfusion auf 2–4 mg/kg/h.
- Zum Hautschnitt: Erhöhung der Remifentanilinfusion auf ca. 0,2 μg/kg/min oder mehr, je nach Bedarf.
- In Phasen intensiver chirurgischer Stimulation: Erhöhung der Remifentanilinfusion, z. B. auf 0,5 μg/kg/min oder mehr.

Ausleitung der Narkose

Da Remifentanil nicht kumuliert und die Wirkung sehr rasch beendet wird, kann die Remifentanilinfusion bis zum Operationsende oder bis wenige Minuten vorher beibehalten werden. Wurde ein Inhalationsanästhetikum in niedriger Konzentration als Hypnotikum verwendet, kann die Zufuhr ebenfalls bis Operationsende oder kurz davor beibehalten werden; höhere Konzentrationen als MAC_{awake} können jedoch das Aufwachen verzögern und sollten daher rechtzeitig reduziert werden.

Bei länger dauernden Remifentanilnarkosen mit Propofol als Hypnotikum kann das Erwachen ebenfalls deutlich verlängert werden, so dass auch hier rechtzeitig die Dosierung reduziert werden sollte, wenn der Patient früh extubiert werden soll.

5.4.5 Postoperatives Muskelzittern

Wie nach anderen Anästhesieformen kann auch nach der Anästhesie mit Remifentanil ein unerwünschtes postoperatives Muskelzittern auftreten. Das Zittern kann mit Pethidin (25–50 mg i.v.) oder Clonidin (0,1 μg/kg i.v.) meist beseitigt werden. Hierbei müssen die Nebenwirkungen dieser Substanzen beachtet werden.

5.4.6 Postoperative Übelkeit und Erbrechen

Wie bei allen Opioiden können auch nach Remifentanil Übelkeit und Erbrechen auftreten. Ob die Häufigkeit dieser unerwünschten Nebenwirkungen wegen der kurzen Wirkdauer von Remifentanil geringer ist als bei anderen Opioiden, muss noch geklärt werden. Zur Prophylaxe oder Behandlung kann z. B. Ondansetron (siehe Kap. 18) eingesetzt werden.

5.4.7 Postoperativer Schmerz

Da die Wirkung von Remifentanil sehr rasch beendet wird, können, je nach Art des Eingriffs, bereits frühzeitig und mitunter schlagartig heftige postoperative Schmerzen auftreten, die eine umgehende Behandlung erfordern. Um dieser in hohem Maße unerwünschten Eigenschaft von Remifentanil entgegenzuwirken, sollte daher die Schmerztherapie nach schmerzhaften Eingriffen bereits kurz vor Ende der Operation, spätestens aber mit Abstellen der Dauerinfusion oder Extubation des Patienten begonnen werden. Ein allseits befriedigendes Konzept der Schmerztherapie nach Remifentanilanästhesie existiert noch nicht. Je nach Intensität des zu erwartenden postoperativen Schmerzes werden prophylaktisch zentrale und/oder nichtsteroidale Analgetika zugeführt, z. B. Piritramid, Diclofenac oder Metamizol.

Einige Autoren empfehlen auch, die Zufuhr von Remifentanil postoperativ in einer „analgetischen" Dosierung fortzusetzen. Dieses Vorgehen erfordert jedoch eine Intensivüberwachung der Atem- und Herz-Kreislauf-Funktion und ist am ehesten für den Transport eines operierten Patienten auf die Intensivstation geeignet, nicht hingegen für die klinische Routine.

5.4.8 Zusammenfassende klinische Bewertung

Die Besonderheit von Remifentanil ergibt sich nicht aus seinen pharmakodynamischen Wirkungen, sondern aus seiner für ein Opioid bislang einzigartigen Pharmakokinetik. Als Methylester wird Remifentanil rasch und unabhängig von der Leber- und Nierenfunktion abgebaut und ausgeschieden, kumuliert also nicht. Die Wirkdauer ist – im Gegensatz zu Alfentanil, Fentanyl und Sufentanil – praktisch unabhängig von der Dosierung und der Infusionsdauer. Aufgrund seiner starken analgetischen Wirkung und seiner Pharmakokinetik kann Remifentanil rasch an chirurgische Stimuli wechselnder, auch höchster Intensität angepasst werden und ist daher von der Steuerbarkeit her den volatilen Anästhetika Desfluran und Sevofluran vergleichbar, wenn nicht überlegen. Remifentanil ist aber kein „Anästhetikum" im Wortsinn und bedarf daher für Narkosezwecke zusätzlich der Kombination mit einer hypnotisch wirkenden Substanz, um eine ausreichend tiefe Bewusstlosigkeit zu gewährleisten. Hierfür eignen sich Propofol oder volatile Anästhetika wie Isofluran.

6 Opioidantagonisten

Die Wirkung von Opioiden kann durch spezifische Antagonisten, die selbst Derivate des Opiums sind, aufgehoben werden. Klinisch wird am häufigsten Naloxon für die Antagonisierung von Opioiden eingesetzt.

6.1 Naloxon

Naloxon, das N-Allylderivat von Oxymorphon, ist ein reiner Opioidantagonist ohne agonistische Wirkung, d. h., es wirkt weder opioidartig, noch verstärkt es die Wirkungen der Opioide. Die Substanz wirkt kompetitiv antagonistisch an allen Opioidrezeptoren, weist jedoch die höchste Affinität zu den µ-Rezeptoren auf. Niedrige Dosen antagonisieren zuverlässig die Wirkung der reinen Agonisten und auch der meisten gemischten Agonisten-Antagonisten. Die Blockade ist reversibel und kann durch zusätzliche Injektion eines Agonisten aufgehoben werden.

Allein zugeführt, weist Naloxon keine klinisch nachweisbaren Wirkungen auf. Erst mit hohen Dosen (4 mg/kg) steigen Herzfrequenz und Blutdruck leicht an, und die EEG-Aktivität wird verlangsamt.

6.1.1 Pharmakokinetik

Naloxon wird rasch verteilt und dringt schnell in das Gehirn ein. Aufgrund der raschen Umverteilung fallen die Konzentrationen in Gehirn und Plasma rasch ab. Die Substanz wird in der Leber hauptsächlich glukuronidiert. Die Clearance ist mit 30 ml/kg/min hoch, so dass auch eine extrahepatische Elimination in Frage kommt. Die Eliminationshalbwertszeit beträgt 1–2 h.

6.1.2 Anwendung und Dosierung

Die Substanz wird primär beim postoperativen Opioidüberhang mit Atemdepression und Bewusstseinseinschränkung eingesetzt. Des Weiteren können mit Naloxon der unter periduraler Injektion häufig auftretende Juckreiz und Harnverhalt antagonisiert werden. Und schließlich kann die Substanz diagnostisch bei komatösen Zuständen unklarer Ursache eingesetzt werden. Zu beachten ist aber, dass Naloxon bei Opioidabhängigen ein Entzugssyndrom auslöst.

Naloxon kann i.v. oder i.m. zugeführt werden. Nach i.v. Injektion von 0,4 bis 0,8 mg wird die opioidbedingte Atemdepression innerhalb von 1–2 min aufgehoben, ebenso die analgetische und sedierende Wirkung. Oft erwachen bei dieser Dosierung nicht ansprechbare Patienten mit Opioidüberhang schlagartig. Hierbei können Blutdruck und Herzfrequenz erheblich ansteigen, mitunter werden Herzrhythmusstörungen oder ein Lungenödem ausgelöst, so dass insbesondere bei Herzkranken Vorsicht geboten ist. Die kardiovaskulären Reaktionen können durch titrierende Zufuhr von Naloxon in niedriger Dosierung zumeist verhindert werden.

Dosierung von Naloxon:
— titrierend jeweils 0,4 mg beim Erwachsenen, etwa alle 3 min zuführen
— keine vollständige Antagonisierung der Analgesie!

Wirkdauer. Die Wirkdauer einer Einzelinjektion von 0,4 mg beträgt meist nicht mehr als 45–60 min und soll auch durch Zufuhr einer höheren Dosis nicht wesentlich verlängert werden. Wurden daher sehr hohe Dosen von Opioiden zugeführt, muss bei einigen Patienten mit einer Rückkehr der Atemdepression nach Ablauf dieser Zeit gerechnet werden. Daher ist eine entsprechende Überwachung der Atemfunktion bei diesen Patienten auch nach der Antagonisierung erforderlich.

7 Intraoperativer Einsatz von Opioiden

Die Allgemeinanästhesie auf Opioidbasis gehört heutzutage zu den am häufigsten eingesetzten Verfahren. Opioide haben zumeist die Analgesie zum Ziel, werden aber gelegentlich auch als „Monoanästhetikum" zugeführt, obwohl eine sichere Ausschaltung des Bewusstseins hiermit nicht erreicht werden kann.

Vorteile der Opioide. Zu den wesentlichen Vorteilen von Opioiden für Narkosen gegenüber zahlreichen anderen Substanzen gehören:
— Ausgeprägte bis maximale analgetische Wirkung,
— minimale bis geringe Beeinträchtigung der Herz-Kreislauf-Funktion,
— keine Sensibilisierung des Myokards gegen Katecholamine,
— leichtere kontrollierte Beatmung durch die atemdepressorische und hustendämpfende Wirkung,
— bessere Toleranz gegenüber dem Endotrachealtubus,
— meist bis in die frühe postoperative Phase anhaltende Analgesie,
— vollständige Antagonisierbarkeit.

Grenzen und Nachteile. Meist müssen die Opioide mit anderen Substanzen kombiniert werden, um eine ausreichende Narkosetiefe zu erreichen. Ihr Einsatz als primäre „Anästhetika" wird vor allem

durch die unzureichende Tiefe der Bewusstlosigkeit besonders bei starker chirurgischer Stimulation eingeschränkt. Daneben muss mit bestimmten Nachteilen und unerwünschten Nebenwirkungen gerechnet werden:
— Bradykardie. Prävention und Therapie: Atropin; β-Sympathomimetika;
— Blutdruckabfall. Therapie: Hochlagerung der Beine; Volumenzufuhr, evtl. Vasopressoren;
— Hypertonie bei starker Stimulation: Vasodilatator oder Inhalationsanästhetikum erforderlich;
— Tachykardie, ebenfalls durch starke Stimulation: Inhalationsanästhetikum oder β-Rezeptoren-Blocker;
— fehlende Muskelrelaxierung: Zufuhr von Muskelrelaxanzien;
— Wachheit während der Narkose: Prävention und Behandlung durch Inhalationsanästhetika, i.v. Anästhetika oder Sedativ-Hypnotika;
— Erinnerung an intraoperatives Geschehen: Amnesieprophylaxe mit Benzodiazepinen;
— verlängerte Aufwachphase mit Somnolenz und Atemdepression oder Koma: kontrollierte Beatmung oder Antagonisierung, verlängerte postoperative Überwachung;
— häufiger postoperative Übelkeit und Erbrechen: Antiemetika, verlängerte postoperative Überwachung.

Des Weiteren müssen bei der zumeist erforderlichen Kombination von Opioiden mit Inhalationsanästhetika, i.v. Anästhetika oder Benzodiazepinen die möglichen Interaktionen beachtet werden. Hierzu gehören vor allem:
— Beeinträchtigung der Herz-Kreislauf-Funktion,
— Verstärkung und Verlängerung der Atemdepression,
— Verlängerung der Aufwachphase.

Von praktischer Bedeutung ist außerdem die große individuelle Variabilität bei der Reaktion auf Opioide und beim jeweiligen Dosisbedarf, die eine Steuerung wie bei den Inhalationsanästhetika erschwert (Ausnahme: Remifentanil).

7.1 Balancierte Anästhesie

Dieses derzeit vermutlich am häufigsten angewandte Verfahren der Intubationsnarkose setzt sich aus verschiedenen pharmakologischen Komponenten zusammen:
— Starkes Opioid: Fentanyl, Alfentanil, Sufentanil, Remifentanil,
— Inhalationsanästhetikum: Lachgas und/oder Isofluran, Desfluran, Sevofluran,
— nichtdepolarisierendes Muskelrelaxans.

Die wesentlichen Vorteile der balancierten Anästhesie gegenüber der reinen Inhalationsanästhesie (siehe Kap. 3) sind die bessere chirurgische Analgesie und, bedingt durch die mögliche Dosisreduktion, die geringeren kardiovaskulären Wirkungen.

7.2 Neuroleptanästhesie

Das Verfahren ist nur noch von historischem Interesse. Die „klassische" Neuroleptanästhesie bestand aus der Kombination von Fentanyl mit dem Neuroleptikum Droperidol, Lachgas und einem Muskelrelaxans. Lachgas wurde zugesetzt, um die Wirkungen von Fentanyl zu verstärken und eine Bewusstlosigkeit zu erreichen. Die Verwendung von Muskelrelaxanzien erforderte eine kontrollierte Beatmung.

7.3 Neuroleptanalgesie

Als Neuroleptanalgesie wird ein Zustand der ausgeprägten Neurolepsie in Kombination mit einer Analgesie bezeichnet. Er wurde durch die Zufuhr eines Neuroleptikums (Droperidol) zusammen mit einem Opioid (z. B. Fentanyl) hervorgerufen. In diesem Zustand sind die Patienten bei Bewusstsein und wirken ruhig und angstfrei. Die motorische Aktivität ist stark vermindert, und es besteht Gleichgültigkeit gegenüber dem äußeren Geschehen. Oft tritt Schlaf ein, jedoch ist der Patient erweckbar und bei entsprechenden Aufforderungen auch kooperativ. Die Spontanatmung ist ebenfalls erhalten; eine endotracheale Intubation gehört nicht zum Verfahren der Neuroleptanalgesie.

7.4 Opioid-Monoanästhesie

Bei diesem früher vor allem in der Herzchirurgie angewandten Verfahren wird das Opioid als einzige Substanz für die Narkose zugeführt, naturgemäß in sehr hoher Dosierung, entweder als Bolus oder als kontinuierliche Infusion. Allerdings gelingt es selbst unter den sehr hohen Dosen nicht immer, das Bewusstsein der Patienten und die Erinnerung an intraoperative Ereignisse sowie unerwünschte kardiovaskuläre Reaktionen auf starke Stimuli sicher auszuschalten. Auch muss bei diesem Verfahren postoperativ mit einer viele Stunden anhaltenden Atemdepression und Sedierung gerechnet werden, so dass immer eine entsprechende Intensivüberwachung mit kontrollierter Beatmung erforderlich ist.

7.5 Opioide als Komponente der TIVA

Einzelheiten zu Opioiden als Komponente der TIVA siehe Kapitel 6.

Literatur

Arandia HY, Patil VU: Glottic closure following large dosis of fentanyl. Anesthesiology 1987: 66:574–5.

Baker KZ, Ostapkovich N, Sisti MB, Warner DS, Young WL: Intact cerebral blood flow reactivity during remifentanil/nitrous oxide anesthesia. J Neurosurg Anesth 1997: 9:134–40.

Beers R, Camporesi E: Remifentanil update: Clinical science and utility. CNS Drugs 2004: 18(15), 1085–1104.

Bennett JA, Abrams JT, van Riper DF, Horrow JC: Difficult or impossible ventilation after sufentanil-induced anesthesia is caused primarily by vocal cord closure. Anesthesiology 1997: 87:1070–4.

Bouillon T, Bruhn J, Radu-Radulescu L, Bertaccini E, Park S, Shafer S: Non-steady state analysis of the pharmacokinetic interaction between propofol and remifentanil. Anesthesiology 2002: 97:1350-62.

Bruhn J, Kreuer S, Bischoff P, Kessler P, Schmidt GN, Grzesiak A, Wilhelm W: Bispectral index and A-line AAI index as guidance for desflurane-remifentanil anaesthesia compared with a standard practice group: A multicentre study. British Journal of Anaesthesia 2005: 94(2), 63–9.

Dershwitz M, Hoke JF, Rosow CE et al: Pharmacokinetics and pharmacodynamics of remifentanil in volunteer subjects with severe liver disease. Anesthesiology 1996: 84:8112–20.

Egan TD, Minto CF, Hermann DJ, Barr J, Muir KT, Shafer SL: Remifentanil versus alfentanil. Comparative pharmacokinetics and pharmacodynamics in healthy adult male volunteers. Anesthesiology 1996: 84: 821–33.

Freye E: Opioide in der Medizin, 6. Auf. Springer, Berlin 2004.

Gepts E, Shafer SL, Camu F, Stanski DR: Linearity of pharmacokinetic and model estimation of sufentanil. Anesthesiology 1995: 83:1194–204.

Gustorff B, Hoerauf KH, Lierz P, Kress HG: Comparison of different quantitative sensory testing methods during remifentanil infusion in volunteers. Br J Anaesth. 2003: 91:203–8.

Gustorff B, Nahlik G, Hoerauf KH, Kress HG: The absence of acute tolerance during remifentanil infusion in volunteers. Anesth Analg. 2002: 94:1223–8.

Herz A (ed.): Opioids I and II. Handbook of Experimental Pharmacology 104/I and II. Springer, Berlin 1993.

Hogue CW, Bowde TA, O'Leary C et al: A multicenter evaluation of total intravenous anesthesia with remifentanil and propofol for elective inpatient surgery. Anesth Analg 1996: 83:279–85.

Höhne C, Donaubauer B, Kaisers U: Opioids during anesthesia in liver and renal failure. Opioide in der Anästhesie bei Leber- und Niereninsuffizienz. Anaesthesist 2004: 53(3), 291–303.

Hoke J, Shlugman D, Dershwitz M et al: Pharmacokinetics and pharmacodynamics of remifentanil in persons with renal failure compared with healthy volunteers. Anesthesiology 1997: 87:533–41.

Jhaveri R, Joshi P, Batenhorst R, Baughman V, Glass PSA: Dose comparison of remifentanil and alfentanil for loss of consciousness. Anesthesiology 1997: 87: 253–9.

Kapila A, Glass PSA, Jacobs JR et al: Measured context-sensitive half-times of remifentanil and alfentanil. Anesthesiology 1995: 83:968–75.

Kazama T, Ikeda K, Morita K: Reduction by fentanyl of the Cp50 values of propofol and hemodynamic responses to various noxious stimuli. Anesthesiology 1997: 87:213–27.

Lang E, Kapila A, Shlugman D et al: Reduction of isoflurane minimal alveolar concentration by remifentanil. Anesthesiology 1996: 85:21–8.

Larsen B, Seitz A, Larsen R: Recovery of cognitive function after remifentanil-propofol anesthesia: a comparison with desflurane and sevoflurane anesthesia. Anesth Analg 2000: 90:168–74.

Michelsen LG, Salmenperä M, Hug CG, Szlam F, Van der Meer D: Anesthetic potency of remifentanil in dogs. Anesthesiology 1996: 84:865–72.

Minto CF, Schnider TW, Egan TD et al: Influence of age and gender on the pharmacokinetics and pharmacodynamics of remifentanil. Anesthesiology 1997: 86: 10–23.

Scott LJ, Perry CM: Remifentanil: A review of its use during the induction and maintenance of general anaesthesia. Drugs 2005: 65(13), 1793–1823.

Sneyd JR: Recent advances in intravenous anaesthesia. British Journal of Anaesthesia 2004: 93(5), 725–36.

Stein C, Schafer M, Hassan AM: Peripheral opioid receptors. Ann Med 1995: 27:219–21.

Vassiliou T, Putzke C, Geldner G, Eberhart L: Cost analysis of remifentanil, mivacurium and ropivacaine – A systematic review. Expert Opinion on Pharmacotherapy 2004: 5(2), 415–25.

Warner DS, Hindman BJ, Todd MM et al: Intracranial pressure and hemodynamic effects of remifentanil versus alfentanil in patients undergoing supratentorial craniotomy. Anesth Analg 1996: 83:348–53.

Wilhelm W, Wrobel M, Kreuer S, Larsen R: Remifentanil. An update. Remifentanil. Eine Bestandsaufnahme. Anaesthesist 2003: 52(6)473–94.

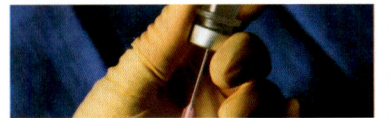

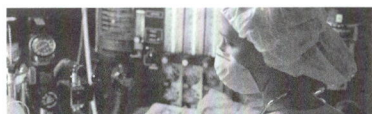

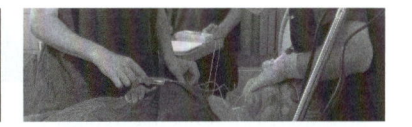

6 Totale intravenöse Anästhesie (TIVA)

Inhaltsübersicht

1 Einführung 109
2 Vorteile und Grenzen der TIVA 109
3 Auswahl des Hypnotikums 110
3.1 Propofol 110
3.2 Midazolam 112
3.3 Thiopental und Methohexital 112
3.4 Ketamin 112
4 Auswahl des Opioids 112
4.1 Remifentanil 113
4.2 Alfentanil 113
4.3 Sufentanil 113
4.4 Fentanyl 113
5 Praktisches Vorgehen bei der TIVA 114
5.1 Target-controlled-Infusion 114
5.2 Einleitung der TIVA 114
5.3 Aufrechterhaltung der Narkose 115
5.4 Ausleitung und Erwachen 115

Literatur 116

1 Einführung

Die totale intravenöse Anästhesie (TIVA) ist definiert als eine Narkosetechnik, bei der – im Gegensatz zur balancierten Anästhesie – ausschließlich intravenöse Substanzen verwendet werden, um Bewusstlosigkeit, Analgesie, Amnesie, Kontrolle sympathoadrenerger Reaktionen und Muskelrelaxierung hervorzurufen. Auch die TIVA ist in der Regel keine Monoanästhesie, sondern eine Kombinationsnarkose, bei der die allgemeinen Ziele der Anästhesie durch die Kombination unterschiedlicher Substanzen erreicht werden:

— Hypnotika bzw. i.v. Anästhetika für die Bewusstlosigkeit und Amnesie,
— Opioide für die Analgesie und Reflexdämpfung,
— Muskelrelaxanzien für die Erschlaffung der Muskulatur.

In der Regel sind für die TIVA mindestens zwei Substanzgruppen erforderlich: Hypnotika für die Bewusstlosigkeit und Opioide für die Analgesie.

Bei Bedarf werden diese Substanzen durch Muskelrelaxanzien ergänzt. Aus pharmakokinetischen und pharmakodynamischen Gründen ist es zweckmäßig, für die TIVA kurz wirkende und gut steuerbare Substanzen zu verwenden. Hierzu gehören derzeit als Hypnotikum das Propofol und als Opioidanalgetikum das Remifentanil. Kombinationen anderer Substanzen sind ebenfalls möglich und je nach Art des Eingriffs auch sinnvoll. Die Zufuhr der Substanzen erfolgt in der Regel per Infusion, entweder manuell gesteuert oder computerkontrolliert.

2 Vorteile und Grenzen der TIVA

Die TIVA ist besonders vorteilhaft bei Eingriffen, in deren Verlauf 100%iger Sauerstoff zugeführt werden muss, z.B. bei Ein-Lungen-Anästhesie, Bronchoskopien, Hochfrequenzbeatmung oder bei Intensivpatienten mit schwerer respiratorischer Insuffizienz, des Weiteren bei Patienten mit Prädisposition für eine maligne Hyperthermie oder wenn auf den Einsatz von Lachgas und/oder Inhalationsanästhetika aus anderen Gründen verzichtet werden muss. Allerdings führt der Verzicht auf die Supplementierung mit Inhalationsanästhetika auch zu einem höheren Dosisbedarf der i.v. Substanzen und zu höheren Kosten, auch fehlt die muskelrelaxierende Wirkung der volatilen Anästhetika, so dass häufiger Muskelrelaxanzien erforderlich sind. In ▶ Tabelle 6-1 sind die wichtigsten Vorteile der TIVA gegenüber der Inhalationsanästhesie zusammengestellt.

Bewusstlosigkeit und intraoperative Wachheit. Gegenwärtig steht für die Routine kein Monitor zur Verfügung, mit dem der Grad der Bewusstlosigkeit oder die Anästhesietiefe zuverlässig überwacht wer-

6 Totale intravenöse Anästhesie (TIVA)

Tab. 6-1 Vorteile der TIVA gegenüber der Inhalationsanästhesie

- glattere Einleitung mit weniger exzitatorischen Phänomenen
- raschere Änderung der Anästhesietiefe
- rasches, vorhersehbares Erwachen mit geringem Überhang
- besondere Eignung für neurochirurgische und kardiochirurgische Eingriffe
- keine Organtoxizität
- Vermeidung der Nachteile von Lachgas
- geringere Häufigkeit von postoperativer Übelkeit und Erbrechen
- keine Belastung der Atmosphäre wie bei den Inhalationsanästhetika

den kann. Die Steuerung der Narkosetiefe erfolgt vielmehr nach wie vor anhand klinischer Zeichen und hängt damit in hohem Maße von der jeweiligen Erfahrung des Anästhesisten ab. Besonders bei relaxierten Patienten wird die Beurteilung der Narkosetiefe erschwert, und es kann niemals mit letzter Sicherheit ausgeschlossen werden, dass ein Patient während der Narkose Zustände der Wachheit erlebt und in (zumeist schlechter) Erinnerung behält.

Mit Phasen intraoperativer Wachheit muss vor allem dann gerechnet werden, wenn die Blutkonzentrationen der i.v. Anästhetika stark schwanken und die Konzentrationen im Gehirn bei intensiver chirurgischer Stimulation zu niedrig sind. Um wesentliche Schwankungen der Plasmakonzentrationen zu vermeiden, sollten die Hypnotika während der TIVA kontinuierlich infundiert werden. Bei Zeichen der intraoperativen Wachheit sollte die Narkose *sofort* durch Bolusinjektion des i.v. Hypnotikums vertieft werden, da hierdurch die Erinnerung an das Ereignis in der Regel verhindert wird. Bei unzureichender Analgesie muss hingegen die Opioidzufuhr gesteigert werden. Aufgrund seiner pharmakokinetischen Eigenschaften sind Bolusinjektionen von Propofol vorteilhafter als Bolusinjektionen von Thiopental.

Atemfunktion. Nahezu alle i.v. Anästhetika führen – wie die Opioide – zu einer dosisabhängigen Atemdepression und schließlich zum Atemstillstand. Daher ist bei der Kombination von i.v. Hypnotika mit Opioiden für operative Eingriffe in der Regel eine kontrollierte Beatmung erforderlich.

Muskelrelaxierung. Da die Substanzen der TIVA keinerlei muskelrelaxierende Eigenschaften aufweisen, ist bei zahlreichen Eingriffen der Einsatz von Muskelrelaxanzien erforderlich. Je nach Eingriff können hierfür kurz oder mittellang wirkende nichtdepolarisierende Relaxanzien verwendet werden.

Hämodynamische Wirkungen. Bei der TIVA können sich die spezifischen kardiovaskulären Nebenwirkungen der einzelnen Substanzen „addieren", so dass eine sorgfältige Steuerung erforderlich ist. Dies gilt besonders für die Kombination von Propofol mit Remifentanil, die vor allem beim unstimulierten Patienten zu einem erheblichen Blutdruckabfall und massiver Bradykardie führen kann. Bei Patienten im höheren Lebensalter sind diese Effekt gewöhnlich stärker ausgeprägt als bei jüngeren.

Zerebrale Wirkungen. Die i.v. Anästhetika (mit Ausnahme von Ketamin) vermindern den Hirnstoffwechsel und die Hirndurchblutung und wirken sich entsprechend günstig auf einen erhöhten intrakraniellen Druck aus. Daher eignet sich die TIVA besonders für neurochirurgische Eingriffe.

3 Auswahl des Hypnotikums

Hypnotika für die TIVA sollen das Bewusstsein vorhersehbar und in einem engen Dosisbereich ausschalten, eine rasche Anpassung der Narkosetiefe an den Bedarf ermöglichen, die Herz-Kreislauf-Funktion nicht beeinträchtigen, eine kurze Wirkdauer aufweisen und zu raschem Erwachen nach Unterbrechung der Zufuhr führen. Derzeit gibt es kein Hypnotikum, das diese Anforderungen in gleicher Weise erfüllt. Die meisten Substanzen kumulieren und sind daher für die kontinuierliche Infusion nicht geeignet. Propofol weist unter den verfügbaren Hypnotika die beste Steuerbarkeit auf und wird daher bevorzugt; die Herz-Kreislauf-Funktion kann jedoch beeinträchtigt werden, auch muss nach längerer Zufuhr mit verzögertem Erwachen gerechnet werden.

3.1 Propofol

Propofol wird derzeit vermutlich am häufigsten für die Einleitung und Aufrechterhaltung der TIVA eingesetzt. Zu Einzelheiten der Pharmakologie von Propofol sei auf Kapitel 4 verwiesen.

Narkoseeinleitung. Die Einleitungsdosis beträgt gewöhnlich 1 bis 2,5 mg/kg; die für eine Bewusstlosigkeit bei Stimuli unterschiedlicher Intensität erforderliche Blutkonzentration ist in ▶ Tabelle 6-2 angegeben. Die Cp50, d. h. die Konzentration, bei der 50% der Patienten nicht mehr auf verbale Auf-

3 Auswahl des Hypnotikums 6

Tab. 6-2 Erforderliche Blutkonzentrationen von Hypnotika und Opioiden für die intravenöse Anästhesie und Sedierung

Substanz	große Eingriffe	kleine Eingriffe	sedierende oder analgetische Konzentration	Aufwachkonzentration
Hypnotika				
Propofol	4–6 µg/ml	2–4 µg/ml	1–2 µg/ml	1–1,5 µg/ml
Midazolam	100–200 ng/ml	50–200 ng/ml	40–100 ng/ml	50–150 ng/ml
Ketamin	1–4 µg/ml	0,6–2 µg/ml	0,1–1 µg/ml	nicht untersucht
Opioide				
Remifentanil	4–10 ng/ml	3–6 ng/ml	0,75–2 ng/ml	–
Alfentanil	250–450 ng/ml	100–300 ng/ml	25–75 ng/ml	–
Fentanyl	4–8 ng/ml	2–5 ng/ml	1–2 ng/ml	–
Sufentanil	0,5–2 ng/ml	0,3–1,5 ng/ml	0,02–0,2 ng/ml	–

forderungen reagieren, beträgt 2,5 bis 3,5 µg/kg. Mit einer Einleitungsdosis von 1 bis 2,5 mg/kg kann bei 90% der mit einem Benzodiazepin prämedizierten Patienten die Zielkonzentration im Plasma von 5 µg/kg innerhalb von 3 min erreicht werden. Bei älteren Patienten, die vor der Einleitung ein Opioid erhalten haben, muss die Einleitungsdosis auf etwa 1 mg/kg reduziert werden, während Kinder für die Einleitung höhere Dosen benötigen – meist 2,5–3 mg/kg und mehr. Midazolam vermindert den Dosisbedarf für Propofol.

Wird Propofol für die Laryngoskopie und endotracheale Intubation allein verwendet, so sind hohe Blutkonzentrationen erforderlich, um die kardiovaskulären Reaktionen zu unterdrücken. Daher empfiehlt sich für diesen Zweck die vorherige Gabe eines Opioids. Alle Opioide vermindern die Cp50 von Propofol.

Aufrechterhaltung der Narkose. Propofol weist keinerlei analgetische Eigenschaften auf und sollte daher nicht allein für die Aufrechterhaltung der Narkose infundiert, sondern durch Opioide oder Ketamin ergänzt werden. Wird ein Opioid in einer Dosierung zugeführt, die einer Plasmakonzentration von 1–2 ng/ml entspricht, so sind in der Regel 3–12 mg/kg/h oder 0,05 bis 0,2 mg/kg/min Propofol erforderlich, um eine angemessene Narkosetiefe zu erreichen. Die bei Kombination mit einem Opioid erforderlichen Plasmakonzentrationen von Propofol sind in Tabelle 6-2 zusammengestellt, die erforderliche Dosierung in ▶ Tabelle 6-3.

> Manuelles **Infusionsschema für Propofol** bei Kombination mit einem Opioid (Äquivalenzdosis zu 1–2 ng/ml Fentanyl):
> — initialer Bolus: 1–2 mg/kg
> — dann Infusion von 10 mg/kg/h für 10 min
> — 8 mg/kg/h für weitere 10 min
> — dann 6 mg/kg/h zur Aufrechterhaltung

Mit diesem Schema wird innerhalb von 2 min eine Propofol-Plasmakonzentration von 3,67 µg/ml erreicht und während der Infusion aufrechterhalten. Folgendes wird empfohlen:

> **!** Bei einer TIVA mit Propofol sollten Plasmakonzentrationen von 3,5 µg/kg nicht unterschritten werden, um ein Erwachen des Patienten während der Operation zu verhindern.

Vergleichbare Plasmakonzentrationen sind auch bei der Kombination von Propofol mit Remifentanil erforderlich.

Erwachen nach TIVA mit Propofol. Die Plasmakonzentration von Propofol, bei der mit Erwachen des Patienten gerechnet werden kann, ist in Tabelle

Tab. 6-3 Dosierungsempfehlungen von Hypnotika und Opioiden für die TIVA

Substanz	Initialer Bolus ("loading dose")	Aufrechterhaltung
Hypnotikum		
Propofol	1–2 mg/kg	3–12 mg/kg/h
Midazolam	0,1–0,42 mg/kg	0,125–0,25 mg/kg/h
Ketamin	0,5–1 mg/kg	1,5–4,5 mg/kg/h
Opioid		
Remifentanil	1–3 µg/kg	0,125–0,5 µg/kg/min
Alfentanil	10–50 µg/kg	30–120 µg/kg/h
Fentanyl	2–4 µg/kg	1,2–5 µg/kg/h
Sufentanil	0,5–1 µg/kg	0,3–1,2 µg/kg/h

6-2 angegeben. Zwar weist die Substanz eine lange Eliminationshalbwertszeit auf, jedoch erfolgt das Erwachen gewöhnlich rasch, weil selbst nach langen Infusionszeiten eine Umverteilung von Propofol aus dem zentralen Kompartiment in die peripheren Kompartimente bei gleichzeitiger Metabolisierung erfolgt. Die kontextsensitive Halbwertszeit von Propofol beträgt nach 3-stündiger Infusion ca. 25 min, nach 8-stündiger Infusion ca. 40 min. Nach Zufuhr höherer Dosen muss mit verzögertem Erwachen gerechnet werden.

3.2 Midazolam

Benzodiazepine haben keine analgetischen Eigenschaften und müssen daher für Narkosen mit Opioiden kombiniert werden. Für die TIVA wird vermutlich derzeit am häufigsten das kurz wirkende Midazolam in Kombination mit Fentanyl eingesetzt (Pharmakologie siehe Kap. 4). Diese Kombination geht gewöhnlich mit geringen kardiovaskulären Nebenwirkungen einher und kann daher auch beim kardialen Risikopatienten und in der Herzchirurgie eingesetzt werden. Allerdings ist der Dosisbedarf sehr variabel, die Steuerbarkeit nicht mit der von Propofol vergleichbar und das Erwachen oft verzögert bzw. nicht sicher vorhersehbar. Kognitive Funktionen erholen sich nach Midazolam langsamer als nach Propofol, Etomidat, Thiopental oder Methohexital. Auch muss nach einer TIVA mit Midazolam und einem Opioid mit verlängerter Atemdepression gerechnet werden. Die Kombination ist daher am ehesten für Patienten geeignet, die ohnehin nachbeatmet werden müssen. Die für eine TIVA erforderlichen Plasmakonzentrationen und Dosierungen von Midazolam sind in Tabelle 6-2 und 6-3 zusammengestellt.

3.3 Thiopental und Methohexital

Thiopental kumuliert, verzögert das Erwachen und ist daher für die TIVA nicht geeignet. Für Methohexital gelten ähnliche Vorbehalte; auch sind bei starker chirurgischer Stimulation hohe Plasmakonzentrationen erforderlich, um kardiovaskuläre Reaktionen zu unterdrücken.

3.4 Ketamin

Ketamin ist das einzige i.v. Anästhetikum, mit dem für bestimmte Eingriffe Mononarkosen möglich sind; jedoch wird die Substanz wegen der psychotomimetischen Nebenwirkungen in dieser Form eher selten eingesetzt. Die Erfahrungen mit Ketamin als Komponente einer TIVA im engeren Sinn sind begrenzt. Die Substanz wurde in subanästhetischen Konzentrationen als analgetische Komponente der TIVA mit hypnotischen Dosen von Propofol kombiniert. Hierbei ergaben sich eine gute kardiovaskuläre Stabilität während der Operation und ein unauffälliges Verhalten der Patienten in der postoperativen Phase, allerdings war das Erwachen im Vergleich mit einer Propofol-/Fentanyl-TIVA verzögert. In Tabelle 6-2 und 6-3 sind die erforderlichen Plasmakonzentrationen und Dosisempfehlungen für Ketamin als Komponente der TIVA zusammengestellt.

4 Auswahl des Opioids

Opioide sind die analgetische Komponente der TIVA: Sie unterdrücken Schmerzreaktionen auf chirurgische Stimuli selbst stärkster Intensität, schalten aber das Bewusstsein auch in hohen Dosen nicht sicher aus und müssen daher für die Anästhesie mit einem Hypnotikum bzw. i.v. Anästhetikum kombiniert werden. Die Wirkung dieser Substanzen wird durch Opioide verstärkt, ihr Dosisbedarf dadurch vermindert. Die Anforderungen an ein Opioid für die TIVA entsprechen denen des Hypnotikums: rascher Wirkungseintritt, gute Steuerbarkeit, keine kardiovaskulären Nebenwirkungen, rasches Erwachen nach Unterbrechung der Zufuhr ohne verlängerte Atemdepression.

Wie bei den Hypnotika erfolgt die Steuerung der Opioidzufuhr primär nach klinischen Kriterien, beim relaxierten Patienten vor allem anhand kardiovaskulärer Reaktionen auf Reize unterschiedlicher Intensität. Allerdings kann aufgrund des Ausbleibens von Blutdruckanstiegen und/oder Tachykardien auf chirurgische Reize während einer Opioidanästhesie nicht zwangsläufig auf eine ausreichende Narkosetiefe geschlossen werden, besonders wenn die Patienten β-Blocker oder andere kardiovaskuläre Pharmaka wie ACE-Hemmer oder Kalziumantagonisten erhalten. Auch variiert der Dosisbedarf für die Opioide, je nach Intensität des chirurgischen Stimulus, um ca. 30–60%. Da aber die für eine chirurgische Anästhesie erforderliche Konzentration des Opioids um 80–90% abgefallen sein muss, damit der Patient in der unmittelbaren postoperativen Phase ausreichend spontan atmet, sind nicht alle Opioide in gleicher Weise für eine TIVA geeignet.

4.1 Remifentanil

Diese Substanz ist unter pharmakokinetischen und auch pharmakodynamischen Gesichtspunkten von allen Opioiden am besten für die TIVA geeignet: Die analgetische Wirkstärke ist nur wenig geringer als die von Fentanyl, die Wirkung setzt sehr rasch ein und hält aufgrund der enzymatischen Spaltung nur kurz an. Die Steuerbarkeit von Remifentanil übertrifft die der anderen hochpotenten Opioide, und die Anästhesie kann, je nach Intensität der Stimuli, ebenso rasch vertieft wie abgeflacht werden. Die Erholungsphase ist unabhängig von der Dauer der Infusion, d.h., die Patienten erwachen rasch und zuverlässig nach Abstellen der Infusion. Eine postoperative Atemdepression ist danach nicht mehr zu erwarten, es sei denn andere Opioide wurden kurz vor oder nach Operationsende zusätzlich verabreicht. Von Nachteil sind die teilweise ausgeprägten kardiovaskulären Nebenwirkungen beim unstimulierten Patienten (Blutdruckabfall und Bradykardie) sowie das teilweise schlagartige Auftreten von postoperativen Schmerzen, wenn keine prophylaktischen Maßnahmen ergriffen wurden. Die für eine TIVA in Kombination mit einem Hypnotikum erforderlichen Plasmakonzentrationen und Dosisempfehlungen sind in Tabelle 6-2 und 6-3 zusammengestellt. Zur Steuerung der TIVA können die Propofolkonzentration für die Aufrechterhaltung in der Regel beibehalten und lediglich die Remifentanildosierung, je nach Intensität des Stimulus, variiert werden. Die Unterbrechung der Remifentanilzufuhr sollte – anders als bei Alfentanil oder Sufentanil – erst am Operationsende erfolgen, um ein intraoperatives Erwachen zu verhindern.

4.2 Alfentanil

Aufgrund seiner pharmakokinetischen Eigenschaften ist Alfentanil ebenfalls für die TIVA geeignet: Die Wirkung setzt ebenso rasch ein wie die von Remifentanil, hält jedoch länger an. Das Erwachen erfolgt nicht so rasch wie nach Remifentanil. Alfentanil sollte kontinuierlich infundiert werden; als hypnotische Komponente eignet sich vor allem Propofol. Im Gegensatz zur TIVA mit Remifentanil sollte die als ausreichend ermittelte Infusionsrate von Alfentanil während der Operation beibehalten und die Propofolinfusion je nach Bedarf variiert werden, da sich hiermit nach Angaben verschiedener Autoren eine bessere Stabilität des Anästhesieniveaus erreichen lässt. Die Alfentanilinfusion sollte 10–20 min vor der Operation beendet werden, um ein rascheres Erwachen des Patienten mit ausreichender Spontanatmung zu ermöglichen. Die für chirurgische Eingriffe erforderlichen Plasmakonzentrationen und Dosierungsempfehlungen sind in Tabelle 6-2 und 6-3 zusammengestellt.

4.3 Sufentanil

Dieses stärkste der Anilinopiperidin-Opioide wird, in Kombination mit Propofol oder Midazolam, ebenfalls für die TIVA eingesetzt, vor allem bei chirurgischen Eingriffen mit stärkster Stimulation, wie z.B. Herzoperationen. Die Wirkung von Sufentanil setzt deutlich langsamer ein als die von Remifentanil und Alfentanil. Wegen der besseren Steuerbarkeit sollten die Substanzen kontinuierlich infundiert werden. Wie bei Alfentanil sollte die als ausreichend ermittelte Sufentanildosierung, wenn möglich, beibehalten und die Propofoldosierung der Intensität der Stimuli angepasst werden. Die kardiovaskulären Nebenwirkungen von Sufentanil sind gering, unerwünschte Blutdruckanstiege und/oder Tachykardien durch stärkste chirurgische Reize werden besser unterdrückt als mit Fentanyl. Bei der Kombination von Sufentanil mit Midazolam muss in der Einleitungsphase mit stärkeren Blutdruckabfällen und vagotonen Reaktionen gerechnet werden als bei der Kombination von Fentanyl mit Midazolam. Um ein besser vorhersehbares Erwachen zu ermöglichen, sollte die Sufentanilinfusion ca. 10–20 min vor Operationsende unterbrochen werden. Die für Operationen erforderlichen Plasmakonzentrationen und Dosierungsempfehlungen sind in Tabelle 6-2 und 6-3 angegeben.

4.4 Fentanyl

Unter den beschriebenen Opioiden weist Fentanyl die schlechteste Steuerbarkeit auf und ist daher für eine TIVA am wenigsten geeignet. Wie die anderen Opioide sollte auch Fentanyl für die TIVA nicht in Form von Boli zugeführt werden, sondern kontinuierlich infundiert werden, möglichst mit konstanter Förderrate bei variabler, der jeweiligen Intensität angepasster Propofoldosierung. Die Fentanylinfusion sollte spätestens 20–30 min vor Operationsende unterbrochen werden, um ein entsprechend rasches Erwachen des Patienten mit Rückkehr einer ausreichenden Spontanatmung zu ermöglichen. Während nach 1-stündiger Infusion die kontextsensitive Halbwertszeit von Fentanyl (und Sufentanil) kürzer ist als die von Alfentanil, nimmt sie nach 2-stündiger Zufuhr erheblich zu, und nach mehrstündiger Zufuhr erfolgt das Erwachen nach Fentanyl wesentlich langsamer als nach Sufentanil oder Alfentanil.

5 Praktisches Vorgehen bei der TIVA

Die TIVA sollte als Kombinationsanästhesie durchgeführt werden, nicht als Monoanästhesie. Kurz wirkende und gut steuerbare Substanzen sollten hierbei bevorzugt werden. Die Zufuhr der Substanzen kann mit intermittierenden Bolusinjektionen der einzelnen Komponenten oder als kontinuierliche Infusion erfolgen. Die kontinuierliche Infusion weist gegenüber den Bolustechniken folgende Vorteile auf:
— Stabilere Plasmakonzentrationen,
— geringere Gefahr der Über- oder Unterdosierung der Narkosemittel,
— weniger hämodynamische Nebenwirkungen,
— stabileres Anästhesieniveau,
— kürzere Aufwachzeiten,
— verminderter Dosisbedarf.

! Bei der TIVA sollten die einzelnen Komponenten möglichst kontinuierlich infundiert werden, um größere Schwankungen der Plasmakonzentrationen mit Phasen zu flacher oder zu tiefer Narkose zu vermeiden. Außerdem führt die kontinuierliche Infusion zu weniger Nebenwirkungen, rascherem Erwachen und geringerem Dosisbedarf der einzelnen Substanzen.

Die kontinuierliche Infusion der TIVA-Komponenten über einen Perfusor kann manuell oder computergesteuert als Target-controlled-Infusion (TCI) erfolgen.

5.1 Target-controlled-Infusion

Im Gegensatz zur manuellen Steuerung des Perfusors durch den Anästhesisten, die sich nahezu ausschließlich an den nicht immer zuverlässigen klinischen Zeichen der zu flachen oder zu tiefen Narkose orientiert, wird bei der zielkontrollierten Infusion die vom Anästhesisten für die jeweilige Intensität der Stimuli als erforderlich angesehene Konzentration im Plasma (bzw. Gehirn) am Perfusor eingestellt. Das TCI-Gerät berechnet dann automatisch aufgrund der einprogrammierten pharmakokinetischen Parameter und des vom Anästhesisten eingegebenen Alters und Gewichts des Patienten die für die eingestellte Plasmakonzentration erforderliche Infusionsrate. Die Anpassung der Infusionsrate erfolgt ebenfalls automatisch. Hierdurch werden die Plasmakonzentrationen stets im vorgebenen Bereich gehalten und starke Schwankungen mit stärkeren Nebenwirkungen sowie ein ständiges manuelles Nachstellen des Perfusors vermieden. Die Anpassung der Narkosetiefe an den jeweiligen Grad der Stimulation erfolgt durch Neueingabe der erforderlichen Plasmakonzentration.

! Bei der TCI wählt der Anästhesist die Zielkonzentration der Substanz im Plasma vor, während die Infusionsrate zum Erreichen und Aufrechterhalten dieser Konzentration vom TCI-Perfusor automatisch reguliert wird.

Hierbei sollte jedoch Folgendes beachtet werden: Da bekanntlich die einzelnen Patienten unterschiedlich auf identische Plasmakonzentrationen von Pharmaka reagieren, d.h. eine pharmakodynamische Variabilität besteht, ist die Zielkonzentration lediglich eine Hilfsgröße. Die Steuerung der Narkosetiefe muss auch bei der TCI primär aufgrund klinischer Zeichen durch individuelle Titration der jeweils erforderlichen Dosis erfolgen, unabhängig von der Konzentration, wie hoch sie auch immer im Plasma oder im Zielorgan Gehirn sein mag.

Bei der Anwendung von Propofol in Kombination mit Opioiden ist zu beachten, dass die erforderlichen Plasmakonzentrationen von Propofol durch das Opioid erheblich reduziert werden.

5.2 Einleitung der TIVA

Um einen raschen Bewusstseinsverlust zu erreichen, ist ein hoher Konzentrationsgradient des Narkosemittels zwischen Plasma und Gehirn erforderlich. Der Konzentrationsgradient wiederum hängt von der verabreichten Dosis und der Infusionsgeschwindigkeit ab. Eine hohe initiale Dosis führt zwar zum raschen Einschlafen, geht aber auch mit stärkeren kardiovaskulären Nebenwirkungen einher. Wird die Narkose hingegen per Infusion eingeleitet, so ist hierfür zwar eine längere Zeitdauer erforderlich, es treten jedoch auch geringere Plasmaspitzenkonzentrationen und weniger kardiovaskuläre Nebenwirkungen auf.

Die Narkose kann auch mit dem TCI-Perfusor eingeleitet werden. Für sonst gesunde Erwachsene im mittleren Lebensalter sind für den Bewusstseinsverlust und die anschließende endotracheale Intubation Propofol-Blutkonzentrationen von 4,5- bis ca. 6 µg/ml erforderlich, vorausgesetzt, der Patient ist mit einem Benzodiazepin prämediziert und hat vor der Einleitung einen Opioidbolus erhalten. Bei alten Patienten muss die Propofol-Zielkonzentration reduziert werden. Unprämedizierte und nicht mit einem Opioidbolus vorbehandelte Patienten benötigen hingegen höhere Plasmakonzentrationen von Propofol (6–8 µg/ml), um kardiovaskuläre Reaktionen auf den Intubationsreiz zu verhindern. Insgesamt dauert die Einleitung der Narkose mit dem TCI-Perfusor etwa 1–2 min. Grundsätzlich gilt auch hier:

! Die Wahl der Plasma-Zielkonzentration von Propofol für die Narkoseeinleitung richtet sich nach den klinischen Zeichen der Narkosetiefe und den kardiovaskulären Nebenwirkungen.

5.3 Aufrechterhaltung der Narkose

Bei der Aufrechterhaltung der Narkose sollte folgender Grundsatz beachtet werden: Die Analgesie erfolgt mit Opioiden, die Hypnose mit Hypnotika. Bei ungenügender Analgesie muss die Dosis des Opioids erhöht werden, bei zu flacher Narkose und nicht schmerzbedingten Reaktionen das Hypnotikum.

Für die Aufrechterhaltung der TIVA durch kontinuierliche Infusion werden verschiedene Verfahren eingesetzt:
— Variable Zufuhr des Hypnotikums, konstante Zufuhr des Opioids,
— konstante Zufuhr des Hypnotikums, variable Zufuhr des Opioids,
— variable Zufuhr des Hypnotikums und des Opioids.

Alle drei Verfahren weisen Vor- und Nachteile auf: Die Aufrechterhaltung einer konstanten Opioidkonzentration wird den Phasen unterschiedlicher chirurgischer Stimulation nicht gerecht und kann zur Überdosierung mit verlängerter postoperativer Atemdepression führen. Andererseits können durch die variable Propofoldosierung eine raschere Abflachung der Narkosetiefe und ein schnelleres Erwachen nach Unterbrechung der Zufuhr erreicht werden, als wenn die Dosis des Opioids titriert würde. Wird dagegen die Infusionsrate von Propofol konstant gehalten und die des Opioids variiert, besteht die Gefahr des verzögerten Erwachens, es sei denn, ein Opioid mit kurzer Wirkdauer wie Remifentanil wurde verwendet. Beim dritten Verfahren, der variablen Infusionsrate für beide Komponenten, sollte der Patient möglichst nicht vollständig relaxiert sein, um eine bessere Beurteilung der Narkosetiefe zu ermöglichen. Insgesamt sollte bei der Titration der Infusionsrate für die Aufrechterhaltung der TIVA Folgendes beachtet werden:

▼ Die Dosis der Substanzen sollte grundsätzlich nach der vermuteten Intensität der Stimuli und der zu beobachtenden Reaktion auf diese Stimuli titriert werden.
▼ Für die endotracheale Intubation besteht ein hoher Dosisbedarf, beim Abdecken und Abwaschen des Patienten ein geringer. Daher sollte die Dosis der Substanzen entsprechend angepasst werden.
▼ Kurz vor der Hautinzision sollte die Infusionsrate erhöht werden, um ein Erwachen und/oder kardiovaskuläre Reaktionen zu vermeiden.
▼ Bei Blutdruckanstieg und/oder Tachykardie, autonomen Zeichen der ungenügenden Narkosetiefe oder Bewegungen des (nicht relaxierten) Patienten sollte die Infusionsrate erhöht werden.
▼ Tritt über einen Zeitraum von ca. 15 min keine Reaktion auf, kann die Infusionsrate versuchsweise reduziert werden. Reagiert der Patient, können ein Bolus injiziert und die Infusionsrate erhöht werden.
▼ Vor Beendigung der Operation müssen die Infusionsraten erniedrigt werden, um ein rasches Erwachen des Patienten mit ausreichender Spontanatmung zu ermöglichen.

5.4 Ausleitung und Erwachen

Als wichtiger Vorteil der TIVA im Vergleich zu balancierten Anästhesietechniken mit Inhalationsanästhetika wird ein günstigeres Aufwachverhalten postuliert: Das Erwachen soll schneller erfolgen, kognitive Funktionen weniger beeinträchtigt sein und unerwünschte Nebenwirkungen wie postoperative Übelkeit und Erbrechen seltener auftreten.

Die Geschwindigkeit des Erwachens wird von den pharmakokinetischen und pharmakodynamischen Eigenschaften der für die TIVA eingesetzten Pharmaka bestimmt, aber auch von Interaktionen dieser Substanzen mit den Prämedikationsmitteln, insbesondere den Benzodiazepinen.

Grundsätzlich hängt die Zeit für das Erwachen nach Unterbrechung der Substanzzufuhr vom Abfall der Substanzkonzentration im Gehirn ab. Dieser Konzentrationsabfall im Effektororgan wird bestimmt von der Elimination der Substanz und von ihrer Umverteilung aus dem zentralen in das periphere Kompartiment. Elimination und Umverteilung wiederum werden durch die Dauer der Narkose, d.h. Substanzzufuhr oder Infusionsdauer beeinflusst (vgl. kontextsensitive Halbwertszeit). Nach einer Faustregel muss die Plasmakonzentration eines Hypnotikums nach Beendigung der Infusion um 50% abfallen, damit der Patient erwacht. Da unter einer kontinuierlichen Infusion nur selten konstante Plasma- und Effektorkonzentrationen des Opioids und des Hypnotikums erreicht werden, kann die kontextsensitve Halbwertszeit einer Substanz nur als Anhalt für das pharmakokinetische Verhalten und damit auch der Zeit bis zum Erwachen des Patienten herangezogen werden. Zudem müssen bei der Kombination von Propofol mit einem Opioid wie Remifentanil, Alfentanil, Sufentanil und Fentanyl pharmakodynamische Interaktionen berücksichtigt werden, da sie das Aufwachverhalten beeinflussen:

— Wird die Konzentration von Alfentanil, Fentanyl und Sufentanil bei einer TIVA mit Propofol als Hypnotikum über den analgetischen Bereich hinaus erhöht, muss mit verzögertem Erwachen gerechnet werden. Zeigt der Patient daher Zeichen der ungenügenden Anästhesie, sollte die Propofolkonzentration erhöht werden, nicht hingegen die Opioidkonzentration.
— Anders bei Remifentanil: Die Kombination hoher Remifentanildosen mit einer mäßig reduzierten Propofoldosierung führt zu deutlich rascherem Erwachen als das umgekehrte Vorgehen.

Soll der Patient am Ende der Operation rasch erwachen, sollte die Konzentration des Opioids dem verminderten analgetischen Bedarf in der Endphase der Operation angepasst werden (Anhaltswerte siehe Tab. 6-2). Auch die Dosis des Hypnotikums kann reduziert werden, allerdings sollte ein vorzeitiges Erwachen des Patienten vermieden werden. Bei diesem Vorgehen beträgt die Zeit für das Erwachen nach einer mehrstündigen Propofol/Remifentanil-Anästhesie etwa 6–12 min.

Literatur

Breslin DS, Mirakhur RK, Reid JE, Kyle A: Manual versus target-controlled infusions of propofol. Anaesthesia. 2004 Nov;59(11):1059–63.

Bruhn J, Kreuer S, Bischoff P, Kessler P, Schmidt GN, Grzesiak A, Wilhelm W: Bispectral index and A-line AAI index as guidance for desflurane-remifentanil anaesthesia compared with a standard practice group: a multicentre study. Br J Anaesth 2005 Jan;94(1):63–9.

Bruhn J, Schumacher PM, Bouillon TW: [Effect compartment equilibration and time-to-peak effect. Importance of a pharmacokinetic-pharmacodynamic principle for the daily clinical practice.] Anaesthesist. 2005; 54(10): 1021–31.

Ihmsen H, Jeleazcov C, Schuttler J, Schwilden H, Bremer F: [Accuracy of target-controlled infusion (TCI) with 2 different propofol formulations.] Anaesthesist 2004 Oct;53(10):937–43.

Kreuer S, Bruhn J, Stracke C, Aniset L, Silomon M, Larsen R, Wilhelm W: Narcotrend or bispectral index monitoring during desflurane-remifentanil anesthesia: a comparison with a standard practice protocol. Anesth Analg 2005 Aug;101(2):427–34.

Nunes CS, Ferreira DA, Antunes L, Amorim P: Clinical variables related to propofol effect-site concentrations at recovery of consciousness after neurosurgical procedures. J Neurosurg Anesthesiol 2005 Apr;17(2):110–4.

Parker FC, Story DA, Poustie S, Liu G, McNicol L: Time to tracheal extubation after coronary artery surgery with isoflurane, sevoflurane, or target-controlled propofol anesthesia: a prospective, randomized, controlled trial. J Cardiothorac Vasc Anesth 2004 Oct;18(5):613–9.

Passot S, Servin F, Pascal J, Charret F, Auboyer C, Molliex S: A comparison of target- and manually controlled infusion propofol and etomidate/desflurane anesthesia in elderly patients undergoing hip fracture surgery. Anesth Analg 2005 May;100(5):1338–42.

Sneyd JR: Recent advances in intravenous anaesthesia. Br J Anaesth 2004 Nov;93(5):725–36. Review.

Sneyd JR, Andrews CJ, Tsubokawa T: Comparison of propofol/remifentanil and sevoflurane/remifentanil for maintenance of anaesthesia for elective intracranial surgery. Br J Anaesth 2005 Jun;94(6):778–83.

Ting CH, Arnott RH, Linkens DA, Angel A: Migrating from target-controlled infusion to closed-loop control in general anaesthesia. Comput Methods Programs Biomed 2004 Aug;75(2):127–39.

Van de Velde M, Teunkens A, Kuypers M, Dewinter T, Vandermeersch E: General anaesthesia with target controlled infusion of propofol for planned caesarean section: maternal and neonatal effects of a remifentanil-based technique. Int J Obstet Anesth 2004 Jul;13(3):153–8.

Van Poucke GE, Bravo LJ, Shafer SL: Target controlled infusions: targeting the effect site while limiting peak plasma concentration. IEEE Trans Biomed Eng 2004 Nov;51(11):1869–75.

Viviand X, Bourgoin A: Target-controlled infusion in children. Adv Exp Med Biol 2003;523:161–70. Review.

7

Muskelrelaxanzien

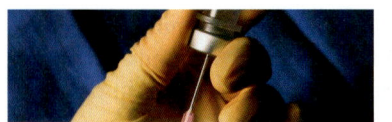

Inhaltsübersicht

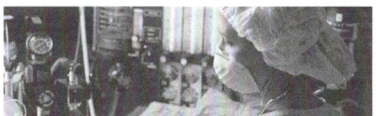

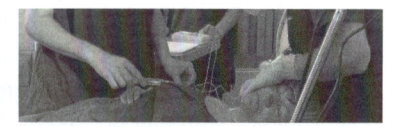

1 **Einleitung** ... 118

2 **Neuromuskuläre Übertragung** ... 118

3 **Neuromuskuläre Blockade** ... 120
3.1 Nichtdepolarisationsblock ... 120
3.2 Depolarisationsblock ... 120
3.3 Dualblock oder Phase-II-Block ... 121

4 **Charakterisierung von Muskelrelaxanzien** ... 121

5 **Nichtdepolarisierende Muskelrelaxanzien** ... 121
5.1 Chemische Struktur ... 121
5.2 Klassifikation nach der Wirkdauer ... 122
5.3 Lähmung der Muskulatur ... 122
5.4 Zentrale Wirkungen ... 123
5.5 Autonomes Nervensystem ... 123
5.6 Histaminfreisetzung ... 123
    5.6.1 Anaphylaxie ... 124
    5.6.2 Komplementaktivierung ... 124
    5.6.3 Chemische Freisetzung von Histamin ... 124
5.7 Kardiovaskuläres System ... 124
5.8 Magen-Darm- und Urogenitaltrakt ... 124
5.9 Toxizität ... 124
5.10 Aufnahme, Verteilung und Ausscheidung ... 125
5.11 Veränderungen von Pharmakodynamik und Pharmakokinetik ... 125
    5.11.1 Niereninsuffizienz ... 125
    5.11.2 Leber- und Gallenwegserkrankungen ... 126
    5.11.3 Inhalationsanästhetika ... 126
    5.11.4 Hypothermie ... 126
    5.11.5 Alter ... 126
    5.11.6 Proteinbindung ... 126
5.12 Überwachung der neuromuskulären Funktion ... 126
5.13 Antagonisierung ... 127
5.14 Atracurium ... 127
5.15 Cis-Atracurium ... 128
    5.15.1 Inaktivierung ... 129
    5.15.2 Klinische Anwendung und Bewertung ... 129
5.16 Mivacurium ... 130
    5.16.1 Inaktivierung ... 131
    5.16.2 Histaminfreisetzung ... 131
    5.16.3 Klinische Anwendung ... 132
5.17 Rocuronium ... 133
    5.17.1 Pharmakokinetik und Metabolismus ... 134
    5.17.2 Klinische Anwendung und Bewertung ... 134
5.18 Vecuronium ... 135
5.19 Alcuronium ... 135
5.20 Pancuronium ... 136

6 **Depolarisierende Muskelrelaxanzien – Succinylcholin** ... 137
6.1 Lähmung der Muskulatur ... 137
6.2 Zentrale Wirkungen ... 138
6.3 Autonome Ganglien ... 138
6.4 Histaminfreisetzung ... 138
6.5 Kardiovaskuläres System ... 138
6.6 Toxizität ... 138
6.7 Aufnahme, Verteilung und Ausscheidung ... 138
6.8 Klinische Anwendung von Succinylcholin ... 139
    6.8.1 Indikationen ... 139
    6.8.2 Succinylcholin bei Kindern ... 139
    6.8.3 Dosierung und Anwendungsweise ... 139
    6.8.4 Kontraindikationen ... 140
    6.8.5 Nebenwirkungen und Komplikationen ... 140

7 **Praktische Anwendung von Muskelrelaxanzien** ... 142
7.1 Allgemeine Grundsätze ... 142
7.2 Klinische Beurteilung des Relaxierungsgrades ... 143
7.3 Überwachung mit Nervenstimulatoren ... 144
    7.3.1 Stimulationsverfahren ... 144
    7.3.2 Beurteilung der Reaktion ... 148
    7.3.3 Klinische Anwendung des Nervenstimulators ... 149
7.4 Antagonisierung von Muskelrelaxanzien mit Anticholinesterasen ... 150
    7.4.1 Ziele der Antagonisierung ... 150
    7.4.2 Wirkungsmechanismus ... 151
    7.4.3 Pharmakokinetik ... 151
    7.4.4 Einflüsse auf die antagonistische Wirksamkeit ... 151
    7.4.5 Nebenwirkungen der Anticholinesterasen ... 152
    7.4.6 Praktisches Vorgehen bei der Antagonisierung ... 153

8 **Muskelrelaxanzien bei neurologischen Erkrankungen** ... 154

Literatur ... 154

7 Muskelrelaxanzien

1 Einleitung

Muskelrelaxanzien sind Substanzen, die eine reversible schlaffe Lähmung der Skelettmuskulatur hervorrufen. Die Lähmung entsteht durch eine Hemmung der Impulsübertragung an der motorischen Endplatte des Muskels. Aufgrund des Wirkungsmechanismus lassen sich depolarisierende und nichtdepolarisierende Muskelrelaxanzien unterscheiden.

Anwendung. Hauptanwendungsgebiet der Muskelrelaxanzien ist die Anästhesie. Hier werden diese Substanzen häufig bei Kombinationsnarkosen eingesetzt, um die endotracheale Intubation zu erleichtern und den Anästhetikabedarf herabzusetzen sowie bei bestimmten Operationen durch vollkommene Muskelerschlaffung die Operationsbedingungen zu verbessern. Daneben werden die Muskelrelaxanzien gelegentlich während der Intensivbehandlung angewendet, z. B., wenn eine weitgehende Ruhigstellung des Patienten erforderlich ist.

Geschichte. Curare ist das älteste Muskelrelaxans. Diese Substanz wurde von südamerikanischen Indianern jahrhundertelang als Pfeil- und Speergift für die Jagd, aber auch als Zaubermittel für rituelle Handlungen verwendet. Gewonnen wurde das Gift aus Chondodendron und Strychnos. Aus diesen Pflanzen stellten die Indianer einen klebrigen wässrigen Extrakt her, der anschließend in die Pfeil- und Speerspitzen eingerieben wurde. Schon Claude Bernard, der große französische Physiologe, erkannte bei seinen Experimenten, dass Curare keine zentralen Wirkungen besitzt und der scheinbar so friedliche Tod schrecklich sein müsse, weil das Opfer an der Lähmung der Atemmuskulatur erstickt. 1942 wurde Curare von Griffith in die anästhesiologische Praxis eingeführt.

2 Neuromuskuläre Übertragung

Hauptwirkungsort der Muskelrelaxanzien ist die neuromuskuläre Endplatte. An dieser Schaltstelle wird die Erregung von motorischen Nerven auf die Muskelfasern übertragen, so dass der Muskel sich nachfolgend kontrahieren kann. Der Aufbau einer neuromuskulären Endplatte ist schematisch in ▶ Abbildung 7-1 dargestellt. In unmittelbarer Nähe der Skelettmuskulatur zweigt sich das motorische Axon in zahlreiche unmyelinisierte Endfüßchen auf, in denen sich Vesikel mit dem Überträgerstoff Acetylcholin befinden. Die Endfüßchen des Axons stecken in Einfaltungen der subsynaptischen Membran der Muskelzelle, die in diesem Bereich zumeist verdickt ist. Nervenmembran und Muskelzellmembran berühren sich jedoch nicht, sondern sind durch den synaptischen Spalt voneinander getrennt. Dieser Spalt muss bei der Erregungsübertragung mit Hilfe des Transmitters Acetylcholin überwunden werden, weil der elektrische Impuls den synaptischen Spalt nicht überspringen kann.

Erregungsübertragung. Das an der Nervenendigung eintreffende Nervenaktionspotential bewirkt eine Konformationsänderung im Protein der präsynaptischen Membrankanäle, so dass Ca^{2+} erst über „schnelle", dann über „langsame" Kanäle durch die

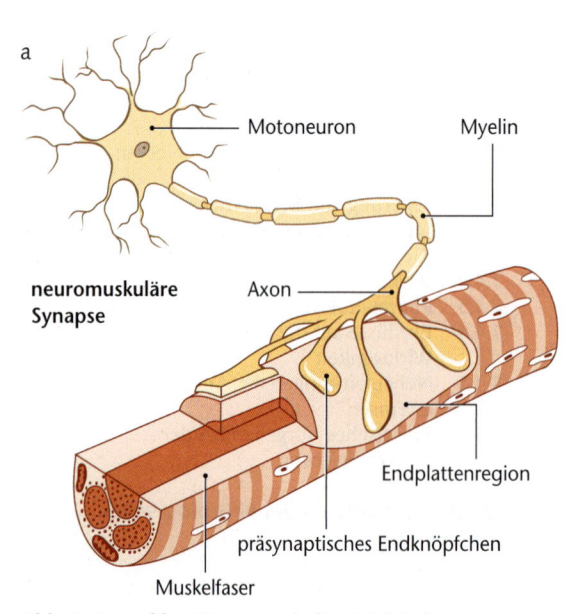

Abb. 7-1a und b Neuromuskuläre Verbindung.

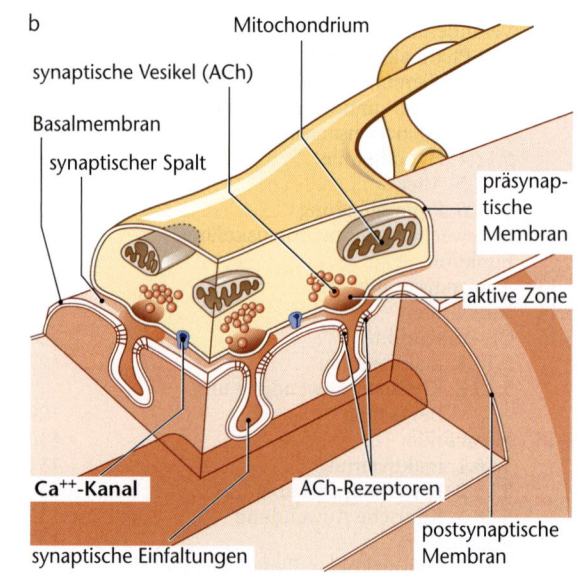

Membran gelangt und intraterminal gebunden wird. Die schnellen Kalziumkanäle ändern ihre Konformation als Reaktion auf Spannungsänderungen durch den Na⁺-Einstrom. Danach ermöglichen die langsamen Kalziumkanäle den Einstrom weiterer Ca^{2+}-Ionen. Die einströmenden Kalziumionen sind für die Freisetzung von Acetylcholin erforderlich: Sie binden sich an Synaptophysin, ein Glykoprotein, und ermöglichen durch diese Bindung die Verschmelzung der Acetylcholinvesikel mit Proteinen in der präsynaptischen Membran und die nachfolgende Freisetzung ihres Inhalts in den synaptischen Spalt. Die Freisetzung von Acetylcholin aus den Vesikeln wird also durch den präsynaptischen Einstrom von Ca^{2+} ausgelöst. Jedes Vesikel enthält 6000–8000 Acetylcholinmoleküle; diese kleinste mögliche Menge wird als 1 „Quant" bezeichnet. Ein einzelner Nervenimpuls führt zur Freisetzung von 200–400 „Quanten" in den synaptischen Spalt. Die Acetylcholinmoleküle depolarisieren die Endplatte und erzeugen ein Endplattenpotential, das wiederum ein Muskelaktionspotential auslöst.

Cholinerger Rezeptor (▶ Abb. 7-2a und b). Die postsynaptische Membran enthält Proteine, die Ionenkanäle bilden. Diese postsynaptischen Acetylcholin-Rezeptorkanäle befinden sich gegenüber den Acetylcholin-Freisetzungsstellen der präsynaptischen Membran. Ein Rezeptor besteht aus fünf Untereinheiten (2 α, β, δ, ε), die rosettenförmig angeordnet sind und zusammen einen Kanal bilden. Jeder Kanal weist zwei Zustände auf: Er ist entweder geschlossen oder offen, d. h. durchlässig für Ionen. Beide α-Untereinheiten müssen gleichzeitig durch je ein Acetylcholinmolekül oder eine exogene depolarisierende Substanz wie Succinylcholin besetzt sein, um den Kanal nach dem „Alles-oder-Nichts-Gesetz" zu öffnen. Binden sich die Acetylcholinmoleküle an diese beiden Proteine, kommt es durch Ladungsverschiebungen innerhalb des Makromoleküls zu einer allosterischen Formänderung: Der zentrale Kanal erweitert sich und wird für die Kationen Na⁺ und K⁺ durchgängig, nicht hingegen für Anionen.

! Der Ionenkanal wird durch den Transmitter Acetylcholin geöffnet und so durchlässig für Na⁺ und K⁺.

In der präsynaptischen Region setzt ein Nervenaktionspotential ca. 100 Vesikel frei, so dass eine große Zahl an Acetylcholinmolekülen in den synaptischen Spalt gelangt und eine entsprechend große Zahl von Acetylcholinrezeptoren besetzt. Sobald mindestens 5–20 % der Kanäle einer neuromuskulären Synapse offen sind, erreicht das Endplatten-

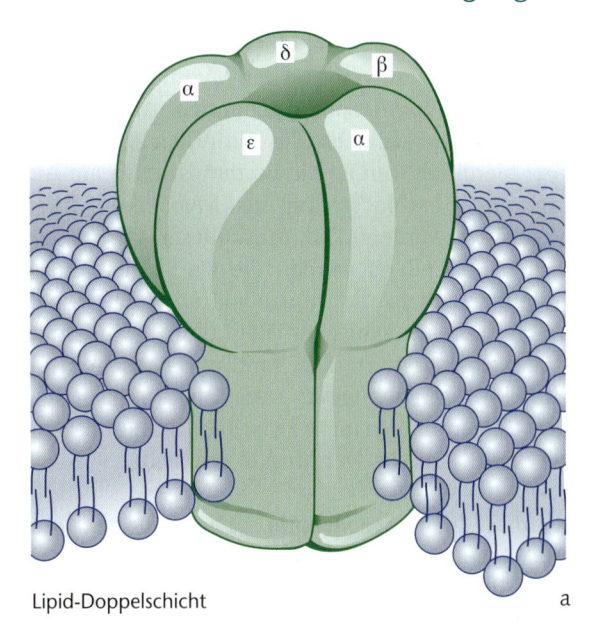

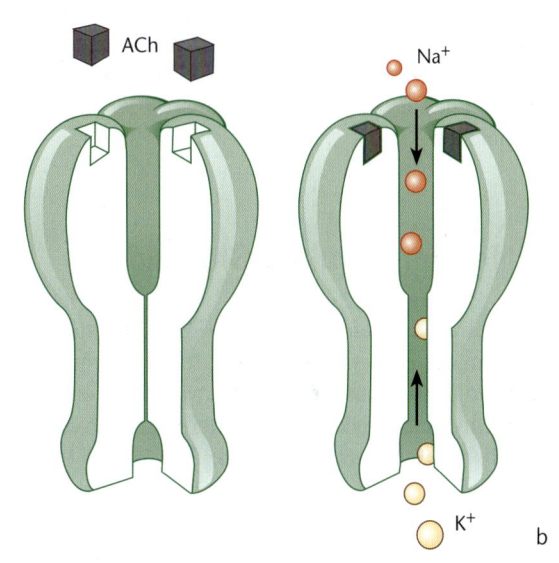

Lipid-Doppelschicht a

Abb. 7-2a und b Cholinerger Rezeptor (Schema).
a) Aufbau aus fünf Untereinheiten.
b) Postsynaptische Acetylcholin-Rezeptorkanäle.

potential einen Schwellenwert (ca. –45 mV) und löst ein Muskelaktionspotential aus. Anschließend diffundiert Acetylcholin vom Rezeptor weg und wird innerhalb von Millisekunden durch Acetylcholinesterase zu Acetat und Cholin metabolisiert: Nun beginnt die Repolarisation.

Muskelkontraktion. Das Muskelaktionspotential triggert die Freisetzung von Ca^{2+} aus dem sarkoplasmatischen Retikulum in das Sarkoplasma; der transmembranöse Einstrom von Ca^{2+} aus dem Extrazellulärraum spielt hingegen beim Skelettmuskel keine wesentliche Rolle. Die aus dem sarkoplasmatischen Retikulum der Muskelzelle freigesetzten Ca^{2+}-Ionen diffundieren zu den Myofilamenten und werden dort vom Troponin gebunden. Tropomyosin kann sich nun zur Achse des Aktinfilamentes bewegen; hierdurch werden die Bindungsstellen am Aktinmolekül entblockt, und der Myosinkopf kann angelagert werden: Die Muskelfaser kontrahiert sich. Anschießend werden die Ca^{2+}-Ionen durch Ionenpumpen in die intrazellulären Kalziumspeicher (sarkoplasmatisches Retikulum, Mitochondrien) transportiert. Die sarkoplasmatische Kalziumkonzentration sinkt stark ab, so dass sich keine Querbrücken mehr zwischen Aktin und Myosin bilden können: Der Muskel erschlafft.

Synthese von Acetylcholin. Die Synthese von Acetylcholin erfolgt in der präsynaptischen Endigung, die der hierfür erforderlichen Enzyme im Zellkörper mit anschließendem axonalen Transport zur präsynaptischen Endigung. Acetylcholin wird im Zellkörper durch das Enzym Cholinacetyltransferase aus Cholin und Acetat acetyliert, dann aktiv in die synaptischen Bläschen transportiert und dort gespeichert.

3 Neuromuskuläre Blockade

Muskelrelaxanzien können die Erregungsübertragung an der motorischen Endplatte beeinträchtigen oder vollständig blockieren. Es tritt eine reversible Lähmung der Muskulatur ein, deren Dauer von der jeweils verwendeten Substanz abhängt. Hierzu müssen jedoch mindestens 70–80% der Rezeptoren durch das Relaxans besetzt sein („Eisbergphänomen"); eine komplette Blockade der neuromuskulären Erregung tritt erst ein, wenn 90–95% der Rezeptoren besetzt sind.

Allerdings ist die Wirkung der Muskelrelaxanzien nicht auf die motorische Endplatte beschränkt. Es können vielmehr auch unerwünschte Reaktionen einiger Organe auftreten, die beim klinischen Gebrauch beachtet werden müssen.

Aufgrund des Wirkungsmechanismus werden zwei Gruppen peripher wirkender Muskelrelaxanzien unterschieden:
— Nichtdepolarisierende Relaxanzien,
— depolarisierende Relaxanzien.
Die jeweiligen Substanzgruppen rufen unterschiedliche Arten von neuromuskulären Blockaden hervor:
— Nichtdepolarisationsblock,
— Depolarisationsblock (Phase-I-Block),
— Dualblock (Phase-II-Block).

3.1 Nichtdepolarisationsblock

Ein Nichtdepolarisationsblock entsteht durch nichtdepolarisierende (ND-)Muskelrelaxanzien. ND-Muskelrelaxanzien sind geladene quaternäre Stickstoffverbindungen, die mit Acetylcholin um die α-Subeinheiten des Cholinozeptors konkurrieren.

Die ND-Muskelrelaxanzien weisen eine hohe Affinität zum Cholinozeptor auf: Sie besetzen die Acetylcholinbindungsstellen, ohne eine wesentliche agonistische Aktivität zu entfalten. Hierbei reicht 1 Molekül aus, um die Öffnung des Rezeptorkanals zu verhindern. Die ND-Muskelrelaxanzien besetzen aber nicht nur eine oder beide α-Untereinheiten eines postsynaptischen Rezeptors, sondern auch präsynaptische Cholinozeptoren.

Insgesamt ist der Nichtdepolarisationsblock in folgender Weise gekennzeichnet:
— Es handelt sich um einen kompetitiven Block, der durch ansteigende Acetylcholinkonzentrationen beseitigt wird.
— Der Block weist eine große Sicherheitsbreite auf: Mehr als 75% der Rezeptoren müssen besetzt sein, bevor die Muskelzuckung signifikant vermindert wird.
— Die Zuckungsamplitude wird über einen engen Bereich von 76–92%iger Rezeptorbesetzung vermindert.
— Bei rascher Stimulation nimmt die Amplitude der ausgelösten Muskelzuckung stetig ab (= „Fading"). Diese Abnahme tritt bei geringerer Rezeptorbesetzung auf als die Dämpfung bei einem Einzelreiz. „Fading" soll durch Bindung des ND-Muskelrelaxans an präsynaptische Cholinozeptoren entstehen. Durch die präsynaptische Rezeptorblockade wird die für eine rasche Stimulation erforderliche Mobilisierung von Acetylcholin verhindert.

3.2 Depolarisationsblock

Der Depolarisationsblock wird durch Succinylcholin hervorgerufen. Die Substanz bindet sich an präsynaptische, postsynaptische und extrajunktionale Rezeptoren. Beim ersten Eintreffen an diesen Rezeptoren entfaltet Succinylcholin eine dem Acetylcholin entsprechende Aktivität. Die motorische Endplatte wird anhaltend depolarisiert, und es entwickelt sich eine schlaffe Lähmung der Muskulatur. Da Succinylcholin nicht durch Acetylcholinesterase abgebaut wird, verbleibt die Substanz längere Zeit im synaptischen Spalt und bindet sich wiederholt an die α-Untereinheiten des Cholinozeptors. Erst wenn Succinylcholin den synaptischen Spalt wieder verlassen hat, kann die motorische Endplatte in den Ruhezustand zurückkehren und nachfolgend Aktionspotentiale auslösen.

Neben dieser Wirkung am postsynaptischen Cholinozeptor kann Succinylcholin auch präsynaptische Effekte auslösen: Die Substanz depolarisiert die nichtmyelinisierten Nervenendungen und aktiviert präsynaptische Cholinozeptoren. Hierdurch sollen die initiale Spannungszunahme im Muskel und auch die Muskelfaszikulationen nach Injektion von Succinylcholin zustande kommen. Der Effekt kann durch Vorinjektion eines ND-Muskelrelaxans in niedriger Dosierung abgeschwächt oder verhindert werden (= Präcurarisierung).

3.3 Dualblock oder Phase-II-Block

Wiederholte Nachinjektionen oder die kontinuierliche Infusion von Succinylcholin über einen längeren Zeitraum können die blockierenden Eigenschaften der Substanz verändern: Aus der sonst kurzen Wirkdauer von Succinylcholin entwickelt sich ein lang anhaltender Block, der sog. Phase-II-Block. Der genaue Mechanismus ist nicht bekannt, jedoch sollen ein direkter Verschluss des Rezeptorkanals (Kanalblock), Verdrehung der Rezeptoruntereinheiten und/oder eine direkte Störung zytoplasmatischer Mechanismen der Muskelzelle hieran beteiligt sein. Diese Faktoren wirken einer Depolarisation entgegen, und es entsteht eine dem ND-Block ähnliche Blockade, die teilweise durch Cholinesterasehemmer antagonisiert werden kann (siehe Abschnitt 6.8.3).

4 Charakterisierung von Muskelrelaxanzien

Die neuromuskuläre Potenz und der Verlauf der neuromuskulären Blockade von Muskelrelaxanzien werden für die klinische und wissenschaftliche Beurteilung und aus Gründen der Vergleichbarkeit in folgender Weise charakterisiert:
— **ED95** ist die Dosis eines Muskelrelaxans, die zu einer 95%igen neuromuskulären Blockade führt. Sie wird in mg/kg oder in μg/kg angegeben.
— **Intubationsdosis** ist die für ausreichende Intubationsbedingungen erforderliche Dosis eines Muskelrelaxans. Sie entspricht meist der 2fachen ED95.
— **Anschlagzeit** ist die Zeit von Injektionsbeginn bis zur maximalen neuromuskulären Blockade.
— **Klinische Wirkdauer, DUR25,** ist die Zeit zwischen der Injektion des Muskelrelaxans bis zur Erholung der neuromuskulären Blockade auf 25% des Ausgangswerts. Während dieses Zeitraums besteht für die meisten Eingriffe eine ausreichende neuromuskuläre Blockade. Nach der DUR25 können die Relaxanzien in folgender Weise eingeteilt werden:
– kurz wirkende: DUR25 < 20 min,
– mittellang wirkende: DUR25 20–50 min,
– lang wirkende: DUR25 > 50 min.
— **Gesamtwirkdauer, DUR95,** ist die Zeit zwischen der Injektion des Muskelrelaxans bis zur Erholung der neuromuskulären Blockade auf 95% des Ausgangswerts. Sie beträgt im Allgemeinen das 2fache der DUR25. Nach dieser Zeit kann der Patient gewöhnlich extubiert werden.
— **Erholungsindex (recovery index, RI)** ist die Zeit zwischen 25- und 75%iger Erholung der neuromuskulären Blockade.

Anschlagzeit, klinische Wirkdauer (DUR25) und Gesamtwirkdauer (DUR95) hängen direkt von der Dosis des Muskelrelaxans ab, während der Erholungsindex hiervon weitgehend unabhängig ist.

> Höhere Dosen eines Muskelrelaxans verkürzen zwar die Anschlagzeit, verlängern aber auch die Wirkung!

5 Nichtdepolarisierende Muskelrelaxanzien

Diese Substanzen blockieren die neuromuskuläre Übertragung durch eine kompetitive Hemmung von Acetylcholin am nikotinartigen Rezeptor der motorischen Endplatte. Die Blockade kann durch Anticholinesterasen aufgehoben werden. In ▶ Tabelle 7-1 sind klinisch gebräuchliche ND-Relaxanzien zusammengestellt, in ▶ Tabelle 7-2 ihre Pharmakodynamik und -kinetik.

5.1 Chemische Struktur

Nach der chemischen Struktur können zwei Gruppen gebräuchlicher Muskelrelaxanzien unterschieden werden:
— Aminosteroide: Rocuronium, Vecuronium, Alcuronium, Pancuronium;
— Benzylisochinoline: Atracurium, Cis-Atracurium, Mivacurium.

Aminosteroide. Diese Substanzen wirken stark muskelrelaxierend und teilweise vagolytisch. Einige

Tab. 7-1 Nichtdepolarisierende Muskelrelaxanzien	
Freiname	**Handelspräparate**
Gallamin	Flaxedil
Alcuronium	Alloferin
Vecuronium	Norcuron
Pancuronium	Pancuronium
Atracurium	Tracrium, Atracurium
Cis-Atracurium	Nimbex
Rocuronium	Esmeron
Mivacurium	Mivacron

Substanzen werden zu einem gewissen Anteil in der Leber metabolisiert (Ausnahme: Rocuronium) und alle über die Nieren ausgeschieden. Von Vorteil ist die fehlende Histaminfreisetzung durch diese Substanzen.

Benzylisochinoline. Diese Substanzen wirken ebenfalls stark muskelrelaxierend, haben jedoch keine vagolytischen Eigenschaften. Allerdings besteht eine Tendenz zur Histaminfreisetzung, die sich auch klinisch manifestieren kann. Atracurium und Cis-Atracurium werden durch Hofmann-Elimination inaktiviert, Mivacurium durch Gewebe-Cholinesterase. Die Ausscheidung erfolgt über die Nieren.

5.2 Klassifikation nach der Wirkdauer

Die Wirkdauer eines ND-Relaxans hängt vor allem vom Metabolismus und vom Eliminationsweg ab. Je nach Wirkdauer, DUR25, werden folgende Substanzen unterschieden:
— Lang wirkende ND-Relaxanzien (DUR25 > 50 min): Pancuronium, Alcuronium;
— mittellang wirkende ND-Relaxanzien (DUR25 20–50 min): Vecuronium, Rocuronium, Atracurium, Cis-Atracurium
— kurz wirkende ND-Relaxanzien (DUR25 < 20 min): Mivacurium.

5.3 Lähmung der Muskulatur

Nach Injektion des nichtdepolarisierenden Muskelrelaxans tritt zuerst eine Muskelschwäche auf, schließlich werden die Muskeln vollkommen schlaff und sind motorisch nicht mehr erregbar.

Die Lähmung eines Muskels manifestiert sich nach tierexperimentellen Befunden jedoch erst dann, wenn mindestens 75% seiner Rezeptoren durch das Muskelrelaxans blockiert sind. Allerdings reagieren die einzelnen Muskeln mit unterschiedlicher Empfindlichkeit auf die Muskelrelaxanzien: Einige benötigen eine 75%ige Rezeptorbesetzung, andere eine 92%ige und die meisten eine 80- bis 90%ige Blockade. Über einen weiten Bereich der Rezeptorbesetzung erfolgt somit nur eine partielle, klinisch nicht manifeste Blockade der neuromuskulären Übertragung, während der Bereich für die Lähmung der Muskulatur mit 75–100% sehr eng ist. Die Lähmung erfasst somit nicht alle Muskeln gleichzeitig, sondern verläuft in einer bestimmten Reihenfolge, bei der die kleinen schnellen Muskeln früher betroffen sind als die großen Extremitätenmuskeln.

Klinisch von besonderer Bedeutung ist der Verlauf der Blockade bei den Muskeln, die an der Atemfunktion beteiligt sind. So werden die Muskeln der Atemwege einschließlich des Larynx, Kiefergelenks und des Zwerchfells früher relaxiert als der bei der Nervenstimulation häufig eingesetzte M. adductor

Tab. 7-2 Pharmakodynamik und -kinetik gebräuchlicher ND-Muskelrelaxanzien ($t_{1/2\beta}$ = Eliminationshalbwertszeit; Vdss = Verteilungsvolumen)

	Mivacurium	Rocuronium	Vecuronium	Cis-Atracurium	Atracurium
ED95 (mg/kg)	0,08	0,3	0,05	0,05	0,25
Anschlagzeit (min) bei 2 × ED95	3,3 ± 1	1,8 ± 0,5	2,4 ± 0,7	5 ± 1	2 ± 0,8
DUR25 (min) bei 2 × ED95	17 ± 3	41 ± 7	35 ± 5	45 ± 9	39 ± 6
Erholungsindex (min) bei 2 × ED95	7 ± 2	17 ± 5	14 ± 5	13 ± 2	12 ± 5
$t_{1/2\beta}$ (min)	2 ± 1	88 ± 18	70 ± 20	22 ± 3	20 ± 3
Vdss (ml/kg)	290 ± 200	184 ± 41	244 ± 38	144 ± 34	120 ± 19
Clearance (ml/kg/min)	80 ± 40	2,8 ± 0,6	5,2 ± 1	5,3 ± 1,2	5,6 ± 0,6

pollicis (siehe Abschnitt 7.3). Auch hält die Lähmung dieser Muskeln kürzer an. Hieraus folgt, dass der Patient früher intubiert werden kann, als nach der Zuckungsreaktion am Daumen zu erwarten wäre, und weiter, dass in der Erholungsphase die Rückkehr der Zuckungsreaktion am Daumen als sicheres Zeichen einer ausreichenden Funktion der Atemmuskulatur gewertet werden kann.

Lähmung des M. orbicularis oculi. Dieser Muskel wird ebenso rasch gelähmt wie die Muskeln des Larynx. Daher kann seine Stimulation mit dem Nervenstimulator herangezogen werden, um den Relaxierungsgrad der Larynxmuskulatur zu beurteilen. Lässt sich keine Reaktion am M. orbicularis oculi auslösen, kann der Patient intubiert werden, ohne dass mit Abwehrreaktionen gerechnet werden müsste.

5.4 Zentrale Wirkungen

Intravenös injizierte nichtdepolarisierende Muskelrelaxanzien passieren in geringen Mengen die Blut-Hirn-Schranke und erscheinen im Liquor cerebrospinalis. Die klinische Bedeutung ist bislang nicht geklärt.

5.5 Autonomes Nervensystem

Zur Erinnerung: Acetylcholin ist der Überträgerstoff in allen autonomen Ganglien, ob sympathisch oder parasympathisch. Alle präganglionären vegetativen Nerven sind cholinerg, auch das Nebennierenmark. Die Rezeptoren vegetativer Ganglien und die der motorischen Endplatte sind nikotinartig, weil sie durch Nikotin erregt bzw. blockiert werden können. Cholinerg ist auch der muskarinartige Rezeptor postganglionärer parasympathischer Endigungen, die sich z. B. in Herz, Drüsen und glatten Muskeln befinden. Muskelrelaxanzien können, abhängig von der Dosis, auf nikotinartige und auch auf muskarinartige Rezeptoren des autonomen Nervensystems stimulierend oder blockierend einwirken (▶ Tab. 7-3).

Tubocurarin besitzt typische nikotinartige Wirkungen und blockiert in klinischen Dosen als einzige nichtdepolarisierende Substanz autonome Ganglien und das Nebennierenmark. Klinisch manifestieren sich diese Wirkungen als *Blutdruckabfall* und *Tachykardie*.

Metocurin und **Alcuronium** besitzen in klinischen Dosen nur geringe ganglionäre Wirkungen.

Pancuronium blockiert, ebenso wie Gallamin, die vagalen muskarinartigen Rezeptoren des Herzens. Außerdem wird die Erregungsübertragung auf postganglionäre adrenerge Nervenendigungen durch Blockade muskarinartiger Rezeptoren gefördert. Ferner setzt Pancuronium Katecholamine frei und hemmt ihre Aufnahme in adrenerge Nervenendigungen. Klinisch manifestieren sich die autonomen Wirkungen vor allem als *Tachykardie* und *Blutdruckanstieg*.

Der vagolytische Effekt von Pancuronium ist zumeist gering, so dass die Herzfrequenz, je nach Ausgangswert, nur auf etwa 70–90 Schläge/min ansteigt, begleitet von einer entsprechenden Zunahme des Herzzeitvolumens. Bleibt der periphere Widerstand unverändert, steigt auch der arterielle Blutdruck um etwa 10–20 mmHg an. Ausgeprägte Tachykardien sind hingegen selten. Sie beruhen vermutlich auf einer indirekten sympathomimetischen Wirkung.

5.6 Histaminfreisetzung

Muskelrelaxanzien können über drei Mechanismen Histamin aus den Mastzellen freisetzen:
— Antigenvermittelt als echte Anaphylaxie,
— Komplementaktivierung,
— chemische Freisetzung.

Tab. 7-3 Wirkungen auf das autonome Nervensystem und Histaminfreisetzung durch Muskelrelaxanzien

Substanz	autonome Ganglien	vagale muskarinartige Rezeptoren des Herzens	Histaminfreisetzung
Succinylcholin	stimulierend	stimulierend	leichte
Atracurium	keine	keine	leichte
Cis-Atracurium	keine	keine	keine
Mivacurium	keine	keine	leichte
Pancuronium	keine	mäßig blockierend	keine
Vecuronium	keine	keine	keine
Rocuronium	keine	keine	keine
Alcuronium	schwach blockierend	schwach blockierend	keine

5.6.1 Anaphylaxie

Anaphylaktische Reaktionen auf Muskelrelaxanzien entstehen durch Kombination des Antigens mit zwei spezifischen IgE-Antikörpern in den Mastzellen. Sie führt zur Freisetzung von Histamin und zahlreichen anderen Substanzen der Anaphylaxie mit den bekannten lebensbedrohlichen kardiovaskulären und respiratorischen Störungen. Die Anwesenheit von IgE setzt eine frühere Exposition voraus, die aber meist nicht gegeben ist. Vermutlich genügen die quaternäre Ammoniumstruktur oder andere Molekülanteile von Substanzen des täglichen Lebens wie Detergenzien, Kosmetika usw., um die Bildung von IgE auszulösen, so dass es bei Kontakt mit dem Muskelrelaxans zur Anaphylaxie kommt.

Die höchste Rate anaphylaktischer Reaktionen wird nach Succinylcholin beobachtet, die geringste nach Pancuronium. Von den ND-Muskelrelaxanzien führt Alcuronium am häufigsten zur Anaphylaxie, Vecuronium und Atracurium selten.

5.6.2 Komplementaktivierung

Hierbei wird Komplement durch einen Immunkomplex aus Antigen und IgG- oder IgM-Antikörpern, die sich an der Oberfläche von Zellen befinden, aktiviert. Die Aktivierung führt zur Bildung von Anaphylatoxinen, die wiederum Histamin und andere Substanzen freisetzen. Die Bedeutung der Komplementaktivierung durch Muskelrelaxanzien ist derzeit nicht geklärt.

5.6.3 Chemische Freisetzung von Histamin

Dies ist der häufigste Mechanismus! Hierbei wird Histamin durch eine direkte Wirkung von ND-Muskelrelaxanzien mit *Benzylisochinolin-Struktur* auf die Oberfläche von Mastzellen freigesetzt. Antigen-Antikörper-Reaktionen sind nicht beteiligt. Die chemische Freisetzung ist ein vorübergehender, selbstbegrenzender Effekt, der mit kardiovaskulären Reaktionen wie Tachykardie und Blutdruckabfall sowie Hauterythem einhergehen kann. Giemen oder Bronchospasmus können ebenfalls auftreten.

! Das Ausmaß der chemischen Histaminfreisetzung hängt von der Dosis des Muskelrelaxans und von der Injektionsgeschwindigkeit ab.

Für Atracurium liegt der Schwellenwert für die Histaminfreisetzung bei einer Dosis von 0,5 mg/kg (Häufigkeit 30%), für Mivacurium bei 0,2 mg/kg (Häufigkeit 40%).

Prophylaxe. Die kardiovaskulären Reaktionen können durch kombinierte Injektion von H_1- und H_2-Rezeptorantagonisten 15 min vor Zufuhr des ND-Muskelrelaxans verhindert werden. Langsame Injektionsgeschwindigkeit bewirkt vermutlich eine geringere Histaminfreisetzung als die rasche Bolusinjektion.

5.7 Kardiovaskuläres System

Alle klinisch gebräuchlichen nichtdepolarisierenden Muskelrelaxanzien besitzen kardiovaskuläre Nebenwirkungen. Sie entstehen durch die Wirkungen auf das autonome Nervensystem und/oder Histaminfreisetzung. Beobachtet werden vor allem **Tachykardie, Arrhythmien** und **Blutdruckabfall,** bei Vecuronium, insbesondere in Kombination mit Fentanyl (Alfentanil, Sufentanil) und/oder Etomidat, gelegentlich auch ausgeprägte **Bradykardien.**

5.8 Magen-Darm- und Urogenitaltrakt

Nichtdepolarisierende Muskelrelaxanzien hemmen die Motorik des Magen-Darm-Trakts. So bewirkt Pancuronium initial einen kompletten Stillstand der Spontanmotilität, der nach ca. 50 min wieder vollständig aufgehoben ist. Der Effekt ist klinisch kaum von Bedeutung und kann außerdem durch Cholinesterasehemmer antagonisiert werden. Direkte, klinisch bedeutsame Einflüsse der Muskelrelaxanzien auf das Urogenitalsystem sind nicht nachweisbar.

5.9 Toxizität

Eine Vergiftung mit Muskelrelaxanzien beruht nahezu immer auf Überdosierung. Die Zeichen sind:
— Verlängerte Apnoe,
— Kreislaufkollaps,
— Histaminfreisetzung.
Behandlung:
— Kontrollierte Beatmung,
— Volumensubstitution,
— Sympathomimetika,
— Antihistaminika (nur wirksam, wenn vor dem Relaxans gegeben).

Cholinesterasehemmer wie Neostigmin heben nur die muskelrelaxierende Wirkung auf. Blutdruckabfall und Bronchospasmus können hingegen verstärkt werden.

5.10 Aufnahme, Verteilung und Ausscheidung

Oral zugeführt sind die nichtdepolarisierenden Muskelrelaxanzien unwirksam; sie werden jedoch nach intramuskulärer Injektion gut resorbiert. Es gilt aber:

! Nichtdepolarisierende Muskelrelaxanzien werden immer intravenös gegeben, weil sie nur auf diese Weise für Narkosen ausreichend steuerbar sind.

Das Verschwinden nichtdepolarisierender Muskelrelaxanzien aus dem Blut nach intravenöser Injektion ist gekennzeichnet durch einen initial raschen Abfall (Umverteilung in die Gewebe), gefolgt von einem verzögerten Abfall der Blutkonzentration (Exkretion).

Der **verzögerte Wirkungseintritt** nichtdepolarisierender Muskelrelaxanzien beruht auf dem langsamen Anstieg der Konzentration an der motorischen Endplatte, der vermutlich durch die Größe der Muskeldurchblutung begrenzt wird. Entsprechend findet sich eine Verteilungshalbwertszeit von 5–8 min. Höhere Dosen führen zu höheren Spitzenkonzentrationen im Blut und damit rascher zu höheren Konzentrationen am Rezeptor, so dass auch die relaxierende Wirkung schneller eintritt. Das Verteilungsvolumen der Muskelrelaxanzien ist klein, weil die Substanzen stark ionisiert sind und daher nicht alle Membranen durchdringen können. Ist das Verteilungsvolumen vermindert, z. B. bei bestimmten Krankheiten, kann die Wirkung des Relaxans verstärkt werden.

Die **Dauer der muskellähmenden Wirkung** der Relaxanzien hängt von der Geschwindigkeit ab, mit der die Konzentration an der motorischen Endplatte vermindert wird. Höhere Dosen verlängern die Wirkdauer, weil die Rückkehr der Endplattenfunktion nun nicht mehr allein von der Umverteilung des Relaxans in periphere Kompartimente abhängt, sondern auch von der renalen und/oder hepatobiliären Elimination. Hierauf beruht die kumulierende Wirkung mehrfacher Repetitionsdosen (Ausnahme: Atracurium und Cis-Atracurium, da nicht organgebunden metabolisiert). Leber- und Nierenkrankheiten können die Eliminationsmechanismen beeinträchtigen und hierdurch die Wirkung von Relaxanzien verlängern.

5.11 Veränderungen von Pharmakodynamik und Pharmakokinetik

Die pharmakologische Wirkung von nichtdepolarisierenden Muskelrelaxanzien kann durch zahlreiche Faktoren beeinflusst bzw. verändert werden. Klinisch wichtig sind vor allem:
— Niereninsuffizienz,
— Leber- und Gallenwegserkrankungen,
— Inhalationsanästhetika,
— Hypothermie,
— Alter.

5.11.1 Niereninsuffizienz

Wie bereits dargelegt, werden NDM und ihre Metaboliten teilweise renal eliminiert. Bei erheblicher Niereninsuffizienz ist daher mit Veränderungen der pharmakologischen Eigenschaften dieser Substanzen zu rechnen. Eine verminderte Ausscheidung von Muskelrelaxanzien oder ihrer aktiven Metaboliten bei Niereninsuffizienz kann zu einer Verlängerung der relaxierenden Wirkdauer führen. Daneben kann bei schwerer Niereninsuffizienz die Aktivität der Plasmacholinesterase vermindert sein; in diesem Fall muss mit einer Wirkungsverlängerung von Mivacurium gerechnet werden.

Pancuronium soll bei Patienten mit Niereninsuffizienz langsamer aus dem Plasma verschwinden. Allerdings gibt es auch Untersuchungen, in denen keine Verlängerung der Eliminationsrate gefunden worden ist. Zweifellos ist die Wirkungsdauer von Pancuronium bei Patienten mit Niereninsuffizienz sehr variabel.

Vecuronium scheint bei Patienten mit Niereninsuffizienz vorteilhafter zu sein als Pancuronium: Nur 10–20% der injizierten Substanz werden renal eliminiert, der Rest vermutlich über die Galle. Die Wirkungsdauer ist entsprechend nur wenig oder gar nicht verlängert.

Rocuronium. Bei Patienten mit schwerer Niereninsuffizienz ist das Verteilungsvolumen erhöht, die Eliminationshalbwertszeit verlängert, die Plasmaclearance hingegen unverändert. Insgesamt ist die Wirkdauer von Rocuronium nicht verlängert, auch muss nicht mit einer Kumulation der Substanz gerechnet werden.

Atracurium und **Cis-Atracurium** zerfallen durch Hofmann-Elimination und Esterspaltung rasch in nicht mehr relaxierend wirkende (aber potentiell toxische) Bestandteile wie Laudanosin und Monoacrylat und sind daher von der renalen und hepatobiliären Elimination nahezu vollkommen unabhängig.

Laudanosin wird allerdings renal eliminiert und kann bei Niereninsuffizienz kumulieren.

Mivacurium. Die Substanz wird durch die Plasmacholinesterase metabolisiert. Der Einfluss einer Niereninsuffizienz auf die Wirkdauer ist nach Angaben in der Literatur variabel: Die Wirkdauer kann unverändert oder aber verlängert sein. Eine Verlängerung ist am ehesten zu erwarten, wenn die Aktivität der Plasmacholinesterase aufgrund der Niereninsuffizienz erniedrigt ist. Grundsätzlich sollte Mivacurium bei Niereninsuffizienz zurückhaltend dosiert werden, da die Plasmacholinesteraseaktivität meist nicht bekannt ist.

5.11.2 Leber- und Gallenwegserkrankungen

Eingehendere Untersuchungen liegen für Pancuronium vor. Danach sollen bei Verschlüssen der extrahepatischen Gallenwege die neuromuskuläre Blockade und die Eliminationshalbwertszeit von Pancuronium verlängert sein.

Bei *Leberzirrhose* ist der Verteilungsraum für Pharmaka erhöht; darum ist initial eine höhere Dosis erforderlich. Die Eliminationshalbwertszeit und die Wirkdauer von Pancuronium und Vecuronium sind verlängert. Wegen der eingeschränkten Elimination sollten die Repetitionsdosen geringer als sonst sein.

Atracurium und Cis-Atracurium sind wegen ihrer organunabhängigen Elimination bei Lebererkrankungen sichere Substanzen.

Bei schweren Lebererkrankungen ist die Aktivität der Plasmacholinesterase aufgrund der verminderten Synthese eingeschränkt. Hierdurch werden die Plasmaclearance von **Mivacurium** vermindert und die Wirkdauer erheblich verlängert.

5.11.3 Inhalationsanästhetika

Die Pharmakokinetik von nichtdepolarisierenden Relaxanzien wird durch Inhalationsanästhetika nicht beeinflusst. Anders hingegen die Pharmakodynamik: Die für eine Relaxierung erforderliche Blutkonzentration wird durch Inhalationsanästhetika erniedrigt, so dass während einer Inhalationsnarkose geringere Relaxanziendosen erforderlich sind, um den gleichen Relaxierungsgrad zu erreichen. Es gilt:

> ! Inhalationsanästhetika verstärken dosisabhängig die blockierende Wirkung von Muskelrelaxanzien.

Der Effekt ist unabhängig von der Narkosedauer (Ausnahme: Enfluran). Am stärksten wirken hierbei Isofluran und Enfluran, gefolgt von Halothan; am schwächsten wirkt die Lachgas-Barbiturat/Opioid-Narkose. Aus bisher unbekannten Gründen nimmt die potenzierende Wirkung von Enfluran auf die Muskelrelaxierung mit der *Dauer* der Narkose zu.

5.11.4 Hypothermie

Im Tierexperiment wird die neuromuskuläre Blockade von Pancuronium und Tubocurarin durch Hypothermie verlängert. Ursache ist die verzögerte renale und biliäre Ausscheidung. Bei Pancuronium kommt noch ein herabgesetzter Metabolismus hinzu.

5.11.5 Alter

Die neuromuskuläre Verbindung ist zwar zum Zeitpunkt der Geburt noch unreif, es besteht jedoch keine Einigkeit darüber, ob Neugeborene empfindlicher auf nichtdepolarisierende Relaxanzien reagieren als Erwachsene. Klinisch sind jedenfalls keine wesentlichen Unterschiede festzustellen. Allerdings weist Vecuronium bei Kleinkindern eine längere Wirkdauer auf als bei Kindern und Erwachsenen.

Auch für ältere Patienten liegen widersprüchliche Befunde vor. Bei Patienten über 60 Jahre sollen die Elimination und die Wirkdauer von Pancuronium verlängert sein. Darum wird empfohlen, niedrigere Repetitionsdosen bei diesen Patienten anzuwenden. Bei Vecuronium tritt die Wirkung verzögert ein, die Erholungszeit ist verlängert.

In einer Untersuchung von Arain u. Mitarb. (2005) ergaben sich folgende DUR25-Zeiten bei Patienten über 66 Jahre nach Injektion einer 2 × ED95-Dosis:
— Cisatracurium 37–81 min,
— Vecuronium 35–137 min,
— Rocuronium 33–119 min.

5.11.6 Proteinbindung

Nichtdepolarisierende Muskelrelaxanzien werden in unterschiedlichem Ausmaß an Proteine gebunden: Tubocurarin zu 40%, Pancuronium zu 87%. Klinisch scheint die Proteinbindung von geringer Bedeutung zu sein.

5.12 Überwachung der neuromuskulären Funktion

Der Relaxierungsgrad von Muskelrelaxanzien kann am Patienten mit Hilfe eines Nervenstimulators eingeschätzt werden. Das praktische Vorgehen ist in Abschnitt 7.3 beschrieben.

5.13 Antagonisierung

Die muskelrelaxierende Wirkung von nichtdepolarisierenden Relaxanzien kann mit Cholinesterasehemmern antagonisiert werden. Diese Substanzen inaktivieren das Enzym *Acetylcholinesterase* und erhöhen hierdurch die aktuelle Acetylcholinkonzentration am Rezeptor. Zu den Anticholinesterasen gehören **Neostigmin, Pyridostigmin** und **Edrophonium.**

Cholinesterasehemmer wirken nicht nur am nikotinartigen Rezeptor der motorischen Endplatte, sondern auch am nikotinartigen Rezeptor autonomer Ganglien und an den muskarinartigen Rezeptoren glatter Muskelzellen, exokriner Drüsen und des Herzens. Diese Wirkungen sind bei der Antagonisierung von Muskelrelaxanzien unerwünscht. Die muskarinartigen (parasympathomimetischen) Wirkungen der Cholinesterasehemmer lassen sich durch Kombination mit einem **Parasympatholytikum,** z. B. **Atropin,** vermindern. Das praktische Vorgehen bei der Antagonisierung ist in Abschnitt 7.4.6 dargestellt.

5.14 Atracurium

Atracurium (▶ Abb. 7-3) ist ein nichtdepolarisierendes Muskelrelaxans von mittellanger Wirkungsdauer. Die Besonderheit der Substanz besteht in ihrem Abbau: Im Gegensatz zu den anderen nichtdepolarisierenden Relaxanzien wird Atracurium überwiegend rein chemisch abgebaut.

Der **Abbau** erfolgt auf zwei Wegen: zum einen durch spontane temperaturabhängige *Hofmann-Elimination* und zum anderen durch Esterspaltung, die unabhängig von der Pseudocholinesterase erfolgt (siehe Abb. 7-3). Die Halbwertszeit dieser Prozesse beträgt ca. 20 min. Wichtigste Vorteile von Atracurium sind somit der von der Leber- und Nierenfunktion sowie von der Aktivität des Enzyms Pseudocholinesterase unabhängige Abbau und die

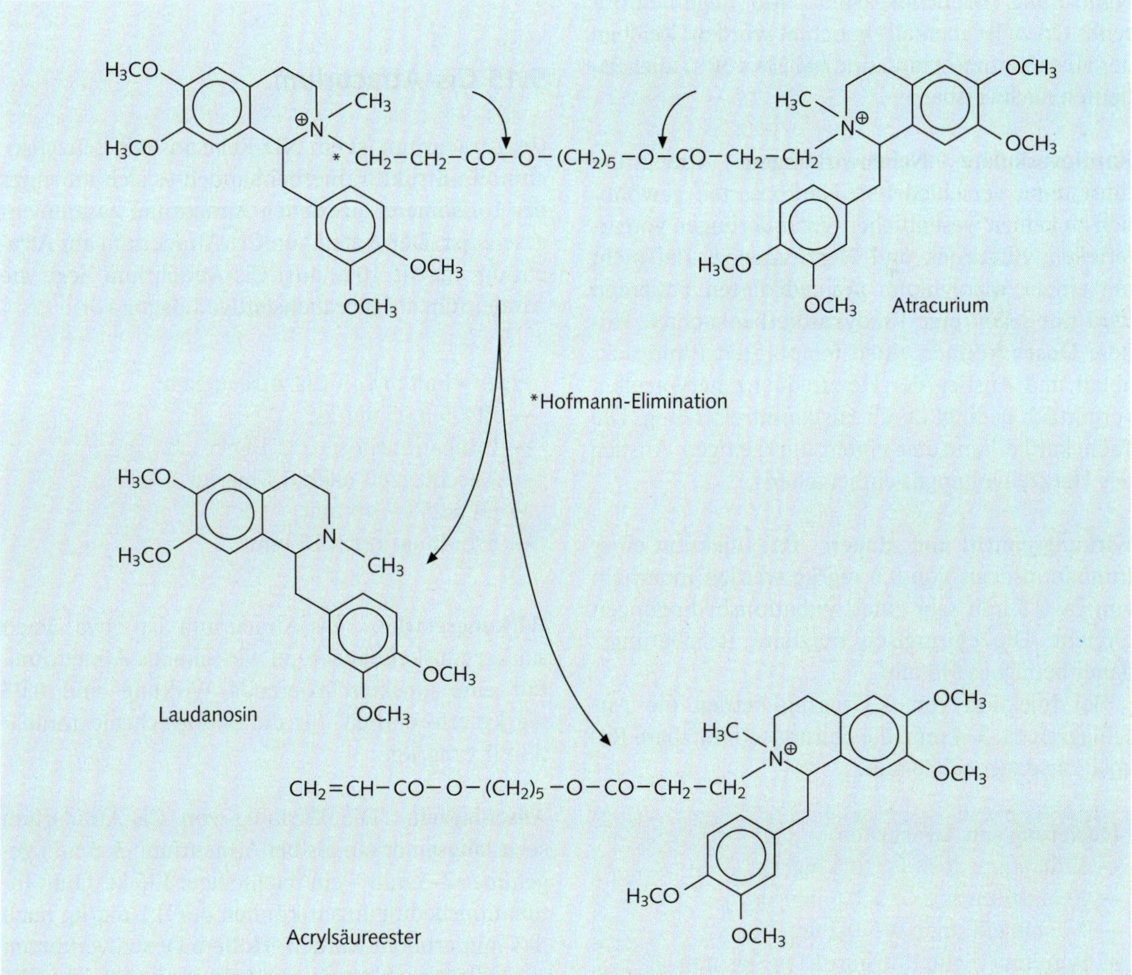

Abb. 7-3 Abbau von Atracurium: Hofmann-Elimination und Esterspaltung.

fehlende Kumulation. Allerdings entstehen bei der Spaltung u. a. zwei potentiell toxische Substanzen: Laudanosin und Monoacrylat.

> **Eigenschaften von Atracurium:**
> — ED95 0,25 mg/kg
> — Intubationsdosis 0,3–0,4 mg/kg, rasche Intubation: 0,5–0,6 mg/kg
> — Anschlagzeit nach 0,3–0,4 mg/kg: 2–3 min
> — DUR25 nach 0,3–0,4 mg/kg: 40–50 min, nach 0,2 mg/kg: 30–40 min
> — DUR95 nach 0,3–0,4 mg/kg: 50–70 min, nach 0,2 mg/kg: 45–60 min
> — Erholungsindex 10–15 min

Histaminfreisetzung. Im oberen Dosisbereich (ab ca. 0,5 mg/kg) setzt Atracurium Histamin frei – eine unerwünschte Eigenschaft. Allerdings beträgt die Potenz zur Histaminfreisetzung nur etwa 5% der von Metocurin und weniger als 30% der von Tubocurarin. Durch die Histaminfreisetzung kann vorübergehend der Blutdruck leicht abfallen. Über Hautrötung, Bronchospasmus und angioneurotisches Ödem ist ebenfalls berichtet worden. Zeichen der Histaminfreisetzung sind bei etwa 30% aller Patienten nachweisbar.

Kardiovaskuläre Nebenwirkungen. Atracurium führt unter verschiedenen Narkosearten gewöhnlich zu keinen wesentlichen Veränderungen von arteriellem Blutdruck und Herzfrequenz. Bei nicht mit einem Vagolytikum prämedizierten Patienten wird nur selten eine Bradykardie beobachtet. Höhere Dosen können einen temporären Blutdruckabfall und Anstieg der Herzfrequenz hervorrufen, vermutlich bedingt durch Histaminfreisetzung. Die Tachykardie kann mit einem kurzzeitigen Anstieg des Herzzeitvolumens einhergehen.

Wirkungseintritt und -dauer: Bei Injektion einer Intubationsdosis von 0,6 mg/kg werden innerhalb von ca. 2,5 min sehr gute Intubationsbedingungen erreicht. Die chirurgisch nutzbare Relaxierungsdauer beträgt ca. 45 min.

Bei Injektion von 0,3 mg/kg beträgt die Anschlagzeit ca. 3–4 min, die chirurgisch nutzbare Relaxationsdauer ca. 28 min.

> **Dosierung von Atracurium:**
> — Intubationsdosis 0,5–0,6 mg/kg
> — Relaxationsdosis 0,3–0,6 mg/kg
> — Nachinjektionen 0,1–0,2 mg/kg
> — kontinuierliche Infusion 10 µg/kg/min
> — Präcurarisierung: ca. 50 µg/kg

Bei der Dosierung muss beachtet werden, dass Inhalationsanästhetika den Dosisbedarf für Atracurium, wie bei Pancuronium und Vecuronium, reduzieren.

Kontinuierliche Infusion von Atracurium ist ebenfalls möglich, z. B. initialer (Intubations-)Bolus von 0,5 mg/kg, gefolgt von einer konstanten Infusionsrate von 6–8 µg/kg/min bzw. einer variablen, am „Train-of-Four" orientierten Infusion.

> ⚡ Präcurarisierungsdosen von 50 µg/kg können zu Schluckstörungen führen, Dosen von 75 µg/kg zur Schwächung des Händedrucks.

Antagonisierung. Atracurium kann mit Cholinesterasehemmern antagonisiert werden. Dosierung: 0,05–5 mg Neostigmin + 0,5–2 mg Atropin i.v.

Aufbewahrung. Um die muskelrelaxierende Potenz von Atracurium zu erhalten, muss die Substanz bei 4–5 °C im Kühlschrank bis unmittelbar vor Gebrauch aufbewahrt werden.

5.15 Cis-Atracurium

Cis-Atracurium ist ein ND-Relaxans mit Benzylisochinolin-Struktur; hierbei handelt es sich um eines der 10 Isomere, aus denen Atracurium zusammengesetzt ist. Der Anteil von Cis-Atracurium am Atracurium macht 10% aus. Cis-Atracurium liegt wie Atracurium als gebrauchsfertige Lösung vor.

> **Eigenschaften von Cis-Atracurium:**
> — ED95 0,05 mg/kg
> — Intubationsdosis 2 × ED95 = 0,1 mg/kg
> — Anschlagzeit nach 0,1 mg/kg: 3–5 min
> — DUR25 ca. 45 min
> — Erholungsindex 15 min

Wirkungsstärke. Cis-Atracurium ist etwa 5fach stärker muskelrelaxierend wirksam als Atracurium. Für eine muskelrelaxierende Wirkung sind 0,05 mg/kg erforderlich, für die endotracheale Intubation 0,1 mg/kg.

Anschlagzeit. Die Wirkung von Cis-Atracurium setzt langsamer ein als bei Atracurium: 3–5 min gegenüber 2–3 min – ein nachteiliger Effekt. Gute Intubationsbedingungen können mit 0,1 mg/kg nach 2–3 min erreicht werden. Höhere Dosen verkürzen zwar die Anschlagzeit, verlängern aber gleichzeitig die Wirkung.

Wirkdauer. Die Wirkdauer, DUR25, von Cis-Atracurium beträgt 45 min, bei einer Dosis von 0,15 mg/kg ca. 55 min. Weder eine ausgeprägte Leberfunktionsstörung noch eine terminale Niereninsuffizienz verlängern die Wirkung von Cis-Atracurium.

Nebenwirkungen. Kardiovaskuläre Nebenwirkungen sind sehr selten, vor allem weil Cis-Atracurium wesentlich weniger Histamin freisetzt als Atracurium. Entsprechend werden auch seltener Hautreaktionen auf die Injektion von Cis-Atracurium beobachtet.

5.15.1 Inaktivierung

Wie bei Atracurium erfolgt der Abbau von Cis-Atracurium organunabhängig durch Hofmann-Elimination; eine Esterhydrolyse, wie bei Atracurium, erfolgt jedoch nicht. Beim Abbau entstehen Laudanosin und ein quaternäres Monoacrylat, das durch Hofmann-Elimination und Hydrolyse zu Acrylsäure und einem zweiwertigen Alkohol gespalten wird. Die beim Abbau entstehenden Laudanosinmengen betragen nur 10–20% der bei Inaktivierung von Atracurium auftretenden.

Die Eliminationshalbwertszeit von Cis-Atracurium beträgt etwa 22 min (siehe Tab. 7-2).

5.15.2 Klinische Anwendung und Bewertung

Cis-Atracurium ist aufgrund seiner mittellangen Wirkungsdauer für alle Eingriffe mit einer Dauer von mindestens 30–45 min geeignet.

> **Dosierungen von Cis-Atracurium:**
> — Intubationsdosis 0,15–0,2 mg/kg
> — Relaxierungsdosis bzw. ED95 0,05 mg/kg
> — Nachinjektionen 0,02 mg/kg
> — Infusionsrate 1–2 µg/kg/min

Bei **älteren Patienten** setzt die Wirkung von Cis-Atracurium etwas langsamer ein, die Wirkdauer scheint jedoch nicht verlängert zu werden.

Vorteile gegenüber Atracurium

Als wesentliche Vorteile von Cis-Atracurium gegenüber Atracurium werden zwei Eigenschaften angesehen:
— Geringere Histaminfreisetzung,
— weniger Laudanosinbildung.

Histaminfreisetzung. Selbst hohe Bolusinjektionen von Cis-Atracurium führen gewöhnlich nicht zu Histaminausschüttung und kardiovaskulären Reaktionen, die auf eine Histaminfreisetzung zurückzuführen wären. Die für Atracurium empfohlene langsame Injektion ist bei Cis-Atracurium nicht erforderlich.

Laudanosinbildung. Dieses aus Cis-Atracurium und auch Atracurium entstehende Produkt weist neurostimulierende oder neurotoxische Eigenschaften auf, ein Effekt, der bei der klinischen Anwendung beider Substanzen jedoch keine Rolle zu spielen scheint. Bei längerer Anwendung auf der Intensivstation oder bei Patienten mit Hirnerkrankungen könnte die Laudanosinbildung vielleicht von Bedeutung sein, allerdings liegen hierzu keine entsprechenden Befunde vor. Grundsätzlich ist aber die um 80–90% verminderte Laudanosinfreisetzung aus Cis-Atracurium als Verbesserung gegenüber Atracurium zu werten.

Vor- und Nachteile gegenüber anderen ND-Muskelrelaxanzien

Im Gegensatz zu den anderen ND-Muskelrelaxanzien – mit Ausnahme von Atracurium – kumuliert Cis-Atracurium nicht und wird zudem organunabhängig eliminiert. Nachteilig ist der um 1–2 min langsamere Wirkungseintritt von Cis-Atracurium.

Leber- und Niereninsuffizienz. Im Gegensatz zu den anderen ND-Relaxanzien – mit Ausnahme von Atracurium – wird die Wirkung von Cis-Atracurium auch durch ausgeprägte Störungen der Leber- oder Nierenfunktion nicht wesentlich verlängert, so dass die Substanz hierbei mit Vorteil eingesetzt werden kann.

! Auch bei ausgeprägten Störungen der Leber- oder Nierenfunktion wird die Wirkung von Cis-Atracurium nicht verlängert.

Einsatz bei Kindern

Bei Kindern im Alter von 2–12 Jahren wurde unter Halothananästhesie eine ED95 von 0,04 mg/kg ermittelt; Dosen von 0,08 mg/kg unter Halothan und von 0,1 mg/kg unter Lachgas-Sauerstoff/Opioid-Anästhesie bewirkten eine maximale neuromuskuläre Blockade. Die Blockade trat innerhalb von 2,5 min ein und hielt 30 min an; nach etwa 45 min war eine vollständige Erholung erreicht. Hautreaktionen als Zeichen der Histaminfreisetzung wurden nicht beobachtet.

5.16 Mivacurium

Mivacurium ist ein kurz wirkendes, nichtdepolarisierendes Benzylisochinolin-Muskelrelaxans (▶ Abb. 7-4), das als fertige Injektionslösung vorliegt. Die Lösung besteht aus drei Isomeren, von denen zwei (trans-trans und cis-trans) 10fach aktiver und stärker wirksam sind als das dritte, cis-cis, Isomer. Die effektive Wirkdauer von Mivacurium ist etwa ½ bis ⅓ so lang wie die von Atracurium und Vecuronium, aber 2- bis 3-mal länger als die von Succinylcholin. Die Substanz wird durch Plasmacholinesterase hydrolysiert.

! Mivacurium ist das am kürzesten wirkende nichtdepolarisierende Muskelrelaxans, jedoch unterliegen Anschlagzeit und Relaxierungsgrad einer erheblichen interindividuellen Variabilität.

Eigenschaften von Mivacurium:
— ED95 0,07–0,08 mg/kg
— Intubationsdosis 0,2–0,25 mg/kg (höher als 2 × ED95!)
— Anschlagzeit ca. 2,5–4 min
— DUR25 nach 0,15 mg/kg: 15–20 min; nach 0,25 mg/kg: 20–25 min
— Erholungsindex 5–10 min (relativ unabhängig von Dosis und Zufuhrmodus)

ED95 und Intubationsdosis. Die ED95 von Mivacurium beträgt 0,07 bis 0,08 mg/kg, die Anschlagzeit dieser Dosis durchschnittlich 3,3 min, die Gesamtwirkdauer, DUR95, 25 min. Höhere Dosen verkürzen die Anschlagzeit und verlängern die Wirkdauer: Nach 2 × ED95 beträgt die Anschlagzeit 2,5 min, die DUR95 31 min. Bei Kindern ist die ED95 mit 0,12 bis 0,15 mg/kg größer als bei Erwachsenen, auch tritt die neuromuskuläre Blockade rascher ein (siehe Kap. 39).

Für die endotracheale Intubation reicht die Dosis von 2 × ED95 gewöhnlich nicht aus; vielmehr wird empfohlen, die Dosis beim Erwachsenen auf 0,2 bis 0,25 mg/kg zu erhöhen.

Anschlagzeit. Dem Vorteil der kurzen Wirkdauer von Mivacurium steht der Nachteil des verzögerten Wirkungseintritts gegenüber. Nach einer Dosis von 0,08 mg/kg beträgt die Anschlagzeit durchschnittlich 3,3 min, und auch die 2 × ED95 ermöglicht mit durchschnittlich 2,5 min keinen dem Succinylcholin vergleichbar kurzen Wirkungseintritt. Daher gilt:

Für die Blitzintubation ist Mivacurium nicht geeignet.

Die Anschlagzeit von Mivacurium kann durch Vorinjektion einer Priming-Dosis von Mivacurium selbst oder eines anderen ND-Muskelrelaxans verkürzt werden. Pancuronium könnte hierbei wegen seiner hemmenden Wirkung auf die Plasmacholinesteraseaktivität besonders wirksam sein, da eine größere Mivacuriummenge den Rezeptor erreichen würde.

Wirkdauer. Wie dargelegt, ist Mivacurium derzeit das einzige kurz wirkende nichtdepolarisierende Muskelrelaxans: Die Wirkdauer, DUR25, beträgt nach 0,15 mg/kg 15–20 min, nach 0,25 mg/kg 20–25 min; die Gesamtwirkdauer wird ebenfalls mit zunehmender Dosis verlängert und beträgt nach 0,15 mg/kg ca. 31 min. Nicht selten ist aber die Wirkdauer von Mivacurium unerwartet kurz!

Erholungsindex. Der Erholungsindex von Mivacurium ist kurz: 5–10 min, unabhängig von der Dosis und der Art der Zufuhr (Bolusinjektion oder kontinuierliche Infusion). Die neuromuskuläre Blockade durch Mivacurium wird – im Gegensatz zu den anderen ND-Muskelrelaxanzien – nicht durch Umverteilungsprozesse, sondern direkt durch die

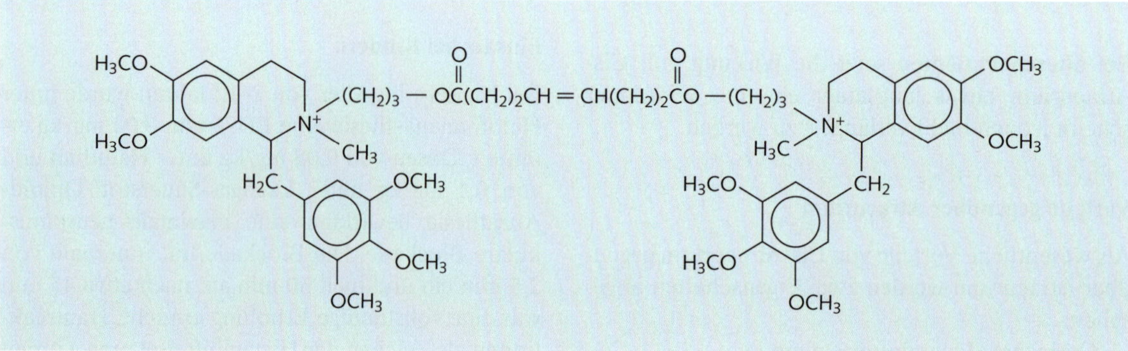

Abb. 7-4 Mivacurium.

Inaktivierung durch Plasmacholinesterase beendet. Daher verläuft die Spontanerholung von der Mivacuriumblockade deutlich schneller als bei den anderen ND-Muskelrelaxanzien – ein Vorteil, wenn auf die pharmakologische Antagonisierung der Blockade verzichtet werden soll.

Nebenwirkungen. Kardiovaskuläre Nebenwirkungen wie Blutdruckabfall und Tachykardie beruhen auf Histaminfreisetzung (siehe Abschnitt 5.16.2). Mivacurium ist keine Triggersubstanz der malignen Hyperthermie.

5.16.1 Inaktivierung

Die kurze Wirkdauer von Mivacurium und die rasche Spontanerholung von der neuromuskulären Blockade beruhen auf der Inaktivierung der Substanz durch Plasmacholinesterasen.

! Mivacurium wird durch Plasma-(Pseudo-)Cholinesterasen inaktiviert. Die Eliminationshalbwertszeit beträgt 3–6 min.

Die Geschwindigkeit der enzymatischen Hydrolyse von Mivacurium beträgt in vitro 70–88% der von Succinylcholin.

Das als **Plasma- oder auch Pseudocholinesterase (PChE)** bezeichnete Enzym kommt in Plasma, Herz, ZNS, Leber, Niere und Pankreas vor und ist *nicht* identisch mit der Acetylcholinesterase (AChE) an den Nervenendigungen und im Erythrozyten. Das Enzym hydrolysiert neben Mivacurium und Succinylcholin auch Lokalanästhetika vom Estertyp. Die Inaktivierung beginnt bereits, bevor Mivacurium die motorische Endplatte erreicht.

Die hydrolytische Aktivität hängt vom Genotyp ab und wird als Dibucainzahl quantifiziert. Die vier wichtigsten Genotypen sind in ▶ Tabelle 7-4 zusammengestellt.

Bei eingeschränkter Plasmacholinesteraseaktivität ist die Wirkung von Mivacurium verlängert. Für die verminderte Aktivität kommen vor allem zwei Mechanismen in Frage:

— Genetisch bedingte atypische Plasmacholinesterase,
— Leberinsuffizienz.

Atypische Pseudocholinesterase. Bei Patienten mit atypischer Pseudocholinesterase wurde die Wirkung von 0,2 mg/kg Mivacurium um 50% verlängert; bei einigen Patienten reichten bereits 0,03 mg/kg Mivacurium aus, um eine vollständige Lähmung hervorzurufen, die mehrere Stunden anhielt. Wie bei Succinylcholin kann die Erholung von der Blockade durch Zufuhr von Butyrylcholinesterase beschleunigt werden. Es wird aber empfohlen, den Block nicht zu antagonisieren, sondern die Spontanerholung unter kontrollierter Beatmung abzuwarten.

Leberinsuffizienz. Bei Leberinsuffizienz ist die Clearance von Mivacurium vermindert; die terminale Eliminationshalbwertszeit nimmt zu, vermutlich bedingt durch eine Abnahme der Pseudocholinesteraseaktivität und eine Zunahme des Verteilungsvolumens.

! Bei Leberinsuffizienz sind die DUR25 von Mivacurium auf ca. 60 min und der Erholungsindex um das 3fache verlängert.

Niereninsuffizienz. Bei Niereninsuffizienz kann die Wirkdauer ebenfalls verlängert sein (DUR25 ca. 30 min; Erholungsindex 11,5 min), jedoch soll der Effekt weniger ausgeprägt sein als bei Leberinsuffizienz. Die genaue Ursache der von einigen Autoren beobachteten, von anderen hingegen nicht bestätigten Wirkungsverlängerung ist unbekannt; eine verminderte Pseudocholinesteraseaktivität scheint, entgegen früherer Annahme, keine wesentliche Rolle zu spielen.

5.16.2 Histaminfreisetzung

Wie andere Benzylisochinolin-Verbindungen kann auch Mivacurium Histamin freisetzen. So kommt es besonders bei Anwendung der Intubationsdosis

Tab. 7-4 Abhängigkeit der DUR25 von Mivacurium von der PChE-Aktivität oder der Dibucainzahl
(E^uE1^u = homozygot für normales Gen; $E1^uE1^a$ = homozygot für atypisches Gen; $E1^aE1^a$ = homozygot für atypisches Gen; $E1^sE1^s$ = homozygot für stilles Gen)

Genotyp	PChE-Aktivität (%)	Dibucainzahl	Häufigkeit	DUR25 von Mivacurium
$E1^uE1^u$	100	80	90%	20 min
$E1^uE1^a$	50–75	50–70	1:200	35–40 min
$E1^aE1^a$	10–25	10–25	1:2000	> 2 h
$E1^sE1^s$	0	0	1:100000	>> 2 h

von 0,2 bis 0,25 mg/kg häufig zur Histaminausschüttung, die sich klinisch als Hauterythem, oft im Bereich der Injektionsvene, und als vorübergehender Blutdruckabfall um 12–59% manifestieren kann. Bei Dosen von < 0,2 mg/kg sind die kardiovaskulären Reaktionen hingegen meist gering. Einige Autoren empfehlen die langsame Injektion über einen Zeitraum von 60–75 s oder die fraktionierte Bolusinjektion, um das Ausmaß der Histaminausschüttung zu vermindern. Allerdings wird hierdurch auch mehr Mivacurium der Aktivität der Pseudocholinesterase ausgesetzt als bei rascher Bolusinjektion und so die relaxierende Wirkung möglicherweise abgeschwächt. Sicherer wirksam als die empfohlenen Injektionstechniken ist die Prämedikation mit H_1/H_2-Rezeptorantagonisten.

5.16.3 Klinische Anwendung

Das pharmakokinetische Profil von Mivacurium liegt zwischen Succinylcholin und den mittellang wirkenden ND-Muskelrelaxanzien. Wegen seiner kurzen Wirkdauer ist Mivacurium in erster Linie für kurze Eingriffe (ca. 15–60 min) und für ambulante Operationen geeignet, während bei längeren Operationen, auch angesichts der Kosten, die mittellang wirkenden Substanzen vorgezogen werden sollten. Geeignet ist Mivacurium aufgrund seiner kurzen Spontanerholungszeit des Weiteren für Situationen, in denen die neuromuskuläre Blockade nicht durch Cholinesterasehemmer antagonisiert werden sollte. Mivacurium kann in Form von Boli oder als kontinuierliche Infusion zugeführt werden.

> **Dosierung von Mivacurium:**
> — Intubationsdosis 0,2–0,25 mg/kg
> — Nachinjektionen ca. 0,05–0,15 mg/kg
> — kontinuierliche Infusion: 0,36–0,48 mg/kg/h bei balancierter Anästhesie;
>   0,24–0,30 mg/kg/h bei Inhalationsanästhesie

Kontinuierliche Infusion. Mivacurium ist für die kontinuierliche Infusion gut geeignet; die Dosierung beträgt für die balancierte Anästhesie 6–8 μg/kg/min und für die Inhalationsanästhesie 4–5 μg/kg/min. Es wird empfohlen, mit der kontinuierlichen Infusion erst ca. 20–30 min nach der Intubationsdosis zu beginnen bzw. zunächst Zeichen der Spontanerholung von dieser Dosis abzuwarten, um den Dosisbedarf besser einschätzen zu können. Zu Beginn kann eine hohe Dosis, z. B. 10 μg/kg/min, zugeführt und dann nach Effekt titriert werden. Auch hierbei muss mit großer interindividueller Variabilität gerechnet werden!

> Für die meisten Eingriffe reicht eine neuromuskuläre Blockade von 90–95% (1 Reaktion bei TOF) aus. Der Effekt sollte mit dem Nervenstimulator überwacht werden.

Die Erholung von der neuromuskulären Blockade verläuft nach kontinuierlicher Infusion etwa doppelt so schnell wie nach Infusion von Atracurium oder Vecuronium und unterscheidet sich nicht wesentlich von der nach einer Bolusinjektion:

! Die Erholung von der neuromuskulären Blockade erfolgt nach kontinuierlicher Infusion von Mivacurium nahezu ebenso rasch wie nach Bolusinjektionen.

Erholungsindex nach kontinuierlicher Infusion mit 95%iger Twitch-Unterdrückung: 6–7 min.

In ▶ Tabelle 7-5 sind die Erholungszeiten von Mivacurium nach kontinuierlicher Infusion im Vergleich zu denen anderer Muskelrelaxanzien zusammengestellt.

Mivacurium nach Pancuronium?

Wird Mivacurium während der Erholungsphase von einer Pancuroniumblockade injiziert, z. B. um bei Verschluss des Peritoneums noch eine kurz dauernde Blockade zu erreichen, muss mit dem gegenteiligen Effekt gerechnet werden: Mivacurium wird

Tab. 7-5 Infusionsraten und Erholungszeiten verschiedener Muskelrelaxanzien

Muskelrelaxans	Infusionsrate (μg/kg/min)	Erholungszeit 5–95% (min)	Erholungszeit 25–75% (min)
Succinylcholin	20–60	8	5
Mivacurium	6–8	14	7
Atracurium	6–8	25	11
Vecuronium	1–2	30	14
Rocuronium	10–11	30	14

vom kurz wirkenden zum lang wirkenden Muskelrelaxans. So führten 0,01 mg/kg oder 0,07 mg/kg Mivacurium, nach 25%iger Erholung von einer Pancuroniumblockade injiziert, zu einer 28 bzw. 54 min anhaltenden neuromuskulären Blockade. In der Kontrollgruppe, die lediglich Mivacurium erhielt, betrugen die Zeiten 11 und 20 min. Beim derzeitigen Kenntnisstand wird daher Folgendes empfohlen:

> Mivacurium sollte kurz vor Operationsende nicht während einer abklingenden Blockade mit lang wirkenden ND-Relaxanzien zugeführt werden, um eine kurz dauernde Relaxierung für den Wundverschluss zu erhalten.

Antagonisierung

Aufgrund der raschen Spontanerholung von der neuromuskulären Blockade empfehlen einige Autoren, Mivacurium nicht zu antagonisieren. Wird allerdings die 90- bis 95%ige Blockade bis zum Operationsende aufrechterhalten, muss mit einer Spontanerholungszeit von 20 min gerechnet werden. In dieser Situation kann Mivacurium ohne wesentliche Komplikationen mit Neostigmin antagonisiert werden, sofern mit dem TOF bereits eine Zuckungsreaktion auslösbar ist.

Antagonisierung der Mivacuriumblockade: 40 µg/kg Neostigmin.

Einsatz bei Kindern

Wie für andere ND-Muskelrelaxanzien ist bei Kindern im 2. bis 10. Lebensjahr auch für Mivacurium eine höhere ED95 erforderlich, ebenso eine höhere Infusionsrate. Der Block setzt rascher ein, und die Erholung verläuft ebenfalls schneller.

Mivacurium bei Kindern vom 2. bis 10. Lebensjahr:
— ED95 0,09–0,12 mg/kg
— Intubationsdosis 0,2–0,25 mg/kg
— Infusionsrate 13–16 µg/kg/min
— klinische Wirkdauer 10 min

Säuglinge reagieren hingegen empfindlicher auf Mivacurium als ältere Kinder: Die ED95 beträgt 0,075 mg/kg oder 1,4 mg/m^2.

5.17 Rocuronium

Rocuronium ist ein nichtdepolarisierendes Aminosteroid-Muskelrelaxans (▶ Abb. 7-5), ein Vecuroniumderivat, das als gebrauchsfertige Injektionslösung zur Verfügung steht. Die relaxierende Potenz ist 6- bis 8fach geringer als die von Vecuronium, die Wirkung setzt jedoch deutlich schneller ein und hält vergleichbar lange an.

> Rocuronium ist das ND-Relaxans mit dem raschesten Wirkungseintritt!

Eigenschaften von Rocuronium:
— ED95 0,3 mg/kg
— Intubationsdosis 0,6–1,0 mg/kg
— Anschlagzeit der Intubationsdosis 60–150 s
— DUR25 ca. 35 min
— Erholungsindex 12–15 min

ED95 und Intubationsdosis. Rocuronium ist ein relativ schwaches Muskelrelaxans, und möglicherweise beruht hierauf der rasche Wirkungseintritt. Die ED95 von Rocuronium beträgt 0,3 mg/kg, die Intubationsdosis 2 × ED95, also 0,6 mg/kg, bei einigen Patienten 0,9 mg/kg.

Anschlagzeit. Die Anschlagzeit von Rocuronium beträgt bei einer Dosis von 0,6 mg/kg durchschnittlich 1,2 min, ist damit etwa doppelt so lang wie die von 1 mg/kg Succinylcholin. Höhere Dosen verkürzen die Anschlagzeit noch weiter. Im Allgemeinen gilt für die meisten Patienten:

> Nach 0,6 mg/kg Rocuronium werden innerhalb von 60–90 s gute Intubationsbedingungen erreicht.

Einige Patienten benötigen 0,9 mg/kg Rocuronium, um innerhalb von 60 s gute bis sehr gute Intubationsbedingungen zu erzielen. Der gleiche Effekt ließe sich zwar mit 0,3 bis 0,4 mg/kg Vecuronium erreichen, jedoch müsste bei diesen Dosen mit einer Wirkdauer von etwa 2 h gerechnet werden, während

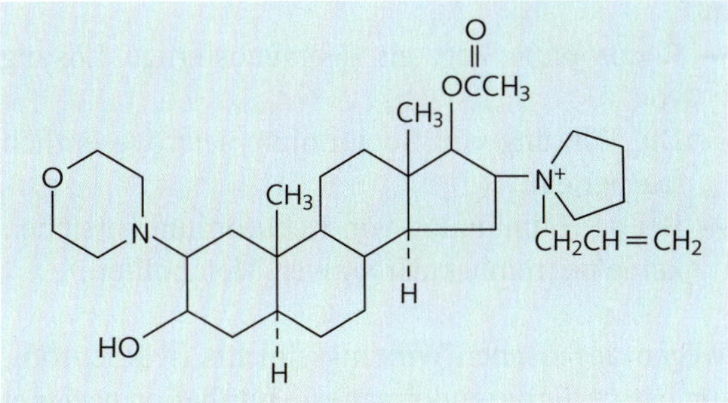

Abb. 7-5 Rocuronium.

die Wirkdauer von Rocuronium nach 0,9 mg/kg nicht wesentlich verlängert werden würde.

Die Anschlagzeit von 0,4 mg/kg Rocuronium ist mit durchschnittlich 2,5 min deutlich langsamer als die der Intubationsdosis.

Wirkdauer. In Dosen bis zu 0,9 mg/kg gehört Rocuronium zu den mittellang wirkenden ND-Relaxanzien, vergleichbar 0,1 mg/kg Vecuronium oder 0,5 mg/kg Atracurium. Die DUR25 und auch der Erholungsindex sind mit Vecuronium vergleichbar: Die Wirkdauer von 0,6 bis 0,9 mg/kg beträgt durchschnittlich 35 min, der Erholungsindex 12–15 min. Nach 0,4 mg/kg beträgt die Wirkungsdauer hingegen ca. 24 min. Hohe Dosen führen jedoch zur Wirkungsverlängerung, z. B. auf 45 min bei einer Dosis von 0,9 mg/kg.

Nebenwirkungen. Rocuronium in Dosen von 0,6 bis 1,2 mg/kg setzt kein Histamin frei, auch sind die kardiovaskulären Nebenwirkungen dieser Dosen gering: So wird allenfalls eine geringe dosisabhängige Zunahme der Herzfrequenz (maximal 10%) beobachtet, möglicherweise bedingt durch einen leichten vagolytischen Effekt. Rocuronium ist im Tierexperiment keine Triggersubstanz der malignen Hyperthermie.

5.17.1 Pharmakokinetik und Metabolismus

Der Abfall der Plasmakonzentration beruht, wie bei Vecuronium, primär auf einer Umverteilung der Substanz. Rocuronium ist geringer lipidlöslich als Vecuronium, und das Verteilungsvolumen ist kleiner. Die Substanz wird zu 80% hepatobiliär eliminiert, zu 10–20% renal. Neuromuskulär aktive Metaboliten entstehen nicht. Bei ausgeprägter Leberinsuffizienz muss mit einer verlängerten Wirkung von Rocuronium gerechnet werden.

5.17.2 Klinische Anwendung und Bewertung

Das dem Vecuronium strukturverwandte Rocuronium weist zu dieser Substanz folgende Unterschiede auf:
— Rocuronium liegt als gebrauchsfertige Lösung vor.
— Die Wirkung von Rocuronium setzt wesentlich rascher ein.
— Bei der Elimination von Rocuronium entstehen keine neuromuskulär aktiven Metaboliten.

Wegen des raschen Wirkungseintritts ist Rocuronium besser für die endotracheale Intubation geeignet als Vecuronium und kann für die **Routineintubation** anstelle von Succinylcholin verwendet werden. Ansonsten entsprechen die Eigenschaften von Rocuronium im Wesentlichen denen von Vecuronium: Die Wirkdauer ist mittellang, unerwünschte Nebenwirkungen treten selten auf.

> **Dosierungen von Rocuronium:**
> — Intubationsdosis 0,6 mg/kg, rasche Intubation: 1 mg/kg
> — Relaxierungsdosis bzw. ED95 0,3 mg/kg
> — Nachinjektionen 0,075–0,15 mg/kg
> — kontinuierliche Infusion 10–11 µg/kg/min bei balancierter Anästhesie; 8 µg/kg/min bei Isoflurananästhesie
> — Antagonisierung 0,05 mg/kg Neostigmin

Ältere Patienten. Die Wirkstärke von Rocuronium bei geriatrischen Patienten entspricht der bei jüngeren. Die Wirkung setzt jedoch um ca. 20% langsamer ein, und die DUR25 und der Erholungsindex sind um 20–40% verlängert. Die Clearance und das Verteilungsvolumen sind vermindert.

Antagonisierung von Rocuronium. Bei einer 10%igen Twitch-Recovery wird mit 0,05 mg/kg Neostigmin innerhalb von 7,1 min eine ausreichende Antagonisierung der Blockade erzielt, bei 25%iger Recovery innerhalb von 4,6 min.

Rocuronium für die Blitzintubation?

Aufgrund des deutlich rascheren Wirkungseintritts von Rocuronium im Vergleich zu anderen ND-Muskelrelaxanzien ergibt sich die Frage, ob die Substanz für die Blitzintubation geeignet ist, wenn auf den Einsatz von Succinylcholin verzichtet werden muss. Verschiedene Autoren weisen darauf hin, dass bereits mit 0,6 mg/kg Rocuronium die endotracheale Intubation innerhalb von ca. 60 s durchgeführt werden könne und die Intubationsbedingungen denen nach intravenöser Injektion von 1 mg/kg Succinylcholin vergleichbar seien. Auch werde das Aspirationsrisiko durch dieses Vorgehen nicht zusätzlich erhöht.

Ob hieraus der Routineeinsatz von Rocuronium als Ersatz für Succinylcholin bei der Blitzintubation abgeleitet werden kann, ist derzeit nicht geklärt, zumal nicht bei allen Patienten die Wirkung rasch einsetzt und entsprechend Konzepte entwickelt werden müssen, mit denen auch bei diesen Patienten ein rascher Wirkungseintritt gewährleistet wird. Des Weiteren ist zu beachten, dass die Wirkung einer Intubationsdosis von Rocuronium um ein Vielfaches länger anhält als die von Succinylcholin, ein Gesichtspunkt, der besonders bei Intubationsschwierigkeiten von wesentlicher Bedeutung ist.

> Der Einsatz von Rocuronium für die Blitzintubation ist derzeit nicht geklärt! Die Substanz sollte daher nicht anstelle von Succinylcholin bei vollem Magen eingesetzt werden.

Rocuronium bei Kindern

Bei Kindern im Alter zwischen 1½ und 14 Jahren sind höhere Dosen von Rocuronium erforderlich als bei Erwachsenen. Die Wirkung setzt rascher ein und hält mit 25 min etwas kürzer an; der Erholungsindex beträgt 10 min. Bei kontinuierlicher Infusion werden Dosen von 5–10 µg/kg/min angewandt.

Leber- und Niereninsuffizienz

Bei ausgeprägter Leberinsuffizienz ist die Wirkung von Rocuronium verlängert; die Eliminationshalbwertszeit nimmt zu, die Clearance ab; das Verteilungsvolumen ist erhöht.

Bei Niereninsuffizienz sind die Anschlagzeit und die Wirkdauer von Rocuronium nicht wesentlich verlängert.

5.18 Vecuronium

Vecuroniumbromid (▶ Abb. 7-6) ist ein Steroidanalog von Pancuronium mit mittellanger Wirkungsdauer. Im Gegensatz zu anderen nichtdepolarisierenden Relaxanzien beeinflusst die Substanz, selbst in hohen Dosen, nicht die Funktion autonomer Ganglien und muskarinartiger postganglionärer Rezeptoren. Auch wird in klinischen Dosen kein Histamin freigesetzt.

Eigenschaften von Vecuronium:
— ED95 0,05 mg/kg
— Intubationsdosis 0,08–0,1 mg/kg, rasche Intubation: 0,2 mg/kg
— Anschlagzeit nach 0,08–0,1 mg/kg: 2,3 min
— DUR25 nach 0,08–0,1 mg/kg: 45–60 min, nach 0,05 mg/kg: 30–60 min
— DUR95 nach 0,08–0,1 mg/kg: 60–80 min, nach 0,05 mg/kg: 50–60 min
— Erholungsindex 10–15 min

Der Abbau von Vecuronium erfolgt überwiegend in der Leber; die Metaboliten werden biliär und zu einem geringeren Teil renal eliminiert.

Kardiovaskuläre Nebenwirkungen. Vecuronium weist die geringsten kardiovaskulären Nebenwirkungen unter den nichtdepolarisierenden Relaxanzien auf. Zumeist sind keine wesentlichen Veränderungen hämodynamischer Parameter nachweisbar; insbesondere fehlt eine vagolytische Wirkung mit Zunahme der Herzfrequenz wie bei Pancuronium. Allerdings treten gelegentlich, vor allem unter der Kombination mit Opioiden und/oder Etomidat, ausgeprägte **Bradykardien** auf, wahrscheinlich besonders dann, wenn nicht mit einem Vagolytikum prämediziert wurde.

Wirkungseintritt und -dauer. Nach Injektion einer Intubationsdosis von 0,1 mg/kg treten innerhalb von 1,5–2 min gute Intubationsbedingungen ein. Die muskelrelaxierende Wirkung hält etwa 20–30 min an. Mehrfache Repetitionsdosen können zur Kumulation mit Wirkungsverlängerung führen.

Dosierung von Vecuronium:
— Initialdosis 0,08–0,1 mg/kg
— Nachinjektionen 0,03–0,05 mg/kg

1 MAC Halothan reduziert den Dosisbedarf auf 0,04 mg/kg, 1 MAC Enfluran auf 0,02 mg/kg.

Bei Patienten mit Leber- und Gallenwegserkrankungen sind eventuell geringere Dosen erforderlich.

Vecuronium kann mit Cholinesterasehemmern antagonisiert werden. Dosierung wie Pancuronium.

5.19 Alcuronium

Alcuronium ist ein Nortoxiferinderivat von langer Wirkdauer. Die Wirkung tritt etwa 3–4 min nach der Injektion ein und hält etwa 40–60 min an.

Die Wirkung auf autonome Ganglien ist gering.
— **Dosierung:** 0,16 mg/kg; Intubation: 0,25 bis 0,3 mg/kg.

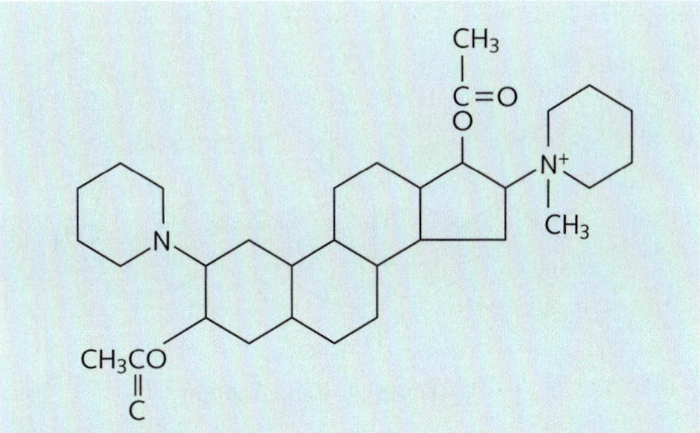

Abb. 7-6 Vecuronium.

7 Muskelrelaxanzien

Unter 1 MAC Halothan ist der Dosisbedarf auf 0,1 mg/kg vermindert, unter 1 MAC Enfluran auf 0,08 mg/kg.

Die Substanz kann mit Cholinesterasehemmern antagonisiert werden.

5.20 Pancuronium

Pancuronium ist das am häufigsten verwendete lang wirkende Muskelrelaxans. Die Substanz ist ein bisquaternäres Ammoniumsteroid (▶ Abb. 7-7) mit curariformer Wirkung auf die motorische Endplatte.

Eigenschaften von Pancuronium:
— ED95 0,06–0,07 mg/kg
— Intubationsdosis 0,08–0,12 mg/kg
— Anschlagzeit nach 0,08–0,12 mg/kg: 2–3 min, nach 0,07 mg/kg: 3–5 min
— DUR25 nach 0,08–0,1 mg/kg: 90–100 min, nach 0,07 mg/kg: 80–90 min
— DUR95 nach 0,08–0,1 mg/kg: 120–150 min, nach 0,07 mg/kg: 120 min
— Erholungsindex 25 min

Wirkungseintritt. Mit einer Dosis von 0,04 mg/kg tritt nach etwa 45 s die relaxierende Wirkung ein, nach etwa 4,5 min ist die Wirkung maximal ausgeprägt. Mit höheren Dosen tritt die Wirkung schneller ein, bei einer Intubationsdosis von 0,08 bis 0,1 mg/kg nach etwa 30 s, mit einem Maximum nach etwa 3 min. Die zusätzliche Gabe von Succinylcholin zur Intubation ist unter dieser hohen Dosierung nicht erforderlich. Bis zum Eintritt einer ausreichenden Relaxierung muss aber überbrückend mit **Maske/ Atembeutel beatmet** werden. Wegen des verzögerten Wirkungseintritts von Pancuronium gilt:

> Für die „Blitzintubation" bei vollem Magen oder Ileus ist Pancuronium nicht geeignet.

Wirkdauer. Eine Dosis von 4 mg Pancuronium wirkt etwa 45 min. Wiederholte Injektionen während der Narkose verlängern jedoch die Wirkdauer erheblich. Postoperativ können Störungen der mechanischen Atemfunktion auftreten. Dann muss antagonisiert oder nachbeatmet werden.

Wirkungsverstärkung. Die Wirkung von Pancuronium kann u. a. durch folgende Faktoren verstärkt werden:
— Inhalationsanästhetika,
— Antibiotika,
— Hypothermie.

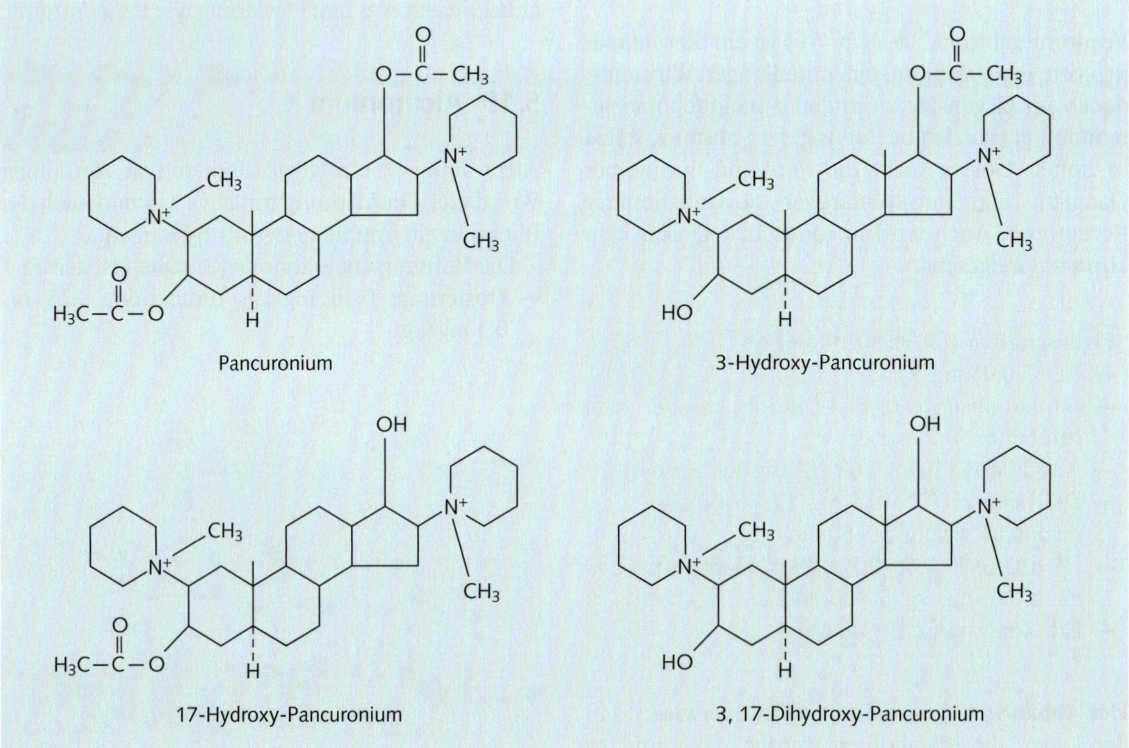

Abb. 7-7 Pancuronium und seine Metaboliten.

Wirkungsveränderung. Bestimmte Faktoren können die Wirkung von Pancuronium in nicht genau vorhersehbarer Weise modifizieren. Hierzu gehören:
— Störungen des Säure-Basen-Haushalts,
— Elektrolytstörungen,
— Dehydratation,
— Niereninsuffizienz,
— Kombination mit anderen Muskelrelaxanzien.

Metabolismus. Pancuronium (siehe Abb. 7-7) wird etwa zur Hälfte innerhalb von 24 h über die Nieren ausgeschieden und zu 15–40% in der Leber metabolisiert. Die drei Metaboliten besitzen ebenfalls eine relaxierende Wirkung. Der Metabolismus von Pancuronium scheint klinisch von Bedeutung zu sein: So können mit entsprechend empfindlichen elektromyographischen Methoden noch Restwirkungen nachgewiesen werden, obwohl sich die Muskelfunktion klinisch bereits wieder normalisiert hat.

Anwendung. Pancuronium sollte nur bei lang dauernden Eingriffen eingesetzt werden, bei denen am Op-Ende keine Extubation angestrebt wird.

Für die *Routineintubation* ist Pancuronium als alleiniges Relaxans wegen der erforderlichen hohen Dosis (ca. 0,1 mg/kg) nicht geeignet: Hier werden andere UD-Relaxien oder Succinylcholin vorgezogen. Um die durch Succinylcholin hervorgerufenen Muskelkontraktionen zu verhindern, werden jedoch zumeist 1–2 min vor der Gabe von Succinylcholin 1–2 mg Pancuronium injiziert. Dieses Vorgehen wird als **Präcurarisierung** bezeichnet.

Soll der Patient am Ende der Narkose ausreichend spontan atmen, empfiehlt es sich, in den letzten 45 min vor Operationsende kein Pancuronium mehr nachzuinjizieren. Wiederholte Injektion führt zur Kumulation mit Verlängerung der Wirkungsdauer. Darum Reduktion der Repetitionsdosen!

Kontraindikationen:
— Allergie (auch gegen Brom),
— fehlende Intubationsmöglichkeit,
— fehlendes Beatmungszubehör,
— anamnestisch bekannte schwierige Intubation.

Nebenwirkungen:
— Tachykardie,
— Blutdruckanstieg (selten),
— gesteigerte Speichelsekretion,
— verlängerte Blockade,
— Bronchospasmus (sehr selten).

Dosierung von Pancuronium:
— Erwachsene und Kinder: 0,04–0,1 mg/kg
— Nachinjektion: 0,5–2 mg i.v.
— Neugeborene: 0,03–0,08 mg/kg i.v.

Während Inhalationsnarkosen ist der Dosisbedarf vermindert:
— 0,03 bis 0,04 mg/kg bei 1 MAC Halothan;
— 0,02 bis 0,03 mg/kg bei 1 MAC Enfluran.

Antagonisierung von Pancuronium:
0,05–5 mg Neostigmin i.v.
+ 0,5–2 mg Atropin i.v.

Die Injektion von Atropin sollte der von Neostigmin vorangehen oder gleichzeitig erfolgen.

6 Depolarisierende Muskelrelaxanzien – Succinylcholin

Suxamethonium oder Succinylbischolin (▶ Abb. 7-8) ist der einzige klinisch gebräuchliche Depolarisationsblocker. Decamethonium wird lediglich zu Forschungszwecken verwendet.

6.1 Lähmung der Muskulatur

Vor Beginn der lähmenden Wirkung treten vorübergehende **Muskelfaszikulationen** auf, vor allem der Muskeln des Thorax und Abdomens, bei flacher Narkose auch des Gesichts. Tiefe Narkose mindert die Intensität der Faszikulationen. Die Faszikulationen dauern nur wenige Sekunden, danach tritt die muskellähmende Wirkung ein und ist innerhalb

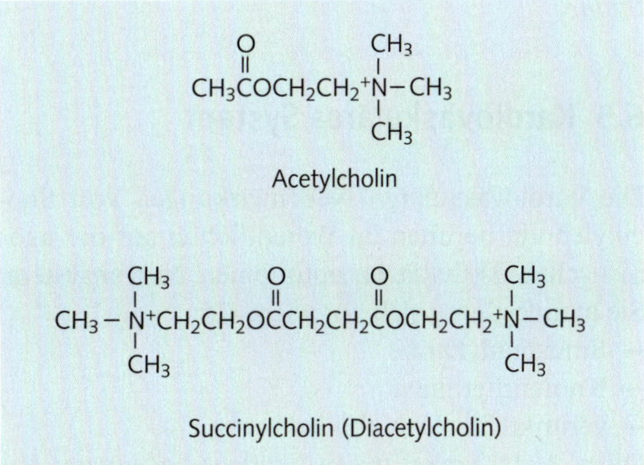

$$CH_3COCH_2CH_2\overset{+}{N}(CH_3)_3$$

Acetylcholin

$$(CH_3)_3\overset{+}{N}CH_2CH_2OCCH_2CH_2COCH_2CH_2\overset{+}{N}(CH_3)_3$$

Succinylcholin (Diacetylcholin)

Abb. 7-8 Acetylcholin und Succinylcholin.

von 60–90 s maximal ausgeprägt; sie hält etwa 5–10 min an. Es gilt:

> **!** Depolarisierende Muskelrelaxanzien sind gekennzeichnet durch raschen Wirkungseintritt und sehr kurze Wirkungsdauer.

Eine länger anhaltende Muskelrelaxierung kann durch wiederholte Injektionen oder durch intravenöse Dauerinfusion erreicht werden.

Succinylcholin ist, wie die nichtdepolarisierenden Substanzen, stark ionisiert und darum sehr gut wasser- und nur gering fettlöslich; aus diesem Grund passiert die Substanz in klinischen Dosen nicht in nennenswerter Menge die Plazenta.

6.2 Zentrale Wirkungen

Succinylcholin besitzt, wie die anderen Muskelrelaxanzien, keine klinisch fassbaren zentralen Wirkungen.

6.3 Autonome Ganglien

Succinylcholin stimuliert alle cholinergen autonomen Ganglien, d.h. die nikotinartigen Rezeptoren in sympathischen und parasympathischen Ganglien, außerdem noch die muskarinartigen cholinergen Rezeptoren im Sinusknoten des Herzens. Hierdurch können *Herzrhythmusstörungen* auftreten. Extrem hohe Succinylcholindosen bewirken eine Ganglienblockade.

6.4 Histaminfreisetzung

Succinylcholin setzt nur in geringem Maße Histamin frei. Die Histaminfreisetzung manifestiert sich gewöhnlich nach der Injektion lediglich als *Erythem*.

6.5 Kardiovaskuläres System

Die kardiovaskulären Nebenwirkungen von Succinylcholin beruhen im Wesentlichen auf der agonistischen Aktivität im autonomen Nervensystem. Sie manifestieren sich vor allem als:
— Sinusbradykardie,
— Knotenrhythmen,
— ventrikuläre Arrhythmien.

Diese Arrhythmien treten häufiger bei jungen Patienten auf, vor allem nach wiederholten Injektionen. Vorgabe von Atropin vermindert die Häufigkeit der Herzrhythmusstörungen.

Sinusbradykardie. Sie entsteht durch Stimulierung der muskarinartigen Rezeptoren des Sinusknotens und tritt vor allem bei relativ sympathikotonen Patienten auf, besonders bei Kindern und Schwangeren, sowie nach wiederholten Injektionen. Die Bradykardie kann durch nichtdepolarisierende Muskelrelaxanzien (Pancuronium), Atropin und Barbiturate verhindert werden.

Knotenrhythmen entstehen wahrscheinlich durch Stimulierung cholinerger Rezeptoren des Sinusknotens mit nachfolgender Unterdrückung der Sinusknotenfunktion und Übernahme der Schrittmacherfunktion durch den AV-Knoten. Die Herzfrequenz ist meist langsamer als vor der Relaxansgabe.

Knotenrhythmen treten gehäuft nach Repetitionsdosen auf. Sie können durch Vorinjektion eines nichtdepolarisierenden Relaxans meist verhindert werden.

Ventrikuläre Arrhythmien treten als ventrikuläre Extrasystolen auf, extrem selten entsteht Kammerflimmern. Sie beruhen auf einer gesteigerten Empfindlichkeit des Ventrikels gegenüber Katecholaminen. Intubationsreiz, Hypoxie, Hyperkapnie und exogen zugeführte Katecholamine wirken wahrscheinlich additiv.

6.6 Toxizität

Vergiftung beruht, wie bei den nichtdepolarisierenden Relaxanzien, vor allem auf Überdosierung. Über maligne Hyperthermie und Succinylcholin siehe Kapitel 32.

6.7 Aufnahme, Verteilung und Ausscheidung

Die Wirkungsdauer von Succinylcholin ist aufgrund der raschen hydrolytischen Spaltung durch Pseudocholinesterase (Butyrylcholinesterase des Plasmas und der Leber) extrem kurz. Die hydrolytische Spaltung verläuft in zwei Phasen:

I. Succinylbischolin
$$\xrightarrow[\text{(sehr rasch)}]{\text{Pseudocholinesterase}} \text{Succinylmonocholin} + \text{Cholin}$$

II. Succinylmonocholin
$$\xrightarrow[\text{(langsam)}]{\text{Pseudocholinesterase} + \text{spezifische Leberenzyme}} \text{Succinat} + \text{Cholin}$$

Succinylmonocholin besitzt nur noch geringe depolarisierende Eigenschaften.

Die Hydrolysierungskapazität von Pseudocholinesterase ist außerordentlich hoch, so dass nur ein sehr geringer Teil des injizierten Succinylcholins die motorische Endplatte erreicht. Hier befindet sich keine Pseudocholinesterase; die Wirkung von Succinylcholin wird vielmehr durch Diffusion in die Extrazellulärflüssigkeit oder Muskelfaser beendet. Hierbei gilt: Je mehr Succinylcholin die motorische Endplatte erreicht, desto länger hält die Wirkung an. Pseudocholinesterase beeinflusst die Wirkungsdauer von Succinylcholin durch die Geschwindigkeit der hydrolytischen Spaltung *vor* Erreichen der motorischen Endplatte. Störungen des Abbaus von Succinylcholin finden sich bei atypischen Cholinesterasen oder bei erniedrigter Pseudocholinesterase-Serumkonzentration.

6.8 Klinische Anwendung von Succinylcholin

Die Wirkungsweise von Succinylcholin ähnelt grundsätzlich derjenigen von Acetylcholin. Strukturell ist Succinylcholin ein Diacetylcholin, wie Abbildung 7-8 zeigt.

Wirkungseintritt. Nach einer Intubationsdosis von 1 mg/kg i.v. tritt gewöhnlich innerhalb von 60–90 s eine maximale Muskelerschlaffung auf. Nach intramuskulärer Injektion ist der Wirkungseintritt verzögert, eine komplette Relaxierung daher erst nach etwa 3–4 min zu erwarten.

Wirkdauer. Die Wirkung einer klinischen Einzeldosis (1 mg/kg) beträgt etwa 5–10 min. Die volle Muskelkraft ist jedoch wahrscheinlich erst nach 12–15 min wiederhergestellt.

! Succinylcholin ist das am kürzesten wirkende Muskelrelaxans.

Die Substanz gewährt aber in der Situation der „unmöglichen Maskenbeatmung und unmöglichen Intubation", selbst bei ausreichender Präoxygenierung, keinen sicheren Schutz vor Hypoxie oder Asphyxie.

6.8.1 Indikationen

Succinylcholin wird nur dann angewandt, wenn eine kurz dauernde Muskelrelaxierung erforderlich ist, z. B.:
— Zügige Intubation bei Patienten mit Ileus oder vollem Magen oder bei Sectio caesarea,
— Reposition von Knochenbrüchen,
— kurze endoskopische Eingriffe,
— Laryngospasmus (niedrig dosieren, z. B. 20 mg),
— Elektroschock.

Empfehlung der DGAI 2003:
„Succinylcholin sollte nur noch in wenigen Sonder- und Notfällen als ein nützliches (unentbehrliches?) Medikament verwendet werden, jedoch nicht mehr zur routinemäßigen Muskelrelaxierung im Rahmen elektiver Eingriffe."

Hierbei handelt es sich allerdings nicht um eine evidenzbasierte Empfehlung, sondern um ein Meinungsäußerung, die – verglichen mit der alten Stellungnahme – nicht auf neuen wissenschaftlichen Erkenntnissen beruht.

Einleitung bei Aspirationsgefahr siehe Kapitel 20.

6.8.2 Succinylcholin bei Kindern

Bei Kindern über 1 Jahr bewirkt Succinylcholin häufig einen Anstieg der Serum-CK und/oder der Myoglobinkonzentration, vor allem unter Halothananästhesie. Bei jüngeren und älteren Kindern scheint dieser Effekt weniger stark ausgeprägt zu sein.

Des Weiteren liegen zahlreiche Berichte über einen nicht behebbaren Herzstillstand nach intravenöser Injektion bei bis dahin scheinbar gesunden Kindern (und Erwachsenen) vor. Häufig ließen sich hierbei eine Hyperkaliämie, Rhabdomyolyse und Azidose nachweisen; oft bestand auch eine bis dahin nicht bekannte Duchenne-Muskeldystrophie. Aus all diesen Gründen sollte Succinylcholin nicht mehr für die Kinderanästhesie eingesetzt werden, mit Ausnahme von Notfallsituationen, in denen die Atemwege sofort gesichert werden müssen (siehe Kap. 39).

Succinylcholin sollte bei Kindern nur noch in Notfällen eingesetzt werden, nicht hingegen für die Routineintubation.

6.8.3 Dosierung und Anwendungsweise

Succinylcholin wird beim Erwachsenen intravenös injiziert, bei der Notfallintubation von kleinen Kindern und Neugeborenen nur nach Vorinjektion von Atropin in Präcurarisierungsdosis. Oral zugeführt ist Succinylcholin glücklicherweise unwirksam.

7 Muskelrelaxanzien

Dosierung von Succinylcholin:
— Einzeldosis i.v. 0,5–1 mg/kg
— bei Präcurarisierung mit einem ND-Muskelrelaxans 1,5 mg/kg (verzögerter Wirkungseintritt möglich!)
— i.m. 2–3 mg/kg

Succinylcholin sollte nicht wiederholt nachinjiziert und auch nicht als Dauerinfusion zugeführt werden, um einen Dualblock mit sehr langer Wirkungsdauer zu vermeiden. Der Dualblock kann durch Cholinesterasehemmer teilweise aufgehoben werden. Hingegen gilt:

! Ein Depolarisationsblock durch Succinylcholin kann nicht mit Cholinesterasehemmern antagonisiert werden.

6.8.4 Kontraindikationen

Zu den wichtigsten Kontraindikationen für Succinylcholin gehören:
— Atypische Cholinesterase,
— erworbener Pseudocholinesterasemangel,
— starke Hyperkaliämie,
— Polytrauma, lange Immobilisation,
— Verbrennungskrankheit,
— maligne Hyperthermie,
— Myotonien und Muskeldystrophien.

Atypische Cholinesterase. Einige wenige Patienten besitzen genetische Varianten der Pseudocholinesterase, die das Succinylcholin nicht hydrolytisch spalten können. Hierdurch wird die motorische Endplatte einer sehr hohen Succinylcholinkonzentration ausgesetzt: Es entsteht ein lang anhaltender Dualblock.

Die hydrolytische Wirksamkeit von Pseudocholinesterase kann mit **Dibucain** überprüft werden. Diese Substanz hemmt die normale Pseudocholinesterase in weitaus größerem Maße als die atypischen Pseudocholinesterasen.

Die **Behandlung** eines lang wirkenden Succinylcholinblocks bei Patienten mit atypischer Cholinesterase besteht in kontrollierter Beatmung, bis der Block spontan wieder verschwindet. Die Gabe von Blut- oder Plasmatransfusionen ist wegen ihrer spezifischen Risiken nicht zu empfehlen.

Erworbener Pseudocholinesterasemangel. Ein Mangel an normaler Pseudocholinesterase im Blut könnte die Wirkung von Succinylcholin verlängern. Erniedrigte Enzymaktivitäten finden sich z. B. bei Leberkrankheiten, im Hungerzustand, in der Spätschwangerschaft und unmittelbar post partum sowie bei chronischem Nierenversagen mit gehäuften Dialysen. Klinisch spielt ein Mangel an normaler Pseudocholinesterase keine wesentliche Rolle. Selbst wenn die Aktivität des Enzyms auf 20% und weniger des Ausgangswerts abgefallen ist, wird die neuromuskuläre Blockade durch Succinylcholin lediglich um einige Minuten verlängert.

6.8.5 Nebenwirkungen und Komplikationen

Autonomes Nervensystem. Zahlreiche Nebenwirkungen entstehen durch die Stimulation autonomer Ganglien und muskarinartiger postganglionärer Rezeptoren. Die wichtigsten **Zeichen** sind:
— Bradykardie bis Asystolie,
— Blutdruckabfall,
— vermehrter Speichelfluss,
— gesteigerte Bronchialsekretion,
— Tonussteigerung im Magen-Darm-Trakt.

⚡ Nebenwirkungen treten vor allem nach wiederholten Injektionen auf. Darum keine Nachinjektionen von Succinylcholin!

Die muskarinartigen Wirkungen von Succinylcholin können durch **Parasympatholytika** wie **Atropin** zumeist verhindert oder beseitigt werden. Vorangehende Injektion nichtdepolarisierender Muskelrelaxanzien scheint ebenfalls wirksam zu sein.

Erhöhter intraokularer Druck. Succinylcholin erhöht etwa 1 min nach der Injektion den Augeninnendruck. Nach etwa 6 min verschwindet der Effekt wieder. Die Ursache ist unbekannt. Trotz dieser Wirkung kann Succinylcholin bei Augenoperationen eingesetzt werden (siehe Kap. 42).

Anstieg des intrakraniellen Drucks. Succinylcholin steigert vorübergehend die Hirndurchblutung, möglicherweise bedingt durch eine Zunahme der motorischen Aktivität und der hiermit verbundenen Steigerung der zerebralen Aktivität. Die Zunahme der Hirndurchblutung kann zu einem Anstieg des intrakraniellen Drucks führen, vor allem bei Patienten mit eingeschränkter intrakranieller Compliance (z. B. bei intrakraniellen Blutungen oder Hirnödem). Die hirndrucksteigernde Wirkung von Succinylcholin kann durch Vorinjektion eines ND-Muskelrelaxans in muskelrelaxierender Dosierung verhindert werden. Die prophylaktische Wirkung einer Präcurarisierungsdosis ist hingegen nicht gesichert. Weitere Maßnahmen: Hyperventilation, Thiopental i.v., tiefe Allgemeinnarkose.

Hyperkaliämischer Herzstillstand. Kurz nach der Injektion von Succinylcholin können erhebliche Kaliumverschiebungen aus dem intrazellulären in den extrazellulären Raum auftreten und zu einem vorübergehenden Anstieg der Serumkaliumkonzentration um etwa 0,5–1,0 mval/l führen. Bei bestimmten Patienten oder Konstellationen kann der Kaliumanstieg so ausgeprägt sein, dass Kammerflimmern oder eine Asystolie ausgelöst wird. Trotz sofortiger Reanimationsmaßnahmen wird die Mortalität mit 40–55% angegeben. Die wichtigsten Risikofaktoren sind in ▶ Tabelle 7-6 zusammengestellt.

Die Hyperkaliämie kann durch zwei unterschiedliche Mechanismen ausgelöst werden:
1. Hochregulation der Acetylcholinrezeptoren
2. Rhabdomyolyse.

Bei einer **Hochregulierung von Acetylcholinrezeptoren** im Skelettmuskel wird die Kaliumfreisetzung durch Succinylcholin durch zwei Faktoren hervorgerufen: Wechsel der Untereinheit e nach y und eine Zunahme der Acetylcholinrezeptoren auf der Oberflächenmembran außerhalb der motorischen Endplatte. Die veränderte Rezeptoruntereinheit weist eine längere Kanalöffnungszeit und einen verstärkten Kaliumausstrom auf, dessen Ausmaß vermutlich vor allem von der Anzahl der beteiligten Muskeln abhängt. Die Zunahme der veränderten Acetylcholinrezeptoren wird durch Kortikosteroide begünstigt.

Eine **Rhabdomyolyse**, d.h. die Zerstörung der Oberflächenmembran des Muskels, führt zum Ausstrom von Zellbestandteilen wie Myoglobin, Kalium und Kreatinkinase. Eine Rhabdomyolyse kann durch Ischämie, direktes Muskeltrauma, pathologischen Stoffwechsel, übermäßige körperliche Anstrengung, Steroideffekte bei Intensivpatienten, Elektrolytstörungen und Toxine ausgelöst werden. Quetschungen und Kompressionsischämie des Muskels scheinen allerdings keine ursächlichen Faktoren der succinylcholininduzierten Rhabdomyolyse zu sein. Daneben können Rhabdomyolysen auch ohne erkennbare Ursache auftreten oder bei Verwendung von Inhalationsanästhetika ohne Einsatz von Succinylcholin. Folgendes sollte jedoch beachtet werden:

> Myopathien wie Duchenne- oder Becker-Dystrophie sind Risikofaktoren der succinylcholininduzierten Rhabdomyolyse mit hyperkaliämischem Herzstillstand. Daher darf Succinylcholin bei diesen Patienten nicht eingesetzt werden.

Die Letalität der durch Hochregulation von Acetylcholinrezeptoren bedingten Herzstillstände wird mit ca. 11% angegeben, der durch Rhabdomyolyse hervorgerufenen mit ca. 30%.

Tab. 7-6 Risikofaktoren der succinylcholininduzierten Hyperkaliämie

— längere Immobilisierung
— Sepsis
— ausgeprägte Katabolie
— Langzeitanwendung von ND-Muskelrelaxanzien
— Verbrennungskrankheit
— Muskeltrauma (Polytrauma)
— schwere abdominale Infektion
— Nierenversagen
— Denervierungsphänomene, z.B.: Schlaganfall, Querschnittssyndrom, Guillain-Barré-Syndrom, Botulismus, Erkrankungen der ventralen Hörner

Verbrennungskrankheit. Bei schwer Verbrannten sind Anstiege des Serumkaliums bis zu 13 mval/l beschrieben worden. Hyperkaliämiegefahr besteht bei der Verbrennungskrankheit 10–60 Tage nach der Verbrennung. Diese Regel gilt aber nur, wenn keine Infektionen mehr vorhanden sind.

> Kein Succinylcholin bei Verbrennungskrankheit nach der ersten Woche und bis zu 60 Tage nach der Verbrennung.

Die Kaliumfreisetzung kann durch Vorbehandlung mit nichtdepolarisierenden Muskelrelaxanzien *nicht* verhindert werden.

Polytrauma. Auch hier besteht nach der ersten Woche bis zu 60 Tage nach dem Trauma eine besondere Gefährdung.

Schwere abdominale Infektionen. Hier beginnt die besondere Gefährdung ebenfalls nach etwa einer Woche. Anstiege des Serumkaliums um 2,5 bis 3,1 mval/l nach Injektion von Succinylcholin sind beobachtet worden.

Nierenversagen. Die Berichte über eine Hyperkaliämie nach Succinylcholin bei Patienten mit chronischer Niereninsuffizienz sind nicht einheitlich. Nach Meinung von Miller besteht keine besondere Gefährdung; er gibt darum bei diesen Patienten häufig Succinylcholin als Mittel der Wahl, weil die Substanz nicht an die renale Elimination gebunden ist.

Neurologische Erkrankungen. Anstiege des Serumkaliums um 1–6 mval/l sind bei Patienten mit neuromuskulären Erkrankungen in den ersten

6 Monaten nach Beginn einer Hemiplegie oder Paraplegie sowie bei progressiver Muskeldystrophie berichtet worden.

Erhöhung des intragastrischen Drucks. Durch die initiale Kontraktion der Bauchmuskulatur nach Succinylcholininjektion kann der intragastrische Druck über den kritischen Bereich von etwa 28 cmH$_2$O ansteigen. Hierdurch öffnet sich der gastroösophageale Sphinkter, so dass eine Aspiration von Mageninhalt auftreten kann.

> Bei „vollem" Magen immer Vorinjektion eines nichtdepolarisierenden Relaxans in niedriger Dosis wenn die „Blitzintubation" mit Succinylcholin geplant ist!

Auch sollte die Substanz fraktioniert und langsam injiziert werden.

Gefährdet sind weiterhin Patienten, deren Mageneingang verlagert ist, z. B.:
— Schwangere im 3. Trimenon,
— sehr Adipöse,
— Patienten mit Ileus,
— Patienten mit Zwerchfellhernie.

Bei Kindern spielt die intragastrische Druckerhöhung keine wesentliche Rolle, weil bei ihnen selten Muskelfaszikulationen auftreten.

Muskelkater. Muskelschmerzen, unmittelbar postoperativ, treten vor allem bei jungen Patienten auf, die Succinylcholin erhalten haben. Frauen und ambulante Patienten sind häufiger betroffen. Eine Beziehung zu den Muskelfaszikulationen wurde immer behauptet, jedoch bisher nicht schlüssig bewiesen. Dennoch ist es ratsam, vor einer Succinylcholininjektion eine kleine Dosis eines nichtdepolarisierenden Muskelrelaxans zu injizieren, um die Muskelfaszikulationen zu verhindern.

Masseterspasmen. Succinylcholin kann Spasmen der Masseteren hervorrufen, ein Effekt, der vor allem bei Kindern auftritt. Ursache ist eine verstärkte Reaktion an der motorischen Endplatte. Der Masseterspasmus darf nicht als diagnostisches Zeichen der malignen Hyperthermie gewertet werden.

Myoglobinurie. Bei einigen Patienten kann Succinylcholin zur Zerstörung von Muskelfasern mit Myoglobinämie und Myoglobinurie führen. **Sofortbehandlung** in schweren Fällen: Diurese steigern und Urin alkalisieren, um ein akutes Nierenversagen zu verhindern.

7 Praktische Anwendung von Muskelrelaxanzien

7.1 Allgemeine Grundsätze

Die **Lähmung der Atemmuskulatur** ist die gefährlichste Nebenwirkung aller Muskelrelaxanzien. Sie tritt mit klinischen Dosen immer auf. Darum gilt:

> — Anwendung von Muskelrelaxanzien nur durch Anästhesisten oder andere Kliniker, die mit diesen Substanzen vertraut sind und die Methoden der endotrachealen Intubation und kardiopulmonalen Reanimation sicher beherrschen.
> — Vor jeder Anwendung vollständiges und funktionierendes Intubations- und Beatmungszubehör bereitstellen.
> — Keine lang wirkenden (nichtdepolarisierenden) Relaxanzien bei Verdacht auf Intubationsschwierigkeiten zur endotrachealen Intubation einsetzen.
> — Misslingt die endotracheale Intubation nach Injektion der Muskelrelaxanzien: nicht kopflos reagieren, sondern mit Maske/Atembeutel beatmen (100% O$_2$), bis die Relaxation abgeklungen ist.

Muskelrelaxanzien sind Adjuvanzien der Narkose, keine Substitute für Narkosemittel. Sie dürfen daher nicht eingesetzt werden, um eine zu flache Narkose bzw. mangelhafte Narkoseführung zu verdecken. Der Verbrauch an Muskelrelaxanzien ist geringer, wenn die Substanzen nur dem ausreichend anästhesierten Patienten zugeführt werden.

Dosierung von Muskelrelaxanzien. Nichtdepolarisierende Relaxanzien werden initial hoch dosiert, Nachinjektionen sollten ⅓–⅕ der Anfangsdosis betragen, um Kumulation zu vermeiden. Allerdings ist es ratsam, erst nachzuinjizieren, wenn die Muskelfunktion bereits in gewissem Ausmaß zurückgekehrt ist.

> Grundsätzlich sollten Muskelrelaxanzien so niedrig wie möglich dosiert werden, um eine für die jeweilige Operation ausreichende Relaxierung zu erreichen.

Hierzu muss der Anästhesist mit dem Ablauf der Operation vertraut sein und außerdem wissen, welcher Relaxierungsgrad für den speziellen Eingriff erforderlich ist. Eine gute Muskelerschlaffung ist z. B. beim Eröffnen und beim Verschluss des Peritoneums erforderlich, außerdem bei manueller Exploration des Abdomens und wenn für bestimmte Operationen ein weitgehend bewegungsloses Operationsgebiet erreicht werden soll.

Bei der Dosierung muss beachtet werden, dass der Relaxanzienbedarf von Patient zu Patient erheblich schwanken kann. Ein Nervenstimulator erleichtert die Ermittlung der „richtigen" Dosierung (siehe Abschnitt 7.3).

Infusion von Muskelrelaxanzien. Kurz und mittellang wirkende ND-Muskelrelaxanzien können anstelle von Bolusinjektionen auch kontinuierlich infundiert werden. Der Vorteil dieses Verfahrens besteht darin, dass bereits nach wenigen Minuten konstante Plasmakonzentrationen innerhalb des therapeutischen Bereichs erreicht und dank der relativ kurzen Eliminationshalbwertszeit aufrechterhalten werden können. Hierdurch werden Überdosierungen vermieden und außerdem eine rasche und zuverlässige Erholung von der Blockade erzielt. Ein Phase-II-Block wie bei Succinylcholin ist nicht zu befürchten. Die Titrierung der Infusionsrate erfolgt am besten mit einem Nervenstimulator: 1 oder 2 Zuckungen nach TOF-Stimulation gelten als Endpunkt für Steady-State-Konzentrationen. Für einzelne ND-Relaxanzien werden folgende mittlere Erholungszeiten von einer 95%igen Blockade nach Abstellen der Infusion angegeben:

> **Erholungszeiten nach Infusion von ND-Relaxanzien:**
> — Vecuronium 25%ige Erholung 13 min; 95%ige Erholung 32 min
> — Atracurium 25%ige Erholung 12,5 min; 95%ige Erholung 26,6 min
> — Mivacurium 25%ige Erholung 5,7 min; 95%ige Erholung 13,6 min

Succinylcholin. Diese Substanz sollte nicht mehr infundiert werden, vor allem wegen der Gefahr des lang anhaltenden Phase-II-Blocks.

„Priming principle". Bei dieser Technik wird auf die Zufuhr von Succinylcholin für die endotracheale Intubation verzichtet und stattdessen ein nichtdepolarisierendes Relaxans in folgender Weise eingesetzt: initiale Injektion der Substanz in niedriger Dosierung, um entsprechend dem Eisbergphänomen die Mehrzahl der Rezeptoren ohne wesentliche Beeinträchtigung der Muskelfunktion zu besetzen. Nach ca. 5–7 min Injektion einer 3- bis 4fach höheren Dosis zur raschen Ausschaltung der restlichen Rezeptoren und Schaffung günstiger Intubationsbedingungen.
— Empfohlen werden folgende Priming-Dosen: Atracurium 0,09 mg/kg, Vecuronium 0,012 mg/kg, Pancuronium 0,015 mg/kg.

Mit dem Priming-Prinzip können jedoch keineswegs so rasch gute Intubationsbedingungen erreicht werden wie mit Succinylcholin (nach Präcurarisierung).

Relaxanzienkombination. Muskelrelaxanzien werden häufig miteinander kombiniert, z. B.
— depolarisierendes + nichtdepolarisierendes Relaxans, wie Succinylcholin und Atracurium oder (selten)
— nichtdepolarisierendes Relaxans + nichtdepolarisierendes Relaxans, wie Pancuronium und Vecuronium.

Präcurarisierung des Patienten mit einer niedrigen Dosis Atracurium oder Vecuronium vor Injektion von Succinylcholin erhöht den Dosisbedarf für Succinylcholin.

Bei länger dauernden Eingriffen wird im Allgemeinen nach der Intubationsdosis von Succinylcholin die weitere Muskelrelaxierung mit einem nichtdepolarisierenden Relaxans durchgeführt. Dieses Vorgehen kann die muskelrelaxierende Wirkung des nichtdepolarisierenden Relaxans verlängern. Unvorhersehbar ist die blockierende Wirkung, wenn während der gerade wirkenden Blockade eines bestimmten Relaxans ein Relaxans mit anderem Wirkungsmechanismus injiziert wird: Potenzierung, aber auch Antagonisierung sind beschrieben worden. Werden hingegen zwei verschiedene nichtdepolarisierende Muskelrelaxanzien gleichzeitig verwendet, ist mit einer synergistischen, d. h. verlängerten Wirkung zu rechnen.

Wird dagegen im Verlauf der Narkose von einem nichtdepolarisierenden Relaxans auf ein anderes übergewechselt, so bestimmt das zuerst injizierte Relaxans weitgehend die Kinetik der Blockade (Eisbergphänomen!). Wurde initial mit Pancuronium relaxiert, ist durch Nachinjektion von Vecuronium keine Verkürzung der Blockadedauer zu erwarten. Umgekehrt führt die Injektion von Pancuronium nach initialer Relaxierung mit Vecuronium zu keiner wesentlichen Verlängerung der Relaxierungsdauer. Der Grund für diese Effekte liegt darin, dass zum Zeitpunkt der erforderlichen Nachrelaxierung im Allgemeinen noch etwa 85% der Rezeptoren durch das initial verabreichte Relaxans besetzt sind, die Kinetik der Blockade somit weitgehend von dieser Substanz abhängig ist.

7.2 Klinische Beurteilung des Relaxierungsgrades

Die Reaktion auf klinische Dosen von Muskelrelaxanzien ist individuell sehr unterschiedlich und

7 Muskelrelaxanzien

meist nicht genau vorhersehbar. Praktisch möchte der Anästhesist jedoch vor allem zwei Fragen richtig beantworten und entsprechend vorgehen:
1. Ist der Patient für den jeweiligen Eingriff ausreichend relaxiert?
2. Ist die Relaxanswirkung wieder so weit abgeklungen, dass der Patient unmittelbar postoperativ ausreichend spontan atmen und extubiert werden kann?

Diese Fragen sind nicht immer leicht zu beantworten. Zwei Verfahren werden, häufig auch kombiniert, eingesetzt, um den Relaxierungsgrad zu beurteilen: die Einschätzung der Muskelfunktion anhand klinischer Zeichen und die Überprüfung der neuromuskulären Funktion mit Hilfe eines Nervenstimulators.

Klinische Einschätzung. Hierbei wird versucht, die Muskelfunktion aufgrund bestimmter Zeichen zu beurteilen:
— *Intraoperativ:* Rückkehr von Spontanbewegungen, Bauchpresse, Tonus der Fingermuskulatur.
— *Postoperativ:* Augenöffnen und Fixieren; Stärke des Händedrucks, Armanheben; Kopfheben und -halten.

Die Beurteilung dieser Zeichen setzt allerdings einige klinische Erfahrungen voraus, so dass der Anfänger zumeist Schwierigkeiten hat, Relaxierungsgrad und Relaxanzienbedarf richtig einzuschätzen. Zudem erschwert nicht selten ein zusätzlicher Narkoseüberhang die Beurteilung.

Atmet ein Patient unmittelbar nach der Operation nicht ausreichend spontan, kommt hierfür vor allem ein Relaxans- oder Narkoseüberhang oder eine Kombination beider Faktoren in Frage.

Ein **Narkoseüberhang durch Opioide** kann mit Naloxon antagonisiert werden. Nach Wirkungseintritt des Antagonisten kann beurteilt werden, ob noch eine Relaxanswirkung besteht:

> Erwacht der Patient nach Injektion des Antagonisten und kann er nur mühsam die Augen öffnen, besteht mit großer Sicherheit noch eine Anrelaxierung.

In diesem Zusammenhang muss beachtet werden, dass auch nach langen Inhalationsnarkosen die Atmung postoperativ gestört sein kann, obwohl die Muskelkraft bereits zurückgekehrt ist. Dieser Überhang kann nicht antagonisiert werden. Eine Atemdepression wird besonders häufig bei der Kombination von Inhalationsanästhetika mit Opioiden beobachtet.

7.3 Überwachung mit Nervenstimulatoren

Wie bereits dargelegt, setzt die klinische Beurteilung der neuromuskulären Blockade erhebliche Erfahrung voraus. Sie allein schützt aber keineswegs vor Fehleinschätzungen des Relaxierungsgrades, der Zufuhr unnötig hoher Dosen von Muskelrelaxanzien und dem Übersehen einer noch vorhandenen Restblockade in der postoperativen Phase. Angesichts der geringen Sicherheitsbreite von Muskelrelaxanzien, der Gefahr der postoperativen Ateminsuffizienz durch eine Restblockade und der erheblichen interindividuellen Variabilität in der Reaktion auf Muskelrelaxanzien ist vielmehr eine Objektivierung der Wirkung von Muskelrelaxanzien wünschenswert, die unabhängig von dem gleichzeitig vorhandenen Einfluss volatiler Anästhetika, intravenöser Anästhetika und Opioide erfolgen kann. Eine solche Objektivierung des Relaxierungsgrades, der erforderlichen Relaxanziendosis, einer noch bestehenden Restblockade in der postoperativen Phase und der Wirkung von eingesetzten Antagonisten kann mit Nervenstimulatoren durchgeführt werden.

> Durch den Einsatz von Nervenstimulatoren kann die neuromuskuläre Blockade objektiv erfasst werden, außerdem die Art der Blockade.

Hierzu wird ein peripherer Nerv stimuliert und die Reaktion des Muskels auf den Reiz erfasst (▶ Abb. 7-9). Anhand der Reaktion können folgende Fragen beantwortet werden:
— Reicht die neuromuskuläre Blockade aus?
— Ist die Blockade für den Eingriff oder die Maßnahme zu gering?
— Ist die Blockade zu stark?
— Kann die Blockade bereits antagonisiert werden?
— Ist der Block ausreichend antagonisiert?

7.3.1 Stimulationsverfahren

Die Stimulation eines peripheren motorischen Nervs erfolgt über Hautelektroden, die über dem Verlauf des Nervs aufgeklebt werden müssen. Angewandt wird ein supramaximaler Reiz von 60–80 mA, um alle Muskelfasern zu aktivieren. Der Impuls sollte monophasisch und rechteckig sein und 0,2 ms dauern; eine längere Dauer sollte vermieden werden, damit der Muskel nicht direkt gereizt wird. Die Reaktion auf den Reiz wird entweder visuell oder taktil eingeschätzt oder aber, genauer, elektromyographisch oder akzelerometrisch erfasst.

quenz Muskelzuckungen von jeweils gleicher und maximaler Intensität auf. Auch ein kurzer tetanischer Reiz von 5 s Dauer löst Kontraktionen unveränderter Stärke aus. Wird nach einem tetanischen Reiz erneut mit niedriger Frequenz gereizt, sind die nun ausgelösten Muskelzuckungen für einige Minuten stärker ausgeprägt als während der vorangegangenen Reizung. Dieser Vorgang wird als **posttetanische Potenzierung** bezeichnet. Er beruht auf der vorübergehend gesteigerten Acetylcholinfreisetzung durch die tetanische Stimulation.

Bei Einzelreizen in Viererserie von 2 Hz („Train-of-Four") sind alle vier Zuckungsamplituden gleich hoch. Unter der Einwirkung von Muskelrelaxanzien nehmen hingegen die Zuckungsamplitude und die Spannungsentwicklung in den stimulierten Muskeln ab. Das Ausmaß dieser Reaktion hängt von der Anzahl der geblockten Rezeptoren in der motorischen Endplatte ab.

In der Praxis werden unterschiedliche Stimulationsmuster eingesetzt, weil der Nichtdepolarisationsblock verschiedene Eigenschaften aufweist, je nachdem, welche Art von Stimulation angewandt wird. Gebräuchliche Stimulationsmuster sind:
— Einzelreiz,
— „Train-of-Four",
— Tetanus,
— posttetanische Reizung,
— Double-Burst-Suppression.

Einzelreize

Bei dieser einfachsten Form der Nervenstimulation werden Einzelreize in Abständen von mehr als 10 s angewandt und die Amplitude mit der Zuckungshöhe vor Zufuhr des Muskelrelaxans verglichen. Es ist somit ein Kontrollwert vor Beginn der Relaxierung erforderlich. Von Nachteil ist weiter, dass mindestens 75–80% aller Rezeptoren blockiert sein müssen, bevor die Zuckungsamplitude abnimmt und bei einer 90- bis 95%igen Blockade keinerlei Zuckung mehr auslösbar ist.

„Train-of-Four" (TOF)

Beim „Train-of-Four" (TOF) handelt es sich um eine Serie von vier Einzelreizen, die im Abstand von 0,5 s, also mit einer Frequenz von 2 Hz bzw. 4 Stimulationen in 2 s, angewandt werden (▶ Abb. 7–10). Das Verfahren ermöglicht eine semiquantitative Einschätzung der neuromuskulären Blockade, ist nicht schmerzhaft und erfordert keine Bestimmung von Kontrollwerten vor Injektion des Muskelrelaxans.

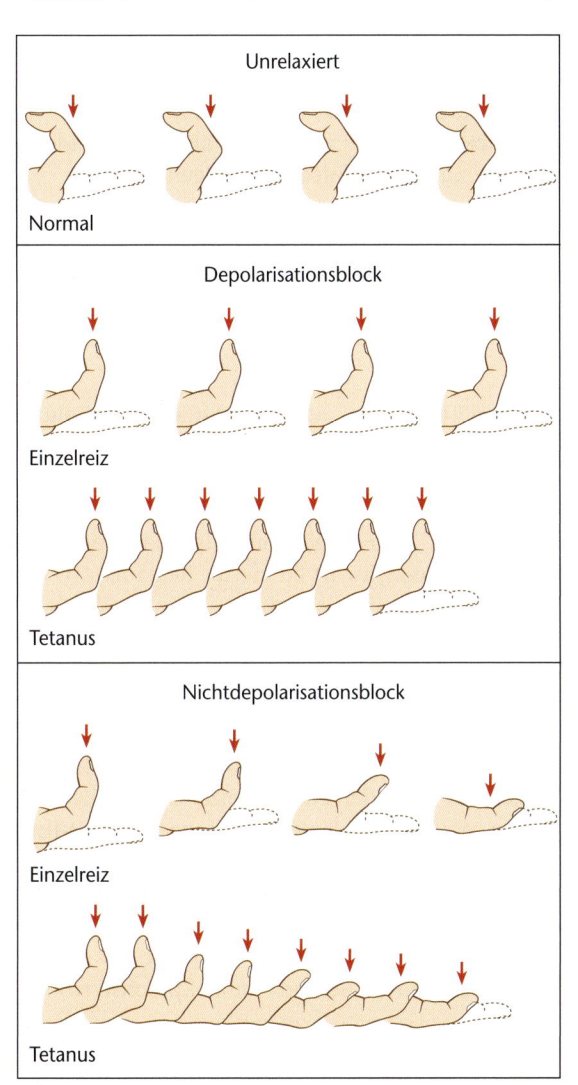

Abb. 7-9 Zuckungsreaktionen bei peripherer Nervenstimulation.

Unter klinischen Bedingungen wird am häufigsten der N. ulnaris an Handgelenk oder Ellenbogen stimuliert und dabei die Kontraktion der Finger (M. adductor pollicis und M. flexor digitorum) visuell oder taktil erfasst. In ähnlicher Weise können aber auch andere Nerven, z. B. des Gesichts (N. facialis – M. orbicularis oculi) oder der unteren Extremität (N. tibialis posterior hinter dem Malleolus ext. – M. flexor hallucis) stimuliert und die nachfolgende Muskelkontraktion im betroffenen Bereich beobachtet werden. Für wissenschaftliche Fragestellungen reichen diese Verfahren nicht aus, stattdessen wird die Reaktion mechano- oder elektromyographisch erfasst.

Reizung bei normaler neuromuskulärer Funktion. Ist der Patient nicht relaxiert, treten bei supramaximaler Stimulation mit Einzelreizen niedriger Fre-

7 Muskelrelaxanzien

ckade, ab. Allerdings müssen ca. 70% der Rezeptoren blockiert sein, bevor die Zuckungsamplitude sich ändert. Bei dem Test ist die Amplitude der vierten Zuckung stärker vermindert als die der anderen drei Zuckungen. Klinisch gilt Folgendes:

> Werden beim TOF nur noch 1–2 Zuckungen auf 4 Einzelreize wahrgenommen, entspricht dies einem Block von 90–95%. Diese Blockade reicht für die meisten Eingriffe aus.

Überwachung der neuromuskulären Erholung. Für die Beurteilung der neuromuskulären Erholung von der Wirkung der ND-Muskelrelaxanzien wird der sog. Viererserienquotient oder die „Train-of-Four-Ratio" (TOFR) gebildet, also das Verhältnis von erster Reizantwort zu vierter Reizantwort. Die erste Zuckung jeder Serie dient als Kontrollwert für die vierte Zuckung. Das Ausmaß der Blockade ist dem Quotienten proportional, und es gelten bei Reizung des M. adductor pollicis im Allgemeinen klinisch folgende Beziehungen:

— TOFR > 0,7 (vierte Reizantwort entspricht mindestens 70% der ersten Reizantwort): Zeichen der neuromuskulären Erholung. Der Patient kann die Augen öffnen, den Kopf anheben, die Zunge herausstrecken und die Hand drücken.
— TOFR < 0,6: Es bestehen Zeichen der Muskelschwäche wie Ptose und tracheale Einziehungen, außerdem Schluck- und Sprechschwierigkeiten.
— TOFR 0,6 bis 0,7: Hinweis auf ausreichende muskuläre Atemtätigkeit, jedoch können subjektiv Atembeschwerden bestehen.

Neuere Untersuchungen haben aber Folgendes ergeben:

> Eine ausreichende Erholung von der neuromuskulären Blockade durch mittellang wirkende ND-Muskelrelaxanzien liegt erst bei einer TOFR des M. adductor pollicis von > 0,9 vor.

Bei lediglich visueller oder taktiler Beurteilung der TOFR wird die neuromuskuläre Erholung häufig überschätzt. Bei einer Restblockade, die einer TOFR von 0,3 bis 0,4 entspricht, wird zwischen vierter und erster Reaktion kein Unterschied mehr festgestellt.

Genauer als die visuelle oder taktile Beurteilung ist die Mechano- oder Elektromyographie: Hierbei wird die Reizantwort aufgezeichnet und das Verhältnis zwischen vierter und erster Reizantwort errechnet. Das Verfahren ist allerdings aufwendig und daher für die klinische Routine nicht zu empfehlen.

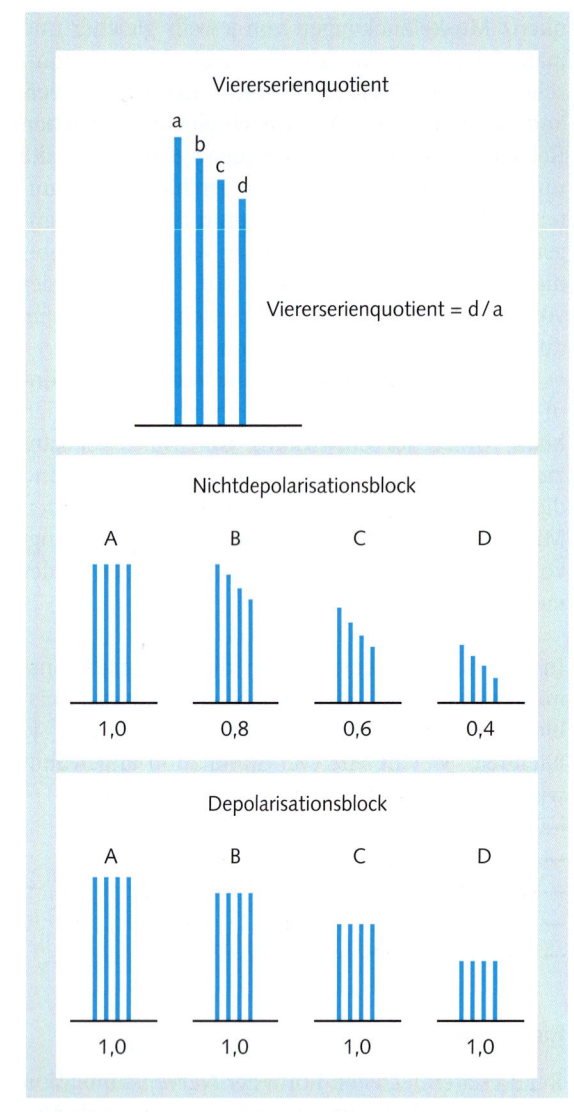

Abb. 7-10 Einzelreize in Viererserie („Train-of-Four", TOF).
Oben: Viererserienquotient (TOFR) beim Nichtdepolarisationsblock: Die Amplitude der vierten Zuckung ist stärker vermindert als die der drei übrigen Zuckungen; Einzelreize in Viererserie mit 2 Hz.
Mitte: Nichtdepolarisationsblock. Einzelreize in Viererserie mit 2 Hz. A) Ausgang ohne Relaxans: Alle Zuckungen haben die gleiche Größe. B), C) und D) Nach Gabe des Muskelrelaxans wird der Viererserienquotient mit zunehmender Blockade kleiner.
Unten: Depolarisationsblock. Einzelreize in Viererserie mit 2 Hz. A) Ausgang vor Gabe des Relaxans. B), C) und D) Zuckungsreaktion nach Zufuhr des Relaxans: Die Zuckungsamplitude ist vermindert, der Viererserienquotient bleibt hingegen unverändert.

Ohne neuromuskuläre Blockade sind bei der Reizung in Viererserie alle Zuckungsamplituden gleich hoch. Unter der Einwirkung von Muskelrelaxanzien nimmt die Amplitude, je nach Ausmaß der Blo-

Zu beachten ist, dass bereits geringe Dosen von 0,01 mg/kg Pancuronium zu Lidschwere und Verschwommensehen führen können, mitunter auch zu Atembeschwerden, obwohl die TOFR hierbei > 0,9 beträgt. Ähnliche Phänomene sind auch auch mit niedrigen Dosen von Vecuronium oder Atracurium beobachtet worden.

Depolarisationsblock. Beim Depolarisationsblock wird die Amplitude aller vier Zuckungen in gleicher Weise reduziert, so dass die TOFR nicht geeignet ist, um den Erholungsgrad von der neuromuskulären Blockade einzuschätzen.

Tetanus

Hierbei wird eine Serie von Stimulationen mit hoher Frequenz, meist 50 Hz für 5 s, angewandt. Bei dieser Frequenz verschmelzen die Muskelkontraktionen vollständig.

Depolarisationsblock. Bei einem Depolarisationsblock wird nach tetanischer Reizung, wie bei normaler neuromuskulärer Funktion, die ausgelöste Kontraktion aufrechterhalten, jedoch ist die Amplitude vermindert (▶ Abb. 7-11). Bei nachfolgenden niederfrequenten Reizen tritt keine posttetanische Potenzierung auf.

Nichtdepolarisationsblock (▶ Abb. 7-12). Bei einem Nichtdepolarisationsblock und beim Phase-II-Block durch Succinylcholin wird hingegen die Kontraktion nicht aufrechterhalten, sondern die Amplitude nimmt ab („Fading"). Das Ausmaß der Amplitudenabnahme hängt vom Grad der neuromuskulären Blockade ab, des Weiteren von der Stimulationsfrequenz und der Dauer der Stimulation. Die tetanische Stimulation ist sehr schmerzhaft und daher nur beim anästhesierten Patienten durchführbar, zudem kann der Tetanus eine lang anhaltende antagonistische Wirkung auf die neuromuskuläre Blockade im stimulierten Muskel auslösen. Wegen dieser Nachteile wird der Tetanus klinisch kaum noch für die Überwachung der neuromuskulären Blockade eingesetzt.

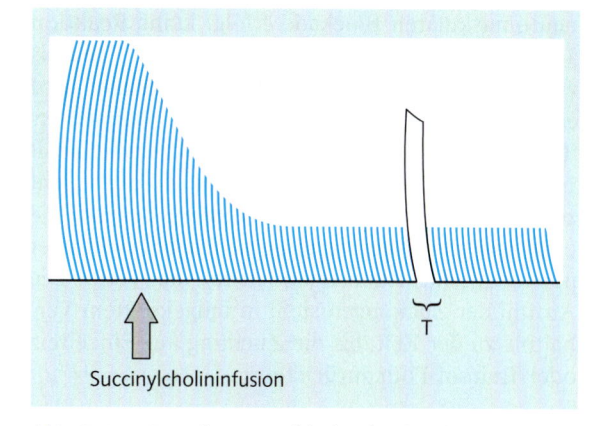

Abb. 7-11 Depolarisationsblock durch (klinisch nicht mehr angewandte) Infusion von Succinylcholin.
Beginn beim Pfeil. Tetanische Reizung führt zu einer gut aufrechterhaltenen Kontraktion des Muskels, die Kontraktionsstärke ist jedoch vermindert. Eine posttetanische Potenzierung tritt nicht auf.

Posttetanische Stimulation

Diese Technik beruht auf dem Prinzip der posttetanischen Potenzierung. Während einer ausgeprägten

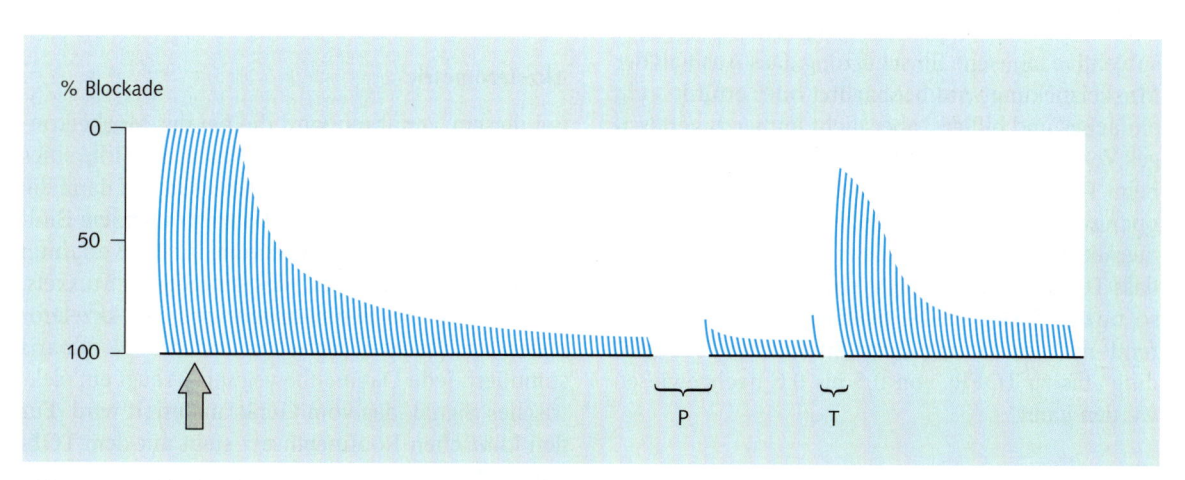

Abb. 7-12 Nichtdepolarisationsblock: Zuckungsermüdung, tetanische Ermüdung und posttetanische Potenzierung. Reizfrequenz 0,15 Hz. Bei Pfeil Injektion von Pancuronium. Bei P Nervenstimulationspause, nach der Pause ist die Zuckungsamplitude vorübergehend erhöht, erreicht jedoch rasch wieder Werte wie vor der Pause. Bei T tetanischer Reiz, der nicht zur Dauerkontraktion führt. Nachfolgende Reizung mit niedriger Frequenz führt zu einer ausgeprägten posttetanischen Potenzierung.

neuromuskulären Blockade erfolgt keine Reaktion auf Einzelreize, TOF oder Tetanus. Um die Zeit bis zur Rückkehr einer Reaktion abzuschätzen, wird ein 50-Hz-Tetanus für 5 s angewandt. Danach erfolgt eine Pause von 3 s, anschließend ein Reiz mit 1 Hz. Während Tetanus und „Train-of-Four" nicht zu einer sichtbaren Reaktion führen, bewirkt die posttetanische Potenzierung eine Anzahl sichtbarer posttetanischer Zuckungen (siehe Abb. 7-12). Die Anzahl der Zuckungen steht in umgekehrtem Verhältnis zu der Zeit, bis die Zuckung auf Einzelreiz oder Train-of-Four zurückkehrt.

Double-Burst-Stimulation (DBS)

Wie bereits dargelegt, kann in der Erholungsphase von der neuromuskulären Blockade die visuelle oder taktile Einschätzung eines „Train-of-Four" schwierig sein. Dieser Nachteil kann durch die Double-Burst-Stimulation ausgeglichen werden. Hierzu werden zwei 50-Hz-Salven von jeweils drei Einzelreizen im Abstand von 750 ms angewandt und das Verhältnis zwischen zweiter und erster Muskelkontraktion beurteilt. Dieses Verhältnis korreliert eng mit der TOFR, kann aber manuell besser wahrgenommen werden. Eine erneute DBS darf erst nach Ablauf von 12–15 s erfolgen.

7.3.2 Beurteilung der Reaktion

Die Reaktion auf die unterschiedlichen Stimulationsmuster kann klinisch erfolgen oder aber mit entsprechenden Geräten quantifiziert werden.

Visuelle und taktile Einschätzung

Hierbei handelt es sich im Wesentlichen um eine subjektive klinische Einschätzung: Das Ausmaß der Muskelzuckung wird beobachtet oder erfühlt – ein einfaches und billiges, aber nicht immer zuverlässiges Verfahren. Intraoperativ reicht dieses Vorgehen beim TOF des M. adductor pollicis aus, in der postoperativen Erholungsphase ergeben sich jedoch hiermit Schwierigkeiten, denn es hat sich gezeigt, dass TOFRs bis zu 0,3 nicht erkannt werden. Ebenso unzuverlässig ist die tetanische Reizung, während mit der Double-Burst-Stimulation ein „Fading" bis zu TOFRs von 0,5 bis 0,6 nachgewiesen werden kann.

Mechanomyographie

Bei der Mechanomyographie wird die Kraftentwicklung des Muskels als Reaktion auf den Stimulus gemessen und über einen Transducer in ein elektrisches Signal umgewandelt, das wiederum auf einem Monitor digital oder analog angezeigt werden kann. Unter klinischen Bedingungen wird meist der N. ulnaris stimuliert und die Kraftentwicklung im Daumen (M. adductor pollicis) gemessen. Mögliche Stimulationsverfahren sind Einzelreize, Tetanus, TOF, posttetanische Reizung und Double-Burst-Stimulation, jedoch liefert die TOF-Reizung allein gewöhnlich zuverlässige Messergebnisse.

Elektromyographie

Bei diesem Verfahren wird die *elektrische* Reaktion des Muskels auf den Stimulus gemessen, also ein evoziertes Elektromyogramm (EMG) abgeleitet. Die Ableitung erfolgt unter klinischen Bedingungen an Muskeln, die vom N. ulnaris oder N. medianus versorgt werden, d. h. über Thenar oder Hypothenar oder dem ersten dorsalen M. interosseus der Hand. Die Stimulationselektrode sollte über dem motorischen Endplattenbereich (etwa in Muskelmitte) angebracht werden, die andere Elektrode nahe dem Muskelansatz, die Neutralelektrode an beliebiger Stelle. Die meisten Nervenstimulatoren zur Überwachung der neuromuskulären Funktion liefern ein integriertes EMG, das in Prozent vom Kontrollwert oder als TOFR auf dem Bildschirm angegeben wird. Die Aufzeichnung erfolgt als Zuckungsamplitude, wobei der Kontrollwert als 100% bezeichnet wird. Die Messergebnisse sind bei den meisten (aber nicht allen) Patienten zuverlässig. Störungen ergeben sich vor allem durch falsch angebrachte Elektroden, direkte Stimulation des Muskels und elektrische Interferenzen, z. B. durch Diathermiegeräte.

Akzelerometrie

Bei diesem Verfahren wird die bei der Muskelkontraktion auftretende Beschleunigung mit Hilfe eines keramischen Piezoelements gemessen und dann die TOFR errechnet. Das Ergebnis wird auf einem Bildschirm dargestellt. Voraussetzung für das Verfahren ist die freie Beweglichkeit des stimulierten Muskels. Unter klinischen Bedingungen wird das Akzelerometer am Daumen befestigt und der N. ulnaris stimuliert. Jede Daumenbewegung erzeugt ein elektrisches Signal, das vom Gerät analysiert wird. Für den klinischen Routineeinsatz steht mit dem TOF-Watch (▶ Abb. 7-13) ein Gerät zur Verfügung, das die meisten Anforderungen des Klinikers erfüllt und eine ausreichend genaue intraoperative und postoperative Beurteilung der neuromuskulären Funktion ermöglicht.

7 Praktische Anwendung von Muskelrelaxanzien

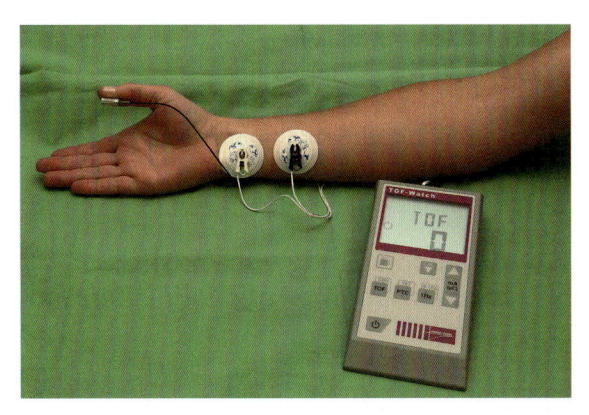

Abb. 7-13 Akzelerometer – TOF-Watch.

Die Genauigkeit der Messergebnisse soll denen der Mechanomyographie entsprechen, allerdings ist die Kontroll-TOFR bei der Akzelerometrie höher, so dass die Messwerte bei geringen Graden der neuromuskulären Blockade möglicherweise nicht mit denen der Mechanomyographie vergleichbar sind.

7.3.3 Klinische Anwendung des Nervenstimulators

Wenn möglich, sollte unter klinischen Bedingungen ein Nervenstimulator eingesetzt werden, um den Relaxierungsgrad und die Erholung von der neuromuskulären Blockade besser beurteilen zu können.

Nichtdepolarisationsblock

Nach Injektion einer Intubationsdosis eines ND-Muskelrelaxans werden drei Phasen der Muskelblockade durchlaufen: tiefe Blockade, mäßige (= chirurgische) Blockade und Erholungsphase (▶ Abb. 7-14).

Tiefe Relaxierung: Sie beginnt innerhalb von 3–6 min nach Injektion der Intubationsdosis und ist gekennzeichnet durch Reaktionslosigkeit auf einen elektrischen Stimulus: Weder TOF noch Einzelreiz lösen eine Reaktion des stimulierten Muskels aus. Die Dauer dieser Phase hängt primär von der Dosis und der Art des ND-Muskelrelaxans ab, des Weiteren von der individuellen Ansprechbarkeit des Patienten auf die Substanz.

Chirurgische Relaxierung: Diese Phase beginnt, wenn die erste Reaktion auf einen TOF-Stimulus erfolgt. Im weiteren Verlauf kehren die vier Reaktionen auf den TOF schrittweise zurück. Hierbei besteht eine enge Beziehung zwischen dem Ausmaß der Blockade und der Anzahl der Reaktionen auf den TOF. Lässt sich nur eine Zuckung auslösen, so besteht noch eine 90- bis 95%ige Blockade der Rezeptoren. Mit Erscheinen der vierten Zuckung sind noch 60–85% der Rezeptoren besetzt.

! Ein bis zwei Zuckungen nach TOF-Stimulation sind für die meisten chirurgischen Eingriffe das Zeichen einer ausreichenden Relaxierung, vorausgesetzt, die Narkose ist tief genug.

Bei flacher Narkose können in diesem Stadium allerdings Husten, Pressen oder Bewegungen auftreten, so dass eine stärkere Relaxierung erforderlich ist, wenn die Narkose nicht vertieft werden soll.

Erholungsphase: Mit Wiederauftreten von vier Zuckungsreaktionen beginnt die Erholungsphase.

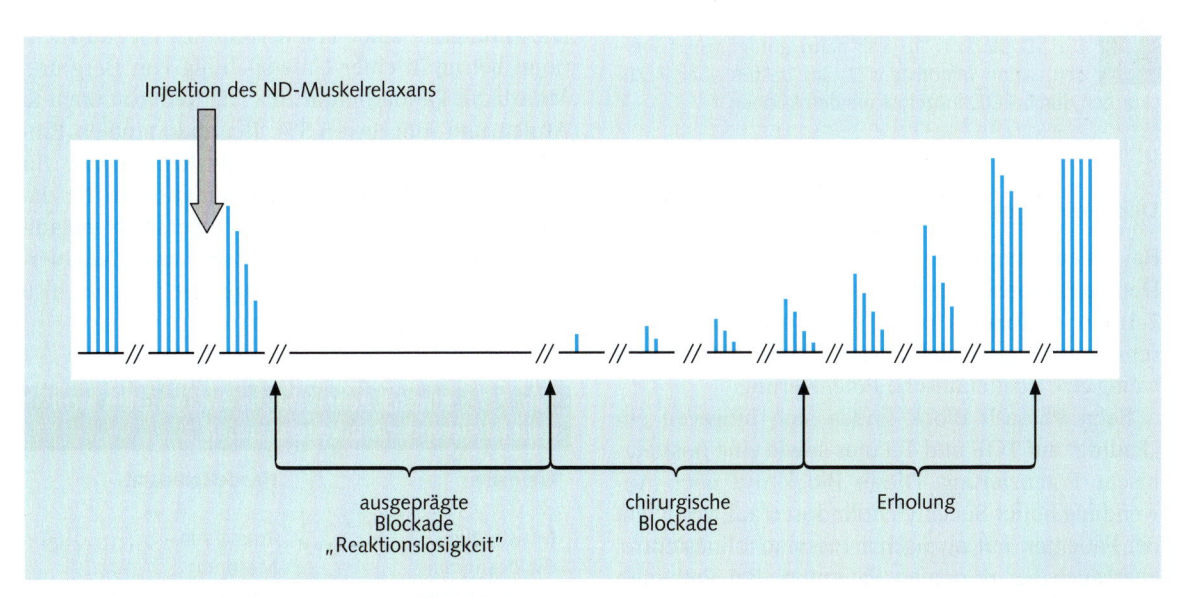

Abb. 7-14 Phasen der neuromuskulären Blockade durch ND-Muskelrelaxanzien (TOF-Stimulation; nach Viby-Mogensen).

7 Muskelrelaxanzien

Meist besteht in dieser Phase eine gute Übereinstimmung zwischen TOF-Stimulationsergebnis und klinischen Zeichen:

- TOFR < 0,4: Der Patient kann den Arm oder Kopf nicht heben. Das Atemzugvolumen kann normal sein, jedoch sind die Vitalkapazität und die Inspirationskraft meist noch vermindert.
- TOFR 0,6: Der Patient kann den Kopf für 3 s heben, die Vitalkapazität und Inspirationskraft sind aber häufig noch eingeschränkt.
- TOFR 0,7–0,75: Der Patient kann die Augen weit öffnen, die Zunge herausstrecken, den Kopf für mindestens 5 s heben und ausreichend husten.
- TOFR > 0,8: Vitalkapazität und Inspirationskraft haben sich normalisiert.
- TOFR > 0,9: Die Funktion der Pharynxmuskulatur ist wiederhergestellt.

Folgendes sollte aber beachtet werden:

> Erst ab einer elektro- oder mechanomyographisch ermittelten TOFR von > 0,9 kann eine klinisch relevante Restblockade sicher ausgeschlossen werden. Bei einer TOFR des M. adductor pollicis von < 0,9 bestehen hingegen noch Funktionsstörungen der Pharynxmuskulatur mit erhöhter Aspirationsgefahr sowie eine Störung der Atemfunktion durch Restblockade des M. genioglossus!

Antagonisierung des ND-Blocks. Im Stadium der ausgeprägten Relaxierung sollte der neuromuskuläre Block auf keinen Fall mit Cholinesterasehemmern antagonisiert werden, da meist keine ausreichende Erholung eintritt (siehe Abschnitt 7.4.4). Selbst wenn bereits im TOF eine Zuckung auslösbar ist, kann der Block nicht immer vollständig antagonisiert werden. Daher gilt:

> Ein ND-Block sollte erst dann antagonisiert werden, wenn mindestens 2, am besten aber 3 Zuckungen durch TOF ausgelöst werden können.

Depolarisationsblock und Phase-II-Block

Bei einem durch Succinylcholin hervorgerufenen Depolarisationsblock tritt nach TOF (siehe Abb. 7-10) oder Tetanus (siehe Abb. 7-11) keine Abschwächung der Zuckungsamplitude auf, ebenso wenig eine posttetanische Potenzierung.

Beim Phase-II-Block finden sich hingegen ein „Fading" auf TOF und Tetanus sowie eine posttetanische Potenzierung. Dieser Block tritt nach Anwendung hoher Succinylcholindosen auf, vor allem bei Patienten mit atypischer Plasmacholinesterase, aber auch bei normalen Patienten. Bei Patienten mit normaler Plasmacholinesterase kann der Phase-II-Block wenige Minuten nach Abstellen der Succinylcholininfusion mit Cholinesterasehemmern antagonisiert werden, während die Wirkung bei Patienten mit atypischer Cholinesterase nicht vorhersehbar ist.

7.4 Antagonisierung von Muskelrelaxanzien mit Anticholinesterasen

Die Wirkung von ND-Muskelrelaxanzien kann durch Injektion von Anticholinesterasen wie Neostigmin, Edrophonium und Pyridostigmin (▶ Tab. 7-7) aufgehoben werden. Die Anticholinesterasen haben jedoch keinen Einfluss auf die Elimination oder Clearance der Relaxanzien, sondern verschieben die Dosis-Wirkungs-Kurve für die neuromuskuläre Blockade nach rechts und beschleunigen so die Erholung von der Blockade.

7.4.1 Ziele der Antagonisierung

Voraussetzung für eine Extubation und Spontanatmung ist eine ausreichende Erholung von der neuromuskulären Blockade. Anticholinesterasen werden daher eingesetzt, wenn am Ende der Operation noch ein Überhang an Muskelrelaxanzien besteht, der eine ausreichende Spontanatmung verhindert. Klinisch gilt Folgendes:

> Nach Zufuhr lang wirkender Relaxanzien wie Pancuronium muss im Aufwachraum bei einem hohen Prozentsatz der Patienten noch mit einer Restblockade bzw. anhaltenden Muskelschwäche (TOFR < 0,7) gerechnet werden.

Die Häufigkeit einer TOFR von < 0,7 im Aufwachraum betrug in einer Untersuchung von Berg und Mitarb. für Pancuronium 26%, für Vecuronium und Atracurium hingegen 5,3%. Bei abdominalen Eingriffen gilt die Restblockade als Risikofaktor für postoperative pulmonale Komplikationen. Ist daher die Extubation am Ende der Operation geplant, sollten auch bei längeren Eingriffen mittellang wirkende Muskelrelaxanzien eingesetzt werden, also kein Pancuronium.

Tab. 7-7 Klinisch gebräuchliche Antagonisten nichtdepolarisierender Muskelrelaxanzien

Freiname	Handelspräparat
Neostigmin	Prostigmin
Pyridostigmin	Mestinon
Edrophonium	Tensilon

7.4.2 Wirkungsmechanismus

Anticholinesterasen hemmen die enzymatische Aktivität der Acetylcholinesterase und erhöhen so die Acetylcholinmenge im synaptischen Spalt und deren Verweildauer. Größe und Dauer des Endplattenpotentials nehmen zu. Neostigmin und Pyridostigmin binden sich an anionische und esterartige Molekülbereiche. Außerdem wirken die Anticholinesterasen auch präsynaptisch: Bei Abwesenheit von ND-Muskelrelaxanzien, d. h. normaler neuromuskulärer Übertragung, verstärken sie die Zuckungsreaktion bei Stimulation.

! Anticholinesterasen wirken nicht nur an der motorischen Endplatte, sondern auch an anderen nikotinartigen sowie an muskarinartigen Rezeptoren. Bei der Antagonisierung von ND-Muskelrelaxanzien ist jedoch nur die antagonistische Wirkung an der motorischen Endplatte erwünscht.

7.4.3 Pharmakokinetik

Neostigmin, Edrophonium und Pyridostigmin sind quaternäre Ammoniumverbindungen und damit wenig lipophil; Lipidmembranen werden schlecht überwunden, daher fehlen zerebrale Effekte. Die Wirkung von Edrophonium setzt rascher ein als die von Neostigmin und Pyridostigmin. Nach der Bolusinjektion fällt die Plasmakonzentration der Anticholinesterasen in den ersten 5–10 min stark ab, danach langsamer. Die Verteilungsvolumina von Neostigmin, Edrophonium und Pyridostigmin sind vergleichbar, ebenso die Eliminationshalbwertszeiten (▶ Tab. 7-8).

Die Anticholinesterasen werden als wasserlösliche, ionisierte Substanzen primär renal eliminiert, Neostigmin und Pyridostigmin außerdem durch Acetylcholinesterase hydrolysiert. Niereninsuffizienz verzögert die Ausscheidung und verlängert die Halbwertszeit.

Bei Niereninsuffizienz sind Clearance und Halbwertszeit der Anticholinesterasen verlängert.

7.4.4 Einflüsse auf die antagonistische Wirksamkeit

Die Geschwindigkeit, mit der sich die neuromuskuläre Übertragung von der Wirkung der Relaxanzien erholt, wird durch zahlreiche Faktoren beeinflusst. Hierzu gehören:
— Intensität der Blockade zum Zeitpunkt der Antagonisierung,
— Dosis des Antagonisten,
— Art des zu antagonisierenden Relaxans,
— Alter des Patienten,
— Interaktionen mit anderen Pharmaka,
— Hypothermie,
— Nierenfunktion,
— Säure-Basen-Status.

Tab. 7-8 Pharmakokinetische Parameter von Anticholinesterasen ($t_{1/2\beta}$ = Eliminationshalbwertszeit; Vdss = Verteilungsvolumen)

Substanz	Vdss (l/kg)	Clearance (ml/kg/min)	$t_{1/2\beta}$ (min)
Neostigmin	0,7	9,2	77
Edrophonium	1,1	9,6	110
Pyridostigmin	1,1	8,6	112

Intensität der Blockade. Die Wirksamkeit des Antagonisten hängt ganz wesentlich von der Intensität der Blockade zum Zeitpunkt der Antagonisierung ab, und es gilt:

! Je stärker die motorische Blockade bei Zufuhr des Antagonisten, desto länger die Zeit bis zu einer ausreichenden Erholung.

Bei ausgeprägter Blockade kann es bis zu 30 min dauern, bevor eine ausreichende Erholung der motorischen Funktion nach Injektion des Antagonisten erreicht wird. Daher sollten ND-Relaxanzien in der *abklingenden* Phase der Blockade antagonisiert werden. Eine ausgeprägte Blockade (> 90%) wird durch Neostigmin besser antagonisiert als durch Pyridostigmin oder Edrophonium.

Dosis des Antagonisten. Durch Erhöhung der Dosis kann die Erholung von der Blockade beschleunigt werden. Dosen von 0,07 mg/kg Neostigmin sollten aber nicht überschritten werden, da ein Ceiling-Effekt auftritt.

Art des Muskelrelaxans. Die Reaktion auf den Antagonisten hängt auch von der Wirkdauer des Relaxans ab: Bei mittellang wirkenden Relaxanzien wie Rocuronium oder Cis-Atracurium erfolgt die Erholung nach Injektion einer identischen Dosis des Antagonisten rascher als bei lang wirkenden wie Pancuronium. Bei mittellang wirkenden Relaxanzien mit kurzer Halbwertszeit wie Atracurium ist die Erholung rascher als bei Substanzen mit langer Halbwertszeit wie Vecuronium. Mittellang wirkende Relaxanzien können mit niedrigeren Dosen antagonisiert werden als lang wirkende. Bei kurz wirkenden Substanzen ist eine rasche Spontanerholung zu erwarten.

Lebensalter. Säuglinge und Kinder benötigen für die Aufhebung der Relaxanswirkung geringere Dosen des Antagonisten, entsprechend ist im Aufwachraum seltener mit einer Restblockade zu rechnen. Vollständige Reaktionslosigkeit eines Säuglings nach Ausleitung der Narkose sollte aber immer an eine Restblockade denken lassen, besonders bei Anwendung von Pancuronium und bei Hypothermie.

Hypothermie. Unterkühlung vermindert den Relaxanzienbedarf, jedoch nicht den Bedarf an Anticholinesterasen. Häufig werden die Muskelrelaxanzien in Hypothermie allerdings überdosiert, so dass bei ausgeprägter Blockade eine entsprechend höhere Dosis des Antagonisten erforderlich ist.

Säure-Basen- und Elektrolythaushalt. Eine respiratorische Azidose verstärkt wahrscheinlich einen Nichtdepolarisationsblock, so dass Neostigmin nicht wirksam ist und auch nicht eingesetzt werden sollte. Umstritten ist, ob diese Wirkung auch für die metabolische Alkalose gilt. Hingegen beeinflussen respiratorische Alkalose und metabolische Azidose die neuromuskuläre Blockade nicht. Wirkungen von Elektrolytstörungen auf die Blockade und die Antagonisierung lassen sich bisher klinisch nicht befriedigend ausschließen oder nachweisen.

Hypokaliämie soll den depolarisationshemmenden Block verstärken, die Wirkung depolarisierender Relaxanzien hingegen abschwächen.

Hyperkaliämie soll zu umgekehrten Effekten führen.

Interaktionen mit Pharmaka. Zahlreiche Pharmaka können mit der Wirkung von Muskelrelaxanzien interagieren. Sie sind teilweise zuvor dargelegt worden.

Klinisch wichtig ist noch die Wirkung einiger Antibiotika, Antiarrhythmika und Ionen.

Antibiotika können die muskellähmende Wirkung von Relaxanzien bis zu mehrere Stunden verlängern. Hierbei scheint die präsynaptische Acetylcholinfreisetzung vermindert zu sein; postsynaptische Mechanismen spielen jedoch ebenfalls eine Rolle. Lässt sich die antibiotikaverstärkte Blockade nicht mit einem Cholinesterasehemmer antagonisieren, muss bis zum Abklingen der Blockade kontrolliert beatmet werden. Für die in ▶ Tabelle 7-9 zusammengestellten Antibiotika ist eine potenzierende Interaktion mit Succinylcholin und Pancuronium gesichert.

Lokalanästhetika und Antiarrhythmika wie Lidocain, Mepivacain, Prilocain, Bupivacain, Ropivacain, Procain und Chinidin können die Wirkung depolarisierender und nichtdepolarisierender Relaxanzien verstärken und die Wirkungsdauer verlängern. Diese Effekte sind bereits mit niedrigen Dosen (wie z. B. für die antiarrhythmische Therapie) nachweisbar. Hohe Dosen der meisten Lokalanästhetika blockieren selbst die neuromuskuläre Übertragung.

Diuretika wie Furosemid (Lasix) verstärken die Wirkung nichtdepolarisierender Muskelrelaxanzien und verlängern die Wirkungsdauer, vermutlich durch direkte Beeinflussung der präsynaptischen Membran.

Magnesiumsulfat, nach wie vor zur Eklampsiebehandlung eingesetzt, verstärkt ebenfalls die neuromuskulär blockierende Wirkung aller Muskelrelaxanzien. Die Wirkung beruht auf einem Kalziumantagonismus an der motorischen Endplatte, durch den die Acetylcholinfreisetzung behindert wird.

Auch **Lithium** (Depressions- und Maniebehandlung) verstärkt die Wirkung aller Muskelrelaxanzien.

Sind Interaktionen zu erwarten, sollte der Anästhesist die Muskelrelaxanzien möglichst mit Hilfe eines Nervenstimulators „titrierend" dosieren.

7.4.5 Nebenwirkungen der Anticholinesterasen

Wie bereits dargelegt, wirken Anticholinesterasen nicht nur an der motorischen Endplatte, sondern auch an anderen nikotinartigen Rezeptoren, des Weiteren an allen muskarinartigen Rezeptoren. Entsprechend können zahlreiche unerwünschte, mitunter bedrohliche Nebenwirkungen auftreten. Hierzu gehören:
— Ausgeprägte Bradykardie durch vagale Stimulation des Herzens,
— Bronchokonstriktion,
— Steigerung der Darmmotorik bis hin zu Spasmen,
— Zunahme der Speichel- und Bronchialsekretion,
— Kontraktion der Harnblase,
— Konstriktion der Pupillen.

Tab. 7-9 Interaktion von Antibiotika mit Relaxanzien	
Succinylcholin	nichtdepolarisierende Relaxanzien
Neomycin	
Streptomycin	Streptomycin
Gentamicin	Gentamicin
Kanamycin	
Colistin	Colistin
Polymyxin	Polymyxin
	Clindamycin
	Lincomycin

Um die muskarinartigen Wirkungen abzuschwächen, müssen die Anticholinesterasen mit Atropin oder einem anderen Anticholinergikum kombiniert werden.

7.4.6 Praktisches Vorgehen bei der Antagonisierung

Grundsätzlich sollten Antagonisten nur zugeführt werden, wenn die Erholung von der neuromuskulären Blockade bereits begonnen hat, die Erholung somit beschleunigt wird. Die Dosierung des Antagonisten sollte sich nach der Intensität der Blockade und der Wirkdauer des Muskelrelaxans richten. Bei ausgeprägter Blockade sollte Neostigmin bevorzugt werden. In ▶ Tabelle 7-10 sind Dosierungsempfehlungen für Neostigmin zusammengestellt.

Anschlagzeit und Wirkdauer. Der maximale Wirkungseintritt von Edrophonium erfolgt innerhalb von 1–2 min, der von Neostigmin erst nach 7–11 min und der von Pyridostigmin nach 15–20 min. Die Wirkdauer des Antagonisten entspricht seinen pharmakokinetischen Eigenschaften (siehe Tab. 7-8). Die Erholung von der Blockade umfasst hierbei zwei Phasen:
— Das langsame Abklingen der Relaxanswirkung,
— die rasche Verstärkung der Erholung durch den Antagonisten.

Mit einer **Rückkehr der Relaxierung** nach Abklingen der Wirkung des Antagonisten ist bei mittellang wirkenden ND-Relaxanzien nicht zu rechnen, allenfalls bei Substanzen, deren Wirkdauer länger ist als die des Antagonisten.

Atropinzusatz. Um die unerwünschten muskarinartigen Wirkungen der Anticholinesterasen abzuschwächen, sollte gleichzeitig ein Anticholinergikum wie Atropin verabreicht werden. Da die vagolytische Wirkung von Atropin rascher einsetzt als die antagonistische Wirkung der Anticholinesterasen, können die Substanzen gemeinsam zugeführt werden. Empfohlen wird eine Dosis von 7–15 µg/kg. Die Wirkdauer von Atropin beträgt 30–60 min, daher kann nach Abklingen der Wirkung eine späte Bradykardie als Folge der Restwirkung des Antagonisten auftreten.

Die wichtigsten **Nebenwirkungen der Cholinesterasehemmer** müssen bei der Antagonisierung sorgfältig beachtet werden:
— Bradykardie,
— Steigerung der Darmmotorik bis hin zu Spasmen,
— Steigerung der Bronchial- und Speichelsekretion,
— Bronchokonstriktion,
— Pupillokonstriktion,
— Kontraktion der Harnblase.

Die Antagonisierung erfolgt am besten unter Kontrolle eines EKG-Monitors.

Einschätzung der antagonistischen Wirksamkeit

Die Wirkung des Antagonisten kann, wie die Muskelrelaxierung selbst, klinisch und/oder mit Hilfe eines Nervenstimulators eingeschätzt werden.

Klinische Zeichen der antagonistischen Wirkung:
— Kraftvolles Durchatmen,
— Anhusten gegen den Tubus,
— Augenöffnen und -offenhalten möglich,
— Kopfheben und -halten für 5 s.

Allerdings muss beachtet werden, dass trotz ausreichender Atmung noch eine Schwäche der Hals- und Pharynxmuskulatur bestehen kann, so dass möglicherweise die oberen Atemwege nicht richtig freigehalten werden können, insbesondere, wenn noch Restwirkungen der Anästhetika vorhanden sind.

Zeichen der ungenügenden Antagonisierung:
— Vollständiges Augenöffnen nicht möglich.
— Ruckartige Bewegungen der Extremitäten.
— Schaukelatmung („schlingerndes Schiff").
— Vergebliche Hustenversuche.
— Kraftloser Händedruck.

Bei der Nervenstimulation bestehen die Zeichen der fortdauernden neuromuskulären Blockade,

Tab. 7-10 Dosierung von Neostigmin (+ Atropinzusatz: 7–15 µg/kg) zur Antagonisierung von ND-Muskelrelaxanzien in Abhängigkeit von der Restblockade

Intensität des Blocks	TOF-Zuckungen	lang wirkende ND-Muskelrelaxanzien	mittellang wirkende ND-Muskelrelaxanzien	kurz wirkende ND-Muskelrelaxanzien
ausgeprägt	1–2	0,07 mg/kg	0,05–0,6 mg/kg	0,05 mg/kg
mittelgradig	3	0,06–0,07 mg/kg	0,04 mg/kg	keine Antagonisierung
gering	4 mit „Fading"	0,05 mg/kg	0,03–0,04 mg/kg	keine Antagonisierung

z. B. eine TOFR von < 0,7. Eine geringe Restblockade wird allerdings vom TOF nicht erfasst. Besteht noch ein „Fading", sollte der Patient nicht aus dem Aufwachraum verlegt werden.

Ungenügendes Ansprechen: Spricht ein Patient nicht ausreichend auf 3–5 mg Neostigmin an, so muss der Anästhesist folgende Fragen abklären:
— Ist die neuromuskuläre Blockade noch zu stark, um bereits antagonisiert werden zu können?
— Hat der Antagonist lange genug eingewirkt?
— Ist der Patient unterkühlt?
— Ist der Säure-Basen- und Elektrolythaushalt ausgeglichen?
— Hat der Patient Pharmaka erhalten, die mit den Relaxanzien interferieren?

8 Muskelrelaxanzien bei neurologischen Erkrankungen

Bestimmte neurologische Erkrankungen können Intensität und Dauer der neuromuskulären Blockade erheblich beeinflussen. Der Anästhesist muss sie kennen:

Myasthenia gravis. Myasthenische Patienten reagieren auf nichtdepolarisierende Relaxanzien, als ob bereits eine partielle Anrelaxierung vorliegt, d. h., es besteht gegenüber diesen Substanzen eine sehr große Empfindlichkeit. Hingegen soll gegenüber Succinylcholin eine gewisse Resistenz bestehen. Am besten wird bei diesen Patienten jede Muskelrelaxierung vermieden und stattdessen eine **ausreichend tiefe Inhalationsnarkose** durchgeführt (siehe Kap. 2). Kann auf Muskelrelaxanzien nicht verzichtet werden, sollten nur geringe Dosen nichtdepolarisierender Relaxanzien unter Kontrolle eines Nervenstimulators gegeben werden. Die Relaxanzien sollten postoperativ nicht antagonisiert werden; vielmehr ist es ratsam, den Patienten bis zur Rückkehr einer ausreichenden Spontanatmung zu beatmen.

Myasthenisches Syndrom. Dieses Syndrom ähnelt der Myasthenia gravis; es tritt bei einigen Karzinompatienten auf und geht mit einer extremen Empfindlichkeit gegenüber allen Muskelrelaxanzien einher.

Myotonien (Myotonia congenita, Myotonia dystrophica, Paramyotonia congenita). Die Reaktion auf nichtdepolarisierende Relaxanzien ist normal. Die Injektion von Succinylcholin hingegen ist gefährlich, weil die Substanz eine generalisierte **Kontraktur der Skelettmuskulatur** auslösen kann, so dass eine ausreichende Spontanatmung nicht mehr möglich ist. Auch bei anderen neurologischen Erkrankungen wie familiärer periodischer Lähmung, nukleären Atrophien und amyotrophischer Lateralsklerose sollten Muskelrelaxanzien möglichst nicht verwendet werden.

Literatur

Arain SR, Kern S, Ficke DJ, Ebert TJ: Variability of duration of action of neuromuscular-blocking drugs in elderly patients. Acta Anaesthesiol Scand 2005 Mar;49(3):312–5.

Berg H, Viby-Mogensen J, Roed J et al.: Residual neuromuscular block is a risk factor for postoperative pulmonary complications. A prospective randomised, and blinded study of postoperative pulmonary complications after atracurium, vecuronium and pancuronium. Acta Anaesthesiol Scand 1997; 41: 1095–1103.

Caldwell JE: The continuing search for a succinylcholine replacement. Anesthesiology 2004 Apr; 100(4):763–4.

Cantineau JP, Porte F, d'Honneur G, Duvaldestin P: Neuromuscular effects of rocuronium on the diaphragm and adductor pollicis muscles in anesthetized patients. Anesthesiology 1994; 81:585–590.

Doenicke A, Soukop J, Hoernecke R, Moss J: The lack of histamine release with cisatracurium: a double-blind comparison with vecuronium. Anesth. Analg 1997; 84:623–628.

Eikermann M, Groeben H, Husing J, Peters J: Predictive value of mechanomyography and accelerometry for pulmonary function in partially paralyzed volunteers. Acta Anaesthesiol Scand 2004 Mar;48(3): 365–70.

El-Orbany MI, Joseph NJ, Salem MR, Klowden AJ: The neuromuscular effects and tracheal intubation conditions after small doses of succinylcholine. Anesth Analg 2004 Jun;98(6):1680–5.

Eriksson LI, Sundman E, Olsson R et al.: Functional assessment of the pharynx at rest and during swallowing in partially paralyzed humans. Anesthesiology 1997; 87:1035–1043.

Geldner G, Fuchs-Buder T, Hofmockel R, Diefenbach C, Ulm K, Blobner M: [The use of muscle relaxants for routine induction of anesthesia in Germany.] Anaesthesist. 2003 May;52(5):435–41.

Gronert GA: Cardiac arrest after succinylcholine. Mortality greater with rhabdomyolysis than receptor upregulation. Anesthesiology 2001; 94:523–9.

Huggins RM, Kennedy WK, Melroy MJ, Tollerton DG. Cardiac arrest from succinylcholine-induced hyperkalemia. Am J Health Syst Pharm 2003 Apr; 1;60(7): 694–7.

Kararmaz A, Kaya S, Turhanoglu S, Ozyilmaz MA: Effects of high-dose propofol on succinylcholine-induced fasciculations and myalgia. Acta Anaesthesiol Scand 2003 Feb;47(2):180–4.

Kopman AF, Zhaku B, Lai KS. The "intubating dose" of succinylcholine: the effect of decreasing doses on recovery time. Anesthesiology 2003 Nov;99(5): 1050–4.

Kopman AF, Zank NJ, Neuman GG, Yee PS: Residual postoperative paralysis. Anesthesiology 1996; 85: 1253–9.

Kopman AF, Yee PS, Neuman GG: Relationship of the train-of-four fade ratio to clinical signs and symptoms of residual paralysis in awake volunteers. Anesthesiology 1997; 86:765–71.

Lacroix M, Donati F, Varin F, Pharm B: Pharmacokinetics of mivacurium isomers and their metabolites in healthy volunteers after intravenous bolus administration. Anesthesiology 1997; 86:322–30.

Levano S, Ginz H, Siegemund M, Filipovic M, Voronkov E, Urwyler A, Girard T: Genotyping the butyrylcholinesterase in patients with prolonged neuromuscular block after succinylcholine. Anesthesiology 2005 Mar;102(3):531–5.

Mertes PM, Laxenaire MC: GERAP [Anaphylactic and anaphylactoid reactions occurring during anaesthesia in France. Seventh epidemiologic survey (January 2001–December 2002).] Ann Fr Anesth Reanim 2004 Dec;23(12):1133–43.

Miller R: Will succinylcholine ever disappear? Anesth Analg 2004 Jun;98(6):1674–5.

Naguib M, Samarkandi AH, Abdullah K, Riad W, Alharby SW: Succinylcholine dosage and apnea-induced hemoglobin desaturation in patients. Anesthesiology 2005 Jan;102(1):35–40.

Naguib M, Samarkandi A, Riad W, Alharby SW: Optimal dose of succinylcholine revisited. Anesthesiology 2003 Nov;99(5):1045–9.

Perry J, Lee J, Wells G: Rocuronium versus succinylcholine for rapid sequence induction intubation. Cochrane Database Syst Rev 2003;(1):CD002788. Review.

Plaud B, Proost JH, Wierda KH, Barre J, Debaene B, Meistelman C: Pharmacokinetics and pharmacodynamics of rocuronium at the vocal cords and the adductor pollicis in humans. Clin Pharmacol Ther 1995; 58:185–91.

Schow AJ, Lubarsky DA, Olson RP, Gan TJ: Can succinylcholine be used safely in hyperkalemic patients? Anesth Analg 2002 Jul;95(1):119–22.

Schreiber JU, Lysakowski C, Fuchs-Buder T, Tramer MR: Prevention of succinylcholine-induced fasciculation and myalgia: a meta-analysis of randomized trials. Anesthesiology 2005 Oct;103(4):877–84.

Schreiber JU, Mencke T, Biedler A, Furst O, Kleinschmidt S, Buchinger H, Fuchs-Buder T: Postoperative myalgia after succinylcholine: no evidence for an inflammatory origin. Anesth Analg 2003 Jun;96(6): 1640–4.

Vachon CA, Warner DO, Bacon DR: Succinylcholine and the open globe. Tracing the teaching. Anesthesiology 2003 Jul;99(1):220–3. Review.

Werawatganon T, Kyokong O, Charuluxananan S, Punyatavorn S: Muscular injury after succinylcholine and electroconvulsive therapy. Anesth Analg 2004 Jun;98(6):1676–9.

Wright PM, Caldwell JE, Miller RJ: Onset and duration of rocuronium and succinylcholine at the adductor pollicis and laryngeal adductor muscles in anesthetized humans. Anesthesiology 1994; 81: 1110–1115.

Yorukoglu D, Asik Y, Okten F: Rocuronium combined with i.v. lidocaine for rapid tracheal intubation. Acta Anaesthesiol Scand 2003 May;47(5):583–7.

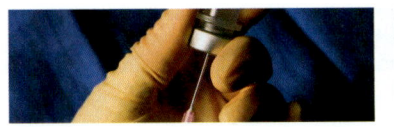

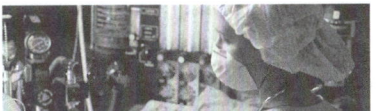

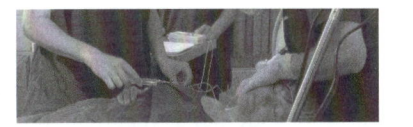

Lokalanästhetika

Inhaltsübersicht

1 **Einführung** 158

2 **Chemische Struktur** 158
2.1 Aminoester 158
2.2 Aminoamide 158
2.3 Beziehung zwischen Struktur und Aktivität . 160

3 **Physikochemische Eigenschaften** 160
3.1 Lipidlöslichkeit 160
3.2 Wasserlöslichkeit 160
3.3 pK_a-Wert 160
3.4 Proteinbindung 161
3.5 Stereoisomerie 161

4 **Wirkungsmechanismus an der Nervenmembran** 161
4.1 Struktur und Funktion der Nervenmembran . 161
    4.1.1 Natriumkanal 162
    4.1.2 Membranpotential 162
    4.1.3 Depolarisation und Aktionspotential . 163
4.2 Blockade des Natriumkanals durch Lokalanästhetika 163
    4.2.1 Frequenz- und Spannungsabhängigkeit der Blockade 164
4.3 Wirkungsort peripherer Nerv 164
    4.3.1 Faserdicke und Funktion 165
    4.3.2 Minimale blockierende Konzentration (C_m) 167

5 **Pharmakokinetik** 167
5.1 Lokale Verfügbarkeit 168
    5.1.1 Ausbreitung im Gewebe 168
    5.1.2 Diffusion 168
5.2 Systemische Resorption 168
5.3 Systemische Verfügbarkeit 169
    5.3.1 Plasmaproteinbindung 169
    5.3.2 Aufnahme in das Gewebe 169
5.4 Metabolismus und Elimination 170
    5.4.1 Aminoester 170
    5.4.2 Aminoamide 170

6 **Klinische Pharmakologie** 170
6.1 Neurale Blockade 171
    6.1.1 Anästhetische Wirkstärke 171
    6.1.2 Wirkungseintritt 171
    6.1.3 Wirkungsdauer 172
    6.1.4 Spezielle Blockadephänomene: Differentialblock und Wedensky-Block . 173
    6.1.5 Differentielle sensorische bzw. motorische Blockade 174
    6.1.6 Kombination von Lokalanästhetika . . 175

7 **Systemisch-toxische Wirkungen** 175
7.1 Zentrales Nervensystem 175
    7.1.1 Ursachen toxischer ZNS-Reaktionen 176
    7.1.2 Generalisierte Krämpfe 176
    7.1.3 Prophylaxe zerebraler Reaktionen . . . 177
    7.1.4 Behandlung der Krämpfe 177
7.2 Kardiotoxizität 177
    7.2.1 Verhältnis von Kardiotoxizität zu ZNS-Toxizität 178
    7.2.2 Klinische Manifestationen der Kardiotoxizität 178
    7.2.3 Behandlung toxischer kardiovaskulärer Wirkungen 178
7.3 Intravasale Injektion 179
7.4 Empfohlene Höchstdosen 179

8 **Neurotoxizität** 179

9 **Allergische Reaktionen** 179

10 **Klinische Anwendung** 180
10.1 Einteilung der neuralen Blockadetechniken . 180
    10.1.1 Infiltrationsanästhesie 180
    10.1.2 Periphere Nervenblockaden 180
    10.1.3 Zentrale Nervenblockaden 180
    10.1.4 Oberflächenanästhesie 181

11 **Einzelne Lokalanästhetika** 181
11.1 Lidocain 181
11.2 Mepivacain 183
11.3 Prilocain 183
11.4 Bupivacain 183
11.5 Levobupivacain (Chirocain) 184
11.6 Ropivacain 185
11.7 Etidocain 186
11.8 Procain 186

12 **Zusätze für Lokalanästhetika** 186
12.1 Vasopressoren 186
    12.1.1 Adrenalin 187
    12.1.2 Phenylephrin 187
    12.1.3 Noradrenalin 187
    12.1.4 Ornipressin 187
12.2 Stabilisatoren und antimikrobielle Zusätze . . 187

Literatur 188

8 Lokalanästhetika

1 Einführung

Lokalanästhetika sind Substanzen, die eine reversible Blockade der Erregungsleitung in Nervenendigungen, peripheren Nerven und Spinalnervenwurzeln hervorrufen. Durch die Blockade werden die Sensibilität und, bei entsprechender Konzentration des Lokalanästhetikums, auch die Motorik im innervierten Gebiet distal des Injektionsortes ausgeschaltet. Andere Regionen des Körpers sind nicht betroffen; das Bewusstsein bleibt erhalten.

Klinisch werden die Lokalanästhetika bei verschiedenen Techniken der Regionalanästhesie eingesetzt, um Operationen und diagnostische Eingriffe ohne Ausschaltung des Bewusstseins zu ermöglichen oder bestimmte Schmerzzustände zu behandeln.

Tab. 8-1 Klassifizierung von Lokalanästhetika nach der chemischen Struktur

Aminoester	Aminoamide
Kokain	Prilocain
Benzocain	Lidocain
Procain	Mepivacain
Amethocain	Bupivacain
Chlorprocain	Levobupivacain
Tetracain	Ropivacain
	Etidocain

2 Chemische Struktur

Lokalanästhetika sind schlecht wasserlösliche, schwach basische aromatische Amine. Ihr Molekül besteht aus einem hydrophilen Anteil und einem lipophilen Anteil, die über eine Hydrokarbonkette miteinander verbunden sind (▶ Abb. 8-1). Der lipophile Anteil ist meist ein ungesättigter aromatischer Ring, der hydrophile Anteil meist ein tertiäres oder sekundäres Amin. Der aromatische Molekülanteil ist entweder über eine Esterbindung (–COO–) oder über eine Amidbindung (–NHC–) mit der Aminogruppe verknüpft. Je nach Art der vorliegenden Bindung können chemisch zwei Arten von Lokalanästhetika unterschieden werden (▶ Tab. 8-1):
— Aminoester,
— Aminoamide.

2.1 Aminoester

Bei den Aminoestern ist der lipophile, aromatische „Kopf" des Moleküls über eine *Esterbindung* mit der Aminogruppe verknüpft (▶ Tab. 8-2). Die Esterbindung wird aus einer aromatischen Säure und einem Aminoalkohol synthetisiert. Der Ester Kokain ist ein Abkömmling der Benzoesäure, die übrigen esterartigen Lokalanästhetika Procain, Chlorprocain und Tetracain der Paraaminobenzoesäure. Die Ester sind instabile Verbindungen, die im Plasma rasch durch das Enzym Pseudocholinesterase hydrolytisch gespalten werden. Die Geschwindigkeit der Esterspaltung verläuft bei den einzelnen Ester-Lokalanästhetika unterschiedlich rasch. So wird Tetracain im Plasma etwa fünfmal langsamer hydrolysiert als Procain, während Chlorprocain sehr rasch gespalten wird. Hieraus ergibt sich folgende absteigende Reihenfolge der Toxizität: Tetracain > Procain > Chlorprocain.

Beim Abbau der Ester entsteht *Paraaminobenzoesäure*. Diese Substanz ist für **allergische Reaktionen** verantwortlich, die bei einigen wenigen Patienten nach der Injektion von Aminoestern auftreten können. Die einzelnen Aminoester unterscheiden sich in anästhetischer Potenz, Geschwindigkeit des Wirkungseintritts, Wirkdauer, Abbaugeschwindigkeit und Toxizität.

Die Aminoester sind in Deutschland wenig gebräuchlich: Procain wird nur für die Infiltrationsanästhesie eingesetzt, Chlorprocain und Tetracain sind nicht im Handel.

2.2 Aminoamide

Bei den Aminoamiden ist der aromatische Molekülanteil über eine *Amidbindung* mit der Aminogruppe verknüpft (siehe Tab. 8-2). Diese Bindung entsteht aus einem aromatischen Amin und einer Aminosäure und ist wesentlich stabiler als die Esterbindung der Aminoester. Die Aminoamide werden in der Leber biotransformiert. Hierbei entsteht keine Paraaminobenzoesäure, und entsprechend sind allergische Reaktionen auf die Zufuhr amidartiger Lokalanästhetika extrem selten. Allerdings enthalten einige kommerzielle Präparate als Konservierungsstoff die Substanz Methyl-4-Hydroxybenzoat

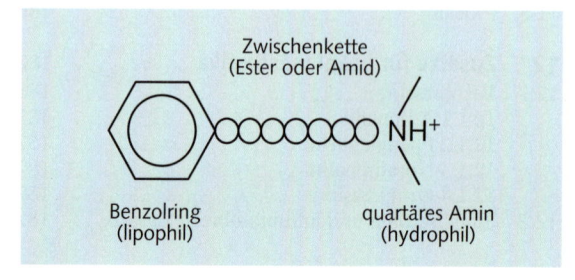

Abb. 8-1 Grundstruktur von Lokalanästhetika.

Tab. 8-2 Chemische Struktur und physikochemische Eigenschaften verschiedener Lokalanästhetika

	chemische Struktur			physikochemische Eigenschaften			
	aromatischer Ring lipophil	Zwischenkette	Aminogruppe hydrophil	Molekulargewicht (Base)	pK (25 °C)	Verteilungskoeffizient	Proteinbindung (%)
Ester							
Procain				236	8,9	1,7	6
Tetracain				264	8,6	4,1	75,6
Chlorprocain				271	8,7	9,0	–
Amide							
Prilocain				220	7,9	25,0	55
Lidocain				234	7,9	43,0	64
Mepivacain				246	7,6	21,0	78
Bupivacain				288	8,1	346,0	95
Levobupivacain				288	8,2	346,0	93,4
Ropivacain				274	8,2	115,0	94
Etidocain				276	7,7	800,0	94

(Methylparaben), die wegen der im Molekül enthaltenen Paragruppe (wie die Paraaminobenzoesäure) als Allergen wirken kann.

Im Vergleich zu den Estern sind die Aminoamide stärker wirksam, auch ist ihre Halbwertszeit länger.

2.3 Beziehung zwischen Struktur und Aktivität

Lokalanästhetika sind aliphatische Substanzen, d. h., sie sind lipid- und wasserlöslich. Die Lipidlöslichkeit bestimmt die Penetration der Substanz durch die Phospholipidmembranen des Nervengewebes, die Wasserlöslichkeit den Ionisationsgrad, der wiederum für die blockierende Wirkung auf den Natriumkanal erforderlich ist. Beide Formen des Lokalanästhetikums sind somit für die anästhetische Wirksamkeit erforderlich:
— Die nichtionisierte, lipidlösliche Base ist die aktive Form außerhalb des Nervs: Sie bestimmt die Penetration, bewirkt aber keine Impulsblockade.
— Das wasserlösliche Kation ist der aktive Teil an der inneren Oberfläche des Axons: Es blockiert den Natriumkanal, hat aber keinen Einfluss auf die Außenseite der Nervenmembran.

3 Physikochemische Eigenschaften

Die klinischen Wirkungen von Lokalanästhetika wie Wirkstärke, Schnelligkeit des Wirkungseintritts und Wirkdauer werden ganz wesentlich von ihren physikochemischen Eigenschaften bestimmt, vor allem von der Lipidlöslichkeit, dem Ionisationsgrad und der Proteinbindung.

3.1 Lipidlöslichkeit

Die Lipidlöslichkeit eines Lokalanästhetikums bestimmt die Affinität der Substanz für lipidreiche Gewebe und damit seine Fähigkeit zur Penetration der Lipidmembran des Axons, des Neurilemms (siehe Abschnitt 4.1 und 4.2). Die Lipidlöslichkeit wird bekanntlich durch den Verteilungskoeffizienten oder das Verhältnis der Verteilung einer Substanz zwischen einer Lipid- und einer Nichtlipidphase charakterisiert. Die Lipidlöslichkeit eines Lokalanästhetikums ist umgekehrt proportional zu seiner Wasserlöslichkeit, während die Klassifizierung als Aminoester oder Aminoamid keine Rolle spielt.

! Hohe Lipidlöslichkeit verzögert die Anschlagzeit eines Lokalanästhetikums, verstärkt die anästhetische Potenz und verlängert die Wirkungsdauer. Geringe Lipidlöslichkeit führt zu raschem Wirkungseintritt, schwächerer anästhetischer Potenz und kurzer Wirkdauer.

3.2 Wasserlöslichkeit

Wie bereits dargelegt, sind Lokalanästhetika schlecht wasserlösliche, basische Amine mit guter Lipidlöslichkeit. Durch Kombination der schwachen Base mit der starken Säure HCl entstehen Hydrochloridsalze, die gut wasserlöslich sind und in wässriger Lösung stabil bleiben. Entsprechend enthalten die kommerziellen Präparate der Lokalanästhetika gewöhnlich ein Hydrochloridsalz der Base. Diese Lösung weist einen sauren pH-Wert von 3–5 auf. Nach der Injektion in die basischen Gewebe wird die Lösung lokal durch Bikarbonat abgepuffert, und es entsteht die freie, nichtionisierte Base. Nur dieser freie Anteil kann in den Nerv eindringen.

3.3 pK_a-Wert

In der extrazellulären Flüssigkeit besteht ein Dissoziationsgleichgewicht zwischen dem ionisierten quartären Ammoniumkation des Lokalanästhetikums und der nichtionisierten tertiären Aminobase:

$$R-CH_2-\underset{C_2H_5}{\overset{C_2H_5}{N^+H}} \rightleftharpoons R-CH_2-\underset{C_2H_5}{\overset{C_2H_5}{N}} + H^+$$

quartäres Amin   tertiäres Amin

Das Verhältnis beider Anteile wird vom pK_a-Wert des Lokalanästhetikums bestimmt. Der pK_a-Wert ist der negative dekadische Logarithmus der Dissoziationskonstanten einer Substanz, d. h. der pH-Wert, bei dem die eine Hälfte der Substanz als freie, nichtionisierte Base und die andere Hälfte als Kation vorliegt. Der pH-Wert und der pK_a-Wert sind durch die Henderson-Hasselbalch-Gleichung miteinander verknüpft:

$$pK_a = pH - \log \frac{Base}{Kation}$$

Wenn der pH-Wert der Lösung und der pK_a-Wert des Lokalanästhetikums gleich sind, liegen auch gleiche Mengen an Kationen und Base vor. Der pK_a-Wert der meisten Lokalanästhetika liegt zwischen 7,5 und 9. Daher enthält die Lokalanästhetikumlösung bei normalem Gewebe-pH-Wert wesentlich mehr Kationen als Base. Diese Beziehung ist klinisch wichtig, da das Kation die aktive, blockierende Form des Lokalanästhetikums ist, während andererseits nur die freie Basenform die Nervenmembran penetrieren kann.

! Ein niedriger pK_a-Wert erhöht die Konzentration der nichtionisierten Base und begünstigt somit die Penetration des Lokalanästhetikums in den Nerv.

Nachdem die nichtionisierte Base die Nervenmembran durchdrungen hat, muss sie in die Kationenform überführt werden, um eine blockierende Wirkung in den Natriumkanälen der Membran zu entfalten. Dieser Vorgang wird durch einen hohen pK_a-Wert des Lokalanästhetikums begünstigt.

pH-Wert der Lokalanästhetikumlösung. Wird der pH-Wert einer Lokalanästhetikumlösung erhöht, nehmen der Anteil freier Base und damit auch die Penetrationsgeschwindigkeit zu. Alkalisierung der Lösung fördert somit die Penetration der Substanzen. Ansäuerung hingegen vermindert den Anteil freier Base, und es dringt weniger Substanzmenge in das Nervengewebe ein. Dieser Effekt erklärt die bekanntlich geringere Wirksamkeit von Lokalanästhetika bei der Injektion in entzündete (= saure) Gewebe. Saure Stabilisatorzusätze in der Lokalanästhetikumlösung können ebenfalls die anästhetische Wirksamkeit vermindern. CO_2-Zusatz zum Lokalanästhetikum begünstigt in vitro die Penetration durch die Nervenhüllen: Die minimale Hemmkonzentration am isolierten Nerv wird erniedrigt und der Wirkungseintritt beschleunigt.

3.4 Proteinbindung

Die Proteinbindung von Lokalanästhetika ist vor allem für die Pharmakokinetik von Bedeutung, nachdem die Substanz vom Injektionsort in das Blut aufgenommen worden ist (siehe Abschnitt 5). Daneben werden die Lokalanästhetika auch von Gewebeproteinen der nervalen Strukturen gebunden und hierdurch die Absorption ins Blut verzögert. Damit besteht für längere Zeit ein höherer Konzentrationsgradient der diffusiblen Form zwischen perineuralem Gewebe und der Innenseite der Nervenmembran des Lokalanästhetikums. Klinisch gilt: Substanzen mit niedriger Proteinbindung weisen einen schnellen Wirkungseintritt und eine kurze Wirkdauer auf, solche mit hoher Proteinbindung einen verzögerten Wirkungseintritt, aber eine längere Wirkdauer.

Zu den Substanzen mit hoher Proteinbindung (und Lipidlöslichkeit) gehören:

— Bupivacain,
— Levobupivacain,
— Ropivacain,
— Etidocain.

3.5 Stereoisomerie

Das Molekül der Aminoamide weist in der Zwischenkette ein asymmetrisches Kohlenstoffatom auf, das eine optische Stereoisomerie bedingt. Die Substanzen liegen als racemisches Gemisch aus Enantiomeren (S und R) vor. Die beiden Enantiomere unterscheiden sich in intrinsischer Aktivität, Toxizität, Vasoaktivität und Biotransformation. Für Bupivacain scheint das R(+)-Enantiomer um 30% kardiotoxischer zu sein als das S(–)-Enantiomer. Ropivacain liegt als einzige Substanz nur in der S(–)-Form vor und ist bei vergleichbarer Wirkstärke weniger kardiotoxisch als Bupivacain.

4 Wirkungsmechanismus an der Nervenmembran

Primärer Wirkort der Lokalanästhetika ist die Nervenmembran: Hier unterbrechen die Lokalanästhetika die Bildung und Weiterleitung von Impulsen durch direkte Blockade der ionenselektiven Na^+-Kanäle. Amplitude und Anstiegsgeschwindigkeit des Aktionspotentials nehmen ab, die Erregbarkeitsschwelle und die Refraktärperioden zu. Schließlich entwickelt sich eine vollständige Unerregbarkeit der Nervenmembran.

4.1 Struktur und Funktion der Nervenmembran

Die Membran ist der funktionell wichtigste Teil eines Axons: Sie dient der Erregungsleitung für die verschiedenen Modalitäten des Nervs wie Schmerz, Berührung, Druck, Temperatur, Tiefensensibilität, Motorik und autonome Funktionen. Die Membran umhüllt das die Erregung leitende Axon (Neurit) und trennt es von der extrazellulären Flüssigkeit. Sie besteht aus einer Doppelschicht von Phospholipidmolekülen, denen jeweils eine Proteinschicht angelagert ist (▶ Abb. 8-2). Die polaren Phosphatgruppen des Lipidmoleküls sind jeweils zum Extrazellulärraum und zum Axoplasma ausgerichtet, die hydrophoben Lipidketten liegen einander gegenüber und bilden eine relativ undurchlässige Barrie-

8 Lokalanästhetika

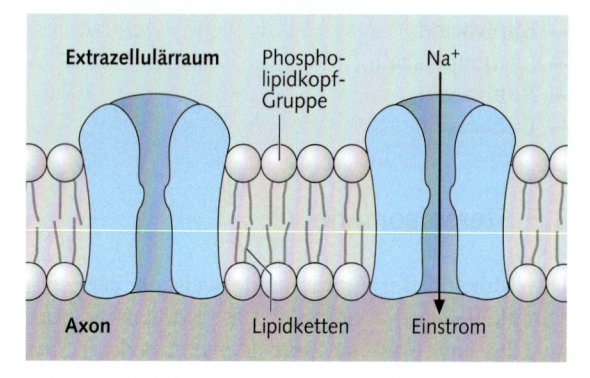

Abb. 8-2 Aufbau einer Nervenmembran aus Proteinmakromolekülen, eingebettet in eine Lipid-Doppelschicht-Matrix.

Die Öffnung der Natriumkanäle ist spannungsabhängig: Die Depolarisation der Membran führt zu Konformationsänderungen im Molekül, der zuvor ruhende Kanal öffnet sich, und die Natriumionen können ungehindert einströmen (Kanal aktiviert und offen). Während der Repolarisation erfolgt eine vorübergehende Konfigurationsänderung der Proteinuntereinheiten: Der Kanal ist inaktiviert und nicht mehr durchgängig für die Natriumionen (Kanal inaktiviert und geschlossen); hierbei handelt es sich um eine Übergangsphase zwischen aktiviert/offen und ruhend/geschlossen. Im weiteren Verlauf geht der Kanal durch Rekonfiguration der Proteinuntereinheiten in den ruhenden, für die Passage von Natriumionen geschlossenen Zustand über.

re für Ionen. In die Lipidmatrix sind jedoch Proteine eingebettet, die Kanäle oder Poren bilden, über die Ionen eintreten können. Die Kanäle werden durch spannungsabhängige Konfigurationsänderungen des Proteinmakromoleküls geöffnet oder geschlossen. Zwar existieren Kanäle für verschiedene Ionen, jedoch sind für die Wirkung der Lokalanästhetika nur die Natriumkanäle von Bedeutung.

4.1.1 Natriumkanal

Der Natriumkanal besteht aus einem Glykoprotein, das in die Nervenmembran integriert und aus folgenden Untereinheiten aufgebaut ist: α, β_1 und β_2. Die Öffnung des Kanals wird durch unterschiedliche Spannungszustände kontrolliert. Drei Zustandsformen des Natriumkanals können unterschieden werden (▶ Abb. 8-3):
— aktiviert und offen,
— inaktiviert und geschlossen,
— ruhend und geschlossen.

4.1.2 Membranpotential

Die Flüssigkeit an der Innenseite der Nervenmembran ist in Ruhe reich an Kalium- und arm an Natriumionen, während in der (extrazellulären) Flüssigkeit an der Außenseite der Membran das umgekehrte Verhältnis besteht. Durch diesen hohen Ionenkonzentrationsgradienten besteht in Ruhe am Axon ein Transmembranpotential von –70 bis –90 mV, wobei die Innenseite im Vergleich zur Außenseite negativ geladen ist. Das Potential entsteht durch die selektive Undurchlässigkeit der Membran für Natriumionen. Im Gegensatz zum Natrium können die Kaliumionen frei durch ihre Kanäle diffundieren, jedoch bleibt in Ruhe ein Konzentrationsverhältnis zwischen intra- und extrazellulären Kaliumionen von 30 : 1 erhalten, weil intrazelluläres Natrium aktiv gegen extrazelluläres Kalium ausgetauscht wird und außerdem negativ geladene intrazelluläre Proteine die Kaliumionen zurückhalten.

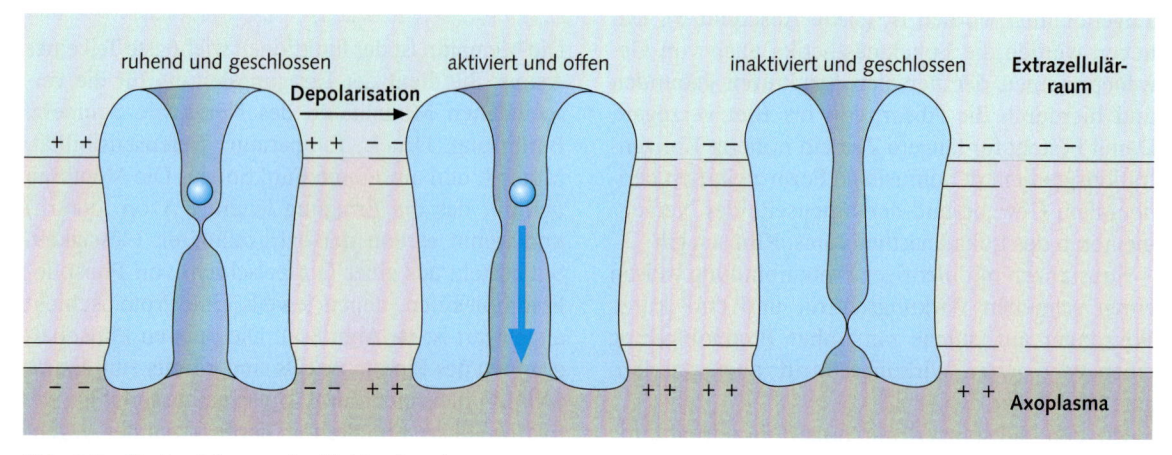

Abb. 8-3 Zustandsformen des Natriumkanals.

4.1.3 Depolarisation und Aktionspotential

Wird der Nerv stimuliert bzw. das Axon erregt, treten folgende Veränderungen auf: Die Permeabilität der Natriumkanäle nimmt rasch zu; hierdurch wird das Ruhepotential vermindert bzw. zunehmend positiv. Bei Erreichen der kritischen Schwelle von ca. –55 mV wird der Natriumkanal durch Konformationsänderungen im Proteinmolekül maximal geöffnet, und die Natriumionen können aufgrund des elektrochemischen Gradienten ungehindert durch den Kanal zur Innenseite der Membran strömen. Hierdurch kehrt sich das elektrische Potential um: Die Innenseite der Membran wird im Vergleich zur Außenseite positiv (+30 bis +40 mV), d. h., die Membran wird depolarisiert (▶ Abb. 8-4). Die Depolarisation ist nicht auf einen bestimmten Abschnitt der Membran beschränkt, sondern wird als Aktionspotential oder Impuls die gesamte Axonmembran entlang fortgeleitet. Das Aktionspotential folgt dem „Alles-oder-Nichts-Gesetz": Bei Erreichen der kritischen Schwelle wird immer ein Aktionspotential ausgelöst.

Repolarisation. Der rasche Natriumeinstrom dauert nur 0,1 bis 0,2 ms; danach beginnt die Inaktivierung der Natriumkanäle, und die Permeabilität für Natriumionen nimmt innerhalb der folgenden 0,4 bis 0,6 ms mehr und mehr ab, die für Kaliumionen hingegen stark zu, bis das Ruhepotential wiederhergestellt ist. Hierbei werden die Ionenkonzentrationsgradienten entlang der Membran durch aktive Pumpmechanismen wiederhergestellt.

Saltatorische Leitung. Die beschriebene Erregungsleitung gilt nur für die dünnen, nichtmyelinisierten Nervenfasern. Bei den dickeren, markhaltigen Nervenfasern treten die Erregungsprozesse nur an kleinen Teilabschnitten der Membran, den Ranvier-Schnürringen, auf. Die Markscheiden zwischen den Schnürringen wirken als Isolatoren. Das Aktionspotential muss von Schnürring zu Schnürring springen, daher wird diese Art der Erregungsleitung auch als saltatorische Leitung bezeichnet. An den Schnürringen selbst laufen die gleichen Erregungsprozesse ab wie an den marklosen Nervenfasern. Durch die saltatorische Erregungsleitung wird die Nervenleitgeschwindigkeit beträchtlich erhöht.

4.2 Blockade des Natriumkanals durch Lokalanästhetika

Lokalanästhetika gelangen über die *Innenseite* der Membran zur axoplasmatischen (intrazellulären)

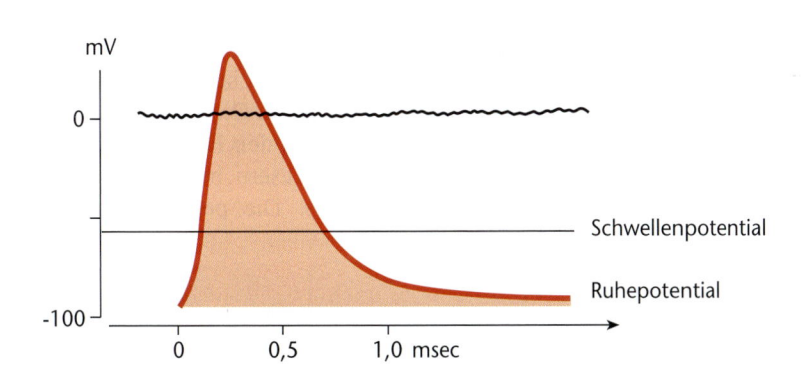

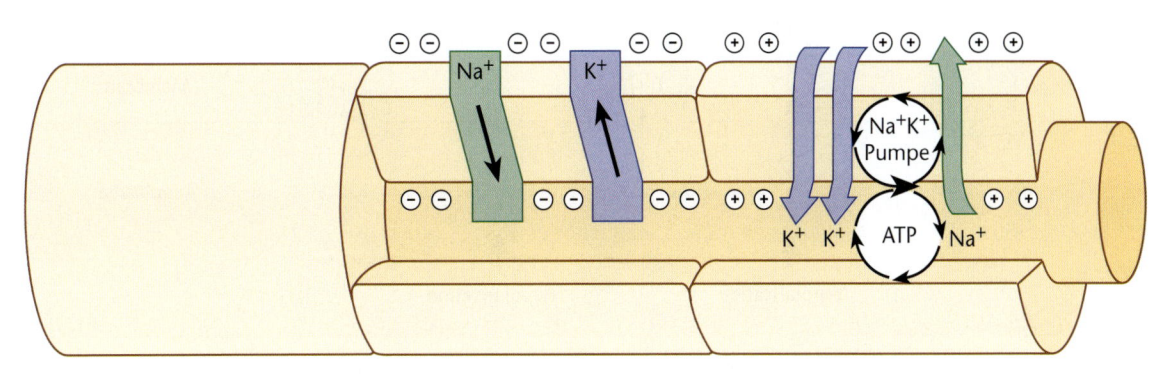

Abb. 8-4 Beziehungen zwischen Ionenstrom an der Nervenmembran und Aktionspotential.

8 Lokalanästhetika

Öffnung des Natriumkanals und führen dort zu elektrochemischen Veränderungen, durch die der Einwärtsstrom von Natriumionen durch den Kanal blockiert wird (▶ Abb. 8-5). Nach derzeitiger Auffassung diffundiert das ungeladene, basische Lokalanästhetikum zunächst durch die Nervenmembran in das Axoplasma, dissoziiert dort in die geladene, kationische Form, die sich schließlich an die Bindungsstelle des Natriumkanals heftet und den Kanal in seiner inaktiviert-geschlossenen Form stabilisiert. Hierdurch wird die Umwandlung des Kanals in den ruhend-geschlossenen und den aktiviert-offenen Zustand als Reaktion auf den Nervenimpuls verhindert. Nur die kationische Form des Lokalanästhetikums kann diesen Block hervorrufen, nicht hingegen die ungeladene.

! Lokalanästhetika wirken nur auf inaktivierte, geschlossene Natriumkanäle.

Kaliumkanal. Lokalanästhetika können auch andere Ionenkanäle blockieren, insbesondere die Kaliumkanäle. Hierfür sind aber wesentlich höhere Konzentrationen erforderlich, so dass dieser Mechanismus wahrscheinlich bei der lokalanästhetischen Wirkung keine wesentliche Rolle spielt.

4.2.1 Frequenz- und Spannungsabhängigkeit der Blockade

Das Ausmaß einer Blockade durch eine bestimmte Menge des Lokalanästhetikums hängt von der Stimulation des Nervs und vom Ruhemembranpotential ab. Ein ruhender Nerv ist erheblich weniger empfindlich gegenüber Lokalanästhetika als ein Nerv, der wiederholt stimuliert worden ist. Eine höhere Stimulationsfrequenz und ein stärker positives Aktionspotential bewirken eine intensivere Blockade durch das Lokalanästhetikum, weil die geladene (kationische) Form des Lokalanästhetikums nur dann zur Bindungsstelle im Natriumkanal gelangen kann, wenn sich der Kanal – wie bei der Stimulation – im geöffneten Zustand befindet. Unter starker Stimulation sind mehr Kanäle im offenen, aktivierten Zustand und auch für längere Zeit offen als bei geringerer Stimulation.

Die einzelnen Lokalanästhetika weisen eine unterschiedliche Frequenzabhängigkeit der Blockade auf, je nach pK_a-Wert, Lipidlöslichkeit und Molekülgröße. Eine wichtige Rolle spielt auch die Geschwindigkeit der Dissoziation von der Bindungsstelle im Natriumkanal. Rasch dissoziierende Lokalanästhetika benötigen eine höhere Frequenzstimulation als langsamer dissoziierende. Die Frequenzabhängigkeit der Blockade spielt vor allem bei den Antiarrhythmika eine Rolle.

4.3 Wirkungsort peripherer Nerv

Zwar beeinflussen die Lokalanästhetika sämtliche Nervengewebe, ihre Hauptwirkorte sind jedoch, unter klinischen Bedingungen, die peripheren Nerven. Um den physiologischen Ablauf einer regionalen Blockade zu verstehen, sind bestimmte Grundkenntnisse über die peripheren Nerven erforderlich.

Periphere Nerven sind *gemischte* Nerven: Sie enthalten sensorische (afferente) und motorische (efferente) Fasern. Die Zellkörper der sensorischen Fasern liegen in den Hinterwurzelganglien, die der motorischen Fasern hingegen im Vorderhorn des Rückenmarks. Die peripheren Nerven sind aus

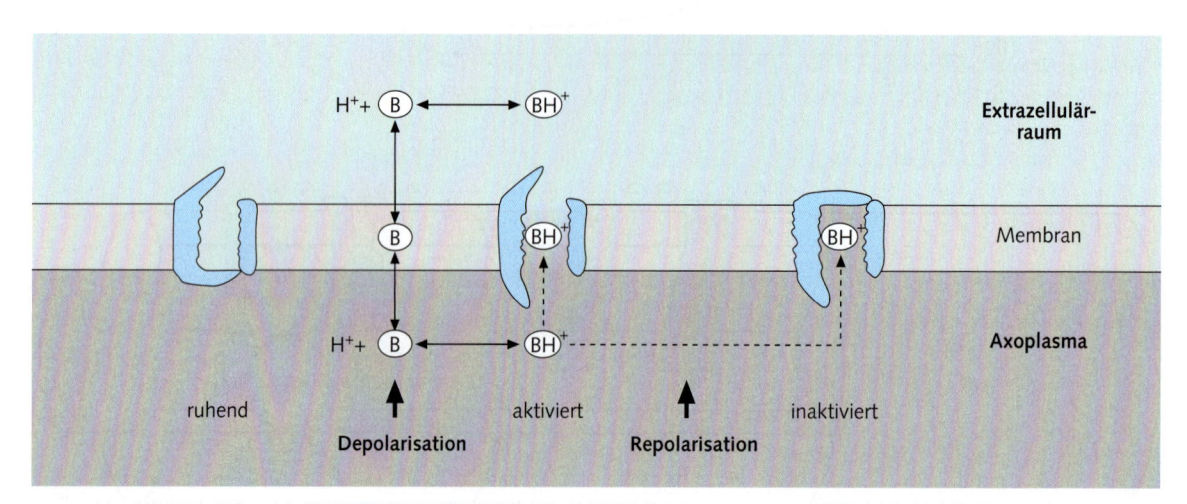

Abb. 8-5 Blockade des Natriumkanals durch Lokalanästhetika (B = ungeladenes Lokalanästhetikum, Base; BH^+ = kationische Form).

4 Wirkungsmechanismus an der Nervenmembran

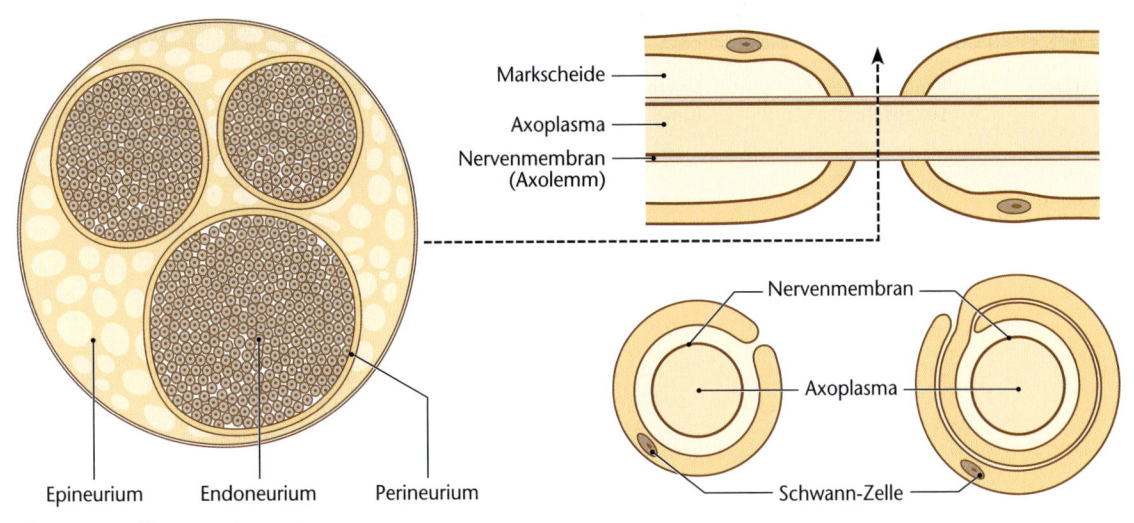

Abb. 8-6 Aufbau peripherer Nerven.
Links oben: Querschnitt durch den Nerv; dargestellt sind die verschiedenen Hüllen, die das Lokalanästhetikum durchdringen muss, um in die Nervenfasern zu gelangen.
Rechts oben: Längsschnitt durch eine markhaltige (myelinisierte) Nervenfaser.
Rechts unten: Querschnitt durch eine nichtmyelinisierte Nervenfaser (links) und eine myelinisierte Nervenfaser (rechts).

Axonen (Neuriten) aufgebaut (▶ Abb. 8-6).

Jedes Axon ist von einer Bindegewebshülle, dem *Endoneurium*, umgeben. Gruppen von Axonen werden durch eine weitere Bindegewebshülle, das *Perineurium*, zusammengefasst. Mehrere solcher Gruppen wiederum werden von einer äußeren Bindegewebshülle, dem *Epineurium*, umschlossen. Endoneurium, Perineurium und Epineurium sind die anatomischen Barrieren, die das Lokalanästhetikum durchdringen muss, um zum eigentlichen Wirkort zu gelangen.

Die **Axone** selbst unterscheiden sich in Aufbau, Dicke und Länge und beeinflussen hierdurch die Wirkung der Lokalanästhetika. Dicke Axone sind markhaltig, dünne hingegen sind nicht myelinisiert.

Myelinisierte Nervenfasern sind von *Markscheiden* umgeben (siehe Abb. 8-6, Mitte). Die Scheiden bestehen aus spezialisierten *Schwann-Zellen*, die um das Axon gewickelt sind. Nur an den *Ranvier-Schnürringen* oder Knoten fehlt die Hülle. Die Knoten treten jeweils in einem Abstand von 0,5–2 mm auf; ihre Breite beträgt 0,5 μm.

Marklose Nervenfasern besitzen keine Markscheide, weil die Schwann-Zelle das Axon nur einmal, allerdings nicht vollständig, umhüllt (siehe Abb. 8-6, unten). Somatische Fasern unter 1 μm Durchmesser sowie postganglionäre autonome Fasern sind unmyelinisiert, die restlichen Nervenfasern hingegen myelinisiert.

4.3.1 Faserdicke und Funktion

Der Durchmesser von Nervenfasern steht in wichtiger Beziehung zu Funktion, Modalität, Erregungsleitungsgeschwindigkeit und Empfindlichkeit gegenüber den blockierenden Eigenschaften der Lokalanästhetika. Nach abnehmendem Durchmesser werden die Nervenfasern in drei Klassen eingeteilt (▶ Tab. 8-3):
— **A-Fasern:** myelinisierte somatische Nerven.
— **B-Fasern:** myelinisierte präganglionäre autonome Nerven.
— **C-Fasern:** nichtmyelinisierte Nerven.

A-Fasern gehören zu den markhaltigen Nerven mit hoher Leitungsgeschwindigkeit. Sie werden nach Durchmesser und Funktion in folgende Untergruppen eingeteilt: α, β, γ und δ. Aα-Fasern sind die dicksten und am schnellsten leitenden Fasern; sie vermitteln motorische Funktionen, Reflexaktivität und Propriozeption (= Eigenempfindung des Körpers). Aβ-Fasern innervieren Muskeln und leiten Berührung und Druck. Aγ-Fasern kontrollieren als Efferenzen zu den Muskelspindeln den Muskeltonus. Aδ-Fasern sind die dünnsten Fasern, sie leiten Schmerz und Temperatur.

B-Fasern sind dünne, markhaltige, präganglionäre Sympathikusfasern mit verschiedenen autonomen Funktionen. Besonders wichtig für die Spinal- und Periduralanästhesie ist die Innervation der glatten Gefäßmuskelzelle: Ihre Blockade führt zur *Gefäßdilatation* mit nachfolgendem Blutdruckabfall.

8 Lokalanästhetika

Tab. 8-3 Einteilung und Funktion von Nervenfasern

Fasertyp	anatomische Lokalisation	Durchmesser (µm)	Leitungs-geschwindigkeit (m/s)	Funktion	Empfindlichkeit für Blockade
A-Fasern (myelinisiert)					
Aα	Afferenzen und Efferenzen zu Muskelspindeln, Skelettmuskeln	13–20	70–120	Motorik, Propriozeption	+
Aβ	Sehnenorgan	6–12	30–70	Propriozeption	++
		9	25–70	SAI, SAII, RA-Rezeptor, Haarfollikelsensor, Vibration	
Aγ	Efferenzen zu Muskelspindeln	5	15–30	Muskeltonus	++
Aδ	sensorische Wurzeln und Afferenzen peripherer Nerven	1–3	12–30	Schmerz, Temperatur	+++
B-Fasern (myelinisiert)	präganglionär sympathisch	3	3–15	Vaso-, Viszero-, Sudo- und Pilomotorik	++++
C-Fasern (nichtmyelinisiert)	postganglionär sympathisch	0,3–1,3	0,7–1,3	Vaso-, Viszero-, Sudo- und Pilomotorik	++++
Hinterwurzel	sensorische Wurzel und Afferenzen peripherer Nerven	0,4–1,2	0,1–2	Schmerz, Temperatur, Berührung	++++

Klinisch wichtig ist, dass diese Nerven, obwohl myelinisiert, am schnellsten, d. h. noch vor den C-Fasern, geblockt werden.

C-Fasern sind dünn und marklos, ihre Leitungsgeschwindigkeit ist entsprechend langsam. Sie leiten *Schmerz* und Temperatur sowie postganglionäre (sympathische) Funktionen.

! Im Organismus gibt es zwei getrennte Schmerzleitungssysteme:
— Ein rasch leitendes System über Aδ-Fasern,
— ein langsam leitendes System über C-Fasern.

Die verschiedenen Nervenfasern werden nicht gleichzeitig von einem Lokalanästhetikum geblockt, sondern in einer bestimmten zeitlichen Aufeinanderfolge, die am Patienten leicht überprüft werden kann.

— Zuerst die Sympathikusblockade mit Warmwerden der Haut (Gefäßdilatation).
— Dann die Aufhebung von Temperatur- und Schmerzempfindung.
— Zuletzt die Blockade von Berührung, Druck und Motorik.

Diese unterschiedliche Empfindlichkeit der einzelnen Nervenfasergruppen wird klinisch ausgenutzt: Soll bevorzugt die *Sensorik* ausgeschaltet werden, die Motorik jedoch erhalten bleiben (z. B. Periduralanästhesie für vaginale Entbindung), wird das Lokalanästhetikum in *niedriger Konzentration* injiziert. Ist hingegen auch eine motorische Blockade erforderlich, muss die Konzentration des Lokalanästhetikums erhöht werden.

Praktisch wichtig ist des Weiteren, dass eine Blockade von Nervenfasern immer erst ab einer bestimmten Konzentration des Lokalanästhetikums, die als minimale Hemmkonzentration (C_m) bezeichnet wird, eintritt.

4.3.2 Minimale blockierende Konzentration (C_m)

Die Erregungsleitung eines Nervs kann nicht durch jede beliebige Dosis eines Lokalanästhetikums unterbrochen werden, vielmehr ist für jeden Nerv mit bestimmtem Durchmesser eine gewisse minimale Konzentration erforderlich, die als C_m bezeichnet wird. Sie ist definiert als die niedrigste Konzentration eines jeweiligen Lokalanästhetikums, mit der ein Nerv innerhalb einer bestimmten Zeit (meist 10 min) geblockt werden kann. Die C_m wird in vitro ermittelt und gilt daher nicht uneingeschränkt für die Klinik. Hier lässt sich die zuverlässige Blockade eines Nervs nur erreichen, wenn die Konzentration des verwendeten Lokalanästhetikums über der zugehörigen C_m liegt. Allgemein gilt:

! Je dicker eine Nervenfaser, desto größer die für eine Blockade erforderliche minimale Konzentration des Lokalanästhetikums.

Hierbei spielt es keine Rolle, ob die Nervenfaser in einer Spinalwurzel oder einem peripheren Nerv verläuft – die C_m ist für beide identisch, wenn sie in ihrem Durchmesser übereinstimmen. Dennoch sind für die verschiedenen Regionalanästhesietechniken unterschiedliche Mengen an Lokalanästhetikum erforderlich, und zwar aus folgenden Gründen: Lokalanästhetika werden nicht in den Nerv, sondern immer nur in dessen unmittelbare Umgebung injiziert, um irreversible Schädigungen der Nervenfasern zu vermeiden. Vom Injektionsort muss das Lokalanästhetikum erst in den Nerv diffundieren, damit die blockierende Wirkung eintreten kann. Auf ihrem Weg zum Nerv werden die Lokalanästhetika jedoch im Gewebe verdünnt und zu einem gewissen Teil ins Blut aufgenommen. Daneben wirken noch, je nach Injektionsort, unterschiedliche Gewebebarrieren der Ausbreitung des Lokalanästhetikums entgegen, so dass von der ursprünglich injizierten Menge ein wesentlich geringerer und nicht genau einschätzbarer Anteil schließlich in den Nerv gelangt.

Beispiel: Die C_m ist für die Spinal- und Periduralanästhesie gleich. Dennoch müssen bei der Periduralanästhesie erheblich größere Mengen des Lokalanästhetikums in den Periduralraum injiziert werden als bei der Spinalanästhesie in den Subarachnoidalraum, um die gleiche Anästhesieausdehnung zu erreichen. Der Unterschied ist anatomisch bedingt: Im Periduralraum sind die Spinalnervenwurzeln durch Gewebehüllen besser gegen das Lokalanästhetikum geschützt als im Subarachnoidalraum, in dem sie „hüllenlos baden". Zusätzlich wird im gut durchbluteten Periduralraum eine wesentlich größere Menge des Lokalanästhetikums resorbiert als im Subarachnoidalraum und steht damit für die Blockade nicht zur Verfügung.

C_m einzelner Lokalanästhetika. Klinisch ist noch wichtig, dass die verschiedenen Lokalanästhetika jeweils entsprechend ihrer unterschiedlichen anästhetischen Wirksamkeit eine andere C_m besitzen, wahrscheinlich in erster Linie bedingt durch unterschiedliche Lipoidlöslichkeit.

Aufgrund ihrer C_m können die Lokalanästhetika in ihrer anästhetischen Wirkstärke (und weitgehend parallel dazu auch Wirkdauer) unterschieden werden:

Wirkungsstärke von Lokalanästhetika:
— schwache Wirksamkeit: Procain
— mittlere Wirksamkeit: Lidocain, Mepivacain, Prilocain, Chlorprocain
— starke Wirksamkeit: Bupivacain, Levobupivacain, Ropivacain, Etidocain, Tetracain

Neben der Faserdicke hängt die C_m eines Lokalanästhetikums auch noch von pH-Wert, Kalziumionenkonzentration und Stimulationsrate des Nervs ab.

pH-Wert. Bei hohen pH-Werten ist die C_m eines Lokalanästhetikums geringer als bei niedrigen pH-Werten.

Kalziumionenkonzentration. Die anästhetische Wirksamkeit der meisten Lokalanästhetika ist umgekehrt proportional zur Kalziumionenkonzentration im untersuchten Milieu. Dieser Effekt beruht auf einer Hemmung der Kalziumbindung an Phospholipide.

Nervenstimulationsrate. Die anästhetische Wirksamkeit bzw. das Ausmaß der Blockade ist proportional der Nervenstimulationsrate: Hohe und wiederholte Stimulationsraten des Nervs kurz vor der Blockade gehen mit erhöhter Wirksamkeit einher, während ruhende Nerven wesentlich weniger empfindlich auf Lokalanästhetika reagieren (siehe Abschnitt 4.2).

5 Pharmakokinetik

Bei den Lokalanästhetika ist zwischen regionaler und systemischer Pharmakokinetik zu unterscheiden, denn die Substanzen diffundieren nach der

8 Lokalanästhetika

lokalen Injektion nicht nur in das umgebende Gewebe und den Nerv, sondern werden auch in das Blut aufgenommen und mit dem Kreislauf im gesamten Körper verteilt. Entsprechend können neben den erwünschten lokalen Wirkungen auch unerwünschte systemische Wirkungen auftreten.

5.1 Lokale Verfügbarkeit

Die lokale Verfügbarkeit eines Lokalanästhetikums wird bestimmt durch die Ausbreitung im Gewebe und durch Diffusion.

5.1.1 Ausbreitung im Gewebe

Bei der Ausbreitung eines Lokalanästhetikums im Gewebe handelt es sich um eine physikalische Massenbewegung der Substanz am Injektionsort. Sie beeinflusst die Ausdehnung der Analgesie in Abhängigkeit vom jeweiligen Injektionsort, allerdings ist diese Wirkung schwierig einzuschätzen. Bei der lokalen Injektion wird die Massenbewegung durch die physikalischen Eigenschaften der umgebenden Gewebestrukturen begrenzt. Die Injektionsgeschwindigkeit ist hingegen für die Ausbreitung der Analgesie ohne wesentliche Bedeutung, ebenso die Konzentration oder das Volumen des Lokalanästhetikums, sofern eine für den Blockadezweck ausreichende Gesamtmenge injiziert wird.

5.1.2 Diffusion

Hat sich das Lokalanästhetikum bei der Injektion durch Massenbewegung ausgebreitet, wird das weitere Verschwinden der Substanz vom Injektionsort durch die Diffusion in den Nerv und die umgebenden Gewebe bestimmt.

Gewebebarrieren. Die Diffusion des Lokalanästhetikums in den Nerv wird durch Gewebebarrieren behindert. Hierzu gehören Epineurium, Perineurium und Endoneurium. Wie bereits dargelegt, werden die äußeren oder Mantelfasern des Nervs leichter erreicht als die inneren oder Kernfasern. Eine Spinalanästhesie gleicher Ausdehnung wie die einer Periduralanästhesie lässt sich mit wesentlich geringeren Lokalanästhetikummengen erreichen, u. a. weil die Umhüllung der Nerven im Subarachnoidalraum relativ gering ist.

Eigenschaften des Lokalanästhetikums. Hohe Lipoidlöslichkeit und niedriges Molekulargewicht bewirken eine rasche Diffusion des Lokalanästhetikums. Bindet sich jedoch das Lokalanästhetikum an das perineurale Gewebe, so wird hierdurch der Nettotransfer durch die Nervenmembran vermindert. Starke Gewebebindung kann auch zum Depoteffekt führen: Der effektive Diffusionsgradient zwischen Gewebe und Nerv besteht hierbei über einen längeren Zeitraum, und die Wirkung tritt verzögert ein, hält aber länger an, so z. B. bei Bupivacain, Etidocain und Ropivacain. Ein niedriger pK_a-Wert erleichtert die Diffusion in den Nerv, weil das Verhältnis von basischer zu kationischer Form größer wird.

Dosis des Lokalanästhetikums. Durch Erhöhung der Dosis eines Lokalanästhetikums stehen lokal mehr Moleküle für die Diffusion in den Nerv (aber auch in das Blut!) zur Verfügung: Die Nervenblockade setzt schneller ein, ist ausgeprägter und hält länger an.

Lokaler pH-Wert. Normalerweise beträgt der pH-Wert des Extrazellulärraums 7,4. Eine Verschiebung in den sauren Bereich, z. B. durch lokale bakterielle Infektion, bewirkt eine Abnahme des nichtionisierten Anteils des Lokalanästhetikums und damit der Wirksamkeit. Wird die Lokalanästhetikumlösung wiederholt in Räume mit niedriger Pufferkapazität injiziert, z. B. in den Periduralraum oder in den Subarachnoidalraum, so fällt dort der pH-Wert zunehmend ab, und es entwickelt sich ein Verlust der Wirksamkeit, die sog. Tachyphylaxie.

5.2 Systemische Resorption

Innerhalb weniger Minuten nach der lokalen Injektion erscheinen die Lokalanästhetika im Blut (▶ Abb. 8-7). Die Diffusion erfolgt durch das Kapillarendothel und verläuft umso schneller, je größer die Kapillardichte ist. Die Resorption von Lokalanästhetika findet – allerdings in unterschiedlichem Ausmaß – bei allen regionalen Anästhesietechniken statt und kann bei Überdosierung des Lokalanästhetikums zu toxischen Blutkonzentrationen führen.

> **!** Die Resorption eines Lokalanästhetikums in das Blut hängt vor allem von der Konzentration der frei diffusiblen Substanz im Gewebe und der Höhe der lokalen Durchblutung ab.

Das **Ausmaß der Resorption** von Lokalanästhetika wird vor allem von folgenden Faktoren bestimmt:
— Injektionsort,
— physikochemische Eigenschaften der Substanz,
— Dosis des Lokalanästhetikums,

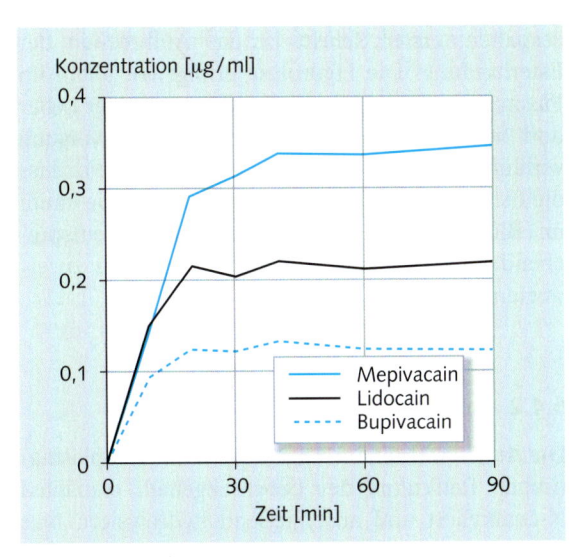

Abb. 8-7 Konzentrationen verschiedener Lokalanästhetika im Blut nach periduraler Injektion.

durchbluteten Kompartimenten wie Hirn, Herz, Lunge, Niere und Leber transportiert. Diese kurze α-Phase ist gekennzeichnet durch einen exponentiellen Abfall der Plasmakonzentration des Lokalanästhetikums. In der anschließenden Verteilungsphase (β-Phase) gelangt das Lokalanästhetikum in die langsamer durchbluteten Gewebe wie z. B. die Skelettmuskulatur. In der Clearance-Phase (γ-Phase) erfolgen der Metabolismus und die Ausscheidung. Die Plasmakonzentration wird zu jedem Zeitpunkt von der Aufnahme der Substanz vom Injektionsort in das Blut, von der Verteilung in die verschiedenen Körpergewebe mit dem Blutstrom und von der Clearance bestimmt.

5.3.1 Plasmaproteinbindung

Die einzelnen Lokalanästhetika werden in unterschiedlichem Ausmaß an Plasmaproteine gebunden (siehe Tab. 8-2). Nur der freie, nicht an Proteine gebundene Anteil einer Substanz kann aber das Plasma verlassen und in die Gewebe eindringen. Somit ist die Proteinbindung für die Verteilung eines Lokalanästhetikums von großer Bedeutung: Sie bestimmt zusammen mit anderen Faktoren, wie schnell das Lokalanästhetikum sich im Gewebe ausbreitet und anschließend eliminiert wird. Der Anteil freier Substanz bestimmt in stärkerem Maße die systemisch-toxischen Wirkungen eines Lokalanästhetikums als dessen Gesamtkonzentration, also gebundener plus ungebundener Anteil.

Lokalanästhetika binden sich vor allem an das saure $α_1$-*Glykoprotein*, während die Bindung an Albumin – mit Ausnahme von Bupivacain – nur gering ist. Die Bindungskapazität des Proteins ist begrenzt, so dass bei Zufuhr hoher Dosen auch mehr freie Substanz im Plasma vorhanden ist. Liegt im Plasma eine erhöhte Konzentration von $α_1$-Glykoproteinen vor (z. B. bei Tumorerkrankungen, Trauma), so wird ein höherer Anteil des Lokalanästhetikums an Protein gebunden, und der freie Anteil nimmt ab. In der Schwangerschaft ist hingegen das Protein erniedrigt, und der ungebundene Anteil des Lokalanästhetikums nimmt zu.

5.3.2 Aufnahme in das Gewebe

Lunge. Die Lunge ist das erste Organ, das Lokalanästhetika nach der Aufnahme in das venöse Blut passieren. Bei dieser Passage findet eine „First-Pass"-Extraktion verschiedener Substanzen, z. B. Prilocain, Lidocain und Bupivacain aus dem Blut statt, und die Konzentration der in den arteriellen Kreislauf gelangenden freien Substanz wird vermindert. Bei Bupivacain hängt die pulmonal aufge-

— Anzahl der Nachinjektionen und deren zeitlicher Abstand,
— Zusatz eines Vasokonstriktors.

Injektionsort. Die Injektion der gleichen Dosis eines Lokalanästhetikums in verschiedene Regionen des Körpers führt – bedingt durch Unterschiede in der lokalen Durchblutung – zu unterschiedlichen Plasmakonzentrationen. Ist die Durchblutung hoch, wird eine größere Menge des Lokalanästhetikums resorbiert als bei niedriger Durchblutung. Unabhängig von der Art des verwendeten Lokalanästhetikums nimmt die Resorption eines Lokalanästhetikum-Bolus in folgender Reihenfolge ab: Interpleuralanalgesie > Interkostalnervenblockade > Kaudalanästhesie > Periduralanästhesie > Plexusbrachialis-Block > N.-femoralis- und N.-ischiadicus-Block > Infiltrationsanästhesie > Spinalanästhesie. Weitere Einzelheiten sind bei den einzelnen Blockadetechniken dargestellt.

5.3 Systemische Verfügbarkeit

Wie bereits dargelegt, treten Lokalanästhetika unmittelbar nach der lokalen Injektion in das Blut über. In der Initialphase ist die Resorption wegen des großen Konzentrationsgradienten zwischen Gewebe und Blut hoch, in der anschließenden Phase nimmt sie ab, weil das Lokalanästhetikum sich an die lokalen Gewebe bindet und in den Nerv eindringt.

Nach Aufnahme in das Blut wird das Lokalanästhetikum sofort verdünnt und rasch zu den gut

nommene Menge von der injizierten Dosis bzw. der venösen Plasmakonzentration ab. Propranolol vermindert die pulmonale Extraktion von Bupivacain. Bei Prilocain scheinen nicht nur eine pulmonale Extraktion und Sequestrierung zu erfolgen, sondern auch eine pulmonale Inaktivierung.

Andere Gewebe. Nachdem das Lokalanästhetikum auf die arterielle Seite des Kreislaufs gelangt ist, wird ein großer Teil der Substanz von den gut durchbluteten Geweben aufgenommen, und die arterielle Plasmakonzentration fällt rasch ab. Die Zufuhr eines Lokalanästhetikums über einen längeren Zeitraum, z. B. bei der kontinuierlichen Periduralanästhesie, führt zur Kumulation im Plasma, wenn die Gewebespeicher gesättigt sind.

Plazentapassage. Alle *amidartigen* Lokalanästhetika passieren die Plazenta (Einzelheiten siehe Kap. 37). Die Transferrate hängt vor allem von der Plazentadurchblutung, dem maternalen/fetalen Konzentrationsgradienten des Lokalanästhetikums, seiner Lipoidlöslichkeit und dem Molekulargewicht ab, während die passierende Menge in erster Linie von der Proteinbindung des Lokalanästhetikums bestimmt wird. Denn nur der ungebundene, freie Anteil kann durch die Plazenta diffundieren. *Esterartige* Lokalanästhetika treten wegen ihrer raschen hydrolytischen Spaltung nicht in nennenswerter Menge auf den Fetus über.

5.4 Metabolismus und Elimination

Wie bereits dargelegt, unterscheiden sich Metabolismus und Elimination der amidartigen Lokalanästhetika grundlegend von denen der esterartigen.

5.4.1 Aminoester

Die esterartigen Lokalanästhetika werden hydrolytisch unter Mitwirkung der Pseudocholinesterase gespalten; erster Schritt ist das Aufbrechen der Esterbindung. Die Hydrolyse erfolgt vor allem im Plasma, zu einem geringen Anteil auch in der Leber und in den Erythrozyten. Der Spaltungsvorgang verläuft so rasch ($t_{1/2\beta}$ von Procain: 45 s), dass die Ester während einer regionalen Blockade kaum im Blut nachgewiesen werden können; entsprechend ist auch keine systemische Toxizität zu erwarten.

5.4.2 Aminoamide

Die Amide werden im Allgemeinen im endoplasmatischen Retikulum der Leber abgebaut, zunächst N-dealkyliert und anschließend hydrolysiert. Nur bei Prilocain erfolgt initial eine Hydrolysierung zu o-Toluidin-Metaboliten; diese Metaboliten sind Methämoglobinbildner. Die hepatische Extraktion von Amiden ist mäßiggradig bis hoch und hängt von der Leberdurchblutung ab. Die Eliminationshalbwertszeit der Amide beträgt beträgt 1,6 bis 2,7 h (▶ Tab. 8-4); bei Lebererkrankungen muss mit einer Verlängerung gerechnet werden. Herzinsuffizienz und Lebererkrankungen vermindern die Clearance der Aminoamide; die Plasmakonzentrationen können erhöht sein, so dass leichter systemisch-toxische Wirkungen auftreten. Bei Nierenerkrankungen kann die Ausscheidung ionisierter Metaboliten verzögert sein; der Einfluss auf die Ausgangssubstanzen ist jedoch gering.

6 Klinische Pharmakologie

Im Mittelpunkt der Wirkungen von Lokalanästhetika steht die neurale Blockade. Klinisch wichtig sind jedoch auch die Einflüsse auf andere Organe, in denen eine Erregungsleitung und -übertragung stattfindet, z. B. Gehirn und Herz.

Tab. 8-4 Pharmakokinetische Parameter einzelner Aminoamid-Lokalanästhetika nach Angaben verschiedener Autoren (Vdss = Verteilungsvolumen im Steady State; $t_{1/2\beta}$ = Eliminationshalbwertszeit)

Substanz	Vdss (l)	Clearance (l/min)	$t_{1/2\beta}$ (h)	hepatische Extraktionsfraktion
Prilocain	191–261	2,37–2,84	1,6	–
Lidocain	91	0,95	1,6	0,65
Mepivacain	84	0,78	1,9	
Bupivacain	73	0,58	2,7	0,38
Ropivacain	59	0,73	1,9	0,49
Etidocain	133	1,11	2,7	

6.1 Neurale Blockade

Von großer praktischer Bedeutung ist der Blockadeablauf nach Injektion eines Lokalanästhetikums, vor allem der Wirkungseintritt und die Wirkungsdauer. Beide Faktoren müssen, neben der Wirkungsstärke, bei der klinischen Auswahl eines Lokalanästhetikums für eine bestimmte Blockadetechnik berücksichtigt werden.

6.1.1 Anästhetische Wirkstärke

Am isolierten Nerv besteht eine eindeutige Beziehung zwischen Lipoidlöslichkeit eines Lokalanästhetikums und dessen anästhetischer Potenz: Je stärker die Lipoidlöslichkeit, desto ausgeprägter ist die lokalanästhetische Wirksamkeit, da die Substanz in größerer Menge in das Axon eindringen kann. Unter klinischen Bedingungen ist diese Beziehung allerdings weniger eindeutig: So ist Lidocain am isolierten Nerv doppelt so stark wirksam wie Prilocain, während dieser Effekt unter klinischen Bedingungen kaum nachweisbar ist. Ähnliches gilt auch für Etidocain. Diese Substanz ist am isolierten Nerv stärker blockierend wirksam als Bupivacain, während unter klinischen Bedingungen das Umgekehrte gilt. Für die Diskrepanz zwischen den am isolierten Nerv erhobenen Befunden und den klinisch nachweisbaren Effekten ist eine Vielzahl von Faktoren verantwortlich, z. B. vasodilatierende Eigenschaften, Umverteilung im Gewebe usw.

6.1.2 Wirkungseintritt

Der Wirkungseintritt oder die Anschlagzeit eines Lokalanästhetikums hängt in erster Linie von den physikochemischen Eigenschaften der Substanz ab, vor allem von ihrem pK_a-Wert bzw. nichtionisierten, d. h. basischen Anteil in der Lösung (siehe Abschnitt 3).

Außerdem spielen unter klinischen Bedingungen noch andere Faktoren eine Rolle. Hierzu gehören:
— Dosis des Lokalanästhetikums,
— Injektionsort,
— Alkalisierung der Lokalanästhetikumlösung,
— Zusatz von CO_2.

Dosis des Lokalanästhetikums. Neben den physikochemischen Eigenschaften ist vor allem die *Dosis* des Lokalanästhetikums für die Schnelligkeit des Wirkungseintritts von großer Bedeutung. Grundsätzlich tritt die Wirkung umso rascher ein, je höher die Dosis gewählt wird. Auch nehmen Qualität und Dauer der Anästhesie hierdurch zu. In der klinischen Praxis wird gewöhnlich die *Konzentration* des Lokalanästhetikums erhöht, um diese Effekte zu erzielen; der entscheidende Faktor ist jedoch nicht die Konzentration, sondern die Dosis, d. h. *Menge* (= Konzentration × Volumen). Danach bleibt eine Erhöhung des Volumens bei verminderter Konzentration oder eine Erhöhung der Konzentration bei vermindertem Volumen (und jeweils gleicher Dosis bzw. Menge) ohne Einfluss auf Wirkungseintritt, Wirkungsdauer und Qualität der Anästhesie. Wird das Volumen nicht verändert, die Konzentration hingegen erhöht, z. B. von 10 ml Bupivacain 0,25% auf 10 ml Bupivacain 0,5%, so tritt hierdurch die Wirkung schneller ein, weil die insgesamt injizierte Menge erhöht wurde. Erhöhung der Volumina bei verminderter Konzentration, jedoch gleichbleibender Menge, z. B. von 10 ml Mepivacain 2% auf 20 ml Mepivacain 1%, fördert aber die *Ausbreitung* der Lokalanästhetika vom Injektionsort.

Injektionsort. Der Wirkungseintritt eines Lokalanästhetikums wird ganz wesentlich von der Art der neuralen Blockade beeinflusst: Am schnellsten tritt die Wirkung bei subarachnoidaler (Spinalanästhesie) und subkutaner Injektion auf, am langsamsten beim Plexus-brachialis-Block. Diese Unterschiede beruhen vor allem auf den jeweiligen anatomischen Verhältnissen des Injektionsortes, der injizierten Gesamtdosis des Lokalanästhetikums und der unterschiedlichen vaskulären Resorptionsgeschwindigkeit.

Alkalisierung der Lokalanästhetikumlösung. Die Alkalisierung des Lokalanästhetikums mit Natriumbikarbonat unmittelbar vor der Injektion führte in einigen klinischen Untersuchungen zu einem rascheren Eintreten der Nervenblockade.

Zusatz von CO_2. Der Zusatz von CO_2 zum Lokalanästhetikum (z. B. Bupivacain-CO_2) verkürzt am isolierten Nerv den Wirkungseintritt der neuralen Blockade durch Verstärkung der Diffusion. Vermutlich wird jedoch unter klinischen Bedingungen das CO_2 rasch gepuffert, so dass keine wesentlichen Veränderungen des intrazellulären pH-Werts und damit der Konzentration der kationischen Form des Lokalanästhetikums auftreten. Demnach ist auch keine klinisch bedeutsame Beschleunigung des Wirkungseintritts zu erwarten.

Mischung von Lokalanästhetika. Einige Anästhesisten mischen ein kürzer wirkendes Lokalanästhetikum mit rascher Anschlagzeit mit einem länger wirkenden Lokalanästhetikum mit verzögerter An-

8 Lokalanästhetika

schlagzeit, z. B. Mepivacain mit Bupivacain. Ziel ist eine rasch einsetzende Blockade mit verlängerter Wirkung. Der klinische Nutzen dieses Vorgehens ist aber – wenn überhaupt nachweisbar – nur gering. Auch muss davon ausgegangen werden, dass sich die Toxizität der Substanzen additiv auswirkt. Daher gilt:

> ⚡ Mischungen zweier Lokalanästhetika dürfen nicht bis zur jeweiligen Maximaldosis jeder einzelnen Substanz erfolgen.

Ablauf der Blockade. Praktisch wichtig ist, dass die neurale Blockade nicht schlagartig alle Nervenfasern erfasst. Vielmehr werden zunächst die im Randbereich des Nervs liegenden *Mantelfasern* geblockt, danach die in der Mitte laufenden *Kernfasern* (▶ Abb. 8-8). Der Blockadeablauf lässt sich am Patienten gut beobachten, weil die Mantelfasern mehr die *proximalen* Teile einer Extremität versorgen, die Kernfasern hingegen mehr die *distalen*. Aus diesem Grund breitet sich im Versorgungsgebiet der geblockten Nerven die Anästhesie von **proximal nach distal** aus.

Beispiel: Bei einer oberen Plexusblockade wird zuerst der Oberarm taub, danach die Finger. Bei Abklingen der Blockade sind wiederum die Mantelfasern vor den Kernfasern betroffen, so dass die Anästhesie in den distalen Gebieten länger anhält als in den proximalen.

Anders hingegen bei der **intravenösen Regionalanästhesie:** Hier breitet sich die Anästhesie von distal nach proximal aus, weil das Lokalanästhetikum bei dieser Technik wegen der Blutversorgung des Nervs die Kernfasern vor den Mantelfasern erreicht.

Die **motorische Blockade** setzt wegen der erforderlichen größeren minimalen Konzentration des Lokalanästhetikums (dickere Fasern) immer später ein und wird auch früher beendet als die sensorische Blockade.

6.1.3 Wirkdauer

Nach einer bestimmten Zeit, die für die einzelnen Lokalanästhetika unterschiedlich lang ist, nimmt der Nerv seine Funktion wieder auf, weil das Lokalanästhetikum aufgrund des Konzentrationsgradienten nunmehr langsam aus dem Nerv diffundiert und in das Blut resorbiert wird. Die Wirkungsdauer der Blockade hängt u.a. von der Festigkeit der Bindung zwischen Lokalanästhetikum und Proteinrezeptor in den Natriumkanälen der Nervenmembran sowie von der Abbaugeschwindigkeit, Dosis und Konzentration des Lokalanästhetikums ab. Meist ist die Wirkungsdauer umso länger, je höher die Konzentration gewählt wird.

Wichtiger ist jedoch die *Proteinbindung* des Lokalanästhetikums an den Membranrezeptor. Hierbei soll eine Beziehung zwischen der Bindung des Lokalanästhetikums an Plasmaproteine und der Bindung an Membranproteine bestehen: Substanzen mit hoher Plasmaproteinbindung wie Bupivacain und Etidocain werden langsamer aus dem Nervengewebe freigesetzt und wirken daher länger als Substanzen mit geringer Plasmaproteinbindung, wie z. B. Procain. Lokalanästhetika können entsprechend ihrer Wirkungsdauer in folgender Weise unterteilt werden:

> **Einteilung der Lokalanästhetika nach der Wirkdauer:**
> — kurze Wirkdauer: Procain, Chlorprocain
> — mittlere Wirkdauer: Lidocain, Mepivacain, Prilocain
> — lange Wirkdauer: Ropivacain, Bupivacain, Levobupivacain, Etidocain, Tetracain

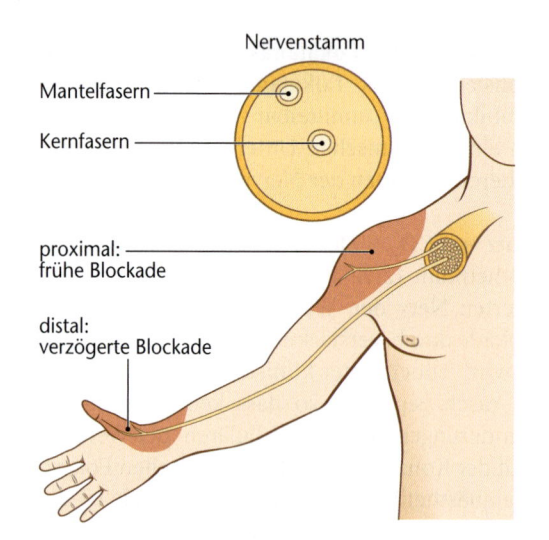

Abb. 8-8 Ablauf einer Nervenblockade: Zunächst werden die im Randbereich liegenden Mantelfasern geblockt, die mehr die proximalen Teile der Extremität versorgen, danach die mehr die distalen Anteile versorgenden Kernfasern. Hierdurch breitet sich die Blockade von proximal nach distal aus. Beim Abklingen der Blockade hält die Wirkung distal länger an als proximal.

Wirkungseintritt und Wirkungsdauer können verändert werden, wenn Substanzen der verschiedenen Gruppen miteinander kombiniert werden, z.B. ein rasch, aber kurz wirkendes Lokalanästhetikum mit einem langsam, aber lang wirkenden. Hierdurch wird der Wirkungseintritt insgesamt beschleunigt und die Wirkungsdauer verlängert. Der klinische Nutzen dieser Mixturen ist jedoch gering.

Zusatz von Vasopressoren. Durch Zusatz eines Vasopressors kann bei zahlreichen Substanzen die Wirkungsdauer wesentlich verlängert und häufig auch die Erfolgsrate einer Blockade vergrößert werden. Der Vasopressor drosselt durch lokale Vasokonstriktion die Durchblutung am Injektionsort, so dass die Resorption des Lokalanästhetikums in das Blut herabgesetzt wird und dadurch mehr Substanz für die Diffusion in den Nerv zur Verfügung steht. Gebräuchliche Vasopressoren sind *Adrenalin* und *Phenylephrin*. Einige Anästhesisten verwenden auch *Noradrenalin* oder *Ornipressin*.

Adrenalinzusatz verlängert vor allem die Wirkungsdauer von Lidocain, Mepivacain und Procain bei Periduralanästhesie, peripherer Nervenblockade und Infiltrationsanästhesie. Die Wirkdauer von Bupivacain, Etidocain und Prilocain wird durch Adrenalin bei peripherer Nervenblockade und Infiltrationsanästhesie ebenfalls verlängert, während bei der Periduralanästhesie kein wesentlicher Effekt für diese Substanzen nachweisbar ist, vermutlich bedingt durch die hohe Lipoidlöslichkeit von Bupivacain und Etidocain, die zu vermehrter Aufnahme in das peridurale Fettgewebe führt. Hingegen soll das Ausmaß der motorischen Blockade bei einer Periduralanästhesie mit Bupivacain und Etidocain durch Adrenalinzusatz verstärkt werden.

Injektionsort. Von Bedeutung für die Dauer der Blockade ist auch der Injektionsort bzw. die Blockadetechnik. So wirken die einzelnen Lokalanästhetika bei verschiedenen Blockadetechniken unterschiedlich lang, z. B. Bupivacain bei der Plexus-brachialis-Blockade bis zu 8–10 h, bei der Periduralanästhesie etwa 4 h, vermutlich bedingt durch die jeweiligen anatomischen Gegebenheiten, unterschiedliche vaskuläre Resorptionsverhältnisse (kürzere Wirkungsdauer in gut durchbluteten Gebieten) und Unterschiede in der für die einzelnen Blockaden erforderlichen Dosierung der Lokalanästhetika.

Kontinuierliche Blockade. Nicht selten dauern Operationen länger, als die neurale Blockade nach Einzelinjektion des Lokalanästhetikums anhält. Meist kann hierbei die Injektion aus praktischen Gründen nicht wiederholt werden. Daher wird bei länger dauernden Eingriffen häufig vor der Operation ein *Katheter* in die Nähe von Nervenwurzeln (peridural, subarachnoidal) oder Nervenstämmen (Plexus brachialis) platziert, über den das Lokalanästhetikum jeweils bei Bedarf nachinjiziert werden kann. Dieses Verfahren wird als *kontinuierliche Nervenblockade* bezeichnet und bei Peridural- und Plexusanästhesie angewandt, gelegentlich auch bei Spinalanästhesie. Bei den **Nachinjektionen** ist zu beachten:

- Nachinjektionen werden durchgeführt, sobald der Schmerz gerade zurückzukehren beginnt. Hierbei ist der Dosisbedarf auf ein *Viertel bis ein Drittel der Ausgangsdosis* vermindert.
- Bei Nachinjektionen tritt die erneute Blockade wesentlich schneller ein als bei der Erstinjektion, weil die Kernfasern noch blockiert sind, während die Mantelfasern gerade ihre Erregungsleitfähigkeit zurückerlangen (▶ Abb. 8-9).
- Nachinjektionen, rechtzeitig durchgeführt, scheinen die Qualität der Blockade zu verbessern.
- Wird hingegen zu lange mit der Nachinjektion gewartet, d. h. erst injiziert, wenn der Schmerz bereits in voller Intensität zurückgekehrt ist, so ist das Lokalanästhetikum oft nicht mehr so wirksam wie vorher: Es entwickelt sich eine Tachyphylaxie.

6.1.4 Spezielle Blockadephänomene: Differentialblock und Wedensky-Block

Gelegentlich treten zu Beginn einer Regionalanästhesie Blockadephänomene auf, mit deren Mechanismen der Anästhesist vertraut sein muss, um Spannungen und Missverständnisse zwischen ihm und dem scheinbar ausreichend anästhesierten Patienten zu vermeiden. Wichtig sind hierbei vor allem

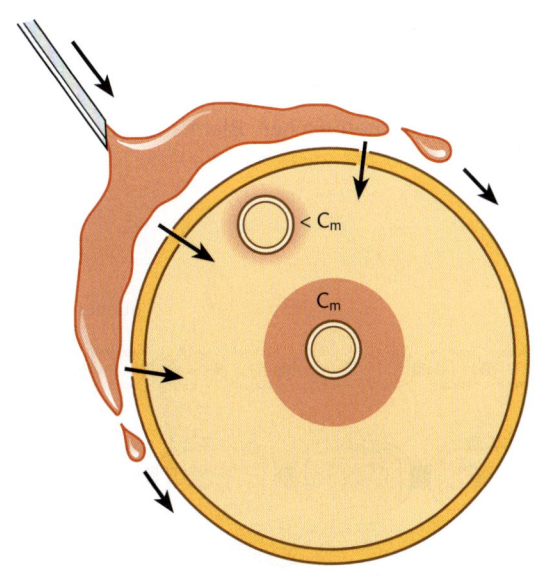

Abb. 8-9 Ablauf der Blockade bei Nachinjektion des Lokalanästhetikums:
Die Wirkung tritt schneller ein als bei der Erstinjektion, weil die Kernfasern noch blockiert sind, während in den Mantelfasern die Erregungsleitungsfähigkeit gerade zurückkehrt.

der Differentialblock und der Wedensky-Block. Andere Blockadephänomene sind in den entsprechenden Kapiteln beschrieben.

Differentialblock. Die verschiedenen Modalitäten der Nervenfunktion werden durch die Lokalanästhetika nicht gleichzeitig ausgeschaltet, sondern gewöhnlich in einer typischen Reihenfolge: zunächst die Sympathikusblockade, danach die Reaktion auf Nadelstiche, Temperatur und Berührung und zuletzt die Motorik. Wie bereits beschrieben, ist außerdem für einige Lokalanästhetika eine gewisse Spezifität für sensorische gegenüber motorischen Fasern nachweisbar. Dies gilt insbesondere für Bupivacain und Ropivacain, die in niedrigen Konzentrationen eine ausreichende Blockade der Geburtsschmerzen hervorrufen können, ohne die Motorik wesentlich zu beeinträchtigen. Allerdings ist es bisher mit keinem Lokalanästhetikum möglich, eine ausreichende **chirurgische Anästhesie** ohne wesentliche Beeinträchtigung der Motorik hervorzurufen.

Das unterschiedlich rasche Eintreten der Blockadephänomene soll in erster Linie auf unterschiedlichen Diffusionsbarrieren der einzelnen Nervenfasern beruhen. So sind die Diffusionsbarrieren um die C-Fasern erheblich geringer als um die A-Fasern; hierdurch können relativ unlösliche Lokalanästhetika mit hohem pK_a-Wert nur langsam oder gar nicht in die A-Fasern eindringen, während die C-Fasern vollständig blockiert werden. Umgekehrt diffundieren stark lipoidlösliche Substanzen mit niedrigem pK_a-Wert (z. B. Etidocain) leicht durch die Lipoidmembranen der Nervenfasern, so dass A- und C-Fasern zu gleicher Zeit geblockt werden und eine nur geringe Verzögerung zwischen sensorischer und motorischer Blockade beobachtet wird.

Unter klinischen Bedingungen kann sich ein unerwünschter Differentialblock (▶ Abb. 8-10), vor allem bei Periduralanästhesie, in folgender Weise manifestieren:

Der Patient ist schmerzfrei (Aδ- und C-Fasern blockiert), kann jedoch noch Berührung und Lage empfinden und seine Muskeln anspannen (Aα- und Aβ-Fasern nicht blockiert).

Einige Patienten deuten diese Erscheinungen als Schmerz und sind oft auch durch Zureden nicht zu überzeugen, so dass gewöhnlich nur die Allgemeinnarkose hilft. Bei anderen Patienten tritt nicht selten durch einfaches *Abwarten* doch noch eine Blockade der dickeren Nervenfasern auf. Im Übrigen kann durch *Nachinjektion* des Lokalanästhetikums meist noch eine motorische Blockade erreicht werden, sofern dies für den Eingriff erwünscht oder erforderlich ist.

Wedensky-Block. Dieser Block manifestiert sich z. B. klinisch in folgender Weise: Nach der Injektion des Lokalanästhetikums ist der Patient unempfindlich gegenüber *einzelnen* Nadelstichen des die Anästhesie überprüfenden Anästhesisten, schreit jedoch auf, wenn das Skalpell des Chirurgen die Haut durchtrennt (allerdings nicht so laut wie ohne Nervenblockade). *Ursache* für die mangelhafte Anästhesie ist eine noch nicht ausreichende Blockade des Nervs: Die C_m des Nervs ist gerade erst erreicht worden, so dass Einzelreize, wie die Nadelstiche, nicht mehr fortgeleitet werden. Bei andauernder Stimulation, wie Schneiden mit dem Skalpell, durchbricht jedoch jeder 2. oder 3. Impuls die Schwelle, und der Patient empfindet, wenngleich in abgeschwächter Form, deutlich den Schmerz.

> Liegt ein Wedensky-Block vor, muss zunächst abgewartet werden, bis mehr Lokalanästhetikum in den Nerv eingedrungen ist. Tritt dennoch keine bessere Anästhesie ein, so wird entweder Lokalanästhetikum nachinjiziert oder aber eine Allgemeinnarkose durchgeführt.

6.1.5 Differentielle sensorische bzw. motorische Blockade

Einige Lokalanästhetika können eine differentielle Blockade der Sensorik und Motorik hervorrufen, d. h. die sensorischen Funktionen ausreichend blocken, ohne eine ausgeprägte motorische Blockade hervorzurufen. Dies gilt vor allem für Bupivacain und Ropivacain, mit denen dieser Effekt unabhängig von der jeweiligen Blockadetechnik erreicht werden kann (siehe Kap. 37). Die genaue Ursache dieses funktionell unterschiedlichen Verhaltens ist nicht geklärt.

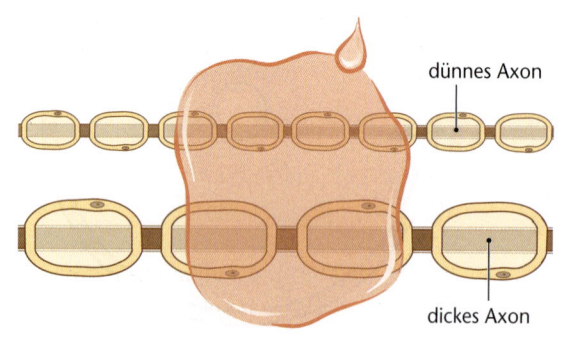

Abb. 8-10 Hypothetischer Mechanismus des Differentialblocks:
Von den dünnen Nervenfasern sind drei aufeinanderfolgende Schnürringe von Lokalanästhetikum geblockt worden, vom dicken Axon hingegen nur einer. Über diesen einen Schnürring können die Impulse hinwegspringen.

6.1.6 Kombination von Lokalanästhetika

Durch Mischung verschiedener Lokalanästhetika wird versucht, die Anschlagzeit zu verkürzen und die Wirkdauer zu verlängern. Entsprechend wird eine Substanz mit raschem Wirkungseintritt, aber kurzer Wirkdauer mit einer lang wirkenden Substanz kombiniert, die einen verzögerten Wirkungseintritt aufweist. Nach derzeitigem Kenntnisstand ergeben sich allerdings aus der Kombination von Lokalanästhetika keinerlei klinische Vorteile. Außerdem kann durch Verwendung von Kathetertechniken eine beliebig lange Anästhesiedauer bei vertretbarer Anschlagzeit erreicht werden.

7 Systemisch-toxische Wirkungen

Lokalanästhetika können verschiedene unerwünschte Reaktionen und Nebenwirkungen hervorrufen, von denen die systemisch-toxischen Wirkungen wegen ihres bedrohlichen Charakters eine zentrale Rolle spielen.

Wie bereits dargelegt, werden alle amidartigen Lokalanästhetika in klinisch bedeutsamer Menge vom Injektionsort in das Blut aufgenommen und mit dem Kreislauf zu den verschiedenen Organen transportiert. Bei korrekter Dosis des Lokalanästhetikums und richtig durchgeführter Blockadetechnik liegen aber die Plasmakonzentrationen in einem Bereich, bei dem keine systemisch-toxischen Reaktionen zu erwarten sind. Vielmehr gilt:

> Systemisch-toxische Reaktionen auf das Lokalanästhetikum entstehen durch Überdosierung oder versehentliche intravasale Injektion!

Sie manifestieren sich primär als Störungen der Funktion des Gehirns und des Herzens. Zerebrale Störungen treten im Allgemeinen bei wesentlich niedrigeren Dosen und Plasmakonzentrationen auf als kardiovaskuläre Störungen. Kardiovaskuläre Störungen sind allerdings, wenn sie auftreten, oft lebensbedrohlich und schwierig zu behandeln.

Insgesamt sind toxische Reaktionen auf das Lokalanästhetikum mit 0,09 bis 1,5% aller Regionalanästhesien selten.

7.1 Zentrales Nervensystem

Unter den systemischen Wirkungen der Lokalanästhetika stehen die zerebralen Reaktionen in Häufigkeit und Bedeutung im Vordergrund. Sie sind das Ergebnis eines *zu hohen Plasmaspiegels*

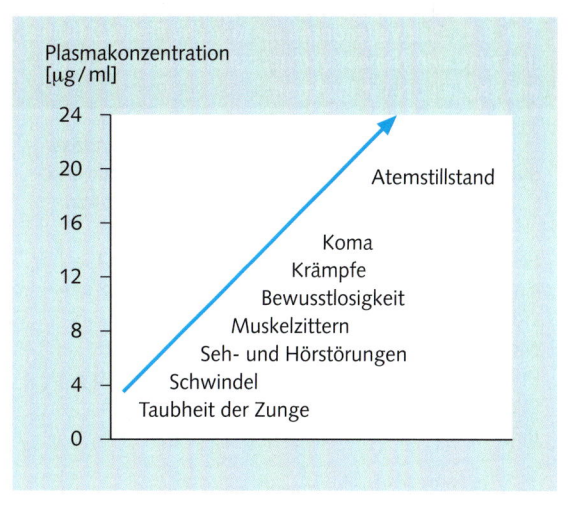

Abb. 8-11 Zerebrale toxische Zeichen in Abhängigkeit von der Plasmakonzentration.

(▶ Abb. 8-11) und manifestieren sich in folgender Weise:
— Unruhe,
— Muskelzittern,
— generalisierte Krämpfe,
— Koma,
— zentrale Atemlähmung.

Unbehandelt führen die zentral toxischen Reaktionen bei entsprechender Ausprägung zum Tod.

Wenngleich das klinische Bild auf eine erhöhte Erregbarkeit des Gehirns hinweist, liegt doch primär eine Dämpfung höherer kortikaler Zentren zugrunde, die zu einer unkontrollierten Aktivität untergeordneter Zentren führt. Im Anschluss an die Krämpfe folgt eine generalisierte Dämpfung der Hirnfunktion mit Koma und Atemstillstand. Bei stark sedierten Patienten kann die initiale Erregungsphase übersprungen werden und die Dämpfung der Hirnfunktion primär in ein Koma einmünden.

Alle Lokalanästhetika können bei entsprechend hoher Plasmakonzentration zentrale Reaktionen auslösen, allerdings bestehen hierbei zwischen den einzelnen Substanzen Unterschiede. Allgemein gilt:

> Je stärker die anästhetische Wirksamkeit eines Lokalanästhetikums, desto ausgeprägter die toxischen Wirkungen auf das Gehirn.

Für die klinisch eingesetzten Lokalanästhetika ergibt sich als **absteigende Reihenfolge der Toxizität:**
— Tetracain,
— Bupivacain,
— Etidocain,
— Lidocain,
— Mepivacain,
— Prilocain,

8 Lokalanästhetika

Tab. 8-5 Schwellendosen für toxische Frühreaktionen des zentralen Nervensystems auf verschiedene Lokalanästhetika bei i.v. Injektion

Substanz	relative anästhetische Potenz in vivo	Schwellendosis (mg/kg) für ZNS-Reaktionen
Procain	1	19,2
Chlorprocain	1	22,8
Lidocain	2	6,4
Mepivacain	2	9,8
Prilocain	2	> 6,0
Etidocain	6	3,4
Bupivacain	8	1,6

— Procain,
— Chlorprocain.

In ▶ Tabelle 8-5 sind Schwellendosen dieser Lokalanästhetika zusammengestellt, die nach i.v. Injektion beim Menschen zu frühen Zeichen und Symptomen toxischer ZNS-Wirkungen führen können.

7.1.1 Ursachen toxischer ZNS-Reaktionen

Zwischen dem Auftreten von toxischen Reaktionen und der Höhe der Plasmakonzentration eines Lokalanästhetikums besteht eine enge Korrelation:

! Je höher die Plasmakonzentrationen und je schneller ihr Anstieg, desto größer die Gefahr zentraler Nebenwirkungen und desto ausgeprägter die Schwere der Reaktionen!

Die wichtigsten Gründe für hohe Plasmakonzentrationen eines Lokalanästhetikums bei Regionalanästhesien sind:
— Überdosierung des Lokalanästhetikums,
— Injektion in eine Vene oder Arterie,
— rasche Resorption am Injektionsort.

Jeder einzelne Faktor kann für sich allein ausreichen, um toxische ZNS-Reaktionen auszulösen. Abgesehen von der versehentlichen intravasalen Injektion hängt die Konzentration eines Lokalanästhetikums im Blut (wie zuvor beschrieben) von zahlreichen Faktoren ab, die der Anästhesist beeinflussen kann oder berücksichtigen muss. Die wichtigsten sind: Wahl des Lokalanästhetikums, Dosis, Injektionsort, Vasopressorenzusatz, Verteilung im Körper und Metabolismus (hydrolytische Spaltung im Plasma bei den Estern; hepatischer Abbau bei den Amiden).

Ab welchen Plasmakonzentrationen zentral toxische Reaktionen auftreten, ist beim Menschen nicht genau definiert. Präkonvulsive Symptome wie Schwindelgefühl, verwaschene Sprache oder Muskelzittern werden bei **Lidocainkonzentrationen** im venösen Blut von 4–6 μg/ml beobachtet, während diese Zeichen mit **Bupivacain und Etidocain** bereits bei Plasmakonzentrationen von 2–3 μg/ml ausgelöst werden können. **Krämpfe** treten erst bei höheren Konzentrationen auf.

Für den Anästhesisten ist praktisch wichtig, dass den generalisierten Krämpfen zumeist **Warnzeichen** vorangehen, die bereits auf einer zentral toxischen Wirkung des Lokalanästhetikums beruhen.

⚡ Präkonvulsive Warnzeichen bei toxischen ZNS-Reaktionen:
— taubes Gefühl von Lippen und Zunge,
— metallischer Geschmack,
— Schläfrigkeit,
— Schwindelgefühl,
— Ohrklingeln,
— verwaschene Sprache,
— Muskelzittern,
— Nystagmus,
— Sehstörungen.

Taubheit der Zunge und der perioralen Region gilt als pathognomonisch, während die anderen Zeichen eher unspezifisch sind. In jedem Fall sind die präkonvulsiven Warnzeichen ein **Alarmsignal für den Anästhesisten,** auf das er angemessen reagieren muss (siehe weiter unten).

7.1.2 Generalisierte Krämpfe

Generalisierte Krämpfe sind die **gefährlichste zerebrale Komplikation** einer Regionalanästhesie. Sie unterscheiden sich im klinischen Bild nicht von epileptischen Konvulsionen, gehen jedoch von einem subkortikalen limbischen Fokus (wahrscheinlich Amygdala) aus.

Häufigkeit. Präkonvulsive Zeichen traten in großen Untersuchungsserien bei etwa 1,5% aller Patienten auf, Krämpfe hingegen nur bei 0,07 bis 0,4%.

Gefährlichkeit. Unbehandelt können die generalisierten Krämpfe zum Tod des Patienten führen. Bei angemessener Behandlung wird jedoch die Sicherheitsbreite zwischen konvulsiver und letaler Dosis erheblich erweitert. Eine wichtige Rolle spielt hierbei die Dauer der Krämpfe: Während kurz dauernde Krämpfe im Tierexperiment gewöhnlich keine neurologischen Störungen hervorrufen, können lang anhaltende Krämpfe zu **irreversiblen Hirnschäden** führen.

Beim Menschen muss außerdem beachtet werden, dass konvulsiv wirksame Plasmaspiegel eines Lokalanästhetikums zusätzlich noch mit einer **Be-**

einträchtigung der Herz-Kreislauf-Funktion einhergehen können.

Modifizierende Einflüsse. Die Krampfschwelle des Gehirns gegenüber Lokalanästhetika kann durch zahlreiche Faktoren modifiziert werden. **Respiratorische und metabolische Azidose** begünstigen das Auftreten von Krämpfen, während **Hypokapnie** die Krampfschwelle heraufsetzt. Klinisch ist somit wichtig:

> Hyperventilation setzt die Krampfschwelle gegenüber Lokalanästhetika herauf und kann daher vom Anästhesisten beim Auftreten präkonvulsiver Warnzeichen prophylaktisch angewandt werden.

Die Zufuhr von Sauerstoff hat hingegen keine prophylaktische Wirkung gegenüber den zentralen Reaktionen, ist aber sinnvoll, um einer Hypoxämie vorzubeugen.

7.1.3 Prophylaxe zerebraler Reaktionen

Toxische Reaktionen des zentralen Nervensystems auf Lokalanästhetika sind gewöhnlich vermeidbar, wenn bestimmte Vorsichtsmaßnahmen durchgeführt werden.

- **Prämedikation mit einem antikonvulsiv wirksamen Pharmakon,** wenn Lokalanästhetika in großer Menge zugeführt werden. Hierbei gelten *Diazepam*, *Flunitrazepam* oder *Clonazepam* als Mittel der Wahl. Diese Benzodiazepine setzen die Krampfschwelle des Gehirns gegenüber Lokalanästhetika herauf und vermindern, zumindest im Tierexperiment, die Letalität durch Bupivacain. Die prophylaktische Wirkung einer Prämedikationsdosis von Diazepam ist zwischen 30 und 120 min nach oraler Zufuhr maximal ausgeprägt und beträgt nach 5 h noch etwa 50%.
- **Blutspiegel des Lokalanästhetikums so niedrig wie möglich halten.** Praktisches Vorgehen: häufiges Aspirieren und langsame Injektion; Gesamtdosis so niedrig wie möglich; bei entsprechenden Lokalanästhetika Vasopressor zusetzen; nicht intravasal injizieren (Testdosis!).
- **Beim Auftreten von Warnzeichen:**
  - Injektion des Lokalanästhetikums sofort abbrechen.
  - Patienten hyperventilieren lassen („tief einatmen"); Sauerstoff zuführen.
  - Diazepam 2,5–5 mg i.v. injizieren.

Klinisch ist noch wichtig:

> Hohe Blutspiegel und nachfolgend toxische ZNS-Reaktionen können sofort (intravasale Injektion) oder innerhalb von 20–30 min nach der lokalen Injektion des Lokalanästhetikums auftreten. Darum muss der Patient während dieser Zeit besonders sorgfältig überwacht (verbaler Kontakt!) und darf in dieser Phase nicht allein gelassen werden.

7.1.4 Behandlung der Krämpfe

Generalisierte Krämpfe durch Lokalanästhetika führen bei richtiger Behandlung gewöhnlich nicht zu Hirnschäden oder gar zum Tod des Patienten. Meist reichen geringe Dosen **Diazepam (Valium 2,5–5 mg i.v.)** oder **Clonazepam (Rivotril 0,5 mg i.v.)** aus, um die Krämpfe zu unterbrechen. Bei Bedarf kann nachinjiziert werden; übermäßige Zufuhr muss jedoch vermieden werden.

Barbiturate sind zwar ebenfalls gut antikonvulsiv wirksam, sollten jedoch wegen der hypnotischen und atemdepressiven Wirkung nicht mehr gegeben werden.

Bei Atemstillstand wird der Patient über eine Maske mit Sauerstoff beatmet und hierbei hyperventiliert. Eine *Muskelrelaxierung* sollte nur durchgeführt werden, wenn die Beatmung nicht anders möglich ist.

Bei Herzstillstand kardiopulmonale Wiederbelebung entsprechend den in Kapitel 34 angegebenen Richtlinien.

7.2 Kardiotoxizität

Alle Lokalanästhetika wirken, in Abhängigkeit von der Plasmakonzentration, direkt kardiotoxisch; zum einen durch Störungen der elektrophysiologischen Prozesse, zum anderen durch eine Beeinträchtigung der mechanischen Herzaktion und der Myokardkontraktilität. Des Weiteren wirken sie vasodilatierend und blockieren autonome Herz- und Gefäßnervenfasern. Im Einzelnen treten bei Überdosierung folgende Wirkungen auf:
— Abnahme der Myokardkontraktilität (negative Inotropie),
— Verminderung der Automatie,
— Abnahme der Reizleitungsgeschwindigkeit,
— Vasodilatation.

Myokardkontraktilität. Alle Lokalanästhetika wirken dosisabhängig negativ inotrop. Der Effekt hängt jedoch nicht nur von der Dosis, sondern auch von der anästhetischen Wirkstärke des jeweiligen

8 Lokalanästhetika

Lokalanästhetikums ab: je größer die anästhetische Potenz, desto ausgeprägter die Beeinträchtigung der Myokardkontraktilität. Entsprechend wirken Bupivacain, Tetracain und Etidocain stärker negativ inotrop als Lidocain, Mepivacain, Prilocain und Procain. Bupivacain wirkt, möglicherweise wegen der größeren Lipoidlöslichkeit und der Blockade von Kaliumkanälen, am stärksten negativ inotrop. In einer Konzentration von 1 bis 1,5 µg/ml bewirken Bupivacain und Etidocain eine Abnahme der Myokardkontraktilität um 25%, während für den gleichen Effekt Lidocainkonzentrationen im Plasma von 10–15 µg/ml erforderlich sind. Die negativ inotrope Wirkung von Lokalanästhetika wird durch Hyperkapnie, Hypoxie und Azidose verstärkt.

Automatie. Die Automatie des Herzens wird im Tierexperiment erst durch hohe Dosen herabgesetzt; der Effekt wird durch Hyperkapnie, Hypoxie und Azidose verstärkt. Beim Menschen führen sehr hohe Dosen zu Sinusbradykardie und schließlich Herzstillstand.

Reizleitung. Unter dem Einfluss der Lokalanästhetika nimmt die maximale Depolarisationsrate in den Purkinje-Fasern und der Ventrikelmuskulatur ab, wahrscheinlich aufgrund der Blockade der Natriumkanäle. Die Dauer des Aktionspotentials und die effektive Refraktärperiode sind vermindert. Hohe Blutkonzentrationen der Lokalanästhetika verlängern die Reizleitung in den Purkinje-Fasern und anderen Abschnitten des Herzens, im EKG erkennbar an einer Zunahme des PR-Intervalls und der QRS-Dauer.

Ventrikuläre Herzrhythmusstörungen. Bupivacain kann im Tierexperiment zu schweren ventrikulären Herzrhythmusstörungen bis hin zu Kammertachykardie und Kammerflimmern führen. Dieser Effekt ist auch für Etidocain nachweisbar, allerdings in geringerem Maße (Einzelheiten siehe Abschnitt 11). Demgegenüber führen Lidocain, Mepivacain und Tetracain nur selten zu ventrikulären Arrhythmien.

Wirkung auf die Blutgefäße. Hohe Blutkonzentrationen bewirken eine direkte Dilatation der Arteriolen, während niedrige Konzentrationen, z. B. von Lidocain oder Bupivacain, im Tierexperiment vasokonstringierend wirken. Im Tierexperiment wirken amid- und esterartige Lokalanästhetika konstringierend auf die Pulmonalgefäße: Pulmonaler Gefäßwiderstand und pulmonalarterieller Druck steigen an. Bei letalen Plasmakonzentrationen wird hingegen eine Abnahme beider Parameter beobachtet.

7.2.1 Verhältnis von Kardiotoxizität zu ZNS-Toxizität

Im Allgemeinen reagiert das Herz – zumindest soweit klinisch nachweisbar – weniger empfindlich auf die Lokalanästhetika als das Gehirn, und entsprechend treten zerebrale toxische Reaktionen früher auf als kardiotoxische.

Das Verhältnis der Dosis oder Plasmakonzentration, bei der ein Kreislaufkollaps auftritt, zur Dosis oder Plasmakonzentration, die zerebrale Reaktionen auslöst, ist bei den einzelnen Lokalanästhetika unterschiedlich. Aus Tierexperimenten ergeben sich folgende Anhaltswerte für das Dosisverhältnis:
— Lidocain 7:1,
— Bupivacain 4:1,
— Etidocain 4,5:1.

Bei den Blutkonzentrationen ergibt sich tierexperimentell ein Verhältnis von 3,6:1 für Lidocain, verglichen mit 1,6:1 für Bupivacain und 1,7:1 für Etidocain. Als Ursache dieser unterschiedlichen toxischen Wirkstärke der Lokalanästhetika wird eine unterschiedliche Affinität für die Bindungsstellen am Natriumkanal des Myokards angesehen.

Klinisch ist zu beachten, dass die Beziehung zwischen Kardiotoxizität und ZNS-Toxizität für Bupivacain nicht so eng ist wie für die anderen Lokalanästhetika beschrieben, sondern kardiale Wirkungen auch auftreten können, ohne dass zerebrale Störungen vorangegangen sind.

> Bupivacain kann bereits in subkonvulsiven Plasmakonzentrationen ventrikuläre Arrhythmien auslösen.

7.2.2 Klinische Manifestationen der Kardiotoxizität

In ▶ Tabelle 8-6 ist der Ablauf kardiovaskulärer Reaktionen auf toxische Plasmakonzentrationen von Lokalanästhetika zusammengestellt.

7.2.3 Behandlung toxischer kardiovaskulärer Wirkungen

Die Therapie toxischer kardiovaskulärer Wirkungen durch Lokalanästhetika ist symptomatisch und richtet sich vor allem nach dem Schweregrad:

- Beine hochlagern.
- Rasch Volumen zuführen.
- Sauerstoff atmen lassen.
- Bei schweren Störungen kardiovaskuläre Medikamente: Vasopressoren (z. B. Noradrenalin), inotrope Substanzen (Dobutamin/Dopamin).

- Bei Herzstillstand: kardiopulmonale Wiederbelebung (siehe Kap. 34).
- Bei ventrikulärer Tachykardie oder Kammerflimmern: Kardioversion bzw. Defibrillation, wenn erfolglos, ergänzt durch Injektion von Amiodaron.

7.3 Intravasale Injektion

Intravenöse Injektion führt meist rasch zu den oben beschriebenen zerebralen Reaktionen; bei Vasopressorenzusatz treten außerdem häufig kardiovaskuläre Zeichen wie Herzrhythmusstörungen und Blutdruckanstieg auf. Die versehentliche intravenöse Injektion ist wahrscheinlich die **häufigste Ursache** für toxische Reaktionen auf Lokalanästhetika. Sie lässt sich meistens, jedoch nicht immer, durch *vorangehende Aspiration* vermeiden.

Die **intraarterielle Injektion** kann sehr rasch toxische Reaktionen auslösen. Von Bedeutung sind hierbei Injektionsort, Injektionsgeschwindigkeit und Dosis. Bereits mäßige Dosen können bei entsprechender Injektionsgeschwindigkeit oder gehirnnahem Injektionsort zu Synkopen oder anderen toxischen Reaktionen führen.

7.4 Empfohlene Höchstdosen

Empfehlungen von Höchstdosen für Lokalanästhetika orientieren sich in erster Linie an den Schwellenkonzentrationen im Plasma für toxische zerebrale Reaktionen, d. h. zerebrale Krampfanfälle. Hierbei handelt es sich aber bestenfalls um Schätzwerte, die sich auf Befunde aus experimentellen Untersuchungen unterschiedlicher Versuchstiere stützen, weniger auf kontrollierte Studien am Menschen. Im Allgemeinen befindet sich der Anästhesist bei Einhaltung der empfohlenen Höchstdosen auf der sicheren Seite, wird jedoch damit den unterschiedlichen Regionalanästhesieverfahren nicht gerecht, weil der Injektionsort unberücksichtigt bleibt. Wie dargelegt, wird bei den einzelnen Blockadetechniken das Lokalanästhetikum in unterschiedlicher Menge resorbiert, und es treten bei gleicher lokal injizierter Dosis unterschiedlich hohe Plasmakonzentrationen auf. Entsprechend ist auch die Gefahr toxischer Reaktionen auf die gleiche Dosis des Lokalanästhetikums bei den einzelnen Regionalanästhesieverfahren unterschiedlich groß – es sei denn, das Lokalanästhetikum wird versehentlich intravasal injiziert. Nicht begründet sind weiter Empfehlungen von „sicheren" Höchstdosen anhand des Körpergewichts, da bislang kein Zusammenhang zwischen Körpergewicht und maximalen Plasmakonzentrationen des Lokalanästhetikums nachgewiesen worden ist.

Tab. 8-6 Toxische kardiovaskuläre Reaktionen auf Lokalanästhetika (nach Covino)

initiale Stimulation:
— Hypertension und Tachykardie durch ZNS-Stimulation

primäres Stadium der Dämpfung:
— negative Inotropie
— Abfall des Herzzeitvolumens
— leichte bis mäßige Hypotension

sekundäres Stadium der Dämpfung:
— starker Abfall des Herzzeitvolumens
— periphere Vasodilatation
— ausgeprägter Blutdruckabfall

terminales Stadium:
— Sinusbradykardie
— intrakardiale Leitungsstörungen
— ventrikuläre Arrhythmie (Bupivacain)
— Herzstillstand

8 Neurotoxizität

Zwar können Lokalanästhetika im Tierexperiment bei Anwendung hoher Konzentrationen das Nervengewebe schädigen, jedoch ist beim Menschen hiermit nicht zu rechnen, solange klinisch gebräuchliche Konzentrationen eingesetzt werden. Allerdings liegen Einzelberichte über nervale Schäden vor, die auf eine Neurotoxizität des Lokalanästhetikums zurückgeführt werden. Solche Schäden wurden bei intraneuraler Injektion, kontinuierlicher Spinalanästhesie mit hyperbarer Lidocainlösung und subarachnoidaler Injektion von Chlorprocain beobachtet.

9 Allergische Reaktionen

Allergien auf Lokalanästhetika sind extrem selten und werden fast nur bei *esterartigen* Substanzen (Tetracain, Chlorprocain, Procain) beobachtet. Bei den amidartigen Lokalanästhetika können Allergien auch gegen den in einigen Handelspräparaten als Stabilisator enthaltenen **Para-Hydroxybenzoesäuremethylester (Methylparaben)** auftreten.

Klinisch können sich allergische Reaktionen in folgender Weise manifestieren:
— Allergische Dermatitis,
— Asthmaanfall,
— anaphylaktischer Schock.

8 Lokalanästhetika

Über die Möglichkeit allergischer Reaktionen auf Lokalanästhetika sollte der Patient aufgeklärt werden.

10 Klinische Anwendung

Lokalanästhetika werden klinisch bei unterschiedlichen neuralen Blockadetechniken eingesetzt, um Operationen ohne Ausschaltung des Bewusstseins zu ermöglichen oder bestimmte Schmerzzustände zu behandeln. Einzelheiten sind in den entsprechenden Kapiteln über Techniken der Regionalanästhesie dargestellt.

10.1 Einteilung der neuralen Blockadetechniken

Aufgrund des anatomischen Wirkortes können die in ▶ Tabelle 8-7 angegebenen regionalen Blockadetechniken unterschieden werden.

10.1.1 Infiltrationsanästhesie

Hierbei wird das Lokalanästhetikum intradermal, subkutan oder intramuskulär injiziert. Das Lokalanästhetikum blockiert die Erregung sensorischer Nervenendigungen. Die *Konzentration* des verwendeten Lokalanästhetikums ist niedrig, während die *Menge* sich nach der Größe des zu anästhesierenden Gebietes richtet. Die Wirkung tritt rasch ein, die Dauer hängt von der verwendeten Substanz ab. **Adrenalinzusatz** verlängert die Wirkung der meisten Lokalanästhetika um mehr als 100%.

Aufgrund ihrer anästhetischen Wirksamkeit sind folgende Konzentrationen der Lokalanästhetika äquivalent:
— Procain 1–2%,
— Lidocain 0,5–1%,
— Mepivacain 0,5–1%,
— Prilocain 0,5–1%,
— Bupivacain 0,25%,
— Etidocain 0,5%.

Praktisch gilt Folgendes:
— **Lidocain 1% und Mepivacain 1%** sollten wegen ihrer guten Ausbreitungseigenschaften für die Infiltrationsanästhesie bevorzugt werden.
— Ist ein großes Volumen für die Blockade erforderlich, so wird 0,5%ige Lidocainlösung oder ein anderes, entsprechend verdünntes Lokalanästhetikum verwendet.

Eine Sonderform der Infiltrationsanästhesie ist die **intravenöse Regionalanästhesie,** bei der das Lokalanästhetikum in die Vene einer zuvor ausgewickelten und mit einer Manschette abgebundenen Extremität injiziert wird (siehe Kap. 18).

10.1.2 Periphere Nervenblockaden

Bei der Blockade **einzelner peripherer Nerven** wird eine *geringe Menge* des Lokalanästhetikums in niedriger bis mittlerer Konzentration in die unmittelbare Nähe des Nervs injiziert. Nach Aufnahme in den Nerv wird die Erregungsleitung unterbrochen. Die Wirkung tritt rasch ein, die Wirkungsdauer ist lang.

Bei der **Nervenplexusblockade** wird die Erregungsleitung in Nervengeflechten wie dem Plexus brachialis oder Plexus lumbosacralis durch Injektion einer großen Menge des Lokalanästhetikums in unmittelbare Nähe des Nervenstamms unterbrochen. Die Wirkung tritt, verglichen mit der Blockade einzelner Nerven, sehr langsam ein und hält lange an.

Die peripheren Nervenblockaden sind in Kapitel 18 dargestellt.

10.1.3 Zentrale Nervenblockaden

Bei der **Periduralanästhesie** werden Spinalnervenwurzeln durch Injektion des Lokalanästhetikums in den lumbalen, kaudalen, thorakalen oder zervikalen Periduralraum blockiert. Die hierfür erforderliche Menge und Konzentration des Lokalanästhetikums sind *hoch*. Die Wirkung tritt langsam ein,

Tab. 8-7 Einteilung der Regionalanästhesien
Infiltrationsanästhesie
a) extravasal
b) intravenös
periphere Nervenblockaden
a) Blockade einzelner Nerven
b) Blockade von Nervenstämmen bzw. -plexus
zentrale Nervenblockaden
a) Periduralanästhesie
— lumbal
— kaudal
— thorakal
— zervikal
b) Spinalanästhesie
— hohe
— mittelhohe
— tiefe
— Sattelblock
Oberflächenanästhesie

die Wirkungsdauer ist mittellang bis lang (siehe Kap. 23).

Bei der **Spinalanästhesie** werden Spinalnervenwurzeln durch Injektion des Lokalanästhetikums in den Subarachnoidalraum blockiert. Die hierfür erforderliche Konzentration ist zumeist sehr hoch (Amide), das benötigte Volumen *sehr gering*. Die Wirkung tritt bereits während der Injektion ein. Die Wirkungsdauer ist, je nach verwendeter Substanz, kurz bis mittellang oder lang (siehe Kap. 22).

10.1.4 Oberflächenanästhesie

Hierbei werden die Schleimhäute von Nase, Mund, Rachen, Tracheobronchialsystem, Ösophagus oder Genitaltrakt durch direktes Besprühen oder Auftragen von bestimmten Lokalanästhetika anästhesiert, z. B.:
— Lidocain-Spray 4%-Lösung, Gel 2%.
— Mepivacain, Gel 2%.
— Tetracain 2%-Lösung.

Die maximale Wirkung ist nach etwa 5 min erreicht, die Wirkungsdauer beträgt 15–30 min (Lidocain) bzw. 60 min (Tetracain). Die Substanzen werden sehr rasch von den Schleimhäuten resorbiert, so dass innerhalb weniger Minuten hohe Plasmakonzentrationen auftreten.

EMLA-Pflaster. Hierbei handelt es sich um ein Pflaster, das eine Creme mit einer Mischung aus 25 mg Lidocain und 25 mg Prilocain enthält. Die Creme wird als Oberflächenanästhetikum für die Venenpunktion bei Säuglingen und Kindern eingesetzt. Die Absorption erfolgt langsam, die maximale Eindringtiefe beträgt ca. 5 mm; die anästhetische Wirkung setzt nach etwa 1 h ein. Bei der Anwendung müssen die Höchstdosen beachtet werden: bei Säuglingen nicht mehr als 2 Pflaster gleichzeitig.

11 Einzelne Lokalanästhetika

Klinisch werden am häufigsten Lokalanästhetika vom *Amidtyp* eingesetzt, daneben auch noch einige Ester, vor allem *Tetracain*. Die im Folgenden angegebenen Dosen gelten nur für Erwachsene. Da keine Beziehung zwischen Körpergewicht und erforderlicher Dosis eines Lokalanästhetikums besteht, wurde auf eine Dosierungsangabe pro kg Körpergewicht verzichtet. Für die Dosierungen werden bestimmte Höchstdosen empfohlen. Hierbei handelt es sich um **Richtwerte** (siehe Abschnitt 7.4). Die Toleranz nach oben oder unten ist großen individuellen Schwankungen unterworfen. Klinisch richtet sich die Dosierung vor allem nach der jeweils gewählten Anästhesietechnik bzw. dem Injektionsort. Eine Übersicht der klinischen Anwendung amidartiger Lokalanästhetika zeigt ▶ Tabelle 8-8.

Auswahl der Substanzen. Angesichts des großen Spektrums unterschiedlicher Lokalanästhetika kann die Auswahl nach bestimmten Kriterien erfolgen, z. B.:
— Regionalanästhesieverfahren,
— Art und Dauer der Operation,
— Art der gewünschten Blockade, z. B. nur sensorisch,
— systemische Toxizität.

Grundsätzlich muss bei jeder Regionalanästhesie ein Lokalanästhetikum ausgewählt werden, dessen Wirkdauer mindestens so lange anhält, wie die Operation dauert. Des Weiteren sei auf Folgendes hingewiesen:

▼ Für kurze Eingriffe werden kurz wirkende Lokalanästhetika eingesetzt, für lang dauernde Eingriffe lang wirkende Substanzen oder kontinuierliche Blockadetechniken.
▼ Lang wirkende Lokalanästhetika wie Bupivacain oder Ropivacain sind bei korrekter Anwendung ebenso sicher wie kurz wirkende Substanzen, da sie langsamer vom Injektionsort in das Blut aufgenommen werden.
▼ Kurz wirkende Lokalanästhetika ermöglichen bei kontinuierlichen Techniken zwar eine gute Steuerung der Analgesie, führen aber zu stärkerer Kumulation im Plasma als lang wirkende Substanzen.
▼ Die Blockade großer Nerven, Plexus und Nervenwurzeln erfordert für eine wirksame Blockade höhere Konzentrationen des Lokalanästhetikums als die kleiner Nerven oder Nervenendigungen.
▼ Mepivacain bewirkt beim Plexus-brachialis-Block eine stärkere motorische und länger anhaltende sensorische Blockade als Lidocain.
▼ Ist eine ausgeprägte motorische Blockade erforderlich, so können Mepivacain oder Etidocain für die periphere und peridurale Blockade eingesetzt werden, alternativ auch Bupivacain (0,75%ig).
▼ Esterartige Lokalanästhetika weisen bei korrekter Anwendung eine wesentlich geringere systemische Toxizität auf als Aminoamide.

11.1 Lidocain

Die Strukturformel des Amids Lidocain ist in Tabelle 8-2 dargestellt.

8 Lokalanästhetika

Tab. 8-8 Klinische Anwendung amidartiger Lokalanästhetika (o.A. = ohne, m.A. = mit Adrenalinzusatz). Die Höchstdosen sind lediglich Empfehlungen, die im Einzelfall überschritten werden können. Die Wirkdauer hängt von der jeweiligen Blockadetechnik und von der injizierten Menge des Lokalanästhetikums ab.

Substanz	Anwendung	Konzentration (%)	Volumen (ml)	Wirkungseintritt (min)	Wirkungsdauer (min)	maximale Einzeldosis (mg)
Lidocain	– Infiltration (Lösung), kleine Nervenblockade	0,5–1				200 o.A. 500 m.A.
	– große Nervenblockade	1–1,5	30–50	10–20	120–240	
	– Periduralanästhesie	1–2	15–30	5–15	30–90	
	– Spinalanästhesie	5, hyperbar	1–2	5	30–90	
Prilocain	– Infiltration, kleine Nervenblockade	0,5–1			30–90 o.A. 120–360 m.A.	400 o.A. 600 m.A.
	– große Nervenblockade	1–2	30–50	10–20	180–300	
	– Periduralanästhesie	2	15–30	5–15	150–600	
Mepivacain	– Infiltration, kleine Nervenblockade	0,5–1			45–90 o.A. 120–360 m.A.	300 o.A. 500 m.A.
	– große Nervenblockade	1–2	30–50	10–20	180–300	
	– Periduralanästhesie	1,5–2	15–30	5–15	60–180	
	– Spinalanästhesie	4, hyperbar	1–2	5		
Bupivacain	– Infiltration, kleine Nervenblockade	0,25–0,5			120–240 o.A. 180–420 m.A.	175 o.A. 225 m.A.
	– große Nervenblockade	0,25–0,5	30–50	15–30	360–720	
	– Periduralanästhesie	0,25–0,75	15–30	10–20	180–300	
	– Spinalanästhesie	0,5	2–4	10	75–250	
Levobupivacain	– Infiltration, kleine Nervenblockade	0,25–0,5	1–60	1–5		175 o.A. 225 m.A.
	– Plexusblockade, große Nervenblockade	0,25–0,5	30–50			
	– Periduralanästhesie	0,25–0,75	10–30	8–20		
	– Spinalanästhesie	0,5	2–4	10	75–250	
Etidocain	– große Nervenblockade	0,5–1	30–50	10–20	360–720	400 m.A.
	– Periduralanästhesie	1	15–30	5–15	180–300	
Ropivacain	– Infiltration kleine Nervenblockade	0,2–0,5	1–100	1–5	120–360	300
	– große Nervenblockade	0,5–1	15–30	15–30	360–720	
	– Periduralanästhesie	0,2–1	15–30	10–20	180–360	

Physikochemische Eigenschaften. Der pK_a-Wert von Lidocain beträgt 7,9, der pH-Wert der wässrigen Lösung des Hydrochlorid-Salzes liegt bei 6,5. Die *Proteinbindung* im Plasma beträgt 58–75%. Die Ausbreitung der Substanz im Gewebe ist stärker als die der anderen Lokalanästhetika.

Klinische Anwendung. Die Substanz kann für sämtliche Blockadetechniken in den in Tabelle 8-8 angegebenen Konzentrationen verwendet werden.

> **Empfohlene Höchstdosis von Lidocain:**
> — 200 mg ohne Adrenalin
> — 500 mg mit Adrenalin (unabhängig von der Blockadetechnik)

Nach Injektion einer maximalen Dosis darf eine zweite Injektion – nach etwa 90 min – höchstens mit der Hälfte der Initialdosis erfolgen, um zu hohe Plasmaspiegel zu vermeiden.

Der Abbau von Lidocain erfolgt in der Leber; weniger als 3% der Substanz werden unverändert über die Nieren ausgeschieden. Bei Erkrankungen oder stark eingeschränkter Durchblutung der Leber können höhere Plasmakonzentrationen von Lidocain auftreten.

11.2 Mepivacain

Die Strukturformel des Amids Mepivacain ist in Tabelle 8-2 dargestellt.

Physikochemische Eigenschaften. Der pK_a-Wert beträgt 7,6, der pH-Wert des gut wasserlöslichen Hydrochlorid-Salzes 6,5. Die *Proteinbindung* im Plasma liegt zwischen 64 und 84%.

Klinische Anwendung. Die Substanz besitzt etwa die gleiche anästhetische Wirksamkeit und Toxizität wie Lidocain. Die wirksamen Konzentrationen für die Infiltrationsanästhesie, Einzelnervenblockade, Plexusblockade sowie Peridural- und Spinalanästhesie entsprechen im Wesentlichen denen von Lidocain; für die Oberflächenanästhesie ist Mepivacain hingegen nicht geeignet. *Adrenalinzusatz* verlängert die Wirkung nicht in gleichem Maße wie bei Lidocain (Einzelheiten siehe Tab. 8-8).

> **Empfohlene Höchstdosis von Mepivacain:**
> — 300 mg ohne Adrenalin
> — 500 mg mit Adrenalin

Der Abbau von Mepivacain erfolgt ganz überwiegend in der Leber, nur etwa 1% wird unverändert renal eliminiert.

11.3 Prilocain

Die Strukturformel des Amids Prilocain ist in Tabelle 8-2 dargestellt.

Physikochemische Eigenschaften. Der pK_a-Wert beträgt 7,9, der pH-Wert des gut wasserlöslichen Hydrochlorid-Salzes 4,6. Die *Proteinbindung* im Plasma liegt bei 55%.

Klinische Anwendung. Die anästhetische Wirkungsstärke gleicht der von Lidocain, jedoch ist die Substanz weniger toxisch; die Wirkungsdauer entspricht etwa der von Lidocain ohne Adrenalinzusatz. Klinisch wird Prilocain für die Infiltrationsanästhesie, periphere Nervenblockade, intravenöse Regionalanästhesie und Periduanästhesie eingesetzt (siehe Tab. 8-8).

> **Empfohlene Höchstdosis von Prilocain:**
> — 400 mg ohne Adrenalin
> — 600 mg mit Adrenalin

Werden Dosen von mehr als 600 mg bzw. > 8 mg/kg angewandt, z.B. bei kontinuierlicher Periduralanästhesie, so tritt eine Methämoglobinämie auf. Hierbei hängt das Ausmaß der Methämoglobinbildung direkt von der Prilocaindosis ab. Methämoglobinbildend ist *o-Toluidin*, ein Metabolit von Prilocain, nicht die Substanz selbst. Therapie der Methämoglobinämie: 1–5 mg/kg Methylenblau.

> ⚡ Wegen der Methämoglobinbildung sollte Prilocain nicht in der geburtshilflichen Anästhesie und nicht bei Glukose-6-Phosphat-Dehydrogenase-Mangel verwendet werden.

Der Abbau von Prilocain erfolgt ganz überwiegend in der Leber: Hier entsteht o-Toluidin.

11.4 Bupivacain

Die Strukturformel von Bupivacain ist in Tabelle 8-2 dargestellt. Kommerzielle Bupivacainlösung ist eine Mischung des links- und des rechtsdrehenden Enantiomers.

Physikochemische Eigenschaften. Bupivacain-Base ist stark fettlöslich; der pK_a-Wert beträgt 8,01; der pH-Wert der wässrigen Lösung des Hydrochlorid-Salzes liegt bei 6. Die *Proteinbindung* im Plasma ist mit 88–95% sehr hoch.

Klinische Anwendung. Bupivacain ist etwa 4-mal stärker anästhetisch (und toxisch) wirksam als Lidocain. Die Substanz wird vor allem für die Peridural- und Spinalanästhesie eingesetzt (Einzelheiten siehe Tab. 8-8).

> **Empfohlene Höchstdosis von Bupivacain:**
> — max. Einzeldosis 175 mg ohne und 225 mg mit Adrenalin
> — Langzeitanwendung max. 30 mg/h

Klinisch muss Folgendes beachtet werden: Bupivacain ist 4–5-mal toxischer als Lidocain. Für die **intravenöse Regionalanästhesie** ist Bupivacain wegen der kardiotoxischen Wirkung nicht geeignet!

Kardiotoxizität von Bupivacain. Im Tierversuch kann bereits die Injektion einer konvulsiven oder subkonvulsiven Dosis von Bupivacain ventrikuläre Herzrhythmusstörungen hervorrufen, während bei Lidocain und Mepivacain dieser Effekt nicht auftritt. **Hypoxie, Hyperkapnie, Azidose und Hyperkaliämie** verstärken die Kardiotoxizität von Bupivacain. Als Ursache der durch Bupivacain induzierten Herzrhythmusstörungen wird die anhaltende Blockade der Natriumkanäle in der Membran des Herzens angesehen: Bupivacain bindet sich viel rascher an die Natriumkanäle des Myokards, als die Dissoziation vom Rezeptor erfolgt, besonders bei physiologischen Herzfrequenzen.

> Bupivacain dringt rasch in den Natriumkanal ein und blockiert ihn, gelangt aber nur langsam wieder heraus. Dieses Phänomen wird als „fast in-slow out" bezeichnet.

Die verlängerte Bindung an die Rezeptoren der Natriumkanäle soll auch die Ursache für die schlechte Wiederbelebbarkeit des Herzens nach einem durch Bupivacain induzierten Herzstillstand sein. Im Gegensatz dazu ist Lidocain eine „fast in-fast out"-Substanz: Sie dissoziiert 10-mal schneller vom Rezeptor als Bupivacain und ist 16fach schwächer als Bupivacain bei der Auslösung ventrikulärer Arrhythmien. Jedoch bestehen in der negativ inotropen Wirkung zwischen beiden Substanzen im Tierexperiment keine wesentlichen Unterschiede.

Neben der Blockade der Natriumkanäle blockiert Bupivacain auch die langsamen Kalziumkanäle und die Kaliumkanäle. Außerdem soll die Substanz über das zentrale Nervensystem die ventrikuläre Erregungsleitung beeinflussen.

Der Abbau von Bupivacain erfolgt überwiegend in der Leber. Bei Leberinsuffizienz sollte die Dosis reduziert werden.

11.5 Levobupivacain (Chirocain)

Levobupicacain ist das linksdrehende (S)-Enantiomer von Bupivacain; die Strukturformel ist in Tabelle 8-2 dargestellt.

Physikochemische Eigenschaften. Levobupivacain-Hydrochlorid, $C_{18}H_{28}N_2O\cdot HCl$, ist ein weißes Pulver; die Löslichkeit in Wasser beträgt 100 mg pro ml, der Verteilungskoeffizient 346, der pK_a-Wert 8,2, das Molekulargewicht 324,9 D. Das Handelspräparat Chirocain ist eine farblose Flüssigkeit mit einem pH-Wert von 4,0–6,5. Die Proteinbindung im Plasma beträgt 93,4%.

Kardio- und ZNS-Toxizität. Hierzu liegen bisher nur wenige Untersuchungsergebnisse vor. Stewart et al. fanden bei intravenöser Infusion von Levobupivacain oder Ropivacain an Freiwilligen ähnliche zerebrale (Tinnitus, zirkumorale Parästhesien, Hypästhesien) und kardiovaskuläre Effekte bei gleichen Konzentrationen, mg-Dosen und Infusionsraten. Keine Unterschiede ergaben sich in Zeitpunkt des Auftretens zerebraler Symptome, Herzindex, Beschleunigungsindex, PR-Intervall, QRS-Dauer, QT-Intervall, QTc-Intervall und Herzfrequenz. Insgesamt traten unter Levobupivacain seltener zerebrale Symptome auf als unter Ropivacain (218 gegen 277). Im Tierversuch weist Levobupivacain (wie Ropivacain) eine größere toxische Sicherheitsbreite auf als Bupivacain. Die arrhythmogene Potenz, die negativ inotrope Wirkung und die Wiederbelebbarkeit des Herzens bei Überdosierung scheinen zwischen der von Ropivacain und Bupivacain zu liegen. Ob Ropivacain auch klinisch weniger toxisch ist als Levobupivacain, bedarf weiterer Untersuchungen, zumal sich beide Substanzen vermutlich in ihrer Wirkstärke unterscheiden.

Metabolismus. Levobupivacain wird hepatisch metabolisiert zu Desbutyllevobupivacain und 3-Hydroxylevobupivain: die Ausscheidung erfolgt zu 70% über die Nieren, zu 24% über die Faeces.

Klinische Anwendung. Die Anwendungsbereiche von Levobupivacain entsprechen denen von Bupivacain und Ropivacain (siehe die entsprechenden Kapitel). Die Wirkstärke entspricht der von Bupivacain oder ist etwas geringer. Klinisch scheinen sich beide Substanzen in der Anschlagzeit, der sensorischen und motorischen Blockade und in der Wirkdauer nicht wesentlich zu unterscheiden; einige Untersucher fanden eine kürzere motorische Blockade mit Levobupivacain. Bei wiederholten epiduralen Injektionen beträgt die durchschnittliche Wirkdauer 50 min.

Für die Spinalanästhesie können isobare und (selbst angesetzte) hyperbare Lösungen verwendet werden. Die Wirkungen der hyperbaren Lösung entsprechen klinisch denen von hyperbarem Bupivacain.

Kontraindikationen:
— Intravenöse Regionalanästhesie,
— Parazervikalblockade.

Empfohlene Höchstdosen für Levobupivacain:
— Einzelbolus: 175 mg ohne und 225 mg mit Adrenalin
— 400 mg in 24 h
— 18,75 mg/h, jedoch nicht über 400 mg/24 h

11.6 Ropivacain

Die Strukturformel von Ropivacain ist in Tabelle 8-2 dargestellt. Ropivacain ist ein N-propyl-Homologon von Bupivacain und Mepivacain; im Gegensatz zu diesen beiden Substanzen, die als racemische Gemische vorliegen, enthält das Handelspräparat nur S(–)-Enantiomere. Das S(–)-Enantiomer bewirkt eine längere Dauer der sensorischen Blockade und ist erheblich weniger arrhythmogen wirksam als das R(+)-Enantiomer. Auf den Natriumkanal der Herzmembran wirkt Ropivacain als „fast in-intermediate out"-Substanz; möglicherweise erklärt sich hieraus die im Tierexperiment geringere Kardiotoxizität von Ropivacain im Vergleich zu Bupivacain.

Physikochemische Eigenschaften. Die wichtigsten physikochemischen Eigenschaften von Ropivacain sind in ▶ Tabelle 8-9 zusammengestellt. Die Fettlöslichkeit der Substanz liegt zwischen der von Lidocain und Bupivacain.

Klinische Anwendung. Ropivacain kann für die Infiltrationsanästhesie, periphere Nervenblockaden, große Nervenblockaden einschließlich Plexus sowie für die Periduralanästhesie, Spinalanästhesie und die postoperative Periduralanalgesie angewandt werden (siehe Tab. 8-8). Das Handelspräparat liegt als 0,2%ige, 0,75%ige und 1%ige Lösung vor.

In vitro weist Ropivacain eine um 25% geringere anästhetische Potenz auf als Bupivacain. Klinisch unterscheidet sich Ropivacain in Anschlagzeit, Wirkungsintensität und -dauer aber nicht wesentlich von Bupivacain. Ob die motorische Blockade durch Ropivacain weniger ausgeprägt ist als bei Bupivacain, bedarf weiterer klinischer Untersuchungen. Klinisch dürfte der Unterschied sehr gering sein.

> **Empfohlene Höchstdosis von Ropivacain:**
> — max. Einzeldosis 300 mg
> — Langzeitanwendung max. 37,5 mg/h

Bei der *Infiltrationsanästhesie* und bei *Plexusblockaden* wird mit Ropivacain 0,2% oder 0,5% eine mit Bupivacain 0,25% oder 0,5% vergleichbare Anästhesiequalität erreicht. Bei der *Periduralanästhesie* bewirkt die 1%ige Ropivacainlösung eine stärkere motorische Blockade als Bupivacain 0,5%. Dagegen soll bei der postoperativen Periduralanalgesie die motorische Blockade mit Ropivacain 0,2% geringer sein als mit Bupivacain 0,25% (zum Einsatz in der geburtshilflichen Anästhesie siehe Kap. 37).

Für die *Spinalanästhesie* werden 0,5%ige und 0,75%ige Lösungen eingesetzt. Die 0,75%ige Lösung bewirkt eine länger dauernde sensorische und motorische Blockade als die 0,5%ige Lösung. Eine zuverlässige motorische Blockade wird nur mit der 0,75%igen Lösung erreicht.

Ropivacain kann bei Kindern im Alter von 1–12 Jahren in einer Konzentration von 0,2% angewandt werden, z. B. für die Kaudalanästhesie.

Kontraindikationen:
— Intravenöse Regionalanästhesie,
— Parazervikalblockade.

Metabolismus. Ropivacain wird ganz überwiegend in der Leber durch das Cytochrom-P450-System metabolisiert. Insgesamt sind 10 Metaboliten identifiziert worden, die teilweise noch aktiv sind. Die Hauptmetaboliten sind 3-Hydroxyropivacain, 4-Hydroxyropivacain, 2-Hydroxy-Methylropivacain, 2,6-Pipecoloxylidid (PPX) und 3-Hydroxy-PPX. Etwa 86% der Metaboliten werden im Urin ausgeschieden.

> ⚡ Bei Leberinsuffizienz sollte die Ropivacaindosis reduziert oder der Einsatz der Substanz gänzlich vermieden werden.

Kardiotoxizität. Im Tierexperiment ist Ropivacain weniger kardiotoxisch als Bupivacain und Levobupivacain. So sind beim Hund für Ropivacain dop-

Tab. 8-9 Vergleich physikochemischer und pharmakokinetischer Eigenschaften von Bupivacain, Levobupivacain und Ropivacain

Eigenschaft	Ropivacain	Bupivacain	Levobupivacain
pK_a	8,0	8,1	
Proteinbindung (%)	94	95	> 97
relative Lipidlöslichkeit	2,9	10	
Verteilungsvolumen, Vdss (l)	59	73	66,9
Clearance (l/min)	0,73	0,58	0,65
$t_{1/2\beta}$ (h)	1,9	2,7	2,06–2,6

pelt so hohe Plasmakonzentrationen erforderlich, um einen Herzstillstand herbeizuführen als für Bupivacain (Median 19,8 µl/ml gegen 5,7 µg/ml); Levobupivacain liegt mit 9,4 µg/ml zwischen beiden Substanzen. Ropivacain wirkt weniger stark auf den Natriumkanal und auf das isolierte Nervenaktionspotential als Bupivacain. Auch verläuft die Aufhebung der Natriumkanalblockierung nach Ropivacain erheblich schneller als nach Bupivacain. Außerdem wirkt Ropivacain am isolierten Herzmuskel erheblich weniger negativ inotrop als Bupivacain. Nach absichtlicher intravenöser Injektion von Ropivacain lassen sich Hunde signifikant häufiger erfolgreicher reanimieren als nach Injektion von Bupivacain. Insgesamt scheint Ropivacain *klinisch* bei Regionalanästhesie eine etwas größere Sicherheitsbreite aufzuweisen als Bupivacain. Inzwischen liegen aber 2 Fallberichte über einen durch Ropivacain 0,75% induzierten Herzstillstand bei hinterer lumbaler Plexusblockade (2 min nach Injektion von 25 ml) und bei unterer Extremitätenblockade (60 min nach einer Gesamtdosis von 300 mg) vor. Beide Patienten konnten erfolgreich reanimiert werden. In weiteren Fallberichten werden vor allem zerebrale Krämpfe und Sinustachykardie, aber auch ausgeprägte Bradykardien mit QRS-Verbreiterung beschrieben (Übersicht in Chazalon et al.). Insgesamt zeigen diese Fallberichte, dass ein sorgloser Umgang mit Ropivacain nicht gerechtfertigt ist, sondern die gleichen Vorsichtsmaßnahmen wie beim Einsatz anderer Lokalanästhetika erforderlich sind.

11.7 Etidocain

Die Strukturformel des Amids Etidocain ist in Tabelle 8-2 dargestellt.

Physikochemische Eigenschaften. Der pK_a-Wert von Etidocain beträgt 7,74, die *Proteinbindung* im Plasma etwa 94%.

Klinische Anwendung. Etidocain ist etwa 2–3-mal stärker anästhetisch wirksam als Lidocain und etwas weniger toxisch als Bupivacain. Die Substanz wird in erster Linie für die Periduralanästhesie eingesetzt. Für die *Spinalanästhesie* ist Etidocain nicht geeignet.

Empfohlene Höchstdosis von Etidocain:
— max. Einzeldosis 300 mg ohne und mit Adrenalin

Der **Abbau** von Etidocain erfolgt ganz überwiegend in der Leber. Weniger als 1% der Substanz wird unverändert renal ausgeschieden.

11.8 Procain

Die Strukturformel des Esters Procain ist in Tabelle 8-2 dargestellt.

Physikochemische Eigenschaften. Der pK_a-Wert beträgt 9; der pH-Wert der 2%igen Lösung liegt zwischen 5 und 6,5. Da die Esterbindung instabil ist, muss die Substanz vor Licht und Alkali geschützt werden. Die *Ausbreitung* der Substanz im Gewebe ist sehr schlecht, so dass bei der Periduralanästhesie vermehrt ungeblockte Segmente auftreten.

Klinische Anwendung. Für die Infiltrationsanästhesie und periphere Nervenblockaden sind die gleichen Konzentrationen erforderlich wie bei Lidocain. Der Wirkungseintritt ist jedoch verlängert, die Wirkungsdauer kürzer.

Empfohlene Höchstdosis von Procain:
— 500 mg ohne Adrenalin
— 600 mg mit Adrenalin

Procain gehört zu den am wenigsten toxischen Lokalanästhetika.

Der Abbau von Procain erfolgt im Plasma durch Pseudocholinesterase zu Paraaminobenzoesäure und Diäthylaminoethanol, von denen 80 bzw. 30% unverändert im Urin ausgeschieden werden, während der Rest metabolisiert wird.

12 Zusätze für Lokalanästhetika

Häufig werden den Lokalanästhetika Vasopressoren, Stabilisatoren und antimikrobielle Substanzen zugesetzt, die gelegentlich klinisch bedeutsame Nebenwirkungen hervorrufen können.

12.1 Vasopressoren

Wie bereits beschrieben, kann durch Zusatz eines Vasopressors die Resorption der meisten Lokalanästhetika vom Injektionsort in das Blut vermindert werden, so dass die Blutspiegel um 30–50% weniger ansteigen. Hierdurch werden die **Toxizität** herabgesetzt und die **Wirkungsdauer**, je nach Blockadetechnik, oft um mehr als 100% verlängert.

Adrenalin und Phenylephrin gehören zu den am häufigsten verwendeten Vasokonstriktoren. Sie sind entweder im Handelspräparat enthalten oder werden als reine Substanz dem Lokalanästhetikum unmittelbar vor der Injektion zugesetzt.

12.1.1 Adrenalin

Adrenalin (Suprarenin) wird den Handelspräparaten der Lokalanästhetika in einer **Verdünnung von 1 : 200 000** zugesetzt, bei **Lidocain 1 : 100 000** bzw. **1 : 80 000**.

50 ml Lokalanästhetikum mit der Adrenalindosis 1 : 200 000 enthalten 0,25 mg Adrenalin.

> Eine Gesamtdosis von 0,25 mg Adrenalin sollte nicht überschritten werden, um kardiovaskuläre Nebenwirkungen zu vermeiden.

Da Adrenalin licht- und luftempfindlich ist, muss ein Stabilisator als Antioxidans zugesetzt werden, um einen raschen Zerfall zu vermeiden. Hierzu dient z. B. *Natriumdisulfit*. Durch den Stabilisatorzusatz nimmt der pH-Wert der Lokalanästhetikumlösung ab: Adrenalinfreie Lösungen weisen einen pH-Wert von 6,5 bis 6,8 auf, Lösungen mit Adrenalinzusatz hingegen von 3,5 bis 4,5. Hierdurch könnte theoretisch der Wirkungseintritt der Lokalanästhetika verzögert werden.

Wegen der starken vasokonstringierenden Wirkung muss bei Injektion eines Lokalanästhetikums in **Endarteriengebiete** (z. B. Finger, Zehen, äußeres Ohr, Penis) auf den Adrenalinzusatz verzichtet werden, um eine Gangrän zu vermeiden.

Die wichtigsten Nebenwirkungen von Adrenalin sind **Tachykardie und Blutdruckanstieg**, meist verbunden mit **Aufgeregtheit und Herzklopfen**. Sie treten vor allem dann auf, wenn das Lokalanästhetikum versehentlich intravasal injiziert wurde, und dürfen nicht mit den Warnzeichen toxischer zerebraler Reaktionen verwechselt werden.

Kontraindikationen. Bei folgenden Erkrankungen sollte auf den Adrenalinzusatz möglichst verzichtet werden:
— Hypertonie,
— Mitralstenose,
— koronare Herzerkrankung,
— Hyperthyreose,
— Diabetes mellitus,
— Gefäßerkrankungen.

12.1.2 Phenylephrin

Phenylephrin (Neo-Synephrin) wird als 1%ige Lösung in einer Standarddosis von 0,5 ml als Zusatz für die Spinalanästhesie verwendet, kann jedoch auch bei Infiltrations- und Periduralanästhesie eingesetzt werden. Hierdurch verlängert sich die Wirkung oft um etwa 100%, bei Adrenalinzusatz hingegen nur um 50%. Die Substanz stimuliert vorwiegend die α-adrenergen Rezeptoren und kann daher bei *Hyperthyreose* verwendet werden.

Bei **koronarer Herzerkrankung** und **Hypertonie** darf die Substanz nicht zugesetzt werden.

Wichtigste systemische Nebenwirkung: Blutdruckanstieg.

12.1.3 Noradrenalin

Noradrenalin (Arterenol) ist ebenfalls als Vasopressor in einigen Lokalanästhetika (für die Zahnheilkunde) enthalten. In der Anästhesiologie wird die Substanz wegen der gewebereizenden *Wirkung* nicht eingesetzt.

12.1.4 Ornipressin

Ornipressin (POR 8), ein synthetisches Vasopressin ohne antidiuretische und koronarienkonstringierende Wirkung, wird als Vasopressorzusatz von Lokalanästhetika für die Zahnheilkunde verwendet, z. B. wenn eine Kontraindikation für Katecholamine besteht.

Für die Spinalanästhesie ist POR 8 nicht geeignet, bei kardiovaskulären Risikopatienten (**schwerer Hypertonus, Koronarkrankheit**) kontraindiziert.

Wegen ungeklärter Todesfälle von Patienten, denen während der Narkose POR 8 zur lokalen Blutstillung infiltriert wurde, dürfen eine Höchstdosis von 2,5 IE POR 8 pro Patient und eine maximale Konzentration von 1 E/6 ml Lokalanästhetikum nicht überschritten werden.

12.2 Stabilisatoren und antimikrobielle Zusätze

Die amidartigen Lokalanästhetika sind sehr stabil und benötigen zumeist keine stabilisierenden Zusätze, wenn sie in Ampullen aufbewahrt werden.

Bei adrenalinhaltigen Lokalanästhetika ist jedoch ein *Antioxidans* erforderlich, um einen Zerfall der Substanz zu verhindern: So kann durch Zusatz von Natriumdisulfit die Stabilität adrenalinhaltiger Lokalanästhetika für 3 Jahre aufrechterhalten werden (in Abhängigkeit von der Lagertemperatur).

Zahlreiche Lokalanästhetika enthalten als antimikrobiellen Zusatz **Methyl-4-Hydroxybenzoat (Methylparaben)**. Diese Substanz wirkt gegen grampositive Bakterien und Pilze, jedoch weniger gut gegen gramnegative Bakterien.

> Klinisch muss beachtet werden, dass Methylparaben Allergien auslösen kann.

Literatur

Alley EA, Kopacz DJ, McDonald SB, Liu SS: Hyperbaric spinal levobupivacaine: a comparison to racemic bupivacaine in volunteers. Anesth Analg 2002 Jan;94(1):188–93.

Brown DL, Ransom DM, Hall JA et al.: Regional anesthesia and local anesthetic-induced systemic toxicity: seizure frequency and accompanying cardiovascular changes. Anesth Analg 1995; 81:321–8.

Burmester MD, Schluter KD, Daut J, Hanley PJ: Enantioselective actions of bupivacaine and ropivacaine on coronary vascular resistance at cardiotoxic concentrations. Anesth Analg 2005 Mar;100(3):707–12.

Camorcia M, Capogna G, Columb MO: Minimum local analgesic doses of ropivacaine, levobupivacaine, and bupivacaine for intrathecal labor analgesia. Anesthesiology 2005 Mar;102(3):646–50.

Casati A, Fanelli G, Beccaria P et al.: The effects of the single or multiple injection technique on the onset time of femoral nerve blocks with 0,75% ropivacaine. Anesth Analg 2000; 91:181–4.

Casati A, Moizo E, Marchetti C, Vinciguerra F: A prospective, randomized, double-blind comparison of unilateral spinal anesthesia with hyperbaric bupivacaine, ropivacaine, or levobupivacaine for inguinal herniorrhaphy. Anesth Analg 2004 Nov;99(5): 1387–92.

Chazalon P, Tourier JP, Villevielle T, Giraud D, Saissy MJ, Mion G, Benhamou D: Ropivacaine-induced cardiac arrest after peripheral nerve block: successful resuscitation. Anesthesiology 2003;99:1449–51.

Cline E, Franz D, Polley RD, Maye J, Burkard J, Pellegrini J: Analgesia and effectiveness of levobupivacaine compared with ropivacaine in patients undergoing an axillary brachial plexus block. AANA J 2004 Oct;72(5):339–45.

Graf BM, Abraham I, Eberbach N, Kunst G, Stowe DF, Martin E: Differences in cardiotoxicity of bupivacaine and ropivacaine are the result of physicochemical and stereoselective properties. Anesthesiology 2002 Jun;96(6):1427–34.

Groban L: Central nervous system and cardiac effects from long-acting amide local anesthetic toxicity in the intact animal model. Reg Anesth Pain Med 2003 Jan–Feb;28(1):3–11. Review.

Huang YF, Pryor ME, Mather LE et al.: Cardiovascular and central nervous system effects of intravenous levobupivacaine and bupivacaine in sheep. Anesth Analg 1998; 86:797–804.

Huet O, Eyrolle LJ, Mazoit JX, Oxier YM: Cardiac arrest after injection of ropivacaine for posterior lumbar plexus blockade. Anestesiology 2003;99:1451–3.

Jong RH de: Local Anesthetics. Mosby, St. Louis 1994.

Knudsen K, Beckmann M, Suurküla M, Blomberg S, Sjövall J, Edvardsson N: Central nervous and cardiovascular effects of i.v. infusions of ropivacaine, bupivacaine and placebo in volunteers. Br J Anaesth 1997; 78:507–14.

Locatelli B, Ingelmo P, Sonzogni V, Zanella A, Gatti V, Spotti A, Di Marco S, Fumagalli R: Randomized, double-blind, phase III, controlled trial comparing levobupivacaine 0.25%, ropivacaine 0.25% and bupivacaine 0.25% by the caudal route in children. Br J Anaesth 2005 Mar;94(3):366–71.

Mather LE, Huang YF, Veering B et al.: Systemic and regional pharmacokinetics of levobupivacaine and bupivacaine enantiomers in sheep. Anesth Analg 1998; 86:805–11.

Milligan KR: Recent advances in local anaesthetics for spinal anaesthesia. Eur J Anaesthesiol 2004 Nov; 21(11):837–47.

Newton DJ, McLeod GA, Khan F, Belch JJ: Vasoactive characteristics of bupivacaine and levobupivacaine with and without adjuvant epinephrine in peripheral human skin. Br J Anaesth 2005 Feb 18.

Runza M, Albani A, Tagliabue M et al.: Spinal anesthesia using hyperbaric 0,75% versus hyperbaric 1% bupivacaine for cesarean section. Anesth Analg 1998; 87:1099–103.

Sia AT, Goy RW, Lim Y, Ocampo CE: A Comparison of median effective doses of intrathecal levobupivacaine and ropivacaine for labor analgesia. Anesthesiology 2005 Mar;102(3):651–6.

Stewart J, Kellett N, Castro D: The central nervous system and cardiovascular effects of levobupivacaine and ropivacaine in healthy volunteers. Anesth Analg 2003 Aug;97(2):412–6

Supandji M, Sia AT, Ocampo CE: 0.2% ropivacaine and levobupivacaine provide equally effective epidural labour analgesia. Can J Anaesth. 2004 Nov; 51(9): 918–22.

Whiteside JB, Burke D, Wildsmith JA: Comparison of ropivacaine 0.5% (in glucose 5%) with bupivacaine 0.5% (in glucose 8%) for spinal anaesthesia for elective surgery. Br J Anaesth 2003 Mar;90(3):304–8. Erratum in: Br J Anaesth 2003 Jun;90(6):817.

Whiteside JB, Wildsmith JA: Developments in local anaesthetic drugs. Br J Anaesth 2001 Jul;87(1): 27–35. Review.

Wulf H, Worthmann F, Behnke H et al.: Pharmacokinetics and pharmacodynamics of ropivacaine 2 mg/ml, 5 mg/ml, or 7,5 mg/ml after ilioinguinal blockade for inguinal hernia repair in adults. Anesth Analg 1999; 89:1471.

Zapata-Sudo G, Trachez MM, Sudo RT et al.: Is comparative cardiotoxicity of S(–) and R(+)bupivacaine related to enantiomer-selective inhibition of L-type Ca^{2+} channels? Anesth Analg 2001; 92: 496–501.

Zink W, Graf BM: [Toxicology of local anesthetics. Clinical, therapeutic and pathological mechanism] Anaesthesist 2003 Dec;52(12):1102–23. Review.

Zink W, Graf BM: Benefit-risk assessment of ropivacaine in the management of postoperative pain. Drug Saf 2004;27(14):1093–114. Review.

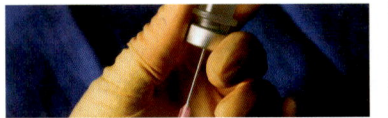

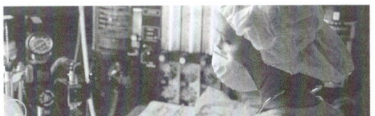

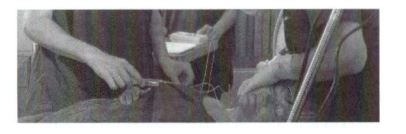

9 Kardiovaskuläre Medikamente

Inhaltsübersicht

1 Einführung 191

2 Pharmakologie des sympathoadrenergen Systems 191
2.1 Adrenerge Übertragung 192
2.2 Adrenerge Rezeptoren 192
2.3 Cholinerge Rezeptoren 193

3 Sympathomimetika 193
3.1 Adrenalin 194
3.2 Noradrenalin 195
3.3 Orciprenalin 196
3.4 Dopamin 196
3.5 Dobutamin 197
3.6 Dopexamin 197
3.7 Phenylephrin 198
3.8 Ephedrin 199
3.9 Amezinium 200

4 Digitalis 200

5 Phosphodiesterasehemmer 200
5.1 Amrinon 200
5.2 Enoximon 201

6 Kalzium 201

7 β-Rezeptor-Antagonisten 202
7.1 Einteilung 202
7.2 Kardiovaskuläre Wirkungen 202
7.3 Nebenwirkungen und Gefahren 203

7.4 Klinische Anwendung 203
7.4.1 Esmolol 204

8 Vasodilatatoren 204
8.1 Nitroglyzerin 204
8.1.1 Intraoperative Zufuhr von Nitroglyzerin 205
8.2 Nitroprussid 205
8.3 Urapidil 205
8.4 Nifedipin 206
8.5 ACE-Hemmer 206
8.5.1 Wirkungen 206
8.5.2 Indikationen, Kontraindikationen, Nebenwirkungen 207
8.5.3 Einsatz in der Anästhesie 207
8.6 Angiotensin-II-Rezeptor-Antagonisten (AT1-Blocker) 207
8.6.1 Indikationen, Kontraindikationen, Nebenwirkungen 208

9 Antiarrhythmika 208
9.1 Lidocain 209
9.2 Propafenon 209
9.3 Verapamil 209
9.4 Amiodaron 210
9.5 Adenosin 211
9.6 Weitere Antiarrhythmika 212
9.6.1 Mexiletin 212
9.6.2 Flecainid 212
9.6.3 Sotalol 212
9.6.4 β-Blocker 212

Literatur 212

1 Einführung

Nicht selten treten in der perioperativen Phase Störungen der Herz-Kreislauf-Funktion auf, die medikamentös behandelt werden müssen. Die wichtigsten hierbei eingesetzten Pharmaka sind:
– Sympathomimetika,
– β-Rezeptor-Antagonisten,
– Vasodilatatoren,
– Antiarrhythmika.

Bevorzugt werden Substanzen mit raschem Wirkungseintritt und kurzer Wirkungsdauer bzw. guter Steuerbarkeit verwendet. Da die kardiovaskulären Wirkungen zahlreicher Pharmaka über das sympathische Nervensystem vermittelt werden, sollen zunächst kurz die pharmakologischen Grundlagen des sympathoadrenergen Systems dargestellt werden.

2 Pharmakologie des sympathoadrenergen Systems

Anatomie des sympathischen Nervensystems siehe Kapitel 22.

9 Kardiovaskuläre Medikamente

Sympathisches und parasympathisches Nervensystem regulieren das innere Milieu und üben dabei gewöhnlich gegensätzliche Funktionen aus: Das *parasympathische System* dient vor allem der Energieerhaltung und der Aufrechterhaltung der Organfunktionen in Phasen geringer Aktivität, erkennbar an folgenden Wirkungen: Verlangsamung der Herzfrequenz, Erniedrigung des Blutdrucks, Stimulation der gastrointestinalen Motilität und Sekretion, Förderung der Nahrungsabsorption, Entleerung der Harnblase und des Rektums und Schutz der Netzhaut vor übermäßigem Lichteinfall. Demgegenüber ist das *sympathische Nervensystem* mit der zugehörigen Nebenniere kontinuierlich aktiv, allerdings wechselt der Grad der Aktivität innerhalb kurzer Zeit und von Organ zu Organ. In Stresssituationen wie Kampf oder Furcht kann das gesamte sympathische System aktiviert werden: Herzfrequenz und Blutdruck steigen an, das Blut wird aus der Haut und dem Magen-Darm-Trakt zu den Muskeln verschoben, der Blutzucker steigt an, Bronchiolen und Pupillen erweitern sich, und der Organismus wird auf Kampf oder Flucht vorbereitet. Viele dieser Reaktionen werden primär durch aus dem Nebennierenmark freigesetztes Adrenalin ausgelöst oder verstärkt und durch Impulse aus höheren Gehirnzentren beeinflusst.

2.1 Adrenerge Übertragung

Die Transmitter des adrenergen Systems werden als Katecholamine bezeichnet. Hierzu gehören Noradrenalin, Dopamin und Adrenalin, das Haupthormon des Nebennierenmarks. Die Synthese der Katecholamine erfolgt durch Hydroxylierung von Tyrosin mit Hilfe des Enzyms Tyrosinhydroxylase (▶ Abb. 9-1). Im Nebennierenmark erfolgt die Speicherung der Katecholamine in chromaffinen Granula (Vesikeln). Zwei Zelltypen können hierbei unterschieden werden: solche, die Noradrenalin enthalten, und solche, die Adrenalin enthalten. Adrenalin stellt ca. 80% der Katecholamine im Nebennierenmark, Noradrenalin hingegen nur etwa 20%. Der Hauptanteil von Noradrenalin findet sich vielmehr in postganglionären sympathischen Nervenfasern. Neben der Neusynthese von Noradrenalin spielt auch die Wiederaufnahme des in den Extrazellulärraum freigesetzten Transmitters in die Speicher durch aktive Transportmechanismen eine Rolle. Die Wiederaufnahme von Noradrenalin in die Speicher ist der Hauptmechanismus für die Beendigung der Wirkung adrenerger Impulse in den meisten Organen. In den Blutgefäßen hingegen ist dieser Mechanismus von geringerer Bedeutung.

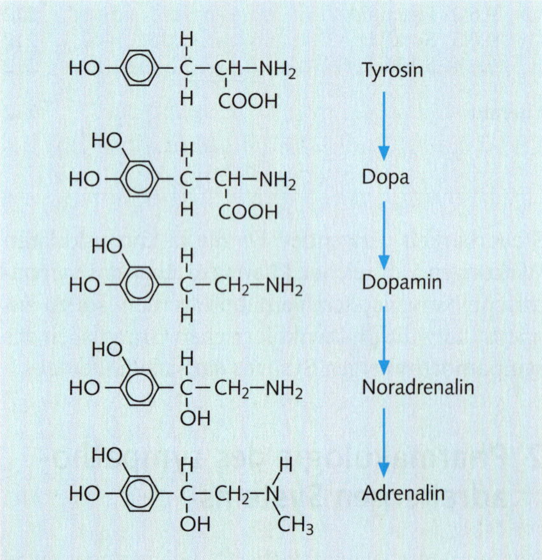

Freisetzung der Katecholamine. Durch welche Mechanismen der Nervenimpuls zur Freisetzung von Noradrenalin in adrenergen Nervenfasern führt, ist derzeit nicht vollständig aufgeklärt. Im Nebennierenmark steht zu Beginn die Freisetzung von Acetylcholin aus präganglionären Fasern und dessen Interaktion mit dem nikotinergen Rezeptor auf den chromaffinen Zellen. Sie führt zu lokalen Depolarisationen, nachfolgend strömt Ca^{++} in diese Zellen und bewirkt die Freisetzung von Adrenalin aus den Granula.

Beendigung der Katecholaminwirkung. Folgende Mechanismen beenden die Wirkung von Noradrenalin und Adrenalin:
— Wiederaufnahme in die Nervenendigungen,
— Diffusion aus dem synaptischen Spalt und Aufnahme in extraneurales Gewebe,
— Metabolisierung durch Monoaminoxidase und Katecholamin-O-Transferase.

2.2 Adrenerge Rezeptoren

Die unterschiedlichen Wirkungen der Katecholamine stehen in enger Beziehung zu den einzelnen Rezeptortypen. Zwei Haupttypen werden unterschieden: α-Rezeptoren und β-Rezeptoren, wobei die Stimulation der α-Rezeptoren an den glatten Muskeln zu einer exzitatorischen Reaktion führt, die Stimulation der β-Rezeptoren hingegen zu einer

Abb. 9-1 Schema der Katecholaminsynthese.

Tab. 9-1 Subtypen adrenerger Rezeptoren (mod. nach Lefkowitz et al., 1996)

Rezeptor	Agonist	Lokalisation	Reaktion
α_1	Adrenalin > Noradrenalin >> Isoproterenol, Phenylephrin	glatte Muskel von Gefäßen und Urogenitaltrakt	Kontraktion
		Leber	Glykogenolyse
		Darmmuskel	Relaxierung
		Herz	Zunahme der Kontraktilität, Arrhythmien
α_2	Adrenalin > Noradrenalin >> Isoproterenol, Clonidin	Pankreaszellen (β)	Abnahme der Insulinsekretion
		Thrombozyten	Aggregation
		Gefäßmuskelzelle	Kontraktion
β_1	Isoproterenol > Noradrenalin = Adrenalin	Herz	Zunahme von Kontraktionskraft und -frequenz und AV-Überleitungsgeschwindigkeit
		juxtaglomeruläre Zellen	Steigerung der Reninsekretion
β_2	Isoproterenol > Adrenalin > Noradrenalin, Terbutalin	glatte Muskeln: Gefäße, Bronchien, gastrointestinal, urogenital	Dilatation
		Skelettmuskulatur	Glykogenolyse, K^+-Aufnahme
		Leber	Glykogenolyse, Gluconeogenese
β_3	Isoproterenol = Noradrenalin > Adrenalin	Fettgewebe	Lipolyse

inhibitorischen. Eine Ausnahme bildet der Darm, dessen Muskeln gewöhnlich durch Stimulation beider Rezeptortypen relaxiert werden.

Die α- und β-Rezeptoren sind keine einheitliche Gruppe von Rezeptoren, sondern setzen sich aus heterogenen Subtypen zusammen (▶ Tab. 9-1).

α-Rezeptoren. Zwei Hauptgruppen werden unterschieden: α_1 und α_2, von denen inzwischen je drei Untertypen mit unterschiedlicher Gewebeverteilung identifiziert worden sind, deren Wirkungsmechanismus und Gewebelokalisation allerdings noch nicht eindeutig definiert worden sind. Diese Untertypen werden als α_{1A}, α_{1B}, α_{1D} sowie α_{2A}, α_{2B} und α_{2C} bezeichnet.

α_1-Rezeptoren finden sich, wie die β_1-Rezeptoren, hauptsächlich in Nähe der adrenergen Nervenendigungen peripherer Organe, α_2-Rezeptoren, wiederum wie die β_2-Rezeptoren, präsynaptisch sowie im Gehirn.

β-Rezeptoren. Derzeit werden drei β-Rezeptor-Typen unterschieden: β_1, β_2 und β_3. β_1-Rezeptoren befinden sich hauptsächlich in Nachbarschaft der adrenergen Nervenendigungen peripherer Zielorgane. β_2-Rezeptoren hingegen präsynaptisch, aber auch postsynaptisch, z. B. im Gehirn.

2.3 Cholinerge Rezeptoren

Nervenfasern, die **Acetylcholin** als Überträgerstoff freisetzen, werden als *cholinerg* bezeichnet. Cholinerg sind alle präganglionären Nervenfasern und die postganglionären *parasympathischen* Fasern von Herz, glatten Muskelzellen und Drüsen sowie die postganglionären *sympathischen* Fasern der Schweißdrüsen. Funktion ▶ Tabelle 9-2.

3 Sympathomimetika

Die Sympathomimetika sind **adrenerge Agonisten,** d. h., sie stimulieren direkt oder indirekt die Erregungsübertragung adrenerger Nerven. Direkte Agonisten reagieren mit dem Rezeptor selbst, während indirekte Agonisten Noradrenalin aus den postganglionären sympathischen Nervenendigungen freisetzen. Da es, wie oben beschrieben, verschiedene adrenerge Rezeptoren gibt, sind die Wirkungen der Sympathomimetika komplex. Für den Anästhesisten sind vor allem die **kardialen Wirkungen** der Sympathomimetika wichtig. Die Substanzen wirken auf alle Herzfunktionen positiv bzw. *stimulierend*:
— Zunahme der Kontraktionskraft und Kontraktionsgeschwindigkeit (positive Inotropie).

9 Kardiovaskuläre Medikamente

Tab. 9-2 Rezeptorwirkung bei autonomer Stimulation

Organ	Rezeptoren	adrenerge	cholinerge
Herz			
– SA-Knoten	β_1	Tachykardie	Bradykardie
– Vorhöfe	β_1	erhöhte Automatie	verminderte Inotropie
– AV-Knoten und Leitungsgewebe	β_1	gesteigerte Leitungsgeschwindigkeit	verminderte Leitungsgeschwindigkeit
– Ventrikel	β_1	positiv inotrop u. chronotrop	geringe Abnahme der Kontraktilität
Blutgefäße			
– Haut und Schleimhäute	α	Kontraktion	Dilatation
– Skelettmuskel	α, β_2	Kontraktion, Dilatation	Dilatation
– Koronarien	α, β_2	Kontraktion, Dilatation	Dilatation
Magen-Darm-Trakt			
– Tonus und Motilität	α_2, β_2	Abnahme	Zunahme
– Sphinkter	α	Kontraktion	Relaxation
Harnblase			
– Detrusor	β	Relaxation	Kontraktion
– Sphinkter	α	Kontraktion	Relaxation
Auge			
– Sphincter pupillae		keine Wirkung	Kontraktion (Miosis)
– Dilatator pupillae	α_1	Kontraktion (Mydriasis)	keine Wirkung
Haut			
– Pilomotoren	α	Kontraktion	keine Wirkung
– Schweißdrüsen	α	lokale Sekretion	generalisierte Sekretion

– Steigerung der Erregungsleitungsgeschwindigkeit in Vorhöfen, AV-Knoten, His-Bündel und Purkinje-Fasern (positive Chronotropie).
– Zunahme der Automatie von Sinusknoten, AV-Knoten, His-Bündel und Purkinje-Fasern.

Auswirkungen. Unter dem Einfluss der Sympathomimetika nehmen Herzfrequenz, Schlagvolumen und Herzzeitvolumen zu.

Nebenwirkungen. Tachyarrhythmien, Myokardischämie durch Steigerung des myokardialen Sauerstoffverbrauchs.

Tab. 9-3 Sympathomimetika und ihre Rezeptoren

Substanz	Rezeptoren	Dosierung
Adrenalin	α, β	2–20 µg/min
Noradrenalin	α, β	2–16 µg/min
Isoproterenol	β	1–5 µg/min
Dopamin	dopaminerge, β, α	2–30 µg/kg/min
Dobutamin	β	1–10 µg/kg/min

In ▶ Tabelle 9-3 sind die wichtigsten Sympathomimetika und ihre adrenergen Rezeptoren zusammengestellt.

Die körpereigenen Substanzen Adrenalin, Noradrenalin und Dopamin werden auch als **Katecholamine** bezeichnet:
– **Dopamin** ist die Vorstufe von Noradrenalin und befindet sich vor allem als Neurotransmitter im Gehirn.
– **Noradrenalin** befindet sich in den postganglionären sympathischen Nervenendigungen und ist der Neurotransmitter im peripheren Nervensystem.
– **Adrenalin** wird im Nebennierenmark gebildet und wirkt auf verschiedene Organe.
– **Isoproterenol** und **Dobutamin** kommen nicht im Körper vor; sie können als synthetische Katecholamine angesehen werden.

3.1 Adrenalin

Adrenalin ist ein natürliches Katecholamin, das im Nebennierenmark gebildet wird und auf das Herz-Kreislauf-System und den Stoffwechsel einwirkt.

Wirkungen. Die Herz-Kreislauf-Wirkungen von Adrenalin entstehen durch die Stimulation von α- und β-Rezeptoren. Welche Wirkung überwiegt, hängt von der zugeführten Dosis ab (▶ Tab. 9-4).

Stimulation der β₁-Rezeptoren des Herzens führt zu einer starken Zunahme der Kontraktilität und der Erregungsleitung. Die Wirkung auf die peripheren Gefäßgebiete hängt von den dort vorhandenen Rezeptoren ab. Die Haut- und Nierengefäße kontrahieren sich mit jeder Adrenalindosis. Mittlere Dosen (1–10 μg/min) erweitern die Splanchnikus- und Muskelgefäße aufgrund einer β₂-Stimulation. Bei Dosen von über 10 μg/min überwiegt insgesamt die α-Stimulation mit *Vasokonstriktion*.

Einsatz in der Anästhesiologie. Intraoperativ wird die Substanz zur Behandlung des **Low-Output-Syndroms** sowie beim **Herzstillstand** angewandt. Allerdings ist Adrenalin bei der Behandlung des Low-Output-Syndroms weitgehend durch *Dopamin* verdrängt worden, weil dessen Nebenwirkungen geringer sind. Beide Substanzen können jedoch beim schweren Low-Output-Syndrom auch kombiniert zugeführt werden.

Praktische Grundsätze für die Anwendung:
— Beim **Low-Output-Syndrom** beträgt die Dosierung 2–20 μg/min. Die Substanz sollte hierbei über einen Perfusor oder eine Infusionspumpe zugeführt werden.
— Beim **Herzstillstand** werden 0,5–1 ml der 1:1000 bzw. 5–10 ml der 1:10 000 verdünnten Lösung, wenn erforderlich wiederholt, intravenös injiziert. Einzelheiten siehe Kapitel 34.
— Die **Stimulation des Herzens** kann mit Bolusinjektionen von 2–8 μg erfolgen. Bei diesen Dosen treten gewöhnlich keine Tachykardie und Hypertonie auf. Die Wirkung ist flüchtig und hält etwa 1–5 min an.
— Adrenalin kann auch eingesetzt werden, um feines Kammerflimmern (kleine Amplitude) in grobes **Kammerflimmern** (hohe Amplitude) umzuwandeln und hierdurch den Erfolg einer elektrischen Defibrillation zu verbessern.

Gefahren. Der Einsatz von Adrenalin wird vor allem durch die unerwünschten **Nebenwirkungen** begrenzt:
— Tachykardie und Arrhythmien,
— periphere Vasokonstriktion mit Zunahme des Gefäßwiderstandes.

Tachykardien sind besonders beim Koronarkranken gefährlich, weil sie den Sauerstoffverbrauch des Myokards steigern.

Tab. 9-4 Rezeptorwirkungen von Adrenalin (Suprarenin)

Dosis	Wirkung
1– 2 μg/min	primär β-Stimulation
2–10 μg/min	gemischte α- und β-Stimulation
10–20 μg/min	primär α-Stimulation

Eine **starke periphere Vasokonstriktion** wirkt dem erwünschten Anstieg des Herzzeitvolumens entgegen und verschlechtert die Organdurchblutung, vor allem der Niere.

Die Nebenwirkungen von Adrenalin sind zumeist *dosisabhängig*. Bei entsprechender Ausprägung muss die Dosis reduziert werden. Sinnvoll ist häufig auch die Kombination mit einem anderen Katecholamin (Dopamin) bei reduzierter Dosis.

3.2 Noradrenalin

Noradrenalin ist der Transmitter postganglionärer sympathischer Nervenendigungen und gleichzeitig auch Transmitter im zentralen Nervensystem.

Wirkungen. Die Herz-Kreislauf-Wirkungen von Noradrenalin beruhen auf einer Stimulation der β₁-Rezeptoren des Herzens und von peripheren α-Rezeptoren. Im Gegensatz zu Adrenalin tritt die α-adrenerge Wirkung bereits mit *niedrigen* Dosen Noradrenalin auf. Eine ausgeprägte Konstriktion der Arteriolen mit **Anstieg des Gefäßwiderstandes** ist die Folge. Die Venen sind ebenfalls von der konstriktorischen Wirkung betroffen.

Die β-Wirkungen von Noradrenalin – Zunahme der Kontraktilität und der Erregungsleitung – entsprechen grundsätzlich denen von Adrenalin, werden jedoch durch Gegenregulationsvorgänge überlagert: Der Anstieg des Blutdrucks durch Noradrenalin geht mit einer **Reflexbradykardie** durch Stimulation der Barorezeptoren einher. Periphere Vasokonstriktion und Bradykardie wirken dem Anstieg des Herzzeitvolumens entgegen, so dass unter einer Noradrenalininfusion das Herzzeitvolumen sogar abfallen kann.

Einsatz in der Anästhesiologie. Noradrenalin wird zugeführt, wenn der Gefäßwiderstand und der arterielle Blutdruck bzw. Perfusionsdruck so stark erniedrigt sind, dass mit einer Mangeldurchblutung vitaler Organe wie Herz und Gehirn gerechnet werden muss. Hierbei führt jedoch die durch Noradrenalin verbesserte Durchblutung von Hirn und Herz zu einer Abnahme der Durchblutung in anderen Organen.

Praktische Grundsätze für die Anwendung:
- Die Dosierung bei schwerem Blutdruckabfall durch Abnahme des peripheren Gefäßwiderstands beträgt 2–16 µg/min. Die Zufuhr sollte über einen Perfusor erfolgen.
- Die Dosierung sollte so niedrig wie möglich gewählt bzw. der mittlere arterielle Druck nur so weit angehoben werden, wie für eine ausreichende Durchblutung von Herz und Hirn erforderlich.
- Die Substanz sollte wegen der starken gefäßkonstringierenden Wirkung nur über einen zentralen Venenkatheter infundiert werden.
- Die Dauer der Zufuhr sollte sich auf ein Minimum beschränken, um die schädigenden Wirkungen so gering wie möglich zu halten.

Gefahren. Hauptgefahr der Noradrenalinzufuhr ist die **Ischämie der Niere und des Splanchnikusgebietes** durch die starke Vasokonstriktion. Außerdem kann die Substanz den myokardialen Sauerstoffbedarf steigern, ein vor allem beim Koronarkranken unerwünschter Effekt.

3.3 Orciprenalin

Diese Substanz gehört zu den synthetischen Katecholaminen mit reiner β-adrenerger Wirkung.

Wirkungen. Die Herz-Kreislauf-Wirkungen von Orciprenalin (Alupent) beruhen ausschließlich auf einer Stimulation der β-Rezeptoren:
- Zunahme von Kontraktilität und Herzfrequenz.
- Abfall des peripheren Widerstands durch Vasodilatation in den von β-Rezeptoren versorgten Gebieten.
- Zunahme der Koronardurchblutung durch Stimulation der β₂-Rezeptoren und Steigerung des Myokardstoffwechsels.
- Blutdruckanstieg nur, wenn auch das Herzzeitvolumen ansteigt; denn Isoproterenol besitzt keinerlei vasokonstriktorische Wirkungen.

Einsatz in der Anästhesiologie. Orciprenalin wird überbrückend bei **akuter schwerer Bradykardie** und beim **AV-Block** eingesetzt; außerdem als Antidot bei Intoxikation mit β-Blockern. Die Wirksamkeit bei pulmonaler Hypertonie, nämlich eine Dilatation der Lungengefäße, ist nicht gesichert.

> **Dosierung von Orciprenalin:**
> 1–5 µg/min über Perfusor

Gefahren. Die wichtigsten Nebenwirkungen von Orciprenalin sind:
- Tachykardie und Arrhythmien,
- Blutdruckabfall.

Vorsicht ist bei **Koronarkranken** geboten: Hier kann die Substanz durch Steigerung des myokardialen Sauerstoffbedarfs bei gleichzeitiger Verminderung des koronaren Perfusionsdrucks zu einer Myokardischämie führen.

Anstelle von Orciprenalin kann auch das stereoisomere **Isoprenalin** eingesetzt werden. Die Wirkungen beider Substanzen sind qualitativ gleich, die Wirkungsstärke von Orciprenalin ist jedoch geringer.

3.4 Dopamin

Dopamin ist ein natürliches Katecholamin, das in postganglionären Nervenendigungen und im Nebennierenmark als Vorstufe von Noradrenalin gebildet wird. Daneben spielt die Substanz eine wichtige Rolle als Neurotransmitter im zentralen Nervensystem.

Wirkungen. Die Herz-Kreislauf-Wirkungen von Dopamin beruhen auf einer Stimulation dopaminerger und β- sowie α-adrenerger Rezeptoren. Die jeweiligen Rezeptorwirkungen sind dosisabhängig:
- **Dosen von 1–3 µg/kg/min** stimulieren vor allem die dopaminergen Rezeptoren in Nieren-, Splanchnikus- und Koronargefäßen: Die Durchblutung dieser Gefäßgebiete nimmt zu.
- **Dosen zwischen 1 und 10 µg/kg/min** stimulieren vor allem die β₁-Rezeptoren: Myokardkontraktilität, Herzfrequenz und Herzzeitvolumen steigen mit zunehmender Dosis an. Der periphere Gefäßwiderstand fällt zunächst ab, die Nierendurchblutung nimmt zu.
- **Dosen von 5–10 µg/kg/min** stimulieren die α-Rezeptoren. Mit steigender Dosierung nimmt der periphere Widerstand zu, die Nierendurchblutung ab.

Klinisch sollte Folgendes beachtet werden: Die Rezeptorwirkungen von Dopamin sind nicht eng an bestimmte Dosisbereiche gebunden, so dass eine große individuelle Variationsbreite der Herz-Kreislauf-Wirkungen zu erwarten ist.

Einsatz in der Anästhesiologie. Dopamin wird bei *schwerer Herzinsuffizienz* oder *kardiogenem*

Schock, meist kombiniert mit **Dobutamin** (oder **Adrenalin**), eingesetzt.

Praktische Grundsätze für die Anwendung:
— Die Dosierung von Dopamin beträgt 2–30 µg/kg/min; die Zufuhr erfolgt am besten über einen Perfusor.
— Kann der gewünschte kardiovaskuläre Effekt nicht mit Dosen von 10–15 µg/kg/min erreicht werden, sollte Dopamin mit einem anderen Katecholamin kombiniert oder die Zufuhr zugunsten eines anderen, stärker wirksamen Katecholamins (**Adrenalin**) unterbrochen werden.

Gefahren. Die Nebenwirkungen von Dopamin entsprechen, je nach Dosis, denen der anderen Katecholamine:
— Tachykardie und Arrhythmien,
— ausgeprägte Vasokonstriktion mit Abnahme der peripheren Durchblutung (auch der Niere),
— Steigerung des myokardialen Sauerstoffbedarfs.

3.5 Dobutamin

Dobutamin ist ein synthetisches Sympathomimetikum mit geringeren Wirkungen auf den peripheren Gefäßwiderstand und die Herzfrequenz als die anderen Katecholamine.

Wirkungen. Dobutamin stimuliert primär die β-Rezeptoren, setzt jedoch kein Noradrenalin aus sympathischen Nervenendigungen frei. Die spezifischen dopaminergen Rezeptoren der Nierengefäße werden durch Dobutamin nicht beeinflusst.
Die wichtigsten Wirkungen sind:
— Zunahme von Kontraktilität, Herzfrequenz und Herzzeitvolumen,
— periphere Vasodilatation mit Abnahme des peripheren Gefäßwiderstandes.

Dobutamin besitzt nicht nur positiv inotrope, sondern auch positiv chronotrope und peripher vasodilatierende Wirkungen.

Einsatz in der Anästhesiologie. Dobutamin wird vor allem zur Behandlung der akuten Herzinsuffizienz und des kardiogenen Schocks (in Kombination mit vasokonstriktorisch wirkenden Katecholaminen wie Dopamin oder Adrenalin) eingesetzt. Günstige Wirkungen sind besonders dann zu erwarten, wenn der periphere Widerstand hoch und der Blutdruck normal sind. Bei Patienten mit *niedrigem Blutdruck* sollte Dobutamin vermieden werden.

Die Substanz kann mit Vasodilatatoren und anderen positiv inotropen Substanzen kombiniert werden.

Praktische Grundsätze für die Anwendung:
— Die Dosierung von Dobutamin beträgt 1–10 µg/kg/min über eine Infusionspumpe.
— Bei der Zufuhr müssen die variablen positiv chronotropen und peripher vasodilatierenden Wirkungen beachtet werden.
— Steigt unter der Dobutaminzufuhr das Herzzeitvolumen nicht an, muss mit einem Abfall des Blutdrucks gerechnet werden.

Gefahren. Dosisabhängig sind unter Dobutaminzufuhr folgende Nebenwirkungen zu erwarten:
— Tachykardie und Arrhythmien,
— Abnahme des peripheren Gefäßwiderstandes mit Abfall des Blutdrucks,
— Zunahme des myokardialen Sauerstoffbedarfs.

3.6 Dopexamin

Dieses synthetische Katecholamin ist strukturverwandt mit Dopamin und Dobutamin. Die Substanz stimuliert dopaminerge und β-adrenerge Rezeptoren, wobei die Affinität zu den $β_2$-Rezeptoren 10fach größer zu sein scheint als zu den $β_1$-Rezeptoren. Dopexamin wirkt positiv inotrop und chronotrop sowie vasodilatierend.

Wirkungen. Dopexamin (Dopacard) steigert das Schlagvolumen und die Herzfrequenz; der periphere Widerstand fällt aufgrund der $β_2$-Rezeptoren-Stimulation ab. Die Durchblutung im Splanchnikusgebiet bzw. von Darm, Leber, Milz und Niere nimmt zu, bedingt durch Stimulation der Dopamin-1-Rezeptoren. Die Urinausscheidung wird gesteigert.

Klinische Wirkungen:
— Bei chronischer Herzinsuffizienz: positiv inotrop und vasodilatierend: Zunahme des Schlagvolumens, Abnahme des Afterloads und des pulmonalen Gefäßwiderstands, Steigerung der Nierendurchblutung, leichte Zunahme der Herzfrequenz,
— bei septischem Schock: dosisabhängige Steigerung des Herzzeitvolumens, des Schlagvolumens und der Herzfrequenz; vorübergehender Abfall des peripheren Gewäßwiderstands; Zunahme der Urinausscheidung. Fragliche Steigerung der Splanchnikusperfusion.

Einsatz in der Anästhesiologie. Hierzu liegen derzeit nur wenige Untersuchungsergebnisse vor.

Denkbar wären Situationen, in denen eine Zunahme der Splanchnikusdurchblutung erwünscht ist. Des Weiteren wurde die Substanz beim Low-Output-Syndrom in der Postbypass-Phase nach ACB-Operationen oder Klappenersatz angewandt, allerdings ohne dass Vorteile gegenüber anderen Katecholaminen wie z. B. Dopamin nachgewiesen werden konnten. Bei Hypotonie oder Schock wird Dopexamin nicht empfohlen.

Praktische Anwendung von Dopexamin:
— kontinuierliche Zufuhr über Perfusor
— Dosierung: 1–4 µg/kg/min
— Dosen von 4 µg/kg/min sollten nicht überschritten werden
— keine Zufuhr von Natriumbikarbonat, Heparin, Hydrokortison und Penicillinen über den gleichen i.v. Zugang

Kontraindikationen. Zu den wichtigsten Kontraindikationen für Dopexamin gehören:
— Hypovolämie,
— HOCM/Aortenstenose,
— septischer Schock.

Nebenwirkungen und Gefahren. Die unerwünschten Wirkungen von Dopexamin hängen vor allem von der Dosierung ab:
— Tachykardie, besonders ab 4 µg/kg/min,
— Steigerung des myokardialen Sauerstoffverbrauchs,
— Myokardischämien bei Patienten mit Koronarkrankheit.

3.7 Phenylephrin

Die Substanz stimuliert selektiv die α_1-Rezeptoren (direkte Wirkung) und kann i.v., i.m., s.c. und nasal zugeführt werden.

Handelspräparate: Neosynephrin, Neofrin, Nostril u. a. Erhältlich sind Ampullen mit 1 ml und mit 5 ml Phenylephrin-Hydrochlorid. 1 ml enthält jeweils 10 mg Phenylephrin-Hydrochlorid. In Deutschland kann das Handelspräparat über die internationale Apotheke aus den USA bezogen werden.

Wirkungen. Phenylephrin ist ein starker Vasopressor ohne wesentliche chronotrope und inotrope Wirkungen. Herzrhythmusstörungen treten nur sehr selten auf. Die wichtigsten kardiovaskulären Wirkungen sind:
— Anstieg des systolischen und diastolischen Blutdrucks,
— Anstieg des pulmonalarteriellen Drucks,
— Reflexbradykardie (kann durch Atropin verhindert oder beseitigt werden),
— starker Anstieg des peripheren Gefäßwiderstands,
— geringe Zunahme des HZV,
— Abnahme der Nieren-, Splanchnikus- und Hautdurchblutung,
— Steigerung der Koronardurchblutung.

Nebenwirkungen und Komplikationen. Zu den wichtigsten Nebenwirkungen gehören:
— Hypertonie,
— Kopfschmerzen, Unruhe, Tremor, Benommenheit,
— Hautblässe, Schwitzen,
— Reflexbradykardie,
— Herzrhythmusstörungen (sehr selten),
— allergische Reaktion auf Bisulfit.

Einsatz in der Anästhesiologie. Phenylephrin wird als Vasopressor bei der Behandlung und Prophylaxe von Blutdruckabfällen durch Spinal-, Peridural- und Allgemeinanästhesien eingesetzt, des Weiteren als Vasopressorzusatz bei Spinalanästhesien, um die Wirkung des Lokalanästhetikums zu verlängern. Nach der i.v. Injektion setzt die Wirkung innerhalb von 2 min ein und hält etwa 15–20 min an; nach i.m. oder s.c. Injektion beginnt die Wirkung nach 15–20 min und hält 0,5–2 h an.

Praktische Anwendung:
— Vor der Injektion Blutvolumen normalisieren.
— **Dosierung** bei Blutdruckabfall abhängig vom Schweregrad:
  – Leichter bis mäßiger Blutdruckabfall: 0, 2 mg *langsam* i.v. nach Bedarf, initial nicht mehr als 0,5 mg; Nachinjektionen möglichst erst nach 10–15 min.
  – Schwerer Blutdruckabfall: initial 100–180 µg/min, bis Blutdruck stabil, dann, wenn erforderlich, 40–60 µg/min.
  – Behandlung des Blutdruckabfalls bei hohen Spinal- oder Periduralanästhesien: 0,2 mg i.v. initial, Nachinjektionen sollten die vorangehenden Dosen nicht um mehr als 0,1–0,2 mg überschreiten.
  – Prophylaxe des Blutdruckabfalls bei hohen Spinal- oder Periduralanästhesien: 2–5 mg i.m. oder s.c. 3–4 min vor Injektion des Lokalanästhetikums.
  – Zusatz zum Lokalanästhetikum bei Spinalanästhesien: 2–5 mg.
— **Kontraindikationen/Vorsicht geboten**: schwere Hypertonie, Phäochromozytom, ventrikuläre

Tachykardie, Kammerwinkelglaukom, Hyperthyreose, Bradykardie, AV-Block, ischämische Herzerkrankung, schwere Arteriosklerose, Asthma, Diabetes mellitus, Prostatahypertrophie, Mesenterialvenenthrombose, Kombination mit Oxytocin in der Geburtshilfe, Allergie gegen Sulfit.
— **Interaktionen**. Die Wirkung wird verstärkt durch MAO-Hemmer und trizyklische Antidepressiva (Phenylephrindosis reduzieren!). Bei Kombination mit Oxytocin kann eine schwere, anhaltende Hypertonie mit Gefahr der Hirnblutung auftreten. Phenytoine schwächen die Wirkung ab.

3.8 Ephedrin

Ephedrin ist kein Katecholamin, sondern ein indirekt wirkendes Sympathomimetikum. Die Substanz setzt Noradrenalin aus dem Axoplasma frei (starke indirekte Wirkung), stimuliert jedoch außerdem direkt die α- und β-Rezeptoren (schwache direkte sympathomimetische Wirkung). In der traditionellen chinesischen Medizin wird Ephedrin als Hauptalkaloid der Pflanzengattung *Ephedra* als Heilmittel eingesetzt. Die Substanz ist als Sulfat und als Hydrochlorid erhältlich und kann i.v., i.m., s.c. und oral zugeführt werden.

Handelspräparate: Ampullen mit 30 oder 50 mg; über die internationale Apotheke aus der Schweiz oder aus Frankreich zu beziehen.

Wirkungen. In der Peripherie wirkt Ephedrin wie Noradrenalin; im Zentralnervensystem tritt eine Psychostimulation auf (sog. Weckamin mit Steigerung von Aufmerksamkeit, Leistungsbereitschaft, Stimmungslage und Motorik).

Die wichtigsten peripheren Wirkungen sind:
— Steigerung des systolischen und diastolischen Blutdrucks und des pulmonalarteriellen Drucks,
— Anstieg der Herzfrequenz,
— Zunahme der Myokardkontraktilität,
— Anstieg des Herzzeitvolumens,
— Abnahme der Nieren- und Splanchnikusdurchblutung,
— Verminderung des Uterustonus bei Schwangerschaft,
— Kontraktion des Harnblasensphinkters und Relaxierung des M. detrusor; hierdurch Harnretention.

Die kardiovaskulären Wirkungen von Ephedrin halten wesentlich länger an als die von Noradrenalin, die blutdrucksteigernde Wirkung ist jedoch wesentlich schwächer. Bei wiederholter Injektion in kurzen Abständen lässt die Wirkung nach, d. h., es tritt eine Tachyphylaxie ein, bedingt durch Erschöpfung der Noradrenalinspeicher. Direkte Agonisten behalten hingegen ihre Wirksamkeit.

Nebenwirkungen und Komplikationen. Zu den wichtigsten Nebenwirkung von Ephedrin gehören:
— Herzrhythmusstörungen,
— Hypertonie,
— Steigerung des myokardialen Sauerstoffverbrauchs,
— Herzstillstand,
— paradoxer Bronchospasmus,
— Kopfschmerzen,
— Übelkeit und Erbrechen,
— Engegefühl in der Brust, Herzklopfen,
— Tremor,
— Angst,
— Schlaflosigkeit,
— Glaukomanfall (bei engem Kammerwinkel).

Einsatz in der Anästhesiologie. Ephedrin wird als Vasopressor für die Behandlung der Hypotension bei Allgemeinanästhesien sowie bei Spinal- und Periduralanästhesien eingesetzt. In der Geburtshilfe galt Ephedrin lange Zeit als Vasopressor der Wahl, jedoch soll Phenylephrin nach neuen Studienergebnissen seltener zu fetaler Azidose führen und daher bevorzugt werden. Des Weiteren wird die Substanz zur Abschwellung der Nasenschleimhaut angewandt; dagegen kann die bronchospasmolytische und expektorierende Wirkung vernachlässigt werden.

Praktische Grundsätze für die Anwendung:
— **Dosierungen:** Für die Akutbehandlung des Blutdruckabfalls wird die Substanz *langsam* i.v. zugeführt. Die Dosierung sollte titrierend erfolgen: 5–20 mg alle 5–10 min (nicht mehr als 150 mg/d). Die Wirkung setzt innerhalb weniger Minuten ein und hält 30–60 min an; bei Blutdruckabfällen durch Spinal- und Periduralanästhesien sind dagegen häufiger Nachinjektionen in kürzeren Abständen erforderlich.
— **Kontraindikationen/Vorsicht geboten:** Koronarkrankheit, Myokardinfarkt, Herzrhythmusstörungen, Hypertonie, Phäochromozytom, Schlaganfall in der Vorgeschichte, Hyperthyreose, Parkinson-Erkrankung, zerebrovaskuläre Erkrankungen, benigne Prostatahypertrophie.
— **Interaktionen:** MAO-Hemmer, Sympathomimetika, Theophyllin, Atropin, Digitalisglykoside, Antidepressiva, volatile Anästhetika und Anticholinergika verstärken die Wirkung oder erhöhen die Toxizität von Ephedrin. Phenothiazine schwächen die Wirkung ab.

3.9 Amezinium

Dieses synthetische indirekte Sympathomimetikum setzt Noradrenalin aus den Vesikeln der Nerven frei und hemmt außerdem die Wiederaufnahme von Noradrenalin und dessen Abbau durch MAO. Hierdurch werden die α- und β$_1$-Rezeptoren indirekt stimuliert; die Wirkungen ähneln denen von Noradrenalin.

Handelspräparat: Supratonin. 1 Durchstechflasche enthält 5 mg Ameziniummetilsulfat in 15 mg Pulver. Hieraus muss die Injektionslösung hergestellt werden. Das Präparat ist in Deutschland für die Behandlung von Blutdruckabfällen bei der Spinal- und Periduralanästhesie zugelassen. Bei Kindern unter 12 Jahren sollte Amezinium nicht angewandt werden, da derzeit keine ausreichenden Erfahrungen mit der Substanz bestehen.

Wirkungen und Nebenwirkungen. Sie entsprechen im Wesentlichen denen von Ephedrin (siehe dort). Im Mittelpunkt steht die periphere Vasokonstriktion; die positiv inotropen Wirkungen sind hingegen nur gering. Nach langsamer i.v. Injektion setzt die Wirkung innerhalb weniger Minuten ein und kann mehrere Stunden anhalten. Die Plasmahalbwertszeit wird mit 9–13 h angegeben.

Einsatz in der Anästhesiologie. Die klinischen Erfahrungen mit Amezinium sind gering. Die Substanz wird als Vasopressor für die Prophylaxe und Behandlung des Blutdruckabfalls bei Spinal- und Periduralanästhesie eingesetzt. Die Anwendung bei Schnittentbindungen in Spinal- oder Periduralanästhesie ist möglich, jedoch muss die Substanz hierbei erfahrungsgemäß in kürzeren Abständen injiziert werden.
— Dosierung: initial 5 mg *langsam* i.v., bei Bedarf weitere 5 mg i.v.
— Kontraindikationen/Vorsicht geboten: siehe unter Ephedrin.
— Interaktionen: siehe unter Ephedrin.

4 Digitalis

Digitalispräparate werden außerordentlich selten im Verlauf einer Narkose zugeführt und daher nicht näher dargestellt.

Bei Patienten unter Digitalisdauermedikation sollte an die Möglichkeit einer **Digitalisüberdosierung** gedacht werden.

Die wichtigsten Zeichen können sein:
— Vorhoftachykardie, Vorhofflimmern und -flattern,
— AV-Block II. Grades,
— Knotentachykardie,
— ventrikuläre Extrasystolen,
— Kammertachykardie und -flimmern.

Intraoperativ müssen die **prädisponierenden Faktoren** für eine Digitalistoxizität beachtet werden:
— Hypokaliämie, Hyperkalzämie, Hypomagnesiämie,
— Azidose,
— Hypoxämie,
— Niereninsuffizienz.

5 Phosphodiesterasehemmer

Diese Substanzen hemmen die Phosphodiesterase Typ III (PDE III). Ihre Wirkung beruht im Wesentlichen auf einer Erhöhung des cAMP-Gehalts im Herzmuskel. Hierdurch werden der Einstrom von Kalzium über die langsamen Kanäle verstärkt und der Kalziumgehalt des sarkoplasmatischen Retikulums vermehrt. Kalzium aktiviert die kontraktilen Proteine, die Myokardkontraktilität nimmt zu. Wegen ihrer positiv inotropen und vasodilatierenden Wirkungen auf Venen und Arterien werden die Phosphodiesterasehemmer auch als „Inodilatoren" bezeichnet. Primäre Indikation für ihren Einsatz ist die Herzinsuffizienz bzw. in der Herzchirurgie das therapierefraktäre Low-Output-Syndrom (siehe Kap. 46).

Zwei Gruppen von Phosphodiesterasehemmern können unterschieden werden: Bipyridinderivate wie Amrinon und Milrinon und Imidazolderivate wie Enoximon und Piroximon.

5.1 Amrinon

Amrinon steigert dosisabhängig die Myokardkontraktilität und dilatiert periphere Arterien und Venen. Bei Herzinsuffizienz des Schweregrads III und IV sind folgende **Wirkungen** nachweisbar:
— Zunahme des Herzzeitvolumens und Abnahme des Lungenkapillarenverschlussdrucks,
— Abnahme von rechtem Vorhofdruck, Lungengefäßwiderstand und systemischem Gefäßwiderstand,
— Abnahme oder keine Veränderung des arteriellen Mitteldrucks,
— Anstieg oder keine Veränderung der Herzfrequenz.

Im Tierexperiment nehmen unter Amrinon Nieren-, Leber- und Splanchnikusdurchblutung zu, Hirn-, Muskel- und Darmdurchblutung hingegen ab.

Die gleichzeitige Zufuhr von Amrinon und Katecholaminen wirkt potenzierend und reduziert den

Katecholaminbedarf. Durch Kombination von Amrinon mit Vasodilatatoren kann die Hämodynamik von Patienten mit Herzinsuffizienz evtl. günstig beeinflusst werden.

Die Halbwertszeit von Amrinon beträgt beim Gesunden ca. 2,6 h, bei schwerer Herzinsuffizienz 5–8 h. Die Substanz wird primär renal eliminiert.

Praktische Anwendung:
— Initiale Bolusinjektion von ca. 0,75–1,5 mg/kg (Bereich 0,5–3,5 mg/kg) Amrinon über 3–5 min i.v.; nach 15–30 min ein weiterer Bolus von ca. 0,75 mg/kg, danach Dauerinfusion in einer Dosis von 5–10 µg/kg/min, bei therapierefraktärem kardiogenem Schock bis zu 20 µg/kg/min,
— die Maximaldosis sollte 18 mg/kg/d nicht überschreiten,
— unter der Zufuhr können die Füllungsdrücke des Herzens so stark abfallen, dass die Dosis reduziert werden muss.

Nebenwirkungen und Gefahren:
— Blutdruckabfall, besonders bei höherer Dosierung,
— gelegentlich Tachykardie, vor allem bei hohen Dosen,
— Herzrhythmusstörungen,
— Thrombozytopenie (bei chronischer Einnahme).

5.2 Enoximon

Enoximon ist ein Imidazolderivat, dessen Wirkungen im Wesentlichen denen anderer Phosphodiesterase-III-Hemmer entsprechen. Die Substanz kann oral und intravenös zugeführt werden; die Metabolisierung erfolgt vor allem in der Leber, zu einem geringen Teil auch in der Niere. Die Halbwertszeit beträgt nach oraler Zufuhr bei Patienten mit Herzinsuffizienz ca. 13 h, nach intravenöser Zufuhr ca. 6 h.

Wirkungen. Enoximon wirkt vasodilatierend, besonders auf die Muskel- und Pulmonalgefäße, außerdem positiv inotrop und positiv chronotrop. Der positiv inotrope Effekt und die pulmonale Gefäßdilatation sollen stärker ausgeprägt sein als bei Amrinon.

Bei Patienten mit Herzinsuffizienz steigt unter Enoximon das Herzzeitvolumen an, während systemischer Gefäßwiderstand und Lungenkapillarenverschlussdruck (PCWP) abfallen und mittlerer arterieller Druck und Herzfrequenz sich nicht wesentlich ändern.

Praktische Anwendung:
— Die initiale Dosierung beim Low-Output-Syndrom beträgt ca. 0,5 mg/kg langsam i.v., gefolgt von einer kontinuierlichen Infusion in einer Dosierung von 2,5–10 µg/kg/min bzw. nach Wirkung.
— Die Nebenwirkungen von Enoximon entsprechen im Wesentlichen denen von Amrinon (siehe dort).

6 Kalzium

Kalzium spielt eine wichtige Rolle bei den Erregungsvorgängen in Nerv und Muskel. Über 90% des körpereigenen Kalziums liegen im Knochen gebunden vor. Die Serumkalziumkonzentration beträgt etwa 5 mval/l, sein ionisierter Anteil liegt bei ca. 2–3 mval/l. Das ionisierte Kalzium ist die aktive Form. Zeichen der Hypokalzämie treten auf, wenn der ionisierte Anteil des Kalziums erniedrigt ist.

Kardiovaskuläre Wirkungen. Kalzium spielt eine entscheidende Rolle bei der Kontraktion der Herzmuskelzelle. Exogen zugeführt wirkt Kalzium positiv inotrop; bei Herzgesunden nimmt die Herzfrequenz ab.

Einsatz in der Anästhesiologie. Kalzium wird während der Narkose fast ausschließlich in der *Herzchirurgie* eingesetzt, meist unmittelbar nach Anlage des kardiopulmonalen Bypass, einerseits, um die Wirkung einer hyperkaliämischen Kardioplegielösung zu vermindern, andererseits, um eine durch den Bypass erniedrigte Kalziumkonzentration im Serum zu normalisieren.

Praktische Anwendung:
— Um eine sofortige kardiale Wirkung zu erzielen, werden 5–10 mg/kg Kalzium über einige Minuten i.v. injiziert.
— Ausgeprägte kardiale Wirkungen sind nur zu erwarten, wenn eine Hypokalzämie vorliegt.
— Die Wirkung einer Kalziuminjektion hält immer nur wenige Minuten an. Um eine längere Wirkung zu erreichen, müssen daher andere positiv inotrope Substanzen infundiert werden.

Gefahren. Bei langsamer Injektion sind die Nebenwirkungen gering, hingegen können bei zu schneller Gabe folgende Komplikationen auftreten:
— SA-Block,
— AV-Block,
— gesteigerte ventrikuläre Erregbarkeit.

9 Kardiovaskuläre Medikamente

⚡ Besonders gefährlich ist die Injektion von Kalzium bei der Digitalisintoxikation: Lebensbedrohliche Herzrhythmusstörungen können die Folge sein.

7 β-Rezeptor-Antagonisten

Diese Substanzen verbinden sich mit dem β-adrenergen Rezeptor, ohne mit ihm zu reagieren. Die Wirkung der β-adrenergen Agonisten wird durch β-Blocker kompetitiv gehemmt.

7.1 Einteilung

Ein β-Blocker wird als **kardioselektiv** bezeichnet, wenn er hauptsächlich auf die $β_1$-Rezeptoren des Herzens wirkt. Allerdings gibt es gegenwärtig keine β-Blocker, die ausschließlich auf die $β_1$-Rezeptoren wirken, vielmehr sind dosisabhängig die $β_2$-Rezeptoren ebenfalls betroffen. Es gilt:

! In klinischen Dosen weisen alle β-Blocker kardioselektive und nichtselektive Wirkungen auf.

Neben der Selektivität können noch β-Blocker mit membranstabilisierender von solchen mit intrinsischer sympathomimetischer Wirkung unterschieden werden. Einige Substanzen verfügen über beide Eigenschaften. Einzelheiten ▶ Tabelle 9-5.

Membranstabilisierende β-Blocker verzögern den Anstieg des Aktionspotentials, während Spike und Ruhepotential nicht beeinflusst werden. Die Wirkung wird als chinidin- oder lokalanästhetikumartig bezeichnet. Beispiele: **Propranolol** (Dociton), **Alprenolol** (Aptin), **Acebutolol** (Prent, Neptal).

β-Blocker mit sympathomimetischen Eigenschaften wirken zusätzlich direkt agonistisch auf die β-Rezeptoren, jedoch in wesentlich geringerem Ausmaß als die reinen Agonisten. Beispiel: **Pindolol** (Visken).

7.2 Kardiovaskuläre Wirkungen

β-Blocker vermindern die Herzfrequenz und das Herzzeitvolumen, verlängern die mechanische Systole und senken leicht den Blutdruck bei ruhenden Versuchspersonen. Bei hohem Sympathikotonus, z. B. unter Belastung, sind die Wirkungen ausgeprägter. Bei Herzgesunden nimmt die maximale körperliche Belastbarkeit unter β-Blockern ab, während sie bei Patienten mit Angina pectoris zunehmen kann.

Inotropie und Chronotropie. Bei entsprechender Dosierung wirken alle β-Blocker negativ inotrop

Tab. 9-5 Grundlegende Eigenschaften von β-Blockern

Substanz	Handelsname	selektiv	agonistisch	membranstabilisierend	Potenz (1 = Propranolol)	Plasmahalbwertszeit (h)
Propranolol	Dociton	nein	nein	ja	1	3–6
Practolol	-	ja	ja	nein	0,3	6–8
Oxprenolol	Trasicor	nein	ja	minimal	0,5–1	2
Alprenolol	Aptin	nein	ja	ja	0,3	2–3
Pindolol	Visken	nein	ja	minimal	6	3–4
Sotalol	Sotalex	nein	nein	nein	0,3	5–13
Timolol	Temserin	nein	nein	nein	6	4–5
Acebutolol	Neptal, Prent	?	ja	ja	0,3	8
Atenolol	Tenormin	ja	nein	nein	1	6–9
Metoprolol	Beloc	ja	nein	±	1	3–4
Nadolol	Solgol	nein	?	?	?	14–17
Esmolol	Brevibloc	ja	nein	nein	?	9 min

und negativ chronotrop. Außerdem wird die Wirkung exogen zugeführter β-adrenerger Agonisten vermindert, während die inotropen Wirkungen von Kalzium, Digitalis, Aminophyllin und Glukagon nicht beeinflusst werden.

Herzrhythmus und Automatie. Die Frequenz des Sinusknotens wird vermindert, ebenso die spontane Depolarisationsrate ektopischer Schrittmacher sowie die Leitungsgeschwindigkeit in Vorhöfen und AV-Knoten.

Myokardialer Sauerstoffverbrauch. Bedingt durch die negativ inotrope und negativ chronotrope Wirkung, d. h. Abnahme von Kontraktilität und Herzfrequenz, nimmt auch der myokardiale Sauerstoffverbrauch ab. Dieser Effekt ist bei Koronarkranken besonders erwünscht.

Blutdruck. β-Blocker wirken antihypertensiv. Dieser Effekt tritt langsam ein und wird vermutlich durch das Zusammenspiel verschiedener Mechanismen hervorgerufen.

7.3 Nebenwirkungen und Gefahren

Die Hauptgefahr droht durch die β-Blockade selbst, besonders bei Patienten mit eingeschränkter kardialer Reserve, bei denen sich langsam oder akut eine **Herzinsuffizienz** entwickeln kann.

Bei Patienten mit vorbestehendem **partiellen AV-Block** können die β-Blocker eine AV-Dissoziation oder einen Herzstillstand hervorrufen.

Plötzliches Absetzen von β-Blockern führt nicht selten beim Koronarkranken zu einem **Entzugsyndrom,** gekennzeichnet durch massiven Blutdruckanstieg und schwere Angina-pectoris-Anfälle.

Beachtet werden muss außerdem die Wirkung der β-Blocker auf den Atemwegswiderstand: β-Blockade führt zu **Bronchokonstriktion** mit Zunahme des Atemwegswiderstandes. Es gilt:

! Bei Asthmatikern und bei Patienten mit Lungenemphysem sind β-Blocker kontraindiziert.

7.4 Klinische Anwendung

Die wichtigsten Indikationen für β-Blocker sind:
— Hypertonie,
— koronare Herzerkrankung,
— Herzrhythmusstörungen,
— obstruktive Kardiomyopathie.

Wichtigste Indikationen für eine perioperative Zufuhr sind **supraventrikuläre Tachykardien,** gelegentlich auch eine **Hypertonie,** die mit anderen Maßnahmen nicht zu beseitigen ist.

In ▶ Tabelle 9-6 sind gebräuchliche β-Blocker und ihre i.v. Dosierung zusammengestellt.

Praktische Grundsätze für die Anwendung:
— Intraoperativ dürfen die Substanzen grundsätzlich nur in kleinen Dosen nach Wirkung zugeführt werden, um eine schwere Beeinträchtigung der Herzfunktion zu vermeiden.
— Bei Patienten, die unter Erhaltungsdosen von β-Blockern stehen, sollten die Substanzen möglichst nicht perioperativ abgesetzt werden, um ein Entzugssyndrom zu vermeiden.
— Bei der Zufuhr von β-Blockern muss beachtet werden, dass diese Substanzen die negativ inotropen Wirkungen von Anästhetika, besonders von dampfförmigen Inhalationsanästhetika wie **Isofluran, Desfluran und Sevofluran,** potenzieren. Die Inhalationsanästhesie ist jedoch keine Kontraindikation für den Einsatz von β-Blockern.

Tab. 9-6 β-Blocker – i.v. Dosierung

Präparat	Darreichung	i.v. Dosierung
Esmolol (Brevibloc)	1 Amp. à 10 ml = 100 mg	3–4 ml langsam i.v. Erhaltung: Perfusor mit 5 Amp. (= 500 mg/50 ml; 1 ml = 10 mg), 50–200 µg/kg/min, bei 70 kg 21–84 ml/h
Metoprolol (Beloc)	1 Amp. à 5 ml = 5 mg	5 mg langsam i.v. (max. 1 mg/min!), wiederholbar nach 10 min, max. 20 mg/d
Propranolol (Dociton)	1 Amp. à 1 ml = 1 mg	1 mg langsam i.v. (1–2 min), wiederholbar mit 2–5 min Abstand bis max. 4 mg. Max. 10 mg/d; bei Narkose 5 mg/d
Pindolol (Visken)	1 Amp. à 2 ml = 0,4 mg	0,4 mg langsam i.v., wiederholbar (0,2 mg) nach 10–20 min

7.4.1 Esmolol

Dieser hochkardioselektive β_1-adrenerge Rezeptorblocker ist wegen seiner pharmakokinetischen Eigenschaften für den perioperativen Einsatz besonders geeignet: Die Verteilungshalbwertszeit beträgt 2 min, die Eliminationshalbwertszeit 9 min. Die kurze Halbwertszeit beruht auf der raschen Hydrolyse durch Erythrozytenesterasen. Eine hepatische Metabolisierung findet nicht statt.

Einsatz in der Anästhesiologie. Vorteilhaft ist die kurze Wirkdauer vor allem dann, wenn nur eine vorübergehende β-Blockade in Akutsituationen erwünscht ist. Entsprechend werden für Esmolol verschiedene Indikationen angegeben:
— Abschwächung oder Verhinderung kardiovaskulärer Reaktionen auf den Intubationreiz,
— Behandlung einer akuten Tachykardie oder Myokardischämie,
— Supplementierung einer kontrollierten Hypotension,
— postoperative Hypertension, Myokardischämie oder supraventrikuläre Arrythmien.

Die Substanz wird als Bolus injiziert oder kontinuierlich infundiert.

> **Dosierung von Esmolol (Brevibloc):**
> Supraventrikuläre Tachykardie:
> — initialer Bolus: 0,5 mg/kg über 1 min
> — kontinuierliche Infusion von 0,1–0,2 mg/kg/min
> — wenn erforderlich: zusätzliche Boli von 0,5 mg/kg
> Hypertensive Reaktionen:
> — initialer Bolus: 0,5–1,5 mg/kg
> — kontinuierliche Infusion von 0,05 bis maximal 0,2 mg/kg/min

Die Wirkung auf die Herzfrequenz tritt gewöhnlich rascher ein als der blutdrucksenkende Effekt. Nach Abstellen der Infusion wird die klinische Wirkung von Esmolol innerhalb von 10–20 min beendet.

8 Vasodilatatoren

Vasodilatatoren werden in der Anästhesiologie häufiger eingesetzt, um einen intraoperativ erhöhten Blutdruck zu senken. Bevorzugt werden hierbei Substanzen mit raschem Wirkungseintritt und guter Steuerbarkeit. Hierzu gehören vor allem **Nitroglyzerin, Nitroprussid, Phentolamin und Nifedipin.** Die Auswahl des Vasodilatators hängt in erster Linie vom gewünschten hämodynamischen Effekt ab.

Dilatation der Arteriolen senkt den mittleren arteriellen Blutdruck und die systolische Spannungsentwicklung des linken Ventrikels (Afterload, siehe Kap. 10): Herzarbeit und myokardialer Sauerstoffbedarf nehmen ab.

Dilatation der Venen bewirkt ein venöses Pooling des Blutes mit Abnahme des venösen Rückstroms. Die diastolische intramyokardiale Wandspannung (Preload, siehe Kap. 10) wird vermindert, hierdurch nimmt der myokardiale Sauerstoffbedarf ebenfalls ab.

Dilatation der Koronararterien kann zur Umverteilung der Koronardurchblutung führen und dadurch die Sauerstoffversorgung ischämischer Myokardbezirke verbessern.

Gefahren der Vasodilatatortherapie. Bei der Therapie mit Vasodilatatoren bestehen drei wesentliche Gefahren:
— Zu starker Blutdruckabfall mit Abnahme des koronaren und zerebralen Perfusionsdrucks und nachfolgender Ischämie von Herz und/oder Hirn.
— Zu starke Abnahme des venösen Rückstroms mit nachfolgendem Abfall des Herzzeitvolumens.
— Reflextachykardie mit Anstieg des myokardialen Sauerstoffverbrauchs.

In ▶ Tabelle 9-7 sind die wichtigsten kardiovaskulären Wirkungen von Nitroglyzerin, Nitroprussid und Phentolamin zusammengefasst.

8.1 Nitroglyzerin

Nitroglyzerin wird vor allem **bei koronarer Herzerkrankung** eingesetzt, intraoperativ zur **Blutdrucksenkung** auch beim Herzgesunden. Die Substanz senkt den myokardialen Sauerstoffverbrauch durch periphere hämodynamische Wirkungen:

Preload. Primär werden durch Nitroglyzerin die venösen Kapazitätsgefäße dilatiert und das Blut peripher gepoolt. Hierdurch nimmt der venöse Rückstrom ab, nachfolgend das enddiastolische Ventrikelvolumen und die intramyokardiale Wandspan-

Tab. 9-7 Kardiovaskuläre Wirkungen von Vasodilatatoren

Substanz	venodilatierend	arteriodilatierend
Nitroglyzerin	+++	+
Nitroprussid	++	+++

nung, so dass insgesamt der myokardiale Sauerstoffverbrauch durch eine *Abnahme* des Preloads (Vorlast) vermindert wird.

Afterload. Bei intravenöser Infusion werden zusätzlich die Arteriolen dilatiert, das Afterload (Nachlast) nimmt ab, so dass der myokardiale Sauerstoffbedarf weiter gesenkt wird.

Koronararterien. Nitroglyzerin dilatiert die Koronararterien. Die Koronardurchblutung nimmt zwar hierdurch insgesamt nicht zu, jedoch bewirkt Nitroglyzerin eine Umverteilung der Durchblutung und eine Zunahme des kollateralen Blutflusses, so dass die *Durchblutung der Subendokardregion* verbessert wird.

Reflextachykardie. Gelegentlich tritt unter Nitroglyzerininfusion eine Reflextachykardie auf, die jedoch meist weniger ausgeprägt ist als mit Nitroprussid.

8.1.1 Intraoperative Zufuhr von Nitroglyzerin

Am häufigsten wird Nitroglyzerin intraoperativ eingesetzt, um einen deutlich erhöhten Blutdruck zu senken, beim Herzkranken auch bei:
— Anstieg des Wedge-Drucks auf über 18 mmHg,
— signifikanten ST-Veränderungen im EKG des Koronarkranken (1 mm),
— akuten rechts- oder linksventrikulären Funktionsstörungen,
— Spasmen der Koronararterien.

Für die *kontrollierte Hypotension* ist die Substanz allein gewöhnlich nicht geeignet, weil es meist nicht gelingt, den Blutdruck auf einem ausreichend tiefen Niveau zu halten.

Dosierung. Der Dosisbedarf für Nitroglyzerin ist sehr variabel: Im Durchschnitt sind Dosen von ca. 80 µg/min erforderlich, um den erhöhten Blutdruck zu normalisieren. Initial wird die Zufuhr mit etwa 30 µg/min begonnen und die Dosis so lange gesteigert, bis der gewünschte hämodynamische Effekt eingetreten ist.

! Unter der Nitroglyzerininfusion nehmen systolischer, diastolischer und mittlerer arterieller Druck, zentraler Venendruck, Wedge-Druck, peripherer Gefäßwiderstand und linksventrikulärer Schlagvolumenindex ab, während die Herzfrequenz reflektorisch ansteigen kann.

Die Wirkungen von Nitroglyzerin sind besonders ausgeprägt, wenn eine **Hypovolämie** vorliegt. Dann ist besondere Vorsicht geboten!

Nebenwirkungen. Die wichtigsten unerwünschten Nebenwirkungen von Nitroglyzerin sind:
— Blutdruckabfall (bei vorsichtiger Dosierung meist vermeidbar),
— Reflextachykardie,
— Kopfschmerzen (beim wachen Patienten).

8.2 Nitroprussid

Einzelheiten über die Wirkungen und Nebenwirkungen sowie die Toxizität und die praktische Handhabung von Nitroprussid sind in Kapitel 29 beschrieben. Intraoperativ wird Nitroprussid vor allem bei **schwerer Hypertonie** sowie zur **kontrollierten Blutdrucksenkung** (siehe Kap. 29) eingesetzt, beim Herzkranken auch zur Senkung des Afterloads.

Dosierung. Die Dosierung hängt vom therapeutischen Zweck ab. Einzelheiten siehe Kapitel 29.

8.3 Urapidil

Urapidil wirkt vasodilatierend durch Blockade peripherer α_1-Rezeptoren, ein zentraler Effekt spielt hierbei ebenfalls eine Rolle (Stimulation von 5-HT_{1A}-Rezeptoren). Das arterielle Gefäßsystem ist von der Dilatation stärker betroffen als das venöse.

Indikationen. Im Bereich der Anästhesie ist die Substanz vor allem für die Behandlung der akuten intraoperativen Hypertension geeignet (siehe Kap. 16), außerdem für die kontrollierte Hypotension.

Dosierung. Bei stark erhöhten Blutdruckwerten: initial 10–50(–100) mg i.v., evtl. Injektion nach 5 min wiederholen. Bei Verwendung eines Perfusors: initial 2 mg/min, Erhaltungsdosis durchschnittlich 9 mg/h.

Zur **kontrollierten Hypotension** (siehe Kap. 29) werden initial 25 mg langsam injiziert, bei Bedarf weitere 25 mg, danach 50 mg; anschließend kontinuierliche Infusion, nach gewünschten Blutdruckwerten dosiert.

Nebenwirkungen. Volumenmangel verstärkt die hypotensive Wirkung ebenso wie volatile Inhalationsanästhetika, Alkohol, Cimetidin, β-Blocker und Kalziumantagonisten. Eine Tachykardie wie bei Phentolamin tritt unter Urapidil nicht auf.

8.4 Nifedipin

Der Kalziumantagonist Nifedipin wird zur Behandlung der koronaren Herzerkrankung und der arteriellen Hypertonie eingesetzt.

Koronare Herzerkrankung. Die Substanz ist bei verschiedenen Formen der Angina pectoris wirksam. Bei Belastungsangina reduziert Nifedipin die Häufigkeit von Anfällen und von ischämischen EKG-Veränderungen sowie den Bedarf an Nitroglyzerin. Diese günstigen Wirkungen beruhen auf der *Abnahme des myokardialen Sauerstoffbedarfs* (Senkung des Afterloads durch Arteriodilatation) und einer Verbesserung des myokardialen Sauerstoffangebots aufgrund der koronardilatierenden Eigenschaften. Bei Prinzmetal-Angina und bei instabiler Angina beseitigt Nifedipin die zugrundeliegenden *Koronarspasmen*. Außerdem kann die Substanz zur Prophylaxe von Spasmen eingesetzt werden.

Arterielle Hypertonie. Nifedipin senkt, wie die anderen Kalziumantagonisten, den Blutdruck durch Relaxation der glatten Gefäßmuskelzelle. β-Blocker, Thiazid-Diuretika und α-Methyldopa wirken additiv zu Nifedipin. Eine Dauermedikation mit Kalziumantagonisten kann bis zum Zeitpunkt der Operation ohne Gefährdung des Patienten fortgesetzt werden. Stärkere Blutdruckabfälle während der Narkose sind nicht zu erwarten; evtl. ist aber eine stärkere Volumenzufuhr erforderlich, um den Blutdruck im Normbereich zu halten.

Leitsätze für die praktische Anwendung:
— Nifedipin kann intraoperativ eingesetzt werden, um Anstiege des Blutdrucks von mehr als 20% zu beseitigen, z. B. durch Bolusinjektionen von ca. 400 µg i.v.
— Kontinuierliche Infusion der Substanz ist ebenfalls möglich; die durchschnittliche Dosierung beträgt 2–5 µg/min. Infusion und Zuleitung müssen während der Infusion vor Lichteinfall geschützt werden, damit die Substanz nicht zerfällt.
— Interaktionen zwischen Nifedipin und Inhalationsanästhetika müssen berücksichtigt werden; sie sind allerdings meist gering: leichter Blutdruckabfall, geringer ausgeprägte Reflextachykardie. Das Herzzeitvolumen bleibt meist unverändert.
— Bei Patienten unter β-Blocker-Therapie verändert sich die Herzfrequenz unter der Nifedipinzufuhr nicht wesentlich, jedoch muss mit additiver negativ inotroper Wirkung gerechnet werden.
— Beim nicht mit β-Blockern vorbehandelten Patienten müssen stärkere Blutdruckabfälle durch Nifedipin vermieden werden. Die hierdurch ausgelöste *Reflextachykardie* steigert den myokardialen Sauerstoffverbrauch und kann auf diese Weise eine Myokardischämie auslösen.

Gefahren. Wichtigste und gefährlichste Nebenwirkung von Nifedipin ist ein *starker Blutdruckabfall*. Außerdem könnte Nifedipin die hypoxische pulmonale Vasokonstriktion bei Patienten mit vorbestehenden Lungenerkrankungen aufheben und hierdurch die pulmonale Shuntdurchblutung erhöhen. Beim wachen Patienten sind noch folgende Nebenwirkungen möglich: Kopfschmerzen, Hitzegefühl und Gesichtsflush, Benommenheit, Übelkeit und Erbrechen.

8.5 ACE-Hemmer

8.5.1 Wirkungen

ACE-Hemmer blockieren die Umwandlung des inaktiven Angiotensin I (AT I) in das aktive Angiotensin II (AT II) durch Hemmung des Angiotensin-I-Konversionsenzyms (ACE/Kinase II). Hierdurch wird die AT-II-vermittelte Vasokonstriktion vermindert, ebenso die Aldosteronproduktion: Der arterielle Blutdruck fällt ab (Hauptmechanismus). Bei Langzeitanwendung nimmt der Blutdruck durch einen bisher nicht geklärten Mechanismus zusätzlich ab. Die Wirkungen der ACE-Hemmer im Einzelnen sind:
— Anstieg von Renin,
— Zunahme von Angiotensin I durch die erhöhte Reninkonzentration,
— Abnahme von Angiotensin II und damit von dessen Wirkungen:
  – Vasodilatation (Arterien und Venen),
  – Abnahme von Aldosteron,
  – verminderte renale Natrium- und Wasserrückresorption,
  – verminderte ADH/Vasopressin-Sekretion,
  – Reduktion der mitogenen Effekte an der Gefäßmuskel- und Herzmuskelzelle,
  – Abnahme der Katecholaminsekretion im sympathischen Nervensystem.

Des Weiteren kommt es zur lokalen Erhöhung der Bradykininkonzentration mit Vasodilatation und Stimulierung der Prostaglandinsynthese, die zu direkter Vasodilatation, Steigerung der Natriurese und Verminderung der Thrombozytenaggregation führt.

Hämodynamische Wirkungen. Ist die Myokardfunktion gestört, bewirken ACE-Hemmer eine deutliche Senkung der Vor- und Nachlast des

Herzens. Peripherer Widerstand und pulmonaler Gefäßwiderstand nehmen ab, die Herzfrequenz bleibt unverändert oder fällt leicht ab, das Herzzeitvolumen steigt durch Schlagvolumenzunahme an. Der arterielle Blutdruck fällt ab, wobei das Ausmaß vom Elektrolytstatus und vom Blutvolumen abhängt.

> Bei Hypovolämie (z. B. durch Diuretikavorbehandlung, Natriumrestriktion) können die ACE-Hemmer einen starken Blutdruckabfall auslösen. Bei Aortenstenose ist äußerste Vorsicht geboten!

Bei kompensierter Niereninsuffizienz muss die Zufuhr einschleichend begonnen werden.

8.5.2 Indikationen, Kontraindikationen, Nebenwirkungen

Indikationen. Da die Wirkungen der ACE-Hemmer komplex sind, können die Substanzen bei einer Reihe unterschiedlicher Erkrankungen eingesetzt werden und das Morbiditäts- und Mortalitätsrisiko senken. Hierzu gehören:
— Manifeste Herzinsuffizienz (Einzelheiten siehe Kap. 16),
— asymptomatische Myokardfunktionsstörungen,
— akuter Myokardinfarkt,
— arterielle Hypertonie (Einzelheiten siehe Kap. 16),
— metabolisches Syndrom,
— Nephropathie (protektive Wirkung vor allem bei diabetischer Genese).

Kontraindikationen. Die wichtigsten Kontraindikationen für ACE-Hemmer sind:
— Beidseitige Nierenarterienstenose,
— Leberinsuffizienz,
— C1-Esterase-Inhibitor-Mangel,
— relativ: Aorten- und Mitralklappenstenose,
— Schwangerschaft und Stillzeit.

Nebenwirkungen. Zu den wichtigsten Nebenwirkungen der ACE-Hemmer gehören:
— Blutdruckabfall,
— Nierenfunktionsstörungen,
— Hyperkaliämie,
— trockener Reizhusten,
— Exanthem, Pruritus, Vaskulitis, Gelenkschmerzen,
— ANA-Titer-Anstieg,
— Leukozytose, Neutropenie, Eosinophilie, Thrombozytopenie, Hämolyse,
— angioneurotisches Ödem bei C1-Esterase-Mangel,
— anaphylaktoide Reaktionen,
— gastrointestinale Beschwerden,
— Geschmacksstörungen,
— Transaminasenanstieg, cholestatischer Ikterus.

8.5.3 Einsatz in der Anästhesie

ACE-Hemmer werden in der Regel nicht als primäre Substanzen in der Anästhesie eingesetzt. Meist handelt es sich um Patienten, die wegen einer Herzinsuffizienz oder einer Hypertonie mit ACE-Hemmern eingestellt sind. Diese Patienten sind während der Narkose und im frühen postoperativen Verlauf durch hypotensive Phasen gefährdet (siehe Kap. 17).

Bei Patienten mit volumenbelasteten Herzklappenfehlern und Herzinsuffizienz (Mitral- und Aorteninsuffizienz) kann die präoperative Senkung der Nachlast mit ACE-Hemmern indiziert sein (Rücksprache mit dem Kardiologen).

In Kapitel 16 und in ▶ Tabelle 9-8 sind gebräuchliche ACE-Hemmer und deren Dosierung zusammengestellt; die Substanzen unterscheiden sich lediglich in ihrer Pharmakokinetik.

8.6 Angiotensin-II-Rezeptor-Antagonisten (AT1-Blocker)

Diese Substanzen blockieren selektiv die AT1-Rezeptoren und hemmen so die durch Angiotensin II

Tab. 9-8 ACE-Hemmer (Auswahl)

Substanz (Präparat)	Tagesdosis (mg)	Wirkdauer (h)	Plasmahalbwertszeit (h)
Captopril (Lopirin, Tensobon)	2–3× 25–75	8–10	1–2
Enalapril (Xanef, Pres)	1–2× 5–20	8–10	11
Ramipril (Delix, Vesdil)	1× 1,5–10	24	12–27
Cilazapril (Dynorm)	1× 2,5–10	24	7–9
Perindopril (Coversum)	1–2× 2–8	24	3–5
Quinapril (Accupro)	1–2× 2,5–40	24	2

hervorgerufenen Wirkungen. Die kardiale Wirkung entspricht der der ACE-Hemmer; die Nephroprotektion soll hingegen stärker ausgeprägt sein.

8.6.1 Indikationen, Kontraindikationen, Nebenwirkungen

Indikationen. Zu den wichtigsten Indikationen der AT1-Blocker gehören:
— Arterielle Hypertonie,
— Herzinsuffizienz bei Unverträglichkeit von ACE-Hemmern oder Kontraindikationen für β-Blocker,
— Niereninsuffizienz,
— diabetische Nephropathie.

Kontraindikationen. Hierzu gehören:
— Beidseitige, hämodynamisch wirksame Nierenarterienstenose,
— schwere Leberinsuffizienz und/oder Cholestase,
— Schwangerschaft und Stillzeit.
— Bei Niereninsuffizienz und Aortenstenose ist Vorsicht geboten.

Nebenwirkungen. Zu den wichtigsten Nebenwirkungen gehören:
— Hypotension,
— Hyperkaliämie,
— Niereninsuffizienz,
— Transaminasenanstieg,
— Hepatitis,
— Gelenkschmerzen,
— trockener Reizhusten,
— angioneurotisches Syndrom.

Diuretika verstärken die Wirkung der AT1-Antagonisten. Gebräuchliche Substanzen sind in ▶ Tabelle 9-9 zusammengestellt.

9 Antiarrhythmika

Die Einteilung der Antiarrhythmika erfolgt meist nach Vaughan Williams aufgrund ihres Wirkmechanismus auf das Aktionspotential; die Wirkung entsteht durch Interaktionen mit den Na^+-, $Kalium^+$- oder Ca^{++}-Kanälen oder den β-Rezeptoren des Herzens. Allerdings gilt die Einteilung als überholt, da sie den komplexen Wirkmechanismen der einzelnen Substanzen nicht gerecht wird. In ▶ Tabelle 9-10 ist die Klassifizierung der für die medikamentöse Therapie von Herzrhythmusstörungen eingesetzten Antiarrythmika zusammengestellt.

Während der Narkose ist die Anwendung von Antiarrhythmika nur selten erforderlich; wenn indiziert, werden die Substanzen intravenös zugeführt. Der Anästhesist sollte nur Substanzen einsetzen, mit denen er vertraut ist; im Zweifelsfall sollte ein Kardiologe hinzugezogen werden.

Intravenös injizierbare Antiarrhythmika:
— Disopyramid (Rythmodul)
— Ajmalin (Gilurytmal)
— Lidocain (Xylocain)
— Mexiletin (Mexitil)
— Flecainid (Tambocor)
— Propafenon (Rytmonorm)
— Amiodaron (Cordarex)
— Sotalol (Sotalex): niedrigdosiert: β-Blocker; höherdosiert: zusätzlich Blockade des Kaliumkanals
— Adenosin
— β-Blocker (siehe Kap. 16)
— Kalziumantagonisten (siehe Kap. 16)

Tab. 9-9 AT1-Rezeptor-Antagonisten (Auswahl)

Wirkstoff (Präparat)	Dosierung (Erhaltung) p.o. (mg/d)	orale Bioverfügbarkeit (%)	Halbwertszeit (h)
Candesartan (Blopress, Atacand)	1× 4–15	14	9
Eprosartan (Teveten)	1× 600–800	13	5–9
Irbesartan (Aprovel, Karvea)	1× 150–300	60–80	11–15
Losartan (Lorzaar)	1× 50–100	33	2
Telmisartan (Micardis)	1× 20–40, max. 80	50	< 20
Valsartan (Diovan)	1× 80–160	23	4–9
Olmesartan (Olmetec, Votum)	1× 10–20, max. 40	26	

In ▶ Tabelle 19-11 sind die wichtigsten hämodynamischen Auswirkungen gebräuchlicher Antiarrhythmika zusammengestellt.

9.1 Lidocain

Lidocain, ein Klasse-Ib-Antiarrhythmikum, ist die am häufigsten intraoperativ eingesetzte Substanz zur Behandlung **ventrikulärer Herzrhythmusstörungen**. Die Wirkungsdauer ist kurz, so dass die Substanz nach einer Bolusinjektion kontinuierlich infundiert werden muss.

Dosierung. Initial werden 1–2 mg/kg als Bolus langsam i.v. injiziert; anschließend wird die Substanz kontinuierlich in einer Dosierung von 1–5 mg/min über einen Perfusor zugeführt. Hierbei muss die genaue Dosis individuell ermittelt werden. Bei Überdosierung treten **toxische Reaktionen** auf:
— Stimulation des zentralen Nervensystems mit Krämpfen,
— Beeinträchtigung der Herzfunktion mit Blutdruckabfall und Bradykardie; bei sehr hohen Dosen auch Kreislaufkollaps und Herzstillstand.

9.2 Propafenon

Dieses Klasse-Ic-Antiarrhythmikum vermindert konzentrationsabhängig die maximale Anstiegsgeschwindigkeit des Aktionspotentials und des sogenannten „Overshoot-Potentials", wobei die Wirkungen auf die Purkinje-Fasern wesentlich stärker ausgeprägt sind als auf das Ventrikelmyokard. Die Substanz beeinflusst Vorhöfe, Kammern und Erregungsleitungssystem und vermindert die Frequenz ektoper und notoper Schrittmacherzentren einschließlich Sinusknoten. Die atrioventrikuläre und intraventrikuläre Erregungsleitung wird verzögert.

Indikationen. Vor allem **ventrikuläre Extrasystolen**, außerdem paroxysmale Tachykardien (Mittel der Wahl bei Präexzitationssyndrom), paroxysmale supraventrikuläre Reentry-Tachykardien, symptomatisches WPW-Syndrom.

Dosierung. Während der Narkose wird die Substanz intravenös injiziert:
— 0,5–1 mg/kg i.v.

Gefahren. Überdosierung kann zu Kammerflimmern oder Asystolie führen. QRS-Verbreiterungen weisen auf toxische Wirkungen von Propafenon hin.

Tab. 9-10 Klassifizierung von Antiarrhythmika nach Vaughan Williams

Klasse I: Hemmung des Natriumeinstroms, Reduktion der Erregbarkeit und Leitungsgeschwindigkeit, Verlängerung der Refraktärdauer (frequenzabhängig)

Ia: Hemmung von Natriumeinstrom, Leitungsgeschwindigkeit, Aktionspotential, Refraktärzeitverlängerung, QT-, QRS-Verlängerung
— Substanzen: Ajmalin, Disopyramid, Procainamid, Chinidin

Ib: Hemmung des Natriumeinstroms nur in abnorm depolarisierten Zellen, Förderung des Kaliumausstroms, daher Verkürzung von Aktionspotential- und Refraktärdauer und Normalisierung des Ruhepotentials, QT-Verkürzung
— Substanzen: Lidocain, Mexiletin, Tocainid, Phenytoin

Ic: wie Ia, jedoch kaum Wirkungen auf die Dauer des Aktionspotentials und der Refraktärzeit
— Substanzen: Propafenon, Flecainid, Aprinidin

Klasse II: Minderung des β-adrenergen Einflusses auf das Myokard
— Substanzen: β-Rezeptoren-Blocker

Klasse III: Verlängerung der Repolarisation bzw. der Dauer des Aktionspotentials, dadurch Verlängerung der Refraktärdauer und von QTc
— Substanzen: Amiodaron, Sotalol, Adenosin, Magnesium

Klasse IV: Kalziumkanalblocker vom Verapamil-Typ: frequenzabhängige hemmende Wirkung
— Substanzen: Verapamil, Diltiazem

9.3 Verapamil

Der Kalziumantagonist Verapamil (Klasse-IV-Antiarrhythmikum) hemmt den langsamen Kalziumeinstrom in die Herzmuskelzelle und die Spontanentladung von Schrittmacherzellen. Die *antiarrhythmischen* Eigenschaften beruhen auf folgenden Wirkungen:
— Verlangsamung der Vorhofdepolarisation,
— Verzögerung der AV-Überleitung durch Verlängerung der AV-Refraktärperiode,
— Behinderung der Erregungsleitung proximal des His-Bündels.

Außerdem wirkt Verapamil negativ inotrop und peripher vasodilatierend. Bei Patienten mit **Sinusknotensyndrom** wirkt die Substanz 4–5-mal so stark dämpfend auf sinuatriale Strukturen wie beim Herzgesunden.

9 Kardiovaskuläre Medikamente

Tab. 9-11 Hämodynamische Auswirkungen der Antiarrythmika, geordnet nach Wirkstoffklassen

Klasse	Substanz	Myokard-Kontraktion	Gefäß-widerstand	Herzzeit-volumen	Blutdruck
Ia	Chinidin				
	— intravenös	↓↓	↓↓↓	↓→↑	↓↓
	— oral	→↓	→↓	→	→↓
	Procainamid				
	— intravenös	↓	↓↓	→	↓↓
	— oral	↓	↓	→	→
	Ajmalin	→↓	→↓	→↓	↓
	Disopyramid	↓↓↓	↑↑	↓↓↓	↑
Ib	Lidocain	→	→	→	→
	Mexiletin	→	→	→	→
	Tocainid	→	↑	→	→
Ic	Flecainid	→↓	?→	?→	→
	Propafenon	↓↓	↓↓	↓	→↓
	Encainid	→	→	→	→
II/III	Amiodaron	↓	↓	↓→↑	↓
	Sotalol	↓↓	↓	↓	↓
IV	Verapamil	↓↓	↓↓	↓→↑	↓↓
	Diltiazem	↓	↓	→↑	↓
	Phenytoin	↓	↓	→	↓
	Diprafenon	↓↓	↓↓	↓	↓↓↓

↓ = Abnahme; ↑ = Zunahme; → = keine Änderung

Indikationen. Supraventrikuläre Herzrhythmusstörungen, Angina pectoris. Am wirksamsten ist die Substanz bei **supraventrikulärer Tachykardie.** Bei Vorhofflimmern oder -flattern kann Verapamil zugeführt werden, um die Kammerfrequenz zu vermindern.

Kontraindikationen. Grundsätzlich sollte Verapamil nicht mit β-Blockern kombiniert werden, weil beide Substanzen gemeinsam die Sinusknotenaktivität und die AV-Überleitung beeinträchtigen. Allerdings ist bei Koronarkrankheit mit Angina pectoris auch über eine erfolgreiche Kombination beider Substanzen berichtet worden. Weitere Kontraindikationen:
— Hypotension,
— Sinusknotensyndrom,
— höhergradige AV-Blockierungen,
— manifeste Herzinsuffizienz,
— Schock.

Dosierung. Grundsätzlich muss die Substanz vorsichtig nach Wirkung dosiert werden Die klinisch übliche Dosierung beträgt **5 mg langsam i.v.** (ca. 2 min), evtl. nach 5–10 min weitere 5 mg. Bei Patienten mit Störungen der Myokardfunktion ist allergrößte Vorsicht geboten.

Gefahren. Aufgrund der negativ inotropen und peripher vasodilatierenden Wirkung kann der Blutdruck bedrohlich abfallen, insbesondere bei Zufuhr unter Inhalationsanästhesie. Hierbei ist mit einer Wirkungsverstärkung zu rechnen. Des Weiteren besteht die Gefahr von teilweise hochgradigen AV-Blockierungen, die durch Zufuhr eines Sympathomimetikums behandelt werden müssen.

9.4 Amiodaron

Dieses Antiarrhythmikum der Klasse III ist ein jodiertes Benzofuran und strukturell dem Procainamid und Thyroxin verwandt. Die antiarrhythmische Wirkung beruht auf einer Verlängerung der Repolarisationsphase. Als Indikationen gelten:
— Therapierefraktäre, salvenartige Extrasystolen und Kammertachykardien,
— Vorhofflimmern, besonders bei eingeschränkter Ventrikelfunktion,
— tachykarde supraventrikuläre Herzrhythmusstörungen.

Einsatz in der Anästhesiologie. Im Zusammenhang mit Narkosen wird die Substanz nur äußerst selten angewandt, z. B. als letzter Versuch bei Patienten mit lebensbedrohlichen Herzrhythmusstörungen nach Abgehen vom kardiopulmonalen Bypass. Für den perioperativen Einsatz bei therapierefraktärer ventrikulärer Tachykardie oder Kammerflimmern steht die Substanz als Injektionslösung zur Verfügung.

Wird Amiodaron während einer Anästhesie mit den volatilen Anästhetika Halothan, Enfluran, Isofluran, Desfluran oder Sevofluran zugeführt, können schwerwiegende kardiovaskuläre Komplikationen wie Herzrhythmusstörungen, Blutdruckabfall, HZV-Abfall und Abnahme des peripheren Gefäßwiderstands auftreten. Bei Patienten, die β-Blocker, Kalziumantagonisten oder Lidocain erhalten, kann sich eine bedrohliche Bradykardie entwickeln.

Tab. 9-12 Kardiovaskuläre Medikamente: Dosierungen (Die angegebenen Dosierungen gelten für Erwachsene. Grundsätzlich muss nach Wirkung dosiert werden.)

Substanz	Dosierung per Infusion
Noradrenalin	2– 16 µg/min
Dopamin	2– 30 µg/kg/min
Dobutamin	1– 10 µg/kg/min
Isoproterenol bzw. Orciprenalin	1– 5 µg/min
Adrenalin	2– 20 µg/min
Lidocain	1– 5 mg/min
Nitroglyzerin	25–300 µg/min
Nitroprussid	25–100 µg/min

Dosierung von Amiodaron bei lebensbedrohlichen Herzythmusstörungen:
— initial 5 mg/kg langsam über mindestens 3 min i.v. (dabei EKG-Überwachung und Blutdruckkontrolle); keine zweite Injektion vor Ablauf von 15 min
— einmalige Infusion von 300 mg innerhalb von 20 min bis 2 h
— Dauerinfusion: 10–20 mg/kg/24 h

Kontraindikationen. Amiodaron ist kontraindiziert bei Sinusknotensyndrom sowie bei AV-Block II. und III. Grades. Bei Schilddrüsenfunktionsstörungen ist Vorsicht geboten.

In ▶ Tabelle 9-12 sind die Dosierungen wichtiger kardiovaskulärer Medikamente zusammengestellt.

9.5 Adenosin

Diese körpereigene Substanz wirkt an den Adenosinrezeptoren, von denen bislang 2 bekannt sind:
— A1-Rezeptoren an den Herzmuskelzellen: negativ chronotrope, dromotrope und inotrope Wirkung,
— A2-Rezeptoren an Endothelzellen und glatten Muskelzellen: Vasodilatation.

Adenosin hemmt die Schrittmacheraktivität des Sinusknotens; am Vorhof werden adenosinsensitive Kaliumkanäle aktiviert und so die Dauer des Aktionspotentials und die Refraktärzeiten verkürzt. Der Erregungsablauf in den Ventrikeln wird hingegen nicht beeinflusst.

Die Erregungsleitung im AV-Knoten wird dosisabhängig verlangsamt, vermutlich durch Hemmung des Kalziumeinstroms. Die Substanz beeinflusst den Sinus- und den AV-Knoten, den Tonus der glatten Muskulatur und den Sympathikotonus. Die extrakardialen Wirkungen sind gering.

Die Halbwertszeit von Adenosin ist mit 1–2 s extrem kurz, die Wirkdauer eines i.v. Bolus beträgt nur 1–5 s. Handelspräparate (z. B. Sanofi, Adrekar, Adenoscan) sind nur für Injektionen verfügbar.

Indikationen. Wichtigste Indikation für Adenosin ist die *paroxysmale supraventrikuläre Tachykardie*, die in 90–95% der Fälle erfolgreich beendet werden kann. Diese Wirkung beruht auf einer kurzfristigen Blockierung der AV-Leitung. Weitere Indikationen sind:
— AV-Knoten-Reentry-Tachykardien,
— AV-Reentry-Tachykardien (WPW-Syndrom),
— Differentialdiagnose von Herzrhythmusstörungen.

Kontraindikationen. Hierzu gehören:
— AV-Block Grad II oder III,
— Sinusknotensyndrom,
— Vorhofflimmern/-flattern,
— COPD,
— Asthma bronchiale.

Dosierung von Adenosin:
— 3 mg rasch i.v.
— wenn unwirksam: 6 mg i.v.
— wenn weiter unwirksam: 9 oder 12 mg i.v. nach 1–2 min
— Bolusdosen von 12 mg sollten nicht überschritten werden

Nebenwirkungen. Die wichtigsten Nebenwirkungen sind Flush, Dyspnoe, Engegefühl, Kopfschmerzen, Husten und Übelkeit. Allerdings halten diese Wirkungen nur kurz an. In Einzelfällen kann Adenosin ein Vorhofflimmern auslösen oder die Überleitung in einer akzessorischen Bahn beschleunigen.

9.6 Weitere Antiarrhythmika

9.6.1 Mexiletin

Die Klasse-Ib-Substanz wird als Reservemedikament bei ventrikulären Tachykardien eingesetzt; Kombination mit einem Klasse-III-Antiarrhythmikum verstärkt die Wirkung.

> **Dosierung von Mexiletin:**
> 250 mg über 30 min i.v., dann 250 mg über 2,5 h, danach 250 mg in 8 h

Nebenwirkungen. Zerebrale Störungen, Bradykardie, Blutdruckabfall, Lungenödem.

Kontraindikationen. AV-Block Grad II und III, dekompensierte Herzinsuffizienz, kardiogener Schock. Dosisanpassung bei Nieren- und Leberinsuffizienz.

9.6.2 Flecainid

Das Klasse-Ic-Medikament bewirkt eine ausgeprägte Natriumkanal-Blockade mit entsprechender Leitungsverzögerung.

Indikationen. Paroxysmales Vorhofflimmern, AV-Reentry-Tachykardie, ventrikuläre Tachykardien.

> **Dosierung von Flecainid (Tambocor):**
> — 1–2 mg/kg über mindestens 5 min i.v.
> — bei Niereninsuffizienz oder klinisch manifester Leberinsuffizienz Dosis reduzieren!

Nebenwirkungen. Proarrhythmogene Wirkungen, Bradykardie, AV- und Schenkelblockierungen, Transaminasenanstieg, zerebrale Symptome.

Kontraindikationen. AV- und Schenkelblockierungen, Long-QT-Syndrom, Herzinsuffizienz, Zustand nach frischem Herzinfarkt, ausgeprägte Hypotonie, Elektrolytstörungen.

9.6.3 Sotalol

Dieser nicht kardioselektive β-Blocker wirkt in höherer Dosierung (ab 240–320 mg/d) zusätzlich blockierend auf die Kaliumkanäle.

Indikationen. Akut- und Langzeittherapie von supraventrikulären und ventrikulären Tachykardien, vor allem Vorhofflimmern, Vorhoftachykardie und ventrikuläre Tachykardie.

> **Dosierung von Sotalol (Sotalex):**
> — 20–40 mg innerhalb von 5 min i.v.
> — bei Niereninsuffizienz Dosis reduzieren!

Nebenwirkungen. Die Nebenwirkungen entsprechen denen der β-Blocker (siehe Kap. 16): QT-Verlängerung mit Torsade-de-pointes-Tachykardien.

Kontraindikationen. Wie β-Blocker (siehe Kap. 16).

9.6.4 β-Blocker

Diese Substanzen verlängern die Repolarisation und Refraktärzeit durch Hemmung des K^+-Ausstroms. β-Blocker können bei allen Formen der tachykarden Herzrhythmusstörungen eingesetzt werden. Bei QT-Verlängerung > 500 ms muss die Dosis reduziert oder die Zufuhr abgebrochen werden.

In Tabelle 9-6 sind injizierbare β-Blocker zusammengestellt. Für die Akuttherapie von Rhythmusstörungen während der Narkose gilt Esmolol als Mittel der Wahl.

Literatur

Behnia R, Molteni A, Igi R: Angiotensin-converting enzyme inhibitors: Mechanisms of action and implications in anesthesia practice. Current Pharmaceutical Design 2003; 9(9):763–76.

Chia YY, Chan MH, Ko NH, Liu K: Role of β-blockade in anaesthesia and postoperative pain management after hysterectomy. Br J Anaesth 2004; 93(6):799–805.

Haverkamp W, Breithardt G: Moderne Herzrhythmustherapie. Thieme, Stuttgart 2003.

Höhne C, Meier L, Boemke W, Kaczmarczyk G: ACE inhibition does not exaggerate the blood pressure decrease in the early phase of spinal anaesthesia. cta Anaesthesiologica Scandinavia 2003,47(7):891–6.

Licker M et al.: Cardiovascular responses to anesthetic induction in patients chronically treated with angiotensin-converting enzyme inhibitors. Can J Anesth 2000; 47(5):433–40.

Mewis C, Riessen R, Spyridopoulos I (Hrsg.): Kardiologie compact. Thieme, Stuttgart 2003.

Mizutani K et al.: A comparison of propranolol with esmolol for the treatment of tachycardia during emergence from anesthesia. Jap J Anesthesiology 2005; 54(6):632–7.

Skrabanja ATP, Bouman EAC, Dagnelie PC: Potential value of adenosine 5'-triphosphate (ATP) and adenosine in anaesthesia and intensive care medicine. Br J Anaesthesia 2005, 94(5):556–62.

Son J-S et al.: The short-acting β1-adrenoceptor antagonists esmolol and landiolol suppress the bispectral index response to tracheal intubation during sevoflurane anesthesia. Anesthesia and Analgesia 2005, 100(3):733–7.

Wilson ES et al.: The influence of esmolol on the dose of propofol required for induction of anaesthesia. Anaesthesia 2004;9(2):122–6.

10 Herzfunktion

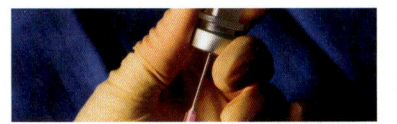

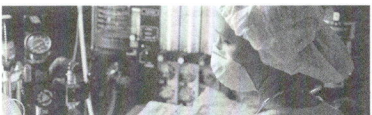

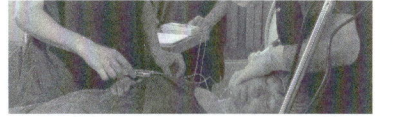

Inhaltsübersicht

1	Aktionsphasen des Herzens	213
1.1	Herzvolumina während der Aktionsphasen	214
1.2	Drücke während des Herzzyklus	215
2	**Determinanten der linksventrikulären Funktion**	**215**
2.1	Vorlast (Preload)	216
2.2	Nachlast (Afterload)	216
2.3	Kontraktilität	216
2.4	Herzfrequenz	217
3	**Kontraktilitätsindizes**	**217**
3.1	Maximale Druckanstiegsgeschwindigkeit	217
3.2	Momentan entwickelter Ventrikeldruck	217
3.3	Verkürzungsgeschwindigkeit der Fasern	217
4	**Indizes der ventrikulären Pumpleistung**	**218**
4.1	Ventrikelfunktionskurven	218
4.2	Auswurffraktion (Ejektionsfraktion)	218
4.3	Druck-Volumen-Beziehungen	218
4.4	Erschlaffung (Relaxation)	219
4.5	Ventrikelfunktion unter Belastung	219
4.6	Funktion des rechten Ventrikels	219
5	**Myokardstoffwechsel**	**220**
5.1	Energiestoffwechsel des Herzens	220
5.2	Myokardialer Sauerstoffverbrauch	220
5.2.1	Determinanten des myokardialen Sauerstoffverbrauchs	220
6	**Koronardurchblutung**	**221**
6.1	Anatomische Grundlagen	221
6.2	Koronarer Perfusionsdruck und Koronarwiderstand	222
6.3	Myokardiales Sauerstoffgleichgewicht	222
6.4	Regulation der Koronardurchblutung	223
6.5	Pathophysiologie der Koronardurchblutung bei normalen Koronararterien	223
7	**Kardiale Reflexe**	**224**
7.1	Barorezeptorenreflexe	224
7.2	Chemorezeptorenreflexe	224
7.3	Bezold-Jarisch-Reflex	225
7.4	Bainbridge-Reflex	225
7.5	Valsalva-Manöver	225
	Literatur	225

Primäre Aufgabe des Herzens ist es, sich selbst und die peripheren Gewebe mit ausreichend oxygeniertem Blut und Substraten zu versorgen und so den metabolischen Bedarf zu decken. Wichtigster Funktionsparameter ist hierbei das Herzzeitvolumen. Im Folgenden werden einige, für den Anästhesisten wichtige Aspekte der Herzfunktion dargestellt. Zu weiteren Einzelheiten sei auf die Lehrbücher der Physiologie und Kardiologie verwiesen.

1 Aktionsphasen des Herzens

Der Herzzyklus besteht nach Wiggers aus fünf verschiedenen Aktionsphasen, die in Abbildung 10-1 dargestellt sind:
— Die *Ventrikelsystole* beginnt mit dem Schluss der Atrioventrikularklappen; danach folgt die **isovolumetrische Anspannungsphase,** in der alle vier Klappen geschlossen sind und kein Blut ausgeworfen wird. In dieser Phase nimmt das Herz eine kugelförmige Gestalt an; die spiralig angeordneten Myokardfasern verkürzen sich dabei, so dass keine rein isometrische Kontraktion vorliegt.
— Sobald der Druck in den beiden Ventrikeln über den Aorten- bzw. Pulmonalarteriendruck ansteigt, öffnen sich die Taschenklappen, und ein Teil des Volumens wird in der **auxobaren Austreibungsphase** ausgeworfen, während der Druck in den Ventrikeln weiter ansteigt, obwohl die Faserspannung nach der Laplace-Beziehung wegen des kleiner werdenden Ventrikelradius bereits wieder abnimmt.
— Mit dem Abfall des Ventrikeldrucks beginnt die **Protodiastole;** sie dauert bis zum Schluss der Aorten- und Pulmonalisklappe. In dieser Phase,

10 Herzfunktion

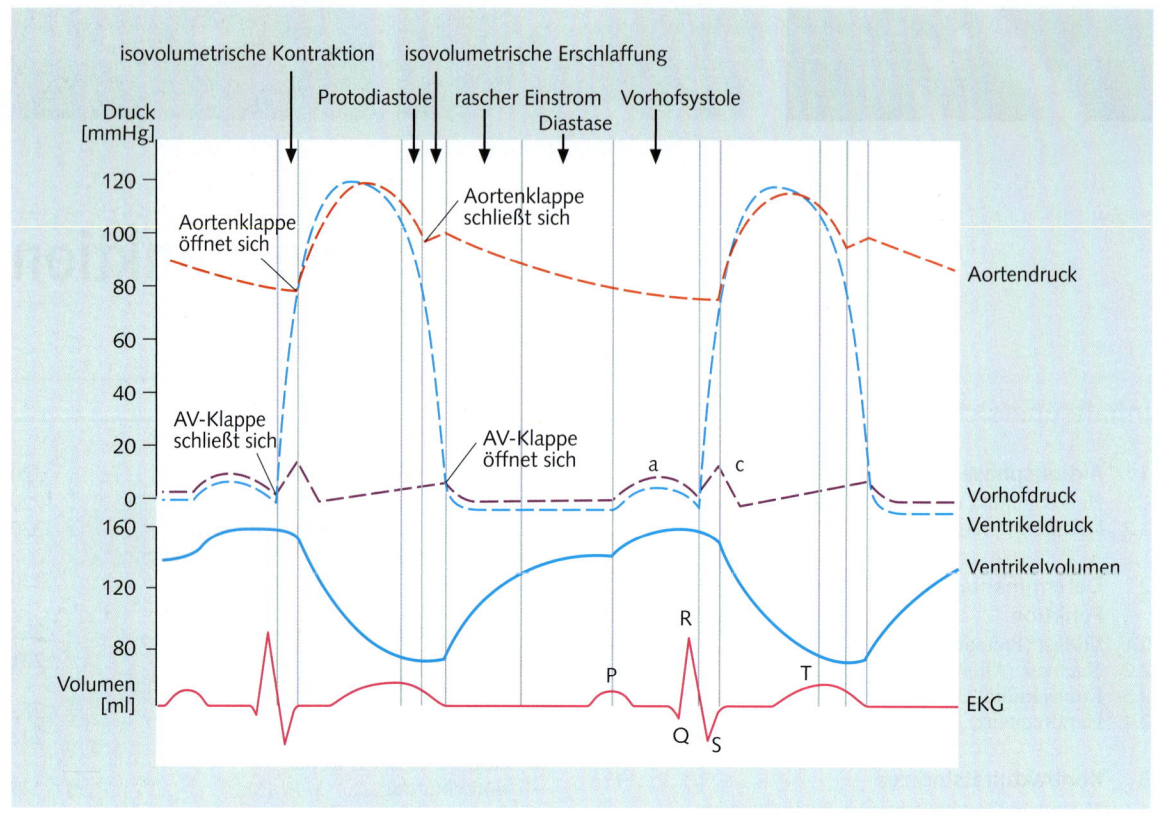

Abb. 10-1 Ablauf der Herzaktion (Erklärung im Text).

die noch zur Ejektionsphase gehört, wird weiterhin Volumen ausgeworfen. Das am Ende der Systole im Ventrikel zurückbleibende Volumen wird als endsystolisches Volumen bezeichnet.
— Nach Schluss der Taschenklappen fällt der Druck rasch ab, und die Ventrikel erschlaffen, ohne dass sich ihr Volumen ändert. Diese Phase wird als **isovolumetrische Erschlaffungsphase** bezeichnet.
— Fällt der Ventrikeldruck unter den Vorhofdruck, öffnen sich die Atrioventrikularklappen, und es folgt die rasche **Füllungsphase,** in der sich der Ventrikel aufgrund des Ventilebenenmechanismus bereits zu etwa 80% füllt. In der anschließenden, langsamen Füllungsphase, der Diastase, strömt das restliche Volumen in den Ventrikel ein.

Die Dauer der einzelnen Phasen der Herzaktion und ihr zeitliches Verhältnis zueinander spielen für die Füllung und die anschließende Austreibung eine ganz wesentliche Rolle. Mit steigender Herzfrequenz verkürzen sich die Zeiten für die einzelnen Aktionsphasen. Hierbei nehmen die diastolischen Zeitintervalle relativ stärker ab als die systolischen. So beträgt bei einer Herzfrequenz von 180/min die Diastolendauer nur noch ein Drittel des Herzzyklus; eine Diastase ist dann praktisch nicht mehr vorhanden.

Pumpleistung der Vorhöfe. Die Pumpleistung der Vorhöfe ist gering; bei niedrigen Herzfrequenzen trägt die Kontraktion der Vorhöfe nur wenig zur Füllung der Ventrikel bei: 80% der Füllung erfolgen über den Ventilebenenmechanismus, 20% durch den Druckgradienten zwischen den großen Venen bzw. Vorhof und Ventrikel. Anders hingegen bei hohen Frequenzen: Hierbei schließt sich die Kontraktion der Vorhöfe unmittelbar an die rasche Füllungsphase an, und ihr Beitrag zur Füllung des Herzens nimmt zu. Das am Ende der Diastole im linken Ventrikel befindliche Volumen wird als linksventrikuläres enddiastolisches Volumen bezeichnet.

1.1 Herzvolumina während der Aktionsphasen

Im Verlauf der Herzaktion können das enddiastolische und das endsystolische Volumen unterschieden werden, des Weiteren die Auswurffraktion (siehe Abschnitt 4.2).

Enddiastolisches Volumen. Am Ende der Diastole enthalten beide Ventrikel ihr größtes Volumen, das enddiastolische Volumen, EDV.
— EDV des linken Ventrikels: 70 ± 20 ml/m².

Am größten ist das EDV im liegenden Ruhezustand; bei Einnahme der sitzenden oder stehenden Position aus der liegenden wird das EDV kleiner.

Das EDV des linken Ventrikels kann angiokardiographisch gemessen werden; allerdings ist der Messwert etwas zu hoch, da die Aussparungen durch die Papillarmuskeln und die Trabekel nicht berücksichtigt werden. Dagegen lässt sich das EDV des rechten Ventrikels angiokardiographisch weniger genau bestimmen.

Endsystolisches Volumen. Das am Ende der Systole, also nach vollständigem Auswurf des Schlagvolumens, im Ventrikel zurückbleibende Volumen ist das endsystolische Volumen.
— Endsystolisches Volumen: 44–55 ml/m².

1.2 Drücke während des Herzzyklus

Im Verlauf des Herzzyklus ändern sich die Drücke phasisch (▶ Abb. 10-1 und ▶ 10-2).

Systolischer Druck. Er wird vom linken Ventrikel aufgebracht und hängt vom peripheren Widerstand, vom elastischen Gesamtwiderstand der zentralen Arterien und von der Größe des Herzzeitvolumens ab (vereinfacht: Druck = Fluss [HZV]/Widerstand). Der wesentliche Druckabfall erfolgt in den Arteriolen, die somit den Hauptanteil des peripheren Gefäßwiderstands ausmachen.

Enddiastolische Drücke. Sie hängen von Funktionszustand des Ventrikels, der Ventrikeldehnbarkeit und der Stärke der Vorhofkontraktion ab. Klinisch wesentliche Veränderungen der enddiastolischen Drücke treten nur bei Erkrankungen bzw. Funktionsstörungen auf. Im Alter nehmen die Drücke geringgradig zu, vermutlich aufgrund einer verminderten Dehnbarkeit der Ventrikelwand.

2 Determinanten der linksventrikulären Funktion

Die mechanische Funktion des linken Ventrikels hängt von vier Determinanten ab:
— Vorlast (Preload),
— Nachlast (Afterload),
— Kontraktilität,
— Herzfrequenz.

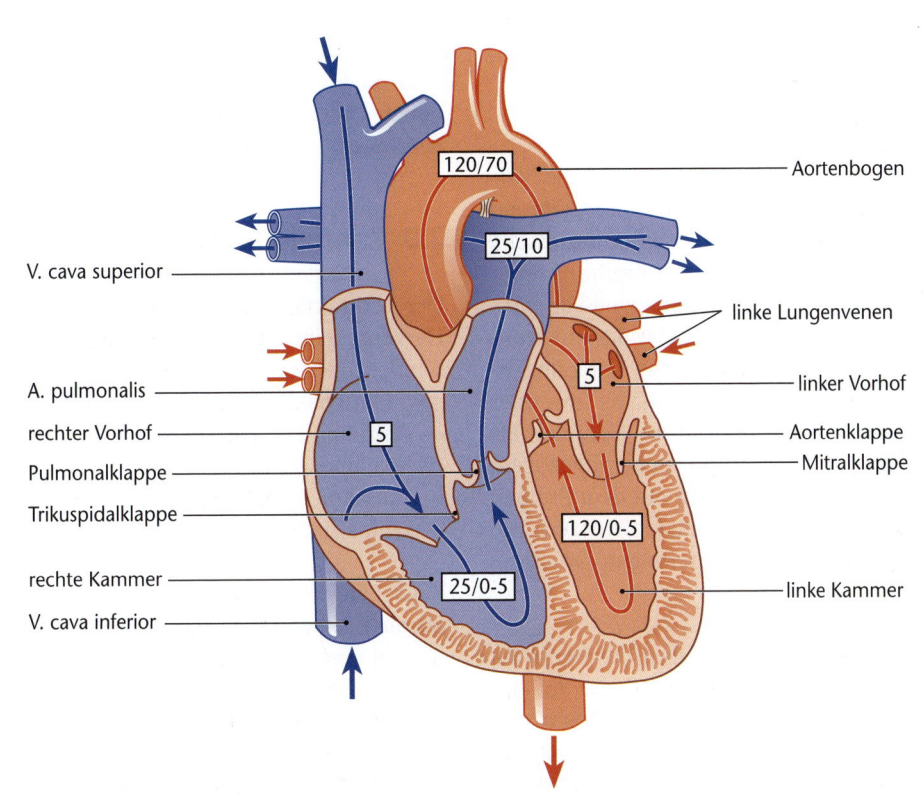

Abb. 10-2 Verlauf des Blutstroms durch das Herz mit den jeweiligen Drücken (in mmHg).

2.1 Vorlast (Preload)

Am *isolierten Herzmuskelpräparat* bezeichnet die Vorlast die Kraft, die erforderlich ist, um den Muskel bis zur Ausgangslänge zu dehnen. Um den Einfluss von Fasern unterschiedlicher Dicke auszugleichen, wird die Vorlast durch den Muskelquerschnitt dividiert, und es ergibt sich die Kraft pro Querschnitt (= Wandspannung; amerik.: „wall stress"). Da im isolierten Herzmuskelpräparat alle Fasern in die gleiche Richtung verlaufen, ist die ermittelte Kraftentwicklung pro Querschnitt hinreichend genau.

Anders hingegen beim *intakten Ventrikel:* Hier verläuft die Mehrzahl der Fasern kreisförmig in senkrechter Richtung zur Längsachse des Herzens. Berechnungen der Wandspannung erfolgen daher in kreisförmiger Richtung unter der Annahme, dass die meisten Fasern in diese Richtung verlaufen. Entsprechend wird die Wandspannung als Kraft pro Querschnitt nach der Laplace-Beziehung berechnet, und zwar vereinfacht in folgender Form:

$$\text{Wandspannung} = \frac{\text{linksventrikulärer Druck} \times \text{Ventrikelradius}}{\text{Wanddicke} \times 2}$$

! Hieraus ergibt sich, dass die Wandspannung durch folgende Faktoren zunehmen kann:
– Anstieg des linksventrikulären Drucks,
– Dilatation des linken Ventrikels,
– Verdünnung der Ventrikelwand.

Auf den intakten Ventrikel übertragen, ist die Vorlast die Kraft, mit der die Ventrikelwand während der Diastole gedehnt wird, d.h. die enddiastolische Wandspannung. Da die enddiastolische Wandspannung nicht auf einfache Weise gemessen werden kann, wird klinisch üblicherweise der linksventrikuläre enddiastolische Druck (bzw. der Lungenkapillaren-Verschlussdruck, siehe Kap. 26) oder das linksventrikuläre enddiastolische Volumen als Indikator für die Höhe der Vorlast herangezogen. Diese Parameter dürfen aber nicht mit dem Preload im eigentlichen Sinne gleichgesetzt werden; sie sind vielmehr allenfalls Annäherungen an diese Größe.

Bedeutung der Vorlast. Die Vorlast bestimmt die Länge der Muskelfasern in Ruhe bzw. in der Diastole und damit – nach dem Frank-Starling-Gesetz – die Kraft der Kontraktion: Nimmt die Vordehnung der Myokardfasern zu, steigt die Kontraktilität an.

2.2 Nachlast (Afterload)

Am *isolierten Herzmuskelpräparat* bezeichnet die Nachlast die zusätzliche Kraft, die sich der Verkürzung der Herzmuskelfasern während der Kontraktion entgegensetzt. Analog der Beschreibung der Vorlast bezeichnet die Nachlast des *intakten linken Ventrikels* die Wandspannung während der **Systole**. Da sich aber Ventrikeldruck, Ventrikelvolumen und Wanddicke während der Systole ständig ändern, ist die Wandspannung während des Herzzyklus nicht konstant und somit nicht so einfach zu berechnen wie beim isolierten Herzmuskel.
— Nach einer gebräuchlichen Definition bezeichnet die Nachlast die maximale systolische Wandspannung des Ventrikels. Sie entwickelt sich kurz vor dem Öffnen der Aortenklappe.
— Nach der korrekten Definition ist die Nachlast jedoch die Wandspannung zu jedem Zeitpunkt während der systolischen Kontraktion.

Da unter klinischen Bedingungen die momentane Wandspannung nicht einfach zu messen ist, werden andere (stark vereinfachende) Indikatoren herangezogen, um die Nachlast zu beurteilen. Hierzu gehören der diastolische Aortendruck und der periphere Gesamtwiderstand. Der Aortendruck repräsentiert dabei die Kraft, die dem Ventrikel beim Auswurf des Blutes entgegenwirkt. Dieser Parameter ist besonders bei Hypertonie nützlich. Demgegenüber kann bei Herzinsuffizienz der Blutdruck erniedrigt sein, während Aortenwiderstand und peripherer Widerstand erhöht sind, so dass diese Parameter herangezogen werden, um das Afterload zu beurteilen.

2.3 Kontraktilität

Der kontraktile Status bezeichnet die Fähigkeit des Herzens, seine Kontraktionskraft (Inotropie) wechselnden Lasten anzupassen. Durch drei Mechanismen kann das Herz seine Kontraktilität steigern:
— Dehnung der Herzmuskelfaser (Frank-Starling-Mechanismus),
— Zunahme der Herzfrequenz: Frequenzinotropie,
— sympathoadrenerge Aktivierung.

Kraft-Längen-Beziehung (Frank-Starling-Mechanismus). Nach dem Frank-Starling-Mechanismus steigert eine Dehnung der Herzmuskelfaser die entwickelte Kontraktionskraft. Der genaue Mechanismus ist derzeit nicht geklärt, jedoch soll eine spannungsinduzierte Zunahme der Kalziumaffinität der kontraktilen Proteine eine wichtige Rolle spielen, des Weiteren eine spannungsabhängige Freisetzung von Kalzium aus dem sarkoplasmatischen Retikulum.

Der Frank-Starling-Mechanismus scheint vor allem bei akuten und raschen Änderungen der Nachlast sowie für die Regulation der Kontraktilität unter körperlicher Belastung von Bedeutung zu sein.

Kraft-Herzfrequenz-Beziehung (Bowditch-Effekt). Eine Zunahme der Herzfrequenz steigert die Kontraktilität des Warmblüterherzens, vermutlich durch Änderungen des intrazellulären Kalziumgleichgewichts. Dieser, auch als Frequenzinotropie bezeichnete, Mechanismus scheint vor allem für die Anpassung an körperliche Arbeit von Bedeutung zu sein.

Sympathoadrenerge Aktivierung. Die Aktivierung des sympathoadrenergen Systems, z.B. durch körperliche Belastung, führt zu einer Zunahme der Kontraktionskraft und des Herzzeitvolumens. Die Steigerung der Kontraktilität wird durch Aktivierung von adenylatcyclasegekoppelten β_1- und β_2-Rezeptoren hervorgerufen. Die Stimulation der β_1-Rezeptoren erfolgt durch Noradrenalin, das bei der sympathoadrenergen Aktivierung präsynaptisch aus den sympathischen kardialen Nervenfasern freigesetzt wird.

Unter klinischen Bedingungen ist der Kontraktilitätsstatus des Herzens sehr schwierig zu messen, da er von der Vor- und Nachlast des Herzens (und der Herzfrequenz) beeinflusst wird.

2.4 Herzfrequenz

Die Änderung der Herzfrequenz ist der wichtigste Mechanismus, mit dem das Herzzeitvolumen gesteigert wird, besonders bei Belastung oder fixiertem Schlagvolumen. Bei unverändertem Schlagvolumen besteht eine lineare Beziehung zwischen Herzfrequenz und Herzzeitvolumen:

! Je höher die Herzfrequenz, desto größer das Herzzeitvolumen!

Diese Beziehung gilt allerdings nur so lange, bis die Verkürzung der Diastolendauer die Vorlast des Ventrikels oder die Koronardurchblutung vermindert, d.h. etwa bis zu einer Frequenz von 170/min. Die Herzfrequenz steht unter ständiger Kontrolle des autonomen Nervensystems: Stimulation des sympathoadrenergen Systems steigert die Herzfrequenz, Stimulation des N. vagus verlangsamt sie. Die sympathischen Herznerven stammen aus den zervikalen Ganglien und den Nn. accelerantes (Th1 bis Th4). Sie versorgen den SA-Knoten, den AV-Knoten, das Reizleitungssystem und die Ventrikel. Die parasympathischen Herznerven stammen aus dem N. vagus. Sie versorgen den SA- und den AV-Knoten, während der Einfluss auf die Ventrikel gering ist.

3 Kontraktilitätsindizes

Da der Kontraktilitätsstatus unter klinischen Bedingungen nicht exakt gemessen werden kann, werden verschiedene Indizes für die Beurteilung der Myokardkontraktilität herangezogen. Hierzu gehören:
— Maximale Druckanstiegsgeschwindigkeit,
— momentan entwickelter Ventrikeldruck,
— Verkürzungsgeschwindigkeit der Muskelfasern.

3.1 Maximale Druckanstiegsgeschwindigkeit

Hierzu wird der Druck im linken Ventrikel über ein Tipmanometer gemessen und die Steilheit des Druckanstiegs pro Zeiteinheit bzw. die maximale Druckanstiegsgeschwindigkeit, dp/dt_{max}, errechnet.

Die Messwerte schwanken, in Abhängigkeit von der Kontraktilität, zwischen 1500 mmHg/s in Ruhe und 8000 mmHg/s bei starker körperliche Belastung, des Weiteren interindividuell.
— Normalwerte von dp/dt_{max} in Ruhe: ca. 1400 bis 1700 mmHg/s.

Mit dem Parameter kann die Kontraktilität grob eingeschätzt werden; klinisch ist der Parameter allerdings von begrenztem Wert, da seine Größe stark von der Vorlast abhängig ist.

3.2 Momentan entwickelter Ventrikeldruck

Um den Einfluss der Vorlast auszuschalten, wird der dp/dt_{max}-Wert auf den momentan entwickelten Ventrikeldruck (IP, instantaneous pressure) bezogen: $dp/dt_{max}/IP$. In Ruhe beträgt dieser Wert 35/s, bei starker körperlicher Belastung 110/s.

3.3 Verkürzungsgeschwindigkeit der Fasern

Am isolierten Papillarmuskel kann die Verkürzungsgeschwindigkeit der kontraktilen Fasern, V_{CE}, ge-

10 Herzfunktion

messen werden. V_{CE} gilt als Parameter der Kontraktilität, wird jedoch auch von der Vor- und Nachlast beeinflusst. Am intakten Herzen kann der Parameter aus nichtinvasiven intraventrikulären Druckmessungen bestimmt werden. Er soll bei Patienten mit Herzerkrankungen einen klinisch verwertbaren Index für die Ventrikelfunktion in Ruhe darstellen.

4 Indizes der ventrikulären Pumpleistung

4.1 Ventrikelfunktionskurven

Ventrikelfunktionskurven beschreiben die mechanische Aktivität des Ventrikels als Funktion der Vorlast. Zur Aufstellung der Funktionskurven werden Schlagvolumen, Schlagarbeit oder Herzzeitvolumen gegen den links- oder rechtsventrikulären Druck als Index der Vorlast graphisch aufgetragen. Die Aufstellung solcher Kurven ermöglicht am Patienten die Beurteilung der linksventrikulären Pumpleistung. Wie ▶ Abbildung 10-3 zeigt, nimmt im Bereich niedriger Vorlasten die Pumpleistung des linken Ventrikels zu, bis schließlich bei einem Lungenkapillaren-Verschlussdruck zwischen 15 und 20 mmHg ein Plateau erreicht wird.

Die Aussagekraft der Ventrikelfunktionskurven wird allerdings durch Änderungen der Volumendehnbarkeit des Ventrikels (Compliance) eingeschränkt: So kann bei verminderter Compliance der gleiche linksventrikuläre Druckwert mit einem anderen enddiastolischen Ventrikelvolumen korreliert sein als bei normaler Compliance.

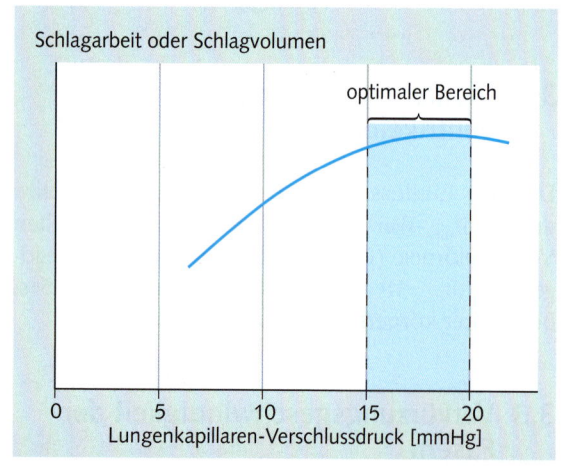

Abb. 10-3 Optimierung der Schlagarbeit bzw. linksventrikulären Funktion durch Steigerung der Vorlast (mod. nach Chatterjee et al., 1991).

4.2 Auswurffraktion (Ejektionsfraktion)

Die Ejektionsfraktion (EF) gilt als klinisch besonders nützlicher Parameter der linksventrikulären Pumpfunktion. Sie beschreibt die Beziehung zwischen dem Schlagvolumen und dem enddiastolischen Volumen:

$$EF = \frac{\text{enddiastolisches} - \text{endsystolisches Volumen}}{\text{enddiastolisches Volumen}}$$

oder

$$EF = \frac{\text{Schlagvolumen (SV)}}{\text{enddiastolisches Volumen (EDV)}}$$

— Normalwert der linksventrikulären EF in Ruhe: 0,5 bis 0,7 (= 50–70 %).

Die Ejektionsfraktion des rechten Ventrikels beträgt 0,55 und ist etwas niedriger als die des linken.

Die Messung der Ejektionsfraktion kann nichtinvasiv oder invasiv erfolgen. Bei der Beurteilung der Ejektionsfraktion ist zu beachten, dass ihre Größe von der Last des Herzens abhängt. So kann bei einem Anstieg der Nachlast die Ejektionsfraktion abfallen, ohne dass sich die Myokardkontraktilität geändert hätte. Bei sehr niedriger Vorlast mit kleinem enddiastolischen Volumen des Ventrikels nimmt die Ejektionsfraktion aufgrund des Frank-Starling-Mechanismus ab. Und selbst bei erniedrigter Ejektionsfraktion kann ein normales Schlagvolumen vorliegen.

4.3 Druck-Volumen-Beziehungen

Die Funktion des Ventrikels kann auch durch Darstellung von Druck-Volumen-Beziehungen beurteilt werden (▶ Abb. 10-4). In solchen Beziehungen werden die Höhe und Breite der Schleifen von systolischem Ventrikeldruck und Schlagvolumen bestimmt. Die Fläche unter dem systolischen Anteil der Kurve ist ein Maß für die Herzarbeit während der Auswurfphase, die Fläche unter dem diastolischen Anteil ein Maß für die Arbeit während der ventrikulären Füllung und Dilatation. Das Volumen zwischen den systolischen und diastolischen Anteilen oder die Breite der Schleife ist die Differenz zwischen enddiastolischem und endsystolischem Volumen, also das Schlagvolumen. Die Herzarbeit ist das Produkt aus Druck und Volumen, d. h., sie entspricht der Fläche der Druck-Volumen-Schleife.

Die Schlagarbeit des Herzens kann nach folgender Formel berechnet werden:

4 Indizes der ventrikulären Pumpleistung

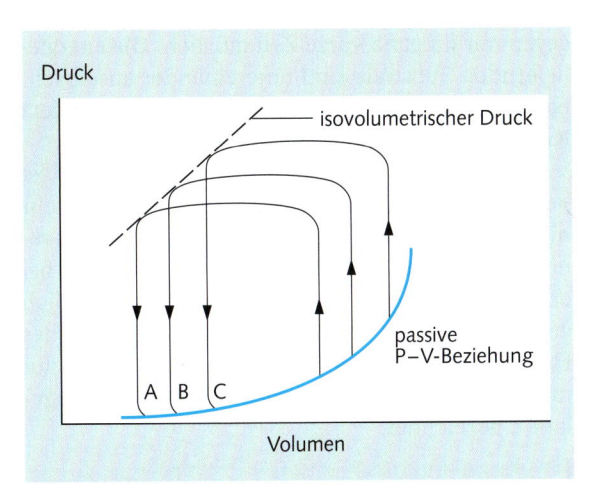

Abb. 10-4 Drei typische Druck-Volumen-Schleifen bei verschiedener Vor- und Nachlast (mod. nach Chatterjee et al., 1991).

— Schlagarbeit = Schlagvolumen × (mittlerer linksventrikulärer systolischer Auswurfdruck – mittlerer linksventrikulärer diastolischer Druck).

4.4 Erschlaffung (Relaxation)

Die diastolische Funktion des Herzens wird von der passiven Druck-Volumen-Beziehung und von der Geschwindigkeit der Erschlaffung nach der Kontraktion bestimmt. Da die terminale Phase des linksventrikulären Drucks in der Relaxationsphase häufig exponentiell verläuft, kann die Halbwertszeit, $t_{1/2}$, als Maß für die Geschwindigkeit der Relaxation bestimmt werden. Allerdings wird $t_{1/2}$ durch zahlreiche Variablen wie Last und Kontraktilität des Ventrikels beeinflusst. Veränderungen der Relaxationsgeschwindigkeit sind vermutlich nur für das erste Drittel, höchstens aber für die Hälfte der Diastolendauer von Bedeutung, während enddiastolisches Volumen und enddiastolischer Druck hiervon unbeeinflusst bleiben.

Füllungsgeschwindigkeit des linken Ventrikels. Die Geschwindigkeit, mit der das Blut während der Diastole in das Herz einströmt, ist ebenfalls als Index der linksventrikulären Funktion herangezogen worden. Hierbei ergab sich bei Patienten mit koronarer Herzkrankheit häufig ein langsamerer Einstrom des Blutes während der Diastole, vermutlich aufgrund einer verminderten Compliance des Ventrikels. Eine Abnahme der raschen Füllungsgeschwindigkeit fand sich auch bei Herzhypertrophie oder hypertropher Kardiomyopathie – Befunde, die als Zeichen der erschwerten Füllung eines steifen Ventrikels gewertet werden. Daher kann die Messung der Füllungszeit in der frühen Diastole nicht nur Hinweise auf die Erschlaffungsgeschwindigkeit des Ventrikels geben, sondern auch auf die Compliance oder Steifheit der Ventrikelwand.

4.5 Ventrikelfunktion unter Belastung

Von großer Bedeutung für die Einschätzung der Ventrikelfunktion ist die Messung bei Belastung (nach Erhebung der Ruhewerte). Unter Belastung wird die Pumpfunktion des Herzens – entsprechend dem Bedarf – erheblich gesteigert. Die wichtigsten Faktoren für die Steigerung der Pumpfunktion sind:
— Zunahme der Herzfrequenz,
— Steigerung der sympathoadrenergen Aktivität mit Zunahme der Kontraktilität.

Demgegenüber ist die Bedeutung des *Frank-Starling-Mechanismus* für die Steigerung der Pumpleistung nicht geklärt. Wäre dieser Mechanismus wirksam, so müssten unter körperlicher Belastung (unter der die Druck- und besonders die Volumenbelastung zunimmt) das enddiastolische Volumen und der enddiastolische Druck ansteigen. Diese Veränderungen treten aber bei körperlicher Belastung im Liegen nicht auf, vielmehr bleibt das enddiastolische Volumen konstant oder nimmt nur gering ab, ebenso der enddiastolische Druck im rechten und linken Ventrikel. Der Frank-Starling-Mechanismus spielt bei körperlicher Belastung des gesunden Herzens keine Rolle, da die Vorlast nicht zunimmt. Eine Zunahme der Vorlast ist aber Voraussetzung für die Wirksamkeit des Mechanismus.

4.6 Funktion des rechten Ventrikels

Der rechte Ventrikel ist für die normale Kreislaufhomöostase von geringer Bedeutung. Verglichen mit dem linken Ventrikel steigt der Druck im rechten Ventrikel während der Systole weniger steil an und fällt auch langsamer ab. Wegen des sehr niedrigen pulmonalen Gefäßwiderstands betragen die normalen systolischen Drücke des rechten Ventrikels lediglich 30–40 mmHg. Die Ejektionsfraktion ist, wie bereits dargelegt, mit 0,55 ebenfalls niedriger als die des linken Ventrikels.

Compliance. Die Volumendehnbarkeit des dünnwandigen rechten Ventrikels ist größer als die des linken. Da beide Ventrikel im Herzbeutel liegen, wird die rechtsventrikuläre Compliance von den Füllungsdrücken des linken Ventrikels beeinflusst: Steigt der linksventrikuläre enddiastolische Druck an, nimmt die Compliance des rechten Ventrikels ab.

Determinanten der Pumpfunktion. Die Pumpfunktion des rechten Ventrikels hängt vom Druck ab, gegen den er sich entleeren muss, des Weiteren vom Füllungsvolumen und von der Kontraktilität. Auch der rechte Ventrikel folgt dem Frank-Starling-Gesetz, jedoch verläuft die Kurve oberhalb und links von der des linken Ventrikels. Bei höheren enddiastolischen Drücken verläuft die Kurver flacher als die des linken Ventrikels.

Druckbelastung des rechten Ventrikels. Bei chronischer Druckbelastung, z.B. durch erhöhten pulmonalen Gefäßwiderstand bei COPD, hypertrophiert der rechte Ventrikel, später tritt auch eine Dilatation auf. Bei akutem Cor pulmonale (Lungenembolie) nehmen das Herzzeitvolumen und der rechtsventrikuläre systolische Druck zu, um den erhöhten Widerstand im Lungenkreislauf zu überwinden. Hierbei kann der Druck im rechten Ventrikel während der Systole auf 50–60 mmHg ansteigen; weitere Anstiege führen zur akuten Dilatation des rechten Ventrikels mit Zunahme des Füllungsdrucks. Schließlich kommt es zur Rechtsherzinsuffizienz mit Abnahme des Schlagvolumens und des Herzzeitvolumens, dann zum Blutdruckabfall und schließlich zum Herz-Kreislauf-Stillstand.

5 Myokardstoffwechsel

Wichtigste Aufgabe des Koronarkreislaufs ist die Deckung des Energiebedarfs des Herzens. Unter physiologischen Bedingungen sind Myokardstoffwechsel und Koronardurchblutung eng gekoppelt: Änderungen der einen Größe führen zu gleichsinnigen Änderungen der anderen, d.h., die Koronardurchblutung passt sich autoregulativ dem jeweiligen Substratbedarf des Herzens an. Hierbei hängt die Höhe der Koronardurchblutung vor allem vom myokardialen Sauerstoffverbauch ab und damit von den Faktoren, die den Sauerstoffverbrauch des Herzens bestimmen.

5.1 Energiestoffwechsel des Herzens

Unter physiologischen Bedingungen wird der Energiebedarf des Herzens ausschließlich durch den oxidativen Metabolismus von Glukose, Laktat, freien Fettsäuren, Pyruvat und Ketonkörpern gedeckt. Die Energiezufuhr über eine anaerobe Glykolyse ist hingegen nur für ganz kurze Zeit möglich. Die energieliefernden Substrate sind untereinander austauschbar, jedoch ist für ihren Abbau immer der mit dem Koronarblut zugeführte Sauerstoff erforderlich.

Die Sauerstoffextraktion aus dem Koronarblut ist bereits in Ruhe sehr hoch, erkennbar an der sehr niedrigen Sauerstoffsättigung von 20–30% im (venösen) Blut des Koronarsinus, und kann daher bei erhöhtem Sauerstoffbedarf nicht mehr wesentlich gesteigert werden. Nimmt der Sauerstoffbedarf des Herzens zu, muss daher auch die Koronardurchblutung zunehmen. Dieser Vorgang wird als Autoregulation bezeichnet.

! Autoregulation bezeichnet die „automatische" Anpassung der Koronardurchblutung an den jeweiligen metabolischen Bedarf des Myokards.

5.2 Myokardialer Sauerstoffverbrauch

Der Sauerstoffverbrauch des Herzens ist bereits in Ruhe sehr hoch:
— Myokardialer O_2-Verbrauch in Ruhe: 8–12 ml/min/100 g Herzgewicht,
— arteriokoronarvenöse O_2-Gehaltsdifferenz: ca. 11 Vol.%.

Unter starker körperlicher Belastung nimmt der myokardiale Sauerstoffverbrauch um das 4- bis 5fache zu. Die erforderliche Steigerung des Sauerstoffangebots an das Herz erfolgt vor allem durch eine entsprechende Steigerung der Koronardurchblutung.

5.2.1 Determinanten des myokardialen Sauerstoffverbrauchs

Der Sauerstoffverbrauch hängt vor allem von hämodynamischen Parametern ab, die als Hauptdeterminanten bezeichnet werden (▶ Tab. 10-1); daneben

Tab. 10-1 Determinanten des myokardialen Sauerstoffverbrauchs

Hauptdeterminanten („major determinants")
— Herzfrequenz
— Kontraktilität bzw. Inotropie
— myokardiale Wandspannung

Determinanten untergeordneter Bedeutung („minor determinants)"
— basaler Myokardstoffwechsel
— Aktivierungsenergie für die kontraktilen Elemente
— äußere Herzarbeit

gibt es noch Determinanten von untergeordneter Bedeutung. Die Hauptdeterminanten sind klinisch besonders wichtig, weil sie durch Anästhetika, kardiovaskuläre Medikamente und verschiedene Narkose- und Operationsstimuli beeinflusst werden. Hierdurch kann bei Patienten mit koronarer Herzkrankheit ein Ungleichgewicht zwischen Sauerstoffangebot und -bedarf entstehen (siehe Kap. 16 und 46).

Herzfrequenz. Die Herzfrequenz ist für den myokardialen Sauerstoffverbrauch von ganz wesentlicher Bedeutung:

! Eine Zunahme der Herzfrequenz steigert den myokardialen Sauerstoffverbrauch, eine Abnahme vermindert ihn.

Bei sehr hohen Herzfrequenzen kann der Sauerstoffbedarf für die Herzaktionen so stark ansteigen, dass die Anpassungsfähigkeit der Koronardurchblutung überschritten wird und die Kontraktilität abnimmt. Außerdem kann durch eine Verkürzung der Diastolendauer die Koronardurchblutung vermindert werden. Diese Beziehungen müssen vor allem bei Patienten mit Koronarkrankheit beachtet werden.

Kontraktiler Status. Wie bereits dargelegt, bezeichnet die Myokardkontraktilität die Kraft und Geschwindigkeit der Kontraktion sowie die Verkürzungsfähigkeit der Ventrikelmuskulatur. Hierbei gilt folgende Beziehung:

! Eine Zunahme der Myokardkontraktilität steigert den Sauerstoffverbrauch des Herzens und umgekehrt.

Die Behandlung der koronaren Herzkrankheit mit β-Rezeptoren-Blockern beruht auf der Beziehung zwischen myokardialem Sauerstoffverbrauch und den hämodynamischen Determinanten: Durch Senkung der Herzfrequenz und Verminderung der Myokardkontraktilität wird der myokardiale Sauerstoffverbrauch gesenkt und damit die Gefahr einer Myokardhypoxie durch ungenügende Koronardurchblutung reduziert.

Myokardiale Wandspannung. Die Wandspannung im Myokard beeinflusst ebenfalls den Sauerstoffverbrauch: Zunahme der Wandspannung steigert den myokardialen O_2-Verbrauch und umgekehrt.

! Nimmt das Ventrikelvolumen oder der Ventrikeldruck zu, so steigt auch die myokardiale Wandspannung und entsprechend der myokardiale O_2-Verbrauch.

6 Koronardurchblutung

Die Koronardurchblutung ist für den Anästhesisten praktisch nur dann von Bedeutung, wenn Erkrankungen der Koronararterien vorliegen, des Weiteren bei einigen wenigen Herzerkrankungen. Bei sonst gesunden Patienten ist mit einer Beeinträchtigung der Koronardurchblutung nur dann zu rechnen, wenn während der Narkose ein extremer Abfall des koronaren Perfusionsdrucks über einen längeren Zeitraum auftritt.

6.1 Anatomische Grundlagen

Die Versorgung des Myokards erfolgt über die aus der Aortenwurzel entspringende rechte und linke Koronararterie. Der linke Hauptstamm verzweigt sich in die linke A. descendens anterior und den Ramus circumflexus, die den linken Vorhof und Teile des linken Ventrikels versorgen. Die rechte Koronararterie versorgt den rechten Ventrikel und Teile des linken Ventrikels.

Bei etwa 80% aller Menschen liegt anatomisch ein Rechtsversorgungstyp vor; d. h., der größte Teil des linken Ventrikels wird vom Ramus posterior der rechten Koronararterie versorgt. Funktionell stammen jedoch mehr als 50% der Koronardurchblutung, besonders in den tiefen Schichten des Herzens, aus der linken Koronararterie.

Venöse Drainage. Nach Passage der Kapillaren gelangt der größte Teil des Koronarblutes über den Sinus coronarius in den rechten Vorhof. Nur ein kleiner Anteil entleert sich direkt in den linken Vorhof und in den rechten Ventrikel. Aufgrund der Kompression während der Systole pulsieren die Drücke in den epikardialen Venen, in der V. cordis magna und im Koronarsinus stark und können bis auf 30 mmHg ansteigen.

Kollateralgefäße. Beim Menschen verlaufen in den tiefen, subendokardialen Schichten Kollateralgefäße. Hierbei handelt es sich nicht um einfache Röhren, die beim Auftreten von Druckgradienten durch Koronarstenosen druckpassiv durchströmt werden. Vielmehr wird ihr Wachstum durch plötzlich auftretende starke Druck- und Flussgradienten gefördert. Bei Menschen ohne koronare Herzkrankheit sind Kollateralen wahrscheinlich ohne funktionelle Bedeutung, während eine chronische Myokardhypoxie die Bildung von Kollateralen stimuliert.

Innervation der Koronargefäße. Das gesamte koronare Gefäßsystem wird von autonomen Nervenfasern versorgt. Hierbei können adrenerge von cholinergen Nervenendigungen unterschieden werden.

6.2 Koronarer Perfusionsdruck und Koronarwiderstand

Die Koronardurchblutung beträgt etwa 5% des Herzzeitvolumens und hängt unter physiologischen Bedingungen hauptsächlich von einem ausreichenden koronaren Perfusionsdruck und vom koronaren Widerstand ab.
— Koronardurchblutung, MBF, in Ruhe = 82 ± 10 ml/min/100 g Herzgewicht.

Der **koronare Perfusionsdruck** der Subendokardregion ist (beim Koronargesunden) die Druckdifferenz zwischen dem mittleren diastolischen Aortendruck (MDAP) und dem linksventrikulären enddiastolischen Druck (LVEDP):
— Koronarer Perfusionsdruck = MDAP − LVEDP (oder PCWP).

Der koronare Perfusionsdruck spielt beim Herzgesunden keine wesentliche Rolle für die regulative Anpassung der Koronardurchblutung an den Energiebedarf des Herzens. Vielmehr hängt die Größe der Koronardurchblutung von der Weite der Arteriolen und damit vom Gefäßwiderstand ab. Schwankungen des koronaren Perfusionsdrucks führen normalerweise nicht zu wesentlichen Änderungen der Koronardurchblutung, weil ihnen Tonusänderungen bzw. Änderungen der Weite der Widerstandsgefäße entgegenwirken.

! In einem Perfusionsdruckbereich von ca. 60–130 mmHg bleibt die Koronardurchblutung im Wesentlichen konstant.

Allerdings darf ein kritischer Perfusionsdruck, dessen Größe nicht genau bekannt ist, nicht unterschritten werden, da sonst eine Myokardischämie auftritt. Bei einem starken Abfall des Perfusionsdrucks entwickelt sich ein Circulus vitiosus, da das Herz seinen Perfusionsdruck selbst erzeugt: Der Abfall führt zur Myokardischämie, und es entsteht eine akute Kontraktionsinsuffizienz, durch die der Perfusionsdruck noch weiter abfällt usw.

Koronarwiderstand. Zwar wird der Koronarwiderstand ganz wesentlich von der Weite der Arteriolen bestimmt, jedoch spielen auch extravaskuläre Faktoren eine wichtige Rolle, denn mit jeder Kontraktion fällt die Koronardurchblutung bis gegen null ab. Daher gilt:

! Die Größe der Koronardurchblutung hängt nicht nur vom intravaskulären Widerstand ab, sondern auch von der Stärke und der Frequenz der Myokardkontraktionen, dem kompressiven Widerstand.

Während der **intravaskuläre** oder **autoregulatorische Widerstand** von der Gefäßweite bestimmt wird, bezeichnet der **kompressive Widerstand** die Impedanz gegen den Blutstrom durch den intramyokardialen Gewebedruck, der die Koronargefäße während des Herzzyklus komprimiert und zu einem transmuralen Druckgradienten führt, der in der Subendokardregion größer ist als in der Subepikardregion.

Der kompressive Widerstand ist in der Systole 3–4mal höher als in der Diastole, während der autoregulatorische Widerstand in der Diastole in der Subendokardregion geringer ist als in der Subepikardregion und somit der in der Systole verminderte Blutfluss in der Subendokardregion kompensiert wird. Eine dritte Komponente des Koronarwiderstands, der **basale viskose Widerstand,** bezeichnet die Impedanz gegen den Blutstrom bei maximaler Dilatation des gesamten koronaren Gefäßbetts.

Koronardurchblutung während des Herzzyklus. Während der Systole werden die intramyokardialen Koronargefäße durch die hohen intramyokardialen Drücke komprimiert und so der Einstrom des Blutes in die Koronararterien vermindert, der koronarvenöse Ausstrom hingegen gesteigert (▶ Abb. 10-5).

Koronarreserve. Wie bereits dargelegt, erfolgt bereits in Ruhe eine nahezu maximale Sauerstoffausschöpfung aus dem Koronarblut, und entsprechend niedrig ist die koronarvenöse O_2-Sättigung. Unter Belastung kann das Sauerstoffangebot an das Herz nur durch eine Zunahme der Koronardurchblutung gesteigert werden. Bei normalen Koronararterien ohne Stenosen kann die Koronardurchblutung auf das 5–6fache gesteigert werden, und zwar durch eine maximale Dilatation der Arteriolen bzw. maximale Abnahme des koronaren Gefäßwiderstands. Hierbei gilt:

! Als Koronarreserve wird das Verhältnis des koronaren Gefäßwiderstands in Ruhe zu dem bei maximaler Dilatation der Arteriolen bezeichnet.

6.3 Myokardiales Sauerstoffgleichgewicht

Das Verhältnis zwischen Sauerstoffangebot an das Herz und dessen Sauerstoffbedarf wird als myokardiales O$_2$-Gleichgewicht bezeichnet (▶ Abb. 10-6). Im Gleichgewichtszustand entspricht bei jedem Grad der Belastung das Sauerstoffangebot dem jeweiligen Bedarf des Myokards. Hierbei erfolgt die Gleichgewichtseinstellung für das Angebot jeweils durch eine autoregulative Zu- oder Abnahme der Koronardurchblutung.

Hibernation des Myokards („hibernating myocardium"). Bei einem längere Zeit anhaltenden Missverhältnis zwischen Koronardurchblutung und Myokardkontraktion stellen die minderdurchbluteten Myokardbezirke ihre Tätigkeit ein und gehen in den Zustand der *Hibernation* („Winterschlaf") über. Hierbei reicht die Blutversorgung noch für den Strukturerhaltungsstoffwechsel aus; der Kreatinphosphatgehalt ist nur wenig vermindert. Wird das Perfusionsmissverhältnis beseitigt, so können die betroffenen Bezirke ihre Arbeit wieder in vollem Umfang aufnehmen, benötigen aber für eine vollständige Normalisierung mehrere Stunden bis Tage. Im Zustand der Hibernation reagieren die betroffenen Myokardbezirke auf positiv inotrope Stimulation.

Demgegenüber führt eine *vollständige Ischämie* innerhalb von ca. 20 min zu irreversiblen Nekrosen. Bei ausreichender Reperfusion des betroffenen Myokardbezirks innerhalb dieser 20-min-Grenze entwickelt sich ein „stunned" („betäubtes") Myokard, bei dem die kontraktile Funktion noch für einige Stunden bis Tage deutlich eingeschränkt ist, jedoch auf Katecholamine reagiert und sich schließlich wieder vollständig erholen kann.

6.4 Regulation der Koronardurchblutung

An der dem jeweiligen Bedarf entsprechenden Steuerung der Koronardurchblutung sind zahlreiche Mechanismen beteiligt:
— Hämodynamische Faktoren,
— myogene Faktoren,
— humoral-hormonelle Faktoren,
— lokale metabolische Faktoren,
— Einflüsse des Endothels auf den Gefäßtonus.

6.5 Pathophysiologie der Koronardurchblutung bei normalen Koronararterien

Störungen der Koronardurchblutung sind zwar charakteristisch für die koronare Herzkrankheit (siehe Kap. 16), können aber auch bei anderen Erkrankungen auftreten.

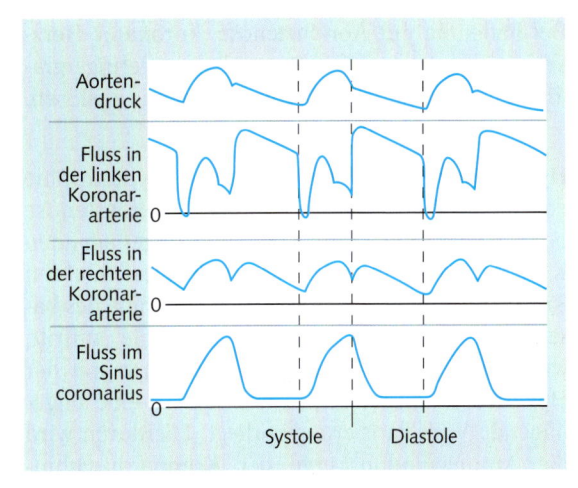

Abb. 10-5 Fluss in der rechten und linken Koronararterie und im Sinus coronarius während des Herzzyklus.

Tachykardie. Bei Normalpersonen mit intakten Koronargefäßen führt eine Tachykardie nicht zu einer Myokardischämie, da der gesteigerte myokardiale Sauerstoffbedarf eine entsprechende Zunahme der Koronardurchblutung auslöst. Eine nicht trainierte, gesunde Person toleriert so Tachykardien bis zu etwa 150 Schlägen/min. Extreme Tachykardien können jedoch zu ST-Senkung im EKG als Hinweis auf eine subendokardiale Ischämie führen.

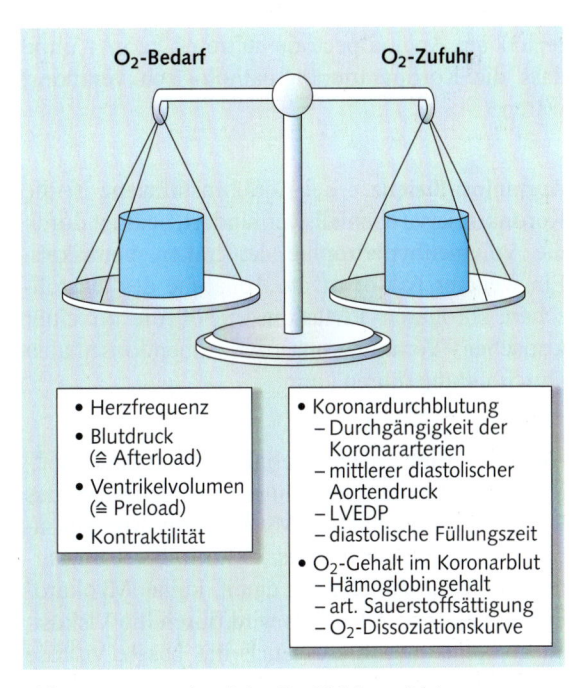

Abb. 10-6 Myokardiales O$_2$-Gleichgewicht.
Links: Faktoren, deren Zunahme den O$_2$-Bedarf steigert.
Rechts: Faktoren, die das O$_2$-Angebot an das Myokard bestimmen oder beeinflussen.

Bei Patienten mit Aortenstenose, koronarer Herzkrankheit oder Anämie können bereits geringergradige Tachykardien eine Myokardischämie auslösen.

Hypertrophie des Ventrikels. Eine Hypertrophie des linken Ventrikels, z. B. durch Aortenstenose oder Hypertonie, kann zu einer ungenügenden Koronardurchblutung führen – selbst bei intakten Koronargefäßen. Ursache ist eine Zunahme des basalen viskösen Koronarwiderstands, die auftritt, wenn die Vaskularisierung des Myokards mit der Hypertrophie nicht Schritt hält und so eine ungenügende Vaskularisierung vorliegt. Hierdurch wird die Autoregulationskurve der Koronardurchblutung nach rechts verschoben, d. h., die maximale Dilatation der Arteriolen tritt bereits bei höheren koronaren Perfusionsdrücken auf. Darum sind diese Patienten durch einen Abfall des Perfusionsdrucks stärker gefährdet als Normalpersonen.

Aortenstenose. Aufgrund des gesteigerten linksventrikulären systolischen Drucks ist bei Aortenstenose der Sauerstoffbedarf des Myokards erhöht. Außerdem nimmt bei starker Hypertrophie des linken Ventrikels die kompressive Komponente des Koronarwiderstands zu, ebenso der basale visköse Widerstand. Diese Effekte werden durch den abnormen systolischen Gradienten zwischen linksventrikulärem und koronarem Perfusionsdruck verstärkt, so dass eine Ischämie der Subendokardregion mit Angina pectoris auftreten kann – ohne dass die Koronararterien pathologisch verändert wären.

Aorteninsuffizienz. Bei Aorteninsuffizienz ist die Koronarreserve ebenfalls vermindert, bedingt durch die Volumenhypertrophie des linken Ventrikels. Ein weiterer Faktor ist die Abnahme des diastolischen koronaren Perfusionsdrucks, die zu einer kritischen Verminderung der subendokardialen Durchblutung führen kann.

Anämie. Eine Anämie vermindert die Sauerstofftransportkapazität des Blutes und schränkt das Sauerstoffangebot an das Myokard ein. Kompensatorisch muss daher bereits in Ruhe die Koronardurchblutung zunehmen, damit keine Myokardhypoxie eintritt. Allerdings wird durch die Viskositätsabnahme des Blutes auch die basale visköse Komponente des Koronarwiderstands vermindert.

Im Tierexperiment tritt bei Hämoglobinwerten von < 5 g/dl eine starke Abnahme der Koronarreserve ein, die zur Myokardischämie führt.

Polyzythämie. Der basale visköse Widerstand nimmt zu, die Steilheit der Kurve der maximalen Vasodilatation ab, und eine ungenügende Durchblutung der Subendokardregion tritt bereits bei höheren koronaren Perfusionsdrücken auf als bei normalem Hämoglobingehalt.

7 Kardiale Reflexe

Für die Anästhesie sind einige kardiale Reflexe von Bedeutung, da sie durch Anästhetika beeinflusst oder durch perioperative Manipulationen ausgelöst werden können.

7.1 Barorezeptorenreflexe

In der Aorta und im Karotissinus befinden sich Dehnungsrezeptoren, über die Barorezeptorenreflexe oder der Karotissinusreflex ausgelöst werden. Die Rezeptoren werden durch einen **Anstieg des Blutdrucks** (> 170 mmHg) stimuliert. Die afferenten Impulse gelangen über den N. glossopharyngeus und den N. vagus zum Tractus solitarius im medullären Kreislaufzentrum und lösen eine Abnahme der sympathoadrenergen und eine Zunahme der parasympathischen Aktivität aus, die sich in folgender Weise manifestieren:
— Verminderung der Myokardkontraktilität,
— Abnahme der Herzfrequenz bzw. Bradykardie,
— Verminderung des Gefäßtonus.
Ein **Blutdruckabfall** löst die gegenteiligen Effekte aus, wobei allerdings bei Drücken unter 50 bis 60 mmHg die Barorezeptorenreflexe weitgehend ineffektiv sind.

7.2 Chemorezeptorenreflexe

Die zugehörigen Rezeptoren in den Karotis- und Aortenkörperchen reagieren auf Veränderungen des pH-Werts und des pO_2 bzw. Hypoxämie (Abfall des paO_2 unter 50 mmHg). Die afferenten Impulse verlaufen ebenfalls im N. glossopharyngeus und N. vagus, und zwar zur chemosensitiven Zone in der Medulla. Die Reaktion besteht in einer Steigerung der Ventilation und einer Zunahme der parasympathischen Aktivität mit Bradykardie und verminderter Myokardkontraktilität. Bei anhaltender Hypoxämie werden allerdings sympathoadrenerge Mechanismen aktiviert, die zu einer Steigerung der Herzfunktion führen.

7.3 Bezold-Jarisch-Reflex

Der hemmende Reflex wird durch Stimulation von Dehnungsrezeptoren in der Wand des linken Ventrikels ausgelöst. Die afferenten Impulse laufen über den N. vagus und führen zu einer Zunahme der parasympathischen Aktivität mit Bradykardie, Vasodilatation, Blutdruckabfall und koronarer Vasodilatation.

7.4 Bainbridge-Reflex

Dieser Reflex wird durch Stimulation von Dehnungsrezeptoren in der Übergangszone zwischen V. cava und Vorhof sowie in der Wand des rechten Ventrikels ausgelöst. Zu solchen Stimuli gehören Veränderungen des zentralen Venendrucks oder des rechten Vorhofdrucks. Die Afferenzen verlaufen im N. vagus und führen zur Hemmung der parasympathischen Aktivität mit Zunahme der Herzfrequenz. Ist die Herzfrequenz ohnehin hoch, so sind die Auswirkungen des Bainbridge-Reflexes gering.

7.5 Valsalva-Manöver

Durch forcierte Ausatmung gegen eine geschlossene Stimmritze (z. B. bei der Bauchpresse) steigen der intrathorakale Druck und der zentrale Venendruck an, während der venöse Rückstrom abnimmt. Hierdurch fallen Herzzeitvolumen und arterieller Blutdruck ab, und die Barorezeptoren werden aktiviert. Ihre Aktivierung führt zu sympathoadrenerger Stimulation mit reflektorischem Anstieg der Herzfrequenz. Mit Öffnen der Glottis nimmt der venöse Rückstrom zu, dadurch auch das Herzzeitvolumen und der Blutdruck. Die Herzfrequenz wird reflektorisch über die Barorezeptorenaktivität verlangsamt.

Okulokardialer Reflex siehe Kapitel 42.

Literatur

Erdmann E (Hrsg.): Klinische Kardiologie. 6. Aufl. Springer, Berlin 2005.
Heß W: Herz und Kreislauf. Angewandte Physiologie und Pathophysiologie. ABW Wissenschaftsverlagsgesellschaft 2004.
Mewis C, Riessen R, Spyridopoulos I (Hrsg.): Kardiologie compact. Thieme, Stuttgart 2003.
Reindell H, Neumann FJ, Kalusche D (Hrsg.): Herzkrankheiten, 5. Aufl. Springer, Berlin.

11

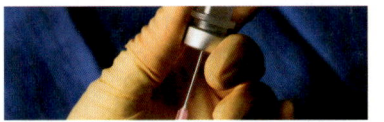

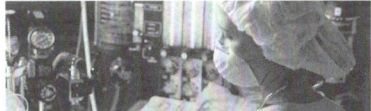

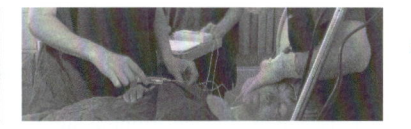

Physiologie der Atmung

Inhaltsübersicht

| 1 | Einführung | 228 |

2	Lungenvolumina	228
2.1	Totalkapazität der Lunge	228
	2.1.1 Vitalkapazität	229
	2.1.2 Residualvolumen	229
2.2	Sollwerte und Bedeutung der Lungenvolumina	229
	2.2.1 Klinische Bedeutung der Vitalkapazität	229
	2.2.2 Bedeutung der funktionellen Residualkapazität	230

3	Ventilation der Lunge	231
3.1	Atemfrequenz	231
3.2	Atemzugvolumen	231
3.3	Anatomischer Totraum	231
	3.3.1 Berechnung des anatomischen Totraums	232
3.4	Physiologischer Totraum	232
3.5	Atemminutenvolumen	232
3.6	Alveoläre Ventilation	232

4	Atemmechanik	232
4.1	Atemmuskulatur	232
	4.1.1 Zwerchfell	233
	4.1.2 Äußere Interkostalmuskeln	233
	4.1.3 Andere Inspirationsmuskeln	233
	4.1.4 Exspirationsmuskulatur	233
4.2	Strömung der Atemluft	233
4.3	Faktoren, die das Füllvolumen der Lunge bestimmen	234
	4.3.1 Intrapulmonaler Druck	234
	4.3.2 Intrapleuraler Druck	234
4.4	Elastizität der Lunge	235
	4.4.1 Alveoläre Oberflächenkräfte und Surfactant	235
4.5	Elastizität des Thorax	236
4.6	Compliance des Atemapparats	236
	4.6.1 Ruhedehnungskurven von Lunge und Thorax	237
4.7	Atemwegswiderstand	237
	4.7.1 Widerstand bei laminarer und turbulenter Strömung	238
	4.7.2 Unterschiedliche Größe der Atemwegswiderstände	239
	4.7.3 Faktoren, die den Atemwegswiderstand beeinflussen	239
4.8	Gewebewiderstand und Atembewegungswiderstand	241
4.9	Atemarbeit	241
	4.9.1 Arbeit für die Bewegung der Lunge	241
	4.9.2 O_2-Verbrauch der Atemmuskulatur	241

5	Lungenkreislauf	241
5.1	Drücke im Lungenkreislauf	242
	5.1.1 Pulmonalarteriendrücke	242
	5.1.2 Lungenkapillardruck	243
	5.1.3 Erhöhter Pulmonalarteriendruck	243
5.2	Pulmonaler Gefäßwiderstand	243
	5.2.1 Veränderungen des pulmonalen Gefäßwiderstands	244
	5.2.2 Hypoxische pulmonale Vasokonstriktion	244
5.3	Lungendurchblutung	245
	5.3.1 Ungleichmäßige Verteilung der Lungendurchblutung	245

| 6 | Ungleichmäßige Verteilung der alveolären Ventilation | 246 |

7	Verhältnis von Ventilation und Perfusion	246
7.1	Alveolärer Totraum	247
7.2	Shuntdurchblutung	247

8	Pulmonaler Gasaustausch	248
8.1	Zusammensetzung der Inspirationsluft	248
8.2	Partialdrücke der Atemgase	248
8.3	Alveoläre Ventilation	249
8.4	CO_2-Abgabe, O_2-Aufnahme und alveoläre Atemgasfraktionen	249
	8.4.1 Umrechnung von Gasvolumina	250
8.5	Alveoläre Partialdrücke	250
	8.5.1 Alveoläre Ventilation und alveolärer pCO_2	251
	8.5.2 Alveoläre Ventilation und alveolärer pO_2	251
	8.5.3 Alveoloarterielle pO_2-Differenz	252

9	Regulation der Atmung	255
9.1	Zentrale Rhythmogenese	255
	9.1.1 Entstehung des Atemrhythmus in der Medulla oblongata	255
9.2	Chemische Regulation der Atmung	255
	9.2.1 Kontrolle von $paCO_2$, paO_2 und pH-Wert durch periphere Chemorezeptoren	256
	9.2.2 Kontrolle von $paCO_2$ und H^+ durch zentrale Chemorezeptoren	256
	9.2.3 pCO_2-Antwortkurve	256

9.2.4	pO_2-Antwortkurve	257	10	**Nichtrespiratorische Funktionen der Lunge** ... 258
9.2.5	pH-Antwortkurve	257	10.1	Schutzfunktionen und Infektionsabwehr ... 259
9.2.6	Rückkoppelungen der chemischen Atemantriebe	257	10.2	Metabolische und Speicherfunktionen der Lunge ... 259
9.3	Beeinflussung der Atmung durch zentrale und reflektorische Faktoren	258		Literatur ... 259
9.4	Atemanhalten	258		

1 Einführung

Zu den Hauptaufgaben der Atmung gehören die Versorgung der Zellen mit Sauerstoff und die Entfernung des im Stoffwechsel gebildeten Kohlendioxids aus dem Körper. Zwei Funktionssysteme sind an der Atmung beteiligt: die Lunge und das Herz-Kreislauf-System. Die Lunge dient dem Austausch der Atemgase, das Herz-Kreislauf-System deren Transport. Bei der Atmung können vier Teilprozesse unterschieden werden:

— **Ventilation:** Belüftung der Alveolen mit Frischgas aus der Umgebung und ihre Entlüftung während der Exspiration; sie geschieht durch Konvektion.
— **Pulmonaler Gasaustausch:** (passive) Diffusion von O_2 aus den Alveolen in das Lungenkapillarblut und von CO_2 aus dem Lungenkapillarblut in die Alveolen.
— **Transport** von O_2 zu den Geweben und von CO_2 aus den Geweben zur Lunge mit dem zirkulierenden Blut.
— **Regulation** der Atmung.

Ventilation und Gasaustausch in der Lunge werden auch als *äußere Atmung* bezeichnet, der Verbrauch von O_2 und die Bildung von CO_2 im Stoffwechsel als *innere Atmung*. Äußere und innere Atmung sind durch das Transportsystem Blutkreislauf miteinander verknüpft. Im vorliegenden Kapitel wird die Physiologie der äußeren Atmung, also die Lungenfunktion beschrieben; der Transport der Atemgase ist in Kapitel 12 dargestellt.

Die äußere Atmung besteht aus folgenden Teilprozessen:
— Ventilation der Alveolen,
— Diffusion der Atemgase in den Alveolen,
— Perfusion der Lunge,
— Abstimmung von Belüftung und Durchblutung.

Verwendete Abkürzungen:
V Gasvolumen
Q Blutvolumen
p Druck
F fraktionelle Konzentration
A Alveolarraum

I Inspirationsluft
E Exspirationsluft
D Totraum („deadspace")
$\dot{V}$ Gasmenge pro Zeiteinheit
$\dot{Q}$ Blutmenge pro Zeiteinheit
a arterielles Blut
v venöses Blut
$\bar{v}$ gemischtvenöses Blut
c Gehalt
s Sättigung

2 Lungenvolumina

Als Lungenvolumen wird das in der Lunge befindliche Gas bezeichnet, als Atemvolumen das ein- und ausgeatmete Gasvolumen. Bei den Lungenvolumina kann zwischen statischen und dynamischen Volumina sowie zwischen mobilisierbaren und nicht mobilisierbaren Volumina unterschieden werden.

— **Dynamische Lungenvolumina:** Volumina, deren Größe vom zeitlichen Verlauf bzw. von der Atemstromstärke abhängig ist.
— **Statische Lungenvolumina:** Volumina, deren Größe nicht von der Atemstromstärke abhängig ist.
— **Mobilisierbare Lungenvolumina:** Volumina, die durch die Aktivität der Atemmuskulatur ein- und ausgeatmet werden können.
— **Nicht mobilisierbares Lungenvolumen:** das auch nach maximaler Ausatmung in der Lunge verbleibende Residualvolumen.
— **Kapazität:** Lungenvolumina, die aus mehreren spirometrisch abgrenzbaren Teilvolumina zusammengesetzt sind.

Die mobilisierbaren Lungenvolumina werden direkt mit einem Spirometer gemessen, das Residualvolumen hingegen nur indirekt, da es nicht ausgeatmet werden kann.

2.1 Totalkapazität der Lunge

Als Totalkapazität (TLC, „total lung capacity") wird das nach einer maximalen Inspiration in der Lunge befindliche Volumen bezeichnet. Die Totalkapazität ist aus zwei großen Teilvolumina zusammengesetzt: der Vitalkapazität und dem Residualvolumen (siehe Abb. 16-2).

2.1.1 Vitalkapazität

Die Vitalkapazität (VC) ist die Volumendifferenz zwischen maximaler Ein- und Ausatmung, d. h. die Luftmenge, die nach einer maximalen Inspiration maximal ausgeatmet werden kann, also die Summe aus Atemzugvolumen, inspiratorischem Reservevolumen und exspiratorischem Reservevolumen. Die Vitalkapazität wird spirometrisch bestimmt und kann weiter unterteilt werden in:

Inspiratorische Vitalkapazität (VC_I). Dies ist das Volumen, das nach einer maximalen Ausatmung maximal eingeatmet werden kann.

Exspiratorische Vitalkapazität (VC_E). Volumen, das nach maximaler Inspiration maximal ausgeatmet werden kann.

Atemzugvolumen. Volumen, das mit jedem Atemzug ein- und ausgeatmet wird; es beträgt beim Erwachsenen ca. 500 ml bzw. 7 ml/kg.

Inspiratorisches Reservevolumen (IRV). Luftvolumen, das nach einer normalen Inspiration noch zusätzlich eingeatmet werden kann; Normalwert ca. 3 l.

Exspiratorisches Reservevolumen (ERV). Volumen, das nach einer normalen Exspiration noch zusätzlich ausgeatmet werden kann; Normalwert ca. 1 l.

Der Anteil der Vitalkapazität an der Totalkapazität der Lunge beträgt etwa 74%.

2.1.2 Residualvolumen

Das Residualvolumen (RV) ist die Luftmenge, die nach einer maximalen Exspiration in der Lunge zurückbleibt und daher spirometrisch nicht erfasst werden kann. Der Anteil des Residualvolumens an der Totalkapazität der Lunge beträgt ca. 26%. Das Residualvolumen kann mit Körperplethysmographie oder mit Fremdgas-Verdünnungsmethoden bestimmt werden.

Funktionelle Residualkapazität (FRC). Dies ist die Summe aus Residualvolumen und exspiratorischem Reservevolumen, also das endexspiratorische Lungenvolumen: RV plus ERV. Bei Lungengesunden entspricht das intrathorakale Gasvolumen (IGV) der FRC.

2.2 Sollwerte und Bedeutung der Lungenvolumina

Totalkapazität, Vitalkapazität und Residualvolumen hängen von Körpergröße, Geschlecht, Alter und Trainingszustand ab, während der Anteil der Vitalkapazität und des Reservevolumens an der Totalkapazität weitgehend unabhängig von Geschlecht und Größe ist. Bei Frauen sind alle angeführten Volumina und Kapazitäten um 20–25% niedriger als bei Männern. Insgesamt ist die Schwankungsbreite der Messwerte selbst bei vergleichbaren Gruppen relativ groß; auch ändern sich selbst bei einigen schweren Lungenerkrankungen die Messwerte nicht wesentlich; außerdem können größere Abweichungen von den Normwerten durch extrapulmonale Störungen hervorgerufen werden. Klinisch ist daher Folgendes wichtig:

! Lungenvolumina sind anatomische Messgrößen, die keine Aussagen über den pulmonalen Gasaustausch ermöglichen. Nur ausgeprägte Veränderungen können diagnostisch verwertet werden. Für die Lungenfunktion sind Veränderungen der Ventilation und Perfusion von größerer Bedeutung als Veränderungen der Lungenvolumina.

In ▶ Tabelle 11-1 sind Normwerte der Lungenvolumina zusammengestellt. Die Lungenvolumina werden von der Temperatur und vom Atmosphärendruck beeinflusst; daher sollten die gemessenen Werte auf BTSP-Bedingungen umgerechnet werden.

2.2.1 Klinische Bedeutung der Vitalkapazität

Wie bereits dargelegt, hängt die Vitalkapazität sehr stark vom Lebensalter und von der Körpergröße ab.

Tab. 11-1 Lungenvolumina bei gesunden jungen Männern und Frauen

Parameter	Männer (l)	Frauen (l)
Totalkapazität, TLC	7,0	6,2
Vitalkapazität, VC	5,6	5,0
Residualvolumen, RV	1,4	1,2
funktionelle Residualkapazität, FRC	3,2	2,8

Daneben sind aber auch noch andere Faktoren zu berücksichtigen. Hierzu gehören:
— Tageszeitliche Schwankungen,
— Körperlage,
— extrapulmonale Einflüsse,
— pulmonale Erkrankungen.

Tageszeitliche Schwankungen. Die Vitalkapazität und die Reservevolumina schwanken im Tagesverlauf um etwa 3–5% des Absolutwerts.

Körperlage. Im Liegen sind die Reservevolumina um ca. 20% niedriger als im Sitzen. Sie werden daher für klinische Zwecke nur selten bestimmt.

Extrapulmonale Einflüsse. Bestimmte extrapulmonale Faktoren können die Vitalkapazität vermindern. Hierzu gehören:
— Behinderungen der Thoraxbeweglichkeit durch Deformitäten,
— Störungen der Ventilation durch Paresen der Atemmuskulatur,
— Einschränkung der Zwerchfellbeweglichkeit, z. B. durch Aszites,
— Schmerzen im Bereich von Pleura oder Abdomen,
— Pleuraerguss, Pleuraverwachsungen.

Pulmonale Erkrankungen. Von Bedeutung sind v. a. Erkrankungen, die zum Verlust der Lungendehnbarkeit führen. So geht die Lungenfibrose mit einer Abnahme der Vitalkapazität einher, diagnostisch verwertbar allerdings erst in fortgeschrittenen Stadien. Atemwegsobstruktionen können ebenfalls die Vitalkapazität einschränken, jedoch sind die Veränderungen diagnostisch nicht verwertbar. Klinisch ist Folgendes wichtig:

> Erst eine reproduzierbare Abnahme der Vitalkapazität um > 25% des Sollwerts gilt als Anzeichen einer wesentlichen Funktionsstörung. Auf die zugrundeliegende Ursache kann hieraus allerdings nicht geschlossen werden.

2.2.2 Bedeutung der funktionellen Residualkapazität

Das *Residualvolumen*, also das nach maximaler Exspiration in der Lunge zurückbleibende Volumen, hängt vom Alter ab. So nimmt im höheren Lebensalter der prozentuale Anteil des Residualvolumens an der Totalkapazität auf 23–35% zu. Die *funktionelle Residualkapazität*, Residualvolumen + exspiratorisches Reservevolumen, verändert sich hingegen weniger mit dem Alter, kann aber individuell erheblich zunehmen. Große Menschen haben eine größere FRC als kleine; Adipositas und Schwangerschaft vermindern die FRC erheblich; im Liegen ist die FRC kleiner als im Stehen, bedingt durch den Druck der Eingeweide auf das Zwerchfell. Insgesamt wirken also zahlreiche Faktoren auf die Größe der FRC ein, so dass entsprechend starke Schwankungen zu erwarten sind.

> Die funktionelle Residualkapazität wirkt normalerweise als Puffer gegen zu starke Schwankungen der alveolären und arteriellen Sauerstoff- und Kohlendioxidpartialdrücke im Verlauf des Atemzyklus. Außerdem verhindert das Residualvolumen den Kollaps der Alveolen während der Exspiration.

Verkleinerung der funktionellen Residualkapazität. Eine Abnahme der FRC führt zu größeren Schwankungen des alveolären O_2-Partialdrucks im Verlauf des Atemzyklus. Während der Exspiration nähert er sich dem pO_2 des venösen Mischbluts an, während der Inspiration dem der Inspirationsluft. Dieser Effekt entspricht dem einer ungleichmäßigen Ventilation, und es entwickelt sich eine leichte Hypoxie.

Vergrößerung der funktionellen Residualkapazität. Zwischen Residualvolumen und Belüftung der Alveolen besteht keine direkte Beziehung. Daher hat eine Zunahme des Residualvolumens und der FRC über die Normwerte hinaus *keinen* wesentlichen Einfluss auf den pulmonalen Gasaustausch. Allerdings wirkt eine große FRC als *Puffer* gegen starke Schwankungen der alveolären O_2- und CO_2-Partialdrücke. Insgesamt kann jedoch eine Zunahme der FRC mit folgenden **Nachteilen** einhergehen:
— Eine Erhöhung der inspiratorischen O_2-Konzentration führt nicht so rasch zu einem Anstieg des alveolären pO_2 wie bei normaler FRC, denn der Sauerstoff wird in dem vergrößerten Raum zunächst stärker verdünnt.
— Bei einer vergrößerten funktionellen Residualkapazität sind die Lungen während ruhiger Atmung überbläht.
— Ist das Residualvolumen erhöht, so sind die Lungen auch nach einer maximalen Exspiration noch überbläht.
— Eine Überblähung der Lungen erhöht den anatomischen Totraum; eine stärkere Zunahme der FRC führt zur Weitstellung des Thorax mit Behinderung der Atemmechanik.
— Eine erhebliche Zunahme der FRC verkleinert die Inspirationskapazität, wenn nicht gleichzeitig die Totalkapazität der Lunge vergrößert ist. Hier-

durch kann der Patient sein Inspirationsvolumen nicht nach Bedarf steigern; d. h., die Ventilationsreserve ist vermindert.

Klinisch ist Folgendes wichtig:

> Obstruktive Lungenerkrankungen erhöhen, restriktive Lungenerkrankungen verkleinern das Residualvolumen. Eine genaue Beurteilung der Befunde ist allerdings nur zusammen mit anderen Ventilationsparametern möglich. Daher ist die alleinige Messung von Residualvolumen und FRC diagnostisch nicht sinnvoll.

3 Ventilation der Lunge

Als Ventilation oder Belüftung der Lunge wird der zyklische Vorgang der Ein- und Ausatmung der Atemluft bezeichnet. Wichtigste Aufgabe der Ventilation ist die Aufrechterhaltung physiologischer O_2- und CO_2-Partialdrücke in der Alveolarluft und im arteriellen Blut. Da aus der Alveolarluft ständig Sauerstoff in das gemischtvenöse Blut aufgenommen und CO_2 aus diesem Blut in die Alveolarluft abgeben werden, muss die Alveolarluft ständig erneuert werden, und zwar durch die Einatmung von Frischluft und die Ausatmung von Alveolarluft.

! Die Ventilation wird so gesteuert, dass in der Alveolarluft ein pO_2 von ca. 100 mmHg und ein pCO_2 von ca. 40 mmHg herrschen.

Bei der Ventilation muss zwischen **Atemzugvolumen** und **alveolärer Ventilation** unterschieden werden. Das Atemzugvolumen umfasst das gesamte, mit jedem Atemzug eingeatmete Gasvolumen im Respirationstrakt, die alveoläre Ventilation hingegen nur den Anteil des Atemzugvolumens, der bis in die Alveolen gelangt. Nur dieses Volumen nimmt am Gasaustausch zwischen Alveolen und Blut teil. Die alveoläre Ventilation ist daher immer geringer als die Gesamtventilation. Die alveoläre Ventilation kann durch folgende Parameter beschrieben werden:
— Atemfrequenz,
— Atemzugvolumen,
— Totraumvolumen,
— Atemminutenvolumen.

3.1 Atemfrequenz

Die Atemfrequenz des Erwachsenen beträgt in Ruhe etwa 7–20 Atemzüge/min, unterliegt also großen individuellen Schwankungen. Kinder atmen schneller als Erwachsene: je jünger das Kind, desto höher die Atemfrequenz; am höchsten ist die Atemfrequenz bei Neugeborenen. Unter körperlicher Belastung nimmt die Atemfrequenz ebenfalls zu. Bei Lungenerkrankungen oder auch nichtpulmonal bedingten Störungen der Atmung kann die Atemfrequenz erhöht oder erniedrigt sein. Eine gesteigerte Atemfrequenz wird als Tachypnoe bezeichnet, eine verminderte Atemfrequenz als Bradypnoe.

> Mit Hilfe der Atemfrequenz allein kann die Qualität der Ventilation meist nicht hinreichend beurteilt werden: So kann bei langsamer oder schneller Atmung eine ungenügende oder zu hohe Ventilation, also eine Hyper- oder Hypoventilation vorliegen. Grundsätzlich sind aber extreme Bradypnoe und Tachypnoe immer Zeichen einer schwerwiegenden respiratorischen Störung.

3.2 Atemzugvolumen

Das Atemzug- oder Tidalvolumen, V_T, unterliegt ebenfalls großen individuellen Schwankungen und beträgt bei Erwachsenen in Ruhe etwa 350–850 ml. Auch das Atemzugvolumen ermöglicht allein keine Aussagen über die alveoläre Ventilation, weil, je nach den besonderen Umständen, eine Hypo- oder Hyperventilation vorliegen kann. Allerdings vermag der Geübte aus Atemfrequenz und Atemzugvolumen oft auf eine alveoläre Hypoventilation zu schließen.
— Atemzugvolumen in Ruhe: 350–850 ml.

3.3 Anatomischer Totraum

Ein Teil des eingeatmeten Volumens gelangt nicht in die Alveolen, sondern bleibt in den zu- und abführenden Atemwegen vom Mund bis zur Einmündung in die Alveolen. Dieser Anteil des Atemzugvolumens nimmt nicht am Gasaustausch teil und wird daher als anatomischer Totraum bezeichnet. Der anatomische Totraum ist die Summe aller Volumina der anatomischen Luftwege. Er nimmt während der Inspiration wegen der Dehnung der Atemwege zu.
— Der anatomische Totraum beträgt beim Erwachsenen ca. 150–200 ml bzw. 2 ml/kg oder ca. 30% des Atemzugvolumens.

Totraumventilation. Die Totraumventilation pro Minute ist das Produkt aus Totraumvolumen, V_D, und Atemfrequenz. Hieraus folgt:
— Totraumventilation = Atemfrequenz × Totraumvolumen.

11 Physiologie der Atmung

> ! Je höher die Atemfrequenz, desto größer die Totraumventilation.

3.3.1 Berechnung des anatomischen Totraums

Der anatomische Totraum kann nicht auf einfache Weise gemessen werden. Daher begnügt man sich in der Klinik meist mit Sollwerten, die in entsprechenden Tabellen zusammengestellt sind. Möglich ist auch eine Berechnung nach der Bohr'schen Gleichung: Die Exspirationsluft ist eine Mischung aus Totraumluft und Alveolarluft. Misst man die Exspirationsluft und die Alveolarluft, so kann die Totraumluft errechnet werden. Da „echte" Alveolarluft nur schwer gewonnen werden kann, analysiert man die Zusammensetzung desjenigen Anteils der Exspirationsluft, der als Letzter den Totraum durchströmt hat:

$$\text{Totraum, } V_D = \frac{F_A CO_2 - F_E CO_2}{F_A CO_2}$$

(F_A = alveoläre, F_E = exspiratorische CO_2-Fraktion)

3.4 Physiologischer Totraum

Selbst bei normaler Lungenfunktion gibt es Lungenbezirke, deren Alveolen zwar belüftet (ventiliert), aber nicht durchblutet sind und in denen daher kein Gasaustausch stattfinden kann. Dieses Gasvolumen, das wegen der fehlenden Durchblutung der Alveolen nicht am Gasaustausch teilnimmt, wird als alveoläre Totraumluft bezeichnet. Werden Alveolen stärker belüftet als für normale arterielle pO_2- und pCO_2-Werte erforderlich, so nimmt auch hiervon ein Teil nicht am Gasaustausch teil, ist also ebenfalls „physiologischer" Totraum.

3.5 Atemminutenvolumen

Das Atemminutenvolumen ist die gesamte Frischluftmenge, die pro Minute eingeatmet wird:
— Atemminutenvolumen (AMV) = Atemzugvolumen × Atemfrequenz/min.
— Das Atemminutenvolumen beträgt beim Mann in Ruhe 6–10 l/min.

Das Atemminutenvolumen hängt ganz wesentlich vom O_2-Verbrauch und der CO_2-Produktion ab, und die individuelle Schwankungsbreite ist wesentlich geringer als die von Atemzugvolumen und Atemfrequenz.

Spezifische Ventilation. Sie ist das pro ml O_2-Verbrauch benötigte Atemminutenvolumen:

$$\text{spezifische Ventilation} = \frac{\text{Atemminutenvolumen (ml/min)}}{O_2\text{-Verbrauch (ml/min)}} = 28 \pm 3$$

3.6 Alveoläre Ventilation

Nur das in die Alveolen gelangende Atemvolumen kann am pulmonalen Gasaustausch teilnehmen. Dieses alveoläre Volumen wird bestimmt von der Größe des Totraums und der Größe des Atemzugvolumens.

Die alveoläre Minutenventilation umfasst das gesamte Frischluftvolumen, das pro Minute zu den Alveolen gelangt. Es errechnet sich aus der Atemfrequenz und dem alveolären Anteil des Atemzugvolumens:
— Alveoläre Minutenventilation (AMV_{alv}) = Atemfrequenz × (Atemzugvolumen – Totraumvolumen):

$$AMV_{alv} = f \times (V_T - V_D)$$

Folgendes ist zu beachten:

> ! Bei niedrigen Atemzugvolumina und hohen Atemfrequenzen kann die alveoläre Ventilation abnehmen, während bei sehr hohen Atemzugvolumina die Bedeutung der Totraumventilation für die alveoläre Ventilation zunehmend geringer wird.

4 Atemmechanik

Damit die Gase in der Lunge ausgetauscht werden können, müssen die Alveolen rhythmisch belüftet werden. Dieser Vorgang wird als Ventilation bezeichnet. Die rhythmischen Volumenänderungen der Lunge erfolgen durch die Aktivität der Atemmuskulatur. Hierbei treten Kräfte und Widerstände auf, die für die Strömung der Atemluft bei der Ventilation der Alveolen von Bedeutung sind. Die Atemmechanik befasst sich v. a. mit den Faktoren, die die Luftströmung in der Lunge während der Ein- und Ausatmung bestimmen, insbesondere den Beziehungen zwischen Druck und Volumen sowie zwischen Druck und Stromstärke.

4.1 Atemmuskulatur

Die Atemmuskeln erzeugen die für die Ventilation erforderlichen Kräfte. Wichtigster Inspirationsmuskel bei Ruheatmung ist das **Zwerchfell;** Exspirationsmuskeln werden bei Ruheatmung nicht aktiviert; die Ausatmung erfolgt passiv. Erst bei gesteigertem Ventilationsbedarf oder bestimmten Lungenerkrankungen werden die Exspirationsmuskeln eingesetzt, und die Ausatmung wird, wie die Inspiration, ein aktiver Vorgang.

4.1.1 Zwerchfell

Eine Kontraktion dieser nach kranial gewölbten Muskelplatte führt zur Abflachung der Kuppel: Die Eingeweide werden nach kaudal verlagert, und die Bauchwand wölbt sich nach außen. Die Thoraxhöhlen werden nach unten erweitert. Gleichzeitig werden bei tiefer Inspiration durch die Abflachung des Zwerchfells und Kontraktion der schrägen Bauchmuskeln die unteren Rippenränder nach außen bewegt und der Thorax zusätzlich erweitert.

4.1.2 Äußere Interkostalmuskeln

Mm. intercostales externi. Bei Ruheatmung stabilisieren die Mm. intercostales externi die Thoraxwand. Erst bei erhöhtem Ventilationsbedarf sind diese Muskeln an der Inspiration beteiligt. Bei ihrer Kontraktion ist das Drehmoment auf die kaudalen Rippen größer als auf die kranialen. Hierdurch werden die Rippen angehoben, und der laterale und sagittale Thoraxdurchmesser nehmen zu.

4.1.3 Andere Inspirationsmuskeln

Hierzu gehören die Mm. scaleni und sternocleidomastoidei. Sie werden erst bei gesteigertem Ventilationsbedarf inspiratorisch tätig. Weitere Hilfsmuskeln der Atmung sind die hinteren Nackenmuskeln, der M. trapezius und einige Rückenmuskeln. Andere Muskeln erweitern die Atemwege, z.B. Mm. mylohyoideus, digastricus, alae nasi sowie Platysma, Wangenmuskeln, Kehlkopfmuskulatur, Zungenmuskeln und hintere Nackenmuskeln.

4.1.4 Exspirationsmuskulatur

Wie bereits dargelegt, erfolgt die normale Exspiration passiv, und zwar bedingt durch die Retraktion der elastischen Gewebe. Im elastischen Gewebe der Lunge und des Thorax wird die Energie während der Inspiration gespeichert, während der Exspiration hingegen freigesetzt, so dass die Exspiration ohne Kontraktion der Exspirationsmuskulatur erfolgen kann.

! Erst bei stark erhöhtem Ventilationsbedarf oder mittelschwerer Obstruktion der Atemwege kontrahiert sich die Atemmuskulatur und beteiligt sich aktiv an der Exspiration.

Bauchwandmuskeln. Mm. obliquus externus, rectus abdominis, obliquus internus und transversus abdominis sind die wichtigsten Exspirationsmuskeln. Die Kontraktion dieser Muskeln bewirkt eine Druckerhöhung im Bauchraum: Das Zwerchfell wird nach oben gedrängt. Daneben führt die Kontraktion zur Abwärtsbewegung der unteren Rippen und zur Beugung des Rumpfes.

Die Bauchmuskeln werden erst aktiviert, wenn der Ventilationsbedarf auf > 40 l/min ansteigt, des Weiteren beim Husten, Pressen und Erbrechen, d.h. bei allen Vorgängen, für die hohe, explosionsartige Drücke und hohe lineare Strömungsgeschwindigkeiten erforderlich sind.

Mm. intercostales interni. Erst bei gesteigerter Atmung werden die inneren Interkostalmuskeln aktiv und beteiligen sich an der normalerweise aufgrund der Retraktionskraft der Lungen passiv erfolgenden Exspiration. Diese Muskeln wirken als Antagonisten der äußeren Interkostalmuskeln, d.h., sie ziehen die Rippen nach unten und einwärts; gleichzeitig wird der Interkostalraum versteift, und die Muskeln können sich nicht nach außen vorwölben.

Zwerchfell. Dieser Hauptmuskel der *Inspiration* ist am Ende der Inspiration zunächst noch kontrahiert und erschlafft nicht schlagartig, sondern anfangs allmählich, so dass die Exspiration gleichmäßiger erfolgen kann. Bei ruhiger Exspiration wird das Zwerchfell durch die Retraktion der Lunge hochgezogen, bei aktiver Exspiration zusätzlich durch die Bauchmuskeln nach oben gedrängt.

! Durch maximale Kontraktion der Exspirationsmuskulatur kann ein intrapulmonaler Druck von etwa 120 mmHg erreicht werden, vorübergehend auch von 300 mmHg. Die Kontraktion der Bauchmuskeln beim Pressen kann den intraabdominalen Druck auf 150–200 mmHg steigern. Bei diesen Drücken wird die Durchblutung der Aorta unterbrochen.

Die maximal erreichbaren Drücke hängen vom Lungenvolumen und vom Dehnungszustand der Muskulatur ab.

4.2 Strömung der Atemluft

Luft kann nur von einem Ort höheren Druckes zu einem Gebiet niedrigeren Druckes strömen. Am Ende der Exspiration ist der alveoläre Druck gleich groß wie der Atmosphärendruck, und es findet keine Luftströmung statt. Damit die Atemluft in die Alveolen gelangen kann, muss während der Inspira-

11 Physiologie der Atmung

tion der intrapulmonale oder Alveolardruck niedriger sein als der Atmosphärendruck, also der Druck am Anfang der Atemwege. Diese Drucksenkung im Thorax erfolgt durch die Kontraktion der Inspirationsmuskulatur: Sie erweitert den Thorax und auch die Alveolen, so dass die Luft aufgrund des entstehenden Druckgefälles in die Alveolen einströmen kann.

Während der Inspiration müssen die durch die Kontraktion der Atemmuskulatur entstehenden Kräfte folgende Widerstände überwinden, damit die Atemluft strömen kann:
— Elastische Widerstände von Lunge und Thorax,
— Reibungswiderstände bei den Bewegungen des Lungen- und Thoraxgewebes,
— Strömungswiderstände des Tracheobronchialbaums.

Bei der Ausatmung müssen sich die Kräfte umkehren, damit die Luft aus den Alveolen in die Atmosphäre strömen kann, d. h., der Alveolardruck muss größer sein als der Atmosphärendruck. Am Ende der Inspiration erschlafft die Atemmuskulatur und übt keine dehnende Wirkung mehr auf Lunge und Thorax aus. Die elastischen Gewebe von Lunge und Thorax ziehen sich aufgrund der Retraktionskraft zusammen; die Lunge wird komprimiert, und die Luft strömt entlang dem entstehenden Druckgefälle aus den Alveolen in die Atmosphäre.

! Die Inspiration ist ein aktiver Vorgang, die Exspiration erfolgt hingegen passiv. Nur bei körperlicher Belastung oder sehr hohen exspiratorischen Widerständen ist für die Exspiration eine Kontraktion der Exspirationsmuskulatur erforderlich.

4.3 Faktoren, die das Füllvolumen der Lunge bestimmen

Das Volumen der elastischen Hohlorgane Lunge und Thorax hängt vom dehnenden Druck bzw. von der transmuralen Druckdifferenz ab. Wird die Lunge während der Beatmung schrittweise mit Atemluft gefüllt, so entsteht in der Lunge ein Druck, der höher ist als der Außendruck. Die Lunge füllt sich aber auch dann mit Atemluft, wenn sich der Thorax in einer luftdichten Kammer, der Kopf hingegen außerhalb der Kammer befindet und in der Kammer ein Unterdruck (Sog) erzeugt wird (Prinzip der eisernen Lunge). In beiden Fällen hängt der Füllungszustand der Lunge lediglich von der transmuralen Druckdifferenz, also der Druckdifferenz über der Lungenwand ab:
— Transmurale Druckdifferenz = Innendruck − Außendruck.

In den Atemorganen sind verschiedene transmurale Druckdifferenzen wirksam, die sich aus dem intrapulmonalen Druck, dem intrapleuralen Druck und dem Atmosphärendruck ergeben. Für die Atemmechanik gilt Folgendes:

! Alle Drücke werden auf den Atmosphärendruck (Barometerdruck) bezogen. Nulldruck ist der Barometerdruck, ein negativer Druck ist subatmosphärisch, ein positiver Druck liegt über dem Atmosphärendruck.

4.3.1 Intrapulmonaler Druck

Der im Innern der Lunge, d. h. in den Alveolen herrschende Druck wird als intrapulmonaler Druck oder **Alveolardruck** (p_A) bezeichnet. Er kann bei geöffneter Stimmritze als Munddruck gemessen werden. Hierbei darf aber keine Luft strömen, da sonst ein Druckabfall entlang den Atemwegen auftreten würde.

Transpulmonale Druckdifferenz. Hierbei handelt es sich um die Druckdifferenz zwischen Alveolardruck und Druck im Pleuraspalt: $p_A - p_{Pl}$. Der Druck in einer Alveole ist immer größer als der Druck des umgebenden Gewebes, außer es befindet sich kein Volumen mehr in der Alveole. Mit zunehmendem Lungenvolumen nimmt auch der transpulmonale Druckgradient stetig zu. Der transpulmonale Druckgradient ist nicht gleichmäßig über die gesamte Lunge verteilt. Vielmehr gilt Folgendes:

! In den oberen Lungenanteilen enthalten die Alveolen ein größeres Volumen als in den abhängigen Partien. Daher ist in diesen stärker gedehnten Alveolen auch der transmurale Druckgradient größer. Der Gradient nimmt von oben nach unten etwa um 1 cmH$_2$O (0,1 kPa) pro 3 cm ab.

4.3.2 Intrapleuraler Druck

Der Druck im Pleuraspalt, also der Druck an der Lungenoberfläche und der Thoraxinnenwand, wird als intrapleuraler Druck oder auch als **Pleuradruck** (p_{pleu}) bezeichnet (▶ Abb. 11-1). In Wirklichkeit handelt es sich um eine Druckdifferenz, nämlich der zwischen Außenraum (Atmosphäre) und Pleuraspalt. Sie wird auch als **transthorakale Druckdifferenz** bezeichnet. Der Pleuradruck kann über eine Kanüle im Pleuraspalt oder näherungsweise auch über eine Sonde im unteren Ösophagusdrittel gemessen werden. Dieser Teil des Ösophagus liegt innerhalb des Thorax, aber außerhalb der Lunge, so dass sich der Pleuradruck in aufrechter Thoraxposition ungehindert auf die schlaffe Ösophaguswand übertragen kann.

Negativer intrapleuraler Druck. Im Pleuraspalt herrscht ein negativer Druck (korrekt: subatmosphärischer Druck). Er liegt normalerweise am Ende der Exspiration etwa 5 cmH$_2$O (0,5 kPa) und am Ende der Inspiration etwa 8 cmH$_2$O (0,8 kPa) unterhalb des Atmosphärendrucks. Der subatmosphärische Druck im Pleuraspalt entsteht durch die Retraktionskraft der Lunge. Aufgrund der Retraktionskraft hat die Lunge die Tendenz, sich zu verkleinern und somit von der Brustwand abzulösen. Hierdurch entwickelt sich ein subatmosphärischer Druck im Pleuraspalt, der umso größer ist, je stärker die Lunge während der Inspiration gedehnt wird.

Warum lösen sich die Pleurablätter während der Inspiration nicht voneinander? Beide Pleurablätter sind mit einem Flüssigkeitsfilm überzogen. Er bewirkt, dass die Pleurablätter aufgrund der Kapillarkräfte aneinander haften und die Lunge dem Thorax bei einer Inspirationsbewegung folgen muss. Außerdem ermöglicht der Flüssigkeitsfilm das Aneinandergleiten beider Pleurablätter. Der Mechanismus kann mit dem Aneinanderhaften zweier Objektträger verglichen werden, die ebenfalls durch eine dünne Flüssigkeitsschicht aneinander gehalten werden: Wird der obere Objektträger angehoben, so bleibt der untere daran haften. Selbst durch Zug im rechten Winkel ist eine Trennung nur schwer möglich, während die Glasplättchen durch horizontalen Zug leicht gegeneinander bewegt werden können.

Beim Pneumothorax hingegen werden die beiden Pleurablätter durch die eindringende Luft voneinander getrennt, und die Lunge kollabiert.

4.4 Elastizität der Lunge

Die Lunge ist elastisch, d. h., sie kann ihre durch Einwirkung äußerer Kräfte während der Inspiration entstandene Formänderung wieder aufheben, wenn die dehnende Kraft nicht mehr einwirkt. Über einen gewissen Bereich von Lungenvolumina gehorcht die Elastizität der Lunge dem Hooke-Gesetz: je größer die angreifende Muskelkraft, desto stärker die Dehnung der elastischen Gewebe und umso größer das Inspirationsvolumen, bis schließlich die Elastizitätsgrenze erreicht oder überschritten wird. Die Beziehung zwischen Volumenänderung pro Einheit der Druckänderung wird als Dehnbarkeit oder Compliance bezeichnet, der reziproke Wert als Stei-

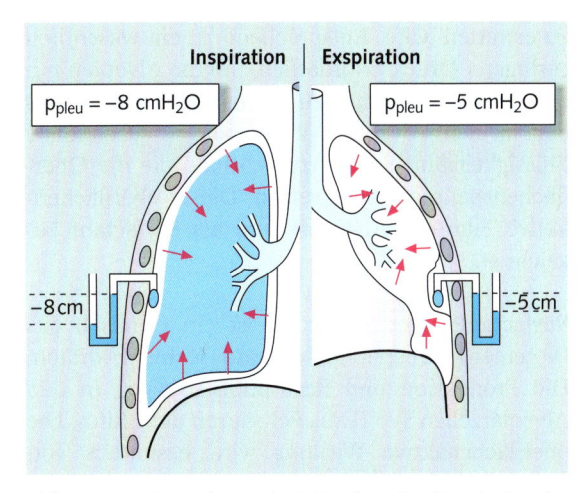

Abb. 11-1 Entstehung des intrapleuralen Drucks (p_{pleu}). Durch den elastischen Zug der Lunge (Zugrichtung rote Pfeile) entsteht im Pleuraspalt gegenüber dem Außenraum ein „negativer" Druck (mod. nach Schmidt und Lang, 2005).

figkeit oder Elastance. Mit zunehmender Dehnung nimmt die Compliance ab und die Elastance zu.

Bestimmende Faktoren der Lungenelastizität. Die Elastizität der Lunge beruht nicht nur auf ihren elastischen Fasern und ihrem besonderen geometrischen Bau, sondern auch auf den Einflüssen der Oberflächenkräfte in den Alveolen und der Verankerung der Alveolen im umgebenden Lungengewebe.

4.4.1 Alveoläre Oberflächenkräfte und Surfactant

Oberflächenkräfte. Eine mit Flüssigkeit gefüllte Lunge lässt sich, bei gleicher Druckänderung, wesentlich stärker dehnen als eine luftgefüllte. Ursache dieses Phänomens sind Oberflächenkräfte, die an gekrümmten Grenzflächen zwischen flüssiger und gasförmiger Phase der Alveolarwände entstehen und der Dehnung entgegengerichtet sind.

Nach dem Laplace-Gesetz hängt die transmurale Druckdifferenz (p_{tm}) in einer Gasblase von der Oberflächenspannung der Flüssigkeit an der Grenzfläche (T) und dem Radius (r) der Kurvatur der Blase bzw. Alveole ab:

$$p_{tm} = \frac{2T}{r}$$

Bestünde die Grenzschicht an den Alveolen aus normalem Wasser, so ergäbe sich eine transpulmonale Druckdifferenz von 3 kPa. In Wirklichkeit ist aber die Oberflächenspannung der Alveolen etwa 10-mal kleiner, als für eine wässrige Grenzschicht zu erwarten wäre. Entsprechend ist ein wesentlich geringerer Druck erforderlich, um die Alveolen mit dem gleichen Volumen zu füllen. Hieraus folgt, dass der in den Alveolen physiologisch vorhandene Flüssigkeitsfilm Substanzen enthält, die die Oberflächenspannung herabsetzen. Dieser oberflächenaktive Film der Alveolen wird als Surfactant bezeichnet.

Surfactant. Der Surfactant ist ein Gemisch aus Proteinen, Phospholipiden und Kohlenhydraten. Die Produktion und Resorption erfolgen in den Alveolarzellen Typ II aus Fettsäuren des Blutes. Die oberflächenaktive Wirkung wird besonders von Dipalmitoyl-Lecithin und Cholesterin hervorgerufen. Der alveoläre Film besteht aus einer wässrigen Unterschicht, der Hypophase, und dem Surfactant, der als monomolekulare „Tapete" der Hypophase aufliegt. Die hydrophilen Lipidteile des Surfactant sind in der wässrigen Schicht verankert, die hydrophoben Teile der Gasphase zugewandt.

Die Oberflächenspannung des Flüssigkeitsfilms ist nicht konstant, sondern variiert mit dem Atemzyklus. Bei Abnahme des Radius der Alveolen bzw. Volumenverkleinerung nimmt die Konzentration des Surfactant im Oberflächenfilm zu und – anders als nach dem Laplace-Gesetz zu erwarten – die Oberflächenspannung ab (▶ Abb. 11-2); bei Zunahme des Radius bzw. Volumens hingegen nimmt die Surfactantkonzentration ab und die Oberflächenspannung zu. Der Surfactant verhindert somit, dass die kleinen Alveolen kollabieren und sich dabei in die großen Alveolen entleeren.

Ohne Surfactant würden sich die kleinen Alveolen in die größeren entleeren, denn kleine Blasen (kleiner Durchmesser, r) haben eine größere Wandspannung als große.

Zusammengefasst ergeben sich folgende Wirkungen des Surfactant:
— Herabsetzung der Oberflächenspannung in den Alveolen,
— hierdurch Verminderung der für die Dehnung der Lunge erforderlichen Kräfte,
— Stabilisierung der kleineren Alveolen durch Verminderung der Oberflächenspannung bei Abnahme des Alveolarradius während der Exspiration.

4.5 Elastizität des Thorax

Auch der Thorax besitzt eine Elastizität bzw. Retraktionskraft. Wird der Thorax geöffnet, so gehen die Rippen in Inspirationsstellung, und das Volumen des Brustkorbs nimmt zu, und zwar etwa um 1 l über der funktionellen Residualkapazität. Dringt Luft in den Pleuraspalt, so geht die kapilläre Anziehungskraft (Kohäsion) zwischen Lunge und Brustwand verloren: Die Lunge verkleinert sich, und der Thorax wird weiter. Bei vollständig geöffnetem Thorax nimmt das Volumen um 600 ml über das Residualvolumen zu. Die Lunge kollabiert und enthält nur noch das minimale Volumen. Dieses Volumen ist kleiner als das Residualvolumen.

Thoraxcompliance. Die Compliance des Thorax ist definiert als Veränderung des Lungenvolumens pro Einheit der Veränderung des Druckgradienten zwischen Atmosphäre und intrapleuralem Druck. Sie beträgt etwa 200 ml/cmH$_2$O (2 l/kPa).

4.6 Compliance des Atemapparats

Die passive Beziehung zwischen Druck und Volumen wird als mechanische Compliance (C) bezeichnet. Die Compliance ist definiert als Volumenänderung pro Einheit Druckänderung. Um die Compliance zu bestimmen, müssen somit Druck und Volumen gemessen werden:

$$C = \frac{V}{p} \text{ (l/cmH}_2\text{O oder l/kPa)}$$

Die Compliance ist ein Maß für den elastischen Widerstand des Atemapparats bzw. von Lunge und Thorax. Sie kann mit Hilfe von Druck-Volumen-Kurven bzw. Ruhedehnungskurven gemessen werden.

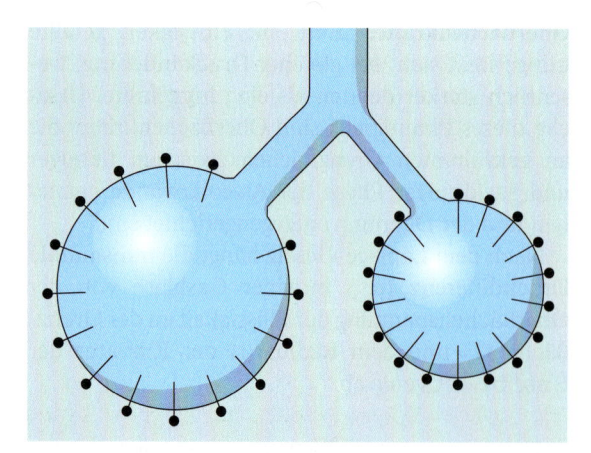

Abb. 11-2 Wirkung des Surfactant auf die Alveolarstruktur. In der kleineren Alveole herrscht eine höhere Oberflächenspannung, die aber durch die dichtere Packung der Surfactantmoleküle reduziert bzw. ausgeglichen wird. Die Surfactantmoleküle sind in der Stecknadelform dargestellt. Das der Alveolarrichtung zugewandte Ende ist hydrophob, das andere Ende hydrophil.

4.6.1 Ruhedehnungskurven von Lunge und Thorax

Ruhedehnungskurven von Lunge und Thorax werden bei entspannter Atemmuskulatur registriert, um den Einfluss viskoser Widerstände während der Ventilation auszuschalten. Bei sehr langsamer Atmung kann der viskose Widerstand vernachlässigt werden, so dass die Beziehung zwischen Lungenvolumen und jeweils wirksamem Druck im Wesentlichen von den elastischen Eigenschaften der Lunge und des Thorax bestimmt wird. Da dynamische Faktoren ausgeschaltet sind, wird die ermittelte Volumendehnbarkeit auch als statische Compliance bezeichnet.

Bestimmung der Ruhedehnungskurve. Die Versuchsperson atmet bei verschlossener Nase vorbestimmte Volumina aus einem Spirometer ein; danach wird die Verbindung zum Spirometer unterbrochen, die Versuchsperson entspannt ihre Atemmuskulatur, und der für die Dehnung von Lunge und Thorax entscheidende Überdruck kann jetzt bei geöffneter Glottis am Mund gemessen werden. Der elastische Dehnungszustand der Lunge hängt von der Differenz zwischen intrapulmonalem und intrapleuralem Druck ab, der des Thorax von der Druckdifferenz zwischen Pleuraspalt und Außenraum, d. h. dem intrapleuralen Druck.

Die Ruhedehnungskurve von Lunge und Thorax verläuft S-förmig, d. h. im Bereich normaler Atemexkursionen nahezu linear, oberhalb und unterhalb der Atemruhelage hingegen flacher.

Die Dehnbarkeit des Atemapparats ist am größten, wenn das Lungenvolumen der funktionellen Residualkapazität (FRC) entspricht. Unterhalb der FRC nimmt die Retraktionskraft des Thorax zu, oberhalb der FRC und Gleichgewichtslage des Thorax werden Lunge und Thorax mit zunehmender Dehnung immer steifer.

Aus der Steilheit der Ruhedehnungskurven kann die statische Compliance von Lunge (C_L), Thorax (C_{Th}) und des gesamten Atemapparats (C_{L+Th}) ermittelt werden (▶ Abb. 11-3):

$$C_L = \frac{V}{(p_A - p_{pl})}$$

$$C_{Th} = \frac{V}{p_{pl}}$$

$$C_{L+Th} = \frac{V}{p_A}$$

Im Bereich normaler Atemexkursionen ist, wie oben beschrieben, die Ruhedehnungskurve am steilsten, die statische Compliance somit am größten. Für die Ruheatmung gelten folgende Compliancewerte:

C_{Th+L} = 0,1 l/cmH$_2$O (1 l/kPa)
C_L = 0,26 l/cmH$_2$O (2,6 l/kPa)
C_{Th} = 0,26 l/cmH$_2$O (2,6 l/kPa)

Die Gesamtcompliance von Thorax und Lunge ist etwa halb so groß wie die Compliance von Lunge oder Thorax allein.

Elastance. Die Steifigkeit (Elastance), der Reziprokwert der Compliance für den gesamten Atemapparat, ergibt sich aus der Summe der Elastance von Lunge und Thorax:

$$\frac{1}{C_{L+Th}} = \frac{1}{C_L} + \frac{1}{C_{Th}}$$

Gesamtelastance = Lungenelastance + Thoraxelastance.

Spezifische Compliance. Wie bereits erläutert, hängt die Compliance vom Lungenvolumen ab. Um Aussagen über die Retraktionskraft der Lunge zu ermöglichen, muss das Lungenvolumen angegeben werden, bei dem die Compliance gemessen worden ist. Der Quotient aus Compliance und Lungenvolumen wird als spezifische Compliance bezeichnet:

$$\text{spezifische Compliance} = \frac{\text{Compliance}}{\text{Lungenvolumen}}$$

> ! Ist die spezifische Compliance vermindert, so ist die Lunge weniger dehnbar, z.B. bei Lungenfibrose. Beim Lungenemphysem hingegen kann die spezifische Compliance vergrößert, die Lunge also stärker dehnbar sein. Bei erniedrigter Compliance ist die Atemarbeit erhöht; außerdem treten Störungen des Belüftungs-/Durchblutungsverhältnisses auf.

Bei der Atmung muss aber nicht nur die beschriebene elastische Retraktion von Lunge und Thorax überwunden werden, sondern auch der Widerstand gegen die Luftströmung, der sog. Strömungswiderstand.

4.7 Atemwegswiderstand

Die luftleitenden oberen und unteren Atemwege setzen der Luftströmung während der Atmung einen Widerstand entgegen. Damit Luft strömen kann, muss in den Atemwegen ein Druckgefälle erzeugt werden (siehe Abschnitt 4.2), das den Strömungswiderstand überwindet. Während der Inspiration muss die treibende Druckdifferenz, der Strömungsdruck, im Mund höher sein als der Druck in den Alveolen, bei der Ausatmung muss hingegen der Alveolardruck höher sein als der Munddruck. Es gilt:

11 Physiologie der Atmung

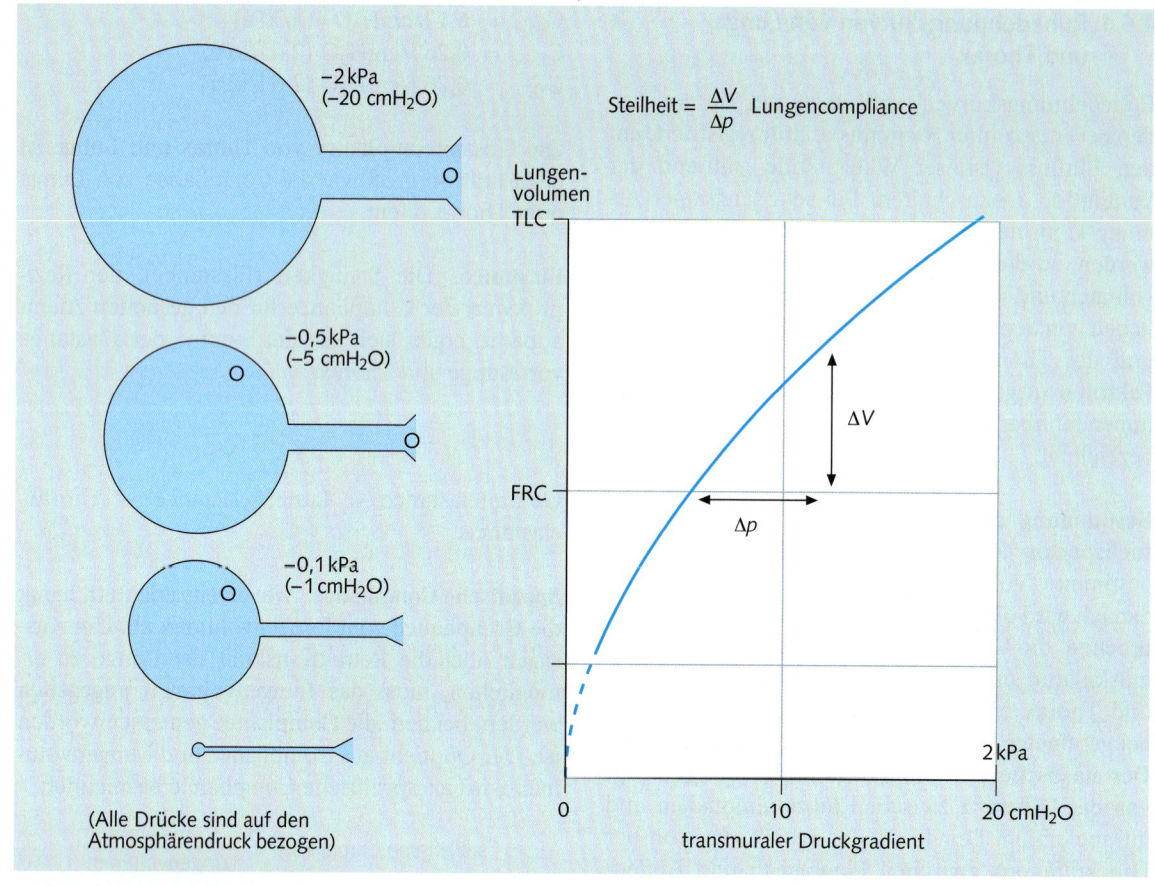

Abb. 11-3 Beziehung zwischen Lungenvolumen und intrathorakalem Raum (transmuraler Druckgradient). Im Bereich normaler Atemzugvolumina verläuft die Beziehung angenähert linear. Der Durchmesser der kleinen Atemwege nimmt parallel zum Atemzugvolumen ab. Bei Erreichen der Verschlusskapazität („closing capacity") beginnt der Verschluss der kleinen Atemwege, mit Erreichen des Residualvolumens findet sich ein ausgedehnter Verschluss. Das Diagramm gilt für die aufrechte Position bei abnehmendem Druck. Der Öffnungsdruck des geschlossenen Alveolus ist nicht gezeigt (mod. nach Nunn, 2005).

— Strömungsdruck bei Inspiration = Munddruck (Luftdruck) – intraalveolärer Druck;
— Strömungsdruck bei Exspiration = intraalveolärer Druck – Munddruck (Luftdruck).

Analog zum Ohm'schen Gesetz der Elektrizität wird das Verhältnis zwischen treibender Druckdifferenz und Atemstromstärke (V) als **Atemwegswiderstand** oder **Resistance** bezeichnet:

$$R = \frac{\text{Munddruck} - \text{Alveolardruck}}{\text{Atemstromstärke}}$$

$$R = \frac{p_{ao} - p_A}{V} \quad (\text{cmH}_2\text{O/l/s oder kPa/l/s})$$

(p_{ao} = Munddruck; p_A = Alveolardruck; V = Atemstromstärke)

! Der Atemwegswiderstand wird durch die innere Reibung der strömenden Atemluft und durch die Reibung zwischen der Atemluft und den Atemwegen hervorgerufen.

Conductance. Die Leitfähigkeit ist der Reziprokwert der Resistance; die Maßeinheit wird in l/s pro cmH_2O angegeben. Die spezifische Leitfähigkeit ist die Conductance der unteren Atemwege dividiert durch das Lungenvolumen. Sie berücksichtigt die Bedeutung des Lungenvolumens für den Atemwegswiderstand.

4.7.1 Widerstand bei laminarer und turbulenter Strömung

Laminare Strömung. Bei laminarer Strömung ist der Atemwegswiderstand nach dem Hagen-Poiseuille-Gesetz direkt proportional der Viskosität des Gases und der Länge der Atemwege und umgekehrt proportional zur 4. Potenz des Radius der leitenden Rohre:

$$R = \text{Viskosität} \times \text{Länge} = \frac{8}{r^4}$$

Ist das leitende Rohr kurz und weit, so genügt ein geringer treibender Druck, um den Strömungswiderstand zu überwinden. Ist das Rohr hingegen lang oder eng, so muss für die gleiche Stromstärke ein höherer Druck erzeugt werden. Die Dichte des Gases spielt bei laminarer Strömung keine Rolle.

Turbulente Strömung. Bei turbulenter oder Wirbelströmung ist eine größere Druckdifferenz erforderlich, um den Strömungswiderstand zu überwinden, als bei laminarer Strömung; außerdem besteht eine Abhängigkeit von der Dichte des Gases. Turbulenzen können unter folgenden Bedingungen in den leitenden Röhren auftreten:
— Hoher Gasfluss,
— Änderungen im Durchmesser,
— Verzweigungen,
— scharfe Abwinkelung.

Hohe Strömungsgeschwindigkeiten treten nur in den weitlumigen Atemwegen wie Trachea und Hauptbronchen auf, jedoch nur bei schneller Atmung. In den kleinen Atemwegen hingegen ist die Strömungsgeschwindigkeit sehr niedrig, weil der Luftstrom auf eine Unzahl von Bronchiolen verteilt wird. Allerdings können an jeder Teilungsstelle Turbulenzen auftreten, so dass eine höhere Druckdifferenz erforderlich ist. Wirbelbildung ist auch dann zu erwarten, wenn die Wände der kleinen Atemwege, z. B. bedingt durch Schleim, nicht mehr glatt, sondern unregelmäßig sind.

4.7.2 Unterschiedliche Größe der Atemwegswiderstände

Entgegen gängiger Vorstellung sind es nicht die kleinen Atemwege, in denen der Widerstand am höchsten ist, sondern die größeren, d. h. obere Atemwege, Trachea, Hauptbronchen sowie Lappen- und Segmentbronchen bis zur 6. Generation bis zu einem Durchmesser von 2 mm (▶ Abb. 11-4). In diesen Abschnitten sind mehr als 80% des Atemwegswiderstands lokalisiert, in den Bronchiolen mit einem Durchmesser unter 2 mm weniger als 20%. Bei *Nasenatmung* verteilen sich die Widerstände in folgender Weise:
— Nase 50%,
— Kehlkopf 20%,
— Tracheobronchialbaum 30%,
— terminale Bronchiolen (ab 16. Generation) < 1% des Gesamtwiderstands im Tracheobronchialbaum.

Bei *Mundatmung* beträgt der Widerstand im Larynx 40%, im Tracheobronchialbaum 60%.

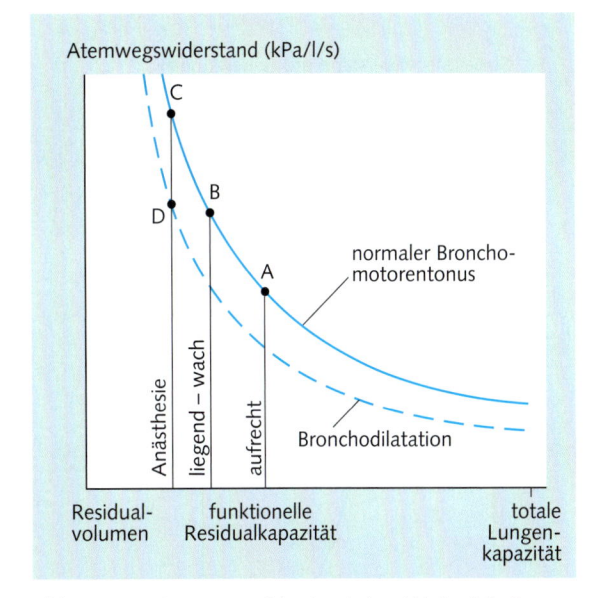

Abb. 11-4 Atemwegwiderstand in Abhängigkeit vom Lungenvolumen bei normalem Bronchomotorentonus und bei Bronchodilatation:
A aufrechte Position – wach, B Rückenlage – wach, C Rückenlage – anästhesiert, ohne Bronchodilatation, D Rückenlage anästhesiert und mit anästhesiebedingter Bronchodilatation.
Bei B und D ist der Atemwegwiderstand ähnlich groß, da die Abnahme der FRC durch die Bronchodilatation kompensiert wird (mod. nach Nunn, 2005).

Der Grund für den geringen Widerstand in den kleinen Atemwegen ist die zur Peripherie hin stark zunehmende Anzahl von Bronchen und Bronchiolen, die zwar immer enger, gleichzeitig aber auch kürzer werden. Durch die starke Verzweigung wird der Gesamtquerschnitt immer größer.
— Normalwerte für den Atemwegswiderstand, gemessen im Ganzkörperplethysmographen: 0,05 bis 1,5 cmH$_2$O/l/s (kPa/l/s).

4.7.3 Faktoren, die den Atemwegswiderstand beeinflussen

Der Atemwegswiderstand wird vom Lungenvolumen und vom Tonus der Bronchialmuskulatur beeinflusst.

Lungenvolumen. Nimmt das Lungenvolumen zu, so nimmt der Atemwegswiderstand ab (▶ Abb. 11-5), weil mit zunehmendem Lungenvolumen die größeren und mittelgroßen Bronchien aufgrund der Zugkraft der Lunge erweitert werden. Umgekehrt nimmt der Atemwegswiderstand bei einer Verkleinerung des Lungenvolumens zu, da auch die Atemwege wegen der nachlassenden Zugkräfte der Lunge enger werden. Bei sehr kleinen Lungenvolumina

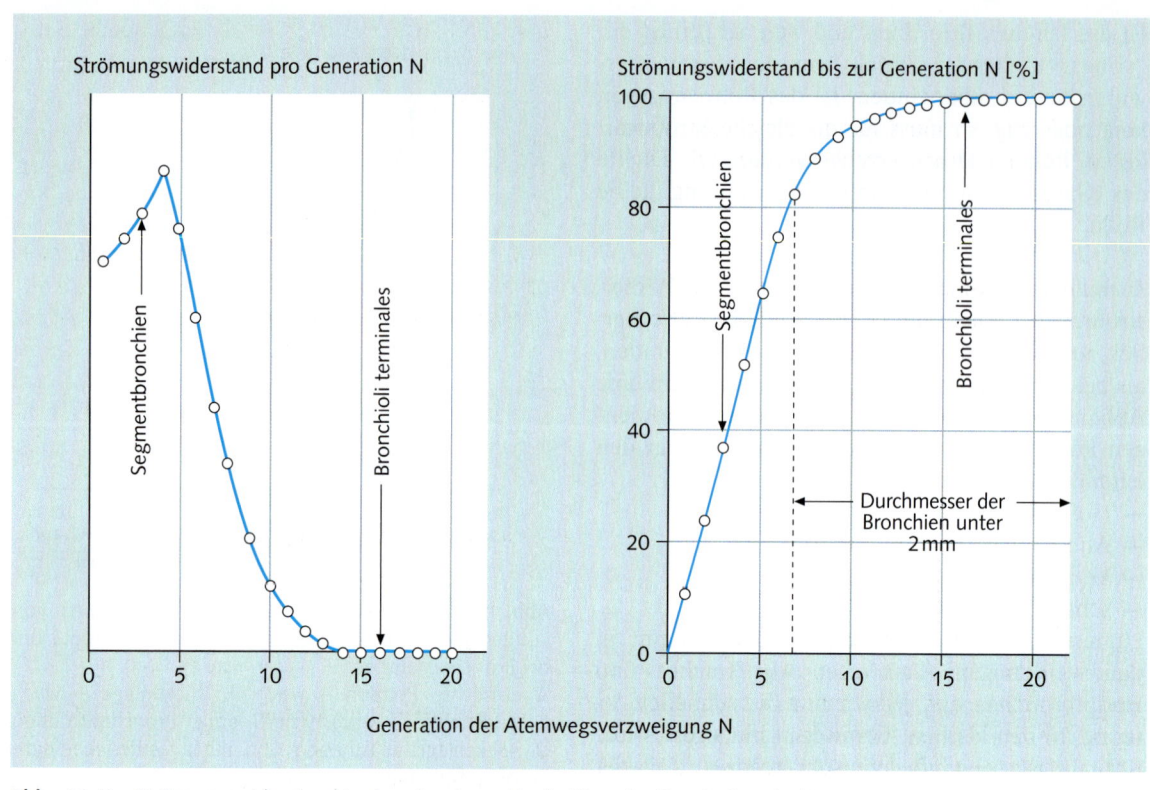

Abb. 11-5 Strömungswiderstand in den einzelnen Abschnitten des Respirationstrakts.
Zur Peripherie hin nimmt der Widerstand der parallel angeordneten Bronchien einer Verzweigungsgeneration ab. Die Atemwege mit einem Durchmesser von über 2 mm bedingen ca. 80% des Strömungswiderstands.

können die Bronchiolen kollabieren und hierdurch der Widerstand erheblich ansteigen. Grundsätzlich gilt aber Folgendes:

! Bei ruhiger In- und Exspiration verändert sich der Atemwegswiderstand nur geringfügig, vermutlich weil die Atemwege ihre Weite und Länge gleichzeitig ändern. Bei maximaler Inspiration nimmt der Atemwegswiderstand ab, bei maximaler Exspiration hingegen zu.

Nervale Regulation des Atemwegswiderstands. Abgesehen von den passiven Kaliberschwankungen der Atemwege durch die Zugkräfte der Lunge wird der Atemwegswiderstand aktiv durch Kontraktion oder Relaxation glatter Muskeln nerval reguliert. Glatte Muskeln sind über die gesamte Atemwege bis hin zu den Alveolargängen verteilt. Zwar besitzen die Alveolen selbst keine Muskelzellen, jedoch finden sich an den Einmündungen in die Alveolargänge sphinkterartige Muskelfasern, die sich unabhängig von der Bronchialmuskulatur kontrahieren können. Hierdurch werden die Alveolargänge zusammengezogen und die Alveolen abgeflacht, so dass die Luft aus den Alveolen gedrückt wird. Lungenvolumen und Compliance nehmen ab. Dagegen erhöht eine Kontraktion der terminalen Bronchiolen den Atemwegswiderstand; die Exspiration wird erschwert, und das Lungenvolumen nimmt zu.

Bei gesteigertem Ventilationsbedarf, z. B. bei körperlicher Tätigkeit, werden die Atemwege reflektorisch während der Inspiration erweitert.

Funktionell bedeutsam ist v. a. die Kontraktion der Bronchialmuskulatur durch **efferente parasympathische Impulse,** die erregend auf die muskarinartigen Rezeptoren wirken und außerdem die Sekretion der seromukösen Drüsen und auch der Becherzellen steigern. Diese Wirkungen können durch Atropin antagonisiert werden.

Nicht hinreichend geklärt ist hingegen die Rolle des **sympathischen Nervensystems,** insbesondere ist nicht bewiesen, ob es eine direkte sympathische Innervation der glatten Atemwegsmuskeln gibt. β_2-Rezeptoren sind in den glatten Bronchialmuskeln reichlich vorhanden. Sie reagieren sehr stark auf Adrenalin und bewirken eine Bronchodilatation, hervorgerufen durch einen Anstieg von cAMP. Außerdem wird die Drüsensekretion gehemmt. α-adrenerge Rezeptoren sind nur in geringer Zahl vorhanden und scheinen daher von geringer Bedeutung zu sein.

4.8 Gewebewiderstand und Atembewegungswiderstand

Bei der Bewegung der Gewebe von Lunge, Thorax, Zwerchfell und Baucheingeweiden entsteht ein Widerstand. Er hängt von der Geschwindigkeit der Bewegung ab und ist während In- und Exspiration wirksam. Bei jungen gesunden Personen macht der Gewebewiderstand etwa 10% des Atembewegungswiderstands aus, der Atemwegswiderstand hingegen 90%. Bei bestimmten Erkrankungen, z. B. Lungenfibrose, Sarkoidose oder Kyphoskoliose kann der Gewebewiderstand erhöht sein, jedoch wird hierdurch die Leistungsfähigkeit meist nicht wesentlich eingeschränkt.

4.9 Atemarbeit

Atmung erfordert Arbeit der Atemmuskulatur, um die elastischen Widerstände von Lunge und Thorax und die viskösen Widerstände gegen die Luftströmung sowie die Gewebewiderstände zu überwinden. Physikalisch ist Arbeit das Produkt aus Kraft mal Weg. Für die Atmung gilt:

Atemarbeit ist das Produkt aus Druck und Volumenzunahme, d. h. die Arbeit, die erforderlich ist, um ein Volumen (V) gegen einen Druck (p) vom Wert V_1 zum Wert V_2 zu verändern:

$$A = p \times \Delta V$$

($\Delta V = V_2 - V_1$, p = Pleuradruck; V = Atemvolumen).

Arbeit wird von der Atemmuskulatur bei Ruheatmung praktisch nur während der Inspiration verrichtet; die Exspiration erfolgt passiv durch die bei der Inspiration gedehnten elastischen Elemente.

4.9.1 Arbeit für die Bewegung der Lunge

Die Arbeit für die Dehnung der Lunge kann aus der Messung des Atemvolumens und des intrapleuralen Drucks, dem Druck-Volumen-Diagramm, ermittelt werden. Der für die Dehnung der Lunge erforderliche Druck setzt sich aus folgenden Drücken zusammen:
— Druck für die Überwindung der elastischen Retraktion,
— Druck für die Überwindung der Strömungswiderstände in den Atemwegen,
— Druck zur Überwindung des Gewebewiderstands.

Der Hauptanteil der Atemarbeit, während der Inspiration ca. drei Viertel, dient der Überwindung der elastischen Widerstände, ein Viertel der Überwindung der Strömungswiderstände. Je höher die Atemvolumina, desto größer die elastischen Widerstände und desto größer auch die erforderliche Atemarbeit.

4.9.2 O_2-Verbrauch der Atemmuskulatur

Die von der Atemmuskulatur geleistete Arbeit ist unter Ruhebedingungen sehr gering, entsprechend gering ist auch ihr O_2-Verbrauch: ca. 3 ml/min oder weniger als 2% des Gesamt-O_2-Verbrauchs. Bei gesteigerter Atmung nimmt naturgemäß auch der O_2-Verbrauch zu, pro Liter Anstieg des Atemminutenvolumens um etwa 1 ml/min. Auch bei bestimmten Lungenerkrankungen ist die Atemarbeit deutlich erhöht.

Wirkungsgrad der Ventilation. Der Wirkungsgrad kennzeichnet das Verhältnis von Atemarbeit zum Energieverbrauch:

$$\text{Wirkungsgrad (\%)} = \frac{\text{Atemarbeit}}{\text{Energieverbrauch}} \times 100$$

Der Wirkungsgrad der Atemmuskulatur ist sehr gering: er beträgt nur 5–10%, d. h., für die mechanische Arbeit der Atemmuskulatur wird 10- bis 20-mal mehr O_2 verbraucht als zur Produktion einer gleichen Menge von Wärmeenergie.

5 Lungenkreislauf

Der Lungenkreislauf ist in folgender Weise aufgebaut:
— Pumpe: rechter Ventrikel,
— Verteilersystem: Arterien und Arteriolen,
— Austauschsystem: Lungenkapillaren,
— Sammelsystem: Venolen und Venen.

Wichtigste Aufgabe des Lungenkreislaufs ist der pulmonale Gasaustausch. Er findet in den Lungenkapillaren statt. Der Lungenkreislauf wird auch als „kleiner Kreislauf" bezeichnet, vor allem, weil folgende Besonderheiten bestehen:
— Niedrige Drücke und
— niedrige Gefäßwiderstände.

Es gilt aber:

! Die pro Minute durch den Lungenkreislauf strömende Blutmenge entspricht derjenigen im großen Kreislauf.

Pulmonalarterien. Die ersten 6 Generationen der Äste der Pulmonalarterien sind elastische Arterien, die Generationen 7 bis 10 sind Übergangsarterien, muskuläre Arterien verlaufen bis zu den terminalen Bronchiolen. Die *elastischen* Pulmonalarterien sind außerordentlich dehnbar, und ihre Compliance ist 10-mal größer als die vergleichbarer systemischer Arterien. Mit zunehmendem Gefäßinnendruck erweitern sich die Arteriolen.

Arteriolen. Die Arteriolen des Lungenkreislaufs sind keine typischen Widerstandsgefäße wie die des Körperkreislaufs. Sie liegen bereits in den Interalveolarsepten und verzweigen sich in zahlreiche muskelfreie *Präkapillaren,* die in das alveoläre Kapillarnetz übergehen.

Alveolarkapillaren. Die alveolären Kapillaren haben einen Durchmesser von 6–9 μm und eine Länge von 300–500 μm. Sie bilden in den Interalveolarsepten flächige Kapillarnetze mit engen Maschen. Die Kapillaren können kollabieren, sind aber vermutlich nicht dehnbar. Sie fließen in weite, muskelfreie Postkapillaren.

Venolen. Sie gehen aus dem Kapillarbett von respiratorischen Bronchiolen, Alveolargängen und Alveolen hervor. Die Struktur ähnelt derjenigen der Kapillaren; der Durchmesser beträgt 50–80 μm.

5.1 Drücke im Lungenkreislauf

Zwar fließt praktisch das gesamte Herzzeitvolumen durch die Lunge, dennoch sind die Drücke im Pulmonalkreislauf niedrig (Niederdrucksystem; ▶ Abb. 11-6):

! Der Lungenkreislauf ist ein Niederdrucksystem.

Im Lungenkreislauf müssen folgende Drücke unterschieden werden:
— Intravaskulärer Druck,
— transmuraler Druck,
— Perfusionsdruck.

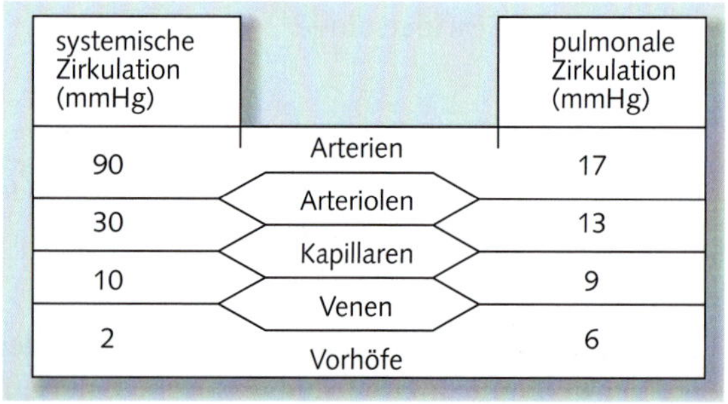

Intravaskulärer Druck. Dies ist der Blutdruck in einem beliebigen Abschnitt des Blutgefäßes relativ zum Atmosphärendruck. Bezugsdruck ist also der Atmosphären- oder Luftdruck.

Transmuraler Druck. Die Differenz zwischen dem Druck im Blutgefäß und dem Druck in dem das Gefäß umgebenden Gewebe wird als transmuraler Druck bezeichnet. Der transmurale Druck erweitert das Gefäß in Abhängigkeit von dessen Dehnbarkeit oder Compliance. Bei den großen Gefäßen entspricht der Druck außerhalb der Gefäße dem intrathorakalen Druck. Er wird, da direkt nur schwer zu bestimmen, meist im Ösophagus gemessen.

Perfusionsdruck. Dies ist die Druckdifferenz zwischen einem Ort im Blutgefäß und einem zweiten Ort, der weiter stromabwärts liegt, also der Druck, der den Strömungswiderstand im Gefäß überwindet und das Blut zum Strömen bringt. Im Lungenkreislauf gilt:

! Der pulmonale Perfusionsdruck ist die Differenz zwischen dem Druck am Beginn und am Ende des Lungenkreislaufs: dem mittleren Druck in der Pulmonalarterie und dem Druck im linken Vorhof. Er beträgt normalerweise ca. 10 mmHg.

Der linke Vorhofdruck entspricht dem Druck in den Lungenvenen. Er kann entweder direkt im linken Vorhof gemessen werden oder aber indirekt (und angenähert) über einen Pulmonaliskatheter als Lungenkapillaren-Verschlussdruck oder Wedge-Druck.

Der pulmonale Perfusionsdruck kann nur dann korrekt bestimmt werden, wenn neben dem Pulmonalarteriendruck auch der linke Vorhofdruck oder der Wedge-Druck gemessen wird. Dies gilt besonders dann, wenn der linke Vorhofdruck erhöht ist, z. B. bei Mitralstenose oder schwerer Linksherzinsuffizienz.

Für die Berechnung des pulmonalen Gefäßwiderstands sollte der pulmonale Perfusionsdruck herangezogen werden.

5.1.1 Pulmonalarteriendrücke

Die Wände der Pulmonalarterien sind dünn und außerordentlich dehnbar; daher hängen Form und Durchmesser sehr stark vom transmuralen Druck ab. Der Druck in der Pulmonalarterie selbst beträgt nur ein Sechstel bis ein Siebtel des systemischen arteriellen Blutdrucks, während die kapillären und die venösen Drücke in beiden Kreisläufen sich nicht wesentlich voneinander unterscheiden.

systemische Zirkulation (mmHg)		pulmonale Zirkulation (mmHg)
90	Arterien	17
30	Arteriolen	13
10	Kapillaren	9
2	Venen	6
	Vorhöfe	

Abb. 11-6 Vergleich der mittleren Druckgradienten im systemischen und pulmonalen Kreislauf (mod. nach Nunn, 2005).

Der Druck in den Pulmonalarterien und auch der periarterielle Druck hängen in hohem Maße von hydrostatischen Kräften ab. In aufrechter Position reicht die Lunge ca. 12 cm über und unter die beiden Pulmonalarterien, so dass in vertikaler Richtung eine hydrostatische Druckdifferenz von 0 bis 12 cmH$_2$O (= 0–9 mmHg) entsteht, die in den basalen Gefäßen zum Pulmonalarteriendruck hinzukommt, in den apikalen Gefäßen hingegen um diesen Betrag vermindert ist. Somit nimmt der pulmonale Perfusionsdruck von der Spitze der Lunge zur Basis hin zu. Der mittlere pulmonalarterielle Druck schwankt aufgrund der hydrostatischen Kräfte und beträgt in der Lungenspitze ca. 6 mmHg, in der Lungenbasis hingegen ca. 24 mmHg.

Periarterieller Druck. Auch dieser Druck schwankt: An der Lungenbasis beträgt er in aufrechter Position etwa –2 cmH$_2$O, in der Spitze hingegen –8 cmH$_2$O. An der Lungenbasis kann der periarterielle Druck daher vernachlässigt werden, während in der Spitze der negative Druck die Arterien trotz niedriger intravaskulärer Drücke offen hält.

Atemzyklische Schwankungen. Die intrapleuralen Druckschwankungen während des Atemzyklus werden auf das Herz und die großen Gefäße übertragen und bewirken entsprechend zyklische Schwankungen der Pulmonalarteriendrücke. Da periarteriell die gleichen respiratorischen Druckschwankungen auftreten, werden der transmurale Druck und der regionale arterioläre Widerstand bei ruhiger Atmung nur wenig beeinflusst. In der Lungenspitze sind die Effekte hingegen ausgeprägter; besonders bei maximaler Inspiration wird der intrapleurale Druck so stark negativ, dass der pulmonalarterielle Druck abfällt und die Durchblutung der Lungenspitze insgesamt sistiert, und dies, obwohl der venöse Rückstrom und die Herzfrequenz zunehmen.

5.1.2 Lungenkapillardruck

Der Lungenkapillardruck beträgt 7–10 mmHg, ist also niedrig. Er kann nicht direkt gemessen werden, muss aber niedriger sein als in den Arteriolen und höher als in den Venolen, denn sonst könnte das Blut nicht von den Arterien durch die Kapillaren zu den Venen fließen. Wird das distale Ende eines Pulmonaliskatheters bei geblocktem Ballon an der Spitze so weit wie möglich in den Ast einer Pulmonalarterie vorgeschoben und dann der Druck gemessen, so entspricht dieser Druck, der sog. Wedge-Druck, etwa dem Lungenvenendruck bzw. dem Druck im linken Vorhof.

5.1.3 Erhöhter Pulmonalarteriendruck

Eine pathologische Erhöhung des Drucks im Lungenkreislauf hat zwei Auswirkungen:
— Zunahme der Kapillarpermeabilität mit Transsudation von Flüssigkeit (Lungenödem),
— vermehrte Druckarbeit für den rechten Ventrikel mit der Gefahr der Rechtsherzinsuffizienz.

Folgende Mechanismen können den pulmonalarteriellen Druck erhöhen:
— Druckerhöhung im linken Vorhof, also nach dem Lungenkreislauf, z. B. bei Mitralstenose oder Linksherzversagen mit Anstieg der linksventrikulären und -atrialen enddiastolischen Drücke. Hierbei muss der Perfusionsdruck erhöht werden, um eine normale Lungendurchblutung aufrechtzuerhalten.
— Erhöhung des Widerstands im Lungenkreislauf bei unverändertem Blutfluss.
— Zunahme der Lungendurchblutung bei unverändertem Gefäßwiderstand und linkem Vorhofdruck.
— Kombination dieser Mechanismen.

Aus dem Druck in der Pulmonalarterie kann nicht ohne weiteres auf den Druck in den Lungenkapillaren geschlossen werden. So kann der pulmonalarterielle Druck stark erhöht, der Lungenkapillardruck hingegen normal sein, und zwar wenn der Widerstand in den Arterien und Arteriolen stark zugenommen hat. Dann tritt trotz starker Rechtsherzbelastung oder -insuffizienz kein Lungenödem auf.

5.2 Pulmonaler Gefäßwiderstand

Der pulmonale Gefäßwiderstand beschreibt die Beziehung zwischen dem pulmonalen Perfusionsdruck und der Durchblutung der Lunge:

$$\text{pulmonaler Gefäßwiderstand} = \frac{\text{mittlerer Pulmonalarteriendruck} - \text{linker Vorhofdruck}}{\text{Herzzeitvolumen}}$$

Anstelle des linken Vorhofdrucks kann näherungsweise auch der Lungenkapillaren-Verschlussdruck (Wedge-Druck) eingesetzt werden:

$$PVR = \frac{PAP - PCWP}{\text{Herzzeitvolumen}}$$

(PVR = pulmonaler Gefäßwiderstand, PAP = mittlerer Pulmonalarteriendruck; PCWP = Wedge-Druck)

Der pulmonale Gefäßwiderstand beträgt normalerweise ca. 144 dyn × s × cm^{-5} (0,24 kPa/l/min) oder 1,4 mmHg/l/min und ist damit erheblich niedriger als der systemische Gefäßwiderstand (SVR = 18 mm/l/min).

$$SVR = \frac{\text{mittlerer Aortendruck} - \text{rechter Vorhofdruck}}{\text{Herzzeitvolumen}}$$

Ursachen des niedrigen Gefäßwiderstands. Die zu- und abführenden Gefäße der Lunge sind, wie beschrieben, dünnwandig, muskelarm und gut dehnbar, auch ist der basale Tonus der muskelarmen Lungenarteriolen, anders als in den muskelreichen Arteriolen des Körperkreislaufs, sehr gering, und entsprechend niedrig ist auch der Widerstand gegen die Blutströmung.

Wo ist der Gefäßwiderstand am größten? Während im großen Kreislauf die Arteriolen der Ort des größten Widerstands sind, verteilt sich im Lungenkreislauf der Widerstand etwa zu gleichen Teilen auf Arterien, Kapillaren und Venen. Hierdurch ist der Blutfluss in den Kapillaren pulsatil, nicht kontinuierlich. Insgesamt entfallen mehr als 50% des Widerstands in der Lunge auf Gefäße ohne glatte Muskulatur, also Gefäße, die sich nicht aktiv kontrahieren können. Damit erfolgt die Durchblutung der Lunge im Wesentlichen druckpassiv.

Nervale Kontrolle der Blutgefäße. Die Lungengefäße werden von sympathischen und in geringem Ausmaß auch von parasympathischen Nervenfasern versorgt. Die sympathoadrenergen α-Rezeptoren bewirken eine pulmonale Vasokonstriktion, die β-Rezeptoren eine Vasodilatation. Betroffen sind hiervon die glatten Muskeln der Arterien und Arteriolen mit einem Durchmesser von mehr als 30 μm. Unter Ruhebedingungen scheint der Einfluss des sympathoadrenergen Systems eher geringer zu sein als bei allgemeiner Aktivierung, bei der eine pulmonale Vasokonstriktion auftritt.

Das parasympathische Nervensystem bewirkt durch seinen Transmitter Acetylcholin eine pulmonale Vasodilatation, vermutlich durch Freisetzung von NO.

5.2.1 Veränderungen des pulmonalen Gefäßwiderstands

Während der systemische Gefäßwiderstand aktiv reguliert wird, erfolgt die Regulation des Lungengefäßwiderstands nahezu ausschließlich durch passive Veränderungen der Gefäßweite: Ein Anstieg des Drucks in den Pulmonalarterien – aber auch in den Pulmonalvenen – dehnt die Gefäße, ihr Querschnitt nimmt zu, und der pulmonale Gefäßwiderstand nimmt ab.

Bei einer kollabierten Lunge sind die kleinen Arterien geschlossen, ihr Widerstand ist unendlich. Überschreitet der Pulmonalarteriendruck einen bestimmten Wert (beim Tier ca. 7 mmHg), so beginnt das Blut zu strömen. Mit zunehmender Füllung der Lunge werden die *Öffnungsdrücke* kleiner; bei normalen Volumina (etwa bei Erreichen der FRC) sind die Gefäße offen, und der Blutfluss kann bei niedrigen Drücken erfolgen. Es gilt:

! Der pulmonale Gefäßwiderstand nimmt mit zunehmendem Lungenvolumen bis zum Erreichen der FRC ab! Nähert sich das Lungenvolumen der Totalkapazität, so nimmt der Gefäßwiderstand mit ansteigendem Volumen zu.

Ursache für die Abnahme des pulmonalen Gefäßwiderstands bei zunehmenden Lungenvolumina ist der Anstieg des Retraktionszugs und mit ihm des transmuralen Drucks: Hierdurch werden die extraalveolären Gefäße zunehmend geöffnet. Da der Retraktionszug bei Inspiration zunimmt und bei Exspiration abfällt, unterliegt der pulmonale Gefäßwiderstand atemsynchronen Schwankungen: Abnahme bei Inspiration und Zunahme bei Exspiration.

Rekrutierung der Kapillaren. Die Kapillaren sind nicht alle zu einem beliebigen Zeitpunkt durchblutet; sie werden vielmehr in Abhängigkeit vom Perfusionsdruck rekrutiert. Bei niedrigen arteriellen Drücken werden bevorzugt die an den Schnittstellen der Alveolarsepten liegenden Kapillaren durchblutet. Bei höheren Drücken werden bis dahin geschlossene Kapillaren rekrutiert, und ihr Durchmesser nimmt druckpassiv zu.

Druckpassive Erweiterung der Pulmonalgefäße und die Rekrutierung von Kapillaren gelten als wichtigste Mechanismen für die Abnahme des pulmonalen Gefäßwiderstands bei Anstieg des Drucks in den Pulmonalarterien.

Gefäßwiderstand bei hohen Lungenvolumina. Bei hohen Lungenvolumina sind diese Gefäße maximal erweitert, und ihr Querschnitt nimmt auch bei weiterer Zunahme des transmuralen Drucks nicht mehr weiter zu. Gleichzeitig werden die alveolären Gefäße, vor allem die Kapillaren, aufgrund der zunehmenden Streckung der Alveolarwände abgeflacht bzw. gequetscht. Ihr Widerstand nimmt zu, schließlich auch der allgemeine Lungengefäßwiderstand.

5.2.2 Hypoxische pulmonale Vasokonstriktion

Ein Abfall des alveolären pO_2 (alveoläre Hypoxie) oder des gemischtvenösen (pulmonalarteriellen) pO$_2$ führt zu einer Konstriktion der die Alveolen versorgenden arteriellen Blutgefäße mit einem Durchmesser von unter 1 mm, und der pulmonale Gefäßwiderstand nimmt zu: hypoxische pulmonale Vasokonstriktion, nach den Erstbeschreibern auch als Euler-Liljestrand-Mechanismus bezeichnet. Vermutlich spielt die hypoxische pulmonale Vasokonstriktion eine wichtige Rolle bei der Anpassung der regionalen Durchblutung an die regionale Ventilation, denn es gilt:

> ! Durch die hypoxische pulmonale Vasokonstriktion erhalten schlecht belüftete Lungenareale mit niedrigem pO$_2$ weniger Blut; auf diese Weise wird die Durchblutung regional der Belüftung angepasst.
> Im systemischen Kreislauf hingegen bewirkt eine Hypoxie eine Vasodilatation!

Bei verschiedenen Lungenerkrankungen ist die hypoxische pulmonale Vasokonstriktion gestört.

Stickstoffmonoxid (NO). Wenngleich der genaue Mechanismus der hypoxischen pulmonalen Vasokonstriktion derzeit nicht bekannt ist, spielt wahrscheinlich NO hierbei eine wichtige Rolle. NO wird im Endothel der Blutgefäß gebildet und relaxiert die Muskulatur der Lungengefäße.

Hyperkapnie. Die hypoxische pulmonale Vasokonstriktion wird durch eine Hyperkapnie verstärkt, vermutlich bedingt durch die Azidose.

5.3 Lungendurchblutung

Das gesamte Herzzeitvolumen bzw. Minutenvolumen des rechten Ventrikels wird in die Lunge gepumpt und dort in einem dünnen Film an die Kapillaren der terminalen respiratorischen Einheiten verteilt, wo auf einer Fläche von ca. 120 m^2 der Gasaustausch erfolgt. Anschließend fließt das Blut über die Lungenvenen und den linken Vorhof zum linken Ventrikel und wird als Minutenvolumen des linken Ventrikels in den Körperkreislauf gepumpt.

Für die Durchblutung der Lungen ist – im Gegensatz zum Körperkreislauf – nur ein geringer *Perfusionsdruck* erforderlich. Er beträgt bei einem mittleren Pulmonalarteriendruck von 15 mmHg und einem linksventrikulären enddiastolischen Druck von 8 mmHg lediglich 15 mmHg minus 8 mmHg, also 7 mmHg. Demgegenüber beträgt der Perfusionsdruck für den Körperkreislauf ca. 90 mmHg.

In Ruhe beträgt die *Durchblutung* der Lunge, entsprechend dem normalen Herzzeitvolumen, ca. 6 l/min; bei Belastung steigt sie auf mehr als 25 l/min an.

5.3.1 Ungleichmäßige Verteilung der Lungendurchblutung

Aufgrund der Schwerkraft ist der Blutdruck bei aufrechter Position in den oberen Lungenbezirken geringer als in den basalen Partien. Entsprechend ist auch die Verteilung der Lungendurchblutung von der Schwerkraft abhängig, und es besteht ein ausgeprägter Durchblutungsgradient in vertikaler Richtung. In aufrechter Position nimmt die Durchblutung der Lunge aufgrund der Schwerkraft von der Spitze zur Basis hin zu, in Rückenlage entsprechend von vorn nach hinten und in linker Seitenlage von rechts nach links.

Allerdings sind die Veränderungen der Durchblutungsverteilung in Rücken- und Seitenlage wegen der geringeren Distanzen nicht so ausgeprägt wie im Stehen.

Nach West (1990) können bei aufrechter Körperhaltung grob drei Zonen der schwerkraftabhängigen Verteilung der Lungendurchblutung unterschieden werden (▶ Abb. 11-7):

— **Zone I.** In der Lungenspitze ist der Druck im arteriellen Schenkel der Kapillaren niedriger als der alveoläre Druck. Die Gefäße werden komprimiert, und die Durchblutung sistiert.
— **Zone II.** In der mittleren Zone der Lungen ist der intravaskuläre Druck am Ende der komprimierbaren arteriellen Gefäße größer als der Alveolardruck, der pulmonalvenöse Druck allerdings niedriger als der Alveolardruck. Daher wird die Durchblutung von der Differenz zwischen dem Druck in der Pulmonalarterie und dem Alveolardruck bestimmt, also nicht von der Differenz zwischen arteriellem und venösem Druck.
— **Zone III.** In der Lungenbasis ist nicht nur der pulmonalarterielle, sondern auch der pulmonalvenöse Blutdruck größer als der Alveolardruck, entsprechend wird die Durchblutung von der Druckdifferenz zwischen arteriellem und venösem Blutdruck bestimmt.

Nach Hughes und Mitarb. (1970) soll es in den am stärksten abhängigen Partien der Lungenbasis noch eine **Zone IV** geben, in der die Durchblutung aufgrund einer Kompression der größeren Blutgefäße durch den erhöhten interstitiellen Druck vermindert ist. Der Effekt soll bei kleinen Lungenvolumina stärker ausgeprägt sein.

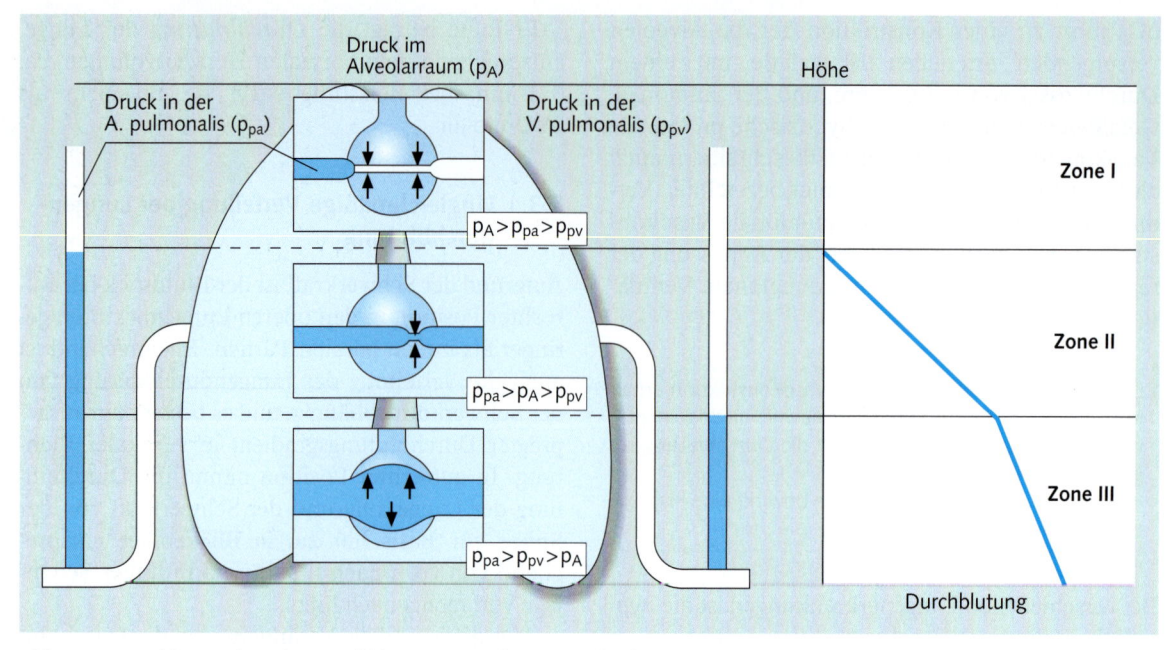

Abb. 11-7 Abhängigkeit der Durchblutungsverteilung in aufrechter Position von der Schwerkraft.
In Zone I erreicht der Perfusionsdruck nicht die Lungenspitze. In Zone II werden die Kapillaren komprimiert, und die Perfusion hängt von der Druckdifferenz zwischen A. pulmonalis und Alveolarraum ($p_{pa} - p_A$) ab, nicht dagegen vom Druck der V. pulmonalis (p_{pv}).
In Zone III werden die Kapillaren durch den höheren Blutdruck gedehnt, und die Durchblutung ist normal.

6 Ungleichmäßige Verteilung der alveolären Ventilation

Die Verteilung der Atemluft in der Lunge wird in aufrechter Position ebenfalls durch die Schwerkraft beeinflusst (▶ Abb. 11-8). Das Eigengewicht bewegt die Lunge nach unten; hierdurch wird auf den oberen Anteil ein Zug ausgeübt, auf die Basis ein Druck. Der interpleurale Druck nimmt von oben nach unten ab, d. h., er ist in der Spitze stärker negativ als in der Basis. Daher ist die Lunge in der Spitze stärker vorgedehnt als in der Basis, und entsprechend enthalten die apikalen Alveolen mehr Luft als die basalen. Während der Inspiration wird der interpleurale Druck, je nach Ausmaß der Atemexkursion, erniedrigt. Die nachfolgende Volumenzunahme ist in der Lungenbasis wegen der geringeren Vordehnung am größten und in der Spitze wegen der größeren Vordehnung am kleinsten. Es gilt:

! Im Stehen sind die Lungenspitzen stärker gedehnt als die Lungenbasis. Wegen der unterschiedlichen Vordehnung nimmt die Belüftung der Lunge von apikal nach basal hin zu, d.h., es besteht eine apikobasale Inhomogenität der Belüftung.

7 Verhältnis von Ventilation und Perfusion

Die Beziehung zwischen Größe der Ventilation ($\dot{V}$) und Durchblutung der Lungenkapillaren ($\dot{Q}$) wird durch das Ventilations-/Perfusionsverhältnis ($\dot{V}/\dot{Q}$) beschrieben. In Ruhe beträgt die alveoläre Ventilation etwa 4 l/min, die Lungendurchblutung hingegen etwa 5 l/min. Hieraus ergibt sich ein Ventilations-/Perfusionsverhältnis von 0,8. Wären Belüftung und Durchblutung der Alveolen homogen, so ergäbe sich jeweils ein $\dot{V}/\dot{Q}$ von 0,8. Es wurde aber bereits dargelegt, dass sowohl die Belüftung der Lunge als auch ihre Durchblutung inhomogen sind. Daher finden sich in der Lunge von apikal nach basal unterschiedliche $\dot{V}/\dot{Q}$-Quotienten: In der mittleren Zone II nach West besteht ein „optimales" Ventilations-/Perfusionsverhältnis, apikal ist dieser Wert größer, basal hingegen kleiner. Funktionell wirken sich erhöhte oder erniedrige Ventilations-/Perfusionsverhältnisse als Zunahme des alveolären Totraums oder als intrapulmonaler Rechts-links-Shunt oder als Kombination beider Faktoren aus.

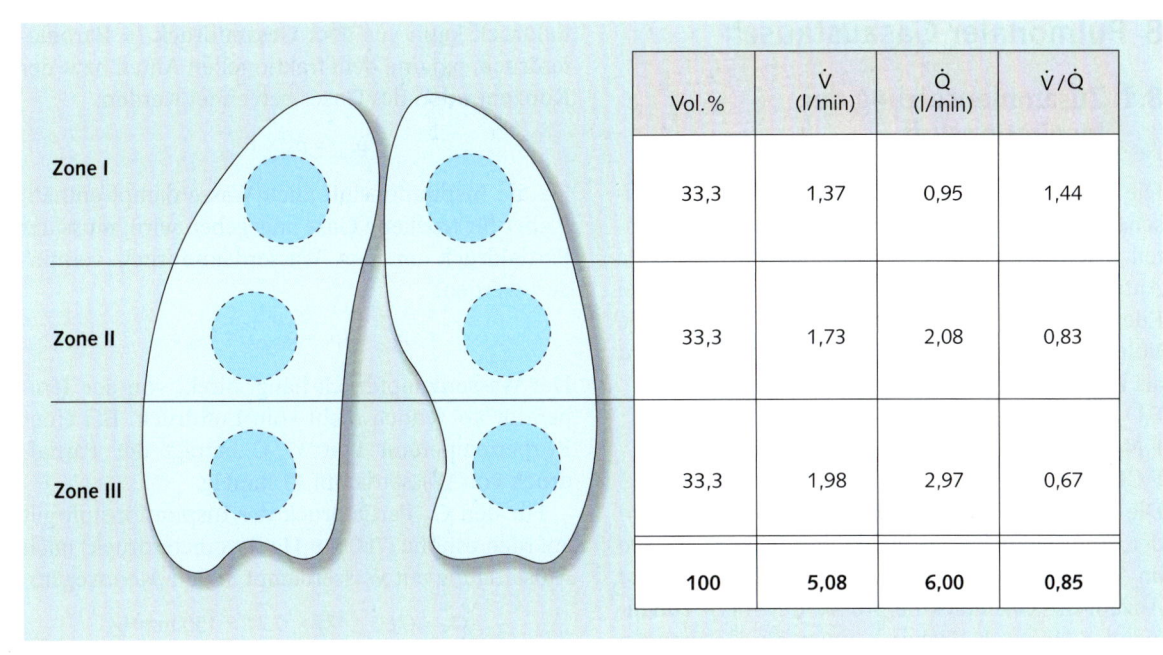

Vol.%	$\dot{V}$ (l/min)	$\dot{Q}$ (l/min)	$\dot{V}/\dot{Q}$
33,3	1,37	0,95	1,44
33,3	1,73	2,08	0,83
33,3	1,98	2,97	0,67
100	5,08	6,00	0,85

Abb. 11-8 Verteilung der Ventilation und Perfusion im Drei-Zonen-Modell der normalen Lunge in aufrechter Position. Wegen der unterschiedlichen Vordehnung nimmt die Belüftung der Lunge von apikal nach basal zu (apikobasale Inhomogenität). Die Durchblutung der Lunge nimmt in aufrechter Position ebenfalls von der Spitze bis zur Basis hin zu, bedingt durch die Wirkung der Schwerkraft. Da die Belüftung der Lunge und auch die Durchblutung inhomogen verteilt sind, finden sich von apikal nach basal unterschiedliche $\dot{V}/\dot{Q}$-Quotienten: In der mittleren Zone besteht ein optimales Verhältnis, apikal ist der Wert größer, basal hingegen kleiner ($\dot{V}$ = Minutenventilation, $\dot{Q}$ = Lungendurchblutung bzw. Herzminutenvolumen, $\dot{V}/\dot{Q}$ = Ventilations-/Perfusionsverhältnis).

7.1 Alveolärer Totraum

Wird eine Alveole nur belüftet, aber nicht durchblutet, so findet lediglich eine alveoläre Totraumventilation ohne pulmonalen Gasaustausch statt. Das Ventilations-/Perfusionsverhältnis ist unendlich. Der pO_2 und der pCO_2 dieser Alveolen entsprechen denen der Inspirationsluft. Bei Alveolen mit mittleren $\dot{V}/\dot{Q}$-Quotienten liegen die Partialdrücke der Atemgase zwischen denen des gemischtvenösen Blutes und denen des Inspirationsgases.

7.2 Shuntdurchblutung

Wird eine Alveole nur durchblutet, aber nicht belüftet, so liegt eine alveoläre Kurzschlussdurchblutung vor (sog. wahrer Shunt). Der $\dot{V}/\dot{Q}$-Quotient erreicht einen Wert von 0, d. h., es findet ebenfalls kein Gasaustausch mehr statt. Nimmt die Belüftung einer Alveole bei unveränderter Durchblutung ab, so wird der Quotient $\dot{V}/\dot{Q}$ kleiner – ebenso, wenn die Durchblutung zunimmt, die Belüftung aber gleich bleibt.

Die pO_2- und pCO_2-Werte im Shuntblut entsprechen denen im gemischtvenösen Blut. Hierdurch werden der arterielle pO_2 erniedrigt und der arterielle pCO_2 erhöht.

Der funktionelle Shunt aufgrund von $\dot{V}/\dot{Q}$-Verteilungsstörungen kann durch Erhöhung der inspiratorischen O_2-Konzentration um 10–20% beeinflusst werden: Der pO_2 steigt in den Bezirken mit niedrigem $\dot{V}/\dot{Q}$ an der Lungenbasis an, und die arterielle O_2-Sättigung nimmt zu.

Extraalveolärer Shunt. Der anatomische oder extraalveoläre Shunt umfasst den Anteil des Herzzeitvolumens, der bereits unter physiologischen Bedingungen die Alveolen umgeht und daher nicht am Gasaustausch teilnehmen kann. Hierzu gehört vor allem Blut aus den Vv. thebesii des linken Ventrikels, der Bronchialarterien und von pulmonalen arteriovenösen Anastomosen.

Die extraalveoläre Shuntdurchblutung macht 2–5% des Herzzeitvolumens aus. Diese Blutmenge nimmt nicht am Gasaustausch teil, sondern fließt unter Umgehung des Lungenkreislaufs direkt in das arterielle System.

Der anatomische Shunt kann nicht durch Atmung von Sauerstoff beeinflusst werden, d. h., die arterielle O_2-Sättigung verändert sich hierbei nur wenig.

8 Pulmonaler Gasaustausch

8.1 Zusammensetzung der Inspirationsluft

Die Inspirationsluft ist ein Gasgemisch atmosphärischer Zusammensetzung (▶ Tab. 11-2). Der O_2-Anteil macht 20,9% aus, der weitaus überwiegende Anteil, nämlich 79%, ist Stickstoff, N_2, der Rest Edelgase wie Argon, Helium usw. Der jeweilige Volumenanteil eines Gases in diesem Gemisch wird als Fraktion (F_I) bezeichnet:

$F_I O_2$ = 0,209
$F_I N_2$ = 0,781
$F_I CO_2$ = 0

Die einzelnen Fraktionen der Atemgase bleiben in der Atmosphäre bis zu einer Höhe von etwa 100 km im Wesentlichen unverändert, jedoch nimmt die Anzahl der Gasmoleküle pro Volumen mit zunehmender Höhe ab. Daher können die Gasmengen pro Volumen nicht aus den fraktionellen Konzentrationen bestimmt werden, sondern aus den Partialdrücken der Gase.

8.2 Partialdrücke der Atemgase

Die einzelnen Gase liegen im Inspirationsgemisch nicht nur in unterschiedlicher Konzentration vor, sie üben auch jeweils einen spezifischen Gasdruck aus, der als Teildruck oder Partialdruck bezeichnet wird und proportional zur Anzahl der vorhandenen Gasmoleküle ist.

Der Partialdruck eines Gases in einem Gasgemisch entspricht seinem fraktionellen Anteil. Der Gesamtdruck des Luftgemisches ergibt sich aus der Summe der Partialdrücke, in der Inspirationsluft also der Gase N_2, O_2 und CO_2. In der Lunge kommt noch der Wasserdampf hinzu, weil die Inspirationsluft in den Atemwegen mit Wasser aufgesättigt wird.

In einem Gasgemisch verhält sich jedes Gas so, als ob es allein vorhanden wäre, d. h., die anderen Gase haben keinen Einfluss auf den Partialdruck des betreffenden Gases (Dalton-Gesetz). Der Partialdruck kann aus dem Gesamtdruck (= Barometerdruck, p_B) und dem fraktionellen Anteil bzw. der Konzentration des Gases berechnet werden:

$$p_{Gas} = p_B \times F_{Gas}$$

Da die Inspirationsluft auch Wasserdampf enthält, F aber für trockene Gase angegeben wird, muss der Partialdruck um den Wasserdampfdruck vermindert werden:

$$p_{Gas} = (p_B - p_{H_2O}) \times F_{Gas}$$

Der Wasserdampfdruck hängt direkt von der Temperatur ab, jedoch nicht vom Luftdruck. Bei einer Körpertemperatur von 37 °C beträgt der Partialdruck von Wasserdampf 47 mmHg.

Für den O_2-Partialdruck der Inspirationsluft gilt auf Meereshöhe (760 mmHg Barometerdruck) nach Aufsättigung mit Wasserdampf in den Atemwegen:

$$p_I O_2 = (760 - 47) \times 0{,}21 = 150 \text{ mmHg}$$

Partialdruck in Flüssigkeiten. Gase üben nicht nur in einem Gasgemisch einen Druck aus, sondern auch in Flüssigkeiten, in denen sie gelöst sind. Bringt man eine gasfreie Flüssigkeit mit Luft in Berührung, so diffundieren die Gase der Luft entlang ihrem Partialdruckgradienten so lange in die Flüssigkeit, bis die Partialdrücke in der Luft und in der Flüssigkeit gleich hoch sind. In diesem Gleichgewichtszustand sind die Drücke der einzelnen Gase, mit denen sie aus der Flüssigkeit austreten wollen, genauso groß wie die Drücke, mit denen sie in die Flüssigkeit eintreten wollen. Dieser Gleichgewichtszustand gilt für jedes einzelne der in der Luft befindlichen Gase. Die Konzentration des in der Flüssigkeit gelösten Gases hängt aber nicht nur vom Partialdruck ab (je höher der Partialdruck, desto größer die gelöste Menge), sondern auch von der *spezifischen* Löslichkeit.

Die einzelnen Gase weisen eine unterschiedliche Löslichkeit in Flüssigkeiten auf. So können leicht lösliche Gase bereits bei niedrigen Partialdrücken in großer Menge gelöst sein und schlecht lösliche selbst bei hohen Partialdrücken nur in geringer Menge.

Tab. 11-2 Fraktionen und Partialdrücke der Atemgase bei Ruheatmung in Meereshöhe

	F_I	p_I (mmHg), feucht	F_A	p_A (mmHg)
Stickstoff, N_2	0,79	563	0,754	573
Sauerstoff, O_2	0,21	150	0,131	100
Kohlendioxid, CO_2	0,0004	0,3	0,053	40
Wasserdampf, H_2O	0	47	0,062	47

8.3 Alveoläre Ventilation

Die alveoläre Ventilation umfasst den Volumenanteil der Frischluft, der mit jedem Atemzug bis in die Alveolen gelangt. Nur dieser Anteil des Atemvolumens kann am Gasaustausch teilnehmen. Der übrige Anteil des Atemzugvolumens befindet sich in den zuführenden Atemwegen. Er wird als *anatomischer Totraum*, V_D, bezeichnet, weil er nicht am pulmonalen Gasaustausch teilnimmt, sondern unverändert wieder ausgeatmet wird. Die Größe des anatomischen Totraums (in ml) beträgt etwa das Zweifache des Körpergewichts (KG), d. h. 150 ml.

Als *alveolärer Totraum* werden hingegen Alveolen bezeichnet, die zwar belüftet, aber nicht durchblutet werden – in denen also ebenfalls kein Gasaustausch stattfindet. Anatomischer und alveolärer Totraum werden als „physiologischer" Totraum zusammengefasst. Die *alveoläre* Minutenventilation, $\dot{V}_A$, ergibt sich aus der Differenz zwischen Gesamtminutenventilation, V_E, und der Totraumventilation V_D ($V_D = V_D \times f$):

$$\dot{V}_A = V_E - V_D \text{ oder}$$
$$\dot{V}_A = (V_T - V_D) \times f$$

Aus den Formeln wird deutlich, dass bei tiefer Inspiration ein größerer Anteil des Atemzugvolumens in die Lungen gelangt als bei flacher Atmung. Eine Zunahme der Atemfrequenz bei unverändertem Atemzugvolumen erhöht vor allem die Totraumventilation.

Bohr-Totraumformel. Wie bereits erläutert, besteht das exspiratorische Atemzugvolumen aus zwei Anteilen, dem Totraumvolumen und dem Alveolarvolumen:

$$V_E = V_D + V_{EA}$$

Entsprechend bestehen die ausgeatmeten O_2- und CO_2-Mengen ebenfalls aus zwei Anteilen – der aus dem Totraum stammenden Menge (Zusammensetzung wie Frischluft) und der aus den Alveolen stammenden, die eine andere Gaszusammensetzung aufweist. Da eine Gasmenge das Produkt aus Volumen und Fraktion ist und durch die Mischung beider Anteile die Gesamtmenge des Gases im ausgeatmeten Volumen nicht verändert wird, gilt Folgendes:

Exspirationsmenge = Totraummenge + Alveolarmenge
$$V_E \times F_E = V_D \times F_I + V_{EA} \times F_A$$

Da $V_E = V_D + V_{EA}$, ergibt sich durch Umformung die **Bohr-Formel:**

$$\frac{V_D}{V_E} = \frac{F_E - F_A}{F_I - F_A}$$

Die Bohr-Formel gilt für alle Gase, kann aber für CO_2 vereinfacht werden, da die inspiratorische Konzentration von $CO_2 = 0$ gesetzt werden kann:

$$\frac{V_D}{V_E} = \frac{F_{ACO_2} - F_{ECO_2}}{F_{ACO_2}}$$

Da die Gasfraktionen den Partialdrücken proportional sind, gilt die Bohr-Formel auch für Partialdrücke. Entsprechend kann das Verhältnis von Totraumventilation zur Gesamtventilation durch folgende Formel angegeben werden:

$$\frac{V_D}{V_E} = \frac{p_ACO_2 - p_ECO_2}{p_ACO_2 - p_ICO_2}$$

Da der inspiratorische pCO_2 vernachlässigt und bei normalem Gasaustausch $paCO_2$ näherungsweise durch $paCO_2$ ersetzt werden kann, gilt Folgendes:

$$\frac{V_D}{V_E} = \frac{paCO_2 - p_ECO_2}{paCO_2}$$

$$V_D = \frac{V_E (paCO_2 - p_ECO_2)}{paCO_2}$$

8.4 CO_2-Abgabe, O_2-Aufnahme und alveoläre Atemgasfraktionen

Aus der Alveolarluft wird ständig O_2 in das Blut aufgenommen, während gleichzeitig das im Stoffwechsel gebildete CO_2 in die Alveolarluft einströmt. Der entnommene Sauerstoff muss ersetzt und das gebildete CO_2 ausgeschieden werden. Dies geschieht durch die alveoläre Ventilation, den zyklischen Vorgang der In- und Exspiration. Während der Inspiration erhält die Lunge Frischluft, während der Exspiration wird das CO_2 aus dem Körper entfernt.

Respiratorischer Quotient. Das Verhältnis von CO_2-Abgabe zu O_2-Aufnahme wird als respiratorischer Quotient bezeichnet. Bezogen auf Standardbedingungen beträgt die O_2-Aufnahme eines Erwachsenen in Ruhe 280 ml/min, die CO_2-Abgabe 230 ml. Hieraus ergibt sich ein respiratorischer Quotient von 0,82, d. h., es wird mehr O_2 aus den Alveolen in das Blut aufgenommen, als CO_2 aus dem Blut in die Alveolen abgegeben wird. Entsprechend ist das ausgeatmete Volumen etwas kleiner als das eingeatmete.

Die O_2- und CO_2-Fraktionen des alveolären Gasgemisches können aus der O_2-Aufnahme des Blutes, $\dot{V}O_2$, und der CO_2-Abgabe aus dem Blut berechnet werden.

11 Physiologie der Atmung

CO_2-Abgabe. Die Inspirationsluft enthält praktisch kein CO_2. Daher kann die CO_2-Abgabe der Lunge, $\dot{V}CO_2$, aus der exspiratorischen Minutenventilation ($\dot{V}_E = V_T \times f$) und der CO_2-Konzentration in der Exspirationsluft, F_ECO_2, errechnet werden:

$$CO_2\text{-Abgabe}, \dot{V}CO_2 = \dot{V}_E \times F_ECO_2$$

O_2-Aufnahme. Die O_2-Aufnahme des Blutes, $\dot{V}O_2$, ergibt sich aus der inspiratorisch den Alveolen zugeführten Menge ($F_IO_2 \times V_I$) minus der ausgeatmeten Menge ($F_EO_2 \times V_E$):

$$O_2\text{-Aufnahme}, \dot{V}O_2 = (F_IO_2 \times V_I) - (F_EO_2 \times V_E)$$

Da N_2 nicht am Gasaustausch teilnimmt, führt die im Vergleich zur CO_2-Abgabe höhere O_2-Aufnahme zu einem geringen Anstieg der N_2-Konzentration in der Exspirationsluft. Das Verhältnis von inspiratorischer zu exspiratorischer Ventilation ergibt sich danach aus dem Verhältnis von exspiratorischer zu inspiratorischer Stickstoffkonzentration:

$$V_I = V_E \frac{F_EN_2}{F_IN_2}$$

Für praktische Belange kann die Stickstoffkorrektur bzw. der Unterschied zwischen inspiratorischer und exspiratorischer Ventilation vernachlässigt werden.

Aus den Formeln für die CO_2-Abgabe und die O_2-Aufnahme kann die Zusammensetzung des alveolären Gasgemisches berechnet werden. Hiernach ergibt sich:

> **Zusammensetzung des alveolären Gasgemisches bei Ruheatmung:**
> O_2-Konzentration, $F_AO_2 = 0{,}13$ (13 Vol.%)
> CO_2-Konzentration, $F_ACO_2 = 0{,}056$ (5,6 Vol.%)
> Stickstoffkonzentration, $FN_2 = 0{,}76$ (76 Vol.%)

Die alveolären O_2- und CO_2-Fraktionen hängen von der O_2-Aufnahme, der CO_2-Abgabe und der Größe der alveolären Ventilation ab.

Die Gasfraktionen in der Exspirationsluft können mit schnell registrierenden Geräten kontinuierlich aufgezeichnet werden. Die CO_2-Messung erfolgt mit Infrarotabsorption oder Massenspektrometrie, die O_2-Messung erfolgt paramagnetisch oder ebenfalls mit einem Massenspektrometer.

8.4.1 Umrechnung von Gasvolumina

Nach dem Gasgesetz hängt das Volumen V eines Gases nicht nur von der Anzahl der Moleküle n, sondern auch von Druck p, Temperatur T und der allgemeinen Gaskonstanten R ab ($p \times V = n \times R \times T$). Außerdem muss der Wasserdampfdruck, pH_2O, berücksichtigt werden.

$$V = \frac{n \times R \times T}{p}$$

Darum müssen bei der Angabe eines Volumens auch die jeweiligen Messbedingungen angegeben werden. Folgende Bedingungen werden unterschieden:

— **STPD-Bedingungen** („standard temperature", „pressure", „dry"). Dies sind die physikalischen Normalbedingungen: T = 273 K, p = 760 mmHg (101 kPa) und $pH_2O = 0$ (= trockenes Gas). VO_2 und VCO_2 werden auf diese Bedingungen bezogen.
— **BTPS-Bedingungen** („body temperature", „pressure", „saturated"). Hierbei handelt es sich um die in der Lunge herrschenden Bedingungen. T = 237 + 37 = 310 K, p = jeweiliger Barometerdruck, $pH_2O = 47$ mmHg (volle Wasserdampfsättigung bei 37 °C).
— **ATPS-Bedingungen** („ambient temperature", „pressure", „saturated"). Dies sind die aktuellen Messbedingungen außerhalb des Körpers, z. B. bei Spirometrie: Raumtemperatur, aktueller Barometerdruck, Wasserdampfsättigung.

Um den das Volumen bestimmenden Druck des trockenen Gases zu erhalten, muss jeweils der Wasserdampfdruck vom Gesamtdruck abgezogen werden.

Unter BTPS-Bedingungen beträgt die alveoläre Ventilation ca. 5 l/min, unter STPD-Bedingungen hingegen 4,1 l/min.

8.5 Alveoläre Partialdrücke

Der pulmonale Gasaustausch hängt vor allem von der Höhe der alveolären Partialdrücke ab: Nur wenn Partialdruckgradienten zwischen Alveolen und dem Blut bestehen, können die Atemgase diffundieren. Damit das Blut Sauerstoff aus den Alveolen aufnehmen kann, muss also der alveoläre pO_2 höher sein als der gemischtvenöse. Umgekehrt kann CO_2 aus dem Blut nur dann in die Alveolen abgegeben werden, wenn der gemischtvenöse pCO_2 höher ist als der alveoläre. Wichtigste Aufgabe der alveolären Ventilation ist somit die Aufrechterhaltung physiologischer Partialdrücke der Atemgase.

Änderungen der Zusammensetzung der Atemluft während des Atemzyklus. Mit Beginn der Exspiration wird zunächst das Gas aus den zuführenden Atemwegen ausgeatmet (Phase I); seine Zusammensetzung entspricht derjenigen der Inspirationsluft. Danach ändern sich die Konzentrationen rasch, weil Gas aus den Atemwegen sich mit Alveolargas vermischt (Phase II). Am Ende wird ein Plateau mit nahezu konstanter Gaszusammensetzung erreicht, die der Alveolarluft entspricht (Phase III). Am Ende der Exspiration sind die Atemwege also mit Alveolarluft gefüllt; der pO_2 beträgt im Gegensatz zur Frischluft nur 100 mmHg, der pCO_2 40 mmHg. Mit Beginn der ersten Phase der Inspiration wird diese Alveolarluft in die Alveolen eingeatmet, ohne dass hierdurch die alveolären pO_2- und pCO_2-Werte verändert würden. Erst in der nächsten Phase, wenn Frischluft in die Alveolen gelangt, werden der alveoläre pO_2 erhöht und der alveoläre pCO_2 erniedrigt.

> **Normalwerte der alveolären Partialdrücke bei Ruheatmung:**
> p_AO_2 = 100 mmHg (13,3 kPa)
> p_ACO_2 = 40 mmHg (5,3 kPa)

Der alveoläre pO_2 ist am Ende der Inspiration am höchsten, am Ende der Exspiration am niedrigsten.

8.5.1 Alveoläre Ventilation und alveolärer pCO_2

Sind die Alveolen belüftet und durchblutet, so diffundiert CO_2 aus dem gemischtvenösen Blut in die Alveolen und wird ausgeatmet. Für die Konzentration bzw. Fraktion von CO_2 im Alveolargas gilt hierbei:

$$F_ACO_2 = \frac{\dot{V}CO_2}{\dot{V}_A}$$

Die alveoläre Fraktion von CO_2 hängt somit von der CO_2-Abgabe (Produktion) und der alveolären Ventilation ab. Ist die CO_2-Abgabe unverändert, so gilt:
Je größer die alveoläre Ventilation, desto niedriger die alveoläre CO_2-Konzentration.

Da die CO_2-Fraktion dem Partialdruck von CO_2 proportional ist, gilt Folgendes:

$$\frac{p_ACO_2}{p_B} = \frac{\dot{V}CO_2}{\dot{V}_A} \text{ oder}$$

alveolärer CO_2-Partialdruck,

$$P_ACO_2 = \frac{\dot{V}CO_{2\,(STPD)} \times 0{,}863}{\dot{V}_{A\,(BTPS)}}$$

($\dot{V}CO_2$ [CO_2-Abgabe] = 230 ml/min; $\dot{V}_A$ = 5 l/min; 0,863 = Umrechnungsfaktor)

Respiratorischer Gleichgewichtszustand. Ist die CO_2-Ausscheidung über die Lungen genauso groß wie die CO_2-Produktion im Stoffwechsel, so befinden sich Ventilation und Metabolismus im Gleichgewicht. Nimmt die CO_2-Produktion zu, z. B. bei körperlicher Arbeit oder Fieber, so wird normalerweise auch die Atmung und damit die CO_2-Elimination gesteigert. Nimmt hingegen der Metabolismus und damit die CO_2-Produktion ab, z. B. durch Hypothyreose oder Unterkühlung, wird auch die Ventilation eingeschränkt. Idealerweise bleibt das respiratorische Gleichgewicht, erkennbar an normalen pCO_2-Werten, erhalten.

Atmet jedoch ein Patient mehr als für die Ausscheidung des im Stoffwechsel angefallenen CO_2 erforderlich, so nimmt der pCO_2 ab; er steigt an, wenn die Ventilation im Vergleich zum Stoffwechsel zu gering ist oder aber bestimmte Lungenerkrankungen die CO_2-Elimination einschränken.

Der Verlauf des alveolären pCO_2 ist von der Ventilation abhängig (siehe Abb. 11-11). Hieraus ergibt sich, dass eine Abnahme der Ventilation um mehr als 1 l bei gleichbleibender CO_2-Produktion zu einem starken Anstieg des alveolären pCO_2 führt. Andererseits bewirkt eine nur mäßige Zunahme der Ventilation über den Bedarf einen erheblichen Abfall des alveolären pCO_2; jenseits dieses Punktes, also im Bereich sehr niedriger Werte, nimmt aber der alveoläre pCO_2 trotz weiterer Steigerung der Atmung nicht mehr so stark ab.

Messung des alveolären pCO_2. Der alveoläre pCO_2 kann in einer nach maximaler Exspiration erhaltenen Atemluftprobe bestimmt werden. Das Verfahren ist allerdings bei Patienten mit ungleichmäßiger Ventilation bzw. sich unterschiedlich rasch entleerenden Alveolen, z. B. bei Lungenemphysem nicht zuverlässig. Für praktische Zwecke kann aber der arterielle pCO_2 herangezogen werden, um die Größe des alveolären pCO_2 abzuschätzen. So kann anstelle von p_ACO_2 der arterielle pCO_2 in die Alveolargleichung eingesetzt werden:

$$paCO_2 = \frac{\dot{V}CO_2 \times 0{,}863}{\dot{V}_A}$$

Die Gleichung gilt aber nur für Alveolen, die am pulmonalen Gasaustausch teilnehmen, also belüftet und durchblutet sind, nicht hingegen bei Störungen des Belüftungs-/Durchblutungsverhältnisses. Des Weiteren ist zu beachten, dass eine Zunahme der CO_2-Produktion bei gleichbleibender Ventilation zwangsläufig zu einem Anstieg des arteriellen pCO_2 führt. Insgesamt gilt Folgendes:

! Im Gleichgewichtszustand (CO_2-Ausscheidung = CO_2-Produktion) entspricht der arterielle pCO_2 etwa dem durchschnittlichen alveolären pCO_2.

8.5.2 Alveoläre Ventilation und alveolärer pO_2

Auch der alveoläre Partialdruck von Sauerstoff kann mit Hilfe der **Alveolarformeln** berechnet werden:

alveolärer O_2-Partialdruck, $p_AO_2 = \dfrac{p_IO_2 \dot{V}O_{2\,(STPD)} \times 0{,}863}{\dot{V}_{A\,(BTPS)}}$

(p_IO_2 = 150 mmHg; $\dot{V}O_{2(STPD)}$ [O_2-Aufnahme] = 280 ml/min; $\dot{V}_A$ = 5 l/min).

Der alveoläre pO_2 kann auch aus dem mittleren pCO_2 (= arterieller pCO_2) und dem respiratorischen Quotienten, RQ ($\dot{V}O_2/\dot{V}CO_2$ = 0,8), nach folgender vereinfachter Formel berechnet werden:

$$p_AO_2 = p_IO_2 - \dfrac{paCO_2}{0{,}8}$$

$$p_AO_2 = 0{,}209\,(760 - 47) - \dfrac{40}{0{,}8}$$

$$= 0{,}209\,(713) - 50 = 150 - 50 = 100\ \text{mmHg}$$

Hieraus folgt: Bei konstantem Metabolismus und respiratorischer Austauschrate hängt der alveoläre pO_2 bei einer vorgegebenen inspiratorischen O_2-Konzentration von der Größe der alveolären Ventilation ab (▶ Abb. 11-9).

8.5.3 Alveoloarterielle pO_2-Differenz

Bei vollständigem Gasaustausch müsste der arterielle pO_2 so hoch sein wie der alveoläre. Tatsächlich ist aber der arterielle pO_2 immer niedriger als der alveoläre, d. h., es besteht eine alveoloarterielle O_2-Partialdruckdifferenz.

Bei Atmung von Raumluft in Meereshöhe beträgt die normale alveoloarterielle pO_2-Differenz, $p(A-a)DO_2$, durchschnittlich 10–15 mmHg, die obere Grenze 25 mmHg. Bei Atmung von 100%igem Sauerstoff steigt die Differenz auf 50–60 mmHg an.

! Zwei normale Mechanismen sind die Ursache der Partialdruckdifferenz:
— anatomischer Shunt,
— physiologischer Shunt.

Anatomischer Shunt. Beim anatomischen Shunt handelt es sich, wie unter Abschnitt 7.2 dargelegt, um Kurzschlussblut: Normalerweise fließt ein Anteil von 2% des Herzzeitvolumens an den Alveolen vorbei und nimmt nicht am Gasaustausch teil, sondern strömt daher in unveränderter (gemischtvenöser) Gaszusammensetzung direkt in die Lungenvenen oder den linken Ventrikel.

Physiologischer Shunt. Beim „physiologischen" Shunt (siehe Abschnitt 7.2) strömt Blut aus Lungengebieten mit niedrigem Ventilations-/Perfusionsverhältnis und damit geringerem O_2-Gehalt in die Lungenvenen. Der niedrige O_2-Gehalt dieses Blutes kann aufgrund des Verlaufs der O_2-Bindungskurve nicht durch nachfolgende Vermischung mit Blut aus Gebieten mit hohem Ventilations-/Perfusionsverhältnis kompensiert werden.

Um $p(A-a)DO_2$ zu bestimmen, müssen der arterielle pO_2 gemessen und der alveoläre pO_2, z. B. mit der Alveolargleichung (siehe Abschnitt 8.5.2), abgeschätzt werden.

Pulmonaler Gasaustausch. Der pulmonale Gasaustausch erfolgt in den Alveolen durch Diffusion, ist also ein rein passiver Vorgang ohne jede aktive Transportmechanismen (▶ Abb. 11-10). Bei der Diffusion strömen die Gase so lange von einem Ort höherer Konzentration zum Ort niedrigerer Konzentration, bis an beiden Orten die Konzentrationen gleich hoch sind. Leichte Gase diffundieren in der *Gasphase* schneller als schwere Gase. Nach dem Graham-Gesetz ist die Diffusionsgeschwindigkeit der Quadratwurzel der Dichte umgekehrt proportional. Sauerstoff ist ein leichteres Molekül als CO_2 und diffundiert daher in der Alveolarluft schneller.

! Die Diffusion der Atemgase erfolgt zwischen einer Gas- und einer Flüssigkeitsphase.

Am Ende einer normalen Exspiration, d. h. bei Erreichen der FRC, beträgt der Durchmesser der Al-

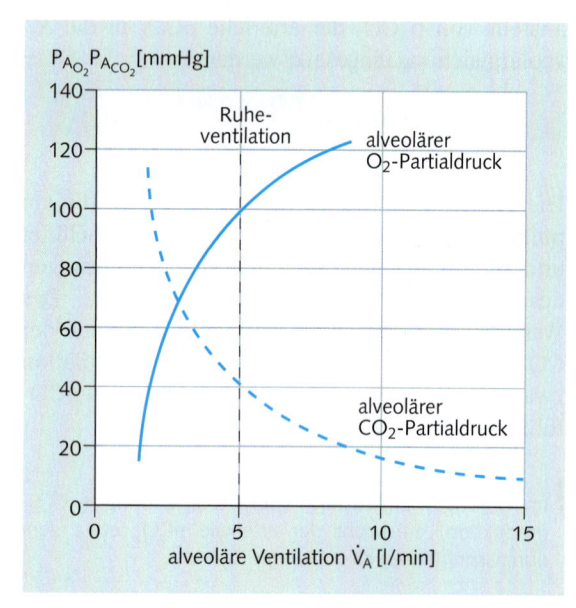

Abb. 11-9 Abhängigkeit der alveolären O_2- und CO_2-Partialdrücke von der alveolären Ventilation in Meereshöhe bei körperlicher Ruhe (O_2-Aufnahme 280 ml/min, CO_2-Abgabe 230 ml/min). Blaue Kurven: alveoläre O_2- und CO_2-Partialdrücke unter normalen Ventilationsbedingungen (mod. nach Schmidt und Lang, 2005).

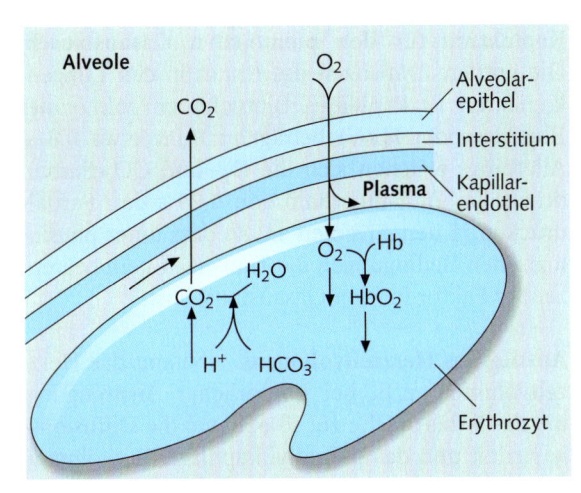

Abb. 11-10 Transportweg von O_2 und CO_2 beim pulmonalen Gasaustausch (mod. nach Schmidt und Lang, 2005).

veolen durchschnittlich 200 µm. Eine vollständige Durchmischung der alveolären Atemgase tritt in weniger als 10 ms ein, und die Atemgase weisen somit in den Alveolen eine gleichmäßige Zusammensetzung auf. In den Alveolen diffundiert O_2 aus einer Gasphase in eine Flüssigkeit (Blut) und CO_2 aus einer Flüssigkeitsphase (Blut) in eine Gasphase. Nach dem Henry-Gesetz hängt die Löslichkeit eines schwer löslichen Gases in einer Flüssigkeit vom Partialdruck des Gases ab: Die gelöste Gasmenge ist dem Partialdruck des Gases proportional; je höher der Partialdruck, desto mehr Gas wird gelöst. Diese Beziehung gilt allerdings nur für Gase, die mit der Flüssigkeit keine chemische Reaktion eingehen.

Der Partialdruck eines Gases ist an der Oberfläche einer Flüssigkeit oder des Gewebes so groß wie in der Gasphase, direkt unterhalb der Oberfläche aber bereits kleiner, d. h., es besteht auch ein großes Konzentrationsgefälle zwischen der Oberflächenschicht und den tieferen Schichten der Flüssigkeit.

CO_2 weist eine wesentlich größere Löslichkeit in Wasser auf als Sauerstoff:
— Löslichkeit von CO_2 = 0,592;
— Löslichkeit von O_2 = 0,0244.

Danach ergibt sich:

$$24,3 = \frac{0,592}{0,0244}$$

Die Löslichkeit von CO_2 ist also 24-mal größer als die von Sauerstoff.

Die Diffusionsrate eines Gases in einer Flüssigkeit wird vom Konzentrationsunterschied bestimmt; daher ist die Diffusionsrate umso größer, je löslicher das Gas ist. Daher gilt:

! Wegen seiner größeren Löslichkeit diffundiert CO_2 in einer Flüssigkeit wesentlich schneller als O_2. In den Alveolen hingegen diffundiert das CO_2 langsamer, weil das Molekül eine größere Dichte aufweist als das O_2-Molekül.

Im Gegensatz zum Sauerstoff wird die Diffusion von CO_2 – abgesehen von allerschwersten Erkrankungen der Lunge – nicht gestört.

Welche Faktoren bestimmen die Diffusion von Sauerstoff?

Folgende Faktoren bestimmen die Diffusion des Sauerstoffs von den Alveolen in das gemischtvenöse Blut:
— Partialdruckdifferenz zwischen Alveolarluft und Kapillarblut,
— Länge bzw. Dicke der Diffusionsstrecke,
— Größe der Diffusionsfläche,
— Diffusionskoeffizient D, der proportional der Löslichkeit des Gases ist.

Partialdruckdifferenz. Bei Atmung von Raumluft besteht am Beginn der Kapillare eine O_2-Partialdruckdifferenz von 100–40 = 60 mmHg, am Ende der Kapillare hingegen von 100–99,99 = 0,01 mmHg. Treibende Kraft ist ein integrierter Mittelwert des Partialdrucks, der unter anderem von der O_2-Bindungskurve beeinflusst wird.

Länge der Diffusionsstrecke. Auf dem Weg von den Alveolen zum Hämoglobin muss das O_2-Moleküle zunächst die alveolokapilläre Membran passieren, dann das Plasma des Kapillarbluts und schließlich die Erythrozytenmembran und die intrazelluläre Flüssigkeit des Erythrozyten.

Die **alveolokapilläre Membran** ist in folgender Weise aufgebaut:
— Flüssigkeitsfilm der Alveolen,
— Alveolarepithelzellen mit Basalmembran,
— interstitieller Raum,
— Basalmembran der Kapillare,
— Kapillarendothel.

Die Dicke der alveolokapillären Membran schwankt zwischen 0,1 und 1 µm. Die einzelnen Membrananteile können durch Krankheitsprozesse verdickt sein und hierdurch die Diffusion von Sauerstoff behindern. Daneben kann die Diffusionsstrecke durch ein interstitielles oder intraalveoläres Ödem verlängert sein.

Größe der Diffusionsfläche. Zur Diffusionsfläche im engeren Sinn gehören nur die Alveolen, die be-

11 Physiologie der Atmung

lüftet und auch durchblutet sind. Ihre Größe wird auf 100–120 m² geschätzt. Beim Lungenemphysem ist die Diffusionsfläche vermindert, ebenso bei einer Lungenembolie. So wird z. B. bei einem akuten Verschluss der rechten Pulmonalarterie die für die Diffusion zur Verfügung stehende Fläche nahezu halbiert.

Pulmonale Diffusionskapazität. Die O_2-Aufnahme aus den Alveolen in das Lungenkapillarblut ist proportional der Partialdruckdifferenz zwischen Alveolen und Kapillarblut und der Diffusionsfläche sowie umgekehrt proportional der Diffusionsstrecke. Nach dem Fick-Diffusionsgesetz gilt folgende Beziehung:

$$\dot{V}O_2 = D \cdot \frac{(\text{Austauschfläche}) \cdot (p_AO_2 - p_vO_2)}{\text{Diffusionsstrecke}}$$

Die Diffusionskapazität ist ein Maß für die Leitfähigkeit der alveolokapillären Membran bzw. der Effizienz des pulmonalen Gasaustausches. Sie gibt an, wie viel ml O_2 pro mmHg treibender Druckdifferenz pro Minute aus den Alveolen in das Lungenkapillarblut diffundieren.

$$\text{Diffusionskapazität} = \frac{\text{Netto-Gastransfer}}{\text{mittlerer treibender Druck}}$$

O_2-Diffusionskapazität, $DO_2 =$

$$\frac{O_2\text{-Aufnahme (ml/min)}}{\text{mittlerer alveolärer } pO_2 - \text{mittlerer } pO_2 \text{ im Kapillarblut}} =$$

ml O_2/min/mmHg pO_2

Die Diffusionskapazität einer gesunden Lunge beträgt in Ruhe 20–50 ml O_2/min pro mmHg Partialdruckdifferenz.

Eine Verminderung der Diffusionskapazität kann auf einer Abnahme der Diffusionsfläche oder einer Zunahme der Diffusionsstrecke oder aber auf einer Kombination beider Faktoren beruhen.

Die Messung der DO_2 ist methodisch schwierig und wird in der Praxis durch zahlreiche Unsicherheitsfaktoren beeinflusst. Einfacher ist stattdessen die Messung der CO-Diffusionskapazität.

CO-Diffusionskapazität. Die Messung der pulmonalen Diffusionskapazität mit CO ist derzeit das Routineverfahren. Allerdings unterscheiden sich die Diffusionsbedingungen für CO von denen für O_2, so dass nur Näherungswerte für die pulmonale O_2-Diffusionskapazität erhalten werden. Die D_LCO kann nach folgender Formel berechnet werden:

$$D_LCO = \frac{VCO}{p_ACO}$$

Normalwerte der DLCO: 30–50 ml/min pro mmHg.

Kontaktzeit für den pulmonalen Gasaustausch. Die mittlere Transitzeit des Blutes in den Lungenkapillaren (= kapilläres Blutvolumen/pulmonaler Blutfluss oder HZV) beträgt in Ruhe etwa 0,8 s. Allerdings gleichen sich die O_2- und CO_2-Partialdrücke im Blut innerhalb von 0,25 s den Partialdrücken in den Alveolen an, so dass unter physiologischen Bedingungen die Transitzeit kein begrenzender Faktor für den Gasaustausch ist.

Anstieg des Herzzeitvolumens. Nimmt das Herzzeitvolumen, z. B. bei körperlicher Anstrengung, um das 3- bis 5fache zu, so nehmen die Diffusionskapazität und das pulmonalkapilläre Blutvolumen um das 2- bis 2,5fache zu. Hierdurch wird zwar die kapilläre Transitzeit auf die Hälfte oder ein Drittel des Normalen verkürzt, die Partialdruckdifferenz zwischen alveolärem und kapillärem pO_2 jedoch nicht beeinflusst. Anders hingegen bei interstitiellen Lungenerkrankungen: Hier können die O_2-Diffusionskapazität und das kapilläre Blutvolumen nicht in gleichem Maße gesteigert werden wie beim Gesunden. Wird daher die in Ruhe gerade noch ausreichende Kontakt- bzw. Transitzeit unter Belastung verkürzt, so kann sich kein Gleichgewicht zwischen alveolärem und arteriellem pO_2 einstellen, und der arterielle pO_2 fällt ab.

Hypoxie. Bei ausgeprägter alveolärer Hypoxie (inspiratorische O_2-Konzentration 12–14% in Meereshöhe) wird während der Transitzeit kein Gleichgewicht zwischen alveolärem und kapillärem pO_2 erreicht, vielmehr besteht am venösen Ende der Kapillare eine größere Partialdruckdifferenz als Zeichen der eingeschränkten O_2-Diffusionskapazität.

Diffusion von Kohlendioxid in der Lunge. Wie bereits dargelegt, ist CO_2 wesentlich besser wasserlöslich als O_2, und entsprechend verläuft der Diffusionsprozess etwa 20-mal schneller. Selbst wenn innerhalb der normalen Transitzeit des Blutes kein Gleichgewicht erreicht werden sollte, wäre dies ohne klinische Bedeutung, weil die Partialdruckdifferenz zwischen dem gemischtvenösen Blut und den Alveolen mit ca. 6 mmHg klein ist und auch eine deutliche Zunahme des Gradienten keinen wesentlichen Einfluss auf die Diffusionskapazität hätte. Es gilt daher:

! Eine Hyperkapnie beruht praktisch niemals auf einer Einschränkung der pulmonalen CO_2-Diffusionskapazität, sondern auf anderen Ursachen. Häufigste Ursache einer Hyperkapnie ist die alveoläre Hypoventilation.

9 Regulation der Atmung

Die Atmung wird so gesteuert, dass ihre Zielgrößen – pO_2, pCO_2 und pH-Wert – im Normbereich gehalten werden. Hierzu muss die Lunge periodisch durch die Bewegungen von Zwerchfell und Thorax belüftet und entlüftet werden. Dieser Atemrhythmus wird von Neuronen im respiratorischen Netzwerk der Medulla oblongata erzeugt und läuft autonom ab. Abgesehen von dieser zentralen Rhythmogenese wird die Atmung noch durch chemische Faktoren gesteuert.

9.1 Zentrale Rhythmogenese

Während die alveoläre Ventilation in zwei Phasen, nämlich In- und Exspiration, verläuft, besteht der neuronale Atemrhythmus aus drei Phasen:
— I-Phase: Inspiration,
— P_I-Phase: Postinspirationsphase der passiven Ausatmung,
— E_2-Phase: Überleitung zur „aktiven" Ausatmung während der Exspiration.

Einatmung. Die Inspiration wird durch eine ansteigende Aktivität in den Nerven der Inspirationsmuskeln gesteuert. Hierdurch kontrahiert sich das Zwerchfell in zunehmendem Maße, und die Zwerchfellkuppel wird abgeflacht. Gleichzeitig werden die Mm. intercostales externi aktiviert und der Thorax erweitert.

Postinspirationsphase. Sobald die Kontraktionen von Zwerchfell und Mm. intercostales interni nachlassen, beginnt die Exspiration, und zwar in der ersten Phase passiv durch dieses Nachlassen der Muskelkontraktion.

Aktive Exspiration. Die auf die Postinspirationsphase folgende E_2-Phase erfolgt aktiv durch Kontraktion der Exspirationsmuskulatur, allerdings vorwiegend bei gesteigerter Atmung, nicht hingegen unter Ruhebedingungen. Bei oberflächlicher, schneller Atmung besteht der Atemrhythmus nur aus der Inspiration und der Postinspiration.

Atemzyklus unter Ruhebedingungen:
— Atemfrequenz: 10–20/min
— Gesamtdauer des Zyklus: 3–6 s
— Dauer der Inspirationsphase: 1–2,5 s
— Dauer der Exspirationsphase: 2–3,5 s

9.1.1 Entstehung des Atemrhythmus in der Medulla oblongata

Der Atemrhythmus entsteht in einem neuronalen Netzwerk der Medulla oblongata. Die Neurone befinden sich in der ventralen respiratorischen Gruppe (VRG) und sind untereinander, aber auch mit anderen Netzwerken synaptisch verschaltet. Folgende respiratorische Neurone werden unterschieden:
— Inspiratorische Neurone (I-Neurone): entladen während der Inspiration;
— postinspiratorische Neurone (PI-Neurone): entladen während der ersten, passiven Exspirations- bzw. der Postinspirationsphase;
— exspiratorische Neurone (E_2-Neurone): entladen während der zweiten, aktiven Exspirationsphase.

Verschaltung der Netzwerke. Die respiratorischen Neurone sind untereinander zu einem Netzwerk verschaltet. Dieses Netzwerk wird durch erregende Zuflüsse aus der Formatio reticularis aktiviert. Durch die Aktivierung werden erregende oder hemmende postsynaptische Potentiale ausgelöst. Dem primären Netzwerk sind inspiratorische, postinspiratorische und exspiratorische Ausgangsneurone nachgeschaltet. Da der Formatio reticularis von allen aus der Peripherie eintreffenden Afferenzen Kollateralen zugeführt werden, gilt Folgendes:

> Die Atmung kann über jeden genügend starken Reiz aus der Körperperipherie beeinflusst werden.

9.2 Chemische Regulation der Atmung

Wichtigste Zielgrößen der Atmung sind:
— $paCO_2$,
— paO_2,
— pH-Wert bzw. H^+-Konzentration.

Diese Parameter werden durch die reflektorische Anpassung der Ventilation im arteriellen Blut konstant gehalten. Die Kontrolle erfolgt durch periphere und zentrale Chemorezeptoren. CO_2 ist wahrscheinlich die primäre Substanz für die chemische Kontrolle der Ventilation, denn das Gas diffundiert aufgrund seiner guten Löslichkeit rasch in alle Gewebe, so auch in das Gehirn und in den Liquor. Dort führt CO_2 zu Veränderungen der H^+-Konzentration und damit auch der Ventilation. Hierbei reagiert das Atemregulationssystem bereits auf Änderungen des arteriellen pCO_2 von nur 1 mmHg mit einer Zu- oder Abnahme der Ventilation.

9.2.1 Kontrolle von paCO$_2$, paO$_2$ und pH-Wert durch periphere Chemorezeptoren

Die Kontrolle der Blutgase und des pH-Werts erfolgt ganz überwiegend durch arterielle Chemorezeptoren, die sich beiderseits im Glomus caroticum an der Teilungsstelle von A. carotis communis und A. carotis interna befinden und vom Karotissinusnerv (aus N. glossopharyngeus) innerviert werden. Weitere Chemorezeptoren sind in den Paraganglien des Aortenbogens und der rechten A. subclavia lokalisiert.

Die arteriellen Chemorezeptoren reagieren sehr rasch auf einen Anstieg des paCO$_2$, einen Abfall des paO$_2$ oder eine Zunahme der H$^+$-Konzentration, aber auch auf eine Abnahme der Durchblutung.

Abfall des arteriellen pO$_2$. Fällt der paO$_2$ ab, so werden die peripheren Chemorezeptoren stimuliert: Atemzugvolumen und Atemfrequenz nehmen zu. Dagegen bewirkt ein Anstieg des paO$_2$ nur eine geringe Abnahme der Ventilation. Klinisch ist Folgendes wichtig:

! Erst bei einem Abfall des paO$_2$ auf 50–60 mmHg wird die Atmung gesteigert.

Die O$_2$-Antwortkurve, d.h. die Zunahme des Atemminutenvolumens in Abhängigkeit vom jeweiligen paO$_2$-Abfall, verläuft also nur mit geringer Steigung. Ursache ist die Verminderung des CO$_2$-Antriebs, hervorgerufen durch die hypoxiebedingte Atemsteigerung mit Abfall des pCO$_2$. Im paO$_2$-Bereich von 65–95 mmHg ist gewöhnlich keine wesentliche Veränderung der Ventilation nachweisbar.

Eine Abnahme des arteriellen O$_2$-Gehalts, z.B. durch Anämie bis auf die Hälfte des Normalen, stimuliert die peripheren Chemorezeptoren nur in geringem Maße.

Anstieg des arteriellen pCO$_2$. Veränderungen des paCO$_2$ führen zu einer starken Aktivierung der peripheren Chemorezeptoren und Steigerung der Ventilation. Der Schwellenwert liegt bei einem paCO$_2$ von 20–30 mmHg; oberhalb dieses Wertes besteht im physiologischen Bereich eine lineare Abhängigkeit der Impulsfrequenz vom paCO$_2$.

Abfall des pH-Werts. Eine Azidämie, ganz gleich, ob respiratorisch oder metabolisch bedingt, stimuliert die peripheren (und zentralen) Chemorezeptoren und bewirkt eine Steigerung der Atmung.

9.2.2 Kontrolle von paCO$_2$ und H$^+$ durch zentrale Chemorezeptoren

Die zentralen Chemorezeptoren befinden sich im Hirnstamm, allerdings ist die genaue Lokalisation derzeit nicht bekannt. Da CO$_2$ sehr gut diffundiert, führt jeder Anstieg des paCO$_2$ rasch zu einem Anstieg des extrazellulären pCO$_2$ und der H$^+$-Konzentration in der extrazellulären Flüssigkeit der Medulla oblongata und wenig verzögert auch im Liquor cerebrospinalis. Durch die Ansäuerung des Extrazellulärraums und des Liquors werden das medulläre respiratorische Netzwerk aktiviert und die Atmung gesteigert. Störungen des ZNS, die mit Veränderungen des Liquor-pH einhergehen, können ebenfalls die Atmung beeinflussen. So bewirkt eine Azidose des Liquor cerebrospinalis eine Hyperventilation, z.B. bei Apoplex oder intrakranieller Blutung.

Undines Fluch. Bei dieser zentral bedingten alveolären Hypoventilation fehlt der Atemantrieb durch Veränderungen des paCO$_2$, und es bestehen eine Hypoxämie und Hyperkapnie. Die Atmung wird nur durch das Zusammenspiel der peripheren Chemorezeptoren und neuralen Mechanismen aufrechterhalten. Die genaue Ursache dieser Störung ist unbekannt.

Pickwick-Syndrom. Typisch sind Adipositas und alveoläre Hypoventilation. Die Hypoventilation beruht auf einer relativen Unterempfindlichkeit der zentralen Chemorezeptoren auf Veränderungen des paCO$_2$.

9.2.3 pCO$_2$-Antwortkurve

Die CO$_2$-Antwortkurve beschreibt die Beziehung zwischen den arteriellen pCO$_2$-Werten und den Atemminutenvolumina (▶ Abb. 11-11a und b). Sie ist das Ergebnis der Reaktion des gesamten Atemsystems auf Anstiege des paCO$_2$. Bis zu einem arteriellen pCO$_2$ von 60–70 mmHg verläuft die Kurve linear; ihre Steilheit ist ein Maß für die Empfindlichkeit der Atmungsregulation durch den paCO$_2$. Normalerweise nimmt die Ventilation um ca. 2–3 l/min pro mmHg CO$_2$-Anstieg zu, d.h., die Steilheit beträgt ca. 2–3 l/min/mmHg. Die Reaktion erreicht innerhalb weniger Minuten ein Gleichgewicht. Eine maximale ventilatorische Stimulation tritt wahrscheinlich im Bereich von 100–200 mmHg auf. Allerdings besteht insgesamt eine große individuelle Reaktionsbreite bei der CO$_2$-Antwortkurve, auch kann die Reaktion durch Erkrankungen oder Medikamente vermindert werden. So führen Opio-

9 Regulation der Atmung

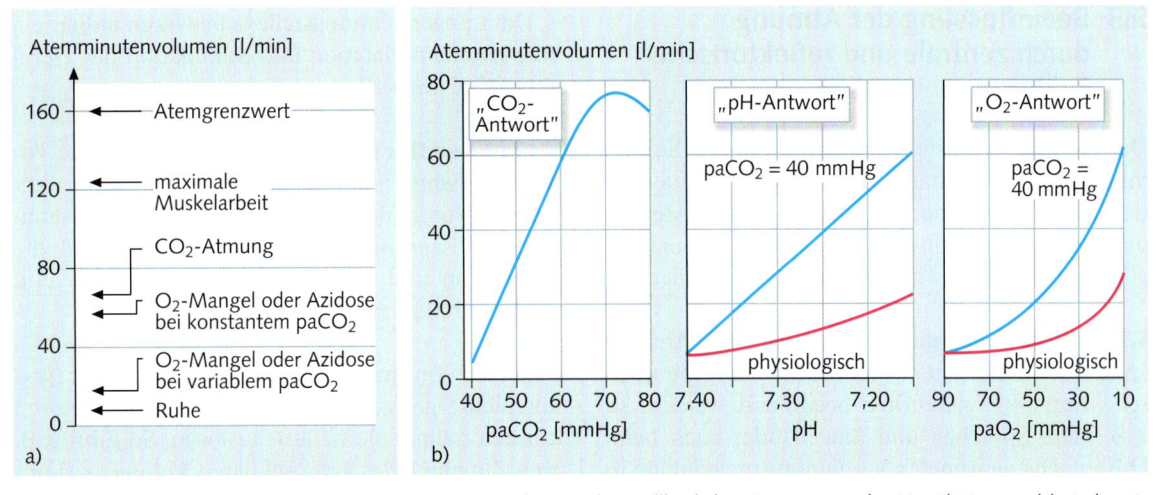

Abb. 11-11a und b Veränderungen der Atemzeitvolumina bei willkürlicher Steigerung der Ventilation und bei chemischer Atemregulation. Rote Linien: physiologische Antwortkurve, blaue Linien: Antwortkurve bei konstantem alveolärem pCO_2 (mod. nach Schmidt und Lang, 2005).
a) Maximale Atemminutenvolumina.
b) Chemische Regulation der Atmung: Antwort der Ventilation auf Änderungen des arteriellen pCO_2, der arteriellen H^+-Ionen-Konzentration und des arteriellen pO_2.

ide und Inhalationsanästhetika zu einer Rechtsverschiebung der Antwortkurve, ebenso obstruktive und restriktive Lungenerkrankungen. Dennoch gilt:

! Die Steilheit der CO_2-Antwortkurve gehört zu den besten Parametern, mit denen die Reaktion des Atemsystems auf Veränderungen des arteriellen pCO_2 und die Dämpfung des Regulationssystems durch Medikamente eingeschätzt werden können.

9.2.4 pO₂-Antwortkurve

Die Beziehung zwischen Ventilation und paO_2 verläuft nichtlinear (siehe Abb. 11-11b). Erst ein starker Abfall des paO_2 in den hypoxischen Bereich bewirkt eine deutliche Steigerung der Ventilation, und zwar innerhalb weniger Sekunden. Allerdings wird die Reaktion nach etwa einer Minute durch die hypoxiebedingte Hyperventilation mit Hypokapnie wieder abgeschwächt und die Atmung im weiteren Verlauf noch mehr vermindert, selbst wenn der $paCO_2$ konstant gehalten wird.

Der Atemantrieb durch Hypoxie ist vor allem bei Lungenerkrankungen mit CO_2-Retention von Bedeutung, bei denen die Empfindlichkeit der Atemregulationszentren auf CO_2 vermindert ist. Bei diesen Patienten überwiegt der hypoxische Atemantrieb; wird daher Sauerstoff in höherer Konzentration zugeführt, so kann es zur Zunahme der Hypoventilation und im Extremfall zum Atemstillstand kommen!

9.2.5 pH-Antwortkurve

Die physiologische pH-Antwortkurve verläuft sehr flach (siehe Abb. 11-11b). Wesentliche Änderungen der Ventilation treten erst auf, wenn sich der pH-Wert um 0,15 bis 0,2 ändert (ca. 2 l/min pro 0,1 pH-Änderung). Erst bei einem nicht durch respiratorische Azidose bedingten Abfall des pH-Werts auf etwa 7,25 oder weniger wird die Ventilation gesteigert, bei einem nicht respiratorisch bedingten Anstieg des pH-Werts auf 7,55 vermindert. Ursache der geringen Empfindlichkeit ist die hyperventilationsbedingte vermehrte Abgabe von CO_2, d.h. die respiratorische Kompensation einer metabolischen Azidose. Wird der arterielle pCO_2 hingegen konstant gehalten, so verläuft die pH-Antwortkurve wesentlich steiler (ca. 20 l/min pro 0,1 pH-Änderung).

9.2.6 Rückkoppelungen der chemischen Atemantriebe

Anstieg des pCO_2 und Zunahme der H^+-Konzentration im arteriellen Blut und im Liquor sowie Abfall des arteriellen pO_2 steigern die alveoläre Ventilation. Die Ventilationssteigerung wiederum vermindert die chemischen Atemantriebe. Somit ist die chemische Steuerung der Atmung ein Regelkreis mit negativer Rückkoppelung. Zwar wirken hierbei die chemischen Atemreize immer zusammen, jedoch gilt Folgendes:

! Führende Regelgröße der chemischen Atemkontrolle ist der arterielle pCO_2!

9.3 Beeinflussung der Atmung durch zentrale und reflektorische Faktoren

Der zentral ausgelöste Grundrhythmus und die chemische Kontrolle sind die wichtigsten Steuermechanismen der Atmung. Daneben ist die Atmung mit dem kardiovaskulären Regelsystem und nahezu allen sensomotorischen Reaktionen koordiniert.

Willkürliche Steigerung der Atmung. Die Atmung kann über den Cortex cerebri und das respiratorische Netzwerk willkürlich beeinflusst werden, so z. B. beim Sprechen und Singen oder auch beim Husten. Die neuronalen Verbindungen verlaufen in der Pyramidenbahn und ziehen direkt zu den spinalen Muskelspindeln.

Atemsteigerung bei Arbeit. Bei körperlicher Arbeit muss die Atmung gesteigert werden, um die O_2-Versorgung der Gewebe und den Abtransport des vermehrt anfallenden CO_2 zu gewährleisten. Durch die Ventilationssteigerung bleibt der paO_2 im Normbereich, der $paCO_2$ ist erniedrigt; der arterielle pH-Wert fällt nur langsam ab. Zu Beginn der Arbeit spielen die Chemorezeptoren keine Rolle, vielmehr wird das medulläre kardiorespiratorische Netzwerk durch das sensomotorische System aktiviert. Daneben sind spinale Eigenreflexe an der Anpassung der Atembewegungen beteiligt.

Barorezeptorenreflexe. Wenngleich die Barorezeptoren vor allem an der Kreislaufregulation beteiligt sind, beeinflussen sie daneben reflektorisch die Atmung. So führt ein Blutdruckabfall zu Hyperventilation, ein Blutdruckanstieg zur Atemdepression bis hin zur Apnoe.

Laryngeale und tracheale Reflexe. Die Schutzreflexe des Respirationstrakts, z. B. Husten, Niesen usw., werden über chemo- und mechanosensible Sensoren in den Atemwegen und im Lungengewebe ausgelöst.

Lungendehnungsreflex (Hering-Breuer-Reflex). Bei der Inspiration werden die Bronchien gedehnt und die dort befindlichen Lungendehnungssensoren aktiviert. Hierdurch werden die Inspiration reflektorisch beendet und die Postinspiration aktiviert, so dass die Exspiration beginnt. Die afferenten Bahnen des Reflexes verlaufen im N. vagus zu den respiratorischen Neuronen in der Medulla oblongata. Bei Ruheatmung scheint der Hering-Breuer-Reflex keine wesentliche Rolle zu spielen, soll jedoch bei gesteigerter Atmung die Atemtiefe begrenzen.

Die Lungendehnungsreflexe bewirken außerdem eine Bronchodilatation und Stimulation der Herzaktion bei körperlicher Arbeit.

Deflationsreflex (Head-Reflex). Eine stärkere Volumenabnahme von Lunge und Atemwegen aktiviert Sensoren, deren Bahnen ebenfalls zum Atemregulationszentrum laufen. Von dort werden die Inspiration und die Postinspiration aktiviert und die Exspiration gehemmt.

J-Reflex. Im Interstitium der Alveolarsepten (juxtakapillär) gelegene mechanosensible Rezeptoren können pulmonale Reflexe auslösen. So führt z. B. eine Zunahme des extrazellulären Volumens (Lungenödem) über medulläre Reflexe zu einer starken Hemmung der Inspiration bis hin zur reflektorischen Apnoe. Entsprechend kann ein Lungenödem über die J-Reflexe Störungen der Atmung auslösen.

Muskelspindeln. Spinale Eigenreflexe der Atemmuskeln beeinflussen über ihre Spindeln ebenfalls die Atmung. Afferenzen der Muskelspindeln ziehen nicht nur zu spinalen Motoneuronen der Atemmuskeln, sondern auch zu den respiratorischen Neuronen in der Medulla oblongata.

9.4 Atemanhalten

Atemanhalten führt zum Anstieg des arteriellen und alveolären pCO_2 und zum Abfall des paO_2. Mit Erreichen eines $paCO_2$ von 50 mmHg nach Raumluftatmung kann der Atem nicht mehr angehalten werden. Durch Voratmung von Sauerstoff wird die Dauer des Atemanhaltens trotz ansteigender $paCO_2$-Werte verlängert. Am stärksten ist dieser Effekt nach Hyperventilation und Präoxygenierung, bei denen Zeiten bis zu 14 min erreicht wurden. Begrenzender Faktor ist die Abnahme des Lungenvolumens bis zum Residualvolumen, bedingt durch die Aufnahme des alveolären Sauerstoffs in das zirkulierende Blut der Lungenkapillaren.

10 Nichtrespiratorische Funktionen der Lunge

Primäre Aufgabe der Lunge ist die alveoläre Ventilation und der pulmonale Gasaustausch. Daneben erfüllt sie aber auch wichtige Abwehr-, Filter- und Stoffwechselfunktionen.

10.1 Schutzfunktionen und Infektionsabwehr

Zu den wichtigsten Schutz- und Abwehrfunktionen gehören die Anfeuchtung und Erwärmung der Atemluft, deren Reinigung durch das Flimmerepithel des Respirationstrakts sowie die Abwehr und Bekämpfung von Keimen in der Atemluft.

Anfeuchtung und Erwärmung der Atemluft. Während der Inspiration werden die trockenen und kalten Atemgase angefeuchtet und auf Körpertemperatur erwärmt – Voraussetzung für eine normale Clearancefunktion des Flimmerepithels. Hierdurch werden bei normaler Ventilation pro Tag 250 ml Wasser und 350 kcal (1465 kJ) Wärme verbraucht. Bei Fieber können die Wasser- und Wärmeverluste durch Hyperpnoe gesteigert werden.

Filterfunktion. Nasenwege und Tracheobronchialbaum wirken als aerodynamischer Filter für inhalierte Partikel. Diese Partikel werden absorbiert und mit dem Schleim des Flimmerepithels nach oben transportiert.

Zelluläre Abwehr. In den Alveolen befinden sich Makrophagen und Alveolarepithelzellen, die an Entgiftungsvorgängen beteiligt sind. Die phagozytäre Funktion der Makrophagen wird durch Histiozyten, polymorphkernige Leukozyten und Monozyten unterstützt.

Alveoläre Proteine und Lipide. Diese Substanzen sind ebenfalls an der Abwehr beteiligt. So können Lipide in den Alveolen feste Partikel absorbieren, der proteinreiche Flüssigkeitsfilm der Alveolen die Absorption durch „Verflüssigen" der Partikel fördern.

Immunglobuline. In den Bronchialsekreten befinden sich verschiedene Immunglobuline, die vermutlich eine Rolle bei der pulmonalen Infektabwehr spielen. Am höchsten ist die Konzentration von IgA, dessen physiologische Bedeutung allerdings derzeit nicht genau bekannt ist.

10.2 Metabolische und Speicherfunktionen der Lunge

Die Lunge speichert nicht nur Stoffe, sondern metabolisiert sie auch. So finden sich im Gefäßendothel Enzyme, die Polypeptide inaktivieren oder in stärkere Formen umwandeln können. Daneben kann die Lunge auch zahlreiche Medikamente metabolisieren.

Histamin. Die Mastzellen um die kleinen Lungengefäße herum enthalten beträchtliche Mengen an Histamin. Die Lunge speichert und produziert also Histamin, allerdings ist dessen physiologische Rolle derzeit nicht geklärt. Bei anaphylaktischen Reaktionen und Gewebeverletzung wird das Histamin freigesetzt und beeinflusst möglicherweise die pulmonale Mikrozirkulation.

SRS-A („slow-reacting substance of anaphylaxis"). Dieses Gemisch aus verschiedenen Leukotrienen kann an einem durch Antigene induzierten Bronchospasmus beteiligt sein. Vermutlich wird SRS-A in den Mastzellen der Lunge gebildet oder gespeichert.

Serotonin. Die Substanz findet sich in den pulmonalen Mastzellen. Ihre Freisetzung kann zu Bronchospasmus und Veränderungen der Lungendurchblutung führen.

Vasoaktive Polypeptide. Die Lunge enthält – vermutlich im Gefäßendothel – Kinasen und Angiotensin konvertierende Enzyme. Bradykinin wird während einer einzigen Lungenpassage nahezu vollständig durch Hydrolyse inaktiviert. Auch kann in der Lunge das Polypeptid Angiotensin I in das stärker vasoaktive Angiotensin II umgewandelt werden.

Katecholamine. Die Lunge enthält Dopamin, Noradrenalin und Adrenalin. Möglicherweise werden die Katecholamine in der Lunge synthetisiert. Das die Katecholamine inaktivierende Enzym Katecholamin-o-Methyltransferase ist ebenfalls in der Lunge vorhanden.

Lipidstoffwechsel. Im Interstitium der Lunge befinden sich Phospholipide; die Alveolen sind vom phospholipidreichen Surfactant ausgekleidet. Die Phospholipide werden in der Lunge synthetisiert.

Literatur

Klinke R, Pape HC, Silbernagl S (Hrsg.): Physiologie. 5. Aufl. Thieme, Stuttgart 2005.

Larsen R, Ziegenfuss T: Beatmung, 3. Aufl. Springer, Berlin–Heidelberg–New York 2005.

Lumb A: Nunn's Applied Respiratory Physiology, 6th ed. Elsevier 2005.

Schmidt RF, Lang F (Hrsg.): Physiologie des Menschen. 29. Aufl. Springer, Berlin 2005.

Ulmer WT, Nolte D, Lecheler J, Schäfer T (Hrsg.): Die Lungenfunktion, 7. Aufl., Tieme, Stuttgart–New York 2003.

12

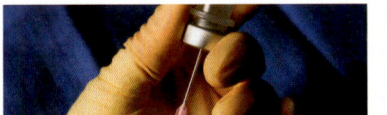

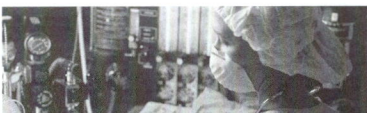

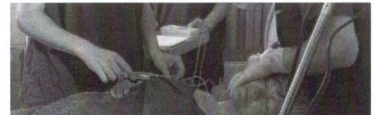

Blutgase

Inhaltsübersicht

1	Einführung	261
2	Sauerstoff	262
2.1	O_2-Kaskade	262
	2.1.1 pO_2 der Luft	262
	2.1.2 pO_2 in der Inspirationsluft	262
	2.1.3 Alveolärer pO_2	262
	2.1.4 Alveoloarterielle pO_2-Differenz	263
	2.1.5 Normalwerte des arteriellen pO_2	263
2.2	Transport von O_2 im Blut	263
	2.2.1 O_2-Transport in physikalischer Lösung	264
	2.2.2 O_2-Transport in chemischer Bindung an Hämoglobin	264
2.3	O_2-Sättigung des Hämoglobins und O_2-Bindungskurve	265
	2.3.1 O_2-Bindungskurve	265
	2.3.2 Verschiebungen der O_2-Bindungskurve	266
	2.3.3 Inaktive Hämoglobinformen	267
2.4	O_2-Gehalt und O_2-Status des Blutes	267
2.5	O_2-Angebot an die Organe	268
	2.5.1 Beziehung zwischen O_2-Angebot und O_2-Verbrauch	268
3	Kohlendioxid	269
3.1	Herkunft von CO_2	269
3.2	Transport von CO_2 im Blut	269
	3.2.1 Transport in physikalischer Lösung	270
	3.2.2 Umwandlung von CO_2 in Bikarbonat	271
	3.2.3 Karbamat-CO_2	271
3.3	CO_2-Bindungskurve des Blutes	271
3.4	Diffusion von CO_2 durch Membranen	272
3.5	CO_2-Speicher	272
	Literatur	272

1 Einführung

Der Transport von Sauerstoff und Kohlendioxid gehört zu den wichtigsten Aufgaben des Blutes. Sauerstoff wird für zahlreiche metabolische Prozesse benötigt, Kohlendioxid gehört zu den Endprodukten des oxidativen Stoffwechsels. Da beide Gase nur wenig im Blut löslich sind, ist ihre in physikalischer Lösung transportierte Menge gering. Der weitaus überwiegende Anteil der Gase wird in *chemischer Bindung* im Blut transportiert. Jedoch durchläuft jedes einzelne Gasmolekül das Stadium der physikalischen Lösung, denn nur in dieser Form kann es die Alveolarmembran passieren und zu den Reaktionspartnern im Blut wandern. Auch der Austausch von Sauerstoff zwischen Blut und Gewebe und von Kohlendioxid zwischen Gewebe und Blut kann nur in physikalisch gelöster Form erfolgen. Die Konzentration der beiden physikalisch gelösten Gase hängt von ihrem jeweiligen Partialdruck und spezifischen Löslichkeitskoeffizienten ab.

Partialdruck von Gasen in Flüssigkeiten. Der Partialdruck bestimmt die physikalisch gelöste Menge von Sauerstoff oder Kohlendioxid im Blut: je höher der Partialdruck, desto größer die im Blut gelöste Gasmenge. Wird Blut bzw. eine Flüssigkeit mit einem Gas in Kontakt gebracht, stellt sich nach einer gewissen Zeit ein Gleichgewicht zwischen beiden Medien ein, und es besteht Partialdruckgleichheit.

Konzentration gelöster Gase. Die Konzentration (= Menge/Volumen) eines gelösten Gases hängt vom Partialdruck und seinen spezifischen Löslichkeitseigenschaften ab. Die Löslichkeitseigenschaften werden durch den Löslichkeitskoeffizienten charakterisiert. Er gibt an, wie viel Milliliter eines Gases bei einem Partialdruck von 1 atm (= 760 mmHg, 1 mmHg = 133,322 Pa) pro ml Flüssigkeit gelöst sind. Bei konstanter Temperatur ist die Konzentration eines Gases in einer Flüssigkeit proportional dem Partialdruck des Gases:

12 Blutgase

$$\text{Gaskonzentration} = \frac{\alpha \, p_{Gas}}{760} \quad \text{(Henry-Dalton-Gesetz)}$$

Es gelten folgende Bunsen-Löslichkeitskoeffizienten im Blut bei 37 °C (ml Gas/ml Blut/atm):
— $\alpha \, O_2 = 0,028$,
— $\alpha \, CO_2 = 0,49$,
— $\alpha \, N_2 = 0,012$.

2 Sauerstoff

O_2 diffundiert durch die alveolokapilläre Membran in das Blut und wird dort überwiegend chemisch an das Hämoglobin gebunden und mit dem Blutstrom zu den Geweben transportiert; nur ein sehr geringer Teil befindet sich in physikalischer Lösung. Die Bewegung von O_2 in den Respirationstrakt und von dort über das Blut zu den Mitochondrien erfolgt aufgrund eines Partialdruckgefälles, vergleichbar einer Kaskade, in deren Verlauf der Partialdruck auf dem Weg zur Zelle immer mehr abnimmt.

2.1 O_2-Kaskade

Auf seinem Weg von den Atemorganen bis zu den Geweben und mit dem gemischtvenösen Blut zurück zur Lunge fällt der O_2-Partialdruck (pO_2) kontinuierlich ab.

2.1.1 pO_2 der Luft

Der pO_2 der Umgebungsluft hängt vom Barometerdruck ab: je höher der Barometerdruck, desto größer der pO_2 und umgekehrt. Da mit zunehmender Höhe der Barometerdruck abfällt, nimmt auch der pO_2 entsprechend ab.

In Meereshöhe beträgt der pO_2 von trockener Luft 159 mmHg (21,2 kPa), die Konzentration des atmosphärischen O_2 20,94 % (N = 0,2094).

2.1.2 pO_2 in der Inspirationsluft

Die in den Respirationstrakt gelangte Luft wird mit Wasserdampf gesättigt: Der pO_2 wird verdünnt, während die fraktionale O_2-Konzentration unverändert bleibt. Nach dem Boyle-Gesetz gilt Folgendes:

inspiratorischer pO_2 = (Atmosphärendruck − Wasserdampfdruck bei 37 °C) × O_2-Konzentration

in mmHg: (760 − 47) × 0,2094 = 149 mmHg

oder in kPa: (101,3 − 6,3 kPa) × 0,2094 = 19,9 kPa.

Für eine grobe Abschätzung des pO_2 in mmHg kann die O_2-Konzentration mit 7 multipliziert werden. Danach beträgt der pO_2 der Raumluft 21 × 7 = 147 mmHg.

2.1.3 Alveolärer pO_2

Auf dem Weg zu den Alveolen nimmt der pO_2 weiter ab und erreicht dort schließlich einen Wert von 105 mmHg. Der alveoläre pO_2 kann nach folgender Formel berechnet werden:

$$p_A O_2 = \frac{\text{Barometerdruck}\,(\text{inspiratorische } O_2\text{-Konzentration} - O_2\text{-Aufnahme})}{\text{alveoläre Funktion}}$$

($p_A O_2$ = alveolärer pO_2)

Diese Formel gilt nur dann, wenn die Anzahl der eingeatmeten Stickstoffmoleküle gleich bleibt. In nachstehender Formel ist die „Stickstoffkorrektur" berücksichtigt:

$$p_A O_2 = \frac{(p_I O_2 - p_A CO_2)(p_I O_2 - p_E O_2)}{p_E CO_2}$$

($p_I O_2$ = inspiratorische O_2-Konzentration; $p_E O_2$ = exspiratorische O_2-Konzentration)

Der alveoläre pO_2 hängt in erster Linie von folgenden Faktoren ab:
— Trockener Barometerdruck,
— inspiratorische O_2-Konzentration,
— O_2-Verbrauch.

Sekundäre Faktoren, wie die Größe des Herzzeitvolumens und der Konzentrationseffekt, spielen ebenfalls eine gewisse Rolle.

Barometerdruck. Der alveoläre pO_2 ist direkt proportional dem trockenen Barometerdruck. Fällt der Barometerdruck, wie z. B. in großer Höhe, so fällt auch der alveoläre pO_2 ab. Demgegenüber besteht bei Anwendung von Überdruck keine direkte Proportionalität.

Inspiratorische O_2-Konzentration. Wird die inspiratorische O_2-Konzentration verändert, so entstehen gleichgerichtete Veränderungen des alveolären pO_2: Eine Erhöhung der inspiratorischen O_2-Konzentration steigert den alveolären pO_2 und umgekehrt. Diese Beziehung ist klinisch von außerordentlicher Bedeutung, da bei einer Hypoventilation der alveoläre pO_2 durch Zufuhr von O_2, d. h. Erhöhung der inspiratorischen Konzentration, rasch gesteigert werden kann, und zwar unabhängig von der Größe der jeweiligen alveolären Ventilation.

> Bei Hypoventilation steigert eine Erhöhung der inspiratorischen O_2-Konzentration um 10% den alveolären pO_2 um etwa 64 mmHg, vorausgesetzt, alle anderen Faktoren bleiben konstant.

Eine Hypoxämie durch venöse Beimischung in der Lunge kann innerhalb bestimmter Grenzen durch eine Steigerung der inspiratorischen O_2-Konzentration günstig beeinflusst sein.

O_2-Verbrauch. Nimmt der O_2-Verbrauch zu, so muss auch die alveoläre Ventilation gesteigert werden, um den alveolären pO_2 im Normbereich zu halten. Nimmt hingegen der O_2-Verbrauch ab, so ist entsprechend eine geringere alveoläre Ventilation erforderlich. Diese Zusammenhänge müssen auch beim anästhesierten Patienten beachtet werden, da in Narkose der O_2-Verbrauch gewöhnlich abnimmt.

Alveoläre Ventilation. Zwischen dem alveolären pO_2 und der alveolären Ventilation besteht eine hyperbolische Beziehung. Wird die Ventilation gesteigert, so nähert sich der alveoläre pO_2 asymptotisch dem inspiratorischen pO_2 an, jedoch ohne ihn jemals zu erreichen. Dieser Effekt ist aber bei einer Steigerung der Atmung vergleichsweise gering ausgeprägt (maximaler Anstieg des p_AO_2 auf ca. 140 mmHg bei Hyperventilation). Hingegen fällt bei zunehmender Hypoventilation der alveoläre pO_2 bedrohlich ab und erreicht bei noch erhaltener minimaler alveolärer Ventilation null.

Herzzeitvolumen. Das Herzzeitvolumen hat keinen direkten Einfluss auf den alveolären pO_2. Jedoch bewirkt ein schlagartiger Abfall des Herzzeitvolumens einen vorübergehenden Anstieg des alveolären pO_2, da die Lungendurchblutung abnimmt und nun weniger O_2 in das Blut aufgenommen werden kann. Im weiteren Verlauf wird jedoch kompensatorisch mehr O_2 im Gewebe extrahiert, und der gemischtvenöse pO_2 fällt ab. Entsprechend kann in der Lunge mehr O_2 in das Blut aufgenommen werden, so dass sich der alveoläre pO_2 wieder normalisiert.

Konzentrationseffekt. Die Zufuhr löslicher Gase wie Lachgas kann den alveolären pO_2 vorübergehend verändern. Anfangs strömen große Mengen N_2O aus den Alveolen in die Körperspeicher, während eine wesentlich geringere Menge aus dem Körper in das Alveolargas gelangt. Hierdurch steigen alveolärer pO_2 (und pCO_2) vorübergehend an. Umgekehrt verlassen bei Unterbrechung der N_2O-Zufuhr große Mengen des Gases den Körper und werden durch geringere Mengen von Stickstoff ersetzt. Das in die Alveolen einströmende Lachgas verdünnt O_2 und CO_2: Alveolärer pO_2 (und alveolärer pCO_2) fallen vorübergehend ab. Durch Erhöhung der inspiratorischen O_2-Konzentration kann in dieser Phase eine Hypoxämie verhindert werden.

2.1.4 Alveoloarterielle pO_2-Differenz

Das gemischtvenöse Blut strömt mit einem pO_2 von ca. 40 mmHg in die Lungenkapillaren ein und wird dort aufgrund des großen pO_2-Gefälles von 50–60 mmHg mit O_2 aufgesättigt. Die Transitzeit des Erythrozyten beträgt bei normalem Herzzeitvolumen 0,7 s, jedoch wird bereits in Ruhe innerhalb von 0,2 bis 0,3 s ein Gleichgewicht zwischen dem alveolären und dem lungenkapillären pO_2 erreicht. Somit ist auch unter körperlicher Belastung oder bei Störungen der Lungenfunktion noch eine ausreichende zeitliche Reserve für den Gasaustausch vorhanden.

Nach dem Gasaustausch über die alveolokapilläre Membran besteht allerdings zwischen den Alveolen und dem arteriellen Blut keine Partialdruckgleichheit, sondern eine (altersabhängige) Differenz. Sie beträgt beim jungen Menschen ca. 15 mmHg und beim gesunden alten Menschen ca. 37,5 mmHg. Diese pO_2-Gradienten entstehen durch venöse Beimischungen; sie werden auch als *physiologischer Shunt* bezeichnet. Beim intrapulmonalen physiologischen Shunt können zwei Komponenten unterschieden werden:
— Venöses Kurzschlussblut, das sich mit dem oxygenierten Blut vermischt,
— ungenügende Aufsättigung durch ein ungleichmäßiges Ventilations-/Perfusionsverhältnis der Lunge.

Anatomische Shunts bezeichnen demgegenüber venöses Blut, das unter Umgehung der Lunge direkt in das arterielle Blut einströmt, z. B. Blut aus Bronchialvenen oder dem Koronarkreislauf.

2.1.5 Normalwerte des arteriellen pO_2

Wie bereits dargelegt, nimmt der arterielle pO_2 mit zunehmendem Alter ab, im Gegensatz zum arteriellen pCO_2, der sich beim Lungengesunden auch mit hohem Lebensalter nicht verändert. In ▶ Tabelle 12-1 sind die paO_2-Werte in Abhängigkeit vom Lebensalter zusammengestellt.

2.2 Transport von O_2 im Blut

Nach der Diffusion von O_2 über die alveolokapilläre Membran in das gemischtvenöse Blut erfolgt

12 Blutgase

Tab. 12-1 Normalwerte des arteriellen pO_2 in Abhängigkeit vom Alter (Nunn, 1993)

Alter (Jahre)	mmHg	Pa
20–29	94 (84–104)	12,5 (11,2–13,9)
30–39	91 (81–101)	12,1 (10,8–13,5)
40–49	88 (78– 98)	11,7 (10,4–13,1)
50–59	84 (74– 94)	11,2 (9,9–12,5)
60–69	81 (71– 91)	10,8 (9,5–12,1)

der Transport im arterialisierten Blut in zwei Formen:
— Physikalisch gelöst in den wässrigen Blutbestandteilen,
— chemisch an Hämoglobin gebunden.

Die Menge des in beiden Formen transportierten O_2 hängt vom arteriellen pO_2 ab, jedoch überwiegt in jedem Fall der chemisch gebundene Anteil den physikalischen bei weitem. Allerdings muss vor jeder Bindung und dem Austausch mit den Geweben das Stadium der physikalischen Lösung durchlaufen werden.

2.2.1 O_2-Transport in physikalischer Lösung

Nach der Passage der alveolokapillären Membran gelangen die O_2-Moleküle zunächst in das Blutplasma. Im Blutplasma wird O_2 nur physikalisch gelöst, und zwar nach dem Henry-Dalton-Gesetz: Danach ist die im Plasma gelöste O_2-Menge pro Volumen bzw. die Konzentration direkt proportional dem Partialdruck des O_2:

$$O_2\text{-Konzentration in der Lösung } c = \alpha \times pO_2$$

(α = Löslichkeitskoeffizient; p = Partialdruck)

Hierbei gilt Folgendes:

— 1 ml Blutplasma nimmt bei 37 °C Körpertemperatur pro mmHg pO_2 0,00003 ml O_2 auf
— 100 ml Plasma nehmen entsprechend pro mmHg pO_2 0,003 ml O_2 auf
— 100 ml Plasma enthalten bei einem pO_2 von 100 mmHg lediglich 0,3 ml O_2 in physikalischer Lösung

Diese physikalisch gelöste O_2-Menge ist so gering, dass sie auch nicht annähernd ausreicht, um den O_2-Bedarf in Ruhe von ca. 250 ml/min zu decken, denn hierfür müsste das Herz ca. 83 l Plasma pro Minute pumpen. Selbst durch Atmung von 100%igem O_2 kann der physikalisch gelöste O_2-Anteil nicht genügend gesteigert werden, denn es gilt Folgendes:

! Bei einem alveolären pO_2 von 673 mmHg ergibt sich lediglich eine physikalisch gelöste O_2-Menge von 2 ml/100 ml Blut.

Bei Beatmung mit einem Überdruck von 2 atm ergäbe sich hingegen eine O_2-Menge von 4,3 ml/100 ml Plasma, bei 3 atm von 6,6 ml. Hiermit könnte der Ruhebedarf gedeckt werden.

2.2.2 O_2-Transport in chemischer Bindung an Hämoglobin

Die weitaus überwiegende Menge des O_2, nämlich 21 ml/100 ml Blut, wird in chemischer Bindung an das Hämoglobin der Erythrozyten transportiert. Hämoglobin ist ein Chromoprotein, das aus Globin und 4 Häm-Molekülen besteht. Globin setzt sich aus 4 Untereinheiten – je 2 α- und β-Ketten – zusammen. Jede Untereinheit trägt ein Häm-Molekül, in dessen Zentrum sich ein zweiwertiges Eisenatom befindet. An dieses Eisenatom wird das O_2-Molekül reversibel angelagert, ohne dass sich die Oxidationsstufe des Eisenatoms ändert. Die Anlagerungsreaktion wird als **Oxygenation** bezeichnet, die Abspaltung des Sauerstoffs vom Häm-Molekül hingegen als **Desoxygenation**. Es gilt:

— Oxyhämoglobin (HbO_2) = mit O_2 beladenes Hämoglobin,
— Desoxyhämoglobin (Hb) = Hämoglobin ohne O_2.

Fetales Hämoglobin (HbF) besteht im Gegensatz zum Hämoglobin des Erwachsenen (HbA) aus je 2 α- und γ-Ketten.

O_2-Bindungskapazität des Hämoglobins. 1 Mol Hämoglobin kann maximal 4 ml O_2 binden:

$$Hb + 4 O_2 = Hb(O_2)_4$$

Theoretisch kann 1 g Hämoglobin 1,39 ml O_2 binden (Hüfner-Zahl). Bei der Blutgasanalyse wird jedoch ein Wert von 1,34 bis 1,36 bestimmt, vermutlich weil ein geringer Teil des Hämoglobins bindungsinaktiv ist. Praktisch gilt daher Folgendes:

1 g Hämoglobin bindet 1,34 ml O_2 (Hüfner-Zahl).

Die O_2-Kapazität ist die maximale O_2-Menge, die bei einem hohen pO_2 vom Hämoglobin gebunden werden kann. Sie hängt vom jeweiligen Hb-Gehalt des Blutes ab.

Beispiel: 1 g Hb bindet 1,34 ml O_2, 15 g Hb binden $15 \times 1{,}34 = 20{,}1$ ml O_2. Eine Halbierung der Hb-Konzentration führt entsprechend zu einer Halbierung der O_2-Kapazität.

2.3 O$_2$-Sättigung des Hämoglobins und O$_2$-Bindungskurve

Der arterielle pO$_2$ bestimmt die O$_2$-Sättigung des arteriellen Blutes (sO$_2$), d. h. den prozentualen Anteil des mit Sauerstoff gesättigten (oxygenierten) Hämoglobins (HbO$_2$) am Gesamthämoglobingehalt des Blutes:

$$sO_2 = \frac{cO_2Hb}{cO_2Hb + cDesoxyHb + cCoHb + cMetHb}$$

(c = Konzentration)

! Der Normalwert der arteriellen O$_2$-Sättigung beträgt 96%.

Eine 100%ige Sättigung des Hämoglobins wird praktisch nicht erreicht, da 0,5% des Hämoglobins als MetHb und 1–2% als COHb vorliegen. Zudem nimmt eine geringe Menge des Blutes nicht am pulmonalen Gasaustausch teil, sondern strömt direkt in den arteriellen Kreislauf ein (sog. Shunt).

Partielle O$_2$-Sättigung. Im Gegensatz zu der beschriebenen, auf das Gesamt-Hb bezogenen O$_2$-Sättigung bezeichnet die *partielle* O$_2$-Sättigung (psO$_2$) den prozentualen (fraktionellen) Anteil des O$_2$Hb an der Summe von HbO$_2$ und Desoxy-Hb:

$$psO_2 (\%) = \frac{cO_2Hb}{cO_2Hb + cDesoxyHb}$$

2.3.1 O$_2$-Bindungskurve

Die O$_2$-Sättigung des Hämoglobins hängt vom jeweiligen pO$_2$ ab (▶ Tab. 12-2). Jedem pO$_2$ entspricht auch eine bestimmte O$_2$-Sättigung des Hämoglobins. Diese Beziehung kann durch die O$_2$-Bindungskurve graphisch dargestellt werden (▶ Abb. 12-1). Hierzu

Tab. 12-2 Arterieller pO$_2$ und entsprechende O$_2$-Sättigung des Hämoglobins bei: pH 7,4; paCO$_2$ 40 mmHg; 37 °C; Hb 15 g/dl

paO$_2$ (mmHg)	O$_2$-Sättigung (%)
10	13
20	36
30	58
40	75
50	84
60	90
80	95
100	97
150	99

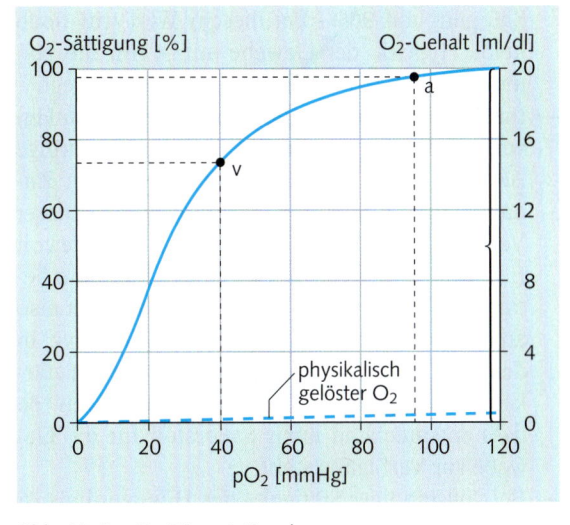

Abb. 12-1 O$_2$-Dissoziationskurve.
Die linke vertikale Achse kennzeichnet die arterielle O$_2$-Sättigung, die rechte Achse den arteriellen O$_2$-Gehalt. Die O$_2$-Bindungskurve verläuft S-förmig, der arterielle Punkt (a) befindet sich im oberen flachen Anteil der Kurve, der venöse Punkt (v) im steilen Anteil. Der Hämoglobingehalt beträgt 15 g/dl. Der physikalisch gelöste O$_2$-Anteil ist erheblich geringer als der an Hämoglobin gebundene (mod. nach Nunn, 2005).

wird das Blut mit einem Hb-Gehalt von 15 g/dl und einem pCO$_2$ von 40 mmHg einem Gasgemisch mit unterschiedlichen pO$_2$-Werten ausgesetzt und nach Äquilibrierung der O$_2$-Gehalt der Proben in ml O$_2$/100 ml Blut bestimmt. Die Bindungskurve ergibt sich, wenn auf der Abszisse die pO$_2$-Werte und auf der Ordinate die jeweils zugehörige O$_2$-Konzentration (Gesamtmenge, d. h. chemisch gebundener und physikalisch gelöster O$_2$) pro Volumen Blut aufgetragen werden. In der Praxis wird anstelle der O$_2$-Konzentration meist die O$_2$-Sättigung auf der Ordinate angegeben. Die Beziehung zwischen O$_2$-Sättigung des Hämoglobins und der Höhe des arteriellen pO$_2$ ist nicht linear. Vielmehr verläuft die O$_2$-Bindungskurve S-förmig, und dieser Verlauf ist für die Transportfunktion von großer praktischer Bedeutung:

— Im Bereich hoher pO$_2$-Werte (> 60 mmHg) verläuft die Kurve flach, eine Zunahme oder ein Abfall der pO$_2$-Werte in diesem Bereich hat nur einen geringen Einfluss auf die O$_2$-Sättigung. Dementsprechend wirken sich Schwankungen des normalen alveolären pO$_2$ kaum auf die O$_2$-Sättigung des Blutes in den Lungenkapillaren aus. Fällt z. B. bei Vollsättigung des Hämoglobins der pO$_2$ um 20 mmHg, so bleibt die O$_2$-Sättigung größer als 90%, und auch der O$_2$-Gehalt ändert sich nur wenig. Selbst ein Abfall des arteriellen pO$_2$ von 100 mmHg auf 60 mmHg bewirkt lediglich einen Abfall der arteriellen O$_2$-

Sättigung auf 90%. Bei diesem Wert tritt noch keine Hypoxie der Gewebe auf, wenn die Hämoglobinkonzentration im Normbereich liegt.
— Im Bereich niedriger pO_2-Werte (< 60 mmHg) verläuft die Kurve sehr steil, und bereits geringe Anstiege des pO_2 führen zu einer starken Zunahme der O_2-Sättigung und umgekehrt. Dieser Verlauf ist für die O_2-Abgabe an das Gewebe von Bedeutung: Am venösen Ende der Kapillare beträgt der pO_2 etwa 40 mmHg, befindet sich also an einem Punkt im steilen Bereich der Kurve, in dem bereits geringe Abfälle des pO_2 zu einer starken Entsättigung des Hämoglobins führen, so dass entsprechend mehr Sauerstoff für die Gewebe zur Verfügung steht.
— Bei vollständiger Sättigung des Hämoglobins ist keine weitere chemische Bindung mehr möglich. Eine Steigerung des pO_2 führt lediglich zu einer geringfügigen Zunahme der physikalisch gelösten O_2-Menge.

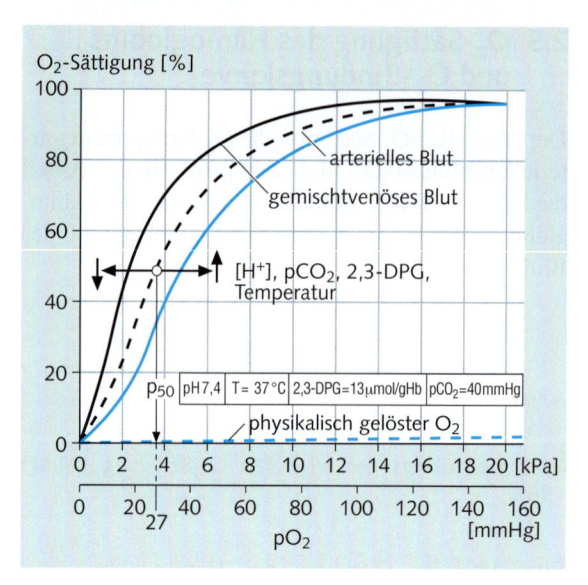

Abb. 12-2 Der Einfluss von pH-Wert, Bluttemperatur, pCO_2 und 2,3-DPG-Konzentration auf die O_2-Sättigung und den p_{50}-Wert des Blutes (mod. nach Matthys, 2001).

Halbsättigung. Bei einem pO_2 von 27 mmHg (3,6 kPa) beträgt die O_2-Sättigung des Hämoglobins 50%. Dieser Wert wird als Halbsättigung bezeichnet, der zugehörige O_2-Partialdruck als p_{50}. Diese Beziehung gilt jedoch nur bei normalem Hämoglobingehalt, normaler Körpertemperatur, einem pH-Wert von 7,4 und einem pCO_2 von 40 mmHg. Verändern sich diese Faktoren, so verschiebt sich auch die O_2-Bindungskurve, entweder nach rechts oder nach links, wobei aber die Form im Wesentlichen gleich bleibt. Wird die Kurve nach rechts verschoben, so nimmt p_{50} zu, bei einer Linksverschiebung ab.

2.3.2 Verschiebungen der O_2-Bindungskurve

Veränderungen der O_2-Affinität des Hämoglobins führen zu Rechts- oder Linksverschiebung der O_2-Bindungskurve (▶ Abb. 12-2): Bei einer *Rechtsverschiebung* der O_2-Bindungskurve wird bei gleichem pO_2 weniger O_2 vom Hämoglobin gebunden, d. h., die O_2-Affinität ist vermindert. Allerdings wird der Sauerstoff aus der Hämoglobinbindung auch besser freigesetzt. Eine Rechtsverschiebung tritt auf bei
— Azidose,
— pCO_2-Anstieg (Hyperkapnie),
— Fieber.

Linksverschiebung bedeutet, dass bei gleichem pO_2 das Hämoglobin mehr O_2 binden kann, die Affinität hat somit zugenommen. Allerdings wird O_2 auch schlechter freigegeben. Eine Linksverschiebung der Bindungskurve tritt auf bei:
— Alkalose,
— Hypothermie,
— 2,3-Diphosphoglyzerat-(DPG-)Mangel.

Einfluss von pH-Wert und pCO_2 (siehe Abb. 12-2). Ein Abfall des pH-Werts (= Zunahme der H^+-Ionen-Konzentration) bewirkt eine Abnahme der O_2-Affinität des Hämoglobins und damit eine Rechtsverschiebung der Bindungskurve und umgekehrt. Dies gilt in entsprechender Weise für eine Zunahme des pCO_2 (Rechtsverschiebung) und für eine Hypokapnie (Linksverschiebung).

Die Verschiebung der O_2-Bindungskurve durch Veränderungen der H^+-Konzentration und des pCO_2 wird als **Bohr-Effekt** bezeichnet. Der Bohr-Effekt begünstigt die O_2-Aufnahme in der Lunge, aber auch die O_2-Abgabe an die Gewebe. In der Lunge nimmt der pH-Wert durch die Ausatmung von CO_2 zu. Hierdurch wird die Affinität des Hämoglobins für O_2 gesteigert und die O_2-Bindungskurve nach links verschoben. Umgekehrt werden in den Geweben durch die CO_2-Abgabe der pCO_2 im Blut gesteigert und der pH-Wert erniedrigt, so dass dort aufgrund der Affinitätsabnahme mehr O_2 aus dem Hämoglobin freigesetzt wird, d. h., die Bindungskurve wird nach rechts verschoben.

2,3-Diphosphoglyzerat. 2,3-DPG kommt in hoher Konzentration im Erythrozyten vor und vermindert die O_2-Affinität des Hämoglobins durch bevorzugte Bindung an die β-Kette eines der Tetramere von Desoxyhämoglobin. Hierdurch wird die O_2-Bindungskurve nach rechts in den physiologischen Bereich verschoben. Bei Fehlen von 2,3-DPG sind die Affinität hingegen erhöht und die Bindungskurve nach links verschoben.

Anämie. Bei Anämie nimmt der 2,3-DPG-Gehalt zu, und die O_2-Bindungskurve wird um ca. 3,8 mmHg nach rechts verschoben.

Fetales Hämoglobin. Das Molekül des fetalen Hämoglobins weist 2 α- und 2 γ-Ketten auf. Die Bindungskurve ist im Vergleich mit der des Erwachsenen nach links verschoben, d. h., fetales Blut erfüllt seine Funktionen bei niedrigeren pO_2-Werten als das Blut des Erwachsenen.

Myoglobin. Der rote Muskelfarbstoff, der ähnlich aufgebaut ist wie eine der vier Grundeinheiten des Hämoglobinmoleküls, kann ebenfalls Sauerstoff binden, allerdings jeweils nur 1 Molekül. Die O_2-Bindungskurve des Myoglobins verläuft hyperbelförmig; eine vollständige O_2-Sättigung in der quergestreiften Muskulatur wird bereits bei pO_2-Werten von 15–30 mmHg (2–4 kPa) erreicht.

2.3.3 Inaktive Hämoglobinformen

Das Eisenatom des Hämoglobins kann nicht nur Sauerstoff, sondern auch andere anorganische Moleküle binden. Hierdurch wird die O_2-Aufnahme blockiert. Von Bedeutung sind vor allem die Bildung von Carboxyhämoglobin durch Kohlenmonoxid und die Bildung von Methämoglobin durch Oxidationsmittel, wie z. B. Nitrat.

Carboxyhämoglobin. Kohlenmonoxid (CO) besitzt eine 300-mal größere Affinität zum Hämoglobin als Sauerstoff (▶ Abb. 12-3). Das Molekül verdrängt den Sauerstoff aus seiner Hämoglobinbindung und bindet sich – reversibel, aber fest – an das zweiwertige Hämeisen; es entsteht Carboxyhämoglobin.

! Bei einer Vergiftung mit Kohlenmonoxid wird die O_2-Aufnahme des Hämoglobins durch CO blockiert. Außerdem wird die O_2-Bindungskurve nach links verschoben und dadurch die O_2-Abgabe an die Gewebe beeinträchtigt.

Carboxyhämoglobin findet sich besonders im Blut von Rauchern (bis zu 10%) und von Taxifahrern.

Methämoglobin (MetHb). Das zweiwertige Eisen des Häms kann durch Oxidationsmittel wie Nitrite, Nitrate und anilinhaltige Substanzen zum dreiwertigen Eisen oxidiert werden. Hierdurch entsteht Methämoglobin, das kein O_2 binden kann und daher auch nicht für den O_2-Transport zur Verfügung steht. Im Organismus wird MetHb durch das Enzym Methämoglobinreduktase reduziert.

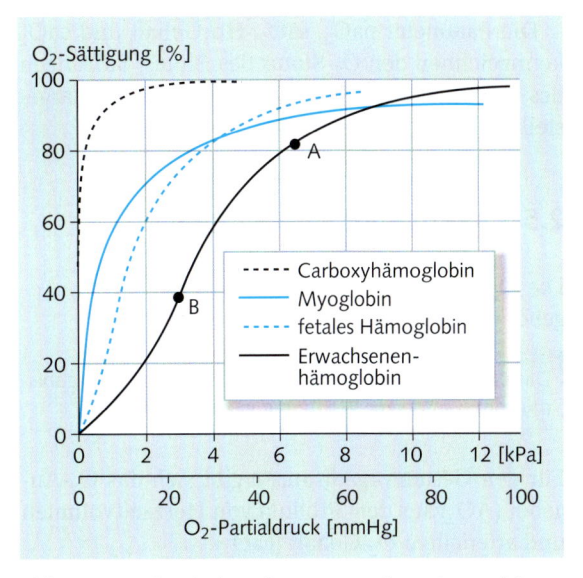

Abb. 12-3 O_2-Bindungskurve von Erwachsenenhämoglobin und fetalem Hämoglobin sowie Kurven für Myoglobin und Carboxyhämoglobin.
Das fetale Blut bindet bei gleichem pO_2 mehr O_2 als das Erwachsenenhämoglobin, die Bindungskurve ist also nach links verschoben. Myoglobin erreicht seine Vollsättigung mit O_2 bei einem pO_2 von 15–30 mmHg (2–4 kPa); der größte O_2-Anteil kann somit nur bei sehr niedrigen pO_2-Werten abgegeben werden. Carboxyhämoglobin kann nur bei sehr niedrigen pO_2-Werten dissoziieren. Auf der normalen O_2-Bindungskurve des Erwachsenen repräsentiert Punkt A eine schwere Hypoxie, die der sofortigen Behandlung bedarf, Punkt B ist der Schwellenwert für Bewusstseinsverlust (mod. nach Nunn, 2005).

2.4 O_2-Gehalt und O_2-Status des Blutes

Die wichtigste O_2-Größe des arteriellen Blutes ist die O_2-Konzentration bzw. der O_2-Gehalt, caO_2 (ml O_2/dl Blut). Der O_2-Gehalt ist die Summe von physikalisch gelöstem und chemisch gebundenem Sauerstoff. Er hängt von folgenden arteriellen Größen ab:

— O_2-Partialdruck, paO_2 (mmHg oder kPa),
— O_2-Sättigung, saO_2 (%),
— Hämoglobingehalt, cHb (g/dl).

Der O_2-Gehalt des Blutes kann nach folgender Formel berechnet werden:

$$caO_2 \text{ (ml/dl)} = saO_2 \text{ (\%)} \times cHb \text{ (g/dl)} \times 1{,}34 + (paO_2 \times 0{,}003)$$

Normalwerte des arteriellen O_2-Gehalts (cO_2):
— Männer 20,4 ml/dl
— Frauen 18,6 ml/dl

Voraussetzungen für einen normalen O_2-Gehalt sind normale paO_2-, saO_2- und Hb-Werte.

12 Blutgase

Die Parameter paO_2, saO_2, Hb-Gehalt und caO_2 kennzeichnen den O_2-Status des Blutes. Störungen des arteriellen O_2-Status sind in Kapitel 26 dargestellt.

2.5 O_2-Angebot an die Organe

Die O_2-Versorgung der Organe hängt vom O_2-Angebot mit dem arteriellen Blutstrom ab.

! Das O_2-Angebot ist die Menge an O_2, die dem Organismus pro Minute zur Verfügung gestellt wird.

Für den Gesamtorganismus ergibt sich das O_2-Angebot (AO_2) aus dem Produkt von Herzzeitvolumen und arteriellem O_2-Gehalt (caO_2):

$$AO_2 \text{ (ml/min)} = HZV \times caO_2 \text{ (ml/dl)}$$
$$1020 \text{ ml/min} = 5 \text{ l/min} \times 20{,}4 \text{ ml/dl}$$

Hieraus folgt: In Ruhe liegt das O_2-Angebot an die Organe um ein Mehrfaches über dem tatsächlichen O_2-Bedarf, d. h., es besteht eine große funktionelle Reserve.

Das O_2-Angebot an ein *einzelnes* Organ wird bestimmt durch die Größe der Organdurchblutung, $\dot{Q}$ (ml/min), und den O_2-Gehalt dieses Blutes:

$$AO_2 \text{ an das Organ } \dot{Q} \text{ (ml/min)} \times caO_2 \text{ (ml/dl)}$$

Das Gesamt-O_2-Angebot an die Organe wird also von folgenden Variablen bestimmt:
— Herzzeitvolumen,
— O_2-Sättigung,
— Hämoglobingehalt.

Wird eine Variable halbiert, nimmt auch das O_2-Angebot um die Hälfte ab; werden hingegen alle drei Variablen um 50 % reduziert, beträgt das O_2-Angebot nur noch ein Achtel des Ausgangswerts von 1020 ml, also 125 ml/min. Dieser Wert ist mit dem Leben nicht vereinbar. Es gilt vielmehr:

! Das minimale, für das Überleben erforderliche O_2-Angebot beträgt in Ruhe 300–400 ml/min.

Ein erheblicher Abfall des Herzzeitvolumens führt zur Stagnationsanoxie, ein Abfall der arteriellen O_2-Sättigung zu einer anoxischen Anoxie und eine Abnahme des Hämoglobingehalts zur anämischen Anoxie.

Herzzeitvolumen und gemischtvenöser O_2-Gehalt. Wie bereits dargelegt, spielt die Größe des Herzzeitvolumens für den O_2-Transport eine wesentliche Rolle. Fällt das Herzzeitvolumen unter einen kritischen Wert ab, so kann eine Gewebehypoxie auftreten. Zunächst wird aber vermehrt O_2 aus dem venösen Blut ausgeschöpft. Der O_2-Ruhebedarf beträgt ca. 250 ml/min, das Herzzeitvolumen ca. 5 l/min. Somit transportiert jeder Liter Blut 250/5 = 50 ml O_2 zu den Geweben:

Da der O_2-Gehalt des arteriellen Blutes ca. 200 ml/l beträgt, enthält das aus den Organen abströmende gemischtvenöse Blut 150 ml O_2/l:

$$200 \text{ ml} - 50 \text{ ml} = 150 \text{ ml } O_2/\text{l bzw. 15 Vol.\%}$$

Bei gleichem O_2-Gehalt fällt demnach der gemischtvenöse pO_2 ab, wenn das Herzzeitvolumen abfällt und umgekehrt – vorausgesetzt, der O_2-Verbrauch bleibt unverändert. Die Bestimmung des gemischtvenösen O_2-Gehalts und des pO_2 ermöglicht daher innerhalb gewisser Grenzen Aussagen über die O_2-Versorgung der Gewebe.

2.5.1 Beziehung zwischen O_2-Angebot und O_2-Verbrauch

Das Verhältnis von O_2-Angebot (AO_2) zu O_2-Verbrauch ($\dot{V}O_2$) wird als O_2-Extraktion bezeichnet und in Prozent angegeben. Die gemischtvenöse O_2-Sättigung ergibt sich aus der Differenz zwischen arterieller O_2-Sättigung und der O_2-Extraktion. Unter Ruhebedingungen, bei einem arteriellen O_2-Angebot von 1000 ml/min und einem O_2-Verbrauch von 250 ml/min, beträgt die O_2-Extraktion 25 %. Bei einer arteriellen O_2-Sättigung von 97 % ergibt sich demnach folgende gemischtvenöse O_2-Sättigung:

$$97\% - 25\% = 72\%$$

Fällt das O_2-Angebot nur mäßig ab, so wird der O_2-Verbrauch aufrechterhalten, und zwar durch eine Zunahme der O_2-Extraktion aus dem Blut. Hierdurch nimmt auch die gemischtvenöse O_2-Sättigung ab. Erst mit Überschreiten eines kritischen Schwellenwertes des O_2-Angebots besteht eine lineare Beziehung zwischen O_2-Angebot und O_2-Verbrauch, und es entwickelt sich eine Hypoxie mit anaerobem Metabolismus und Bildung von Laktat.

O_2-Speicher. Die O_2-Vorräte des Organismus (▶ Tab. 12-3) sind bei Atmung von Raumluft außerordentlich gering und reichen in Ruhe nicht einmal aus, um den O_2-Bedarf für 3 min zu decken. Wird daher die O_2-Zufuhr vollständig unterbrochen, tritt innerhalb weniger Minuten der Tod ein. Auch ein Abfall des alveolären oder des arteriellen pO_2 wirkt sich sofort ungünstig auf die O_2-Speicher aus; zudem können sie nur teilweise entleert werden, weil der pO_2 in einen kritischen Bereich abfällt. So ist bei einem pO_2 von 26 mmHg (3,5 kPa) noch 50 %

Tab. 12-3 Sauerstoffvorräte des Organismus

	bei Atmung von Raumluft	bei Atmung von 100%igem O_2
Lunge (FRC)	450 ml	3000 ml
Blut	850 ml	950 ml
in Flüssigkeit gelöst	50 ml	100 ml
an Myoglobin gebunden	200 ml ?	200 ml ?
gesamt	1550 ml	4250 ml

(? = Schätzwert)

des Blutsauerstoffs vorhanden; auch das Myoglobin kann bei einem pO_2 von 20 mmHg (2,7 kPa) nur noch sehr wenig O_2 abgeben.

Durch Atmen von reinem O_2 können die O_2-Speicher wesentlich erhöht werden, wobei der überwiegende Anteil des O_2 im Alveolargas gespeichert wird.

Herzstillstand. Beim Herzstillstand werden die O_2-Speicher der Gewebe und des stagnierenden Kapillarbluts rasch entleert, und es entwickelt sich eine Hypoxie. Bereits nach 10 s tritt Bewusstlosigkeit ein; außerdem werden Produkte des anaeroben Stoffwechsels gebildet.

Atemstillstand. Bei Apnoe nach vorangegangener Atmung von Raumluft fällt der alveoläre pO_2 rasch ab, und entsprechend schnell entwickelt sich eine Anoxie. Bei gesteigertem O_2-Verbrauch ist der Verlauf beschleunigt. Hingegen wird bei Voratmung von 100%igem Sauerstoff über einige Minuten und nachfolgendem Anschluss an eine O_2-Quelle der arterielle pO_2 über einen langen Zeitraum während des Atemstillstands aufrechterhalten (= apnoische Oxygenierung). Allerdings kommt es in dieser Zeit zu einem Anstieg des arteriellen pCO_2.

3 Kohlendioxid

3.1 Herkunft von CO_2

CO_2 ist das Endprodukt des oxidativen (aeroben) Stoffwechsels. Pro verbrauchtes O_2-Molekül entstehen etwa 0,8 Moleküle CO_2. Die Bildung von CO_2 erfolgt nahezu ausschließlich in den Mitochondrien der Zelle – hier ist entsprechend der pCO_2 auch am höchsten. Vom Ort seiner Entstehung diffundiert das physikalisch gelöste CO_2 durch das Zytoplasma und den Extrazellulärraum in das Kapillarblut. Für die Diffusion ist ein Druckgradient zwischen Gewebe und Blut erforderlich, jedoch ist dieser Gradient wesentlich kleiner als für Sauerstoff: In der Zelle beträgt der pCO_2 ca. 46 mmHg, im arteriellen Blut ca. 40 mmHg – die Partialdruckdifferenz für die Diffusion beträgt somit 6 mmHg. Wenn das CO_2 aus dem Gewebe in das Blut gelangt ist, wird es dort in seine Transportformen überführt. Der größte Teil wird chemisch gebunden, nur ein geringer Teil bleibt in physikalischer Lösung. Mit dem Blut gelangt das CO_2 in seinen verschiedenen Transportformen zur Lunge und wird dort ausgeschieden, in Ruhe pro Minute etwa 200 ml. Damit CO_2 ausgeatmet werden kann, ist ebenfalls ein Partialdruckgradient zwischen gemischtvenösem pCO_2 und dem der Alveolen erforderlich. Der gemischtvenöse pCO_2 befindet sich bei 46 mmHg im Gleichgewicht mit dem pCO_2 im Gewebe. Der alveoläre pCO_2 beträgt 40 mmHg, der Partialdruckgradient zwischen gemischtvenösem Blut und Alveolen entsprechend 6 mmHg.

3.2 Transport von CO_2 im Blut

Kohlendioxid wird im Blut zu ca. 90% in chemischer Bindung transportiert, der Rest in physikalischer Lösung (▶ Tab. 12-4 und ▶ Abb. 12-4). Im Blut liegen folgende Transportformen von Kohlendioxid vor:
— Physikalische Lösung: ca. 12%,
— Bikarbonat: ca. 50% im Erythrozyten und ca. 27% im Plasma,
— Karbamat: ca. 11%.

! CO_2 wird im Blut chemisch gebunden als Bikarbonat und als Karbamat transportiert, zu einem geringen Teil in physikalisch gelöster Form. Desoxygeniertes Blut bindet mehr Kohlendioxid als oxygeniertes. Hierdurch werden die CO_2-Aufnahme aus den Geweben in das Blut und die CO_2-Abgabe aus dem Blut in die Alveolen gefördert.

CO_2 ist – wie O_2 – eine nichtpolare Verbindung und damit hydrophob. Hieraus erklärt sich die geringe Wasserlöslichkeit beider Gase. Zwar ist CO_2 im

12 Blutgase

Tab. 12-4 Anteil der verschiedenen CO_2-Formen im arteriellen und gemischtvenösen Blut

CO_2-Form	arteriell (Hb 95% O_2-Sättigung)	gemischtvenös (Hb 70% O_2-Sättigung)
Vollblut		
pCO_2 (mmHg)	40	46
kPa	5,3	6,1
Gesamt-CO_2 (mmol/l)	21,5	23,3
ml/dl	48,0	52,0
Plasma (mmol/l)		
gelöstes CO_2	1,2	1,4
Kohlensäure, H_2CO_3	0,0017	0,002
Bikarbonat, HCO_3^-	24,4	26,2
Karbamat-CO_2	vernachlässigbar	vernachlässigbar
gesamt	25,6	27,6
Erythrozyten (Fraktion von 1 l Blut)		
gelöstes CO_2	0,44	0,51
Bikarbonat	5,88	5,92
Karbamat-CO_2	1,10	1,70
Plasma (Fraktion von 1 l Blut)		
gelöstes CO_2	0,66	0,76
Bikarbonat	13,42	14,41

Blut 20-mal besser löslich als O_2, jedoch reicht die physikalische Lösung nicht aus, um die im Stoffwechsel produzierten großen Mengen in dieser Form zur Lunge zu transportieren.

3.2.1 Transport in physikalischer Lösung

Bedingt durch die fortlaufende CO_2-Produktion ist der CO_2-Partialdruck in der Zelle höher als im Kapillarblut der Gewebe; daher können die CO_2-Moleküle entlang dem Druckgradienten in das Kapillarblut diffundieren. Nur ein sehr geringer Teil bleibt aber physikalisch im Plasma gelöst. Die Konzentration des physikalisch gelösten Kohlendioxids kann nach dem Henry-Dalton-Gesetz errechnet werden:

$$CO_2\text{-Konzentration in der Lösung} = \alpha \times pCO_2$$

(α = Löslichkeitskoeffizient, p = Partialdruck)

Die Löslichkeit von CO_2 hängt von der Körpertemperatur ab: Mit abfallender Körpertemperatur nimmt die Löslichkeit zu und umgekehrt. Bei einer Temperatur von 37 °C beträgt die Löslichkeit 0,0308 mmol/l/mmHg.

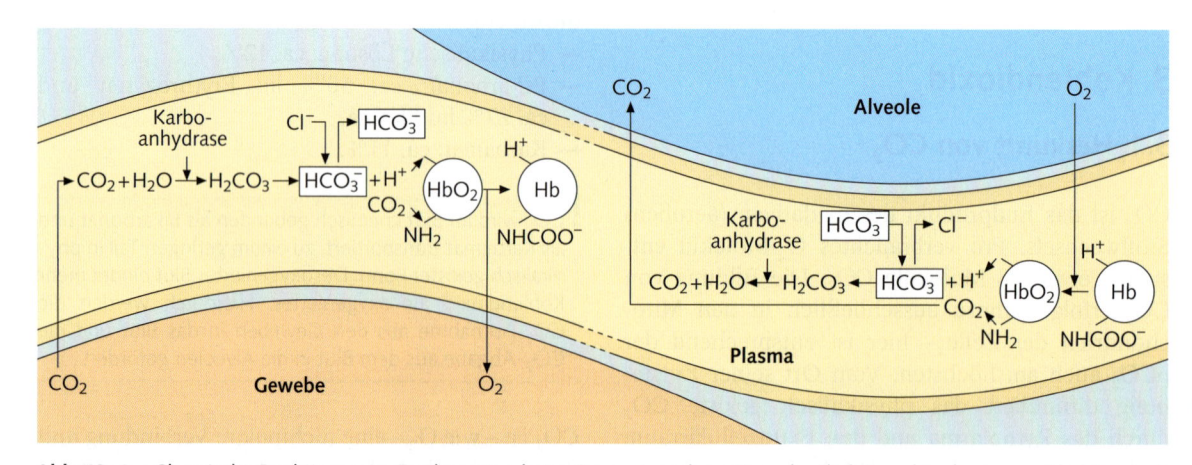

Abb. 12-4 Chemische Reaktionen im Erythrozyten beim Gasaustausch im Gewebe (links) und in der Lunge (rechts; mod. nach Schmidt und Lang, 2005).

3.2.2 Umwandlung von CO_2 in Bikarbonat

Nur ein geringer Anteil des im Plasma befindlichen CO_2 wird dort langsam hydratisiert, weil hierfür kein Enzym zur Verfügung steht. Der größte Teil diffundiert aus dem Plasma in die Erythrozyten. Hier erfolgt unter der erheblich beschleunigenden Wirkung der Karboanhydrase – ein Enzym, das sich in den Erythrozyten und im Endothel befindet – die Reaktion mit Wasser zu Kohlensäure (Hydratation). Kohlensäure dissoziiert sofort in Bikarbonationen (Hydrogenkarbonat) und Protonen:

$$CO_2 + H_2O \rightarrow H_2CO_3 \rightarrow HCO_3^- + H^+$$

Diese Reaktion führt zum Anstieg der Konzentration von Bikarbonat im Erythrozyten, es entsteht ein Konzentrationsgefälle zwischen Erythrozyten und Plasma. Das negativ geladene Bikarbonation kann aber aus dem Erythrozyten nur in das Plasma diffundieren, wenn das elektrische Ladungsgleichgewicht erhalten bleibt und ein Anion aus dem Plasma in den Erythrozyten übertritt (Kationen können die Membran nicht passieren). Ein solches Anion ist das Cl^--Ion, das im Austausch gegen Bikarbonat in den Erythrozyten diffundiert – ein Vorgang, der als Chlorid-Shift oder Hamburger-Verschiebung bezeichnet wird.

Die bei der Bikarbonatbildung laufend entstehenden H^+-Ionen werden von Hämoglobin abgepuffert, so dass der pH-Wert sich nicht wesentlich ändert. Im Gewebe wird die Pufferung durch die gleichzeitige Abgabe von O_2 aus dem Hämoglobinmolekül begünstigt, da desoxygeniertes Hämoglobin eine geringere Azidität aufweist als oxygeniertes. Entsprechend können zusätzlich H^+-Ionen aufgenommen und auch mehr Bikarbonationen aus Kohlendioxid gebildet werden.

3.2.3 Karbamat-CO_2

Ein sehr geringer Teil des gelösten CO_2 (5%) reagiert direkt mit Aminogruppen des Hämoglobins zu Karbamat bzw. Karbaminohämoglobin:

$$Hb \times NH_2 + CO_2 = Hb \times NHCOO^- + H^+$$

Karboanhydrase ist bei dieser Reaktion nicht erforderlich. Wie bei Bikarbonat kann auch desoxygeniertes Hämoglobin mehr Kohlendioxid binden als oxygeniertes. Daher ist der Karbamat-CO_2-Anteil im venösen Blut höher als im arteriellen.

3.3 CO_2-Bindungskurve des Blutes

Die CO_2-Bindungskurve beschreibt die Beziehung zwischen dem CO_2-Gehalt aller drei Formen, also dem gesamten CO_2-Gehalt und dem CO_2-Partialdruck des Blutes (▶ Abb. 12-5). Im Gegensatz zur O_2-Bindungskurve weist diese Kurve aber keine Sättigungscharakteristik auf, nähert sich also keinem Maximalwert. Je höher der CO_2-Partialdruck, desto mehr CO_2 wird in Form von Bikarbonat gebunden. Im Gegensatz zur S-förmigen O_2-Bindungskurve besteht im physiologischen Bereich im wesentlichen eine *lineare* Beziehung zwischen pCO_2 und CO_2-Bindung. Auch verläuft die CO_2-Bindungskurve im oxygenierten (arteriellen) Blut anders als im desoxygenierten (venösen) Blut, denn desoxygeniertes Hämoglobin vermag als schwächere Säure mehr CO_2 zu binden als oxygeniertes. Dieses Phänomen – nämlich die Abhängigkeit der CO_2-Bindung vom Oxygenierungsgrad des Hämoglobins – wird als Haldane-Effekt bezeichnet.

Bedeutung des Haldane-Effekts. Der Haldane-Effekt fördert nicht nur die Aufnahme von CO_2 aus den Geweben in das Blut, sondern auch die Abgabe aus dem Blut in die Alveolen. Im Gewebe wird dem zunächst vollständig oxygenierten Kapillarblut ständig O_2 entnommen, und es entsteht zunehmend mehr desoxygeniertes Hämoglobin. Entsprechend nehmen die CO_2-Bindungsfähigkeit des Blutes und die CO_2-Aufnahme in die Gewebekapillaren zu. In der Lunge wird hingegen ständig O_2 aufgenommen, die Oxygenierung des Hämoglobins nimmt fortlaufend zu und die CO_2-Bindungsfähigkeit des Blutes entsprechend ab. Der pCO_2 steigt an, und die Diffusion von Kohlendioxid in die Alveolen nimmt zu.

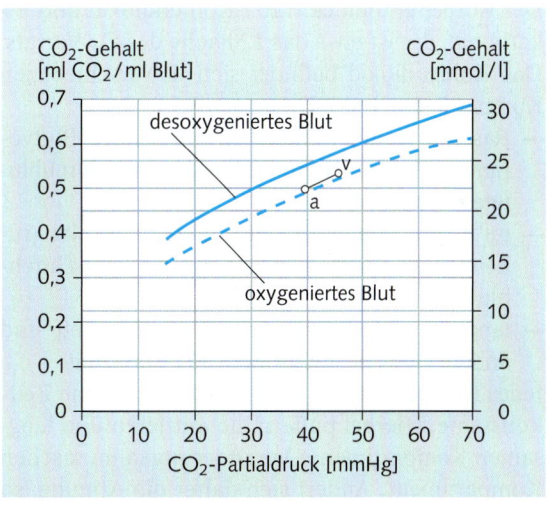

Abb. 12-5 CO_2-Bindungskurve für oxygeniertes und desoxygeniertes Blut.
Die Kurve zwischen den Punkten a (arterielles Blut) und v (venöses Blut) ist die effektive CO_2-Bindungskurve; sie bestimmt den Gasaustausch (mod. nach Schmidt und Lang, 2005).

Andere Einflüsse auf die CO_2-Bindungskurve. Abgesehen vom Haldane-Effekt wird die CO_2-Bindungskurve auch durch andere Faktoren beeinflusst. Hierzu gehören vor allem der pH-Wert und die Körpertemperatur:

! Abfall des pH-Werts und Anstieg der Körpertemperatur verschieben die CO_2-Bindungskurve nach rechts, und die CO_2-Bindung nimmt ab. Umgekehrt nimmt bei pH-Wert-Anstieg und Abfall der Körpertemperatur die Bindungsfähigkeit zu.

3.4 Diffusion von CO_2 durch Membranen

Von großer Bedeutung ist die Diffusionsfähigkeit von Kohlendioxid: Während die verschiedenen Membranen für H^+-Ionen undurchlässig sind, kann Kohlendioxid diese Membranen ungehindert passieren. Daher wird die intrazelluläre H^+-Ionen-Konzentration nur wenig von extrazellulären Veränderungen des pH-Werts beeinflusst, reagiert aber auf Veränderungen des pCO_2: Kohlendioxid diffundiert durch die Membranen in die Zelle, wird dort hydratisiert und ionisiert und produziert H^+-Ionen. Hierdurch ändert sich auch der intrazelluläre pH-Wert.

3.5 CO_2-Speicher

Der Körper enthält ca. 120 l Kohlendioxid und Bikarbonat, das ist etwa das 120fache des O_2-Vorrats. Das Kohlendioxid befindet sich in verschiedenen Kompartimenten des Organismus:
— Rasches Kompartiment: zirkulierendes Blutvolumen, Gehirn, Niere und andere gut durchblutete Organe,
— mittleres Kompartiment: Skelettmuskeln (ruhend) und andere Gewebe mit mäßiger Durchblutung,
— langsames Kompartiment: Knochen, Fett und andere Gewebe mit großer CO_2-Kapazität.

Jedes Kompartiment verfügt über eine eigene Zeitkonstante. Hierbei puffern die mittleren und langsamen Kompartimente Veränderungen im raschen Kompartiment. Ändert sich daher die Atmung, so ändert sich die CO_2-Konzentration nur langsam: Erst nach 20–30 min wird ein neuer Gleichgewichtszustand erreicht. Im Gegensatz dazu werden die O_2-Speicher bei O_2-Mangel sehr rasch entleert.

Hyperventilation. Bei Hyperventilation nimmt die CO_2-Konzentration in allen drei Kompartimenten ab, am raschesten im schnellen Kompartiment, erkennbar am Abfall des arteriellen pCO_2. Wie rasch der pCO_2 sich ändert, hängt vor allem von der Größe der Ventilation und der Kapazität der CO_2-Speicher ab.

Hypoventilation. Bei ungenügender Ventilation steigt der pCO_2 an. Das Ausmaß des pCO_2-Anstiegs hängt direkt von der CO_2-Produktion im Stoffwechsel ab. Da diese der einzige Faktor ist, der den pCO_2 direkt erhöht, verläuft der CO_2-Anstieg nicht spiegelbildlich zum steilen Abfall des pCO_2 bei Hyperventilation und unveränderter Stoffwechselaktivität, sondern viel langsamer. Klinisch ist Folgendes wichtig:

! Bei unveränderter Aktivität des Stoffwechsels bzw. CO_2-Produktion und Atemstillstand steigt der arterielle pCO_2 um 3–6 mmHg/min an.

Dieser Verlauf beruht auf der CO_2-Produktion und der Kapazität der CO_2-Speicher. Bei Hypoventilation ist die Geschwindigkeit des pCO_2-Anstiegs geringer. Bei schrittweiser Reduktion der Atmung verläuft der pCO_2-Anstieg hingegen rascher, wenn der vorausgegangene pCO_2 nur für kurze Zeit aufrechterhalten wurde.

Bei Atemstillstand fällt der pO_2 wesentlich rascher ab – im Gegensatz zum eher langsamen Anstieg des CO_2 – weshalb das Pulsoxymeter bei Voratmung von Raumluft eine akute Hypoventilation meist rascher anzeigt als das Kapnometer.

CO_2-Insufflation bei Laparoskopie. Trotz Insufflation größerer Mengen von Kohlendioxid in die Bauchhöhle steigt der arterielle pCO_2 bei ausreichender Beatmung des Patienten nicht wesentlich an.

Literatur

Külpmann WR, Stummvoll HK, Lehmann P: Elektrolyte, Säure-Basen und Blutgase. 3. Aufl. 2003.
Matthys H, Seeger W (Hrsg.): Pneumologie, 3. Aufl. Springer, Berlin–Heidelberg–New York 2001.
Lumb A: Nunn's applied respiratory physiology. 6th ed. Butterworth Heinemann 2005.
Schmidt RF, Lang F (Hrsg.): Physiologie des Menschen, 29. Aufl. Springer Berlin–Heidelberg–New York 2005.
Shapiro B, Peruzzi W, Kozlowski-Templin: Clinical application of blood gases. Elsevier 1994.
Zander, Mertzlufft F (eds.): The Oxygen Status of Arterial Blood. Karger, Basel 1991.

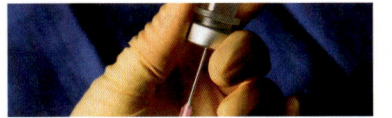

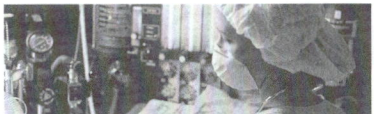

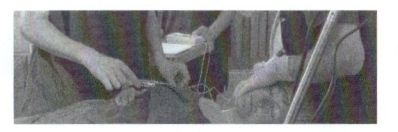

13

Säure-Basen-Haushalt

Inhaltsübersicht

1	**Physiologische Grundlagen**	273
1.1	Säuren und Basen	273
1.2	Henderson-Hasselbalch-Gleichung	274
1.3	Regulation der H⁺-Ionen-Konzentration	274
	1.3.1 Pufferung	274
	1.3.2 Pulmonale Regulation des Säure-Basen-Haushalts	275
	1.3.3 Renale Regulation	275
	1.3.4 Rolle der Leber	276
2	**Störungen des Säure-Basen-Gleichgewichts**	276
3	**Respiratorische Störungen**	277
3.1	Respiratorische Azidose	277
	3.1.1 Ursachen	277
	3.1.2 Akute respiratorische Azidose	277
	3.1.3 Chronische respiratorische Azidose	278
	3.1.4 Therapie der respiratorischen Azidose	279
3.2	Respiratorische Alkalose	279
	3.2.1 Ursachen	279
	3.2.2 Akute respiratorische Alkalose	279
	3.2.3 Chronische respiratorische Alkalose	279
	3.2.4 Therapie der respiratorischen Alkalose	280
4	**Metabolische Störungen**	280
4.1	Diagnostik metabolischer Störungen	280
4.2	Metabolische Azidose	281
	4.2.1 Anionenlücke (anion gap)	281
	4.2.2 Metabolische Azidosen mit vergrößerter Anionenlücke	281
	4.2.3 Laktatazidose	281
	4.2.4 Metabolische Azidosen mit normaler Anionenlücke	282
	4.2.5 Klinische Auswirkungen metabolischer Azidosen	282
	4.2.6 Diagnose metabolischer Azidosen	284
	4.2.7 Therapie metabolischer Azidosen	284
4.3	Metabolische Alkalose	285
	4.3.1 Ursachen	285
	4.3.2 Klinische Auswirkungen	285
	4.3.3 Diagnose	285
	4.3.4 Therapie der metabolischen Alkalose	286
	Literatur	286

1 Physiologische Grundlagen

Die H⁺-Ionen-Konzentration der Körperflüssigkeiten wird innerhalb eines sehr engen Bereichs konstant gehalten, damit die biochemischen Prozesse des Stoffwechsels und die elektrophysiologischen Vorgänge an den erregbaren Membranen ungestört ablaufen können. Die H⁺-Ionen-Konzentration der Extrazellulärflüssigkeit beträgt 35–44 nmol/l – eine Zahl, die sich der Vorstellung entzieht und daher durch den pH-Wert ausgedrückt wird.

Der pH-Wert ist der negative dekadische Logarithmus der H⁺-Ionen-Konzentration. Der pH-Wert des arteriellen Blutes beträgt normalerweise 7,36 bis 7,44.

Das Konzentrationsgleichgewicht der H⁺-Ionen wird durch die ständig im Stoffwechsel entstehenden nichtflüchtigen oder metabolischen Säuren (40–80 mval/l/24 h) und das aus der oxidativen Verbrennung von Kohlenhydraten und Fetten entstehende flüchtige CO_2 (24 000 mmol/24 h) gefährdet. Wesentliche Abweichungen der H⁺-Ionen-Konzentration würden die Funktion der Organe beeinträchtigen und im Extremfall zum Erliegen bringen. Darum sorgen Regulationssysteme dafür, dass die H⁺-Ionen-Konzentration oder auch der pH-Wert sich unter dem Einfluss der im Organismus entstehenden Säuren und Basen nur wenig ändert.

Der pH-Wert in der Extrazellulärflüssigkeit wird durch Lunge, Niere, Leber und Puffersubstanzen reguliert.

1.1 Säuren und Basen

Nach Bronstedt sind Säuren und Basen in folgender Weise definiert:

13 Säure-Basen-Haushalt

Tab. 13-1 Beziehung zwischen pH-Wert und H^+-Ionen-Konzentration

pH	H^+ (nmol/l)
7,36	44
7,37	43
7,38	42
7,39	41
7,40	40
7,41	39
7,42	38
7,43	37
7,44	36

— **Säuren** sind Moleküle oder Ionen, die in wässriger Lösung H^+-Ionen oder Protonen abgeben. Säuren sind also Protonendonatoren.
— **Basen** sind Moleküle oder Ionen, die in wässriger Lösung H^+-Ionen oder Protonen aufnehmen können, also Protonenakzeptoren.

Alle Anionen sind Basen, da sie ein oder mehrere Elektronenpaare besitzen und somit Protonen aufnehmen können. Durch die Aufnahme eines Protons entsteht aus einem Anion (A^-) eine Säure (HA). Säuren wiederum dissoziieren in wässriger Lösung in Anion und Proton:

$$A^- + H^+ = HA$$

1.2 Henderson-Hasselbalch-Gleichung

Nach Henderson stammen alle H^+-Ionen aus den Säuren (HA) und alle Anionen aus den Salzen. Daher gilt folgende Formel für die H^+-Ionen-Konzentration:

$$H^+ = \frac{K \times HA}{BA}$$

(K = Dissoziationskonstante der Säure)

Je größer K, umso stärker die Säure. Durch Überführung in die negative, dekadische logarithmische Form ergibt sich die **Henderson-Hasselbalch-Gleichung**:

$$pH = \frac{pK + \log BA}{HA} \text{ bzw. } \frac{Salz}{Säure}$$

(pK = negativer Logarithmus von K)

Eine Verschiebung um 0,01 pH-Einheiten entspricht einer Änderung der absoluten H^+-Ionen-Konzentration um jeweils 1 nmol/l (▶ Tab. 13-1).

1.3 Regulation der H^+-Ionen-Konzentration

Die H^+-Ionen-Konzentration bzw. der pH-Wert wird durch folgende vier Regulationsmechanismen konstant gehalten:
— Sofortige Pufferung in der Extra- und Intrazellulärflüssigkeit,
— Ausscheidung der flüchtigen Säure CO_2 über die Lungen: respiratorische Regulation,
— renale Ausscheidung von Wasserstoffionen: metabolische Regulation,
— Leber: Neutralisierung von Bikarbonat.

1.3.1 Pufferung

Puffer sind Systeme einer schwachen Säure mit ihrer konjugierten Base. Werden dem System H^+-Ionen zugefügt, so bindet der Puffer die Ionen, werden Basen hinzugefügt, so setzt der Puffer H^+-Ionen frei (▶ Abb. 13-1).

Durch den Puffervorgang wird die H^+-Ionen-Konzentration innerhalb bestimmter Grenzen konstant gehalten. Der Pufferungsvorgang verläuft nach der Henderson-Hasselbalch-Gleichung.

Im Organismus stehen verschiedene Puffersysteme zur Verfügung, um Veränderungen der H^+-Ionen-Konzentration entgegenzuwirken:

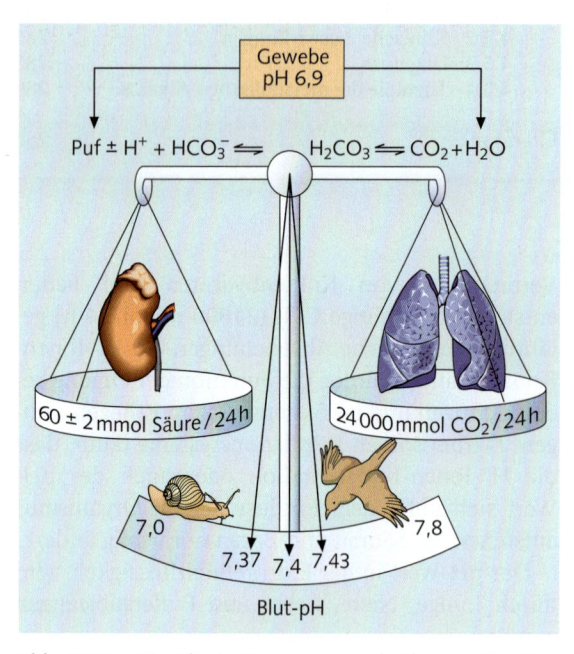

Abb. 13-1 Die Eliminationswege und Bilanzen für CO_2 und für H^+-Ionen fixer Säuren sind im Säure-Basen-Haushalt zwar vollständig voneinander getrennt, jedoch durch Puffersysteme miteinander verknüpft. Hierbei kann ein rasch wirkender Puffer (Lunge) von einem langsam reagierenden Puffer (Niere) unterschieden werden (mod. nach Matthys, 2001).

1 Physiologische Grundlagen

- Kohlensäure-Bikarbonat-System: offen für Säure,
- Hämoglobin,
- Proteine,
- Phosphat,
- Ammoniak/Ammonium: offen für Base.

Allerdings gilt Folgendes:

! Das Kohlensäure-Bikarbonat-System ist der wichtigste Puffer der Extrazellulärflüssigkeit.

Der Puffer besteht aus einem Gemisch von Kohlensäure, H_2CO_3, und Natriumkarbonat. Das im aeroben Stoffwechsel entstehende CO_2 löst sich in Wasser und wird unter Mitwirkung des Enzyms Karboanhydrase zu H_2CO_3 hydratisiert. Hierdurch wird CO_2 rasch in das Blut aufgenommen, zur Lunge transportiert und dort ausgeatmet:

$$CO_2 + H_2O \rightleftharpoons H_2CO_3 \rightleftharpoons H^+ + HCO_3^-$$

Die Funktion des Kohlensäure-Bikarbonat-Puffers kann durch folgende Gleichung beschrieben werden:

$$pH = 6{,}1 + \log \frac{(HCO_3^-)}{(H_2CO_3)}$$

oder

$$pH = \frac{0{,}03 + \log (HCO_3^-)}{pCO_2}$$

6,1 = Dissoziationskonstante der Gesamtreaktion; 0,03 = Löslichkeitskoeffizient von CO_2. Die drei Parameter der Gleichung (pH, pCO_2 und HCO_3^-) können direkt bestimmt werden; HCO_3^- = Gesamt-$CO_2 \times (pCO_2)$. Sind der pH-Wert und der pCO_2 bekannt, so kann die Plasma-Bikarbonatkonzentration nach der obigen Formel berechnet werden.

Respiratorische Komponente des Säure-Basen-Haushalt. In der obigen Gleichung repräsentiert der Nenner, pCO_2, die respiratorische Komponente des Säure-Basen-Haushalts, denn der pCO_2 ist proportional dem gelösten CO_2. Der pCO_2 ergibt sich aus dem Gleichgewicht zwischen der CO_2-Produktion im Stoffwechsel und der Ausscheidung über die Lungen oder der *alveolären Ventilation*.

Metabolische Komponente. Der Zähler der Gleichung, HCO_3^-, repräsentiert die metabolische Komponente des Säure-Basen-Haushalts, denn Bikarbonat puffert nur metabolische Säuren und Basen:

$$CO_2 + H_2O = H^+ + HCO_3^-$$
$$HCl + NaHCO_3 \rightleftharpoons H_2CO_3 + NaCl$$
$$H^+ + HCO_3^-$$

Die entstehende Kohlensäure, H_2CO_3, wird, bei konstantem pCO_2, nahezu vollständig in Form von CO_2 über die Lungen ausgeatmet. Alle Pufferungsvorgänge laufen innerhalb sehr kurzer Zeit nach Beginn der Störungen der H^+-Ionen-Konzentration an.

Hämoglobinpuffer. 80% der Nicht-Bikarbonat-Pufferaktivität des Blutes entfallen auf das Hämoglobin. Dieser hohe Anteil beruht auf der hohen Konzentration von Hämoglobin und der großen Zahl von puffernden Gruppen im Molekül.

Die Pufferkapazität hängt von der Oxygenierung des Hämoglobins ab (Bohr-Effekt).

1.3.2 Pulmonale Regulation des Säure-Basen-Haushalts

Steigt die CO_2-Konzentration an, so fällt der pH-Wert ab; nimmt hingegen die CO_2-Konzentration ab, so steigt der pH-Wert an. Der Einfluss der Atmung auf die H^+-Ionen-Konzentration ergibt sich aus der folgenden Gleichung:

$$CO_2 + H_2O \rightleftharpoons H_2CO_3 \rightleftharpoons H^+ + HCO_3^-$$

Bei einer Zunahme der H^+-Ionen-Konzentration verschiebt sich das Gleichgewicht nach links: Die vermehrt anfallenden H^+-Ionen werden durch HCO_3^- neutralisiert. Es entsteht Kohlensäure, H_2CO_3, während die Bikarbonatkonzentration, HCO_3^-, abnimmt. Die Kohlensäure zerfällt in H_2O und CO_2, das rasch über die Lungen ausgeatmet wird, bis sich das physiologische Verhältnis zwischen HCO_3^- und H_2CO_3 wieder eingestellt hat.

Die Atmung reagiert *innerhalb weniger Minuten* auf Veränderungen der H^+-Ionen-Konzentration. Eine Zunahme der H^+-Ionen-Konzentration steigert die Atmung und umgekehrt.

1.3.3 Renale Regulation

In der Niere werden täglich etwa 4500 mval HCO_3^- glomerulär filtriert und zum größten Teil im proximalen Tubulus reabsorbiert. Bei diesem Vorgang verbindet sich HCO_3^- mit einem H^+-Ion, das im Austausch gegen Na^+ die Zelle verlassen hat, zu H_2CO_3, das nachfolgend zu CO_2 und H_2O dissoziiert (katalysiert durch das Enzym Karboanhydrase). CO_2 diffundiert in die proximale Tubuluszelle und verbindet sich dort mit OH^- zu HCO_3^-, das mit Na^+ als Ko-Transporteur durch die peritubuläre Membran in das Blut transportiert wird. Auf diese Weise kehrt filtriertes Bikarbonat ohne Nettoverlust von H^+ in das Blut zurück.

13 Säure-Basen-Haushalt

! Die Niere ist das wichtigste Organ für die Ausscheidung von H⁺-Ionen!

Wird die Sezernierung von H⁺-Ionen in das proximale Tubuluslumen beeinträchtigt, so geht Bikarbonat mit dem Urin verloren. Hierdurch können die Plasma-Bikarbonatkonzentration abfallen und eine metabolische Azidose auftreten.

Die Reabsorption von Bikarbonat reicht nicht aus, um den pH-Wert des Blutes konstant zu halten. Vielmehr müssen zusätzlich 1–3 mmol/kg H⁺ aus dem Stoffwechsel der mit der Nahrung aufgenommenen Proteine, vor allem der schwefelhaltigen Aminosäuren, ausgeschieden werden. Diese Säurebelastung wird initial im Blut durch Bikarbonat gepuffert; die Niere muss die H⁺-Ionen ausscheiden und das hierbei verbrauchte HCO_3^- regenerieren.

Die Sezernierung der H⁺-Ionen erfolgt im Tubuluslumen durch weitere, glomerulär filtrierte Puffer. Von Bedeutung sind vor allem der Phosphatpuffer und der Ammoniak-/Ammonium-Puffer.

Phosphatpuffer. Diese titrierbare Säure wird in den Glomerula frei filtriert und verbindet sich mit H⁺-Ionen:

$$HPO_4^- + H^+ \rightleftharpoons H_2PO_4^-$$

Durch diese Pufferung werden täglich ca. 10–30 mmol H⁺ oder 40–50 % der täglichen Säurebelastung über die Nieren ausgeschieden. Für jedes ausgeschiedene H⁺-Ion wird 1 HCO_3^--Molekül regeneriert, das das bei der Pufferung von Säuren aus der Nahrung verbrauchte HCO_3^- ersetzt.

Ammoniak/Ammonium. Wichtigster Urinpuffer ist Ammoniak, NH_3, das als Ammonium, NH_4^+, im Urin ausgeschieden wird. Die Ammoniumsynthese erfolgt in der proximalen Tubuluszelle aus der ungeladenen Aminosäure Glutamin; hierbei entstehen aus einem Glutamin-Molekül 2 NH_4^+-Ionen und 1 Ketoglutarat-Molekül. Täglich werden im Urin 20–50 mmol NH_4^+-Ionen ausgeschieden.

1.3.4 Rolle der Leber

In der Leber wird aus HCO_3^- und Ammonium (NH_4^+) Harnstoff synthetisiert und damit die starke Base HCO_3^- durch die schwache Säure NH_4^+ irreversibel neutralisiert. Der entstehende Harnstoff wird im Urin ausgeschieden. Eine Abnahme der Harnstoffsynthese führt zur Einsparung von Bikarbonat. Die Leber spielt somit eine wichtige Rolle bei der Regulation des Säure-Basen-Gleichgewichts.

2 Störungen des Säure-Basen-Gleichgewichts

Störungen des Säure-Basen-Gleichgewichts manifestieren sich als Abfall oder Zunahme der H⁺-Ionen-Konzentration bzw. des pH-Werts im Blut. Nach der Henderson-Hasselbalch-Gleichung bestimmt das Verhältnis von Base (HCO_3^-) zu Säure (pCO_2) die H⁺-Ionen-Konzentration. Azidose, das Überwiegen der Säuren, und Alkalose, das Überwiegen der Basen, sind die beiden Grundstörungen des Säure-Basen-Gleichgewichts.

Grundstörungen des Säure-Basen-Gleichgewichts:
— **Azidose:** Überschuss an Säuren oder Mangel an Basen, primär gekennzeichnet durch Anstieg des $paCO_2 > 45$ mmHg oder Abfall der arteriellen Bikarbonatkonzentration, HCO_3^-, auf < 22 mmol/l. Der pH-Wert kann hierbei unverändert sein.
— **Alkalose:** Überschuss an Basen oder Mangel an Säuren; primär gekennzeichnet durch einen Anstieg der arteriellen HCO_3^--Konzentration auf > 26 mmol/l oder Abfall des $paCO_2$ auf < 36 mmHg. Auch hierbei kann der pH-Wert im Normbereich liegen.
— **Azidämie:** Anstieg der H⁺-Ionen-Konzentration im arteriellen Blut auf > 44 nmol/l bzw. Abfall des pH-Werts auf $< 7,36$ im Blut.
— **Alkaliämie:** Abfall der H⁺-Ionen-Konzentration im Blut auf < 36 nmol/l bzw. Anstieg des pH-Werts auf $> 7,44$.

Je nach *Ursache* werden respiratorische, metabolische oder respiratorisch-metabolische Störungen des Säure-Basen-Gleichgewichts unterschieden (▶ Tab. 13-2), nach dem *Verlauf* akute oder chronische Störungen. Hierbei gilt Folgendes:

! — Respiratorisch bedingte Säure-Basen-Störungen manifestieren sich primär in Veränderungen des $paCO_2$ und führen zur respiratorischen Alkalose oder Azidose.
— Metabolisch bedingte Säure-Basen-Störungen manifestieren sich primär in Veränderungen der HCO_3^--Konzentration und bewirken eine metabolische Azidose oder Alkalose.

Einfache Störungen des Säure-Basen-Gleichgewichts verändern primär nur einen der oben angeführten Parameter, komplexe Störungen hingegen beide.

Akute Störungen treten innerhalb von Minuten bis Stunden auf, chronische Störungen verlaufen über Tage, Wochen oder länger.

Ein Schema zur automatischen Befundung des Säure-Basen-Haushalts im Blut ist in ▶ Abbildung 13-2 dargestellt.

Tab. 13-2 Störungen des Säure-Basen-Gleichgewichts und Zustand nach Kompensation

Störung	pH	pCO$_2$	HCO$_3^-$	BE
— respiratorische Azidose				
akut, unkompensiert	↓	↑	normal	normal
subakut, partiell kompensiert	↓	↑	↑	↑
chronisch, voll kompensiert	normal	↑	↑	↑
— respiratorische Alkalose				
akut, unkompensiert	↑	↓	normal	normal
subakut, partiell kompensiert	↑	↓	↓	↓
chronisch, voll kompensiert	normal	↓	↓	↓
— metabolische Azidose				
akut, unkompensiert	↓	normal	↓	↓ (−)
subakut, partiell kompensiert	↓	↓	↓	↓ (−)
chronisch, voll kompensiert	normal	↓	↓	↓ (−)
— metabolische Alkalose				
akut, unkompensiert	↑	normal	↑	↑ (−)
subakut, partiell kompensiert	↑	↓	↑	↑ (−)
chronisch, voll kompensiert	normal	↓	↑	↑ (+)

↑ Anstieg, ↓ Abfall
(+) und (−) = positive oder negative Abweichung

3 Respiratorische Störungen

3.1 Respiratorische Azidose

! Eine primäre respiratorische Azidose ist definiert als ein durch ungenügende Ventilation bedingter Anstieg des paCO$_2$ mit Abfall des pH-Werts bzw. Zunahme der H$^+$-Ionen-Konzentration.

Die einfache oder primäre respiratorische Azidose beruht auf einer ungenügenden Ausscheidung von CO$_2$ über die Lungen. Der akute Anstieg des paCO$_2$ führt zu einer Zunahme der Kohlensäurekonzentration im Plasma mit entsprechender Zunahme der H$^+$-Ionen-Konzentration und Abfall des pH-Werts. Gegenregulatorisch wird sofort der **Kohlensäure-Bikarbonat-Puffer** aktiviert; nach mehreren Stunden setzen außerdem *renale* Kompensationsmechanismen ein, die bei anhaltender Hyperkapnie nach ca. 3–5 Tagen maximal ausgeprägt sind.

! Unter Atmung von Raumluft ist bei einer respiratorischen Azidose (= hyperkapnische respiratorische Insuffizienz) der arterielle pO$_2$ erniedrigt!

3.1.1 Ursachen

Eine respiratorische Azidose beruht grundsätzlich auf einer ungenügenden Ausscheidung von CO$_2$ durch die Lungen, also einem **ventilatorischen Atemversagen.** Hierbei muss jedoch zwischen pulmonalen und extrapulmonalen Ursachen der respiratorischen Insuffizienz unterschieden werden.

— **Pulmonale Ursachen**: Störungen oder Erkrankungen der unteren Atemwege, des Lungenparenchyms oder der Lungengefäße,
— **extrapulmonale Ursachen:** Störungen oder Erkrankungen des zentralen oder peripheren Nervensystems, der Atemmuskulatur, der Thoraxwand, der Pleura oder der oberen Atemwege, Fehleinstellung des Beatmungsgerätes.

Entsprechend muss sich die Therapie der respiratorischen Azidose nach der zugrundeliegenden Ursache richten.

3.1.2 Akute respiratorische Azidose

! Eine akute nichtkompensierte respiratorische Azidose ist gekennzeichnet durch einen erhöhten paCO$_2$ in Verbindung mit einem erniedrigten pH-Wert.

Es handelt sich um eine Störung, die Minuten oder wenige Stunden andauert. Hierbei nimmt die H$^+$-Ionen-Konzentration pro 10 mmHg paCO$_2$-Anstieg ca. um 7–8 nmol/l zu, und es gilt folgende Faustregel:

$$\Delta H^+ = 0{,}7 \times \Delta paCO_2$$

Die Bikarbonatkonzentration bleibt unverändert.

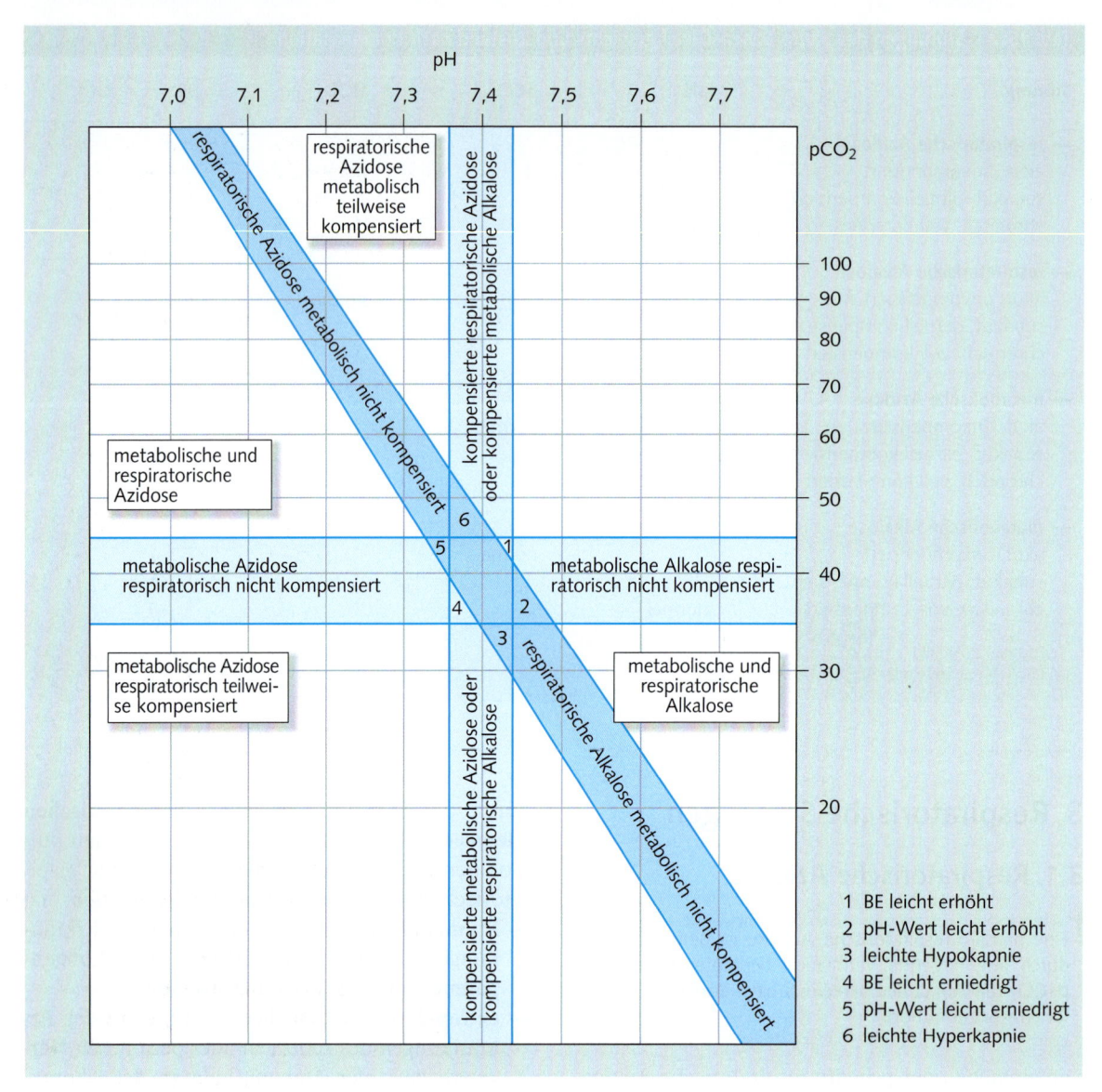

Abb. 13-2 Schema zur automatischen Befundung des Säure-Basen-Haushalts im Blut. Als lebensbedrohlich gelten pH-Werte unter 7,0 und über 7,7, ebenso paCO$_2$-Werte, die anhaltend über 100 oder unter 20 mmHg liegen (BE = Basenabweichung; mod. nach Matthys, 2001).

Bei einer subakuten, partiell kompensierten respiratorischen Azidose sind HCO$_3^-$ und BE erhöht, der pH-Wert aber weiterhin erniedrigt.

Auswirkungen. Durch den akuten pCO$_2$-Anstieg werden die Hirngefäße dilatiert: Hirndurchblutung und intrakranieller Druck steigen an. Die O$_2$-Bindungskurve wird nach rechts verschoben; hierdurch wird die O$_2$-Abgabe an die Gewebe erleichtert.

3.1.3 Chronische respiratorische Azidose

! Die chronische kompensierte respiratorische Azidose ist gekennzeichnet durch einen erhöhten paCO$_2$ in Verbindung mit einem normalen pH-Wert, einer erhöhten HCO$_3^-$ und erhöhtem BE.

Hält die akute Hyperkapnie an, so beginnt nach 6–8 h die renale Kompensation durch vermehrte Ausscheidung von H$^+$-Ionen und Bildung von Bikarbonat in der Lunge; nach 2–3 Tagen sind diese Kompensationsreaktionen im Gleichgewichtszustand. Durch diese Gegenregulation beträgt der

H⁺-Ionen-Anstieg nur noch 2–3 nmol/l, und es gilt:

$$\Delta H^+ = 0{,}3 \times \Delta paCO_2$$

Die arterielle Bikarbonatkonzentration nimmt um 3–4 mmol/l pro 10 mmHg paCO₂-Anstieg zu, und es gilt:

$$\Delta HCO_3^- = 0{,}3 \times \Delta paCO_2$$

3.1.4 Therapie der respiratorischen Azidose

Die Behandlung der respiratorischen Azidose ist spezifisch und/oder unterstützend:
— **Akute respiratorische Azidose:** Grundsätzlich sollte die auslösende Ursache beseitigt werden; außerdem muss entschieden werden, ob eine endotracheale Intubation und maschinelle Unterstützung der Atmung erforderlich sind.
— **Chronische respiratorische Azidose:** Hierbei steht die Langzeitbehandlung im Mittelpunkt. Eine Sofortbehandlung der Hyperkapnie ist extrem selten erforderlich, allenfalls bei akuter Dekompensation mit weiterem Anstieg des paCO₂. Die Entscheidung zur endotrachealen Intubation und maschinellen Atemunterstützung hängt dann vor allem von der weiteren Entwicklung der Azidose ab.

3.2 Respiratorische Alkalose

! Die respiratorische Alkalose ist ein durch alveoläre Hyperventilation bedingter Abfall des paCO₂ auf < 36 mmHg mit Abnahme der H⁺-Ionen-Konzentration und Anstieg des pH-Werts.

Bei der respiratorischen Alkalose ist die pulmonale Elimination von CO₂ größer als die CO₂-Produktion im aeroben Stoffwechsel. Im akuten, nichtkompensierten Stadium ist der pH-Wert erhöht, die Bikarbonatkonzentration hingegen unverändert. Innerhalb weniger Minuten nach Beginn der Hyperventilation werden die Puffersysteme des Blutes aktiviert, und es kommt zum Abfall von HCO₃⁻; außerdem steigen vorübergehend die fixen Säuren (z. B. Laktat) im Blut an.

Bei chronischer Alkalose entwickeln sich innerhalb der ersten 24 h renale Kompensationsmechanismen, die nach 2–3 Tagen ein Maximum erreichen. Das Serumnatrium fällt um ca. 3 mmol/l ab, das Serumkalium um ca. 0,1 mmol/l pro pH-Anstieg um 0,1; das Serumchlorid ist gering erhöht. Sind die Serumelektrolyte in stärkerem Ausmaß verändert, so besteht wahrscheinlich zusätzlich eine metabolische Störung.

3.2.1 Ursachen

Zu den wichtigsten Ursachen einer respiratorischen Alkalose gehören:
— Reaktion auf eine Hypoxämie (kompensatorische Hyperventilation),
— Lungenerkrankungen,
— Fehleinstellung des Beatmungsgeräts,
— kontrollierte Hyperventilation,
— Sepsis,
— Reaktion auf eine metabolische Azidose,
— Schwangerschaft,
— Störungen des zentralen Nervensystems,
— schwere Anämie,
— Leberzirrhose, Thyreotoxikose.

Bei metabolischen Azidosen oder Störungen des zentralen Nervensystems besteht zumeist keine Hypoxämie. Eine respiratorische Alkalose ohne Hypoxämie beruht fast immer auf zerebralen Störungen, Angst oder Schmerzen.

3.2.2 Akute respiratorische Alkalose

! Eine klinisch relevante akute respiratorische Alkalose liegt vor, wenn der paCO₂ auf < 30 mmHg abgefallen und der pH-Wert auf > 7,5 angestiegen ist.

Bei einer akuten respiratorischen Alkalose fällt die H⁺-Konzentration um 7–8 nmol/l pro 10 mmHg paCO₂-Abnahme ab, und es gilt:

$$\Delta H^+ = 0{,}7 \times \Delta paCO_2$$

Bikarbonat fällt um 2 mmol/l pro 10 mmHg paCO₂-Abfall ab:

$$\Delta HCO_3^- = 0{,}2 \times \Delta paCO_2$$

Auswirkungen. Hypokapnie bewirkt eine zerebrale Vasokonstriktion mit Abnahme der Hirndurchblutung und des intrakraniellen Drucks. Die allgemeine Hämodynamik wird hingegen nicht beeinträchtigt. Die O₂-Bindungskurve wird nach links verschoben, die O₂-Abgabe an die Gewebe hierdurch erschwert. Die zerebrale Krampfschwelle wird durch Hypokapnie erniedrigt.

3.2.3 Chronische respiratorische Alkalose

! Bei einer chronischen respiratorischen Alkalose beträgt der paCO₂ < 36 mmHg, der pH-Wert ist normal, HCO₃⁻ und BE sind erniedrigt.

Bei einer chronischen Alkalose fällt die H^+-Konzentration um 4 nmol/l pro 10 mmHg $paCO_2$-Abfall ab:

$$\Delta H^+ = 0{,}4 \times \Delta paCO_2$$

Bikarbonat fällt ebenfalls um 4 mmol/l pro 10 mmHg $paCO_2$-Abfall ab:

$$\Delta HCO_3^- = 0{,}4 \times \Delta paCO_2$$

Auswirkungen. Im Vordergrund stehen die auslösenden Störungen oder Erkrankungen; die Alkalose selbst geht nicht mit Krankheitserscheinungen einher.

3.2.4 Therapie der respiratorischen Alkalose

Eine Behandlung der Alkalose wird bei pH-Werten von > 7,55 als erforderlich angesehen. Das Vorgehen richtet sich primär nach der Ursache. Bei Fehleinstellung des Respirators ist eine Korrektur erforderlich. Bei hypoxiebedingter Hyperventilation muss primär die der Hypoxie zugrundeliegende Störung beseitigt werden.

4 Metabolische Störungen

Alle nicht respiratorisch bedingten Abweichungen des Säure-Basen-Gleichgewichts vom physiologischen Bereich werden als metabolische Störungen bezeichnet. Wiederum können zwei primäre Formen unterschieden werden:
— Metabolische Azidose,
— metabolische Alkalose.

Daneben treten metabolische Störungen auch mit respiratorischen Störungen kombiniert auf. Für eine genaue Differenzierung der Störung ist eine arterielle Blutgasanalyse erforderlich; das Blut ist leicht zugänglich und repräsentiert einen mittleren Status aller Körpergewebe.

4.1 Diagnostik metabolischer Störungen

Um die metabolischen von den nicht respiratorischen Störungen abgrenzen zu können, müssen folgende Parameter des arteriellen Blutes bestimmt werden:
— pH-Wert bzw. Konzentration freier H^+-Ionen,
— $paCO_2$ als respiratorischer Parameter,
— nicht respiratorische oder metabolische Parameter: HCO_3^-, Standardbikarbonat, Pufferbasen, Basenüberschuss oder -abweichung.

Die alleinige Bestimmung des pH-Werts und des $paCO_2$ reicht nicht aus, um den Säure-Basen-Status und mögliche Abweichungen vollständig zu charakterisieren.

Aktuelles Bikarbonat. Hierbei handelt es sich um die aktuelle HCO_3^--Konzentration im Plasma. Sie unterliegt respiratorischen und nichtrespiratorischen Einflüssen und ist daher diagnostisch nur begrenzt verwertbar.

Standardbikarbonat. Dies ist die HCO_3^--Konzentration im Plasma einer vollständig oxygenierten Blutprobe bei einem normalen pCO_2 von 40 mmHg (5,3 kPa) und 37 °C.

Das Standardbikarbonat bleibt vom pCO_2 weitgehend unbeeinflusst; entsprechend beruhen Abweichungen auf einer nicht respiratorischen oder metabolischen Störung. Allerdings wird das Standardbikarbonat bei einer respiratorischen Azidose etwas zu niedrig und bei einer respiratorischen Alkalose etwas zu hoch bestimmt.

! Standardbikarbonat ist ein primär nicht respiratorisch beeinflusster Parameter des Säure-Basen-Status. Normalwerte: 22–26 mmol/l.

Pufferbasen (buffer base). Dies ist die Summe der puffernden Anionen des Blutes, bestehend aus der HCO_3^- des Plasmas und der Erythrozyten sowie den Pufferanionen des Hämoglobins und der Plasmaproteine. Die Konzentration der Pufferbasen ist unabhängig vom $paCO_2$, jedoch abhängig von der Hämoglobin-Gesamtkonzentration.

! Die Pufferbasen hängen nicht vom $paCO_2$ ab und werden daher nur durch nicht respiratorische Störungen beeinflusst: Abnahme bei metabolischer Azidose, Zunahme bei metabolischer Alkalose. Normalwert: 48 mmol/l.

Zu beachten ist aber, dass die Konzentration der Pufferbasen bei einem niedrigen Hämoglobingehalt erniedrigt sein kann, obwohl der Säure-Basen-Status normal ist.

Basenabweichung (Basenüberschuss, base excess, BE). Die Basenabweichung gibt an, wie viel Säure oder Base zur Rücktitration des Blutes auf den Normalwert von pH 7,4 benötigt wird, ist also die Differenz zwischen aktueller Pufferbase im Blut und Pufferbase nach Rücktitration des Blutes mit starker Säure oder Base auf einen pH-Wert von 7,4 bei einem $paCO_2$ von 40 mmHg und 37 °C.

4 Metabolische Störungen

> Die Basenabweichung oder der Base Excess wird nicht vom pCO$_2$ und von der Hämoglobinkonzentration des Blutes beeinflusst und ist daher ein zuverlässiger Parameter für nicht respiratorisch bedingte Störungen des Säure-Basen-Gleichgewichts.
> — Normalwerte: –3 bis +3 mmol/l.

Ein Überschuss an Basen wird als positive Basenabweichung bezeichnet und mit einem „+" versehen; er ist charakteristisch für die metabolische Alkalose. Demgegenüber wird ein Mangel an Basen als negative Basenabweichung oder Basendefizit bezeichnet und mit einem „–" versehen; er kennzeichnet die metabolische Azidose.

Bei Zunahme nichtflüchtiger Säuren oder Verlust von Bikarbonat nimmt die negative Basenabweichung zu und das Standardbikarbonat ab. Bei Verlust von Säuren oder Anhäufung von Bikarbonat nehmen positive Basenabweichung und Standardbikarbonat zu.

> Standardbikarbonat und Basenabweichung sind klinisch die wichtigsten beiden Parameter, um metabolisch bedingte Störungen des Säure-Basen-Gleichgewichts festzustellen.

Werden im Organismus nichtflüchtige Säuren angehäuft oder verliert der Körper Bikarbonat, so nehmen Standardbikarbonat und Basenabweichung ab. Werden hingegen nichtflüchtige Säuren aus dem Körper verloren oder wird Bikarbonat angehäuft, so steigen Standardbikarbonat und Basenabweichung an. Es gilt also:

- **Metabolische Azidose:** Standardbikarbonat vermindert; negative Basenabweichung erhöht;
- **metabolische Alkalose:** Standardbikarbonat erhöht; positive Basenabweichung erhöht.

4.2 Metabolische Azidose

> Bei einer metabolischen Azidose ist primär die Konzentration der H$^+$-Ionen im Blut erhöht. pH-Wert, aktuelle HCO$_3^-$-Konzentration, Pufferbasen, Basenabweichung und Standardbikarbonat sind erniedrigt.

4.2.1 Anionenlücke (anion gap)

Aus Gründen der Elektroneutralität muss die Konzentration der Anionen im Serum derjenigen der Kationen entsprechen. Tatsächlich findet sich aber im Serum eine sog. Anionenlücke, d. h. eine Differenz zwischen der Summe der messbaren Anionen (Cl$^-$, HCO$_3^-$) und der messbaren Kationen (Na$^+$, K$^+$) im Serum. Sie entsteht durch das Vorhandensein nicht messbarer Anionen im Serum wie Phosphat, Sulfat, Proteinat und organischen Säuren. Die Anionenlücke kann vereinfacht in folgender Weise berechnet werden:

$$\text{Anionenlücke} = Na^+ - (Cl^- + HCO_3^-) = 3\text{–}11 \text{ mmol/l}$$

Die Anionenlücke wird auch als Fraktion der „nicht messbaren" Anionen bezeichnet.

Einfluss der Plasma-Albuminkonzentration. Die Albuminkonzentration im Plasma macht normalerweise ca. 11 mmol/l der Anionenlücke aus. Ist daher die Anionenlücke erniedrigt, so liegt wahrscheinlich eine Hypalbuminämie oder eine erhebliche Hämodilution vor. In seltenen Fällen kann auch die Konzentration der nicht messbaren Kationen erniedrigt sein, z. B. bei Hyperkalzämie, Hypermagnesiämie, Lithium- oder Bromidvergiftung. Je nach Verhalten der Anionen können Azidosen mit erhöhter von Azidosen mit normaler Anionenlücke unterschieden werden.

4.2.2 Metabolische Azidosen mit vergrößerter Anionenlücke

Nehmen die nicht messbaren Anionen zu, so wird die Anionenlücke größer (> 12 mmol/l). Zu den häufigsten Ursachen metabolischer Azidosen mit Zunahme der Anionenlücke gehören die Laktatazidose und das chronische Nierenversagen. Nur selten ist die Anionenlücke durch eine Abnahme der nicht messbaren Kationen bedingt. Azidosen mit vergrößerter Anionenlücke sind normo- oder hypochlorämisch.

Ursachen metabolischer Azidosen mit vergrößerter Anionenlücke (> 12 mmol/l):
- Nierenversagen: verminderte H$^+$-Ausscheidung;
- Laktatazidose;
- Ketoazidose: Diabetes mellitus, Alkohol, Fasten;
- Intoxikationen: Salizylate, Methanol, Äthylglykol, Paraldehyd, Toluol.

4.2.3 Laktatazidose

Laktat ist das physiologische Produkt des anaeroben Glukoseabbaus; es entsteht aus Pyruvat. Die normale Serumkonzentration beträgt 1 mmol/l; bei maximaler körperlicher Belastung kann sie vorübergehend auf mehr als 20 mmol/l ansteigen. Der Abbau von Laktat erfolgt durch oxidative Phosphorylierung zu Pyruvat, das in den Krebszyklus einmündet. Laktat aus den Erythrozyten oder Geweben, deren Phosphorylierungskapazität überschritten wird, gelangt in den Kreislauf und wird zu etwa 50% in der Leber umgewandelt, der verbleibende Rest in Niere, Muskel oder ZNS. Erst bei höheren Serumkonzentrationen (ab ca. 10 mmol/l) spielt auch die renale Ausscheidung von Laktat quantitativ eine Rolle.

Normalerweise werden 1,5 mol Laktat pro Tag gebildet. Die Leber allein kann bis zu 3,4 mol Laktat pro Tag metabolisieren, der Gesamtorganismus mehr als 17 mol pro Tag.

Eine Anhäufung der Säure Laktat kann grundsätzlich auf einer vermehrten Produktion oder verminderten Clearance beruhen. Bei einer Laktatazidose ist praktisch immer auch die Clearance beeinträchtigt.

⚡ Die Laktatazidose gehört zu den häufigsten metabolischen Azidosen des Intensivpatienten.

Störungen des Laktatmetabolismus. O_2-Mangel im Gewebe beeinträchtigt die oxidative Phosphorylierung und führt so zur Anhäufung von Pyruvat und damit auch von Laktat. Wichtigste Ursache des O_2-Mangels ist die ungenügende Durchblutung der Gewebe; sie führt zu einer Steigerung der anaeroben Glykolyse mit Anhäufung der starken metabolischen Säure Laktat. Laktatkonzentrationen von mehr als 5 mmol/l gelten als Indikator einer Laktatazidose. Zwei Formen von Laktatazidosen werden unterschieden: Typ A und Typ B. Typ A beruht auf einer Minderperfusion und/oder O_2-Mangel der Gewebe, z. B. durch Blutverluste, Trauma, kardiogenen oder septischen Schock, Typ B umfasst alle anderen Formen der Laktatazidose (▶ Tab. 13-3). Nicht immer ist eine klare Abgrenzung beider Formen möglich.

Bei hypoxiebedingter Laktatazidose des Intensivpatienten nimmt mit zunehmender Laktatkonzentration im Serum auch die Mortalität zu: Bei Serumkonzentrationen von > 5 mmol/l beträgt die Mortalität derzeit etwa 75%, bei > 10 mmol/l über 95%.

Zu beachten ist, dass eine Azidose selbst zur Anhäufung von Laktat führt, da durch den pH-Abfall der Laktatmetabolismus in der Leber und in der Niere beeinträchtigt wird.

Klinische Zeichen der Laktatazidose. Die klinischen Zeichen der Laktatazidose entwickeln sich innerhalb weniger Stunden, sind allerdings unspezifisch:
— Erbrechen und atypische Bauchschmerzen,
— Verwirrtheit,
— Lethargie,
— Koma,
— Kussmaul-Atmung,
— Dehydratation,
— Hypotension, Tachykardie, Vasokonstriktion,
— Hypothermie.

Die **Diagnose** ergibt sich aus der signifikant erhöhten Serum-Laktatkonzentration.

Therapie der Laktatazidose. Wichtigstes Behandlungsziel ist die Beseitigung der auslösenden Ursache, bei Typ A also die Wiederherstellung einer ausreichenden Durchblutung bzw. O_2-Versorgung der Gewebe. Bikarbonat sollte nur bei schwerer Azidose, d. h. einem pH-Wert < 7,05 zugeführt werden.

4.2.4 Metabolische Azidosen mit normaler Anionenlücke

Bei einer metabolischen Azidose mit normaler Anionenlücke ist typischerweise das Plasma-Chlorid erhöht. Das Cl^- ersetzt das verlorene Plasma-HCO_3^-. Wichtigste Ursachen der hyperchlorämischen metabolischen Azidose sind gastrointestinale oder renale Bikarbonatverluste, z. B. durch Diarrhö oder renale tubuläre Azidose (▶ Tab. 13-4).

4.2.5 Klinische Auswirkungen metabolischer Azidosen

Geschwindigkeit und Ausmaß des pH-Wert-Abfalls bestimmen vor allem die klinischen Auswirkungen

---

Tab. 13-3 Klinische Klassifizierung von Laktatazidosen

Typ A: schwere Hypoperfusion/Hypoxie
— Polytrauma
— Sepsis
— Herzerkrankungen
— Blutungen, starke Anämie
— schweres Asthma
— CO-Vergiftung
— Grand-Mal-Anfälle
— Phäochromozytom

Typ B: keine klinischen Zeichen der Hypoperfusion
— Urämie
— Leberinsuffizienz
— Diabetes mellitus
— Infektionen (Sepsis)
— maligne Erkrankungen
— Medikamente, Toxine, Metaboliten, z. B. Äthanol und Methanol, Salizylate, Biguanide, Adrenalin, Nitroprussid, Terbutalin
— in Verbindung mit angeborenen Erkrankungen
— andere Ursachen: idiopathisch, bakterielle Laktatproduktion, Hypoglykämie

Tab. 13-4 Ursachen metabolischer Azidosen mit normaler Anionenlücke (< 12 mmol/l)

Bikarbonatverluste
- gastrointestinal: Diarrhö, Enterostomie
- renal: proximale (Typ 2) renale tubuläre Azidose, Ketoazidose, nach chronischer Hyperkapnie

verminderte renale Säureausscheidung
- mit Hypokaliämie: distale (Typ 1) renale tubuläre Azidose
- mit Hyperkaliämie: hyperkaliämische distale renale tubuläre Azidose
- Hypoaldosteronismus (Typ 4 renale tubuläre Azidose)
- verminderte Nierendurchblutung

Säurezufuhr
- Hyperalimentation mit HCl-haltigen Aminosäuren-Lösungen,
- Colestyraminchlorid,
- Hydrochloridzufuhr bei schwerer metabolischer Alkalose

der metabolischen Azidose. Entwickelt sich die Azidose innerhalb von Stunden bis wenigen Tagen, so sind praktisch immer klinische Zeichen vorhanden, während eine sich langsam, über Monate, entwickelnde Azidose gleichen Ausmaßes gewöhnlich nicht mit Symptomen einhergeht. Unabhängig von der Geschwindigkeit, mit der die metabolische Azidose auftritt, gilt aber Folgendes:

⚡ Ein Abfall des pH-Werts auf 7,2 führt zu einer Gefährdung des Patienten!

Zerebrale Wirkungen. Im Mittelpunkt steht die Dämpfung des zentralen Nervensystems: Mit zunehmendem Abfall des pH-Werts entwickelt sich eine Bewusstseinsstörung, die schließlich in ein Koma mündet. Zerebrale Wirkungen der Azidose:
— Verwirrtheit,
— Muskelschwäche,
— Stupor,
— Koma.

Kardiovaskuläre Wirkungen. Die kardiovaskulären Wirkungen hängen ebenfalls vom Ausmaß des pH-Wert-Abfalls ab. Durch den Anstieg der H^+-Ionen werden vermehrt Katecholamine ausgeschüttet, und es entwickeln sich eine Tachykardie und eine Neigung zu ventrikulären Herzrhythmusstörungen, bei Abfall des pH-Werts auf < 7,15 schließlich eine Bradykardie, z. T. durch eine azidosebedingte Hemmung der Katecholaminwirkung. Durch Beeinträchtigung der Myokardkontraktilität und Vasodilatation entsteht eine sekundäre Hypotension. Bei schwerer *intrazellulärer* Azidose fällt das Herzzeitvolumen ab. Kardiovaskuläre Zeichen der Azidose:
— Tachykardie, später Bradykardie,
— ventrikuläre Herzrhythmusstörungen,
— Blutdruckabfall,
— Abnahme des Herzzeitvolumens.

Respiratorische Wirkungen. Bei metabolischer Azidose ist die Atmung häufig gesteigert (Kussmaul-Atmung). Im Vordergrund steht die Zunahme des Atemzugvolumens, weniger der Atemfrequenz. Bei einfacher metabolischer Azidose fällt hierdurch der $paCO_2$ ab. Der zu erwartende pCO_2-Abfall kann beim spontan atmenden Patienten nach folgender Gleichung kalkuliert werden:

$$\text{erwarteter } paCO_2 \text{ (mmHg)} = [(1{,}5\ HCO_3^-) + 8)] \pm 2$$

Weicht der errechnete Wert deutlich vom gemessenen ab, so liegt zusätzlich entweder eine respiratorische Azidose oder Alkalose vor.

Gastrointestinale Wirkungen. Die Darmmotilität wird durch eine metabolische Azidose vermutlich beeinträchtigt. Besonders bei Ketoazidosen treten häufig diffuse Bauchschmerzen („Pseudoperitonitis") sowie Übelkeit und Erbrechen auf.

Renale Wirkungen. Bei akuter metabolischer Azidose ist zunächst die Kaliumausscheidung im Urin vermindert, später aber gesteigert, so dass sich ein K^+-Mangel entwickelt. Die Aldosteronproduktion ist vermehrt; hierdurch kommt es zu Retention von Na^+ und zu renalen Kaliumverlusten.

Wirkungen auf Serumkalium. Fallen im Extrazellulärraum vermehrt Säuren an, so können H^+-Ionen in den Intrazellulärraum im Austausch gegen K^+ aufgenommen werden. Hierdurch steigt die Konzentration des Serumkaliums an. Bei normalem Kaliumbestand des Organismus gilt für die Zunahme der Serumkaliumkonzentration:

$$\Delta K^+ \text{ (mmol/l)} = 0{,}6/\Delta 0{,}1\ pH$$

Bei einer Zunahme der anorganischen Säuren, z. B. HCl, ist aber der Anstieg des Serumkaliums wesentlich stärker als bei einer äquimolen Zunahme organischer Säuren. Die Veränderungen des Serumkaliums können somit nicht nur durch die Azidämie bedingt sein. Beim Intensivpatienten tragen vielmehr weitere Faktoren durch Hemmung der zellulären K^+-Aufnahme zum Anstieg des Serumkaliums bei, vor allem:

- Dehydratation,
- Hyperosmolalität,
- Hypoxie,
- Katabolie, z. B. bei Polytrauma, akutes Nierenversagen,
- adrenerge Substanzen, β-Blocker.

4.2.6 Diagnose metabolischer Azidosen

Die Diagnose wird anhand der Blutgasanalyse gestellt; durch Messung der Serumelektrolyte kann außerdem die Anionenlücke bestimmt und die Azidose näher klassifiziert werden.

Die einfache metabolische Azidose ist durch einen niedrigen pH-Wert und eine verminderte HCO_3^--Konzentration gekennzeichnet; bei respiratorischer Kompensation ist auch der arterielle pCO_2 erniedrigt.

Respiratorische Kompensation. Wie bereits dargelegt, werden metabolische Azidosen respiratorisch kompensiert – allerdings nur, wenn der Patient nicht beatmet wird oder aus anderen Gründen die Atmung nicht gesteigert werden kann. Als Faustregel gilt bei der respiratorischen Kompensation: Bei einer metabolischen Azidose fällt der arterielle pCO_2 kompensatorisch um 1 bis 1,5 mmHg pro mmol/l-Abnahme der arteriellen Bikarbonatkonzentration ab.

Eine Vollkompensation wird jedoch durch die Steigerung der Ventilation nicht erreicht. Neben der respiratorischen Komponente wird der Bikarbonatabfall teilweise durch Zunahme der Anionen (Sulfat, Chlorid u. a.) kompensiert. Die Kalium- und Phosphatkonzentration nehmen zu.

Kombinierte Störungen. Die metabolische Azidose mit erhöhter Anionenlücke kann zusammen mit einer Azidose mit normaler Anionenlücke oder mit einer metabolischen Alkalose auftreten. Diese gemischten metabolischen Störungen können durch Vergleich der Zunahme der Anionenlücke (Exzess-Anionenlücke) mit der Abnahme der Plasma-HCO_3^--Konzentration (HCO_3^--Defizit) bzw. dem Anionenquotienten („QAL") erkannt werden:

$$QAL = \frac{\text{aktuelle Anionenlücke} - 12 \text{ (mmol/l)}}{24 - \text{aktuelle } HCO_3^- \text{ (mmol/l)}}$$

Hierbei gilt:

QAL = 1: metabolische Azidose mit vergrößerter Anionenlücke oder Vorliegen mehrerer Azidosen mit vergrößerter Anionenlücke.

QAL > 1: metabolische Azidose mit vergrößerter Anionenlücke und metabolische Alkalose.

QAL < 1: metabolische Azidose mit vergrößerter Anionenlücke und metabolische Azidose mit normaler Anionenlücke.

4.2.7 Therapie metabolischer Azidosen

Die wichtigsten Therapieziele bei metabolischer Azidose sind:
- Korrektur der Azidämie,
- Beseitigung der auslösenden Ursache.

Die Korrektur der Azidämie erfolgt mit Puffersubstanzen. Ob gepuffert werden muss, hängt vor allem vom arteriellen pH-Wert, von den Kompensationsreaktionen und der zugrundeliegenden Ursache ab. Bei Laktatazidose und Ketoazidose ist die Zufuhr von Puffersubstanzen umstritten.

> Bei einem pH-Wert von < 7,15 bis 7,2 ist zumeist die Zufuhr von Puffersubstanzen erforderlich.

Fällt allerdings die HCO_3^--Konzentration auf < 10–12 mmol/l, so ist wahrscheinlich selbst bei einem pH-Wert von > 7,15 die Zufuhr von Bikarbonat erforderlich. Denn nach der Gleichung: $H^+ = 24\, paCO_2/HCO_3^-$ nimmt auch bei einer Abnahme von HCO_3^- die H^+-Konzentration zu. Die Bikarbonatkonzentration sollte daher möglichst über 10–12 mmol/l gehalten werden. Azidosen, die sich spontan auflösen, wie z. B. die Laktazidose bei generalisierten Krampfanfällen, bedürfen gewöhnlich keiner Puffertherapie.

Natriumbikarbonat. Diese Substanz ist nach wie vor der Puffer der ersten Wahl bei schweren metabolischen Azidosen. Alle Säuren, die eine metabolische Azidose hervorrufen, werden durch Bikarbonat gepuffert. Ist die Azidose durch Verlust von HCO_3^- bedingt, so bedeutet die Zufuhr von Bikarbonat eine echte Ersatztherapie. Der Bedarf an Bikarbonat zur Korrektur der metabolischen Azidose kann nach folgender Formel berechnet werden:
- **Bikarbonatbedarf** (mmol) = BE × 0,3 × kg.

Beachte: 1 ml 8,4%iges Bikarbonat enthält 1 mmol HCO_3^-, 1 ml 4,2%iges Bikarbonat entsprechend 0,5 mmol.

Die Zufuhr von Bikarbonat sollte unter Kontrolle der Säure-Basen-Parameter erfolgen, um eine metabolische Alkalose zu vermeiden. Daher gilt Folgendes:

> Bei der Korrektur der metabolischen Azidose wird zunächst nur ein pH-Wert von > 7,2 angestrebt, keine Vollkorrektur.

Zu den wichtigsten **Nebenwirkungen** der Bikarbonatzufuhr gehören:
— Hypernatriämie,
— Hyperosmolalität,
— Anstieg des paCO$_2$ mit Gefahr der intrazellulären Azidose,
— Linksverschiebung der O$_2$-Bindungskurve.

Hypernatriämie und Hyperosmolalität hängen von der zugeführten Dosis ab. Liegt bereits eine Hypernatriämie vor, so ist Bikarbonat kontraindiziert. Alternativ kann Tris-Puffer zugeführt werden.

Tris-Puffer (THAM, Trometamol). Diese Substanz bindet die H$^+$-Ionen und senkt den paCO$_2$, kann somit metabolische und respiratorische Azidosen puffern. Tris enthält kein Natrium, ist daher besonders geeignet, wenn Kontraindikationen für die Zufuhr von Natriumbikarbonat bestehen. Tris bewirkt eine Atemdepression, möglicherweise durch Senkung des paCO$_2$ bei gleichzeitiger Bildung von Bikarbonat. Daher gilt:

> Tris-Puffer darf bei spontan atmenden Patienten mit respiratorischer Insuffizienz nicht eingesetzt werden.

Des Weiteren ist die Substanz wegen der Kumulationsgefahr bei **Oligurie/Anurie kontraindiziert.** Versehentliche extravasale Zufuhr bewirkt schwere **Gewebenekrosen.**
— **Dosierung** von Tris-Puffer (ml) = BE × 0,3 × kg.

Die Infusionsgeschwindigkeit für die 0,3molare Lösung sollte 10 ml/min nicht überschreiten; die Tageshöchstdosis liegt bei ca. 750 ml der 0,3molaren Lösung.

4.3 Metabolische Alkalose

> Eine primäre metabolische Alkalose ist gekennzeichnet durch ein erhöhtes Plasma-HCO$_3^-$, eine positive Basenabweichung und einen Anstieg des pH-Werts.

4.3.1 Ursachen

Metabolische Alkalosen entstehen vor allem durch H$^+$-Verluste aus dem Körper. Die wichtigsten Ursachen sind in ▶ Tabelle 13-5 zusammengefasst.

Magensaftverluste und Diuretikatherapie führen zu Chloridverlusten; die Chloridkonzentration im Serum und im Urin ist erniedrigt.

4.3.2 Klinische Auswirkungen

Typisch für die (respiratorische) Alkalose ist die neuromuskuläre Übererregbarkeit mit Parästhesien,

Tab. 13-5 Ursachen metabolischer Alkalosen

— Verlust von saurem Magensaft: Erbrechen, Drainage über Magensonde
— Diuretikatherapie: Schleifendiuretika, Thiazide
— Diarrhöen mit Chloridverlusten
— posthyperkapnisch, d. h. nach Korrektur einer chronischen Hyperkapnie
— übermäßige Zufuhr von Bikarbonat und bikarbonathaltigen Infusionslösungen
— Hyperaldosteronismus
— schwerer Kaliummangel
— Leberversagen

karpopedalen Spasmen oder Schwindelgefühl. Bei metabolischer Alkalose hingegen sind meist keine klinischen Zeichen nachweisbar. Treten Symptome auf, so beruhen sie vor allem auf der Dehydratation (Schwächegefühl, Muskelkrämpfe, lageabhängige Benommenheit). Beim anästhesierten Patienten kann sich die metabolische Alkalose durch Herzrhythmusstörungen als Folge von Hypoxie oder Hypokaliämie manifestieren. Die O$_2$-Bindungskurve wird durch die Alkalose nach links verschoben.

4.3.3 Diagnose

Die Diagnose wird durch die Blutgasanalyse gestellt; die zugrundeliegende Ursache ergibt sich zumeist aus der Anamnese und dem körperlichen Untersuchungsbefund. Bei jeder Alkalose sollten auch der Blutdruck gemessen und die Serumelektrolyte bestimmt werden, wenn erforderlich außerdem die Chloridkonzentration im Urin.

Primäre metabolische Alkalose:
pH-Wert > 7,44
HCO$_3^-$ > 26 mmol/l
Standardbikarbonat > 25 mmol/l
Basenabweichung > + 2 mmol/l

Kompensationsmechanismen. Metabolische Alkalosen werden vom Organismus primär respiratorisch kompensiert: Es wird weniger CO$_2$ ausgeatmet, um das Verhältnis von Bikarbonat und Kohlensäure zu normalisieren, d. h., es entwickelt sich eine kompensatorische Hypoventilation, hervorgerufen durch eine direkte Dämpfung der medullären Atemregulationszentren. Hierbei gilt:

> Bei metabolischer Alkalose steigt der paCO$_2$ um 0,7 mmHg pro mmol/l Zunahme der Plasma-HCO$_3^-$-Konzentration.

Bei der Kompensationsreaktion steigt der $paCO_2$ maximal auf ca. 60 mmHg an. Abweichungen vom errechneten $paCO_2$-Anstieg nach oben oder unten beruhen auf einer zusätzlichen Störung des Säure-Basen-Gleichgewichts: metabolische Azidose, respiratorische Azidose oder respiratorische Alkalose.

Respiratorisch kompensierte metabolische Alkalose:
— pH-Wert nahezu normal,
— HCO_3^- erhöht,
— Standardbikarbonat erhöht,
— positive Basenabweichung,
— $paCO_2$ erhöht.

4.3.4 Therapie der metabolischen Alkalose

Eine akute Behandlung metabolischer Alkalosen ist selten erforderlich, da meist keine ungünstigen Auswirkungen des erhöhten pH-Werts nachweisbar sind. Somit kann zunächst nach der Ursache gesucht und dann eine spezifische Behandlung eingeleitet werden.

Zufuhr von Chlorid. Bei metabolischer Alkalose mit verminderter Chloridausscheidung im Urin wird Chlorid in Form von NaCl, KCl oder beidem zugeführt, um die Ausscheidung der erhöhten HCO_3^- zu ermöglichen.

Acetazolamid. Die Substanz hemmt das Enzym Karboanhydrase und steigert hierdurch die Bikarbonatausscheidung im Urin.

Zufuhr von Salzsäure. Schwere Alkalosen können durch Zufuhr von Salzsäure behandelt werden. Meist reichen 20–30 mmol HCl/h aus, um den pH-Wert auf 7,5 abzusenken. HCl wird als 0,2- bis 0,4-n-Lösung über einen zentralen Venenkatheter infundiert. Die Therapie wird durch arterielle Blutgasanalysen und Messung des Serumkaliums, alle 1–2 h, kontrolliert.

Arginin- und Lysinhydrochlorid. Diese Substanzen werden heute nur noch selten eingesetzt, zum einen, weil beide Substanzen die intrazelluläre Azidose verstärken sollen, zum andern, weil lebensbedrohliche Hyperkaliämien durch die Zufuhr berichtet worden sind.

Literatur

Halperin ML, Goldstein MB: Fluid, electrolyte, and acid-base physiology. A problem-based approach. Elsevier Books, Oxford 1998.

Matthys H, Seeger W (Hrsg.): Pneumologie, 3. Aufl. Springer, Berlin 2001.

Rose BD, Post T: Clinical physiology of acid-base and electrolyte disorders. 5th edition, McGraw-Hill Comp. 2001.

Shapiro B, Peruzzi W, Kozlowski-Templin R: Clinical Application of Blood Gases, 5th ed. Mosby-Year Book Medical, Chicago 1994.

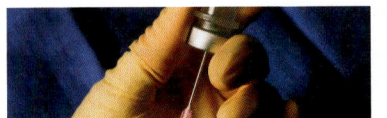

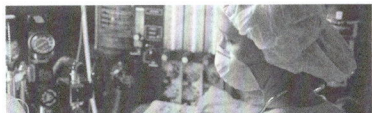

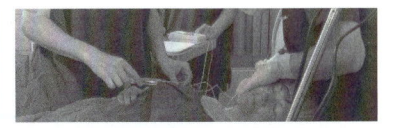

14 Blutgerinnung und Anästhesie

Inhaltsübersicht

1 **Physiologische Grundlagen** 287
1.1 Bildung des primären Plättchenpfropfs 288
1.2 Plasmatisches Gerinnungssystem – Thrombinbildung 289
1.3 Fibrinolyse 290

2 **Störungen der Blutgerinnung** 290
2.1 Klinische Blutungstypen 292
2.2 Perioperative Diagnostik 292
    2.2.1 Thromboplastinzeit 292
    2.2.2 Aktivierte partielle Thromboplastinzeit (aPTT) 293
    2.2.3 Thrombinzeit (TZ) 294
    2.2.4 Fibrinogen 295
    2.2.5 Thrombozytenzählung 295
    2.2.6 Diagnostik von Störungen des Fibrinolysesystems 296

3 **Angeborene Gerinnungsstörungen** 296
3.1 Hämophilie A 296
    3.1.1 Klinisches Bild 296
    3.1.2 Präoperatives Vorgehen 296
    3.1.3 Anästhesiologisches Vorgehen ... 296
    3.1.4 Postoperative Behandlung 297
3.2 Hämophilie B 297
3.3 v. Willebrand-Erkrankung (v. Willebrand-Jürgens-Syndrom) 297
    3.3.1 Klinisches Bild 297
    3.3.2 Diagnostik 297
    3.3.3 Therapie 298
3.4 Angeborener Fibrinogenmangel 298

4 **Erworbene Gerinnungsstörungen** 298
4.1 Gerinnungsstörungen durch Vitamin-K-Mangel 298
    4.1.1 Klinisches Bild 299
    4.1.2 Diagnostik 299

    4.1.3 Therapie 299
4.2 Durch Antikoagulanzien induzierte Gerinnungsstörungen 299
4.3 Gerinnungsstörungen bei Lebererkrankungen 300
    4.3.1 Diagnostik 301
    4.3.2 Therapie 301
4.4 Chronische Nierenerkrankungen 301
4.5 Disseminierte intravasale Gerinnung (DIC) ... 301
    4.5.1 Pathophysiologie 302
    4.5.2 Klinisches Bild und Diagnostik 302
    4.5.3 Therapie 302

5 **Thrombozytäre Gerinnungsstörungen** ... 303
5.1 Klinisches Bild 303
5.2 Diagnostik 303
5.3 Therapie 303
5.4 Arzneimittelinduzierte Immunthrombozytopenie 304
5.5 Thrombotisch-thrombozytopenische Purpura (Moschcowitz-Syndrom) 304
5.6 Hämolytisch-urämisches Syndrom (HUS) 304
5.7 Heparininduzierte Thombozytopenie (HIT) 304
5.8 Thrombozytopathien 305
    5.8.1 Klinisches Bild und Diagnostik 305
    5.8.2 Therapie 306

6 **Erworbene Hyperfibrinolysen** 306
6.1 Pathophysiologie 306
6.2 Klinisches Bild und Diagnostik 306
6.3 Therapie 306

7 **Medikamentöse Thromboembolieprophylaxe** 307

Literatur 307

1 Physiologische Grundlagen

Die Funktion des Hämostasesystems besteht darin, das Blut in flüssigem Zustand zu halten und eine Thrombosierung oder abnorme Blutung zu verhindern sowie bei Verletzungen der Gefäße eine normale Blutstillung zu gewährleisten.

Am Hämostasesystem sind folgende Funktionsparameter beteiligt:
— Das Gerinnungssystem,
— die Thrombozyten,
— das fibrinolytische System,
— das Endothel der Gefäßwand.

Die Blutstillung oder Hämostase (▶ Abb. 14-1) umfasst alle Vorgänge, die den Organismus vor Blut-

14 Blutgerinnung und Anästhesie

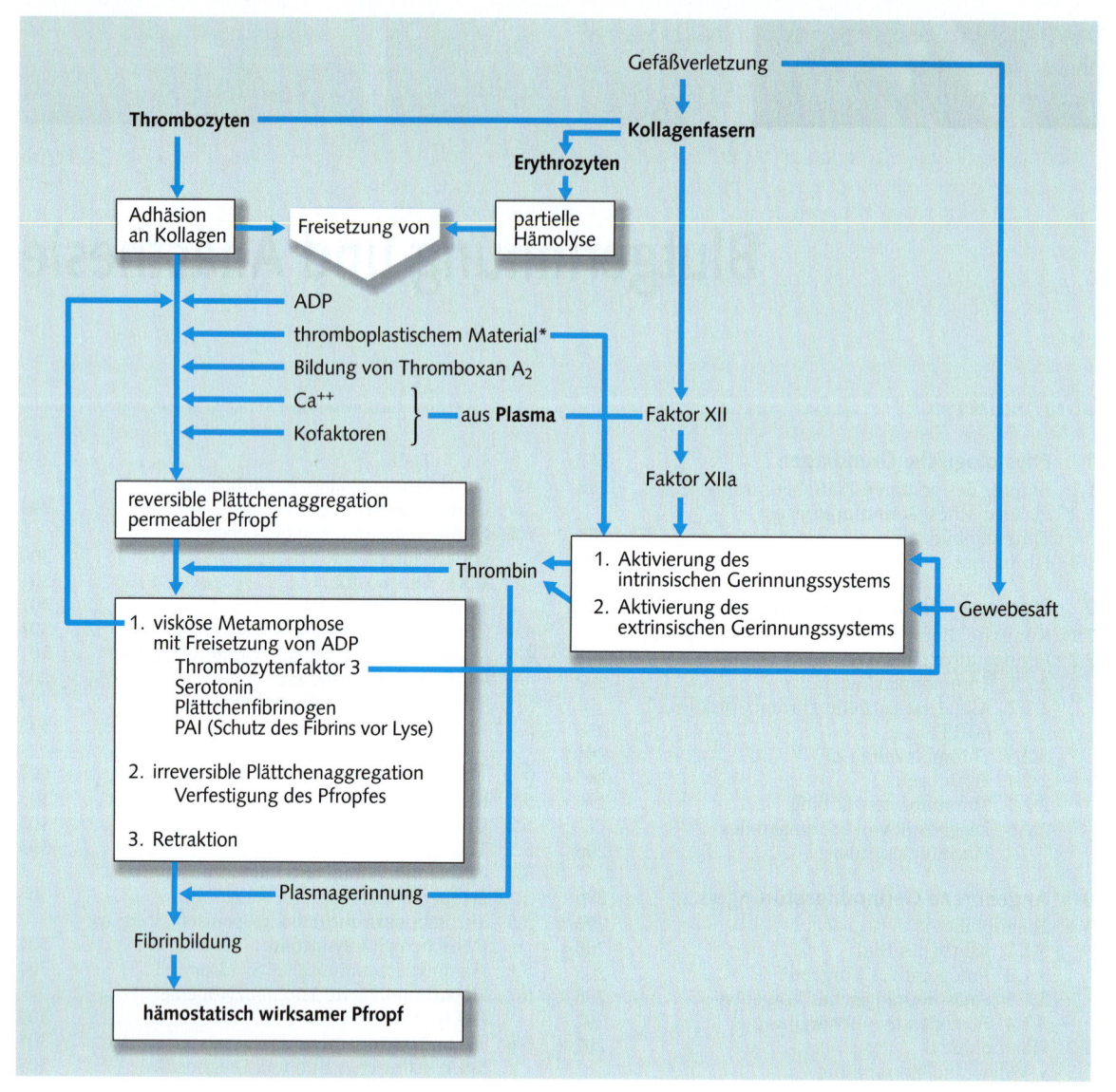

Abb. 14-1 Schema der Blutstillung. ADP = Adenosindiphosphat; PAI = Plasminogen Activator Inhibitor; * Thrombozytenfaktor 3 aus Thrombozyten und Erythrozytin aus Erythrozyten.

verlusten schützen. Üblicherweise werden hierbei drei Phasen unterschieden:
— Bildung des primären Plättchenpfropfs,
— Stabilisierung des primären Plättchenpfropfs,
— Fibrinolyse.

Diese drei Phasen laufen praktisch parallel ab. Wird die Gefäßwand geschädigt, so kontrahieren sich zunächst die Muskelzellen der Gefäßwand. Allerdings weisen Kapillaren keine Muskelzellen auf, so dass die initiale Kontraktion als Faktor der Hämostase nur bei arteriellen Gefäßen von Bedeutung ist. In den Kapillaren werden die Blutstillungsvorgänge durch den direkten Kontakt des Blutes mit der verletzten Endothelauskleidung der Gefäßwand ausgelöst: An der Verletzungsstelle kommen die Thrombozyten in Kontakt mit Kollagen, plasmatischen Gerinnungsfaktoren, Gewebethromboplastin und prokoagulatorischen Phospholipiden. Durch diesen Kontakt werden innerhalb weniger Sekunden die Thrombozyten- und Gerinnungsreaktionen gestartet. Gleichzeitig werden gegenregulatorische Mechanismen aktiviert, die gewährleisten, dass die Blutstillung auf den Ort der Verletzung beschränkt bleibt.

1.1 Bildung des primären Plättchenpfropfs

Sobald die Thrombozyten mit der verletzten Gefäßwand in Berührung kommen, tritt durch die Synthese und Sekretion des v. Willebrand-Faktors im Endothel eine Adhäsion auf; dabei setzen die

1 Physiologische Grundlagen 14

Thrombozyten Plättchenfaktor 3 und ADP frei und bilden Thromboxan A_2. ADP führt zusammen mit Kalzium und Fibrinogen zu einer lockeren (zunächst reversiblen) Aggregation weiterer Thrombozyten an den bereits an der Läsion haftenden, und es entsteht ein blutstillender Pfropf (siehe Abb. 14-1). Gleichzeitig tritt ober- und unterhalb der Läsion in allen Gefäßen mit Muskelzellen für 5–10 s ein Gefäßspasmus auf, der die Blutzufuhr drosselt. Nach Auflösung des Vasospasmus setzt ein erneutes Thrombuswachstum ein.

1.2 Plasmatisches Gerinnungssystem – Thrombinbildung

Die Stabilisierung des primären Plättchenpfropfes erfolgt durch Umwandlung von Fibrinogen in Fibrin unter der Einwirkung von Thrombin, dem zentralen Enzym der Blutgerinnung (▶ Abb. 14-2). Faktor XIII verfestigt das gebildetet Fibrin, und der lockere Primärpfropf wird stabilisiert.

Die Thrombinbildung erfolgt im plasmatischen Gerinnungssystem. In diesem System werden die

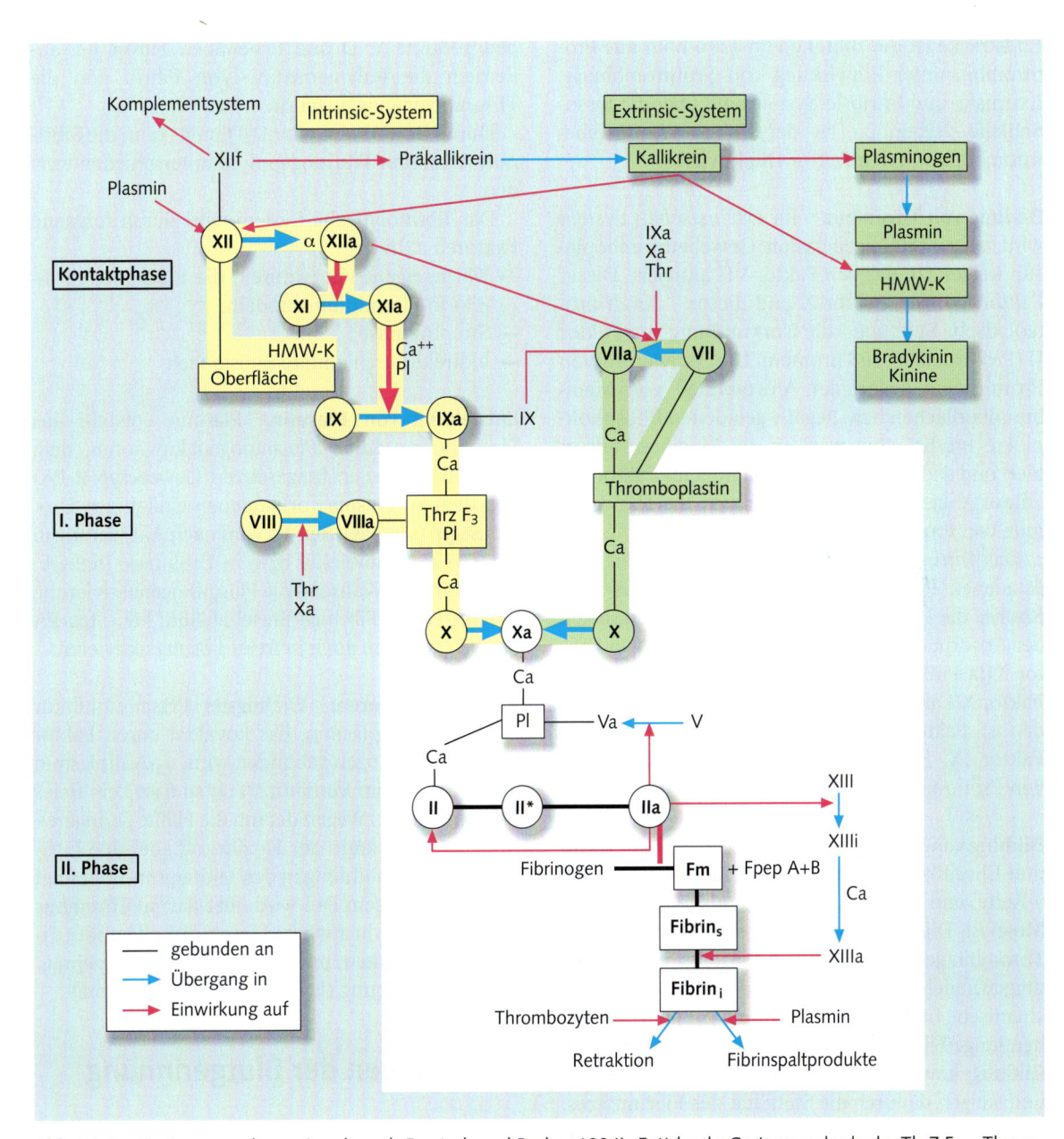

Abb. 14-2 Gerinnungsschema (mod. nach Deutsch und Bruhn, 1994). Fettdruck: Gerinnungskaskade. ThrZ F_3 = Thrombozytenfaktor 3; Thr = Thrombin; Pl = Phospholipid; Fpep = Fibrinpeptid; Fm = Fibrinomer; $Fibrin_s$ = lösliches Fibrin; $Fibrin_i$ = unlösliches Fibrin; XIIIi = Faktor XIII, intermediäre Form; HMW-K = hochmolekulares Kininogen; II* = Prothrombin; IIa = Thrombin.

plasmatischen Gerinnungsfaktoren (Übersicht in ▶ Tab. 14-1) kaskadenartig durch Proteolyse aktiviert und führen zur Bildung des quervernetzten Fibrins.

Aus Gründen der Anschaulichkeit werden zwei Reaktionswege der Thrombinbildung unterschieden: das Intrinsic- (oder endogene) System und das Extrinsic- (oder exogene) System (siehe Abb. 14-2). Das Intrinsic-System wird durch Aktivierung von Faktor XII an einer benetzten Oberfläche aktiviert, das Extrinsic-System durch Freisetzung von Thromboplastin aus Gewebezellen oder aktivierten Makrophagen. Beide Reaktionswege führen zur Aktivierung von Faktor X zu Xa; ihre gemeinsame Endstrecke ist die Bildung von Thrombin aus Prothrombin unter Einwirkung von Prothrombinase. Extrinsic- und Intrinsic-System sind über die Josso-Schleife verbunden, in der Faktor-VII-Gewebethromboplastin den Faktor IX aktiviert.

Bildung von Thrombin. Im *extrinsischen System* wird bei einer Gewebeläsion Gewebethromboplastin freigesetzt, das den Faktor VII aktiviert. Dieser Faktor aktiviert Faktor X und dieser – durch proteolytische Spaltung – die Umwandlung von Faktor II (Prothrombin) zu Thrombin. Die Aktivierung von Prothrombin bedarf der Anwesenheit von Membranoberflächen bzw. negativ geladenen Phospholipiden. Prothrombin wird an die Membran adsorbiert und dadurch leichter zugänglich für Faktor Xa. Faktor V beschleunigt als Kofaktor die Umwandlung von Prothrombin zu Thrombin.

Das *intrinsische System* wird nur von negativ geladenen Fremdoberflächen wie z.B. Glas oder Kaolin, die Faktor XII adsorbieren, aktiviert. Nach der Adsorption aktiviert die Umwandlung von Faktor XIIa Präkallikrein zu Kallikrein, das wiederum Faktor XII aktiviert, bis kein Substrat mehr vorhanden ist. Faktor XIIa aktiviert Faktor XI, dieser den Faktor IX. Hierdurch kommt es zur Aktivierung von Prothrombin.

Bildung von Fibrin. Fibrinogen ist aus Paaren von drei Eiweißketten zusammengesetzt, der α-, β- und γ-Kette, und zirkuliert im Plasma als fadenförmiges Molekül. Die Fibrinopeptide A und B werden von Thrombin gespalten und damit in Fibrinmonomere umgewandelt. Durch Polymerisation, d.h. physikochemische Interaktion der Fibrinmonomere, entstehen lange Fibrinstränge. Faktor XIII katalysiert die Bildung kovalenter Querverbindungen im Fibrin und steigert dadurch die Stabilität des Fibrinnetzes.

Inhibitoren der plasmatischen Gerinnungsfaktoren. Die aktivierten Gerinnungsfaktoren werden durch spezifische Inhibitoren inaktiviert. Wichtigster Inhibitor ist das Antithrombin III (AT III). Dieser Hemmstoff inaktiviert Thrombin, Faktor IXa, Xa, XIa und XIIa, wobei die langsame Reaktion durch Heparin als Kofaktor erheblich beschleunigt wird.

1.3 Fibrinolyse

Die Auflösung der Fibringerinnsel erfolgt durch das proteolytische Enzym Plasmin. Das Enzym spaltet Fibrinogen und nicht quervernetztes Fibrin in die Abbauprodukte X, Y, D und E und quervernetztes Fibrin in die Fragmente D-Dimer und E. Die Abbauprodukte Y, D und E hemmen Thrombin, außerdem die Polymerisation von Fibrin und die Thrombozytenaggregation.

Durch Bestimmung der D-Dimere kann die Fibrinolyse von der Fibrinogenolyse unterschieden werden.

Das fibrinolytische System wird durch folgende Faktoren aktiviert:
— Körpereigene Aktivatoren, die Plasminogen direkt in Plasmin umwandeln;
— Streptokinase;
— indirekt durch andere Substanzen.

Entstehung von Plasmin. Plasmin entsteht aus Plasminogen durch Plasminogenaktivatoren, dem aus Endothelzellen freigesetzten Gewebetyp (t-PA) und dem im Plasma vorhandenen einkettigen Urokinasetyp (scu-PA). Scu-Pa wird nach Aktivierung in ein Zweikettenmolekül bzw. in Urokinase (tcu-PA) umgewandelt. Während die Plasminogenaktivierung durch t-PA im Fibringerinnsel abläuft, kann tcu-PA das Plasminogen auch in freier Lösung aktivieren.

Plasmininhibitoren. Wichtigster Plasmininhibitor ist das α_2-Antiplasmin, das kovalent durch Faktor XIIIa an Fibrinogen gebunden wird. α_2-Antiplasmin bindet Plamin im Verhältnis 1:1, so dass kein freies Plasmin auftritt. Wegen der um die Hälfte geringeren Konzentration kann der Hemmstoff aber durch exzessive Plasminbildung in den Hintergrund gedrängt werden. In diesem Fall wird über das im Thrombus befindliche Fibrin auch im Plasma zirkulierendes Fibrinogen gespalten, und es entsteht eine ausgeprägte Blutungsneigung (Hyperfibrinolyse-Syndrom).

2 Störungen der Blutgerinnung

Störungen der Blutgerinnung können sich in zwei grundlegenden Formen manifestieren:
— Hämorrhagische Diathese,
— intravasale Gerinnung.

2 Störungen der Blutgerinnung 14

Tab. 14-1 Gerinnungsfaktoren

Faktor	Name	Plasma-konzentration	erforderliche Aktivität (%)	Halbwertszeit (h)	Bildungsort	Bemerkungen/Gerinnungsstörung
I	Fibrinogen	2–4 mg/ml	50–100	120	Leber	Verbrauch bei Gerinnung, Verbrauchskoagulopathie, intravasale Fibrinolyse
II	Prothrombin	100 µg/ml	40	100	Leber	Vitamin-K-abhängig, Vitamin-K-Mangel, Kumarinwirkung, Leberparenchymschaden, Hypoprothrombinämie
III	Gewebethrombokinase	–			extravasale Zellen	keine Gerinnungsstörung
V	labiles Proaccelerin	7 µg/ml	5–10	5–15	Leber	Verbrauch bei Gerinnung, Faktor-V-Mangel
VII	stabiles Proconvertin	1 µg/ml	5–10	3–6	Leber	Vitamin-K-abhängig, Faktor-VII-Mangel, Leberparenchymschaden, Vitamin-K-Mangel
VIII/vWF	antihämophiler Faktor A/ v. Willebrand-Faktor	0,1/7 µg/ml	30	8–12/ 8–15	Endothelzellen, Megakaryozyten, Thrombozyten (?)	Verbrauch bei Gerinnung, intravasale Fibrinolyse, Verbrauchskoagulopathie, Blockade durch Hemmstoffe, Hämophilie A+ und A−, v. Willebrand-Jürgens-Syndrom; Gammopathien
IX	antihämophiler Faktor B = Christmas-Faktor	3 µg/ml	30	18–24	Leber	Vitamin-K-abhängig, Hämophilie B+ und B−, Leberparenchymschäden, Kumarinwirkung, Vitamin-K-Mangel, Blockade durch Hemmstoffe
X	Stuart-Prower-Faktor	10 µg/ml	10	40–60	Leber	Vitamin-K-abhängig, Faktor-X-Mangel und -Fehlbildung, Leberparenchymschäden, Kumarinwirkung, Vitamin-K-Mangel
XI	PTA = Plasma-Thromboplastinvorstufe	4 µg/ml	25	48–60	Leber	Leberzirrhose
XII	Hageman-Faktor	29 µg/ml		60	Leber	Faktor-XII-Mangel, Leberzirrhose
XIII	fibrin-stabilisierender Faktor	10 µg/ml	1	150	Leber und Thrombozyten	zerstört bei Gerinnung, Faktor-XIII-Mangel, Leberzirrhose, Karzinom, Leukämie
Präkallikrein	Fletcher-Faktor	10–20 µg/mol		35	Leber	Leberparenchymschäden, Fletcher-Faktor-Mangel
HMW-Kininogen	Fitzgerald-Faktor = Flaujeac = Williams-Faktor	80 µg/ml		144	Leber	Fitzgerald-Faktor-Mangel, Leberzirrhose

Da an der Hämostase drei Reaktionspartner beteiligt sind, können hämorrhagische Diathesen durch Veränderungen eines der drei Partner oder auch durch Kombination auftreten. Danach werden folgende hämorrhagische Diathesen unterschieden:
— Koagulopathien: Störungen des plasmatischen Gerinnungssystems,
— thrombozytäre Blutungen: durch Thrombozytopenien und -pathien,
— vaskuläre hämorrhagische Diathesen: durch pathologische Gefäßwandveränderungen,
— kombinierte hämorrhagische Diathesen, z. B. Verbrauchskoagulopathien, v. Willebrand-Jürgens-Syndrom.

Störungen der Blutgerinnung können angeboren (z. B. Hämophilie A und B) oder erworben sein. Im Bereich der Anästhesiologie bzw. operativen Medizin dominieren chirurgisch bedingte Blutungen. Daneben können intra- oder perioperativ auch Blutungen durch Störungen des Gerinnungssystems auftreten.

2.1 Klinische Blutungstypen

Bei den einzelnen hämorrhagischen Diathesen können teilweise charakteristische, diagnostisch verwertbare Blutungstypen auftreten:
— **Petechialer Blutungstyp** mit Petechien und Purpura. Petechien sind kleinste, punktförmige (flohstichartige) Blutungen, Purpura bezeichnet multiple Petechien. Dieser Blutungstyp ist typisch für eine Thrombozytopathie/-penie und vaskulär bedingte hämorrhagische Diathesen.
— **Hämophiler Blutungstyp** mit großflächigen Hauthämatomen, Muskelblutungen und Gelenkblutungen. Er ist der vorherrschende Blutungstyp bei Koagulopathien.

2.2 Perioperative Diagnostik

Bei Verdacht auf Störungen der Blutgerinnung sollte das folgende **diagnostische Basisprogramm** durchgeführt werden:
— Thromboplastinzeit nach Quick, TPZ,
— aktivierte partielle Thromboplastinzeit, aPTT,
— Thrombinzeit, TZ,
— Fibrinogenkonzentration,
— Thrombozytenzahl, evtl. Blutungszeit.

Die ersten drei genannten (globalen) Tests erfassen den gesamten Ablauf der Fibrinbildung, also das plasmatische Gerinnungssystem. Die Bestimmung der Thrombozytenzahl ist für die Diagnostik von thrombozytären Blutungsstörungen erforderlich. Sie gehört ebenfalls zum Basisprogramm.

Nur selten sind im Bereich der operativen Medizin weitergehende Untersuchungen wie die Bestimmung einzelner Gerinnungsfaktoren oder ein Thrombelastogramm erforderlich. Die Interpretation von Gerinnungstests ist in ▶ Tabelle 14-2 zusammengestellt.

2.2.1 Thromboplastinzeit

Quick

Dies ist der wichtigste Test für das **Extrinsic-System**; erfasst werden ein Aktivitätsverlust der Faktoren II, VII, X und V sowie eine Erniedrigung der Fibrinogenkonzentration. Für den Test werden Gewebethromboplastine und Kalzium zum Plasma gegeben. Hierdurch entsteht über das Extrinsic-System aus Prothrombin das Thrombin und schließlich unter der Einwirkung von Thrombin aus Fibrinogen das Fibrin. Gemessen wird die Zeit in Sekunden von der Zugabe der Gewebethromboplastine und von Kalzium bis zur fassbaren Fibrinbildung. Sie wird in Prozent der Gerinnungsaktivität angegeben; ihre Einheit ist daher Prozent. Eine Abnahme der Aktivität der genannten Faktoren auf 50% sowie ein Abfall der Fibrinogenkonzentration auf < 100 mg/dl verlängern in der Regel die Thromboplastinzeit.

> **Bedeutung der Thromboplastinzeit nach Quick:**
> — 70–100% Normalwert
> — 30–50% relative Kontraindikation für Operationen, besonders an den inneren Organen
> — 15–25% therapeutischer Bereich der Kumarintherapie
> — < 4% lebensbedrohliche Blutungen zu erwarten

Ursachen einer verlängerten Thromboplastinzeit. Zu den wichtigsten Ursachen einer pathologischen Thromboplastinzeit gehören:
— Verminderter Prothrombinkomplex (II, VII, X), z. B. durch Vitamin-K-Mangel oder Synthesestörungen bei Lebererkrankungen,
— Hemmwirkung durch therapeutische Heparinzufuhr (> 1 E Heparin/ml Plasma),
— Hemmwirkung durch Fibrinogenspaltprodukte (> 5 mg/dl),
— starke Verminderung von Fibrinogen (< 100 mg/dl), z. B. durch gesteigerte Fibrinolyse und/oder Abnahme von Faktor V.

Falsche Werte der Thromboplastinzeit ergeben sich durch Verunreinigung der Blutprobe und zu lange Lagerungszeit bei Raumtemperatur. Für die Überwachung der Heparintherapie ist die Thromboplastinzeit nicht geeignet.

Tab. 14-2 Interpretation von Gerinnungstests

Thrombo-zyten	Blutungs-zeit	aPTT	Thrombo-plastinzeit (Quick)	Thrombin-zeit	Fibrino-gen	Fibrin-spalt-produkte	mögliche Ursachen
↓		normal	normal				Massivtransfusion, exzessiver Verbrauch, Splenomegalie, Knochenmarkdepression, immunologische Zerstörung
normal	↑	normal	normal				Thrombozytenfunktionsstörung, v. Willebrand-Erkrankung, NSAID, Acetylsalicylsäure
normal		↑	normal				Hämophilie, Heparinkontamination
normal		nomal	↑				Leberkrankungen, Vitamin-K-Mangel, Kumarin
normal		↑	↑	↑			Vitamin-K-Mangel, Heparin, Kumarin
normal	↑	↑	↑	↑			Heparin, Fibrinogenmangel, Fibrinspaltprodukte, DIC
↓	↑	↑	↑	↑			Massivtransfusion, DIC, Heparin
↓	↑	↑	↑		↓	↑	DIC

↓ vermindert/erniedrigt; ↑ verlängert/erhöht

INR (International Normalized Ratio)

Anstelle des Quick-Werts sollte nach internationaler Übereinkunft die INR zur Kontrolle der oralen Antikoagulanzientherapie verwendet werden, da der Quick-Wert vom jeweils verwendeten Reagenz abhängt, also nicht standardisiert ist und dadurch unterschiedliche Quick-Wert-Bereiche zwischen einzelnen Labors bestehen.

Bei der INR-Standardisierung werden die kommerziellen Quick-Reagenzien mit einem Standardreagenz verglichen. Jedes Reagenz erhält eine Sensitivitätszahl (ISI = International Sensitivity Index). Sie gibt die Empfindlichkeit des Reagenz gegenüber einem durch Kumarin induzierten Mangel an Vitamin-K-abhängigen Gerinnungsfaktoren an. Die Reagenzempfindlichkeit ist Bestandteil einer Formel, mit der die Thromboplastinzeit ermittelt wird.

$$INR = \frac{\text{Gerinnungszeit beim Patienten (s)} \times ISI}{\text{Gerinnungszeit einer gesunden Kontrollgruppe (s)}}$$

Hierbei gilt Folgendes:
— INR 1,0 = normale Blutgerinnung (Quick-Wert 100%),
— INR 2,0 = Gerinnungszeit des Standardreagenz verdoppelt,
— INR 3,0 = Gerinnungszeit des Standardreagenz verdreifacht.

Die INR gilt nur für dauerantikoagulierte Patienten, die stabil eingestellt sind, nicht in der Anfangsphase einer Einstellung mit Antikoagulanzien oder einer Blutgerinnungsstörung durch Lebersynthesestörung. In ▶ Tabelle 14-3 sind INR-Zielbereiche für bestimmte Indikationen einer Antikoagulanzientherapie zusammengestellt.

2.2.2 Aktivierte partielle Thromboplastinzeit (aPTT)

Dies ist der wichtigste Test des **Intrinsic-Systems**. Die partielle Thromboplastinzeit wird durch Zugabe von partiellen Thromboplastinen und Kalziumionen zum Plasma bestimmt. Hierbei entsteht aus Prothrombin Thrombin; trifft das entstandene Thrombin auf Fibrinogen, erfolgt die Umwandlung in Fibrin. Die aPTT ist vor allem von den Faktoren VIII, IX, XI und XII abhängig; erfasst werden des Weiteren die Faktoren II, V, X und sekundär stärkere Verminderungen von Fibrinogen. Der Test ist unabhängig von der Thrombozytenfunktion.
— **Normalwert** der aPTT < 36 s.

Inhibitoren der Blutgerinnung wie Heparin, AT III und Fibrinogenspaltprodukte verlängern die aPTT.

Der Test reagiert empfindlich auf die Heparintherapie.

Eine **leicht verlängerte aPTT** (36–43 s) mit verlängerter Thromboplastinzeit zeigt eine Gerinnungsstörung im Intrinsic- und Extrinsic-System. Wichtige Ursachen:
— Kumarintherapie,
— Verbrauchskoagulopathie,
— schwerer Leberschaden.

Ursachen einer stark verlängerten aPTT (> 43 s) bei verlängerter Thromboplastinzeit:
— Schwere Verbrauchskoagulopathie.

Bei gleichzeitig verlängerter Thrombinzeit und Thromboplastinzeit kommen als Ursachen in Frage:
— Heparinkonzentration > 1 E/ml Plasma,
— schwere Verbrauchskoagulopathie mit oder ohne sekundäre Hyperfibrinolyse,
— primäre Hyperfibrinolyse,
— Protaminüberdosierung (in der Herzchirurgie).

Bei gesteigerter Gerinnungsaktivität ist die aPTT verkürzt.

2.2.3 Thrombinzeit (TZ)

Bei diesem Test wird durch Zugabe von Thrombin zum Plasma aus Fibrinogen das Fibrin gebildet. Die plasmaeigene Thrombinaktivierung und die hierfür erforderlichen Gerinnungsfaktoren spielen bei dem Test keine Rolle.

Die Thrombinzeit ist eine Fibrinpolymerisationszeit und daher von der Fibrinogenkonzentration und den Fibrinogenderivaten abhängig.

Bei Anwesenheit von Antikoagulanzien (Heparin, Hirudin), Antikörpern und Polymerisationshemmern ist die TZ verlängert.
— **Normalwert** der Thrombinzeit: 18–22 s (abhängig von der Methode).

Ursachen einer verlängerten Thrombinzeit. Die wichtigsten Ursachen einer verlängerten Thrombinzeit sind:
— Heparintherapie ab 0,2 bis 0,5 E Heparin/ml Plasma,
— Fibrinogenspaltprodukte (ab 5 mg/dl) durch Hyperfibrinolyse oder Verbrauchskoagulopathie mit sekundärer Hyperfibrinolyse,
— Überdosierung von Protamin,
— selten: angeborene oder erworbene Hypofibrinogenämien (< 60 mg/dl).

Bei verlängerter Thrombinzeit ist meist auch die aPTT verlängert, bei starker Verlängerung der TZ auch die Thromboplastinzeit nach Quick. Ist die Thrombinzeit auf nicht mehr messbare Werte verlängert, liegt entweder eine Heparinüberdosierung oder eine extreme Hyperfibrinolyse (Defibrinierung) vor.

Eine Verkürzung der Thrombinzeit kann Hinweis auf eine gesteigerte Gerinnungsaktivität sein.

Tab. 14-3 Therapeutische INR-Bereiche* bei verschiedenen Erkrankungen

Vorhofflimmern/Vorhofflattern (wenn Antikoagulationsindikation besteht)	INR 2,0 bis 3,0
Herzklappenvitien: bei rheumatischer MI oder MS mit systemischer Embolie oder bei Mitralklappenprolaps mit systemischer Embolie	INR 2,0 bis 3,0
Herzklappenprothesen a) mechanische Klappen	
— Zweiflügel- (St. Jude, Carbomedics) und Kippklappen (Medtronics, Björk-Shiley)	
– in Aortenposition	INR 2,0 bis 3,0 (2,5 bis 3,5 bei VHF)
– in Mitralklappenposition	INR 2,5 bis 3,5 (+ ASS 100 mg bei VHF)
— „caged balled"-Klappen (Starr-Edwards)	INR 2,5 bis 3,5 + ASS 100 mg
— mechanische Klappen + Embolie trotz adäquater Antikoagulation	INR 2,5 bis 3,5 + niedrigdosierte ASS
b) Bioprothesen Bei mechanischen Klappen und weiteren Thromboembolie-Risikofaktoren sollte zusätzlich niedrigdosiertes ASS erwogen werden: bei assoziiertem Vorhofflimmern, früherer Thromboembolie, KHK, vergrößertem linken Vorhof, linksatrialem Thrombus, mehreren Klappenprothesen	INR 2,0 bis 3,0 (für 3 Monate)
tiefe Beinvenenthrombose/ Lungenembolie: (Patienten mit Antiphospholipidsyndrom: möglicherweise höhere INR)	INR 2,0 bis 3,0

Bei jeder Festlegung der individuellen Ziel-INR muss das individuelle Blutungs- und Thromboembolierisiko des Patienten in Betracht gezogen werden

INR = International Normalized Ratio;
MI = Mitralklappeninsuffizienz; MS = Mitralklappenstenose;
VHS = Vorhofflimmern; KHK = koronare Herzkrankheit;
ASS = Acetylsalicylsäure
* Empfehlungen des „American College of Chest Physicians", veröffentlicht in Chest 1998; 114: 439–769

> Sind die drei Globaltests Thromboplastinzeit, aPTT und Thrombinzeit normal, so liegt keine schwere Störung der plasmatischen Gerinnung vor. Allerdings muss beachtet werden, dass die drei Tests einen Faktor-XIII-Mangel nicht erfassen.

Die Gabe von 500–1000 ml Frischplasma bei bedrohlichen traumatischen oder operativ bedingten Blutungen kann einen Faktor-XIII-Mangel jedoch ausgleichen.

2.2.4 Fibrinogen

Die normale Fibrinogenkonzentration beträgt 200–400 mg/dl. Ein **Fibrinogenmangel** entsteht fast immer durch eine erworbene Gerinnungsstörung – gewöhnlich durch einen erhöhten Fibrinogenverbrauch in der Kreislaufperipherie.

Häufigste Ursachen eines Fibrinogenmangels. Zu den häufigsten Ursachen eines Fibrinogenmangels gehören:
— Verbrauchskoagulopathie,
— reaktive oder primäre Hyperfibrinolyse,
— Verlust von Fibrinogen durch Wundflächen, Aszites, Tumoren.

Bei der **Interpretation des Messwertes** sollte Folgendes beachtet werden:
— Eine normale Fibrinogenkonzentration schließt eine Verbrauchskoagulopathie oder Hyperfibrinolyse nicht aus.
— Fibrinogenkonzentrationen von < 120 mg/dl reichen für eine normale Blutstillung bei Operationen nicht mehr aus.
— Die Anwesenheit von Heparin oder Fibrinogenspaltprodukten kann zu falsch niedrigen Werten führen.
— Erhöhte Werte finden sich bei akuten Entzündungen, nach Operationen und fakultativ bei Tumoren.

Fibrinolytische Spaltprodukte. Bei zahlreichen Erkrankungen sind die Konzentrationen fibrinolytischer Spaltprodukte als Zeichen einer fibrinolytischen Aktivität erhöht. Stark erhöhte Konzentrationen von Spaltprodukten weisen auf eine Hyperfibrinolyse als Ursache einer hämorrhagischen Diathese bzw. auf eine sekundäre Hyperfibrinolyse nach disseminierter intravasaler Gerinnung hin. **D-Dimere** als Spaltprodukte quervernetzten Fibrins können quantitativ bestimmt werden. Sind die D-Dimer-Konzentrationen im Plasma normal, so ist eine Lungenembolie, DIC oder tiefe Beinvenenthrombose praktisch ausgeschlossen, nicht aber eine Thrombophilie.

2.2.5 Thrombozytenzählung

Die Bestimmung der Thrombozytenzahl gehört zur Basisdiagnostik von Gerinnungsstörungen!
— **Normalwerte:** 150 000–400 000/μl.

Die Thrombozyten können quantitativ und qualitativ verändert sein: Thrombozytopenie, Thrombozytose (essentielle, reaktive) sowie Störungen der Thrombozytenfunktion.

Interpretation der Messwerte. Bei einer Thrombozytopenie ohne weitere Störungen des Blutgerinnungssystems kann das Blutungsrisiko nach der Thrombozytenzahl in folgender Weise eingeschätzt werden:
— > 100 000/μl: auch bei größeren Operationen keine Blutungsgefahr.
— 50 000–100 000/μl: bei schweren Traumen oder Operationen möglicherweise erhöhte Blutungsneigung.
— 20 000–50 000/μl: Blutungsneigung bereits bei leichteren Verletzungen, Hämatomneigung, evtl. Petechien.
— < 10 000/μl: hohes Risiko schwerer Spontanblutungen.

Die gerinnungsfördernden Funktionen der Thrombozyten bleiben bis zu Werten von etwa 30 000/μl, evtl. auch bis zu 10 000/μl erhalten, solange keine zusätzlichen Funktionsstörungen der Thrombozyten bestehen.

Blutungszeit

Die Blutungszeit ist Ausdruck von Thrombozytenzahl und -funktion. Zur Messung wird eine Staumanschette am Oberarm angelegt und mit einem Druck von 40 mmHg gestaut, danach eine Inzision von 5 mm Länge und 1 mm Tiefe gesetzt, dann alle 30 s das austretende Blut mit einem Filterpapier abgesaugt, ohne dabei die Inzisionsstelle zu berühren (modifizierte Methode nach Ivy).
— Normalwerte der Blutungszeit: 2–8 min.

Die Blutungszeit kann durch folgende Störungen oder Erkrankungen *verlängert* sein:
— Thrombozytopenie und Thrombozytopathie,
— v. Willebrand-Jürgens-Syndrom,
— Afibrinogenämie,
— einige Dysfibrinogenämien,
— vaskuläre hämorrhagische Diathesen,
— Wirkung von Medikamenten, z. B. Acetylsalicylsäure, Plasmaexpander, hohe Heparinkonzentration.

Folgendes sollte beachtet werden:

! Eine normale Blutungszeit schließt eine thrombozytär bedingte hämorrhagische Diathese nicht aus, da erst Thrombozytenzahlen von weniger als 30 000/µl die Blutungszeit verlängern.

Andererseits kann bei Thrombozytenzahlen von 100 000/µl die Blutungszeit verlängert sein, wenn eine Thrombozytopathie besteht.

Bei einer deutlichen Verlängerung der Blutungszeit auf mehr als 10 min sollte präoperativ immer die Ursache abgeklärt werden.

Untersuchung der Thrombozytenfunktion

Die Funktion der Thrombozyten kann durch spezielle Untersuchungen erfasst werden, z. B. durch Bestimmung der Thrombozytenaggregation bei Verwendung von Agonisten wie ADP, Kollagen, Adrenalin oder Istocetin.

2.2.6 Diagnostik von Störungen des Fibrinolysesystems

Für die Diagnostik einer Hyperfibrinolyse kann die Thrombinzeit herangezogen werden. Ist die Thrombinzeit normal, so liegt keine klinisch relevante Hyperfibrinolyse vor. Für eine weitergehende Diagnostik sind spezielle Tests erforderlich.

3 Angeborene Gerinnungsstörungen

Angeborene Störungen der Blutgerinnung wie z. B. die Hämophilie A oder B können schwere intraoperative Blutungen auslösen, jedoch sind diese Erkrankungen insgesamt selten und gewöhnlich präoperativ bekannt, so dass die Aktivität des fehlenden Gerinnungsfaktors durch gezielte Substitution präoperativ in den für die Operation erforderlichen Gerinnungsbereich angehoben werden kann.

3.1 Hämophilie A

Hierbei handelt es sich um eine angeborene plasmatische Gerinnungsstörung, bedingt durch die erniedrigte Aktivität von Faktor VIII. Da die Erkrankung X-chromosomal vererbt wird, ist nur das männliche Geschlecht betroffen. Die Häufigkeit wird mit 1 : 10 000 angegeben.

Pathophysiologie. Je nach zugrundeliegendem genetischen Defekt wird Faktor VIII entweder nicht in normaler Konzentration gebildet oder aber als funktionell defektes Molekül.

3.1.1 Klinisches Bild

Folgende Zeichen und Symptome stehen im Vordergrund:
— Blutungen ohne vorangehendes Trauma, meist großflächig;
— Blutungen in Mund, Pharynx und ZNS;
— Gelenkblutungen (Hämarthrosen) mit akuten Schmerzen und Einschränkung der Beweglichkeit;
— Muskelblutungen, am häufigsten in den M. psoas;
— Hämaturie, Schleimhautblutungen;
— verlängerte und lebensbedrohliche postoperative Blutungen.

Demgegenüber führen kleinere Schnitt- und Hautverletzungen wegen der ungestörten Thrombozytenfunktion nicht zu stärker anhaltenden Blutungen.

3.1.2 Präoperatives Vorgehen

Wichtigstes Ziel der präoperativen Vorbereitung von Hämophilie-Patienten ist eine ausreichende Substitution von Faktor VIII, um eine normale Hämostase in der perioperativen Phase zu gewährleisten.

Für kleinere elektive Eingriffe sollte die Aktivität von Faktor VIII präoperativ auf etwa 50 % angehoben und für die Dauer des Risikos von Wundblutungen aufrechterhalten werden, bei großen Eingriffen hingegen auf 80–100 %.

Die Berechnung für die Substitutionsbehandlung kann nach folgender Formel erfolgen:

$$\text{erforderliche Substitutionsmenge (in Einheiten)} = \text{angestrebte Erhöhung von Faktor VIII (in \%)} \times \text{kg Körpergewicht}$$

Die Substitution sollte ca. 1–2 h vor der Operation mit Faktorenkonzentrat erfolgen; bei Narkosebeginn sollte die angestrebte Faktoraktivität erreicht sein. Als Präparat wird Faktor-VIII-Konzentrat eingesetzt, nicht Frischplasma. Liegt jedoch bereits eine akute Blutung vor, so kann im Notfall auch Frischplasma infundiert werden.

3.1.3 Anästhesiologisches Vorgehen

Die Prämedikation erfolgt oral; intramuskuläre Injektionen sollten vermieden werden. In der Regel werden alle Eingriffe in Allgemeinanästhesie durchgeführt, rückenmarknahe Regionalanästhesien sind kontraindiziert, axilläre Plexusanästhesien aufgrund von Fallberichten möglich.

Während der Operation sollten die Blutgerinnung kontrolliert und bei Abfall der Faktor-VIII-Aktivität der Faktor erneut substituiert werden. Chirurgische Blutstillung ist zusätzlich besonders wichtig! Am Ende der Operation sollte es nicht mehr aus der Wunde bluten; wenn erforderlich, kann die Faktor-VIII-Aktivität erneut kontrolliert werden.

3.1.4 Postoperative Behandlung

Nach größeren Eingriffen sollte die Faktor-VIII-Aktivität mindestens 50% des Normalen betragen, bei Eingriffen am Gehirn oder Herzen möglichst 80–100%. Die Fortsetzung der Substitutionstherapie erfolgt unter Kontrolle der Faktor-VIII-Aktivität über mehrere Tage, je nach Art und Umfang der Operation, bis die Operationswunde ohne Blutungsrisiko verheilt ist.

3.2 Hämophilie B

Diese ebenfalls angeborene Erkrankung ist gekennzeichnet durch eine plasmatische Gerinnungsstörung, bedingt durch erniedrigte Aktivität von Faktor IX. Betroffen ist ebenfalls nur das männliche Geschlecht, die Häufigkeit beträgt 1 : 100 000, ist also 10-mal seltener als die Hämophilie A.

Symptomatik, Diagnostik und Therapie unterscheiden sich nicht von der bei Hämophilie A. Die Substitutionsbehandlung erfolgt mit Faktor-IX-Konzentration bzw. PPSB (**P**rothrombinkomplex aus **P**rothrombin, **P**roconvertin, **S**tuart-Faktor, anti**h**ämophilem Faktor **B**); die angestrebte Faktor-IX-Aktivität in der perioperativen Phase entspricht dem für die Hämophilie beschriebenen Vorgehen. Die Infusion der Präparate muss langsam erfolgen, da sie Spuren aktivierter Gerinnungsfaktoren enthalten.

Das **anästhesiologische Vorgehen** entspricht dem bei Hämophilie A.

3.3 v. Willebrand-Erkrankung (v. Willebrand-Jürgens-Syndrom)

Diese angeborene Erkrankung des plasmatischen Gerinnungssystems ist durch einen pathologischen oder erniedrigten v. Willebrand-Faktor (vWF) bedingt. Betroffen sind beide Geschlechter; die Prävalenz beträgt ca. 0,8 bis 1,6% bzw. ca. 1 auf 10 000 Geburten.

Pathophysiologie. Der vWF wird in Endothelzellen und Megakaryozyten synthetisiert. Er bildet im Plasma einen Komplex mit Faktor VIII; die Halbwertszeit beträgt 8–12 h. Bei erniedrigtem vWF ist auch die Aktivität von Faktor VIII vermindert. Der vWF führt zu Störungen der Thrombozytenfunktion. Werden die Thrombozyten dieser Patienten mit normalem Plasma getestet, so ist ihre Funktion ungestört. Folgende Typen der v. Willebrand-Erkrankung werden unterschieden:
— Typ 1: intakter vWF vermindert,
— Typ 2: vWF qualitativ defekt,
— Typ 3: vollständiges Fehlen des vWF,
— Plättchentyp: vWF-Rezeptordefekt der Thrombozytenmembran, daher keine plasmatische, sondern eine thrombozytär bedingte Gerinnungsstörung. Das klinische Bild entspricht allerdings der typischen vWF-Erkrankung.

3.3.1 Klinisches Bild

Typisch für die vWF-Erkrankung sind Mischformen aus thrombozytärem und plasmatischem Blutungstyp, d. h. eine Kombination aus Petechien und großflächigen Blutungen. Bei leichten Formen finden sich Petechien an Haut und Schleimhäuten. Zahnextraktionen oder Tonsillektomien können bereits zu Blutungskomplikationen führen. Bei schweren Formen treten Hämarthrosen und intramuskuläre Hämatome auf.

> Verletzungen und Operationen können bei Patienten mit v. Willebrand-Erkrankung zu lebensbedrohlichen Blutungen führen!

3.3.2 Diagnostik

Bei Verdacht auf eine v. Willebrand-Erkrankung sollten die Globaltests der Gerinnung durchgeführt werden: Die aPTT ist, abhängig von der Faktor-VIII-Aktivität, verlängert, die übrigen Suchtests sind normal. Die Blutungszeit ist bei normaler Thrombozytenzahl verlängert. Die genaue Diagnostik erfolgt durch den Hämostaseologen.

Die Erkrankung ist oft schwierig zu diagnostizieren und wird in ihrer scheinbaren Harmlosigkeit mitunter falsch eingeschätzt. Daher sollte Folgendes beachtet werden:

> Bei nur geringer Verlängerung der aPTT und einer klinisch festgestellten Blutung sollte immer an das Vorliegen einer v. Willebrand-Erkrankung gedacht werden, zumal die aPPT erst dann deutlich verlängert ist, wenn die Faktor-VIII-Aktivität auf unter 30% absinkt.

3.3.3 Therapie

Die Therapie erfolgt in Abhängigkeit vom zugrundeliegenden Typ nach Angaben des Hämostaseologen.
— Bei Typ 1 wird für die Behandlung DDAVP (Desmopressin, z. B. Minirin) eingesetzt: 0,4 µg/kg in 100 ml 0,9%iger NaCl-Lösung, über 30–60 min infundiert. Gleichzeitig sollten 2 × 0,25 g Tranexamsäure (z. B. Ugurol) zugeführt werden, um die durch Desmopressin aktivierte Fibrinolyse zu hemmen. Dieses Stimulationsschema wird bis zum primären Wundverschluss in Abständen von 12 h wiederholt. Tritt durch DDAVP keine Wirkung ein, so wird vWF substituiert. Der Faktor ist auch in Faktor-VIII-Konzentraten von mittleren Reinheitsgraden enthalten, jedoch nicht in hochgereinigten oder rekombinant hergestellten.
— Bei den anderen Typen und Subtypen der v. Willebrand-Erkrankung ist DDAVP ohne Wirkung. Beim Subtyp 2B und beim Plättchentyp ist DDAVP kontraindiziert, da es Thrombosen auslösen kann.
— Beim Plättchentyp sind Thrombozytenkonzentrate das Medikament der Wahl.

3.4 Angeborener Fibrinogenmangel

Zu unterscheiden ist zwischen genetisch bedingtem Fehlen von Fibrinogen (Afibrinogenämie), einer verminderten Synthese (Hypofibrinogenämie), oder der Synthese eines abnormen Fibrinogenmoleküls (Dysfibrinogenämie). Die Störung ist selten. Bei Afibrinogenämie besteht immer eine Blutungsneigung, bei Fibrinogenmangel treten großflächige subkutane Blutungen bereits bei leichten Verletzungen auf. Schwere Verletzungen und Operationen können zu lebensbedrohlichen Blutungen führen. Die Wundheilung ist bei Fibrinogenmangel ebenfalls gestört.

Diagnostik. Je nach Ausmaß des Fibrinogenmangels sind die Globaltests pathologisch, allerdings führen Abfälle der Fibrinogenkonzentration bis auf 60 mg/dl nicht zwangsläufig zu Veränderungen der Globaltests. Bei Dysfibrinogenämie sind die Fibrinogenkonzentration normal, die Globaltests und die Reptilasezeit hingegen pathologisch. Die Blutungszeit ist bei Afibrinogenämie verlängert.

Therapie. Bei Hypofibrinogenämie und Dysfibrinogenämie ist eine Substitutionstherapie mit Fibrinogen nur bei klinischer Symptomatik erforderlich, während bei Afibrinogenämie lebenslang substituiert werden muss.

> Vor operativen Eingriffen sollte die Fibrinogenkonzentration auf 100 mg/dl angehoben werden.

4 Erworbene Gerinnungsstörungen

Erworbene Gerinnungsstörungen (▶ Tab. 14-4) sind wegen ihrer Häufigkeit für die operative Medizin von wesentlich größerer Bedeutung als hereditäre. Die wichtigsten Störungen entstehen durch folgende Faktoren:
— Massivtransfusionen,
— Lebererkrankungen,
— chronische Nierenerkrankungen,
— disseminierte intravasale Gerinnung mit Verbrauchskoagulopathie,
— Überdosierung oder anhaltende Wirkung von Antikoagulanzien.

Störungen der Blutgerinnung durch Massivtransfusionen und ihre Behandlung sind in Kapitel 28 dargestellt, so dass an dieser Stelle nicht näher darauf eingegangen wird.

4.1 Gerinnungsstörungen durch Vitamin-K-Mangel

Vitamin K wird in der Leber für die Synthese der Gerinnungsfaktoren II (Prothrombin), VII, IX und X sowie von Protein C und S benötigt. Ein Vitamin-K-Mangel beruht entweder auf einem unzureichenden Angebot für die Leberzelle oder einer Störung des Vitamin-K-Stoffwechsels in der Leber selbst. Bei der therapeutischen Vitamin-K-Antagonisierung durch Kumarinderivate wird der Leber kein Vitamin K mehr für die Synthese der oben angeführten Gerinnungsfaktoren zur Verfügung gestellt. Die Auswirkungen entsprechen denen des Vitamin-K-Mangels. Vitamin-K-antagonistische Effekte können des Weiteren durch folgende Pharmaka hervorgerufen werden:
— Acetylsalicylsäure in exzessiv hohen Dosen,
— Ciclosporin,
— Cephalosporine,
— Colestyramin,
— Vitamin E.

Auch schwere Organerkrankungen können zu einer Unterdrückung der Vitamin-K-Wirkung – ähnlich wie durch Kumarin – mit Verlängerung der Thromboplastinzeit führen.

Tab. 14-4 Erworbene plasmatische Gerinnungsstörungen und zugehörige Laborbefunde

Störung/Erkrankung	Blutungszeit	Thrombozytenzahl	Thromboplastinzeit	aPTT	Thrombinzeit	Fibrinogen	weiterführende Diagnostik	Bemerkungen
Vitamin-K-Mangel; Kumarinüberdosierung	normal	normal	↑	↑	↑	normal	Faktoren II, IX, X, V	Ausschluss von Lebererkrankungen
schwere Lebererkrankungen	↑*	↑*	↑	↑	↑	pathologisch*	Reptilasezeit, Faktor V	DD: DIC, Hyperfibrinolyse
Inhibitoren plasmatischer Gerinnungsfaktoren	normal*	normal*	normal*	↑	normal	normal	Einzelfaktorenanalyse, Plasmaaustauschversuch	bei Einzelfaktordefekt: häufig Inhibitor Ursache
Dysfibrinogenämie	normal	normal	↑	↑*	↑	↓	Reptilasezeit, Antigentest	seltene Erkrankung

↓ vermindert/erniedrigt; ↑ verlängert/erhöht
* = Befunde nicht immer eindeutig

4.1.1 Klinisches Bild

Bei **Vitamin-K-Mangel** durch Resorptionsstörungen treten verstärkt blaue Flecken und Blutungen bei kleineren Verletzungen sowie Zahnfleisch- und Nasenbluten auf.

Die **Überdosierung oraler Antikoagulanzien** kann zu folgenden Blutungen führen:
— Hämaturie,
— gastrointestinale Blutungen,
— intrazerebrale Blutungen,
— ausgedehnte Hämatome bei intramuskulärer Injektion von Medikamenten.

4.1.2 Diagnostik

Für die Diagnostik eignet sich besonders die Thromboplastinzeit nach Quick; die aPTT ist bei leichtem Vitamin-K-Mangel meist noch normal, bei länger bestehendem Vitamin-K-Mangel jedoch ebenfalls verlängert.

! Bei schwerem Vitamin-K-Mangel ist die Aktivität aller Faktoren des Prothrombinkomplexes vermindert. Steht der Vitamin-K-Mangel fest, muss die Ursache abgeklärt werden.

4.1.3 Therapie

Bei **Vitamin-K-Resorptionsstörungen** werden 10 mg Vitamin K_1 (Konakion) parenteral zugeführt, bei sonstigem Vitamin-K-Mangel genügt die orale Zufuhr von 10–20 mg Vitamin K_1 aus, um die Gerinnungsfaktoren innerhalb weniger Stunden ausreichend zu aktivieren. Bei Leberzellschaden ist Vitamin K_1 hingegen wirkungslos.

Auch ein durch Antibiotika hervorgerufener Vitamin-K-Mangel kann mit 2 × 5 mg Vitamin K_1 oral pro Woche behandelt werden.

Lebererkrankungen. Ist die Substitution der Faktoren II, VII, IX und X erforderlich, sollte Frischplasma zugeführt werden und nicht PPSB, weil mit dem Frischplasma auch die Inhibitoren (AT III, Protein C) ersetzt werden und so einer intravasalen Gerinnung vorgebeugt wird. Wenn nötig, muss zusätzlich AT III verabreicht werden.

4.2 Durch Antikoagulanzien induzierte Gerinnungsstörungen

Bei chirurgischen Patienten, die unter Antikoagulanzientherapie stehen, muss das Blutungsrisiko gegen das Thromboserisiko abgewogen werden. Im Allgemeinen wird folgendes Vorgehen empfohlen:
— Thrombozytenfunktionshemmende Substanzen sollten 3–5 Tage vor der Operation abgesetzt werden. Stattdessen sollte die gerinnungshemmende Therapie mit einer Heparin-Prophylaxe in niedriger Dosierung (2 × 5000 E/Tag) erfolgen. Die Wirkung der thrombozytenfunktionshemmenden Medikamente (z. B. Acetylsalicylsäure) kann nicht mit spezifischen Antagonisten aufgehoben werden.
— Die prophylaktische oder therapeutische Zufuhr von unfraktioniertem oder niedermolekularem

Heparin in niedriger Dosierung kann perioperativ fortgesetzt werden. Vorgehen bei Regionalanästhesie siehe Kapitel 23 und 24.
— Eine therapeutische (Voll-)Heparinisierung mit entsprechender Verlängerung der Thrombinzeit muss in der Regel wenige Stunden vor einer elektiven Operation unterbrochen werden. Bei Notoperationen kann die Heparinwirkung mit Protamin (Dosisverhältnis 1:1) aufgehoben werden; der Effekt sollte durch Bestimmung der Thrombinzeit kontrolliert werden.
— Eine gerinnungshemmende Therapie mit Vitamin-K-Antagonisten bzw. Kumarinderivaten muss in der Regel vor der Operation unterbrochen werden. Für die Operation sollte der Quick-Wert mindestens 50% betragen:
  – Nach Absetzen von Kumarin steigt die Thromboplastinzeit frühestens nach 2 Tagen auf ca. 50% an. Wenn erforderlich, kann zusätzlich Vitamin K_1 zugeführt werden; hierdurch verkürzt sich die Zeit bis zum Anstieg des Quick-Werts auf 50% etwa um die Hälfte, d. h. auf 12–24 h. In dringlichen Fällen kann die Wirkung von Kumarin durch Infusion von Frischplasma innerhalb kurzer Zeit aufgehoben und der Quick-Wert auf 50% angehoben werden. PPSB sollte wegen der erhöhten Thrombosegefahr für diesen Zweck nicht eingesetzt werden.
  – In jedem Fall sollte eine Low-Dose-Heparinisierung erfolgen, um das Thromboserisiko zu vermindern.
  – Besteht ein sehr hohes Thromboserisiko, sollte Heparin in einer Dosierung von 200–600 E/h anstelle der Kumarintherapie durchgeführt werden.
— Muss bei einem Patienten mit therapeutischer Fibrinolyse ein Notfalleingriff vorgenommen werden, so wird das Fibrinolytikum abgesetzt und die Fibrinolyse mit einem Antifibrinolytikum (z. B. Tranexamsäure) blockiert. Wenn erforderlich, werden außerdem die fehlenden Faktoren durch Zufuhr von Frischplasma substituiert.

4.3 Gerinnungsstörungen bei Lebererkrankungen

Als typisch für Lebererkrankungen gilt zwar die verlängerte Thromboplastinzeit nach Quick, bedingt durch verminderte Synthese der Vitamin-K-abhängigen Faktoren des Prothrombinkomplexes muss jedoch bei schweren Erkrankungen der Leber mit wesentlich *komplexeren* Störungen der Blutgerinnung gerechnet werden, die besonders bei größeren operativen Eingriffen zu massiven Blutungen führen können und eine entsprechende Substitutionstherapie erfordern. Bei großen elektiven Eingriffen sind daher eine gründliche präoperative Untersuchung des Gerinnungssystems und die Bereitstellung von Gerinnungspräparaten einschließlich Frischplasma sowie von Blutkonserven in ausreichender Menge erforderlich.

Störungen der Proteinsynthese. Lebererkrankungen wie akute Hepatitis, chronisch aggressive Hepatitis, alkoholtoxische Leberzirrhose und akutes Leberversagen führen, in Abhängigkeit vom Schweregrad, zu Einschränkungen der Synthese der meisten Faktoren und Inhibitoren des Gerinnungssystems. Folgende Faktoren und Inhibitoren sind vor allem betroffen:

Faktoren:
— Prothrombinkomplex: II, VII, IX und X, davon zuerst Faktor VII,
— Fibrinogen,
— Faktor V,
— Faktor XIII,
— Faktor XI, XII, Präkallikrein und HMW-Kininogen,
— Plasminogen.

Inhibitoren:
— AT III,
— Protein C,
— Heparin-Kofaktor II,
— α_2-Antiplasmin.

Faktorenmangel durch Umsatzstörung. Durch eine Verbrauchs- oder Verlustkoagulopathie, z. B. bei Leberzirrhose in den Aszites, oder durch eine Hyperfibrinolyse kann sich ein Mangel der oben angeführten Faktoren mit Neigung zu einer hämorrhagischen Diathese entwickeln.

Dysproteinämien. Bei schweren Lebererkrankungen können Dysfibrinogenämien, d. h. Fibrinogenfehlbildungen auftreten, des Weiteren kann es zur Bildung von Immunglobulinen, die hemmend auf die Fibrinpolymerisation wirken, kommen. Hierdurch kann u. a. die Thrombinzeit verlängert sein.

Fibrinolytische Aktivität. Beim akuten Leberversagen und in der anhepatischen Phase bei Lebertransplantationen kann eine erhöhte fibrinolytische Aktivität mit Fibrin- und Fibrinogenspaltprodukten auftreten, während bei alkoholtoxischer Leberzirrhose die fibrinolytische Aktivität eher erniedrigt ist.

4.3.1 Diagnostik

Wie immer ist eine Basisdiagnostik erforderlich; die zugrundeliegende Lebererkrankung erklärt gewöhnlich die Art der Hämostasestörung.

Der Verlauf einer akuten Hepatitis kann anhand der Thromboplastinzeit kontrolliert werden. Die zusätzliche Analyse von Einzelfaktoren ist, zumindest für anästhesiologische und operative Zwecke, in der Regel nicht erforderlich. Um das Ausmaß einer möglicherweise bestehenden Hyperfibrinolyse einzuschätzen, können die fibrinolytischen Spaltprodukte bzw. D-Dimere zusammen mit der Thrombinzeit herangezogen werden. Bei schweren Lebererkrankungen ist der Grad einer DIC bei akuten Eingriffen nur schwierig zu erfassen.

4.3.2 Therapie

Störungen der Blutgerinnung durch schwere Leberzellerkrankungen werden perioperativ am besten mit Frischplasma behandelt, da hierin alle Faktoren des plasmatischen Gerinnungs- und Fibrinolysesystems enthalten sind.

> Bei akuten Blutungen müssen 1000–1500 ml Frischplasma infundiert werden, um die Thromboplastinzeit nach Quick auf Werte um 50% der Norm anzuheben.

Besteht keine Blutung, so genügt eine Thromboplastinzeit von 15–25%. Bei Gefahr der Hypervolämie sollten anstelle von Frischplasma Einzelfaktorenkonzentrate zugeführt werden.

PPSB. Diese Präparate sollten möglichst *nicht* zugeführt werden, da sie aktivierte Gerinnungsfaktoren enthalten und eine möglicherweise bestehende DIC noch verstärken können. Muss dennoch PPSB gegeben werden, sollte vorher die AT-III-Konzentration auf über 50% des Normwerts angehoben werden.

Antithrombinkonzentrat. Das Konzentrat wird nur dann zugeführt, wenn wegen der Gefahr der Hypervolämie Frischplasma nicht in ausreichender Menge verabreicht werden kann. Wird PPSB infundiert, sollte vorher immer Antithrombinkonzentrat zugeführt werden.

Heparin. Bei schweren Lebererkrankungen ist Heparin kontraindiziert, da die Halbwertszeit verlängert und die Steuerbarkeit erschwert werden, so dass sich eine größere Blutungsgefahr ergibt.

Thrombozytenkonzentrate. Sie sind nur bei Blutungen indiziert, und auch nur dann, wenn die Thrombozytenwerte auf < 30 000/µl abgefallen sind.

4.4 Chronische Nierenerkrankungen

Bei den meisten Patienten mit chronischer Niereninsuffizienz besteht eine erhöhte Blutungsneigung, die vor allem auf einer Störung der Thrombozytenfunktion beruht. Zwar ist die Thrombozytenzahl meist normal, ihre Fähigkeit zur Adhäsion und Aggregation jedoch vermindert. Daneben sind aber auch komplexe Störungen der Hämostase möglich. Je höher das Serumkreatinin, desto ausgeprägter die Blutungsneigung. In schweren Fällen sind Thrombozytenkonzentrate indiziert.

4.5 Disseminierte intravasale Gerinnung (DIC)

Die disseminierte intravasale Gerinnung (DIC = „disseminated intravascular coagulation") entsteht durch eine generalisierte intravasale Aktivierung des Gerinnungs- und Fibrinolysesystems. Die Aktivierung führt zur Thrombenbildung im Bereich der Mikrozirkulation und gleichzeitig zum Verbrauch von Gerinnungsfaktoren und Thrombozyten, so dass sich eine Störung des Stoffaustausches in der Mikrozirkulation entwickelt, deren Auswirkungen denen eines schweren Schocks vergleichbar sind. Sekundär oder gleichzeitig wird das Fibrinolysesystem aktiviert und dadurch die Blutungsneigung verstärkt.

Verbrauchskoagulopathie. Im Verlauf der disseminierten intravasalen Gerinnung werden Gerinnungsfaktoren in exzessiver Menge verbraucht, so dass schließlich eine Blutung auftritt, da Faktoren für die Blutstillung nicht mehr in ausreichender Menge zur Verfügung stehen. Diese Art der Blutung wird als Verbrauchskoagulopathie bezeichnet und ist *Folge* der disseminierten Gerinnung. In der operativen Medizin wird eine Verbrauchskoagulopathie gelegentlich durch folgende Faktoren ausgelöst:
— Schweres Polytrauma,
— Lungenoperationen,
— Herz- und Gefäßoperationen unter extrakorporaler Zirkulation,
— ausgedehnte Bauchoperationen,
— Organtransplantationen,
— Sepsis,
— Fehltransfusion,
— fremde Oberflächen.

Am häufigsten tritt eine DIC bei Infektionen und bei geburtshilflichen Komplikationen auf.

4.5.1 Pathophysiologie

Die DIC wird durch ein Ungleichgewicht zwischen prothrombotischer und antithrombotischer Aktivität des Gerinnungssystems ausgelöst. Bei der *akuten* Form werden die prothrombotischen Aktivitäten nicht genügend neutralisiert und kompensiert, und es entstehen fibrinreiche Mikrogerinnsel und/oder eine hämorrhagische Diathese. Bei der *chronischen* Form liegt eine minimale Aktivierung des Hämostasesystems vor, die aber so weit kompensiert wird, dass keine Bildung von Mikrogerinnseln bzw. keine hämorrhagische Diathese auftritt.

Zusätzliche Erkrankungen oder Operationen können aber rasch zu einer Dekompensation des Hämostasesystems führen. Akute Formen beginnen mit einer Einschwemmung von Phospholipiden bzw. thromboplastischem Material in das Gefäßsystem.

4.5.2 Klinisches Bild und Diagnostik

Bei der akuten DIC wird das Hämostasesystem innerhalb von wenigen Stunden aktiviert, und es entwickelt sich eine Mikrogerinnselbildung und eine hämorrhagische Diathese. Demgegenüber kann die chronische DIC über Tage anhalten und lediglich mit einer Blutungsneigung ohne Mikrogerinnselbildung einhergehen. Das klinische Bild steht praktisch immer im Zusammenhang mit der Grunderkrankung und ist daher nicht einheitlich. Charakteristisch ist in der operativen Medizin die vermehrte Blutung aus Einstichstellen, Operationswunden und Verletzungen. Bei der Gerinnungsanalyse ergibt sich ein *Multikomponentendefekt*. Das Vollbild der DIC mit Verbrauchskoagulopathie ist in folgender Weise gekennzeichnet:
— Groß- und kleinflächige Einblutungen in Haut und Schleimhäute;
— Multiorganversagen: akutes Nierenversagen, akutes Lungenversagen, Leberversagen, zerebrale Störungen.

Folgende **Stadien der DIC** werden unterschieden:
Stadium I: kompensierte Aktivierung des Gerinnungssystems ohne Symptome. Globale Gerinnungstests noch im Normbereich, Plättchenzahl ebenfalls; Fibrinspaltprodukte erhöht; Antithrombin leicht erniedrigt.
Stadium II: dekompensierte Aktivierung des Gerinnungssystems. Vermehrte Blutungen aus Verletzungen und Operationswunden. Thromboplastinzeit, aPTT verlängert, Thrombinzeit oft noch im Normbereich. Plättchenzahl, Fibrinogen, Faktor V, Antithrombin: erniedrigt oder kontinuierlicher Abfall; Fibrinspaltprodukte deutlich erhöht.
Stadium III: Vollbild der DIC. Groß- und kleinflächige Blutungen, Multiorganversagen; Thromboplastinzeit, aPTT ungerinnbar; Thrombinzeit stark verlängert oder ungerinnbar; Plättchenzahl stark erniedrigt (< 20% des Ausgangswerts); Fibrinogen und Faktor V: sehr stark vermindert; Fibrinspaltprodukte deutlich erhöht, Fibrinmonomere ebenfalls.

4.5.3 Therapie

Wichtigste Maßnahme ist die Behandlung der Grundkrankheit und/oder die Beseitigung der auslösenden Ursache. Da die Beseitigung der Ursache oft nicht möglich ist, müssen die Reaktionsketten unterbrochen werden, die zu einer Aktivierung der intravasalen Gerinnung geführt haben. Hierzu wird Frischplasma mit den verbrauchten Inhibitoren zugeführt, des Weiteren Heparin.

Frischplasma. Initial ist eine Dosierung von 10–15 ml/kg Frischplasma erforderlich, um die Antithrombinkonzentration auf 70% des Normwerts anzuheben.

Antithrombinkonzentrat. Die Zufuhr von AT III ist indiziert, wenn die Antithrombinkonzentration auf unter 50% des Normwerts abgefallen ist und Heparin zugeführt werden soll. AT III wird so dosiert, dass eine Antithrombinkonzentration von 50–70% des Normwerts erreicht wird.

Heparin. Heparin sollte erst zugeführt werden, wenn die Antithrombinkonzentration etwa 70% des Normwerts beträgt. Im Stadium I wird Heparin in einer Dosierung von 400 E/kg/Tag infundiert, um die Aktivierung zu unterbrechen. Im Stadium II ist die Wirksamkeit der Heparinzufuhr fraglich, im Stadium III ohne Wirkung, da die intravasalen Gerinnungsprozesse bereits abgelaufen sind. Bei Sepsis wird die Prognose durch Heparin nicht verbessert. Zwar ist Heparin bei DIC nicht kontraindiziert, sollte jedoch bei geburtshilflichen Komplikationen mit großflächigen Blutungen oder nach Polytrauma bei Patienten mit atherosklerotischen Gefäßen sowie bei primären Gefäßerkrankungen vorsichtshalber nicht eingesetzt werden.

Thrombozytenkonzentrate. Die Zufuhr von Thrombozyten sollte nur dann erfolgen, wenn die Thrombozytenzahlen auf < 30 000/µl abgesunken und Petechien entstanden sind. Bei aktivierter Gerinnung kann durch Gabe von Thrombozytenkonzentraten die intravasale Gerinnung verstärkt werden.

Kumarinderivate. Bei akuter DIC sind Kumarinderivate wirkungslos. Hingegen ist bei chronischen Formen ein therapeutischer Effekt nachgewiesen worden. Da die Behandlung mit Heparin besser steuerbar ist, wird diese Substanz dem Kumarin vorgezogen.

Thrombozytenaggregationshemmer. Bei akuter DIC sind Thrombozytenaggregationshemmer absolut kontraindiziert.

Einzelfaktoren. Die Substitution von Einzelfaktorkonzentraten ist bei DIC – abgesehen von Antithrombinkonzentraten – nicht indiziert, da hierdurch die Aktivierung der Gerinnung eher noch verstärkt wird. Bei kritischer Abnahme der Faktorenaktivität auf unter 50% des Normwerts sollte mit Frischplasma substituiert werden, bis eine Aktivität von 70% des Normwerts erreicht worden ist.

! Kryopräzipitat, PPSB, Fibrinogen-, Faktor-VIII- und Faktor-XIII-Konzentrat sind bei DIC kontraindiziert.

5 Thrombozytäre Gerinnungsstörungen

Eine Verminderung der Thrombozytenzahl (Thrombozytopenie) und/oder eine Funktionsstörung der Thrombozyten (Thrombozytopathie) können zu hämorrhagischen Diathesen führen. Thrombozytopenie und Thrombopathie können angeboren oder erworben sein. Thrombozytopenien können durch folgende Störungen bedingt sein:
— Verminderte Bildung = Synthesestörung,
— gesteigerter Abbau = Umsatzstörung,
— Änderungen des Verteilungsvolumens = Verteilungsstörungen.

In ▶ Tabelle 14-5 sind häufige Ursachen erworbener Thrombozytopenien zusammengestellt.

5.1 Klinisches Bild

Typisch für eine thrombozytär bedingte hämorrhagische Diathese sind stecknadelkopf- bis linsenkorngroße **Petechien,** die im Aussehen allerdings denen bei vaskulären hämorrhagischen Diathesen entsprechen. Petechien treten vor allem an Haut,

Tab. 14-5 Erworbene Thrombozytopenien

Synthesestörungen
— Megakaryozyten-Hypoplasie durch chemische, physikalische oder infektiöse Noxen
— aplastische Anämie (Panmyelopathie)
— Knochenmarkinfiltration
— unzureichende Thrombozytopoese
— Vitamin-B_{12}- oder Folsäuremangel
— myeloproliferative Erkrankungen

Umsatzstörungen
— Immunthrombozytopenien: Posttransfusionspurpura, arzneimittelinduzierte Immunthrombozytopenien, Immunkomplexerkrankungen, Alloimmunisierung nach Thrombozytentransfusion
— Infektionskrankheiten, z. B. Masern, Röteln, CMV- oder HIV-Infektion, Sepsis

Verteilungsstörungen
— Splenomegalie/Hypersplenismus
— Verdünnungskoagulopathie

Schleimhäuten, Darm und im Gehirn auf. Spontanblutungen sind erst bei sehr niedrigen Thrombozytenzahlen (< 10 000/μl) zu erwarten, vorausgesetzt, es liegt keine Thrombozytopathie vor. Bei erheblicher Thrombozytopenie, zusammen mit einer Thrombozytopathie, konfluieren die Petechien zu großflächigen Blutungen, sog. **Sugillationen.** Besteht zusätzlich noch eine plasmatische Gerinnungsstörung, so entwickeln sich ausgedehnte flächenhafte Blutungen.

5.2 Diagnostik

Bei Verdacht auf eine thrombozytär bedingte Blutung werden die Globaltests zusammen mit der Thrombozytenzahl bestimmt. Liegt eine echte Thrombozytopenie vor, sollte die Ursache abgeklärt werden. Je nach Art der Thrombozytopenie und der Grunderkrankung sind Spezialuntersuchungen erforderlich, z. B. Knochenmarkbiopsie, Identifizierung von Antikörpern, HLA-Typisierung, HIT-Diagnostik (HIT = heparininduzierte Thrombozytopenie) usw.

5.3 Therapie

Die Indikation für die Transfusion von Thrombozytenkonzentraten hängt von der Grunderkrankung, dem Grad der Thrombozytopenie, der Thrombozytenfunktion und dem Vorliegen einer Blutung ab (Einzelheiten siehe Kap. 28).

5.4 Arzneimittelinduzierte Immunthrombozytopenie

Hierbei handelt es sich um eine durch Antikörper induzierte Thrombozytopenie als Reaktion auf ein Arzneimittel oder dessen Metaboliten. Die gebildeten Antikörper binden sich meist über das FAB-Fragment an die Thrombozytenmembran; die mit Antikörpern beladenen Thrombozyten werden aus dem Kreislauf entfernt. Folgende Pharmaka führen am häufigsten zu einer Immunthrombozytopenie:
— Chinidin,
— Chinin,
— Sulfonamide,
— Chlorothiazid,
— Chloroquin,
— Rifampicin,
— Gold.

Das klinische Bild entspricht dem der thrombozytär bedingten hämorrhagischen Diathese.

Therapeutische Maßnahmen:
— Sofortiges Absetzen des Medikaments,
— bei Blutungen (jedoch nicht bei HIT, siehe Abschnitt 5.7): Tranfusion von Thrombozytenkonzentraten.

5.5 Thrombotisch-thrombozytopenische Purpura (Moschcowitz-Syndrom)

Bei dieser Mikroangiopathie bestehen eine Verlegung von Arteriolen in verschiedenen Organen durch thrombozytenreiche Mikrogerinnsel sowie eine hämorrhagische Diathese, neurologische Störungen, Fieber und eine Niereninsuffizienz.

Pathophysiologie. Aus unbekannten Gründen treten vWF-Multimere auf, die zur Thrombozytenadhäsion und -aggregation in den Arteriolen führen. Durch den Verbrauch von Thrombozyten entwickelt sich eine Thrombozytopenie. Die Erythrozytenmembran wird durch Fibrinfäden mechanisch verletzt, und es entsteht eine hämolytische Anämie.

Klinisches Bild und Diagnostik. Typisch für das einmalig, intermittierend oder chronisch auftretende Syndrom sind Thrombozytopenie, hämolytische Anämie, Auftreten von Schistozyten (Fragmentozyten) und die entsprechende klinische Symptomatik. Der Nachweis des Syndroms erfolgt über vWF-Multimeranalyse.

Differentialdiagnose: Die Kombination von Thrombozytopenie, Hämolyse und Schistozyten findet sich auch bei hämolytisch-urämischem Syndrom (HUS), DIC, Präeklampsie und HELLP-Syndrom.

Therapie. Um die vWF-Multimere zu eliminieren, werden eine Plasmapherese durchgeführt und das Plasma gegen 3–4 l Frischplasma/Tag ausgetauscht. Zusätzlich werden 2 × pro Tag 0,75 mg/kg Methylprednisolon verabreicht, bis der Patient sich wieder erholt hat.

5.6 Hämolytisch-urämisches Syndrom (HUS)

Hierbei handelt es sich um eine Mikroangiopathie, gekennzeichnet durch Thrombozytopenie, akutes Nierenversagen und hämolytische Anämie. Das Syndrom steht häufig in Zusammenhang mit einer E.-coli-Infektion. Die Thrombozytopenie entwickelt sich durch den Verbrauch bei der Mikrogerinnselbildung. Die Verlegung der Glomeruluskapillaren durch die Mikrogerinnsel führt zum akuten Nierenversagen. Am häufigsten sind Kinder vor dem 5. Lebensjahr betroffen. Leitsymptom bei Kindern ist das akute Nierenversagen mit gastrointestinalen Infekten.

5.7 Heparininduzierte Thombozytopenie (HIT)

Zwei Typen der heparininduzierten Thrombozytopenie werden unterschieden:
— **Typ I** beruht auf einer direkten Wechselwirkung von Heparin mit Thrombozyten und ist klinisch nicht von Bedeutung.
— **Typ II** entsteht hingegen durch Antikörperbildung gegen einen Heparin-Protein-Komplex. Diese Antikörper führen zur Agglutination der Thrombozyten mit thromboembolischen Komplikationen, sehr selten auch zu Blutungen.

Etwa 0,1–10% aller Patienten, die Heparin erhalten, entwickeln Antikörper, häufiger gegen unfraktioniertes als gegen niedermolekulares Heparin. Bei ca. 10–30% dieser Patienten treten Thrombosen auf. Die Letalität dieser Thrombosen beträgt ca. 30%.

Pathophysiologie. Die Antikörper gegen einen Heparin-Protein-Komplex entstehen mehrere Tage nach Beginn einer erstmaligen Heparintherapie und induzieren eine Agglutination und Aktivierung der Thrombozyten, die zur Ablagerung von Thrombozyten an den für eine Thrombose prädestinierten Stellen führt, und zwar in Venen und Arterien. Es entwickelt sich ein „white clot syndrome".

Klinisches Bild und Diagnostik. Die durch Antikörper ausgelösten Thrombosen führen zu Verschlüssen von Gefäßen in Extremitäten, Herz und Gehirn. Bei subkutaner Zufuhr von Heparin findet sich im Bereich der Injektionsstellen häufig eine hämorrhagische Hautnekrose.

Während bei HIT vom Typ I die Thrombozyten in der Regel nur wenig abfallen, sinkt bei Typ II die Thrombozytenzahl innerhalb von 1–2 Tagen auf weniger als 50% des Ausgangswerts. Bei diesem Befund muss immer an die Möglichkeit eines HIT-Syndroms gedacht werden. Die Diagnose wird dann durch Spezialtests (heparininduzierter Plättchenaktivierungs-Assay, Serotoninfreisetzungstest oder Bestimmung der HIT-Antikörper mit ELISA) gesichert.

! Eine zunehmende Thrombozytopenie unter Heparintherapie mit gleichzeitig auftretender Thrombose spricht für eine HIT Typ II, eine zunehmende Thrombozytopenie mit gleichzeitig bestehender Blutung schließt hingegen eine HIT praktisch aus.

Therapie. Bereits bei Verdacht auf HIT Typ II muss die Heparintherapie sofort unterbrochen und der Patient mit einem nicht kreuzreagierenden Antikoagulans, z. B. r-Hirudin (Refludan) oder Orgaran weiterbehandelt werden. Thrombozytenaggregationshemmer sind in der akuten Phase des HIT-Syndroms wirkungslos und daher nicht indiziert. Orale Antikoagulanzien sind kontraindiziert, da sich hierunter eine Kumarinnekrose entwickeln kann.

Tab. 14-6 Arzneimittelinduzierte Thrombopathien

Beeinflussung des Thrombozytenstoffwechsels
— Cyclooxygenaseinhibitoren: Acetylsalicylsäure, NSAID
— Thromboxan-Synthese-Inhibitoren, Thromboxan-Rezeptor-Antagonisten

Erhöhung des Thrombozyten-cAMP
— Adenylatcyclaseaktivatoren: PGI_2
— Phosphodiesterasehemmer: Dipyridamol

Antibiotika
— Penicilline
— Cephalosporine
— Nitrofurantoin

kardiovaskuläre Medikamente
— β-Rezeptoren-Blocker
— Nitroglyzerin
— Kalziumantagonisten
— Diuretika

andere Medikamente
— Heparin
— Protamin
— Streptokinase
— Phenothiazine
— Dextrane
— Ticlopidin
— Röntgenkontrastmittel

— erworbene v. Willebrand-Jürgens-Erkrankung,
— erworbene δ-Speicherkrankheit.

In ▶ Tabelle 14-6 sind Medikamente zusammengestellt, die eine Thrombozytopathie bzw. Funktionsstörung der Thrombozyten hervorrufen können.

5.8 Thrombozytopathien

Erworbene Thrombozytopathien treten bei unterschiedlichen Störungen und Erkrankungen auf, außerdem als arzneimittelinduzierte Thrombopathien.

Erworbene Thrombozytopathien sind die häufigste Ursache thrombozytär bedingter Blutungen, vor allem wegen der verbreiteten Einnahme von Medikamenten, die zur Beeinträchtigung der Thrombozytenfunktion führen (z. B. Acetylsalicylsäure).

Die wichtigsten Faktoren oder Störungen, die Thrombopathien hervorrufen können, sind:
— Anwendung der Herz-Lungen-Maschine,
— Urämie,
— chronische myeloproliferative Erkrankungen,
— Dysproteinämie,

5.8.1 Klinisches Bild und Diagnostik

Isolierte Thrombopathien führen zu Petechien; da aber meist die Interaktion zwischen Thrombozyten und Gefäßwand gestört ist, findet sich häufig eine Kombination von Petechien und kleinflächigen Blutungen.

! Typisch für Thrombopathien sind vermehrtes Nasenbluten und Zahnfleischbluten sowie verstärkte Blutungen nach einer Verletzung.

Insgesamt hängt das Ausmaß der Blutungsneigung von der zugrundeliegenden Störung oder Erkrankung ab. Zwischen Verlängerung der Blutungszeit und klinischem Bild besteht keine Korrelation. Die Grunderkrankungen erfordern meist eine spezielle Diagnostik.

5.8.2 Therapie

Größte Bedeutung hat die Behandlung der Grundkrankheit. Bei medikamenteninduzierter Thrombopathie muss das Medikament abgesetzt werden. Bei nicht stillbaren Blutungen ist die Transfusion von Thrombozytenkonzentraten indiziert. Einzelheiten und Empfehlungen zur Transfusion von Thrombozytenkonzentraten siehe Kapitel 28.

6 Erworbene Hyperfibrinolysen

Hyperfibrinolysen sind durch eine erhöhte fibrinolytische Aktivität im Plasma gekennzeicht. Sie können zu fibrinolytischen Blutungen führen. Einer Hyperfibrinolyse liegt immer eine Erkrankung oder Störung zugrunde. Die wichtigsten Ursachen sind:
— Operationen an Prostata, Lunge, Leber und Uterus;
— tumorassoziierte Hyperfibrinolyse;
— DIC;
— Lebererkrankungen;
— Amyloidose;
— Medikamente: Thrombolytika, Katecholamine, Vasopressinderivate, Nikotinsäure, anabole Steroide.

Am häufigsten tritt eine Hyperfibrinolyse bei schweren Lebererkrankungen auf, außerdem bei disseminierten Tumorerkrankungen sowie bei großen Operationen (Leber, Lunge).

6.1 Pathophysiologie

Durch das Ungleichgewicht zwischen Aktivatoren und Inhibitoren des Fibrinolysesystems bewirkt die Hyperfibrinolyse einen gesteigerten Abbau von Fibrinogen und Fibrin. Plasmin führt, neben dem Abbau von Fibrinogen und Fibrin, auch zum Auftreten von Spaltprodukten sowie zum Abbau der Faktoren V, VIII und XIII, von Komplementkomponenten und Matrixproteinen. Die Spaltprodukte hemmen die Thrombozytenaggregation.

6.2 Klinisches Bild und Diagnostik

Spontanblutungen treten nur bei exzessiver Hyperfibrinolyse auf. Bei großen Operationen, die zum Verbrauch von Gerinnungskomponenten und Thrombozyten führen, entwickeln sich hingegen rascher hyperfibrinolytische Blutungen, gekennzeichnet durch Petechien an Haut und Schleimhaut (Thrombozytenaggregationshemmung) sowie kleinbis großflächige Blutungen (Fibrinmangel; Störungen der Fibrinpolymerisation).

Operationen an Organen, die reich an fibrinolytischem Potential sind wie Uterus, Nierenbecken und Prostata, führen zur lokalen Freisetzung profibrinolytischer Aktivität, die in den systemischen Kreislauf gelangen und eine massive Hyperfibrinolyse auslösen kann.

Bei Hyperfibrinolyse sind die Thromboplastinzeit, aPTT und Thrombinzeit verlängert oder ungerinnbar, die Fibrinogenkonzentration ist deutlich erniedrigt, die Konzentrationen von Fibrinspaltprodukten und D-Dimer können um das 10fache des Normwerts erhöht sein. Die Reptilasezeit ist ebenfalls verlängert.

Diffentialdiagnose:
— DIC,
— Verlust- bzw. Verdünnungskoagulopathie.

6.3 Therapie

Die Behandlung sollte in enger Zusammenarbeit mit einem Hämostaseologen erfolgen. Vor Beginn einer Behandlung mit Antifibrinolytika muss geklärt werden, ob das Gerinnungssystem noch aktiviert ist, denn bei aktiviertem Gerinnungssystem ist die Zufuhr von Antifibrinolytika kontraindiziert. Bei DIC mit ausgeprägter Hyperfibrinolyse sind Antifibrinolytika nur dann indiziert, wenn vorher die Aktivierung des Gerinnungssystems durch Zufuhr von Heparin unterbrochen wird.

Aprotinin. Dies ist das Mittel der Wahl bei systemischer Hyperfibrinolyse und sekundärer Hyperfibrinolyse bei DIC. Aprotinin hemmt Plasmin, ohne (wie Epsilon-Aminocapronsäure, EACA) die Lysinbindungsstellen zu blockieren.
— Dosierung von Aprotinin: initial 500 000 KIE langsam infundieren (max. 10 ml/min), danach 200 000 KIE im Abstand von 4 h.

Synthetische Fibrinolysehemmer. Epsilon-Aminocapronsäure (EACA) und Tranexamsäure blockieren die Lysinbindungsstellen und verhindern so die Bindung von Plasmin an Fibrin/Fibrinogen. Bei DIC mit Hyperfibrinolyse kann EACA allerdings (eher als Aprotinin) zur Fixierung von Mikrogerinnseln führen.
— **Dosierungen:**
  – EACA: 6 × 4 g pro Tag bzw. 1 g/h per Infusion,
  – Tranexamsäure: 3 g/24 h.

Fibrinogen. Fällt die Fibrinogenkonzentration unter 20 mg/dl, so sollte Fibrinogen substituiert

Tab. 14-7 Risikogruppen für eine venöse Thromboembolie (Leitlinien der Fachgesellschaften und Berufsverbände)

niedriges Risiko:
- kleinere und mittlere operative Eingriffe mit geringer Traumatisierung
- Verletzungen ohne oder mit geringem Weichteilschaden
- kein zusätzliches bzw. nur geringes dispositionelles Risiko

mittleres Risiko:
- länger dauernde Operationen
- gelenkübergreifende Immobilisation der unteren Extremität im Hartverband
- niedriges operations- bzw. verletzungsbedingtes Thromboembolierisiko und zusätzlich dispositionelles Thromboembolierisiko

hohes Risiko:
- größere Eingriffe in der Bauch- und Beckenregion bei malignen Tumoren oder entzündlichen Erkrankungen
- Polytrauma, schwerere Verletzungen der Wirbelsäule, des Beckens und/oder der unteren Extremität
- größere Eingriffe an Wirbelsäule, Becken, Hüft- und Kniegelenk
- größere operative Eingriffe in den Körperhöhlen oder Brust-, Bauch- und/oder Beckenregion
- mittleres operations- bzw. verletzungsbedingtes Risiko und zusätzliches dispositionelles Risiko
- Patienten mit Thrombosen oder Lungenembolien in der Eigenanamnese

Tab. 14-8 Dispositionelle Risikofaktoren für eine venöse Thromboembolie (Leitlinien der Fachgesellschaften)

Thrombophilie: venöse Thromboembolie in der Anamnese oder angeborene oder erworbene thrombophile Hämostasedefekte (z. B. Antiphospholipidsyndrom, Antithrombin-, Protein-C-, Protein-S-Mangel, APC-Resistenz-/Faktor-V-Leiden-Mutation, thrombophiler Prothrombinpolymorphismus u. a.)

Malignome

Schwangerschaft und Postpartalperiode

höheres Alter (> 50 Jahre; Risikozunahme mit dem Alter)

Therapie mit oder Blockade von Sexualhormonen (einschl. Kontrazeptiva und Hormonersatztherapien)

chronisch-venöse Insuffizienz

schwere systemisch wirksame Infektion

starkes Übergewicht (Body-Mass-Index > 30)

Herzinsuffizienz NYHA III oder IV

nephrotisches Syndrom

---

werden, bis eine Konzentration von 100 mg/dl erreicht worden ist. Die Substitution von Fibrin bei Hyperfibrinolyse führt zur weiteren Bildung von Fibrinspaltprodukten mit Verstärkung der Blutungsneigung.

7 Medikamentöse Thromboembolieprophylaxe

Operationen, Verletzungen und Immobilisierung erhöhen das Thromboserisiko. In der operativen Medizin hängt der Gefährdungsgrad vor allem von der Art und dem Umfang des Eingriffs ab, des Weiteren von der individuellen Disposition des Patienten. In ▶ Tabelle 14-7 sind Risikogruppen zusammengestellt, in ▶ Tabelle 14-8 individuelle Risikofaktoren.

Antithrombotika. Für die Thromboembolieprophylaxe werden in der operativen Medizin folgende Substanzen eingesetzt:

- Heparine,
  - unfraktionierte, UFH, 2–3× 5000 bzw. 7500 IE/Tag s.c; Kontrolle mit aPTT,
  - niedermolekulare, NMH, Kontrolle mit Anti-Xa-Aktivität bzw. HEP-Test,
- Danaparoid, Kontrolle wie bei NMH,
- Fondaparinux, Kontrolle wie bei NMH,
- Hirudin (Thrombininhibitor), Kontrolle mit aPTT,
- Kumarine (Vitamin-K-Antagonisten), Kontrolle mit INR.

Werden diese Medikamente im Prophylaxebereich dosiert, sind in der Regel keine wesentlichen Blutungskomplikationen zu erwarten.

Literatur

Barthels M, von Depka M: Das Gerinnungskompendium. Thieme, Stuttgart 2003.
Mueller-Eckardt C, Kiefel V (Hrsg.): Transfusionsmedizin, 3. Aufl. Springer, Berlin–Heidelberg–New York 2004.
Thomas L (Hrsg.): Labor und Diagnose, 6. Aufl. TH-Books, Frankfurt 2005.

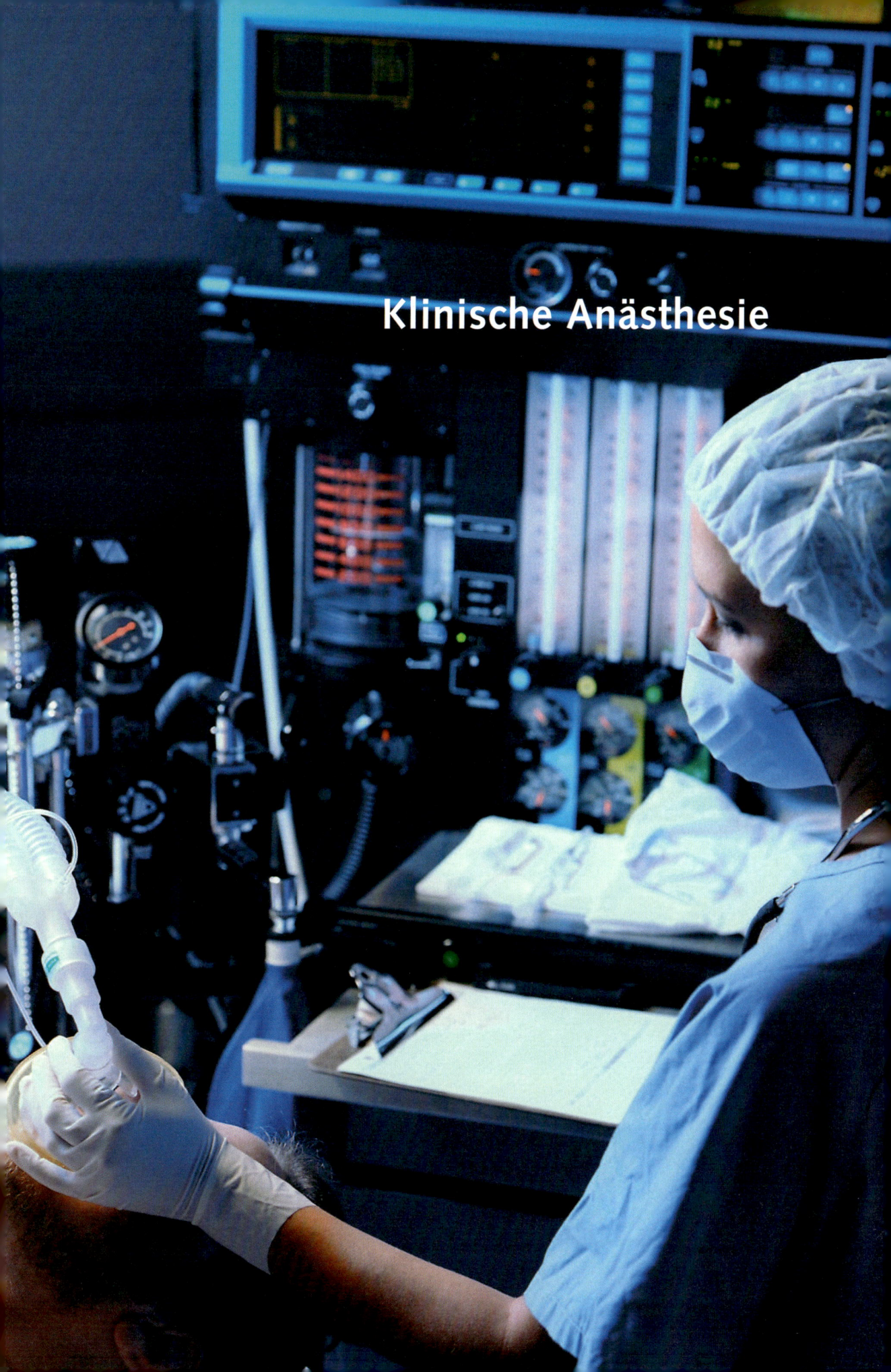

Klinische Anästhesie

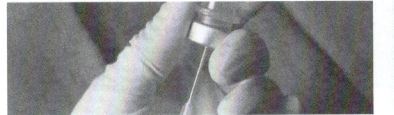

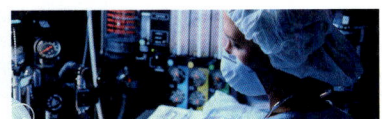

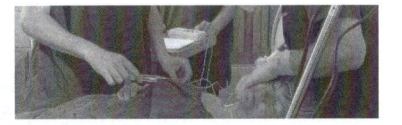

15 Präoperative Einschätzung, Narkoserisiko und Wahl des Anästhesieverfahrens

Inhaltsübersicht

1 **Präoperative Einschätzung** 311
1.1 Ziele 311
1.2 Zeitpunkt 312
1.3 Wer soll die präoperative Einschätzung durchführen? 312

2 **Befragung des Patienten und körperliche Untersuchung** 313
2.1 Befragung 313
   2.1.1 Einnahme von Medikamenten 314
2.2 Körperliche Untersuchung 314

3 **Voruntersuchungen** 315
3.1 Präoperative Laboruntersuchungen 315
   3.1.1 Blutbild 316
   3.1.2 Gerinnungsstatus 317
   3.1.3 Elektrolyte, Harnstoff, Kreatinin, Leberenzyme, Glukose 318
   3.1.4 Urinstatus 318
   3.1.5 Schwangerschaftstest 318
   3.1.6 Empfohlenes Vorgehen 318
3.2 Elektrokardiogramm 319
   3.2.1 Häufigkeit und Wertigkeit abnormer EKG-Befunde 319

3.2.2 Wiederholungs-EKG 319
3.2.3 Koronare Herzkrankung und Myokardinfarkt 319
3.2.4 Empfohlenes Vorgehen 320
3.3 Thorax-Röntgenbild 320
   3.3.1 Häufigkeit und Wertigkeit pathologischer Befunde 320
   3.3.2 Empfohlenes Vorgehen 321
3.4 Präoperative Lungenfunktionsprüfungen 321
3.5 Die Rolle des Konsiliars 321
3.6 Voruntersuchungen bei Notfalleingriffen 322

4 **Einstufung des Narkoserisikos** 322
4.1 Spezifisches Narkoserisiko 322
   4.1.1 Risikofaktoren 323
   4.1.2 Häufigkeit von Anästhesie-Todesfällen . 323
   4.1.3 Risikomindernde Faktoren 324
4.2 Verschiebung der Operation 324

5 **Wahl des Anästhesieverfahrens** 324

6 **Aufklärung des Patienten** 324
   6.1 Verminderung von Ängsten 325

Literatur 326

1 Präoperative Einschätzung

1.1 Ziele

Jeder Patient wird vor der Narkose von einem Anästhesisten angesehen und klinisch eingeschätzt. Diese Narkosevisite sollte spätestens einen Tag vor dem geplanten Eingriff durchgeführt werden, damit weitere diagnostische und therapeutische Maßnahmen, soweit sie für die Narkose von Bedeutung sind und den Zustand des Patienten präoperativ verbessern, vom Anästhesisten angeordnet werden können. Wenn möglich, sollten Narkosevisite und nachfolgende Narkose vom selben Anästhesisten durchgeführt werden.

Die präoperative Visite dient folgenden Zielen:
— Einschätzung des körperlichen und psychischen Zustandes,
— Einstufung des Narkoserisikos,
— Auswahl des Narkoseverfahrens,
— Aufklärung des Patienten und Einholen des Einverständnisses für die Narkose,
— Verminderung von Angst und Aufregung,
— Verordnung der Prämedikation.

Alle Maßnahmen sind grundsätzlich darauf ausgerichtet, das perioperative Risiko für den Patienten zu vermindern. Hierbei sollte nach Opderbecke und Weißauer beachtet werden, dass der Anästhesist die Narkosefähigkeit des Patienten selbständig und in voller ärztlicher und rechtlicher Verantwortung überprüfen muss. Reichen die vorliegenden Befunde nicht aus, um die Narkosefähigkeit einzuschätzen, muss der Anästhesist die notwendigen Untersuchungen selbst durchführen oder veranlassen.

Vor dem Gespräch mit dem Patienten sollte sich der Anästhesist über die bisherige Krankengeschichte informieren.

1.2 Zeitpunkt

Üblicherweise erfolgen die Einschätzung und die anästhesiebezogenen Voruntersuchungen am Vortag der Operation. Allerdings ist unklar, ob dieses Vorgehen bei sonst gesunden Patienten von Nutzen ist; möglicherweise werden aber Ängste gemindert und die Patientensicherheit erhöht. Andererseits ergibt sich aus Untersuchungen an ambulanten chirurgischen Patienten, dass auch bei einer Einschätzung der Patienten am Operationstag die Sicherheit und Effizienz gewährleistet werden können. Insofern ist eine Empfehlung, *alle* Patienten zwingend spätestens am Vortag der Operation einzuschätzen, aus medizinischen Gründen nicht gerechtfertigt. Grundsätzlich sollte aber Folgendes beachtet werden:

> ! Die präoperative Einschätzung für Narkosen sollte zu einem Zeitpunkt erfolgen, der die Planung weiterer Maßnahmen für die präoperative Vorbereitung und Behandlung des Patienten ermöglicht.

Hierfür bietet sich als Kompromiss der Vortag der Operation an, jedoch sollte im Einzelfall möglichst flexibel vorgegangen werden, um unnötige Wartezeiten und überflüssige Untersuchungen bei **sonst gesunden Patienten** zu vermeiden.

1.3 Wer soll die präoperative Einschätzung durchführen?

Die Beurteilung der Narkosefähigkeit, die Freigabe für die Narkose und die Wahl des für den Eingriff angemessenen Narkoseverfahrens gehören grundsätzlich in den Verantwortungsbereich des Anästhesisten. Daher sollte, zumindest bei Patienten mit wesentlichen Störungen oder Erkrankungen (Beispiele in ▶ Tab. 15-1), die präoperative Einschätzung durch den Anästhesisten erfolgen, und zwar spätestens am Vortag der Operation, am besten aber früher, damit möglicherweise erforderliche Untersuchungen rechtzeitig durchgeführt werden können, ohne dass der geplante Operationstermin verschoben werden muss.

Erhebung von anästhesierelevanten Daten durch Nicht-Anästhesisten. Inwieweit sich künftig Modelle durchsetzen werden, in denen die relevanten präoperativen Anästhesiedaten bei sonst gesunden Patienten durch Nicht-Anästhesisten oder paramedizinisches Personal am Vortag erhoben werden, ist derzeit nicht absehbar. Jedoch besteht bereits jetzt Einigkeit darüber, dass präoperativ durch den niedergelassenen Arzt erhobene Laborparameter und

Tab. 15-1 Störungen und Erkrankungen, die eine rechtzeitige Einschätzung durch den Anästhesisten erfordern

allgemein
— Erkrankungen, die zu einer Beeinträchtigung der normalen täglichen Aktivität führen
— Erkrankungen oder Zustände, die in den letzten 6 Monaten eine kontinuierliche Unterstützung oder Überwachung zu Hause erforderten
— Aufnahme ins Krankenhaus wegen akuter Exazerbation einer chronischen Störung innerhalb der letzten 2 Monate

Herz-Kreislauf:
— Angina pectoris, Koronarkrankheit oder Myokardinfarkt in der Vorgeschichte
— Herzrhythmusstörungen, die mit Symptomen einhergehen
— schlecht eingestellter Hypertonus (diastolisch > 100 mmHg, systolisch > 160 mmHg)
— Herzinsuffizienz in der Vorgeschichte

Lunge und Atemwege
— Asthma/COPD, die einer chronischen Medikation bedürfen oder innerhalb der letzten 6 Monate exazerbiert sind oder sich verschlechtert haben
— größere Eingriffe an den Atemwegen oder abweichende Anatomie
— Tumoren oder Obstruktion der oberen und/oder unteren Atemwege
— chronische respiratorische Insuffizienz, die Heimbeatmung oder -überwachung erfordert

endokrine Störungen
— nicht diätetisch eingestellter Diabetes mellitus (Insulin oder orale Antidiabetika)
— Störungen der Nebenniere
— hormonell aktive Schilddrüsenerkrankungen

neuromuskuläre Erkrankungen
— zerebrale Anfälle oder wesentliche ZNS-Erkrankungen in der Vorgeschichte (z. B. multiple Sklerose)
— Myopathien oder andere Muskelerkrankungen

Lebererkrankungen
— jede aktive hepatobiliäre Erkrankung oder Funktionsstörung

Erkrankungen des Muskel- und Skelettsystems
— Kyphose und/oder Skoliose mit funktioneller Beeinträchtigung
— Erkrankung des Kiefergelenks
— Verletzungen der Hals- oder Brustwirbelsäule

onkologische Erkrankungen
— Chemotherapie
— onkologische Erkrankungen mit wesentlicher funktioneller Beeinträchtigung

gastrointestinale Erkrankungen
— Hiatushernie
— symptomatische Refluxkrankheit

Adipositas permagna (> 140% ideales Körpergewicht)

Untersuchungsbefunde wie z. B. EKG und Röntgenbild vom Anästhesisten für die präoperative Einschätzung herangezogen werden sollen, um unnötige und kostspielige Doppeluntersuchungen zu vermeiden. Möglich wäre des Weiteren, dass die präoperativen Screening-Erhebungen anästhesierelevanter Parameter und deren Erfassung in Standardformularen speziell bei ambulanten Patienten ebenfalls durch den niedergelassenen Arzt vorgenommen werden. Der Anästhesist könnte dann bei den meisten ambulanten Patienten die Einschätzung unmittelbar präoperativ, also am Operationstag durchführen. Hierdurch kann vermutlich die Effizienz des ambulanten Operierens erhöht und außerdem dem Patienten ein zusätzlicher Untersuchungstag beim Anästhesisten erspart werden.

Hierbei sind insbesondere folgende Einzelheiten wichtig:
— Frühere Krankheiten und Operationen,
— chronische oder akute Einnahme von Medikamenten,
— körperliche Untersuchungsergebnisse,
— jetzige Diagnosen und geplanter Eingriff,
— Ergebnisse von Konsiliaruntersuchungen,
— Laborbefunde.

2 Befragung des Patienten und körperliche Untersuchung

Die Erhebung der narkosebezogenen Vorgeschichte und die körperliche Untersuchung des Patienten liefern gewöhnlich klinisch wichtigere Informationen als die Laborbefunde. Befragung und Untersuchung sollten sich auf Organsysteme konzentrieren, deren Funktion durch anästhesiologische Maßnahmen sowie Anästhetika und Adjuvanzien beeinflusst wird oder die selbst die Wirkung von Anästhetika und Adjuvanzien beeinflussen.

Hierzu gehören vor allem:
— Herz-Kreislauf-System,
— Atmungsorgane,
— zentrales Nervensystem,
— Nierenfunktion,
— Leberfunktion,
— Gerinnungssystem.

Die spezifische Einschätzung und das Vorgehen bei Begleiterkrankungen sind in Kapitel 16 dargestellt.

2.1 Befragung

Der Patient sollte gezielt zu folgenden Punkten befragt werden:

Kardiovaskuläre Vorgeschichte:
— Wie viele Treppen können Sie steigen?
— Können Sie nur mit untergelegten Kissen schlafen? Wie viele Stunden?
— Wie oft müssen Sie nachts Wasser lassen?
— Haben Sie schon einmal Schmerzen in der Brust gehabt? Wann treten oder traten die Schmerzen auf? Bei Anstrengung? Aufregung? Kälte? In Ruhe?
— Haben Sie zu hohen Blutdruck? Wird der hohe Blutdruck behandelt? Womit? Seit wann?
— Sind oder waren Sie jemals herzkrank? Wenn ja, welche Medikamente nehmen Sie ein? Seit wann?
— Haben Sie schon einmal einen Herzinfarkt gehabt?

Pulmonale Vorgeschichte:
— Rauchen Sie? Seit wann? Wie viel?
— Husten Sie jeden Morgen? Gelegentlich? Haben Sie Auswurf? Farbe?
— Hatten Sie kürzlich Husten oder waren Sie erkältet?
— Leiden Sie unter Asthma? Chronischer Bronchitis? Lungenemphysem?
— Hatten Sie schon einmal eine Lungenentzündung?

Niere:
— Sind oder waren Sie jemals nierenkrank?

Leber:
— Hatten Sie jemals eine Gelbsucht bzw. Hepatitis, Malaria oder kürzlich Kontakt mit jemandem, der hierunter litt?
— Trinken Sie regelmäßig Alkohol? Wie viel und was?

Zentrales Nervensystem:
— Haben Sie jemals unter Krämpfen gelitten?
— Bestanden bei Ihnen schon einmal Lähmungen oder Taubheitsgefühle in den Armen oder Beinen?
— Sehen Sie manchmal Doppelbilder?
— Leiden Sie öfter unter Kopfschmerzen?
— Bestehen bei Ihnen andere Schmerzzustände?

Sonstige Faktoren:
— Besteht bei Ihnen eine Blutungsneigung?
— Leiden Sie unter Allergien? Wogegen?
— Sind Sie schon einmal narkotisiert und operiert worden? Traten hierbei irgendwelche Schwierigkeiten auf?
— Traten bei Familienmitgliedern Komplikationen während Narkosen und Operationen auf?
— Nehmen Sie gegenwärtig irgendwelche Medikamente oder Drogen ein?

15 Präoperative Einschätzung, Narkoserisiko und Wahl des Anästhesieverfahrens

- Sind Sie schwanger oder könnten Sie schwanger sein?
- Tragen Sie Zahnprothesen?
- Neigen Sie zu Übelkeit und Erbrechen?
- Leiden Sie unter Schluckstörungen oder Sodbrennen?
- Auch sollte behutsam erfragt werden, ob der Patient einer Risikogruppe für AIDS angehört oder ob eine „Immunschwäche" bekannt ist.

2.1.1 Einnahme von Medikamenten

Eine sorgfältige Erhebung der Medikamentenanamnese ist ebenfalls erforderlich, da einige Substanzen perioperativ nicht abgesetzt werden dürfen, um Entzugssyndrome oder eine akute Verschlechterung oder Dekompensation von Organfunktionen zu vermeiden (siehe Kap. 17). In ▶ Tabelle 15-2 sind für den Anästhesisten wichtige Medikamente zusammengestellt, weitere Hinweise finden sich in Kapitel 17 und 18.

2.2 Körperliche Untersuchung

Im Anschluss an die Befragung wird eine begrenzte körperliche Untersuchung durchgeführt. Sie umfasst bei allen Patienten folgende Faktoren:
- Palpation, Perkussion und Auskultation von Herz und Lungen,
- Messung von Herzfrequenz und arteriellem Blutdruck,
- Inspektion und Palpation des Abdomens,
- Inspektion und Palpation peripherer Arterien und Venen,
- Inspektion der Haut: Blässe? Zyanose? Ikterus?

Tab. 15-2 Präoperative Medikamente, die für die Operation und Narkose von Bedeutung sind

Substanzen	zu berücksichtigende Faktoren
Antihypertensiva	
ACE-Hemmer	Blutdruckabfall
Clonidin	Rebound-Hypertonie bei Absetzen
Diuretika	Hypovolämie, Hypokaliämie
MAO-Hemmer	Interaktion mit Sympathomimetika (1–2 Wochen vorher absetzen)
Reserpin	Entleerung der Katecholaminspeicher
Koronarmittel	
β-Blocker, Nitrate, Kalziumantagonisten	Gefahr der Myokardischämie bei Absetzen
Antiarrhythmika	
Amiodaron	Bradykardie, Lungenschädigung
Disopyramid	Beeinträchtigung der Myokardfunktion
Digitalis	Toxizität erhöht bei Niereninsuffizienz
Bronchodilatatoren	Therapie fortsetzen, da Gefahr des Bronchospasmus
Theophyllin	Tachykardie, Diurese
Antikoagulanzien	
Kumarin	nach Absetzen: Wirkung nicht sofort aufgehoben
Heparin	von Bedeutung bei rückenmarknaher Regionalanästhesie
Acetylsalicylsäure	3–5 Tage vorher absetzen; hohe Dosen: keine rückenmarknahe Regionalanästhesie; evtl. erhöhtes Thromboserisiko bei Absetzen beachten
Antidiabetika	
Insulin	perioperative Zufuhr erforderlich
orale Antidiabetika	rechtzeitig absetzen, da Gefahr der Hypoglykämie (siehe Kap. 16)
Kortikosteroide	perioperative Supplementierung erforderlich; mögliche Weichteilschwellungen beachten
NSAID	Magen-Darm-Ulzera, Nierenfunktionsstörungen, Störungen der Thrombozytenfunktion, rückenmarknahe Regionalanästhesien Aufhebung der Wirkung durch Frischplasma oder FFP nur im Notfall
Kontrazeptiva	erhöhtes Thromboserisiko, unzuverlässige Wirkung (Pat. informieren)

- Beurteilung des Zahnstatus, der Kiefergelenke und der oberen Atemwege (siehe Kap. 21),
- Beurteilung der Pupillengröße,
- Messung von Körpertemperatur, Größe und Körpergewicht (vor der Visite durch das Pflegepersonal).

3 Voruntersuchungen

Ohne Zweifel gehen von den in der Anästhesie verwendeten Pharmaka und Methoden Risiken aus, die sehr selten, auch bei sonst gesunden Patienten, durch ihre spezifische Wirkung mit einer gewissen Morbidität und Mortalität einhergehen können. Hierzu liegen aber keine gesicherten Anhaltszahlen vor.

Weitgehend gesichert ist hingegen das erhöhte Risiko einer Narkose beim Zusammentreffen mit bestimmten Erkrankungen und Operationen, wobei es wiederum häufig schwierig ist, den jeweiligen Anteil des einen oder anderen Faktors genau zu bestimmen, weil Schädigung oder Tod oft durch das Zusammenspiel dieser Faktoren hervorgerufen werden. Besonders schwierig ist eine Analyse des anästhesiebedingten Anteils an der Mortalität, wenn der Tod nicht im Operationssaal, sondern erst einige Zeit später auf der Allgemein- oder Intensivstation eingetreten ist.

Durch präoperative Untersuchungen sollen die Krankheiten aufgedeckt werden, die für das anästhesiologische Vorgehen und das Narkoserisiko von besonderer Bedeutung sind (siehe Tab. 15-1). Wichtigstes Ziel ist hierbei die Minderung des perioperativen Risikos durch entsprechende Vorbehandlung dieser Erkrankungen bzw. präoperative Korrektur vorbestehender Störungen. Daneben müssen die Begleiterkrankungen bei der Wahl des Anästhesieverfahrens und der hierbei eingesetzten Anästhetika und Adjuvanzien berücksichtigt werden (siehe Kap. 16).

Art und Umfang der Voruntersuchungen ergeben sich vor allem aus dem Allgemeinzustand und dem Lebensalter des Patienten, der Art und Schwere des Eingriffs sowie dem jeweiligen Anästhesieverfahren und dessen Dauer.

3.1 Präoperative Laboruntersuchungen

Durch präoperative Laboruntersuchungen sollen Erkrankungen festgestellt und deren Schweregrad eingeschätzt werden, die für das Anästhesierisiko und das anästhesiologische Vorgehen von Bedeutung sind. Hierbei kann zwischen routinemäßig durchgeführtem Basislaborprogramm (▶ Tab. 15-3) und gezielt angeforderten Laborparametern (▶ Tab. 15-4) unterschieden werden. Die gezielte Anforderung von Laborparametern bezieht sich auf eine eindeutige medizinische Fragestellung, das routinemäßig durchgeführte Laborbasisprogramm ist hingegen ungerichtet, erfolgt also unabhängig von Anamnese, Gesundheitszustand, Untersuchungsbefund, Risikofaktoren und Alter sowie Art und Schwere des Eingriffs.

Nutzen des ungerichteten Laborscreenings. Während aus begründeter medizinischer Indikation angeforderte Laboruntersuchungen ohne Zweifel notwendig sind, ist der Nutzen des ungerichteten Laborscreenings für die Einschätzung des perioperativen Risikos fraglich. Rein routinemäßig durchgeführte Laboruntersuchungen (siehe Tab. 15-3) ergeben nur selten pathologische Werte, die für das perioperative Vorgehen von Bedeutung wären oder in Beziehung zu perioperativen Komplikationen stünden, daher gilt derzeit:

! Es gibt keine verbindlichen Vorschriften, welche Laborparameter vor einer Operation routinemäßig zu bestimmen seien.

Tab. 15-3 Präoperative Laboruntersuchungen beim asymptomatischen Patienten mit leerer Anamnese und unauffälligem körperlichen Untersuchungsbefund	
Säuglinge in den ersten Lebensmonaten	— Hb oder Hkt
Kinder vom 4. Lebensmonat bis zum 18. Lebensjahr	— keine Laborwerte — Ausnahme: wird Kreuzblut benötigt, dann Hb oder Hkt
Erwachsene ab dem 18. Lebensjahr	— Hb oder Hkt — Elektrolyte: Kalium — Kreatinin — Blutzucker — Leberenzyme: ALAT, γ-GT

Tab. 15-4 Differenzierte Anforderung präoperativer Laborwerte

Hämoglobin/Hämatokrit
- Frauen > 40; Männer > 60 Jahre
- Operation mit potentiellen größeren Blutverlusten
- bekannte Anämie
- Blutungsstörungen
- hämatologische maligne Erkrankungen
- Strahlen- oder Chemotherapie
- chronische Nierenerkrankungen
- schwere chronische Erkrankungen

weißes Blutbild
- Infektionskrankheiten
- leukozytäre Erkrankungen
- Strahlen- oder Chemotherapie
- Therapie mit Immunsuppressiva oder Steroiden
- Hypersplenismus
- aplastische Anämie

Gerinnungsstatus
- bei Verdacht oder bekannter Blutungsstörung
- Antikoagulanzientherapie
- Blutungen, Anämie
- Thrombose
- Lebererkrankungen
- Malabsorption, schlechter Ernährungszustand

Thrombozyten
- bekannte Thrombozytopathie
- Blutungen oder Purpura
- Leukämie
- Strahlen- oder Chemotherapie
- Hypersplenismus
- Anämien (aplastische, autoimmune, myelophthisische, perniziöse)
- Transplantatabstoßung

Elektrolyte
- Nierenerkrankungen
- Diabetes mellitus
- Diuretikatherapie
- Laxanzienabusus
- Digitalismedikation
- Einnahme von Steroiden

Serumkreatinin, -harnstoff
- Nierenerkrankungen
- kardiovaskuläre Erkrankungen
- Diabetes mellitus
- Diuretikatherapie
- Digitalismedikation

Blutglukose
- Diabetes mellitus
- Einnahme von Steroiden

Leberenzyme
- Lebererkrankungen
- Hepatitis-Exposition
- Alkoholabusus

In den „Entschließungen zur anästhesiologischen Voruntersuchung" der Deutschen Gesellschaft für Anaesthesiologie und Intensivmedizin (Opderbecke und Weißauer, 1983) heißt es hierzu lediglich: „Bei organgesunden Patienten in jungen und mittleren Lebensjahren ohne spezifische Risikohinweise besteht in der Regel keine zwingende medizinische Notwendigkeit, diese ergänzenden Untersuchungen routinemäßig durchzuführen."

> **LL** Danach sollten Laborparameter präoperativ nur dann bestimmt werden, wenn aufgrund von Anamnese, klinischem Untersuchungsbefund oder Art des geplanten Eingriffs eine entsprechende Indikation gegeben ist.

Dieser Grundsatz wird im klinischen Alltag oft nicht beachtet, da andere Überlegungen dominieren: Arbeitserleichterung durch feste Ablaufschemata für die präoperative Routinevorbereitung, Kosten-Nutzen-Analysen und übertriebene Furcht vor medikolegalen Konsequenzen.

Anforderungen an einen Labortest. Für den Anästhesisten ist es nicht sinnvoll, bei klinisch unauffälligen Patienten vor Routineeingriffen eine Vielzahl von Laborwerten bestimmen zu lassen, da sie für sein Vorgehen zumeist ohne wesentliche Bedeutung sind. Es sollten nur Laboruntersuchungen angefordert werden, mit deren Hilfe eine Erkrankung oder Störung aufgedeckt werden kann, die mit erhöhter perioperativer Morbidität einhergeht und bei der dieses Risiko durch präoperative Behandlung vermindert werden kann oder bei deren Kenntnis der Anästhesist sein Vorgehen ändert. Des Weiteren sollte der angeforderte Labortest ausreichend sensitiv sein, d. h. bei Vorliegen einer Erkrankung positiv ausfallen, und außerdem ausreichend spezifisch, d. h. negativ bei Abwesenheit einer Erkrankung. Spezielle oder ungewöhnliche Laboruntersuchungen sollten nur angefordert werden, wenn hierfür auch ein zwingender Grund vorliegt.

Die Möglichkeit falsch positiver (und auch falsch negativer) Laborwerte muss immer mit erwogen werden, insbesondere bei asymptomatischen bzw. klinisch unauffälligen Patienten. Nicht selten wird durch eine unkritische, ausschließlich an Messwerten orientierte Vorgehensweise eine Operation unnötig verzögert.

3.1.1 Blutbild

Ein komplettes Blutbild ist für eine Routinenarkose gewöhnlich nicht erforderlich. Von besonderem Interesse sind lediglich die Hämoglobin- bzw. Hämatokritwerte, um festzustellen, ob eine Anämie oder Polyzythämie vorliegt.

Anämie. In welcher Weise eine normovolämische Anämie das Narkose- und Operationsrisiko beeinflusst, ist gegenwärtig nicht bekannt, zumal niedrige Hämoglobinwerte, die sich über einen längeren Zeitraum entwickelt haben, gewöhnlich gut toleriert werden. Dies gilt allerdings nur, solange die Kompensationsmechanismen intakt sind und keine größeren akuten Blutverluste auftreten. Als Grenzwerte gelten ein Hämoglobingehalt von 9–10 g/dl bzw. ein Hämatokritwert von 29% bei Männern und von 27% bei Frauen. Werden diese Werte unterschritten, sollte präoperativ zunächst die Ursache geklärt werden.

— Ist ein großer Eingriff geplant, bei dem stärkere Blutverluste zu erwarten sind, sollte der erniedrigte Hämoglobingehalt präoperativ in den o. g. Bereich angehoben werden.
— **Leichte Anämien** (11–12 g/dl Hämoglobin) bedürfen hingegen präoperativ keiner Korrektur, zumal positive Auswirkungen einer Transfusion auf die chirurgische Prognose nicht nachgewiesen werden konnten.
— Des Weiteren ist eine präoperative Erythrozytensubstitution bei chronisch anämischen Patienten mit wesentlichen kardialen, pulmonalen oder zerebrovaskulären Erkrankungen erforderlich, wenn folgende, primär durch die Anämie hervorgerufene Symptome bestehen: Dyspnoe, Herzklopfen, Schwindel, länger anhaltende Tachykardie oder Angina pectoris.
— Bei **Sichelzellanämien** sollte der Anteil des abnormen HbS vor großen Eingriffen durch Austauschtransfusion auf weniger als 40% vermindert werden. Durch Alkalisierung des Patientenblutes kann die Hämolyse günstig beeinflusst werden.
— Bei **paroxysmaler nächtlicher Hämoglobinurie** darf die Erythrozytensubstitution nur mit gewaschenen Erythrozytenkonzentraten erfolgen. Das Ausmaß der Hämolyse kann durch Kortikosteroide vermindert werden.
— Anämien, die durch Splenektomie behandelt werden, bessern sich postoperativ spontan. Meist entwickelt sich eine Thrombozytose, die prophylaktisch mit Acetylsalicylsäure behandelt werden kann.

Polyzythämie. Eine präoperativ bestehende Polyzythämie soll das Narkose- und Operationsrisiko aufgrund einer vermehrten Blutungs- und Thromboseneigung erhöhen. Durch vorangehende Behandlung der Polyzythämie werden daher die perioperative Morbidität und Mortalität sehr wahrscheinlich vermindert. Hämatokritwerte von 57% bei Männern und 54% bei Frauen gelten als obere Grenzwerte, bei deren Überschreiten eine präoperative Behandlung eingeleitet werden sollte.

Leukozyten. Eine asymptomatische Leukozytose oder Leukopenie ist selten, ihre Bedeutung für die Narkose und Operation nicht bekannt. Daher gehört die Bestimmung der Leukozytenzahl nicht zum präoperativen Routineuntersuchungsprogramm.

— Bei Patienten mit hämatologischen Systemerkrankungen oder Zytostatikatherapie ist bei Granulozytenzahlen < 1000/µl die Infektabwehr deutlich vermindert, unter 500/µl drohen Infektionen und Sepsis. Präoperativ sollten alle nicht zwingend erforderlichen Medikamente abgesetzt werden, um eine mögliche Beeinträchtigung der Leukozytenfunktion zu vermeiden. Thiopental, Methohexital, Etomidat, Ketamin, Midazolam, Diazepam und Halothan können vermutlich die Granulozytenfunktion beeinträchtigen und sollten daher vermieden werden. Perioperativ muss auf absolute Sterilität und aseptisches Vorgehen geachtet werden. Für die postoperative Phase sollte eine isolierte Unterbringung eingeplant werden. Bei Neutrophilenzahlen < 500/µl sollte eine Antibiotikaprophylaxe erfolgen.
— Bei Granulozytenzahlen > 100 000/µl liegt gewöhnlich eine akute Leukämie oder eine chronisch-myeloische Leukämie vor, und es besteht die Gefahr eines Leukostasesyndroms mit Verschluss kleiner Gefäße einschließlich der Kapillaren. Hierbei können die erhöhten Leukozytenzahlen rasch, jedoch nur vorübergehend, durch eine Leukopherese gesenkt werden. Für Operationen sollte die Leukozytenzahl auf unter 75 000–100 000 vermindert werden.

3.1.2 Gerinnungsstatus

Eine asymptomatische Thrombozytopenie ist nach Schätzungen nur bei etwa 5 von 100 000 chirurgischen Patienten präoperativ zu erwarten. Daher ist die Routinebestimmung der Thrombozyten bei asymptomatischen Patienten nicht gerechtfertigt, zumal das anästhesiologische und chirurgische Vorgehen hierdurch nicht wesentlich beeinflusst wird. Pathologische Veränderungen der Thrombinzeit und der partiellen Thromboplastinzeit sowie der Blutungszeit und des Fibrinogengehalts sind bei asymptomatischen chirurgischen Patienten ebenfalls selten, so dass die präoperative Routineerhebung eines Gerinnungsstatus nicht gerechtfertigt ist.

Untersuchungen des Blutgerinnungssystems sollten vielmehr nur dann durchgeführt werden, wenn sich aus der Vorgeschichte und dem körperlichen Untersuchungsbefund Hinweise auf entsprechende Erkrankungen ergeben und der Zustand des Gerinnungssystems für das anästhesiologische Vorgehen von besonderer Bedeutung ist.

3.1.3 Elektrolyte, Harnstoff, Kreatinin, Leberenzyme, Glukose

Die Bestimmung multipler, nicht miteinander in Beziehung stehender biochemischer Parameter führt bei asymptomatischen chirurgischen Patienten zu einem hohen Anteil abnormer Befunde, bedingt durch die Definition des Normalbereichs, der gewöhnlich als Mittelwert ± 2 Standardabweichungen einer als gesund angesehenen Population angegeben wird. Aufgrund der Gauß'schen Verteilungskurve liegen 5% der Population außerhalb des als normal definierten Bereichs. Werden nun bei einer Population, wie in der Klinik häufig üblich, 12 unabhängige Laborparameter bestimmt, so ist nach der Wahrscheinlichkeitsrechnung zu erwarten, dass nur in 54% der Fälle alle Parameter im Normbereich liegen, während 46% einer als gesund angesehenen Population mindestens einen abnormen Laborbefund aufweisen.

Häufig kann auch durch weitergehende Untersuchungen keine Ursache für eine Abweichung gefunden werden, und nicht selten ergibt eine wiederholte Bestimmung schließlich einen normalen Wert. Außerdem ist für die meisten Laborparameter nach wie vor ungeklärt, wie stark sie vom Normbereich abweichen müssen, um den Anästhesisten zu einer Änderung seines perioperativen Vorgehens zu veranlassen.

Insgesamt sind daher Testblocks mit multiplen Laborparametern als präoperatives Screening bei asymptomatischen Patienten von geringem Nutzen. Auch den Suchtests für Leber- und Nierenerkrankungen, die für den Anästhesisten von Bedeutung sein könnten, wird bei asymptomatischen Patienten unter 60 Jahren nur ein geringer, für das perioperative Vorgehen zu vernachlässigender Wert zugesprochen.

Bedeutung von Hypokaliämie und Hyperkaliämie siehe Kapitel 27.

3.1.4 Urinstatus

Abnorme Urinbefunde sind relativ häufig, beeinflussen aber nur selten das anästhesiologische Vorgehen, so dass für die Narkose keine Routineuntersuchung des Urins erforderlich ist.

3.1.5 Schwangerschaftstest

Nach Ansicht einiger Autoren erhöht eine Allgemeinanästhesie das Risiko eines Spontanaborts im ersten und zweiten Trimenon; die vorliegenden Daten sind aber nicht beweisend und die möglichen Mechanismen der Schädigung nicht aufgeklärt. Für das erste Trimenon wird vor allem eine ZNS-schädigende Wirkung der Allgemeinanästhesie diskutiert. Angesichts dieser möglichen Zusammenhänge ist der Ausschluss einer Schwangerschaft vor einer Allgemeinnarkose für die Patientin von großer Bedeutung. Wenngleich Schwangerschaften bei operativen Patientinnen insgesamt selten sind (0,3–2,2% bei Routine-Schwangerschaftstests unter Einschluss der Anamnese), muss von einer kleinen Anzahl bislang nicht bekannter Schwangerschaften ausgegangen werden. Daher empfiehlt es sich bei allen Patientinnen, die sich im gebärfähigen Alter befinden, vor jeder Operation zumindest eine sorgfältige Anamnese im Hinblick auf eine mögliche Schwangerschaft zu erheben. Ein Routine-Schwangerschaftstest bei allen Patientinnen im gebärfähigen Alter wird in den Leitlinien der Fachgesellschaften nicht ausdrücklich empfohlen. Die ASA-Task-Force for Preanesthesia Evaluation geht sogar davon aus, dass die derzeit vorhandenen Daten nicht ausreichen, um die Patientinnen darauf hinzuweisen, dass die Anästhesie sich ungünstig auf die Frühschwangerschaft auswirkt.

Bei entsprechenden Hinweisen aus der Anamnese sollte der Anästhesist aber der Patientin die Durchführung eines solchen Tests empfehlen und um ihr Einverständnis bitten, da bei positivem Befund meist das anästhesiologisch-chirurgische Vorgehen beeinflusst wird (Art des Anästhesieverfahrens, Verschiebung der Operation). Die Art des Tests kann sich am Operationstag orientieren:
— Kontrolle am Tag der Operation: Urin-Schwangerschaftstest,
— Kontrolle innerhalb von 6 Tagen vor dem Operationstermin: Serum-Schwangerschaftstest.

3.1.6 Empfohlenes Vorgehen

Präoperative Routinelaboruntersuchungen (siehe Tab. 15-3) sollten bei asymptomatischen Patienten, die sich einem Eingriff ohne größeren Blutverlust unterziehen, auf ein Minimum beschränkt werden. Vielmehr sollten eine sorgfältige Erhebung der Anamnese und der körperliche Untersuchungsbefund zu einer differenzierten bzw. gezielten Anforderung von Laborwerten veranlassen (siehe Tab. 15-4). Diese Forderung ist allerdings im klinischen Alltag oft schwer zu verwirklichen, weil aus organisatorischen Gründen und nicht selten auch aus

Bequemlichkeit oder auf Verlangen des Operateurs präoperativ, zumeist ohne Rücksprache mit dem Anästhesisten, ein Testblock mit multiplen Parametern angefordert wird.

3.2 Elektrokardiogramm

Das Ruhe-EKG gehört zu den häufigsten Routineuntersuchungen vor operativen Eingriffen, obwohl ein günstiger Einfluss dieser Maßnahme auf die perioperative Morbidität und Mortalität keineswegs gesichert ist. Für den Anästhesisten dient das EKG vor allem dazu, bisher unerkannte Herzerkrankungen festzustellen, die das anästhesiologische Vorgehen, d. h. die Art der Narkose, Auswahl der Anästhetika, perioperative Überwachung und postoperative Intensivtherapie, wesentlich beeinflussen könnten. In ▶ Tabelle 15-5 sind die relevanten EKG-Veränderungen zusammengestellt.

3.2.1 Häufigkeit und Wertigkeit abnormer EKG-Befunde

Zwar ist die Anzahl auffälliger EKG-Befunde bei internistischen Patienten hoch, jedoch sind viele dieser abnormen Befunde unspezifisch und von geringem Informationswert für den Anästhesisten. So ergab eine Untersuchung (Moorman et al., 1985) an 1410 internistischen Patienten nur in 26% ein vollkommen normales EKG, aber nur 4% der abnormen Befunde wurden als nützliche Zusatzinformationen angesehen. Bei Patienten ohne Hinweis auf eine kardiovaskuläre Erkrankung betrug dieser Anteil sogar weniger als 1%. Lediglich das Lebensalter (> 45 Jahre) und der klinische Nachweis einer Herzerkrankung erwiesen sich als bedeutsame Faktoren, die den Aussagewert des EKG steigerten. Insgesamt wurde aber die Kosten-Nutzen-Relation des EKG als gering eingeschätzt.

Ein ähnliches Bild ergibt sich auch aus einer Untersuchung an chirurgischen Patienten (McKee und Scott, 1987): Abnorme EKG-Befunde sind relativ häufig und nehmen mit dem Alter exponentiell zu. Bei 40-Jährigen beträgt die Häufigkeit abnormer EKG-Befunde, die das anästhesiologische Vorgehen beeinflussen könnten (siehe Tab. 15-5), im Mittel 10%, bei 60-Jährigen ca. 25%. Ergeben sich aus Anamnese und körperlichem Untersuchungsbefund keine Hinweise auf eine Herzerkrankung, so finden sich im EKG von Patienten unter 60 Jahren gewöhnlich auch keine für das perioperative Vorgehen bedeutsamen Veränderungen.

In einer Untersuchung (Blery et al., 1986) an 2256 Patienten unter 40 Jahren ohne Zeichen kardialer oder pulmonaler Erkrankungen fanden sich lediglich bei 0,6% abnorme präoperative EKG-Befunde.

Auch in einer multizentrischen Studie ergaben sich bei den als asymptomatisch eingestuften Patienten aus dem präoperativen EKG keine signifikanten abnormen Befunde, die für das perioperative Vorgehen von Bedeutung gewesen wären oder das perioperative Vorgehen geändert hätten.

3.2.2 Wiederholungs-EKG

Auch der Nutzen eines erneuten präoperativen EKG bei Patienten, die innerhalb eines Zeitraums von zwei Jahren vor der Operation elektrokardiographisch untersucht worden sind, wird kritisch beurteilt. So fanden sich zwar im präoperativen Routine-EKG von 812 Patienten bei ca. 25% neue Auffälligkeiten (Rabkin und Horne, 1979, 1983), jedoch führten diese Befunde bei keinem der Patienten zum Aufschieben oder Absetzen der Operation.

Wie bei den erstmaligen EKG-Untersuchungen nahm auch in den Untersuchungen zum Wiederholungs-EKG die Anzahl (neuer) abnormer Befunde mit höherem Lebensalter zu. Signifikant häufiger waren des Weiteren neue abnorme EKG-Befunde bei Patienten, deren Erst-EKG länger als zwei Jahre zurücklag oder deren Erst-EKG bereits abnorme Veränderungen aufgewiesen hatte. Wiederum ergaben sich daraus aber keine wesentlichen Konsequenzen für das weitere anästhesiologische und operative Vorgehen.

3.2.3 Koronare Herzerkrankung und Myokardinfarkt

Die koronare Herzerkrankung und ein bisher unerkannt gebliebener frischer Myokardinfarkt gelten

Tab. 15-5 Wichtige EKG-Veränderungen, die für das anästhesiologische Vorgehen von Bedeutung sein könnten

- ST-Veränderungen, die auf eine koronare Herzerkrankung oder eine Lungenembolie hinweisen
- Zeichen eines durchgemachten oder frischen Myokardinfarkts
- Vorhofflattern oder -flimmern
- supraventrikuläre und ventrikuläre Extrasystolen
- AV-Block (verschiedenen Grades)
- Schenkelblock
- Zeichen der Links- oder Rechtsherzhypertrophie
- WPW-Syndrom

15 Präoperative Einschätzung, Narkoserisiko und Wahl des Anästhesieverfahrens

als wichtigste präoperativ zu diagnostizierende Erkrankungen, die das anästhesiologische Vorgehen beeinflussen könnten (siehe Kap. 16). Auch hier ist aber das präoperative Ruhe-EKG von begrenztem Wert, denn bei 25–50% der Patienten mit koronarer Herzerkrankung ist das EKG unauffällig, und selbst bei Männern im Lebensalter von 75 Jahren und mehr, der Gruppe mit dem höchsten Risiko, beträgt die Anzahl innerhalb der letzten 6 Monate aufgetretener und unerkannt gebliebener Q-Infarkte weniger als 0,5%.

3.2.4 Empfohlenes Vorgehen

Es besteht weitgehend Übereinstimmung, dass bei Patienten unter 40 Jahren präoperativ kein Routine-EKG erforderlich ist, wenn die Patienten asymptomatisch sind und keine Risikofaktoren für eine koronare Herzerkrankung aufweisen. Einige Autoren empfehlen, ab dem 40. Lebensjahr bei allen Patienten vor einer Narkose ein EKG (12 Ableitungen) aufzuzeichnen. Nach Goldberger und O'Konski kann diese Altersgrenze bei Männern auf das 45. Lebensjahr und bei Frauen auf das 55. Lebensjahr angehoben werden. Die ASA sieht hingegen keinen zwingenden Zusammenhang zwischen Alter und präoperativer EKG-Aufzeichnung.

Liegen hingegen Hinweise auf eine Herzerkrankung oder wesentliche Störungen des Elektrolythaushalts vor oder wird der Patient wegen einer Herzerkrankung medikamentös behandelt, sollte präoperativ, unabhängig vom Lebensalter, immer ein EKG angefertigt werden. Wurde innerhalb von zwei Jahren vor der Operation ein EKG angefertigt, sollte sich die Entscheidung für ein Wiederholungs-EKG vor allem nach der Anamnese und dem körperlichen Untersuchungsbefund richten.

3.3 Thorax-Röntgenbild

Das Röntgenbild des Thorax ist auch gegenwärtig noch die häufigste radiologische Routineuntersuchung bei Krankenhauspatienten und damit ein erheblicher Kostenfaktor. Zu den häufigsten Befunden, die bei der Routineuntersuchung beschrieben werden, gehören die Kardiomegalie, interstitielle Lungenveränderungen und chronisch-obstruktive Lungenerkrankungen. Als Routine-Screening für die Frühdiagnose des Lungenkrebses wird das Röntgenbild des Thorax von der American Cancer Society nicht empfohlen.

3.3.1 Häufigkeit und Wertigkeit pathologischer Befunde

In einer prospektiven Untersuchung an 491 internistischen Patienten wurde bei 60% ein Routineröntgenbild des Thorax angefertigt (Hubbel et al., 1985). Abnorme Befunde waren bei 26% der Patienten vorhanden, davon neue Auffälligkeiten bei nur 4%. Der Rest umfasste Patienten mit bekannten kardiopulmonalen Erkrankungen, von denen 81% als chronisch und stabil eingeschätzt wurden. Von den 4% (d. h. 20 Patienten) mit neuen Befunden wurde nur bei 4% das therapeutische Vorgehen geändert; nur bei einem Patienten wäre ohne das Röntgenbild eine ernste Erkrankung übersehen worden.

In einer Untersuchung an 6063 Krankenhauspatienten (Sagel et al., 1974) fanden sich bei 16,5% ernsthafte Auffälligkeiten, von denen 50% durch eine Kardiomegalie und 24% durch eine chronisch-obstruktive Lungenerkrankung bedingt waren. Hierbei nahm die Häufigkeit auffälliger Befunde mit dem Alter zu und betrug bei den über 70-Jährigen 43%. Neue diagnostische Informationen ergab das Routineröntgenbild nur bei 4% der Patienten, wobei ein Einfluss dieser Befunde auf die Prognose nicht eingeschätzt werden konnte.

Aus den Ergebnissen einer multizentrischen Untersuchung (Royal College of Radiologists, 1979) zur Wertigkeit des Thorax-Röntgenbildes als Screening-Verfahren an 10619 Patienten, die sich einem elektiven, nichtkardiopulmonalen Eingriff unterzogen, schlossen die Autoren, dass durch diese Routinemaßnahme weder die Entscheidung über die Operation noch die Wahl des Anästhesieverfahrens beeinflusst wurde. Auch als Referenz für die Beurteilung postoperativer pulmonaler Komplikationen erwies sich das präoperativ angefertigte Routinebild als wenig nützlich.

Aus umfangreichen Untersuchungen ergibt sich somit Folgendes:
— Für das anästhesiologische Vorgehen relevante Röntgenbefunde des Thorax sind bei asymptomatischen Patienten selten.
— Der Nutzen eines präoperativen Routineröntgenbildes des Thorax ist für den Anästhesisten gering; insbesondere lässt sich hiermit sehr wahrscheinlich der Schweregrad einer chronisch-obstruktiven Lungenerkrankung, der das anästhesiologische Vorgehen beeinflussen könnte, nicht besser als anhand von Vorgeschichte und körperlichem Untersuchungsbefund beurteilen.
— Bei asymptomatischen Patienten unter 60 Jahren sind die Risiken des Routinebildes wahrscheinlich größer als der Nutzen.

3.3.2 Empfohlenes Vorgehen

Bei asymptomatischen Patienten, deren Lebensalter weniger als 60 Jahre beträgt, sollte präoperativ auf eine Routineröntgenuntersuchung des Thorax verzichtet werden. Ergeben sich aus der Vorgeschichte und dem körperlichen Untersuchungsbefund Hinweise auf Erkrankungen des Thorax, die präoperativ behandelt werden sollten oder das anästhesiologische Vorgehen beeinflussen könnten, ist ein Röntgenbild des Thorax auch bei jüngeren Patienten gerechtfertigt.

Vorgehen bei Begleiterkrankungen siehe Kapitel 16.

Tab. 15-6 Indikationen für die präoperative Lungenfunktionsprüfung

- Patienten mit Hinweisen auf eine chronische Lungenerkrankung
- starke Raucher mit chronischem Husten
- Patienten mit Deformitäten des Thorax oder der Wirbelsäule
- Oberbauchoperationen
- Herzoperationen
- Lungenoperationen
- erhebliche Adipositas
- höheres Lebensalter (> 70 Jahre)

3.4 Präoperative Lungenfunktionsprüfungen

Der Verdacht auf eine Lungenerkrankung ergibt sich zumeist aus der Vorgeschichte und der sorgfältigen körperlichen Untersuchung des Patienten, gewöhnlich ergänzt durch Röntgenbilder des Thorax und ein EKG. Durch präoperative Lungenfunktionsprüfungen sollen vor allem der Schweregrad von respiratorischen Funktionsstörungen objektiviert und das Risiko perioperativer pulmonaler Komplikationen eingeschätzt werden. Für anästhesiologische Belange sind im Wesentlichen die „kleine Spirometrie" und die arterielle Blutgasanalyse von Bedeutung.

Wenngleich gesichert ist, dass pathologische Lungenfunktionsparameter mit der Häufigkeit postoperativer pulmonaler Komplikationen korrelieren, werden die Indikationen für ein präoperatives Screening der Lungenfunktion (▶ Tab. 15-6) nicht einheitlich beurteilt. Grund dafür mag sein, dass Schwere und Häufigkeit dieser Komplikationen nicht direkt vom Ausmaß der präoperativen Lungenfunktionsstörungen, sondern eher von sekundären Faktoren abhängen wie Operationsgebiet (Oberbauch, Thorax), Rauchgewohnheiten bzw. Nikotinabusus, Übergewicht und Alter. Hierdurch wird der Voraussagewert von Lungenfunktionsprüfungen für den postoperativen Verlauf beeinträchtigt. Die routinemäßige Durchführung der kleinen Spirometrie vor jedem operativen Eingriff ist daher nicht indiziert.

3.5 Die Rolle des Konsiliars

Routinemäßige Konsiliaruntersuchungen vor Narkosen sind nicht erforderlich, ebenso wenig eine „Freigabe" des Patienten für die Operation durch den Konsiliar. Vielmehr sollte ein Konsil nur mit einer präzisen Fragestellung angefordert werden, deren Klärung für die perioperative Betreuung von Bedeutung ist. In der Regel ist eine Konsiliaruntersuchung erforderlich, wenn sich aus der Basisvoruntersuchung Hinweise auf wesentliche, das Risiko von Operation und Narkose erhöhende Begleiterkrankungen ergeben haben und geklärt werden muss, ob durch eine entsprechende Vorbehandlung der Zustand des Patienten und die Risiken vermindert werden können. Des Weiteren kann eine Konsiliaruntersuchung erforderlich sein, um bereits laufende Therapiemaßnahmen zu optimieren oder eine bereits bekannte Begleiterkrankung vor der Operation erneut einzuschätzen, sofern sich aus Anamnese und Untersuchungsbefund entsprechende Hinweise ergeben.

! Es gehört nicht zu den Aufgaben des Konsiliars, die Art des Narkoseverfahrens und die hierbei zu verwendenden Substanzen festzulegen oder das Narkoserisiko einzuschätzen.

Wenig hilfreich sind des Weiteren triviale und die fachliche Autorität des Anästhesisten herabsetzende Empfehlungen wie „Blutdruckabfall vermeiden" oder „sorgfältige Überwachung des Blutdrucks" usw.

Basis einer erfolgreichen Konsiliartätigkeit ist eine gute und direkte, am besten mündliche Kommunikation mit dem anfordernden Arzt, denn es hat sich in verschiedenen Untersuchungen gezeigt, dass etwa die Hälfte der Empfehlungen des Konsiliars nicht beachtet werden, meist weil vom Anfordernden als unbedeutend oder falsch eingestuft. Um die Akzeptanz von Empfehlungen zu verbessern, sollte sich deren Anzahl auf das für die Operation unabdingbar Notwendige beschränken; bei Therapieempfehlungen sollten die Medikamentendosis sowie Art und Dauer der Zufuhr genau festgelegt werden. Eine direkte Diskussion seiner Befunde mit dem Patienten sollte der Konsiliar unterlassen, da Chirurg und Anästhesist primär die Verantwortung für alle Entscheidungen über die Behandlung tragen.

3.6 Voruntersuchungen bei Notfalleingriffen

Bei Notfallpatienten sind Voruntersuchungen meist nur in begrenztem Umfang möglich, auch muss möglicherweise bereits mit der Operation begonnen werden, bevor die Ergebnisse der angeforderten Laborwerte eingetroffen sind. In ▶ Tabelle 15-7 ist das anästhesiologische Vorgehen bei Notoperationen zusammengefasst.

Tab. 15-7 Voruntersuchungen bei Notoperationen

- Anamnese
- kurze körperliche Untersuchung
- EKG, wenn indiziert und zeitlich durchführbar
- Röntgenuntersuchungen: wenn indiziert und zeitlich durchführbar
- Labor:
  – Hämoglobin oder Hämatokrit
  – Blutgruppe, evtl. Kreuzprobe u. Blutanforderung
  – Blutglukose
  – Serumelektrolyte, vor allem Kalium
  – Kreatinin
  – ALAT, γ-GT
  – Gerinnungsstatus und Thrombozyten
  – Blutgase und Säure-Basen-Parameter, wenn indiziert

4 Einstufung des Narkoserisikos

Aufgrund der erhobenen Befunde wird das Narkoserisiko für den Patienten festgelegt. Hierfür stehen verschiedene Klassifizierungen zur Verfügung. Am häufigsten wird das Schema der American Society of Anesthesiologists (ASA) angewandt:

ASA-Risikogruppen für Narkosen

1 Normaler, gesunder Patient
2 Leichte Allgemeinerkrankung ohne Leistungseinschränkung
3 Schwere Allgemeinerkrankung mit Leistungseinschränkung
4 Schwere Allgemeinerkrankung, die mit oder ohne Operation das Leben des Patienten bedroht
5 Moribund, Tod innerhalb von 24 h mit oder ohne Operation zu erwarten

---

Für **nichtelektive** Operationen kann das Schema in folgender Weise erweitert werden:

6 Akute Patienten der Gruppen 1 und 2
7 Akute Patienten der Gruppen 3–5

Untersuchungen von Marx und Mitarb. (1973) haben ergeben, dass der den ASA-Risikogruppen zugrundeliegende *körperliche Zustand* des Patienten der wichtigste Faktor für die perioperative Morbidität und Mortalität ist (▶ Tab. 15-8).

Bei der Beurteilung der ASA-Einstufung muss beachtet werden, dass ein relativ breiter subjektiver Ermessensspielraum des Anästhesisten besteht und vor allem andere, die Morbidität und Mortalität beeinflussende Faktoren nicht berücksichtigt werden.

Hierzu gehören u. a.:
- Art des operativen Eingriffs: Zweihöhleneingriffe weisen das höchste Risiko auf, gefolgt von abdominalen, thorakalen und intrakraniellen Eingriffen.
- Dauer der Operation: je länger der Eingriff bzw. die Narkose, desto höher die Komplikationsrate.
- Erfahrung des Operateurs.
- Lebensalter.

Auch ist es nicht möglich, lebensbedrohliche Anästhesiekomplikationen anhand dieser oder anderer präoperativer Risikogruppeneinordnungen vorauszusehen. Ermöglicht wird lediglich die Voraussage des Gesamtrisikos im Zusammenhang mit der gesamten Behandlung, nicht hingegen des spezifischen Risikos.

4.1 Spezifisches Narkoserisiko

Die Narkose ist kein Selbstzweck und erfüllt auch keine therapeutischen Funktionen. Sie dient immer

Tab. 15-8 ASA-Risikogruppe und perioperative Mortalität (nach Marx et al., 1973)

ASA-Risikogruppe	perioperative Mortalität bis zum 7. postoperativen Tag
1	0,06 %
2	0,47 %
3	4,39 %
4	23,48 %
5	50,77 %

dazu, andere medizinische Verfahren wie Operationen oder diagnostische Eingriffe zu ermöglichen. Durch diese enge Kopplung mit anderen Maßnahmen wird naturgemäß die Bestimmung spezifischer Anästhesierisiken außerordentlich erschwert.

Die klinische Erfahrung zeigt aber, dass es spezifische Risiken gibt, die zu einer primär anästhesiebedingten Morbidität und Mortalität führen; Narkosen mit Nullrisiko somit gegenwärtig nicht möglich sind und wahrscheinlich auch niemals möglich sein werden, selbst wenn immer nach dem jeweiligen Standard vorgegangen wird.

! Der Glaube vieler Laien und Juristen sowie mancher Anästhesisten, der Tod eines Patienten in Narkose oder eine nichttödliche Narkosekomplikation beruhe immer auf einem Fehler oder Irrtum des Narkosearztes, ist falsch.

Die Ursachen dieses Glaubens liegen zum großen Teil in der Medizin selbst begründet, die den Patienten häufig die Vorstellung von Perfektion und Vollkommenheit ihrer Methoden vermittelt und es nicht selten versäumt, deren Risiken zu verdeutlichen. Risikofreiheit ist nach Keats in der Anästhesiologie nur dann zu erreichen, wenn nichts getan wird.

4.1.1 Risikofaktoren

Zweifellos gehen von den in der Anästhesie verwendeten Pharmaka und Methoden Risiken aus, die sehr selten, auch bei sonst gesunden Patienten, durch ihre spezifische Wirkung zu Morbidität und Mortalität führen können, ohne dass dies im Einzelfall immer mit absoluter Sicherheit zu beweisen wäre.

Weitgehend gesichert ist hingegen das erhöhte Risiko der Narkose beim Zusammentreffen mit bestimmten Erkrankungen und Operationen, wobei es wiederum häufig schwierig ist, den jeweiligen Anteil des einen oder anderen Faktors genau zu bestimmen, weil die Schädigung oder der Tod oft durch das individuelle Zusammenspiel dieser Faktoren hervorgerufen wird. Eine Analyse des anästhesiebedingten Anteils der Mortalität ist häufig dann besonders schwierig, wenn der Tod nicht im Operationssaal, sondern erst einige Zeit später auf der Allgemein- oder Intensivstation eingetreten ist.

Die wichtigsten das Risiko von Narkose und Operation erhöhenden Faktoren sind:
— Erkrankungen des Herz-Kreislauf-Systems, insbesondere koronare Herzerkrankung und manifeste Herzinsuffizienz.
— Lungenerkrankungen.
— Art der Operation: erhöhtes Risiko bei Abdominalchirurgie, Thoraxchirurgie, Zweihöhleneingriffen, intrakraniellen Eingriffen und Notfalloperationen.
— Dauer der Operation: Dieser Faktor kann jedoch häufig nicht von der Art des Eingriffs getrennt werden.
— Alter des Patienten: Bei alten Patienten beruht das erhöhte Risiko vor allem auf den oft bestehenden Begleiterkrankungen. Kinder, insbesondere im 1. Lebensjahr, weisen ebenfalls ein erhöhtes Risiko auf.

4.1.2 Häufigkeit von Anästhesie-Todesfällen

Die Häufigkeit der anästhesiebedingten Mortalität ist aus zahlreichen Gründen schwer zu bestimmen: Das Risiko, durch die Narkose zu sterben, ist so gering (siehe Kasten), dass nur Untersuchungen sehr großer Narkosezahlen, möglichst aus einer Institution, halbwegs verlässliche Anhaltswerte ergeben können. Die Bereitschaft zu solchen Untersuchungen ist jedoch eher gering, nicht zuletzt aus Angst vor forensischen Folgen, zumal davon ausgegangen werden kann, dass bei einem großen Teil der Todesfälle menschliches Versagen eine primäre Rolle spielt.

Die anästhesiebedingte Mortalität ist sehr niedrig:
— 0,5–0,9 Patienten pro 10 000 Narkosen sterben primär durch die Anästhesie (= 0,005 bis 0,009%).
— 1–2 aller Todesfälle auf 10 000 Narkosen sind zumindest teilweise oder vollständig durch die Anästhesie bedingt (= 0,01 bis 0,02%).
— 5 Todesfälle auf 10 000 Narkosen stehen in irgendeinem Zusammenhang mit der Anästhesie (= 0,05 %).
— Die 6-Tages-Gesamtmortalität nach Operationen beträgt 0,6% bzw. 60 Patienten auf 10 000 Operationen. Die Gesamt-Krankenhausmortalität aller Patienten, die eine Narkose erhalten, beträgt 2,19%.
— Die häufigsten Todesursachen operativer Patienten sind:
  – Bronchopneumonie
  – Herzinsuffizienz
  – Myokardinfarkt
  – Lungenembolie
  – respiratorische Insuffizienz

Die Häufigkeit der Anästhesiemortalität bei **ambulanten Eingriffen** ist noch geringer und beträgt gegenwärtig etwa 0,012 bis 0,029 Patienten auf 10 000 Narkosen.

Als **häufigste Ursachen** anästhesiebedingter Todesfälle werden angegeben (siehe Kap. 32):
— Hypoxämie, insbesondere durch Störungen der Atmung oder Beatmung,
— Herz-Kreislauf-Instabilität,
— pulmonale Aspiration,
— Überdosierung von Medikamenten, insbesondere von Inhalationsanästhetika,
— Anaphylaxie und Interaktionen von Pharmaka.

Ein großer Teil der anästhesiebedingten Todesfälle ist vermeidbar; die neueren Angaben hierzu schwanken zwischen 55 und 66%, während ältere Zahlen noch höher liegen.

Einzelheiten zu **Narkosezwischenfällen** siehe Kapitel 32.

4.1.3 Risikomindernde Faktoren

In einer umfassenden Untersuchung von Arbous et al. (2005) ergab sich eine 24-h-Letalität von 0,08% nach Operationen unter Allgemein-, Regional- oder kombinierter Anästhesie. Hierbei wurden folgende das Narkoserisiko vermindernde Faktoren festgestellt:
— Überprüfung von Ausrüstung und Zubehör mit Protokoll und Checkliste,
— Dokumentation der Überprüfung,
— ein unmittelbar verfügbarer Anästhesist,
— kein Auswechseln des Anästhesisten während der Narkose,
— ständige Verfügbarkeit einer Anästhesiefachkraft,
— Antagonisierung von Muskelrelaxanzien (und Opiaten),
— postoperative Schmerztherapie gegenüber keiner Schmerztherapie (vor allem epidural oder i.m. im Vergleich zu i.v.).

4.2 Verschiebung der Operation

Ergeben die Voruntersuchungen bei elektiven Eingriffen, dass der Zustand des Patienten durch eine entsprechende Behandlung weiter verbessert und hierdurch das Risiko von Narkose und Operation gesenkt werden kann, sollte die Operation in Übereinstimmung mit dem Operateur und dem Patienten verschoben werden.

5 Wahl des Anästhesieverfahrens

Die Wahl des Narkoseverfahrens und der Anästhetika richtet sich vor allem nach dem klinischen Zustand des Patienten und der geplanten Operation. Daneben sollten noch die Dauer des Eingriffs und die Wünsche des Patienten, bei Kindern auch die Art der Narkoseeinleitung berücksichtigt werden. Hierbei gilt:

> Grundsätzlich wird das Narkoseverfahren angewandt, das für den Patienten das höchste Maß an Sicherheit bietet.

Bei der Wahl des Narkoseverfahrens sollten folgende Grundsätze beachtet werden:
— Bei Kindern ist die **Allgemeinnarkose** das Verfahren der Wahl.
— Bei Erwachsenen sollten kurze und periphere Eingriffe in Lokalanästhesie durchgeführt werden.
— Langdauernde Operationen, Eingriffe in Seiten- oder Bauchlage sowie thoraxchirurgische Operationen und Oberbaucheingriffe erfolgen am besten in Allgemeinanästhesie mit endotrachealer Intubation und kontrollierter Beatmung, evtl. kombiniert mit thorakaler Periduralanalgesie (siehe Kap. 31).
— Kurzdauernde Eingriffe (unter 30–45 min) können häufig in Maskennarkose durchgeführt werden.
— Bei sehr dicken Patienten mit kurzem Hals sollte wegen der Gefahr der Atemwegobstruktion **keine Maskennarkose** durchgeführt werden.
— Bei Patienten mit schweren pulmonalen und/oder kardiovaskulären Erkrankungen kann eine Regionalanästhesie unter bestimmten Bedingungen, vor allem bei nicht zu ausgedehnter Sympathikusblockade, günstiger sein als eine Allgemeinnarkose.
— Patienten, die unter Antikoagulanzientherapie stehen, dürfen keine rückenmarknahe Anästhesie erhalten (siehe Kap. 22 und 23).
— Bei unkooperativen oder verwirrten Patienten sollten keine Regionalanästhesien durchgeführt werden.
— Notoperationen bei Patienten mit vollem Magen werden in Intubationsnarkose oder, wenn möglich, in Regionalanästhesie durchgeführt, niemals hingegen in Maskennarkose (siehe Kap. 32).
— Steht der Patient unter einer Dauermedikation, so müssen bei der Auswahl der Anästhetika und Adjuvanzien mögliche Interaktionen beachtet werden.

6 Aufklärung des Patienten

Die Aufklärung des Patienten über das Vorgehen bei der Narkose ist aus medizinischen, psychologischen und juristischen Gründen erforderlich (siehe Kap. 36). Am Ende des Aufklärungsgesprächs steht die ausdrückliche **Einwilligung** des Patienten in die vorgeschlagenen und erforderlichen Maßnahmen. Die Aufklärung über Risiken des Verfahrens muss umso umfassender sein, je weniger dringlich der Eingriff ist.

Bei sofort indizierten Notoperationen ist hingegen eine umfangreiche Aufklärung nicht erforderlich.

— Ist der Patient vor dringlichen Eingriffen bewusstlos oder kann er aus anderen Gründen wie z. B. Geisteskrankheit, Unmündigkeit nicht in den Eingriff einwilligen, so muss die Einwilligung des gesetzlichen Vertreters eingeholt werden.
— Ist der gesetzliche Vertreter nicht umgehend zu erreichen, so wird nach dem mutmaßlichen Willen des Patienten entschieden.
— Bei Kindern unter 14 Jahren müssen beide Eltern in den Eingriff einwilligen; bei dringlichen Eingriffen genügt die Zustimmung eines Elternteils.
— Verweigern die Eltern einen lebensrettenden Eingriff (z. B. Zeugen Jehovas), so kann eine richterliche Sofortgenehmigung für den Eingriff unter Umgehung des elterlichen Willens eingeholt werden.
— Kinder zwischen 14 und 18 Jahren können in einen Eingriff einwilligen, wenn sie in der Lage sind, Bedeutung und Folgen des Eingriffs ausreichend zu erkennen und hiernach ihren Willen auszurichten.

Im Wesentlichen umfasst die Aufklärung des Patienten vor der Narkose folgende Punkte:
— Typische Risiken des jeweiligen Narkoseverfahrens.
— Auswahl des Narkoseverfahrens unter Berücksichtigung der Wünsche des Patienten.
— Beginn der präoperativen Nahrungskarenz mindestens 6–8 h vor geplanten Eingriffen (Kleinkinder siehe Kap. 39).
— Einstellen des Rauchens spätestens am Tag vor der Operation.
— Ungefährer Zeitpunkt der Operation.
— Prämedikation: wozu, wann, ob i.m., i.v. oder per os?
— Maßnahmen im Einleitungsraum: Blutdruckmanschette, Venenkanüle, evtl. Arterienkanüle, EKG, Sauerstoffmaske, Art der Narkoseeinleitung.
— Postoperative Maßnahmen: Aufwachraum, evtl. Intensivbehandlung, Endotrachealtubus (Nichtsprechen-Können), Beatmung, Monitore, Drainagen.

Art und Umfang der Aufklärung sollten im Narkoseprotokoll festgehalten und vom Patienten als Einwilligung unterschrieben werden. Während des Aufklärungsgesprächs sollte der Anästhesist sich ausschließlich **auf sein Fachgebiet beschränken** und nicht zu Art, Ausdehnung und Risiko des chirurgischen Eingriffs Stellung nehmen. Grundsätzlich darf der Patient durch das Aufklärungsgespräch nicht zusätzlich beunruhigt und geängstigt werden.

6.1 Verminderung von Ängsten

Nahezu alle Patienten haben Angst vor der Narkose und Operation, sind jedoch in unterschiedlichem Ausmaß bereit, sich und anderen diese Ängste einzugestehen und darüber zu sprechen.

Als typische präoperative Ängste gelten:
— Aus der Narkose nicht wieder zu erwachen.
— Während der Narkose zu ersticken.
— Während der Narkose Geheimnisse auszuplaudern.
— Bereits vor dem „richtigen" Einschlafen operiert zu werden und dabei große Schmerzen zu erleiden.
— Während der Operation aufzuwachen und „alles mitzuerleben".
— Durch die Operation verstümmelt zu werden (typische Ängste von Kindern).
— Nach der Operation unter starken Schmerzen zu leiden.
— An einem unheilbaren Karzinom erkrankt zu sein.

Furcht und Angst stören das seelische Gleichgewicht des Patienten und gehen oft mit vegetativen Begleitreaktionen einher. Beide Faktoren wirken sich ungünstig auf Narkoseeinleitung, Narkoseführung und postoperativen Verlauf aus. Bei einigen Patienten treten präoperativ teilweise erhebliche **psychische Störungen** auf. Die wichtigsten sind:

— **Abwehrreaktionen.** Sie entstehen durch Misstrauen und manifestieren sich als Widerstand, Rückzug und mangelnde Kooperation.
— **Konversionsreaktionen.** Sie äußern sich als ungewöhnliches motorisches Verhalten und in Form von vegetativen Symptomen.
— **Schlafstörungen.**
— **Störungen des Erlebens.** Sie manifestieren sich als fixe Ideen, Müdigkeit, Gefühle von Schuld und Minderwertigkeit.
— **Störungen der Realitätswahrnehmung.** Diese seltenen Störungen manifestieren sich als Panikverhalten, z. B. Flucht vom Operationstisch.

Praktisches Vorgehen. Der beruhigende Einfluss einer Prämedikationsvisite durch den Anästhesisten kann nicht hoch genug eingeschätzt werden. Bei der psychologischen Vorbereitung des Patienten auf die Narkose sollte nach folgenden Prinzipien vorgegangen werden:
— Freundlich sein und das geplante Vorgehen verständlich erklären.
— Aufmerksam, verständnisvoll und geduldig sein.
— Auf die Ängste des Patienten eingehen.
— Den Patienten beruhigen.

Bei den meisten Patienten muss die psychologische Vorbereitung durch kurz vor der Operation zu verabreichende sedierende Medikamente ergänzt werden (siehe Kap. 20).

Literatur

Aders A, Aders H: Anaesthetic adverese incident reports: an Australian study of 1,231 outcomes. Anaesth Intensive Care 2005 Jun;33(3): 336–44

Arbous MS, Meursing AEE, van Kleef J et al: Impact of anesthesia management characteristics on severe morbidity and mortality. Anesthesiology 2005, 102 (2); 257–268.

Blery C, Szatan M, Fourgeaux B et al: Evaluation of a protocol for selective ordering of preoperative tests. Lancet 1986, 1:139.

Cook C, Gande AR: Aspiration and death associated with the use of the laryngeal mask airway. Br J Anaesth 2005 Sep;95(3):425–6.

Dick W, Encke A, Schuster HP (Hrsg.): Prä- und postoperative Behandlung. Wissenschaftliche Verlagsgesellschaft, Stuttgart 1995.

Fleisher LA (ed.): Evidence-based practice of anesthesiology. Saunders, Philadelphia 2004.

Gibbs N, Rodoreda P: Anaesthetic mortality rates in Western Australia 1980–2002. Anaesth Intensive Care 2005 Oct;33(5):616–22.

Heath M: CEMACH report: oesophageal intubation. Br J Anaesth 2005 Sep;95(3):426.

Hubbel FA, Greenfield S, Tyler JL et al: The impact of routine admission chest X-ray films on patient care. N Engl J Med 1985, 312:209.

Kawashima Y, Takahashi S, Suzuki M et al: Anesthesia-related mortality and morbidity over a 5-year period in 2.363.038 patients in Japan. Acta Anaesthesiol Scand 2003; 47:809–817.

Keenan RL, Boyan CP: Cardiac arrest due to anesthesia. A study of incidence and causes. JAMA 1985, 253: 2373.

Lunn JN, Hunter AR, Scott DB: Anaesthesia related surgical mortality. Anaesthesia 1983, 38:1090.

McKee RF, Scott EM: The value of routine preoperative investigations. Ann R Coll Surg Engl 1987, 69:160.

Moorman JR, Hlatky MA, Eddy DM et al: The yield of the routine admission electrocardiogram. A study in a general medical service. Ann Intern Med 1985, 103:590.

Opderbecke HW, Weißauer W (Hrsg.): Deutsche Gesellschaft für Anästhesiologie und Intensivmedizin, Berufsverband Deutscher Anästhesisten. Entschließungen – Empfehlungen – Vereinbarungen. Aktivdruck, 1999.

Osswald PM, Hartung H, Muth U: Präoperative Diagnostik. Voruntersuchungen zur Narkose und Operation. Springer, Berlin 1986.

Rabkin SW, Horne JM: Preoperative electrocardiography: its cost-effectiveness in detecting abnormalities when a previous tracing exists. Can Med Assoc J 1979, 121:301.

Rabkin SW, Horne JM: Preoperative electrocardiography: effect of new abnormalities on clinical decisions. Can Med Assoc J 1983, 138:146.

Royal College of Radiologists: Preoperative chest radiology. Lancet 1979, 2:83.

Sagel SS, Evens RG, Forrest JV, Bramson RT: Efficacy of routine screening and lateral chest radiographs in a hospital-based population. N Engl J Med 1974, 291:1001.

Warden JC, Borton CL, Horan BF: Mortality associated with anaesthesia in New South Wales. Med J Aust 1994, 161:585–593.

… 16

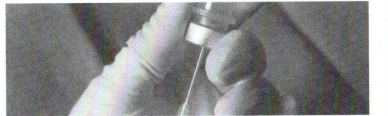

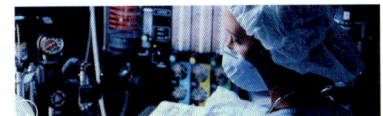

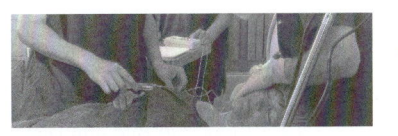

Vorgehen bei Begleiterkrankungen

Inhaltsübersicht

1 Einführung 329

2 Kardiovaskuläre Erkrankungen 329
2.1 Präoperative Einschätzung 329
    2.1.1 Klinische Vorgeschichte 329
    2.1.2 Körperliche Untersuchung 330
    2.1.3 Diagnostische Verfahren 330
    2.1.4 New-York-Heart-Association-Status .. 331
    2.1.5 Risikofaktoren 331
    2.1.6 Welche Patienten sollten präoperativ kardiologisch untersucht werden? 332
    2.1.7 Perioperative medikamentöse Therapie 333
2.2 Hypertonie 333
    2.2.1 Definition und Klassifikation 334
    2.2.2 Risiken der Hypertonie 334
    2.2.3 Hypertensiver Notfall 335
    2.2.4 Blutdruckmessung 335
    2.2.5 Diagnostik 336
    2.2.6 Behandlung der Hypertonie 336
    2.2.7 Behandlung des hypertensiven Notfalls 337
    2.2.8 Präoperative antihypertensive Behandlung 337
    2.2.9 Perioperatives Blutdruckverhalten 339
    2.2.10 Fortsetzung der antihypertensiven Behandlung 339
    2.2.11 Präoperative Einschätzung 340
    2.2.12 Intraoperative Besonderheiten 340
2.3 Koronare Herzerkrankung 340
    2.3.1 Definition und Manifestationen 340
    2.3.2 Pathophysiologie 340
    2.3.3 Klinisches Bild und Befunde 341
    2.3.4 Perioperative Myokardischämie 343
    2.3.5 Perioperativer Myokardinfarkt 345
    2.3.6 Präoperative Einschätzung des Koronarkranken 347
    2.3.7 Präoperative Koronarbypass-Operation oder PCI 350
    2.3.8 Präoperative Medikamente 350
    2.3.9 Wahl des Anästhesieverfahrens 351
    2.3.10 Intraoperative Überwachung 352
    2.3.11 Leitsätze für die Narkose 353
    2.3.12 Postoperative Intensivüberwachung . 354
2.4 Chronische Herzinsuffizienz 354
    2.4.1 Definition 354
    2.4.2 Ursachen 354
    2.4.3 Pathophysiologie 355
    2.4.4 Prognose 355
    2.4.5 Präoperative Diagnostik und Einschätzung 355
    2.4.6 Präoperative Behandlung 356
    2.4.7 Anästhesiologisches Vorgehen 359
    2.4.8 Vorgehen bei akuter Dekompensation (Lungenödem, Low-Output-Syndrom, kardiogener Schock) 360
2.5 Cor pulmonale und pulmonale Hypertonie .. 361
    2.5.1 Definition 361
    2.5.2 Pathophysiologie 362
    2.5.3 Präoperative Einschätzung 362
    2.5.4 Präoperative Behandlung 363
    2.5.5 Operationsrisiko 364
    2.5.6 Anästhesiologisches Vorgehen 364
    2.5.7 Komplikationen 364
2.6 Herzrhythmusstörungen 365
    2.6.1 Bradyarrhythmien 365
    2.6.2 Bifaszikuläre Blöcke 365
    2.6.3 Vorhofflattern 365
    2.6.4 Vorhofflimmern 365
    2.6.5 Supraventrikuläre und ventrikuläre Extrasystolen 366
    2.6.6 Supraventrikuläre Tachyarrhythmien . 366
    2.6.7 Ventrikuläre Tachykardien 367
2.7 Herzklappenerkrankungen 367
2.8 Kongenitale Herzfehler 368

3 Respiratorische Erkrankungen 369
3.1 Klinische Vorgeschichte 369
3.2 Körperliche Untersuchung 371
3.3 Laboruntersuchungen 372
3.4 Elektrokardiogramm 372
3.5 Thorax-Röntgenbild 372
3.6 Lungenfunktionsprüfungen 372
    3.6.1 Statische Lungenvolumina 372
    3.6.2 Forcierte exspiratorische Vitalkapazität (FVC) 373
    3.6.3 Forcierte exspiratorische Einsekundenkapazität (FEV_1) 373
    3.6.4 Maximaler exspiratorischer Spitzenfluss 375
3.7 Pulmonaler Gasaustausch 375
    3.7.1 Zusammenfassende Beurteilung 376
3.8 Chronische Bronchitis und Lungenemphysem (COPD) 376
    3.8.1 Pathophysiologie 376
    3.8.2 Klinisches Bild und Diagnose 377
    3.8.3 Differentialdiagnose 378
    3.8.4 Langzeittherapie der COPD 378
    3.8.5 Akute Exazerbation der COPD 381
    3.8.6 Präoperative Vorbereitung 381
    3.8.7 Prämedikation 381
    3.8.8 Wahl des Anästhesieverfahrens 382
    3.8.9 Postoperative Überwachung 383

16 Vorgehen bei Begleiterkrankungen

- 3.9 Asthma bronchiale 383
  - 3.9.1 Ursache 383
  - 3.9.2 Pathogenese 383
  - 3.9.3 Pathophysiologie 384
  - 3.9.4 Klinisches Bild und Diagnose ... 384
  - 3.9.5 Therapie 385
  - 3.9.6 Präoperative Vorbereitung 385
  - 3.9.7 Prämedikation 386
  - 3.9.8 Wahl des Anästhesieverfahrens .. 386
  - 3.9.9 Perioperativer Bronchospasmus .. 387
- 3.10 Interstitielle Lungenerkrankungen 388
- 3.11 Schlafapnoe 389
  - 3.11.1 Obstruktive Schlafapnoe (OSA) .. 389
  - 3.11.2 Anästhesiologisches Vorgehen .. 389

4 Endokrine Erkrankungen 390
- 4.1 Diabetes mellitus 390
  - 4.1.1 Typ-1- bzw. insulinabhängiger Diabetes 390
  - 4.1.2 Typ-2- bzw. nichtinsulinabhängiger Diabetes 391
  - 4.1.3 Operationsindikation – Risiken von Narkose und Operation 393
  - 4.1.4 Präoperative Untersuchungen ... 394
  - 4.1.5 Ziele der perioperativen Diabetestherapie 394
  - 4.1.6 Besonderheiten von Narkose und Operation 395
  - 4.1.7 Therapie am Tag vor der Operation ... 395
  - 4.1.8 Perioperative Behandlung 395
  - 4.1.9 Behandlung intraoperativer diabetischer Notfälle 396
- 4.2 Hypoglykämie 397
- 4.3 Cushing-Syndrom 398
- 4.4 Conn-Syndrom 398
- 4.5 Nebennierenrindeninsuffizienz 398
- 4.6 Phäochromozytom 399
  - 4.6.1 Anästhesiologisches Vorgehen .. 399
- 4.7 Hyperthyreose 400
  - 4.7.1 Thyreotoxische Krise 400
  - 4.7.2 Anästhesie bei Schilddrüsenoperationen 400
- 4.8 Hypothyreose 402
  - 4.8.1 Präoperative Einschätzung 402
  - 4.8.2 Intraoperatives Vorgehen 402
- 4.9 Akromegalie 402
- 4.10 Diabetes insipidus 402
- 4.11 Syndrom der unangemessenen ADH-Sekretion 402

5 Stoffwechsel- und Ernährungsstörungen . 403
- 5.1 Adipositas 403
- 5.2 Anorexie und Kachexie 403
- 5.3 Porphyrien 403
  - 5.3.1 Akute intermittierende Porphyrie .. 403
  - 5.3.2 Porphyria variegata 405
  - 5.3.3 Hereditäre Koproporphyrie 405
  - 5.3.4 Porphyria cutanea tarda 405

6 Lebererkrankungen 405
- 6.1 Präoperative Untersuchung der Leberfunktion 405
  - 6.1.1 Exkretorische Funktion 405
  - 6.1.2 Synthesefunktion 406
  - 6.1.3 Leberzellschädigung 406
- 6.2 Anästhesie und Leberfunktion 407
  - 6.2.1 Leberdurchblutung 407
  - 6.2.2 Leberzellfunktion 408
  - 6.2.3 Biotransformation in der Leber . 408
- 6.3 Akute Virushepatitis 409
  - 6.3.1 Anästhesiologisches Vorgehen .. 409
  - 6.3.2 Vorgehen bei Noteingriffen 410
- 6.4 Chronische Hepatitis 410
  - 6.4.1 Chronisch-persistierende Hepatitis ... 410
  - 6.4.2 Chronisch-aggressive Hepatitis .. 410
- 6.5 Alkoholbedingte Lebererkrankungen 410
  - 6.5.1 Alkoholische Fettleber 411
  - 6.5.2 Alkoholhepatitis 411
- 6.6 Leberzirrhose 411

7 Nierenerkrankungen 412
- 7.1 Präoperative Untersuchung der Nierenfunktion 412
- 7.2 Anästhesie und Nierenfunktion 413
- 7.3 Chronische Niereninsuffizienz 413
  - 7.3.1 Stadien 413
  - 7.3.2 Anästhesiologisches Vorgehen .. 414

8 Neurologische und psychiatrische Erkrankungen 416
- 8.1 Epilepsie 416
  - 8.1.1 Anästhesiologisches Vorgehen .. 416
- 8.2 Parkinson-Syndrom 416
  - 8.2.1 Klinisches Bild 417
  - 8.2.2 Ursachen und Pathogenese 417
  - 8.2.3 Therapie 417
  - 8.2.4 Anästhesiologisches Vorgehen .. 418
- 8.3 Multiple Sklerose 419
- 8.4 Zerebrovaskuläre Insuffizienz 419
- 8.5 Myasthenia gravis 419
  - 8.5.1 Ursachen und Pathogenese 419
  - 8.5.2 Klinisches Bild und Klassifizierung ... 419
  - 8.5.3 Therapie 420
  - 8.5.4 Anästhesiologisches Vorgehen .. 420
- 8.6 Muskeldystrophien 421
- 8.7 Myotonien 421
- 8.8 Periphere Neuropathie 422
- 8.9 Elektrokrampftherapie (EKT) 422
  - 8.9.1 Definition 422
  - 8.9.2 Indikationen 422
  - 8.9.3 Wirkungen der EKT 422
  - 8.9.4 Präoperative Einschätzung 422
  - 8.9.5 Durchführung der EKT 423
  - 8.9.6 Nebenwirkungen und Risiken 423

9 Alkoholabusus 423
- 9.1 Akute Alkoholvergiftung 423
  - 9.1.1 Anästhesiologisches Vorgehen .. 423
- 9.2 Chronischer Alkoholismus 424
  - 9.2.1 Anästhesiologisches Vorgehen .. 424

10 Opioidsucht 424
- 10.1 Anästhesiologisches Vorgehen 425

11 AIDS 425
- 11.1 Definition 425
- 11.2 Häufigkeit und Risikogruppen 425
- 11.3 Übertragung 425
- 11.4 Pathogenese 426
- 11.5 Symptomatik 426
- 11.6 Diagnostik 426
- 11.7 Therapie 426
- 11.8 Anästhesiologisches Vorgehen 427

Literatur 427

1 Einführung

Zahlreiche Vorerkrankungen erfordern, oft unabhängig von der Art des geplanten Eingriffs, ein spezielles präoperatives und intraoperatives Vorgehen, häufig in enger interdisziplinärer Zusammenarbeit zwischen Anästhesist, Operateur und Konsiliarärzten wie Internisten und Pädiatern.
Hierzu gehören vor allem:
— Erkrankungen des kardiovaskulären Systems,
— bronchopulmonale Erkrankungen,
— Lebererkrankungen,
— Nierenerkrankungen,
— Störungen des Wasser-, Elektrolyt- und Säure-Basen-Haushalts (siehe Kap. 13 und 27),
— endokrine Störungen,
— Ernährungsstörungen,
— neurologische Erkrankungen,
— Störungen der Blutgerinnung (siehe Kap. 14 und 28).

2 Kardiovaskuläre Erkrankungen

2.1 Präoperative Einschätzung

Erkrankungen des Herz-Kreislauf-Systems erhöhen, je nach Schweregrad, ganz wesentlich das Narkose- und Operationsrisiko.
Zu den wichtigsten **lebensbedrohlichen kardiovaskulären Komplikationen** in der perioperativen Phase gehören:
— Myokardinfarkt, Herzinsuffizienz bzw. kardiales Lungenödem,
— kardiogener Schock,
— Herzrhythmusstörungen, vor allem ventrikuläre Tachykardien,
— Lungenembolien,
— akuter Herztod.

Weitere, ebenfalls bedeutsame kardiovaskuläre Komplikationen sind:
— Hypertonie,
— Hypotension.

In Anbetracht dieser vielfältigen Risiken ist daher bei Patienten mit Erkrankungen des Herz-Kreislauf-Systems eine besonders sorgfältige präoperative Einschätzung durch den Anästhesisten und den Internisten oder Kardiologen erforderlich. Sie dient als Grundlage für risikomindernde präoperative Maßnahmen, die Auswahl des Narkoseverfahrens, die einzusetzenden perioperativen Überwachungsmaßnahmen und als Leitlinie für die möglicherweise zu erwartende postoperative Intensivbehandlung.

Die spezielle präoperative Einschätzung beruht im Wesentlichen auf folgenden Faktoren:
— Klinische Vorgeschichte,
— körperliche Untersuchungsbefunde,
— Laborwerte,
— Ergebnisse spezieller diagnostischer Verfahren.

2.1.1 Klinische Vorgeschichte

Der Patient wird nach den Zeichen und Symptomen von kardiovaskulären Erkrankungen und dem Grad der körperlichen Belastbarkeit befragt:
— Angina pectoris,
— Dyspnoe (auch anfallsweise, nachts), Orthopnoe,
— Hustenattacken, Hämoptysis,
— Zyanose,
— Ödeme, Nykturie,
— Palpitationen, Herzrasen,
— Synkopen, Benommenheit,
— Müdigkeit, verminderte Belastbarkeit,
— Arrhythmien,
— Herzinsuffizienz, Myokardinfarkt oder Apoplex in der Vorgeschichte,
— Herzschrittmacher,
— Begleiterkrankungen: Lunge, Niere, Diabetes, Anämie, Polyzythämie, Thrombozytose.

Danach wird die **Medikamentenanamnese** erhoben. Hierbei sind vor allem folgende Medikamente für die Narkose wichtig:
— Digitalis,
— β-Blocker,
— Kalziumantagonisten,
— Nitrate,
— Antihypertensiva,
— ACE-Hemmer,
— Antiarrhythmika,
— Diuretika,
— Antikoagulanzien.

Einzelheiten zur klinischen Bedeutung dieser Medikamente sind in Kapitel 9 sowie bei den einzelnen Krankheitsbildern dargestellt.

Einschätzung der Leistungsfähigkeit. Die Leistungskapazität eines Menschen kann in sog. **metabolischen Einheiten** angegeben werden (MET = metabolic equivalent). 1 MET entspricht bei einem 70 kg schweren und 40 Jahre alten Mann einer Sauerstoffaufnahme von 3,5 ml/kg/min. Die Leistungsfähigkeit wird aus der maximal erreichten Wattzahl in der Ergometrie und dem Körpergewicht errechnet.

Für die klinische Beurteilung der Leistungsfähigkeit reichen die Angaben des Patienten über seine Belastbarkeit im täglichen Leben und ihre Einstufung in den **Duke-Activity-Status-Index** aus. Anhand des ermittelten Status können das allgemeine kardiale Risiko eingeschätzt und die erforderlichen präoperativen Untersuchungen festgelegt werden.

> **Geschätzter Energiebedarf verschiedener Aktivitäten:**
> — 1–4 MET: selbständige Versorgung (Essen, Trinken, Toilette), langsames Gehen in der Ebene (bis 4,8 km/h), Staubsaugen
> — 5–10 MET: Treppensteigen über mehr als 1 Etage, Heben schwerer Gegenstände, schnelles Gehen in der Ebene (6,4 km/h), Golfspielen, Tennis-Doppel, Bowling, Tanzen
> — > 10 MET: Teilnahme an anstrengenden Sportarten wie Schwimmen, Einzel-Tennis, Fußball, Basketball, Skifahren

Nach der Anzahl der ermittelten METs kann die Leistungsfähigkeit in folgender Weise klassifiziert werden:
— > 10 MET: sehr gute funktionelle Kapazität,
— 7–10 MET: gute funktionelle Kapazität,
— 4–6 MET: mittlere funktionelle Kapazität,
— < 4 MET: schlechte funktionelle Kapazität.

2.1.2 Körperliche Untersuchung

Die spezielle, narkosebezogene körperliche Untersuchung umfasst bei Verdacht auf kardiovaskuläre Erkrankungen vor allem folgende Faktoren:

> **Körperliche Untersuchung bei Verdacht auf Herz-Kreislauf-Erkrankungen:**
> — Gewicht und Größe
> — Blutdruck an beiden Armen
> — Herzfrequenz und Herzrhythmus
> — Palpation aller großen Arterien, Allen-Test
> — Palpation des Karotispulses und Auskultation auf Strömungsgeräusche
> — Untersuchung der Venenverhältnisse
> — Venenpulse, Jugularvenendruck (Stauung?)
> — Hepatomegalie
> — abdominelle Palpation
> — periphere Ödeme
> — Inspektion, Perkussion und Auskultation von Herz und Lungen
> — körperliche Belastbarkeit während der Untersuchung (Dyspnoe?)

2.1.3 Diagnostische Verfahren

Das Ausmaß der präoperativen kardiologischen Diagnostik richtet sich vor allem nach den individuellen Umständen und der Art der chirurgischen Erkrankung. Bei akuten chirurgischen *Notfällen* ist häufig nur eine begrenzte präoperative Einschätzung möglich; eine detaillierte Abklärung erfolgt dann in der postoperativen Phase. Bei *elektiven* Eingriffen ist hingegen eine sorgfältige Risikostratifizierung erforderlich, um die perioperative Morbidität und Letalität so gering wie möglich zu halten. Wenn nötig, muss der elektive Eingriff verschoben werden, um die Ausgangsbedingungen für den Patienten zu verbessern.

> **Kardiale Einschätzung bei Notfalleingriffen:**
> — Beurteilung der Vitalparameter
> — Einschätzung des Volumenstatus
> — EKG
> — Hämoglobin- oder Hämatokritwert
> — Serumelektrolyte
> — Kreatinin, Harnstoff
> — Blutzucker

Laborwerte. Bei kardiovaskulären Erkrankungen sind nicht selten über das Routineprogramm hinausgehende Laboruntersuchungen erforderlich. Auf diese Weise sollen die Erkrankung und begleitende Funktionsstörungen genauer erfasst und, wenn möglich, präoperativ behandelt werden:
— Blutbild: Hb, Hkt, Leukozyten,
— Serumelektrolyte: insbesondere Kalium,
— Kreatinin und Harnstoff,
— Gesamteiweiß,
— Blutzucker,
— Leberenzyme,
— Herzenzyme (falls erforderlich),
— Gerinnungsstatus,
— arterielle Blutgase (falls erforderlich),
— Urinstatus.

Eine routinemäßige Lungenfunktionsprüfung ist von geringem Wert. Sie sollte daher nur bei entsprechenden klinisch relevanten Hinweisen auf vorbestehende Lungenerkrankungen erfolgen (siehe einzelne Krankheitsbilder).

Thorax-Röntgenbild. Vor jeder Operation werden bei Verdacht bzw. Vorliegen einer Herzerkrankung ein p.-a.- und ein seitliches Thorax-Röntgenbild angefertigt, vor allem um Veränderungen des Herzens und der großen Gefäße sowie kardial bedingte pulmonale Veränderungen festzustellen (Einzelheiten siehe betreffende Krankheitsbilder).
Kardiomegalie bei Koronarkrankheit weist auf eine niedrige Auswurffraktion hin, ein normal konfiguriertes Herz schließt jedoch ventrikuläre Funktionsstörungen nicht aus.

Bei Herzklappenfehlern bedeutet ein normal konfiguriertes Herz eine gute Ventrikelfunktion; pathologische Röntgenbefunde finden sich allerdings auch hier, obwohl die Ventrikelfunktion noch normal sein kann.

Elektrokardiogramm. Bei jedem Verdacht auf eine Herzerkrankung ist, unabhängig vom Alter des Patienten, ein präoperatives EKG erforderlich. Bei der Beurteilung sollte besonders auf Folgendes geachtet werden:
— Herzrhythmus und -frequenz,
— Herzachse,
— Myokardischämie oder Infarktmuster,
— Vergrößerung der Kammern,
— Schenkelblockbilder,
— Reentry-Mechanismen,
— Wirkung von Medikamenten, z. B. Digitalis.

Einzelheiten sind bei den entsprechenden Krankheitsbildern dargestellt.

Echokardiographie. Sie gehört zu den wichtigsten nichtinvasiven Verfahren, mit denen die globale und regionale Ventrikelfunktion sowie die Wanddicke und Klappenfunktion untersucht werden können. Der Anästhesist sollte sich präoperativ mit den entsprechenden Befunden vertraut machen. Auf Einzelheiten kann hier nicht eingegangen werden.

Herzkatheter. Die Indikation für eine präoperative Herzkatheteruntersuchung stellt der Kardiologe. Wurde bereits eine Herzkatheteruntersuchung durchgeführt, müssen die entsprechenden Befunde am Tag der Narkosevisite vollständig vorliegen.

Der Anästhesist sollte auf folgende Parameter besonders achten:
— Auswurffraktion,
— linksventrikulärer enddiastolischer Druck,
— Kontraktionsanomalien im Ventrikulogramm.

Wichtige hämodynamische Normalbefunde aus Herzkatheteruntersuchungen siehe Kapitel 10.

Anhand der gewonnenen Daten wird der Patient klassifiziert und danach das anästhesiologische Vorgehen festgelegt. Nützlich sind hierbei die Systeme der New York Heart Association, die ASA-Risikogruppen (siehe Kap. 15), die Klassifizierung der Canadian Cardiovascular Society (siehe Abschnitt 2.3.6) und die ACC/AHA-Praxisleitlinien (siehe Abschnitt 2.1.5).

2.1.4 New-York-Heart-Association-Status

Diese Klassifizierung beruht auf dem Herzstatus und der Prognose. Der Herzstatus bezieht sich auf die gesamte Einschätzung von Ursache, pathologischer Anatomie und Pathophysiologie der kardiovaskulären Erkrankung. Die Prognose beruht auf der Einschätzung des Nutzens und der Gefahren der medizinischen und chirurgischen Behandlung:

> **Funktionelle NYHA-Klassifikation bei Herzinsuffizienz (revidierte Fassung):**
> I   Herzerkrankung ohne körperliche Einschränkung. Alltägliche körperliche Belastung verursacht keine unangemessene Erschöpfung, Rhythmusstörungen, Luftnot oder Angina pectoris
> II   Herzerkrankung mit leichter Einschränkung der körperlichen Leistungsfähigkeit. Keine Beschwerden in Ruhe. Alltägliche körperliche Belastung verursacht Erschöpfung, Rhythmusstörungen, Luftnot oder Angina pectoris
> III Herzerkrankung mit höhergradiger Einschränkung der körperlichen Leistungsfähigkeit bei gewohnter Tätigkeit. Keine Beschwerden in Ruhe. Geringe körperliche Belastung verursacht Erschöpfung, Rhythmusstörungen, Luftnot oder Angina pectoris
> V   Herzerkrankung mit Beschwerden bei allen körperlichen Aktivitäten und in Ruhe. Bettlägerigkeit

2.1.5 Risikofaktoren

Frühere Klassifizierungssysteme (z. B. Goldman-Index) haben sich für die individuelle Einschätzung des kardiovaskulären Risikos von Patienten mit Herz-Kreislauf-Erkrankungen als zu ungenau erwiesen und sind daher kaum noch gebräuchlich. Die Leitlinien der ACC/AHA enthalten eine einfache Einteilung von Risikofaktoren in drei Klassen und eine Risikoabschätzung nach der Art der Operation, die dem Anästhesisten eine klinisch praktikable Einstufung des jeweiligen Risikos ermöglichen (▶ Tab. 16-1).

> **Risikofaktoren für perioperative kardiovaskuläre Komplikationen (Myokardinfarkt, Herzinsuffizienz, Tod) nach ACC/AHA-Praxisleitlinien 2002:**
> **Hauptrisikofaktoren:**
> — instabile Koronarsyndrome:
>   – akuter oder kürzlich erlittener Infarkt mit Hinweisen auf wesentliche ischämische Risiken aufgrund klinischer Symptome oder noninvasiver Untersuchungen,

16 Vorgehen bei Begleiterkrankungen

Tab. 16-1 Risikoeinschätzung (Herztod, nichttödlicher Herzinfarkt) nichtkardialer Operationen (ACC/AHA-Leitlinien, 2002)

Hohes Risiko (häufig > 5%)	Mittleres Risiko (meist < 5%)	Niedriges Risiko (meist < 1%)
große Notfalloperationen, besonders bei älteren Patienten	Karotis-TEA	endoskopische Eingriffe
Operationen an Aorta und anderen großen Gefäßen	Kopf- und Halsoperationen	Eingriffe an der Körperoberfläche
periphere Gefäßoperationen	intraperitoneale und intrathorakale Eingriffe	Kataraktoperationen
lange Operationen mit großen Flüssigkeitsverschiebungen und/oder Blutverlusten	orthopädische Eingriffe	Brustoperationen
	Prostataoperationen	

- instabile oder schwere Angina (CCS III oder IV),
— dekompensierte Herzinsuffizienz,
— bedeutsame Herzrhythmusstörungen:
  - hochgradiger AV-Block,
  - symptomatische ventrikuläre Arrhythmien bei zugrunde liegender Herzerkrankung,
  - supraventrikuläre Arrhythmien mit unkontrollierter Ventrikelfrequenz,
  - schwere Herzklappenerkrankung.

Mittlere Risikofaktoren:
— leichte Angina pectoris (CCS I oder II),
— früherer Myokardinfarkt oder pathologische Q-Zacken,
— kompensierte oder frühere Herzinsuffizienz,
— Diabetes mellitus, vor allem insulinabhängiger,
— Niereninsuffizienz.

Leichte oder untergeordnete Risikofaktoren:
— hohes Lebensalter,
— abnormes EKG (linksventrikuläre Hypertrophie, Linksschenkelblock, ST-T-Abnormitäten,
— kein Sinusrhythmus (z. B. Vorhofflimmern),
— niedrige funktionelle Kapazität,
— Schlaganfall in der Vorgeschichte,
— nicht eingestellter Hypertonus.

Bewertung der Risikogruppen:
— Hauptrisikofaktoren: erfordern intensive Behandlung, evtl. Verschiebung der Operation (ausgenommen Notfälle).
— Mittlere Risikofaktoren: Risiko perioperativer kardiovaskulärer Komplikationen sicher erhöht, rechtfertigen eine sorgfältige Einschätzung des aktuellen Patientenzustands.
— Leichte Risikofaktoren: weisen auf kardiovaskuläre Erkrankung hin, erhöhen für sich genommen nicht nachweisbar das perioperative Risiko.

2.1.6 Welche Patienten sollten präoperativ kardiologisch untersucht werden?

Ergeben sich bei der Prämedikationsvisite Hinweise auf eine signifikante Herzerkrankung, sollte der Patient dem kardiologischen Konsiliar vorgestellt werden. Der Kardiologe sollte die Vorgeschichte erheben, den Patienten körperlich untersuchen und den kardiovaskulären Status einschätzen, außerdem feststellen, ob sich der Patient für den geplanten Eingriff in optimaler Verfassung befindet oder weiterer Untersuchungen und medizinischer Behandlung bedarf. Im Allgemeinen sollten präoperative Untersuchungsverfahren nur eingesetzt werden, wenn zu erwarten ist, dass deren Ergebnisse Konsequenzen haben, wie z. B.:
— Änderungen des chirurgischen Vorgehens,
— Änderungen der medikamentösen Behandlung oder der Überwachung während oder nach dem Eingriff,
— Verschiebung des Eingriffs bis zur Besserung oder Stabilisierung des kardialen Status.

Nach den ACC/AHA-Praxisleitlinien (2002) sollte die präoperative kardiologische Einschätzung von Patienten mit Verdacht auf Herz-Kreislauf-Erkrankungen nach einem Stufenschema erfolgen. Hierbei sollte jedoch immer die individuelle Situation des Patienten berücksichtigt werden. Bei geplanten Eingriffen sollte zudem nicht kurzsichtig nur die sog. *internistische Operationsfreigabe* ins Auge gefasst werden. Notwendig seien vielmehr die Einschätzung des aktuellen medizinischen Status der

Patienten mit signifikantem kardialen Risiko sowie Empfehlungen zur Diagnose und medizinischen Behandlung, die sich auf die gesamte peri- und postoperative Phase erstrecken und im individuellen Fall auch die weitere Lebensführung einschließlich präventiven Verhaltens berücksichtigen.

Allerdings ist zu beachten, dass die nachfolgenden ACA/AHA-Algorithmen derzeit nicht auf evidenzbasierten Untersuchungsergebnissen beruhen, sondern auf Beobachtungen und Expertenmeinungen.

> **LL Präoperative kardiologische Untersuchung bei Verdacht auf Herzerkrankungen (Praxisleitlinien der ACC/AHA 2002):**
> — **Schritt 1**: Einschätzung der Dringlichkeit der nicht kardiochirurgischen Operation. Wenn Notfall: keine weitere (kardiologische) Diagnostik, sondern sofortige Operation.
> — **Schritt 2**: Bei Vorliegen von Hauptrisikofaktoren (siehe oben: Risikofaktoren nach ACC/AHA-Praxisleitlinien 2002): Verschiebung oder Absetzen elektiver Eingriffe, bis das kardiale Problem geklärt und angemessen behandelt worden ist.
> — **Schritt 3**: Bei Vorliegen mittlerer Risikofaktoren: Einschätzung der funktionellen Kapazität oder Leistungsfähigkeit (METs) und des chirurgischen Risikos; hieraus Identifikation von Patienten, die präoperativ einer weiteren, nichtinvasiven Diagnostik bedürfen. Bei mittlerer oder sehr guter funktioneller Kapazität können elektive Eingriffe mittleren Risikos (siehe Tab. 16-1) durchgeführt werden. Bei schlechter Leistungsfähigkeit in Kombination mit einem Hochrisikoeingriff werden oft weitere nichtinvasive Untersuchungsverfahren durchgeführt. Dies gilt besonders für Patienten mit 2 oder mehr Risikofaktoren nach den ACC/AHA-Praxisleitlinien 2002 (siehe oben).
> — **Schritt 4**: Bei Vorliegen leichter oder untergeordneter Risikofaktoren oder Fehlen solcher Faktoren zusammen mit mäßiger oder sehr guter Leistungsfähigkeit können Eingriffe unabhängig von ihrer Art durchgeführt werden. Patienten mit schlechter Leistungsfähigkeit, bei denen Operationen mit erhöhtem Risiko durchgeführt werden sollen, bedürfen möglicherweise weiterer Untersuchungen auf individueller Grundlage.
> — **Schritt 5**: Aus den Ergebnissen nichtinvasiver Untersuchungen kann das weitere perioperative Vorgehen festgelegt werden, z. B. direkte Operation ohne weitere Maßnahmen oder aber Intensivierung der medikamentösen Therapie, Herzkatheteruntersuchung, die zu einer ACB-Operation oder zur Verschiebung oder zum Absetzen der geplanten Operation veranlasst.

2.1.7 Perioperative medikamentöse Therapie

Derzeit ist nicht hinreichend belegt, dass durch eine unmittelbar vor der Operation eingeleitete medikamentöse Therapie das Risiko kardialer Komplikationen gesenkt werden kann. Es gibt aber Hinweise, dass die perioperative Gabe von β-Blockern die Häufigkeit perioperativer Myokardischämien vermindert, möglicherweise auch das perioperative Infarktrisiko und die Letalität bei **Hochrisikopatienten**. Die Zufuhr der β-Blocker sollte möglichst Tage oder Wochen vor der geplanten Operation begonnen werden; die Ziel-Herzfrequenz sollte 50–60 Schläge/min betragen. Ob ähnliche Effekte auch mit α_2-Agonisten zu erreichen sind, ist bislang nicht gesichert.

> **LL Evidenzgrade der perioperativen medikamentösen Therapie (ACC/AHA-Praxisleitlinien 2002):**
> — **Klasse I**:
>   – β-Blocker, die erforderlich sind, um Angina pectoris, symptomatische Arrhythmien oder eine Hypertonie zu kontrollieren,
>   – β-Blocker bei Patienten mit hohem kardialen Risiko aufgrund von Ischämiezeichen während der präoperativen Diagnostik, die sich einem gefäßchirurgischen Eingriff unterziehen müssen.
> — **Klasse IIa**: β-Blocker bei präoperativ festgestellter unbehandelter Hypertonie, bekannter Koronarkrankheit oder Hauptrisikofaktoren für eine KHK.
> — **Klasse IIb**: α_2-Agonisten zur perioperativen Kontrolle des Blutdrucks, bei bekannter KHK oder Hauptrisikofaktoren für eine KHK.
> — **Klasse III**:
>   – β-Blocker bei Kontraindikationen für eine β-Blockade,
>   – α_2-Agonisten bei Kontraindikationen für α_2-Agonisten.

2.2 Hypertonie

Die Hypertonie gilt als Hauptrisikofaktor für koronare, zerebrale und renale Gefäßerkrankungen, die

16 Vorgehen bei Begleiterkrankungen

wiederum zu den häufigsten Todesursachen in den Industrienationen gehören.

Die Anzahl der Hypertoniker in der Bundesrepublik Deutschland beträgt etwa 15% (12 Mio. Menschen), davon ist bei etwa zwei Dritteln der Hypertonus bekannt, bei einem Drittel unerkannt. Die Gesamtletalität der Bevölkerung durch Hypertonie beträgt 25%.

Mehr als 90% der Hypertonien sind primäre (essentielle) Hypertonien unbekannter Ursache, der Rest sekundäre Hypertonien, vor allem aufgrund renaler Erkrankungen. Sekundäre Formen durch endokrine, neurogene, kardiovaskuläre, hämatogene und schwangerschaftsspezifische Erkrankungen oder Einnahme bestimmter Medikamente (MAO-Hemmer + Tyramin aus Käse = cheese disease; Carbenoxolon; Lakritz, Ovulationshemmer) spielen eine untergeordnete Rolle.

2.2.1 Definition und Klassifikation

Der arterielle Blutdruck von Gesunden und auch von Hypertonikern unterliegt einem zirkadianen Rhythmus (höchste Werte am Vormittag, 2. Gipfel am Spätnachmittag, nächtlicher Abfall), außerdem situativen Einflüssen wie körperlicher Anstrengung, Aufregung, Angst usw. Mit zunehmendem Lebensalter steigt der Blutdruck an, während sich die Blutdruckamplitude, also die Differenz zwischen systolischem und diastolischem Druck, weitet.

Die Klassifikation der Hypertonie nach der Leitlinie der Deutschen Hochdruckliga 2003 zeigt ▶ Tabelle 16-2. Für Hypertonieformen des Schweregrads 1–3 und für die isolierte systolische Hypertonie gibt es Nachweise für die Wirksamkeit einer medikamentösen Behandlung. Ein Blutdruck von >140/90 bedarf der Abklärung und evtl. der Therapie.

Das JNC7 hat die Klassifikation der arteriellen Hypertonie vereinfacht (▶ Tab. 16-3).

Ein **labiler Hypertonus** ist gekennzeichnet durch den Wechsel zwischen normalen und erhöhten Blutdruckwerten.

Das kardiovaskuläre Risiko eines Hypertonus steigt fast linear mit dem systolischen und diastolischen Blutdruck an, ohne dass ein bestimmter Schwellenwert festgelegt werden könnte.

Eine **systolische Hypertonie** liegt vor, wenn der systolische Blutdruck höher als 140 ist und der diastolische Wert sich im Normbereich befindet. Zugrundeliegende Ursache ist meist eine Aortensklerose, die zu einer Abnahme der Dehnbarkeit führt. Der vor allem bei älteren Patienten vorkommende isolierte systolische Hypertonus gilt als wichtiger Risikofaktor für kardiovaskuläre Komplikationen, wenn der arterielle Mitteldruck hierbei den oberen Normbereich von 107 mmHg überschreitet.

Die Diagnose „Hypertonie" muss sich auf wiederholte Blutdruckmessungen stützen und situative Faktoren wie Aufregung oder körperliche Anstrengung berücksichtigen.

2.2.2 Risiken der Hypertonie

In den Frühstadien der essentiellen Hypertonie beruht der Blutdruckanstieg auf einer funktionellen Konstriktion der Arteriolen mit Abnahme des Gefäßlumens und Anstieg des peripheren Gefäßwiderstandes. Später treten strukturelle Veränderungen hinzu: Mediahypertrophie mit fibröser Verdickung der Intima in den kleinen Arterien (vor allem den Nierenarteriolen), Beschleunigung der Arteriosklerose in den großen Arterien. Bei entsprechender Dauer und Ausprägung treten Organmanifestatio-

Tab. 16-2 Klassifikation der Hypertonie (Leitlinie Deutsche Hochdruckliga, 2003)

Klassifikation	Systolischer Druck (mmHg)	Diastolischer Druck (mmHg)
Optimal	< 120	< 80
Normal	120–129	80–84
Hochnormal	130–139	85–89
Leichte Hypertonie (Grad 1)	140–159	90–99
Mittelschwere Hypertonie (Grad 2)	160–179	100–109
Schwere Hypertonie (Grad 3)	> 180	> 110
Isolierte systolische Hypertonie	> 140	< 90

Tab. 16-3 Klassifikation der Hypertonie (nach JNC7, 2003)

Einteilung	Systolischer Druck (mmHg)	Diastolischer Druck (mmHg)
normal	< 120	< 80
Prähypertonie	120–139	80–89
Schweregrad 1	140–159	90–99
Schweregrad 2	> 160	> 100

nen auf, die vor allem **Herz**, **Nieren** und **Gehirn** betreffen und die Morbidität und Mortalität der betroffenen Patienten im Vergleich zu Normotensiven erheblich steigern.

Herz. Durch den erhöhten Gefäßwiderstand wird die Arbeit des Ventrikels erhöht, so dass zunächst eine konzentrische **Myokardhypertrophie** entsteht, später eine kombinierte Hypertrophie mit Dilatation des linken Ventrikels. Mit Beginn der Dilatation nehmen Pumpfunktion und Kontraktilität ab, und es entwickelt sich eine zunehmende Herzinsuffizienz.

Eine Myokardhypertrophie ist bei nahezu allen Hypertonikern nachweisbar, kardiale Organmanifestationen entwickeln sich bei jedem zweiten Patienten.

Daneben ist der Hypertonus ein Hauptrisikofaktor der **koronaren Herzerkrankung**. Sie entsteht durch die Zunahme der linksventrikulären Wandspannung bei Erhöhung des Koronarwiderstandes zusammen mit der beschleunigten Arterioskleroseentwicklung in den Koronargefäßen.

> Herzinsuffizienz, koronare Herzerkrankung bzw. Koronarinsuffizienz und Myokardinfarkt sind somit die typischen kardialen Risiken des Hypertonikers.

Gehirn. Neben der Mediahypertrophie finden sich bei lange bestehender Hypertonie Mikroaneurysmen der kleinen Hirnarterien und arteriosklerotische Stenosen oder Thromben im Bereich der A. carotis interna, vertebralis, basilaris und des Circulus Willisii. Die Ruptur von Mikroaneurysmen führt zu intrazerebralen Blutungen. Stenosen und Thromben können einen ischämischen Hirninfarkt hervorrufen.

Zerebrovaskuläre Insulte gehören zu den häufigsten Komplikationen der Hypertonie. Bei etwa zwei Dritteln aller Patienten mit Schlaganfällen besteht ein Hypertonus.

Niere. Im Verlauf eines länger bestehenden Hypertonus entwickelt sich eine fortschreitende Nephrosklerose. Abgesehen von der malignen Hypertonie entsteht jedoch nur selten das klinische Bild einer Niereninsuffizienz; meist findet sich eine eingeschränkte Nierenfunktion im Stadium der kompensierten Retention.

2.2.3 Hypertensiver Notfall

Die früher übliche Bezeichnung „hypertensive Krise" für krisenhafte Blutdruckanstiege mit Begleitsymptomatik sollte nach Empfehlungen von Fachgesellschaften durch den Begriff „hypertensiver Notfall" ersetzt werden. Hierbei wird zwischen hypertensivem Notfall und hypertensiver Dringlichkeit unterschieden:

— **Hypertensiver Notfall** = krisenhafter Blutdruckanstieg, verbunden mit akuten Schäden von Endorganen. Entscheidend ist hierbei nicht die absolute Höhe des Blutdrucks, sondern das Neuauftreten oder die akute Verschlechterung von Endorganschäden.
— **Hypertensive Dringlichkeit** = plötzliche Blutdruckanstiege (oberer Bereich des Schweregrads 3) als Erstmanifestation oder bei vorbestehender Hypertonie, jedoch ohne akute vitale Gefährdung.

Ursachen. Ist die Hypertonie bekannt und wird sie behandelt, sind meist eine ungenügende Therapie oder das plötzliche Absetzen der Antihypertensiva oder aber eine Interaktion der Antihypertensiva mit anderen Medikamenten Auslöser des hypertensiven Notfalls. Bestimmte Pharmaka können ebenfalls Hochdruckkrisen auslösen, z. B. MAO-Hemmer, Phenylephrin, Theodrenalin, trizyklische Antidepressiva, Amphetamine, LSD oder Kokain. Sekundäre Hypertonieformen (z. B. Nierenerkrankungen, Nierenarterienstenose, Phäochromozytom, primärer Hyperaldosteronismus) sollten bei krisenhaften Blutdruckanstiegen ausgeschlossen werden.

Symptome und Manifestationen. Die wichtigsten Symptome und Manifestationen des hypertensiven Notfalls sind:
— Übelkeit, Kopfschmerzen, Schwindel, Nasenbluten, Herzklopfen,
— plötzlicher, ausgeprägter Blutdruckanstieg, oft auf über 140 mmHg diastolisch,
— akutes Koronarsyndrom, Myokardinfarkt,
— akute Linksherzinsuffizienz mit Lungenödem,
— Dissektion eines Aortenaneurysmas,
— hypertensive Enzephalopathie (durch perivaskuläres Hirnödem): Kopfschmerzen, Verwirrtheit, Somnolenz, Stupor, Sehstörungen, fokale Ausfälle, Krämpfe, Koma,
— Niere: Oligurie, Azotämie,
— Retina: Papillenödem, Blutungen, Exsudate.

> Schwere hypertensive Entgleisungen können auch vor, während oder nach Narkosen auftreten. Sie bedürfen ebenfalls der Sofortbehandlung.

2.2.4 Blutdruckmessung

Für die Diagnosestellung „Hypertonus" sind mehrere Messungen zu unterschiedlichen Zeitpunkten und Gelegenheiten erforderlich. Die Messungen sollten in sitzender oder liegender Position erfolgen, nach einer Ruhephase von mindestens 5 min und in einer ruhigen Umgebung. Die Messung kann oszillometrisch mit Vollautomaten oder durch Auskultation der Korotkow-Geräusche erfolgen. Bei der erstmaligen Untersuchung sollte der Blutdruck an beiden Armen gemessen werden. Die Manschettenbreite richtet sich nach dem Oberarmumfang; bei der Messung sollte sich die Manschette auf Herzhöhe befinden. Bei älteren Patienten, Diabetikern und bei Patienten mit orthostatischen Beschwerden sollte der Blutdruck zusätzlich im Stehen gemessen werden.

2.2.5 Diagnostik

Ist der Bluthochdruck durch korrekte Messungen bestätigt worden, erfolgt eine weitergehende Diagnostik:
— Einschätzung des Schweregrads,
— Feststellung von Hypertoniefolgen und kardiovaskulären Komplikationen, d. h. hypertoniebedingten Organschäden,
— Erkennen prognostisch wichtiger Begleiterkrankungen wie KHK, Herzinsuffizienz, pAVK, Hirngefäßerkrankungen, Nierenerkrankungen, Diabetes mellitus, COPD oder kardiovaskulärer Risikofaktoren wie Dyslipoproteinämie, Nikotinabusus,
— Herausfinden der Hypertonieursache (primär bzw. essentiell oder sekundär).

Risikostratifizierung. Die Stratifizierung des Risikos und die Einschätzung der Prognose erfolgen anhand des individuellen kardiovaskulären Gesamtrisikos. Bei Patienten über 50 Jahren ist ein systolischer Blutdruckwert von > 140 mmHg bedeutsamer als ein erhöhter diastolischer Blutdruck. Wenn Folge- und Begleiterkrankungen vorliegen, besteht für alle Hypertonie-Schweregrade ein sehr hohes kardiovaskuläres Gesamtrisiko.

2.2.6 Behandlung der Hypertonie

Durch eine konsequente medikamentöse Behandlung des erhöhten Blutdrucks können Morbidität und Mortalität ganz wesentlich vermindert werden.

Bei den sekundären Hypertonieformen steht die Beseitigung der Ursache im Vordergrund; die Behandlung der essentiellen Hypertonie umfasst hingegen allgemeine Maßnahmen und die Zufuhr von Medikamenten. Zu den wichtigsten **Allgemeinmaßnahmen** gehören:
— Gewichtsreduktion,
— regelmäßige körperliche Aktivität,
— Einschränkung der Alkoholzufuhr: Männer < 20–30 g/d; Frauen < 10–20 g/d,
— kochsalzarme Ernährung (max. 4–6 g/d),
— Nikotinabstinenz,
— Reduktion psychosozialer Stressfaktoren.

Allein diese Maßnahmen normalisieren bei vielen Patienten den Blutdruck; zusammen mit Medikamenten können sie außerdem den Bedarf an Antihypertensiva reduzieren und deren Wirkeffekte verstärken. Der Einsatz von Antihypertensiva und anderen Medikamenten richtet sich nach dem Schweregrad der Hypertonie und dem Vorliegen von Risikofaktoren, Folge- und Begleiterkrankungen sowie Endorganschäden. Während die Prähypertonie meist keiner medikamentösen Therapie bedarf, werden bei Schweregrad 1 und 2 des JNC Antihypertensiva und Pharmaka für die Behandlung von Begleiterkrankungen eingesetzt. Die *isolierte systolische* Hypertonie wird ebenso behandelt wie die systolisch-diastolische Hypertonie.

Folgende Blutdruckwerte werden angestrebt:

> **Zielblutdruckwerte bei antihypertensiver Therapie:**
> — junge und mittelalte Patienten, Diabetiker: Normalwerte, mindestens < 130/80 mmHg
> — ältere Patienten: mindestens hochnormale Werte: < 140/80 mmHg
> — Patienten mit Niereninsuffizienz: < 130/80 bzw. < 125/75 mmHg bei Proteinurie > 1 g/dl

Behandlungsgrundsätze. Für die medikamentöse Behandlung der Hypertonie gelten folgende Grundsätze:
— Beginn der Behandlung immer nur mit einer Substanz (Stufe 1 = Monotherapie),
— initial immer niedrige Medikamentendosis einsetzen,
— keine maximale Dosierung nur eines Medikaments, sondern Einsatz von Medikamentenkombinationen,
— bei geringem Ansprechen oder schlechter Verträglichkeit: Wechsel zu einer anderen Medikamentenklasse,
— lang wirkende Medikamente und einmalige Einnahme pro Tag bevorzugen,
— maximaler Therapieeffekt der Antihypertensiva nach 2–6 Wochen zu erwarten.

2 Kardiovaskuläre Erkrankungen

> **Die wichtigsten Antihypertensiva:**
> — Diuretika
> — β-Blocker
> — Kalziumantagonisten
> — ACE-Hemmer
> — AT1-Antagonisten (AT-II-Rezeptoren-Blocker)
> — spezielle Indikationen: α₁-Rezeptor-Blocker, α-Methyldopa, Dihydralazin

Die Auswahl der Antihypertensiva richtet sich nach dem individuellen kardiovaskulären Risikoprofil, den Begleit- und Folgeerkrankungen und nach evtl. vorhandenen Endorganschäden. Zu Beginn wird nur eine Substanz zugeführt; kann hiermit der Zielblutdruckwert nicht erreicht werden, erfolgt eine Zweifachkombination, wenn weiterhin unzureichende Einstellung, eine Dreifachkombination.

> **LL Stufentherapie der Hypertonie nach den Leitlinien der Deutschen Hochdruckliga/Deutschen Hypertoniegesellschaft 2002:**
> — **Monotherapie**: Diuretikum, β-Blocker, Kalziumantagonist, ACE-Hemmer oder AT1-Antagonist.
> — **Zweifachkombination**, wenn Blutdruck bei Monotherapie > 140/90 mmHg:
>   – Diuretikum + β-Blocker, Kalziumantagonist, ACE-Hemmer oder AT1-Antagonist oder
>   – Kalziumantagonist + β-Blocker, ACE-Hemmer oder AT1-Antagonist.
> — **Dreifachkombination**, wenn Blutdruck unter Zweifachkombination > 140/90 mmHg:
>   – Diuretikum + β-Blocker + Vasodilatator* oder
>   – Diuretikum + ACE-Hemmer + Kalziumantagonist oder
>   – Diuretikum + Sympatholytikum + Vasodilatator*.
>
> * Vasodilatator: Kalziumantagonist, ACE-Hemmer, AT1-Antagonist, α₁-Rezeptor-Antagonist, Dihydralazin.

Eine Metaanalyse aus dem Jahre 2005 (Lindholm) befasst sich mit der Wirkung von β-Blockern bei primärer Hypertonie.

> **EBM** Verglichen mit anderen Antihypertensiva geht die β-Blocker-Therapie der primären Hypertonie mit einem um 16% erhöhten Schlaganfallrisiko einher. Daher sollten diese Substanzen nicht mehr als Mittel der ersten Wahl bei primärer Hypertonie eingesetzt werden. Auch sollten β-Blocker nicht mehr als Referenzsubstanzen für künftige randomisierte kontrollierte Studien zur Hypertonie dienen.

2.2.7 Behandlung des hypertensiven Notfalls

Beim hypertensiven Notfall ist die sofortige antihypertensive Therapie (Substanzen ▶ Tab. 16-4 und 16-5) unter kontinuierlicher Kontrolle des arteriellen Blutdrucks (am besten über arterielle Kanüle) erforderlich. Hierfür können folgende Substanzen eingesetzt werden:

— Nitroglyzerin-Infusion bzw. über Perfusor, 1–5 mg bzw. nach Wirkung,
— Urapidil-Infusion bzw. über Perfusor: 250 mg/24 h,
— Nitroprussidnatrium-Perfusor 0,2–0,5 µg/kg/min oder höher + Natriumthiosulfat.

Liegen bereits akute Endorganschäden vor (akute Linksherzinsuffizienz, Aortendissektion), sollte der Blutdruck rasch gesenkt werden. Bei allen anderen Fällen (hypertensive Enzephalopathie, Retinopathie, Nephropathie) darf der Blutdruck nicht zu rasch gesenkt werden, da hierdurch irreversible ischämische Schädigungen (Hirnischämie bis hin zum -infarkt, akutes Nierenversagen, Erblindung) ausgelöst werden können. Ältere Patienten sind besonders gefährdet.

> ! Liegt keine akute Linksherzinsuffizienz oder Aortendissektion vor, sollte beim hypertensiven Notfall der arterielle Mitteldruck in den ersten 60–90 min um 15–25% des Ausgangswerts gesenkt werden. Hierfür sind Substanzen mit raschem Wirkungseintritt und guter Steuerbarkeit erforderlich (siehe Tab. 16-4).

Bestehen keine akuten Organkomplikationen (= hypertensive Dringlichkeit), sollte der Blutdruck langsam, d. h. innerhalb von 24–48 h gesenkt werden. Häufig reichen Sedativa hierfür aus.

2.2.8 Präoperative antihypertensive Behandlung

Das Risiko **perioperativer kardiovaskulärer Komplikationen** ist bei Patienten mit leichter bis mäßiger Hypertonie (Grad 1 und 2 bzw. Blutdruckwerte < 180/110) ohne Organmanifestationen nicht erhöht, d. h., die Schweregrade sind keine eigenständigen Risikofaktoren für kardiovaskuläre Komplikationen. Bestehen hingegen spezifische hypertensive Organschäden oder Begleiterkrankungen, insbesondere von Herz, Gehirn und Niere, so muss, abhängig vom Schweregrad dieser Schädigungen, von einem erhöhten Operations- und Narkoserisiko ausgegangen werden.

Präoperatives Vorgehen. Für das praktische präoperative Vorgehen bei Hypertonikern gilt Folgendes:

Tab. 16-4 Wichtige Antihypertensiva zur Therapie eines hypertensiven Notfalls (modif. nach Link et al., 2005)

Substanz	Dosierung	Wirkungseintritt	Besonderheiten und unerwünschte Wirkungen	Kontraindikationen
Urapidil	Bolus: 12,5–25 mg* Dauer: 5–30 mg/h	10 min	herzfrequenzneutral, keine sedierende Wirkung, keine zerebrale Vasodilatation, Kopfschmerzen, Übelkeit, Palpitationen	
Clonidin	Bolus: 0,075 mg i.v.,* verdünnt über 10 min Dauer: 4 × 0,150 mg	10 min	**initialer Blutdruckanstieg nach schneller i.v. Injektion!** Sedierende Wirkung, Bradykardien, Mundtrockenheit, Rebound-Phänomen nach plötzlichem Absetzen	Schwangerschaft, Bradykardien
Nitroglyzerin	5–100 µg/kg/min oder 1,2 mg als Spray oder Kapsel	wenige min	Kopfschmerzen, Übelkeit	Schwangerschaft
Nitroprussid	0,25–10 µg/kg/min*	1–2 min	lichtempfindliche, instabile Lösung, Thiozyanat- u. Zyanidtoxizität bei Niereninsuffizienz oder hoher Dosierung (Prophylaxe: Natriumthiosulfat)	Schwangerschaft
Metoprolol	50–100 mg p.o. oder 5 mg langsam i.v. wiederholbar nach 20 min*	10–20 min	Bronchospasmus, Bradykardien	akute Herzinsuffizienz, Asthma bronchiale, Bradykardien, Phäochromozytom
Nifedipin	5–10 mg Kps. (p.o./sublingual), max. 60 mg/d	5–10 min	Reflextachykardie, Aggravation von Angina pectoris, negative Inotropie, periphere Ödeme	Herzinsuffizienz, instabile Angina pectoris, Schwangerschaft
Nitrendipin	5 mg (1 Phiole) p.o., max. 40 mg/d		Aggravation von Angina pectoris, negative Inotropie, periphere Ödeme	Herzinsuffizienz, instabile Angina, Schwangerschaft
Furosemid	max. 200 mg/d		Hypokaliämie	Dehydratation, Hyponatriämie
Dihydralazin	Bolus: 6,25 mg i.v. Dauer: 1,5–7,5 mg/h	10 min	Indikation: Schwangerschaftshyertonus. Reflextachykardie, Aggravation von Angina pectoris, Kombination mit β-Blockern oder Clonidin, medikamentös induzierter SLE	instabile Angina pectoris
α-Methyl-Dopa	3 × 125 mg/d, max. 4 × 500 mg/d		Indikation: Schwangerschaftshypertonus. Leberschädigung	
Phenoxybenzamin	3 × 1–40 mg/d, max. 240 mg/d	langsam	Indikation: Phäochromozytom. Reflextachykardie, Aggravation von Angina pectoris, Kombination mit β-Blockern	Schwangerschaft, Niereninsuffizienz

* unter Intensivüberwachung

— Findet sich bei der Prämedikationsvisite eine leichte oder mäßige Hypertonie ohne begleitende metabolische oder kardiovaskuläre Störungen, ist eine Verschiebung elektiver Eingriffe nicht von Nutzen.

— Bei erstmals aufgedeckter leichter Hypertonie sollte eine Therapie erst nach der Operation eingeleitet werden, um eine perioperative Instabilität von Blutdruck und Herzfrequenz zu vermeiden.

— Bei Hypertonie des Schweregrads 3 hingegen kann durch eine effektive antihypertensive Therapie und die Behandlung wesentlicher Begleit- und Folgeerkrankungen vermutlich das Narkose- und Operationsrisiko gesenkt werden. Daher sollten eine antihypertensive Therapie eingeleitet und der Eingriff bis zum Erreichen der Blutdruckzielwerte verschoben werden. Auch sollte in dieser Zeit gezielt nach Begleit- und Folgeerkrankungen gesucht werden.

> **ACC/AHA-Leitlinien 2002:**
> Systolische Blutdruckwerte von > 180 mmHg und diastolische Blutdruckwerte von > 110 mmHg (Hypertonie Schweregrad 3) sollten vor elektiven Eingriffen medikamentös eingestellt werden. Die Einstellung des Blutdrucks erfordert mehrere Tage bis Wochen und kann ambulant erfolgen.
> Bei dringlichen Eingriffen können rasch wirkende Substanzen, vor allem β-Blocker, für die Blutdruckkontrolle eingesetzt werden. Hierdurch können schwerwiegende Fluktuationen des Blutdrucks in der perioperativen Phase gemildert sowie die Häufigkeit und Dauer von Myokardischämien bei KHK-Patienten gesenkt werden.

— Bei schwerer, erst kürzlich oder während der präoperativen Untersuchung festgestellter Hypertonie sollte vor der geplanten Operation eine sekundäre Ursache ausgeschlossen werden.
— Bei hinreichendem Verdacht auf ein Phäochromozytom sollte die geplante Operation bis zum Ausschluss der Erkrankungen verschoben werden.
— Ein langes Geräusch über dem Abdomen kann auf eine Nierenarterienstenose hinweisen.
— Eine Hypokaliämie (ohne Diuretikatherapie oder Abführmittelabusus) kann durch einen Hyperaldosteronismus bedingt sein.
— Eine Pulsdifferenz zwischen A. radialis und A. femoralis kann auf eine Koarktation der Aorta hinweisen.

Tab. 16-5 Differenzierte Blutdrucksenkung beim hypertensiven Notfall (nach Link et al., 2005)

Notfallsituation	Mittel der Wahl	weniger günstig oder kontraindiziert
zerebrale Organschädigung — hypertensive Enzephalopathie — Hirnblutung — ischämischer Hirninfarkt	Urapidil β-Blocker ACE-Hemmer Nitroprussidnatrium	Clonidin Dihydralazin Diuretikum
akute Linksherzinsuffizienz	Nitroglyzerin Diuretikum Nitroprussidnatrium ACE-Hemmer	Dihydralazin Nifedipin
Angina pectoris	Nitroglyzerin	Dihydralazin
Myokardinfarkt	β-Blocker Diuretikum ACE-Hemmer	Nifedipin
Aortendissektion	β-Blocker Nitroprussidnatrium	
(Prä-)Eklampsie	Urapidil Dihydralazin α-Methyl-Dopa β-Blocker (nur im 3. Trimenon) Verapamil	Clonidin Diuretikum Nitroprussidnatrium ACE-Hemmer Angiotensin-II-Antagonisten Kalziumantagonisten (außer Verapamil)
Phäochromozytom	Urapidil Phenoxybenzamin Phenoxybenzamin + β-Blocker	β-Blocker-Monotherapie

2.2.9 Perioperatives Blutdruckverhalten

Das perioperative Blutdruckverhalten des unbehandelten Hypertonikers weist eine größere *Labilität* auf als das des normotonen Patienten. Insbesondere reagieren viele unbehandelte Hypertoniker verstärkt auf Stimuli, die eine Dilatation oder Konstriktion der Arteriolen hervorrufen, mit ausgeprägten Blutdruckanstiegen und auch Blutdruckabfällen, die wiederum die kardiovaskuläre Morbidität erhöhen können. Häufigkeit und Intensität dieser Blutdruckschwankungen können durch eine antihypertensive Vorbehandlung des Patienten vermindert werden. Allerdings ist auch beim behandelten Hypertoniker die Häufigkeit perioperativer Blutdruckanstiege wesentlich höher als beim Normotonen, v.a. in der frühen postoperativen Phase, d.h. im Aufwachraum sowie 24–48 h nach der Operation.

2.2.10 Fortsetzung der antihypertensiven Behandlung

Nach derzeitiger Auffassung sollte eine Dauermedikation mit Antihypertensiva perioperativ fortgesetzt werden. Entsprechend sollte der Patient diese Medikamente auch am Operationsmorgen zusammen mit seiner üblichen Prämedikation erhalten.

Kritisch zu bewerten ist diese Empfehlung allerdings für die Zufuhr von **ACE-Hemmern und AT-II-Antagonisten** am *Operationsmorgen*, da hierunter bei nahezu allen Patienten Blutdruckabfälle während der Narkoseeinleitung auftreten, hingegen nur bei 20% der Patienten, die ihre letzte Dosis am Vortag der Operation erhalten haben. Auch im weiteren Verlauf treten bei diesen Patienten häufiger starke, therapiebedürftige Blutdruckabfälle auf als beim Absetzen dieser Substanzen. Wurde dagegen die ACE-Hemmer- oder AT-II-Antagonisten-Zufuhr fortgesetzt und entwickelte sich hierunter eine therapierefraktäre Hypotension, sollte **Vasopressin** für deren Behandlung eingesetzt werden.

Für die Fortsetzung der **Diuretikazufuhr** auch am Operationsmorgen gibt es derzeit keine evidenzbasierten Empfehlungen.

2.2.11 Präoperative Einschätzung

Der Anästhesist sollte beim Hypertoniker präoperativ wiederholt den Blutdruck in verschiedenen Körperlagen messen, um die kardiovaskuläre Reaktionsfähigkeit und die Wirkungen und Nebenwirkungen der Antihypertensiva zu beurteilen. Zusätzlich sollte nach den sekundären Folgeschäden der Hypertonie gesucht werden: Koronarkrankheit, periphere Gefäßerkrankungen, Störungen der Hirnfunktion, Nierenfunktionsstörungen.

2.2.12 Intraoperative Besonderheiten

Die antihypertensive Behandlung sollte, wie bereits dargelegt, bis zum Tag der Operation fortgesetzt werden, denn abruptes Absetzen der Antihypertensiva kann zur Rebound-Hypertonie und zum Anstieg der Herzfrequenz (β-Blocker) führen. Bei fortgeführter Behandlung muss jedoch die mögliche Interaktion der Antihypertensiva mit den für die Narkose verabreichten Substanzen berücksichtigt werden. Interaktionen manifestieren sich in der Regel als Blutdruckabfall und Bradykardie.

Eine intraoperative Behandlung ist nur erforderlich, wenn eine schwere Hypertonie besteht oder intraoperativ erhebliche Blutdruckanstiege auftreten. Intraoperative Blutdruckanstiege können durch Vertiefung der Narkose mit *Inhalationsanästhetika* oder Remifentanil und/oder rasch wirkende Vasodilatatoren wie Nitroglyzerin oder Nitroprussid sowie Nifedipin oder Urapidil beseitigt werden.

Wurde der Patient außerdem präoperativ mit Diuretika behandelt, muss mit **Hypovolämie** und **Hypokaliämie** (Blutdruckabfall, Herzrhythmusstörungen) gerechnet werden.

2.3 Koronare Herzerkrankung

Die koronare Herzerkrankung gehört zu den häufigsten Todesursachen in den westlichen Industrienationen: Etwa 130 000 Menschen sterben jährlich in der Bundesrepublik an den Folgen dieser Erkrankung, davon etwa 80 000 durch einen akuten Myokardinfarkt. Die Zahl der latent oder manifest Koronarkranken liegt jedoch wesentlich höher; sie ist allerdings weder genau zu erfassen noch annähernd abzuschätzen.

Für den Anästhesisten ist die koronare Herzerkrankung nicht nur wegen ihrer Häufigkeit von Bedeutung. Sie geht außerdem mit erhöhter perioperativer Morbidität und Mortalität einher und erfordert ein spezifisches anästhesiologisches Vorgehen, das sich an den pathophysiologischen Besonderheiten der Erkrankung ausrichtet (siehe Kap. 46).

2.3.1 Definition und Manifestationen

Die koronare Herzerkrankung umfasst alle klinischen Zustände und Ereignisse, die durch eine Erkrankung der Koronararterien (Koronarsklerose) hervorgerufen werden. Sie manifestiert sich klinisch vor allem in folgender Weise:

1. **Angina pectoris:** stabil, instabil, Präinfarktsyndrom.
2. **Myokardinfarkt:** akut, chronisch.
3. **Herzrhythmusstörungen.**
4. **Linksherzinsuffizienz nach Infarkt.**
5. **Plötzlicher Herztod.**

Die Manifestationen treten erst dann auf, wenn kritische Stenosen der Koronararterien vorliegen. Bei subkritischen Stenosen bleibt die Erkrankung hingegen meist ohne klinische Symptomatik.

2.3.2 Pathophysiologie

Die manifeste koronare Herzerkrankung ist gekennzeichnet durch ein Missverhältnis zwischen myokardialem Sauerstoffbedarf und Sauerstoffangebot. Der Myokardstoffwechsel im betroffenen Gebiet erfolgt nicht mehr aerob, sondern anaerob. Hierdurch wird nur noch eine geringe Energiemenge bereitgestellt, so dass rasch Funktionsstörungen des Myokards auftreten.

Die regionale Minderdurchblutung des Myokards (Ischämie) beruht auf einer kritischen Stenose (> 75% bzw. Abnahme des engsten Durchmessers auf < 1,5 mm) großer extramuraler (epikardialer)

Koronararterien. Sie entsteht, wenn die Koronardurchblutung bei erhöhtem myokardialem Sauerstoffbedarf nicht entsprechend gesteigert werden kann, aber auch bei normalem Sauerstoffbedarf bzw. in Ruhe, wenn der koronare Blutfluss durch direkte Prozesse am Gefäßsystem gedrosselt oder vollständig unterbrochen wird. Je nach zugrundeliegendem Mechanismus tritt eine Belastungs- oder Ruheangina oder gar ein Myokardinfarkt auf.

Belastungsischämie. Geringgradige Koronarstenosen bleiben klinisch unauffällig, weil die proximale Widerstandserhöhung durch eine poststenotische arterioläre Dilatation im intramyokardialen Gefäßgebiet kompensiert und hierdurch eine ausreichende Koronardurchblutung aufrechterhalten wird. Anders hingegen bei hochgradigen proximalen Koronarstenosen (> 75%): Sie erhöhen den koronaren Gefäßwiderstand so stark, dass unter Belastung (körperliche Aktivität, Angst und Aufregung) die Koronardurchblutung nicht entsprechend dem erhöhten myokardialen Sauerstoffbedarf gesteigert werden kann. Es tritt eine Belastungsischämie bzw. Belastungsangina auf, die sich im EKG zuerst in einer ST-Strecken-Senkung manifestiert. Die *ST-Senkung* ist ein Zeichen der Innenschichtischämie, hervorgerufen durch Abnahme des transmuralen Koronarflusses.

Ruheischämie. Sie entsteht durch den akuten Verschluss eines großen zuführenden Koronararterienastes oder (und dies ist für den Anästhesisten besonders wichtig) durch eine unabhängig von der Belastung ausgelöste primäre Steigerung des myokardialen Sauerstoffbedarfs, z. B. hervorgerufen durch Tachykardie und/oder Hypertonie.

Am häufigsten beruht die Ruheischämie auf einer akuten reversiblen Drosselung des Koronarflusses im Bereich einer sog. dynamischen Stenose. Hierbei handelt es sich um hochgradige exzentrische Stenosen epikardialer Arterien, die noch über normale kontraktionsfähige Muskelfasern verfügen. Die transitorische Ischämie wird durch eine Steigerung des Gefäßtonus im prästenotischen Bereich der Arterie oder im Bereich der Stenose selbst ausgelöst. Hierbei muss beachtet werden, dass die Abnahme des Blutflusses im Stenosebereich nicht linear, sondern exponentiell zu Änderungen des Durchmessers verläuft: Bereits geringe Änderungen des Durchmessers führen daher zu einer erheblichen Abnahme des Blutflusses. Im Extremfall kann ein Spasmus mit vollständigem Gefäßverschluss auftreten.

Im EKG manifestiert sich die Ruheischämie häufig als *ST-Strecken-Hebung*, hervorgerufen durch eine transmurale Ischämie. Bleibt die Ischämie vorwiegend auf die Innenschichten beschränkt, so tritt eine ST-Senkung auf.

Auswirkungen der Ischämie. Die regionale Ischämie bewirkt einen Ausfall der ATP-Produktion und eine Anhäufung von H^+-Ionen. Hierdurch tritt ein Stillstand der Kontraktion (Akinesie) im betroffenen Myokardbereich auf, ebenso eine Versteifung der Myokardfasern mit Zunahme der myokardialen Komponente des Koronarwiderstands. Die Auswurffraktion (Definition siehe Kap. 46) nimmt ab, der linksventrikuläre enddiastolische Druck steigt an, bedingt durch die Zunahme des enddiastolischen Volumens und der diastolischen Wandsteifigkeit des Myokards. Der Anstieg des linksventrikulären enddiastolischen Drucks bzw. Lungenkapillaren-Verschlussdrucks (PCWP) ist ein Frühzeichen der Myokardischämie, das meist innerhalb der ersten Minute nach Beginn auftritt und klinisch oft mit Belastungsdyspnoe einhergeht. ST-Strecken-Veränderungen sind erst danach zu beobachten, Anginaschmerz tritt sogar als letztes Zeichen auf. Außerdem werden durch die Ischämie sehr oft Störungen der myokardialen Erregungsausbreitung und der Reizbildung ausgelöst.

Myokardinfarkt. Der akute (nichtoperative) Herzinfarkt entsteht am häufigsten durch einen Plättchenthrombus, der sich im Bereich einer hochgradigen Stenose (engster Durchmesser < 1 mm), auf dem Boden einer Plaquefissur oder -ruptur, bildet und das Gefäß vollständig verschließt. Hierdurch tritt, wenn unbehandelt, innerhalb von etwa 3 h eine weitgehend globale und irreversible Schädigung des Myokards ein, gekennzeichnet durch Verlust der Pumpfunktion und die Gefahr lebensbedrohlicher ventrikulärer Herzrhythmusstörungen.

2.3.3 Klinisches Bild und Befunde

Die klinischen Erscheinungen der koronaren Herzerkrankung werden durch die Myokardischämie hervorgerufen. Allerdings besteht häufig nur eine geringe Korrelation zwischen Ausdehnung der Koronarsklerose und klinischem Bild: Viele Ischämiezustände verlaufen stumm oder atypisch, und zahlreiche Patienten leben trotz schwerer Koronarsklerose sehr lange ohne wesentliche Beschwerden. Außerdem reicht die Sensitivität der diagnostischen Methoden zur Erfassung der Koronarsklerose sowie der Ischämie und ihrer Folgen gegenwärtig nicht aus. Hierdurch wird dem Anästhesisten die klinische Einschätzung des Koronarkranken erheblich erschwert.

Die wichtigsten diagnostischen Maßnahmen bei koronarer Herzerkrankung sind:

EKG, Thallium-Myokardszintigraphie, linksventrikuläre Hohlraumszintigraphie, Koronarangiographie, linksventrikuläre Angiographie und digitale Subtraktionsangiographie.

Stabile Angina pectoris

Sie wird durch Belastung ausgelöst, ferner durch Aufregung bzw. Tachykardie. Typisch sind weiterhin morgendliche Beschwerden kurz nach dem Aufstehen, postprandiale Schmerzen und Schmerzauslösung durch Kälte. Oft ergibt sich aus der Vorgeschichte ein Myokardinfarkt. Das Belastungs-EKG ist pathologisch (ST-Strecken-Senkung > 0,1 mV), im Thallium-Myokardszintigramm sind regionale reversible Aktivitätsminderungen nachweisbar; im linksventrikulären Hohlraumszintigramm findet sich eine Abnahme der Auswurffraktion, oft auch eine verminderte regionale Wandbeweglichkeit. Im Koronarangiogramm lässt sich bei etwa zwei Drittel der Patienten eine Dreigefäßerkrankung nachweisen, in der Regel mit hochgradigen, d. h. 75–90%igen Stenosen oder auch kompletten Verschlüssen. Bei den meisten Patienten bestehen Störungen der Wandbeweglichkeit (Akinesie oder Hypokinesie), die Auswurffraktion liegt unter 65%. Im Allgemeinen hängt der Schweregrad der stabilen Angina bzw. die Belastbarkeit von der Ausdehnung der Koronarsklerose ab.

Die wichtigsten Komplikationen im weiteren Verlauf sind: instabile Angina pectoris, Myokardinfarkt und Reinfarkt.

Die jährliche Sterberate bei stabiler Angina pectoris beträgt 3–8%.

Medikamentöse Therapie. Die medikamentöse Therapie der stabilen Angina pectoris umfasst derzeit folgende als Klasse I empfohlene Substanzen (siehe auch Kap. 9):

— **Acetylsalicylsäure (Klasse I):** Hemmung der Thrombozytenaggregation; wenn kontraindiziert, Clopidrogel (Klasse IIa), Kombination mit ASS ist ebenfalls möglich.
— **β-Rezeptoren-Blocker:** Senkung der Herzfrequenz und Abnahme der Myokardkontraktilität, damit Verminderung des myokardialen Sauerstoffverbrauchs. Außerdem antiarrhythmische Eigenschaften. Angestrebte Herzfrequenz 50–60/min, bei schwerer Angina pectoris < 50/min (sofern hierdurch keine Symptome ausgelöst werden).
— **Langzeitnitrate, wenn β-Blocker kontraindiziert sind:** venöses Pooling mit Abnahme des venösen Rückstroms und damit des enddiastolischen Volumens und Drucks, Verkleinerung des Herzens (Senkung der Vorlast), Abnahme des Herzzeitvolumens und des Aortendrucks (Senkung der Nachlast). Durch diesen kombinierten Effekt starke Abnahme des myokardialen Sauerstoffverbrauchs. Des Weiteren Dilatation epikardialer Koronararterien und exzentrischer Koronarstenosen; Zunahme der endokardialen Durchblutung und Verbesserung der eingeschränkten Wandbeweglichkeit.
— **Kalziumantagonisten, wenn β-Blocker kontraindiziert sind:** arterioläre Dilatation mit Abnahme des peripheren Widerstands (Senkung der Nachlast), weiterhin Dilatation epikardialer Arterien und exzentrischer Stenosen sowie (geringer) der Arteriolen mit Zunahme der transmuralen Koronardurchblutung im poststenotischen Gebiet. Meist wird Nifedipin eingesetzt; bei Verapamil und Diltiazem muss die Gefahr der Bradykardie und AV-Blockierung beachtet werden.
— **Lanzeitnitrate** oder **Kalziumantagonisten** als Ersatz von β-Blockern, wenn diese während der Initialtherapie zu erheblichen Nebenwirkungen geführt haben.
— **Nitrolingual** sublingual oder als Spray beim akuten Angina-pectoris-Anfall.
— **Lipidsenker,** wenn LDL-Cholesterin > 130 mg/dl; Ziel: < 100 mg/dl.

Die Zufuhr von *Digitalis* gilt bei stabiler Angina pectoris als ungünstig, weil hierdurch der myokardiale Sauerstoffverbrauch gesteigert wird und evtl. auch die Koronararterien konstringiert werden.

Invasive Therapieverfahren: Ballondilatation, Stent und Koronarbypass-Operation (siehe Kap. 46).

Akutes Koronarsyndrom

Der Begriff „akutes Koronarsyndrom" (ACS) bezeichnet die unmittelbar lebensbedrohlichen Phasen der koronaren Herzkrankheit, d. h. instabile Angina pectoris, Myokardinfarkt ohne ST-Hebungen (NSTEMI) und ST-Hebungsinfarkt (STEMI). Leitsymptom (allerdings niedriger Spezifität) ist der akute Thoraxschmerz.

Akutes Koronarsyndrom ohne ST-Hebung. Typisch ist eine akute Angina pectoris, die erstmals oder als Verstärkung einer bislang stabilen Symptomatik auftreten kann. Verdächtig sind „Ruhebeschwerden" von mehr als 20 min Dauer. Meist bessern sich diese Beschwerden auf die sublinguale Gabe von Nitraten innerhalb von 5 min. Spezifisch für eine Myokardischämie sind neu aufgetretene ST-Strecken-Senkungen von > 0,1 mV in zwei und mehr Ableitungen; eine T-Inversion von > 0,1 mV in Ableitungen mit hoher R-Zacke ist hingegen weniger spezifisch und prognostisch von geringer Bedeutung. Die herzspezifischen Marker (CK-MB und/oder Troponin I bzw. T) sind bei instabiler Angina pectoris im Normbereich, bei NSTEMI dagegen erhöht. Erhöhte Troponinwerte finden sich frühestens 3–4 h nach dem Ischämieereignis. Diagnose und Schweregradbeurteilung der KHK erfolgen durch Koronarangiographie.

Erstversorgung bei akutem Koronarsyndrom:
— Sauerstoff nur bei Hypoxämie, pulmonalen Rasselgeräuschen, nicht bei normalem paO$_2$
— initial Glyzerolnitrat 0,4–0,6 mg sublingual, evtl. wiederholt; bei anhaltenden Beschwerden Nitroglyzerin 5–10 µg/min i.v.; Steigerung um 10 µg/min alle 3–5 min (wenn systolischer Blutdruck > 100 mmHg) bis zur Maximaldosis von 200 µg/min
— bei thorakalen Schmerzen trotz Nitrat- und β-Blocker-Therapie: Morphin titrierend in Dosen von 3–5 mg
— bei vagaler Reaktion: Atropin, 0,5 mg, evtl. wiederholt
— β-Blocker, sofern keine Kontraindikationen bestehen, z. B. Metoprolol 3 × 5 mg langsam i.v.; Dauertherapie 50–100 mg p.o./d
— Diltiazem oder Verapamil p.o. oder i.v. (wenn keine Kontraindikationen vorliegen) bei Patienten mit therapierefraktärer Angina pectoris unter maximaler β-Blocker- und Nitratwirkung oder bei Kontraindikationen für diese Substanzen
— Acetylsalicylsäure > 250 mg i.v. als Initialdosis, Fortsetzung als Dauertherapie
— wenn keine invasive Maßnahme geplant ist: zusätzlich Clopidogrel 300 mg p.o. zur Aufsättigung, ab 2. Tag 75 mg/d
— Heparin 70 E/kg i.v.; maximal 5000 E oder Enoxaparin 30 mg i.v. und 1 mg/kg s.c.

Akuter Myokardinfarkt (AMI) mit ST-Strecken-Hebung (STEMI). Der akute Myokardinfarkt beruht in der Regel auf einem akuten Koronararterienverschluss. Der Gefäßverschluss führt zum sofortigen Verlust der Kontraktilität im nachgeschalteten Versorgungsgebiet; bei kompletter Ischämie entwickelt sich nach etwa 20 min eine irreversible Nekrose des endokardnahen Myokards, die sich über die nächsten Stunden zum Perikard hin ausdehnt. Nach etwa 4–6 h erreicht der Infarkt seine endgültige Größe. Für die Diagnose „akuter Myokardinfarkt" müssen 2 der 3 nachstehenden Kriterien erfüllt sein:

— infarkttypische Beschwerden,
— ischämietypische Veränderungen im 12-Kanal-EKG (ST-Strecken-Hebung > 0,1 mV in mindestens 2 zusammenhängenden Extremitätenableitungen oder > 0,2 mV in mindestens 2 zusammenhängenden Brustwandableitungen; Linksschenkelblock mit typischer Infarktsymptomatik),
— Anstieg und Abfall herzspezifischer Enzyme im Serum.

Wegen der Dringlichkeit von Reperfusionsmaßnahmen darf der Anstieg spezifischer biochemischer Marker (Myoglobin, Tropin T, Troponin I, CK-MB) für die Diagnose nicht abgewartet werden.

Die Pumpfunktion ist am ersten Tag, je nach Ausdehnung des Infarkts, eingeschränkt, erholt sich jedoch am 2.–4. Tag. Im EKG treten die typischen Nekrosezeichen auf: pathologische Q-Zacke, R-Verlust. In dieser Phase ist die Gefahr lebensbedrohlicher ventrikulärer Rhythmusstörungen besonders groß. Ab dem 5. Tag beginnt das subakute Stadium, in dem sich die Pumpfunktion wieder weitgehend normalisiert. In der 3. Woche beginnt das chronische Stadium.

Typische **Komplikationen** des akuten Infarktes sind: schwere, lebensbedrohliche Herzrhythmusstörungen, Herzinsuffizienz, kardiogener Schock, Papillarmuskelfunktionsstörungen mit Mitralinsuffizienz, Herzwandaneurysma mit Rupturgefahr, Thromboembolien.

Die Gesamtletalität im akuten Infarktstadium beträgt > 30 %. Etwa 60 % der Todesfälle innerhalb von 3 Wochen treten in den ersten 4 h nach dem Infarkt auf.

Bedeutung der koronaren Herzerkrankung für den Anästhesisten

Die koronare Herzerkrankung prädisponiert zu perioperativen Myokardischämien; des Weiteren ist das Risiko eines Reinfarkts bei Patienten mit Infarkt in der Vorgeschichte deutlich erhöht. Der Anästhesist muss daher vor allem die potentiellen Risikofaktoren kennen, die perioperativ ein bedrohliches Ungleichgewicht zwischen myokardialem Sauerstoffbedarf und -angebot auslösen (siehe Kap. 46).

2.3.4 Perioperative Myokardischämie

Auslösende Mechanismen. Grundsätzlich beruhen, wie zuvor dargelegt, perioperative Myokardischämien auf einer Störung des Gleichgewichts zwischen Sauerstoffangebot bzw. Koronardurchblutung und Sauerstoffbedarf des Herzens. Auslösende Mechanismen können sein:

- Steigerung des myokardialen Sauerstoffbedarfs durch Tachykardie, Hypertension, Zunahme der Kontraktilität oder des enddiastolischen Volumens bzw. Drucks.
- Abnahme der Koronardurchblutung durch Abfall des koronaren Perfusionsdrucks; ungenügendes Sauerstoffangebot bei Anämie.
- Umverteilung der Koronardurchblutung bzw. „coronary steal"-Phänomen. Dieses Phänomen kann bei folgender anatomischer Konstellation auftreten: kompletter Verschluss eines oder mehrerer Koronaräste mit Versorgung des zugehörigen Gefäßgebietes über Kollateralen sowie eine hochgradige Stenose derjenigen Arterie, die zusätzlich diese Kollateralgefäße versorgt. Unter diesen Bedingungen kann durch Substanzen, die eine Dilatation der koronaren Arteriolen hervorrufen (z. B. Isofluran, Nitroprussid) auf folgende Weise ein „coronary steal"-Phänomen hervorgerufen werden: Die Dilatation der Arteriolen im Versorgungsgebiet einer stenosierten Koronararterie führt zu einem Anstieg des Blutflusses und zu einem größeren Druckabfall entlang der Stenose. Bleibt der Aortendruck konstant, nimmt der Perfusionsdruck distal der Stenose ab und nachfolgend auch die druckabhängige Durchblutung der Kollateralen zum Gebiet der komplett verschlossenen Koronararterie. Die Bedeutung dieses Mechanismus für ischämische Episoden während der Anästhesie ist noch nicht endgültig geklärt.
- Zunahme des koronaren Gefäßwiderstandes durch Tonussteigerung oder Spasmen im Bereich einer exzentrischen Koronarstenose unter dem Einfluss sympathoadrenerger Impulse oder vasoaktiver Substanzen.

Passive Änderungen des Gefäßlumens im Bereich der Stenose können ebenfalls von Bedeutung sein: Die Koronargefäße enthalten in ihrer Wand elastische Fasern, die sich bei Zunahme des Dehnungsdrucks im Gefäß verlängern und bei Abnahme verkürzen. Der Dehnungsdruck wiederum wird bestimmt vom Aortendruck, vom Blutfluss durch die Stenose und vom poststenotischen Druck. Ein Anstieg des Aortendrucks zusammen mit einer Konstriktion der koronaren Arteriolen erhöht den Dehnungsdruck: Das stenotische Gefäß wird passiv dilatiert und der Stenosegrad vermindert. Umgekehrt führt eine Abnahme des Aortendrucks zusammen mit einer Dilatation der Arteriolen zum Abfall des Dehnungsdrucks; der koronare Gefäßwiderstand nimmt durch Einwärtsbewegung des stenotischen Bezirks zu.

Im Gegensatz zur früheren Lehrmeinung werden die Ischämien nicht nur durch Veränderungen der allgemeinen Hämodynamik wie Tachykardie, Hypotension, Hypertension, Zunahme der Kontraktilität oder des enddiastolischen Volumens bzw. Druckes ausgelöst. Im Gegenteil: Mehr als die Hälfte der perioperativen ischämischen Episoden sollen ohne auffällige Änderungen allgemeiner hämodynamischer Parameter auftreten, vermutlich am häufigsten bedingt durch eine Zunahme des koronaren Gefäßwiderstandes im Bereich der Stenose.

Häufigkeit. Transitorische Myokardischämien treten beim Koronarkranken prä-, intra- und postoperativ auf. Ihre durchschnittliche Häufigkeit im Zusammenhang mit nichtherzchirurgischen Eingriffen wird mit 36% angegeben. Kritische Zeitpunkte sind:
- Laryngoskopie und endotracheale Intubation,
- starke chirurgische Stimulation,
- Ausleitung der Narkose.

Häufig werden die Ischämien jedoch auch bereits präoperativ beobachtet, und zwar oft ohne wesentliche Veränderungen hämodynamischer Parameter. Vermutlich noch häufiger sind Ischämien in der postoperativen Phase. Auch hierbei spielt wahrscheinlich die Zunahme des koronaren Gefäßwiderstands durch Konstriktion einer dynamischen Stenose die wichtigste Rolle. Ein großer Teil der Myokardischämien verläuft klinisch stumm.

Bislang ist noch unklar, ob ischämische Episoden bei Patienten der funktionellen Schweregrade III und IV (s. u.) häufiger auftreten als bei Patienten ohne Zeichen der manifesten Koronarkrankheit, jedoch mit zwei oder mehr Hauptrisikofaktoren.

Klinische Bedeutung. Die funktionellen Auswirkungen transitorischer Myokardischämien sind oben beschrieben worden. Perioperative Myokardischämien im Zusammenhang mit nichtherzchirurgischen Eingriffen sollen zu kardialen Komplikationen wie Infarkt, Lungenödem und Herztod prädisponieren. Die Zusammenhänge sind jedoch keineswegs eindeutig geklärt. Insbesondere konnte bisher kein kausaler Zusammenhang zwischen perioperativen Myokardischämien und perioperativem Myokardinfarkt gesichert werden; vielmehr könnten beide Komplikationen kausal mit einer anderen Variablen, nämlich dem Schweregrad der Koronarsklerose, zusammenhängen. Es sei daran erinnert, dass Patienten mit Angina pectoris im täglichen Leben häufig ischämische Episoden aufweisen, ohne dass hierdurch ein Infarkt ausgelöst wird. Auch ist nur schwer vorstellbar, auf welche Weise prä- und intraoperative Myokardischämien mehrere Tage nach der Operation einen Infarkt auslösen könnten. Veränderungen des Gerinnungssystems unter dem Einfluss von „Stressoren" mit Bildung eines verschließenden Plättchenthrombus sind vermutlich die wichtigste Ursache für einen perioperativen Myokardinfarkt bei nichtherzchirurgischen Patienten.

Diagnose. Am häufigsten wird das kontinuierliche EKG eingesetzt, um perioperative Myokardischämien zu erkennen. Allerdings werden hiermit nur bis zu 60% der Episoden erfasst. Durch Verbesserung der Technologie sind in Zukunft zuverlässigere Ergebnisse zu erwarten. Die transösophageale Echokardiographie gilt gegenwärtig als empfindlichstes Verfahren, um auf nichtinvasive Weise Myokardischämien festzustellen. Allerdings kann die Sonde erst nach der Narkoseeinleitung eingeführt werden.

Prävention. Grundsätzlich sollten alle Faktoren, die das myokardiale Sauerstoffgleichgewicht von Patienten mit stabiler Angina pectoris und gut eingestellter Medikation stören könnten (s. o.), vermieden werden: insbesondere Tachykardie, Hypotension oder Konstriktion der Koronargefäße durch sympathoadrenerge Reaktionen oder vasoaktive Substanzen.

Bei Patienten mit instabiler Angina pectoris sollten wegen des hohen Infarktrisikos keine elektiven Eingriffe durchgeführt werden. Weitere Einzelheiten des anästhesiologischen Vorgehens sowie der Behandlung von perioperativen Myokardischämien siehe unten.

2.3.5 Perioperativer Myokardinfarkt

Der perioperative Infarkt tritt per Definition während der Operation oder innerhalb der ersten Woche nach der Operation auf. Er ist eine typische Komplikation bei Patienten mit Infarkt in der Vorgeschichte. Während bei nichtherzchirurgischen Patienten ohne Infarktanamnese das perioperative Infarktrisiko nur etwa 0,1 bis 0,66% beträgt, nimmt es bei Patienten mit früherem Infarkt um das 10–50fache zu. Die perioperative Reinfarktrate dieser Patienten wird mit 3,2 bis 7,7% angegeben, die durchschnittliche Infarktletalität mit 17%, und zwar unabhängig vom perioperativen Zeitpunkt des Infarkts.

Nach den ACC/AHA-Leitlinien gelten ein *akuter* Myokardinfarkt (erste 7 Tage) und ein *kürzlich erlittener* Infarkt (8 Tage bis 1 Monat) als Hauptrisikofaktoren für kardiale Komplikationen, sofern klinische Symptome oder nichtinvasive Untersuchungsverfahren auf wesentliche ischämische Risiken hinweisen.

Demgegenüber gelten ein Infarkt in der Vorgeschichte oder abnorme Q-Zacken als *mittlerer* Risikofaktor. Nach dieser Definition kann auf die traditionelle Unterteilung in ein 3- und 6-Monats-Intervall nach dem Myokardinfarkt verzichtet werden. Das Vorgehen sollte sich vielmehr auf eine Risikostratifizierung in der Rekonvaleszenzphase ausrichten. Lässt sich durch Belastungstests kein Risiko für das verbliebene Myokard nachweisen, ist das Reinfarktrisiko bei nichtkardialen Operationen niedrig. Daher wird Folgendes empfohlen:

> **Frühester Zeitpunkt für elektive Eingriffe nach Myokardinfarkt (ACC/AHA-Leitlinie 2002):** Wenngleich entsprechende klinische Studien fehlen, scheint es gerechtfertigt zu sein, elektive Eingriffe erst 4–6 Wochen nach einem Myokardinfarkt durchzuführen.
>
> Dagegen sollten elektive Eingriffe bei folgenden Patienten verschoben werden:
> — ausgeprägte Postinfarktangina,
> — große reversible Ausfälle im Perfusionsszintigramm,
> — ausgeprägte ST-Senkung unter Belastung oder andere schwerwiegende Zeichen der Myokardischämie.

Stent-Implantation. In der Frühphase nach Stent-Implantation ist das Risiko für einen perioperativen Myokardinfarkt ebenfalls wesentlich erhöht; hinzu kommt die Gefahr schwerwiegender Blutungen. Myokardinfarkt oder Herztod beruhen meist auf einer Stent-Thrombose, hervorgerufen durch Absetzen der antithrombotischen Medikation 1–2 Tage vor der Operation; Blutungen können auftreten, wenn die antithrombotische Therapie perioperativ nicht unterbrochen wird. Auf der Basis derzeit vorliegender Untersuchungsergebnisse wird Folgendes empfohlen:

> In der ersten 7–9 Wochen nach einer koronaren Stent-Implantation sollten keine elektiven Eingriffe durchgeführt werden.

PTCA. In den ersten Stunden bis Tagen nach der PTCA ist die Gefahr einer Thrombose im dilatierten Gefäßabschnitt erhöht. Daher sollten in den ersten 7 Tagen nach einer PTCA keine elektiven Eingriffe durchgeführt werden. Innerhalb dieser Zeit sind die Heilungsprozesse im Bereich der dilatierten Stenose weitgehend abgeschlossen.

Vorangegangene Koronarbypass-Operation. In den ersten 1–6 Monaten nach einer ACB-Operation ist das Risiko eines perioperativen Infarkts erhöht; dies scheint besonders für gefäßchirurgische Eingriffe bei Hochrisikopatienten zu gelten.

Auslösende Mechanismen und begünstigende Einflüsse

Wodurch ein perioperativer Reinfarkt ausgelöst wird, ist nicht bekannt. Transitorische Myokardischämien von kurzer Dauer scheinen, wenn überhaupt, nur eine untergeordnete Rolle zu spielen. Es kann vielmehr davon ausgegangen werden, dass der Reinfarkt des chirurgischen Patienten, wie beim nichtchirurgischen Patienten auch, durch einen Plättchenthrombus im Bereich einer hochgradigen Koronarstenose entsteht und nicht durch auffällige perioperative Veränderungen der allgemeinen Hämodynamik.

Hierfür spricht auch der **Zeitpunkt der größten Infarktgefährdung:**

— Nur etwa 20% der Reinfarkte treten intraoperativ auf.
— Die höchste Gefährdung besteht in den ersten 3–4 Tagen nach der Operation mit einem Maximum am 3. Tag.
— Die erhöhte Gefährdung dauert etwa bis zum 6. postoperativen Tag.

Sind Einflüsse bekannt, die einen perioperativen Reinfarkt begünstigen oder auslösen? Ja! Allerdings lassen sich solche Einflüsse bisher nur statistisch sichern, ohne dass die genauen pathophysiologischen Mechanismen oder Zusammenhänge hinreichend bekannt wären; die Bedeutung anderer Faktoren wiederum ist umstritten.

Herzinsuffizienz. Sie gilt ebenso wie eine niedrige Auswurffraktion (< 35%) als Risikofaktor für einen perioperativen Reinfarkt.

Koronarangiographischer Befund. Eine Dreigefäßerkrankung soll mit erhöhtem Reinfarktrisiko einhergehen.

Art der Operation. Oberbaucheingriffe und intrathorakale Operationen erhöhen das Reinfarktrisiko um das 2–4fache im Vergleich zu anderen nichtherzchirurgischen Eingriffen. Bei Gefäßoperationen ergab sich in umfangreichen Untersuchungen eine perioperative Infarktrate von 2,3–25%, wobei nicht ausdrücklich zwischen Patienten mit oder ohne früheren Infarkt unterschieden wurde. Besonders hoch (25%) war die Infarktrate bei positivem Belastungs-EKG.

Die nachfolgenden Variablen sind entweder umstritten oder ohne Einfluss auf die perioperative Infarktrate:

Angina pectoris. Überraschenderweise ist die stabile Angina pectoris kein signifikanter Risikofaktor für einen perioperativen Infarkt, sie geht jedoch vermehrt mit anderen perioperativen kardialen Komplikationen einher. Eine stabile Angina allein ist kein Grund, auf eine Narkose bzw. Operation zu verzichten. Die Bedeutung der instabilen Angina bei nichtherzchirurgischen Eingriffen ist bisher nicht hinreichend untersucht, jedoch sollte im Interesse des Patienten nach den oben angegebenen Leitsätzen vorgegangen werden.

Hypertonie. Der Einfluss einer vorbestehenden Hypertonie auf die perioperative Reinfarkthäufigkeit ist umstritten: In einigen Untersuchungen fand sich eine deutliche Korrelation, in anderen nicht.

Präoperative EKG-Veränderungen. Ungeklärt ist nach wie vor, ob Patienten mit Zeichen einer ischämischen Herzerkrankung im präoperativen EKG ein erhöhtes Infarktrisiko aufweisen. Insbesondere von Goldman wird ein solcher Zusammenhang verneint.

Diabetes mellitus ist ein wichtiger Risikofaktor für die koronare Herzerkrankung, erhöht jedoch wahrscheinlich nicht das perioperative Infarktrisiko.

Alter und Geschlecht haben ebenfalls keinen nachweisbaren Einfluss auf die perioperative Infarkthäufigkeit.

Perioperative hämodynamische Veränderungen. Tachykardie, Blutdruckanstieg und Hypotension gehen zwar vermehrt mit transitorischen Myokardischämien einher (s. o.), jedoch bleibt unklar, ob damit ein größeres Infarktrisiko verbunden ist, zumal, wie vorher dargelegt, 50–60% der perioperativen Ischämien auch ohne nachweisbare Veränderungen von Blutdruck oder Herzfrequenz auftreten.

Art des Narkoseverfahrens. Ob Regional- oder Allgemeinanästhesie mit verschiedenen Substanzen: Keines der gebräuchlichen Verfahren hat Einfluss auf die perioperative Infarkthäufigkeit! Lediglich in einer prospektiven Untersuchung von Rao und Mitarb. ging die Opioid-Lachgas-Narkose häufiger mit Reinfarkten einher als andere Techniken; allerdings wurde die Korrelation mit anderen Risikofaktoren nicht überprüft, so dass diese Ergebnisse nur mit Zurückhaltung betrachtet werden sollten. Die Dauer der Narkose scheint ebenfalls keine wesentliche Rolle zu spielen; wichtiger ist die Art der Operation (s. o.).

Vorangegangene Koronarbypass-Operation. Patienten, die einen oder mehrere Koronarbypässe erhalten haben, weisen kein erhöhtes perioperatives Infarktrisiko auf, vorausgesetzt, der Eingriff findet nicht in den ersten Wochen nach der Bypass-Operation statt. Allgemein wird empfohlen, in den ersten 6 Monaten nach der Koronarbypass-Operation keine elektiven Eingriffe durchzuführen.

Diagnose

Ein großer Teil der perioperativen Reinfarkte verläuft ohne Schmerzen. Herz-Kreislauf-Kollaps, Blutdruckabfall oder Herzrhythmusstörungen sind oft die ersten Hinweise, die den Arzt zu einer elektrokardiographischen Untersuchung und Bestimmung der CK-MB-Isoenzyme veranlassen. Im EKG gilt das Auftreten neuer Q-Zacken mit einer Dauer von mehr als 0,04 s als Kriterium für einen transmuralen Infarkt; jedoch wird der Wert dieses diagnostischen Zeichens bei Vorhandensein alter Wellen oder eines Schenkelblocks eingeschränkt; auch ist zu beachten, dass 60–80% der perioperativen Myokardinfarkte sog. Non-Q-Wave-Infarkte ohne ST-Strecken-Hebungen sind (NSTEMI-Infarkte). Subendokardiale Infarkte manifestieren sich als ST-T-Segment-Veränderungen. Allerdings muss beachtet werden, dass vorübergehende Veränderungen dieses Segments (Abflachung, Negativierung) in den ersten Stunden nach der Narkose bei Patienten mit koronarer Herzerkrankung relativ häufig auftreten, ohne dass dies als Hinweis auf eine Myokardischämie gedeutet wird.

> **Diagnostische Kriterien eines perioperativen Myokardinfarkts (nach Devereaux et al., 2005)**
> Für die Diagnose muss eines der folgenden Kriterien erfüllt sein:
> — 1. Kriterium: typischer Anstieg der Troponinkonzentration (wenn Bestimmung nicht verfügbar: alternativ CK-MB) oder typischer Abfall einer erhöhten Konzentration + eines der folgenden Merkmale:
>   – Zeichen oder Symptome der Myokardischämie (z. B. Angina pectoris)
>   – Auftreten pathologischer Q-Zacken
>   – ischämische EKG-Veränderungen
>   – koronare Intervention
>   – Echokardiographie: Neue myokardiale Wandbewegungsstörungen oder Perfusionsdefekte
> — 2. Kriterium: pathologische Hinweise auf einen akuten oder in Heilung befindlichen Myokardinfarkt
> — 3. Kriterium: Auftreten neuer, pathologischer Q-Zacken, wenn Troponinwerte nicht oder zu einem anderen Zeitpunkt bestimmt wurden
>
> Um einen asymptomatischen Myokardinfarkt zu erfassen, müssten in den ersten 3 Tagen nach der Operation täglich die Troponinwerte bestimmt und ein EKG angefertigt werden. Bei welchen Patienten so vorgegangen werden sollte, ist allerdings derzeit nicht definiert.

2.3.6 Präoperative Einschätzung des Koronarkranken

Von herausragender Bedeutung ist eine sorgfältige Erhebung der speziellen Vorgeschichte einschließlich der medikamentösen Therapie, während weiterführende diagnostische Maßnahmen besonderen Fragestellungen vorbehalten sind. Im Zweifelsfall sollte ein Kardiologe konsultiert werden. Liegen bereits spezielle Untersuchungsbefunde wie Belastungs-EKG, Perfusionsszintigraphie, Koronarangiographie und linksventrikuläre Angiographie vor, sollte sich der Anästhesist hierüber ausreichend informieren.

Routineeinschätzung

Die wichtigsten Zeichen oder Hinweise auf eine koronare Herzerkrankung sind:
— Angina pectoris,
— früherer Infarkt,
— Hinweise im EKG auf einen früheren Infarkt,
— periphere Gefäßerkrankungen,
— Risikofaktoren: Diabetes mellitus, Hypertonie, Zigarettenrauchen, Erhöhung des LDL-Cholesterins, Adipositas,
— Müdigkeit, Herzinsuffizienz, unklare Tachykardie.

Die Schwere der Angina pectoris kann nach den Kriterien der **Canadian Cardiovascular Society** klinisch in vier Grade eingeteilt werden:
— **Schweregrad I:** Normale körperliche Aktivität wie Spazierengehen oder Treppensteigen führt nicht zu Angina pectoris. Angina tritt auf bei starker, schneller oder lang anhaltender Belastung oder während der Erholungsphase.
— **Schweregrad II:** Die normale körperliche Aktivität ist leicht eingeschränkt. Angina tritt auf bei raschem Gehen oder Treppensteigen, Aufwärtsgehen, Gehen oder Treppensteigen nach den Mahlzeiten, im Wind, unter emotionaler Belastung oder wenige Stunden nach dem Erwachen.
— **Schweregrad III:** Die normale körperliche Aktivität ist erheblich eingeschränkt. Der Patient kann ein bis zwei Häuserreihen entlanggehen und einen Treppenabsatz ersteigen.
— **Schweregrad IV:** Beschwerden bei jeglicher körperlicher Aktivität oder auch in Ruhe.

Bei Patienten der Schweregrade III und IV sollen perioperativ gehäuft kardiale Komplikationen auftreten. Einige Autoren bezweifeln allerdings die klinische Aussagekraft der Angina-Klassifizierung.

Grundsätzlich muss beachtet werden, dass fehlende Angina pectoris eine signifikante Koronarsklerose keineswegs ausschließt. Auch verläuft ein größerer Teil der im Belastungs-EKG nachweisbaren Myokardischämien klinisch stumm.

Körperliche Befunde

Zur präoperativen Einschätzung bei vermuteter oder gesicherter koronarer Herzerkrankung gehört auch eine gezielte körperliche Untersuchung. Folgende kardiale Zeichen können Hinweise auf eine koronare Herzerkrankung bzw. einen abgelaufenen Infarkt sein:
— Vergrößertes Herz: z. B. bei Ventrikelfunktionsstörungen nach Infarkt mit deutlich erniedrigter Ejektionsfraktion.
— Präkordiales Heben durch Störungen der Wandbewegung des linken Herzens nach Infarkt.
— 3. Herzton (S3) durch erhöhten enddiastolischen Druck nach Infarkt.
— 4. Herzton (S4) durch verminderte Dehnbarkeit des linken Ventrikels nach Infarkt.
— Apikales Systolikum durch Papillarmuskel-Funktionsstörungen nach Infarkt.

Allerdings müssen bei Vorliegen dieser Befunde auch andere Herzkrankheiten differentialdiagnostisch erwogen werden.

Ruhe-EKG

Das Ruhe-EKG ist für die Früherkennung besonders der latenten koronaren Herzerkrankung nicht geeignet. Auch der frische und vor allem der alte Infarkt werden nur bei etwa 75% der Patienten erkannt. Trotz dieser Vorbehalte gehört aber das Ruhe-EKG grundsätzlich zum präoperativen Routine-Untersuchungsprogramm, auch wenn nur der Verdacht auf eine koronare Herzerkrankung besteht.

Folgende EKG-Veränderungen sind bei Koronarkrankheit für die Langzeitprognose bedeutsam:
— Q-Zacken (Breite und Höhe) für grobe Einschätzung der LV-Funktion und als Vorhersageparameter der Langzeit-Letalität,
— horizontale oder deszendierende ST-Strecken-Senkungen > 0,5 mm,
— Zeichen der linksventrikulären Hypertrophie,
— Linksschenkelblock.

! Besonders die LV-Hypertrophie und die ST-Strecken-Senkung gelten als Vorhersageparameter für perioperative kardiale Komplikationen.

LL **Indikationen für ein 12-Kanal-Ruhe-EKG einschließlich Empfehlungsgrad (ACC/AHA-Praxisleitlinien 2002):**
Klasse I: kürzlich aufgetretener Angina-pectoris-Anfall oder ischämisches Äquivalent bei Patienten mit klinisch mittlerem oder hohem Risiko und geplantem Eingriff mittleren oder hohen Risikos.
Klasse IIa: asymptomatische Patienten mit Diabetes mellitus.
Klasse IIb:
— Patienten mit vorangegangener ACB-Operation,
— asymptomatische Männer > 45 Jahre oder asymptomatische Frauen > 55 Jahre mit 2 oder mehr atherogenen Risikofaktoren,
— frühere Krankenhausaufnahme aus kardialen Gründen.
Klasse III: Routinemaßnahme bei asymptomatischen Patienten bei Eingriffen mit niedrigem Risiko.

Nichtinvasive Bestimmung der linksventrikulären Funktion in Ruhe

Eine verminderte linksventrikuläre Ejektionsfraktion (LV-EF) erhöht die perioperative Morbidität und Letalität; das höchste Risiko weisen Patienten mit einer LV-EF von < 35% auf.

Präoperativ nachgewiesene Störungen der systolischen oder diastolischen LV-Funktion in Ruhe erhöhen nachweislich das Risiko für eine **postoperative Herzinsuffizienz**, während perioperative ischämische Ereignisse nicht mit gleicher Sicherheit vorausgesagt werden können.

In der präoperativen Diagnostik wird die linksventrikuläre Funktion in Ruhe meist durch Echokardiographie bestimmt.

LL **Bestimmung der linksventrikulären Ruhefunktion vor nichtkardialen Operationen (ACC/AHA-Praxisleitlinien 2002):**
Klasse I: Patienten mit Zeichen der Herzinsuffizienz (nicht zwingend, wenn in vorangegangenen Untersuchungen LV-Funktionsstörungen nachgewiesen wurden),
Klasse IIa: Patienten mit früherer Herzinsuffizienz sowie Patienten mit Dyspnoe unbekannter Ursache,
Klasse III: als Routineuntersuchung bei Patienten ohne frühere Herzinsuffizienz.

Belastungs- oder Stress-Test

Funktionelle Belastungstests (Belastungs-EKG; Stress-Echokardiographie, Myokardszintigraphie mit ergometrischer oder pharmakologischer Belastung) dienen folgenden Zielen:
— Ermittlung der funktionellen Kapazität,
— Aufdeckung wesentlicher präoperativer Myokardischämien oder Herzrhythmusstörungen,
— Einschätzung des perioperativen kardialen Risikos und der Langzeitprognose.

LL Empfehlungen für Belastungs- oder pharmakologische Stress-Tests (ACC/AHA-Praxisleitlinien 2002):

Klasse I:
— Diagnostik bei Erwachsenen mit mittlerer Wahrscheinlichkeit einer KHK,
— Einschätzung der Prognose von Patienten mit initialer Untersuchung bei vermuteter oder nachgewiesener KHK; Einschätzung von Patienten mit signifikanten Änderungen des klinischen Status,
— Nachweis myokardialer Ischämien vor ACB-Operation,
— Überprüfung der Wirksamkeit medikamentöser Therapien; prognostische Einschätzung nach akutem Koronarsyndrom (wenn frühere Einschätzung nicht verfügbar).

Klasse IIa: Einschätzung der Belastungsfähigkeit, wenn subjektive Einschätzung unzuverlässig.

Klasse IIb:
— Diagnose der KHK bei Patienten mit hoher oder niedriger Wahrscheinlichkeit vor Belastung; Patienten mit ST-Strecken-Senkung < 1 mm; Patienten unter Digitalistherapie; Patienten mit EKG-Hinweisen auf LV-Hypertrophie,
— Aufdeckung einer Restenose bei asymptomatischen Hochrisikopatienten innerhalb eines Monats nach PTCA.

Klasse III:
— als Belastungstest; Diagnostik bei Patienten mit abnormem Ruhe-EKG, die nicht angemessen eingeschätzt werden können, z.B: Präexzitationssyndrome, ventrikuläre Schrittmacher, Ruhe-ST-Senkung > 1 mm; Linksschenkelblock,
— schwere Komorbidität, die vermutlich die Lebenserwartung vermindert; Kandidat für eine ACB-Operation,
— Routine-Screening asymptomatischer Männer und Frauen ohne Nachweis einer KHK,
— Untersuchung isolierter ektopischer Herzschläge bei jungen Patienten.

Koronarangiographie

LL Indikationen für eine Koronarangiographie (Abb. 16-1a bis c) vor (oder nach) nichtkardialen Operationen einschließlich Empfehlungsgrad (ACC/AHA-Praxisleitlinien 2002):

Klasse I: Patienten mit vermuteter oder bekannter Koronarkrankheit:
— Nachweis hohen Risikos aufgrund nichtinvasiver Diagnostik,
— therapierefraktäre Angina pectoris,
— instabile Angina pectoris, besonders bei Eingriffen mittleren oder hohen Risikos,
— zweideutige Befunde nichtinvasiver Diagnostik bei Patienten mit hohem klinischen Risiko,
— Hochrisikooperationen.

Klasse IIa:
— mehrere Marker eines mittleren Risikos bei geplanten Gefäßoperationen,
— mittlere bis große Ischämieregion bei nichtinvasiver Untersuchung, aber ohne Hochrisikomuster und ohne erniedrigte LV-EF,
— kein positives Ergebnis nichtinvasiver Diagnostik bei Patienten mit mittlerem Risiko bei geplanter Hochrisikooperation,
— dringliche nichtkardiale Operation bei Patienten mit akutem Infarkt.

Klasse IIb:
— perioperativer Myokardinfarkt,
— medizinisch stabile CCS-III- oder -IV-Angina pectoris bei geplanten Eingriffen niedrigen oder mittleren Risikos.

Klasse III:
— nichtkardiale Eingriffe mit niedrigem Risiko bei bekannter Koronarkrankheit und ohne Hochrisikofaktoren nach den Ergebnissen nichtinvasiver Diagnostik,
— asymptomatischer Patient nach ACB-Operation mit sehr guter Leistungsfähigkeit (7 und mehr METs),
— leichte, stabile Angina pectoris bei guter linksventrikulärer Funktion und keinen Hochrisikofaktoren nach den Ergebnissen nichtinvasiver Untersuchungen,
— ACB-Operation nicht vorgesehen wegen medizinischer Begleiterkrankungen, schwerer linksventrikulärer Funktionsstörung (LV-EF 0,2 oder weniger) oder Verweigerung einer ACB-Operation,
— Kandidat für Leber-, Lungen- oder Nierentransplantation, Alter > 40 Jahre, als Teil der präoperativen Diagnostik für Transplantationen. Ausnahme: Aufdeckung von Hochrisikofaktoren durch nichtinvasive Diagnostik.

16 Vorgehen bei Begleiterkrankungen

Abb. 16-1a bis c Verlauf der Koronararterien im Angiogramm.
a) Verlauf der linken Koronararterie bei 10°-rechtsanteriorer Schrägansicht.
b) Verlauf des Ramus interventricularis und des Ramus circumflexus der linken Koronararterie bei 75°-linksanteriorer Schrägansicht.
c) Verlauf der Koronararterien bei 30°-linksanteriorer Schrägansicht.

haft veränderten Koronararterien, deren Langzeitprognose durch eine ACB-Operation verbessert werden würde und die sich einem elektiven Eingriff mittleren oder hohen Risikos unterziehen sollen.

PCI. Ob durch eine präoperative perkutane koronare Intervention (Ballondilatation, Stent oder andere Techniken) das Risiko perioperativer kardialer Komplikationen gesenkt wird, ist nicht geklärt.

2.3.8 Präoperative Medikamente

Antianginöse und antihypertensive Therapie. Die spezifische Behandlung des Koronarkranken sollte bis einschließlich Operationstag fortgesetzt werden, um einen gewissen Schutz vor hämodynamischen Reaktionen mit nachfolgenden Myokardischämien zu gewährleisten. Denn es hat sich gezeigt, dass abruptes Absetzen von β-Blockern bei einigen Patienten ein bedrohliches Rebound-Phänomen bzw. Entzugssyndrom hervorrufen kann, während die

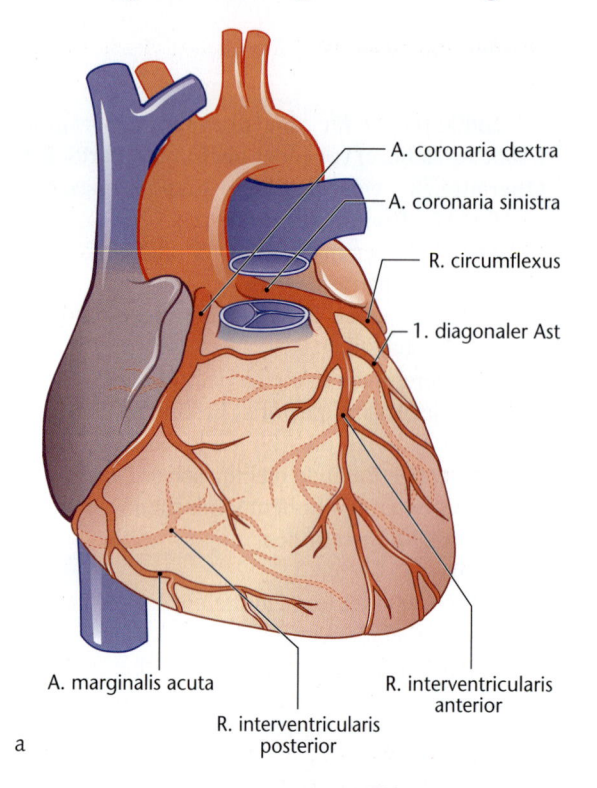

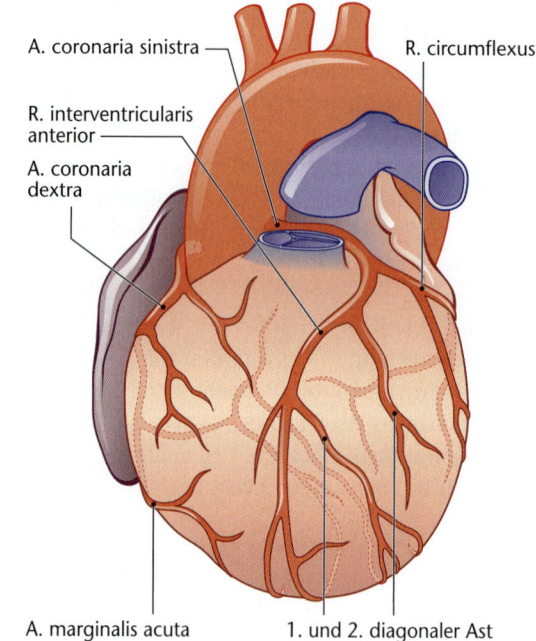

2.3.7 Präoperative Koronarbypass-Operation oder PCI

ACB-Operation. Nur bei einem kleinen Anteil von Hochrisikopatienten ist es gerechtfertigt, vor der nichtkardialen elektiven Operation eine koronare Bypass-Operation durchzuführen, um das Risiko des nichtkardialen Eingriffs zu mindern. Dies gilt z. B. für Patienten mit prognostisch hochrisiko-

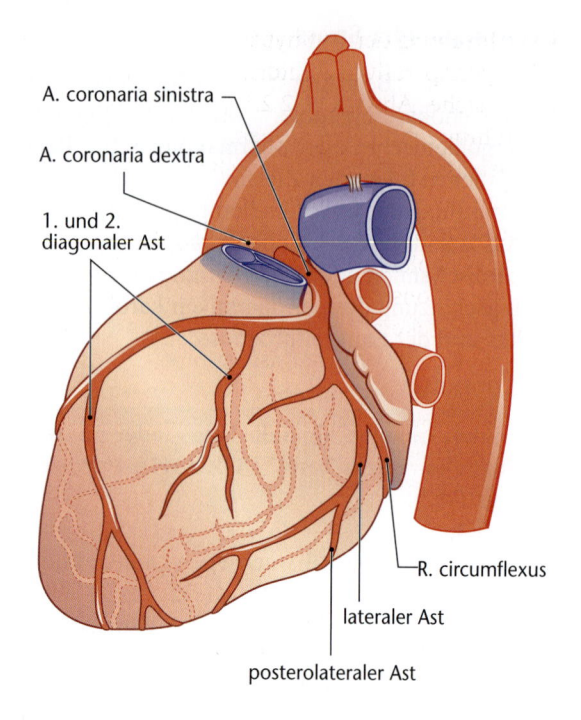

Unterbrechung der Antihypertensivatherapie zu labilem perioperativem Blutdruckverhalten prädisponiert (siehe Abschnitt 2.2.12). Die präoperative Fortführung der Langzeittherapie mit Kalziumantagonisten ist hingegen von fraglichem Nutzen, weil hierdurch sympathoadrenerge Kreislaufreaktionen auf stärkere Stimuli nicht verhindert werden. Einige Autoren empfehlen daher, die Kalziumantagonisten am Operationsmorgen mit einer niedrigen Dosis eines β-Blockers zu kombinieren. Grundsätzlich sollte beachtet werden, dass auch die Fortführung der β-Blocker-Therapie nicht bei allen Patienten vor hypertensiven Reaktionen auf Stimuli schützt, insbesondere wenn eine Opioid-Lachgas-Anästhesie durchgeführt wird. Tachykardien werden hingegen wesentlich seltener beobachtet. Weiterhin muss die additive negativ inotrope Wirkung der β-Blocker und Kalziumantagonisten zu den Inhalationsanästhetika beachtet werden.

Diese Medikamente können meist per os am Operationsmorgen zugeführt werden; bei den Nitraten ist auch die Applikation als Pflaster möglich, ergänzend kann der Patient ein Sublingualspray verwenden.

Prämedikation. Im Allgemeinen ist bei Koronarpatienten eine stärkere Sedierung erforderlich, um Angst und Aufregung (mit Zunahme des Tonus der Koronararterien und Angina pectoris) zu vermeiden. Ideale Prämedikationssubstanzen gibt es nicht, entsprechend auch keine Standardempfehlung. Prämediziert wird häufig oral (oder i.m.) mit einem Benzodiazepin (z. B. Flunitrazepam, Midazolam; siehe Kap. 46). Auf Atropin wird gewöhnlich verzichtet.

2.3.9 Wahl des Anästhesieverfahrens

Entgegen einer weitverbreiteten Ansicht hat keines der gängigen Verfahren – Regionalanästhesie oder Allgemeinnarkose – einen nachweisbaren Einfluss auf die perioperative Reinfarkthäufigkeit. Die Wahl des Anästhesieverfahrens und die eingesetzten Substanzen sollten sich daher in erster Linie nach der Art der Operation und dem Ausmaß der zu erwartenden sympathoadrenergen Reaktionen auf anästhesiologische und chirurgische Stimuli sowie dem Schweregrad der koronaren Herzkrankheit richten.

! Dogmatisches Festhalten an einem bestimmten Verfahren ist nicht gerechtfertigt und engt den Handlungsspielraum des Anästhesisten unnötig ein.

Regionalanästhesie. Alle gebräuchlichen Verfahren (Nervenblockaden, Plexusblockaden, Spinal- und Periduralanästhesie) sind grundsätzlich möglich. Bei Spinal- und Periduralanästhesie muss aber die Gefahr des Blutdruckabfalls mit Abnahme des koronaren Perfusionsdrucks besonders beachtet werden. Eine ausgedehnte oder totale Sympathikusblockade sollte vermieden werden. Bei der Kombination von Peridural- oder Spinalanästhesie mit einer flachen Allgemeinnarkose, z. B. für abdominale oder thorakoabdominale Eingriffe, sollte die Blockade auf das Splanchnikusgebiet (Th5–Th12) beschränkt werden, um stärkere Blutdruckabfälle zu vermeiden. Durch die Kombinationsanästhesie können chirurgische Stimuli im Abdomen sehr wirksam unterdrückt und der Bedarf an Allgemeinanästhetika entsprechend eingeschränkt werden. Des Weiteren ermöglicht die kontinuierliche Periduralanästhesie bei diesen Patienten eine gute postoperative Schmerzbehandlung. Nach der MASTER-Studie werden aber die postoperative Morbidität und Mortalität durch das kombinierte Verfahren nicht wesentlich beeinflusst.

Inhalationsanästhesie. Isofluran, Desfluran und Sevofluran wirken, dosisabhängig, negativ inotrop und blutdrucksenkend; myokardialer Sauerstoffverbrauch und Koronardurchblutung nehmen daher ab. Chirurgische Stimulation wirkt dem Blutdruckabfall entgegen. Die kontrollierte Dämpfung der Herz-Kreislauf-Funktion durch die Inhalationsanästhetika wird bei Patienten mit guter Ventrikelfunktion von den meisten Autoren als günstig angesehen, sofern ein übermäßiger Abfall des koronaren Perfusionsdrucks vermieden wird. Vorteilhaft ist auch die gute Blockade sympathoadrenerger Reaktionen auf starke Stimuli. Die klinische Bedeutung der experimentell nachgewiesenen ischämischen Präkonditionierung des Myokards durch volatile Anästhetika kann derzeit nicht eingeschätzt werden. Isofluran wirkt (arteriolär) koronardilatierend und kann in höheren Konzentrationen (> 1,15 Vol.% endexsp.) bei schwerer Koronarkrankheit durch Umverteilung der Koronardurchblutung ein „coronary steal"-Phänomen mit regionalen Myokardischämien hervorrufen (siehe Abschnitt 2.3.4). Bei schweren Störungen der Ventrikelfunktion mit niedriger Auswurffraktion (z. B. bei Akinesie oder Herzwandaneurysma) sollten Inhalationsanästhetika (wenn überhaupt) nur mit großer Vorsicht eingesetzt werden.

Lachgas soll eine gewisse konstringierende Wirkung auf die epikardialen Koronararterien ausüben und häufiger mit intra- und postoperativen Myokardischämien einhergehen. Des Weiteren soll Lachgas die Homocysteinkonzentration im Serum erhöhen und so möglicherweise die Thrombozytenreaktivität und die Endothelfunktion ungünstig beeinflussen.

Opioide. Monoanästhesien mit hochdosierten Opioiden sind bei Koronarkranken mit guter Ventrikelfunktion abzulehnen: Diese Technik gewährt keinen sicheren Schutz vor sympathoadrenergen Reaktionen mit transitorischen Myokardischämien und verlängert außerdem die Aufwachphase und die Zeit der Nachbeatmung oft übermäßig. Auch durch Kombination von Opioiden mit Lachgas wird häufig keine kardiovaskuläre Stabilität erreicht. Andererseits führt der Zusatz von Lachgas zu Opioiden bei Patienten mit schlechter Ventrikelfunktion oft zu einer Dämpfung der Herz-Kreislauf-Funktion mit erheblichem Blutdruckabfall.

Remifentanil ist derzeit das Opioid, mit dem kardiovaskuläre Reaktionen auf Stimuli am wirksamsten und zuverlässigsten unterdrückt werden können.

Kombination von Opioiden (Remifentanil, Fentanyl, Alfentanil, Sufentanil) mit Inhalationsanästhetika. Allgemein wird die Kombination mittlerer Opioiddosen mit Inhalationsanästhetika in niedrigen Konzentrationen (MAC$_{awake}$) als günstiges Narkoseverfahren bei Patienten mit ausreichender Ventrikelfunktion angesehen. Dabei spielt die Wahl des jeweiligen Inhalationsanästhetikums klinisch wahrscheinlich keine wesentliche Rolle. Isofluran scheint hierfür ebenfalls geeignet zu sein, sofern auf die Zufuhr höherer Konzentrationen (> 1 MAC) verzichtet wird. Bei schweren Störungen der Ventrikelfunktion sollte nicht mit Lachgas supplementiert werden. Auch die volatilen Anästhetika sollten nicht oder nur in niedriger Konzentration und mit großem Fingerspitzengefühl (erfahrener Anästhesist!) eingesetzt werden.

2.3.10 Intraoperative Überwachung

Die intraoperative Überwachung richtet sich vor allem nach dem Ausmaß des operativen Eingriffs und dem Schweregrad der Erkrankung. Die Indikation für eine arterielle Kanülierung wird im Allgemeinen großzügiger gestellt, so z. B. wenn hyperdyname Reaktionen zu erwarten sind oder eine schlechte Ventrikelfunktion vorliegt. Ein Pulmonaliskatheter ist hingegen nur selten indiziert (s. u.), insbesondere weil intraoperativ die Sensitivität für die Entdeckung von Myokardischämien gering ist und außerdem kein wesentlicher Einfluss auf den perioperativen Verlauf nachgewiesen werden konnte.

Im Mittelpunkt der Überwachung steht das **Elektrokardiogramm,** das vor allem der Diagnose von perioperativen Myokardischämien dient. Am häufigsten werden hierfür V$_5$/II-Ableitungen eingesetzt (siehe Kap. 26). Künftig sind verbesserte Technologien zu erwarten, mit denen Myokardischämien leichter und zuverlässiger erkannt werden können.

> **LL Perioperative ST-Strecken-Überwachung (ACC/AHA-Praxisleitlinien 2002):**
> **Klasse IIa:** bei Patienten mit bekannter KHK für Gefäßoperationen: kann die Aufdeckung perioperativer Moykardischämien erhöhen und Patienten identifizieren, die postoperativ und im weiteren Verlauf von Interventionen profitieren.
> **Klasse IIb:** Patienten mit einem oder mehreren koronaren Risikofaktoren.
> **Klasse III:** Patienten mit niedrigem koronaren Risiko.

Pulmonalarterienkatheter. Der intraoperative Routineeinsatz eines Pulmonalarterienkatheters ist nach den derzeit vorliegenden Untersuchungsergebnissen nicht gerechtfertig. Möglicherweise profitieren aber Hochrisikopatienten hiervon. Grundsätzlich sollte die Entscheidung für die Anwendung eines Pulmonaliskatheters folgende 3 Faktoren berücksichtigen: die Erkrankung des Patienten, die Art des chirurgischen Eingriffs und die praktischen Gegebenheiten.

> **LL Empfehlung für den intraoperativen Einsatz eines Pulmonaliskatheters (ACC/AHA-Praxisleitlinien 2002):**
> **Klasse IIa:** Patienten mit dem Risiko stärkerer hämodynamischer Störungen, die am besten durch einen Pulmonaliskatheter aufgedeckt und interpretiert werden können, bei Eingriffen, die üblicherweise solche hämodynamischen Veränderungen auslösen, z. B. suprarenale Aortenaneurysma-Operation bei Patienten mit Angina pectoris.
> **Klasse IIb:** wenn der Zustand des Patienten oder der Eingriff selbst (aber nicht beide) den Patienten einem erhöhten Risiko hämodynamischer Störungen aussetzen, z. B. suprazöliakale Aortenaneurysma-Operation bei negativem Stress-Test.
> **Klasse III:** kein Risiko hämodynamischer Störungen gegeben.

Transösophageale Echokardiographie. Mit der TEE können intraoperative Myokardischämien leichter aufgedeckt werden als mit dem EKG oder dem Pulmonalarterienkatheter. Anders als bei herzchirurgischen Eingriffen wird die TEE bei nichtkardialen Operationen jedoch nur selten eingesetzt.

Die wenigen vorliegenden Untersuchungsergebnisse zeigen, dass der intraoperative Nachweis myokardialer Wandbewegungsstörungen keine sichere Vorhersage kardialer Komplikationen ermöglicht. Auch führt die Beseitigung von Myokardischämien bei Hochrisikopatienten nicht zwangsläufig zur Auflösung der Wandbewegungsstörungen.

> **ACC/AHA-Praxis-Leitlinien 2002:**
> Der Routineeinsatz des TEE bei nichtkardialen Eingriffen scheint nicht gerechtfertigt zu sein.

2.3.11 Leitsätze für die Narkose

Oberstes Prinzip der Narkose für den Koronarkranken ist die Aufrechterhaltung des myokardialen Sauerstoffgleichgewichts. Darum: keine Steigerung des myokardialen Sauerstoffbedarfs oder Beeinträchtigung der Koronardurchblutung! Vermieden werden müssen Tachykardie und Hypertension sowie die Steigerung von Vorlast, Nachlast und Kontraktilität, des Weiteren übermäßiger Blutdruckabfall oder schwere Anämie, Koronarspasmen und Umverteilung der Koronardurchblutung. Angestrebt werden sollte ein leicht hypodynamer Kreislaufzustand, mit dem eine ausreichende Ventrikelfunktion (Herzzeitvolumen) und Sauerstoffversorgung der Organe aufrechterhalten wird.

Dabei kann in folgender Weise vorgegangen werden (siehe Kap. 46):
— Für die **Narkoseeinleitung** bei Patienten mit *guter Ventrikelfunktion* eignen sich alle gebräuchlichen i.v. Anästhetika, vorausgesetzt, starker Blutdruckabfall und Tachykardie werden vermieden. Ketamin steigert den myokardialen Sauerstoffverbrauch durch Hypertension und Tachykardie und ist daher nicht geeignet. **Etomidat** weist die geringsten kardiovaskulären Wirkungen auf, muss jedoch mit **Fentanyl** kombiniert werden (s. u.); *Methohexital* und *Thiopental* senken den Blutdruck und steigern die Herzfrequenz in variablem Ausmaß; *Propofol* wirkt ebenfalls blutdrucksenkend, die Herzfrequenzreaktion ist nicht sicher vorhersehbar; **Midazolam** und **Flunitrazepam** weisen geringe hämodynamische Wirkungen auf, jedoch wird eine tiefe Hypnose nicht immer erreicht.
— Für die Narkoseeinleitung bei Patienten mit *schwerer Störung der Ventrikelfunktion* (niedrige Ejektionsfraktion; Herzinsuffizienz) eignen sich vor allem **Etomidat** oder **Midazolam**. Die anderen Substanzen müssen sehr vorsichtig dosiert werden, um einen starken Abfall des Herzzeitvolumens und des arteriellen Blutdrucks zu vermeiden.
— **Laryngoskopie und endotracheale Intubation** prädisponieren zu sympathoadrenergen Reaktionen mit Blutdruckanstieg und Tachykardie. Darum ist hierfür eine entsprechende Narkosetiefe erforderlich, die durch die i.v. Anästhetika allein häufig nicht erreicht wird. Das i.v. Anästhetikum wird daher oft durch Injektion eines Opioids wenige Minuten vor der Einleitung supplementiert. Die Dosisangaben für die Vorinjektion von **Fentanyl** schwanken zwischen 3 und 30 µg/kg; eine vollständige Unterdrückung hämodynamischer Reaktionen wird hiermit nicht immer erreicht. In Phasen geringer Stimulation muss andererseits durch Interaktion zwischen Fentanyl (Remifentanil, Alfentanil, Sufentanil) und dem i.v. Anästhetikum mit einem Blutdruckabfall gerechnet werden. Als Muskelrelaxans für die endotracheale Intubation kann *Succinylcholin* oder ein ND-Relaxans eingesetzt werden.
— **Alternative Narkoseeinleitung:** Remifentanil über Perfusor, zu Beginn ca. 0,5 µg/kg/min; dann bei Wirkungseintritt Dosisreduktion auf etwa die Hälfte und Injektion des i.v. Hypnotikums, danach endotracheale Intubation. Unter diesem Vorgehen treten nur ausnahmsweise Hypertonie und/oder Tachykardien auf. Jedoch ist Vorsicht geboten: Gefahr des Blutdruckabfalls und der Bradykardie!
— Eine **Hypertonie** während der Intubation kann durch **Nitroglyzerininfusion** beseitigt werden, Tachykardien durch i.v. Injektion eines **β-Rezeptoren-Blockers**, z. B. Esmolol. Einige Autoren injizieren den β-Rezeptoren-Blocker auch prophylaktisch kurz vor der Narkoseeinleitung. (Jedoch: äußerste Vorsicht bei Patienten mit schlechter Ventrikelfunktion!)
— Die **Muskelrelaxierung** für die Operation kann mit allen gebräuchlichen nichtdepolarisierenden Muskelrelaxanzien durchgeführt werden. Pancuronium ruft gelegentlich eine unerwünschte Tachykardie hervor, die zumeist durch Vorinjektion von Fentanyl verhindert wird. Die Kombination von Fentanyl und Vecuronium hingegen führt bei einigen Patienten zu erheblicher Bradykardie, die mit Atropin beseitigt werden kann.
— Für die **Aufrechterhaltung der Narkose** eignen sich die weiter oben beschriebenen Techniken, insbesondere die Kombination von Remifentanil mit einem Inhalationsanästhetikum in niedriger Konzentration oder als TIVA mit Propofol. Hierbei sollten folgende Ziele angestrebt werden:

16 Vorgehen bei Begleiterkrankungen

- Herzfrequenz zwischen 50 und 90/min
- systolischer Blutdruck nicht höher als 15% vom Normal- bzw. Ausgangswert
- diastolischer Druck > 60 mmHg
- pulmonalkapillärer Verschlussdruck < 12 mmHg
- keine extreme Hämodilution bzw. Anämie

Hyperdyname Reaktionen sind vor allem bei starker chirurgischer Stimulation zu erwarten, Blutdruckabfälle hingegen in stimulationslosen Phasen sowie bei stärkeren Volumenverlusten oder ausgeprägten Myokardischämien.

- Bei **Tachykardie:** Narkose vertiefen, wenn zu flach. Sonst β-Rezeptoren-Blocker (z. B. Esmolol) oder Verapamil (insbesondere bei supraventrikulären Tachykardien).
- Bei **Hypertonie:** Narkose vertiefen, wenn zu flach. Sonst Nitroglyzerin per inf., Nifedipin per inf., Urapidil oder Nitroprussid per inf.
- Bei **Blutdruckabfall:** Lachgas aus! Volumenzufuhr, wenn Venendruck niedrig. Bei Hypotonie mit Bradykardie: Atropin; bei peripherer Vasodilatation: Vasopressor (z. B. Theodrenalin oder Noradrenalin in vorsichtig angepasster Dosierung). Bei Patienten mit Koronarbypass kann ein starker, länger anhaltender Blutdruckabfall zum Verschluss eines Bypass führen. Vorsicht: Gefahr des Myokardinfarkts mit Kammerflimmern!
- Bei **Linksherzinsuffizienz:** positiv inotrope Substanzen, z. B. Dobutamin.
- Bei Verdacht auf **Koronarspasmus:** Nitroglyzerin oder Kalziumantagonisten.
- Abrupte **Antagonisierung von Opiaten** am Ende der Operation muss vermieden werden, weil hierdurch starke sympathoadrenerge Reaktionen mit Blutdruckanstieg und Tachykardie (Infarktgefahr!) ausgelöst werden können.
- Postoperatives **Kältezittern** steigert den myokardialen Sauerstoffverbrauch und muss ebenfalls vermieden werden (siehe Kap. 30).

2.3.12 Postoperative Intensivüberwachung

Die Indikation für eine verlängerte Intensivüberwachung des Infarktpatienten sollte, abhängig vom Ausmaß des Eingriffs und vom Schweregrad der Koronarkrankheit, großzügiger gestellt werden, da, wie weiter oben dargelegt, die größte Gefahr eines Reinfarktes in den ersten 3 Tagen nach der Operation besteht.

2.4 Chronische Herzinsuffizienz

Die chronische Herzinsuffizienz ist eine häufige Erkrankung (1,5–2% der Bevölkerung), insbesondere bei Patienten mit Hypertonie oder koronarer Herzerkrankung sowie in höherem Lebensalter. Herzinsuffizienz prädisponiert, abhängig vom jeweiligen Schweregrad, zu perioperativem Herzversagen und erhöhter Mortalität.

Besonders gefährdet sind Patienten der NYHA-Schweregrade III und IV (siehe Abschnitt 2.1.4) sowie Patienten mit folgenden zwei Zeichen der Herzinsuffizienz:
- S3-Galopp bzw. 3. Herzton,
- gestaute Jugularvenen.

Radiologische Zeichen der Herzinsuffizienz bei Patienten mit koronarer Herzerkrankung erhöhen ebenfalls das Risiko; eine Auswurffraktion von weniger als 40% geht bei diesen Patienten sogar mit einem erheblichen Anstieg der Mortalität einher.

2.4.1 Definition

Die Herzinsuffizienz ist ein Zustand, bei dem das Myokard, trotz ausreichenden venösen Rückstroms, nicht mehr in der Lage ist, den metabolischen Bedarf des Organismus aufrechtzuerhalten. Die Pumpleistung des Herzens bzw. das Herzzeitvolumen ist im Vergleich zum Sauerstoff- und Nährstoffbedarf der Organe zu niedrig. Die Herzinsuffizienz manifestiert sich in Ruhe oder unter Belastung.

Klinisch liegt das Syndrom Herzinsuffizienz vor, wenn typische Symptome wie Müdigkeit, Leistungsminderung, Dyspnoe, Flüssigkeitseinlagerung usw. bestehen, hervorgerufen durch eine systolische oder diastolische Funktionsstörung des Herzens. Eine isolierte diastolische Herzinsuffizienz soll in 20–40% der Fälle Ursache der Symptome sein, ist aber schwierig nachzuweisen. Die unter 2.4.6 beschriebenen Therapiekonzepte für die systolische Herzinsuffizienz sind nicht auf die diastolische (abnorme Relaxation und steifer linker Ventrikel) übertragbar.

2.4.2 Ursachen

Die Herzinsuffizienz kann durch eine Vielzahl von unterschiedlichen Faktoren ausgelöst werden: Druckbelastung, Volumenbelastung, myokardialer Sauerstoffmangel, Einschränkung der diastolischen Füllung, primäre Störungen der Kontraktilität.

Zu den häufigsten Ursachen der Herzinsuffizienz gehören:
- Arterielle Hypertonie,
- koronare Herzerkrankung.

Diese beiden Erkrankungen liegen bei etwa 70% der Patienten mit Herzinsuffizienz zugrunde. Weitere wichtige Ursachen sind u. a.:
- Aortenstenose,
- Kardiomyopathien, Myokarditiden,

- Aorten-, Mitral- oder Trikuspidalinsuffizienz,
- gesteigertes Herzzeitvolumen: Thyreotoxikose, Anämie, AV-Fisteln,
- iatrogene Myokardschäden, z. B. durch Medikamente, Bestrahlung von Mediastinaltumoren.

2.4.3 Pathophysiologie

Das Herz reagiert auf die erhöhte Arbeitsbelastung gewöhnlich mit folgenden Kompensationsmechanismen: Frank-Starling-Mechanismus, Erhöhung des Sympathikotonus mit peripherer Vasokonstriktion, Steigerung der Myokardkontraktilität sowie Hypertrophie und Dilatation des Herzmuskels (siehe Kap. 46). Hierdurch wird in Ruhe und auch unter Belastung zunächst ein ausreichendes Herzzeitvolumen aufrechterhalten. Steigen aber die Füllungsdrücke und das enddiastolische Volumen des betroffenen Ventrikels an, geht die Herzinsuffizienz in das Stadium der Dekompensation über. Hohe Füllungsdrücke des linken Ventrikels erhöhen den linken Vorhofdruck und bewirken eine Lungenstauung mit Lungenödem. Bei dekompensierter Insuffizienz des rechten Ventrikels entwickeln sich Ödeme der abhängigen Körperpartien, Hepatomegalie, Aszites und ein erhöhter Venendruck. Im weiteren Verlauf nimmt das Herzzeitvolumen unter Belastung mehr und mehr ab.

2.4.4 Prognose

Unbehandelt schreitet die Herzinsuffizienz meist fort. Hierbei kann folgende grobe Regel für die Prognose herangezogen werden:

2-Jahres-Letalität (%) = NYHA-Stadium $\times$ 10

Bei NYHA-III-Patienten beträgt die 2-Jahres-Letalität 30–40%, bei NYHA-IV-Patienten 40–50%. Die wesentlichen Todesursachen sind:
- **Fortschreitendes Pumpversagen**: Herztod mit vorangehender klinischer oder hämodynamischer Verschlechterung,
- **plötzlicher Herztod**: Herztod innerhalb einer Stunde nach Herz-Kreislauf-Kollaps bei vorher stabilem Patienten.

Ungünstige prognostische Faktoren bei Herzinsuffizienz sind:
- Ischämische Ursache der Erkrankung,
- Diabetes mellitus,
- hohes Lebensalter,
- NYHA-Stadium III oder IV,
- niedrige EF (LV-EF < 25%, RV-EF < 35%),
- ventrikuläre Arrhythmien,
- niedriger Herzindex, hohe Drücke im Pulmonalkreislauf, hoher Wedge-Druck,
- restriktive diastolische Funktionsstörung,
- erhöhte neuroendokrine Parameter,
- Hyponatriämie.

2.4.5 Präoperative Diagnostik und Einschätzung

Im Mittelpunkt des klinischen Bildes der manifesten **Linksherzinsuffizienz** steht die Lungenstauung mit den typischen Folgen:
- Dyspnoe unter Belastung, später auch in Ruhe,
- Orthopnoe,
- anfallsweise nächtliche Atemnot,
- Husten, Stauungsbronchitis,
- Tachykardie,
- basale Rasselgeräusche, Galopprhythmus,
- prärenale Niereninsuffizienz.

Die **Dekompensation** ist in folgender Weise gekennzeichnet:
- Lungenödem,
- Abfall des Herzzeitvolumens mit Blässe, Hypotension, Oligurie, später kardiogener Schock.

Thorax-Röntgenbild: Kardiomegalie; interstitielles, später alveoläres Lungenödem; vermehrte Lungengefäßzeichnung, besonders in den Lungenspitzen, durch Umverteilung des Blutflusses bei Anstieg des pulmonalen Gefäßwiderstands in der Basis.

Die **Rechtsherzinsuffizienz** entsteht zumeist als Folge einer chronischen Linksherzinsuffizienz, kann jedoch auch isoliert auftreten. Die häufigsten **Ursachen** sind:
- Schwere Mitralstenose mit pulmonaler Hypertonie,
- Pulmonalklappenstenose,
- Cor pulmonale bei chronischen Lungenerkrankungen,
- primäre pulmonale Hypertonie mit Trikuspidalinsuffizienz,
- Vorhof- oder Ventrikelseptumdefekt mit pulmonaler Hypertonie.

Im Mittelpunkt des klinischen Bildes der Rechtsherzinsuffizienz steht die systemische Venenstauung.

Zeichen und Befunde:
- Müdigkeit bei Abfall des Herzzeitvolumens,
- Ödeme in den abhängigen Körperpartien,
- Jugularvenenpuls,
- Leberstauung,
- Aszites,
- Anorexie und Meteorismus,
- rechtsventrikuläre Hypertrophie,
- rechtsatrialer Galopp,
- Strömungsgeräusche (kongenitale Vitien, Klappenfehler),

- lautes Pulmonalsegment des 2. Herztons bei pulmonaler Hypertonie,
- Pleuraergüsse, bevorzugt rechts; Perikarderguss,
- Zeichen der chronischen Lungenerkrankung bei Cor pulmonale.

Bei *globaler* Herzinsuffizienz finden sich die kombinierten Zeichen der Links- und Rechtsherzinsuffizienz.

Einschätzung des Schweregrades. Aufgrund der Vorgeschichte und des klinischen Bildes kann der Schweregrad einer Herzinsuffizienz für praktische Zwecke hinreichend genau mit Hilfe der NYHA-Klassifizierung erfolgen. Klinisch gebräuchlich ist außerdem die gemeinsame Stadieneinteilung des American College of Cardiology (ACC) und der American Heart Association (AHA), die – unter Berücksichtigung der zu Grunde liegenden Pathologie – v. a. auf primäre und sekundäre Präventivmaßnahmen ausgerichtet ist.

> **LL** **Stadieneinteilung der Herzinsuffizienz nach den ACC/AHA-Leitlinien 2001:**
> **A** Patienten mit Risikokonstellation für spätere Entwicklung einer Herzinsuffizienz; keine feststellbaren strukturellen oder funktionellen Auffälligkeiten, keine Zeichen der Herzinsuffizienz. *Beispiele:* arterielle Hypertonie, koronare Herzerkrankung, Diabetes mellitus, kardiotoxische Substanzen, Alkoholabusus, rheumatisches Fieber, familiäre Disposition.
> **B** Patienten mit struktureller Herzerkrankung, jedoch ohne Symptome der Herzinsuffizienz. *Beispiele:* linksventrikuläre Hypertrophie oder Fibrose, linksventrikuläre Dilatation oder Hypokontraktilität, asymptomatischer Herzklappenfehler, früherer Myokardinfarkt.
> **C** Patienten mit aktueller oder früherer Herzinsuffizienzsymptomatik mit struktureller Herzerkrankung. *Beispiele:* Dyspnoe, Erschöpfung bei diastolischer Dysfunktion, asymptomatischer Patient unter Herzinsuffizienztherapie.
> **D** Patienten mit fortgeschrittener struktureller Herzerkrankung und mit deutlicher Herzinsuffizienzsymptomatik in Ruhe trotz maximaler medikamentöser Therapie. *Beispiele:* gehäufte Hospitalisierung, Indikation zur Herztransplantation, Bridging oder Assist-Systeme, präfinale Konstellation.

Ergeben sich bei der präoperativen Untersuchung durch den Anästhesisten begründete Anhaltspunkte für eine Herzinsuffizienz, sollte der Patient vom Internisten bzw. Kardiologen untersucht werden. Ziele der weiterführenden Konsiliaruntersuchung sind vor allem die Aufklärung der Ursachen und die Einleitung einer präoperativen Behandlung. Durch die Behandlung soll der Patient mit dekompensierter Herzinsuffizienz vor der Operation in das Stadium der Kompensation überführt werden.

Diagnostik der Herzinsuffizienz. Zu den wesentlichen diagnostischen Maßnahmen bei Herzinsuffizienz gehören:
- **Anamnese:** Dyspnoe oder Orthopnoe, Leistungsabnahme,
- **körperliche Untersuchung:** Ödeme, pulmonale Stauung, Hepatomegalie, Aszites, Tachykardie,
- **Labor:** brain natriuretic peptide, BNP, und N-terminales-(NT-)proBNP, Blutbild (Anämie? Polyglobulie?), Kreatinin (Nierenfunktionsstörung?), Elektrolyte (Elektrolytstörungen?), Blutglukose (Diabetes mellitus?),
- **12-Kanal-EKG**,
- **Echokardiographie**: wichtigste apparative Untersuchungsmethode; pathologische Befunde bei > 90% der Patienten mit Herzinsuffizienz. Beurteilung von Morphologie, systolischer und diastolischer Funktion, Klappenfunktion, pulmonaler Hypertonie,
- **Röntgenbild des Thorax**: Basisuntersuchung. Herzgröße und -silhouette, Zeichen der akuten oder chronischen Lungenstauung, Pleuraergüsse, Klappenverkalkungen, Perikardverkalkungen,
- **Diagnostik wichtiger Begleiterkrankungen:** Niere, Leber, Diabetes mellitus, Schilddrüse, Phäochromozytom, HIV.

2.4.6 Präoperative Behandlung

Die manifeste Herzinsuffizienz erhöht das perioperative Risiko lebensbedrohlicher Komplikationen, insbesondere des Herzversagens mit nachfolgenden sekundären Organfunktionsstörungen erheblich. Darum gilt folgender Grundsatz:

> ! Keine elektiven Eingriffe bei Patienten mit manifester Herzinsuffizienz!

Jede klinisch manifeste Herzinsuffizienz und jede asymptomatische Störung der kardialen Pumpfunktion mit einer EF < 0,4 gelten als Indikation für eine präoperative Behandlung. Hierbei werden folgende Medikamente eingesetzt (▶ Tab. 16-6):
- ACE-Hemmer,
- β-Blocker,
- Diuretika,
- Digitalis,
- AT1-Blocker.

Tab. 16-6 Medikamentöse Stufentherapie der Herzinsuffizienz nach NYHA-Schweregraden

Medikament	NYHA I	NYHA II	NYHA III	NYHA IV
ACE-Hemmer	indiziert	indiziert	indiziert	indiziert
β-Blocker	— nach Herzinfarkt — bei Hypertonie	indiziert	indiziert	indiziert
Diuretika: — Thiazide — Schleifendiuretika — Spironolacton	 bei Hypertonie nicht indiziert nicht indiziert	 bei Flüssigkeitsretention bei Flüssigkeitsretention bei Hypokaliämie	 indiziert indiziert indiziert	 indiziert indiziert indiziert
Digitalis	bei Tachyarrhythmie	bei Tachyarrhythmie	indiziert	indiziert
AT1-Blocker	unklar	bei ACE-Hemmer-Unverträglichkeit	bei ACE-Hemmer-Unverträglichkeit	bei ACE-Hemmer-Unverträglichkeit

ACE-Hemmer (Pharmakologie siehe Kap. 9). Die Angiotensin-converting-Enzyme-Hemmer haben folgende klinische Wirkungen:
— Bei Patienten der NYHA-Herzinsuffizienzstadien II, III und IV Besserung der klinischen Symptomatik (Abnahme von Dyspnoe und Diuretikadosis; Zunahme der Belastungstoleranz und der LV-Funktion), Reduktion der Krankenhausaufenthalte und Senkung der Letalität.
— Bei beschwerdefreien Patienten mit linksventrikulärer Dysfunktion (EF < 0,4) Hemmung des Fortschreitens der Erkrankung und Senkung der Morbidität.
— Bei Patienten nach Myokardinfarkt mit symptomatischer Herzinsuffizienz oder EF < 0,35 Abnahme der Apoplexrate, der Reinfarktrate und der Letalität.

ACE-Hemmer bei Herzinsuffizienz:
— Captopril 3 × 50 mg/d
— Enalapril 2 × 10 mg/d
— Lisinopril 1 × 35 mg/d
— Ramipril 2 × 5 mg/d
— Trandolapril 1 × 4 mg/d

Initial werden diese Substanzen niedriger dosiert.

AT1-Blocker (Angiotensin-II-Rezeptor-Typ-1-Blocker). Die Wirkung entspricht bei Patienten mit Herzinsuffizienz NYHA II–IV denen der ACE-Hemmer; eine Überlegenheit ist bislang nicht nachgewiesen worden. Die AT1-Blocker werden derzeit als Alternative bei Unverträglichkeit von ACE-Hemmern eingesetzt. Ungeklärt ist nach wie vor, ob beide Substanzgruppen miteinander kombiniert werden sollten.

AT1-Blocker bei Herzinsuffizienz:
— Valsartan 2 × 160 mg/d
— Candesartan 1 × 32 mg/d
— Losartan 1 × 50 mg/d

Initial werden diese Substanzen niedriger dosiert.

β-Blocker. Bei Patienten mit NYHA II–IV oder einer EF von < 0,4 verbessern β-Blocker (nachgewiesen: Metoprolol, Bisoprolol oder Carvedilol), zusätzlich zu ACE-Hemmern gegeben, die linksventrikuläre Pumpfunktion und die klinische Symptomatik. Die AHA empfiehlt β-Blocker auch für asymptomatische (NYHA I) Patienten mit systolischer Funktionsstörung, die deutschen und europäischen Fachgesellschaften hingegen nur für asymptomatische Patienten nach Myokardinfarkt.

Bei Patienten mit Herzinsuffizienz sollten keine β-Blocker mit intrinsischer sympathomimetischer Aktivität eingesetzt werden, sondern entweder die $β_1$-selektiven Substanzen Metoprolol und Bisoprolol oder nichtselektive, vasodilatierende β-Blocker wie Carvedilol. Für die β-Blocker-Gabe sollten folgende Voraussetzungen erfüllt sein:
— Klinisch stabiler Patient ohne i.v. Katecholamine und ohne Stauungszeichen,
— einschleichender Beginn der Behandlung mit etwa ¹⁄₁₀ der Zieldosis, dann langsame Dosiserhöhung,
— Information des Patienten über eine mögliche vorübergehende klinische Verschlechterung mit Abnahme der Pumpleistung und des Blutdrucks.

β-Blocker bei Herzinsuffizienz:
— Metoprolol 2 × 100 mg/d
— Bisoprolol 1 × 10 mg/d
— Carvedilol 2 × 25 mg/d

Diuretika. Durch die Therapie der chronischen Herzinsuffizienz mit Diuretika werden Ödeme ausgeschwemmt, die Vor- und Nachlast des Herzens gesenkt und nachfolgend die myokardiale Wandspannung und damit auch der myokardiale Sauerstoffbedarf vermindert.

Die Substanzen werden üblicherweise mit ACE-Hemmern und β-Blockern kombiniert. Die Auswahl richtet sich vor allem nach der Nierenfunktion. Bei leichter Herzinsuffizienz werden Thiazide und niedrigdosierte Schleifendiuretika eingesetzt, ab Kreatininwerten von 2 mg/dl Schleifendiuretika (meist Furosemid), alternativ auch Torasemid.

Aldosteronrezeptor-Antagonisten. Diese Substanzen werden bei schwerer Herzinsuffizienz (NYHA III–IV) zusätzlich zu den Standardmedikamenten (ACE-Hemmer, Diuretika, Digitalis, wenn möglich auch β-Blocker) eingesetzt (Klasse-IIa-Empfehlung). Hierbei sollte das Serumkreatinin unter 2,5 mg/dl betragen, das Serumkalium unter 5 mmol/l. Durch die zusätzliche Gabe von Aldosteronrezeptor-Antagonisten konnte in der RALES-Studie die Letalität von NYHA-III- und -IV-Patienten um 30% gesenkt werden. Bei persistierender Hypokaliämie können außerdem **kaliumsparende Diuretika** (Amilorid, Triamteren) eingesetzt werden.

Digitalis. Die Substanz ist indiziert bei Herzinsuffizienz der NYHA-Schweregrade III und IV, weiterhin bei Tachyarrhythmien. Liegt dagegen keine Herzinsuffizienz eines dieser Schweregrade vor, sollte angesichts der bekannten Gefahren durch Elektrolytstörungen, Hypoxämie, erhöhte Katecholaminkonzentrationen und Überdosierung auf Digitalis verzichtet werden. Des Weiteren gilt:

! Keine prophylaktische präoperative Digitalisierung bei Patienten ohne Zeichen der manifesten Herzinsuffizienz!

Außerdem sollten folgende Grundsätze beachtet werden:
— Kein gleichzeitiger Beginn der Therapie mit Digitalis und Diuretika, da hierbei mit stärkeren Nebenwirkungen gerechnet werden muss,
— keine rasche Aufsättigung mit hohen Digitalisdosen,
— Vermeidung von Hypokaliämien unter der Digitalistherapie,
— strikte Beachtung der Kontraindikationen für Digitalis:
  – Kammertachykardie,
  – WPW-Syndrom,
  – Sick-Sinus-Syndrom,
  – AV-Block Grad II,
  – Aortenaneurysma,
  – obstruktive Kardiomyopathie,
  – Karotissinussyndrom.

Antikoagulanzien. Wenngleich das Risiko von Thromboembolien bei Herzinsuffizienz erhöht ist, wird hieraus keine Indikation für eine Routine-Antikoagulation abgeleitet. Hingegen werden herzinsuffiziente Patienten mit intermittierendem oder chronischem Vorhofflimmern mit Antikoagulanzien behandelt (Klasse-I-Empfehlung); bei begleitender KHK erhalten herzinsuffiziente Patienten Thrombozytenaggregationshemmer (Klasse-IIa-Empfehlung).

Sympathomimetika (siehe auch Kap. 9). Bei schwerster Herzinsuffizienz oder überbrückend vor Herztransplantationen können positiv inotrope Substanzen *intravenös* infundiert werden (Klasse-IIa-Empfehlung). Die orale Langzeitgabe solcher Substanzen erhöht dagegen die Letalität und ist daher nicht indiziert. Beim **kardiogenem Schock** gilt Dobutamin als Katecholamin der 1. Wahl (wenn systol. Blutdruck > 90 mmHg); bei ausgeprägter Hypotonie wird die Substanz mit Noradrenalin kombiniert.

> **Bei Herzinsuffizienz kontraindizierte Medikamente:**
> — nichtsteroidale Antiphlogistika
> — Metformin
> — Cilostazol
> — Antiarrhythmika Klasse I und III (Ausnahme: Amiodaron)
> — Kalziumantagonisten (Ausnahme: tachyarrhythmisches Vorhofflimmern)
> — Thiazolidindione

Herzinsuffizienz und supraventrikuläre Tachykardien. Vorhofflimmern ist die häufigste supraventrikuläre Rhythmusstörung bei Patienten mit Herzinsuffizienz. Hierdurch werden das Risiko thromboembolischer Komplikationen erhöht und die systolische und diastolische Ventrikelfunktion verschlechtert. Wichtigstes Therapieziel ist eine Normalisierung der Herzfrequenz (< 80–90/min in Ruhe und < 110–130/min unter Belastung); die Wiederherstellung des Sinusrhythmus scheint weniger bedeutsam zu sein. Als Medikamente der Wahl gelten **β-Blocker**, bei Unverträglichkeit oder Kontraindikationen wird **Amiodaron** eingesetzt (Klasse-I-Empfehlung). Zusätzlich können Herzglykoside verabreicht werden, um die Herzfrequenz zu senken (Klasse-IIa-Empfehlung). Eine **elektrische Kardioversion** ist am ehesten indiziert, wenn durch den

Verlust der Vorhofkontraktion die Herzinsuffizienz verschlechtert wird.

Kardiale Resynchronisationstherapie (CRT). Bei Patienten, die trotz optimaler medikamentöser Therapie Symptome der Herzinsuffizienz aufweisen, kann durch biventrikuläre Schrittmacherstimulation der asynchrone Kontraktionsablauf beider Ventrikel resynchronisiert und so die Hämodynamik verbessert werden. Die Lebensqualität und die Belastbarkeit nehmen zu. Kriterien für die Anwendung von CRT sind: Herzinsuffizienz NYHA III trotz optimaler Medikation, Linksschenkelblock (QRS-Zeit > 150–155 ms), EF < 35%, Sinusrhythmus.

Implantierbarer Kardioverter-Defibrillator (ICD). Zu den häufigen Todesursachen bei chronischer Herzinsuffizienz gehören maligne ventrikuläre Herzrhythmusstörungen. Durch Implantation eines ICD kann ein plötzlicher Herztod bei Postinfarktpatienten mit einer EF < 30% wirksamer verhindert werden als durch Medikamente allein.

2.4.7 Anästhesiologisches Vorgehen

Elektive Eingriffe dürfen bei manifester Herzinsuffizienz, wie zuvor dargelegt, nicht durchgeführt werden. Befindet sich der Patient im Stadium der kompensierten Herzinsuffizienz, so muss beachtet werden, dass perioperativ bestimmte Faktoren eine **akute Dekompensation** hervorrufen können. Hierzu gehören u. a.:
— Massive Blutdruckanstiege, insbesondere bei unzureichender antihypertensiver Therapie;
— übermäßige perioperative Flüssigkeitszufuhr;
— ausgeprägte Anämie, z. B. durch starke Blutverluste;
— akute Myokardischämien;
— Herzrhythmusstörungen, insbesondere Kammertachykardie;
— Lungenembolien;
— starker Anstieg des Hämatokrits.

Ist eine Operation im Stadium der manifesten Herzinsuffizienz unumgänglich, so müssen alle Faktoren vermieden werden, die die Herzfunktion weiter verschlechtern. Hierzu gehören zum einen die oben angeführten Faktoren, zum anderen die Wahl des Anästhesieverfahrens und der für die Narkose eingesetzten Substanzen.

Prämedikation. Bei kompensierter Herzinsuffizienz kann zumeist in herkömmlicher Weise prämediziert werden. Bei klinisch manifester Herzinsuffizienz müssen die Sedativa, in Abhängigkeit vom Schweregrad, in ihrer Dosis reduziert werden. Bei schlechtem Allgemeinzustand sollte auf eine Prämedikation verzichtet werden.

Regionalanästhesie. Bei kompensierter Herzinsuffizienz können regionale Anästhesieverfahren für periphere Eingriffe eingesetzt werden, zumal sich eine leichte Abnahme des erhöhten peripheren Widerstands oft günstig auf die Herzfunktion auswirkt.

Ausgedehnte Spinal- oder Periduralanästhesien müssen jedoch vermieden werden, insbesondere wenn klinische Zeichen der Herzinsuffizienz vorliegen, weil durch die weitreichende Sympathikusblockade der periphere Widerstand und der venöse Rückstrom unkontrollierbar abnehmen und zu schwersten Störungen der Herzfunktion bzw. Abfall des Herzzeitvolumens führen können.

Allgemeinanästhesie. Während bei gut kompensierter Herzinsuffizienz die meisten Anästhetika unter behutsamer Dosierung meist gut vertragen werden, reagieren Patienten mit klinisch manifester Herzinsuffizienz oft sehr empfindlich auf negativ inotrop wirkende Anästhetika. Volatile Anästhetika wie Isofluran, Desfluran und Sevofluran sollten daher bei diesen Patienten nicht eingesetzt werden.

Auch für die **Narkoseeinleitung** bei manifester Herzinsuffizienz sollten nur i.v. Anästhetika verwendet werden, die das Herz-Kreislauf-System so wenig wie möglich beeinträchtigen. Hierzu gehören **Etomidat** und die **Benzodiazepine,** alternativ auch **Ketamin.**

Die **Aufrechterhaltung der Narkose** erfolgt am besten mit **Opioiden** und, wenn toleriert, Propofol oder Benzodiazepinen wie Midazolam. Bei schwerer Herzinsuffizienz ist jedoch bei der Dosierung dieser Substanzen allergrößte Vorsicht geboten. Bei einigen Patienten ist die Unterstützung der Myokardfunktion mit β-Sympathomimetika wie z.B. Dobutamin per inf. erforderlich.

Grundsätzlich erfolgt die Narkose unter kontrollierter Beatmung, zumal sich hierunter die Herzfunktion durch Abnahme des intrathorakalen Blutvolumens und Zunahme der arteriellen Sauerstoffsättigung häufig verbessert.

Bei der **intraoperativen Flüssigkeitszufuhr** muss die verminderte Toleranz des Myokards gegenüber einer Volumenbelastung berücksichtigt werden. Allerdings sind zahlreiche Patienten präoperativ eher so stark dehydriert worden, dass durch die **Hypovolämie** schwere Störungen der Blutdruckregulation auftreten können. Oft sind außerdem die diuretikainduzierten **Kaliumverluste** präoperativ nicht ausreichend substituiert worden, so dass intraoperativ vermehrt mit Störungen der Erregbarkeit des Herzens gerechnet werden muss. Das ist vor allem bei digitalisierten Patienten der Fall. Dann ist eine vorsichtige intraoperative **Kaliumsubstitution** unter Beachtung der Nierenfunktion erforderlich.

Muskelrelaxanzien. Meist können alle gebräuchlichen depolarisierenden und nichtdepolarisierenden Muskelrelaxanzien eingesetzt werden; doch muss die Dosis oft, entsprechend dem Schweregrad der Herzinsuffizienz, reduziert werden. Pancuronium kann bei einigen Patienten eine (unerwünschte) Tachykardie auslösen, Vecuronium in Kombination mit Opioiden sehr selten eine starke Bradykardie.

Intraoperative Überwachung. Welche Überwachungsmethoden zusätzlich eingesetzt werden, hängt vor allem von der Art der Operation ab. Allerdings sollte bei Patienten mit klinisch manifester Herzinsuffizienz die Indikation für die arterielle Kanülierung, weitgehend unabhängig vom Eingriff, großzügig gestellt werden. Dies gilt umso mehr, wenn intraoperativ eine Therapie mit positiv inotropen Substanzen und/oder Vasodilatatoren erforderlich ist.

Postoperative Intensivüberwachung. Bei Patienten mit kompensierter Herzinsuffizienz ist im Aufwachraum erhöhte Aufmerksamkeit geboten (Gefahr der Dekompensation durch Blutdruckanstieg usw., s. o.), während Patienten mit klinisch manifester Herzinsuffizienz postoperativ möglichst auf einer Intensivstation überwacht und behandelt werden sollten.

2.4.8 Vorgehen bei akuter Dekompensation (Lungenödem, Low-Output-Syndrom, kardiogener Schock)

Eine chronische Herzinsuffizienz kann perioperativ trotz optimal eingestellter Therapie akut dekompensieren und zum kardiogenen Lungenödem oder kardiogenen Schock führen. Zu den wichtigsten **Auslösern** einer Dekompensation gehören:
— Herzrhythmusstörungen, v. a. Vorhofflimmern, supraventrikuläre oder ventrikuläre Tachykardien, Bradykardien,
— Myokardischämien, Myokardinfarkt,
— Medikamente mit negativ inotroper Wirkung,
— zu starke Vorlastsenkung (Diuretika + ACE-Hemmer),
— Überwässerung durch zu ausgiebige Volumenzufuhr,
— Verschlechterung der Nierenfunktion, z. B. durch Pharmaka,
— Infektionen,
— Lungenembolie,
— Anämie.

Akutes kardiogenes Lungenödem. Die Störung ist gekennzeichnet durch erhöhte linksatriale und pulmonalkapilläre Füllungsdrücke (PCWP > 18 mmHg) als Zeichen der stark ausgeprägten diastolischen Funktionsstörung mit Umverteilung des Blutvolumens in die Lunge und Entwicklung eines interstitiellen oder alveolären Ödems. Klinisch steht die respiratorische Insuffizienz im Vordergrund; der systemische Gefäßwiderstand ist erhöht, der arterielle Blutdruck normal oder erhöht. Oft handelt es sich um alte Patienten mit koronarer Herzkrankheit, arterieller Hypertonie, Diabetes mellitus oder Herzklappenfehler in der Vorgeschichte. Wichtigste Komplikation des akuten Lungenödems ist ein akuter Myokardinfarkt. Die Letalität beträgt etwa 6%.

Kardiogener Schock. Hierbei ist das Herz nicht mehr in der Lage, einen ausreichenden Blutfluss zu erzeugen, um die Sauerstoffversorgung der Organe zu gewährleisten. Die klinischen Zeichen sind:
— Schwere und anhaltende arterielle Hypotonie: $P_{syst} < 90$ mmHg ohne Hypovolämie,
— periphere Minderdurchblutung,
— erniedrigter Herzindex ($< 2,2$ l/m^2),
— erhöhte linksventrikuläre Füllungsdrücke (PCWP > 15 mmHg).

Basisdiagnostik bei akutem Lungenödem oder kardiogenem Schock:
— EKG: frischer oder älterer Myokardinfarkt? Herzrhythmusstörungen? Hypertrophiezeichen?
— Labor: Herzenzyme (Troponin), Blutbild, Elektrolyte, Nierenfunktion, Blutgerinnung, Entzündungsparameter, Laktat, TSH; arterielle Blutgasanalyse
— Röntgen-Thorax: Stauungszeichen?
— invasive Blutdruckmessung
— Pulmonaliskatheter: PCWP? Herzindex? systemischer Gefäßwiderstand?

Therapie. Zu den wichtigsten Therapiemaßnahmen gehören:
— Initial **Sauerstoff** über Maske oder Nasensonde,
— Oberkörperhochlagerung bei Lungenödem,
— bei anhaltender Hypoxämie nichtinvasive Beatmung,
— bei schwerster respiratorischer Insuffizienz bzw. hämodynamischer Instabilität oder zunehmender muskulärer Erschöpfung endotracheale Intubation und maschinelle Beatmung (mit PEEP),

- bei Schmerzen **Opioide**, z. B. Morphin,
- bei **Lungenödem**: Gabe von **Nitraten**: Nitroglyzerin oder Isosorbiddinitrat in hohen Dosen, kombiniert mit niedrigdosiertem Furosemid (40–80 mg). Isosorbiddinitrat: 3 mg alle 5 min bzw. 4 mg alle 4 min bis zum Anstieg der saO$_2$ auf über 96% oder Abfall des systolischen Blutdrucks um 30% oder auf < 90 mmHg,
- bei ungenügendem Ansprechen auf Nitratzufuhr, v.a. bei ausgeprägter Hypertonie: **Nitroprussidnatrium per infus**. Vorsicht bei akutem Myokardinfarkt,
- keine **Volumengabe** beim akuten Lungenödem,
- **Kardioversion**: bei hämodynamischer Instabilität durch ventrikuläre Tachykardien; medikamentös Amiodaron Mittel der 1. Wahl,
- bei peripherer Minderperfusion mit niedrigem HZV und systolischem Blutdruck > 90 mmHg: **Dobutamin** Mittel der 1. Wahl, Dosierung 1–20 µg/kg/min,
- bei Minderperfusion und systolischem Blutdruck < 90 mmHg Kombination von **Dobutamin** mit **Dopamin**. Bei ausgeprägter Hypotonie Kombination von **Dobutamin** mit **Noradrenalin** (0,05–0,5 µg/kg/min). **Adrenalin** nur als Ultima Ratio bei kardiogenem Schock.
- Bei **akutem Myokardinfarkt** sollten positiv inotrope und vasokonstriktorische Substanzen nur mit großer Vorsicht und nur so kurz wie nötig eingesetzt werden.
- **Verapamil und Diltiazem** sind im Schock absolut kontraindiziert.
- Bei Hypovolämie und fehlender Lungenstauung: Volumenzufuhr (PCWP 15–18 mmHg); Dobutamin, Dopamin, Noradrenalin.
- **Phosphodiesterasehemmer** (z. B. Amrinon, Enoximon, Milrinon) wirken positiv inotrop und vasodilatierend; hierdurch Anstieg des HZV bei gleichzeitiger Senkung der Vor- und Nachlast (Vorsicht: starker Blutdruckabfall bei Hypovolämie). Indiziert bei schwerem Lungenödem.
- Weitere Maßnahmen zur **Verbesserung der O$_2$-Versorgung**: Hämoglobin > 8–10 g/dl; saO$_2$ > 92%; gemischtvenöse O$_2$-Sättigung > 60%, Serumlaktat < 2,2 mmol/l.
- Bei therapierefraktärem kardiogenen Schock: IABP.

2.5 Cor pulmonale und pulmonale Hypertonie

Ein chronisches Cor pulmonale verkürzt nicht nur die Lebenserwartung, sondern erhöht – bei entsprechendem Schweregrad – auch ganz wesentlich das Risiko für lebensbedrohliche perioperative kardiale und pulmonale (!) Komplikationen. Darum muss bei Patienten mit chronischen Lungenerkrankungen immer gezielt nach Zeichen der Rechtsherzinsuffizienz gesucht werden.

2.5.1 Definition

Cor pulmonale. Das Cor pulmonale ist eine Erkrankung des rechten Ventrikels, hervorgerufen durch eine pulmonalarterielle Hypertonie auf dem Boden einer chronischen Lungenerkrankung.

Die häufigsten Lungenerkrankungen, die zum Cor pulmonale führen, sind:
- Lungenemphysem,
- chronische Bronchitis,
- Lungenfibrose,
- chronische Pneumonie.

Das klinische Bild des Cor pulmonale wird in erster Linie von der zugrundeliegenden Lungenerkrankung bestimmt. Zeichen der manifesten Rechtsherzinsuffizienz sind nicht obligat.

Pulmonale Hypertonie. Eine chronische Erhöhung des pulmonalarteriellen Mitteldrucks auf > 20 mmHg in Ruhe wird als manifeste pulmonale Hypertonie bezeichnet; eine latente pulmonale Hypertonie liegt vor, wenn der pulmonalarterielle Mitteldruck in Ruhe weniger als 20 mmHg beträgt und bei Belastung mit 50 Watt auf 28 mmHg oder mehr ansteigt. Zu unterscheiden ist zwischen der seltenen primären Hypertonie unbekannter Ursache, bei der eine primäre Lungengefäßerkrankung mit progressiver Obliteration kleiner und mittelgroßer Pulmonalarterien besteht, und der sekundären, prä- oder postkapillären pulmonalen Hypertonie bekannter Ätiologie.

> **Klassifikation der pulmonalen Hypertonie (WHO-Konferenz 1998):**
> **Pulmonalarterielle Hypertonie:**
> - primäre pulmonale Hypertonie:
>   - sporadisch
>   - familiär
> - asoziiert mit:
>   - Kollagenosen
>   - angeborenen systemisch-pulmonalen Shunts
>   - portaler Hypertonie
>   - HIV-Infektionen
>   - Medikamenten und Toxinen
>   - persistierender pulmonaler Hypertonie des Neugeborenen
>   - sonstige Formen

Pulmonalvenöse Hypertonie:
— Erkrankungen des linken Vorhofs oder linken Ventrikels
— Klappenerkrankungen des linken Ventrikels
— Kompression der zentralen Lungenvenen von außen
— pulmonale venookklusive Erkrankungen,
— andere

Pulmonale Hypertonie bei respiratorischen Erkrankungen und/oder Hypoxämie:
— COPD
— interstitielle Lungenerkrankungen
— schlafbezogene Atemstörungen
— alveoläre Hypoventilatilon
— chronische Höhenexposition
— angeborene Lungenerkrankungen
— alveolokapilläre Dysplasie
— andere

Pulmonale Hypertonie durch chronische thrombotische oder embolische Erkrankungen:
— thromboembolischer Verschluss proximaler Pulmonalarterien
— Obstruktion peripherer Pulmonalarterien:
  – Lungenembolien
  – In-situ-Thrombosen
  – Sichelzellerkrankung

Pulmonale Hypertonie durch Erkrankungen mit Beteiligung der Lungengefäße:
— entzündlich:
  – Sarkoidose
  – andere
— pulmonalkapilläre Hämangiomatose

Schweregrade

Der Schweregrad der pulmonalen Hypertonie wird mit Hilfe eines Pulmonaliskatheters bestimmt.

Schweregrade der pulmonalen Hypertonie:
— Latente Hypertonie: PAP:
  – in Ruhe: < 20 mmHg
  – bei Belastung mit 50 W: > 28 mmHg
— Manifeste Hypertonie: PAP in Ruhe > 20 mmHg
— Latente Rechtsherzinsuffizienz: RAP:
  – in Ruhe < 8 mmHg
  – bei Belastung > 9 mmHg
— Manifeste Herzinsuffizienz: RAP in Ruhe > 9 mmHg
PAP = mittlerer Pulmonalarteriendruck;
RAP = rechter Vorhofdruck

Der mittlere Pulmonalarteriendruck, mPAP, ist für die Prognose des Cor pulmonale von großer Bedeutung:
— mPAP > 30 mmHg: 5-Jahres-Überlebensrate ca. 30%,
— mPAP > 50 mmHg: 5-Jahres-Überlebensrate ca. 10%,
— nach erster rechtsventrikulärer Dekompensation: 2-Jahres-Überlebensrate 33%.

2.5.2 Pathophysiologie

Das chronische Cor pulmonale beruht auf einer Zunahme des pulmonalen Gefäßwiderstandes aufgrund von anatomischen oder vasomotorischen Veränderungen im Lungenkreislauf. Hierdurch entsteht eine pulmonale Hypertonie mit Belastung des rechten Ventrikels und nachfolgender Hypertrophie und Dilatation sowie, bei entsprechender Ausprägung, einer Insuffizienz des rechten Herzens.

2.5.3 Präoperative Einschätzung

Das klinische Bild des Cor pulmonale ist meist unspezifisch, weil die zugrundeliegende Lungenerkrankung mit ihren Zeichen überwiegt. Hinweise auf ein Cor pulmonale können sein:
— Dyspnoe,
— Herzklopfen,
— allgemeine Schwäche,
— Synkopen,
— kalte Hände und Füße,
— Zyanose,
— Trommelschlägelfinger.
In schweren Fällen treten die Zeichen der Rechtsherzinsuffizienz auf (siehe Abschnitt 2.4.1).

Klinische Schweregrade der pulmonalen Hypertonie:
— **NYHA I:** keine Symptome unter Alltagsbelastung
— **NYHA II:** Normale körperliche Aktivität führt zu Dyspnoe oder Müdigkeit, thorakalen Schmerzen oder Schwächeanfällen
— **NYHA III:** Leichte Belastungen führen zu den oben genannten Symptomen
— **NYHA IV:** Zeichen der manifesten Herzinsuffizienz; Dyspnoe kann bereits in Ruhe vorhanden sein

Auskultation des Herzens. Bei chronisch-obstruktiver Lungenerkrankung sind die Herztöne ohrfern, Herzgeräusche fehlen. Bei primärer pulmonaler Hypertonie bestehen ein eng gespaltener

2. Herzton mit sehr lautem Pulmonalisanteil, ein Ejektionsklick und ein kurzes pulmonales Austreibungsgeräusch.

Thorax-Röntgenbild. Verbreiterung des Truncus pulmonalis; Herzvergrößerung oft nicht sehr ausgeprägt, besonders bei Emphysempatienten; bei primärer pulmonaler Hypertonie Dilatation des rechten Vorhofs und Ventrikels; keine Lungenstauung bei fehlender Beteiligung des linken Herzens.

EKG. Zeichen der Hypertrophie von rechtem Vorhof und Ventrikel; meist Sinusrhythmus. Bei entsprechender Ausprägung des Cor pulmonale bestehen folgende EKG-Befunde:
— P pulmonale: P-Welle höher als 2,5 mm,
— Rechtstyp,
— hohe R-Zacken,
— ST-Senkung und negative T-Wellen in den rechtspräkordialen Ableitungen,
— kompletter oder inkompletter Rechtsschenkelblock.

Echokardiographie. Dies ist das wichtigste primäre, nichtinvasive diagnostische Verfahren. Bei chronischem Cor pulmonale besteht eine Hypertrophie der rechten Ventrikelwand auf mehr als 5 mm; das Volumen des rechten Ventrikels erscheint im Vergleich zur Masse vermindert, die Form des Ventrikels ist konzentrisch-oval (sog. Linksventrikulisation), teilweise finden sich paradoxe Septumbewegungen.

Rechtsherzkatheter. Die Rechtsherz-Katheteruntersuchung gehört zu den Standardverfahren bei pulmonaler Hypertonie. Registriert werden die Druckwerte im rechten Vorhof, rechten Ventrikel, in der Pulmonalarterie und in Wedge-Position. Bei erhöhtem Wedge-Druck erfolgt eine Linksherz-Katheteruntersuchung zum Ausschluss einer linksventrikulären Erkrankung. Des Weiteren werden hierbei Medikamente auf ihre Wirksamkeit überprüft.

Bei einem Cor pulmonale mit Zeichen der manifesten Rechtsherzinsuffizienz ist die **präoperative Konsiliaruntersuchung durch einen Internisten** erforderlich, um das Ausmaß der pulmonalen und kardialen Funktionseinschränkung festzustellen und eine entsprechende präoperative Behandlung einzuleiten. Es gilt, wie für die manifeste Linksherzinsuffizienz:

! Bei Patienten mit Cor pulmonale und den Zeichen der manifesten Rechtsherzinsuffizienz dürfen keine elektiven Eingriffe durchgeführt werden.

Hauptgefahren sind das akute Rechtsherzversagen sowie die pulmonale Dekompensation.

2.5.4 Präoperative Behandlung

Bei der präoperativen Behandlung von Patienten mit Cor pulmonale und manifester Rechtsherzinsuffizienz sind Geduld und Zeit erforderlich. Elektive Eingriffe müssen wegen des hohen Risikos so lange verschoben werden, bis sich der Patient im bestmöglichen Zustand befindet (siehe Abschnitt 2.4.6).

Die wichtigsten Behandlungsmaßnahmen neben der respiratorischen Therapie (siehe Abschnitt 3.9.5) sind:
— Bettruhe,
— Sauerstofftherapie,
— vorsichtige Diuretikatherapie.

Wenn nicht gleichzeitig eine Linksherzinsuffizienz vorliegt, ist die Zufuhr von Digitalis bei Cor pulmonale ohne Nutzen. Eine präoperative Digitalisierung muss sorgfältig überlegt werden:

> ⚡ Patienten mit Cor pulmonale sind perioperativ besonders durch Hypoxämie, respiratorische Azidose und diuretikainduzierte Hypokaliämie gefährdet. Hierdurch wird das Risiko einer Digitalisintoxikation erhöht.

Ist der Patient präoperativ digitalisiert worden, sollte die Zufuhr von Digitalis 2 Tage vor der Operation unterbrochen werden.

Antikoagulation. Bei rezidivierenden Lungenembolien ist eine prophylaktische Antikoagulation indiziert. Sie erhöht die 5-Jahres-Überlebensrate. Angestrebt wird eine INR von 2,5–3,5. Um das Auftreten von Mikrothromben zu vermindern, wird eine niedrigdosierte Antikoagulanzienzufuhr auch bei anderen Formen der pulmonalen Hypertonie empfohlen; die INR sollte in diesen Fällen 2–2,5 betragen.

O_2-Langzeittherapie. Die Hypoxämie führt zur Vasokonstriktion und zum Sauerstoffmangel der Gewebe. Diese Effekte können durch Dauerzufuhr von Sauerstoff beseitigt werden. Pulmonaler Gewäßwiderstand, Pulmonalarteriendruck und die rechtsventrikuläre Funktionsstörung nehmen ab, die Überlebensrate wird verbessert.

> **Indikationen und Voraussetzungen für die O_2-Dauertherapie**:
> — chronische Hypoxämie (p_aO_2 < 65 mmHg unter Ruhebedingungen)

— nächtliche Hypoxämien mit Abfall der O₂-Sättigung auf < 90%
— bleibende Anhebung des p_aO_2 um mindestens 5 mmHg durch O₂-Gabe
— Gewährleistung einer mindestens 16-stündigen O₂-Anwendung

Diuretika. Bei Dekompensation mit Flüssigkeitsretention werden Diuretika zugeführt, um eine Volumenentlastung des Herzens zu erreichen. Allerdings muss eine Dehydratation wegen der Gefahr des Rechtsherz-Vorwärtsversagens und der Lungenembolie strikt vermieden werden. Die pulmonale Hypertonie wird durch die Diuretika nicht direkt beeinflusst.

Kalziumantagonisten. Bei positiver Testung sind Kalziumantagonisten indiziert. Durch hochdosierte Zufuhr kann die 5-Jahres-Überlebensrate von Respondern erhöht werden. Gefährlich sind allerdings systemische und kardiale Nebenwirkungen wie Blutdruckabfall, reflektorische Tachykardie und negativ inotrope Wirkung. Sie können zum Abbruch der Therapie führen.

Stickstoffmonoxid. NO kann als potenter pulmonaler Vasodilatator bei chronischer pulmonaler Hypertonie den pulmonalen Gefäßwiderstand senken, wenn die Gefäßobstruktion teilweise durch eine reversible Tonussteigerung der Gefäßmuskulatur hervorgerufen wird (Nonresponderrate 30%). NO wird inhalativ zugeführt, die dilatierende Wirkung beschränkt sich auf die Pulmonalgefäße, die Halbwertszeit beträgt 5–10 s, die Dosierung 5–80 ppm.

Prostazyklin. Die Inhalation des Prostazyklinanalogons Iloprost ist indiziert bei Respondern im NYHA-Stadium III oder IV, wenn die zentralvenöse Sättigung weniger als 60% und der Herzindex weniger als 2,1 l/min/m² betragen. Tagesdosis: 50–150 μg. Auch durch Beroprost per Inhalation kann die 6-min-Gehstrecke signifikant verlängert werden, ebenso durch kontinuierliche subkutane Zufuhr von Trepostinil.

Endothelinrezeptorantagonisten. Bosentan ist für die Behandlung der pulmonalen Hypertonie zugelassen. Die Substanz kann die 6-min-Gehstrecke signifikant verlängern. Lebertoxische Wirkung sind jedoch möglich; daher keine Zufuhr bei Patienten mit Lebererkrankungen!

Phosphodiesterasehemmer. Sildenafil blockiert spezifisch die Phosphodiesterase 5 und dilatiert die Pulmonalgefäße. Durch Kombination mit Iloprost kann der pulmonale Gefäßwiderstand gesenkt werden.

Atriale Septostomie. Bei schwerer Rechtsherzinsuffizienz und Volumenüberlastung des rechten Ventrikels kann mit einem Katheter palliativ ein Shunt auf Vorhofebene hergestellt und so der rechte Ventrikel druckentlastet und der linke Ventrikel besser gefüllt werden.

Komplikationen: Abfall der arteriellen O₂-Sättigung, Lungenödem durch Volumenüberlastung des linken Ventrikels.

Pulmonale Thrombendarteriektomie siehe Kap. 47, Lungentransplantation siehe Kap. 45.

2.5.5 Operationsrisiko

Die Morbidität und Letalität bei nichtherzchirurgischen Eingriffen sind deutlich erhöht. So beträgt die Operationsletalität in Allgemeinanästhesie insgesamt ca. 7%. Die Morbidität hängt von der Art des Eingriffs (thorakale ca. 61%, orthopädische 48%, gynäkologische/urologische ca. 17%) und von weiteren (unabhängigen) Risikofaktoren ab. Hierzu gehören:
— NYHA-Klasse II und höher,
— Lungenembolie in der Vorgeschichte,
— Eingriffe mittleren bis hohen chirurgischen Risikos,
— Op-Dauer > 3 h.

2.5.6 Anästhesiologisches Vorgehen

Im Wesentlichen gelten die gleichen Grundsätze wie für die manifeste Linksherzinsuffizienz (siehe Abschnitt 2.4.7). Außerdem müssen die Besonderheiten der zugrundeliegenden respiratorischen Erkrankung berücksichtigt werden (siehe Abschnitt 3.9). Indikationen für Regionalanästhesien siehe Abschnitt 3.9.8.

2.5.7 Komplikationen

Die häufigsten Komplikationen nach nichtherzchirurgischen Eingriffen sind nach Ramakrishna et al.:
— Respiratorische Insuffizienz (28%),
— Herzrhythmusstörungen (12%),
— Herzinsuffizienz (11%),
— Niereninsuffizienz (7%),
— Sepsis/hämodynamische Instabilität (7%),
— Leberinsuffizienz (4%),
— Myokardischämie/Infarkt (4%).

2.6 Herzrhythmusstörungen

Vorbestehende Herzrhythmusstörungen sind, insbesondere bei chirurgischen Patienten höheren Lebensalters, keine Seltenheit. Sie sollen das Risiko perioperativer Komplikationen erhöhen. Verlässliche Untersuchungen liegen jedoch nicht vor. Nur bei wenigen speziellen Herzrhythmusstörungen sind daher die Verschiebung von elektiven Eingriffen und die Einleitung einer präoperativen Behandlung gerechtfertigt. Der Anästhesist sollte sich vielmehr von der Art der Herzrhythmusstörung, den zugrundeliegenden Ursachen und den funktionellen Auswirkungen bzw. dem Schweregrad leiten lassen. Grundsätzlich sollten zunächst, sofern möglich, die auslösenden Faktoren für Herzrhythmusstörungen beseitigt werden. Hierzu gehören insbesondere:
— Elektrolytstörungen, vor allem eine Hypokaliämie,
— Digitalisüberdosierung,
— Hypoxämie,
— Herzinsuffizienz,
— Myokardischämie bzw. koronare Herzerkrankung.

Einzelheiten zu perioperativen Herzrhythmusstörungen und deren Behandlung sind ausführlich in Kapitel 26 beschrieben. An dieser Stelle werden nur Besonderheiten dargestellt, die für das präoperative Vorgehen von Bedeutung sein können.

2.6.1 Bradyarrhythmien

Alle Bradyarrhythmien, die mit hämodynamischen Störungen bzw. klinischer Symptomatik wie Benommenheit oder Synkopen, Leistungsminderung, Angina pectoris oder Herzinsuffizienz einhergehen, sollten mit einem Herzschrittmacher behandelt werden, wenn Medikamente wie Digitalis oder β-Rezeptoren-Blocker als Ursache ausgeschlossen werden können. Indikationen für einen (präoperativ gelegten) passageren Schrittmacher sind:
— AV-Block II. Grades Typ Mobitz II.
— Kompletter AV-Block.
— Sinusknotensyndrom (Bradykardie-Tachykardie-Syndrom).
— Karotissinussyndrom.
— SA-Blockierung II. Grades.
— Digitalisüberdosierung (bei dringlicher Operation).
— Bradyarrhythmie bei Herzinfarkt (bei dringlicher Operation).

Indikationen zur Schrittmacherimplantation siehe Kapitel 46.

2.6.2 Bifaszikuläre Blöcke

Chronische bifaszikuläre Blöcke (kompletter Rechtsschenkelblock mit linksanteriorem oder posteriorem Hemiblock) sind keine Indikation für eine temporäre Schrittmachersonde. Nur wenn zusätzlich ein AV-Block I. Grades besteht, sollte eine passagere Schrittmachersonde gelegt werden. Dies gilt auch für den bifaszikulären Block mit Synkopen oder bei Angina pectoris in der Vorgeschichte sowie bei kürzlich erlittenem Myokardinfarkt.

2.6.3 Vorhofflattern

Paroxysmales Vorhofflattern kann zumeist durch Kardioversion behandelt werden; als Rezidivprophylaxe ist die Digitalisierung oft von Nutzen. Geht das Flattern mit AV-Block und normaler Kammerfrequenz einher, ist keine Therapie erforderlich.

2.6.4 Vorhofflimmern

Vorhofflimmern ist die häufigste Herzrhythmusstörung; betroffen sind 0,4% der Gesamtbevölkerung. Die Letalität von Patienten mit Vorhofflimmern ist doppelt so hoch wie die von Patienten ohne Vorhofflimmern. Vorhofflimmern ist die häufigste kardiale Ursache von Hirnembolien. Häufigste Begleiterkrankung von Vorhofflimmern ist – zusammen mit der KHK – die arterielle Hypertonie. Daneben ist Vorhofflimmern die häufigste perioperative Rhythmusstörung in der Kardiochirurgie.

Die wichtigsten **Therapieziele** bei Vorhofflimmern sind:
— Wiederherstellung des Sinusrhythmus; Verhindern von Rezidiven,
— Kontrolle der Ventrikelfrequenz,
— Prophylaxe thromboembolischer Komplikationen.

Zu beachten ist, dass neu aufgetretenes Vorhofflimmern eine Spontankonversionsrate von ca. 50–60% innerhalb der ersten 48 h aufweist und die Kardioversion am effektivsten ist, wenn sie innerhalb von 7 Tagen nach Beginn des Vorhofflimmerns erfolgt.

Die pharmakologische Kardioversion ist einfacher durchzuführen als die elektrische, allerdings weniger effektiv; die Embolierate ist mit beiden Verfahren gleich.

Medikamentöse Kardioversion. Für die medikamentöse Kardioversion gilt Folgendes:
— **Flecainid** und **Propafenon** weisen innerhalb von 48 h nach Neuauftreten von Vorhofflimmern eine hohe Wirksamkeit auf. Die Substanzen sind

nur indiziert, wenn eine strukturelle Herzerkrankung vorliegt.
- **Amiodaron** ist das einzige Notfallmedikament für schwer kranke Patienten; der Wirkungseintritt kann allerdings verzögert sein. Die Wirkung ist dosisabhängig, nur hohe Dosen sind wirksam (mindestens 1,5 g/24 h i.v.).
- **β-Blocker**: kein Nachweis einer kardiovertierenden Wirkung; indiziert nur für die Frequenzkontrolle.
- **Verapamil** und **Diltiazem** sind bei der Akutkonversion nicht wirksamer als Plazebo.
- **Digitalis** bewirkt keine Kardioversion; auch für den Erhalt des Sinusrhythmus ist die Substanz nicht geeignet oder ungünstig, weil durch den vagomimetischen Effekt Vorhofflimmern eher begünstigt und durch die Verkürzung des Vorhof-Aktionspotentials das Vorhofflimmern eher aufrechterhalten wird.

Wegen des erhöhten Thromboembolierisikos nach Kardioversion wird in der Regel eine Antikoagulation durchgeführt (s. u. Leitlinien).

Elektrische Kardioversion. Bei persistierendem Vorhofflimmern wird häufig elektiv eine elektrische Kardioversion durchgeführt, bei hämodynamischer Instabilität durch rasch übergeleitetes Vorhofflimmern auch als Notfallmaßnahme. Hiermit kann bei bis zu 95% der Patienten, zumindest kurzfristig, der Sinusrhythmus wieder hergestellt werden. Bei Vorhofflattern werden 50 J angewandt, bei Vorhofflimmern 200 J. Durch antiarrhythmische Begleittherapie kann die Erfolgsrate auf 94% gesteigert werden.

Für die elektrische Kardioversion des Vorhofflimmerns werden von der ACC/AHA folgende Leitlinien angegeben:

> **LL ACC/AHA-Praxisleitlinien für die elektrische Kardioversion von Vorhofflimmern:**
> - Bei akutem Krankheitsbild mit Lungenödem, kardialer Dekompensation usw. wird umgehend kardiovertiert.
> - Ist eine Kardioversion geplant, sollte sofort eine Antikoagulation mit Heparin begonnen werden.
> - Bei Vorhofflimmern unbekannter Dauer oder einer Dauer von mehr als 48 h müssen die Patienten 3–4 Wochen oral antikoaguliert werden.
> - Alternative: Ausschluss linksatrialer Vorhofthromben durch TEE:
>   - sofortiger Beginn mit Heparin i.v. bis zur Kardioversion,
>   - bei Nachweis eines Thrombus zunächst orale Antikoagulation für 3–4 Wochen.

Erhalt des Sinusrhythmus. Wegen der hohen Rezidivrate nach Kardioversion wird häufig eine antiarrhythmische Rezidivprophylaxe durchgeführt. Die wichtigsten hierfür eingesetzten Substanzen sind:
- Flecainid und Propafenon,
- Amiodaron,
- β-Blocker, v. a. Sotalol (weniger effektiv als Amiodaron).

Für Kalziumantagonisten ist dagegen kein den Sinusrhythmus nach Kardioversion erhaltender Effekt nachgewiesen worden.

Perioperatives Vorhofflimmern. Wird das Vorhofflimmern erstmals bei der präoperativen Untersuchung festgestellt, sollte der Patient zur Abklärung und Frage des therapeutischen Vorgehens dem Kardiologen vorgestellt werden. Tritt das Vorhofflimmern im Zusammenhang mit der Narkose auf, sollte – sofern der Patient hämodynamisch stabil ist – zunächst abgewartet werden, da häufig eine Spontanremission eintritt. Ist das akut aufgetretene Vorhofflimmern dagegen mit hoher Ventrikelfrequenz, hämodynamischer Instabilität mit erniedrigtem Blutdruck, pulmonaler Stauung oder Angina pectoris verbunden, wird kardiovertiert und der Sinusrhythmus medikamentös stabilisiert.

2.6.5 Supraventrikuläre und ventrikuläre Extrasystolen

Supraventrikuläre Extrasystolen prädisponieren nicht zu spezifischen perioperativen Komplikationen, so dass zumeist auch keine präoperative Behandlung erforderlich ist.

Ventrikuläre Extrasystolen (> 5/min) weisen auf eine Herzerkrankung hin, sollen jedoch nicht vermehrt mit perioperativer ventrikulärer Tachykardie oder Kammerflimmern einhergehen. Beeinträchtigen die Extrasystolen die Hämodynamik, kann therapeutisch Lidocain oder Propafenon eingesetzt werden (Dosierungen siehe Kap. 9).

Grundsätzlich sollten außerdem bei supraventrikulären und ventrikulären Extrasystolen der Serumkaliumspiegel, Säure-Basen-Status und die arteriellen Blutgase kontrolliert und bei pathologischen Abweichungen korrigiert werden.

2.6.6 Supraventrikuläre Tachyarrhythmien

Supraventrikuläre Tachykardien treten meist anfallsweise auf; langsame Tachykardien verlaufen häufig asymptomatisch, schnelle Tachykardien führen zu Herzklopfen und Schwindel. Eine elektive Operation sollte erst erfolgen, wenn die Störung medikamentös stabil eingestellt worden ist.

Symptomatische Formen bedürfen der **Akuttherapie**; Ziel ist die Verlangsamung der Überleitung im AV-Knoten. Folgende Medikamente können eingesetzt werden:
— β-Blocker, z.B: Metoprolol 5 mg i.v.,
— Kalziumantagonisten, z. B. Verapamil 5–10 mg i.v.,
— Ajmalin 1 mg/kg i.v.

Diese Substanzen können auch für die Rezidivprophylaxe zugeführt werden.

Wolff-Parkinson-White-Syndrom. Das offene WPW-Syndrom ist gekennzeichnet durch ventrikuläre Präexzitation im EKG mit symptomatischen Tachykardien; beim verborgenen WPW-Syndrom bestehen nur eine retrograd leitende akzessorische Bahn und Tachykardien, jedoch ohne ventrikuläre Präexzitation.

> **Akuttherapie des WPW-Syndroms:**
> — Adenosin 6 mg als Bolus, wenn unwirksam, nach 5 min 12 mg i.v.
> — Ajmalin 1 mg/kg
> — Verapamil und Digitalis sollten nicht angewandt werden; besteht Vorhofflimmern, sind beide Substanzen kontraindiziert

2.6.7 Ventrikuläre Tachykardien

Auch hierbei wird eine präoperative Therapie nur dann eingeleitet, wenn es sich um eine symptomatische ventrikuläre Tachykardie handelt, zumal Antiarrhythmika die Herzrhythmusstörungen noch verschlimmern können. Eine alleinige medikamentöse Therapie ist nur bei Patienten mit guter Ventrikelfunktion und stabiler ventrikulärer Tachykardie (= ohne hämodynamische Beeinträchtigung) indiziert. Als Mittel der ersten Wahl gilt **Amiodaron**, da die Substanz die Gesamtletaliät bei Postinfarktpatienten nicht ungünstig beeinflusst. Klasse-I-Antiarrhythmika sind weniger effektiv als Amiodaron, außerdem erhöhen sie die wegen ihrer proarrhythmogenen Wirkung die Letalität. Bei Patienten mit eingeschränkter LV-Funktion (EF < 40%) ist dagegen eine ICD-Therapie der alleinigen Amiodarontherapie überlegen. Daher ist bei diesen Patienten die ICD-Implantation indiziert, bei häufigen VT/VF-Rezidiven, unaufhörlichen VTs oder supraventrikulären Tachykardien (meist Vorhofflimmern) kombiniert mit Amiodaron als antiarrhythmisches Begleitmedikament.

Anhaltende ventrikuläre Tachykardie. Die anhaltende ventrikuläre Tachykardie ist ein Notfall, der Reanimationsbereitschaft und eine EKG-Überwachung erfordert.

> **Soforttherapie der anhaltenden ventrikulären Tachykardie:**
> — elektrische Kardioversion (R-Zacken-synchronisiert) in Narkose: Beginn mit 100 J, dann 200 und 360 J, möglichst biphasisch. Wenn unwirksam oder sofort wiederkehrend: Amiodaron 150–300 mg i.v.
> — wenn Kreislauf stabil: Ajmalin 1–1,5 mg/kg fraktioniert i.v. über 5 min (alternativ Propafenon oder Flecainid 1–2 mg/kg) oder
> — Amiodaron 150 mg über 10 min i.v. (v. a., wenn strukturelle Herzerkrankung besteht). Bei Bedarf Bolus alle 10–15 min wiederholen bis maximal 2 g/24 h. Alternativ: Beginn mit Perfusor, 1 g/24 h

Wegen unvorhersehbarer hämodynamischer und elektrophysiologischer Effekte sollten möglichst nicht mehrere Antiarrhythmika nacheinander injiziert werden.

2.7 Herzklappenerkrankungen

Klinisch wesentliche Erkrankungen der Herzklappen prädisponieren zu **postoperativer Herzinsuffizienz**. Umfassende Untersuchungen zur perioperativen Mortalität bei nichtherzchirurgischen Eingriffen liegen bisher nicht vor. Das kardiovaskuläre Risiko wird wahrscheinlich vor allem vom Schweregrad der Herzinsuffizienz bestimmt (siehe Kap. 46).

Elektive Eingriffe sind bei Herzklappenfehlern nicht kontraindiziert, jedoch sollte sich der Patient im Stadium der Kompensation befinden. Ist der Herzfehler nicht hinreichend genau untersucht, sollte bei klinisch relevanten Befunden präoperativ eine sorgfältige Abklärung durch den Internisten bzw. Kardiologen erfolgen. Das anästhesiologische Vorgehen richtet sich vor allem nach der Pathophysiologie und dem Schweregrad des Herzfehlers. Einzelheiten der Pathophysiologie, präoperativen Einschätzung, Prämedikation und des anästhesiologischen Vorgehens sind bei den jeweiligen Herzfehlern in Kapitel 46 beschrieben.

Folgende Besonderheiten sollten noch beachtet werden:

Antikoagulation. Patienten mit mechanischen Herzklappen stehen wegen des hohen Risikos *thromboembolischer Komplikationen* unter einer

Dauertherapie mit Antikoagulanzien (Kumarinderivate), wobei ein therapeutischer Quick-Wert von ca. 20% angestrebt wird. Hierdurch wird das Risiko intra- und postoperativer Blutungen beträchtlich erhöht, so dass ein entsprechend angepasstes Vorgehen erforderlich ist.

Bei Patienten mit Aortenklappenersatz kann die orale Zufuhr von Antikoagulanzien mehrere Tage vor der Operation unterbrochen werden, um für den Eingriff einen normalen Quick-Wert zu erreichen.

Bei Patienten mit Mitralklappenersatz sollte hingegen die Kumarinzufuhr erst ca. 1–2 Tage vor der Operation abgebrochen und mit Vitamin K per os antagonisiert werden. Meist wird empfohlen, ca. 12 h nach der Operation eine intravenöse Heparintherapie einzuleiten, um thromboembolische Komplikationen an der künstlichen Herzklappe zu vermeiden.

Bei Patienten mit alten Herzklappenmodellen sollte die Antikoagulanzientherapie einige Tage vor der Operation auf Heparin umgestellt und möglichst in dieser Form in der perioperativen Phase fortgeführt werden. Bei wesentlicher Blutung kann mit Protamin antagonisiert werden (siehe Kap. 46).

Rückenmarknahe Anästhesieverfahren sollten bei Patienten mit Herzklappenersatz und Antikoagulanzientherapie vermieden werden.

Antiarrhythmika sollten bei Patienten mit Herzklappenerkrankungen präoperativ nicht abgesetzt werden, um akute Verschlechterungen der Hämodynamik zu vermeiden.

Prophylaktische Antibiotikazufuhr. Die perioperative Zufuhr von Antibiotika zur Endokarditisprophylaxe wird bei allen Patienten mit Herzklappenfehlern empfohlen. Mit der Zufuhr sollte ca. 30–60 min vor der endotrachealen Intubation begonnen werden.

Aortenstenose. Eine schwere Aortenstenose erhöht das Risiko nichtkardialer Operationen erheblich (Letalität 10%!). Besteht daher eine schwere, symptomatische Aortenstenose, sollten elektive Eingriffe verschoben oder abgesetzt und zunächst eine Aortenklappenoperation (Rekonstruktion oder Klappenersatz) durchgeführt werden. Verweigert der Patient die Aortenoperation oder ist sie aus anderen Gründen nicht möglich oder indiziert, kann ein notwendiger elektiver Eingriff – bei Berücksichtigung des erhöhten Operationsrisikos – vorgenommen werden.

Ob bei schwerer aber stabiler Aortenstenose regionale Anästhesieverfahren (Spinal-, Periduralanästhesie) eingesetzt werden dürfen, ist bislang nicht systematisch untersucht worden. Fallberichte weisen darauf hin, dass diese Verfahren im Einzelfall erfolgreich angewandt werden können. Es empfiehlt sich aber immer eine individuelle Entscheidung unter sorgfältiger Abwägung von Nutzen und Risiko.

Aorteninsuffizienz. Besteht präoperativ der Verdacht auf eine Aorteninsuffizienz, ist zunächst eine entsprechende Abklärung erforderlich. Bestätigt sich die Diagnose, müssen eine Endokarditisprophylaxe und eine angemessene Therapie eingeleitet werden. Die strikte Kontrolle der Flüssigkeitszufuhr und eine Senkung der Nachlast sind erforderlich. Bradykardien sollten vermieden werden, da hierdurch das Regurgitationsvolumen zunehmen kann; demgegenüber wird durch eine höhere Herzfrequenz das Regurgitationsvolumen vermindert.

Mitralstenose. Bei leichter oder mäßiggradiger Mitralstenose ist vor allem eine Kontrolle der Herzfrequenz erforderlich, da Tachykardien die diastolische Füllungszeit vermindern und so zu schwerer Lungenstauung führen können (siehe Kap. 46). Wenngleich eine signifikante Mitralstenose das Risiko einer Herzinsuffizienz erhöht, ist eine Mitralklappenoperation vor der elektiven nichtkardialen Operation nicht indiziert; es sei denn, durch die Klappenoperation sollen das Überleben verlängert und Komplikationen verhindert werden.

Mitralinsuffizienz. Bei Nachweis einer Mitralinsuffizienz ist eine Endokarditisprophylaxe erforderlich. Bei schwerer Insuffizienz sind präoperativ eine strikte Beschränkung der Volumenzufuhr und eine Senkung der Nachlast (Diuretika) indiziert, um den Patienten für die Operation hämodynamisch zu stabilisieren. Zu beachten ist, dass bereits eine geringe Erniedrigung der LV-EF Zeichen einer eingeschränkten Ventrikelreserve sein kann.

2.8 Kongenitale Herzfehler

Einzelheiten zur Pathophysiologie und zum anästhesiologischen Vorgehen sind in Kapitel 46 ausführlich beschrieben.

Kinder mit schweren angeborenen Herzfehlern sollten, auch wenn es sich um kleine operative Eingriffe handelt, nur von Anästhesisten betreut werden, die über ausreichende Erfahrung auf diesem Gebiet verfügen. Im Zweifelsfall sollte der Patient für die Operation in ein entsprechendes Zentrum verlegt werden.

Ventrikelseptumdefekt. Erwachsene mit kleinen unkorrigierten Defekten und normalem pulmonalarteriellen Druck sind meist asymptomatisch. Das Risiko der bakteriellen Endokarditis ist erhöht, daher muss eine perioperative Antibiotikaprophylaxe durchgeführt werden.

Korrigierte Fallot-Tetralogie. Die Patienten sind meist asymptomatisch, die Überlebensrate ist etwas verkürzt, das Risiko des akuten Herztods erhöht. Ventrikuläre Herzrhythmusstörungen sind bei 40–50 % der Patienten vorhanden, betroffen sind vor allem Patienten, die bei der Korrekturoperation bereits älter waren, sowie Patienten mit mäßiger oder schwerer pulmonaler Regurgitation, systolischer und diastolischer Ventrikelfunktionsstörung, verlängertem kardiopulmonalem Bypass oder verlängertem QRS-Intervall (> 180 ms). Oft besteht Vorhofflimmern oder -flattern; hierdurch wird das Morbiditätsrisiko erhöht. 10–20 % der Patienten weisen nach der Korrekturoperation einen Rest-Ventrikelseptumdefekt auf, der u. U. korrigiert werden muss. Ein Rechtsschenkelblock ist häufig, ein kompletter Herzblock dagegen selten.

Weitere mögliche Komplikationen sind: Pulmonalklappeninsuffizienz mit nachfolgender rechtsventrikulärer Hypertrophie und -funktionsstörung, Aneurysma im Bereich der Korrekturstelle des rechten Ausflusstrakts oder Restobstruktion oder erneute Obstruktion.

Ebstein-Anomalie. Wichtige Komplikationen der Korrekturoperation sind: kompletter Herzblock, anhaltende supraventrikuläre Arrhythmien, Rest-Trikuspidalinsuffizienz sowie Prothesendysfunktion.

Eisenmenger-Syndrom. Die Narkose für nichtkardiale Eingriffe bei Eisenmenger-Syndrom ist schwierig. Folgende Anforderungen sollten erfüllt werden:
— Aufrechterhaltung des systemischen Gefäßwiderstands,
— Minimierung von Blutverlusten,
— Verhinderung paradoxer Embolien.

Bei Hämatokritwerten > 65 % sollte vor elektiven nichtkardialen Eingriffen eine Phlebotomie mit Entnahme von 1–2 Einheiten Blut und isovolämischem Ersatz erwogen werden, um das Risiko thromboembolischer Komplikationen zu senken. Antikoagulanzien und Thrombozytenaggregationshemmer sollten im Allgemeinen nicht eingesetzt werden.

3 Respiratorische Erkrankungen

Erkrankungen der Atmungsorgane gehören neben den kardiovaskulären Erkrankungen zu den wichtigsten Risikofaktoren für pulmonale Komplikationen. Während respiratorische Erkrankungen intraoperativ eher selten zu schwerwiegenden Komplikationen wie Obstruktion der oberen Atemwege, schwerem Bronchospasmus, Pneumothorax oder Lungenödem führen, muss *postoperativ* häufig mit ernsten respiratorischen Störungen gerechnet werden. Hierzu gehören vor allem Atelektasen, Pneumonien und die akute respiratorische Insuffizienz. Diese Komplikationen treten besonders oft nach **Oberbaucheingriffen** und **Thoraxoperationen** auf.

Die präoperative pulmonale Diagnostik zielt darauf ab, die Risiken zu erkennen und einzuschätzen sowie das weitere Vorgehen entsprechend festzulegen. Nicht selten muss ein elektiver Eingriff, vor allem bei Patienten mit schwerer chronisch-obstruktiver Lungenerkrankung, verschoben werden, um zunächst einen optimalen respiratorischen Status zu erreichen. Grundsätzlich sollte aber auch bei allen akuten Infektionen des unteren Respirationstraktes, selbst wenn die Lungenfunktion normal ist, kein elektiver Eingriff durchgeführt werden. Dies gilt auch für Infekte des oberen Respirationstraktes bzw. Erkältungskrankheiten, weil hierbei häufig die kleinen Atemwege mitbeteiligt sind.

3.1 Klinische Vorgeschichte

Zunächst wird der Patient gezielt nach den Symptomen respiratorischer Erkrankungen und dem Grad der Belastbarkeit gefragt. Die wichtigsten Zeichen respiratorischer Erkrankungen sind:
— Husten und abnorme Sekretproduktion,
— Hämoptysis,
— Dyspnoe,
— Giemen bzw. Bronchospasmus,
— Thoraxschmerz.

Husten und abnorme Sekretproduktion gehören zu den häufigsten Zeichen respiratorischer Erkrankungen. Der Husten entsteht durch entzündliche, mechanische, chemische oder thermische Stimulation der Hustenrezeptoren; nicht immer liegt jedoch eine respiratorische Erkrankung zugrunde.

Die wichtigsten **Ursachen** des entzündlichen Hustens sind: Laryngitis, Tracheitis, Bronchitis, Bronchiolitis, Pneumonie und Lungenabszess; hiervon ist die akute oder chronische Bronchitis für den operativen Patienten von besonderer Bedeutung.

Die *mechanischen* Auslöser des Hustens sind ebenfalls vielfältig: Fremdkörper in den Atemwegen, Kompression der Atemwege von innen oder außen (z. B. durch Bronchial- oder Mediastinaltumoren, Aortenaneurysmen) sowie Druck oder Zug an den Atemwegen (z. B. durch chronische interstitielle Lungenfibrose, Lungenödem, Atelektasen).

Zu den wichtigsten *chemischen* Stimuli gehört das Rauchen, daneben noch die Inhalation von Reizgasen.

Thermische Stimulation entsteht durch Einatmen von sehr kalter oder sehr heißer Luft.

Der Anästhesist sollte gezielt nach Beginn, Dauer und Schwere des Hustens fragen:
— Handelt es sich um einen akuten oder chronischen Husten?
— Wird Sputum produziert?
— Wenn ja, welche Menge, Farbe, Konsistenz?

Nicht selten weist die **Art des Hustens** auf den anatomischen Ursprung hin:
— Bellend: Larynx;
— laut und blechern: Trachea oder große Atemwege;
— Husten mit Giemen: akuter Bronchospasmus.

Von Bedeutung ist auch der **Zeitpunkt** des Auftretens:
— Nur nachts: Herzinsuffizienz;
— nach Lagewechsel: Lungenabszess, lokale Bronchiektasen;
— bei den Mahlzeiten: tracheoösophageale Fistel, Hiatushernie, Ösophagusdivertikel;
— paroxysmal: Asthma.

Diagnostisch wichtig ist des Weiteren die **Art des Sputums**:
— Mukoid oder mukopurulent: typisch für akute oder chronische Bronchitis;
— purulent und übelriechend oder blutdurchzogen: Lungenabszess, Bronchiektasen;
— rostfarben oder blutig: (Pneumokokken-)Pneumonie; gelatinös, ziegelrot, mit Eiter belegt: Klebsiellen-Pneumonie;
— rosa und schaumig-wässrig: Lungenödem.

Klinisch sollte Folgendes beachtet werden: Husten ist typisch für viele Zigarettenraucher und bedarf daher zumeist keiner weiteren diagnostischen Abklärung. Verändert sich jedoch der chronische Husten, ohne dass eine begleitende Infektion vorliegt, so muss vorrangig ein Bronchialkarzinom ausgeschlossen werden.

Hämoptysis. Schwache Blutstreifen auf dem Sputum sind bei akuten Infekten des Respirationstrakts nicht ungewöhnlich, hingegen weist blutiges Sputum oder reine Hämoptyse zumeist auf eine ernste Erkrankung hin.

Die wichtigsten **Ursachen** sind: Lungentumoren (jedoch selten bei Lungenmetastasen), Lungenembolie, Bronchiektasen, Tuberkulose, schwere Mitralstenose, Linksherzinsuffizienz. Differentialdiagnostisch müssen Blutungen aus Nasopharynx, Ösophagus oder Magen ausgeschlossen werden.

Dyspnoe. Subjektiv empfundene Atemnot bzw. Lufthunger ist ein Kardinalsymptom respiratorischer und kardialer Erkrankungen. Besteht Dyspnoe, so müssen daher beide Organsysteme sorgfältig untersucht werden. Es sei jedoch daran erinnert, dass Dyspnoe nicht selten eine rein funktionelle Störung ist, die in Ruhe auftritt und unter Belastung oft verschwindet – im Gegensatz zu den organischen Formen, die unter Belastung meist zunehmen.

Die wichtigsten krankheitsbedingten **Ursachen** der Dyspnoe sind: obstruktive Atemwegserkrankungen (vor allem Lungenemphysem, chronische Bronchitis, Bronchiektasen, Asthma), diffuse Lungenparenchymerkrankungen (z. B. akute Pneumonie, Sarkoidose, Pneumokoniosen), rezidivierende Lungenembolien, Erkrankungen der Thoraxwand (z. B. Kyphoskoliose) und schließlich Herzerkrankungen (häufigste Ursache: Anstieg des Lungenkapillardrucks durch linksventrikuläre Funktionsstörungen).

Kardial bedingte Dyspnoe ist zumeist erkennbar an anderen Zeichen der Herzerkrankung: Galopprhythmus, Herzgeräusche, Herzvergrößerung. Nicht selten tritt die Dyspnoe nachts auf („Herzasthma"), hervorgerufen durch eine Zunahme der Lungenstauung nach Resorption von Ödemen.

Die Dyspnoe bei chronisch-obstruktiven Lungenerkrankungen entwickelt sich demgegenüber eher schleichend. Nächtliche Dyspnoe kann zwar auftreten, jedoch meist in Verbindung mit Sputumproduktion, wobei sich die Beschwerden nach Abhusten der Sekrete bessern. Beim Lungenemphysem geht die Belastungsdyspnoe nach langen Jahren typischerweise in eine Ruhedyspnoe über.

Gefragt werden sollte nach Dauer, Schweregrad (Belastbarkeit), jahreszeitlichen Veränderungen und auslösenden Faktoren der Dyspnoe. Schwere Belastungsdyspnoe weist auf eine erhebliche Einschränkung der pulmonalen Reserve hin (FEV_1 < 1500 ml).

Praktisch gilt Folgendes:

> ! Eine präoperativ festgestellte Dyspnoe bedarf der klinischen Abklärung. Lässt sich die Ursache nicht eindeutig abklären, so ist eine Lungenfunktionsprüfung indiziert.

Bei kardial bedingter Dyspnoe sind entsprechend weitere Untersuchungen erforderlich (siehe Abschnitt 2.4.5).

Giemen und Asthma sind typische Zeichen obstruktiver Atemwegserkrankungen. Giemen tritt jedoch auch bei kardial bedingter Lungenstauung auf und kann außerdem durch Medikamente ausgelöst werden, z. B. β-Blocker, nichtsteroidale Antiphlogistika (z. B. Aspirin, Indometacin), Cholinergika (z. B. Neostigmin), Pentazocin, Antibiotika wie Penicillin, Cephalosporine, Streptomycin. Präoperativ sollte immer die Ursache des Giemens abgeklärt und evtl. eine Behandlung eingeleitet werden, zumal insbesondere bei chronisch-obstruktiven Lungenerkrankungen das Operationsrisiko erhöht ist. Weitere Einzelheiten siehe Abschnitt 3.9.

Thoraxschmerz. Zu den häufigsten Ursachen gehören: Pleuritis, Lungenembolie, Pneumonie, Tuberkulose, Tumoren. Intrathorakale Schmerzen müssen von solchen der Thoraxwand abgegrenzt werden, zu deren wichtigsten Ursachen folgende Erkrankungen gehören: Interkostalneuritis, Herpes zoster, Kompression der Interkostalnerven. Bei intrathorakalen Schmerzen muss außerdem an *nichtrespiratorische* Erkrankungen gedacht werden, z. B. Myokardischämie, Perikarditis, Aortendissektion, Ösophaguserkrankungen.

Thoraxschmerzen unbekannter Ursache sollten unbedingt präoperativ abgeklärt werden.

Medikamentenvorgeschichte. Sie ist ebenfalls wichtig, weil zahlreiche Medikamente die Lunge bzw. alle Teile des Respirationstraktes schädigen können, z. B.:
— Bleomycin, Cyclophosphamid, Methotrexat, Nitrofurantoin: interstitielle Infiltration;
— Aspirin: nichtkardiales Lungenödem;
— β-Blocker, nichtsteroidale Antiphlogistika: Bronchospasmus;
— Hydralazin, Procainamid: systemischer Lupus erythematodes;
— orale Kontrazeptiva: Lungenembolie;
— Aminoglykosidantibiotika: Schwäche der Atemmuskulatur.

Wurde bereits eine respiratorische Therapie eingeleitet, so sollte nach Art der Medikamente, Einnahmegewohnheiten und Ansprechen auf die Behandlung gefragt werden.

Rauchen führt zu Erkrankungen der kleinen Atemwege mit Spasmus und Kollaps sowie zur Hypersekretion von Schleim und Beeinträchtigung des tracheobronchialen Sekrettransports; außerdem ist der Anteil des CO-Hämoglobins im Blut erhöht. Je mehr Zigaretten und je länger die Raucheranamnese, desto größer das Risiko chronischer und maligner Lungenerkrankungen sowie der koronaren Herzerkrankung.

! Bei Rauchern ist das Risiko postoperativer pulmonaler Komplikationen nach größeren Eingriffen um das 6fache höher als bei Nichtrauchern.

Der Anästhesist sollte gezielt folgende Fragen stellen:
— Wie viele Zigaretten pro Tag?
— Seit wann?
— Wurde mit Beginn der Erkrankung weniger geraucht?

Die durch das Rauchen hervorgerufenen messbaren Veränderungen des Atemwegswiderstandes stehen in direkter Beziehung zur Dauer und Menge des Zigarettenkonsums. Zunächst sind überwiegend die kleinen Atemwege mit einem Durchmesser von weniger als 3 mm betroffen, später auch die größeren Atemwege.

Grundsätzlich sollten die Raucher ermutigt werden, das Rauchen präoperativ einzustellen. Ein günstiger Einfluss auf die erkrankten kleinen Atemwege und den mukoziliären Sekrettransport ist jedoch frühestens nach mehreren Wochen oder gar einigen Monaten zu erwarten. Hingegen fällt der Carboxyhämoglobinspiegel bereits nach zweitägiger Zigarettenabstinenz ganz wesentlich ab, ein Effekt, der sich bei schweren Rauchern günstig auf die arterielle Sauerstoffsättigung auswirkt.

3.2 Körperliche Untersuchung

Sie umfasst speziell die Inspektion, Palpation, Perkussion und Auskultation des Thorax und sollte bei jedem Patienten präoperativ durchgeführt werden, auch wenn sich aus der Vorgeschichte keine Hinweise auf pulmonale Erkrankungen ergeben.

Zur klinischen Einschätzung der Atemfunktion sollte besonders geachtet werden auf:
— Atemfrequenz und Atemmuster,
— Einsatz der Atemhilfsmuskulatur,
— verlängerte Exspirationszeit (spitzt der Patient beim Ausatmen die Lippen?).
— Besteht eine Zyanose, eine Polyglobulie?
— Befunde von Palpation, Perkussion und Auskultation des Thorax.
— Besteht ein Bronchospasmus?

Bei chronischen Lungenerkrankungen muss außerdem gezielt nach den Zeichen der Rechtsherzinsuffizienz und pulmonalen Hypertonie gesucht werden (siehe Abschnitt 2.5.3).

3.3 Laboruntersuchungen

Bestimmt werden zunächst die Standard-Laborwerte für große Eingriffe, bei Bedarf ergänzt durch spezielle Untersuchungen wie Sputumanalyse, Blutgaswerte und Säure-Basen-Parameter. Besonders geachtet werden sollte auf einen erhöhten Hämatokritwert trotz ausreichender Hydrierung sowie einen erhöhten $paCO_2$ und einen erniedrigten paO_2.

3.4 Elektrokardiogramm

Das EKG ist unverzichtbarer Bestandteil der präoperativen Diagnostik bei allen Patienten mit Lungenerkrankungen. Bei Patienten mit chronisch-obstruktiven Lungenerkrankungen sollte wiederum gezielt nach den Zeichen der *Rechtsherzbelastung* gesucht werden: P pulmonale, Rechtsverlagerung der Herzachse, rechtsventrikuläre Hypertrophie, kompletter oder inkompletter Rechtsschenkelblock.

3.5 Thorax-Röntgenbild

Bei allen Patienten mit Verdacht auf eine Lungenerkrankung muss ein Röntgenbild des Thorax (p.-a. und seitlich) angefertigt werden. Nicht selten ist ein pathologischer Röntgenbefund der einzige Hinweis auf eine pulmonale Erkrankung. Andererseits ist bei zahlreichen Erkrankungen das Thorax-Röntgenbild unauffällig, so z. B. bei akuter Bronchitis, leichtem bis mäßigem Emphysem, akuter Lungenembolie ohne Infarkt.

Der Anästhesist sollte bei der Beurteilung der Bilder auf Folgendes besonders achten:
— Deviation der Trachea: Intubationsschwierigkeiten, Atemstörungen;
— Atelektasen, Lungenödem: Störungen des pulmonalen Gasaustausches;
— bullöse Zysten: Rupturgefahr, Kompression des Nachbargewebes;
— Abszesse.

3.6 Lungenfunktionsprüfungen

Durch präoperative Lungenfunktionsprüfungen sollen der Schweregrad respiratorischer Funktionsstörungen objektiviert und das Risiko für postoperative pulmonale Komplikationen eingeschätzt werden. Für den Anästhesisten sind vor allem die „kleine Spirometrie" (IVC, FEV_1) und die arterielle Blutgasanalyse von Bedeutung. Durch die Spirometrie kann die Atemmechanik eingeschätzt werden, durch die Blutgasanalyse der pulmonale Gasaustausch.

3.6.1 Statische Lungenvolumina

Die statischen Lungenvolumina hängen von der Compliance der Lunge und des Thorax sowie den auf sie einwirkenden Kräften ab. Folgende Volumina werden unterschieden (▶ Abb. 16-2):

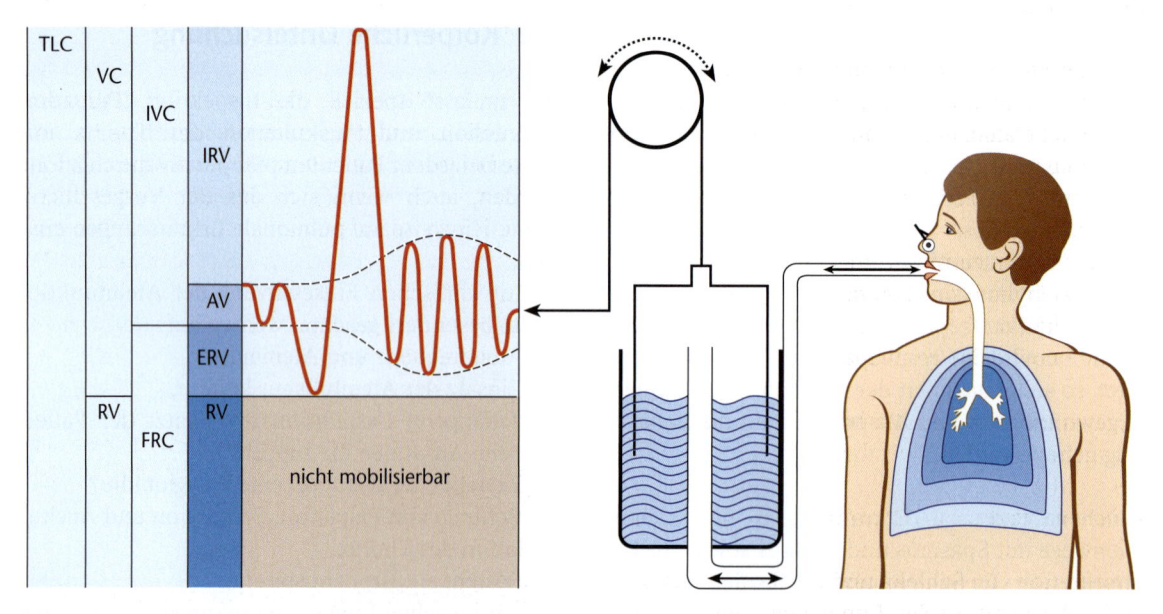

Abb. 16-2 Statische Lungenvolumina.
TLC = totale Lungenkapazität; VC = inspiratorische Vitalkapazität; RV = Residualvolumen; FRC = funktionelle Residualkapazität; IVC = inspiratorische Reservekapazität (= AV + IRV); IRV = inspiratorisches Reservevolumen; AV = Atemvolumen; ERV = exspiratorisches Reservevolumen (mod. nach Matthys und Seeger, 2001).

Totalkapazität. Dies ist das gesamte Luftvolumen, das sich nach einer maximalen Inspiration in der Lunge befindet.
— Die Totalkapazität beträgt etwa 6000 ml.

Bei Patienten mit Lungenemphysem ist die Totalkapazität erhöht, bei Lungenfibrose oder Kyphoskoliose hingegen erniedrigt. Klinisch muss Folgendes beachtet werden: Da die Totalkapazität von der Stärke der Inspirationsmuskulatur abhängig ist, kann sie beim geschwächten Patienten erniedrigt sein, obwohl die Lunge und die Thoraxwand normal sind.

Residualvolumen. Luftvolumen, das auch nach einer maximalen Exspiration noch in der Lunge zurückbleibt. Es kann spirometrisch nicht erfasst werden.
— Normalwert ca. 1200 ml.

Bei jüngeren Patienten wird das Residualvolumen vor allem von der Kraft der Exspirationsmuskulatur bestimmt. Bei obstruktiven Lungenerkrankungen ist das Residualvolumen erhöht: Während der Ausatmung tritt ein Verschluss der kleinen Atemwege auf, und die Luft kann daher nicht vollständig ausgeatmet werden. Dieser Mechanismus wird als „air-trapping" (engl. trap: Falle) bezeichnet. Die meisten Patienten mit chronisch-obstruktiven Lungenerkrankungen versuchen, das „air-trapping" durch Spitzen der Lippen wie beim Pfeifen zu mindern; hierdurch entsteht eine exspiratorische Stenose mit Anstieg des exspiratorischen Atemwegswiderstands und Eröffnung der kleinen Atemwege. So kann mehr Luft ausgeatmet werden.

Vitalkapazität. Die Differenz zwischen Totalkapazität und Residualvolumen, also die Luftmenge, die nach einer maximalen Inspiration durch größte Anstrengung maximal ausgeatmet werden kann.
— Normalwert ca. 5000 ml.

Die Vitalkapazität unterliegt Schwankungen von bis zu 20% des Normalwertes. Im Liegen ist die Vitalkapazität um bis zu 300 ml kleiner als im Stehen. Nimmt die Totalkapazität ab oder das Residualvolumen zu, wird die Vitalkapazität vermindert.

Die **Inspirationskapazität** bezeichnet das Lungenvolumen, das aus Atemruhelage maximal eingeatmet werden kann.
— Normalwert ca. 2400–3600 ml.

Funktionelle Residualkapazität (FRC). Dies ist das endexspiratorische Lungenvolumen in Ruhe bzw. die Summe von Residualvolumen und exspiratorischem Reservevolumen.
— Normalwert ca. 2300 ml.

Die funktionelle Residualkapazität hängt von der Muskelaktivität sowie vom Gleichgewicht zwischen der elastischen Retraktionskraft der Lunge und der entgegengerichteten Retraktionskraft der Thoraxwand ab. Bei chronisch-obstruktiven Lungenerkrankungen ist die FRC erhöht.

Die Bestimmung statischer Lungenvolumina und der Compliance eignet sich vor allem für die Einschätzung **restriktiver Lungenerkrankungen.** Für die obstruktiven Lungenerkrankungen sind hingegen die dynamischen Lungenvolumina von großer Bedeutung. Für die Messung dieser Volumina ist der zeitliche Ablauf entscheidend; ihre Größe hängt von der Atemstromstärke ab. Denn der exspiratorische Atemstrom wird hauptsächlich vom Atemwegswiderstand und von der Compliance des Lungenparenchyms bestimmt. Für praktische Belange des Anästhesisten genügt zumeist die kleine Spirometrie mit Bestimmung von Vitalkapazität, forcierter Vitalkapazität und exspiratorischer Einsekundenkapazität.

3.6.2 Forcierte exspiratorische Vitalkapazität (FVC)

Die forcierte Vitalkapazität (▶ Abb. 16-3a bis c) ist das nach einer maximalen Inspiration so rasch wie möglich und vollständig ausgeatmete Volumen. Beim Gesunden erreicht die FVC nach 4 s ein Plateau, während bei der Obstruktion mit „air-trapping" kein Plateau aufgebaut wird. Ein terminaler Anstieg der registrierten Kurve beweist eine Atemwegsobstruktion. Eine Verminderung der FVC kann durch obstruktive und restriktive Lungenerkrankungen bedingt sein.

Klinische Bedeutung. Die forcierte exspiratorische Vitalkapazität hängt von der Kraft der Exspirationsmuskulatur und von der elastischen Retraktionskraft der Lunge sowie vom Ausmaß der obstruktiven Lungenerkrankung ab. Für die postoperative Phase ist klinisch Folgendes wichtig: Für einen wirksamen Hustenstoß muss die Vitalkapazität mindestens das 3fache des Atemzugvolumens (Normalwert 7 ml/kg) betragen.

! Beträgt die Vitalkapazität präoperativ weniger als 50% des Normalwertes bzw. weniger als 1,75–2 l, so muss bei über 30% der Patienten mit einer postoperativen respiratorischen Insuffizienz gerechnet werden.

3.6.3 Forcierte exspiratorische Einsekundenkapazität (FEV$_1$)

Dies ist das nach einer maximalen Inspiration innerhalb der ersten Sekunde so rasch und kräftig wie

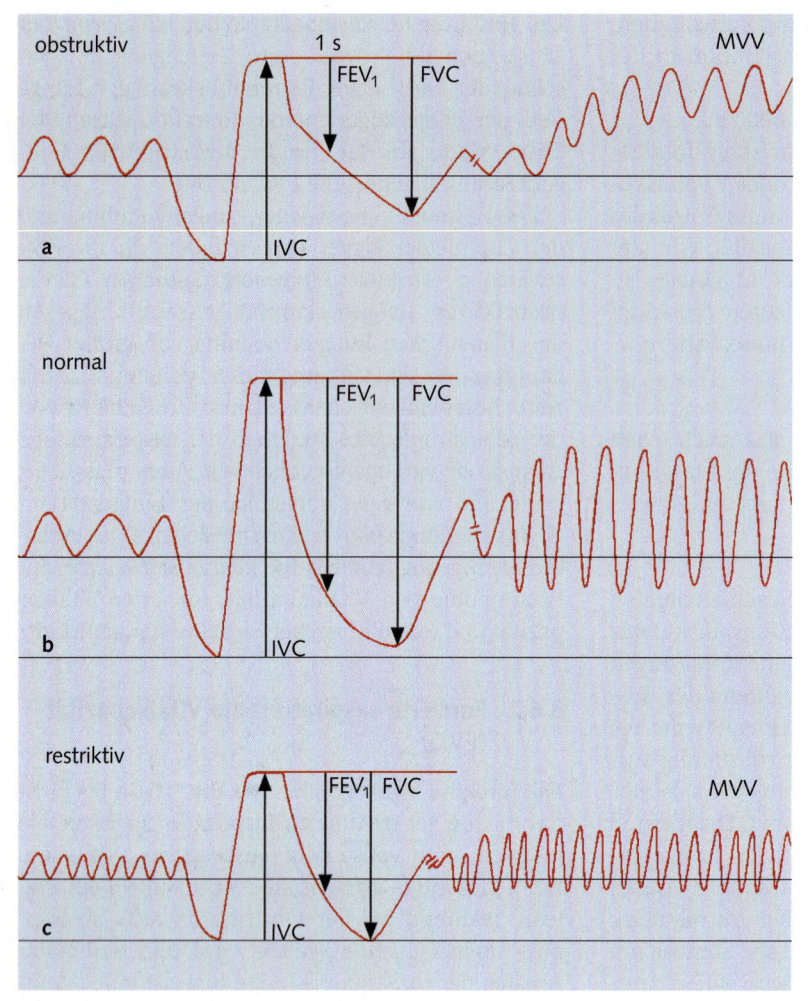

Abb. 16-3a bis c
Dynamische Lungenvolumina.
FEV_1/IVC = Tiffeneau-Index;
FVC = forcierte exspiratorische Vitalkapazität;
IVC = inspiratorische Vitalkapazität;
MVV = Atemgrenzwert (maximal voluntary ventilation).
a) Obstruktive Lungenerkrankung (Asthma bronchiale).
b) Normale Lungenfunktion.
c) Restriktive Lungenerkrankung (Lungenfibrose)
(mod. nach Matthys und Seeger, 2001).

möglich ausgeatmete Volumen, FEV_1. Der Wert wird meist in Prozent der forcierten Vitalkapazität angegeben: FEV_1/FVC (%) und als relative Einsekundenkapazität bezeichnet. Die FEV_1 ist ein Maß für den Atemwegswiderstand, vorausgesetzt, der Test wurde unter maximaler Anstrengung durchgeführt. Gesunde können innerhalb der ersten Sekunde 70–80% ihrer Vitalkapazität ausatmen, das restliche Volumen innerhalb der nächsten beiden Sekunden. Bei Atemwegsobstruktion ist die FEV_1 vermindert: Die Patienten atmen ein wesentlich geringeres Volumen in der ersten Sekunde aus und benötigen außerdem eine erheblich längere Zeit, um die gesamte Vitalkapazität auszuatmen (siehe Abb. 16-3a bis c). Bei restriktiven Lungenerkrankungen ist die FEV_1 im Verhältnis zur Vitalkapazität proportional oder weniger vermindert. Daher kann aus dem Quotienten von FEV_1/FVC (= relative Einsekundenkapazität) das Ausmaß der Obstruktion besser festgestellt werden als aus dem FEV_1-Wert allein. Eine kombinierte obstruktive und restriktive Störung liegt vor, wenn die FVC weniger als 70% beträgt und die relative Einsekundenkapazität (FEV_1/FVC) ebenfalls unter 70% liegt. (Für die Diagnose „Restriktion" ist noch die Bestimmung der Lungenvolumina erforderlich, da die FVC bei obstruktiven und restriktiven Erkrankungen vermindert sein kann.) Es gilt:

! Die Einsekundenkapazität ist der beste spirometrische Parameter zur präoperativen Einschätzung des Schweregrads einer Lungenerkrankung.

Wurde eine pathologische Einsekundenkapazität festgestellt, so sollte der Test 10 min nach Inhalation eines $β_2$-Sympathomimetikums wiederholt werden. Verbessert sich hiernach die Einsekundenkapazität um mindestens 15%, so liegt vermutlich ein zumindest partiell reversibler Bronchospasmus vor.

Klinische Bedeutung. Die Einsekundenkapazität weist direkt auf den Schweregrad einer Obstruktion hin. Der Test ist indiziert, wenn sich bei der klinischen Untersuchung Hinweise auf eine wesentliche respiratorische Erkrankung ergeben.

Die routinemäßige kleine Spirometrie vor jedem operativen Eingriff ist hingegen nicht erforderlich. Auch sollte beachtet werden, dass der Test nicht ausreichend sensitiv und spezifisch ist und daher die FEV_1-Werte nicht als einziges Kriterium für die Beurteilung der Operabilität herangezogen werden dürfen.

> Aus verschiedenen Untersuchungen haben sich folgende (groben) Beziehungen ergeben:
> — FEV_1 > 2 l: kein erhöhtes respiratorisches Risiko
> — FEV_1 0,8–2 l: erhöhtes perioperatives Risiko
> — FEV_1 < 0,8 l: hohes Operationsrisiko, unabhängig von den arteriellen Blutgaswerten

3.6.4 Maximaler exspiratorischer Spitzenfluss

Der maximale exspiratorische Spitzenfluss (peak expiratory flow, PEF) ist der höchste Gasfluss, der für mindestens 10 ms aufrechterhalten werden kann. Der Spitzenfluss hängt vor allem vom Ausmaß der Atemwegsobstruktion und von der Mitarbeit des Patienten ab. Ist der Spitzenfluss abnorm verändert, sollen vermehrt postoperative pulmonale Komplikationen auftreten. Daneben können noch die maximalen exspiratorischen Flüsse nach 25, 50 und 75 % der ausgeatmeten forcierten Vitalkapazität (MEF 25, 50, 75) bestimmt werden. Der MEF gilt als empfindlicher Indikator für einen Querschnittverlust der peripheren Atemwege.

3.7 Pulmonaler Gasaustausch

Der pulmonale Gasaustausch kann am einfachsten anhand der arteriellen Blutgasanalyse beurteilt werden. Bestimmt werden paO_2 und $paCO_2$ und meist auch noch der Säure-Basen-Status:

paO_2. Er hängt vor allem vom inspiratorischen pO_2, gemischtvenösen pO_2 und vom Ventilations-/Perfusionsverhältnis in der Lunge ab.

Der gemischtvenöse pO_2 ist abhängig von der Sauerstoffaufnahme der Gewebe, vom Herzzeitvolumen, vom arteriellen Sauerstoffgehalt und von der Sauerstoffbindungskurve.

Das Ventilations-/Perfusionsverhältnis der Lunge ergibt sich aus der Abstimmung von alveolärer Ventilation und Perfusion der Lungenkapillaren. Unter idealen Bedingungen sind Durchblutung und Belüftung genau aufeinander abgestimmt: Das Verhältnis ist 1.

Der paO_2 hängt vom Alter ab: je älter der Patient, desto niedriger der paO_2. So kann beim 70-Jährigen ein paO_2 von etwa 65 mmHg als unterer Grenzwert angesehen werden. Faustregel:

$$paO_2 = 102 - 0{,}33 \times \text{Lebensalter [mmHg]}$$

Ein niedriger paO_2 (= Hypoxie) hat vor allem folgende pulmonale Ursachen:
— Störung des Ventilations-/Perfusionsverhältnisses,
— intrapulmonaler Rechts-links-Shunt,
— alveoläre Hypoventilation,
— Diffusionsstörungen der Atemgase.

Der paO_2 sollte bestimmt werden, wenn die spirometrischen Befunde pathologisch verändert sind.

Klinische Bedeutung: Ein intrapulmonaler Rechts-links-Shunt spricht nur wenig oder gar nicht auf eine Erhöhung der inspiratorischen Sauerstoffkonzentration an, während bei Verteilungsstörungen der Atemluft und bei Diffusionsstörungen hierdurch der paO_2 ansteigt.

Die Hypoxie bei chronisch-obstruktiven Lungenerkrankungen beruht vor allem auf Störungen des Ventilations-/Perfusionsverhältnisses. Sie führt zu einem Anstieg des pulmonalen Gefäßwiderstands mit vermehrter Rechtsherzbelastung und schließlich zum Cor pulmonale (siehe Abschnitt 2.5). Praktisch ist zu beachten:

> ! Präoperativ am ruhenden Patienten ermittelte paO_2-Werte ermöglichen keine zuverlässigen Aussagen über den postoperativen Verlauf.

$paCO_2$. Er hängt von der CO_2-Produktion der Gewebe und von der alveolären Ventilation ab. Die alveoläre Ventilation wiederum wird vom Atemminutenvolumen sowie der Totraumventilation und damit durch das Verhältnis von Ventilation und Perfusion bestimmt: Nimmt die Kapillardurchblutung in der Lunge stärker ab als die Belüftung, wird der Totraumanteil größer. Wird nachfolgend die Atmung nicht gesteigert, so entstehen eine Hyperkapnie und eine respiratorische Azidose.

Der $paCO_2$ sollte (zusammen mit dem paO_2) bestimmt werden, wenn die spirometrischen Werte pathologisch verändert sind.

Klinische Bedeutung: Das Atemminutenvolumen hängt von der Atemarbeit ab und kann nicht unbegrenzt gesteigert werden. Die Atemarbeit wiederum wird von folgenden Faktoren bestimmt:
— Compliance der Lunge,
— Atemwegswiderstand,
— Tiefe und Frequenz der Atemzüge.

Klinisch gilt Folgendes:
— Patienten mit **restriktiven Lungenerkrankungen** atmen schnell mit kleinen Atemzugvolumina, weil die Compliance der Lunge vermindert ist.
— Patienten mit **chronisch-obstruktiven Lungenerkrankungen** atmen langsam und tief, weil der Atemwegswiderstand erhöht ist. Bei entsprechendem Schweregrad der Erkrankung können die Patienten nicht mehr als 55 % der maximalen Atemarbeit leisten. Ist eine höhere Atemarbeit erforderlich, um das anfallende CO_2 auszuscheiden, tritt eine Ermüdung der Atemmuskulatur ein, die bei entsprechender Ausprägung in eine muskuläre Ateminsuffizienz mit Hyperkapnie und respiratorischer Azidose einmünden kann.

Die chronische Hyperkapnie ($paCO_2 > 45$ mmHg) setzt die Empfindlichkeit der medullären CO_2-Rezeptoren herab. Hierdurch wird der physiologische Atemantrieb auf einen CO_2-Anstieg vermindert bzw. die CO_2-Antwortkurve nach rechts verschoben. Die durch die Hyperkapnie hervorgerufene respiratorische Azidose wird zum Teil metabolisch kompensiert: Die Nieren retinieren vermehrt Bikarbonat, so dass der Patient erhöhte $paCO_2$-Werte toleriert. Praktisch ist Folgendes wichtig:

> Eine chronische Hyperkapnie ist Hinweis auf eine fortgeschrittene schwere Lungenerkrankung und damit ein wichtiger Risikofaktor für postoperative pulmonale Komplikationen.

3.7.1 Zusammenfassende Beurteilung

Lungenfunktionsprüfungen und arterielle Blutgasanalysen geben wichtige Hinweise auf den Schweregrad der pulmonalen Erkrankung. Präoperativ sind diese Untersuchungen indiziert, wenn sich klinisch Hinweise auf respiratorische Erkrankungen ergeben, außerdem bei speziellen Fragestellungen, z. B. in der Thorax- und Herzchirurgie. Eine routinemäßige Lungenfunktionsprüfung ist nicht notwendig. Die arteriellen Blutgase sollten bestimmt werden, wenn die spirometrischen Untersuchungen pathologische Werte ergeben haben.

Daneben wird eine präoperative Lungenfunktionsprüfung häufiger durchgeführt bei: Oberbaucheingriffen; hohem Alter; starker Adipositas; chronischem Husten durch Nikotinabusus.

Grundsätzlich sollte Folgendes beachtet werden: Gegenwärtig gibt es keine Funktionsparameter und keine Testkombination, mit denen sich inoperable von operablen respiratorisch kranken Patienten unterscheiden lassen. Allerdings treten bei pathologischen Lungenfunktionswerten gehäuft pulmonale Komplikationen in der postoperativen Phase auf, zu denen vor allem Atelektasen, Pneumonien und die akute postoperative respiratorische Insuffizienz gehören.

3.8 Chronische Bronchitis und Lungenemphysem (COPD)

Die COPD (chronic obstructive pulmonary disease) ist gekennzeichnet durch eine Kombination aus chronischem Husten, gesteigerter Sputumproduktion, Atemnot, Atemwegsobstruktion und eingeschränktem pulmonalen Gasaustausch. Die progrediente Krankheit entwickelt sich auf dem Boden einer chronischen Bronchitis und/oder eines Lungenödems; wichtigster ätiologischer Faktor ist das Zigarrettenrauchen.

Eine **chronische Bronchitis** liegt nach den Kriterien der WHO vor, wenn Husten und Auswurf über mindestens 3 Monate in mindestens 2 aufeinander folgenden Jahren bestehen.

Ein **Lungenemphysem** ist pathologisch-anatomisch eine irreversible Erweiterung und Zerstörung der Lufträume unterhalb der terminalen Bronchiolen.

Andere Ursachen einer Atemwegsobstruktion wie Asthma, Mukoviszidose, Bronchiektasen und Bronchiolitis obliterans gehören nicht zur Definition der COPD.

3.8.1 Pathophysiologie

Chronische Bronchitis und Emphysem führen zur Verengung der Atemwege; beim Emphysem tritt außerdem ein Elastizitätsverlust der Lunge hinzu, der eine weitere Abnahme des Atemwegsdurchmessers bewirkt. Der Atemwegswiderstand ist erhöht, und zwar in erster Linie bedingt durch einen Kollaps der kleinen (gerüstfreien) Atemwege während der Exspiration. Der Kollaps entsteht, weil der elastische Zug des Lungengewebes, durch den die kleinen Atemwege normalerweise offen gehalten werden, eingeschränkt ist. Da die elastische Retraktion der Lunge außerdem noch für die maximale Luftströmung während der Exspiration von wesentlicher Bedeutung ist, nimmt beim Emphysem der maximale Exspirationsfluss ab. Aufgrund der veränderten Druck-Flow-Beziehungen steigt die Atemarbeit unter Belastung überproportional an. Die Veränderungen der Atemwege und des Lungenparenchyms führen zur regionalen Überbelüftung der Lunge bzw. zu Störungen des Ventilations-/Perfusionsverhältnisses mit Zunahme des Totraumanteils an der Ventilation. Die Auswirkungen auf den pulmonalen Gasaustausch hängen sehr stark von der

Atemantwort auf die Änderungen der Lungenfunktion ab.
— Einige Patienten steigern ihr Atemminutenvolumen erheblich durch extreme Zunahme der Atemarbeit bei chronischer Dyspnoe: Der $paCO_2$ ist normal oder erniedrigt, der paO_2 hingegen relativ hoch (trotz der großen alveoloarteriellen Partialdruckdifferenz).
— Andere Patienten steigern ihre Atemarbeit nur wenig, das Atemminutenvolumen ist entsprechend normal oder nur leicht erhöht; die Blutgase sind stark pathologisch verändert: Der $paCO_2$ ist erhöht, der paO_2 drastisch erniedrigt.

Lungenkreislauf. Der Querschnitt des Lungengefäßbetts ist vermindert, bedingt durch anatomische Veränderungen in den Lungenarterien und -arteriolen sowie hypoxische Vasokonstriktion und Verlust von Kapillaren in den zerstörten Alveolarsepten. Hierdurch steigt der Pulmonalarteriendruck an: Es entwickelt sich eine leichte bis schwere pulmonale Hypertonie mit entsprechender Rechtsherzbelastung, die in ein Cor pulmonale übergehen kann.

3.8.2 Klinisches Bild und Diagnose

Die klinischen Zeichen der mittelschweren chronisch-obstruktiven Lungenerkrankung sind:
— Dyspnoe, Orthopnoe,
— eingeschränkte körperliche Belastbarkeit,
— Husten und Auswurf,
— Inspirationsstellung des Thorax,
— hypersonorer Klopfschall, Giemen und trockene Rasselgeräusche.

Allerdings ist das klinische Bild sehr variabel: Patienten, bei denen das Emphysem im Vordergrund steht, weisen eine stärkere Dyspnoe und Einschränkung der Leistungsfähigkeit bei geringerer Obstruktion auf als jene mit Überwiegen der chronischen Bronchitis.

Die schwere COPD ist in folgender Weise gekennzeichnet:
— Zeichen der chronischen Lungenüberblähung: Fassthorax, inspiratorische Einziehungen im Flankenbereich, abgeschwächtes Atemgeräusch, leise Herztöne,
— pfeifende Atemgeräusche, besonders bei forcierter Exspiration,
— Zeichen der Sekretansammlung beim Anhusteversuch,
— zentrale Zyanose,
— Konzentrationsschwäche, verminderte Vigilanz,
— Gewichtsverlust,
— periphere Ödeme,
— Zeichen der pulmonalen Hypertonie.

Als Extremformen werden schematisch unterschieden:
— **Typ A** (pink puffer): meist schlanke Patienten mit schwerer Obstruktion und erheblicher Dyspnoe, jedoch wenig veränderten Blutgaswerten und erhaltener Atemregulation.
— **Typ B** (blue bloater): übergewichtiger Emphysematiker mit schwerer Dyspnoe, verstärktem Auswurf, Zyanose und gestörter zentraler Atemregulation und Hyperkapnie.

! Bei Patienten mit chronisch-obstruktiver Lungenerkrankung und chronischer Hyperkapnie kann durch Zufuhr von Sauerstoff in höheren Konzentrationen eine lebensbedrohliche Atemdepression mit weiterem Anstieg des $paCO_2$ ausgelöst werden.

Röntgenbild. Bei Überwiegen des Emphysems: Zwerchfell tiefstehend und abgeflacht; Bronchial- und Gefäßzeichnung in der Peripherie vermindert; Herzsilhouette schlank und verlängert; Luftgehalt des Retrosternalraums vermehrt; insgesamt überblähte Lunge.

Bei Überwiegen der chronischen Bronchitis: Zwerchfellkuppel gerundet; bronchovaskuläre Zeichnung in den unteren Lungenpartien vermehrt; Herzsilhouette eher vergrößert. Bei Rechtsherzinsuffizienz weitere Zunahme der Herzsilhouette, prominente Pulmonalarterien.

Lungenfunktion. Die Diagnose COPD wird durch Lungenfunktionstests gesichert:

LL Nach den Leitlinien der Deutschen Atemwegsliga sollte bei allen Verdachtsfällen und bei allen Schweregraden der COPD und für die Diffentialdiagnose der Dyspnoe eine Lungenfunktionsanalyse durchgeführt werden. Hierbei sind die **1-Sekunden-Kapazität (FEV_1)**, die **inspiratorische Vitalkapazität (VC)** und das Verhältnis von **FEV_1/VC** die Kenngrößen mit der höchsten Evidenz für die Charakterisierung der COPD, die Beurteilung des natürlichen Verlaufs und das Ansprechen auf eine Therapie mit Bronchodilatatoren.

Ist das Verhältnis von FEV_1/VC normal, liegt in der Regel keine COPD vor.

Steht das Emphysem im Vordergrund, so sind Residualvolumen, funktionelle Residualkapazität und Totalkapazität erhöht, die Vitalkapazität und maximale exspiratorische Atemstromstärke vermindert und die Exspirationszeit verlängert. Die elastische Retraktionskraft der Lunge ist stark eingeschränkt, der Austausch von CO_2 entsprechend vermindert.

Überwiegt die chronische Bronchitis, so sind die Totalkapazität oft normal und das Residualvolumen mäßig vergrößert; die maximale exspiratorische Atemstromstärke ist jedoch immer vermindert. Die elastische Retraktionskraft der Lunge ist nicht oder nur wenig eingeschränkt, so dass auch der $paCO_2$ normal oder nur leicht erhöht ist.

Arterielle Blutgasanalyse. Je nach Ausmaß der Lungenfunktionsstörung findet sich eine arterielle Hypoxämie (Abfall des pO_2 auf unter 60 mmHg) bei normalem $paCO_2$ oder eine respiratorische Globalinsuffizienz, d. h. eine arterielle Hypoxämie und Hyperkapnie ($paCO_2$ > 45 mmHg) unter Raumluftatmung. Die Pulsoxymetrie ist für die Beurteilung des Gasaustausches nicht geeignet, da der arterielle pCO_2 nicht erfasst wird. Sie kann aber für die Kontrolle der Oxygenierung herangezogen werden. saO_2-Werte von mehr als 90% zeigen in der Regel, dass keine akute Gefährdung des Patienten besteht.

Echokardiographie. Besteht der Verdacht auf ein Cor pulmonale, so können mit der Echokardiographie die pulmonale Hypertonie und die Größe des rechten Ventrikels eingeschätzt werden.

Herz-Kreislauf-Funktion. Störungen der Herz-Kreislauf-Funktion entstehen sekundär durch die pulmonale Hypertonie und die Hypoxie. Die Hypoxie führt zu Polyglobulie mit Zunahme des Blutvolumens und der Viskosität, die pulmonale Hypertonie zum Cor pulmonale (siehe Abschnitt 2.5).

Hirnfunktion. Zerebrale Störungen entstehen vor allem durch den pathologischen Anstieg des $paCO_2$ im Stadium der akuten Dekompensation (s. u.). Sie manifestieren sich als Kopfschmerzen, Verwirrtheit, Erregung, Somnolenz, Stupor und schließlich Koma. Tremor und Muskelzuckungen können ebenfalls auftreten. Die durch Hyperkapnie bedingten Störungen sind reversibel, wenn der $paCO_2$ normalisiert wird. Irreversible Schäden sind am ehesten durch eine zerebrale Hypoxie bedingt.

Schweregradeinteilung. Aufgrund von Lungenfunktionstests und dem klinischen Bild werden 3 Schweregrade der COPD unterschieden (▶ Tab. 16-7); Patienten der Gruppe 0 gelten als gefährdet.

3.8.3 Differentialdiagnose

Wichtigste Differentialdiagnose ist das Asthma bronchiale; weitere Erkrankungen, die abgegrenzt werden müssen, sind die chronische Herzinsuffizienz und die Bronchiektasie. Wichtige Begleiterkrankungen sind die KHK mit oder ohne Linksherzinsuffizienz und das Bronchialkarzinom.

In ▶ Tabelle 16-8 ist die Differentialdiagnose zwischen COPD und Asthma bronchiale zusammengestellt.

3.8.4 Langzeittherapie der COPD

Die Langzeittherapie richtet sich nach dem Schweregrad und sollte entsprechend den Empfehlungen der Deutschen Atemwegsliga nach einem Stufenplan erfolgen (▶ Tab. 16-9).

Bei symptomatischen COPD-Patienten erfolgt die Basistherapie mit **Bronchodilatatoren**. Diese Substanzen vermindern den Bronchialmuskeltonus und damit den Atemwegwiderstand und die Lungenüberblähung; hierdurch werden die Symptome gelindert. Die Zufuhr erfolgt primär per Inhalation, da hierbei mit niedrigeren Dosen die gleiche Wirkung, jedoch bei geringeren Nebenwirkungen, erreicht wird als bei oraler Einnahme (Einzelheiten ▶ Tab. 16-10).

— **$β_2$-Sympathomimetika**: Die Substanzen werden bei akuter Atemnot über Dosier-Aerosol oder Pulver zugeführt. Durch Einsatz lang wirkender Substanzen wie Salmeterol, Formoterol (Wirkdauer > 12 h) können die Atemnot am Tag und die Lungenfunktion in der Nacht verbessert wer-

Tab. 16-7 Schweregradeinteilung der COPD (nach Deutsche Atemwegsliga, 2002)

Schweregrad	Kriterien
0 (Risikogruppe)	— normale Spirometrie — chronische Symptome (Husten, Auswurf)
I (leichtgradig)	— FEV_1 ≥ 80% S, FEV_1/VC < 70% — mit/ohne chronische Symptome (Husten, Auswurf)
II (mittelgradig)	— FEV_1 < 80% S, FEV_1/VC < 70% — mit/ohne chronische Symptome (Husten, Auswurf, Dyspnoe)
III (schwer)	— FEV_1 < 30% S, FEV_1/VC < 70% — FEV_1 < 50% S und respiratorische Insuffizienz oder Zeichen der Rechtsherzinsuffizienz

Anmerkung: Für die Schweregradeinteilung gelten die Messwerte der FEV_1 nach Bronchodilatation.
S = Soll

3 Respiratorische Erkrankungen

Tab. 16-8 Differentialdiagnose: Asthma bronchiale – COPD

Merkmal	Asthma	COPD
Alter bei Erstdiagnose	variabel, häufig: Kindheit, Jugend	meist 6. Lebensdekade
Tabakrauchen	kein direkter Kausalzusammenhang; Verschlechterung durch Tabakrauchen möglich	direkter Kausalzusammenhang
Hauptbeschwerden	anfallartig auftretende Atemnot	Atemnot bei Belastung
Verlauf	variabel, episodisch	progredient
Allergie	häufig	selten
Obstruktion	variabel	persistierend
Reversibilität der Obstruktion	> 20% FEV_1	< 15% FEV_1
bronchiale Hyperreaktivität	regelhaft vorhanden	gelegentlich
Ansprechen auf Kortison	regelhaft vorhanden	gelegentlich

den. Wichtige unerwünschte Wirkungen sind: Herzrhythmusstörungen (Vorhofflattern, ventrikuläre Extrasystolen, supraventrikuläre Tachykardien), Herzklopfen, selten Angina pectoris, Hypokaliämie (bei Hypoxämie). Vorsicht ist bei Herzinsuffizienz, KHK und Disposition für Herzrhythmusstörungen geboten.

— **Anticholinergika:** Ipratropiumbromid, Oxitropiumbromid und Tiotropiumbromid erweitern die Bronchien, vermindern die Schleimproduktion, verringern das Luftnotgefühl und verbessern die körperliche Leistungsfähigkeit. Die maximale Wirkung tritt ca. 20–30 min nach Inhalation ein, die Wirkdauer ist länger als die der kurzwirksamen $β_2$-Sympathomimetika, Tiotropiumbromid wirkt sogar ca. 24 h. Anwendung der anderen Anticholinergika 2–3-mal pro Tag.

Tab. 16-9 Stufenplan für die Langzeittherapie der COPD (Deutsche Atemwegsliga, 2002)

Schweregrade Risikogruppe	Medikamentöse Therapie	Nichtmedikamentöse Therapie
I	keine Medikation	Risikofaktoren meiden (Raucherentwöhnung)
	bei fehlender Besserung ↓	
	$β_2$-Sympathomimetika und/oder Anticholinergika bei Bedarf	zusätzlich: Patientenschulung, Schutzimpfungen
II	$β_2$-Sympathomimetika und/oder Anticholinergika	zusätzlich Rehabilitation: körperliches Training, Physiotherapie, adäquate Ernährung
	bei fehlender Besserung ↓	
	zusätzlich Theophyllin	
	bei fehlender Besserung ↓	
	Therapieversuch mit ICS über 3 Monate, Weiterverordnung bei nachgewiesenem Therapieeffekt	
III	zusätzlich prüfen, ob eine Langzeit-O_2-Therapie angezeigt ist	weitere Möglichkeiten: Heimbeatmung, Emphysemchirurgie, Lungentransplantation

ICS: inhalative Glukokortikoide

Tab. 16-10 Dosierungen und Wirkdauer der wesentlichen Bronchodilatatoren in der Langzeittherapie der COPD (Deutsche Atemwegsliga, 2002)

Medikament	Dosieraerosol[a]/ Pulverinhalator (µg)	Vernebler (mg)[a]	Tablette (mg)	Wirkdauer (h)
β_2-Agonisten:				
Fenoterol	100–200	0,2–0,4	–	4–6
Salbutamol	100–200	1,25–2,5	4–8	4–6[c]
Terbutalin	500	2,5–10	2,5–7,5	4–6[c]
Bamuterol	–	–	10	24
Formoterol	12–24	–	–	12
Salmeterol	50–100	–	–	12
Anticholinergika:				
Ipratropiumbromid	20–40/200	0,25–0,5	–	6–8
Oxitropiumbromid	100–200	–	–	7–9
Tiatropiumbromid	18	–	–	24
Methylxanthine[b]:				
Theophyllin (SR)	–	–	100–500	variabel ($\leq$ 24)
Kombinationspräparate:				
Fenoterol + Ipratropiumbromid	50/20–100/40	0,05/0,025– 0,1/0,05		6–8

a: mittlere Dosen pro Inhalation für kurzwirksame β_2-Agonisten (4 Inhalationen pro Tag bei Dauermedikation), langwirksame Präparate (2 Anwendungen pro Tag) und Anticholinergika (1–4 Inhalationen pro Tag)
b: Für Theophyllin ist eine Dosistitration entsprechend der Serumkonzentration und in Abhängigkeit von unerwünschten Effekten erforderlich
c: Wirkdauer der Tabletten wegen der speziellen Galenik deutlich länger als 6 h

— **Theophyllin**: wirkt schwächer bronchodilatierend als β_2-Sympathomimetika oder Anticholinergika. Die Responderrate beträgt ca. 50%. Für die Langzeittherapie werden ausschließlich Retardpräparate eingesetzt. Die therapeutische Breite von Theophyllinpräparaten ist gering, unerwünschte Wirkungen (Übelkeit, Schlafstörungen, Muskelkrämpfe, Hypokaliämie, tachykarde Herzrhythmusstörungen) sind häufig. Angestrebter therapeutischer Blutkonzentrationsbereich: 10–15 mg/l.
— **Kombination von Bronchodilatatoren**: Durch Kombination von kurz wirkenden β_2-Sympathomimetika mit Anticholinergika oder Theophyllin entsteht ein additiver bronchodilatatorischer Effekt (Evidenzgrad I), zusätzlich können u. U. die Lungenfunktion und der Gesundheitszustand verbessert werden.
— **Einsatz von Verneblern**. Bei akuter Atemnot empfinden viele Patienten eine bessere Wirkung, wenn die Bronchodilatatoren über einen Vernebler oder mit IPPV zugeführt werden. In der stabilen Phase der COPD ist ein Vernebler für die Dauermedikation nicht erforderlich.

Weitere Substanzen und Maßnahmen:
— **Glukokortikoide**. Die Substanzen werden zwar häufig bei COPD eingesetzt, eine Wirksamkeit ist jedoch nur für die akute Exazerbation nachgewiesen. Eine Hemmung der chronischen Entzündung und eine Besserung der Lungenfunktion sind ebenfalls nicht gesichert. Eine Langzeittherapie mit oralen Glukokortikoiden sollte bei COPD nicht durchgeführt werden (Evidenzgrad I). Die Bedeutung von Kombinationspräparaten aus lang wirkenden β_2-Sympathomimetika und Glukokortikoiden ist derzeit nicht bekannt.
— **Mukolytika**. Eingesetzt werden z. B. N-Acetylcystein, Ambroxol, Cineol und Myrthol. Diese Substanzen können bei einigen Patienten mit viskösem Sekret nützlich sein. In den Wintermonaten kann durch prophylaktische Zufuhr die Häufigkeit akuter Exazerbationen um 20–25% vermindert werden. Durch Inhalation von β_2-Mimetika und Theophyllin kann die Expektoration gesteigert werden.
— **Antitussiva**. Bei starker Beeinträchtigung durch Husten, vor allem in der Nacht, können hochdosiert Antitussiva, z. B. Codein, 60 mg, oder Paracodein, 20 mg, zugeführt werden. Bei respiratorischer Globalinsuffizienz ist wegen der atemdepressorischen Wirkung Vorsicht geboten. Alternative: codeinfreie Antitussiva wie Clobutinol oder Noscapin.

3.8.5 Akute Exazerbation der COPD

Die Exazerbation wird definiert als akute Verschlechterung der COPD, die eine Änderung der Behandlung erfordert. Akute Verschlechterungen treten häufig auf; klinisch wichtige Auslöser sind akute Infektionen, zu starke Sedierung und vor allem große operative Eingriffe.

Leitsymptom der akuten Exazerbation ist zunehmende Atemnot, häufig verbunden mit vermehrtem Husten, Zunahme der Sputumproduktion und -viskosität, gelb-grüner Verfärbung des Auswurfs, Engegefühl im Brustkorb.

Hinweise auf eine **schwere** Exazerbation sind:
— neu aufgetretene oder zunehmende zentrale Zyanose,
— periphere Ödeme,
— Einsatz der Atemhilfsmuskulatur bei Inspiration,
— hämodynamische Instabilität,
— Blutgasanalyse: paO_2 < 60 mmHg, saO_2 unter Raumluft < 90 %.

Folgende Blutgaswerte weisen auf eine **akut lebensbedrohliche Exazerbation** der COPD hin:
— paO_2 < 50 mmHg
— $paCO_2$ > 70 mmHg
— pH-Wert < 7,3

Bei dieser Konstellation ist eine umgehende intensivmedizinische Behandlung des COPD-Patienten erforderlich.

3.8.6 Präoperative Vorbereitung

Bei Patienten mit schwerer chronisch-obstruktiver Lungenerkrankung ist eine sorgfältige präoperative Vorbereitung erforderlich, vor allem, um postoperativ eine lebensbedrohliche Dekompensation zu vermeiden. Durch Prophylaxemaßnahmen kann die Häufigkeit der postoperativen Morbidität und Mortalität dieser Patienten nachweislich gesenkt werden. Je nach Dringlichkeit des Eingriffs muss die präoperative Vorbereitung darauf ausgerichtet sein, akute Infekte zu beseitigen und die chronische Lungenerkrankung optimal medizinisch zu behandeln.

Die wichtigsten präoperativen Maßnahmen bei chronisch-obstruktiven Lungenerkrankungen sind:
— Nikotinabstinenz
— gezielte antibiotische Behandlung akuter respiratorischer Infektionen
— Therapie des Bronchospasmus
— Sekretolyse
— Atemübungen
— physikalische Atemtherapie
— Sauerstofftherapie
— Behandlung des Cor pulmonale

Rauchen einstellen. Zigarettenkonsum ist ein wesentlicher ätiologischer Faktor der chronisch-obstruktiven Lungenerkrankung und erhöht das Risiko postoperativer pulmonaler Komplikationen. Darum sollte der Patient präoperativ das Rauchen einstellen. Hierzu sind allerdings viele Patienten nicht bereit.

Behandlung akuter pulmonaler Infekte. Akute pulmonale Infekte erhöhen das Risiko postoperativer pulmonaler Komplikationen bzw. der akuten Dekompensation beträchtlich. Warnhinweise sind Zunahme von Purulenz, Viskosität oder Volumen des Sputums. Besteht ein akuter Infekt der Atemwege oder der Lunge, werden Wahleingriffe so lange verschoben, bis die Erkrankung sicher abgeklungen ist. Die antibiotische Therapie erfolgt gezielt anhand des Antibiogramms.

Beseitigung des Bronchospasmus. Akutes (reversibles) und chronisches Giemen, d. h. eine hörbare Behinderung des exspiratorischen Gasstroms, findet sich häufig bei Patienten mit chronisch-obstruktiver Lungenerkrankung. Je nach Schweregrad ist eine präoperative Behandlung erforderlich. Meist wird hierbei eine Kombination von pharmakologischen und physikalischen Maßnahmen angewandt.

Sauerstofftherapie. Durch Zufuhr von Sauerstoff können die Hypoxämie gebessert und die Atemarbeit vermindert werden. Die präoperative Sauerstofftherapie ist indiziert bei schweren Formen der chronisch-obstruktiven Lungenerkrankung mit stark eingeschränkter Belastbarkeit und bei akuter respiratorischer Insuffizienz. Oft gelingt es, durch eine mehrtägige Sauerstofftherapie (zusammen mit den oben beschriebenen anderen Maßnahmen) den Patienten in einen deutlich verbesserten präoperativen Zustand zu versetzen. Hierbei gilt:

Bei schwerer chronisch-obstruktiver Lungenerkrankung muss die inspiratorische Sauerstoffkonzentration so niedrig wie möglich gewählt werden, damit keine lebensbedrohliche Hypoventilation durch fehlenden Atemreiz auftritt.

Meist reichen 24–35 % (= 2–3 l/min) Sauerstoff über Maske oder Nasensonde aus, um die Hypoxämie zu beseitigen.

Cor pulmonale: präoperative Behandlung siehe Abschnitt 2.5.4.

3.8.7 Prämedikation

Die Prämedikation richtet sich vor allem nach dem Schweregrad der Erkrankung und der Art des ge-

planten Eingriffs. Hierbei muss immer individuell unter Berücksichtigung folgender **Leitsätze** vorgegangen werden:
- Patienten mit guter Lungenfunktion können meist in üblicher Weise prämediziert werden.
- Ist der Eingriff nur kurz und soll der Patient frühzeitig mobilisiert werden, sollten keine lang wirkenden Sedativa zugeführt werden.
- Bestehen eine Hyperkapnie und/oder Hypoxämie (bzw. pulmonale Partial- oder Globalinsuffizienz), dürfen keine atemdepressiv wirkenden Prämedikationssubstanzen zugeführt werden. Vielmehr sollte auf eine Prämedikation verzichtet werden, um die Hypoventilation nicht noch (evtl. lebensbedrohlich) zu verstärken. Dies gilt auch für Benzodiazepine.
- Anticholinergika wie Atropin (leichte bronchodilatierende Wirkung) sollten wegen der Sekretionshemmung mit Eindickung der Sekrete nicht routinemäßig zugeführt werden.

3.8.8 Wahl des Anästhesieverfahrens

Die Wahl des Anästhesieverfahrens und der Einsatz von Adjuvanzien einschließlich Muskelrelaxanzien muss bei Patienten mit chronisch-obstruktiven Lungenerkrankungen besonders sorgfältig (und wiederum individuell) erfolgen.

Regionalanästhesie. Bei kleinen Eingriffen sollten periphere Nervenblockaden oder Plexusanästhesien bevorzugt werden. Spinal- und Periduralanästhesien für Operationen an den Extremitäten und transurethrale Eingriffe sind ebenfalls möglich, sofern eine ausgedehnte motorische Blockade vermieden wird. Dies gilt besonders für die Bauchmuskulatur, die von vielen Patienten für die aktive Exspiration eingesetzt werden muss und deren Ausschaltung zu einer schweren respiratorischen Insuffizienz führen kann. Auch sollte beachtet werden, ob durch die Operationslagerung nicht die Spontanatmung des Patienten beeinträchtigt wird. So ist bei vielen Patienten stets eine *Oberkörperhochlagerung* individuellen Grades erforderlich, um die Atemfunktion aufrechtzuerhalten. Diese Lagerung muss dann auch während der Operation beibehalten werden.

Keinesfalls sollte den Patienten eine Regionalanästhesie mit dem Hinweis aufgezwungen werden, dass diese weniger pulmonale Risiken aufweise als die Allgemeinnarkose. Denn die Überlegenheit des einen oder anderen Verfahrens konnte bisher nicht nachgewiesen werden. Vielmehr gilt:

! Die Art des Anästhesieverfahrens hat keinen wesentlichen Einfluss auf die Häufigkeit postoperativer pulmonaler Komplikationen.

Postoperative pulmonale Komplikationen wie Atelektasen, Pneumonien und respiratorische Insuffizienz treten unabhängig von der Art des Anästhesieverfahrens auf.

Allgemeinnarkose. Für die Narkoseeinleitung können bei chronisch-obstruktiver Lungenerkrankung die üblichen Substanzen, individuell dosiert, eingesetzt werden. Die Aufrechterhaltung der Narkose erfolgt nach allgemein übereinstimmender Auffassung am besten mit **Inhalationsanästhetika** wie Isofluran, Desfluran oder Sevofluran in Kombination mit Lachgas, da diese Substanzen gegenüber der reinen Opioid-Anästhesie folgende Vorteile aufweisen:
- Bronchodilatierende Wirkung,
- bessere Steuerbarkeit,
- größerer Schutz vor operativen Stimuli,
- Zufuhr hoher Sauerstoffkonzentrationen möglich ohne Gefahr des Erwachens,
- frühzeitigere Extubation,
- geringere Gefahr der postoperativen Atemdepression.

Die Inhalationsanästhetika können auch mit Opioiden kombiniert werden, besonders beim kardial gefährdeten Patienten. Besteht ein schweres Cor pulmonale, sollte wegen der Gefahr des Rechtsherzversagens auf den Einsatz volatiler Anästhetika verzichtet werden. Unabhängig von der Art der Allgemeinnarkose sollte wegen der Auswirkungen der Anästhesie (auch der Inhalationsanästhesie) Folgendes beachtet werden:

! Die Allgemeinnarkose bei Patienten mit chronisch-obstruktiver Lungenerkrankung sollte als Intubationsnarkose mit kontrollierter Beatmung durchgeführt werden.

Bei Maskennarkose besteht die Gefahr der Hypoventilation mit rascher Verschlechterung der arteriellen Blutgase.

Muskelrelaxanzien. Zwar können die gebräuchlichen Substanzen, einschließlich Succinylcholin, eingesetzt werden; jedoch sollte sparsam dosiert werden, besonders wenn eine frühzeitige Extubation geplant ist. Kurz wirkende Substanzen sollten bevorzugt werden. Auch sollte beachtet werden, dass zahlreiche Patienten für ihre Atmung auf eine ausreichende Funktion der Bauchmuskeln und anderer Atemhilfsmuskeln angewiesen sind. Erst wenn dies gewährleistet ist, dürfen die Patienten extubiert werden.

Narkosebeatmung. Bei der Einstellung des Respirators müssen die pathophysiologischen Besonderheiten der Erkrankung berücksichtigt werden, insbesondere der Kollaps der kleinen Atemwege bei der Exspiration mit Verzögerung bzw. Unterbrechung des Atemstroms. Praktisch kann in folgender Weise vorgegangen werden:

- Nicht zu hohe Atemzugvolumina: ca. 6–8 ml/kg.
- Langsame Atemfrequenz: ca. 10/min.
- Niedrige Beatmungsdrücke wegen der erhöhten Pneumothoraxgefahr. Einstellung der Druckbegrenzung auf ca. 40–50 cmH_2O; kein PEEP, da FRC ohnehin erhöht.
- Inspiratorische Sauerstoffkonzentration so niedrig wie möglich.
- Atemminutenvolumen nur so hoch, dass paCO_2 nicht unter 45 mmHg.

3.8.9 Postoperative Überwachung

Die Gefahr einer **lebensbedrohlichen Atemdepression** ist in der unmittelbaren postoperativen Phase besonders groß, weil häufig die Restwirkungen von Sedativa, Anästhetika und Muskelrelaxanzien noch nicht ausreichend abgeklungen sind. Dies gilt ganz besonders für Patienten mit chronischer Hyperkapnie, die sehr empfindlich auf diese Substanzen reagieren können und daher mit größter Sorgfalt überwacht werden müssen. Die Verlegung auf eine Intensivstation sollte darum bei diesen Patienten großzügig erfolgen.

3.9 Asthma bronchiale

Asthma ist eine Erkrankung der Atemwege, die durch eine Hyperreaktivität des Tracheobronchialbaums auf verschiedenartige Stimuli gekennzeichnet ist. Die Krankheit manifestiert sich klinisch als generalisierte Verengung der Atemwege mit anfallartiger Dyspnoe, Husten und Giemen. Die Anfälle dauern typischerweise einige Minuten bis mehrere Stunden; danach ist der Patient zumeist klinisch unauffällig.

Beim **Status asthmaticus** hingegen besteht eine schwerste, bis zu Tagen oder Wochen anhaltende Atemwegsobstruktion. Hierbei ist der Anfall entweder von Anfang an schwer oder nimmt im Verlauf an Schwere zu und spricht nicht auf die Standardbehandlung mit β_2-Sympathomimetika und Aminophyllin an.

3.9.1 Ursache

Ätiologisch werden vereinfacht zwei Formen unterschieden: allergisches Asthma (extrinsisches Asthma) und intrinsisches Asthma.

Das *allergische* Asthma ist meistens mit einer persönlichen und familiären Allergieanamnese (Rhinitis, Urtikaria, Ekzeme) verbunden. Die kutane Injektion von Allergenen ist positiv; die IgE-Spiegel im Serum sind erhöht; bei Inhalation von Antigenen im Provokationstest lässt sich häufig eine entsprechende Reaktion auslösen.

Beim *intrinsischen* Asthma ist keine allergische Komponente nachweisbar. Oft wird das klinische Bild im Zusammenhang mit einem Infekt der oberen Atemwege ausgelöst, wobei die Beschwerden Tage oder Monate anhalten können.

Das Asthma ist ätiologisch allerdings keine einheitliche Erkrankung, so dass nicht alle Patienten beiden genannten Kategorien zugeordnet werden können.

3.9.2 Pathogenese

Allen Asthmaformen ist die unspezifische Hyperreaktivität des Tracheobronchialbaums gemeinsam. Sie gilt als primärer pathogener Faktor der Erkrankung. Die wichtigsten Stimuli, die eine akute Asthmaepisode auslösen können sind:
— Allergene,
— Infektionen,
— psychischer „Stress",
— körperliche Belastung,
— Arzneimittel und Chemikalien,
— Umweltfaktoren,
— berufliche Exposition.

Allergene. Das allergische Asthma beruht auf einer Interaktion von Antigenen mit mastzellgebundenen IgE-Antikörpern (kontrolliert durch T- und B-Lymphozyten). Die meisten Allergene entstammen der Luft; sie können nach vorangegangener Sensibilisierung bereits in kleinsten Mengen einen Asthmaanfall auslösen. 25–35% aller Asthmaanfälle sollen immunologisch bedingt sein, bei einem weiteren Drittel sind vermutlich Allergene beteiligt.

Infektionen gelten als häufigster auslösender Faktor eines Asthmaanfalls. Wesentlicher ätiologischer Faktor sind nicht, wie oft angenommen, Bakterien, sondern Viren; Allergene spielen hierbei keine Rolle.

Psychischer „Stress". Seelische Faktoren spielen vermutlich bei etwa 50% der Asthmatiker eine verschlimmernde (oder bessernde) Rolle. Bei der Therapie sind suggestive Maßnahmen sehr häufig erfolgreich, so dass hiermit der Bedarf an Medikamenten vermindert werden kann.

Körperliche Belastung kann ebenfalls einen Asthmaanfall auslösen oder verstärken, vermutlich bedingt durch Temperaturänderungen der Atemluft: je größer die Ventilation und je kälter und damit trockener die Atemluft, desto stärker der Temperaturabfall der Atemgase. Der genaue Mechanismus der Bronchokonstriktion durch körperliche Anstrengung ist unbekannt.

Arzneimittel und Chemikalien. Eine Vielzahl verschiedener exogener und auch körpereigener Substanzen kann bei entsprechender asthmatischer Disposition einen Asthmaanfall hervorrufen. Zu den exogenen Auslösern gehören neben Arzneimitteln auch zahlreiche Chemikalien sowie Konservierungsstoffe in Lebensmitteln.

⚡ Substanzen, die einen Asthmaanfall auslösen können:
— Acetylsalicylsäure (z. B. Aspirin)
— Pyrazolonderivate (z. B. Mctamizol = Novalgin)
— Indometacin (Amuno)
— Morphin und seine Derviate
— β-Rezeptoren-Blocker
— Cholinesterasehemmer
— Histamin
— Leukotriene (LTC_4 und LTD_4)
— Cimetidin (Tagamet)
— sulfithaltige Substanzen, Schwefeldioxid

Umweltfaktoren. Diese Faktoren stehen meist in Beziehung zu klimatischen Veränderungen, die mit Verunreinigung der Luft und Anhäufung von Antigenen einhergehen, vor allem in Gebieten mit Schwerindustrien sowie in dichtbesiedelten Städten, z. B. bei Smog.

Berufliche Exposition. Eine Vielzahl von Stoffen in der Arbeitswelt kann bei exponierten Patienten eine akute oder chronische Atemwegsobstruktion auslösen, so z. B. Metallsalze wie Chrom, Nickel und Platin, Holz- und Getreidestaub, Chemikalien, Farbstoffe usw. Die anfallauslösende Wirkung kann auf verschiedene Weise zustande kommen: Bildung spezifischer IgE-Antikörper, direkte Freisetzung bronchokonstriktorischer Substanzen, Irritation der Atemwege.

3.9.3 Pathophysiologie

Pathophysiologisch steht im Mittelpunkt des Asthmaanfalls die akute Abnahme des Atemwegsdurchmessers, hervorgerufen durch drei pathogenetische Mechanismen:
— Bronchospasmus durch Kontraktion der glatten Muskulatur.
— Ödem der Bronchialschleimhaut durch Histaminfreisetzung
— Bildung dicker und zäher Schleimpfröpfe in den Bronchien und kleinen Atemwegen.

Diese drei Faktoren – **Bronchospasmus, Ödem** und **Schleim** – bewirken zusammen eine Vielzahl respiratorischer Veränderungen:
— Zunahme des Atemwegswiderstands,
— Abnahme der forcierten Exspirationsvolumina und der Atemstromstärke,
— Überblähung der Lunge, Veränderungen der elastischen Retraktionskraft,
— erhöhte Atemarbeit,
— pathologische Verteilung der Atemluft und der pulmonalen Durchblutung; Störungen des Ventilations-/Perfusionsverhältnisses,
— Veränderungen der arteriellen Blutgase.

Damit beschränkt sich die Erkrankung beim akuten Anfall nicht allein auf die Atemwege, sondern führt zu Störungen nahezu der gesamten Atemfunktion. Nicht selten treten im Anfall aufgrund der pulmonalen Hypertonie außerdem Zeichen der Rechtsherzbelastung auf.

3.9.4 Klinisches Bild und Diagnose

Der akute Asthmaanfall ist gekennzeichnet durch Dyspnoe, Husten und (obligatorisches) Giemen. Bei schweren Anfällen werden die Atemhilfsmuskeln eingesetzt. Der Anfall endet häufig mit einem Husten, bei dem große Mengen zähen Sekrets abgehustet werden.

Der **Status asthmaticus** ist klinisch in folgender Weise gekennzeichnet:
— Erschöpfung durch die enorm gesteigerte Atemarbeit;
— Erregung, Verwirrtheit oder Schläfrigkeit durch die Hypoxie;
— Koma durch Hypoxie und Hyperkapnie;
— Dyspnoe und Zyanose;
— Tachykardie, Hypertension (evtl. auch Hypotonie);
— hypersonorer Klopfschall, Giemen und abgeschwächtes Atemgeräusch.

Lungenfunktion. Im akuten Anfall beträgt die forcierte Vitalkapazität gewöhnlich < 50% des Normalwerts, die Einsekundenkapazität (FEV_1) etwa 30% des Normalwerts und der mittexspiratorische Flow 20% oder weniger. Des Weiteren tritt ein erhebliches „air-trapping" auf: Das Residualvolumen kann bis auf 400% des Normalwerts ansteigen.

Blutgase. Meist besteht eine Hypoxie zusammen mit einer Hypokapnie und einer respiratorischen Alkalose; Zyanose ist jedoch meist ein Spätzeichen! Normale $paCO_2$-Werte während des Anfalls weisen auf eine schwere Obstruktion mit Gefahr der drohenden respiratorischen Globalinsuffizienz hin. Dies gilt auch für eine metabolische Azidose während des Anfalls. Der Status asthmaticus führt zu Hypoxie und Hyperkapnie mit einer respiratorisch-metabolischen Azidose. Hierbei gilt:
— Je stärker der Anstieg des $paCO_2$, desto ungünstiger die Prognose.

3.9.5 Therapie

Abgesehen von der Ausschaltung bekannter Noxen wird das Asthma akut und chronisch mit Pharmaka behandelt. Hierfür werden vor allem folgende Substanzen eingesetzt:
— Bronchospasmolytika: β-Sympathomimetika, Theophyllinderivate, Anticholinergika.
— Cromoglicinsäure und Ketotifen.
— Kortikosteroide.

Bronchodilatatoren. $β_2$-Sympathomimetika vermindern den Tonus der Bronchialmuskulatur, hemmen die Freisetzung von Mediatorsubstanzen aus den Mastzellen und steigern die mukoziliäre Funktion.

Bevorzugt werden Substanzen mit „selektiver" $β_2$-Rezeptoren-stimulierender Wirkung und geringer Wirkung auf die $β_1$-Rezeptoren des Herzens. Hierzu gehören u. a.:
— Fenoterol,
— Salbutamol,
— Terbutalin,
— Isoetarin.

Fenoterol, Salbutamol und **Terbutalin** können als Dosieraerosol zugeführt werden. Die Wirkung setzt sofort ein und hält etwa 4–6 h an. Im akuten Anfall wird oft **Adrenalin** (Suprarenin) s.c. zusammen mit einem der $β_2$-Sympathomimetika per Inhalation zugeführt.

> **EBM** Nach einem Review der Cochrane Collaboration zur Notfalltherapie des akuten Asthmaanfalls gibt es keine Beweise für eine bessere Wirksamkeit intravenös verabreichter $β_2$-Agonisten. Die Substanzen sollten daher per Inhalation zugeführt werden; Subgruppen, bei denen die i.v. Gabe gegenüber der Inhalation bevorzugt werden sollte, konnten nicht identifiziert werden.

Theophyllin, ein Methylxanthin, und seine Derivate relaxieren die Bronchialmuskulatur und hemmen ebenfalls die Freisetzung von Mediatoren aus den Mastzellen. Die Substanz galt lange als Mittel der Wahl für die (orale) Langzeitbehandlung; hierbei sollte der therapeutische Serumspiegel 10–20 µg/ml betragen. Im akuten Anfall kann die Substanz intravenös zugeführt werden. Insgesamt wird die Substanz wegen ihrer Nebenwirkungen zurückhaltend bewertet.

Anticholinergika wie Atropin, Ipratropium und Oxitropium blockieren die m-Cholinozeptoren und wirken bronchodilatierend; sie werden nur in Kombination mit $β_2$-Sympathomimetika angewandt.

Chromoglicinsäure und Ketotifen hemmen die Freisetzung von Mediatoren und vermindern die bronchiale Hyperreagibilität. Die Substanzen werden nur prophylaktisch eingesetzt.

Glukokortikoide. Die Substanzen wirken antiphlogistisch, regen die $β_2$-Rezeptoren-Synthese an und hemmen die Synthese von Leukotrienen. Für die Langzeitbehandlung werden die Glukokortikoide inhalativ angewandt, meist in Kombination mit lang wirkenden $β_2$-Sympathomimetika um Exazerbationen zu verhindern. Bei akuter Exazerbation werden die Glukokortikoide *intravenös* (oder oral) zugeführt; die volle Wirkung tritt frühestens nach 4 h ein.

Magnesiumsulfat. Reagiert der Patient nicht ausreichend auf $β_2$-Sympathomimetika, kann beim lebensbedrohlichen Asthmaanfall Magnesiumsulfat i.v. zugeführt werden. Dosierung: 1,2–2,5 g in 50 ml Elektrolytlösung über 20 min infundieren. Vorsichtsmaßnahmen und Nebenwirkungen siehe Kapitel 37, Abschnitt 8.6.3.

Ergänzend werden häufig Expektoranzien, Sekretolytika und Mukolytika eingesetzt.

3.9.6 Präoperative Vorbereitung

Die spezielle Einschätzung umfasst Anamnese, bisherige Medikation und deren Wirksamkeit, Inspektion und Auskultation des Thorax, Röntgenbild des Thorax, EKG und großes Blutbild (Eosinophilie?). Eine präoperative Lungenfunktionsprüfung kann bei großen Eingriffen nützlich sein, ist jedoch routinemäßig von geringem Wert, wenn ein anfallsfreies Intervall vorliegt. Dies gilt in gleicher Weise für eine arterielle Blutgasanalyse, die nur durchgeführt werden sollte, wenn der Verdacht auf Störungen des pulmonalen Gasaustausches besteht.

Elektive Eingriffe sollten beim Asthmatiker nur nach sorgfältiger respiratorischer Vorbereitung und weitgehender Beschwerdefreiheit durchgeführt werden. Abwesenheit von Giemen bei ruhiger Atmung und fehlende Eosinophilie (< 50/ml) bzw. Infektfreiheit können als Hinweise gewertet werden, dass keine akute Exazerbation der Erkrankung bevorsteht und eine Narkose durchführbar ist. Bei akutem Infekt sollte die Operation verschoben werden. Geringgradiges präoperatives Giemen ist gewöhnlich keine Kontraindikation für eine Narkose.

Für akute Beschwerden gilt aber:

> Im akuten Asthmaanfall darf keine Narkose eingeleitet werden.

Zu den wichtigsten präoperativen Maßnahmen bei akuten Beschwerden gehören:
— Sauerstoffzufuhr, wenn saO_2 < 90%,
— broncholytische Therapie,
— Sekretolyse,
— gezielte antibiotische Behandlung von Infektionen der Atemwege,
— Thorax-Physiotherapie.

Perioperative Asthmamedikation. Ist der Patient auf Erhaltungsdosen von Asthmatherapeutika angewiesen und gut eingestellt, sollten diese Medikamente in der perioperativen Phase nicht abgesetzt werden, um einen akuten Anfall zu vermeiden. Steht der Patient unter einer Langzeitmedikation mit Kortikosteroiden, müssen diese Substanzen auch perioperativ in ausreichender Dosis zugeführt werden. Bei schweren Formen ist perioperativ eine Dosiserhöhung zu erwägen.

Perioperatives Risiko. Das Risiko perioperativer pulmonaler Komplikationen bei Asthmatikern ist nicht genau bekannt. Frühere Literaturangaben mit hohen Komplikationsraten beruhen vor allem auf retrospektiven Untersuchungen; in neueren Analysen wird die Häufigkeit perioperativer pulmonaler Komplikationen beim Asthmatiker mit 1–2% angegeben. Wichtigstes Risiko ist der akute Bronchospasmus oder Asthmaanfall. Pneumonien, Pneumothorax, respiratorische Insuffizienz oder gar Tod durch Asthma sind dagegen sehr seltene Komplikationen.

3.9.7 Prämedikation

Bei vielen Patienten kann durch Angst und Aufregung ein akuter Asthmaanfall ausgelöst werden. Darum ist häufig eine stärkere Sedierung erforderlich. Geeignet sind hierfür vor allem Benzodiazepine, während Opioide wegen der potentiell bronchokonstriktorischen Wirkung nicht eingesetzt werden sollten. Atropin wirkt zwar leicht bronchodilatierend, jedoch auch sekretionshemmend und sekreteindickend, so dass der Einsatz sorgfältig überlegt werden sollte.

3.9.8 Wahl des Anästhesieverfahrens

Die Hauptgefahr bei der Narkose des Asthmatikers ist der akute Bronchospasmus, der unter ungünstigen Umständen in einen lebensbedrohlichen Status asthmaticus übergehen kann, insgesamt aber selten ist (Häufigkeit nach Warner et al., 1996: 1,7%).

> Wichtigste Auslöser für einen Bronchospasmus im Zusammenhang mit der Narkose sind:
> — Irritation der hyperreagiblen Atemwege während Laryngoskopie und endotrachealer Intubation, meist aufgrund einer zu flachen Narkose
> — schmerzhafte viszerale und periphere Stimuli bei nicht ausreichender Narkosetiefe
> — Reaktion auf Medikamente
> — Irritation der Atemwege durch den Endotrachealtubus in der Ausleitungsphase mit zunehmender Abflachung der Narkosetiefe

Eine **Regionalanästhesie** ist bei entsprechender Indikation von Vorteil, da ein wesentlicher potentiell anfallauslösender Faktor – der Endotrachealtubus – wegfällt. Meist ist jedoch eine Sedierung mit einem Anxiolytikum erforderlich, um die potentiellen Anfallauslöser Angst und Aufregung ebenfalls auszuschalten. Hohe Blockaden mit Relaxierung der Bauchmuskulatur sollten vermieden werden, um die Atemfunktion nicht zu beeinträchtigen und einen ausreichenden Hustenstoß zu gewährleisten.

Allgemeinnarkose. Für die Narkoseeinleitung können Etomidat, Ketamin oder Benzodiazepine verwendet werden. Barbiturate werden von vielen Anästhesisten abgelehnt, weil die Atemwegsreflexe oft nicht ausreichend unterdrückt werden. Über Propofol liegen bisher keine ausreichenden Befunde vor.

Als Mittel der Wahl zur Aufrechterhaltung der Narkose gelten die **volatilen Anästhetika** Isofluran, Desfluran und Sevofluran, auch in Kombination mit Lachgas, da diese Substanzen bei erhöhtem Bronchomotorentonus eine gewisse bronchodilatierende Wirkung aufweisen können, vor allem aber eine ausreichende Narkosetiefe für die meisten chirurgischen Stimuli gewährleisten. Die dogmatische Bevorzugung eines bestimmten Inhalationsanästhetikums für den Asthmatiker scheint nicht gerechtfertigt zu sein.

Opioide können bei anästhesierten Patienten einen Asthmaanfall auslösen, jedoch scheint das Risiko gering zu sein. Bei den meisten Patienten ist wahrscheinlich eine Kombination von volatilen Anästhetika mit Opioiden möglich. Jedoch sollten Opioide während eines Bronchospasmus bzw. Asthmaanfalls vorsichtshalber nicht zugeführt werden.

Für die **Muskelrelaxierung** können alle gebräuchlichen Substanzen einschließlich Succinylcholin eingesetzt werden. Aminophyllin soll eine gewisse antagonistische Wirkung zu den nichtdepolarisierenden Relaxanzien aufweisen; als mögliche Interaktion mit Pancuronium werden supraventrikuläre Tachykardien angegeben.

Praktische Grundsätze für die Narkose beim Asthmatiker:
— Kurze Eingriffe sollten in Maskennarkose oder Larynxmaskennarkose durchgeführt werden. Hierdurch wird die potentiell anfallsauslösende endotracheale Intubation vermieden.
— Die Einleitung kann mit Propofol, Etomidat oder Ketamin erfolgen, bei ausgewählten Patienten auch mit Benzodiazepinen. Der Einsatz von Barbituraten ist nach Ansicht einiger Autoren ebenfalls möglich, jedoch muss hoch dosiert werden, um die Reagibilität der Atemwege ausreichend zu dämpfen.
— Die *endotracheale Intubation* ist ein besonders kritischer Zeitpunkt. Damit kein Anfall ausgelöst wird, ist eine ausreichende Narkosetiefe erforderlich. Die Oberflächenanästhesie von Kehlkopf und Trachea, z. B. mit Lidocain, ist wegen der irritierenden Wirkung auf die Schleimhäute mit der Gefahr des Reflexbronchospasmus nicht zu empfehlen. Stattdessen kann bei ähnlicher Wirksamkeit das **Lidocain** in einer Dosis von ca. 2 mg/kg i.v. einige Minuten vor der Intubation zugeführt werden. Die Injektion kann kurz vor der Extubation wiederholt werden.
— Ist der Patient nach Injektion des Einleitungsmedikaments eingeschlafen, sollte vor der Intubation ausreichend lange ein Inhalationsanästhetikum zugeführt werden, um eine tiefe Narkose zu erreichen. Für die endotracheale Intubation sind zumeist 1,5 MAC Isofluran, Desfluran oder Sevofluran erforderlich.
— Inhalationsanästhetika gelten als Mittel der Wahl zur Aufrechterhaltung der Narkose.
— Ketamin wirkt ebenfalls bronchodilatierend und kann daher alternativ verwendet werden, wenn Inhalationsanästhetika kontraindiziert sind:
  – Einleitungsdosis 1–2 mg/kg i.v.
  – Nachinjektionen: ca. 0,5–1 mg/kg alle 15–30 min.

Die Kombination von Ketamin und Aminophyllin soll generalisierte Krämpfe auslösen können; daher ist Vorsicht geboten.
— Anästhesieformen mit Opioiden sind wegen der potentiell bronchokonstriktorischen Wirkung beim Asthmatiker wenig populär. Jedoch können Opioide in Kombination mit einem volatilen Anästhetikum oder unter der perioperativen Zufuhr von Aminophyllin (z. B. per Dauerinfusion) vermutlich bei den meisten Patienten gefahrlos eingesetzt werden.
— Muskelrelaxanzien sollten sparsam verwendet werden, damit der Patient möglichst am Ende der Operation (evtl. in tieferer Narkose) extubiert werden kann. Ist eine stärkere Muskelerschlaffung für die Operation erforderlich, sollte die Narkose mit einem Inhalationsanästhetikum vertieft werden.
— Cholinesterasehemmer, wie z. B. Neostigmin, dürfen wegen ihrer bronchokonstriktorischen Wirkung nicht oder nur nach Vorinjektion ausreichend hoher Atropindosen zur Antagonisierung der Muskelrelaxanzien eingesetzt werden.
— Bei der kontrollierten Beatmung sollte eine lange Exspirationszeit gewählt werden, um eine möglichst vollständige Ausatmung zu erreichen. PEEP ist nicht indiziert.
— Die Extubation sollte bevorzugt in tiefer Narkose erfolgen, um einen Bronchospasmus durch den noch liegenden Tubus zu vermeiden.

3.9.9 Perioperativer Bronchospasmus

Der Bronchospasmus ist die am meisten gefürchtete Komplikation bei der Narkose von Asthmatikern. Die wichtigsten Auslöser sind beschrieben worden (siehe Abschnitt 3.9.8).

! Das klinische Bild ist in folgender Weise gekennzeichnet:
— Beim wachen Patienten: Dyspnoe, Tachypnoe
— beim narkotisierten Patienten: angestrengte Atmung (bei erhaltener Spontanatmung) oder Anstieg des Beatmungsdrucks unter Beatmung
— Tachykardie, Schwitzen, Hypertension
— Zyanose
— Auskultation: pfeifendes bzw. giemendes Atemgeräusch

Schwerer Bronchospasmus führt zur Hypoxie, bei entsprechender Ausprägung auch zur Hyperkapnie und respiratorisch-metabolischen Azidose.

Differentialdiagnostisch müssen beim **Anstieg des Beatmungsdrucks** folgende andere auslösende Faktoren erwogen werden:
— Ballonhernie oder Abknicken des Tubus,
— Verlegung der großen Atemwege,

— nachlassende Muskelrelaxierung mit Gegenatmen,
— Pneumothorax.

Ein Bronchospasmus kann auch durch pulmonale Aspiration von Mageninhalt oder Fremdkörpern ausgelöst werden.

> **Die wichtigsten Maßnahmen zur intraoperativen Behandlung des Bronchospasmus sind:**
> - Vertiefung der Narkose mit einem Inhalationsanästhetikum.
> - Unterbrechung der chirurgischen Stimulation.
> - Kontrollierte Beatmung mit 100% Sauerstoff.
> - Injektion von Bronchodilatatoren:
>   — Terbutalin oder Salbutamol: als Aerosol über den Endotrachealtubus oder 0,25–0,5 mg s.c. alle 3–6 h (in Narkose wegen der unklaren peripheren Durchblutung nicht zu empfehlen). In schweren Fällen Salbutamol oder Reproterol i.v.
>   — Aminophyllin 5 mg/kg langsam i.v.; danach evtl. Dauerinfusion von ca. 0,7 bis 0,9 mg/kg/h. Vorsicht: Interaktion mit Inhalationsanästhetika kann zu ventrikulären Rhythmusstörungen führen, verminderte Leberdurchblutung zu toxischen Blutspiegeln.
>   — Adrenalin bei Anaphylaxie: 1 Amp. mit Kochsalz auf 10 ml aufziehen und extrem langsam, nach Wirkung, i.v. injizieren.
> - Kortikosteroide sind nur bei schweren Formen indiziert, die nicht auf die zuvor beschriebenen Maßnahmen ansprechen. Dosierung: z. B. 20–40 mg Methylprednisolon i.v. alle 4 h.
> - Vorsichtiges endobronchiales Absaugen der Sekrete, evtl. Spülung mit jeweils bis zu 10 ml warmer physiologischer Kochsalzlösung.

3.10 Interstitielle Lungenerkrankungen

Hierbei handelt es sich um chronische, nichtmaligne, nichtinfektiöse Erkrankungen des unteren Respiraktionstrakts. Sie sind gekennzeichnet durch Entzündungen und Veränderungen der Alveolarwände mit Verlust von alveolokapillären Einheiten. Hierdurch wird die Diffusion von O_2 aus den Alveolen in das Blut eingeschränkt, während der Austausch von CO_2 weiterhin ungestört verläuft. Die Erkrankungen sind klinisch gekennzeichnet durch Dyspnoe und eingeschränkte Belastbarkeit. Bei Progredienz tritt der Tod durch Hypoxie der Organe ein.

Wegen der Narbenbildungen werden die Erkrankungen auch als „Lungenfibrosen" bezeichnet, wegen der ausgedehnten Entzündungen und Fibrosierungen auch als „diffuse infiltrative Lungenerkrankungen". Mehr als 180 solcher Erkrankungen sind bekannt. Zu ihnen gehören z. B.: Sarkoidosen, idiopathische Fibrosen, idiopathische Lungen-Hämosiderose, Goodpasture-Syndrom usw.

Lungenfunktion. Die interstitiellen Lungenerkrankungen sind restriktive Erkrankungen: Die Lungenvolumina (Vitalkapazität und Totalkapazität) sind vermindert, das Verhältnis von Einsekundenkapazität zu forcierter Vitalkapazität (FEV_1/FVC) ist normal oder übernormal. Die Diffusionskapazität ist eingeschränkt, bedingt durch den Verlust alveolokapillärer Einheiten. Der paO_2 ist leicht erniedrigt und fällt unter Belastung weiter ab; der $paCO_2$ ist ebenfalls leicht erniedrigt und bleibt auch unter Belastung erniedrigt. Der pH-Wert ist normal, fällt jedoch bei zunehmender Hypoxie in den (metabolisch) sauren Bereich ab.

Anästhesiologisches Vorgehen:
— Je nach Schweregrad des Krankheitsbildes: Lungenfunktionsprüfung, Messung der arteriellen Blutgase; Beseitigung akuter respiratorischer Infekte, Sekretolyse, Thorax-Physiotherapie, Atemübungen usw.
— Prämedikation mit atemdepressiv wirkenden Substanzen sollte vermieden werden. Zu bevorzugen sind Benzodiazepine in einer Dosierung, die nicht zur Beeinträchtigung der Atemfunktion führt.
— Das Anästhesieverfahren richtet sich weitgehend nach der Schwere der Erkrankung. Nicht zu ausgedehnte Regionalanästhesien sind möglich. Bei Allgemeinnarkosen sollten Inhalationsanästhetika, bei sparsamem Einsatz von Muskelrelaxanzien, bevorzugt werden, da Opioide zu verlängerter postoperativer Atemdepression führen können. Grundsätzlich ist ihr Einsatz jedoch ebenfalls möglich.
— Alle Allgemeinnarkosen erfolgten unter kontrollierter Beatmung. Hierbei sind oft hohe Drücke erforderlich, um die „steife" Lunge zu dehnen. Die inspiratorische Sauerstoffkonzentration wird so gewählt, dass sich ein normaler paO_2 ergibt.
— Gefahren gehen bei interstitiellen Lungenerkrankungen weniger von der Narkose selbst als von der *postoperativen Phase* aus, in der leicht eine **respiratorische Insuffizienz** auftreten kann. Dies gilt auch für die ersten Stunden nach der Narkose, in denen die zuvor verabreichten Substanzen noch nachwirken können. Der Patient sollte daher erst extubiert werden, wenn eine ausreichende Atmung sicher aufrechterhalten werden kann. Verlängerte postoperative Beat-

mung sollte jedoch vermieden werden. Sind die Lungenvolumina erheblich vermindert, muss mit Störungen der Hustenfunktion gerechnet werden.

3.11 Schlafapnoe

Die Schlafapnoe ist definiert als intermittierender Stillstand des Atemstroms in Mund und Nase für mindestens 10 s mit einer Häufigkeit von mehr als 10/h und einem Abfall der arteriellen Sauerstoffsättigung von mehr als 3–4%. Meist dauern die Apnoen 20–30 s, bei einigen Patienten 2–3 min. **Schlafapnoesyndrom** bezeichnet eine klinische Erkrankung, hervorgerufen durch wiederkehrende Apnoen während des Schlafs. Drei Formen von Schlafapnoen werden unterschieden:
— zentrale Apnoe, Häufigkeit ca. 10%,
— obstruktive Schlafapnoe, Häufigkeit ca. 85%,
— gemischte Schlafapnoe, Häufigkeit ca. 5%.

Bei zentralen Schlafapnoen ist der neurale Antrieb der Atemmuskulatur vorübergehend unterbrochen; bei obstruktiver Schlafapnoe sistiert der Atemstrom, obwohl der Atemantrieb erhalten ist; bei der gemischten Form besteht eine zentrale Apnoe, gefolgt von einer obstruktiven Komponente; es handelt sich um eine Unterform der obstruktiven Schlafapnoe.

3.11.1 Obstruktive Schlafapnoe (OSA)

Die Apnoe beginnt mit einer Verlegung der Atemwege im Oropharynx; hierdurch kommt es zu einer progredienten Asphyxie bis zum kurzen Erwachen, bei dem die Durchgängigkeit der Atemwege wiederhergestellt wird und die Atemluft frei strömen kann. Der Patient schläft wieder ein, und der Ablauf beginnt von vorn, mitunter bis zu 400-mal pro Nacht; entsprechend massiv ist der Nachtschlaf gestört.

Initialer Auslöser der Apnoe ist die Entwicklung eines starken subatmosphärischen Drucks während der Inspiration, der verhindert, dass die entsprechenden Muskeln die Atemwege offen halten können. Bei den meisten Patienten besteht zusätzlich eine strukturelle Beeinträchtigung des Atemwegs, die einen Verschluss begünstigt.

Klinisches Bild. Am häufigsten finden sich neuropsychiatrische Auffälligkeiten und Verhaltensstörungen (vor allem exzessive Schläfrigkeit am Tag, Denk- und Gedächtnisstörungen), vermutlich bedingt durch den fragmentierten Schlaf und den Verlust langsamer Schlafwellen. Daneben kommt es zu kardiorespiratorischen Störungen, die auf nächtliche hypoxische Phasen zurückgeführt werden. Während der Apnoen tritt häufig eine Bradykardie (30–50/min) auf, gefolgt von einer Tachykardie (90–120/min); bei einigen Patienten finden sich Asystolien von 8–12 s Dauer oder bedrohliche Tachyarrhythmien.

Die Diagnose der OSA wird durch Polysomnographie gesichert. OSA ist häufig mit Komorbidität verbunden, so dass eine entsprechende Abklärung erforderlich ist:

> **Mit OSA häufiger assoziierte Erkrankungen:**
> — Hypertonie
> — Adipositas
> — Koronarkrankheit, Myokardfunktionsstörungen und Arrhythmien
> — pulmonalarterielle Hypertonie
> — Refluxkrankheit

3.11.2 Anästhesiologisches Vorgehen

Je nach Schweregrad scheint bei Patienten mit OSA das Risiko perioperativer kardiorespiratorischer Komplikationen erhöht zu sein. Allerdings fehlen hierzu umfassende prospektive Untersuchungen.

Refluxkrankheit. Patienten mit OSA leiden häufiger unter Refluxkrankheit und Schluckstörungen. Darum sollte bei der präoperativen Untersuchung nach diesen Störungen gefragt und das Vorgehen bei der Narkoseeinleitung entsprechend ausgerichtet werden.

Intubationsschwierigkeiten. Bei OSA-Patienten kann die endotracheale Intubation erschwert sein, auch wenn keine Adipositas permagna besteht (Notfallwagen „schwierige Intubation" bereitstellen!).

Wichtige Ursachen für Intubationsschwierigkeiten sind: ödematöser oder langer weicher Gaumen, hypertrophierte Zungentonsillen, enger Oropharynx, maxilläre Hyperplasie, Nasenobstruktion durch Septumdeviation oder hypertrophierte untere Nasenmuscheln.

Eine Oberflächenanästhesie des Oropharynx für die fiberoptische Intubation sollte sorgfältig abgewogen werden, da durch die Anästhesie bei einigen Patienten eine Obstruktion der Atemwege ausgelöst werden kann.

Anästhesieverfahren. Gegenwärtig ist nicht gesichert, ob die Art des Anästhesieverfahrens einen Einfluss auf das perioperative Risiko von OSA-Patienten ausübt. Die vorliegenden Untersuchungsergebnisse zeigen vielmehr, dass vor allem *chirurgische* Faktoren (kleiner Eingriff gegenüber großer, invasive Operation) für die Risiken von Bedeutung sind. Maskennarkosen sollten wegen der Obstruktionsgefahr nicht durchgeführt werden. Bei regionalen Anästhesieverfahren wird der atemdepressorische Effekt von Anästhetika vermieden, so dass sich für entsprechende Eingriffe Vorteile ergeben könnten.

Grundsätzlich sollte bei allen OSA-Patienten beim anästhesiologischen Vorgehen die hohe Komorbidität berücksichtigt werden.

Intraoperative Überwachung. Das Ausmaß der Narkoseüberwachung richtet sich nach der Art des Eingriffs und der Komorbidität; ein spezifisches OSA-bezogenes Monitoring ist in der Regel nicht erforderlich.

Extubation. Die Extubation erfolgt erst dann, wenn der Patient ausreichend atmet und seine Atemwege sicher offen halten kann; eine muskuläre Restblockade muss ausgeschlossen sein. Für die Extubation bei schwierigem Atemweg gelten die in Kapitel 21 dargelegten Grundsätze.

Postoperative Schmerztherapie. Opioide und Sedativa können die Symptome des OSA verstärken, so dass entsprechende Vorsicht geboten ist. Dies gilt für die parenterale Zufuhr ebenso wie für die peridurale. NSAID können, soweit möglich, allein oder ergänzend zu den Opioiden eingesetzt werden. Regionale Katheteranalgesieverfahren können vermutlich mit Vorteilen gegenüber Opioiden angewandt werden. Insgesamt liegen jedoch keine systematischen Untersuchungen zur postoperativen Schmerztherapie bei OSA-Patienten vor.

Postoperative Überwachung. Einzelstudien weisen darauf hin, dass eine routinemäßige Intensivüberwachung wegen zu erwartender Schwierigkeiten mit den Atemwegen bei OSA-Patienten nicht erforderlich ist, wenn keine Restwirkungen von Anästhetika, Sedativa und Muskelrelaxanzien mehr vorhanden sind. Die Entscheidung zur Intensivüberwachung sollte daher in erster Linie nach den üblichen Kriterien wie Größe des Eingriffs und zu erwartende Komplikationen, Zustand des Patienten und Komorbidität getroffen werden. Bei schwerem OSA sollten postoperativ die Zufuhr von Sauerstoff und der Einsatz von Nasen-CPAP erwogen werden. Bei Operationen an der Nase mit anschließender Nasentamponade kann es im Einzelfall zu gefährlicher Behinderung der Atmung kommen.

4 Endokrine Erkrankungen

Bei den endokrinen Erkrankungen spielen vor allem der Diabetes mellitus und die Funktionsstörungen der Schilddrüse eine wichtige Rolle, während andere Erkrankungen, gemessen an ihrer Häufigkeit, in der operativen Medizin weniger bedeutsam sind.

4.1 Diabetes mellitus

Zwei Formen des Diabetes mellitus werden unterschieden (▶ Tab. 16-11 und 16-12): insulinabhängiger Diabetes (Typ-1-Diabetes mellitus) und nichtinsulinabhängiger Diabetes (Typ-2-Diabetes mellitus).

4.1.1 Typ-1- bzw. insulinabhängiger Diabetes

Hierbei besteht ein Mangel an Insulin, wahrscheinlich bedingt durch genetisch determinierte Veränderungen des Immunsystems, die unter dem Einfluss auslösender Umweltfaktoren (Infekte) zu einer autoimmunen Zerstörung der B-Zellen des Pankreas führen. Hierdurch fehlt Insulin, die periphere Insulinempfindlichkeit bleibt aber erhalten. Daher muss bei diesem Erkrankungstyp das Insulin entsprechend der Nahrungsaufnahme und körperlichen Arbeit exogen bzw. s.c. zugeführt werden. Ziel der Dauertherapie ist die optimale Senkung des Blutzuckerspiegels in den Normbereich, um das Spätsyndrom zu vermeiden.

Der s.c. Applikationsmodus ermöglicht allerdings keine bedarfsangepasste Feinabstimmung der

Tab. 16-11 WHO-Klassifikation des Diabetes mellitus

1 Diabetes mellitus
 — insulinabhängiger (IDDM) = Typ 1
 — nichtinsulinabhängiger (NIDDM) = Typ 2
  a ohne Übergewicht
  b mit Übergewicht
 — Malnutrion-related-Diabetes mellitus (MRDM)
 — mit Diabetes assoziierte Syndrome

2 gestörte Glukosetoleranz (IGT = impaired GT)
 — mit und ohne Übergewicht
 — IGT bei anderen Syndromen

3 Schwangerschaftsdiabetes

4 statistische Risikogruppe
 — normale Glukosetoleranz – erhöhtes Diabetesrisiko

Tab. 16-12 Kriterien des Typ-1- und Typ-2-Diabetes

	Typ 1 (insulinabhängig; IDDM)	Typ 2 (nichtinsulinabhängig, NIDDM)
Pathogenese	Autoimmunerkrankung, Inselzellantikörper, Insulinmangel	Insulinresistenz metabolisches Syndrom, Normo- oder Hyperinsulinämie, Restinsulinproduktion
Manifestationsalter	Kinder, Jugendliche, junge Erwachsene	mittleres und höheres Lebensalter
Geschlecht	Frauen = Männer	Frauen > Männer
Heredität	HLA-assoziiert	unregelmäßig dominant
Penetranz	schwach	ausgeprägt
Konstitution	asthenisch	pyknisch
klinisches Bild	dramatische Entwicklung, oft defekte Gegenregulation	langsame Entwicklung intakte Gegenregulation
Ketoseneigung	ausgeprägt	fehlend oder nur gering
Insulinsekretion	vermindert bis fehlend	subnormal bis hoch, qualitativ immer gestört
Insulinempfindlichkeit	ausgeprägt	relativ resistent
Spätschäden	Mikroangiopathie, Urämie (Nephropathie), Erblindung (Retinopathie)	Makro- und Mikroangiopathie
Letalität	Myokardinfarkt	Myokardinfarkt, zerebraler Insult, nichtrenale diabetische Komplikationen

Insulinzufuhr, so dass hierbei Phasen, in denen der Peripherie zu viel Insulin angeboten wird, mit Phasen des Insulinmangels abwechseln. Die Dosisanpassung des s.c. Insulins erfolgt gemeinsam durch Arzt und Patient unter der Selbstkontrolle von Blut- und Harnglukosekonzentrationen, abgestimmt auf Tageszeit und Ernährung.

Beim Typ-1-Diabetiker bestehen, bedingt durch die Aufeinanderfolge von kurzen anabolen und längeren katabolen Phasen, folgende Gefährdungen:
— Ketose,
— Azidose,
— Erhöhung von freien Fettsäuren und Laktat,
— vermehrte Glukoneogenese aus Aminosäuren.

Die Stoffwechsellage des Typ-1-Diabetikers ist umso labiler, je mehr B-Zellen zerstört sind bzw. je weniger eigenes Insulin zur Verfügung steht.

4.1.2 Typ-2- bzw. nichtinsulinabhängiger Diabetes

Es besteht eine herabgesetzte periphere Empfindlichkeit gegenüber Insulin bei erhöhtem Mehrbedarf. Die B-Zellen sind erhalten, können jedoch ihre Sekretionsleistung nicht entsprechend dem exzessiven Mehrbedarf (wie beim Gesunden) steigern. Im Verlauf von Jahren bis Jahrzehnten nimmt allerdings auch die Zahl der B-Zellen und damit die Insulinsekretion ab. Gesteigert wird der Insulinbedarf vor allem durch folgende Faktoren:
— Adipositas (80% der Patienten),
— Überernährung,
— Hypertriglyzeridämien,
— chronische Infekte.

Im Gegensatz zum Insulinmangeldiabetes kommt es beim Typ-2-Diabetes nicht zur Ketose oder Azidose und nur in geringerem Maße zum Katabolismus, weil die Insulinsekretion teilweise noch erhalten ist, somit kein absoluter Insulinmangel besteht.

Die Therapie erfolgt in erster Linie durch Diät (Einschränkung der Energie- und Fettzufuhr); ergänzend werden orale Antidiabetika zugeführt. Erst wenn hiermit kein stabiles Gleichgewicht erreicht werden kann, sollte die Zufuhr von Insulin erwogen werden.

16 Vorgehen bei Begleiterkrankungen

Therapie des Typ-2-Diabetes

Zu den wesentlichen Zielen der Therapie gehören die Einstellung des Blutzuckers sowie die rigorose Senkung eines erhöhten arteriellen Blutdrucks und damit die Vermeidung schwerwiegender Komplikationen und Folgeerkrankungen.

> **Therapieziele bei Typ-2-Diabetes:**
> — $HbA_{1c} < 6,5\%$
> — Blutzucker nüchtern und präprandial 80–120 mg/dl (4,4–6,7 mmol/l)
> — Blutdruck < 135/80 mmHg
> — Gesamtcholesterin < 180 mg/dl (< 4,7 mmol/l)
> — LDL < 100 mg/dl (< 2,6 mmol/l), HDL < 45 mg/dl (> 1,2 mmol/l)
> — Triglyceride < 150 mg/dl (< 1,7 mmol/l)
> — Albuminurie < 20 mg/l
> — Nikotinabstinenz
> — Gewichtsreduktion bei Übergewicht
> — Steigerung der körperlichen Aktivität
> — Reduktion von Alkohol

Lassen sich die metabolischen Therapieziele durch die angeführten Maßnahmen nicht nach 3 Monaten erreichen, werden ergänzend orale Antidiabetika zugeführt, bei Versagen auch Insulin. Zu den oralen Antidiabetika gehören:
— Metformin,
— Sulfonylharnstoffe,
— Glitazone (Thiazolidindione),
— α-Glucosidase-Hemmer.

Metformin. Die Substanz hemmt die hepatische Glukoneogenese und steigert die Glukoseaufnahme im Fettgewebe und in der Skelettmuskulatur.
— Indikation: übergewichtige Typ-2-Diabetiker.
— Dosierung: 1 × 500 oder 1 × 850 mg/d; maximal 2 g/d.
— Nebenwirkungen: Übelkeit, Magendruck, Blähungen, Durchfälle.
— Kontraindikationen: Niereninsuffizienz (Kreatinin < 1,2 mg/dl), schwere Lebererkrankung, Pankreatitis, Alkoholismus.

Sulfonylharnstoffe. Diese Substanzen stimulieren die endogene Insulinsekretion.
— Indikation: Typ-2-Diabetes, bei dem HbA_{1c} nicht unter 6,5% gesenkt werden kann.
— Dosierung: Repaglinide 0,5 mg zu den Hauptmahlzeiten, Steigerung bis maximal 3 × 2 mg/d; Nateglinide: 3 × 60–120 mg zu den Hauptmahlzeiten.
— Nebenwirkungen: Hypoglykämie; Übelkeit, Erbrechen, Durchfälle, allergische Reaktionen.
— Kontraindikationen: Typ-1-Diabetes, diabetische Ketoazidose, Niereninsuffizienz, Leberinsuffizienz, Schwangerschaft und Stillzeit.

Glitazone (Thiazolidindione). Die Substanzen vermindern die Insulinresistenz in Fettgewebe, Skelettmuskulatur und Leber.
— Indikation: Typ-2-Diabetes, nur in Kombination mit Metformin oder Sulfonylharnstoffen (bei Unverträglichkeit oder Kontraindikationen für Metformin).
— Dosierung: Rosiglitazon: 4–8 mg/d; Pioglitazon: 15–30 mg/d.
— Nebenwirkungen: Gewichtszunahme (bei Kombination mit Metformin), Ödeme (bei Kombination mit Sulfonylharnstoffen).
— Kontraindikationen: Leberfunktionsstörungen, Herzinsuffizienz (NYHA I–IV), Schwangerschaft und Stillzeit, schwere Niereninsuffizienz.

α-Glucosidase-Hemmer. Die Substanzen hemmen die α-Glucosidasen im Dünndarm und verhindern dadurch die Spaltung von Disacchariden.
— Indikationen: Typ-2-Diabetes, vor allem bei postprandialer Hyperglykämie.
— Dosierung: Acarbose oder Miglitol: 3 × 50 mg/d, maximal 3 × 100 mg/d.
— Nebenwirkungen: Blähungen, Durchfall, Bauchschmerzen.
— Kontraindikationen: Alter unter 18 Jahren, Schwangerschaft und Stillzeit, chronische Darmerkrankungen, schwere Niereninsuffizienz.

Insulinbehandlung bei Typ-2-Diabetes. Werden die metabolischen Ziele ($HbA_{1c} < 7\%$) auch bei Kombination der allgemeinen Maßnahmen mit oralen Antidiabetika nicht erreicht, ist zumeist die Zufuhr von Insulin erforderlich. Weitere Indikationen für Insulin:
— Perioperative Phase,
— akute Stoffwechselentgleisung,
— Ketonurie (außer Hungerketonurie),
— akuter Myokardinfarkt bei Diabetes mellitus,
— Gestationsdiabetes, wenn diätetisch nicht einstellbar.

> **Praktisches Vorgehen bei der Insulinbehandlung bei Typ-2-Diabetes:**
> ▼ Fortsetzung der Therapie mit oralen Antidiabetika, vor allem bei ausgeprägter Insulinresistenz,
> ▼ NPH-Insulin oder Insulin Glargin unter Fortsetzung der oralen Antidiabetikazufuhr,

- Insulin Glargin zum Frühstück unter Fortsetzung der oralen Antidiabetikazufuhr,
- rasch wirkendes Insulin zu den Hauptmahlzeiten, wenn erforderlich in Kombination mit NPH-Insulin oder Lantus,
- 2× täglich Mischinsulin (NPH-Insulin + schnell wirkendes Insulin).

Wird auch mit diesen Maßnahmen das metabolische Therapieziel nicht erreicht, sollte eine intensivere Insulinbehandlung erwogen werden.

Antihypertensive Therapie. Die Hypertonie ist eine häufige Begleiterkrankung des Diabetes mellitus. Hierdurch nimmt das Risiko kardiovaskulärer (koronare Herzkrankheit, Schlaganfall, periphere Gefäßerkrankungen) und mikrovaskulärer (Retinopathie, Nephropathie, Neuropathie) Komplikationen zu; die kardiovaskuläre Letalität wird gesteigert. Durch konsequente Blutdrucksenkung kann jedoch die Komplikationsrate erheblich gesenkt werden. Angestrebt werden sollten diastolische Blutdruckwerte von unter 80 mmHg und systolische Blutdruckwerte von weniger als 135 oder 130 mmHg.

Diabetes mellitus und Herz

Das Herz des Diabetikers ist durch folgende Risikofaktoren besonders gefährdet:
- Ungesunde Ernährung, Übergewicht und Bewegungsmangel,
- Hyperglykämie,
- Insulinresistenz,
- Dyslipoproteinämie,
- Hypertonie,
- Hyperkoagulabilität,
- Mikroalbuminurie.

Klinisch stehen degenerative Veränderungen der Koronararterien und die Herzinsuffizienz im Vordergrund. Von Bedeutung ist des Weiteren die kardiovaskuläre autonome diabetische Neuropathie (KADN), die allerdings einer speziellen Diagnostik bedarf.

! Ruhetachykardie und Frequenzstarre können beim Diabetiker Hinweis auf eine autonome Neuropathie sein.

Zu den wichtigsten **medikamentösen Therapiemaßnahmen** gehören:
- kardioselektive β-Blocker (oder Carvedilol),
- ACE-Hemmer/AT1-Blocker,
- Thrombozytenfunktionshemmer,
- Statine.

Bei akut auftretendem koronaren Ischämieschmerz sollte der Patient umgehend in eine kardiologische Akutversorgungseinrichtung eingewiesen und behandelt werden (Akut-PTCA?, Stent?, Thrombozytenfunktionshemmer?). Außerdem sollte sofort eine Normoglykämie mit parenteraler Glukose-Insulin-Kalium nach dem DIGAMI-Schema hergestellt werden.

4.1.3 Operationsindikation – Risiken von Narkose und Operation

Neben den allgemeinen **Operationsindikationen**, die in gleicher Weise beim Stoffwechselgesunden vorkommen, ergeben sich bei Diabetikern spezifische, unmittelbar auf die Erkrankung zurückzuführende Operationsindikationen (▶ Tab. 16-13).

Operations- und Narkoserisiken ergeben sich zum einen aus der Erkrankung selbst, zum anderen aus den diabetesbedingten Folgekrankheiten. Hierbei sind vor allem folgende Faktoren zu berücksichtigen:
- Entgleisung des Stoffwechsels durch den Operationsstress;
- Folgen der Makro- und Mikroangiopathie: koronare Herzkrankheit, zerebrovaskuläre Insuffizienz, Nephropathie;
- autonome Neuropathie: Blutdruckabfall, Herzstillstand;
- Aktivierung der Blutgerinnung mit Thromboseneigung;
- gestörte zelluläre Infektabwehr;
- Multimorbidität.

Um die Risiken zu mindern, sind eine sorgfältige präoperative Untersuchung und eine Einstellung des Diabetes in enger Zusammenarbeit mit dem Diabetologen bzw. Internisten erforderlich. Folgendes sollte beachtet werden:

! Größere elektive Eingriffe sollten verschoben werden, wenn überhöhte Nüchtern- und postprandiale Blutzuckerwerte sowie erhöhte HbA_1-(Glykohämoglobin-)Werte vorliegen.

Tab. 16-13 Diabetesspezifische Operationsindikationen

- koronare und periphere Gefäßoperationen, Angioplastie und Stent
- Extremitätenteilresektionen und Amputationen
- orthopädische Korrektureingriffe
- Sectio
- Nieren- und Pankreastransplantation
- Kataraktoperationen, Vitrektomie
- Insulinpumpen- oder Portimplantation

16 Vorgehen bei Begleiterkrankungen

Tab. 16-14 Präoperative Untersuchungen für elektive Eingriffe bei Diabetikern

- Herz-Kreislauf: EKG, Ergometrie, Echokardiographie, Herzfrequenz-Variationsanalyse, Blutdruck, Gefäßstatus
- Röntgen-Thorax
- neurologischer Status
- Kontrolle des Augenhintergrundes
- Nierenfunktionsparameter
- Stoffwechselkontrolle: HbA_{1c}, Blutzuckertagesprofil, Ketonkörper im Urin, Urinstatus, Serumelektrolyte
- Blutgerinnung, Blutbild

4.1.4 Präoperative Untersuchungen

Bei elektiven Eingriffen ist eine gründliche internistische Konsiliaruntersuchung erforderlich. Hierbei sollte gezielt nach den für die Anästhesie wichtigen Folgekrankheiten und Komplikationen des Diabetes mellitus gesucht werden:
- Koronare Herzkrankheit;
- zerebrovaskuläre Insuffizienz, Insultgefährdung;
- periphere arterielle Verschlusskrankheit;
- Nephropathie mit renaler Insuffizienz;
- periphere Neuropathie einschließlich autonomer Neuropathie;
- akute Infekte.

Tab. 16-15 Zeichen der diabetischen autonomen Neuropathie

- Herz-Kreislauf-Funktion:
  - verminderte Herzfrequenzvariabilität, Herzfrequenzstarre, Ruhetachykardie
  - orthostatische Hypotension
  - verminderter Herzfrequenzanstieg nach Valsalva-Manöver
- Magen-Darm-Trakt:
  - verzögerte Magenentleerung
  - Gallenblasen- und Kolonatonie
- Urogenitaltrakt:
  - Blasenatonie, Blasenentleerungsstörungen
- Trophik:
  - neuropathische Ulzera, Knochenatrophien, neuropathisches Ödem
  - Osteoarthropathie (diabetischer Fuß)
  - Algodystrophie
- Störungen der Schweißsekretion: Dyshidrose
- hormonelle Stoffwechselregulation:
  - Fehlen der hormonellen Gegenregulation (Glukagon, Adrenalin)
  - veränderte Hypoglykämiesymptomatik: „hypoglycemia unawareness"

In ▶ Tabelle 16-14 sind die für eine präoperative Beurteilung des Organstatus erforderlichen Untersuchungen zusammengestellt.

Autonome Neuropathie. Unter den verschiedenen Formen der diabetischen Polyneuropathie ist die Neuropathie des viszeralen und autonomen Nervensystems wegen der damit verbundenen Funktionsstörungen für die Narkose von besonderer Bedeutung. Betroffen sind alle Funktionen des parasympathischen und sympathischen Nervensystems. In ▶ Tabelle 16-15 sind die Zeichen der autonomen diabetischen Neuropathie zusammengefasst.

Die Häufigkeit der autonomen Neuropathie nimmt mit der Dauer der Erkrankung und dem Lebensalter zu. Plötzliche Herzstillstände aufgrund der Neuropathie wurden beschrieben. Insgesamt sollten folgende anästhesiologischen Risiken der autonomen Polyneuropathie beachtet werden:
- Labilität des Blutdruckverhaltens während der Operation, insbesondere Gefahr der Hypotension;
- Gefahr des intraoperativen Herzstillstands (wenngleich selten);
- orthostatische Hypotension bei Lagerungsmanövern;
- verzögerte Magenentleerung mit möglicherweise erhöhter Aspirationsgefahr;
- verminderter Atemantrieb auf Hypoxie: Gefahr der Atemdepression im Aufwachraum;
- Blasenentleerungsstörungen mit Gefahr der postoperativen Harnretention.

4.1.5 Ziele der perioperativen Diabetestherapie

Die strengen Anforderungen der Dauertherapie sind in der perioperativen Phase von untergeordneter Bedeutung. Während dieser Zeit kommt es vor allem darauf an, folgende **Gefahren** zu vermeiden:
- Stressbedingte Hyperglykämien,
- Ketoazidose, Laktatazidose und hyperosmolares nichtketoazidotisches Koma beim insulinabhängigen Diabetiker,
- Hypoglykämie bei Vorbehandlung mit Insulin oder Sulfonylharnstoffen,
- katabole Stoffwechsellage.

Um diese Ziele zu erreichen, müssen folgende Parameter überwacht werden:
- Blutglukose; Aceton (3 ×/Tag oder öfter).
- Bilanzierung der Energiezufuhr und der Energieverluste.
- Körpergewicht.
- Nach Bedarf: Blutgase und Säure-Basen-Parameter, Osmolalität, Kreatinin, Harnstoff, Transferrin.

Das Ausmaß der Überwachung richtet sich vor allem nach der Dauer der perioperativen Behandlung und der Labilität des Diabetes. Ist der Blutzucker stabil mit 1–2 Insulininjektionen einzustellen, so besteht keine Ketosegefahr; ist der Blutzucker hingegen labil, d. h., müssen 2–4 Insulininjektionen erfolgen, so ist die Ketosegefahr erhöht.

Beim Typ 2 kann der Blutzucker entweder mit Diät allein normalisiert werden, oder die Diät muss mit Sulfonylharnstoffen in niedriger Dosis supplementiert werden. Bei schweren Formen sind Diät und Sulfonylharnstoffe in maximaler Dosierung erforderlich. Ist ein Postaggressionsstoffwechsel zu erwarten, wird beim Typ 1 die Insulindosis entsprechend angepasst. Beim Typ 2 hingegen ergibt sich die Frage, ob die Sulfonylharnstofftherapie weitergeführt, durch zusätzliche intermittierende Injektionen ergänzt oder auf eine Insulintherapie umgestellt werden soll.

Zumeist wird die Umstellung auf Insulin beim Typ-2-Diabetes restriktiv gehandhabt, und zwar aus folgenden Gründen:
— Höheres Risiko der Hypoglykämie bei Insulinzufuhr,
— Immunisierung (auch bei hochgereinigten Insulinen),
— Entwicklung einer Insulinabhängigkeit.

Nach derzeitigen Empfehlungen sollte erst bei Ausgangsblutzuckerwerten von ≥ 180 mg/dl (10 mmol/l) eine zusätzliche Insulintherapie durchgeführt werden.

4.1.6 Besonderheiten von Narkose und Operation

Für die perioperative Phase ergeben sich einige Besonderheiten, die bei der Therapie beachtet werden sollten:
— **Regionale Anästhesieverfahren** sollten beim Diabetiker – wenn möglich – bevorzugt werden, da hierbei postoperativ frühzeitig auf eine orale Ernährung und Medikamenteneinnahme umgestellt und so die Stoffwechselführung erleichtert werden kann. Bei schwerer diabetischer Neuropathie sollte aber aus forensischen Gründen vorsichtshalber auf eine Regionalanästhesie verzichtet werden. Hohe Spinal- und Periduralanästhesie sollten bei nachgewiesener autonomer Neuropathie nicht durchgeführt werden. Der Zusatz von Vasokonstriktoren zum Lokalanästhetikum sollte wegen möglicher Mikroangiopathien vermieden werden.
— Oft ist eine orale Nahrungszufuhr postoperativ zunächst nicht möglich, so dass auf parenterale Ernährung umgestellt werden muss.
— Narkose und Operation bewirken als „Stressoren" eine Lipolyse mit Anstieg der freien Fettsäuren sowie eine vermehrte Ausschüttung von Hormonen mit insulinantagonistischer Wirkung. Hierdurch steigt der Blutzucker und damit auch der Mehrbedarf an exogenem oder endogenem Insulin stärker an.
— Aufgrund der verminderten Muskelarbeit ist der Insulinbedarf erhöht.
— Die Resorption von s.c. injiziertem Insulin ist während der Narkose aufgrund der gestörten Durchblutung nicht vorhersehbar.
— In der frühen postoperativen Phase fehlen beim noch schlafenden oder sedierten Patienten die Warnzeichen der Hypoglykämie, so dass entsprechende Kontrollen der Blutzuckerwerte erforderlich sind.

4.1.7 Therapie am Tag vor der Operation

Präoperativ sollten Blutzuckerwerte im Bereich von 80–180 mg/dl angestrebt werden.

Bei Eingriffen ohne Nahrungskarenz kann in folgender Weise verfahren werden:
— Normale (isokalorische) Diät,
— Insulin in unveränderter Dosis.

Bei 8–12-stündiger Nahrungskarenz kann die normale Diät bis 19 Uhr zugeführt werden. Weiteres Vorgehen:
— Stabiler Typ-1-Diabetes: Abenddosis Insulin auf ⅔ reduzieren; keine Spätmahlzeit.
— Labiler Typ-1-Diabetes: unveränderte Insulindosis + 25 g Glukose als Infusion von 21–7 Uhr.
— Typ-2-Diabetes: abends keine Sulfonylharnstoffe; Nahrungskarenz.

4.1.8 Perioperative Behandlung

Leitlinien für das perioperative Vorgehen bei Diabetes mellitus liegen derzeit nicht vor. Die nachstehenden Empfehlungen beruhen daher im Wesentlichen auf Zusammenstellungen aus verschiedenen Veröffentlichungen.

Insulinabhängiger Diabetes

Durch optimale präoperative Einstellung des Blutzuckers kann die intraoperative Stoffwechsellage günstig beeinflusst werden. Daher sollte der Patient bei **großen Operationen** etwa 2 Tage vor der Operation stationär aufgenommen und die Stoffwechselsituation normalisiert werden.

Insulinpflichtige Diabetiker erhalten intraoperativ grundsätzlich Insulin, außerdem eine Glukoseinfusion, die den Erhaltungsbedarf (2–3 g/kg/d)

16 Vorgehen bei Begleiterkrankungen

deckt. Hierbei können vereinfacht folgende Regeln für den Insulin- und Glukosebedarf herangezogen werden:
- 1 IE Insulin senkt den Blutzucker um 27 mg/dl (1,5 mmol/l).
- 10 g Glukose erhöhen den Blutzucker um 36 mg/dl (2 mmol/l).
- Die intraoperative Zufuhr von Insulin erfolgt am besten als kontinuierliche Infusion über einen Perfusor.
- Liegen die Blutzuckerwerte im Normbereich und wird nur ein kurzer Eingriff durchgeführt, kann, unter Abwägung des individuellen Risikos und stündlicher Blutzuckerkontrolle, auf eine intraoperative Insulinzufuhr verzichtet werden.

Die wichtigsten Therapieziele sind:
- Konstante und normale Blutzuckerwerte (80 bis 120 mg/dl),
- Vermeidung von Hypoglykämie,
- Verhinderung einer Ketoazidose.

Praktisches Vorgehen:
- Geplante Eingriffe sollten möglichst am frühen Morgen begonnen werden.
- Am Operationstag bleibt der Patient nüchtern; das bisherige Insulin wird auf Altinsulin umgestellt.
- Gegen 6 Uhr wird der Blutzuckerwert bestimmt und mit der Infusion von Glukose (5–10%ig), ca. 6 g/h (120 ml/h Glukose 5% oder 60 ml/h Glukose 10%) begonnen; Injektion von Insulin (50% der normalen morgendlichen Dosis s.c.) oder Infusion von Insulin (Perfusoransatz 50 IE Altinsulin mit NaCl 0,9% auf 50 ml aufgezogen: 1 ml enthält 1 IE). Dosierung von Insulin siehe ▶ Tabelle 16-16.
- Alternativ wird zunächst lediglich um 6 Uhr der Blutzuckerwert bestimmt und der Patient bei Werten im Normbereich ohne Glukose- und Insulinzufuhr in den OP transportiert. Erst dort wird mit der Zufuhr von Insulin und Glukose (nach Blutzuckerwert) begonnen. Liegen die Blutzuckerwerte außerhalb des Normbereichs, muss jedoch nach Anweisung des zuständigen Arztes mit der Insulin- und Glukosezufuhr bereits auf der Station begonnen werden.
- Intraoperative Blutzuckerkontrollen alle 1–2 h, ebenso in der frühen postoperativen Phase. Nach Vorliegen der Blutzuckerwerte wird über das Vorgehen entschieden (siehe Tab. 16-16).
- Bei kontinuierlicher Infusion muss die Tendenz der Blutzuckerwerte beachtet werden: Dosisreduktion bei fallenden Werten, Erhöhung bei ansteigenden.
- Bei kataboler Stoffwechsellage und Kaliumverlusten: Kaliumsubstitution.
- Sobald der Patient wieder ausreichend Nahrung zu sich nehmen kann: Umstellung auf das ursprünglich eingenommene Retardpräparat.

Oral eingestellter Diabetes

Bei großen, lang dauernden Eingriffen und/oder mehrtägiger Nahrungskarenz sollte der Patient unter engmaschiger Kontrolle der Blutzuckerwerte auf Insulin umgestellt werden. Bei kleinen bis mittleren Eingriffen ist eine Umstellung auf Insulin dagegen nicht erforderlich. Orale Antidiabetika dürfen wegen ihrer langen Wirkdauer am Operationstag nicht zugeführt werden. Im Einzelnen gilt Folgendes:

Absetzen oraler Diabetika vor Operationen:
- Sulfonylharnstoffe, Glitazone und Acarbose: 24 h
- Biguanide: 48 h (alternativ 24 h?)

Praktisches Vorgehen:
- Am Op-Morgen Nüchternblutzucker bestimmen, keine oralen Antidiabetika zuführen.
- Glukoseinfusion anschließen (Dosierung wie oben angegeben).
- Bei Umstellung auf Insulin: Insulinzufuhr nach Blutzuckerwerten unter engmaschiger Kontrolle der Werte.
- Bei Patienten, die unter Metformin-Erhaltungsdosen standen: Kontrolle der Serumlaktatkonzentrationen 3 × täglich für etwa 48 h.

4.1.9 Behandlung intraoperativer diabetischer Notfälle

Intraoperativ können sich, je nach Intensität von Stimulation („Stress") und Stoffwechsellage, Notfallsituationen entwickeln, die sofort behandelt werden müssen. Die größte Gefahr geht von der

Tab. 16-16 Schema der intraoperativen Insulinzufuhr nach Blutzuckerwerten

Blutzucker (mg/dl)	kontinuierliche Insulininfusion (Richtwerte)
< 120	keine Insulinzufuhr
120–200	1 IE/h
200–250	1,5 IE/h
250–300	2 IE/h

Hypoglykämie aus, da während der Narkose die typischen Zeichen und Symptome fehlen und sich daher rasch eine irreversible Hirnschädigung entwickeln kann.

Hypoglykämie. Häufigste und immer vermeidbare Ursache einer intraoperativen Hypoglykämie ist die Zufuhr von Insulin ohne gleichzeitige Infusion von Glukoselösung. Begünstigend wirken des Weiteren das nicht rechtzeitige Absetzen oraler Antidiabetika und eine Niereninsuffizienz. Sie führt zur Verlängerung der Insulinwirkung wie auch der Wirkung oraler Antidiabetika.

> Um eine intraoperative Hypoglykämie zu vermeiden, sollte der Blutzucker intraoperativ nicht zu scharf eingestellt werden. Außerdem muss Glukoselösung infundiert werden.

Die Sofortbehandlung erfolgt mit 5 g Glukose als Bolus i.v., gefolgt von einer Glukoseinfusion mit 1–2 mg/kg/min unter engmaschiger Kontrolle der Blutzuckerwerte.

Hyperosmolares nichtketoazidotisches Koma. Bei älteren Patienten mit leichtem Diabetes mellitus entwickeln sich gelegentlich exzessiv hohe Blutzuckerkonzentrationen mit Dehydratation. Meist wird genügend Insulin produziert, so dass keine Ketoazidose auftritt. Die Hyperosmolarität kann zu Koma und generalisierten Krämpfen führen. Die Störung kann durch rasche Rehydratation und Zufuhr geringer Insulindosen meist umgehend beseitigt werden. Hierzu werden 1–2 l 0,9%ige NaCl-Lösung über 1–2 h infundiert und gleichzeitig Insulin (als Bolus oder kontinuierlich) zugeführt. Zu rasche Korrektur der Hyperosmolarität sollte wegen der Gefahr des Hirnödems vermieden werden.

Diabetische Ketoazidose. Bei ungenügender Insulinwirkung kommt es zur Anhäufung von Ketonkörpern und metabolischer Azidose. Die Störung wird oft durch Infektionen, Traumen oder unbeabsichtigte Unterbrechung der Insulinzufuhr ausgelöst. Zwar besteht fast immer eine Hyperglykämie (300–500 mg/dl); sie korreliert jedoch nicht mit dem Schweregrad der Azidose. Der Patient ist zum einen durch die osmotische Diurese, zum anderen durch Flüssigkeitsverluste aufgrund von Erbrechen dehydriert. Wegen gleichzeitig bestehender Leukozytose, Bauchschmerzen, Ileussymptomatik und leicht erhöhter Amylase wird die diabetische Ketoazidose gelegentlich als chirurgisch zu behandelndes akutes Abdomen fehlgedeutet.

Die Therapie besteht in der Zufuhr von Insulin, Flüssigkeit und Elektrolyten:

- 10 IE Insulin als i.v. Bolus, danach kontinuierliche Infusion (Faustregel: Blutzucker/150 = Insulineinheiten/h);
- Infusion isotoner Lösungen unter Kontrolle von zentralem Venendruck, Blutdruck, Herzfrequenz und Urinausscheidung; zu erwartendes Defizit: ca. 4–10 l!
- wenn Urinausscheidung > 0,5 ml/kg/h: Zufuhr von 10–40 mval Kaliumchlorid;
- wenn Blutzucker bei 250 mg/dl: Zufuhr von Glukoselösung 5%, ca. 100 ml/h;
- wenn pH-Wert < 7,1: Zufuhr von Natriumbikarbonat erwägen.

Laktatazidose. Eine Laktatazidose (siehe auch Kap. 13) liegt vor, wenn die Laktatkonzentration im Blut mehr als 5 mmol/l beträgt und mit einer metabolischen Azidose kombiniert ist. Zwei Typen von Laktatazidosen werden unterschieden: Typ A ist Ausdruck einer Minderperfusion und verminderten Sauerstoffversorgung der Gewebe; Typ B wird durch eine Stoffwechselentgleisung oder durch Medikamente ausgelöst. Bei Diabetes mellitus tritt eine Typ-B1-Azidose auf; Biguanide können (heutzutage selten) eine Typ-B2-Laktatazidose hervorrufen. Klinisch manifestiert sich die Azidose vor allem in kardiovaskulären Funktionsstörungen wie Abnahme der Myokardkontraktilität, Vasodilatation und Hypotonie, Bradykardie und ventrikulären Herzrhythmusstörungen. Bei diabetischer Laktatazidose muss die Grundkrankheit behandelt werden; hierzu gehört vor allem die Zufuhr von Flüssigkeit, Elektrolyten und Insulin. Die biguanidinduzierte Laktatazidose kann durch Hämodialyse der Substanz beseitigt werden.

4.2 Hypoglykämie

Eine Hypoglykämie kann durch Insulinome, Hypophysenunterfunktion, Nebenniereninsuffizienz, Fruktoseintoleranz, Galaktosämie sowie nach Magenoperationen ausgelöst werden.

Eine **postprandiale Hypoglykämie** kann bei Galaktosämie, Fruktoseintoleranz oder nach Magenoperationen auftreten. Diese Patienten bleiben morgens nüchtern und erhalten eine *Glukoseinfusion*; hierdurch wird die reaktive Hypoglykämie vermieden.

Bei den anderen Störungen können die Symptome der Hypoglykämie während der Narkose verschleiert werden. Darum empfehlen sich die intraoperative Überwachung des Blutzuckers und ggf. die Infusion von Glukose.

4.3 Cushing-Syndrom

Das Syndrom ist durch exzessive Glukokortikoidsekretion gekennzeichnet. Zu den Hauptursachen zählen: iatrogene Induzierung durch Kortikoidtherapie (z. B. bei Asthma); beidseitige Nebennierenhyperplasie durch gesteigerte ACTH-Sekretion; primäre Nebennierentumoren.

Die für Operation und Narkose wichtigsten Störungen sind:
— Hypertonie, Herzinsuffizienz,
— Flüssigkeitsretention,
— Hypernatriämie und Hypokaliämie,
— Eiweißmangel,
— oft Hyperglykämie bzw. Diabetes mellitus,
— Polyurie,
— hämorrhagische Diathese,
— gastrointestinaler Reflux,
— Schlafapnoe,
— proximale Myopathie,
— Osteoporose.

Präoperatives Vorgehen. Die wichtigsten Maßnahmen umfassen: Behandlung des Hypertonus, Einstellung des Blutzuckers, Normalisierung des intravasalen Volumens und des Elektrolythaushalts.

Beim **iatrogenen Cushing-Syndrom** liegt eine sekundäre Atrophie der Nebennierenrinde vor. Diese Patienten können nicht angemessen auf den „Stress" der perioperativen Phase reagieren und benötigen daher eine entsprechende intraoperative Glukokortikoidsubstitution, und zwar etwa 300 mg **Hydrokortison** i.v. am Operationstag.

4.4 Conn-Syndrom

Das Conn-Syndrom ist durch eine exzessive Sekretion von Mineralokortikoiden gekennzeichnet (**primärer Hyperaldosteronismus** durch ein Aldosteronproduzierendes Adenom der Nebenniere). Die wichtigsten Störungen sind:
— Hypertonie,
— Kaliummangel mit Hypokaliämie und hypokaliämischer Alkalose,
— Diabetes insipidus renalis,
— Hypovolämie,
— Muskelschwäche (durch Hypokaliämie).

Präoperatives Vorgehen. Die Normalisierung des intravasalen Volumens und die Aufrechterhaltung des Elektrolytgleichgewichts sowie die Normalisierung der Nierenfunktion stehen im Vordergrund. Die Behandlung erfolgt mit dem Aldosteronantagonisten **Spironolacton** (Aldactone). Die Wirkungen von Spironolacton sind erst nach 1–2 Wochen maximal ausgeprägt. Der Kaliummangel ist beträchtlich, so dass gewöhnlich mindestens 24 h zum Ausgleich des Defizits erforderlich sind (Behandlung des Kaliummangels siehe Kap. 27).

Der Tumor wird operativ entfernt.

4.5 Nebennierenrindeninsuffizienz

Das **Addison-Syndrom** ist durch einen relativen oder absoluten Mangel an Kortikoiden gekennzeichnet. Ursachen sind z. B. abruptes Absetzen einer Kortikoidtherapie, ungenügende ACTH-Sekretion, Zerstörung der Nebennierenrinde durch Karzinome, Tuberkulose oder Autoimmunerkrankungen. Die wichtigsten **Zeichen und Störungen** sind:
— Hypovolämie,
— Hypotonie,
— Hyponatriämie, Hyperkaliämie,
— metabolische Azidose,
— Gewichtsverlust,
— Schwäche.

Gefährdet sind die Patienten vor allem durch „Stresssituationen" wie Traumen mit Blutverlusten, Narkose und Operation; hierbei kann eine lebensbedrohliche **Addison-Krise** ausgelöst werden, die sich wie folgt manifestiert:
— Kreislaufkollaps bzw. Schock,
— Hyponatriämie, Hyperkaliämie, Hypoglykämie,
— Hämokonzentration.

Besonders bei kleinen Kindern mit Nebenniereninsuffizienz kann sich intraoperativ ein irreversibles Herz-Kreislauf-Versagen entwickeln. Nachteilig wirken sich hierbei die ungenügende präoperative Vorbereitung und die perioperative Substitution von Glukokortikoiden aus.

Präoperative Vorbereitung. Die wichtigsten Maßnahmen sind: Beseitigung von Hypovolämie, Hyponatriämie und Hyperkaliämie. Substitutionstherapie mit Kortikoiden: Am Operationstag sollten 300 mg **Hydrokortison** i.v. zugeführt werden.

Behandlung der perioperativen Addison-Krise. Die wichtigsten Maßnahmen bei der lebensbedrohlichen Addison-Krise sind:
— Zufuhr von Glukokortikoiden in hohen Dosen,
— Ersatz der Natrium- und Wasserverluste mit isotoner Kochsalzlösung,

- vasoaktive Substanzen bei Hypotonie,
- Korrektur der Hypoglykämie.

Bei entsprechendem Verdacht sollte sofort mit der Therapie begonnen werden, da sich rasch ein therapierefraktäres Herz-Kreislauf-Versagen entwickeln kann. Die Ansprechbarkeit auf Katecholamin ist vermindert! Zur Sicherung der Diagnose kann vor Zufuhr der Glukokortikoide Blut für die Kortisolbestimmung abgenommen werden. Kann die Hypotension nicht durch Volumenzufuhr beseitigt werden, sollte ein Vasopressor zugeführt werden.

4.6 Phäochromozytom

Phäochromozytome sind katecholaminproduzierende Tumoren aus chromaffinem Gewebe, die gewöhnlich im Nebennierenmark, jedoch auch in anderen Geweben des Körpers vorzufinden sind. Die **klinischen Zeichen** entstehen durch die Sekretion von Noradrenalin und Adrenalin:
- Hypertonus, oft mit exzessiven anfallartig auftretenden Blutdruckspitzen.
- Tachykardie.
- Kopfschmerzen.
- Ausgeprägtes Schwitzen.

Praktisch muss Folgendes beachtet werden:

! Chirurgische Routineeingriffe bei Patienten mit unbehandeltem Phäochromozytom gehen mit deutlich erhöhter Mortalität einher. Darum muss vorher immer eine medikamentöse Behandlung eingeleitet werden.

Präoperative Maßnahmen. Die operative Entfernung des oder der Tumoren gilt als Verfahren der Wahl bei der Behandlung des Phäochromozytoms. Die medikamentöse Behandlung dient fast ausschließlich zur Vorbereitung auf die Operation. Grundpfeiler der medikamentösen Therapie ist der α-Rezeptoren-Blocker **Phenoxybenzamin**. Die biologische Halbwertszeit von Phenoxybenzamin beträgt 18–24 h, die durchschnittlich erforderliche Tagesdosis liegt bei 60–250 mg/d. Die Behandlung wird mit niedrigen Dosen von 20–30 mg/d begonnen und in 10–20-mg-Schritten gesteigert, bis der Blutdruck sich normalisiert und die anderen Zeichen der exzessiven Katecholaminsekretion verschwinden.

Die wichtigsten **Nebenwirkungen** von Phenoxybenzamin sind:
- Orthostatischer Blutdruckabfall,
- verstopfte Nase,
- trockener Mund,
- Sedierung.

Eine **orthostatische Hypotension** tritt jedoch auch bereits durch das Phäochromozytom allein auf, weil das Gefäßbett chronisch kontrahiert ist. Unter Phenoxybenzamin-Therapie nimmt der Tonus der Gefäße langsam ab, das fehlende intravasale Volumen wird aus dem Extrazellulärraum ersetzt, so dass zunächst der Hämatokrit abfällt. Das Ausmaß der orthostatischen Hypotension kann durch intravenöse Kochsalzzufuhr vermindert werden.

Alternativ zu Phenoxybenzamin wird auch der kompetitive α-Antagonist **Prazosin** zur Operationsvorbereitung eingesetzt.

β-Rezeptoren-Blocker. Die Routinezufuhr von β-Blockern wird beim Phäochromozytom als nicht erforderlich angesehen. β-Blocker können jedoch bei anhaltender Tachykardie oder katecholaminduzierten Herzrhythmusstörungen indiziert sein.

Insgesamt ist für eine optimale Operationsvorbereitung des Patienten mit Phäochromozytom eine medikamentöse Behandlung von mindestens 1–2 Wochen Dauer erforderlich.

4.6.1 Anästhesiologisches Vorgehen

Meist ist eine stärkere Prämedikation erforderlich, um eine Aktivierung des sympathoadrenergen Systems durch Angst und Aufregung zu verhindern. Gut geeignet sind hier z. B. Benzodiazepine wie Flunitrazepam, auch in Kombination mit anderen Substanzen.

Dehydrobenzperidol (DHBP) kann bereits in niedrigen Dosierungen einen bedrohlichen Blutdruckanstieg sowie Tachykardien auslösen und ist darum **kontraindiziert.** Ursache soll eine Erhöhung der Katecholaminkonzentration durch Hemmung der Katecholaminaufnahme in die Speicher sein.

Ähnliche Wirkungen sollen auch durch Pancuronium entstehen können.
- Unmittelbar präoperativ sollten eine arterielle Kanüle und ein zentraler Venenkatheter gelegt werden.
- Die Narkoseeinleitung erfolgt unter kontinuierlicher Kontrolle des intraarteriellen Druckes.
- Für die endotracheale Intubation ist eine ausreichende Narkosetiefe erforderlich, um Blutdruckspitzen zu vermeiden.

Narkoseverfahren. Grundsätzlich kann bei Patienten mit Phäochromozytom eine balancierte Anästhesietechnik mit Opioiden und Muskelrelaxierung oder eine TIVA durchgeführt werden.

Kontrolle des Blutdrucks. Intraoperativ kann der arterielle Blutdruck mit Nitroprussid im Normbereich gehalten werden. Die Substanz relaxiert die Gefäßmuskelzelle direkt, die Wirkung setzt sofort ein und ist innerhalb von 1–2 min nach Unterbrechung der Zufuhr abgeklungen (siehe Kap. 29). Auf diese Weise kann vor allem ein Blutdruckabfall unmittelbar nach Entfernung des Tumors zumeist verhindert werden.

Ausreichender intraoperativer Volumenersatz ist besonders wichtig, um einen lang anhaltenden Blutdruckabfall zu vermeiden. Der intraoperative Blutdruckabfall beruht sehr häufig auf einem intravasalen Volumenmangel, so dass zunächst die Zufuhr von Volumen erforderlich ist. Vasopressoren und inotrope Substanzen sind selten indiziert.

Postoperative Komplikationen. Anhaltende Hypotension oder Hypertonie sind die typischen Komplikationen nach Phäochromozytom-Operationen. Die wichtigsten Ursachen für eine **anhaltende Hypotension**:
— Ungenügender Volumenersatz,
— Nachblutungen,
— Herzinsuffizienz.

Wichtige Ursachen für eine **anhaltende Hypertension** sind:
— Hypervolämie,
— Resttumor,
— anhaltende Katecholaminfreisetzung aus sympathischen Nervenendigungen,
— gleichzeitige essentielle Hypertonie,
— Schmerzen,
— versehentliche Unterbindung der Nierenarterie.

4.7 Hyperthyreose

Die Hyperthyreose ist durch eine Überproduktion von Thyroxin (T_4) und/oder Trijodthyronin (T_3) gekennzeichnet. Die wichtigsten **Zeichen** sind:
— Gewichtsabnahme,
— Durchfälle,
— warme feuchte Haut,
— Muskelschwäche und -zittern,
— Unruhe („Nervosität"),
— Wärmeintoleranz,
— Tachykardie, evtl. atriale oder ventrikuläre Herzrhythmusstörungen.

Grundsätzlich gilt:

> Jede Hyperthyreose sollte vor elektiven Eingriffen so lange medikamentös behandelt werden, bis ein euthyreoter Zustand erreicht worden ist. Bei nicht ausreichender Vorbehandlung kann intraoperativ eine lebensbedrohliche thyreotoxische Krise ausgelöst werden.

Für eine optimale Einstellung der antihyperthyreoten Medikation sind etwa 2 Wochen erforderlich. Bei ausgedehnter Struma müssen **Trachea-Zielaufnahmen** angefertigt werden, um eine evtl. Einengung und Deviation der Trachea einschätzen zu können.

4.7.1 Thyreotoxische Krise

Operationen, Traumen, Infektionen, psychischer „Stress" usw. können bei Patienten mit Hyperthyreose in der Vorgeschichte oder bei nicht ausreichend vorbehandelter Hyperthyreose eine thyreotoxische Krise auslösen. Sie ist in folgender Weise gekennzeichnet:
— Anstieg der Körpertemperatur,
— ausgeprägte Sinustachykardie oder Vorhofflimmern,
— Verwirrtheit und Eintrübung des Bewusstseins,
— Agitation,
— evtl. Herzinsuffizienz.

4.7.2 Anästhesie bei Schilddrüsenoperationen

Die wichtigsten Indikationen für Schilddrüsenoperationen sind Strumen, Tumoren und die therapierefraktäre Hyperthyreose. Die Operation erfolgt in der Regel in Allgemeinanästhesie; regionale Verfahren (beidseitige Blockade des Plexus cervicalis superficialis) sind grundsätzlich möglich, jedoch mit zahlreichen spezifischen Risiken (u. a. beidseitige Phrenikusparese, Punktion der A. vertebralis oder des Subarachnoidalraums) verbunden.

Bei **Riesenstrumen** muss mit erschwerter Intubation und mit größeren Blutverlusten gerechnet werden, außerdem mit einer postoperativen Tracheomalazie.

Retrosternale Strumen können asymptomatisch verlaufen, führen aber meist zur Kompression mediastinaler Strukturen. Schluckstörungen, Dyspnoe, Erstickungsanfälle und Heiserkeit gehören zu den häufigsten Symptomen. Außerdem kann sich ein Vena-cava-superior-Syndrom entwickeln. Andere Komplikationen sind zerebrale Durchblutungsstörungen durch Steal-Syndrom, Lähmung des N. recurrens und des N. phrenicus, Horner-Syndrom, Pleuraergüsse, Chylothorax und Perikarderguss.

Bei der Operation von **Schilddrüsenkarzinomen** ist das Risiko einer Schädigung der N. recurrens erhöht; medulläre Karzinome können mit einem Phäochromozytom verbunden sein.

Präoperative Untersuchungen

Die spezifische Untersuchung richtet sich auf die Funktion der Schilddrüse und den Status der Atemwege: Hierbei ist vor allem zu klären, ob eine Hyper-, Hypo- oder Euthyreose vorliegt und ob die Atemwege durch eine Struma eingeengt und verlagert sind und daher mit Intubationsschwierigkeiten gerechnet werden muss.

> **Präoperative Laboruntersuchungen:**
> — Schilddrüsenfunktionstests
> — Hämoglobin
> — Leukozyten
> — Thrombozyten
> — Kreatinin, Harnstoff
> — Elektrolyte einschließlich Kalzium

Thorax-Röntgenbild, CT, MRT. Vor Schilddrüsenoperationen wird traditionell ein Röntgenbild des Thorax angefertigt, um Kompressionen und Verlagerungen der Trachea durch eine Struma festzustellen. Ein CT ist speziellen Umständen vorbehalten, z. B. retrosternalen Strumen, das MRT ermöglicht eine umfassende Beurteilung der Atemwege in mehreren Ebenen.

HNO-Konsil. Eine indirekte Laryngoskopie durch den HNO-Arzt wird vor allen Schilddrüsenoperationen durchgeführt, um präoperative Funktionsstörungen der Stimmbänder auszuschließen. Ist die indirekte Laryngoskopie nicht möglich, sondern nur eine fiberoptische Untersuchung, muss mit Intubationsschwierigkeiten gerechnet werden.

Vorgehen bei der Allgemeinanästhesie

Am häufigsten wird eines der üblichen Verfahren der Allgemeinanästhesie (balancierte Anästhesie, TIVA) mit endotrachealer Intubation und Muskelrelaxierung eingesetzt. Larynxmaskennarkosen sind grundsätzlich möglich, bei Kompression und/oder Verdrängung der Trachea aber eher kontraindiziert. Über die Larynxmaske (LMA) kann fiberoptisch die Funktion der Stimmbänder bei Reizung des N. recurrens kontrolliert werden, jedoch verrutscht die LMA leicht bei chirurgischen Manipulationen.

Narkoseeinleitung. Die Narkose wird in herkömmlicher Weise eingeleitet, anschließend die Trachea unter konventioneller Laryngoskopie intubiert. Häufig werden Spiraltuben verwendet, um ein Abknicken durch die Operationslagerung zu verhindern. Bei Kompression und/oder Verdrängung der Trachea sollte grundsätzlich ein Spiraltubus bevorzugt werden; bei trachealer Kompression sollte eine kleinere Tubusgröße gewählt werden.

Intubationsschwierigkeiten. Bei etwa 6% der Schilddrüsenoperationen treten Intubationsschwierigkeiten auf. Allerdings lässt sich aus dem Ausmaß der Veränderungen im Halsbereich nicht sicher voraussagen, ob der Patient schwer zu intubieren sein wird. Befürchtet allerdings der Anästhesist, nach der Narkoseeinleitung die Kontrolle über die Atemwege zu verlieren, sollte der Patient wach fiberoptisch intubiert werden. Selbst wenn sich aus der Untersuchung keinerlei Hinweise auf mögliche Intubationsschwierigkeiten ergeben, sollte der Anästhesist von vornherein auf eine schwierige Intubation eingestellt sein und den Notfallwagen „schwierige Intubation" bereitstellen.

Operationslagerung. Nach der Einleitung erfolgen die absolut sichere Fixierung des Tubus und ein vollständiger Schutz der Augen, z. B. durch Augenklappe, anschließend wird der Patient durch den Operateur gelagert: Oberkörper erhöht, Kopf leicht überstreckt durch Unterpolsterung der Schulter, beide Arme angelagert, daher Verlängerung der Infusionsleitungen. Die Oberkörper-Hochlagerung muss langsam erfolgen, um einen schlagartigen Blutdruckabfall zu vermeiden. Der arterielle Mitteldruck sollte hierbei ca. 70 mmHg nicht unterschreiten (Gefahr der Hirnischämie).

Intraoperative Schilddrüsenüberfunktion. Treten intraoperativ die Zeichen der Hyperthyreose oder der thyreotoxischen Krise auf, ist die Zufuhr von **Propylthiouracil** und **Natriumjodid** indiziert. Uracil hemmt die Synthese der Schilddrüsenhormone, Jodid blockiert die Freisetzung der in der Schilddrüsen gespeicherten Hormone. Die kardiovaskulären Wirkungen der thyreotoxischen Krise können häufig durch β-Rezeptoren-Blocker vermindert werden. Die Gabe von Kortikosteroiden wird ebenfalls empfohlen, außerdem die Zufuhr von Flüssigkeit, Elektrolyten und Glukose.

Extubation. Erst bei ausreichender Muskelfunktion auch im Bereich der oberen Atemwege sollte der Patient extubiert werden. Bei Verdacht auf eine Schädigung des N. recurrens sollte die Funktion der Stimmbänder überprüft werden, z. B. mit einem Fiberbronchoskop. Die Durchschneidung eines Rekurrensnervs führt zu Stridor, die Durchtrennung beider Nerven zum kompletten Stimmbandverlust, der wahrscheinlich eine Tracheotomie erfordert. Husten sollte wegen der Blutungsgefahr unbedingt vermieden werden. Bei stabiler Atemfunktion und sicheren Atemwegen wird der Patient in den Aufwachraum transportiert.

Postoperative Überwachung. Wichtigstes Risiko in der postoperativen Phase ist die **Nachblutung** im

Halsbereich mit Kompression der Atemwege und akuter Erstickungsgefahr. Größere Hämatome müssen umgehend entlastet werden, in Notsituationen durch Öffnung der Operationsnähte bereits im Patientenbett. Der Wundschmerz ist meist nicht sehr ausgeprägt, so dass nur geringe Mengen von Analgetika erforderlich sind.

Weitere mögliche **Komplikationen** sind:
— Laryngospasmus,
— Larynxödem,
— Pneumothorax durch die Drainage,
— Hypokalzämie bei Entfernung der Epithelkörperchen (Kalzium i.v. zuführen),
— Übelkeit und Erbrechen (gehäuft, daher großzügige PONV-Prophylaxe empfohlen).

4.8 Hypothyreose

Die Hypothyreose entsteht durch eine ungenügende Sekretion von Schilddrüsenhormonen. Die Serumthyroxinkonzentration ist hierbei erniedrigt. Die wichtigsten **Zeichen** sind:
— Verlangsamung geistiger Funktionen,
— Bewegungsarmut,
— trockene Haut,
— Kälteintoleranz,
— Bradykardie,
— bei schweren Formen: Kardiomegalie, Herzinsuffizienz, Perikard- und Pleuraergüsse.

Praktisch gilt:

! Bei Hypothyreose sollte vor elektiven Eingriffen der euthyreote Zustand wiederhergestellt werden.

Hierfür wird eine Substitutionstherapie mit Schilddrüsenhormonen durchgeführt. Bei Notoperationen muss evtl. Thyroxin oder Trijodthyronin oral bzw. i.v. zugeführt werden.

4.8.1 Präoperative Einschätzung

Zu den speziellen Laboruntersuchungen gehört die Bestimmung der Schilddrüsenfunktion. Nützlich ist auch eine arterielle Blutgasanalyse.

Vorsicht ist bei der **Prämedikation** geboten: Hypothyreote Patienten reagieren besonders empfindlich auf Sedativ-Hypnotika, Opioide und Anästhetika, so dass die Dosis entsprechend reduziert werden muss. Besonders gefährdet sind die Patienten durch eine medikamenteninduzierte **Atemdepression und Bewusstlosigkeit**.

4.8.2 Intraoperatives Vorgehen

Grundsätzlich sollten alle Medikamente vorsichtig dosiert werden, da zumeist eine stark gesteigerte Empfindlichkeit besteht.

Hypothyreote Patienten sind besonders durch folgende **Störungen** gefährdet:
— Abfall der Körpertemperatur,
— Hypoventilation,
— Verdünnungshyponatriämie.

Ein unkontrollierter Abfall der Körpertemperatur muss durch ausreichenden perioperativen Wärmeschutz verhindert werden, Hypoventilation durch kontrollierte Beatmung während der Narkose und in der postoperativen Phase bis zur Rückkehr einer ausreichenden Spontanatmung, eine Verdünnungshyponatriämie durch Einschränkung der Wasserzufuhr.

4.9 Akromegalie

Die Erkrankung beruht auf einer gesteigerten Sekretion des Wachstumshormons (STH). Die wichtigsten Zeichen sind:
— Natrium- und Kaliumretention,
— Hyperglykämie,
— Atherosklerose,
— Herzrhythmusstörungen.

Die präoperativen Untersuchungen sind darauf ausgerichtet, Störungen der Herz-Kreislauf- und Atemfunktion sowie des Blutzuckers festzustellen und entsprechend zu behandeln.

4.10 Diabetes insipidus

Der Diabetes insipidus entsteht durch eine verminderte Sekretion des antidiuretischen Hormons (ADH). Hierdurch werden große Mengen verdünnten Urins ausgeschieden und eine sekundäre Polydipsie ausgelöst. Meist ist eine Substitutionstherapie mit Vasopressin bzw. *Minirin* erforderlich.

Präoperative Maßnahmen. Einschätzung des Volumenstatus; Ausgleich einer Dehydratation bzw. Hypovolämie.

4.11 Syndrom der unangemessenen ADH-Sekretion

Bei diesem Syndrom erfolgt die Sekretion des ADH unabhängig von der Serumosmolarität, über die normalerweise die ADH-Sekretion reguliert wird. Hierdurch treten Hyponatriämie und Flüssigkeitsretention auf. Die Behandlung richtet sich nach der zugrundeliegenden Ursache; außerdem muss die Zufuhr von Wasser eingeschränkt werden.

5 Stoffwechsel- und Ernährungsstörungen

5.1 Adipositas

Fettsucht (> 40% des Idealgewichtes) geht mit erhöhter chirurgischer Morbidität und Mortalität einher. Von besonderer Bedeutung für den Anästhesisten sind bei diesen Patienten **Störungen der Herz-Kreislauf- und Atemfunktion**.

Gefährdet werden adipöse Patienten vor allem durch:
— Hypertonus, evtl. mit Linksherzinsuffizienz;
— eingeschränkte kardiale Reserve;
— anästhesiologisch durch Hypotension, Hypertension, Tachykardie, Volumenüberladung;
— Obstruktion der Atemwege bei Maskennarkose;
— verminderte funktionelle Residualkapazität mit größerer Gefährdung durch Hypoxie und postoperative respiratorische Störungen;
— erhöhtes Magensaftvolumen mit stärkerer Azidität, erhöhtes Aspirationsrisiko;
— Hypoventilationssyndrom (Pickwick-Syndrom; bei ca. 5%),
— Schlafapnoe.

Narkose. Die Wahl des Anästhesieverfahrens hängt, abgesehen von den Begleiterkrankungen, auch von der Art des Eingriffes ab. **Regionalanästhesien** (Spinal- und Periduralanästhesie) bei peripheren Eingriffen sind häufig möglich, allerdings muss eine stärkere Sedierung strikt vermieden werden. Auch sollten die Patienten intraoperativ Sauerstoff über eine Maske erhalten. **Allgemeinnarkosen** sind immer Intubationsnarkosen mit kontrollierter Beatmung. Maskennarkosen sollten unbedingt vermieden werden. Eine präoperative medikamentöse Aspirationsprophylaxe (Ranitidin und Metoclopramid) wird häufig empfohlen. Die Extubation erfolgt am wachen, halbsitzend gelagerten Patienten. Intensivüberwachung in den ersten 2 postoperativen Tagen wird empfohlen.

5.2 Anorexie und Kachexie

Bei Patienten mit Anorexia nervosa beträgt der Gewichtsverlust oft bis zu 40% des ursprünglichen Körpergewichtes. Bei diesen Patienten muss präoperativ gezielt nach folgenden **Störungen** gesucht werden:
— Metabolische Azidose,
— Hypokaliämie, Hypokalzämie, Hypomagnesiämie,
— Hypothermie,
— endokrine Störungen,
— EKG-Veränderungen,
— Kardiomyopathie.

Elektive Eingriffe sollten möglichst so lange verschoben werden, bis die begleitenden Störungen ausreichend behandelt worden sind. Bei Notoperationen ist eine invasive Überwachung erforderlich; durch eine vorsichtige Flüssigkeitstherapie sollte versucht werden, das zirkulierende Blutvolumen zu normalisieren. Bei zu raschem Volumenersatz kann jedoch ein Lungenödem ausgelöst werden.

5.3 Porphyrien

Porphyrien sind Erkrankungen, die auf angeborenen oder erworbenen Störungen der Häm-Biosynthese beruhen. Die Porphyrine entstehen als Zwischenprodukte der Hämsynthese aus δ-Aminolävulinsäure und Porphobilinogen. Bei allen Porphyrien kommt es aufgrund von Enzymdefekten zu Überproduktion, Anhäufung und vermehrter Ausscheidung von Porphyrinpigmenten. Unterschieden werden erythropoetische und hepatische Porphyrien. Für den Anästhesisten sind vor allem die hepatischen Porphyrien von Bedeutung. Folgende Formen können unterschieden werden:
— Akute intermittierende Porphyrie,
— Porphyria variegata,
— Porphyria cutanea tarda,
— hereditäre Koproporphyrie.

5.3.1 Akute intermittierende Porphyrie

Die (autosomal-dominant vererbte) Krankheit ist gekennzeichnet durch wiederholte Attacken von schweren neurologischen und psychiatrischen Funktionsstörungen. Die Erkrankung ist latent, bis exogene oder endogene Faktoren einen Anfall auslösen. Hierzu gehören bestimmte Pharmaka, Geschlechtshormone, Infektionen und Hungern. Biochemisch liegt der Erkrankung ein Defekt der Uroporphyrinogen-I-Synthetase zugrunde.

Klinische Manifestationen. Akute Bauchschmerzen sind häufig das erste und einzige Zeichen der Erkrankung (häufigste Fehldiagnose: akutes Abdomen). Sie beruhen vermutlich auf einer autonomen

16 Vorgehen bei Begleiterkrankungen

Tab. 16-17 Sichere, umstrittene und unsichere Medikamente bei akuten hepatischen Porphyrien

sicher	umstritten	unsicher/auslösend
Promethazin	◄ Ketamin	Barbiturate
Droperidol	Etomidat ►	Phenytoin
Propofol		Diazepam
		Clonazepam
		Flunitrazepam
Morphin	Midazolam	
Fentanyl		
Remifentanil		
Sufentanil?	Pethidin	Pentazocin
Alfentanil?		
Buprenorphin		
Codein		
Paracetamol		
Acetylsalicylsäure		
Lachgas	Halothan	
Diäthyläther	Enfluran ►	
	◄ Isofluran	
Succinylcholin		
Gallamin		
Tubocurarin	Vecuronium	Pancuronium
	Atracurium	
Atropin		
Neostigmin		
Procain		Lidocain
Prilocain		
Bupivacain		
Nitroprussid		Nifedipin
Nitroglyzerin		Clonidin
Labetalol		Methyldopa
Propranolol		
Digoxin		Theophyllin
Penicilline	Chloramphenicol	Sulfonamide
Cephalosporine	Tetrazykline	Erythromycin
		Griseofulvin
Glukokortikoide		Danazol
		Östrogene
Oxytocin		Ergotalkaloide
		Metoclopramid
Etacrynsäure		Furosemid
Indometacin		Diclofenac
Ibuprofen		Äthanol
		Sulfonylharnstoffe

Neuropathie. Neurologische und psychiatrische Störungen sind variabel und manifestieren sich als motorische Schwäche, aufgehobene periphere Reflexe und Funktionsstörungen von Hirnnerven sowie Störungen des autonomen Nervensystems oder als Psychosen. Delirium, Koma und Krämpfe können ebenfalls auftreten. Die wichtigsten Zeichen von **Funktionsstörungen des autonomen Nervensystems** sind:
— Labiler Hypertonus und Sinustachykardie,
— orthostatische Hypotension,
— arterielle Vasospasmen in der Retina und der Haut der Extremitäten,
— Schwitzen.

Im akuten Anfall werden vermehrt δ-Aminolävulinsäure und Porphobilinogen im Urin ausgeschieden.

Auslöser. Zu den wichtigsten Auslösern der akuten intermittierenden Porphyrie gehören: Medikamente, Hungern, Dehydratation, Sepsis, weibliche Geschlechtshormone. Für den Anästhesisten sind vor allem folgende Substanzen wichtig:

> Pharmaka, die eine akute intermittierende Porphyrie auslösen können oder in entsprechendem Verdacht stehen:
> — Barbiturate
> — Benzodiazepine
> — Etomidat
> — Ketamin
> — Pancuronium
> — Clonidin
> — Pentazocin
> — Meprobamat
> — Glutethimid
> — Phenytoin
> — Äthylalkohol

In ► Tabelle 16-17 sind sichere, umstrittene sowie unsichere bzw. auslösende Substanzen bei Porphyrie zusammengestellt.

Anästhesiologische Besonderheiten. Substanzen, von denen sicher bekannt ist, dass sie Auslöser eines akuten Anfalls sein können, dürfen nicht verabreicht werden. Dies gilt insbesondere für **Barbiturate.** Auf die Zufuhr verdächtiger Substanzen sollte ebenfalls vorsichtshalber verzichtet werden.

Regionalanästhesien sind grundsätzlich möglich: Allerdings sollte beachtet werden, dass eine postoperative neurologische Verschlechterung evtl. fälschlich mit der Regionalanästhesie in einen Kausalzusammenhang gebracht wird.

Akute Anfälle werden mit Glukoseinfusionen in hohen Dosen (> 500 g/d) behandelt; ihre Wirksamkeit ist jedoch bisher noch nicht in kontrollierten Studien nachgewiesen worden.

5.3.2 Porphyria variegata

Das Krankheitsbild ähnelt der akuten intermittierenden Porphyrie, zusätzlich besteht jedoch noch eine Photosensibilität der Haut. Akute Bauchschmerzen und neurologische Störungen können ebenfalls durch Medikamente ausgelöst werden, so dass die gleichen Vorsichtsmaßnahmen wie oben beschrieben angewendet werden sollten. Akute Anfälle können ebenfalls mit Glukoseinfusionen behandelt werden.

5.3.3 Hereditäre Koproporphyrie

Die Erkrankung ist gekennzeichnet durch neuropsychiatrische Funktionsstörungen wie bei akuter intermittierender Porphyrie und bei Porphyria variegata; außerdem kann noch eine Photosensibilität bestehen. Akute Attacken können klinisch nicht von den anderen beiden Porphyriearten unterschieden werden. Die Auslöser sind praktisch identisch und müssen perioperativ vermieden werden.

5.3.4 Porphyria cutanea tarda

Diese hepatische Porphyrie manifestiert sich als Photosensibilität der Haut und Rotfärbung des Urins. Neurologische Störungen treten hingegen nicht auf, ebenso wenig Anfälle von Bauchschmerzen. Alkoholkonsum und Lebererkrankungen begünstigen bei prädisponierten Patienten den Ausbruch der Erkrankung.

Narkosen können bei Porphyria cutanea tarda gefahrlos durchgeführt werden. Die Möglichkeit begleitender Lebererkrankungen sollte bedacht werden. Stärkerer Druck auf die Haut (Gesichtsmaske, Verbände) muss vermieden werden, ebenso die Exposition gegenüber UV-Licht. Die Phlebotomie gilt als wirksame Behandlungsmethode bei akuten Anfällen, ergänzt durch Alkoholabstinenz.

6 Lebererkrankungen

Die Leber ist ein Organ mit komplexen Funktionen, deren Störungen für die Narkose von großer Bedeutung sein können. Zu den wichtigsten **Funktionen** gehören:
— Bildung, Speicherung und Freisetzung von Glukose.
— Proteinsynthese, u. a. von Albumin, Gerinnungsfaktoren und Trägerproteinen (hingegen erfolgt die Bildung von Immunglobulinen in den B-Lymphozyten).
— Fettsäuren- und Lipidstoffwechsel.
— Bilirubinstoffwechsel und -ausscheidung.
— Metabolismus und Ausscheidung von endogenen und exogenen Stoffen (z. B. Pharmaka).
— Produktion von Galle.
— Filterfunktion der Hepatozyten und Kupffer-Zellen für Bakterien und Toxine aus dem Gastrointestinaltrakt.

Erkrankungen der Leber, die mit Funktionseinschränkungen einhergehen, sind nicht nur häufig; sie erhöhen auch, in Abhängigkeit vom Schweregrad, die perioperative Morbidität und Mortalität, insbesondere wenn das Leberparenchym betroffen ist. Daher gehören Screening-Tests der Leberfunktion beim Erwachsenen oft zum präoperativen Routine-Laborprogramm.

6.1 Präoperative Untersuchung der Leberfunktion

Für den Anästhesisten besteht das wichtigste Ziel der präoperativen Untersuchungen darin, das Ausmaß der hepatischen Funktionseinschränkung festzustellen und auf dieser Grundlage das anästhesiologische Vorgehen zu planen.

Drei Kategorien von Leberfunktionstests werden üblicherweise unterschieden: Exkretionstests, Syntheseleistungstests und Untersuchungen auf hepatozelluläre Schädigungen.

6.1.1 Exkretorische Funktion

Die exkretorische Leistung der Leber wird zumeist mit Hilfe des **Serumbilirubinspiegels** eingeschätzt, selten noch mit dem Bromsulphthaleintest. Normalwerte für Bilirubin siehe Anhang. **Klinisch gilt:**
— Vorwiegend direktes (konjugiertes) Bilirubin ist im Serum erhöht bei extrahepatischer mechanischer Obstruktion sowie bei intrahepatischer Cholostase aufgrund von Lebererkrankungen.
— Indirektes unkonjungiertes Bilirubin ist im Serum erhöht bei Hämolyse und bei familiärem nichthämolytischem Ikterus (Gilbert-Syndrom) sowie bei Crigler-Najjar-Syndrom (Mangel an Glukuronyltransferase).

Ein Ikterus bzw. eine Hyperbilirubinämie entsteht, wenn die Bilirubinproduktion gesteigert oder die hepatische Exkretion beeinträchtigt ist. Klinisch manifestiert sich der Ikterus bei Bilirubinplasmakonzentrationen von mehr als 2 mg/dl. Hohe Bilirubinkonzentrationen verursachen beim Erwachsenen, abgesehen von Juckreiz, keine wesentlichen Beschwerden. Nur bei *Neugeborenen* kann das unkonjugierte Bilirubin die Blut-Hirn-Schranke passieren und eine Bilirubinenzephalopathie (Kernikterus) hervorrufen.

Bei präoperativ erhöhtem Serumbilirubin gilt:
— Anikterische Hyperbilirubinämien sind relativ häufig: Oft liegt ein Gilbert-Syndrom zugrunde.
— Bei hohem Gesamtbilirubin: Bestimmung des konjugierten und nichtkonjugierten Anteils.
— Ist nur der unkonjugierte Anteil erhöht, der konjugierte hingegen normal, so liegt wahrscheinlich eine Hämolyse zugrunde.
— Hohe Konzentrationen von konjugiertem Bilirubin weisen auf eine Erkrankung der Leber hin, die weiterer Abklärung bedarf.

6.1.2 Synthesefunktion

Als Parameter der hepatischen Syntheseleistung werden vor allem die Gerinnungsfaktoren des Prothrombinkomplexes, II, VII, IX und X, und das Serumalbumin bestimmt.

Quick-Test (Thromboplastinzeit, INR, siehe Kap. 14). Dieser empfindliche Parameter reagiert frühzeitig bei Störungen der Syntheseleistung durch akute oder chronische Lebererkrankungen. Können andere Ursachen ausgeschlossen werden, weisen pathologische Quick-Werte auf eine schwere Lebererkrankung hin; die Beziehung ist jedoch nicht linear. Während der Operation muss mit vermehrter Blutungsneigung gerechnet werden.

Neben den Synthesestörungen des Prothrombinkomplexes treten bei fortgeschrittenen Lebererkrankungen weitere, komplexe Störungen der Blutgerinnung auf (Einzelheiten siehe Kap. 14 und 48).

Albumin. Der Serumalbuminspiegel ist als Indikator für akute Lebererkrankungen wegen der langen Halbwertszeit von Albumin (10–14 d) weniger geeignet; bei chronischen Erkrankungen weist eine erniedrigte Albuminkonzentration jedoch auf eine Syntheseleistungsstörung hin.

6.1.3 Leberzellschädigung

Am häufigsten werden folgende Enzyme im Serum bestimmt, um hepatozelluläre Schädigungen zu erkennen:
— Transaminasen (ASAT und ALAT),
— Laktatdehydrogenase,
— alkalische Phosphatase,
— γ-Glutamyltranspeptidase (γ-GT),
Normalwerte dieser Enzyme siehe Anhang.

Transaminasen. ASAT und ALAT sind erhöht bei Zellschädigung durch Alkohol, Viren oder Medikamente. Bei leichter Virushepatitis sind die Transaminasen auf 100–500 U/l erhöht, bei schweren Formen auf mehr als 1000 U/l. Anstiege auf > 1000 U/l sind fast immer hepatisch bedingt. Bei alkoholischer Leberschädigung findet sich typischerweise ein Verhältnis von ASAT/ALAT > 2 : 1. Der Aussagewert der Transaminasen ist jedoch aus folgenden Gründen begrenzt:
— Bei schwerer fulminanter Hepatitis können die Werte auf weniger als 200 U/l abfallen, d. h., es besteht keine Korrelation zwischen Schwere der Erkrankung und Anstieg der Transaminasen.
— Die Transaminasen sind relativ unspezifische Enzyme, die auch durch Muskeltrauma (i.m. Spritze!) und andere Gewebeverletzungen ansteigen können.
— Transaminasen haben nur eine geringe prognostische Bedeutung, im Gegensatz zu Quick-Wert, Albumin und Bilirubin.

Laktatdehydrogenase. Dieses Enzym steigt bei Leberzellschäden (Hepatitis) und Lebermalignomen ebenfalls an; es kommt jedoch auch in anderen Geweben vor und ist noch weniger spezifisch als die Transaminasen.

Alkalische Phosphatase. Sie ist bei den meisten Arten von Lebererkrankungen erhöht. Das Enzym findet sich nicht nur in Leberzellen, sondern auch in Knochen, Magen-Darm-Trakt und Pankreas sowie in der Plazenta. **Klinisch gilt:**
— Mäßige Erhöhungen, d. h. auf das 1–2fache des Normalwertes, finden sich bei Hepatitis, alkoholischer Leberschädigung, Leberabszess und Miliartuberkulose.
— Sehr starke Erhöhungen (> 3fache des Normalwertes) treten bei extrahepatischen Gallenwegsverschlüssen und intrahepatischer Cholostase (Medikamente; primäre biliäre Leberzirrhose) auf.
— Knochenmetastasen, Hyperparathyreoidismus, Pankreaskarzinom und Schwangerschaft können ebenfalls mit Erhöhung der alkalischen Phosphatase einhergehen.

γ-Glutamyltranspeptidase. Das Enzym ist ebenfalls bei den meisten Lebererkrankungen erhöht. Ein isolierter Anstieg der γ-GT findet sich bei Alkoholabusus und Einnahme bestimmter Medikamente, wie z. B. Barbiturate und Phenytoin. Das Enzym wird oft zusammen mit der alkalischen Phosphatase bestimmt, um hepatische von nichthepatischen

Erhöhungen der alkalischen Phosphatase zu unterscheiden. **Klinisch gilt:**
— Die γ-GT ist ein empfindlicher Test für Alkoholmissbrauch und medikamenteninduzierte Leberschädigungen.
— Erhöhungen der γ-GT und der alkalischen Phosphatase weisen auf eine Lebererkrankung hin.
— Ist die γ-GT normal, die alkalische Phosphatase hingegen erhöht, so liegt eine Erkrankung der Knochen vor.

Klinisch können vier Gruppen von Leberfunktionsstörungen unterschieden werden (▶ Tab. 16-18), die sich allerdings häufig überlappen:
— Hepatozelluläre Schädigung,
— Cholostase,
— infiltrative Prozesse,
— hepatozellulär-cholostatische Schädigung.

Vorgehen bei asymptomatischen Patienten mit pathologischen Leberwerten:
— Sind die Transaminasen erhöht: Bestimmung wiederholen; nichthepatische Ursachen ausschließen.
 – Erhöhungen von > 1000 U/l sind fast immer hepatisch bedingt; daher Verschiebung der Operation und weitere Abklärung.
 – Bei wiederholten Werten von 100–1000 U/l: Verschiebung der Operation und weitere Abklärung.
 – Bei Werten < 100 U/l: Hepatitisserologie; Abklärung anderer Ursachen wie Alkohol, Medikamente und Drogen, Übergewicht, Bluttransfusionen. Bei Fettleber oder leichter chronisch-persistierender Hepatitis kann die elektive Operation durchgeführt werden.
— Ist das Serumbilirubin erhöht: Verschiebung der Operation und Abklärung der Ursache.

Allgemein sollte folgender Grundsatz beachtet werden:

! Bei Verdacht auf akute Virushepatitis sollte wegen der perioperativ erhöhten Mortalitätsrate ein elektiver Eingriff bis zum Beweis des Gegenteils verschoben werden.

6.2 Anästhesie und Leberfunktion

Die für eine Narkose verwendeten Pharmaka beeinflussen nicht nur die Leberdurchblutung und -funktion, sondern können selbst wiederum in ihrer Wirkung durch Veränderungen des hepatischen Metabolismus und der Exkretion beeinflusst werden. Bei lebergesunden chirurgischen Patienten spielen diese Wirkungen gewöhnlich keine wesentliche Rolle und können daher meist vernachlässigt werden. Anders bei Störungen der Leberfunktion, besonders wenn diese durch Leberparenchymschäden bedingt sind: Dann ist nicht nur mit einer oft unvorhersehbaren Verlängerung der Wirkungsdauer zu rechnen, sondern nicht selten auch mit einer Verschlimmerung des Krankheitsbildes durch intraoperative Abnahme der Leberdurchblutung und eine direkte lebertoxische Wirkung zahlreicher Substanzen.

6.2.1 Leberdurchblutung

Die Durchblutung der Leber ist mit ca. 1500 ml/min (60 ml/min × 100 g) – dies entspricht ca. 28% des Herzzeitvolumens – sehr hoch. Die Blutzufuhr erfolgt zu etwa 25–35% über das Hochdruckgebiet der A. hepatica unter einem Druck von ca. 90 mmHg und zu etwa 65–75% über das Niederdruckgebiet der V. portae unter einem Druck von etwa 10 mmHg, der in den Lebervenen auf etwa 5 mmHg absinkt. Der Abfluss des gesamten Leberblutes erfolgt dann über die Lebervenen.

Nur die A. hepatica kann die Leberdurchblutung durch Konstriktion und Dilatation, unabhängig vom arteriellen Blutdruck, regulieren (sog. Autoregulation, bis zu einem systolischen Druck von etwa 80 mmHg) und damit eine Abnahme des Blutflusses in der V. portae in gewissem Ausmaß kompensieren. Demgegenüber führen Änderungen des Blutflusses in der A. hepatica nicht gleichzeitig zu Änderungen der Durchblutung im Pfortadergebiet. Auch hat die Leber selbst nur einen geringen

Tab. 16-18 Muster von Leberfunktionsstörungen (nach LaMont)

	hepatozellulär	cholostatisch	infiltrativ	gemischt
Bilirubin (mg/dl)	2–10	10–30	< 2	2–20
alkalische Phosphatase	1–2fach ↑	2–4fach ↑	1–3fach ↑	1–3fach ↑
Transaminasen (U/l)	> 200	< 200	< 100	100–500
Albumin	↓ wenn schwer	normal	normal	↓
Prothrombinzeit (Quick, INR)	↓ wenn schwer	↓ *	normal	↓ +
Beispiel	Virushepatitis	Gallenstein	metastasierendes Karzinom	Zirrhose

* bei chronischer Cholostase korrigierbar durch Vitamin-K-Injektion; + nicht korrigierbar durch Vitamin-K-Injektion

regulierenden Einfluss auf den Blutfluss in der V. portae.

Eine Abnahme der Leberdurchblutung kann durch folgende Faktoren hervorgerufen werden:
— Operationstrauma, mechanische Obstruktion (z. B. durch Abstopfen) bei Baucheingriffen,
— Medikamente und Anästhetika,
— Überdruckbeatmung sowie PEEP und CPAP,
— Hypokapnie,
— α-adrenerge Stimulation,
— Hypoxie,
— Leberzirrhose.

Allgemeinanästhesie. Alle **Inhalationsanästhetika** einschließlich Lachgas können die Leberdurchblutung vermindern, vor allem Halothan. Die geringsten Effekte auf die Leberdurchblutung und die hepatische Sauerstoffzufuhr weisen Desfluran und Sevofluran auf.
Intravenöse Anästhetika wie Propofol, Thiopental und Etomidat scheinen nur einen geringen Einfluss auf die Leberdurchblutung des Menschen zu haben. Diese Wirkungen sind für die postoperative Leberfunktion ohne Bedeutung, vorausgesetzt, arterielle Blutdruckabfälle werden vermieden. Die Bevorzugung einer bestimmten Substanz im Hinblick auf die Leberdurchblutung ist daher sehr wahrscheinlich nicht gerechtfertigt.
Chirurgische Manipulationen im Abdomen sind für die Abnahme der Leberdurchblutung von wesentlich größerer Bedeutung als die Wirkungen von Anästhetika.

Regionalanästhesie. Auch unter Spinal- und Periduralanästhesie muss, parallel zum Abfall des arteriellen Blutdrucks durch die Sympathikusblockade, mit einer Abnahme der Leberdurchblutung gerechnet werden.

Veränderungen der Leberdurchblutung sind für den Lebergesunden von geringer Bedeutung, können jedoch bei vorgeschädigter Leber zu einer Verschlechterung der Funktion bis hin zu umschriebenen Nekrosen führen. Bei diesen Patienten sollten folgende Vorsichtsmaßnahmen beachtet werden:
— Niedrigen Blutdruck vermeiden.
— Ausreichendes zirkulierendes Blutvolumen aufrechterhalten.
— Keine hohen Beatmungsdrücke anwenden.
— Nicht hyperventilieren.
— α-adrenerge Stimulation vermeiden.

6.2.2 Leberzellfunktion

Die meisten Anästhetika vermindern die verschiedenen Funktionen der Leberzellen, wahrscheinlich in Abhängigkeit von der Dosierung. Diese Veränderungen sind nach Unterbrechung der Zufuhr rasch reversibel und sehr wahrscheinlich ohne wesentliche klinische Bedeutung. Umfassende Untersuchungen hierzu fehlen jedoch. Wichtiger für den Anästhesisten sind die Einflüsse auf die Biotransformation von Substanzen in der Leber, insbesondere, wenn Funktionsstörungen der Leber vorliegen.

6.2.3 Biotransformation in der Leber

Zahlreiche Pharmaka werden durch Biotransformation bzw. Stoffwechsel in der Leber eliminiert. Die Biotransformation von Pharmaka in der Leber umfasst vier Reaktionen:
— Oxidation,
— Konjugation,
— Reduktion,
— Hydrolyse.

Oxidation und Konjugation, die beiden Hauptprozesse, erfolgen durch mikrosomale Enzyme (aus dem endoplasmatischen Retikulum), Reduktion und Hydrolyse durch mikrosomale und auch nichtmikrosomale extrahepatische Enzyme.

Des Weiteren können noch Phase-I- und Phase-II-Reaktionen unterschieden werden:
— Bei der Phase-I-Reaktion (Funktionalisierungsreaktion) werden durch Reaktionen an der Ausgangsverbindung funktionelle Gruppen freigelegt oder eingeführt. Hierdurch wird die Wirkung des Pharmakons verändert; eine wichtige Rolle spielt hierbei das Cytochrom P 450.
— Bei Phase-II-Reaktionen (Konjugation) werden (polare) Reste an die funktionellen Gruppen gekoppelt; hierdurch entstehen biologisch inaktive, wasserlösliche Produkte.

Ist die Leber gesund, spielen die Einflüsse von Anästhetika auf die Prozesse der Biotransformation sehr wahrscheinlich keine wesentliche Rolle. Dies gilt auch für die Inhalationsanästhetika Halothan, Enfluran und Isofluran, die selbst (vor allem Enfluran und Isofluran) nur zu einem geringen Teil in der Leber metabolisiert werden.

Ist die Leber hingegen erkrankt und in ihrer Funktion beeinträchtigt, so muss mit Wirkungsänderungen gerechnet werden.

Barbiturate. Die Wirkung von Barbituraten bei Lebererkrankungen ist variabel. Leichte Lebererkrankungen bleiben meist ohne Einfluss, abgesehen vom höheren Dosisbedarf bei chronischem Alkoholabusus mit verstärkter Biotransformation. Schwere und insbesondere dekompensierte Lebererkrankungen beeinträchtigen die Elimination und verstärken die Wirkung.

Opioide. Remifentanil wird unabhängig von der Leberfunktion inaktiviert und gilt daher als Opioid der Wahl für die Allgemeinanästhesie bei Patienten mit beeinträchtigter Leberfunktion. Fentanyl, Sufentanil und Alfentanil werden dagegen in der Leber metabolisiert, und entsprechend wird die Pharmakokinetik durch schwere Leber- und Nierenerkrankungen beeinträchtigt. Bei Injektion einer Einzeldosis von Fentanyl oder Sufentanil scheint der pharmakokinetische Effekt gering zu sein, dagegen führt die *Infusion* dieser Substanzen zu Kumulation und Wirkungsverlängerung und wird daher bei akutem Leberversagen oder schwerer dekompensierter Leberinsuffizienz nicht empfohlen, zumal bei diesen Patienten zusätzlich mit einer erhöhten zerebralen Empfindlichkeit gerechnet werden muss. Dagegen scheint die Zufuhr bei Patienten mit kompensierter Leberzirrhose gefahrlos möglich zu sein. Das stark an Proteine gebundene Alfentanil wird ebenfalls in der Leber metabolisiert; bei Leberzirrhose ist die Halbwertszeit auf das Doppelte verlängert, und entsprechend muss auch mit einer erheblich verlängerten Wirkdauer gerechnet werden.

Die Clearance von Morphin wird durch Lebererkrankungen vermindert, bei Niereninsuffizienz kommt es zur Kumulation aktiver Metaboliten. Daher gilt:

> ! Morphin sollte bei Patienten mit wesentlicher Beeinträchtigung der Leberfunktion nicht angewandt werden.

Die Dosierung von Piritramid (Dipidolor) muss bei Patienten mit Leberinsuffizienz reduziert werden.

Benzodiazepine. Lebererkrankungen beeinträchtigen den Metabolismus von Diazepam und Midazolam; die Eliminationshalbwertszeit ist verlängert, die sedierende Wirkung bei Leberzirrhose verstärkt. Daher ist Vorsicht beim Einsatz dieser Substanzen geboten.

Im Gegensatz dazu wird die Kinetik von Lorazepam und Oxazepam sehr wahrscheinlich nicht verändert, vermutlich, weil beide Substanzen durch Konjugation bzw. Phase-II-Reaktion eliminiert werden und dieser Reaktionsweg durch Lebererkrankungen weniger beeinträchtigt wird.

Inhalationsanästhetika wie Isofluran, Desfluran und Sevofluran verschlechtern keineswegs, wie oft irrtümlich angenommen, die Leberfunktion bei Vorliegen einer Lebererkrankung. Die meisten postoperativen Veränderungen der Leberfunktion beruhen auf den Wirkungen des operativen Eingriffs sowie dem damit verbundenen „Stress" und vielleicht auch noch auf der den meisten Anästhetika gemeinsamen Verminderung der Leberdurchblutung. Insbesondere die Inhalationsanästhetika Isofluran und Desfluran sind eher günstig zu beurteilen, da sie nahezu unverändert über die Lungen ausgeatmet werden und kaum der Biotransformation in der Leber unterliegen.

Muskelrelaxanzien. Wirkdauer und Elimination von nichtdepolarisierenden Relaxanzien wie Pancuronium und Vecuronium können verlängert sein. Demgegenüber gelten Atracurium und Cis-Atracurium wegen ihrer von der Leber unabhängigen Elimination für Patienten mit Leberzirrhose als Mittel der Wahl. Die Wirkung von Succinylcholin ist sehr wahrscheinlich bei normaler Cholinesterasekonzentration ebenfalls nicht verändert (siehe Kap. 7).

6.3 Akute Virushepatitis

Die Virushepatitis gehört zu den häufigsten Lebererkrankungen, meist bedingt durch spezifische Hepatitisviren (A, B, C, D oder E). Das klinische Bild ist gekennzeichnet durch Übelkeit, Erbrechen, Krankheitsgefühl und Schmerzen im rechten Oberbauch. Laborbefunde: Transaminasenanstieg (auf 200 U/l und mehr), leichte Erhöhung von Bilirubin und alkalischer Phosphatase. Etwa die Hälfte der Patienten ist anikterisch; bei ihnen beruht die Diagnose auf dem Nachweis erhöhter Transaminasen bei normalem oder nur leicht erhöhtem Bilirubin. Ein Quick-Wert von < 50% (INR > 1,75) ist das erste Zeichen eines akuten schweren Leberversagens. Die Inzidenz einer Narkose in der präklinischen (nicht diagnostizierten) Phase einer akuten Virushepatitis wird mit 1 : 70 000 angegeben.

6.3.1 Anästhesiologisches Vorgehen

Aus bisher nicht sicher bekannten Gründen verschlimmern Narkose und Operation sehr häufig das Krankheitsbild der akuten Hepatitis. Entsprechend ist auch die perioperative Mortalität bei diesen Patienten sehr hoch, und zwar unabhängig von der Art der für die Narkose eingesetzten Substanzen. Eine wichtige Rolle scheint hierbei die anästhesiebedingte Abnahme der Leberdurchblutung zu spielen, durch die zusätzliche Leberzellnekrosen hervorgerufen werden. Darum gilt:

> ! Keine elektiven Eingriffe bei akuter Virushepatitis, auch dann nicht, wenn nur ein begründeter Verdacht besteht.

Erst wenn der Verdacht auf eine akute Virushepatitis ausgeschlossen worden ist, sollten elektive Eingriffe durchgeführt werden. Ist hingegen eine akute Virushepatitis nachgewiesen worden, sollten elektive Operationen bis mindestens einen Monat nach Normalisierung der Leberfunktionswerte verschoben werden.

6.3.2 Vorgehen bei Noteingriffen

— Schutz des Personals vor einer Infektion!
— Grundsätzlich sollten im akuten Stadium der Virushepatitis so wenig Pharmaka wie möglich zugeführt werden. Dies gilt ganz besonders für alle potentiell lebertoxischen Medikamente, jedoch nicht für unter sehr seltenen Umständen selektiv lebertoxische Substanzen.
— Sofern möglich, können bei normaler Blutgerinnung regionale Anästhesieverfahren eingesetzt werden. Spinal- und Periduralanästhesie haben wahrscheinlich keinen wesentlichen Einfluss auf die postoperative Leberfunktion.
— Maßnahmen, die zu einer Abnahme der Leberdurchblutung führen, sollten möglichst vermieden werden. Hierzu gehören, neben Medikamenten, Überdruckbeatmung und Hypokapnie.
— Die Wirkung intravenöser Anästhetika, die in der Leber metabolisiert und eliminiert werden, ist bei vielen Patienten verlängert. Daher sollten Inhalationsanästhetika bevorzugt werden, so z. B. Lachgas, Isofluran oder Desfluran.
— Die Reaktion auf Muskelrelaxanzien wie Pancuronium und Vecuronium ist variabel, jedoch besser vorhersehbar für Atracurium (siehe Kap. 7). Grundsätzlich sollten die Substanzen niedrig dosiert werden, wenn möglich unter Kontrolle eines Nervenstimulators. Succinylcholin kann ebenfalls angewandt werden; die Wirkung einer Intubationsdosis ist vermutlich nicht verlängert.

6.4 Chronische Hepatitis

Eine Hepatitis, die länger als 6 Monate andauert, wird als chronisch bezeichnet. Zwei Formen werden unterschieden: die chronisch-persistierende und die chronisch-aggressive (aktive) Hepatitis.

6.4.1 Chronisch-persistierende Hepatitis

Diese benigne entzündliche Erkrankung tritt meist im Anschluss an eine akute Virushepatitis auf und ist in folgender Weise gekennzeichnet:
— Anhaltender Transaminasenanstieg, meist zwischen 100 und 400 U/l,
— leichte Erhöhung der alkalischen Phosphatase,
— Serumbilirubin < 2 mg/dl, kein Ikterus,
— evtl. Müdigkeit, Abgeschlagenheit, rechter Oberbauchschmerz.

Die Diagnose wird bioptisch gesichert. Da die Leberfunktion im Wesentlichen ungestört ist, besteht keine Kontraindikation für Routineeingriffe, zumal keine Befunde über ein erhöhtes Narkose- und Operationsrisiko bei diesen Patienten vorliegen.

6.4.2 Chronisch-aggressive Hepatitis

Hierbei handelt es sich um eine schwerwiegende Erkrankung, die oft in ein Leberversagen oder eine Zirrhose übergeht. Entsprechend sind Morbidität und Mortalität erhöht. Ätiologie und Pathogenese sind unklar. Bei einem Drittel der Patienten ist die Erkrankung Folge einer akuten Virushepatitis. Das (variable) **klinische Bild** ist in folgender Weise gekennzeichnet:
— Keine Beschwerden oder Fieber, Gewichtsverlust, Ikterus und Juckreiz.

In symptomatischen Fällen:
— Transaminasen 200–1000 U/l,
— Serumbilirubin 5–15 mg/dl,
— vermindertes Serumalbumin,
— erniedrigter Quick-Wert,
— nicht selten Befall verschiedener Organsysteme mit hämolytischer Anämie, Nephritis, Lungenfibrose, Colitis ulcerosa, Arthralgien, Akne.

Die Diagnose muss durch Leberbiopsie gesichert werden.

Anästhesiologische Besonderheiten. Grundsätzlich sollte Folgendes beachtet werden:

> ! Nicht selten verschlechtert sich bei chronisch-aggressiver Hepatitis die Leberfunktion nach Narkose und Operation. Darum sollte die Indikation für den Eingriff streng gestellt werden.

Vor der geplanten Operation sollte ein Hepatologe konsultiert werden. Im Übrigen gelten die gleichen Grundsätze, wie für die akute Virushepatitis beschrieben. Blut und Blutprodukte sollten nur mit großer Zurückhaltung verabreicht werden.

6.5 Alkoholbedingte Lebererkrankungen

Chronischer Alkoholismus kann zu einer Reihe von Leberschädigungen führen: Fettleber, Alkoholhepatitis und Leberzirrhose mit portaler Hypertension. Während die alkoholische Fettleber allein für die Narkose und Operation gewöhnlich von geringer Bedeutung ist, erhöhen die Alkoholhepatitis und die Leberzirrhose das perioperative Risiko teilweise beträchtlich.

6.5.1 Alkoholische Fettleber

Hierbei handelt es sich meist um eine leichte Erkrankung ohne Symptome. Der Verdacht liegt nahe bei folgender **Befundkonstellation:**
— Vergrößerte gespannte Leber;
— leichte Erhöhung von Transaminasen, γ-GT und alkalischer Phosphatase;
— Bilirubin-, Albumin- und Quick-Werte unauffällig.

Das Narkose- und Operationsrisiko werden durch eine einfache Fettleber nicht erhöht.

6.5.2 Alkoholhepatitis

Die Alkoholhepatitis wird als Vorläufer der Leberzirrhose angesehen. Das **klinische Bild** ist in folgender Weise gekennzeichnet:
— Meist deutliches Krankheitsgefühl mit Fieber, Übelkeit, Erbrechen und rechtem Oberbauchschmerz.
— Vergrößerte, druckschmerzhafte Leber.
— Meist Ikterus.
— Nicht selten peritoneale Reizerscheinungen (Fehldiagnose: akutes Abdomen).
— Deutlich erhöhte alkalische Phosphatase.
— Serumtransaminasen < 400 U/l.
— Abfall des Quick-Wertes und Blutungsneigung.

Differentialdiagnose: extrahepatischer Gallenwegsverschluss. Die Diagnose wird durch Leberbiopsie gesichert.

Anästhesiologische Besonderheiten. Die Prognose der Erkrankung ist ernst. Narkose und Operation gehen mit extrem hoher Morbidität und Mortalität einher. Daher gilt:

! Keine elektiven Eingriffe bei Patienten mit akuter Alkoholhepatitis.

Wahleingriffe sollten bis mindestens 3 Monate nach Abklingen der akuten Alkoholhepatitis verschoben werden. Für Notoperationen gelten die gleichen Gesichtspunkte, wie für die akute Virushepatitis beschrieben.

Weitere Leitsätze:
— Ausgleich von Störungen des Elektrolyt- und Wasserhaushalts.
— Infusion von Frischplasma bei Störungen der Blutgerinnung.

— Bei akuter Alkoholintoxikation: lückenlose Blutzuckerkontrollen und Glukosesubstitution wegen Hypoglykämiegefahr.
— Größte Zurückhaltung bei der Auswahl und Dosierung von Medikamenten, insbesondere wenn eine Enzephalopathie vorliegt.
— Postoperative Intensivbehandlung: an akutes Alkoholdelir denken!

6.6 Leberzirrhose

Hierbei handelt es sich um eine Zerstörung der Leberstruktur durch ausgedehnte Fibrose und Knötchenbildung. Häufigste Ursache ist der jahrelange chronische Alkoholabusus (Alkohol- oder Laënnec-Leberzirrhose). Das klinische Bild reicht vom asymptomatischen Patienten mit nahezu normalen Leberfunktionstests bis zu schwerer Dekompensation mit Ikterus und Aszites. Zur Beurteilung des Operationsrisikos bei Patienten mit chronischer Lebererkrankung – besonders der Leberzirrhose – hat sich die Klassifikation nach Child und Turcotte (in der Modifikation von Pugh) bewährt. Die Kriterien für die Zuordnung zu den Klassen A, B und C sind in ▶ Tabelle 16-19 aufgeführt. Die einzelnen Kriterien werden gewichtet: Alle Kriterien der Klasse A werden mit dem Faktor 1, alle Kriterien der Klasse B mit dem Faktor 2, alle Kriterien der Klasse C mit dem Faktor 3 multipliziert. Die Summe ergibt einen Gesamt-„Score" mit Werten zwischen 5 (günstigste Prognose) und 15 (schlechteste Prognose).

Portale Hypertension. Im Verlauf des zirrhotischen Umbaus der Leber unter Beteiligung der Blutgefäße entwickelt sich nach vielen Jahren eine portale Hypertension mit Pfortaderdrücken von mehr als 20 mmHg und entsprechenden systemischen Auswirkungen, von denen der Aszites und die Öso-

Tab. 16-19 Child-Turcotte-Klassifikation (Pugh-Modifikation) zur prognostischen Beurteilung chronischer Lebererkrankungen (Erläuterung s. Text; nach: Gerok et al., 1995)

	A	B	C
Albumin (g/l)	> 3,5	2,0–3,5	< 2,0
Bilirubin (mg/dl)	< 2,0	2,0–3,0	> 3,0
Aszites	nein	kontrolliert	refraktär
Enzephalopathie	nein	minimal	Koma
Quick-Wert (INR)	> 70% (< 1,7)	40–70% (1,7–2,3)	< 40% (> 3)
Pugh-Score	5–7	8–10	≥ 11

16 Vorgehen bei Begleiterkrankungen

phagusvarizen im Mittelpunkt stehen. Einzelheiten sowie Shuntoperationen siehe Kapitel 48.

Anästhesiologische Besonderheiten

> Narkose und Operation können bei Patienten mit Leberzirrhose eine akute hepatische Dekompensation auslösen.

Vor allem bei Typ B und C der Leberzirrhose ist das perioperative Risiko erheblich erhöht, so dass die Indikation für elektive Eingriffe sehr streng gestellt werden muss; das anästhesiologische Vorgehen entspricht dem bei akuter Virushepatitis. Demgegenüber können Patienten der Gruppe A zumeist ohne größere Gefährdung operiert werden.

Das Risiko eines postoperativen Leberversagens hängt nicht nur vom Schweregrad der Leberzirrhose, sondern auch von der *Art* der Operation ab. Eingriffe mit erhöhtem Risiko sind:
— Operationen an den Gallenwegen,
— Leberresektionen (Einzelheiten siehe Kap. 48, 3.9.2),
— Magenoperationen,
— Kolonresektion.

Patienten mit Leberzirrhose weisen auch, unabhängig von der Art der Operation, eine hohe Letalität innerhalb der ersten 30 Tage nach dem Eingriff auf: So fand sich in einer umfassenden Analyse von Ziser et al. bei 733 Patienten der Mayo-Klinik eine Operationsletalität von 11,3%; hierbei waren Patienten mit Lebertransplantation ausgeschlossen worden. Bei Eingriffen an der Leber muss von einer noch wesentlich höheren Letalität ausgegangen.

Postoperative Komplikationen. Bei nahezu einem Drittel der Patienten entwickeln sich postoperative Komplikationen, am häufigsten eine Pneumonie, gefolgt von Infektionen, Neuauftreten oder Verstärkung von Aszites und Herzrhythmusstörungen. Wichtige, voneinander unabhängige Risikofaktoren für postoperative Komplikationen sind in ▶ Tabelle 16-20 zusammengestellt.

Die Art des Anästhesieverfahrens ist kein eigenständiger Risikofaktor.

7 Nierenerkrankungen

Unter den Nierenerkrankungen sind nur die funktionellen Auswirkungen bzw. der Grad der Funktionseinschränkung für die Narkose von wesentlicher Bedeutung. Eine Differenzierung nach verschiedenen Krankheiten ist dagegen für klinische Zwecke meist nicht erforderlich.

7.1 Präoperative Untersuchung der Nierenfunktion

Die wichtigsten präoperativen Basisuntersuchungen zur Orientierung über die Nierenfunktion sind:
— Serumkreatinin,
— Serumharnstoff,
— Serumelektrolyte.

Hierbei handelt es sich um wenig empfindliche Parameter, die gewöhnlich erst dann verändert sind, wenn die Nierenfunktion bereits deutlich eingeschränkt ist.

Serumharnstoff. Die Serumharnstoffkonzentration hängt von der Produktion, der glomerulären Filtrationsrate und der tubulären Reabsorptionsrate ab. Die Serumkonzentration kann daher erhöht sein, obwohl die glomeruläre Filtration normal ist, so z. B. bei gesteigerter Harnstoffproduktion. Ebenso kann die Serumkonzentration normal sein, obwohl die glomeruläre Filtration eingeschränkt ist, so z. B. bei niedriger Harnstoffproduktion. Allerdings sind Anstiege des Serumharnstoffs auf > 50 mg/dl meist Hinweis auf eine Einschränkung der glomerulären Filtrationsrate. Bei kataboler Stoffwechsellage (Intensivpatient) sind die Harnstoffwerte ebenfalls erhöht.

Serumkreatinin. Dies ist ein spezifischer Parameter für die glomeruläre Filtrationsrate, denn die

Tab. 16-20 Unabhängige Risikofaktoren für postoperative Komplikationen bei Patienten mit Leberzirrhose

hoher Child-Pugh-Score
Aszites
nicht-primär-biliäre Leberzirrhose
erhöhtes Serumkreatinin
chronisch-obstruktive Lungenerkrankung
präoperative Infektion
präoperative Blutung im oberen Gastrointestinaltrakt
hohe ASA-Klassifikation
intraoperative Hypotension
hoher chirurgischer Schweregrad-Score

Konzentration hängt nicht vom Proteinstoffwechsel ab. Ein Anstieg des Serumkreatinins um etwa 50% bedeutet eine Abnahme der glomerulären Filtrationsrate um ebenfalls 50%. Akute Veränderungen der glomerulären Filtration können anhand des Kreatininwerts jedoch nicht erkannt werden, da sich erst nach 1–3 Tagen ein Gleichgewicht einstellt. Beachtet werden muss noch, dass die Kreatininwerte von der Muskelmasse abhängen: Sie sind höher bei muskulären Individuen und niedriger bei muskelschwachen älteren Menschen.

Serumelektrolyte. Dies sind unspezifische und wenig empfindliche Parameter, jedoch ist ihre Bestimmung bei wesentlicher Niereninsuffizienz obligatorisch, weil mit erheblichen Veränderungen, z. B. Hyperkaliämie, zu rechnen ist (Einzelheiten zu Störungen des Elektrolythaushalts siehe Kap. 27). Ergeben sich bei den Basisuntersuchungen auffällige Veränderungen, sollte präoperativ ein Nephrologe konsultiert werden, um die Frage der weiteren Diagnostik abzuklären.

7.2 Anästhesie und Nierenfunktion

Narkose und Operation beeinflussen über verschiedene Mechanismen die Nierenfunktion. Meist tritt eine vorübergehende Abnahme der Nierendurchblutung und der glomerulären Filtrationsrate ein.

Auslösende Mechanismen sind: Abfall des renalen Perfusionsdrucks durch die Anästhetika, Zunahme des Gefäßwiderstandes der Nierenarterien durch Anästhesiewirkung oder sympathoadrenerge Stimulation mit renaler Vasokonstriktion und schließlich eine narkose- und/oder operationsbedingte Freisetzung von ADH und Erhöhung der Reninspiegel. Nephrotoxische Wirkungen spielen bei den modernen Anästhetika keine wesentliche Rolle.

7.3 Chronische Niereninsuffizienz

Die chronische Niereninsuffizienz beruht zumeist auf einer Glomerulonephritis oder Pyelonephritis, wobei die Art der Nierenerkrankung für die Narkose keine wesentliche Rolle spielt; entscheidend sind vielmehr die funktionellen Auswirkungen. Andere Ursachen der Niereninsuffizienz, z. B. Systemerkrankungen wie Diabetes mellitus oder maligne Hypertonie, sind wegen ihrer Auswirkungen auf andere Organfunktionen für die Narkose hingegen oft von wesentlicher Bedeutung.

Narkoserisiko. Zwar müssen bei der Narkose einige spezifische Auswirkungen der Niereninsuffizienz berücksichtigt werden; auch können typische und nicht selten unangenehme Komplikationen auftreten. Doch ist insgesamt das Narkoserisiko gegenüber dem Gesunden nicht erhöht, sofern hierbei sachverständig vorgegangen wird.

7.3.1 Stadien

Die chronische Niereninsuffizienz kann in verschiedene Stadien eingeteilt werden, die für den Anästhesisten von praktischer Bedeutung sind.

Eingeschränkte Nierenreserve: Die renale Reserve ist eingeschränkt, wenn bis zu 60% der Nephrone untergegangen sind. Allerdings ist die Einschränkung nicht anhand der üblichen Laborparameter nachweisbar; auch bleibt die Funktion der Niere unter Normalbedingungen erhalten. Narkose und Operation haben wahrscheinlich keinen wesentlichen Einfluss auf die Nierenfunktion.

Eingeschränkte Nierenfunktion: Sie ist in folgender Weise gekennzeichnet:
— Leichte Azotämie,
— verminderte Konzentrationsfähigkeit,
— leichte Anämie.

Dieses Stadium ist klinisch wichtig, weil eine erhöhte Empfindlichkeit gegenüber Noxen besteht, die bereits bei Gesunden zu Störungen der Nierenfunktion führen können, z. B. Hypovolämie oder Wirkungen von Allgemeinanästhetika.

Nierenversagen: Dieses Stadium weist folgende Zeichen auf:
— Azotämie;
— Polyurie, Hyponatriämie, Hyperchlorämie, Hyperphosphatämie und Hypokalzämie;
— zunehmende Anämie.

Urämie: Der Schweregrad der urämischen Zeichen steht in direkter Beziehung zur Höhe der Serumharnstoffkonzentration. Praktisch alle Organe sind von der Urämie betroffen:
— Überwässerung mit Hyponatriämie, Ödemen und Herzinsuffizienz;
— metabolische Azidose;
— Hyperkaliämie;
— evtl. Hyperkalzämie durch sekundären Hyperparathyreoidismus, häufiger jedoch Hypokalzämie;
— gastrointestinale Symptome: Übelkeit, Erbrechen, Gastroenteritis;

- Störungen der Thrombozytenfunktion mit verlängerter Blutungszeit und gesteigerter Blutungsneigung;
- Anfälligkeit gegenüber Infektionen und Sepsis;
- ausgeprägte Anämie.

7.3.2 Anästhesiologisches Vorgehen

Bei der präoperativen Vorbereitung und Narkose von Patienten mit chronischer Niereninsuffizienz müssen einige typische Besonderheiten und Störungen beachtet werden.

Präoperative Dialysebehandlung. Zu den wichtigsten präoperativen Maßnahmen bei urämischen Patienten gehört die ausreichende Dialysetherapie: Wasser- und Elektrolythaushalt sollten vor der Narkose ausgeglichen sein, um kardiovaskuläre Stabilität zu gewährleisten. Die Dialyse sollte am Vortag oder am Morgen der Operation durchgeführt werden. Bei Notoperationen muss evtl. noch unmittelbar vor dem Eingriff eine Kurzdialyse erfolgen, um exzessiv erhöhte **Serumkaliumwerte** und eine bedrohliche **Überwässerung** auszugleichen.

Grundsätzlich sollte der Anästhesist sein besonderes Augenmerk auf die Serumkaliumwerte richten, die möglichst kurz vor der Operation nochmals bestimmt werden sollten, weil die Werte kurz nach der Dialysebehandlung gewöhnlich niedriger sind als am nächsten Tag. Allerdings besteht keine Einigkeit über die sichere obere Grenze des Kaliumwertes bei elektiven Eingriffen am chronisch-urämischen Patienten.

> Serumkaliumwerte von 5,5–6 mmol/l sollten als obere Grenzwerte angesehen werden.

Verbindlich für alle Patienten sind diese Grenzwerte jedoch nicht, weil die klinische Erfahrung zeigt, dass bei chronisch-urämischen Patienten auch bei höheren Kaliumwerten zumeist gefahrlos eine Anästhesie durchgeführt werden kann. Bei erheblicher Hyperkaliämie sind jedoch allergrößte Vorsicht und Zurückhaltung geboten.

Blutdruck. Bei etwa 10–15% der chronisch-urämischen Patienten besteht ein **Hypertonus**, der durch Dialysebehandlung allein nicht beseitigt werden kann, sondern der medikamentösen Therapie bedarf. Nicht selten entwickelt sich bei diesen Patienten eine **Linksherzhypertrophie**, des Weiteren eine **koronare Herzerkrankung**.

Perioperativ sind die urämischen Patienten vor allem durch **Blutdruckabfälle** gefährdet: Oft genügen bereits geringe Volumenverluste, um den Blutdruckabfall auszulösen. Auch besteht eine gesteigerte Empfindlichkeit gegenüber vasodilatierend wirkenden Anästhetika, zumal die Kompensationsreaktionen des autonomen Nervensystems bei Urämie ebenfalls eingeschränkt sind. Zur Behandlung des Blutdruckabfalls können vorsichtig *Vasopressoren* injiziert werden; die Zufuhr größerer Mengen von Flüssigkeit sollte hingegen vermieden werden.

Chronische Anämie. Die chronische Urämie führt praktisch bei allen Patienten zur Anämie mit Hämatokritwerten von 25–30%. Ursache ist wahrscheinlich vor allem die eingeschränkte Erythropoetinproduktion der Niere mit nachfolgender Suppression des Knochenmarks, weiterhin eine verkürzte Überlebenszeit der Erythrozyten. Durch die Anämie nimmt das Herzzeitvolumen kompensatorisch zu; Herzfrequenz und Schlagvolumen sind erhöht. Hierdurch werden selbst extrem niedrige Hb-Werte (< 6 g/dl) oft gut toleriert. Daher gilt:

> Bei chronischer Urämie ist eine präoperative Korrektur stark erniedrigter Hb-Werte durch Transfusion von Erythrozytenkonzentraten in der Regel nicht erforderlich.

Im Gegenteil: Oft sind die Gefahren der Transfusion (Hypervolämie mit Herzinsuffizienz, Transfusionshepatitis) größer als ihr Nutzen. Allerdings sollte Folgendes ebenfalls beachtet werden:
- Viele Patienten fühlen sich durch die Anämie müde, abgeschlagen und wenig belastbar.
- Bei wesentlicher koronarer Herzerkrankung ist die Toleranz gegenüber der Anämie vermindert, so dass leicht eine Myokardischämie mit Anginabeschwerden ausgelöst wird.
- Die Empfindlichkeit gegenüber Blutverlusten ist bei chronischer Anämie erheblich gesteigert.
- Ein Abfall des kompensatorisch erhöhten Herzzeitvolumens, z. B. durch die negativ inotrope Wirkung von Inhalationsanästhetika, wird zumeist nicht gut vertragen und muss daher durch Anpassung der Dosis vermieden werden.

Während im Allgemeinen die Bluttransfusion bei chronischer Anämie restriktiv gehandhabt wird, muss bei den genannten Besonderheiten evtl. die Indikation zur Bluttransfusion großzügiger gestellt werden. Ist eine Hämotherapie indiziert, sollte langsam Erythrozytenkonzentrat infundiert werden.

Störungen der Blutgerinnung sind typisch für die chronische Urämie. Primäre Ursachen sind Thrombozytenfunktionsstörungen bzw. pathologische Interaktionen zwischen Thrombozyten und Gefäßwand. Die Blutungszeit ist verlängert; Thrombozytenzahl, Thrombinzeit, Quick-Wert und partielle Thromboplastinzeit hingegen sind meist normal. Die Störung führt häufig zu vermehrten Blutungen im Operationsgebiet und erhöhtem Bedarf an Bluttransfusionen.

Eine weitere potentielle Ursache für Blutungen sind die Wirkungen des für die Dialysebehandlung zugeführten Heparins.

Gelegentlich entwickelt sich auch eine Hyperkoagulabilität, die zu einem Verschluss von arteriovenösen Shunts oder Fisteln führen kann. Hierauf muss intraoperativ besonders geachtet werden.

Arteriovenöse Shunts sind für den Patienten mit chronischer Urämie lebenswichtig und bedürfen daher besonderer Aufmerksamkeit und Pflege! Folgendes ist zu beachten:
— Keine Punktionen oder Katheterisierungen von Venen und Arterien am Shuntarm, ebenso wenig am anderen (potentiellen Shuntarm).
— Messung des Blutdrucks am Nichtshuntarm, um Stase mit Gerinnselbildung im Shuntarm zu vermeiden. Insbesondere keine automatischen Blutdruckmessgeräte am Shuntarm platzieren.
— Für die zentrale Venenkatheterisierung: V. subclavia oder V. jugularis verwenden.
— Einfache Venenkanülierungen können für die Narkoseeinleitung zumeist am Handrücken durchgeführt werden, sofern hierfür keine anderen Venen auffindbar sind.

Die Durchgängigkeit des Shunts sollte perioperativ wiederholt mit dem Stethoskop überprüft werden. Blutdruckabfall und vor allem ein Abfall des Herzzeitvolumens begünstigen den thrombotischen Verschluss von Shunts.

Infektionsgefahr. Sie ist bei chronisch-urämischen Patienten wesentlich erhöht. Darum muss bei allen Maßnahmen auf strenge Asepsis geachtet werden.

Stoffwechsel und Ausscheidung von Medikamenten. Bei Niereninsuffizienz wird die Elimination zahlreicher Substanzen beeinträchtigt oder sogar aufgehoben. Außerdem sind oft auch der Stoffwechsel und die Wirkungen der Pharmaka verändert: Barbiturate z. B. wirken bei anurischen Patienten stärker und länger, so dass die Dosis reduziert werden muss. Bei Opioiden ist ebenfalls eine verlängerte Wirkung beobachtet worden.

Prämedikation. Hierfür bestehen meist keine Besonderheiten. Leichte Sedierung mit minimaler Beeinträchtigung der Atem- und Herz-Kreislauf-Funktion sollte bevorzugt werden. Allerdings sind zahlreiche Dialysepatienten sehr empfindlich gegenüber schmerzhaften Manipulationen, so dass evtl. stärker bzw. ergänzend i.v. im Einleitungsraum prämediziert werden muss.

Auswahl des Narkoseverfahrens. Ein spezielles Narkoseverfahren für Patienten mit chronischer Urämie gibt es nicht. Balancierte Anästhesietechniken mit Opioiden werden ebenso angewendet wie Inhalationsnarkosen mit Halothan, Enfluran, Isofluran oder Desfluran. Methoxyfluran darf wegen der potentiell nephrotoxischen Wirkung nicht eingesetzt werden. Die Dosis von Opioiden muss sorgfältig individuell angepasst werden.

Bei einigen Patienten muss mit einer verlängerten postoperativen Atemdepression gerechnet werden, so dass eine ausreichend lange postoperative Überwachung gewährleistet sein muss.

Regionalanästhesien sind möglich, jedoch sollten bei Störungen der Blutgerinnung keine Peridural- oder Spinalanästhesien durchgeführt werden.

Muskelrelaxanzien: Succinylcholin wird nicht renal eliminiert und kann daher eingesetzt werden, allerdings nicht bei schwerer Hyperkaliämie (siehe Kap. 7).

Die Wirkung von **Pancuronium** kann bei Niereninsuffizienz verlängert sein; so wurde bei einem anurischen Patienten eine bis zum dritten postoperativen Tag anhaltende Muskelrelaxierung nach 16 mg Pancuronium beobachtet. Daher muss sehr vorsichtig dosiert werden. Die Wirkung von **Vecuronium** kann ebenfalls verlängert sein, besonders nach wiederholten Bolusinjektionen oder kontinuierlicher Infusion. Darum ist ebenfalls Vorsicht geboten. Die sicherste Substanz für chronisch-urämische Patienten ist wahrscheinlich **Atracurium bzw. Cis-Atracurium,** weil die renale Elimination keine wesentliche Rolle spielt. Die Pharmakodynamik von **Rocuronium** wird durch eine Niereninsuffizienz ebenfalls nicht beeinflusst; für **Mivacurium** sind die Befunde widersprüchlich.

Kontrollierte Beatmung. Oft besteht beim chronisch-urämischen Patienten eine metabolische Azidose mit kompensatorischer Hyperventilation. Sie sollte bei der kontrollierten Beatmung beibehalten werden, um eine Zunahme der Azidose mit weiterem Anstieg des Serumkaliums zu vermeiden. Wurde der Patient jedoch präoperativ ausreichend dialysiert und besteht keine kompensatorische Hyperventilation, sollte auch intraoperativ normoventiliert werden.

Intraoperative Volumenzufuhr. Exzessive Flüssigkeits- und Elektrolytzufuhr müssen bei chronischer Niereninsuffizienz unbedingt vermieden werden. Andererseits reagieren diese Patienten häufig auf ungenügende Flüssigkeits- und Natriumzufuhr oder intraoperative Volumenverluste mit Blutdruckabfall und erheblicher Verschlechterung der Nierenfunktion. Darum ist bei der intraoperativen Volumenzufuhr große Sorgfalt erforderlich. Von Nutzen ist die Messung des zentralen Venendrucks.

Intraoperative Überwachung. Sie richtet sich im Wesentlichen nach Art und Ausmaß des Eingriffs.

8 Neurologische und psychiatrische Erkrankungen

8.1 Epilepsie

Zwei Arten generalisierter Krampfleiden werden unterschieden: Grand Mal und Petit Mal. Für die Narkose von Bedeutung sind vor allem die Grand-Mal-Formen, denn die typischen tonisch-klonischen Krampfanfälle können die perioperative Morbidität erhöhen.

Die wichtigsten Gefahren sind: pulmonale Aspiration, Dislokation versorgter Frakturen und Prothesen sowie Dehiszenz von Operationsnähten. Wichtigstes spezielles Ziel der anästhesiologischen Behandlung ist daher die Prävention von perioperativen Krampfanfällen.

Die medikamentöse Behandlung der generalisierten Krämpfe erfolgt am häufigsten mit Barbituraten, Hydantoinderivaten und Benzodiazepinen. Für die Narkose ist wichtig, dass die Serumkonzentrationen der Medikamente im therapeutischen Bereich liegen; des Weiteren müssen Interaktionen mit den Anästhetika berücksichtigt werden.

8.1.1 Anästhesiologisches Vorgehen

Für die Narkose sollten folgende **Leitsätze** beachtet werden:
— Elektive Eingriffe sollten nur bei medikamentös gut eingestellten Patienten durchgeführt werden.
— Die letzte orale Dosis der Medikamente wird am Operationsmorgen verabreicht; postoperativ kann, wenn eine orale Therapie nicht möglich ist, auf eine vorübergehende intravenöse Zufuhr übergegangen werden.
— Bei schlecht eingestellter Therapie mit häufigen Krampfanfällen sollten die Operation zunächst verschoben und die medikamentöse Behandlung optimiert werden.
— Für die Prämedikation eignen sich besonders sedierend wirkende Antikonvulsiva wie z. B. Benzodiazepine und Barbiturate.
— Regionalanästhesie ist von Vorteil, weil das Bewusstsein nicht oder nur durch die begleitende Medikation eingeschränkt und außerdem ein abrupter Entzug der Anästhetika am Ende der Narkose vermieden wird. Lokalanästhetika wirken in niedrigen Dosen antikonvulsiv.
— Für die Allgemeinnarkose sind balancierte Anästhesietechniken ebenso geeignet wie Inhalationsanästhetika; die Narkoseeinleitung kann mit Barbituraten erfolgen. Beim Einsatz von Enfluran ist Vorsicht geboten: Die Substanz weist epileptogene Eigenschaften auf, die durch Hyperventilation und niedrige Blutspiegel der Antiepileptika noch begünstigt werden. Halothan und Isofluran sind hingegen sichere Substanzen. Beachtet werden muss des Weiteren die mögliche hepatische Enzyminduktion durch einige Antiepileptika, die zu einem beschleunigten Abbau der für die Narkose verwendeten Substanzen führen kann.
— Ketamin sollte kritisch beurteilt werden, da Berichte über eine krampfauslösende Aktivität vorliegen.
— Für die Muskelrelaxierung können die gebräuchlichen depolarisierenden und nichtdepolarisierenden Relaxanzien eingesetzt werden.
— Hyperventilation senkt die Krampfschwelle und muss daher grundsätzlich vermieden werden.
— Nach der Narkose könnten im Zusammenhang mit der raschen Elimination von Inhalationsanästhetika aus dem Gehirn Krämpfe auftreten. Präventive Maßnahmen: Diazepam in niedriger Dosierung i.v. sowie rechtzeitige Wiederaufnahme der antikonvulsiven Therapie.

8.2 Parkinson-Syndrom

Das Parkinson-Syndrom beruht auf einem Mangel an Dopamin in den Basalganglien. Im Mittelpunkt der Erkrankung stehen Hypokinesie bzw. Akinesie, Rigor und Tremor. Das Syndrom beginnt meist zwischen dem 40. und 70. Lebensjahr mit einem Maximum in der 6. Lebensdekade. Für den Anästhesisten ist die Erkrankung von Bedeutung, weil sie häufig ist, den Patienten oft erheblich beeinträchtigt, und weil außerdem die zur Behandlung eingesetzten Medikamente mit den Anästhetika interferieren können.

8.2.1 Klinisches Bild

Das Kernsyndrom manifestiert sich in folgender Weise:
— Mimische Starre,
— Bewegungsarmut und Verlangsamung der Bewegungen,
— Tremor („pillendrehende" Kontraktionen von Muskelgruppen und deren Antagonisten; Frequenz 3–5/s),
— gebeugte Haltung, trippelnder Gang,
— Rigidität.

Keines der Zeichen ist allerdings obligat. Weitere mögliche Zeichen:
— Mikrographie, Sprachstörungen,
— motorische „Schwäche",
— Beeinträchtigung des Hustenmechanismus und tiefen Einatmens durch motorische Störungen,
— Salbengesicht, Speichelfluss, Schwitzanfälle,
— Darmatonie mit Konstipation,
— atonische Harnblase,
— orthostatische Hypotension,
— Verlangsamung der Denkabläufe und psychischen Reaktionen, Stimmungslabilität, Überempfindlichkeit.

8.2.2 Ursachen und Pathogenese

Das Syndrom weist keine einheitliche Ursache auf; am häufigsten ist die sog. idiopathische Form. Grundstörung ist der Mangel an Dopamin in den Basalganglien. Hier stehen normalerweise dopaminerge (= inhibitorische) und cholinerge (= exzitatorische) Funktionen miteinander im Gleichgewicht. Beim Parkinson-Syndrom ist die dopaminerge Aktivität vermindert, bedingt durch einen Verlust von Neuronen in der Substantia nigra. Der hierdurch hervorgerufene Mangel an Dopamin bewirkt die oben beschriebenen Symptome.

8.2.3 Therapie

Entsprechend der Pathophysiologie ist die Therapie des Parkinson-Syndroms darauf ausgerichtet, die dopaminerge Aktivität zu verstärken und die cholinerge Aktivität zu vermindern. Im Mittelpunkt der medikamentösen Behandlung steht daher L-Dopa, oft ergänzt durch Anticholinergika und andere Substanzen.

L-Dopa. Diese Hauptsubstanz der Parkinson-Behandlung wird im Organismus als Zwischenstufe der Katecholaminsynthese aus L-Tyrosin gebildet. Dopamin entsteht direkt aus Levodopa unter Katalysierung durch das Enzym L-Aminosäure-Decarboxylase. Nur Dopamin ist pharmakologisch aktiv, während Levodopa praktisch keine Wirkungen aufweist. Dopamin kann allerdings nicht direkt zugeführt werden, weil die Substanz nicht die Blut-Hirn-Schranke passiert. Andererseits werden nach oraler Zufuhr 95% des Levodopas bereits in der Peripherie rasch zu Dopamin decarboxyliert, so dass in der Parkinson-Behandlung hohe Dosen eingesetzt werden müssen, um therapeutische Konzentrationen im Gehirn zu erreichen. Alternativ wird aber auch die kombinierte Zufuhr mit einem peripher wirkenden Decarboxylasehemmer durchgeführt, so dass geringe Dosen von Levodopa erforderlich sind. Die wichtigsten *zerebralen* Wirkungen von Levodopa (bzw. Dopamin) beim Parkinson-Kranken sind:
— Beseitigung oder Verminderung von Hypokinese und Rigidität.
— Oft auch signifikante Abnahme des Tremors.
— Des Weiteren häufig Besserung der sekundären motorischen Störungen und der psychischen Symptome.

Durch die rasche Decarboxylierung von Levodopa sind die Blutkonzentrationen von Dopamin erhöht. Entsprechend können *kardiovaskuläre* Wirkungen auftreten:
— Mäßige orthostatische Hypotension, die meist nach längerer Einnahme verschwindet.
— Zunahme der Myokardkontraktilität.
— Tachykardie; Herzrhythmusstörungen.

Dosisabhängige und reversible **Nebenwirkungen der L-Dopa-Therapie** sind relativ häufig, besonders bei älteren Patienten. Zu den wichtigsten gehören:
— Übelkeit und Erbrechen (bei Therapiebeginn).
— Herzrhythmusstörungen, besonders bei Herzkranken, Hypotension.
— Unfreiwillige Muskelbewegungen: Unruhe, Grimassieren, Dyskinesie im Lippen- und Zungenbereich, Choreoathetose und Dystonie.
— Psychiatrische Störungen (bei 15–25%): Depressionen, Halluzinationen, Wahnideen, Delir, Manie, Angst, Schlaflosigkeit, Alpträume.
— Verfälschung von Harnanalysen: falsch positive Ketostix; Rot-, danach Schwarzfärbung des Urins bei Licht- oder Alkaliexposition durch Metaboliten von L-Dopa.

Interaktionen. Wichtig ist die Interaktion mit Pyridoxin (Vitamin B_6), das den extrazerebralen Stoffwechsel von Levodopa durch das pyridoxinabhängige Enzym Decarboxylase verstärkt und auf diese Weise die erwünschten zerebralen Wirkungen abschwächt oder aufhebt. Darum Vorsicht mit Multivitaminpräparaten.

Phenothiazine, Butyrophenone, Metoclopramid und Reserpin können selbst ein parkinsonartiges

Syndrom hervorrufen und außerdem die Wirkungen von Levodopa aufheben. Daher sind diese Substanzen kontraindiziert. Phenothiazine sollten auch nicht eingesetzt werden, um die emetischen Wirkungen von Levodopa zu behandeln.

Carbidopa und Benserazid. Diese Substanzen hemmen die L-Aminosäure-Decarboxylase, so dass ein größerer Anteil von Levodopa zu den Rezeptoren im Corpus striatum gelangen kann (s. o.). Bei gleichzeitiger Zufuhr von Levodopa kann die sonst erforderliche Dosis dieser Substanz um ca. 75% reduziert werden; ebenso werden Übelkeit und Erbrechen weitgehend verhindert, außerdem der Antagonismus von Pyridoxin und größere Schwankungen der Dopaminkonzentrationen. Carbidopa und Benserazid weisen selbst keine pharmakologische Aktivität auf, verstärken jedoch die Wirkungen (und Nebenwirkungen) von Levodopa. Kombinationspräparate von Levodopa und Decarboxylasehemmern sind z. B. Madopar und Nacom.

Amantadin. Diese Substanz setzt wahrscheinlich Dopamin aus den noch funktionierenden Neuronen der Substantia nigra von Parkinson-Kranken frei; Kombination mit Levodopa verstärkt die Wirkung. Hypokinesie und Rigor werden vermindert, ebenso der Tremor, allerdings in geringerem Maße. Die Nebenwirkungen sind im Vergleich zu Levodopa oder Anticholinergika eher gering. Beobachtet werden u. a.:
— Schlaflosigkeit, Benommenheit,
— Lethargie, Müdigkeit,
— verwaschene Sprache.

Bromocriptin. Dieses Ergotaminderivat besitzt eine dopaminerge Aktivität beim Parkinson-Kranken und imitiert außerdem die Wirkungen von Dopamin auf die Sekretion von Prolaktin und Wachstumshormon. Die Nebenwirkungen beruhen im Wesentlichen auf der dopaminergen Aktivität:
— Übelkeit, Erbrechen und Hypotension zu Therapiebeginn,
— Konstipation,
— Dyskinesie,
— psychiatrische Störungen.

Anticholinergika wie Benzatropinmesilat, Trihexyphenidyl oder Biperiden werden nur noch eingesetzt, wenn die Symptome gering ausgeprägt sind oder eine Unverträglichkeit oder Resistenz gegenüber L-Dopa besteht; Kombination mit anderen Anti-Parkinson-Mitteln ist ebenfalls möglich. Die Substanzen antagonisieren auch die parkinsonartigen Wirkungen von Antipsychotika. Die wichtigsten Nebenwirkungen sind:
— Mundtrockenheit durch (oft erwünschte) Hemmung der Speichelsekretion,
— Verschwommensehen,
— Konstipation, Harnretention (vor allem bei Prostatikern),
— Verlangsamung des Denkens, Halluzinationen, Verwirrtheit und Gedächtnisstörungen.

8.2.4 Anästhesiologisches Vorgehen

Beachtet werden müssen vor allem die respiratorischen und kardiovaskulären Manifestationen der Erkrankung wie Schluckstörungen (erhöhte Aspirationsgefahr!), Atemstörungen durch Thoraxrigidität und Hyperkinesie sowie die orthostatische Hypotension; weiter die perioperative Zufuhr der Anti-Parkinson-Mittel, deren Nebenwirkungen und Interaktionen und schließlich die spezifischen Gefahren der postoperativen Phase.

Perioperative Dauermedikation. Nach neuerer Auffassung sollten die Anti-Parkinson-Mittel perioperativ nicht abgesetzt, sondern bis zum Morgen der Operation zugeführt werden, um eine Verschlimmerung des Krankheitsbildes zu verhindern. Abruptes Absetzen von L-Dopa kann zu Thoraxrigidität und muskulär bedingten Atemstörungen führen.

Prämedikation. Butyrophenone (z. B. DHBP, Haloperidol) und Phenothiazine (z. B. Atosil) dürfen nicht für die Prämedikation eingesetzt werden (s. o.). Benzodiazepine und Anticholinergika können zugeführt werden.

Wahl des Anästhesieverfahrens. Spezifische Verfahren existieren nicht. Eine Regionalanästhesie ist grundsätzlich möglich, bei ausgeprägtem Krankheitsbild jedoch technisch nicht selten schwierig durchzuführen.
Inhalationsanästhetika wie Isofluran, Desfluran und Sevofluran können eingesetzt werden.
Opioide können die (thorakale) Muskelrigidität verstärken und insbesondere postoperativ die Atmung behindern. Hierzu gibt es jedoch keine grundlegenden Untersuchungsergebnisse.
Die Eignung von **Ketamin** wird nicht einheitlich beurteilt, vor allem wegen der sympathomimetischen Eigenschaften; es liegen jedoch Berichte über den erfolgreichen Einsatz bei Parkinson-Kranken vor.

Muskelrelaxanzien. Hier bestehen keine wesentlichen Besonderheiten für einzelne Substanzen. Jedoch muss darauf geachtet werden, dass postoperativ keine Restwirkungen mehr vorhanden sind, damit die ohnehin gefährdete Atemfunktion nicht weiter verschlechtert wird oder gar dekompensiert.

Flüssigkeitszufuhr. Ältere Parkinson-Kranke sind nicht selten aufgrund ungenügender Trinkmengen hypovolämisch, so dass insbesondere bei der Narkoseeinleitung Vorsicht geboten ist. Daher ausreichende präoperative Flüssigkeitszufuhr und geringere Dosierung der Narkosemittel!

Postoperative Besonderheiten. In der unmittelbaren postoperativen Phase muss insbesondere die **Atemfunktion** sorgfältig überwacht werden. Die Zufuhr der Anti-Parkinson-Mittel sollte nach neueren Empfehlungen innerhalb weniger Stunden nach der Operation wieder aufgenommen werden.

Im weiteren postoperativen Verlauf können folgende Störungen auftreten:
— Harnretention,
— leichter bis mäßiger paralytischer Ileus,
— pulmonale Komplikationen durch ungenügendes Abhusten von Sekreten.

8.3 Multiple Sklerose

Bei dieser Erkrankung besteht eine disseminierte Demyelinisierung des zentralen Nervensystems, so dass die Leitung nervaler Impulse in wechselndem Ausmaß gestört wird. Die wichtigsten **Zeichen** der Erkrankung sind:
— Gleichgewichtsstörungen,
— Gehschwäche,
— Sehstörungen, Doppelbilder,
— Taubheitsgefühle.

Ein spezifisches Vorgehen ist bei der Anästhesie nicht erforderlich. Stehen die Patienten unter chronischer ACTH- oder Kortikosteroidtherapie, ist intraoperativ eine entsprechende Substitution erforderlich. Eine akute Exazerbation der Erkrankung durch Narkose und/oder Operation ist gewöhnlich nicht zu befürchten. Regionalanästhesien werden zumeist aus forensischen Gründen nicht durchgeführt, damit kein Zusammenhang zwischen der Erkrankung und dieser Anästhesieform hergestellt werden kann.

8.4 Zerebrovaskuläre Insuffizienz

Einzelheiten für das anästhesiologische Vorgehen sind in Kapitel 47 beschrieben.

8.5 Myasthenia gravis

Diese Gruppe von Krankheiten ist gekennzeichnet durch eine fluktuierende Schwäche bestimmter quergestreifter Muskelgruppen. Besonders betroffen sind hierbei Muskeln, die von motorischen Kernen des Hirnstamms innerviert werden: Gesicht, Augen, Kau- und Schluckmuskulatur, Zunge. Die Muskelschwäche manifestiert sich unter anhaltender Belastung mit rascher Erholung der Kraft nach einer Ruhepause. Typischerweise bessert sich die Muskelkraft schlagartig nach Injektion eines Cholinesterasehemmers.

8.5.1 Ursachen und Pathogenese

Nach gegenwärtiger Auffassung handelt es sich bei der Myasthenia gravis um eine Autoimmunreaktion auf den Acetylcholinrezeptor an der postsynaptischen Membran der motorischen Endplatte. Hierbei werden die Acetylcholinrezeptoren durch Antikörper besetzt und zerstört und die neuromuskulären Funktionen beeinträchtigt. Die Antikörper sind bei ca. 80% der Patienten auch im Blut nachweisbar. Eine wichtige Rolle im Autoimmungeschehen der Myasthenia gravis spielt der Thymus, der bei der großen Mehrzahl der Patienten hyperplastisch ist. Nach Thymektomie bessert sich in 75% der Fälle das Krankheitsbild.

8.5.2 Klinisches Bild und Klassifizierung

Die Erkrankung betrifft nur die quergestreifte Muskulatur, andere neurologische Funktionen werden nicht beeinflusst. Die wichtigsten Zeichen sind:
— Zunehmende Ermüdung einzelner Muskeln, besonders unter Belastung;
— häufig Beginn mit Störungen der Augen-, Gaumensegel- und Schlundmuskulatur: Ptose, Doppelbilder, Schluck- und Sprachstörungen;
— wechselnde Intensität der Symptome und variabler Verlauf;
— schlagartige Besserung der Muskelschwäche nach Injektion eines Cholinesterasehemmers.

Nach Osserman kann die Erkrankung in folgender Weise klassifiziert werden:
I Okulare Myasthenie.
II A Milde generalisierte Myasthenie mit langsamer Progression ohne Krisen; mit gutem Ansprechen auf Medikamente.
   B Mäßige generalisierte Myasthenie mit starker Beeinträchtigung der bulbär innervierten Muskulatur und auch der Skelettmuskulatur; keine Krisen, aber weniger gutes Ansprechen auf Medikamente.

III Akute fulminante Myasthenie mit rascher Progression schwerer Symptome und respiratorischen Krisen sowie schlechtem Ansprechen auf Medikamente; gehäuftes Vorkommen von Thymomen; hohe Letalität.
IV Späte schwere Myasthenie: wie unter III, jedoch Progression in einem Zeitraum von etwa zwei Jahren über Klasse I und II.

8.5.3 Therapie

Zu den wichtigsten Behandlungsverfahren gehören: Zufuhr von Cholinesterasehemmern und Kortikosteroiden sowie die Thymektomie.

Cholinesterasehemmer (siehe Kap. 7). Die Standardmedikamente der Myastheniebehandlung sind:
— Pyridostigmin; Dosierungsintervall: alle 3–6 h (oral).
— Neostigmin; Dosierungsintervall: alle 2–4 h (oral).
— Ambenonium; Dosierungsintervall alle 3–6 h (oral).

Edrophonium dient hingegen nur für diagnostische Zwecke, den sog. Tensilon-Test.

Die Anticholinesterasen erhöhen die Reaktion des myasthenischen Muskels auf repetitive Nervenimpulse primär durch Verhinderung des Acetylcholinabbaus, so dass mehr Rezeptoren im Endplattengebiet einer größeren Acetylcholinkonzentration ausgesetzt sind. Die Dosierung muss individuell ermittelt werden.

Cholinerge Krise. Hohe Dosen von Cholinesterasehemmern können eine cholinerge Krise auslösen, die in folgender Weise gekennzeichnet ist:
— Muskelschwäche durch generalisierte Depolarisation der motorischen Endplatte (nikotinartiger Effekt von Acetylcholin), die klinisch nicht von der krankheitsbedingten Muskelschwäche zu unterscheiden ist. Außerdem können Muskelzuckungen, Faszikulationen und schmerzhafte Muskelkrämpfe auftreten.
— Muskarinartige Effekte der Cholinesterasehemmer: Übelkeit, Erbrechen, Blässe, Schwitzen, Speichelfluss, Koliken, Durchfälle, Miosis, Bradykardie.

Bei Verdacht auf eine cholinerge Krise ohne muskarinartige Nebenwirkungen kann vorsichtig Tensilon (1–2 mg in Beatmungsbereitschaft) zu diagnostischen Zwecken injiziert werden: Eine weitere Zunahme der Muskelschwäche spricht für eine cholinerge Krise. Bei schweren muskarinartigen Symptomen sollten 0,6 mg Atropin i.v. injiziert werden; außerdem müssen die Cholinesterasehemmer vorübergehend abgesetzt werden.

Thymektomie. Die Entfernung der Thymusdrüsen ist bei allen Thymomen indiziert, außerdem bei allen Patienten mit unkomplizierter Myasthenie, die nach längerer Behandlungszeit schlecht auf Anticholinesterasen ansprechen. Meist wird bei der Operation der transsternale Zugang dem suprasternalen vorgezogen.

Kortikosteroide. Führt die Thymektomie nicht zum Erfolg und spricht der Patient nicht ausreichend auf Anticholinesterasen an, so kann ein Therapieversuch mit Kortikosteroiden eingeleitet und bei Erfolg als Dauerzufuhr fortgesetzt werden. Angewendet werden Dosen von 40–100 mg Prednisolon/Tag.

8.5.4 Anästhesiologisches Vorgehen

Die wesentlichen perioperativen Gefahren der Myasthenie sind die akute Verschlechterung des Krankheitsbildes mit respiratorischer Insuffizienz und die (seltene) cholinerge Krise. Daneben müssen bei der Anwendung von Muskelrelaxanzien einige Besonderheiten beachtet werden.

Präoperative Maßnahmen. Wichtigste Maßnahme ist die optimale medikamentöse Einstellung. Grundsätzlich sollten elektive Eingriffe nur bei ausreichend kontrollierter und stabiler Myasthenie durchgeführt werden. Dies gilt auch für die Thymektomie. Klinisch sollte folgender Leitsatz beachtet werden:

! Die Therapie mit Anticholinesterasen und Kortikosteroiden sollte bei der Myasthenia gravis perioperativ nicht unterbrochen werden, um eine Verschlechterung des Krankheitsbildes zu vermeiden.

Prämedikation. Große Zurückhaltung ist bei allen zentral dämpfenden Substanzen geboten; Benzodiazepine sollten wegen ihrer muskelrelaxierenden Wirkung nicht zugeführt werden.

Wahl der Anästhetika. Geeignet sind alle gebräuchlichen Formen der Allgemeinnarkose; jedoch sollten volatile **Inhalationsanästhetika** und Lachgas bevorzugt werden, weil so der Bedarf an Muskelrelaxanzien vermindert oder sogar ganz auf deren Einsatz verzichtet werden kann.

Von den *Opioiden* könnte Remifentanil von Vorteil sein, da gewöhnlich nicht mit einer anhaltenden postoperativen Atemdepression zu rechnen ist.

Opioide sollten wegen ihrer atemdepressiven Wirkung nur zurückhaltend angewendet werden. Vermieden werden sollte auch die supplementierende Zufuhr von Sedativ-Hypnotika, insbesondere von Benzodiazepinen, während der Narkose.

Muskelrelaxanzien. Die Substanzen dürfen bei Myasthenie nur mit allergrößter Zurückhaltung eingesetzt werden, um eine lang anhaltende Muskelrelaxierung zu vermeiden.

Nichtdepolarisierende Muskelrelaxanzien wie Pancuronium, Vecuronium, Rocuronium, Mivacurium und Atracurium sollten möglichst nicht zugeführt werden. Ist ihr Einsatz unumgänglich, sollten die Initialdosis um mindestens 2/3 reduziert und die Wirkung mit einem Nervenstimulator kontrolliert werden. Der Anästhesist sollte sich auf eine verlängerte Wirkung einstellen und auf eine Nachbeatmung des Patienten vorbereitet sein.

Succinylcholin kann hingegen eingesetzt werden, allerdings ebenfalls in (meist drastisch) reduzierter Dosis, da durch Interaktion mit den Anticholinesterasen (Hemmung der Serum- und strukturgebundenen Cholinesterase) ein länger anhaltender neuromuskulärer Block auftreten kann.

Grundsätzlich gilt aber:

! Bei Myasthenie sollte auf den Einsatz von Muskelrelaxanzien möglichst verzichtet werden.

Praktische Grundsätze:
— Für die Narkoseeinleitung eignen sich die üblichen i.v. Anästhetika; oft kann deren Dosis jedoch reduziert werden.
— Für die endotracheale Intubation kann Succinylcholin (in reduzierter Dosis) zwar eingesetzt werden, jedoch kann zumeist auch ohne Muskelrelaxierung intubiert werden, wenn vorher für einige Minuten ein volatiles Anästhetikum zugeführt wurde.
— Die Narkose kann mit einem volatilen Anästhetikum in Kombination mit Remifentanil aufrechterhalten werden. Hiermit kann meist auf Muskelrelaxanzien verzichtet werden.
— Sind Muskelrelaxanzien dringend erforderlich, muss die Dosis erheblich reduziert werden (s. o.); die Wirkung sollte mit einem Nervenstimulator kontrolliert werden.
— Am Ende der Operation sollte der Tubus so lange belassen werden, bis eine sicher ausreichende Spontanatmung aufrechterhalten werden kann.
— In der postoperativen Phase ist eine sorgfältige Überwachung der Atemfunktion erforderlich: Selbst eine anfänglich normale Muskelfunktion kann sich wenige Stunden nach der Operation verschlechtern und zur respiratorischen Insuffizienz führen.
— Grundsätzlich sollte der Anästhesist auf die Notwendigkeit einer postoperativen Beatmungstherapie vorbereitet sein und bereits präoperativ ein Bett auf einer Intensivstation reservieren.

Ähnliche Anästhesiegrundsätze gelten auch für das **myasthenische Syndrom.** Andere Myopathien siehe Kapitel 7.

8.6 Muskeldystrophien

Diese Gruppe von Erkrankungen ist gekennzeichnet durch einen progredienten Verlust der Skelettmuskelfunktion. Bei einigen seltenen Typen kann aber sowohl quergestreifte als auch glatte Muskulatur befallen sein, so dass sich Besonderheiten für die Narkose ergeben. Bei Beteiligung der glatten Muskulatur besteht eine Hypomotilität des Magen-Darm-Trakts, die Magenentleerung ist verzögert, das *Aspirationsrisiko* möglicherweise erhöht. Es müssen vor allem die Reaktionen des Myokards und der Muskulatur auf die zugeführten Substanzen beachtet werden. Oft besteht eine besondere Empfindlichkeit des Myokards gegenüber den negativ inotropen Wirkungen volatiler Anästhetika. So sind wiederholt Herzstillstände bei der Narkoseeinleitung beschrieben worden. Succinylcholin sollte bei Muskeldystrophien, vor allem beim Typ Duchenne, vermieden werden, da eine Rhabdomyolyse und ein hyperkaliämischer Herzstillstand ausgelöst werden können (Einzelheiten siehe Kap. 7).

In der postoperativen Phase muss bei Patienten mit Muskeldystrophie Typ Duchenne vor allem die Atemfunktion überwacht und bei Bedarf unterstützt werden.

8.7 Myotonien

Zu dieser Gruppe von Erkrankungen gehören die myotone Dystrophie, die hyperkaliämische periodische Lähmung, die Paramyotonia congenita und die Myotonia congenita. Charakteristisch ist die verzögerte Relaxation des Skelettmuskels nach einer willkürlichen Kontraktion. Die Kontraktion des Muskels wird weder durch eine Regionalanästhesie noch durch Muskelrelaxanzien oder eine tiefe Allgemeinanästhesie aufgehoben. Für die Narkose ist entscheidend, dass auf eine Beteiligung der Herzmuskulatur und der Atemmuskulatur geachtet werden muss; von Bedeutung ist des Weiteren die Reaktion auf Anästhetika und Adjuvanzien. Vor allem Succinylcholin kann eine anhaltende Kontraktur der Muskulatur hervorrufen, dass die Maskenbeatmung und endotracheale Intubation erschwert oder verhindert wird. Dagegen scheint die Reaktion auf nichtdepolarisierende Muskelrelaxanzien normal zu sein. Neostigmin kann eine myotone Reaktion auslösen und sollte daher vermieden werden.

Bei Patienten mit myotoner Dystrophie bestehen ein Mitralklappenprolaps, häufig auch Störungen der Erregungsleitung und Herzrhythmusstörungen. Halothan sollte daher bei diesen Patienten nicht eingesetzt werden. Bei Beteiligung der Muskulatur des Magen-Darm-Trakts muss von einer verzögerten Magenentleerung ausgegangen werden. Regionale Anästhesieverfahren können angewandt werden, wenngleich hierunter die Kontraktur der Muskulatur nicht verschwindet.

Postoperativ sollte gezielt auf muskulär bedingte Störungen der Atemfunktion geachtet werden.

8.8 Periphere Neuropathie

Diese Erkrankung peripherer Nerven entsteht durch metabolische, degenerative, toxische und entzündliche Noxen. Meist ergeben sich hieraus für die Anästhesie keine speziellen Gesichtspunkte. Von Bedeutung sind jedoch Neuropathien, die mit Funktionsstörungen des autonomen Nervensystems einhergehen, z. B. von Blutdruckregulation, Herzfrequenz sowie Blasen- und Darmfunktion. Diese Patienten sind vor allem durch eine **orthostatische Hypotension** gefährdet. Eine Spinal- oder Periduralanästhesie sollte daher nicht durchgeführt werden.

8.9 Elektrokrampftherapie (EKT)

8.9.1 Definition

Durch elektrische Reizung des Gehirns ausgelöster generalisierter Krampfanfall. Die Wirkung wird auf neurochemische Veränderungen in verschiedenen Neurotransmittersystemen zurückgeführt. Die Maßnahme erfolgt in Allgemeinanästhesie unter Muskelrelaxierung.

8.9.2 Indikationen

Nach derzeitiger Auffassung gehört die Elektrokrampftherapie bei folgenden Erkrankungen zur Therapie der 1. Wahl:
— Wahnhafte Depression, depressiver Stupor, schizoaffektive Psychose mit schwerer depressiver Verstimmung,
— Major-Depression mit hoher Suizidalität oder Nahrungsverweigerung,
— akute, lebensbedrohliche (perniziöse) Katatonie.

Als Therapie der 2. Wahl wird das Verfahren bei folgenden Erkrankungen angesehen:
— therapieresistente Major-Depression,
— therapieresistente, nicht lebensbedrohliche Katatonien und andere akut exazerbierte schizophrene Psychosen nach erfolgloser Neuroleptikabehandlung,
— therapieresistente Manien nach erfolgloser Behandlung mit Neuroleptika, Lithium oder Carbamazepin.

8.9.3 Wirkungen der EKT

Das Auslösen von *Konvulsionen* gilt für die therapeutische Wirkung der EKT als unabdingbar. Der genaue Wirkmechanismus ist jedoch ungeklärt.

Neben den Konvulsionen treten während der EKT folgende Reaktionen auf:
— Sofort: parasympathische Stimulation mit Bradykardie und Hypotension,
— nach ca. 1 min: sympathische Stimulation mit Tachykardie, Blutdruckanstieg, Zunahme des myokardialen Sauerstoffverbrauchs, evtl. Herzrhythmusstörungen,
— weitere zerebrale Wirkungen: Zunahme des zerebralen Sauerstoffverbrauchs, der Hirndurchblutung und des intrakraniellen Drucks,
— Zunahme des Augeninnendrucks,
— Zunahme des intragastralen Drucks.

8.9.4 Präoperative Einschätzung

Meist handelt es sich um ältere Patienten, häufig mit Begleiterkrankungen, die antipsychotische Pharmaka einnehmen und einer umfassenden Anamneseerhebung nicht zugänglich sind. Da die EKT als Serie durchgeführt wird, sollten immer die Vorprotokolle auf Besonderheiten durchgesehen werden.

Aufklärung und Einverständnis. Voraussetzung für die EKT sind eine angemessene Aufklärung und schriftliche Einverständniserklärung. Bei nicht einwilligungsfähigen Patienten mit dringlicher Indikation für eine EKT muss eine Betreuung gemäß Betreuungsgesetz eingerichtet werden. Bei konkreter Gefährdung kann eine einstweilige Betreuerbestellung beim Vormundschaftsgericht veranlasst werden. Widerspricht der Patient, während der Betreuer zustimmt, wird in der Regel auf die EKT verzichtet.

Kontraindikationen. Bei folgenden Begleiterkrankungen sollte keine EKT durchgeführt werden:

- Kürzlich erlittener Myokardinfarkt,
- hypertensiver Notfall,
- erhöhter intrakranieller Druck,
- kürzlich erlittener Hirninfarkt,
- intrakranielle Raumforderung mit Begleitödem,
- relativ: zerebrales Aneurysma und Angiom.

Keine Kontraindikationen sind hingegen:
- Schwangerschaft,
- Herzschrittmacher.

Prämedikation. Eine Sedierung ist nicht indiziert, zumal hierdurch das Erwachen zusätzlich verzögert wird.

8.9.5 Durchführung der EKT

In der Regel erfolgt die EKT als Serie von 8–12 Behandlungen, meist im Abstand von 2–3 Tagen. Der Krampfanfall muss mindestens 25–30 s anhalten; die Objektivierung des Anfalls erfolgt durch ein EEG. Der Eingriff erfolgt in Kurznarkose unter Muskelrelaxation, Beatmung mit Sauerstoff über Maske und Zahnschutz. Praktisch kann in folgender Weise vorgegangen werden:

- Beachtung des Nüchternheitgebots,
- Rückenlagerung und Anschluss der Elektroden einschließlich EEG,
- Anschluss an das anästhesiologisch übliche Monitoring,
- Präoxygenierung in üblicher Weise,
- Propofol in üblicher Einleitungsdosis; alternativ Thiopental, Etomidat,
- Aufpumpen einer 2. Manschette am Arm der Gegenseite über den systolischen Blutdruck, damit an diesem Arm die Konvulsionen nach der Injektion von Succinylcholin erkennbar sind,
- nach Überprüfung der Maskenbeatmung Injektion von Succinylcholin, 0,5–1,5 mg/kg,
- danach Elektrokrampf,
- anschließend Beatmung über Maske bis zur Rückkehr der Spontanatmung; die Zufuhr weiterer Propofoldosen ist in der Regel nicht erforderlich,
- nach dem Erwachen Verlegung auf die psychiatrische Station; bei Patienten mit wesentlichen kardiovaskulären Vorerkrankungen ist eine längere Überwachungsphase erforderlich.

8.9.6 Nebenwirkungen und Risiken

Die EKT ist ein risikoarmes Verfahren: Die Letalität beträgt 1 zu 50 000 Einzelanwendungen. Die beschriebenen Todesfälle beruhen zumeist auf kardiovaskulären Komplikationen bei Patienten mit kardiovaskulären Vorerkrankungen. Weitere Nebenwirkungen:
- Neuropsychologische Störungen wie Aphasien, Apraxien, Agnosien unmittelbar nach der EKT; sind selten und reversibel,
- kognitive Störungen: Orientierung, Erinnerung, Aufmerksamkeit, Gedächtnis. Bilden sich in der Regel nach Stunden oder wenigen Tagen, spätestens nach 4 Wochen zurück,
- Kopfschmerzen: bei ca. 30% der Patienten,
- Übelkeit und Erbrechen: selten, Behandlung symptomatisch mit Antiemetika (siehe Kap. 18).

9 Alkoholabusus

Alkoholismus ist das größte Suchtproblem in der Bundesrepublik Deutschland: 1,5–2 Millionen Menschen gelten als alkoholkrank; der durch den Alkoholismus verursachte volkswirtschaftliche Schaden wird auf 9 Milliarden Euro pro Jahr geschätzt.

9.1 Akute Alkoholvergiftung

Die Wirkungen von Äthylalkohol unterliegen großen individuellen Schwankungen. Blutspiegel von 5‰ führen bei der Hälfte der Patienten zum Tod, jedoch sind auch Spiegel von 7‰ überlebt worden, während andererseits bereits Konzentrationen von 4‰ tödlich verlaufen sind. Wichtigste Ursache für einen letalen Ausgang ist die alkoholbedingte **Atemdepression.** Nicht selten wird das klinische Bild der akuten Alkoholvergiftung durch begleitende Störungen, die indirekt oder direkt mit dem Alkoholismus zusammenhängen, beeinflusst. Hierzu gehören u. a.:
- Schädel-Hirn-Trauma,
- gleichzeitige Einnahme von Medikamenten oder Drogen,
- hepatisches Koma,
- Pankreatitis oder Hypoglykämie.

9.1.1 Anästhesiologisches Vorgehen

- Wichtigste Sofortmaßnahme bei schwerer Vergiftung ist die Sicherung von Atemwegen und Atemfunktion: endotracheale Intubation und Beatmung.
- Korrektur von Hypovolämie und Störungen der Körpertemperatur sowie des Elektrolyt- und Säure-Basen-Haushalts.
- Bei Verdacht auf Hypoglykämie: Glukoseinfusion.

- Schockbehandlung mit Volumenexpansion, positiv inotropen Substanzen und evtl. Vasopressoren.
- Magenspülung nur bei Verdacht auf gleichzeitige Einnahme von Medikamenten oder großer Alkoholmengen in den letzten beiden Stunden vor der Einlieferung in die Klinik.
- Bei Blutkonzentration von > 6‰ evtl. Hämo- oder Peritonealdialyse. Weitere Indikationen für die Dialyse: schwere Azidose (pH < 7,0) bei Blutkonzentrationen von > 4‰; Einnahme eines dialysierbaren Medikaments oder von Methanol sowie schwere Intoxikation bei Kindern.
- Keine elektiven Eingriffe bei akuter Trunkenheit.

Bei Notoperationen sollte Folgendes beachtet werden:
- Wegen der verzögerten Magenentleerung besteht bei der Narkoseeinleitung erhöhte Aspirationsgefahr
- Der Anästhetikabedarf ist wegen der additiven zentral dämpfenden Wirkungen des Alkohols vermindert
- Es besteht eine gesteigerte Empfindlichkeit auf Blutverluste und „Operationsstress"
- Die Toleranz des Gehirns gegenüber Hypoxie ist vermindert
- Alkoholbedingte Störungen der Thrombozytenfunktion können Blutungen begünstigen
- Postoperativ sollte die Atemfunktion besonders sorgfältig überwacht werden

9.2 Chronischer Alkoholismus

Die chronische Einnahme von Alkohol führt zu beschleunigtem Abbau, Toleranzentwicklung und Abhängigkeit, des Weiteren zu sekundären Erkrankungen, insbesondere Ernährungsstörungen, Lebererkrankungen, neurologischen Erkrankungen, Kardiomyopathien.

Entzugserscheinungen treten meist 12–72 h nach vollständiger Unterbrechung der Alkoholzufuhr auf, nicht selten jedoch bereits nach einem relativen Abfall der Blutalkoholkonzentration auf 1–3‰. Leichte Formen manifestieren sich in Schlafstörungen, Übelkeit, Schwitzen, Schwäche, Angst und leichtem Tremor.

Bei schwerer Abhängigkeit entwickelt sich ein **Entzugsdelir**: Zittern (einige Stunden nach dem letzten Trunk), Suchtverhalten, Muskelkrämpfe, Erbrechen, Hyperreflexie, Halluzinationen, Delirium tremens, alkoholbedingte Krampfanfälle (selten).

9.2.1 Anästhesiologisches Vorgehen

- Elektive Eingriffe sollten möglichst nur bei trockenen Alkoholikern durchgeführt werden. Auf diese Weise wird ein Entzugssyndrom sicher vermieden.
- Bei der präoperativen Untersuchung sollte besonders auf Lebererkrankungen geachtet werden.
- Zusammen mit der Toleranzentwicklung gegenüber Alkohol besteht auch eine verminderte Empfindlichkeit auf zentral dämpfende Medikamente sowie intravenöse und volatile Anästhetika, ebenso ein gesteigerter Metabolismus durch Enzyminduktion. Daher müssen diese Substanzen zumeist höher dosiert werden.
- Die Narkoseeinleitung verläuft oft verzögert und ist gekennzeichnet durch Exzitation und erhöhten Dosisbedarf.
- Zur Aufrechterhaltung der Narkose können volatile Anästhetika eingesetzt werden. Opioide sind meist weniger gut geeignet, weil bei diesen Patienten selbst mit sehr hohen Dosen oft keine ausreichende Anästhesietiefe erreicht wird.
- Das Verteilungsvolumen für Pancuronium ist erhöht, die Clearance vermindert, so dass initial höhere Dosen erforderlich sein können, andererseits die muskelrelaxierende Wirkung länger anhält.
- Bei nicht trockenen Alkoholikern sind wegen der Gefahr des Entzugsdelirs eine postoperative Überwachung und Therapie erforderlich. Entzugstherapie möglichst erst nach der Operation in einer geeigneten Institution durchführen.

10 Opioidsucht

Die Zahl der Drogenabhängigen in Deutschland wird auf 60 000–80 000 geschätzt, ist also wesentlich niedriger als die der Alkohol- und Medikamentenabhängigen. Chronische Einnahme von Opioiden führt zu Toleranzentwicklung sowie körperlicher und psychischer Abhängigkeit; Begleiterkrankungen sind keine Seltenheit. Oft ist die Sucht nicht leicht zu erkennen, besonders bei sozial gut angepassten Personen (z. B. Ärzten). Hinweise auf eine Opioidsucht können sein: enge Pupillen, Einstichstellen, Abszesse, Euphorie, Verwirrtheit, Halluzinationen.

Die wichtigste perioperative Gefahr bei Süchtigen ist das (oft verkannte, jedoch meist nicht lebensbedrohliche) **Entzugssyndrom** (siehe Kap. 31), das in folgender Weise gekennzeichnet ist:
- Ängstlichkeit, Erregbarkeit, Unruhe,
- Hypertonus, Hypotonus, Tachykardie,
- Veränderungen der Körpertemperatur und der Atmung,
- bittendes oder forderndes Verhalten,
- Gähnen, Schwitzen, Tränenfluss,

- Mydriasis, Gänsehaut, Tremor, warme und kalte Flushs,
- Knochenschmerzen, Schwindel.

Das Syndrom beginnt, je nach verwendeter Substanz, ca. 3–12 h nach der letzten Einnahme und dauert 4–10 d an, mit einem Höhepunkt am 3.–6. Tag bzw. für Pethidin nach ca. 12 h.

10.1 Anästhesiologisches Vorgehen

- Bei elektiven Eingriffen möglichst vorher Entzugsbehandlung.
- Ist Entzug nicht möglich: Opioidzufuhr perioperativ fortsetzen, Entzugstherapie erst nach der Operation in einer spezialisierten Institution (siehe Kap. 31).
- Meist ist eine stärkere Prämedikation unter Einschluss der Opioiddosis erforderlich.
- Regionalanästhesien sind grundsätzlich möglich, jedoch sind die wachen Patienten oft nicht leicht zu führen.
- Bei Allgemeinnarkosen sollten volatile Anästhetika bevorzugt werden; Opioidnarkosen bieten keine Vorteile.
- Auf Ketamin sollte verzichtet werden, da die Substanz bei Süchtigen oft einen „bad trip" hervorruft.
- Vorsicht mit Naloxon; Gefahr eines abrupten bedrohlichen Entzugssyndroms.
- Bei ehemals Opioidabhängigen sollten keine Opioide für Narkosezwecke eingesetzt werden. Bewährt haben sich Inhalationsanästhetika. Die postoperative Schmerzbehandlung kann mit peridural applizierten Lokalanästhetika erfolgen, alternativ mit kleinen Dosen von Opioiden (siehe Kap. 31).

11 AIDS

11.1 Definition

Das erworbene Immundefektsyndrom (AIDS = acquired immune deficiency syndrome) ist gekennzeichnet durch tiefgreifende Funktionsstörungen des Immunsystems mit nachfolgenden opportunistischen Infektionen und bestimmten Tumorerkrankungen. Ursache des Syndroms ist eine Infektion mit humanen Immundefizienzviren, die einen Defekt des zellulären Immunsystems hervorrufen. Der Immundefekt ist erkennbar an sog. Indikatorkrankheiten: Das sind opportunistische Infektionen durch ubiquitär vorkommende Erreger, die bei gesundem Immunsystem normalerweise keine Krankheitserscheinungen auslösen. Zu den Indikatorkrankheiten gehören außerdem Tumoren wie das Kaposi-Sarkom und das maligne Non-Hodgkin-Lymphom vom B-Zell-Typ sowie neurologische Krankheitsbilder wie die HIV-Enzephalopathie oder die Toxoplasmose des Gehirns.

HIV-Infektion. Wegen der oft langen Latenzzeit zwischen der Infektion mit dem Erreger und dem Auftreten von Symptomen muss die HIV-Infektion von AIDS abgegrenzt werden. Beim Nachweis von HIV-Antikörpern im Blut (s. u.) liegt eine Infektion vor. Der Infizierte ist infektiös, so dass entsprechende Vorsicht geboten ist.

11.2 Häufigkeit und Risikogruppen

Wegen der langen Inkubationszeit zwischen HIV-Infektion und dem Ausbruch von AIDS liegen keine genauen Daten zur Häufigkeit der HIV-Infektion in der Bundesrepublik vor. In einer anonymen Testuntersuchung in fünf ausgewählten bayrischen Kliniklabors fanden sich HIV-positive Proben in 3,1‰ der Fälle; davon bei den Männern in 4,4‰, bei den Frauen in 1,9‰. Die Zahl der an AIDS erkrankten Personen wird auf 60 000–150 000 geschätzt.

Zu den Risikogruppen (eigentlich: „Patienten mit Risikoverhalten" gehören):
- Promiskuitive homosexuelle Männer (große Verletzungsgefahr bei einigen Sexualpraktiken),
- Drogenabhängige (bei intravenöser Drogenzufuhr mit „needle sharing"),
- Prostituierte,
- Hämophile (Substitution von Gerinnungsfaktoren, vor allem Faktor VIII),
- Kinder HIV-infizierter Mütter.

In der Bundesrepublik gehört die weitaus überwiegende Mehrzahl der Infizierten den Risikogruppen an, während der Anteil der Heterosexuellen bisher konstant niedrig geblieben ist.

Das Risiko, sich bei einmaliger perkutaner Verletzung durch eine mit HIV-Blut kontaminierte Kanüle zu infizieren, wird auf 0,5% geschätzt. Zum Risiko einer Infektion durch Transfusion von Blut und Blutderivaten siehe Kapitel 28.

11.3 Übertragung

HIV wird überwiegend durch sexuelle Kontakte übertragen; häufiger Partnerwechsel trägt wesentlich zur raschen Verbreitung in einer Population bei. Das Infektionsrisiko eines einmaligen „normalen" Sexualkontakts mit einem infizierten Partner soll ca. 1% betragen. Der Erreger, ein einzelsträngiges RNS-Virus aus der Familie der Retroviren und der Subfamilie der Lentiviren, dringt bevorzugt in die T-Helfer-Zellen ein, aber auch in Makrophagen, Langerhans-Zellen von Haut und Darm und Gliazellen des ZNS. Aus diesem Grund findet sich das Virus vor allem in lymphozytenhaltigen Flüssigkeiten wie Blut, Samen und Vaginalsekret.

11.4 Pathogenese

Im Mittelpunkt der Pathogenese stehen die T-Lymphozyten (Helferzellen); diese Zellen spielen eine zentrale Rolle in der Regulation verschiedener Funktionen des Immunsystems; ihr Ausfall führt zu komplexen Störungen der Infektabwehr.

Das Virus vermehrt sich in den T-Zellen und zerstört sie: Zunächst entwickeln sich unspezifische Symptome, später, nach Zerstörung eines Großteils der Lymphozyten, opportunistische Infektionen und Tumoren.

11.5 Symptomatik

Das HIV-Infektionssyndrom verläuft über mehrere Jahre. Klinisch können folgende vier aufeinanderfolgende Stadien abgegrenzt werden:

Erste Phase. Bei einigen Patienten entwickelt sich nach Ablauf der Inkubationszeit (2–6 Wochen) ein mononukleoseähnliches Krankheitsbild, die akute HIV-Infektion, mit:
— Fieber,
— Grippegefühl,
— Hautexanthem,
— Lymphknotenschwellungen.
Gleichzeitig können meist erstmals HIV-Antikörper im Serum nachgewiesen werden.

Zweite Phase. Nach Abklingen der ersten Phase beginnt die klinische Latenzphase. Der Infizierte ist asymptomatisch und bemerkt von seiner Infektion nichts. Die Latenzphase dauert in der Regel mehrere Jahre. Bei den meisten Patienten tritt ein Lymphadenopathie-Syndrom (LAS) auf, eine mehr als 3 Monate anhaltende Lymphknotenvergrößerung (> 1 cm) an mindestens zwei extrainguinalen Lymphknotenstationen.

Dritte Phase. An die Latenzphase schließt sich der AIDS-related complex (ARC) an, eine AIDS-Vorstufe mit unspezifischen klinischen Symptomen und Veränderungen von Laborwerten. Innerhalb der nächsten 1–5 Jahre tritt bei Patienten im ARC-Stadium schließlich das Vollbild von AIDS auf.

Vierte Phase. Als letztes Stadium der HIV-Infektion entwickelt sich das erworbene Immundefektsyndrom mit opportunistischen Infektionen, Tumorerkrankungen oder neurologischen Störungen.

11.6 Diagnostik

Die Diagnose wird durch den Nachweis von HIV-Antikörpern im Serum gesichert. Die Diagnose darf nur gestellt werden, wenn der Suchtest (meist HIV-1/2-ELISA; 2 Kontrollen) und anschließend auch der auf einer anderen Methode beruhende Bestätigungstest (Western-Blot oder indirekter Fluoreszenztest) positiv sind. Erst wenn der Bestätigungstest positiv ausfällt, darf (und muss) der Patient informiert werden. Wurden HIV-Antikörper sicher nachgewiesen, schließt sich ein diagnostisches Minimalprogramm an, um den Grad des Immundefekts abschätzen und eine Klassifizierung vornehmen zu können.

11.7 Therapie

Die Behandlung von AIDS umfasst eine Kombination aus antiretroviralen Medikamenten, weiteren Maßnahmen und prophylaktischen Interventionen. Die **antiretrovirale Therapie** besteht aus einer Kombination von Proteasen-Inhibitoren, PI, und Rerverse-Transkriptase-Inhibitoren, RTI, (sog. HAART = higly active antiretroviral therapy). Hierdurch wird die Virusvermehrung gehemmt, die Rate opportunistischer Infektionen gesenkt, das Überleben verlängert und die Lebensqualität verbessert. Die wichtigsten **Nebenwirkungen** von HAART sind:
— Anämie, Neutropenie
— Polyneuropathie
— Durchfälle, Anstieg der Leberenzyme, Schwere Hyperglykämien
— Anstieg der Triglyceride, Arteriosklerose, koronare Herzkrankheit

Weiterhin hemmen die antiretroviralen Medikamente das Zytochrom-P450-System und induzieren hepatische Enzyme. Durch die Zytochrom-P450-Hemmung kann die Wirkung von Benzodiazepinen (Midazolam, Flurazepam, Diazepam), Opioiden (Ausnahme: Remifentanil), volatilen Anästhetika (Ausnahme Desfluran), Antihistaminika und Amid-Lokalanästhetika verstärkt und verlängert werden. Propofol scheint dagegen nicht wesentlich beeinflusst zu werden. Etomidat, Remifentanil, Desfluran und Atracurium gelten für die Anästhesie bei AIDS-Patienten als besonders geeignet.

11.8 Anästhesiologisches Vorgehen

Grundsätzlich sollte jeder Patient als potentiell infektiös angesehen werden und den Arzt sowie Schwestern und Pfleger zu entsprechenden Schutzmaßnahmen veranlassen.
— Die antiretrovirale Therapie sollte perioperativ fortgesetzt werden.
— Zum Schutz vor Kontamination mit infektiösem Material (Blut, Urin, Speichel, Sputum usw.) bei allen invasiven Maßnahmen, einschließlich Kanülierung von Venen und Arterien sowie der endotrachealen Intubation, Handschuhe und Mundschutz tragen, evtl. gesonderte Schutzkittel und Schutzbrille.
— Bei Narkosen möglichst Einmalartikel verwenden; Materialien und Geräte patientenbezogen einsetzen; Kanülen wegen der Verletzungsgefahr nicht in die Schutzhüllen zurückstecken, wiederverwendbare Instrumente sorgfältig desinfizieren.
— Desinfektion von Flächen und Instrumenten mit Mitteln auf alkoholischer Basis oder mit Natriumhypochlorit unter sorgfältiger Beachtung von Konzentration und Einwirkungszeit.
— Bei Verletzungen mit Kontaminationsmöglichkeit sofortige Desinfektion, Ausblutung der Verletzung und erneute Wundreinigung. Meldung beim Betriebsarzt zur Einleitung eines D-Arzt-Verfahrens (Anerkennung als Berufskrankheit) und der serologischen Ausgangsdiagnostik; evtl. prophylaktisch antiretrovirale Medikamente. Bei Infektion ist nach 6–8 Wochen mit einem positiven Antikörpertest zu rechnen.
— Die Wahl von Anästhetika, Anästhesietechnik und Überwachungsmaßnahmen richtet sich vor allem nach dem Stadium der Erkrankung und der Manifestation opportunistischer Infektionen. Im Vollbild besteht oft ein Ernährungsmangelzustand mit Hypovolämie, außerdem eine Anämie und Thrombozytopenie. Bei Pneumocystis-carinii-Infektion kann der pulmonale Gasaustausch gestört sein.
— Sorgfältige Asepsis bei allen invasiven Maßnahmen (Kanülierung, Intubation usw.), um das Einschwemmen von Bakterien zu vermeiden.
— Schwestern und Pfleger, die den Patienten im Aufwachraum überwachen, sollten während dieser Zeit keine anderen Patienten betreuen. Auch hier gilt: Handschuhe, Schutzkittel und Schutzbrille tragen.
— Bei kardiopulmonaler Wiederbelebung sollte keine Mund-zu-Mund-Beatmung durchgeführt, sondern der Patient endotracheal intubiert werden.

Literatur

Ahmed Z, Lockhart CH, Weiner M, Klingensmith G: Advances in diabetic management: implications for anesthesia. Anesth Analg 2005 Mar;100(3):666–9. Review.

Asai T, Shingu K: The laryngeal tube. Review. Br J Anaesth 2005; 95(6); 729–736.

Biro P, Pasch T: Anästhesie bei seltenen Erkrankungen. Springer, Berlin–Heidelberg–New York 2004.

Bryson GL, Chung F, Cox RG, Crowe MJ, Fuller J, Henderson C, Finegan BA, Friedman Z, Miller DR, van Vlymen J: Canadian Ambulatory Anesthesia Research Education group. Patient selection in ambulatory anesthesia – an evidence-based review: part II. Can J Anaesth 2004 Oct;51(8):782–94. Review.

Chadwick V, Wilkinson KA: Diabetes mellitus and the pediatric anesthetist. Paediatr Anaesth 2004 Sep; 14(9):716–23. Review.

Cooper RM: The LMA, laparoscopic surgery and the obese patient – can vs should. Can J Anesth 2003; 50:1, 5–10.

Coursin DB, Prielipp RC : The new anesthesia diet plan: keeping perioperative carbs in check. Anesth Analg 2004 Aug;99(2):316–8.

den Herder C, Schmeck J, Appelboom DJ, de Vries N: Risks of general anaesthesia in people with obstructive sleep apnoea. BMJ 2004 Oct 23;329(7472):955–9. Review.

Devereaux PJ, Beattie WS, Choi T-L et al.: How strong ist the evidence for the use of perioperative β-blockers in non-cardiac surgery? Systematic review and meta-analysis of randomised controlled trials. BMJ 2005, 331(7512):313–21.

Farling PA: Thyroid disease. Br J Anaesth 2000 Jul; 85(1):15–28. Review.

Folkerts H, Remschmidt H, Saß H, Sauer H, Schäfer M, Sewing K: Bekanntmachungen: Stellungnahme zur Elektrokrampftherapie (EKT) als psychiatrische Behandlungsmaßnahme. PP 2, Ausgabe März 2003, Seite 141. BEKANNTGABEN DER HERAUSGEBER: Bundesärztekammer.

Gordon HS, Johnson ML, Wray NP, Petersen NJ, Henderson WG, Khuri SF, Geraci JM: Mortality after noncardiac surgery. Prediction from administrative versus clinical data. Med Care 2005; 43(2): 159–167.

Haller H: Die neuen Richtlinien zur Behandlung der Hypertonie. Internist 2005;538–547.

Harbaugh RE, Magnadottir HB: Carotid endarterectomy in high risk patients. Neurol Res 2002;24 Suppl 1:S66–70.

Howell SJ, Sear YM, Yeates D, Goldacre M, Sear JW, Foex P: Risk factors for cardiovascular death after elective surgery under general anaesthesia. Br J Anaesth 80:14, 1998.

Kadoi Y, Hinohara H, Kunimoto F, Saito S, Ide M, Hiraoka H, Kawahara F, Goto F: Diabetic patients have an impaired cerebral vasodilatory response to hypercapnia under propofol anesthesia. Stroke 2003 Oct;34(10):2399–403.

Kehrl W, Schottke-Hennings H, Offergeld Ch, Grundmann T: Is the observation of patients with sleep-apnea-syndrome after surgery of the upper airway in an intensive care unit generally necessary? Laryngorhinootologie 2005 Apr;84(4):266–72.

Lentschener C, Ozier Y: What anaesthetists need to know about viral hepatitis. Acta Anaesthesiol Scand 2003: 47(7)794–803.

Link A, Walenta K, Böhm M: Der hypertensive Notfall. Internist 2005; 557–564.

Matthys H, Seeger W (Hrsg.): Pneumologie, 3. Aufl. Springer, Berlin–Heidelberg–New York 2001.

McAnulty GR, Hall GM: Anaesthesia for the diabetic patient. Br J Anaesth 2003 Apr;90(4):428–9.

McGory ML, Maggard MA, Ko CY: A meta-analysis of perioperative beta blockade: What is the actual risk reduction? Surgery 2005; 138(2):171–179.

McDonald S: Is neuraxial blockade contraindicated in the patient with aortic stenosis? Evidence-based case report. Reg Anesth Pain Med 2004;29(5):496–502.

McFalls EO, Warde HB, Thomas E et al.: Coronary-artery revascularization before elective major vascular surgery. N Engl J Med 2004:351(27):2795–2804.

Miriam A, Korula G: A simple glucose insulin regimen for perioperative blood glucose control: the Vellore regimen. Anesth Analg 2004 Aug;99(2):598–602.

Pauwels R, Rabe F: Burden and clinical features of chronic obstructive pulmonary disease (COPD). Seminar. Lancet 2004:364:613–20.

Peyton PJ, Myles PS, Silbert BS et al. and the MASTER Anesthesia Trial Study Group. Perioperative epidural analgesia and outcome after major abdominal surgery in high risk patients. Anesth Analg 2003; 96: 548–54.

Priebe HJ: Perioperative myocardial infarction – aetiology and prevention. Review. Br J Anaesth 2005; 95(1):3–19.

Ramakrishna G, Sprung J, Barugur SR, Chandrasekaran K, McGoon MD: Impact of pulmonary hypertension on the outcomes of noncardiac surgery. JACC 2005; 45(10)1691–99.

Robertshaw HJ, McAnulty GR, Hall GH: Strategies for managing the diabetic patient. Best Pract Res Clin Anaesthesiol 2004 Dec;18(4):631–43. Review.

Slogoff S, Keats A: Does perioperative myocardial ischemia lead to postoperative myocardial infarction? Anesthesiology 62:107, 1985.

Stoelting RK, Dierdorf S, McCammon RL: Anesthesia and Co-existing Disease, 4th ed. Churchill Livingstone, New York 2002.

Warner DA, Waner MA, Barnes RD et al: Perioperative respiratory complications in patients with asthma. Anesthesiology 85:460–467, 1996.

Wilmore DW, Kehlet H. Management of patients in fast track surgery. BMJ 2001; 322:473–476Yao FS, Artusio JF: Arbeitsbuch Anästhesiologie. Problemorientierte Patientenbehandlung. Urban & Fischer, München–Jena 2001.

Ziser A, Plevak DJ, Wiesner RH, Rakela J, Offord KP, Brown DL: Morbidity and mortality in cirrhotic patients undergoing anesthesia and surgery. Clinical investigation. Anesthesiology 1999, 90 (1): 42–53.

Leitlinien

Leitlinie der Deutschen Diabetes-Gesellschaft: Definition, Klassifikation und Diagnostik des Diabetes mellitus. Aktualisierung 10/2004. AWMF online unter http://leitlinien.net/

Leitlinie der Deutschen Diabetes-Gesellschaft: Therapieziele und Behandlungsstragegien beim Diabetes mellitus. Aktualisierung 5/2002. AWMF online unter http://leitlinien.net/

Leitlinie der Deutschen Hypertonie-Gesellschaft: Prävention, Erkennung, Diagnostik und Therapie der arteriellen Hypertonie. Aktualisierung 11/2003. AWMF online unter http://leitlinien.net/

ACC/AHA 2002 Guideline update for the management of patient with chronic stable angina. www.acc.org oder www.acc.org oder www.americanheart.org.

ACC/AHA 2002 Guideline update on perioperative cardiovascular evaluation for noncardiac surgery. www.acc.org oder www.americanheart.org.

Guidelines from the American College of Physicians. Evaluation of primary care patients with chronic stable angina. Ann Intern Med 2004; 141:57–64.

Leitlinie zur Diagnose und Behandlung der chronischen koronaren Herzerkrankung der Deutschen Gesellschaft für Kardiologie – Herz- und Kreislaufforschung (DGK). Z Kardiol 2003, 92:501–521.

Leitlinien zur Therapie der chronischen Herzinsuffizienz der Deutschen Gesellschaft für Kardiologie- Herz- und Kreislaufforschung.

Leitlinie der Deutschen Atemwegsliga und der Deutschen Gesellschaft für Pneumologie zur Diagnostik und Therapie von Patienten mit chronisch obstruktiver Bronchitis und Lungenemphysem. Pneumologie 2002, 56:704–738.

Systematischer Review/Metaanalysen (Internetliteratur)

Lindholm LH, Carlberg B, Samuelsson O. Should beta-blockers remain first choice in the treatment of primary hypertension? A metaanalysis. Lancet 2005; 366:1545–53.

Travers A, Jones AP, Kelly K, Barker SJ, Camargo CA, Rowe BH. Intravenous β2-agonists for acute asthma in the emergency department (Cochrane Review). In: The Cochrane Library, Issue 2, 2001. Oxford: Update Software.

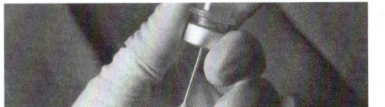

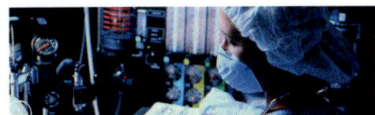

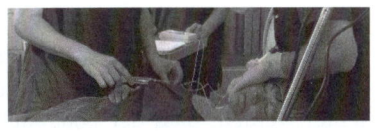

17 Präoperative Dauermedikation

Inhaltsübersicht

1 Einführung ... 429
2 Antihypertensiva ... 429
2.1 ACE-Hemmer ... 430
2.2 Hydralazin ... 430
2.3 Clonidin ... 430
2.4 Reserpin ... 430
2.5 α-Methyldopa ... 431
3 β-Rezeptoren-Blocker ... 431
4 Kalziumantagonisten ... 432
5 Digitalis ... 432
6 Diuretika ... 432
7 Antiarrhythmika ... 432
8 Antiasthmatika ... 433
9 Kortikosteroide ... 433
9.1 Kortisol ... 433
9.1.1 Biologische Aktivität ... 433
9.2 Therapie mit Glukokortikoiden ... 433
9.3 Perioperative Glukokortikoidsubstitution ... 434
10 Antidepressiva ... 435
10.1 MAO-Hemmer ... 435
10.2 Trizyklische Antidepressiva ... 436
10.3 Lithium ... 436
11 Neuroleptika ... 437
12 Cimetidin ... 437
13 Kontrazeptiva ... 437
14 Antibiotika ... 437
15 Zytostatika ... 437
Literatur ... 439

1 Einführung

Zahlreiche Patienten nehmen über längere Zeit Medikamente ein, die für die Narkose und Operation von Bedeutung sein können: Zum einen beeinflussen sie möglicherweise den präoperativen Zustand des Patienten, zum anderen könnten sie zu schwerwiegenden Interaktionen mit den während einer Narkose verabreichten Substanzen führen. Für den Anästhesisten stellt sich häufig die Frage, ob diese Medikamente perioperativ weitergegeben oder eine angemessene Zeit vor der Operation abgesetzt werden sollen. Diese Frage ist oft erst nach sorgfältiger Abwägung von Nutzen und Risiko zu beantworten.

Grundsätzlich kann in folgender Weise vorgegangen werden:
— Ist damit zu rechnen, dass sich durch das Absetzen der Medikamente der Zustand des Patienten akut verschlechtert oder gar ein gefährliches Entzugsyndrom droht, werden die Pharmaka auch perioperativ zugeführt, z. B. β-Blocker bei schwerer Koronarerkrankung.
— Sind hingegen die Gefahren einer fortgeführten Dauertherapie größer als der Nutzen, werden die Medikamente in einem angemessenen Zeitraum vor der Operation abgesetzt.
— Sind von den Medikamenten für die Narkose wesentliche präoperative Störungen zu erwarten, müssen diese Störungen auch präoperativ gezielt diagnostiziert und, falls erforderlich, unter Verschiebung der elektiven Operation korrigiert werden: z. B. Hypokaliämie und Hypovolämie durch Diuretika.

2 Antihypertensiva

Nach allgemeiner Auffassung soll eine antihypertensive Dauermedikation präoperativ nicht unterbrochen werden, weil hierdurch eine größere Stabilität des Blutdruckverhaltens während der Narkose erreicht werden kann. Grundsätzlich muss aber beachtet werden, dass der behandelte Hypertoniker vermehrt zu **orthostatischem Blutdruckabfall** und **Bradykardie** neigt; außerdem sind Interaktionen mit kardiovaskulären Substanzen sowie mit Anästhetika und Sedativa zu erwarten.

Für die Dauertherapie der Hypertonie werden folgende Substanzen eingesetzt: Diuretika, Sympatholytika, Vasodilatatoren und ACE-Hemmer (siehe Kap. 16).

2.1 ACE-Hemmer

Hemmstoffe des Angiotensin-Konversionsenzyms (ACE = Angiotensin Converting Enzyme) wie Captopril beeinträchtigen die Umwandlung von Angiotensin I in das aktive Angiotensin II, schwächen die Pressor-Reaktion auf Angiotensin I und hemmen die Steigerung der Aldosteronsekretion durch Angiotensin I. Der Blutdruckabfall beruht auf der Abnahme des peripheren Gefäßwiderstandes. Zentrale Wirkungen treten nicht auf, da die Substanz die Blut-Hirn-Schranke nicht passiert. Reflextachykardien werden ebenfalls nicht beobachtet.

Unerwünschte Wirkungen:
— Manchmal steiler Blutdruckabfall, besonders bei dehydrierten, hyponatriämischen Patienten.
— Hautreaktionen.
— Proteinurie und Nierenschädigungen.

2.2 Hydralazin

Hydralazin und Dihydralazin senken den peripheren Widerstand und besonders den diastolischen Blutdruck. Herzfrequenz, Schlagvolumen und Herzzeitvolumen steigen gegenregulatorisch an. Eine orthostatische Hypotension ist weniger häufig, da die Substanzen vorwiegend auf die Arteriolen einwirken. Häufige **Nebenwirkungen** sind:
— Orthostatischer Blutdruckabfall,
— Tachykardie, Herzklopfen,
— Benommenheit, Müdigkeit, Angst, Schlafstörungen,
— Angina pectoris und Myokardischämie,
— Lupus-Syndrom bei ca. 10%.

Die Substanzen werden meist mit einem Diuretikum und einem β-Blocker kombiniert, um die Nebenwirkungen zu vermindern.

2.3 Clonidin

Clonidin ist vorwiegend ein partieller Agonist der zentralen α_2-Rezeptoren. Die Wirkungen hängen sehr stark von der Noradrenalinkonzentration im Gewebe ab. Nach i.v. Injektion steigt der arterielle Blutdruck vorübergehend durch Stimulation postsynaptischer α-Rezeptoren der Gefäße an, danach folgt ein länger anhaltender Blutdruckabfall mit Bradykardie und Abnahme des Herzzeitvolumens. Außerdem vermindert Clonidin die periphere sympathoadrenerge Übertragung durch Hemmung präsynaptischer α_2-Rezeptoren.

Für den Anästhesisten wichtige **Nebenwirkungen:**
— Orthostatische Hypotension und Bradykardie.
— Sedierung, Benommenheit, trockener Mund, Übelkeit.
— Flüssigkeitsretention mit Gewichtszunahme bei Monotherapie.
— Trizyklische Antidepressiva und vermutlich auch Phenothiazine und Butyrophenone schwächen die Wirkung von Clonidin.

Zeichen der Überdosierung von Clonidin:
— Bewusstseinstrübung, Atemdepression, Miosis.
— Blutdruckabfall und Bradykardie.

Behandlung: Beatmung, Atropin, Dopamin, Flüssigkeitszufuhr; α-Mimetika bei therapierefraktärer Hypotension. Praktisch ist zu beachten:

> Abruptes Absetzen einer Clonidin-Dauermedikation kann eine akute hypertensive Krise auslösen. Darum muss die Zufuhr von Clonidin perioperativ fortgesetzt werden.

Das **Entzugsyndrom** tritt meist 18–20 h nach der letzten Dosis auf und manifestiert sich als sympathoadrenerge Überaktivität mit Unruhe, Kopfschmerzen, Bauchschmerzen, Schwitzen, Hypertonie und Tachykardie.

Behandlung: Vasodilatatoren i.v., z. B. Nitroprussid oder β-Blocker, kombiniert mit α-Blockern (β-Blocker allein können die hypertensive Reaktion aufgrund hoher zirkulierender Katecholaminspiegel noch verstärken). Auch durch erneute Injektion von Clonidin kann das Rebound-Phänomen beseitigt werden.

2.4 Reserpin

Reserpin entleert die Katecholamin- und Hydroxytryptaminspeicher in Gehirn, Nebennierenmark und peripheren Geweben; auch der Gehalt des

Myokards an Noradrenalin wird bereits in Dosen von weniger als 1 mg/d erheblich vermindert.

Für den Anästhesisten sind folgende **Wirkungen und Nebenwirkungen** wichtig:
— Chronische Einnahme vermindert die Ansprechbarkeit der Rezeptoren auf indirekt wirkende Sympathomimetika wie Ephedrin.
— Chronische Einnahme kann zur Überempfindlichkeit gegenüber Katecholaminen wie Adrenalin, Noradrenalin, Dopamin und direkten Sympathomimetika wie Phenylephrin, Isoprenalin und Orciprenalin führen. Diese Hyperreaktivität manifestiert sich als Hypertension und/oder Tachykardie und muss beim intraoperativen Einsatz der genannten Substanzen beachtet werden: vorsichtige Titrierung der erforderlichen Dosis!
— Weitere unerwünschte Nebenwirkungen: Sedierung, Depressionen.

Wegen der beträchtlichen dosisabhängigen Nebenwirkungen wird Reserpin nur in niedrigen Dosen und nur in Kombination mit anderen Antihypertensiva angewandt.

Hinweise für die Narkosepraxis:
— Die Wirkung von Sedativa und Hypnotika wird durch Reserpin verstärkt, daher Dosisreduktion!
— Der Dosisbedarf für Inhalationsanästhetika bzw. der MAC-Wert wird um 20–30% vermindert; darum Inhalationsanästhetika besonders bei Patienten mit kardiovaskulären Begleiterkrankungen vorsichtig dosieren.
— Blutdruckabfall und Bradykardie sind die typischen intraoperativen Gefahren von Reserpin. Behandlung: titrierte Dosen von direkten Sympathomimetika wie Theodrenalin oder Phenylephrin.
— Bei Bradykardie: Atropin oder Dopamin in titrierten Dosen.
— Bei Hypertonie: direkte Vasodilatatoren wie Nitroprussid.
— Kein Einsatz von Reserpin bei Patienten mit endogenen Depressionen in der Vorgeschichte.

2.5 α-Methyldopa

Dieses Sympatholytikum dringt in das Gehirn ein und wird dort über α-Methyldopamin zu α-Methylnoradrenalin carboxyliert. Methyldopa ist ein Antagonist der $α_2$-Rezeptoren des Gehirns, in geringerem Maße auch der $α_1$-Rezeptoren. Die antihypertensive Wirkung beruht auf einer zentralen Hemmung des Ausstroms sympathoadrenerger Impulse. Die Theorie einer peripher blutdrucksenkenden Wirkung gilt als überholt.

Methyldopa senkt den peripheren Gefäßwiderstand; Herzfrequenz und Herzzeitvolumen bleiben im Wesentlichen unverändert. Die Substanz wird meist mit einem Diuretikum kombiniert, wegen der Nebenwirkungen jedoch nur noch selten eingesetzt.

Für den Anästhesisten wichtige **Nebenwirkungen:**
— Orthostatische Hypotension und Bradykardie.
— In höheren Dosen Sedierung.
— Depressionen, Schlafstörungen, Angst, Parkinsonismus.
— Lupus-Syndrom.

Hinweise für die Narkosepraxis:
— Die hypotensive Wirkung wird durch Diuretika und Allgemeinanästhetika verstärkt.
— Der Bedarf an Sedativa und Allgemeinanästhetika wird durch die zentralen Effekte um 20–40% vermindert.
— Barbiturate, trizyklische Antidepressiva und sympathomimetische Amine schwächen die antihypertensive Wirkung von α-Methyldopa.
— Lithium, Haloperidol und Dehydrobenzperidol können die Toxizität von α-Methyldopa erhöhen.
— Abruptes Absetzen von α-Methyldopa kann bei einigen Patienten zu starkem Blutdruckanstieg führen. Behandlung: Nitroprussid.

3 β-Rezeptoren-Blocker

Diese Substanzen werden ebenfalls zur Behandlung der Hypertonie sowie der koronaren Herzerkrankung eingesetzt. Sie wirken je nach Selektivität in unterschiedlichem Ausmaß auf die $β_1$- und $β_2$-Rezeptoren des sympathischen Nervensystems (siehe Kap. 9). Der Mechanismus der blutdrucksenkenden Wirkung ist nicht genau bekannt; die günstige Wirkung bei Koronarkrankheit beruht auf der Verminderung des myokardialen Sauerstoffverbrauchs (siehe Kap. 46). Für die Narkosepraxis ist Folgendes wichtig:

> Abruptes Absetzen von β-Blockern kann ein lebensbedrohliches Entzugssyndrom auslösen. Darum dürfen die Substanzen bei schwerer Koronarkrankheit perioperativ nicht abgesetzt werden.

Das **Entzugssyndrom** (siehe Kap. 9) tritt bei ca. 5% aller Patienten nach abruptem Absetzen der β-Blocker auf und manifestiert sich in folgender Weise:
— Ventrikuläre Herzrhythmusstörungen,
— Angina pectoris,
— Myokardinfarkt oder sogar akuter Herztod.

4 Kalziumantagonisten

Diese Substanzen werden vorwiegend zur Behandlung der Hypertonie und der koronaren Herzerkrankung eingesetzt. Sie wirken arteriolär dilatierend, beeinträchtigen die Myokardkontraktilität, vermindern die Herzfrequenz und die Leitungsgeschwindigkeit (siehe Kap. 9).

Für die Narkose ist Folgendes wichtig:
- Verapamil und Diltiazem verlängern das P-R-Intervall und können einen AV-Block hervorrufen.
- Die negativ inotrope Wirkung von β-Blockern wird durch Verapamil und Diltiazem verstärkt. Daher allergrößte Vorsicht bei der Dosierung, besonders bei i.v. Zufuhr.
- Die vasodilatierende Wirkung von Kalziumantagonisten wird durch Inhalationsanästhetika und Opioide potenziert, ebenso die durch Inhalationsanästhetika hervorgerufene Abnahme der Leitungsgeschwindigkeit.
- Der Dosisbedarf für Inhalationsanästhetika wird durch Kalziumantagonisten vermindert.
- Die Wirkung von depolarisierenden und nichtdepolarisierenden Muskelrelaxanzien soll verstärkt werden.

Ein akutes Entzugssyndrom ist nach abruptem Absetzen der Kalziumantagonisten nicht zu erwarten. Vor allem bei instabiler Angina pectoris oder Koronarspasmen wird empfohlen, die Dauermedikation perioperativ fortzusetzen.

Folgendes ist hierbei zu beachten:

> Die Fortführung der Dauermedikation mit Kalziumantagonisten in der perioperativen Phase schützt nicht ausreichend vor kardiovaskulären Reflexreaktionen durch starke Stimuli während der Narkose.

5 Digitalis

Die therapeutische Breite von Digitalis ist gering. Allgemein wird empfohlen, die Substanzen 36–48 h (Digoxin) bzw. 5 Tage (Digitoxin) vor der Operation abzusetzen. Gründe (siehe Kap. 9):
- Häufig Überdigitalisierung von Krankenhauspatienten.
- Gesteigerte Empfindlichkeit bei Elektrolytstörungen (besonders Hypokaliämie), Hypoxie, Störungen des Säure-Basen-Haushalts, Medikamenten, Schilddrüsenerkrankungen.
- Erschwerte Interpretation von perioperativen Herzrhythmusstörungen bei Digitalisierten.
- Bessere Steuerbarkeit und Wirksamkeit von exogen zugeführten Katecholaminen wie z. B. Dopamin bei perioperativer Herzinsuffizienz.

Bei Vorhofflimmern mit schneller Überleitung kann Digitalis perioperativ weiter zugeführt werden. Prophylaktische Digitalisierung bei nicht Herzinsuffizienten siehe Kapitel 9.

6 Diuretika

Diuretika werden zur Dauertherapie der Hypertonie und der Herzinsuffizienz eingesetzt. Sie können zu Hypokaliämie und Dehydratation mit Hypovolämie (siehe Kap. 27) führen. Diese Störungen prädisponieren wiederum zu schwerem Blutdruckabfall und Herzrhythmusstörungen während der Narkose. Es gilt:

> ! Hypokaliämie und Hypovolämie durch Dauertherapie mit Diuretika müssen präoperativ korrigiert werden. Falls erforderlich: Verschiebung elektiver Eingriffe!

Das Serumkalium sollte präoperativ bei unbehandelten Patienten mindestens 3 mmol/l, bei Digitalisierten mindestens 3,5 mmol/l betragen.

Folgende Nebenwirkungen von Diuretika sollten ebenfalls beachtet werden:
- Thiazide: hypochlorämische Alkalose, Hypokaliämie, Hyperurikämie und Hyperkalzämie.
- Spironolacton: Hyperkaliämie, Hyponatriämie.
- Thiazide und Furosemid: vermutlich Verlängerung der neuromuskulären Blockade durch Relaxanzien.

Bei dringlicher Indikation können die Diuretika perioperativ weiter gegeben werden, sofern die oben beschriebenen Vorsichtsmaßnahmen beachtet werden.

7 Antiarrhythmika

Eingehende Untersuchungen über Nutzen und Risiken einer Fortführung der antiarrhythmischen Dauertherapie in der perioperativen Phase liegen nicht vor. Wahrscheinlich können die meisten Antiarrhythmika am Vortag der Operation gefahrlos abgesetzt werden.

Eine wichtige Interaktion zahlreicher Antiarrhythmika ist die Verlängerung der neuromuskulären Blockade nichtdepolarisierender Muskelrelaxanzien (siehe Kap. 7), weiter die Potenzierung der negativ inotropen Wirkung von Inhalationsanästhetika, Verapamil und β-Blockern sowie die Verminderung der Erregungsleitungsgeschwindigkeit durch diese Substanzen.

8 Antiasthmatika

Die Dauermedikation sollte perioperativ fortgeführt werden, um einen Asthmaanfall zu vermeiden (siehe Kap. 16). Bronchodilatatoren wie Terbutalin (Bricanyl) und Theophyllin (Aminophyllin, Euphyllin) können die arrhythmogene Wirkung von Inhalationsanästhetika, vor allem aber von Halothan, verstärken (Sensibilisierung des Myokards gegenüber Katecholaminen, siehe Kap. 3).

9 Kortikosteroide

In der Nebennierenrinde werden drei Arten von Hormonen gebildet: Glukokortikoide, Mineralokortikoide und Sexualhormone (primär Androgene). Kortisol, das Hauptglukokortikoid, wird überwiegend in der zentralen Zona fasciculata gebildet, teils auch in der Zona reticularis, Aldosteron, das Hauptmineralokortikoid, in der Zona glomerulosa und die Sexualhormone in der Zona reticularis, zum Teil auch in der Zona fasciculata. Alle Nebennierenrindenhormone leiten sich vom Cholesterin ab.

9.1 Kortisol

Täglich werden 10–20 mg Kortisol von der Nebenniere gebildet, in Stresssituationen bis zu 240 mg; die Serumhalbwertszeit beträgt 80–110 min, die biologische Wirkdauer des injizierten Kortisols hingegen 12–24 h. Die kurze Halbwertszeit beruht wahrscheinlich auf der raschen Bindung von 97% der Substanz an Trägermoleküle. An Transkortin sind 90% des zirkulierenden Kortisols gebunden, 7% an Albumin.

9.1.1 Biologische Aktivität

Glukokortikoide regulieren die Mobilisierung und den Verbrauch von Kohlenhydraten, Proteinen und Fett, verstärken die Natrium- und Wasserretention und kontrollieren die Adrenalinsynthese im Nebennierenmark. Insgesamt fördern die Glukokortikoide die hepatische Glukoneogenese und verstärken die Wirkungen metabolisch aktiver Hormone. Im Fettgewebe steigern die Glukokortikoide die Lipolyse, und die freien Fettsäuren im Serum steigen an. Außerdem wird der lipolytische Effekt von Katecholaminen und Glukagon verstärkt.

Des Weiteren stimulieren Glukokortikoide die hepatische Proteinsynthese, während die Proteinsynthese in Muskel, Haut, Fibroblasten sowie im Fett- und Lymphgewebe blockiert wird. Daneben beeinflussen die Glukokortikoide die Immunfunktion und Entzündungsvorgänge sowie den Knochen- und Mineralstoffwechsel, die Fibroblastenaktivität und den Flüssigkeits- und Elektrolythaushalt. Weitere Wirkungen sind:
— Euphorie, gelegentlich auch Depression;
— Zunahme der Thrombozytenzahl im Blut;
— gesteigerte zerebrale Erregbarkeit, Senkung der Krampfschwelle.

9.2 Therapie mit Glukokortikoiden

Grundsätzlich können zwei Anwendungsarten unterschieden werden: die Substitutionstherapie bei Nebennierenrindeninsuffizienz (siehe Kap. 16) und der Einsatz als entzündungshemmendes, antiallergisches und immunsuppressives Medikament. In ▶ Tabelle 17-1 sind gebräuchliche Glukokortikoide zusammengestellt; Referenzsubstanz ist Kortisol.

Für den Anästhesisten sind vor allem die Auswirkungen und Interaktionen bei der chronischen Einnahme von Glukokortikoiden wichtig, insbesondere die Suppression der sonst normalen Nebennierenrindenfunktion. Weitere **Nebenwirkungen**:
— Hypokaliämische metabolische Alkalose,
— Ödem und Gewichtszunahme,
— Hyperglykämie,
— Osteoporose,
— Magen-Darm-Ulzera,
— Myopathie der Skelettmuskulatur,
— ZNS-Funktionsstörungen: Psychosen,
— Lymphopenie,
— Wachstumshemmung des Skelettsystems.

Die Nebenwirkungen hängen vor allem von der Dauer und der Dosierung ab. Längere Zufuhr supraphysiologischer Dosen führt zur Suppression der Nebennierenrindenfunktion, bei Überschreiten der Cushing-Schwelle entwickelt sich ein Cushing-Syndrom.

Interaktionen. Folgende Interaktionen der Glukokortikoide mit anderen Substanzen sind von Bedeutung:

Tab. 17-1 Vergleichende Pharmakologie endogener und exogener Kortikosteroide

Substanz	Handelspräparat (Auswahl)	relative antiphlogistische Wirksamkeit (Kortisol = 1)	relative Mineralokortikoidwirkung (Kortisol = 1)	Eliminationshalbwertszeit (h)	biologische Wirkdauer (h)	Äquivalenzdosis (mg)
Kortison	Cortison Ciba	0,8	0,8	1,5–3	8–12	20
Kortisol (Hydrokortison)	Hydrocortison Ficortril	1	1	0,5	8–36	25
Prednison	Decortin	4	0,8	3–4	18–36	5
Prednisolon	Decortin H Deltacortril	4	0,8	2–4	12–36	5
Methylprednisolon	Medrate Urbason	5	0,5	2–4	12–36	4
Betamethason	Betnesol	25	0	5	36–54	0,75
Dexamethason	Decadron Fortecortin	25	0	3,5–5	36–54	0,75
Triamcinolon	Volon Delphicort	5	0	3,5	12–36	4

— Beeinträchtigung der Wirkung oraler Antidiabetika und Antikoagulanzien,
— erhöhte Gefahr von Ulzerationen im Magen-Darm-Trakt durch gleichzeitige Gabe von Glukokortikoiden und Antirheumatika bzw. ASS,
— gesteigerte Digitalistoxizität durch Hypokaliämie,
— Abschwächung der Glukokortikoidwirkung durch enzyminduzierende Pharmaka wie Barbiturate, Phenytoin und Rifampicin.

9.3 Perioperative Glukokortikoidsubstitution

Auch hierbei ist zu unterscheiden, ob die Glukokortikoide wegen eines Mangels (Nebennierenrindeninsuffizienz, siehe Kap. 16) zugeführt werden oder wegen ihrer entzündungshemmenden und immunsuppressiven Wirkung bei primär normaler Nebennierenrindenfunktion, die durch die Dauertherapie aber supprimiert worden ist.

Während die perioperative Substitution von Glukokortikoiden mit einem Mineralokortikoid bei Patienten mit Nebenniereninsuffizienz als lebensnotwendig angesehen werden muss, sind die Bedeutung der Substitution bei chronischer Kortikoideinnahme aus anderen Gründen und die Höhe der hierbei erforderlichen Dosis nicht hinreichend geklärt. Zwar kann eine vorübergehende Unterbrechung der Zufuhr intraoperativ zu hämodynamischer Instabilität und Abfall des Blutdrucks sowie des Herzzeitvolumens führen, jedoch sind diese Komplikationen sehr selten. Andererseits sollen hohe Dosen von perioperativ zugeführten Glukokortikoiden die Wundheilung und Immunfunktion beeinträchtigen und mit erhöhter Morbidität und Mortalität einhergehen. Nach Ansicht einiger Autoren reichen bei Patienten mit chronischer Kortikoidtherapie aus nicht durch Nebennierenrindeninsuffizienz bedingten Gründen physiologische Kortisolkonzentrationen aus, um eine durch die chronische Glukokortikoidtherapie hervorgerufene Unterdrückung der Hypothalamus-Hypophysen-Nebennierenrinden-Achse mit verminderter Synthese von Kortisol auszugleichen. Diese Autoren empfehlen daher die Zufuhr der bisherigen Glukokortikoid-Erhaltungsdosis am Operationstag und beim Auftreten von kardiovaskulären Reaktionen, die auf einen Kortisolmangel zurückzuführen sind, die zusätzliche intravenöse Gabe von Glukokortikoiden. Ein anderes, weit verbreitetes Schema ist im nachfolgenden Kasten zusammengestellt.

Perioperative Kortikoidsubstitution bei chronischer Einnahme:
– tägliche Erhaltungsdosis zusammen mit der Prämedikation

- 25 mg Hydrokortison i.v. bei der Narkoseeinleitung
- 100 mg Hydrokortison/24 h als Infusion (bei starkem Stress 200 mg/24 h)

In ▶ Tabelle 17-2 ist ein alternatives Vorgehen dargestellt, das sich an der Intensität der Stimulation orientiert.

Vorgehen bei Nebennierenrindeninsuffizienz siehe Kapitel 16.

10 Antidepressiva

10.1 MAO-Hemmer

Monoaminoxidasehemmer (z. B. Parnate, Jatrosom) binden sich an das Enzym Monoaminoxidase und erhöhen auf diese Weise den intraneuralen Gehalt an Neurotransmittern (Serotonin, Noradrenalin, Dopamin, Adrenalin). Hierdurch entsteht eine antidepressive und antihypertensive Wirkung.

Interaktionen der MAO-Hemmer mit Anästhetika und Adjuvanzien sowie Manipulationen, die sympathoadrenerge Reaktionen auslösen, können noch bis zu zwei Wochen nach Absetzen dieser Substanzen auftreten und zu sympathoadrenerger Hyperreaktivität führen. Darum wurde bisher empfohlen, die Substanzen mindestens zwei Wochen vor der Narkose abzusetzen.

Opioide. Gefürchtet ist vor allem die Interaktion von MAO-Hemmern und Opioiden. Zwei Formen können hierbei unterschieden werden:
1. Exzitatorische Form (Typ I), hervorgerufen durch serotoninerge Überaktivität und gekennzeichnet durch:
— Plötzliche Agitiertheit und unkontrollierbares Verhalten,
— Kopfschmerzen,
— Hyper- oder Hypotension,
— Muskelrigidität und Hyperpyrexie,
— Krämpfe und Koma.

Behandlung: α-Blocker (Phentolamin) oder Nitroprussid; Phenothiazine.
2. Gedämpfte („depressive") Form (Typ II), hervorgerufen durch Hemmung mikrosomaler Leberenzyme mit Anhäufung von freien Opioiden und gekennzeichnet durch:
— Atemdepression,
— Hypotension,
— Koma.
Behandlung: Beatmung, Noradrenalininfusion.
Nur für Pethidin (Dolantin) ist bisher die exzitatorische Form beobachtet worden. Sie verläuft meist schwer und nicht selten tödlich. Es gilt:

> Pethidin ist bei Patienten, die MAO-Hemmer erhalten, absolut kontraindiziert.

Dies gilt auch für die postoperative Schmerztherapie. Die anderen Opioide sollen hingegen keine exzitatorischen Reaktionen hervorrufen, höchstens in ihrer Wirkung verlängert sein. Depressive Formen der Interaktion sind bisher nur einmal beschrieben worden.

Barbiturate. Ihre Wirkung wird wahrscheinlich durch MAO-Hemmer verstärkt, bedingt durch Hemmung der mikrosomalen Leberenzyme. Daher Dosisreduktion!

Ketamin. Wirkt kardiovaskulär stimulierend und sollte vorsichtshalber vermieden werden. Befunde hierzu liegen aber nicht vor.

Inhalationsanästhetika wie Isofluran, Desfluran, Sevofluran und Lachgas können gefahrlos zusammen mit MAO-Hemmern angewendet werden.

Benzodiazepine. Die Substanzen können sehr wahrscheinlich gefahrlos mit MAO-Hemmern kombiniert werden.

Lokalanästhetika. Gebräuchliche Lokalanästhetika werden durch MAO-Hemmer nicht beeinflusst; auf Adrenalinzusatz sollte jedoch verzichtet wer-

---

Tab. 17-2 Empfehlungen zur perioperativen exogenen Kortikoidsubstitution (nach Salem et al., 1994)

geringer chirurgischer Stress (z. B. Leistenhernienoperation):
25 mg Hydrokortison-Äquivalent nur am Operationstag

mäßiger chirurgischer Stress (z. B. totaler Gelenkersatz, Kolonresektion, offene Cholezystektomie):
50–75 mg Hydrokortison-Äquivalent/Tag für 1–2 Tage, dann die präoperative Dosis

starker chirurgischer Stress (z. B. Herzoperation, Whipple-Operation, Ösophagusresektion):
100–150 mg Hydrokortison-Äquivalent/Tag für 2–3 Tage, dann präoperative Dosis

den. Regionale Anästhesietechniken sind möglich, ebenso die postoperative Schmerztherapie mit Lokalanästhetika.

Muskelrelaxanzien. Die Wirkung von Succinylcholin kann verlängert, die kardiovaskulären Wirkungen von Pancuronium können verstärkt sein. Für Vecuronium, Rocuronium und Atracurium sind bisher keine Interaktionen bekannt.

Anticholinergika. Theoretisch ist zu erwarten, dass die anticholinerge Wirkung von Atropin durch MAO-Hemmer verstärkt wird.

Sympathomimetika. Hier ist Vorsicht geboten: Sympathomimetika, die Noradrenalin und Adrenalin freisetzen, können eine hypertensive Krise auslösen. Sie müssen daher vermieden werden.

Direkte Sympathomimetika wie Noradrenalin, Adrenalin und Orciprenalin können vorsichtig als Vasopressoren eingesetzt werden; mit einer Überempfindlichkeit der Rezeptoren muss gerechnet werden.

Praktische Leitsätze für die Anästhesie:
— Ist der Patient dringend auf die Fortführung der Therapie mit MAO-Hemmern angewiesen, sollten die Substanzen perioperativ weiterhin gegeben werden.
— Alle Substanzen und Maßnahmen, die zu sympathoadrenergen Reaktionen führen, müssen weitestgehend vermieden werden.
— Für die Einleitung eignen sich Methohexital, Propofol oder Thiopental, jedoch sollte vorsichtig dosiert werden.
— Inhalationsanästhetika wie Isofluran, Desfluran, Sevofluran und Lachgas sollten bevorzugt für die Narkose eingesetzt werden.
— Opioide (außer Pethidin, s. o.) können ebenfalls in reduzierter Dosis verwendet werden. Kardiovaskuläre Reflexdämpfung und Narkosetiefe sind jedoch oft nicht ausreichend, so dass mit Inhalationsanästhetika kombiniert werden muss.
— Im Mittelpunkt der Überwachung steht die Herz-Kreislauf-Funktion. Die Indikation zur arteriellen Kanülierung sollte großzügig gestellt werden.
— Für die postoperative Schmerzbehandlung eignen sich vor allem regionale Analgesietechniken, auch Opioide (außer Pethidin!) in reduzierter Dosis. Sorgfältige postoperative Überwachung ist zunächst erforderlich.

10.2 Trizyklische Antidepressiva

Trizyklische Antidepressiva hemmen vorwiegend die Wiederaufnahme von Serotonin oder Noradrenalin in die präsynaptischen Nervenendigungen. Zu den ersteren gehören Imipramin, Amitriptylin und Doxepin, zu den letzteren Nortriptylin, Maprotilin und Desipramin. Neben dem ZNS werden auch das autonome Nervensystem und das Herz-Kreislauf-System beeinflusst.

Die wichtigsten Wirkungen bei endogener Depression sind:
— Anhebung der Stimmungslage (nach ca. 2–3 Wochen),
— Sedierung, Anxiolyse.

Die wichtigsten unerwünschten Wirkungen sind:
— Euphorie, manische Erregung.
— Verschwommensehen, Mundtrockenheit, Verstopfung, Harnretention (= anticholinerge Wirkungen).
— Exzessives Schwitzen, Müdigkeit und Schwäche.
— Orthostatische Hypotension, Herzrhythmusstörungen.
— EKG: Inversion oder Abflachung der T-Welle, verlängerte Erregungsleitung.

Hinweise für die Narkosepraxis:
— Bei Patienten mit kardiovaskulären Erkrankungen sollten trizyklische Antidepressiva nur mit großer Vorsicht angewendet werden.
— Trizyklische Antidepressiva verstärken die Wirkung von Alkohol und wahrscheinlich auch die Wirkung anderer Sedativa sowie von Neuroleptika.
— Die Wirkung von biogenen Aminen (z. B. Noradrenalin) wird (u. U. bedrohlich) verstärkt, die Wirkung indirekter sympathomimetischer Amine hingegen abgeschwächt, ebenso die Wirkung von Clonidin.
— Durch Interaktion mit Pancuronium können bedrohliche Herzrhythmusstörungen ausgelöst werden.
— Trizyklische Antidepressiva können bis zum Vortag der Operation zugeführt werden.

10.3 Lithium

Die Substanz wird zur Behandlung der Manie und zur Prophylaxe der manisch-depressiven Psychose eingesetzt. Sedierende, euphorisierende und depressive Wirkungen fehlen.

Nebenwirkungen:
— Natrium- und Wasserretention in den ersten Tagen zu Beginn der Therapie.
— Vergrößerung der Schilddrüse, selten mit Unterfunktion.
— Polydipsie und Polyurie.
— EKG: reversible Abflachung der T-Welle.

> Hinweise für die Narkosepraxis:
> — Lithium verlängert die Wirkung von Muskelrelaxanzien.
> — Der Narkosebedarf kann vermindert sein, bedingt durch Hemmung der Noradrenalin-, Adrenalin- und Dopaminfreisetzung im Hirnstamm.
> — Die Substanz kann bis zum Vortag der Operation zugeführt werden.

11 Neuroleptika

Hierzu gehören vor allem die Phenothiazine und die Butyrophenone. Die Substanzen blockieren vermutlich zentrale Dopaminrezeptoren und besitzen außerdem anticholinerge und α-Rezeptoren-blockierende Wirkungen (s. a. Stichwort „Neuroleptanalgesie" oder „Neuroleptanästhesie", Kap. 4).

Klinisch ist wichtig:
— Phenothiazine (z. B. Promethazin) verstärken die Wirkung von Sedativa, Propofol, Barbituraten und Opioiden.
— Die Krampfschwelle wird durch Phenothiazine gesenkt. Darum sollten die Substanzen bei Epileptikern nicht angewendet werden.
— Phenothiazine können eine orthostatische Hypotension hervorrufen, des Weiteren EKG-Veränderungen: Verlängerung des Q-T- oder P-R-Intervalls, Abflachung der T-Welle oder ST-Strecken-Senkung; selten treten Herzrhythmusstörungen auf.
— Phenothiazine und Butyrophenone haben sedierende, antiemetische und Histaminrezeptoren-blockierende Eigenschaften; außerdem senken sie die Körpertemperatur.

12 Cimetidin

Cimetidin hemmt den enzymatischen Abbau einiger Pharmaka in der Leber und vermindert außerdem die Leberdurchblutung. Hierdurch können die Halbwertszeit und die Wirkungsdauer der Substanzen verlängert werden: so z. B. von Propranolol, einigen Opioiden, Lidocain, Procain.

13 Kontrazeptiva

Gegenwärtig ist nicht bekannt, ob Kontrazeptiva präoperativ abgesetzt werden sollen. Wegen des erhöhten Thromboserisikos empfehlen einige Autoren eine niedrigdosierte Heparinprophylaxe.

14 Antibiotika

Klinisch bedeutsam ist vor allem die Interaktion einiger Antibiotika mit Muskelrelaxanzien: Hier ist eine Verlängerung der neuromuskulären Blockade möglich (siehe Kap. 7); daneben sind Einflüsse auf die Blutgerinnung mit Störungen der Thrombozytenfunktion und erhöhter perioperativer Blutungsgefahr zu beachten. Eine notwendige Antibiotikatherapie sollte perioperativ fortgesetzt werden.

In ▶ Tabelle 17.3 sind Empfehlungen für die perioperative Antibiotikaprophylaxe zusammengestellt. In den meisten Fällen genügt die Einmalgabe. Die Zufuhr sollte möglichst innerhalb von 60 min vor Op-Beginn erfolgen. Bei Cephalosporin-Allergie können Clindamycin oder Vancomycin eingesetzt werden; bei gramnegativen Erregern zusätzlich ein Aminoglykosid.

Für die perioperative Endokarditisprophylaxe wird das in ▶ Tabelle 17-4 dargestellte Vorgehen empfohlen.

15 Zytostatika

Von wesentlicher Bedeutung sind vor allem die hämatologischen Störungen und immunsuppressiven Wirkungen: Granulozytopenie, Lymphozytopenie, Anämie und Thrombozytopenie. Hierdurch werden Infektanfälligkeit und perioperative Blutungsneigung wesentlich erhöht. Diese unerwünschten Wirkungen sind noch Tage bis Wochen nach Absetzen der Therapie nachweisbar.

Für den Patienten besonders unangenehm sind u. a. auch die Wirkungen der Substanzen auf das zentrale Nervensystem, die zu Übelkeit und Erbrechen führen.

Narkosen und Operationen sollten bei Patienten unter Zytostatikatherapie wegen der vielfältigen Gefahren nur in Notfällen durchgeführt werden. Für elektive Eingriffe sollte möglichst der Abschluss der Erholungsphase nach der Zytostatikatherapie abgewartet werden.

Antikoagulanzien siehe Kapitel 14; Antiepileptika und Anti-Parkinson-Mittel siehe Kapitel 16.

17 Präoperative Dauermedikation

Tab. 17-3 Nutzen einer perioperativen Antibiotikaprophylaxe

In folgenden Fällen ist ein Nutzen gesichert

Appendektomie	Cefo + Metro
kolorektale Op	Cefo + Metro oder APen-βLI
Gallenwegschirurgie	Cefo oder APen-βLI
Magen-, Ösophagus-, Dünndarmchirurgie	Cefo
Gefäßchirurgie	Cefu oder StaphPen + Metro
Orthopädie mit Implantation von Fremdmaterial	Cefu + oder StaphPen + Metro
Hysterektomie	Cefo + Metro oder APen-βLI
Sectio caesarea	Cefo (nach Nabelschnurabklemmung)
Herzchirurgie	Cefu (max. 48 h)
HNO	Cefo oder APen-βLI
Kraniotomie	Cefu
Neurochirurgie mit Zugang über Naso-Oropharynx oder Sinuseröffnung	Cefu + Metro oder APen-βLI

Cefo = Cephalosporin:	2 g Claforan (= Cefotaxim); alternativ 1 g Rocephin (= Ceftriaxon)
Cefu = Cephalosporin:	1,5 g Cefuroxim
Metronidazol:	0,5 g Metronidazol
APen-βLI = Aminobenzylpenicillin mit β-Lactamase-Hemmer:	2,2 g Augmentan (alternativ 3 g Unazid)
StaphPen = Staphylokokken-Penicillin:	1 g Stapenor; alternativ 2 g Staphylex

Infusionsdauer:
— Cephalosporine 5 min
— Aminoglykoside, Clindamycin, Metronidazol 20–30 min
— Clindamycin, Vancomycin 60 min

Tab. 17-4 Perioperative Endokarditisprophylaxe

— Risikogruppen: Endokarditiserkrankungen, Herzklappenerkrankung, -ersatz (nicht bei VSD Secundumtyp), hypertrophe Kardiomyopathie
— Indikationen: Eingriffe am Oropharynx, Respirations,- Urogenital- und Gastrointestinaltrakt
— $1/2$ h vor dem Eingriff; bei Op > 3 h Wiederholung nach 6 h
— i. d. R. Einmalgabe, bei hohem Risiko einer fortdauernden Bakteriämie über 2 Tage behandeln

Standard-Vorgehen	Vorgehen bei Penicillin-Allergie
Oropharynx und Respirationstrakt	
2 g Ampicillin i.v., nach 6 h 1 g Ampicillin i.v. oder 1,5 g Amoxicillin p.o.	300 mg Clindamycin i.v., nach 6 h 150 mg i.v./p.o. oder 1 g Vancomycin i.v. oder 400 mg Teicoplanin i.v.
Urogenital- und Gastrointestinaltrakt	
2 g Ampicillin i.v. + 1,5 mg/kg Gentamicin i.v., nach 8 h wiederholen oder nach 6 h 1 g Amoxicillin p.o.	1 g Vancomycin i.v. + 1,5 mg/kg Gentamicin i.v. oder 400 mg Teicoplanin i.v. + 1,5 mg/kg Gentamicin i.v.

<u>Pädiatrische Dosierung</u> (Gesamtdosis < Erwachsenendosis)
Amoxicillin/Ampicillin 50 mg/kg, nach 6 h 25 mg/kg
Clindamycin 10 mg/kg, nach 6 h 5 mg/kg
Vancomycin 20 mg/kg
Teicoplanin 6 mg/kg
Gentamicin 2 mg/kg

Literatur

Dick, Enke, Schuster (Hrsg.): Prä- und postoperative Behandlung. WVG, Stuttgart 1995.

Martindale: The Complete Drug Reference, 34nd ed. Edited by K. Parfitt. Pharmaceutical Press 2004.

Mutschler E: Arzneimittelwirkungen, 7. Aufl. WVG, Stuttgart 1996.

Stoelting, RK, Hillier SC: Pharmacology and Physiology in Anesthetic Practice, 4th ed. Lippincott, Boston 2006.

18

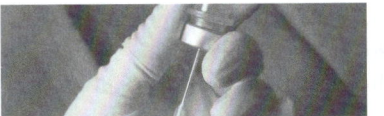

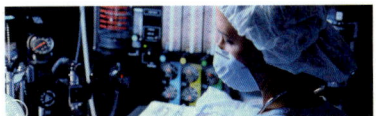

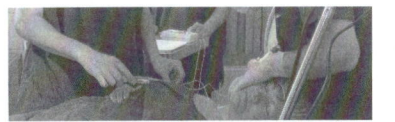

Prämedikation

Inhaltsübersicht

1 Einführung 441	**5 Prophylaxe von postoperativer Übelkeit und Erbrechen** 449
2 Anxiolyse und Sedierung 442	5.1 Klinische Bedeutung von PONV 449
2.1 Benzodiazepine 442	5.2 Risikofaktoren für PONV 449
2.1.1 Diazepam 442	5.3 Antiemetika 450
2.1.2 Midazolam 443	5.3.1 5-HT_3-Rezeptoren-Antagonisten 451
2.1.3 Flunitrazepam 444	5.3.2 Dexamethason 451
2.1.4 Lorazepam 444	5.3.3 Droperidol 451
2.2 Barbiturate 444	5.3.4 Dimenhydrinat 452
2.3 Neuroleptika 445	5.4 Maßnahmen zur Minderung des PONV-Risikos 452
2.4 Opioide 445	5.4.1 Senkung des Basisrisikos 452
3 Anticholinergika 445	5.4.2 Prophylaxe bei erhöhtem Risiko 452
3.1 Atropin 446	5.5 Behandlung von PONV 453
3.2 Scopolamin 446	**6 Routinezufuhr von β-Blockern bei nicht herzchirurgischen Eingriffen?** 453
4 Medikamentöse Aspirationsprophylaxe 447	**7 $α_2$-adrenerge Rezeptoragonisten (Clonidin)** 453
4.1 H_2-Rezeptor-Antagonisten 447	
4.1.1 Cimetidin 447	
4.1.2 Ranitidin 448	
4.1.3 Famotidin und Nizatidin 448	**8 Praktische Grundsätze für die Prämedikation** 454
4.2 Protonenpumpenhemmer (PPH) 448	
4.3 Natriumcitrat 448	
4.4 Metoclopramid 448	
4.4 Medikamentöse Aspirationsprophylaxe bei allen Patienten? 449	Literatur 454

1 Einführung

Die Prämedikation im engeren Sinn umfasst die Verordnung bestimmter Medikamente vor der Operation. In der folgenden Aufzählung sind die **Ziele** zusammengefasst:
— Anxiolyse,
— Sedierung unter Erhalt der Schutzreflexe und Kooperativität,
— Amnesie,
— Analgesie,
— Hemmung der Speichel- und Bronchialsekretion,
— Schutz vor autonomen Reflexreaktionen,
— Aspirationsprophylaxe,
— Erleichterung der Narkoseeinleitung,
— Prophylaxe von postoperativer Übelkeit und Erbrechen.

Der Anästhesist sollte sich davor hüten, die Routineprämedikation mit einer Vielzahl verschiedener Medikamente zu überfrachten, da hierdurch der organisatorische Ablauf auf der Station und die Übersicht über die Verordnung sowie die Patientensicherheit beeinträchtigt werden können. Stattdessen sollte er sich zunächst auf das grundlegende Ziel jeder Prämedikation beschränken, nämlich die Minderung von Angst und Aufregung. Nur wenn wohlbegründete Indikationen vorliegen, sollte er, individuell am Patienten und an dessen spezifischer Situation ausgerichtet, das Spektrum der Prämedikationssubstanzen erweitern und hierbei mögliche Einflüsse auf die Begleiterkrankungen des Patien-

18 Prämedikation

ten und Interaktionen mit dem gewählten Anästhesieverfahren berücksichtigen.

! Für die Auswahl der Prämedikationssubstanzen gibt es derzeit keine Empfehlungen von Fachgesellschaften. Bestimmend sind vielmehr persönliche Erfahrungen, Vorlieben und Neigungen des Anästhesisten.

2 Anxiolyse und Sedierung

Wie in Kapitel 15 dargelegt, haben viele Patienten Angst vor der Narkose und dem damit verbundenen Eingriff. Diese Angst nimmt erfahrungsgemäß am Morgen der Operation an Intensität zu, besonders wenn während der Narkosevisite am Vortag keine angstmindernde psychische Vorbereitung durch den Anästhesisten erfolgte. Da bis zum Eintreffen des Patienten im Operationssaal eine direkte ärztliche Betreuung nicht möglich ist, werden zumeist Medikamente eingesetzt, um einen Zustand der Beruhigung zu erreichen. Wichtigste Substanzgruppe für eine medikamentöse Anxiolyse sind hierbei die Benzodiazepine.

2.1 Benzodiazepine

Benzodiazepine wirken angstmindernd, beruhigend, sedierend bis hypnotisch, amnestisch, muskelrelaxierend und antikonvulsiv (Einzelheiten siehe Kap. 4). Für die Prämedikation ist vor allem der anxiolytische und sedierende Effekt erwünscht, im Einzelfall auch die amnestische Wirkung, während die muskelrelaxierende und antikonvulsive Wirkung für die Routineprämedikation ohne wesentliche Bedeutung ist.

Vorteile: Die Toxizität der Benzodiazepine ist gering, die therapeutische Breite hoch. Klinisch wesentliche hämodynamische und respiratorische Nebenwirkungen sind nach einer dem Zustand des Patienten angepassten Prämedikationsdosis gewöhnlich nicht zu erwarten, ebenso wenig Übelkeit und Erbrechen. Benzodiazepine sind sichere Substanzen bei maligner Hyperthermie.

Nachteile: Keine analgetischen Eigenschaften, relativ lange, mitunter auch extrem lange Wirkungsdauer, Wirkungsverlängerung bei Lebererkrankungen und bei alten Patienten. Benzodiazepine führen gelegentlich zu Agitiertheit, Unruhe oder Delirium statt Sedierung („paradoxe Reaktion"); bei Diazepam: unvorhersehbare Resorption nach intramuskulärer oder rektaler Zufuhr; intramuskuläre oder intravenöse Injektion schmerzhaft.

Bei der Zufuhr von Benzodiazepinen müssen folgende **Interaktionen** beachtet werden:
— Akute Alkoholeinnahme verstärkt die zentral dämpfenden Wirkungen der Benzodiazepine, während bei chronischem Alkoholabusus eher eine Toleranz zu erwarten ist.
— Bei Dauertherapie mit Diphenylhydantoinen können Benzodiazepine die Serumkonzentrationen dieses Antikonvulsivums erhöhen.
— Cimetidin verzögert die hepatische Clearance von Diazepam und Desmethyldiazepam; hierdurch kann die sedierende Wirkung verstärkt werden.
— Benzodiazepine vermindern den MAC-Wert von Inhalationsanästhetika und den Dosisbedarf an Thiopental für die Narkoseeinleitung. Des Weiteren wird die zentral dämpfende Wirkung der Benzodiazepine durch andere Sedativ-Hypnotika, Neuroleptika und Opioide verstärkt.

Kontraindikationen:
— Myasthenia gravis,
— Ataxie,
— akute Alkohol-, Opiat und Schlafmittelintoxikation.

Auswahl der Substanzen. Die Benzodiazepine unterscheiden sich vor allem in ihren pharmakokinetischen Eigenschaften voneinander, während die pharmakodynamischen Unterschiede eher gering sind. Die Auswahl eines Benzodiazepins für die Prämedikation richtet sich daher im Wesentlichen nach dem Wirkungseintritt und der Wirkungsdauer der jeweiligen Substanz. Angesichts der unübersichtlichen Vielfalt an Benzodiazepinen auf dem Markt sollte sich der Anästhesist in der täglichen Routine auf einige wenige Substanzen beschränken. Die pharmakologischen Eigenschaften von Benzodiazepinen für die Prämedikation nach oraler Zufuhr sind in ▶ Tabelle 18-1 zusammengestellt.

2.1.1 Diazepam

In plazebokontrollierten Untersuchungen wurde der sedierende und anxiolytische Effekt von Diazepam nachgewiesen; die amnestischen Wirkungen sollen geringer sein als bei Midazolam und Lorazepam. Diazepam wirkt antikonvulsiv, jedoch konnte ein prophylaktischer Effekt gegenüber den krampfinduzierenden Plasmakonzentrationen von Lokalanästhetika nicht nachgewiesen werden. Die Plasmahalbwertszeit von Diazepam beträgt 20–40 h, ist somit wesentlich länger als die von Midazolam. Der Metabolit von Diazepam, Desmethyldiazepam, ist

2 Anxiolyse und Sedierung

Tab. 18-1 Pharmakologische Eigenschaften verschiedener Benzodiazepine für die Prämedikation nach oraler Zufuhr

	Midazolam	Diazepam	Flunitrazepam	Lorazepam	Lormetazepam
– Äquivalenzdosis (mg)	3–5	10	0,5–0,7	1–2	1–2
– maximale Wirkung (h)	0,5–1	1–1,5	1–2	2–4	
– Eliminationshalbwertszeit (h)	1–4	20–40 (50–80)	14–19 (20–30)	12–18	

Die in Klammern gesetzten Zahlen bezeichnen die Halbwertszeit der aktiven Metaboliten

pharmakologisch aktiv. Die Bioverfügbarkeit beträgt nach oraler Zufuhr mehr als 70%.

Das schlecht wasserlösliche Diazepam kann oral, rektal, intramuskulär und intravenös verabreicht werden. Die Prämedikation sollte sich auf die orale Zufuhr beschränken, da die parenterale Injektion (vor allem in kleine Venen) wegen des Lösungsvermittlers Propylenglykol sehr schmerzhaft ist und außerdem häufig zu Thrombophlebitiden führt und bei rektaler Anwendung die Resorption nicht sicher vorhersehbar ist.

! Diazepam für die Prämedikation möglichst nur oral zuführen!

Diazepam wird nach oraler Zufuhr gut im Dünndarm resorbiert; die Plasmakonzentrationen erreichen nach etwa 60 min ein Maximum. Allerdings sind anxiolytische Effekte frühestens zu diesem Zeitpunkt nachweisbar, so dass die Substanz für eine Prämedikation „auf Abruf" nicht gut geeignet ist.

! Für eine ausreichende Anxiolyse und Sedierung muss Diazepam mindestens 1 h vor Ankunft des Patienten im Operationstrakt zugeführt werden.

Dosierung von Diazepam für die Prämedikation per os:
— 0,15 mg/kg, d. h. ca. 10 mg, mindestens 1 h vor Narkosebeginn
— Dosisreduktion im Alter um ca. 10% pro Lebensdekade, d. h. auf 2–5 mg für ein Körpergewicht von 70 kg
— als Schlafmittel am Vorabend: 5–15 mg p. o.

Zu beachten ist, dass im Alter die Eliminationshalbwertszeit von Diazepam wegen des erhöhten initialen Verteilungsvolumens erheblich verlängert wird und bei 80-Jährigen mehr als 90 h betragen kann. Des Weiteren scheint das Gehirn älterer Menschen (bei vergleichbaren Plasmakonzentrationen) empfindlicher auf Diazepam zu reagieren als das von jüngeren.

Intravenöse Anwendung siehe Kapitel 4.

2.1.2 Midazolam

Midazolam wirkt, wie die anderen Benzodiazepine, anxiolytisch, sedierend und amnestisch. Wegen der größeren Affinität zum Benzodiazepinrezeptor ist Midazolam 2–3-mal stärker wirksam als Diazepam; die amnestische Wirkung ist ebenfalls ausgeprägter. Im weiteren Vergleich mit Diazepam ergeben sich folgende Unterschiede:
— Rascherer Wirkungseintritt,
— vorhersagbarere Resorption,
— kürzere Wirkdauer.

Midazolam ist wasserlöslich; die parenterale Injektion geht nicht mit Schmerzen einher und führt auch nicht zu Thrombophlebitiden. Die initiale Verteilungshalbwertszeit beträgt 7,2 min, die durchschnittliche Eliminationshalbwertszeit 2,5 h (bei älteren Patienten 5,6 h, bei adipösen 8,4 h).

Die Substanz steht in Tablettenform (7,5 mg) und als Injektionslösung zur Verfügung. Für die Prämedikation von Erwachsenen kann Midazolam somit oral oder intramuskulär verabreicht werden. Bei Kindern kann die Zufuhr der Injektionslösung auch nasal oder rektal erfolgen oder oral als durch die Apotheke hergestellter, geschmackskorrigierter Saft (Einzelheiten siehe Kap. 39). Bei oraler Zufuhr unterliegen 50% der Dosis einem „first-pass"-Effekt in der Leber; demgegenüber beträgt die Bioverfügbarkeit bei i. m. Injektion etwa 90%. Die Metaboliten von Midazolam wirken nicht sedierend.

Dosierung von Midazolam für die Prämedikation von Erwachsenen:
— 3,5–7 mg bzw. 0,05–1 mg/kg per os oder i. m., 30–60 min vor Narkosebeginn
— Reduktion der Dosis bei Älteren um ca. 15% pro Lebensdekade

Bei oraler oder intramuskulärer Zufuhr gilt Folgendes:
- Wirkungseintritt nach 5–10 min; Wirkungsmaximum nach 30–60 min,
- Dauer der amnestischen Wirkung 20–30 min, der anxiolytischen und sedierenden Wirkung 20–40 min,
- Normalisierung der mentalen Funktion innerhalb von 4 h.

Nicht geklärt ist, ob Midazolam, wie von einigen Autoren behauptet, die Häufigkeit von postoperativer Übelkeit und Erbrechen vermindert.

2.1.3 Flunitrazepam

Flunitrazepam gehört zu den mittellang wirkenden Benzodiazepinen; die Eliminationshalbwertszeit beträgt nach einer oralen Einzeldosis 14–19 h. Die Substanz wirkt anxiolytisch; der sedierende oder schlafauslösende Effekt ist stärker als der von Diazepam, ebenso der amnestische und antikonvulsive. Bei intravenöser Injektion muss allerdings mit stärkerer Atemdepression gerechnet werden.

Flunitrazepam wird als Schlafmittel am Vorabend der Operation eingesetzt und als Sedativum am Morgen der Operation. Die Dosierung beträgt 0,5–1–2 mg p. o., die maximale Wirkung wird nach 1–2 h erreicht. Bei älteren Patienten muss die Dosis reduziert werden, um übermäßige Sedierung mit Verlegung der oberen Atemwege durch die zurückfallende Zunge oder lockere Zahnprothesen zu vermeiden! Auch muss bei diesen Patienten mit Koordinationsstörungen und Muskelrelaxierung gerechnet werden (Gefahr von Stürzen!), weiterhin mit paradoxen Reaktionen, d. h. Erregungs- und Verwirrtheitszuständen, möglicherweise mit Halluzinationen.

> **Dosierung von Flunitrazepam zur Prämedikation:**
> - 0,5–1–2 mg p. o., 1–2 h vor Narkosebeginn; oder
> - 1–2 mg i. m., 30–60 min vor Narkosebeginn

⚡ Intravenöse Injektion von Flunitrazepam nur in Notfallbereitschaft!

2.1.4 Lorazepam

Lorazepam ist 5–10-mal stärker als Diazepam; die intravenöse Injektion führt, bedingt durch den Lösungsvermittler Propylenglykol, zu starkem Venenschmerz und Thrombophlebitiden. Im Gegensatz zu Diazepam wird Lorazepam nach intramuskulärer Injektion zuverlässig resorbiert. Die Substanz wird hauptsächlich in der Leber zu inaktiven Metaboliten glukuronidiert und in dieser Form über die Nieren ausgeschieden.

Ein sedierender Effekt tritt 30 min nach oraler Zufuhr ein, erreicht nach etwa 2 h ein Maximum und hält ca. 4–6 h an. Anterograde amnestische Effekte sind von der Dosis abhängig: 2 mg p. o. führen nach 2 h bei 30% der Patienten zu einer maximalen Wirkung, 4 mg nach 2–3 h bei 70% der Patienten. Insgesamt sind die sedierenden und amnestischen Wirkungen von Lorazepam stärker ausgeprägt als die von Diazepam und halten länger an; auch sollen die Nebenwirkungen von Ketamin durch Lorazepam besser unterdrückt werden. Jedoch sollte Folgendes beachtet werden:

> Lorazepam ist wegen seiner lang anhaltenden sedierenden und amnestischen Wirkung für die Prämedikation von Patienten, die nach der Operation rasch erwachen sollen, nicht geeignet.

2.2 Barbiturate

Barbiturate wirken sedierend, hypnotisch und antikonvulsiv; die respiratorischen und kardiovaskulären Effekte einer oralen oder intramuskulären Prämedikationsdosis sind gering, Übelkeit und Erbrechen nicht zu erwarten (Einzelheiten siehe Kap. 4). Zwar können die Barbiturate oral und parenteral zugeführt werden, wirken aber weniger spezifisch auf das zentrale Nervensystem und weisen auch eine geringere therapeutische Breite auf als die Benzodiazepine. Bestehen Schmerzen, so ist kaum mit einer sedierenden Wirkung zu rechnen, eher mit Erregung und Verwirrtheit. Bei bestimmten Porphyrien sind Barbiturate kontraindiziert. Inzwischen sind Barbiturate als Prämedikationssubstanzen weitgehend durch Benzodiazepine verdrängt worden.

Phenobarbital. Für die Prämedikation werden Dosen von 50–150 mg bzw. 2 mg/kg p. o. oder i. m. verabreicht. Die sedierende Wirkung hält 8–16 h an, so dass bei einer Gabe am Vorabend noch am Operationsmorgen eine ausreichende Sedierung vorhanden sein kann. Die Substanz führt zu einer starken Enzyminduktion in der Leber und beeinflusst so den Metabolismus anderer Pharmaka.

2.3 Neuroleptika

Zu den Neuroleptika gehören die Butyrophenone und die Phenothiazine. Diese Substanzen rufen ein neuroleptisches Syndrom hervor (Einzelheiten siehe Kap. 4). Hierbei wirken die Patienten äußerlich ruhig und entspannt, jedoch besteht oft eine Dysphorie, innere Unruhe oder sogar Todesangst mit Ablehnung des operativen Eingriffs; weiterhin muss mit extrapyramidalen Bewegungsstörungen gerechnet werden. Daher gilt Folgendes:

! Neuroleptika sind als alleinige Substanzen für die Prämedikation von Erwachsenen nicht geeignet!

Meist werden die Neuroleptika mit Opioiden kombiniert, jedoch muss auch bei dieser Kombination mit dysphorischen Zuständen bis hin zu großer Angst gerechnet werden, des Weiteren mit Atemdepression und bei hypovolämischen Patienten mit Blutdruckabfall. Daher sollte diese Kombination nicht mehr für die Prämedikation verwendet werden.

Promethazin. Das Phenothiazinderivat Promethazin wirkt sedierend, anticholinerg und antiemetisch. Die neuroleptische Wirkung ist schwächer ausgeprägt als bei Droperidol, auch sind die extrapyramidalen Bewegungsstörungen weniger stark. Die analgetischen Wirkungen der Opioide werden verstärkt, so dass Promethazin häufig mit einem Opioid (z. B. Piritramid) kombiniert wird. Diese Kombination muss intramuskulär verabreicht werden.

2.4 Opioide

Opioide wirken analgetisch, sedierend, euphorisierend und atemdepressorisch, erleichtern die Narkoseeinleitung und vermindern den Bedarf an Inhalationsanästhetika und den postoperativen Schmerzmittelbedarf. Ob sie auch anxiolytisch wirken, ist hingegen fraglich. Ihr Einsatz als Prämedikationsmittel ist daher umstritten und sollte sich nach weitverbreiteter Meinung auf Patienten beschränken, bei denen bereits präoperativ Schmerzen bestehen oder die opiatabhängig sind.

! Opioide sind für die Prämedikation nur dann indiziert, wenn präoperativ Schmerzen bestehen!

Intravenöse Injektion von Opioiden kurz vor Narkoseeinleitung und Hautschnitt zur Abschwächung kardiovaskulärer Reflexreaktionen siehe Kapitel 5.

Nebenwirkungen und Nachteile. Auch als Prämedikationssubstanzen können die Opioide mit zahlreichen unerwünschten oder sogar schwerwiegenden Nebenwirkungen einhergehen. Hierzu gehören:

— Atemdepression;
— Benommenheit, Dysphorie;
— Miosis;
— orthostatische Hypotension;
— Histaminfreisetzung mit Blutdruckabfall, Flush, Erythem, Quaddeln (Morphin);
— Juckreiz, besonders an der Nase;
— Schwitzen, Wärmegefühl;
— vermehrt Übelkeit und Erbrechen;
— Spasmen glatter Muskeln von Hohlorganen und Sphinkteren;
— Verzögerung der Magenentleerung.

Dosierung von Opioiden für die Prämedikation von Erwachsenen:
— Piritramid 0,1–0,3 mg/kg i. m.
— Pethidin 0,6–1,2 mg/kg i. m.
— Morphin 0,1 mg/kg i. m.
— Methadon 0,035 mg/kg i. m.
— Buprenorphin 5 µg/kg i. m.
— Tramadol 1 mg/kg i. m.

Bei alten oder geschwächten Patienten sowie bei Hypovolämie müssen die Opioiddosen reduziert werden.

Opioide werden oft mit Benzodiazepinen, gelegentlich auch mit Neuroleptika kombiniert, um additive oder zusätzliche Effekte (Anxiolyse, Amnesie) zu erreichen. Hierdurch wird allerdings die Atemdepression verstärkt.

3 Anticholinergika

Die Parasympatholytika blockieren kompetitiv die muskarinartigen Wirkungen von Acetylcholin am postsynaptischen Rezeptor vegetativer Erfolgsorgane. Die für die Anästhesie wichtigsten Substanzen sind Atropin, Scopolamin und Glycopyrrolat (▶ Tab. 18-2). Sie wirken in unterschiedlichem Maße sekretionshemmend auf die Schweiß-, Speichel-, Larynx- und Bronchialdrüsen, relaxierend auf die glatte Muskulatur von Bronchien (nur wenig) und Magen-Darm-Trakt, beschleunigend auf die Herzfrequenz, lähmend auf den Sphincter iridis und den Ziliarmuskel sowie erregend oder dämpfend auf das zentrale Nervensystem.

Tab. 18-2 Wirkungen von Anticholinergika im Vergleich

Substanz	Herzfrequenzsteigerung	Sekretionshemmung	Sedierung und Amnesie
Atropin	+++	+	–
Scopolamin	+	++	+++
Glycopyrrolat	++	+++	–

Atropin in hohen Dosen und Scopolamin können ein zentral anticholinerges Syndrom auslösen (siehe Kap. 32).

Gründe für den Einsatz von Anticholinergika in der Anästhesiologie. Die Routinezufuhr von Anticholinergika stammt aus der Ära der Äthernarkose. Damals wurde Atropin eingesetzt, um die durch Äther hervorgerufene exzessive Speichelsekretion zu vermindern und intraoperativen Bradykardien entgegenzuwirken. Die derzeit gebräuchlichen Inhalationsanästhetika weisen keine sekretionssteigernde Wirkung auf, so dass die Routinezufuhr von Anticholinergika nicht mehr gerechtfertigt ist, zumal diese Substanzen zu einer unangenehmen Mundtrockenheit führen und eine Reflexbradykardie durch die intramuskuläre Prämedikation sehr wahrscheinlich nicht verhindert werden kann.

! Anticholinergika wie Atropin, Scopolamin oder Glycopyrrolat sind kein obligater Bestandteil der Prämedikation für Allgemein- oder Regionalanästhesien!

Dennoch gibt es nach wie vor spezielle Indikationen für den Einsatz von Anticholinergika, wobei es aber zweckmäßig ist, die Substanzen kurz vor Beginn der Narkose oder nach der Narkoseeinleitung intravenös zuzuführen. Spezifische Gründe für die Injektion von Anticholinergika sind:
— Prophylaxe oder Behandlung einer gesteigerten Speichel- und Bronchialsekretion, z. B. bei oralen Eingriffen oder Bronchoskopien;
— Prophylaxe oder Behandlung einer vagal ausgelösten Bradykardie, z. B. durch Injektion von Succinylcholin, Remifentanil, den Intubationsreiz oder bestimmte operative Stimuli;
— Hemmung der unerwünschten cholinergen Nebenwirkungen beim Einsatz von Cholinesterasen zur Antagonisierung von Muskelrelaxanzien.

Kontraindikationen. Zu den wichtigsten Kontraindikationen für Anticholinergika gehören:
— Fieber,
— Hyperthyreose,
— Herzklappenerkrankungen,
— Glaukom.

3.1 Atropin

Die Dosierung von Atropin für die Prämedikation beträgt beim Erwachsenen 0,01 mg/kg i. m., bei Kleinkindern 0,02 mg/kg i. m. Der maximale Effekt tritt 30–45 min nach i. m. Gabe ein; die Wirkung hält etwa 2 h an. Nach i. v. Injektion beginnt die Wirkung innerhalb 1 min; die Wirkdauer beträgt allerdings nur ca. 30 min. Bei Kindern kann Atropin einen erheblichen Anstieg der Körpertemperatur auslösen.

Prävention der Reflexbradykardie. Für eine komplette Blockade des N. vagus sind beim Erwachsenen ca. 3 mg Atropin erforderlich. Die vagal blockierende Wirkung einer üblichen Prämedikationsdosis (0,5 mg i. m. 45 min vor Narkosebeginn) reicht wahrscheinlich nicht aus, um Reflexreaktionen des Herz-Kreislauf-Systems durch vagale Stimulation wie Bradykardie und Blutdruckabfall sicher zu verhindern. Daher sollte die Substanz bei entsprechender Indikation (z. B. Remifentanil-Anästhesie, siehe Kap. 5) kurz vor der Narkoseeinleitung bzw. intraoperativ kurz vor der zu erwartenden vagalen Stimulation intravenös injiziert werden.

Sekretionshemmung. Die Hemmung der Drüsensekretion ist besonders bei Eingriffen oder Untersuchungen im Mund oder bei Bronchoskopien erwünscht, da hierdurch das Vorgehen erleichtert wird. Um dem Patienten die sehr unangenehme Mundtrockenheit durch Atropin zu ersparen, sollte die Substanz kurz vor oder direkt nach der Narkoseeinleitung intravenös injiziert werden.

3.2 Scopolamin

Scopolamin wirkt stärker sedierend als Atropin, möglicherweise auch stärker sekretionshemmend, außerdem amnestisch (nicht bei allen Patienten) und antiemetisch. Die sedierenden Wirkungen werden durch Morphin verstärkt, die amnestischen durch Benzodiazepine. Die vagolytischen Effekte von Scopolamin sind schwächer ausgeprägt als die von Atropin.

4 Medikamentöse Aspirationsprophylaxe

Bei jeder Allgemeinanästhesie besteht ein gewisses Risiko der pulmonalen Aspiration von Mageninhalt, vorausgesetzt, der Magen ist nicht leer. Hierbei kann die Aspirationsgefahr durch die nachfolgend aufgeführten Faktoren begünstigt werden:
— „Voller" Magen,
— Bewusstlosigkeit, Narkose,
— abdominale Tumoren,
— hoher Ileus,
— Hiatushernie,
— Refluxkrankheit,
— Aszites,
— liegende Magensonde,
— Adipositas (40% über Sollgewicht),
— Spätschwangerschaft,
— Trauma,
— erhöhter intrakranieller Druck,
— Alkohol- oder Drogenintoxikation,
— Angst,
— akutes kardiovaskuläres Ereignis,
— abdominale Notfalleingriffe,
— Herzstillstand.

Die pulmonale Aspiration von Magensaft kann zu schwerster, mitunter tödlicher Zerstörung des Lungengewebes führen, die Aspiration fester Bestandteile zu Ersticken oder Bronchusverlegung. Der Schweregrad einer durch die Aspiration von Magensaft ausgelösten Lungenschädigung hängt von der Azidität und der Menge des Magensaftes ab. Als kritisch gelten ein Magensaft-pH-Wert von < 2,5 und ein Volumen von > 25 ml (Einzelheiten siehe Kap. 32).

> Bei vollem Magen besteht höchste Aspirationsgefahr; ein leerer Magen ist hingegen die beste Aspirationsprophylaxe. Darum dürfen beim Erwachsenen 6–8 h vor elektiven Eingriffen und diagnostischen Maßnahmen in Allgemeinanästhesie keine festen Nahrungsbestandteile zugeführt werden.

Während dieses **Nüchternheitsgebot** für feste Nahrung unstritten ist, werden die Grenzen für die Zufuhr klarer Flüssigkeit vor der Operation von vielen Anästhesisten inzwischen auf 2–3 h vor der Operation festgelegt, da wässrige Flüssigkeiten normalerweise rasch entleert werden und sich in einigen Untersuchungen gezeigt hat, dass durch dieses Vorgehen weder die Azidität noch das Volumen des Magensafts ungünstig beeinflusst wird (Vorgehen bei kleinen Kindern siehe Kap. 32).

Neben der Nahrungskarenz wird von einigen Anästhesisten zusätzlich eine medikamentöse Aspirationsprophylaxe empfohlen. Hierbei handelt es sich um die präoperative Zufuhr von Pharmaka, die das Magensaftvolumen vermindern und/oder den pH-Wert des Magens anheben. Zu diesen Substanzen gehören:
— H_2-Rezeptor-Antagonisten,
— Protonenpumpenhemmer,
— Natriumcitrat,
— Metoclopramid.

Allerdings gibt es nach wie vor keine Beweise für einen Zusammenhang zwischen Magensaftvolumen und erhöhtem Aspirationsrisiko; vielmehr weist das Magensaftvolumen von Normalpersonen zum Zeitpunkt der Narkoseeinleitung eine große Variabilität auf.

4.1 H_2-Rezeptor-Antagonisten

H_2-Rezeptor-Antagonisten wie Cimetidin, Ranitidin, Famotidin und Nizatidin hemmen kompetitiv, selektiv und reversibel die histaminvermittelte Säure- und Pepsinproduktion des Magens am H_2-Rezeptor. Die durch Histamin, Acetylcholin oder Gastrin ausgelöste Sekretion von Magensaft wird gehemmt und die Konzentration der H-Ionen vermindert: Der pH-Wert des Magensafts steigt an, das Magensaftvolumen nimmt ab.

> ! H_2-Rezeptor-Antagonisten vermindern das Volumen und die Azidität des Magensafts.

Bereits im Magen vorhandene Flüssigkeit wird jedoch durch die H_2-Antagonisten nicht beeinflusst!

4.1.1 Cimetidin

Durch orale Zufuhr von 300 mg Cimetidin (1 bis 1,5 h vor der Operation) konnte in einer Untersuchung der pH-Wert des Magensafts bei 80% der Patienten auf > 2,5 angehoben werden; das Magensaftvolumen wurde allerdings nicht vermindert. Demgegenüber führte in einer anderen Untersuchung die intravenöse Injektion von 300 mg Cimetidin (2 h vor der Operation) zu einer Abnahme des Magensaftvolumens und einem Anstieg des pH-Werts. Insgesamt kann nach *einmaliger* oraler Zufuhr von Cimetidin nicht sicher davon ausgegangen werden, dass hierdurch das Magensaftvolumen vermindert wird.

Cimetidin zur Aspirationsprophylaxe:
— Dosis 200 mg p. o., 1–1,5 h vor Narkoseeinleitung; bei Adipositas Dosis erhöhen
— Wirkungseintritt: nach 60–90 min
— Wirkungsdauer: ca. 3–4 h

Nebenwirkungen. Bei einmaliger oraler Gabe zur Prämedikation sind die Nebenwirkungen von Cimetidin gering. Besonders bei älteren Patienten können jedoch bereits nach einmaliger oraler Zufuhr innerhalb von 48 h Verwirrtheitszustände auftreten. Bei länger dauernder Zufuhr können klinisch relevante Störungen auftreten; auch muss auf Interaktionen mit anderen Pharmaka geachtet werden (siehe Abschnitt 2.1).

4.1.2 Ranitidin

Ranitidin ist stärker und spezifischer wirksam als Cimetidin, auch hält die Wirkung länger an. Die Reduktion des Magensaftvolumens und die Zunahme des pH-Werts entsprechen denen von Cimetidin, jedoch treten weniger kardiovaskuläre und zentrale Nebenwirkungen auf. Das Cytochrom-P-450-System der Leber wird weniger beeinträchtigt als durch Cimetidin, auch muss nicht mit klinisch relevanten Medikamenteninteraktionen gerechnet werden.

> **Ranitidin zur Aspirationsprophylaxe:**
> — Dosierung: 150 mg p. o., 2 h vor Narkoseeinleitung
> — Wirkungsdauer: bis zu 9 h

Die gleiche Wirkung kann durch orale Einnahme von 300 mg Ranitidin zur Nachtzeit, d. h. am Vorabend der Operation, erreicht werden.

4.1.3 Famotidin und Nizatidin

Für die H_2-Rezeptor-Antagonisten Famotidin und Nizatidin liegen einige Untersuchungsergebnisse zur Aspirationsprophylaxe bei Narkosen vor. Insgesamt entsprechen danach die Wirkungen dieser Substanzen denen von Cimetidin und Ranitidin, sie sind jedoch potenter und können damit niedriger dosiert werden. Eine Bindung an das Cytochrom-P-450-System erfolgt nicht, so dass auch mit keiner Beeinträchtigung der hepatischen Elimination anderer Pharmaka zu rechnen ist.

4.2 Protonenpumpenhemmer (PPH)

Diese Substanzen hemmen die H^+/K^+-ATPase in den Belegzellen des Magens. Die Bindung der PPH an das Enzym ist irreversibel und wird erst durch die physiologische Regeneration der Belegzellen wieder beseitigt. Klinische Dosen vermindern die Säuresekretion des Magens um etwa 90%, also deutlich effektiver als die H_2-Blocker (ca. 60%). Durch Dosissteigerung kann der Effekt nicht wesentlich verstärkt werden.

> **Protonenpumpenhemmer zur Aspirationsprophylaxe:**
> Präoperativ ist die beste Wirksamkeit zu erreichen, wenn die PPH am Vorabend der Operation und am Op-Morgen verabreicht werden.

Bei Patienten, die PPH als Dauermedikation erhalten, sollte die Zufuhr fortgesetzt werden. Die gleichzeitige Gabe von H_2-Blockern ist nicht indiziert, weil hierdurch keine Verstärkung der Wirkung zu erwarten ist.

Gebräuchliche PPH-Blocker sind:
— Omeprazol (z. B. Antra MUPS, Generika),
— Esomeprazol (z. B. Nexium MUPS),
— Lansoprazol (z. B. Lanzor, Agopton),
— Pantoprazol (z. B. Rifun),
— Rabeprazol (z. B. Pariet).

4.3 Natriumcitrat

Dieses lösliche Antazidum, als Einzeldosis 15–30 min vor Narkosebeginn zugeführt, erhöht bei nahezu allen Patienten den pH-Wert des Magensafts auf > 2,5; allerdings kann das Magensaftvolumen zunehmen. Bei einer Aspiration von Magensaft, der Natriumcitrat enthält, muss jedoch nicht mit einer zusätzlichen Lungenschädigung durch das Citrat gerechnet werden – im Gegensatz zu kolloidalen Antazida, die trotz Anhebung des Magensaft-pH-Werts zu bleibenden Lungenschäden führen können. Anders als bei den H_2-Rezeptor-Antagonisten setzt die Wirkung von Natriumcitrat *sofort* ein und verändert den pH-Wert des bereits im Magen vorhandenen Volumens.

> **Natriumcitrat zur Aspirationsprophylaxe:**
> — Dosierung: 20–30 ml 0,3 molar p. o., ca. 10 min vor Narkoseeinleitung
> — Wirkungseintritt: sofort

4.4 Metoclopramid

Dieser Dopaminantagonist stimuliert die Motilität des oberen Gastrointestinaltrakts und beschleunigt die Magenentleerung: Das Magensaftvolumen nimmt ab; der Tonus des unteren Ösophagussphinkters wird erhöht. Beim Einsatz von Metoclopramid muss aber Folgendes beachtet werden:

> Metoclopramid beeinflusst nicht die Säureproduktion des Magens und den pH-Wert des Magensafts.

Die Substanz kann oral oder parenteral zugeführt werden.

Metoclopramid zur Aspirationsprophylaxe:
- oral: 10 mg, ca. 1 h vor Narkoseeinleitung; Wirkungseintritt: nach 30–60 min
- intravenös: 5–20 mg über 3–5 min, 15–30 min vor Narkoseeinleitung

4.4 Medikamentöse Aspirationsprophylaxe bei allen Patienten?

Substanzen, die das Magensaftvolumen reduzieren und den pH-Wert anheben, können – bei geringen Nebenwirkungen – die pulmonalen Schäden einer Aspiration von Magensaft bei vielen Patienten verhindern oder abschwächen. Sie haben aber keinen Einfluss auf die Aspiration fester Nahrungsbestandteile. Auch gewähren sie keinen absoluten Schutz vor einer schweren Pneumonitis nach pulmonaler Aspiration des Magensaft. Daher gilt Folgendes:

> Auch bei einer medikamentösen Aspirationsprophylaxe müssen die geltenden Regeln und Vorsichtsmaßnahmen zum Schutz vor Aspiration strikt beachtet werden!

Ob bei allen Patienten eine medikamentöse Aspirationsprophylaxe durchgeführt werden sollte oder nur bei speziellen Risiken wie Schwangerschaft, Adipositas, Hiatushernie usw., wird derzeit nicht einheitlich beurteilt. Daher kann der Verzicht auf medikamentöse Maßnahmen – selbst bei Patienten mit erhöhtem Aspirationsrisiko – nicht als fehlerhaftes Unterlassen angesehen werden, zumal die pulmonale Aspiration, bei Beachtung der geltenden Regeln, eine außerordentlich seltene Komplikation ist.

5 Prophylaxe von postoperativer Übelkeit und Erbrechen

Übelkeit, Brechreiz und Erbrechen (auch als PONV = postoperative nausea and vomiting bezeichnet) gehören zu den typischen, für den Patienten oft als sehr unangenehm empfundenen postoperativen Komplikationen. Sie können durch das Narkoseverfahren ausgelöst oder begünstigt werden, treten aber auch unabhängig davon auf. Die Gesamthäufigkeit von PONV nach Allgemeinanästhesie beträgt etwa 30%, die Häufigkeit der postoperativen *Übelkeit* derzeit etwa 5% im Aufwachraum und 25% nach 24 h, die des postoperativen *Erbrechens* etwa 20% im Aufwachraum und über 50% nach 24 h.

Während der Anästhesist keinen Einfluss auf die durch den operativen Eingriff oder die diagnostische Maßnahme verursachte Übelkeit und das Erbrechen hat, können die anästhesiebedingten Faktoren reduziert und durch antiemetische Medikamente unterstützt werden.

Übelkeit und Erbrechen werden hautpsächlich durch Inhalationsanästhetika und Opioide bei prädisponierten Patienten (Übelkeit und Erbrechen in der Vorgeschichte, Frauen, Nichtraucher) hervorgerufen. Die Pathophysiologie von PONV ist jedoch weitgehend ungeklärt.

5.1 Klinische Bedeutung von PONV

Übelkeit und Erbrechen in der postoperativen Phase sollten nicht leichtfertig als harmlose, selbstbegrenzende und hinzunehmende Komplikation abgetan werden. Denn PONV gehört, neben den postoperativen Schmerzen, zu den wesentlichen Kriterien, nach denen Patienten die Qualität einer Narkose oder Operation beurteilen. Dies gilt ganz besonders für solche Patienten, die bereits bei früheren Eingriffen PONV erlitten haben: Sie schildern PONV bei der Prämedikationsvisite oft als das unangenehmste Erlebnis ihres Klinikaufenthalts, und entsprechend kann der Anästhesist durch eine effektive Prophylaxe nicht nur das Wohlbefinden des Patienten steigern, sondern auch sein Ansehen erhöhen.

Bei der klinischen Einschätzung sollte Erbrechen nicht einfach als Steigerung von Übelkeit bewertet werden, zumal Erbrechen auch ohne Übelkeit auftreten kann und schwere Übelkeit auch ohne Erbrechen.

Abgesehen von diesen subjektiven Faktoren kann PONV den Krankenhausaufenthalt verlängern und bei ambulanten Patienten auch zur Wiedervorstellung im Krankenhaus führen. In sehr seltenen Fällen kann durch postoperatives Erbrechen zudem eine pulmonale Aspiration ausgelöst werden.

5.2 Risikofaktoren für PONV

In ▶ Tabelle 18-3 sind Risikofaktoren für PONV zusammengestellt. Von besonderer Bedeutung sind dabei:

18 Prämedikation

Tab. 18-3 Risikofaktoren für PONV, klassifiziert nach Evidenz und klinischer Bedeutung (nach Apfel)

Klinische Bedeutung	Risikofaktor	Risiko
Gesichert und klinisch besonders bedeutsam	Weibliches Geschlecht	+++
	Nichtraucherstatus	++
	Anamnese von PONV oder Reisekrankheit	++
	Allgemeinanästhesie	+++
	volatile Inhalationsanästhetika	++
	lange Narkosedauer	++
	postoperative Opioide	++
Gesichert, aber klinisch weniger bedeutsam	Junges Alter und ASA-Status 1 oder 2	
	Lachgas	
	Neostigmin, Pyridostigmin	
Kontroverse Datenlage	Chirurgischer Eingriff	
	Erfahrung des Anästhesisten	
	Routinemäßige Magensonde	
Unzureichende Daten	Schmerzen	
	Bewegungen	
Widerlegt	Adipositas (Body-Mass-Index)	
	Menstruationszyklus	
	Angst und Persönlichkeit	

Risiko: + = mäßig, ++ = stark, +++ = sehr stark

— Weibliches Geschlecht,
— PONV oder Reisekrankheit in der Vorgeschichte,
— Nichtraucher,
— Allgemeinanästhesie.

Weibliches Geschlecht. Bei Frauen tritt Erbrechen etwa 3-mal häufiger auf als bei Männern. Die Ursache dieses Phänomens ist bislang nicht geklärt.

PONV und Reisekrankheit in der Vorgeschichte. Hierbei handelt es sich ebenfalls um einen bedeutsamen Risikofaktor, der auf eine individuelle Disposition hinweist.

Nichtraucher. Entgegen einer noch immer bei Anästhesisten weit verbreiteten Meinung tritt bei Rauchern PONV wesentlich seltener auf als bei Nichtrauchern: Nichtraucher leider 2-mal häufiger unter PONV als Raucher.

Lebensalter. Bei Säuglingen und bei Kleinkindern unter 3 Jahren tritt postoperatives *Erbrechen* nur selten auf, bei älteren Kindern dagegen mit ca. 50% deutlich häufiger als bei Erwachsenen.

Volatile Anästhetika. Die Verwendung volatiler Inhalationsanästhetika geht häufiger mit Erbrechen einher als der Einsatz von Propofol. Hierbei handelt es sich um eine Eigenwirkung der volatilen Anästhetika, nicht um einen antiemetischen Effekt von Propofol. Volatile Anästhetika sind demnach eine wesentliche Ursache für PONV, ohne dass hierbei zwischen den einzelnen Substanzen signifikante Unterschiede bestünden. Die Vermeidung von Lachgas wirkt sich hingegen weniger deutlich auf die Häufigkeit von PONV aus, und der Effekt wird als klinisch nicht wesentlich eingestuft.

Opioide. Werden postoperativ Opioide für die Schmerztherapie eingesetzt, muss häufiger mit Erbrechen gerechnet werden als bei Verwendung von Nicht-Opioid-Analgetika.

Art der Operation. Der Zusammenhang zwischen Art der Operation und der Häufigkeit von PONV ist noch ungeklärt. Schieloperationen, Hysterektomien und laparoskopische Cholezystektomien gehen häufiger mit PONV einher, jedoch sind hiervon auch häufiger Risikogruppen betroffen (Kinder, Frauen).

Risikoklassifizierung Apfel und Mitarb. haben einen einfachen Score für die Risikoabschätzung von PONV bei Erwachsenen mit einer balancierten Anästhesie aufgestellt (▶ Tab. 18-4). Der Score umfasst 4 Faktoren, die jeweils mit einem Punkt bezeichnet werden. Das Risiko wird dann nach der erreichten Punktzahl klassifiziert. Mit dem Score kann allerdings nur bei 70% der Patienten korrekt vorausgesagt werden, ob PONV auftritt. Nicht geklärt ist zudem, ob der Score auch für ambulante Patienten gilt.

5.3 Antiemetika

Für folgende Substanzen kann aufgrund einer Vielzahl von Untersuchungen eine antiemetische Wirkung als erwiesen angesehen werden:
— 5-HT$_3$-Antagonisten (Serotoninantagonisten),
— Dexamethason,
— Droperidol,
— Dimenhydrinat.

Dagegen weist Metoclopramid – obwohl oft verwendet – keine ausreichende antiemetische Wirkung auf.

5 Prophylaxe von postoperativer Übelkeit und Erbrechen

In ▶ Tabelle 18-5 sind gebräuchliche Substanzen für die Prophylaxe und Behandlung von PONV zusammengestellt.

5.3.1 5-HT$_3$-Rezeptoren-Antagonisten

Die Serotoninantagonisten blockieren die emetogene Wirkung von Serotonin und werden primär zur Prophylaxe von durch Chemotherapeutika ausgelöste Übelkeit und Erbrechen eingesetzt. Hierbei ist der antiemetische Effekt deutlich stärker ausgeprägt als die Wirkung gegen Übelkeit. Auch bei PONV sind 5-HT$_3$-Rezeptoren-Antagonisten wie Ondansetron, Dolasetron und Granisetron prophylatisch wirksam, und auch hier ist der antiemetische Effekt stärker als der gegen Nausea. Das Risiko postoperativer Kopfschmerzen, eines Anstiegs der Leberenzyme und einer Obstipation wird erhöht; **weitere Nebenwirkungen** sind: Wärmegefühl, Flush, vereinzelt Bewegungsstörungen und Krampfanfälle, Überempfindlichkeitsreaktionen vom Soforttyp; nur selten treten Angina pectoris, Blutdruckabfall, Bradykardie und Herzrhythmusstörungen auf. Die rasche i. v. Injektion kann zu vorübergehenden Sehstörungen führen.

5.3.2 Dexamethason

Dexamethason wirkt antiemetisch, vor allem, wenn die Substanz mit 5-HT$_3$-Rezeptoren-Antagonisten kombiniert wird (s. u.). Spezielle Nebenwirkungen sind bei der üblichen Dosierung (4 bis maximal 10 mg) und Beachtung der Kontraindikationen nicht zu erwarten. Die Substanz sollte bereits zu Beginn der Narkose zugeführt werden.

Tab. 18-4 PONV-Risikoscore (nach Apfel 1998)

Risikofaktor	Punkte
Frauen	1
Nichtraucher	1
PONV-, Reisekrankheit-Anamnese	1
Postoperativ Opioide	1
Gesamtpunktzahl	prozentuale Häufigkeit von PONV
0	10%
1	20%
2	40%
3	60%
4	80%

5.3.3 Droperidol

Droperidol gehörte bislang zu den Standardsubstanzen der Prophylaxe und Behandlung von PONV. Die Wirkung gegen Übelkeit ist stärker als die gegen Erbrechen; wegen des nur kurz anhaltenden Effekts scheint die wiederholte Zufuhr niedri-

Tab. 18-5 Antiemetika in allgemein üblichen Dosierungen (Apfel, 2005)

übliche Substanzen	Prophylaxe Erwachsene	Therapie Erwachsene	Prophylaxe Kinder
Ondansetron	4 mg	1 mg	50–100 µg/kg
Tropisetron	5 mg	0,5 mg	60–100 µg/kg*
Dolasetron	12,5–50 mg	12,5 mg	350 µg/kg
Granisetron	0,35–1 mg	0,1 mg	
Dexamethason	4–5 mg frühzeitig	nicht empfohlen	150 µg/kg
Dimenhydrinat	62 mg	16–32 mg*	500 µg/kg
Droperidol	0,625–1,25 mg	0,625 mg*	50–75 µg/kg
Metoclopramid	nicht empfohlen	nicht empfohlen	nicht empfohlen
Scopolamin	transderm. Pflaster	nicht empfohlen	nicht empfohlen

* Dosierungsempfehlung bei unzureichender Datenlage. Dosierungen für Kinder sollten die Gesamtdosis für Erwachsene nicht überschreiten

ger Dosen vorteilhafter zu sein als die einmalige Injektion einer höheren Dosis. Die Injektion kurz vor Op-Ende ist vermutlich wirksamer als die Injektion bei der Narkoseeinleitung.

Da aber Droperidol bereits in niedrigen Dosen eine signifikante QTc-Verlängerung im EKG hervorruft und möglicherweise das Risiko kardialer Arrhythmien erhöht, kann stattdessen auch Dexamethason (4 bis maximal 10 mg; bei Kindern 0,5 mg/kg) verwendet werden. QTc-Verlängerungen treten allerdings mit gleicher Häufigkeit auch unter Ondansetron auf. Beim Einsatz von Droperidol sollten außerdem die für den Patienten oft sehr unangenehmen psychischen Nebenwirkungen berücksichtigt werden.

5.3.4 Dimenhydrinat

Dieser unspezifische, preiswerte Histaminantagonist weist eine den anderen Antiemetika vergleichbare antiemetische Wirkung auf. Wegen der unsicheren Resorption von Suppositorien sollte die Substanz intravenös injiziert werden (Präparat: Vomex A Injektionslösung i. v.).

5.4 Maßnahmen zur Minderung des PONV-Risikos

Für die Prophylaxe von PONV wird derzeit folgendes Vorgehen empfohlen:
— Das Basisrisiko niedrig halten.
— Abwarten und sehen – wenn nötig, behandeln.
— Keine Routineprophylaxe, sondern nur bei erhöhtem PONV-Risiko.

5.4.1 Senkung des Basisrisikos

Die patientenspezifischen Risikofaktoren – weibliches Geschlecht, Reisekrankheit oder PONV in der Vorgeschichte, Nichtraucher – sind unabänderlich und müssen hingenommen werden; andere Risikofaktoren können hingegen beeinflusst oder vermieden werden. Die wichtigste Basismaßnahme der Prophylaxe ist bei Patienten mit erhöhtem Risiko die Vermeidung von Inhalationsanästhetika. Auch der Einsatz regionaler Anästhesieverfahren geht im Allgemeinen mit einer geringeren Inzidenz von PONV einher; dies gilt jedoch nicht für alle operativen Eingriffe. So muss vor allem bei Sectio caesarea, aber auch bei großen orthopädischen Eingriffen unter der Regionalanästhesie mit einer hohen PONV-Rate gerechnet werden (Übersicht bei Borgeat et al., 2003).

Verzicht auf Inhalationsanästhetika. Wird auf Inhalationsanästhetika verzichtet und stattdessen eine TIVA mit Propofol eingesetzt, kann das Risiko von PONV um ca. 19% gesenkt werden. Ersatz von Lachgas durch Stickstoff während der Narkose bewirkt eine Reduktion von PONV um ca. 12%. Durch eine Kombination beider Verfahren, d. h. durch eine totale intravenöse Anästhesie wird eine PONV-Reduktion erreicht, die der Zufuhr eines einzelnen Antiemetikums (Serotoninantagonist, Dexamethason oder Droperidol) entspricht. Zu beachten ist allerdings, dass der günstige Effekt der Basismaßnahme durch die Zufuhr von Opioiden als analgetische Komponente der TIVA im Verlauf der ersten 24 h nach der Operation beeinträchtigt wird.

5.4.2 Prophylaxe bei erhöhtem Risiko

Bei niedrigem PONV-Risiko ist eine Prophylaxe nicht gerechtfertigt. Bei erhöhtem Risiko werden derzeit 2 unterschiedliche Konzepte angewandt:
— Multimodale Prophylaxe,
— risikoadaptierte Prophylaxe.

Multimodale Prophylaxe. $5-HT_3$-Antagonisten (z. B. Ondansetron, Dolasetron, Tropisetron, Granisetron), Dexamethason, Droperidol und eine TIVA weisen eine vergleichbare antiemetische Wirksamkeit auf. Als Monosubstanz zugeführt, reduzieren diese Substanzen das PONV-Risiko um 30%; damit bleibt für Risikopatienten eine PONV-Inzidenz von 15–20% bestehen. Durch Kombination mehrerer Antiemetika, auch als „multimodaler Ansatz" oder als „balancierte Antiemesis" bezeichnet, kann bei Hochrisikopatienten (80%iges Risiko) im günstigen Fall eine Senkung des PONV-Risikos auf 8% erreicht werden. Dabei ist aber nach wie vor ungeklärt, welchen Anteil die einzelnen Komponenten zur Risikoreduktion beitragen. Auch ist das Konzept erheblich teurer als eine standardisierte balancierte Anästhesie.

Risikoadaptierte Prophylaxe. Apfel und Mitarb. haben ein der Höhe des individuellen PONV-Risikos angepasstes Prophylaxe-Schema entwickelt, das nur bei Hochrisikopatienten eine Kombination mehrerer Antiemetika vorsieht. Berücksichtigt werden hierbei die bereits erwähnten gesicherten Risikofaktoren:
— Weibliches Geschlecht,
— Nichtraucher
— Reisekrankheit, PONV in der Anamnese,
— postoperative Opioide.

> **EBM Risikoadaptierte PONV-Prophylaxe**
> — 1–2 Risikofaktoren (Risiko etwa 20–40%):
>   4 mg Dexamethason bei Narkosebeginn i. v.
> — 3–4 Risikofaktoren (Risiko etwa 60–80%):
>   TIVA + 1 (Dexamethason) oder 2 Antiemetika. Alternative: Prophylaxe mit 2–3 Antiemetika (Dexamethason, 5-HT$_3$-Antagonist, Dimenhydrinat; als letzte Wahl: Droperidol).

Im Einzelfall sollte nach Apfel von diesem Schema abgewichen und großzügiger verfahren werden, z. B. wenn durch Erbrechen der Operationserfolg in Frage gestellt würde.

5.5 Behandlung von PONV

Jedes erstmalige Erbrechen und jede zumindest mittelschwere Übelkeit sollten nach Apfel medikamentös behandelt werden, da sonst bei 50% der Patienten mit weiteren Episoden zu rechnen sei. Es empfiehlt sich, für die Behandlung Substanzen zu verwenden, die nicht bereits vorab zur Prophylaxe verabreicht worden sind, z. B.:
— 5-HT$_3$-Antagonist, z. B. 1 mg Ondansetron,
— Dimenhydrinat (Vomex A), 16–32 mg i. v.

Droperidol ist antiemetisch wirksam, wahrscheinlich vor allem bei opioidinduziertem Erbrechen, weist aber die bekannten Nebenwirkungen auf und sollte daher nur als Mittel der letzten Wahl eingesetzt werden.

Dexamethason wird dagegen nicht für die Behandlung von Erbrechen und/oder Übelkeit empfohlen, sondern ausschließlich zur Prophylaxe.

6 Routinezufuhr von β-Blockern bei nicht herzchirurgischen Eingriffen?

Durch perioperative Zufuhr von β-Blockern bei Patienten mit koronarer Herzkrankheit kann das Risiko kardiovaskulärer Komplikationen gesenkt werden. Dies gilt auch für Patienten mit Herzinfarkt in der Vorgeschichte. Möglicherweise kann auch der prophylaktische perioperative Einsatz von β-Blockern die Häufigkeit kurz- und langzeitiger kardiovaskulärer Komplikationen vermindern. Aufgrund der derzeit vorhandenen Untersuchungsergebnisse kann vorläufig folgendes Vorgehen empfohlen werden:

— Patienten unter Erhaltungsdosen von β-Blockern sollten diese Substanzen auch perioperativ erhalten.
— Bei gefäßchirurgischen Patienten, bei denen bei der präoperativen Diagnostik ein erhöhtes Risiko für Myokardischämien festgestellt wurde, sollte idealerweise ca. 1 Woche vor dem Eingriff eine β-Blocker-Therapie eingeleitet und perioperativ fortgesetzt werden (angestrebte Herzfrequenz 60–70/min).
— Bei nichtgefäßchirurgischen Patienten mit negativem Stress-Test, aber hohen klinischen Risiken sollte in Zusammenarbeit mit dem Kardiologen ebenfalls ca. 1 Woche vor dem Eingriff eine β-Blocker-Therapie eingeleitet und perioperativ fortgesetzt werden. Kann die β-Blocker-Zufuhr dagegen nicht rechtzeitig begonnen werden, können kurz und lang wirkende β-Blocker unmittelbar nach der Narkoseeinleitung injiziert werden (Zielherzfrequenz < 80/min).

Weitere Einzelheiten siehe Kapitel 16 und 17.

7 α$_2$-adrenerge Rezeptoragonisten (Clonidin)

Clonidin, ein zentraler α$_2$-Rezeptoragonist mit antihypertensiver Wirkung (siehe Kap. 13), wird von einigen Anästhesisten in einer Dosierung von etwa 5 µg/kg p. o. für die Prämedikation eingesetzt, um kardiovaskuläre Reflexreaktionen wie Hypertonie und Tachykardie durch endotracheale Intubation und starke chirurgische Stimuli zu verhindern.

In einigen Untersuchungen führte Clonidin zu geringerer perioperativer Variabilität der Herzfrequenz und des diastolischen Blutdrucks; auch wurde der MAC-Wert von Inhalationsanästhetika durch Clonidin reduziert. In Phasen geringerer chirurgischer Stimulation und in der postoperativen Phase kann die Substanz häufiger zu Hypotension und Bradykardie führen. Des Weiteren kann die Prämedikation mit Clonidin eine Sedierung (nicht Anxiolyse) und Mundtrockenheit hervorrufen. Der unkritische Einsatz von Clonidin hat Spötter zu der Frage veranlasst, ob wir nicht besser nach der Geburt oder zumindest präoperativ sympathektomiert werden sollten, um für spätere Narkosen gerüstet zu sein. Andere Autoren haben darauf hingewiesen, dass die erwünschte kardiovaskuläre Stabilität auch ohne Clonidin, allein durch eine sorgfältig an der Intensität chirurgischer Stimuli ausgerichtete Narkoseführung, erreicht werden könne.

8 Praktische Grundsätze für die Prämedikation

— Die Verordnung von Prämedikationssubstanzen ist kein Ersatz für ein beruhigendes präoperatives Gespräch des Anästhesisten mit dem Patienten.
— Auswahl und Dosierung der Prämedikationssubstanz erfolgen individuell, nicht schematisch und niemals ohne persönliche Visite durch den Anästhesisten. Zu starke Sedierung muss vermieden werden, um die Kooperationsfähigkeit des Patienten und dessen Schutzreflexe zu erhalten.
— Am Vorabend der Operation kann bereits ein Hypnotikum (Benzodiazepin) verordnet werden.
— Die Prämedikation für den Operationstag wird schriftlich, mit Angabe des Zeitpunkts der Einnahme, auf dem Narkoseprotokoll niedergelegt.
— Benzodiazepine sind die Mittel der Wahl für die Anxiolyse und Sedierung: Opioide sind nur bei stärkeren Schmerzen indiziert, Neuroleptika als alleinige Beruhigungsmittel ungeeignet.
— Anticholinergika sind kein essentieller Bestandteil der Routineprämedikation.
— Die Einnahme der Prämedikationssubstanzen sollte bevorzugt oral, zusammen mit etwas klarer Flüssigkeit, erfolgen, und zwar rechtzeitig, um einen maximalen Effekt zu erreichen. Darum nicht die Anordnung „Spritze und bringen"; hierdurch kann bei kürzeren Eingriffen das Erwachen aus der Narkose erheblich verzögert werden.
— Bei ambulanten Patienten ist in der Regel keine Prämedikation erforderlich.

Spezielle Gesichtspunkte der Prämedikation bei bestimmten Erkrankungen sowie für Kinder und bei Regionalanästhesie sind in den entsprechenden Kapiteln beschrieben.

Literatur

Apfel CC, Greim CA, Haubitz I et al.: A risk score to predict the probability of postoperative vomiting in adults. Acta Anaesthesiol Scand 1998, 42:495–501.

Apfel CC, Kortilla K, Abdalla M et al.: A factorial trial of six interventions for the prevention of postoperative nausea and vomiting. N Engl J Med 2004; 350 (24): 2441–2451.

Apfel CC, Roewer N: Einflussfaktoren von Übelkeit und Erbrechen nach Narkosen. Fiktionen und Fakten. Anaesthesist 2000, 49:629–642.

Arzneimittelkommission der deutschen Ärzteschaft (Hrsg.): Arzneiverordnungen – Empfehlungen zur rationalen Pharmakotherapie, 21. Aufl. Deutscher Ärzteverlag 2006.

Borgeat A, Katodramis G, Schenker CA: Postoperative nausea and vomiting in regional anesthesia. A review. Anesthesiology 2003; 98(2):530–547.

Charbit B, Albaladejo P, Funck-Brentano C, Legrand M, Samain E, Marty J: Prolongation of QTc interval after postoperative nausea and vomiting treatment by droperidol or ondansetron. Anesthesiology 2005; 102(6)1094–1100.

Eberhart L, Morin A, Geldner G, Wulf H: Minimierung von Übelkeit und Erbrechen in der postoperativen Phase. Dtsch Ärztebl 2003; 100(40) A 2584–2591.

Kim JT, Sherman O, Cuff G, Leibovits A, Wajda M, Bekker AY: A double-blind prospective comparison of rofecoxib vs ketorolac in reducing postoperative pain after arthroscopic knee surgery. Journal of Clinical Anesthesia 2005; 17(6):439–443.

Klafta JM, Roizen MF: Current understanding of patient's attitudes toward and preparation for anesthesia: a review. Anesth Analg 1996, 83:1314–1321.

Malinovsky JM, Populaire C, Cozian A et al.: Premedication with midazolam in children. Effect of intranasal, rectal and oral routes on plasma midazolam concentrations. Anaesthesia 1995, 50:351–355.

Obara S, Iwama H: Assessment of psychological tension after premedication by measurement of salivary chromogranin. A Journal of Clinical Anesthesia 2005, 17(7): 554–557

Pawlik MT, Hansen E, Waldhauser D, Selig C, Kuehnel TS: Clonidine premedication in patients with sleep apnea syndrome: A randomized, double-blind, placebo-controlled study. Acta Anaesthesiologica Scandinavica 2005, 49(10): 1501–1508.

Richardson MG, Wu CL, Hussain A: Midazolam premedication increases sedation but does not prolong discharge times after brief outpatient general anesthesia for laparoscopic tubal sterilization. Anesth Analg 1997, 85:301–305.

Taittonen M, Kirvela O, Aantaa R, Kanto J: Cardiovascular and metabolic responses to clonidine and midazolam premedication. Eur J Anaesthesiol 1997, 14: 190–196.

Thiel H, Roewert N: Anästhesiologie und Pharmakotherapie. Georg Thieme Verlag, Stuttgart, 2003.

Tramer MR: A rational approach to the control of postoperative nausea and vomiting: evidence from systematic reviews. Part I. Efficacy and harm fo antiemetic interventions, and methodological issues. Acta Anaesthesiol Scand 45:4–13 und Part II. Recommendations for prevention and treatment, and research agenda. Acta Anaesthesiol Scand 2001, 45:14–19.

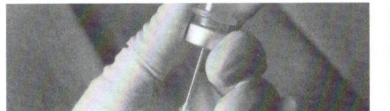

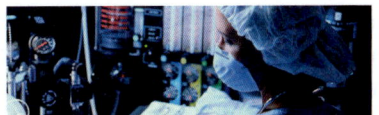

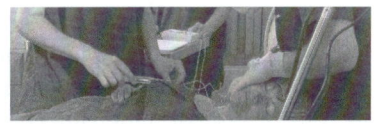

19 Narkosesysteme und Narkosebeatmung

Inhaltsübersicht

1 **Einführung** 455

2 **Bestandteile von Narkosesystemen** 456
2.1 Gasquellen 456
    2.1.1 Zentrale Gasversorgung 456
    2.1.2 Gaszylinder 456
2.2 Rotameter 457
2.3 Verdampfer 457
    2.3.1 Verdampfung von Gasen 457
    2.3.2 Vergaser 457
    2.3.3 Flow-Verdampfer 458
    2.3.4 Verdampfer Vapor 19 459
    2.3.5 Desfluranverdampfer TEC 6 460
    2.3.6 Aufstellung der Verdampfer 460
2.4 Reservoirbeutel 460
2.5 Atemschläuche 461
2.6 Atemventile 461
    2.6.1 Ruben-Ventil 461
    2.6.2 Ambu-Ventile 462
2.7 Absorption von CO_2 462
    2.7.1 Atemkalk 462
    2.7.2 CO_2-Absorber 463
2.8 Anfeuchter 463
    2.8.1 Funktion der Atemwege 463
    2.8.2 Auswirkungen der endotrachealen Intubation 464
    2.8.3 Wasserverluste 464
    2.8.4 Wärmeverluste 465
    2.8.5 Künstliche Anfeuchtung 465

3 **Einzelne Narkosesysteme** 466
3.1 Offenes System 466
3.2 Halboffenes System 466
3.3 Halbgeschlossenes System 467
    3.3.1 Kreissystem 467
3.4 Frischgas 469
    3.4.1 Sauerstoff 469
    3.4.2 Lachgas 471
    3.4.3 Volatile Anästhetika 471
3.5 Low-Flow- und Minimal-Flow-Anästhesie (Niedrigflussnarkose) 471
    3.5.1 Durchführung der Niedrigflussnarkose . 472
3.6 Geschlossenes System 475
    3.6.1 Quantitative Narkose im geschlossenen System 475

4 **Umweltbelastung durch Inhalationsanästhetika** 476

5 **Narkosebeatmung** 476
5.1 Techniken der Narkosebeatmung 476
    5.1.1 Kontrollierte Beatmung 476
    5.1.2 Assistierte Beatmung 476
    5.1.3 Intermittierende Überdruckbeatmung .. 477
    5.1.4 Intermittierende mandatorische Beatmungsverfahren: IMV und SIMV .. 477
    5.1.5 Beatmung mit positiv-endexspiratorischem Druck (PEEP) 477
5.2 Unerwünschte Nebenwirkungen der maschinellen Beatmung 478
    5.2.1 Kardiovaskuläres System 478
    5.2.2 Lunge 479
    5.2.3 Nieren 479
5.3 Atemfunktion während der Narkose 479
    5.3.1 Funktionelle Residualkapazität ... 479
    5.3.2 Atemwegswiderstand 480
    5.3.3 Sauerstoffkonzentration 480
    5.3.4 Hyperkapnie oder Hypokapnie während der Narkose 480
5.4 Einstellung des Respirators 480

Literatur 481

1 Einführung

Narkosesysteme dienen der Zufuhr von Narkosegasen vom Narkosegerät zum Endotrachealtubus oder zur Narkosemaske. Sie sind grundlegender Bestandteil jeder Inhalationsanästhesie.

Ideale Narkosesysteme sollen über folgende Eigenschaften verfügen:

— Genau messbarer und dosierbarer Gasfluss,
— keine Rückatmung von ausgeatmetem CO_2,
— sparsamer Gasverbrauch.

Die Narkosesysteme spielen unter den Anästhesiezwischenfällen eine herausragende Rolle: Die Mehrzahl tödlicher Anästhesiekomplikationen beruht auf vermeidbaren Funktionsstörungen von Narkosesystemen. Die häufigsten Ursachen sind: Diskonnektionen, falsch zusammengeschlossene Kompo-

nenten des Systems sowie Fehler im Atemsystem. Vermeidbar sind die Komplikationen, wenn folgende praktische Grundsätze beachtet werden:
— Narkosesysteme dürfen nur vom erfahrenen Arzt bedient werden.
— Mangelnde Vertrautheit mit einem bestimmten Gerät verbietet den Einsatz am Patienten.
— Vor jedem Einsatz muss die Funktion des Gerätes sorgfältig überprüft werden.

2 Bestandteile von Narkosesystemen

Funktionell umfasst ein Narkosesystem alle Bestandteile, durch die ein Patient Narkosegase und Sauerstoff einatmet und zusammen mit CO_2 teilweise wieder ausatmet. Die wichtigsten Komponenten sind:
— Gasquelle,
— Rotameter,
— Verdampfer,
— Atembeutel,
— Atemschläuche,
— Nichtrückatmungsventile,
— CO_2-Absorber,
— Anfeuchter.

2.1 Gasquellen

Die Zufuhr von Narkosegasen zum Narkosesystem erfolgt entweder über eine *zentrale Gasversorgung* oder über *Gaszylinder*.

2.1.1 Zentrale Gasversorgung

In den meisten Krankenhäusern gelangen die Atemgase aus einer zentralen Gasversorgung über in der Wand oder speziellen Säulen befestigte Anschlussventile in den Operationssaal. Zentrale Gasversorgungen weisen gegenüber Gaszylindern wichtige Vorteile auf:
— Die Sicherheit ist größer, weil die Gase unter reduziertem Druck an der Anschlussstelle entnommen werden und somit keine externen Reduzierventile erforderlich sind. Außerdem ist, im Gegensatz zu Gaszylindern, die Gefahr einer Erschöpfung der Gasquelle während der Narkose wesentlich geringer.
— Der praktische Umgang ist einfacher: Lagerfläche ist nicht erforderlich, auch müssen keine Zylinder ausgewechselt werden.

Um Verwechslungen zu vermeiden und die Sicherheit zu erhöhen, werden die Gase an der Anschlussstelle mit jeweils unterschiedlichen Kupplungsstücken, die nur in den Anschluss für das entsprechende Gas passen, entnommen. Zusätzlich sind die Gasschläuche farblich gekennzeichnet: Sauerstoff *blau*; Lachgas *grau*.

> ⚡ Gefährliche Verwechslungen sind aber dennoch möglich, wenn die Kupplungen umgebaut oder mit Adaptern versehen werden, durch die verschiedene Kupplungen miteinander verbunden werden können.

Solche Manipulationen an den Gaskupplungen sind gesetzlich verboten.

Störungen können jedoch auch in zentralen Gasversorgungen auftreten, z.B. Druckabfall oder Schwankungen der Sauerstoffkonzentration. Darum muss die Sauerstoffkonzentration in regelmäßigen Abständen mit dem Oxymeter überprüft werden.

Reduzierventile. In zentralen Gasversorgungen herrscht ein hoher Druck (Sauerstoff 200 bar; Lachgas 50 bar), der durch Reduzierventile gemindert wird, um einen konstanten Gasfluss im Narkosesystem und damit eine genaue Dosierung der Gase zu ermöglichen.

2.1.2 Gaszylinder

In Krankenhäusern, die über keine zentrale Gasversorgung verfügen, werden Gaszylinder zur Versorgung der Narkosegeräte eingesetzt.

Sauerstoffzylinder tragen die Kennfarbe *Blau*. Der Gasdruck im Zylinder kann an einem Kontrollmanometer abgelesen werden; er beträgt für eine volle Flasche 200 bar. Aus dem Gasdruck des Behälters kann nach dem Boyle-Mariotte-Gesetz, Druck × Volumen = konstant (bei unveränderter Temperatur), der Sauerstoffinhalt errechnet werden. Er beträgt für eine 10-l-Flasche 2000 l Sauerstoff.

Lachgaszylinder tragen die Kennfarbe *Grau*. Bei den Lachgaszylindern kann aus dem Druck im Behälter nicht auf den Vorrat in Litern rückgeschlossen werden. Lachgas liegt nämlich im Zylinder als Flüssigkeit vor, die als Gas entweicht, wenn das Ventil des Zylinders geöffnet wird. Dabei bildet sich sofort aus der Flüssigkeit neues Gas, so dass der Druck sich erst ändert, wenn die Flüssigkeit aufgebraucht ist und sich nur noch Gas im Behälter befindet. Dann ist aber nur noch eine geringe Lachgasmenge im Zylinder vorhanden.

Das Boyle-Mariotte-Gesetz gilt nur für den *gasförmigen* Anteil im Zylinder. Eine 10-l-Lachgasflasche mit einem Druck von 50 bar enthält demnach mindestens 500 l Lachgas. Der kritische Bereich, bei dem sich nur noch gasförmiges Lachgas in der Flasche befindet, ist am Kontrollmanometer *rot* gekennzeichnet.

Grundsätze für den praktischen Umgang mit Gaszylindern:
— Zylinder niemals werfen oder rollen.
— Zylinder nicht in warmen Räumen lagern.
— In der Nähe der Sauerstoffzylinder nicht rauchen.
— Keine Fette oder Öle in der Nähe von Sauerstoffzylindern lagern.
— Nicht gebrauchte Zylinder gut verschließen.
— Reduzierventil durch Schutzkappe sichern.

2.2 Rotameter

Rotameter oder Gasflussmesser messen den Durchfluss der Gase auf ihrem Weg von der Gasquelle (zentrale Gasversorgung, Gaszylinder) durch das Narkosesystem zum Patienten. An den Narkosegeräten sind mehrere *Rotameterblöcke* angebracht, über die **Sauerstoff, Druckluft und Lachgas** in genau definierter Menge (l/min) gemischt werden können.

Die Rotameter bestehen aus einer durchsichtigen Röhre, in der sich ein Schwimmer oder Schwebekörper frei auf- und abbewegen kann. Wird das Gaseinlassventil geöffnet, so strömt das Gas von unten in die Röhre und hebt den Schwimmer an. Das Gas fließt durch die ringförmige Öffnung zwischen Schwimmer und Röhrenwand zum Auslass. Die jeweils durchströmende Gasmenge wird an der geeichten Skala der Röhre angezeigt.

Da die einzelnen Gase jeweils eine unterschiedliche Dichte und Viskosität aufweisen, sind die Rotameter für Sauerstoff, Lachgas und Druckluft nicht austauschbar; vielmehr benötigt jedes Gas ein geeichtes spezifisches Rotameter.

2.3 Verdampfer

Die meisten gebräuchlichen Inhalationsanästhetika liegen bei Raumtemperatur und Atmosphärendruck als Flüssigkeiten vor. Sie werden als *volatile* Anästhetika bezeichnet. Volatile Anästhetika müssen, bevor sie dem Patienten zugeführt werden können, in den *dampfförmigen* Zustand umgewandelt werden. Die Umwandlung der volatilen Anästhetika in ihre Dampfphase erfolgt durch Verdampfer. Diese Apparate liefern eine dosierbare Konzentration des Inhalationsanästhetikums, das zusammen mit den *Frischgasen* in die Lungen des Patienten geleitet wird.

2.3.1 Verdampfung von Gasen

Für den Vorgang der Verdampfung von volatilen Anästhetika gelten folgende physikalische Beziehungen:
— Die Verdampfung ist **temperaturabhängig:** Mit steigender Temperatur verdampft mehr Anästhetikum und umgekehrt.
— Verdampfung ist ein **energieverbrauchender** Vorgang. Die Verdampfungsenergie wird dem flüssigen Anästhetikum als Wärme entzogen, darum kühlt sich das Anästhetikum während der Verdampfung ab.
— Die einzelnen volatilen Anästhetika besitzen bei Raumtemperatur unterschiedliche Dampfdrücke bzw. Sättigungskonzentrationen. Darum muss für jedes Anästhetikum ein **spezifischer Verdampfer** eingesetzt werden.

Um dosierbare Anästhetikumkonzentrationen erreichen zu können, muss ein idealer Verdampfer von folgenden Faktoren unabhängig sein:
— Fluss der Frischgase,
— Umgebungstemperatur,
— Atmosphärendruck,
— Temperaturschwankungen durch den Verdampfungsvorgang,
— Druckschwankungen der Beatmung.

Für die dosierbare Verdampfung von volatilen Anästhetika werden zwei Prinzipien angewandt:
— Venturi-Prinzip: Vergaser,
— Bypass-Prinzip: variable Flow-Verdampfer.

2.3.2 Vergaser

Diese Geräte arbeiten nach dem Venturi-Prinzip: Um die Frischgase mit dem Inhalationsanästhetikum anzureichern, wird hierbei das flüssige Anästhetikum durch eine *Venturi-Düse* in den Frischgasstrom eingesprüht. Durch die feine Verteilung des Anästhetikumnebels im Frischgas tritt praktisch eine sofortige Verdampfung der Flüssigkeitströpfchen ein. Die Dosierung der Anästhetikummenge erfolgt durch einen Drehgriff, über den ein Drosselventil in den Frischgasfluss eingeschaltet wird. Das Drosselventil stellt einen Strömungswiderstand dar, der einen Druckanstieg vor dem Ventil hervorruft. Diese Drucksteigerung setzt sich in die Flüssigkeitskammer fort und wirkt auf die Oberfläche der Flüssigkeit ein, so dass Flüssigkeit durch die Düse ausgetrieben wird. Je größer der Druckabfall über dem Drosselventil, desto größer die durch die Düse in den Frischgasstrom gesprühte Menge des Anästhetikums.

2.3.3 Flow-Verdampfer

Bei diesem Verdampfertyp wird *nur ein Teil* des Frischgases in die Verdunsterkammer geleitet. Hier reichert sich das Frischgas mit dem Anästhetikum an und vermischt sich nach dem Austritt aus der Kammer mit dem restlichen Frischgas. Durch die Vermischung wird das aufgesättigte Gas verdünnt.

Bei älteren Verdampfern dieses Typs muss die Aufteilung des Flows mit Hilfe zweier Rotameter durchgeführt werden. Um die genaue Konzentration des Anästhetikums im Einatemgemisch des Patienten errechnen zu können, müssen Dampfdruck der Flüssigkeit, Atmosphärendruck, Atemminutenvolumen und der Flow durch die Verdampferkammer bekannt sein. Die Konzentration errechnet sich dann nach folgender Formel:

$$\text{Vol.\%}_{\text{Anästh.}} = F_v \times \frac{P_{\text{Anästh.}}}{\text{AMV}} \times \frac{100}{P_{\text{atm}}}$$

$P_{\text{Anästh.}}$ = Dampfdruck des Inhalationsanästhetikums
P_{atm} = Atmosphärendruck
F_v = Gasfluss durch die Verdampferkammer
AMV = Atemminutenvolumen

Da der Gasfluss durch den Verdampfer vom Anästhesisten je nach Temperatur, Atemminutenvolumen und gewünschter Narkosetiefe variiert werden muss, ist dieser Verdampfertyp umständlich zu bedienen. Er weist jedoch den Vorteil auf, dass hiermit auch andere Inhalationsanästhetika verdampft werden können.

Bei den Flow-Verdampfern neueren Typs wird das *gesamte* Atemminutenvolumen durch den Verdampfer geleitet. Die Aufteilung des Frischgasflows erfolgt im Verdampfer entsprechend der Einstellung und entzieht sich dem direkten Zugriff des Anästhesisten. Auch bei diesem Verdampfertyp wird nur ein Teil des Frischgases in die Verdunsterkammer geleitet, dort mit dem Dampf des Inhalationsanästhetikums gesättigt und beim Austritt aus der Verdampferkammer mit dem restlichen Frischgas, das durch einen Bypass geleitet worden ist, vermischt.

! Der Verdampfertyp ist jeweils nur für ein spezifisches Inhalationsanästhetikum konstruiert. Andere Anästhetika dürfen hiermit nicht verdampft werden!

Da die Verdampfer nur noch über eine Einstellvorrichtung verfügen, nämlich die der gewünschten **Konzentration** des Inhalationsanästhetikums in Volumenprozent, müssen alle Faktoren, die den Verdampfungsvorgang beeinflussen, vom Verdampfer kompensiert werden, damit die gewählte Konzentration des Anästhetikums konstant gehalten wird. Die wichtigsten dieser Faktoren sind:
— Temperatur,
— Änderungen des Gasflusses,
— Variationen der Zusammensetzung der Trägergase.

Temperaturänderungen. Um das flüssige Inhalationsanästhetikum in seine Gasphase zu überführen, ist Energie erforderlich. Dabei kühlen sich Flüssigkeit und Umgebung ab. Mit sinkender Temperatur fällt auch der Partialdruck des Inhalationsanästhetikums; dadurch nimmt die Konzentration des Dampfes in der Gasphase ab. Mit zunehmender Dauer der Narkose würde somit wegen der entstehenden Verdunstungskälte immer weniger Inhalationsanästhetikum vom Verdampfer abgegeben. Um die eingestellte Konzentration des Anästhetikums aufrechtzuerhalten, müssen die Temperaturschwankungen kompensiert werden. Hierfür werden verschiedene Verfahren eingesetzt: So werden die Verdampfer in Gehäusen aus Metallen mit hoher Wärmeleitfähigkeit (z. B. Kupfer) eingelassen, die für einen raschen Wärmeausgleich mit der Umgebung sorgen. Eine weitere Kompensationsmöglichkeit besteht darin, bei sinkenden Temperaturen des flüssigen Inhalationsanästhetikums den Frischgasfluss durch die Verdampferkammer zu erhöhen, so dass mehr Frischgas mit dem Inhalationsanästhetikum angereichert wird. Dies geschieht mit Hilfe von Bimetallstreifen oder Ausdehnungskörpern, die mit sinkender Temperatur den Einlass der Frischgase in die Verdampferkammer erhöhen.

Gasflussänderungen. Während der praktischen Anwendung werden die Verdampferkammern mit Gasflüssen unterschiedlicher Größenordnung durchströmt: Die Variationsbreite reicht von 1–2 l/min bei Säuglingen bis zu 15 l/min und mehr bei Patienten mit Störungen des pulmonalen Gasaustausches. Durch drei Mechanismen könnte bei einer Erhöhung des Gasflusses in der Verdampferkammer die Konzentration des Inhalationsanästhetikums im Gasgemisch abnehmen:
1. Bei hohen Frischgasflüssen nehmen die Durchströmungsgeschwindigkeit in der Verdampferkammer zu und die Kontaktzeit mit der gesättigten Dampfphase ab, so dass keine vollständige Sättigung des Frischgases mehr erfolgt.
2. Hohe Gasflüsse können so viele Moleküle des Inhalationsanästhetikums mit sich reißen, dass sich die Dampfphase nicht mehr im Gleichgewicht mit der Flüssigkeit befindet. Das zuströ-

2 Bestandteile von Narkosesystemen

mende Frischgas würde dann auf eine untersättigte Dampfphase treffen.

3. Bei hohen Gasflüssen sind auch die Auswirkungen von Temperaturänderungen ausgeprägter: So kann aufgrund eines gesteigerten Verdampfungsumsatzes eine starke Abkühlung durch Verdunstungskälte auftreten. Hierdurch nimmt wiederum der Partialdruck des Inhalationsanästhetikums ab, so dass mehr Frischgas in die Verdampferkammer geleitet und damit die zuvor beschriebenen Effekte nach Art eines Circulus vitiosus verstärkt würden.

Um einen unkontrollierbaren Abfall der Konzentration des Inhalationsanästhetikums bei Zufuhr hoher Gasflüsse zu verhindern, müssen ebenfalls Kompensationsmechanismen im Verdampfer eingesetzt werden. Hierzu eignen sich z.B. in die Verdampferkammer eingelassene Dochte, die sich aufgrund von Kapillarkräften mit dem Inhalationsanästhetikum vollsaugen. Auf diese Weise wird die Verdunstungsoberfläche des flüssigen Inhalationsanästhetikums um ein Vielfaches vergrößert, so dass ein rascher Ausgleich mit der Gasphase erfolgen kann. Außerdem wird der Weg des Frischgases durch den gesättigten Dampf des Inhalationsanästhetikums verlängert, so dass auch bei hohen Gasflüssen eine volle Aufsättigung des Gases erreicht wird.

Änderungen in der Zusammensetzung der Frischgase. Als Trägergas für flüssige Inhalationsanästhetika werden gewöhnlich Sauerstoff-Lachgas-Gemische oder reiner Sauerstoff bzw. Sauerstoff-Raumluft-Gemische verwendet. Die einzelnen Trägergase weisen unterschiedliche physikalische Eigenschaften auf: Sie unterscheiden sich in Dichte und Viskosität, und damit auch in ihren Strömungseigenschaften, und besitzen außerdem eine unterschiedliche Löslichkeit im Inhalationsanästhetikum. Daher ist zu erwarten, dass in Abhängigkeit vom benutzten Trägergas Abweichungen von der eingestellten Konzentration des Inhalationsanästhetikums auftreten können. Die Trägergasabhängigkeit ist bei den einzelnen Verdampfern unterschiedlich ausgeprägt.

2.3.4 Verdampfer Vapor 19

Der *Vapor 19* (Drägerwerke; ▶ Abb. 19-1) ist ein variabler Flow-Verdampfer, der jeweils als **spezifischer Verdampfer für Halothan, Enfluran, Isofluran und Sevofluran** geliefert wird. Der Apparat ist flow-, druck- und temperaturkompensiert; es besteht jedoch eine deutliche Abhängigkeit von der Zusammensetzung des Trägergases. Die Konzentrationsgenauigkeit wird im Temperaturbereich von 10–40 °C mit 90 % angegeben.

Funktion (▶ Abb. 19-2). In ausgeschaltetem Zustand ist der Frischgaseingang mit dem Frischgasauslass kurzgeschlossen. Das Frischgas durchströmt den Verdampfer, ohne mit der eigentlichen Verdampferkammer in Berührung zu kommen. Der Ein-Aus-Schalter wird durch Drehen des Handrades betätigt. Hierdurch wird der Zugang zur Verdampferkammer und zum Bypass geöffnet: Das Frischgas strömt nunmehr über einen verlängerten Einlasskanal in die Verdunsterkammer. Im Auslass der Verdampferkammer befindet sich der sog. Steuerkonus, der den Ausgang bis auf einen Kapillarspalt verschließt und für den Gasfluss einen Strömungswiderstand darstellt. Dieser Steuerkonus wird durch Drehen des Handrades bewegt; hierdurch verändert sich die Größe des Kapillarspaltes. Je höher das Handrad eingestellt ist, desto größer ist der Kapillarspalt und desto mehr Frischgas strömt durch die Verdampferkammer. Der Frischgasstrom durch den Bypass wird über den Bypass-Konus geregelt. Dieser Bypass-Konus stellt in gleicher Weise wie der Steuerkonus einen Strömungswiderstand

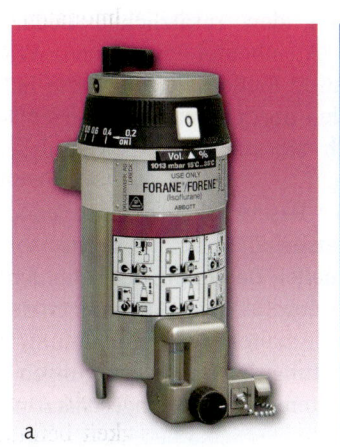

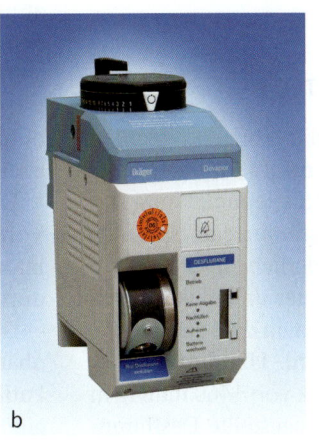

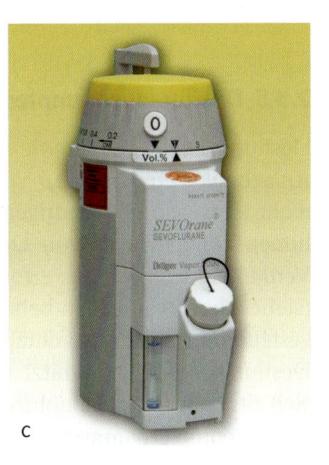

Abb. 19-1a bis c Verdampfer.
a) Isofluran.
b) Desfluran.
c) Sevofluran.

19 Narkosesysteme und Narkosebeatmung

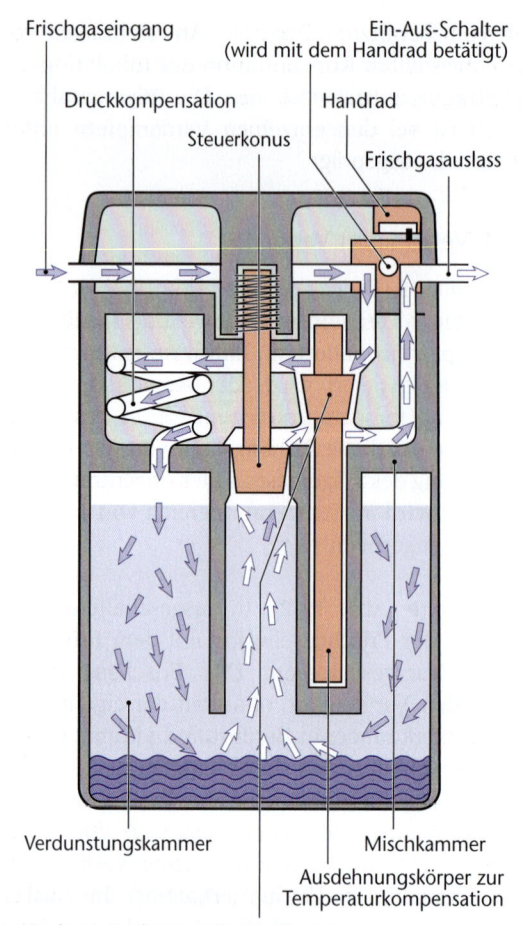

Abb. 19-2 Verdampfer Vapor 19; Schema.

konzentration wird durch einen elektronisch gesteuerten Regler gewährleistet, der die Konzentration auch bei Veränderungen des Frischgasflows konstant hält. Der Frischgasflow-Bereich beträgt 0,2–10 l/min. Im Flow-Bereich von 5–10 l/min mit 100%igem Sauerstoff als Trägergas beträgt die Abweichung der abgegebenen Desflurankonzentration vom eingestellten Wert maximal ± 15%. Bei Flows zwischen 2 und 5 l/min ist die abgegebene Menge in der Regel ca. 8% niedriger als bei höheren Flows, bei einem Flow von weniger als 1 l/min und einer eingestellten Konzentration von mehr als 12 Vol.% ca. 1% höher. Besteht das Trägergas aus 30% O_2 und 70% Lachgas, so kann die vom Verdampfer abgegebene Konzentration um 20% niedriger sein als der eingestellte Wert. Insgesamt erfüllt aber der Verdampfer die Sicherheitsanforderungen für eine Low-Flow- oder Minimal-Flow-Anästhesie.

2.3.6 Aufstellung der Verdampfer

Die beschriebenen Verdampfer werden grundsätzlich zwischen den Rotameterblock und das eigentliche Narkose- bzw. Atemsystem geschaltet. Auf diese Weise ist gewährleistet, dass immer nur Frischgas in den Verdampfer gelangt. Bei Narkosegeräten mit einem O_2-*Bypass* darf der Bypass niemals durch den Verdampfer geleitet werden.

dar. Der Konus ist mit einem Ausdehnungskörper zur Temperaturkompensation verbunden. Dieser Körper ist in die Verdampferkammer eingelassen und dehnt sich entsprechend den dort herrschenden Temperaturen aus oder zieht sich zusammen. Die Größenänderungen bewirken feinste Verschiebungen des Bypass-Konus und damit eine temperaturabhängige Veränderung der Größe des Kapillarspaltes.

2.3.5 Desfluranverdampfer TEC 6

Desfluran kann nicht wie die übrigen volatilen Anästhetika im Vapor 19 verdampft werden; vielmehr ist wegen des niedrigen Siedepunkts und des hohen Dampfdrucks von Desfluran eine spezielle Verdampfertechnologie erforderlich. Der TEC 6 (siehe Abb. 19-1) ist ein beheizter und elektronisch gesteuerter Desfluranverdampfer, in dem das flüssige Desfluran auf 39 °C erhitzt wird. Hierdurch ergibt sich ein konstanter Dampfdruck von 1460 mmHg in der Verdampferkammer. Die eingestellte Desfluran-

2.4 Reservoirbeutel

Die gebräuchlichen Narkosesysteme verfügen über einen Reservoirbeutel für Frischgas. Dieser Vorratsbeutel dient vor allem dazu, den wechselnden Gasbedarf des Patienten zu kompensieren. Benötigt der Patient mehr Gas, als an den Rotametern eingestellt ist, so kann er bei erhaltener Spontanatmung den zusätzlichen Bedarf zunächst aus dem Atembeutel entnehmen. Während der Exspiration fließen die Frischgase in den Beutel und werden dort gespeichert; überschüssiges Gas kann durch ein regulierbares **Überdruckventil** entweichen.

Der Reservoirbeutel dient jedoch nicht nur als Vorratsbehälter für Frischgas, sondern auch zur **manuellen Beatmung** des Patienten. Dies geschieht durch regelmäßiges Ausdrücken des Beutels.

Bei erhaltener Spontanatmung kann durch Beobachtung der Beutelbewegungen die Atmung des Patienten klinisch eingeschätzt werden. Hierbei gilt:

! Das Sistieren der Beutelbewegungen während einer Narkose mit erhaltener Spontanatmung weist auf eine Verlegung der Atemwege hin. Hier muss sofort die Ursache geklärt und beseitigt werden.
Wichtigste Ursachen:
— Verlegung der Atemwege durch die zurücksinkende Zunge bei falschem Halten der Atemmaske,
— undichter Sitz der Atemmaske,
— Atemstillstand,
— falscher Zusammenbau der Atemschläuche.

2.5 Atemschläuche

Atemschläuche dienen dem Transport der Narkosegase. Um den Widerstand gering zu halten, sollten die Schläuche so kurz und so weit wie möglich sein. Den größten Durchmesser besitzen Faltenschläuche; sie weisen außerdem den Vorteil auf, dass Knickbildungen vermieden werden. Da die Atemschläuche dehnbar sind, nehmen sie einen Teil des eingestellten Atemminutenvolumens auf. Dieser Anteil gehört zum *funktionellen Totraum* und muss bei der Einstellung der Beatmung am Narkosegerät berücksichtigt werden.

Die gebräuchlichen Atemschläuche selbst spielen für den Widerstand bei erhaltener Spontanatmung gewöhnlich eine untergeordnete Rolle. Von großer Bedeutung sind hingegen alle Teile des Narkose- bzw. Atemsystems mit geringem Durchmesser. Hierzu gehören vor allem der Endotrachealtubus und die verschiedenen Verbindungsstücke (Konnektoren). Sie erhöhen den Atemwiderstand und damit die erforderliche Atemarbeit des spontan atmenden Patienten. Hierdurch kann, besonders bei Kleinkindern mit kardiopulmonalen Erkrankungen, eine **respiratorische Insuffizienz** ausgelöst werden. Um den Atemwiderstand gering zu halten, sollte in der Praxis Folgendes beachtet werden:
— Den größtmöglichen Endotrachealtubus verwenden.
— Scharfe Krümmungen und plötzliche Änderungen von Lumina vermeiden.
— Gebogene Tubenadapter den rechtwinkligen Adaptern vorziehen.

2.6 Atemventile

Narkosesysteme verfügen über Ventile, die den Gasstrom in eine bestimmte Richtung lenken. Als **Richtungsventile** dienen Plättchen aus Glimmer, Teflon oder Nylon mit geringem Widerstand. Sie werden entfernt vom Patienten im Narkosesystem angebracht.

Bei **halboffenen Narkosesystemen** kann die Rückatmung von Exspirationsluft durch sog. **Nichtrückatmungsventile** verhindert werden. Drei Typen von Nichtrückatmungsventilen lassen sich unterscheiden:
— Nichtrückatmungsventile für die Spontanatmung.
— Nichtrückatmungsventile für die kontrollierte Beatmung.
— Kombiniertes Ventil für Spontanatmung und Beatmung siehe Abbildung 19-3a bis c.

Die kombinierten Nichtrückatmungsventile sind für die klinische Praxis von größter Bedeutung, weil nicht selten eine Narkose mit erhaltener Spontanatmung in eine Narkose mit kontrollierter Beatmung umgewandelt werden muss.

2.6.1 Ruben-Ventil

Das Ruben-Ventil ist ein Kombinationsventil für Spontanatmung und kontrollierte Beatmung. Das Ventil besteht aus einem durchsichtigen Kunststoffgehäuse mit verschiedenfarbigen Ansatzstutzen. Auf einer beweglichen Achse befindet sich ein hantelförmiger Ventilkörper, der durch eine schwache Spiralfeder gegen die Inspirationsöffnung gedrückt wird. Die Exspirationsöffnung wird ebenfalls mit Federkraft durch ein Tellerventil verschlossen.

Bei **spontaner Einatmung** wird die Hantel durch den im Gehäuse entstehenden Sog etwas von der Inspirationsöffnung abgehoben, so dass Frischgas einströmen kann.

Bei **kontrollierter Beatmung** wird der Ventilkörper durch den hohen Gasstrom gegen die Exspirationsöffnung gepresst, so dass das Gas nur in den Patienten strömen kann.

Bei der *Exspiration* drückt die ausgeatmete Luft den Ventilkörper gegen die Inspirationsöffnung. Die Exspirationsluft kann nur in die umgebende Atmosphäre fließen, so dass eine Rückatmung ausgeschlossen ist.

Um fehlerhafte Anschlüsse des Ruben-Ventils zu vermeiden, sind die Ansatzstutzen in folgender Weise farbig gekennzeichnet:
— **Blauer Stutzen:** Inspirationsschenkel, Anschluss an den Atembeutel.
— **Roter Stutzen:** Patientenschenkel. Anschluss an Narkosemaske oder Endotrachealtubus.
— **Gelber Stutzen:** Auslass für die Exspirationsluft.

Die Atemwiderstände und Toträume des Ruben-Ventils sind so gering, dass sie gleichermaßen in der Erwachsenenanästhesie wie auch in der Säuglings- und Kleinkinderanästhesie eingesetzt werden können.

19 Narkosesysteme und Narkosebeatmung

2.6.2 Ambu-Ventile

Ambu-Ventile sind als Systeme für die Spontanatmung oder als kombinierte Ventile konstruiert.

Ambu-Ventil. Hierbei handelt es sich um ein Ventil für die kontrollierte Beatmung. Das Gehäuse besteht aus durchsichtigem Kunststoff, in dem sich zwei Lager, A und B, befinden. Der bewegliche Teil besteht aus einer gelben Plastikscheibe, die durch eine Feder an Lager A gedrückt wird. Ein Stift zentriert die Scheibe auf das Lager.

Bei **Beatmung** drückt das einströmende Atemgas die Scheibe gegen das Lager B; hierdurch wird der Auslass verschlossen; die Luft gelangt in die Lungen des Patienten. Bei der Exspiration sinkt der Druck am Einlass des Ventils; die Feder drückt die gelbe Scheibe gegen Lager A, so dass die Exspirationsluft über den Auslass in die Umgebung entweichen kann.

Bei **Spontanatmung** bewegt sich hingegen die Scheibe nicht; der Patient atmet Raumluft ein.

Das Ambu-Ventil wird häufig in Verbindung mit dem Ambu-Beatmungsbeutel eingesetzt.

Ambu-E-Ventil (▶ Abb. 19-3a bis c). Dies ist ein häufig eingesetztes Kombinationsventil für Spontanatmung und Beatmung. Das Gehäuse besteht aus durchsichtigem Kunststoff; der Inspirationsschenkel ist blau. Im Gehäuse befinden sich zwei Klappen, jeweils für In- und Exspiration.

Bei **Spontanatmung** werden durch den vom Patienten erzeugten negativen Druck die Exspirationsklappe verschlossen und das Atemgas über die Inspirationsklappe angesaugt.

Bei **Beatmung** öffnet der Druck der Atemgase die Inspirationsklappe; hierbei verschließt das Endteil der Klappe den Auslass für die Exspirationsluft. Während der *Exspiration* kollabiert die Inspirationsklappe, der Exspirationsauslass wird geöffnet, und die Luft kann hierüber in die Umgebung entweichen. Besteht ein zu hoher Druck im Gehäuse, so öffnen sich beide Klappen; das überschüssige Gas entweicht in die Atmosphäre.

Widerstände und Totraum der Ambu-Ventile sind gering; sie können daher, wie die Ruben-Ventile, in der *pädiatrischen Anästhesie* eingesetzt werden.

2.7 Absorption von CO_2

Im halbgeschlossenen und geschlossenen Narkosesystem findet eine partielle Rückatmung der ausgeatmeten Gase statt. Vor der Rückatmung muss das ausgeatmete CO_2 aus dem Gasgemisch entfernt werden, um eine Hyperkapnie zu vermeiden. Dies geschieht auf chemischem Wege durch **Atemkalk**; hierbei wird die Säure CO_2 durch eine Base neutralisiert.

2.7.1 Atemkalk

Um das CO_2 zu entfernen, wird das ausgeatmete Gemisch durch einen Behälter geleitet, in dem sich Atemkalk befindet. Atemkalk besteht aus 3–6 mm großen *weißen* Granula mit rauer und ungleichmäßiger Oberfläche. Auf diese Weise wird eine maximale Oberfläche für die Absorption von CO_2 erreicht. Für die Bindung von CO_2 wird entweder Natronkalk mit den Hauptbestandteilen Natrium- und Kalziumhydroxid sowie Wasser oder Bariumkalk mit den Hauptbestandteilen Bariumhydroxid und Wasser eingesetzt. Der Wassergehalt des Atemkalks ist für den Absorptionsprozess von großer Bedeutung: Zu viel Wasser vermindert die für den Absorptionsvorgang zur Verfügung stehende Oberfläche, zu wenig Wasser beeinträchtigt die Bildung von Karbonat.

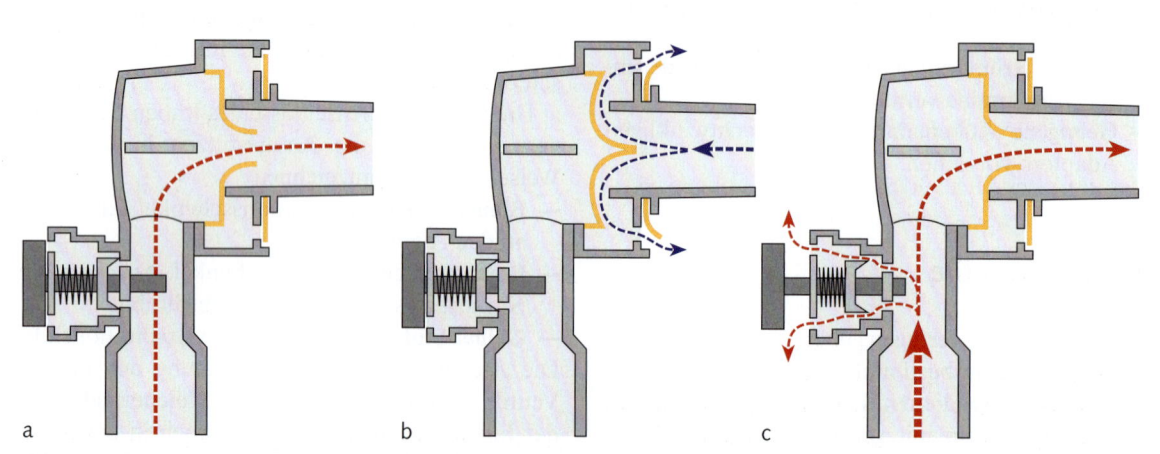

Abb. 19-3a bis c Ambu-E-Ventil. Kombinationsventil für Spontanatmung und Beatmung.
a) Inspiration; b) Exspiration; c) zu hoher Gasfluss.

2 Bestandteile von Narkosesystemen

Beide Präparate enthalten zumeist einen **Farbindikator**, der die Erschöpfung des Atemkalks sichtbar machen soll.

Der Absorptionsprozess verläuft in mehreren Stufen; als Endprodukte entstehen Natrium- und Kalziumkarbonat bzw. Bariumkarbonat.

Wärmebildung. Der Absorptionsvorgang ist eine exotherme Reaktion, bei der Wärme freigesetzt wird; hierbei schreitet die Erwärmungszone in Gasrichtung voran. Erschöpfter Atemkalk wird hart und trocken und erwärmt sich nicht mehr.

Verfärbung des Indikators. Mit zunehmender Erschöpfung des Atemkalks verfärbt sich der zugesetzte Farbindikator langsam **violett**. Der Absorptionsprozess wird durch den Indikator nicht beeinflusst. Praktisch muss beachtet werden, dass die Verfärbung des Indikators nur ein grobes, relativ unzuverlässiges Zeichen für verbrauchten Atemkalk ist.

Absorptionskapazität. Theoretisch beträgt die maximale Absorptionskapazität von 100 g Atemkalk etwa 26 l CO_2. In der Praxis ist jedoch die effektive Absorptionsleistung aus verschiedenen Gründen wesentlich geringer: Bei Verwendung eines Einzelabsorbers beträgt sie etwa 10–15 l/100 g, bei Doppelabsorbern etwa 19–20 l/100 g.

Die praktische Gebrauchsdauer von Atemkalk in Doppelabsorbern beträgt etwa 5 h.

Zeichen der Erschöpfung von Atemkalk:
— Der Kalk erwärmt sich beim Gebrauch nicht mehr,
— er wird trocken und hart.
— Der Indikator zeigt einen Farbumschlag von weiß nach violett.

Verbrauchter Atemkalk muss frühzeitig ausgetauscht werden, um eine Rückatmung von CO_2 zu verhindern.

2.7.2 CO_2-Absorber

Dies sind Behälter aus durchsichtigem Kunststoff, Glas oder Metall, in die der Atemkalk für den Narkosegebrauch gefüllt wird. Die Absorber werden in das Kreissystem eingeschaltet, aus Sicherheitsgründen häufig zwei hintereinander (▶ Abb. 19-4). Das ausgeatmete Gas tritt hierbei von unten in den Absorber ein. Die Hauptabsorption findet zunächst am Gaseinlass und an den Seiten des Absorbers statt. Auch wenn der untere Absorberkalk bereits vollständig erschöpft ist, wird im oberen Absorber noch weiterhin CO_2 vollständig eliminiert.

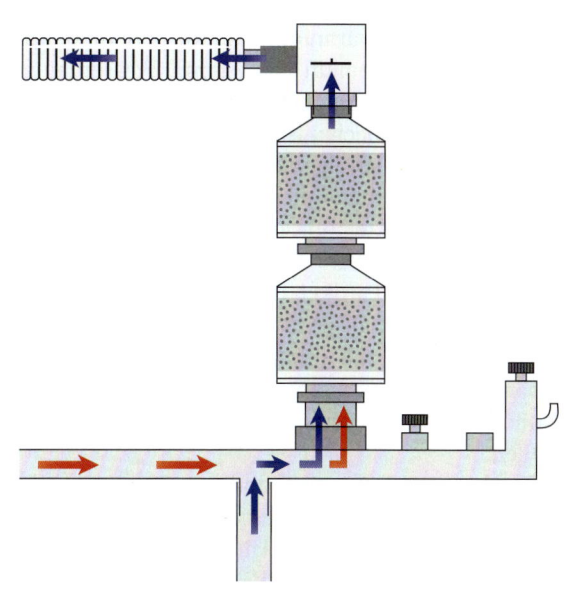

Abb. 19-4 Zwei hintereinandergeschaltete CO_2-Absorber im Kreissystem. Das ausgeatmete Gas tritt von unten in die Absorber ein.

Der verbrauchte (untere) Absorber wird so ausgetauscht, dass der zweite (obere), bereits angebrauchte Absorber nach unten und der neue Absorber nach oben kommt.

Beim **Füllen der Absorber** sollte beachtet werden, dass die Granula dicht beieinander liegen. Lockere Füllung führt zu „Straßenbildung"; hierbei strömt die Atemluft entsprechend dem geringeren Widerstand bevorzugt durch die Kanäle, ohne am Absorptionsprozess teilzunehmen: Unvollständige Bindung von CO_2 ist die Folge.

Richtlinien für den praktischen Umgang mit Atemkalk:
— Atemkalk muss gut verschlossen und trocken aufbewahrt werden, um den vorgegebenen Wassergehalt zu bewahren. Bei offenen Behältern kann das zugesetzte Wasser verdunsten.
— Schütteln und Werfen der Kanister müssen vermieden werden, weil hierdurch die Kalkgranula zerbröckeln.
— Der Kalk aus bereits eröffneten Kanistern sollte schnell verbraucht werden.

2.8 Anfeuchter

2.8.1 Funktion der Atemwege

Die oberen Atemwege dienen neben der Luftleitung noch der Erwärmung, Anfeuchtung und Filterung der Atemluft.

Durch die **Erwärmung** auf Körpertemperatur kann sich die Atemluft stärker mit Wasserdampf aufsättigen. Die **Anfeuchtung** dient dazu, den Selbstreinigungsmechanismus der Atemwege zu gewährleisten, und erfolgt durch wässriges Sekret aus den Drüsen des oberen Respirationstraktes. Außerdem wird die Atemluft im oberen Respirationstrakt **gefiltert**: größere Partikel durch die Nasenhaare, kleinere Partikel durch den Schleimbelag in der Nasen- und Tracheobronchialschleimhaut. Zusätzlich wird die Atemluft in eine **turbulente Strömung** versetzt, um einen größtmöglichen Kontakt zwischen Luft und Schleimhaut herzustellen.

Trachea und Bronchien sind mit Flimmerepithel und einer Schleimschicht ausgekleidet, die den Prozess der Erwärmung und Anfeuchtung fortsetzen. Alle beschriebenen Funktionen dienen letztlich dazu, den Selbstreinigungsmechanismus des Respirationstraktes zu unterstützen.

Selbstreinigungsmechanismen des Respirationstraktes. Im Respirationstrakt wird fortwährend Schleim sezerniert, der die Aufgabe hat, eingedrungene Fremdpartikel, Bakterien und körpereigene Zelltrümmer zu umfangen und nach oben zu transportieren. Der Transport erfolgt wie auf einer Rolltreppe durch die Zilienbewegung des Flimmerepithels. Die Zilien schlagen kontinuierlich in Richtung Kehlkopf und befördern auf diese Weise den Schleim mit den eingehüllten Partikeln in die größeren Bronchien und von dort in Trachea und Kehlkopf; anschließend wird der Schleim ausgehustet oder verschluckt.

Anfeuchtung und Erwärmung der eingeatmeten Luft sind Voraussetzung für einen normal funktionierenden Selbstreinigungsmechanismus. Ungenügende Anfeuchtung lässt das Sekret eindicken, so dass der Transport in die größeren Bronchien und in die Trachea erschwert wird.

Die Atemluft wird vor allem in den Nasenwegen angefeuchtet und erwärmt, während auf dem Weg zu den Alveolen nur noch eine geringe zusätzliche Anfeuchtung erfolgt. Beim Eintritt in die Alveolen ist die Atemluft vollständig mit Wasserdampf gesättigt und enthält 44 mg Wasserdampf/l Atemluft bei 37 °C Körpertemperatur.

Zilienbewegung. Auch die Zilienbewegung hängt von einer guten Anfeuchtung der Atemluft ab: Durch trockene Inspirationsluft wird die Zilienbewegung verlangsamt bis hin zum Stillstand. Außerdem werden die Zilien teilweise zerstört und die Schleimhaut pathologisch verändert.

Bei ungenügendem Selbstreinigungsmechanismus stauen sich die Sekrete in den Atemwegen an: Atelektasen und Hypoxämie sowie bronchopulmonale Infekte können die Folgen sein.

2.8.2 Auswirkungen der endotrachealen Intubation

Bei Intubationsnarkosen werden die oberen Atemwege funktionell ausgeschaltet, so dass keine Anfeuchtung und Erwärmung des Atemgasgemisches stattfinden. Erschwerend kommt hinzu, dass die Narkosegase wasserfrei sind, um Kondensation und Gefrieren des Wassers an den Reduzierventilen der Gasversorgung zu verhindern.

Untersuchungen haben ergeben, dass durch die Ausschaltung des oberen Respirationstraktes und die Zufuhr trockener Narkosegase innerhalb von 1 h während der Narkose histologische Schäden des Flimmerepithels im Respirationstrakt auftreten. Ob diese Veränderungen vermehrt zu postoperativen pulmonalen Komplikationen führen, ist gegenwärtig nicht bekannt.

Werden trockene Narkosegase über mehrere Stunden eingeatmet, so kann es zu Störungen der Zilienfunktion, Eintrocknung von Sekreten, Verkrustungen und evtl. sogar zu Obstruktion der Atemwege kommen.

Von größerer Bedeutung sind wahrscheinlich die durch das Einatmen von trockenen Narkosegasen hervorgerufenen Flüssigkeits- und Wärmeverluste. Sie entstehen durch die Flüssigkeits- und Wärmeabgabe der Schleimhäute des Respirationstraktes an die Atemgase.

2.8.3 Wasserverluste

Feuchtigkeit in Gasen. Der Wassergehalt bzw. die Feuchtigkeit eines Gases hängt von der Temperatur und dem Atmosphärendruck ab:
— Je höher die Temperatur, desto mehr Wasser kann das Gas aufnehmen.
— Je höher der Atmosphärendruck, desto weniger Wasser kann das Gas aufnehmen.

Der Feuchtigkeitsgehalt von Atemgasen kann nicht beliebig gesteigert werden, vielmehr gibt es eine maximale Wassermenge, die ein Gas bei einer bestimmten Temperatur aufnehmen kann. Sie wird als **Kapazität** bezeichnet. Wird die Temperatur gesteigert, so nimmt die Kapazität des Gases zu.

Die Feuchtigkeit kann durch zwei Maße definiert werden:
— Absolute Feuchtigkeit.
— Relative Feuchtigkeit.

Absolute Feuchtigkeit ist die aktuelle Menge an Wasserdampf im Atemgas bei einer bestimmten Temperatur. Wassergehalt und absolute Feuchtigkeit sind identische Begriffe. Die Einheit der absoluten Feuchtigkeit ist mg H_2O/l Gas oder Luft.

Relative Feuchtigkeit wird in % angegeben und beschreibt, wie viel Wasser aktuell von der bei einer bestimmten Temperatur maximal möglichen Menge im Atemgas (oder der Luft) vorhanden ist. Hierbei wird die maximal mögliche Menge als 100% bezeichnet.

Bei Körpertemperatur (37 °C) ist die Inspirationsluft zu 100% angefeuchtet, wenn sie 44 mg H_2O/l enthält. Mehr Wasser kann das Atemgas bei dieser Temperatur nicht aufnehmen. Die Wasseraufnahme kann jedoch durch Erhöhung der Temperatur gesteigert werden.

Der Feuchtigkeitsgehalt der eingeatmeten Raumluft beträgt zumeist nicht mehr als 15 g Wasser pro m³. Um den Feuchtigkeitsgehalt zu erhöhen, erwärmt der Respirationstrakt zunächst die Atemluft auf 37 °C; hierdurch sinkt die relative Luftfeuchtigkeit im Atemgemisch ab. Nun wird von den Schleimhäuten zusätzliche Feuchtigkeit abgegeben, bis die relative Feuchtigkeit der Atemluft 100% und die absolute Feuchtigkeit 44 mg/l betragen.

Wasserverluste. Der durch die Ausschaltung des oberen Respirationstraktes entstehende Flüssigkeitsverlust kann aus dem Atemminutenvolumen und dem Gradienten zwischen Wassergehalt der Inspirationsluft und der Exspirationsluft berechnet werden. Bei einer relativen Luftfeuchtigkeit von 50% im Inspirationsgemisch bei Raumtemperatur werden etwa 13 g/h bzw. etwa 250–300 g/d nach außen verloren. Diese Wasserverluste sind vergleichsweise gering und können leicht durch intravenöse Flüssigkeitszufuhr ersetzt werden.

2.8.4 Wärmeverluste

Wärme wird über den Respirationstrakt auf zwei Wegen verloren:
1. Durch die Erwärmung des eingeatmeten Gases auf Körpertemperatur: Dieser Verlust ist bei den modernen Narkosesystemen relativ gering.
2. Durch Verdampfung im Respirationstrakt: Um das kühlere Inspirationsgas nach der Erwärmung auf Körpertemperatur mit Wasser aufzusättigen, wird Verdampfungswärme verbraucht, und zwar für jedes Gramm verdampftes Wasser etwa 580 kcal. Hierdurch können vor allem bei Neugeborenen und Säuglingen klinisch bedeutsame Wärmeverluste auftreten, die evtl. zu einem Abfall der Körpertemperatur führen.

Die Prävention von Wärmeverlusten ist ein wesentlicher Grund für den Einsatz von Anfeuchtern während der Narkose.

2.8.5 Künstliche Anfeuchtung

Die künstliche Anfeuchtung der Atemluft geschieht zumeist durch *Verdampfung von Wasser*. Hierbei hängt das Ausmaß der Verdampfung vor allem von folgenden Faktoren ab:
— Temperatur des Wassers: Mit steigender Temperatur verdampft mehr Wasser.
— Oberfläche der Flüssigkeit: je größer die Oberfläche, desto ausgeprägter die Verdampfung.
— Luftbewegung über der Wasseroberfläche: je stärker die Luftbewegung über der Oberfläche, desto größer die Verdampfung.

Die künstliche Anfeuchtung muss eine relative Luftfeuchtigkeit zwischen 75 und 100% erreichen, um eine Eintrocknung der Sekrete des Respirationstraktes zu verhindern. Hierbei sollte das Inspirationsgas auf mindestens 32 °C erwärmt werden; Temperaturen des Inspirationsgases von mehr als 41 °C müssen jedoch vermieden werden, damit die Schleimhaut nicht geschädigt wird.

Für die Anfeuchtung der Atemluft werden folgende Verfahren eingesetzt:
— Verdampfer,
— Vernebler,
— künstliche Nasen.

Verdampfer sind gasliefernde Vorrichtungen, die den Wassergehalt der Inspirationsluft erhöhen sollen. Zur Verdampfung wird das Atemgas über die Oberfläche des Wassers oder als Gasblasen durch das Wasser geleitet. Das Wasser kann in den Vorratsbehältern der Verdampfer so stark vorgewärmt werden, dass es trotz Abkühlung auf seinem Weg zum Patienten nahezu die vorgewählte Temperatur behält. Ein in der Intensivmedizin häufig gebrauchter Verdampfer ist z. B. der *Bennett-Kaskade-Verdampfer*.

Vernebler sind Vorrichtungen, die einen „Nebel" erzeugen, der dem Atemgas zugefügt wird. Im Gegensatz zur Verdampfung, bei der Wasser in molekularer Form vorliegt, besteht der Nebel aus einer Suspension von Wassertröpfchen unterschiedlicher Größe. Die einzelnen Verneblertypen produzieren, je nach Konstruktionsmerkmalen, Wassertröpfchen unterschiedlicher Größe. Ein klinisch häufig eingesetzter Vernebler ist z. B. der *Puritan-Vernebler*.

Während der Narkose werden jedoch Verdampfer und Vernebler aus verschiedenen Gründen nicht sehr häufig eingesetzt, z. B. wegen der Infektionsgefahr oder wegen ihrer sperrigen Konstruktion.

Künstliche Nasen. Hierbei handelt es sich um Maschenfilter, die in unmittelbarer Nähe des Tubus angebracht werden, um die Feuchtigkeit des warmen Exspirationsgases zurückzuhalten. Während der Exspiration kondensiert das Wasser des warmen und feuchten Exspirationsgases im Maschenfilter und erwärmt ihn. Das kühle und trockene Inspirationsgas wird auf seinem Weg durch den Maschenfilter erwärmt und angefeuchtet. Ältere Filter benötigen ein sehr feines Maschengitter für den Kondensationsvorgang; hierdurch steigen Atemwiderstand und Totraum an, so dass die Filter für die pädiatrische Anästhesie weniger geeignet sind.

Filter dienen nicht nur zur Erwärmung und Anfeuchtung der Atemluft, sondern auch zur Filtration von Bakterien. Durch die hydrophobe Filtermembran wird der Feuchtigkeitsgehalt der Inspirationsluft auf etwa 27–28 mg/l erhöht. Der Atemwiderstand ist auch bei hohem Gasfluss gering. Die Bakterien- und Virenretention sollte vollständig sein, so dass Kosten für Atemschläuche eingespart werden können und die Sterilisation der Geräte weniger häufig erfolgen muss.

3 Einzelne Narkosesysteme

Die klinisch gebräuchlichen Narkosesysteme sind nicht alle in gleicher Weise aus den zuvor beschriebenen Komponenten aufgebaut. Je nach Fehlen oder Vorhandensein bestimmter Komponenten können die Narkosesysteme in der in ▶ Tabelle 19-1 aufgeführten Weise eingeteilt werden.

Inhalationsnarkosen im halboffenen, halbgeschlossenen und geschlossenen System sind nur mit Narkoseapparaten durchführbar, während für das offene System kein Narkoseapparat erforderlich ist. Praktisch muss beachtet werden, dass die Begriffe Narkosesystem und Narkose-Beatmungsgerät nicht identisch sind. So kann z. B. mit dem Kuhn-System nicht maschinell beatmet werden. Allerdings sind die meisten gebräuchlichen Narkosesysteme Beatmungsgeräten angeschlossen oder in das Beatmungsgerät integriert, z. B. beim Dräger-Cicero.

Tab. 19-1 Einteilung von Narkosesystemen

Narkosesystem	Reservoirbeutel	Rückatmung
offenes	nein	nein
halboffenes	ja	nein
halbgeschlossenes	ja	partiell
geschlossenes	ja	vollständig

3.1 Offenes System

Bei diesem System wird das Narkosegas mit *Raumluft* als Träger den Atemwegen des Patienten zugeführt. Hierbei steht der Respirationstrakt zu jedem Zeitpunkt mit der umgebenden Raumluft in Verbindung. Ein Reservoirbeutel für Narkosegase ist nicht erforderlich. Die Rückatmung ausgeatmeter Gase ist nicht möglich. Atemwiderstand und CO_2-Elimination werden nicht beeinflusst.

Prototyp des offenen Systems ist die **Schimmelbusch-Maske.** Diese Maske besteht aus einem dem Gesicht angepassten Metallrahmen, auf dem einige Mulllagen befestigt sind. Die Maske wird auf das Gesicht des Patienten gelegt und mit dem flüssigen Inhalationsanästhetikum, z. B. Äther, betropft. Das Anästhetikum verdampft und wird zusammen mit der Raumluft über die Maske eingeatmet. Die maximal erreichbare Ätherkonzentration in der Exspirationsluft beträgt 15 Vol.%. Die inspiratorische Ätherkonzentration ist jedoch bei diesem System nicht kontrollierbar. Das System ist zwar sehr billig, gehört jedoch in den Bereich der Primitivanästhesie.

3.2 Halboffenes System

Im halboffenen Narkosesystem wird das Inhalationsanästhetikum durch Frischgas transportiert und verdünnt. Frischgas und Exspirationsluft sind streng voneinander getrennt, so dass **keine Rückatmung** stattfinden kann. Die Trennung von Inspirations- und Exspirationsluft erfolgt durch **Nichtrückatmungsventile.** In der pädiatrischen Anästhesie werden jedoch auch *ventillose* halboffene Systeme eingesetzt. In ▶ Tabelle 19-2 sind die Unterschiede zwischen Nichtrückatemsystemen und Rückatemsystemen zusammengestellt.

Bei Systemen mit **Nichtrückatmungsventilen** strömt das gesamte Exspirationsgemisch über das in unmittelbarer Patientennähe angebrachte Ventil in die *Narkotika-Absaugvorrichtung*; CO_2-Absorber sind bei diesem System nicht erforderlich.

Das halboffene System besteht gewöhnlich aus folgenden Komponenten:
— Rotameter,
— Verdampfer,
— Reservoirbeutel,
— Nichtrückatmungsventil.

Diese einzelnen Komponenten sind zumeist in die gebräuchlichen Narkosebeatmungsgeräte integriert.

Bei Verwendung eines halboffenen Systems mit Nichtrückatmungsventil kann ein niedriger Frischgasfluss eingestellt werden als bei ventillosen Systemen: Oft genügt ein dem Atemminutenvolu-

Tab. 19-2 Unterschiede zwischen Nichtrückatemsystemen und Rückatemsystemen (mod. nach Baum, 1998)

Eigenschaften	Nichtrückatemsysteme	Rückatemsysteme
Aufbau	einfach	komplex
Änderungen der Frischgaszusammensetzung	sofortige Änderung der Gaszusammensetzung im System	verzögerte Änderung der Gaszusammensetzung im System
Narkosegaszusammensetzung	entspricht der Frischgaszusammensetzung	je größer Rückatmung, desto größer Differenz der Frischgaszusammensetzung
Anfeuchtung und Erwärmung der Narkosegase	keine bis geringe	je nach Frischgasflow ausreichend bis gut
Narkosegasverbrauch	hoch bis sehr hoch	niedrig bei entsprechender Rückatmung
Narkosegasemission	steigt mit der Höhe des Frischgasflows	nimmt mit erniedrigtem Frischgasflow ab
Nutzungsmöglichkeiten	meist halboffen, nur in geringem Maße halbgeschlossen	je nach Frischgasflow: halboffen, halbgeschlossen, geschlossen
Kosten für Narkosegase	je höher der Frischgasflow, desto teurer die Narkose	je niedriger der Frischgasflow, desto billiger die Narkose

men des Patienten entsprechender Gasfluss. Diese Werte dürfen jedoch nicht unterschritten werden.

Vorteile des halboffenen Systems mit Nichtrückatmungsventil:
— Rückatmung von CO_2 ausgeschlossen,
— relativ niedriger Frischgasverbrauch,
— Atemgas bekannter Zusammensetzung,
— Konzentrationsänderungen der Atemgase rasch durchführbar,
— Reservoirbeutel ermöglicht assistierte und kontrollierte Beatmung sowie klinische Einschätzung der Spontanatmung.

Nachteile:
— Verluste von Feuchtigkeit und Wärme,
— Funktionsstörungen des Nichtrückatmungsventils bei hohem Frischgasfluss,
— hohe Kosten durch Frischgasverbrauch.

Narkosesysteme für die Kinderanästhesie siehe Kapitel 39.

3.3 Halbgeschlossenes System

Im halbgeschlossenen System findet eine partielle Rückatmung der ausgeatmeten Gase nach Elimination von CO_2 statt; hierdurch wird ein Teil der Feuchtigkeit der Atemgase erhalten und außerdem weniger Frischgas verbraucht. Der eingestellte Frischgasfluss ist größer als die Gasaufnahme in der Lunge, aber geringer als das Atemminutenvolumen des Patienten. Um eine Überblähung der Lungen zu vermeiden, kann das überschüssige Frischgas durch ein Überdruckventil entweichen.

Die halbgeschlossenen und die geschlossenen Systeme werden als **Kreissysteme** konstruiert.

3.3.1 Kreissystem

Das Kreissystem ist ein kreisförmig angeordnetes System von Schläuchen, in dem ein durch Ventile gerichteter Gasstrom so fließt, dass ein Inspirations- und ein Exspirationsschenkel entstehen (▶ Abb. 19-5). Durch diese Anordnung kann, bei Verwendung von CO_2-Absorbern, die Exspirationsluft partiell oder vollständig zurückgeatmet werden.

Ventile sind beim Kreissystem erforderlich, um den Gasstrom in eine Richtung zu lenken. Hierbei strömt das Gas jeweils einmal durch den **CO_2-Absorber,** der entweder in den Inspirations- oder Exspirationsschenkel des Systems eingeschaltet ist. Als Atemschläuche werden weitlumige **Faltenschläuche** verwendet, die dem Gasstrom nur einen geringen Widerstand entgegensetzen. Überschüssiges Gas kann durch ein **Überdruckventil** entweichen. Ein **Y-Stück** dient zum Anschluss an den Endotrachealtubus oder eine Atemmaske. Das System besitzt einen **Reservoirbeutel**, über den eine Spontanatmung oder eine manuelle Beatmung des Patienten ermöglicht wird.

19 Narkosesysteme und Narkosebeatmung

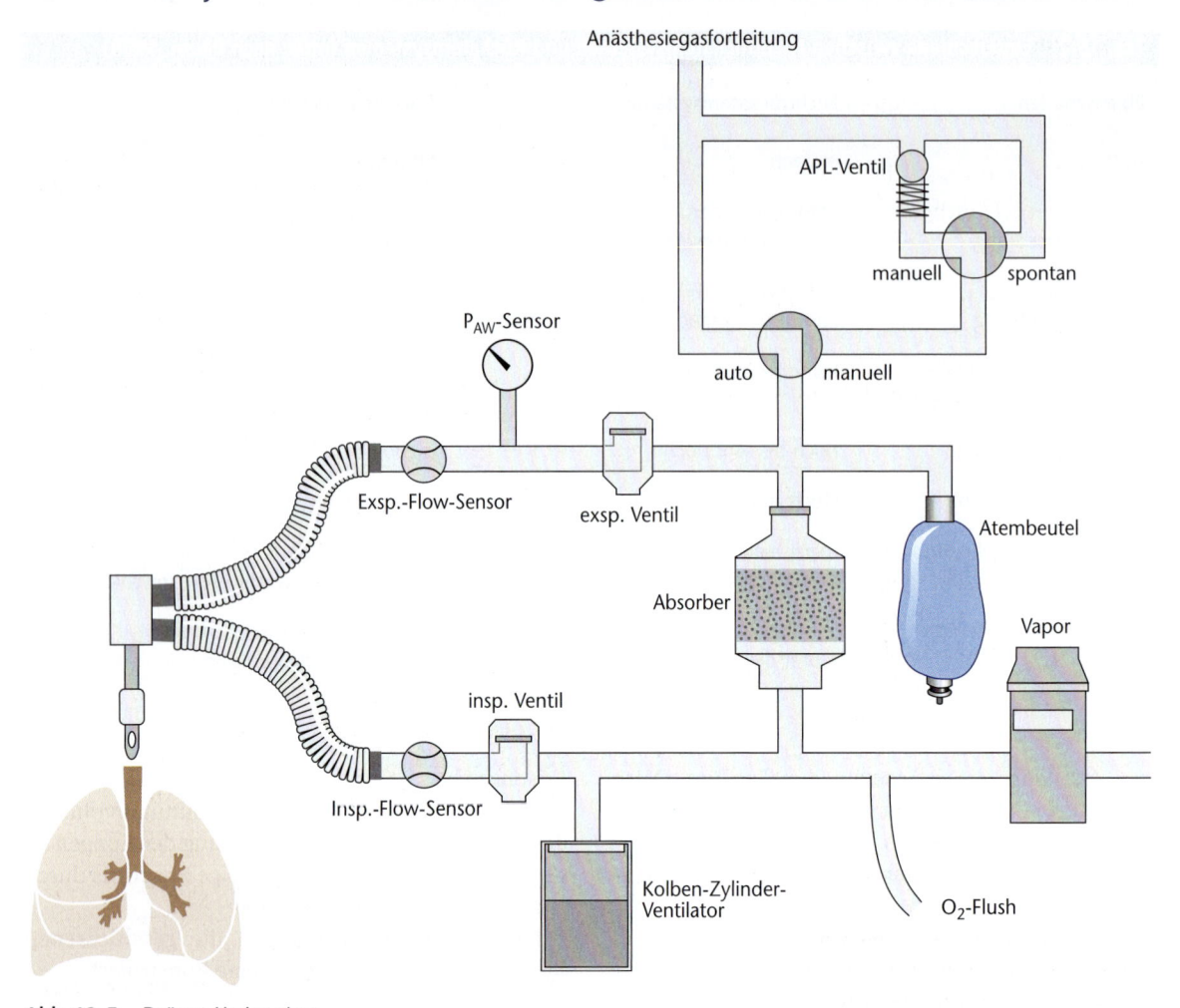

Abb. 19-5 Dräger-Kreissystem.
Funktionsweise bei Spontanatmung: Der Gasstrom führt aus dem Atembeutel und dem Frischgasschlauch durch den CO_2-Absorber, das geöffnete Inspirationsventil, den Inspirationsfaltenschlauch und das Y-Stück zum Patienten. Zu diesem Zeitpunkt ist das Exspirationsventil geschlossen. Mit Beginn der Exspiration verschließt sich das Inspirationsventil durch die Umkehr des Gasstroms, und das Exspirationsventil öffnet sich. Nun strömt die ausgeatmete Luft durch den Faltenschlauch der Exspirationsseite und das Exspirationsventil in den Atembeutel. Das überschüssige Gas gelangt durch das Überdruckventil nach außen.

Platzierung des Verdampfers. Die Verdampfer für das Inhalationsanästhetikum werden nicht in das Kreissystem integriert, sondern in den Frischgasstrom *vor* das Kreissystem geschaltet. Bei dieser Anordnung hängt die Konzentration im Kreissystem von der Aufnahme des Anästhetikums ab. Sie ist jedoch niemals höher als die am Verdampfer eingestellte Konzentration.

Während der **Narkoseeinleitung** ist die Aufnahme des Inhalationsanästhetikums hoch. Der Frischgasstrom wird durch das im System vorhandene Gas verdünnt, so dass die inspiratorische Konzentration niedriger ist als die am Verdampfer eingestellte Konzentration.

Im weiteren Verlauf nimmt die Aufnahme des Anästhetikums ab, und die inspiratorische Konzentration gleicht sich der am Verdampfer eingestellten Konzentration an. Um den Verdünnungseffekt während der Narkoseeinleitung zu umgehen, können in dieser Phase ein hoher Frischgasstrom eingestellt und außerdem die Konzentration am Verdampfer erhöht werden.

Wird hingegen der Verdampfer in das Kreissystem eingeschaltet, so kann, besonders bei niedrigem Frischgasstrom, die inspiratorische Konzentration die am Verdampfer eingestellte Konzentration überschreiten, weil in den Verdampfer ein Gemisch aus Exspirationsluft und Frischgas geleitet wird. Auf diese Weise können gefährlich hohe inspiratorische Konzentrationen des Inhalationsanästhetikums entstehen.

Verhinderung von CO_2-Rückatmung. Um die Rückatmung von CO_2 sicher auszuschalten, muss das Kreissystem in folgender Weise angeordnet sein:
— Zwischen Patient und Atembeutel muss jeweils ein *Einwegventil* im Inspirations- und Exspirationsschenkel vorhanden sein, durch das der Gasfluss in nur eine Richtung gewährleistet wird.
— Der Frischgaseinlass darf nicht zwischen Überdruckventil und Patient angebracht werden.
— Das Überdruckventil darf nicht zwischen Patient und Inspirationsventil platziert sein.

Atemventile bewirken, dass der Gasstrom nur in eine Richtung erfolgt. Die Ventile bestehen aus einem Glaskörper mit durchsichtigem Kunststoffdom und darin befindlichem Ventilplättchen aus dem extrem leichten Glimmer; hierdurch beträgt der Öffnungsdruck nur 0,2 mbar.

Dem **Inspirationsventil** wird das Gas über eine zentrale Öffnung zugeleitet. Ansteigender Druck bei Beatmung oder Unterdruck bei Spontanatmung hebt das Ventilplättchen an und lässt das Inspirationsgas zum Patienten strömen. Am Ende der Inspiration bzw. zu Beginn der Exspiration legt sich das Ventilplättchen durch den ansteigenden Druck im Dom wieder auf die Gasauslassöffnung: Das Ventil wird verschlossen.

Auch beim **Exspirationsventil** fließt das Gas über eine zentrale Öffnung zum Ventil: Hierbei wird das Ventilplättchen ebenfalls durch den zunehmenden Druck angehoben und gibt den Auslass zum Exspirationsschenkel frei. Am Ende der Exspiration oder zu Beginn der Inspiration legt sich das Plättchen durch den Druckanstieg im Dom bei Beatmung oder den Druckabfall bei Spontanatmung auf die Gasauslassöffnung: Das Exspirationsventil wird verschlossen.

Funktionsweise des halbgeschlossenen Kreissystems (▶ Abb. 19-6a und b). Bei **Spontanatmung** wird das Überdruckventil durch Umlegen des Hebels nach unten ausgeschaltet (siehe Abb. 19-6a). Das vom Patienten ausgeatmete Gasgemisch strömt über den Exspirationsschlauch durch das Exspirationsventil und vermischt sich mit dem Frischgas. Ein Teil des Gemisches verlässt, abhängig von der am Rotameter eingestellten Höhe des Frischgasflusses, das Kreissystem, der restliche Teil strömt in den Atembeutel. Das Inspirationsgas entnimmt der Patient aus dem Atembeutel. Auf dem Weg zum Patienten passiert dieses Gasgemisch den CO_2-Absorber und wird außerdem – vor oder nach dem Absorber – mit Frischgasen angereichert.

! Der erforderliche Frischgasfluss beträgt im halbgeschlossenen Kreissystem 2–4 l/min.

Bei **Beatmung** (siehe Abb. 19-6b) wird das Überdruckventil durch Umlegen des Hebels nach oben eingeschaltet, wobei der gewünschte Öffnungsdruck des Ventils durch Drehen des Rades eingestellt werden kann. Das gesamte Exspirationsgemisch strömt in den Atembeutel und wird dort mit Frischgas gemischt. Die Beatmung erfolgt durch Kompression des Beutels. Hierbei verlässt ein Teil des Gasgemisches, entsprechend der Einstellung am Überdruckventil, das System an dieser Stelle, während das restliche Gas, unter Passage des CO_2-Absorbers und Anreicherung mit Frischgas, über den Inspirationsschenkel zum Patienten gelangt.

Bakterienfilter. In das Kreissystem werden gewöhnlich Bakterienfilter vor den Inspirationsschlauch geschaltet, um Kreuzinfektionen zu vermeiden. Auch muss bei Verwendung von Bakterienfiltern nicht das gesamte Kreissystem für jeden Patienten erneut ausgewechselt werden. Nach einem Arbeitstag von 6–8 h müssen der Filter erneuert und das Kreissystem desinfiziert werden.

Narkotikafilter werden in das Kreissystem eingeschaltet, um die entweichenden überschüssigen Narkosegase zu binden. Auf diese Weise soll das im Operationssaal tätige Personal vor den Schäden durch Narkosedämpfe geschützt werden. Der Filter wird über einen Faltenschlauch an ein speziell konstruiertes Überdruckventil im Kreissystem angeschlossen. Er muss nach 6 Arbeitsstunden ausgewechselt werden. Bei einigen Narkosegeräten werden die austretenden Narkosedämpfe abgesaugt.

3.4 Frischgas

Die dem Patienten über das Narkosesystem zugeleiteten Narkosegase werden zusammen mit dem darin enthaltenen Sauerstoff als Frischgas bezeichnet.

3.4.1 Sauerstoff

Um den laufenden Sauerstoffbedarf des Organismus zu decken, muss dem Narkosegasgemisch, dem Frischgas, Sauerstoff in ausreichender Konzentration zugesetzt werden. Während im Wachzustand der Sauerstoffverbrauch unter Ruhebedingungen nach Brody 10 × kg Körpergewicht (ml/min) beträgt, nimmt er nach der Narkoseeinleitung um

19 Narkosesysteme und Narkosebeatmung

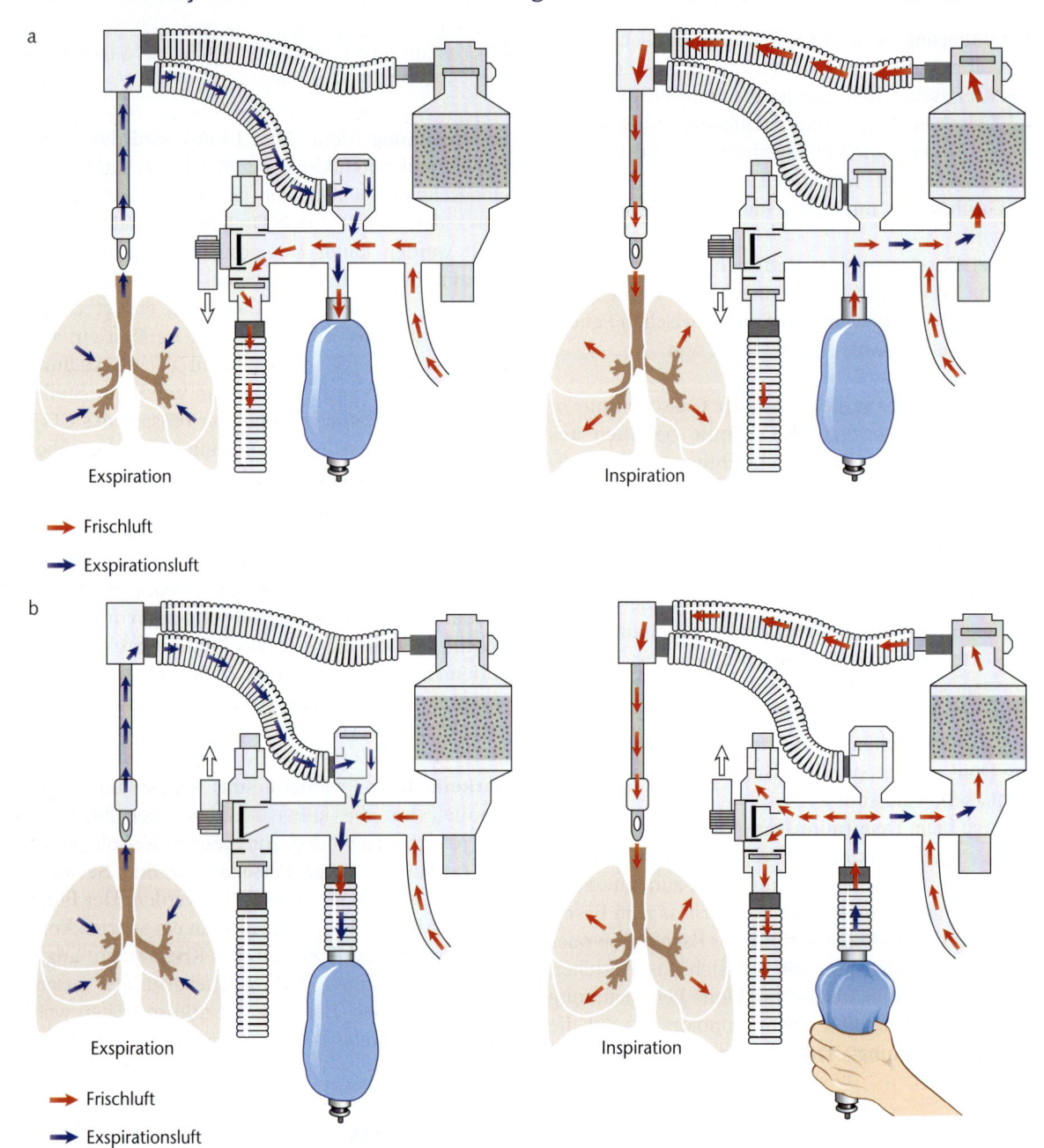

Abb. 19-6a und b Funktionsschema des halbgeschlossenen Narkosesystems (siehe auch Abb. 19-5).
a) Bei Spontanatmung; links Exspiration, rechts Inspiration.
b) Bei Beatmung; links Exspiration, rechts Inspiration.
In Notsituationen kann der Atembeutel durch Betätigen des Schalters „O_2-Bypass" rasch mit reinem Sauerstoff gefüllt werden.

15–30% ab und liegt während der Narkose, nach etwa 25 min, im Bereich des Grundumsatzes. Bei normaler Körpertemperatur und stabiler Herz-Kreislauf-Funktion verändert sich der Sauerstoffverbrauch während der Narkose nicht wesentlich, d.h., er entspricht etwa dem Grundumsatz. Fällt jedoch die Körpertemperatur ab, so nimmt auch der Sauerstoffverbrauch bekanntlich ab, und zwar pro 1 °C um ca. 10%. Muskelrelaxierung senkt ebenfalls den Sauerstoffverbrauch. Des Weiteren nimmt der Sauerstoffverbrauch mit zunehmendem Alter ab, bedingt durch die geringere metabolisch aktive Muskelmasse bei gleichzeitiger Zunahme des Fett- und Bindegewebes.

Andererseits kann der Sauerstoffverbrauch durch bestimmte Faktoren zunehmen, so z. B. durch Ketamin, Etomidat sowie eine respiratorische oder metabolische Alkalose.

Sauerstoffkonzentration im Frischgasflow. Da während der Narkose Störungen des pulmonalen Gasaustausches auftreten, besteht die Gefahr einer Hypoxämie, wenn das Narkosegasgemisch einen zu geringen Sauerstoffanteil enthält. Aus Sicherheitsgründen gilt daher:

> Die inspiratorische Sauerstoffkonzentration sollte während der Narkose 30% nicht unterschreiten.

Bei Änderungen des Frischgasflows in Rückatemsystemen sollte Folgendes beachtet werden:
— Bis zu einem Frischgasflow von 10 l/min ist die Sauerstoffkonzentration im Inspirationsschenkel des Kreissystems stets niedriger als im zugeführten Frischgas.
— Wird der Flow, nicht aber die Konzentration des Frischgasgemisches vermindert, so fällt die inspiratorische Sauerstoffkonzentration ab, weil hierbei der Anteil rückgeatmeter Exspirationsluft an der Inspirationsluft zunimmt.
— Bei einer Verminderung des Frischgasflows muss der Sauerstoffanteil im Frischgas erhöht werden, damit eine unveränderte Sauerstoffkonzentration in der Inspirationsluft erhalten bleibt.

3.4.2 Lachgas

Die Aufnahme von Lachgas erfolgt exponentiell; sie nimmt in den ersten 20–30 min rasch ab, jedoch müssen dem Narkosesystem relativ hohe Lachgasvolumina zugeführt werden. Danach wird über einen langen Zeitraum eine nahezu unveränderte Lachgasmenge aufgenommen. Für Narkosezwecke können mit einer inspiratorischen Lachgaskonzentration von 60–65% das angestrebte Stadium der Analgesie erreicht und gleichzeitig die Sicherheitskonzentration von 30% Sauerstoff zugeführt werden. Dieses Konzentrationsverhältnis beider Gase kann mit hohem Frischgasflow aufrechterhalten werden. Bei niedrigem Frischgasflow bleibt zwar die Sauerstoffaufnahme im Wesentlichen unverändert, die Lachgasaufnahme verläuft jedoch gemäß einer Exponentialfunktion. Bei zu früher Reduktion des Frischgasflows wird überproportional viel Lachgas aus dem System entnommen, und die inspiratorische Lachgaskonzentration fällt ab, während die inspiratorische Sauerstoffkonzentration ansteigt.

Bei längerer Narkosedauer nimmt die Lachgasaufnahme deutlich ab. Wird in dieser Phase dem Inspirationsgas mehr Lachgas zugesetzt als von der Lunge aufgenommen, so steigt die Lachgaskonzentration im System an, und die Sauerstoffkonzentration fällt ab. Da nach derzeitigem Kenntnisstand die Zusammensetzung der Inspirationsluft nicht exakt vorausberechnet werden kann, gilt Folgendes:

> ! Bei Narkosen mit niedrigem Frischgasflow unter Verwendung eines Sauerstoff-Lachgas-Gemisches muss die inspiratorische Sauerstoffkonzentration kontinuierlich überwacht werden.

3.4.3 Volatile Anästhetika

Die Pharmakokinetik der volatilen Anästhetika ist in Kapitel 3 ausführlich dargestellt. Ihre Aufnahme ist in den ersten 10 min der Narkose hoch, nimmt dann rasch ab und verläuft in einer zweiten Phase schließlich annähernd konstant. Alle derzeitigen Berechnungsmodelle für die Aufnahme der volatilen Anästhetika können allerdings nur als Annäherungen angesehen werden, von denen der individuelle Patient teilweise erheblich abweicht.

3.5 Low-Flow- und Minimal-Flow-Anästhesie (Niedrigflussnarkose)

Im halbgeschlossenen System können Narkosen auch mit sehr niedrigem Frischgasfluss durchgeführt werden. Definitionsgemäß muss der Rückatemanteil hierbei mindestens 50% betragen. Je nach Höhe des Frischgasflows werden Low-Flow- und Minimal-Flow-Anästhesie unterschieden:
— Low-Flow-Anästhesie: Frischgasfluss 1 l/min,
— Minimal-Flow-Anästhesie: Frischgasfluss 0,5 l/min.

Während bei der Low-Flow-Anästhesie der Frischgasfluss noch deutlich über der Gesamtaufnahme in den Organismus liegt, bei Minimal-Flow-Anästhesie der überschüssige Anteil sich diesem Wert schon weitestgehend annähert, wird bei der Narkose im vollständig geschlossenen System kein überschüssiges Frischgas zugeführt, und der Rückatemanteil beträgt entsprechend 100%.

Die Unterschiede zwischen Low-Flow-Anästhesie, Minimal-Flow-Anästhesie und Narkosen im geschlossenen System werden in ▶ Tabelle 19-3 zusammengefasst.

Luft-Sauerstoff-Gemisch. Anstelle von Lachgas kann das Frischgas bei Niedrigflussnarkosen auch aus einem Luft-Sauerstoff-Gemisch bestehen. Da der Luftanteil bei Niedrigflussnarkosen bei den meisten Geräten nicht hinreichend präzise eingestellt werden kann, sollte der Sauerstoffanteil während der Niedrigflussphase höher gewählt werden als bei Verwendung von Lachgas. Eine kontinuier-

19 Narkosesysteme und Narkosebeatmung

Tab. 19-3 Unterschiede zwischen Low-Flow-Anästhesie, Minimal-Flow-Anästhesie und Narkosen im geschlossenen System

Parameter	Low-Flow-Anästhesie	Minimal-Flow-Anästhesie	geschlossenes Narkosesystem
Frischgasfluss	1 l/min (konstant)	0,5 l/min (konstant)	kontinuierliche Anpassung an Aufnahme
Frischgaszusammensetzung	0,5 l O_2 und 0,5 l N_2O	0,3 l O_2 und 0,2 l N_2O	kontinuierliche Anpassung an Verbrauch
Rückatmung	mindestens 50 %	nahezu vollständig	vollständig nach CO_2-Elimination
Narkosegaszusammensetzung	verändert sich im Narkoseverlauf	verändert sich im Narkoseverlauf	konstant während Narkoseverlauf
Narkosesystem	halbgeschlossen	halbgeschlossen	geschlossen

liche Überwachung der Sauerstoffkonzentration ist aber auch bei diesem Vorgehen erforderlich.

! Bei Verwendung eines Luft-Sauerstoff-Gemisches sollte die Sauerstoffkonzentration im Frischgas während der Niedrigflussphase bei Low-Flow-Anästhesie mindestens 50 %, bei Minimal-Flow-Anästhesie mindestens 60 % betragen.

Um den fehlenden analgetischen Effekt von Lachgas auszugleichen und den MAC-Wert bzw. Konzentrationsbedarf des Inhalationsanästhetikums zu reduzieren, sollte zusätzlich ein Opioid zugeführt werden.

Vorteile der Niedrigflussnarkose. Die wesentlichen Vorteile der Niedrigflussnarkosen ergeben sich aus der Rückatmung der ausgeatmeten Narkosegase:
— Senkung des Narkosegasverbrauchs und der Kosten,
— effektivere Ausnutzung der Narkosegase, besonders bei Desfluran und Sevofluran,
— Abnahme der Emission von Lachgas und volatilen Anästhetika, d. h. geringere Arbeitsplatz- und Umweltbelastung,
— höhere Atemgastemperatur und höherer Feuchtigkeitsgehalt, somit geringere Feuchtigkeits- und Wärmeverluste.

3.5.1 Durchführung der Niedrigflussnarkose

Bei der Low-Flow- und Minimal-Flow-Anästhesie sind verschiedene Phasen zu unterscheiden, die ein angepasstes Vorgehen erfordern. Die Niedrigflussnarkose macht auch ein spezifisches apparatives Monitoring notwendig. Hierzu gehören folgende Messungen:

— In- und exspiratorische O_2-Konzentration,
— Lachgaskonzentration,
— Konzentration des volatilen Anästhetikums,
— Atemzug- und Minutenvolumen.

Initialphase

Die Reduktion des Frischgasflusses kann nicht sofort mit Narkosebeginn erfolgen, sondern darf erst nach Ablauf einer Initialphase mit hohem Flow durchgeführt werden, um rasch eine ausreichende Narkosetiefe zu erzielen und den Stickstoff zu eliminieren.

In der Initialphase beträgt der Frischgasfluss 4–5 l/min, die Zusammensetzung 32 % O_2 und 68 % N_2O. Hierbei ist der Stickstoff nach ca. 6–8 min eliminiert; die Sauerstoff- und Lachgaskonzentration betragen nach 10 min ca. 30 Vol.% bzw. ca. 70 Vol.%. Nach etwa 10–15 min wird eine exspiratorische Konzentration des volatilen Anästhetikums von etwa 0,8 MAC erreicht. Bedingt durch den Lachgasanteil reagieren bei dieser Konzentration ca. 95 % der Patienten nicht mehr auf den Hautschnitt.

! In den ersten 10–15 min der Low-Flow- und Minimal-Flow-Anästhesie wird ein Frischgasfluss von 4–5 l/min eingestellt; der O_2-Anteil beträgt 30 %, der Lachgasanteil 70 %. Die Konzentration des volatilen Anästhetikums richtet sich nach der gewählten Substanz (z. B. Isofluran 1,5 Vol.%).

Wechsel zur Low-Flow-Anästhesie

Der Patient nimmt 10 min nach Narkosebeginn noch ca. 600 ml des Frischgases auf. Wird jetzt der Frischgasfluss auf 1 l/min reduziert, so steht ausreichend Gas zur Verfügung, um den Bedarf des Patienten zu decken und außerdem mögliche Gasverluste über Leckagen im System auszugleichen. Durch die Verminderung des Frischgasflusses nimmt der Rückatmungsanteil erheblich zu und damit auch der Anteil sauerstoffarmer (Exspirations-) Luft. Daher muss die Sauerstoffkonzentration im Frischgas auf mindestens 40% – besser auf 50% – erhöht werden, um eine inspiratorische Sauerstoffkonzentration von 30% zu gewährleisten. Befindet sich der Verdampfer im Frischgasstrom, so muss außerdem die Konzentration des volatilen Anästhetikums gesteigert werden, um einen Wert von 0,8 MAC aufrechtzuerhalten. Denn durch die Reduktion des Frischgasflusses nimmt auch die zugeführte *Menge* des Inhalationsanästhetikums ab.

Wechsel zur Minimal-Flow-Anästhesie

Bei Minimal-Flow-Anästhesie ist eine längere Initialphase erforderlich als bei der Low-Flow-Anästhesie, um ein ausreichendes Frischgasvolumen für die Aufnahme durch den Patienten und die Kompensation von Leckagen aufrechtzuerhalten. Daher sollte der Frischgasfluss frühestens nach 15 min, bei sehr kräftigen Patienten erst nach 20 min auf 0,5 l/min reduziert werden. Da auch der Rückatemanteil noch höher liegt als bei der Low-Flow-Anästhesie, muss die Sauerstoffkonzentration im Frischgas auf mindestens 50% – besser auf 60% – gesteigert werden. Eine Erhöhung der Konzentration des volatilen Anästhetikums ist ebenfalls erforderlich, da aufgrund des reduzierten Flows die zugeführte Menge ebenfalls abnimmt (z. B. Isofluran 2,5 Vol.%)

Zeitlicher Verlauf der Narkosegaszusammensetzung

Die Zusammensetzung des Narkosegases hängt bei der Niedrigflussnarkose von zwei Faktoren ab:
— Zusammensetzung der rückgeatmeten Exspirationsluft,
— Aufnahme von Sauerstoff, Lachgas und volatilem Anästhetikum durch den Patienten.

Zu Beginn der Narkose wird ein hoher Anteil der Narkosegase vom Patienten aufgenommen, im weiteren Verlauf nimmt dieser Anteil mehr und mehr ab.

Inspiratorische Sauerstoffkonzentration. In den ersten 30–45 min nimmt die inspiratorische O_2-Konzentration zu, da die Lachgasaufnahme in dieser Phase relativ hoch ist. Im weiteren Verlauf nimmt die Lachgasaufnahme jedoch ab, und die inspiratorische O_2-Konzentration fällt ab. Daher sollten bei Low-Flow-Anästhesie mit Erreichen einer inspiratorischen O_2-Konzentration von 30% der O_2-Flow um 10%, also von 500 auf 600 ml/min erhöht und der Lachgasanteil von 500 auf 400 ml/min reduziert werden. Bei Minimal-Flow-Anästhesie sollten der O_2-Anteil von 300 auf 350 ml/min gesteigert und der Lachgasanteil von 200 auf 150 ml/min reduziert werden. Fällt im weiteren Narkoseverlauf die inspiratorische O_2-Konzentration erneut auf 30% ab, sollte der Anteil von Sauerstoff und Lachgas wiederum, wie zuvor beschrieben, angepasst werden.

Des Weiteren ist zu beachten, dass die Sauerstoffkonzentration im System bei Niedrigflussnarkosen auch ganz wesentlich von der individuellen Sauerstoffaufnahme des jeweiligen Patienten abhängt. So nehmen muskulöse Patienten erheblich mehr Sauerstoff auf als dünne oder ältere Patienten mit geringer Muskelmasse.

Isoflurankonzentration. Aufgrund seiner physikochemischen Eigenschaften (relativ geringe Blutlöslichkeit) und des niedrigen MAC-Werts ist von den herkömmlichen volatilen Anästhetika (Halothan, Enfluran) das Isofluran für die Niedrigflussnarkose besonders geeignet: Die Substanz flutet relativ rasch an und ab, die Metabolisierungsrate ist sehr gering und beeinflusst die Aufnahme nur sehr wenig. Die zur Aufrechterhaltung einer bestimmten exspiratorischen Konzentration zuzuführende Menge ist geringer als bei Halothan und Enfluran.

> **Dosierung von Isofluran bei Niedrigflussnarkosen:**
> — Initialphase: Einstellung des Verdampfers auf 1,5 Vol.%; Frischgasfluss 4–5 l/min
> — Low-Flow-Anästhesie: nach 10 min Reduktion des Flows auf 1 l/min und Erhöhung der Isoflurankonzentration auf 2 Vol.%
> — Minimal-Flow-Anästhesie: nach 15–20 min Reduktion des Frischgasflows auf 0,5 l/min und Erhöhung der Isoflurankonzentration auf 2,5 Vol.%
> — weitere Einstellung der Narkosegaskonzentration nach Erfordernis des Eingriffs und Reaktion des Patienten

Bei dieser Einstellung ergibt sich im Verlauf der Narkose eine mittlere alveoläre Isoflurankonzentration von 0,8 bis 0,9 Vol.%, die zusammen mit einer Lachgaskonzentration von 55–65% bei 95% der Patienten die Reaktion auf den Hautschnitt verhindert. Allerdings sind die Einflüsse von Opioiden, Körpertemperatur, Alter usw. auf den MAC-Wert zu beachten!

Steuerung der Konzentration des volatilen Anästhetikums

Typischerweise führen bei Niedrigflussnarkosen Veränderungen der Konzentration des volatilen Anästhetikums im Frischgas nur mit großer zeitlicher Verzögerung zu einer entsprechenden Änderung der Narkosegaskonzentration im Atemsystem. Daher sind bei Niedrigflussnarkosen stärkere Konzentrationsänderungen am Verdampfer erforderlich als bei Normalflussnarkosen, wenn die Narkose rasch vertieft oder abgeflacht werden soll; auch muss für rasche Änderungen einer Isofluran-, Desfluran- oder Sevoflurannarkose vorübergehend der Frischgasflow auf 4–5 l/min erhöht werden.

> Um die Narkose bei Low-Flow- oder Minimal-Flow-Anästhesie zu vertiefen, muss die Einstellung am Verdampfer um 1–2 Vol.% erhöht, bei Abflachung hingegen um den gleichen Wert vermindert werden. Für rasche Konzentrationsänderungen muss außerdem der Frischgasflow vorübergehend auf 4–5 l/min erhöht werden.

Bei diesem Vorgehen verändert sich die Konzentration des volatilen Anästhestikums gewöhnlich innerhalb von 5 min um 0,5 Vol.%. Danach können der Flow wieder reduziert und die Konzentration des volatilen Anästhetikums dem jeweiligen Bedarf angepasst werden.

Volumenmangel. Wird weniger Frischgas zugeführt, als der Patient aufnimmt, und geht Gas durch mögliche Leckagen verloren, so entwickelt sich ein Gasvolumenmangel. Diese Gefahr besteht vor allem beim Übergang von der Initialphase mit hohem Flow auf die Low- oder Minimal-Flow-Anästhesie, da zu diesem Zeitpunkt noch verhältnismäßig viel Gas aufgenommen wird und der Überschuss entsprechend geringer ist als zu einem späteren Zeitpunkt.

> Der Mangel an Frischgas ist am Narkosegerät am Abfall des Atemzugvolumens sowie des inspiratorischen Spitzen- und Plateaudrucks erkennbar.

Bei muskelkräftigen, großen Patienten empfiehlt es sich, das Frischgas beim Übergang von der Initialphase einer Minimal-Flow-Anästhesie zur Niedrigflussphase zunächst nur auf 0,7 l/min zu reduzieren, um einen akuten Volumenmangel zu vermeiden. Bei Gasvolumenmangel muss die Frischgaszufuhr für ca. 1–2 min erhöht werden; anschließend kann der Flow wieder vermindert werden.

Ausleitungsphase

Wegen der beschriebenen Verzögerungen von Konzentrationsänderungen im Exspirationsgas kann bei Low-Flow- und Minimal-Flow-Anästhesie die Zufuhr der volatilen Anästhetika, je nach Narkosedauer, bereits 15–30 min vor Operationsende unterbrochen werden. Bei diesem Vorgehen fällt die Konzentration des volatilen Anästhetikums im Narkosesystem nur langsam ab, so dass nicht mit einem plötzlichen Erwachen des Patienten gerechnet werden muss. 5–10 min vor der geplanten Extubation werden dann die Narkosegase mit einem hohen O_2-Flow (100%) aus dem System ausgespült.

Niedrigflussnarkose mit Desfluran und Sevofluran

Die beiden neuen Inhalationsanästhetika weisen die niedrigsten Blut-/Gas-Verteilungskoeffizienten der volatilen Anästhetika auf: Sie fluten deshalb rascher an und werden entsprechend schneller eliminiert. Hieraus ergeben sich entsprechende Vorteile bei der Niedrigflussnarkose. An dieser Stelle wird die Niedrigflussnarkose mit Sevofluran nach den Angaben von Baum (1998) beschrieben; eine entsprechende Darstellung für Desfluran findet sich in Kapitel 3.

Sevofluran. Wegen der geringen Blutlöslichkeit von Sevofluran beträgt die Initialphase nur 10 min. In dieser Zeit wird der Flow auf 4,4 l/min eingestellt, die Sevoflurankonzentration am Verdampfer auf 2,5 Vol.%. Bei diesem Vorgehen beträgt die inspiratorische Sevoflurankonzentration nach 10 min ca. 85% der Frischgaskonzentration, die exspiratorische Konzentration 1,7 Vol.% (0,8 MAC).

> **Dosierung von Sevofluran bei Niedrigflussnarkosen:**
> - Initialphase: für Frischgasflow 4,4 l/min, Sevoflurankonzentration am Verdampfer 2,5 Vol.%
> - Low-Flow-Anästhesie: nach Flow-Reduktion Einstellung am Verdampfer auf 3 Vol.% erhöhen
> - Minimal-Flow-Anästhesie: nach Flow-Reduktion Einstellung am Verdampfer auf 3,5 Vol.% erhöhen

Wegen der Bildung von Compound A (siehe Kap. 3) und der nicht geklärten Toxizität sollten Niedrigflussnarkosen mit Sevofluran derzeit nur als Low-Flow-Anästhesie, nicht hingegen als Minimal-Flow-Anästhesie durchgeführt werden. Außerdem sollte ausschließlich Natronkalk als CO_2-Absorber verwendet werden.

3.6 Geschlossenes System

Im geschlossenen System kann die ausgeatmete Luft nicht in die Atmosphäre entweichen. Sie wird vielmehr nach der Absorption von CO_2 **vollständig zurückgeatmet,** weil das Überdruckventil geschlossen ist. Das geschlossene System ist, wie das halbgeschlossene System, kreisförmig angeordnet (▶ Abb. 19-7). Als **Frischgas** müssen nur der für den Metabolismus des Patienten erforderliche Sauerstoff (ca. 4 ml/kg/min) und die vom Organismus aufgenommene Anästhetikummenge eingestellt werden.

In der Praxis wird das halbgeschlossene System nach etwa 15 min Narkosezeit mit hoher Frischgaszufuhr (> 3 l/min) durch Schließen des Überdruckventils in ein geschlossenes Narkosesystem umgewandelt. Hierbei besteht keine Verbindung zur Atmosphäre mehr. Danach wird der für den Metabolismus erforderliche Sauerstoff (ca. 4 ml/kg) zusammen mit Lachgas und dem dampfförmigen Inhalationsanästhetikum zugeführt (Gesamtmenge etwa 500–600 ml Frischgas). Hierbei muss die inspiratorische Sauerstoffkonzentration durch einen **O_2-Analysator** kontinuierlich überwacht werden, weil die O_2-Konzentration im geschlossenen System nicht genau vorherbestimmbar ist.

Theoretisch könnten nach der Aufsättigung des Organismus die weitere Zufuhr der Anästhetika unterbrochen und nur noch der verbrauchte Sauerstoff ersetzt werden. In der Praxis nimmt aber die Konzentration des Anästhetikums im Gasgemisch ständig ab, z.B. durch Lecks im System sowie durch Diffusion über Haut, Peritoneum, Gummibeutel, Tuben usw. Darum ist nicht ohne weiteres erkennbar, welche Frischgasmenge im geschlossenen System zugeführt werden muss.

Insgesamt ist die Narkoseführung mit dem geschlossenen System schwieriger, daher wird dieses System selten angewandt. Es bestehen jedoch folgende **Vorteile:**

— Extrem niedriger Frischgas- und Anästhetikumverbrauch; dadurch niedrige Kosten.
— Maximale Wärme- und Feuchtigkeitszufuhr in der Atemluft.
— Keine Umweltbelastung durch entweichende Narkosegase.

3.6.1 Quantitative Narkose im geschlossenen System

Bei diesem System (verwirklicht z.B. im Physioflex-Narkosegerät) werden die Narkosegase elektronisch gesteuert über einen geschlossenen Regelkreis

Exspiration

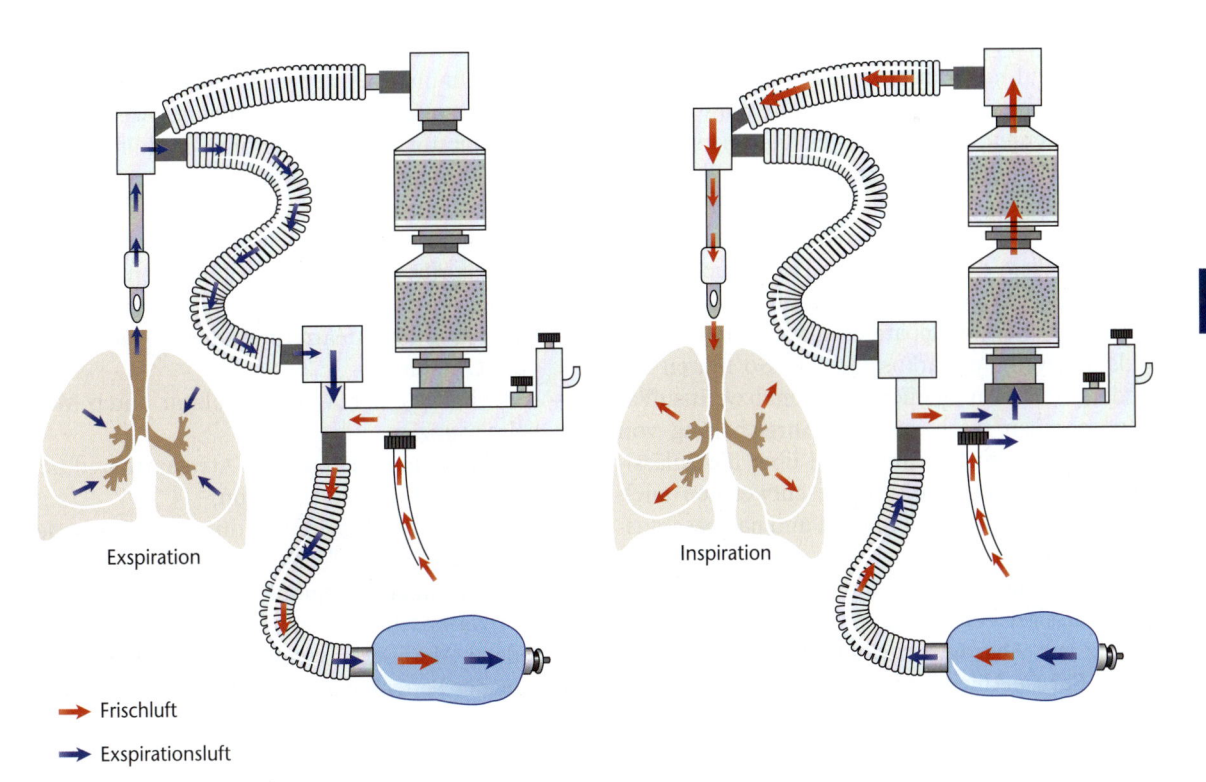

Inspiration

→ Frischluft
→ Exspirationsluft

Abb. 19-7 Geschlossenes Narkosesystem.
Hierin wird die gesamte Exspirationsluft nach der Absorption von CO_2 zurückgeatmet, weil das Überdruckventil geschlossen ist. Zur Funktionsweise siehe Abbildung 19-5 und Text.

dosiert. Hierbei werden der Sollwert der inspiratorischen Sauerstoffkonzentration konstant gehalten und die Konstanz des im System strömenden Gasvolumens durch eine entsprechende Dosierung des Lachgasvolumens aufrechterhalten. Das flüssige Inhalationsanästhetikum wird in das System eingespritzt und der exspiratorische Sollwert sehr rasch erreicht und konstant gehalten. Bei absoluter Dichtigkeit des Systems entsprechen die in das System eingegebenen Gasvolumina der jeweiligen Aufnahme durch den Patienten. Überschussgas wie bei der Low-Flow- oder Minimal-Flow-Anästhesie ist nicht mehr vorhanden.

4 Umweltbelastung durch Inhalationsanästhetika

Untersuchungen weisen darauf hin, dass die chronische Exposition gegenüber niedrigen Konzentrationen von Inhalationsanästhetika die Gesundheit des OP-Personals gefährden könnte. Insbesondere werden folgende Gesundheitsrisiken befürchtet:
— Höhere Abortrate,
— kongenitale Missbildungen,
— Nieren- und Lebererkrankungen,
— erhöhte Malignomrate,
— Veränderungen der psychischen und intellektuellen Funktionen.

Der Nachweis dieser Risiken lässt sich wahrscheinlich aufgrund methodischer Schwierigkeiten nicht sichern. Dennoch sollten umfassende Maßnahmen ergriffen werden, um das Entweichen überschüssiger Anästhesiegase, und damit eine potentielle Gefährdung des exponierten Personals, zu verhindern.

Umweltverschmutzung durch Narkosegase entsteht vor allem durch Lecks im Hochdrucksystem der zentralen Gasversorgung und im Niederdrucksystem des Narkoseapparates sowie durch die jeweils angewandte Narkosetechnik. So führen besonders Narkosen im offenen System bzw. Insufflationstechniken rasch zu einer Anreicherung von Narkosegasen im Operationssaal über die zulässigen Werte hinaus. Narkosegase entweichen auch bei Verwendung von halboffenen und halbgeschlossenen Systemen.

Die wichtigsten Maßnahmen zur Beseitigung überschüssiger Narkosegase sind gegenwärtig der Einsatz von **Absaugvorrichtungen** und **Narkotikafiltern**. Für die Ableitung von Narkosegasen müssen druckluftbetriebene Ejektoranlagen verwendet werden, deren Vakuumanlagen unabhängig von der zentralen Vakuumanlage arbeiten. Mit diesen Absaugvorrichtungen gelingt es, die überschüssigen Narkosegase nahezu vollständig zu beseitigen.

Ist keine Ejektorabsaugung vorhanden, so müssen Narkotikafilter eingesetzt werden, um das überschüssige Narkosegas zu neutralisieren. Hierbei werden die Anästhetika an einen Kohlefilter adsorbiert.

5 Narkosebeatmung

Länger dauernde Narkosen führen zu zentraler **Atemdepression** mit nachfolgender Hypoventilation und erfordern daher eine kontrollierte Beatmung. Beatmet werden muss außerdem beim Einsatz von Muskelrelaxanzien und bei der balancierten Anästhesie mit Opioiden. Die Beatmung erfolgt hierbei mit **Narkoserespiratoren,** in die Narkosesysteme integriert sind und über die dem Patienten ein in Menge und Konzentration einstellbares **Narkosegemisch** zugeführt werden kann. Die Respiratoren übernehmen hierbei die Ventilation bzw. Belüftung der Lungen. Im Gegensatz zur Spontanatmung erfolgt die Respiratorbeatmung mit einem Überdruck; hierfür ist eine **endotracheale Intubation** erforderlich.

5.1 Techniken der Narkosebeatmung

5.1.1 Kontrollierte Beatmung

Die Narkosebeatmung ist gewöhnlich eine kontrollierte Beatmung, bei der jede Spontanatmung des Patienten ausgeschaltet ist und alle Atemphasen vom Respirator automatisch, ohne Mithilfe des Patienten, durchgeführt werden. Eine kontrollierte Beatmung ist nur möglich, wenn zuvor der natürliche Atemantrieb des Patienten ausgeschaltet worden ist. Hierfür stehen verschiedene Methoden zur Verfügung:
— Dämpfung der Atemzentren durch Anästhetika oder Opioide,
— Ausschaltung der Atemmuskulatur durch Muskelrelaxanzien,
— Verminderung des zentralen Atemantriebs durch kontrollierte Hyperventilation,
— Hemmung der Inspiration durch Auslösen des Hering-Breuer-Reflexes bei Beatmung mit hohen Atemzugvolumina.

Bei der Narkosebeatmung werden nicht selten verschiedene Methoden kombiniert, um die Eigenatmung des Patienten auszuschalten.

5.1.2 Assistierte Beatmung

Bei dieser Form der Respiratorbeatmung ist das Atemzentrum des Patienten aktiv tätig, außerdem sind spontane Atembewegungen vorhanden. Die Inspiration wird durch eine aktive Inspirationsbewegung (Sog) des Patienten begonnen, die bei Erreichen eines bestimmten Unterdrucks den Respirator auslöst und zu einer passiven Überdruckbeatmung führt. Die assistierte Beatmung ist bei Narkosen nur sehr begrenzt einsetzbar.

Als assistierte Beatmung wird auch noch die intermittierende Beatmung eines in Narkose spontan atmenden Patienten über einen Beatmungsbeutel bezeichnet. Diese Beatmungsform ist ebenfalls nur begrenzt anwendbar.

5.1.3 Intermittierende Überdruckbeatmung

Die intermittierende Überdruckbeatmung (IPPV, „intermittent positive pressure ventilation") ist der Grundtyp der maschinellen Beatmung. Hierbei wird auf die Atemwege des Patienten intermittierend ein Überdruck ausgeübt, und zwar entweder manuell durch Ausdrücken eines Atembeutels oder maschinell durch einen Respirator. Während der Exspiration wird kein Druck ausgeübt, so dass die eingeatmete Luft die Lungen wieder verlassen kann. Die für eine Beatmung bei sonst gesunden Lungen erforderlichen Beatmungsdrücke betragen etwa:
— 10–20 cmH$_2$O bei Erwachsenen,
— 20–30 cmH$_2$O bei Kindern.

5.1.4 Intermittierende mandatorische Beatmungsverfahren: IMV und SIMV

Bei diesen Verfahren werden maschinelle Beatmungshübe mit der erhaltenen oder zurückgekehrten Spontanatmung des Patienten kombiniert, d. h., es handelt sich um eine Kombination von maschineller Beatmung mit Spontanatmung.

IMV besteht aus obligatorischen („mandatory") Atemhüben der Maschine und spontanen Atemzügen des Patienten. Die obligatorischen Atemhübe des Respirators werden maschinengetriggert und unabhängig von den spontanen Atembewegungen des Patienten zugeführt. Die Beatmung und Spontanatmung erfolgen also nicht synchronisiert, sondern unabhängig voneinander, oft sogar gegenläufig.

Demgegenüber erfolgt bei der SIMV („synchronized intermittent mandatory ventilation") die Beatmung innerhalb eines bestimmten Zeitraums synchronisiert mit einer Inspirationsbewegung des Patienten. Bleibt der spontane Atemzug des Patienten aus, so wird der Atemhub maschinengetriggert zugeführt. Zwischen den vorgewählten mandatorischen Atemzügen kann der Patient frei spontan atmen.

5.1.5 Beatmung mit positiv-endexspiratorischem Druck (PEEP)

Bei dieser Form der intermittierenden Überdruckbeatmung wird am Ende der Exspiration ein **positiver Druck** aufrechterhalten (PEEP, „positive endexpiratory pressure"); dieser Druck ist auch während der exspiratorischen Pause wirksam, so dass während des gesamten Atemzyklus innerhalb der Lunge ein positiver Druck herrscht.

Die Höhe des PEEP lässt sich am Respirator einstellen und am Beatmungsmanometer kontrollieren: Der Manometerzeiger geht bei PEEP-Beatmung während der Exspiration nicht auf „null" zurück, sondern bleibt beim eingestellten PEEP-Wert stehen.

Praktisch werden meist PEEP-Werte von 5 bis 20 cmH$_2$O eingesetzt. Werte unter 5 cmH$_2$O verbessern den pulmonalen Gasaustausch beim Erwachsenen meist nicht, während Werte über 20 cmH$_2$O die Herz-Kreislauf-Funktion erheblich beeinträchtigen.

Wirkungen von PEEP. PEEP vermindert oder beseitigt den Verschluss der kleinen Atemwege während der Exspiration („airway closure"; Bronchiolenkollaps) und eröffnet kollabierte Alveolen; die **funktionelle Residualkapazität** nimmt zu. PEEP verbessert den pulmonalen Gasaustausch, wenn ein **intrapulmonaler Rechts-links-Shunt** die Ursache einer **Hypoxie** ist.

Die Wirkung beruht auf der Zunahme der funktionellen Residualkapazität (FRC). Ist die FRC ohnehin erhöht (Lungenemphysem, Asthma), so sind durch den PEEP keine günstigen Wirkungen zu erwarten.

Anwendung von PEEP. PEEP wird nicht routinemäßig bei der Narkosebeatmung angewandt. Bevor ein PEEP eingesetzt wird, sollten folgende **Vorbedingungen** erfüllt sein:
— Bei 50% inspiratorischer Sauerstoffkonzentration kein Anstieg des paO$_2$ auf 70 mmHg.
— Der Rechts-links-Shunt lässt sich nicht durch andere Maßnahmen beseitigen.
— Lungenvolumina oder funktionelle Residualkapazität sind erniedrigt.
— Die Compliance der Lunge ist vermindert.
— Es besteht keine Hypovolämie.

Ein PEEP gilt als optimal, wenn ein maximaler Anstieg des paO$_2$ bei minimaler Beeinträchtigung der Herz-Kreislauf-Funktion erreicht wird. Dieser Wert muss jeweils individuell ermittelt werden.

Praktisch sollte der PEEP in kleinen Schritten so weit erhöht werden, bis die inspiratorische Sauerstoffkonzentration unter 50% liegt.

19 Narkosesysteme und Narkosebeatmung

Mögliche Nebenwirkungen von PEEP:
- Überblähung der Alveolen (mit Zunahme des funktionellen Totraums und Abnahme der Compliance der Lunge),
- Abfall des Herzzeitvolumens (Behinderung des venösen Rückstroms durch den intrathorakalen Druckanstieg; Kompression des Herzens und der Lungenkapillaren),
- Abnahme der Leberdurchblutung (Drosselung des venösen Rückstroms).

5.2 Unerwünschte Nebenwirkungen der maschinellen Beatmung

Die maschinelle Beatmung unterscheidet sich von der Spontanatmung vor allem durch den während der Inspiration herrschenden Überdruck, der zu unvermeidbaren Auswirkungen auf den Organismus führt. Besonders betroffen sind hiervon Herz-Kreislauf-System, Lungen und Nieren.

5.2.1 Kardiovaskuläres System

Die Wirkungen der maschinellen Beatmung auf die Herz-Kreislauf-Funktion entstehen durch den in den Luftwegen und Alveolen herrschenden Überdruck. Wichtig sind vor allem folgende Störungen:
- Aufhebung des Thorax-Pump-Mechanismus,
- Tamponade des Herzens,
- Beeinträchtigung der Lungendurchblutung.

Aufhebung des Thorax-Pump-Mechanismus. Während bei Spontanatmung der intrathorakale Druck während der Inspiration abfällt und hierdurch der venöse Rückstrom zum Herzen gefördert und die Lungendurchblutung gesteigert werden, herrschen bei der intermittierenden Überdruckbeatmung umgekehrte Verhältnisse: Bei der Inspiration vermindert sich durch den intrathorakalen Druckanstieg bzw. Anstieg des zentralen Venendrucks die Druckdifferenz zwischen den peripheren Venen und dem Druck im rechten Vorhof. Als Folge nehmen der venöse Rückstrom zum Herzen und das Herzzeitvolumen ab. Während der Exspiration kehren sich die Verhältnisse um: In dieser Phase nimmt bei maschineller Beatmung der venöse Rückstrom zu statt, wie bei der Spontanatmung, ab.

Die Auswirkungen der Überdruckbeatmung auf den venösen Rückstrom sind jedoch meist gering, weil kompensatorisch der Venomotorentonus zunimmt und auf diese Weise der ursprüngliche Druckgradient zwischen peripheren Venen und rechtem Vorhof wiederhergestellt und das Herzzeitvolumen aufrechterhalten werden. Praktisch gilt jedoch Folgendes:

> ! Ist während der maschinellen Beatmung der Venentonus erniedrigt (z.B. durch Anästhetika oder Sedativ-Hypnotika) oder besteht ein intravasaler Volumenmangel, so fallen arterieller Blutdruck und Herzzeitvolumen während der Inspiration ab.

Die Herz-Kreislauf-Wirkungen der maschinellen Beatmung sind umso stärker, **je höher der intrathorakale Druck** ist. Besonders ausgeprägt ist die Beeinträchtigung der Herz-Kreislauf-Funktion, wenn nicht nur während der Inspiration, sondern auch bei der Exspiration ein positiver intrathorakaler Druck herrscht, wie z.B. bei der Beatmung mit PEEP. Darum sind bei der Langzeitbeatmung häufig der Einsatz von vasoaktiven Substanzen sowie eine Vermehrung des intravasalen Volumens erforderlich. Außerdem muss noch beachtet werden, dass durch PEEP-Beatmung bei Patienten mit **erhöhtem intrakraniellem Druck** durch die Behinderung des venösen Abflusses aus dem Hirn (Anstieg des zentralen Venendrucks!) der intrakranielle Druck evtl. noch weiter ansteigen kann.

Herztamponade. Durch den intrathorakalen Druckanstieg während der Inspiration wird das Herz in gewissem Ausmaß von der geblähten Lunge komprimiert und das Herzzeitvolumen auf diese Weise vermindert. Die Auswirkungen sind umso stärker, je höher der Spitzendruck bei der Beatmung ist und je länger der Druck auf das Herz anhält. Somit bestimmt das **Zeitverhältnis zwischen In- und Exspiration** (Atemzeitverhältnis) ganz wesentlich das Ausmaß der Herztamponade.

Beeinträchtigung der Lungendurchblutung. Die Lungenkapillaren werden durch den während der Inspiration einwirkenden Überdruck komprimiert, so dass die **Lungenkapillardurchblutung** vermindert und die Belastung des rechten Herzens vermehrt werden. Diese Wirkungen werden vom sonst Gesunden toleriert, können jedoch bei Patienten am Rande der Dekompensation zur **Rechtsherzinsuffizienz** führen.

Bei eröffnetem Thorax spielen die Beeinträchtigung des Thorax-Pump-Mechanismus und die Herztamponade klinisch keine Rolle mehr, während die Beeinträchtigung der Lungenkapillardurchblutung weiterhin von wesentlicher Bedeutung sein kann.

Zerebrale Vasokonstriktion. Hyperventilation während der maschinellen Beatmung führt zur Konstriktion der Hirngefäße mit Abnahme der Hirndurchblutung (siehe Kap. 41). Hierdurch kann bei Patienten mit arteriosklerotisch veränderten Hirngefäßen eine zerebrale Ischämie hervorgerufen werden.

5.2.2 Lunge

Während der maschinellen Beatmung kann die Lunge durch den intermittierend einwirkenden Beatmungsdruck geschädigt werden, und zwar in direkter Abhängigkeit von der Höhe des Beatmungsdrucks: Je höher der Beatmungsdruck, desto eher ist ein pulmonales Barotrauma zu erwarten. Praktisch gilt Folgendes:

! Bei gesunder Lunge und geschlossenem Thorax beträgt die sichere obere Grenze des Beatmungsdruckes 70 cmH$_2$O.

Bei höheren Drücken können Alveolen zerreißen und folgende Komplikationen auftreten:
— Interstitielles Lungenemphysem,
— Pneumothorax,
— Pneumomediastinum,
— Pneumoperikard.

Interstitielles Lungenemphysem und Mediastinalemphysem sind klinisch zumeist ohne wesentliche Bedeutung, während Spannungspneumothorax und Pneumoperikard sich zu einer akuten Lebensbedrohung entwickeln können.

Ungleichmäßige Verteilung der Atemluft. Die maschinelle Beatmung führt nicht selten zu einer ungleichmäßigen Belüftung der Lunge mit Störungen des Belüftungs-/Durchblutungsverhältnisses. Bei entsprechender Ausprägung ist mit Störungen des pulmonalen Gasaustausches zu rechnen.

5.2.3 Nieren

Durch die Überdruckbeatmung wird die Nierenfunktion beeinträchtigt, und zwar umso stärker, je höher der Beatmungsdruck ist. Die Urinausscheidung nimmt ab, vermutlich bedingt durch einen Abfall des Herzzeitvolumens durch die Überdruckbeatmung. Dieser Effekt spielt vor allem bei der Langzeitbeatmung klinisch eine Rolle. Therapeutisch werden inotrope Substanzen (z. B. Dopamin) und Diuretika eingesetzt sowie das intravasale Blutvolumen angehoben.

5.3 Atemfunktion während der Narkose

Die Atemfunktion wird während der Narkose durch zahlreiche Faktoren beeinflusst, die zu Veränderungen des Ventilationsbedarfs und des pulmonalen Gastaustausches führen können und daher vom Anästhesisten besonders beachtet werden müssen. Hierzu gehören u. a. die spezifischen Wirkungen der Anästhetika bei erhaltener Spontanatmung, vorbestehende pulmonale und kardiovaskuläre Erkrankungen sowie spezielle Narkose- und Operationsbedingungen. Klinisch können sich Veränderungen der Atemfunktion als Hypoxie, Hyperkapnie oder Hypokapnie manifestieren.

5.3.1 Funktionelle Residualkapazität

Die funktionelle Residualkapazität (siehe Kap. 11) nimmt während der Narkose um 15–20% ab, ganz gleich, ob der Patient spontan atmet oder kontrolliert beatmet wird. Die Verminderung der FRC ist auch in der postoperativen Phase nachweisbar und korreliert gut mit einer Zunahme der alveoloarteriellen Sauerstoffpartialdruckdifferenz und einem Abfall des paO$_2$. Hieran sind zahlreiche Faktoren ursächlich beteiligt:

Lagerung. Beim Übergang von der aufrechten Position in die Standard-Rückenlagerung für Operationen nimmt die FRC um 0,5–1 ab, weil das Zwerchfell durch die Baucheingeweide um etwa 4 cm nach kranial verschoben wird. Außerdem gelangt der unterhalb des linken Vorhofs befindliche Teil der Lunge in die abhängige Position mit vermehrter Durchblutung und Neigung zur **Flüssigkeitsansammlung,** die durch übermäßige Volumenzufuhr während der Narkose zur Transsudation bis hin zum **Lungenödem** führen kann. Die FRC nimmt hierdurch ab und die Tendenz der kleinen Atemwege (0,5 bis 0,9 mm Durchmesser) zum exspiratorischen Verschluss zu, anfangs vor allem in den abhängigen Lungenpartien, bei sehr langer Narkosedauer jedoch auch in den nichtabhängigen Anteilen. Die funktionellen Auswirkungen entsprechen denen von Atelektasen (intrapulmonaler Rechts-links-Shunt). Patienten mit Lungenemphysem, chronischer Bronchitis oder Asthma sind hiervon stärker betroffen als Patienten mit gesunden Lungen.

In **Trendelenburg-Lagerung,** vor allem in der steilen Modifikation, nehmen die FRC ebenfalls ab und der Verschluss der kleinen Atemwege zu, so dass die Ausbildung von Atelektasen begünstigt wird. Dies gilt in ähnlicher Weise für die **Seitenlagerung:** In der unteren (abhängigen) Lunge werden die FRC vermindert und die Atelektasenbildung begünstigt.

Veränderungen des Muskeltonus. Im Gegensatz zur Spontanatmung im Wachzustand ist beim anästhesierten, spontan atmenden Patienten am Ende der Exspiration der Tonus der abdominalen Exspirationsmuskulatur erhöht. Hierdurch nimmt der intraabdominale Druck zu, das Zwerchfell wird kopfwärts verschoben, und die FRC nimmt ab. Dies gilt auch für die Opioide, die zu einer erheblichen Zunahme des Muskeltonus führen können. Wiederum wird die Atelektasenbildung begünstigt.

Muskelrelaxierung. Unter Muskelrelaxierung verschiebt sich das Zwerchfell mehr kopfwärts, und zwar in gleichem Ausmaß wie beim anästhesierten spontan atmenden Patienten, bei dem, wie oben beschrieben, der Tonus der Exspirationsmuskulatur erhöht ist. Hierdurch nimmt die FRC in vergleichbarem Ausmaß ab. Bei kontrollierter Beatmung unter Muskelrelaxierung wird das Zwerchfell passiv durch den Beatmungsdruck nach unten verschoben, und zwar bevorzugt im vorderen Anteil aufgrund des geringeren Widerstandes der nichtabhängigen Lunge; der hintere Anteil des Zwerchfells mit dem zugehörigen abhängigen Anteil der Lunge bewegt sich hingegen nur sehr wenig, weil hier der Widerstand am größten ist. Hierdurch werden die am wenigsten durchbluteten Lungenanteile vermehrt, die am stärksten durchbluteten hingegen weniger belüftet, so dass insgesamt unphysiologische Bedingungen entstehen, die zu Störungen des pulmonalen Gasaustausches führen können.

5.3.2 Atemwegswiderstand

Der Atemwegswiderstand ist in Narkose erhöht, bedingt durch die Abnahme der Lungenvolumina und die damit verbundene Abnahme des Durchmessers der Atemwege. Hierdurch kann bei länger dauernden Spontanatmungsnarkosen eine gewisse Ermüdung der Atemmuskulatur mit nachfolgender Hypoventilation eintreten.

5.3.3 Sauerstoffkonzentration

Hohe inspiratorische Sauerstoffkonzentrationen während der Narkose können zu Resorptionsatelektasen und intrapulmonalem Rechts-links-Shunt führen. Der kritische Bereich liegt bei inspiratorischen Sauerstoffkonzentrationen von 50%. Hohe Sauerstoffkonzentrationen sollten daher nur bei entsprechender Indikation während der Narkose zugeführt werden.

5.3.4 Hyperkapnie oder Hypokapnie während der Narkose

Hyperkapnie. Häufigste Ursache für einen Anstieg des $paCO_2$ (Hyperkapnie) unter kontrollierter Beatmung ist die falsche Einstellung des Beatmungsgerätes. Bei erhaltener Spontanatmung des narkotisierten Patienten kann eine Atemdepression durch länger dauernde Inhalationsanästhesie oder die Wirkung von Opioiden und/oder Sedativ-Hypnotika auftreten. Mit zentraler Atemdepression ist insbesondere dann zu rechnen, wenn Inhalationsanästhetika mit Opioiden und/oder Sedativ-Hypnotika (auch in niedrigen Dosen) kombiniert werden. Weitere Ursachen:
— Flache, schnelle Atemzüge bei Inhalationsanästhesie (vermehrte Totraumventilation),
— Anstieg der CO_2-Produktion z. B. durch Muskelzittern, zu flache Narkose, Fieber, hyperthyreote Krise, jeweils ohne entsprechende Neueinstellung des Respirators,
— Lungenembolie,
— verbrauchter CO_2-Absorber.

Hypokapnie. Auch für den Abfall des $paCO_2$ (Hypokapnie) ist eine falsche Einstellung des Beatmungsmusters die häufigste Ursache. Weitere Ursachen sind u. a.:
— Abnahme der CO_2-Produktion durch tiefe Inhalationsnarkose, Abfall der Körpertemperatur, Hypotension,
— spontane Hyperventilation bei zu flacher Narkose.

5.4 Einstellung des Respirators

Für die Routine-Narkosebeatmung wird der Respirator so eingestellt, dass folgende arterielle Blutgase erreicht werden:
— **paO_2 70–100 mmHg,**
— **$paCO_2$ 35–45 mmHg.**

Um den intrapulmonalen Rechts-links-Shunt auf ein Minimum zu reduzieren und die funktionelle Residualkapazität sowie die Oxygenierung des Blutes aufrechtzuerhalten, sollte mit hohen Atemzugvolumina beatmet werden. Praktisch kann in folgender Weise vorgegangen werden:

Grundeinstellung des Respirators bei der Narkosebeatmung:
— Atemzugvolumen 10 ml/kg
— Atemfrequenz 8–12/min
— PEEP 3 mbar
— Verhältnis Inspiration/Exspiration 1:2 bis 1:3
— inspiratorische Sauerstoffkonzentration so hoch, wie für einen paO_2 von 70–100 mmHg erforderlich
— angestrebter $paCO_2$ 34–38 mmHg

Bei dieser Beatmungseinstellung ist damit zu rechnen, dass einige Patienten hyperventiliert werden. Zu den Maßnahmen der Routineüberwachung zählt daher die kontinuierliche Messung der endexpiratorischen CO_2-Konzentration (siehe Kap. 26). Wenn erforderlich, kann die Einstellung des Beatmungsgerätes nach 15–20 min durch eine arterielle Blutgasanalyse überprüft und evtl. entsprechend korrigiert werden.

Atemzugvolumen. Bei zahlreichen Narkosegeräten wird dem eingestellten Atemzugvolumen während der Inspirationszeit der Frischgasflow hinzugefügt und ist damit entsprechend höher als gewünscht. Andererseits vermindert sich das vom Respirator abgegebene Atemhubvolumen um den Betrag des sog. Kompressionsvolumens, das wiederum von der Compliance des Beatmungssystems (Gerät und Schläuche) und dem Atemwegsspitzendruck abhängt. Das effektive Atemhubvolumen entspricht somit nicht der Einstellung am Narkosegerät, jedoch kann die Differenz (1–5%) normalerweise vernachlässigt werden. Nur bei sehr niedrig eingestellten Atemzugvolumina und hohem Frischgasflow werden Atemzug- und -minutenvolumen deutlich unterschätzt.

Inspiratorische O_2-Konzentration. Häufig wird während der Narkose eine höhere O_2-Konzentration eingestellt, als für einen normalen paO_2 erforderlich ist. Dieses Vorgehen ist bei kürzeren Eingriffen vertretbar, kann jedoch bei längeren Narkosen mit Anwendung sehr hoher O_2-Konzentrationen zu Resorptionsatelektasen und Beeinträchtigung der mukoziliären Clearance führen und sollte daher vermieden werden.

Routinemäßiger PEEP? Eine Routineanwendung von PEEP ist bei der Narkosebeatmung nicht erforderlich. Meist nimmt durch Erhöhung der inspiratorischen O_2-Konzentration ein erniedrigter paO_2 rascher zu als durch Einstellung eines PEEP. Demgegenüber kann bei lang dauernden Narkosen sowie wesentlichen Störungen der Oxygenierung auch während der Narkose ein PEEP angewandt werden.

Literatur

Baum J: Die Inhalationsnarkose mit niedrigem Frischgasfluß, 3. Aufl. Thieme, Stuttgart 1998.

Dorsch JA, Dorsch SE: Understanding Anesthesia Equipment. Construction, Care and Complications, 4th ed. Lippincott, Williams and Wilkins, Baltimore 1999.

Eger EI: Anesthetic Uptake and Action. Williams and Wilkins, Baltimore 1974.

Hill DW: Physics Applied to Anaesthesia, 4th ed. Butterworth, London 1980.

Jantzen JP, Kleemann PP (Hrsg.): Narkosebeatmung. Low flow, minimal flow, geschlossenes System. Schattauer, Stuttgart 1989.

Larsen R, Ziegenfuß T: Beatmung. Grundlagen und Praxis, 3. Aufl. Springer, Berlin–Heidelberg–New York 2004.

Rathgeber J: Praxis der maschinellen Beatmung. Aktiv Druck, Ebelsbach 1999.

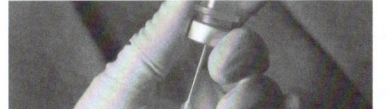

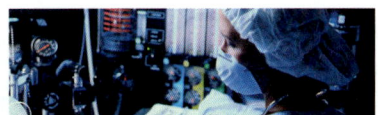

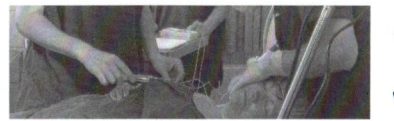

20 Vorbereitung und Durchführung von Allgemeinanästhesien

Inhaltsübersicht

1 **Bereitstellung und Überprüfung des Narkosezubehörs** ... 483
1.1 Bereitstellung ... 484
1.2 Überprüfung ... 484
  1.2.1 Gasquellen ... 484
  1.2.2 Narkosegerät ... 485
  1.2.3 Narkosewagen ... 485
  1.2.4 Überwachungsgeräte ... 485

2 **Vorbereitung des Patienten zur Narkoseeinleitung** ... 485
2.1 Venöser Zugang ... 486
  2.1.1 Punktionsstellen ... 486
  2.1.2 Zubehör ... 486
  2.1.3 Technik der Venenkanülierung ... 487
2.2 Zentraler Venenkatheter ... 487

3 **Präoxygenierung des Patienten** ... 487
3.1 Sauerstoffspeicher des Organismus ... 488
3.2 Praktisches Vorgehen ... 488

4 **Narkoseeinleitung** ... 489
4.1 Narkoseeinleitung bei vollem Magen ... 489
  4.1.1 Intubation des wachen Patienten ... 490
  4.1.2 „Blitzeinleitung" („rapid sequence induction") ... 490
4.2 Maßnahmen bei Regurgitation oder Erbrechen ... 491

5 **Aufrechterhaltung der Narkose** ... 492

6 **Ausleitung und Erwachen** ... 492

7 **Kombination von Allgemeinanästhesie und thorakaler Periduralanalgesie (PDA)** ... 492
7.1 Auswirkungen ... 493
7.2 Praktisches Vorgehen ... 493

8 **Fast-Track-Anästhesie** ... 494
8.1 Anästhesieverfahren ... 494
8.2 Ergebnisse ... 494

9 **Transport in den Aufwachraum** ... 494

Literatur ... 495

1 Bereitstellung und Überprüfung des Narkosezubehörs

Jede Narkose ist ein Eingriff in die Homöostase des Organismus, der mit bestimmten Gefahren für das Leben des Patienten verbunden sein kann. Um die Sicherheit zu erhöhen und Narkosezwischenfälle zu vermeiden, ist eine sorgfältige Vorbereitung des gesamten Anästhesiezubehörs sowie der Überwachungsgeräte und Medikamente vor jeder Narkose, sei es Allgemeinanästhesie oder Regionalanästhesie, erforderlich.

! Die meisten vermeidbaren Narkosezwischenfälle entstehen durch menschliche Fehler und beruhen auf mangelnder Vertrautheit mit dem Instrumentarium, ungenügender Narkoseerfahrung, Übermüdung, Unachtsamkeit, Hast und Nachlässigkeit.

Etwa 15–20% der Komplikationen sind durch eine fehlerhafte Ausrüstung bedingt und hätten durch vorherige Überprüfung des Instrumentariums vermieden werden können. In ▶ Tabelle 20-1 sind die wichtigsten Mängel in der Reihenfolge ihrer Häufigkeit zusammengestellt (siehe auch Kap. 32).

Tab. 20-1 Häufigste Ursachen ausrüstungsbedingter Narkosekomplikationen

- Undichtigkeit im Atemsystem
- unbeabsichtigte Verstellung der Gasflussrotameter
- Verwechslungen von aufgezogenen Spritzen
- Störungen der Gaszufuhr
- Diskonnektion der Infusionsleitung
- Funktionsstörungen des Laryngoskops

20 Vorbereitung und Durchführung von Allgemeinanästhesien

! Um Fehler weitgehend auszuschalten, muss das Narkosezubehör vor jeder Narkoseeinleitung auf Vollständigkeit und Funktionsfähigkeit überprüft werden.

Der Umgang mit medizinischen Geräten ist durch das **Medizinproduktegesetz** geregelt – eine Pflichtlektüre für jeden Anästhesisten.

1.1 Bereitstellung

Für jede Narkose ist ein bestimmtes Standardzubehör erforderlich, das vor der Ankunft des Patienten im Einleitungsraum bereitgestellt werden sollte, so dass ohne Verzögerungen mit der Narkoseeinleitung begonnen werden kann. Das Zubehör wird auch dann bereitgestellt, wenn eine **Regionalanästhesie** geplant ist, denn nicht selten muss von einer Regionalanästhesie wegen ungenügender Wirksamkeit auf eine Allgemeinanästhesie übergegangen werden. Außerdem können während der Regionalanästhesie typische Komplikationen auftreten, die eine sofortige Notfallbehandlung erfordern.

Im nachfolgenden Kasten ist das Standardzubehör für die Allgemeinnarkose zusammengestellt; Zubehör für Regionalanästhesie siehe in den entsprechenden Kapiteln.

Standardzubehör für Narkosen:
Ausrüstungsgegenstände:
— Narkosegerät
— Atemmasken verschiedener Größen
— Intubationsbesteck (auch bei Maskennarkosen und Regionalanästhesie!)
— Endotrachealtuben verschiedener Größen (Dichtigkeit der Manschette überprüfen)
— Führungsstäbe ausreichender Länge, Gum-elastic-Bougie für schwierige Intubation
— Spritze zum Blocken des Tubus
— Gleitmittel für Tubus und Führungsstab (z. B. Lidocain-Gel)
— oropharyngeale Tuben verschiedener Größen
— Absauggerät (angeschlossen und funktionsfähig)
— Absaugkatheter verschiedener Größen
— Venenkanülen verschiedener Größen, evtl. zentrale Venenkatheter
— Infusions- und Transfusionsbestecke
— Blasenkatheter

Monitore und Überwachungsgeräte:
— EKG-Monitor
— NIBP-Messgerät
— Blutdruckmanschetten verschiedener Größen
— Pulsoxymeter
— Kapnometer
— Temperaturmessgerät
— Stethoskop

Medikamente:
— i. v. Anästhetika, z. B. Propofol, Thiopental, Etomidat, S-Ketamin
— Opioide, z. B. Fentanyl, Remifentanil, Alfentanil, Sufentanil
— Benzodiazepine, z. B. Midazolam, Flunitrazepam, Diazepam
— rasch und kurz wirkendes Muskelrelaxans: Succinylcholin
— ND-Muskelrelaxanzien, z. B. Cis-Atracurium, Atracurium, Rocuronium, Mivacurium, Vecuronium, Pancuronium
— Lokalanästhetikum für Infiltration, z. B. Mepivacain 1%
— kristalloide und kolloidale Volumenersatzmittel
— kardiovaskuläre Medikamente, z. B. Theodrenalin, Noradrenalin, Suprarenin, Dopamin, Nitroglyzerin
— Notfallmedikamente und -zubehör (siehe Kap. 34)

Das Narkosezubehör wird, soweit möglich, auf einem fahrbaren Narkosewagen am Kopfende des Patienten plaziert.

1.2 Überprüfung

Das Narkosezubehör sollte systematisch nach Art einer Checkliste vor der Narkose überprüft werden.

1.2.1 Gasquellen

Zentrale Gasversorgung. In den meisten Krankenhäusern gelangen die Atemgase über eine zentrale Gasversorgung in die Operationssäle. Um Verwechslungen zu vermeiden, sind die Zuleitungsschläuche zum Narkosegerät farblich gekennzeichnet: Sauerstoff *blau*, Lachgas *grau*, Druckluft meist *gelb*. Die Kupplungsstücke dieser Gasleitungen passen nur in die Wandanschlüsse für das entsprechende Gas, so dass ein fehlerhafter Anschluss praktisch ausgeschlossen ist. Gefährliche Verwechslungen sind jedoch trotzdem möglich, wenn die Kupplungen an die falschen Schläuche montiert oder mit Adaptern versehen werden, durch die verschiedenartige Gaskupplungen miteinander verbunden werden. Solche Umbauten und die Verwendung von Adaptern sind gesetzlich verboten.

Gaszylinder werden in Krankenhäusern eingesetzt, die über keine zentrale Gasversorgung verfügen. Der *Druck* in den Gaszylindern muss vor und während jeder Narkose überprüft werden. Bei den Sauerstoffflaschen ist der Druck im Zylinder proportional zum Inhalt: Je höher der Gasdruck, desto mehr Sauerstoff ist enthalten. Anders bei den Lachgaszylindern: Hier kann aus dem Gasdruck nicht auf den Inhalt rückgeschlossen werden, weil das Lachgas in *flüssigem* Zustand vorliegt und als Gas entweicht, wenn der Zylinder geöffnet wird. Dabei bildet sich aus der Flüssigkeit sofort neues Gas und ersetzt das entnommene, so dass der Druck sich erst ändert, wenn die Flüssigkeit aufgebraucht und nur noch eine geringe Lachgasmenge im Zylinder vorhanden ist.

1.2.2 Narkosegerät

Vor jeder Narkose muss eine **Funktions- und Dichtigkeitsprüfung** entsprechend der Betriebsanleitung des Herstellers durchgeführt werden. Hierbei sollte der Anästhesist folgende Fragen beantworten:

- Ist das Narkosegerät richtig mit der zentralen Gasversorgung bzw. fest mit den entsprechenden Gaszylindern verbunden? Bei falschem Einstecken der Kupplung muss ein Gasalarm ertönen.
- Sind Undichtigkeiten oder Widerstände im Antriebssystem und/oder Patientensystem vorhanden?
- Sind die Rotameter des Narkosegerätes frei beweglich? Gelangt das Gas nach Einschalten der Rotameter zum Auslass des Patientensystems (Gasfluss am eigenen Auge vorbeistreichen lassen)?
- Ist der Absorberkalk unverbraucht und nicht trocken?
- Ist der Verdampfer ausreichend mit dem Inhalationsanästhetikum gefüllt?
- Strömt das Inhalationsanästhetikum aus dem Patientensystem, wenn der Verdampfer eingeschaltet wird (Geruchsprobe!)? Stimmt die eingestellte Konzentration?
- Funktioniert der O_2-Bypass des Narkosegerätes?

Außerdem muss regelmäßig das Datum der letzten Sicherheitsüberprüfung und der letzten Wartungsarbeit kontrolliert werden.

1.2.3 Narkosewagen

- Ist der Narkosewagen vollständig aufgefüllt?
- Sind die Spritzen mit den Medikamenten richtig beschriftet?
- Liegen die Notfallmedikamente griffbereit?

1.2.4 Überwachungsgeräte

Die Überwachungsgeräte werden ebenfalls überprüft und entsprechend abgeglichen, z. B. EKG-Monitor, Pulsoxymeter, Kapnometer, elektrisches Thermometer, Verstärker und Druckaufnehmer für die elektronische Druckmessung. Außerdem muss für jeweils mehrere Operationssäle ein Defibrillator funktionsfähig bereitstehen.

2 Vorbereitung des Patienten zur Narkoseeinleitung

Narkose und Operation sind zumeist mit erheblichen Ängsten besetzt, die auch durch die Prämedikation nicht vollständig beseitigt werden können. Alle Vorbereitungen zur Narkoseeinleitung müssen in ruhiger und freundlicher Umgebung und auf den Patienten konzentriert erfolgen, um Ängste abzubauen und den Effekt der Prämedikation zu erhalten.

Nach der Begrüßung des Patienten werden zunächst folgende Faktoren überprüft:
— Name des Patienten,
— geplanter Eingriff und Einwilligung,
— letzte Nahrungsaufnahme,
— Zeitpunkt der Prämedikation, Wirkung;
— Laborwerte, die bei der Narkosevisite nicht vorgelegen haben und angefordert worden sind;
— Anforderungsschein für Blutkonserven und Blutderivate;
— Zahnprothesen (herausgenommen?),
— Nagellack, Make-up, Schmuck und Ringe (entfernt?),
— Operationsgebiet (rasiert?).

Danach werden folgende Maßnahmen durchgeführt:

- Blutdruckmanschette anlegen.
- EKG-Monitor anschließen.
- Pulsoxymeter anschließen.
- Venösen Zugang anlegen.
- Bei Herzoperationen, kardiovaskulär instabilen Patienten, Oberbaucheingriffen, Karotis-TEA, Aneurysmaoperationen usw.: arterielle Kanülierung.

20 Vorbereitung und Durchführung von Allgemeinanästhesien

2.1 Venöser Zugang

Für jede Narkose wird vor der Einleitung ein venöser Zugang angelegt (Ausnahme siehe Kap. 39). Er dient zur Injektion der Narkosemittel und Notfallmedikamente sowie zur Infusion von Elektrolytlösungen oder Kolloiden bzw. Blut.

2.1.1 Punktionsstellen

Die wichtigsten Punktionsstellen für den Standard-Venenzugang sind in ▶ Abbildung 20-1 dargestellt. Die **Handrückenvenen** sollten bevorzugt kanüliert werden: Sie sind oft groß und gut sichtbar, verlaufen meist relativ gerade und sind gewöhnlich leicht zu punktieren. Außerdem ist die Gefahr einer arteriellen Kanülierung in diesem Bereich außerordentlich gering. Von Nachteil ist jedoch, dass postoperativ die kanülierte Hand nicht so gut ruhig gestellt werden kann. Für eine länger dauernde Immobilisierung sind die Venen in Unterarmmitte besser geeignet. Im Ellenbogenbereich besteht die Gefahr einer Punktion der *A. brachialis* oder einer Verletzung des *N. medianus*. Fußvenen sollten wegen der Thrombosegefahr beim Erwachsenen nur in Ausnahmefällen punktiert werden. Die *V. jugularis externa* ist hingegen gut für die Kanülierung geeignet.

Praktische Reihenfolge des Vorgehens:
— Unterarm oder Handrücken,
— V. jugularis externa,
— Ellenbeuge (nur ausnahmsweise),
— Knöchel oder Fuß,
— Kopfhaut (Neugeborene).

Schlecht gefüllte Venen können durch Stauen, Tieflagerung der Extremität bzw. des Kopfes (V. jugularis externa), Beklopfen oder Anwendung feuchter Wärme besser dargestellt und leichter punktiert werden. Sehr selten ist es erst nach der Narkoseeinleitung per Inhalation, z. B. mit Sevofluran möglich, eine Vene zu punktieren. Grundsätzlich gilt jedoch:

! Die Einleitung einer Narkose ohne venösen Zugang sollte beim Erwachsenen eine Ausnahme bleiben!

2.1.2 Zubehör

Am häufigsten werden Kunststoffkanülen mit oder ohne Zuspritzpforte für Medikamente und mit oder ohne seitliche Flügel als venöse Zugänge eingeführt, bei Neugeborenen gelegentlich auch Stahlkanülen (z. B. Butterfly). Kunststoffkanülen sind flexibler und sicherer bei Lageveränderungen und ermöglichen eine größere Mobilität, die Punktion der Venen ist jedoch bei Kleinkindern etwas schwieriger als mit Stahlkanülen.

Die Kunststoffkanülen werden über eine innengeführte Stahlkanüle in die Venen vorgeschoben (▶ Abb. 20-2a bis c).

Beim Erwachsenen werden zumeist Kanülen der Größen 1,2 bis 1,6 mm Innendurchmesser einge-

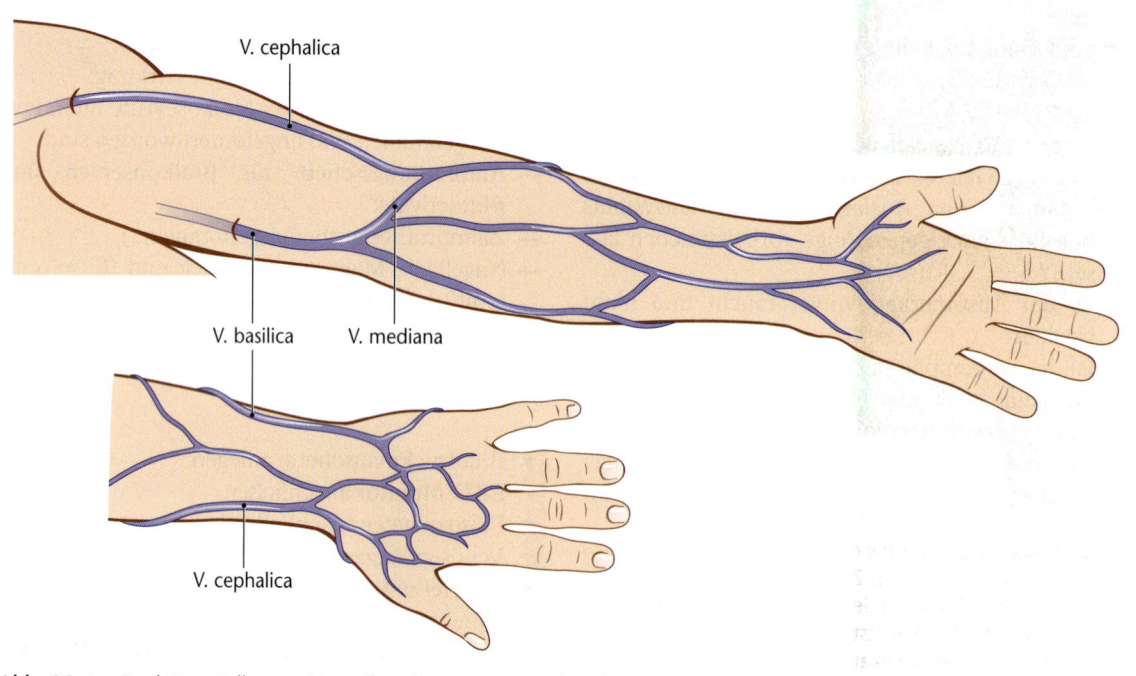

Abb. 20-1 Punktionsstellen zur Venenkanülierung an Hand und Unterarm.

setzt. Für den raschen Volumenersatz müssen hingegen möglichst großlumige Kanülen (z. B. 1,8 bis 2,2 mm) verwendet werden.

> **Zubehör für die Venenkanülierung:**
> — Kunststoffkanülen 0,5–2,2 mm
> — Lokalanästhetikum für die Hautquaddel, z. B. Mepivacain 0,5 % ohne Adrenalin
> — Quaddelkanüle 0,5 mm und 2-ml-Spritze
> — Desinfektionsmittel für die Haut
> — Tupfer, Pflaster
> — Stauschlauch
> — Kochsalzlösung zum Spülen
> — Elektrolyt-Infusionslösung

2.1.3 Technik der Venenkanülierung

Bei der Venenkanülierung kann in folgender Weise vorgegangen werden (siehe Abb. 20-2a bis c):

- Handschuhe anziehen.
- Staubinde anlegen oder Blutdruckmanschette auf ca. 40 mmHg aufpumpen.
- Haut im Bereich der Punktionsstelle desinfizieren; Desinfektionsmittel kurz einwirken lassen, danach abwischen.
- Bei Verwendung von Kanülen mit großem Durchmesser neben der Vene eine Lokalanästhesie-Hautquaddel setzen.
- Vene durch Zug der Haut mit dem Daumen der nichtpunktierenden Hand fixieren, dann die Haut neben der Vene durch die Quaddel hindurch punktieren, schließlich schräg seitlich die Vene selbst. Hierbei darf die Kanüle nicht zu steil oder zu flach vorgeschoben werden.
- Sobald Blut in die Kanüle einfließt, das *ganze* System noch ca. 1–2 mm vorschieben, dann die Stahlkanüle zurückziehen und gleichzeitig die Kunststoffkanüle weit in die Vene vorschieben.
- Stahlkanüle entfernen und Kunststoffkanüle durchspülen bzw. Infusion anschließen.
- Kanüle mit Schlitzpflaster sicher fixieren.
- Bei Fehlpunktion erneuten Punktionsversuch proximal der ersten Punktionsstelle durchführen, um den Austritt von Infusionslösung und Medikamenten durch das Gefäßleck zu vermeiden.

2.2 Zentraler Venenkatheter

Techniken des **Einführens zentraler Venenkatheter** siehe Kapitel 26.

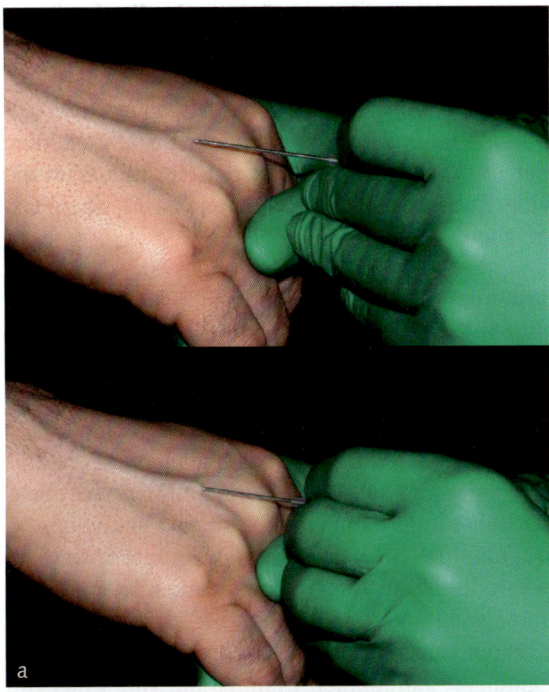

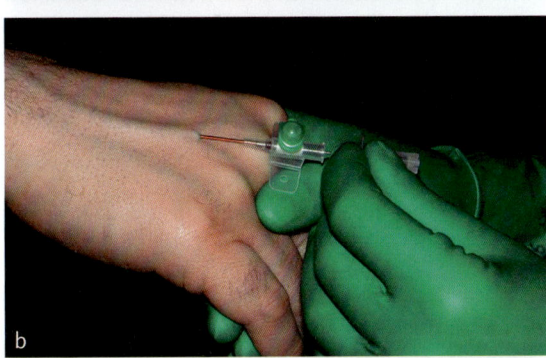

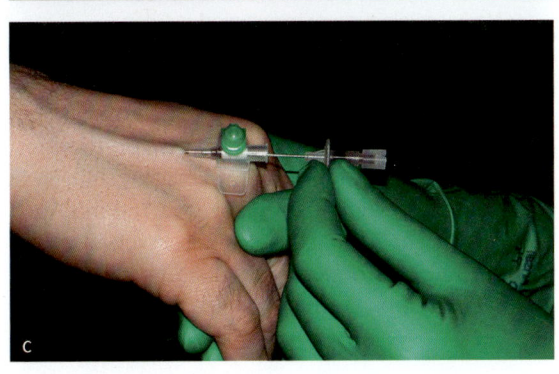

Abb. 20-2a bis c Technik der Venenkanülierung.
a) Fixieren der Vene durch Zug an der Haut in Längsrichtung, danach Punktion der Vene von der Seite;
b) Vorschieben der Kunststoffkanüle in die Vene und Zurückziehen der Stahlkanüle;
c) Fixieren der Kunststoffkanüle mit einem Schlitzpflaster.

3 Präoxygenierung des Patienten

Jede endotracheale Intubation mit Ausschaltung der Spontanatmung durch Muskelrelaxanzien geht mit

20 Vorbereitung und Durchführung von Allgemeinanästhesien

einer Apnoe einher. Während dieser Zeit erfolgen keine Aufnahme von Sauerstoff in die Lunge und auch keine Ausatmung von CO_2. Treten Intubationsschwierigkeiten auf, die zu einer Verlängerung der Apnoe führen, kann sich eine lebensbedrohliche Hypoxie entwickeln, da die Sauerstoffvorräte des Organismus gering sind und allenfalls für wenige Minuten ausreichen. Durch Voratmung von 100%igem Sauerstoff vor der Narkoseeinleitung können die Apnoezeit wesentlich verlängert und damit die Sicherheit für den Patienten erhöht werden.

3.1 Sauerstoffspeicher des Organismus

Folgende Sauerstoffspeicher des Organismus können unterschieden werden:
— Physikalisch im Blut gelöster und an Myoglobin gebundener O_2: 300 ml;
— an Hämoglobin gebundener O_2 (arterielle Sättigung 100%, venöse Sättigung 75%; Hb-Gehalt 15 g/dl): 800 ml;
— in der Lunge: 400 ml.

Unter physiologischen Bedingungen beträgt somit der gesamte O_2-Speicher eines Erwachsenen 1500 ml. Hiervon kann nur der intrapulmonale Speicher vor der Narkoseeinleitung unmittelbar erhöht werden.

Intrapulmonaler Sauerstoffspeicher. Der intrapulmonale O_2-Speicher von 400 ml bezieht sich auf die funktionelle Residualkapazität (FRC) mit einem Volumen von 3000 ml, einem alveolären pO_2 von ca. 100 mmHg und einer alveolären O_2-Konzentration von 13,5 Vol.% bzw. einer O_2-Fraktion (FAO_2) von 0,135 bei einem Barometerdruck von 760 mmHg. Hieraus ergibt sich Folgendes:

$$\text{intrapulmonaler } O_2\text{-Speicher} = FRC \times FAO_2 = 3000 \text{ ml} \times 0{,}135 = 400 \text{ ml}$$

Bei einem Atemstillstand unter erhaltener Herz-Kreislauf-Funktion können aus dem intrapulmonalen und dem extrapulmonalen O_2-Vorrat 800 ml O_2 bereitgestellt und damit die O_2-Versorgung für eine Apnoedauer von ca. 3 min sichergestellt werden. Allerdings würden in dieser Zeit die arterielle O_2-Sättigung auf ca. 50% und die gemischtvenöse auf ca. 25% abfallen, d.h., es würde sich eine bedrohliche Hypoxie entwickeln, denn die restlichen 700 ml aus dem Speicher wären wegen des geringen O_2-Partialdrucks nur schwer zu nutzen.

Für die **Apnoezeit** wurden bei Mensch und Tier folgende Beziehungen ermittelt:
— Beim Hund nimmt während einer Apnoe der arterielle pO_2 innerhalb von 2½ min um 60–70 mmHg ab, nach 4 min tritt ein Nulllinien-EEG auf.
— Bei Patienten fällt die arterielle O_2-Sättigung nach 1½ min Apnoezeit im Mittel von 96% auf 62% ab, der arterielle pO_2 nach 2 min von 97 mmHg auf 54 mmHg.

Da die arterielle und die gemischtvenöse O_2-Sättigung bei einem sonst gesunden Patienten nicht wesentlich erhöht werden können, ist eine Erhöhung der O_2-Vorräte für die Zeit der Apnoe nur durch eine Zunahme des intrapulmonalen O_2-Speichers möglich.

Erhöhung des intrapulmonalen Sauerstoffvorrats durch Präoxygenierung. Durch kurzfristige Atmung von 100%igem Sauerstoff können der intrapulmonale O_2-Vorrat maximal erhöht und damit die für eine Intubationsapnoe verfügbare Zeit erheblich verlängert werden. Diese Maßnahme wird als Präoxygenierung oder Sauerstoffvoratmung bezeichnet. Allerdings kann eine maximale Füllung des intrapulmonalen O_2-Speichers nur erreicht werden, wenn der in der Lunge vorhandene Stickstoff vollständig eliminiert wird.

Nach einer optimalen Präoxygenierung mit vollständiger pulmonaler Elimination von Stickstoff steigt der alveoläre pO_2 auf 673 mmHg an, die alveoläre O_2-Konzentration auf 88,6%, und der intrapulmonale O_2-Vorrat wird auf ca. 2650 ml aufgefüllt. Aus Untersuchungen von Mertzlufft (1993) an Patienten ergibt sich Folgendes:

> **!** Während einer hyperoxischen Intubationsapnoe fällt der arterielle pO_2 um ca. 40 mmHg/min ab, der arterielle pCO_2 steigt um ca. 3 mmHg/min an. Hierdurch wird die sichere Zeit für die Intubationsapnoe auf insgesamt ca. 10 min erhöht (Kinder siehe Kap. 39, Schwangere siehe Kap. 37). Aus diesem Grund sollte jeder Patient vor der Narkoseeinleitung präoxygeniert werden.

Der CO_2-Anstieg im arteriellen Blut während der Apnoe kann klinisch vernachlässigt werden, wenn zuvor normale Ausgangswerte vorlagen, die hiervon durch Diffusion in die Alveolen gelangende Menge beträgt nach 10 min nur etwa 160 ml. Auch die nach dieser Zeit aus dem gemischtvenösen Blut in die FRC einströmende Stickstoffmenge ist mit höchstens 200 ml gering.

3.2 Praktisches Vorgehen

Die Präoxygenierung erfolgt am häufigsten durch Zufuhr von Sauerstoff aus dem Kreissystem über eine herkömmliche Atemmaske. Ein spezielles System

(Nasoral), mit dem die Präoxygenierungszeit auf ca. 1–3 min verkürzt werden kann, steht kommerziell ebenfalls zur Verfügung. Bei der herkömmlichen Präoxygenierung lässt sich eine annähernd optimale Auffüllung des pulmonalen O_2-Speichers nur erreichen, wenn folgende Voraussetzungen erfüllt sind:

— Bei adipösen Patienten Operkörper erhöht lagern (ca. 30°),
— absolut dichter Sitz der Atemmaske, um das Einatmen von Raumluft zu verhindern;
— ausreichende Zeit für das Auswaschen des Stickstoffs aus der FRC und Ersatz durch Sauerstoff,
— Optimierung des Kreissystems durch vorherige Spülung mit reinem Sauerstoff für ca. 2 min,
— Dauer der Präoxygenierung 5–6 min bei einem O_2-Flow von mindestens 6 l/min.

Mit diesem Vorgehen können zumeist mehr als 90% des Maximalwerts der O_2-Speicherung erreicht werden. Folgendes muss aber beachtet werden:

> Bereits ein einziger Atemzug mit Raumluft während der Präoxygenierung macht den Effekt der Präoxygenierung wieder zunichte, da hierdurch erneut Stickstoff in die FRC gelangt.

4 Narkoseeinleitung

Sind die Basisüberwachungsgeräte angeschlossen und die Ausgangswerte notiert, kann die Narkose eingeleitet werden.

Beim Erwachsenen wird die Narkose in aller Regel intravenös mit einem i. v. Anästhetikum eingeleitet, bei Kindern häufig per Inhalation, z. B. mit Sevofluran. Die Auswahl des i. v. Anästhetikums ist bei sonst gesunden Patienten nicht von Bedeutung, wenn die Substanzen nach Wirkung dosiert und spezifische Kontraindikationen beachtet werden. Bei kardiovaskulär instabilen Patienten weist hingegen Etomidat die geringsten hämodynamischen Nebenwirkungen auf. Soll der Patient nach Narkoseende rasch erwachen, sollten Substanzen mit kurzer Wirkdauer und ohne wesentlichen Überhang bevorzugt werden, z. B. Propofol oder Etomidat.

> Die wichtigsten Gefahren der Narkoseeinleitung sind die Hypoxie durch Intubationsschwierigkeiten oder Unmöglichkeit der Maskenbeatmung und der Blutdruckabfall durch die Wirkung der Anästhetika auf das Herz-Kreislauf-System (Vasomotorenzentrum). Hingegen ist die Gefahr der Aspiration bei „nüchternen" Patienten sehr gering.

Endotracheale Intubation. Sie erfolgt nach den in Kapitel 21 beschriebenen Grundsätzen, gewöhnlich unter Einsatz von Muskelrelaxanzien. Succinylcholin kann beim Erwachsenen nach wie vor für die Routineintubation angewandt werden; für die „Blitzintubation" in Notfallsituationen bleibt die Substanz das Mittel der ersten Wahl. Rocuronium sollte alternativ eingesetzt werden, wenn Kontraindikationen gegen Succinylcholin vorliegen. Die Anschlagzeit von Rocuronium ist allerdings deutlich länger; auch muss nach Anwendung der Intubationsdosis ($2 \times ED95$) mit einer wesentlich länger anhaltenden Blockade gerechnet werden.

Narkosetiefe bei der Einleitung. Die Laryngoskopie und auch die endotracheale Intubation sind starke Stimuli, die zu einem erheblichen Anstieg des Blutdrucks und der Herzfrequenz führen können. Beide Parameter – Blutdruck und Herzfrequenz – dienen daher nach wie vor zur Einschätzung der Narkosetiefe in der Einleitungsphase. Eine ausreichende Narkosetiefe liegt nach allgemeiner Auffassung vor, wenn Blutdruck und Herzfrequenz nicht wesentlich über die Ausgangswerte ansteigen. Zu tiefe Werte, die sich auch bei der Intubation nicht verändern, sind hingegen meist auch Zeichen einer zu tiefen Narkose für den Stimulus.

4.1 Narkoseeinleitung bei vollem Magen

Bei Patienten mit „vollem Magen" ist das Risiko der pulmonalen Aspiration von Mageninhalt erhöht. Die Aspiration fester Teile kann zum Ersticken führen, die Aspiration von Magensaft oder Darminhalt zur bedrohlichen Aspirationspneumonie (Therapie siehe Kap. 32). Die wichtigsten Risikofaktoren für eine Aspiration sind:

> **Risikofaktoren der pulmonalen Aspiration:**
> — Nicht nüchterner Patient („voller Magen")
> — Notfalleingriffe
> — Adipositas permagna
> — Akutes Abdomen:
>   – Ileus
>   – Peritonitis
>   – gastrointestinale Blutung
>   – Bauchtrauma
> — Erhöhter intraabdomineller Druck:
>   – Aszites
>   – große intraperitoneale Raumforderung
> — Gastroösophagealer Reflux:
>   – Refluxkrankheit
>   – Hiatushernie
>   – Z. n. Magenresektion

- Störungen der Magenentleerung:
  - Magenatonie
  - Magentumor
  - autonome diabetische Neuropathie mit Gastroparese
  - Pylorusstenose
  - Medikamentenwirkung (Opioide, Sedativa)
- Schluckstörungen:
  - Achalasie
  - distale Ösophagusstenosen
  - Ösophagusdivertikel
  - neurologische Erkrankungen

Prophylaxe-Grundsätze (siehe auch Kap. 18 und 32). Besteht kein erhöhtes Aspirationsrisiko, ist keine medikamentöse Prophylaxe erforderlich. Ist das Aspirationsrisiko erhöht, können die in Kapitel 18 dargestellten Substanzen eingesetzt werden.

Da bei der Narkoseeinleitung die Aspirationsgefahr in der Regel am größten ist, sollten hierbei folgende Grundsätze beachtet werden:

- Absauggerät mit dicken Absaugkathetern bereitstellen.
- Fiberoptische Intubation des wachen Patienten erwägen (Vorgehen siehe Kap. 21).
- Bei Dünndarmileus: Magensonde einführen und Magen absaugen, danach Magensonde wieder entfernen.
- Oberkörper erhöht lagern und danach mit der Präoxygenierung beginnen.
- Aktives Erbrechen verhindern: Exzitation vermeiden, rasch wirkende Narkosemittel und Muskelrelaxanzien einsetzen, Laryngoskopie und Intubation erst, wenn Patient ausreichend tief schläft und relaxiert ist.
- Intraabdominelle Drucksteigerung mit nachfolgender Regurgitation von Mageninhalt verhindern.
- Keine Maskenbeatmung (außer bei Misslingen der Intubation mit Erstickungsgefahr).
- Rasche Intubation des ausreichend relaxierten Patienten, in der Regel unter Anwendung des Sellick-Handgriffs.

4.1.1 Intubation des wachen Patienten

Die wache Intubation eignet sich vor allem für schwer kranke Patienten, bei denen keine Muskelrelaxanzien erforderlich sind. Die Intubation kann, je nach Zustand des Patienten, mit oder ohne Sedierung nasal oder oral unter Lokalanästhesie erfolgen. Es muss jedoch beachtet werden, dass durch die Manipulationen mit Tubus und Laryngoskop Erbrechen ausgelöst werden kann. Steht ein Fiberbronchoskop zur Verfügung, sollte bei erhöhtem Aspirationsrisiko bevorzugt die endoskopische Intubation des wachen Patienten durchgeführt werden.

4.1.2 „Blitzeinleitung" („rapid sequence induction")

Soll der Patient in Narkose intubiert werden, ist ein rasches Vorgehen erforderlich, um eine pulmonale Aspiration bei Erbrechen oder Regurgitation zu verhindern. Die Intubation erfolgt oral unter Verwendung eines rasch wirkenden Muskelrelaxans – am besten Succinylcholin – und wenn möglich nur durch den erfahrenen Anästhesisten.

Lagerung zur Narkoseeinleitung. Allgemein werden bestimmte Lagerungsmaßnahmen für die Narkoseeinleitung empfohlen, durch die eine Aspiration bei Regurgitation oder Erbrechen verhindert werden soll. Kopf-Tieflagerung wird hierfür ebenso angegeben wie Oberkörper-Hochlagerung oder Seitenlagerung. Kirchner hat jedoch gezeigt, dass für eine wirksame Prävention eine Kombination von 90°-Seitenlagerung mit 40°-Kopf-Tieflagerung erforderlich ist, eine Position, bei der nicht jedem Anästhesisten die endotracheale Intubation ohne Schwierigkeiten gelingt. Am häufigsten wird daher vermutlich die **steile Oberkörper-Hochlagerung** für die endotracheale Intubation angewandt.

Narkoseeinleitung. Vor der Narkoseeinleitung ist zunächst eine ausreichende **Präoxygenierung** von mehreren Minuten Dauer erforderlich, damit ausreichend Zeit für die endotracheale Intubation zur Verfügung steht.

Die Einleitung der Narkose selbst erfolgt immer **intravenös**, niemals per Inhalation. Verwendet werden rasch wirkende Substanzen, wie z. B. Propofol. Bei Zufuhr von Succinylcholin zur Erleichterung der Intubation besteht die Gefahr von *Muskelfaszikulationen* mit Erhöhung des intragastralen Drucks und Regurgitation von Mageninhalt. Darum wird allgemein empfohlen, den Patienten mit einer niedrigen Dosis eines *nichtdepolarisierenden Relaxans* zu **präcurarisieren**. Allerdings soll Succinylcholin den gastroösophagealen Sphinktertonus stärker erhöhen als den intragastralen Druck und damit sogar einen Schutz vor Regurgitation gewähren. Außerdem werden durch die Vorinjektion des nichtdepolarisierenden Relaxans der Wirkungseintritt von Succinylcholin verzögert und die Intensität der Blockade abgeschwächt.

Ist Succinylcholin kontraindiziert, kann stattdessen **Rocuronium** (Dosierung: 2–3fache ED95 bzw. 0,6–0,9 mg/kg) für die endotracheale Intubation eingesetzt werden; allerdings muss dann mit einer verlängerten Muskelrelaxierung gerechnet werden. Verglichen mit Succinylcholin gilt Folgendes:

> **EBM Cochrane Review 2003**
> Unter Succinylcholin ergeben sich häufiger hervorragende Intubationsbedingungen bei der „rapid sequence intubation" als unter Rocuronium. Bei den Komplikationen konnten keine statistisch signifikanten Unterschiede nachgewiesen werden.

! Zwischen Einleitung der Narkose und endotrachealer Intubation darf der Patient auf keinen Fall über eine Maske beatmet werden, weil hierbei die Gefahr einer Aufblähung des Magens mit Regurgitation besteht.

Sellick-Handgriff. Allgemein wird empfohlen, nach Injektion des Narkosemittels bis zum Abschluss der Intubation den Sellick-Handgriff anzuwenden: Hierbei wird der Kehlkopf von einem Helfer durch Druck (ca. 4,5 kg) auf den Ringknorpel („Krikoiddruck") nach hinten gegen die Wirbelsäule verschoben und der Ösophagus hierdurch verschlossen (▶ Abb. 20-3). Diese Maßnahme ist nur zur Prophylaxe der Regurgitation indiziert. **Bei aktivem Erbrechen darf** der Handgriff hingegen **nicht angewandt werden**, damit keine Ruptur des Ösophagus auftreten kann. Der Druck auf den Ringknorpel sollte erst nachgelassen werden, wenn der Tubus sicher in der Trachea platziert worden ist. Möglicherweise vermindert aber der Krikoiddruck den Tonus des unteren Ösophagussphinkters und begünstigt so die Regurgitation.

„Crush-Einleitung". Von einigen Autoren wird die so genannte Crush-Einleitung angewandt, eine überfallartige Narkoseeinleitung und Muskelrelaxierung, bei der die Zeit bis zur endotrachealen Intubation auf ein Minimum abgekürzt wird. Das intravenöse Anästhetikum und Succinylcholin werden unmittelbar hintereinander im Schuss injiziert. Sobald der Patient eingeschlafen ist, wird bereits das Laryngoskop eingeführt und schließlich, *bei ausreichender Relaxierung*, endotracheal intubiert. Das Verfahren ist nicht empfehlenswert, wenn der Verdacht auf eine erschwerte Intubation besteht.

Nachfolgend sind die wichtigsten praktischen Schritte bei der Narkoseeinleitung nicht nüchterner Patienten zusammengefasst:

- Funktionierendes Absauggerät mit dicken Absaugkathetern bereitstellen.
- Patienten auf dem *Op-Tisch* mit steil aufgerichtetem Oberkörper lagern.

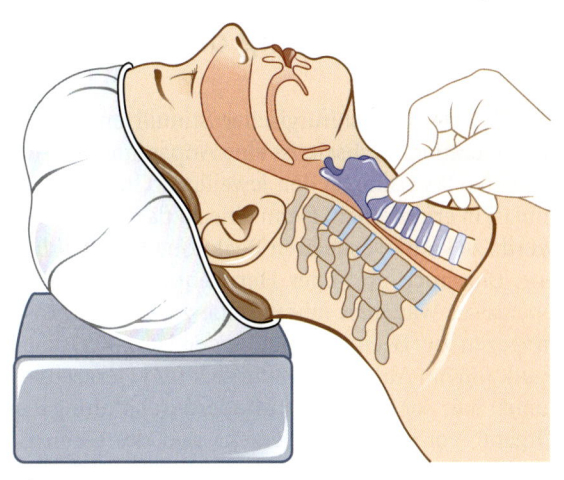

Abb. 20-3 Sellick-Handgriff („Krikoiddruck") zur Aspirationsprophylaxe.
Daumen und Zeigefinger des vor dem Patienten stehenden Helfers erfassen den Schildknorpel und drücken den Kehlkopf mit einem Gewicht von ca. 4,5 kg gegen die Hinterwand des Pharynx. Hierdurch wird der Ösophagus verschlossen. Der Druck sollte erst nachgelassen werden, wenn sich der Tubus sicher und geblockt in der Trachea befindet.

- Ca. 5 min mit 100% Sauerstoff präoxygenieren; dabei nicht über die Maske beatmen.
- Nichtdepolarisierendes Muskelrelaxans in niedriger Dosierung, z. B. 2,5 mg Atracurium zur Prävention von Muskelfaszikulationen durch Succinylcholin vorinjizieren (siehe jedoch oben).
- Einleitungsanästhetikum injizieren, z. B. Propofol.
- Sellick-Handgriff durch einen Helfer anwenden lassen.
- Intubationsdosis Succinylcholin injizieren.
- Danach rasche endotracheale Intubation per os und Blockung der Tubusmanschette.
- Patienten auf den Rücken lagern, Narkose fortsetzen.
- Bei Narkoseende den Patienten erst extubieren, wenn die Schutzreflexe vollständig zurückgekehrt sind.

4.2 Maßnahmen bei Regurgitation oder Erbrechen

Tritt trotz aller prophylaktischen Maßnahmen eine Regurgitation oder Erbrechen auf, muss der Mageninhalt so rasch wie möglich abgesaugt werden, um das Eindringen in die Lungen zu verhindern. Beim Absaugen muss ein leistungsstarkes Gerät mit einem dicken Katheter eingesetzt werden; geeignet ist auch der direkte Anschluss des Absauggerätes an den Endotrachealtubus.

5 Aufrechterhaltung der Narkose

Da die Intensität chirurgischer Stimuli im Verlauf der Operation wechselt, ist eine Anpassung der Anästhetikadosierung an den jeweiligen Grad der Stimulation erforderlich. Denn eine zu flache Narkose würde zu kardiovaskulären Reaktionen wie Anstieg von Blutdruck und/oder Herzfrequenz und intraoperativer Wachheit führen, eine zu tiefe Narkose hingegen zur Beeinträchtigung der Herz-Kreislauf-Funktion mit Abfall von Blutdruck und Herzzeitvolumen und der Gefahr der Minderdurchblutung der Organe, vor allem des Herzens und des Gehirns. Nach wie vor erfolgt allerdings die Einschätzung der Narkosetiefe anhand klinischer Zeichen, vor allem nach dem Verhalten des Blutdrucks und der Herzfrequenz (Einzelheiten siehe Kap. 26), während eine routinemäßige EEG-Überwachung der Narkosetiefe derzeit nicht möglich ist. Folgendes sollte beachtet werden:

> Für eine optimale Steuerung der Narkose muss der Anästhesist den Operationsablauf kennen und die Narkoseführung rechtzeitig darauf abstimmen.

Regelmäßige Blicke über die Abdecktücher in das Operationsgebiet und Kommunikation mit dem Operateur verschaffen dem Anästhesisten die erforderliche Klarheit.

Muskelrelaxierung. Für die meisten Operationen ist eine vollständige Relaxierung des Patienten nicht erforderlich. Vielmehr sollten Muskelrelaxanzien so dosiert werden, dass dem Operateur das chirurgische Vorgehen erleichtert wird. Die Kontrolle des Relaxierungsgrads erfolgt am besten mit Hilfe eines Nervenstimulators (Einzelheiten siehe Kap. 7).

6 Ausleitung und Erwachen

In der Endphase der Operation nimmt der Anästhetikabedarf gewöhnlich ab, so dass die Dosierung, je nach gewählter Substanz, zumeist reduziert werden kann. Eine rechtzeitige Unterbrechung der Zufuhr ist vor allem bei Inhalationsanästhetika erforderlich, wenn der Patient wenige Minuten nach Operationsende erwachen und extubiert werden soll. Auch Opioide sollten kurz vor Operationsende nicht mehr zugeführt werden, da sonst mit einer postoperativen Atemdepression gerechnet werden muss. Eine Ausnahme stellt Remifentanil dar, da diese Substanz, wie in Kapitel 5 näher beschrieben, eine kurze Aufwachzeit erwarten lässt, selbst wenn die Zufuhr bis zur letzten Hautnaht in „chirurgischer Dosierung" erfolgte.

Inhalationsanästhetika müssen für ein rasches Erwachen in der Regel nicht nur vor Operationsende abgestellt werden, sondern am Ende auch durch Steigerung der Ventilation eliminiert werden. Frühzeitiges Umstellen auf Spontanatmung verzögert hingegen aufgrund der anhaltenden atemdepressorischen Wirkung die pulmonale Elimination und verzögert das Erwachen.

Des Weiteren muss in der Aufwachphase, vor allem nach Inhalationsanästhesien ohne Opioidsupplementierung, mit exzitatorischen Wirkungen gerechnet werden, außerdem bei einem Teil der Patienten, unabhängig vom Narkoseverfahren, mit Muskelzittern, besonders wenn eine Hypothermie besteht.

Antagonisierung von Muskelrelaxanzien. Die routinemäßige Antagonisierung von Muskelrelaxanzien ist nicht erforderlich, wenn die Substanzen entsprechend dem Bedarf dosiert und kurz vor Operationsende nicht mehr zugeführt wurden.

Extubation. Grundsätzlich sollte ein Patient erst dann extubiert werden, wenn die Schutzreflexe der oberen Atemwege vollständig zurückgekehrt sind und eine ausreichende Spontanatmung gewährleistet ist. Husten, Pressen und Stimmbandverschluss gegen den Tubus sollten möglichst vermieden werden.

Vor der Extubation sollte der Patient für einige Minuten 100%igen Sauerstoff erhalten; orale und pharyngeale Sekretansammlungen sollten noch in Narkose abgesaugt werden, um eine Stimulation des oberen Respirationstrakt zu vermeiden. Routinemäßiges *endobronchiales* Absaugen ist hingegen nicht sinnvoll. Atmet der Patient ausreichend spontan, kann der Tubus am Ende der Inspiration (nach Entblocken der Manschette) herausgezogen werden. Folgendes sollte beachtet werden:

> In der Phase unmittelbar nach der Extubation besteht die Gefahr des Erbrechens und der pulmonalen Aspiration.

Nach der Extubation wird zunächst noch für einige Minuten Sauerstoff über eine Gesichtsmaske zugeführt.

7 Kombination von Allgemeinanästhesie und thorakaler Periduralanalgesie (PDA)

Bei großen thorakalen, abdominellen und retroperitonealen Eingriffen oder ausgedehnten Operationen im Unterbauch kann die Allgemeinanästhesie mit einer thorakalen Periduralanalgesie kombiniert und die Periduralanalgesie anschließend für die postoperative Schmerztherapie eingesetzt werden.

Die Periduralanalgesie führt zu einer Abschwächung der „Stressreaktion" und zur Sympathikolyse, die sich auf die Funktion verschiedener Organsysteme auswirkt. Das Kombinationsverfahren wird gewöhnlich im Rahmen eines multimodalen Gesamtkonzepts angewandt.

7.1 Auswirkungen

Im günstigen Fall ermöglicht die Kombination der Allgemeinanästhesie mit einer thorakalen PDA die Einsparung von Anästhetika und eine raschere Extubation. Die Steuerung der Anästhesie erfordert allerdings wegen der Sympathikusblockade mit Gefahr des Blutdruckabfalls größere Erfahrung des Anästhesisten; auch können größere Blutverluste während der Operation zu erheblicher kardiovaskulärer Instabilität führen. Aktiver Wärmeschutz ist ebenfalls erforderlich, um ein unerwünschtes Auskühlen des Patienten zu verhindern. Daneben kann sich die PDA günstig auf verschiedene Organsysteme auswirken:

Koronarkreislauf. Die thorakale PDA führt zu einer Blockade kardialer sympathischer Nervenfasern mit Dilatation der Koronararterien; hierdurch können bei Patienten mit wesentlicher koronarer Herzkrankheit die Häufigkeit und Dauer ischämischer Episoden signifikant vermindert werden. Bei ACB-Operationen soll sich das kombinierte Anästhesieverfahren günstig auf die Langzeit-Überlebensrate der Patienten auswirken.

Magen-Darm-Trakt. Darmatonie und Minderdurchblutung des Gastrointestinaltrakts gehören zu den typischen Komplikationen abdomineller Operationen. Die thorakale PDA vermindert die Sympathikusaktivität in den Mesenterialgefäßen und steigert dadurch die Durchblutung der Mukosa; dieser Effekt lässt sich durch eine lumbale PDA dagegen nicht erreichen. Insgesamt werden dem kombinierten Verfahren folgende günstige Auswirkungen zugeschrieben:
— Geringere Rate an Anastomoseninsuffizienzen,
— Steigerung der Motilität des Magen-Darm-Trakts bei Blockade von Th5–10,
— raschere Erholung der postoperativen Darmfunktion verglichen mit der Opioid-Schmerztherapie.

Blutgerinnung. Bei Einsatz der PDA in einem multimodalen Behandlungskonzept sollen postoperativ weniger häufig Thrombosen auftreten als bei herkömmlichen Anästhesieverfahren.

Outcome. Es gibt Hinweise, dass sich die thorakale Periduralanalgesie als Teil eines multimodalen Behandlungskonzepts günstig auf die Komplikationsrate und die Letalität großer Eingriffe auswirken kann. Bei Anwendung der thorakalen PDA für die postoperative Schmerztherapie ist eine frühere Mobilisierung erreichbar als bei der lumbalen, weil die motorische Blockade in den unteren Extremitäten weitgehend verhindert werden kann. Auch können zahlreiche Patienten früher von der Intensivstation auf die chirurgische Allgemeinstation verlegt werden.

7.2 Praktisches Vorgehen

Anlage des Katheters. Die Anlage des thorakalen PDA-Katheters erfolgt meist am Op-Morgen am wachen und kooperativen Patienten; der hierfür erforderliche, zusätzliche Zeitaufwand beträgt beim erfahrenen Anästhesisten ca. 10–15 min. Wird der Katheter bereits am Vorabend eingeführt, entfällt dieser Aufwand und der morgendliche Ablauf im OP wird vereinfacht. Die Punktionshöhe richtet sich in erster Linie nach der Art der Operation (siehe Kap. 23), im Einzelfall auch nach anatomischen Besonderheiten.

Narkoseführung. Durch die Kombination mit der thorakalen Periduralanalgesie nimmt der Bedarf an Narkosemitteln deutlich ab; bei einer gut wirkenden PDA genügt häufig die Zufuhr von Propofol in hypnotischer Konzentration oder eines Inhalationsanästhetikums (ebenfalls in hypnotischer Konzentration, siehe MAC_{awake}, Kap. 3). Wenn erforderlich, wird zusätzlich ein Opioid zugeführt; bei Anwendung des Fast-Track-Konzepts z. B. Remifentanil. Wegen der möglicherweise größeren Gefahr einer zu flachen Narkose empfiehlt sich der Einsatz eines EEG-Monitors (z. B. BIS oder Narcotrend).

Die Lokalanästhetika können als Bolusinjektionen oder kontinuierlich zugeführt werden (Dosierungen siehe Kap. 8).

Kardiovaskuläre Auswirkungen. Die durch die PDA hervorgerufene Sympathikolyse bewirkt einen Abfall des peripheren Gefäßwiderstands und des Blutdrucks, der allerdings meist weniger stark ausgeprägt ist als bei einer lumbalen PDA. Zusätzlich werden die Nn. accelerantes blockiert, so dass keine reflektorische Steigerung der Herzfrequenz auftreten kann. Die sympatholytischen Effekte können durch ausreichend hohe Wahl des Punktionsorts und Verwendung von Lokalanästhetika in niedriger Konzentration und Kombination mit einem epiduralen Opioid vermindert werden.

Ausgeprägte Blutdruckabfälle sollten mit Vasopressoren behandelt werden, nicht durch übermäßige Volumenzufuhr, um Gewebeödeme zu vermeiden.

8 Fast-Track-Anästhesie

Die Fast-Track-Anästhesie, d.h. die Anästhesie des „schnellen Pfades oder Weges", ist Teil des Konzepts der Fast-Track-Chirurgie. Ziel des Fast-Track-Konzepts ist die umgehende Wiederherstellung bzw. Entlassung des Patienten aus der medizinischen Behandlung. Hierdurch sollen vor allem Kosten gespart und nach Angaben der Befürworter auch die postoperative Morbidität und Letalität gesenkt werden. Die einzelnen Komponenten sind:

> **Komponenten des Fast-Track-Konzepts bei stationären Patienten:**
> — Aufnahme am Vortag oder erst am Tag der Operation
> — spezielles anästhesiologisches (s. u.) und chirurgisches Vorgehen
> — spezifische Überwachungsstation bei großen Eingriffen
> — frühe Extubation
> — effektive perioperative Schmerztherapie,
> — frühe Mobilisierung
> — rascher Kostaufbau nach abdominellen Operationen
> — Prophylaxe oder aggressive Behandlung von Komplikationen
> — frühestmögliche Verlegung aus der Überwachungsstation
> — frühestmögliche Entlassung aus dem Krankenhaus

8.1 Anästhesieverfahren

Beim Fast-Track-Konzept werden für die Allgemeinanästhesie bevorzugt gut steuerbare Substanzen mit kurzer Halbwertszeit eingesetzt, z.B. Remifentanil und Propofol (TIVA) oder die rasch eliminierten Inhalationsanästhetika Desfluran und Sevofluran in Kombination mit einem Opioid. Als vorteilhaft gilt bei entsprechender Indikation auch die Kombination der Allgemeinanästhesie mit einer thorakalen Periduralanästhesie bei Eingriffen im Abdomen und/oder Thorax und die Fortsetzung der periduralen Analgesie in der postoperativen Phase. **Ergänzende Maßnahmen** sind:
— Erhaltung der Normothermie durch aktiven Wärmeschutz,
— restriktive Flüssigkeitstherapie während der Operation, z. B. 2–3,5 l bei Kolonoperationen, jedoch Erhalt der Normovolämie,
— PONV-Prophylaxe,
— Entfernung der Magensonde bei der Extubation,
— wenn möglich: Verzicht auf Drainagen.

Das anästhesiologische Fast-Track-Vorgehen in der Abdominalchirurgie, Herzchirurgie und Neurochirurgie ist in den entsprechenden Kapiteln dargestellt.

Regionalanästhesie. Wenn möglich sollten regionale Anästhesieverfahren in das Fast-Track-Konzept integriert werden. Hiermit kann häufig der Aufwachraum umgangen (z. B. bei Plexusanästhesie) oder die Aufenthaltsdauer im Aufwachraum erheblich verkürzt werden.

8.2 Ergebnisse

Die Effektivität von Einzelmaßnahmen kann inzwischen als gesichert angesehen werden; ob aber mit dem Gesamtkonzept die angestrebten Ziele erreicht werden, muss noch in umfassenden, auf die jeweilige Art des Eingriffs bezogenen Untersuchungen geklärt werden. Erste Ergebnisse in der Kolonchirurgie haben eine Senkung der allgemeinen Komplikationsrate von 20–30% auf unter 5–10% ergeben; die postoperative Verweildauer konnte auf 2–5 Tage gesenkt werden.

9 Transport in den Aufwachraum

Wie in Kapitel 30 dargelegt, bedürfen die allermeisten Patienten nach einer Narkose der Überwachung im Aufwachraum. Sind die Vitalfunktion stabil, kann der Patient, am besten in Begleitung des Anästhesisten, in den Aufwachraum transportiert werden (Atembeutel mit Maske griffbereit). Zweckmäßig ist die weitere Zufuhr von Sauerstoff während des Transports, auch bei nicht mehr intubierten Patienten, da in dieser Phase eine Hypoxie auftreten kann. Bei Umlagerungsmanövern muss beachtet werden, dass möglicherweise die orthostatischen

Regulationsmechanismen noch nicht ausreichend funktionieren und hierdurch der Blutdruck abfallen kann.

Literatur

Bonnet F, Marret E: Influence of anaesthetic and analgesic techniques on outcome after surgery. Br J Anaesth 2005; 95(11):52–8.

Kalinowski CP, Kirsch JR: Strategies for prophylaxis and treatment for aspiration. Best Pract Res Clin Anaesthesiol 2004 Dec;18(4):719–37. Review.

Perry J, Lee J, Wells G: Rocuronium versus succinylcholine for rapid sequence induction intubation. The Cochrane Database of Systematic Reviews 2003, Issue 1. Art. No.: CD002788. DOI: 10.1002/ 14651858.CD002788,

Schwenk W, Raue W, Haase O, Junghans T, Müller JM: Fast-track-Kolonchirurgie. Chirurg 2004; 75:508–514.

Schwenk W, Spies C, Müller JM: Beschleunigte Frührehabilitation in der operativen Medizin. Dtsch Ärztebl 2005; 102, Heft 21, A15141520.

Wilmore DW, Kehlet H: Management oft patients in fast track surgery. Clinical review. BMJ 2001; 322: 473–476.

21

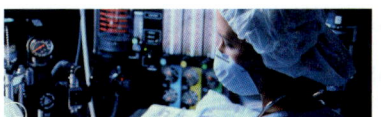

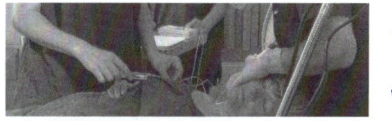

Endotracheale Intubation und Larynxmaske

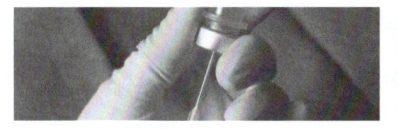

Inhaltsübersicht

1	**Definitionen**	498
2	**Anatomische Grundlagen**	498
2.1	Nase	498
2.2	Nasopharynx	498
2.3	Oropharynx	499
2.4	Hypopharynx	499
2.5	Mundhöhle und Unterkiefer	499
2.6	Larynx	500
2.7	Trachea	501
3	**Indikationen**	502
4	**Methoden**	502
4.1	Orale Intubation	502
4.2	Nasale Intubation	502
4.3	Laryngotomie (Krikothyrotomie)	503
4.4	Tracheotomie	503
4.5	Wahl des Intubationswegs	503
5	**Ausrüstung und Zubehör**	503
5.1	Laryngoskope	503
	5.1.1 Laryngoskope mit gebogenem Spatel	503
	5.1.2 Laryngoskope mit geradem Spatel	504
	5.1.3 Wahl des Laryngoskops	504
5.2	Endotrachealtuben	504
	5.2.1 Material	505
	5.2.2 Allgemeiner Aufbau	505
	5.2.3 Blockmanschette (Cuff)	507
	5.2.4 Tubusarten	507
5.3	Führungsstäbe	508
5.4	Intubationszangen	509
5.5	Absauggerät	509
6	**Einschätzung vor der Intubation – der schwierige Atemweg**	509
6.1	Klassifikation des Intubationswegs nach Mallampati	510
6.2	Abstand zwischen Larynx und Unterkieferrand (Test nach Patil)	511
6.3	Beweglichkeit der Halswirbelsäule	511
6.4	Klassifizierung von fünf Risikofaktoren nach Wilson	511
6.5	Indirekte Laryngoskopie	511
6.6	Kombination verschiedener Vorhersageparameter	512
6.7	Endoskopische Untersuchung	512
6.8	Zusammenfassende Bewertung	512
7	**Vorgehen bei orotrachealer Intubation**	513
7.1	Allgemeinanästhesie	513
7.2	Lagerung des Kopfes	513
7.3	Praktisches Vorgehen	515
	7.3.1 Überprüfung von Tubus und Laryngoskop	515
	7.3.2 Vorgehen nach Abschluss der Vorbereitungen	515
8	**Nasotracheale Intubation**	517
8.1	Intubation unter Sicht	517
8.2	Blinde Intubation	518
8.3	Schwierigkeiten bei der Intubation	519
9	**Intubation des wachen Patienten**	519
9.1	Orale Intubation	519
9.2	Nasale Intubation	520
10	**Fiberendoskopische Intubation**	520
10.1	Intubation des wachen Patienten	520
	10.1.1 Hilfsmittel für die fiberendoskopische Intubation	521
	10.1.2 Lokalanästhesie	521
	10.1.3 Sedierung	523
	10.1.4 Orale Intubation	523
	10.1.5 Nasale Intubation	525
10.2	Intubation des anästhesierten Patienten	526
11	**Intubation von Kindern**	527
12	**Extubation**	528
13	**Die schwierige Intubation**	528
13.1	Definition	528
13.2	Schwieriger Atemweg	529
	13.2.1 Schwierige Maskenbeatmung	530
13.3	Vorgehen bei schwieriger Intubation	530
	13.3.1 Die erwartet schwierige Intubation	531
	13.3.2 Die unerwartet schwierige Intubation	532
13.4	Extubation nach schwieriger Intubation oder bei schwierigem Atemweg	539
14	**Komplikationen der endotrachealen Intubation**	540
14.1	Komplikationen während der Intubation	542
	14.1.1 Traumatisch-mechanische Schädigungen	542
	14.1.2 Intubation des Ösophagus	543

21 Endotracheale Intubation und Larynxmaske

14.1.3	Intubation eines Hauptbronchus	543
14.1.4	Reflexstimulation	543
14.2	Komplikationen bei liegendem Tubus	544
14.2.1	Obstruktion des Tubus	544
14.2.2	Ruptur der Trachea	544
14.2.3	Aspiration	544
14.3	Komplikationen bei der Extubation	544
14.4	Früh- und Spätkomplikationen	544
14.4.1	Halsbeschwerden	545
14.4.2	Aryknorpelluxation	545
14.4.3	Stimmbandlähmungen (Rekurrensparese)	545
14.4.4	Ulzerationen	546
14.4.5	Trachealstenose	546
14.4.6	Kiefergelenkbeschwerden	546

15	**Larynxmaske**	**546**
15.1	Aufbau	547
15.2	Klinische Anwendung	548
15.3	Einführen der Larynxmaske	549
15.4	Schwierigkeiten – Funktionsstörungen	551
15.5	Komplikationen	552
16	**Larynxtubus**	**552**
16.1	Aufbau und Größen	552
16.2	Klinische Anwendung	553
16.3	Einführen des Tubus	553
16.4	Komplikationen	553
	Literatur	553

1 Definitionen

Die endotracheale Intubation ist das Einführen eines Tubus über den Mund oder die Nase durch den Kehlkopf in die Trachea. Der Tubus schafft freie Atemwege, schützt vor pulmonaler Aspiration und ermöglicht den Anschluss eines Narkose- oder Beatmungsgerätes.

Im Gegensatz hierzu wird bei der **Tracheotomie** die Luftröhre im vorderen Halsbereich operativ eröffnet und anschließend eine Trachealkanüle eingeführt. Die Trachealkanüle sichert ebenfalls die Atemwege und dient zudem bei zahlreichen Intensivpatienten dem Anschluss eines Respirators.

2 Anatomische Grundlagen

Im Mittelpunkt des Intubationsvorgangs steht der obere Respirationstrakt, dessen anatomischer Aufbau (▶ Abb. 21-1) kurz dargestellt wird, um das Verständnis für das korrekte Vorgehen bei der Intubation zu erleichtern.

2.1 Nase

Die Nasenhöhle wird durch das Nasenseptum in zwei Hälften geteilt. Das Septum besteht aus Knorpel und Knochen und ist von Schleimhaut überzogen. Normalerweise befindet sich das Septum in der Mittellinie; häufig besteht jedoch eine seitliche Deviation, die das Einführen eines Tubus durch die Nase erschwert oder verhindert.

! Septumdeviationen müssen bei der nasalen Intubation sorgfältig beachtet werden.

Jede Nasenhälfte wird durch die seitlich entspringenden Conchae in einen oberen, mittleren und unteren Nasengang unterteilt. Nach hinten öffnet sich jeder Nasengang in den Nasopharynx. Die Nase dient dem Transport der Atemgase vom und zum Nasopharynx. Auf ihrem Weg werden die Atemgase erwärmt, angefeuchtet und während ihres turbulenten Stroms über die Schleimhaut der Nasenwege gereinigt. Diese Schleimhäute sind reich mit Blutgefäßen versorgt, so dass bei einer traumatisierenden nasotrachealen Intubation in diesem Bereich massive Blutungen auftreten können.

2.2 Nasopharynx

Das Dach des Nasopharynx wird von der Schädelbasis gebildet. Am weichen Gaumen geht der Nasopharynx in den Oropharynx über. An Dach und Hinterwand des Nasopharynx befinden sich die Rachenmandeln. Diese Adenoide sind bei Kindern nicht selten so sehr vergrößert, dass die Nasenatmung teilweise oder vollständig behindert wird.

Vergrößerte Adenoide können bei Kindern ein Intubationshindernis sein.

Die Seitenwände des Nasopharynx enthalten die Ohrtrompete (Tuba Eustachii), die den Nasopharynx mit dem Mittelohr verbindet. Die Tuba Eustachii und die Eingänge in die Nasennebenhöhlen werden bei der nasotrachealen Intubation häufig durch den Tubus verlegt, so dass bei der Langzeitintubation Infektionen in diesem Bereich begünstigt werden.

2 Anatomische Grundlagen

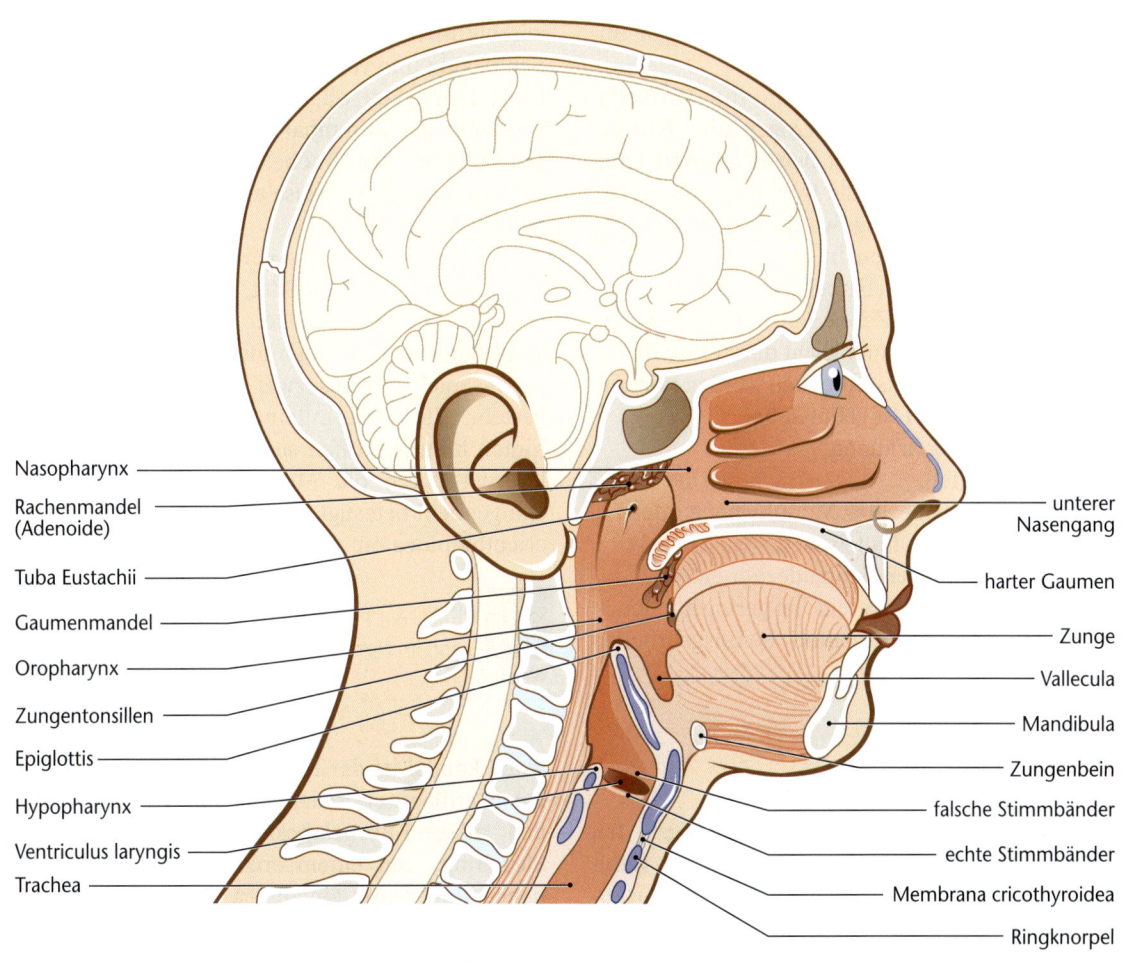

Abb. 21-1 Anatomie des oberen Respirationstrakts.

Labels (von oben nach unten, links): Nasopharynx, Rachenmandel (Adenoide), Tuba Eustachii, Gaumenmandel, Oropharynx, Zungentonsillen, Epiglottis, Hypopharynx, Ventriculus laryngis, Trachea.

Labels (rechts): unterer Nasengang, harter Gaumen, Zunge, Vallecula, Mandibula, Zungenbein, falsche Stimmbänder, echte Stimmbänder, Membrana cricothyroidea, Ringknorpel.

2.3 Oropharynx

Der Oropharynx erstreckt sich vom weichen Gaumen bis zur **Epiglottis** (Kehldeckel). An den Seiten des Oropharynx befinden sich die Gaumenmandeln, die bei manchen Kindern so hypertrophiert sind, dass sie sich in der Mittellinie berühren und damit die Einstellung des Kehlkopfs zur Intubation (**Laryngoskopie**) und das Vorschieben des Tubus in den Hypopharynx erschweren. Hierbei ist wegen der Verletzungsgefahr besondere Vorsicht geboten. Die vergrößerten Tonsillen bilden sich in der Pubertät zurück.

Unter und hinter den Gaumenmandeln liegt der hintere Teil der Zunge über dem Eingang zum **Larynx**. Dieser Teil der Zunge ist mit dem Kehldeckel über drei Falten verbunden. Die Zungenbasis weist wegen der Zungentonsillen eine unregelmäßige Kontur auf.

Der Oropharynx steht in direkter Verbindung mit der Mundhöhle und dem Hypopharynx.

2.4 Hypopharynx

Der Hypopharynx erstreckt sich von der Epiglottis bis zum Eingang in den Ösophagus. Vorn liegen im Hypopharynx die Epiglottis, der Kehlkopfeingang und die schleimhautüberzogenen Knorpel des Kehlkopfs. Unmittelbar hinter dem Hypopharynx befinden sich der 4.–6. Halswirbelkörper.

2.5 Mundhöhle und Unterkiefer

Wird die Zunge mit dem Laryngoskop gegen den Mundboden heruntergedrückt, so vergrößert sich die Mundhöhle erheblich, und die Intubation wird wesentlich erleichtert.

Im **Kiefergelenk** artikuliert der Unterkiefer beiderseits mit den temporalen Schädelknochen. Nicht selten ist die Beweglichkeit im Kiefergelenk durch verschiedene angeborene oder erworbene Veränderungen herabgesetzt, so dass die Öffnung des Mundes eingeschränkt oder verhindert und die orotra-

21 Endotracheale Intubation und Larynxmaske

cheale Intubation damit erschwert oder sogar unmöglich gemacht werden.

Die **Zunge** besteht aus Bündeln von Muskelfasern, die von Schleimhaut überzogen sind. Normalerweise ist die Zunge leicht beweglich und kann mit dem Laryngoskop für die Intubation durch festen Druck beiseite gedrängt werden.

Die **Zähne** sind für den Intubationsvorgang von besonderer Bedeutung. Hierbei muss beachtet werden, dass die vorderen Zähne nur mit einer Wurzel im Kiefer stecken und daher leicht durch Hebeln mit dem Laryngoskop herausgebrochen werden können.

Besondere Vorsicht ist geboten bei:
— Kindern mit Milchzähnen,
— älteren Patienten,
— Patienten mit schlechter Mundhygiene oder Erkrankungen des Zahnfleisches,
— vorstehenden oberen Schneidezähnen.

Hier können die Zähne bereits bei geringem Hebeldruck während der Intubation herausgebrochen werden.

2.6 Larynx

Die Passage des Kehlkopfs ist der schwierigste Teil bei der endotrachealen Intubation, weil der Kehlkopf nur mit speziellen Instrumenten (Laryngoskopen) sichtbar eingestellt werden kann und andererseits eine Intubation ohne Laryngoskopie für den Routinebetrieb nicht geeignet ist.

Der Kehlkopf (▶ Abb. 21-2) ist mit der Luftröhre verbunden und liegt gegenüber den 4.–6. Halswirbelkörpern. Er verschließt die Trachea beim Schluckakt und verhindert die Aspiration von Nahrung, Flüssigkeit oder Fremdkörpern. Durch das Vibrieren der Stimmbänder wird die ausgeatmete Luftsäule in der Trachea in Schwingungen versetzt und auf diese Weise an der Stimmbildung beteiligt.

Das Kehlkopfskelett wird durch verschiedene Knorpelstrukturen gebildet, die teilweise vorn am Hals von außen getastet werden können. Der **Schildknorpel** (Cartilago thyroidea) bildet den sog. Adamsapfel, der aus zwei großen Knorpelplatten besteht, die vorn miteinander verbunden, nach hinten hingegen offen sind. Kranial ist der Schildknorpel durch die Membrana thyrohyoidea am Zungenbein befestigt, kaudal durch die Membrana cricothyroidea mit dem Ringknorpel.

> Durch die Punktion der Membrana cricothyroidea kann im Notfall rasch ein freier Luftweg geschaffen werden.

Nach kaudal ist der Kehlkopf über den **Ringknorpel** (Cartilago cricoidea) mit der Trachea verbunden; dieser Knorpel besitzt etwa die Form eines Siegelrings, mit einem engen vorderen und seitlichen Bogen und einem erweiterten hinteren Anteil. Er ist über ein Ligament mit der Trachea verbunden.

Der Knorpel der **Epiglottis** (Kehldeckel) ist von Schleimhaut überzogen und bildet die Vorderwand des Kehlkopfeingangs. Die Epiglottis ist an Zungenbein und Schildknorpel befestigt, der Oberrand ist frei beweglich. Die aryepiglottischen Falten ziehen zu den seitlichen unteren Anteilen der Epiglottis und verbinden sie mit den Aryknorpeln. Die funktionelle Bedeutung der Epiglottis ist gering; so führt ihre operative Entfernung nicht zur pulmonalen Aspiration von Nahrung.

Die pyramidenförmigen **Aryknorpel** sind mit den hinteren Anteilen des Ringknorpels gelenkig verbunden. An den Knorpeln sind die Stimmbandmuskeln befestigt; außerdem ziehen die Stimmbänder von den Aryknorpeln zu den Schildknorpeln.

Die **Stimmbänder** (▶ Abb. 21-3) bestehen aus Muskeln, Bändern, weicher Submukosa und einem Schleimhautüberzug. Sie verlaufen vorn von den Schildknorpeln nach hinten zu den Aryknorpeln. Der Raum zwischen den Stimmbändern ist die **Stimmritze,** während der Begriff **Glottis** diesen Raum mit den zugehörigen Stimmbändern bezeichnet. Die Länge der Stimmbänder beträgt beim Mann 1,7 bis 2,3 cm, bei der Frau 1,3 bis 1,7 cm. Für die Intubation gilt:

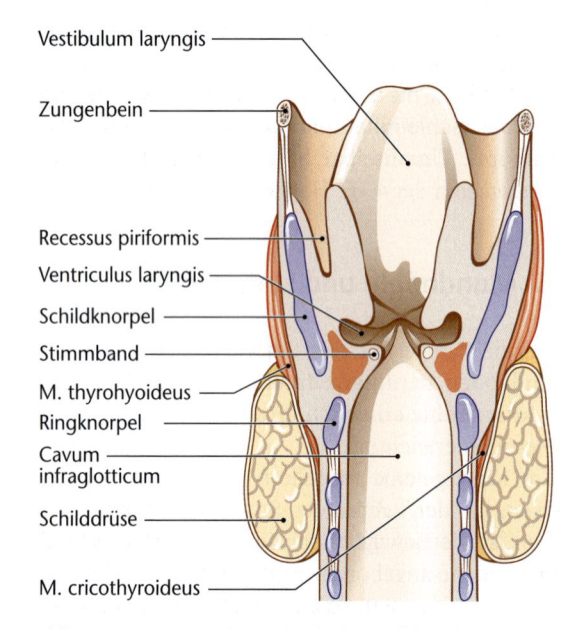

Abb. 21-2 Längsschnitt durch den Kehlkopf.

Labels:
- Vestibulum laryngis
- Zungenbein
- Recessus piriformis
- Ventriculus laryngis
- Schildknorpel
- Stimmband
- M. thyrohyoideus
- Ringknorpel
- Cavum infraglotticum
- Schilddrüse
- M. cricothyroideus

2 Anatomische Grundlagen 21

> Die Stimmritze ist beim Erwachsenen die engste Stelle des Kehlkopfs, nach der sich bei der oralen Intubation die Auswahl der Tubusgröße richtet.

Oberhalb der Stimmbänder befindet sich jeweils ein Recessus, der Ventriculus laryngis, der zahlreiche Schleimdrüsen enthält, die den Larynx anfeuchten (siehe Abb. 21-2). Oberhalb der Recessus liegen die „falschen Stimmbänder"; sie können sich weitgehend einander annähern und auf diese Weise als Schutz vor Aspiration wirken.

Die **Innervation** des Kehlkopfs erfolgt durch den N. vagus über den N. laryngeus superior und den N. laryngeus recurrens. Der **N. laryngeus recurrens** ist der wichtigste motorische Nerv des Kehlkopfs. Schädigung des Rekurrens führt zur **Stimmbandlähmung.** Sensible Fasern versorgen die Schleimhaut des Kehlkopfs unterhalb der Stimmritze. Der N. laryngeus superior versorgt den gesamten Kehlkopf einschließlich Epiglottis sensibel bis zu den Stimmbändern sowie motorisch den M. cricothyroideus.

Die **wichtigsten Funktionen des Kehlkopfs** sind:
— Leitung der Atemgase.
— Verschlussfunktion für die Trachea beim Schluckakt durch die aryepiglottischen Falten und die falschen und richtigen Stimmbänder.
— Beteiligung an der Stimmbildung.
— Reflexursprünge, besonders von Vagusfasern, z. B. Hustenreflex.

Der Larynx von Kindern unterscheidet sich von dem der Erwachsenen in Aussehen, Struktur und Lokalisation. Die Lichtung des Kehlkopfs ist trichterförmig, **die engste Stelle befindet sich etwa 1 cm unterhalb der Stimmbänder im subglottischen Raum,** d. h. im Bereich des Ringknorpels. Hieraus ergibt sich für die Praxis, dass bei Kindern ein Tubus, der die Stimmritze passieren kann, nicht zwangsläufig auch durch den subglottischen Raum passt. Es gilt vielmehr:

> Bei Kindern richtet sich die Wahl der Tubusgröße nach dem subglottischen Raum, nicht nach der Weite der Stimmritze.

Die **Epiglottis** des kindlichen Larynx ist schmaler und länger als die des Erwachsenen; hierdurch wird der gesamte Kehlkopfeingang enger und kann bei bestimmten Erkrankungen **sehr leicht und sehr rasch lebensbedrohlich zuschwellen.** Die Kehlkopfknorpel sind weicher und nachgiebiger, die Schleimhäute lockerer und anfälliger gegenüber Trauma

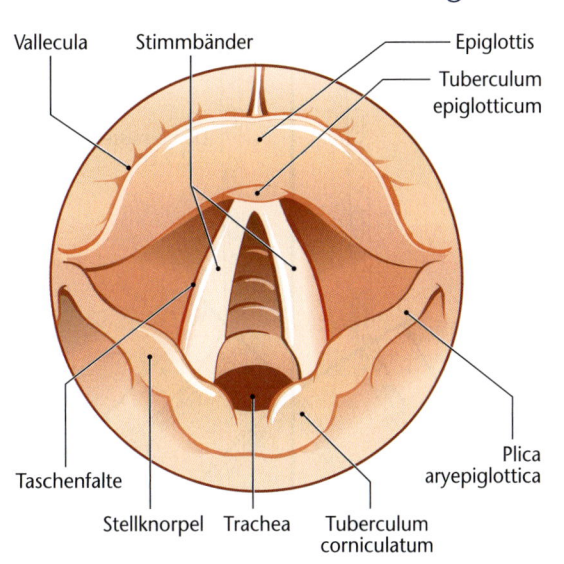

Abb. 21-3 Laryngoskopische Ansicht des Kehlkopfs.
(Beschriftungen: Vallecula, Stimmbänder, Epiglottis, Tuberculum epiglotticum, Plica aryepiglottica, Tuberculum corniculatum, Trachea, Stellknorpel, Taschenfalte)

und Infektion. Bereits das Einführen von Laryngoskopen, Absaugkathetern und Bronchoskopen kann bei grobem Vorgehen leicht zum verschließenden Ödem, besonders der subglottischen Region, führen. Praktisch ist noch wichtig, dass der kindliche Kehlkopf insgesamt höher im Hals steht als beim Erwachsenen.

2.7 Trachea

Die Trachea beginnt am Hals unterhalb des Ringknorpels. Sie verläuft in der Mittellinie von Hals und Brustkorb bis in Höhe des 5. und 6. Brustwirbels, wo sie sich an der Bifurkation in den linken und rechten Hauptbronchus aufteilt (▶ Abb. 21-4).

Beim Erwachsenen ist die Trachea etwa 12–15 cm lang, bei Kindern 6–8 cm; der Durchmesser beträgt 1,5–2,5 cm bzw. 5–8 mm. An ihrem unteren Ende neigt sich die Trachea nach rechts. Die Länge verändert sich je nach Atemphase: Während der Inspiration nimmt sie zu, während der Exspiration ab.

Die Wände der Trachea werden durch C-förmige Knorpel gebildet, die hinten offen sind. Über die hintere Öffnung verläuft eine verschließende Membran (Pars membranacea). Ausgekleidet wird die Trachea von einer Schleimhaut, die mit Flimmerepithel bedeckt ist.

Unmittelbar hinter der Trachea liegt der **Ösophagus,** in den der Tubus bei der Intubation leicht versehentlich vorgeschoben werden kann. Die Schilddrüse befindet sich zum größten Teil vor der Trachea, umgibt sie jedoch auch teilweise in Höhe des 2.–4. Trachealknorpels.

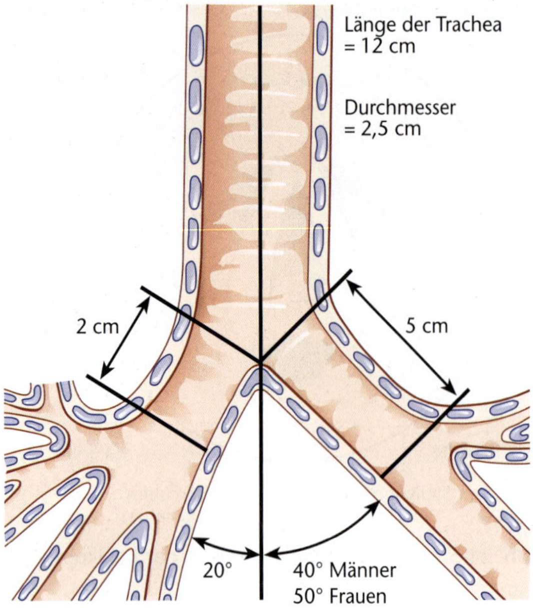

21 Endotracheale Intubation und Larynxmaske

Abb. 21-4 Bifurkation der Trachea.

Länge der Trachea = 12 cm
Durchmesser = 2,5 cm
2 cm
5 cm
20°
40° Männer
50° Frauen

3 Indikationen

Die endotracheale Intubation schafft freie Luftwege, schützt vor Aspiration, erleichtert das Absaugen des Tracheobronchialsystems und ermöglicht den Anschluss eines Beatmungsgeräts. Hieraus ergeben sich die wichtigsten allgemeinen Indikationen für die Intubation:

— Operationen, bei denen eine Maskennarkose nicht möglich ist.
— Operationen, bei denen eine maschinelle Beatmung erwünscht oder unabdingbar ist.
— Operationen, bei denen eine vollständige Muskelrelaxierung erforderlich ist.
— Operationen, die mit erhöhter Aspirationsgefahr einhergehen.
— Erkrankungen, bei denen eine Muskelrelaxierung indiziert ist.
— Erkrankungen mit akuter respiratorischer Insuffizienz, die durch maschinelle Beatmung behandelt werden müssen.

In ▶ Tabelle 21-1 sind wichtige Indikationen für die endotracheale Intubation zusammengestellt.

! Grundsätzlich ist die endotracheale Intubation bei allen Narkosetechniken erforderlich, für die der Patient intraoperativ relaxiert und beatmet werden muss.

4 Methoden

Die endotracheale Intubation kann über zwei Wege erfolgen: oral oder nasal. Beide Methoden halten sich an die natürlich vorgegebenen Wege. Bei Intubationsschwierigkeiten kann der Tubus über beide Wege mit Hilfe eines **Fiberbronchoskops** in der Luftröhre platziert werden. Darüber hinaus kann bei bestimmten Indikationen die Trachea laryngeal (durch die Membrana cricothyroidea) oder tracheal intubiert werden. Hierzu sind jedoch laryngeale und tracheale Punktionen bzw. Inzisionen erforderlich.

4.1 Orale Intubation

! Die orale Intubation ist das Standardverfahren für die meisten Narkosen und respiratorischen Notfälle.

Sie muss daher vom Anfänger zuerst erlernt werden. Hierbei wird die Stimmritze mit einem **Laryngoskop** sichtbar eingestellt und anschließend der Tubus unter direkter Sicht auf die Stimmritze über den Mund durch den Kehlkopf in die Trachea vorgeschoben.

4.2 Nasale Intubation

Bei dieser Technik wird der Tubus über ein Nasenloch durch die Nasenhöhle in den Oropharynx und anschließend, wie bei der oralen Intubation, in die Trachea vorgeschoben, häufig unter Verwendung einer **Intubationszange,** mit deren Hilfe der Tubus

Tab. 21-1 Indikationen für die endotracheale Intubation

1. maschinelle Beatmung erforderlich
   — Thorakotomie
   — Oberbaucheingriffe
   — Kraniotomie
   — Muskelrelaxierung
   — Langzeitbeatmung
2. Maskennarkose nicht durchführbar
3. ungünstige Operationslagerungen
   — sitzende Position
   — Bauchlage
   — Seitenlage
   — extreme Nephrektomielagerung
4. Operationen an Hals oder Luftwegen
5. Schutz vor Aspiration
6. Absaugen von Tracheobronchialsekret

am distalen Ende ergriffen und vorgeschoben werden kann. Als **blinde nasale Intubation** wird die Intubation ohne Laryngoskop und Intubationszange bezeichnet.

Im Allgemeinen ist die nasale Intubation schwieriger durchzuführen als die orale.

4.3 Laryngotomie (Krikothyrotomie)

Bei diesem auch als Koniotomie bezeichneten Verfahren wird operativ ein Zugang zur Trachea durch die **Membrana cricothyroidea** zwischen Ring- und Schildknorpel geschaffen. Dies kann entweder durch eine Inzision mit dem Skalpell oder – in unmittelbar lebensbedrohlichen Situationen – mit einer Punktionskanüle erfolgen. Hierbei dürfen jedoch die Stimmbänder nicht verletzt werden. Die Methode wird nur im Notfall eingesetzt, wenn eine normale endotracheale Intubation nicht möglich ist.

4.4 Tracheotomie

Bei der Tracheotomie wird die Trachea operativ eröffnet und eine Kanüle aus Kunststoff in die Trachea eingeführt. Das Verfahren ist ganz besonderen Indikationen vorbehalten und wird im klinischen Routinebetrieb nicht für Anästhesiezwecke eingesetzt. Die Tracheotomie wird am besten als Wahleingriff nach vorheriger endotrachealer Intubation durchgeführt, denn **Nottracheotomien** sind aus anatomischen Gründen komplikationsreich, besonders wenn sie vom Unerfahrenen durchgeführt werden.

4.5 Wahl des Intubationswegs

Für die meisten Intubationsnarkosen wird der orale Weg gewählt, während die nasale Intubation nur in Ausnahmefällen, z. B. bei Operationen in Mund oder Oropharynx, bevorzugt wird. Bei der Langzeitintubation wird häufig die nasale Intubation bevorzugt, weil der nasale Tubus vom Patienten besser toleriert wird und sich außerdem besser fixieren und pflegen lässt.

Die Tracheotomie wird in zahlreichen Beatmungszentren nach wie vor bei der Langzeitbeatmung oder Langzeitintubation durchgeführt. Lässt sich ein oraler oder nasaler Tubus aufgrund von Hindernissen oberhalb der Trachea (z. B. Tumor) nicht einführen, so muss tracheotomiert werden.

5 Ausrüstung und Zubehör

Laryngoskope und Endotrachealtuben sind das wichtigste spezifische Zubehör für die endotracheale Intubation.

5.1 Laryngoskope

Laryngoskope sind Instrumente, mit deren Hilfe der Larynx sichtbar eingestellt werden kann. Sie bestehen aus folgenden beiden Hauptteilen:
— Spatel mit Lichtquelle,
— Griff mit Batterien.

Der Griff dient zum Halten des Laryngoskops und als Behälter für die Batterien. Die Oberfläche ist aufgeraut, um den Zug zu erleichtern. Die meisten Griffe bilden in Funktionsstellung einen rechten Winkel mit dem Spatel.

Mit dem Spatel werden die Weichteile des Mundbodens komprimiert, der Unterkiefer heruntergedrückt und die Zunge zur linken Seite verschoben, so dass insgesamt die Mundhöhle vergrößert und ein direkter Einblick in den Kehlkopf ermöglicht wird.

Nach der Spatelform können zwei Arten von Laryngoskopen unterschieden werden:
— Laryngoskope mit gebogenem (z. B. Macintosh-) Spatel,
— Laryngoskope mit geradem (z. B. Miller-)Spatel.

5.1.1 Laryngoskope mit gebogenem Spatel

Laryngoskope mit gebogenem Spatel (▶ Abb. 21-5) werden *vor* die Epiglottis, d. h. zwischen Epiglottis und Zungengrund, eingeführt (siehe Abb. 21-11a). Mit ihrer Hilfe kann die Zunge besser zur Seite verschoben werden; auch folgen sie leichter der Rachenform. Beim Zug in Griffrichtung des Laryngo-

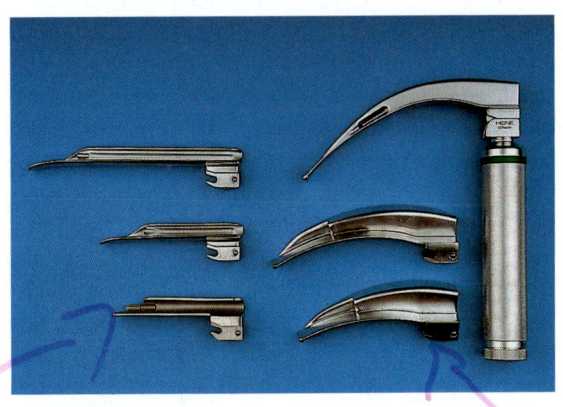

Abb. 21-5 Laryngoskop mit gebogenen (Macintosh-) und geraden (Miller-)Spateln.

skops richtet sich die Epiglottis auf und gibt den Blick auf die Stimmritze frei. Zahnbeschädigungen sind mit dem gebogenen Laryngoskop weniger leicht möglich als mit dem geraden.

Macintosh-Spatel. Dieser Spatel (siehe Abb. 21-5) wird gegenwärtig am häufigsten für die endotracheale Intubation verwendet. Er ist leicht gebogen und besitzt eine Schienung an der linken Seite, um die Zunge aus dem Intubationsgebiet nach links zu verschieben.

> Der **Macintosh-Spatel** wird in folgenden Größen eingesetzt:
> Nr. 1: Neugeborene und Kleinkinder, Spatellänge 9 cm
> Nr. 2: Kinder, Spatellänge 10,8 cm
> Nr. 3: Erwachsene mittlere Größe, Spatellänge 13 cm
> Nr. 4: Erwachsene Überlänge, 15,5 cm

Macintosh-Spatel gibt es auch für den linkshändigen Anästhesisten, allerdings nur in der mittleren Erwachsenengröße. Hierbei befindet sich die Schienung für die Zunge an der rechten Seite des Spatels, so dass im Gegensatz zum Standardspatel die Zunge nach rechts verschoben werden muss. Spatel für die rechtshändige Laryngoskopie bzw. linkshändige Intubation sind z. B. nützlich, wenn Zahnschäden auf der rechten Seite vorliegen oder Verletzungen des Kiefers oder des Gesichts bestehen. Außerdem kann hierbei der Tubus direkt in die linke Seite des Mundes platziert werden.

Neben dem Macintosh-Spatel gibt es noch einige andere gebogene Laryngoskope, die zumeist Modifikationen des Macintosh-Laryngoskops sind.

5.1.2 Laryngoskope mit geradem Spatel

Mit diesen Spateln (siehe Abb. 21-5) wird die Epiglottis direkt *aufgeladen*, d. h. auf die laryngeale Fläche der Epiglottis geführt (siehe Abb. 21-11b). Hierdurch wird die Sicht auf die Stimmritze wesentlich verbessert.

Der gerade Spatel ist besonders hilfreich bei **Neugeborenen** und **Kleinkindern,** weil deren Epiglottis meist relativ lang und verformbar ist und daher mit dem gebogenen Spatel oft nicht intubationsgerecht aufgerichtet werden kann. Bei Erwachsenen muss der gerade Spatel mit großer Vorsicht eingeführt werden, weil hiermit leicht die oberen Schneidezähne herausgebrochen werden können, besonders wenn mit dem Griff gehebelt wird.

Miller-Spatel. Dieser Spatel ist gerade; seine Spitze verläuft etwas gebogen.

> Der **Miller-Spatel** wird in folgenden Größen eingesetzt:
> Nr. 0: Frühgeborene, Spatellänge 7,5 cm
> Nr. 1: Kleinkinder, Spatellänge 10,2 cm
> Nr. 2: Kinder, Spatellänge 15,5 cm
> Nr. 3: Erwachsene mittlere Größe, Spatellänge 19,5 cm
> Nr. 4: Erwachsene Überlänge, 20,5 cm

Jackson-Wisconsin-Spatel. Im Gegensatz zum Miller-Spatel verläuft dieser Spatel vollkommen gerade. Die Schienung für die Zunge verbreitert sich zum distalen Ende hin. Die Intubation mit diesem Spatel ist schwierig, wenn der Mund sich nicht richtig öffnen lässt:

> Der **Jackson-Wisconsin-Spatel** wird in folgenden Größen eingesetzt:
> Nr. 1 und 1½: Kleinkinder, Spatellänge 10,2 bzw. 11,5 cm
> Nr. 2: Kinder, Spatellänge 13,5 cm
> Nr. 3: Erwachsene mittlere Größe, Spatellänge 16,2 cm
> Nr. 4: Erwachsene Überlänge, 19,9 cm

Auch bei den geraden Spateln gibt es zahlreiche Modifikationen, so z. B. nach Foregger, Guedel, Snow, Bennett, Flagg.

5.1.3 Wahl des Laryngoskops

Die Wahl des Laryngoskops folgt zumeist persönlichen Neigungen.

Vorteile des geraden Spatels:
— Bessere Einstellung der Glottis.
— Weg des Tubus kann beim Vorschieben besser kontrolliert werden.
— Oft kein Mandrin für das Vorschieben des Tubus erforderlich.

Vorteile des gebogenen Spatels:
— Geringere Traumatisierung der Zähne.
— Mehr Platz in der Mundhöhle für den Tubus.
— Keine Quetschung der Epiglottis.

5.2 Endotrachealtuben

Endotrachealtuben (▶ Abb. 21-6) werden in verschiedenen Größen, aus unterschiedlichen Materialien und mit besonderen Blockmanschetten hergestellt.

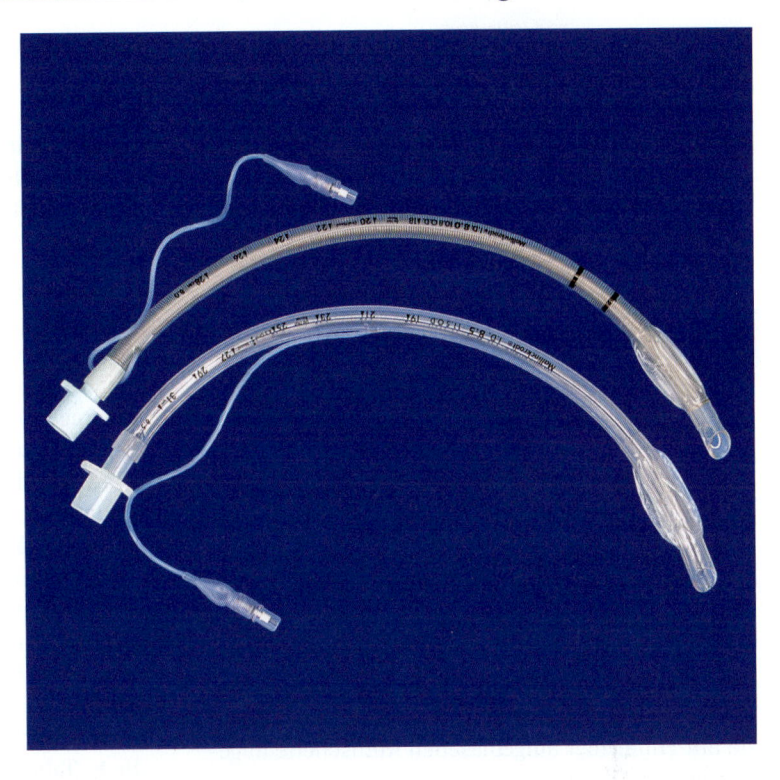

Abb. 21-6 Endotrachealtuben.
Oben: Spiraltubus nach Woodbridge;
unten: Magill-Tubus.

5.2.1 Material

Am häufigsten wird Polyvinylchlorid (PVC) verwendet, seltener Polyurethan und Silikon, mitunter Latex und Weichgummi.

Polyvinylchlorid (PVC) wird aus dem Monomer Vinylchlorid durch Polymerisation hergestellt und ist gegenwärtig das am häufigsten für Endotrachealtuben verwandte Material. Die Substanz enthält zahlreiche Zusätze wie Stabilisatoren, Weichmacher und Farbstoffe.

Die Tuben sind weich und irritieren die Schleimhäute der Trachea nicht; bei Erwärmung auf Körpertemperatur passen sie sich den natürlichen Biegungen des oberen Respirationstraktes an; die Abknickgefahr ist relativ gering. Wegen der glatten Oberfläche können Absaugkatheter zumeist ohne Schwierigkeiten eingeführt werden. Anwendung von Hitze deformiert die PVC-Tuben. Die meisten PVC-Tuben dürfen nur einmal verwendet werden, besonders wenn sie mit Gammastrahlen behandelt worden sind. Gassterilisation mit Äthylenoxid muss unbedingt vermieden werden, weil hierdurch toxische Produkte entstehen können.

Silikongummi (Silastic): Diese Tuben werden aus Polydimethylsilikon hergestellt. Nach der Vulkanisierung wird die Vulkanisiersubstanz wieder herausgelöst, so dass ein reiner Silikongummitubus zurückbleibt. Die Tuben können autoklaviert werden, reagieren nicht mit dem Körpergewebe und werden nicht von Flüssigkeit aufgeweicht. Einige Produkte enthalten jedoch toxische Zusätze, die Gewebsreaktionen hervorrufen können.

Da zahlreiche Tuben toxische Reaktionen im Gewebe hervorrufen können, sollten **nur auf Verträglichkeit getestete Tuben** klinisch eingesetzt werden. Die Aufschrift IT (Implantattest) oder Z-79 ANSI (American National Standard Institute) auf Tuben verschiedener Hersteller bedeutet, dass der Tubus getestet und als frei von toxischen Reaktionen befunden wurde.

5.2.2 Allgemeiner Aufbau

Der Querschnitt eines Tubus ist rund, so dass die Gefahr des Abknickens vermindert wird. Das proximale Ende trägt den Adapter für das Beatmungsgerät, das distale Ende ist angeschrägt. Hier befindet sich, mit Ausnahme der kleinen Tuben, eine Manschette zum Abdichten, die über eine in die Wand eingearbeitete oder sich darauf befindliche Zuleitung mit Kontrollballon vom proximalen Ende her mit Luft gefüllt wird.

Tubusgrößen. Meist wird die Tubusgröße als innerer Durchmesser (I.D.) in Millimeter angegeben, gelegentlich noch in French (Fr.) oder Charrière

(Charr. = Ch.), wobei Charrière den Umfang des Tubus in Millimeter bezeichnet (= 2 π · r).

Der *innere* Durchmesser bestimmt den Widerstand gegen Atmung und Beatmung. Der äußere Durchmesser ist jedoch ebenfalls praktisch wichtig, weil er die Passage des Tubus durch die oberen Luftwege bestimmt. Er hängt von der Dicke des Tubusmaterials ab.

Um den Widerstand so gering wie möglich zu halten, sollte der größtmögliche Tubus gewählt werden, der sich leicht durch die Stimmritze beim Erwachsenen bzw. den Ringknorpel bei Kinder in die Trachea vorschieben lässt.

Praktisch gilt:
— Zu große Tuben schädigen Larynx und Trachea.
— Zu kleine Tuben erhöhen den Widerstand gegen die Strömung der Atemluft.

Da die Tuben für Erwachsene immer einen kleineren Durchmesser aufweisen als die Trachea, müssen sie mit Hilfe einer aufgeblasenen Manschette abgedichtet werden.

Die **Wahl der Tubusgröße** richtet sich vor allem nach dem Alter des Patienten. Richtwerte hierfür sind in ▶ Tabelle 21-2 zusammengestellt. Die Tubendurchmesser nehmen jeweils um 0,5 mm zu.

Regel für Spiraltuben ab 2. Lebensjahr:

18 + Alter in Jahren = Tubusgröße in Charrière.

Wird die Charrière-Zahl durch 3 geteilt, ergibt sich der *äußere* Durchmesser des Tubus (1 Charrière = 1 French, entspricht einem äußeren Durchmesser von ⅓ mm).

Tubuslänge. Der Tubus muss ausreichend lang sein, damit die Blockmanschette in der oberen Trachea platziert werden kann, während andererseits das proximale Ende weit genug aus Mund oder Nase herausragen muss, um den Anschluss an ein Beatmungsgerät oder einen Vernebler zu ermöglichen. Die Länge eines Tubus variiert mit dem inneren Durchmesser zwischen 10 und 35 cm; nasale Tuben sind immer länger als orale. Da bei der Intubation schwer abzuschätzen ist, wie weit ein Tubus unterhalb der Stimmbänder vorgeschoben ist, besteht bei den meisten Tuben die Gefahr der **einseitigen Intubation** eines Hauptbronchus. Hier sind **Tubusmarkierungen** hilfreich, die den jeweiligen Abstand vom distalen Ende in cm angeben.

In ▶ Tabelle 21-3 sind Richtwerte für den Abstand von der Lippe bis zur Tracheamitte, in der die Tubusspitze liegen soll, angegeben. Bei Frauen beträgt diese Entfernung etwa 21–22 cm, bei Männern 23–24 cm.

Tubuswiderstand. Beim intubierten Patienten setzt der funktionell zu den Atemwegen gehörende Tubus der Atmung bzw. der Beatmung den größten Widerstand entgegen. Dieser Widerstand wird vor allem vom inneren Durchmesser des Tubus bestimmt, während die Länge eine untergeordnete Rolle spielt. Adapter und Konnektoren erhöhen, je nach Konstruktion, den Widerstand; am günstigsten sind hierbei Kunststoffkonnektoren und -adapter.

Tab. 21-2 Richtwerte für die Wahl der Tubusgröße bei orotrachealer Intubation

Alter	innerer Durchmesser, I.D. [mm]	Umfang, Charrière [mm]
Kinder		
Frühgeborene	2,5	10–12
Neugeborene	3	12–14
1–6 Monate	3,5	16
6–12 Monate	4,0	18
1–2 Jahre	3,5–4,5	16–20
2–3 Jahre	4–5	18–22
3–4 Jahre	4,5–5,5	20–24
4–5 Jahre	5–6	22–26
5–6 Jahre	5,5–6,5	24–28
6–7 Jahre	6–6,5	26–28
7–9 Jahre	6,5	28
10–11 Jahre	6,5–7	28–30
12–13 Jahre	7,5	32
14–16 Jahre	8	34
Erwachsene		
Frauen	7–7,5	28–30
Männer	8–8,5	32–34

Tab. 21-3 Entfernung von der Lippe bis zur Mitte der Trachea in cm (Richtwerte)

Alter	Entfernung Lippe bis Tracheamitte in cm
Frühgeborene	10
Reife Neugeborene	11
1–6 Monate	11
6–12 Monate	12
2 Jahre	13
4 Jahre	14
6 Jahre	15–16
8 Jahre	16–17
10 Jahre	17–18
12 Jahre	18–20
14 Jahre und mehr	20–24

Um den Widerstand vor allem für den spontan atmenden Patienten so gering wie möglich zu halten, sollten folgende **Grundsätze** beachtet werden:
— Bei der Intubation den Tubus mit dem größtmöglichen Durchmesser verwenden, der ohne Schwierigkeiten durch den Kehlkopf vorgeschoben werden kann.
— Abknicken des Tubus vermeiden, weil hierdurch der Widerstand erheblich zunimmt.
— Adapter und Konnektoren verwenden, die gerade oder gering gebogen sind und die Wand des Tubus dehnen.
— Materialien aus Metall möglichst vermeiden.

Tubustotraum. Tuben, Adapter und Konnektoren gehören mit zum Totraum der Atemwege. Durch die endotracheale Intubation wird der Totraum insgesamt verkleinert; bei Kindern kann jedoch der Totraum durch lange Tuben, Adapter und Konnektoren erhöht werden.

5.2.3 Blockmanschette (Cuff)

Am distalen Ende des Tubus befindet sich eine aufblasbare Manschette (siehe Abb. 21-6). Sie hat die Funktion, einen luftdichten Abschluss zwischen Tubus und Wand der Trachea für die Beatmung herzustellen sowie die Aspiration von Magensaft, Schleim, Blut, Fremdkörpern usw. zu verhindern. Das Blocksystem besteht aus:
— Manschette,
— Zuleitung,
— Kontrollballon.

Über den Zuleitungsschlauch wird die Manschette mit Luft gefüllt („geblockt"); dieser Schlauch ist entweder in die konkave Seite der Tubuswand eingearbeitet oder läuft außen entlang.

Am **Kontrollballon** des freien Endes der Zuleitung kann überprüft werden, ob der Tubus geblockt ist. Der Füllungszustand des Ballons orientiert grob über den Druck in der Manschette. Nach dem Blocken muss die Zuleitung am proximalen Ende, d. h. oberhalb des Kontrollballons, verschlossen werden, damit die Luft nicht aus der distalen Manschette entweichen kann. Zu hohe Cuffdrücke schädigen die Trachealschleimhaut.

> Um Trachealschäden zu vermeiden, wird die Manschette gerade so weit geblockt, dass keine Nebenluft mehr im Bereich der Manschette entweichen kann.

Hierzu hält der Anästhesist sein Ohr an den Mund des Patienten und horcht bei der Beatmung auf Nebengeräusche wie *Zischen oder Gurgeln*.

Aufgrund des Materials und des Volumens in der Manschette können Hochdruck- von Niederdruckmanschetten unterschieden werden.

Hochdruckmanschetten. Bei diesen Manschetten ist das für einen luftdichten Abschluss in der Trachea erforderliche Füllvolumen klein, der Druck zur Entfaltung des Ballons jedoch hoch (oft zwischen 80 und 150 mmHg). Dieser Druck überträgt sich teilweise auf die Schleimhaut der Trachea, so dass bei entsprechender Höhe des Druckes eine Minderdurchblutung der Schleimhaut mit nachfolgender Schädigung auftreten kann (siehe Abschnitt 14.3). Grundsätzlich sollte der Cuffdruck gerade so hoch sein, dass die Aspiration verhindert wird und ein Beatmungsgerät ohne Leckage von Atemluft angeschlossen werden kann. Bei Cuffdrücken zwischen 17 und 23 mmHg ist die Durchblutung der Trachealschleimhaut meist noch ausreichend.

Niederdruckmanschetten. Bei diesen Manschetten ist das für eine Abdichtung erforderliche Füllvolumen groß, der Druck zur Entfaltung des Ballons hingegen niedrig. Im Gegensatz zu den Hochdruckmanschetten entfalten sich die Niederdruckmanschetten symmetrisch und passen sich der Form der Trachea besser an, so dass der auf die Trachealwand einwirkende Druck insgesamt wesentlich niedriger ist (etwa 15–20 mmHg). Hierdurch nimmt die Gefahr einer ischämischen Schleimhautschädigung ab, wird jedoch nicht vollständig beseitigt.

Bei beiden Manschettentypen muss Folgendes beachtet werden:
— Das Volumen in der Manschette kann im Verlauf einer Narkose durch die Erwärmung der Atemgase auf Körpertemperatur oder durch die Diffusion von Narkosegasen wie Lachgas zunehmen, so dass der Cuffdruck ansteigt.
— Die Diffusion von Lachgas in den Cuff kann verhindert werden, wenn der Cuff primär mit Lachgas geblockt wird.
— Während der Langzeitintubation sollten die Cuffdrücke regelmäßig mit Manometern kontrolliert und entsprechend neu adaptiert werden.
— Die Cuffdrücke sollten im Bereich von 15–25 mbar liegen.

5.2.4 Tubusarten

Klinisch werden verschiedene Tubusarten eingesetzt, die sich vor allem in Konstruktion und Material unterscheiden.

Magill-Tubus. Dieser Standardtubus besteht aus dünnwandigem PVC oder Weichgummi, ist leicht gekrümmt, weist einen runden Querschnitt auf und wird mit oder ohne Blockmanschette gefertigt (siehe Abb. 21-6). Er kann oral oder nasal eingeführt werden. Die Spitze des oralen Tubus hat eine 45°-Anschrägung, die zur Seite zeigt, während die nasalen Tuben an der Spitze flötenschnabelartig aussehen.

Endotrachealtuben können seitlich, kurz vor ihrem distalen Ende, eine kreisförmige Öffnung aufweisen, das sog. **Murphy-Auge**. Diese Öffnung soll verhindern, dass sich eine exspiratorische Ventilstenose entwickelt, z.B. bei einer Cuffhernie oder wenn die distale Tubusöffnung der Trachealwand anliegt. Liegt bei einer einseitigen Intubation das Murphy-Auge noch innerhalb der Trachea, so werden trotz Tubusfehllage beide Lungen belüftet.

Oxford-non-kinking-Tubus. Dieser Tubus aus rotem Gummi oder Kunststoff wird im Routinenarkosebetrieb für die orotracheale Intubation verwendet. Er ist rechtwinklig gebogen, relativ starr und knickt nicht ab. Des Weiteren ist von Vorteil, dass der Tubus aufgrund seiner Form gewöhnlich nicht zu tief in die Trachea vorgeschoben werden kann und eine einseitige Intubation dadurch nahezu ausgeschlossen ist. Für die Intubation wird zumeist ein **Führungsstab** verwendet.

Schwierige Intubationen sind mit dem Oxford-Tubus häufig leichter durchführbar als mit anderen Tuben: So kann hierbei zunächst der Führungsstab weit über das distale Tubusende hinaus- und in die Trachea vorgeschoben und anschließend der Tubus über den Führungsstab in die Trachea platziert werden.

Die wichtigsten **Nachteile** des Oxford-Tubus sind:
— Nur orale Intubation möglich,
— Material relativ steif,
— gelegentlich zu kurz,
— hohe Cuffdrücke für die Blockung erforderlich; daher nur noch modifizierte Modelle aus Kunststoff und mit Niederdruckmanschette einsetzen.

Kuhn-Tubus. Dieser Tubus ist S-förmig gebogen und dient nur zur oralen Intubation. Die Krümmung passt sich den anatomischen Verhältnissen des Rachens an und verspricht einen sicheren Sitz. Auch der Kuhn-Tubus sollte nur mit Niederdruckmanschette verwendet werden.

Woodbridge-Tubus. Dieser Tubus besteht aus Latex oder Silikon, in das eine Metallspirale eingebettet ist (siehe Abb. 21-6). **Abknicken oder Kompression** dieses sehr flexiblen Tubus ist nicht möglich. Er wird daher vor allem bei Eingriffen im Bereich des Kopfes (HNO, Neurochirurgie, Kieferchirurgie, Strumaoperation) sowie bei Operationen eingesetzt, die ausgefallene Lagerungen erfordern. Hierbei kann der Tubus leicht aus dem Operationsgebiet abgeleitet werden, ohne dass spezielle Adapter oder Verbindungsstücke erforderlich sind, so dass die Gefahr einer Diskonnektion vermindert wird. Wegen der Flexibilität des Tubus muss für die Intubation immer ein Führungsstab verwendet werden. Oft dreht sich hierbei der Tubus um den (dünnen) Führungsstab, so dass die Intubation schwieriger ist als mit anderen Tuben.

Am proximalen und distalen Ende befindet sich keine Metallspirale; hier kann der Tubus abknicken. Aufgrund des Herstellungsprozesses können sich außerdem die Schichten des Tubus voneinander lösen und eine **Obstruktion** hervorrufen. Häufiges Autoklavieren kann zur Erweichung der Tubusspiralen führen, so dass die Spiralen in Cuffnähe beim Blocken der Manschette durch den entstehenden Druck kollabieren und hierdurch das Lumen verlegt wird. Tubushernien sind bei wiederholtem Gebrauch der Woodbridge-Tuben ebenfalls keine Seltenheit.

> Bei wiederholtem Gebrauch der Woodbridge-Tuben ist die Obstruktionsgefahr erhöht, so dass intraoperativ besondere Aufmerksamkeit geboten ist.

Spezielle Tuben für die einseitige bzw. endobronchiale Intubation sind in Kapitel 45 beschrieben.

5.3 Führungsstäbe

Führungsstäbe werden in den Tubus eingeführt, um die orale Intubation zu erleichtern. Sie schienen den Tubus und ermöglichen außerdem ein intubationsgerechtes Verbiegen. Für Oxford-Tuben wird ein gummibeschichteter Führungsstab aus Metall verwendet, der für die Intubation zurechtgebogen werden kann. Um ein Abgleiten in den Tubus zu verhindern, ist das proximale Ende des Stabes rechtwinklig abgebogen; das distale Ende ist weich und enthält kein Metall, um Verletzungen der Trachea zu vermeiden. Für Tuben mit geringem Durchmesser (Kinder) werden auch unbeschichtete Metallführungsstäbe verwendet, bei denen jedoch eine größere Verletzungsgefahr besteht.

> Um Verletzungen zu vermeiden, darf die Spitze von Metallführungsstäben nicht aus dem distalen Tubusende herausragen.

Hierzu wird der Stab mit einer Schraubvorrichtung nach Einstellung der richtigen Länge am proximalen Tubusende fixiert.

5.4 Intubationszangen

Diese Zangen (▶ Abb. 21-7) werden bei der nasalen Intubation eingesetzt, um den in den Hypopharynx vorgeschobenen Tubus in den Kehlkopf zu platzieren, von wo er weiter mit der Zange oder manuell in die Trachea vorgeschoben werden kann. Am häufigsten wird hierzu die **Magill-Zange** verwendet. Diese Zange muss für die Intubation in die *rechte* Hand genommen werden, damit die Sicht nicht versperrt wird.

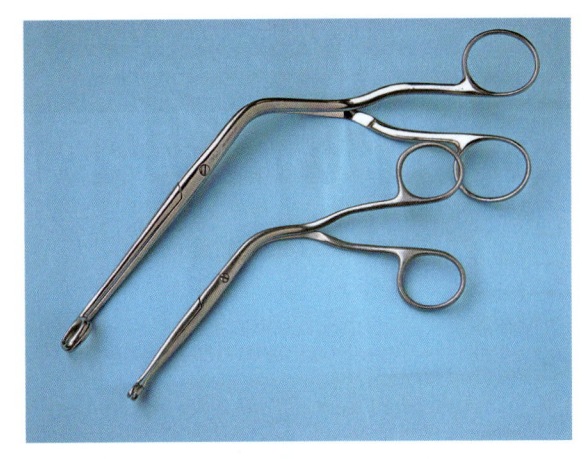

Abb. 21-7 Intubationszangen.

5.5 Absauggerät

Zu jeder Intubationsausrüstung gehört ein Absauggerät mit entsprechenden Kathetern, um Erbrochenes, Schleim, Blut oder Fremdkörper abzusaugen.

6 Einschätzung vor der Intubation – der schwierige Atemweg

Vor der Intubation werden der Intubationsweg – oral oder nasal – und das Intubationsverfahren – wacher oder anästhesierter Patient – festgelegt. Außerdem muss sich der Anästhesist über alle Faktoren informieren, die zu Schwierigkeiten bei der endotrachealen Intubation führen können. Klinisch sind besonders zu berücksichtigen:

Vorgeschichte:
— Frühere Operationen an Nase, Mund, Kehlkopf, Trachea?
— Störungen der Stimmbandfunktion?
— Schwierigkeiten mit der Nase?
— Intubationsschwierigkeiten bei Vornarkosen?

Klinischer Befund:
— Bestehen Anomalien des Gesichts?
— Liegen angeborene Missbildungen im Kopf- und Halsbereich vor?
— Sind die Nasenwege frei? Nase inspizieren, Patient schnüffeln lassen.
— Ist das Kiefergelenk frei beweglich? Mund maximal öffnen lassen (normal mindestens 4 cm).
— Wie groß ist die Zunge?
— Lässt sich die Zunge herausstrecken?
— Wie ist der Zustand der Zähne? Lose Zähne? Prothesen? (Befund dokumentieren!)
— Ist der Hals frei beweglich? Rotation, Beugung und Streckung überprüfen.
— Besteht eine Abweichung oder eine Kompression der Trachea (Inspektion des Halses, Spezialaufnahmen der Trachea)?
— Wie ist die Sprechqualität (Stimmbandfunktion)?

Befunde, bei denen mit Intubationsschwierigkeiten zu rechnen ist:
— kurzer dicker Hals bei vollständigem Gebiss
— vorstehende Schneidezähne mit überstehendem Oberkiefer
— eingeschränkte Beweglichkeit im Kiefergelenk
— langer hoher Gaumen mit langer enger Mundhöhle
— weiter Abstand zwischen Kinnspitze und Zahnreihe
— große Zunge
— eingeschränkte Beweglichkeit des Halses
— angeborene Fehlbildungen im Intubationsbereich (siehe Kap. 39)
— Verletzungen oder Tumoren des Halses

Die Häufigkeit von Intubationsschwierigkeiten oder Schwierigkeiten, einen freien Atemweg aufrechtzuerhalten, wird mit 1–3% aller Patienten angegeben.

> Intubationsschwierigkeiten können sich rasch zu einer **akuten Lebensbedrohung** entwickeln; darum sollte bei Verdacht auf oder bereits aus der Vorgeschichte bekannten Intubationsschwierigkeiten nicht vom Anfänger intubiert werden. Auch der Erfahrene sollte nicht auf Assistenz durch einen routinierten Helfer verzichten. Einzelheiten siehe Abschnitt 13.

21 Endotracheale Intubation und Larynxmaske

Tab. 21-4 Auswahl von Erkrankungen und Befunden, die mit Intubationsschwierigkeiten verbunden sein können

- Verletzungen von Gesicht, Unter- oder Oberkiefer
- Ankylose des Kiefergelenks, Kieferklemme anderer Ursache
- traumatischer Fremdkörper
- Larynxödem
- Epiglottitis
- Krupp
- submandibuläre oder retropharyngeale Abszesse
- Angina Ludovici
- Blutungen oder Ödem im Bereich der oberen Atemwege
- Strahlentherapie im Bereich der oberen Atemwege
- Verletzungen der Halswirbelsäule
- Morbus Bechterew
- Hypothyreose mit Makroglossie
- Akromegalie
- Tetanus

Der **Zustand der Zähne** ist für die Intubation von besonderer Bedeutung, zumal immer die Gefahr besteht, dass während des Intubationsvorgangs Zähne herausgebrochen und evtl. auch aspiriert werden. Besonders gefährdet sind die oberen Schneidezähne. Ist mit einer Schädigung der Zähne zu rechnen, sollte der Patient vor der Intubation darauf hingewiesen werden. Alternativ können jedoch auch eine fiberendoskopische Intubation erwogen und außerdem ein Zahnschutz eingesetzt werden.

Zahnprothesen müssen vor der Intubation entfernt werden, um eine Beschädigung oder Aspiration zu vermeiden.

> **!** **Intubationsschwierigkeiten** und die **nicht erkannte Fehlintubation** gehören zu den häufigsten Ursachen schwerwiegender respiratorischer Komplikationen bis hin zu schwerster Hypoxie, Herzstillstand oder Tod.

Diese Komplikationen sind zumeist vermeidbar, wenn der Patient vor elektiven Eingriffen auf zu erwartende Intubationsschwierigkeiten untersucht wird (▶ Tab. 21-4). Allerdings sind Intubationsschwierigkeiten in der Regel nicht durch einen einzigen Parameter vorherzusehen, sondern nur durch eine kritische Beurteilung verschiedener Indikatoren und Klassifikationssysteme.

6.1 Klassifikation des Intubationswegs nach Mallampati

Die Klassifikation nach Mallampati beruht auf dem Verhältnis zwischen Größe der Zunge und dem Pharynxbereich (▶ Abb. 21-8). Für die Untersuchung sollte der Patient aufrecht sitzen; der Kopf befindet sich in Neutralposition. Der Mund wird so weit wie möglich geöffnet und die Zunge maximal herausgestreckt. Die Untersuchung kann auch am liegenden Patienten erfolgen. Je nach Inspektionsbefund wird der Atemweg in folgender Weise klassifiziert:

> **Mallampati-Klassifikation des Intubationswegs:**
> I weicher Gaumen, Uvula, Schlund sowie vorderes und hinteres Tonsillenbett sichtbar
> II weicher Gaumen und Uvula sichtbar
> III weicher Gaumen und Basis der Uvula sichtbar
> IV weicher Gaumen nicht sichtbar
> Die Klassen III und IV weisen auf eine schwierige Intubation hin

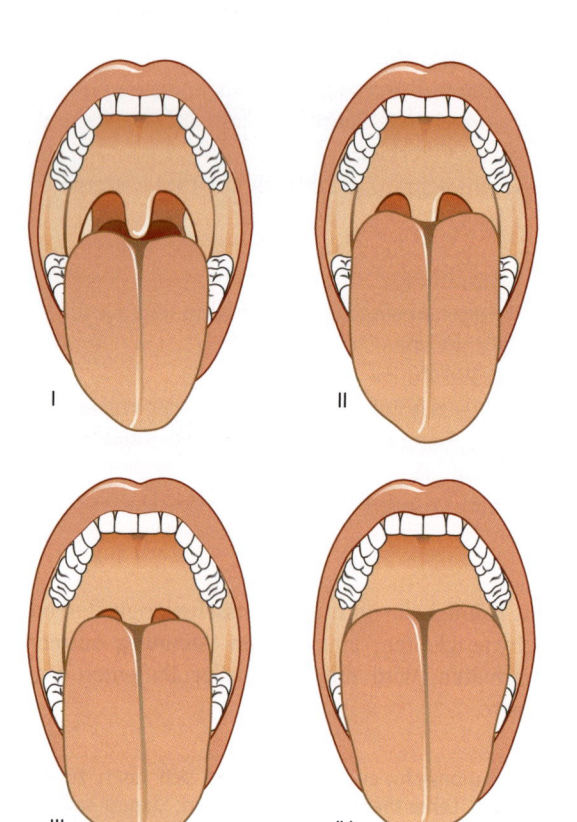

Abb. 21-8 Vorhersage bzw. Einschätzung der schwierigen Intubation.
Mallampati-Klassifikation nach dem Intubationsbefund am wachen Patienten (Einzelheiten im Text).

Bei der Bewertung der Befunde sollte Folgendes beachtet werden:
- Bei Mallampati I lässt sich zumeist der gesamte Larynxeingang laryngoskopisch einstellen, und falsch negative Befunde sind sehr selten.

- Bei Mallampati II und III finden sich hingegen sämtliche Möglichkeiten laryngoskopischer Ansichten. Daher ist der Test für diese Gruppen unzuverlässig.
- Bei Mallampati IV lässt sich der Kehlkopfeingang nur beschränkt oder gar nicht einstellen, und die Stimmbänder sind praktisch nie sichtbar.

Bei Klasse III ist die Häufigkeit der schwierigen Intubation nach einer Untersuchung von Rocke et al. (1992) an 1500 Patientinnen in der Geburtshilfe um das 7,58fache höher als bei Klasse I und bei Klasse IV um das 11,2fache. Allerdings war nur bei 6,4% der als Klasse IV eingestuften Patientinnen die Intubation sehr schwierig, alle diese Patientinnen konnten zudem dennoch erfolgreich intubiert werden. Bei einer Patientin mit Klasse II war die Intubation nicht möglich.

! Die Mallampati-Klassifikation weist eine hohe Zahl falsch positiver Ergebnisse auf; der Vorhersagewert beträgt insgesamt nur etwa 50%.

6.2 Abstand zwischen Larynx und Unterkieferrand (Test nach Patil)

Beim Test nach Patil wird bei maximaler Streckung des Kopfes der Abstand zwischen der Prominentia laryngea des Schildknorpels und der Kinnspitze gemessen. Die Strecke beträgt normalerweise mehr als 6,5 cm. Im Allgemeinen gelten folgende Beziehungen:
- Abstand 6 bis 6,5 cm: direkte Laryngoskopie schwierig, besonders wenn zusätzlich vorstehende Zähne, eingeschränkte Beweglichkeit im Kiefergelenk und/oder der Halswirbelsäule vorliegen.
- Abstand < 6 cm: direkte Laryngoskopie in der Regel nicht möglich.

Die Einschätzung kann auch grob mit den Fingern des Untersuchers erfolgen: Beträgt der Abstand zwischen Schildknorpel und Kinnspitze weniger als 3 Querfinger, so liegt der Larynx vorn, d. h. vor der direkten Sichtachse während der Intubation: Zunge und Kehldeckel versperren die Sicht auf die Stimmbänder.

6.3 Beweglichkeit der Halswirbelsäule

Eine ausreichende Beweglichkeit der Halswirbelsäule ist Voraussetzung für die direkte Laryngoskopie. Durch Beugung des Halses und Streckung des Kopfes wird der Kehlkopfeingang nach hinten verlagert und so die direkte Laryngoskopie ganz wesentlich erleichtert. Die Beweglichkeit der Halswirbelsäule kann durch Beugung der gesamten Halswirbelsäule und durch Streckung des Kopfes im Atlantookzipitalgelenk überprüft werden – jedoch nur, wenn Verletzungen der Halswirbelsäule vorher sicher ausgeschlossen worden sind und keine rheumatischen Schädigungen der Halswirbelsäule bestehen. Der normale Streck-Beuge-Bereich beträgt 160–90°, der Abstand zwischen Kinnspitze und Sternum bei Reklination des Kopfes mehr als 13,5 cm. Bei einem Bewegungsumfang von weniger als 90° können Intubationsschwierigkeiten auftreten.

Beträgt der Abstand zwischen Kinnspitze und Sternum bei geschlossenem Mund und maximaler Reklination weniger als 13,5 cm, ist der Patient sehr wahrscheinlich schwer zu intubieren.

Klinisch kann die Beweglichkeit der Halswirbelsäule nur grob eingeschätzt werden; eine genaue Bestimmung ist mit Röntgenaufnahmen möglich.

6.4 Klassifizierung von fünf Risikofaktoren nach Wilson

Wilson und Mitarb. haben fünf Risikofaktoren der schwierigen Intubation mit dem gebogenen Macintosh-Spatel graduiert und daraus einen Risikoindex gebildet, der Intubationsschwierigkeiten voraussagen soll. Die fünf Risikofaktoren sind:
- Gewicht,
- Beweglichkeit der Halswirbelsäule,
- Beweglichkeit des Kiefergelenks,
- fliehendes Kinn und
- vorstehende Zähne.

Die Klassifizierung ist in ▶ Tabelle 21-5 zusammengestellt.

Mit dieser Klassifizierung konnten die Autoren 75% der schwierigen Intubationen vorhersagen; in 15% waren die Befunde falsch positiv.

6.5 Indirekte Laryngoskopie

Hierfür wird ein indirektes Laryngoskop mit integriertem Spiegel eingesetzt; die Untersuchung kann ohne Lokalanästhesie und Sedierung am sitzenden Patienten erfolgen. Das Laryngoskop wird über die Mittellinie eingeführt und so weit vorgeschoben, bis der angewärmte Spiegel am distalen Ende die Uvula berührt und anhebt. Nun können der Larynx eingesehen und der Befund in folgender Weise klassifiziert werden:

21 Endotracheale Intubation und Larynxmaske

Tab. 21-5 Wilson-Klassifizierung der schwierigen Intubation

Risikofaktor	Schweregrad	
Körpergewicht	0	< 90 kg
	1	90–110 kg
	2	> 110 kg
Beweglichkeit der Halswirbelsäule	0	> 90°
	1	ca. 90° ± 10
	2	< 90°
Kieferbeweglichkeit	0	Mundöffnung > 5 cm, Slux > 0
	1	Mundöffnung < 5 cm, Slux 0
	2	Mundöffnung < 5 cm, Slux < 0
fliehendes Kinn (Mikrogenie)	0	keins
	1	mäßig
	2	stark
vorstehende Zähne	0	keine
	1	mäßig
	2	stark
Gesamtpunktzahl > 2 = schwierige Intubation zu erwarten		

Slux = Subluxation oder maximale Protrusion der unteren vor die oberen Schneidezähne

Grad 1: Stimmbänder sichtbar,
Grad 2: hintere Kommissur sichtbar,
Grad 3: nur Epiglottis sichtbar,
Grad 4: kein Kehlkopfanteil sichtbar.
Patienten mit Grad 1–2 gelten als leicht zu intubieren, Patienten mit Grad 3–4 als schwierig. Die Spezifität des Verfahrens wird von Yamamoto und Mitarb. (1997) mit 98,4% angegeben, der positive Vorhersagewert mit 31%, die Sensitivität mit 69,2%.

6.6 Kombination verschiedener Vorhersageparameter

Durch die Kombination der zuvor beschriebenen Vorhersageparameter und Klassifizierungssysteme kann zwar die Vorhersage einer schwierigen Intubation auf über 90% gesteigert werden, d. h., es ergibt sich eine hohe Spezifität, jedoch nur eine geringe Sensitivität. Hieraus folgt, dass bei einer größeren Zahl von Patienten eine falsch positive Vorhersage getroffen wird, d. h., diese als schwierig zu intubieren eingestuften Patienten lassen sich später ohne wesentliche Probleme konventionell intubieren. Des Weiteren muss beachtet werden, dass die verwendeten Parameter keine Aussagen über intrathorakal gelegene Obstruktionen der Atemwege ermöglichen und auch nicht voraussagen können, ob der Patient ausreichend über eine Gesichtsmaske beatmet werden kann.

6.7 Endoskopische Untersuchung

Vor allem bei pathologischen Atemgeräuschen mit Ursprung in den oberen Atemwegen kann durch flexible Fiberendoskopie am wachen Patienten festgestellt werden, ob mit Intubationsschwierigkeiten zu rechnen ist. Ein inspiratorischer Stridor weist auf eine Obstruktion oberhalb der Stimmritze hin, ein exspiratorischer- oder ein biphasischer Stridor auf eine subglottische.

6.8 Zusammenfassende Bewertung

Intubationsschwierigkeiten können in den allermeisten Fällen durch eine sorgfältige Anamnese und körperliche Untersuchung vorhergesehen werden. Der Vorhersagewert der Mallampati-Klassifikation entspricht weitgehend der Wilson-Klassifikation. Beide Systeme weisen aber eine hohe Zahl falsch positiver und auch falsch negativer Vorhersagen auf. Bei der Wilson-Klassifizierung ist allerdings die Variabilität der Einstufung zwischen verschiedenen Untersuchern geringer als bei der Mallampati-Klassifikation. Durch Kombination verschiedener Risikofaktoren kann die Voraussage der schwierigen Intubation gesteigert werden. Den höchsten Vorhersagewert ergibt die Kombination von Mallampati IV mit vorstehenden oberen Schneidezähnen, fliehendem Kinn und kurzem Hals. Da der voruntersuchende und der die Narkose durchführende Anästhesist häufig nicht identisch sind, sollten sämtliche erhobenen Risikofaktoren und Untersuchungsbefunde einer schwierigen Intubation auf dem Narkoseprotokoll eingetragen werden. Sind Intubationsschwierigkeiten vermerkt, sollte der Anfänger von vornherein für die endotracheale Intubation einen erfahrenen Facharzt hinzuziehen. Allerdings muss Folgendes beachtet werden:

> Eine kleine Zahl von Patienten ist trotz leerer Vorgeschichte und negativer Untersuchungsbefunde unerwartet schwierig zu intubieren. In diesem Fall sollte der in Abschnitt 13.3 beschriebene Algorithmus der schwierigen Intubation angewandt werden.

7 Vorgehen bei orotrachealer Intubation

Die orotracheale Intubation ist das Standardverfahren im klinischen Routinenarkosebetrieb. Sie wird am häufigsten unter direkter Laryngoskopie in Allgemeinnarkose durchgeführt.

Bei jeder endotrachealen Intubation sollten folgende Grundsätze beachtet werden:

> **LL Leitlinien für die Sicherung der Atemwege:**
> - Korrekte Präoxygenierung aller Patienten.
> - Injektion von Muskelrelaxanzien erst, wenn Maskenbeatmung sicher möglich.
> - Schwierige Intubation bekannt oder zu erwarten:
>   - primär fiberoptische Intubation des wachen Patienten.
> - Bei unerwartet schwieriger Intubation:
>   - erfahrenen Kollegen und Notfallwagen „schwieriger Atemweg" herbeiholen lassen,
>   - nach mehr als 3 Intubationsversuchen: Larynxmaske (auch bei Sectio caesarea) oder Combitubus oder fiberoptische Intubation.
> - Wenn Maskenbeatmung und Intubation nicht möglich (cannot ventilate, cannot intubate):
>   - erfahrenen Kollegen und Notfallwagen „schwierige Intubation" herbeiholen lassen,
>   - supraglottische Verfahren: Larynxmaske oder Combitubus,
>   - infraglottische Verfahren: transtracheale Oxygenierung oder Koniotomie.
> - Immer Kontrolle der korrekten Tubuslage in der Luftröhre:
>   - Einführung des Tubus unter Sicht auf die Stimmbänder,
>   - Kapnometrie (endexspiratorische CO_2-Messung),
>   - Auskultation von Brustkorb und Abdomen,
>   - wenn erforderlich: fiberoptische Kontrolle.

7.1 Allgemeinanästhesie

Die meisten Patienten erhalten für die Intubation ein **intravenöses Kurznarkotikum,** außerdem ein Muskelrelaxans, z. B. **Succinylcholin** oder ein **nichtdepolarisierendes Muskelrelaxans** in Intubationsdosis (siehe Kap. 7), um die rasche Intubation zu erleichtern. Etwa 30–60 s nach der Injektion von Succinylcholin kann die Intubation erfolgen. Die Muskulatur des Unterkiefers ist erschlafft, die laryngealen und pharyngealen Schutzreflexe sind aufgehoben, so dass die Glottis, bei weit geöffneten Stimmbändern, meist gut einstellbar ist.

Präoxygenierung: Vor der Intubation lässt der Anästhesist den Patienten **3–5 min Sauerstoff** über eine dicht aufgesetzte Gesichtsmaske atmen, um eine Hypoxie während eines verlängerten Intubationsvorgangs durch Intubationsschwierigkeiten zu vermeiden.

Des Weiteren kann häufig auch, nach Injektion eines i. v. Anästhetikums, ohne Muskelrelaxans intubiert werden, wenn die Narkose ausreichend tief ist. Als besonders geeignet für dieses Vorgehen gilt Propofol, allerdings muss mit Husten des Patienten gerechnet werden. Alternativ kann die Intubation auch bei **erhaltener Spontanatmung in Inhalationsnarkose** am nichtrelaxierten Patienten erfolgen. Hierzu muss der Patient das Inhalationsanästhetikum bis zum Erreichen des Stadiums III, Planum 3, einatmen; dann ist die Narkose für eine Intubation tief genug, so dass auf Muskelrelaxanzien verzichtet werden kann (siehe Kap. 3). Ist die Narkose hingegen zu flach, so kann beim Einführen des Tubus in den Kehlkopf ein **Laryngospasmus** ausgelöst werden, so dass ein weiteres Vorschieben nicht möglich ist.

Die orale Intubation des **wachen** Patienten ist besonderen Indikationen vorbehalten.

7.2 Lagerung des Kopfes

Bei falscher Lagerung des Kopfes wird die Intubation nicht durchführbar oder unnötig erschwert. Der häufigste Fehler des Ungeübten besteht darin, den Kopf stark zu überstrecken, weil vermeintlich der Kehlkopf in dieser Position am besten einzustellen sei. Diese Vorstellung ist jedoch falsch. Vielmehr muss der Kopf für die Intubation in die **Schnüffelposition** (▶ Abb. 21-9a und b) gebracht werden. Hierzu wird der Hals gebeugt und im Atlantookzipitalgelenk gestreckt. In dieser Position ist der Luftweg maximal offen, d. h., er verläuft am meisten gestreckt und ist am größten. Die Beugung des Halses bringt die Trachea in nahezu die gleiche Ebene wie die des Rachens, während die Streckung im Atlantookzipitalgelenk den Winkel zwischen Trachea/Rachen und Mundhöhle verkleinert. Hieraus ergibt sich schließlich eine nahezu gerade Linie zwischen Mundhöhle – Rachen – Kehlkopf und Trachea (▶ Abb. 21-10a bis c).

Erreicht wird die Intubationsposition, wenn der Kopf des Patienten auf einem ca. 8–10 cm hohen **Intubationskissen** gelagert wird. Aufgrund von MRT-Untersuchungen an wachen Freiwilligen kommen allerdings Adnet et al. (2001) zu dem Schluss, dass

21 Endotracheale Intubation und Larynxmaske

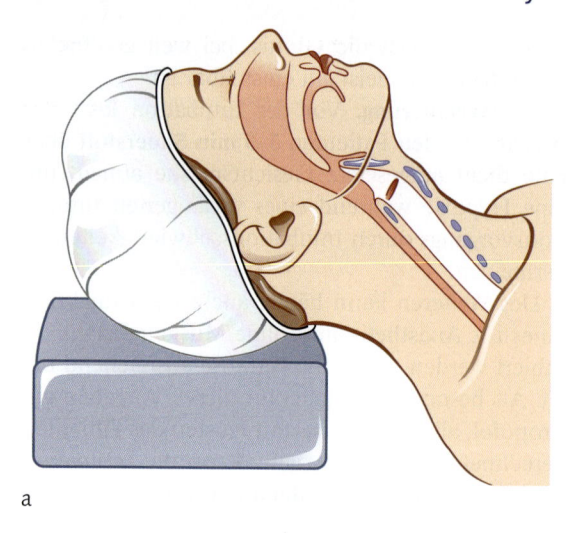

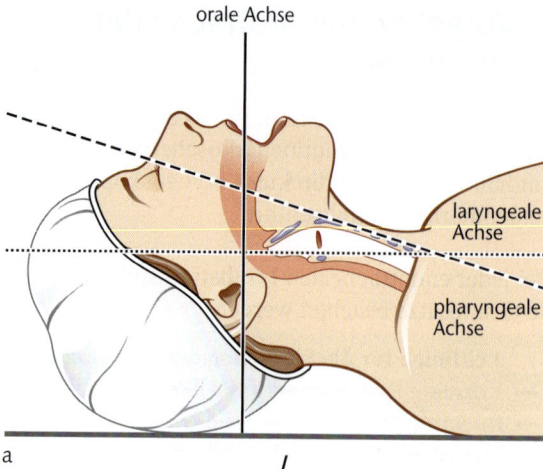

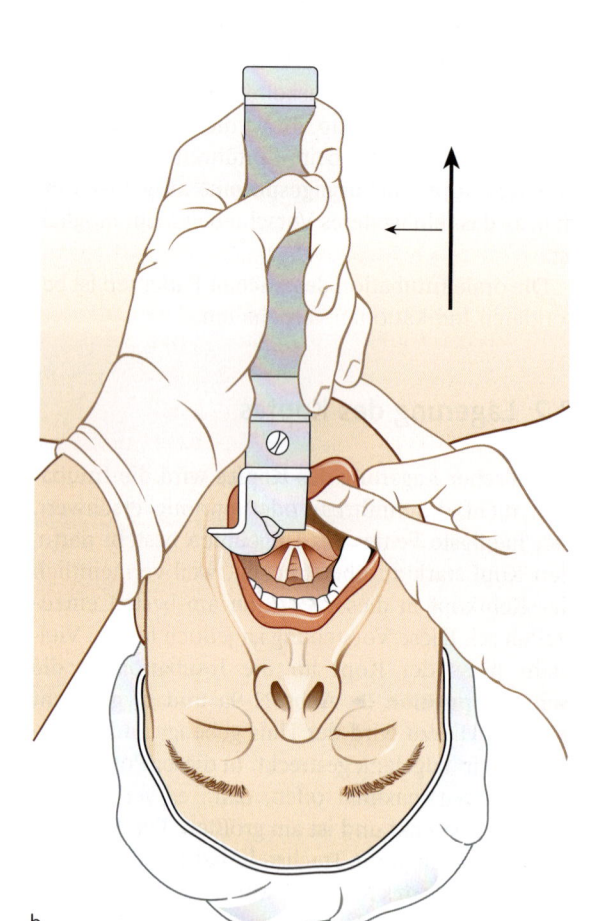

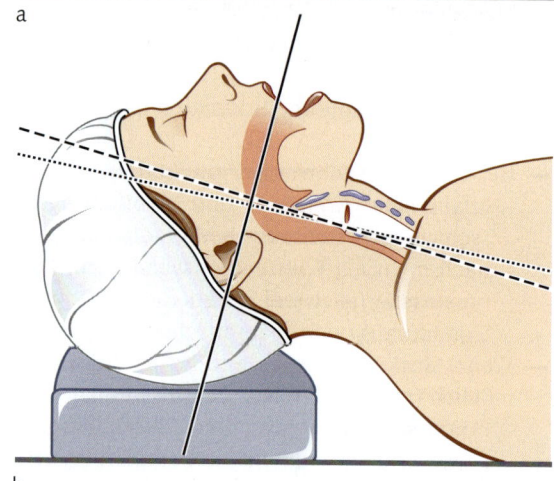

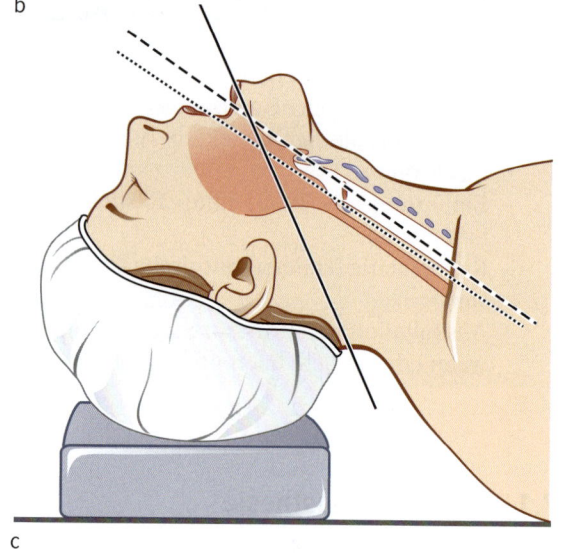

Abb. 21-9a und b Endotracheale Intubation.
a) Intubationsgerechte Lagerung des Kopfes (Schnüffelposition);
b) Öffnen des Mundes mit der rechten Hand und Einführen des Laryngoskops mit der linken Hand unter Verschiebung der Zunge nach links. Der gebogene Spatel wird vor die Epiglottis geführt, die Epiglottis anschließend durch Zug des Laryngoskops in Griffrichtung angehoben, so dass der Blick auf die Stimmbänder freigegeben wird.

Abb. 21-10a bis c Verlauf der Intubationsachsen bei verschiedenen Lagerungen.
a) Ungünstiger Achsenverlauf bei normaler Kopflagerung.
b) Durch Anheben des Kopfes mit einem Kissen um ca. 10 cm, bei auf dem Tisch liegenden Schultern, nähern sich laryngeale und pharyngeale Achse einander an.
c) Intubationsgerechte Lagerung: Anheben des Kopfes in Verbindung mit Streckung im Atlantookzipitalgelenk schafft eine kurze, nahezu gerade verlaufende Achse von den Schneidezähnen bis zur Epiglottis.

die Schnüffelposition die Intubationsachsen im Vergleich zur einfachen Kopfextension nicht verbessert.

7.3 Praktisches Vorgehen

Zunächst wird das gesamte Instrumentarium und Zubehör für die Intubation bereitgestellt und auf Funktionsfähigkeit überprüft.

> **Zubehör für die orotracheale Intubation:**
> — Laryngoskop, gebogen oder gerade
> — Tuben; für Kinder drei Größen
> — Führungsstab
> — Konnektoren und Adapter für den Tubus
> — 10-ml-Blocker-Spritze
> — Guedel-Tubus
> — Gleitmittel, z.B. Lidocain-Gel
> — Lokalanästhetikum-Spray, z. B. Lidocain 4%
> — Pflaster zum Befestigen des Tubus
> — Absauggerät und -katheter
> — Narkose- und Notfallzubehör

7.3.1 Überprüfung von Tubus und Laryngoskop

Tubus und Laryngoskop bedürfen vor der Intubation immer einer besonders sorgfältigen Überprüfung:

- Der Cuff wird geblockt und auf Dichtigkeit überprüft. Der Kontrollballon muss sich hierbei ebenfalls füllen.
- In undurchsichtige Tuben wird ein Führungsstab eingeführt, um die Durchgängigkeit zu kontrollieren.
- Bei der Überprüfung wird der sterile Tubus so wenig wie möglich mit den Händen berührt.
- Die Lichtquelle des Laryngoskops wird auf Funktionsfähigkeit und Helligkeit überprüft. Schwach brennende oder flackernde Laryngoskope sollten nicht verwendet werden.

7.3.2 Vorgehen nach Abschluss der Vorbereitungen

Nach Abschluss der Vorbereitungen kann in folgender Weise vorgegangen werden:

- Hände desinfizieren.
- Einmalhandschuhe anziehen.
- Mundhöhle des Patienten auf lose Zähne und Zahnprothesen inspizieren. Bewegliche Zahnprothesen entfernen. Mund maximal öffnen lassen.
- Kopf intubationsgerecht auf einem Kissen oder zusammengefalteten Laken lagern (siehe Abb. 21-9).
- Ausreichend lange und korrekt präoxygenieren, dann Narkose einleiten.

> Injektion von Muskelrelaxanzien erst, wenn Beatmung über Maske sicher möglich.

- Danach Mund des Patienten mit gekreuztem Daumen und Zeigefinger der rechten Hand, wie in Abbildung 21-9 gezeigt, öffnen. Dabei nicht die Zähne berühren oder an den Zähnen hebeln.
- Nun das Laryngoskop in die linke Hand nehmen und zwischen die Zähne tief in den Mund einführen; dabei die Zunge von rechts her **vollständig zur linken Seite** herüberdrücken. Nicht die Unterlippe des Patienten zwischen Laryngoskop und Zähnen einklemmen!
- Dann das Laryngoskop langsam und atraumatisch mit der linken Hand weiter in den Rachen vorschieben, während der Zeigefinger der rechten Hand den Oberkiefer vom Gaumen her nach oben und der rechte Mittelfinger von außen auf das Kinn drücken. Alternativ kann auch der in Abbildung 21-9 gezeigte Griff angewandt werden.
- Bei Verwendung eines gebogenen Spatels den Spatel vor die Epiglottis, d. h. zwischen Zungengrund und Epiglottis, platzieren (▶ Abb. 21-11a); Epiglottis nicht aufladen. Bei tief stehendem Larynx *überlangen* Spatel verwenden.
  Ist die Epiglottis nicht zu sehen, wurde der Spatel entweder zu tief eingeführt und hat die Epiglottis aufgeladen, oder er wurde nicht weit genug vorgeschoben.
- Bei Verwendung eines Laryngoskops mit **geradem Spatel** wird zunächst in ähnlicher Weise, wie zuvor beschrieben, vorgegangen. Nur wird hierbei die Epiglottis auf die Vorderseite des Spatels aufgeladen, der Spatel somit nicht vor die Epiglottis geführt (▶ Abb. 21-11b).
- Befindet sich das Laryngoskop vor der Epiglottis, so wird es kräftig **in Griffrichtung** gezogen. Hierdurch richtet sich die Epiglottis ganz auf und gibt den Einblick auf die Stimmritze frei (▶ Abb. 21-12).

> Beim Zug in Griffrichtung darf niemals mit dem Laryngoskop gehebelt werden, weil sonst die oberen Schneidezähne herausbrechen. Spateldruck immer nur auf den Mundboden ausüben!

21 Endotracheale Intubation und Larynxmaske

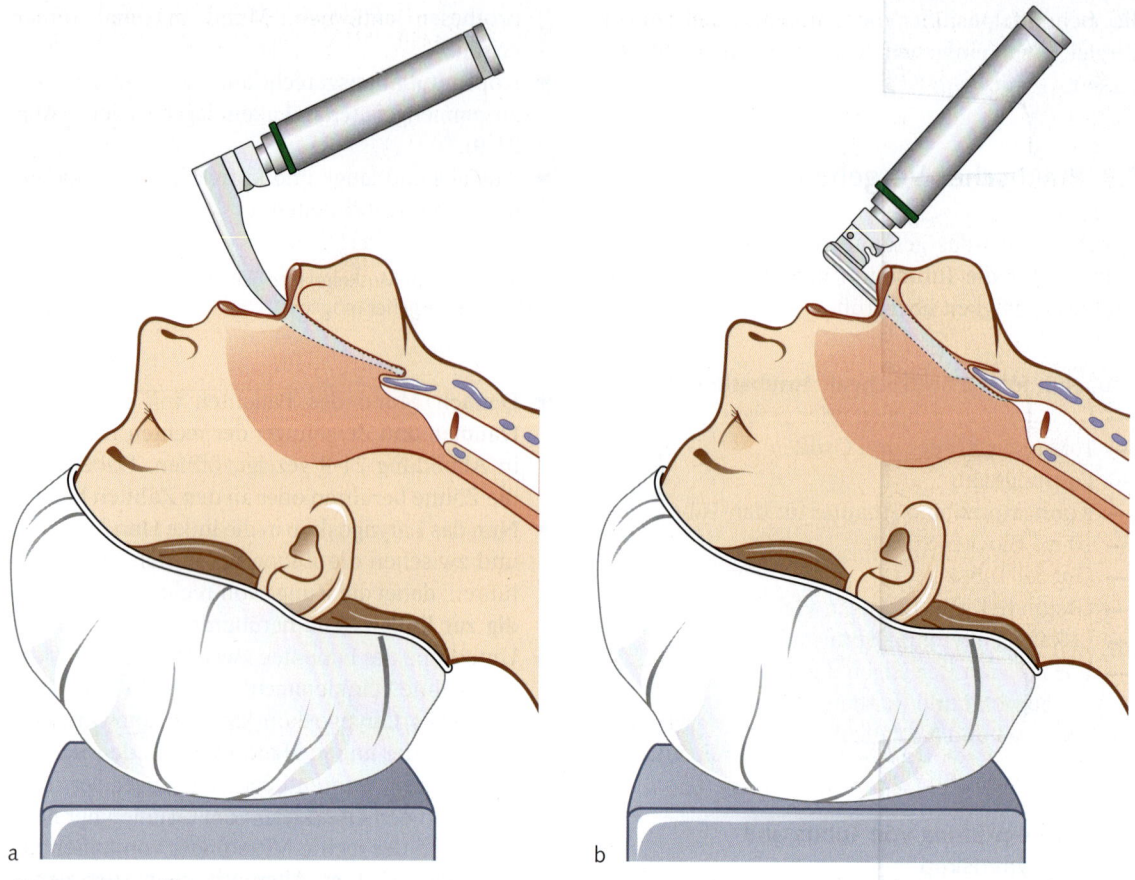

Abb. 21-11a und b Laryngoskopie mit verschiedenen Spateln.
a) Der gebogene Spatel wird vor die Epiglottis geführt, hierdurch bleibt der Kehldeckel während der Laryngoskopie sichtbar.
b) Der gerade Spatel lädt die Epiglottis auf.

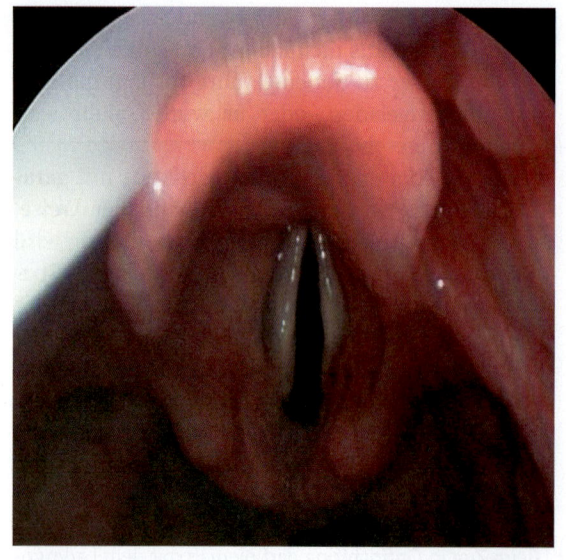

Abb. 21-12 Blick auf die Stimmritze bei der Laryngoskopie. Am oberen Bildrand ist das vor der Epiglottis liegende Laryngoskop zu sehen; durch Zug in Griffrichtung wurde die Epiglottis aufgerichtet.

- Nun den Tubus mit der Spitze von rechts in den Mund einführen, ohne den Spatel als Führungsrinne zu benutzen, da hierdurch die Sicht versperrt wird.
- Dann den Tubus vorsichtig unter Sicht durch die Stimmritze in die Trachea vorschieben, bis der Cuff im oberen Anteil der Trachea bzw. die distale Tubusspitze in Tracheamitte liegt. Der Tubus befindet sich sicher in der Trachea, wenn die Aryknorpel hinter dem Tubus zu sehen sind (▶ Abb. 21-13). Liegt der geblockte Cuff im Kehlkopf, so tritt keine Abdichtung auf; wird der Tubus zu tief eingeführt, kann er leicht in einen Hauptbronchus (meist rechts) gelangen: **einseitige Intubation!**
- Danach Laryngoskop und Führungsstab entfernen und den Tubus vorsichtig blocken.
- Anschließend richtige Tubuslage durch Auskultation beider Lungen in der vorderen Axillarlinie sowie der Magengegend und durch Kapnometrie überprüfen. Bei richtiger Tubuslage sind beide

Lungen in gleicher Weise belüftet, der Thorax hebt sich seitengleich; Ausatmung von CO_2 zeigt die Lage des Tubus in den Atemwegen unterhalb der Stimmritze an, jedoch nicht, ob der Tubus zu weit vorgeschoben wurde. Für eine rasche Orientierung über die tracheale Lage des Tubus eignet sich bei nicht zu starrem Thorax auch ein kräftiger Druck auf den Thorax. Hierbei strömt Luft aus dem Tubusende, nicht hingegen bei ösophagealer Lage. Empfohlen wird auch die Beobachtung der Klavikula, des Schultergelenks und des infraklavikulären Dreiecks (Verbindungslinie zwischen medialer Klavikula und vorderer Axillarfalte) unter der Beatmung. Hierbei erfolgt ein beatmungssynchrones Heben des rechts- und linksseitigen Dreiecks, wenn der Tubus richtig in der Trachea liegt. Einseitiges Heben weist auf einseitige Intubation hin, fehlende Bewegung auf Intubation des Ösophagus.

- Bei versehentlicher Intubation des Ösophagus: **Tubus sofort herausziehen** und den Patienten überbrückend mit Maske/Beutel (100% O_2) beatmen. Dann erneuter Intubationsversuch. Nach erfolgreicher Intubation sollte die in den Magen gelangte Luft über eine Magensonde abgesaugt werden.
- Nach Abschluss des Intubationsvorgangs Tubus sicher fixieren und an ein Beatmungsgerät bzw. Narkosegerät anschließen.

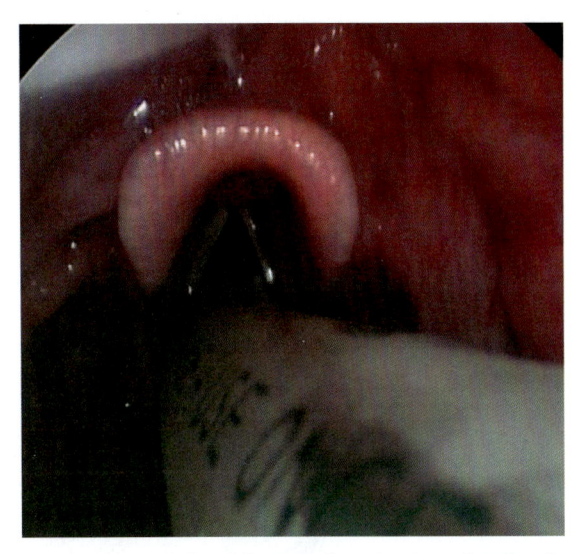

Abb. 21-13 Blick auf den zwischen den Stimmbändern in die Trachea vorgeschobenen Tubus.

8 Nasotracheale Intubation

Die nasotracheale Intubation kann unter direkter Laryngoskopie oder „blind", d. h. ohne Einstellen des Kehlkopfs durchgeführt werden. Die Lagerung des Kopfes ist die gleiche wie bei der oralen Intubation. Das größere bzw. besser durchgängige Nasenloch wird als Eingang für den Tubus gewählt; der Tubus muss einen geringeren Durchmesser aufweisen als bei der oralen Intubation; am häufigsten werden beim erwachsenen Mann Tuben mit einem inneren Durchmesser von 7 oder 7,5 cm verwendet, bei Frauen kleinere Tuben (6 oder 6,5 cm). Die Nasenschleimhaut kann vor der Intubation mit einem Vasopressor eingesprüht werden, um eine Abschwellung zu erreichen. Hierdurch werden die Öffnung für den Tubus weiter und die Blutungsgefahr vermindert.

8.1 Intubation unter Sicht

Dieses Verfahren ist einfacher und erfolgreicher als die blinde Intubation und sollte daher bevorzugt werden (▶ Abb. 21-14a bis d).

- Tubus und Naseneingang mit Gleitmittel (z. B. Lidocain-Gel) einschmieren, damit der Tubus sich besser und weniger traumatisierend vorschieben lässt.
- Den Tubus bevorzugt in das *rechte* Nasenloch einführen, weil die distale Öffnung des Tubus nach links zeigt, so dass die Conchae beim Vorschieben weniger leicht verletzt werden.
- Der *untere* Nasengang ist am größten, darum wird der Tubus vorsichtig, steil nach unten weisend, ohne Gewalt hierdurch in den Nasopharynx vorgeschoben.
- Anschließend weiteres Vorschieben in den Oropharynx. Beim Auftreten eines Widerstandes Tubus leicht zurückziehen und Kopf weiter überstrecken.
- Liegt der Tubus im Hypopharynx, wird das Laryngoskop in der oben beschriebenen Weise eingeführt, und die Glottis wird eingestellt. Ist der Tubus nicht zu sehen bzw. wölbt sich die Schleimhaut im Pharynxbereich vor, ist er unter die Schleimhaut gelangt. Dann empfiehlt sich ein erneutes Einführen über das andere Nasenloch. Mit stärkeren Blutungen muss bei dieser Komplikation gerechnet werden (Sauger bereithalten!).
- Ist die Stimmritze gut sichtbar, wird der Tubus entweder ohne Hilfsmittel oder mit einer **Magill-Zange** durch die Stimmritze in die Trachea vorgeschoben, bis die Blockmanschette im oberen Anteil der Trachea liegt. Die Zange wird hierbei in die rechte Hand genommen und der Tubus oberhalb des Cuffs ergriffen, um die Manschette nicht zu beschädigen. Beim Vorschieben ohne Zange kann die Richtung der Tubusspitze

21 Endotracheale Intubation und Larynxmaske

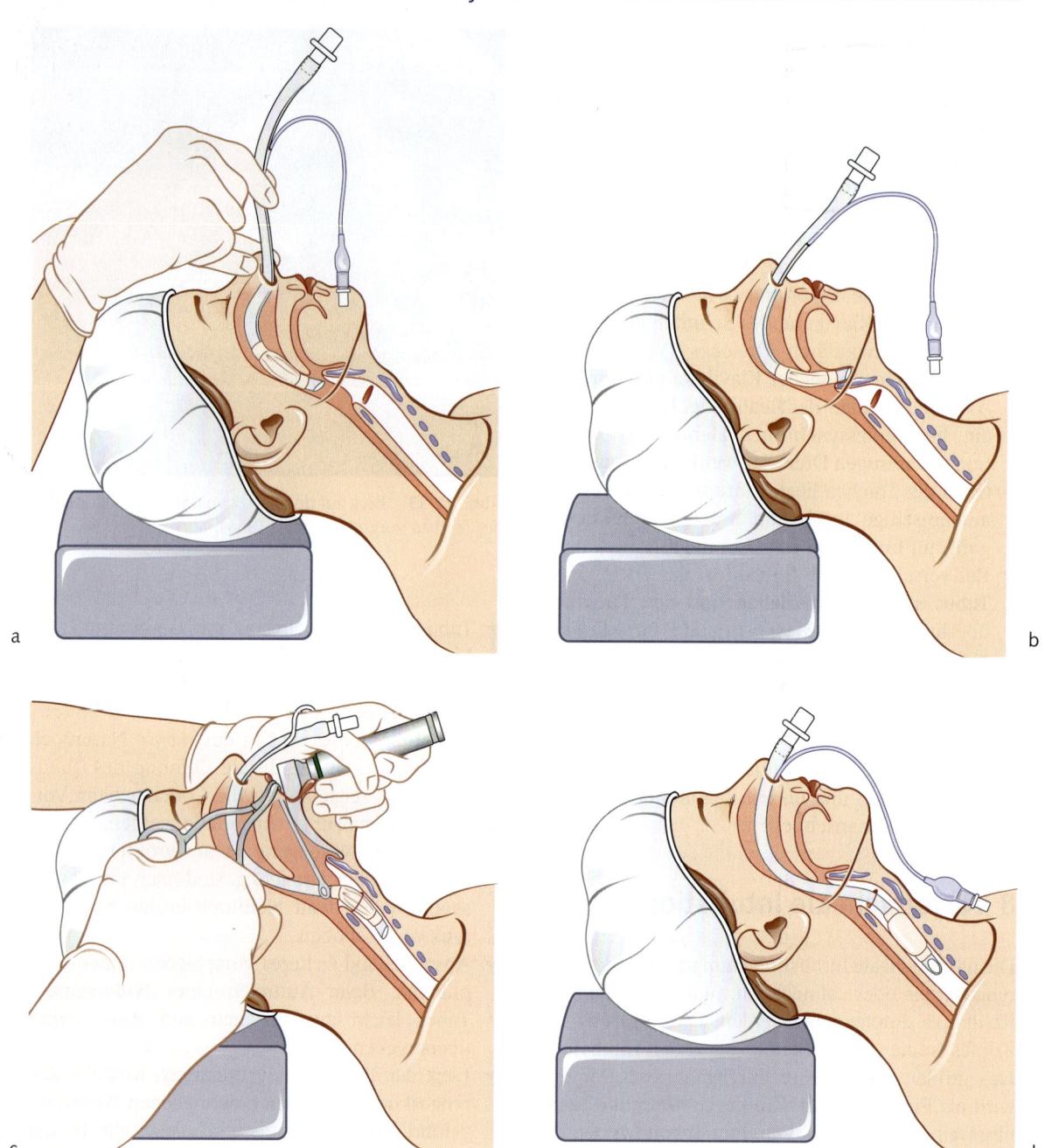

Abb. 21-14a bis d Nasotracheale Intubation.
a) Einführen des Tubus durch den unteren Nasengang und Vorschieben in den Oropharynx.
b) Der Tubus gelangt vor die Epiglottis und lässt sich nicht weiter vorschieben.
c) Vorschieben des nasalen Tubus mit einer Magill-Zange; hierbei darf der Cuff nicht mit der Zange gefasst werden.
d) Richtige Lage des Tubus in der Trachea.

durch vorsichtige Drehbewegungen geändert werden.

8.2 Blinde Intubation

Sie erfolgt am besten am spontan atmenden Patienten, weil hierbei der Tubus unter Kontrolle der Atemgeräusche verschoben werden kann.

- Tubus in der zuvor beschriebenen Weise bis in den Oropharynx vorschieben.
- Dann das Ohr an das Ende des Tubus halten und auf die Atemgeräusche des Patienten hören.
- Tubus langsam weiter vorschieben. Sind die Atemgeräusche maximal laut, sollte der Tubus bei *Inspiration* durch die Stimmritze vorgeschoben werden. Hierbei beginnen die meisten Pa-

tienten zu husten; danach sind die Atemgeräusche klar; am Tubusende ist eine kräftige Luftströmung zu verspüren.

! Bei der nasotrachealen Intubation ist die Gefahr der einseitigen Intubation besonders groß, weil die Tuben sehr lang sind und die Eindringtiefe, vor allem bei der blinden Intubation, nicht genau kontrolliert werden kann. Darum muss durch sorgfältige Auskultation die richtige Tubuslage überprüft werden. In Zweifelsfällen sollte ein Röntgenbild des Thorax angefertigt werden.

8.3 Schwierigkeiten bei der Intubation

Nicht selten treten beim Vorschieben des Tubus in Richtung Kehlkopf typische Schwierigkeiten auf:
— **Der Tubus gelangt vor die Epiglottis,** d. h. zwischen Zungenbasis und Vorderfläche des Kehldeckels (siehe Abb. 21-14b). Bei dieser Komplikation wölbt sich der Hals im Bereich des Schildknorpels sichtbar nach außen vor. Durch Beugen des Kopfes kann versucht werden, den Tubus mehr nach hinten zu dirigieren.
— **Der Tubus stößt an die vordere Kommissur der Stimmritze.** Dies ist ebenfalls an einer äußeren Vorwölbung des Halses im Bereich des Schildknorpels erkennbar. Auch hier kann durch Beugen des Kopfes versucht werden, den Tubus nach hinten zu dirigieren.
— **Der Tubus gleitet in den Ösophagus.** Diese Fehllage wird gewöhnlich an folgenden Zeichen erkannt: leichtes Vorschieben des gesamten Tubus, Verschwinden der Atemgeräusche am Tubusende, erhaltene Stimme beim wachen Patienten. In dieser Situation muss der Tubus zunächst zurückgezogen und dann bei stärkerer Streckung des Kopfes erneut vorgeschoben werden.
— **Der Tubus dringt seitlich in den Sinus piriformis ein.** Die Komplikation ist erkennbar an einer seitlichen Vorwölbung des Halses sowie erheblichem Widerstand gegen das Vorschieben des Tubus und Verschwinden der Atemgeräusche am proximalen Tubusende. Korrekturversuch: Tubus 2–3 cm zurückziehen, um 45–90° drehen und dann erneut vorschieben; alternativ können auch der Kopf zur Seite geneigt und dann der Tubus vorgeschoben werden.

In ▶ Tabelle 21-6 sind weitere typische Komplikationen der nasotrachealen Intubation zusammengefasst.

Tab. 21-6 Typische Komplikationen der nasotrachealen Intubation

— massives Nasenbluten
— Drucknekrosen im Nasenbereich
— Verletzung von Conchae, Rachenwand und Rachenmandeln
— Verlegung der Tuba Eustachii
— Sinusitis maxillaris (Langzeitintubation)
— Einschleusen von Mikroorganismen aus dem Nasenrachenraum in das Bronchialsystem

9 Intubation des wachen Patienten

Die Intubation des wachen Patienten kann, je nach Indikation und besonderen Umständen (z. B. extreme Aspirationsgefahr oder schwere Beeinträchtigung der Herz-Kreislauf-Funktion), oral oder nasal erfolgen.

9.1 Orale Intubation

Hierfür sind meist eine Sedierung und Lokalanästhesie erforderlich, um die Unannehmlichkeiten für den Patienten zu vermindern. Folgende Lokalanästhesieverfahren können einzeln oder kombiniert eingesetzt werden:
— Oberflächenanästhesie,
— Blockade des N. laryngeus superior,
— transtracheale Injektion des Lokalanästhetikums.

Bei **Aspirationsgefahr** sollte lediglich eine Oberflächenanästhesie durchgeführt werden. Hierzu werden Lippen, Zunge, Gaumen und Pharynx mit **3–5 ml Lidocain 4% (Xylocain 4%)** eingesprüht.

Für die **Blockade des N. laryngeus superior** werden **2–3 ml Lidocain 1%** unmittelbar unter das große Horn des Zungenbeins injiziert.

Bei der **transtrachealen Anästhesie** werden **2–3 ml Lidocain 1%** durch das Ligamentum cricothyroideum in das Lumen des unteren Kehlkopfs und der Trachea **am Ende der Exspiration** injiziert, damit sich das Lokalanästhetikum mit Beginn der nächsten Inspiration und dem nachfolgenden Hustenstoß entlang der Trachea ausbreiten kann. Es entsteht eine Anästhesie des Larynx unterhalb der Stimmbänder sowie der Trachea. Sobald die Anästhesie wirkt, kann der Tubus vorsichtig, unter beruhigendem Zureden, in die Trachea des Patienten eingeführt werden. Ängstliche und aufgeregte Patienten sollten vorher sediert werden, allerdings nicht zu stark, um die Aspirationsgefahr nicht zu erhöhen.

9.2 Nasale Intubation

Bei der Lokalanästhesie wird in ähnlicher Weise verfahren, wie zuvor für die orale Intubation beschrieben. Zusätzlich muss die Schleimhaut der Nase anästhesiert und möglichst auch durch einen Vasopressor zum Abschwellen gebracht werden. Wird blind intubiert, ist eine Oberflächenanästhesie von Lippen, Zunge und Gaumen nicht erforderlich.

10 Fiberendoskopische Intubation

Der Einsatz eines Fiberbronchoskops (▶ Abb. 21-15) ermöglicht die nahezu gefahrlose endotracheale Intubation auch von Patienten mit schwierigsten anatomischen Verhältnissen, die früher nicht oder nur vom Geschicktesten (oft mit etwas Glück) intubiert werden konnten. Riskante oder gar lebensbedrohliche konventionelle Intubationsversuche lassen sich mit der fiberbronchoskopischen Intubation gewöhnlich ohne wesentliche Komplikationen vermeiden. Jeder Anästhesist sollte daher diese relativ leicht zu erlernende und effektive Technik beherrschen.

Indikationen. Die fiberendoskopische Intubation ist grundsätzlich indiziert, wenn eine konventionelle orale oder nasale Intubation nicht möglich ist oder bereits die Vorgeschichte oder die präoperativ erhobenen Untersuchungsbefunde darauf hinweisen, dass mit erheblichen Intubationsschwierigkeiten gerechnet werden muss.

Primäre Indikationen für die fiberendoskopische Intubation:
— Angeborene Fehlbildungen und Erkrankungen im Bereich von Kopf und Hals,
— Tumoren oder traumatische Schädigungen im Gesicht oder Hals bzw. im Bereich der oberen Luftwege,
— Einschränkungen der Kieferbeweglichkeit,
— Erkrankungen oder Verletzungen der Halswirbelsäule, Instabilität,
— anamnestisch bekannte Intubationsschwierigkeiten,
— voller Magen.

Weitere Indikationen:
— Unerwartet schwierige Intubation,
— Umintubation bei Risikopatienten,
— korrekte Platzierung eines Endobronchialtubus,
— Platzierung und Lagekontrolle eines Endochtrachealtubus,
— Ausbildung und Unterweisung,
— hohes Risiko von Zahnschäden.

Ein wesentlicher Vorteil der fiberoptischen Intubation besteht darin, dass sie am wachen Patienten bei erhaltener Spontanatmung durchgeführt werden kann – wenn erforderlich aber auch in Allgemeinanästhesie mit oder ohne Muskelrelaxierung. Der Zugang kann über den Mund oder über die Nase erfolgen.

10.1 Intubation des wachen Patienten

Die fiberendoskopische Intubation des wachen Patienten erfolgt unter Lokalanästhesie und Sedierung. Der nasale Weg sollte bevorzugt werden, weil das technische Vorgehen leichter ist und außerdem der Patient weniger beeinträchtigt wird.

Vorteile:
— Sicherstes Verfahren bei bekannt schwierigen Atemwegen,
— erhaltene Spontanatmung, freie Atemwege,
— keine zeitliche Begrenzung des Intubationsvorgangs,
— tiefe Atemzüge nach Aufforderung erleichtern die Exposition der Stimmritze,
— Patient kann sein Sekret herunterschlucken.

Nachteile:
— Kooperation des Patienten erforderlich,
— nicht immer angenehm für den Patienten,
— störende Schluckbewegungen bei ungenügender Lokalanästhesie,
— schwierig bei Kindern und unkooperativen Erwachsenen.

Aufklärung des Patienten. Der Patient sollte gründlich und schonend über die erforderlichen Maßnahmen aufgeklärt werden, um seine Kooperationsfähigkeit zu verbessern. Nützlich ist des Weiteren die Prämedikation mit einem Anxiolytikum und

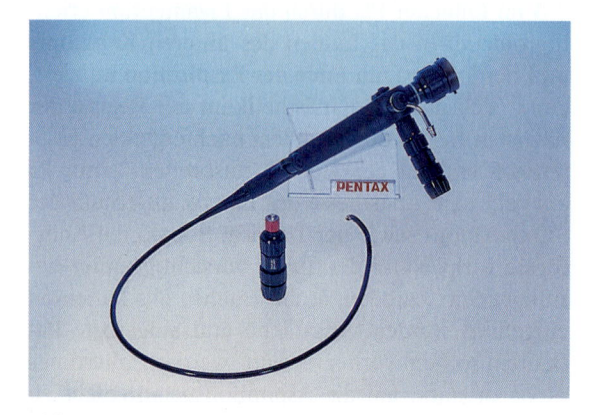

Abb. 21-15 Batteriebetriebenes Bronchoskop.

einem Anticholinergikum, das kurz vor der Intubation intravenös zugeführt werden kann, um die Sekretproduktion zu vermindern.

10.1.1 Hilfsmittel für die fiberendoskopische Intubation

Für die orale fiberendoskopische Intubation stehen zahlreiche Hilfsmittel, insbesondere sog. Intubationsatemwege, d. h. speziell konstruierte oropharyngeale Tuben sowie Endoskopiemasken zur Verfügung, mit denen das Vorgehen wesentlich erleichtert werden kann. Durch die künstlichen Atemwege werden der Oropharynx offen gehalten und ein Vorschieben des Endoskops in der Mittellinie ermöglicht. Außerdem verhindert der Intubationsatemweg das Zerbeißen des Endoskops durch den Patienten. Bei den Endoskopiemasken kann das Endoskop durch eine Membran in der Maske eingeführt und dann in die Trachea vorgeschoben werden, während ein Helfer den Patienten über die Maske beatmet. Der *Mainzer Universaladapter* kann auf alle herkömmlichen Atemmasken gesetzt werden und ermöglicht die orale und nasale endoskopische Intubation unter Fortführung der Beatmung; das Endoskop und Endotrachealtuben bis zu einem Innendurchmesser von 7 mm werden über eine Silikonmembran im Adapter durch die Maske vorgeschoben.

10.1.2 Lokalanästhesie

Für die fiberendoskopische Intubation der Trachea ist eine ausreichende Oberflächenanästhesie der Schleimhaut des oberen Respirationstrakts erforderlich, um Husten, Schluckbewegungen, Laryngospasmus und exzessive Sekretion zu vermeiden.

Lidocain. Diese Substanz wird am häufigsten für die Oberflächenanästhesie des Respirationstrakts bei endoskopischer, wacher Intubation eingesetzt. Gebräuchlich ist die 4%ige Lösung, deren Wirkung auf die Schleimhaut 15–20 min anhält. Für den Oro- und Nasopharynx wird auch der 10%ige Pumpspray (ein Sprühstoß = 10 mg) verwendet. Außerdem kann durch Gurgeln mit der 2%igen viskösen Lösung eine Anästhesie des Oropharynx erreicht werden. Für die Anästhesie der Nase kann anstelle der Lösungen auch 2%iges Gel verwendet werden, das von den Patienten meist als angenehmer empfunden wird. Bei der Anwendung von Lidocain ist die systemische Resorption zu beachten (siehe Kap. 8): Maximale Plasmakonzentrationen werden 5–30 min nach oropharyngealer, laryngealer und trachealer Aufbringung erreicht, hingegen 40–90 min nach nasopharyngealer. Am langsamsten wird intranasal eingebrachtes Gel resorbiert. Über die anwendbaren Höchstdosen bestehen unterschiedliche Angaben:
— Am häufigsten werden 200–250 mg oder 3–4 mg/kg empfohlen, jedoch sind auch wesentlich höhere Dosen ohne Komplikationen angewandt worden.

Cocain. Dieser Ester anästhesiert die Schleimhaut und wirkt außerdem vasokonstringierend; hierin besteht der Vorteil gegenüber anderen Lokalanästhetika. Die Substanz wird aber trotz Vasokonstriktion rasch resorbiert, so dass innerhalb von 30–60 min nach nasaler Anwendung die höchsten Plasmakonzentrationen erreicht werden. Für die nasale Anwendung sind mindestens 4%ige Konzentrationen erforderlich. Die maximale Wirkung tritt innerhalb von 3–5 min ein, mit der 10%igen Lösung deutlich schneller.
— Die Höchstdosis von Cocain wird mit 100 bis 200 mg angegeben.

Überdosierung führt zu Hypertonie, Tachykardie und Herzrhythmusstörungen, weiterhin zu Temperaturanstieg und Muskelrigidität, bei höheren Konzentrationen zu maximaler Erregung mit generalisierten Krämpfen, schließlich zum Herz-Kreislauf-Stillstand.

! Beachte: Cocain unterliegt dem Betäubungsmittelgesetz.

Tetracain. Für die Oberflächenanästhesie werden 0,5–1%ige Lösungen und eine 2%ige Sprühlösung angewandt. Die Substanz ist im Tierexperiment 10-mal toxischer als Lidocain; die Wirkungsdauer ist mit 50–90 min ebenfalls erheblich länger.
— Höchstdosis von Tetracain für die Schleimhautanästhesie: 30 mg.

Allerdings wird die Anwendung von Pantocain für die Schleimhautanästhesie bei endoskopischer Intubation wegen schwerwiegender toxischer Komplikationen nicht mehr empfohlen.

Anästhesie der Nasenschleimhaut

Das Einführen des Fiberendoskops über die Nase ist für den Patienten eine sehr unangenehme Maßnahme, die zu starker Reflexstimulation und häufig auch zu Blutungen führt. Daher ist eine ausreichende Schleimhautanästhesie erforderlich, des Weiteren die Zufuhr eines Vasokonstriktors, der zum Abschwellen der Schleimhaut führt und so das Einführen des Endoskops erleichtert.

Als Vasokonstriktoren können die Sympathomimetika Xylometazolin oder Phenylephrin eingesetzt werden, für die Anästhesie der Nasenschleimhaut ein Sprühstoß Lidocain 10% für jedes Nasenloch oder 0,5 ml eines Gemisches aus Lidocain und Vasokonstriktor oder die Instillation von 0,5 ml 2%iger Lidocainlösung, ebenfalls für jeweils ein Nasenloch. Das Einbringen von getränkten Gazestreifen ist zumeist nicht erforderlich. Bei Kontraindikationen für Amid-Lokalanästhetika können die Ester Tetracain, Cocain oder Benzocain verwendet werden.

> **Anästhesie der Nasenschleimhaut für die fiberendoskopische Intubation:**
> — Lidocain-Spray 10% und Xylometazolin 0,1% je 1–2 Sprühstöße pro Nasenloch
> — Lidocain 4%ig und Phenylephrin 1% im Mischungsverhältnis 3 : 1 je 0,5 ml pro Nasenloch
> — Cocainlösung 4–10%ig je 0,5 ml pro Nasenloch
> — Lidocain-Spray 10%ig und Phenylephrin 1% (oder Naphazolinnitrat 0,05% oder Oxymetazolin 0,05%)
> — Tetracain 1% und Oxymetazolin 0,05%

Die Substanzen werden entweder mit der 2-ml-Spritze instilliert oder in die Nase gesprüht. Als Gleitmittel für das Endoskop und den Tubus beim Vorschieben durch den unteren Nasengang kann Lidocain-Gel verwendet werden.

Anästhesie des Oropharynx

Vor der Anästhesie des Oropharynx sollte ein Anticholinergikum, z. B. Atropin oder Glycopyrrolat, injiziert werden, um die Schleimhäute auszutrocknen. Hierdurch werden eine Verdünnung der Lokalanästhetika verhindert und deren Wirkung verbessert.

Die Oberflächenanästhesie des Oropharynx erfolgt mit Lidocain-Spray 10%, gewöhnlich 2–3 Sprühstöße. Alternativ kann der Patient auch für 20–30 s mit 2–4 ml der viskösen 2%igen Lidocainlösung gurgeln; allerdings lässt sich hiermit keine Anästhesie des Hypopharynx und der Rachenhinterwand erreichen.

> **Anästhesie des Oropharynx:**
> — 2–3 Sprühstöße Lidocain 10% oder
> — Gurgeln mit 2–4 ml visköser Lidocainlösung 2% für 20–30 s

Für das Einsprühen des Oropharynx wird die Zunge des Patienten mit einer Kompresse ergriffen und weitestmöglich herausgezogen, dann werden Gaumen, Zungengrund und Seitenwände des Pharynx eingesprüht.

Anästhesie von Larynx und Trachea

Für die Anästhesie der Larynx- und Trachealschleimhaut können verschiedene Verfahren angewandt werden:
— Technik des Sprühens und Vorschiebens mit dem Fiberendoskop,
— Injektion des Lokalanästhetikums durch die Membrana cricothyroidea,
— beidseitige Blockade des N. laryngeus superior,
— Aerosol-Inhalation (umständlich, aufwendig und zeitraubend, daher kaum gebräuchlich).

Sprühen und Vorschieben. Bei dieser Technik werden, nach effektiver Schleimhautanästhesie des Oropharynx, 2–3 ml Lidocainlösung 2% über den Biopsiekanal des Fiberendoskops injiziert und dann nach Eintritt der Wirkung (1–2 min) das Endoskop weiter vorgeschoben.

Translaryngeale Injektion. Hierfür werden der Kopf des Patienten überstreckt, die Punktionsstelle desinfiziert, danach die Membrana cricothyroidea mit dem Zeigefinger getastet und anschließend in der Mitte mit einer dünnen Kanüle punktiert. Die Kanüle wird senkrecht oder leicht nach kaudal, unter anhaltender Aspiration mit der mit dem Lokalanästhetikum gefüllten Spritze, 1–2 mm in die Trachea vorgeschoben. Widerstandsverlust und das Aufsteigen von Luft in der Spritze zeigen an, dass die Trachea erreicht worden ist. Nun werden am Ende der Exspiration 2–3 ml Lidocain 4% rasch injiziert, damit sich das Lokalanästhetikum mit der nächsten Inspiration verteilen kann, dann die Kanüle zurückgezogen und die Punktionsstelle fest mit einem Tupfer abgedrückt, um ein subkutanes Emphysem durch das Husten des Patienten zu verhindern. Das Verfahren ist einfach und schnell durchzuführen; die Erfolgsrate beträgt mehr als 90%. Sedierung mit Fentanyl und Midazolam wird empfohlen, um heftige Hustenattacken zu verhindern.

> Bei Patienten mit kurzem Hals, Struma oder stark eingeschränkter Beweglichkeit der Halswirbelsäule sollte die translaryngeale Injektion nicht durchgeführt werden.

Beidseitige Blockade des N. laryngeus superior. Hierfür werden jeweils 2–3 ml Lidocain 1% zwischen dem oberen Horn des Schildknorpels und dem Zungenbein injiziert. Es entsteht eine Anästhe-

10 Fiberendoskopische Intubation

sie vor allem der Schleimhaut des Vestibulums und des Ventriculus laryngis sowie der Stimmbänder.

10.1.3 Sedierung

Die fiberendoskopische Intubation ist gewöhnlich nicht angenehm, daher sollte der wache Patient sediert werden – jedoch nur so weit, dass seine Kooperationsfähigkeit erhalten bleibt.

Opiate wirken nicht nur analgetisch, sondern dämpfen sehr stark den Hustenreflex und erleichtern so das endoskopische Vorgehen. Höhere Dosen müssen aber vermieden werden, da sie zu Atemdepression führen und bei zu starker Sedierung außerdem das Aspirationsrisiko steigern. Aufgrund der kurzen Wirkdauer scheint **Remifentanil** in sedierender Dosierung für die fiberoptische Intubation besonders gut geeignet sein.

Benzodiazepine wie Midazolam oder Diazepam können ebenfalls eingesetzt werden, bei Bedarf auch in Kombination mit Opiaten, z. B. 1 bis 1,5 µg/kg Fentanyl und 0,03 mg/kg Midazolam intravenös.

10.1.4 Orale Intubation

Die orale Intubation des wachen Patienten (▶ Abb. 21-16a und b) ist schwieriger als die nasale und erfordert entsprechend mehr Übung, weil der Übergang vom Oro- in den Hypopharynx nahezu rechtwinklig erfolgt.

Vorteile der oralen Intubation gegenüber der nasalen:
— Größerer Endotrachealtubus möglich,
— schneller durchzuführen,
— weniger unangenehm,
— Bakteriämie unwahrscheinlich.

Nachteile:
— Mundöffnung erforderlich,
— größere Kooperation des Patienten notwendig,
— Beschädigung des Endoskops durch Zubeißen möglich,
— behinderndes Schlucken häufiger,
— fiberendoskopische Technik schwieriger.

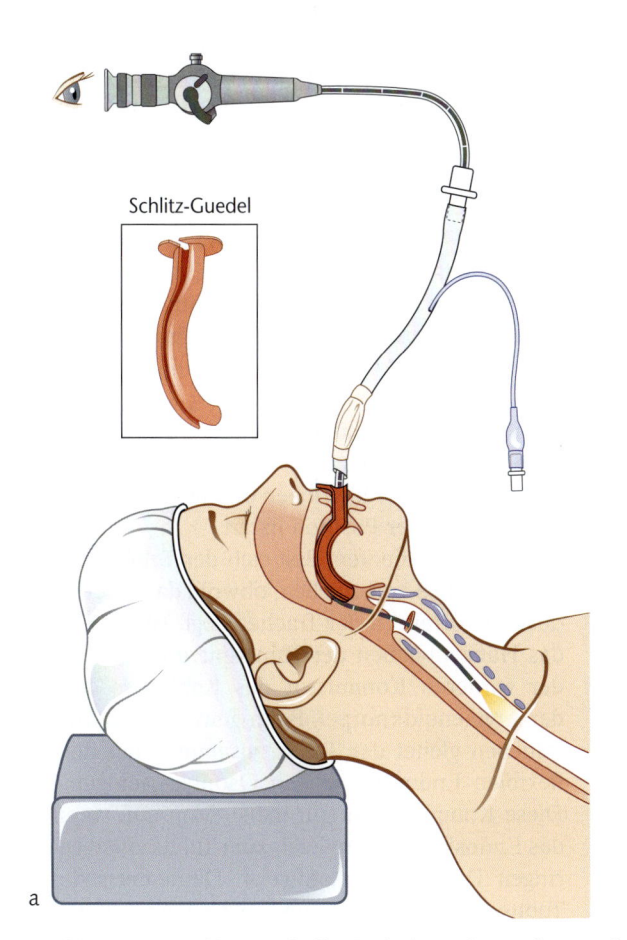

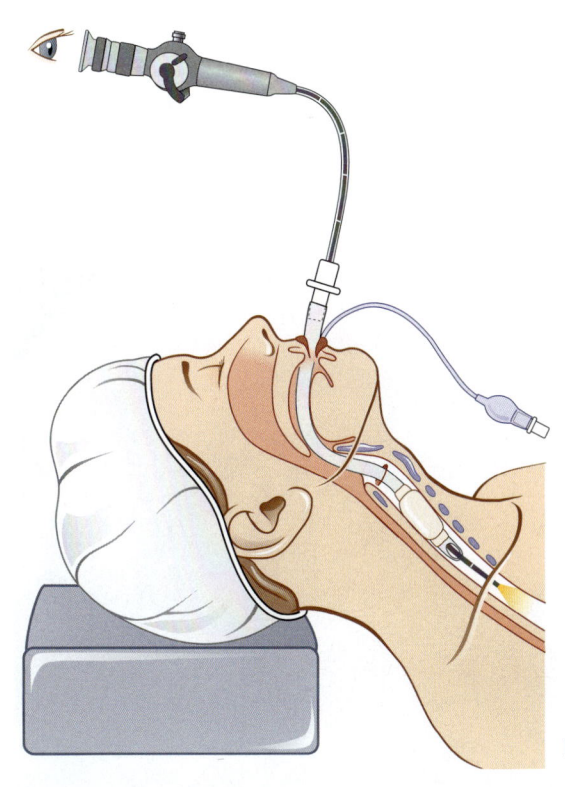

Abb. 21-16a und b Orale fiberendoskopische Intubation über einen speziellen Oropharyngealtubus.
a) Einführen des Oropharyngealtubus.
b) Vorschieben des Bronchoskops durch den Oropharyngealtubus.

21 Endotracheale Intubation und Larynxmaske

Wahl des Endotrachealtubus. Die orale fiberendoskopische Intubation ist praktisch mit allen gebräuchlichen Tuben möglich. Der innere Durchmesser des Endotrachealtubus sollte mindestens 1 mm größer sein als der Durchmesser des Bronchoskops, um ein einwandfreies Vorschieben zu ermöglichen. Am besten geeignet sind weiche, flexible Spiraltuben, die sich den anatomischen Verhältnissen und dem als Führungsschiene dienenden Bronchoskop anpassen.

Praktisches Vorgehen:

- Anschluss von EKG, Pulsoxymeter und Blutdruckmessgerät; Anlegen eines venösen Zugangs,
- dann Sedierung des Patienten, z. B. mit Fentanyl und Midazolam,
- danach Lokalanästhesie des Oropharynx wie oben beschrieben.
- Anästhesie von Larynx und Trachea durch Injektion von 3 ml Lidocain 4% durch die Membrana cricothyroidea oder transnasales Einsprühen von Lidocain durch den Arbeitskanal des Fiberendoskops beim Vorschieben.
- Überprüfung der Lokalanästhesie des Oropharynx durch Einführen des oropharyngealen Atemwegs oder eines Zungenspatels. Werden Spatel oder Atemweg nicht toleriert: Vertiefung der Oberflächenanästhesie durch zusätzliches Lidocain.
- Wenn für die laryngeale Anästhesie erforderlich: transnasales Aufsprühen von weiteren 2 ml Lidocain 4% durch den Arbeitskanal des Fiberendoskops.

- Präoxygenierung des Patienten über eine Gesichtsmaske, anschließend kontinuierliche Zufuhr von Sauerstoff über eine Nasensonde.
- Bei ausreichender Oberflächenanästhesie: normale Intubationslagerung des Kopfes oder Flachlagerung mit Extension im Atlantookzipitalgelenk und Einführen eines Beißschutzes zwischen die Frontzähne beider Kiefer, um Beschädigungen des Fiberendoskops zu vermeiden.
- Einführen des Fiberendoskops und dann des Endotrachealtubus durch den künstlichen Intubationsatemweg bzw. Beißschutz.
- Beim Vorschieben des Endoskops kommen Uvula, weicher Gaumen und Pharynx in das Blickfeld; beim weiteren Vorschieben gelangt das Endoskop in den Oropharynx. Nun wird die Spitze des Endoskops nach vorn gerichtet, um die Epiglottis und die Stimmbänder einzustellen (▶ Abb. 21-17). Liegt eine lange, schlaffe Epiglottis vor, sollte die Spitze unter die Epiglottis geschoben werden, damit die Stimmbänder sichtbar werden. Durch Streckung des Kopfes im Atlantookzipitalgelenk bei geschlossenem Mund wird verhindert, dass sich die Epiglottis der Pharynxhinterwand anlegt. Gelegentlich muss eine Person assistieren und den Unterkiefer nach vorn ziehen, damit die Glottis besser eingestellt werden kann.
- Sind die Stimmbänder sichtbar, wird das Endoskop so eingestellt, dass sie im zentralen Gesichtsfeld bleiben. Auf diese Weise wird verhindert, dass sich die Spitze des Endoskops an der vorderen Kommissur verhakt und nicht vorgeschoben werden kann. Nun kann das Endoskop bis in die Mitte der Trachea vorgeschoben werden.
- Befindet sich das Endoskop in der Mitte der Trachea, wird der Tubus unter drehender Bewegung in die Trachea vorgeschoben und hierbei das Endoskop in seiner Position fixiert.
- Bei einigen Patienten lässt sich der Tubus nicht in die Trachea vorschieben, obwohl das Fiberendoskop korrekt in der Trachea liegt. Ursache ist das Hängenbleiben der Tubusspitze im Bereich der vorderen Kommissur des Kehlkopfs oder der Arytaenoidknorpel. Beim gewaltsamen Vorschieben gleitet der Tubus zusammen mit dem flexiblen Endoskop in den Ösophaguseingang. Diese Komplikation tritt meist dann auf, wenn das Endoskop im Vergleich zum Tubus einen geringen Durchmesser aufweist. Dann muss der Tubus zurückgezogen und nach Veränderung der Position von Kopf und Unterkiefer unter drehenden Bewegungen erneut vorgeschoben werden.

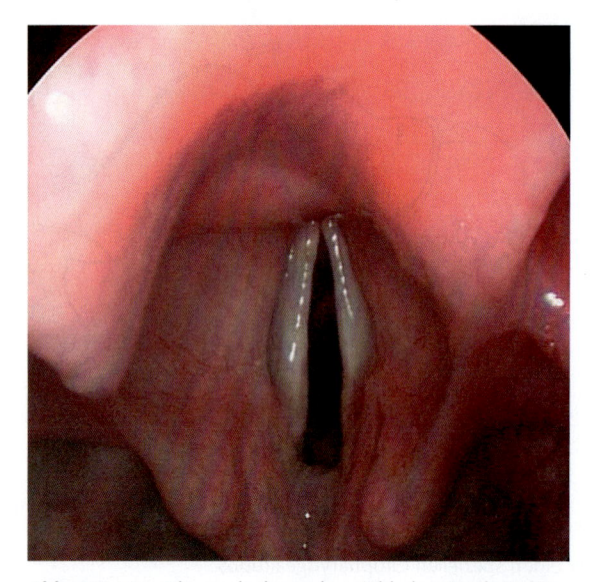

Abb. 21-17 Fiberendoskopisches Bild der Epiglottis (im Bild oben), der Stimmbänder und der Aryknorpel (unten).

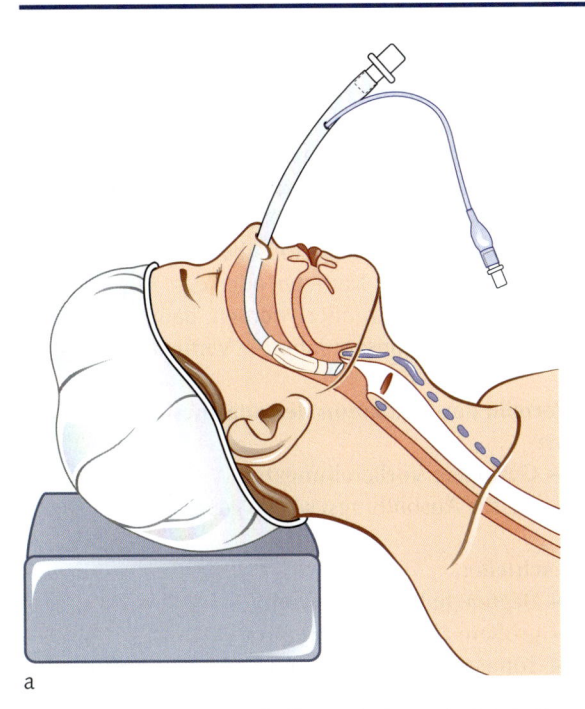

Abb. 21-18a bis c Nasale fiberendoskopische Intubation der Trachea.
a) Vorschieben des Tubus über die Nase in den Hypopharynx.
b) Einführen des Bronchoskops über den Tubus in die Trachea.
c) Vorschieben des Tubus über das Bronchoskop in die Trachea.

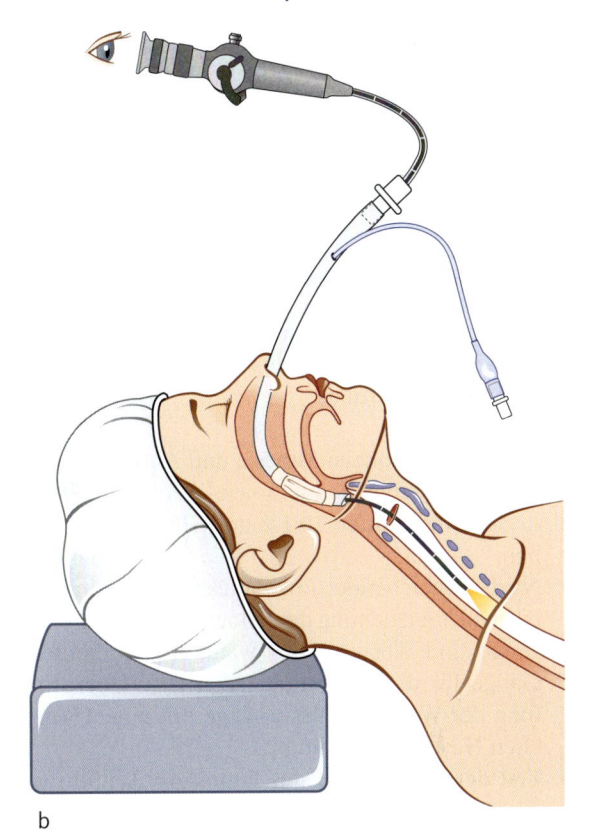

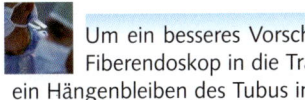

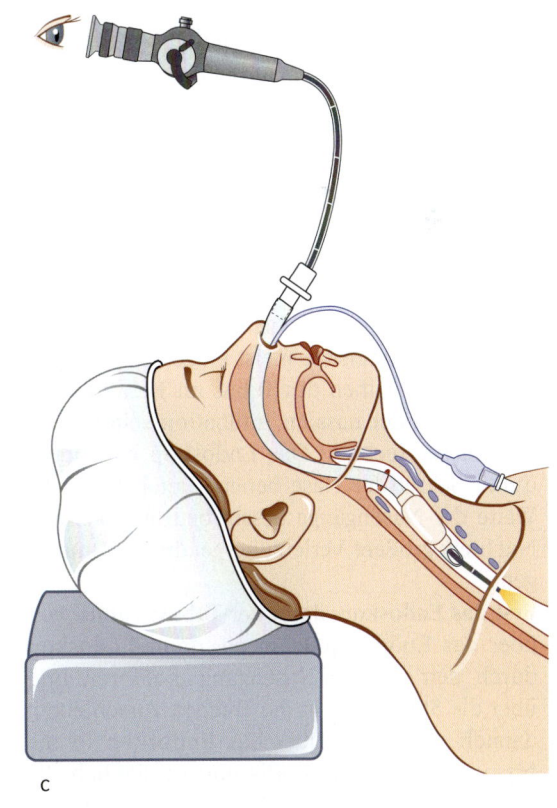

Um ein besseres Vorschieben des Tubus über das Fiberendoskop in die Trachea zu ermöglichen bzw. ein Hängenbleiben des Tubus im Larynxbereich zu verhindern, sollte ein Endoskop mit möglichst großem Durchmesser gewählt werden.

10.1.5 Nasale Intubation

Die nasale endoskopische Intubation (▶ Abb. 21-18a bis c) ist meist einfacher als die orale, weil das Endoskop besser in der Mittellinie gehalten werden kann und die Spitze beim Vorschieben in den Oropharynx auf die Stimmritze gerichtet ist.

Vorteile der nasalen Intubation gegenüber der oralen:
— Einfachere fiberendoskopische Technik,
— keine Mundöffnung erforderlich,
— Beschädigungen des Endoskops durch den Patienten nicht möglich.

Nachteile:
— Größerer Zeitaufwand für Vorbereitungen,
— geringerer Tubusdurchmesser,
— häufig Verletzungen der Nasenschleimhaut mit Blutungen,
— Bakteriämie möglich,

- subkutane Tunnelbildung,
- nicht indiziert bei Schädel-Basis-Frakturen.

Septumdeviationen sind gewöhnlich kein Grund, auf die nasale Intubation zu verzichten, ebenso wenig kleine Nasenpolypen. Große Polypen sind hingegen eine Kontraindikation für die nasale Intubation.

Praktisches Vorgehen:
Zwei Vorgehensweisen werden unterschieden: erst der Tubus und dann das Endoskop oder erst das Endoskop, dann der Tubus.

- Monitoring, Lokalanästhesie und Abschwellung der Nasenschleimhaut sowie Sedierung, wie in den Abschnitten 10.1.2 und 10.1.3 beschrieben.
- Nach ausreichender Lokalanästhesie: endoskopische Untersuchung der beiden unteren Nasengänge und Auswahl des weiteren der beiden Gänge für die Intubation. Alternativ Überprüfung der Weite der Nasengänge mit einem weichen Nasopharyngealtubus.
- **Erst der Tubus, dann das Endoskop:** Einführen des Endotrachealtubus in den unteren Nasengang und Vorschieben bis zum hinteren Nasopharynx, jedoch noch nicht in den Oropharynx. Dann Absaugen des Oropharynx durch den Tubus, danach Einführen des Endoskops durch den Tubus und Vorschieben in den Oropharynx. Bei mehr als 80% der Patienten kommen die Epiglottis und die Stimmritze in das Blickfeld, und das Endoskop kann ohne Schwierigkeiten bis in die Mitte der Trachea vorgeschoben werden. Bei den restlichen Patienten kann durch Anheben des Unterkiefers oder Vorziehen der Zunge die Stimmritze meist eingestellt werden. Ein Hängenbleiben des Tubus im Kehlkopfeingang ist bei der nasalen Intubation selten. Vorteile dieser Technik: Das Endoskop wird nicht durch Sekret der Nase benetzt, auch kann die Weite der Nasengänge besser beurteilt werden. Nachteil: größere Verletzungsgefahr mit Blutungen.
- **Erst das Endoskop, dann der Tubus:** Tubus weit über das Endoskop schieben, dann Endoskop durch den unteren Nasengang einführen und über die Stimmritze in die Trachea vorschieben; danach den Tubus über das Endoskop in die Nase, Oropharynx, Glottis und schließlich die Trachea einführen. Die Weite der Nasengänge kann hiermit nicht ausreichend überprüft werden, so dass der Tubus evtl. nicht vorgeschoben werden kann und durch einen kleineren ersetzt werden muss.

10.2 Intubation des anästhesierten Patienten

Die fiberoptische Intubation des anästhesierten Patienten kann oral oder nasal, jeweils mit erhaltener Spontanatmung oder unter Muskelrelaxierung erfolgen. Hierbei sollte Sauerstoff über einen oralen oder nasopharyngealen Katheter oder den Absaugkanal des Endoskops insuffliert werden, damit mehr Zeit für den Intubationsvorgang zur Verfügung steht.

Vorteile der Intubation des anästhesierten Patienten:
- Geringere Vorbereitungszeit,
- gut für Ausbildungszwecke geeignet.

Nachteile:
- Begrenzte Intubationszeit,
- größere Gefahr der Hypoxie,
- Tonusverlust von Zunge und Pharynxmuskulatur.

! Die wichtigsten Nachteile der fiberendoskopischen Intubation in Allgemeinanästhesie sind die zeitliche Begrenzung für die Apnoe und der Tonusverlust von Zunge und Pharynxmuskulatur.

Orale Intubation. Für die Intubation sollte ein künstlicher Atemweg, z. B. ein Schlitz-Guedel-Tubus verwendet werden, damit das Endoskop in der Mittellinie bleibt und die Einstellung der Stimmritze erleichtert wird. Wenn erforderlich, können auch ein Laryngoskop konventionell eingeführt und die Zunge damit zur Seite geschoben werden. Alternativ kann auch ein Zungenspatel eingesetzt werden, mit dem die Zunge angehoben wird. Des Weiteren kann die Intubation über eine Endoskopiemaske (▶ Abb. 21-19a und b) oder eine konventionelle Maske unter Verwendung des Mainzer Adapters erfolgen; hierunter kann der Patient weiter beatmet werden. Auf eine Relaxierung sollte möglichst verzichtet werden.

Praktisches Vorgehen:

- Nach ausreichend langer Präoxygenierung, Einleitung der Narkose, Überprüfung der Möglichkeit einer Maskenbeatmung und evtl. Muskelrelaxierung werden der Intubationsatemweg eingeführt, der Oropharynx abgesaugt und danach erneut für ca. 1 min über die Maske mit 100% Sauerstoff beatmet.
- Danach das Endoskop durch den Intubationsatemweg einführen und in den Oropharynx vorschieben.

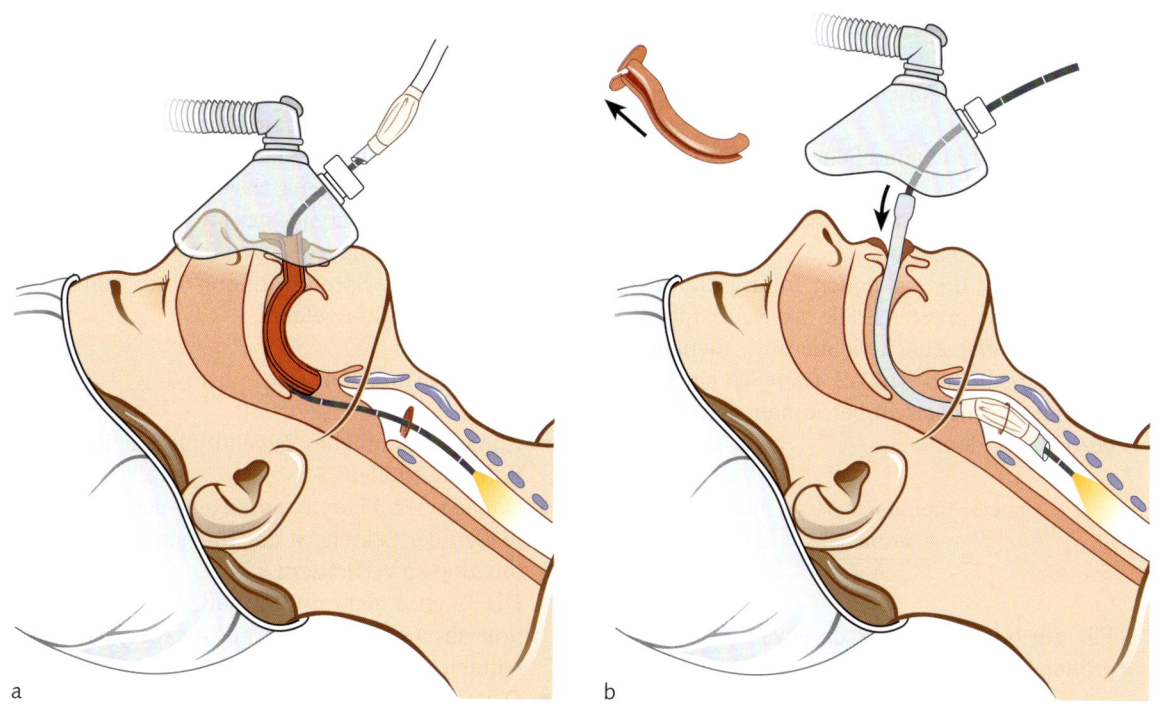

Abb. 21-19a und b Orale fiberendoskopische Intubation über eine Endoskopiemaske.
a) Vorschieben des Endoskops über Maske und Schlitztubus in die Trachea.
b) Entfernen des Schlitztubus und Vorschieben des Endotrachealtubus durch die Maske in die Trachea und Lagekontrolle.

- Dann Anwendung des Esmarch-Handgriffs durch einen Helfer; steht kein Intubationsweg zur Verfügung, muss der Helfer außerdem die Zunge, z. B. mit einer Zungenfasszange, nach vorn ziehen, damit sie nicht nach hinten fällt und dabei die Epiglottis gegen den Pharynx drückt.
- Bei guter Einstellung der Glottis das Endoskop in Tracheamitte schieben, dann den Tubus unter drehenden Bewegungen heruntergleiten lassen. Verhakt sich der Tubus oder tritt ein Widerstand auf, wird er zurückgezogen und um 90° nach links oder rechts gedreht, dann erneut vorgeschoben.

Nasale Intubation. Die Vorbereitungen entsprechen denen der wachen nasalen Intubation. Wiederum sind zwei Verfahren möglich: erst der Tubus, dann das Endoskop oder umgekehrt. Vor- und Nachteile sowie praktisches Vorgehen siehe Abschnitt 10.1.5. Beim Vorschieben des Endoskops muss ein Helfer den Esmarch-Handgriff anwenden, um die Zunge von der Pharynxhinterwand abzuheben.

Verwendung eines Führungsdrahts. Steht kein dünnes Bronchoskop zur Verfügung, kann ein Führungsdraht über den Absaugkanal des Bronchoskops in die Trachea vorgeschoben werden. Danach werden das Bronchoskop entfernt und der Endotrachealtubus behutsam über den als Führung dienenden Draht in die Trachea vorgeschoben.

Fiberendoskopische Intubation über die Larynxmaske siehe Abschnitt 13.3.2.

11 Intubation von Kindern

Die Intubation älterer Kinder (ca. ab dem 10. Lebensjahr) unterscheidet sich nicht wesentlich von der des Erwachsenen. Bei Neugeborenen und Kleinkindern bestehen jedoch wegen der anatomischen Unterschiede einige Besonderheiten:
- Die Achsen für die Intubation lassen sich schlechter herstellen.
- Die Epiglottis ist schwieriger aufzurichten.
- Kopf und Zunge sind beim Neugeborenen groß, der Hals fehlt.
- Der Larynx steht höher als beim Erwachsenen, die Epiglottis ist U-förmig und steifer.
- Der Ringknorpel ist die engste Stelle für die Tubuspassage.

Praktische Grundsätze:
- Bei Säuglingen und Kleinkindern werden meist Tuben ohne Blockmanschetten verwendet bzw.

die Tuben nicht geblockt, um die empfindliche Schleimhaut nicht zu schädigen. Ein vollkommen luftdichter Abschluss ist zumeist nicht erforderlich.
- Bei Neugeborenen und Säuglingen lässt sich die Epiglottis wegen der relativ großen Zunge mit einem *geraden* Spatel oft besser einstellen als mit einem gebogenen.
- Die Auswahl der passenden Tubusgröße richtet sich nach der engsten Stelle des Kehlkopfs, dem *Ringknorpel*. Zur Orientierung dienen die Richtwerte in Tabelle 21-2. Daneben kann noch folgende Formel als grober Anhaltspunkt herangezogen werden:

$$\text{innerer Tubusdurchmesser (mm)} = \frac{\text{Alter (Jahre)}}{4} + 4$$

Für die Intubation müssen jeweils drei Tubusgrößen bereitgelegt werden:
- 1 Tubus der errechneten Größe,
- je 1 Tubus der nächsten Größe ober- und unterhalb der errechneten Größe.

- Die Gefahr einer **einseitigen Intubation,** d. h. des rechten oder linken (!) Hauptbronchus (je nach Lage der distalen Tubusöffnung), ist in dieser Altersgruppe größer als beim Erwachsenen, so dass eine besonders sorgfältige klinische Überprüfung der Tubuslage erforderlich ist. Als grober Anhaltspunkt für die Lage der Tubusspitze in Tracheamitte kann bis zum Alter von etwa 14 Jahren folgende Formel herangezogen werden:

$$\text{Tubusspitze in Tracheamitte (cm)} = \frac{\text{Alter (Jahre)}}{2} + 12$$

- Für die **Kurzzeitintubation** werden die Kinder mit Vorteil oral intubiert, weil ein größerer Tubus mit geringerem Widerstand gewählt werden kann als bei der nasalen Intubation. Auch wird hierdurch das endotracheale Absaugen erleichtert.
- Die **Langzeitintubation** erfolgt mit nasalen Tuben. Diese Tuben sind sicherer zu fixieren und werden auch besser toleriert. Die versehentliche Extubation ist weniger leicht möglich. Allerdings muss Folgendes beachtet werden: Ein nicht sicher fixierter Tubus kann bei Kopfbewegungen sehr leicht in einen Hauptbronchus gelangen oder sogar aus der Trachea heraus in den Hypopharynx oder den Ösophagus gleiten, ohne dass diese Fehllage von außen erkennbar sein muss.

12 Extubation

Die postoperative Extubation des Patienten kann in tiefer Narkose oder aber am bereits erwachten Patienten durchgeführt werden.

Die **Extubation in tiefer Narkose** hat den Vorteil, dass Husten und Laryngospasmus vermieden werden. Voraussetzungen hierfür sind jedoch:
— Ausreichende Spontanatmung ohne Tubus,
— keine Aspirationsgefahr.

Praktisches Vorgehen:

▼ Zunächst sämtliches Zubehör für eine Reintubation bereitstellen.
▼ Danach den Pharynx absaugen, um ein Herabfließen der Sekrete in die Trachea nach der Extubation zu verhindern.
▼ Die Trachea nicht routinemäßig vor der Extubation absaugen, sondern nur, wenn Sekret vorhanden ist.
▼ Danach den Tubus entblocken und herausziehen, bei Aspirationsgefahr Seitenlage.
▼ Anschließend Zufuhr von Sauerstoff und sorgfältige Überwachung von Atmung und Atemwegen.

Die **Extubation des wachen Patienten** wird immer durchgeführt, wenn Aspirationsgefahr besteht. Von Nachteil ist hierbei, dass zahlreiche Patienten gegen den Tubus anpressen oder husten, so dass vor allem Operationsnähte erheblich belastet werden können. Tritt heftiges Husten auf, sollte der Tubus möglichst umgehend entfernt oder der Patient sediert werden.

13 Die schwierige Intubation

Nicht immer gelingt es, einen Tubus ohne Schwierigkeiten unter direkter konventioneller Laryngoskopie in die Luftröhre vorzuschieben, mitunter ist die Intubation sogar unmöglich. Hierbei ist es aus praktischen Gründen zweckmäßig, zwischen einem schwierigen Atemweg und einer schwierigen Intubation zu unterscheiden.

13.1 Definition

Eine Intubation wird dann als schwierig klassifiziert, wenn es schwierig oder unmöglich ist, eine direkte Laryngoskopie durchzuführen oder den Endotrachealtubus in den Kehlkopfeingang oder in die Luftröhre vorzuschieben, obwohl das Vorgehen für die Intubation nach den derzeit geltenden Regeln unter korrekter Lagerung des Kopfes und korrekter Anwendung des Laryngoskops erfolgte. Nach dem ASA-Algorithmus für den schwierigen Atemweg (siehe Abschnitt 13.3) werden für die Definition der schwierigen Intubation noch die Anzahl der Intubationsversuche (> 3 Versuche) und die Dauer für das korrekte Einführen des Endochtrachealtubus (> 10 min bei konventioneller Laryngoskopie) herangezogen. Diese Definitionen sind aber nach Benumoff „unlogisch", da der optimale bzw. beste Laryngoskopiebefund bereits beim ersten Versuch und innerhalb von 30 s erreicht sein kann und sich dabei für den erfahrenen Anästhesisten ein Schwierigkeitsgrad von IV nach Cormack und Lehane (siehe Kasten) ergeben kann, somit in diesem Fall keine Abhängigkeit von der Anzahl und der Dauer der Intubationsversuche besteht.

Definition von Cormack und Lehane. Diese Definition orientiert sich an den Bedingungen, die sich bei der direkten Laryngoskopie ergeben. Danach können vier Grade unterschieden werden (▶ Abb. 21-20):

> **Schwierige Laryngoskopie (nach Cormack und Lehane):**
> Grad I   Larynxeingang vollständig sichtbar
> Grad II nur hinterer Anteil des Larynxeingangs sichtbar
> Grad III nur Epiglottis sichtbar
> Grad IV nur weicher Gaumen sichtbar
> Bei Grad III und IV ist die Intubation schwierig!

Modifizierte Cormack/Lehane-Klassifikation. Wilson hat die ursprüngliche Cormack-Einteilung modifiziert und um einen fünften Grad erweitert:
Grad I: Stimmbänder vollständig sichtbar.
Grad II: Stimmbänder nur zur Hälfte sichtbar (nur hintere Kommissur).
Grad III: nur Aryknorpel sichtbar.
Grad IV: nur Epiglottis sichtbar.
Grad V: Epiglottis nicht sichtbar.

Selbst wenn sich bei der konventionellen Laryngoskopie eine unvollständige Sicht auf den Larynxeingang ergibt, können durch bestimmte zusätzliche Maßnahmen die Sicht noch verbessert und dann die Intubation ohne größere Schwierigkeiten durchgeführt werden.

Eine Intubation ist erst dann schwierig, wenn die direkte und vollständige Sicht auf den Kehlkopfeingang trotz optimaler Beugung des Halses und Streckung des Kopfes, mehrerer Versuche, Einsatz unterschiedlicher Laryngoskopspatel, äußeren Drucks auf den Kehlkopfeingang (BURP), kompletter Muskelrelaxierung des Patienten und Hinzuziehung weiterer erfahrener Anästhesisten nicht erreicht werden kann.

Ursachen und Vorhersehbarkeit der erschwerten Intubation siehe Abschnitt 6.

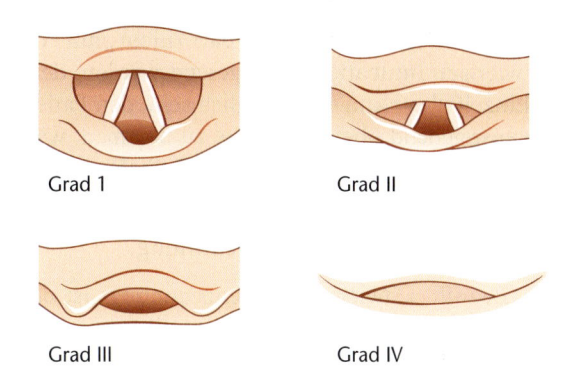

Abb. 21-20 Schwierige Intubation nach Cormack und Lehane anhand des Befundes bei direkter Laryngoskopie.

Häufigkeit der schwierigen Intubation. Insgesamt ist die schwierige Intubation bei starrer Laryngoskopie sehr selten, die Unmöglichkeit zu intubieren noch wesentlich seltener. Die Häufigkeit der schwierigen Intubation bei allgemeinchirurgischen Patienten wird mit 0,5–2% angegeben, die Unmöglichkeit der *konventionellen* Intubation mit 0,1%. Bei Patientinnen in der Geburtshilfe soll die Rate schwieriger Intubationen höher sein, jedoch schwanken die Angaben in der Literatur beträchtlich (siehe Kap. 37). Sicher erhöht ist die Häufigkeit schwieriger Intubationen in der HNO und in der Mund-Kiefer-Gesichtschirurgie. Von größter Bedeutung ist die schwierige Intubation für die anästhesiebedingte Morbidität und Mortalität. So wird geschätzt, dass ca. 30% der anästhesiebedingten Todesfälle auf eine nicht bewältigte schwierige Intubation bzw. einen schwierigen Atemweg zurückzuführen sind. Die Zahl schwerer Hirnschäden als Folge von Intubationsschwierigkeiten ist nicht genau bekannt.

13.2 Schwieriger Atemweg

Schwierigkeiten mit den Atemwegen können nicht nur bei der endotrachealen Intubation auftreten, sondern bereits bei der Maskenbeatmung. Ein schwieriger Atemweg liegt nach den Leitlinien der ASA vor, wenn ein durchschnittlich ausgebildeter Anästhesist Schwierigkeiten hat, den Patienten über eine Gesichtsmaske zu beatmen oder ihn endotracheal zu intubieren (oder beides). Der Begriff des schwierigen Atemwegs darf nicht mit der schwierigen Intubation gleichgesetzt werden, denn in Einzelfällen kann es unmöglich sein, den Patienten ausreichend über die Maske zu beatmen, während die endotracheale Intubation mühelos gelingt.

13.2.1 Schwierige Maskenbeatmung

Der Begriff „schwierige Maskenbeatmung" ist derzeit nicht standardisiert, daher kann die nachfolgende Definition nur als vorläufig angesehen werden:

Eine Maskenbeatmung ist schwierig, wenn trotz optimaler Kopf- und Halslagerung, optimalen Maskensitzes und Verwendung eines Guedel- oder Wendel-Tubus keine ausreichenden Atemexkursionen und Atemgeräusche erzeugt werden können, um pulsoxymetrisch eine O_2-Sättigung von > 90% und endexspiratorische CO_2-Werte von 3–4% aufrechtzuerhalten.

Lässt sich der Patient trotz dieser Maßnahmen nicht über die Maske beatmen, kann z. B. nach Algorithmus A vorgegangen. Einzelheiten zum Vorgehen bei „Maskenbeatmung und Intubation nicht möglich" (can't intubate, can't ventilate) siehe Abschnitt 13.3.

Die Häufigkeit der schwierigen Maskenbeatmung wird mit 5% angegeben, die der unmöglichen Maskenbeatmung mit 0,01–0,08%. Als unabhängige **Risikofaktoren** einer schwierigen Maskenbeatmung wurden hierbei identifiziert:
— Vollbart,
— Körpermasse-Index > 26 kg/m²,
— fehlende Zähne,
— Alter > 55 Jahre,
— Schnarchen in der Vorgeschichte.

Liegen bei einem Patienten zwei dieser Faktoren vor, so besteht ein erhöhtes Risiko für eine schwierige Maskenbeatmung. Zu beachten ist weiter, dass bei Patienten mit schwieriger Maskenbeatmung häufiger Intubationsschwierigkeiten oder die Situation der unmöglichen Intubation auftreten als bei ungestörter Maskenbeatmung.

> Daher sollten in der Situation der schwierigen Maskenbeatmung möglichst keine Muskelrelaxanzien (auch kein Succinylcholin) injiziert werden.

Beatmung und Intubation nicht möglich (can't ventilate, can't intubate). Solange eine ausreichende Beatmung des nüchternen Patienten über die Maske möglich ist, besteht bei der schwierigen Intubation in der Regel keine kritische Situation. Gelingt aber weder die Maskenbeatmung noch die endotracheale Intubation, so kann sich beim anästhesierten und relaxierten Patienten sehr rasch eine lebensbedrohliche Hypoxie entwickeln, besonders wenn nicht ausreichend präoxygeniert worden ist. Klinisch manifestiert sich die unzureichende oder unmögliche Maskenbeatmung in folgender Weise:
— Zyanose,
— fehlende Atemgeräusche,
— keine atemsynchronen Bewegungen des Thorax oder Oberbauchs,
— Zeichen der schweren Atemwegsobstruktion,
— Eintritt von Luft in den Magen mit Vorwölbung des Abdomens,
— Tachykardie, Bradykardie, Rhythmusstörungen, Herzstillstand,
— Pulsoxymeter: Abfall der Sauerstoffsättigung auf < 90%,
— Kapnometer: keine Ausatmung von CO_2.

In dieser Situation kommt es nicht darauf an, die endotracheale Intubation auf konventionelle Weise zu erzwingen, sondern die Sauerstoffversorgung des Patienten aufrechtzuerhalten. Dieses Ziel kann in der Regel mit alternativen Techniken wie Larynxmaske, Combitube, fiberoptischer Intubation oder – als Ultima Ratio – der Koniotomie erreicht werden.

13.3 Vorgehen bei schwieriger Intubation

Das Vorgehen bei der schwierigen Intubation hängt entscheidend davon ab, ob die Schwierigkeit unerwartet auftritt oder aufgrund der Anamnese und der körperlichen Untersuchung vorgesagt werden kann. Für beide Situationen sind entsprechende Algorithmen entwickelt worden, nach denen der Anästhesist vorgehen kann.

Algorithmen für die schwierige Intubation:
A Maskenbeatmung nicht möglich:
— 1 Intubationsversuch (ohne Muskelrelaxierung)
— Hilfe herbeirufen (lassen)
— 1 Versuch, eine Intubations-Larynxmaske zu platzieren
  – oder Combitubus (unter Laryngoskopie)
  – oder, wenn sofort verfügbar, orale fiberoptische Intubation

B Schwierige Intubation, aber Maskenbeatmung des anästhesierten Patienten möglich:
— Hilfe herbeirufen (lassen)
— Intubationsversuch durch Erfahrenen (insgesamt maximal 3)
— Bei Misslingen:
  – Führungshilfen
  – alternative Laryngoskopspatel

- fiberoptische Intubation
- Intubations-Larynxmaske
— wenn nicht erfolgreich: Patienten aufwachen lassen und Rückkehr zur Spontanatmung
— wenn Maskenbeatmung nicht möglich: chirurgischer Atemweg (s. Abschnitt 13.3.2)

C Patient in Narkose, Beatmung über Intubationslarynxmaske oder Combitubus möglich:
— endotracheale Intubation für Operation erforderlich:
- Intubations-Larynxmaske: fiberoptische Umintubation durch die Larynxmaske
- Combitubus: nasal fiberoptisch am pharyngealen Ballon vorbei
— endotracheale Intubation für Operation *nicht* erforderlich: Beatmung über Larynxmaske oder Combitubus fortsetzen

D Beatmung über Maske, Larynxmaske oder Combitubus und endotracheale Intubation nicht möglich (can't ventilate, can't intubate):
— rechtzeitiges Einführen einer Ravussin-Kanüle über die Membrana cricothyroidea
— als Ultima Ratio: offene Koniotomie mit Skalpell/Spreizer oder mit kommerziellen Sets
— bei Kindern unter 10 Jahren: transkutane transtracheale Jet-Ventilation

! Jeder Anästhesist muss im Verhalten bei erwarteter oder unerwarteter schwieriger Intubation theoretisch ausgebildet und praktisch trainiert werden, damit er ohne Kopflosigkeit und Panikreaktion einen der jeweiligen Situation angepassten Handlungsablauf entwickeln kann.

Grundvoraussetzung für die Bewältigung der schwierigen Intubation ist ein spezieller Notfallwagen „schwierige Intubation" für jeden Operationstrakt, auf dem das entsprechende Instrumentarium sofort und funktionsfähig zur Verfügung steht (▶ Tab. 21-7).

Umstände eines schwierigen Atemwegs
— **bekannt:** schwierige oder unmögliche Intubation in der Vorgeschichte
— **erwartet:** Es bestehen Erkrankungen oder anatomische Risikofaktoren, die auf einen schwierigen Atemweg hinweisen
— **vermutet:** Es bestehen Zeichen oder Symptome, die eine schwierige Intubation vermuten lassen
— **unerwartet:** Es liegen keine Hinweise oder Risikofaktoren für einen schwierigen Atemweg vor, jedoch kann der Patient nach der Einleitung nicht intubiert und/oder mit der Maske beatmet werden

Tab. 21-7 Ausstattung des Notfallwagens „schwierige Intubation"

- Tuben verschiedener Größen
- biegbare Führungsstäbe, Bougies, Tubuswechsler
- Intubationszange, Zungenfasszange
- alternative Laryngoskope, z. B. überlanger Spatel, McCoy-Laryngoskop
- Bonfils-Intubationsfiberskop, Bullard-Laryngoskop
- Fiberbronchoskop mit Zubehör
- Larynxmasken, Intubationslarynxmasken
- Combitubus, Larynxmaske
- Instrumentarium für die Jet-Ventilation: nur, wenn Gerät vorhanden
- Koniotomiebesteck

13.3.1 Die erwartet schwierige Intubation

Bei bekannten oder aufgrund von Anamnese und Untersuchungsbefund zu erwartenden Intubationsschwierigkeiten sollte der Patient primär im Wachzustand *fiberendoskopisch* intubiert werden, um eine unnötige Gefährdung durch eine schwierige konventionelle Intubation zu vermeiden, zumal nicht sicher vorhergesagt werden kann, ob eine überbrückende Maskenbeatmung möglich sein wird. So ist es in seltenen Fällen zwar möglich, den anästhesierten Patienten ausreichend über die Gesichtsmaske zu beatmen, nach Zufuhr des Muskelrelaxans entwickelt sich jedoch rasch ein schwieriger Atemweg, und eine weitere Maskenbeatmung ist nicht mehr möglich. Daher empfiehlt sich auch bei hinreichendem Verdacht auf die Unmöglichkeit der Maskenbeatmung eine fiberoptische Intubation des wachen Patienten.

! Die fiberendoskopische Intubation ist das Verfahren der Wahl bei vorher bekannter schwieriger Intubation. Sie kann bei allen Patienten, die konventionell nur schwierig oder gar nicht zu intubieren sind – unabhängig von der zugrundeliegenden Ursache – durchgeführt werden.

Alternative Verfahren sind heutzutage weitgehend durch die fiberoptische Intubation verdrängt worden.

Blinde nasale Intubation

Die blinde nasale Technik erfolgt unter erhaltener Spontanatmung, möglichst am wachen, sedierten Patienten unter Lokalanästhesie. Das praktische Vorgehen ist in Abschnitt 8.2 beschrieben.

⚡ Bei bekannten oder zu erwartenden Intubationsschwierigkeiten sollte der Patient auf keinen Fall anästhesiert und relaxiert werden, da die Erfolgsrate einer korrekten Platzierung des Tubus in der Trachea allenfalls 30% beträgt.

Soll der Versuch in Narkose unternommen werden, dann nur unter erhaltener Spontanatmung und bei ausreichender Narkosetiefe, um die Auslösung laryngealer Reflexe mit Husten und Laryngospasmus zu verhindern!

Vorteile:
— Geringer apparativer Aufwand,
— ausreichend Zeit bei Durchführung in Lokalanästhesie,
— weniger gefährlich, da Spontanatmung erhalten,
— kann jederzeit abgebrochen werden.

Nachteile:
— Erfordert Erfahrung und Geschick,
— schwierig bei eingeschränkter Beweglichkeit der Halswirbelsäule,
— Verletzungsgefahr für Nase, Pharynx, Larynx, Trachea und Ösophagus,
— Gefahr der Aspiration.

Retrograde Intubation

Verschiedene Varianten sind beschrieben worden. Beim „klassischen" Verfahren wird – nach entsprechender Lokalanästhesie – die Membrana cricothyroidea mit einer Tuohy-Kanüle punktiert und hierüber ein Periduralkatheter nach kranial vorgeschoben, bis er aus dem Mund oder der Nase herausgleitet oder mit der Magill-Zange aus dem Bereich der Rachenhinterwand herausgezogen werden kann. Danach wird der Endotrachealtubus über den Katheter zunächst weit in den Larynxeingang vorgeschoben, dann der Katheter am distalen Ende abgeschnitten und nun der Tubus in die Trachea geschoben. Mitunter gelingt es allerdings nicht, den Tubus an der Spitze der Epiglottis vorbeizuschieben. Alternativ kann die Trachea auch zwischen Ringknorpel und erstem Trachealring punktiert werden. Bei diesem Verfahren kann der Endotrachealtubus leichter an der Spitze der Epiglottis vorbeigeführt werden. Auch soll die Blutungsgefahr geringer sein.

Derzeit sind auch kommerzielle Sets für die retrograde Intubation über einen Führungsdraht erhältlich (z. B. Retrograde Kit der Fa. Cook). Über diesen Kit kann auch ein Fiberendoskop von kranial nach kaudal in die Trachea vorgeschoben werden, anschließend hierüber der Endotrachealtubus.

Vorteile:
— Kann am wachen Patienten mit erhaltener Spontanatmung erfolgen, dabei kein Zeitdruck,
— Beweglichkeit der Halswirbelsäule und der Kiefergelenke nicht erforderlich.

Nachteile:
— Invasives Verfahren mit Verletzungsgefahr des Kehlkopfs,
— erfordert Geschick und Erfahrung,
— kann zum subkutanen Emphysem führen.

Intubation des anästhesierten Patienten

Verweigert ein nüchterner Patient mit bekannten oder mutmaßlichen Intubationsschwierigkeiten die fiberendoskopische Intubation im Wachzustand oder ist eine Intubation im Wachzustand aus anderen Gründen nicht durchführbar, so bestehen folgende Möglichkeiten des Vorgehens:
— Verschiebung der elektiven Operation und erneutes aufklärendes Gespräch mit dem Patienten;
— Einleitung der Allgemeinnarkose, wenn Maskenbeatmung als möglich eingeschätzt wird, am besten unter erhaltener Spontanatmung; anschließend fiberendoskopische Intubation über Adapter oder Larynxmaske oder konventioneller „optimierter" Intubationsversuch (s. u.);
— Regionalanästhesie anstelle einer Allgemeinnarkose;
— chirurgischer Atemweg (sehr selten erforderlich).

Wird für den konventionellen, optimierten Intubationsversuch ein Muskelrelaxans verwendet, sollte nach Einleitung der Allgemeinanästhesie vor der Injektion geprüft werden, ob eine Maskenbeatmung möglich ist.

Erst wenn eine ausreichende Maskenbeatmung durchgeführt werden kann, sollte das Muskelrelaxans injiziert werden.

13.3.2 Die unerwartet schwierige Intubation

Da es derzeit nicht möglich ist, alle Patienten mit Intubationsschwierigkeiten präoperativ sicher zu identifizieren, muss der Anästhesist immer auf diese Situation vorbereitet sein und nach zuvor institutionell festgelegten Entscheidungsrichtlinien vorgehen.

Tritt eine unerwartet schwierige Intubation auf, so hat die **Sicherstellung der Sauerstoffversorgung** zunächst Vorrang vor anderen Maßnahmen, erst danach erfolgt die Bewältigung der schwierigen Intubation. In diesem Zusammenhang sei an die Präoxygenierung erinnert, die bei jeder Intubation durchgeführt werden sollte, um eine möglichst große intrapulmonale Sauerstoffreserve zu erlangen.

Bei unerwartet schwieriger Intubation gilt es vor allem, Ruhe und Übersicht zu bewahren und nach dem institutionell erlernten Algorithmus vorzugehen.

Präoxygenierung. Wurde optimal präoxygeniert (mindestens 3 min), steht beim lungengesunden Erwachsenen eine Apnoezeit ohne Hypoxiegefahr von ca. 10 min zur Verfügung, bei einer Schwangeren von ca. 6 min und beim Kleinkind von ca. 3,5 min. Diese Zeiträume können durch apnoische Oxygenierung (siehe Kap. 11) verlängert werden. Während dieser Zeit der ausreichenden Sauerstoffvorräte kann versucht werden, den anästhesierten Patienten fiberendoskopisch oder mit alternativen Verfahren zu intubieren.

Beatmung über die Maske

Lässt sich der anästhesierte und möglicherweise auch relaxierte Patient bei der unerwartet schwierigen Intubation ausreichend über eine Maske mit 100%igem Sauerstoff beatmen, so besteht für den Anästhesisten kein Anlass, mit Hektik oder gar Panik zu reagieren. Vielmehr kann er sofort Hilfe herbeiholen lassen und in Ruhe Strategien für die weitere Bewältigung der schwierigen Intubation entwickeln.

Anders ist hingegen die Situation, wenn sich der Patient nicht ausreichend oder gar nicht über die Maske beatmen lässt, die Intubation nicht möglich und außerdem die Spontanatmung ausgeschaltet ist: Dann entwickelt sich sehr rasch eine bedrohliche Situation, die sofortiges und gerade wegen ihrer Gefährlichkeit ein wohlüberlegtes Handeln erfordert, um schwere Hirnschäden oder einen Herzstillstand zu verhindern (siehe Abschnitt 13.3). Die Häufigkeit dieser Situation soll 15% aller schwierigen Intubationen umfassen. Als Erstes müssen Maßnahmen ergriffen werden, um die Maskenbeatmung und die Sauerstoffzufuhr zu verbessern. Hierbei wird schrittweise vorgegangen:

- Kinnspitze anheben und Unterkiefer nach vorn ziehen,
- künstliche oro- oder nasopharyngeale Atemwege einführen, zuvor beschriebene Maßnahmen beibehalten,
- Assistenz durch Hilfsperson: Eine Person setzt die Maske dicht auf, die andere drückt den Atembeutel aus.

Lässt sich der Patient ausreichend über Maske beatmen, stellt sich zwangsläufig die Frage nach dem weiteren Vorgehen. Zunächst kann versucht werden, die Erfolgsaussichten der konventionellen Intubation mit einem starren Laryngoskop zu verbessern. Misslingt der optimierte Intubationsversuch, können alternative Intubationstechniken eingesetzt werden.

Optimierter Versuch der konventionellen laryngoskopischen Intubation

Wiederholte konventionelle Intubationsversuche, besonders durch den Unerfahrenen, führen leicht zum Kehlkopfödem und zu Blutungen. Hierdurch werden weitere Versuche und die Beatmung mit der Maske erschwert, auch kann sich rasch die Situation des „Kann nicht beatmen – kann nicht intubieren" entwickeln. Stattdessen sollte der Anästhesist so früh wie möglich einen optimierten Intubationsversuch unternehmen. Allerdings sollte dieser Versuch nur durch den hinreichend erfahrenen Anästhesisten erfolgen.

> **Bedingungen für den optimierten (besten) Intubationsversuch:**
> 1. ausreichend erfahrener Anästhesist
> 2. optimale Schnüffelposition
> 3. optimaler Druck auf den Larynx
> 4. Wechsel der Spatellänge
> 5. Wechsel des Spateltyps

Optimale Schnüffelposition. Für die Schnüffelposition (siehe Abb. 21-9a) ist eine starke Streckung des Kopfes im Atlantookzipitalgelenk erforderlich, um optimale Intubationsachsen zu erreichen. Bei sehr adipösen Patienten müssen u. U. zusätzlich die Schultern durch ein Kissen angehoben werden.

Druck auf den Larynx. Durch optimalen Druck von außen auf den Larynx (nicht identisch mit Krikoiddruck!) kann die laryngoskopische Sicht bei Grad II, III oder IV nach Cormack oft um mindestens einen Grad verbessert werden. Diese Maßnahme kann durch die rechte Hand des laryngoskopierenden Anästhesisten erfolgen; hierbei kann der Kehlkopf, je nach Erfordernis, nach vorn, hinten, oben, unten, rechts oder links verschoben werden. Ist die optimale Position erreicht, wird der Druck durch einen Helfer nach Anweisung durch den intubierenden Arzt durchgeführt.

Vor allem durch **BURP** (= backward-upward-rightward-pressure), also Verschieben des Larynx durch Druck auf den Schildknorpel nach hinten, maximal aufwärts und maximal 2 cm zur rechten Seite kann die schwierige Einstellung des Larynx und der Glottis häufig verbessert werden. Das assistierende Pflegepersonal sollte in der korrekten Anwendung des BURP unterwiesen werden.

Wechsel der Spatellänge. Voraussetzung für eine bessere laryngoskopische Sicht auf den Kehlkopfeingang ist eine optimale Länge des Spatels. Ist der Macintosh-Spatel zu kurz, so steht die Epiglottis meist im Sichtfeld. Durch Zug am Lig. hyoepiglotticum mit einem ausreichend langen Macintosh-Spatel wird die Epiglottis angehoben und so die Sicht verbessert. Auch beim geraden Miller-Spatel ist eine ausreichende Länge erforderlich, um die Epiglottis gegen die Zunge zu drücken.

Wechsel des Spateltyps. Gelegentlich können die Intubationsbedingungen durch den Wechsel des Spateltyps verbessert werden. So gilt der Macintosh-Spatel als besser geeignet für Patienten mit kleiner, enger Mundhöhle oder großer Zunge, der Miller-Spatel bei Patienten mit vornstehendem Larynx, großen Schneidezähnen oder langer, schlaffer Epiglottis.

Misslingt auch der optimierte konventionelle Intubationsversuch, so werden andere Techniken angewandt, um den Tubus sicher in der Trachea zu platzieren.

Blinde nasale Intubation und retrograde Intubation siehe Abschnitt 13.3.1.

Elastische Bougie

Lässt sich der Kehlkopfeingang auch beim optimierten konventionellen Intubationsversuch nicht einstellen, kann eine elastische Bougie mit leicht abgebogener Spitze unter die Epiglottis und dann in die Trachea vorgeschoben werden (▶ Abb. 21-21). Häufig sind beim Vorschieben in der Trachea die Trachealringe zu spüren. Liegt die Bougie weit genug in der Trachea, kann der Trachealtubus über diese Schiene in die Luftröhre vorgeschoben werden.

Alternativ kann auch – sofern zumindest die Spitze der Epiglottis sichtbar ist – ein ausreichend langer, biegbarer Führungsstab zunächst wenige Zentimeter über das untere Tubusende hinaus eingeführt und dann unter dem Epiglottisrand durch den Tubus in die Trachea vorgeschoben werden. Bei sicherer Lage in der Trachea kann anschließend der Tubus an dem als Führungsschiene dienenden Stab in die Trachea gleiten. Beide Verfahren sind bei sichtbarer Epiglottis meist erfolgreich.

Fiberendoskopische Intubation

Die fiberendoskopische Intubation kann frühzeitig auch bei der unerwartet schwierigen Intubation eingesetzt werden, wenn der optimierte konventionelle Intubationsversuch nicht zum Erfolg geführt hat. Voraussetzung ist aber, dass der Anästhesist über entsprechende Erfahrung verfügt und keine starken, die Sicht verhindernden Blutungen durch wiederholte Intubationsversuche vorliegen.

> ! Die fiberendoskopische Intubation des anästhesierten Patienten geht mit einer erheblich geringeren Belastung einher als wiederholte konventionelle Intubationsversuche und sollte daher, sofern eine Maskenbeatmung möglich ist, unmittelbar nach misslungenem optimierten Intubationsversuch angewandt werden.

Die Erfolgsrate der fiberendoskopischen Intubation bei schwieriger Intubation ist hoch: So konnte Ovassapian (1996) bei 338 Fällen in 98,8% erfolgreich endoskopisch intubieren. Die mittlere fiberendoskopische Intubationszeit (Einführen des Endoskops bis Platzieren des Endotrachealtubus) betrug für den Erfahrenen bei den konventionell schwierig zu intubierenden Patienten 2–4 min.

Was tun, wenn die fiberendoskopische Intubation nicht möglich ist? Misslingt nach dem optimierten konventionellen Intubationsversuch auch die fiberendoskopische Intubation, sollte der Anästhesist die Spontanatmung des Patienten zurückkehren lassen und dann einen erneuten Intubationsversuch unternehmen, da die erhaltene Spontanatmung die Exposition des Larynx für die fiberoptische Intubation meist verbessert. Ist dieser

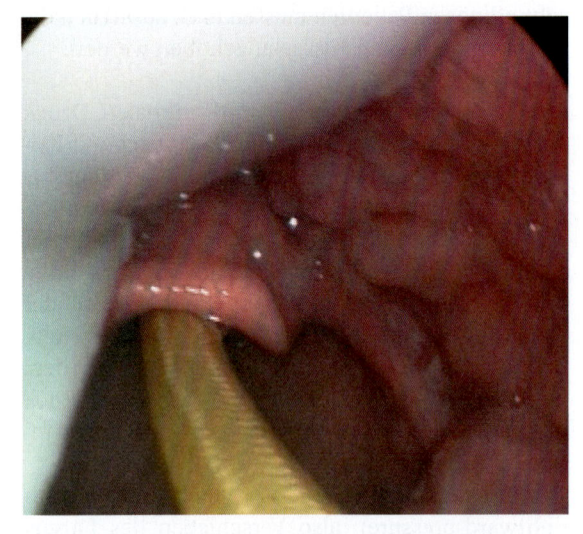

Abb. 21-21 Cormack-III-Situation. Nach verbesserter Lagerung des Kopfes und Anwendung von BURP durch die Stimmritze in die Trachea vorgeschobene elastische Bougie. Über die Bougie wird anschließend der Tubus in die Trachea vorgeschoben, danach die Bougie entfernt.

13 Die schwierige Intubation

Versuch wegen anhaltender Relaxierung nicht möglich oder misslingt er ebenfalls, können alternativ eine Larynxmaske eingesetzt und hierüber ein Intubationsversuch unternommen werden. Bei erneutem Misslingen sollte der Anästhesist den Patienten erwachen lassen, eine regionale Anästhesietechnik erwägen oder bei dringlicher Operationsindikation eine Tracheotomie unter Lokalanästhesie durchführen lassen.

Fiberendoskopische Intubation über die Larynxmaske. Wurde bei unerwartet schwieriger Intubation als Notfallmaßnahme eine Larynxmaske eingeführt, um eine ausreichende Beatmung sicherzustellen, kann über diesen Zugang fiberendoskopisch intubiert werden (▶ Abb. 21-22a bis c). Bei mehr als 90 % der Patienten sind die Stimmbänder unterhalb der Stege der Larynxmaske fiberendoskopisch sichtbar, und der Endotrachealtubus kann rasch

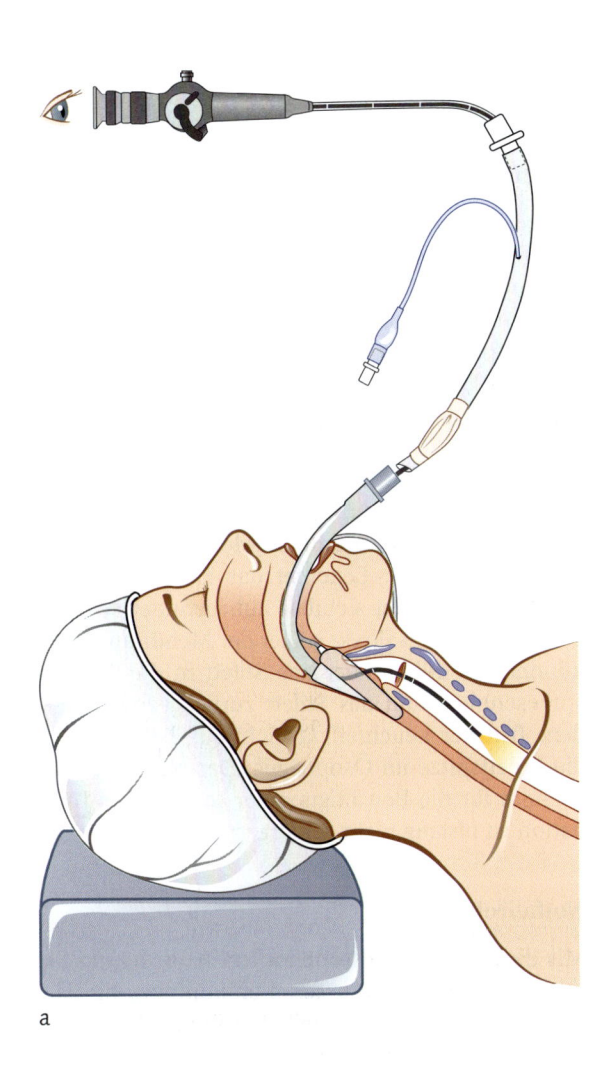

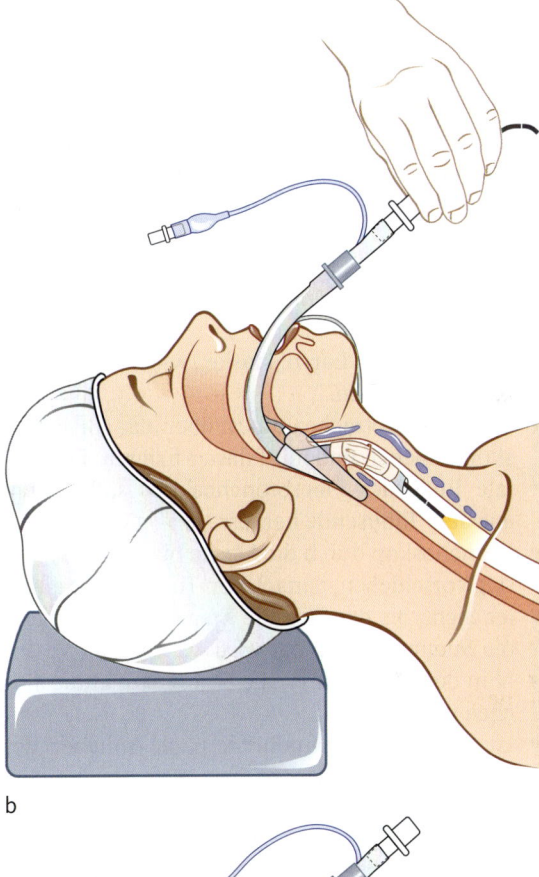

Abb. 21-22a bis c Fiberendoskopische Intubation über eine konventionelle Larynxmaske.
a) Zunächst wird ein gut gleitfähig gemachter Tubus über das Bronchoskop aufgezogen, dann das Bronchoskop weit genug in die Luftröhre vorgeschoben.
b) Danach wird der Tubus über das als Schiene fungierende Bronchoskop durch die Larynxmaske in die Trachea vorgeschoben.
c) Korrekte Position von Tubus und Larynxmaske.

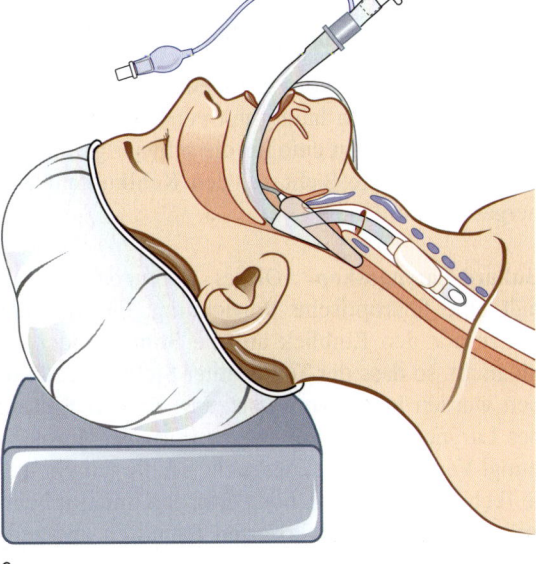

und korrekt platziert werden. Hierfür steht eine speziell konstruierte Larynxmaske (LMA-Fastrach) zur Verfügung, über die ein Spezialtubus mit einem inneren Durchmesser von 8 mm in die Trachea vorgeschoben werden kann (siehe Abschnitt 15.2). Allerdings ist nach Brimacombe (2005) die fiberoptische Position der „klassischen" LMA günstiger als die der ProSeal- und die der Fastrach-LMA. Die Größe 4 sollte bei der fiberoptischen Intubation über LMA der Größe 3 vorgezogen werden, weil hiermit ebenfalls eine bessere fiberoptische Position erreicht wird.

Die *blinde* endotracheale Intubation über die konventionelle Larynxmaske wird nicht empfohlen, da die Erfolgsrate der ersten Versuche so niedrig ist, dass eine bedrohliche Hypoxämie eintreten kann.

Praktisches Vorgehen bei fiberendoskopischer Intubation mit LMA-Fastrach:

- Einführen der Larynxmaske, wie in Abschnitt 15.3 beschrieben.
- Spezial-Endotrachealtubus über das Bronchoskop schieben und mit Pflaster fixieren. Das distale Ende des Fiberbronchoskops sollte nicht aus dem Tubusende herausragen.
- Bronchoskop durch die Maske bis zum Maskensteg vorschieben, danach den Tubus unter direkter Sicht, bis der Steg die Epiglottis anhebt und die Stimmritze sichtbar wird.
- Nun den Tubus durch die Stimmritze in die Trachea vorschieben.
- Ist hingegen die Stimmritze nach Anheben des Stegs nicht sichtbar, so liegt eine abgeknickte Epiglottis vor.

Anwendung spezieller Laryngoskope

Selbst wenn die konventionelle Larnygoskopie nicht gelingt, kann häufig mit verschiedenen Spezial-Laryngoskopen eine für die schwierige Intubation ausreichende Sicht auf den Kehlkopfeingang hergestellt werden.

Bullard-Laryngoskop. Dieses Laryngoskop enthält eine fiberoptische Vorrichtung, die von der Spitze aus den Einblick auf die Stimmbänder ermöglicht, so dass der Tubus unter Sicht vorgeschoben werden kann. Voraussetzung für den Einsatz des Laryngoskops ist aber eine normale Mundöffnung! Von Nachteil ist des Weiteren die schwierigere Technik, die einige Übung erfordert und nur beim anästhesierten und relaxierten Patienten anwendbar ist.

Laryngoskop nach Bumm. Hierbei handelt es sich um ein Zusatzgerät, das zusammen mit dem Macintosh-Laryngoskop bei schwieriger Intubation eingesetzt wird. Das Gerät besteht aus Kaltlichtquelle, Weitwinkeloptik und einer Spezialklammer. Zunächst wird das Laryngoskop in den Mund des anästhesierten Patienten eingeführt, dann die Optik unter Sicht durch eine Führungshülse in den Pharynx vorgeschoben, danach der Endotrachealtubus unter Sicht auf den Kehlkopfeingang in die Trachea eingeführt. Auch dieses Verfahren erfordert einige Übung und ist nur beim narkotisierten und relaxierten Patienten anwendbar.

Transilluminationstechnik

Die schwierige Intubation kann auch mit Hilfe der Transilluminationstechnik bewältigt werden. Ein gebräuchliches Gerät ist z. B. das Trachlight: Es besteht aus Lichtquelle, in der Länge veränderbarem Führungsstilett mit innerem (entfernbarem) Draht, stabilem Handgriff mit Fixierungsmöglichkeit für den aufgezogenen Tubus und einer Warnblinkanlage, die nach 30 s vor einer zu langen Intubationsdauer warnt. Bei dunkler Umgebung wird das leuchtende Stilett durch den Mund in Richtung Larynx vorgeschoben und die Membrana cricothyroidea aufgesucht. Leuchtet das Licht in diesem Bereich von außen sichtbar auf, befindet sich die Spitze des Stiletts direkt hinter der Membran. Dann können der Tubus über das Stilett in die Trachea vorgeschoben und das Stilett zurückgezogen werden. Tritt der Leuchteffekt nicht auf, befindet sich die Stilettspitze im Ösophagus. Der Nutzen dieser Technik für die Bewältigung der schwierigen Intubation ist bislang nicht geklärt.

Notfallrohr

Mit diesem starren Bronchoskop kann häufig bei schwieriger Intubation der Kehlkopfeingang dargestellt werden. Zunächst muss der Kopf des Patienten extrem überstreckt werden. Das bereits eingeführte konventionelle Laryngoskop wird in situ belassen und das Notfallrohr retromolar auf den Kehlkopfeingang vorgeschoben, dann um 90° gedreht, um Verletzungen durch die angeschrägte Spitze zu vermeiden. Anschließend wird das Rohr durch die Stimmritze in die Trachea vorgeschoben, und der Patient wird zunächst hierüber mit Sauerstoff beatmet. Danach wird eine elastische Bougie durch das Rohr in die Trachea vorgeschoben, dann das Rohr entfernt und ein Endotrachealtubus über die Bougie eingeführt. Das Notfallrohr sollte wegen der großen Verletzungsgefahr und der schwierigen Technik nur vom Geübten eingeführt werden.

Larynxmaske und Combitubus

Die **Larynxmaske** und der **Combitubus** sind alternative Notfall-Atemwege höchster Priorität, wenn die Maskenbeatmung und die endotracheale Intubation nicht möglich sind. Sie lassen sich innerhalb von Sekunden blind einführen und weisen eine niedrige Komplikationsrate auf. Sobald mit diesen Methoden eine ausreichende Beatmung oder Atmung erreicht worden ist, können ohne Hast andere, zeitaufwendigere Verfahren zur Bewältigung der Situation eingeleitet werden.

! Zu beachten ist aber, dass diese supraglottischen Atemwege nicht bei laryngealen und subglottischen Behinderungen der Atmung eingesetzt werden können.

Larynxmaske

Die Larynxmaske kann auch von weniger Geübten blind und rasch eingeführt werden, ermöglicht meist eine ausreichende Beatmung und ist mit geringen Risiken verbunden.

Blinde Intubation über die Intubations-Larynxmaske. Alternativ zur konventionellen Larynxmaske kann bei schwieriger Intubation auch die Intubations-Larynxmaske (LMA-Fastrach) eingeführt und hierüber blind (oder fiberbronchoskopisch) ein Spezial-Endotrachealtubus aus Silikon vorgeschoben werden. Der Einsatz von Muskelrelaxanzien ist hierfür nicht erforderlich.

Praktisches Vorgehen bei der blinden Intubation:

- Richtige Maskengröße auswählen.
- Kopf in Neutralposition lagern.
- LMA-Fastrach, wie für die konventionelle Larynxmaske beschrieben, einführen. Maske am harten Gaumen entlang in Richtung Hypopharynx vorschieben; dabei fest gegen weichen Gaumen und Pharynxhinterwand drücken, damit die Spitze des Maskenkörpers nicht abknickt. Hierbei den Haltegriff der Maske nicht als Hebel benutzen.
- Maske mit dem vorgesehenen Füllvolumen blocken; Patienten beatmen: maximaler Beatmungsdruck 20 cmH$_2$O.
- Nun den mit Gleitmittel eingeschmierten Endotrachealtubus aus Silikon mehrmals im Tubus der Maske auf- und abbewegen, um eine bessere Passage zu ermöglichen, dabei Endotrachealtubus nicht über die 15-cm-Marke hinausschieben.
- Dann den Tubus behutsam ca. 1,5 cm über die 15-cm-Quermarkierung vorschieben. Tritt dabei kein Widerstand auf, liegt der Endotrachealtubus vermutlich frei vor der Stimmritze und hat die Epiglottis angehoben.
- Nun den Endotrachealtubus durch die Stimmritze in die Trachea vorschieben und den Cuff blocken.
- Intubationsschwierigkeiten treten vor allem auf, wenn eine zu große oder zu kleine Maske gewählt worden ist und die Epiglottis nach unten abgeknickt wurde. Bei abgeknickter Epiglottis tritt beim Vorschieben des Tubus etwa 2 cm hinter der 15-cm-Quermarkierung ein Widerstand auf, ebenso, wenn die Tubusspitze gegen die Wand des Vestibulums gelangt. Bei abgeknickter Epiglottis wird die geblockte Maske ca. 4–6 cm zurückgezogen und anschließend erneut vorgeschoben; hierbei richtet sich die Epiglottis möglicherweise wieder auf. Misslingt die Intubation immer noch: Position der Maske mit Handgriff korrigieren; wenn weiterhin erfolglos: andere Maskengröße wählen.
- Stößt hingegen der Endotrachealtubus gegen das Vestibulum, kann er meist unter Drehbewegungen durch die Stimmritze vorgeschoben werden.

Beatmung über den Combitubus

Der Combitubus ist ein Doppellumentubus, der (auch von Assistenzpersonal) blind durch den Mund vorgeschoben und entweder in der Trachea oder im Ösophagus platziert wird (▶ Abb. 21-23a bis c). Eine Beatmung über den Tubus ist nicht nur bei trachealer, sondern auch bei ösophagealer Lage möglich. Der tracheale Teil des Tubus ist offen, der ösophageale Teil enthält im pharyngealen Abschnitt mehrere Öffnungen, die Spitze ist hingegen verschlossen. Beide Lumina sind durch eine Wand voneinander getrennt und können über gebräuchliche Konnektoren an ein Beatmungssystem angeschlossen werden. Des Weiteren enthält der Tubus zwei Blockmanschetten: einen oropharyngealen Cuff, der sich oberhalb der pharyngealen Perforationen befindet und nach Aufblasen die Mund- und Nasenhöhle abdichtet, sowie einen Cuff am unteren Ende, der je nach Lage entweder den Ösophagus oder die Trachea abdichtet. Meist wird der Tubus in den Ösophagus vorgeschoben; daher sollte die Beatmung anfangs möglichst über den ösophagealen Schenkel erfolgen. Hierbei strömt die Luft aus den pharyngealen Öffnungen zum Larynxeingang und von dort in die Trachea. Diese Lage kann durch Auskultation bestätigt werden. Lässt sich allerdings bei der Beatmung über den ösophagealen Schenkel

21 Endotracheale Intubation und Larynxmaske

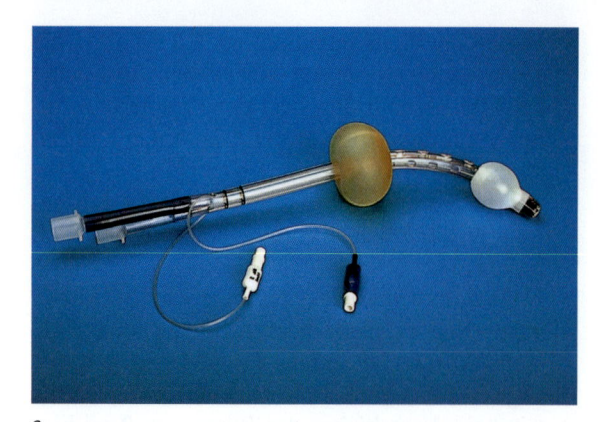

Abb. 21-23a bis c Combitubus.
a) Tubus mit geblockten Cuffs.
b) Lage des distalen Tubusendes in der Trachea.
c) Lage des distalen Tubusendes im Ösophagus.
Bei trachealer Lage muss über den trachealen Schenkel, bei ösophagealer Lage über den ösophagealen Schenkel beatmet werden.

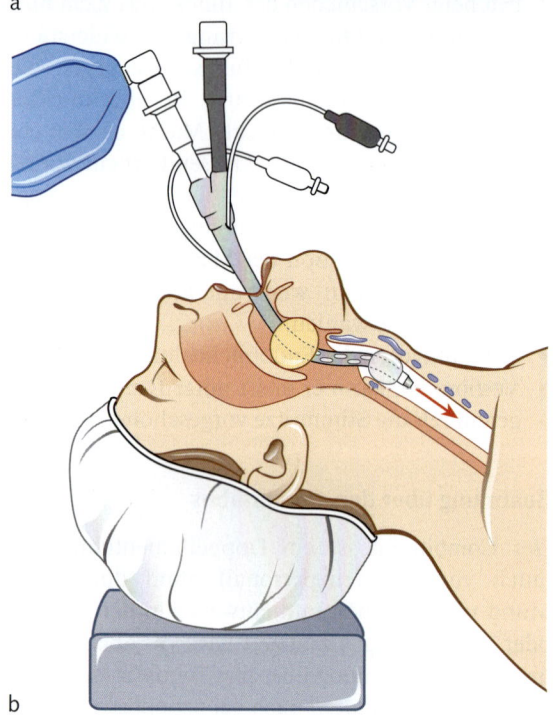

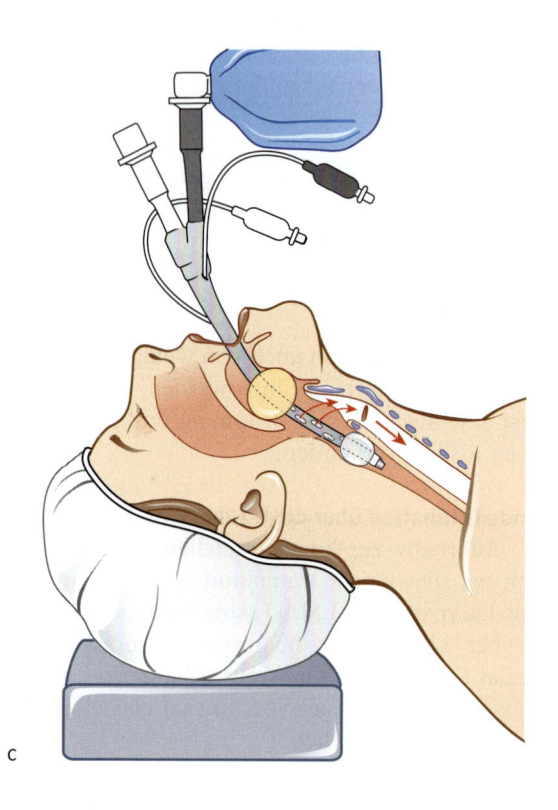

kein Atemgeräusch über dem Thorax feststellen, jedoch über dem Epigastrium, so liegt der Tubus in der Trachea. Dann muss die Beatmung über den trachealen Schenkel erfolgen.

Die Intubation mit dem Combitubus ist technisch einfach, gelingt sehr rasch, ermöglicht eine ausreichende Beatmung, schützt weitgehend vor Aspiration und weist eine sehr geringe Komplikationsrate auf (Gefahr der Ösophagusruptur!). Folgendes sollte aber beachtet werden:

! Der Combitubus kann nicht angewandt werden bei Störungen im Bereich der Stimmritze (Laryngospasmus, massives Ödem, Tumor, Abszess) oder subglottischer Obstruktion.

Der Combitubus wird in erster Linie in der präklinischen Notfallmedizin eingesetzt; jedoch liegen auch Berichte über seine Verwendung bei Routineoperationen vor.

Vorteile:
— Technisch einfache Platzierung,
— niedrige Komplikationsrate,
— Beatmung bei trachealer und ösophagealer Lage möglich,
— auch bei Lage im Ösophagus weitgehender Schutz vor Aspiration,
— von Assistenzpersonal einführbar.

Nachteile:
— Blinde Technik,
— meist ösophageale Lage,
— nach Anwendung häufig Halsbeschwerden,
— teurer Einmalartikel.

Perkutane transtracheale Jet-Ventilation

Bei diesem Verfahren wird eine 14–16-G-Kanüle durch die Membrana cricothyroidea in die Trachea vorgeschoben und an einen Jet-Ventilator angeschlossen. Hierdurch können vorübergehend eine ausreichende Sauerstoffzufuhr und eine ausreichende CO_2-Elimination erreicht werden. Das Verfahren ist technisch aufwendig, mit erheblichen Risiken verbunden (vor allem Pneumothorax) und erfordert für eine sichere Anwendung erhebliche Erfahrung, die aber in der klinischen Routine kaum zu erwerben ist. Darum sollte das Verfahren nur im äußersten Notfall und nur durch Ärzte mit entsprechender Erfahrung angewandt werden.

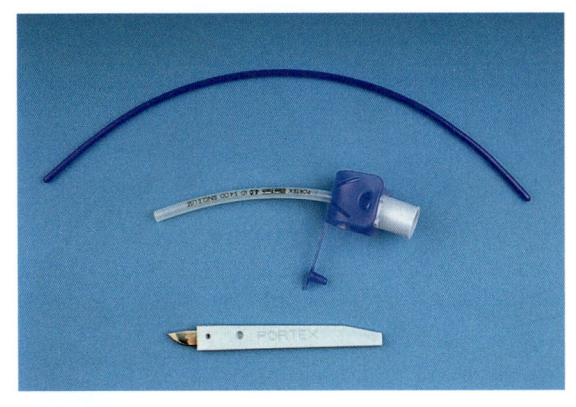

Abb. 21-24 Koniotomiebesteck.

Koniotomie

Lässt sich der Patient weder mit der Maske beatmen noch intubieren und droht der Erstickungstod, muss als Ultima Ratio der chirurgische Zugang zu den Atemwegen gewählt werden. Am besten geeignet ist die Koniotomie, da sie wesentlich rascher, einfacher und akut risikoärmer durchgeführt werden kann als die Tracheotomie.

! Die Koniotomie ist nur dann indiziert, wenn alle anderen Maßnahmen der Atemwegssicherung versagt haben und nur so der Erstickungstod des Patienten verhindert werden kann.

Zu den Situationen, in denen eine Koniotomie – immer nur als Ultima Ratio! – erforderlich sein kann, gehören:
— Massive Schwellungen im Bereich des Oro- oder Hypopharynx,
— schwerste allergische Reaktion im Bereich der supraglottischen Atemwege,
— schwerste Verbrennungen des Gesichts und oberen Respirationstrakts,
— entzündlich bedingte Raumforderung im Bereich der oberen Atemwege.

Instrumente und praktisches Vorgehen. Empfehlenswert ist die Verwendung eines speziellen Koniotomiebestecks (▶ Abb. 21-24). Steht das Instrumentarium nicht zur Verfügung, kann die Koniotomie mit einem Skalpell und einem Nasenspekulum durchgeführt werden. Zunächst muss der Kopf des Patienten maximal rekliniert werden, dann wird die Haut über der Membrana cricothyroidea (Lig. conicum) zwischen Ringknorpel und Unterrand des Schildknorpels zwischen Daumen und Zeigefinger gespannt und längs inzidiert, dann die Membrana cricothyroidea mit dem Skalpell quer durchschnitten. Die Trachea wird mit dem Nasenspekulum offen gehalten und über die Öffnung ein Tubus in die Trachea vorgeschoben (▶ Abb. 21-25a und b).

Bei kommerziellen Koniotomiesets sind zwei Systeme zu unterscheiden: ein modifiziertes Seldinger-System und ein System, bei dem die Membrana cricothyroidea direkt mit einer Stahlkanüle punktiert und anschließend hierüber ein Kunststoffkatheter (6 mm) in die Trachea vorgeschoben wird. Grundsätzlich sollte jede Koniotomie so rasch wie möglich in eine Tracheostomie umgewandelt werden, da die Gefahr von Kehlkopfverletzungen mit nachfolgenden Spätschäden sehr groß ist.

13.4 Extubation nach schwieriger Intubation oder bei schwierigem Atemweg

War der Patient schwierig zu intubieren oder besteht ein schwieriger Atemweg nach vorangegangener Operation, z. B. nach Eingriffen an Kopf oder Hals, sollte vor der Extubation Folgendes erwogen werden:
1. Was waren die Gründe für die schwierige Intubation oder den schwierigen Atemweg?
2. Sind die oberen Atemwege nach der Extubation vermutlich frei durchgängig oder eingeschränkt?
3. Soll die Extubation am wachen Patienten oder in tiefer Allgemeinanästhesie erfolgen?
4. Soll bei schwierigem Atemweg vor der Extubation kurzfristig ein Führungsdraht durch den Tubus eingeführt werden, über den im Notfall rasch reintubiert werden kann?

Allgemein wird empfohlen, Patienten mit Intubationsschwierigkeiten im Wachzustand und nach Rückkehr einer ausreichenden Atemfunktion zu extubieren. Vor der Extubation von Patienten mit Obstruktion der oberen Atemwege kann ein Le-

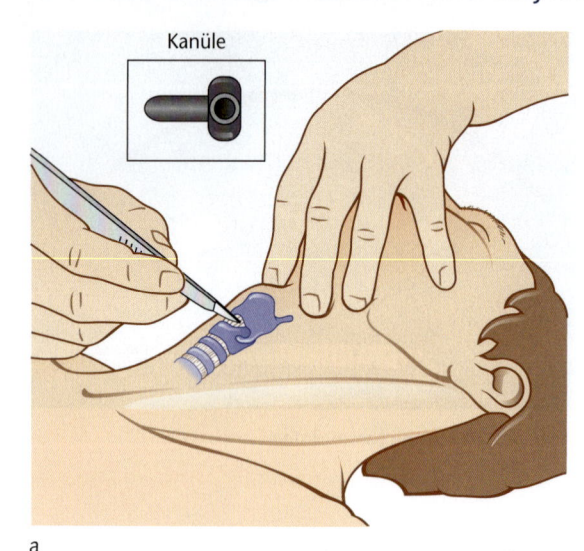

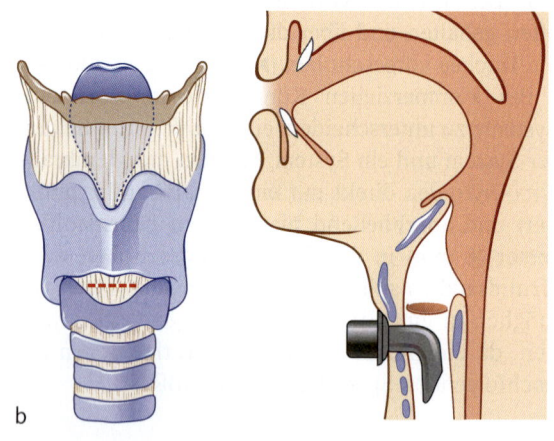

Abb. 21-25a und b Krikotomie bzw. Koniotomie.
a) Inzision der Membrana cricothyroidea;
b) durch die Inzision vorgeschobene Kanüle in der Trachea.

ckage-Test durchgeführt werden: Hierzu wird der Tubus entblockt; tritt danach ein Leck auf, besteht offenkundig keine vollständige Obstruktion der oberen Atemwege. Ist dagegen kein Leck vorhanden, muss damit gerechnet werden, dass eine Obstruktion vorliegt und die Extubation zu bedrohlichen Ventilationsstörungen führen kann.

! Grundsätzlich sollte die Extubation eines Patienten nach schwieriger Intubation nur in Anwesenheit eines erfahrenen Helfers und mit bereitgestelltem Instrumentarium für die schwierige Intubation erfolgen!

Praktisches Vorgehen:

▼ Patienten ausreichend lange mit 100% Sauerstoff präoxygenieren.
▼ Tubus, Oropharynx und Nasopharynx sorgfältig absaugen.
▼ Cuff entblocken und auf Leckage überprüfen. Tritt kein Leck auf, Patienten nicht extubieren, sondern die Ursache der Obstruktion fiberoptisch abklären. Ist ein großes Leck vorhanden, besteht wahrscheinlich keine Obstruktion, z. B. durch Schwellung im Glottisbereich, und der Patient kann extubiert werden.
▼ Im Zweifelsfall Führungsdraht oder Jet-Stilett über den Tubus in die Trachea vorschieben, dann Tubus entfernen. Tritt nach der Extubation eine Ventilationsstörung auf: Tubus über den Draht oder das Stilett wieder vorschieben.

Einsatz der Larynxmaske. Für die Extubation nach schwieriger Intubation kann in Einzelfällen auch die LMA-Fastrach von Nutzen sein. Die Maske kann nach der Extubation in tiefer Narkose eingeführt und nach Rückkehr der Schutzreflexe und ausreichender Spontanatmung entfernt werden. Wenn erforderlich, kann über die Maske auch reintubiert werden. Wichtigste Vorteile dieses Hilfsmittels sind die geringere Traumatisierung der Atemwege, die einfache Handhabung und die hohe Erfolgsrate bei der Platzierung.

14 Komplikationen der endotrachealen Intubation

Gesicherte und allgemein verbindliche Daten über die Häufigkeit von Komplikationen der endotrachealen Intubation liegen nicht vor. Geringe Komplikationen wie Halsschmerzen oder Glottisödem treten jedoch bei fast allen Patienten auf, die länger als 48 h intubiert waren.

Die Verwendung eines geblockten Tubus führt immer zu Schleimhautschäden im Bereich der Trachea, allerdings wechselt das Ausmaß der Schädigung individuell. Die schwerwiegende **Larynx- oder Trachealstenose** soll bei 15–20% aller Patienten nach Langzeitintubation auftreten.

Folgende Faktoren beeinflussen die Häufigkeit von Intubationskomplikationen:
— Alter,
— Geschlecht,
— Intubationsdauer,
— Manschettendruck,
— Infektionen der Atemwege,
— Stimmband- und Tubusbewegungen,
— körperlicher Zustand.

Eine Übersicht der häufigsten Komplikationen zeigt ▶ Abbildung 21-26a bis e.

Alter. Die kleineren Atemwege von Säuglingen und Kleinkindern sind besonders durch Intubati-

14 Komplikationen der endotrachealen Intubation

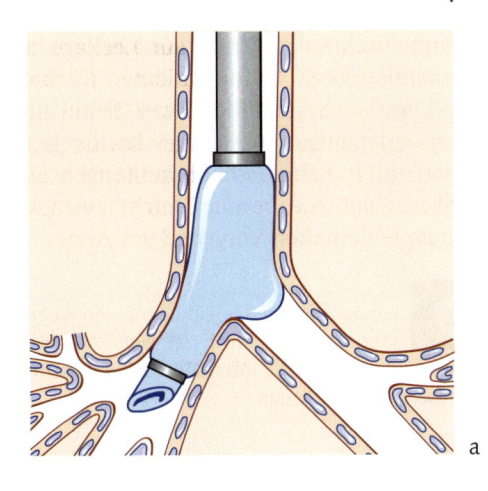

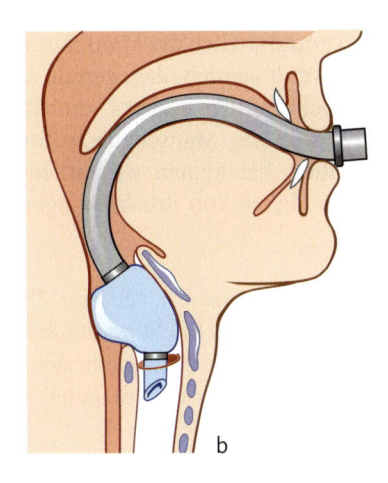

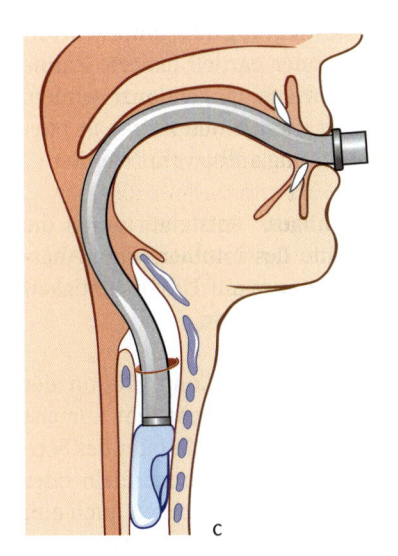

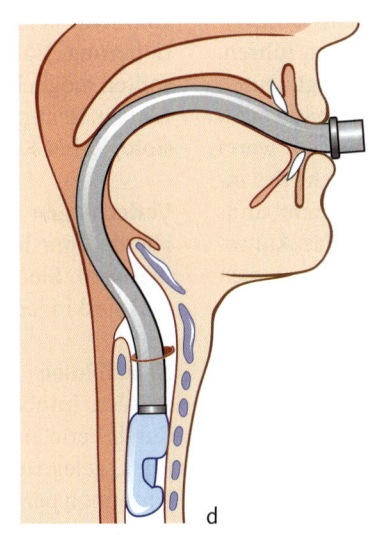

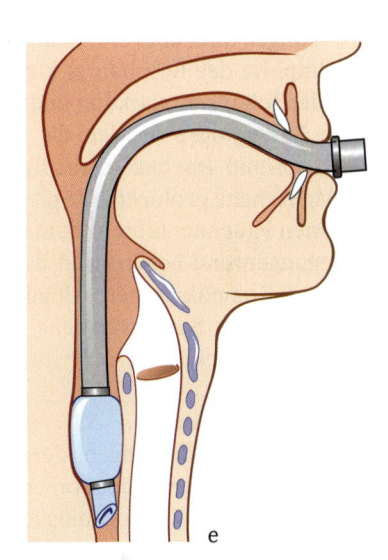

Abb. 21-26a bis e Komplikationen der endotrachealen Intubation.
a) Zu weit vorgeschobener Tubus: einseitige Intubation des rechten Hauptbronchus. Hierdurch wird die linke Lunge nicht belüftet.
b) Falsche Lage der Blockmanschette: Die Manschette befindet sich oberhalb der Stimmbänder. Hierdurch wird eine ungenügende Abdichtung erreicht und evtl. außerdem der Kehlkopf geschädigt.
c) Die Tubusspitze wird durch die stark geblockte Manschette an die Wand der Trachea gedrückt, so dass evtl. die Exspirationsluft nicht entweichen kann.
d) Ballonhernie: Die Blockmanschette hat sich über die distale Tubusöffnung gelegt, so dass die Exspirationsluft nicht mehr entweichen kann. Hierbei steigt der Beatmungsdruck exzessiv an.
e) Fehllage des Tubus im Ösophagus: Beide Lungen werden nicht belüftet; die Magengegend wölbt sich bei Beatmung vor.

onskomplikationen gefährdet, vor allem wenn zu große Tuben oder Tuben mit Blockmanschetten verwendet werden. Von größter Bedeutung ist hierbei die Obstruktion der Atemwege durch **Anschwellung der lockeren Schleimhäute.** Während beim Erwachsenen ein nur 2 mm starkes Ödem im Bereich von Glottis oder Ringknorpel klinisch ohne Folgen bleibt, können beim Kleinkind hierdurch die Luftwege bereits lebensbedrohlich eingeengt werden. Zur Prävention dürfen daher niemals zu große Tuben eingeführt werden, außerdem muss die Intubation besonders schonend erfolgen.

Geschlecht. Bei Frauen treten häufiger Komplikationen auf als bei Männern, weil die Luftwege enger und die Schleimhäute dünner sind. Darum müssen für Frauen kleinere Tuben ausgewählt werden.

Intubationsdauer. Mit zunehmender Intubationsdauer steigt die Häufigkeit von Komplikationen an.

Manschettendruck. Hohe Manschettendrücke schädigen die Schleimhäute und die Knorpelstrukturen stärker als niedrigere Manschettendrücke. Darum sollten Tuben mit Niederdruckmanschetten eingesetzt und grundsätzlich der Manschettendruck nur so hoch gewählt werden, dass gerade eine ausreichende Abdichtung der Trachea eintritt. Periodisches Entblocken der Manschette während der Langzeitintubation hat keinen wesentlichen Einfluss auf die Häufigkeit von druckbedingten Komplikationen.

Infektionen der Atemwege. Liegt zum Zeitpunkt der Intubation bereits eine Infektion des oberen Respirationstraktes vor, oder entwickelt sich der Infekt nach der Intubation, ist mit einer höheren Komplikationsrate zu rechnen.

Stimmband- und Tubusbewegungen. Heftige Kopfbewegungen oder über die Atemschläuche fortgeleitete Impulse des Respirators können dazu führen, dass der Tubus sich stark hin und her bewegt. Durch diese Bewegungen werden die Schleimhäute von Kehlkopf und Trachea geschädigt, vor allem wenn die Manschette geblockt ist. Sprechversuche des intubierten Patienten führen ebenfalls zu Stimmbandbewegungen und begünstigen dadurch das Auftreten von Komplikationen. Ungünstig wirken sich auch gehäufte Sprechversuche unmittelbar nach der Extubation aus.

Körperlicher Zustand. Alle anatomischen oder funktionellen Bedingungen, durch die eine Laryngoskopie und/oder Intubation erschwert wird, vermehren die Komplikationsmöglichkeiten.

14.1 Komplikationen während der Intubation

Die wichtigsten Komplikationen während der Intubation sind:
— Traumatisch-mechanische Schädigungen,
— Intubation des Ösophagus,
— Intubation eines Hauptbronchus,
— Reflexstimulation durch Laryngoskop und Tubus.
— Aspiration (siehe Kap. 32)

14.1.1 Traumatisch-mechanische Schädigungen

Sie entstehen meist durch unvorsichtiges Vorgehen bei der Intubation oder durch erschwerte Intubationsbedingungen. Neben den Zähnen sind Larynx, Pharynx und Ösophagus am häufigsten betroffen.

Beschädigung der Zähne. Sie treten besonders dann auf, wenn mit dem Griff des Laryngoskops *gehebelt* wird; begünstigend wirken hierbei Bewegungseinschränkungen im Kiefergelenk sowie vorstehende obere Schneidezähne. Lockere Zähne sind besonders gefährdet. Zwei Drittel aller Intubationsverletzungen treten bei kariös geschädigten oder durch Zahnfleischerkrankungen gelockerten Zähnen auf. Sie beruhen nicht zwangsläufig auf einem fehlerhaften Vorgehen des Arztes.

> Herausgebrochene Zähne müssen wegen der Aspirationsgefahr sofort mit einer Magill-Zange entfernt werden. Für jede Intubation sollte daher eine Intubationszange bereitliegen.

Zahnschäden sollten umgehend durch einen Zahnarzt befundet und dokumentiert werden; außerdem empfiehlt sich die Unterrichtung der Haftpflichtversicherung. Vollständig oder partiell luxierte Zähne sollten möglichst rasch wieder eingepflanzt werden. Bis zur Reimplantation können die Zähne in physiologischer Kochsalzlösung aufbewahrt werden.

Verletzungen der Hornhaut entstehen durch die Hände oder Instrumente des intubierenden Anästhesisten. Sie beruhen immer auf Unvorsichtigkeit und sind in jedem Fall vermeidbar.

Nasenbluten ist eine typische Komplikation der nasalen Intubation. Die Blutung entsteht zumeist durch Verletzung der Nasenmuscheln oder des Septums, gelegentlich auch von Rachenmandeln oder Nasenpolypen. Massive Blutungen treten auch auf, wenn der Tubus unter die Schleimhaut der Nase gebohrt und dann in den Hypopharynx vorgeschoben wird. Erkannt wird die Komplikation an einer Vorwölbung der Schleimhaut durch den Tubus im Bereich des Hypopharynx.

Perforation von Ösophagus, Pharynx und Trachea. Die meisten **Ösophagusperforationen** treten im Zusammenhang mit einer schwierigen Intubation auf, wobei Frauen häufiger betroffen sind als Männer. Perforationen des Ösophagus bei nicht erschwerter Intubation stehen zumeist im Zusammenhang mit der Instrumentierung des Ösophagus wie Magensonde, Ösophagusstethoskop, Ösophagusdilatator oder einem aus chirurgischen Gründen platzierten Laryngoskop. Zu den Frühzeichen der Perforation gehören das subkutane Emphysem und der Pneumothorax in der unmittelbaren postoperativen Phase; diese Symptome fehlen aber in der Hälfte der beschriebenen Fälle. Bei der Mehrzahl der Patienten entwickeln sich infektiöse Komplikationen wie Mediastinitis, Mediastinalabszess, retropharyngealer Abszess oder Pneumonie. Die Mortalität der Ösophagusperforation ist sehr hoch.

14 Komplikationen der endotrachealen Intubation

Tracheaperforationen treten, im Gegensatz zur Ösophagusperforation, am häufigsten bei Routineintubationen auf und manifestieren sich als subkutanes Emphysem und/oder Pneumothorax. Die Diagnose wird meist erst postoperativ gestellt.

Perforationen des Pharynx finden sich häufiger bei schwieriger Intubation, weiblichem Geschlecht und Lebensalter über 60 Jahre. Auch diese Komplikation ist lebensbedrohlich.

Abrisse von Kehlkopfteilen sind gewöhnlich erkennbar am Eintritt von Luft in das umgebende Gewebe des Halses (subkutanes Emphysem). Diese Komplikation entsteht durch gewaltsames Vorschieben des Tubus; begünstigend wirkt ein aus dem Tubus herausragender Metallführungsstab. Frakturen von Kehlkopf und Zungenbein, z. B. durch unsachgemäßen oder falschen Druck auf den Kehlkopfbereich sind ebenfalls möglich.

Aryknorpelluxation. Diese seltene Komplikation manifestiert sich nach der Extubation als Stimmschwäche bis hin zum Flüstern; die Behandlung erfolgt operativ. Einzelheiten siehe unter Seite 545.

Aspiration. Die Gefahr der Aspiration besteht vor allem bei Patienten mit vollem Magen (siehe Kap. 32). Fremdkörper wie z. B. Zähne oder Teile von Prothesen können ebenfalls während der Intubation aspiriert werden.

Verletzungen des Halsrückenmarkes können bei Patienten mit Verletzungen oder Instabilität der Halswirbelsäule auftreten, wenn der Kopf für die direkte Laryngoskopie in die Schnüffelposition gebracht wird. Schlüssige Beweise für einen solchen Schädigungsmechanismus liegen derzeit allerdings nicht vor. Es wird aber empfohlen, diese Patienten primär fiberoptisch zu intubieren.

14.1.2 Intubation des Ösophagus

Die Intubation des Ösophagus (siehe Abb. 21-26e) ist eine lebensbedrohliche Komplikation, die sofort erkannt und behoben werden muss.

Die **klinischen Zeichen** sind:
— Aufblähen der Magengegend bei Beatmung.
— Evtl. gurgelndes Geräusch beim Beatmen.
— Fehlende Rippenbewegungen bei Beatmung.
— Zunehmende Zyanose.
— Bei zu spät erkannter Komplikation: Herzstillstand.

Am zuverlässigsten lässt sich die Fehllage des Tubus durch **Kapnometrie** sichern.

Die Intubation des Ösophagus kann mit dem Kapnometer sofort erkannt werden.

Sobald die Diagnose feststeht bzw. ein begründeter Verdacht auf eine Intubation des Ösophagus vorliegt, darf nicht mehr weiterbeatmet werden. Vielmehr wird der Tubus sofort herausgezogen und, wenn erforderlich, nach überbrückender Maskenbeatmung, erneut eingeführt. Besteht Aspirationsgefahr, so kann der im Ösophagus liegende Tubus geblockt und zunächst belassen werden, bis ein zweiter Tubus in die Trachea eingeführt und geblockt worden ist. Nach einer Intubation des Ösophagus mit Beatmung des Magens sollte der Magen über eine Magensonde entlastet werden.

Nach geltender Rechtsprechung ist die Fehlintubation ein schuldhafter ärztlicher Fehler, wenn die Tubuslage nach der Intubation nicht sofort kontrolliert und die Fehllage umgehend behoben wird. Die Auskultation allein wird als unsicheres Verfahren für die Kontrolle der Tubuslage angesehen; ergänzende Verfahren siehe Kasten auf Seite 513.

14.1.3 Intubation eines Hauptbronchus

Bei dieser Komplikation wird der Tubus zu weit vorgeschoben und gelangt in einen Hauptbronchus (siehe Abb. 21-26a) – bei Erwachsenen meist in den rechten, bei Kindern je nach Anschrägung der distalen Tubusöffnung auch in den linken Hauptbronchus.

Die **klinischen Zeichen** der endobronchialen Intubation sind:
— asymmetrische bzw. nicht seitengleiche Thoraxbewegungen,
— abgeschwächtes bzw. fehlendes Atemgeräusch auf der betroffenen Seite.

Die einseitige Intubation muss sofort nach der Intubation erkannt und korrigiert werden. Deshalb nach jeder endotrachealen Intubation die Lungen beiderseits sorgfältig auskultieren!

Mit dem Kapnometer kann die einseitige Intubation nicht zuverlässig festgestellt werden.

14.1.4 Reflexstimulation

Eine Stimulation verschiedener Reflexe tritt auf, wenn die Narkose für die Laryngoskopie und Intubation zu flach ist oder der Patient im Wachzustand bei nicht ausreichender Lokalanästhesie intubiert wird. Folgende Reaktionen können beobachtet werden:

Sympathoadrenerge Reflexreaktionen:
— Blutdruckanstieg,
— Tachykardie,
— Herzrhythmusstörungen.

Vagale Reflexreaktionen:
— Atemstillstand,
— Laryngospasmus,
— Blutdruckabfall,
— Bradykardie.

Rückenmarkreflexe:
— Erbrechen,
— Husten,
— Bewegungen von Rumpf und Extremitäten.

Sympathoadrenerge Reaktionen mit Blutdruckanstieg und/oder Tachykardie sind besonders beim Koronarkranken unerwünscht bzw. gefährlich. Sie können durch ausreichend tiefe Narkose und Besprühen der laryngotrachealen Atemwege, z. B. mit Lidocain 4%, abgeschwächt werden.

14.2 Komplikationen bei liegendem Tubus

14.2.1 Obstruktion des Tubus

Eine partielle oder komplette Verlegung des Tubuslumens kann durch folgende Faktoren auftreten:
— Abknicken des Tubus,
— eingedickte Sekrete, Blut oder Fremdkörper im Tubus,
— Ballonhernie,
— Anliegen der distalen Tubusöffnung an der Tracheahinterwand.

! Verlegungen der Atemwege bzw. des Tubus sind immer lebensbedrohlich. Sie müssen sofort erkannt und behandelt werden.

Ballonhernie. Bei dieser akut bedrohlichen Komplikation gleitet die luftgefüllte Tubusmanschette über die Tubusspitze und verlegt die distale Öffnung (siehe Abb. 21-26d), so dass die mit der Inspiration in die Lungen gelangende Luft bei der Exspiration nicht mehr entweichen kann.

Die **klinischen Zeichen** der Ballonhernie sind:
— Kontinuierlicher und exzessiver Anstieg des Beatmungsdrucks,
— Blutdruckabfall,
— Herzstillstand durch Hypoxie.

! Bei dem geringsten Verdacht auf eine Ballonhernie muss der Tubus entblockt werden. Lässt sich der Patient dann wieder beatmen, so lag eine Ballonhernie vor.

Der defekte Tubus muss umgehend entfernt und durch einen neuen ersetzt werden. Ein ähnliches klinisches Bild entsteht jedoch auch, wenn die Manschette asymmetrisch aufgeblasen ist und die distale Tubusöffnung hierdurch gegen die Hinterwand der Trachea gedrückt wird (siehe Abb. 21-26c).

Bei Verdacht auf eine Obstruktion des Tubuslumens aus anderer Ursache kann zunächst die Durchgängigkeit des Tubus mit einem Absaugkatheter überprüft werden.

14.2.2 Ruptur der Trachea

Dies ist eine sehr seltene Komplikation, die meist unter Langzeitintubation auftritt.

14.2.3 Aspiration

Sehr selten kann auch bei geblockter Tubusmanschette eine Aspiration von Flüssigkeit, z. B. Magensaft oder Galle, eintreten.

14.3 Komplikationen bei der Extubation

Die wichtigsten Komplikationen bei bzw. kurze Zeit nach der Extubation sind:
— Laryngospasmus,
— Aspiration,
— Kehlkopfödem mit Heiserkeit, Stridor und Luftnot.

Larynx- bzw. subglottisches Ödem. Tritt vor allem bei kleinen Kindern kurz nach der Extubation auf und geht mit **Stridor** und **Heiserkeit** (bellender Husten!), bei entsprechender Schwere auch mit **Luftnot** einher. Ursachen sind zumeist eine traumatische Intubation oder ein zu großer Tubus, gelegentlich auch eine bakterielle Infektion durch unsterile Tuben oder aber ein vorbestehender Atemwegsinfekt. Zur Behandlung werden meist Kortikosteroide empfohlen, bei aufgeregten Kindern zusätzlich eine Sedierung. In jedem Fall gilt:

! Bei Larynxödem mit Stridor ist eine ausreichend lange Überwachung im Aufwachraum erforderlich. Ambulante Kinder sollten über Nacht stationär aufgenommen werden.

14.4 Früh- und Spätkomplikationen

Die wichtigsten Früh- und Spätkomplikationen der Intubation sind:
— Halsbeschwerden,
— Aryknorpelluxation,

— Rekurrensparese,
— Septum- und Conchae-Nekrosen; Nasennebenhöhleninfektionen (bei nasaler Intubation),
— Ulzerationen,
— Tracheastenose.

14.4.1 Halsbeschwerden

Halsbeschwerden nach endotrachealer Intubation wie Halsschmerzen, Schluckbeschwerden, Heiserkeit und Trockenheitsgefühl sind so häufig (25–60%), dass der Patient bei der Prämedikationsvisite vorsorglich auf diese Komplikationsmöglichkeit hingewiesen werden sollte. In der Regel klingen die Beschwerden innerhalb von 2–3 Tagen wieder ab; länger als 4 Tage anhaltende wesentliche Halsschmerzen, Schluckbeschwerden oder Heiserkeit sollten aber durch den HNO-Arzt abgeklärt werden, um laryngeale oder pharyngeale Verletzungen, vor allem eine Aryknopelluxation oder Rekurrensparese auszuschließen.

Ursachen. Die *Größe* des Endotrachealtubus scheint eine wichtige Rolle für die Entstehung postoperativer Halsbeschwerden zu spielen: Tuben mit größerem Innendurchmesser (z. B. 9 mm ID bei Männern, 8,5 mm ID bei Frauen) gehen häufiger mit Halsschmerzen und Heiserkeit nach der Intubation einher als Tuben mit kleinerem Durchmesser (7,0 mm ID bei Männern, 6,5 mm ID bei Frauen). Pathogenetisch scheint der Druck des Tubus auf die hintere Kommissur, die Arytaenoidknorpel und den hinteren Anteil des Ringknorpels von Bedeutung zu sein. Die Art des Cuffs soll hingegen bei der Kurzzeitintubation keine wesentliche Rolle spielen.

Von wesentlicher Bedeutung für das Auftreten von Halsbeschwerden sind nach Mencke außerdem die *Intubationsbedingungen*: Bei vollständig relaxierten Patienten mit sehr guten Intubationsbedingungen sind postoperative Heiserkeit und Stimmbandkomplikationen (Hämatom, vor allem links sowie Schleimhautschwellungen und Granulome) signifikant geringer als bei Patienten, die, nach Einleitung mit Opioid und Propofol, *ohne Relaxanzien* intubiert werden.

14.4.2 Aryknorpelluxation

Diese seltene, auch als „postintubationelle Funktionsstörung des Krikoarytänoidgelenks" bezeichnete Komplikation entsteht möglicherweise nicht primär durch eine Subluxation, sondern durch eine traumatische Einwirkung mit nachfolgendem Hämarthros oder Frakturen der Gelenkkörper, die eine fixierte Fehlstellung der Gelenkoberflächen und eine Ankylose hervorrufen. Hierdurch kommt es zur Verkürzung der gleichseitigen Stimmlippe.

Beschrieben werden anteriore und posteriore Aryknorpelluxationen; die anteriore Luxation soll durch direkte Krafteinwirkung des Laryngoskopspatels oder Tubus entstehen, die posteriore durch die Krafteinwirkung der konvexen Kurvatur des Tubus beim Einführen oder während der Liegezeit. Insgesamt sollen an der Aryknorpelluxation prädisponierende Faktoren beteiligt sein; bei einem normalen Larynx soll die Komplikation eher nicht auftreten können.

Symptome. Folgende Symptome können auf eine Aryknorpelluxation hinweisen:
— Stimmstörungen: schwache Stimme, Flüsterstimme, Heiserkeit, Stimmlosigkeit,
— schmerzhaftes Kloßgefühl im Hals;
— Halsschmerzen,
— Stridor, Atemnot.

Die Symptome manifestieren sich in der Regel sofort nach der Extubation, sollen aber in sehr seltenen Fällen erstmals auch noch Jahre später auftreten können.

Diagnose. Sie sollte möglichst innerhalb der ersten Tage gestellt werden, damit umgehend eine Therapie eingeleitet werden kann.

> ! Jede Stimmstörung, die länger als 4–7 Tage nach der Extubation anhält, muss endoskopisch abgeklärt werden.

Bei der Endoskopie findet sich ein nach anterior oder posterior verlagerter Aryknorpel mit stillstehendem Stimmband auf der gleichen Seite. Ist die Untersuchung erschwert, kann eine Computertomographie weiterführen. Häufigste Fehldiagnose ist die nervale Stimmbandlähmung.

Therapie. Wird die Diagnose frühzeitig gestellt, d. h. innerhalb weniger Tage nach der Extubation, so kann eine operative Reposition des Aryknorpels durchgeführt werden, bevor sich eine Fibrosierung und Ankylose des Gelenks entwickeln.

14.4.3 Stimmbandlähmungen (Rekurrensparese)

Lähmungen eines (meist des linken) oder beider Stimmbänder im Zusammenhang mit der endotrachealen Intubation sind ebenfalls beschrieben worden. Der genaue Mechanismus ist unbekannt; Männer sind etwa 7-mal häufiger betroffen als Frauen. Diskutiert werden Druck auf den N. recurrens durch einen ungeeigneten Tubus oder dessen übermäßige Blockung bei verminderter Elastizität der Trachea, erhöhte Verletzbarkeit des N. recurrens sowie Überdehnung des Nervs bei der Überstreckung des Halses für die Intubation.

Bei Operationen im Halsbereich beruht eine Schädigung des N. recurrens zumeist auf dem Operationstrauma. So beträgt die Häufigkeit der Rekurrenslähmung bei Schilddrüsenoperationen 1–3%, bei Rezidiveingriffen etwa 10%.

14.4.4 Ulzerationen

Ulzerationen treten vor allem an den Processus vocales der Arytenoidknorpel, den hinteren Anteilen der Stimmbänder, in der subglottischen Region, an der Vorderwand von Trachea und Kehldeckel sowie im trachealen Bereich der Blockmanschette und Tubusspitze auf.

Ulzerationen sind keineswegs immer Spätkomplikationen, sie können vielmehr bereits innerhalb von 2 h nach der Intubation entstehen. Entweder ist nur die Schleimhaut von den Ulzerationen betroffen, oder der Defekt reicht bis zum Knorpel, der dann freiliegt.

Oberflächliche Ulzerationen heilen zumeist vollständig, während tiefere Ulzerationen zur Bildung von Granulationsgewebe, Stimmbandgranulomen usw. führen können. Gelegentlich durchbricht eine Ulzeration auch die Wand der Trachea.

Ulzerationen entstehen wahrscheinlich durch eine Druckischämie oder ein mechanisches Trauma. Von Bedeutung sind hierbei die Lage des Kopfes und die Form des Tubus.

Klinisch manifestieren sich die Ulzerationen als *Schmerzen und Heiserkeit*.

Zur **Prophylaxe** werden folgende Maßnahmen empfohlen:
— Intubationszeit so kurz wie möglich halten.
— Kopfbewegungen beim intubierten Patienten auf ein Minimum beschränken.
— Kopf leicht erhöht und gebeugt lagern.
— Kunststofftuben verwenden.

! Jede Heiserkeit, die länger als eine Woche nach Extubation anhält, muss laryngoskopisch abgeklärt werden.

14.4.5 Trachealstenose

Die Trachealstenose ist eine der schwerwiegendsten Spätkomplikationen der endotrachealen Intubation. Sie tritt meist nach einer **Langzeitintubation** auf. Die Stenose findet sich bevorzugt im Bereich der Tubusmanschette oder Tubusspitze. Der Defekt beginnt als Erosion/Ulzeration und endet mit dem Untergang des Trachealknorpels. Bei besonders schwerer Ausprägung wird die Trachea weich und kollabiert.

Die **Symptome** können sich sofort nach der Extubation oder Wochen bis Jahre später entwickeln; meist treten sie jedoch innerhalb von 4 Wochen nach der Extubation auf:
— trockener Husten,
— Unvermögen, das Sputum auszuhusten,
— Luftnot.

Bei schweren Trachealstenosen ist eine operative Rekonstruktion des betroffenen Trachealabschnittes erforderlich.

14.4.6 Kiefergelenkbeschwerden

Durch den Intubationsvorgang können chronische Funktionsstörungen des orofazialen Systems verstärkt werden. Möglich ist des Weiteren die traumatische Schädigung der Bandstrukturen der Kiefergelenke. Nach Angaben in der Literatur treten in den ersten 3 Tagen nach der endotrachealen Intubation bei 33–44% der Patienten Funktionseinschränkungen der Kiefergelenke auf, die bei 2–4% auch länger anhalten.

15 Larynxmaske

Bei einer Vielzahl von Operationen kann anstelle eines Endotrachealtubus oder einer konventionellen Gesichtsmaske die von Brain entwickelte Kehlkopf- oder Larynxmaske eingesetzt werden. Mit dieser Maske werden die Risiken der endotrachealen Intubation vermieden; außerdem bietet sie dem Anästhesisten größere Bewegungsfreiheit und zudem oft mehr Sicherheit als die Gesichtsmaske. Eine Laryngoskopie und Muskelrelaxierung sind für das Einführen der Larynxmaske nicht erforderlich. Der Atemwegswiderstand ist geringer als beim Endotrachealtubus. Auch treten, verglichen mit der endotrachealen In- und Extubation, seltener Laryngospasmen auf.

Vorteile:
— Einfache Technik, leichter zu erlernen als endotracheale Intubation,
— auch bei Kindern anwendbar (siehe Kap. 39),
— Vermeiden von Risiken der direkten Laryngoskopie und endotrachealen Intubation,
— im Vergleich zu Gesichtsmaskennarkosen weniger Verlegungen der Atemwege sowie bessere Ventilation und Oxygenierung,
— Muskelrelaxierung für das Einführen nicht erforderlich,
— keine Fehlintubation des Ösophagus,

— geringere Traumatisierung der oberen Atemwege,
— ermöglicht Beatmung bei Misslingen der endotrachealen Intubation und bei der Situation „Maskenbeatmung und Intubation nicht möglich".

Nachteile:
— Korrekte Platzierung gelegentlich nicht durchführbar,
— Leckage bei Beatmungsdrücken von > 20 cmH$_2$O,
— nicht geeignet für Anwendung höherer Beatmungsdrücke,
— kein Schutz vor Laryngospasmus,
— kein absoluter Schutz vor Aspiration.

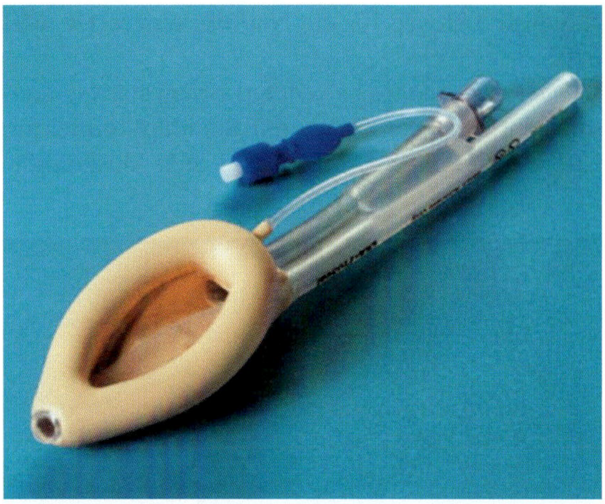

Abb. 21-27 ProSeal-Larynxmaske.

15.1 Aufbau

Die Maske besteht aus einem aufblasbaren Silikonkörper, der mit einem flexiblen Schlauch versehen ist. Der ovale, maskenförmige Silikonkörper besitzt einen aufblasbaren äußeren Rand, die distale Öffnung enthält zwei Stege, um eine Verlegung des Lumens durch die Epiglottis zu verhindern. Nach korrekter Platzierung befindet sich der mit niedrigem Druck aufgeblasene Teil des Silikonkörpers im Hypopharynx an der Schnittstelle zwischen Ösophagus und Eingang in den Respirationstrakt und bildet dort eine kreisförmige Abdichtung um die Glottis herum. Die Lage der geblockten Cuffspitze im Bereich des oberen Ösophagussphinkters gewährt allerdings keinen sicheren Schutz vor der Aspiration von regurgitiertem Mageninhalt. Der Anschluss an das Narkosegerät und die Zufuhr der Atemgase erfolgen über den flexiblen Schlauch bzw. Tubus. Die Masken sind autoklavierbar und können wiederverwendet werden. Einmalmasken sind ebenfalls erhältlich.

Eine Übersicht über Maskengröße und einführbare Endotrachealtuben sowie Fiberendoskope zeigt ▶ Tabelle 21-8.

ProSeal-Larynxmaske (PLMA). Diese Modifikation der herkömmlichen Larynxmaske besitzt einen Cuff, durch den die Abdichtung verbessert wird. Der abdichtende Cuffdruck liegt 8–11 cm H$_2$O über dem einer Standardmaske. Die PMLA enthält außerdem einen Drainage-Tubus, über den regurgitierte Flüssigkeit abgesaugt und eine Magensonde eingeführt werden können (▶ Abb. 21-27). Allerdings ist die PLMA wegen ihres größeren Cuffs ohne Introducer schwieriger einzuführen als die Standardmaske. Bei korrekter Lage isoliert die PMLA die Epiglottis vom oberen Ösophagus; hierdurch wird möglicherweise das Aspirationsrisiko vermindert. Ob bei unmöglicher Maskenbeatmung/unmöglicher Intubation die PLMA der LMA überlegen ist, muss noch näher untersucht werden.

Larynxmaske für die Intubation (LMA-Fastrach). Diese speziell konstruierte Larynxmaske ermöglicht bei schwieriger Intubation die fiberendoskopische oder blinde endotracheale Intubation mit einem Spezialtubus aus Silikon. Sie kann außerdem – wie die konventionelle Larnyxmaske – als selb-

Tab. 21-8 Larynxmasken – Maskengröße, einführbare Endotrachealtuben und Fiberendoskope						
Maskengröße	Gewicht des Patienten (kg)	I.D./Ä.D. (mm)	Länge (cm)	Cuffvolumen (ml)	größtmöglicher Endotrachealtubus (I.D. mm)	Fiberendoskop (Durchmesser mm)
1	< 6,5	5,25/8	10	2–5	3,5	2,7
2	6,5–20	7/11	11,5	7–10	4,5	3,5
2,5	20–30	8,4/13	12,5	12–15	5	4
3	30–70	10/15	19	15–20	6 ohne Cuff	5
4	70–90	10/15	19	25–30	6 ohne Cuff	5
5	> 90	11,5/16,5	20	35–40	7,5 ohne Cuff	6,5

21 Endotracheale Intubation und Larynxmaske

ständiger Luftweg für die Narkose eingesetzt werden.

Die Larynxmaske besteht aus einem starren, anatomisch geformten Tubus mit Standardkonnektor, einem Handgriff aus Metall und dem Maskenkörper, der im Gegensatz zu den beiden Stegen der herkömmlichen Larynxmaske nur einen Steg enthält (▶ Abb. 21-28a und b). Das kaudale Ende des Stegs ist frei beweglich und hebt die Epiglottis bei der Intubation durch die Maske an.

15.2 Klinische Anwendung

Die Larynxmaske wird im klinischen Routinebetrieb bei einer Vielzahl von Operationen anstelle der konventionellen Intubationsnarkose oder Maskennarkose eingesetzt, wenn kein erhöhtes Aspirationsrisiko und keine schwerwiegende respiratorische Insuffizienz bestehen. Des Weiteren kann die Larynxmaske bei unerwartet schwieriger Intubation zur Notfallbeatmung eingeführt werden. Grundsätzlich kann die Narkose mit der Larynxmaske unter erhaltener Spontanatmung oder Anwendung der üblichen Narkosebeatmungsmuster erfolgen.

> Durch Anwendung maximaler Beatmungsdrücke von 20–25 cmH$_2$O, Atemzugvolumina von 8–10 ml/kg und niedrigen Inspirationsflow kann bei den meisten Patienten eine ausreichende Ventilation erzielt werden.

Die Wahrscheinlichkeit einer korrekten Platzierung der Maske und vollständiger Abdichtung lässt sich durch Beachtung folgender Faktoren verbessern:
— Verwendung der größtmöglichen Maske,
— richtiges Vorschieben der Maske,
— Vermeiden einer zu starken Blockung des Cuffs.

Indikationen für den Einsatz der Larynxmaske:
— Operationen, für die eine endotracheale Intubation nicht erforderlich oder erwünscht ist,
— vermutete schwierige Intubation oder schwieriger Atemweg,
— Notfallbeatmung, wenn Maskenbeatmung und Intubation unmöglich sind,
— Erleichterung der fiberendoskopischen Intubation.

Kontraindikationen:
— Erhöhtes Aspirationsrisiko,
— Obstruktion im Bereich des Kehlkopfs oder der Trachea,
— extrem eingeschränkte Mundöffnung,
— Anwendung hoher Beatmungsdrücke.

Der Einsatz der Larynxmaske bei Oberbauchoperationen und abdominalen laparoskopischen Eingriffen ist umstritten. Seitenlage und Bauchlagerung gelten zwar nicht als Kontraindikation für die

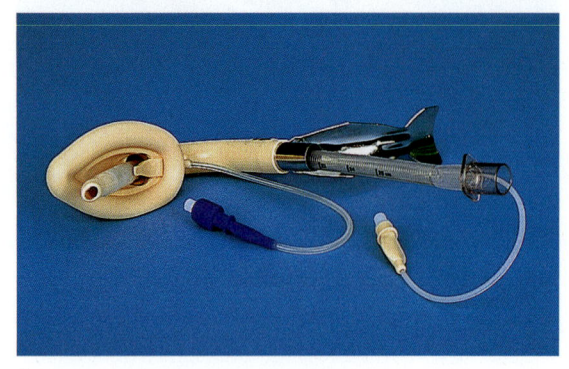

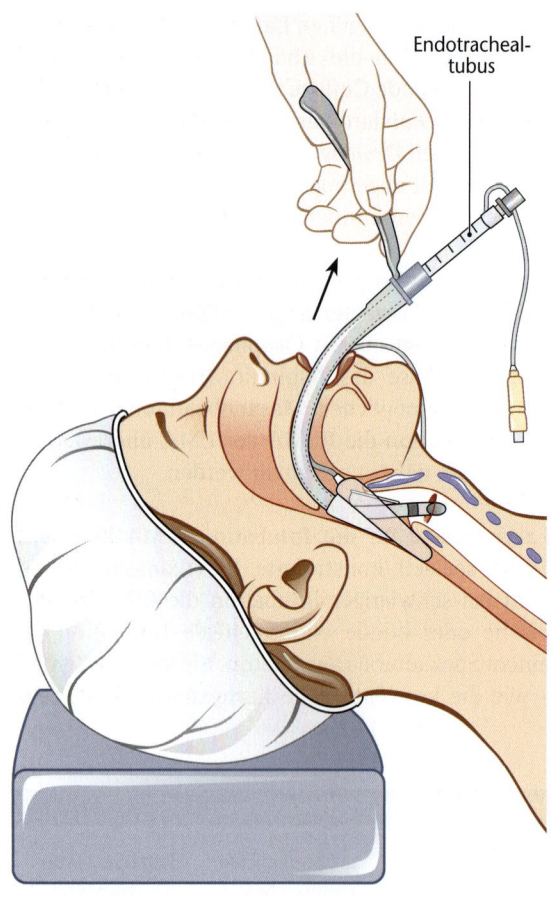

Abb. 21-28a und b LMA-Fastrach für die blinde oder fiberendoskopische Intubation der Trachea.
a) Maske mit eingeführtem Tubus;
b) für die endotracheale Intubation wird die LMA am Handgriff gefasst und angehoben und so von der Hinterwand des Pharynx entfernt. Hierdurch kann der Endotrachealtubus leichter blind in die Trachea vorgeschoben werden.

Larynxmaske, jedoch sollte hierbei die Maske nur durch den Erfahrenen angewandt werden.

Aspirationsrisiko bei Einsatz der Larynxmaske. Die Larynxmaske dichtet den Respirationstrakt nicht gegen den Ösophagus ab und gewährt somit keinen absoluten Schutz vor der Aspiration von Mageninhalt. Darum ist die Larynxmaske bei Patienten mit „vollem Magen" oder aus anderen Gründen erhöhtem Aspirationsrisiko kontraindiziert.

> Bei Patienten mit vollem Magen, Hiatushernie, intestinaler Obstruktion oder Adipositas permagna ist die Larynxmaske wegen des ungenügenden Schutzes vor pulmonaler Aspiration kontraindiziert.

Hingegen ist das Aspirationsrisiko bei elektiven Eingriffen (ohne erhöhtes Aspirationsrisiko), verglichen mit der konventionellen Maskennarkose, gering. Die Häufigkeit soll nach Angaben in der Literatur 2 auf 10 000 Narkosen für elektive Eingriffe betragen.

Anwendung durch den Anästhesieanfänger. Die zumeist leicht zu erlernende Technik des Einführens der Larynxmaske sollte nicht dazu verleiten, den Anästhesieanfänger überwiegend oder ausschließlich mit Larynxmaskennarkosen zu betrauen und hierüber die Unterweisung in der Technik der endotrachealen Intubation ins Hintertreffen geraten zu lassen. Das frühzeitige Erlernen und sichere Beherrschen der endotrachealen Intubation sollten immer zu den Ausbildungszielen höchster Priorität für den Anästhesisten gehören. Andererseits sollte der Anästhesieanfänger von Beginn an das Einführen der Larynxmaske erlernen, da hiermit ein Instrument für die überbrückende Bewältigung der unerwartet schwierigen Intubation oder Unmöglichkeit der konventionellen Maskenbeatmung zur Verfügung steht.

15.3 Einführen der Larynxmaske

Die Larynxmaske wird in ausreichend tiefer Narkose eingeführt; ein Laryngoskop und die Relaxierung der Muskulatur sind nicht erforderlich. Für die Anwendung ist eine minimale Mundöffnung von 1,5 cm erforderlich. Die Larynxmaske wird praktisch den gleichen Weg entlang vorgeschoben, den auch die Nahrung beim Schluckvorgang nimmt. Hierbei wird die Hinterwand des Silikonkörpers mit dem Zeigefinger gegen den harten Gaumen gedrückt, vergleichbar der Zungenbewegung beim Schlucken. Durch den Druck nach hinten gleitet die Larynxmaske über den Zungengrund und weicht so den Kehlkopfanteilen aus.

> ! Dem Erfahrenen gelingt das korrekte Einführen der Larynxmaske bei 98% der Patienten mit der Mallampati-Klasse I bis IV innerhalb von 20 s.

Für das Einführen der Larynxmaske wird eine Vielzahl von Variationen des von Brain entwickelten Standardverfahrens angegeben. Die Standardtechnik (▶ Abb. 21-29a bis d) gewährleistet aber nach Ansicht zahlreicher Autoren eine höhere Rate korrekter Platzierungen mit besserer Funktionsfähigkeit.

Korrekte Lage der Larynxmaske. Die Kehlkopfmaske muss mit ihrer Spitze im Bereich des oberen Ösophagussphinkters, also im Hypopharynx liegen. Die Seiten der Maske liegen in den Recessus piriformes, der obere Anteil der Maske schließt mit dem Zungengrund ab. Die Epiglottis ist aufgerichtet oder liegt vor den beiden Sicherungsstegen an der Innenseite der Maske. Wird der Cuff mit Luft gefüllt, bildet sich am Maskenrand eine abdichtende Manschette. Beim Blocken bewegt sich die Maske leicht aufwärts, erkennbar an einer geringen Auswärtsbewegung des Tubus, so dass sich Stimmritze und Öffnung der Kehlkopfmaske gegenüberstehen. Der Larynx wird bei korrekter Lage der Maske abgedichtet, und die Stimmbänder sind vollständig frei; hierdurch ist ein gewisser Schutz vor pulmonaler Aspiration gegeben.

Beißschutz. Um ein Zubeißen des Patienten einschließlich Obstruktion und Beschädigung des Maskentubus zu verhindern, muss ein Beißschutz in den Mund eingeführt werden. Am besten ist hierfür eine Rolle aus Gaze geeignet. Guedel-Tuben sollten hingegen nicht verwendet werden, da sie häufiger den korrekten Sitz der Maske behindern und zu Undichtigkeiten führen.

Praktisches Vorgehen:

- ▼ Übliches Standardmonitoring, venöser Zugang.
- ▼ Auswahl der richtigen Maskengröße (siehe Tab. 21-8):
  — Neugeborene und Säuglinge bis 6,5 kg; Größe 1;
  — Kinder bis 20 kg: Größe 2;
  — Kinder 20–30 kg: Größe 2,5;
  — größere Kinder und Erwachsene Größe 3;
  — Erwachsene 70–90 kg: Größe 4;
  — Erwachsene > 90 kg: Größe 5.

21 Endotracheale Intubation und Larynxmaske

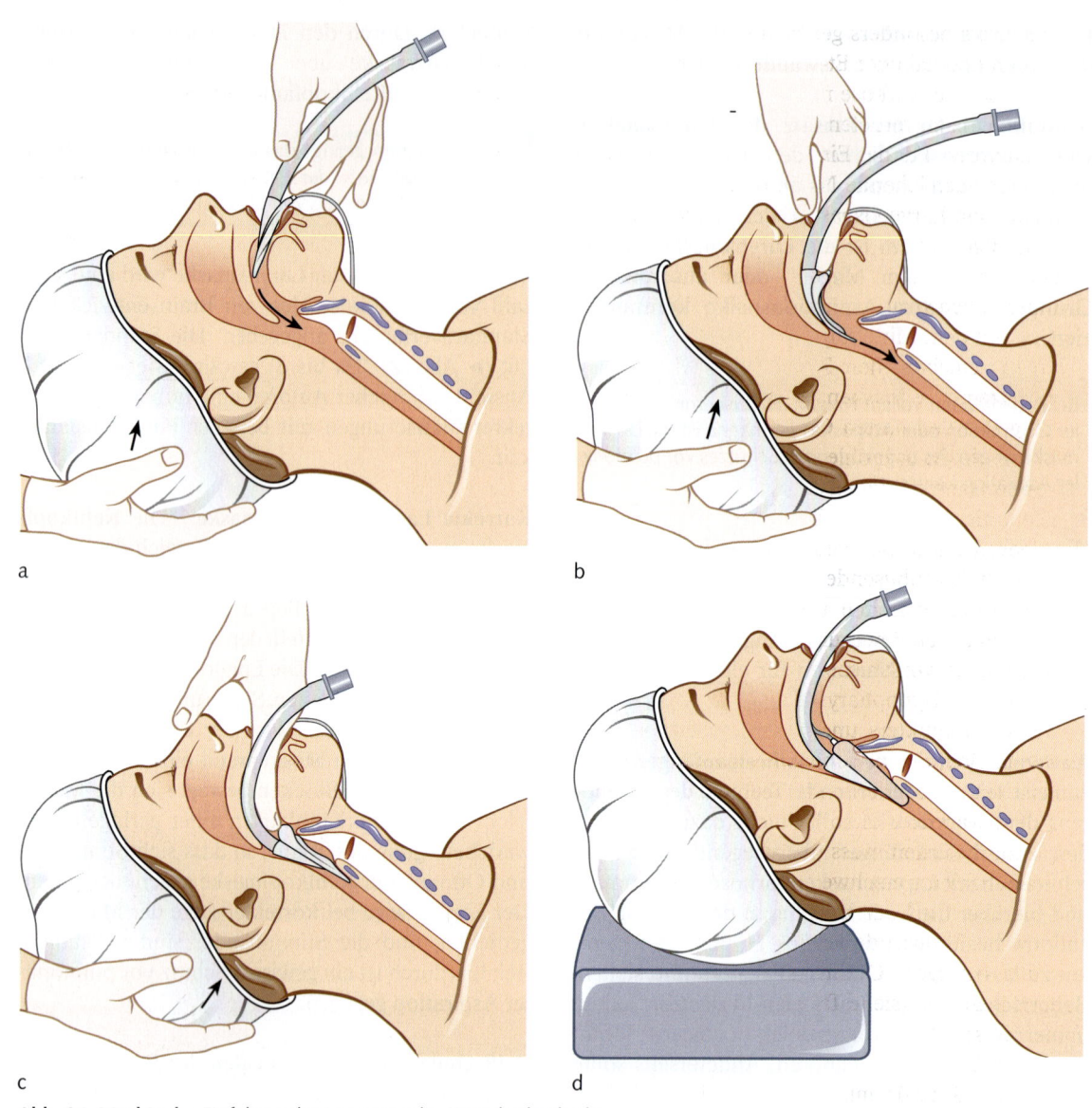

Abb. 21-29a bis d Einführen der Larynxmaske (Standardtechnik)
a) Kopf in Schnüffelposition lagern und leicht überstrecken, dann mit dem Mittelfinger das Kinn herunterdrücken und die Maske mit nach vorn zeigender Öffnung in den Mund einführen.
b) Maskenspitze mit dem Zeigefinger gegen den harten Gaumen drücken, so weit vorschieben, bis sie dem harten Gaumen anliegt.
c) Maske in Richtung Zungengrund vorschieben, bis die hintere Pharynxwand erreicht worden ist.
d) Tubusende mit Daumen, Zeige- und Mittelfinger ergreifen und in die korrekte Position im Hypopharynx bzw. im Bereich des oberen Sphinkters vorschieben.

Aber: Ersatzmaske anderer Größe bereithalten, wenn Einführen wegen zu kleiner oder zu großer Maske misslingt.
▼ Vor dem Einführen den Cuff der Maske vollständig mit einer 10- oder 20-ml-Spritze entleeren; hierbei muss sich eine flache ovale Scheibe bilden, deren Rand von der Öffnung wegzeigt. Wenn nötig: Cuff auf einer flachen Unterlage ausdrücken. Bei resterilisierter Maske: Cuff zunächst mit Luft füllen, dann wieder entblocken.
▼ Danach Rückseite des Maskenkörpers mit Gleitmittel, z. B. Lidocain-Gel, bestreichen.
▼ Kopf des Patienten in Schnüffelposition lagern und dabei leicht überstrecken, alternativ auch Lagerung in Neutralposition, z. B. bei Patienten mit Erkrankungen der Halswirbelsäule.
▼ Ausreichende Präoxygenierung des Patienten.
▼ Einleitung der Narkose mit einem i. v. Anästhetikum, bei Kindern alternativ auch per Inhalation. Propofol in einer Dosierung von 2,5–3 mg/kg gilt wegen der besseren Dämpfung der Atemwegs-

reflexe als besonders geeignet. Bei Verwendung von Thiopental oder Etomidat empfiehlt es sich, zunächst die Narkose mit einem Inhalationsanästhetikum zu vertiefen und dann erst die Maske einzuführen. Für das Einführen der Larynxmaske ist eine ausreichende Narkosetiefe erforderlich, damit kein Laryngospasmus ausgelöst wird.

- Gesichtsmaske entfernen und Larynxmaske mit der Hand erfassen. Hierbei zeigt die Öffnung der Maske nach vorn.
- Nun mit dem Mittelfinger den Unterkiefer nach unten schieben, den Zeigefinger zur Führung einsetzen. Die Maskenspitze mit dem Zeigefinger gegen den harten Gaumen drücken und so weit in der Mundhöhle vorschieben, bis sie dem harten Gaumen richtig anliegt.
- Dann die Maske in Richtung Zungengrund vorschieben, bis die hintere Pharynxwand erreicht ist.
- Danach das Tubusende mit Daumen, Zeige- und Mittelfinger ergreifen und die Maske in einer gleichmäßigen Bewegung bis zu einem fühlbaren Widerstand vorschieben: Jetzt befindet sich die Maske im Hypopharynx bzw. im Bereich des oberen Sphinkters und damit an der richtigen Stelle. Beim Vorschieben der Maske möglichst keinen Krikoiddruck anwenden, da der Maskencuff in variabler Tiefe hinter dem Ringknorpel platziert werden muss und hierbei die korrekte Positionierung erschwert werden kann.
- Nun den Cuff mit Luft blocken; hierbei muss sich das Tubusende leicht nach vorn bzw. aufwärts bewegen. Optimale Füllmengen für den Cuff beachten (siehe Tab. 21-8):
  — Gr. 1: 2–5 ml,
  — Gr. 2: 7–10 ml,
  — Gr. 2,5: 12–15 ml,
  — Gr. 3: 15–20 ml,
  — Gr. 4: 25–30 ml,
  — Gr. 5: 35–40 ml.
- Nach Blocken des Cuffs Narkosesystem anschließen und Belüftung beider Lungen durch Auskultation und Kapnometrie überprüfen. Die Handbeatmung muss ohne größeren Widerstand und ohne wesentliches Luftleck möglich sein.
- Danach Beißschutz aus gerollter Gaze einführen und Kehlkopfmaske sicher mit Pflaster fixieren.
- Die Narkose kann, je nach Bedarf, unter Spontanatmung oder kontrollierter Beatmung mit mäßigen Beatmungsdrücken (< 20–25 cmH$_2$O), mit oder ohne Muskelrelaxierung, durchgeführt werden. Mögliche Narkoseverfahren: Inhalationsanästhesie, balancierte Anästhesie und TIVA. Opioidnarkosen unterdrücken die Atemwegsreflexe stärker als Inhalationsanästhetika und können daher flacher gehalten werden, ohne dass Husten, Pressen oder Laryngospasmus ausgelöst wird.
- Ist der Patient bei Narkoseende durch Anruf erweckbar oder öffnet spontan die Augen und kann den Mund öffnen, werden der Cuff entblockt und die Maske herausgezogen, erst danach der Beißschutz. Ein Absaugen des Pharynx sollte erst nach Entfernen der Masken erfolgen. Alternativ kann die Larynxmaske auch in tiefer Narkose herausgezogen werden.

Alternative Einführtechniken. Für das Einführen der Larynxmaske werden folgende Modifikationen angegeben:
— Leicht seitliches Einführen,
— Vorziehen des Unterkiefers bzw. Esmarch-Handgriff durch einen Helfer,
— Anwendung eines Laryngoskops,
— Einführen mit halb gefülltem Cuff, z. B. bei wachen Patienten.

15.4 Schwierigkeiten – Funktionsstörungen

Einführen der Maske. Wie bereits dargelegt, lässt sich die Larynxmaske bei den allermeisten Patienten beim ersten Versuch korrekt platzieren. Gelegentlich ist aber das Einführen der Maske schwierig oder nicht möglich. Die wichtigsten Ursachen sind nachfolgend zusammengefasst:
— Nicht optimale Lagerung von Kopf und Hals,
— ungenügende Entblockung des Cuffs,
— mangelhaftes Andrücken der Maske gegen den harten Gaumen beim Vorschieben,
— Anwendung von Krikoiddruck,
— vergrößerte Tonsillen,
— Husten und Laryngospasmus wegen ungenügender Narkosetiefe oder Berühren der Stimmritze mit der Maskenspitze.

Funktionsstörungen der Maske. Mitunter lässt sich zwar die Maske korrekt platzieren, jedoch treten im weiteren Verlauf Funktionsstörungen auf. Hierzu gehören vor allem die Leckage und das Verrutschen aus der ursprünglichen Position sowie die Behinderung der manuellen Beatmung:
— Maskenleckage durch Verdrehung der Maske, falsches Cuffvolumen, Abknicken der Maskenspitze nach hinten oder durch zu hohen Beatmungsdruck.
— Behinderung der Beatmung: ungenügende Narkosetiefe mit Stimmbandschluss oder erhöhtem Atemwiderstand.

- Verrutschen im Verlauf der Narkose: durch Zug oder Verdrehung des Zuleitungsschlauchs oder durch ungenügende Narkosetiefe.
- Obstruktion der Atemwege – reflektorisch durch ungenügende Narkosetiefe oder mechanisch: Verlegung durch Epiglottis, überblähter Cuff, Verrutschen der Maske, falsche Maskengröße.

15.5 Komplikationen

Insgesamt ist die Komplikationsrate der Larynxmaske gering: Klinisch relevante Komplikationen treten bei ca. 1% der Anwendungen auf, verglichen mit 3,4% bei endotrachealer Intubation. Insbesondere Laryngospasmen sowie Blutdruckanstieg bzw. Tachykardie sind deutlich seltener als bei der endotrachealen Intubation, eine traumatische Schädigung des Larynx kommt praktisch nicht vor. Komplikationen der Larynxmaske:
- Laryngospasmus: 0,12%,
- pulmonale Aspiration: 0,02%,
- Anstieg von Blutdruck bzw. Herzfrequenz beim Einführen: 5%,
- Husten in der Aufwachphase: 2%,
- Anstieg des intraokularen Drucks beim Einführen: 10%,
- postoperativ: Heiserkeit (seltener als nach endotrachealer Intubation) trockener Hals, Schluckbeschwerden (häufiger als nach endotrachealer Intubation), Sodbrennen,
- Ösophagusperforation: bei Intubations-Larynxmaske (Fallbericht),
- Rekurrensparese (nur Fallberichte).

16 Larynxtubus

Der Larynxtubus wird als Alternative zur Larynxmaske eingesetzt; die Indikationen und Kontraindikationen sowie die Vor- und Nachteile entsprechen im Wesentlichen denen der Larynxmaske.

16.1 Aufbau und Größen

Der Tubus besteht aus Silikon, ist am distalen Ende verschlossen und besitzt – wie der Combitubus – zwei Manschetten: Ein großer, proximaler Cuff verschließt den Nasen-Rachen-Raum, ein kleinerer, distaler Cuff dichtet den Ösophaguseingang ab. Die Beatmung erfolgt über ventral gelegene Öffnungen, die sich zwischen den beiden Cuffs befinden (▶ Abb. 21-30).

Der Larynxtubus ist autoklavierbar und kann nach Herstellerangaben bis zu 50-mal wiederverwendet werden. Der Tubus ist in 6 Größen erhältlich; die Auswahl der Größe erfolgt bei Kindern nach dem Körpergewicht, bei Erwachsenen nach der Körperlänge (▶ Tab. 21-9). Der *Larynxtubus S* enthält zusätzlich einen Drainagekanal für das Einführen einer Magensonde.

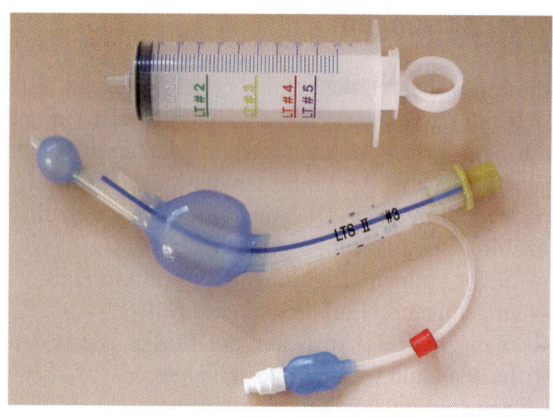

Abb. 21-30 Larynxtubus mit proximalem Cuff für den Verschluss des Nasen-Rachen-Raums und distalem Cuff für die Abdichtung des Ösophagus. Die Spitze des Tubus ist verschlossen.

Tab. 21-9 Tubusgrößen und Blockvolumina

Körpergewicht (kg) bzw. Körpergröße (cm)	Größe des Larynxtubus	Erforderliches Blockvolumen (ml)
< 5 kg	0	10
5–12 kg	1	20
12–25 kg	2	35
< 155 cm	3	60
155–180 cm	4	80
> 180 cm	5	90

16.2 Klinische Anwendung

Der Larynxtubus kann im klinischen Routinebetrieb, vergleichbar der Larynxmaske, bei einer Vielzahl von Operationen anstelle der konventionellen Intubations- oder Maskennarkose eingesetzt werden (Einzelheiten siehe Abschnitt 15.2). Möglicherweise bietet der ösophageale Cuff einen größeren Schutz vor Aspiration als die Larynxmaske, jedoch fehlen hierzu entsprechende Untersuchungen. Vermutlich kann der Tubus auch bei Intubationsschwierigkeiten alternativ zur einfachen Larynxmaske verwendet werden, allerdings gibt es auch hierzu bislang keine Untersuchungsergebnisse. Nach Wrobel scheint das Einführen des Larynxtubus für den Anfänger etwas leichter zu sein als das der Larynxmaske. Der initiale Cuffdruck bei Blockung nach Angaben des Herstellers ist etwas niedriger als bei der Larynxmaske, der Leckagedruck unter Beatmung (bei einem Cuffdruck von 60 mmHg) hingegen höher (im Mittel 27 mmHg gegenüber 20 mmHg bei der Larynxmaske). Die mittlere Zeit für die korrekte Platzierung wird von Wrobel für den Anfänger mit 35 s angegeben.

16.3 Einführen des Tubus

Der Tubus wird, wie die Larynxmaske, ohne Muskelrelaxierung und ohne Hilfsmittel eingeführt (▶ Abb. 21-31):

- ▼ Kopf in Schnüffelposition lagern (ca. 7 cm hohes Intubationskissen).
- ▼ Mit der freien Hand den Mund des Patienten öffnen, mit der anderen den Tubus, am harten Gaumen entlang, in den Rachen einführen und bis zum Hypopharynx vorschieben (der Tubus kann wegen der Form des ösophagealen Cuffs nicht in die Trachea gelangen).
- ▼ Bei korrekter Lage der Tubusspitze im oberen Ösophagus befindet sich die mittlere schwarze Markierungslinie am Tubusschaft in Höhe der Schneidezähne.
- ▼ Blocken des Tubus nach Herstellerangaben für die jeweilige Größe; beim Blocken positioniert sich der Tubus während der Entfaltung des pharyngealen Cuffs; erst danach entfaltet sich der distale Cuff.
- ▼ Überprüfung der korrekten Tubuslage durch Auskultation der Lungen und Kapnometrie.

16.4 Komplikationen

Bei ca. 6% der Patienten lässt sich der Tubus auch bei wiederholten Versuchen nicht korrekt platzieren, so dass auf ein anderes Verfahren der Atemwegssicherung übergegangen werden muss. Die Art der postoperativen Komplikationen entspricht im Wesentlichen denen der Larynxmaske, jedoch soll die Häufigkeit nach Wrobel geringer sein. Mögliche postoperative Komplikationen sind:
— Halsschmerzen,
— Heiserkeit,
— Schluckbeschwerden,
— Sprechschwierigkeiten.

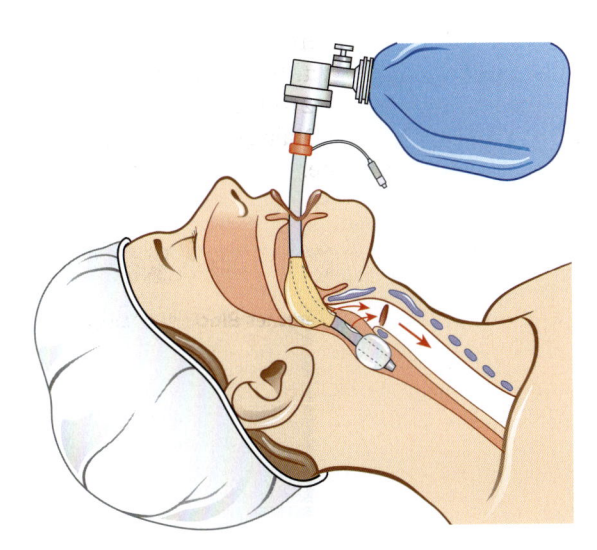

Abb. 21-31 Korrekte Position des Larynxtubus: Der distale Cuff dichtet den Ösophagus ab, der proximale den Nasen-Rachen-Raum. Die Atemluft gelangt durch die Öffnung zwischen beiden Cuffs über den Kehlkopf in die Luftröhre.

Literatur

Adnet F, Borron S, Duma JL, et al.: Study of the "sniffing position" by magnetic resonance imaging. Anesthesiology 2001, 94:83–6.
Asai T, Shingu K: The laryngeal tube. Review. Br J Anaesth 2005; 95(6); 729–736
Brimacombe JR: Laryngeal Mask Anesthesia. Principles and Practice. Saunders, Philadelphia 2005.
Brimacombe J, Holyoake L, Keller C, et al: Pharyngeal, neck, and jaw discomfort after anesthesia with the face mask and laryngeal mask airway at high and low cuff volumes in males and females. Anesthesiology 2000, 93:26–31.
Brimacombe J, Keller C: The ProSeal laryngeal mask airway. Anesthesiology 2000, 93:104–109.
Cooper RM: The LMA, laparoscopic surgery and the obese patient – can vs should. Can J Anesth 2003; 50:1, 5–10
Davies L, Cook-Sather SC, Schreiner MS: Lighted stylet tracheal intubation: a review. Anesth Analg 2000, 90:745–56.

Dörges V, Paschen H-R: Management des schwierigen Atemwegs. Springer, Berlin 2004.

Domino K, Posner KL, Caplan RA, et al.: Airway injury during anasthesia. Anesthesiology 1999, 91: 1703–1711.

Gaitini LA, Vaida SJ, Mostafa S, et al.: The combitube in elective surgery. A report of 200 cases. Anesthesiology 2001, 94:79–82.

Hanowell LH, Waldron RJ: Airway Management. Lippincott-Raven, Philadelphia 1996.

Joshi S, Sciacca Eng RR, Solanki D, et al.: A prospective evaluation of clinical tests for placement of laryngeal mask airways. Anesthesiology 1998, 89: 1141–1146.

Krier C, Georgie R (Hrsg.): Airway Management. Die Sicherung der Atemwege. Thieme, Stuttgart 2001.

Langeron O, Masso E, Huraux C, et al.: Prediction of difficult mask ventilation. Anesthesiology 2000, 92: 1229–36.

Lipp M, Daubländer M, Thierbach A, Reuss U: Bewegungen der Kiefergelenke während der endotrachealen Intubation. Anaesthesist 1996, 45:907–922.

Lipp M, de Rosso L, Daubländer M, Thierbach A: Die Transilluminationstechnik. Eine Alternative zur konventionellen Intubation? Anaesthesist 1996, 45: 923–930.

McLeod ADM, Calder I: Spinal cord injury and direct laryngoscopy – the legend lives on. Br J Anaesth 2000, 84:705–709.

Mencke T, Echternach M, Kleinschmidt S, Lux P, Barth V, Plinkert PK, Fuchs-Buder T: Laryngeal morbidity and quality of tracheal intubation. Anesthesiology 2003; 98:1049–56.

Ovassapian A: Fiberoptic Endoscopy and the Difficult Airway, 2nd ed. Lippincott-Raven, Philadelphia 1996.

Rieger A, Haß I, Eyrich K: Intraoperative Atemwegsobstruktion bei Anwendung der Larynxmaske. Fallbericht und fiberoptische Befunde. Anaesthesist 1996, 45:278–283.

Rocke DU, Murray WB, Rout CC, Gouws E: Relative risk analysis of factors related with difficult intubation in obstetric anesthesia. Anesthesiology 1992, 77: 67–78.

Ulrich B, Listyo R, Gerig HJ, Gabi K, Kreienbühl G: Die schwierige Intubation. Der Nutzen von BURP und die Aussagekraft von Prädiktoren. Anaesthesist 1998, 47:45–50.

Van Vlymen JM, Coloma M, Tongier WK, White PF: Use of the intubating laryngeal mask airway. Are muscle relaxants necessary? Anesthesiology 2000, 93:340–345.

Williamson JA, Webb RK, Spekely S, Gillies ERN, Dreosti AV: Difficult intubation: An analysis of 2000 incident reports. Anaesth Intensive Care 1993, 21: 602–607.

Wrobel M, Grundmann U, Wilhelm W, Wagner S, Larsen R: Der Larynxtubus – eine Alternative zur Larynxmaske? Anaesthesist 2004, 53(8):702–708.

Yamamoto K, Tsubokawa T, Shibata K et al: Predicting difficult intubation with indirect laryngoscopy. Anesthesiology 1997, 86:316–321.

22

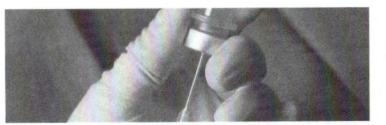

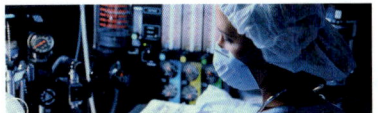

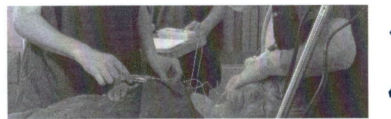

Spinalanästhesie

Inhaltsübersicht

1 **Einführung** 556
2 **Anatomische Grundlagen** 556
2.1 Lumbale Wirbel 556
2.2 Krümmungen der Wirbelsäule 556
2.3 Bänder der Wirbelsäule 557
2.4 Inhalt des Wirbelkanals 558
    2.4.1 Rückenmark 558
    2.4.2 Hüllen des Rückenmarks 558
    2.4.3 Spinalnerven 559
    2.4.4 Liquor cerebrospinalis 559
    2.4.5 Periduralraum 560
    2.4.6 Blutversorgung des Rückenmarks 560
2.5 Spinale Dermatome 561
2.6 Myotome 562
2.7 Sympathisches Nervensystem 562

3 **Verhalten des Lokalanästhetikums im Subarachnoidalraum** 564
3.1 Reihenfolge der Blockade 564
3.2 Ausdehnung der Blockade 565
3.3 Anschlagzeit der Lokalanästhetika ... 565
3.4 Dauer der Spinalanästhesie 566

4 **Systemische Wirkungen der Spinalanästhesie** 566
4.1 Herz-Kreislauf-System 567
    4.1.1 Blockade präganglionärer Sympathikusfasern 567
4.2 Atemfunktion 567
4.3 Harnblasenfunktion 568
4.4 Darm 568
4.5 Nebenniere 568

5 **Praxis der Spinalanästhesie** 568
5.1 Indikationen 568
    5.1.1 Operationen 568
    5.1.2 Patienten 569
5.2 Kontraindikationen 570
5.3 Blutgerinnung und Spinalanästhesie .. 570
5.4 Zubehör 571
    5.4.1 Spinalnadeln 571
5.5 Lokalanästhetika 573
    5.5.1 Bupivacain 0,5% hyperbar 574

    5.5.2 Levobupivacain (Chirocain) ... 574
    5.5.3 Ropivacain (Naropin) 574
    5.5.4 Mepivacain 4% 574
    5.5.5 Lidocain 5% 575
    5.5.6 Opioidzusatz zum Lokalanästhetikum . 575
    5.5.7 Zusatz von Clonidin 575
5.6 Techniken der Spinalanästhesie 576
    5.6.1 Isobare Techniken 576
    5.6.2 Hyperbare Techniken 576
    5.6.3 Hypobare Techniken 577
    5.6.4 Einseitige Spinalanästhesie .. 577
    5.6.5 Kontinuierliche Spinalanästhesie ... 577
5.7 Präoperative Maßnahmen 577
5.8 Durchführung der Spinalanästhesie ... 578
    5.8.1 Vorbereitungen 578
    5.8.2 Lagerung des Patienten 578
    5.8.3 Technik der Lumbalpunktion ... 580
    5.8.4 Überwachungsmaßnahmen in der frühen Postinjektionsphase 583
    5.8.5 Vorgehen nach Ablauf der Fixierungszeit 584
    5.8.6 Maßnahmen während der Operation .. 584
    5.8.7 Aufwachraum und Verlegung auf die Normalstation 584
5.9 Sattelblock 584
5.10 Kontinuierliche Spinalanästhesie (CSA) 585
    5.10.1 Indikationen 585
    5.10.2 Zubehör 585
5.11 Kombinierte Spinal-Epiduralanästhesie (CSE) .. 586

6 **Komplikationen** 586
6.1 Frühkomplikationen 587
    6.1.1 Blutdruckabfall 587
    6.1.2 Bradykardie und Herzstillstand 587
    6.1.3 Übelkeit und Erbrechen 587
    6.1.4 Totale Spinalanästhesie 587
    6.1.5 Abfall der Körpertemperatur .. 587
6.2 Spätkomplikationen 588
    6.2.1 Harnretention 588
    6.2.2 Postspinale Kopfschmerzen 588
    6.2.3 Rückenschmerzen 589
    6.2.4 Neurologische Komplikationen . 589

Literatur 592

1 Einführung

Die Spinalanästhesie ist eine vorübergehende Unterbrechung der Erregungsleitung in Spinalnervenwurzeln durch Injektion eines Lokalanästhetikums in den **lumbalen Subarachnoidalraum,** d. h. den Raum zwischen Pia mater und Dura mater. Sie führt zu einer reversiblen sympathischen, sensorischen und motorischen Blockade und ermöglicht hierdurch eine Vielzahl operativer Eingriffe an den unteren Extremitäten, in Becken, Perineum und Unterbauch sowie bestimmte geburtshilfliche Maßnahmen einschließlich Sectio caesarea. Die Spinalanästhesie ist die älteste und auch heute noch am häufigsten angewandte *zentrale* Nervenblockade.

Geschichte. 1898 führten zwei Männer, der berühmte Chirurg August Bier und sein Assistent Hildebrandt, vorsätzlich eine Spinalanästhesie mit Kokain bei sechs Patienten durch, die zu Erbrechen und schweren Kopfschmerzen führte. Um diesen unerwünschten Wirkungen auf den Grund zu gehen, beschloss Bier, an sich selbst eine Spinalanästhesie durchführen zu lassen.

Nachdem Hildebrandt die Spinalnadel in den lumbalen Subarachnoidalraum platziert hatte und das Lokalanästhetikum injizieren wollte, musste er feststellen, dass Spritze und Kanüle nicht aufeinander passten. Hierdurch tropften das gesamte Kokain und eine große Menge Liquor auf den Fußboden.

Um das Experiment zu retten, stellte Hildebrandt nunmehr sich selbst zur Verfügung. Es gelang Bier, mit nur 5 mg Kokain etwa zwei Drittel von Hildebrandts Körper für 45 min zu anästhesieren. Eine gründliche Überprüfung mit Hammerschlägen gegen das Schienbein, Quetschen der Hoden und Berühren der Haut mit einer brennenden Zigarre ergab eine vollständige Empfindungslosigkeit. Begeistert feierten die beiden Forscher ihren Erfolg mit Wein und Zigarren und legten sich zufrieden zu Bett. Die Folgen ließen nicht lange auf sich warten: Um 12 Uhr nachts traten bei Hildebrandt *heftige Kopfschmerzen* auf, die sich „allmählich zu einer unerträglichen Höhe steigerten". Um 1 Uhr stellte sich *Erbrechen* ein und am nächsten Tag Schmerzen in den Blutergüssen am Schienbein. Bier hingegen schlief gut und erwachte „frisch und gesund". Sehr bald traten jedoch auch bei ihm ein „heftiger Druck im Schädel" und leichter *Schwindel* auf, so dass er sich gegen Abend hinlegen und für 9 Tage das Bett hüten musste.

Bier war zunächst unzufrieden und äußerte sich zurückhaltend über die weitere Anwendung der Spinalanästhesie, insbesondere mit Kokain, am Menschen. Erst 1904, nach der Synthetisierung des Lokalanästhetikums Stovain, fühlte Bier sich berechtigt, die Spinalanästhesie „nach vielen Enttäuschungen" zu empfehlen, bemerkte jedoch kritisch, dass sie noch erheblicher Verbesserung bedürfe.

Weitere wichtige Daten zur Geschichte der Spinalanästhesie:
— 1935 Einführung der Tetracain-Glukose-Technik durch Sise.
— 1940 Einführung der kontinuierlichen Spinalanästhesie über eine Nadel.
— 1944 kontinuierliche Katheter-Spinalanästhesie durch Tuohy.

2 Anatomische Grundlagen

Um ein besseres Verständnis von Wirkungsweise und Technik der Spinalanästhesie zu ermöglichen, sollen zunächst einige anatomische Grundlagen dargestellt werden.

Anatomischer Mittelpunkt der Spinalanästhesie ist die Wirbelsäule. Sie besteht aus 33 Wirbeln:
— 7 zervikale, C;
— 12 thorakale, Th;
— 5 lumbale, L;
— 5 sakrale, S;
— 4–5 kokzygeale.

Die Wirbel unterscheiden sich bekanntlich innerhalb der einzelnen Wirbelsäulenabschnitte voneinander. Für die Spinalanästhesie ist insbesondere der Aufbau der lumbalen Wirbel wichtig.

2.1 Lumbale Wirbel

Ein Wirbel besteht aus einem Körper und einem Bogen mit verschiedenen Fortsätzen: zwei Processus transversi und ein Processus spinosus für die Befestigung von Bändern und Muskeln sowie je zwei obere und untere Gelenkfortsätze für die Beugung und Streckung zwischen den Wirbeln (siehe Abb. 22-10).

Der Processus spinosus der lumbalen Wirbel verläuft, im Gegensatz zu den thorakalen Dornfortsätzen, fast horizontal nach hinten, so dass die Punktion des Spinalkanals im lumbalen Bereich erleichtert wird. Das Foramen vertebrale ist dreieckig, der Wirbelkörper etwa nierenförmig.

2.2 Krümmungen der Wirbelsäule

Die Wirbelsäule weist verschiedene physiologische Krümmungen auf, die im Lendenbereich den Zugang zum Subarachnoidalraum erschweren. Sie müssen bei der Spinalanästhesie durch entsprechende Lagerungsmaßnahmen ausgeglichen werden. Während die Hals- und Lendenlordose bei Beugung verschwinden, nimmt die Brustkyphose hierbei zu. In ▶ Abbildung 22-1 ist die Wirbelsäule mit ihren Krümmungen (Hals- und Lendenlordose, Brustkyphose) und den Foramina intervertebralia, aus denen die Spinalnerven hervortreten, dargestellt.

Die Krümmungen der Wirbelsäule beeinflussen die Ausbreitung der Lokalanästhetika im Subarachnoidalraum. In Rückenlage gelten folgende topographische Beziehungen (▶ Abb. 22-2):
– Höchste Punkte: L3 und C5.
– tiefste Punkte: Th5 und S2.

Klinisch gilt Folgendes: In normaler Rückenlage breiten sich Lokalanästhetika, die schwerer sind als Liquor (hyperbare Lokalanästhetika), meist bis Th3–6 aus.

Der Verlauf der Dornfortsätze (Processus spinosi) ist von großer praktischer Bedeutung bei der Punktion des Subarachnoidalraums: Die Dornfortsätze der lumbalen Wirbelsäule verlaufen nahezu horizontal, so dass hier die Spinalnadel leicht eingeführt werden kann, wenn der Rücken entsprechend *gebeugt* wird (siehe Abb. 22-11). Anders hingegen im Bereich der Brustwirbelsäule: Hier verlaufen die Dornfortsätze dachziegelartig abwärts geneigt, so dass die Einstichrichtung entsprechend *steiler* sein muss, z. B. bei der *thorakalen Periduralanästhesie*.

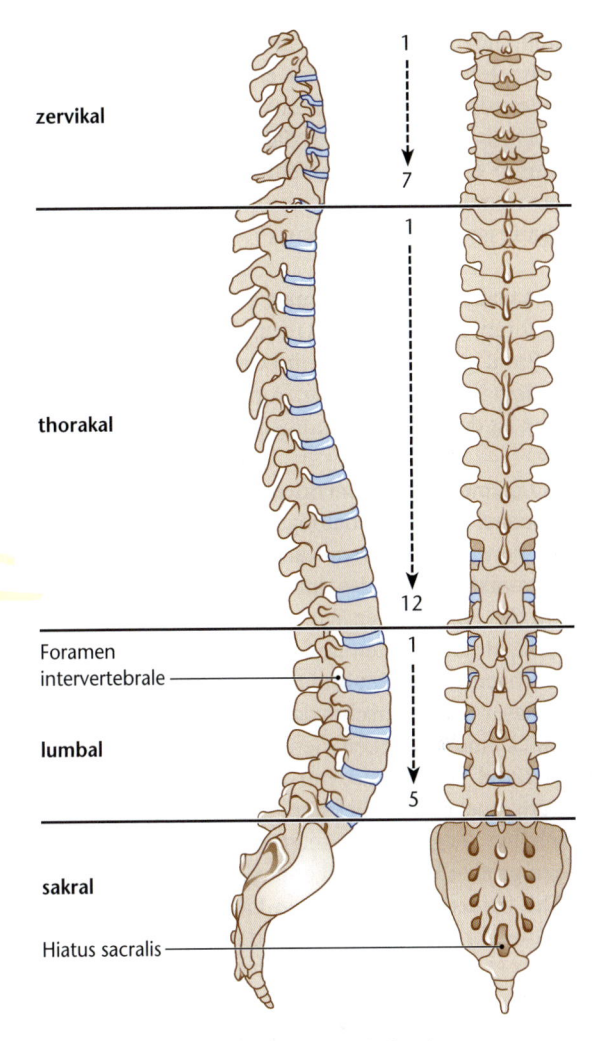

Abb. 22-1   Krümmungen der Wirbelsäule.

2.3 Bänder der Wirbelsäule

Die Wirbelsäule wird durch verschiedene Bänder zusammengehalten, die ihr Stabilität und Elastizität zugleich verleihen. Bei der Punktion des Subarachnoidalraums im lumbalen Bereich müssen folgende Bänder von außen nach innen durchstochen werden (siehe Abb. 23-1):

— Lig. supraspinale,
— Lig. interspinale,
— Lig. flavum.

Das **Ligamentum supraspinale** verbindet die Spitzen der Dornfortsätze von C7 bis zum Kreuzbein

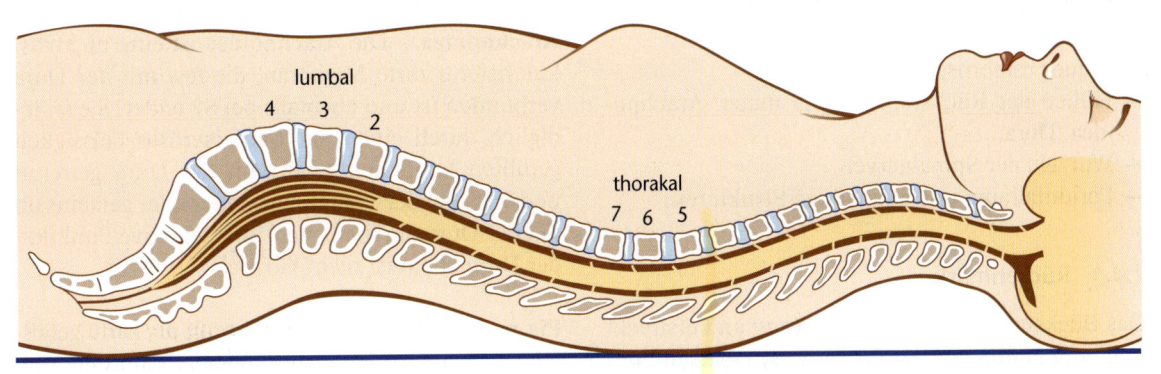

Abb. 22-2   Krümmungen der Wirbelsäule in Rückenlage: höchste Punkte L3/4 und C5, tiefster Punkt Th5/6.

miteinander. Das Band ist am dicksten und breitesten im Lumbalbereich. Bei einigen Patienten, besonders den älteren, können Verknöcherungen von den Dornfortsätzen aus in das Band einziehen und dadurch die *mediale* Lumbalpunktion erschweren oder unmöglich machen, so dass der *paramediale* Zugang gewählt werden muss.

Das **Ligamentum interspinale** verbindet als dünne Membran die Dornfortsätze miteinander. Vorn ist das Band mit dem Lig. flavum verschmolzen, hinten mit dem Lig. supraspinale. Am dicksten und breitesten ist das Band im Lumbalbereich.

Das **Ligamentum flavum** oder *gelbe Band* verbindet die benachbarten Wirbelbögen miteinander. Es verläuft von der kaudalen Kante des oberen Bogens zur kranialen Kante des unteren Bogens; seitlich beginnt das Band an den Wurzeln der Gelenkfortsätze und zieht nach hinten und medial, wo sich die beiden Bögen vereinigen und den Dornfortsatz bilden. An dieser Stelle verschmelzen die beiden Teile des Bandes und bedecken den Zwischenwirbelraum. Das Band besteht fast nur aus gelben elastischen Fasern und ist am dicksten und breitesten in der lumbalen Region. Es setzt der Punktionsnadel einen großen Widerstand entgegen.

Die **vorderen und hinteren Längsbänder** verbinden die Wirbelkörper miteinander.

2.4 Inhalt des Wirbelkanals

Der knöcherne Wirbelkanal erstreckt sich vom **Foramen magnum** der Schädelbasis bis zum **Hiatus sacralis** des Kreuzbeins. Der Kanal wird vorn von den Wirbelkörpern, seitlich von den Pedikeln und hinten von den Bögen begrenzt. Hinzu kommen als weitere Verbindungen die Bandscheiben und die Ligamente. Die Zwischenwirbellöcher sind die einzigen Öffnungen des Kanals. Hierüber treten die *Spinalnerven und Blutgefäße* aus bzw. ein. Im Wirbelkanal befinden sich folgende Bestandteile:
— Rückenmark,
— Liquor cerebrospinalis,
— Hüllen des Rückenmarks: Pia mater, Arachnoidea, Dura,
— Wurzeln der Spinalnerven,
— Periduralraum und zugehörige Strukturen.

2.4.1 Rückenmark

Das Rückenmark ist etwa 45 cm lang und erstreckt sich vom **Foramen magnum bis zum Oberrand des 2.–3. Lendenwirbels.** Bei den meisten *erwachsenen* Europäern befindet sich das Ende des Rückenmarks, der **Conus medullaris, an der Grenze zwischen L1 und L2,** bei etwa 4% hingegen im Bereich der Bandscheibe zwischen dem 2. und 3. Lendenwirbel; bei einigen Patienten im oberen Bereich von Th12. Nach oben geht das Rückenmark in die Medulla oblongata über, nach unten endet es im Conus medullaris, dessen Nervenfasern, *Filum terminale bzw. Cauda equina* (Pferdeschweif), sich bis zum Steißbein erstrecken und die Gewebe unterhalb von L1 innervieren. Aus diesen anatomischen Beziehungen folgt:

> Punktionen für die Spinalanästhesie sollten nicht höher als zwischen L3/4 durchgeführt werden, um eine versehentliche Punktion des Rückenmarks mit nachfolgender Schädigung zu vermeiden.

Unterhalb von L2/3 können zwar Fasern der Cauda equina berührt werden; sie weichen jedoch hierbei zurück, so dass sehr selten Verletzungen entstehen. Punktionen des Subarachnoidalraumes oberhalb von L2/3 sind ebenfalls möglich, setzen jedoch große Erfahrung voraus und gehen außerdem mit erhöhter Gefahr der Rückenmarkspunktion einher. Sie sollten daher vermieden werden.

2.4.2 Hüllen des Rückenmarks

Das Rückenmark ist von außen nach innen von folgenden drei Hüllen umgeben (▶ Abb. 22-3):
— Dura mater,
— Arachnoidea,
— Pia mater.

Dura mater. Die Dura mater bildet eine derbe elastische Röhre, die sich vom Foramen magnum bis zum Unterrand von S2 erstreckt und damit in das Kreuzbein hineinreicht, wo das Filum terminale austritt. Die Dura bedeckt als dünne Membran auch die Spinalnervenwurzeln bis zu ihrem Austritt aus dem Foramen intervertebrale.

Arachnoidea. Die Arachnoidea ist eine nichtvaskularisierte zarte Membran, die fest mit der Dura verbunden ist und ebenfalls bei S2 endet. Sie ist lediglich durch einen mit wenig seröser Flüssigkeit gefüllten kapillären Spalt von der Dura getrennt und wird bei der Spinalpunktion immer gemeinsam mit der Dura durchstochen; eine selektive Punktion der Dura allein ist nicht möglich.

Pia mater. Die Pia mater umhüllt als zarte gefäßreiche Membran fest das Rückenmark und das Gehirn. Sie ist über Trabekel mit der Arachnoidea verbunden. Zwischen der Arachnoidea und der Pia mater befindet sich der *Subarachnoidalraum*. Dieser Raum enthält den **Liquor cerebrospinalis** und **Spinalnervenwurzeln,** außerdem Blutgefäße des Rückenmarks.

2.4.3 Spinalnerven

31 Paare symmetrisch angeordneter Spinalnerven stehen über je eine hintere und vordere Wurzel mit dem Rückenmark in Verbindung bzw. treten hinten ein und vorn aus (vgl. Abb. 23-4). Sie verbinden das Gehirn mit der Peripherie. Folgende Spinalnervenpaare werden unterschieden:
— 8 zervikale (C),
— 12 thorakale (Th),
— 5 lumbale (L),
— 5 sakrale (S),
— 1 kokzygeales

31 = 62 Spinalnerven

Hinterwurzel (Radix posterior): Sie leitet überwiegend *afferente* Impulse, z. B. Schmerz, Temperatur, Berührung, Lagesinn. Jede Hinterwurzel besitzt ein Ganglion, durch das die afferenten Fasern ziehen (Abb. 22-3); hinzu kommen noch vasodilatatorische Fasern. Die Hinterwurzel ist dicker als die Vorderwurzel.

Vorderwurzel (Radix anterior): Sie leitet überwiegend *efferente* Impulse, z. B. zu Muskeln, Drüsen, Eingeweiden usw. Durch ihre Blockade bei der Spinalanästhesie wird die Muskulatur vorübergehend gelähmt.

Vorder- und Hinterwurzel kreuzen nach ihrem Austritt aus dem Subarachnoidalraum den Periduralraum. Hier sind sie noch von Dura und Arachnoidea eingehüllt, wobei sich zwischen den Wurzeln und den Hüllen ebenfalls Liquor cerebrospinalis befindet. Im Foramen intervertebrale vereinigen sich die beiden Wurzeln miteinander und bilden die Hauptstämme der Spinalnerven, die folglich gemischte Nerven sind. Anatomischer Blockadeort sind bei der Spinalanästhesie vor allem die **Nervenwurzeln.**

2.4.4 Liquor cerebrospinalis

Liquor ist eine klare, farblose Flüssigkeit, die durch Sekretion oder Ultrafiltration in den Plexus chorioidei der vier Hirnventrikel, vor allem in den Seitenventrikeln, gebildet wird. Die Resorption in das Blut erfolgt durch Osmose und Filtration. Im Subarachnoidalraum des Rückenmarks befinden sich etwa 75 ml Liquor, das Gesamtvolumen des Liquor cerebrospinalis beträgt etwa 120–150 ml.

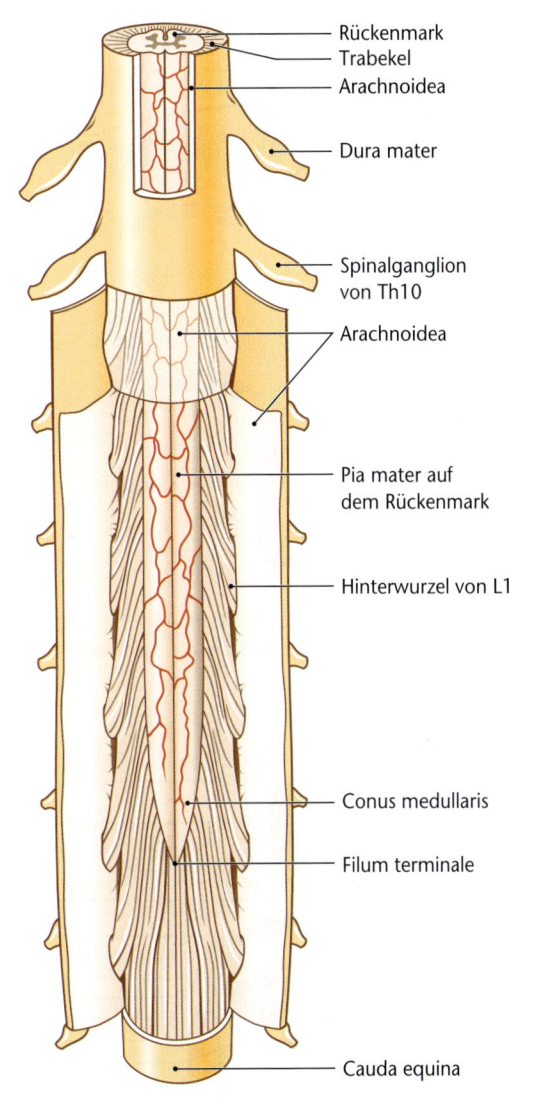

Abb. 22-3 Hüllen des Rückenmarks von außen nach innen.

> **Zusammensetzung des Liquors:**
> — Spezifisches Gewicht 1003–1009
> — Glukose 50–80 mg/dl
> — Gesamteiweiß 15–45 mg/dl
> — Chlorid 120–130 mval/l
> — Natrium 140–150 mval/l
> — Bikarbonat 25–30 mval/l
> — pH-Wert 7,4–7,6

Praktisch gilt: Der Liquor beeinflusst die Ausbreitung der Lokalanästhetika im Subarachnoidalraum. Daneben zeigt freier Abfluss von Liquor aus der Punktionskanüle die richtige Lage der Spitze im Subarachnoidalraum an.

22 Spinalanästhesie

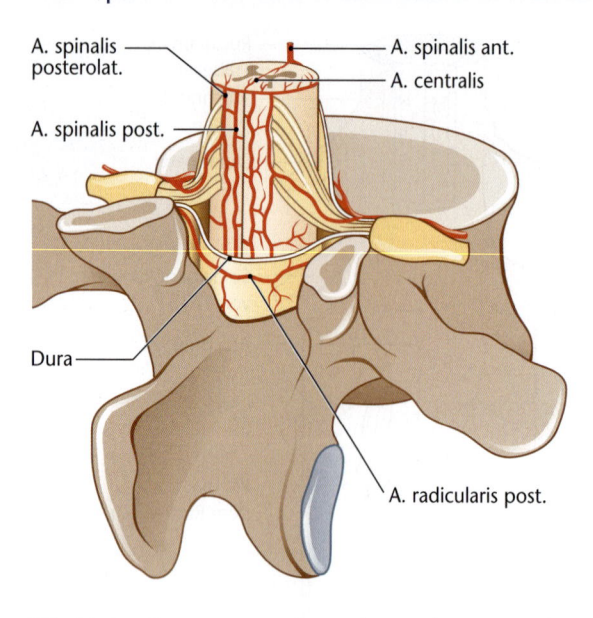

Abb. 22-4 Blutversorgung des Rückenmarks. Hauptgefäße sind die A. spinalis anterior und die Aa. spinales posteriores.

2.4.5 Periduralraum

Der Peri- oder Epiduralraum umfasst den Raum, der die Rückenmarkhüllen außen umgibt. Er erstreckt sich vom **Foramen magnum bis zum Hiatus sacralis des Kreuzbeins.** Der Periduralraum wird vorn vom hinteren Längsband seitlich von den Pedikeln und Foramina intervertebralia und hinten vom Lig. flavum und der Vorderfläche der Wirbelbögen begrenzt. Er ist im lumbalen Bereich mit 5–6 mm am breitesten im gesamten Verlauf der Wirbelsäule. Im Periduralraum verlaufen u. a. die Spinalnervenwurzeln (weitere Einzelheiten siehe Kap. 23).

2.4.6 Blutversorgung des Rückenmarks

Die Blutversorgung des Rückenmarks ist wegen einer möglichen Verletzungsgefahr und Beeinträchtigung der Durchblutung durch die dem Lokalanästhetikum zugesetzten Vasopressoren für die Spinalanästhesie von praktischer Bedeutung. Sie erfolgt

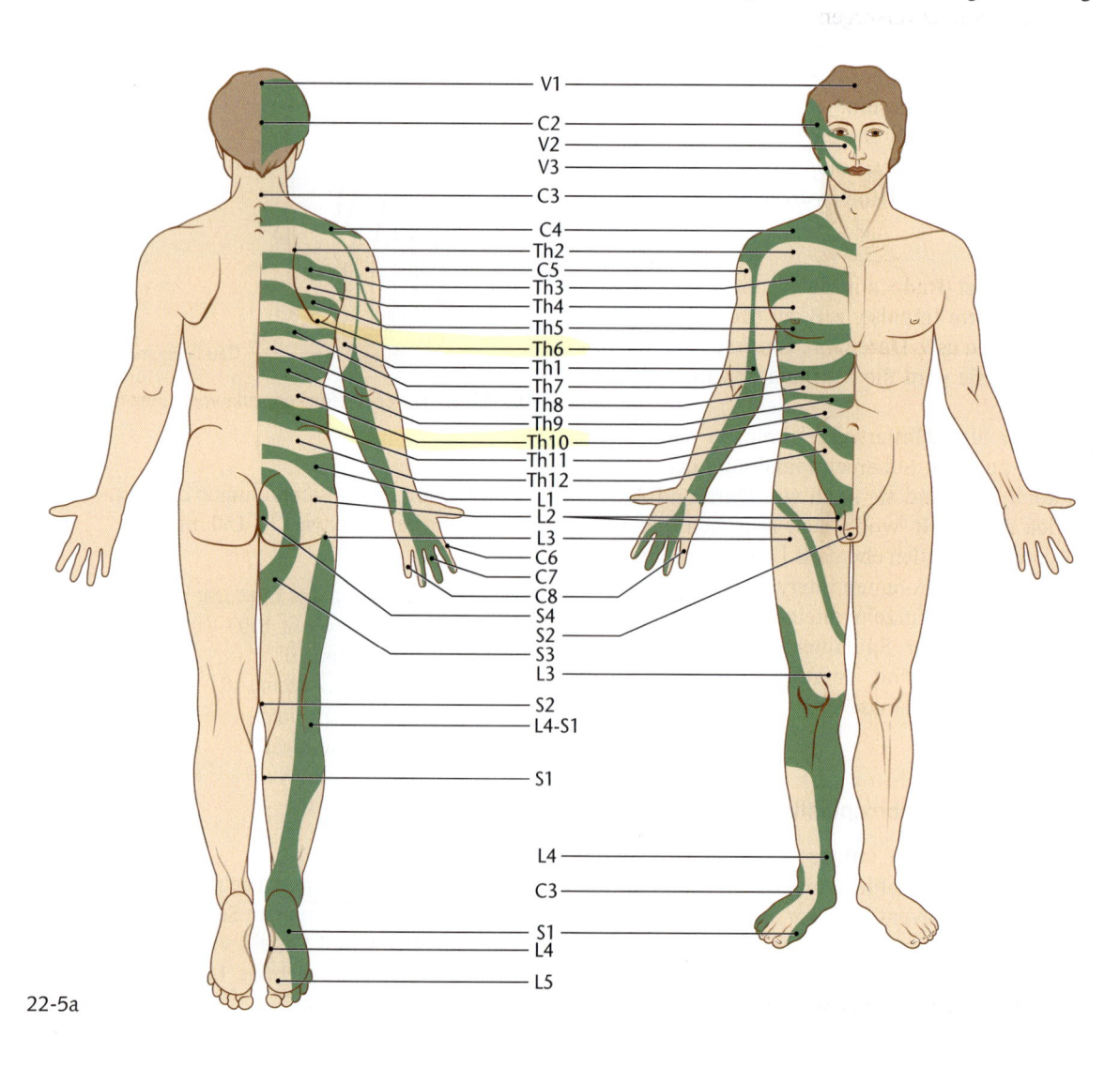

22-5a

560

2 Anatomische Grundlagen

vor allem über die A. spinalis anterior und die Aa. spinales post. (▶ Abb. 22-4).

A. spinalis ant. Sie entsteht in Höhe der Medulla oblongata durch Vereinigung der Wurzeln aus dem Endteil jeder Vertebralarterie und verläuft im Sulcus anterior das Rückenmark hinunter; dabei gibt sie zahlreiche Äste ab, die das Rückenmark umlaufen und die Peripherie versorgen sowie zahlreiche Äste durch den Sulcus in das Zentrum des Rückenmarks aussenden, deren Äste wiederum die Vorder- und Seitenstränge der weißen Substanz, außerdem die Vordersäulen und die vorderen Anteile der Hintersäulen der grauen Substanz versorgen.

Aa. spinales post. Diese beiden Arterien jeder Seite stammen aus der A. cerebelli inferior post. Sie verlaufen hinten medial von den Hinterwurzeln der Spinalnerven und geben Äste ab, die in das Rückenmark eindringen und die Hinterstränge der weißen Substanz sowie einen Teil der Hintersäulen der grauen Substanz versorgen.

Neben den beschriebenen Arterien werden noch *Spinaläste* aus den Vertebralarterien, zervikalen Arterien, hinteren Interkostalarterien, Lumbalarterien und lateralen Sakralarterien für die Versorgung des Rückenmarks abgegeben. Ihr Anteil an der Gesamtdurchblutung des Rückenmarks ist jedoch gering.

A. radicularis magna (Adamkiewicz). Die bis zu 2 mm dicke A. radicularis magna versorgt die untere (thorakolumbosakrale) Region des Rückenmarks (Th9–S5). Bei 75 % der Individuen verläuft sie entlang einer der vorderen Wurzeln von Th9–12, bei 10 % mit der Wurzel von L1 oder L2, bei 15 % mit einer der Wurzeln von Th5–8. Nach Abgabe der Rr. cruciantes folgt sie dem Filum terminale.

2.5 Spinale Dermatome

Jedem Rückenmarksegment ist ein bestimmtes Hautgebiet zugeordnet, das von diesem Segment über einen bestimmten Spinalnerv *sensorisch* ver-

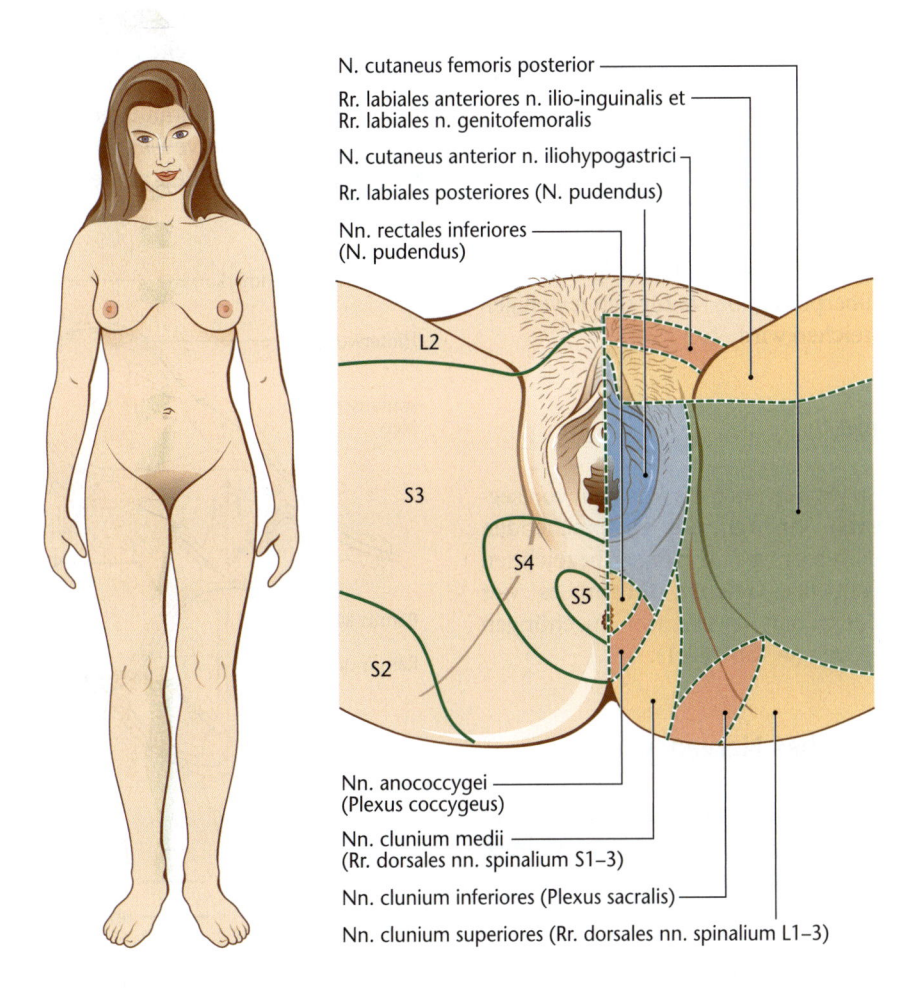

Abb. 22-5a und b   Dermatome und ihre zugehörigen Rückenmarksegmente.

22 Spinalanästhesie

sorgt wird. Dieses Hautgebiet wird als *Dermatom* bezeichnet. Aufgrund dieser anatomischen Beziehungen kann die gesamte Körperoberfläche schematisch in Segmente oder Dermatome eingeteilt und nach den zugehörigen Rückenmarksegmenten benannt werden (▶ Abb. 22-5).

Beispiel: Der Bauchnabelbereich wird vom 10. Rückenmarksegment über den 10. Spinalnerv *sensibel* versorgt. Dieses Hautgebiet wird daher als *Th10* bezeichnet. Hierbei muss jedoch Folgendes beachtet werden:

— Die verschiedenen Dermatome können sich überlappen – allerdings nicht über die Mittellinie des Körpers hinaus.
— Die Dermatome gelten nur für die Haut. Unter dem Dermatom liegende Organe oder Muskeln werden häufig von ganz anderen Nerven versorgt. **Beispiel:** Bei der Sectio caesarea wird im Unterbauch operiert. Dennoch muss sich die Anästhesie bis Th4–6 (!) erstrecken, um eine schmerzfreie Operation zu ermöglichen.

Praktische Bedeutung der Dermatome für die Spinalanästhesie: Der Anästhesist muss die segmentären Zonen der Hautinnervation kennen, um

— die Ausdehnung der Anästhesie planen und dem jeweiligen Eingriff anpassen zu können;
— die Ausdehnung der Anästhesie nach subduraler Injektion eines hyperbaren oder hypobaren Lokalanästhetikums, wenn erforderlich, durch Lagerungsmaßnahmen zu beeinflussen;
— die endgültige Anästhesieausdehnung festzustellen und zu überprüfen, ob sie für den jeweiligen Eingriff ausreichen wird.

2.6 Myotome

Wie die Haut, so werden auch die Muskeln von segmentären Nerven versorgt; die entsprechenden Muskelbezirke werden als *Myotome* bezeichnet. Für Bewegungen der Gelenke scheint es vier Rückenmarkzentren mit jeweils vier zugehörigen Segmenten zu geben (▶ Tab. 22-1).

2.7 Sympathisches Nervensystem

Das sympathische Nervensystem spielt bei der Spinal- und Periduralanästhesie klinisch eine wichtige Rolle, weil bei beiden Verfahren zumeist ein Teil der sympathischen Nervenfasern mitgeblockt wird.

Die Ursprungszellen der präganglionären Sympathikusfasern liegen am seitlichen Rand und in der Intermediärzone der grauen Substanz des Rückenmarks im Bereich von **C8–L2**. Ihre efferenten Neuriten verlassen das Rückenmark über die Vorderwurzeln der Spinalnerven von **Th1–L2** und treten durch die weißen (markhaltigen) Rr. communicantes aus den Spinalnerven in den Grenzstrang über (▶ Abb. 22-6). Sie enden an den Zellen der verte-

Tab. 22-1	Myotome
C5, C6:	Beugung im Ellbogengelenk (Mm. biceps und brachialis)
C7, C8:	Streckung im Ellbogengelenk (M. triceps)
L2, L3:	Beugung im Hüftgelenk
L4, L5:	Streckung im Hüftgelenk
L3, L4:	Streckung im Kniegelenk
L5, S1:	Beugung im Kniegelenk
L4, L5:	Dorsalflexion im Sprunggelenk
S1, S2:	Plantarflexion im Sprunggelenk
Für das Schultergelenk gelten folgende Beziehungen:	
C5:	Beugung im Schultergelenk
C6, C7 und C8:	Streckung im Schultergelenk
Für das Handgelenk:	
C5, C6:	Beugung und Streckung

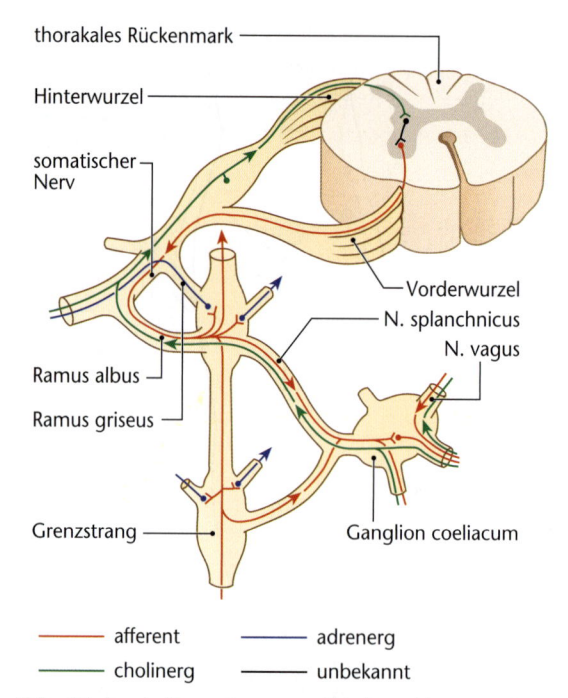

Abb. 22-6 Aufbau des sympathischen Nervensystems. Die Ursprungszellen liegen im Bereich von C8–L2 in der grauen Substanz des Rückenmarks.

bralen und prävertebralen Ganglien. Die Neuriten dieser Ganglien ziehen durch die Rami communicantes wieder in die Spinalnerven und verlaufen in deren Ramus dorsalis und Ramus ventralis zusammen mit deren Ästen zu den Erfolgsorganen.

Der **Grenzstrang** (Truncus sympathicus) verläuft entlang den Wirbelkörpern von der Schädelbasis bis zum Steißbein; er enthält folgende Ganglien: 3 zervikale, 11 thorakale, 4 lumbale und 4 sakrale. Nur die weißen Rami communicantes der Spinalnerven C8–L2 führen *präganglionäre* (und postganglionäre) Fasern zum Truncus, während die Rami communicantes der Zervikal-, Lumbal- und Sakralnerven nur postganglionäre Fasern enthalten.

Die postganglionären Fasern bestehen aus somatischen und viszeralen Anteilen. Die **somatischen Anteile** enthalten gefäßkonstriktorische, sudomotorische und pilomotorische Fasern sowie Fasern für Knochen, Muskeln und Sinnesorgane. Diese Fasern gelangen aus den Ganglien des Truncus sympathicus über graue Rami communicantes zu den somatischen Nerven und mit ihnen zu ihren Erfolgsorganen. Die **viszeralen Anteile** versorgen die Eingeweide einschließlich deren Blutgefäße.

Während alle somatischen Sympathikusanteile in den Ganglien des Grenzstrangs umgeschaltet werden, erfolgt die Umschaltung der viszeralen Anteile nur in den prävertebralen Ganglien sowie in den Ganglien des Halsgrenzstrangs (Ganglion stellatum und Ganglion cervicale superius). Die viszeralen Fasern verlaufen nicht mit den Spinalnerven, sondern erreichen zumeist über periarterielle Geflechte und zum Teil als eigene sympathische Nerven die Eingeweide.

Das sympathische Nervensystem enthält außerdem zahlreiche **afferente sensorische Fasern aus den Eingeweiden.** Sie ziehen mit den sympathischen Nerven und Plexus über den Grenzstrang und die weißen Rami zum Rückenmark, während die **somatischen afferenten Fasern** zumeist entlang den Blutgefäßen und somatischen Spinalnerven zum Rückenmark verlaufen.

Praktische Bedeutung des Sympathikus für die Spinalanästhesie. Für die sympathische Innervation der Organe scheint es zugehörige *spinale* Abschnit-

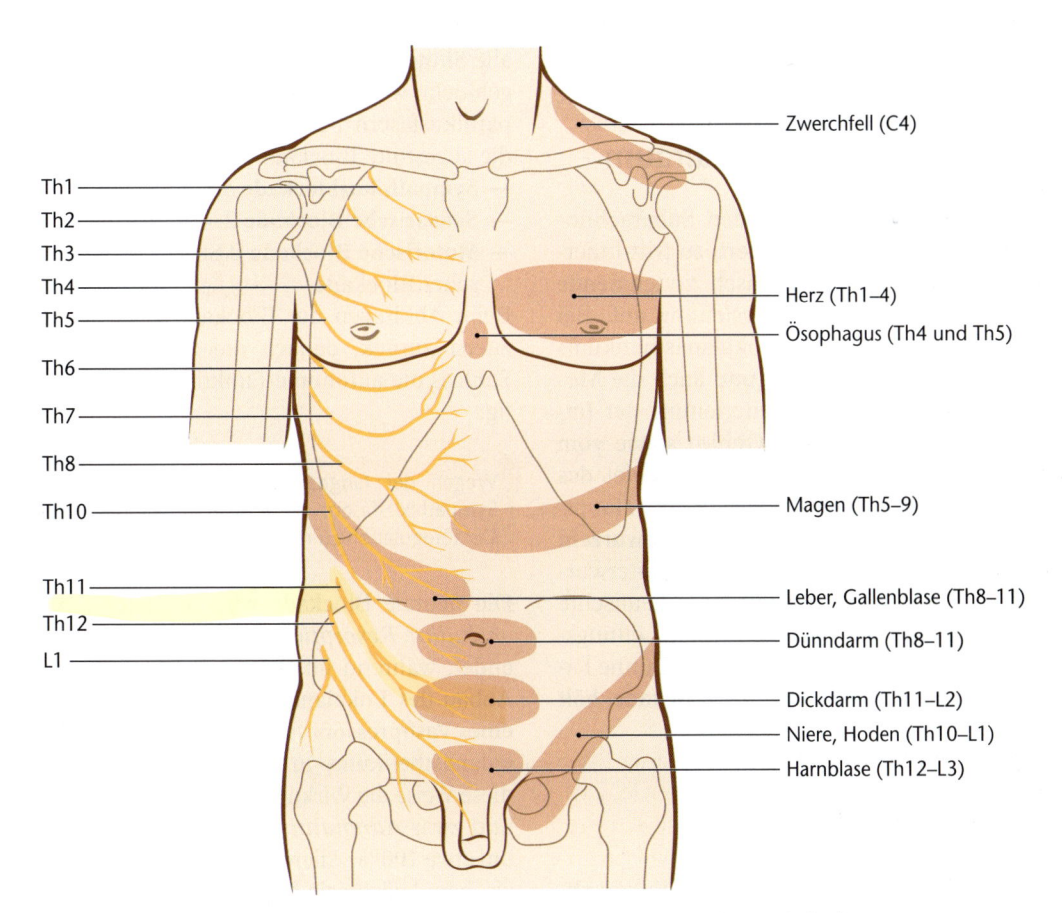

Abb. 22-7 Sensible Versorgung der inneren Organe und ihre zugehörigen Rückenmarkabschnitte. Rosa Flächen: Projektion auf segmentäre Hautbezirke.

te zu geben. Diese Abschnitte dienen bei der Spinalanästhesie dazu, die für eine bestimmte Operation an den Eingeweiden erforderliche Anästhesieausdehnung annähernd festzulegen, denn die viszerale Repräsentation im Rückenmark stimmt nicht mit den Dermatomen überein, wie bereits am Beispiel der Anästhesieausbreitung für die Sectio caesarea dargelegt wurde. In ▶ Abbildung 22-7 sind die den verschiedenen Organen zugehörigen sympathischen Rückenmarkabschnitte dargestellt; sie dienen als Anhaltspunkte für die jeweils bei Operationen erforderliche Anästhesieausdehnung.

Klinisch wichtig ist der Sympathikus jedoch auch noch in anderer Hinsicht: Die Blockade *präganglionärer* Sympathikusfasern führt zur **Vasodilatation** im Versorgungsgebiet der betroffenen Nervenfasern. Hierdurch kann der arterielle Blutdruck abfallen (siehe Abschnitt 6.1.1).

Praktisch muss noch beachtet werden, dass durch eine Spinalanästhesie der **N. vagus** nicht geblockt werden kann, weil er direkt aus dem Gehirn und nicht aus dem Rückenmark entspringt. Hingegen werden *parasympathische* Fasern des im Sakralbereich entspringenden **Plexus hypogastricus inf.** durch eine Spinalanästhesie ausgeschaltet. Diese Fasern versorgen Genitale, Blase und Rektum.

3 Verhalten des Lokalanästhetikums im Subarachnoidalraum

Wird ein Lokalanästhetikum in den Subarachnoidalraum des Rückenmarks injiziert, so tritt innerhalb weniger Sekunden eine rasch zunehmende Blockade der neuralen Erregungsleitung auf. Bei entsprechender Dosierung des Lokalanästhetikums werden die gesamte Sensibilität und auch die Motorik ausgeschaltet, weil die Weiterleitung der Impulse von der Peripherie zum Gehirn sowie vom Gehirn zur Peripherie im Ausbreitungsgebiet des Lokalanästhetikums unterbrochen wird. Hauptwirkort sind hierbei die **Vorder- und Hinterwurzeln der Spinalnerven,** daneben sind noch Hinterwurzelganglien, autonome Nervenfasern, gemischte Nervenstämme und die oberflächlichen Leitungsbahnen im Rückenmark selbst betroffen. Dünne Fasern werden zuerst geblockt, ihre Blockade hält auch am längsten an.

3.1 Reihenfolge der Blockade

Unmittelbar nach der Injektion in den Subarachnoidalraum wird das Lokalanästhetikum von den neuralen Geweben aufgenommen. Am Injektionsort fällt die Konzentration des Lokalanästhetikums im Liquor innerhalb der ersten 5 min rasch ab, danach graduell, so dass nach 20–30 min nur noch unbedeutende Mengen vorhanden sind. Außerdem nimmt die Konzentration des Lokalanästhetikums mit zunehmender Entfernung vom Injektionsort ab, weil die Substanz durch den Liquor verdünnt wird.

Die durch die Injektion des Lokalanästhetikums hervorgerufene neurale Blockade verläuft in einer bestimmten Reihenfolge, die der Anästhesist am Patienten klinisch überprüfen kann:

1. Präganglionäre Sympathikusfasern: Gefäßdilatation mit Warmwerden der Haut, evtl. Blutdruckabfall.
2. Temperaturfasern: Kälte früher als Wärme.
3. „Nadelstichfasern".
4. Fasern, die stärkeren Schmerz als Nadelstiche leiten.
5. Berührung.
6. Tiefensensibilität.
7. Motorik.
8. Vibration und Lageempfinden.

Bei der *Ausbreitung* des Lokalanästhetikums entsteht eine **abgestufte Blockade:** Am Ort der höchsten Konzentration des Lokalanästhetikums sind alle Sinnesmodalitäten und die Motorik vollständig geblockt, während weiter kopfwärts nur noch Sympathikusfasern betroffen sind. Klinisch wirkt sich die abgestufte Blockade in folgender Weise aus:

— **Sympathikusblockade** am höchsten.
— **Sensorische Blockade** 2–4 Segmente tiefer.
— **Motorische Blockade** 2 Segmente unter sensorischer Blockade.

Beim Abklingen der Blockade kehrt die Motorik zuerst zurück, danach die Sensibilität und zum Schluss die autonome Funktion. Klinisch ist wichtig:

> Wegen der langdauernden Blockade präganglionärer Sympathikusfasern ist mit einer anhaltenden Störung der Gefäßregulation zu rechnen.

Die neurale Blockade wird in erster Linie durch *vaskuläre Resorption* des Lokalanästhetikums beendet, während im Subarachnoidalraum keinerlei Abbau des Lokalanästhetikums stattfindet. **Zusatz eines Vasopressors** verzögert die Resorption des Lokalanästhetikums in das Blut und verlängert auf diese Weise die Wirkungsdauer der Spinalanästhesie, und zwar *Adrenalin* um etwa 50%, *Phenylephrin* um etwa 100%. Allerdings soll die Dauer der chirurgischen Anästhesie bei subarachnoidaler Injektion von *Lidocain* und *Bupivacain* durch Adrenalinzusatz nicht wesentlich verlängert werden.

3.2 Ausdehnung der Blockade

Wie weit sich die neurale Blockade bei einer Spinalanästhesie ausdehnt, hängt von der Ausbreitung des Lokalanästhetikums im Subarachnoidalraum ab. Die Ausbreitung der Substanz wiederum wird von zahlreichen Faktoren bestimmt, die nicht alle direkt vom Anästhesisten beeinflusst werden können. Dennoch ist es praktisch möglich, die Ausdehnung der Anästhesie innerhalb bestimmter Grenzen zu steuern, wenn folgende Faktoren berücksichtigt werden:

— Spezifisches Gewicht des Lokalanästhetikums bzw. Barizität,
— Position des Patienten während und nach der Injektion,
— Höhe des Punktionsortes,
— Menge (bzw. Volumen und Konzentration) des Lokalanästhetikums,
— Injektionsgeschwindigkeit,
— Injektionstechnik (Barbotage),
— Alter, Größe und Gewicht des Patienten.

Spezifisches Gewicht des Lokalanästhetikums: Von größter klinischer Bedeutung ist das Verhältnis der spezifischen Gewichte von Lokalanästhetikum und Liquor. Aufgrund dieses Verhältnisses können die Lokalanästhetika in folgender Weise unterschieden werden:

— **Isobare Lokalanästhetika** (Barizität 0,99–1,00 g/ml) besitzen das gleiche spezifische Gewicht wie Liquor. Sie bleiben in der Nähe des Injektionsortes.
— **Hyperbare Lokalanästhetika** (Barizität > 1,00 g/ml) sind schwerer als Liquor; sie sinken, der Schwerkraft entsprechend, im Subarachnoidalraum ab.
— **Hypobare Lokalanästhetika** (Barizität < 0,99 g/ml) sind spezifisch leichter als Liquor; sie steigen im Subarachnoidalraum auf.

Position des Patienten während und nach der Injektion: In *sitzender Position* sinken hyperbare Lokalanästhetika bei der Injektion ab, hypobare Substanzen steigen auf. In *Seitenlage* ist bei langsamer Injektion hyperbarer Lösungen und Beibehalten der Seitenlage für 10–15 min die untere Seite ausschließlich oder stärker betroffen.

Wichtig ist die **Lagerung nach Injektion** des Lokalanästhetikums während der Fixierungszeit der Substanz. In Rückenlage breiten sich hyperbare Lösungen aufgrund der Krümmungen der Wirbelsäule von S5–Th5 aus, hypobare Substanzen steigen bis zur Spitze der Lendenwirbelkrümmung, isobare Lokalanästhetika entfalten ihre maximale Wirkung in Nähe des Injektionsortes bzw. bis in den unteren Thorakalbereich.

Die Höhe des spinalen Injektionsorts beeinflusst ebenfalls die Ausdehnung der Anästhesie. Für Eingriffe bis Th5 wird zumeist zwischen L2/L3 punktiert, für Operationen im Unterbauch und an den unteren Extremitäten zwischen L3/L4 und für perineale Operationen zwischen L4/L5. Bei sehr großen Patienten wird empfohlen, einen Zwischenraum (L2/L3) höher und bei sehr kleinen einen Zwischenraum tiefer zu injizieren.

Menge des Lokalanästhetikums. Menge = Konzentration × Volumen. Klinisch gilt: je größer die injizierte Menge des Lokalanästhetikums, desto ausgedehnter die Anästhesie.

Injektionsgeschwindigkeit. Je schneller die Injektion, desto stärker breitet sich das Lokalanästhetikum aus.

Alter, Größe und Gewicht. Wenngleich häufig angenommen, haben diese Faktoren keinen *wesentlichen* Einfluss auf die Ausdehnung der Blockade. In einigen Untersuchungen fand sich zwar eine etwas größere Ausdehnung der Blockade bei älteren Patienten, jedoch konnten anhand der Ergebnisse keine sicheren Vorhersagen abgeleitet werden. Ähnliches gilt für die Körpergröße innerhalb des Normbereichs: Auch hier lässt sich keine eindeutige Beziehung nachweisen. Möglicherweise ist aber die Ausdehnung bei sehr großen Patienten oder einer langen Wirbelsäule etwas geringer. Das Gewicht hat offensichtlich ebenfalls keinen Einfluss auf die Ausdehnung, solange es sich nicht um erheblich adipöse Patienten handelt. Dann könnte die Ausdehnung höher sein als bei Normalgewichtigen.

3.3 Anschlagzeit der Lokalanästhetika

Meist setzt die Wirkung der Lokalanästhetika bereits während der Injektion ein. Der Patient bemerkt den Wirkungseintritt als **Kribbeln oder Schwerwerden der Beine und Wärmegefühl.** Bis zum Eintritt einer vollständigen Anästhesie einschließlich deren oberer Ausbreitung bzw. Höhe vergeht jedoch bei den einzelnen Lokalanästhetika eine unterschiedlich lange Zeit. Innerhalb dieser **Fixierungszeit** des Lokalanästhetikums an die neuralen Strukturen müssen die Patienten ihre für die jeweilige Anästhesieausbreitung gewählte Lagerung beibehalten (nicht bei isobarer Technik). Nach Ablauf der Fixierungszeit hat ein Lagewechsel keinen Einfluss mehr auf die Anästhesieausbreitung.

Die Fixierungszeit beträgt für **Lidocain** und **Mepivacain** etwa 10–15 min, für **Bupivacain 0,5%** hyperbar und für **Tetracain** hyperbar etwa 10–30 min, mitunter auch 60 min, jedoch bestehen individuelle Unterschiede, so dass eine sorgfältige Überwachung geboten ist, um eine unerwünscht hohe Ausbreitung zu verhindern. Die Wirkungsdauer ist bei den einzelnen Substanzen angegeben.

3.4 Dauer der Spinalanästhesie

Eine Spinalanästhesie endet nicht schlagartig nach Ablauf einer bestimmten Zeit, sondern nimmt schrittweise von oben nach unten ab. Die chirurgische Anästhesie hält in den sakralen Segmenten somit wesentlich länger an als in den thorakalen und lumbalen. Die Dauer der chirurgischen Anästhesie ist für die jeweilige Operation von Bedeutung, die Zeit für die Aufhebung der Blockade vor allem für die Verlegung des Patienten auf die Normalstation.

Im Wesentlichen hängt die Dauer einer Spinalanästhesie von folgenden Faktoren ab:
— Art des Lokalanästhetikums,
— Dosis des Lokalanästhetikums,
— Höhe der Blockade,
— Vasokonstriktorzusatz.

Art des Lokalanästhetikums. Primäre Einflussgröße für die Dauer einer Spinalanästhesie ist die Art des Lokalanästhetikums: Lidocain und Mepivacain sind mittellang wirkende Substanzen, während Bupivacain, Ropivacain und Tetracain die längste Wirkdauer aufweisen.

Dosis des Lokalanästhetikums. Die Dauer der Spinalanästhesie hängt eindeutig von der Dosis des Lokalanästhetikums ab. So wirken 15 mg Bupivacain bei Segment L2 um 40% länger als 10 mg – und 20 mg doppelt so lange wie 10 mg.

Höhe der Blockade. Bei gleicher Dosis bilden sich hohe Blockaden rascher zurück als tiefere, vermutlich bedingt durch die größere Verdünnung des Lokalanästhetikums bei der Ausdehnung nach kranial. Wegen der Verdünnung fällt die Konzentration des Lokalanästhetikums rascher unter die minimale effektive anästhetische Konzentration. Entsprechend wirken Spinalanästhesien mit isobaren Techniken bei gleicher Dosis länger als hyperbare.

Vasokonstriktorzusatz. Adrenalin (0,2 bis 0,3 mg) und Phenylephrin (2–5 mg) können die Wirkung der spinal injizierten Lokalanästhetika verlängern, je nachdem mit welcher Substanz sie kombiniert werden. Vor allem die Wirkung von Tetracain wird durch Phenylephrinzusatz erheblich verlängert, nicht selten um das Doppelte, während der Effekt auf die Wirkdauer von Lidocain und Mepivacain nicht eindeutig ist. Von der Wirkungsverlängerung der Lokalanästhetika durch Vasokonstriktoren sind die lumbalen und sakralen Segmente deutlich stärker betroffen als die thorakalen.

Clonidin. Dieser adrenerge Agonist kann in Dosen von 75–150 µg die Wirkung der Spinalanästhesie in ähnlicher Weise verlängern wie Adrenalin oder Phenylephrin. Der genaue Wirkmechanismus ist nicht bekannt, jedoch spielt eine Vasokonstriktion hierbei keine Rolle. Clonidin wirkt bereits bei alleiniger Injektion in den Subarachnoidalraum analgetisch.

▶ Tabelle 22-2 zeigt einen Überblick über die sensorische Regression bei verschiedenen Lokalanästhetika.

4 Systemische Wirkungen der Spinalanästhesie

Die Injektion eines Lokalanästhetikums in den Subarachnoidalraum führt nicht nur zu einer örtlich umschriebenen neuralen Blockade mit anschließender Anästhesie im zugehörigen Innervationsgebiet. Vielmehr treten, vor allem in Abhängigkeit von der Ausdehnung der Anästhesie, indirekte und direkte systemische Wirkungen auf, die klinisch von Bedeutung sein können. Im Mittelpunkt

Tab. 22-2 Sensorische Regression der Spinalanästhesie bei verschiedenen Lokalanästhetika

Substanz	Dosis (mg)	Regression um zwei Dermatome (min)	vollständige Aufhebung der Wirkung (min)
Lidocain	25–100	40–100	140–240
Bupivacain	5–20	90–140	240–380
Tetracain	5–20	90–140	240–380

4 Systemische Wirkungen der Spinalanästhesie

stehen hierbei die Auswirkungen der Spinalanästhesie auf das **Herz-Kreislauf-System**. Des Weiteren müssen Einflüsse auf Atmung, Urogenitaltrakt, Magen-Darm-Trakt und Nebenniere beachtet werden. Systemisch-toxische Wirkungen des Lokalanästhetikums sind – im Gegensatz zur Periduralanästhesie – angesichts der sehr geringen Mengen nicht zu erwarten.

4.1 Herz-Kreislauf-System

Von praktischer Bedeutung sind die Blockade präganglionärer vasokonstriktorischer Sympathikusfasern sowie die Blockade des Herzsympathikus bei Th1–4. Hingegen spielen direkte kardiovaskuläre Wirkungen von resorbiertem Lokalanästhetikum bei der Spinalanästhesie, im Gegensatz zur Periduralanästhesie, keine Rolle.

4.1.1 Blockade präganglionärer Sympathikusfasern

Die mit einer Spinalanästhesie einhergehende Blockade präganglionärer sympathischer Gefäßnervenfasern führt zu einer Dilatation der Arterien, Arteriolen, Venen und Venolen. Die Blockade hat folgende Auswirkungen:
— Blutdruckabfall,
— venöses Pooling mit Abnahme des venösen Rückstroms,
— relative Hypovolämie.

Die Sympathikusblockade ist zumeist innerhalb von 12 min nach Injektion des Lokalanästhetikums vollständig ausgebildet.

Die Stärke des Blutdruckabfalls hängt direkt vom Ausmaß der jeweiligen Sympathikusblockade ab:

> Je mehr spinale Segmente geblockt werden bzw. je höher die Spinalanästhesie, desto stärker der Abfall des arteriellen Blutdrucks.

Beschränkt sich die Sympathikusblockade auf die **Segmente Th5–L2**, so tritt eine Dilatation der Gefäße des Beckens und der unteren Extremität mit Zunahme der Durchblutung ein, evtl. gefolgt von einem Versacken des Blutes in Darm und Baucheingeweiden. Bei entsprechender Ausprägung kann durch das venöse Pooling das **Herzzeitvolumen abfallen**. Bei gesunden Patienten führt der arterielle Blutdruckabfall meist zu einer *kompensatorischen Vasokonstriktion* oberhalb des blockierten Gebietes, d. h. in Kopf, Hals und oberen Extremitäten. Diese **Barorezeptoren-Reflexreaktion** wird vor allem über die ungeblockten sympathischen Vasokonstriktorfasern von Th1–4 vermittelt. Daneben spielt auch noch eine gesteigerte Freisetzung von Katecholaminen aus dem Nebennierenmark eine gewisse Rolle.

Praktisch gilt: Bei sonst gesunden Patienten kann der Blutdruckabfall durch die Sympathikusblockade oft verhindert oder abgeschwächt werden, wenn vor Anlegen der Spinalanästhesie eine ausreichende Menge an bilanzierter Elektrolytlösung infundiert wird.

Umfasst die Sympathikusblockade auch die Fasern von **Th1–4 (Nn. accelerantes),** so liegt eine **totale Sympathikusblockade** vor, die sich von Th1–L2 erstreckt. Folgende Auswirkungen treten zu den vorher beschriebenen Veränderungen hinzu:
— Blockade segmentärer Herzreflexe in den Abschnitten Th1–4.
— Blockade von Efferenzen aus dem Vasomotorenzentrum zu den sympathischen Herznerven (Nn. accelerantes) aus Th1–4.
— Blockade vasokonstriktorischer Sympathikusfasern in Kopf, Hals und oberen Extremitäten.
— Blockade des N. splanchnicus (Th5–L1) mit Ausschaltung der Katecholaminsekretion im Nebennierenmark.

Klinisch manifestiert sich die Blockade als **Abfall von arteriellem Blutdruck, Herzzeitvolumen und peripherem Gefäßwiderstand.** Die Herzfrequenz ändert sich häufig nur geringfügig. Wenngleich die kardiovaskulären Veränderungen durch die Sympathikusblockade bei sonst Gesunden oft nur gering ausgeprägt sind, so muss doch Folgendes beachtet werden:

> Bei totaler Sympathikusblockade sind die sympathischen Reflexreaktionen des Herz-Kreislauf-Systems vollständig ausgeschaltet, so dass eine besondere Empfindlichkeit auf Volumenmangel, Volumenverluste und Veränderungen der Körperlage besteht.

4.2 Atemfunktion

Die Auswirkungen der Spinalanästhesie auf die Atemfunktion sind zumeist gering. Vollständige motorische Blockade aller thorakalen Spinalnerven vermindert die Vitalkapazität um etwa 20%, während das exspiratorische Reservevolumen erheblich abnimmt. Solange der **N. phrenicus (C3–5)** nicht ausgeschaltet wird, tritt bei Lungengesunden gewöhnlich keine respiratorische Insuffizienz auf. Bei *abdominellen Eingriffen* kann jedoch die Beweglichkeit des Zwerchfells durch abstopfende Tücher behindert werden, so dass eine Ateminsuffizienz entsteht. Gelegentlich klagen einige Patienten bei *hoher Spinalanästhesie* über **Luftnot**. Ursache soll eine fehlende Rückmeldung über die Bauchmuskel- und Zwerchfellbeweglichkeit sein.

4.3 Harnblasenfunktion

Die Blockade der **parasympathischen sakralen Segmente S2–4** führt zu einer Atonie der Blase und zu einer Ausschaltung des Harndranges. Der Harnblasensphinkter wird, im Gegensatz zum Sphincter ani, nicht relaxiert. Da die autonomen Fasern von S2–4 als Letzte ihre Funktion zurückerlangen, treten nach einer Spinalanästhesie häufig *postoperative Blasenentleerungsstörungen* auf.

Der Penis ist durch die Blockade der Nn. erigentes (S2–3) schlaff und blutgefüllt.

4.4 Darm

Sympathikusblockade von Th5–L1 schaltet die Innervation des Darmes durch den N. splanchnicus aus, so dass eine ungehemmte parasympathische Aktivität überwiegt. Der Darm ist kontrahiert, klein und hyperperistaltisch. Hierdurch werden das explorative Vorgehen bei Baucheingriffen und der Verschluss des Abdomens erleichtert.

Klinisch ist Folgendes wichtig: Chirurgische Stimuli im Oberbauch werden als *Eingeweideschmerz* empfunden, weil diese Impulse über den nicht geblockten N. vagus laufen.

4.5 Nebenniere

Durch die Spinalanästhesie wird vermutlich die Katecholaminsekretion des Nebennierenmarks auf Reize aus dem Operationsgebiet verhindert. Hingegen scheint die Spinalanästhesie die Kortisolproduktion der Nebennierenrinde nicht zu beeinflussen, wahrscheinlich, weil vagale Afferenzen nicht geblockt werden.

5 Praxis der Spinalanästhesie

Die Spinalanästhesie ist eine einfache, billige und zuverlässige Methode, um Schmerzlosigkeit und Muskelrelaxierung für eine Vielzahl von Operationen zu erreichen. Hierbei darf allerdings nicht übersehen werden, dass durch die Spinalanästhesie Nebenwirkungen und Komplikationen auftreten können, die nur vom Erfahrenen sicher beherrscht werden. Darum sollte eine Spinalanästhesie nur von Ärzten durchgeführt werden, die mit den Verfahren der Allgemeinanästhesie vertraut sind und außerdem die Methoden der kardiopulmonalen Wiederbelebung sicher beherrschen.

> **EBM** **Einfluss auf die postoperative Morbidität und Letalität**
> (Systematischer Review Rodgers et al., 2000):
> Es gibt Hinweise, dass rückenmarknahe Anästhesien (Spinal- oder Periduralanästhesie) im Vergleich mit Allgemeinanästhesien seltener mit tiefen Venenthrombosen, Lungenembolien, Bluttransfusionen, Pneumonien und Ateminsuffizienz einhergehen. Auch die Letalität ist geringer. Allerdings ist das Ausmaß einiger dieser Vorteile nicht gesichert, auch ist unklar, ob diese Wirkungen ausschließlich auf der regionalen Blockade selbst beruhen oder darauf, dass eine Allgemeinnarkose vermieden wird.

5.1 Indikationen

Die Entscheidung für eine Spinalanästhesie hängt von zahlreichen Faktoren ab. Die wichtigsten sind:
— Zustand des Patienten,
— Art und Dauer der Operation,
— welcher Operateur,
— Möglichkeiten der postoperativen Nachsorge.

> **!** Grundsätzlich darf jedoch nicht nach einem starren Schema vorgegangen werden; auch sollte beachtet werden, dass es zwingende Indikationen für eine Spinalanästhesie nicht gibt.

5.1.1 Operationen

Wichtige Kriterien für die Entscheidung über die Anästhesieform sind:
— Operationsgebiet,
— Dauer der Operation,
— erforderlicher Grad der Muskelrelaxierung,
— Höhe der zu erwartenden Blutverluste.

Operationsgebiet. Eine Spinalanästhesie ist besonders für Operationen **unterhalb des Bauchnabels (Th10)** geeignet, z. B. bei Eingriffen an den unteren Extremitäten oder am Urogenitaltrakt unterhalb der Harnleiter sowie bei allgemeinchirurgischen und gynäkologischen Eingriffen im Bereich des Perineums. Vorteile gegenüber einer Allgemeinanästhesie ergeben sich hierbei vor allem für Patienten mit vollem Magen, erhöhtem Risiko, gefährdeten Atemwegen oder Diabetes mellitus.

Spinalanästhesien höherer Ausdehnung sind grundsätzlich möglich, bedürfen jedoch einer sorgfältigen Indikationsstellung, weil sie vermehrt mit kardiovaskulären und respiratorischen Komplikationen einhergehen können.

Ausdehnung der Anästhesie bis Th6 ermöglicht zahlreiche intraabdominelle Eingriffe wie Operationen im Bereich des Rektosigmoids, gynäkologische Eingriffe im Becken sowie Operationen an Harnblase, Ureteren und Nieren.

Bei **Ausdehnung der Anästhesie bis C8/Th1** können Oberbaucheingriffe wie Gastrektomie, Cholezystektomie oder Milzexstirpation durchgeführt werden. Das **Risiko des Blutdruckabfalls** wird jedoch noch weiter erhöht. Hinzu kommt eine **Gefährdung der Atemwege und der Atmung.** Auch werden vagale Reaktionen durch Zug an Ösophagus, Magen oder Zwerchfell durch die Spinalanästhesie nicht geblockt. Darum müssen die meisten Oberbaucheingriffe in **Allgemeinnarkose mit endotrachealer Intubation** durchgeführt werden.

In ▶ Tabelle 22-3 ist die erforderliche Anästhesieausdehnung für die häufigsten Operationen zusammengestellt.

Dauer der Operation. Sehr kurze, d. h. unter 10 min, oder sehr lange, d. h. mehr als 3–4 h dauernde Eingriffe sind zumeist keine Indikation für eine Spinalanästhesie. Langdauernde Eingriffe können für manche Patienten zur Qual werden!

Muskelrelaxierung. Ist eine Muskelrelaxierung erforderlich, der Einsatz von Muskelrelaxanzien jedoch nicht erwünscht, z. B. bei Myasthenia gravis, so kann bei entsprechend geeigneten Eingriffen die Spinalanästhesie mit Vorteil eingesetzt werden.

Blutverluste. Sind bei dem geplanten Eingriff stärkere Blutverluste zu erwarten, sollte *keine* Spinalanästhesie durchgeführt werden, weil durch die Sympathikusblockade die Kompensationsreaktionen eingeschränkt oder sogar aufgehoben sind.

5.1.2 Patienten

Der klinische Zustand des Patienten spielt eine wichtige Rolle bei der Entscheidung für eine Spinalanästhesie. Grundsätzlich sind die meisten Patienten der ASA-Risikogruppen I–III für eine Spinalanästhesie geeignet. Bei manchen Patienten der Gruppe IV kann eine begrenzte Blockade günstiger

Tab. 22-3 Erforderliche Anästhesieausdehnung für häufige Operationen

Operation	Anästhesieausdehnung
Oberbaucheingriffe Sectio caesarea	Th4–6 (Mamillarlinie)
gynäkologische Operationen im Becken, Ureter, Nierenbecken; Appendektomie	Th6–8 (Xiphoid)
transurethrale Resektionen mit Blasendehnung, vaginale Entbindung, Hüftoperationen	Th10 (Nabel)
transurethrale Resektionen ohne Blasendehnung, Oberschenkeloperation, Unterschenkelamputation	L1 (Leistenband)
Knieoperation und darunter, Fußchirurgie	L2/3
perineale Chirurgie	S2–5

sein als eine Allgemeinnarkose. Folgende Erkrankungen bedürfen besonderer Erwägungen:

Respiratorische Erkrankungen: Bei einigen Patienten mit respiratorischen Erkrankungen kann die (nicht zu hohe!) Spinalanästhesie im Vergleich zur Intubationsnarkose bei bestimmten Operationen das sicherere Verfahren sein. Es muss jedoch beachtet werden, dass eine Spinalanästhesie keinen wesentlichen Einfluss auf das Auftreten *postoperativer* respiratorischer Komplikationen hat.

Bei **Herzerkrankungen** muss die Indikation zur Spinalanästhesie besonders sorgfältig abgewogen werden. Eine wichtige Rolle spielen hierbei vor allem die Anästhesieausdehnung und die hiermit verbundene Sympathikusblockade. Herzkranke, deren Sympathikotonus bereits kompensatorisch erhöht ist, sollten keine Spinalanästhesie erhalten. Außerdem gilt:

> Eine hohe Spinalanästhesie muss bei allen klinisch manifest herzkranken Patienten vermieden werden!

Leber- und Nierenerkrankungen, bei denen der Metabolismus und/oder die Ausscheidung von Pharmaka wesentlich eingeschränkt ist, können ebenfalls gelegentlich Indikation für eine Spinalanästhesie sein.

Tab. 22-4 Absolute Kontraindikationen für Spinalanästhesien

- Ablehnung durch den Patienten
- Störungen der Blutgerinnung
- bestimmte neurologische Erkrankungen
- Spinalkanalstenose
- Sepsis
- Hypovolämie oder Schock
- spezifische kardiovaskuläre Erkrankungen

5.2 Kontraindikationen

Es gibt absolute Kontraindikationen, bei denen die Spinalanästhesie den Patienten in nicht zu rechtfertigender Weise gefährden würde, sowie relative Kontraindikationen, bei denen der Nutzen der Spinalanästhesie in keinem sinnvollen Verhältnis zu den Gefährdungs- und Komplikationsmöglichkeiten steht. In ▶ Tabelle 22-4 sind die wichtigsten **absoluten Kontraindikationen** für eine Spinalanästhesie zusammengefasst.

Ablehnung durch den Patienten. Kein Patient darf gegen seinen erklärten Willen eine Spinalanästhesie erhalten. Patienten, die gegen ihre innere Überzeugung vom Anästhesisten zu einer Spinalanästhesie überredet wurden, sind intraoperativ häufig schwierig zu führen und benötigen nicht selten eine stärkere Sedierung.

Neurologische Erkrankungen. Erkrankungen des Gehirns und des Rückenmarks gelten häufig als absolute Kontraindikationen für Spinalanästhesien, besonders wenn diese Erkrankungen, z. B. wie die *multiple Sklerose*, noch nicht abgeschlossen sind. Die ablehnenden Gründe sind meist forensischer Natur, weil vermieden werden soll, dass der Patient bei einer Verschlimmerung des neurologischen Krankheitsbildes einen Zusammenhang mit der Spinalanästhesie herstellt. Grundsätzlich sollte bei neurologischen Erkrankungen individuell und nicht starr schematisch entschieden werden.

Tab. 22-5 Relative Kontraindikationen für Spinalanästhesien

- schwere Deformierungen der Wirbelsäule
- starke Kopf- oder Rückenschmerzen in der Vorgeschichte
- Patienten mit hohem Risiko
- Arthritis, Osteoporose, Bandscheibenprolaps, Wirbelsäulenmetastasen

Zustand nach Laminektomie bzw. Bandscheibenoperationen ist keine Kontraindikation für eine Spinalanästhesie; allerdings kann hierbei das technische Vorgehen erschwert sein.

Sepsis und Bakteriämie sind, vor allem wegen der Gefahr einer *septischen Meningitis*, eine absolute Kontraindikation für eine Spinalanästhesie. Das gilt auch für Infektionen oder Hauterkrankungen im Bereich der lumbalen Punktionsstelle.

Hypovolämie und Schock. Eine Hypovolämie sollte vor Anlegen einer Spinalanästhesie wegen der erhöhten Gefahr des Blutdruckabfalls durch die Sympathikusblockade ausgeglichen werden. Ist dies nicht möglich, sollte bei erheblicher Hypovolämie auf eine Spinalanästhesie verzichtet werden. Ein **hypovolämischer Schock** ist immer eine Kontraindikation für eine Spinalanästhesie.

Herz-Kreislauf-Erkrankungen. Bei folgenden Erkrankungen des Herz-Kreislauf-Systems mit entsprechendem Schweregrad sind Spinalanästhesien, mit Ausnahme des *Sattelblocks*, nicht indiziert oder dürfen allenfalls bei wichtiger Indikation unter besonderen Vorsichtsmaßnahmen und mit *begrenzter Ausdehnung* durchgeführt werden:
- Schwere koronare Herzerkrankung,
- kürzlich erlittener Myokardinfarkt,
- schwere angeborene Herzfehler,
- erworbene Herzklappenfehler,
- zerebrale Arteriosklerose,
- schwerer Hypertonus,
- Hypotonie.

In ▶ Tabelle 22-5 sind einige **relative Kontraindikationen** für eine Spinalanästhesie zusammengestellt, die, nach sorgfältiger Überprüfung und wenn überzeugende Gründe dafür vorliegen, übergangen werden können.

5.3 Blutgerinnung und Spinalanästhesie

Störungen der Blutgerinnung können bei der spinalen Punktion zu Blutungen im Bereich des Rückenmarks und der Spinalnervenwurzeln mit nachfolgender Kompression und schweren neurologischen Ausfällen führen. Die meisten spinalen Hämatome bei Spinalanästhesien treten in Zusammenhang mit Störungen der Blutgerinnung auf. Daher gilt:

> Bei angeborenen oder erworbenen Störungen der Blutgerinnung sowie bei therapeutischer Antikoagulation mit Antifibrinolytika, Marcumar oder Heparin dürfen keine Spinalanästhesien durchgeführt werden.

Thromboseprophylaxe mit niedrigdosiertem Heparin. Das spinale Blutungsrisiko bei Spinalanästhesien unter Low-Dose-Heparinisierung zur Thromboseprophylaxe (3 × 5000 IE/Tag) ist derzeit nicht ausreichend definiert, obwohl das Verfahren hierbei häufig angewandt wird. Nach weitgehend übereinstimmender Auffassung gilt eine Spinalanästhesie bei niedrigdosierter Heparinzufuhr als sicher, wenn folgende Empfehlungen beachtet werden:
— Unfraktioniertes Heparin (z. B. Calciparin, Liquemin, Thrombophob): letzte Dosis 4–6 h vor der Spinalanästhesie,
— niedermolekulares Heparin (z. B. Fraxiparin, Fragmin, Clexane, Clivarin, Mono-Embolex, Innohep): letzte Dosis 10–12 h vor der Spinalanästhesie oder erste Dosis 1 h nach der Punktion.

Bei Anwendung von niedermolekularem Heparin empfiehlt sich eine besonders sorgfältige postoperative Überwachung der neurologischen Funktionen.

Intraoperative Heparinzufuhr. Auch die intraoperative Zufuhr von Heparin unter einer Spinalanästhesie, z. B. bei Gefäßoperationen, wird von einigen Autoren als sicher angesehen, vorausgesetzt, es bestehen keine Gerinnungsstörungen, Thrombozytopenie oder eine präoperative Antikoagulanzientherapie und die spinale Punktion verlief atraumatisch, d. h. ohne Blutaustritt aus der Kanüle.

Acetylsalicylsäure und nichtsteroidale antiinflammatorische Substanzen. Derzeit liegen keine Hinweise vor, dass niedrigdosierte Acetylsalicylsäure (30–100 mg/Tag) das Risiko spinaler Hämatome durch die Spinalanästhesie erhöht.

> Die Zufuhr von Acetylsalicylsäure in niedrigen Dosen von 30–100 mg/Tag ist keine Kontraindikation für eine Spinalanästhesie.

Außerdem liegen einige Berichte über Spinalanästhesien unter normaldosierter Acetylsalicylsäurezufuhr vor, bei denen ebenfalls keine schweren spinalen Blutungen auftraten, obwohl die Blutungszeit bei zahlreichen Patienten verlängert war. Allerdings sind die Fallzahlen für eine allgemein gültige Aussage zu gering, so dass weiterhin entsprechende Vorsicht mit einer Spinalanästhesie bei diesen Patienten geboten ist, zumal häufiger, besonders bei älteren Patienten, Blutungen aus der Kanüle auftraten.

Andere *nichtsteroidale entzündungshemmende Substanzen (NSAID)* beeinflussen wie Acetylsalicylsäure die Thrombozytenaggregation, jedoch hält der Effekt kürzer an und ist 1–3 Tage nach Unterbrechung der NSAID-Zufuhr nicht mehr vorhanden. Spätestens nach Ablauf dieser Zeit ist eine Spinalanästhesie ohne wesentliches Risiko eines spinalen Hämatoms möglich. Ob die spinale Punktion zu einem früheren Zeitpunkt mit einem erhöhten spinalen Blutungsrisiko einhergeht, ist derzeit nicht bekannt.

Postoperative Antikoagulanzientherapie. Wurde für die Operation ein Spinalkatheter gelegt, sollte er vor Beginn einer Kumarintherapie entfernt werden. Eine Heparintherapie kann bei liegendem Spinalkatheter eingeleitet werden. Soll dieser Katheter im weiteren Verlauf entfernt werden, empfiehlt sich die vorübergehende Unterbrechung der Heparinzufuhr mindestens 1–2 h vorher. Soll eine s. c. Heparintherapie postoperativ fortgesetzt werden, sollte der Katheter ca. 1 h vor der erneuten s. c. Injektion entfernt werden.

5.4 Zubehör

Je nach persönlicher Bevorzugung und Verfügbarkeit können für die Spinalanästhesie sterile kommerzielle Einmalsets (▶ Abb. 22-8a) oder klinikeigene, z. T. resterilisierbare Sets eingesetzt werden.

> **Inhalt eines Sets für die Spinalanästhesie:**
> — 1 Spinalnadel (22, 25, 26, 27 oder 29 G)
> — 1 Einführungskanüle (für 25- bis 29-G-Nadeln)
> — 1 Kanüle für die Hautquaddel
> — 1 Kanüle für die Infiltrationsanästhesie
> — 1 Kanüle mit Bakterienfilter zum Aufziehen der Lokalanästhetika
> — 1 Abdecktuch mit zentraler Öffnung, Tupfer, Platten, Handschuhe, Schwämmchen Wannen für Desinfektionsmittel
> — Spritzen: 2 ml (3 ml) und 5 ml

Klinikeigene Sets müssen mit allergrößter Sorgfalt vorbereitet werden, um eine chemische und/oder bakterielle Kontamination zu vermeiden.

5.4.1 Spinalnadeln

Spinalnadeln müssen einen dicht schließenden Mandrin enthalten, um die Verschleppung eines Hautzylinders in den Subarachnoidalraum zu vermeiden (Abb. 22-8a). Gegenwärtig sind zwei Grundtypen von Spinalnadeln in Gebrauch: scharfe Kanülen mit einer endständigen Öffnung und stumpfe (abgerundete) Pencil-Point-Nadeln, bei denen sich

22 Spinalanästhesie

Abb. 22-8a und b Spinalnadeln.
a) Sprotte-Nadel, Quincke-Nadel, Einführungskanüle nach Sise (von links nach rechts).
b) Nadelspitzen: links Quincke-Nadel, rechts Sprotte-Nadel.

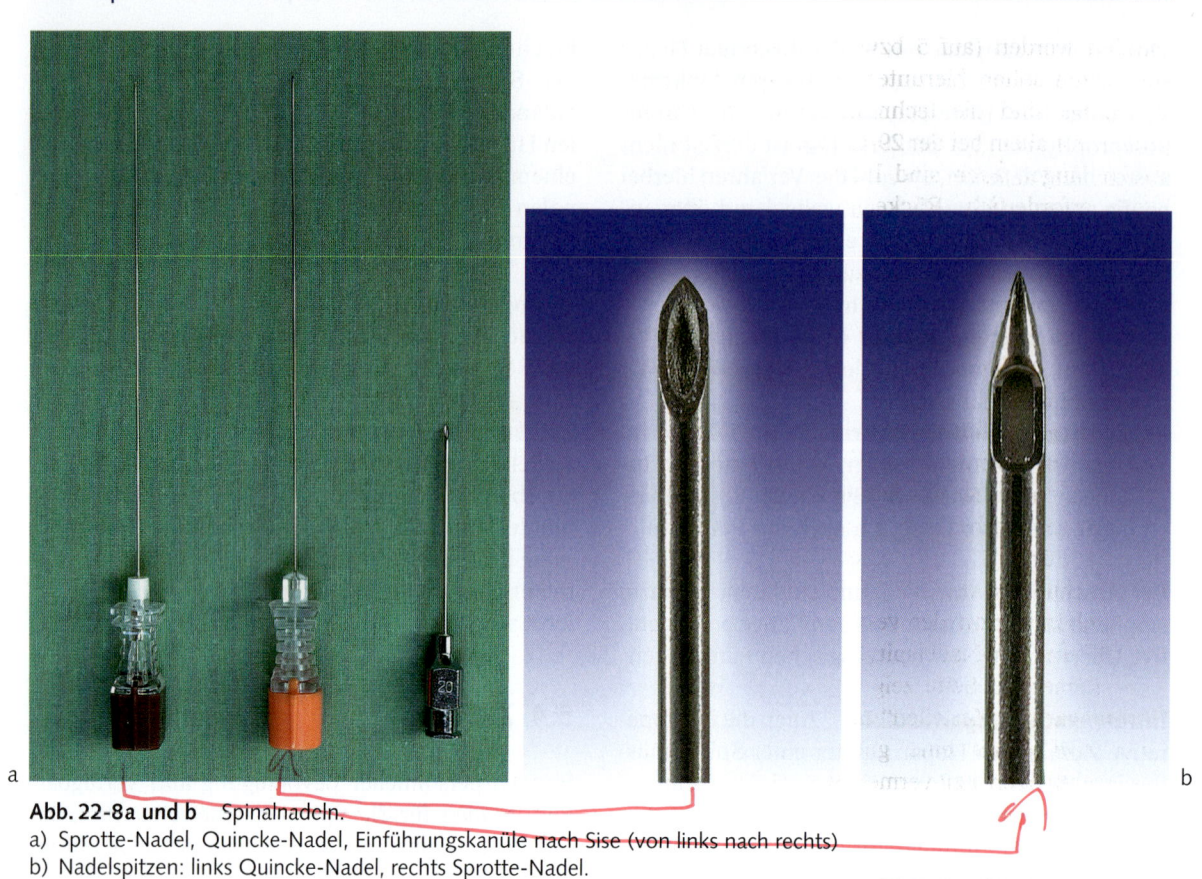

die Öffnung in einiger Entfernung von der Kanülenspitze befindet (▶ Abb. 22-8b). Scharfe Nadeln zerschneiden die Dura, stumpfe Naden „spreizen" die Durafasern. Scharfe Kanülen mit endständiger Öffnung wie die Quincke-Nadel weisen bei jüngeren Patienten eine deutlich höhere postspinale Kopfschmerzrate auf als die stumpfen Pencil-Point-Nadeln.

Quincke-Babcock-Nadel. Diese traditionelle Kanüle besitzt eine 1 mm kurze Spitze mit scharfem seitlichem Schliff (Quincke-Schliff); die distale Öffnung befindet sich direkt an der Kanülenspitze. Die Kanüle wird mit einem Durchmesser von 22–29 Gauge eingesetzt.

Greene-Nadel. Bei dieser Kanüle ist die Spitze abgerundet, die Seiten sind ebenfalls abgerundet, also nicht scharf angeschliffen, so dass bei der Punktion nur ein kleines Duraloch entsteht.

Whitacre-Nadel. Bei dieser Kanüle ist die Spitze konisch geschliffen, außerdem verschlossen. Die distale Öffnung befindet sich seitlich, ca. 2 mm von der Spitze entfernt. Die Traumatisierung der Dura ist geringer als mit der Quincke-Nadel, jedoch breitet sich das Lokalanästhetikums während der Injektion düsenstrahlartig in Längsrichtung aus, so dass eine exzessive Ausbreitung der Anästhesie entstehen kann.

Sprotte-Nadel. Diese ebenfalls an der Spitze geschlossene Kanüle weist eine größere seitliche Öffnung auf, so dass eine strahlartige Ausbreitung des Lokalanästhetikums, wie bei der Whitacre-Nadel möglich, vermieden wird. Allerdings kann aufgrund der relativ langen Öffnung unter Umständen ein Teil des Lokalanästhetikums in den Periduralraum gelangen. Die mechanische Stabilität der atraumatischen Kanülenspitze ist mittlerweile größer als die der traditionellen Quincke-Nadel; allerdings ist die Punktion schwieriger als mit der Quincke-Nadel.

Grundsätzlich sollten für die Spinalanästhesie möglichst dünne, nicht schneidende Kanülen mit einem Durchmesser von 25 G (0,5 mm) oder 26 G (0,46 mm) verwendet werden, denn es gilt:

! Je dünner die Spinalnadel, desto geringer die postspinale Kopfschmerzrate!

Durch Verwendung von 27- oder 29-G-Nadeln kann die Häufigkeit von Kopfschmerzen weiter vermindert werden (auf 5 bzw. 3%); schwere Kopfschmerzen sollen hierunter nicht mehr auftreten. Allerdings sind die technischen Schwierigkeiten größer, vor allem bei der 29-G-Nadel: Die Punktion dauert länger, auch sind häufigere Punktionsversuche erforderlich. Rückenschmerzen treten bei 18,5–26% der Patienten auf.

Bei älteren Patienten sind postspinale Kopfschmerzen sehr selten, so dass auch die wesentlich billigeren 22-G-Kanülen vom Quincke-Typ verwendet werden können.

Die 25-, 26-, 27- oder 29-G-Nadeln müssen durch **Einführungskanülen** in den Subarachnoidalraum vorgeschoben werden, weil sie sehr dünn sind und zumeist nicht ohne Abweichung von der Mittelachse oder gar Verbiegungen vorgeschoben werden können. Für 22-G-Nadeln ist hingegen keine Führungskanüle erforderlich.

Unabhängig von der verwendeten Nadel sollte die Öffnung der Nadelspitze bei der Punktion der Dura immer zur Seite zeigen, um ein schonendes „vorhangartiges Zerteilen" der Durafasern zu erreichen und damit eine größere Traumatisierung (Kopfschmerzen!) zu vermeiden.

5.5 Lokalanästhetika

Für die Spinalanästhesie werden vor allem amidartige Lokalanästhetika eingesetzt, in den angloamerikanischen Ländern häufig auch noch der Ester *Tetracain*. Die wichtigsten Substanzen sind (▶ Tab. 22-6):

— Bupivacain 0,5% hyperbar,
— Bupivacain 0,5% isobar,
— Ropivacain,
— Lidocain 5%,
— Mepivacain,
— Prilocain.

Im Routinebetrieb werden wegen der guten Steuerbarkeit der Anästhesieausdehnung häufig hyperbare Lokalanästhetika eingesetzt. **Bupivacain, Lidocain** und **Mepivacain** sind als hyperbare Handelspräparate erhältlich (s. o.), während bei anderen Lokalanästhetika das spezifische Gewicht der Lösung durch Zusatz eines gleichen Teils 10%iger Glukoselösung unmittelbar vor der subarachnoidalen Injektion erhöht wird.

Isobare Lokalanästhetika, d. h. Substanzen ohne Glukosezusatz, weisen eine größere Variabilität der Wirkung und Ausbreitung auf als hyperbare. Die meisten „isobaren" Lokalanästhetika, so auch Bupivacain, sind bei 24° hyperbar, bei 37° hingegen leicht hypobar. Die jeweilige Temperatur des Lokalanästhetikums *bei der Injektion* kann sich unvorhersehbar auf die Ausbreitung im Subarachnoidalraum auswirken.

Im Durchschnitt sind für eine hohe Spinalanästhesie nicht mehr als 2 ml des Lokalanästhetikums erforderlich (Ausnahme Bupivacain). Soll nur eine sensorische Blockade erreicht werden, so muss die Konzentration vermindert werden; eine alleinige Sympathikusblockade wird durch weitere Verdünnung des Lokalanästhetikums hervorgerufen.

Durch Zusatz von Vasokonstriktoren kann die Wirkungsdauer der Lokalanästhetika verlängert werden. Meist werden Phenylephrin oder Adrenalin eingesetzt; systemische Wirkungen sind bei subarachnoidaler Injektion dieser Substanzen nicht zu erwarten.

Phenylephrin (Neosynephrin) wird, unabhängig von der Dosis des Lokalanästhetikums, in einer Standarddosis von 5 mg, das sind 0,5 ml der 1%igen Lösung, zugesetzt. Hierdurch verlängert sich die Wirkungsdauer, z. B. von Tetracain (Pantocaine), um etwa 100%.

Tab. 22-6 Lokalanästhetika für die Spinalanästhesie

Substanz	Konzentration (%)	Barizität	Glukosekonzentration (%)	Volumen (ml)	Gesamtdosis (mg)	Wirkdauer ohne Vasokonstriktor (min)	Wirkungsverlängerung mit Vasokonstriktor (%)
Bupivacain	0,5	hyperbar isobar	5	3–4	15–20	75–150	20–50
Levobupivacain	0,5	isobar		3–4	15–20	75–150	20–50
Ropivacain	0,5	isobar		3–4	15–20	75–150	20–50
Lidocain	5	hyperbar	6,83	1–2	30–100	30–90	20–50
Mepivacain	4	hyperbar	9,5	1–2	40–80	30–90	20–50
Prilocain	2	isobar		4	80	120	20–50

Adrenalin wird ebenfalls unabhängig von der Dosis des Lokalanästhetikums in einer Standarddosis von 0,2 mg, das sind 0,2 ml der Lösung 1 : 1000, zugesetzt. Die Wirkungsdauer, z. B. von Tetracain, wird hierdurch um etwa 50% verlängert, während für Bupivacain und Lidocain kein wesentlicher Einfluss nachweisbar sein soll.

Glukose 10% wird den Lokalanästhetika zugesetzt, um das spezifische Gewicht zu erhöhen und damit eine hyperbare Technik durchführen zu können.

5.5.1 Bupivacain 0,5% hyperbar

In einer Ampulle „Bupivacain 0,5% hyperbar" befinden sich 4 ml Injektionslösung. 1 ml enthält 5 mg Bupivacainhydrochlorid und 50 mg Glukose mit einem spezifischen Gewicht von 1,013 g/ml bei 37 °C.

Die **Fixierungszeit** beträgt 15–30 min, mitunter auch mehr; die **Wirkungsdauer** der *sensorischen* Blockade bzw. Operationsanalgesie liegt bei etwa 160 min. Durch Zusatz eines Vasokonstriktors (Phenylephrin) und/oder Erhöhung der Dosis kann die Wirkungsdauer verlängert werden.

Dosierung von Bupivacain 0,5% hyperbar:
— hohe Spinalanästhesie (bis Th5): 2–4 ml
— mittelhohe Spinalanästhesie (bis Th10): 1,5–3 ml
— tiefe Spinalanästhesie (bis L1): 1–1,5 ml
— Sattelblock (S1–S5): 0,5–1 ml
— empfohlene Höchstdosis 20 mg bzw. 4 ml

Die Dosis muss der jeweiligen Größe des Patienten angepasst werden. Bei Injektion der Lösung am sitzenden Patienten sollten die oberen Dosisbereiche gewählt werden, bei Injektion in Seitenlage hingegen die unteren Bereiche.

5.5.2 Levobupivacain (Chirocain)

Dieses lang wirkende S-Enantiomer von Bupivacain (Präparat Chirocain 5 mg/ml) wirkt grundsätzlich ähnlich wie Bupivacain, ist jedoch weniger zerebro- und kardiotoxisch (diese Eigenschaft spielt allerdings bei der Spinalanästhesie keine Rolle). Wirkungseintritt, Intensität und Dauer der sensorischen und motorischen Blockade entsprechen klinisch denen von Bupivacain. Dies gilt auch für den Zusatz von Opioiden wie Sufentanil oder von Vasopressoren. Levobupivacain könnte daher Bupivacain vollständig ersetzen, ist jedoch teurer als Bupivacain.

Um eine hyperbare Lösung herzustellen, muss das isobare Handelspräparat zu gleichen Teilen mit Glukose 10% vermischt werden.

Die mittlere Wirkdauer der sensorischen Blockade durch Levobupivacain wird mit 388 min (Bereich 295–478 min) angegeben, die der motorischen Blockade mit 266 min.

Dosierung von Levobupivacain 0,5%:
— hohe Spinalanästhesie (bis Th4/5): 2–4 ml bzw. 10–20 mg
— mittelhohe Spinalanästhesie (bis Th10): 1,5–3 ml bzw. 7,5–15 mg
— tiefe Spinalanästhesie (bis L1): 1–1,5 ml bzw. 5–7,5 mg
— Sattelblock: 0,5–1 ml bzw. 2,5–5 mg
— empfohlene intrathekale Höchstdosis: 20 mg bzw. 4 ml

5.5.3 Ropivacain (Naropin)

Dieses reine Enantiomer (s. a. Kap. 8) ist auch bei intrathekaler Anwendung (isobares Präparat Naropin 5 mg/ml) etwas schwächer wirksam als Bupivacain, jedoch weniger kardiotoxisch. Selbst bei Verwendung äquipotenter intraspinaler Dosen unterscheidet sich Ropivacain klinisch nicht wesentlich von Bupivacain, jedoch sollen die Wirkdauer kürzer und die motorische Blockade weniger stark sein. In einer vergleichenden Doppelblindstudie bei Hüftgelenkoperationen ergab sich für 17,5 mg Ropivacain eine mittlere sensorische Blockadedauer (> Th10) von 3 h, für 17,5 mg Bupivacain eine Dauer von 3,5 h. Die motorische Blockade hielt unter Bupivacain wesentlich länger an als unter Ropivacain.

Dosierung von Ropivacain 0,5%:
— hohe Spinalanästhesie (bis Th4/5): 2–4 ml
— mittelhohe Spinalanästhesie (bis Th10): 1,5–3 ml
— tiefe Spinalanästhesie (bis L1): 1–1,5 ml
— Sattelblock: 0,5–1 ml
— empfohlene intrathekale Höchstdosis: 20–25 mg bzw. 4–5 ml

5.5.4 Mepivacain 4%

Eine Ampulle enthält 2 ml „Mepivacain 4%" in 10%iger Glukose; in 1 ml befinden sich 40 mg Mepivacain und etwa 100 mg Glukose. Die Lösung ist hyperbar.

Die **Fixierungszeit** beträgt etwa 5–10 min, die **Wirkungsdauer** der Operationsanalgesie ohne Vasokonstriktorzusatz etwa 45–60 min, mit Vasokonstriktorzusatz 60–90 min.

> **Dosierung von Mepivacain 4% hyperbar:**
> — hohe Spinalanästhesie (bis Th5): 1,5–2,0 ml
> — mittelhohe Spinalanästhesie (bis Th10): 1,0–1,5 ml
> — tiefe Spinalanästhesie (bis L1): 0,8–1,2 ml
> — Sattelblock (S1–S5): 0,6–1,0 ml

5.5.5 Lidocain 5%

In einer Ampulle befinden sich 2 ml „Lidocain 5%"; 1 ml enthält 50 mg Lidocain und 75 mg Glukose, so dass die Lösung hyperbar ist.

Die **Fixierungszeit** beträgt etwa 10–15 min, die **Wirkungsdauer** der Operationsanalgesie ohne Vasokonstriktorzusatz 45–60 min, mit Vasokonstriktorzusatz 60–90 min.

> **Dosierung von Lidocain 5%:**
> — hohe Spinalanästhesie (bis Th5): 1,4–2,0 ml
> — mittelhohe Spinalanästhesie (bis Th10): 1,0–1,5 ml
> — tiefe Spinalanästhesie (bis L1): 0,8–1,2 ml
> — Sattelblock (S1–S5): 0,6–1,0 ml

Bei Injektion am sitzenden Patienten sollten die oberen Dosisbereiche gewählt werden, bei Seitenlage die unteren.

Nach Ansicht mehrerer Autoren weist Lidocain bei Anwendung für die Spinalanästhesie eine größere Neurotoxizität auf als andere Lokalanästhetika, auch wenn die 5%ige Lösung auf die Hälfte verdünnt wird. Diese Autoren empfehlen, Lidocain nicht mehr für die Spinalanästhesie einzusetzen und stattdessen Prilocain für kurze Eingriffe zu verwenden.

5.5.6 Opioidzusatz zum Lokalanästhetikum

Durch Zusatz von Opioiden zum Lokalanästhetikum können die Dauer der chirurgischen Analgesie verlängert und der Dosisbedarf für das Lokalanästhetikum vermindert werden.

Intrathekal injizierte Opioide vermindern selektiv die nozizeptive afferente Aktivität in den Aδ- und C-Fasern. Lipophile Opioide wie Fentanyl oder Sufentanil werden in Deutschland dem hydrophilen Morphin häufig vorgezogen, weil die Wirkung rascher einsetzt und nicht mit später Atemdepression einhergeht.

Morphin. Wegen der hydrophilen Eigenschaften dringt Morphin verzögert in das Rückenmark ein und wird auch langsamer eliminiert. Entsprechend setzt die Wirkung langsam (> 30 min) ein und hält lange (6 h und mehr) an. Hierdurch besteht die Gefahr der späten Atemdepression.

Sufentanil. Die Substanz ist stark lipophil; die Wirkung beginnt innerhalb weniger Minuten nach der Injektion und hält ca. 1–4 h an. Unklar ist nach wie vor, ob Sufentanil eine selektive spinale Analgesie hervorruft oder eher eine supraspinale aufgrund einer systemischen Resorption.

> **Intrathekale Dosierung von Sufentanil bei Kombination mit Lokalanästhetika:** 5 bis maximal 10 μg. Höhere Dosen verbessern die analgetische Wirkung nicht (ceiling effect), sondern führen zu stärkeren systemischen Nebenwirkungen wie Atemdepression und Sedierung.

Fentanyl. Die Substanz ist weniger lipophil als Sufentanil und wirkt nach intrathekaler Injektion mäßig selektiv spinal analgetisch. Die minimale effektive Dosis beträgt 10 μg; Dosen von mehr als 25 μg erhöhen das Risiko der frühen Atemdepression (ca. 100 min nach der Injektion).

Zusammen mit Lokalanästhetika intrathekal injiziert wirkt Fentanyl bei somatischen und viszeralen Schmerzen synergistisch analgetisch, erhöht die Erfolgsrate der Spinalanästhesie und ermöglicht eine Dosisreduktion des Lokalanästhetikums. Allerdings wird durch die Mischung beider Substanzen die Barizität des Lokalanästhetikums und damit die Verteilung im Subarachnoidalraum beeinflusst.

> **Intrathekale Dosierung von Fentanyl bei Kombination mit Lokalanästhetika:** 10 bis maximal 25 μg

Durch Beschränkung der Dosis auf maximal 25 μg wird die Häufigkeit von Juckreiz, Harnverhalt und früher Atemdepression vermindert.

5.5.7 Zusatz von Clonidin

Der α_2-adrenerge Agonist Clonidin vermindert die nozizeptive Aktivität in den Aδ- und C-Fasern und wirkt synergistisch mit spinal injizierten Lokalanästhetika. Die Wirkdauer wird nicht verlängert, Pruritus und Atemdepression treten nicht auf, Harnverhalt ist seltener. Nebenwirkungen sind Blutdruckabfall, Bradykardie und Sedierung.

> **Intrathekale Dosierung von Clonidin bei Kombination mit Lokalanästhetika:** 15–45 µg

5.6 Techniken der Spinalanästhesie

5.6.1 Isobare Techniken

Bei diesen Techniken werden Lokalanästhetika eingesetzt, deren spezifisches Gewicht dem des Liquor cerebrospinalis entsprechen soll. Angesichts der Variabilität der Dichte des Liquors sind diese Substanzen aber häufig nicht wirklich isobar, sondern leicht hypobar. Bei echten isobaren Lokalanästhetika hat die Schwerkraft bzw. die Lagerung des Patienten während und nach der Injektion keinen Einfluss auf die Ausbreitung im Subarachnoidalraum. Bei entsprechender Dosierung breiten sich isobare Lokalanästhetika gewöhnlich bis in die untere thorakale Region aus. Bei gleicher Dosierung führen isobare Lokalanästhetika meist zu einer geringeren Anästhesiehöhe als hyperbare. Jedoch sollte Folgendes beachtet werden:

! Die Ausbreitung isobarer Lokalanästhetika nach thorakal weist eine sehr große Variabilität auf. Vor allem für isobares Bupivacain lässt sich die Anästhesieausbreitung kaum vorhersagen.

Die unterschiedliche Ausbreitung gleicher Mengen des Lokalanästhetikums beruht vermutlich z. T. auf Schwankungen der Barizität in Bezug zum Liquor, d. h., die scheinbar isobaren Lokalanästhetika sind nicht selten hypobar für den betreffenden Patienten.

Dennoch sind die isobaren Lokalanästhetika bei Operationen unterhalb des Nabels vorteilhaft, weil angesichts der geringeren Anästhesieausbreitung auch mit weniger ausgeprägtem Blutdruckabfall gerechnet werden muss.

Barbotage. Bei diesem Vorgehen wird nach Punktion des Subarachnoidalraums wiederholt Liquor in die mit Lokalanästhetikum gefüllte Spritze gezogen und anschließend zusammen mit dem Lokalanästhetikum injiziert. Das Verfahren ist angesichts der dünnen Spinalkanülen wenig empfehlenswert, da der Vorgang zu lange dauert.

5.6.2 Hyperbare Techniken

Hyperbare Lösungen entstehen durch Mischung des isobaren Lokalanästhetikums mit Glukoselösung. Wie bereits dargelegt, wird ihre Ausbreitung im Subarachnoidalraum durch die Schwerkraft oder die Lagerung des Patienten erheblich beeinflusst: Im Sitzen sinken diese Lokalanästhetika im Liquor ab, in liegender Position oder in Trendelenburg-Lage fließen sie kopfwärts.

> Die Ausbreitung der Spinalanästhesie kann durch hyperbare Lokalanästhetika wesentlich beeinflusst werden.

- Bei Injektion am sitzenden Patienten und anschließender Hochlagerung des Oberkörpers werden die sakralen und unteren lumbalen Segmente anästhesiert.
- Bei flacher Rückenlagerung oder Trendelenburg-Lagerung nach der Injektion breiten sich die hyperbaren Lokalanästhetika in den hohen thorakalen oder den zervikalen Bereich aus.
- Erfolgt die Injektion in Seitenlage in Höhe der lumbalen Lordose und wird der Patient anschließend flach auf den Rücken gedreht, breiten sich die Lokalanästhetika nach oben in den Bereich der thorakalen Kyphose aus, nach unten bis in das Kreuzbein. Die Anästhesie erstreckt sich dann von den mittleren thorakalen bis zu den sakralen Segmenten.

Bei hyperbarer Technik können häufig zwei Verteilungsmuster der Spinalanästhesie beobachtet werden: Bei einem Teil der Patienten zentriert sich die Blockade in der unteren thorakalen Region, bei einem anderen Teil hingegen in der hohen thorakalen Region. Ursache dieses Verhaltens des Lokalanästhetikums ist vermutlich die lumbale Lordose, durch die eine bestimmte Menge zum Kreuzbein fließt, der restliche Teil zur thorakalen Kyphose, wobei sich die thorakale Ausbreitung nach dem kranial fließenden Anteil des Lokalanästhetikums richtet. Wird die lumbale Lordose durch Hüftbeugung ausgeglichen, kann das bimodale Verteilungsmuster oft verhindert werden.

Fixierung des Lokalanästhetikums. Nach Ablauf der Fixierungszeit des Lokalanästhetikums breitet sich die Blockade nicht weiter nach oben aus. Allerdings muss bei allen hyperbaren Techniken einschließlich Sattelblock und einseitiger Spinalanästhesie die außerordentlich große Variabilität der Fixierungszeit des Lokalanästhetikums beachtet werden. So kann, vor allem nach Bupivacain oder Tetracain, noch bis zu 60 min nach Injektion für einen Sattelblock das Lokalanästhetikum nach Einnehmen der Rückenlage aufsteigen, mitunter bis in die mittlere thorakale Region.

5.6.3 Hypobare Techniken

Bei diesen (seltenen) Verfahren werden hypobare Lokalanästhetika, deren spezifisches Gewicht unter 1003 liegt, in den Subarachnoidalraum injiziert. Hypobare Lokalanästhetika sind kommerziell nicht erhältlich, sondern müssen durch Verdünnung isobarer Lösungen mit sterilem Aqua dest. hergestellt werden. Durch Erwärmung von isobarem Bupivacain 0,5% soll ebenfalls eine hypobare Lösung entstehen. Licocain 2%ige Lösung soll eher hypobare als isobare Eigenschaften aufweisen.

Hypobare Lokalanästhetika steigen jeweils zum höchsten Punkt auf. Sie werden mit Vorteil bei Operationen eingesetzt, die eine Bauchlagerung, Taschenmesserposition oder Seitenlage erfordern, weil der Patient nach Anlegen der Anästhesie nicht mehr umgelagert werden muss. Die Technik wird aber wegen der Gefahr des hohen Aufsteigens der Blockade und des Blutdruckabfalls durch die aufrechte Position nicht mehr empfohlen.

5.6.4 Einseitige Spinalanästhesie

Durch die einseitige Spinalanästhesie sollen jeweils nur die Vorder- und Hinterwurzeln der *zu operierenden Seite* ausgeschaltet werden, während die der Gegenseite, vor allem deren Sympathikusfasern, ungeblockt bleiben, so dass insbesondere die Häufigkeit von Blutdruckabfällen vermindert wird. Der Patient muss während der Injektion und in den sich anschließenden 15–30 min auf die zu operierende Seite gelagert werden, damit sich das Lokalanästhetikum einseitig fixiert. Auch sollten nur kleine Volumina (max. die Hälfte der üblichen Dosis) hyperbarer Lokalanästhetika *(langsam)* injiziert werden. Die Erfolgsrate beträgt bei strikter Einhaltung des beschriebenen Vorgehens ca. 80%. Ein Übertritt des Lokalanästhetikums auf die andere Seite ist auch nach Ablauf von 30 min möglich. Für eine einseitige Leistenbruchoperation sind z. B. 8 mg Bupivacain, 8 mg Levobupacain oder 12 mg Ropivacain, jeweils hyperbar, erforderlich.

5.6.5 Kontinuierliche Spinalanästhesie

Bei diesem Verfahren wird ein Kunststoffkatheter in den Subarachnoidalraum eingeführt, über den die Lokalanästhetika, je nach Bedarf, wiederholt nachinjiziert werden können (Einzelheiten siehe Abschnitt 5.10). Der Vorteil besteht darin, dass hiermit eine relativ genau begrenzte sensorische Blockade erreicht werden kann. In Deutschland wird anstelle der kontinuierlichen Spinalanästhesie zumeist die kontinuierliche Periduralanästhesie durchgeführt.

5.7 Präoperative Maßnahmen

Bei der präoperativen Einschätzung muss vor allem überprüft werden, ob der Patient für eine Spinalanästhesie geeignet ist. Grundsätzlich entspricht jedoch das Vorgehen bei der Prämedikationsvisite dem für eine Allgemeinnarkose: Erhebung der Vorgeschichte, körperliche Untersuchung, Laboruntersuchungen, spezielle Untersuchungsbefunde, aufklärendes Prämedikationsgespräch und Verordnung der Prämedikation. Einzelheiten des Vorgehens sind an anderer Stelle ausführlich besprochen (siehe Kap. 15), darum soll hier nur auf die Besonderheiten der Spinalanästhesie eingegangen werden.

Vorgeschichte. Hierbei wird gezielt nach kardiovaskulären, respiratorischen und vor allem neurologischen Vorerkrankungen sowie Störungen der Blutgerinnung bzw. Blutungsneigung gefragt; berücksichtigt werden muss auch die Medikamentenvorgeschichte, da Interaktionen mit der Spinalanästhesie möglich sind (z. B. β-Blocker). Von großer Bedeutung sind des Weiteren Antikoagulanzien und andere die Blutgerinnung beeinträchtigende Substanzen (siehe Kap. 14).

> **Fragen an den Patienten zu Störungen der Blutgerinnung:**
> — Einnahme von Acetylsalicylsäure oder NSAID in den letzten 5 Tagen?
> — Einnahme von Antikoagulanzien vom Kumarintyp?
> — Erkrankungen der Leber?
> — verlängertes Bluten nach Zahnextraktion, Adenotomie, Tonsillektomie?
> — häufiges oder massives Nasenbluten?
> — verstärkte Regelblutung bei Frauen?
> — Hautblutungen am Rumpf ohne erkennbare Ursache?
> — Blutungskrankheiten in der Familie?

Körperliche Untersuchung. Sie richtet sich speziell auf neurologische Erkrankungen sowie, aus punktionstechnischen Gründen, auf den Zustand der Wirbelsäule und der großen Gelenke (Lagerungs- und Punktionsschwierigkeiten).

22 Spinalanästhesie

Laborwerte. Grundsätzlich werden die gleichen Laborwerte wie für eine Allgemeinnarkose bestimmt. Nützlich, jedoch nicht obligat (außer bei Verdacht auf Gerinnungsstörungen und bei gerinnungshemmender Therapie) ist noch die Untersuchung des Gerinnungssystems. Ergeben sich aus der Anamnese und/oder dem klinischen Befund Hinweise auf eine Gerinnungsstörung oder lässt sich eine solche Störung nicht ausschließen, sollten folgende hämostaseologische Untersuchungen durchgeführt werden (Grenzwerte für Spinal- und Periduralanästhesie in Klammern):
— Quick-Test (nicht unter 50–70%),
— PTT (nicht über 40 s),
— Thrombozytenzahl (nicht unter 50 000 bis 80 000/μl; nicht über 500 000),
— Blutungszeit (Duke nicht > 4 min; IVY nicht > 7 min).

Die Blutungszeit oder ein Thrombelastogramm sollte bestimmt werden, wenn die Thrombozytenzahl außerhalb der Grenzwerte liegt. Ist das Thrombelastogramm normal, so können Spinalanästhesien auch außerhalb der angegebenen Grenzwerte durchgeführt werden. Katheterspinalanästhesien sollten jedoch vermieden werden (siehe Abschnitt 5.3).

Aufklärendes Gespräch. Hier gelten im Vergleich zur Allgemeinnarkose einige Besonderheiten:
— Viele Patienten haben Angst, während einer Operation wach zu sein und das Vorgehen bei der Operation mitanzusehen. Diese Patienten müssen vom Anästhesisten über die *Vorteile* der Spinalanästhesie bei dem jeweiligen Eingriff aufgeklärt werden. Verweigert der Patient die Zustimmung, sollte der Anästhesist die Entscheidung des Patienten ohne weitere Überredungsversuche akzeptieren.
— Zahlreiche Patienten befürchten, trotz Anästhesie Schmerzen während der Operation zu empfinden oder eine bleibende „Rückenmarklähmung" durch die Spinalanästhesie zu erleiden. Beruhigende Aufklärung hilft hier meist weiter, auch der Hinweis, dass bei ungenügender Anästhesie sofort auf eine *Allgemeinnarkose* übergegangen wird.
— Beim Anlegen der Spinalanästhesie ist der Anästhesist auf die Mitarbeit des Patienten angewiesen. Es empfiehlt sich daher, bereits am Prämedikationstag den Patienten über den technischen Ablauf und die Wirkungen der Spinalanästhesie aufzuklären. Fehlinformationen, besonders durch den mit der Methode noch nicht umfassend vertrauten Assistenten, sollten vermieden werden, um die Erwartungshaltung des Patienten nicht zu enttäuschen.

Prämedikation. Grundsätzlich können zur Prämedikation die gleichen Substanzen gegeben werden wie für eine Allgemeinnarkose. **Starke Sedierung** sollte jedoch vermieden werden, um die Mitarbeit des Patienten nicht unnötig einzuschränken. Bewährt hat sich die orale Prämedikation mit einem Benzodiazepin, z. B. 7,5 mg **Midazolam,** 10 mg **Diazepam** oder 1–2 mg **Flunitrazepam**. Die Prämedikation mit Atropin wird von vielen Patienten wegen der Mundtrockenheit als unangenehm empfunden, so dass meist auf die Substanz verzichtet wird. Wenn erforderlich, kann Atropin kurz vor Anlegen der Spinalanästhesie i. v. zugeführt werden.

5.8 Durchführung der Spinalanästhesie

5.8.1 Vorbereitungen

Folgender Grundsatz gilt für alle Spinalanästhesien:

> Wegen der möglichen Nebenwirkungen und Komplikationen müssen vor jeder Spinalanästhesie Instrumentarium, Zubehör und Medikamente für eine Allgemeinnarkose einschließlich Notfallzubehör, Sauerstoffquelle und Beatmungsgerät bereitgestellt werden.

Vorbereitungen für die Spinalanästhesie:
— Spinalanästhesie-Set
— Lokalanästhetika für die Spinal- und Infiltrationsanästhesie
— in Spritzen aufgezogen: Atropin, Midazolam (Dormicum), i.v. Anästhetikum (z.B. Thiopental), Succinylcholin, Vasopressor, Katecholamine
— Venenkanüle, bilanzierte Elektrolytlösung
— Blutdruckmanschette, EKG-Monitor, Pulsoxymeter, evtl. Thermosonde
— Intubationsbesteck, Beatmungsbeutel, Beatmungsgerät mit Sauerstoffquelle

Vor der Lagerung des Patienten werden folgende Maßnahmen durchgeführt:
— Messen von Herzfrequenz und Blutdruck,
— Anlegen einer Venenkanüle und Zufuhr von bilanzierter Elektrolytlösung.

5.8.2 Lagerung des Patienten

Grundsätzlich können Spinalanästhesien in sitzender Position, Seitenlage oder Bauchlage durchgeführt werden. Die sitzende Position erleichtert dem Anfänger das Erlernen der Spinalanästhesie, die Seitenlage ist für den Patienten bequemer, führt zu

5 Praxis der Spinalanästhesie 22

Hüften vertikal   Schulter vertikal
Rücken rechtwinklig zur Tischkante und Kopf auf Kissen

Streckung

Processus spinosus   Punktionsstelle

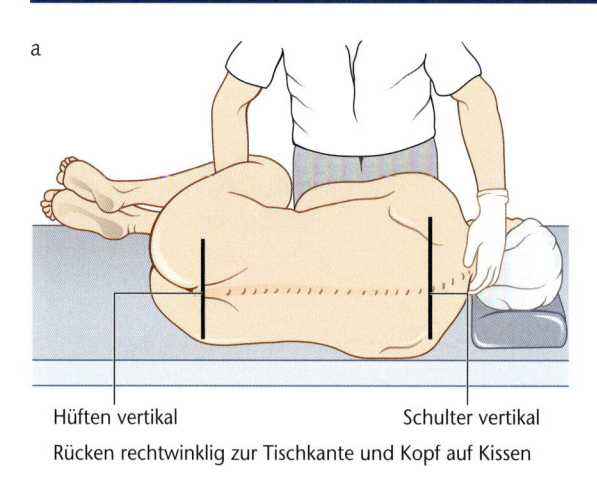

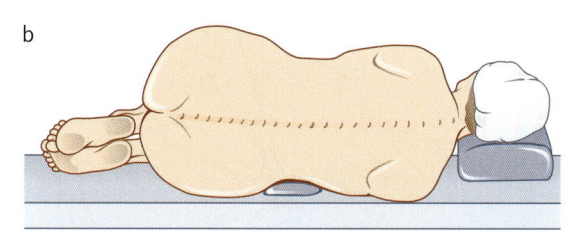

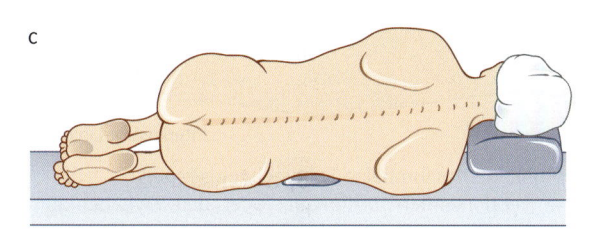

Beugung

Abb. 22-9a bis c Seitenlagerung des Patienten für die Punktion des Subarachnoidalraums.
a) Der Helfer unterstützt die gekrümmte Haltung des Patienten;
b) Verlauf der Wirbelsäule bei der Frau (breiteres Becken) und
c) beim Mann.

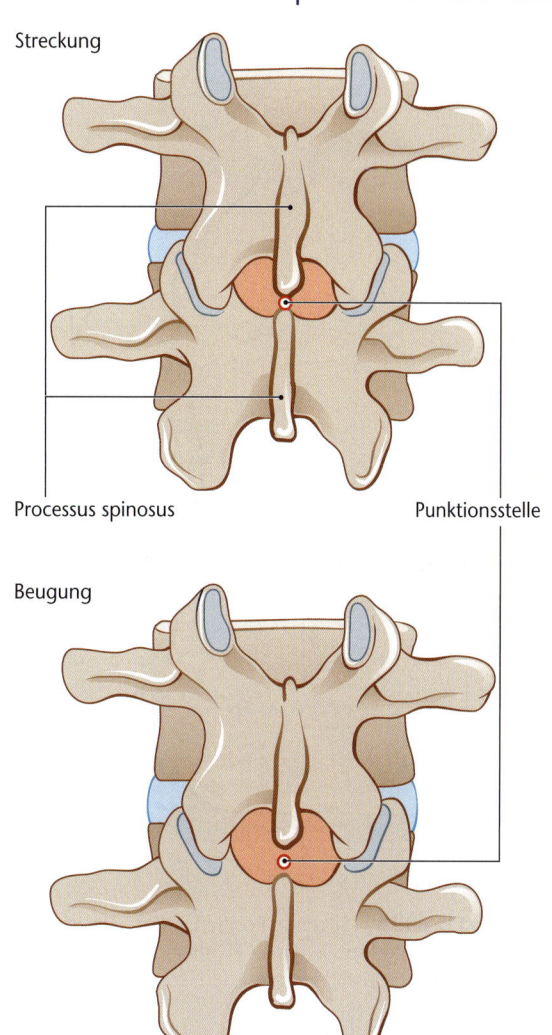

Abb. 22-10 Auseinanderweichen der Dornfortsätze im Lumbalbereich durch die in Abb. 22-9 und 22-11 gezeigten Lagerungsmaßnahmen. Hierdurch wird die Punktion der Zwischenwirbelräume wesentlich erleichtert.

weniger starkem Blutdruckabfall und erleichtert die Steuerbarkeit der Anästhesieausbreitung.

Seitenlage. Hierzu muss der Patient mit dem gesamten Körper an die hintere Kante des Operationstisches rutschen und einen **Katzenbuckel** formen: Beine fest an den Bauch ziehen, Brustwirbelsäule zum Buckel krümmen, Kinn auf die Brust (▶ Abb. 22-9a bis c). Hierdurch weichen die Dornfortsätze der Lendenwirbelsäule weit auseinander, so dass die Punktion der Zwischenwirbelräume wesentlich erleichtert wird (▶ Abb. 22-10). Der Kopf wird durch ein Kissen unterstützt; die Wirbelsäule muss parallel zum Tisch verlaufen, die Schultern und Beckenschaufeln senkrecht dazu. Diese Lage sollte durch einen vor dem Patienten stehenden Helfer gesichert werden. Ist der Anästhesist Rechtshänder, sollten der Patient auf die linke Seite gelagert und das Spinalset auf die rechte Seite des Anästhesisten gestellt werden.

Sitzende Position. Hierzu muss der Patient mit seinem Gesäß bis an die Hinterkante des Operationstisches rücken und wiederum einen Katzenbuckel formen; ein Helfer steht vor dem Patienten und stützt ihn (▶ Abb. 22-11). Die sitzende Position begünstigt einen **Blutdruckabfall**, bei sehr ängstlichen Patienten auch einen Ohnmachtsanfall, besonders wenn der Patient stärker sediert ist; darum darf niemals auf den vor dem Patienten stehenden Helfer verzichtet werden.

Bauchlage. Die spinale Punktion in Bauchlage wird in erster Linie bei *hypobaren* Techniken für

22 Spinalanästhesie

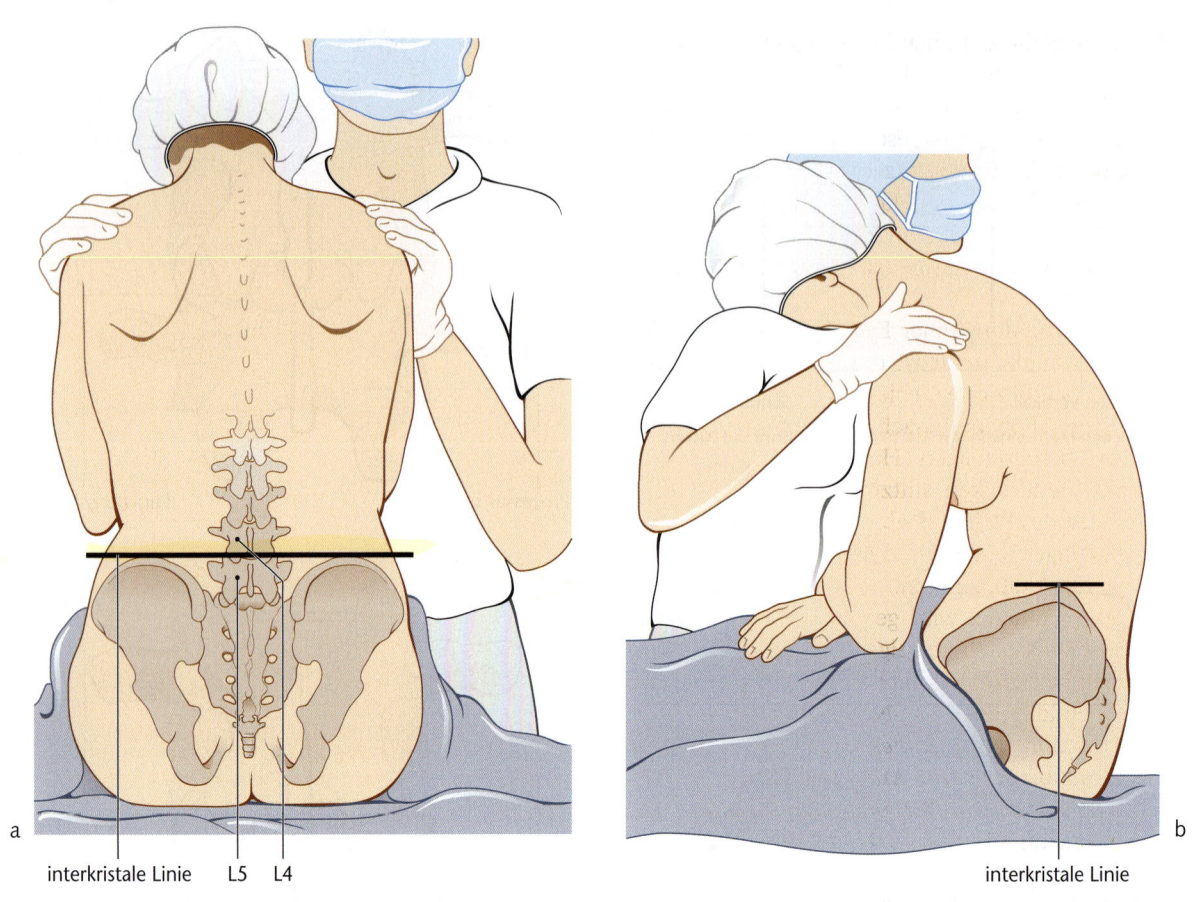

Abb. 22-11a und b Sitzende Position („Katzenbuckel") für die Punktion des lumbalen Subarachnoidalraums. Die gezeigte interkristale Linie (Tüffier-Linie) schneidet den 4. Lendenwirbel-Dornfortsatz oder den Zwischenraum von L4/5.

Operationen an Rektum, Kreuzbein oder unterer Wirbelsäule durchgeführt. Beugung der Wirbelsäule wird erreicht durch Abknicken des Tisches oder Unterlegen eines Kissens unter den Bauch des Patienten.

Weiteres Vorgehen:

- Nach Abschluss der Lagerung wird die Einstichstelle markiert: hierzu die in Abbildung 22-11 gezeigte Linie zwischen den Oberkanten der Darmbeinschaufeln zur Wirbelsäule ziehen. Sie schneidet entweder den **4. Lendenwirbel-Dornfortsatz** oder den **Zwischenraum von L4 und L5;** bei einigen Patienten auch L3/L4 oder L5/S1. Von dieser Stelle aus können weitere Zwischenwirbelräume markiert werden.
- Anschließend setzt sich der mit Mundschutz, Kopfbedeckung und sterilen Handschuhen (vorher Händedesinfektion!) versehene Anästhesist hinter den Patienten und desinfiziert großflächig die Punktionsstelle. Nach 2–3-maligem Desinfizieren und Antrocknen des letzten Anstrichs wird der Überschuss vollständig abgewischt (um eine Kontamination des Subarachnoidalraums mit dem Desinfektionsmittel zu vermeiden) und die Punktionsstelle mit einem sterilen Lochtuch abgedeckt.
- Danach Aufziehen der Lokalanästhetika.

5.8.3 Technik der Lumbalpunktion

Grundsätzlich kann die Punktion des Subarachnoidalraums von der Mittellinie (medianer Zugang) oder von der Seite her (lateraler oder paramedianer Zugang) erfolgen (▶ Abb. 22-12). Am häufigsten wird der mediale Zugang angewandt.

Vorgehen beim medianen Zugang:

- Zunächst wird, nach Vorwarnung des Patienten, an der lumbalen Punktionsstelle eine Hautquaddel gesetzt.
- Danach werden 1–2 ml Lokalanästhetikum 0,5–1% (z. B. Lidocain) interspinal infiltriert.

- Nun wird die zwischen Zeigefinger und Daumen gehaltene Spinalnadel durch die Hautquaddel und das infiltrierte Gebiet in Richtung Subarachnoidalraum vorgeschoben; hierbei zeigt die Öffnung der Nadelspitze zur Seite. Beim Vorschieben müssen die Haut und das darunterliegende Gewebe mit dem Zeige- und Mittelfinger der linken Hand gegen die knöchernen Strukturen fixiert werden.
- Bei Verwendung einer Einführungskanüle wird diese Kanüle zunächst durch die Hautquaddel und das infiltrierte Gebiet in das Lig. interspinale vorgeschoben, danach die Spinalnadel in der oben beschriebenen Haltung eingeführt; der linke Handrücken stützt sich hierbei auf dem Rücken des Patienten ab, während Daumen und Zeigefinger dieser Hand die Führungskanüle fixieren (▶ Abb. 22-13a).
- Die Spinalnadel wird genau in der *Mittellinie* leicht nach oben ansteigend (100–105°) weitergeschoben. Zwei deutliche Widerstände sind bei Verwendung der 22-G-Nadel zu verspüren: die Perforation des *Ligamentum flavum* und die Perforation der *Dura-Arachnoidea*. **Hierbei wird vom Anfänger die Punktion des Lig. flavum häufig mit der Durapunktion verwechselt.**
- Nach Erreichen des Subarachnoidalraums wird der Mandrin entfernt, so dass der Liquor frei abfließen kann (▶ Abb. 22-13b). Tritt kein Liquor aus, so wird die Nadel so lange um jeweils 90° rotiert und evtl. etwas vor- oder zurückgeschoben, bis Liquor abfließt. Tritt kein Liquor aus, so kann behutsam mit der Spritze aspiriert werden. Erscheint kein Liquor, so können hierfür folgende Gründe vorliegen:
  - Die Spinalnadel liegt nicht im Subarachnoidalraum.
  - Die Nadelöffnung wird von der Dura oder von Nervenwurzeln bedeckt. Rotieren der Nadel schafft zumeist Abhilfe.

! Für die Spinalanästhesie gilt der Grundsatz: Ohne Liquor keine Anästhesie!

- Werden beim Vorschieben der Nadel **Parästhesien** ausgelöst, so hat die Spitze eine Nervenwurzel berührt. Befragen des Patienten nach der seitlichen Lokalisation der Missempfindungen gibt dem Anästhesisten Hinweise über die momentane Richtung der Spinalnadel. **Bei Parästhesien darf auf keinen Fall mit der Injektion des Lokalanästhetikums begonnen werden:** Bleibende neurologische Schäden können die Folge sein. Vielmehr müssen beim Auftreten von Parästhesien die Nadel **sofort zurückgezogen** und deren **Stichrichtung geändert** werden.
- Ist der **Liquor blutig tingiert**, so wird bis zum Klarwerden des Liquors aspiriert; danach kann das Lokalanästhetikum injiziert werden.

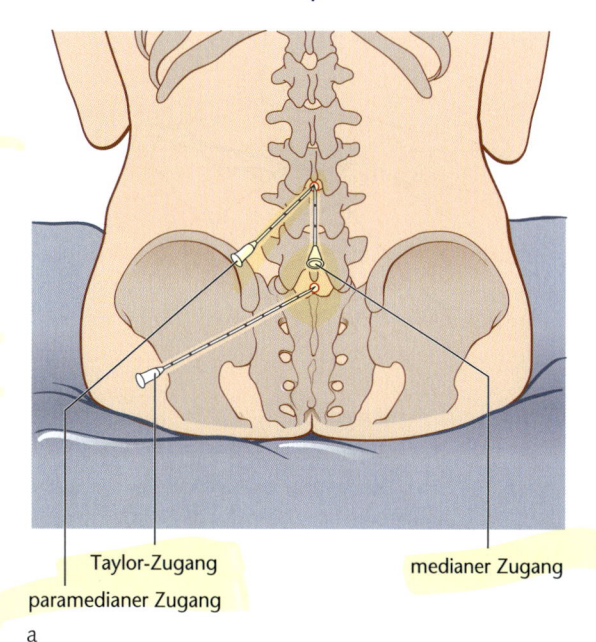

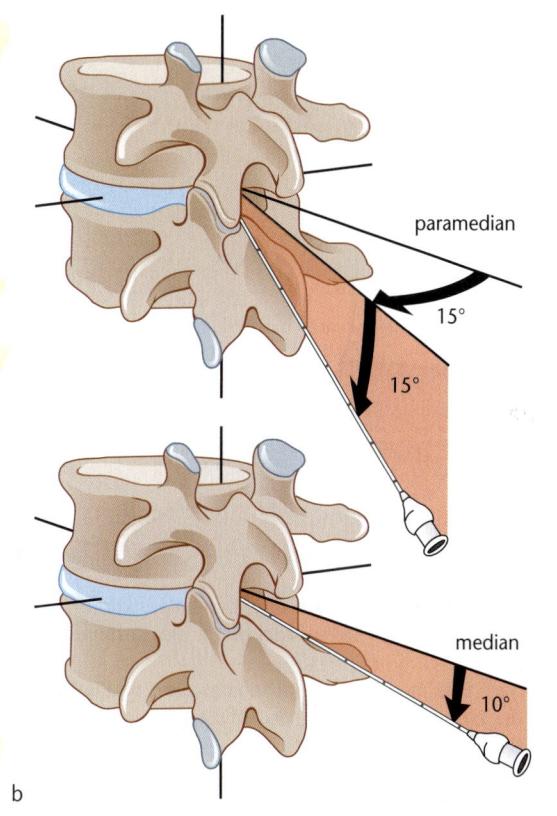

Abb. 22-12a und b Medianer, paramedianer (seitlicher) und Taylor-Zugang zum Subarachnoidalraum.

22 Spinalanästhesie

enthaltende Spritze aspiriert. **Schlieren in der Lösung** zeigen den freien Abfluss von Liquor an. Jetzt kann das Lokalanästhetikum injiziert werden. Am Ende der Injektion wird erneut aspiriert, um die unveränderte Lage der Nadelspitze zu überprüfen.

Seitlicher Zugang. Hierbei wird die Spinalnadel etwa 1–2 cm seitlich von den Dornfortsätzen im Zwischenwirbelraum eingeführt und lateral der interspinalen Bänder vorgeschoben (siehe Abb. 22-12). Die Nadel durchsticht die paraspinalen Rückenmuskeln und erreicht in entsprechender Tiefe die seitlichen interlaminaren Fasern des Lig. flavum. Auch bei dieser Technik sind zwei Widerstände zu spüren: erster Widerstand bei Punktion des Lig. flavum, danach Widerstandsverlust im Periduralraum, dann erneuter Widerstand bei Punktion der Dura-Arachnoidea. Wird hingegen das Periost punktiert (nicht überwindbarer Widerstand mit Durchbiegen der Nadel), so muss die Nadel zurückgezogen und erneut leicht kranial ansteigend vorgeschoben werden. Liegt die Nadel im Subarachnoidalraum, so entspricht das weitere Vorgehen dem des medialen Zugangs.

Der seitliche Zugang ist besonders bei degenerativen Veränderungen der interspinalen Strukturen von Vorteil. Er kann außerdem eingesetzt werden, wenn eine optimale Lagerung des Patienten, z. B. durch Schmerzen bedingt, nicht möglich ist. Der paramediale Zugang ist auch bei gestreckter Wirbelsäule immer offen.

Taylor-Zugang. Bei dieser Technik wird der Subarachnoidalraum paramedial im Zwischenraum von L5/S1 punktiert:

- Seitenlagerung des Patienten wie oben beschrieben.
- Einführen einer 12 cm langen Spinalnadel durch eine Hautquaddel 1 cm medial und 1 cm kaudal von der Crista iliaca posterior superior.
- Vorschieben der Nadel nach medial und kranial in einem Winkel von etwa 55°.
- Bei Berühren des Periosts (Kreuzbein): Nadel zurückziehen und erneut in kranialer Richtung vorschieben, bis das Lig. flavum erreicht wird.
- Das weitere Vorgehen nach erfolgreicher Punktion des Subarachnoidalraums entspricht dem für den medialen Zugang.

Nach der Injektion des Lokalanästhetikums:

- Unmittelbar nach der Injektion des Lokalanästhetikums in den Subarachnoidalraum wird der

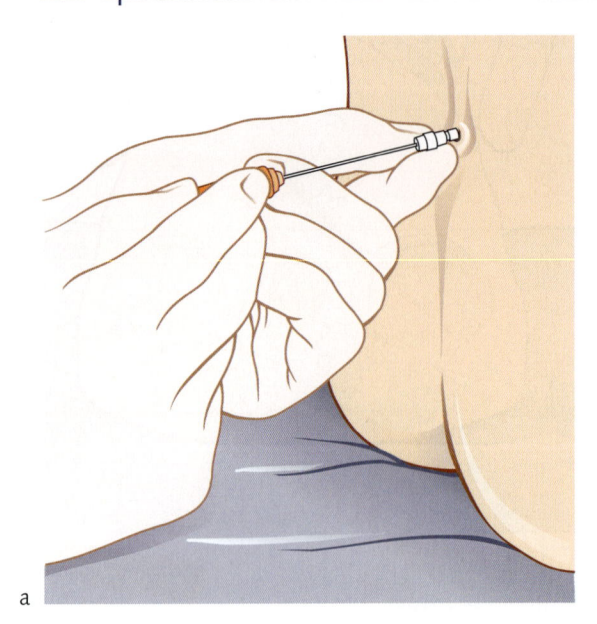

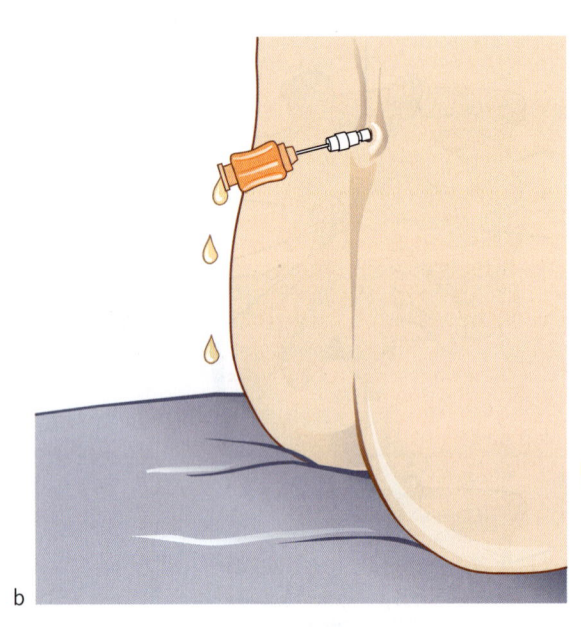

Abb. 22-13a und b Technik der Lumbalpunktion:
a) Vorschieben der Spinalnadel durch die Einführungskanüle;
b) nach Erreichen des Subarachnoidalraums und Entfernen des Mandrins zeigt der freie Abfluss von Liquor die richtige Lage der Kanüle an.

- Tropft nur **Blut** aus der Kanüle, so wurde vermutlich eine Periduralvene oder ein Gefäß im Subarachnoidalraum punktiert. Die Kanülenlage muss dementsprechend korrigiert werden.
- Für die Injektion des Lokalanästhetikums wird der Nadelansatz fest zwischen Daumen und Zeigefinger der auf dem Rücken des Patienten ruhenden linken Hand festgehalten, damit die Kanüle ihre Lage nicht verändern kann. Danach wird etwas Liquor in die das Lokalanästhetikum

Patient so gelagert, wie für die jeweils angestrebte Anästhesieausdehnung erforderlich. Hierbei muss das *spezifische Gewicht* des Lokalanästhetikums besonders berücksichtigt werden.
- Wurde das *hyperbare* Lokalanästhetikum in **sitzender Position injiziert,** so wird der Patient *sofort* nach der Injektion hingelegt, es sei denn, ein Sattelblock ist die angestrebte Anästhesieausdehnung. Je länger der Patient nach der Injektion eines *hyperbaren* Lokalanästhetikums sitzen bleibt, desto mehr Lösung sinkt nach unten ab und **desto geringer ist die Anästhesieausdehnung.**
- Die weitere Lagerung erfolgt nach den in ▶ Abbildung 22-14a bis c gezeigten Prinzipien.
- Wurde das Lokalanästhetikum in **Seitenlage** injiziert, so
  — bleibt der Patient auf der zu operierenden Seite, wenn eine einseitig betonte Anästhesie gewünscht wird;
  — wird der Patient auf den Rücken gelegt, wenn eine Operationsanästhesie beider Seiten erreicht werden soll. Die Höhe der Anästhesieausdehnung wird durch die in Abbildung 22-14a bis c gezeigten Lagerungsmaßnahmen herbeigeführt. Hierzu wird die zunehmende Anästhesieausbreitung mit einem Kältereiz (z. B. alkohol- oder benzingetränkter Tupfer) fortlaufend kontrolliert.

Die Anästhesie beginnt meist *sofort* zu wirken (Wärme- und Schweregefühl, Kribbeln), manchmal jedoch erst nach 5–10 min. Nach Ablauf dieser Zeit tritt keine ausreichende Wirkung mehr ein, auch nicht durch eindringliches Suggerieren.

Während der Fixierungszeit kann die Anästhesieausbreitung durch Husten und Pressen beeinflusst werden, ebenso durch Lageveränderungen. Darum sollte **erst nach Ablauf der Fixierungszeit** mit der endgültigen Operationslagerung begonnen werden.

> Die Phase unmittelbar nach der Injektion des Lokalanästhetikums ist besonders kritisch und bedarf genauester Überwachung, weil die Anästhesie sich unkontrolliert ausbreiten und außerdem der arterielle Blutdruck bedrohlich abfallen kann.

5.8.4 Überwachungsmaßnahmen in der frühen Postinjektionsphase

Die wichtigsten Maßnahmen sind:

- Genaue Beobachtung des Patienten.
- Messen von Herzfrequenz und Blutdruck jede Minute.

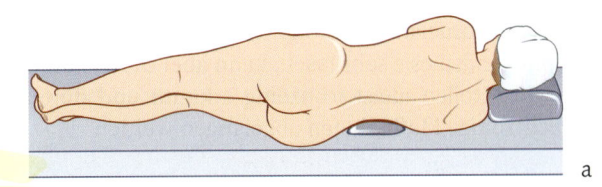

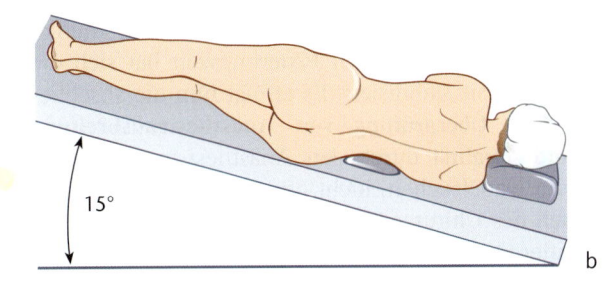

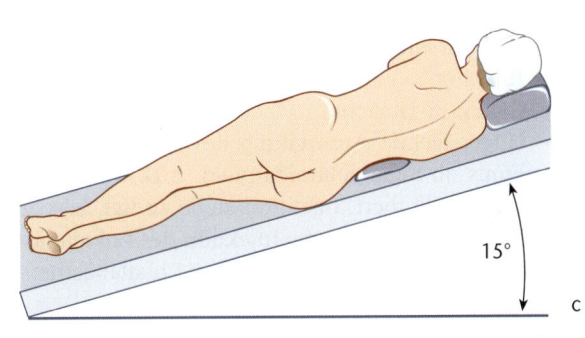

Abb. 22-14a bis c Lagerungsmaßnahmen nach der Injektion des Lokalanästhetikums bei verschiedenen Techniken. Durch die gezeigten Lagerungsmaßnahmen kann die Ausbreitung hypo- und hyperbarer Lokalanästhetika im Subarachnoidalraum beeinflusst werden.
a) Isobare Technik;
b) hypobare Technik;
c) hyperbare Technik.

- Lückenlose Überprüfung der Anästhesieausdehnung mit Kältereizen (nicht mit Nadelstichen!).

Die Frühzeichen des Blutdruckabfalls sind:
— Patient: „Mir wird so komisch."
— Blässe, Gähnen,
— Übelkeit,
— Erbrechen.

Die Sofortmaßnahmen beim Auftreten von Frühzeichen sind:

- Blutdruck messen: Er ist niedrig!
- Puls fühlen: Er ist langsam!
- Sofort die Beine des Patienten anheben.
- Infusion schneller stellen.
- Sind diese Maßnahmen erfolglos: Vasopressor injizieren, z. B. Theodrenalin (Akrinor), Ephedrin, Phenylephrin (Neosynephrin).

Der Blutdruckabfall erfolgt in der Initialphase der Spinalanästhesie sehr rasch, kann aber durch häufige Kontrollen meist frühzeitig erkannt und durch rechtzeitige Maßnahmen abgefangen werden.

5.8.5 Vorgehen nach Ablauf der Fixierungszeit

Nach Ablauf der für die einzelnen Lokalanästhetika unterschiedlich langen Fixierungszeit hat sich die Anästhesie stabilisiert. Es erfolgt nun die abschließende **Überprüfung von Anästhesieausbreitung und -qualität** durch den Anästhesisten mit Hilfe von Nadelstichen, nicht hingegen durch das Skalpell des Chirurgen. Bei richtiger Ausdehnung und guter Qualität der Anästhesie kann mit der Operation begonnen werden.

Gründe für eine ungenügende Anästhesie:
- Injektion außerhalb des Subarachnoidalraums (häufigste Ursache).
- Ungenügende Ausbreitung des Lokalanästhetikums im Subarachnoidalraum, z. B. weil Dosis falsch kalkuliert, Injektionsstelle zu tief, falsche Lagerung, zu langsame Injektion des Lokalanästhetikums, teilweiser Verlust des Lokalanästhetikums über Foramina intervertebralia.
- Injektion einer verfallenen Substanz (extrem selten bzw. kaum möglich).

Ein unerklärliches Versagen ist bei der Spinalanästhesie sehr selten. Tritt innerhalb von spätestens 10 min keine Wirkung ein, sollte entweder die Injektion wiederholt oder auf eine Allgemeinnarkose übergegangen werden.

5.8.6 Maßnahmen während der Operation

Während einer Spinalanästhesie ist die gleiche sorgfältige Überwachung erforderlich wie bei einer Allgemeinnarkose.

! Keinesfalls darf der Patient während der Operation vom Anästhesisten allein gelassen werden.

Der Anästhesist sollte sich in der Nähe des Kopfes des Patienten aufhalten und ihn beruhigen und überwachen. Bei Bedarf kann der Patient zusätzlich sediert werden, z. B. mit **Midazolam** (Dormicum) i. v. in titrierenden Dosen, bei Bedarf auch wiederholt (Vorsicht: Atemdepression!).

Ein **Blutdruckabfall** droht nach wie vor. Besonders gefährdet sind Patienten mit Erkrankungen des Herz-Kreislauf-Systems. Ist ein **Vasopressor** erforderlich, so werden zunächst kleine Dosen zugeführt, um einen exzessiven Blutdruckanstieg zu vermeiden.

Reichen Analgesie und/oder Muskelrelaxierung nicht aus, sollte ohne Zögern, nach entsprechender Aufklärung des Patienten, eine Allgemeinnarkose durchgeführt werden. Die ständige Zufuhr von **Opioiden und Sedativa** führt zur Atemdepression und sollte daher vermieden werden. **Barbiturate** wirken in dieser Situation möglicherweise hyperalgetisch und verschlimmern den Zustand des Patienten weiter. Muss eine Allgemeinnarkose durchgeführt werden, so wird die Operation so lange unterbrochen, bis der Patient ausreichend anästhesiert ist. Bei zuvor stark sedierten Patienten ist hierbei immer eine kontrollierte Beatmung erforderlich.

5.8.7 Aufwachraum und Verlegung auf die Normalstation

Bei anhaltender Blockade ist im Aufwachraum eine lückenlose Überwachung von Blutdruck und Herzfrequenz erforderlich, da weiterhin Blutdruckabfälle und Bradykardien auftreten können. Übelkeit und Erbrechen sind ebenfalls mögliche postoperative Komplikationen. Bei Verdacht auf neurologische Komplikationen ist eine frühzeitige neurologische Konsiliaruntersuchung erforderlich.

Die Verlegung des Patienten aus dem Aufwachraum auf die Normalstation kann erwogen werden, wenn folgende Voraussetzungen erfüllt sind:
- Regression der sensorischen Blockade um mindestens 4 Segmente bzw. < Th10,
- hämodynamische Stabilität,
- Wohlbefinden des Patienten.

5.9 Sattelblock

Beim Sattelblock beschränkt sich die Anästhesieausdehnung auf das Perineum; ausgeschaltet werden nur die **sakralen Segmente (S1–5)** (siehe Abb. 22-5). Bei richtiger Technik bleibt die Beinmotorik erhalten.

Die Punktion des Subarachnoidalraumes wird am **sitzenden Patienten bei L4/5** durchgeführt. Ist der Subarachnoidalraum erreicht, so werden 0,5–1 ml hyperbares Lokalanästhetikum injiziert; danach bleibt der Patient etwa 10–15 min sitzen, um eine reine Blockade der S-Segmente zu erreichen. Praktisch muss Folgendes beachtet werden:

! Für Operationen an der Vulva reicht der Sattelblock nicht aus, da deren obere Anteile von den Segmenten L1 und L2 versorgt werden.

Der besondere **Vorteil** des Sattelblocks besteht in dessen geringen Nebenwirkungen. Ein *Blutdruck-*

abfall tritt nicht auf, weil keine sympathischen Fasern geblockt werden.

5.10 Kontinuierliche Spinalanästhesie (CSA)

Bei der CSA wird nach Punktion im Lumbalbereich ein dünner Kunststoffkatheter in den Subarachnoidalraum vorgeschoben und hierüber das Lokalanästhetikum nach Bedarf injiziert.

Vorteile. Als besondere Vorteile des Verfahrens gegenüber der konventionellen Spinalanästhesie gelten:
— Injektion des Lokalanästhetikums nach Lagerung des Patienten möglich, dadurch weniger Blutdruckabfall durch Umlagerungsmanöver.
— Durch Titration der Anästhesieausdehnung ebenfalls weniger kardiovaskuläre Komplikationen.
— Kurze Erholungsphase von der Blockade bei Anwendung kurz wirkender Lokalanästhetika, hierdurch mehr Sicherheit in der postoperativen Phase.
— Verlängerung der Anästhesie je nach Bedarf.
— Subarachnoidale Injektion von Analgetika am Ende des Eingriffs für die postoperative Schmerztherapie.

Gegenüber der Katheterperiduralanästhesie weist die CSA den Vorteil des rascheren Wirkungseintritts und des wesentlich geringeren Lokalanästhetikumbedarfs auf; systemisch-toxische Reaktionen treten, im Gegensatz zur Periduralanästhesie, nicht auf.

Nachteile. Je dünner der Spinalkatheter, desto schwieriger und zeitraubender die CSA! Mitunter lässt sich der Katheter überhaupt nicht platzieren. Bei Verwendung von Mikrokathetern sind schwerwiegende neurologische Komplikationen beschrieben worden (siehe Abschnitt 5.10.2), so dass mit ihrem Einsatz Vorsicht geboten ist.

5.10.1 Indikationen

Die CSA ist besonders indiziert bei sehr kranken und vor allem alten Patienten, bei denen durch titrierende Zufuhr der Lokalanästhetika die Anästhesieausbreitung langsam und strikt begrenzt erfolgen kann, des Weiteren bei Eingriffen, deren Dauer die Wirkung einer Einzelinjektion übersteigt, sowie bei kurzen Eingriffen, wenn ein rasches Abklingen der Anästhesie erwünscht ist.

5.10.2 Zubehör

Für die CSA stehen mehrere kommerzielle Sets zur Verfügung.

Katheter und Punktionskanülen. Der Durchmesser von Spinalkathetern reicht von 20–32 G, wobei die sehr dünnen Katheter auch als Mikrokatheter bezeichnet werden. Die Katheter bestehen aus Teflon, Nylon, Polyamid oder Polyurethan. Katheter mit Mandrin sind relativ zugfest, doch schwierig einzuführen. Polyurethan- und Nylonkatheter sind weich und lassen sich leichter einführen, weisen aber nur eine geringe Zugfestigkeit auf.

Mikrokatheter. Diese Katheter wurden entwickelt, um die hohe postspinale Kopfschmerzrate nach Anwendung dickerer Katheter zu senken. Allerdings liegen zahlreiche Fallberichte über irreversible neurologische Schäden (insbesondere ein Cauda-equina-Syndrom) bei Verwendung der Mikrokatheter zusammen mit Lidocain 5% hyperbar vor. Vermutlich wurde die Spitze dieser Katheter nach kaudal vorgeschoben, und die langsame Injektion des konzentrierten Lokalanästhetikums führte zu einer ungenügenden Durchmischung des Lokalanästhetikums mit dem Liquor und damit zu einer hohen neurotoxischen Konzentration an den Nervenwurzeln der Cauda equina. In den USA wurden daraufhin die Mikrokatheter von der FDA verboten, während in Deutschland die Katheter weiterhin eingesetzt werden dürfen. Hierbei sollte Folgendes beachtet werden:

> Bei kontinuierlicher Spinalanästhesie sollten nur iso- oder gering hypobare Lokalanästhetika verwendet werden.

Praktisches Vorgehen:

▼ Lumbalpunktion in der zuvor beschriebenen Weise.
▼ Katheter, wie bei der Periduralanästhesie beschrieben, um die linke Hand wickeln und die Spitze durch die Punktionskanüle *nach oben* in den Subarachnoidalraum vorschieben. Das Erreichen der distalen Kanülenöffnung ist meist als leichter Widerstand zu spüren.
▼ Katheter nicht mehr als 2–3 cm in den Subarachnoidalraum vorschieben; niemals über die Kanüle zurückziehen, da er hierbei abgeschnitten wird!
▼ Nach korrekter Platzierung des Katheters die Kanüle sehr vorsichtig zurückziehen, dabei durch „Gegenstopfen" ein versehentliches Mitentfernen des Katheters vermeiden. Danach den Mandrin herausziehen.

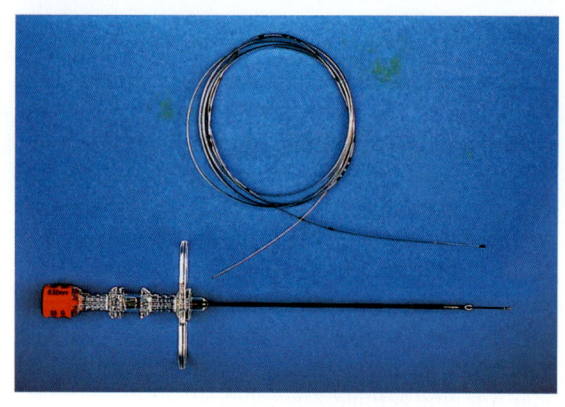

Abb. 22-15 Besteck für die kombinierte Spinal-Epiduralanästhesie.

> Die Aspiration von Liquor zur Verifizierung der korrekten Lage ist bei Mikrokathetern nicht möglich.

5.11 Kombinierte Spinal-Epiduralanästhesie (CSE)

Bei diesem Verfahren wird der Periduralraum mit einer Tuohy-Nadel (Abb. 22-15) punktiert, dann eine sehr dünne Spinalnadel durch die Öffnung der Tuohy-Nadel in den Subarachnoidalraum vorgeschoben, anschließend das Lokalanästhetikum für die Spinalanästhesie injiziert. Während sich nun die Spinalanästhesie entwickelt, wird der Periduralkatheter eingeführt. Einige Tuohy-Nadeln verfügen über einen separaten Kanal, über den der Katheter bei noch liegender Spinalkanüle vorgeschoben werden kann. Hierdurch besteht die Möglichkeit, das Lokalanästhetikum erst dann subarachnoidal zu injizieren, wenn der Periduralkatheter bereits platziert worden ist.

Ziele. Das Verfahren wird eingesetzt, um rasch eine ausreichende Operationsanästhesie zu erzielen, die später, nach Bedarf, durch peridurale Injektion des Lokalanästhetikums verlängert werden kann. Als typische Indikationen werden geburtshilfliche Eingriffe einschließlich dringender Sectio caesarea genannt.

Praktisches Vorgehen:

- Mediale oder paramediale Punktion des Periduralraums bei L2/3 oder L3/4 nach der „Widerstandverlustmethode".
- Nach Identifikation des Periduralraums Vorschieben der Spinalkanüle bis zum Anschlag in der Tuohy-Nadel.
- Danach Mandrin entfernen und freien Austritt von Liquor abwarten.
- Bei freiem Abfluss von Liquor das Lokalanästhetikum in der erforderlichen Menge in den Subarachnoidalraum injizieren.
- Dann die Spinalkanüle entfernen.
- Nun den Periduralkatheter über die Tuohy-Nadel vorschieben; der Übertritt des Katheters durch das dünne Loch in der Dura ist angesichts des wesentlich größeren Katheterdurchmessers nicht zu befürchten.
- Tuohy-Kanüle herausziehen und Katheter sicher auf dem Rücken befestigen.
- Bei ausreichender Spinalanästhesie kann relativ rasch mit der Operation begonnen werden; reicht hingegen die Anästhesie nicht aus, so kann sie durch peridurale Bolusinjektionen von jeweils ca. 5 ml Lokalanästhetikum, z. B. Lidocain 2% oder Bupivacain 0,5%, vervollständigt werden.

6 Komplikationen

Jedes Narkoseverfahren birgt bestimmte Risiken und Nebenwirkungen, so auch die Spinalanästhesie (▶ Tab. 22-7). Hierbei können früh und verzögert einsetzende Komplikationen unterschieden werden. Die Häufigkeit schwerwiegender Komplikationen wird von Aromaa und Mitarb. mit 0,45 auf 10 000 Spinalanästhesien angegeben, gegenüber 0,52 auf 10 000 Periduralanästhesien.

Komplikationen der Spinalanästhesie:
— Hypotension,
— Bradykardie, Herzstillstand,
— Übelkeit, Erbrechen,
— totale Spinalanästhesie,
— Abfall der Körpertemperatur,
— Harnretention,
— postspinale Kopfschmerzen,
— postspinale Rückenschmerzen,
— neurologische Schädigungen.

Tab. 22-7 Art und Häufigkeit gemeldeter schwerwiegender Komplikationen bei (n) 550 000 Spinalanästhesien (nach Aromaa et al., 1997)

— Herzstillstand	2
— Paraplegie	5
— permanentes Cauda-equina-Syndrom	1
— N.-peroneus-Lähmung	6
— neurologische Ausfälle	7
— bakterielle Infektionen	4

6.1 Frühkomplikationen

Die wichtigsten Frühkomplikationen sind der arterielle Blutdruckabfall und die totale Spinalanästhesie.

6.1.1 Blutdruckabfall

Der arterielle Blutdruckabfall ist eine typische Komplikation der Spinalanästhesie. Er entsteht durch die Blockade präganglionärer Sympathikusfasern, tritt meist früh, d. h. bevorzugt innerhalb der ersten 20 min nach Injektion des Lokalanästhetikums auf und geht öfter mit einer **Bradykardie** einher.

Es muss jedoch beachtet werden, dass der Blutdruckabfall auch im späteren Verlauf, nicht selten sogar noch postoperativ, auftreten kann, solange die sympathischen Nervenfasern geblockt sind. Besonders empfindlich reagieren Patienten mit Spinalanästhesie auf **akute Blutverluste und Umlagerungsmanöver**, weil die kompensatorische Vasokonstriktion im anästhesierten Gebiet aufgehoben ist.

Behandlung. Ein stärkerer Blutdruckabfall muss sofort behandelt werden: Kopf-Tieflage bzw. Anheben der Beine, Volumenzufuhr, Atropin i. v. bei Bradykardie. Spricht der Patient auf diese Maßnahmen nicht an, so wird ein Vasopressor injiziert, z. B. Theodrenalin (Akrinor).

6.1.2 Bradykardie und Herzstillstand

Bei etwa 10–15 % der Spinalanästhesien muss mit einer klinisch relevanten Bradykardie gerechnet werden. Hierbei gilt:

! Je höher die spinale Blockade, desto höher die Bradykardierate.

Als weitere begünstigende Faktoren gelten jüngeres Lebensalter, ASA-Status I und Vorbehandlung mit β-Rezeptoren-Blockern. Die genaue Ursache der Bradykardien ist unbekannt, jedoch scheint die Blockade der Nn. accelerantes (Th1–4) eine wichtige Rolle spielen. Andererseits werden Bradykardien auch, wenngleich wesentlich seltener, bei tieferen Blockaden beobachtet. Eine Abnahme des venösen Rückstroms zum Herzen mit geringerer Dehnung der Myokardfasern könnte ebenfalls von Bedeutung sein; auch wird die vagale Aktivität durch den verminderten venösen Rückstrom verstärkt.

Meist wird selbst eine ausgeprägte Bradykardie gut toleriert, jedoch liegen einzelne Fallberichte vor, nach denen eine schwere Bradykardie unter Spinalanästhesie in eine **Asystolie** überging.

Behandlung. Bei schwerer Bradykardie wird die Injektion von **Adrenalin** empfohlen, um sofort eine ausreichende Wirkung zu erzielen. Nach Atropin tritt die Wirkung u. U. zu langsam ein. Bei weniger schweren, aber therapiebedürftigen Bradykardien ist ein Behandlungsversuch mit Atropin gerechtfertigt.

6.1.3 Übelkeit und Erbrechen

Übelkeit und Erbrechen treten häufig in der Frühphase auf, wenn der Blutdruck abfällt, jedoch auch bei Normotension sowie postoperativ im Aufwachraum. Beseitigung des Blutdruckabfalls und Zufuhr von Sauerstoff sowie Injektion von Atropin bei Bradykardie führen meist auch zum Verschwinden der Beschwerden. Bei anhaltender Übelkeit: Behandlungsversuch mit 5-HT$_3$-Rezeptorantagonisten oder Dehydrobenzperidol.

6.1.4 Totale Spinalanästhesie

Die totale Spinalanästhesie geht mit einer vollständigen Sympathikusblockade und einer Lähmung des Zwerchfells einher. Wichtigste Ursachen sind eine Überdosierung des Lokalanästhetikums, Lagerungsfehler oder eine akzidentelle Spinalanästhesie bei Periduralanästhesie. Die Komplikation ist selten.

Zeichen der totalen Spinalanästhesie:
— Aufgeregtheit nach Injektion des Lokalanästhetikums, Atemnot,
— schwerer Blutdruckabfall,
— Atemstillstand,
— Pupillenerweiterung,
— Bewusstseinsverlust.

⚡ Die totale Spinalanästhesie verläuft dramatisch und ist immer lebensbedrohlich!

Sie wird in folgender Weise behandelt:

▼ Sofort endotracheale Intubation und Beatmung mit 100 % Sauerstoff (Muskelrelaxanzien sind für die Intubation nicht mehr erforderlich).
▼ Beine hochlagern, rasch Volumen infundieren.
▼ Vasopressor (z. B. Phenylephrine, Ephedrine, Akrinor), sofort Adrenalin bei Bradykardie, wenn erforderlich Noradrenalin.

6.1.5 Abfall der Körpertemperatur

In kühler Umgebung begünstigt die durch die Sympathikusblockade hervorgerufene Vasodilatation den Abfall der Körpertemperatur. Diese Wirkung ist vor allem bei Sectio caesarea unerwünscht, weil die Temperatur des Neugeborenen ebenfalls absinken kann. Andererseits fördert noch anhaltende Sympathikusblockade in der postoperativen Phase die aktive Wiedererwärmung eines intraoperativ ausgekühlten Patienten.

6.2 Spätkomplikationen

Diese Komplikationen treten Stunden bis Tage nach der Spinalanästhesie auf. Die wichtigsten sind:
— Störungen der Blasenfunktion,
— Kopfschmerzen,
— Rückenschmerzen,
— neurologische Komplikationen.

6.2.1 Harnretention

Blasenfunktionsstörungen äußern sich als **unbemerkte Harnverhaltung** in der postoperativen Frühphase; ihre Ursache ist in Abschnitt 4.3 dargestellt. Die Häufigkeit wird mit 14–37 % angegeben. Hoher Blutdruck kann das Zeichen einer überfüllten Blase sein.

Um eine Überdehnung der Harnblase zu vermeiden (besonders nach ausgiebiger Volumenzufuhr), wird der Patient spätestens 4 h nach der Spinalanästhesie aufgefordert, Urin zu lassen. Gelingt dies nicht, so wird ein Parasympathomimetikum, z. B. 1 Ampulle **Carbachol** (Doryl), i.m. injiziert. Bei Misserfolg wird die Harnblase einmalkatheterisiert.

Eine Überfüllung der Harnblase kann des Weiteren bei Eingriffen ohne wesentliche Blutverluste durch Einschränkung der intraoperativen Volumenzufuhr vermieden werden.

6.2.2 Postspinale Kopfschmerzen

Echte postspinale Kopfschmerzen entstehen etwa 24–48 h nach der Spinalanästhesie durch anhaltenden Liquorverlust über die Punktionsöffnung in der Dura. Die Kopfschmerzen treten vorwiegend okzipital und beiderseits frontal auf, manchmal begleitet von Seh- und Hörstörungen sowie Schwindel. Die Schmerzen sind lageabhängig und nehmen in aufrechter Position sowie beim Pressen mit der Bauchmuskulatur zu.

Die **Diagnose „postspinaler Kopfschmerz"** gilt als wahrscheinlich, wenn
— der Patient Kopfschmerzen dieser Art bisher noch nicht erlitten hat;
— die Kopfschmerzen im Sitzen oder Stehen an Intensität zunehmen, im Liegen hingegen schwächer werden oder verschwinden;
— die Schmerzen vorwiegend im Hinterkopf und im Nacken sowie frontal lokalisiert sind.

Von großer praktischer Bedeutung sind folgende Beziehungen zwischen Spinalanästhesie und dem Auftreten von Postpunktionskopfschmerzen:

! Je jünger der Patient und je dicker die Spinalnadel, desto häufiger treten Kopfschmerzen auf.

Differentialdiagnose:
— Subdurales Hämatom/Hygrom (bei prolongierten Beschwerden),
— entzündliches Liquorsyndrom oder Meningitis (Rarität),
— spontanes (idiopathisches) Liquorunterdrucksyndrom: gleiche Symptome wie postpunktionelles Syndrom, jedoch ohne vorangegangene Liquorpunktion.

Prävention postspinaler Kopfschmerzen:
— Keine Spinalanästhesie bei Patienten mit schweren Kopfschmerzen in der Vorgeschichte.
— Verwendung möglichst dünner Spinalnadeln (25 oder 26 G); bei jüngeren Patienten bevorzugt Pencil-Point-Nadeln.
— Keine mehrfache Punktion der Dura beim Aufsuchen der Subarachnoidalraums.
— Punktion der Dura mit zur Seite gedrehter Öffnung der Nadelspitze.
— Wiedereinführen des Mandrins vor dem Herausziehen der Spinalnadel.
— 24-stündiges flaches Liegen nach der Spinalanästhesie hat keinen Einfluss auf die *Entwicklung* postspinaler Kopfschmerzen und ist daher als prophylaktische Maßnahme nicht erforderlich (Allen et al., 1999).

Trotz aller präventiven Maßnahmen lassen sich jedoch postspinale Kopfschmerzen nicht immer sicher vermeiden.

Fakten zum Kopfschmerz nach Spinalanästhesie:
— Gesamthäufigkeit *schwerer* Kopfschmerzen bei Verwendung dünner, nicht schneidender Nadeln ca. 1 %
— bei jüngeren Patienten häufiger als bei älteren
— bei Frauen häufiger als bei Männern
— bei Schwangeren häufiger als bei Nichtschwangeren (siehe Kap. 37)
— bei scharfen (schneidenden) Quincke-Nadeln häufiger als bei stumpfen (nicht schneidenden) Pencil-Point- und Sprotte-Nadeln

- optimale Kanülengröße vermutlich 25, 26 und 27 G; bei 29 G technische Versagerrate höher
- Einhalten einer 24-stündigen Bettruhe nach Spinalanästhesie überflüssig, da ohne Einfluss auf die Entwicklung postspinaler Kopfschmerzen
- bei 90% Auftreten innerhalb von 3 Tagen nach der Punktion, selten sofort oder später als 5 Tage. Weitere mögliche Symptome: Übelkeit, Erbrechen, Hörverlust, Tinnitus, Benommenheit, Schwindel, Parästhesien der Kopfhaut, Hirnnervenlähmungen, Sehstörungen
- Dauer bei ca. 70% bis zu 7 Tagen, vereinzelt mehrere Monate anhaltend
- Kopfschmerz bei ambulanten Patienten nicht häufiger als bei stationären
- epiduraler Blutpatch bei > 90% der Patienten wirksam

Behandlung. Die Behandlung war lange Zeit symptomatisch und meist wenig wirksam: systemische Analgetika, Bettruhe, reichliche Flüssigkeitszufuhr. Bei schweren Formen mit Nichtansprechen auf konservative Maßnahmen sollte umgehend **ein autologer periduraler Blutpatch** angelegt werden. Hierzu werden dem Patienten 10–20 ml seines unter aseptischen Bedingungen entnommenen Blutes peridural an der früheren Punktionsstelle injiziert; anschließend bleibt der Patient für 1–2 h auf dem Rücken oder Bauch liegen, damit das Blut gerinnen und sich lokal festsetzen kann. Bereits nach der ersten Injektion sollen bei über 90% der Patienten die Kopfschmerzen verschwinden. Treten die Kopfschmerzen erneut auf, so kann die Blutinjektion nach 24 h wiederholt werden.

Behandlung postspinaler Kopfschmerzen nach dem Schweregrad:
- Leichte, lagerungsabhängige Kopfschmerzen: bei guter Mobilisierbarkeit, rechtzeitige Zufuhr von Coffein 3 × 200 mg/d (Erfolgsrate nach 4 h 90%, nach 72 h 70%); Theophyllin 3 × 350 mg/d
- mittelstarke oder mäßige Kopfschmerzen; Mobilisierbarkeit eingeschränkt tolerierbar: Bettruhe fraglich, Coffein wie oben, Antiemetika nach Bedarf
- starke Kopfschmerzen; Mobilisierbarkeit nicht möglich. Coffein 500 mg langsam i.v. (akute Besserung bei 75%, anhaltende Besserung bei 50%). Bei anhaltenden Schmerzen epiduraler Blutpatch: 20 ml Eigenblut in Höhe der ursprünglichen Punktionsstelle, danach 2 h Bauch- oder Rückenlage, Erfolgsrate bis 85–98% innerhalb von 2 h

Nicht empfohlene oder unwirksame Maßnahmen:
- Prophylaktische Bettruhe nach Spinalanästhesie,
- prophylaktischer Blutpatch,
- vermehrte Flüssigkeitszufuhr,
- prophylaktische Medikamentengabe (Theophyllin, Vasopressin, Flunarizin),
- epidurale NaCl-Infusion,
- Bauchbinden zur Steigerung des intraabdominellen Drucks.

Komplikationen des Blutpatch. Es liegt ein Fallbericht über eine permanente Paraparese mit Cauda-equina-Syndrom nach epiduraler Injektion von 30 ml Blut vor.

6.2.3 Rückenschmerzen

Rückenschmerzen gehören zu den am häufigsten nach einer Spinalanästhesie geäußerten Beschwerden. Allerdings treten die Schmerzen nicht öfter auf als bei einer Allgemeinnarkose (ca. 25% aller chirurgischen Patienten), jedoch muss bei traumatischer Spinalpunktion vermehrt mit Rückenschmerzen gerechnet werden. Die Ursache ist nicht geklärt, die Therapie symptomatisch.

6.2.4 Neurologische Komplikationen

Neurologische Komplikationen durch eine Spinalanästhesie sind zwar sehr gefürchtet, treten jedoch extrem selten auf. So fand Lund in einer Übersicht größerer Serien von Spinalanästhesien aus den Jahren 1948–1958 bei 582 190 Patienten keinen Fall einer motorischen Lähmung. In einer Untersuchung von Sadove traten bei 24 von 20 000 Patienten neurologische Komplikationen im Zusammenhang mit einer Spinalanästhesie auf. In den Untersuchungen von Scarborough lag die Komplikationsrate bei 0,16% von 65 677 Patienten, während Noble und Murray über 78 000 Spinalanästhesien berichten, die ohne größere Komplikationen verliefen.

Hierbei muss beachtet werden, dass nicht jede nach einer Spinalanästhesie auftretende neurologische Störung durch die Anästhesie selbst verursacht sein muss. Nicht selten beruhen die neurologischen Ausfälle auf *vorbestehenden neurologischen Erkrankungen;* gelegentlich exazerbieren solche Erkrankungen durch Narkose und Operation.

Die Ursachen neurologischer Schäden bei einer Spinalanästhesie sind gegenwärtig zum Teil umstrit-

ten. Allgemein werden folgende Möglichkeiten angenommen:
- **Direkte traumatische Schädigung** des Rückenmarks oder der Nervenwurzeln durch die Punktionsnadel oder durch Injektion des Lokalanästhetikums direkt in das Nervengewebe.
- Schädigung des Rückenmarks oder der Nervenwurzeln durch eine **Blutung in den Rückenmarkkanal**, vor allem bei Patienten mit Störungen der Blutgerinnung.
- Störungen der **Durchblutung des Rückenmarks,** z. B. durch anhaltenden Blutdruckabfall oder durch Zusatz eines Vasokonstriktors zum Lokalanästhetikum. Diese Schädigung erscheint möglich, wenn gleichzeitig pathologische Veränderungen der Blutgefäße des Rückenmarks vorliegen.
- Direkte Schädigung des Rückenmarks durch **Substanzen, die bei der Reinigung und Desinfektion** der Haut an der Punktionsstelle sowie bei Spritzen und Nadeln benutzt und mangelhaft beseitigt wurden. Solche Substanzen sind: Alkohole, Phenole, Formaldehyd, Detergenzien und evtl. auch Rückstände der Kaltsterilisation.
- Direkte Schädigung des Rückenmarks und der Nervenwurzeln durch das **Lokalanästhetikum** selbst. Solche schädigenden Wirkungen sind für ältere Lokalanästhetika wie Procain und Chlorprocain nachgewiesen worden. Der Entstehungsmechanismus dieser sehr seltenen Komplikation ist nicht bekannt. Diskutiert wird eine hypererge Reaktion. Eine *lokaltoxische Schädigung* durch die heutzutage verwendeten Lokalanästhetika wird praktisch ausgeschlossen.
- **Bakterielle Kontamination** des Spinalkanals durch bakteriell verunreinigte Instrumente oder Lokalanästhetikumlösung sowie durch vorbestehende bakterielle Entzündungen im Bereich der Punktionsstelle. Folge sind eine Meningitis und Enzephalitis.
- **Latent vorbestehende, nicht diagnostizierte neurologische Erkrankungen,** deren Symptomatik durch die Anästhesie und Operation zutage tritt, z. B. multiple Sklerose, amyotrophische Lateralsklerose, Rückenmarktumoren, perniziöse Anämie, latente Virusinfektionen.
- Schädigung des Nervengewebes durch die spezielle **Operationslagerung.**

Die neurologischen Komplikationen können sich in folgender Weise manifestieren:
- **Spinales Hämatom** mit Kompression des Rückenmarks.
- **TNS:** transiente neurologische Symptome.
- **Arachnoiditis** mit Lähmung der unteren Extremitäten sowie Blasen- und Darmfunktionsstörungen.
- **Myelitis** durch Injektion des Lokalanästhetikums in das Rückenmark, mit Störungen wie für die Arachnoiditis beschrieben.
- **Epiduralabszess** mit Kompression des Rückenmarks.
- **Cauda-equina-Syndrom** mit Harn- und Stuhlinkontinenz, Sensibilitätsstörungen im Bereich der S-Segmente (nach oben scharf abgegrenzte Reithosenanästhesie) und Lähmungen des M. triceps surae und der kleinen Fußmuskeln sowie segmententsprechenden Reflexausfällen.
- **Aseptische Meningitis** mit Nackensteife, Kopfschmerzen und Fieber durch meningeale Reizung.
- **Bakterielle Meningitis** durch Missachtung der aseptischen Technik.
- **Direkte Rückenmarkverletzung** bei zu hoher Punktion: schwerer brennender Schmerz im Rücken und in den Beinen, Dysästhesien, Taubheit, die nicht dem üblichen Dermatommuster folgt.

> Bei den geringsten Anzeichen neurologischer Komplikationen nach einer Spinalanästhesie muss umgehend eine Konsiliaruntersuchung durch einen Neurologen erfolgen.

Spinale Hämatome

Spinale Hämatome (epidural, subdural, subarachnoidal) sind eine zwar sehr seltene, aber zu Recht gefürchtete Komplikation, die frühzeitig erkannt und behandelt werden muss. Zuverlässige Zahlen über die Häufigkeit liegen nicht vor; Schätzungen gehen von einem Hämatom auf 220 000 Spinalanästhesien aus. Männer sind etwa doppelt so häufig betroffen wie Frauen. Mögliche Risikofaktoren sind: Antikoagulanzientherapie, Gerinnungsstörungen, Gefäßmissbildungen, schwierige Punktion und Blutaustritt aus der Kanüle.

Ursache und Pathogenese. Gefäßverletzungen durch die Punktionskanüle sind der Ausgangspunkt für spinale Blutungen. Ein wesentlicher, nach Ansicht einiger Autoren sogar unabdingbarer *Kofaktor* für die Entwicklung eines Hämatoms sind Gerinnungsstörungen, blutgerinnungshemmende Medikamente oder (extrem selten) Gefäßmissbildungen. Die alleinige traumatische Punktion eines Gefäßes soll hingegen nicht ausreichen, um ein komprimierend wirkendes Hämatom hervorzurufen.

Am häufigsten sind vermutlich *epidurale* Hämatome durch Verletzung einer Periduralvene; die Punktion einer Arterie im Periduralraum als Ausgangspunkt eines Hämatoms ist bislang nicht beobachtet worden. *Subdurale* Blutungen, also Blutungen in den virtuellen Spalt zwischen Dura mater und Arachnoidea sind grundsätzlich möglich, ebenso *subarachnoidale* Blutungen, d. h. Blutungen in den Subarachnoidalraum durch eine Punktion radikulärer Gefäße oder der lateral verlaufenden A. Adamkiewicz im lumbalen Subrachnoidalraum.

Epidurale Hämatome nach Spinalanästhesie entwickeln sich gewöhnlich dorsal des Spinalkanals im lumbalen Bereich, meist über einen Bereich von 2–3 Segmenten, gelegentlich auch mehr. Bei entsprechender Größe werden die Nervenwurzeln komprimiert, und es entwickeln sich neurologische Ausfälle (motorisch, sensibel, Blase, Mastdarm), wenn das Blut nicht über die intervertebralen Foramina abfließen kann. Eine Abflussbehinderung ist am ehesten bei älteren Patienten zu erwarten, da bei ihnen das sonst lockere Bindegewebe um die Foramina intervertebralia herum erheblich verdickt sein kann.

Zeichen akuter spinaler Hämatome:
— Akuter, scharfer Rückenschmerz in Höhe der Blutung mit Ausstrahlung in die Beine,
— Parese oder schlaffe Paralyse mit abgeschwächten Reflexen (selten Spastik mit Hyperreflexie),
— sensible Ausfälle,
— Harnverhalt, intestinale Störungen.

Diese Zeichen müssen nicht gleichzeitig bestehen; oft klagen die Patienten nach Vandermeulen et al. bei Entwicklung eines Hämatoms initial über eine erneut einsetzende Muskelschwäche (46%) oder ein Taubheitsgefühl (14%) als führendes Symptom.

Die Symptome eines *epiduralen* Hämatoms entwickeln sich im Mittel 16 h nach der Spinalpunktion, die eines *subarachnoidalen* Hämatoms dagegen im Mittel erst nach 72 h.

> Bei jeder Spinalanästhesie muss an die Möglichkeit eines intraspinalen Hämatoms gedacht werden, unabhängig davon, ob der Patient Antikoagulanzien oder Acetylsalicylsäure erhalten hat.

Daher ist bei jeder Spinalanästhesie eine entsprechende Überprüfung in der postoperativen Phase erforderlich. Bei kontinuierlicher Spinalanästhesie zur postoperativen Schmerztherapie muss der Block in regelmäßigen Abständen unterbrochen werden, damit die neurologische Funktion überprüft werden kann.

Diagnose und Behandlung. Ergibt sich aufgrund der klinischen Befunde der Verdacht auf ein intraspinales Hämatom, muss die Diagnose sofort durch MRT oder – wenn nicht verfügbar – durch CT mit Myelographie gesichert werden. Liegt ein Hämatom vor, ist die **sofortige chirurgische Dekompression** erforderlich, denn nach Ablauf einer 24-stündigen Kompression des Rückenmarks sind die Aussichten auf eine vollständige neurologische Erholung sehr gering.

Prognose. Bei Kompression des Rückenmarks ist die operative Dekompression das einzige Behandlungsverfahren. Die neurologische Prognose nach Ausräumung des spinalen Hämatoms hängt von folgenden Faktoren ab:
— Geschwindigkeit, mit der sich das Hämatom entwickelt,
— Ausmaß des neurologischen Defizits vor Beginn der Dekompression,
— Größe des Hämatoms,
— Zeitspanne zwischen Hämatomentwicklung und Ausräumung.

> ! Eine vollständige neurologische Erholung ist möglich, wenn das Hämatom innerhalb von 8–12 h nach Auftreten einer Paraplegie operativ entfernt wird.

Transiente neurologische Symptome (TNS)

Neben den zuvor beschriebenen Rückenschmerzen kann nach Spinalanästhesien ein als TNS bezeichneter Symptomenkomplex auftreten. TNS ist gekennzeichnet durch mittelstarke bis starke, meist als dumpf beschriebene Rückenschmerzen oder Dysästhesien, die in das Gesäß, die Hüften, Oberschenkel und Waden ausstrahlen. Die Beschwerden treten innerhalb von 24 h nach einer unauffällig verlaufenen Spinalanästhesie auf und halten meist 1–3 Tage an. Die Ursache ist unbekannt, neurophysiologische Untersuchungen ergeben keinerlei pathologische Befunde. Barizität und Konzentration des Lokalanästhetikums wie auch der Zusatz von Vasokonstriktoren haben keinen Einfluss auf die Häufigkeit von TNS, wohl aber die Art des Lokalanästhetikums.

> **EBM** **Metanalyse 2002** (Eberhardt et al.):
> Spinalanästhesien mit 4%igem Mepivacain oder mit 5%igem Lidocain gehen deutlich häufiger mit TNS einher als Spinalanästhesien mit Bupivacain oder Prilocain. Für die anderen Lokalanästhetika liegen keine verwertbaren Befunde vor.
> **Cochrane Review 2003** (Zaric et al.):
> Das Risiko von TNS nach Spinalanästhesie mit Lidocain ist 4,35fach höher als mit Bupivacain, Prilocain, Procain und Mepivacain.

Eberhardt et al. empfehlen, auf Lidocain oder Mepivacain zu verzichten und stattdessen für kurze Eingriffe Prilocain zu verwenden. Isobare Lösungen können durch Glukosezusatz in hyperbare umgewandelt werden.

Cauda-equina-Syndrom

Extrem selten tritt nach Spinalanästhesie ein Kaudasyndrom auf, gekennzeichnet durch sensible und motorische Ausfälle ab dem betroffenen Segment sowie Störungen der Blasen- und Mastdarmfunktion. Da vor allem die sakralen Wurzeln betroffen sind, treten Lähmungen der Unterschenkel-, Fuß- und Gesäßmuskulatur auf; die Sensibilitätsstörung manifestiert sich als **Reithosenanästhesie**.

Ursachen. Mechanische Ursachen scheiden praktisch aus, da beim Kaudasyndrom mehrere Wurzeln betroffen sind. Allgemein wird daher von einer toxischen Wirkung des Lokalanästhetikums ausgegangen, ischämische Schäden sind jedoch ebenfalls möglich.

Prophylaxe. Oft wird empfohlen, auf hyperbares Lidocain bei der Spinalanästhesie zu verzichten, auch sollte Lidocain nicht mit Adrenalin als Vasokonstriktor kombiniert werden. Des Weiteren sollte die Öffnung der Pencil-Point-Nadel bei der Injektion von Lokalanästhetika nicht nach sakral gerichtet sein. Besondere Vorsicht ist beim Einsatz sehr dünner Spinalkatheter geboten.

Literatur

Aldrete JA: Neurologic deficits and arachnoiditis following neuroaxial anesthesia. Acta Anaesthesiol Scand 2003 Jan;47(1):3–12.

Allen C, Glaszion P, Del Mar C: Bed rest: a potentially harmful treatment needing more careful evaluation. Lancet 1999; 354:1229–33.

Aromaa U, Lahdensuu M, Cozanitis DA: Severe complications associated with epidural and spinal anaesthesia in Finland. Acta Anaesthesiol Scand 1997;41: 445–452.

Bergqvist D, Lindblad B, Mätzsch T: Low molecular weight heparin for thromboprophylaxis and epidural/spinal anaesthesia – is there a risk? Acta Anaesthesiol Scand 1992;36:605.

Bromage PR: Neurological complications of subarachnoid and epidural anesthesia. Acta Anaesthesiol Scand 1997;41:439–444.

Casati, A, Mouo E, Marchetti C, Vinciguerra F: A prospective, randomized, dobule-blind comparison of unilateral spinal anesthesia with hyperbaric bupivacaine, ropivacaine oder levobupivacaine for inguinal herniorrhaphy. Anesth Analg 2004;99:1387–92.

Covino BG, Scott DB, Lambert DH: Spinalanästhesie. Fischer, Stuttgart 1995.

De Jong RH: Local Anesthetics. Mosby, St. Louis 1994.

Diaz J: Permanent parapareses and cauda equina syndrome after epidural blood patch for postdural puncture headache. Anesthesiology 2002;96(6): 1515–1517.

Eberhart LH, Morin AM, Kranke P, Geldner G, Wulf H: [Transient neurologic symptoms after spinal anesthesia. A quantitative systematic overview (meta-analysis) of randomized controlled studies.] Anaesthesist 2002 Jul;51(7):539–46. Erratum in: Anaesthesist 2002 Aug;51(8):633.

Hocking G, Wildsmith JAW: Intrathecal drug spread. Review article. Br J Anaesth 2004;93(4):568–78.

Holpern S, Preston R: Postdural puncture headache and spinal needle design. Metaanalysis. Anesthesiology 1994;81:1376–1383.

Johnson ME: Neurotoxicity of lidocaine: implications for spinal anesthesia and neuroprotection. J Neurosurg Anesthesiol 2004;16:80–83.

Kreppel D, Antoniadis G, Seeling W: Spinal hematoma: a literature survey with meta-analysis of 613 cases. Neurosurg Rev 2003;26:1–49.

Kim JT, Bahk JH, Sung J: Influence of age and sex on the position of the conus medullaris and Tuffier's line in adults. Anesthesiology 2003;99(6):1359–63.

Liu S, McDonald S: Current issues in spinal anesthesia. Review article. Anesthesiology 2001;94:888–906.

Milligan KR: Recent advances in local anaesthetics for spinal anaesthesia. Anaesthesiology 2004;21:837–847.

Moen V, Dahlgren N, Irestedt L: Severe neurological complications after central neuraxial blocades in Sweden 1990–1999. Anesthesiology 2004;101:950–959.

Morros-Vinoles C, Perez-Cuenca MD, Cedo-Lluis E, Colls C, Bueno J, Cedo-Valloba F: Comparison of efficacy and complications of 27 G and 29 G Sprotte needles for subarachnoid anesthesia. Rev Esp Anesthesiol Reanim 2002 Nov;49(9):448–54.

Niesel HC, von Aken H (Hrsg.): Regionalanästhesie, Lokalanästhesie, regionale Schmerztherapie, 2. Aufl. Thieme, Stuttgart–New York 2003.

Rodgers A, Walker N, Schug S, McKee A, Kehlet H, Sage D, Futter M, Saville G, Clark T, MacMahon S: Reduction of postoperative mortality and morbidity with epidural or spinal anaesthesia: results from overview of randomised trials. BMJ 2000;321:1493.

Schaaf H, Kampe S, Hesse G: Tinnitus nach Anästhesie. Anaesthesist 2004;53:358–361.

Vandermeulen E, Gogarten W, von Aken H: Risks and complications following peridural anaesthesia. Anaesthesist 1997;46(3):179–86.

Videira RL, Ruiz-Neto PP, Brandao Neto M: Post spinal meningitis and asepsis. Acta Anaesthesiol Scand 2002 Jul;46(6):639–46.

Zaric D, Christensen C, Pace NL, Punjasawadwong Y: Transient neurologi symptoms (TNS) following anaesthesia with lidocaine versus other local anaesthetics. 2003, The Cochrane Data Base of Systematic Reviews, 2003, Issue 2.

23

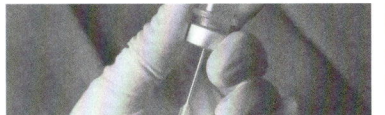

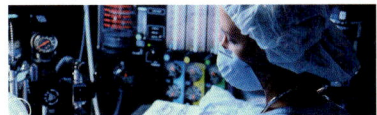

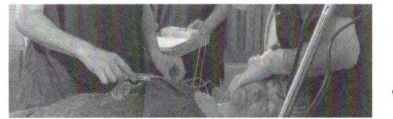

Periduralanästhesie

Inhaltsübersicht

1 Einführung 594

2 Anatomische Grundlagen 594
2.1 Periduralraum 594
    2.1.1 Inhalt 595
    2.1.2 Druck im Periduralraum 595
    2.1.3 Praktische Bedeutung der anatomischen Grundlagen 596

3 Neurale Blockade 596
3.1 Wirkungsort der Lokalanästhetika 597
3.2 Ausdehnung der Blockade 597
    3.2.1 Volumen, Konzentration und Dosis ... 597
    3.2.2 Injektionsort und Dicke der Nervenwurzeln 598
    3.2.3 Injektionsgeschwindigkeit 598
    3.2.4 Lagerung des Patienten 598
    3.2.5 Größe und Gewicht 598
    3.2.6 Alter 598
    3.2.7 Diabetes und Arteriosklerose 599
    3.2.8 Schwangerschaft 599
3.3 Anschlagzeit der Lokalanästhetika 599
3.4 Resorption 599

4 Systemische Wirkungen der Periduralanästhesie 599
4.1 Herz-Kreislauf-System 599
4.2 Organdurchblutung 600
4.3 Atemfunktion 600
4.4 Harnblasenfunktion 600
4.5 Darm 600
4.6 Einfluss auf den Operationsstress 600
4.7 Blutzucker 601
4.8 Muskelzittern 601
4.9 Schwangerschaft 601
4.10 Thromboembolien 601

5 Periduralanästhesie und Spinalanästhesie im Vergleich 601

6 Praxis der Periduralanästhesie 602
6.1 Indikationen und Kontraindikationen 602
6.2 Blutgerinnung und Periduralanästhesie ... 603
    6.2.1 Heparintherapie und -prophylaxe ... 603
    6.2.2 Kumarintherapie 606
    6.2.3 Acetylsalicylsäure und nichtsteroidale antiinflammatorische Substanzen (NSAID) 606

    6.2.4 Spezielle neurologische Überwachung nach der Periduralanästhesie 606
6.3 Zubehör 607
    6.3.1 Periduralnadeln 607
    6.3.2 Periduralkatheter 608
6.4 Lokalanästhetika 608
    6.4.1 Lidocain 608
    6.4.2 Prilocain 609
    6.4.3 Bupivacain 609
    6.4.4 Ropivacain 609
    6.4.5 Etidocain 609
6.5 Präoperative Maßnahmen 609
6.6 Durchführung der Periduralanästhesie 609
    6.6.1 Vorbereitungen 609
    6.6.2 Lagerung des Patienten 609
    6.6.3 Auffinden des Periduralraums 610
    6.6.4 Einzelinjektionstechnik („single-shot") 612
    6.6.5 Kontinuierliche Periduralanästhesie ... 613
    6.6.6 Maßnahmen nach Injektion des Lokalanästhetikums 615
    6.6.7 Thorakale Periduralanästhesie 616

7 Komplikationen 618
7.1 Frühkomplikationen 618
    7.1.1 Versehentliche Punktion der Dura ... 618
    7.1.2 Totale Spinalanästhesie 619
    7.1.3 Massive Periduralanästhesie 619
    7.1.4 Punktion einer Periduralvene 619
    7.1.5 Punktion des Rückenmarks oder einer Nervenwurzel 619
    7.1.6 Blutdruckabfall 619
    7.1.7 Atemstörungen 619
7.2 Spätkomplikationen 619
    7.2.1 Blasenfunktionsstörungen 619
    7.2.2 Kopfschmerzen 620
    7.2.3 Neurologische Komplikationen 620

8 Kaudalanästhesie 621
8.1 Anatomische Grundlagen 621
8.2 Auswirkungen der Kaudalanästhesie 622
8.3 Praxis der Kaudalanästhesie 622
    8.3.1 Indikationen und Kontraindikationen . 622
    8.3.2 Zubehör 622
    8.3.3 Lokalanästhetika 623
    8.3.4 Durchführung 623

Literatur 624

23 Periduralanästhesie

1 Einführung

Die Periduralanästhesie ist eine vorübergehende Unterbrechung der neuralen Erregungsleitung, hervorgerufen durch Injektion eines Lokalanästhetikums in den *Periduralraum* des Wirbelkanals. Die peridurale Blockade kann praktisch in jedem Abschnitt der Wirbelsäule durchgeführt werden; der *lumbale* Zugang wird jedoch am häufigsten gewählt.

Wie die Spinalanästhesie ist auch die Periduralanästhesie eine regionale Anästhesiemethode, in deren Mittelpunkt das Rückenmark und die Wurzeln der Spinalnerven stehen. Zwischen beiden Verfahren gibt es zahlreiche Gemeinsamkeiten, die vor allem die anatomischen Grundlagen und den Wirkungsort der Lokalanästhetika sowie die physiologischen Auswirkungen und technischen Einzelheiten der Blockade betreffen. Daneben gibt es jedoch einige Unterschiede von praktischer und klinischer Bedeutung. So erreicht die Periduralanästhesie zwar nicht die *Qualität* der Spinalanästhesie, übertrifft sie jedoch an Vielseitigkeit: Mit der Periduralanästhesie können die verschiedenen Leitungsfunktionen des Nervengewebes differenziert und auch örtlich eng begrenzt (segmentär) ausgeschaltet werden. Darum wird die Periduralanästhesie nicht nur bei zahlreichen chirurgischen Eingriffen, sondern auch zur Schmerzerleichterung während der normalen Geburt sowie zur Behandlung akuter und chronischer Schmerzen eingesetzt. Hierbei sind durch Verwendung von *Periduralkathetern* auch langdauernde Blockaden möglich.

2 Anatomische Grundlagen

Die anatomischen Grundlagen der Periduralanästhesie entsprechen weitgehend denen der Spinalanästhesie, so dass der Leser zu Einzelheiten auf das Kapitel 22 verwiesen wird. An dieser Stelle sollen nur die praktisch wichtigen anatomischen Besonderheiten der Periduralanästhesie dargestellt werden. Dies sind vor allem die topographischen Beziehungen des Periduralraums sowie dessen Inhalt.

2.1 Periduralraum

Der Periduralraum (auch Epi- oder Extraduralraum) befindet sich im Wirbelkanal zwischen der Dura mater des Rückenmarks und den Knochen und Bändern des Spinalkanals (▶ Abb. 23-1). Er erstreckt sich vom Foramen magnum der Schädelbasis bis hinunter zum Ligamentum sacrococcygeum, das sich zwischen Steißbein und Kreuzbein befindet.

Nach hinten wird der Periduralraum vom **Ligamentum flavum** begrenzt (▶ Abb. 23-2). Dieses Band ist dick (im Lumbalbereich mehrere mm) und

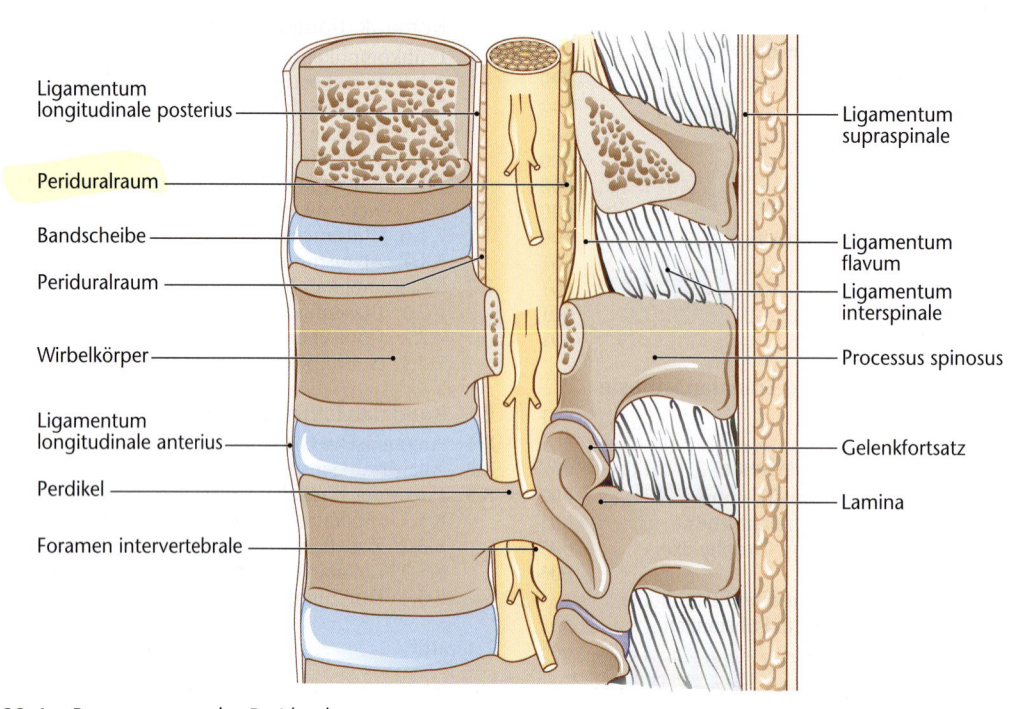

Abb. 23-1 Begrenzungen des Periduralraums.

2 Anatomische Grundlagen

reich an elastischen Fasern. Es dient als **wichtigste Orientierungshilfe** für die Punktion des Periduralraums. Seitlich steht der Periduralraum über die Zwischenwirbellöcher mit dem paravertebralen Raum in Verbindung (▶ Abb. 23-3); außerdem besteht eine Verbindung zum Liquorraum. Die seitliche Begrenzung wird vom Periost der Pediculi und von den Foramina intervertebralia gebildet. Nach vorn wird der Periduralraum vom hinteren Längsband der Wirbelkörper abgeschlossen.

Die **Weite des Periduralraums** wechselt in den verschiedenen Abschnitten der Wirbelsäule. Im hinteren lumbalen Bereich ist der Durchmesser am größten. Praktisch gelten folgende Durchmesser:
— Lumbal etwa 5–6 mm.
— In Thoraxmitte etwa 3–5 mm.
— Zervikal etwa 3 mm.

Zu den Seiten hin (posterolateral) wird der Raum schmaler, während er sich zu den Foramina intervertebralia hin wieder erweitert.

> Aus Sicherheitsgründen sollte daher der Periduralraum von der Mittellinie aus punktiert werden.

2.1.1 Inhalt

Im Periduralraum befinden sich Bindegewebe und Fett, Arterien- und Venenplexus sowie Lymphgefäße und die Wurzeln der Spinalnerven.

Die vorderen und hinteren **Nervenwurzeln** sind im Periduralraum noch von ihren Hüllen – Dura-Arachnoidea und Pia mater – umgeben. Diese Hüllen behindern das Eindringen des Lokalanästhetikums in die Nervenwurzeln und verzögern dadurch den Eintritt der Blockade. Beide Nervenwurzeln vereinigen sich im Zwischenwirbelloch zum segmentären Spinalnerv (siehe Abb. 23-2 und 23-3). Die Wurzeln von C8, L5 und S1 sind im Vergleich zu den anderen Wurzeln besonders dick und daher gegenüber der blockierenden Wirkung der Lokalanästhetika relativ resistenter. Werden Nervenwurzeln mit der Punktionskanüle oder dem Periduralkatheter berührt, so entstehen unangenehme *Parästhesien*.

Das **Venengeflecht** verläuft vor allem *seitlich und vorn* im Periduralraum. Die Venen sind klappenlos, dünn und gut dehnbar. Sie stehen nach oben mit der V. azygos in Verbindung, nach unten mit Beckenvenen sowie seitlich mit Becken-, Bauch- und Thoraxvenen und bilden somit eine Verbindung zwischen V. cava superior und inferior. Bei einer Obstruktion der unteren Hohlvene erweitern sich die Periduralvenen (siehe Stichwort „Aortokavales Kompressionssyndrom"; Kap. 37).

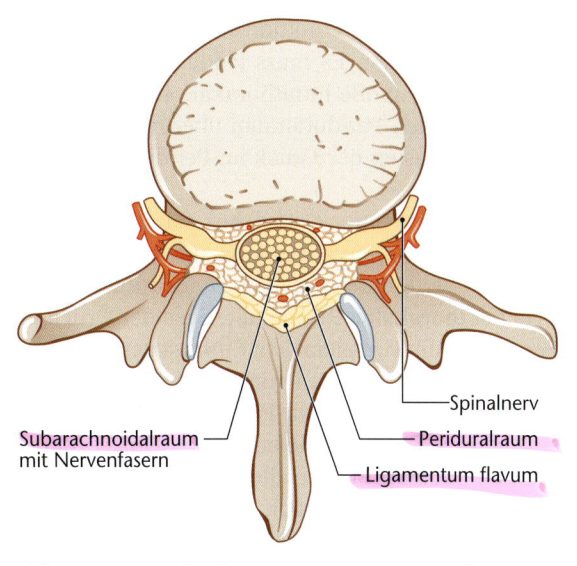

Abb. 23-2 Periduralraum mit Ligamentum flavum im Querschnitt.

2.1.2 Druck im Periduralraum

Bei etwa 80–90% aller Patienten besteht im Periduralraum ein **subatmosphärischer (negativer) Druck**. Er ist jedoch nicht in allen Abschnitten der Wirbelsäule gleich groß und fehlt im Kreuzbein sogar völlig.

In der *lumbalen Region* ist der negative Druck am größten. Er soll durch das Vorwölben der Dura

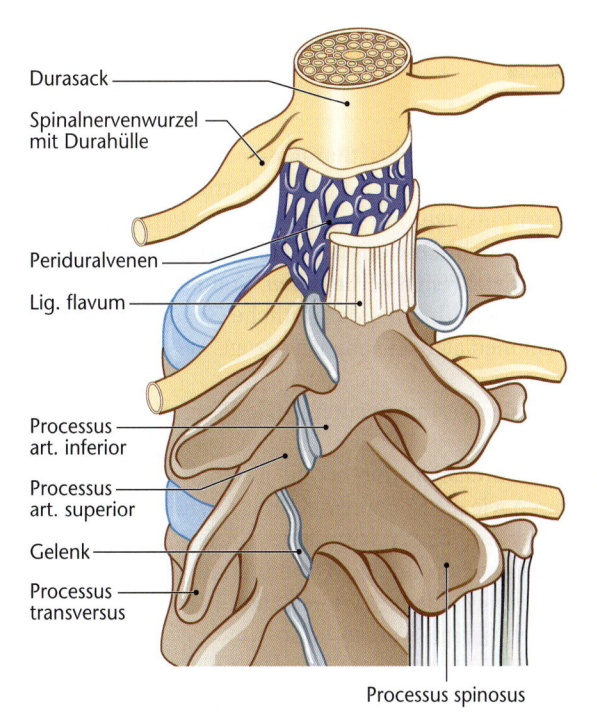

Abb. 23-3 Periduralraum. Topographische Beziehungen bei der Ansicht von posterior.

beim Einführen der Punktionsnadel in den Periduralraum entstehen. Es muss jedoch beachtet werden, dass sich große intrathorakale Druckschwankungen auf den Periduralraum übertragen, so dass z. B. beim Husten der Druck im Periduralraum positiv wird.

Der negative Druck wird bei der *Technik des hängenden Tropfens* ausgenutzt, um den Periduralraum mit der Punktionskanüle zu identifizieren.

In der **thorakalen Region** unterliegt der Druck im Periduralraum vor allem dem Einfluss der respiratorischen intrathorakalen Druckschwankungen; Vorwölben der Dura durch die Punktionskanüle scheint eine geringe Rolle zu spielen. In den Untersuchungen von Usubiaga wiesen alle Patienten einen negativen Druck im thorakalen Periduralraum auf, so dass in diesem Bereich die Technik des hängenden Tropfens besonders zuverlässig erscheint.

2.1.3 Praktische Bedeutung der anatomischen Grundlagen

Punktionsort. Der Periduralraum kann praktisch in allen Abschnitten der Wirbelsäule punktiert werden. Am sichersten und einfachsten ist jedoch der Zugang in der **mittleren lumbalen Region,** weil die Dornfortsätze hier fast horizontal verlaufen, der Periduralraum am weitesten ist und der Conus medullaris des Rückenmarks oberhalb der Punktionsstelle liegt.

> Häufigste Punktionsstelle bei der Periduralanästhesie ist der Zwischenwirbelraum von L3/L4 oder von L2/L3.

Die Punktion des **thorakalen Periduralraums** ist wegen des steilen, dachziegelartigen Verlaufs der Dornfortsätze und des schmaleren Periduralraums wesentlich schwieriger und risikoreicher und damit **dem Erfahrenen vorbehalten.** Von einigen Anästhesisten wird hierbei der seitliche Zugang gegenüber dem medialen Zugang bevorzugt.

Weg der Periduralnadel. Die Periduralnadel wird im lumbalen Bereich zumeist *medial* eingeführt und durchsticht hierbei die gleichen Gewebestrukturen wie die Spinalnadel – mit Ausnahme der Dura mater und der Arachnoidea! Im Gegensatz zu den Spinalnadeln sind die Periduralnadeln dick, so dass die verschiedenen Widerstände beim Vorschieben besser gefühlt werden können.

Die Entfernung von der Haut bis zum Periduralraum beträgt etwa *4–6 cm.* Beim Weg durch die Haut und die Subkutis ist kein wesentlicher Widerstand zu verspüren, hingegen tritt beim Durchstechen des Lig. supraspinale ein deutlicher Widerstand auf, der beim weiteren Vorschieben im Lig. interspinale noch anhält. Beim Eindringen der Kanüle in das **Lig. flavum** nimmt der Widerstand zu, um nach weiterem Vorschieben von einigen Millimetern **abrupt abzufallen,** wenn die Spitze der Kanüle den Periduralraum erreicht hat.

Das Lig. flavum sollte immer **im Zentrum des Zwischenwirbelraums punktiert** werden; die seitliche Punktion des Bandes sollte hingegen, unabhängig von der Einstichstelle an der Haut, wegen der erhöhten **Gefahr der Duraperforation** unbedingt vermieden werden. Außerdem wird im seitlichen Periduralraum leichter eine Vene angepunktiert.

Wird die Periduralnadel **neben dem Lig. supraspinale** eingestochen und schräg im Lig. interspinale vorgeschoben, so ist der Widerstand meist nur vorübergehend zu spüren und wird rasch vom Widerstandsverlust abgelöst. Schräger Einstich kann auch dazu führen, dass am Band vorbei in die paravertebrale Muskulatur gestochen wird. Dann fließt das injizierte Lokalanästhetikum in großer Menge zurück, auch lässt sich der Periduralkatheter nur mit großen Schwierigkeiten oder gar nicht vorschieben.

Wird die Periduralnadel **zu nahe an der Unterkante des oberen Dornfortsatzes** eingeführt, so trifft sie beim weiteren Vorschieben meist auf den Dornfortsatz; hier ist ein knöcherner Widerstand zu spüren.

Wird die Periduralnadel **zu weit lateral** eingeführt, so gelangt sie beim weiteren Vorschieben häufig auf den Wirbelbogen, der ebenfalls als knöcherner Widerstand zu spüren ist.

3 Neurale Blockade

Wenn ein Lokalanästhetikum in ausreichender Menge in den Periduralraum injiziert wird, so tritt nach einer bestimmten Zeit eine sympathische, sensorische und motorische Blockade auf. Hierbei beruht die Wirkungsweise der Lokalanästhetika auf den gleichen Mechanismen wie bei der Spinalanästhesie. Die Reihenfolge der neuralen Blockade ist bei beiden Methoden ebenfalls identisch. Unterschiede ergeben sich jedoch in der *Qualität* der Anästhesie und in der *Geschwindigkeit* des Wirkungseintritts: Bei der **Spinalanästhesie** tritt die anästhetische Wirkung deutlich schneller ein und ist gewöhnlich auch ausgeprägter, insbesondere die *motorische* Blockade, während der Wirkungseintritt der **Periduralanästhesie,** vor allem für den Patienten, zumeist erst nach einer längeren Latenzzeit bemerkbar wird und die motorische Funktion oft nicht vollständig ausgeschaltet ist (Fußbewegungen und Anspannen der Oberschenkelmuskulatur sind evtl. möglich). Daneben ist für die Periduralanästhesie eine erheblich *größere Menge* des Lokalanästhetikums erforderlich, um eine der Spinalanästhesie vergleichbare Anästhesieausdehnung zu erreichen.

3.1 Wirkungsort der Lokalanästhetika

Hauptwirkungsort der Lokalanästhetika bei der Periduralanästhesie sind die *Wurzeln der Spinalnerven*. Um zu den subdural gelegenen Wurzeln zu gelangen, müssen die Lokalanästhetika durch die Dura diffundieren (▶ Abb. 23-4). Die höchsten Konzentrationen im Subarachnoidalraum werden nach etwa 10–20 min erreicht, eine Zeit, die gut mit dem klinischen Ablauf der Blockade übereinstimmt. Zusätzlich fließt ein Teil des Lokalanästhetikums über die Foramina intervertebralia ab und bewirkt eine multiple *paravertebrale Blockade*. Die Diffusion des Lokalanästhetikums in das Rückenmark scheint eine sekundäre Rolle zu spielen.

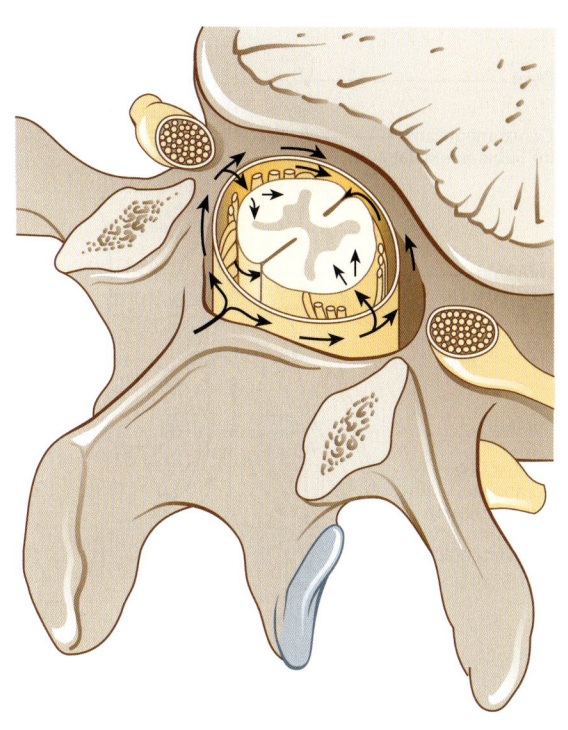

Abb. 23-4 Horizontale Ausbreitung des Lokalanästhetikums im Periduralraum mit Eintritt in den Subarachnoidalraum im Bereich der Nervenwurzeln.

3.2 Ausdehnung der Blockade

Der *Ablauf* der neuralen Blockade entspricht dem der Spinalanästhesie (siehe Kap. 22). Die **Ausbreitung der Lokalanästhetika** im Periduralraum und damit die Anästhesieausdehnung wird jedoch durch eine Vielzahl von Faktoren beeinflusst, so dass **Steuerbarkeit und Vorhersehbarkeit** der Periduralanästhesie eingeschränkt sind. Für eine Anästhesie müssen immer *mehrere Segmente* blockiert werden; hierzu ist ein bestimmtes Volumen des Lokalanästhetikums erforderlich, das sich nach der periduralen Injektion nach oben und unten ausbreitet (▶ Abb. 23-5): 10 ml Lokalanästhetikum breiten sich etwa über 6–8 Segmente aus. Hierbei spielt es keine Rolle, ob das Lokalanästhetikum hyper-, hypo- oder isobar ist; auch hat die **Lage des Patienten** einen wesentlich geringeren Einfluss auf die Ausbreitung des Lokalanästhetikums als bei der Spinalanästhesie.

Klinisch müssen folgende, das Verhalten der Lokalanästhetika **beeinflussende Faktoren** berücksichtigt werden:
— Volumen, Konzentration und Dosis des Lokalanästhetikums,
— Injektionsort und Dicke der Nervenwurzeln,
— Injektionsgeschwindigkeit,
— Lage des Patienten,
— Größe und Gewicht,
— Alter,
— Diabetes und Arteriosklerose,
— Schwangerschaft.

3.2.1 Volumen, Konzentration und Dosis

Das **Volumen** hat den größten Einfluss auf die Ausbreitung des Lokalanästhetikums und damit der neuralen Blockade. So führen z. B. 20 ml einer 1%igen Lidocainlösung zu einer ausgedehnteren *sensorischen* Blockade als 10 ml 2%ige Lösung. Grundsätzlich gilt:

! Je mehr Volumen, desto ausgedehnter die Anästhesieausbreitung!

Durchschnittlich sind beim Erwachsenen *1,5 ml* Lokalanästhetikum erforderlich, um 1 Segment zu blockieren. Allerdings muss bei einer segmentären Periduralanästhesie das Volumen pro Segment etwas höher gewählt werden.

Die **Qualität der Anästhesie** – Wirkungseintritt, Blockadetiefe, Dauer der sensorischen und motorischen Blockade – hängt jedoch ganz wesentlich von der *Menge* (Konzentration × Volumen) des Lokalanästhetikums ab, weniger vom Volumen oder von der Konzentration allein.

23 Periduralanästhesie

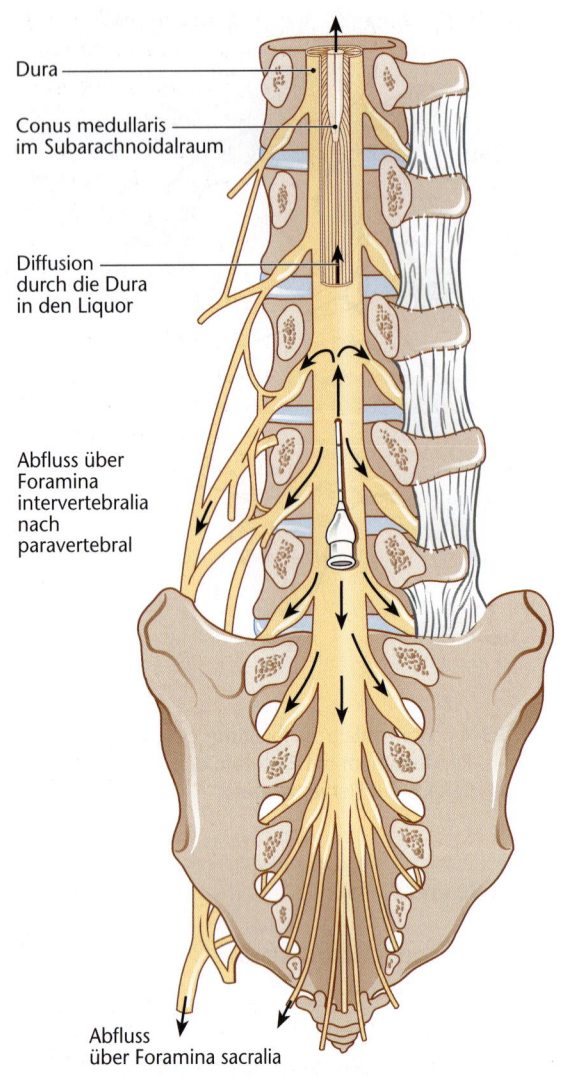

Abb. 23-5 Longitudinale Ausbreitung des Lokalanästhetikums im Periduralraum nach lumbaler Injektion. Beachte den Abfluss eines Teils des Lokalanästhetikums über die Foramina intervertebralia und sacralia.

(Beschriftungen: Dura; Conus medullaris im Subarachnoidalraum; Diffusion durch die Dura in den Liquor; Abfluss über Foramina intervertebralia nach paravertebral; Abfluss über Foramina sacralia)

3.2.2 Injektionsort und Dicke der Nervenwurzeln

Je näher die Injektionsstelle an den zu blockierenden Segmenten liegt, desto ausgeprägter die Anästhesie und desto geringer die jeweils benötigte Dosis. Theoretisch sollte der Injektionsort im *Zentrum* des zu betäubenden Gebietes liegen, damit sich das Lokalanästhetikum zu gleichen Teilen nach oben und unten ausbreiten kann. Aus technischen Gründen wird jedoch der *lumbale* Zugang am häufigsten gewählt, auch wenn er sich nicht im Zentrum des zu anästhesierenden Gebietes befindet.

Bei der **lumbalen Injektion** breitet sich das Lokalanästhetikum mehr nach kranial als nach kaudal aus, auch tritt die Anästhesie in den Segmenten **L5 und S1 deutlich verzögert** ein, vermutlich wegen des größeren Durchmessers der Nervenwurzeln.

Bei der **Injektion im mittleren Thoraxbereich** verteilt sich hingegen das Lokalanästhetikum ziemlich gleichmäßig nach oben und unten. Auch hier tritt der Block in den oberen thorakalen und unteren zervikalen Segmenten wegen des größeren Wurzeldurchmessers verzögert ein. Wiederholte thorakale Injektionen können dazu führen, dass die lumbale oder sogar die sakrale Region im Laufe der Zeit mit blockiert wird.

Bei **Injektion des Lokalanästhetikums in den Sakralkanal** (Kaudalanästhesie, siehe Abschnitt 8) breitet sich die Anästhesie von S5 nach kranial aus; S1 wird wiederum zuletzt blockiert.

3.2.3 Injektionsgeschwindigkeit

Keineswegs führt eine rasche und kräftige Injektion des Lokalanästhetikums zu einer besonders wirksamen Ausbreitung der Anästhesie. Es scheint vielmehr, dass mit einer langsamen Injektion von etwa 0,3 bis 0,75 ml/s qualitativ die besten Blockadeergebnisse erreicht werden.

3.2.4 Lagerung des Patienten

Der Einfluss der Lagerung auf die Ausbreitung der periduralen Anästhesie wird nicht einheitlich beurteilt. Sitzende Position des Patienten soll die Ausbreitung der Anästhesie nach kaudal begünstigen, auch soll die Anästhesie in den sakralen Segmenten früher beginnen als in horizontaler Lage. Insgesamt ist jedoch der Einfluss der Lagerung *erheblich geringer* als bei der Spinalanästhesie.

3.2.5 Größe und Gewicht

Das Gewicht des Patienten hat keinen Einfluss auf die Ausbreitung des Lokalanästhetikums und den Dosisbedarf. Auch zwischen Größe des Patienten und Lokalanästhetikumbedarf besteht allenfalls eine schwache Korrelation, die klinisch ohne Bedeutung ist.

3.2.6 Alter

Mit zunehmendem Alter nimmt nach den Ergebnissen vieler (aber nicht aller) Untersuchungen auch die Ausbreitung der Lokalanästhetika im Periduralraum zu, so dass beim sehr alten Menschen für die gleiche Anästhesieausdehnung *geringere Mengen* benötigt werden. Den höchsten Dosisbedarf haben 19-Jährige; bei 60-Jährigen sollte die Dosis um ⅓ reduziert werden; bei 90-Jährigen beträgt sie nur noch etwa 0,5 ml/Segment; 135-Jährige würden nach den Berechnungen von Bromage für die Periduralanästhesie keine Lokalanästhetika mehr benötigen. Insgesamt sollen die Unterschiede in der Blockadehöhe zwischen jungen und alten Patienten nicht mehr als 3–4 Dermatome betragen.

3.2.7 Diabetes und Arteriosklerose

Bei Patienten mit generalisierter Arteriosklerose und durch den Diabetes bedingten Gefäßveränderungen ist der Dosisbedarf an Lokalanästhetika für die Periduralanästhesie vermindert. Die Lokalanästhetika breiten sich so aus, als sei der Patient 30–40 Jahre älter.

3.2.8 Schwangerschaft

In der Schwangerschaft soll der Dosisbedarf für Lokalanästhetika für die Periduralanästhesie um etwa ⅓ geringer sein als bei Nichtschwangeren; außerdem soll die Wirkung schneller eintreten. Für den verminderten Dosisbedarf sollen zwei Gründe maßgeblich sein: Zum einen sind die Venen im Periduralraum während der Schwangerschaft stark gefüllt, so dass der effektive Periduralraum kleiner wird. Zum anderen soll die Ausbreitung der Lokalanästhetika durch die Steroidhormone der Schwangeren gefördert werden. Andererseits liegen mehrere Untersuchungen vor, in denen sich kein Unterschied in der Ausbreitung des Lokalanästhetikums zwischen schwangeren und nichtschwangeren Patientinnen ergab.

3.3 Anschlagzeit der Lokalanästhetika

Während die Wirkung der Spinalanästhesie praktisch sofort nach der subarachnoidalen Injektion des Lokalanästhetikums einsetzt, beginnt die analgetische Wirkung bei einer periduralen Injektion meist erst nach 2–6 min. Die Hautanalgesie erfasst zunächst 2–3 Segmente in unmittelbarer Nachbarschaft des Injektionsorts und breitet sich anschließend über die angrenzenden Segmente aus. Bis zum vollständigen Eintritt einer Operationsanalgesie und motorischen Blockade vergeht eine erheblich längere Zeit als bei der Spinalanästhesie – im Durchschnitt 15–20 min bei kürzer wirkenden Substanzen und 20–30 min bei länger wirkenden; nach dieser Zeit ist gewöhnlich auch die maximale Ausbreitung erreicht.

Wie zuvor beschrieben, tritt die Anästhesie in den **Segmenten L5 und S1** meist verzögert ein, häufig entspricht die Qualität der Anästhesie auch nicht der anderer Segmente, so dass es ratsam sein kann, bei Operationen am Sprunggelenk oder ausgedehnten Varizenoperationen entweder eine Spinalanästhesie oder eine Allgemeinnarkose durchzuführen. Alternativ soll durch Verwendung von **Bupivacain 0,75%** oder **Bupivacain 0,5% CO_2** die Anästhesiequalität verbessert werden.

3.4 Resorption

Peridural injizierte Lokalanästhetika werden zum Teil in das Blut aufgenommen, wobei die höchsten Plasmakonzentrationen 10–20 min nach der Injektion erreicht werden.

> Während der ersten 30 min nach der Injektion muss daher besonders auf systemisch-toxische Reaktionen geachtet werden (siehe Kap. 8).

Durch Zusatz von **Adrenalin** kann die Resorption der meisten Lokalanästhetika wesentlich vermindert werden – und damit auch die systemische Toxizität (siehe Kap. 8).

4 Systemische Wirkungen der Periduralanästhesie

Die indirekten Auswirkungen der periduralen Blockade entsprechen weitgehend denen der Spinalanästhesie (siehe Kap. 22). Ein wichtiger Unterschied ergibt sich jedoch für die **systemischen Wirkungen der Lokalanästhetika:** Während bei der Spinalanästhesie praktisch nicht mit direkten toxischen Wirkungen der Lokalanästhetika zu rechnen ist, sind die Verhältnisse bei der Periduralanästhesie anders. Praktisch gilt Folgendes:

> Bei der Periduralanästhesie wird das Lokalanästhetikum zumeist in großer Menge in ein gefäßreiches Gebiet injiziert. Hierdurch können bei relativer oder absoluter Überdosierung sowie bei versehentlicher intravasaler Injektion rasch toxische Blutspiegel mit nachfolgenden lebensbedrohlichen Komplikationen erreicht werden.

4.1 Herz-Kreislauf-System

Die kardiovaskulären Wirkungen der Periduralanästhesie entstehen indirekt durch die Blockade des sympathischen Nervensystems und durch direkte Wirkung von resorbiertem Lokalanästhetikum und zugesetztem Vasopressor.

Die **Auswirkungen der Sympathikusblockade** auf die Herz-Kreislauf-Funktion durch die Periduralanästhesie entsprechen bei gleicher Ausdehnung denen der Spinalanästhesie (siehe Kap. 22). Allerdings setzt die Sympathikusblockade bei der periduralen Anästhesie *langsamer* ein, und zwar über einen mittleren Zeitraum von 25 min, verglichen mit etwa 12 min bei der Spinalanästhesie. Hierdurch scheinen die Reaktionen des Herz-Kreislauf-Systems *initial* weniger ausgeprägt zu sein als bei der subarachnoidalen Blockade. Auch stimmt bei der Periduralanästhesie die Höhe der sensorischen Blockade mit der sympathischen Blockade überein, während bei der Spinalanästhesie die sympathische Blockade 2–3 Segmente über der sensorischen Blockade liegt. Für beide Blockadeformen gilt jedoch in gleicher Weise:

> ! Die Schwere der kardiovaskulären Nebenwirkungen hängt vor allem von der Ausdehnung der Sympathikusblockade ab.

Hierbei ist das Ausmaß des Blutdruckabfalls bei der Periduralanästhesie keineswegs geringer als bei der Spinalanästhesie. Einzelheiten hierzu sind im Kapitel 22 dargestellt.

4.2 Organdurchblutung

Die **Durchblutung der Leber** nimmt während einer Periduralanästhesie ab, vermutlich bedingt durch einen Anstieg des Widerstands im Splanchnikusgefäßgebiet. Hierbei spielt, neben der Sympathikusblockade, möglicherweise die direkte Wirkung des Lokalanästhetikums eine gewisse Rolle.

Der **renale Plasmafluss** und die **glomeruläre Filtrationsrate** nehmen wahrscheinlich aufgrund des Blutdruckabfalls unter der Periduralanästhesie ab.

4.3 Atemfunktion

Die Wirkungen auf die Atmung entsprechen weitgehend denen der Spinalanästhesie (siehe Kap. 22). Selbst eine hohe Periduralanästhesie beeinträchtigt gewöhnlich nicht die Ventilation und den pulmonalen Gasaustausch. Durch die Deafferenzierung der Bauch- und Thoraxwand empfinden jedoch einige Patienten gelegentlich bei hoher Anästhesieausdehnung **Luftnot**.

Bei hoher Periduralanästhesie wird der **Hustenmechanismus** durch die Lähmung der Bauch- und Interkostalmuskulatur beeinträchtigt; bei Oberbaucheingriffen besteht **Aspirationsgefahr**.

Ob durch eine postoperative Periduralanästhesie die Atemfunktion, im Vergleich zur Analgesie mit Opioiden, günstiger beeinflusst wird, ist bisher nicht ausreichend gesichert.

4.4 Harnblasenfunktion

Wie die Spinalanästhesie führt auch die Periduralanästhesie zu einer **Blasenatonie mit Zunahme des Restharns,** so dass nicht selten postoperativ eine **Katheterisierung der Harnblase** erforderlich ist. Beschränkt sich die Blockade auf den thorakalen Bereich und lässt die Funktion der sakralen Segmente intakt, so bleiben das Gefühl des Harndrangs und der Blasentonus erhalten.

4.5 Darm

Wie bei der Spinalanästhesie ist der Darm (Th6–L2) bei entsprechender Ausdehnung der periduralen Blockade, bedingt durch die Sympathikusblockade, klein und kontrahiert. Klinische Erfahrungen weisen darauf hin, dass durch intra- und postoperative Periduralanästhesie die Häufigkeit eines paralytischen Ileus vermindert wird.

4.6 Einfluss auf den Operationsstress

Chirurgische Stressreaktion. Die sog. chirurgische Stressreaktion ist gekennzeichnet durch eine gesteigerte Sekretion kataboler Hormone wie Kortisol, Glukagon und Katecholamine bei gleichzeitiger Hemmung der Sekretion anaboler Hormone (Insulin, Testosteron und Wachstumshormon). Hierdurch entwickelt sich ein gesteigerter Stoffwechsel mit Freisetzung von Substraten wie Glukose, Fett und Aminosäuren. Des Weiteren kommt es zu Veränderungen der Gerinnbarkeit des Blutes und der Fibrinolyse, die insgesamt zu einer gesteigerten Gerinnbarkeit bzw. Hyperkoagulabilität führen. Daneben werden immunologische Funktionen beeinflusst, meist im Sinne einer Beeinträchtigung. Insgesamt entstehen die beschriebenen Veränderungen durch afferente Stimuli aus dem Operationsgebiet und eine Vielzahl humoraler Faktoren.

Die **Periduralanästhesie** blockiert die chirurgische Stressreaktion, da die nozizeptiven Signale aus dem Operationsgebiet nicht zum zentralen Nervensystem weitergeleitet werden. Außerdem werden autonome Reflexreaktionen unterdrückt. Insgesamt sind die blockierenden Effekte am ausgeprägtesten bei

Operationen in der unteren Körperhälfte wie orthopädischen, gynäkologischen und urologischen Eingriffen, schwächer hingegen bei Oberbauch- und intrathorakalen Eingriffen. Diese geringeren Auswirkungen auf Oberbauch- und Thoraxeingriffe – selbst bei thorakaler periduraler Injektion von Bupivacain – beruhen vermutlich auf ungeblockten vagalen Afferenzen, ungenügender afferenter somatischer und sympathischer Blockade sowie anderen, noch ungeklärten Mechanismen. Durch lumbale peridurale Injektion von Bupivacain in *hohen Dosen* (15–25 ml 0,5%) kann jedoch ein stärkerer hemmender Effekt auch bei diesen Operationen erreicht werden.

Selbst in der **postoperativen Phase** kann die Stressreaktion auf den Eingriff unterdrückt werden, wenn die Periduralanalgesie für 12–24 h oder länger fortgesetzt wird; hierbei ist eine vor dem Eingriff begonnene Periduralanästhesie wirksamer als eine postoperativ begonnene Blockade. Allerdings muss angesichts der erforderlichen hohen Dosen des Lokalanästhetikums auch mit einer Beeinträchtigung der Motorik gerechnet werden.

Wirkungen der Periduralanästhesie auf die chirurgische Stressreaktion (bei kontinuierlicher Anwendung):
— Hypophyse: Hemmung der Hormonsekretion,
— Nebenniere: Hemmung oder Abschwächung der Kortisol- und Katecholaminausschüttung,
— Niere: Hemmung oder Abschwächung der Renin- und Aldosteronfreisetzung,
— geringere Störungen metabolischer Funktionen (Glukose- und Fettstoffwechsel, freie Aminosäuren, Stickstoffgleichgewicht),
— immunologische Funktionen: geringer Einfluss.

Demgegenüber werden die Schilddrüsenhormone sowie der Elektrolyt- und Wasserhaushalt durch die Periduralanästhesie nicht wesentlich beeinflusst.

Blutgerinnung. Durch die Periduralanästhesie werden die Thrombozytenaggregation, die Faktor-VIII-Aktivität und die Hemmung der Fibrinolyse vermindert; insgesamt ist aber der Einfluss auf die Blutgerinnung klinisch nur mäßig ausgeprägt.

4.7 Blutzucker

Während bei einer Allgemeinnarkose der Blutzucker aufgrund einer efferenten Stimulation der Nebenniere ansteigen kann, soll bei einer Periduralanästhesie entsprechender Ausdehnung diese Reaktion fehlen. Klinisch muss der fehlende Blutzuckeranstieg vor allem beim Diabetiker beachtet werden.

4.8 Muskelzittern

Nicht selten tritt bereits kurz nach der periduralen Injektion des Lokalanästhetikums ein Muskelzittern auf, das nicht durch einen Abfall der Körpertemperatur hervorgerufen werden soll. Die genauen Ursachen sind unbekannt.

4.9 Schwangerschaft

Die Auswirkungen der Periduralanästhesie bei Schwangeren sind ausführlich im Kapitel 37 dargestellt.

4.10 Thromboembolien

Die Häufigkeit postoperativer thromboembolischer Komplikationen (tiefe Venenthrombose, Lungenembolie) soll nach Periduralanästhesien (und Spinalanästhesien) insbesondere bei Gefäßoperationen und orthopädischen Eingriffen signifikant geringer sein als nach Allgemeinnarkosen, angeblich aufgrund besserer Blutströmung in den unteren Extremitäten, stärkerer fibrinolytischer Aktivität und verminderter Gerinnungsneigung.

5 Periduralanästhesie und Spinalanästhesie im Vergleich

Trotz zahlreicher Gemeinsamkeiten von Periduralanästhesie und Spinalanästhesie bestehen Unterschiede zwischen beiden Verfahren, die von großer praktischer Bedeutung sind (▶ Tab. 23-1).

Die wesentlichen Unterschiede beider Methoden können wie folgt zusammengefasst werden:
— Die **Spinalanästhesie** führt mit einer sehr geringen Lokalanästhetikumdosis zu einer gut vorhersehbaren und steuerbaren Anästhesieausdehnung und ausgeprägten sensorischen und motorischen Blockade, bei der systemisch-toxische Wirkungen nicht zu erwarten sind. Sie wird daher mit **Vorteil** bei Operationen eingesetzt, die eine zuverlässige Anästhesie und starke motorische Blockade erfordern, z. B. Eingriffe an den Eingeweiden oder Hüftgelenkersatz. **Hauptnachteile** der Spinalanästhesie sind die Möglichkeit des **postspinalen Kopfschmerzes** sowie die weniger differenzierte Anwendbarkeit unter verschiedenen klinischen Bedingungen.
— Die **Periduralanästhesie** führt mit einer relativ oder auch absolut hohen Dosis des Lokalanästhetikums zu einer weniger genau vorherseh-

23 Periduralanästhesie

Tab. 23-1 Periduralanästhesie und Spinalanästhesie im Vergleich

	Periduralanästhesie	Spinalanästhesie
Punktionsstelle	lumbal, kaudal, thorakal, zervikal	lumbal
Punktionstechnik	schwierig	einfach
Injektionsort	Periduralraum	Subarachnoidalraum
Lokalanästhetikummenge	groß	gering
Wirkungseintritt	langsam	rasch
Wirkungsdauer	lang	weniger lang
Ausbreitung nach Injektion	weniger gut steuerbar	besser steuerbar (hyper- u. hypobare Technik)
Anästhesiequalität	weniger gut	sehr gut
motorische Blockade	geringer ausgeprägt	stark ausgeprägt
toxische Reaktionen auf Lokalanästhetikum	möglich	nicht zu erwarten
postspinale Kopfschmerzen	keine	bei etwa 0,2–24 %

und steuerbaren Anästhesieausdehnung bei nicht selten geringerer Qualität der sensorischen und motorischen Blockade. Wichtigster **Vorteil** der Periduralanästhesie ist die Möglichkeit einer differenzierten und segmentären Blockade sympathischer, sensorischer und motorischer Funktionen sowie einer über mehrere Tage bis Wochen durchführbaren kontinuierlichen Blockade (siehe Abschnitt 6.6.5). Von **Nachteil** sind die relativ schwierige Punktionstechnik, die geringere Anästhesiequalität und der hohe Bedarf an Lokalanästhetika mit der Gefahr systemisch-toxischer Reaktionen.

6 Praxis der Periduralanästhesie

Wie die Spinalanästhesie, darf auch die Periduralanästhesie wegen ihrer schwerwiegenden Komplikationsmöglichkeiten nur von Ärzten durchgeführt werden, die mit den Verfahren der Allgemeinanästhesie vertraut sind und zudem die Methoden der kardiopulmonalen Wiederbelebung sicher beherrschen.

Die Periduralanästhesie ist technisch umständlicher und schwieriger durchzuführen als die Spinalanästhesie; die Anästhesie-„Tiefe" ist weniger ausgeprägt, auch sind Sensorik und Motorik nicht in gleicher Intensität betroffen, schließlich ist die Anästhesieausbreitung weniger gut vorherseh- und steuerbar und verläuft nicht selten mehr segmentär. Allerdings können gerade die segmentäre und die differenzierte Blockade mit Vorteil klinisch gezielt eingesetzt werden, z. B. wenn lediglich eine sympathische oder eine sympathische und sensorische Blockade bei erhaltener Motorik erwünscht ist. Außerdem ist es möglich, durch die peridurale Injektion von *Opioiden* gezielt eine **Analgesie** zu erreichen, ohne dass andere Sinnesmodalitäten oder der Sympathikus und die Motorik mitgeblockt werden.

Klinisches Beispiel für eine differenzierte Anwendung ist die *geburtshilfliche Periduralanästhesie* für die normale vaginale Entbindung, bei der nur der Geburtsschmerz ausgeschaltet, die Motorik jedoch erhalten bleiben soll, damit die Schwangere während der Austreibungsphase aktiv mitpressen kann (siehe Kap. 37).

Bei aller Differenziertheit der Anwendungsmöglichkeiten darf jedoch in der Praxis nicht vergessen werden, dass die Periduralanästhesie eine bestimmte **Versagerquote** aufweist, die deutlich höher ist als bei der Spinalanästhesie. Dies gilt in gleicher Weise für die Häufigkeit von unzureichend geblockten Segmenten.

6.1 Indikationen und Kontraindikationen

Die Indikationen und Kontraindikationen stimmen weitgehend mit denen der Spinalanästhesie überein (siehe Kap. 22). Daneben gibt es noch einige besondere Einsatzmöglichkeiten. Die wichtigsten sind:
— Schmerzerleichterung für die normale vaginale Entbindung.
— Postoperative Schmerzbehandlung über einen Periduralkatheter.
— Posttraumatische Schmerzausschaltung, z. B. durch thorakale Periduralanästhesie über einen Katheter bei Rippenserienfrakturen.
— Langzeitschmerzbehandlung mit Opioiden, z. B. bei Krebskranken.
— Diagnostik chronischer Schmerzen.
— Neurolytische peridurale Nervenblockade.

6 Praxis der Periduralanästhesie

Kontraindikationen für eine Periduralanästhesie:
Absolute:
— Ablehnung durch den Patienten,
— Störungen der Blutgerinnung,
— Infektion an der Punktionsstelle,
— Schock.
Relative:
— Hypovolämie,
— Sepsis,
— vorbestehende neurologische Erkrankungen.

6.2 Blutgerinnung und Periduralanästhesie

Epidurale Hämatome mit Kompression des Rückenmarks und nachfolgenden irreversiblen neurologischen Schäden gehören zwar zu den gefürchtetsten Komplikationen der Periduralanästhesie, sind aber so selten, dass über ihre Häufigkeit nur grobe Schätzungen vorliegen. Danach soll die Inzidenz bei geburtshilflichen Periduralanästhesien 1:150 000 betragen, insgesamt bei allen Periduralanästhesien 1:190 000–200 000. Neben anderen Faktoren gelten angeborene oder erworbene Störungen der Blutgerinnung sowie die Therapie mit Antikoagulanzien oder Medikamenten, die zu Störungen der Blutgerinnung führen, als wichtigste Risikofaktoren.

! Störungen der Blutgerinnung und die Zufuhr gerinnungshemmender Medikamente gelten als wichtigste Risikofaktoren für epidurale Hämatome bei der Periduralanästhesie.

Bei Verwendung von Periduralkathetern scheint das Blutungsrisiko höher zu sein als bei der Einzelinjektion, des Weiteren bei „blutiger" Punktion bzw. Blutaustritt aus der Periduralkanüle.

6.2.1 Heparintherapie und -prophylaxe

Bei der Risikoeinschätzung muss zwischen therapeutischer und prophylaktischer Heparinzufuhr unterschieden werden. Während die sog. Vollheparinisierung als absolute Kontraindikation für eine Periduralanästhesie gilt, hängt das Vorgehen bei der prophylaktischen Heparinisierung in niedriger Dosierung (Low-Dose-Heparinisierung) vom Zeitpunkt der letzten Dosis und von der Art des verwendeten Heparins (fraktioniertes oder unfraktioniertes Heparin) ab.

⚡ Die „Vollheparinisierung" des Patienten ist eine absolute Kontraindikation für jede Art von Periduralanästhesie!

Auch sollte während der therapeutischen Heparinisierung ein Periduralkatheter nicht entfernt werden.
Weitere Empfehlungen:
— Soll aus dringenden medizinischen Gründen eine Periduralanästhesie durchgeführt oder ein Katheter entfernt werden, sollten die Heparintherapie mindestens 4 h vorher unterbrochen und von den Gerinnungsparametern die aPTT und die Thrombozytenzahl bestimmt werden.
— Ist der Beginn einer Heparintherapie dringend indiziert, kann vor Beginn eine Einzelinjektions-Periduralanästhesie durchgeführt und ca. 1 h später mit der Heparinisierung begonnen werden.
— Ist der Nutzen der Heparintherapie absehbar gering, der Vorteil einer Periduralanästhesie für den Patienten jedoch hoch, sollte auf die Heparintherapie verzichtet und eine Periduralanästhesie durchgeführt werden.

Thromboembolieprophylaxe bei nichtelektiven Operationen

Wegen des erhöhten Thromboembolierisikos sollten unfallchirurgische Patienten nach den chirurgischen Leitlinien unmittelbar nach der Aufnahme in der Klinik zur Thromboseprophylaxe 5000 IE unfraktioniertes Heparin erhalten. Hierdurch kann ein größeres Zeitintervall zwischen Heparingabe und evtl. rückenmarknaher Anästhesie erreicht werden. Niedermolekulare Heparine werden erst postoperativ und frühestens 7–9 h nach Gabe unfraktionierter Heparine zugeführt.
Empfohlene Zeitintervalle vor und nach rückenmarknaher Punktion bzw. Katheterentfernung beim Einsatz gerinnungsaktiver Pharmaka sind in ▶ Tabelle 23-2 zusammengefasst.

> **LL Empfehlungen der DGAI:**
> Das für elektive Eingriffe geforderte 4-h-Intervall zwischen der Gabe von unfraktioniertem Heparin und einer rückenmarknahen Punktion kann bei nichtelektiven Eingriffen nach sorgfältiger individueller Nutzen-Risiko-Analyse umgangen werden, erfordert jedoch eine engmaschige neurologische Kontrolle.

Antithrombotika und Thrombozytenaggregationshemmer

In ▶ Tabelle 23-3 sind die derzeit verwendeten Antithrombotika und Thrombozytenaggregationshemmer zusammengestellt.

Tab. 23-2 Empfohlene Zeitintervalle vor und nach rückenmarknaher Punktion bzw. Katheterentfernung beim Einsatz gerinnungsaktiver Pharmaka (Leitlinie DGAI, 2003)

	vor Punktion/ Katheterentfernung	nach Punktion/ Katheterentfernung	Laborkontrolle
unfraktionierte Heparine (low dose)	4 h	1 h	Thrombozyten bei Therapie > 5 Tage
unfraktionierte Heparine (high dose)	4 h	1 h	aPPT, (ACT), Thrombozyten
niedermolekulare Heparine (low dose)	10–12 h	2–4 h	Thrombozyten bei Therapie > 5 Tage
niedermolekulare Heparine (high dose)	24 h	2–4 h	Thrombozyten bei Therapie > 5 Tage
Fondaparinux*	20–22 h	2–4	
Kumarine	INR < 1,4	nach Katheterentfernung	
Hirudine (Lepirudin, Desirudin)	8–10 h	2–4 h	
Megalatran	8–10 h	2–4 h	
Acetylsalicylsäure	> 2 Tage	nach Katheterentfernung	
Clopidogrel	> 7 Tage	nach Katheterentfernung	
Ticlopidin	> 10 Tage	nach Katheterentfernung	

* bei normaler Nierenfunktion, bei eingeschränkter Nierenfunktion (Kreatininclearance < 50 ml/min) 36–42 h

Prophylaxe mit niedrigdosiertem, unfraktioniertem Heparin (z. B. 3 × 5000 E/Tag s. c.). Die Halbwertszeit von unfraktioniertem Heparin (Molekulargewicht 17000–20000 D) hängt von der verabreichten Dosis ab und beträgt nach i. v. Injektion von 100, 400 oder 800 E/kg 1, 2,5 und 5 h. Bei Patienten mit Lungenembolie kann die Halbwertszeit verkürzt sein, bei Leberzirrhose oder terminaler Niereninsuffizienz hingegen verlängert. Nach 1–2-wöchiger Low-Dose-Heparinisierung entwickelt sich bei 1–5% der Patienten eine Thrombozytopenie (< 100000/µl), bei vorheriger Exposition auch früher. Nach Absetzen des Heparins verschwindet die Thrombozytopenie wieder. Bei einer kleinen Zahl von Patienten mit heparininduzierter Thrombozytopenie (HIT-Syndrom) treten thromboembolische Komplikationen einschließlich arterieller Embolien mit Plättchen-Fibringerinnsel („white clot") auf.

Nach derzeitigem Kenntnisstand erhöht die Thromboembolieprophylaxe mit niedrigdosiertem, unfraktioniertem Heparin das Blutungsrisiko bei Periduralanästhesie nicht. Aus Vorsichtsgründen sollte aber die letzte Dosis 4–6 h vor der Periduralanästhesie verabreicht werden, da erst dann mit einem wesentlichen Abfall der Plasmakonzentrationen zu rechnen ist.

> Bei Periduralanästhesie unter Low-Dose-Prophylaxe mit unfraktioniertem Heparin: letzte Heparingabe 4–6 h vor der periduralen Punktion bzw. Katheterisierung!

Untersuchungen des Gerinnungssystems sind vor der Periduralanästhesie bei Low-Dose-Heparinisierung nicht erforderlich. Bei längerer Zufuhr von Heparin (> 5–7 Tage) empfiehlt sich aber die Bestimmung der Thrombozytenzahlen zum Ausschluss einer heparininduzierten Thrombozytopenie.

Nach den Empfehlungen der DGAI kann ca. 1 h nach der periduralen Punktion bzw. Katheterisierung erneut niedrigdosiertes Heparin zugeführt werden.

Prophylaxe mit niedermolekularem, fraktioniertem Heparin (z. B. 0,2 ml/Tag s. c.). Präparate mit niedermolekularem Heparin (Molekulargewicht 5000–6000 D; z. B. Fraxiparin, Clexane, Fragmin) weisen eine unterschiedliche Zusammensetzung auf, entsprechend wechselt auch die Anti-Xa-Aktivität bzw. der antithrombotische Effekt. Gerin-

Tab. 23-3 Derzeit verwendete Antithrombotika/Thrombozytenaggregationshemmer (Zusammenstellung Leitlinie DGAI)

	Generikum	Handelsname (Auswahl)
Acetylsalicylsäure	Acetylsalicylsäure	Aspisol Aspirin ASS Togal Thomapyrin
unfraktioniertes Heparin	Heparin	Calciparin Heparin Liquemin Thrombophob
niedermolekulares Heparin	Certoparin Dalteparin Enoxaparin Nadroparin Reviparin Tinzaparin	Mono-Embolex Fragmin Clexane Fraxiparin Clivarin Innohep
synthetisches Pentasaccharid	Fondaparinux	Arixtra
Thrombininhibitoren	Desirudin Lepirudin Ximelagatran	Revasc Refludan Exanta
Kumarine (Vitamin-K-Antagonisten)	Phenprocoumon Warfarin	Faltithrom, Marcumar Coumadin
Thienopyridine (ADP-Antagonisten)	Ticlopidin Clopidogrel	Tiklyd Iscover Plavix
GP-IIb/IIIa-Antagonisten	Abciximab Eptifibatid Tirofiban	Reopro Integrilin Aggrastat

nungsparameter wie die aPTT werden nicht wesentlich beeinflusst und sind daher für die Kontrolle des Effekts nicht geeignet. Niedermolekulare Heparine weisen eine 100%ige Bioverfügbarkeit auf, die Halbwertszeit beträgt ca. 4–7 h, so dass die Zufuhr von einer Dosis pro Tag gewöhnlich für die Thromboseprophylaxe ausreicht. Maximale Plasmakonzentrationen werden 4 h nach subkutaner Injektion erreicht, und auch nach 12 h sind noch ausreichend antithrombotisch wirkende Plasmakonzentrationen vorhanden. Im Gegensatz zu unfraktionierten Heparinen wirken niedermolekulare Heparine dosisabhängig fibrinolytisch, während die Wirkung auf die Thrombozytenaggregation geringer ist.

Nach derzeitigem Kenntnisstand kann auch unter einer Thromboseprophylaxe mit niedermolekularem Heparin in niedriger Dosierung eine Periduralanästhesie durchgeführt werden. Wegen der erhöhten Blutungsgefahr sollte aber die letzte Dosis spätestens 10–12 h vor der Periduralanästhesie, in der Regel also am Abend vor der Operation zugeführt werden. Daher gilt:

> Bei Periduralanästhesie keine Zufuhr von niedermolekularem Heparin am Morgen der Operation!

Für die Fortführung der Prophylaxe mit niedermolekularem Heparin nach einer Periduralanästhesie bzw. periduralen Katheterisierung oder Entfernung eines Periduralkatheters empfiehlt die DGAI, ein Intervall von mindestens 4 h einzuhalten.

> Fortsetzung der Prophylaxe mit niedermolekularem Heparin: frühestens 4 h nach der periduralen Punktion bzw. Katheterisierung oder nach Entfernen des Periduralkatheters!

Prophylaxe mit Fondaparinux. Dieses synthetische Pentasaccharid bewirkt eine (antithrombinvermittelte) selektive Hemmung von Faktor Xa; Thrombin wird nicht beeinflusst, ebenso wenig die Thrombozytenaggregation. Die Hemmung kann durch einen Faktor-Xa-Test kontrolliert werden. Die Substanz wird zur Thromboembolieprophylaxe nach Hüftfrakturen sowie nach Knie- und Hüftgelenkersatz angewandt. Mit der Zufuhr wird 6 h nach der Operation begonnen, um Blutungskomplikationen zu vermeiden. Die Halbwertszeit beträgt 18 h; eine stabile Plasmakonzentration wird erst nach 2–3 Tagen erreicht. Dosierung von Fondaparinux: $1 \times 2{,}5$ mg/Tag s. c.

Bei kontinuierlichen rückenmarknahen Verfahren sollte die Substanz nach den Empfehlungen der DGAI nur „mit Zurückhaltung und nach individueller Nutzen-Risiko-Einschätzung" angewandt werden (siehe Tab. 23-2).

Intraoperative Heparinisierung. Nach derzeitigem Kenntnisstand ist nicht mit einem erhöhten Blutungsrisiko nach Periduralanästhesie zu rechnen, wenn intraoperativ, z. B. bei Gefäßoperationen, eine Vollheparinisierung eingeleitet wird. Aus Sicherheitsgründen sollte hiermit aber frühestens 1 h nach der periduralen Punktion begonnen und der Effekt anhand der Gerinnungsparameter kontrolliert werden (DGAI). Des Weiteren empfiehlt die DGAI Folgendes:

— Tritt bei Patienten mit geplanter intraoperativer Heparinisierung während der Punktion Blut aus

der Periduralkanüle, sollte die Operation um mindestens 12 h verschoben werden. Alternativ kann die peridurale Katheterisierung bereits am Vorabend der Operation erfolgen.
— Ein Periduralkatheter sollte frühestens 2–4 h nach Unterbrechung der Heparinzufuhr und Normalisierung der Blutgerinnung entfernt werden.

6.2.2 Kumarintherapie

Unter einer effektiven Therapie mit Vitamin-K-Antagonisten dürfen keine Peridural- und Spinalanästhesien durchgeführt werden. Ist eine Periduralanästhesie dringend erwünscht, müssen die Kumarintherapie unterbrochen und der Quick-Wert mit Vitamin K auf mindestens 65–70% angehoben werden. Vor der Periduralanästhesie muss die Normalisierung der Gerinnungsparameter kontrolliert werden, da hierfür oft mehrere Tage erforderlich sind. Der Einsatz von Gerinnungspräparaten (z. B. Frischplasma, PPSB) zur raschen Normalisierung der Blutgerinnungsparameter ausschließlich für die Periduralanästhesie ist in der Regel nicht gerechtfertigt.

> Kumarinderivate müssen mehrere Tage vor einer geplanten Periduralanästhesie abgesetzt werden. Vor der Punktion muss der Quick-Wert im Normbereich liegen.

6.2.3 Acetylsalicylsäure und nichtsteroidale antiinflammatorische Substanzen (NSAID)

Diese Substanzen können ebenfalls die Blutgerinnung beeinträchtigen und müssen daher bei der Indikation für eine Periduralanästhesie berücksichtigt werden. Einzelheiten zu diesen Substanzen sind in Kapitel 31 dargestellt.

Acetylsalicylsäure (ASS). Die Substanz acetyliert die Cyclooxygenase in den Thrombozyten und hemmt so irreversibel deren Aggregationsfähigkeit. Der Effekt ist bereits in Dosierungen von 30–300 mg/Tag nachweisbar. Da die betroffenen Thrombozyten die Cyclooxygenase nicht nachbilden können, hält der hemmende Einfluss auch nach Unterbrechung der Acetylsalicylsäurezufuhr für die Lebensdauer des Thrombozyten – in der Regel 7–10 Tage – an. Bei gesundem Knochenmark werden allerdings 30–50% der irreversibel geschädigten Thrombozyten innerhalb von 3 Tagen nach Absetzen von ASS durch funktionsfähige Thrombozyten ersetzt, so dass bei normaler Thrombozytenzahl im Blut die Gerinnung weitgehend normalisiert ist.

Nach derzeitigem Kenntnisstand kann Folgendes empfohlen werden:
— Bei niedrigdosierter Acetylsalicylsäureprophylaxe (30–100 mg) besteht keine Kontraindikation für eine Periduralanästhesie.
— Bei mehr als einmaliger hochdosierter ASS-Zufuhr (> 1,5 g/Tag) in den letzten 3 Tagen vor der Operation sollte entweder von vornherein auf die Periduralanästhesie verzichtet werden oder aber ein Thrombelastogramm bestimmt werden. Ist das Thrombelastogramm normal, kann eine Periduralanästhesie durchgeführt werden.

Andere Cyclooxygenasehemmstoffe oder NSAID. Hierzu gehören:
— Paracetamol,
— Ibuprofen,
— Diclofenac,
— Naproxen,
— Piroxicam,
— Indometacin,
— Pyrazolonderivate: Propyphenazon, Metamizol, Phenylbutazon und Oxyphenbutazon.

Diese Substanzen hemmen ebenfalls die Cyclooxygenase und damit die Thrombozytenaggregation, allerdings ist der Effekt reversibel und verschwindet 1–3 Tage nach Unterbrechung der Zufuhr.

Auch ist bislang kein erhöhtes Risiko spinaler Hämatome nach Periduralanästhesie bei Einnahme dieser Substanzen nachgewiesen worden.

> Nach den Empfehlungen der DGAI sollten NSAID 1–2 Tage vor der geplanten Periduralanästhesie abgesetzt werden.

Paracetamol beeinflusst die Thrombozytenaggregation nach oraler Einnahme nicht und kann daher gefahrlos bis zum Tag der Punktion eingesetzt werden.

6.2.4 Spezielle neurologische Überwachung nach der Periduralanästhesie

Bei jeder Periduralanästhesie sollte an die – wenngleich extrem seltene – Möglichkeit einer spinalen Blutung gedacht werden. Daher sollte der Patient, wie bei der Spinalanästhesie, erst auf die Normalstation verlegt werden, wenn eine deutliche Regression der sensorischen Blockade nachweisbar ist. Eine postoperative kontinuierliche Periduralanalgesie sollte möglichst als differentielle Blockade mit Erhalt der Motorik (durch niedrige Konzentration der Lokalanästhetika) durchgeführt werden, um eine neurologische Beurteilung zu ermöglichen.

6 Praxis der Periduralanästhesie

Bei scharfen, radikulären Rückenschmerzen, anhaltenden sensorischen und/oder motorischen Ausfällen und Blasenentleerungsstörungen ist eine umgehende neurologische Abklärung erforderlich (weitere Einzelheiten siehe Abschnitt 7.2.3).

6.3 Zubehör

Für die Periduralanästhesie können, wie bei der Spinalanästhesie, kommerzielle Einmalsets oder klinikeigene, z. T. wiederverwendbare Sets eingesetzt werden.

> **Inhalt eines Einmalsets für die Periduralanästhesie:**
> — 1 Periduralnadel: Tuohy-Nadel, 17 oder 18 G, 9–10 cm lang
> — 1 Periduralkatheter (wahlweise) 20 G
> — 1 Hautquaddel-Kanüle 25 G, 2,5 cm lang
> — 1 Kanüle für die Infiltrationsanästhesie 22 G, 4 cm
> — 1 20-ml-Spritze für das Lokalanästhetikum
> — 1 10-ml-Spritze aus Glas oder Kunststoff (z. B. Omnifix) für Widerstandsverlust-Technik
> — 1 Aufziehkanüle für Lokalanästhetika mit Bakterienfilter, 18 G
> — 1 5-ml-Spritze für das Infiltrationsanästhetikum
> — Abdecktuch mit zentraler Öffnung, Tupfer, Platten, Schwämme, Wännchen für Desinfektionsmittel, Handschuhe

Kommerzielle Sets für die Periduralanästhesie sollen im Hinblick auf die Sterilität eine größere Sicherheit bieten als klinikeigene Zusammenstellungen.

6.3.1 Periduralnadeln

Für die Periduralanästhesie sind andere Nadeln erforderlich als für die Spinalanästhesie. Periduralnadeln unterscheiden sich in Durchmesser und Form von den Spinalnadeln; sie enthalten jedoch ebenfalls einen dicht abschließenden Mandrin, um ein Verstopfen der Kanüle und das Verschleppen eines großen Hautzylinders in den Periduralraum zu verhindern. Drei Arten von Periduralkanülen werden am häufigsten verwendet: Tuohy-Nadel, Sprotte-Epiduralnadel (▶ Abb. 23-6a und b) und Crawford-Nadel.

Tuohy-Nadel. Dies ist eine *Standardnadel* für die Periduralanästhesie. Ihre Spitze ist abgerundet und stumpf, die Öffnung liegt seitlich. Gebräuchliche Größen sind 18 G (1,2 mm Durchmesser) und 17 G (1,5 mm Durchmesser) mit einer Länge von 9–10 cm.

Durch das abgerundete Ende der Tuohy-Nadel wird das Risiko einer versehentlichen Punktion der Dura mater vermindert. Allerdings lassen sich Periduralkatheter durch diese Öffnung etwas schwieriger einführen als bei der geraden Crawford-Nadel.

Sprotte-Nadel. Siehe Kapitel 22.

Crawford-Nadel. Bei dieser Kanüle ist das distale Ende offen, die Nadelspitze kurz mit glatten Kanten; die gebräuchliche Größe ist 18 G.

Die Nadel bietet Vorteile beim *seitlichen* Zugang zum Periduralraum; hierbei lässt sich ein Periduralkatheter leichter einführen als mit der Tuohy-Nadel. Die Gefahr der Durapunktion ist jedoch mit der Crawford-Nadel größer.

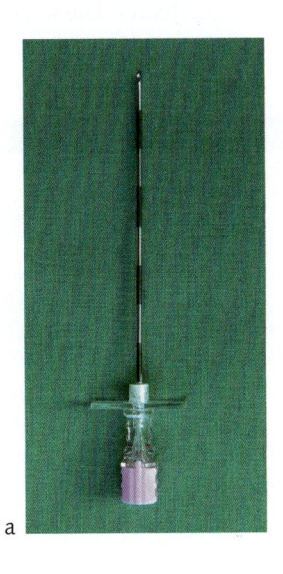

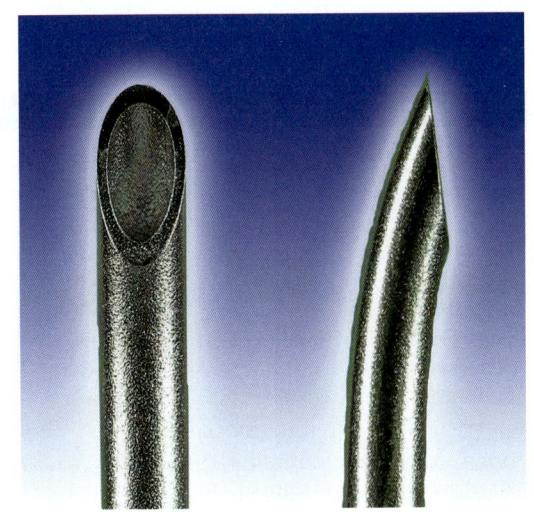

Abb. 23-6a und b Tuohy-Nadel.
a) Nadel mit Flügeln und Mandrin.
b) Nadelspitze von vorn und von der Seite.

Flügelkanülen eignen sich besonders gut für die Technik des hängenden Tropfens, weil hiermit die Hände beim Vorschieben der Kanüle weit genug vom Tropfen entfernt sind.

6.3.2 Periduralkatheter

Für die **kontinuierliche Periduralanästhesie** werden zumeist 90–100 cm lange 18- oder 20-G-Katheter aus röntgenfähigem Kunststoff verwendet. Die Katheter sollten durchsichtig sein, damit zu erkennen ist, ob versehentlich eine Periduralvene oder der Subarachnoidalraum punktiert wurde. Kathetermandrins aus Stahl erleichtern das Vorschieben im Periduralraum (Katheter ohne Mandrin lassen sich schwerer in den Periduralraum vorschieben). Spiralkatheter knicken weniger leicht ab. Zur besseren Orientierung müssen die Katheter in bestimmten Abständen am distalen Ende markiert sein (z. B. 5, 10, 15 und 20 cm). 20-G-Katheter passen durch eine 18-G-Periduralkanüle.

6.4 Lokalanästhetika

Die Auswahl der Lokalanästhetika richtet sich vor allem nach der Art der angestrebten Blockade und der für den jeweiligen Eingriff erforderlichen Wirkungsdauer.

Rein sensorische Blockaden werden durch niedrige Konzentrationen des Lokalanästhetikums erreicht (z. B. 0,125% oder 0,25% Bupivacain). Für eine **zusätzliche motorische Blockade** sind höhere Konzentrationen erforderlich (z. B. Lidocain 2%, Bupivacain 0,5% oder 0,75%, Etidocain 1%). Eine Ausschaltung der Motorik allein ist nicht möglich; die Sensorik ist immer mitbetroffen.

Vasokonstriktorzusatz verstärkt bei einigen Lokalanästhetika (z. B. Lidocain, Mepivacain) die Intensität und Dauer der sensorischen und motorischen Blockade, gleichzeitig wird die Toxizität des Lokalanästhetikums vermindert. Hingegen bleibt der Vasokonstriktorzusatz ohne wesentlichen Einfluss auf die Wirkungen von Bupivacain und Etidocain. Für die Periduralanästhesie wird **Adrenalin in einer maximalen Konzentration von 1 : 200 000** als Vasopressor eingesetzt.

Gelegentlich werden auch **Mischungen verschiedener Lokalanästhetika** verwendet. Günstig soll die Kombination von Lidocain mit Bupivacain sein, um eine Operationsanästhesie mit guter postoperativer Analgesie zu erreichen. Kontrollierte Untersuchungen über die Effizienz von Lokalanästhetikummischungen liegen jedoch gegenwärtig nicht vor, der Nutzen wird aber als gering eingeschätzt (siehe Kap. 8).

In Deutschland werden fast ausschließlich **amidartige Lokalanästhetika** für die Periduralanästhesie verwendet. Die Ester Procain und Tetracain sind wegen ihrer mangelhaften sensorisch und motorisch blockierenden Wirkung nur wenig geeignet, während das für kurze Eingriffe und für die Geburtshilfe günstige Chlorprocain nicht im Handel ist. In ▶ Tabelle 23-4 sind gebräuchliche Lokalanästhetika für die Periduralanästhesie zusammengestellt.

6.4.1 Lidocain

Die Substanz Lidocain (Xylocain) wird als 1%ige Lösung mit Adrenalin für die Analgesie und als 2%ige Lösung mit Adrenalin für die Operationsanästhesie verwendet. Der **Dosisbedarf** beträgt beim jüngeren Patienten etwa **1,6 ml/Segment,** beim alten Patienten etwa die Hälfte. Die Wirkung tritt relativ rasch ein, allerdings wird auch mit 2%igen Lösungen die Motorik nicht immer vollständig ausgeschaltet. Die kaudale Ausbreitung ist schlecht.

Tab. 23-4 Lokalanästhetika für die Periduralanästhesie

Substanz	Konzentration (%)	Volumen (ml)	Gesamtdosis (mg)	Wirkungseintritt (min)	Wirkungsdauer (min)
Lidocain	1–2	15–30	200–500*	10–30	100 ± 40
Prilocain	1–2	15–30	150–600*	12–16	100 ± 40
Mepivacain	1–2	15–30	150–500*	15–20	120 ± 50
Bupivacain	0,25–0,75	15–30	150	18–30	200 ± 80
Etidocain	1	15–30	300	10–15	200 ± 80
Ropivacain	0,2–1	15–30	220	10–20	180–360

* = mit Adrenalinzusatz
Wirkungseintritt = Eintritt vollständiger Operationsanalgesie aller geblockten Segmente
Wirkungsdauer = Durchschnittszeit für Regression zweier Segmente

Mepivacain (Meaverin, Scandicain) weist ähnliche Eigenschaften wie Lidocain auf, die Wirkungsdauer ist jedoch etwas länger.

6.4.2 Prilocain

Prilocain ist das am wenigsten toxische Amid, wenn die Höchstdosis von 600 mg nicht überschritten wird. Die Substanz führt zu einer ausgeprägten sensorischen Blockade bei minimaler motorischer Blockade und ist besonders für kurze Eingriffe geeignet. In der Geburtshilfe darf Prilocain nicht eingesetzt werden (siehe Kap. 37).

6.4.3 Bupivacain

Bupivacain gehört zu den lang wirkenden Amiden. Für eine gute Operationsanästhesie sind Konzentrationen zwischen 0,5% und 0,75% erforderlich. Die Wirkung tritt langsamer ein als bei Lidocain, die kaudale Ausbreitung verläuft bei lumbaler Injektion ähnlich: Nicht selten sind die Segmente L5 und S1 unzureichend geblockt. Soll im Bereich dieser Segmente operiert werden, wird die Verwendung von Bupivacain 0,5% CO_2 empfohlen, allerdings ist hierdurch allenfalls eine geringere Verbesserung zu erwarten.

Levobubivacain   siehe Kap. 8.

6.4.4 Ropivacain

Ropivacain gehört zu den lang wirkenden Lokalanästhetika. Die pharmakokinetischen Eigenschaften entsprechen weitgehend denen von Bupivacain, pharmakodynamisch bestehen Unterschiede in der Kardiotoxizität: Im Tierexperiment ist Ropivacain deutlich weniger kardiotoxisch als Bupivacain. Wie Bupivacain bewirkt auch Ropivacain eine Differentialblockade; ob hierin ebenfalls, wie von einigen Autoren behauptet, günstige Unterschiede zu Bupivacain bestehen, ist derzeit nicht hinreichend geklärt. Für die Periduralanästhesie werden Konzentrationen von 0,5–1% angewandt, für die Periduralanalgesie 0,2%. Die Wirkdauer entspricht im Wesentlichen der von Bupivacain und wird durch Adrenalinzusatz nicht verlängert.

6.4.5 Etidocain

Etidocain wirkt ähnlich wie Bupivacain, die Wirkung tritt jedoch wesentlich schneller ein, auch hält die motorische Blockade länger an. Allerdings sind häufiger eine unzureichende Operationsanästhesie und eine postoperative Analgesie zu beobachten als mit Bupivacain.

Der **Anästhesieablauf** ist bei allen Substanzen gleich: Beginn der analgetischen Wirkung gegenüber Nadelstichen am Injektionsort nach etwa 5–10 min, dann Ausbreitung der Anästhesie nach oben und unten; nach 20–30 min ist die maximale Ausbreitung erreicht. In diesem Gebiet hält die Anästhesie mit **Lidocain und Mepivacain** etwa 1–1,5 h und 2–3 h mit der Initialdosis von **Bupivacain** an.

Die Aufhebung der Blockade verläuft mit **Lidocain und Mepivacain** innerhalb von 15–30 min, wobei die Analgesie in den zuerst geblockten Segmenten am längsten anhält. Bei **Bupivacain und Etidocain** verschwindet die Operationsanästhesie zwar nach 2–3 h, eine Restanästhesie kann aber in den Nachbarsegmenten des Injektionsorts noch länger bestehen bleiben.

Einseitige Periduralanästhesien   sind mit keinem Lokalanästhetikum zu erreichen, auch nicht durch Lagerungsmaßnahmen; sie treten jedoch gelegentlich, zum Ärger des Anästhesisten, spontan auf.

Mit **Bupivacain und Etidocain** ist nicht selten die Anästhesie im Unterschenkel- und Fußbereich unzureichend, wahrscheinlich weil beide Substanzen schlecht in die großen Wurzeln von L5 und S1 eindringen.

6.5 Präoperative Maßnahmen

Die präoperativen Maßnahmen umfassen:
— Erhebung der Vorgeschichte,
— körperliche Untersuchung,
— Laborwerte,
— aufklärendes Gespräch,
— Prämedikation.

Grundsätzlich entspricht das Vorgehen dem für die Allgemeinnarkose und die Spinalanästhesie. Einzelheiten sind in den entsprechenden Kapiteln dargestellt.

6.6 Durchführung der Periduralanästhesie

6.6.1 Vorbereitungen

Die Vorbereitungen für eine Periduralanästhesie entsprechen weitgehend denen der Spinalanästhesie, so dass wegen der Einzelheiten auf dieses Kapitel verwiesen wird (siehe Kap. 22).

6.6.2 Lagerung des Patienten

Grundsätzlich wird die Lagerung für die Punktion des Periduralraums und das Einführen eines Peri-

23 Periduralanästhesie

duralkatheters wie bei der Spinalanästhesie durchgeführt. Die Punktion kann in **sitzender Position** oder in **Seitenlage** des Patienten erfolgen. Praktisch sollte Folgendes beachtet werden:

— Zwar ist der Einfluss der Schwerkraft auf die Ausbreitung des Lokalanästhetikums im Periduralraum gering, die Blockade des **Segments S1** soll jedoch durch die *sitzende* Position begünstigt werden.
— Bei adipösen Patienten lässt sich der Periduralraum in sitzender Position leichter punktieren.
— Bei Patienten mit Neigung zu Blutdruckabfall, Schwindel oder starker Prämedikation sollte in Seitenlage punktiert werden.
— **Standardpunktionsort ist der Zwischenraum von L3/L4.**
— Die Punktion mit nachfolgender Injektion des Lokalanästhetikums bei **L5/S1** soll die besonders für Knie- und Knöcheloperationen erforderliche Blockade von S1 begünstigen. Sie ist jedoch schwierig und darum dem Geübten vorbehalten.

6.6.3 Auffinden des Periduralraums

Das Auffinden des Periduralraums ist der schwierigste Teil der Periduralanästhesie. Hierzu werden, je nach persönlicher Bevorzugung, vor allem zwei Techniken eingesetzt: die Widerstandsverlust-Technik und die Technik des hängenden Tropfens. Bei beiden Verfahren sollte der **mediale Zugang** (▶ Abb. 23-7) gewählt werden, weil er einfacher durchzuführen ist.

Widerstandsverlust-Technik. Diese Technik orientiert sich an den verschiedenen Widerständen, die sich dem Vorschieben der Periduralnadel auf dem Weg zum Periduralraum entgegensetzen. Hierbei ist der Widerstand im **Lig. flavum** am größten; nachdem die Nadelspitze das Band durchstochen hat, tritt ein **plötzlicher Widerstandsverlust** auf: Der Periduralraum ist erreicht. Der Widerstandsverlust kann jedoch mit der Nadelspitze allein nicht gefühlt werden. Hierzu muss vielmehr eine luft- oder flüssigkeitsgefüllte Spritze auf die Kanüle gesetzt und dann das ganze System unter ständigem Druck auf den Spritzenstempel vorgeschoben werden. Die verwendete Spritze muss leichtgängig sein und darf keinesfalls klemmen (vorher überprüfen!), weil sonst die Gefahr der versehentlichen Duraperforation erheblich vergrößert wird. Häufig werden deshalb feingeschliffene Glasspritzen verwendet. Es ist jedoch auch möglich, den Periduralraum ohne Schwierigkeiten mit einer (billigeren) Kunststoffspritze zu punktieren, wenn deren Stempel durch einen silikonisierten Gummiüberzug leichtgängig gemacht worden ist; eine solche Spritze ist z. B. die Omnifix (B. Braun Melsungen).

Praktisch kann bei der Punktion in folgender Weise vorgegangen werden:

▼ Nach Abschluss der Lagerung wird die Einstichstelle markiert; großflächige Desinfektion des Punktionsgebietes durch den mit sterilen Handschuhen (vorher Händedesinfektion!), Mundschutz und Kopfbedeckung versehenen Anästhesisten.
▼ Danach Aufziehen der Lokalanästhetika und Abwischen der Desinfektionsmittelreste vom Rücken des Patienten.
▼ Anlegen einer Hautquaddel und interspinale Infiltration.
▼ Dann Vorschieben der Tuohy-Nadel zusammen mit dem Mandrin von der Mitte des Zwischen-

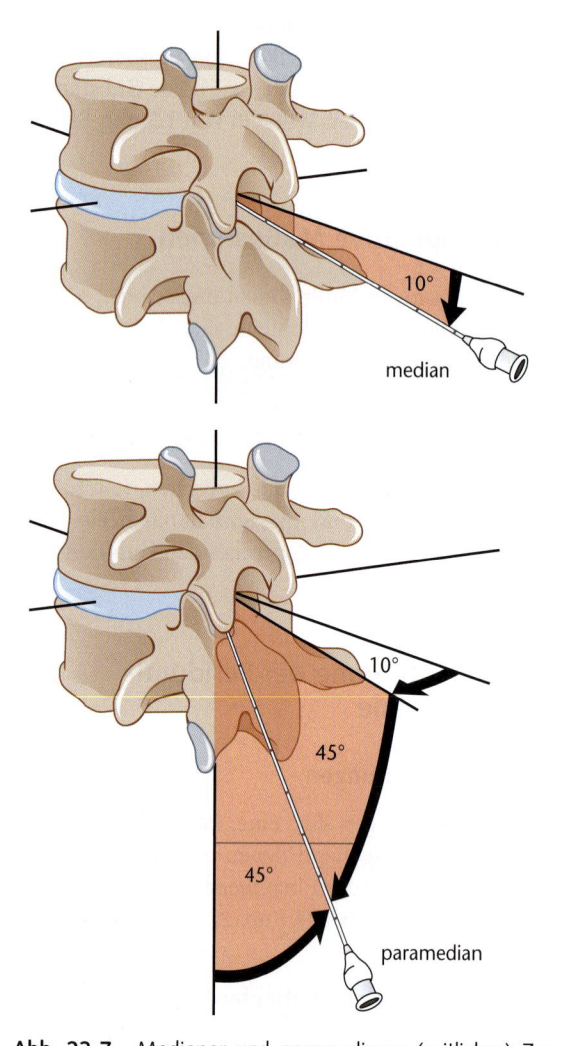

Abb. 23-7 Medianer und paramedianer (seitlicher) Zugang zum Periduralraum.

wirbelraums in das Lig. interspinale; das Band ist häufig als „knirschender" Widerstand zu spüren; außerdem erlangt die Kanüle im Band einen relativ festen Sitz.

- Nach Erreichen des Lig. interspinale und Vorschieben bis in die Nähe des Lig. flavum wird der Mandrin entfernt und eine mit Kochsalz oder Luft gefüllte Glas- oder Kunststoffspritze dicht schließend auf die Kanüle gesetzt.
- Nun wird die Kanüle, wie in ▶ Abbildung 23-8a gezeigt, mit Daumen und Zeigefinger der linken Hand ergriffen, wobei der Handrücken des Anästhesisten sich am Rücken des Patienten abstützt. Die rechte Hand ergreift zwischen Zeige- und Mittelfinger die Spritze, während der Daumen auf den Stempel der Spritze drückt.
- Kanüle und Spritze werden jetzt **unter ständigem Druck auf den Spritzenstempel** in Richtung Periduralraum vorgeschoben. Hierbei ist ein straffer Widerstand gegen die Injektion der Kochsalzlösung im Lig. interspinale zu verspüren. Dieser Widerstand nimmt bei Erreichen des mehrere mm dicken Lig. flavum weiter zu.
- Ist die Spritze anstelle der Flüssigkeit mit *Luft* gefüllt, so ist ein straff federnder Widerstand zu verspüren.
- Nach Durchstechen des Lig. flavum **gibt der Spritzenstempel schlagartig nach,** und die Kochsalzlösung lässt sich leicht („butterweich") injizieren (▶ Abb. 23-8b): Der Periduralraum ist erreicht; das Vorschieben der Nadel wird sofort unterbrochen! Manchmal ist der Widerstandsverlust allerdings kaum zu spüren; der Patient gibt jedoch zumeist bei der Kochsalzinjektion ein Druckgefühl (bzw. Duradehnungsschmerz) an, wenn die Nadelspitze im Periduralraum liegt.
- Jetzt wird die Spritze entfernt, das Kanülenende zwischen beiden Daumen und beiden Zeigefingern ergriffen und die Kanüle insgesamt noch etwa 1–2 mm im Periduralraum vorgeschoben. Die Handkanten stützen sich hierbei auf dem Rücken des Patienten ab.

Bei der Punktion des Periduralraums im mittleren Thoraxbereich oder bei Punktionsschwierigkeiten im lumbalen Bereich wird auch der **paramediale (seitliche) Zugang** (siehe Abb. 23-7) gewählt. Für den seitlichen Zugang ist die **Crawford-Nadel** besonders geeignet, es kann jedoch auch mit der Tuohy-Nadel punktiert werden. **Praktisches Vorgehen:**

- Einführen der Periduralnadel etwa 1–2 cm seitlich von den Dornfortsätzen im Zwischenwirbelraum und Vorschieben von lateral, bis die Nadel in etwa 4–6 cm Tiefe den Wirbelbogen erreicht.

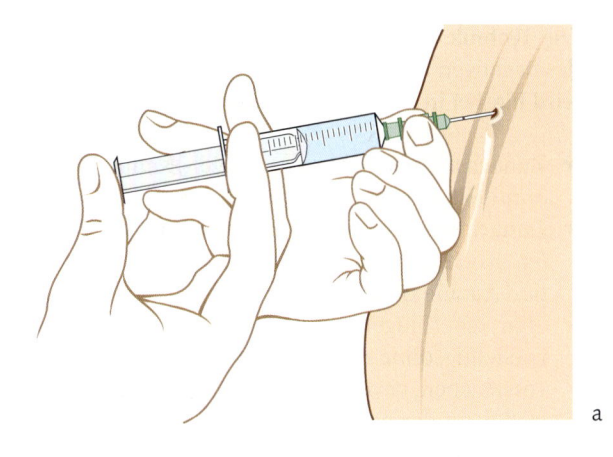

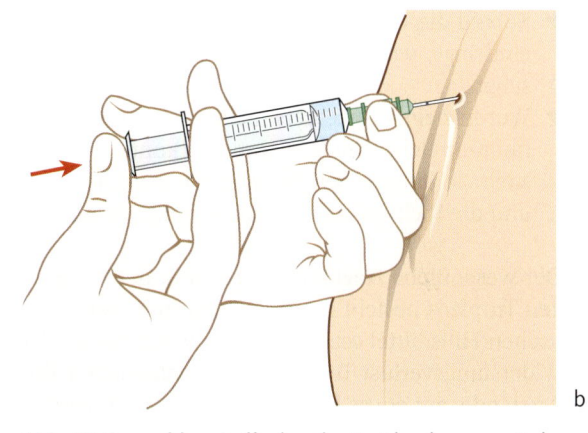

Abb. 23-8a und b Auffinden des Periduralraums mit der Widerstandsverlust-Technik.

- Danach Vorschieben der Nadel nach kranial und medial vom Bogen weg, bis der knöcherne von einem „lederartigen" Widerstand abgelöst wird.
- Jetzt wird der Mandrin entfernt und eine mit Kochsalz oder Luft gefüllte Spritze dicht schließend aufgesetzt.
- Anschließend wird das gesamte System unter ständigem Druck auf den Spritzenstempel **sehr langsam** durch das Lig. flavum vorgeschoben. Schlagartiger Widerstandsverlust zeigt das Erreichen des Periduralraumes an!

Infusionsmethode. Hierbei wird die Kanüle zunächst durch das Lig. supraspinale vorgeschoben, danach eine Elektrolytinfusion angeschlossen und nun die Kanüle, bei geöffnetem Infusionssystem langsam, durch das Lig. interspinale und das Lig. flavum geführt. Mit Erreichen des Periduralraums beginnt die Infusion zu laufen. Anschließend können noch 3–5 ml Luft rasch in den Periduralraum injiziert werden, um den Reflux des Luft-Flüssigkeits-Gemisches auszulösen.

23 Periduralanästhesie

Die Technik des hängenden Tropfens bedient sich des negativen Druckes im Periduralraum. **Praktisch wird hierbei in folgender Weise vorgegangen:**

- Zunächst Vorschieben der (Flügel-)Kanüle bis **in unmittelbare Nähe** des Lig. flavum.
- Danach wird der Mandrin entfernt und 1 Tropfen Kochsalzlösung an den Ansatz der Punktionskanüle gehängt.
- Nun die (Flügel-)Kanüle mit beiden Händen vorsichtig, ohne zu zittern, durch das Lig. flavum vorschieben, bevorzugt während der Inspiration, weil dann der negative Druck im Periduralraum am größten ist.
- Sobald die Kanülenspitze in den Periduralraum eindringt, wird der Tropfen in die Kanüle gesaugt.
- Wurde beim Vorschieben nicht der Periduralraum erreicht, sondern Knochenkontakt hergestellt, so müssen der Mandrin wieder eingeführt und die Richtung der Kanüle geändert werden.

Der wesentliche **Nachteil** der Technik des hängenden Tropfens besteht darin, dass nur mit einem optischen Hilfsmittel gearbeitet wird, während bei der Widerstandsverlust-Technik die verschiedenen Widerstände, mit etwas Übung, leicht verspürt werden können.

Für die beschriebenen Techniken gilt folgendes gemeinsames Vorgehen:

- Treten beim Vorschieben der Periduralnadel **Parästhesien oder Muskelzuckungen** (Berührung einer Nervenwurzel!) auf, muss die Nadel sofort zurückgezogen und mit veränderter Richtung erneut eingeführt werden. Das gilt auch, wenn bei der Punktion ein erheblicher Widerstand zu verspüren ist.
- **Einseitige Parästhesien** ergeben Hinweise auf die Seite, zu der die Nadel abgewichen ist. Beim erneuten Vorschieben muss die Richtung entsprechend mehr zur anderen Seite hin korrigiert werden.
- Wird beim Vorschieben **kein Widerstand** im Lig. interspinale verspürt, so muss die Nadel ebenfalls in anderer Richtung vorgeschoben werden.
- Tropft **Blut** aus der Kanüle, so wurde eine Periduralvene kanüliert. Dann muss die Lage der Kanülenspitze entsprechend verändert werden, bis kein Blut mehr austritt und auch nicht aspiriert werden kann.
- Tropft **klare Flüssigkeit** aus der Kanüle, so handelt es sich hierbei um Kochsalzlösung, Lokalanästhetikum oder Liquor. Zur Überprüfung lässt der Anästhesist einige Tropfen auf seinen Handrücken fallen: **Liquor ist warm!** Dann wird entweder eine *Spinalanästhesie* durchgeführt oder der Periduralraum über einen anderen Zwischenraum punktiert.
- Liegt die Kanüle vermutlich sicher im Periduralraum, so wird nach vorsichtiger Aspiration eine **Testdosis von 3–5 ml Lokalanästhetikum** injiziert, um zu überprüfen, ob die Nadel nicht doch versehentlich in den Subarachnoidalraum gelangt ist. Befindet sich die Nadel im Subarachnoidalraum, so wird zumeist innerhalb weniger Minuten ein **Wärme- und Taubheitsgefühl** in den unteren Extremitäten auftreten.

Praktisch muss jedoch beachtet werden, dass eine versehentliche subarachnoidale Injektion des Lokalanästhetikums auch bei negativem Testverlauf möglich ist.

- Verläuft der Test negativ, d. h., sind keine Anzeichen einer Spinalanästhesie nachweisbar, wird das restliche Lokalanästhetikum injiziert.

6.6.4 Einzelinjektionstechnik („single-shot")

Bei dieser Technik wird wenige Minuten nach der Testdosis das Lokalanästhetikum mit einer Geschwindigkeit von etwa **0,5 ml/s,** unter häufiger *Aspiration*, zur Hälfte in den Periduralraum injiziert. Danach wird die Spritze abgekoppelt und überprüft, ob Liquor zurückfließt; wenn nicht, kann das restliche Lokalanästhetikum injiziert werden.

Die einschließlich der Testdosis zu injizierende **Gesamtdosis** des Lokalanästhetikums richtet sich nach der **Anzahl der zu blockierenden Segmente.**
Beispiel: Für eine transurethrale Prostataresektion mit Blasendehnung ist eine Anästhesieausbreitung bis Th10 erforderlich; das sind insgesamt 13 Segmente (fünf sakrale, fünf lumbale und drei thorakale). Bei einer Dosis von 1,6 ml/Segment ergibt sich eine Gesamtdosis von 21 ml.

Der größte **Nachteil** der Einzelinjektionstechnik besteht darin, dass ihre Wirkungsdauer nach Injektion des Lokalanästhetikums bzw. intraoperativ nicht mehr beeinflusst werden kann. Dauert die Operation wider Erwarten länger, als die Wirkung des Lokalanästhetikums anhält, so muss gewöhnlich auf eine Allgemeinanästhesie übergegangen werden. Als Ausweg aus diesem klinisch nicht seltenen Dilemma wurde die kontinuierliche Katheter-Periduralanästhesie entwickelt.

6.6.5 Kontinuierliche Periduralanästhesie

Die kontinuierliche Periduralanästhesie ermöglicht eine fortlaufende Steuerung der Anästhesiedauer und -ausbreitung. Sie wird daher vor allem bei **langdauernden Operationen** und zur **postoperativen Schmerzbehandlung** sowie bei der **geburtshilflichen Anästhesie** eingesetzt. Hierzu wird nach der Punktion des Periduralraums ein 20-G-Kunststoffkatheter durch die Periduralnadel etwa 2–3 cm weit in den Periduralraum vorgeschoben und anschließend auf der Haut fixiert. Die Nachinjektionen des Lokalanästhetikums erfolgen über den Katheter.

Einführen des Periduralkatheters. Beim Einführen des Katheters sind einige Besonderheiten zu beachten, um eine optimale Anästhesiequalität zu erreichen (▶ Abb.23-9a bis c).

- Zunächst den Periduralraum mit einer der üblichen Techniken punktieren. Dann die Kanülenspitze noch 1–2 mm in den Periduralraum vorschieben, um das Einführen des Katheters in den Periduralraum zu erleichtern. Sobald der Katheter die Spitze der Tuohy-Kanüle erreicht hat, ist ein Widerstand zu spüren, der bei vollständiger Lage der Kanülenspitze im Periduralraum jedoch meist leicht überwunden werden kann.
- Lässt sich der Katheter nicht vorschieben, liegt die Kanülenspitze sehr wahrscheinlich nicht im Periduralraum. Dann sollte die Kanüle zusammen mit dem Katheter zurückgezogen und erneut eingeführt werden.

⚡ Niemals einen Periduralkatheter durch die Kanüle zurückziehen, da hierbei die Gefahr des Abschneidens besteht!

- Kanülenöffnung nach oben oder unten drehen und Katheter *ohne Mandrin* zunächst ca. 15 cm in den Periduralraum vorschieben, dann Kanüle entfernen, dabei den Katheter gegenstopfen, um ein Mitherausziehen zu vermeiden. Schließlich den Katheter so weit herausziehen, dass seine Spitze sich etwa 3–5 cm im Periduralraum befindet. Zu weites Vorschieben führt leicht zum Abknicken oder Aufrollen des Katheters und sollte daher vermieden werden.
- Treten beim Vorschieben des Katheters **Parästhesien** (Hinterwurzel) oder **Muskelzuckungen** (Vorderwurzel) auf, muss die Richtung geändert oder das ganze System herausgezogen und neu platziert werden.
- Tritt Blut oder Liquor aus dem Katheter aus, muss er zurückgezogen oder – wenn erfolglos – das System vollständig herausgezogen und neu eingeführt werden.
- Bei Verwendung von Kathetern *mit Mandrin* Kather zunächst locker um die linke Hand wickeln, dann den Katheter behutsam durch die

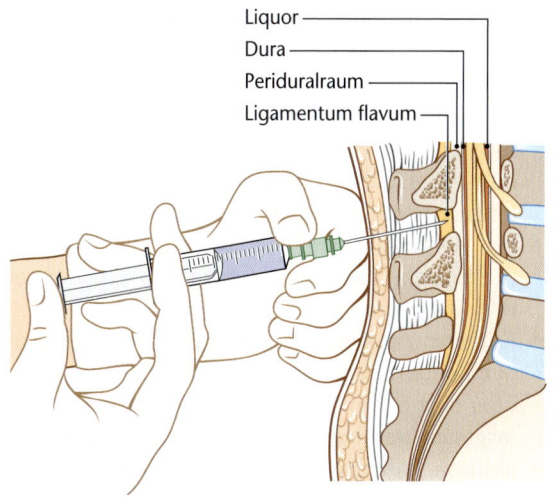

Hoher Widerstand beim Druck auf den Stempel

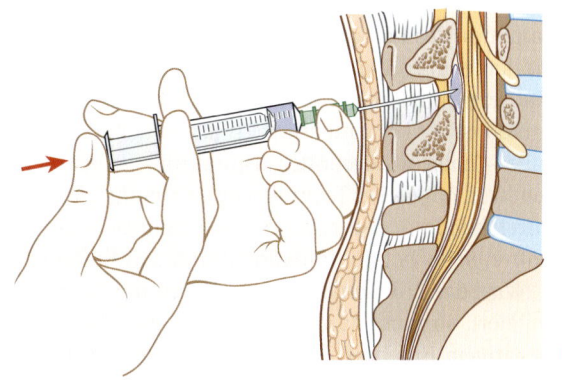

Plötzlicher Widerstandsverlust beim Eindringen der Nadel in den Periduralraum

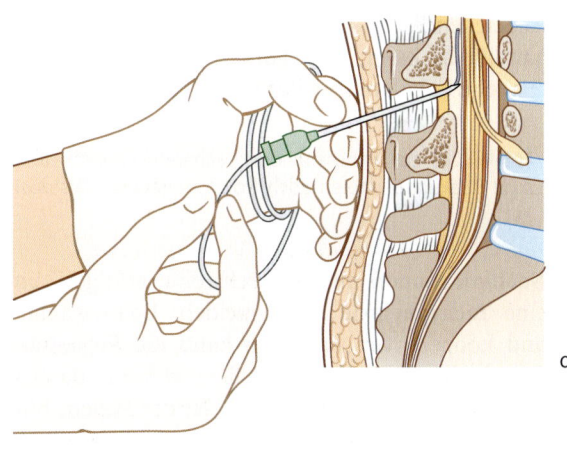

Abb. 23-9a bis c Einführen eines Katheters zur kontinuierlichen Periduralanästhesie in den lumbalen Periduralraum.

Tuohy-Nadel (Öffnung der Spitze nach oben oder unten) wenige cm vorschieben, dann den *Mandrin* um die gleiche cm-Zahl zurückziehen, Vorgang so lange wiederholen, bis der Katheter ca. 15 cm im Periduralraum liegt. Dann die Kanüle vollständig herausziehen, dabei den Katheter gegenstopfen, damit er nicht mit herausgezogen wird. Anschließend Katheter so weit zurückziehen, dass seine Spitze 3–5 cm tief im Periduralraum liegt.

▼ Katheter zunächst mit einer leichten Schlinge nach unten führen und mit Strips fixieren, dann über eine Schulterseite nach oben ableiten und insgesamt verkleben, z. B. mit sterilem, atmungsaktivem Folienverband. Bakterienfilter auf das proximale Katheterende setzen und – nach Aspiration – Testdosis injizieren.

Injektion des Lokalanästhetikums. Die *Initialdosis* kann über die Periduralnadel oder durch den Katheter injiziert werden. Bei nicht zu langen Eingriffen ist die kontinuierliche Injektion über die Kanüle – unter wiederholter Aspiration – zu empfehlen, weil mit dieser Technik weniger häufig eine unzureichende Anästhesie oder vollständige Versager auftreten als bei der Injektion durch den Katheter.

Wird das Lokalanästhetikum durch den Katheter injiziert, so muss zunächst aspiriert und dann, bei negativem Ergebnis, eine **Testdosis** von 3–4 ml zugeführt werden. Danach wird etwa 5 min abgewartet, und währenddessen werden Herzfrequenz, Blutdruck, Sensibilität und Motorik überprüft. Sind keine Anzeichen einer subarachnoidalen Blockade vorhanden, so kann, nach vorheriger Aspiration, das restliche Lokalanästhetikum injiziert werden. Aber:

⚡ Totale Spinalanästhesien oder schwerwiegende toxische Reaktionen treten auch trotz „negativer" Testdosis auf.

Nachinjektionen müssen rechtzeitig erfolgen, um eine **Tachyphylaxie** zu vermeiden. Beim wachen und kooperativen Patienten kann die Regression der Blockade relativ einfach überprüft und danach entsprechend erneuert werden. Ist der Patient hingegen narkotisiert, so müssen klinische Erfahrungswerte für die Nachinjektionen eingesetzt werden, weil das frühe Nachlassen der Anästhesie nicht überprüft werden kann. Hierbei gelten für die einzelnen Lokalanästhetika folgende **Anhaltswerte für Nachinjektionen:**

— Lidocain, Prilocain und Mepivacain nach 60 min.
— Bupivacain, Levobupivacain und Ropivacain nach 120 min.

Es muss jedoch beachtet werden, dass durch häufige Nachinjektionen die Gefahr der Toxizität erhöht wird. In der Praxis sollten darum das länger wirkende und weniger oft nachzuinjizierende **Bupivacain** oder **Ropivacain** bei der kontinuierlichen Periduralanästhesie bevorzugt werden.

Die **Dosis für Nachinjektionen** umfasst für alle Lokalanästhetika jeweils etwa die Hälfte der Ausgangsdosis; für **Bupivacain** wird empfohlen, eine Gesamtdosis von 2 mg/kg innerhalb einer 4-h-Periode nicht zu überschreiten. War die initiale Anästhesieausbreitung zu hoch, sollte mit der Nachinjektion eine längere Zeit gewartet und außerdem die Nachinjektionsdosis reduziert werden.

Da der Katheter, selbst bei anfangs einwandfreier Lage im Periduralraum, später die Dura oder ein Blutgefäß perforieren kann, gilt für alle Nachinjektionen grundsätzlich Folgendes:

> Vor jeder Nachinjektion des Lokalanästhetikums über den Periduralkatheter muss, nach vorangehender Aspiration, zunächst immer eine Testdosis von 3–4 ml injiziert und deren Wirkung etwa 5 min abgewartet werden.

Im Anschluss an die Nachinjektion bleibt der Patient für etwa 30 min auf dem Rücken liegen und wird während dieser Zeit sorgfältig überwacht. Wegen der beschriebenen Komplikationsmöglichkeiten sollten Nachinjektionen nur durch entsprechend ausgebildetes Personal durchgeführt werden.

Versagerquote bei der Kathetertechnik. Bei etwa 10 % aller Patienten ist nach Injektion des Lokalanästhetikums durch den Katheter die Anästhesie unzureichend oder fehlt vollständig. Die wichtigsten Gründe hierfür sind:

— Der Katheter wurde zu weit vorgeschoben und hat den Periduralraum über ein Foramen intervertebrale verlassen.
— Der Katheter wurde zu weit vorgeschoben und hat sich aufgerollt oder ist abgeknickt.
— Der Katheter wurde nicht in den Periduralraum vorgeschoben, sondern liegt im interspinalen Band (selten).
— Der Katheter wurde zu weit vorgeschoben und liegt im vorderen Periduralraum (selten).

> Zu weites Vorschieben der Periduralkatheter ist eine häufige Ursache für mangelhafte Anästhesie. Darum sollte der Katheter nicht mehr als 3–5 cm im Periduralraum vorgeschoben werden.

Verweildauer von Periduralkathetern. Periduralkatheter kann man gefahrlos ohne Wechsel etwa

1 Woche liegen lassen; es ist jedoch auch über wesentlich längere Liegezeiten ohne Komplikationen berichtet worden.

Am Ende der Behandlung wird der Katheter unter vorsichtigem Zug entfernt und auf Vollständigkeit überprüft. Lässt sich der Katheter nur schwer zurückziehen, so wird ein erneuter Versuch bei gebeugter Wirbelsäule unternommen. Auch hierbei muss wiederum sehr behutsam gezogen werden, damit der Katheter nicht abreißt.

Zu weit vorgeschobene Katheter können gelegentlich einen Nerv umschlingen, so dass beim Zurückziehen **Schmerzen** im entsprechenden Segment auftreten. Lässt sich der Katheter nicht entfernen und liegen Beschwerden oder neurologische Ausfälle vor, so ist eine Laminektomie indiziert.

Reißt hingegen ein kleines Stück des Katheters im Periduralraum ab, so ist die operative Entfernung meist nicht erforderlich, zumal das Auffinden des Katheterfragments außerordentlich schwierig sein kann. Der Patient muss jedoch in den nachfolgenden Wochen neurologisch überwacht werden.

6.6.6 Maßnahmen nach Injektion des Lokalanästhetikums

Nach der Injektion des Lokalanästhetikums wird der Patient gelagert; hierbei muss beachtet werden, dass die **Anästhesieausbreitung,** im Gegensatz zur Spinalanästhesie, durch die jeweiligen Lagerungsmaßnahmen nur wenig beeinflusst werden kann. In der Frühphase nach der Injektion kommt es daher vor allem darauf an, typische Komplikationen zu erkennen und zu behandeln sowie die Ausbreitung der Anästhesie zu überprüfen.

Sofortkomplikationen

Komplikationen entstehen in erster Linie durch das Lokalanästhetikum selbst (toxische Reaktionen, Allergie) oder den Vasopressorzusatz, aber auch, wie bei der Spinalanästhesie, durch die Blockade des sympathischen Nervensystems.

Toxische Reaktionen beruhen auf relativer oder absoluter Überdosierung des Lokalanästhetikums oder versehentlich intravasaler Injektion, vor allem in eine Periduralvene.

Bei **Überdosierung** entwickeln sich die Zeichen allmählich über etwa 5–15 min und führen zu generalisierten Krämpfen, während bei intravasaler Injektion die Krämpfe sofort auftreten. Wird intraarteriell injiziert (z. B. A. vertebralis, A. carotis), so genügen bereits *geringe* Mengen, um generalisierte Krämpfe auszulösen (Behandlung und Zeichen siehe Kap. 8).

Die **Reaktion auf den Vasopressor** beruht ebenfalls auf Überdosierung, rascher Resorption großer Mengen oder intravasaler Injektion. Sie manifestiert sich als Herzklopfen, Tachykardie, Blutdruckanstieg, Aufgeregtheit, ängstliche Unruhe, Kopfschmerzen und Schwitzen. Eine spezifische Behandlung ist zumeist nicht erforderlich, Sedierung kann jedoch bei entsprechender Ausprägung der Symptome sinnvoll sein.

Eine **vagovasale Reaktion** entsteht häufig durch Angst und Aufregung. Sie geht mit Bradykardie, Blutdruckabfall, Blässe und Schwarzwerden vor den Augen einher. Durch Anheben der Beine wird die Reaktion rasch beseitigt.

Eine **anaphylaktische Reaktion** auf Lokalanästhetika ist sehr selten (Zeichen und Behandlung siehe Kap. 32).

Eine **totale Peridural- oder Spinalanästhesie** entsteht durch übermäßige peridurale Ausbreitung des Lokalanästhetikums bzw. durch versehentliche subarachnoidale Injektion. Sie führt zu Bradykardie und Blutdruckabfall; evtl. zu Atemstillstand und Bewusstseinsverlust (Behandlung siehe Kap. 22).

Ein **Blutdruckabfall durch Sympathikusblockade** tritt bei der Periduralanästhesie meist langsamer ein als bei der Spinalanästhesie, in der Intensität bestehen jedoch keine Unterschiede (Behandlung siehe Kap. 22).

Insgesamt entsprechen die **Überwachungsmaßnahmen in der Frühphase** denen bei der Spinalanästhesie (siehe Kap. 22), ebenso die Überprüfung der Anästhesieausbreitung.

Überprüfung der Anästhesie

Nach **Ablauf der Fixierungszeit** erfolgt die endgültige Bestimmung von Anästhesieausbreitung und -qualität. Hierbei werden sensorische, sympathische und motorische Blockade eingeschätzt.

Die **sensorische Blockade** wird mit *Nadelstichen* in jedem Dermatom auf beiden Seiten des Körpers überprüft. Initial sollte jedoch die Prüfung mit einem *Kältereiz* (z. B. Alkoholtupfer) durchgeführt werden, um den Patienten nicht zu irritieren. Der Verlust der Berührungsempfindung kann ebenfalls registriert werden.

23 Periduralanästhesie

Die **sympathische Blockade** kann klinisch mit dem Handrücken des Untersuchers grob eingeschätzt werden (Wärmeunterschiede auf der Haut des Patienten). Genauer ist die Messung mit einem Hautthermometer oder mit temperaturempfindlichem Spezialpapier.

> **Bromage-Skala:** Die motorische Blockade wird am besten anhand der Bromage-Skala beurteilt:
> — **Kein Block** (0%): normale Beugung in Knie- und Fußgelenk möglich
> — **Partieller Block** (Grad 1; 33%): Knie können gerade noch gebeugt werden, während die Füße noch vollständig beweglich sind
> — **Nahezu vollständiger Block** (Grad 2; 66%): Knie können nicht mehr gebeugt werden, jedoch die Füße
> — **Komplette Blockade** (Grad 3; 100%): Beine und Füße können nicht mehr bewegt werden

Reflexreaktionen können ebenfalls herangezogen werden, um die Blockade grob einzuschätzen, z. B. Patellarsehnenreflex, Kremaster- und Analreflex, Bauchdeckenreflexe.

Ungenügende Blockade

Die Überprüfung der Anästhesie und motorischen Blockade kann einige für die Periduralanästhesie typische Unzulänglichkeiten aufdecken, mit denen der Anästhesist vertraut sein muss. Die wichtigsten sind:
— Ausgesparte Segmente („missed segments");
— Blockade nicht hoch genug oder unten nicht ausreichend;
— ungenügende motorische Blockade im anästhesierten Gebiet;
— zu hohe Blockade bei ungenügender Blockade im Sakralbereich;
— Eingeweideschmerz bei Unterbauchoperationen.

Ausgesparte Segmente (missed segments). Bei sonst guter Anästhesiequalität sind hierbei einige Segmente von der Blockade ausgespart, typischerweise die Wurzeln von **L5 und S1**, und zwar häufiger mit Bupivacain und Etidocain als mit Lidocain. In dieser Situation darf keineswegs dennoch operiert werden; vielmehr sollte 30 min nach der Erstinjektion etwa die Hälfte der Anfangsdosis nachinjiziert werden. Wegen des schnellen Wirkungseintritts gilt hierbei **Lidocain 2% mit Adrenalin** als Mittel der Wahl, unabhängig von der vorher injizierten Substanz.

Blockade nicht hoch genug oder unten nicht ausreichend. Auch hier wird 30 min nach der Erstinjektion etwa die Hälfte der Anfangsdosis nachinjiziert. War die Erstdosis niedrig, so muss die Nachinjektionsdosis eventuell höher gewählt werden, vor allem, um eine ausreichende Blockade von *L5 und S1* zu erreichen.

Ungenügende motorische Blockade im anästhesierten Gebiet. Hierbei wird 30 min nach der Erstinjektion die Hälfte der Anfangsdosis nachinjiziert, bevorzugt **Lidocain 2% mit Adrenalin**. Jedoch: Höchstdosen beachten!

Zu hohe Blockade bei ungenügender Blockade im Sakralbereich. Zunächst muss abgewartet werden, wie sich die hohe Blockade auf die Herz-Kreislauf-Funktion auswirkt. Nach etwa 30–60 min werden 8–10 ml Lokalanästhetikum über den Hiatus sacralis in den Sakralkanal injiziert. Hiermit lässt sich häufig eine gute sakrale Blockade erreichen, ohne dass sich die Anästhesie noch weiter nach oben ausdehnt. Ist jedoch eine Kaudalanästhesie nicht möglich, so dürfen **frühestens nach 60 min** 5–8 ml Lokalanästhetikum nachinjiziert werden, und zwar nur, wenn die Kreislaufverhältnisse ausreichend stabil sind. **Anschließend ist eine sorgfältige Überwachung erforderlich!**

Eingeweideschmerz bei Unterbauchoperationen. Unterbauchoperationen mit Reizung des Peritoneums erfordern nicht selten eine Anästhesieausdehnung bis Th5, z. B. Sectio caesarea oder Appendektomie, gelegentlich auch die Leistenbruchoperation, um den peritonealen Schmerz auszuschalten. Wurde die Dosis des Lokalanästhetikums zu niedrig gewählt, so kann intraoperativ über einen Periduralkatheter nachinjiziert werden. Liegt jedoch kein Katheter, so muss bei starken Schmerzen auf eine Allgemeinnarkose übergegangen werden.

6.6.7 Thorakale Periduralanästhesie

Die meisten Periduralanästhesien werden aus den weiter oben dargelegten Gründen über den lumbalen Zugangsweg durchgeführt. Diese Technik weist jedoch bei **Eingriffen im Oberbauch oder Thorax** folgende **Nachteile** auf:
— Damit die Blockade sich von lumbal nach thorakal ausbreiten kann, sind **große Mengen Lokalanästhetikum** erforderlich. Hierdurch wird die Gefahr toxischer Reaktionen erhöht.
— Beckenregion und untere Extremitäten werden ebenfalls betäubt, obwohl ihre Blockade für den

Eingriff im Oberbauch oder Thorax *nicht erforderlich* ist. Hieraus ergibt sich eine ausgedehnte Sympathikusblockade mit erhöhter Gefahr kardiovaskulärer Reaktionen.

— Die Anästhesie bildet sich gerade im **Operationsgebiet** (das weit vom Injektionsort entfernt liegt) zuerst zurück, so dass auch die postoperative Analgesie nur von kurzer Dauer ist, während die Extremitäten noch lange anästhesiert sein können.

Wird stattdessen das Lokalanästhetikum direkt in den *thorakalen Periduralraum* injiziert, so können bereits mit niedrigen Dosen – **etwa 0,5 ml/Segment** – die betreffenden Segmente ausgeschaltet werden, ohne dass die Sensibilität und Motorik des Beckens und der unteren Extremitäten mitbetroffen sind. Wird außerdem ein Katheter in den thorakalen Periduralraum eingeführt, so ist eine kontinuierliche, bis weit in die postoperative Phase reichende Schmerzausschaltung bei geringen kardiovaskulären Nebenwirkungen und ohne wesentliche motorische Blockade möglich.

Die Technik der thorakalen Periduralanästhesie ist aus anatomischen Gründen wesentlich schwieriger und auch gefährlicher als die lumbale Periduralanästhesie. Sie darf daher nur vom Erfahrenen durchgeführt werden.

> Hauptgefahr der thorakalen Periduralanästhesie ist die traumatische Punktion des Rückenmarks.

Technisches Vorgehen

Punktiert wird möglichst im *Zentrum* der für die Blockade ausgewählten Segmente. Hierbei kann der mediale oder der seitliche (paramediale) Zugang gewählt werden; zur Identifikation des Periduralraums dient die Widerstandsverlust-Technik oder die Technik des hängenden Tropfens, die im Thoraxbereich wegen des stärkeren negativen Drucks mit Vorteil eingesetzt werden kann.

Beim **medianen Zugang** (▶ Abb. 23-10) im thorakalen Bereich wird in ähnlicher Weise vorgegangen wie bei der lumbalen Punktion des Periduralraums. Der wichtigste Unterschied zwischen beiden Techniken besteht in dem extrem steilen Winkel, in dem die Periduralnadel zwischen den dachziegelartig verlaufenden thorakalen Dornfortsätzen vorgeschoben werden muss; der Weg von der Haut bis zum Periduralraum ist oft weiter als im lumbalen Bereich.

Der **seitliche Zugang** (siehe Abb. 23-10) zum thorakalen Periduralraum ist häufig einfacher als der mediale:

▼ Anlegen einer Hautquaddel 1 bis 1,5 cm seitlich von der unteren Spitze des Dornfortsatzes an der geplanten peridualen Injektionsstelle.
▼ Infiltration bis in den Bereich der Wirbelbögen.
▼ Einführen der Periduralnadel neben dem Dornfortsatz in einem Winkel von 55–60° zur Haut bzw. Längsachse der Wirbelsäule mit einer Einwärtsrichtung von 10–15° (Abb. 23-10). Die Kanüle sollte das Ligamentum flavum *in der Mitte* durchstechen.

Um das Einführen eines **Katheters** zu erleichtern, wird von einigen Anästhesisten empfohlen, den Periduralraum mit einer *Crawford-Nadel* zu punktieren. Zumeist lassen sich die Katheter jedoch

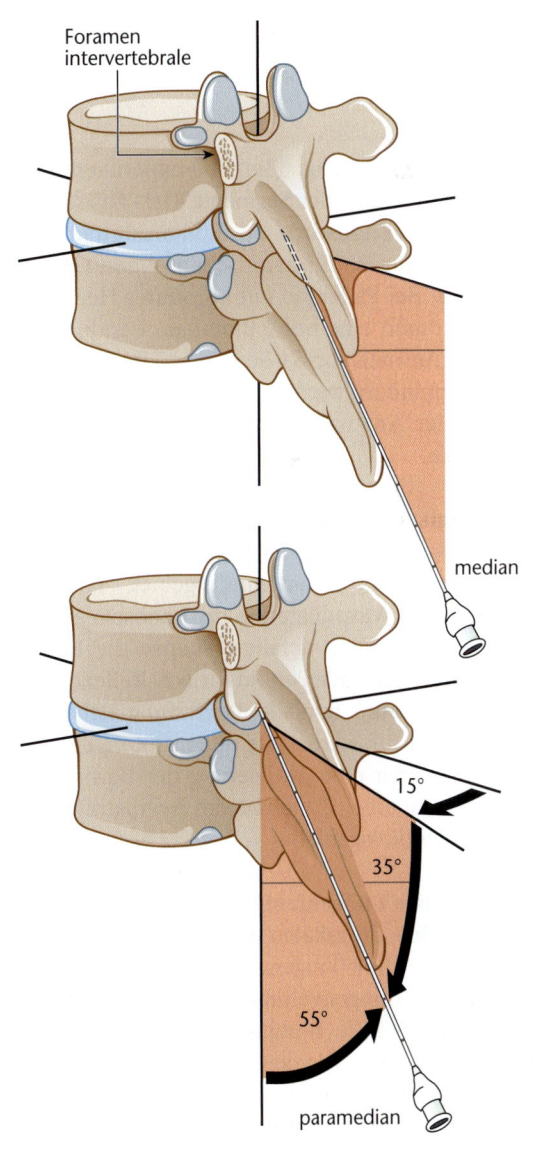

Abb. 23-10 Thorakale Periduralanästhesie: medianer und paramedianer Zugang.

ohne größere Schwierigkeiten über eine *Tuohy-Nadel* sicher platzieren.

Auswirkungen der thorakalen Periduralanästhesie

Im Vergleich zur lumbalen Periduralanästhesie ergeben sich, vor allem bedingt durch die Blockade höherer Sympathikusanteile und die mögliche Ausschaltung von Teilen der Atemmuskulatur, einige Besonderheiten, die klinisch berücksichtigt werden müssen.

Myokardfunktion. Eine Blockade der Segmente Th1–Th5 bewirkt eine Abnahme der Herzfrequenz, des Herzzeitvolumens und des peripheren Gefäßwiderstands. Über die Auswirkungen der Blockade auf die Myokardkontraktilität liegen widersprüchliche Ergebnisse vor; so fanden einige Autoren eine Abnahme, andere eine Zunahme oder keine Veränderung.

Koronardurchblutung. Im Tierexperiment wird bei einer Blockade der Segmente Th1–Th5 das Verhältnis von Endokard- zu Epikarddurchblutung verbessert; der Blutfluss in ischämischen Gebieten nimmt zu. Bei Patienten mit koronarer Herzkrankheit soll durch eine hohe thorakale Periduralanalgesie das Ausmaß von ST-Senkungen im Belastungs-EKG vermindert werden; auch soll bei Patienten mit stabiler Angina pectoris die Ejektionsfraktion zunehmen.

Splanchnikusdurchblutung. Eine thorakale Periduralanästhesie bewirkt eine komplette Sympathikusblockade im Splanchnikusgebiet. Hierdurch kommt es zur Vasodilatation mit venösem Pooling; der Blutdruck kann abfallen, ebenso die Herzfrequenz (aufgrund des Bezold-Jarisch-Reflexes). Dagegen führt eine lumbale Periduralanästhesie zu einer Sympathikusblockade in der unteren Körperhälfte und über eine Aktivierung der Barorezeptorenreflexe zu einer Zunahme des Sympathikotonus im Splanchnikusgebiet.

Postoperative Lungenfunktion. Blockaden bis zu den mittleren thorakalen Segmenten beeinflussen die Atemfunktion lungengesunder Patienten nicht wesentlich: Lungenvolumina, Atemminutenvolumen und arterielle Blutgase bleiben unverändert. Hohe thorakale Blockaden mit Lähmung der Bauch- und Interkostalmuskulatur können hingegen die Atmung beeinträchtigen und zu einer signifikanten Abnahme des exspiratorischen Reservevolumens und des exspiratorischen Spitzenflows mit Dyspnoe führen. Darum müssen hohe Blockaden bei Patienten mit chronisch-obstruktiven Lungenerkrankungen, die auf die Atemhilfsmuskulatur angewiesen sind, vermieden werden.

7 Komplikationen

Die Periduralanästhesie kann teilweise zu ähnlichen Komplikationen führen wie die Spinalanästhesie, daneben gibt es jedoch einige spezifische Komplikationen, die nur mit dieser Technik auftreten. Wie bei der Spinalanästhesie können auch hier Früh- und Spätkomplikationen unterschieden werden.

7.1 Frühkomplikationen

Frühkomplikationen entstehen während des Anlegens der Periduralanästhesie oder kurze Zeit danach. Die wichtigsten sind:
— Versehentliche Durapunktion,
— subarachnoidale Injektion des Lokalanästhetikums mit totaler Spinalanästhesie,
— Punktion einer Periduralvene,
— Punktion des Rückenmarks,
— massive Ausbreitung der Periduralanästhesie,
— Blutdruckabfall.

7.1.1 Versehentliche Punktion der Dura

Die häufigste Ursache für die unbeabsichtigte Perforation der Dura ist eine **fehlerhafte Technik** beim Aufsuchen des Periduralraums. Die, für sich genommen, harmlose Komplikation führt zu unangenehmen Folgen: Bei etwa 70–80% aller Patienten treten, meist am Tag nach der Perforation der Dura mit der dicken Periduralnadel, **Kopfschmerzen** auf (siehe Kap. 22).

Der Verdacht auf eine Punktion des Subarachnoidalraums ergibt sich, wenn massiv *klare Flüssigkeit* aus der Periduralnadel zurücktropft oder mit der Spritze abgezogen werden kann. Diese Flüssigkeit kann *Liquor, Kochsalz oder Lokalanästhetikum* sein. Zur Überprüfung lässt der Anästhesist die Flüssigkeit auf seinen Unterarm tropfen: Liquor ist warm! Bleiben Zweifel, kann die Flüssigkeit mit einem Glukose-Teststreifen untersucht werden: Er verfärbt sich mit Liquor positiv!

Liegt die Periduralnadel eindeutig im Subarachnoidalraum, wird entweder über die liegende Kanüle eine Spinalanästhesie durchgeführt oder die Kanüle im benachbarten Periduralraum eingeführt.

Zur **Prophylaxe von Kopfschmerzen** wird das Legen eines Periduralkatheters an anderer Stelle mit anschließender Infusion von etwa 1500 ml Kochsalzlösung in den nächsten 24 h über den Katheter empfohlen; der Erfolg ist jedoch fraglich.

In der Praxis muss beachtet werden, dass nicht nur die Periduralnadel, sondern auch der Periduralkatheter die Dura perforieren kann. Diese relativ seltene Komplikation ist besonders gefährlich, weil sie leicht übersehen wird. Darum sollten folgende **Vorsichtsmaßnahmen** bei der Kathetertechnik beachtet werden:
— Katheter immer in der Mittellinie einführen.
— Vor dem Fixieren des Katheters aspirieren.
— Vor jeder Injektion aspirieren.
— Vor jeder Nachinjektion Testdosis injizieren.

7.1.2 Totale Spinalanästhesie

Diese gefährliche Komplikation entsteht durch die subarachnoidale Injektion des Lokalanästhetikums bei **unbemerkter Duraperforation.** Die Zeichen und Symptome (siehe Kap. 22) treten **sofort** nach der Injektion auf.

7.1.3 Massive Periduralanästhesie

Bei dieser sehr seltenen Komplikation breitet sich die Periduralanästhesie sehr weit aus. Ursache ist vermutlich eine relative Überdosierung des Lokalanästhetikums, z. B. weil der Dosisbedarf für das Lebensalter des Patienten nicht berücksichtigt oder bestimmte Begleiterkrankungen, die den Dosisbedarf herabsetzen (Diabetes, Arteriosklerose), nicht beachtet wurden. Das klinische Bild ähnelt der totalen Spinalanästhesie, tritt jedoch meist erst **etwa 20 min nach der Injektion des Lokalanästhetikums** auf. Behandlung wie bei totaler Spinalanästhesie (siehe Kap. 22).

7.1.4 Punktion einer Periduralvene

Die Punktion einer Vene im Periduralraum ist eine relativ häufige Komplikation, besonders wenn die Periduralnadel nicht in der Mitte des Lig. flavum eingeführt wurde. Die Punktion selbst ist harmlos, wenn sie rechtzeitig bemerkt wird, zumal die Blutung meist gering und nur von kurzer Dauer ist.

Gefährlich ist die **versehentliche Katheterisierung einer Periduralvene,** weil sie leicht übersehen wird. Sie ist vor allem bei *Schwangeren* nicht selten, weil die Venen des Periduralraums stark gefüllt sind.

Wird das Lokalanästhetikum versehentlich über die Kanüle oder den Periduralkatheter in eine Periduralvene injiziert, so können unmittelbar danach **schwere toxische Reaktionen** auftreten, die sofort behandelt werden müssen (siehe Kap. 8).

7.1.5 Punktion des Rückenmarks oder einer Nervenwurzel

Eine direkte Traumatisierung des Rückenmarks durch die Periduralnadel ist vermeidbar, wenn **unterhalb des Conus medullaris** kanüliert wird. Die Traumatisierung des Rückenmarks oder von Nervenwurzeln durch die Kanüle oder den Periduralkatheter geht praktisch immer mit Schmerzen einher. Darum muss klinisch Folgendes beachtet werden:

> Beim geringsten Auftreten von Schmerzen während der periduralen Kanülierung oder beim Einführen des Katheters müssen Nadel bzw. Nadel und Katheter sofort zurückgezogen werden. Ebenso muss eine Injektion des Lokalanästhetikums, die mit Schmerzen einhergeht, sofort abgebrochen werden.

7.1.6 Blutdruckabfall

Die Ursache des Blutdruckabfalls ist die gleiche wie bei der Spinalanästhesie: eine **Blockade präganglionärer Sympathikusfasern!** Wie zuvor beschrieben, fällt jedoch der Blutdruck meist langsamer ab als bei der Spinalanästhesie; allerdings bestehen im Ausmaß des Blutdruckabfalls zwischen beiden Verfahren keine Unterschiede (Zeichen und Behandlung siehe Kap. 22).

7.1.7 Atemstörungen

Störungen der Atemfunktion können aus den gleichen Gründen wie bei der Spinalanästhesie auftreten (siehe Kap. 22). Das gilt auch für den Abfall der Körpertemperatur in kühler Umgebung (über Muskelzittern siehe Abschnitt 4.8).

7.2 Spätkomplikationen

Diese Komplikationen treten einige Stunden oder sogar Tage nach der Periduralanästhesie auf.

7.2.1 Blasenfunktionsstörungen

Störungen der Blasenfunktion treten mit der Periduralanästhesie in gleicher Häufigkeit auf wie bei der Spinalanästhesie; die Ursachen sind identisch, die Behandlung ebenfalls (siehe Kap. 22). Beschränkt sich die Anästhesie auf die *thorakalen Segmente,* sind keine anästhesiebedingten Blasenentleerungsstörungen zu erwarten.

7.2.2 Kopfschmerzen

Kopfschmerzen sind nur dann eine Komplikation der Periduralanästhesie, wenn die Dura perforiert wurde. Treten sie nach einer Periduralanästhesie dennoch unter dem typischen Bild des **postspinalen Kopfschmerzes** auf, wurde mit großer Wahrscheinlichkeit bei der Periduralpunktion die Dura perforiert. Bei jüngeren Patienten muss nach versehentlicher Duraperforation mit der Tuohy-Nadel in 70 bis 80% der Fälle mit postspinalen Kopfschmerzen gerechnet werden (Behandlung siehe Kap. 22).

7.2.3 Neurologische Komplikationen

Neurologische Komplikationen der Periduralanästhesie werden zwar sehr gefürchtet (vor allem vom Patienten), sind jedoch zum Glück bei richtiger Technik außerordentlich selten. Ursachen und Häufigkeit entsprechen im Wesentlichen denen bei der Spinalanästhesie (siehe Kap. 22). Die wichtigsten Komplikationen sind schematisch in ▶ Abbildung 23-11 dargestellt.

Die häufigsten neurologischen Komplikationen der Periduralanästhesie:
— epidurales Hämatom
— Cauda-equina-Syndrom
— eitrige Meningitis
— epiduraler Abszess

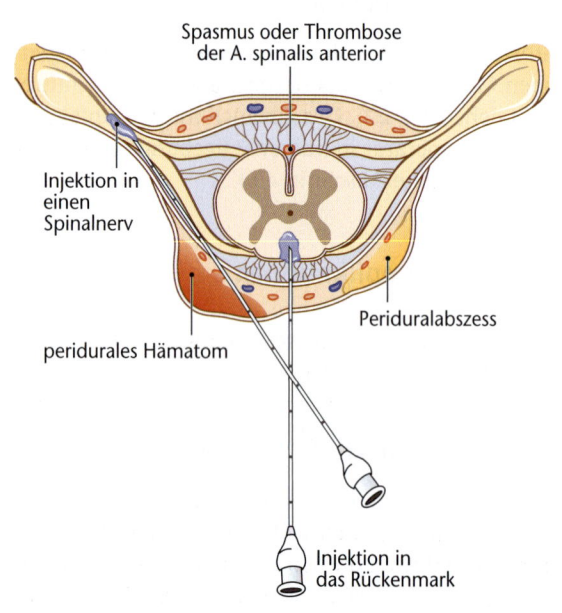

Abb. 23-11 Komplikationen der periduralen Punktion.

Epidurales Hämatom

Bei normaler Blutgerinnung führt die Punktion einer Periduralvene kaum zu einem epiduralen Hämatom; hingegen kann sich bei Patienten, die unter einer **Antikoagulanzientherapie** stehen oder an **Blutungskrankheiten** leiden, nach Punktion einer Periduralvene sehr leicht eine massive epidurale Blutung mit Kompression des Rückenmarks entwickeln (Einzelheiten siehe Kap. 22).

Folgende **Zeichen** weisen auf ein epidurales Hämatom hin:
— Scharfe Schmerzen im Rücken oder in den Beinen,
— sensorische Ausfälle, Schwächegefühl oder Lähmung in beiden Beinen.

Die neurologischen Ausfälle treten zumeist rasch, d.h. im Mittel innerhalb von 16 h nach der Punktion des Gefäßes auf und müssen sofort diagnostisch abgeklärt werden (siehe Kap. 22). Praktisch gilt Folgendes:

! Bei positivem myelographischen Befund muss sofort eine Laminektomie durchgeführt werden, um irreversible neurologische Schäden zu verhindern!

Wird mit Verzögerung laminektomiert, so ist die Prognose schlecht.

Epiduraler Abszess

Die meisten der bisher berichteten Abszesse traten nach einer kontinuierlichen Kaudalanästhesie auf. Häufigster Erreger war Staphylococcus aureus. Die wichtigsten **Zeichen** des epiduralen Abszesses sind:
— Heftige Rückenschmerzen und Druckschmerz im Injektionsgebiet, später auch radikulär ausstrahlend,
— Fieber und Leukozytose,
— nach wenigen Tagen progrediente Tetra- bzw. Paraparese.

Die Diagnose wird durch **MRT** gesichert. Wie beim Epiduralhämatom sind eine sofortige Laminektomie und eine gezielte antibiotische Therapie erforderlich.

! Nur durch frühzeitige Diagnose und Therapie kann der verhängnisvolle Verlauf des epiduralen Abszesses verhindert werden.

Traumatisierung einer Nervenwurzel

Wird die Periduralnadel schräg in das Ligamentum flavum eingeführt und weiter vorgeschoben, kann eine Spinalnervenwurzel punktiert werden (siehe Abb. 23-11). Berührung der Wurzel mit der Nadel oder dem Periduralkatheter führt zu **einseitigen Parästhesien,** bei deren Auftreten der Anästhesist die Nadel bzw. Nadel und Katheter **sofort zurückziehen muss**, um eine Traumatisierung der Wurzel mit nachfolgenden neurologischen Störungen im Versorgungsgebiet zu vermeiden.

A.-spinalis-anterior-Syndrom

Dieses Syndrom entsteht durch eine direkte Traumatisierung des Gefäßes (jedoch nicht durch die Punktionskanüle!) oder einen Abfall des Perfusionsdrucks mit nachfolgender Ischämie der vorderen zwei Drittel des unteren Rückenmarks. Im Vordergrund des Syndroms steht eine **motorische Schwäche in den Beinen,** während die *Sensibilität* nur gering und fleckförmig beeinträchtigt ist. In welchem Ausmaß die Periduralanästhesie ursächlich am Entstehen des Syndroms beteiligt ist, kann gegenwärtig nicht sicher beurteilt werden.

Arachnoiditis und Myelitis

Verunreinigungen und chemische Rückstände des bei der Periduralanästhesie verwendeten Instrumentariums können eine adhäsive Arachnoiditis oder transversale Myelitis mit neurologischen Ausfällen hervorrufen.

Cauda-equina-Syndrom

Dieses Syndrom ist bei voller Ausprägung in folgender Weise gekennzeichnet:
— Störungen der Blasenentleerung,
— Stuhlinkontinenz,
— Sensibilitätsstörungen im Bereich der sakralen Segmente (nach oben scharf begrenzte Reithosenanästhesie),
— Lähmung des M. triceps surae und der kleinen Fußmuskeln,
— segmentäre Reflexausfälle.

Ursachen können u. a. sein: Punktion des Conus medullaris mit der Periduralnadel, epidurales Hämatom, Abszess, chemische Kontamination. Als nicht anästhesiebedingte Ursachen kommen u. a. in Frage: Unterbindung iliakaler Gefäße, die das distale Ende des Rückenmarks versorgen; Kompression von Sakralnervenwurzeln oder des N. pudendus bei Operationen im Becken.

8 Kaudalanästhesie

Die Kaudalanästhesie ist eine Sonderform der Periduralanästhesie, die durch Injektion des Lokalanästhetikums in den Sakralkanal des Kreuzbeins hervorgerufen wird. Zwar ist es mit der Kaudalanästhesie möglich, eine relativ weite Anästhesieausbreitung zu erreichen, jedoch muss hierzu eine große Menge Lokalanästhetikum in den Sakralkanal injiziert werden, so dass die Gefahr toxischer Reaktionen zunimmt. Außerdem ist die *Qualität* der Anästhesie, abgesehen vom Sakralbereich, häufig nicht ausreichend. Darum wird die Kaudalanästhesie im engeren Sinne nur durchgeführt, wenn eine **Blockade der sakralen und kokzygealen Nervenwurzeln** erreicht werden soll, so z. B. bei Operationen im perinealen Bereich sowie gelegentlich noch bei der geburtshilflichen Anästhesie (Kinder siehe Kap. 39).

8.1 Anatomische Grundlagen

Das Kreuzbein (▶ Abb. 23-12) besteht aus den fünf miteinander verschmolzenen Wirbeln S1–S5. Oben ist das Kreuzbein gelenkig mit dem 5. Lendenwirbel verbunden, unten durch das Lig. sacrococcygeum mit dem Steißbein und seitlich mit dem Os ilium. Die anatomische Variationsbreite ist beim Kreuzbein sehr groß, so dass die Punktion des Kaudalkanals beim Erwachsenen erschwert wird.

Hiatus sacralis. Der Hiatus sacralis ist der Eingang in den Sakral- oder Kaudalkanal. Er liegt immer im Bereich von S5, die Spitze reicht jedoch häufig bis zur unteren Hälfte von S4, gelegentlich auch höher hinauf. Wichtige Markierungspunkte für den Eingang in den Sakralkanal sind die *Cornua sacralia*, die jedoch in unterschiedlichem Maße ausgebildet und zudem bei adipösen Patienten häufig nicht richtig tastbar sind. Der Hiatus sacralis wird durch das vom Kreuzbein zum Steißbein ziehende *Lig. sacrococcygeum* verschlossen. Diese Membran muss mit der Kanüle durchstochen werden, um in den Kaudalkanal zu gelangen.

Sakralkanal. Der anteroposteriore Durchmesser des Sakralkanals wechselt individuell zwischen etwa 2 mm und 1 cm; die seitliche Ausdehnung ist ebenfalls sehr variabel, entsprechend variiert das Volumen des Kanals zwischen 12 und 65 ml, der Durchschnittswert liegt bei 33 ml.

Im Sakralkanal befinden sich die sakralen und kokzygealen Nerven aus dem Filum terminale des Rückenmarks, der Subarachnoidalraum mit seinen Hüllen sowie Blut- und Lymphgefäße und epidurales Fett.

Der **Subarachnoidalraum** endet mit der Dura mater zwischen S1 und S3, am häufigsten bei S2; die Entfernung von der Dura bis zum Hiatus sacralis beträgt im Durchschnitt 4,5 cm. Praktisch ist jedoch wichtig, dass diese Entfernung zwischen 1,6 und 7,5 cm variieren kann, so dass beim Vorschieben der Nadel im Sakralkanal größte Vorsicht geboten ist (Liquorprobe!).

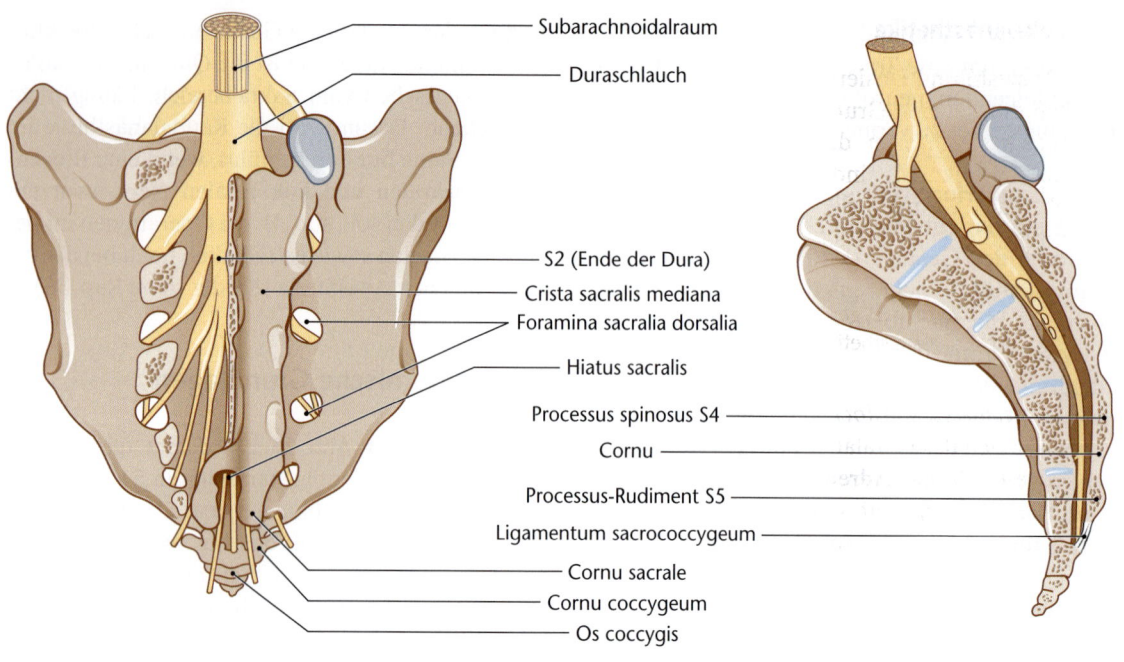

Abb. 23-12 Anatomie des Kreuzbeins.

Die Sakralnerven verlassen das Kreuzbein durch die Foramina sacralia; der 5. Sakralnerv verläuft zwischen dem unteren Ende des Kreuzbeins und der Oberkante des Steißbeins, während die **kokzygealen Nerven** durch das Lig. coccygeum ziehen. Die sakrokokzygealen Nerven versorgen sensorisch folgende Gebiete: Vagina, anorektale Region, Beckenboden, Sphinkter von Blase und Anus, Haut des Perineums mit Ausnahme der Basis des Penis und des vorderen Anteils der Schamlippen. Daneben wird ein schmaler Streifen von der Glutealregion bis zur plantaren und seitlichen Oberfläche des Fußes von S1 versorgt.

8.2 Auswirkungen der Kaudalanästhesie

Beschränkt sich die neurale Blockade auf die sakrokokzygealen Nerven, so sind die systemischen Wirkungen auf das Herz-Kreislauf-System gering, weil keine sympathischen Vasokonstriktorfasern betroffen sind. Werden hingegen hohe Dosen Lokalanästhetika in den Sakralkanal injiziert, entsteht eine ausgedehnte Anästhesie mit ähnlichen Auswirkungen wie die lumbale Periduralanästhesie.

8.3 Praxis der Kaudalanästhesie

Heutzutage wird die Kaudalanästhesie fast nur noch angewandt, um eine Blockade der **Segmente** S2–S5 und der Steißbeinnerven herbeizuführen. Hierbei bietet die Kaudalanästhesie folgende **Vorteile**:
— Keine Punktion der Dura,
— kein Blutdruckabfall,
— keine sensorische und motorische Blockade von Bauch und Beinen.

Von **Nachteil** sind jedoch die schwierige Punktionstechnik und die relativ hohe Versagerrate.

8.3.1 Indikationen und Kontraindikationen

Die Kaudalanästhesie ist vor allem bei **anorektalen und vaginalen Eingriffen** indiziert. Daneben kann sie mit gutem Erfolg in der **Kinderchirurgie** in Kombination mit einer Allgemeinnarkose eingesetzt werden, weil hiermit eine lang anhaltende Schmerzausschaltung, z. B. nach Phimosenoperationen, erreicht werden kann und außerdem bei Kindern das Verfahren einfach und schnell durchführbar ist (siehe Kap. 39).

Die **Kontraindikationen** entsprechen im Wesentlichen denen der Spinal- und Periduralanästhesie.

8.3.2 Zubehör

Für die Kaudalanästhesie können handelsübliche Periduralsets verwendet werden; von Nachteil ist hierbei jedoch die abgerundete Tuohy-Nadel. Darum verwenden einige Anästhesisten spezielle Kaudalnadeln mit Mandrin und kurzer Spitze, die leichter in den Sakralkanal vorgeschoben werden können.

8.3.3 Lokalanästhetika

Für die Auswahl und Dosierung der Lokalanästhetika gelten die gleichen Grundsätze wie bei der Periduralanästhesie. Wegen der stark wechselnden Größe des Sakralkanals sind allgemein gültige Angaben über das Volumen der Lokalanästhetikumlösung nicht möglich. Als Richtwert gilt:

> Für eine sakrokokzygeale Blockade sind etwa 10–15 ml Lokalanästhetikum erforderlich.

Für eine *sensorische Blockade* reichen niedrige Konzentrationen des Lokalanästhetikums meist aus, z. B. **Lidocain 1% mit Adrenalin** oder **Bupivacain 0,25%**. Die Wirkung tritt gewöhnlich nach etwa 5 min ein und ist innerhalb von etwa 15–20 min vollständig.

8.3.4 Durchführung

> Die Kaudalanästhesie ist eine Periduralanästhesie mit den entsprechenden Komplikationsmöglichkeiten. Sie darf daher nur von Ärzten durchgeführt werden, die mit den Verfahren der Allgemeinnarkose vertraut sind und die Methoden der kardiopulmonalen Wiederbelebung sicher beherrschen!

Lagerung des Patienten. Die Punktion des Sakralkanals kann in Bauch- oder Seitenlage erfolgen.

Für die **Bauchlage** wird entweder der Operationstisch im Gesäßbereich abgeknickt oder ein Kissen unter die Hüften gelegt, damit das Kreuzbein *horizontal* zu liegen kommt. Die Fersen werden nach außen, die Zehen nach innen gedreht, so dass der Patient die Gesäßmuskulatur nicht anspannen kann und dadurch die Punktion erschwert. Bei Schwangeren kann die Punktion auch in **Knie-Ellenbogen-Lage** oder in **Seitenlage** erfolgen.

Nach Abschluss der Lagerung wird eine Kompresse in die Rima ani geklemmt, damit das Desinfektionsmittel nicht in den Anal- und Genitalbereich hinunterfließen kann.

Punktion des Sakralkanals. Die sichere Punktion des Sakralkanals (▶ Abb. 23-13) erfordert Geschick und Erfahrung; sie kann nicht aus Büchern erlernt werden.

- Zunächst Desinfektion der Punktionsstelle unter aseptischen Bedingungen.
- Danach Palpation des dreieckigen Hiatus sacralis.
- Anschließend Anlegen einer Hautquaddel; keine ausgiebige Infiltration, weil hierdurch das Vorgehen erschwert wird.

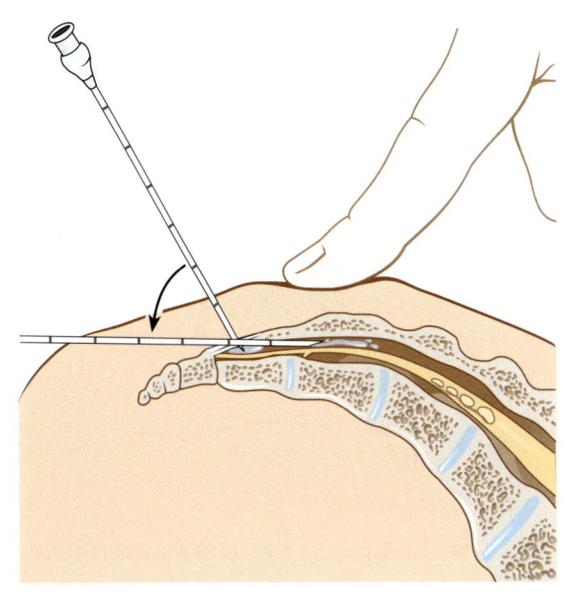

Abb. 23-13 Punktion des Sakralkanals.

- Nun eine etwa 5 cm lange Kanüle über die Quaddel in einem Winkel von 120° zum Rücken durch das Lig. sacrococcygeum einstechen. Das Durchstechen der Membran kann direkt verspürt werden. Die Kanülenspitze liegt jetzt im Sakralkanal.
- Die Kanüle nun senken und etwa 1,5 cm in den Kanal vorschieben, jedoch nicht zu weit, um eine Punktion der Dura zu vermeiden.
- Werden jetzt, nach vorheriger Aspiration, 2 ml Luft in den Kanal injiziert, so verspürt der Patient bei richtiger Kanülenlage ein „komisches Gefühl" im sakralen Innervationsgebiet.
- Danach Injektion des Lokalanästhetikums (etwa 3 ml/Segment) ohne wesentlichen Widerstand, sofern die Kanüle richtig liegt.
- Hierbei verspüren einige Patienten ein etwas unangenehmes Druckgefühl.
- Dann Umlagerung des Patienten auf den Rücken und Abwarten der Anästhesiewirkung.

Ein Versagen der Kaudalanästhesie beruht häufig auf einer falschen Lage der Injektionskanüle (▶ Abb. 23-14). Folgende Fehllagen sind möglich:

— **Die Kanüle liegt auf dem Kreuzbein.** Bei Bewegungen kann die Kanüle meist unter der Haut getastet werden. Injektion von Luft ist als Krepitieren zu palpieren, Injektion von Flüssigkeit führt zur sichtbaren Anschwellung. Wurde jedoch die Nadel unter das Periost geschoben, so ist sie nicht zu fühlen. Die Injektion von Flüssigkeit ist hierbei kaum möglich und geht außerdem mit Schmerzen einher.

23 Periduralanästhesie

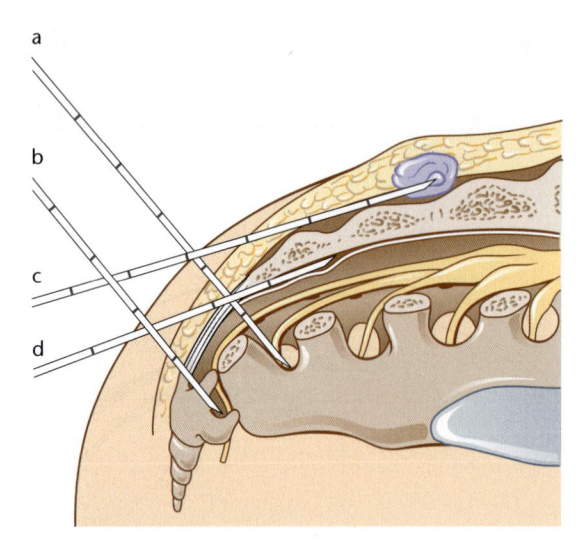

Abb. 23-14 Fehllagen der Punktionskanüle bei der Kaudalanästhesie.
a) Kanüle im Foramen sacrale;
b) Kanüle zwischen Kreuzbein und Steißbein;
c) Kanüle auf dem Kreuzbein;
d) Kanüle unter dem Periost des Sakralkanals.

— **Die Kanüle liegt unter dem Periost des Sakralkanals.** Weiteres Vorschieben oder eine Injektion ist nicht möglich. Die Kanüle sollte etwas zurückgezogen und gedreht und dann vorsichtig in leicht veränderter Richtung erneut vorgeschoben werden.
— **Die Kanüle liegt ventral vom Kreuzbein.** Bei dieser Komplikation wurde die Kanüle zwischen Kreuzbein und Steißbein vorgeschoben. Weiteres Vorschieben führt zur **Perforation des Rektums,** bei geburtshilflicher Kaudalanästhesie zur **Punktion des fetalen Kopfes.** Darum sollte keine Kaudalanästhesie angewandt werden, wenn der vorangehende Teil des Fetus sich bereits auf dem Beckenboden befindet.

Die weiteren Komplikationen entsprechen im Wesentlichen denen der Periduralanästhesie.

Peridurale Injektion von Opioiden siehe Kapitel 31.

Literatur

Aromaa U, Lahdensuu M, Cozanitis DA: Severe complications associated with epidural and spinal anaesthesia in Finland 1987–1993. A study based on patient insurance claims. Acta Anaesthesiol Scand 1997;41:445–452.

Bregquvist D, Lindblad B, Mätzsch T: Low molecular weight heparin for thromboprophylaxis and epidural/spinal anaesthesia. Acta Anaesthesiol Scand 1992;36: 605.

Bromage PR: Neurological complications of subarachnoid and epidural anaesthesia. Acta Anaesthesiol Scand 1997;41:439–444.

Cousins MJ, Bridenbaugh PO (eds.): Neural Blockade, 3rd ed. Lippincott, Philadelphia 1998.

Covino BG, Scott D: Epidurale Anästhesie und Analgesie. Lehrbuch und Atlas. Edition Medizin, Weinheim 1988.

Haljamäe H: Thromboprophylaxis, coagulation disorders, and regional anaesthesia. Acta Anaesthesiol Scand 1996;40:1024–1040.

Hogan Q: Size of Human lower thoracic and lumbosacral nerve roots. Anesthesiology 1996;85:37–42.

Kehlet H: Multimodal approach to control postoperative pathophysiology and rehabilitation – a review. Br J Anaesth 1997;76:608.

Liu S, Carpenter RL, Neal JM: Epidural anesthesia and analgesia. Their role in postoperative outcome. Anesthesiology 1995;82:1474–1506.

Moen V, Dahlgren N, Irestedt L: Severe neurological complications after central neuraxial blockades in Sweden 1990–1999. Anesthesiology 2004;101(4): 950–959.

Vandermeulen EP, van Aken H, Vermylen H: Anticoagulants and spinal-epidural anesthesia. Review Article. Anesthesiology 1994;79:1165–1177.

Leitlinie

Leitlinie der DGAI. Rückenmarknahe Regionalanästhesien und Thromboembolieprophylaxe/antithrombotische Medikation. Anästh Intensivmed 2003; 44:218–230.

24

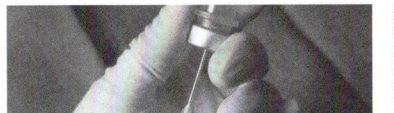

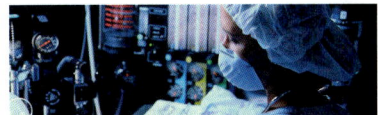

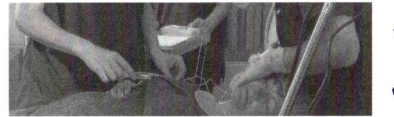

Periphere Nervenblockaden

Inhaltsübersicht

1	**Einführung**	626
2	**Zubehör**	626
2.1	Kanülen	626
2.2	Spritzen	626
2.3	Lokalanästhetika	626
3	**Allgemeines Vorgehen**	627
3.1	Präoperative Visite	627
3.2	Einleitungsraum	627
3.3	Allgemeine Blockadetechnik	627
	3.3.1 Auslösen von Parästhesien	627
	3.3.2 Knöcherne Orientierungspunkte	628
	3.3.3 Widerstandsverlust	628
	3.3.4 Orientierung an pulsierenden Arterien	628
	3.3.5 Elektrische Nervenstimulation	628
3.4	Intraoperative Betreuung	629
3.5	Postoperative Behandlung	630
4	**Nervenblockaden der oberen Extremität**	630
4.1	Anatomie des Plexus brachialis	631
4.2	Interskalenäre Plexusblockade	634
	4.2.1 Indikationen und Kontraindikationen	634
	4.2.2 Vor- und Nachteile	634
	4.2.3 Technik der interskalenären Blockade nach Winnie	634
	4.2.4 Zugang nach Meier	636
	4.2.5 Nebenwirkungen und Komplikationen	637
4.3	Supraklavikuläre Plexusblockade (Kulenkampff und Varianten)	637
	4.3.1 Indikationen	637
	4.3.2 Kontraindikationen	637
	4.3.3 Vor- und Nachteile	637
	4.3.4 Variante: Perivaskuläre supraklavikuläre Blockade nach Winnie	638
	4.3.5 Variante: Senkblei-Technik	638
4.4	Vertikale infraklavikuläre Plexusblockade (VIP)	638
4.5	Axilläre Plexusblockade	639
	4.5.1 Indikationen	639
	4.5.2 Vor- und Nachteile	639
	4.5.3 Technik der axillären Plexusblockade	640
	4.5.4 Komplikationen	642
	4.5.5 Blockade des N. musculocutaneus zur Vervollständigung des axillären Plexusblocks	643
4.6	Periphere Nervenblockaden der oberen Extremität	644
	4.6.1 Blockade des N. medianus	645
	4.6.2 Blockade des N. radialis	646
	4.6.3 Blockade des N. ulnaris	647
5	**Nervenblockaden der unteren Extremität**	649
5.1	Anatomie des Plexus lumbosacralis	649
5.2	Blockaden des Plexus lumbalis	650
	5.2.1 Psoaskompartmentblock	650
	5.2.2 Inguinale Blockade des Plexus lumbalis (3-in-1-Block)	651
	5.2.3 Paravertebrale Blockade des Plexus lumbalis	653
5.3	Blockade des N. femoralis	653
5.4	Blockade des N. cutaneus femoris lateralis	654
5.5	Blockade des N. obturatorius	654
5.6	Ischiadikusblockade	655
	5.6.1 Hintere Ischiadikusblockade (nach Labat)	656
	5.6.2 Vordere Ischiadikusblockade	656
5.7	Blockaden im Bereich des Knies	658
	5.7.1 Anatomie	658
	5.7.2 Gemeinsame Blockade von N. peroneus communis und N. tibialis	659
	5.7.3 Blockade des N. peroneus communis	660
	5.7.4 Blockade des N. tibialis	660
	5.7.5 Blockade des N. saphenus	660
5.8	Blockaden am Fußgelenk	660
	5.8.1 Blockade des N. tibialis posterior	661
	5.8.2 Blockade des N. suralis	661
	5.8.3 Blockade des N. peroneus superficialis	661
	5.8.4 Blockade des N. peroneus profundus	662
	5.8.5 Blockade des N. saphenus	662
6	**Intravenöse Regionalanästhesie**	662
6.1	Indikationen und Kontraindikationen	662
6.2	Vor- und Nachteile	663
6.3	Praktisches Vorgehen	663
6.4	Komplikationen	664
7	**Blockade der Interkostalnerven**	664
7.1	Anatomie	664
7.2	Indikationen	664
7.3	Praktisches Vorgehen	664
7.4	Komplikationen	665
	Literatur	665

24 Periphere Nervenblockaden

1 Einführung

Periphere Nervenblockaden werden durch Injektion von Lokalanästhetika in die unmittelbare Nähe von Nerven, Nervenstämmen oder Nervengeflechten hervorgerufen. Durch die Blockade entsteht eine lokal umschriebene Anästhesie, die sich im Wesentlichen auf das für eine Operation erforderliche Gebiet beschränkt.

Die systemischen Auswirkungen sind bei richtiger Technik zumeist gering, insbesondere werden **Atmung und Herz-Kreislauf-Funktion** kaum beeinflusst. Allerdings hängt der Erfolg einer regionalen Nervenblockade in hohem Maße von Geschick, Erfahrung und anatomischen Kenntnissen des Anästhesisten ab.

Einige **Vorteile** der peripheren Nervenblockaden ergeben sich im Vergleich zur Allgemeinanästhesie:
— Geringere Gefährdung des Risikopatienten.
— Keine Aspirationsgefahr bei Patienten mit vollem Magen.
— Ambulante Behandlung möglich.
— Patienten mit Angst vor Bewusstseinsverlust können wach bleiben.
— Postoperative anästhesiologische Überwachung meist nicht erforderlich.

Nachteile bestehen jedoch ebenfalls:
— Gelegentlich unzureichende oder fehlende Anästhesie.
— Meist hoher Zeitaufwand.
— Verletzungsgefahr für Nerven, Blutgefäße und Pleura.

2 Zubehör

Für die regionalen Nervenblockaden kann Einmalmaterial oder resterilisierbares Instrumentarium verwendet werden.

2.1 Kanülen

Für die meisten Nervenblockaden werden **22- bis 25-G-Nadeln mit flacher kurzer Spitze** eingesetzt. Scharfe Nadeln mit langer Spitze sollten nicht verwendet werden, weil hiermit leicht der Nerv aufgespießt und verletzt werden kann. Stumpfere Kanülen schieben den Nerv eher vor sich her und haben außerdem den Vorteil, dass Widerstandsverluste in den verschiedenen Geweben leichter verspürt werden. Die Widerstände sind ebenfalls besser zu spüren, wenn die Kanülen am Ansatz zwischen Daumen, Zeigefinger und Mittelfinger gehalten werden.

Allerdings lassen sich die stumpfen Kanülen angesichts der hohen Widerstände der Gewebe oft nur ruckartig vorschieben, so dass bei der Perforation einer Faszie die Gefahr besteht, den darunter verlaufenden Nerv zu verletzen. Für die elektrische Nervenstimulation sind stumpfe Kurzschliffkanülen kaum erforderlich, da beim behutsamen Vorschieben der Nerv frühzeitig lokalisiert wird.

2.2 Spritzen

Meist werden die üblichen Kunststoffspritzen eingesetzt. Einige Anästhesisten verwenden Glasspritzen mit Griffringen für regionale Nervenblockaden, denn sie ermöglichen mit einer Hand die Aspiration, während die andere Hand die Nadel sichert und fixiert. Zusätzlich sind Widerstandsverluste bei der Injektion von Flüssigkeit besser zu spüren als mit den meisten Kunststoffspritzen.

2.3 Lokalanästhetika

Für regionale Nervenblockaden können die in ▶ Tabelle 24-1 angegebenen Lokalanästhetika ver-

Substanz mit Adrenalin 1:200 000	Konzentration (%)	Volumen (ml)	Höchstdosis (mg)*	Wirkungseintritt (min)	Wirkungsdauer (min)
Lidocain	1–1,5	30–50	500	10–20	120–240
Mepivacain	1–1,5	30–50	500	10–20	180–300
Prilocain	1–2	30–50	600	10–20	180–300
Bupivacain	0,25–0,5	30–50	150	15–30	360–720
Etidocain	0,5–1	30–50	300	10–20	360–720
Ropivacain	0,5–1	15–30	220	15–30	120–360

Tab. 24-1 Lokalanästhetika für die Blockade von Nervenstämmen oder Nervenplexus

(*Richtwerte)

wendet werden. Die Wahl der jeweiligen Substanz richtet sich in erster Linie nach der gewünschten Anästhesiedauer, die Konzentration vor allem nach der Dicke des Nervenstamms und der Art der gewünschten Blockade.

3 Allgemeines Vorgehen

3.1 Präoperative Visite

Grundsätzlich entsprechen präoperative Einschätzung und präoperative Maßnahmen bei größeren Nervenblockaden dem Vorgehen für eine Allgemeinnarkose, während die Blockade von einzelnen Nerven zumeist ohne wesentlichen präoperativen Aufwand durchgeführt werden kann.

Wenn möglich, sollte der Patient frühzeitig vor der geplanten Operation aufgesucht werden, damit das anästhesiologische Vorgehen mit ihm in angemessener Weise besprochen werden kann. Hierbei darf einem widerstrebenden Patienten keine Regionalanästhesie aufgezwungen werden. Hilfreich ist für viele ängstliche Patienten das Angebot, während der Operation ein Schlafmittel zu erhalten, um vom weiteren Ablauf „nichts mitzubekommen".

Bei der körperlichen Untersuchung sollte das besondere Augenmerk auf die **anatomischen Markierungspunkte** für die entsprechende Blockade gerichtet werden.

Gerinnungsstatus. Für Nervenblockaden der oberen und unteren Extremität im Bereich leicht komprimierbarer Blutgefäße ist keine präoperative Untersuchung des Gerinnungssystems erforderlich, wenn klinische Hinweise auf Gerinnungsstörungen fehlen. Ausnahme: Blockaden des Grenzstrangs und des Plexus lumbosacralis.

Die Blockaden können auch durchgeführt werden, wenn der Patient unter einer Antikoagulanzientherapie steht. Jedoch sollten Techniken, bei denen eine direkte Gefäßpunktion angewendet wird, vermieden werden, so z. B. die transarterielle Blockade des Plexus brachialis.

Für Blockaden im Hals- und Kopfbereich sowie bei Blockaden des Grenzstrangs und des Plexus lumbosacralis gelten hingegen die gleichen Anforderungen wie bei der Spinal- und Periduralanästhesie.

Prämedikation. Alle Patienten sollten mit einem Sedativum (z. B. Diazepam oder Flunitrazepam) und, wenn erforderlich (Unfallpatienten mit starken Schmerzen), einem Opioid prämediziert werden. Allerdings darf durch die Prämedikation die Mitarbeit des Patienten beim Anlegen der Nervenblockade nicht beeinträchtigt werden. Auf die Zufuhr von *Atropin* sollte wegen der unangenehmen Nebenwirkungen verzichtet werden.

3.2 Einleitungsraum

Die regionale Nervenblockade wird am besten, fernab vom Klappern chirurgischer Instrumente, in einem ruhigen Raum eingeleitet. Bei der Injektion **großer Mengen Lokalanästhetikum** oder bei Blockaden in Nähe des Rückenmarks **(Stellatumblockade, interskalenäre Blockade)** sind folgende **Vorsichtsmaßnahmen** vor Durchführung der Blockade zu beachten:

- ▼ **Venösen Zugang anlegen:** dient der Zufuhr von Flüssigkeit und Medikamenten, z. B. wenn der Blutdruck abfällt, toxische Reaktionen durch das Lokalanästhetikum auftreten oder das Lokalanästhetikum versehentlich subarachnoidal oder peridural injiziert wird.
- ▼ **Notfallausrüstung bereitstellen:** Intubationsbehör, Beatmungsgerät, Sauerstoffquelle und Notfallmedikamente zur Behandlung lebensbedrohlicher Zwischenfälle.
- ▼ **Zubehör für Allgemeinanästhesie bereithalten,** falls Blockade nicht durchführbar oder unvollständig.

Bei der Blockade **einzelner Nerven** mit geringen Mengen Lokalanästhetika sind diese Maßnahmen nicht erforderlich.

3.3 Allgemeine Blockadetechnik

Um den Injektionsort in unmittelbarer Nähe des Nervs aufzufinden, werden verschiedene Techniken angewandt:
— Auslösen von Parästhesien,
— Orientierung an knöchernen Markierungspunkten,
— Orientierung an pulsierenden Arterien,
— Widerstandsverlust-Techniken,
— Verwendung eines Nervenstimulators.

3.3.1 Auslösen von Parästhesien

Hierzu wird die Kanüle, unter Beachtung anatomischer Markierungspunkte, so weit vorgeschoben, bis sie den Nerv berührt. Die Berührung löst unangenehme Parästhesien aus, die einige Patienten zum

24 Periphere Nervenblockaden

Wegziehen des betroffenen Körperteils veranlassen. Darum muss behutsam vorgegangen werden. Außerdem kann beim Auslösen von Parästhesien der **Nerv verletzt** werden.

Nach Auslösen der Parästhesien wird das Lokalanästhetikum über die sicher festgehaltene Kanüle in die Nähe des Nervs injiziert. Hierbei muss Folgendes beachtet werden:

> Bei der Injektion des Lokalanästhetikums dürfen keine Schmerzen oder Parästhesien auftreten, denn diese Zeichen weisen auf eine intraneurale Injektion hin, durch die der Nerv irreversibel geschädigt werden kann.

Nervenschäden durch Auslösen von Parästhesien. Nach einer in Deutschland häufiger geäußerten Ansicht „ist das gezielte Auslösen mechanischer Parästhesien zur Identifikation der Nerven mit einer erheblichen Frequenz postanästhetischer Neuralgien und sonstiger Schäden belastet und erscheint deshalb als obsolet". Demgegenüber weisen Moore et al. (1994) in einem Editorial darauf hin, dass es keine statistisch signifikanten klinischen Daten gebe, die beweisen, dass die Auslösung von Parästhesien zu Neuropathien führe; des Weiteren sei nicht erwiesen, dass die Nervenstimulation eine zuverlässigere bzw. klinisch sicherere Methode zum Auffinden peripherer Nerven sei als das Auslösen von Parästhesien. Sie warnen ferner davor, Schlussfolgerungen für die klinische Praxis zu ziehen, die medikolegal von Bedeutung sind, solange in einer größeren prospektiven Blindstudie nicht der statistisch signifikante Beweis für das häufigere Auftreten von Nervenschäden durch Auslösen von Parästhesien erbracht sei. Die Autoren berichten außerdem über sechs medikolegale Fälle von permanenter Plexus-brachialis-Neuropathie bei Verwendung eines elektrischen Nervenstimulators.

Auch in internationalen Standardlehrbüchern (Cousins und Bridenbaugh, 1998; Longnecker, Tinker, Morgan, 1998; Barash, Cullen, Stoelting, 1997; Pry-Roberts und Brown, 1996) wird das Auffinden von Nerven durch Auslösen von Parästhesien, neben der Nervenstimulation, als sicheres Standardverfahren beschrieben. Angesichts dieser breiten Übereinstimmung in der internationalen Literatur ist es derzeit nicht gerechtfertigt, das Auslösen von Parästhesien als „obsolet" oder als „Kunstfehler" zu bezeichnen.

3.3.2 Knöcherne Orientierungspunkte

Knöcherne Orientierungspunkte spielen bei einigen Nervenblockaden eine wichtige Rolle, um die Kanüle in die Nähe des Nervs zu platzieren. Dies gilt besonders dann, wenn eine feste topographische Beziehung zwischen Nerv und knöchernem Orientierungspunkt besteht.

3.3.3 Widerstandsverlust

Liegt der Nervenstamm in einer Bindegewebsscheide, wie z. B. der Plexus brachialis in der Axilla, so kann das Eindringen der Nadel in die Scheide als Widerstandsverlust gespürt werden.

3.3.4 Orientierung an pulsierenden Arterien

Verläuft der Nerv zusammen mit einer Arterie, wie z. B. der Plexus brachialis mit der A. brachialis in der Axilla, so kann die Übertragung der arteriellen Pulsationen auf die Kanüle herangezogen werden, um den Nerv zu lokalisieren.

3.3.5 Elektrische Nervenstimulation

Bei diesem Verfahren werden die motorischen Fasern eines Nervs elektrisch stimuliert und der Nerv aufgrund der hierdurch ausgelösten Zuckungsreaktion lokalisiert. Eine Berührung des Nervs mit der Nadelspitze ist nicht erforderlich. Die wichtigsten Vorteile der elektrischen Nervenstimulation sind:
— Kein Auslösen unangenehmer Parästhesien, kein direkter Nervenkontakt;
— Kooperation des Patienten nicht erforderlich;
— auch bei bereits bestehender rückenmarknaher Regionalanästhesie und in Allgemeinanästhesie am nicht relaxierten Patienten durchführbar.

Prinzip. Wird die elektrische Stimulationskanüle (▶ Abb. 24-1) nahe genug an den Nerv geschoben, so führen die ausgesandten elektrischen Impulse zu einer Depolarisation und nachfolgend zu einer Kontraktion des zugehörigen Muskels. Da die einzelnen Nervenfasern unterschiedlich stimulierbar sind, können durch Anwendung einer kurzen Impulsbreite (< 150 ms) gezielt die motorischen Fasern (Aα) gereizt werden, ohne dass Schmerzen ausgelöst werden. Hingegen müssen bei rein sensiblen Nerven mit größeren Reizimpulsbreiten Parästhesien ausgelöst werden.

Stimulationskanülen. Meist werden am Schaft isolierte, an der Spitze leitfähige, monopolare Kanülen verwendet. Bei diesen Kanülen hängt die Stärke des Schwellenstroms von der Entfernung der Spitze zum Nerv ab: Nähert sich die Kanülenspitze dem Nerv, so nimmt die für die Depolarisation bzw. Stimulation des Nervs erforderliche Stromstärke ab.

Die gebräuchlichen Stimulationskanülen sind stumpf und weisen einen kurzen 45°-Schliff auf, um Verletzungen des Nervs zu verhindern. Sie lassen sich aber häufig nur ruckartig vorschieben und könnten gerade hierdurch zu Verletzungen führen, wenn eine Faszie bei hohem Widerstand perforiert wird.

Elektrischer Impuls. Die meisten Stimulationskanülen senden ein monophasisches Rechtecksignal aus; die Dauer des elektrischen Impulses, die Impulsbreite, beträgt gewöhnlich 1 ms; die für eine Muskelzuckung erforderliche Impulsamplitude (Stromstärke in mA) hängt von der Entfernung der Nadelspitze zum Nerv ab: je näher, desto geringer der Schwellenstrom.

> Für die Lokalisation des Nervs sollten Muskelkontraktionen bei einer Impulsamplitude von 0,2–0,5 mA (Impulsbreite 0,1 ms) oder von 0,05–0,3 mA (Impulsbreite 1 ms) ausgelöst werden.

Lässt sich die Muskelkontraktion mit noch geringeren Stromstärken auslösen, so könnte dies auf einen direkten Kontakt der Kanülenspitze mit dem Nerv hinweisen. Dann muss die Spitze leicht zurückgezogen werden, um eine mechanische Schädigung des Nervs zu vermeiden.

Praktisches Vorgehen:

- Zunächst Anlegen einer Hautquaddel und subkutane Infiltration im Bereich der Punktionsstelle.
- Verbinden der Elektrodenkabel mit der Stimulationskanüle und mit der in Nähe des Punktionsorts platzierten Hautelektrode.
- Dann Einstellen der Impulsamplitude (meist 1–2 mA) und Vorschieben der Stimulationskanüle in Richtung auf den Nerv, bis eindeutige, aber nicht maximale Muskelzuckungen auftreten.
- Nun Impulsamplitude auf 0,2 bis 0,3 mA (bei 0,1 ms Impulsdauer) oder 0,05 bis 0,2 mA (bei 1 ms Impulsdauer) reduzieren; sind hierdurch noch eindeutige Muskelkontraktionen auslösbar, so liegt die Nadelspitze gewöhnlich in unmittelbarer Nähe des Nervs, und das Lokalanästhetikum kann injiziert werden.
- Einige Autoren empfehlen die Injektion einer Testdosis von 2 ml Lokalanästhetikum, Kochsalz oder Luft. Hierdurch wird der Abstand zwischen Nadelspitze und Nerv vergrößert, und die Muskelkontraktion nimmt ab oder ist nicht mehr nachweisbar. Dieses Verfahren ist aber bei Verwendung der oben angegebenen Stromstärken nicht erforderlich.

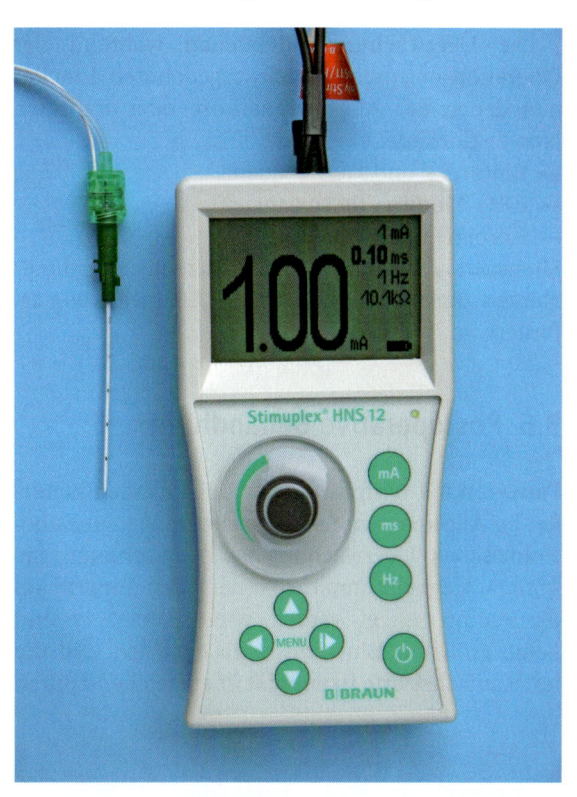

Abb. 24-1 Nervenstimulator.

3.4 Intraoperative Betreuung

Patienten mit einer ausgedehnten Regionalanästhesie benötigen die gleiche sorgfältige Überwachung wie Patienten in Allgemeinnarkose. Sind die Patienten wach, so ist eine einfühlende psychische Führung erforderlich; schlafen sie hingegen, so müssen Reflexbewegungen oder unkoordinierte Spontanbewegungen, die das Vorgehen bei der Operation stören oder beeinträchtigen, verhindert werden. Zur **intraoperativen Sedierung** eignen sich u.a. **Benzodiazepine** wie z. B. Midazolam i. v. oder Propofol per Infusion. Weniger günstig ist die wiederholte intravenöse Zufuhr von **kurzwirksamen Barbituraten** wie z. B. Thiopental oder Methohexital, weil hierdurch eine **Atemdepression** und ein „Überhang" entstehen. Gelegentlich wird auch **Lachgas** zusammen mit Sauerstoff über eine Gesichtsmaske zugeführt. Allerdings kann hiermit eine **unzureichende Blockade** zumeist nicht kompensiert werden! Bewährt hat sich bei vielen Patienten die Zufuhr von „Musik nach Wunsch" über einen Kopfhörer, weil hierdurch eine gute Ablenkung vom Operationsgeschehen erreicht werden kann, vorausgesetzt, es besteht gleichzeitig eine ausreichende regionale Analgesie.

24 Periphere Nervenblockaden

Die **Überwachungsmaßnahmen** während der Operation entsprechen bei ausgedehnten Blockaden denen der Allgemeinnarkose oder zentralen Nervenblockade:
- Blutdruck und Herzfrequenz,
- EKG-Monitor, Pulsoxymeter,
- Körpertemperatur.

Hingegen ist bei der Blockade einzelner peripherer Nerven zumeist keine besondere Überwachung erforderlich.

3.5 Postoperative Behandlung

Patienten mit peripheren Nervenblockaden bedürfen im Allgemeinen keiner postoperativen anästhesiologischen Überwachung im Aufwachraum; sie können vielmehr unmittelbar nach dem Eingriff auf die Station verlegt werden, vorausgesetzt, es sind keine größeren Blutverluste zu erwarten und die noch anästhesierte Extremität ist ausreichend durch Verbände, Schienen usw. vor Selbstverletzung geschützt.

4 Nervenblockaden der oberen Extremität

Die obere Extremität wird durch den *Plexus brachialis* innerviert, der zusammen mit der A. brachialis und A. axillaris in einer gut abgegrenzten Scheide verläuft. Der Plexus kann an verschiedenen Stellen durch die Einzelinjektion eines Lokalanästhetikums geblockt werden, so dass eine komplette Anästhesie nahezu des gesamten Armes hervorgerufen wird. Daneben können die Äste des Plexus gezielt an der Ellenbeuge und am Handgelenk ausgeschaltet werden, so dass eine umschriebene Anästhesie entsteht. Diese Einzelblockaden peripherer Nerven treten jedoch in ihrer praktischen Bedeutung gegenüber der Plexusblockade ganz in den Hintergrund.

Anatomie des Plexus brachialis

Pars supraclavicularis		Pars infraclavicularis	
Radices	Trunci	Fasciculi	Nervi

- C4, C5, C6 → T. superior
- C7 → T. medius
- C8, Th1 → T. inferior
- F. lateralis
- F. posterior
- F. medialis

- N. musculocutaneus (Oberarmbeuger – N. cutaneus antebrachii lateralis)
- N. axillaris (Schulterabduktion – N. cutaneus brachii lateralis superior)
- N. radialis (Ober- und Unterarmstrecker – Supination N. cutaneus brachii posterior, N. cutaneus brachii lateralis inferior, N. cutaneus antebrachii posterior, Ramus superficialis)
- N. medianus (Pronatoren und Unterarmbeuger – Ramus palmaris; Nn. digitales)
- N. ulnaris (Fingerbeuger, Daumen- und Kleinfingeradduktion)
- N. cutaneus brachii medialis
- N. cutaneus antebrachii medialis

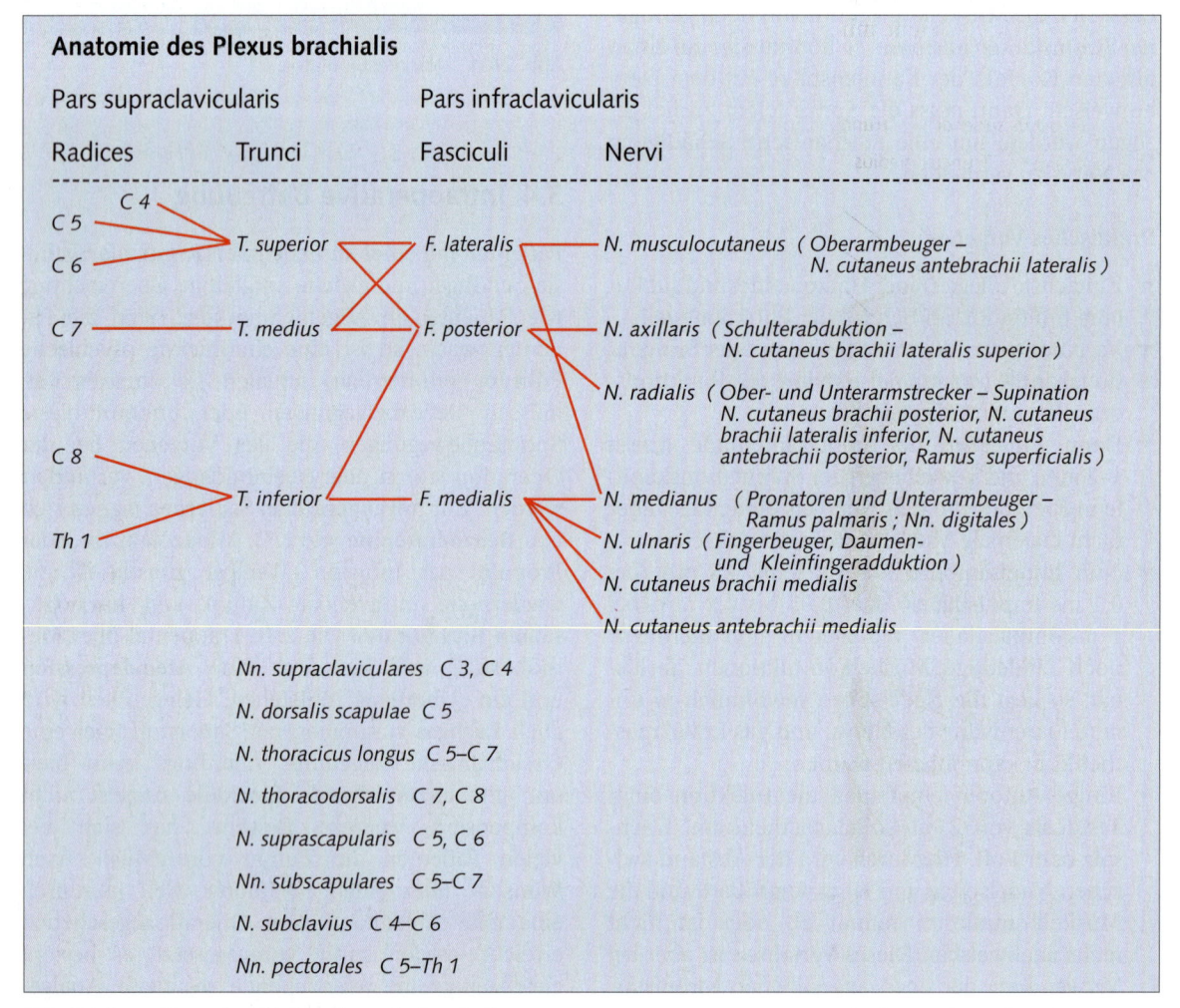

- Nn. supraclaviculares C3, C4
- N. dorsalis scapulae C5
- N. thoracicus longus C5–C7
- N. thoracodorsalis C7, C8
- N. suprascapularis C5, C6
- Nn. subscapulares C5–C7
- N. subclavius C4–C6
- Nn. pectorales C5–Th1

Abb. 24-2a Plexus brachialis; schematischer Aufbau.

Die wichtigsten **Blockadetechniken** für den Plexus brachialis sind:
— Axillärer Plexusblock.
— Infraklavikulärer Plexusblock.
— Interskalenusblock.

Neben diesen Techniken werden klinisch auch Modifikationen eingesetzt.

4.1 Anatomie des Plexus brachialis

Der Plexus brachialis besteht aus fünf segmentalen Nerven, die zu den vorderen Zweigen der Spinalnervenwurzeln von **C5, C6, C7, C8 und Th1** gehören (▶ Abb. 24-2a und b). Darüber hinaus erhält der Plexus in wechselndem Maße Nervenfasern von C4 und Th2.

Diese Nerven vereinigen sich, nachdem sie ihre Foramina intervertebralia verlassen haben, zu Bündeln, die gemeinsam mit der A. subclavia durch die *Skalenuslücke* zwischen M. scalenus anterior und M. scalenus medius im äußeren Halsdreieck austreten (▶ Abb. 24-3). Hier kann der Plexus oberhalb der Klavikula leicht mit dem Finger getastet werden. In der Skalenuslücke vereinigen sich die Äste zu drei Stämmen: **Truncus superior** (aus C5 und C6), **Truncus medius** (C7) und **Truncus inferior** (C8 und Th1). Die Stämme konvergieren *übereinanderliegend* auf die Oberfläche der 1. Rippe zu, wo sie eng beieinander verlaufen; sie ziehen unter der Mitte der Klavikula hindurch in die Spitze der Axilla.

Unterhalb der Klavikula sind die vom M. pectoralis major bedeckten Stämme so um die A. axillaris angeordnet, dass jeweils einer seitlich und der dritte hinter der Arterie liegt. Die Stränge heißen hier **Fasciculus lateralis, Fasciculus medialis** und **Fasciculus posterior**. Aus den Strängen gehen die folgenden peripheren Nerven für die obere Extremität hervor:
— N. radialis (aus Fasciculus posterior),
— N. medianus (aus Fasciculi lateralis und medialis),
— N. ulnaris (aus Fasciculus medialis),
— N. musculocutaneus (aus Fasciculus lateralis),
— N. axillaris (aus Fasciculus posterior).
— N. cutaneus brachii medialis (aus Fasciculus medialis),
— N. cutaneus antebrachii medialis (aus Fasciculus medialis).

Topographie des Plexus brachialis. Für die Blockade des oberen Plexus sind einige topographisch-anatomische Beziehungen wichtig:

Abb. 24-2b Plexus brachialis; Anatomie.

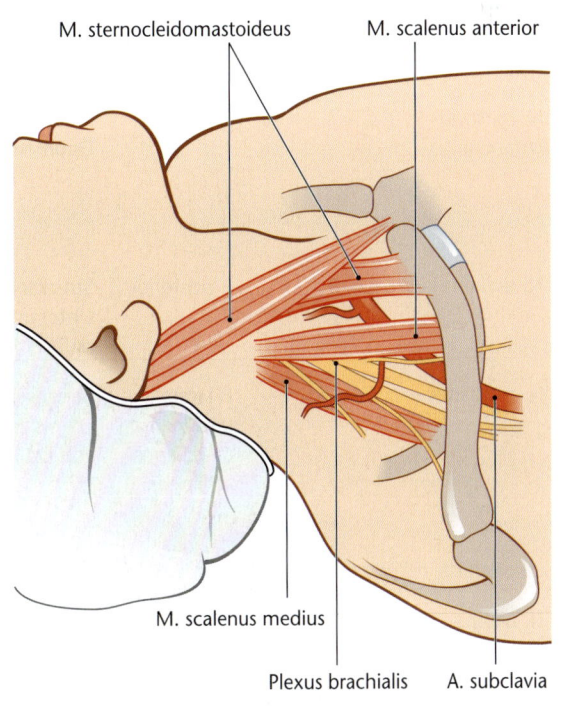

Abb. 24-3 Plexus brachialis in der Skalenuslücke.

24 Periphere Nervenblockaden

— Beim Verlauf zwischen dem vorderen und mittleren Skalenusmuskel liegt der Plexus oberhalb und hinter der A. subclavia. Nach vorn medial und hinten medial zur Arterie befindet sich die Pleurakuppel.
— Im Verlauf zwischen dem vorderen und mittleren Skalenusmuskel wird der Plexus von der Faszie der beiden Muskeln eingescheidet, ebenso die A. subclavia.
— Im weiteren Verlauf nach lateral ziehen die Trunci durch eine Ausstülpung der Skalenusfaszie, die eine perivaskuläre Scheide bildet und sich bis in die Axilla erstreckt.
— Somit befindet sich der Plexus brachialis in seinem gesamten Verlauf von den Querfortsätzen der Halswirbel bis in die Axilla innerhalb eines von Faszie umgebenen **Perivaskulär- und Perineuralraums**. Der Raum kann für praktische Zwecke in folgender Weise unterteilt werden: Interskalenus-Raum, Subklavia-Perivaskulärraum, Axillaris-Perivaskulärraum.

Bei allen Plexus-brachialis-Blockaden wird das Lokalanästhetikum in einen dieser Perivaskulärräume injiziert. Hiernach kann der Plexus an folgenden Stellen geblockt werden:

— Paravertebral zwischen den Skalenusmuskeln: **Interskalenusblock**,
— auf der 1. Rippe: **supraklavikulärer Block**,
— unterhalb der Klavikula als **infraklavikuläre Blockade**,
— in der Achselhöhle: **axillärer Block**.

Warum werden verschiedene Zugangswege zum Plexus brachialis gewählt? Weil sich die einzelnen Blockadetechniken in Schwierigkeitsgrad, Kompli-

Tab. 24-2 Nervenversorgung der oberen Extremität

Nerv	Wurzel	Fasciculus	Sensorik	Motorik	Reaktion bei Nervenstimulation
Nn. supraclaviculares	C3/4 (Plexus cervicalis)	–	Schulter, Schlüsselbeingrube	–	
N. axillaris	C5/6	F. posterior	Seitenfläche von Schulter und Oberarm	M. teres minor	
N. cutaneus brachii medialis	C8/Th1	F. medialis	medialer Oberarm zwischen Achselhöhle und Ellenbogengelenk	–	
N. cutaneus antebrachii medialis	C8/Th1	F. medialis	mediale Beuge- und Streckseite des Unterarms	–	
N. musculocutaneus	C5–7	F. lateralis	lateraler Unterarm, Daumenballen	Oberarmbeuger: Mm. biceps brachii, coracobrachialis, brachialis	Beugung Ellenbogen, Supination Unterarm
N. radialis	C5–8	F. posterior	Streckseite Oberarm, Unterarm und radialer Handrücken	Oberarm-, Unterarm- und Handstrecker	Streckung Ellenbogen, Hand, Finger
N. medianus	C6–Th1	F. lateralis und medialis (Medianusschlinge)	Beugeseite Finger D1 bis zur Hälfte von D4	Pronatoren, Unterarmbeuger, M. opponens pollicis, Beugung Finger D1–D3	Pronation Unterarm, Beugung Handgelenk, Beugung Daumen, Zeige- und Mittelfinger
N. ulnaris	C8/Th1	F. medialis	Hand ulnar: Hälfte von D4–D5 dorsal: Hälfte von D3–D5	Beuger der Fingergrundgelenke, Daumenadduktoren	Beugung Finger, Adduktion von Daumen und Kleinfinger

4 Nervenblockaden der oberen Extremität 24

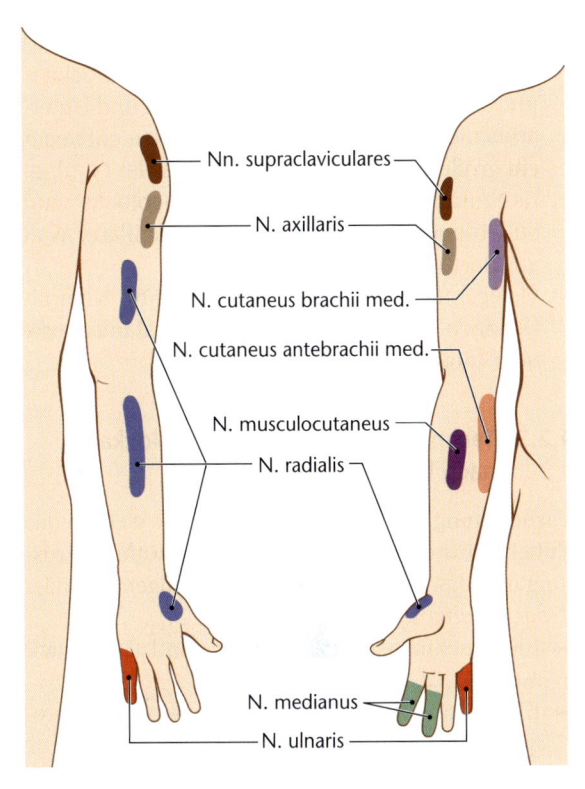

Abb. 24-4a Plexus brachialis.
Autonomgebiete der Nerven des Armes und der Hand.

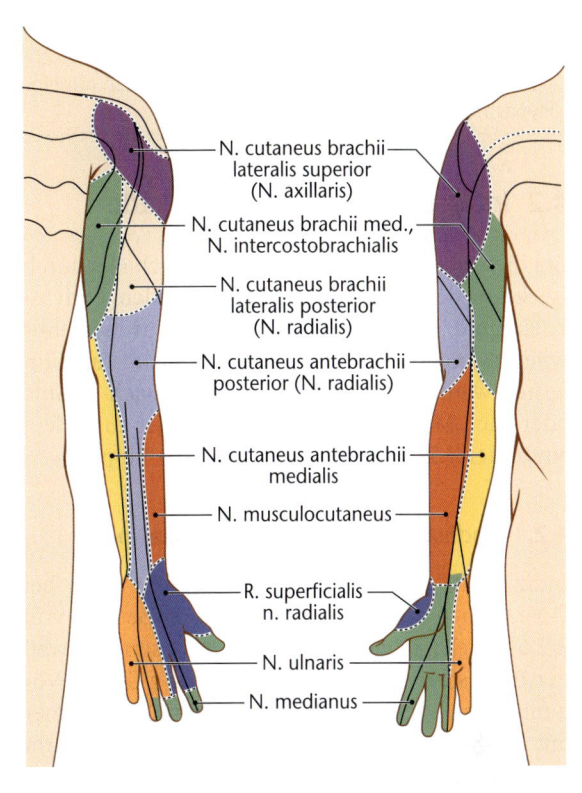

Abb. 24-4b Plexus brachialis.
Versorgungsgebiete der Nerven des Armes und der Hand.

kationsmöglichkeiten und Anästhesieausdehnung unterscheiden.

Innervationsgebiet des Plexus brachialis. Der Plexus brachialis versorgt die gesamte obere Extremität motorisch und zum größten Teil auch sensorisch (▶ Tab. 24-2). Nur die Haut im Bereich der Schulter wird von absteigenden Ästen des Plexus cervicalis versorgt, der hintere mediale Oberarm bis nahe zum Ellenbogen von Ästen des 2. Interkostalnervs (Th2). Der Unterarm wird sensorisch vom N. radialis, N. cutaneus antebrachii medialis und N. musculocutaneus versorgt, die Hand von Nn. radialis, medianus und ulnaris (▶ Abb. 24-4a bis c).

Autonomgebiet und Maximalgebiet. Bei der Überprüfung der Blockadewirkung muss zwischen dem Autonomgebiet und dem Maximalgebiet eines Nervs unterschieden werden, um eine Fehleinschätzung zu vermeiden. Die Versorgungsgebiete der einzelnen Nerven überlagern sich in ihren Randgebieten. Das Autonomiegebiet (siehe Abb. 24-4a) bezeichnet das von einem Nerv *allein* innervierte Gebiet, das Maximalgebiet (siehe Abb. 24-4b) hingegen das gesamte vom Nerv versorgte Areal – zusammen mit dem von den Nachbarnerven mitversorgten Bereich.

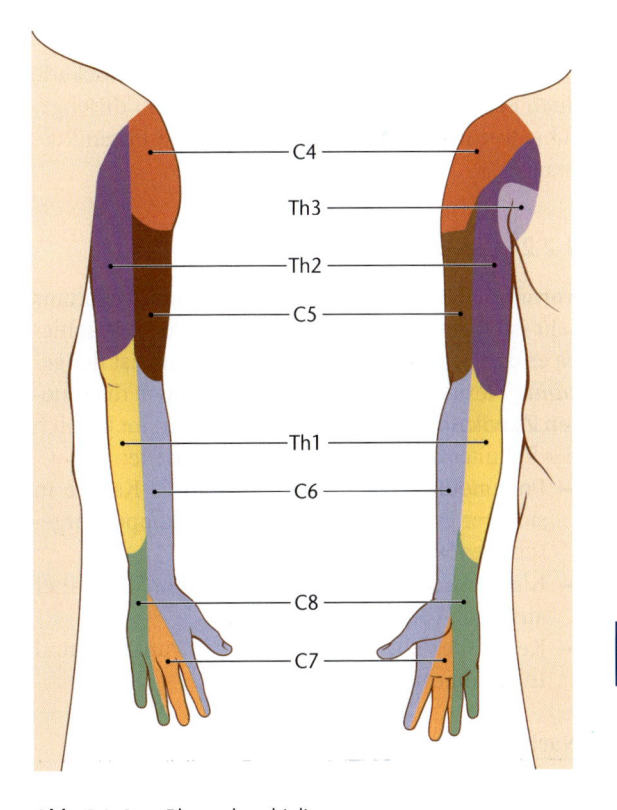

Abb. 24-4c Plexus brachialis.
Segmentale Hautinnervation (Dermatome) des Armes und der Hand. Nervale Versorgung von Arm und Hand.

Klinische Anästhesie

633

24 Periphere Nervenblockaden

! Wird ein einzelner Nerv blockiert, so besteht im Autonomgebiet eine Anästhesie, in den Randbezirken nur eine Hypästhesie.

4.2 Interskalenäre Plexusblockade

Bei dieser Technik wird der Plexus brachialis durch Injektion des Lokalanästhetikums in den Perivaskulär- und Perineuralraum zwischen M. scalenus anterior und M. scalenus medius geblockt. Am häufigsten werden die vorderen Zugänge nach Winnie oder nach Meier angewandt. Möglich ist außerdem ein hinterer Zugang in Seitenlage nach Pippa.

4.2.1 Indikationen und Kontraindikationen

Indiziert ist der Interskalenusblock vor allem bei Operationen oder Manipulationen im Bereich von Schultergelenk und Schlüsselbein, besonders weil der **Plexus cervicalis** bei Verwendung größerer Volumina des Lokalanästhetikums (40 ml) fast immer mit ausgeschaltet wird. Operationen an Oberarm (ausgenommen Innenseite) sowie Unterarm und Hand sind jedoch ebenfalls möglich, wobei häufig im Bereich von C8 und Th1 keine ausreichende Anästhesie erzielt wird.

Die **Kontraindikationen** entsprechen weitgehend denen des *supraklavikulären* Blocks; die Pneumothoraxgefahr ist gering, so dass die Blockade auch bei Patienten mit Lungenemphysem durchgeführt werden kann (jedoch Vorsicht, da Phrenikusparese).

4.2.2 Vor- und Nachteile

Vorteile. Da die Injektion des Lokalanästhetikums sehr nahe am Ursprung der Äste des Plexus brachialis erfolgt, wird bei richtiger Technik zumeist der *gesamte* Plexus anästhesiert, zusätzlich noch die **unteren Zervikalnerven**, so dass Operationen im Bereich der Schulter möglich sind. Weitere Vorteile:
- Pneumothoraxgefahr gering, weil die Kanüle in sicherer Entfernung von der Pleurakuppel vorgeschoben wird.
- Klare anatomische Orientierungspunkte, daher auch bei Adipösen durchführbar.
- Keine spezielle Lagerung für die Punktion und Injektion erforderlich.

Nachteile:
- Für eine wirksame Blockade müssen zuvor **Parästhesien** unterhalb der Schulter ausgelöst werden, wenn kein Nervenstimulator zur Verfügung steht.

- Häufig werden die unteren Fasern des Plexus (Wurzel von Th1) nicht entsprechend blockiert und so der mediale Bereich des Ober- und Unterarms nicht anästhesiert. Dann müssen entweder ein größeres Volumen injiziert oder der N. ulnaris zusätzlich am Ellenbogen geblockt und außerdem für die Blutleere ein subaxillärer Wall angelegt werden.
- Gelegentlich können schwerwiegende Komplikationen auftreten: **hohe Periduralanästhesie oder totale Spinalanästhesie.**

4.2.3 Technik der interskalenären Blockade nach Winnie

Vorbereitung und Zubehör. Zunächst werden das Zubehör für die Blockade sowie die Notfallausrüstung und das Zubehör für eine evtl. Allgemeinanästhesie bereitgestellt.
- Blutdruckmanschette anlegen und Blutdruck messen.
- EKG-Monitor anschließen; Ausgangsherzfrequenz ermitteln.
- Pulsoxymeter anschließen und Ausgangswert feststellen.
- Venenkanüle an der kontralateralen oberen Extremität einführen und Infusionslösung anschließen.

Zubehör für die interskalenäre Plexusblockade:
- Stimulationskanüle, 5–6 cm
- bei kontinuierlicher Technik: Plexuskatheter + Stimulationskanüle, evtl. mit Pencil-Point-Schliff
- Nervenstimulator
- 10-ml-Spritzen
- Lokalanästhetikum, 20–30 ml
- Desinfektionsmittel
- Lochtuch
- sterile Handschuhe
- Kompressen
- Venenkanüle
- Infusionslösung
- NIBP, EKG-Monitor, Pulxoxymeter
- i. v. Anästhetikum, Muskelrelaxans
- Intubationszubehör, Narkosegerät
- Notfallmedikamente

Lagerung des Patienten. Der Patient liegt auf dem Rücken, der Nacken verläuft gerade, der Kopf wird leicht zur Gegenseite gedreht, die Arme sind angelegt, die Schultern werden, wie beim supraklavikulären Block, leicht nach unten gedrückt.

4 Nervenblockaden der oberen Extremität

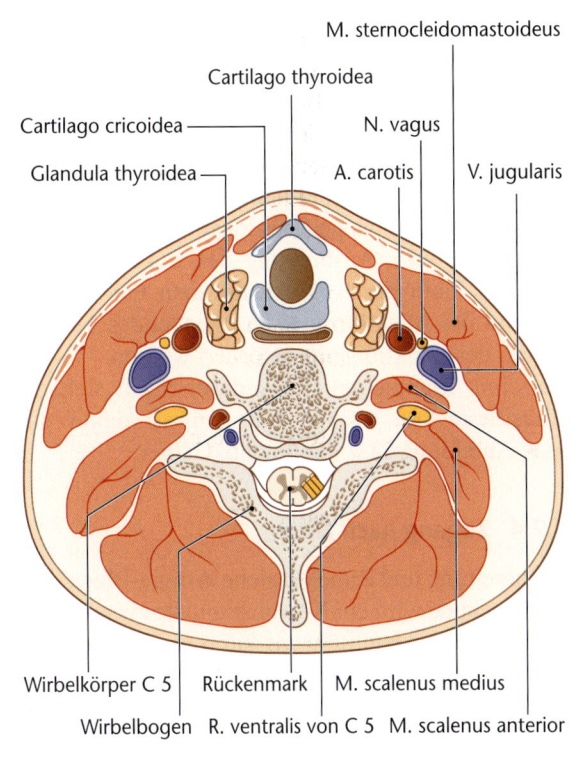

Abb. 24-5 Transversalschnitt durch den Hals in Höhe des 6. Halswirbels; Topographie des Plexus brachialis.

Abb. 24-6 Interskalenärer Plexusblock nach Winnie. Der Plexus tritt zwischen M. scalenus anterior und M. scalenus medius, also in der Skalenuslücke, aus. Der Punktionsort befindet sich in der Lücke, direkt gegenüber dem Querfortsatz des 6. Halswirbels. Stichrichtung ist der Querfortsatz.

Anatomische Beziehungen. Nach ihrem Austritt aus den Foramina intervertebralia verlaufen die Äste des Plexus brachialis in einer Furche des Processus transversus der Halswirbel. Diese Furche trennt den Querfortsatz in ein Tuberculum anterius und posterius, die der Ansatz für die Mm. scaleni anterior und medius sind. Vom Querfortsatz verlaufen die Nervenwurzeln in den **interskalenären oder paravertebralen Raum** zwischen Mm. scaleni anterior und medius. In diesen Raum wird das Lokalanästhetikum injiziert (▶ Abb. 24-5).

Zunächst orientiert sich der Anästhesist über die anatomischen Beziehungen:

- Der Patient wird aufgefordert, den Kopf anzuheben, damit der Hinterrand des *M. sternocleidomastoideus* palpiert werden kann.
- Dann wird die **Skalenuslücke** zwischen dem M. scalenus anterior und dem M. scalenus medius mit den sich hin- und herbewegenden Fingern palpiert. Hilfreich ist hierbei das Fühlen der pulsierenden A. subclavia, die unterhalb der Trunci durch die Skalenuslücke zieht.
- Danach wird die Skalenuslücke markiert und eine **Verbindungslinie vom Schildknorpel** des Kehlkopfes **zur Skalenuslücke** gezogen (▶ Abb. 24-6).
- Des Weiteren sollte der Querfortsatz von C6 mit seinen Tubercula anterius und posterius getastet werden.

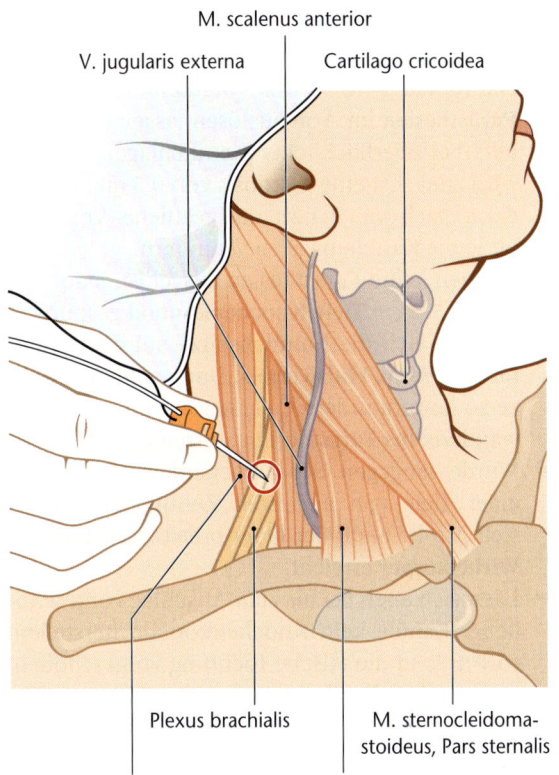

Punktionsort ist der Schnittpunkt der Verbindungslinie mit der Skalenuslücke. Er liegt direkt gegenüber dem 6. Halswirbelquerfortsatz.

Punktion und Injektion. Für die Blockade des rechten Armes stellt sich der Anästhesist an das Kopfende des Tisches, für die Blockade des linken Armes an die Schulter des Patienten. Nach Desinfektion des Punktionsgebietes und Abdecken wird der Patient über die zu erwartenden Parästhesien aufgeklärt.

- Zunächst Anlegen einer Hautquaddel am Punktionsort.
- Dann wird die Stimulationskanüle durch die Quaddel in einer nahezu parallelen Richtung zum Boden der Furche in Richtung auf den Querfortsatz des 6. Halswirbels vorgeschoben, während Zeige- und Mittelfinger weiterhin die Skalenuslücke palpieren. Die Stichrichtung verläuft 45° nach kaudal und 45° nach dorsal (siehe Abb. 24-6). Bei zu flacher Stichrichtung wird der N. phrenicus stimuliert (sichtbare ipsi-

24 Periphere Nervenblockaden

laterale Zwerchfellkontraktionen). Dann muss die Kanülenspitze nach dorsal abgesenkt werden.
- Die Kanüle wird so weit vorgeschoben, bis sich **Parästhesien** im Arm auslösen lassen (meist bereits bei oberflächlicher Kanülenlage). Danach wird zunächst eine Testdosis von 0,5 ml injiziert, dann nach ca. 2 min das restliche Volumen, ohne die Kanülenlage zu verändern.
- Wurden keine Parästhesien ausgelöst, jedoch in etwa **1,5–2 cm Tiefe Knochenkontakt** gespürt, so befindet sich die Kanülenspitze auf dem **Querfortsatz des 6. Halswirbels.** Dann sollte die Spitze so lange auf dem Querfortsatz hin- und herwandern, bis Parästhesien auftreten.
- Wurde hingegen der Knochenkontakt erst in einer Tiefe von mehreren Zentimetern hergestellt, so ist nicht der Querfortsatz, sondern der **Wirbelkörper** erreicht.
- Lässt sich auch bei bis zum Anschlag vorgeschobener Kanüle kein Knochenkontakt herstellen, so wurde in die falsche Richtung vorgeschoben. Dann muss die Kanüle neu eingeführt und in veränderter Richtung vorgeschoben werden.

Bei der Injektion des Lokalanästhetikums sollte Folgendes beachtet werden:
- Vor der Injektion muss immer aspiriert werden: Lässt sich **Blut** aspirieren, so befindet sich die Kanüle wahrscheinlich in der A. vertebralis, lässt sich hingegen **klare Flüssigkeit** (= Liquor) aspirieren, so wurde der **Subarachnoidalraum** punktiert.
- Die erforderliche Menge beträgt zwischen 10 und 40 ml, je nach gewünschter Anästhesieausdehnung.
- Mit 20 ml und weniger wird gewöhnlich keine ausreichende Anästhesie des Unterarms erreicht.
- 40 ml führen zu einer kompletten Blockade des Plexus brachialis und des Plexus cervicalis.
- Die *kraniale* Ausbreitung des Lokalanästhetikums kann durch Druck mit dem Finger während der Injektion und anschließendes Massieren des Injektionsorts gefördert werden.

Bei einer kompletten Blockade erstreckt sich die **Anästhesie von C4–Th1** und umfasst damit das in ▶ Abbildung 24-7 dargestellte Gebiet.

4.2.4 Zugang nach Meier

Vorbereitung und Zubehör siehe Winnie-Block. Für die Blockade wird ein Nervenstimulator verwendet. Bei korrekter Durchführung kann ein Pneumothorax sicher vermieden werden.

Lagerung des Patienten. Der Patient liegt auf dem Rücken, der Kopf wird leicht zur Gegenseite gedreht; die Arme sind angelegt.

Punktionsort. Die Einstichstelle befindet sich kranial der von Winnie angegebenen (▶ Abb. 24-8).

- Zunächst orientiert sich der Anästhesist über die anatomischen Beziehungen wie für den Winnie-Block beschrieben.
- Palpation der Skalenuslücke posterolateral vom M. sternocleidomastoideus. Ist die Lücke nicht zu tasten, kann hilfsweise in Höhe des Ringknorpels eine 3 cm lange horizontale Linie von der Mitte des M. sternocleidomastoideus nach lateral gezogen werden: Am Endpunkt der Linie befindet sich die Skalenuslücke.
- Die Einstichstelle ergibt sich aus der Schnittstelle einer horizontalen Linie etwa 2 cm oberhalb des Ringknorpels; punktiert wird in Richtung Skalenuslücke; der Stichwinkel beträgt ca. 30° zur Haut; die Nadelspitze erreicht nach 2,5 bis maximal 5 cm den Plexus brachialis. Die Perforation der Fascia praevertebralis wird oft als „Klick" verspürt.
- Als motorische Reaktion auf Nervenstimulation wird eine Kontraktion des M. deltoideus oder des M. biceps angestrebt. Eine Reaktion der Hand ist nicht erforderlich.
- Bei Zwerchfellzuckungen (N. phrenicus) liegt die Kanüle zu weit medial vorn und muss nach lateral und hinten korrigiert werden. Bei Stimulation des N. suprascapularis (Mm. supra- und

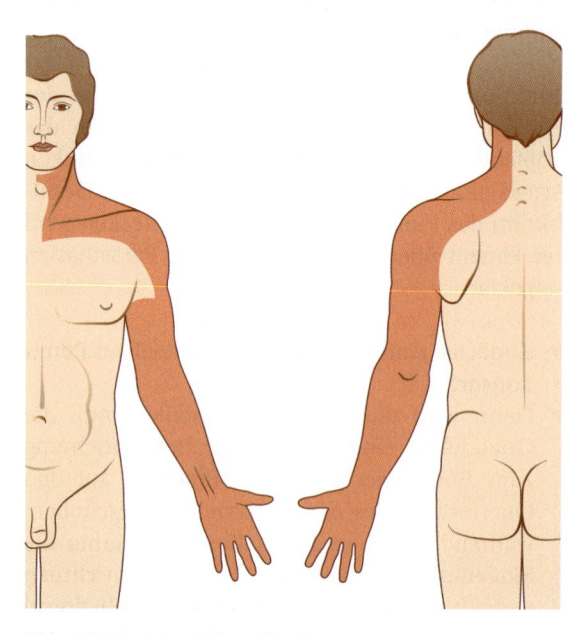

Abb. 24-7 Interskalenusblock. Anästhesieausbreitung.

infraspinatus mit Außenrotation und Abduktion der Schulter) befindet sich die Kanüle am äußeren Rand des Plexus brachialis und muss evtl. in medialer Richtung korrigiert werden.
- Bei korrekter Kanülenlage kann die Blockade durch Einzelinjektion oder nach entsprechender Platzierung über einen Katheter erfolgen. Bei der Kathetertechnik sollte der Katheter nicht mehr als 3–4 cm über die Kanülenspitze vorgeschoben werden.

Anästhesieausbreitung siehe Abbildung 24-7.

4.2.5 Nebenwirkungen und Komplikationen

Die wichtigsten Komplikationen des Interskalenusblocks sind:
— Ipsilaterale Phrenikusparese (Häufigkeit 100%),
— Horner-Syndrom,
— hohe Periduralanästhesie,
— totale Spinalanästhesie,
— Pneumothorax,
— Injektion des Lokalanästhetikums in die A. vertebralis: sofort ZNS-Symptome,
— Blockade von N. vagus, N. recurrens sowie sympathischer zervikaler Nerven.

Von größter praktischer Bedeutung sind hierbei wegen ihres lebensbedrohlichen Charakters die **hohe Periduralanästhesie** und die **totale Spinalanästhesie** sowie der generalisierte Krampfanfall durch Injektion des Lokalanästhetikums in die A. vertebralis. Zeichen und Sofortbehandlung siehe Kapitel 22. In sehr seltenen Fällen kann das Lokalanästhetikum bei flachen Wirbelkörpern auf die Gegenseite strömen und zu einer unerwünschten Mitblockade des anderen Armes führen.

4.3 Supraklavikuläre Plexusblockade (Kulenkampff und Varianten)

Bei dieser ältesten Plexusanästhesie werden die drei Stämme des Plexus brachialis in ihrem Verlauf über der *1. Rippe* blockiert.

4.3.1 Indikationen

Die supraklavikuläre Plexusblockade ist indiziert bei Operationen und Eingriffen an Hand, Unterarm, Oberarm und im Bereich des Schultergelenkes.

4.3.2 Kontraindikationen

Bei Patienten mit folgenden Merkmalen ist die supraklavikuläre Technik ungeeignet:
— Mangelhafte Kooperation,

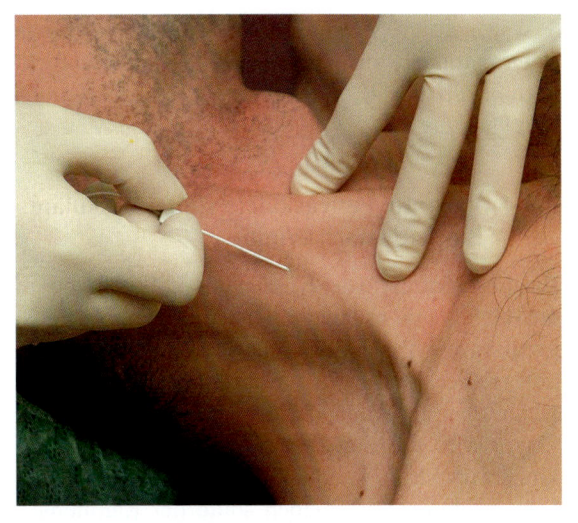

Abb. 24-8 Interskalenärer Block nach Meier. Einstichstelle: Hinterrand des M. sternocleidomastoideus, 2 cm oberhalb des Ringknorpels oder der Incisura thyroidea. Stichrichtung: im Verlauf der Skalenuslücke nach lateral und kaudal; Stichwinkel ca. 30° zur Haut.

— wenn Muskeln und Knochen nicht zu erkennen sind,
— Lungenerkrankungen (wegen der Gefahr von Pneumothorax und/oder Phrenikusparese), kontralateraler Lobektomie oder Pneumektomie,
— Gerinnungsstörungen.

Auch sollte das Verfahren vom Anfänger nicht ohne Anleitung durchgeführt werden.

4.3.3 Vor- und Nachteile

Vorteile. Da der Plexus an einer Stelle geblockt wird, an der die drei Stämme ganz dicht beieinander liegen, tritt die Blockade meist rasch ein und erfasst gewöhnlich den gesamten Plexus, ohne einzelne Nervenäste auszulassen. Des Weiteren ist von Vorteil, dass der Arm für die Blockade nicht speziell gelagert werden muss.

Nachteile. Eine wirksame Blockade *aller* Stämme des Plexus ist nur zu erreichen, wenn beim Aufsuchen (sehr unangenehme) **Parästhesien** ausgelöst werden, denn beim supraklavikulären Plexusblock gilt der Grundsatz:

! Ohne Parästhesien keine Anästhesie!

Beim Einsatz eines **Neurostimulators** ist jedoch das Auslösen von Parästhesien nicht erforderlich. Muskelkontraktionen des Arms zeigen die korrekte Kanülenlage an. Die hierfür erforderliche Technik ist schwierig und erfordert Geschick und Erfahrung; außerdem besteht die Gefahr des **Pneumothorax.**

Wegen der größeren Komplikationsrate (vor allem Pneumothorax) im Vergleich mit anderen Techniken wird der Kuhlenkampff-Block kaum noch durchgeführt.

4.3.4 Variante: Perivaskuläre supraklavikuläre Blockade nach Winnie

Bei dieser Variante der Kuhlenkampff-Technik wird die Gefäßnervenscheide tangential zur Verlaufsrichtung der Faszikel des Plexus brachialis punktiert, daher ist die Pneumothoraxgefahr geringer. Nach Identifizierung der Skalenuslücke mit dem Finger wird die Kanüle unmittelbar oberhalb des Fingers in strikt kaudale Richtung eingestochen; beim weiteren Vorschieben sollte der Kanülenansatz der Haut des Halses anliegen: Hierzu muss die Kanüle zwischen Daumen und Zeigefinger gehalten werden. Die Kanüle wird langsam in kaudaler Richtung so weit vorgeschoben, bis Parästhesien unterhalb der Schulter, d. h. im Arm auftreten. Dann ist die Gefäßnervenscheide erreicht, und das Lokalanästhetikum kann injiziert werden. Treten hingegen Parästhesien in der Schulter auf, so liegt die Kanüle nicht korrekt, und das Lokalanästhetikum darf nicht injiziert werden. Werden die Faszikel nicht getroffen, so gelangt die Kanüle beim Vorschieben auf die 1. Rippe, an der die Skalenusmuskeln ansetzen. Wird die A. subclavia punktiert, so liegt die Kanüle zu weit vorn und muss zurückgezogen, dann mehr dorsalwärts vorgeschoben werden.

Bei korrekter Lage der Kanüle reichen gewöhnlich 20 ml Lokalanästhetikum für eine effektive Blockade aus, da der gesamte Plexus hier in einem engen Bereich verläuft. Bei höherer Punktion ist allerdings ein größeres Volumen von ca. 40 ml erforderlich.

4.3.5 Variante: Senkblei-Technik

Im Gegensatz zur Kuhlenkampff-Technik wird hierbei die Kanüle in einem Winkel von 90° – wie ein über der Punktionsstelle versenktes Blei – eingeführt und gelangt so bei den meisten Patienten in Kontakt mit dem Plexus brachialis, ohne dass die 1. Rippe erreicht wird. Die Punktionsstelle befindet sich unmittelbar oberhalb der Klavikula am lateralen Ansatz des M. sternocleidomastoideus. Die Kanüle wird in der parasagittalen Ebene in einem Winkel von 90° zum Kopfende des Tisches vorgeschoben. Treten beim ersten Vorschieben keine Parästhesien im Arm auf, wird die Kanüle erneut eingeführt und in sehr kleinen Schritten in einem Bogen von ca. 20° nach kaudal vorgeschoben. Das Lokalanästhetikum sollte erst dann injiziert werden, wenn Parästhesien unterhalb des Ellenbogens ausgelöst werden; für eine ausreichende Blockade sind 15–30 ml erforderlich. Wichtigste – wenngleich seltene – Komplikation ist der Pneumothorax, weitere, allerdings sehr häufige Komplikationen sind die Phrenikusparese und das Horner-Syndrom.

4.4 Vertikale infraklavikuläre Plexusblockade (VIP)

Bei diesem Verfahren wird der Plexus brachialis in seinem Verlauf unter der Klavikula, etwa in der Medioklavikularlinie im Bereich des Trigonum clavipectorale, blockiert. Im Gegensatz zum axillären Plexus und zu früher beschriebenen infraklavikulären Techniken (Raj, Sims) ist für die Punktion eine Abduktion des Oberarmes nicht erforderlich; auch werden die beim axillären Block nicht immer auszuschaltenden Nn. musculocutaneus und radialis vermutlich häufiger blockiert, da das Lokalanästhetikum oberhalb von deren Abgang injiziert wird. Des Weiteren ist bei erfolgreicher Blockade gewöhnlich keine zusätzliche Anästhesie des Oberarms für das Anlegen der Blutsperre erforderlich. Allerdings wird unter Umständen der mediale Faszikel nicht ausreichend geblockt, erkennbar an einer fehlenden oder ungenügenden Anästhesie der Nn. ulnaris, cutaneus brachii und antebrachii medialis sowie einer Teilblockade des N. medianus.

Anatomische Beziehungen. Im Bereich des Trigonum clavipectorale, unmittelbar unterhalb der Klavikula, verlaufen die drei Faszikel des Plexus brachialis dicht beieinander, ihrem Namen entsprechend lateral, medial und posterior der V. und A. axillaris (siehe Abbildung 24-2b). Eine derbe Faszienhülle ist nicht vorhanden, vielmehr werden die einzelnen Bündel von dünnem Bindegewebe umgeben.

Punktionsstelle. Um die richtige Punktionsstelle zu finden, müssen zunächst die Knochenleitpunkte genau bestimmt werden (▶ Abb. 24-9a). Hierzu werden entweder das Sternoklavikulargelenk und das Akromioklavikulargelenk oder das Akromion und die Oberkante des Sternums in der Fossa jugularis getastet und markiert. Dabei sollten die Klavikula nach lateral abgetastet und der Arm bewegt werden, um Verwechslungen des Akromions mit dem Humeruskopf oder dem Processus coracoideus zu vermeiden; sicherheitshalber kann auch die Spina scapulae nach lateral verfolgt werden. Danach wird die Strecke zwischen den beiden Knochenpunkten vermessen und ihr Mittelpunkt als Einstichstelle markiert.

4 Nervenblockaden der oberen Extremität

> Für eine erfolgreiche Blockade muss der mediale Faszikel sicher stimulierbar sein, weil wegen des Fehlens einer derben Gefäßnervenscheide das Anästhetikum vermutlich leicht in das umgebende Gewebe fließen kann.

Durchführung der Blockade:

- Lagerung des Patienten auf dem Rücken mit angelegtem Arm.
- Markieren der oben beschriebenen Punktionsstelle.
- Steriles Abdecken und Lokalanästhesie der Punktionsstelle.
- Dann *langsames* Vorschieben der Stimulationsnadel in streng senkrechter (vertikaler) Richtung unter kontinuierlicher Aspiration (▶ Abb. 24-9b).
- Tritt in ca. 3 cm Tiefe Muskelzucken auf, wird die Nadel in dieser Position fixiert und der zuckende Muskel identifiziert: Oberarm–Unterarm–innen–außen. Zuckungen der Finger zeigen die richtige Lage der Kanülenspitze an (Fasciculus medialis), Zuckungen des M. triceps brachii entstehen durch Stimulation des Fasciculus posterior. In diesem Fall muss die Nadel in medialer Richtung geführt werden. Bei Aspiration von Blut: zu weit mediale Punktion. Kanüle zurückziehen und 1 cm weiter lateral vorschieben.
- Bei korrekter Nadelspitze Injektion von 50 ml Lokalanästhetikum.
- Bei **kontinuierlicher Technik:** Vorschieben des Katheters ca. 5 cm über die Kanülenspitze hinaus (Abstand zur Haut ca. 10 cm). Dosierung: Bupivacain 0,25% 5–15 ml/h.

Komplikationen und Gefahren. Die wichtigsten Gefahren sind die intravasale Injektion des Lokalanästhetikums und die Verletzungen der Pleura mit Pneumothorax bzw. der A. und V. axillaris mit Hämatothorax. Bei Störungen der Blutgerinnung sollte die Blockade nicht durchgeführt werden, da diese Gefäße bei einer Verletzung der Kompression nicht zugänglich sind. Ein Horner-Syndrom wurde bei 1–7% aller Patienten beschrieben.

Bewertung. Die mögliche Überlegenheit dieser Blockadetechnik (Versagerrate, Komplikationsrate) gegenüber der axillären Blockade ist bisher nicht hinreichend untersucht. Vorteile sind die etwas höhere Anästhesieausdehnung am Arm und die Punktion bei angelegtem Oberarm.

4.5 Axilläre Plexusblockade

Die axilläre Plexusblockade ist die einfachste und vermutlich am häufigsten angewandte Technik zur Blockade der Nerven des Arms. Die Anästhesie entsteht hierbei durch Injektion des Lokalanästhetikums in die **Gefäßnervenscheide** des Plexus brachialis im Bereich der Axilla.

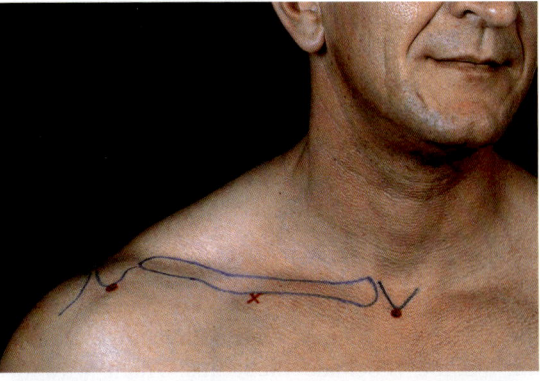

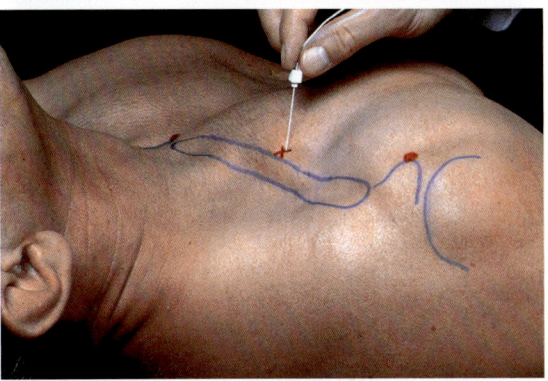

Abb. 24-9a und b Vertikale infraklavikuläre Plexusblockade (VIP).
a) Auffinden der Punktionsstelle: Zunächst werden Akromion und Sternumoberkante in der Fossa jugularis markiert, dann die Strecke zwischen beiden Knochenpunkten vermessen und deren Mittelpunkt als Einstichstelle markiert.
b) Langsames Vorschieben der Stimulationskanüle in streng senkrechter (= vertikaler) Richtung, bis Zuckungen der Finger auftreten.

4.5.1 Indikationen

Die axilläre Plexusblockade ist das Verfahren der Wahl für Eingriffe und Manipulationen am Arm im Bereich des Ellenbogens, des Unterarms und der Hand. Spezielle Kontraindikationen bestehen nicht.

4.5.2 Vor- und Nachteile

Vorteile. Einfache und sichere Anästhesiemethode für Operationen an Ellenbogen, Unterarm und Hand, ohne die größeren Komplikationsmöglichkeiten der anderen Plexusblockaden. Eine Pneumothoraxgefahr besteht nicht, die Blockade kann notfalls auch bei Gerinnungsstörungen durchge-

24 Periphere Nervenblockaden

führt werden. Somit ist die axilläre Plexusblockade besonders für **ambulante Patienten und Notfallpatienten** geeignet. Für die Injektion des Lokalanästhetikums können dünne Kanülen verwendet werden; Parästhesien müssen für eine wirksame Blockade nicht ausgelöst werden, so dass der axilläre Block auch gut bei **Kindern** durchgeführt werden kann (siehe Kap. 39).

Nachteile. Für chirurgische Eingriffe und Manipulationen an Oberarm und Schultergelenk reicht die axilläre Blockade nicht aus. Auch wird der **N. musculocutaneus,** der über den N. cutaneus lateralis einen ausgedehnten Bereich **an der Radialseite des Unterarms** versorgt, oft nicht ausgeschaltet, weil der Nerv die Gefäßnervenscheide bereits oberhalb der Injektionsstelle verlassen hat.

Von Nachteil ist auch, dass der Oberarm für die Blockade abduziert werden muss.

4.5.3 Technik der axillären Plexusblockade

Vorbereitung und Zubehör siehe supraklavikuläre Plexusblockade, Abschnitt 4.3.4.

Lagerung des Patienten. Der Arm des auf dem Rücken liegenden Patienten wird um 90° nach außen rotiert, der Unterarm nahe dem Kopf auf einem zusammengefalteten Laken gelagert. Einige Anästhesisten legen unmittelbar unterhalb der Punktionsstelle einen Stauschlauch an, um ein Abfließen des Lokalanästhetikums nach distal zu verhindern und ein Aufsteigen in die Axilla zum N. musculocutaneus zu begünstigen. Nach Untersuchungen von Winnie soll jedoch mit diesem Verfahren weder das Abfließen des Lokalanästhetikums verhindert noch die Anästhesieausdehnung verbessert werden. Von Nutzen ist aber die Kompression unterhalb der Punktionsstelle mit dem Finger.

Bestehen **Frakturen des Unterarms,** so müssen alle Lagerungsmaßnahmen mit großer Behutsamkeit durchgeführt werden.

Anatomische Beziehungen. In ▶ Abbildung 24-10 ist die Gefäßnervenscheide im Bereich der Axilla mit ihrem Inhalt dargestellt. Nach medial wird die Gefäßnervenscheide nur von Bindegewebe bedeckt, lateral befindet sich der Humerus. Die Scheide reicht bis wenige Zentimeter unterhalb der Axilla. In der Scheide liegen der N. medianus vor der A. axillaris, der N. ulnaris hinten und der N. radialis hinten und etwas seitlich. Der N. cutaneus antebrachii medialis und der N. cutaneus brachii medialis verlaufen medial zur Arterie, die V. axillaris oberhalb der Arterie. Der N. musculocutaneus befindet sich bereits nicht mehr in der Gefäßnervenscheide, sondern im M. coracobrachialis.

Die Scheide besteht aus multiplen Schichten von dünnem Bindegewebe, die den Gefäßnervenstrang umhüllen. Allerdings sind die Septen nicht vollständig, sondern weisen Öffnungen auf, so dass Verbindungen zwischen den einzelnen Kompartimenten der Nerven bestehen. Daher breitet sich das injizierte Lokalanästhetikum zwischen den Kompartimenten aus und erreicht rasch alle innerhalb der Scheide liegenden Nerven. Multiple Injektionen für die Plexusblockade haben somit wahrscheinlich keinen wesentlichen Einfluss auf die Qualität der Plexusblockade.

Punktion und Injektion. Für die Blockade des axillären Plexus werden verschiedene Methoden angegeben, nicht selten mit dem Tenor apodiktischer Gewissheit. Dabei hat sich gezeigt, dass in der Erfolgsrate kein wesentlicher Unterschied besteht. Aufgrund der zuvor beschriebenen anatomischen Verhältnisse genügt sehr wahrscheinlich die perivaskuläre Einzelinjektion des Lokalanästhetikums in die Gefäßnervenscheide.

▼ Für die Blockade des axillären Plexus stellt sich der Anästhesist jeweils an die betroffene Seite des Patienten.
▼ Nach Desinfektion und Abdecken der Punktionsstelle wird der Patient zunächst über mögliche **Parästhesien** aufgeklärt.

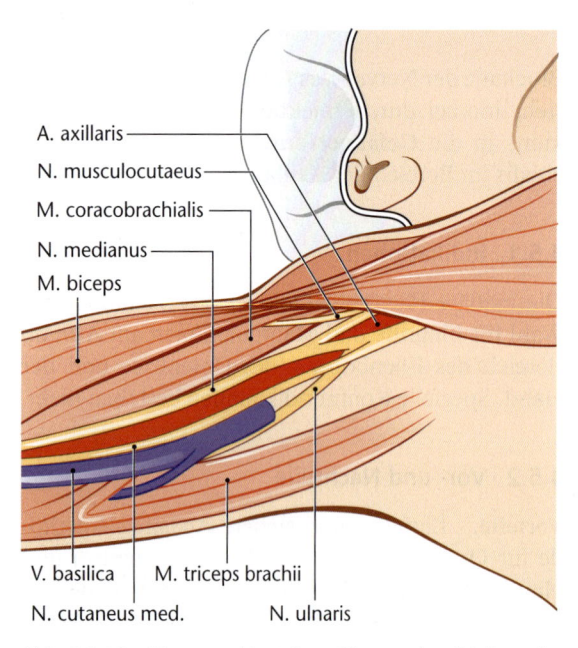

Abb. 24-10 Topographie des Plexus brachialis, der A. axillaris und benachbarter Strukturen.

4 Nervenblockaden der oberen Extremität 24

- Danach wird die **A. axillaris** so hoch wie möglich in der Axilla palpiert und dann mit dem Zeige- und Mittelfinger gegen den Humerus fixiert.
- Nun wird unmittelbar oberhalb der pulsierenden Arterie eine Hautquaddel gesetzt (bei Kindern entbehrlich, wenn dünne 24-G-Kanülen verwendet werden).
- Jetzt kann eine 23-G-Kanüle mit kurzer Spitze durch die Hautquaddel oberhalb der pulsierenden Arterie in Richtung Gefäßnervenscheide vorgeschoben werden. Punktiert wird nicht rechtwinklig zur Arterie, sondern in Längsrichtung nach proximal, damit beim weiteren Vorschieben die Scheide nicht gleich wieder verlassen und außerdem der Plexus möglichst weit in der Axilla erreicht wird, um den **N. musculocutaneus** mitzublocken (▶ Abb. 24-11).
- Die Gefäßnervenscheide ist erreicht, wenn
  - die Perforation des Bindegewebes durch die Kanülenspitze als „Ruck" verspürt wurde oder
  - Parästhesien auftreten oder
  - Blut aus der Kanüle zurückfließt oder
  - die losgelassene Kanüle pulssynchron oszilliert oder
  - mit dem Nervenstimulator entsprechende Muskelkontraktionen ausgelöst werden.

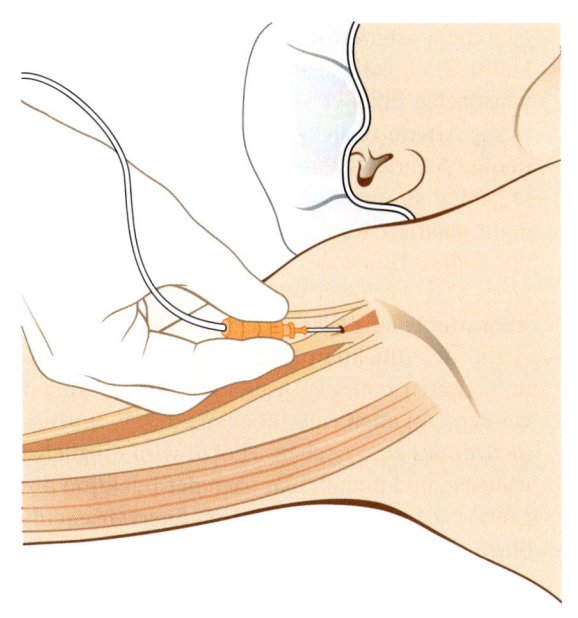

Abb. 24-11 Axilläre Plexusblockade.
Punktionstechnik: Palpation des Unterrandes des M. coracobrachialis mit dem Zeige- und Mittelfinger der linken Hand und Fixierung der A. brachialis gegen den Humerus. Die stumpfe Kanüle wird in Längsrichtung nach proximal in die Gefäßnervenscheide vorgeschoben. Das Lokalanästhetikum kann über eine mit der Kanüle verbundene Zuleitung von einem Helfer injiziert werden (Technik der immobilen Nadel).

Parästhesien sind ein sicheres Zeichen, dass die Kanüle in der Gefäßnervenscheide liegt; sie sind jedoch für eine wirksame Blockade nicht obligatorisch und werden von einigen Anästhesisten wegen der vermeintlichen Gefahr neurologischer Schäden abgelehnt. Einige Anästhesisten sichern die richtige Lage der Kanüle durch Injektion weniger Milliliter eiskalter Kochsalzlösung in die Gefäßnervenscheide: Hierbei treten unan*genehme Parästhesien* auf, nicht hingegen bei Fehllage der Kanüle. Thermische Schäden der Nerven sollen nicht zu befürchten sein.

Abfluss von Blut durch die Kanüle zeigt an, dass die Kanüle in der *A. oder V. axillaris* und damit in der Gefäßnervenscheide liegt. Die Kanüle wird dann entweder etwas zurückgezogen, bis die Spitze außerhalb des Gefäßes liegt, oder sie wird weiter vorgeschoben, bis sie das Gefäß auf der gegenüberliegenden Seite verlassen hat.

Freies Oszillieren der Kanüle zeigt an, dass die Spitze unmittelbar neben der Arterie und damit wahrscheinlich (jedoch nicht mit letzter Sicherheit!) in der Gefäßnervenscheide liegt.

Die **Penetration der Gefäßnervenscheide** ist besser zu verspüren, wenn eine relativ stumpfe Kanüle mit kurzer Spitze verwendet wird.

— Liegt die Kanüle sicher in der Gefäßnervenscheide, so wird nach Aspiration das Lokalanästhetikum injiziert, ohne die Lage der Kanülenspitze zu verändern. Hierbei muss ein *leichter* Widerstand zu verspüren sein: „Butterweiche" Injektion weist auf eine Fehllage der Kanüle hin.

! Für eine komplette Blockade des Plexus brachialis sind beim Erwachsenen etwa 30–40 ml Lokalanästhetikum erforderlich, bei Kindern 10–20 ml.

— Einige Anästhesisten wenden beim axillären Plexusblock auch eine **Doppelinjektionstechnik** an. Hierbei werden zunächst 10–15 ml Lokalanästhetikum *oberhalb* der A. axillaris in die Gefäßnervenscheide injiziert und unmittelbar anschließend, nach erneuter Punktion der Gefäßnervenscheide, diesmal jedoch *unterhalb* der Arterie, weitere 15–30 ml. Durch dieses Vorgehen sollen Lokalanästhetikum eingespart und die Versagerquote aufgrund von Fehlpunktionen vermindert werden.

— Alternativ kann auch der **transarterielle Zugang** gewählt werden: Hierbei wird die Arterie direkt unter kontinuierlicher Aspiration punktiert, dann die Kanüle so weit vorgeschoben, bis kein

Blut mehr aspiriert werden kann. Dann wird die Hälfte des Lokalanästhetikums in die Gefäßnervenscheide injiziert, danach die Kanüle wieder in die Arterie zurückgezogen, erkennbar am erneuten Aspirieren von Blut. Nun wird die Kanüle gerade so weit zurückgezogen, bis kein Blut mehr aspiriert werden kann, und anschließend die andere Hälfte des Lokalanästhetikums injiziert. Das Auslösen von Parästhesien ist beim transarteriellen Zugang nicht erforderlich.

— Nach der Injektion des Lokalanästhetikums muss dessen zentrale Ausbreitung aktiv gefördert werden, um auch eine Blockade des *N. musculocutaneus* zu erreichen. Hierzu wird möglichst während und unmittelbar nach der Injektion des Lokalanästhetikums die **Gefäßnervenscheide** distal der Kanüle mit den Fingern abgedrückt und außerdem der Arm sofort nach der Injektion an den Körper gelegt. Die **Adduktion des Armes** fördert nach Winnie die zentralwärts gerichtete Ausbreitung des Lokalanästhetikums, während starke Abduktion des Oberarmes die proximale Ausbreitung durch Druck des Humerus auf den Plexus behindert. Andererseits kann der sensible Endast des N. musculocutaneus (des N. cutaneus antebrachii lateralis) auf einfache Weise im Bereich der Ellenbeuge blockiert werden (siehe Abschnitt 4.5.5).

Nach vollständigem Wirkungseintritt des axillären Blocks ergibt sich die in ▶ Abbildung 24-12 dargestellte **Anästhesieausbreitung**. Ist für die Operation eine **Blutleere** erforderlich, so muss meist zusätzlich ein **subkutaner Ringwall** mit 10 ml Lokalanästhetikum am Oberarm angelegt werden.

Kontinuierliche Plexusblockade. Für länger dauernde Eingriffe oder zur postoperativen Schmerzbehandlung kann der Plexus brachialis bei allen beschriebenen Techniken auch kontinuierlich blockiert werden, und zwar entweder über eine Kunststoffverweilkanüle oder einen in die Gefäßnervenscheide vorgeschobenen Kunststoffkatheter. Auch wird mit beiden Verfahren die Anästhesieausbreitung im axillären Bereich verbessert und dadurch eine Staumanschette für die Blutleere im Oberarmbereich toleriert.

▼ Zunächst Punktion der Gefäßnervenscheide unter *aseptischen Bedingungen* mit einer 18-G-Kanüle und aufgesetzter 5-ml-Kochsalzspritze parallel zum Verlauf der A. axillaris in einem Winkel von etwa 30–40° unter ständigem Druck auf den Spritzenstempel. Das Durchdringen der bindegewebigen Gefäßnervenscheide ist gewöhnlich als deutlicher Widerstandsverlust zu spüren. Parästhesien können ebenfalls auftreten.

▼ Anschließend Vorschieben der Kunststoffkanüle zentralwärts in den Perivaskulärraum über die Metallkanüle; danach Entfernen der Metallkanüle und Injektion weniger Milliliter eiskalter Kochsalzlösung zur Sicherung der richtigen Kanülenlage (Auftreten von Parästhesien). Alternativ: Einsatz eines Nervenstimulators.

▼ Für das weitere Vorgehen ergeben sich zwei Möglichkeiten:
— Sichere Fixierung der Kunststoffkanüle und Injektion des Lokalanästhetikums, dabei Abdrücken der Gefäßnervenscheide distal der Injektionsstelle und Adduktion des Oberarms.
— Vorschieben eines Kunststoffkatheters etwa 3–4 cm in die Gefäßnervenscheide, danach Entfernen der Kunststoffkanüle und sichere Fixierung des Katheters; anschließend, nach Aspiration, langsame Injektion des Lokalanästhetikums unter distaler Kompression der Injektionsstelle und Adduktion des Armes. Dosierung: Bupivacain 0,25% 5–15 ml/h.

4.5.4 Komplikationen

Wichtigste Komplikation ist die versehentliche **intravasale Injektion** des Lokalanästhetikums. Zeichen und Behandlung siehe Kapitel 8.

Durch **Punktion der Arterie mit Hämatombildung** kann die Ausbildung des axillären Blocks beeinträchtigt werden.

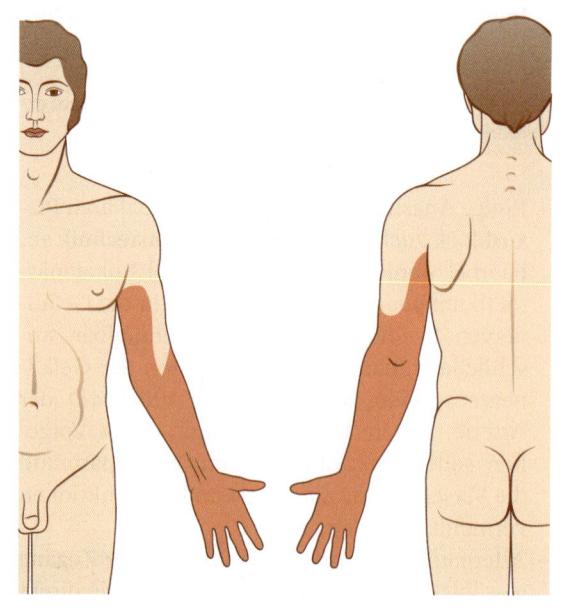

Abb. 24-12 Axilläre Plexusblockade. Anästhesieausbreitung.

4 Nervenblockaden der oberen Extremität 24

Traumatische Nervenschäden sind zumeist vermeidbar, wenn keine spitzen scharfen Kanülen verwendet werden und außerdem eine intraneurale Injektion des Lokalanästhetikums vermieden wird.

4.5.5 Blockade des N. musculocutaneus zur Vervollständigung des axillären Plexusblocks

Der N. musculocutaneus wird gewöhnlich blockiert, um eine unvollständige axilläre Plexusblockade zu ergänzen. Eine davon unabhängige Blockade, auch in Kombination mit einem Radialisblock, ist aber ebenfalls möglich. Zwei Blockadetechniken sind möglich:
— Blockade des Nervenstammes im M. coracobrachialis,
— Blockade des N. cutaneus antebrachii lateralis in der Ellenbeuge lateral der Bizepssehne oder zwischen M. brachialis und M. biceps.

Anatomie. Der Nerv stammt aus dem Fasciculus lateralis, tritt durch den M. coracobrachialis und verläuft zwischen M. biceps und M. brachialis zur Ellenbeuge (▶ Abb. 24-13a). Er versorgt folgende Beugemuskeln des Oberarms: M. coracobrachialis,

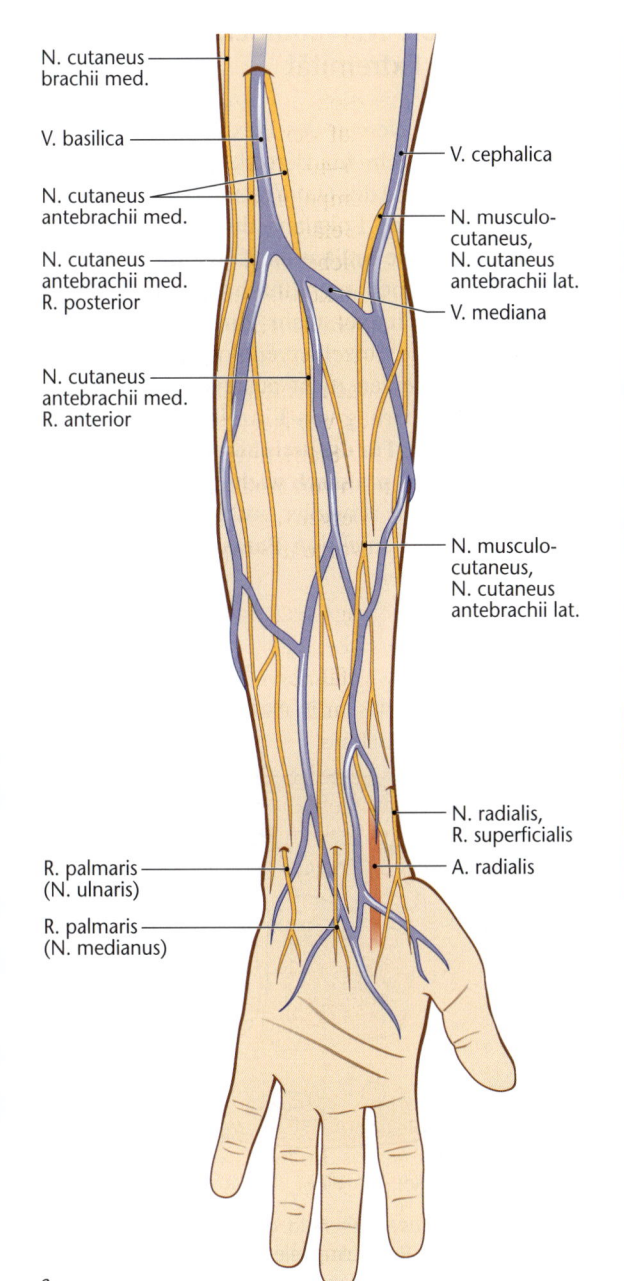

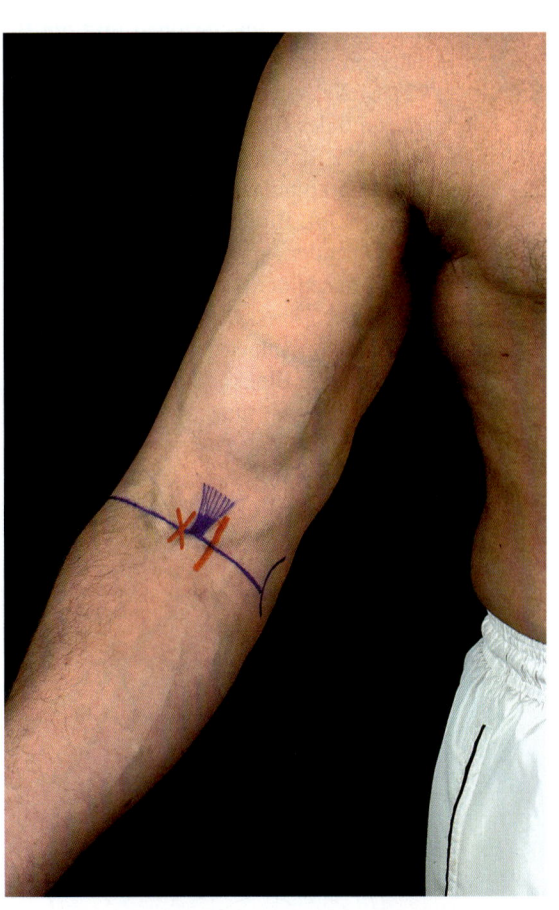

Abb. 24-13a und b Blockade des N. musculocutaneus im Ellenbogengelenk.
a) Verlauf des Nervs in der Ellenbeuge und am Unterarm.
b) Punktionsstelle (×) direkt lateral der Bizepssehne auf der interkondylären Linie. Eine Perforation der Faszie mit der Kanüle muss in jedem Fall vermieden werden.

Caput breve und Caput longum des M. biceps sowie M. brachialis. In der Ellenbeuge treten die sensiblen Fasern durch die Faszie und versorgen als N. cutaneus antebrachii lateralis die Haut der Unterarmseite. Funktion des Nervs siehe Tabelle 24-2. Bei einer Schädigung dieses Nervs geht die Sensibilität in einem kleinen Bezirk der Ellenbeuge verloren, während sich eine Hypästhesie bis zur Mitte des Unterarms erstreckt. Eine Schädigung des Hauptnervs führt zur motorischen Blockade der Armbeuger und Supinatoren.

Blockade am Ellenbogen lateral der Bizepssehne. Hierzu wird der Arm abduziert gelagert, der Unterarm im Ellenbogengelenk gestreckt und supiniert, dann die interkondyläre Linie gezogen und die Bizepssehne markiert. Anschließend wird eine 25-G-Kanüle an der Stelle, wo die interkondyläre Linie den seitlichen Rand der Bizepssehne kreuzt, subkutan eingeführt, und 2 ml Lokalanästhetikum werden lateral der Sehne und *oberhalb* der Muskelfaszie injiziert (▶ Abb. 24-13b). Eine Perforation der Faszie muss vermieden werden, da sonst der N. radialis und nicht der N. musculocutaneus blockiert wird.

Subkutaner Infiltrationsblock in der Ellenbeuge. Um eine versehentliche Blockade des N. radialis zu vermeiden, kann der N. musculocutaneus auch durch eine subkutane Infiltration im Bereich der Ellenbeuge ausgeschaltet werden. Hierzu werden die interkondyläre Verbindungslinie und der laterale Rand der Bizepssehne markiert, dann, ausgehend vom lateralen Rand des Unterarms, eine ausreichend lange Kanüle subkutan nach medial bis etwa zum lateralen Rand der Bizepssehne vorgeschoben. Hierbei muss die Kanüle die V. cephalica unterkreuzen. Beim Zurückziehen werden dann, nach Aspiration, 5–8 ml Lokalanästhetikum subkutan injiziert. Mit dieser Technik gelingt es praktisch immer, eine unvollständige axilläre Blockade in diesem Bereich zu vervollständigen.

4.6 Periphere Nervenblockaden der oberen Extremität

Die peripheren Nerven des Plexus brachialis können jeweils einzeln im Bereich des *Ellenbogens* (▶ Abb. 24-14) und des *Handgelenks* (▶ Abb. 24-15) mit einer geringen Lokalanästhetikummenge blockiert werden. Die **Indikation** für die Einzelnervenblockade ist jedoch seit Einführung der axillären Plexusblockade immer mehr eingegrenzt worden. Meist werden die Einzelnervenblockaden nur noch eingesetzt, um einen nicht ausreichenden Plexusblock mit Aussparung von Einzelnerven gezielt zu vervollständigen. **Für die peripheren Nervenblockaden ist Folgendes praktisch wichtig:**

— Der Block tritt schneller und zuverlässiger ein, wenn vor der Injektion **Parästhesien** ausgelöst werden konnten.

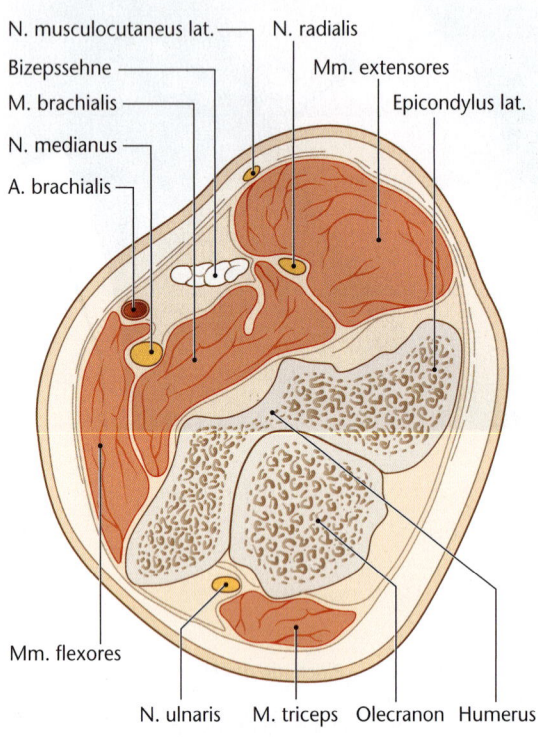

Abb. 24-14 Transversalschnitt durch den Arm in Höhe des Ellenbogens.
Topographie des N. medianus, N. radialis und N. ulnaris.

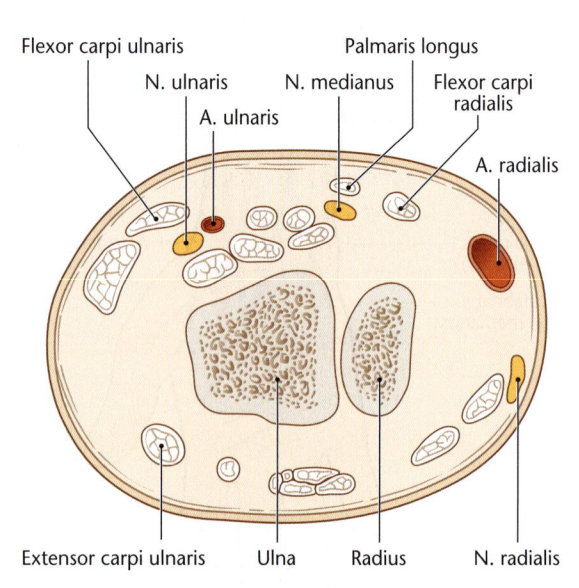

Abb. 24-15 Transversalschnitt durch das Handgelenk in Höhe des distalen Radioulnargelenks.
Topographie des N. medianus, N. radialis und N. ulnaris.

- Alternativ kann im Bereich der Ellenbeuge auch ein Nervenstimulator eingesetzt werden.
- Die für eine Blockade erforderlichen Lokalanästhetikumvolumina sind gering. Sie betragen, je nach Nerv, zwischen **2 und 10 ml.**
- Niemals darf das Lokalanästhetikum *in* den Nerv injiziert werden.
- Spezielle Kontraindikationen und Komplikationen gibt es bei den peripheren Nervenblockaden meistens nicht.

4.6.1 Blockade des N. medianus

Indikationen. Dieser Block kann durchgeführt werden für Operationen an der radialen Seite der Handinnenfläche und den 3½ radialen Fingern sowie zur Reposition von Frakturen, z. B. des Daumens. Meist wird die Medianusblockade mit einer Blockade des *N. ulnaris* oder *N. radialis* kombiniert.

Anatomie. Der N. medianus entsteht aus Anteilen des Fasciculus lateralis und Fasciculus medialis, die an der Vorderseite der A. axillaris die Medianusschlinge bilden und sich zum N. medianus vereinigen. Der Nerv verläuft im Sulcus bicipitalis medialis, oberflächlich zur A. brachialis, in die Ellenbeuge und gelangt zwischen den beiden Köpfen des M. pronator teres zum Unterarm (▶ Abb. 24-16). Dort verläuft er zwischen den Mm. flexores digitorum superficialis und profundus zum Handgelenk und durchdringt dann den Canalis carpi. Vor dem Durchtritt liegt der Nerv oberflächlich zwischen den Sehnen des M. flexor carpi radialis und des M. palmaris longus; im Kanal selbst zweigt er sich in seine Endäste auf. Funktion des Nervs siehe Tabelle 24-2.

Bei einer Schädigung des Nervs ist keine Pronation des Unterarms mehr möglich, und die Beugung ist stark eingeschränkt. An der Hand manifestiert sich die Lähmung als „Schwurhand", d. h., Daumen, Zeige- und Mittelfinger können in den End- und Mittelphalangen nicht mehr gebeugt werden.

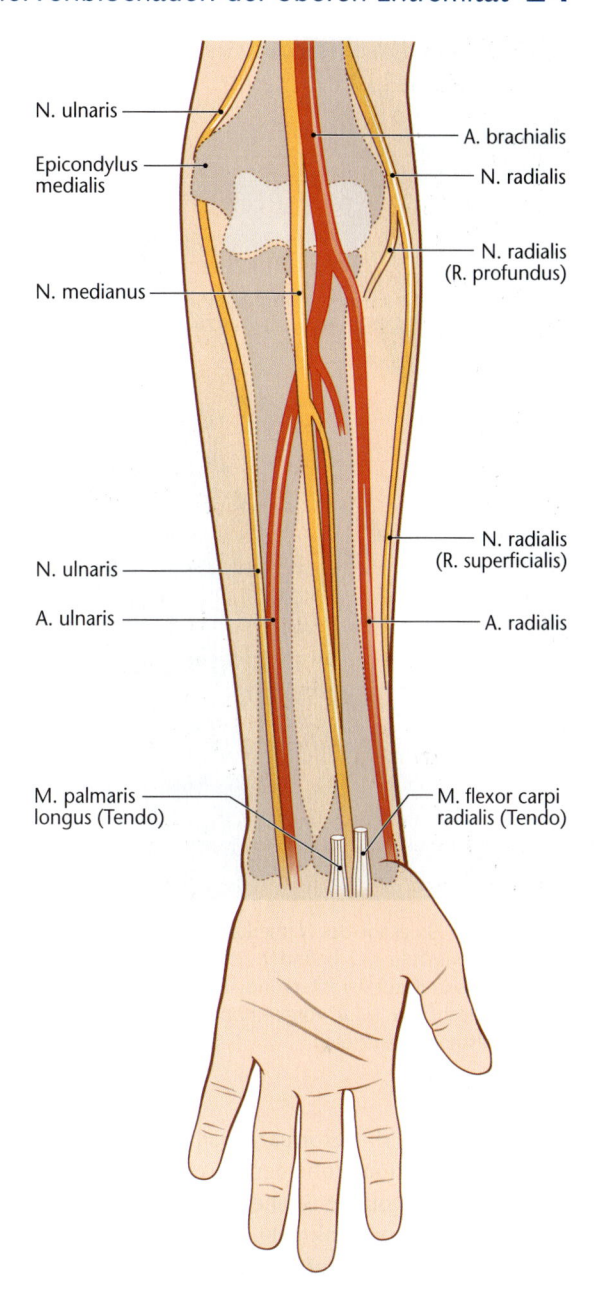

Abb. 24-16 Verlauf des N. medianus und des N. radialis in der Ellenbeuge und am Unterarm.

Blockade am Ellenbogen. Der Arm wird bei gestrecktem Ellenbogen abduziert, der Unterarm supiniert. Dann wird eine Verbindungslinie zwischen Epicondyli lateralis und medialis des Humerus durch die Fossa cubitalis gezogen, danach die A. brachialis palpiert und markiert (▶ Abb. 24-17). Nun wird eine 22-G-Kanüle unmittelbar *medial* von der Arterie senkrecht zur Haut vorgeschoben, bis lateral-palmar **Parästhesien** der 2½ Finger auftreten. Bei Verwendung eines **Nervenstimulators** wird meist zuerst eine Pronation des Unterarms ausgelöst; in diesem Fall sollte die Kanüle weitergeschoben werden, bis eine *Beugebewegung der ersten 3 Finger* auftritt. Nun kann das Lokalanästhetikum injiziert werden. Nach Aspiration: Injektion von **3–5 ml Lokalanästhetikum.**

Blockade am Handgelenk. Der Arm wird bei gestrecktem Ellenbogen abduziert, der Unterarm supiniert. Danach wird die Sehne des **M. palmaris longus** durch Beugung des Handgelenks bei gestreckten Fingern sichtbar gemacht (▶ Abb. 24-18). Der Nerv verläuft zwischen der Sehne des M. palmaris

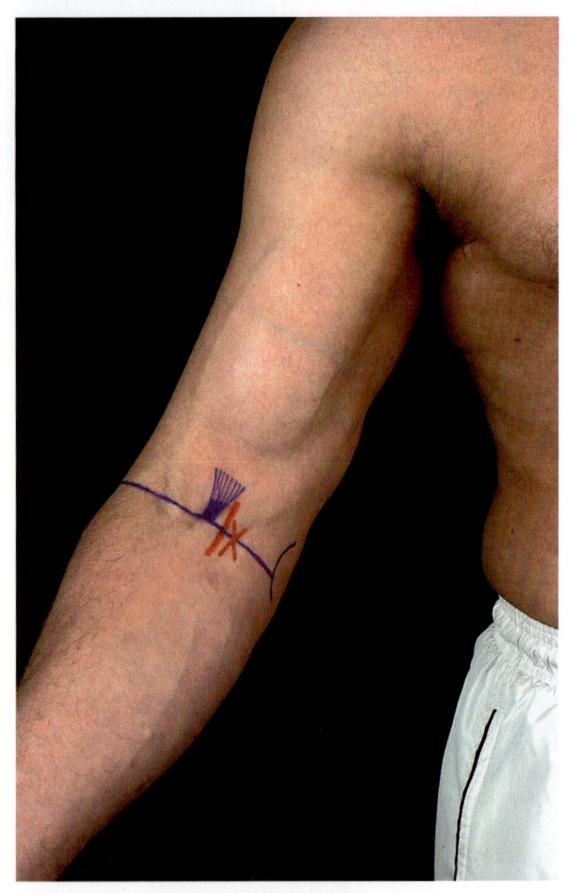

Abb. 24-17 Blockade des N. medianus in der Ellenbeuge. Die Punktionsstelle (×) befindet sich unmittelbar an der A. brachialis (rot) auf der interkondylären Linie. Die Kanüle wird senkrecht zur Haut vorgeschoben, bis in 0,5–1 cm Tiefe Parästhesien auftreten.

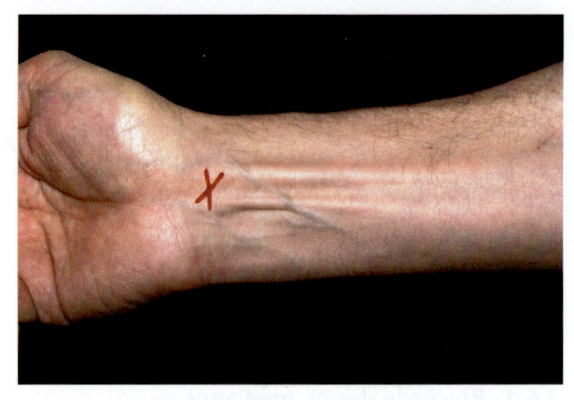

Abb. 24-18 Blockade des N. medianus am Handgelenk. Die Punktionsstelle (×) befindet sich in Höhe der proximalen Handgelenkfalte zwischen der Sehne des M. palmaris longus und des M. flexor carpi radialis.

longus und des M. flexor carpi radialis. Die Punktionskanüle wird in Höhe der proximalen Handgelenkfalte radial von der Sehne des M. palmaris longus eingeführt und senkrecht zur Haut vorgeschoben, bis **Parästhesien** auftreten. Fehlt die Sehne des M. palmaris longus, so wird ulnar von der Sehne des M. flexor carpi radialis eingestochen. Nach Auslösen von Parästhesien werden **3–5 ml Lokalanästhetikum** injiziert. Außerdem wird 1 ml subkutan beim Zurückziehen der Nadel platziert, um die palmaren Hautäste zu blockieren.

Die **Anästhesieausbreitung** ist in ▶ Abbildung 24-19 dargestellt.

4.6.2 Blockade des N. radialis

Indikationen. Eingriffe am Handgelenk sowie Ergänzung eines unzureichenden Plexusblocks, besonders bei Frakturen des Radius.

Anatomie. Dies ist der Hauptnerv des Fasciculus posterior. Er verläuft von der Achselhöhle in das proximale Drittel des Sulcus bicipitalis medialis, von dort um die Hinterfläche des Humerus im Sulcus n. radialis, zieht im distalen Drittel auf die Beugeseite des Armes zwischen M. brachialis und M. biceps, überquert auf der Beugeseite das Ellenbogengelenk und teilt sich in Höhe des Radiusköpfchens in seine beiden Endäste, den Ramus superficialis und den Ramus profundus (siehe Abbildung 24-16). Der Ramus superficialis verläuft an der medialen Fläche des M. brachioradialis den Unterarm entlang, zieht dann im unteren Drittel zwischen M. brachioradialis und Radius auf die Streckseite des Unterarms und gelangt auf den Handrücken. Der Ramus profundus dringt schräg durch den M. supinator, gibt dabei Muskeläste ab und zieht als M. interosseus antebrachii posterior zum Handgelenk. Funktionen des Nervs siehe Tabelle 24-2.

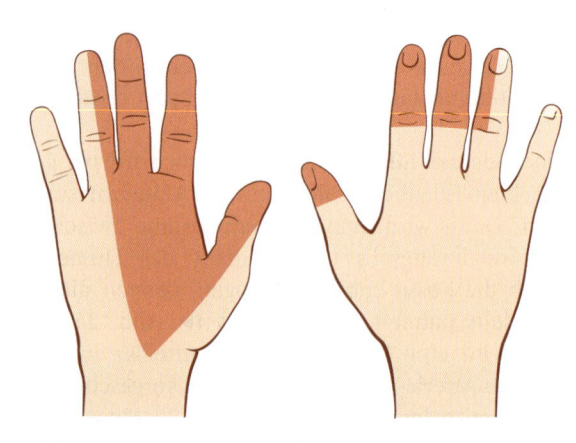

Abb. 24-19 Anästhesieausbreitung beim N.-medianus-Block.

4 Nervenblockaden der oberen Extremität 24

Eine Schädigung des Hauptstamms im Bereich des Oberarms führt zum Ausfall der Streckmuskulatur; es entsteht eine **„Fallhand"**, d. h., weder im Handgelenk noch in den Fingergelenken ist eine Streckung möglich, die Hand fällt schlaff nach unten.

Blockade am Ellenbogen. Für die Punktion wird der Arm mit gestrecktem Ellenbogen abduziert, der Unterarm supiniert. Dann wird auf der Beugeseite die interkondyläre Verbindungslinie gezogen und die Sehne des Bizeps in dieser Höhe palpiert. 1–2 cm lateral der Bizepssehne wird die Einstichstelle markiert und dann eine 22-G-Kanüle, 4–5 cm lang, senkrecht auf den Epicondylus lateralis zugeschoben (▶ Abb. 24-20). Nach Perforation der Faszie können zumeist in 1–2 cm Tiefe mit der Kanüle Parästhesien oder mit dem Nervenstimulator eine Dorsalflexion der Hand bzw. Streckung und Spreizung der Finger ausgelöst werden. Kontakt der Nadel mit dem Epikondylus ist, wie vielfach beschrieben, nicht erforderlich. Kann der Nerv in einer Tiefe von 1–2 cm nicht aufgefunden werden, sollte die Kanüle mehr medial des Nervs vorgeschoben werden.

Grundsätzlich sollte bei Aufsuchen des Nervs die interkondyläre Linie nicht verlassen werden, da sich, wie oben beschrieben, der N. radialis kurz darunter in die Rami superficialis und profundus aufteilt. Nach Lokalisation des Nervs werden, je nach Armdicke, **2–8 ml Lokalanästhetikum** injiziert.

Blockade am Handgelenk. Für die Punktion (▶ Abb. 24-21) wird der Arm im Ellenbogen gestreckt, der Unterarm supiniert und das Handgelenk leicht gebeugt, dann die A. radialis in Höhe der proximalen Handgelenkfalte palpiert. Danach werden **3 ml Lokalanästhetikum** unmittelbar lateral der Arterie injiziert, danach der Unterarm proniert und von der ursprünglichen Injektionsstelle aus weitere **5 ml subkutan** in den radial-dorsalen Bereich des Handgelenks in Richtung auf den Processus styloideus injiziert.

Anästhesieausbreitung siehe ▶ Abbildung 24-22.

4.6.3 Blockade des N. ulnaris

Indikationen. Operationen an der ulnaren Seite der Hand und den 1½ ulnaren Fingern sowie zur Reposition von Frakturen des 5. Fingers und zur Ergänzung eines nicht ausreichenden Plexusblocks. Die Blockade des N. ulnaris am Ellenbogengelenk soll nicht selten zu einer *Neuritis* führen. Alternativ kann der Nerv etwa in Oberarmmitte, unter Zuhilfenahme eines Nervenstimulators, im Sulcus bicipitalis medial der Arteria brachialis mit ca. 10 ml Lokalanästhetikum blockiert werden.

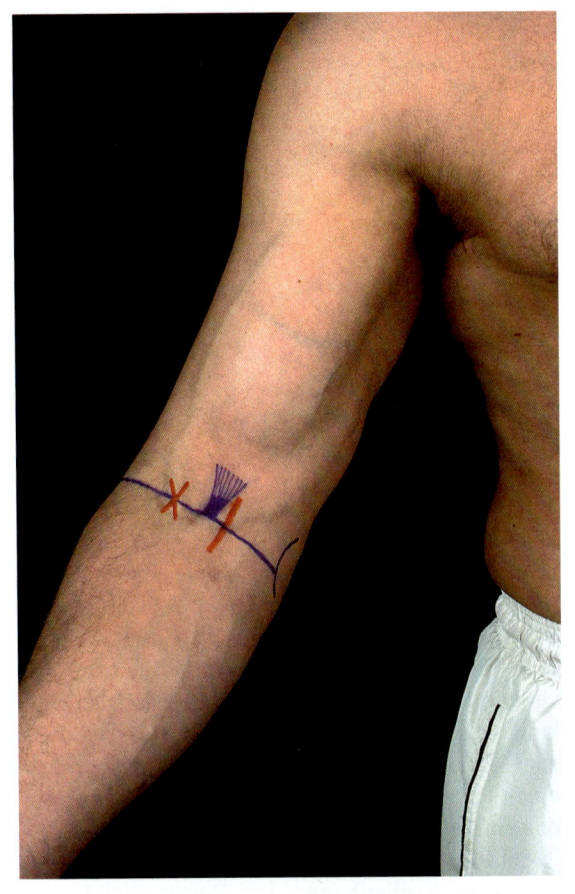

Abb. 24-20 Blockade des N. radialis im Ellenbogengelenk. Die Punktionsstelle (×) befindet sich 1–2 cm lateral der Bizepssehne auf der interkondylären Linie. Der Nerv befindet sich zumeist in 1–2 cm Tiefe.

Anatomie. Der N. ulnaris entstammt dem Fasciculus medialis. Er verläuft am Oberarm anfangs im Sulcus bicipitalis medialis, zieht an der ulnaren Seite des Oberarms hinter dem Septum intermusculare mediale abwärts und wird dabei vom Caput mediale des M. triceps bedeckt. Im Bereich des Ellen-

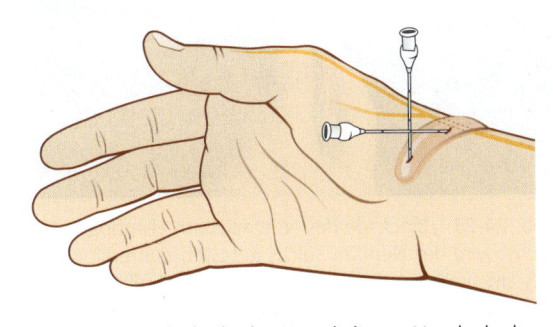

Abb. 24-21 Blockade des N. radialis am Handgelenk.

24 Periphere Nervenblockaden

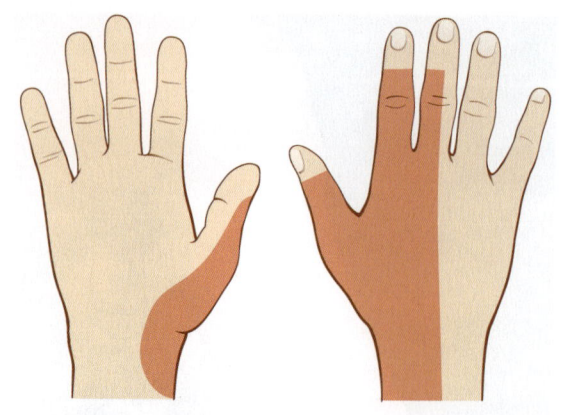

Abb. 24-22 Anästhesieausbreitung beim N.-radialis-Block.

bogengelenks verläuft der Nerv in einer Knochenrinne, dem Sulcus nervi ulnaris (siehe Abb. 24-16), und kann dort getastet werden. Der Nerv gelangt dann zwischen den beiden Köpfen des M. flexor carpi ulnaris auf die Beugeseite des Unterarms und verläuft unter dem Muskel bis zum Handgelenk, gelangt dann über das Retinaculum flexorum hinweg zur Palmarseite der Hand und teilt sich dort in einen Ramus superficialis und einen Ramus profundus auf. Funktion des Nervs siehe Tabelle 24-2.

Bei einer Schädigung des N. ulnaris entwickelt sich eine „Krallenhand": Die Finger sind in den Grundgelenken gestreckt, in den Mittel- und Endgelenken gebeugt.

Blockade am Ellenbogen. Für den Block wird der Patient auf den Rücken gelagert, der Ellenbogen gebeugt und der Unterarm über den Brustkorb gelegt (▶ Abb. 24-23). Danach werden der Epicondylus medialis und der Sulcus ulnaris palpiert. Der Nerv kann hier meist leicht getastet werden, bei entsprechendem Druck treten Parästhesien auf. Die Kanüle wird 2–3 cm proximal vom Palpationspunkt im Verlauf des Nervs parallel zur Haut eingestochen und vorsichtig vorgeschoben, bis Parästhesien auftreten oder Knochenkontakt hergestellt wird. Nach Auslösen der Parästhesien werden **5–8 ml Lokalanästhetikum** injiziert. **Ohne Parästhesien ist die Wirkung unsicher!**

> Die Injektion des Lokalanästhetikums in den Sulcus muss unbedingt vermieden werden, um den Nerv nicht zu schädigen.

Blockade am Handgelenk. Die Blockade am Handgelenk ist meist wirksamer und außerdem komplikationsärmer als der Block am Ellenbogengelenk.

Zunächst wird der Arm mit gestrecktem Ellenbogen abduziert, der Unterarm supiniert. Am Handgelenk wird der Nerv an der Stelle blockiert, wo er, von der Sehne des *M. flexor carpi ulnaris* bedeckt, unmittelbar proximal des *Os pisiforme* verläuft (▶ Abb. 24-24). Hier liegt der Nerv an der *ulnaren* Seite der A. ulnaris, hat jedoch bereits die palmaren Hautäste und dorsalen Äste abgegeben.

Der **Injektionsort** kann auf zweierlei Wegen erreicht werden: von der Volarseite des Handgelenks aus oder von der Ulnarseite der Sehne. Beim Zugang von der Volarseite wird die Kanüle dorsal von der Radialseite der Sehne des Flexor carpi ulnaris vorgeschoben, bis **Parästhesien** auftreten. Beim Zugang von der Ulnarseite wird die Kanüle ulnar von der Sehne nach radial etwa 1,5 cm vorgeschoben, wiederum bis **Parästhesien** auftreten. Danach werden jeweils **3–5 ml Lokalanästhetikum** injiziert. Der

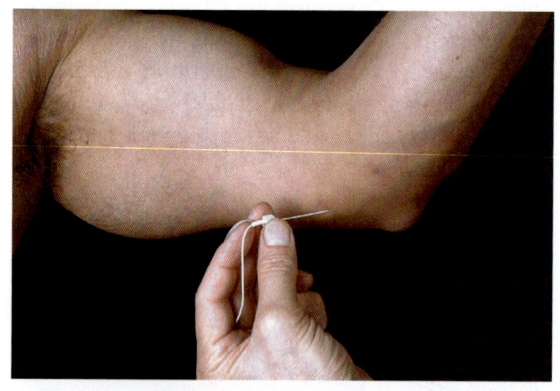

Abb. 24-23 Blockade des N. ulnaris am Ellenbogen. Zunächst wird der Nerv im Sulcus getastet, dann die Kanüle 2–3 cm proximal vom Palpationspunkt parallel zur Haut eingestochen und vorgeschoben, bis Parästhesien auftreten.

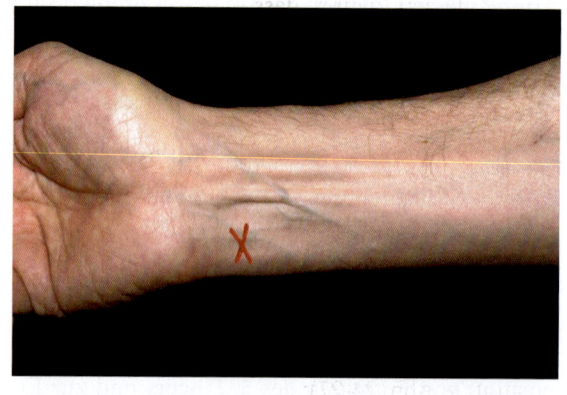

Abb. 24-24 Blockade des N. ulnaris am Handgelenk von ulnar. Die Punktionsstelle (×) befindet sich 3–4 Querfinger oberhalb der Handwurzel, radial unmittelbar neben der Sehne des M. flexor carpi ulnaris an der ulnaren Seite des A. ulnaris.

5 Nervenblockaden der unteren Extremität 24

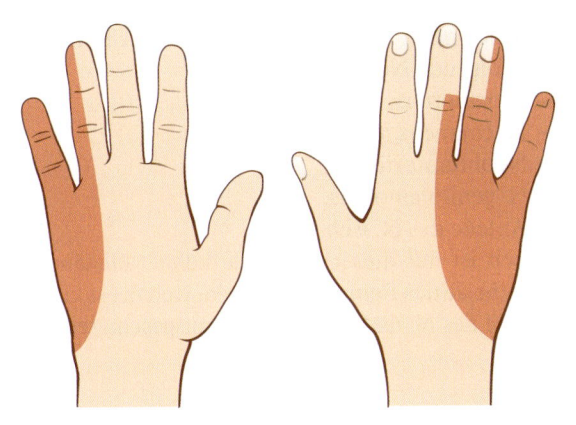

Abb. 24-25 Anästhesieausbreitung beim N.-ulnaris-Block.

seitliche Zugang sollte bevorzugt werden, weil hiermit die Hautäste von derselben Punktionsstelle aus blockiert werden können. Die Blockade der Hautäste erfolgt, indem vor dem vollständigen Zurückziehen der Kanüle 2–5 ml Lokalanästhetikum subkutan infiltriert werden.

Anästhesieausbreitung siehe ▶ Abbildung 24-25.

5 Nervenblockaden der unteren Extremität

Im Gegensatz zum Arm kann das Bein nicht durch eine Einzelinjektion des Lokalanästhetikums vollständig anästhesiert werden. Vielmehr sind hierfür wegen der komplizierten Anatomie Injektionen an verschiedenen Stellen erforderlich (▶ Abb. 24-26). Dies ist wahrscheinlich der wichtigste Grund, warum Nervenblockaden der unteren Extremität seltener durchgeführt werden als die der oberen Extremität. Hinzu kommt, dass die untere Extremität auf einfachere Weise durch eine **Spinal- oder Periduralanästhesie** vollständig anästhesiert werden kann. Von Vorteil ist jedoch, dass alle Blockaden der unteren Extremität auch für **ambulante Eingriffe** angewandt werden können.

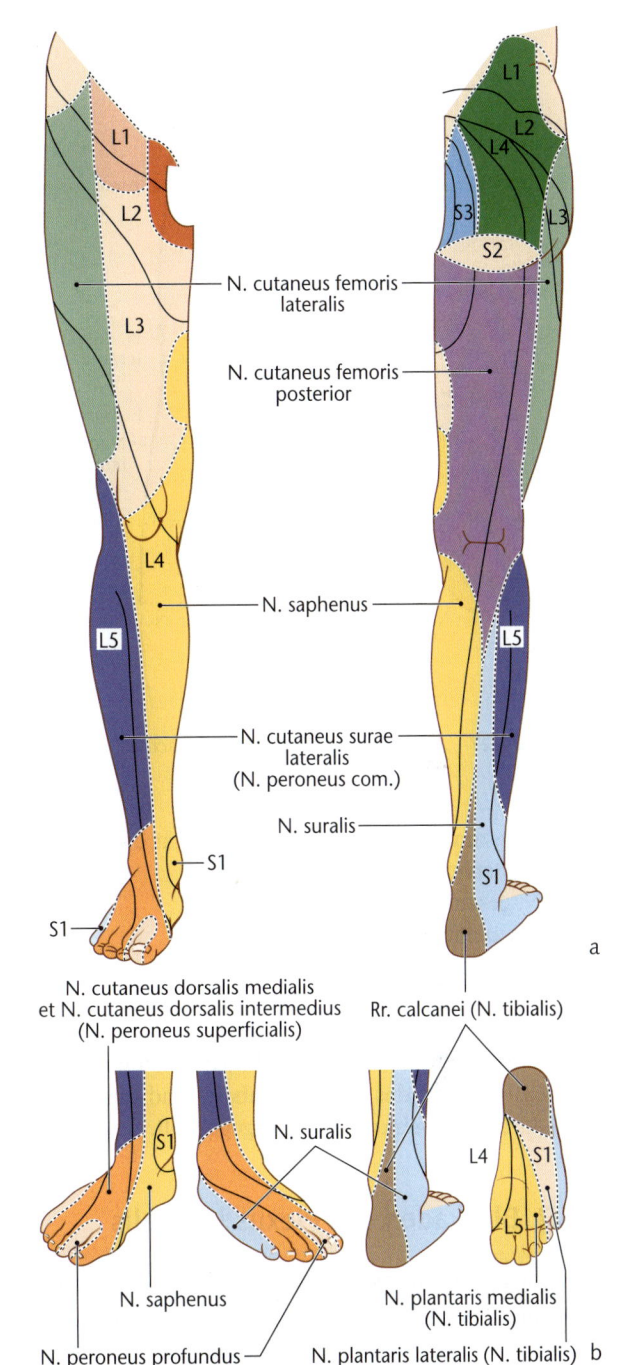

Abb. 24-26a und b Versorgungsgebiete der Nerven des Beines und des Fußes einschließlich der Dermatome.

5.1 Anatomie des Plexus lumbosacralis

Die untere Extremität wird von zwei Nervenplexus versorgt (▶ Abb. 24-27):
— Plexus lumbalis: (Th12) L1–4.
— Plexus sacralis: L4–S2 (S3).
Die oberen Anteile des **Plexus lumbalis, Th12–L1,** versorgen die vordere Bauchwand, während die unteren Anteile, **L2–4,** primär die Haut und Muskulatur der vorderen und medialen Anteile des Oberschenkels innervieren; daneben versorgen sie noch den Psoasmuskel und den M. quadratus lumborum an der Hinterwand des Abdomens.

Der **Plexus sacralis** entsteht aus den Rami ventrales der 4. und 5. Lumbalnerven und der ersten zwei oder drei Sakralnerven.

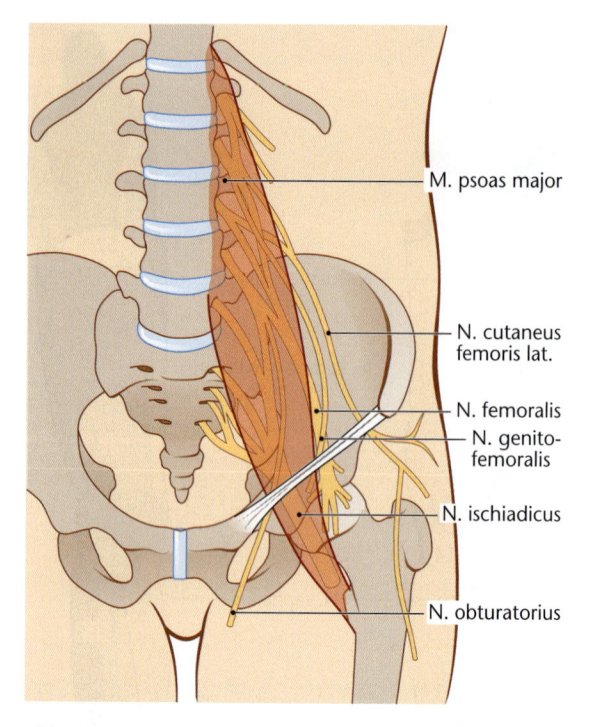

Abb. 24-27 Anatomie des Plexus lumbosacralis.

Insgesamt wird die untere Extremität durch fünf Hauptnerven versorgt (▶ Tab. 24-3):
— N. genitofemoralis: L1/2,
— N. cutaneus femoris lateralis: L2/3,
— N. femoralis: L2–4,
— N. obturatorius: L2–4,
— N. ischiadicus: L4–S3.

Hier werden nur die für den Anästhesisten wichtigen Blockaden des Plexus lumbalis und des N. ischiadicus mit seinen Ästen dargegestellt.

5.2 Blockaden des Plexus lumbalis

Wie beim Plexus brachialis, so können auch beim Plexus lumbalis die Hauptstämme der Nerven an verschiedenen Stellen ihres Verlaufs von der Wirbelsäule in die Kammer des M. psoas major geblockt werden. Insgesamt stehen hierfür drei Zugangswege zur Verfügung:
— Hinterer Zugang zur Loge des Psoasmuskels: **Psoaskompartmentblock,**
— inguinaler oder perivaskulärer Zugang: **3-in-1-Block,**
— paravertebraler Zugang: **paravertebrale Blockade.**

5.2.1 Psoaskompartmentblock

Bei dieser Technik wird der Plexus lumbosacralis durch die Injektion des Lokalanästhetikums in die Kammer des M. psoas major blockiert. Betroffen sind folgende Nerven:
— N. femoralis,
— N. cutaneus femoris lateralis,
— N. obturatorius,
— N. genitofemoralis,
— Anteile des N. ischiadicus.

Jedoch ist mit dieser Blockade keine vollständige Anästhesie des Beins zu erreichen, weil die sakralen Anteile des *N. ischiadicus* nicht ausgeschaltet werden.

Indikationen. Der Block kann für diagnostische und operative Eingriffe an der unteren Extremität eingesetzt werden, soweit nicht das Versorgungsgebiet des N. ischiadicus betroffen ist.

Die **Vorbereitungen und Vorsichtsmaßnahmen** entsprechen denen der Plexus-brachialis-Blockade. Für Punktion und Injektion wird eine 15 cm lange 22-G-Kanüle verwendet.

Anatomische Beziehungen. Nach ihrem Austritt aus dem Foramen intervertebrale bilden die Rami ventrales der Spinalnerven vor den Querfortsätzen der Lendenwirbel den Plexus lumbalis, der in einer Serie von Schleifen anteromedial zwischen dem M. psoas major und dem M. quadratus lumborum verläuft. Der Plexus kann durch Injektion des Lokalanästhetikums in die **Faszienloge zwischen M. psoas major und M. quadratus lumborum** geblockt werden. Der Injektionsort wird von hinten erreicht.

Lagerung. Für die Blockade wird der Patient mit angezogenen Beinen auf die Gegenseite des Blocks gelagert, alternativ wird sie auch sitzend oder in Bauchlage durchgeführt.

Punktion und Injektion. Die Einstichstelle für die 15 cm lange 22- bis 25-G-Kanüle befindet sich in einem Punkt, der neben dem 4. Lendenwirbel-Dornfortsatz 3 cm kaudal der interkristalen Linie und 5 cm lateral von der Mittellinie entfernt liegt (▶ Abb. 24-28). Die Kanüle wird senkrecht in Richtung *Querfortsatz des 5. Lendenwirbels* vorgeschoben. Bei Knochenkontakt wird die Kanüle etwas zurückgezogen und leicht nach kranial vorgeschoben. Sie gleitet oberhalb des 5. Querfortsatzes in den *M. quadratus lumborum* ein, durchsticht in einer Tiefe von etwa 8–12 cm den Vorderrand des Muskels und erreicht die Kammer des *M. psoas*. Hier befindet sich der Plexus lumbalis auf dem M. quadratus lumborum und hinter dem M. psoas (▶ Abb. 24-29). Das Eindringen in die Kammer wird

5 Nervenblockaden der unteren Extremität 24

Tab. 24-3 Nervensorgung der unteren Extremität

Nerv	Wurzel	Sensorik	Motorik	Reaktion bei Nervenstimulation
Plexus lumbalis	Th12–L4			
• N. femoralis	L1–4	ventraler und medialer Oberschenkel, medialer Unterschenkel	Mm. iliopsoas, sartorius, quadriceps femoris	Kontraktion M. quadriceps mit Beugung der Patella
– N. saphenus		medialer Unterschenkel	–	–
• N. cutaneus femoris lateralis	L2/3	lateraler Oberschenkel	–	–
• N. obturatorius	L2–4	Hautstreifen am medialen Oberschenkel	Oberschenkeladduktoren, M. obturatorius ext.	Adduktion und Außenrotation des Oberschenkels
Plexus sacralis	L5–S1			
• N. ischiadicus	L4–S3	Oberschenkel dorsal, Unterschenkel dorsal und lateral	Mm. biceps femoris, semitendinosus, semimembranosus	Beugung des Unterschenkels
– N. peroneus communis	L4–S1	Fußrücken	Mm. peronei, lange Extensoren des Fußes	Dorsalflexion und Supination des Fußes, Streckung der Zehen
– N. tibialis	L4–S2	dorsaler Unterschenkel, plantarer Fuß	Mm. gastrocnemius, triceps surae, soleus, tibialis posterior, flexor hallucis longus, digitorum brevis, plantares pedis	Plantarflexion und Supination des Fußes
– N. suralis		laterale Fersenseite, lateraler Fußrand	–	–

vom Geübten als *Widerstandsverlust* verspürt; oft treten auch *Parästhesien* auf, wenn die Kanüle in die Kammer vordringt. Bei Verwendung eines Nervenstimulators müssen *Kontraktionen der Mm. vasti oder der Adduktoren* ausgelöst werden. Danach Injektion von **ca. 40 ml Lokalanästhetikum**, z. B. Bupivacain 0,5%, in die Kammer (Testdosis empfohlen!).

Die **Anästhesieausbreitung** erstreckt sich von L1–4 (siehe Abb. 24-26).

Komplikationen. Eine spezielle Komplikation des Psoaskompartmentblocks ist die versehentliche *subarachnoidale* Injektion des Lokalanästhetikums, die zur **totalen Spinalanästhesie** führt, des Weiteren die intravasale Injektion und – sehr selten – die Verletzung innerer Organe. Zeichen und Behandlung siehe Kapitel 22.

5.2.2 Inguinale Blockade des Plexus lumbalis (3-in-1-Block)

Bei dieser Technik wird der Plexus lumbalis unterhalb des Leistenbandes durch perivaskuläre Injektion des Lokalanästhetikums geblockt. Betroffen sind folgende drei Hauptnerven des Plexus lumbalis:
— N. femoralis (L2–4),
— N. cutaneus femoris lateralis (L2/3),
— N. obturatorius (L2–4).

Indikationen. Eingriffe im vorderen und seitlichen Bereich des Oberschenkels.

Vorbereitungen und Vorsichtsmaßnahmen siehe Plexus-brachialis-Block, Abschnitt 4.3.4.

24 Periphere Nervenblockaden

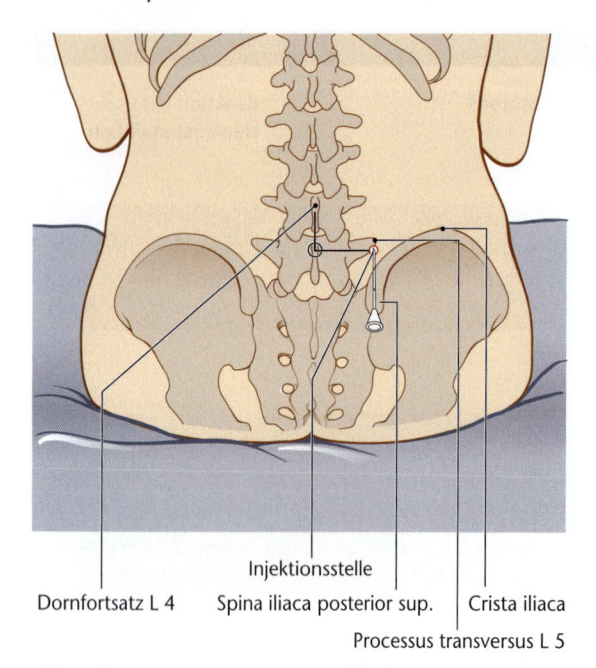

Abb. 24-28 Psoaskompartmentblock; Lagerung und Punktion.

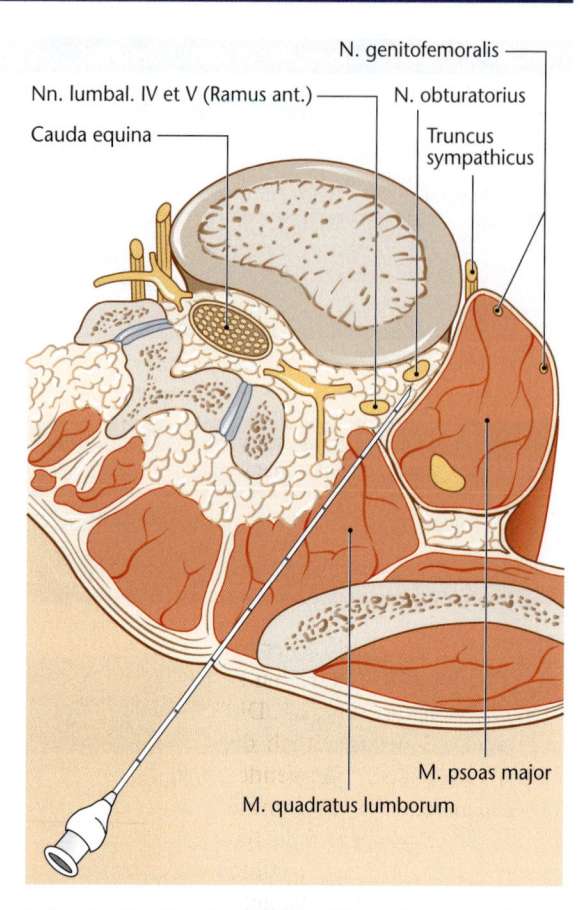

Beschriftung: Dornfortsatz L 4 – Injektionsstelle – Spina iliaca posterior sup. – Crista iliaca – Processus transversus L 5

Abb. 24-29 Psoaskompartmentblock; Kammer des M. psoas mit dem Plexus lumbalis.

Beschriftung: N. genitofemoralis – Nn. lumbal. IV et V (Ramus ant.) – N. obturatorius – Cauda equina – Truncus sympathicus – M. psoas major – M. quadratus lumborum

Anatomische Beziehungen. Beim 3-in-1-Block dient die Faszienhülle des *N. femoralis* als Führungsschiene für das Lokalanästhetikum zum Plexus lumbalis. Wie zuvor beschrieben, verläuft der Plexus zwischen den Faszien des M. quadratus lumborum und des M. psoas major (siehe Abb. 24-29). Der N. femoralis tritt unter dem Psoasmuskel hervor und verläuft in der Furche zwischen M. psoas und M. iliacus. Wird das Lokalanästhetikum **unterhalb des Leistenbandes** injiziert, so fließt es das Kompartment zwischen M. psoas und M. iliacus hinauf und breitet sich zu den drei Hauptnerven des Plexus lumbalis aus.

Lagerung. Für die Punktion und Injektion wird der Patient auf den Rücken gelagert; der Anästhesist steht auf der zu blockierenden Seite.

Punktion und Injektion. Die *Einstichstelle* für die Kanüle befindet sich direkt unterhalb des Leistenbandes 1–2 cm *lateral* neben der pulsierenden A. femoralis. Verwendet wird eine 5 cm lange 22-G-Kanüle. Die Kanüle wird unmittelbar oberhalb des palpierenden Fingers lateral der Arterie vorsichtig nach kranial vorgeschoben, bis **Parästhesien des N. femoralis** auftreten.

Bei Bedarf können ein Katheter vorgeschoben und eine kontinuierliche Blockade durchgeführt werden.

Beim Aufsuchen des Nervs mit dem **Stimulator** müssen, bei korrekter Lage der Nadelspitze, Kontraktionen des M. quadriceps mit Anheben der Patella ausgelöst werden. Die erforderliche Impulsamplitude sollte bei 0,3 mA oder weniger liegen (bei Impulsdauer von 1 ms). Höhere Stromstärken können wegen der Lage des N. femoralis unmittelbar unterhalb der Fascia iliopectinea bereits Muskelkontraktionen auslösen, obwohl die Nadelspitze noch oberhalb der Faszie liegt. Des Weiteren ist zu beachten, dass bei alleiniger Reaktion des M. sartorius (Beugung und Innenrotation des Oberschenkels) das Lokalanästhetikum nicht injiziert werden darf, da der Ramus muscularis aus dem N. femoralis die inguinale Faszienloge bereits vorher verlässt und somit keine ausreichende Blockade eintritt.

! Stimulationsreaktion: Kontraktionen des M. quadriceps mit Anheben der Patella bei 0,3 mA oder weniger (Impulsdauer 1 ms).

Nach Aspiration werden dann **20–30 ml Lokalanästhetikum,** z. B. Bupivacain 0,5%, injiziert; hierbei wird der Bereich unmittelbar **unterhalb der Injektionsstelle** fest abgedrückt, um die kraniale Ausbreitung des Lokalanästhetikums in Richtung Plexus lumbalis zu fördern. Für eine vollständige Blockade aller drei Nerven sind 30 ml Lokalanästhetikum erforderlich, während 20 ml lediglich zu einer Blockade des N. femoralis und des N. cutaneus femoris lateralis führen.

Der 3-in-1-Block (30 ml Prilocain 1%) kann mit einem **Ischiadikusblock** (20 ml Prilocain 1%) kombiniert werden, so dass eine von L2–S3 reichende Anästhesie eintritt.

⚡ Allerdings geht dieses Verfahren mit hohen Blutspiegeln der Lokalanästhetika einher, so dass die Gefahr toxischer Reaktionen entsprechend höher ist.

5.2.3 Paravertebrale Blockade des Plexus lumbalis

Bei dieser Technik wird der Plexus lumbalis paravertebral geblockt. Betroffen sind die drei Spinalnerven von L2, L3 und L4. Die Einstichstellen befinden sich 3–4 cm seitlich der kranialen Anteile der Dornfortsätze. Verwendet werden 8–10 cm lange Kanülen. Für die Punktion liegt der Patient auf der Seite oder auf dem Bauch. Zunächst wird die Nadel ca. 4–5 cm vorgeschoben, bis sie den Querfortsatz erreicht, danach leicht zurückgezogen und erneut in mehr kranialer und medialer Richtung um etwa 2–3 cm vorgeschoben. Werden **Parästhesien** ausgelöst, so erfolgt die Injektion von etwa 8–10 ml Lokalanästhetikum. Um die drei Nerven auszuschalten, sind gewöhnlich drei Injektionen erforderlich.

Seltene, aber **typische Komplikationen:** subarachnoidale Injektion, Punktion der Aorta.

5.3 Blockade des N. femoralis

Bei dieser Technik wird der N. femoralis (L2–4) unmittelbar unterhalb des Leistenbandes geblockt. Das Vorgehen entspricht weitgehend dem des 3-in-1-Blocks.

Indikationen. Der Block kann bei Operationen im vorderen Bereich des Oberschenkels angewandt werden, meist in Kombination mit einer Blockade des *N. cutaneus femoris lateralis* oder des *N. ischiadicus*, besonders, wenn sich der Eingriff bis unterhalb des Knies erstreckt.

Anatomie. Der N. femoralis (L1–4) zieht am Seitenrand des M. psoas major zum Leistenband und von dort unter dem Band durch die Lacuna musculorum zur Vorderseite des Oberschenkels. In Höhe des Leistenbands liegt der N. femoralis vor dem M. iliopsoas und seitlich der A. femoralis (▶ Abb. 24-30a und b). Unter dem Leistenband verzweigt sich der Nerv in mehrere Äste, die ventralen, vorwiegend sensiblen Rami cutanei anteriores, eine laterale und mediale Gruppe für die Streckmuskulatur des Oberschenkels und in den N. saphenus.

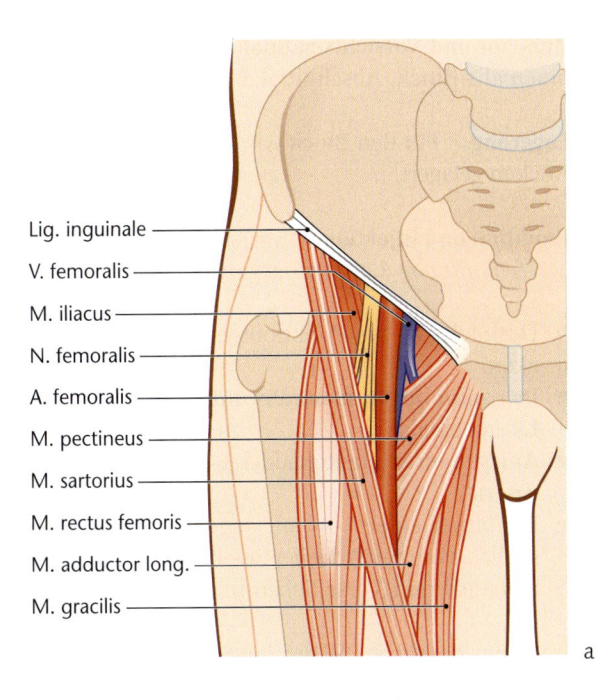

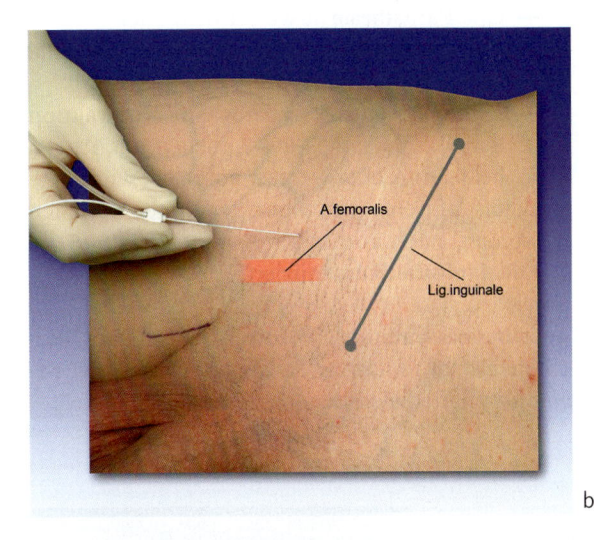

Abb. 24-30a und b Blockade des N. femoralis.
a) Topographie in der Leiste.
b) Blockade des N. femoralis ca. 3 cm unterhalb des Leistenbandes und 1,5 cm lateral der A. femoralis

Zubehör und Vorsichtsmaßnahmen siehe Plexus-brachialis-Block, Abschnitt 4.3.4.

Lagerung. Für den Block wird der Patient auf den Rücken gelagert.

Punktion und Injektion. Am häufigsten wird nach der *Technik von Labat* vorgegangen:

- Desinfektion des Punktionsgebietes und Abdecken.
- Palpation der **A. femoralis** direkt unterhalb des Leistenbandes.
- Anlegen einer Hautquaddel 1–2 cm *lateral* der Arterie.
- Einführen einer 3–4 cm langen Kanüle direkt seitlich von der Arterie etwa in Mitte des Leistenbands und Vorschieben senkrecht zur Haut, bis
  - ein deutlicher Widerstandverlust zu verspüren ist oder
  - eine **Parästhesie** ausgelöst wird oder
  - die freie Kanüle in Nähe der Arterie maximal osziliert oder
  - mit dem Nervenstimulator eine Kontraktion des M. quadriceps mit Anheben der Patella bei 0,3 mA oder weniger ausgelöst wird.
- Beim Auftreten eines der genannten Zeichen werden, nach vorheriger Aspiration, **10–15 ml Lokalanästhetikum** injiziert.

Anästhesieausbreitung. Vorderer Bereich des Oberschenkels sowie das Innervationsgebiet des *N. saphenus* im medialen Bereich des Unterschenkels.

Komplikationen. Wichtigste Komplikation ist die versehentliche Injektion des Lokalanästhetikums in die A. femoralis.

Sympathische Fasern zum Unterschenkel werden ebenfalls geblockt, jedoch tritt hierdurch kaum ein Blutdruckabfall auf.

5.4 Blockade des N. cutaneus femoris lateralis

Anatomie. Der Nerv verläuft über den M. iliacus superior bis unter die Spina iliaca anterior superior. Von dort zieht er unter dem Leistenband durch den lateralen Anteil der Lacuna musculorum nach außen auf den Oberschenkel und gelangt durch die Fascia lata zur Haut.

Der *rein sensible* N. cutaneus femoris lateralis (L2–3) versorgt mit seinem vorderen Ast anterolateral die Haut des Oberschenkels bis zum Knie, mit dem hinteren Ast die Haut unterhalb des Trochanter major bis zur Mitte des Oberschenkels.

Vorgehen. Für die Blockade wird der Patient auf den Rücken gelagert. Die **Punktionsstelle** befindet sich 2–3 cm medial und unterhalb der *Spina iliaca anterior superior* (▶ Abb. 24-31). Eine 3–4 cm lange Kanüle wird durch eine Hautquaddel parallel zur Haut auf die Fascia lata vorgeschoben. Die Perforation der Faszie ist als deutlicher Widerstandsverlust zu spüren. Anschließend werden insgesamt etwa **10 ml Lokalanästhetikum** oberhalb und unterhalb der Faszie fächerförmig infiltriert, der größere Anteil hiervon unterhalb der Faszie.

Die Blockade wird meist als **Ergänzung eines Femoralis-Ischiadikus-Blocks** durchgeführt.

5.5 Blockade des N. obturatorius

Anatomie. Der N. obturatorius (L2–4) versorgt motorisch die Adduktoren des Oberschenkels. Er zieht medial vom M. psoas major an der Seitenwand des kleinen Beckens abwärts und tritt durch das Foramen obturatorium auf den Oberschenkel über und zweigt sich hier in einen vorderen und hinteren Ast auf (▶ Abb. 24-27). Der vordere Ast versorgt das Hüftgelenk, die vorderen Adduktoren und die Haut an der unteren Innenseite des Oberschenkels. Der hintere Ast innerviert die tiefen Adduktoren und häufig auch das Kniegelenk.

Indikationen. Der Block wird meist als Ergänzung für die Blockade anderer Nerven (Nn. ischia-

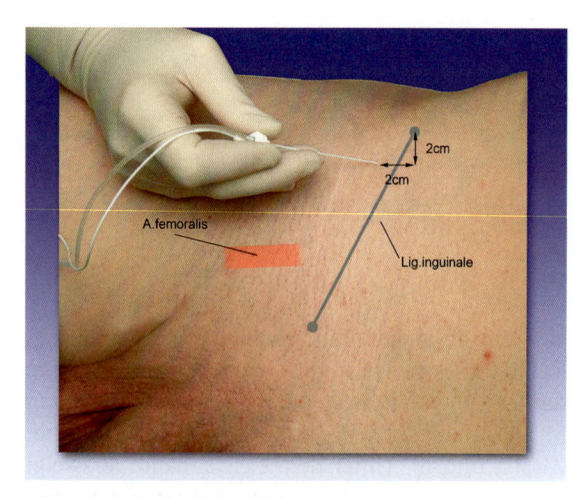

Abb. 24-31 Blockade des N. cutaneus femoris lateralis. Die Punktionsstelle befindet sich 2–3 cm medial und unterhalb der Spina iliaca anterior superior. Punktiert wird senkrecht zur Haut mit einer 4 cm langen Kanüle.

5 Nervenblockaden der unteren Extremität 24

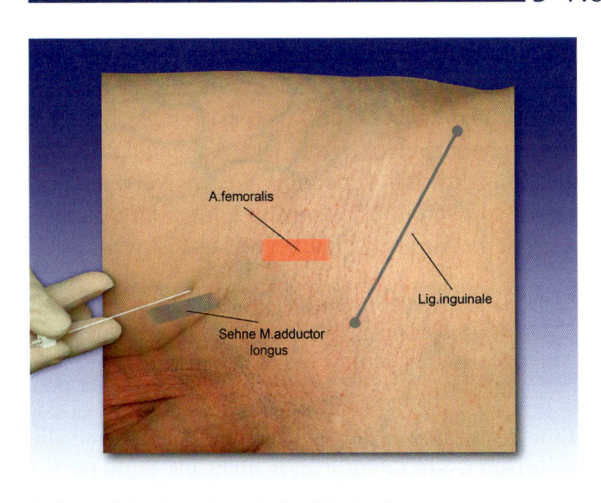

Abb. 24-32 N.-obturatorius-Blockade.
Die Punktionsstelle befindet sich 2 cm lateral und 2 cm kaudal vom Tuberculum pubicum. Alternativ kann – wie im Bild gezeigt – lateral vom proximalen Sehnenansatz des M. adductor longus punktiert und die Kanüle nach kranial im Winkel von 45° in Richtung Spina iliaca ant. sup. vorgeschoben werden. Der Nerv befindet sich in 4–8 cm Tiefe. Bei Stimulation treten Kontraktionen der Adduktoren auf.

dicus, femoralis, cutaneus femoris lateralis) bei Operationen an der Blasenwand sowie am oder oberhalb des Knies eingesetzt.

Vorgehen. Für die Blockade wird der Patient mit leicht abduziertem Bein auf den Rücken gelagert. Die *Punktionsstelle* befindet sich 2 cm lateral und 2 cm kaudal des Tuberculum pubicum (Abb. 24-32). Eine 7–10 cm lange Kanüle wird durch eine Hautquaddel senkrecht zur Haut in leicht medialer Richtung auf den unteren Ast des Schambeins vorgeschoben. Danach lässt der Anästhesist die Kanüle nach medial-kranial auf und ab wandern, bis sie in das Foramen obturatorium eindringt. Hierbei können Parästhesien auftreten. Bei Verwendung eines Nervenstimulators müssen sichtbare Kontraktionen der Adduktoren mit 0,5 mA oder weniger ausgelöst werden. Nach Aspiration werden **10–15 ml Lokalanästhetikum** in den Kanal gespritzt.

Alternativ kann die Kanüle vom oben aufgeführten Markierungspunkt auch nach kaudal unter dem M. adductor longus fächerförmig vorgeschoben werden, um den Nerv mit der Stimulationskanüle zu lokalisieren.

5.6 Ischiadikusblockade

Der N. ischiadicus (L4–S3) ist der größte periphere Nerv des Körpers (▶ Abb. 24-33a und b). Er kann im Bereich der Hüfte von drei Zugangswegen aus

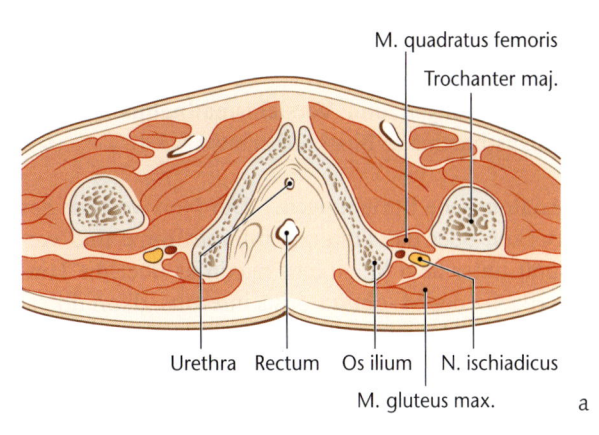

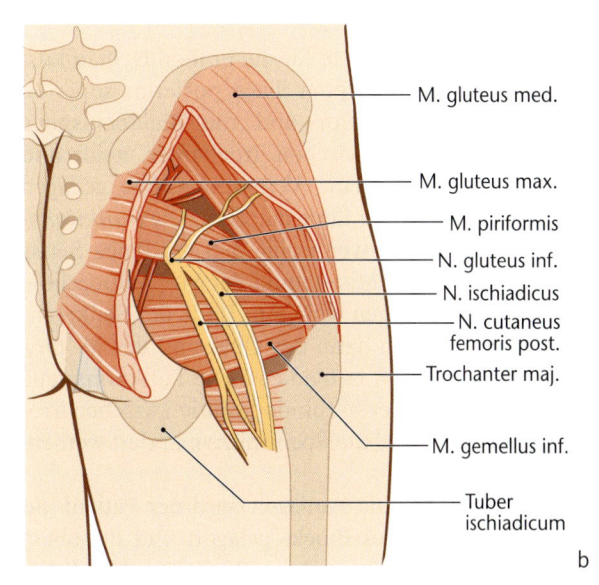

Abb. 24-33a und b Ischiadikusblockade.
a) Transversalschnitt durch das Becken; Topographie des N. ischiadicus;
b) Verlauf des N. ischiadicus; der zentrale Anteil des M. gluteus maximus ist entfernt.

blockiert werden: von hinten, von vorn und von der Seite. Am häufigsten werden der hintere und der vordere Zugang gewählt.

Indikationen. Mit dem Ischiadikusblock allein können chirurgische Eingriffe am lateralen Unterschenkel und am gesamten Fuß – mit Ausnahme des Innenknöchels – durchgeführt werden. Für andere Operationen muss zusätzlich der N. femoralis, N. obturatorius oder der N. cutaneus femoris lateralis blockiert werden. In Kombination mit dem 3-in-1-Block können sämtliche Eingriffe an der unteren Extremität, einschließlich Blutsperre, durchgeführt werden. Allerdings geht dieses Verfahren mit hohen Plasmaspiegeln des Lokalanästhetikums einher, ebenso bei Kombination mit einem Psoaskompartmentblock.

5.6.1 Hintere Ischiadikusblockade (nach Labat)

Vorbereitungen und Vorsichtsmaßnahmen siehe Plexus-brachialis-Block, Abschnitt 4.3.4.

Anatomische Beziehungen. Der Nerv verlässt das Becken über das Foramen infrapiriforme und verläuft unter dem M. gluteus maximus über die Hinterfläche des M. obturatorius internus, dann dorsal über den M. quadratus femoris und gelangt auf die Hinterfläche des M. adductor minimus und des M. adductor magnus. Auf dem M. adductor magnus zieht der Nerv den Oberschenkel hinunter zur Kniekehle.

Orientierungspunkte für die hintere Ischiadikusblockade sind die Spina iliaca posterior superior, der Trochanter major und die Steißbeinspitze (▶ Abb. 24-34). Zwischen Trochanter major und Spina iliaca wird eine Verbindungslinie gezogen und die Mitte dieser Linie markiert. Die *Punktionsstelle* ergibt sich, wenn eine 3–5 cm lange Senkrechte durch den Mittelpunkt der Verbindungslinie nach unten gezogen wird. Am Ende der Senkrechten befinden sich dann der Oberrand des M. piriformis und der N. ischiadicus. Die Punktionsstelle kann auch auf der Verbindungslinie zwischen Trochanter major und Steißbeinspitze markiert werden.

Lagerung. Für die Punktion wird der Patient auf die Gegenseite des Blocks gelagert und die obere Extremität im Hüftgelenk um 20–30° und im Kniegelenk um 90° gebeugt. Bauchlage ist jedoch ebenfalls möglich.

Punktion und Injektion (Vorgehen nach Labat). Je nach Umfang des Gesäßes wird eine 7–12 cm lange Kanüle durch eine Hautquaddel am oben bezeichneten Punktionsort senkrecht zum N. ischiadicus vorgeschoben, bis nach etwa 6–8 cm Knochenkontakt auftritt. Danach wird die Kanüle fächerförmig zurück- und vorgeschoben, bis Parästhesien auftreten, in den Unterschenkel und Fuß ausstrahlend. Bei Verwendung eines **Nervenstimulators** müssen Muskelkontraktionen im Ausbreitungsgebiet des N. ischiadicus ausgelöst werden.

> ! Stimulationsreaktion: entweder Supination mit Plantarflexion bei Reizung des Tibialisanteils oder Pronation mit Dorsalflexion bei Reizung des N. peroneus.

Eine Kontraktion der Gesäßmuskulatur durch die elektrische Stimulation darf nicht als Hinweis für eine korrekte Position der Nadelspitze gewertet werden.

Anschließend Injektion von **20–30 ml Lokalanästhetikum,** z. B. Bupivacain 0,5% oder Prilocain 1%. Die **Anästhesieausbreitung** ist in ▶ Abbildung 24-35 dargestellt.

Da bei der hinteren Blockade der N. cutaneus femoris posterior mitgeblockt wird, ist eine Blutsperre am Oberschenkel möglich.

5.6.2 Vordere Ischiadikusblockade

Der wesentliche **Vorteil** der vorderen Ischiadikusblockade besteht darin, dass der Patient hierfür nicht umlagert werden muss, sondern auf dem Rücken liegen bleiben kann, z. B. bei Verletzungen oder Frakturen der unteren Extremität. Es hat sich bewährt, die vordere Ischiadikusblockade mit einem 3-in-1-Block zu kombinieren, der dann allerdings *vorher* angelegt werden sollte, damit bei einsetzender Anästhesie im Bereich des Oberschenkels der Ischiadikusblock schmerzfrei unter Nervenstimulation durchgeführt werden kann. Gelegentlich wird der N. cutaneus femoris posterior nicht ausge-

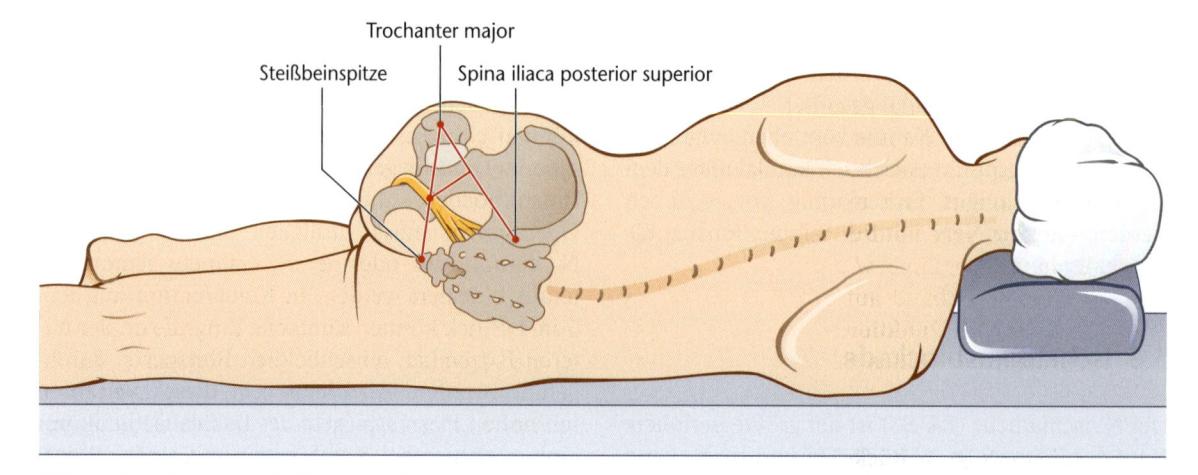

Abb. 24-34 Hintere Ischiadikusblockade; Lagerung, anatomische Beziehungen und Punktionsstelle. Einzelheiten siehe Text.

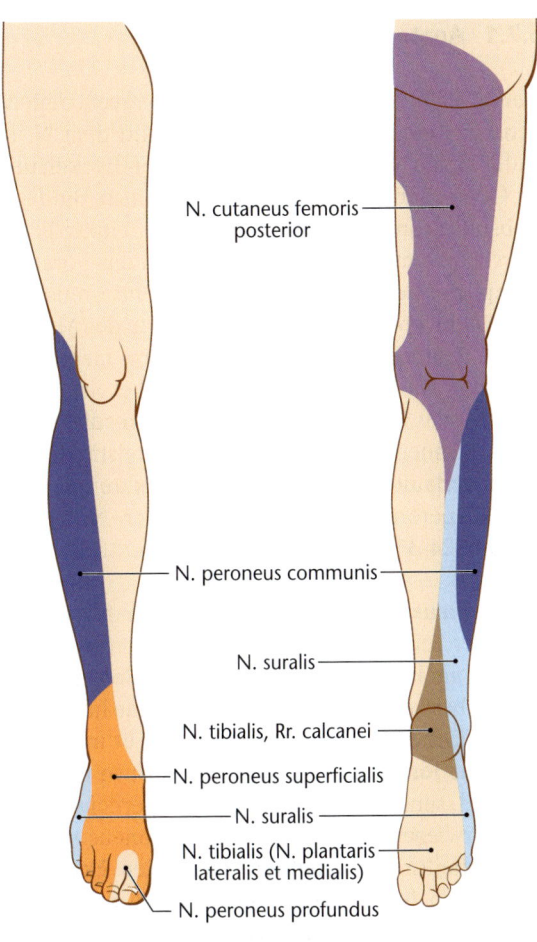

5 Nervenblockaden der unteren Extremität 24

Abb. 24-35 Hintere Ischiadikusblockade; Anästhesieausbreitung.

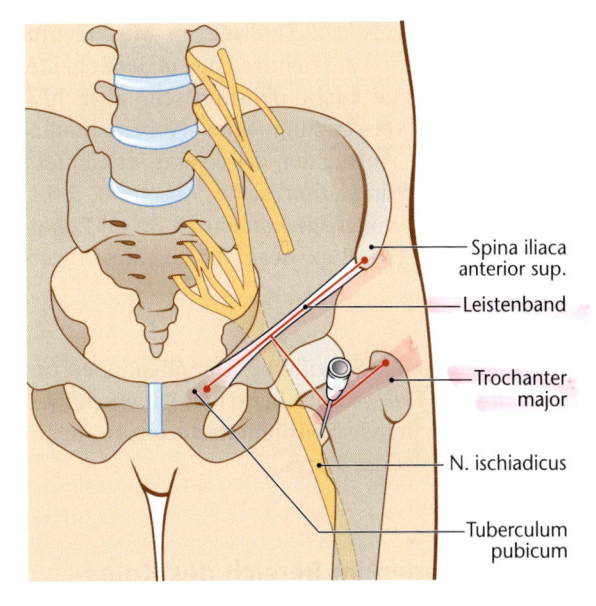

Abb. 24-36a Vordere Ischiadikusblockade. Punktionsstelle. Einzelheiten siehe Text.

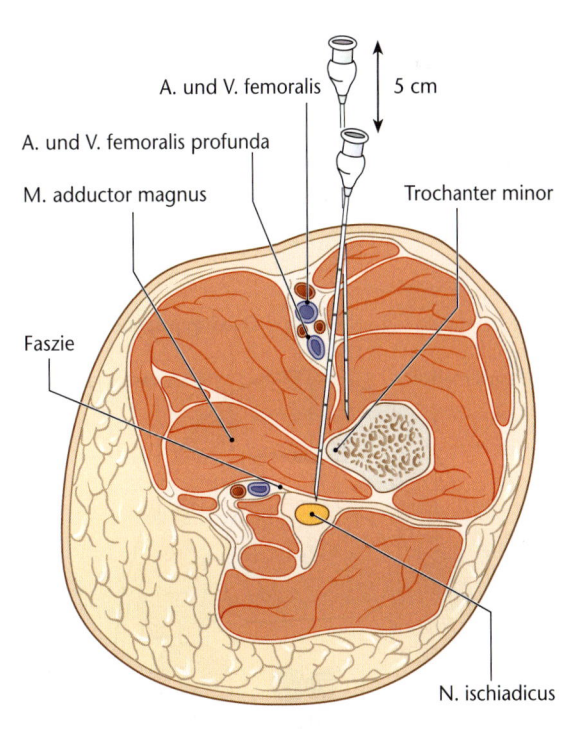

Abb. 24-36b Vordere Ischiadikusblockade. Querschnitt durch den Oberschenkel mit Verlauf des Nervs und der Punktionskanüle.

schaltet, so dass die Blutsperre am Oberschenkel als schmerzhaft empfunden wird. Der Nerv kann aber selektiv in der Glutealfalte durch subkutane Infiltration nachgeblockt werden.

Der Nerv verlässt das Gesäß am Unterrand des M. gluteus maximus und verläuft an der medialen Oberfläche des Femurs den Oberschenkel hinunter.

Orientierung. Für die Punktion wird das Leistenband in drei gleich große Abschnitte unterteilt und anschließend eine Senkrechte durch die Verbindungsstelle von mittlerem und medialem Drittel dieser Linie nach unten auf den Oberschenkel gezogen, danach eine Linie vom Trochanter major parallel zum Leistenband auf die Vorderseite des Oberschenkels. Die **Punktionsstelle** befindet sich im Schnittpunkt der beiden Senkrechten (▶ Abb. 24-36a und b).

Die **Punktion** erfolgt in Rückenlage des Patienten, die Extremitäten befinden sich in Neutralposition.

Eine 10 cm lange Kanüle wird durch eine Hautquaddel, leicht lateral zur Senkrechten, so weit vorgeschoben, bis Knochenkontakt auftritt. Dann Zurückziehen der Kanüle und erneutes, mehr senkrechtes Vorschieben etwa 5 cm über den Femur hinaus bis in die Gefäßnervenscheide. Nach Aspiration wird eine **Testdosis** injiziert: Widerstand bei der Injektion weist auf Fehllage im Muskel hin, mühelose Injektion auf richtige Lage in der Scheide. **Parästhesien** sind nicht obligatorisch, aber hilfreich. Durch Verwendung eines Nervenstimulators wird das Aufsuchen des Nervs erleichtert; Reaktion bei Stimulation siehe Abschnitt 5.6.1. Bei richtiger Kanülenlage können **15–30 ml Lokalanästhetikum**, z. B. Bupivacain 0,5%, injiziert werden.

Komplikationen. Spezifische Komplikationen treten nicht auf. Gelegentlich berichten Patienten über 1–3 Tage anhaltende **Sensibilitätsstörungen** im Innervationsgebiet des Nervs.

5.7 Blockaden im Bereich des Knies

Drei Nerven können im Bereich des Knies blockiert werden: N. tibialis, N. peroneus communis und N. saphenus. Der N. tibialis und der N. peroneus sind gemischte Nerven, die beide aus dem N. ischiadicus hervorgehen, während der N. saphenus als Endast des N. femoralis ein rein sensibler Nerv ist. Die gleichzeitige Blockade dieser drei Nerven führt zu einer Anästhesie des gesamten Unterschenkels und des Fußes.

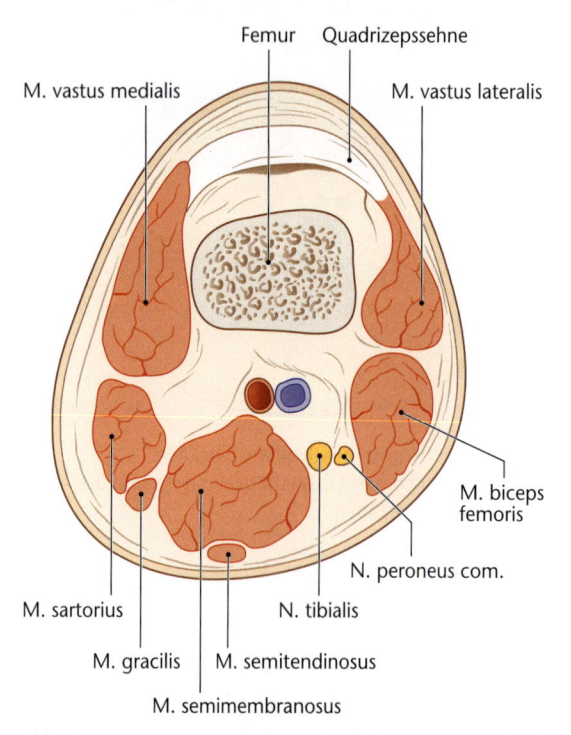

Abb. 24-37 Transversalschnitt durch das Bein in Höhe der Kniekehle; Topographie des N. tibialis und N. peroneus communis.

5.7.1 Anatomie

Der N. ischiadicus besteht aus zwei Nerven: dem N. peroneus communis (N. fibularis) und dem N. tibialis. Beide Nerven werden im kleinen Becken und im Oberschenkel von einer gemeinsamen Bindegewebshülle umgeben und ziehen als einheitlicher Nervenstamm aus dem Becken durch das Foramen infrapiriforme unter dem M. gluteus maximus und dem M. biceps, dann auf der Rückseite des M. quadratus femoris und des M. adductor magnus in Richtung Kniegelenk. Im Oberschenkel liegen der N. peroneus lateral und der N. tibialis medial; allerdings können beide Nerven auch vollständig getrennt verlaufen. Über dem Kniegelenk trennen sich der N. peroneus communis und der N. tibialis (▶ Abb. 24-37).

N. peroneus communis (L4–S2). Der Nerv zieht nach der Teilung vom N. ischiadicus den M. biceps entlang am lateralen Rand der Kniekehle zum Fibulaköpfchen, dann um das Collum fibulae herum zur Vorderfläche des Unterschenkels, wo er in den M. peroneus longus eintritt und sich dort in den vorwiegend sensiblen N. peroneus superficialis und den vorwiegend motorischen N. peroneus profundus aufteilt. Am lateralen Rand der Kniekehle gehen vom N. peroneus communis zwei Hautäste ab: der N. cutaneus surae lateralis und der Ramus communicans peroneus, der sich mit dem N. cutaneus surae medialis zum N. suralis vereinigt. Der N. peroneus profundus versorgt die Streckmuskeln des Unterschenkels (M. tibialis anterior) und des Fußes (Mm. extensores digitorum longus et brevis). Der sensible Endast versorgt die einander zugewandten Hautflächen des Raumes zwischen Großzehe und zweiter Zehe. Der N. peroneus superficialis gibt Äste an die Mm. peronei ab, der restliche, sensible Anteil versorgt die Haut des Fußrückens mit Ausnahme des Areals zwischen Großzehe und zweiter Zehe.

Eine Schädigung des N. peroneus communis beeinträchtigt die Funktion der Fußstrecker: Der Fuß kann im Sprunggelenk nicht mehr angehoben werden (▶ Abb. 24-38).

N. tibialis (L4–S3). Der Nerv zieht nach der Teilung des N. ischiadicus senkrecht durch die Mitte der Kniekehle unter den M. gastrocnemius. Dort liegt er unter dem Arcus tendineus des M. soleus, dann weiter distal zwischen dem M. flexor digitorum longus und dem M. flexor hallucis longus. Er gelangt zwischen den Sehnen dieser beiden Muskeln an die Rückseite des Innenknöchels, um den er herumzieht. Unterhalb des Knöchels teilt er sich in seine beiden Endäste, den N. plantaris medialis und den N. plantaris lateralis. In der Kniekehle zweigt der N. tibialis den N. cutaneus surae medialis ab. Dieser Nerv verläuft zwischen den beiden Köpfen des M. gastrocnemius abwärts und vereinigt sich mit dem Ramus communicans peroneus zum N. suralis, der lateral von der Achillessehne hinter dem Außenknöchel zum lateralen Fußrand zieht. Außerdem gehen in der Kniekehle motorische Äste zu den Unterschenkelbeugern ab (beide Köpfe des M. gastrocnemius, M. soleus, M. plantaris und M. popliteus), im weiteren Verlauf Äste zum M. tibialis posterior, M. flexor digitorum longus und M. flexor hallucis longus.

Eine Schädigung des N. tibialis führt zur Lähmung der Zehen- und Fußbeuger: Der Fuß kann nicht mehr plantarwärts gebeugt werden (siehe Abb. 24-38).

N. saphenus. Der Nerv stammt aus dem N. femoralis und ist rein sensibel. Er zieht zum Adduktorenkanal, tritt in ihn ein, durchbricht die Membrana vasto-adductoria und zieht an der medialen Seite des Kniegelenks und des Unterschenkels, zusammen mit der V. saphena magna, zum Innenknöchel. Unterhalb des Kniegelenks gibt der N. saphenus den Ramus infrapatellaris und die Rami cutanei cruris mediales ab. Der Ramus infrapatellaris versorgt die Haut unterhalb der Patella, die Rami cutanei cruris mediales hingegen die Haut an der vorderen und medialen Seite des Unterschenkels und den medialen Fußrand, individuell bis zur Großzehe (▶ Abb. 24-39).

5.7.2 Gemeinsame Blockade von N. peroneus communis und N. tibialis

Bei diesem Verfahren – auch als „kleine Ischiadikusblockade" bezeichnet – werden beide Nerven im Bereich oberhalb der Kniekehle gemeinsam blockiert. In Kombination mit der unten beschriebenen Blockade des N. saphenus lässt sich eine Anästhesie des Unterschenkels und des Fußes erreichen. Hierdurch können eine rückenmarknahe Anästhesie und die Blockade einzelner Nerven vermieden werden. Eine Blutsperre des Oberschenkels kann allerdings bei der gemeinsamen oder dreifachen Nervenblockade nicht durchgeführt werden.

Vorgehen. Der Patient wird auf den Bauch gelagert und aufgefordert, das Knie zu beugen, damit die Begrenzungslinien der Fossa poplitea besser identifiziert werden können. Die Kniekehle wird in zwei gleiche Dreiecke, ein mediales und ein laterales, unterteilt, wobei die gemeinsame Basis beider Drei-

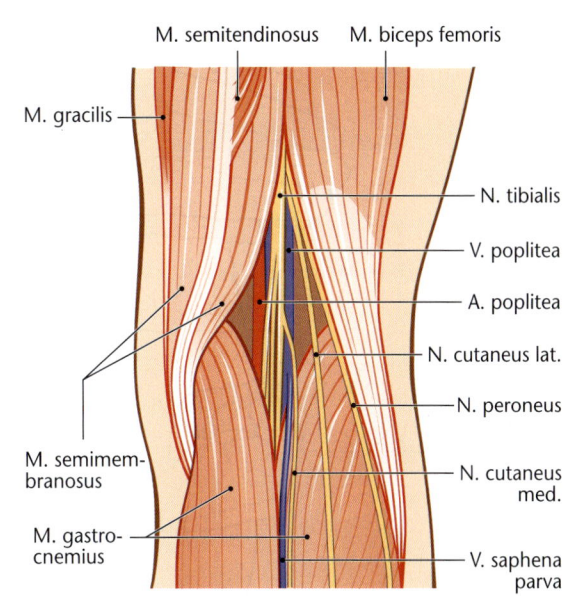

Abb. 24-38 Nervenblockaden im Bereich des Kniegelenks; Topographie des N. tibialis und N. peroneus.

ecke von der Linie zwischen dem medialen und lateralen Condylus femoris, der hinteren Hautfalte, gebildet wird. Die Punktionsstelle befindet sich 5 cm proximal der Hautfalte und 1 cm lateral der Mittellinie des großen Dreiecks (▶ Abb. 24-40). An dieser Stelle wird eine 3–6 cm lange 22-G-Nadel in einem Winkel von 45–60° nach vorn-kranial vorgeschoben, bis in etwa 1,5–2 cm Tiefe Parästhesien

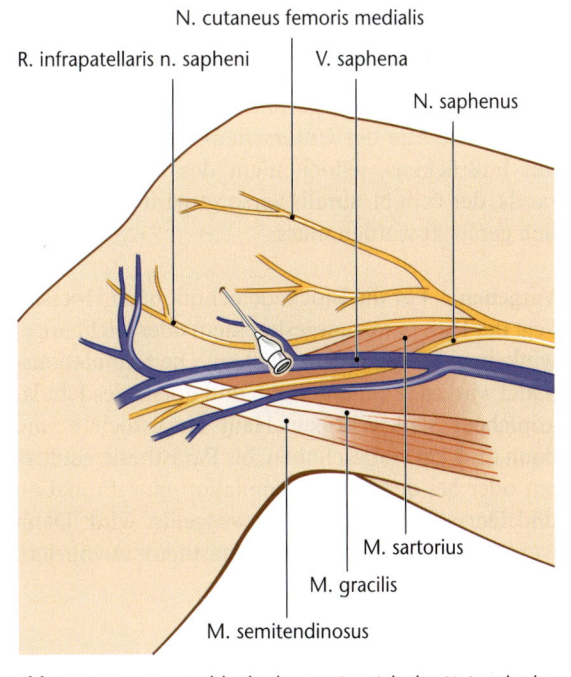

Abb. 24-39 Nervenblockaden im Bereich des Kniegelenks; Topographie des N. saphenus.

24 Periphere Nervenblockaden

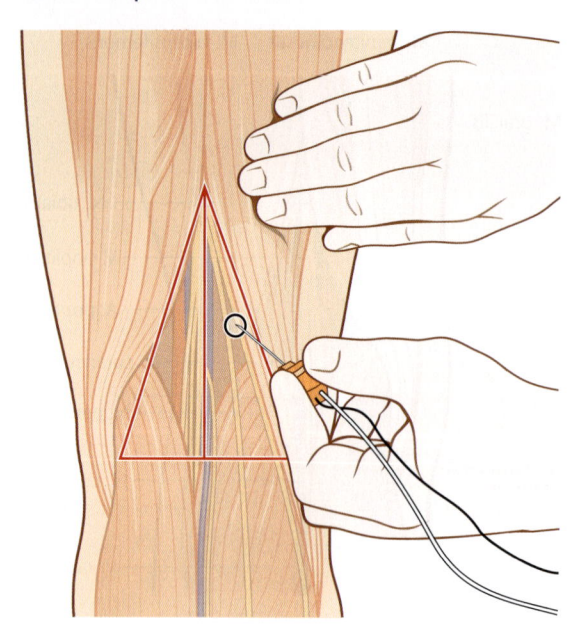

Abb. 24-40 Tibialisblock.

ralen bis zur medialen Fußsohle und einer motorischen Blockade der Zehen- und Fußbeuger.

Vorgehen. Der Patient liegt mit gestrecktem Bein auf dem Bauch. Die Punktionsstelle befindet sich in der Mitte der Verbindungslinie zwischen Epicondyli femoris medialis und lateralis. Hier wird die Kanüle senkrecht ca. 3 cm bzw. bis zum Auslösen von Parästhesien oder – bei Nervenstimulation – einer Plantarflexion und Supination des Fußes vorgeschoben. Anschließend werden ca. 10 ml 1%iges Lokalanästhetikum injiziert.

5.7.5 Blockade des N. saphenus

Durch die Blockade des N. saphenus entsteht eine Anästhesie der Unterschenkelinnenseite bis zum Fußrücken. Das Verfahren kann bei Eingriffen am medialen Unterschenkel angewandt werden, des Weiteren als Ergänzung bei einer unvollständigen Femoralisblockade, besonders aber in Kombination mit der „kleinen Ischiadikusblockade" für eine vollständige Anästhesie des Unterschenkels und/oder Fußes.

oder – bei Verwendung eines Nervenstimulators – Muskelkontraktionen ausgelöst werden.

! Stimulationsreaktion: entweder Plantarflexion und Supination bei Stimulation des N. tibialis oder Dorsalflexion und Supination bei Reizung des N. peroneus communis.

! Die kombinierte Blockade der Nn. saphenus, tibialis und peroneus communis ermöglicht Eingriffe am gesamten Unterschenkel und am Fuß, sofern keine Blutsperre des Oberschenkels angelegt wird.

Anschließend werden 35–40 ml 1%iges Lokalanästhetikum injiziert. Bei korrekter Technik wird eine Erfolgsrate von 98% angegeben.

5.7.3 Blockade des N. peroneus communis

Die Blockade des N. peroneus communis bewirkt eine Anästhesie der Unterschenkelaußenseite und des Fußrückens, jedoch nicht des lateralen Fußrands, der vom N. suralis versorgt wird und zusätzlich geblockt werden muss.

Vorgehen. Für die Blockadetechnik nach Hoerster liegt der Patient mit ausgestrecktem oder leicht angewinkeltem Bein auf dem Rücken. Die Stimulationsnadel wird ca. 2 cm unterhalb und dorsal des Fibulaköpfchens senkrecht zur Haut eingestochen und dann ca. 1 cm vorgeschoben, bis Parästhesien auftreten oder bei der Nervenstimulation eine Pronation und Dorsalflexion des Fußes ausgelöst wird. Dann werden 5–10 ml 1%iges Lokalanästhetikum injiziert.

5.7.4 Blockade des N. tibialis

Die Blockade dieses Nervs führt zu einer sensorischen Blockade im Ausbreitungsgebiet von der late-

Vorgehen. Für die technisch einfache Infiltrationsanästhesie des N. saphenus liegt der Patient auf dem Rücken, das Bein ist leicht abduziert und angewinkelt. Anschließend wird der Epicondylus medialis getastet und von dort ein subkutaner Ringwall bis zum Lig. patellae angelegt. Hierfür reichen meist 5–10 ml 1%iges Lokalanästhetikum aus.

5.8 Blockaden am Fußgelenk

Am Fußgelenk können folgende fünf Nerven auf einfache Weise geblockt werden („Fußblock"):
— N. tibialis posterior,
— N. suralis,
— N. peroneus superficialis,
— N. saphenus,
— N. peroneus profundus.

Fußblock. Alle fünf Nerven können im Bereich des Fußgelenks blockiert werden, allerdings sind hierfür fünf, für den Patienten wenig angenehme Punktionen und Injektionen erforderlich. Der Block eignet sich für alle Operationen des Fußes, wenn keine Blutsperre erforderlich ist.

Da es sich im Wesentlichen um eine subkutane Infiltrationsanästhesie handelt, ist das Auslösen von Parästhesien oder der Einsatz eines Nervenstimulators nicht erforderlich, vielmehr wird hierdurch Zeit verloren. Allerdings kann eine qualitativ bessere und technisch weniger aufwendige Blockade des Fußes durch zwei Injektionen im Bereich des Knies erreicht werden.

Die Versagerrate des Fußblocks wird in der Literatur mit 0,1–5% angegeben und ist möglicherweise geringer als die einer Periduralanästhesie für Fußoperationen. Die Komplikationsrate ist niedrig; am häufigsten werden temporäre Parästhesien im Bereich des N. tibialis posterior angegeben.

5.8.1 Blockade des N. tibialis posterior

Der Nerv (L4–5, S1–3) verläuft medial neben der Achillessehne und hinter der A. tibialis posterior (▶ Abb. 24-41a).

Vorgehen. Für die Blockade wird der Patient auf den Bauch oder Rücken gelagert und eine Hautquaddel lateral von der A. tibialis posterior angelegt. Ist die Arterie nicht tastbar, so kann medial von der Achillessehne, in Höhe des Oberrandes vom *Innenknöchel*, punktiert werden. Hierzu wird eine etwa 3 cm lange 23- bis 25-G-Kanüle durch die Quaddel in rechtem Winkel zur Hinterseite der Tibia lateral von der A. tibialis posterior vorgeschoben. Treten *Parästhesien* auf, so werden **3–5 ml Lokalanästhetikum**, z. B. Bupivacain 0,25 bis 0,5%, injiziert; sind keine Parästhesien auslösbar, so werden 7 ml, nach Zurückziehen der Kanüle um 1 cm, gegen die Hinterseite der Tibia injiziert.

Die **Anästhesieausbreitung** ist in ▶ Abbildung 24-41b dargestellt.

5.8.2 Blockade des N. suralis

Dieser Hautnerv verläuft zusammen mit der V. saphena parva hinter und unter dem *Außenknöchel*; er versorgt die untere posterolaterale Oberfläche des Unterschenkels, die Außenseite des Fußes und den seitlichen Anteil der Kleinzehe (siehe Abb. 24-41b).

Vorgehen. Für die Blockade wird der Patient auf den Bauch oder Rücken gelagert und eine Hautquaddel, seitlich von der Achillessehne, in Höhe des Außenknöchels angelegt. Danach Vorschieben einer 3 cm langen 23- bis 25-G-Kanüle durch die Hautquaddel um etwa 1 cm und fächerförmige subkutane Infiltration mit **5–10 ml Lokalanästhetikum**, z. B. Bupivacain 0,25 bis 0,5%. Werden jedoch beim Vorschieben *Parästhesien* ausgelöst, so genügen meist **3–5 ml Lokalanästhetikum.**

Anästhesieausbreitung siehe Abbildung 24-41b.

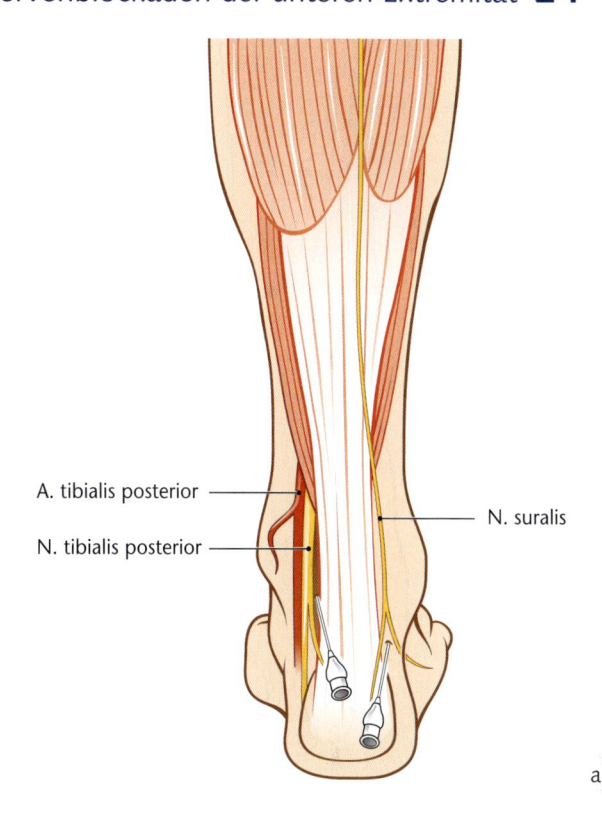

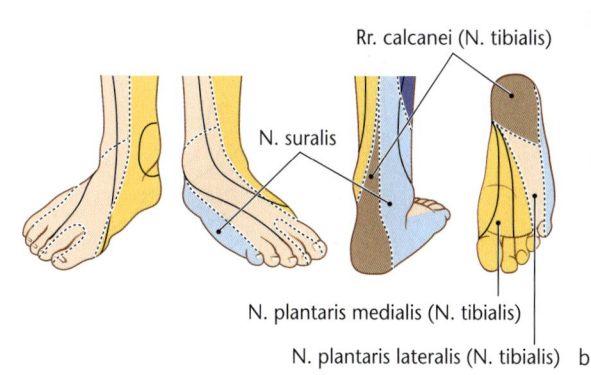

Abb. 24-41 Blockade des N. tibialis posterior und N. suralis am Fußgelenk.
a) Punktionsstellen.
b) Anästhesieausbreitung.

5.8.3 Blockade des N. peroneus superficialis

Dieser Nerv verläuft subkutan auf dem Fußrücken, den er, mit Ausnahme der I. und II. Zehe, versorgt (▶ Abb. 24-42a).

Der **Punktionsort** für die Blockade liegt unmittelbar oberhalb und medial vom Außenknöchel. Hier werden **5–10 ml Lokalanästhetikum**, z. B. Bupiva-

24 Periphere Nervenblockaden

Der **Punktionsort** für die Blockade befindet sich unmittelbar oberhalb der Knöchel zwischen den Sehnen des M. tibialis anterior und M. extensor hallucis longus (siehe Abb. 24-42a). Hier werden **3–5 ml Lokalanästhetikum**, z. B. Bupivacain 0,25 bis 0,5 %, injiziert.

Anästhesieausbreitung siehe Abbildung 24-42b.

5.8.5 Blockade des N. saphenus

Der Nerv verläuft zusammen mit der V. saphena magna zum Innenknöchel und versorgt die Haut des Unterschenkels vor dem Innenknöchel und den medialen Anteil des Fußes bis etwa zur Mitte.

Der **Punktionsort** für die Blockade liegt unmittelbar oberhalb und vorn vom Innenknöchel (siehe Abb. 24-42a). Hier werden **3–5 ml Lokalanästhetikum**, z. B. Bupivacain 0,25 bis 0,5 %, um die V. saphena magna herum subkutan infiltriert.

Anästhesieausbreitung siehe Abbildung 24-42b.

6 Intravenöse Regionalanästhesie

Bei diesem Verfahren, 1908 von August Bier entwickelt, werden durch Injektion eines Lokalanästhetikums in die Vene einer nicht durchbluteten Extremität eine Anästhesie und motorische Blockade hervorgerufen.

Prinzip. Proximal der Injektionsstelle, am Arm oder Oberschenkel, wird eine Manschette für die Blutleere angelegt. Vor Beginn der Stauung wird die betreffende Extremität ausgewickelt, anschließend erfolgt die Injektion eines Lokalanästhetikums in niedriger Konzentration, z. B. **Prilocain 0,5 %, Lidocain 0,5 %**, in eine Vene der ausgewickelten Extremität.

! Bupivacain, Levobupivacain, Ropivacain und Etidocain sollten wegen der Gefahr kardiotoxischer Nebenwirkungen nicht eingesetzt werden!

Die Anästhesie tritt bereits kurz nach der Injektion des Lokalanästhetikums ein und hält so lange an, bis die Staumanschette abgelassen wird. Wirkungsorte sind vermutlich größere Nervenstämme und vielleicht auch die Nervenendigungen (▶ Abb. 24-43).

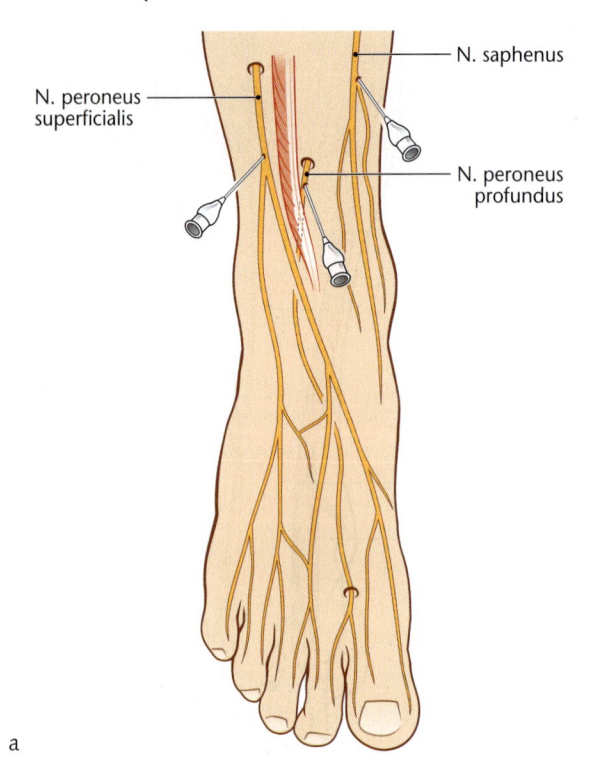

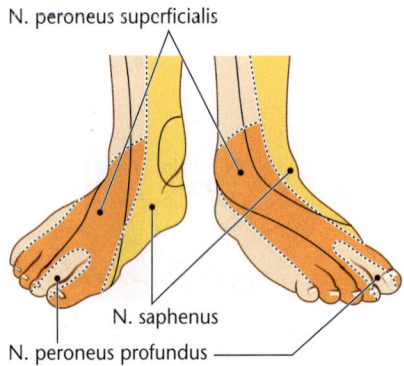

Abb. 24-42 Blockade des N. peroneus superficialis, N. peroneus profundus und N. saphenus.
a) Punktionsstellen.
b) Anästhesieausbreitung.

cain 0,25 bis 0,5 %, subkutan von der Vorderkante der Tibia bis zur Oberseite des Außenknöchels infiltriert.

Die **Anästhesieausbreitung** ist in ▶ Abbildung 24-42b dargestellt.

5.8.4 Blockade des N. peroneus profundus

Der Nerv verläuft zwischen den beiden Knöcheln auf dem Fußrücken entlang und versorgt die kurzen Extensoren der Zehen sowie die Haut neben der I. und II. Zehe. Auf dem Fußrücken liegt die A. tibialis anterior *medial* vom Nerv, ebenso die Sehne des M. extensor hallucis longus.

6.1 Indikationen und Kontraindikationen

Indikationen. Das Verfahren eignet sich am besten für Eingriffe und Manipulationen **an Unterarm**

6 Intravenöse Regionalanästhesie 24

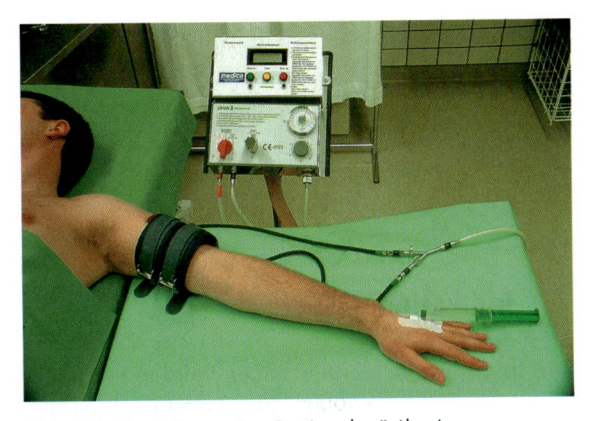

Abb. 24-43 Intravenöse Regionalanästhesie.

und Hand, ebenso für Repositionen von Unterarmfrakturen. Eingriffe *oberhalb* des Ellenbogens werden besser in **Plexusanästhesie** durchgeführt. Das gilt auch für Eingriffe am Bein, weil hierbei für die intravenöse Anästhesie eine größere Lokalanästhetikummenge (bis zu 60 ml 0,5%ige Lösung) erforderlich ist.

Kontraindikationen. Absolute Kontraindikationen für die intravenöse Regionalanästhesie sind nicht bekannt. Vorsicht ist geboten bei Patienten mit **Epilepsie** oder **Herzerkrankungen:** Hier könnte das plötzliche Einströmen des Lokalanästhetikums in den Kreislauf nach Ablassen der Staumanschette **Krämpfe** bzw. schwere **Bradykardien** hervorrufen.

6.2 Vor- und Nachteile

Für die intravenöse Regionalanästhesie sprechen zahlreiche **Vorteile**. Die wichtigsten sind:
— Einfachste Technik.
— Große Sicherheitsbreite.
— Sofortiger Wirkungseintritt.
— Gute Muskelerschlaffung.
— Steuerbare Wirkungsdauer.
— Kontrollierbare Anästhesieausdehnung: Sie beschränkt sich auf das Gebiet unterhalb der Manschette. Je mehr die Manschette nach unten verlagert wird, desto kleiner ist die Ausdehnung des anästhesierten Gebietes und desto geringer die erforderliche Menge an Lokalanästhetikum.
— Rasche Rückkehr der Sensibilität: Kurz nach Entblocken der Manschette beginnt die Wirkung der Blockade nachzulassen. Dies ist von Vorteil bei ambulanten Patienten und wenn die Nervenfunktion nach der Reposition von Frakturen überprüft werden soll.

Nachteile:
— **Staumanschette erforderlich.** Während der gesamten Anästhesiezeit muss die Armmanschette gestaut bleiben. Hierdurch wird die für die Operation zur Verfügung stehende Zeit eingeschränkt. Einige Patienten empfinden die Stauung als sehr unangenehm. Eine Anästhesie des *Oberarms* ist mit diesem Verfahren nicht durchführbar.
— **Kein blutleeres Operationsgebiet.** Bei Operationen an der Hand lässt sich mit einer Manschette am Unterarm kein blutleeres Operationsgebiet erreichen. Nicht selten ist eine *zweite* Manschette erforderlich.
— **Die Anästhesie wird rasch aufgehoben.** Dies ist von Nachteil, wenn eine gute postoperative Analgesie erforderlich ist.

6.3 Praktisches Vorgehen

Ausrüstung und Zubehör:
— Lokalanästhetikum, z. B. Mepivacain 0,5%, Lidocain 0,5%, Prilocain 0,5%,
— Venenverweilkanüle,
— 20- oder 50-ml-Spritze,
— Esmarch-Binde,
— Manschette für Blutleere,
— Narkose- und Notfallzubehör wie bei den anderen größeren Blockaden.

▼ Bei länger dauernden Operationen ist eine Prämedikation sinnvoll, hingegen kann bei ambulanten oder Notfallpatienten meist auf eine Prämedikation verzichtet werden.
▼ Aufklärung des Patienten über das technische Vorgehen.
▼ Messen von Herzfrequenz und Blutdruck.
▼ **Auswahl der Vene:** Für die Anästhesie eignet sich am besten eine Vene auf dem Hand- bzw. Fußrücken. Es können jedoch auch Venen des Unterarms oder (weniger geeignet) der Ellenbeuge gewählt werden.
▼ Einführen einer **Notfall-Venenkanüle** am anderen Arm.
▼ Anlegen einer **Doppelstaumanschette** proximal des Operationsgebiets.
▼ Nach Abschluss der Vorbereitungen Auswickeln des Armes mit einer Esmarch-Binde.
▼ Dann Aufblasen der proximalen Staumanschette auf **200–250 mmHg bzw. 50 mmHg über den systolischen Blutdruck** des Patienten und Entfernen der Esmarch-Binde.
▼ **Injektion des Lokalanästhetikums:** Für eine gute Anästhesie und Muskelerschlaffung sind, je nach Armumfang, **bis zu 50 ml Lokalanästhetikum**

24 Periphere Nervenblockaden

bzw. 3,5 mg/kg Prilocain 0,5% ohne Adrenalin erforderlich.
- **Nach der Injektion** bleibt die Manschette die gesamte Operationszeit über gestaut und wird fortlaufend kontrolliert. Treten nach einiger Zeit durch die Stauung Schmerzen auf, wird die distale Manschette aufgeblasen, die proximale hingegen abgelassen.
- Die **Mindestzeit** für eine gestaute Manschette beträgt **15 min**; erst nach dieser Zeit darf die Manschette abgelassen werden. **Die Maximalzeit für die Stauung darf 2 h nicht überschreiten.**
- Das **Ablassen der Manschette** erfolgt immer erst nach Operationsende, um Schmerzen zu vermeiden.

6.4 Komplikationen

Die spezifischen Komplikationen der intravenösen Regionalanästhesie entstehen durch **systemische toxische Reaktionen** durch das nach Ablassen der Staumanschette in den Kreislauf gelangende Lokalanästhetikum (siehe Kap. 8). Der Einstrom erfolgt biphasisch: Initial werden nach Entstauen der Manschette etwa 30% der Dosis schlagartig in das Blut aufgenommen, der Rest hingegen wesentlich später, so dass 30 min nach der Freigabe die Hälfte der Dosis sich noch im Arm befindet. Für einen erneuten Block wäre zu diesem Zeitpunkt nur die Hälfte der Ausgangsdosis erforderlich.

Insgesamt sind die Plasmakonzentrationen nach Ablassen der Manschette deutlich niedriger als nach einer axillären Plexusblockade oder nach einer Periduralanästhesie.

Neben toxischen Reaktionen ist auch über **Nervenschäden** durch den Druck der Staumanschette berichtet worden, so dass es ratsam ist, die Zeit für die **Stauung so kurz wie möglich** zu halten.

7 Blockade der Interkostalnerven

Die Interkostalnervenblockaden werden vor allem zur postoperativen Schmerzerleichterung oder zur Behandlung akuter Schmerzen eingesetzt. Die meisten chirurgischen Eingriffe können mit einer Interkostalnervenblockade allein nicht durchgeführt werden.

7.1 Anatomie

Die 12 Interkostalnerven (Th1–12) verlaufen kreisförmig um den Stamm herum und versorgen die Muskeln der Thorax- und Bauchwand sowie die vordere und seitliche Haut des Stammes. Im Bereich des Thorax verlaufen die Nerven zusammen mit der Arterie und Vene am Unterrand der Rippen im Interkostalraum, und zwar kaudal und dorsal von den Gefäßen.

7.2 Indikationen

Die Interkostalnervenblockaden werden vor allem bei Rippenfrakturen, Rippenkontusionen, Pleuritis, Herpes zoster, Anlegen einer Thoraxdrainage sowie zur postoperativen Schmerzbehandlung bei thorakalen Eingriffen eingesetzt. Spezifische **Kontraindikationen** gibt es nicht.

7.3 Praktisches Vorgehen

Die Interkostalnerven können an verschiedenen Stellen ihres Verlaufs blockiert werden, jedoch wird am häufigsten die Blockade im Bereich der **Rippenwinkel**, ca. 8–10 cm von der hinteren Mittellinie entfernt, durchgeführt.

- Vorbereitung und Vorsichtsmaßnahmen wie beim Plexus-brachialis-Block.
- **Lagerung:** Die Interkostalnervenblockade lässt sich am besten in *Bauchlage* anlegen; Seiten- oder Rückenlage ist jedoch ebenfalls möglich. Bei der Bauchlage wird in Bauchmitte ein Kissen untergelegt, damit sich die Interkostalräume hinten besser darstellen. Die Arme werden vor den Kopf gelegt.
- **Punktion:** Zunächst wird im Interkostalraum eine Hautquaddel angelegt. Danach Hochziehen der Quaddel bis zu der Rippe, deren Interkostalnerv geblockt werden soll, und Vorschieben einer 4–5 cm langen Kanüle durch die Quaddel bis auf das Periost der Rippe. Hier zunächst Infiltration des Periosts mit etwas Lokalanästhetikum. Nun wandert die Kanüle die Rippe abwärts, bis der untere Rippenrand erreicht wird. Geht der Knochenkontakt verloren, so wird die Kanüle noch maximal 0,5 cm vorgeschoben.
- **Injektion:** Nach Aspiration werden **pro Nerv 3–5 ml Lokalanästhetikum (Höchstdosen beachten!),** z. B. Bupivacain 0,5%, injiziert, ohne die Lage der Kanülenspitze zu verändern. Blockaden von Th4–12 bewirken eine ausgeprägte Anästhesie *der vorderen Bauchwand.*

7.4 Komplikationen

Pneumothorax. Dies ist eine seltene, aber typische Komplikation der Interkostalnervenblockade. Ursache ist nahezu immer eine fehlerhafte Technik.

Toxische Reaktionen. Sie sind leicht möglich, zumal mit keiner anderen Blockadetechnik so rasch so hohe Blutspiegel auftreten wie mit der Interkostalnervenblockade, wenn entsprechende Volumina verwendet werden.

Literatur

Baer M, Frotscher M, Duus P: Neurologisch-topische Diagnostik, 8. Aufl. Thieme, Stuttgart–New York 2003.

Büttner J, Meier G: Kontinuierliche periphere Techniken zur Regionalanästhesie und Schmerztherapie – Obere und untere Extremität. Uni-Med, Bremen 1999.

Cousins MJ, Bridenbaugh PO (eds.): Neural Blockade in Clinical Anesthesia and Management of Pain, 3rd ed. Lippincott-Raven, Philadelphia 1998.

Hahn, McQuillan, Sheplock (Hrsg): Regionalanästhesie. Anatomie und Techniken. Ullstein Medical, Wiesbaden 1999.

Jankovic D: Regionalblockaden in Klinik und Praxis, 3. Aufl. ABW, Berlin 2004.

Kilka H-G, Geiger P, Mehrkens H-H: Die vertikale infraklavikuläre Blockade des Plexus brachialis. Anaesthesist 1995, 44:339–344.

Meier G, Büttner J: Atlas der peripheren Regionalanästhesie. Thieme, Stuttgart 2004.

Moore DC, Mulroy MF, Thompson GE: Peripheral nerve damage and regional anaesthesia. Br J Anaesth 1994, 73:435–436.

Niesel HC, van Aken H: Lokalanästhesie, Regionalanästhesie, regionale Schmerztherapie. Thieme, Stuttgart 2003.

Rettig HC, Gielen MJM, Boersma E, Klein J: A comparison of the vertical infraclavicular and axillary approaches for brachial plexus anaesthesia. Acta Anaesthesiologica Scandinavica 49(10):1501–1508.

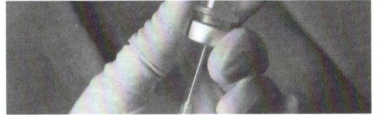

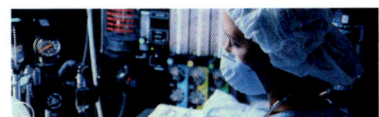

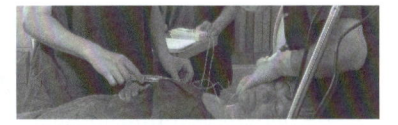

Lagerung des Patienten zur Operation

Inhaltsübersicht

1 Einführung 667
2 Rückenlage 668
3 Bauchlage 668
3.1 Umlagerung des Patienten in die Bauchlage .. 670
4 Seitenlage 670
5 Lagerungsschäden 671
5.1 Verletzung von Weichteilen und Knochen 671
5.2 Rückenschmerzen 672
5.3 Augenschäden 672
5.4 Nerven- und Plexusschäden 672
5.4.1 Schädigung des N. ulnaris 672
5.4.2 Schädigung des Plexus brachialis 672
5.4.3 Nervenschäden der unteren Extremität 673
5.5 Beurteilung von Nervenschäden 673
6 Perioperative Erblindung 673
Literatur 674

1 Einführung

Die Narkoseeinleitung erfolgt immer in **Rückenlage** des Patienten. Erst nach Abschluss aller anästhesiologischen Maßnahmen wird der Patient in die Operationslage gebracht. Die Standardlagerungen des chirurgischen Patienten sind Rückenlage, Seitenlage und Bauchlage. Spezielle Lagerungen für bestimmte Eingriffe (z. B. Lithotomie-Lagerung oder sitzende Position) sind in den entsprechenden Kapiteln dargestellt.

Lagerungsschäden, vor allem von Nerven und Gelenken, sind eine allgegenwärtige Gefahr, die durch besondere Umsicht beim Lagerungsvorgang, eine ausreichende Zahl von Helfern und entsprechende präventive Maßnahmen wesentlich vermindert werden kann.

Verantwortung für die Lagerung. Nach einer Vereinbarung des Berufsverbandes Deutscher Anästhesisten und des Berufsverbandes Deutscher Chirurgen (1982, 1987) sind die prä-, intra- und postoperative Lagerung des Patienten auf dem Operationstisch und ihre Überwachung eine gemeinsame Aufgabe von Chirurg und Anästhesist. Da durch die Lagerung Lähmungen und andere Schädigungen auftreten können, sollte die Art der Lagerung dokumentiert werden. Für die Verantwortlichkeit wurde Folgendes festgelegt:

— Für die Lagerung des Patienten zur Narkoseeinleitung und die Überwachung bis zur Operationslagerung ist der Anästhesist verantwortlich.
— Die Art der Operationslagerung ergibt sich aus den Erfordernissen der Operation; hierbei muss das anästhesiologische Risiko aber berücksichtigt werden. Hat der Anästhesist Bedenken gegen die Operationslagerung, weil Lagerungsschäden drohen oder die Überwachung und Aufrechterhaltung der Vitalfunktionen erschwert werden, so muss er den Chirurgen darauf hinweisen. Danach trifft der Operateur, unter Abwägung der Vorbehalte, die Entscheidung und trägt die ärztliche und rechtliche Verantwortung dafür, dass die Gründe des operativen Vorgehens die erhöhten Risiken der von ihm gewünschten Lagerung rechtfertigen.
— Die Durchführung der Lagerung auf dem Operationstisch gehört grundsätzlich zum Aufgabenbereich des Operateurs. Hierbei handeln Pflegekräfte in seinem Auftrag und unter seiner Verantwortung, unabhängig davon, welcher Abteilung sie angehören. Der Chirurg muss die Weisungen erteilen und die Lagerung von Beginn an kontrollieren. Der Anästhesist muss aber auf erkennbare Fehler bei der Lagerung hinweisen.

- Der Anästhesist ist daneben verantwortlich für die Lagerung der Extremitäten, die er für die Narkoseüberwachung und die Zufuhr von Narkosemitteln und Infusionslösungen benötigt. Er muss des Weiteren die spezifischen Sicherheitsmaßnahmen treffen, die sich aus der Lagerung für die Überwachung und Aufrechterhaltung der Vitalfunktionen ergeben.
- Planmäßige Umlagerungen während der Operation und deren Durchführung fallen nach den Grundsätzen der Arbeitsteilung in den Verantwortungsbereich des Chirurgen.
- Treten im Verlauf des Eingriffs unbeabsichtigte Lageveränderungen auf, die das Lagerungsrisiko erhöhen, so ist der Operateur für deren Kontrolle verantwortlich, wenn solche Lageveränderungen und andere Einwirkungen auf den Körper des Patienten von ihm und seinen Mitarbeitern ausgehen. Bemerkt der Anästhesist solche nicht beabsichtigten Lageveränderungen oder Einwirkungen, so muss er den Operateur darauf hinweisen.
- Für die intraoperative Kontrolle der Extremitäten, die er für die Infusionen und die Überwachung des Patienten benötigt, ist der Anästhesist zuständig.
- Die Verantwortung für die Lagerung und die Umlagerung des Patienten nach Beendigung der Operation bis zur Beendigung der postanästhesiologischen Überwachung trägt der Anästhesist, soweit nicht besondere Umstände die Mitwirkung des Operateurs bei der Umlagerung erfordern.

2 Rückenlage

Die Rückenlage ist die Standardlagerung für eine Vielzahl von Operationen. Physiologische Veränderungen beim Wechsel von der stehenden Position zur Rückenlage betreffen vor allem das kardiopulmonale System.

Kardiovaskuläre Reaktionen. Aufgrund venöser und arterieller Reflexmechanismen nehmen beim Wechsel von der stehenden Position zur Rückenlage mittlerer arterieller Blutdruck, Herzfrequenz und peripherer Gefäßwiderstand ab, während das Schlagvolumen und das Herzzeitvolumen zunehmen. Der systolische Blutdruck bleibt im Bereich der Ausgangswerte, der diastolische Druck wird vermindert, so dass die Pulsamplitude zunimmt.

Pulmonale Veränderungen. In Rückenlage wird das Zwerchfell durch die Baucheingeweide nach kranial verschoben; die Zwerchfellbeweglichkeit wird vermindert; die funktionelle Residualkapazität und die Totalkapazität der Lunge nehmen ab. Auch durch Beatmung mit PEEP und großen Atemzugvolumina können diese Veränderungen nicht vollständig beseitigt werden.

Bei **Übergewicht** wird vor allem die Atmung in der Rückenlage beeinflusst: Die funktionelle Residualkapazität nimmt weiter ab, der Verschluss kleiner Atemwege nimmt zu, die alveoloarterielle Sauerstoffpartialdruckdifferenz (A-aDO_2) wird größer. Der übergewichtige Patient ist somit während Spontanatmung in besonderer Weise durch **Hypoxie** gefährdet. Hinzu kommt eine größere Gefahr der Regurgitation von Mageninhalt mit nachfolgender **Aspiration**.

Lagerungsschäden. In Rückenlage besteht (wie auch bei den anderen Lagerungsarten) die Gefahr der Druckschädigung von Nerven. Besonders betroffen ist der *Plexus brachialis*, und hiervon am häufigsten der *N. ulnaris* im Bereich des Ellenbogens. Diese Komplikation kann durch richtige Lagerung des Arms verhindert werden (▶ Abb. 25-1a).

Wird der Arm nicht angelegt, sondern ausgelagert, so besteht die Gefahr einer Schädigung des Plexus brachialis durch Überstrecken des Arms im Schultergelenk. Zug am Plexus muss unbedingt vermieden werden; darum darf der Arm nicht über 90° hinaus gestreckt werden (▶ Abb. 25-1b).

Beim **Auslagern des Arms** sollte Folgendes beachtet werden:

▼ Arm bis in Höhe des Thorax anheben.
▼ Nicht über 90° im Schultergelenk abduzieren!
▼ Arm im Schultergelenk nach innen rotieren.
▼ Im Ellenbogengelenk leicht beugen.
▼ Handrücken pronieren.
▼ Arm im Bereich des Handgelenks festschnallen, um ihn vor Herunterfallen zu schützen.

Werden die Arme angelagert, so sollte die Neutralposition des Unterarms bevorzug werden.

In Abb. 25-1a bis c sind die Maßnahmen zur Vermeidung von Lagerungsschäden dargestellt.

3 Bauchlage

Die Bauchlage (▶ Abb. 25-2) wird vor allem für orthopädische und neurochirurgische Operationen im Bereich der Wirbelsäule angewandt. Die physiologischen und pathophysiologischen Auswirkungen betreffen wiederum in erster Linie das kardiopulmonale System:

Atmung. Das Gewicht des Körpers lastet zum Teil auf der Bauchwand; hierdurch werden die Beweg-

3 Bauchlage

Abb. 25.1a bis c Vermeidung von Lagerungsschäden bei Rückenlagerung.
a) Angelagerter Arm. Schutz des N. ulnaris vor Druckschäden bei Rückenlagerung. Der Arm liegt dem Körper an, das umhüllende Tuch reicht über den Ellenbogen hinaus.
b) Ausgelagerter Arm: Schutz des Plexus brachialis. Der Arm wird nicht mehr als 90° ausgelagert und liegt in Schulterhöhe.
c) Polsterung der Knie und Fersen bei Rückenlagerung.

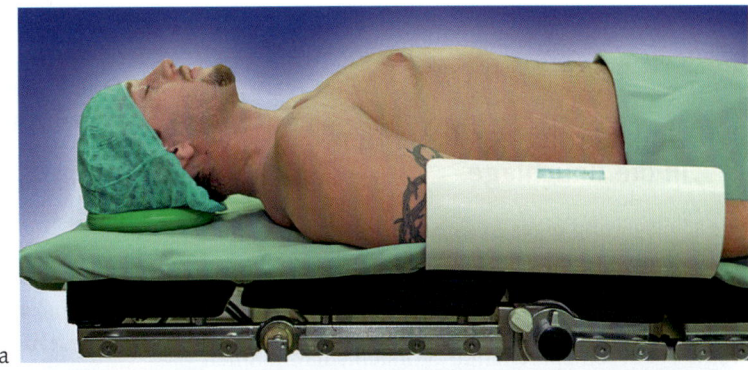

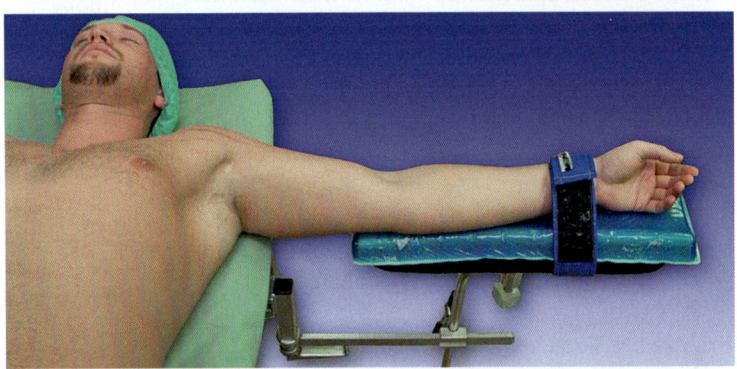

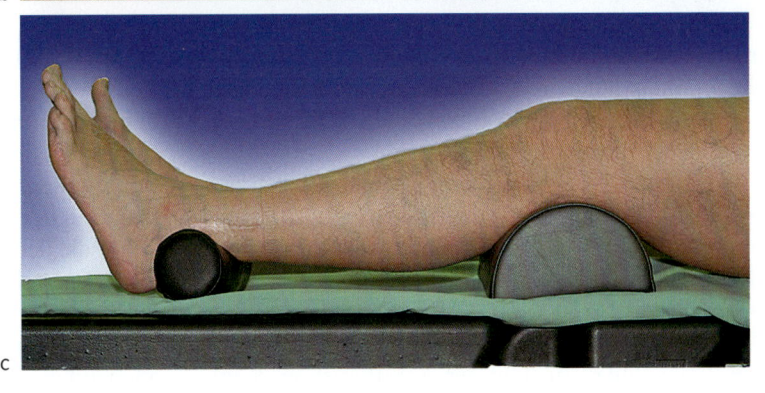

lichkeit des Zwerchfells eingeschränkt und das Atemzugvolumen vermindert; die **Gefahr der Hypoxie** durch respiratorische Insuffizienz wird erhöht. Maskennarkosen sollten in Bauchlage möglichst nicht durchgeführt werden, vielmehr sollte der intubierte Patient kontrolliert beatmet werden. Wird die freie Beweglichkeit der Bauchwand durch Unterpolsterung des Schultergürtels und des Beckens erhalten, lassen sich die Verschiebung des Zwerchfells und die Abnahme der funktionellen Residualkapazität minimieren. Unsachgemäße Bauchlagerung führt hingegen zur Abnahme der Compliance und der FRC: Bei der Beatmung sind höhere Inspirationsdrücke erforderlich.

Herz-Kreislauf-Funktion. Durch die Bauchlage werden der intraabdominale Druck erhöht und der **venöse Rückstrom** evtl. behindert. Hierdurch kön-

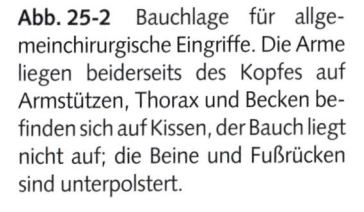

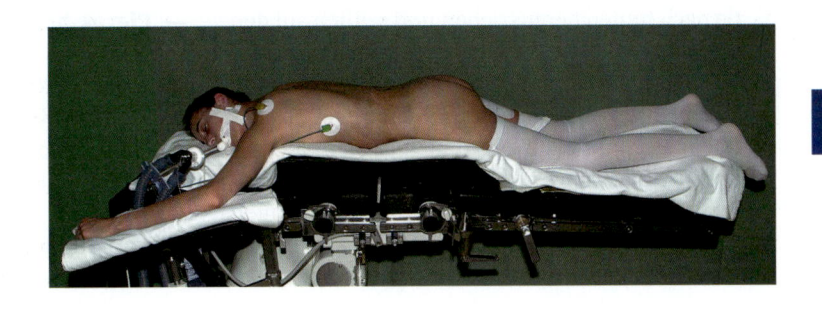

Abb. 25-2 Bauchlage für allgemeinchirurgische Eingriffe. Die Arme liegen beiderseits des Kopfes auf Armstützen, Thorax und Becken befinden sich auf Kissen, der Bauch liegt nicht auf; die Beine und Fußrücken sind unterpolstert.

Klinische Anästhesie

nen Herzzeitvolumen und arterieller Druck abfallen.

3.1 Umlagerung des Patienten in die Bauchlage

Die Umlagerung eines anästhesierten und relaxierten Patienten ist eine besonders kritische Phase, bei der mit einem Abfall des arteriellen Blutdrucks und Schädigungen der Gelenke gerechnet werden muss, wenn nicht entsprechende Vorsichtsmaßnahmen ergriffen werden.

Die **Herz-Kreislauf-Funktion** kann beim Umlagern beeinträchtigt werden, weil durch die Anästhetika die normalen autonomen kardiovaskulären Reflexreaktionen auf Lagewechsel abgeschwächt oder aufgehoben sind.

Schäden an den Gelenken können durch den Verlust des Muskeltonus, der normalerweise eine gewisse Schutzfunktion ausübt, entstehen.

Praktisches Vorgehen beim Umlagern:

▼ Für die Umlagerung des anästhesierten Patienten sind mindestens drei Personen erforderlich.
▼ Narkose auf dem Operationstisch in Rückenlage einleiten; bewusstlose Patienten ebenfalls zunächst auf dem Rücken lagern.
▼ Für die Umlagerung Narkose und Muskelrelaxierung möglichst flach halten, damit die autonomen Kreislaufreflexe und der Muskeltonus nicht zu stark vermindert werden.
▼ Zunächst 5–10°-Kopf-Tieflagerung, um den venösen Rückstrom zu fördern.
▼ Beim Umlagern steht der Anästhesist am Kopfende des Patienten und sichert den endotrachealen Tubus.
▼ Infusionen abstöpseln, alle Kabel und Zuleitungen gesondert sichern oder kurzfristig entfernen.
▼ Den Patienten in Rückenlage an den einen Rand des Operationstisches ziehen und anschließend durch zwei Personen auf die Seite drehen; hierbei liegt der Patient auf dem unteren Arm, während der obere Arm eng an den Körper gelegt ist.
▼ Nun den Patienten zu drei Viertel in Richtung Bauch drehen, dann den unteren Arm vorsichtig nach hinten herausziehen und seitlich auf den Tisch lagern, ohne das Schultergelenk zu zerren.
▼ Danach Hüften und Schulter wieder bis zur Tischkante zurückziehen und dann den Patienten in Tischmitte auf den Bauch drehen.
▼ Danach Lagerungsmittel unter Hüften und Thorax legen, damit die Bauchwand vollkommen frei beweglich bleibt und kein Druck auf die untere Hohlvene ausgeübt wird (siehe Abb. 25-2).
▼ Richtige und stabile Lagerung des Kopfes ist ebenfalls wichtig, insbesondere müssen jeder Druck auf den Karotissinus (Blutdruckabfall, Herzrhythmusstörungen) sowie eine Behinderung des venösen Abflusses aus dem Kopf (Lidödeme, postoperative Kopfschmerzen, evtl. subglottisches Ödem) vermieden werden.

Lagerungsschäden. Die Bauchlagerung kann zu einer Reihe von Druckschäden führen:
— **Auge.** Durch Abtasten der gesamten Orbita muss überprüft werden, dass kein Druck auf den Bulbus und die Orbita ausgeübt wird.
— **Plexus brachialis.** Schäden entstehen durch Druck oder Zug; wiederum ist der *N. ulnaris* besonders betroffen.
— **Nerven und Sehnen des Fußrückens** werden durch Druck gegen den Operationstisch geschädigt und müssen daher geschützt werden.
— **N. femoralis cutaneus des Oberschenkels.** Dieser Nerv ist ebenfalls durch Druck gefährdet.

4 Seitenlage

Seitenlagerungen werden vor allem bei thoraxchirurgischen und urologischen Operationen durchgeführt, außerdem bei Operationen an der Wirbelsäule und in der hinteren Schädelgrube.

Für die Seitenlage (▶ Abb. 25-3a bis c) werden Lagerungsmittel bzw. Kissen oder zusammengefaltete Decken unter den Kopf sowie zwischen beide Knie und Ellenbogen gelegt. Der obere Arm kann jedoch auch auf einer Armstütze ausgelagert werden.
— **Kopf.** Der Kopf muss in Seitenlage, wie in Abbildung 25-3c dargestellt, unterstützt werden, um eine Druckschädigung der unten liegenden Extremität zu verhindern.
— **Knie.** Ein Kissen zwischen beiden Knien (siehe Abb. 25-3a und b) mindert den Druck auf die unten liegende Extremität.
— **Ellenbogen.** Zwischen beide Ellenbogen wird ebenfalls ein Kissen gelegt, um Druckschäden zu vermeiden; oder aber der obere Arm wird auf einer Armstütze funktionsgerecht ausgelagert.
— **Plexus brachialis.** Der Plexus kann geschädigt werden, wenn der Körper auf die unten liegende Achsel drückt. Um den Druck zu vermeiden, wird ein Kissen unter den oberen Thorax gelegt (siehe Abb. 25-3a und b).
— **Lithotomie-Lagerung.** Diese sehr häufig bei urologischen und gynäkologischen Eingriffen angewandte Lagerung ist in den Kapiteln 49 und 50 beschrieben.

Abb. 25-3a bis c
a) Seitenlage von vorn.
b) Seitenlage von hinten.
c) Seitenlage: Abstützen des Rückens.

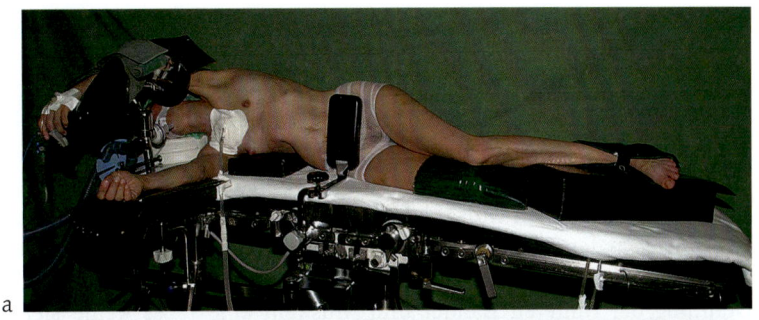

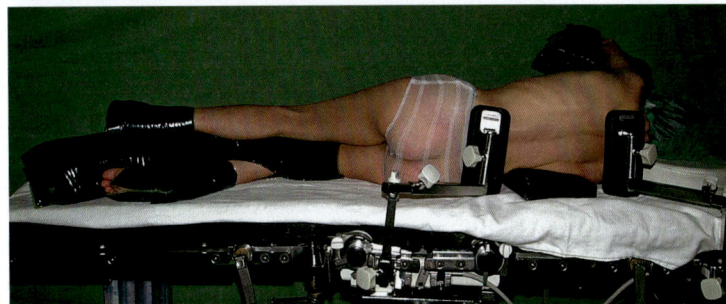

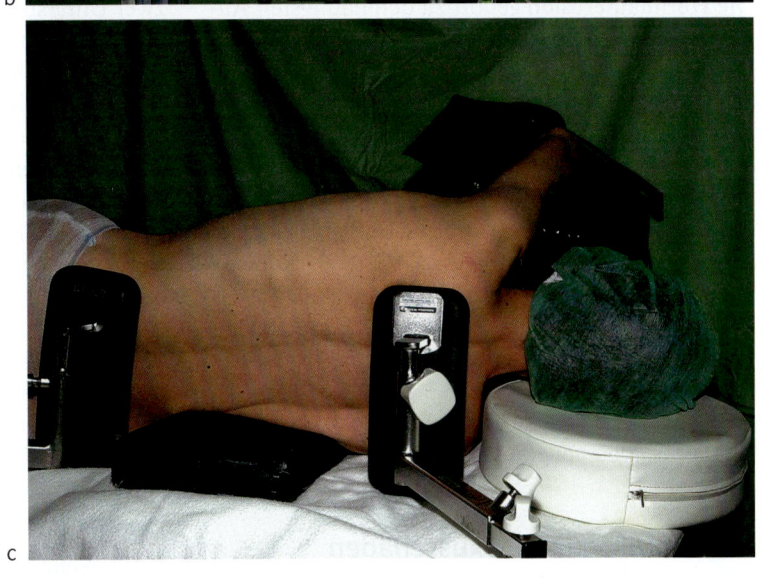

5 Lagerungsschäden

Zu den wichtigsten Lagerungsschäden gehören:
— Verletzungen der Weichteile und Knochen,
— Rückenschmerzen,
— Verletzungen der Augen,
— Schäden peripherer Nerven und Plexus.

5.1 Verletzung von Weichteilen und Knochen

Die länger dauernde Immobilisierung auf dem Operationstisch kann zu Druckschäden der Haut und der darunter liegenden Gewebe führen. Bevorzugt betroffen sind hierbei vorspringende Knochenpartien. Als begünstigende Faktoren gelten: Kachexie, Inkontinenz, periphere Gefäßerkrankungen, anhaltend niedriger Blutdruck, Hypothermie und Vasokonstriktion.

Kompartmentsyndrom. Ein Gewebeödem mit erhöhtem Gewebedruck kann durch anhaltende Hypotension, Kompression zuführender Arterien bei unsachgemäßer Lagerung (z. B. des Knies) oder äußeren Druck auf die Kniekehlen entstehen, allerdings gewöhnlich erst nach Wiederaufnahme der Durchblutung, also in der postoperativen Phase. Das Kompartmentsyndrom kann durch Seitenlagerung im Bereich der Schulter oder durch Bauchlagerung im Bereich der unteren Extremitäten auftreten – dort auch nach länger dauernder Steinschnittlagerung.

5.2 Rückenschmerzen

Rückenschmerzen sind eine häufige Komplikation der Operationslagerung und werden von ca. 20% der Patienten beklagt, unabhängig von der Art des Narkoseverfahrens. Ätiologisch soll die Relaxierung der paraspinalen Muskulatur durch Muskelrelaxanzien oder rückenmarknahe Regionalanästhesie mit Abflachung der lumbalen Lordose und Dehnung der hinteren Bänder und Muskeln eine Rolle spielen. Die Rückenbeschwerden können einige Tage bis mehrere Monate nach der Operation anhalten. Als Prophylaxe werden Unterpolsterungen neben der lumbalen Wirbelsäule empfohlen.

5.3 Augenschäden

Die **Hornhauterosion** gehört zu den häufigsten Augenschäden im Zusammenhang mit Operationen. Wichtigste Ursachen sind die verminderte Tränenproduktion und ein direktes Trauma durch die Gesichtsmaske oder andere Ausrüstungsgegenstände des Anästhesisten.

Starker Druck auf den Bulbus kann zur Thrombose einer Retinaarterie oder zur Ischämie der Retina mit irreversibler Erblindung führen – eine seltene Komplikation, die vermeidbar sein sollte.

Die beste Prophylaxe von Augenverletzungen sind geschlossene Augenlider und eine druckfreie Lagerung des Orbitabereichs; außerdem können perioperativ künstliche Tränenflüssigkeit oder inerte Augensalben angewandt werden.

5.4 Nerven- und Plexusschäden

Diese Schäden entstehen perioperativ vor allem durch Zug oder Druck, da aufgrund des verminderten Muskeltonus unphysiologische Gelenkstellungen ermöglicht werden. Eine weitere wichtige Ursache ist das direkte Nerventrauma durch den Chirurgen oder die Nervenblockade des Anästhesisten. Begünstigende Faktoren für Nervenschäden sind Diabetes mellitus, Hämatombildung, Hypothermie und kongenitale anatomische Anomalien. Insgesamt wird die Häufigkeit perioperativer Nervenschäden mit 0,1 bis 0,2% aller anästhesierten Patienten angegeben.

5.4.1 Schädigung des N. ulnaris

Die meisten perioperativen Schäden treten im Bereich des Ellenbogengelenks auf, da hier die Verletzungsgefahr aus anatomischen Gründen am größten ist. Sie entstehen durch Zug oder Kompression. Wenngleich die äußere Kompression ein ätiologischer Faktor bei der Schädigung des N. ulnaris ist, sind keineswegs alle Beeinträchtigungen (möglicherweise die wenigsten) auf einen vermeidbaren Lagerungsfehler zurückzuführen und können auch durch Maßnahmen, die als prophylaktisch anerkannt sind, nicht sicher verhindert werden. So gibt es keine sichere Lagerungsmaßnahme des Armes (Pronation oder Supination des Unterarms), mit der sich perioperative Ulnarisschäden vermeiden lassen. Zudem treten solche Schäden auch bei Regionalanästhesien auf, bei denen die Patienten theoretisch bereits frühzeitig über Parästhesie oder Schmerzen klagen könnten. Ein großer Teil der Ulnarisschäden soll nicht während der Operation, sondern zu einem anderen Zeitpunkt des Krankenhausaufenthaltes auftreten. Hierfür spricht, dass in zwei Untersuchungen nur ein Drittel der Schäden bereits im Aufwachraum nachweisbar war und viele erst 1–2 Wochen nach der Operation bemerkt wurden. Als prädisponierende Faktoren gelten: männliches Geschlecht (2- bis 7fach häufiger als Frauen), extremes Übergewicht, Krankenhausaufenthalt von mehr als zwei Wochen. Oft sollen bereits präoperativ subklinische Funktionsstörungen des N. ulnaris bei Patienten mit postoperativen Ulnarisschäden bestehen.

Verlauf. Etwa die Hälfte der Funktionsstörungen des N. ulnaris verschwindet innerhalb von 6 Monaten wieder; jedoch bestehen bei ca. 24% der Patienten die Beschwerden über einen Zeitraum von 2–3 Jahren fort.

5.4.2 Schädigung des Plexus brachialis

Neben der Schädigung des N. ulnaris gehört die des Plexus brachialis zu den häufigsten neurologischen Verletzungen. Wichtigste Auslöser sind ebenfalls Zug und Kompression; die besondere Empfindlichkeit ergibt sich aus dem langen und beweglichen Verlauf des Plexus zwischen zwei Fixierungspunkten, nämlich der Halsfaszie und der axillären Faszie. Eine Dehnung durch Lagerungsmaßnahmen kann so zu Schädigungen führen. Daneben kann der Plexus in seinem Verlauf an verschiedenen knöchernen Punkten komprimiert oder gezerrt werden, z. B. Rippe, der Klavikula, am Ansatz des M. pectoralis minor am Korakoid und schließlich am Humeruskopf. Zu den wichtigsten Faktoren einer Dehnung des Plexus brachialis gehören:

— Extension und seitliche Beugung des Kopfes in Rücken- oder Seitenlage,

- Herabfallen des Arms über die Kante des Operationstisches (Abduktion, Aussenrotation und Extension),
- Aufhängen des Arms in Abduktionsstellung,
- Abduktion des Arms um mehr als 90° in Rücken- oder Bauchlage.

Prophylaktische Maßnahmen. Schäden des Plexus brachialis können zumeist vermieden werden, wenn folgende Maßnahmen beachtet werden:
- Keine Abduktion des Arms von über 90° in Rücken-, Bauch- oder Seitenlage,
- keine gleichzeitige Rotation und laterale Flexion des Kopfes,
- keine Extension des Armes unterhalb des Rumpfes,
- Unterstützung der Arme bei sitzender Position.

Plexusschäden bei Sternotomie. Diese Schädigung entsteht durch das instrumentelle Aufspreizen des Sternums bei Herzoperationen – nicht durch falsche Lagerung des Arms oder Kopfes. Durch den Spreizer werden die erste Rippe nach vorn rotiert, die Klavikula nach unten gedrückt und der Nerv gequetscht. Die Häufigkeit dieser Komplikation wird mit 2–25% angegeben. Meist verschwinden die Funktionsstörungen innerhalb von 6–8 Wochen nach der Operation.

5.4.3 Nervenschäden der unteren Extremität

Sie entstehen am häufigsten bei der Steinschnittlagerung und werden oft auf Lagerungsfehler zurückgeführt; es müssen jedoch auch andere begünstigende oder auslösende Faktoren berücksichtigt werden. Eine wichtige Rolle spielt die Dauer der Steinschnittlagerung, besonders bei Schädigungen des N. obturatorius und des N. cutaneus femoris lateralis.

N. cutaneus femoris lateralis und N. obturatorius. Eine Schädigung entsteht vor allem bei einer Abduktion von mehr als 30° ohne gleichzeitige Beugung im Hüftgelenk. Hierdurch wird eine erhebliche Dehnung der Nerven hervorgerufen.

N. peroneus communis. Der Nerv wird am häufigsten durch direkte Kompression im Bereich des Fibulaköpfchens geschädigt; Schädigungen des N. peroneus superficialis distal des Fibulaköpfchens sind jedoch ebenfalls möglich.

N. ischiadicus. Der Nerv kann durch gleichzeitige Hyperflexion der Hüfte und Extension des Knies übermäßig gedehnt und dadurch geschädigt werden, z. B. auch bei der Steinschnittlagerung.

N. femoralis. Lagerungsbedingte Schäden sollen eine untergeordnete Rolle spielen; häufigste ätiologische Faktoren sollen abdominale Spreizer und eine direkte Kompression des Nervs spielen. Die Spreizer sollen kontinuierlich Druck auf den M. iliopsoas ausüben und so den Nerv dehnen oder durch Verschluss der A. iliaca externa eine Ischämie hervorrufen.

5.5 Beurteilung von Nervenschäden

Tritt postoperativ eine Neuropathie auf, so sollte eine vollständige neurologische Untersuchung, aber auch eine Untersuchung des Muskel- und Skelettsystems erfolgen; weiterhin sollte in der Vorgeschichte nach begünstigenden oder auslösenden Faktoren gesucht werden. Außerdem sollte die Nervenfunktion durch einen Neurologen elektrophysiologisch untersucht werden.

6 Perioperative Erblindung

In sehr seltenen Fällen kann perioperativ eine Erblindung des Patienten auftreten. Am häufigsten sollen herzchirurgische Patienten hiervon betroffen sein. Abgesehen von möglichen Verletzungen des Sehorgans liegt der perioperativen Erblindung am häufigsten eine anteriore oder posteriore ischämische Optikus-Neuropathie, ein Verschluss der A. centralis retinae oder eine nicht näher bezeichnete Ischämie des zerebralen Kortex zugrunde.

Die genaue **Ursache** der perioperativen Erblindung ist unbekannt; möglich wären ein erhöhter intraokularer Druck (z. B. bei Bauchlagerung), eine ungenügende Sauerstoffversorgung der Retina und periorbitale Ödeme.

Bei herzchirurgischen Patienten wurden (retrospektiv) folgende **Risikofaktoren** beschrieben: fortgeschrittenes Lebensalter, Arteriosklerose, verlängerte Bypasszeit, Embolisierungen durch die Herz-Lungen-Maschine, intraoperative Hypotension, postoperative Anämie. Für nicht herzchirurgische Patienten sind dagegen keine Risikofaktoren bekannt.

Gesicherte Prophylaxemaßnahmen sind ebenfalls nicht bekannt.

Literatur

Barnas GM, Green MD, Mackenzie CF et al: Effect of posture on lung and regional chest wall mechanics. Anesthesiology 1993;78:251–259.

Berufsverband Deutscher Anästhesisten und Berufsverband Deutscher Chirurgen: Vereinbarung: Verantwortung für die prä-, intra- und postoperative Lagerung des Patienten. Anästh Intensivmed 10:403, 1982.

Berufverband Deutscher Anästhesisten und Berufsverband Deutscher Chirurgen: Vereinbarung: Verantwortung für die prä-, intra- und postoperative Lagerung des Patienten. Anästh Intensivmed 28:65, 1987.

Gild WM, Posner KL, Caplan RA et al: Eye injuries associated with anesthesia. A closed claims analysis. Anesthesiology 1992;76:204–208.

Martin JT (ed.): Positioning in Anesthesia and Surgery, 2nd ed. Saunders, Philadelphia 1987.

Mumenthaler M, Stöhr M, Müller-Vahl H (Hrsg.): Läsionen peripherer Nerven und radikuläre Syndrome, 8. Aufl. Thieme, Stuttgart 2003.

Nuttal GA, Garrity JA, Dearani JA, Abel MD, Schroeder DR, Mullany CJ: Risk factors for ischemic optic neuropathy following cardiopulmonary bypass: A matched case/control study. Anesth Analg 2001; 93:1410–6.

Practice Advisory for the Prevention of Perioperative Peripheral Neuropathies. A Report by the American Society of Anesthesiologists Task Force on Prevention of Perioperative Peripheral Neuropathies. Anesthesiology 2000;92:1168–82.

Stoelting RK: Postoperative ulnar nerve palsy – is it a preventable complication? Anesth Analg 1993;76: 7–9.

Stoelting RK: Brachial plexus injury after median sternotomy: An unexpected liability for anesthesiologists. J Cardiothorac Vasc Anesth 1994;8:2–4.

Warner MA, Warner DO, Harper CM, Schroeder DR, Maxson PM: Lower extremity neuropathies associated with the lithotomy position. Anesthesiology 2000; 93:938–42.

Warner MA, Warner ME, Martin JA: Ulnar neuropathy. Anesthesiology 1994;81:1332–1340.

Warner ME, Warner MA, Garrity JA, MacKenzie RA, Warner DO: Frequency of perioperative vision loss. Anesth Analg 2001;93:1417–21.

26

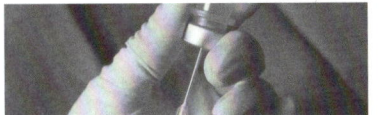

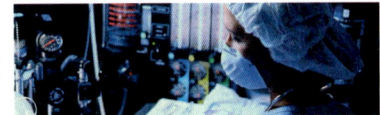

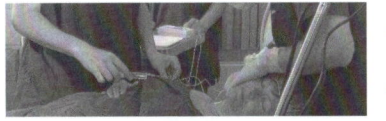

Überwachung und Monitoring

Inhaltsübersicht

1	Einführung	676
2	**Stufen der Überwachung**	676
2.1	Standardüberwachung	676
2.2	Spezielle Überwachung	678
2.3	Umfassende Überwachung	678
3	**Klinische Überwachung der Narkosetiefe**	678
3.1	Intensität verschiedener Reize	678
3.2	Beurteilung klinischer Zeichen	679
3.2.1	Atmung	679
3.2.2	Arterieller Blutdruck	679
3.2.3	Herzfrequenz	680
3.2.4	Herzrhythmus	680
3.2.5	Augen	680
3.2.6	Muskulatur (Bewegungen)	680
3.2.7	Schwitzen	681
3.3	Bewertung der klinischen Zeichen	681
3.4	Intraoperative Wachheit (Awareness)	681
3.4.1	Einteilung und Häufigkeit	681
3.4.2	Auswirkungen intraoperativer Wachheit	681
3.4.3	Prophylaxe	681
4	**Überwachung der Hirnfunktion**	682
4.1	Elektroenzephalographie (EEG)	682
4.1.1	Original-EEG	682
4.1.2	Prozessiertes EEG	682
4.1.3	Bispektraler Index, BIS	683
4.1.4	Apparative Überwachung der Narkosetiefe: Narcotrend-Monitor	684
4.2	Evozierte Potentiale	685
4.2.1	Somatosensorisch evozierte Potentiale	685
4.2.2	Akustisch evozierte Potentiale	685
4.2.3	Visuell evozierte Potentiale	685
4.2.4	Motorisch evozierte Potentiale	685
5	**Atemfunktion**	686
5.1	Ventilation	686
5.1.1	Apnoemonitor	686
5.1.2	Atemfrequenz	686
5.1.3	Atemzugvolumen	687
5.1.4	Atemminutenvolumen	687
5.1.5	Beatmungsdruck	687
5.1.6	Analyse der Atemgase	687
5.1.7	Obstruktion der Atemwege	687
5.2	Pulmonaler Gasaustausch	688
5.2.1	Pulsoxymetrie	688
5.2.2	Kapnometrie	691
5.2.3	Analyse der arteriellen Blutgase	695
5.2.4	Sauerstoffsättigung des Blutes	696
5.2.5	Sauerstoffbindungskurve	697
5.2.6	Physikalisch gelöster Sauerstoff	698
5.2.7	Sauerstoffgehalt im Blut	698
5.2.8	Sauerstoffangebot an die Organe	698
5.2.9	Arteriovenöse Sauerstoffgehaltdifferenz (av-DO_2)	698
5.2.10	Alveoloarterielle Sauerstoffdruckdifferenz	699
5.2.11	Störungen des arteriellen Sauerstoffstatus	699
5.3	Respiratorische Insuffizienz	700
5.3.1	Pathophysiologie und Ursachen	700
5.3.2	Auswirkungen der Hypoxie	701
5.3.3	Auswirkungen der Hyperkapnie	702
6	**Herz-Kreislauf-Funktion**	702
6.1	Inspektion, Palpation und Auskultation	703
6.2	EKG	703
6.2.1	Monitor	703
6.2.2	Elektroden	704
6.2.3	Störungen der EKG-Überwachung	705
6.3	Perioperative Herzrhythmusstörungen	705
6.3.1	Sinusbradykardie	706
6.3.2	Sinustachykardie	707
6.3.3	Supraventrikuläre Extrasystolen	707
6.3.4	Paroxysmale supraventrikuläre Tachykardie	708
6.3.5	Vorhofflattern	708
6.3.6	Vorhofflimmern	709
6.3.7	Ventrikuläre Extrasystolen	709
6.3.8	Ventrikuläre Tachykardie	710
6.3.9	Kammerflimmern	710
6.3.10	SA-Block	711
6.3.11	AV-Block I. Grades	711
6.3.12	AV-Block II. Grades	711
6.3.13	AV-Block III. Grades	712
6.3.14	Knotenrhythmen	712
6.3.15	Rechts- und Linksschenkelblock	713
6.3.16	Myokardischämie	713
6.4	Arterieller Blutdruck	714
6.4.1	Indirekte Blutdruckmessung	715
6.4.2	Intraarterielle Blutdruckmessung	716
6.5	Zentraler Venendruck	721
6.5.1	Determinanten des zentralen Venendrucks	722
6.5.2	Aussagewert des zentralen Venendrucks	722
6.5.3	Indikationen	722
6.5.4	Messung des zentralen Venendrucks über eine Wassersäule	722

26 Überwachung und Monitoring

6.5.5	Elektronische Messung des Venendrucks	723
6.6	Zentraler Venenkatheter	723
6.6.1	Indikationen	724
6.6.2	Zubehör	724
6.6.3	Zugänge zur oberen Hohlvene	724
6.6.4	V. basilica und V. cephalica	724
6.6.5	V. jugularis interna	725
6.6.6	V. jugularis externa	727
6.6.7	V. subclavia	727
6.6.8	V. femoralis	728
6.6.9	Allgemeine Komplikationen zentraler Venenkatheter	728
6.7	Pulmonaliskatheter	731
6.7.1	Vierlumiger Pulmonaliskatheter	731
6.7.2	Indikationen	732
6.7.3	Einführen des Pulmonaliskatheters	732
6.7.4	Messungen mit dem Pulmonaliskatheter	735
6.7.5	Komplikationen des Pulmonaliskatheters	737
6.8	Gemischtvenöse Sauerstoffsättigung (svO_2)	738
6.9	Zentralvenöse Sauerstoffsättigung ($scvO_2$)	738
6.10	HZV-Messung durch Pulskonturanalyse	738
6.11	Transösophageale Echokardiographie	739
7	**Körpertemperatur**	739
7.1	Anästhetika und Temperaturregulation	740
7.2	Auswirkungen der leichten Hypothermie (33–35 °C)	740
7.3	Prophylaxe und Therapie der Hypothermie	740
8	**Urinausscheidung**	741
9	**Muskelrelaxierung**	741
10	**Anästhesielabor**	741
11	**Narkoseprotokoll**	741
	Literatur	741

1 Einführung

Narkose und Operation können in hohem Maße die Homöostase verändern und auch das Leben des Patienten gefährden. Daher müssen alle Patienten während der Narkose *kontinuierlich* überwacht werden. Die Überwachung umfasst die Beobachtung, Messung und Registrierung veränderlicher Funktionen des Organismus. Sie ist darauf ausgerichtet, *frühzeitig* Störungen des physiologischen Gleichgewichts zu erkennen, damit umgehend Behandlungsmaßnahmen eingeleitet werden können.

Die Überwachung sollte **systematisch und zielgerichtet** durchgeführt werden, nicht willkürlich oder zufällig; ihre Ergebnisse müssen *zuverlässig* sein, weil sie die Grundlage für therapeutisches Handeln bilden. Alle Überwachungsmaßnahmen müssen *sinnvoll* und auf den jeweiligen Bedarf für die betreffende Operation und den Zustand des Patienten abgestimmt sein.

Im Mittelpunkt der Überwachung während der Narkose stehen die **Herz-Kreislauf- und Atemfunktion,** weil sie in besonderem Maße durch Anästhetika sowie anästhesiologische und operative Maßnahmen beeinflusst werden. Zur Überwachung dienen die Sinne des Anästhesisten (Sehen, Hören, Fühlen) und spezielle Überwachungsgeräte, die auch als *Monitore* bezeichnet werden.

! Mangelhafte Überwachung gehört zu den häufigsten Ursachen tödlicher Narkosezwischenfälle.

2 Stufen der Überwachung

Überwachung ist kein Selbstzweck, sondern dient ausschließlich der Sicherheit des Patienten. Darum müssen alle Überwachungsmaßnahmen dem jeweils erforderlichen *Bedarf* angepasst werden. Eine Vielzahl von Überwachungsgeräten ist nicht automatisch mit optimaler Sicherheit für den Patienten verbunden, sondern schafft zusätzliche Risiken, die sorgfältig gegenüber ihrem Nutzen für den Patienten abgewogen werden müssen. Was jeweils eingesetzt werden soll, hängt vor allem von den **Patienten-Risikofaktoren** ab. Darum ist ein stufenweises Vorgehen sinnvoll, das von der Routineüberwachung über die spezielle Überwachung bei bestimmten Eingriffen bis zur umfassenden Überwachung aller wesentlichen Organsysteme bei großen Eingriffen reicht.

2.1 Standardüberwachung

Die Standard- oder Routineüberwachung wird bei jeder Narkose durchgeführt und umfasst folgende Parameter:
— Narkosetiefe und Relaxierungsgrad,
— Herz-Kreislauf-Funktion,
— Atmung: Oxygenierung und Ventilation,
— inspiratorische O_2-Konzentration.

Hierfür ist das nachfolgende Standardzubehör erforderlich.

2 Stufen der Überwachung

Tab. 26-1 Ausstattung eines Anästhesiearbeitsplatzes (Empfehlungen der DGAI, 1995)

Ausstattung	am Arbeitsplatz	im Operationsbereich verfügbar
essentiell:		
Narkosegerät mit Monitoring nach EN 740	✓	
EKG-Monitor	✓	
nichtinvasive Blutdruckmessung	✓	
Pulsoxymeter	✓	
Kapnometer	✓	
Narkosegasmessung	✓	
EKG-Registrierung		✓
Defibrillator		✓
Temperaturmessung		✓
Notfallinstrumentarium		✓
Relaxometrie		✓
ZVD-Messung		✓
empfohlen:		
invasive arterielle Blutdruckmessung		✓
Infusions-/Spritzenpumpe		✓
Respirator	✓	
Notfall-Labor		✓
Thermokonditionierung		✓

Standardzubehör für die Routineüberwachung:
— Stethoskop
— Blutdruckmanschette bzw. NIBP-Monitor
— EKG-Monitor
— Pulsoxymeter
— Kapnometer
— elektrisches Thermometer (verfügbar)
— Narkosegasmessung

Die Messung der Körpertemperatur muss jederzeit bei allen Narkosen möglich sein.

Die Standardüberwachung wird bei einfachen Wahleingriffen außerhalb der Körperhöhlen, die mit geringem Trauma und minimalem Blutverlust (unter 500 ml) einhergehen, durchgeführt, solange keine zusätzlichen Risikofaktoren bestehen. Hierbei gilt Folgendes:
— EKG: kontinuierlich auf Monitor,
— Ventilation und Oxygenierung: kontinuierlich,
— Blutdruck (nichtinvasiv) und Herzfrequenz: mindestens alle 5 min.

In ▶ Tabelle 26-1 ist die Ausstattung eines Standard-Anästhesiearbeitsplatzes einschließlich der Überwachungsgeräte nach den Empfehlungen der DGAI von 1995 zusammengestellt, in ▶ Tabelle 26-2 die zusätzliche Ausstattung eines erweiterten Arbeitsplatzes. Hierbei wird unterschieden zwischen dem direkt am Arbeitsplatz erforderlichen Instrumentarium und dem im Operationsbereich verfügbaren. Zum Notfallinstrumentarium gehört auch das Zubehör für alternative Zugangswege, z. B. die Notkonio-

Tab. 26-2 Zusätzliche Monitorausstattung eines erweiterten Arbeitsplatzes (Empfehlungen der DGAI, 1995)

Ausstattung	am Arbeitsplatz	im Operationsbereich verfügbar
Narkoserespirator	✓	
invasive Blutdruckmessung, mindestens 2 Kanäle	✓	
Herzzeitvolumen-Messung		✓
Doppler-Sonde		✓
Neuromonitoring		✓
Infusions-/Spritzenpumpen	✓	
Temperaturmessung, mindestens 2 Kanäle	✓	
Notfall-Labor		✓

tomie. Die Relaxometrie ist nicht erforderlich, wenn keine Muskelrelaxanzien eingesetzt werden. Die invasive (arterielle) Blutdruckmessung kann in Abhängigkeit vom Zustand des Patienten und von der Art des Eingriffs, z. B. bei Herzoperationen, auch essentiell sein. Das Neuromonitoring ist fachspezifisch und erfolgt in Absprache mit dem Operateur.

2.2 Spezielle Überwachung

Bei größeren Wahleingriffen, die mit mäßigem Trauma und stärkeren Blutverlusten einhergehen, ist eine spezielle Überwachung erforderlich. Nicht immer müssen hierfür zusätzliche Überwachungsgeräte eingesetzt werden, manchmal genügt es einfach, die Routineüberwachungsmaßnahmen in kürzeren Abständen durchzuführen. Meist werden jedoch bei der speziellen Überwachung die Standardmaßnahmen durch invasive Methoden ergänzt (siehe Tab. 26-2). Hierzu gehören:
— Zentraler Venenkatheter und Messung des zentralen Venendrucks,
— arterielle Kanüle und kontinuierliche intraarterielle Druckmessung sowie arterielle Blutgasanalysen,
— Bestimmung verschiedener Laborparameter,
— Blasenkatheter und Überwachung der Urinausscheidung.

2.3 Umfassende Überwachung

Hierbei werden die Standard- und speziellen Verfahren durch weitere invasive Überwachungsmaßnahmen ergänzt. Eine erweiterte spezielle Überwachung ist erforderlich bei speziellen Operationen, z. B. in der Herzchirurgie oder bei Kraniotomien sowie bei ausgedehnten Eingriffen bzw. schwerem Trauma mit massiven Blutverlusten. Hierbei werden, je nach Indikation, u. a. folgende Maßnahmen und Methoden eingesetzt:
— Pulmonalarterienkatheter und Messung der Pulmonalarteriendrücke sowie des Wedge-Drucks und des HZV,
— umfangreiche Laboruntersuchungen,
— Messung des intrakraniellen Drucks.

Risikofaktoren. Unabhängig vom jeweils geplanten Eingriff gibt es zusätzlich bestimmte Faktoren, die das Risiko von Narkose und Operation erhöhen und bei den Überwachungsmaßnahmen entsprechend berücksichtigt werden müssen. Die wichtigsten Risikofaktoren sind in ▶ Tabelle 26-3 zusammengestellt.

3 Klinische Überwachung der Narkosetiefe

Bei der Äthernarkose können am unprämedizierten und spontan atmenden Patienten dosisabhängige Narkosestadien unterschieden werden (siehe Kap. 3), mit deren Hilfe die Narkosetiefe und der Anästhetikabedarf eingeschätzt und die Narkose gesteuert werden. Solche Stadien fehlen bei den modernen Kombinationsnarkosen weitgehend, auch ist die Spontanatmung häufig durch Muskelrelaxanzien ausgeschaltet, so dass die Atmung nicht zur Einschätzung der Narkosetiefe herangezogen werden kann. Daneben werden die Narkosestadien aller Inhalationsanästhetika durch die zur Prämedikation eingesetzten Opioide, Sedativ-Hypnotika oder Neuroleptika modifiziert.

Für die **Einschätzung und Überwachung der Narkosetiefe** dürfen nicht nur die Wirkungen der Anästhetika auf den Organismus selbst herangezogen werden, vielmehr muss in gleicher Weise berücksichtigt werden, wie der Patient unter der Wirkung der Anästhetika auf die verschiedenen anästhesiologischen (z. B. Intubation) und chirurgischen Reize reagiert. Da die einzelnen Stimuli eine unterschiedliche Intensität aufweisen, wechselt auch der Bedarf an Narkosemitteln und Muskelrelaxanzien von Operation zu Operation und auch während ein und derselben Operation, in Abhängigkeit von der Intensität des Stimulus. Hierbei gilt im Allgemeinen für den sonst gesunden Patienten: je stärker der Reiz, desto größer der Bedarf an Narkosemitteln. Ist hingegen der Patient schwer krank, so sind gewöhnlich auch wesentlich geringere Mengen an Narkosemitteln erforderlich, vor allem, weil die Toleranz gegenüber den unerwünschten Nebenwirkungen der meisten Substanzen herabgesetzt ist.

3.1 Intensität verschiedener Reize

Starke Reize: Laryngoskopie, endotracheale Intubation, Hautinzision, Sternotomie, Zug am Perito-

---

Tab. 26-3 Risikofaktoren, die bei der Narkoseüberwachung zu berücksichtigen sind

- Erkrankungen des Herz-Kreislauf-Systems
- pulmonale Erkrankungen
- Nierenerkrankungen
- Übergewicht > 40% des Idealgewichts
- Diabetes mellitus
- extreme Altersgruppen

neum, Zervix- oder Analdilatation, Knochenoperationen, Zug an den Augenmuskeln, Manipulationen an der Hornhaut, Überdehnung der Harnblase.

Schwache Reize: Nekrosenabtragung, Operationen an Muskeln und Faszien (ohne Zug), Abrasio, mäßige Dehnung der Harnblase.

Ohne wesentliche Reizwirkung: Operationen an Lunge, Gehirn, Darm oder Bindegewebe.

3.2 Beurteilung klinischer Zeichen

Mit Hilfe des EEG kann die Narkosetiefe bei den meisten Substanzen objektiviert werden. Dieses Verfahren ist jedoch gegenwärtig aus mehreren Gründen nicht praktikabel:
— Die einzelnen Anästhetika bewirken unterschiedliche EEG-Veränderungen.
— Eine enge Korrelation zwischen Herz-Kreislauf-Wirkungen (z. B. Blutdruckabfall) und Narkosetiefe besteht nicht immer.
— Hypoxie und Veränderungen des $paCO_2$ können unspezifische EEG-Veränderungen hervorrufen, die einer Anästhetikawirkung ähnlich sind.
— Die EEG-Ableitung ist technisch umständlich, störanfällig und setzt erhebliche Erfahrung voraus.

Praktisch muss daher die Narkosetiefe aufgrund **klinischer Zeichen** eingeschätzt werden. Es steht jedoch kein einzelnes Zeichen zur Verfügung, mit dem die Narkosetiefe umfassend beurteilt und überwacht werden könnte, vielmehr müssen hierzu unterschiedliche Parameter eingesetzt werden. Die wichtigsten werden nachfolgend beschrieben.

3.2.1 Atmung

Alle Anästhetika *dämpfen* die Atemfunktion.

Die Wirkungen der **Inhalationsanästhetika** auf die Atemfunktion hängen vor allem von der *Narkosetiefe* ab: Bei zu flacher Narkose tritt eine ausgeprägte Hyperventilation auf, evtl. auch Vokalisierung oder Atemanhalten. Bei Annäherung an den MAC-Wert *(flache Narkose)* wird die zuvor unregelmäßige Atmung zunehmend regelmäßiger; das Atemzugvolumen ist größer als normal; am Ende der Inspiration tritt oft eine Pause ein, gefolgt von einer verlängerten und aktiven Ausatmung. In *mäßig tiefer* Narkose wird die Atmung schneller und regelmäßiger, jedoch auch flacher und ohne in- oder exspiratorische Pausen. In *tiefer* Narkose tritt eine zunehmende Atemdepression auf, gekennzeichnet durch noch flachere und schnellere Atmung, bei weiterer Vertiefung gefolgt von unregelmäßiger Schnappatmung.

Die **Opioide** vermindern die Atemfrequenz und das Atemminutenvolumen, während das Atemzugvolumen nicht abnimmt. Bei niedriger Opioiddosierung ist die Atmung langsamer und tiefer als während der Narkose mit volatilen Inhalationsanästhetika; höhere Dosen bewirken eine noch langsamere, jedoch meist weiterhin vertiefte Atmung.

Anästhesiologische und chirurgische Reize beeinflussen die durch Anästhetika hervorgerufene Atemdepression: Je stärker die Intensität des Stimulus, desto mehr wird die Atemdepression vermindert. Lässt die Stimulation jedoch nach, so kehrt die Atemdepression im ursprünglichen Ausmaß zurück, ein Effekt, der besonders nach Entfernen des Endotrachealtubus gefährliche Folgen haben kann.

Eine **zu flache Narkose** für einen Stimulus bestimmter Intensität kann die Atmung ebenfalls beeinflussen: Atemanhalten, Husten und Laryngospasmus werden hierbei beobachtet.

Die klinische Bedeutung der Atmung für die Beurteilung der Narkosetiefe ist begrenzt, weil sie nur beim spontan atmenden Patienten während einer *Inhalationsanästhesie* oder einer *Neuroleptanalgesie* verwertbar ist, nicht hingegen bei der balancierten Anästhesietechnik mit Opioiden, bei der die Patienten immer kontrolliert beatmet werden.

3.2.2 Arterieller Blutdruck

Der arterielle Blutdruck gilt, neben der Spontanatmung, bei Inhalationsanästhesien als wichtigster Parameter für die Wirkungen der Anästhetika und die Tiefe einer Narkose.

Blutdruckabfall ist das Zeichen zunehmender Narkosetiefe bei Inhalationsanästhesien. Allerdings kann eine rasche Steigerung der **Desflurankonzentration (> 6 Vol.%)** in der Einleitungsphase zu einem massiven Blutdruckanstieg führen. Zwischen alveolärer Konzentration des Anästhetikums und Ausmaß des Blutdruckabfalls besteht eine direkte Beziehung; mit 2 MAC sinkt der arterielle Mitteldruck beim Herzgesunden um etwa 50% des Ausgangswertes. Der Blutdruckabfall wird, wie die Atemdepression beim spontan atmenden Patienten, durch **anästhesiologische und chirurgische Reize** häufig modifiziert: Stimuli starker Intensität können den arteriellen Druck in zu flacher Narkose teilweise erheblich steigern, besonders bei Hypertonikern und Koronarkranken. Fortfall der Stimuli kann zum erneuten Blutdruckabfall führen, so dass die Steuerbarkeit der Narkose erschwert wird.

> Klinisch muss beachtet werden, dass zwischen Narkosetiefe und Blutdruckabfall bei der balancierten Anästhesie keine so enge Beziehung besteht wie bei der reinen Inhalationsanästhesie.

Da die **Opioide**, selbst in hohen Dosen, gewöhnlich nur geringe bis mäßige Wirkungen auf den Blutdruck hervorrufen, kann hierbei die Narkosetiefe in Phasen ohne Stimulation nur begrenzt eingeschätzt werden. Erst mit Einsetzen anästhesiologischer und chirurgischer Reize kann aufgrund der eintretenden kardiovaskulären Reaktionen (Blutdruckanstieg und/oder Tachykardie) festgestellt werden, ob die Substanzen ausreichend hoch dosiert worden sind. Allerdings muss beachtet werden, dass durch die meisten Opioide, selbst in sehr hohen Dosen, die kardiovaskulären Reaktionen auf bestimmte Stimuli nicht bei allen Patienten ausreichend unterdrückt werden, sondern hierfür der Einsatz anderer Anästhetika (volatile Anästhetika) oder von Vasodilatatoren erforderlich ist.

Blutdruckanstieg während einer Inhalationsanästhesie ist zumeist das Zeichen einer ungenügenden Narkosetiefe für den jeweiligen Stimulus (gilt auch bei der balancierten Anästhesie). Während jedoch bei Inhalationsanästhesie die Narkose gewöhnlich durch Erhöhung der inspiratorischen Konzentration des Anästhetikums vertieft werden kann, hat die Zufuhr weiterer Dosen eines Opioids wie Fentanyl, Sufentanil oder Alfentanil (Ausnahme: Remifentanil) nicht immer den gewünschten Effekt, vermutlich weil die Opioide keine Anästhetika im Sinne der klassischen Definition sind, sondern in erster Linie Analgetika.

3.2.3 Herzfrequenz

Die Herzfrequenz wird durch die einzelnen Anästhetika in unterschiedlicher Weise beeinflusst, daneben noch durch zahlreiche andere Faktoren wie Hypoxie, Hyperkapnie, Stimulation des N. vagus, Muskelrelaxanzien, Herz-Kreislauf-Erkrankungen, β-Blocker, Kalziumantagonisten usw. Insgesamt ist daher die Herzfrequenz häufig ein relativ unzuverlässiges Zeichen, um die Narkosetiefe einzuschätzen; insbesondere müssen bei Veränderungen der Herzfrequenz immer andere Ursachen ausgeschlossen werden.

Unter **Halothan** ändert sich die Herzfrequenz nur wenig, gelegentlich tritt eine Bradykardie auf. **Enfluran** und **Isofluran** erhöhen die Herzfrequenz, wobei dieser Effekt mit Isofluran gewöhnlich stärker ausgeprägt ist. Die Wirkungen müssen jedoch immer im Zusammenhang mit anderen Faktoren beurteilt werden: So kann eine durch präoperative Aufregung bedingte Tachykardie durch volatile Anästhetika zumeist beseitigt werden. **Opioide**, besonders Remifentanil, vermindern gewöhnlich die Herzfrequenz, Anstiege oder keine Veränderungen werden jedoch ebenfalls beobachtet. Die *opioidinduzierte Bradykardie* kann durch Vagolytika verhindert oder beseitigt werden.

3.2.4 Herzrhythmus

Herzrhythmusstörungen können mit allen Inhalationsanästhetika auftreten. Sie werden nicht nur durch die Anästhetika selbst, sondern auch durch sekundäre Faktoren wie Hypoxämie, Hyperkapnie, zu flache Narkose, Aufregung, Atropin, Katecholamine usw. hervorgerufen. Zufuhr von Katecholaminen, z. B. Adrenalininfiltration durch den Operateur, sowie endogene Katecholaminausschüttung, z. B. durch präoperative Aufregung, prädisponieren zu Herzrhythmusstörungen unter Inhalationsanästhesie (Sensibilisierung des Myokards gegenüber Katecholaminen).

3.2.5 Augen

Die Größe der Pupillen ist von geringer Aussagekraft bei der Narkose mit **volatilen Anästhetika**. Meist sind die Pupillen eng, gelegentlich auch mittelweit. Erweiterte Pupillen können Zeichen zu flacher Narkose sein. In **Opioid-„Anästhesie"** sind die Pupillen stecknadelkopfgroß und daher für die Beurteilung der Narkosetiefe kaum verwertbar.

Die **Pupillenreaktion** ist in tiefer Inhalationsanästhesie aufgehoben und fehlt ebenfalls bei der Opioid-„Anästhesie", unabhängig von deren Tiefe.

Augenbewegungen treten vor allem während der Einleitung der Inhalationsanästhesie auf, können hierbei jedoch auch fehlen. Bei chirurgischer Anästhesie sind die Bulbi in Mittelstellung fixiert.

Lidschluss- und Blinzelreflex sind bei ausreichender Tiefe der Inhalationsanästhesie wie auch der balancierten Anästhesie aufgehoben.

Tränenfluss und/oder Blinzeln in Opioid-Lachgas-Anästhesie sind Zeichen der ungenügenden Narkosetiefe.

3.2.6 Muskulatur (Bewegungen)

Die meisten **Inhalationsanästhetika** führen dosisabhängig zu einer *Erschlaffung* der Muskulatur; die Wirkung von Muskelrelaxanzien wird potenziert. **Opioide** in höheren Dosen können hingegen den Tonus der Muskulatur, vor allem des Thorax, bis hin zur **Rigidität** steigern, so dass die Beatmung erschwert wird, wenn keine Muskelrelaxanzien eingesetzt werden.

Bewegungen während der Narkose gelten als Zeichen zu flacher Narkose des unrelaxierten Patienten (siehe MAC-Begriff in Kap. 3). Dies gilt jedoch nur für absichtliche Bewegungen, während auf Rückenmarkebene ausgelöste Bewegungen nichts über den Bewusstseinszustand des narkotisierten Patienten aussagen. Ebenso wenig dürfen die durch Etomidat mitunter ausgelösten Bewegungen und Myokloni als Zeichen einer ungenügenden Narkosetiefe gewertet werden.

3.2.7 Schwitzen

Schwitzen kann Zeichen einer zu flachen Narkose sein; es spielen jedoch auch andere Faktoren eine Rolle, z. B. Hyperkapnie, Hypoxie oder Fieber.

3.3 Bewertung der klinischen Zeichen

Werden die oben beschriebenen Zeichen zusammen eingesetzt, um die Narkosetiefe zu beurteilen, so können drei „Narkosestadien" unterschieden werden:
1. Prächirurgische Anästhesie,
2. chirurgische Anästhesie,
3. Überdosierung.

Das **Stadium der chirurgischen Anästhesie** kann für klinische Zwecke in folgender Weise weiter unterteilt werden: zu flach, ausreichend oder zu tief für die jeweiligen Narkose- und Operationsreize.

Eine **Überdosierung** ist in erster Linie bei den Inhalationsanästhetika zu erwarten, während die Opioide wie Fentanyl, Sufentanil oder Remifentanil beim beatmeten Patienten kaum überdosiert werden können.

Folgendes sollte jedoch beachtet werden:

> ! Klinische Zeichen allein ermöglichen nur begrenzt Rückschlüsse auf den Bewusstseinszustand des Patienten. Wachheit kann daher bei einigen Patienten nicht mit letzter Sicherheit ausgeschlossen werden. Insbesondere bei alleiniger Verwendung von Opioiden, Lachgas oder Benzodiazepinen oder bei Kombination dieser Substanzen ohne weitere Anästhetika muss mit solchen Zuständen gerechnet werden.

3.4 Intraoperative Wachheit (Awareness)

Bei ungenügender Narkosetiefe kann es intraoperativ zu Wachheit und Wahrnehmung von im OP ablaufenden Ereignissen kommen. Erinnert sich der Patient postoperativ an diese Ereignisse, so handelt es sich um eine explizite, d. h. bewusste Erinnerung oder intraoperative Wachheit. Eine implizite Erinnerung liegt dagegen vor, wenn die Ereignisse gespeichert, aber man sich ihrer nicht erinnern kann. Das implizite Gedächtnis kann Fühlen und Handeln des Patienten beeinflussen.

3.4.1 Einteilung und Häufigkeit

Die intraoperative Wachheit kann in folgende Zustände unterteilt werden:
— Keine Wachheit,
— Wachheit ohne Erinnerung,
— Wachheit mit unbewusster (impliziter) Erinnerung,
— Wachheit mit bewusster (expliziter) Erinnerung.

Hierbei handelt es sich jedoch nur um eine grobe und vorläufige Einteilung, die den möglichen komplexen Gedächtnisleistungen während der Narkose nicht gerecht wird.

> ! Die mittlere Häufigkeit von intraoperativer Wachheit bei TIVA oder balancierter Anästhesie wird derzeit mit jeweils 0,2 % = 1 von 500 Patienten (Bereich 0,1–0,4 %) angegeben. Der Verzicht auf Lachgas erhöht nicht die Inzidenz von Awareness und gilt daher nicht als Risikofaktor.

Auch die früher als *Risikoeingriff* angesehene Sectio caesarea oder kardiochirurgische Operationen sowie Eingriffe beim Traumapatienten gehen bei korrekter Anwendung der Anästhetika nicht vermehrt mit intraoperativen Wachheitszuständen einher.

3.4.2 Auswirkungen intraoperativer Wachheit

Die möglichen Auswirkungen von intraoperativer Wachheit sind nur aus Fallberichten bekannt, systematische Untersuchungen fehlen hingegen. So kann sich im Einzelfall, besonders wenn die Wachheit mit starken Schmerzen verbunden war oder als sehr bedrohlich erlebt wurde, im weiteren Verlauf ein posttraumatisches Stresssyndrom entwickeln, das einer psychiatrischen Behandlung bedarf. Andererseits gibt es Patienten, bei denen Phasen intraoperativer Wachheit keinerlei Spuren hinterlassen.

3.4.3 Prophylaxe

Intraoperative Wachheit ist selten und wird sich bei den derzeit eingesetzten Anästhesieverfahren nicht mit letzter Sicherheit vermeiden lassen. Möglicherweise kann aber die Häufigkeit solcher Zustände durch kontinuierliche Messung der Narkosetiefe mit entsprechenden neurophysiologische Monitoren vermindert werden (siehe hierzu auch Abschnitt 4.1.4). Es empfiehlt sich (auch aus forensischen Gründen), den Patienten beim Aufklärungsgespräch auf die insgesamt seltene Möglichkeit intraoperativer Wachheit hinzuweisen. Berichtet der Patient postoperativ über intraoperative Wachheit, sollte der Anästhesist nicht bagatellisieren, sondern einfühlend auf die möglichen Klagen und Befindlichkeitsstörungen des Patienten eingehen. Im Zweifelsfall sollte rechtzeitig ein Psychiater hinzugezogen werden; möglicherweise kann durch ein aktives Vorgehen die Ausbildung posttraumatischer psychischer Störungen verhindert oder gemildert werden.

4 Apparative Überwachung der Narkosetiefe

Da das Gehirn das Zielorgan jeder Allgemeinanästhesie ist und außerdem verschiedene intraoperative Faktoren die Durchblutung und Sauerstoffversorgung des Gehirns beeinflussen können, sollte die Hirnfunktion während der Narkose möglichst kontinuierlich überwacht und möglichst auch die Narkose anhand zerebraler Funktionsparameter gesteuert werden. Derzeit stehen allerdings entsprechende Geräte und Monitore für die Routineüberwachung nicht zur Verfügung, sondern sind speziellen Fragestellungen und Operationen vorbehalten (siehe auch Kap. 41).

4.1 Elektroenzephalographie (EEG)

Mit dem EEG können die Anästhesietiefe und die globale Sauerstoffversorgung des Gehirns beurteilt oder eine elektrische Krampfaktivität erkannt werden. Das EEG misst die spontane elektrische Aktivität inhibitorischer und exzitatorischer postsynaptischer Potentiale in den oberflächlichen Schichten der Hirnrinde. Allerdings wird die registrierte biologische Aktivität über Projektionsbahnen von subkortikalen Hirnregionen wie Thalamus, Mesenzephalon oder Formatio reticularis beeinflusst. Das EEG ist somit Ausdruck einer komplexen zerebralen Gesamtaktivität, an der nicht nur kortikale, sondern auch dienzephale und infratentorielle Regionen beteiligt sind. Beurteilt werden die Frequenz und die Amplitude der elektrischen Aktivität.

4.1.1 Original-EEG

Beim Original- oder Roh-EEG wird die fortwährende Spannungsänderung zwischen zwei auf der Kopfhaut platzierten Elektroden gemessen. Hierbei werden willkürlich folgende **Frequenzbereiche** unterschieden:
— δ (Delta)-Wellen: 0,5–4 Hz,
— θ (Theta)-Wellen: 4–8 Hz,
— α (Alpha)-Wellen: 8–13 Hz,
— β (Beta)-Wellen: >13 Hz.

In Ruhe herrscht bei geschlossenen Augen ein α-Rhythmus vor, jedoch sind auch andere Muster möglich, d. h., es besteht ein relativ großer Normbereich. Bei Einleitung der Narkose tritt ein höherfrequenter β-Rhythmus auf (Desynchronisation); mit zunehmender Narkosetiefe nimmt die EEG-Aktivität ab, und langsame δ-Wellen hoher Amplitude dominieren (Synchronisation). Bei weiterer Vertiefung der Narkose, z. B. durch hohe Konzentrationen von Inhalationsanästhetika oder i. v. Anästhetika wie den Barbituraten oder Etomidat, treten kurze Phasen elektrischer Stille, gefolgt von kurzen Aktivitätsphasen mit niedriger Frequenz und hoher Amplitude auf, ein EEG-Muster, das als „burst supression" bezeichnet wird. Im tiefsten Narkosestadium entwickelt sich ein isoelektrisches oder Nulllinien-EEG.

Die Interpretation des Roh-EEG erfordert große Erfahrung und muss immer das gesamte klinische Bild und die verschiedenen Einflussgrößen berücksichtigen. Für die Routineüberwachung der Narkosetiefe durch den Anästhesisten ist das Roh-EEG nicht geeignet.

4.1.2 Prozessiertes EEG

Da das Roh-EEG für den nicht neurophysiologisch Geschulten schwierig zu interpretieren ist, wurden für die intraoperative Überwachung Monitore entwickelt, die das Roh-EEG computergestützt verarbeiten, auf einem Bildschirm aufzeichnen und so das rasche Erkennen zerebraler Störungen ermöglichen. Bei einem häufig angewandten Verfahren wird das komplexe EEG-Signal durch Fourier-Transformation und Spektralanalyse in die spektralen Wellenanteile zerlegt, und die Amplituden oder die Leistung definierter Frequenzbänder werden geschätzt. Die Verteilung des Leistungsspektrums eines EEG-Signals wird mit einem Lageparameter beschrieben, z. B.:
— Median-Frequenz: 50%-Perzentile,
— spektrale Eckfrequenz: 90- oder 95%-Perzentile.
Während der Narkose werden gewöhnlich 2–4 Kanäle angewandt, um die Wirkung der verabreichten Medikamente zu beurteilen oder eine Ischämie in einem definierten Gebiet zu erkennen.

4.1.3 Bispektraler Index, BIS

Der bispektrale Index (BIS) vereint verschiedene EEG-Deskriptoren in einer einzigen Variablen, stellt also eine Mischung unterschiedlicher Subparameter der EEG-Aktivität dar. Grundlage des BIS ist die bispektrale Analyse, d. h. eine Beschreibung eines kontinuierlichen, pseudo-zufällig variierenden Signals wie z. B. dem EEG. Die bispektrale Analyse quantifiziert die Beziehung zwischen den zugrundeliegenden sinusoidalen Komponenten des EEG. Der bispektrale Index umfasst die Daten der bispektralen Analyse und der konventionellen Frequenz/Power-Analyse des EEG.

Der BIS ist eine dimensionslose Zahl auf einer Skala zwischen 0 und 100, bei der 100 ein Wach-EEG repräsentiert und die 0 die vollständige elektrische Stille.

Der BIS wurde als empirische statistische Größe aus der Analyse einer großen Datenbank von EEGs anästhesierter freiwilliger Versuchspersonen entwickelt und beschreibt die Korrelation zwischen EEG-Mustern und Sedierung/Hypnose, unabhängig von der diesen Zustand hervorrufenden Substanz. Der BIS misst den Funktionszustand des Gehirns, nicht die zerebrale Konzentration eines Hypnotikums. In ▶ Tabelle 26-4 ist die Beziehung zwischen BIS, klinischem Zustand und vorherrschender EEG-Aktivität zusammengestellt.

Bei einem BIS von 83–89 soll Amnesie auftreten, bei 64–72 Bewusstlosigkeit.

Tab. 26-4 Beziehung zwischen BIS, klinischem Zustand und vorherrschendem EEG-Muster

BIS	klinischer Zustand	vorherrschendes EEG-Muster
100–85	wach, Erinnerung vorhanden	
85–65	Sedierung	synchronisierte hochfrequente Aktivität
60–40	mäßige bis tiefe Hypnose mit Amnesie, empfohlen für Allgemeinanästhesie	normalisierte niedrigfrequente Aktiviät
< 30	Koma	zunehmende burst suppression
0		Kortex isoelektrisch

Der BIS wird kontinuierlich mit dem BIS-Monitor (▶ Abb. 26-1) überwacht; das Gerät ist, wie auch der Narcotrend, von der amerikanischen FDA für die Überwachung der Narkosetiefe zugelassen. Der BIS wird aus dem über einen Zeitraum von 30 s registrierten EEG kalkuliert und auf dem Monitor angezeigt; eine Neuberechnung erfolgt alle 2–5 s, um erhebliche Fluktuationen zu vermeiden. Treten abrupte Veränderungen der Anästhesie- oder Hypnosetiefe auf, so wird der BIS mit einer Verzögerung

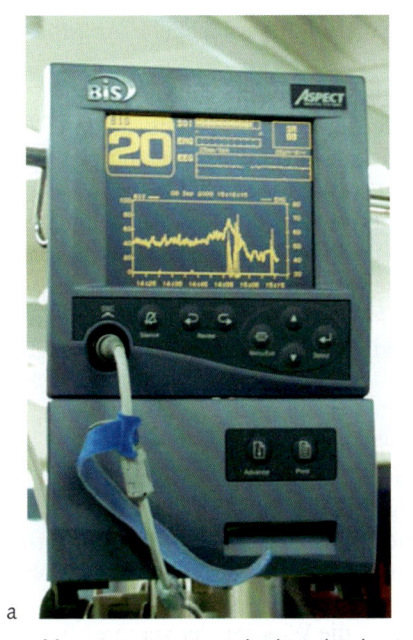

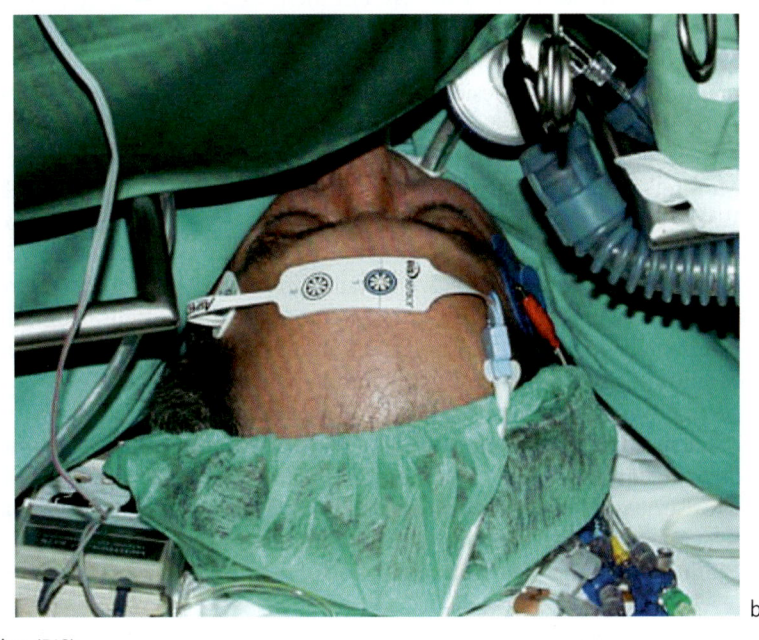

Abb. 26-1 Messung des bispektralen Index (BIS).
a) BIS-Monitor.
b) Auf der Stirn angebrachte Ableitelektroden.

von 5–10 s gegenüber den Veränderungen des klinischen Zustands angezeigt. Im klinischen Einsatz müssen bei der Interpretation des BIS folgende **Einflüsse** beachtet werden:
— Zerebrale Ischämie: Bei schwerer globaler Form nimmt der BIS ab, nicht hingegen bei fokaler Ischämie aufgrund einer Embolie (da frontale Ableitung),
— Hypothermie < 33 °C bewirkt eine entsprechende Abnahme des BIS; die Zufuhr von Hypnotika wirkt hierbei synergistisch,
— Störungen durch elektrische Geräte.

Postulierte Vorteile des BIS-Monitorings. Als mögliche Vorteile des BIS-Monitorings werden angesehen:
— Bessere individuelle Dosierbarkeit der Anästhetika,
— größere hämodynamische Stabilität,
— vermindertes Risiko der intraoperativen Wachheit,
— rascheres Erwachen aus der Narkose,
— rationalere Auswahl der zu verwendenden Substanzen.

Verhinderung intraoperativer Wachheit. Bislang ist nicht nachgewiesen worden, dass durch BIS-Monitoring Phasen intraoperativer Wachheit signifikant vermindert werden können. Da intraoperative Wachheit ein seltenes Ereignis ist, müsste zur Klärung dieser Frage eine außerordentlich große Zahl von Patienten untersucht werden. Zudem gibt es Berichte über Phasen intraoperativer Wachheit trotz BIS-Monitoring. Des Weiteren ist nicht auszuschließen, dass durch unkritischen Einsatz des BIS-Monitors (zu niedrige Dosierung der Anästhetika mit zu geringer Anästhesietiefe) die Häufigkeit intraoperativer Wachheitszustände eher zunimmt. Insgesamt ist die Kosten-Nutzen-Relation des BIS-Monitors für die Verhinderung intraoperativer Wachheit derzeit nicht geklärt.

Grenzen des BIS-Monitorings. Ketamin in Dosen, die eine Bewusstlosigkeit hervorrufen, führen nicht zu einem Abfall des BIS; daher kann mit dem BIS-Monitor nicht die Hypnose unter Ketaminanästhesie überwacht werden.

Lachgas in Konzentration von 50–70% führt ebenfalls zu keinen Veränderungen des BIS. Die Dosis-BIS-Beziehung von Opioiden ist derzeit nicht ausreichend untersucht. Nicht bekannt ist weiter der Einfluss neurologischer Erkrankungen auf den BIS.

Klinische Ergebnisse. Die bisher durchgeführten klinischen Untersuchungen zum BIS-Monitoring haben zu folgenden Ergebnissen geführt:

— Für Propofol können die Aufwachzeiten, abhängig vom verwendeten Opioid, um bis zu 67% verkürzt werden, am effektivsten bei der Kombination von Propofol mit Remifentanil. Der Propofolverbrauch kann hierbei um ca. 30% gesenkt werden.
— Bei Kombination von Desfluran mit Remifentanil können die Aufwachzeiten durch BIS-Monitoring nicht wesentlich verkürzt werden; der Desfluranverbrauch nimmt um 10% ab, bei Kombination mit Fentanyl um 30%.
— Bei balancierter Anästhesie mit Sevofluran ist eine Verkürzung der Aufwachzeiten nur bei bestimmten Patientengruppen (z. B. erhebliches Übergewicht) zu erreichen. Der Sevofluranverbrauch kann um bis zu 40% gesenkt werden.
— Bei balancierter Anästhesie mit Isofluran können die Aufwachzeiten um 10–27% verkürzt und der Isofluranverbrauch um 25% gesenkt werden.

4.1.4 Narcotrend-Monitor

Bei diesem EEG-Monitor wird das EEG mit handelsüblichen EKG-Elektroden abgeleitet, dann das Roh-EEG-Signal nach automatischer Artefakterkennung prozessiert und schließlich nach multivariater Analyse bestimmten Narkosestadien (Einteilung nach Kugler) zugeordnet. Unterschieden werden hierbei 6 EEG-Hauptstadien (A–F) mit diversen Unterstadien und ein numerischer Index von 100 bis 0:
— A: Wachheit,
— B (B0–B2): Müdigkeit/Sedierung,
— C (C0–C2): Sedierung/oberflächliche Anästhesie,
— D (D0–D2): Allgemeinanästhesie,
— E (E0–E2): tiefe Allgemeinanästhesie,
— F (F0–F1): tiefe Allgemeinanästhesie mit zunehmendem „burst suppression"-EEG.

Auf dem Monitor werden die Roh-EEG-Signale der letzten 5 s, das resultierende EEG-Stadium und der Narcotrend-Index kontinuierlich dargestellt. Außerdem können Powerspektrum, Median und spektrale Eckfrequenz 95% (SEF95) angezeigt werden.

EEG-Ableitung. Für die Ableitung werden 3 herkömmliche EKG-Elektroden auf die haarfreie, entfettete Stirn aufgeklebt: je 1 Messelektrode links (Elektrode 1) und rechts (Elektrode 2) im Mindestabstand von 8 cm und eine Referenzelektrode in der Mitte.

Angestrebte Zielwerte. Durch Verwendung eines Narcotrend-Monitors kann die Steuerung der Narkosetiefe verbessert werden. Nach derzeitigem Kenntnisstand sollten folgende Zielwerte angestrebt werden:

> **Narcotrend-Zielwerte:**
> — Narkoseeinleitung: D2, Index 35–45
> — Aufrechterhaltung: D0–D1, Index 45–60
> — Narkoseausleitung: C1, Index 70–75

Werden die Index-Zielwerte eingehalten, können die Aufwachzeiten nach einer TIVA mit Propofol und Remifentanil um bis zu 60% verkürzt werden, nach Desfluran-Remifentanil dagegen nur unwesentlich.

4.2 Evozierte Potentiale

Evozierte Potentiale sind elektrische Reaktionen des Gehirns auf wiederholte spezifische periphere Reize. Je nach Art des Stimulus werden folgende Arten evozierter Potentiale unterschieden:
— Elektrische Reize: somatosensorisch evozierte Potentiale (SSEP),
— akustische Reize: akustisch evozierte Potentiale (AEP),
— Lichtreize: visuell evozierte Potentiale (VEP).

Bei allen EP-Techniken werden die Zeit zwischen Reizbeginn und maximalem Potential (= Latenz in ms) und die Amplitude des Gipfels (peak) bestimmt.

4.2.1 Somatosensorisch evozierte Potentiale

Hierbei wird ein gemischter peripherer Nerv, z. B. der N. medianus oder der N. tibialis posterior, elektrisch stimuliert. Die elektrische Erregung wird über die entsprechenden Nervenfasern zum Hinterstrangsystem des Rückenmarks geleitet. Die Fasern ziehen zur Medulla oblongata, werden in den Hinterstrangkernen umgeschaltet und kreuzen im Lemniscus medialis zur Gegenseite und nach Verschaltung in den lateralen Thalamuskernen zum Kortex.

Die meisten Anästhetika beeinflussen die SSEP: Wie bei einer Ischämie nimmt die Latenz zu, die Amplitude hingegen ab. Diese anästhetikabedingten Veränderungen müssen bei der intraoperativen Beurteilung der SSEP berücksichtigt werden. Ähnliche Veränderungen werden auch durch eine Hypothermie hervorgerufen.

Medianus-SSEP werden bei neurochirurgischen Operationen eingesetzt, um die zerebrale Funktion zu überwachen. Da Opioide die SSEP nur wenig beeinflussen, sollten sie bevorzugt werden, wenn eine intraoperative Ableitung von SSEP geplant ist.

4.2.2 Akustisch evozierte Potentiale

Bei diesem Verfahren werden über einen Kopfhörer oder Ohrstöpsel akustische Reize definierter Frequenz und Lautstärke ausgesandt und die Reaktion über dem Vertex abgeleitet. Nach der Latenz werden AEP früher, mittlerer und später Latenz unterschieden. Ursprungsort der akustisch evozierten Potentiale sind die Kochlea bzw. der Hörnerv und verschiedene Höhen des Hirnstamms sowie der Temporal- und Frontallappen.

Akustisch evozierte Hirnstammpotentiale werden intraoperativ bei Eingriffen in der hinteren Schädelgrube oder bei der Operation von Akustikusneurinomen eingesetzt, außerdem bei der Beurteilung komatöser Patienten.

4.2.3 Visuell evozierte Potentiale

Visuell evozierte Potentiale werden beim wachen Patienten durch Blitzlichtstimulation der Retina mit Ableitung der Reaktion über der okzipitalen Rinde erzeugt. Die Erregungsleitung erfolgt von der Retina über den N. opticus und den Tractus opticus zum primär visuellen Kortex im Okzipitallappen. Beim anästhesierten Patienten müssen die evozierten Potentiale über eine Leuchtdiodenbrille durch die geschlossenen Augenlider hervorgerufen werden. Mit VEP kann die Funktion der visuellen Bahnen eingeschätzt werden. Der Nutzen einer intraoperativen Ableitung wird allerdings bezweifelt und das Verfahren dementsprechend selten eingesetzt.

4.2.4 Motorisch evozierte Potentiale

Im Gegensatz zu den SSEP, bei denen die Funktion der Hinterstrangbahnen des Rückenmarks beurteilt wird, erfassen motorisch evozierte Bahnen die absteigenden Vorderseitenstränge des Rückenmarks. Entsprechend wird das Verfahren bei neurochirurgischen, orthopädischen oder gefäßchirurgischen Eingriffen eingesetzt. Um ein Potential auszulösen, wird der motorische Kortex transkraniell elektrisch oder magnetisch stimuliert. Bei intakten Leitungsbahnen wird hierdurch eine Zuckung des Zielmuskels hervorgerufen. Die elektrische Stimulation ist schmerzhaft und daher beim wachen Patienten nicht anwendbar, während die magnetische Stimulation keine Schmerzen hervorruft, allerdings durch Anästhetika beeinflusst wird. Der Nutzen des MEP-Monitorings während der Operation ist bisher nicht nachgewiesen worden.

5 Atemfunktion

Ventilation und pulmonaler Gasaustausch gehören zu den Vitalfunktionen, deren auch nur kurzdauernder Ausfall mit dem Leben nicht vereinbar ist. Die Überwachung der Atmung während der Narkose ist daher von lebenswichtiger Bedeutung.

Störungen der Atmung gehören zu den häufigsten Ursachen von Narkosezwischenfällen; sie führen zu **Hypoxie und/oder Hyperkapnie,** unbehandelt nicht selten zum Tod des Patienten durch Asphyxie.

Die wichtigsten **Ursachen für Atemstörungen** beim narkotisierten Patienten sind:
— Hypoventilation durch Anästhetika, Muskelrelaxanzien, Sedativa,
— Verlegung der Atemwege,
— Störungen des pulmonalen Belüftungs-/Durchblutungsverhältnisses,
— Funktionsstörungen des Narkosegerätes,
— falsche Einstellung des Narkosegerätes,
— falscher Zusammenbau des Narkosegerätes,
— Diskonnektion des Atemsystems,
— Intubation des Ösophagus.

! Zu spät erkannte und behandelte Atemstörungen gehören zu den häufigsten Ursachen tödlicher Narkosezwischenfälle.

Methoden zur Überwachung der Atmung während der Narkose:
— Inspektion,
— Auskultation,
— Pulsoxymetrie,
— CO_2-Messung (Kapnometrie),
— Spirometrie, elektronische Flowmessung,
— Beatmungsmanometrie,
— Blutgasanalyse.

Überwachung der Atemfunktion während der Narkose:
— Farbe von Haut, Schleimhäuten und Blut,
— Bewegungen von Thorax, Abdomen, Atembeutel, Manometerzeiger am Narkosegerät,
— Atemfrequenz und -rhythmus,
— Auskultation: Lunge belüftet? gleichseitig? Bronchospasmen? Rasselgeräusche?
— Atemzugvolumen, Atemminutenvolumen,
— Beatmungsdruck,
— inspiratorische Sauerstoffkonzentration,
— endexspiratorische CO_2-Konzentration,
— Sauerstoffsättigung und arterielle Blutgase.

5.1 Ventilation

Ventilation ist die Hin- und Herbewegung der Luft zwischen den Alveolen und der Umgebung. Während der Inspiration werden die Alveolen mit Frischgas belüftet, während der Exspiration von verbrauchtem Gas (CO_2) „entlüftet" (siehe Kap. 11).

Das **Atemminutenvolumen** ist die wichtigste Größe der Ventilation: Sie gibt die gesamte Frischluftmenge an, die pro Minute in die Lungen eingeatmet wird:

$$\text{Atemminutenvolumen } \dot{V} = \text{Atemfrequenz } f \times \text{Atemzugvolumen } V_T$$

Respiratorische Normalwerte (Erwachsene):
— Atemfrequenz f = 12–20/min
— Atemzugvolumen V_T = 7 ml/kg (ca. 500 ml)
— Atemminutenvolumen $\dot{V}$ = ca. 6000 ml (12×500)

Am pulmonalen Gasaustausch nimmt aber nur die in die Alveolen gelangende Luftmenge teil, nicht hingegen der Totraumanteil. Daher gilt:

$$\text{Alveoläre Minutenventilation } \dot{V}_A = \text{Atemfrequenz} \times (\text{Atemzugvolumen} - \text{Totraumvolumen } V_D)$$
$$\dot{V}_A = f \times (V_T - V_D)$$

Zur Überwachung der Ventilation dienen Inspektion und Auskultation sowie Apnoemonitore und die Bestimmung von Atemfrequenz, Atemzugvolumen, Atemminutenvolumen, arterieller Sauerstoffsättigung und endexspiratorischer CO_2-Konzentration.

5.1.1 Apnoemonitor

Apnoe-Alarme sollten in jedem Narkosegerät vorhanden sein. Diese Monitore geben ein Alarmsignal, wenn der Druck in den Atemwegen oder im Narkosesystem einen bestimmten, vorher eingestellten Wert unterschreitet. Nur auf diese Weise kann beim kontrolliert beatmeten Patienten ausreichend rasch eine **Diskonnektion** vom Respirator oder ein wesentliches **Leck** im Atemsystem festgestellt werden.

5.1.2 Atemfrequenz

Die Atemfrequenz des spontan atmenden Patienten wird durch Auskultation des Brustkorbs ermittelt. Auf gleiche Weise oder durch Auszählen der Spirometer- oder Manometerausschläge kann die am Respirator eingestellte Frequenz beim beatmeten Patienten überprüft werden. Normalwerte beim Erwachsenen 12–20/min (Kinder siehe Kap. 39).

5.1.3 Atemzugvolumen

Das Atemzugvolumen wird in der Exspirationsphase mit Spirometern, Gasuhren oder elektronischen Durchflusswandlern bestimmt. Normalwert ca. 7 ml/kg bei Spontanatmung.

Bei kontrollierter Beatmung sollten hohe Atemzugvolumina von 10–15 ml/kg eingestellt werden, um die in Narkose erniedrigte funktionelle Residualkapazität zu erhöhen (siehe Kap. 19).

5.1.4 Atemminutenvolumen

Das Atemminutenvolumen wird entweder vom Anästhesisten aus Atemfrequenz und Atemzugvolumen errechnet oder mit Spirometern oder elektronischen Flowmetern bestimmt. Es beträgt normalerweise beim Erwachsenen etwa 900–1000 ml/10 kg; bei Kindern bis zu 20 kg Körpergewicht etwa 900–1000 ml/5 kg.

5.1.5 Beatmungsdruck

Der Beatmungsdruck während der In- und Exspiration wird mechanisch oder elektronisch gemessen. Die meisten Beatmungsgeräte verfügen über einen **Druckabfallalarm,** der bei Unterschreiten eines bestimmten, vorher eingestellten Druckwertes ausgelöst wird und auf **Diskonnektion** oder **Leck** im Atemsystem hinweist.

Compliance. Aus Beatmungsdruck und Atemzugvolumen lässt sich die Volumendehnbarkeit oder Compliance bzw. die Volumenänderung pro Änderung des transmuralen Druckgradienten nach folgender Formel berechnen:

$$\text{Compliance} = \frac{\text{Atemzugvolumen}}{\text{endinspir. Plateaudruck} - \text{endexspir. Druck}}$$

$$= \frac{V_T}{P} \;(\text{ml/cmH}_2\text{O})$$

Hohe Beatmungsdrücke weisen auf eine niedrige Compliance bzw. Dehnbarkeit von Lunge und Thorax hin.

Die wichtigsten Ursachen sind:
— Änderungen des Muskeltonus, z. B. durch Nachlassen der Relaxierung;
— Obstruktion der Atemwege;
— Abnahme der Lungencompliance durch interstitielles Lungenödem;
— vorbestehende Lungenerkrankungen.

Bei druckgesteuerten Beatmungsgeräten nimmt mit abnehmender Compliance auch das Atemzugvolumen ab, weil der Umschaltdruck des Respirators rascher erreicht wird.

5.1.6 Analyse der Atemgase

Die Konzentrationen der ein- und ausgeatmeten Gase können mit speziellen Analysatoren gemessen werden.

Die inspiratorische Sauerstoffkonzentration kann gewöhnlich am Narkosegerät eingestellt werden. Dennoch ist es aus Sicherheitsgründen erforderlich und beim geschlossenen Narkosesystem auch obligatorisch, die am Gerät eingestellte inspiratorische Sauerstoffkonzentration mit Sauerstoffanalysatoren (Oxymeter) kontinuierlich zu überprüfen. Diese Geräte messen (zumeist mit polarographischen Elektroden) den prozentualen Anteil des Sauerstoffs in einem Gasgemisch; aus der gemessenen Konzentration kann der Anteil des Lachgases leicht errechnet werden.

Endexspiratorische CO_2-Konzentration. Der CO_2-Analysator misst den prozentualen Anteil des CO_2 im ausgeatmeten Gasgemisch, z. B. durch Ultrarotabsorption oder Massenspektrometrie (= Kapnometrie). Einzelheiten siehe Abschnitt 5.2.2.

5.1.7 Obstruktion der Atemwege

Die partielle oder komplette Verlegung der Atemwege gehört zu den häufigsten und gefährlichsten Störungen der Ventilation während der Narkose. Sie muss sofort erkannt und beseitigt werden.

Die wichtigsten **Ursachen** sind:
— Verlegung der oberen Atemwege durch Zunge, Mageninhalt, Fremdkörper, Schwellung, Laryngospasmus.
— Endotrachealtubus: Abknicken, Ballonhernie, Verstopfung durch eingedicktes Sekret, Verlagerung nach endobronchial, Verschluss des distalen Lumens durch Anlegen gegen die Wand der Trachealschleimhaut.
— Bronchospasmus.

Die **Zeichen** der Atemwegsverlegung sind:
— **Bei Spontanatmung:** angestrengte Atmung mit interkostalen, supraklavikulären und abdominalen Einziehungen; verminderte oder abgeschwächte Atemgeräusche; abnorme Atemge-

räusche (vor allem bei Verlegung der oberen Luftwege); Zeichen der Hypoxie und Hyperkapnie.
- **Bei kontrollierter Beatmung:** Anstieg des Beatmungsdrucks; abgeschwächte oder fehlende Atemgeräusche, geringe oder fehlende Bewegung des Thorax während des Respiratorzyklus; Zunahme des Thoraxumfangs bei Ballonhernie und schließlich Abfall des Blutdrucks: Zeichen der Hypoxie und Hyperkapnie.

Diagnose der Tubusobstruktion. Bei Verdacht auf partielle oder komplette Verlegung des Tubus: zunächst Patienten vom Respirator **diskonnektieren und mit Atembeutel beatmen,** um Funktionsstörungen des Beatmungsgeräts (z. B. verstopfter Filter!) auszuschließen; danach wird ein angefeuchteter Absaugkatheter in den Tubus vorgeschoben. Lässt sich der Katheter nicht vollständig vorschieben, so muss der Tubus manipuliert werden, um die Ursache der Obstruktion herauszufinden: Entblocken der Manschette (Ausschluss einer Cuffhernie), Absaugen von Sekret, Blut, Aspirat usw.; Beseitigung von Abknickungen.

> Lässt sich eine Tubusobstruktion nicht umgehend beseitigen, muss sofort umintubiert werden.

5.2 Pulmonaler Gasaustausch

Ausreichende Ventilation ist Voraussetzung für einen ungestörten pulmonalen Gasaustausch. Die Effektivität der Ventilation kann letztlich nur durch eine **arterielle Blutgasanalyse** objektiviert werden. Die Bestimmung der arteriellen Blutgase, paO_2 und $paCO_2$, ermöglicht die Beurteilung der Respiratoreinstellung und des pulmonalen Gasaustausches. Mit der **Pulsoxymetrie** können auf nichtinvasive Weise die arterielle Sauerstoffsättigung kontinuierlich gemessen und eine Hypoxie frühzeitig erkannt werden, während die ebenfalls nichtinvasive **Kapnometrie** Aussagen über die Ventilation und korrekte Lage des Endotrachealtubus in der Trachea ermöglicht.

5.2.1 Pulsoxymetrie

Die Pulsoxymetrie ist ein nichtinvasives Verfahren zur kontinuierlichen Überwachung der Oxygenierung des arteriellen Blutes. Gemessen wird die partielle O_2-Sättigung des arteriellen Hämoglobins, psO_2. Die Messwerte werden innerhalb weniger Sekunden angezeigt, die Fehlerbreite beträgt im Sättigungsbereich von 60–90% lediglich 1–2%. Dunkle Hautfarbe beeinflusst den Messvorgang nicht.

> Normalwert der psO_2: 98%

Prinzip der Methode

Die Farbe des Blutes hängt bekanntlich von der O_2-Sättigung des Hämoglobins ab. Der Farbwechsel ist durch die optischen Eigenschaften des Hämoglobinmoleküls bedingt: Oxygeniertes Hämoglobin absorbiert im roten Bereich weniger Licht als desoxygeniertes (reduziertes) Hämoglobin und ist damit weniger transparent für Licht dieser Wellenlänge. Das spektrophotometrische Verfahren der Pulsoxymetrie basiert auf dem Lambert-Beer-Gesetz, nach dem die Extinktion (Schwächung eines Lichtstrahls) dem Produkt aus Schichtdicke der Lösung, Extinktionskoeffizienten und Konzentration der gelösten Substanz (hier: Hämoglobin) entspricht. Hiernach kann die Konzentration einer Substanz durch Messung der Lichtabsorption bei einer spezifischen Wellenlänge bestimmt werden.

Unterscheidung zwischen oxygeniertem und reduziertem Hämoglobin. Da das Pulsoxymeter zwischen zwei Arten von Hämoglobin, nämlich Oxyhämoglobin und Desoxyhämoglobin unterscheiden muss, wird die Absorption des Lichts bei zwei verschiedenen Wellenlängen gemessen. Das Pulsoxymeter enthält eine Lichtquelle mit zwei Dioden, die Licht der Wellenlänge 660 nm und 940 nm aussenden, dessen Extinktion von einem Photodetektor gemessen und als Sättigungsgrad des arteriellen Blutes angezeigt wird. Allerdings kann der Detektor die beiden Wellenlängen nicht unterscheiden. Die Messung erfolgt also unter der Annahme, dass alles Licht, das den Detektor erreicht, die gleiche Wellenlänge wie die aktuell das Licht aussendende Diode aufweist.

Oxyhämoglobin absorbiert im roten Bereich (660 nm) erheblich weniger und im infraroten Bereich (940 nm) etwas mehr Licht als reduziertes Hämoglobin. Die O_2-Sättigung des Hämoglobins bestimmt daher das Verhältnis zwischen Absorption im roten und im infraroten Bereich.

> Das Pulsoxymeter kann nur zwischen desoxygeniertem (reduziertem) und dem restlichen Hämoglobin unterscheiden. Das restliche Hämoglobin besteht aus Oxyhämoglobin, Carboxyhämoglobin (CO-Hb) und Methämoglobin (Met-Hb). CO-Hb und Met-Hb werden vom Pulsoxymeter immer mit erfasst und verfälschen bei entsprechend hoher Konzentration das Messergebnis.

Lichtabsorption durch nicht pulsierende Komponenten. Bei der Pulsoxymetrie wird das Licht durch ein pulsierendes Gefäßbett gesandt, daher schwankt die Absorption jeder ausgesandten Wellenlänge zyklisch mit dem Puls. Während der Diastole absorbieren die nicht pulsierenden Komponenten, also die nichtvaskulären Gewebeanteile sowie das venöse, kapilläre und das nichtpulsatile arterielle Blut das Licht, während der Systole hingegen alle diese Komponenten und außerdem das pulsierende arterielle Blut. Die Lichtabsorption der nichtpulsatilen Komponente wird bei beiden Wellenlängen gemessen und durch die entsprechende Lichtabsorption der pulsatilen Komponente dividiert. Das Absorptionsverhältnis wird dann gegen direkt an Probanden gemessene O_2-Sättigungswerte kalibriert und die Kalibrierungskurve im Mikroprozessor des Pulsoxymeters gespeichert.

Die Absorption wird mehrere hundert Mal in der Sekunde gemessen, danach aus Werten mehrerer Sekunden ein Durchschnitt gebildet und digital angezeigt. Die Geräte zeigen neben der O_2-Sättigung noch den Pulswert an, Geräte mit Bildschirm zusätzlich die Pulskurve. Außerdem können obere und untere Alarmgrenzen für die O_2-Sättigung eingestellt werden. Über- oder Unterschreitungen lösen ein akustisches Signal aus.

Genauigkeit der Pulsoxymetrie

Normale Sauerstoffsättigung. Bei ausreichender Durchblutung und einer arteriellen O_2-Sättigung (saO_2) von > 90% beträgt die Abweichung der meisten Pulsoxymeter weniger als 2%, die Standardabweichung 3%, selbst bei schwer kranken Patienten. Bei einer saO_2 von > 70% beträgt der Messfehler nach Angaben verschiedener Hersteller 2 ± 3%.

Niedrige Sauerstoffsättigung. Fällt die arterielle O_2-Sättigung auf 80% oder weniger ab, so verschlechtert sich auch die Messgenauigkeit des Pulsoxymeters, zum einen weil Referenzwerte von Gesunden unter extremer Hypoxämie fehlen, zum andern weil die Absorptionsspektren von reduziertem Hämoglobin in diesem Bereich relativ steil verlaufen und geringe Abweichungen der Wellenlänge des ausgesandten Lichts zu falschen Messergebnissen führen können. Bei Untersuchungen verschiedener Pulsoxymeter an Gesunden unter induzierter Hypothermie ergab sich bei einer Sättigung von 55–78% ein Messfehler von 8 ± 5%, bei COPD-Patienten von 1,2 ± 3% mit zu hoch gemessenen Werten im niedrigen Sättigungsbereich. In einer Untersuchung an Intensivpatienten fand sich hingegen eine Abweichung von –12 bis 18% mit fälschlich hoch gemessener saO_2 bei Sättigungswerten < 80% (gemessen mit CO-Oxymeter).

Rasche Änderungen der O_2-Sättigung. Die einzelnen Pulsoxymeter reagieren unterschiedlich schnell auf dynamische Änderungen der arteriellen O_2-Sättigung. In einer Untersuchung verschiedener Pulsoxymeter ergab sich eine Reaktionszeit von 7–20 s bei raschem Abfall der arteriellen Sättigung. Eine Abhängigkeit der Reaktionszeit bestand auch vom Messort und von der Herzfrequenz: Am Ohrläppchen fand sich eine schnellere Reaktionszeit als an der Fingerbeere. Bradykardie verlängerte die Reaktionszeit.

Grenzen der Methode

Die Pulsoxymetrie wird durch zahlreiche Faktoren beeinflusst, die den Messwert verändern können und daher bei der Interpretation beachtet werden müssen.

! Wichtigste Voraussetzung für korrekte Messwerte ist eine ausreichende arterielle Durchblutung der Haut. Störungen der peripheren Durchblutung können daher zu falschen Messwerten führen.

Auch sollte beachtet werden, dass Hyperoxien mit der Pulsoxymetrie nicht erfasst werden können, sondern nur durch direkte Messung des arteriellen pO_2. Die Pulsoxymetrie **beeinflussende Faktoren**:
— Ungenügende Pulsationen: Hypothermie, Hypotension, Kompression der Arterien;
— erhöhte Methämoglobin- und Carboxyhämoglobinkonzentrationen im Blut;
— Anämie, Hämodilution;
— Bewegungsartefakte;
— Indikatorfarbstoffe im Blut: Indocyaningrün, Methylenblau, Indigokarmin;
— Nagellack.

Ungenügende arterielle Durchblutung. Hoher peripherer Gefäßwiderstand (Vasokonstriktion), niedriges Herzzeitvolumen (Low-Output-Syndrom, Schock) und Kompression der Arterie durch die Blutdruckmanschette führen zu unzureichenden oder fehlenden Pulsationen und beeinträchtigen entsprechend die Signalqualität des Pulsoxymeters: Die Messgenauigkeit nimmt ab! Allerdings sind die Schwellenwerte der Durchblutung, bei denen mit wesentlichen Messfehlern zu rechnen ist, derzeit nicht genau definiert.

Hypothermie. Ein Abfall der Körpertemperatur auf < 35 °C beeinträchtigt aufgrund der Vasokonstriktion bei einem Teil der Patienten die Signalqualität und führt zu falsch hohen Sättigungswerten. Bei Temperaturen < 26,5 °C ist keine Messung mehr möglich.

Methämoglobin und Carboxyhämoglobin. Wie bereits dargelegt, können die gebräuchlichen Pulsoxymeter nur zwischen oxygeniertem und desoxygeniertem (reduziertem) Hämoglobin unterscheiden, da lediglich zwei Wellenlängen ausgesandt werden. Pulsoxymeter messen die partielle arterielle O_2-Sättigung, psO_2, also den prozentualen (partiellen) Anteil des O_2Hb an der Summe von O_2Hb + Desoxy-Hb, und gehen von der Annahme aus, dass im Blut keine nennenswerten Konzentrationen von Met-Hb oder CO-Hb vorhanden sind (siehe Abschnitt 5.2.4).

Da der Absorptionskoeffizient von CO-Hb dem von O_2Hb ähnlich ist, identifizieren Pulsoxymeter das CO-Hb fälschlich als O_2Hb und messen daher falsch hohe O_2-Sättigungswerte. Hierbei entsprechen die falsch gemessenen Sättigungswerte angenähert der Summe aus CO-Hb und O_2Hb. Falsch hohe Sauerstoffsättigungswerte werden vor allem bei starken Rauchern und bei CO-Vergiftung gemessen. Bei einer CO-Konzentration von 70% wurde pulsoxymetrisch eine Sättigung von 90% bestimmt, während die echte (mit dem CO-Oxymeter bestimmte) O_2-Sättigung lediglich 30% betrug.

Erhöhte Methämoglobinkonzentrationen im Blut führen ebenfalls zu falsch hohen Sättigungswerten. Tierexperimentell wird bei einer Met-Hb-Konzentration von 35% im Blut ein Plateau erreicht, bei dem die O_2-Sättigung selbst bei weiter zunehmender Met-Hb-Konzentration nicht unter 85% abfällt.

! Erhöhte Konzentrationen von CO-Hb (starke Raucher, CO-Vergiftung) oder Met-Hb führen zu falsch hohen Werten der pulsoxymetrisch bestimmten O_2-Sättigung.

Anämie und Hämodilution. Die Pulsoxymetrie beruht auf der Absorption von Licht durch das Hämoglobin. Ist die Hämoglobinkonzentration sehr stark erniedrigt, so könnten theoretisch Messfehler auftreten. Allerdings liegen hierzu derzeit keine verlässlichen Daten vor.

Indikatorfarbstoffe im Blut. Indocyaningrün, Methylenblau und Indigokarmin führen zu falsch niedrigen pulsoxymetrischen Sättigungswerten, allerdings hält der Effekt wegen der raschen Verteilung der Substanzen nur einige Minuten an.

Bewegungsartefakte. Muskelzittern und andere Bewegungen, bei denen der Abstand der Diode vom Empfänger vergrößert wird, führen zu Fehlbestimmungen der O_2-Sättigung.

! Bewegungen gehören zu den häufigen Ursachen von Funktionsstörungen des Pulsoxymeters!

Nagellack. Nagellack in den Farben Blau, Grün und Schwarz führt zu falsch niedrigen Sättigungswerten, während roter und purpurner Lack keinen Einfluss auf die Messung hat. Sehr lange Fingernägel erschweren die korrekte Platzierung des Pulsabnehmers.

Umgebungslicht. Xenonlicht und fluoreszierendes Licht können zu falsch hohen Sättigungs- und Pulswerten führen, Infrarot-Wärmelampen zu falsch niedrigen. Allerdings sind die modernen Geräte so weit abgeschirmt, dass klinisch relevante Fehlmessungen nicht mehr auftreten sollten.

Lipide. Infundierte Lipide oder erhöhte Chylomikronenkonzentrationen im Blut können das von den Dioden des Pulsoxymeters ausgesandte Licht absorbieren und so zu falsch niedrigen Sättigungswerten führen.

Hyperbilirubinämie. Die üblichen 2-Dioden-Pulsoxymeter werden durch eine Hyperbilirubinämie nicht wesentlich beeinflusst, im Gegensatz zu den CO-Oxymetern, bei denen falsch niedrige O_2Hb-Konzentrationen gemessen werden können.

Hautpigmentierung. Bei Patienten mit sehr dunkler Hautfarbe treten eher Störungen der Messung auf als bei hellhäutigen. Klinisch ist die Abweichung aber nicht von Bedeutung, solange keine Fehlermeldung angezeigt wird.

Klinische Bewertung der perioperativen Pulsoxymetrie

Die kontinuierliche Pulsoxymetrie gehört nach den Empfehlungen der Deutschen Gesellschaft für Anästhesiologie und Intensivmedizin zu den essentiellen nichtinvasiven Überwachungsverfahren der Oxygenierung während der Narkose und im Aufwachraum.

> **EBM (Cochrane Review)**
> Die Pulsoxymetrie kann Hypoxämien und damit zusammenhängende Ereignisse im Operationssaal und im Aufwachraum aufdecken. Im Aufwachraum treten Hypoxämien bei den mit Pulsoxymeter überwachten Patienten 1,5–3-mal selte-

ner auf als bei Patienten ohne pulsoxymetrische Überwachung. Allerdings gibt es keine Beweise, dass die perioperative Pulsoxymetrie das Outcome der Anästhesie (Häufigkeit schwerer Komplikationen, Dauer des Krankenhausaufenthalts, Krankenhausmortalität) günstig beeinflusst.

5.2.2 Kapnometrie

Das Kapnometer misst mit jedem Atemzug den prozentualen Anteil des CO_2 im ausgeatmeten Gasgemisch und zeigt den Messwert auf einem Display an; bei der Kapnographie wird zusätzlich die CO_2-Kurve während des gesamten Atemzyklus aufgezeichnet. Je nach Messprinzip wird entweder die fraktionelle CO_2-Konzentration, fCO_2, oder der CO_2-Partialdruck, pCO_2, bestimmt. Aufgrund der Beziehung

$$pCO_2 = fCO_2 \, (p_B - pH_2O)$$

können pCO_2 und fCO_2 jeweils umgerechnet werden.

Die Messung erfolgt zumeist durch Infrarotspektrometrie, selten durch Massenspektrometrie.

Prinzip der Infrarotabsorption

CO_2 kann Infrarotlicht innerhalb eines engen Wellenlängenbereichs (Maximum bei 4,26 nm) absorbieren. Bei der Infrarot-CO_2-Messung wird Licht dieser Wellenlänge ausgestrahlt und die Absorptionsdifferenz zwischen Testgas und ausgeatmetem CO_2 bestimmt. Die absorbierte Menge des Infrarotlichtstrahls ist der Anzahl der CO_2-Moleküle proportional. Die Reaktionszeit beträgt ca. 0,25 s. Vor der Messung muss das Kapnometer mit dem Testgas kalibriert werden. Die Eichung erfolgt entweder in Partialdruckeinheiten (mmHg) oder in Konzentrationseinheiten (Vol.%). Werden für die Eichung Konzentrationseinheiten verwendet, so hängt die Messung vom jeweiligen Barometerdruck ab.

Zu beachten ist, dass CO, N_2O, H_2O und volatile Anästhetika ebenfalls Infrarotlicht absorbieren; daher müssen diese Einflüsse bei der Messung technisch oder rechnerisch eliminiert werden. Die CO_2-Messung durch Infrarotspektrometrie kann im Neben- oder Hauptstrom erfolgen.

Messung im Nebenstrom. Bei der Messung im Nebenstrom wird eine geringe Probe des ausgeatmeten Gases kontinuierlich über einen dünnen Kunststoffschlauch vom Tubus oder von der Atemmaske mit einer Pumpe in das Kapnometer gesaugt und über eine für CO_2 undurchlässige Kapillare zur Absorptionskammer geleitet. Bei nichtintubierten Patienten kann die Zuleitung auch in ein Nasenloch eingeführt werden. Die Schlauchlänge beträgt meist bis zu 3 m; bei zu langen Leitungen muss mit Fehlmessungen gerechnet werden, da Gas aus aufeinanderfolgenden Atemzügen vermischt wird. Wasser in der Messkammer beeinträchtigt ebenfalls den Messvorgang; daher muss verhindert werden, dass Kondenswasser oder Sekrete über den Zuleitungsschlauch in die Kammer gelangen.

Messung im Hauptstrom. Bei der Hauptstrommessung befindet sich eine Küvette mit dem CO_2-Sensor zwischen Tubus und Adapter des Beatmungssystems. Die Lichtquelle sendet einen Infrarotlichtstrahl aus, der von einer Photodiode aufgenommen und analysiert wird. Der Sensorkopf wird auf 39 °C aufgeheizt, um das Beschlagen mit Wasserdampf zu vermeiden. Die Hauptstrommessung erfolgt patientennah und ist daher rascher als die Nebenstrommessung. Benetzung des Messkopfs mit Sekret, Blut usw. führt zu Messfehlern. Von Nachteil ist des Weiteren das Gewicht des Messkopfs, durch den unerwünschte Zugkräfte auf den Tubus ausgeübt werden, wenn nicht für entsprechende Fixierung gesorgt wird.

Genauigkeit von Kapnometern

Die Abweichung der meisten Kapnometer beträgt bei einem endexspiratorischen pCO_2 von 40 bis 60 mmHg maximal ± 2 mmHg; bei höheren Werten kann sie jedoch zunehmen. Bei wiederholten Messungen sollte der Messwert bei unverändertem pCO_2 nicht mehr als ± 1 mmHg schwanken. Außerdem sollte die Langzeitstabilität gewährleisten, dass höchstens einmal pro 24 h kalibriert werden muss.

Im klinischen Einsatz müssen Faktoren berücksichtigt werden, die den Messwert beeinflussen können:
— Atmosphärendruck,
— Wasserdampf,
— Querempfindlichkeit,
— Ansprechzeit.

Atmosphärendruck. Wird das Kapnometer mit einem Gas bekannter CO_2-Konzentration geeicht, so muss auf den aktuellen Barometerdruck korrigiert werden. Gebräuchliche Nebenstromkapnometer können den Barometerdruck direkt messen; bei CO_2-Partialdruckanzeige muss dann eine Korrektur auf den aktuellen Barometerdruck erfolgen. Bei einer Kalibrierung des Gerätes durch Eichgas mit einem bekannten Partialdruck ist die Korrektur hingegen nicht erforderlich.

26 Überwachung und Monitoring

Bei Hauptstromgeräten ohne Barometerdruckmessung muss die Abhängigkeit durch den Untersucher selbst berücksichtigt werden.

Wasserdampf. Kondenswasser oder Sekrete können die Zuleitung verlegen oder die Durchlässigkeit der Küvette beeinträchtigen, so dass die Messung gestört wird. Ein weiterer Fehler entsteht, wenn die mit Wasserdampf gesättigten Exspirationsgase vor der Messung im Gerät getrocknet und der pCO_2 aus der gemessenen CO_2-Konzentration errechnet wird. Hierbei ergeben sich falsch hohe pCO_2-Werte.

PEEP. Sehr hoher PEEP kann zum Anstieg des Drucks in der Küvette des Kapnometers führen. Hierdurch nimmt der pCO_2 um ca. 1 mmHg pro 15 cmH_2O PEEP zu. Bei Geräten, die den Druck im Sensor messen, spielt dieser Effekt keine Rolle.

Querempfindlichkeit. Anwesenheit von N_2O in der Gasprobe führt zu falsch hohen, Anwesenheit hoher O_2-Konzentrationen zu falsch niedrigen CO_2-Werten. Der Einfluss volatiler Anästhetika ist gegenüber diesen beiden Effekten geringer.

Ansprechzeit. Nebenstromgeräte sprechen langsamer an als Hauptstromgeräte. Die Verzögerungszeit entsteht durch das Ansaugen des Gases und hängt vor allem von der Länge und vom Durchmesser der Zuleitung ab, des Weiteren vom Flow und von der Viskosität der Gase.

Kapnogramm

An der aufgezeichneten Kurve des ausgeatmeten CO_2, dem Kapnogramm, können folgende Phasen unterschieden werden (▶ Abb. 26-2):
— Inspiratorische Grundlinie: $pCO_2 = 0$. Bei versehentlicher Rückatmung ist auch im Inspirationsgas CO_2 nachweisbar.
— Steiler Anstieg des CO_2 kurz nach Beginn der Exspiration. Ein verzögerter Anstieg weist auf Obstruktion in den oberen oder unteren Atemwegen hin.
— Plateau: entspricht der CO_2-Konzentration oder dem pCO_2 in der Alveolarluft mit einem Maximum unmittelbar vor Beginn der nächsten Inspiration. Dieses Maximum wird als endexspiratorischer oder endtidaler pCO_2, $petCO_2$, bezeichnet. Nur wenn ein Plateau vorhanden ist, entspricht $petCO_2$ dem alveolären pCO_2. Fehlt das Plateau, so entspricht $petCO_2$ dem pCO_2 der sich als Letzte entleerenden Alveolen.
— Steiler Abfall des CO_2 kurz nach Beginn der Inspiration bis zur inspiratorischen Grundlinie, d. h. auf 0. Ein verzögerter Abfall der CO_2-Kurve kann durch einen niedrigen Inspirationsflow, z. B. bei Atemwegsobstruktion, bedingt sein.

Kardiogene Oszillationen. Hierbei handelt es sich um Wellenbewegungen, die synchron mit dem Herzschlag auftreten und durch Schwankungen des pulmonalen Blutvolumens hervorgerufen werden.

> **Dem Kapnogramm kann Folgendes entnommen werden:**
> — Vorhandensein oder Fehlen der Ventilation
> — Größe des exspiratorischen (und inspiratorischen) pCO_2
> — Art des Kurvenanstiegs: steil oder verzögert
> — Verlauf des Plateaus: horizontal, ansteigend, unregelmäßig

Durch direkte Messung des arteriellen pCO_2 und Vergleich mit dem $petCO_2$ kann außerdem die arterioendexspiratorische pCO_2-Differenz bestimmt werden.

Arterioendexspiratorische pCO_2-Differenz

Die Differenz zwischen arteriellem pCO_2 und endexspiratorischem pCO_2 wird als arterioalveolärer pCO_2-Gradient bezeichnet:

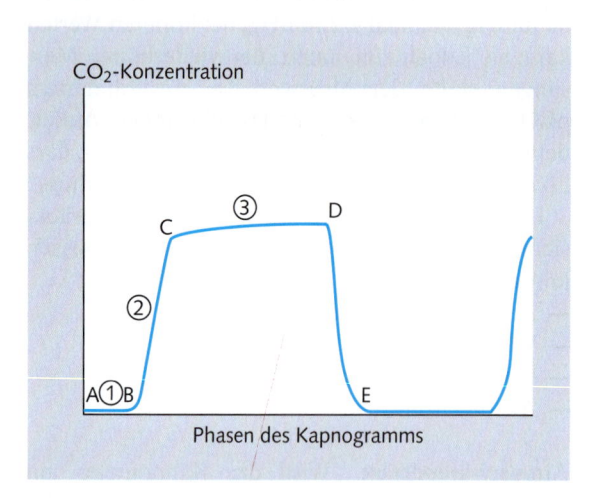

Abb. 26-2 Phasen eines normalen Kapnogramms (Exspirationsphase).
A bis B = inspiratorische Grundlinie,
B bis C = steiler Anstieg der CO_2-Konzentration kurz nach Beginn der Exspiration,
C bis D = Plateau,
D bis E = steiles Absinken.
1 = Totraum: kein Anstieg der CO_2-Konzentration,
2 = Mischluft: steiler Anstieg,
3 = langsam ansteigendes Plateau.

$$p(a - et)CO_2 \text{ (mmHg)} = paCO_2 - petCO_2$$

(et = endtidal)

Theoretisch beträgt der pCO_2-Gradient zwischen arteriellem bzw. endkapillärem Blut und Alveolen 0 mmHg; unter klinischen Bedingungen werden jedoch meist Differenzen von 3–5 mmHg gemessen. Die Abweichung kann durch Messfehler, Undichtigkeiten im System oder Erkrankungen der Lunge bedingt sein.

! Ausgeprägte Störungen des Belüftungs-/Durchblutungsverhältnisses mit Zu- oder Abnahme des $\dot{V}/\dot{Q}$-Quotienten vergrößern den arterioalveolären pCO_2-Gradienten.

Allerdings ist die Zunahme des Gradienten bei Anstieg von $\dot{V}/\dot{Q}$ stärker ausgeprägt als bei einer Abnahme von $\dot{V}/\dot{Q}$ (= intrapulmonaler Shunt).

Pathologische pCO_2-Kurven

Die Kapnographie, also die Aufzeichnung der pCO_2-Kurve, ermöglicht die kontinuierliche Überwachung des $petCO_2$ mit jedem Atemzug. Hierdurch können Störungen der Ventilation frühzeitig erkannt werden (▶ Abb. 26-3a bis e).

Schlagartiger Abfall des $petCO_2$ auf null. Der schlagartige Abfall des $petCO_2$ auf null ist meist ein kritisches Alarmzeichen, vorausgesetzt es liegt keine Funktionsstörung des Gerätes vor.

Wichtige **Ursachen**:
— Vollständige Diskonnektion des Beatmungssystems,
— Ausfall des Beatmungsgeräts,
— komplette Verlegung des Tubus,
— Fehllage des Tubus im Ösophagus.

Ein Fehler des Geräts darf bei schlagartigem Abfall des $petCO_2$ nur dann angenommen werden, wenn die oben angeführten Ursachen sicher ausgeschlossen worden sind!

Schlagartiger Abfall auf niedrige Werte. Fällt der $petCO_2$ plötzlich auf niedrige Werte, jedoch nicht auf null ab, so wird die Exspiration des Patienten nicht mehr vollständig gemessen. Wichtige **Ursachen** sind:
— Partielle Undichtigkeiten im Atemsystem einschließlich Tubusmanschette,
— partielle Verlegung des Tubus (Atemwegsdruck steigt an!),
— Undichtigkeit im Ansaugsystem des Seitenstromkapnometers.

Exponentieller Abfall des $petCO_2$. Fällt der $petCO_2$ innerhalb kurzer Zeit, d.h. weniger Atemzüge, exponentiell ab, so liegt meist eine schwerwiegende kardiopulmonale Störung vor, die sofort behandelt werden muss. Wichtigste **Ursachen** sind:
— Massiver Blutverlust mit Hypotension,
— Low-Output-Syndrom, z.B. durch Herzinfarkt oder Lungenembolie (Luft oder Thrombus),
— Herzstillstand.

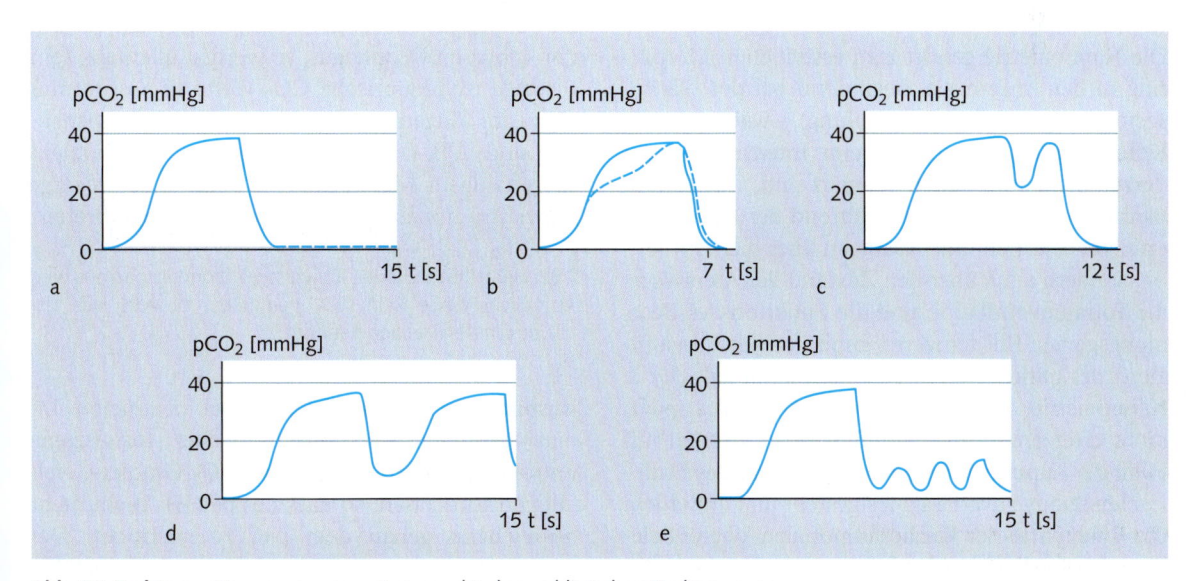

Abb. 26-3a bis e Kapnogramme unter verschiedenen klinischen Bedingungen.
a) Diskonnektion des Beatmungssystems,
b) Kurvenverlauf bei Obstuktion (gestrichelte Linie) im Vergleich mit normalem Kapnogramm,
c) spontane Atemzüge während maschineller Beatmung (Dazwischenatmen),
d) Rückatmung im Atemsystem mit Anstieg der Grundlinie des Kapnogramms,
e) normaler Atemzug, gefolgt von Hecheln, das wegen der hohen Frequenz nicht dem alveolären Gas entspricht.

Konstanter, aber niedriger petCO$_2$. Ist der petCO$_2$ niedriger als zu erwarten, so kommen vor allem folgende Ursachen in Frage:
— Atemwegsobstruktion: Bronchospasmus, Sekret, Tubusverlegung durch Sekret;
— Verdünnung des ausgeatmeten Gases durch Frischluft, z. B. bei Undichtigkeiten im System;
— Hyperventilation (wenn typisches Plateau vorhanden);
— fehlerhafte Eichung des Geräts.

Langsamer, kontinuierlicher Abfall des petCO$_2$. Fällt bei gleichbleibender Einstellung des Beatmungsgeräts der petCO$_2$ langsam ab, so kommen folgende **Ursachen** in Frage:
— Abfall der Körpertemperatur,
— Abnahme des Herzzeitvolumens, z. B. durch Hypovolämie oder volatile Anästhetika.

Kontinuierlicher Anstieg des petCO$_2$. Die wichtigsten **Ursachen** für einen zunehmenden Anstieg des petCO$_2$ sind:
— Hypoventilation,
— Hyperthermie bei unveränderter Respiratoreinstellung,
— partielle Atemwegsobstruktion,
— Absorption von CO$_2$ bei Kapnoperitoneum.

Eine plötzliche Verschiebung der Nulllinie in den positiven Bereich ist gewöhnlich durch Feuchtigkeit oder Sekret in der Messzelle bedingt.

Klinische Anwendung der Kapnometrie

Die Kapnometrie gehört zum essentiellen Monitoring in der Anästhesie, beginnend bei der Narkoseeinleitung (DGAI-Empfehlung), während die Kriterien für den Einsatz beim Intensivpatienten derzeit nicht verbindlich definiert sind. Die Kapnometrie und Kapnographie während der Anästhesie ermöglichen nicht nur Aussagen über die Ventilation, sondern auch über den Zustand der Atemwege, die Totraumventilation und die Funktion des Beatmungsgeräts. Bei schwerer respiratorischer Insuffizienz des narkotisierten Patienten kann jedoch die Kapnometrie regelmäßige Kontrollen des paO$_2$ nicht ersetzen. In der Notfallmedizin können mit Hilfe der Kapnometrie die korrekte Lage des Endotrachealtubus zuverlässig festgestellt und außerdem die Effektivität der kardiopulmonalen Wiederbelebung kontrolliert werden.

Maschinelle Beatmung. Bei normaler Form des Kapnogramms mit entsprechendem exspiratorischen Plateau unter der kontrollierten Beatmung entspricht der petCO$_2$ annähernd dem arteriellen pCO$_2$. Daher kann mit dem Kapnometer festgestellt werden, ob eine Normo-, Hyper- oder Hypoventilation vorliegt. Des Weiteren können durch Kapnographie die Funktion des Beatmungsgeräts und die Dichtigkeit des Beatmungssystems überprüft werden.

> **Was mit dem Kapnometer bei Beatmung festgestellt werden kann:**
> — Ist der Patient überhaupt beatmet?
> — ob der Patient zu wenig oder zu stark beatmet wird (Hypo- oder Hyperventilation)
> — Rückatmung von CO$_2$ aus dem Narkosesystem
> — korrekte Lage des Tubus in der Trachea bzw. Fehllage im Ösophagus
> — partielle oder vollständige Verlegung des Tubus
> — Undichtigkeiten des Beatmungssystems
> — Funktionsstörungen des Beatmungsgeräts

Kleinkinder. Bei kleinen Kindern sind wegen der hohen Atemfrequenzen und der niedrigen Atemzugvolumina Hauptstromkapnometer besser geeignet als Nebenstromkapnometer. So ist die Nebenstromtechnik besonders bei Kindern mit einem Körpergewicht von weniger als 5 kg unzuverlässig, wenn am proximalen Tubusende die Exspirationsluft abgesaugt wird.

Kontrolle der Tubuslage. Mit dem Kapnometer kann zuverlässig entschieden werden, ob der Tubus im Ösophagus oder in der Trachea liegt. Befindet sich der Tubus im Ösophagus, so werden allenfalls sehr niedrige exspiratorische CO$_2$-Werte gemessen; nur wenn im Magen größere Menge von CO$_2$ vorhanden sind, z. B. kurz nach dem Trinken von kohlensäurehaltigem Mineralwasser, können für *wenige Atemzüge* höhere CO$_2$-Konzentrationen auftreten.

! Bei Herzstillstand oder schwerstem Bronchospasmus wird möglicherweise kein CO$_2$ gemessen, obwohl sich der Tubus in der Trachea befindet.

Respiratorische Insuffizienz. Bei beatmeten Intensivpatienten mit respiratorischer Insuffizienz unterliegt der arterioalveoläre CO$_2$-Gradient vielfältigen Einflüssen, so dass der petCO$_2$ nicht mehr hinreichend genau dem paCO$_2$ entspricht. Der p(a–et)CO$_2$ ist gewöhnlich erhöht und der petCO$_2$ deutlich niedriger als der paCO$_2$.

Spontanatmung. Beim intubierten, jedoch spontan atmenden Patienten kann die Kapnometrie ebenfalls zur Überwachung der Ventilation eingesetzt werden, allerdings nur, wenn die Atmung nicht zu schnell und flach ist und sich ein Plateau ausbildet. Da nur Totraumgas ausgeatmet wird, ist der petCO$_2$ deutlich niedriger als der paCO$_2$.

Bei nichtintubierten Patienten ist die Kapnometrie schwierig und wird daher gewöhnlich nicht durchgeführt. Möglich ist aber die Messung über eine Atemmaske, allerdings nur, wenn die Maske vollständig dicht sitzt.

Kardiopulmonale Wiederbelebung. Bei Herzstillstand wird die Lunge nicht mehr durchblutet; folglich diffundiert auch kein CO$_2$ mehr in die Alveolen, und der petCO$_2$ ist entsprechend sehr stark erniedrigt. Unter der Herzmassage tritt hingegen wieder CO$_2$ in die Alveolen über. Hierbei besteht innerhalb gewisser Grenzen eine lineare Beziehung zwischen dem durch die Kompression erreichten Herzzeitvolumen und dem petCO$_2$. Bei konstanter Beatmung sind Veränderungen des petCO$_2$ durch Veränderungen der Hämodynamik bedingt.

! Die Messung des petCO$_2$ unter Herzmassage und ausreichender Beatmung ermöglicht Aussagen über die Effizienz der Kompression.

Ein Anstieg des petCO$_2$ während der Reanimation auf 4–5% weist auf das Wiedereinsetzen der spontanen Zirkulation hin. Bleibt der petCO$_2$ während der Reanimation unter 1%, so kommen hierfür folgende Ursachen in Frage:
— Versehentliche Intubation des Ösophagus,
— Verlegung des Tubus,
— unzureichende Lungendurchblutung aufgrund fehlerhafter Kompression des Herzens.

5.2.3 Analyse der arteriellen Blutgase

Die arteriellen Blutgase sind eng mit dem Säure-Basen-Haushalt verknüpft, so dass die entsprechenden Parameter meist zusammen mit den Blutgasen bestimmt werden; durch zusätzliche Bestimmung der *Sauerstoffsättigung* und der *Hämoglobinkonzentration* kann der **Sauerstoffgehalt** des arteriellen Blutes berechnet werden. *Venöse* Blutgasanalysen sind zur Beurteilung des pulmonalen Gasaustausches nicht geeignet.

Vorbereitung der Proben. Das arterielle Blut kann mit Kunststoff- oder Glasspritzen entnommen werden. Glasspritzen sind leichtgängiger, der Spritzenstempel wird oft bereits durch den arteriellen Druck hochgedrückt; die Gefahr einer Beimischung von Luftbläschen mit Verfälschung der Messwerte ist geringer.

Blutgasanalysen werden im Vollblut durchgeführt. Damit das Blut in der Spritze nicht gerinnt, wird **Heparin** als Antikoagulans zugesetzt. Andere gerinnungshemmende Substanzen dürfen nicht verwendet werden, weil hierdurch die gemessenen Werte verfälscht werden. Der pH-Wert von Heparin ist sauer (7,0). Damit keine falsch niedrigen Werte gemessen werden, darf nicht zu viel Heparin in der Spritze belassen werden. Praktisch werden 0,5 ml Heparin in die Spritze bis zum Anschlag des Stempels aufgezogen und anschließend insgesamt wieder herausgespritzt. Das im Spritzentotraum verbleibende Heparin genügt zur Gerinnungshemmung.

Arterielle Punktionen. Die Entnahmen arteriellen Blutes können praktisch an folgenden Stellen durchgeführt werden:
— A. radialis,
— A. brachialis,
— A. femoralis,
— Ausweichmöglichkeiten: A. ulnaris, A. dorsalis pedis, A. tibialis posterior, A. temporalis.

Die **A. radialis** am Handgelenk ist die sicherste und am leichtesten zugängliche Punktionsstelle. Das Gefäß liegt oberflächlich, größere benachbarte Venen fehlen; außerdem besteht fast immer ein ausreichender Kollateralkreislauf über die A. ulnaris. Bei der Punktion kann in folgender Weise vorgegangen werden:

▼ Arm richtig lagern, Arterie sorgfältig palpieren, um die genaue Lage festzustellen. Handgelenk strecken und unterpolstern.
▼ Händedesinfektion, sterile Handschuhe.
▼ Punktionsstelle desinfizieren und evtl. mit Lokalanästhetikum infiltrieren.
▼ Stahlkanüle Nr. 1 oder 2 mit aufgesetzter 2-ml-Spritze in flachem Winkel zwischen Haut und Kanüle einführen. Beim Eintritt in die Arterie lässt sich hellrotes Blut abziehen. Wird die Nadel ohne aufgesetzte Spritze eingeführt, so pulsiert das Blut rhythmisch aus der Kanülenöffnung: Beweis, dass die Arterie und nicht eine Vene punktiert wurde.
▼ Beim Entnehmen des Blutes dürfen keine Luftbläschen mit aufgezogen werden, weil hierdurch die Blutgase verändert werden können. Nach dem Abziehen die Spritze sofort luftdicht verschließen.
▼ Punktionsstelle mehrere Minuten sorgfältig komprimieren, um eine Hämatombildung zu vermeiden.

Punktion der **A. brachialis:** Die Punktionstechnik entspricht weitgehend dem für die A. radialis beschriebenen Vorgehen. Die Punktionsstelle befindet sich proximal und medial der Bizepssehne in der Ellenbeuge.

Punktion der **A. femoralis:** Die Punktionsstelle liegt unterhalb des Leistenbandes. Das Gefäß verläuft tief unter der Haut neben V. und N. femoralis (Verletzungsgefahr!). Der Kollateralkreislauf der A. femoralis ist begrenzt. Vorbereitung und Vorgehen bei der Punktion sind ähnlich wie bei der A. radialis. Allerdings kann die Kanüle wegen des weiten Gefäßlumens auch senkrecht zum Gefäß eingestochen werden, sonst schräg von unten nach oben.

Die wichtigsten **Komplikationen** bei arteriellen Punktionen sind:
— Gefäßspasmus,
— intravasale Gerinnselbildung,
— Hämatom.

Durch diese Komplikationen kann die Durchblutung beeinträchtigt oder sogar vollständig unterbrochen werden.

Arterialisiertes Kapillarblut. Bei Neugeborenen und Kleinkindern können die Blutgase hinreichend genau aus arterialisiertem Kapillarblut bestimmt werden, wenn die Durchblutung im Bereich der Punktionsstelle ausreichend ist, nicht hingegen bei Zentralisation des Kreislaufs.

Praktisches Vorgehen:

▼ Auswahl eines stark kapillarisierten Gefäßbetts: Ferse, Ohrläppchen, Fingerbeere, Großzehe.
▼ Erwärmen des Punktionsgebiets, z. B. durch 10-minütiges Anstrahlen mit einer Lampe.
▼ Tiefer Einstich in das erwärmte Gebiet mit einer Lanzette. Hierbei muss das Blut frei austreten, ohne dass die Punktionsstelle ausgequetscht wird.
▼ Eine mit Heparin benetzte Kapillare (10 cm lang, 60–100 μl Fassungsvermögen) tief in den Blutstropfen einführen, damit das Blut leicht in der Kapillare aufsteigen kann.
▼ Probe sofort luftdicht verschließen und bei 4 °C lagern.

Aufbewahrung und Verarbeitung der Proben. Das entnommene Blut verbraucht nach wie vor Sauerstoff und bildet CO_2. Darum muss die Blutentnahme unter *anaeroben* Bedingungen erfolgen, d. h., während und nach der Entnahme darf keine Luft in die Spritzen eindringen, damit die Blutgaswerte nicht verfälscht werden. Das Blut sollte möglichst sofort nach der Entnahme analysiert werden. Ist dies nicht möglich, so muss die Stoffwechselaktivität des Blutes durch Lagerung im Kühlschrank bei 4 °C gesenkt werden. Die Aufbewahrungszeit bei dieser Temperatur beträgt ca. 1–2 h.

Einfluss der Temperatur: Die meisten Blutgasanalysegeräte messen die Blutgase bei 37 °C. *Hypothermie* steigert jedoch die Löslichkeit der Blutgase: paO_2 und $paCO_2$ fallen ab. Nach derzeitiger Auffassung sollen die Blutgase bei 37 °C gemessen und *nicht* auf Körpertemperatur korrigiert werden.

Normalwerte der Blutgase und der Sauerstoffsättigungen:

Parameter	arteriell	gemischtvenös
pO_2	70–105 mmHg	35–40 mmHg
pCO_2	35–45 mmHg	41–51 mmHg
O_2-Sättigung	96–98%	70–75%

Der paO_2 nimmt mit zunehmenden Alter progredient ab:

$$paO_2 \text{ (mmHg)} = 102 - 0{,}33 \cdot (\text{Alter in Jahren})$$

Als unterer Schwellenwert für therapeutische Maßnahmen gilt ein akuter Abfall des paO_2 auf ca. 60 mmHg.

Bei chronischer Hypoxie werden auch niedrigere paO_2-Werte toleriert.

5.2.4 Sauerstoffsättigung des Blutes

Der paO_2 bestimmt über die O_2-Bindungskurve die Sauerstoffsättigung des arteriellen Blutes, saO_2, d. h. den prozentualen Anteil des mit Sauerstoff gesättigten (oxygenierten) Hämoglobins, O_2Hb, am Gesamthämoglobin des Blutes. Der Normalwert der arteriellen Sauerstoffsättigung beträgt 96%. Das Hämoglobin ist praktisch nie zu 100% mit Sauerstoff gesättigt, da im Blut 0,5–1% des Hämoglobins als Met-Hb und 1–2% als CO-Hb vorliegen und außerdem eine geringe Menge des Blutes nicht am pulmonalen Gasaustausch teilnimmt, sondern als Shuntblut in den arteriellen Kreislauf einströmt. Für sO_2 gilt Folgendes:

$$sO_2\,(\%) = \frac{cO_2Hb}{cO_2Hb + cDesoxy\text{-}Hb + cCO\text{-}Hb + cMet\text{-}Hb}$$

Im Gegensatz zu dieser auf das Gesamt-Hb bezogenen O_2-Sättigung (sO_2) kennzeichnet die partielle O_2-Sättigung (psO_2) den prozentualen (fraktionellen) Anteil des O_2Hb an der Summe von O_2Hb + Desoxy-Hb:

$$psO_2\,(\%) = \frac{cO_2Hb}{cO_2Hb + cDesoxy\text{-}Hb}$$

Die sO$_2$ wird mit CO- oder Häm-Oxymetern bestimmt, und zwar diskontinuierlich in vitro, die psO$_2$ wird hingegen kontinuierlich in vivo mit Pulsoxymetern, in vitro mit Häm-Oxymetern oder aus der Blutgasanalyse berechnet.

Als Schwellenwert für therapeutische Maßnahmen gilt ein akuter Abfall der saO$_2$ auf 90 % (Übersicht in Zander und Mertzlufft, 1991).

5.2.5 Sauerstoffbindungskurve

Die Sauerstoffbindungskurve beschreibt die Beziehung zwischen dem paO$_2$ und der Sauerstoffsättigung des Hämoglobins (▶ Abb. 26-4). Zu jedem bestimmten paO$_2$ gehört auch eine bestimmte Sauerstoffsättigung des Hämoglobins: Ein niedriger paO$_2$ führt zur Abnahme der Sauerstoffsättigung und umgekehrt. Die Beziehung zwischen Sauerstoffsättigung des Hämoglobins und paO$_2$ ist jedoch nicht linear, vielmehr gilt Folgendes:

— *Im Bereich niedriger paO$_2$-Werte* verläuft die Kurve sehr steil, d. h., bereits geringe Anstiege des paO$_2$ führen zu starker Zunahme der Sauerstoffsättigung und umgekehrt.
— *Im Bereich hoher paO$_2$-Werte,* also im Normalbereich und darüber, nimmt die Sauerstoffsättigung nur geringfügig zu, wenn der paO$_2$ ansteigt.
— *Bei vollständiger O$_2$-Sättigung des Hämoglobins* ist keine weitere chemische Bindung von Sauerstoff mehr möglich; lediglich die physikalisch gelöste Menge des Sauerstoffs kann (geringfügig) zunehmen.

Die Sauerstoffbindungskurve kann durch zahlreiche Faktoren nach links oder rechts verschoben werden (siehe Abb. 26-4):

— **Rechtsverschiebung** der Sauerstoffbindungskurve bedeutet: Bei gleichem paO$_2$ wird weniger Sauerstoff vom Hämoglobin gebunden. Allerdings wird der Sauerstoff auch besser aus dem Hämoglobin freigesetzt. Rechtsverschiebung tritt auf bei Fieber, Azidose, Hyperkapnie.
— **Linksverschiebung** bedeutet: Bei gleichem paO$_2$ kann das Hämoglobin mehr Sauerstoff binden, so dass die Sauerstoffsättigung entsprechend höher als sonst ist. Die Bindung zwischen Sauerstoff und Hämoglobin ist verstärkt, darum wird der Sauerstoff schlechter freigegeben. Linksverschiebung tritt auf bei Alkalose, Hypothermie und 2,3-DPG-Mangel.

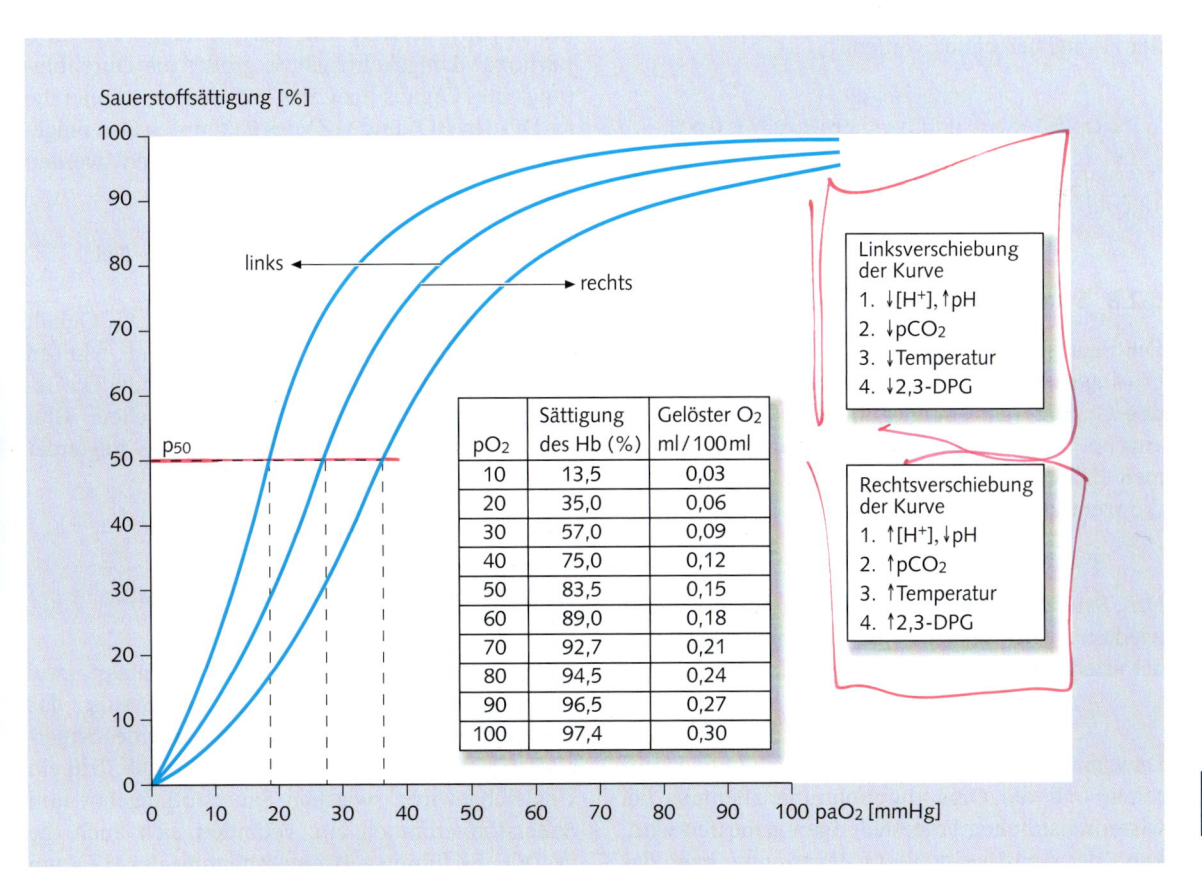

pO$_2$	Sättigung des Hb (%)	Gelöster O$_2$ ml/100 ml
10	13,5	0,03
20	35,0	0,06
30	57,0	0,09
40	75,0	0,12
50	83,5	0,15
60	89,0	0,18
70	92,7	0,21
80	94,5	0,24
90	96,5	0,27
100	97,4	0,30

Linksverschiebung der Kurve
1. ↓[H$^+$], ↑pH
2. ↓pCO$_2$
3. ↓Temperatur
4. ↓2,3-DPG

Rechtsverschiebung der Kurve
1. ↑[H$^+$], ↓pH
2. ↑pCO$_2$
3. ↑Temperatur
4. ↑2,3-DPG

Abb. 26-4 Sauerstoffbindungskurve.

5.2.6 Physikalisch gelöster Sauerstoff

Die Menge des physikalisch im Blut gelösten Sauerstoffs ist gering: Pro mmHg werden 0,003 ml Sauerstoff physikalisch gelöst, das sind bei einem normalen paO_2 von 100 mmHg 0,3 ml O_2/100 ml Vollblut. Selbst durch Erhöhung der inspiratorischen Sauerstoffkonzentration auf 100% mit nachfolgendem Anstieg des paO_2 auf 600 mmHg würde die gelöste Sauerstoffmenge nur auf 1,8 ml/100 ml Blut ansteigen – eine, im Vergleich zum chemisch gebundenen Anteil von 21 ml/100 ml Blut, außerordentlich geringe Menge. Praktisch gilt daher:

> Bei der Einstellung der inspiratorischen Sauerstoffkonzentration am Beatmungsgerät genügt eine Konzentration, die zu einem Anstieg des paO_2 in den Normbereich von 70–105 mmHg führt.

5.2.7 Sauerstoffgehalt im Blut

Die entscheidende Größe des arteriellen Blutes ist die O_2-Konzentration bzw. der Sauerstoffgehalt, caO_2. Er hängt von folgenden arteriellen Größen ab:
— Sauerstoffpartialdruck, paO_2 (mmHg),
— Sauerstoffsättigung, saO_2 (%),
— Hämoglobinkonzentration, cHb (g/dl).

Der Sauerstoffgehalt des Blutes kann nach folgender Formel berechnet werden:

$$caO_2 \text{ (ml/dl)} = saO_2\,(\%) \times cHb\,(g/dl) \times 1{,}39 + (paO_2 \times 0{,}003)$$

Normalwert arteriell: Männer 20,4 ml/dl, Frauen 18,6 ml/dl (Grenzwerte siehe Abschnitt 5.2.10).

5.2.8 Sauerstoffangebot an die Organe

Die Sauerstoffversorgung aller Organe hängt vom O_2-Angebot mit dem arteriellen Blutstrom ab. Für den Gesamtorganismus ergibt sich das Sauerstoffangebot ($\dot{A}O_2$) aus dem Produkt von Herzzeitvolumen (HZV) und arteriellem Sauerstoffgehalt bzw. -konzentration (caO_2).

$$\dot{A}O_2 \text{ (ml/min)} = HZV \text{ (l/min)} \times caO_2 \text{ (ml/dl)}$$

Das Sauerstoffangebot an die einzelnen Organe wiederum wird von der Organdurchblutung ($\dot{Q}$) und der arteriellen Sauerstoffkonzentration bestimmt:

$$\dot{A}O_2 \text{ (ml/min)} = \dot{Q} \text{ (ml/min)} \times caO_2 \text{ (ml/dl)}$$

Da während der Narkose das Herzzeitvolumen nur selten und die Organdurchblutung allenfalls bei wissenschaftlichen Fragestellungen gemessen wird, kann der Anästhesist die O_2-Versorgung bzw. das aktuelle O_2-Angebot nur indirekt anhand der arteriellen O_2-Konzentration beurteilen. Hierzu müssen, wie bereits zuvor dargelegt, der O_2-Partialdruck, die O_2-Sättigung und die Hb-Konzentration bestimmt werden. Klinisch ist Folgendes zu beachten:

Ein normaler bzw. physiologischer paO_2 und/oder eine normale O_2-Sättigung bedeuten nicht zwangsläufig auch eine normale arterielle Sauerstoffkonzentration.

Vielmehr gilt: Voraussetzungen für eine normale Sauerstoffkonzentration sind normale bzw. physiologische paO_2-, $saCO_2$- und Hb-Werte.

Diese Parameter – paO_2, saO_2, Hb-Konzentration und caO_2 – kennzeichnen nach Zander den **Sauerstoffstatus des Blutes**.

5.2.9 Arteriovenöse Sauerstoffgehaltdifferenz (av-DO_2)

Nach dem Fick'schen Prinzip ist die von einem Organ pro Zeiteinheit aus dem Blut aufgenommene Menge eines Stoffs gleich der Differenz zwischen der zugeführten und nach Passage des Organs noch enthaltenen Menge. Hieraus ergibt sich für den Sauerstoff, dass die vom Organ aufgenommene Menge der O_2-Differenz zwischen arteriellem und venösem Blut, der av-DO_2, entspricht. Hierbei gilt: je größer der O_2-Verbrauch ($\dot{V}O_2$), desto größer die av-DO_2 des Organs; av-DO_2 und $\dot{V}O_2$ verhalten sich proportional. Umgekehrt gilt: je größer die Durchblutung eines Organs (bzw. das HZV), desto kleiner die av-DO_2; avDO_2 und HZV verhalten sich also umgekehrt proportional. Diese Beziehungen werden durch das Fick'sche Prinzip beschrieben:

$$AvDO_2 = \frac{\dot{V}O_2 \text{ (ml/min)}}{HZV \text{ (l/min)}} = \text{ml } O_2/\text{Liter Blut}$$

Um die av-DO_2 zu berechnen, muss der O_2-Gehalt einer definierten Menge arteriellen und venösen Blutes bekannt sein. Danach ergibt sich die O_2-Gehaltdifferenz zwischen 100 ml arteriellem Blut (caO_2) und 100 ml venösem (cvO_2) aus folgender Formel:

$$AvDO_2 \text{ (ml } O_2/\text{dl Blut)} = caO_2 - cvO_2$$

> Normalwert der av-DO_2: 5 ml O_2/100 ml Blut

Klinische Bedeutung. Die av-DO_2 umfasst zwei wesentliche Determinanten des O_2-Status: das Herzzeitvolumen als eine Determinante des Sauerstoffangebots und den Sauerstoffverbrauch. Tritt ein Ungleichgewicht zwischen Sauerstoffangebot und Sauerstoffverbrauch ein, verändert sich auch die av-DO_2. So führen z. B. eine Abnahme des HZV um die Hälfte bei gleichbleibendem O_2-Verbrauch zu einer Zunahme der av-DO$_2$ von 5 auf 10 ml/dl und eine Zunahme des O$_2$-Verbrauchs bei gleichbleibendem HZV zu einer Zunahme der av-DO$_2$ von 5 auf 7,5 ml/dl. Andererseits bewirkt eine Abnahme des O$_2$-Verbrauchs um 50% bei gleichbleibendem HZV eine Verkleinerung der av-DO$_2$ von 5 auf 2,5 ml O$_2$/dl. Hieraus folgt:

! Die av-DO$_2$ ist die entscheidende Kenngröße für ein Ungleichgewicht zwischen Sauerstoffangebot und Sauerstoffverbrauch.

5.2.10 Alveoloarterielle Sauerstoffdruckdifferenz

Die alveoloarterielle Sauerstoffdruckdifferenz (A-aDO$_2$) ist ein semiquantitatives Maß für den physiologischen Rechts-links-Shunt, d. h. für die Blutmenge, die, ohne mit Sauerstoff gesättigt zu werden, direkt von der Lungenarterie in die Lungenvene einströmt. Sie ist die Differenz zwischen dem alveolären pO$_2$ und dem paO$_2$.

Bei Atmung von 100% Sauerstoff für etwa 20 min beträgt die normale A-aDO$_2$ 20–35 mmHg. Das entspricht einem normalen Shuntanteil von 3–5% des Herzzeitvolumens. Anders ausgedrückt: 3–5% des Herzzeitvolumens werden kurzgeschlossen (über Lungenvenen und Vv. Thebesii) und nehmen nicht am pulmonalen Gasaustausch teil. Bei pathologisch erhöhtem Rechts-links-Shunt, z. B. durch Atelektasen, nimmt die A-aDO$_2$ zu.

Der Shuntanteil kann mit einer Standardformel berechnet werden; solche Berechnungen werden jedoch gewöhnlich nur beim beatmeten Intensivpatienten durchgeführt, nicht hingegen während der Narkose. Dies gilt in gleicher Weise für die Berechnung des Totraumanteils am Atemzugvolumen.

5.2.11 Störungen des arteriellen Sauerstoffstatus

Für die Beurteilung von Störungen des arteriellen O$_2$-Status des Blutes sind folgende Begriffe klinisch von Bedeutung:
— Hypoxie: Abnahme des paO$_2$. Sie führt zu Hypoxygenation und Hypoxämie.
— Hypoxygenation: Verminderung der arteriellen Sauerstoffsättigung (saO$_2$). Sie führt zur Abnahme des Sauerstoffgehalts bzw. Hypoxämie.
— Hypoxämie: Abnahme des arteriellen Sauerstoffgehalts.

Eine Anämie führt ebenfalls zur Abnahme des arteriellen Sauerstoffgehalts, d. h. zur Hypoxämie.

Hypoxämie. Folgende Formen der Hypoxämie, d. h. einer Abnahme des arteriellen Sauerstoffgehalts bzw. der caO$_2$, können unterschieden werden:

Hypoxische Hypoxämie: Abnahme von paO$_2$, saO$_2$ und caO$_2$; Beispiel: Störungen der Lungenfunktion, der äußeren Atmung oder Beatmung.

Toxische Hypoxämie: verminderte saO$_2$ und caO$_2$ bei zunächst normalem paO$_2$; Beispiel: CO-Intoxikation.

Anämische Hypoxämie: verminderte cHb und caO$_2$ bei normaler saO$_2$ und normalem paO$_2$; Beispiel: Anämie.

Die verschiedenen Formen der Hypoxämie führen bei gleicher Abnahme der arteriellen Sauerstoffkonzentration, caO$_2$, klinisch zu unterschiedlichen Folgen: Eine anämische Hypoxämie wird wesentlich besser toleriert als eine hypoxische Hypoxämie und diese wiederum besser als eine toxische Hypoxämie gleichen Ausmaßes. Der Grund für diese unterschiedliche Toleranz beruht auf dem unterschiedlichen Verlauf der O$_2$-Gehaltskurve bei hypoxischer, toxischer und anämischer Hypoxämie. Da die Sauerstoffversorgung der Gewebe, neben dem Sauerstoffgehalt des arteriellen Blutes, auch vom O$_2$-Partialdruck als treibender Kraft für die O$_2$-Diffusion aus dem Kapillarblut in das Gewebe abhängt, führt eine Linksverschiebung der O$_2$-Gehaltskurve (wie bei hypoxischer und toxischer Hypoxämie), selbst bei gleichem O$_2$-Gehalt, zu einer O$_2$-Minderversorgung. Demgegenüber ist der Verlauf der Kurve bei akuter Anämie nicht und bei chronischer Anämie nur gering verändert.

Für die Behandlung der verschiedenen Formen der Hypoxämie gelten nach einer Zusammenstellung von Zander und Mertzlufft folgende **Grenzwerte** der arteriellen Sauerstoffkonzentration, caO$_2$:
— Hypoxische Hypoxämie: Therapie zu erwägen oder zu beginnen: 18 ml/dl; Behandlung obligat: 15 ml/dl.
— Toxische Hypoxämie: Therapie zu erwägen oder zu beginnen: 17 ml/dl; Behandlung obligat: 14 ml/dl.
— Anämische Hypoxämie: Therapie zu erwägen oder zu beginnen: 13 ml/dl; Behandlung obligat: 10 ml/dl.

Beachte: Die Werte gelten für akute, innerhalb von Minuten auftretende Veränderungen. Bei chronischen, sich im Verlauf von Tagen entwickelnden Veränderungen können die Grenzwerte evtl. bis zu ½ tiefer angesetzt werden.

26 Überwachung und Monitoring

5.3 Respiratorische Insuffizienz

Bei der respiratorischen Insuffizienz tritt eine **hypoxische Hypoxämie** auf, d. h. ein Abfall des paO_2 (Hypoxie) mit Abnahme der Sauerstoffsättigung (Hypoxygenation) und der arteriellen Sauerstoffkonzentration (Hypoxämie). Die respiratorische Insuffizienz ist gekennzeichnet durch einen Abfall des paO_2 auf 60 mmHg und darunter, der zur Hypoxygenation des Hämoglobins mit Abfall der arteriellen Sauerstoffsättigung führt. Der Schweregrad der hypoxischen Hypoxämie hängt vom Ausmaß des paO_2-Abfalls ab. Der Abfall kann mit oder ohne Anstieg des arteriellen Kohlendioxidpartialdrucks, $paCO_2$, einhergehen.

5.3.1 Pathophysiologie und Ursachen

Die respiratorische Insuffizienz wird durch vier grundlegende Mechanismen hervorgerufen:
— Hypoventilation,
— Verteilungsstörungen der Atemluft,
— intrapulmonaler Rechts-links-Shunt bzw. venöse Beimischung,
— Diffusionsstörungen der Atemgase.

Hypoventilation. Hypoventilation ist die zu geringe Belüftung der Lunge; sie führt zu Hypoxämie und Hyperkapnie (Anstieg des $paCO_2$), d. h. zur **respiratorischen Globalinsuffizienz**. Die Diagnose wird aufgrund der Blutgasanalyse gestellt. Die spezielle Therapie richtet sich nach den zugrundeliegenden Ursachen (▶ Tab. 26-5).

Verteilungsstörungen. Bei Verteilungsstörungen sind die Atemgase inhomogen über die Lungen verteilt; hierdurch wird das Verhältnis von Durchblutung zu Belüftung ($\dot{V}/\dot{Q}$) gestört (▶ Abb. 26-5): Entweder ist die Belüftung zu hoch im Vergleich zur Durchblutung, oder sie ist zu niedrig. Hierbei spielt die *zu geringe Belüftung* einer normal durchbluteten Lunge klinisch die wichtigere Rolle. Die Verteilungsstörung führt zur **Hypoxie**; der $paCO_2$ bleibt gewöhnlich im Normbereich, weil die Atmung kompensatorisch gesteigert wird. Es ent-

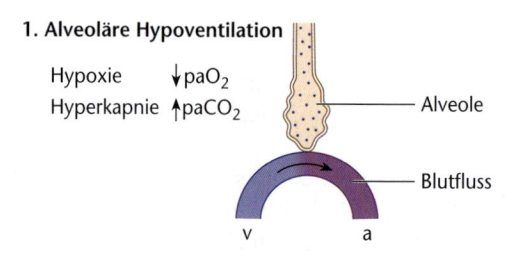

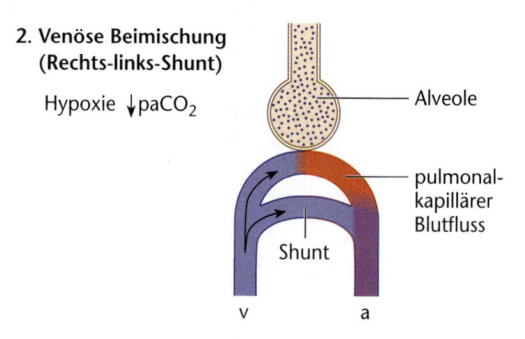

Tab. 26-5 Ursachen der Hypoventilation (Hypoxämie und Hyperkapnie)

A. Hypoventilation bei gesunden Lungen

1. zentrale Atemdepression
   – Anästhetika, Sedativ-Hypnotika, Opioide
   – Schädel-Hirn-Trauma
   – Apoplex
   – Anstieg des intrakraniellen Drucks

2. neuromuskuläre Störungen
   – Muskelrelaxanzien
   – Myasthenia gravis
   – Polyneuritis
   – degenerative Muskelerkrankungen
   – Botulismus, Tetanus

B. Hypoventilation bei Erkrankungen der Atmungsorgane
   – Obstruktion der Atemwege
   – Lungenemphysem
   – Kyphoskoliose
   – Thoraxtrauma

---

1. Alveoläre Hypoventilation

Hypoxie $\downarrow paO_2$
Hyperkapnie $\uparrow paCO_2$

2. Venöse Beimischung (Rechts-links-Shunt)

Hypoxie $\downarrow paCO_2$

3. Ventilations-/Perfusions-Ungleichgewicht (Störungen von $\dot{V}/\dot{Q}$)

A = zu niedrige $\dot{V}$ zu hohe $\dot{Q}$
B = zu hohe $\dot{V}$ zu niedrige $\dot{Q}$

Hypoxie $\downarrow paCo_2$

ausgeprägtes $\dot{V}/\dot{Q}$-Ungleichgewicht

Hyperkapnie $\uparrow paCo_2$

3a. Diffusionsstörung

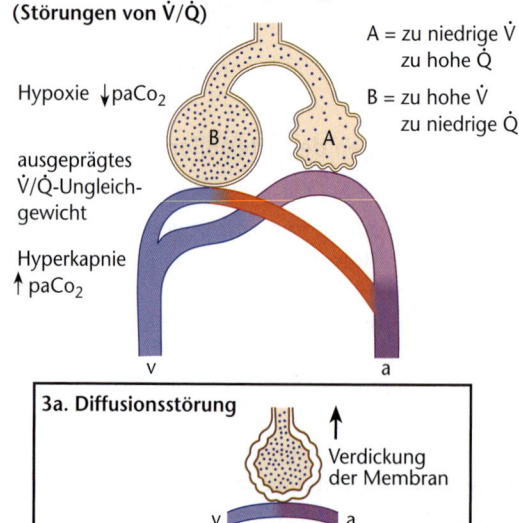

Verdickung der Membran

Abb. 26-5 Ursachen der arteriellen Hypoxie.

Tab. 26-6 Ursachen von Verteilungsstörungen der Atemgase (Ventilation vermindert, Perfusion normal)

— Obstruktion der Atemwege, z. B. durch Fremdkörper, Bronchospasmus, Emphysem, Asthma
— Kyphoskoliose
— interstitielle Lungenerkrankungen
— Fettsucht

Tab. 26-7 Ursachen des Rechts-links-Shunts (Hypoxämie durch venöse Beimischung)

A. **funktioneller Rechts-links-Shunt**
— Atelektasen
— Pneumothorax
— Hämatothorax
— Pleuraerguss
— Lungenödem
— Pneumonie
— akutes Lungenversagen (ARDS)

B. **anatomischer Rechts-links-Shunt**
— normaler anatomischer Shunt (bronchiale, pleurale und thebesische Venen)
— pathologischer intrapulmonaler Shunt: AV-Fistel
— intrakardialer Shunt

steht eine **Partialinsuffizienz,** weil nur der Austausch von Sauerstoff gestört wird. Die wichtigsten Ursachen sind in ▶ Tabelle 26-6 zusammengestellt.

Die **Diagnose** „Verteilungsstörungen" kann nicht allein aufgrund der Blutgasanalyse gestellt werden; die Analyse zeigt lediglich die Hypoxämie an.

Eine Verteilungsstörung spricht gut auf die **Zufuhr von Sauerstoff** an. Die spezielle Therapie richtet sich nach den zugrundeliegenden Ursachen.

Intrapulmonaler Rechts-links-Shunt. Bei dieser Störung wird ein Teil der Alveolen zwar noch durchblutet, jedoch nicht mehr belüftet, so dass dieser Anteil des Blutes nicht arterialisiert wird (siehe Abb. 26-5). Er vermischt sich mit dem arterialisierten Blut belüfteter Alveolen und erniedrigt durch die Beimischung dessen Sauerstoffgehalt. Es entsteht eine **Hypoxie,** während der $paCO_2$ normal bleibt, weil die gut belüfteten Alveolen kompensatorisch *hyperventiliert* werden. Diese Art von venöser Beimischung wird als **funktioneller Rechts-links-Shunt** bezeichnet. Beispiel: *Atelektasen.*

Daneben gibt es noch einen **anatomischen Rechts-links-Shunt** durch pathologische Direktverbindungen zwischen Lungenarterie und Lungenvene. Dieses Blut passiert die Alveolen nicht und kann daher auch nicht am pulmonalen Gasaustausch teilnehmen.

In ▶ Tabelle 26-7 sind wichtige Ursachen eines Rechts-links-Shunts zusammengestellt.

Die **Diagnose** wird gestellt durch:
— Blutgasanalyse: Hypoxie mit normalem oder erniedrigtem $paCO_2$.
— 100% Sauerstoffatmung: Die alveoloarterielle Sauerstoffdruckdifferenz ist vergrößert. Der Shuntanteil kann nach der Standardformel errechnet werden.

Zufuhr von Sauerstoff beeinflusst den Rechts-links-Shunt bzw. pulmonalen Gasaustausch nicht wesentlich: Die Hypoxie bleibt bestehen. Die Therapie muss sich nach den zugrundeliegenden Ursachen richten: z. B. Anwendung von PEEP bei erniedrigter funktioneller Residualkapazität.

Diffusionsstörung. Bei dieser Störung wird die Diffusion von Sauerstoff durch die Alveole in die Kapillare behindert, weil die alveolokapilläre Membran verdickt und damit die Diffusionsstrecke verlängert ist oder weil die Kontaktzeit der Erythrozyten in den Kapillaren zu kurz ist. Beide Störungen führen zur **Hypoxie,** während die Diffusion von CO_2 nicht gestört wird, der $paCO_2$ somit im Normbereich liegt oder durch kompensatorische Hyperventilation erniedrigt ist.

In ▶ Tabelle 26-8 sind wichtige Ursachen für eine Diffusionsstörung zusammengestellt.

Die **Diagnose** „Diffusionsstörung" kann nicht allein aufgrund der Blutgasanalyse gestellt werden.

Die Hypoxie bei Diffusionsstörungen wird gewöhnlich bereits durch geringe Erhöhung der inspiratorischen Sauerstoffkonzentration beseitigt.

5.3.2 Auswirkungen der Hypoxie

Kompensationsreaktionen. Auf eine akute Hypoxie reagiert der Organismus zunächst mit kardiovaskulären Veränderungen, durch die der Sauerstoffmangel im Blut kompensiert wird. Hierzu gehören:
— Tachykardie,
— Blutdruckanstieg,
— Steigerung des Herzzeitvolumens.

Tab. 26-8 Ursachen von Diffusionsstörungen (Hypoxämie durch Behinderung der O_2-Diffusion)

— Lungenödem
— Lungenfibrose
— Sarkoidose
— Erkrankungen der Lungengefäße
— Lungenemphysem

Atmet der Patient spontan, so wird zumeist eine Hyperventilation ausgelöst. Im Stadium der Dekompensation fallen Blutdruck, Herzfrequenz und Herzzeitvolumen ab.

Hypoxie führt zu Störungen des Zellstoffwechsels mit metabolischer Azidose, schließlich zur Schädigung der Zellen selbst. Allerdings lässt sich nicht mit Sicherheit voraussagen, ab welchen paO_2-Werten Störungen und Schädigungen der Organe zu erwarten sind. Bei ausreichender Steigerung des Herzzeitvolumens können niedrige paO_2-Werte länger toleriert werden als bei vermindertem Herzzeitvolumen. Anämie und/oder Steigerung des Stoffwechsels durch Fieber vermindern die Hypoxämietoleranz. Praktisch gilt Folgendes:

! Ein paO_2 von 30 mmHg gefährdet die Organfunktion, ein paO_2 von unter 20 mmHg ist akut lebensbedrohlich.

Besonders empfindlich reagiert das Gehirn auf schweren Sauerstoffmangel.

Die **klinischen Zeichen** der Hypoxie sind (abhängig vom Ausmaß):
— Tachykardie und Blutdruckanstieg,
— Steigerung der Atmung,
— Zyanose von Haut und Schleimhäuten,
— Dunklerwerden des Blutes im Operationsgebiet,
— Schwitzen,
— Unruhe, Erregtheit, Verwirrtheit,
— Schläfrigkeit,
— Blutdruckabfall,
— Bradykardie, Herzrhythmusstörungen, Herzstillstand.

Die **Diagnose** „Hypoxie" kann durch eine arterielle Blutgasanalyse objektiviert werden.

5.3.3 Auswirkungen der Hyperkapnie

Reaktionen: Durch Hyperkapnie wird ebenfalls das zentrale Nervensystem stimuliert: Die Atmung wird gewöhnlich zunächst stark gesteigert. Die *kardiovaskulären* Reaktionen sind hingegen komplex.

Die zentrale Stimulation führt zu Tachykardie, Anstieg des Herzzeitvolumens und Gefäßkonstriktion. In der Peripherie wirkt das CO_2 auf verschiedene Gefäßgebiete jedoch dilatierend. In den *Hirngefäßen* tritt immer eine *Dilatation* ein, so dass die Hirndurchblutung zunimmt, während die *arteriellen Lungengefäße* sich immer *kontrahieren*: (v.-Euler-Liljestrand-Mechanismus bzw. -Reflex, ausgelöst durch Hyperkapnie und Hypoxie). Starker Anstieg des $paCO_2$ führt schließlich zu einer zentralen Dämpfung bis hin zur Narkose.

Wirkungen auf die Sauerstoffbindungskurve. Hyperkapnie verschiebt die Sauerstoffbindungskurve nach rechts (Auswirkungen siehe Abschnitt 5.2.5).

Wirkungen auf den Säure-Basen-Haushalt. CO_2 verbindet sich mit Wasser zu Kohlensäure, die wiederum zu Bikarbonat und H^+ dissoziiert, so dass eine (lineare) Beziehung zwischen pH-Wert und $paCO_2$ hergestellt wird. Akute Hyperkapnie führt innerhalb weniger Minuten zu Abfall des pH-Werts und Zunahme des Basendefizits (BE), Hypokapnie hingegen zu Anstieg des pH-Werts und Abnahme des Basendefizits.

— Pro 10 mmHg $paCO_2$-Anstieg fällt der pH-Wert um 0,05 Einheiten ab.
— Pro 10 mmHg $paCO_2$-Abfall steigt der pH-Wert um 0,1 Einheiten an.
— Die Basen ändern sich jeweils um 7 mval/l pro 0,1 pH-Wert-Einheiten, z. B. entsteht beim Anstieg des pH-Wertes von 7,4 auf 7,5 ein Basenüberschuss von 7 mval/l.

Klinische Zeichen. Hyperkapnie während der Narkose führt nicht zu eindeutigen klinischen Zeichen, zu beweisen ist sie lediglich durch die arterielle Blutgasanalyse. Hinweise auf Hyperkapnie können sein:
— Gerötete Haut,
— Schwitzen,
— Tachykardie, Herzrhythmusstörungen,
— Blutdruckanstieg.

Bei nicht anästhesierten Patienten können folgende Zeichen der Hyperkapnie auftreten:
— Somnolenz, Koma ($paCO_2$ > 80–100 mmHg).
— Flache und/oder langsame Atmung bei schwerer Hyperkapnie.
— Muskelzuckungen, Krämpfe (ebenfalls bei schwerer Hyperkapnie).

6 Herz-Kreislauf-Funktion

Die kontinuierliche Überwachung der Herz-Kreislauf-Funktion während der Narkose ist für die Sicherheit des Patienten aus verschiedenen Gründen von grundlegender Bedeutung:
— Alle Anästhetika beeinflussen die Herz-Kreislauf-Funktion.
— Chirurgische und anästhesiologische Maßnahmen sowie Blut- und Flüssigkeitsverluste oder Elektrolytverschiebungen während der Operation können zu erheblichen Störungen der Hämodynamik führen.
— Bei zahlreichen Patienten bestehen kardiovaskuläre Erkrankungen, deren funktionelle Aus-

wirkungen durch Narkose und Operation verschlimmert werden können.
— Nicht selten müssen wärend der Narkose potente kardiovaskuläre Medikamente eingesetzt werden, deren Wirkungen und Nebenwirkungen eine lückenlose Überwachung kardiovaskulärer Parameter erfordern.

Herz-Kreislauf-Funktion und Atmung sind funktionell untrennbar miteinander verbunden, darum dürfen beide Systeme klinisch nicht isoliert voneinander beurteilt werden.

Die Überwachung der Herz-Kreislauf-Funktion umfasst, je nach Indikation, folgende Parameter:
— Herzfrequenz und Herzrhythmus,
— periphere Pulse,
— Herztöne,
— arterieller Blutdruck,
— zentraler Venendruck,
— Pulmonalarteriendrücke,
— Lungenkapillarenverschlussdruck (Wedge-Druck),
— linker Vorhofdruck,
— Herzzeitvolumen und abgeleitete Parameter.

6.1 Inspektion, Palpation und Auskultation

Die einfache physikalische Untersuchung der Herz-Kreislauf-Funktion ist Bestandteil jeder Narkoseüberwachung.

Inspektion. Die Beobachtung der Hautfarbe und der Kapillardurchblutung (Nagelbett) liefert zumeist nur sehr grobe Anhaltspunkte für die Funktion des Herz-Kreislauf-Systems und kann daher die anderen Überwachungsmaßnahmen nur ergänzen.

Palpation. Die Palpation der Pulse an einer intraoperativ leicht zugänglichen Arterie (z. B. A. radialis, A. carotis, A. temporalis) ermöglicht auf einfache Weise die Beurteilung von Herzfrequenz, Herzrhythmus und Größe der Pulsamplitude. Als kontinuierliche Überwachungsmethode ist das Pulsfühlen jedoch zu umständlich. Hierfür können elektrische Pulsabnehmer eingesetzt werden.

Auskultation. Das Stethoskop gehört zum Standardzubehör der Narkoseüberwachung. Durch Auskultation des Herzens mit einem präkordialen oder Ösophagusstethoskop können Herzfrequenz, Herzrhythmus und Lautstärke der Herztöne festgestellt werden. Dieses Verfahren ist besonders für die **Kinderanästhesie** geeignet, wegen der engen Beziehung zwischen Lautstärke der Herztöne und Höhe des arteriellen Blutdrucks in dieser Altersgruppe.

6.2 EKG

Ein EKG-Monitor ist **Standardüberwachungsgerät** für jede Narkose.

Vorteile des EKG-Monitors: Hiermit können auf technisch relativ einfache Weise Herzfrequenz und Herzrhythmus kontinuierlich überwacht sowie Störungen der elektrischen Herzfunktion sofort festgestellt werden.

Anzeigemöglichkeiten des EKG-Monitors:
— Herzfrequenz
— Herzrhythmus
— Störungen der Herzfrequenz: Bradykardie – Tachykardie
— Störungen des Herzrhythmus: supraventrikulär – ventrikulär
— Herzblock
— Myokardischämie, Myokardinfarkt
— Herzwirkungen von Medikamenten
— Herzwirkungen von Elektrolytstörungen
— Differentialdiagnose des Herzstillstands: Asystolie, Kammerflimmern, elektromechanische Entkopplung

Grenzen des EKG-Monitors: Aus technischen Gründen können intraoperativ nur bestimmte Ableitungen gewählt werden. Detaillierte EKG-Analysen, wie bei kardiologischen Fragestellungen, sind mit diesen Ableitungen nicht möglich. Außerdem erlaubt das EKG keine Aussagen über die Myokardkontraktilität oder die Höhe des arteriellen Blutdrucks: Angezeigt wird lediglich die elektrische Aktivität des Herzens, nicht hingegen die mechanische Funktion. Daneben treten im Operationssaal häufiger äußere Störungen der EKG-Überwachung auf, die eine richtige Deutung der EKG-Kurve erschweren oder sogar verhindern.

6.2.1 Monitor

Die intraoperativ eingesetzten EKG-Monitore dürfen nur wenig störanfällig sein, besonders gegenüber Elektrokautern. Allerdings geht geringe Störanfälligkeit meist mit Mängeln der Wiedergabequalität einher. Moderne EKG-Monitore enthalten **Speicheroszilloskope,** auf denen das EKG während des Durchlaufens gespeichert wird. Beim Erreichen des Bildrands wird die Kurve gelöscht oder für kurze Zeit gespeichert, so dass Arrhythmien kurz nach ihrem Auftreten erneut abgerufen werden können. Bei einigen Monitoren kann das aktuelle EKG-Bild auch auf dem Schirm „eingefroren" (Stellung: freeze) und genauer analysiert werden. Bei 2-Kanal-Speicheroszilloskopen ist das Bild auf dem zweiten Kanal sogar beliebig lange zu speichern.

Einige Monitore verfügen zusätzlich über **Schreiber,** die sich zu vorgewählten Zeitpunkten oder durch Erreichen eines vorgegebenen Alarms einschalten und das EKG-Bild registrieren.

Daneben weisen die Monitore noch einen **Herzfrequenzzähler** auf, der die Herzfrequenz aus den R-Zacken des EKG (bzw. den jeweils höchsten Zacken der EKG-Kurve) abnimmt und digital oder analog anzeigt, gewöhnlich in Verbindung mit einem akustischen Signal. Zum Zähler gehören **Alarmsysteme,** die durch eine zu hohe oder zu niedrige Herzfrequenz aktiviert werden.

6.2.2 Elektroden

Intraoperativ werden gewöhnlich **Hautelektroden** zur Ableitung eingesetzt: Nadelelektroden dürfen wegen der Möglichkeit von Verbrennungen und der Gefahr des Kammerflimmerns bei der operativen Anwendung von elektrischem Strom nicht verwendet werden.

Hautelektroden sind meist Klebeelektroden mit aufgetragenem Elektrodengel zum Einmalgebrauch. Ein gutes Elektrodensystem ist Voraussetzung für die störungsfreie Übertragung des elektrischen Impulses auf den Monitor. Insbesondere müssen die Grundlinie des EKG stabil und artefaktfrei, die R-Zacken ausreichend hoch (wichtig für die richtige Funktion des Herzfrequenzabnehmers und seine Alarmsysteme) und die P-Welle deutlich erkennbar sein.

Anbringen der Elektroden: Um die Qualität der Ableitungen zu verbessern, sollte zunächst die *Haut* vorbereitet werden: alle Rückstände wie Fett, Blut oder andere Verunreinigungen entfernen, ebenso die Haare über der Ableitungsstelle. Knochenvorsprünge, Hautfalten und Gelenke sind zum Anbringen der Elektroden nicht geeignet. Wo die Elektroden platziert werden, hängt im Wesentlichen vom Patientenzustand, Operationsgebiet und Überwachungszweck ab. Am häufigsten wird die II. Extremitätenableitung oder eine modifizierte Brustwandableitung angewandt. Eingesetzt werden hierzu 3, 4 oder 5 Elektroden. Bei allen Ableitungsformen befinden sich jeweils eine Elektrode auf den beiden Armen und eine Elektrode am linken Bein. Werden 4 Elektroden verwendet, so befindet sich die 4. Elektrode als Erdung am rechten Bein. Bei Ableitungen mit 5 Elektroden wird die 5. Elektrode über dem Präkordium angebracht. Sie dient speziell zur Aufdeckung einer Myokardischämie.

Ableitung II (▶ Abb. 26-6a): Bei dieser bipolaren Ableitung werden die Potentialdifferenzen zwischen rechtem Arm und linkem Bein gemessen. Die Achse der Ableitung verläuft parallel zur Achse zwischen Sinus- und AV-Knoten, so dass die P-Welle groß und leicht auffindbar ist. Mit dieser Ableitung können daher leicht supraventrikuläre und ventrikuläre Herzrhythmusstörungen unterschieden werden, auch sind Myokardischämien im Bereich der unteren Wand gut erkennbar. Die Qualität des QRS-Komplexes ist nicht immer befriedigend.

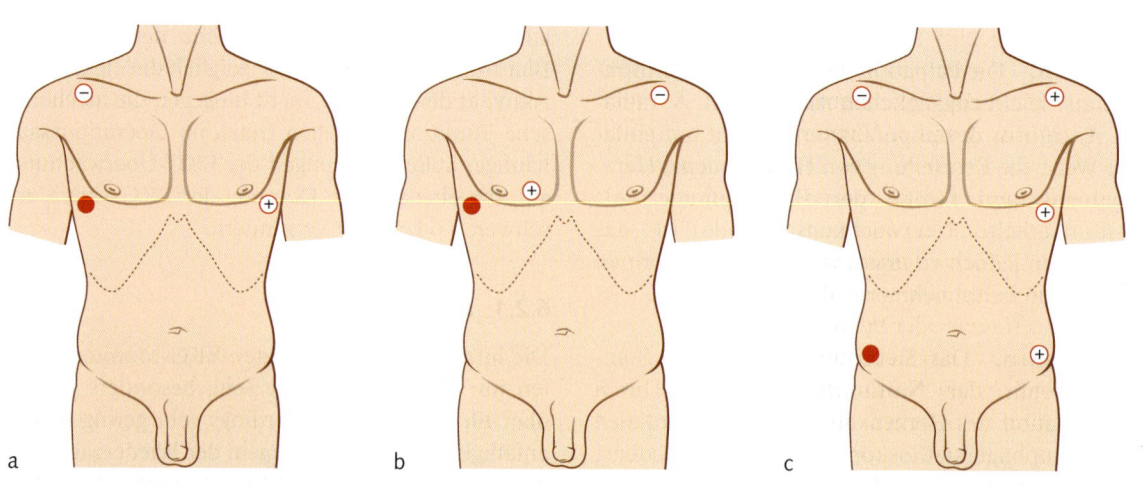

Abb. 26-6a bis c Gebräuchliche EKG-Ableitungen für die intraoperative Überwachung.
a) Ableitung II;
b) Ableitung MCL1;
c) Ableitung V5.

V1-Ableitung: Hierbei befinden sich 4 Elektroden jeweils an den Extremitäten, die 5. Elektrode im 4. Interkostalraum rechts vom Sternum. Bei dieser Ableitung sind P und QRS besonders deutlich zu erkennen.

Modifizierte Brustwandableitung (MCL1) (▶ Abb. 26-6b): Hierbei handelt es sich um eine modifizierte (bipolare) V1-Ableitung. Die positive Elektrode befindet sich in V1-Position rechts vom Sternum im 4. ICR, die linke Elektrode in Nähe der Schulter oder unter der linken Klavikula. Am EKG-Monitor wird der Schalter auf Ableitung III gestellt. Mit dieser Ableitung können Herzrhythmusstörungen und Störungen der Erregungsleitung gut beurteilt werden.

Modifizierte V5-Ableitung (▶ Abb. 26-6c): Diese Ableitung wird bevorzugt bei Patienten mit koronarer Herzerkrankung eingesetzt, um eine Vorderwand- oder Seitenwandischämie zu erkennen. Die V5-Elektrode befindet sich in der linken vorderen Axillarlinie. Für die Ableitung ist ein spezielles Kabel erforderlich.

Unipolare Ösophagusableitung: Bei dieser Ableitung wird die Elektrode in den Ösophagus vorgeschoben, oder sie ist Bestandteil eines Ösophagusstethoskops. Mit ihrer Hilfe können besonders die Hinterwand des linken Ventrikels und die AV-Verbindung beurteilt werden.

6.2.3 Störungen der EKG-Überwachung

Bei der EKG-Überwachung können zahlreiche Artefakte auftreten, die auf Funktionsstörungen oder falschen Anschlüssen beruhen. Wichtigster Störfaktor ist intraoperativ der Einsatz des Elektrokauters durch den Chirurgen: Hierbei geht das EKG-Bild durch elektrische Interferenzen verloren. Durch Modifizierung des EKG-Vorverstärkers könnte eine störungsfreie Funktion des Monitors auch beim Elektrokautern erreicht werden.

Respiratorische Schwankungen können ebenfalls das EKG beeinflussen, vor allem die Höhe des QRS-Komplexes, und zwar durch Verschiebungen des Mediastinums oder Veränderungen der Herzvolumina während des Beatmungszyklus.

Die wichtigsten Störungen der EKG-Überwachung und ihre Ursachen sind:

Grundlinie wandert, EKG-Bild fehlt:
— Empfindlichkeit zu gering eingestellt,
— Patientenkabel nicht fest mit dem Monitor verbunden,
— Elektrodenkabel nicht richtig mit dem Patientenkabel verbunden,
— Elektrodenkabel nicht fest auf die Elektroden aufgesetzt,
— falsche Ableitung eingestellt,
— Patienten- und/oder Elektrodenkabel defekt.

Wandernde oder unregelmäßige Grundlinie:
— Patient bewegt sich,
— Muskelzittern,
— schlechte Vorbereitung der Haut unter den Elektroden,
— Einfluss von Wechselstrom,
— Elektroden nicht mehr angefeuchtet,
— Elektroden falsch platziert,
— Patientenkabel und Stromkabel berühren sich.

EKG-Amplitude ist zu klein:
— Größenkontrolle am Monitor falsch eingestellt,
— Elektrodengel ausgetrocknet,
— Elektroden falsch platziert.

EKG-Bild wird unterbrochen:
— Patientenkabel nicht richtig am Monitor befestigt,
— Elektrodenkabel nicht fest mit Patientenkabel verbunden,
— Elektrodendraht durchgerissen,
— Elektroden falsch platziert,
— Patientenkabel defekt.

Herzfrequenzmonitor alarmiert ständig:
— Frequenzalarm zu nahe an Frequenz des Patienten eingestellt,
— Patientenkabel nicht richtig am Monitor befestigt,
— Elektroden falsch platziert (zu niedrige R-Zacke),
— Kabel defekt,
— instabile Grundlinie.

6.3 Perioperative Herzrhythmusstörungen

Die wichtigsten **Ursachen** für Herzrhythmusstörungen und Erregungsleitungsstörungen in der perioperativen Phase sind:
— Wirkung von Inhalationsanästhetika, insbesondere von Halothan und Enfluran.
— Vagale Reflexe: Sinusbradykardie oder Extrasystolen.
— Starke anästhesiologische und chirurgische Stimuli, z.B. endotracheale Intubation, meist in Verbindung mit Blutdruckanstieg, Operationen an den Augenmuskeln.

- Einführen eines Katheters in das Herz, z. B. Venenkatheter, Pulmonaliskatheter.
- Elektrolytstörungen, besonders des Serumkaliums.
- Hypoxie und/oder Hyperkapnie.
- Intrakranielle Eingriffe.
- Eingriffe im Mund-Kiefer-Bereich: meist Knotenrhythmen, vermutlich durch Stimulation des autonomen Nervensystems über den V. Hirnnerv.
- Vorbestehende Herzerkrankungen.

> **Systematisches Vorgehen bei der Beurteilung perioperativer Herzrhythmusstörungen:**
> - Wie hoch ist die Herzfrequenz?
> - Ist der Herzrhythmus unregelmäßig?
> - Wie viele P-Wellen sind vorhanden?
> - Wie sieht der QRS-Komplex aus?
> - Ist die Herzrhythmusstörung gefährlich, und bedarf sie der Behandlung?

In ▶ Tabelle 26-9 werden die wichtigsten perioperativen Herzrhythmusstörungen sowie ihre Diagnose und Behandlung beschrieben.

6.3.1 Sinusbradykardie

Definition: Die Herzfrequenz liegt unter 60 Schlägen/min, die auslösenden Impulse stammen jedoch aus dem Sinusknoten. Der Rhythmus ist regelmäßig, die Diastolendauer verlängert. Bei Patienten, die Erhaltungsdosen von β-Rezeptoren-Blockern erhalten, gelten erst Frequenzen unter 50/min als Bradykardie.

Kennzeichen (▶ Abb. 26-7): Herzfrequenz zwischen 40 und 60/min; Rhythmus regelmäßig (gelegentlich ventrikuläre Extrasystolen möglich); P : QRS = 1 : 1; QRS-Komplex normal.

Ursachen und Bedeutung: tritt bei Gesunden, z. B. Sportlern, und Kranken, z. B. mit akutem Herzinfarkt, auf und ist therapeutisches Ziel bei der Behandlung der Koronarkrankheit mit β-Rezeptoren-Blockern. Kann auch durch andere Medikamente ausgelöst werden, z. B. Opioide (besonders Remifentanil und Alfentanil), Cholinesterasehemmer wie Neostigmin (Prostigmin).

Die Sinusbradykardie ist von geringer Bedeutung, solange sie nicht mit ungenügender Durch-

Tab. 26-9 Allgemeine Differentialtherapie von Herzrhythmusstörungen

Sinustachykardie	β-Rezeptoren-Blocker, Sedierung, Herzglykoside
Sinusbradykardie	Atropin, Orciprenalin, elektrischer Schrittmacher
Supraventrikuläre Extrasystolie	β-Rezeptoren-Blocker, Verapamil, Propafenon, Chinidin, Disopyramid, Flecainid, Ajmalin
Supraventrikuläre Tachykardie	Sedierung, Vagusreiz (Karotisdruck, Pressatmung), Verapamil, Adenosin, β-Rezeptoren-Blocker bzw. Sotalol, Herzglykoside, Chinidin, Disopyramid, Ajmalin/Prajmalin, Propafenon; Elektrotherapie (Hochfrequenzstimulation, programmierte Stimulation, Elektroschock); Katheterablation (z. B. bei Präexzitationssyndrom); His-Bündel-Ablation; ggf. chirurgische Maßnahmen
Vorhofflattern/-flimmern	Verapamil, β-Rezeptoren-Blocker, Amiodaron, Chinidin, Disopyramid, Flecainid, Propafenon, Herzglykoside, Elektrotherapie, Ablation, atriale Defibrillation bzw. implantierbarer Atrioverter
SA-/AV-Blockierungen, Bradyarrhythmia absoluta, Karotissinussyndrom	Elektrischer Schrittmacher
Ventrikuläre Extrasystolie	Lidocain, Mexiletin, β-Rezeptoren-Blocker bzw. Sotalol, Tocainid, Propafenon, Chinidin, Flecainid, Aprindin, Amiodaron, Ajmalin/Prajmalin
Kammertachykardie	*Akut:* Lidocain, Ajmalin *Dauertherapie:* Sotalol, Mexiletin, Amiodaron, Propafenon, Flecainid, Disopyramid, Tocainid, Aprindin; Elektrotherapie, Katheterablation und chirurgische Maßnahmen bei Therapieresistenz
Kammerflimmern	Defibrillation (200–400 J) bzw. implantierbarer Kardioverter-Defibrillator (ICD)

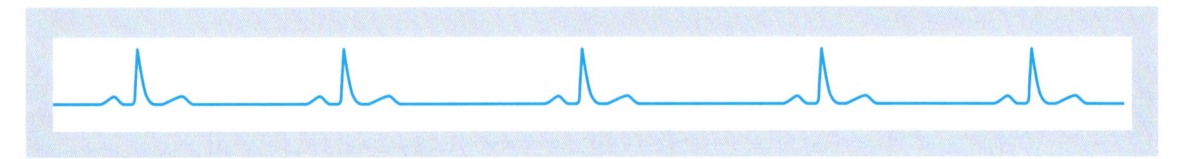

Abb. 26-7 Sinusbradykardie (unter 60/min).

blutung der Organe, Blutdruckabfall oder ventrikulären Extrasystolen einhergeht.

Behandlung: Eine Behandlung ist meist nicht erforderlich. Fällt durch die Bradykardie der Blutdruck ab, so kann *Atropin* i.v. zugeführt werden. Selten ist *Orciprenalin* (Alupent) oder ein transvenöser Herzschrittmacher erforderlich.

6.3.2 Sinustachykardie

Definition: Herzfrequenz über 100 Schläge/min. Die elektrischen Impulse stammen aus dem Sinusknoten.

Symptome: Meist wird die Tachykardie als Herzrasen empfunden. Bei Herzkranken können die Zeichen der Herzinsuffizienz auftreten.

Kennzeichen (▶ Abb. 26-8): Herzfrequenz über 100/min, maximal meist 150–170/min, Rhythmus regelmäßig, P : QRS = 1 : 1, QRS-Komplex normal. Bei hohen Frequenzen wird die Diastole stärker verkürzt als die Systole. Eine Myokardischämie durch hohe Herzfrequenzen ist an der ST-Senkung zu erkennen.

Ursachen und Bedeutung: physiologische Reaktion auf Fieber, Anämie, Aufregung, körperliche Anstrengung, Hyperthyreose. Tritt außerdem bei Herzerkrankungen sowie durch bestimmte Pharmaka auf, z.B. Atropin, Adrenalin, Dopamin in höherer Dosierung, Ketamin, Barbiturate usw. Anhaltende Tachykardie kann bei vorbestehender Herzerkrankung wegen der gesteigerten Herzarbeit eine akute Herzinsuffizienz auslösen, beim Koronarkranken eine Myokardischämie.

Differentialdiagnose: paroxysmale Vorhoftachykardie, Vorhofflattern mit 2 : 1-Block.

Behandlung: zugrundeliegende Ursache beseitigen; bei Koronarkranken bzw. adrenerger Stimulation: *β-Rezeptoren-Blocker;* bei Herzinsuffizienz: *Digitalis;* bei Aufregung: *Sedativa.*

6.3.3 Supraventrikuläre Extrasystolen

Definition: Die elektrischen Impulse entstammen hierbei nicht dem Sinusknoten, sondern aus einem anderen Vorhoffokus und lösen eine frühzeitige Kontraktion aus.

Kennzeichen (▶ Abb. 26-9): Die Herzfrequenz ist variabel, der Rhythmus unregelmäßig; P : QRS meist 1 : 1; die P-Welle ist gewöhnlich sichtbar, die Form jedoch meist verändert. Manchmal geht die P-Welle

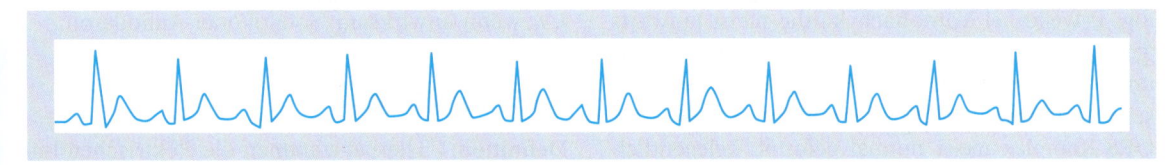

Abb. 26-8 Sinustachykardie (über 100/min).

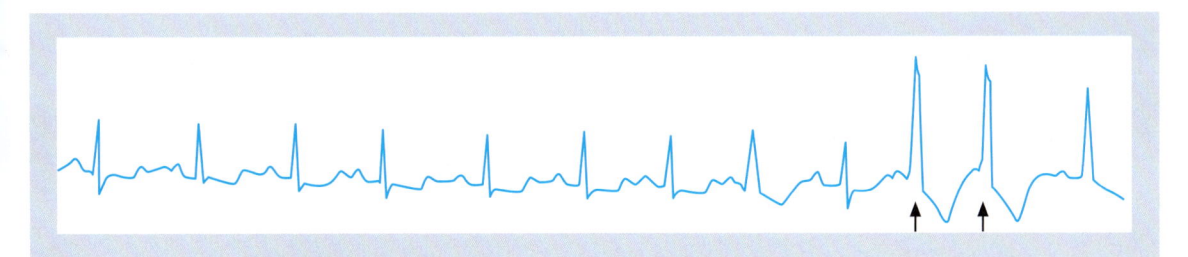

Abb. 26-9 Supraventrikuläre Extrasystolen (Pfeile).

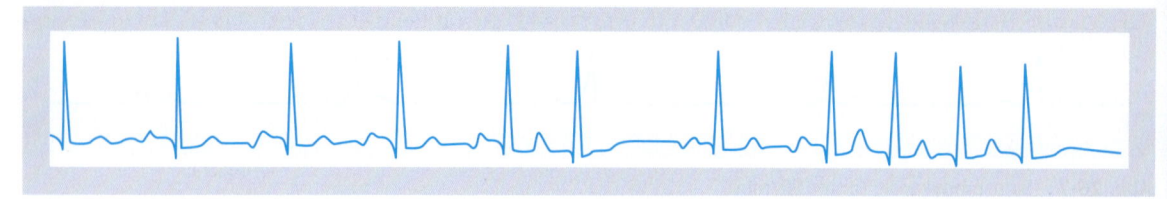

Abb. 26-10 Paroxysmale supraventrikuläre Tachykardie (rechter Bildteil). Die P-Wellen verschwinden in den T-Wellen.

jedoch auch im QRS-Komplex oder in der T-Welle unter. Die QRS-Komplex ist meist normal, kann jedoch auch verzerrt sein oder ganz ausfallen.

Ursachen und Bedeutung: treten bei Gesunden und bei Herzkranken auf sowie bei Digitalisintoxikation; werden von einigen Patienten als Herzstolpern empfunden.

Supraventrikuläre Extrasystolen sind gewöhnlich von geringer klinischer Bedeutung, solange sie nicht stark gehäuft auftreten und dann Vorläufer anderer Vorhofrhythmusstörungen sein können oder durch eine Digitalisintoxikation hervorgerufen werden.

Behandlung: meist nicht erforderlich. Treten beim Herzkranken wesentliche hämodynamische Störungen auf, so können *β-Rezeptoren-Blocker* oder *Verapamil* zugeführt werden.

6.3.4 Paroxysmale supraventrikuläre Tachykardie

Definition: Herzrhythmusstörung mit hoher Frequenz, bei der die elektrischen Impulse nicht dem Sinusknoten, sondern einer anderen Stelle des Vorhofs oder dem AV-Knoten entstammen.

Kennzeichen (▶ Abb. 26-10): Vorhoffrequenz meist 140–240/min; Rhythmus gewöhnlich regelmäßig; P-Welle bei Vorhoftachykardie meist aufwärts gerichtet, bei Knotenrhythmus in Ableitung II, III und aVF abwärts, bei sehr hoher Frequenz evtl. Verschmelzung mit dem QRS-Komplex; P : QRS = 1 : 1; QRS-Komplex meist normal geformt, gelegentlich verzerrt; ST-T-Welle meist gesenkt.

Differentialdiagnose: Knotentachykardie, tachysystolisches Vorhofflimmern.

Ursachen und Bedeutung: kann bei Gesunden und Herzkranken auftreten und Sekunden bis Stunden oder Tage dauern; häufig auch bei WPW-Syndrom zu beobachten.

Auslöser während der Narkose: Stimulation des autonomen Nervensystems, Wirkung von Medikamenten, Volumenverschiebung.

Supraventrikuläre Tachykardien können zu einer schweren Beeinträchtigung der Herz-Kreislauf-Funktion mit Abfall von Blutdruck und Herzzeitvolumen führen.

Behandlung: bei Vorhoftachykardie mit Block: bei tachykarder Überleitung β-Blocker oder Verapamil, evtl. Digitalis; Vorhofstimulation; medikamentöser Konversionsversuch: Amiodaron, Sotalol, Propafenon oder Flecainid. Wenn therapierefraktär: elektrische Kardioversion oder Überstimulation.

Nicht paroxysmale AV-Knoten-Tachykardie: Metoprolol oder Verapamil; wenn unwirksam auch Klasse-I- oder -III-Antiarrhythmika.

Sinusknoten-Reentry-Tachykardie: einseitige Karotissinus-Massage (Dauer 5 s); antiarrhythmische Therapie meist nicht erforderlich.

Atriale Reentry-Tachykardie: akut β-Blocker (5 bis 15 mg fraktioniert), Verapamil, 5–10 mg langsam i. v.; wenn unwirksam: Sotalol oder Amiodaron.

6.3.5 Vorhofflattern

Definition: Hierbei stammen die elektrischen Impulse aus einem irritablen Fokus in den Vorhöfen.

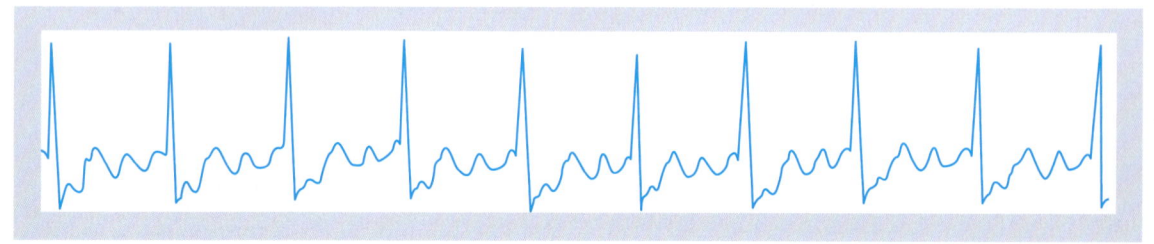

Abb. 26-11 Vorhofflattern.

Die Vorhoffrequenz liegt zwischen 250 und 350 Impulsen pro min, die jedoch wegen eines meist bestehenden AV-Blocks nicht alle auf die Kammern übertragen werden. Darum ist die Kammerfrequenz gewöhnlich halb so hoch wie die Vorhoffrequenz.

Kennzeichen: Vorhoffrequenz 250–350/min; Ventrikelfrequenz etwa 150/min. Die Vorhoffrequenz ist regelmäßig, die Kammerfrequenz bei fixiertem AV-Block ebenfalls, bei variablem Block jedoch unregelmäßig. Die P-Wellen sehen im EKG sägezahnartig aus, der QRS-Komplex ist meist normal geformt (▶ Abb. 26-11); P : QRS = 2 : 1, allerdings nach Block variabel.

Ursachen und Bedeutung: Dem Vorhofflattern liegt eine schwere Herzerkrankung zugrunde.

Behandlung: keine, wenn das Vorhofflattern mit AV-Block und normaler Kammerfrequenz einhergeht. Bei hoher Kammerfrequenz sollte umgehend medikamentös behandelt werden: *Verapamil* oder *Diltiazem, β-Rezeptoren-Blocker, Digitalis*. Digitalis verstärkt den AV-Block, so dass die Kammerfrequenz abnimmt. Bei akuter hämodynamischer Verschlechterung (Hypotonie, Lungenstauung, Angina pectoris) wird eine Kardioversion oder eine hochfrequente Überstimulation des rechten Vorhofs durchgeführt.

6.3.6 Vorhofflimmern

Definition: Hierbei handelt es sich um einen Fokus in den Vorhöfen, der die elektrischen Impulse extrem rasch und unregelmäßig aussendet. Auch hier werden nicht alle Impulse auf die Kammern übertragen, so dass die Kammerfrequenz niedriger ist als die Vorhoffrequenz.

Kennzeichen: Vorhoffrequenz 350–600/min, Kammerfrequenz 60–170/min; Herzrhythmus unregelmäßig. P-Wellen fehlen, stattdessen sind unregelmäßige Flimmerwellen vorhanden, der QRS-Komplex ist meist normal (▶ Abb. 26-12).

Ursachen und Bedeutung: Anhaltendes Vorhofflimmern beruht nahezu immer auf einer schweren Herzerkrankung. Durch das Flimmern kann das Herzzeitvolumen abnehmen, wenn sich die Kammern nicht mehr ausreichend füllen. Außerdem besteht Emboliegefahr.

Behandlung: Bei akutem Vorhofflimmern mit hoher Kammerfrequenz und hämodynamischer Verschlechterung mit Hypotonie, Lungenstauung oder Angina pectoris: Kardioversion und Antikoagulation mit Heparin, sonst Antiarrhythmika i. v.: Flecainid oder Propafenon; bei ischämischer Herzerkrankung Sotalol (I. Wahl) oder Amiodaron, bei Herzinsuffizienz Amiodaron (I. Wahl).

6.3.7 Ventrikuläre Extrasystolen

Definition: Hierbei wird die Kontraktion der Ventrikel frühzeitig durch einen elektrischen Impuls ausgelöst, der nicht dem Sinusknoten, sondern dem Purkinje-Netzwerk der Kammern entstammt.

Kennzeichen: Die Herzfrequenz hängt von der Häufigkeit der ventrikulären Extrasystolen ab, der Herzrhythmus ist unregelmäßig, P-Wellen sind bei den ventrikulären Extrasystolen nicht vorhanden; der QRS-Komplex ist bizarr verformt und breiter als 0,11 s (▶ Abb. 26-13). Nach der Extrasystole folgt eine kompensatorische Pause.
Bigeminus: Die Extrasystole tritt nach jedem Sinusimpuls auf.
Trigeminus: Die Extrasystole tritt nach zwei aufeinanderfolgenden Sinusimpulsen auf.
Multifokale Extrasystolen: entstehen in verschiedenen Gebieten der Kammern.

Ursachen und Bedeutung: Ventrikuläre Extrasystolen gehören zu den häufigsten Herzrhythmusstö-

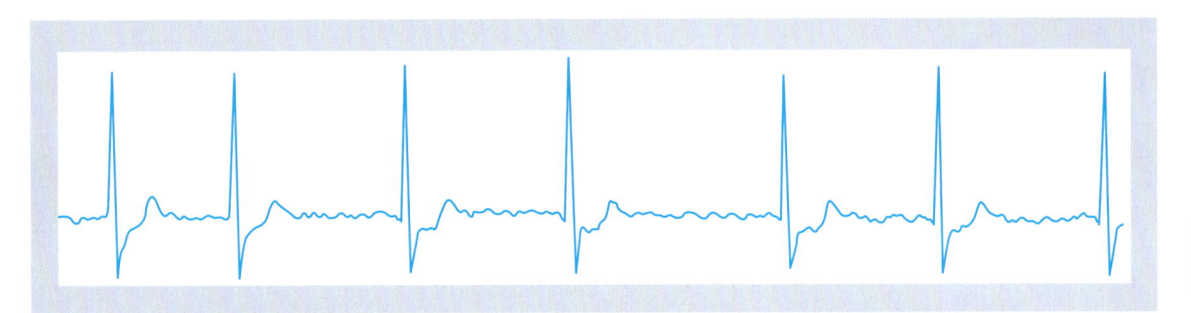

Abb. 26-12 Vorhofflimmern.

26 Überwachung und Monitoring

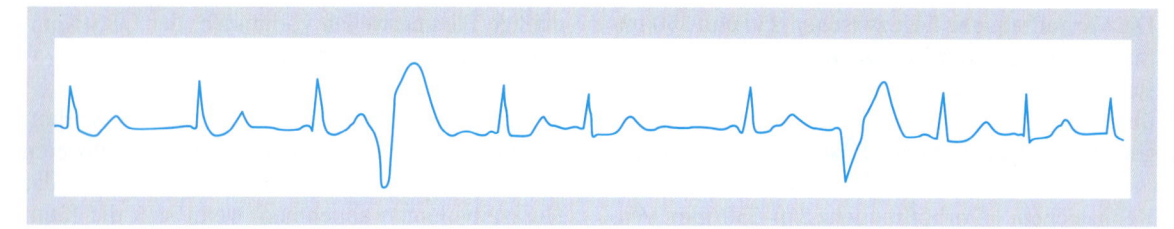

Abb. 26-13 Ventrikuläre Extrasystolen.

rungen während der Narkose und beim Herzkranken. Sie können bei Gesunden auftreten, häufiger jedoch bei Herzkranken (typischerweise bei Myokarderkrankungen).

Frühzeitig einfallende ventrikuläre Extrasystolen sind potentiell gefährlich, weil sie in eine ventrikuläre Kammertachykardie oder Kammerflimmern übergehen können. Nicht selten werden die Extrasystolen als Herzstolpern empfunden.

Behandlung: bei Herzgesunden keine Therapie erforderlich, ggf. Hypokaliämie oder Hypoxämie beseitigen. Bei Patienten nach Herzinfarkt und LV-EF > 35%: β-Blocker.

Bei KHK und eingeschränkter LV-Funktion (EF < 35%) sowie mehr als 3 aufeinander folgenden VES (HF > 120/min): elektrophysiologische Untersuchung: bei induzierbarer, nicht supprimierter ventrikulärer Tachykardie/Kammerflimmern: Implantation eines AICD. Bei nichtischämischer Herzerkrankung und eingeschränkter LV-Funktion: β-Blocker, evtl. Amiodaron.

6.3.8 Ventrikuläre Tachykardie

Definition: Bei der Kammertachykardie entstammen die elektrischen Impulse nicht dem Sinusknoten, sondern werden in schneller, regelmäßiger Folge von einem ektopischen Fokus in den Kammern ausgesandt.

> Eine Kammertachykardie kann lebensbedrohlich sein.

Kennzeichen: Herzfrequenz 100–200/min, Herzrhythmus meist regelmäßig, bei paroxysmaler Tachykardie auch unregelmäßig. Zwischen P und QRS besteht keine feste Beziehung, die P-Wellen gehen im QRS-Komplex unter; der QRS-Komplex ist bizarr verformt und weiter als 0,12 s (▶ Abb. 26-14).

Ursachen und Bedeutung: tritt selten beim Gesunden, sondern meist nur beim Herzkranken auf, z. B. bei KHK, akutem Myokardinfarkt oder Digitalisintoxikation. Bei akutem Eintreten besteht Lebensgefahr.

Klinische Zeichen: Herzklopfen, Angina pectoris, Schwäche, Blutdruckabfall, Zeichen der Herzinsuffizienz.

Behandlung: Kardioversion ist fast immer wirksam. I. v. Antiarrhythmika: Verapamil, Amiodaron, Adenosin, β-Rezeptoren-Blocker, Ajmalin. Digitaliszufuhr unterbrechen, Serumkalium normalisieren. AICD-Implantation.

> Keine Injektion unterschiedlicher Antiarrhythmika wegen der Gefahr von kardiogenem Schock, Asystolie, Sinusarrest oder hochgradigem AV-Block!

6.3.9 Kammerflimmern

Definition: rasche unregelmäßige Erregung der Kammern mit funktionellem Herzstillstand.

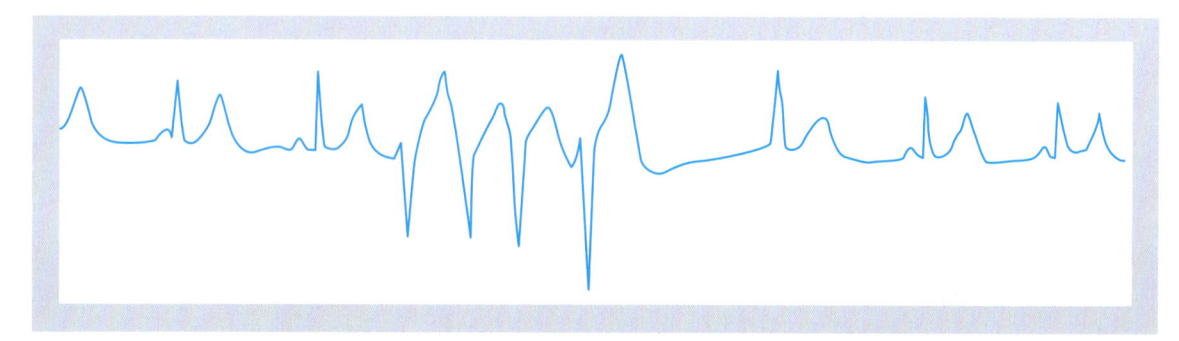

Abb. 26-14 Ventrikuläre Tachykardie (mehr als drei ventrikuläre Extrasystolen hintereinander).

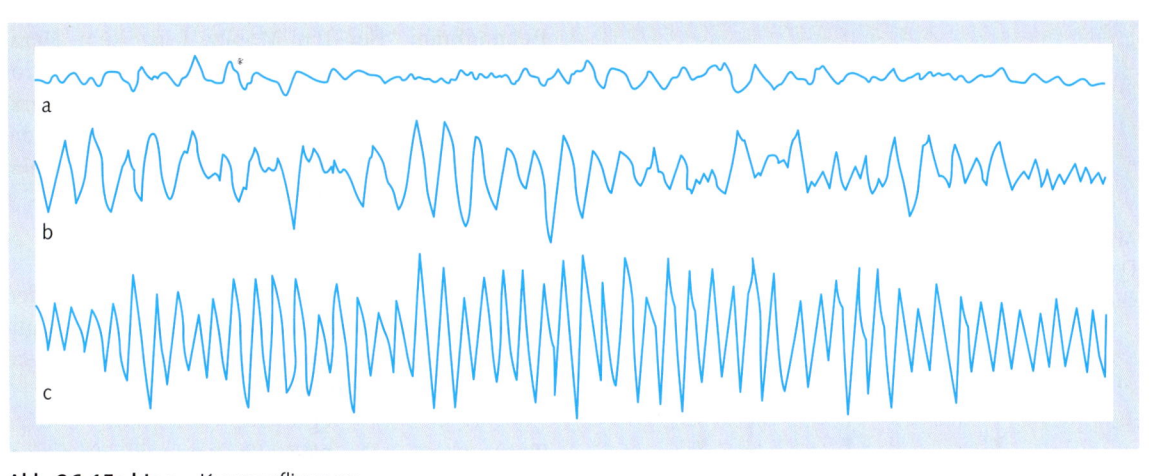

Abb. 26-15a bis c Kammerflimmern.
a) Fein; b) mittel; c) grob.

Kennzeichen (▶ Abb. 26-15a bis c): keine P-Wellen, kein QRS-Komplex; wellenförmige Grundlinie im EKG.

Ursachen und Bedeutung: Kammerflimmern kann durch eine Vielzahl von Faktoren ausgelöst werden, z. B. Myokardinfarkt, Hypoxie, Digitalisintoxikation, Hypokaliämie und Hyperkaliämie.

! Funktionell liegt beim Kammerflimmern ein Herz-Kreislauf-Stillstand vor, darum muss sofort kardiopulmonal reanimiert werden (siehe Kap. 34).

Klinische Zeichen: Beim Kammerflimmern tritt sofort Pulslosigkeit ein, Bewusstlosigkeit nach 8–10 s; danach die Zeichen des klinischen Todes.

Behandlung: Einzelheiten siehe Kapitel 34. Sofort mit der kardiopulmonalen Reanimation beginnen, elektrische Defibrillation; unterstützende pharmakologische Therapie, z. B. *Lidocain, β-Rezeptoren-Blocker, Kaliumsubstitution*.

6.3.10 SA-Block

Bei dieser Störung ist der Sinusknoten blockiert; wie beim AV-Block können drei Grade unterschieden werden. Beim SA-Block II. Grades gibt es zwei Typen: Typ I ähnelt der Wenckebach-Periodik (s. u.), beim Typ II wird die Erregung vom Sinusknoten zum Vorhof gelegentlich unterbrochen, so dass plötzlich zwischen normalen P-Zacken eine P-Zacke ausfällt. Beim totalen SA-Block fallen alle P-Zacken für eine gewisse Zeit aus, und es tritt so lange ein Herzstillstand ein, bis die nächste Systole beginnt. Der totale SA-Block wird bei Herzerkrankungen oder nach Digitalisierung beobachtet.

6.3.11 AV-Block I. Grades

Definition: Störung der elektrischen Erregungsleitung durch den AV-Knoten. Der Impuls für die Kontraktion des Herzens stammt aus dem Sinusknoten, die Überleitung im AV-Knoten wird jedoch verzögert.

Kennzeichen: Verlängerung des PR-Intervalls auf über 0,21 s; es werden jedoch alle Impulse des Sinusknotens durch den AV-Knoten geleitet (▶ Abb. 26-16).

Ursachen und Bedeutung: tritt bei Gesunden und bei Herzkranken auf, auch durch Medikamente, z. B. Digitalis, Chinidin, Procainamid.

Behandlung: nicht erforderlich.

6.3.12 AV-Block II. Grades

Zwei Formen werden unterschieden:
– Typ Mobitz I,
– Typ Mobitz II.

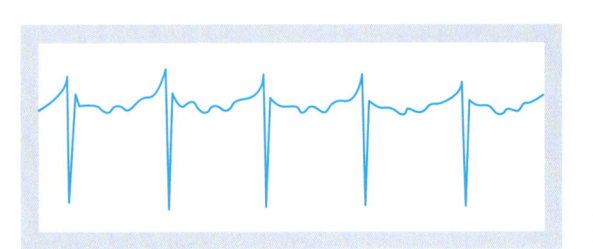

Abb. 26-16 AV-Block I. Grades (P-R-Intervall > 0,2 s).

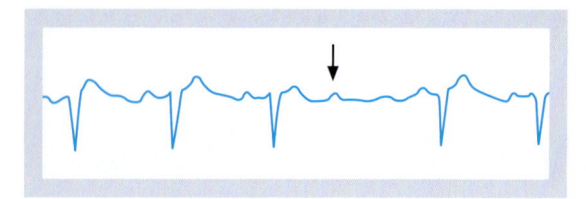

Abb. 26-17 AV-Block II. Grades, Typ Mobitz I. Das PR-Intervall nimmt mit jedem Herzschlag immer mehr zu; schließlich fällt ein Schlag aus (Pfeil).

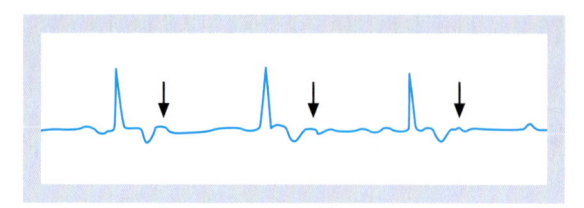

Abb. 26-18 AV-Block II. Grades, Typ Mobitz II. Die Pfeile markieren nichtübergeleitete P-Wellen.

Typ Mobitz I (Wenckebach): Mit jedem Herzschlag nimmt die Dauer der Erregungsüberleitung zu. Schließlich wird der nachfolgende Sinusknotenimpuls geblockt: Es tritt kein QRS-Komplex auf.

Kennzeichen: Das PR-Intervall nimmt mit jedem Herzschlag immer mehr zu. Der QRS-Komplex ist normal geformt, tritt mit zunehmender Verzögerung auf und fällt schließlich ganz aus (▶ Abb. 26-17).

Ursachen: Erkrankungen des AV-Knotens.

Typ Mobitz II: Bei dieser Störung werden einige Impulse des Sinusknotens auf die Kammern übertragen, andere hingegen im AV-Knoten blockiert.

Kennzeichen: Kammerfrequenz und Vorhoffrequenz stehen im Verhältnis 1 : 2, 1 : 3, 1 : 4 usw. (▶ Abb. 26-18). Bei einem Verhältnis von 1 : 2 und einer Vorhoffrequenz von 80/min beträgt die Kammerfrequenz 40/min.

Ursachen: tritt bei Erkrankungen des Reizleitungssystems auf.

Behandlung: Bei Typ Mobitz I ist kein Herzschrittmacher erforderlich. Bei Typ II ist die Prognose ernst, da nicht selten ein kompletter Herzblock auftritt. Vor chirurgischen Eingriffen kann die Implantation eines Schrittmachers erforderlich sein.

6.3.13 AV-Block III. Grades

Definition: Beim kompletten AV-Block werden keine Impulse des Sinusknotens mehr auf die Kammern übertragen: Vorhöfe und Kammern schlagen vollkommen unabhängig voneinander.

Kennzeichen: Die Vorhoffrequenz ist meist normal und regelmäßig; die Kammerfrequenz ist ebenfalls oft regelmäßig, und beträgt etwa 40/min (▶ Abb. 26-19). Der QRS-Komplex ist normal, wenn sich der Schrittmacher im AV-Knoten befindet, gewöhnlich jedoch auf mehr als 0,12 s erweitert, wenn der Schrittmacher in den Ventrikeln liegt.

Ursachen und Bedeutung: Dem kompletten AV-Block liegt immer eine Erkrankung des Herzens, z. B. eine Degeneration des Reizleitungsgewebes, zugrunde. Meist ist die Herzfrequenz zu niedrig, um ein ausreichendes Herzzeitvolumen aufrechtzuerhalten. Dann treten Synkopen oder auch die Zeichen der Herzinsuffizienz auf.

Klinische Zeichen: Adams-Stokes-Anfall: Bewusstlosigkeit, Krämpfe, Herzstillstand, Tod. Bleibt das Herzzeitvolumen jedoch im Normbereich, so treten keine Symptome auf.

Behandlung: Die Patienten benötigen gewöhnlich einen Herzschrittmacher. Medikamentös: *Orciprenalin* (Alupent).

6.3.14 Knotenrhythmen

Definition: Die Frequenz des Sinusknotens ist hierbei unter die des AV-Knotens abgesunken: Die Schrittmacherimpulse entstehen im AV-Knoten und werden in regelrechter Weise auf die Ventrikel übergeleitet und können außerdem retrograd auf die

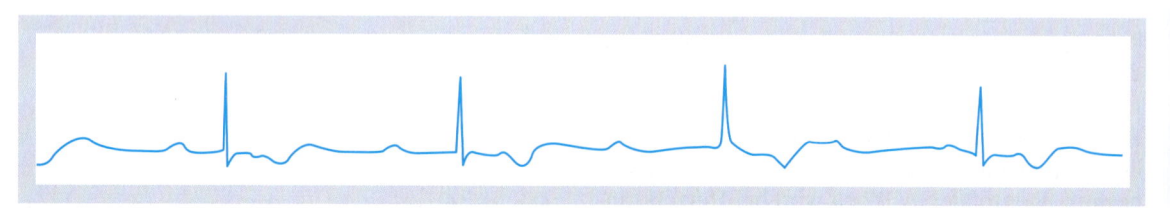

Abb. 26-19 AV-Block III. Grades. Vorhöfe und Kammern sind voneinander dissoziiert.

Vorhöfe übertragen werden. Drei Arten von Knotenrhythmen werden unterschieden: oberer, unterer und mittlerer Knotenrhythmus.

Kennzeichen (▶ Abb. 26-20): Beim *oberen* Knotenrhythmus erreicht der Impuls die Vorhöfe vor den Kammern: Die P-Welle geht dem QRS-Komplex voran, das PR-Intervall ist jedoch auf weniger als 0,1 s verkürzt.

Beim *mittleren* Knotenrhythmus trifft der Impuls gleichzeitig in Vorhöfen und Kammern ein, so dass die P-Welle im QRS-Komplex untergeht.

Beim *unteren* Knotenrhythmus erreicht der Impuls zuerst die Kammern, danach die Vorhöfe, so dass die P-Welle auf den QRS-Komplex folgt.

Die Herzfrequenz ist bei Knotenrhythmen variabel; beobachtet werden Knotenbradykardien mit Frequenzen von 40–60/min oder Knotentachykardien mit Frequenzen bis zu 180/min. Der Rhythmus ist regelmäßig; P : QRS = 1 : 1; der QRS-Komplex ist zumeist normal.

Ursachen und Bedeutung: relativ häufige Störung während der Narkose, vor allem unter Inhalationsanästhetika sowie nach Injektion von Succinylcholin. Blutdruck und Herzzeitvolumen sind zumeist leicht erniedrigt, beim Herzkranken gewöhnlich in stärkerem Ausmaß.

Behandlung: Meist stellt sich ein normaler Rhythmus spontan wieder ein, so dass eine spezielle Behandlung nicht erforderlich ist. Bei AV-Knoten-Reentry-Tachykardie mit hämodynamischer Instabilität: elektrische Kardioversion mit niedriger Energiemenge (25–50 J). Sonst Karotissinus-Druck, Adenosin-Bolus; alternativ β-Blocker (Esmolol 30–100 mg i. v. oder Metoprolol 5–15 mg i. v.); Verapamil (5–10 mg i. v.); Ajmalin (50 mg langsam i. v.), Flecainid (1,5 mg/kg i. v.). Wenn Medikamente unwirksam: schnelle Vorhof-(Ventrikel-)Stimulation.

6.3.15 Rechts- und Linksschenkelblock

Definition: Verzögerung der Erregungsleitung im rechten (Rechtsschenkelblock) oder linken (Linksschenkelblock) Tawara-Schenkel.

Linksschenkelblock (▶ Abb. 26-21): Hierbei gelangen die elektrischen Impulse ausschließlich über das rechte Bündel zu den Kammern. Der QRS-Komplex ist auf über 0,12 s verbreitert und oft deformiert bzw. gekerbt oder geknotet. Die R-Zacke ist in Ableitung I und aVL hoch und breit, häufig gesplittet, die ST-Strecke gesenkt, die T-Zacke negativ.

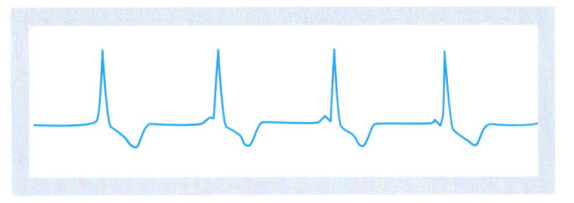

Abb. 26-20 AV-Knotenrhythmus.

Ein vollständiger Linksschenkelblock ist eine gefährliche Störung und gewöhnlich Zeichen eines schweren Herzmuskelschadens.

Rechtsschenkelblock (▶ Abb. 26-22): Auch beim kompletten Rechtsschenkelblock handelt es sich um eine schwere Störung der intraventrikulären Erregungsausbreitung. Der QRS-Komplex ist auf mehr als 0,11 s verbreitert; die R-Zacke ist in Ableitung I, II und aVL nicht hoch; die S-Zacke ist hier breit und oft plump, die T-Zacke kann negativ sein.

Der Rechtsschenkelblock ist häufiger als der Linksschenkelblock; er tritt oft bei älteren Patienten mit Koronarkrankheit auf, außerdem bei Cor pulmonale oder Myokardschädigung.

6.3.16 Myokardischämie

Eine Myokardischämie kann mit Hilfe der üblichen intraoperativen Ableitungen meist nicht mit ausreichender Sicherheit erkannt werden. Hierzu eignet sich jedoch z. B. die modifizierte V5-Ableitung, für die ein spezielles Kabel erforderlich ist. Diese oder eine ähnliche Ableitung sollte perioperativ bei allen

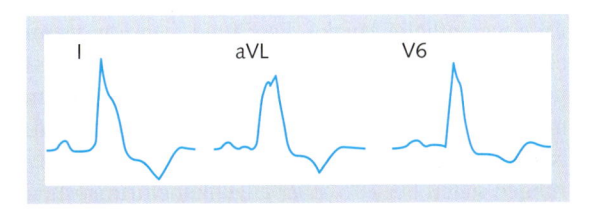

Abb. 26-21 Linksschenkelblock.
Der QRS-Komplex ist in den Ableitungen I, aVL und V6 auf über 0,12 s verbreitert und oft auch deformiert bzw. gekerbt oder geknotet.

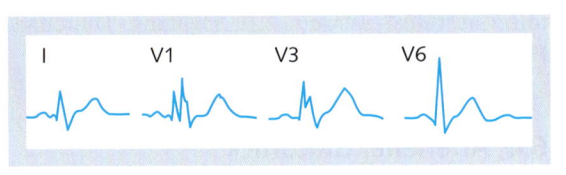

Abb. 26-22 Rechtsschenkelblock.
Verbreiterung des QRS-Komplexes in V1–V3, weite S-Wellen in Ableitung I und V6.

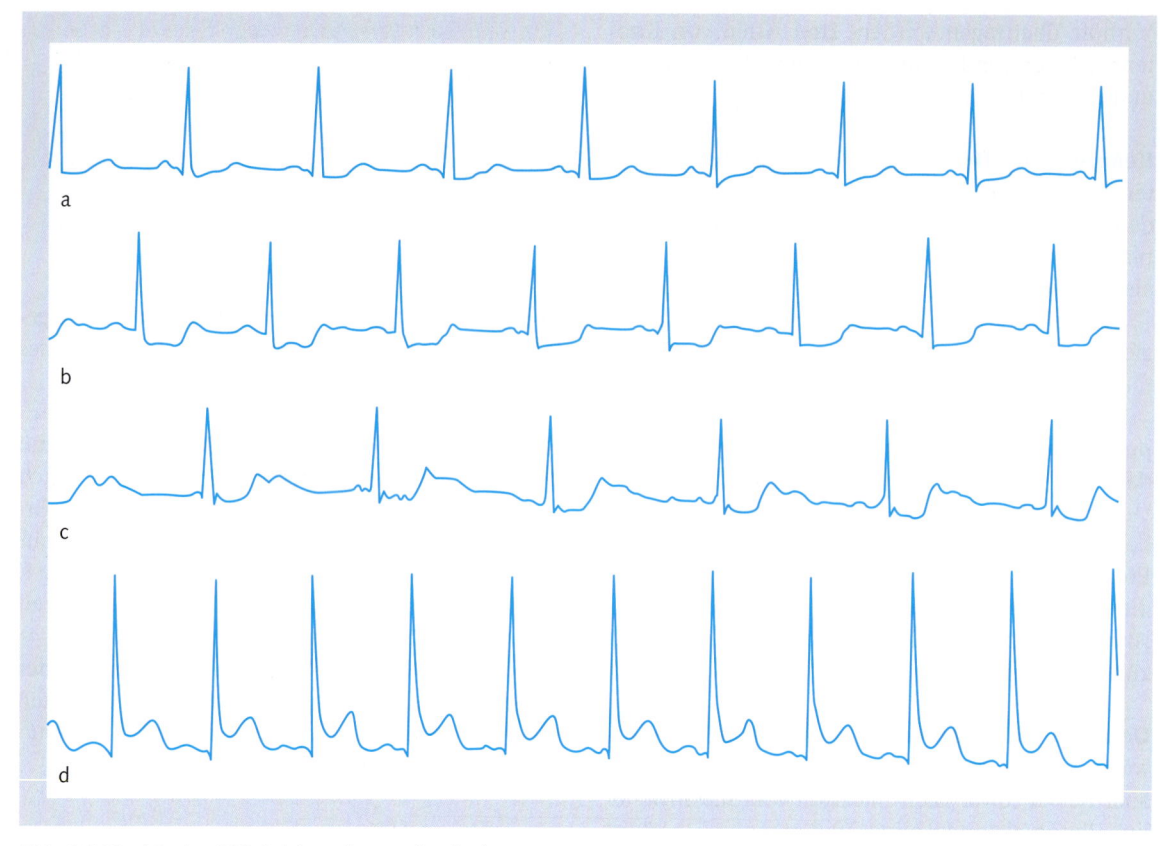

Abb. 26-23a bis d EKG-Zeichen der Myokardischämie.
a) Aszendierende ST-Senkung; b) horizontale ST-Senkung; c) deszendierende ST-Senkung; d) ST-Hebung.

Patienten mit koronarer Herzerkrankung eingesetzt werden.

Kennzeichen: Eine Myokardischämie wird aufgrund von Veränderungen der ST-Strecke und der T-Welle im EKG diagnostiziert (▶ Abb. 26-23a bis d). Eine wesentliche Myokardischämie liegt vor, wenn eine horizontale oder absteigende ST-Senkung von mehr als 1 mm auftritt. Alle ST-Anhebungen um mehr als 1 mm gelten als transmurale Myokardischämie. Perioperative ischämische EKG-Veränderungen treten bei 38% aller allgemeinchirurgischen Patienten mit koronarer Herzerkrankung auf. Die häufigsten auslösenden Faktoren sind: Tachykardie, Blutdruckanstieg und Blutdruckabfall.

Veränderungen des ST-Segments und der T-Welle können jedoch durch zahlreiche unspezifische Faktoren ausgelöst werden, z. B. Digitalis, Diuretika, Hypokaliämie usw.

6.4 Arterieller Blutdruck

Die arterielle Blutdruckmessung ist obligatorischer Bestandteil jeder Narkoseüberwachung. Der arterielle Blutdruck gilt als Indikator für die Organdurchblutung. Der arterielle Mitteldruck (MAP) hängt vom Herzzeitvolumen (HZV) und vom totalen peripheren Widerstand (TPR) ab:

$$MAP = HZV \times TPR$$

Diese Formel verdeutlicht die Grenzen der arteriellen Blutdruckmessung: Sie ermöglicht keine Aussagen über den *Blutfluss*. So kann der arterielle Blutdruck normal sein, weil der Widerstand angestiegen ist, während gleichzeitig das Herzzeitvolumen abgefallen ist und die Durchblutung der Organe effektiv abgenommen hat. Der MAP kann daher nur als grober Indikator für die Organdurchblutung angesehen werden, zumal zahlreiche Organe eine Autoregulation aufweisen, d. h. ihre Durchblutung über einen weiten Bereich von Perfusionsdruckänderungen durch Änderungen des Gefäßwiderstands konstant halten können.

Der arterielle Blutdruck kann indirekt oder direkt intraarteriell gemessen werden. Die indirekten Verfahren sind einfach und nichtinvasiv und gehören zur Routineüberwachung bei jeder Narkose. Die direkten Methoden sind hingegen invasiv, benötigen besondere Überwachungsgeräte und werden nur für die spezielle und umfassende Überwachung der Stufen II und III eingesetzt.

6.4.1 Indirekte Blutdruckmessung

Mit der indirekten Methode werden systolischer und diastolischer Blutdruck gemessen. Der mittlere arterielle Druck kann aus den ermittelten Werten nach folgender Formel berechnet werden:

$$MAP = \text{diastolischer Druck} + \frac{1}{3} (\text{systolischer Druck} - \text{diastolischer Druck})$$

Zubehör: Das Zubehör für die indirekte Blutdruckmessung besteht aus Sphygmomanometer, Manschette und Stethoskop. Für die Messung muss die richtige Manschettenbreite ausgewählt werden: Die Manschette soll ⅔ der Länge des Oberarms oder des Oberschenkels bedecken. Bei zu schmaler Manschette werden falsch hohe Werte gemessen und umgekehrt.

Verfahren nach Korotkow: Hierbei werden das Auftreten und Verschwinden der Korotkow-Töne zur Bestimmung des systolischen und diastolischen Blutdrucks herangezogen. Bei automatischen Blutdruckmessgeräten werden die Korotkow-Töne mit elektronischen Stethoskopen bzw. Mikrophonen aufgenommen und in elektrische Signale umgewandelt. Das Korotkow-Verfahren gilt für Standardmessungen als überholt.

Palpationsmethode: Bei diesem Verfahren wird die Blutdruckmanschette so weit aufgepumpt, bis kein Puls mehr an der A. radialis zu tasten ist. Danach langsames Ablassen der Manschette: Der systolische Blutdruck ist erreicht, sobald der Puls erstmals zu fühlen ist. Der diastolische Wert kann mit dieser Methode nicht bestimmt werden. Die direkt gemessenen Werte liegen höher als bei der Palpationsmethode.

Oszillationsmethode: Hierbei wird die Manschette ebenfalls so weit aufgepumpt, bis sich die Nadel des Manometers nicht mehr bewegt. Danach Ablassen der Manschette: Sobald wieder Blut durch die Arterie einströmen kann, beginnt die Nadel des Manometers zu oszillieren, weil sich der Puls auf die Quecksilbersäule im Manometer überträgt. Jetzt ist der systolische Blutdruck erreicht. Mit Erreichen des diastolischen Druckes werden die Ausschläge schlagartig kleiner. Die Oszillationsmethode ist relativ ungenau und wird meist nur bei Kindern angewandt, wenn kein spezielles Kinderstethoskop zur Verfügung steht.

Ultraschall-Blutdruckmessung: Dieses Verfahren liefert zuverlässige systolische und diastolische Werte, gleichzeitig errechnen die meisten Geräte auch den arteriellen Mitteldruck.

Für die Blutdruckmessung wird eine spezielle Sonde mit Manschette über der Arterie angebracht. Die Sonde besteht aus einem Sender, der Ultraschallwellen ausstrahlt, und einem Empfänger, der diese Wellen wieder aufnimmt. Die Ultraschallwellen werden von den beweglichen Teilen des Blutes so reflektiert (Doppler-Effekt), dass sich ihre Frequenz ändert. Die Frequenzänderung wird vom Empfänger registriert und als Signal hörbar gemacht.

Zunächst wird die Manschette per Hand oder automatisch über den systolischen Blutdruck aufgepumpt, danach die Luft langsam abgelassen. Sobald das Blut in die Arterie einströmt, registriert der Empfänger der Ultraschallsonde den Blutfluss und zeigt digital den systolischen Blutdruck an. Bei ungehindertem Blutstrom wird der diastolische Blutdruck registriert und bei einigen Geräten anschließend der arterielle Mitteldruck errechnet und ebenfalls digital angezeigt.

Die Ultraschallmessung ist wegen ihrer relativen Empfindlichkeit besonders für *Kleinkinder* und für *Patienten im Schock* geeignet.

Automatische nichtinvasive Blutdruckmessung: Da bekannt ist, dass Schwankungen der Aufmerksamkeit und Konzentration des Anästhesisten zu den häufigen begünstigenden Faktoren für Narkosezwischenfälle gehören, werden in der Regel automatische, mikroprozessorgesteuerte Blutdruckmessgeräte eingesetzt, die dem Anästhesisten mehr Zeit für andere Tätigkeiten während der Narkose ermöglichen. Diese Geräte messen den systolischen, diastolischen und mittleren arteriellen Druck in vorwählbaren Zeitabständen über aufblasbare Manschetten mit verschiedenartigen Sensoren (z. B. Oszillometrie zusammen mit elektronischer Auskultation), außerdem oft zusätzlich die Herzfrequenz. Obere und untere Alarmgrenzen sind ebenfalls einstellbar; einige Geräte besitzen zusätzlich einen Schreiber.

Insgesamt sind diese Geräte zuverlässig, der direkten (invasiven) Blutdruckmessung jedoch nach wie vor unterlegen.

Genauigkeit der indirekten Messung: Die Genauigkeit kann durch zahlreiche Faktoren beeinträchtigt werden:
— Nicht geeichte Manometer,
— falsche Größe und Platzierung der Blutdruckmanschette,
— zu rasches Ablassen der Manschette,
— schlecht hörbare Korotkow-Töne bei Hypotension, Vasokonstriktion, Schock.

26 Überwachung und Monitoring

Unterschiede zwischen der indirekten und der intraarteriellen Druckmessung ergeben sich vor allem bei **Schock, Hypertonie, Hypothermie und Übergewicht.**

Die indirekte Blutdruckmessung kann bei allen hämodynamisch stabilen Patienten, bei denen auch intraoperativ nicht mit schweren Störungen der Herz-Kreislauf-Funktion zu rechnen ist, eingesetzt werden.

6.4.2 Intraarterielle Blutdruckmessung

Bei großen chirurgischen Eingriffen, speziellen Operationen oder schwer kranken Patienten sollte der arterielle Blutdruck direkt in einer leicht zugänglichen peripheren Arterie gemessen werden.

> **Indikationen für die direkte arterielle Druckmessung:**
> — patientenabhängige Faktoren:
>   - klinisch relevante Herzerkrankung
>   - respiratorische Insuffizienz
>   - hämodynamische Instabilität
>   - erhöhter intrakranieller Druck
>   - Polytrauma
> — Art der Operation:
>   - Herzchirurgie
>   - große intrathorakale Eingriffe
>   - große abdominale Eingriffe
>   - intrakranielle Eingriffe

Die **Vorteile** der direkten Druckmessung sind:
— Kontinuierliche Schlag-für-Schlag-Registrierung.
— Dauerhafte Messgenauigkeit.

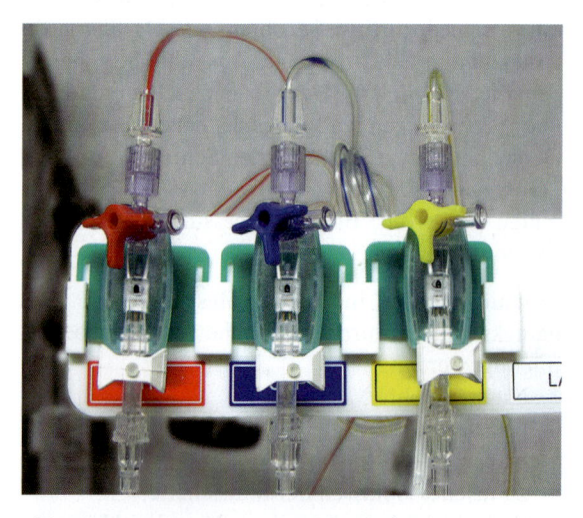

Abb. 26-24 Transducer (Druckaufnehmer) in Nullabgleich-Position.

— Rasches Erkennen hämodynamischer Störungen.
— Direkte Beobachtung der hämodynamischen Auswirkungen von Herzrhythmusstörungen.
— Indirekte Beurteilung der Myokardkontraktilität aus der Druckanstiegsgeschwindigkeit der arteriellen Kurve (dp/dt_{max}).
— Ableitung des Schlagvolumens aus dem systolischen Anteil der Druckkurve.
— Zugang für arterielle Blutproben: Blutgase und Säure-Basen-Parameter usw.

Bestandteile einer Druckmesseinrichtung:
— Druckaufnehmer (Transducer) (▶ Abb. 26-24),
— Verstärker,
— Anzeige,
— arterielle Kanüle oder Katheter mit Zuleitungen.

Druckaufnehmer wandeln mechanische in elektrische Energie um: Der in der Arterie durch den Auswurf des Blutes aus dem Herzen entstehende Druck wird über eine arterielle Kanüle auf die Membran des Druckaufnehmers übertragen, in ein elektrisches Signal umgewandelt und auf diese Weise zum Verstärker geleitet.

Um genaue und reproduzierbare Blutdruckwerte zu erhalten, muss der Druckaufnehmer an einem Referenzpunkt platziert werden:

> ❗ Referenzpunkt für Druckmessungen im Herz-Kreislauf-System ist die Thoraxmitte des Patienten.

Verstärker (Druckmodul) und Anzeige: Der Verstärker nimmt das schwache elektrische Signal des Druckaufnehmers auf und verstärkt es. Anschließend wird das verstärkte Signal analog als Kurve auf dem Bildschirm und/oder Schreiber aufgezeichnet oder digital als Druckwert in mmHg angezeigt. Die meisten Verstärker verfügen über beide Anzeigearten.

Vor Beginn der arteriellen Druckmessung sind zwei Maßnahmen erforderlich: Nullabgleich und Kalibrierung.

Nullabgleich: Um den Nullpunkt festzulegen, wird der Druckaufnehmer zur Atmosphäre (Raum) hin geöffnet, zur Arterie hin verschlossen. Der jetzt auf der Membran des Transducers lastende Druck wird als 0-Druck (0 mmHg) bezeichnet und durch Betätigen eines speziellen Knopfes am Verstärker eingeeicht. Hierbei muss digital der Wert „0 mmHg" angezeigt werden; auf dem Bildschirm erscheint eine Nulllinie, die durch Drehen eines Knopfes nach oben oder unten verschoben werden kann.

Kalibrierung: Mit der Kalibrierung wird festgelegt, welcher Ausschlag des elektrischen Signals bzw.

welche Höhe der Druckkurve einem bestimmten Blutdruckwert in mmHg entsprechen soll, z. B. 1 cm Amplitude entspricht 10 mmHg usw. Für die Kalibrierung bleibt der Druckaufnehmer zur Atmosphäre hin geöffnet, zum Gefäß hin verschlossen; wie beim Nullabgleich wird ein spezieller Knopf des Verstärkers gedrückt. Die Höhe des hierdurch ausgelösten Eichsignals wird digital in mmHg auf dem Verstärker angegeben und auf dem Bildschirm als Eichzacke sichtbar. Bei der arteriellen Druckmessung wird meist im sog. 100er-Bereich gemessen, bei niedrigen Drücken wie dem zentralen Venendruck oder Pulmonalarteriendruck hingegen im 30er-Bereich. Soll beim Messen im niedrigen Druckbereich ein höherer Ausschlag des Kurvensignals erscheinen, so wird der Schalter „Verstärkung" betätigt.

Arterielle Kanülierung

Für die intraarterielle Druckmessung können verschiedene Arterien kanüliert werden:
— A. radialis,
— A. ulnaris,
— A. brachialis,
— A. femoralis,
— A. dorsalis pedis.

A. radialis. Am häufigsten wird die A. radialis für die intraarterielle Druckmessung kanüliert. Hierzu werden kurze Kunststoffkanülen, 20 G (oder 18 G) beim Erwachsenen, 20, 22 oder 24 G bei Kindern, verwendet. Schwer zu punktierende Arterien können auch per Seldinger-Technik mit 18- oder 20-G-Kathetern katheterisiert werden.

Die Kanülierung der A. radialis weist folgende **Vorteile** gegenüber anderen Arterien auf:
— Einfach zu kanülieren.
— Guter Kollateralkreislauf.
— Intraoperativ meist leicht zugänglich.

Gewöhnlich wird die Arterie der nichtdominanten Hand kanüliert, wenn keine operativen oder anästhesiologischen Gesichtspunkte dagegen sprechen. Allgemein wird empfohlen, vor der Kanülierung einen Allen-Test durchzuführen, obwohl dessen Nutzen aufgrund einer größeren Untersuchungsreihe fraglich ist.

Allen-Test (▶ Abb. 26-25a bis c): Mit diesem Test – nur am *wachen* Patienten durchführbar – wird die Funktion des Palmarkreislaufs überprüft: Der Patient ballt die Hand zur Faust, danach drückt der Untersucher die A. radialis und A. ulnaris am Handgelenk ab, bis die Hand blass wird. Dann wird die A. ulnaris freigegeben und die Hautfarbe der geöffneten Hand beobachtet. Bei normalem Arcus palmaris wird die Hand innerhalb von 5–10 s wieder rosig. Kehrt die normale Hautfarbe erst später als 10 s zurück, so wird allgemein empfohlen, die A. radialis nicht zu kanülieren. Untersuchungen von Slogoff und Mitarb. haben allerdings gezeigt, dass bei Fehlen einer peripheren Gefäßerkrankung der Allen-Test keine Hinweise auf eine während oder nach der Kanülierung der A. radialis zu erwartende Ischämie gibt.

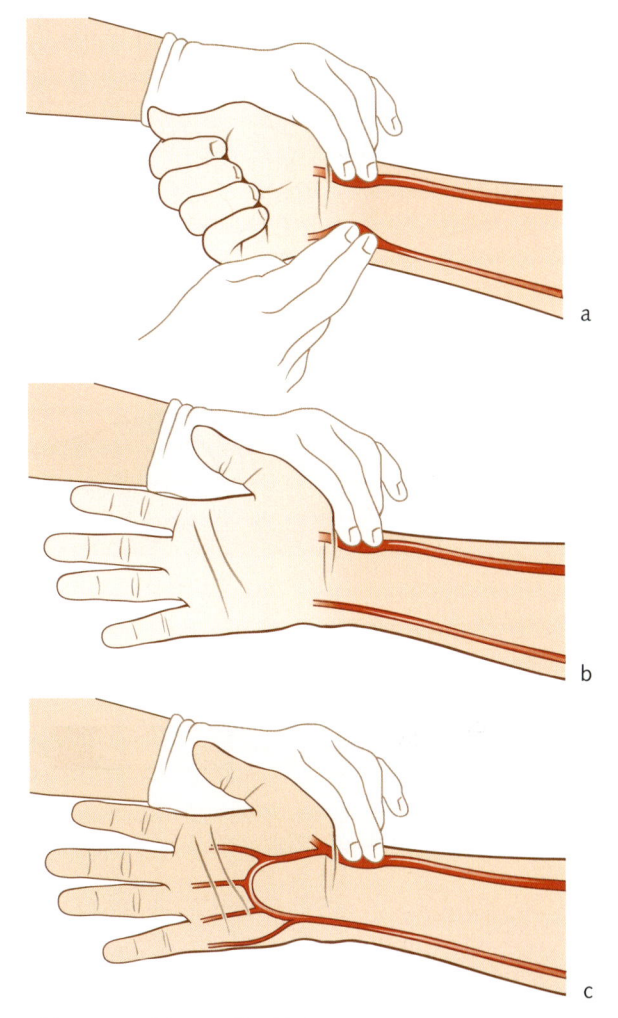

Abb. 26-25a bis c Allen-Test.
a) Hand zur Faust schließen; A. radialis und A. ulnaris so lange fest abdrücken, bis die Hand abblasst;
b) Faust öffnen lassen und A. ulnaris freigeben; A. radialis weiterhin abdrücken;
c) bei intaktem Kollateralkreislauf wird die Hand innerhalb von 5–10 s wieder rosig.

Technik der Kanülierung (▶ Abb. 26-26a bis c):

▼ Aseptisches Vorgehen: Desinfektion der Punktionsstelle, sterile Handschuhe und steriles Abdecktuch.

26 Überwachung und Monitoring

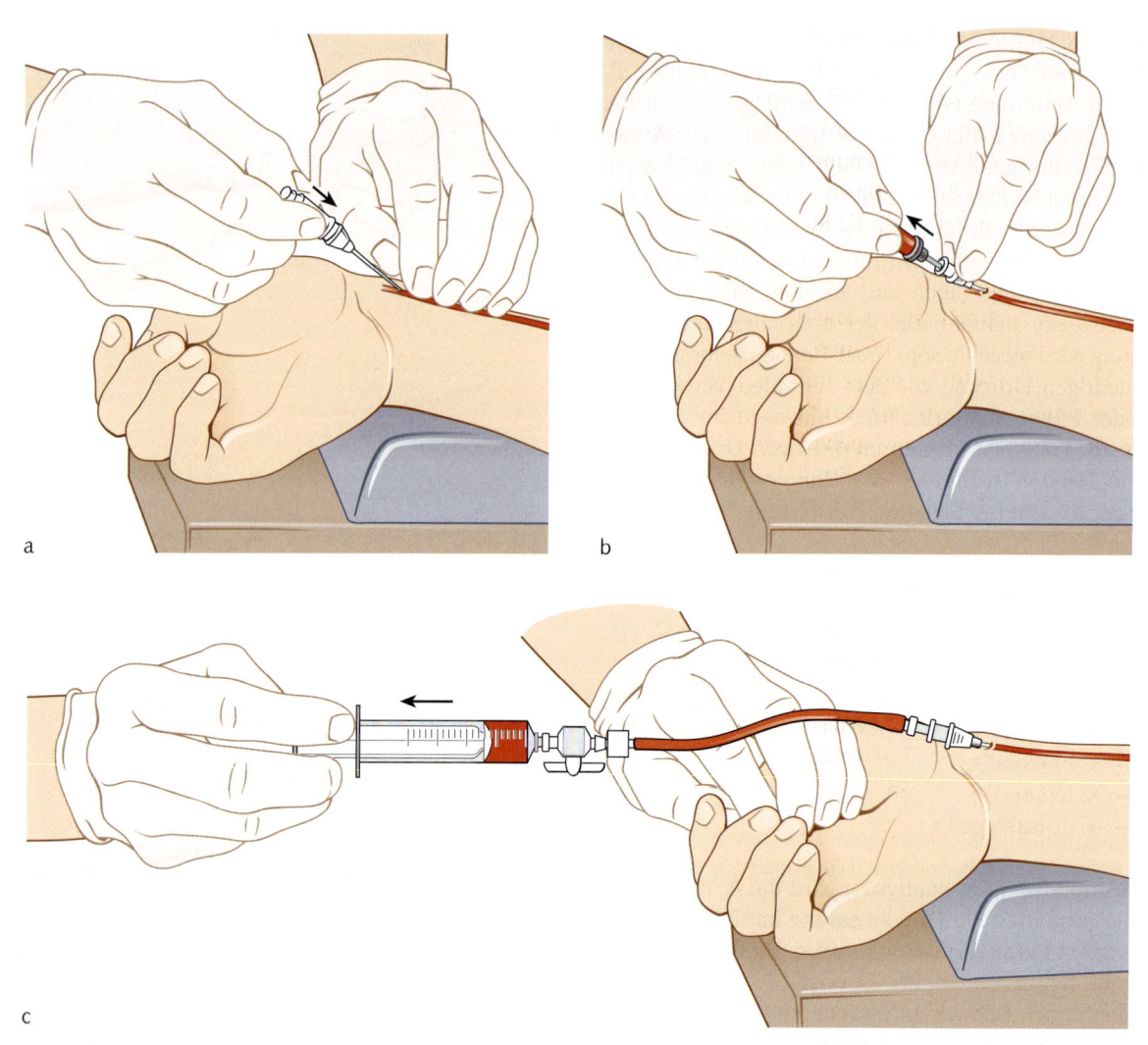

Abb. 26-26a bis c Kanülierung der A. radialis.
a) Punktion der Arterie;
b) Vorschieben der Kunststoffkanüle und anschließendes Entfernen der Stahlkanüle;
c) Anschluss einer Verlängerung mit Dreiwegehahn.

- Für die Kanülierung wird das Handgelenk des Patienten überstreckt, z. B. durch Unterlegen eines kleinen zusammengerollten Handtuchs oder der Desinfektionsmittelflasche.
- Nach Desinfektion der Haut und Setzen einer Lokalanästhesiequaddel im Bereich der Punktionsstelle wird die Kanüle, mit der distalen Öffnung nach oben, unmittelbar oberhalb des Lig. carpale in einem Winkel von etwa 30° zur Haut parallel zur Arterie eingestochen und vorgeschoben.
- Beim Eintritt der Kanüle in die Arterie strömt Blut in den Kanülenansatz. Jetzt die Kanüle weiter senken und flach insgesamt noch 1–2 mm vorschieben, um die Spitze der Kunststoffkanüle sicher im Gefäß zu platzieren.
- Dann die (äußere) Kunststoffkanüle weit in die Arterie vorschieben, die Stahlkanüle dabei unverändert festhalten und anschließend entfernen. Bei sicherer Lage im Gefäß spritzt das Blut rhythmisch aus der Kanüle.
- Die Hinterwand der Arterie sollte beim Kanülieren nicht durchstochen werden, um eine Hämatombildung zu vermeiden.

Lässt sich trotz Austritt von Blut aus dem Kanülenende die Kunststoffkanüle nicht in die Arterie vorschieben, so liegt die Kanüle lediglich mit der *Öffnung* der Stahlkanüle im Gefäß, während das äußerste Ende der Kanülenspitze entweder in die Wand der Arterie eingestochen wurde oder bereits die Hinterwand der Arterie durchstochen hat. Dann ist eine vorsichtige Veränderung der Kanülenlage erforderlich. Gelegentlich kann, besonders bei jungen und aufgeregten Patienten, ein ausgeprägter

Spasmus der Arterie die Ursache für Kanülierungsschwierigkeiten sein. Mit erschwerter Kanülierung muss auch bei arteriosklerotischen Veränderungen der A. radialis gerechnet werden. Die Kanülierung der A. radialis bei Patienten im **Schock** setzt erhebliche Übung und Erfahrung voraus. Bei schwierigen Gefäßverhältnissen sollte die **Seldinger-Technik** bevorzugt werden.

Unmittelbar nach der Kanülierung der Arterie wird die Überstreckung im Handgelenk wieder aufgehoben, um den N. medianus nicht zu schädigen. Die Kanüle sollte mit einer kurzen starren Zuleitung versehen werden (siehe Abb. 26-26c), an deren distalem Ende ein Dreiwegehahn befestigt ist. Um unnötige Bewegungen der Kanüle mit Schädigung der Gefäßwand zu vermeiden, sollte kein Dreiwegehahn direkt an der Kanüle befestigt werden. Die kurze Zuleitung kann, wenn erforderlich, über eine längere Zuleitung mit dem Druckaufnehmer verbunden werden. Danach sichere Fixierung der Kanüle und der Verbindungsteile sowie auffällige Kennzeichnung der Kanüle, z. B. durch rotes Pflaster mit der Aufschrift „Arterie". Praktisch sollte noch Folgendes beachtet werden:

⚡ Die arterielle Kanüle dient nur der Druckmessung und der Entnahme von Blutproben. Die Injektion von Medikamenten kann zu einem schweren Gefäßspasmus mit nachfolgender Schädigung der Hand führen und muss daher unbedingt vermieden werden.

Komplikationen. Die häufigsten Komplikationen einer Kanülierung der A. radialis sind nach Slogoff und Mitarb.:
— **Durchblutungsstörungen:** verminderte Durchblutung nach 1 Tag bei 13,1% der Patienten, nach 7 Tagen bei 8,1%. Keine Durchblutung nach 1 Tag bei 8,1%, nach 7 Tagen bei 5,7%.
— **Abnorme Pulse:** bei 14,8% nach 1 Tag, bei 11,1% nach 7 Tagen.
— **Hämatome:** bei 12% nach 1 Tag, bei 12,7% nach 7 Tagen.

Sehr selten sind: massive Blutverluste (Verblutungsgefahr!) durch unbemerkte Diskonnektion, Infektionen, abnorme Hautverfärbung und Sensibilitätsstörungen am Daumen, Embolien, Nekrosen der Finger, arteriovenöse Fisteln. In der Untersuchung von Slogoff bestand keine Beziehung zwischen Kanülenmaterial, Kanülengröße oder Verweildauer der Kanüle und der Häufigkeit von Komplikationen, während andere Untersucher eine eindeutige Beziehung zwischen Thrombosehäufigkeit der A. radialis und Verweildauer der Kanüle beobachtet haben.

A. ulnaris. Diese Arterie wird nur selten kanüliert, z. B. wenn der Allen-Test eine unzureichende Durchblutung der A. ulnaris ergibt, jedoch bei Umkehrung des Tests, d. h. mit Freigabe der A. radialis anstelle der A. ulnaris eine ausreichende Durchblutung der Hand eintritt (dann liegt eine Dominanz der Radialarterie vor). Die Durchblutung kann auch mit einem Ultraschall-Doppler objektiviert werden.

A. brachialis. Diese Arterie kann ebenfalls kanüliert oder katheterisiert werden, z. B. per Seldinger-Technik mit einem 18-G-Katheter. Die linke A. brachialis wird bevorzugt, um die Gefahr einer zerebralen Katheterembolie zu vermindern. Die kontinuierliche Druckmessung über die A. brachialis wird auch im Bereich der Intensivmedizin eingesetzt.

Hauptkomplikation: Obstruktion des Gefäßes durch Thromben. Das Risiko ist jedoch gering.

A. femoralis. Dieses große Gefäß ist leicht per Seldinger-Technik, z. B. mit einem 18-G-Katheter, zu katheterisieren. Der Katheter ist auch für eine längere Verweildauer während der postoperativen Intensivbehandlung geeignet. Die Komplikationsrate einschließlich Infektionen ist bei richtiger Technik niedrig. Hämatombildung ist mit 8–13% jedoch eher häufig, auch nimmt bei längerer Verweildauer (> 4–12 Tage) das Infektionsrisiko zu. Liegt eine arterielle Verschlusskrankheit vor, so kann es schwierig sein, den Katheter im Gefäß ausreichend weit vorzuschieben, außerdem besteht die Gefahr der distalen Embolisierung durch Ablösung arteriosklerotischer Plaques.

A. dorsalis pedis. Diese Arterie auf dem Fußrücken sollte nur ausnahmsweise kanüliert werden. Vor der Kanülierung muss die Funktionsfähigkeit des Kollateralkreislaufs über die A. tibialis posterior überprüft werden. Hierzu werden die A. tibialis posterior und die A. dorsalis pedis abgedrückt: Der große Zeh blasst ab. Danach wird die A. tibialis posterior freigegeben: Der Zeh sollte sich rasch röten.

Tritt innerhalb von 10 s keine Rötung ein, sollte die A. dorsalis pedis nicht kanüliert werden.

Die Qualität der registrierten Druckkurven entspricht gewöhnlich nicht denen der weiter zentral gelegenen Arterien: Die Inzisur fehlt, die Übertragung wird verzögert, der systolische Druck 10–20 mmHg höher gemessen, der diastolische Druck 15–20 mmHg niedriger.

26 Überwachung und Monitoring

Anschluss der Druckmesseinrichtung

> **Zubehör für die intravasale Druckmessung:**
> — Druckmodul
> — Druckaufnehmer
> — Druckspülsystem
> — Druckbeutel für Spülsystem
> — 500 ml Elektrolytlösung
> — starre Zuleitung
> — Dreiwegehähne
> — mehrere Spritzen mit Spüllösung (NaCl 0,9 %)
> — Haltevorrichtung für Druckaufnehmer

Praktisches Vorgehen:

- Auf beiden Öffnungen des Druckaufnehmers jeweils einen Dreiwegehahn festschrauben.
- Membran des Druckaufnehmers mit Aqua dest. benetzen, dann Dom festschrauben, Kammer im Dom über einen der beiden aufgesetzten Dreiwegehähne mit Aqua dest. blasenfrei auffüllen.
- Druckaufnehmer mit dem Verstärker verbinden; Gerät einige Minuten warmlaufen lassen.
- Spülflüssigkeit an Spülsystem anschließen, Druckbeutel auf 300 mmHg aufblasen, System mit Flüssigkeit füllen. Das Spülsystem dient zum Offenhalten der Arterie. Spülmenge: 2–4 ml/h.
- Spülsystem mit einem Dreiwegehahn des Druckaufnehmers verbinden, Druckaufnehmerkammer luftblasenfrei durchspülen.
- Spülsystem mit der starren Druckleitung zur arteriellen Kanüle verbinden.
- Bei Bedarf kann die arterielle Kanüle mit geringen Mengen (2–3 ml/s) physiologischer Kochsalzlösung zusätzlich gespült werden. Hohe Injektionsdrücke müssen wegen der Gefahr der retrograden (zerebralen) Embolie vermieden werden.
- Druckaufnehmer in Höhe des Referenzpunktes (Thoraxmitte) befestigen.

Druckmessung:

- Das gesamte System mit Spülflüssigkeit durchspülen.
- Einen Dreiwegehahn des Druckaufnehmers zur Atmosphäre hin öffnen, den anderen Hahn verschließen.
  - **Nullabgleich des Druckaufnehmers:** Abgleichknopf „Null" des Verstärkers drücken: Auf der digitalen Anzeige muss null erscheinen, auf dem Bildschirm eine Nulllinie.
  - **Kalibrierung des Druckaufnehmers:** Kalibrierungsknopf des Verstärkers drücken: Auf der digitalen Anzeige erscheint „100 mmHg", auf dem Bildschirm eine Eichzacke, deren Höhe einem Druck von 100 mmHg entspricht.
- Danach Dreiwegehahn der Druckleitung zum Patienten hin öffnen, während der andere Dreiwegehahn verschlossen bleibt.
- Druck kontinuierlich messen. Hierbei erscheint die in ▶ Abbildung 26-27 dargestellte Druckkurve.

Die meisten Verstärker können folgende Drücke elektronisch ermitteln und digital sowie als Kurve auf dem Bildschirm anzeigen:
— Systolischer Druck,
— diastolischer Druck,
— Mitteldruck.

Störungen der arteriellen Druckmessung (▶ Abb. 26-28a bis c). Die wichtigsten Störungen der arteriellen Druckmessung und ihre Ursachen sind:

Schleuderzacken (siehe Abb. 26-28b): Sie entstehen zumeist, wenn eine überlange Zuleitung mit einer 20-G-Kanüle in der A. radialis verbunden wird. Durch Verwendung einer kürzeren Zuleitung (< 100 cm) oder Einspritzen einer kleinen Luftblase in die Zuleitung kann eine Dämpfung der Kurve erreicht werden.

Gedämpfte Kurve (siehe Abb. 26-28c): Bei einer Dämpfung der Druckkurve wird der systolische Blutdruck zu niedrig, der diastolische Druck hingegen zu hoch gemessen. Häufigste Ursachen sind:
— Luftblasen im System,
— Blutgerinnsel in der Kanüle oder im System.
Die Luftblasen müssen über den Dreiwegehahn aus dem System herausgespült werden (keineswegs in die Arterie!). Gerinnselbildung kann auch durch kontinuierliche Spülung mit einem Spülsystem nicht immer sicher verhindert werden. Vorhandene Gerinnsel werden aspiriert – nicht unter Druck in die Arterie gespült!

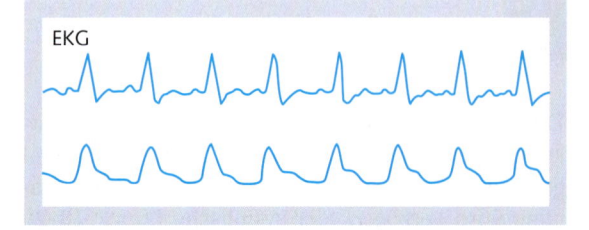

Abb. 26-27 Druckkurve in der A. radialis (unten) und EKG (oben).

Transducer lässt sich nicht abgleichen:
Ursachen:
— Druckaufnehmer defekt,
— Druckaufnehmer falsch angeschlossen,
— Verstärker defekt.

Druckkurve driftet:
Ursachen:
— Warmlaufzeit des Verstärkers zu kurz,
— Kabel abgeknickt!

Druck wird zu niedrig angezeigt:
Ursachen:
— Kurve gedämpft,
— Druckaufnehmer falsch abgeglichen,
— Druckaufnehmer über dem Referenzpunkt angebracht.

Druck wird zu hoch angezeigt:
Ursachen:
— Druckaufnehmer unterhalb des Referenzpunktes platziert,
— Druckaufnehmer nicht richtig abgeglichen.

Keine Kurve auf dem Monitorbildschirm:
Ursachen:
— Druckaufnehmer falsch angeschlossen,
— Druckaufnehmer defekt,
— Verstärker defekt.

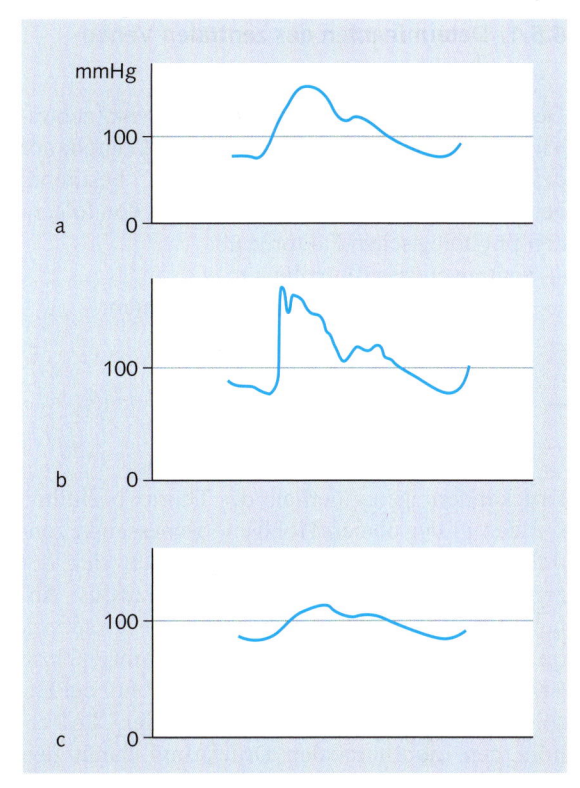

Abb. 26-28a bis c Störungen der arteriellen Druckmessung.
a) Normaler Kurvenverlauf;
b) verschleuderte Kurve;
c) gedämpfte Kurve.

Direkte Druckmessung stimmt nicht mit Manschettendruck überein: Die direkte Druckmessung ist zumeist genauer, besonders bei Hypotension, niedrigem Herzzeitvolumen und Zentralisation.

Kanülenpflege. Die Hauptrisiken der arteriellen Kanülierung sind Thrombose und Embolie, Rückfluss von Blut, Diskonnektion, Infektion, versehentliche Injektion von Medikamenten.

Thrombose und Embolie: Dieses Risiko soll durch eine kontinuierliche Druckspülung der arteriellen Kanüle vermindert werden, ebenso durch eine kurze Verweildauer. Der thrombotische Verschluss ist zumeist vorübergehend: Im Durchschnitt wird das Gefäß nach etwa 13 Tagen rekanalisiert, Verschlüsse bis zu 75 Tage sind jedoch ebenfalls berichtet worden.

Rückfluss von Blut kann durch eine Druckspülung und richtige Handhabung der Dreiwegehähne und Zuleitungen vermieden werden.

Diskonnektion: Die Diskonnektion von Zuleitungen oder Dreiwegehähnen ist, bei sachverständiger Handhabung des Zubehörs, eine zwar seltene, jedoch lebensbedrohliche Komplikation: Bleibt die Diskonnektion unbemerkt, so kann der Patient innerhalb kurzer Zeit verbluten.

Infektion: Zur Infektionskontrolle sind ein aseptisches Vorgehen bei der Kanülierung sowie Sauberkeit bei der Bedienung von Zuleitungen und Dreiwegehähnen erforderlich. Die Sterilisation des Druckaufnehmers erfolgt nach den Angaben des Herstellers; auf keinen Fall dürfen die Druckaufnehmer mit Dampf oder Heißluft sterilisiert werden; empfehlenswert ist die Verwendung von Einweg-Druckaufnehmern.

6.5 Zentraler Venendruck

Der zentrale Venendruck ist definiert als der Druck in der Vena cava im Bereich der Einmündungsstelle in den rechten Vorhof. In horizontaler Rückenlage des Patienten sind die Drücke in rechtem Vorhof, oberer Hohlvene und unterer Hohlvene oberhalb des Zwerchfells gleich.

6.5.1 Determinanten des zentralen Venendrucks

Der zentrale Venendruck (ZVD) wird vom zentralen venösen Blutvolumen und von der Compliance des intrathorakalen Kompartiments bestimmt; beide Determinanten hängen wiederum von folgenden physiologischen Faktoren ab:
- zentralvenöses Blutvolumen:
  - venöser Rückstrom/Herzzeitvolumen,
  - Gesamtblutvolumen,
  - regionaler Gefäßtonus.
- Compliance des zentralen Kompartiments:
  - Gefäßtonus,
  - Compliance des rechten Ventrikels.

Druckänderungen innerhalb des Thorax beeinflussen den in der oberen Hohlvene gemessenen zentralen Venendruck; entsprechend ändert sich der zentrale Venendruck mit jedem Atemzyklus: Abnahme bei Inspiration und Zunahme bei Exspiration. Bei Überdruckbeatmung tritt der umgekehrte Effekt ein: Zunahme bei Inspiration, Abfall bei Exspiration. Die Anwendung von PEEP oder CPAP erhöht den intrathorakalen Druck und damit den zentralen Venendruck. Weitere Einflüsse sind u. a.:
- Trikuspidalstenose oder -insuffizienz,
- Knotenrhythmus, Vorhofflimmern, AV-Dissoziation,
- Spannungspneumothorax,
- Herztamponade,
- Myokarderkrankungen.

6.5.2 Aussagewert des zentralen Venendrucks

Wie oben dargelegt, unterliegt der zentrale Venendruck zahlreichen Einflüssen und ist daher nur stark eingeschränkt als Parameter der rechtsventrikulären Vorlast (preload = enddiastolische Myokardfaserlänge) zu verwerten. Klinische Untersuchungen haben zudem ergeben, dass der zentrale Venendruck nur schlecht mit dem Herzindex und mit dem Schlagvolumenindex korreliert. Auch bei Volumenbelastung besteht keine eindeutige Beziehung zwischen zentralem Venendruck und Veränderungen des Schlagvolumens. Eine schlechte Korrelation besteht des Weiteren mit anderen Indices der Vorlast, die ansonsten gut mit dem HZV korrelieren wie intrathorakaler Blutvolumenindex, linksventrikulärer enddiastolischer Volumenindex und rechtsventrikulärer enddiastolischer Volumenindex.

Reaktion auf Volumenbelastung. Klinisch stellt sich oft die Frage, ob bei kardiovaskulärer Instabilität durch zusätzliche Volumenzufuhr oder aber durch Einsatz positiv inotroper Substanzen das Herzzeitvolumen und die Kreislauffunktion verbessert werden können. Die meisten klinischen Untersuchungen haben ergeben, dass keine Beziehung zwischen dem Ausgangs-ZVD und der Reaktion auf Volumenzufuhr besteht und somit der ZVD als Vorhersageparameter für die Reaktion auf Volumenbelastung ungeeignet ist.

6.5.3 Indikationen

Die Messung des zentralen Venendrucks ist indiziert bei:
- Chirurgischen Eingriffen, die mit größeren Flüssigkeitsverschiebungen und/oder Blutverlusten einhergehen;
- hypovolämischen Patienten, z. B. bei Ileus, Aszites, massiver Diuretika-Vorbehandlung;
- Patienten im Schock;
- schwer traumatisierten bzw. polytraumatisierten Patienten.

Der zentrale Venendruck wird über einen zentralen Venenkatheter gemessen; die Druckmessung erfolgt entweder über ein wassergefülltes Steigrohr oder, wie bei der arteriellen Druckmessung, mit einem elektronischen Verstärker und Druckaufnehmer. Die elektronische Druckmessung ist genauer und sollte daher bevorzugt werden; von Vorteil ist hierbei des Weiteren die kontinuierliche Registrierung der Venendruckkurve, aus der diagnostische Schlüsse gezogen werden können.

6.5.4 Messung des zentralen Venendrucks über eine Wassersäule

Die Messung des zentralen Venendrucks über eine Wassersäule liefert hinreichend genaue Werte, zumal der mittlere Venendruck nur langsam schwankt; allerdings werden im Vergleich mit elektronischen Verfahren oft zu hohe Werte gemessen. Die Schwankungen des Venendrucks im Verlauf des Atemzyklus übertragen sich ebenfalls sichtbar auf die Wassersäule. Die Einheit des Venendrucks bei diesem Messverfahren ist *cm Wassersäule*. Hierbei gelten folgende Umrechnungsfaktoren:
- 1 cmH_2O entspricht 0,74 mmHg.
- 1 mmHg entspricht 1,36 cmH_2O.
- 1 Kilopascal (kPa) entspricht 7,5 mmHg oder 10,2 cmH_2O.

Referenzpunkt für die Messung ist die Thoraxmitte.

Praktisches Vorgehen:

▼ Den Patienten insgesamt flach auf den Rücken lagern.

- Nullpunkt des Manometers auf die Mitte des rechten Vorhofs bzw. des Thorax einstellen.
- Infusionssystem der Infusionslösung mit dem Dreiwegehahn am Ende des Manometerrohrs verbinden, dabei Infusion zunächst verschlossen halten.
- Dann das Manometer vollständig und blasenfrei mit Flüssigkeit auffüllen.
- Nun den Dreiwegehahn zum Patienten hin öffnen, während der Weg zur Infusionslösung verschlossen bleibt. Die Wassersäule im Rohr beginnt jetzt langsam auf den jeweiligen zentralen Venendruck abzusinken.
- Beim Messen schwankt der Venendruck mit der Atmung oder Beatmung: Abfall während der Inspiration bei Spontanatmung, Anstieg bei kontrollierter Beatmung.
Schwankt die Wassersäule rhythmisch mit der Herzaktion, so liegt der Katheter im rechten Ventrikel und muss zurückgezogen werden.
- Nach der Messung Dreiwegehahn in Normalposition bringen und die Infusion zum Offenhalten des Katheters tropfen lassen.

6.5.5 Elektronische Messung des Venendrucks

Bei der elektronischen Messung können der Druck kontinuierlich gemessen und die Druckkurve auf dem Monitor sichtbar gemacht werden. Die Vorbereitungen und Anschlüsse entsprechen weitgehend denen der arteriellen Druckmessung (siehe Abschnitt 6.4.2). Die Messung erfolgt im *Niederdruckbereich* des Verstärkers, um einen ausreichend hohen Kurvenausschlag zu erhalten; hierzu den entsprechenden Schalter am Verstärker auf den „30er Bereich" einstellen. Bei der Kalibrierung wird dann ein Druck von 30 mmHg digital angezeigt. Die Digitalanzeige gibt bei der Messung den **Mitteldruck** an.

Zentrale Venendruckkurve. ▶ Abbildung 26-29 zeigt eine normale zentrale Venendruckkurve: Sie besteht aus 3 positiven Wellen, a, c und v, sowie 2 negativen Wellen, x und y. Die Wellen stehen in fester Beziehung zum EKG und haben folgende Bedeutung:

- **a-Welle:** Sie entsteht durch die Kontraktion des rechten Vorhofs. Mit der Erschlaffung des Vorhofs fällt die Kurve ab, bis die c-Welle beginnt. Bei Vorhofflimmern fehlt die a-Welle. Hohe a-Wellen treten u. a. bei pulmonaler Hypertonie auf. Riesenwellen sind zu beobachten bei Knotenrhythmen, ventrikulären Arrhythmien und AV-Block.
- **c-Welle:** Sie entsteht durch das Vorwölben der Trikuspidalklappe in den rechten Vorhof zu Beginn der Kontraktion des rechten Ventrikels. Die *x-Welle* entsteht durch weitere Erschlaffung des Vorhofs und Abwärtsverschiebung des rechten Ventrikels und der Trikuspidalklappe während der Kammersystole.
- **v-Welle:** Diese Welle entsteht durch die Füllung des rechten Vorhofs bei geschlossener Trikuspidalklappe, die *y-Welle* hingegen durch Öffnen der Trikuspidalklappe mit Einstrom von Blut in den rechten Ventrikel.

> **Normalwerte des zentralen Venendrucks:**
> 1–10 mmHg, Mittelwert 5 mmHg

Erniedrigter zentraler Venendruck. Die wichtigste Ursache für einen Abfall des zentralen Venendrucks ist die Hypovolämie.

Erhöhter zentraler Venendruck. Die wichtigsten Ursachen sind:
- Hypervolämie,
- Rechtsherzinsuffizienz,
- Lungenembolie (Thromben oder Luft),
- Obstruktion der oberen Hohlvene,
- Herztamponade.

6.6 Zentraler Venenkatheter

Dies ist ein Katheter, dessen Spitze in der oberen Hohlvene liegt. Als optimal gilt die Lage unmittel-

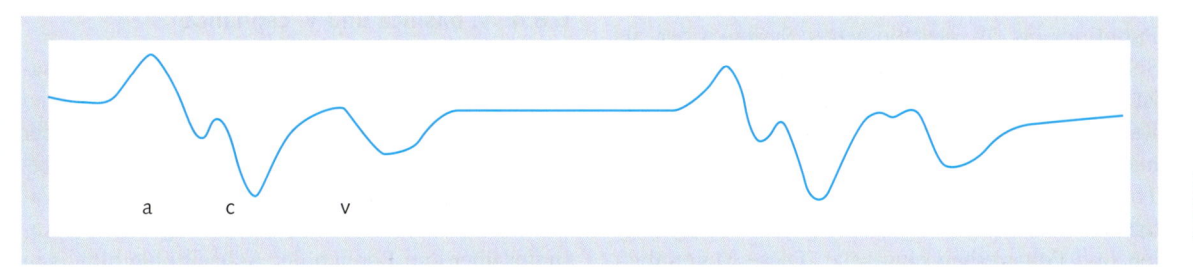

Abb. 26-29 Zentrale Venendruckkurve mit a-, c- und v-Wellen.

26 Überwachung und Monitoring

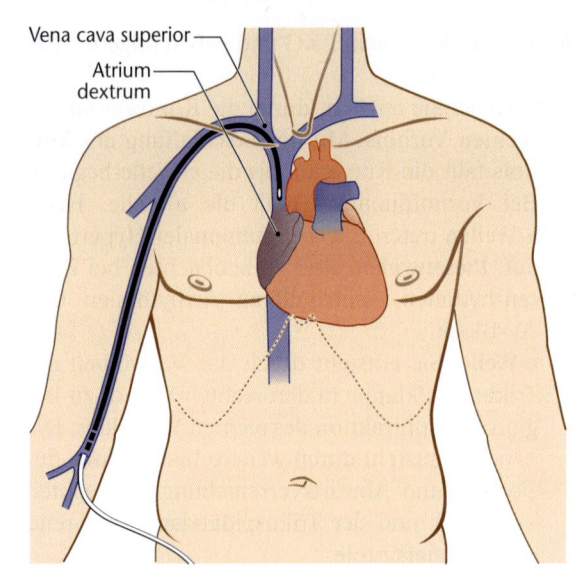

Abb. 26-30 Richtige Lage des zentralen Venenkatheters in der V. cava superior.

bar vor der Einmündung der oberen Hohlvene in den rechten Vorhof (▶ Abb. 26-30); in diesem Bereich befinden sich keine Venenklappen. Auf dem Röntgenbild kann die Karina als wichtige Orientierungsmarke für die Position der Katheterspitze herangezogen werden, da sie praktisch immer oberhalb des Perikards liegt. Aus Sicherheitsgründen sollte die Katheterspitze unmittelbar oberhalb der Karina platziert werden.

6.6.1 Indikationen

Die wichtigsten Indikationen für einen zentralen Venenkatheter während der Narkose sind:
— Messung des zentralen Venendrucks (s. o.).
— Zufuhr hochwirksamer Medikamente, z. B. Katecholamine, Puffersubstanzen usw.

Für die perioperative Routine-Flüssigkeits- und -Elektrolytzufuhr ist im Allgemeinen kein zentraler Venenkatheter erforderlich; hierfür reichen laufende Venenkanülen aus.

6.6.2 Zubehör

Für die Katheterisierung der V. cava stehen fertige Punktionssets als geschlossenes System oder als Seldinger-Punktionsset zur Verfügung. Nur selten ist die Freilegung einer Vene für die Platzierung des Katheters erforderlich. Das verwendete Kathetermaterial muss gewebefreundlich sein und eine Thrombenbildung möglichst verhindern. Am häufigsten werden gegenwärtig silikonisiertes Polyäthylen und Polyurethan eingesetzt. Diese Materialien weisen die geringsten Nebenwirkungen auf.

6.6.3 Zugänge zur oberen Hohlvene

Die obere Hohlvene kann über verschiedene periphere und große körpernahe Venen mit einem Katheter erreicht werden:
— V. basilica und V. cephalica,
— V. jugularis interna und externa,
— V. anonyma (V. brachiocephalica), V. subclavia,
— V. femoralis und V. saphena magna.

Bei der **Auswahl des Zugangs** zur oberen Hohlvene müssen folgende Faktoren besonders berücksichtigt werden: Erfahrung des Anästhesisten mit einer bestimmten Methode, Zugänglichkeit der zu punktierenden Venen, Risiken des jeweiligen Verfahrens für den Patienten und voraussichtliche Verweildauer des Katheters.

Bei nur kurzer Verweildauer reicht gewöhnlich der Zugang von einer peripheren Armvene aus, während bei langer Liegedauer ein zentraler Zugang (V. jugularis, V. subclavia) gewählt werden sollte, da zentrale Katheter eine geringere Infektions- und Thromboserate aufweisen als peripher eingeführte Katheter.

Grundsätzlich dürfen keine Katheter von einer infizierten Hautstelle aus eingeführt werden; ebenso wenig darf die Punktionsstelle im Operationsgebiet liegen.

Lagekontrolle. Bei jedem zentralen Venenkatheter muss die Lage überprüft und ggf. korrigiert werden (korrekte Lage siehe Abb. 26-30), um schwerwiegende Komplikationen zu vermeiden. Zur Lagekontrolle sind zwei Verfahren geeignet: das Röntgenbild des Thorax und die Ableitung des EKG von der Katheterspitze.

Die EKG-Diagnostik ist einfach und ohne großen Aufwand durchzuführen und sollte daher im Narkoseeinleitungsraum der umständlichen und teureren Röntgendiagnostik vorgezogen werden. Die Lage der Katheterspitze im rechten Vorhof ist an einer deutlich erhöhten P-Welle zu erkennen. Bei diesem EKG-Bild muss der Katheter so weit zurückgezogen werden, bis eine normale P-Zacke auf dem Monitor erscheint. Die Spitze liegt nun korrekt in der oberen Hohlvene.

6.6.4 V. basilica und V. cephalica

Von diesen beiden Armvenen eignet sich die **V. basilica** am besten für die Katheterisierung der oberen Hohlvene. Die Vene kann in der Ellenbeuge oder auch distal am Unterarm punktiert werden. Hingegen weist die **V. cephalica** große anatomische Varianten auf. Auch ist es oft nicht möglich, den Katheter über den Bereich der Achselhöhle hinaus in die V. subclavia vorzuschieben.

- **Vorteile** des Verfahrens: meist einfache Punktionstechnik mit geringen Komplikationsmöglichkeiten.
- **Nachteile:** Bei 25–55% aller Patienten gelangt der Katheter beim Vorschieben *nicht in eine zentrale Vene;* häufigste Fehllage ist hierbei die Platzierung in einer Jugularvene.

Fehllagen sind bei der Katheterisierung der V. cephalica wesentlich häufiger als bei der V. basilica. Durch Drehen des Kopfes zum Arm der Punktionsstelle und Anlegen des Kinns an die Schulter soll beim Vorschieben des Katheters die Häufigkeit von Fehllagen in der V. jugularis interna wesentlich vermindert werden. Um die richtige Katheterlage zu objektivieren, ist präoperativ ein Röntgenbild des Thorax erforderlich – ein umständliches und zeitaufwendiges Verfahren. Extrazentrale Lage des Katheters führt meist zu falsch hohen zentralen Venendrücken. Atemschwankungen der Druckkurve sind kein Beweis für eine zentrale Lage der Katheterspitze.

Zubehör: Am häufigsten wird für die periphere Katheterisierung ein geschlossenes Punktionsbesteck mit einem etwa 70 cm langen Katheter verwendet. Die Dicke der Punktionskanüle und des Katheters richtet sich nach den Venenverhältnissen.

Zubehör für die Katheterisierung der V. basilica:
— Geschlossenes Punktionsset mit ca. 70 cm langem Katheter
— 10-ml-Spritze mit Kochsalzlösung
— Tupfer, Desinfektionsmittel, Stauschlauch

Praktisches Vorgehen:

▼ Arm auslagern, im Ellenbogengelenk leicht überstrecken.
▼ Vene stauen, Punktionsstelle desinfizieren, Desinfektionsmittel einwirken lassen, danach abwischen.
▼ Vene mit der Einführungskanüle punktieren, Stahlkanüle zurückziehen, Kunststoffkanüle zunächst im Gefäß belassen.
▼ Katheteransatzstück auf die Kunststoffkanüle setzen, dann den in der Schutzhülle befindlichen Katheter in das Gefäß vorschieben; bei diesem Vorgang bleibt die Sterilität des Katheters gewahrt.
▼ Wenn Katheter weit genug vorgeschoben: Hülle entfernen, Katheterkupplung zerlegen, Kunststoffkanüle entfernen und auf das distale Katheterende schrauben.
▼ Anschließend Mandrin aus dem Katheter entfernen und damit die ungefähre Lage des Katheters abschätzen.
▼ Dreiwegehahn auf das distale Katheterende aufschrauben, intravasale Lage des Katheters durch **Aspiration von Blut** überprüfen, anschließend Katheter mit Kochsalzlösung durchspülen und Infusionslösung einlaufen lassen.
▼ Katheter sicher auf der Haut fixieren.
▼ Postoperativ Röntgenkontrolle der Katheterlage.

6.6.5 V. jugularis interna

Beim Zugang über die rechte V. jugularis interna lässt sich der Katheter nahezu immer in die obere Hohlvene oder im rechten Vorhof platzieren.

Die **Vorteile** einer Katheterisierung der V. jugularis interna sind: in den Händen des Geübten einfache Punktionstechnik mit hoher Erfolgsrate (über 90%); kurzer gerader Verlauf der rechten Vene zur oberen Hohlvene: Möglichkeit der Fehllage gering; guter intraoperativer Zugang zum Katheter für den Anästhesisten; weniger Komplikationen als bei der Katheterisierung der V. subclavia.

Kontraindikationen: Zu den wichtigsten relativen Kontraindikationen einer Katheterisierung der V. jugularis interna gehören:
— Gerinnungsstörungen oder Heparintherapie zum Zeitpunkt der Kanülierung (Seldinger-Technik bevorzugen!).
— Vorangegangene Operationen im Bereich des Halses, z. B. der Schilddrüse, Endarteriektomie der A. carotis.
— Verletzungen oder Tumoren im näheren Bereich der Punktionsstelle.
— Schwierigkeiten bei der richtigen Lagerung des Kopfes für die Punktion.

Topographische Anatomie (▶ Abb. 26-31a bis c): Die V. jugularis interna verläuft im Gefäß-Nerven-Strang des Halses vom Foramen jugulare durch das Trigonum caroticum, danach unter dem medialen Rand des lateralen Kopfes des M. sternocleidomastoideus; hierbei befindet sich die A. carotis communis tiefer und medial von der V. jugularis interna. Hinter dem Sternoklavikulargelenk vereinigt sich die Vene mit der V. subclavia zur V. brachiocephalica.

Aus folgenden Gründen sollte bei der Katheterisierung die rechte V. jugularis interna bevorzugt werden: gerader Verlauf zur oberen Hohlvene; die rechte Lungenspitze steht niedriger als die linke; der Ductus thoracicus befindet sich auf der linken Seite und kann daher nicht versehentlich punktiert werden.

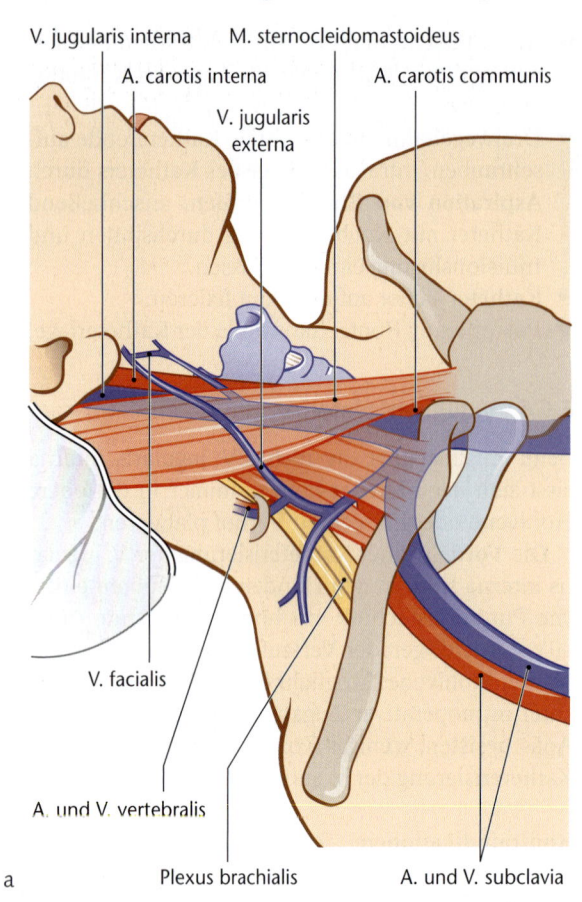

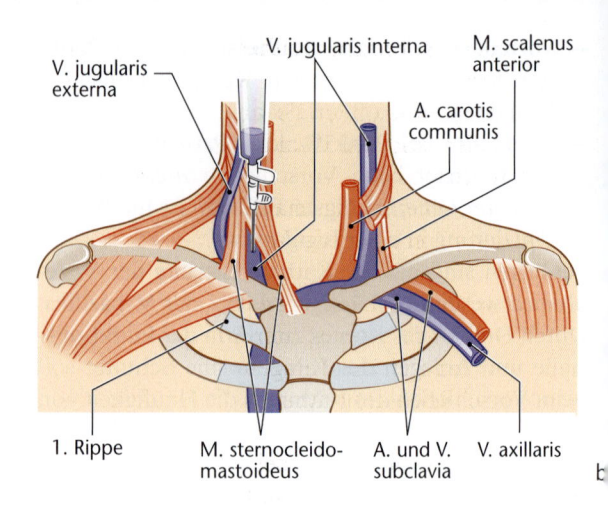

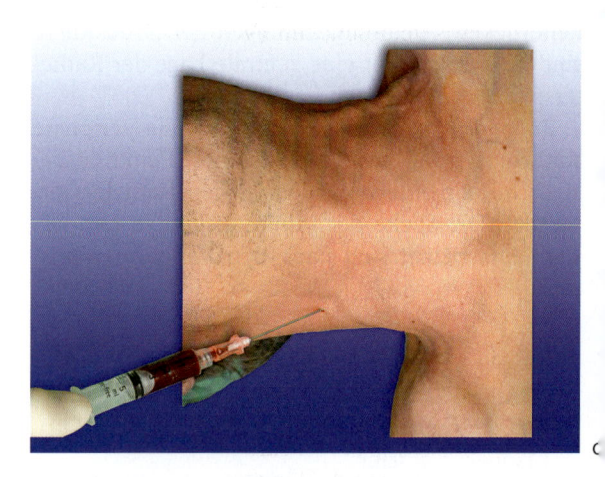

26 Überwachung und Monitoring

Abb. 26-31a und b Katheterisierung der V. jugularis interna.
a) und b) Topographische Anatomie;
c) Punktion der rechten V. jugularis interna in Höhe des Schildknorpels.

Praktisches Vorgehen bei der Katheterisierung:
Für die Katheterisierung der V. jugularis werden verschiedene Zugänge angegeben: zentral, anterior, posterior. Am schonendsten ist die **Seldinger-Technik**; sie sollte vom Anfänger als Erste erlernt werden.

Zentraler Zugang:

▼ Zunächst Kopf-Tieflagerung zur besseren Füllung der Vene und zur Prophylaxe einer Luftembolie; Kopf leicht dorsal flektieren und etwas zur Gegenseite drehen; Verlauf der A. carotis mit den Fingern der linken Hand palpieren.
▼ Händedesinfektion, steriler Kittel, sterile Handschuhe, Mundschutz.
▼ Desinfektion der Haut im Bereich der Punktionsstelle.
▼ Setzen einer Lokalanästhesiequaddel in der Spitze des von den beiden Köpfen des M. sternocleidomastoideus gebildeten Dreiecks: Dieser Punkt befindet sich etwa 2–3 Querfinger oberhalb der Klavikula.
▼ Einführungskanüle (5 cm lang) mit aufgesetzter Spritze mit der rechten Hand in kaudaler Richtung in einem Winkel von 30° zur Haut, von der Mittellinie weg, unter den lateralen Kopf des M. sternocleidomastoideus durch die Quaddel unter ständiger Aspiration vorschieben; die Finger der linken Hand können hierbei die A. carotis fixieren. Einströmen von dunklem Blut in einer Tiefe von etwa 3,5 bis 4,5 cm beim Erwachsenen zeigt die erfolgreiche Punktion der V. jugularis interna an. Beim Abweichen der Kanüle in den medialen Bereich des Dreiecks besteht die Gefahr der Karotispunktion.
▼ Nun die Stahlkanüle zurückziehen (hierbei ist es nicht erforderlich, die Kunststoffkanüle weiter in das Gefäß vorzuschieben); Katheterkupplung aufsetzen und den ca. 30 cm langen Katheter in die obere Hohlvene vorschieben. Bei zu weitem Vorschieben können **Herzrhythmus-**

störungen auftreten. Katheter EKG-gesteuert platzieren.
▼ Danach Kunststoffkanüle aus dem Gefäß herausziehen und am disalen Katheterende verschrauben.
▼ Katheter mit einer Hautnaht sicher fixieren.
▼ Seldinger-Technik siehe Abschnitt 6.7.3.

Anteriorer Zugang: Hierbei wird die Einführungskanüle in der Mitte des M. sternocleidomastoideus an dessen medialen Rand eingestochen und in Richtung auf die gleichseitige Mamille vorgeschoben.

Posteriorer Zugang: Hierbei wird die Einführungskanüle etwa an der Verbindungsstelle zwischen medialem und unterem Drittel des lateralen Randes unter den M. sternocleidomastoideus eingestochen und in Richtung Fossa jugularis parallel zur A. carotis vorgeschoben (Vorsicht: Gefahr der Karotispunktion!).

Spezifische Komplikationen. Zu den spezifischen Komplikationen der Katheterisierung der V. jugularis interna gehören:
— Punktion der A. carotis (sofort Druckverband, um starke Blutung zu vermeiden!); hierdurch gelegentlich massive Hämatombildung mit Kompression der Atemwege, Stimmbandlähmung, zervikaler Nervenschädigung, Horner-Syndrom. Gelegentlich kann eine operative Entlastung erforderlich sein.
— Katheterisierung der A. carotis.
— Pneumothorax und Hämatothorax (meist nur bei Verwendung zu langer Einführungskanülen).
— Verletzung des Plexus brachialis bei zu weit lateraler Punktionsrichtung.
— Luftembolie (vermeidbar durch Kopf-Tieflagerung).
— Verletzung des Ductus thoracicus bei Punktion der linken V. jugularis interna.

6.6.6 V. jugularis externa

Die V. jugularis externa ist ein alternativer Zugangsweg zur oberen Hohlvene, z. B. wenn die V. jugularis interna nicht katheterisiert werden kann. Das Vorschieben des Katheters in die obere Hohlvene wird relativ häufig durch die in der V. jugularis externa vorhandenen Klappen verhindert. Die Erfolgsrate kann durch Verwendung von gebogenen Kathetern mit Stahlmandrin oder Einsatz der Seldinger-Technik mit J-Draht wesentlich verbessert werden.
— Für die Punktion Kopf tief lagern.
— Zur besseren Füllung kann die Vene fingerbreit über der Klavikula durch einen Helfer abgedrückt werden.
— Nach Desinfektion und Lokalanästhesie: Kanüle durch die Hautquaddel vorschieben und dann mit einem „Ruck" durch die Gefäßwand gleiten lassen. Beim langsamen Punktieren weicht die verschiebliche Vene häufig aus.

6.6.7 V. subclavia

Wegen der höheren Komplikationsrate wird die Katheterisierung der V. subclavia mehr und mehr durch den V.-jugularis-interna-Katheter verdrängt. Der Subklaviakatheter weist jedoch einige **Vorteile** auf: bessere Beweglichkeit des Patienten (im Bereich der Intensivmedizin), keine Punktion der tiefen Strukturen des Halses, Lumen aus anatomischen Gründen immer offen und daher auch bei ausgeprägter Hypovolämie katheterisierbar.

Die wichtigsten **Nachteile** sind: relativ hohe Komplikationsrate (abhängig von Übung und Erfahrung des Anästhesisten). Wegen der Pneumothoraxgefahr sollte unmittelbar vor der Narkose nicht oder nur in Ausnahmefällen (z. B. wenn der Thorax intraoperativ eröffnet wird) katheterisiert werden.

Kontraindikationen:
— Gerinnungsstörungen und Antikoagulanzientherapie;
— ausgeprägtes Lungenemphysem;
— schwere Deformitäten der Thoraxwand;
— extreme Kachexie;
— Adipositas;
— Frakturen im Bereich des Schultergürtels.

Topographische Anatomie (▶ Abb. 26-32a und b): Die V. subclavia verläuft als Fortsetzung der V. axillaris vom lateralen Rand der 1. Rippe nach hinten zum medialen Drittel der Klavikula. Hier vereinigt sie sich mit der gleichseitigen V. jugularis interna zur V. brachiocephalica (V. anonyma). Die beiden Vv. brachiocephalicae bilden zusammen die V. cava superior. Die A. subclavia befindet sich dorsokranial bzw. dorsolateral von der V. subclavia.

Die Vene kann supra- oder infraklavikulär punktiert werden. Am häufigsten wird der infraklavikuläre Weg gewählt.

Praktisches Vorgehen:

▼ Kopf-Tieflage zur Prophylaxe der Luftembolie, Kopf leicht zur Gegenseite drehen, Arme an den Körper anlegen, evtl. gleichseitigen Arm leicht nach unten ziehen.
▼ Desinfektion der Haut und Lokalanästhesie der Punktionsstelle und des Periosts.

26 Überwachung und Monitoring

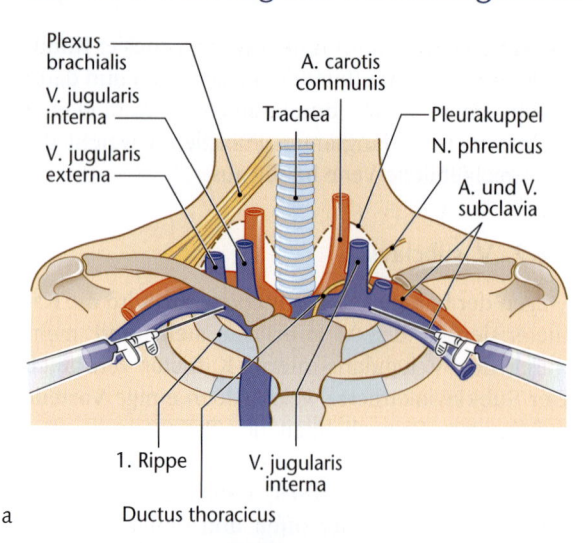

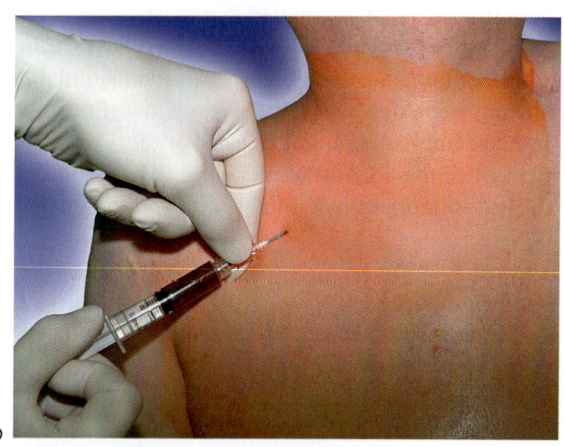

Abb. 26-32a und b Katheterisierung der V. subclavia.
a) Topographische Anatomie;
b) Punktion der rechten V. subclavia.

- Die Punktionsstelle befindet sich etwa in der Medioklavikularlinie in der Mohrenheim-Grube dicht unterhalb der Klavikula.
- Einführungskanüle (5–8 cm lang) mit aufgesetzter Kochsalzspritze durch die Hautquaddel flach zur Haut in Richtung auf den medialen Anteil des Sternoklavikulargelenks bis zum eindeutigen Kontakt mit der Klavikula vorschieben.
- Nun die Kanüle in ständigem Knochenkontakt unter bzw. hinter die Klavikula gleiten lassen. Hierbei dringt die Nadel (unter ständiger Aspiration) zwischen der ersten Rippe und der Klavikula hindurch auf die Rückseite des medialen Klavikuladrittels.
- Schlagartiges Füllen der aufgesetzten Spritze mit dunklem Blut in einer Tiefe von etwa 4–6 cm zeigt die intravasale Lage der Kanülenspitze an. Nun die Kanüle noch 1–2 mm vorschieben, um eine vollständige intravasale Lage der Spitze zu gewährleisten.

- Stahlkanüle zurückziehen und Kunststoffkanüle noch etwas in das Gefäß vorschieben.
- Katheterkupplung aufsetzen und den 30 cm langen Katheter rechts 10–15 cm oder links 15–20 cm weit in die obere Hohlvene vorschieben. Endgültige Platzierung unter EKG-Kontrolle.
- Fixierung des Katheters mit einer Hautnaht.
- Röntgenkontrolle der Katheterlage, wenn keine EKG-gesteuerte Platzierung erfolgte.
- Seldinger-Technik siehe Abschnitt 6.7.3.

Spezifische Komplikationen:
— Pneumothorax; Häufigkeit 2–16%;
— Hämatothorax durch Verletzung der A. subclavia;
— Schädigung des Plexus brachialis;
— Luftembolie (vermeidbar durch Kopf-Tieflagerung).

6.6.8 V. femoralis

Die Punktion der V. femoralis erfolgt unter sterilen Bedingungen unterhalb des Leistenbandes:

- Hautdesinfektion und Lokalanästhesie der Punktionsstelle.
- Palpation der A. femoralis unterhalb des Leistenbandes.
- Kanüle ca. 1 cm medial von der Arterie in leicht schräger kranialer Richtung perkutan vorschieben, bis dunkles Blut frei aspiriert werden kann.
- Danach Vorschieben des Katheters bis kurz unterhalb der Einmündung der Nierenvenen.

Komplikationen: Wegen der hohen Komplikationsrate (aufsteigende Infektion und Thrombosierung) mit der Gefahr **tödlicher Lungenembolien** sollte dieses Verfahren nur noch kurzfristig angewandt werden, wenn andere Verfahren nicht möglich sind.

6.6.9 Allgemeine Komplikationen zentraler Venenkatheter

Bei allen beschriebenen Katheterisierungen der V. cava können folgende Komplikationen auftreten:
— Lokale und systemische Infektionen (Kathetersepsis),
— Thrombose,
— Luftembolie,
— Gefäßperforation,
— Herzperforation,
— Katheterembolie,
— Katheterfehllagen.

Infektionen treten bei zentralen Venenkathetern relativ häufig auf, besonders bei den über periphere Venen eingeführten. Die Infektionen können lokal, aber auch systemisch verlaufen und eine tödliche Sepsis hervorrufen.

Prophylaxe: Einführen des Katheters unter aseptischen Bedingungen und sorgfältige Beobachtung und Pflege der Kathetereintrittsstelle.

Thrombosierungen sind ebenfalls eine typische Komplikation der zentralen Venenkatheter. Hierbei gilt: Je enger das Gefäß, in dem sich der Katheter befindet, desto häufiger treten Thrombosierungen auf. Beim Subklaviakatheter muss bei etwa einem Drittel aller Patienten mit thrombotischen Veränderungen gerechnet werden. Thrombosierungen treten vermutlich bei mehr als 80 % aller Katheter auf, die länger als 24 h liegen bleiben. Die lokale Thrombosierung im intravasalen Anteil des Katheters kann durch eine Antikoagulanzientherapie nicht wesentlich beeinflusst werden.

Luftembolie. Die Gefahr einer Luftembolie besteht vor allem bei der Punktion mit dicken Einführungskanülen, während die Luft durch einen langen und dünnen Katheter nicht so rasch einströmen kann. Die Luftembolie kann durch **Kopf-Tieflagerung** des Patienten während der Katheterisierung vermieden werden. Luftembolie beim Wechsel von Infusionssystemen kann durch Verwendung von Dreiwegehähnen verhindert werden.

Gefäßperforation. Durch eine Perforation der V. subclavia oder V. jugularis interna können erhebliche Blutungen auftreten; Perforationen der V. cava superior sind ebenfalls möglich.

Zur Prophylaxe der Perforation muss der Katheter immer vorsichtig und nicht mit Gewalt in die Gefäße vorgeschoben werden.

Herzperforation. Diese Komplikation ist sehr selten und führt meist zum Tod des Patienten, vermutlich, weil sie nicht rechtzeitig bemerkt wird.

Prophylaxe: Katheter nicht zu weit vorschieben; röntgenologische Kontrolle und Lagekorrektur.

Katheterembolie. Ein Abriss des Katheters führt zur zentralen Katheterembolie, die sofort behandelt werden muss, um tödliche Komplikationen zu vermeiden. Oft gelingt es dem geübten Kardiologen, das Katheterfragment mit Hilfe einer transvenösen Schlinge zu entfernen. Gelegentlich sind eine Thorakotomie und, je nach Lage des Katheters, eine extrakorporale Zirkulation erforderlich, um den Katheter zu entfernen.

Katheterfehllagen sind relativ häufig, besonders beim peripheren Zugang, jedoch meist nicht schwerwiegend. Schlingenbildung wird durch zu weites Vorschieben und anschließendes Zurückziehen des Katheters begünstigt: Sie führt häufig zu Fehllagen des Katheters.

> Zum Ausschluss einer Fehllage des zentralen Venenkatheters muss die Lage immer durch EKG (bei der Platzierung) oder röntgenologisch überprüft und, wenn erforderlich, entsprechend korrigiert werden.

Pneumothorax

Der Pneumothorax ist eine typische Komplikation der V.-subclavia-Punktion, kann jedoch auch, wenngleich extrem selten, bei der Punktion der V. jugularis interna auftreten. Die Häufigkeit soll bei der V.-subclavia-Punktion bis zu 6 % betragen, vermutlich in Abhängigkeit von Geschick und Erfahrung des Arztes, bei der V.-jugularis-Punktion weniger als 0,25 % und bei der V.-jugularis-externa-Punktion praktisch 0 %.

Diagnose. Klinisch manifestiert sich ein Pneumothorax meist erst 2–6 h nach der Punktion, gelegentlich erst nach 12–14 h oder später. Demgegenüber kann sich unter Überdruckbeatmung bereits kurz nach der Punktion ein lebensbedrohlicher Pneumothorax entwickeln. Verminderte Beweglichkeit, hypersonorer Klopfschall und abgeschwächtes Atemgeräusch der betroffenen Thoraxseite sind die wichtigsten klinischen Zeichen des einfachen Pneumothorax während der Narkose. Ein zusätzlicher Blutdruckabfall weist auf Spannungspneumothorax hin. Bei Verdacht sollte die Diagnose sofort durch ein Röntgenbild gesichert werden. In Notsituationen muss der Thorax ohne vorangehendes Röntgenbild drainiert werden.

Therapie. Bei beatmeten Patienten muss sofort eine Thoraxdrainage eingeführt werden, hingegen kann bei wachen, spontan atmenden Patienten mit geringem (< 20 %) und symptomlosem Pneumothorax der weitere Verlauf abgewartet werden. Steht in Notfällen keine Thoraxdrainage zur Verfügung, muss der Pneumothorax über eine großlumige Kanüle entlastet werden.

Prävention. Durch rigorose präventive Maßnahmen kann das Risiko einer Pleurapunktion erheblich reduziert werden. Hierzu gehören:
— Sorgfältige Anleitung und Beaufsichtigung von Anfängern bei der Katheterisierung zentraler

Venen (z. B. mindestens 25 Katheterisierungen bei Anwesenheit eines Mentors);
— keine Subklaviapunktion bei Risikopatienten;
— kein blindes „Stochern" und Suchen, wenn die ersten beiden Punktionsversuche erfolglos sind; stattdessen erfahreneren Arzt hinzuziehen;
— wenn möglich: bevorzugte Katheterisierung der V. jugularis interna anstelle der V. subclavia, besonders für Narkosen.

> Aufsteigen von Luftbläschen in der Spritze sowie Husten, Thoraxschmerzen oder Luftnot während der Punktion weisen auf eine Pleuraverletzung hin. In diesem Fall sollten die Maßnahme sofort abgebrochen und ein Röntgenbild des Thorax angefertigt werden.

Herztamponade

An diese sehr seltene, aber lebensbedrohliche Komplikation sollte immer gedacht werden, wenn bei einem Patienten mit zentralem Venenkatheter ein unerklärlicher Herz-Kreislauf-Kollaps oder ein Herzstillstand auftritt. Die Tamponade entsteht durch Perforation des rechten Vorhofs oder des rechten Ventrikels durch den Seldinger-Führungsdraht, Dilatator oder den Katheter selbst. Die Perforation kann während des Einführens stattfinden, aber auch im späteren Verlauf, da sich bei Venenkathetern, die über die Ellenbeuge oder die V. subclavia eingeführt wurden, die Katheterspitze bei Adduktion des Armes um 2–3 cm in Richtung Herz bewegen kann. Beugung des Ellenbogens mit Platzierung des Armes auf dem Thorax führt zu weiteren Verschiebungen um 2–3 cm. Selbst bei V.-jugaris-interna-Kathetern ist eine Verlagerung der ursprünglich korrekt liegenden Spitze in den rechten Vorhof möglich, wenn der Kopf stark gebeugt wird oder der Katheter über die linke Vene vorgeschoben wurde.

Als **prädisponierende Faktoren** der Herzperforation gelten:
— Venenzugang von der linken Körperhälfte aus,
— Verwendung von Führungsdrähten ohne gebogene Spitze,
— Katheter mit steifer Spitze,
— Fehlplatzierung der Katheterspitze im rechten Vorhof oder Ventrikel,
— Lage der Katheterspitze nicht parallel zur V. cava superior,
— Vorschieben des Katheters über Armvenen (größere Beweglichkeit des Katheters).

Klinisches Bild und Diagnose. Die pathophysiologischen Veränderungen und das klinische Bild hängen in erster Linie vom Volumen und von der Geschwindigkeit ab, mit der das Blut in das Perikard eindringt. Bereits 100–300 ml Blut im Perikard können bedrohliche Symptome hervorrufen, bei Kindern genügen wesentlich geringere Mengen. Typischerweise treten die klinischen Zeichen der katheterbedingten Herztamponade nicht sofort, sondern erst 1–2 Tage nach der Perforation auf und werden daher bei mehr als 70% der Patienten fehlgedeutet. Die Tamponade kann sich andererseits aber auch sehr rasch nach der Perforation entwickeln und zum Tode führen, wenn sie nicht erkannt und der Herzbeutel nicht umgehend entlastet wird. Die Zeichen der katheterbedingten Herztamponade sind unspezifisch; heftiger Thoraxschmerz ist häufig das erste Symptom, gefolgt von einem Abfall des arteriellen Blutdrucks mit begleitender Bradykardie und anschließendem Anstieg des zentralen Venendrucks. Bei einem Teil der Patienten entwickelt sich rasch eine akute Dekompensation mit Herzstillstand, während sich bei einigen Patienten die Tamponade unter Zuwarten wieder löst, weil die Perforationsstelle spontan abgedichtet wird. Bei Herzstillstand ist eine erfolgreiche Wiederbelebung nur dann zu erwarten, wenn der Herzbeutel sofort entlastet wird. Insgesamt beträgt die Letalität der durch Katheter hervorgerufenen Herztamponade mehr als 50%.

Differentialdiagnose der akuten Herztamponade:
— Spannungspneumothorax,
— Rechtsherzversagen,
— akute Lungenembolie,
— Fettembolie,
— Pericarditis constrictiva.

Therapie. Therapeutische Maßnahmen erfolgen häufig zu spät, weil das klinische Bild falsch gedeutet und die Tamponade nicht rechtzeitig erkannt wird. Wichtigste Maßnahme bei Dekompensation ist die umgehende Entlastung des Perikards durch Perikardiozentese; bei anhaltender Hypotension muss allerdings thorakotomiert werden. Der Venenkatheter sollte bereits bei Verdacht zurückgezogen werden, damit keine weitere Infusion oder Injektion von Medikamenten in das Perikard erfolgt.

Prävention. Die katheterbedingte Herzperforation beruht häufig auf unsachgemäßem Vorgehen. Sie kann zumeist vermieden werden, wenn Folgendes beachtet wird:
— Zugang über Venen der rechten Körperhälfte bevorzugen.
— Seldinger-Drähte mit gebogener Spitze oder gerade Drähte mit flexibler Spitze verwenden.
— Führungsdraht, Dilatator und Katheter behutsam vorschieben, kein „Stochern" bei Widerstand.

- Katheterspitze 1–2 cm oberhalb der Karina platzieren, bei großem Sicherheitsbedürfnis 2 cm unterhalb des Unterrandes der Klavikula.
- Bei Kathetern, die über die Kubitalvenen eingeführt wurden, Röntgenkontrolle mit vollständig adduziertem Arm.

6.7 Pulmonaliskatheter

Mit dem Pulmonalarterienkatheter (Balloneinschwemmkatheter, Swan-Ganz-Katheter) können die Pulmonalarteriendrücke und indirekt die Füllungsdrücke des linken Herzens sowie das Herzzeitvolumen gemessen und zusätzlich gemischtvenöse Blutproben entnommen werden. Aus den ermittelten Daten können hämodynamische Variablen berechnet werden, z. B. der pulmonale Gefäßwiderstand, das Schlagvolumen, der koronare Perfusionsdruck usw.

6.7.1 Vierlumiger Pulmonaliskatheter

In ▶ Abbildung 26-33 ist ein vierlumiger Pulmonaliskatheter dargestellt. Dieser Katheter besitzt folgende vier distale Anschlüsse:
- **„Proximal"** verbindet einen Druckaufnehmer mit der Öffnung für den rechten Vorhof. Die Öffnung dient zur Messung des rechten Vorhofdrucks und zur Injektion kalter Lösung für die Messung des Herzzeitvolumens.
- **„Distal"** verbindet einen Druckaufnehmer mit der distalen Öffnung in der Katheterspitze. Hierüber werden die Pulmonalarteriendrücke gemessen.
- **Ballonzuleitung.** Über diese Öffnung wird der Ballon an der Katheterspitze mit Luft gefüllt. Bei geblocktem Ballon und richtiger Lage der Spitze in einer peripheren Pulmonalarterie wird nun über das distale Lumen der *Lungenkapillaren-Verschlussdruck (Wedge-Druck)* gemessen.
- **Thermistorverbindung.** Dieser Stecker wird mit dem Kabel des Herzzeitvolumencomputers verbunden; vom Stecker führt ein Kabel zum Thermistor im distalen Bereich des Pulmonaliskatheters.

> **Messgrößen des vierlumigen Pulmonaliskatheters:**
> - rechter Vorhofdruck (RAP) bzw. zentraler Venendruck (ZVD)
> - Pulmonalarteriendrücke: systolisch, diastolisch, Mitteldruck
> - Lungenkapillaren-Verschlussdruck (Wedge-Druck, PCWP = pulmonary capillary wedge pressure)
> - Herzzeitvolumen

Praktisch bestehen beim herzgesunden Patienten folgende Beziehungen:
- Der linke Vorhofdruck (LAP) entspricht angenähert dem Wedge-Druck (PCWP) oder dem diastolischen Pulmonalarteriendruck (▶ Abb. 26-34).
- Der linke Vorhofdruck entspricht angenähert dem linksventrikulären enddiastolischen Druck (LVEDP); somit ist der Wedge-Druck ein indirektes Maß für den LVEDP, allerdings nur über einen Bereich von 5–25 mmHg.

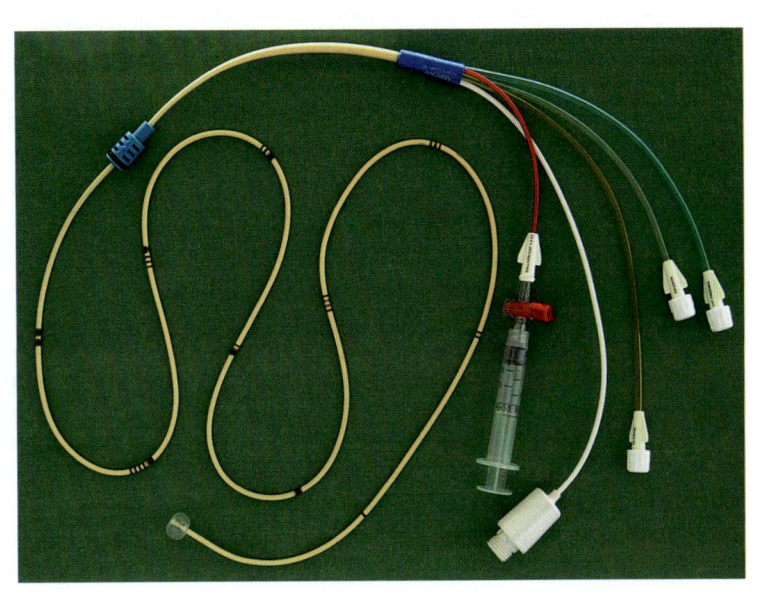

Abb. 26-33 Pulmonaliskatheter mit Anschluss für HZV-Messung nach der Thermodilutionsmethode.

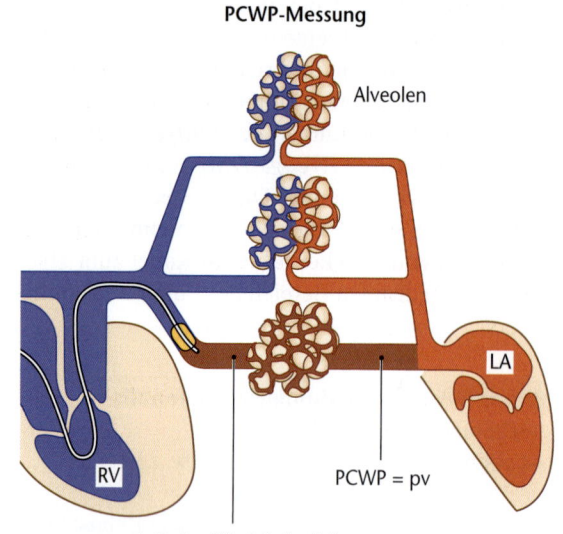

PCWP-Messung

Abb. 26-34 Messung des Lungenkapillaren-Verschlussdrucks (PCWP): Der Ballon blockiert den Zufluss des Blutes zur Pulmonalarterie. Hierdurch entsteht eine (statische) Flüssigkeitssäule distal von der Katheterspitze, die sich, gewissermaßen als Verlängerung des Katheters, auf die venöse Seite des Lungenkreislaufs erstreckt. Der mit Flüssigkeit gefüllte Katheter und die statische Blutsäule (im Bild dunkler) messen den Druck distal der Blutsäule, d. h. in den Lungenvenen (PCWP = pv). Da zwischen den Lungenvenen und dem linken Vorhof praktisch kein Druckgradient besteht, entspricht der Lungenkapillaren-Verschlussdruck dem linken Vorhofdruck. RV = rechter Ventrikel; LA = linker Vorhof.

— Der LVEDP ist proportional dem linksventrikulären enddiastolischen Volumen (LVEDV), jedoch in Abhängigkeit von der individuellen Compliance (Volumendehnbarkeit) des Ventrikels, d. h., nicht immer ist eine lineare Beziehung zwischen LVEDP und LVEDV vorhanden.

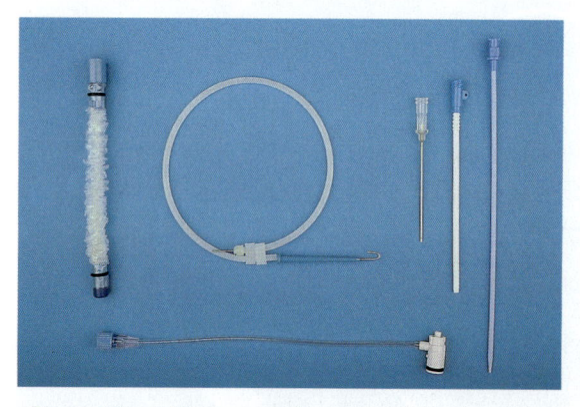

Abb. 26-35 Schleusenbesteck zum Einführen des Pulmonaliskatheters (Seldinger-Technik).

— Die Größe des Herzzeitvolumens des rechten Ventrikels ist identisch mit dem des linken Ventrikels.

6.7.2 Indikationen

Der Pulmonaliskatheter wird vor allem zur perioperativen Überwachung schwer herzkranker Patienten eingesetzt. Hierbei dienen die ermittelten Messwerte häufig als Grundlage für die medikamentöse Behandlung. Der Pulmonaliskatheter gehört zur Stufe der umfassenden Überwachung und bedarf wegen seiner Komplikationsmöglichkeiten einer strengen Indikationsstellung. Solche Indikationen können z. B. sein:
— Chirurgie bestimmter Herzfehler (siehe Kap. 46),
— größere chirurgische Eingriffe beim schwer Herzkranken,
— erhebliche Kreislaufinstabilität, z. B. durch hypovolämischen Schock, Sepsis, ausgedehnte Verbrennungen,
— intrakranielle Eingriffe in sitzender Position,
— Verdacht auf Lungenembolie,
— akutes Lungenversagen.

6.7.3 Einführen des Pulmonaliskatheters

Der Pulmonaliskatheter wird zumeist mit Hilfe der Seldinger-Technik über eine Schleuse in der rechten V. jugularis interna in eine Pulmonalarterie eingeführt, alternativ auch über die linke V. jugularis interna, V. subclavia oder eine Vene der Ellenbeuge (bevorzugt links). Hierbei wird der Katheter unter **kontinuierlicher Kontrolle der auftretenden Drücke** auf dem Monitor des Verstärkers durch das rechte Herz in die A. pulmonalis bzw. Wedge-Position vorgeschoben. Die jeweilige Lage der Katheterspitze kann anhand der Druckkurven genau bestimmt werden, dennoch empfiehlt sich die Einführung des Katheters unter Röntgenkontrolle, weil hiermit Fehllagen und Schlingenbildung verhindert bzw. rechtzeitig erkannt werden können. Die verwendeten Katheter haben die Größen 7 F oder 5 F und können durch entsprechende 7-F- bzw. 5-F-Schleusen eingeführt werden.

Da beim Einführen des Pulmonaliskatheters Herzrhythmusstörungen auftreten können, sollte ein **Defibrillator** bereitstehen.

Einführen der Katheterschleuse: Die Katheterschleuse wird mit Seldinger-Technik in das Gefäß eingeführt. Hierzu stehen komplette Schleusenpunktionsbestecke zur Verfügung (▶ Abb. 26-35), bei deren Einführen ein strikt aseptisches Vorgehen

6 Herz-Kreislauf-Funktion 26

(steriler Kittel, sterile Handschuhe, Mundschutz) erforderlich ist.

- Wenn Patient wach: zunächst Infiltration der Punktionsstelle mit einem Lokalanästhetikum.
- Danach sorgfältige Desinfektion der Haut im Bereich der Punktionsstelle; Abwischen des Desinfektionsmittels nach kurzer Einwirkzeit; steriles Abdecken der Punktionsstelle mit einem Lochtuch. Steriles Ablagetuch auf den Bauch oder Thorax des Patienten.
- Vene mit der im Besteck vorhandenen Stahlkanüle punktieren und den Seldinger-Draht mit dem weichen Ende voran durch die Kanüle in das Gefäß einführen und weit genug vorschieben (▶ Abb. 26-36a).
- Danach Stahlkanüle über den Draht vollständig zurückziehen und beiseite legen; hierbei den Draht nicht versehentlich wieder herausziehen.
- Nun die Punktionsstelle im Bereich des Drahts durch einen kleinen Schnitt mit dem Skalpell erweitern, damit die Schleuse ohne Gewalt bzw. Zerreißung der Vene vorgeschoben werden kann (▶ Abb. 26-36b).
- Anschließend die Schleuse zusammen mit dem Dilatator vorsichtig in das Gefäß einführen und so weit vorschieben, bis beide Katheter sicher intravasal liegen (▶ Abb. 26-36c).

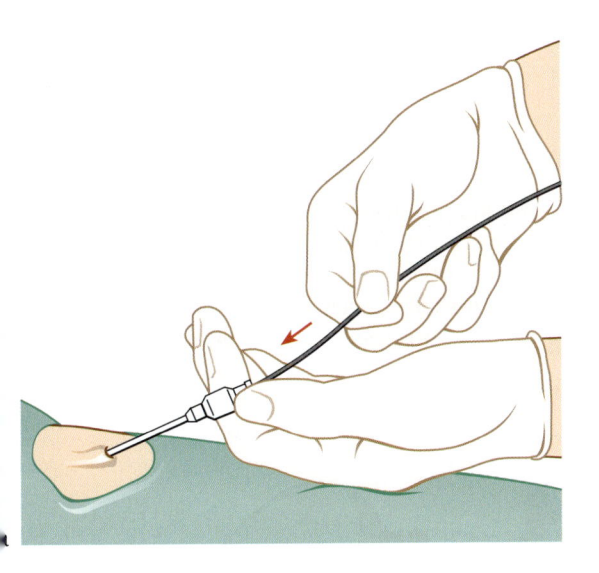

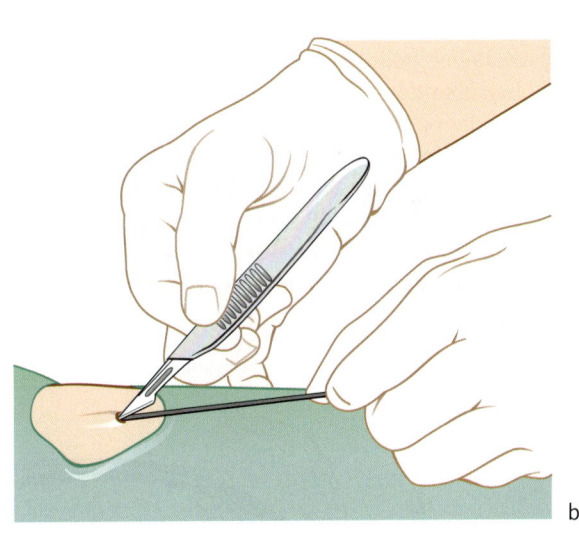

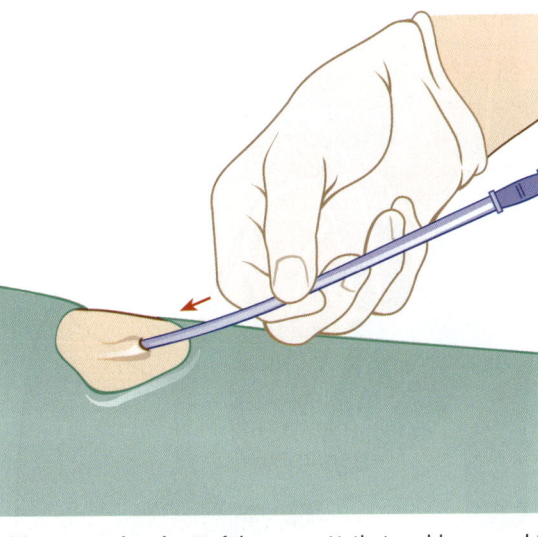

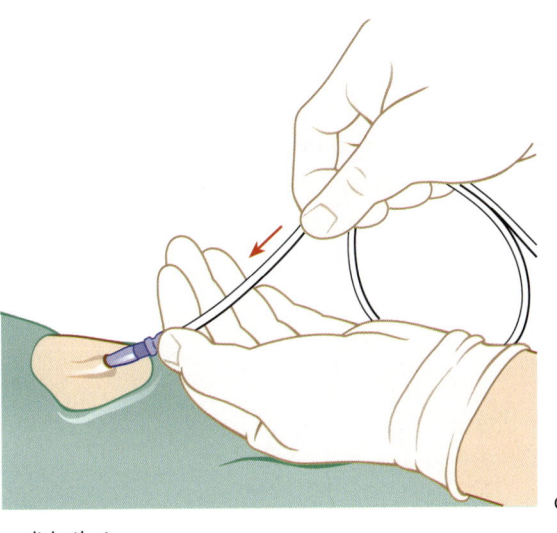

Abb. 26-36a bis d Einführen von Katheterschleuse und Pulmonaliskatheter:
a) Punktion der Vene und Vorschieben des Seldinger-Drahtes in das Gefäß;
b) Inzision der Haut und Subkutis im Bereich der Punktionsstelle nach Entfernen der Punktionskanüle;
c) Vorschieben von Dilatator und Katheterschleuse über den Seldinger-Draht in das Gefäß;
d) Einführen des Katheters über die Schleuse nach Entfernen des Dilatators.

26 Überwachung und Monitoring

- Danach den Führungskatheter durch die im Gefäß verbleibende Schleuse herausziehen.

Einführen des Pulmonaliskatheters:

- Anschlüsse „distal" und „proximal" des Pulmonaliskatheters mit Dreiwegehähnen versehen, beide Lumina mit Kochsalzlösung füllen; danach den Anschluss „distal" mit einem Druckaufnehmer verbinden und das System an einen Verstärker anschließen; Druckaufnehmer abgleichen und kalibrieren.
- Nun den Pulmonaliskatheter langsam durch die Katheterschleuse, unter kontinuierlicher Druckkontrolle auf dem Monitor, herzwärts vorschieben (▶ Abb. 26-36d).
- Bei Eintritt des Katheters in die obere Hohlvene 1,5 ml Luft in den Ballon injizieren, damit der Katheter beim weiteren behutsamen Vorschieben über den rechten Vorhof durch die Trikuspidalklappe in den rechten Ventrikel und von dort durch die Pulmonalklappe in eine Lungenarterie eingeschwemmt werden kann (▶ Abb. 26-37). Der aufgeblasene Ballon erleichtert nicht nur das „Einschwemmen" des Katheters, sondern schützt das Herz auch vor der harten Katheterspitze.

- Sobald auf dem Monitor die Wedge-Druckkurve erscheint (▶ Abb. 26-38a bis d), wird der Ballon entblockt. Bei richtiger Lage der Katheterspitze muss danach die Pulmonalarteriendruckkurve sichtbar sein. Die meisten Katheter gelangen in den *rechten* Mittel- oder Unterlappen. Auf dem Schirm des Bildwandlers kann der Positionswechsel des Katheters unmittelbar beobachtet werden.

Wedge-Position: Die Spitze des Katheters ist eingekeilt und bewegt sich nicht.

Pulmonalarterienposition: Die Katheterspitze bewegt sich mit jeder Herzaktion rhythmisch mehrere Zentimeter hin und her.

- Beim Einschwemmen in den rechten Ventrikel können salvenartige **Extrasystolen** oder eine **ventrikuläre Tachykardie** ausgelöst werden.

Behandlung: Katheterlage korrigieren, *Lidocain*. Wegen dieser möglichen Komplikation sollte immer ein *Defibrillator* beim Einführen des Katheters bereitstehen.

Ist der Katheter beim Zugang über die V. jugularis interna oder V. subclavia nach Vorschieben von etwa 40–60 cm noch nicht in die Pulmonalarterie gelangt, so sollte er, bei entblocktem Ballon, zurückgezogen und nach erneuter Blockung wieder vorgeschoben werden, um eine Knoten-

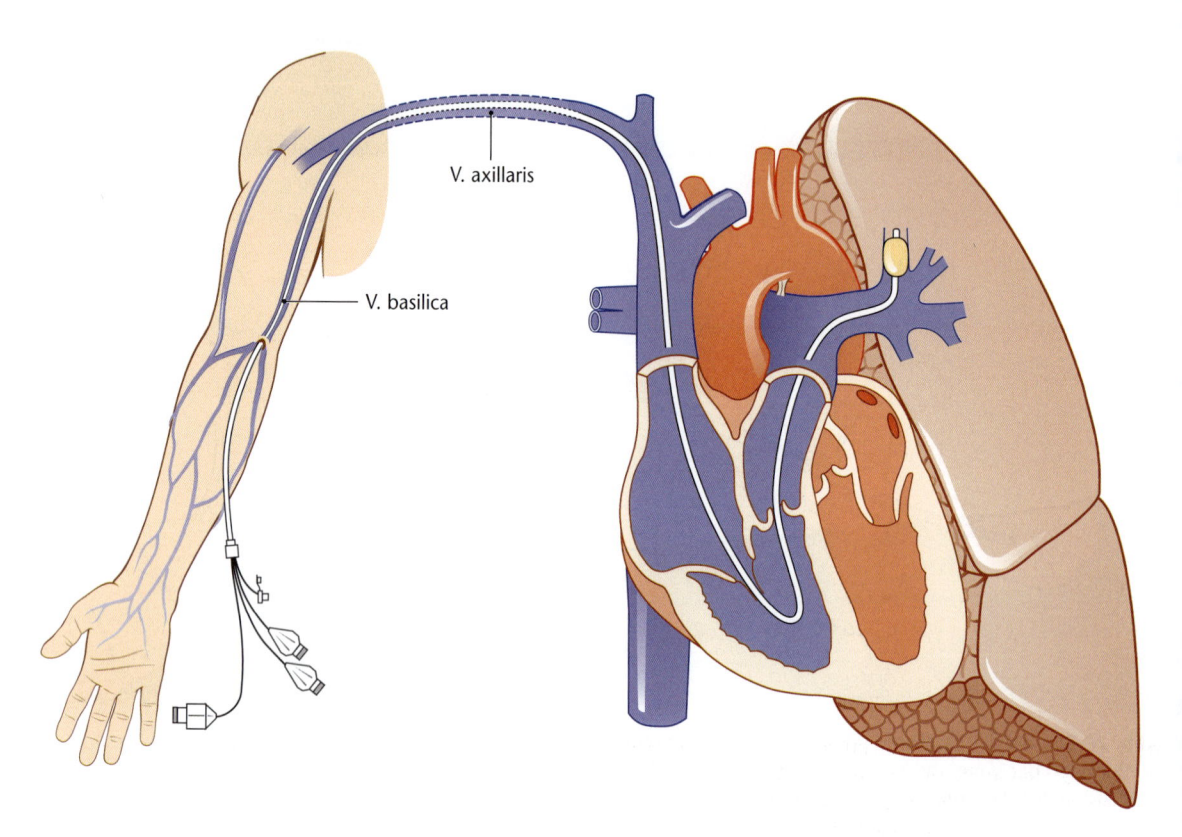

Abb. 26-37 Weg des Pulmonaliskatheters (links); Spitze bei geblocktem Ballon in Wedge-Position (rechts).

bildung zu vermeiden. Beim Zugang von der Ellenbeuge aus sollte der Katheter nach 80–85 cm die Pulmonalarterie erreicht haben.

- Bei richtiger Lage (Pulmonalarteriendruckkurve bei entblocktem Ballon, Wedge-Druckkurve bei geblocktem Ballon) Schleuse herausziehen und den Katheter so fixieren, dass ein kleiner Abschnitt außen steril bleibt, damit die Lage, wenn erforderlich, korrigiert werden kann (besser: Schutzhülle verwenden). Denn nicht selten verändert der Pulmonaliskatheter nach einer gewissen Zeit durch die hämodynamischen Einwirkungen seine Position. Auch sollte die Katheterlage so früh wie möglich röntgenologisch kontrolliert bzw. dokumentiert werden.
- Nun den Anschluss „proximal" des Katheters ebenfalls mit einem Druckaufnehmer verbinden und den rechten Vorhofdruck bzw. zentralen Venendruck kontinuierlich registrieren.
- Im weiteren Verlauf die Position des Katheters regelmäßig anhand der auf dem Monitor angezeigten Druckkurven überwachen. Hierbei gilt:

⚡ Die Wedge-Position der Pulmonaliskatheterspitze darf nur für die kurze Zeit des Messvorgangs beibehalten werden, um eine Infarzierung des Gebietes jenseits des blockierten Pulmonalarterienastes zu vermeiden.

6.7.4 Messungen mit dem Pulmonaliskatheter

Messgrößen des Pulmonaliskatheters und ihre Normalwerte sind in ▶ Tabelle 26-10 zusammengefasst,

Tab. 26-10 Messgrößen des Pulmonaliskatheters und ihre Normalwerte

Messgröße	Normalwert
zentraler Venendruck	1–10 mmHg (Mittel 5 mmHg)
rechter Vorhofdruck	–1 bis +8 mmHg (Mittel 4 mmHg)
rechter Ventrikel: systolisch enddiastolisch	15–28 mmHg (Mittel 24 mmHg) 0–8 mmHg (Mittel 4 mmHg)
Pulmonalarterie: systolisch diastolisch Mitteldruck	15–28 mmHg (Mittel 24 mmHg) 5–16 mmHg (Mittel 10 mmHg) 10–22 mmHg (Mittel 16 mmHg)
Wedge-Druck	5–16 mmHg (Mittel 9 mmHg)
Herzzeitvolumen	4–6,5 l/min

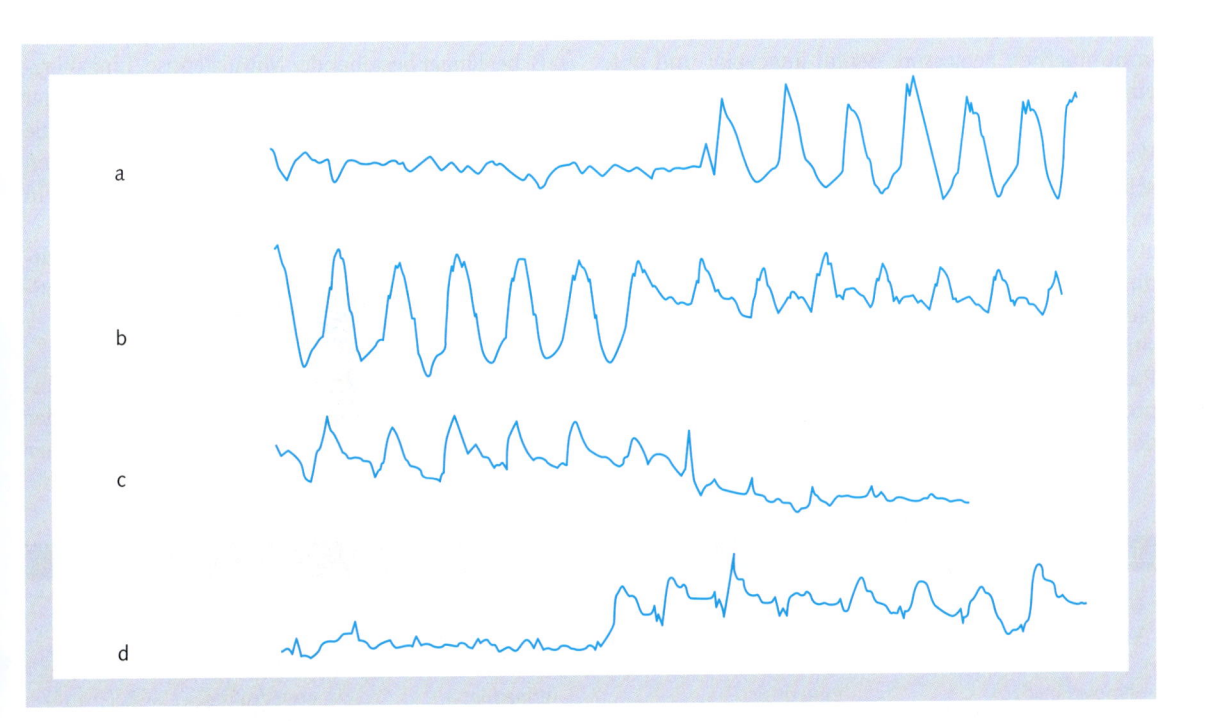

Abb. 26-38a bis d Druckkurven auf dem Monitor beim Vorschieben des Pulmonaliskatheters in die Wedge-Position.
a) Vom rechten Vorhof in den rechten Ventrikel;
b) vom rechten Ventrikel in die A. pulmonalis;
c) von der A. pulmonalis in die Wedge-Position;
d) nach Entblocken des Ballons gleitet der Katheter aus der Wedge-Position zurück in die A. pulmonalis.

Tab. 26-11 Hämodynamische Normalwerte und O₂-Parameter		
Parameter	Mittelwert	Bereich
Schlagvolumen (ml)	75	60–90
Systemischer Gefäßwiderstand (Dyne $\times$ s $\times$ cm^{-5})	1200	800–1600
Pulmonaler Gefäßwiderstand (Dyne $\times$ s $\times$ cm^{-5})	80	40–180
Arterieller O₂-Gehalt (ml/dl)	18	16–20
Gemischtvenöser O₂-Gehalt (ml/dl)	14	13–15
Arteriovenöse O₂-Gehaltdifferenz, av-DO₂ (ml/dl)	4	3–5
Sauerstoffverbrauch (ml/min)	225	200–250

weitere hämodynamische und O₂-Parameter in ▶ Tabelle 26-11.

Pulmonalarteriendrücke. Um den Pulmonalarteriendruck (PAP) zu messen, wird ein Druckaufnehmer mit dem Anschluss „distal" des Katheters verbunden. Nach Nullabgleich und Kalibrierung kann der Pulmonalarteriendruck bei entblocktem Ballon kontinuierlich gemessen, digital angezeigt und auf einem Schreiber registriert werden (Tab. 26-10).

Wedge-Druck (PCWP, Lungenkapillaren-Verschlussdruck). Um den Wedge-Druck zu messen, muss der Ballon an der Katheterspitze *vorsichtig* mit etwa 1 bis max. 1,5 ml Luft geblockt werden: Hierdurch schwemmt sich der Katheter nach einigen Herzaktionen mit dem Blutstrom in die „Wedge-Position", d. h., er klemmt sich gewissermaßen in den Pulmonalarterienast ein, so dass kein Blut mehr von proximal durch dieses Gefäß strömen kann, solange der Ballon aufgeblasen ist. Darum wird der in dieser Position der Katheterspitze gemessene Druck auch als „Verschlussdruck" bezeichnet. Er entspricht bei gesunden und oft auch bei kranken Herzen dem Druck im linken Vorhof bzw. dem linksventrikulären enddiastolischen Druck. Der PCWP schwankt mit dem Atemzyklus, insbesondere unter Überdruckbeatmung. Bei *Mitralinsuffizienz* können hohe v-Wellen auftreten, die nicht mit der Pulmonalarteriendruckkurve verwechselt werden dürfen.

Liegt der linke Vorhofdruck über 25 mmHg, so ist die Korrelation mit dem Wedge-Druck nicht mehr so eng. Das gilt in gleicher Weise für die Anwendung eines PEEP von mehr als + 10 cmH₂O bei der Beatmung.

Folgende **Fehlermöglichkeiten** müssen beim Messen des Wedge-Drucks beachtet werden:
— **PCWP höher als LAP (LVEDP):** Mitralstenose; erhöhter Atemwegsdruck (PEEP); linker Vorhoftumor (selten).
— **PCWP niedriger als LAP (LVEDP):** LVEDP > 25 mmHg; steifer linker Ventrikel; vorzeitiger Schluss der Mitralklappe (Aorteninsuffizienz).

Ist es nicht möglich, den Katheter in Wedge-Position zu platzieren, so kann auch der **enddiastolische Pulmonalarteriendruck** (PAEDP) mit hinreichender Genauigkeit als Näherungswert für den linken Vorhofdruck herangezogen werden, allerdings nur, solange keine pulmonale Hypertonie besteht bzw. der pulmonale Gefäßwiderstand nicht erhöht ist, wie z. B. bei länger bestehender Mitralstenose, Linksherzinsuffizienz oder Lungenerkrankung, bei denen der PAEDP über dem PCWP liegt. Auch bei Tachykardie kann der diastolische Pulmonalarteriendruck wegen der verkürzten diastolischen Füllungszeit höher sein als der PCWP (Tab. 26-10).

Der Wedge-Druck ist vor allem beim **Low-Output-Syndrom** eine wichtige differentialdiagnostische Größe (▶ Tab. 26-12).

Herzzeitvolumen. Die Messung des Herzzeitvolumens mit dem Pulmonaliskatheter erfolgt nach der Thermodilutionsmethode, einer Modifikation der

Tab. 26-12 Wedge-Druck bei der Differentialdiagnose des Low-Output-Syndroms			
Ursache des Low-Output-Venendrucks	rechter Vorhofdruck	Wedge-Druck	diastolischer oder zentraler Pulmonalarteriendruck
Hypovolämie	erniedrigt	erniedrigt	erniedrigt
Linksherzinsuffizienz	normal oder erhöht	erhöht	erhöht
Rechtsherzinsuffizienz	erhöht	normal	normal
pulmonale Hypertonie	erhöht	normal	höher als Wedge-Druck
Lungenembolie	erhöht	normal	höher als Wedge-Druck
Herztamponade	erhöht	erhöht	erhöht

Farbstoffverdünnungsmethode, bei der die Kälte als Indikator dient. Durch Injektion einiger ml kalter Kochsalz- oder Glukoselösung wird das Blut kurzzeitig abgekühlt. Der Wechsel der Bluttemperatur wird in seinem zeitlichen Verlauf vom Thermistor an der Spitze des Katheters gemessen und an den Computer weitergeleitet, der den Blutfluss aus der Fläche unter der Temperaturkurve nach der Stewart-Hamilton-Gleichung integriert:

$$HZV = \frac{V_I (T_B - T_I) K_1 K_2}{T_B(t)dt}$$

(V_I = Injektatvolumen; T_B = Bluttemperatur; T_I = Injektattemperatur; K_1 = Dichtefaktor (Injektat/Blut); K_2 = Berechnungskonstante; $T_B(t)dt$ = Wechsel der Bluttemperatur als Funktion der Zeit)

Das Herzzeitvolumen ist umgekehrt proportional der Fläche unter der Temperaturkurve ($T_B(t)dt$), d. h., je kleiner die Fläche, desto größer das Herzzeitvolumen und umgekehrt. Um Störungen des Messvorgangs zu erkennen, sollten die Temperaturkurven auf einem Schreiber aufgezeichnet werden. Zu niedrige Kurven (= falsch hohes Herzzeitvolumen) entstehen durch zu geringes Injektatvolumen oder zu geringe Temperaturdifferenz zwischen Injektat und Blut. Unregelmäßige Kurven treten auf bei schlechter Durchmischung des Kältebolus, Schwankungen des Blutdrucks oder der Herzfrequenz während der Injektion oder durch Kontakt des Thermistors mit der Gefäßwand.

Praktisches Vorgehen:

- Bereitstellen einer ausreichenden Zahl von Spritzen, die mit dem Injektat bekannter Temperatur (z. B. 1 °C) gefüllt sind.
- Anschluss des Thermistors an Pulmonaliskatheter und Computer.
- Einstellen des Injektatvolumens und der Temperaturdifferenz zwischen Blut und Injektat.
- Injektion der kalten Lösung innerhalb weniger Sekunden (< 4 s) in den proximalen Anschluss des Pulmonaliskatheters. Hierbei jede Erwärmung des Injektats in den Händen des Untersuchers vermeiden. Die Injektion sollte immer zum gleichen Zeitpunkt des Atemzyklus erfolgen, um vergleichbare Ergebnisse zu erhalten, am besten am Ende der Exspiration.
Die Injektion des Kältebolus kann bei einigen Patienten zu einer kurzzeitigen Bradykardie führen. Vorhofflimmern ist ebenfalls beschrieben worden.
- Registrierung der Temperaturkurve und Ablesen des errechneten Wertes.

Das Herzzeitvolumen wird aus drei unmittelbar hintereinander gemessenen Werten ermittelt.

6.7.5 Komplikationen des Pulmonaliskatheters

Insgesamt ist die Morbidität durch Pulmonalarterienkatheter niedrig. Die wichtigsten Komplikationen sind:

Supraventrikuläre und ventrikuläre Arrhythmien. Sie können beim Vorschieben des Katheters durch das Herz auftreten; ventrikuläre Tachykardien, Kammerflimmern, Rechts- oder Linksschenkelblock oder kompletter Herzblock sind ebenfalls beobachtet worden.

Therapiebedürftige ventrikuläre Extrasystolen treten bei etwa 3% aller Patienten auf.

Ballonruptur. Der Ballon kann durch zu starkes Blocken oder auch spontan rupturieren. Hierbei gelangt die Luft aus dem Ballon in das Blut. Die Komplikation ist harmlos, wenn kein Rechts-links-Shunt besteht; liegt ein Shunt vor, so sollte der Ballon prophylaktisch mit CO_2 gefüllt werden.

Lungeninfarkt. Kann entstehen, wenn der Katheter zu lange in der Wedge-Position bleibt. Um diese Komplikation zu vermeiden, ist eine sorgfältige Überwachung der Druckkurven auf dem Monitor erforderlich. Gelegentlich keilt sich auch der ungeblockte Katheter in die Wedge-Position ein und muss dann etwas zurückgezogen werden.

Gefäßruptur. Wird der Ballon zu stark geblockt, so kann eine evtl. tödliche Ruptur eines Pulmonalarterienastes auftreten. Um diese Komplikation zu vermeiden, muss der Ballon langsam und mit minimalem Volumen geblockt werden. Die Rupturgefahr ist erhöht bei alten Patienten, pulmonaler Hypertonie und Hypothermie; des Weiteren bei zu weit nach distal vorgeschobener Spitze. Die Komplikation manifestiert sich als Hämoptyse, bei massiver Blutung als Schock bzw. Herzstillstand. Bisher sind 50 Fälle von Pulmonalarterienruptur beschrieben worden. Die Therapie ist weitgehend symptomatisch; bei massiver Blutung sollte mit einem Doppellumen-Tubus intubiert werden, evtl. gefolgt von einer chirurgischen Intervention.

Schädigungen des Herzklappenendokards können bereits nach wenigen Stunden Liegezeit des Katheters auftreten. Darum sollte der Katheter immer nur so kurz wie nötig belassen werden.

Knotenbildung tritt sehr leicht auf, wenn der Katheter zu weit in den rechten Ventrikel vorgeschoben wird, ohne in die Pulmonalarterie zu gelangen. Beim Zugang über die rechte V. jugularis interna sollte nach spätestens 60 cm die Pulmonalarterie erreicht sein, beim Zugang von der Ellenbeuge aus nach etwa 80–85 cm.

Abgesehen von diesen spezifischen Komplikationen können durch den Pulmonaliskatheter zusätzlich die typischen Komplikationen zentraler Venenkatheter auftreten.

Insgesamt wird die Rate größerer Komplikationen (Perforation der Lungenarterie, Lungeninfarkt, therapiebedürftige Herzrhythmusstörungen, Sepsis) mit 3,5% angegeben, die Gesamtkomplikationsrate mit 14,9%.

6.8 Gemischtvenöse Sauerstoffsättigung (svO_2)

Die Sauerstoffsättigung im Blut der *A. pulmonalis* wird als gemischtvenöse O_2-Sättigung bezeichnet. Dieses Blut stellt ein repräsentatives Gemisch von Blut aus sämtlichen Teilkreisläufen des Organismus dar. Das Blut wird aus der distalen Leitung des Pulmonaliskatheters entnommen; die Messung erfolgt mit dem CO-Oxymeter. Alternativ kann die gemischtvenöse O_2-Sättigung kontinuierlich über einen fiberoptischen Katheter in der A. pulmonalis gemessen werden.

Die gemischtvenöse Sättigung hängt von folgenden Faktoren ab:

$$svO_2 = \frac{saO_2 - \dot{V}O_2}{13{,}9 \times HZV \times HB}$$

($\dot{V}O_2$ = Sauerstoffverbrauch; 13,9 = Konstante Bindungskapazität von Hb [ml/10g])

Die Formel verdeutlicht, dass ein Abfall der arteriellen O_2-Sättigung, des Herzzeitvolumens, der Hämoglobinkonzentration oder ein erhöhter O_2-Verbrauch zum Abfall der gemischtvenösen Sauerstoffsättigung führt. Eine stark erniedrigte svO_2 ist in der Regel Hinweis auf eine eingeschränkte Sauerstoffversorgung der Gewebe bzw. auf einen Abfall des Herzzeitvolumens (siehe auch av-DO_2, Abschnitt 5.2.9). Klinisch gilt:

> Ein Abfall der svO_2 auf 60% und weniger ist Zeichen der Gewebehypoxie. Diese Veränderung geht den klinischen Zeichen der Hypoxie bzw. gestörten Vitalfunktionen oft voran. Normale oder erhöhte svO_2-Werte schließen allerdings eine signifikante regionale Hypoxie nicht aus.

Wann und warum fällt die gemischtvenöse Sauerstoffsättigung ab? Nimmt die Sauerstoffzufuhr (DO_2) an die Gewebe aufgrund einer Hypoxämie, Anämie, eines verminderten HZV oder einer Kombination dieser Faktoren ab, extrahieren die peripheren Gewebe kompensatorisch mehr Sauerstoff aus dem Blut, d. h., die Sauerstoffextraktionsrate nimmt zu, ebenso die arteriovenöse Sauerstoffgehaltsdifferenz (av-DO_2). Ab einer kritischen DO_2-Schwelle von ca. 7 ml/kg/min hängt der O_2-Verbrauch von der Sauerstoffzufuhr (DO_2) ab, und ein weiterer Abfall der DO_2 führt zum Abfall des O_2-Verbrauchs, erkennbar an folgenden Auswirkungen:
— Laktatazidose,
— Störungen der Organfunktion,
— Instabilität,
— schließlich Tod des Organismus.

6.9 Zentralvenöse Sauerstoffsättigung ($scvO_2$)

Im Gegensatz zur gemischtvenösen Sauerstoffsättigung wird die zentralvenöse O_2-Sättigung im Blut der oberen Hohlvene gemessen. Dieses Blut repräsentiert den venösen Rückstrom aus der oberen Körperhälfte und weist eine etwas niedrigere O_2-Sättigung auf als das Blut in der unteren Hohlvene. Liegt kein Schockzustand vor, besteht eine gute Korrelation zwischen svO_2 und $scvO_2$; im Schockzustand verlaufen die Werte gleichsinnig, jedoch nicht mehr so eng gekoppelt: Die $scvO_2$-Werte liegen bei kardiovaskulärer Instabilität höher als die svO_2-Werte und dürfen daher nicht als alleiniger Parameter für die Beurteilung des Patientenzustands herangezogen werden, sondern nur zusammen mit anderen Parametern der Vitalfunktionen.

6.10 HZV-Messung durch Pulskonturanalyse

Durch eine Analyse der arteriellen Pulskontur kann das Herzzeitvolumen kontinuierlich und ohne einen Pulmonaliskatheter gemessen werden. Anstelle des Pulmonaliskatheters wird ein Thermodilutionskatheter in eine Arterie (bevorzugt die A. femoralis) eingeführt und unter Verwendung eines Pulskonturalgorithmus das HZV berechnet. Die anfängliche Kalibrierung des Pulskontur-Herzzeitvolumens erfolgt durch eine transpulmonale Thermodilutionsmessung. Hierbei werden ein kalter Kochsalzbolus in einen zentralen Venenkatheter injiziert, die sich ergebende Temperaturverlaufskurve im arteriellen System vom Thermodilutionskatheter registriert und hieraus vom Gerät das HZV nach der Stewart-Hamilton-Gleichung berechnet. Die Messung ist unabhängig vom Atemzyklus. Zusätzlich berechnet das Gerät aus der transpulmonalen Thermodilution das kardiale Preload, das intrathorakale Blutvolumen und das extravasale Lungenwasser.

Unter Verwendung des transpulmonal bestimmten HZV, der Herzfrequenz, des integrierten Wertes für die Fläche unter dem systolischen Anteil der Druckkurve, der Compliance der Aorta und der Form der Druckkurve (Druckänderung über die Zeit, dp/dt) wird kontinuierlich das Pulskontur-HZV berechnet.

Insgesamt werden mit dem kommmerziellen PICCO-plus-System kontinuierlich folgende Parameter aus der arteriellen Druckkurve berechnet:
— Pulskontur-HZV (PC-HZV) in l/min oder PC-Herzindex (PC-CI) in l/min/m^2),
— arterieller Blutdruck (systolisch, diastolisch, Mittel),
— Herzfrequenz,
— Schlagvolumen (SV) oder Schlagvolumenindex (SVI), Schlagvolumenvariation,
— Pulsdruckvariation,
— systemischer Gefäßwiderstand,
— linksventrikulärer Kontraktilitätsindex dp/dt$_{max}$.

6.11 Transösophageale Echokardiographie

Die transösophageale Echokardiographie ermöglicht eine Beurteilung verschiedener kardiovaskulärer Funktionsparameter und anatomischer Strukturen:
— Funktion der Herzklappen,
— Beweglichkeit der Ventrikelwände,
— Volumina der Ventrikel,
— Blutflusscharakteristik in der Aorta ascendens und descendens,
— Diagnose der Luftembolie.

Des Weiteren könnte die transösophageale Echokardiographie für die intraoperative Überwachung von Patienten mit kritischer koronarer Herzkrankheit von großem Nutzen sein, da das Verfahren spezifischer bei der Aufdeckung von Myokardischämien ist als der Pulmonalarterienkatheter und das EKG.

Derzeit wird der Einsatz der transösophagealen Echokardiographie vor allem für Herzoperationen und für Operationen an der thorakalen Aorta empfohlen, weiter bei Patienten mit schweren Ventrikelfunktionsstörungen und für die Einschätzung einer therapierefraktären perioperativen Hypotension bzw. Herzinsuffizienz. Für den intraoperativen Einsatz der transösophagealen Echokardiographie benötigt der Anästhesist eine entsprechende Schulung und Weiterbildung.

7 Körpertemperatur

Veränderungen der Körpertemperatur treten relativ häufig bei chirurgischen Eingriffen auf. Neugeborene und Kleinkinder sind wegen ihrer relativ großen Oberfläche besonders durch Auskühlung bedroht. Während ein leichter Anstieg oder Abfall der Körpertemperatur im Allgemeinen ohne schwerwiegende Reaktionen toleriert wird, können bei Abkühlung unter 34 °C oder Anstieg der Körpertemperatur um mehr als 2–3 °C über den Normwert erhebliche Störungen auftreten. Lebensbedrohlich ist insbesondere die maligne Hyperthermie, eine Komplikation, die sofort erkannt und behandelt werden muss (siehe Kap. 32).

Abgesehen von kurzen Eingriffen sollte daher die Körpertemperatur während jeder Narkose kontinuierlich überwacht werden.

Die Messung der Körpertemperatur kann an verschiedenen Stellen durchgeführt werden:
— **Ösophagus.** Die Temperatur im unteren Ösophagus entspricht am ehesten der Temperatur des Aortenblutes (Kerntemperatur). Die Spitze der Thermosonde muss, zwischen Herz und Aorta, im unteren Ösophagus platziert werden.
— **Rektum.** Die Rektaltemperatur ist nicht repräsentativ für die Kerntemperatur, weil sie von der Durchblutung der Schleimhaut abhängt und außerdem der Kot als Isolator wirken kann.
— **Äußerer Gehörgang.** Entspricht relativ genau der Temperatur des zum Gehirn strömenden Blutes. Die Messung im Gehörgang ist zuverlässig, allerdings besteht beim Einführen der Sonde die *Gefahr der Trommelfellperforation*. Außerdem kann die Messung durch als Isolator wirkendes Zerumen verfälscht werden.
— **Pharynx und oberer Ösophagus.** Repräsentativ für die Temperatur der Atemgase. Beim Einführen Gefahr von Nasenbluten.
— **Axilla.** Hängt von der Durchblutung ab und ist für die intraoperative Überwachung nicht geeignet.
— **Haut.** Hängt von der Durchblutung der Subkutis ab. Wird durch Schwitzen, Strahlung und Konduktion beeinflusst. Zur intraoperativen Überwachung nicht geeignet.

Die Messung der Körpertemperatur erfolgt am besten kontinuierlich mit elektronischen Geräten, die auch tiefe Temperaturen erfassen können, nicht hingegen mit herkömmlichen Fieberthermometern.

7.1 Anästhetika und Temperaturregulation

Unter physiologischen Bedingungen wird die Körpertemperatur in einem engen Bereich von 36,5 bis 37,5 °C konstant gehalten. Überschreiten der Temperatur führt zu Schwitzen und Vasodilatation, Abfall zu Vasokonstriktion und Kältezittern. Die Regulation der Körpertemperatur erfolgt im Hypothalamus. Alle Anästhetika beeinträchtigen die Funktion des Hypothalamus und verschieben die thermoregulatorische Schwelle: Während normalerweise die Vasokonstriktion bei einem Gradienten zwischen Körperkerntemperatur und Hauttemperatur am Unterarm von 4 °C einsetzt, verschieben Anästhetika konzentrationsabhängig den Schwellenwert in den tieferen Bereich. In Narkose beträgt der Wärmeverlust etwa 210 kcal/h (vorwiegend durch Konvektion und Abstrahlung), die Wärmeproduktion hingegen nur ca. 60 kcal/h.

> Ohne wärmeschützende Maßnahmen fällt bei allen anästhesierten Patienten die Körperkerntemperatur ab, wenn die Temperatur im Operationssaal weniger als 21 °C beträgt. Hierbei wird die Auskühlung durch Klimaanlagen mit laminarem Flow erheblich beschleunigt.

Weitere begünstigende Faktoren der intraoperativen Hypothermie sind:
— Eröffnung großer Körperhöhlen: Verluste durch Verdampfung,
— Zufuhr großer Mengen kalter Infusionslösungen und Blutkonserven,
— höheres Lebensalter: niedrigerer Schwellenwert für Vasokonstriktion.

In der ersten Stunde einer Anästhesie fällt die Körperkerntemperatur um ca. 1 °C ab, auch wenn die Wärmeverluste über die Haut zu diesem Zeitpunkt nur sehr gering sind. Ursache des initialen Temperaturabfalls ist eine durch Anästhetika ausgelöste periphere Vasodilatation, durch die Körperwärme aus dem Kern in die Peripherie umgeleitet wird.

Regionalanästhesie. Je nach Ausdehnung beeinflussen auch Spinal- und Periduralanästhesie die Temperaturregulation: Die Schwelle für Kältezittern wird in den tieferen Bereich verschoben, vermutlich weil durch die Anästhesie der Zustrom von Kältesignalen aus der Peripherie zum Hypothalamus unterbrochen und hierdurch dem Temperaturregulationszentrum eine normale Körpertemperatur „vorgetäuscht" wird.

7.2 Auswirkungen der leichten Hypothermie (33–35 °C)

Für den Anästhesisten sind vor allem die Auswirkungen der leichten Hypothermie auf den **Stoffwechsel von Anästhetika und Muskelrelaxanzien** von Bedeutung. Durch den verzögerten Metabolismus wird die Wirkung zahlreicher Substanzen, vor allem der Muskelrelaxanzien, verlängert. Ähnliche Effekte sind auch für Propofol nachgewiesen worden.

Des Weiteren sollen bei leichter Hypothermie die **intraoperativen Blutverluste** signifikant höher sein als bei normothermen Patienten, vermutlich bedingt durch eine Hemmung der Thrombozytenfunktion. Zu beachten ist außerdem, dass die Labortests der plasmatischen Gerinnung temperaturabhängig reagieren.

Für den Chirurgen von Bedeutung sind Untersuchungen, nach denen die Hypothermie zu einer **gesteigerten Wundinfektionsrate** führen soll, möglicherweise aufgrund einer verminderten Funktionsfähigkeit der polymorphkernigen neutrophilen Granulozyten.

Postoperatives Kältezittern. Bei hypothermen Patienten führt das postoperative Kältezittern in der Wiedererwärmungsphase zu einer erheblichen Steigerung des Sauerstoffverbrauchs. Hierdurch kann bei Patienten mit koronarer Herzkrankheit eine Myokardischämie ausgelöst werden. Des Weiteren kann die gesteigerte Noradrenalinfreisetzung zu ventrikulären Tachyarrhythmien führen.

7.3 Prophylaxe und Therapie der Hypothermie

Abgesehen von den Auswirkungen der Hypothermie auf den Organismus führt die erforderliche Nachbeatmung eines stark ausgekühlten Patienten zu einer erheblichen Bindung von Personal und Ressourcen in der postoperativen Phase. Daher sollte eine Hypothermie möglichst vermieden werden.

Prophylaxe. Während die Umverteilung der Körpertemperatur vom Kern zur Peripherie nicht verhindert werden kann, lassen sich weitere Verluste durch intraoperative Anwendung einer Warmluftdecke gewöhnlich vermeiden. Bei Neugeborenen und Kleinkindern ist zudem eine Erhöhung der Temperatur im Operationssaal erforderlich (siehe Kap. 39).

Postoperative Wiedererwärmung. Die Aufwärmung hypothermer Patienten im Aufwachraum kann ebenfalls mit einer Warmluftdecke erfolgen. Hierbei erfolgt das Aufwärmen schneller und mit weniger Kältezittern als bei Verwendung einer angewärmten Wolldecke. Wärmestrahler sind angenehm für den Patienten, aber weniger effektiv als Warmluftdecken.

Das für den Patienten zumeist sehr unangenehme Kältezittern in der postoperativen Phase kann durch folgende Medikamente behandelt werden:
— Pethidin, 25–50 mg i. v.; Wirkdauer 20–30 min,
— Clonidin, 75–150 µg i. v.,
— Ketanserin, 10 mg i. v.

8 Urinausscheidung

Bei allen größeren und lang dauernden Eingriffen (über 2 h) sollten ein Blasenkatheter gelegt und die Urinausscheidung kontinuierlich überwacht werden. Anhand der Urinausscheidung können Nieren- und Herz-Kreislauf-Funktion während der Narkose innerhalb bestimmter Grenzen beurteilt werden.

> ! Normale Urinausscheidung (> 1 ml/kg/h) weist auf ausreichenden Flüssigkeits- und Blutersatz sowie ein ausreichendes Herzzeitvolumen hin.

Oligurie oder Anurie während der Narkose kann folgende Ursachen haben:
— Verstopfter, dislozierter oder abgeknickter Blasenkatheter,
— zu niedriger renaler Perfusionsdruck,
— Hypovolämie,
— Wirkungen von Anästhetika,
— Obstruktion der unteren Hohlvene durch chirurgische Manipulationen,
— tiefe Hypothermie.

Die **Behandlung** richtet sich nach der zugrunde liegenden Ursache, z. B.: Obstruktion des Blasenkatheters beseitigen, Hypovolämie korrigieren, renalen Perfusionsdruck steigern, Diuretika (z. B. Furosemid).

9 Muskelrelaxierung

Der Grad der Muskelrelaxierung wird häufig anhand klinischer Zeichen eingeschätzt. Für eine objektive Beurteilung eignet sich ein Nervenstimulator (siehe Kap. 7).

10 Anästhesielabor

In unmittelbarer Nähe der Operationssäle sollte sich ein Anästhesielabor befinden, in dem die wichtigsten dringlichen Blutuntersuchungen durchgeführt werden können. Hierzu gehören u. a.:
— Hämoglobin und Hämatokrit,
— Serumelektrolyte,
— arterielle Blutgase und Säure-Basen-Parameter,
— Gerinnungsstatus und Thrombozyten,
— Blutzucker,
— Serumosmolarität.

11 Narkoseprotokoll

Alle wichtigen erhobenen Daten werden in das Narkoseprotokoll eingetragen. Die Protokollierung vitaler Parameter erhöht die Sicherheit für den Patienten, weil der Anästhesist auf diese Weise zu einer lückenlosen Überwachung des Patienten angehalten wird.

Das Narkoseprotokoll dient jedoch nicht nur der Überwachung des Patienten, vielmehr werden alle mit der Narkose in Zusammenhang stehenden wichtigen Daten und Komplikationen im Narkoseprotokoll festgehalten. Hierdurch wird das Protokoll auch zu einem juristischen Dokument, mit dem der Anästhesist bei gerichtlichen Auseinandersetzungen Rechenschaft über die von ihm während der Narkose durchgeführten Maßnahmen ablegen kann.

Die Protokollierung beginnt bei der präoperativen Visite, umfasst die gesamte Narkose sowie die postoperative Aufwachphase und endet gewöhnlich mit der Entlassung des Patienten aus dem Aufwachraum. Das Narkoseprotokoll sollte in doppelter Ausfertigung geführt werden; zu empfehlen sind spezielle Vordrucke, die nach Art einer Checkliste aufgebaut sind und elektronisch ausgewertet werden können.

Literatur

Cholley BP, Payen D: Noninvasive techniques for measurements of cardiac output. Curr Opin Crit Care. 2005 Oct;11(5):424–9.

Felbinger TW, Goepfert MS, Goresch T, Goetz AE, Reuter DA: [Accuracy of pulse contour cardiac index measurements during changes of preload and aortic impedance] Anaesthesist. 2005 Aug;54(8):755–62.

Hall JB: Searching for evidence to support pulmonary artery catheter use in critically ill patients. JAMA. 2005 Oct 5;294(13):1693–4. No abstract available.

Johansen JW, Sebel PS: Development and clinical application of electroencephalographic bispectrum monitoring. Anesthesiology 2000;93:1336–44.

Kalenda Z: Mastering Infrared Capnography. Kerckebosch, Zeist 1989.

Lake CL, Hines R, Blitt CD: Clinical Monitoring. WB Saunders Comp. 2000

Larsen R, Ziegenfuß T: Beatmung, 3. Aufl. Springer, Berlin–Heidelberg–New York 2004.

List WG, Osswald PM, Hornke I: Komplikationen und Gefahren in der Anästhesie, 4. Aufl. Springer, Berlin–Heidelberg–New York 2003.

List WF, Metzler H, Pasch T (Hrsg.): Monitoring in Anästhesie und Intensivmedizin. Springer, Berlin–Heidelberg–New York 1998.

Lüderitz B: Herzrhythmusstörungen, Diagnostik und Therapie, 5. Aufl. Springer, Berlin–Heidelberg–New York 1998.

Murphy G, Szokol J, Marymont J, Avram M, Vender J: Retrograde air embolization during routine radial artery catheter flushing in adult cardiac surgical patients. Anaesthesiology 2004;101:614–19.

O'Connor MF, Daves SM, Tung A, et al.: BIS Monitoring to prevent awareness during general anesthesia. Anesthesiology 2001;94:520–2.

Pinsky MR, Payen D (eds.): Functional hemodynamic monitoring. Update in intensive care and emergency medicine, Vol. 42. Springer, Heidelberg 2005.

Pittman J, Bar-Yosef S, SumPing J, Sherwood M, Mark J: Continuous cardiac output monitoring with pulse contour analysis: a comparison with lithium indicator dilution cardiac output measurement. Crit Care Med. 2005 Sep;33(9):2015–21.

Reuter DA, Goepfert MS, Goresch T, Schmoeckel M, Kilger E, Goetz AE: Assessing fluid responsiveness during open chest conditions. Br J Anaesth. 2005 Mar;94(3):318–23.

Reuter DA, Goetz AE: Messung des Herzzeitvolumens. Anaesthesist. 2005 Nov;54(11):1135–53.

Scherer, R: Intraoperative Wärmekonservierung. Viel Lärm um heiße Luft? Anaesthesist 46:81, 1997.

Schuster M, Nave H, Piepenbrok S, et al.: The carina as a landmark in central venous catheter placement. Br J Anaesth 2000;85:192–4.

Sebel P, Bowdle A, Ghoneim MM, Rampil IJ, Padilla RE, Gan TJ, Domino KB: The incidence of awareness during anesthesia: a multicenter United States Study. Anesth Analg 2004;99:833–9.

Sebel PS, Fitch PS (eds.): Monitoring the Central Nervous System. Blackwell Science, Oxford 1994.

Shah MR, Hasselblad V, Stevenson LW, Binanay C, O'Connor CM, Sopko G, Califf RM: Impact of the pulmonary artery catheter in critically ill patients: meta-analysis of randomized clinical trials. JAMA. 2005 Oct 5;294(13):1664–70.

Wilhelm W, Bruhn J, Kreuer S (Hrsg.): Überwachung der Narkosetiefe. Grundlagen und klinische Praxis. Deutscher Ärzte Verlag, Köln 2005.

Zander R, Mertzlufft F: The Oxygen Status of Arterial Blood. Karger, Basel 1991.

Metaanalyse/System. Review

Pedersen R, Dyrlund Pedersen B, Moller AM. Pulse oxymetry for perioperative monitoring (Cochrane Review) In: The Corachane Library Issue 2, 2001. Oxford: Update Soft.

Leitlinien/Empfehlungen

AARC Clinical Practice Guideline. Capnography/Capnometry during mechanical ventilation. Respir Care 1995; 40(12):1321-1324

American Society of Anesthesiologists: ASA-Standards, Guidelines and Statements. Standards for Basic Anesthetic Monitoring. www.asahg.org. 2005.

American Society of Anesthesiologists. Practice Guidelines for Pulmonary Artery Catheterization. 2002. www.asahq.org/PublicationsAnd Services/

American Society of Anesthesiologists. Practice Guidelines for intraoperative awareness and brain function monitoring. 2005. www.ahaq.org

Deutsche Gesellschaft für Anästhesiologie und Intensivmedizin, Berufsverband Deutscher Anästhesisten: Entschließungen, Empfehlungen, Vereinbarungen, 3. Aufl. 1999.

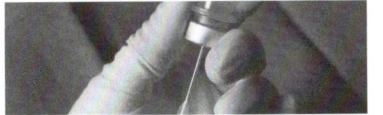

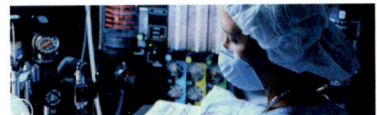

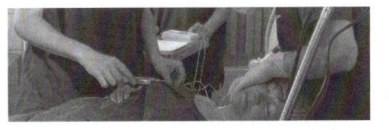

27 Perioperative Flüssigkeits- und Elektrolyttherapie

Inhaltsübersicht

1 Einführung 743

2 Körperflüssigkeiten 744
2.1 Verteilung 744
2.2 Zusammensetzung 744
  2.2.1 Maßangaben für Elektrolyte 745
2.3 Beziehungen zwischen den Kompartimenten . 745
  2.3.1 Osmose und osmotischer Druck 745
  2.3.2 Osmolarität 746
  2.3.3 Interstitielle Flüssigkeit und Plasmavolumen 746

3 Regulation von extrazellulärem Volumen und Osmolarität 747

4 Normaler Flüssigkeits- und Elektrolytbedarf 748

5 Störungen des Flüssigkeits- und Elektrolytgleichgewichts 748
5.1 Volumen und Osmolarität 749
  5.1.1 Isotone Dehydratation 749
  5.1.2 Hypertone Dehydratation 750
  5.1.3 Hypotone Dehydratation 750
  5.1.4 Isotone Hyperhydratation 751
  5.1.5 Hypertone Hyperhydratation 751
  5.1.6 Hypotone Hyperhydratation 751
5.2 Elektrolytstörungen 752
  5.2.1 Kalium 752
  5.2.2 Kalzium 755
  5.2.3 Magnesium 756

6 Perioperativ eingesetzte Infusionslösungen 757

6.1 Kristalloide Lösungen 757
  6.1.1 Vollelektrolytlösungen 757
  6.1.2 Isotone Kochsalzlösung (0,9%) ... 757
  6.1.3 Ringer-Laktatlösung 758
  6.1.4 Ringer-Laktat in Glukose 5% 758
  6.1.5 Glukoselösung 5% 758
6.2 Kolloidale Lösungen 759
  6.2.1 Hydroxyäthylstärke (HAES) 759
  6.2.2 Gelatine 761
  6.2.3 Dextrane 762
6.3 Wirkungen von Infusionslösungen auf die Blutgerinnung 762
6.4 Infusionslösungen und Nierenfunktion ... 762
6.5 Infusionslösungen und Magen-Darm-Trakt ... 763
  6.5.1 Splanchnikusperfusion 763
  6.5.2 Funktion des Magen-Darm-Trakts ... 763
6.6 Lungenfunktion 763

7 Intraoperative Routine-Flüssigkeitszufuhr 763
7.1 Erhaltungsbedarf 763
7.2 Große Operationen 764
7.3 Der dehydrierte Patient 764
  7.3.1 Einschätzung des Flüssigkeitsgleichgewichts 764
  7.3.2 Diagnose 764

8 Gefahren der Flüssigkeitstherapie 765
8.1 Zu viel Volumen 765
8.2 Zu viel freies Wasser 766
8.3 Zu viel Salz 766

9 Akuter Volumenersatz 766

Literatur 767

1 Einführung

Chirurgischer Eingriff und Narkose sowie Pharmakotherapie und bestimmte Erkrankungen können das Flüssigkeits- und Elektrolytgleichgewicht des chirurgischen Patienten erheblich verändern und dadurch besonders die *Herz-Kreislauf-Funktion* beeinträchtigen.

Die perioperative Flüssigkeitstherapie ist darauf ausgerichtet, dieses Gleichgewicht zu erhalten oder wiederherzustellen. Sie ist daher ein wichtiger Bestandteil der anästhesiologischen Behandlungsmaßnahmen. Die Therapie umfasst im Wesentlichen die intravenöse Zufuhr von kristallinen Lösungen und Elektrolyten sowie von kolloidalen Lösungen, Blut und Blutderivaten. Für eine angemessene Therapie ist Folgendes wichtig:

- Physiologie der Körperflüssigkeiten,
- Veränderungen der Körperflüssigkeiten durch Operation, Narkose, Erkrankung und Vorbehandlung,
- Einschätzung dieser Veränderungen durch klinische Beobachtung und mit Hilfe von Laborparametern.

2 Körperflüssigkeiten

2.1 Verteilung

Der erwachsene Mensch besteht etwa zur Hälfte seines Körpergewichts aus Wasser; der Rest ist feste Substanz.

Gesamtkörperwasser. Das Gesamtkörperwasser variiert mit Geschlecht, Alter und Körperbau. Neugeborene bestehen zu 70–80% ihres Körpergewichts aus Wasser, Männer zu 55% und Frauen zu 45%. Allerdings ist die individuelle Schwankungsbreite groß. Praktisch gilt jedoch:
- **Je mehr Fett, desto weniger Wasser; je älter, desto „trockener".**

Das Gesamtkörperwasser ist in Kompartimenten verteilt, die durch Zellmembranen voneinander getrennt sind. Die beiden Hauptkompartimente sind:
- Extrazellulärflüssigkeit (ECF),
- Intrazellulärflüssigkeit (ICF).

Ein kleines Kompartiment umfasst die transzelluläre Flüssigkeit; sie besteht aus den Sekreten von Magen-Darm-Trakt, Tracheobronchialsystem, dem exkretorischen System der Nieren und Drüsen sowie dem Liquor cerebrospinalis und dem Augenkammerwasser.

Die **Intrazellulärflüssigkeit** umfasst 30% des Körpergewichtes, die **Extrazellulärflüssigkeit** hingegen 20%.

Aus praktischen und theoretischen Erwägungen wird die Extrazellulärflüssigkeit weiter unterteilt in:
- Interstitielle Flüssigkeit,
- Plasmavolumen.

Interstitielle Flüssigkeit (ISF) ist die Flüssigkeit außerhalb der Zellen und der Blutgefäße. Sie macht etwa 15% des Körpergewichtes aus.

Plasmavolumen (PV) ist die Flüssigkeit innerhalb des Gefäßsystems, jedoch außerhalb der Blutzellen. Das Plasmavolumen beträgt etwa 5% des Körpergewichtes. Werden die zellulären Bestandteile hinzugerechnet, so gilt Folgendes:
- **Das Gesamtblutvolumen beträgt 7,5% des Körpergewichtes.**

Diese Zahl sollte sich der Anästhesist wegen ihrer praktischen Bedeutung merken. Sie gilt jedoch nur für Erwachsene!

Wie viel extrazelluläre Flüssigkeit sich im Gefäßsystem befindet, hängt in erster Linie vom onkotischen Druck der Plasmaproteine ab. Unter physiologischen Bedingungen stehen Gefäßraum und intravasales Volumen miteinander in einem ausgewogenen Gleichgewicht – Voraussetzung für einen ausreichenden venösen Rückstrom zum Herzen. Regelmechanismen für dieses Gleichgewicht sind unter anderen die Mobilisierung von Proteinen über Lymphbahnen sowie die Vasokonstriktion. Für den Anästhesisten ist wichtig, dass Veränderungen der Extrazellulärflüssigkeit mit Veränderungen der interstitiellen Flüssigkeit und des Plasmavolumens einhergehen.

! Um das Blutvolumen aufrechtzuerhalten, muss also das normale extrazelluläre Volumen erhalten werden.

2.2 Zusammensetzung

Die großen Kompartimente unterscheiden sich ganz wesentlich in der Zusammensetzung ihrer Bestandteile. Während Wasser als freies Lösungsmittel sich praktisch ungehindert in allen Kompartimenten verteilen kann, ist die Ausbreitung der gelösten Substanz begrenzt.

Praktisch wichtig ist für den Anästhesisten vor allem die **Extrazellulärflüssigkeit,** weil sie als *Plasma* leicht für eine Laboranalyse zugänglich ist, während die Zusammensetzung der intrazellulären Flüssigkeit unter klinischen Bedingungen nicht untersucht werden kann. Außerdem variiert wahrscheinlich die Zusammensetzung der Intrazellulärflüssigkeit in den einzelnen Geweben.

Von klinischer Bedeutung für die Anästhesie ist besonders die **Ionenzusammensetzung** der Flüssigkeiten (▶ Tab. 27-1).

Natrium ist das Hauptkation der extrazellulären Flüssigkeit; Chlorid und Bikarbonat sind die Hauptanionen. Interstitielle Flüssigkeit und Plasma besitzen nahezu die gleiche Ionenzusammensetzung, nur ist im Plasma die Konzentration der nichtdiffusiblen Proteine höher.

Kalium und Magnesium sind hingegen die Hauptkationen der Intrazellulärflüssigkeit, während die Natriumkonzentration hier sehr niedrig ist. Hauptanionen sind Phosphate und Proteine bei niedriger Bikarbonat- und sehr niedriger Chloridkonzentration.

2 Körperflüssigkeiten

Tab. 27-1 Ionenzusammensetzung der Körperkompartimente (nach Schmidt/Thews: Physiologie, 28. Aufl., Springer, Berlin 2001)

	Plasma	interstitiell	intrazellulär
Kationen mmol/l:			
Na^+	142	144	10
K^+	4	4	150
Ca^{2+}	2,5	1,25	0
Mg^{2+}	1,5	0,75	15
gesamt (mmol/l)	150	150	180
Anionen mmol/l:			
Cl^-	103	114	2
HCO_3^-	27	30	10
SO_4^{2-}	0,5	0,5	10
HPO_4^{2-}	1	1	50
org. Säuren	5	5	≈ 0
Proteine	16	1	63
gesamt (mmol/l)	152,5	150,5	135
Osmolyte (mosmol/kg)	290	290	290

Die unterschiedliche Ionenzusammensetzung in den Kompartimenten beruht auf aktiven, energieverbrauchenden Transportmechanismen. Im Gleichgewicht hängen die intrazelluläre Natrium- und Kaliumkonzentration vor allem ab von
— der Geschwindigkeit, mit der Natrium aus der Zelle und Kalium in die Zelle gepumpt wird (Adenosin-Triphosphatase-System);
— der Geschwindigkeit, mit der die Ionen entlang dem elektrochemischen Gradienten diffundieren.

2.2.1 Maßangaben für Elektrolyte

In der Klinik werden für die Elektrolyte verschiedene Maßangaben verwendet:
— Die **Konzentration** ergibt sich, wenn der Elektrolytgehalt in einem Flüssigkeitsvolumen bestimmt wird. Die Einheit ist z. B. mg/100 ml. Dieses Maß ist jedoch für das Verständnis biologischer Vorgänge ohne Bedeutung.
— **Äquivalente oder Milliäquivalente** ergeben sich aus der relativen Atommasse und der Anzahl der Ladungen von Ionen (Wertigkeit):

$$1 \text{ Milliäquivalent (mval)} = \frac{\text{relative Atom- bzw. Molekülmasse (mg)}}{\text{Wertigkeit}}$$

In der Medizin werden die Kationen oder Anionen in mval angegeben. 1 mval besitzt immer eine gleich große Anzahl von positiven oder negativen Ladungen. In einer Lösung entspricht die Anzahl der positiven Ladungen immer der Anzahl der negativen Ladungen, so dass Elektroneutralität herrscht. Die Maßeinheit für Lösungen ist mval/l.

Die Maßangabe mg/100 ml kann nach folgender Formel für Kationen und Anionen in die Maßangabe mval/l umgerechnet werden:

$$\text{mval/l} = \frac{\text{mg/100 ml} \times 10 \times \text{Wertigkeit}}{\text{relative Atom- bzw. Molekülmasse (mg)}}$$

Im SI-Einheiten-System werden Kationen und Anionen in mmol/l angegeben:

mmol/l = relative Atom- bzw. Molekülmasse in mg

Bei einwertigen Ionen ergibt sich hieraus keine Änderung, denn mmol entspricht mval. Hingegen stimmen bei mehrwertigen Ionen mval und mmol nicht mehr überein.

2.3 Beziehungen zwischen den Kompartimenten

Die allermeisten Zellmembranen sind für Wasser frei permeabel, so dass intrazelluläre und extrazelluläre Flüssigkeit die gleiche Osmolalität besitzen. Jede vorübergehende Änderung der Osmolalität des einen Kompartiments muss zu einer Umverteilung von Wasser führen, bis beide Flüssigkeitsräume wieder die gleiche Osmolalität aufweisen.

Für den Anästhesisten ist wichtig, dass primäre Veränderungen der Osmolalität vor allem in der *extrazellulären* Flüssigkeit auftreten. Gelegentlich wird auch die intrazelluläre Osmolalität durch erhebliche Änderungen des Zellmetabolismus direkt beeinflusst. Klinisch ist wichtig:
— Die **Natriumkonzentration** ist die Hauptdeterminante für die Osmolalität der extrazellulären Flüssigkeit.

2.3.1 Osmose und osmotischer Druck

Extra- und intrazelluläre Flüssigkeit sind durch semipermeable Membranen voneinander getrennt. Diese Membranen sind frei permeabel für Wasser, hingegen diffundiert Kalium langsamer durch die Membranen und Natrium sogar hundertmal langsamer als Kalium. Für Proteine und andere hochmolekulare Substanzen ist die Membran partiell oder vollkommen undurchlässig.

Osmose. Befinden sich auf der einen Seite der Membran eine Lösung mit zahlreichen gelösten Teilchen einschließlich nichtdiffusibler Moleküle oder Ionen und auf der anderen Seite der Membran eine Lösung mit einer geringeren Konzentration gelöster Teilchen, so diffundiert das Lösungsmittel Wasser durch die Membran vom Ort niedriger Konzentration zum Ort hoher Konzentration – ein Vorgang, der als Osmose bezeichnet wird. Die Osmose dauert so lange an, bis sich ein neues Gleichgewicht eingestellt hat. Im Zustand des Gleichgewichts sind die Produkte der Konzentrationen von diffusiblen Ionen auf jeder Seite der Membran gleich. Der Transfer von Wasser durch die Membran entsteht durch den **effektiven osmotischen Druck,** den die Teilchen ausüben, die nicht frei durch die Membran diffundieren können. Er beruht auf den Anziehungskräften zwischen den Teilchen und dem Wasser. Gelöste Teilchen, die frei durch Zellmembranen permeieren können, beeinflussen zwar den osmotischen Gesamtdruck, bewirken jedoch keine Neuverteilung des Wassers.

2.3.2 Osmolarität

Die Osmolarität beschreibt das Verhältnis von Wasser zu den darin gelösten Teilchen. Sie ist ein Maß für die Anzahl der Teilchen in einem Lösungsmittel.
— 1 mol einer Substanz enthält $6,023 \times 10^{23}$ Moleküle (Zahl von Avogadro).
— 1 osmol ist 1 mol einer nicht dissoziierten Substanz in 1 Liter Lösungsmittel.
— 1 mosmol (milliosmol) ist 1/1000 osmol Substanz in Lösung.
— **Osmolalität** ist die molare Konzentration gelöster Teilchen *pro kg Wasser*.
— **Osmolarität** ist die molare Konzentration gelöster Teilchen *pro Liter Lösung*.

In stark verdünnten Lösungen wie denen des menschlichen Organismus können beide Größen einander gleichgesetzt werden.

Osmometrie: Die Osmolalität kann klinisch innerhalb weniger Minuten durch Osmometrie bestimmt werden. Die Osmometrie beruht auf dem Prinzip der Gefrierpunkterniedrigung von Wasser durch gelöste Substanzen.

Unter physiologischen Bedingungen stehen intra- und extrazellulärer Raum miteinander im osmotischen Gleichgewicht. Die Serumosmolalität ist daher repräsentativ für beide Räume.

! Die Serumosmolarität beträgt 290–300 mosmol/l.

Da das Natriumion mit über 90 % zur effektiven Osmolalität des Extrazellulärraumes beiträgt, kann mit Hilfe des Serumnatriums die Serumosmolalität annähernd berechnet werden:

$$\text{Osmolarität (mosmol/l)} = (\text{Serumnatrium in mval/l} + 5) \times 2$$

Hierbei sind die nichtionisierten Substanzen wegen ihres geringen Anteils nicht berücksichtigt.

Klinisch gilt:
— Bei ausgeprägter **Hyperglykämie** müssen zusätzlich 5,5 mosmol/l pro 100 mg% Glukose hinzugefügt werden.
— Bei **Urämie** müssen die osmometrisch bestimmten Werte hingegen so korrigiert werden, dass pro 60 mg/dl Harnstoff 10 mosmol/l vom osmometrisch bestimmten Wert abgezogen werden.

Praktische Beispiele. Wenn ein Mensch rasch mehr *Wasser* trinkt, als er ausscheiden kann, entwickelt sich eine positive Wasserbilanz. Das aufgenommene Wasser gelangt zunächst in den Extrazellulärraum, der an Volumen zunimmt. Die darin gelösten Teilchen werden verdünnt, so dass die effektive Osmolalität abnimmt. Hierdurch tritt eine Wasserverschiebung von extra- nach intrazellulär ein, bis beide Flüssigkeitskompartimente wieder die gleiche Osmolalität aufweisen. Allerdings ist die Osmolalität jetzt niedriger als vor der Wasseraufnahme.

Nimmt hingegen ein Mensch *Salz* in höherer Konzentration als der im Extrazellulärraum vorhandenen auf, so steigt dort die Natriumkonzentration an. Hierdurch tritt eine Umverteilung des Wassers von intra- nach extrazellulär auf, bis das osmotische Gleichgewicht zwischen den beiden Kompartimenten wiederhergestellt ist. Die Osmolalität ist jedoch höher als vor der Salzaufnahme.

Wird eine *Hyponatriämie* ausgelöst, weil mehr Natrium als Wasser verloren wurde, so sind die Auswirkungen gleich, ebenso wenn eine *Hypernatriämie* auftritt, weil mehr Wasser als Salz verloren wurde: In beiden Fällen treten Flüssigkeitsverschiebungen auf, bis das osmotische Gleichgewicht wiederhergestellt ist. Der Gesamtwasserbestand ist bei beiden Störungen vermindert.

Werden hingegen Wasser und Natrium in gleichem Maße, d. h. *isoosmotisch* verloren, so treten keine Wasserverschiebungen zwischen intra- und extrazellulärem Kompartiment auf. Dies gilt auch für einen isoosmotischen Zugewinn an Wasser und Natrium. Das extrazelluläre Volumen nimmt jedoch ab bzw. zu.

2.3.3 Interstitielle Flüssigkeit und Plasmavolumen

Das Kapillarendothel ist für Wasser und die meisten gelösten Substanzen permeabel, hingegen relativ undurchlässig für größere Moleküle wie die Proteine. Diese im Plasma verbleibenden Moleküle schränken die Aktivität der Wassermoleküle ein. Gäbe es keine entgegengerichteten Kräfte, so würde die gesamte extrazelluläre Flüssigkeit in das Gefäßsystem einströmen. Die hauptsächliche entgegengerichtete Kraft ist der **hydrostatische Druck** im Gefäßsystem; zusätzlich wirken noch der kolloidosmotische Druck in der interstitiellen Flüssigkeit und die Gewebsspannung. Der gesamte Einfluss der Plasmaproteine auf die Aktivität des Plasmawassers wird als **kolloidosmotischer Druck** bezeichnet.

Die beschriebenen Kräfte bewirken, dass ¼ der extrazellulären Flüssigkeit im Gefäßsystem bleibt, während sich der Rest interstitiell befindet. Außerdem führen diese Kräfte dazu, dass am *arteriolären* Ende der Kapillaren Wasser und diffusible Substanzen das Gefäßbett verlassen und in gleichem Ausmaß am *venösen* Ende des Kapillarsystems wieder eintreten. Auf diese Weise findet ein erheblicher Austausch von Wasser und gelösten Substanzen zwischen den beiden Kompartimenten statt, ohne dass sich ihr Gesamtvolumen ändert. Werden diese *Starling-Kräfte* jedoch gestört, so können sehr wohl Verschiebungen zwischen den beiden Kompartimenten auftreten.

Der Anästhesist muss Folgendes beachten: Ein Anstieg des hydrostatischen Drucks in den Kapillaren kann dazu führen, dass mehr Flüssigkeit transsudiert als reabsorbiert wird. Ähnliche Wirkungen können durch eine Hypoproteinämie hervorgerufen werden.

! Nur durch kolloidale Lösungen kann das Plasmavolumen spezifisch vermehrt werden. Durch Zufuhr von kristalloiden Lösungen nimmt im Wesentlichen nur die Extrazellulärflüssigkeit zu.

3 Regulation von extrazellulärem Volumen und Osmolarität

Volumen und Osmolarität der Extrazellulärflüssigkeit werden vor allem von der Niere durch selektive Reabsorption von Wasser und Natrium reguliert. Dieser Vorgang steht unter Kontrolle des antidiuretischen Hormons (ADH) sowie von Aldosteron.

Antidiuretisches Hormon wird im Hypophysenhinterlappen gespeichert; die Sekretion erfolgt unter Kontrolle von *Osmorezeptoren* im Hypothalamus und *Volumenrezeptoren* im linken Vorhof sowie von *Barorezeptoren* in den großen Gefäßen.

— Steigt die Zahl der gelösten Teilchen und damit die Osmolarität an, so reagieren hierauf die Osmorezeptoren im Hypothalamus: Die ADH-Sekretion wird stimuliert; nachfolgend tritt eine **Wasserretention** auf, beim Gesunden außerdem Durst: Er wird Wasser oder andere Flüssigkeiten zu sich nehmen.

— Entsteht durch Zufuhr von Wasser eine **Hypoosmolarität,** so werden die Osmorezeptoren in ihrer Aktivität gedämpft: Es wird vermehrt Wasser ausgeschieden.

— **Hypovolämie** stimuliert über die Druckrezeptoren im linken Vorhof ebenfalls die ADH-Sekretion, so dass vermehrt Wasser retiniert wird. Außerdem führt die Hypovolämie zur Reninfreisetzung im juxtaglomerulären Apparat der Niere. Renin wirkt an den Arteriolen konstringierend und stimuliert zudem die renale Natriumretention.

— Die Barorezeptoren in den großen Gefäßen reagieren hingegen nicht auf Veränderungen des Blutvolumens, sondern auf den **Abfall des arteriellen Mitteldruckes,** durch den wiederum die ADH-Sekretion stimuliert wird. ADH oder Vasopressin kontrahiert direkt die Arteriolen und Venen: Der periphere Gefäßwiderstand steigt an, ebenso der venöse Rückstrom, der Füllungsdruck des rechten Herzens und das Herzzeitvolumen.

Aldosteron greift in folgender Weise in den Regelmechanismus ein: Abnahme der Durchblutung im juxtaglomerulären Apparat der Niere stimuliert die Reninsekretion. **Renin** stimuliert die Bildung von **Angiotensin,** und Angiotensin wiederum stimuliert die **Aldosteronfreisetzung** aus der Nebennierenrinde. Aldosteron bewirkt in den Nierentubuli, dass Natrium retiniert wird.

! Die klinisch wichtigsten Stimuli für die Freisetzung von ADH und Aldosteron sind:
— Hypovolämie durch schwere Dehydratation,
— funktioneller Verlust extrazellulärer Flüssigkeit in traumatisiertes oder chirurgisch verletztes Gewebe.

Der Organismus reagiert auf diese Störungen mit einer vermehrten Volumenreabsorption in den Nierentubuli, um das intravasale Volumen aufrechtzuerhalten.

Es ist nicht geklärt, ob durch ausreichenden perioperativen Ersatz von Blut, Wasser und Salz der ADH-Aldosteron-Mechanismus vollständig unterbrochen werden kann.

Tab. 27-2 Täglicher Erhaltungsbedarf an Wasser und Elektrolyten (Anhaltswerte!)

Wasser	25–40 ml/kg/24 h
Natrium	50–80 mval/24 h
Kalium	60–80 mval/24 h

4 Normaler Flüssigkeits- und Elektrolytbedarf

Der Mensch nimmt täglich bestimmte Mengen an Flüssigkeiten und Elektrolyten zu sich, um die laufenden Verluste zu ersetzen. Im Durchschnitt beträgt die aufgenommene Wassermenge 2,5 l/24 h; eine gleich große Menge an Wasser wird über verschiedene Wege wieder verloren.

Die **Wasseraufnahme** erfolgt vor allem in Form von Getränken, aber auch mit den festen Nahrungsbestandteilen. Zusätzlich gewinnt der Organismus 300 ml *Oxidationswasser* aus dem Stoffwechsel hinzu.

Bei **gesteigertem Stoffwechsel (Katabolie)** fällt mehr Oxidationswasser an. Dieses Wasser ist natriumarm und kaliumreich und muss bei der Flüssigkeitsbilanzierung des chirurgischen Patienten berücksichtigt werden. So entsteht beim Abbau von 1 kg Körpergewebe 1 l Oxidationswasser.

Die **Wasserabgabe** aus dem Körper erfolgt über Urin, Stuhl, Haut und Lungen. Die Nieren spielen eine zentrale Rolle für die Wasserregulation: Die durchschnittliche Urinausscheidung liegt bei 600–1600 ml/24 h.

Wichtig ist auch die **Perspiratio insensibilis,** das sind die unsichtbaren Wasserverluste über die Haut und über die Lungen. Diese Verluste bestehen aus reinem Wasser, gelöste Substanzen bzw. Elektrolyte sind nicht enthalten. Für die Perspiratio insensibilis gilt:
— Gesamtmenge etwa 900 ml/24 h, davon
  – 200–400 ml über die Haut und
  – 400–600 ml über die Lungen.

Mit zunehmender Temperatur nimmt die Perspiratio insensibilis zu.

Eine gewisse Flüssigkeitsmenge wird auch als **Schweiß** verloren. Schweiß enthält Elektrolyte in geringerer Menge als das Plasma und ist damit *hypoton*.

> Der Flüssigkeitsbedarf eines erwachsenen Menschen beträgt etwa 25–40 ml/kg/Tag. Kinder benötigen mehr Flüssigkeit als Erwachsene.

Elektrolytbedarf. Der Bedarf eines gesunden Erwachsenen an Elektrolyten ist sehr unterschiedlich. Durchschnittliches Klinikkantinenessen enthält 4–10 g NaCl, die Gulaschsuppe in Restaurants weist hingegen einen höheren Salzgehalt auf, weil die Wirte den ADH-Aldosteron-Mechanismus und seinen Einfluss auf den Bierkonsum kennen. Nimmt der Mensch überhaupt kein Salz zu sich, so wird innerhalb weniger Tage kein Natrium mehr im Urin ausgeschieden.

Kalium wird nicht so gut konserviert wie Natrium: Ist die Nahrung kaliumarm, so tritt sehr bald ein Kaliummangel auf. Die tägliche Kaliumaufnahme beträgt etwa 4–6 g KCl.

Magnesium wird vom Organismus hingegen gut konserviert. In ▶ Tabelle 27-2 sind Anhaltswerte für den täglichen Erhaltungsbedarf an Wasser und Elektrolyten zusammengestellt.

Allerdings sind Berechnungen für den Wasser- und Elektrolytbedarf, die sich am Körpergewicht oder Alter orientieren, ziemlich ungenau. Sinnvoller ist vielmehr eine Berechnung, die sich auf den Metabolismus bezieht. Anhaltswerte sind in ▶ Tabelle 27-3 zusammengestellt.

Für diese Berechnungen wird noch der durchschnittliche Kalorienverbrauch pro Tag benötigt. Er ist in ▶ Tabelle 27-4 zusammengestellt.

5 Störungen des Flüssigkeits- und Elektrolytgleichgewichts

Der Anästhesist ist zumeist an der präoperativen Therapie von Störungen des Wasser- und Elektrolythaushalts nicht beteiligt. Dennoch muss er diese

Tab. 27-3 Wasser- und Elektrolytbedarf in 24 h, bezogen auf den Kalorienverbrauch

	pro 100 kcal
Wasser	100 ml
Natrium	2–3 mval
Kalium	2–3 mval
Chlorid	4–6 mval

Tab. 27-4 Kalorienverbrauch pro 24 h, bezogen auf das Körpergewicht

Körpergewicht (kg)	kcal
0–10	100/kg
11–20	1000 + 50/kg für jedes kg über 10
über 20	1500 + 20/kg für jedes kg über 20

Störungen erkennen und behandeln können, weil nicht selten Patienten akut operiert werden, bei denen keine hinreichende präoperative Therapie durchgeführt wurde. Außerdem treten bei einigen Patienten intraoperativ akute Elektrolytstörungen auf, die umgehend behandelt werden müssen.

Im Mittelpunkt von Störungen des Flüssigkeitsgleichgewichts steht zunächst immer die **Extrazellulärflüssigkeit.** Sie ist über das Plasma leicht für eine Laboranalyse zugänglich. Bei *chronischen* Störungen muss auch das Volumen der **Intrazellulärflüssigkeit** berücksichtigt werden.

Unter den für den Anästhesisten wichtigen Elektrolytstörungen spielen Veränderungen der **Kaliumionen** eine herausragende Rolle; daneben sind auch noch Störungen der **Kalziumionen** von Bedeutung.

5.1 Volumen und Osmolarität

Vereinfacht handelt es sich hierbei im Wesentlichen um Störungen des Natrium- und Wasserbestands. Klinisch werden **Dehydratationen** (Wassermangel) und **Hyperhydratationen** (Wasserüberschuss) unterschieden; bezogen auf die Osmolarität können diese Störungen jeweils **isoton, hyperton** oder **hypoton** sein:
— Isotone Dehydratation,
— hypertone Dehydratation,
— hypotone Dehydratation,
— isotone Hyperhydratation,
— hypertone Hyperhydratation,
— hypotone Hyperhydratation.

Klinisch ist wichtig:

! Ein akuter Verlust von mehr als 20% des Gesamtkörperwassers gilt als tödlich. Hingegen wird eine Zunahme des Extrazellulärwassers um mehr als das Doppelte vom Organismus vertragen.

5.1.1 Isotone Dehydratation

Ursachen und Pathophysiologie. Die isotone Dehydratation tritt ein, wenn Natrium und Wasser in gleichem Ausmaß, d. h. isoton, verloren werden. Betroffen ist vorwiegend der Extrazellulärraum und damit auch das **Plasmavolumen.** Daher bestimmen **Störungen der Herz-Kreislauf-Funktion** das klinische Bild. Die wichtigsten Ursachen sind Blutverluste sowie Flüssigkeitsverluste über den Magen-Darm-Trakt und die Nieren (▶ Tab. 27-5).

Bei Verlusten über den Magen-Darm-Trakt müssen folgende Besonderheiten beachtet werden:

Tab. 27-5 Ursachen und Formen der Dehydratation

isotone Dehydratation (Serumosmolarität 270–290 mosmol/l):
— gastrointestinale Verluste: Erbrechen, Durchfälle, Ileus, Fisteln, Drainagen, Sonden
— Peritonitis
— renale Verluste: Diuretika, Polyurie
— Verbrennungen
— Blutverluste

hypertone Dehydratation (Serumosmolarität über 290 mosmol/l):
— ungenügende Wasseraufnahme
— Verlust hypotoner Flüssigkeit: Durchfälle, Fieber, exzessives Schwitzen, osmotische Diurese, Diabetes insipidus

hypotone Dehydratation (Serumosmolarität unter 270 mosmol/l):
— Salzverluste: osmotische Diurese (z. B. Diabetes), polyurische Phase des akuten Nierenversagens, Diuretika, Abführmittel, Stammhirntrauma
— Ersatz von Flüssigkeitsverlusten mit elektrolytfreiem Wasser, z. B. bei gastrointestinalen Verlusten, exzessivem Schwitzen, Magen-Darm-Spülungen, Dauerabsaugung des Magens

— Verlust von stark saurem Magensaft führt zusätzlich zu einer **metabolischen Alkalose.**
— Verlust von Gallenflüssigkeit und Pankreassaft (bikarbonatreich!) sowie der weniger alkalischen Darmsekrete (Durchfälle) kann zusätzlich eine **metabolische Azidose** auslösen.

! Bei der isotonen Dehydratation besteht ein Mangel an Wasser und gelösten Substanzen; die Plasmaosmolarität ist normal.

Klinisches Bild. Die Symptome und Zeichen ergeben sich aus der Abnahme des Extrazellulärraumes:
— Durst (nicht immer!), Müdigkeit, Apathie, Verlangsamung, Bewusstseinsstörungen, Koma,
— verminderter Gewebeturgor, schlaffe Muskulatur, weiche Bulbi, Landkartenzunge,
— Oligurie, Anstieg des Serumharnstoffs, verminderte Natrium- und Chloridausscheidung im Urin,
— erniedrigter Blutdruck,
— orthostatische Blutdruckstörungen,
— Tachykardie,
— Schock.

Das klinische Bild hängt vom Ausmaß des Volumendefizits ab.

Diagnose. Die isotone Dehydratation wird vor allem am klinischen Bild erkannt. **Labor:**

- Plasmaosmolarität normal,
- Serumnatrium normal,
- Hämatokrit: kann erhöht sein,
- Serumkalium oft angestiegen.

Therapie. Prinzipiell besteht die Therapie darin, die Extrazellulärflüssigkeit durch eine Infusionslösung mit einer diesem Kompartiment entsprechenden Zusammensetzung wieder aufzufüllen. Hierzu eignen sich **bilanzierte Elektrolytlösungen,** wie z. B. Sterofundin, Eufusol oder Ionosteril, und bei hypochlorämischer Alkalose durch Verlust von saurem Magensaft auch „physiologische" Kochsalzlösung. Je nach Schweregrad werden in den ersten 24 h 1,5 bis 2,4 l Flüssigkeit/m² Körperoberfläche zugeführt. Bei schweren Störungen müssen zusätzlich Kolloide infundiert werden.

Behandlung des Schocks siehe Kapitel 33.

5.1.2 Hypertone Dehydratation

Ursachen und Pathophysiologie. Bei dieser Störung wurde mehr Wasser als Natrium verloren. Die wichtigsten Ursachen sind in Tabelle 27-5 zusammengefasst. Es besteht eine **Hyperosmolarität** des Plasmas, durch die den Zellen Wasser entzogen wird, außerdem eine **Hypernatriämie.** Die extrazelluläre Flüssigkeit ist nicht so stark vermindert, weil zunächst Flüssigkeitsverschiebungen von intra- nach extrazellulär auftreten. Darum sind Störungen der Herz-Kreislauf-Funktion erst bei schwerem Wassermangel zu erwarten.

Klinisches Bild. Die Zeichen und Symptome ergeben sich aus der Entwässerung der Zellen:
- Haut und Schleimhäute trocken; Zunge trocken und gerötet,
- Schluckstörungen,
- Durst,
- Schwäche, Apathie, Somnolenz, Verwirrtheit, Krämpfe, Koma,
- Oligurie,
- Hypotonie: erst bei schwerem Wassermangel.

Diagnose. Aus der Anamnese ergibt sich zumeist, dass der Patient mehrere Tage lang kein Wasser zu sich genommen hat. Das klinische Bild und die Laborbefunde führen zur Diagnose. **Labor:**
- Plasmaosmolarität über 290 mosmol/l,
- Hypernatriämie (über 150 mval/l).

Der Hämatokritwert bleibt theoretisch unverändert, weil auch die Erythrozyten dehydriert werden. Oft besteht jedoch eine negative Natriumbilanz, so dass der Hämatokrit ansteigt.

Therapie. Die Störung wird durch Zufuhr von *elektrolytfreier Glukoselösung* (meist 5%) behandelt. Allgemein wird empfohlen, den Flüssigkeitsersatz über mindestens 48 h durchzuführen. Folgende Formel ist für die Berechnung der erforderlichen Korrektur-Flüssigkeitsmenge hilfreich:

$$\text{benötigte Glukoselösung} = \frac{[\text{Serumnatrium (mval/l)} - 142 \text{ (mval/l)}] \times \text{kg} \times 0,2}{142 \text{ (mval/l)}}$$

5.1.3 Hypotone Dehydratation

Ursachen und Pathophysiologie. Bei dieser Störung wird mehr Natrium als Wasser verloren. In Tabelle 27-5 sind wichtige Ursachen zusammengestellt. Die Störung tritt auch auf, wenn der Anästhesist isotone Flüssigkeitsverluste lediglich mit elektrolytfreier Glukoselösung ersetzt. Es entstehen eine Hypoosmolarität des Plasmas sowie eine Abnahme des Gesamtbestandes an Natrium. Durch die Hypoosmolarität wird Wasser aus dem Extrazellulärraum in die Zellen verlagert. Der Extrazellulärraum und damit das Plasmavolumen nehmen ab, so dass sich rasch schwere Störungen der Herz-Kreislauf-Funktion entwickeln können.

Klinisches Bild. Die Symptome und Zeichen hängen vom Ausmaß der Flüssigkeitsverluste ab; **Kreislaufstörungen** stehen im Vordergrund:
- Niedriger Blutdruck, orthostatische Blutdruckstörungen,
- Tachykardie,
- kollabierte Venen,
- kalte, zyanotische Haut,
- Oligurie,
- verminderter Hautturgor, weiche Bulbi.

Diagnose. Hinweise ergeben sich zumeist aus der Anamnese. **Labor:**
- Hypoosmolarität des Plasmas (unter 270 mosmol/l),
- Hyponatriämie.

Ist das Serumnatrium erhöht oder normal, so liegt keine hypotone Dehydratation vor. *Differentialdiagnose:* hypotone Hyperhydratation, Niereninsuffizienz.

Therapie. Die Störung ist meist schwerwiegend und erfordert ein entschlossenes (aber überlegtes) Vorgehen. Der Natriummangel wird durch Zufuhr von **Natriumchlorid** behandelt. Liegt gleichzeitig eine metabolische Azidose vor, so wird Natriumbikarbonat verwendet. Zur Berechnung der erforderlichen Natriummenge kann folgende Formel verwendet werden:

mval Natriumdefizit =
[142 (mval/l) − Serumnatrium (mval/l)] × kg × 0,1

Zunächst wird nur die Hälfte des Extrazellulärflüssigkeitsdefizits ausgeglichen.

Klinisch ist Folgendes wichtig:

! Eine Hyponatriämie mit normaler Plasmaosmolarität darf nicht durch Zufuhr von Natrium behandelt werden!

5.1.4 Isotone Hyperhydratation

Ursachen und Pathophysiologie. Bei dieser Störung liegt ein isotoner Überschuss an Wasser und Natrium vor. Die wichtigsten Ursachen sind:
— Übermäßige Zufuhr von Salzlösungen (meist parenteral),
— Ödemkrankheiten: Herzinsuffizienz, Leberzirrhose mit Aszites, Nierenerkrankungen.

Die Störung betrifft nur den *Extrazellulärraum:* Er ist vergrößert, vor allem das Interstitium. Die Zellen weisen hingegen einen normalen Wassergehalt auf.

Klinisch ist Folgendes wichtig: Die allgemeine Ödembildung geht immer mit einer **Natriumretention** aufgrund eines sekundären Hyperaldosteronismus einher. Durch den Aldosteronismus wird die **Kaliumausscheidung** gesteigert.

Klinisches Bild. Die Symptome und Zeichen ergeben sich aus der Zunahme des Extrazellulärraums. Ödeme sind klinisch erst bei Retention größerer Flüssigkeitsmengen nachweisbar.
— Periphere Ödeme mit teigiger Haut,
— Lungenödem,
— Ödem der Magenschleimhaut,
— Zunahme des Körpergewichts,
— Aszites.

Diagnose. Die Störung wird aus der Anamnese und am klinischen Bild erkannt. Die Plasmaosmolarität ist normal. Ein Abfall des paO$_2$ weist auf eine Wassereinlagerung in der Lunge hin.

Therapie. Behandlung der Grundkrankheit, Ausschwemmung der Ödeme und Einschränkung der Flüssigkeits- und Natriumzufuhr.

5.1.5 Hypertone Hyperhydratation

Ursachen und Pathophysiologie. Bei dieser Störung besteht ein Überschuss an Natrium und Wasser mit erhöhter Plasmaosmolarität. Durch die extrazelluläre Hyperosmolarität werden die Zellen entwässert und verlieren außerdem Kalium. Besonders im Gehirn können exzessive Flüssigkeitsverschiebungen mit Dehydrierung auftreten. Wichtigste Ursache der hypertonen Hyperhydratation ist die *übermäßige Zufuhr isotoner oder hypertoner Kochsalzlösungen* bei eingeschränkter Nierenfunktion.

Klinisches Bild. Die Symptome und Zeichen ergeben sich aus der Überwässerung des Extrazellulärraums und der Entwässerung des Intrazellulärraums:
— Lungenödem,
— Anasarka (Ödem der Unterhaut),
— erhöhter Venendruck,
— Durst,
— gerötete Haut, Hyperreflexie, Unruhe, Erregung, Koma.

Diagnose. Ausgiebige Infusionstherapie bei gleichzeitig verminderter Diurese weckt den Verdacht.
Labor:
— Hyperosmolarität des Plasmas,
— Hypernatriämie.

Therapie. Infusion **elektrolytfreier Glukoselösung,** um die Hyperosmolarität zu beseitigen; Diuretika; keine Infusion von salzhaltigen Lösungen; bei Hypoproteinämie: Humanalbumin; Dialysebehandlung.

5.1.6 Hypotone Hyperhydratation

Ursachen und Pathophysiologie. Hierbei wird mehr Wasser als Natrium retiniert; es besteht ein **Wasserüberschuss,** vor allem in den Zellen. Die Zellen verlieren Kalium; die Plasmaosmolarität ist normal. Die wichtigsten Ursachen sind:
— Übereifrige Behandlung des Wassermangels mit Tee oder elektrolytfreien Glukoselösungen.
— Syndrom der unangemessenen ADH-Sekretion (gesteigerte ADH-Sekretion), z. B. bei Schädel-Hirn-Trauma, Hirntumoren, Hirnblutung, Pankreas- oder Lungenkarzinom, Medikamenten.
— Ödemkrankheiten nach Anwendung von Diuretika, Salzrestriktion usw.
— Hyperkatabolismus.

Klinisches Bild. Die Zeichen und Symptome ergeben sich aus der Überwässerung der Zellen:
— Müdigkeit, Abgeschlagenheit, Verwirrung, Apathie, Koma, Krämpfe,
— Reflexsteigerung, Erbrechen durch Hirnschwellung, Magen-Darm-Spasmen, Durchfälle,
— Urinausscheidung anfangs gesteigert, später Oligurie-Anurie,

— bei Ödemkrankheiten: Ödeme; sonst nicht obligatorisch.

Diagnose. Die Diagnose „Wasserintoxikation" ergibt sich aus der Anamnese und der bisherigen Flüssigkeitszufuhr. Besonders gefährdet sind Patienten mit *Herz-, Nieren-* oder *Leberkrankheiten*. **Labor:**
— Plasmaosmolarität erniedrigt,
— Verdünnungshyponatriämie.

Ist die Plasmaosmolarität normal, so liegt keine Wasserintoxikation vor.

Therapie. Behandlung der Grundkrankheit; Diuretika; Natriumzufuhr, wenn Serumnatrium unter 130 mval/l. Bei Erreichen dieses Wertes weitere Natriumzufuhr unterbrechen; Provokation wässriger Durchfälle z. B. mit Sorbitol; Dialyse.

5.2 Elektrolytstörungen

5.2.1 Kalium

Kalium ist das wichtigste Kation für den Anästhesisten. **Normale Serumkaliumwerte von 3,8 bis 5,4 mval/l** sind für die physiologische Funktion des Herzens und die neuromuskuläre Übertragung von größter Bedeutung. 98% des Gesamtkaliums befinden sich intrazellulär, 2% extrazellulär; hierbei weist die Muskulatur mit 70% den höchsten Kaliumgehalt auf. Klinisch wichtig ist die Beziehung zwischen Serumkaliumkonzentration und intrazellulärem Kaliumgehalt. Bei ausgeglichenem Metabolismus kann vom Serumkalium auf den Gesamtkaliumbestand rückgeschlossen werden. Allerdings wird nicht selten die Verteilung von intrazellulärem zu extrazellulärem Kalium durch zahlreiche Mechanismen gestört, ohne dass sich hierbei der Gesamtkaliumbestand des Organismus ändert.

Klinisch wichtig sind folgende Faktoren:
— **Azidose** bzw. **Azidämie** führt zum Ausstrom von Kalium aus der Zelle in den Extrazellulärraum: Das Serumkalium steigt an. Normales Serumkalium bei Azidose bedeutet daher *Kaliummangel*.
— **Alkalose** bzw. **Alkaliämie** führt zum Einstrom von Kalium aus dem Extrazellulärraum in die Zelle: Das Serumkalium fällt ab.

Diese Kaliumverschiebungen bei Azidose oder Alkalose erfolgen jeweils im Austausch gegen Wasserstoffionen.

Des Weiteren müssen klinisch noch folgende Einflüsse auf das Serumkalium berücksichtigt werden:
— Katabolie, Hypoxie (Schock, Reanimation), verminderte Kohlenhydratverwertung, zelluläre Dehydratation führen zum Ausstrom von Kalium aus der Zelle in den Extrazellulärraum: Das Serumkalium steigt an.
— Anabolie, Glukose-Insulin-Behandlung, Reparationsphase nach Operationen oder Traumen, zelluläre Rehydratation steigern die Kaliumaufnahme in die Zellen: Das Serumkalium fällt ab.
— Natriumüberschuss vergrößert den Extrazellulärraum: Das Serumkalium fällt ab.
— Natriummangel verkleinert den Extrazellulärraum: Das Serumkalium steigt an.
— Oligurie bzw. Anurie führt zum Anstieg des Serumkaliums. Hingegen tritt bei ungestörter Urinausscheidung auch unter der Zufuhr größerer Kaliummengen keine Hyperkaliämie auf.

Hypokaliämie

! Die Hypokaliämie ist die häufigste Störung des Kaliumbestandes beim chirurgischen Patienten.

Ursachen und Pathophysiologie. Hypokaliämie ist ein Abfall des Serumkaliums **unter 3,8 mval/l**. Der Gesamtkaliumbestand kann dabei erniedrigt oder normal sein, denn die Serumkonzentration ergibt sich aus der Kaliumaufnahme, dem Gleichgewicht zwischen intra- und extrazellulärem Kalium und den renalen sowie extrarenalen Verlusten. Wird intrazelluläres Kalium verloren, so diffundieren Wasserstoff- und Natriumionen als Ersatz in die Zelle. Hierdurch entstehen eine **extrazelluläre Alkalose** (hypokaliämische Alkalose) und eine **intrazelluläre Azidose**.

Die wichtigsten Ursachen für eine Hypokaliämie sind in ▶ Tabelle 27-6 zusammengestellt.

Für den Anästhesisten sind besonders die **kardialen Wirkungen** des Kaliummangels wichtig:
— Die Erregbarkeit des Herzens ist gesteigert.
— Es besteht eine besondere Empfindlichkeit für Herzrhythmusstörungen, vor allem bei koronarer Herzerkrankung oder schwerwiegenden Herzrhythmusstörungen in der Vorgeschichte.
— Bei **digitalisierten Patienten** wird durch Hypokaliämie die Glykosidtoleranz vermindert, so dass gehäuft paroxysmale Vorhoftachykardien auftreten.
— Akute Hypokaliämie scheint eine stärker ausgeprägte arrhythmogene Wirkung zu besitzen als chronische. Patienten mit Herzerkrankungen reagieren empfindlicher auf Hypokaliämie als Herzgesunde.

Klinisches Bild. Das klinische Bild des Kaliummangels ist vielfältig:

- Arrhythmien, Tachykardie, EKG-Veränderungen, Herzstillstand,
- Appetitlosigkeit, Erbrechen, Magen-Darm-Atonie,
- Muskelschwäche, Muskellähmung,
- verminderte Glukosetoleranz,
- renale Konzentrationsschwäche,
- allgemeine Schwäche, Apathie, Durst.

Diagnose. Die Diagnose Kaliummangel ergibt sich aus Anamnese, klinischem Bild, EKG-Veränderungen und Laborwerten.

EKG: Zwar besteht keine lineare Beziehung zwischen Hypokaliämie und EKG-Veränderungen, doch werden häufig folgende EKG-Zeichen bei Hypokaliämie gefunden (▶ Abb. 27-1a und b):
- ST-Senkung,
- flache T-Welle,
- U-Welle.

Labor: Serumkaliumwerte unter 3,8 mval/l weisen auf einen Kaliummangel hin, sind aber wegen der zu Anfang beschriebenen Einflüsse nicht beweisend. Allgemein gilt jedoch:

! Abfall des Serumkaliums um 1 mval/l bedeutet ein Gesamtdefizit an Kalium von etwa 200 mval.

Bei Kaliummangel ist die Kaliumausscheidung im Urin vermindert.

Klinisch werden, mit Einschränkungen, folgende Schweregrade der Hypokaliämie unterschieden:
- **Leichte bis mäßige Hypokaliämie:** Serumkalium 2,5 bis 3,5 mval/l.
- **Schwere Hypokaliämie:** Serumkalium unter 2,5 mval/l.

Therapie. In der perioperativen Phase erfolgt die Kaliumsubstitution parenteral mit kaliumreichen Infusionslösungen oder durch Zusatz von Kaliumchlorid zu anderen Infusionslösungen. Hierbei wird neben dem kalkulierten Defizit noch der tägliche Kaliumbedarf von etwa 60–80 mval berücksichtigt. Das Kaliumdefizit kann grob nach folgender Formel eingeschätzt werden:

$$\text{mval Kalium-Defizit} = [4{,}5 \text{ mval/l} - \text{Serumkalium}] \times \text{ECF (l)} \times 2$$

(ECF = Extrazellulärflüssigkeit)

Klinisch gelten für die Kaliumzufuhr folgende Leitsätze:
- Möglichst keine Narkoseeinleitung bei Serumkaliumwerten unter 3 mval/l.

Tab. 27-6 Ursachen der Hypokaliämie

renale Verluste:
- Diuretikabehandlung
- chronisches Nierenversagen
- akutes Nierenversagen: polyurische Phase
- osmotische Diurese bei Diabetes mellitus
- Alkalose

gastrointestinale Verluste:
- Erbrechen, Durchfälle
- Ileus
- Gallen-, Pankreas-, Darmfisteln
- Abführmittel
- Kationenaustauscher
- villöse Rektumtumoren

ungenügende Kaliumaufnahme:
- Erkrankungen des oberen Verdauungstraktes
- parenterale Zufuhr elektrolytfreier Infusionslösungen

andere Ursachen:
- Aldosteronismus
- Morbus Cushing

- Bei schwerem Kaliummangel müssen zumeist mehrere 100 mval über einige Tage zugeführt werden, um das Defizit auszugleichen. Hierbei sollten 2–3 mval/kg/24 h möglichst nicht überschritten werden.
- Pro Stunde sollten nicht mehr als 20 mval Kalium infundiert werden.

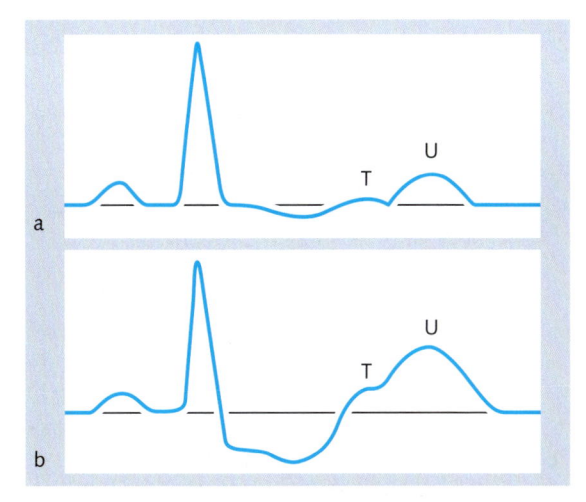

Abb. 27-1a und b EKG bei Hypokaliämie.
a) Leichte Hypokaliämie, Serumkalium 2,5–3,5 mval/l; geringe ST-Senkung, biphasisches bzw. leicht negatives T, U deutlich positiv, QT normal;
b) EKG bei erheblicher Hypokaliämie, Serumkalium unter 2,5 mval/l; deutliche ST-Senkung, biphasisches T (evtl. negativ), positives U, TU-Verschmelzung, QT normal.

27 Präoperative Flüssigkeits- und Elektrolyttherapie

Tab. 27-7 Ursachen der Hyperkaliämie

renal:
— akutes und chronisches Nierenversagen

übermäßige Kaliumzufuhr bei eingeschränkter Diurese:
— Infusionstherapie
— Massivtransfusionen

Freisetzung von Kalium aus den Zellen:
— metabolische und respiratorische Azidose
— Trauma, Verbrennungen
— Katabolie
— Dehydratation
— Hämolyse

— Der Kaliumzusatz zur Infusionslösung sollte 40 mval nicht überschreiten, damit bei versehentlich zu rascher Infusion keine schwerwiegenden kardialen Wirkungen auftreten können.
— Im Notfall können vor einer Narkoseeinleitung 0,5 mval/kg/h Kalium über einen zentralen Venenkatheter zugeführt werden. Die rasche Kaliumzufuhr erfolgt unter Kontrolle von EKG und Urinausscheidung.

Bei Zufuhr von Kalium über eine *periphere* Venenkanüle darf die Kaliumkonzentration in der Infusionslösung wegen der gefäßschädigenden Wirkung 20 mval/l nicht überschreiten.

Folgende **Kontraindikationen** für eine perioperative Kaliumzufuhr sind zu beachten:

— Oligurie, Anurie, unklare Urinausscheidung,
— akute schwere Dehydratation,
— Hyperkaliämie,
— schwere Azidosen.

Hyperkaliämie

Ursachen und Pathophysiologie. Hyperkaliämie ist ein Anstieg des Serumkaliums auf **über 5,5 mval/l**. Im Gegensatz zum Kaliummangel ist der Serumwert bei der Hyperkaliämie von allergrößter Bedeutung, weil die toxischen Wirkungen direkt vom Plasmakaliumspiegel abhängen.

Klinisch gilt Folgendes:

— Serumkaliumwerte von über 6,6 mval/l sind lebensbedrohlich.
— Serumwerte von über 10–12 mval/l sind tödlich.

Allerdings müssen hierbei der Säure-Basen-Haushalt und die Konzentrationen der antagonistisch wirkenden Natrium- und Kalziumionen berücksichtigt werden.

Die wichtigsten Ursachen für eine Hyperkaliämie sind in ▶ Tabelle 27-7 zusammengestellt.

Ist die Urinausscheidung ausreichend hoch (über 1 ml/kg/h), so besteht klinisch nicht die Gefahr einer Hyperkaliämie.

Für den Anästhesisten sind wiederum die **kardialen Wirkungen** der Hyperkaliämie von besonderer klinischer Bedeutung:

! Schwere Hyperkaliämie führt zu Herzrhythmusstörungen, Kammerflimmern und Herzstillstand.

Klinisches Bild. Es gibt keine Symptome, die für eine Hyperkaliämie beweisend wären. Für die Diagnose muss an die Möglichkeit der Hyperkaliämie gedacht werden (z. B. bei Oligurie bzw. Anurie). Hinweise liefert das EKG; beweisend sind erhöhte Serumkaliumwerte.

EKG: Charakteristische EKG-Veränderungen bei Hyperkaliämie sind (▶ Abb. 27-2a und b):
— Hohe, spitze T-Zacken,
— QRS-Verbreiterung durch S-Verbreiterung,
— verschiedene Formen des Herzblocks.

Allerdings besteht keine lineare Beziehung zwischen EKG-Veränderungen und Serumkaliumwerten.

Labor: Beweisend sind Serumkaliumwerte von über 5,5 mval/l.

Therapie. Serumkaliumwerte von über 5,5 mval/l müssen vor der Narkose gesenkt werden. Hierzu können folgende Maßnahmen eingesetzt werden:

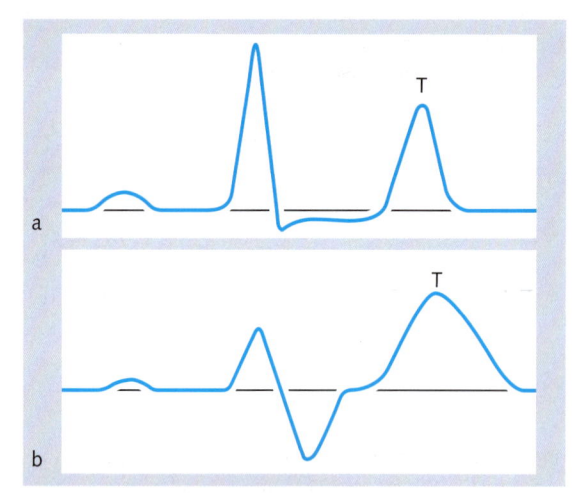

Abb. 27-2a und b EKG bei Hyperkaliämie.
a) Leichte Hyperkaliämie, Serumkalium 5 bis 6,5 mval/l; ST evtl. leicht gesenkt, schmales und hochpositives T, QT normal, flaches P, verlängertes PQ;
b) erhebliche Hyperkaliämie, Serumkalium über 6,5 mval/l; QRS breit, plumpes S, T hoch und breit, QT verlängert, Herzrhythmusstörungen.

5 Störungen des Flüssigkeits- und Elektrolytgleichgewichts

Akutbehandlung der Hyperkaliämie:
- Kaliumzufuhr sofort unterbrechen.
- Zufuhr antagonistischer Ionen:
  - wiederholte i. v. Injektion von 10 ml Kalziumglukonat,
  - 20–40 mval Natriumchlorid- oder Natriumbikarbonat-Lösung infundieren, wenn erforderlich wiederholt.
- Urinausscheidung steigern: Diuretika, Osmotherapeutika.
- Infusion von Glukoselösung zusammen mit Alt-Insulin: 1 IE Alt-Insulin auf 4–5 g Glukose.
- Azidose korrigieren.
- Kationenaustauscher (z. B. Aluminium oder Kalziumserdolit) mehrmals täglich (nicht bei Darmatonie, Subileus oder Ileus!).

Eine Hyperkaliämie bei **Nierenerkrankungen** spricht meist weniger gut auf diese Maßnahmen an. Steigt die Serumkaliumkonzentration dennoch auf Werte von über 7–8 mval/l an und bestehen die Zeichen der Kaliumintoxikation, so ist eine **Dialysebehandlung** indiziert.

5.2.2 Kalzium

Störungen des Kalziumgleichgewichts sind für den Anästhesisten ebenfalls von klinischer Bedeutung, besonders bei Massivtransfusionen und in der Herzchirurgie. Kalzium liegt im Plasma in drei Fraktionen vor:
- Ionisiertes, diffusibles Kalzium (50–65 %),
- eiweißgebundenes, nichtdiffusibles Kalzium (35–50 %),
- komplex an organische Säuren gebundenes, diffusibles Kalzium.

Zwischen den einzelnen Kalziumfraktionen besteht ein labiles Gleichgewicht. Von Bedeutung ist der Einfluss des Säure-Basen-Haushalts: Bei Azidose nimmt der Ionisationsgrad von Kalzium zu, bei Alkalose hingegen ab.

Klinisch ist wichtig: Nur die *Kalziumionen* sind biologisch aktiv.

Kalzium spielt u. a. eine wichtige Rolle bei der Erregbarkeit von Nerven und bei der Kontraktion von Muskeln.
- **Der normale Serumkalziumwert beträgt 4,5 bis 5,5 mval/l.**

Hypokalzämie

Ursachen und Pathophysiologie. Hypokalzämie ist ein Abfall des Serumkalziums **unter 4,5 mval/l**. Die wichtigsten **Ursachen** sind:

- Massivtransfusionen,
- Operationen mit der Herz-Lungen-Maschine,
- Hypoparathyreoidismus, z. B. versehentliche Entfernung der Nebenschilddrüsen bei Strumaoperationen,
- Vitamin-D-Mangel,
- Absorptionsstörungen, z. B. bei Pankreasinsuffizienz,
- Nierenerkrankungen.

Klinisches Bild:
- Kribbeln in Fingern und Mundregion,
- Hyperreflexie, Muskelkrämpfe, Pfötchenstellung der Hände, Laryngospasmus,
- Schwindelanfälle, Ohnmacht, Angina pectoris, paroxysmale Tachykardie.

Diagnose. Vorgeschichte, klinisches Bild, EKG, Labor.
- **EKG:** ST- und QT-Verlängerung.
- **Labor:** Serumkalzium < 4,5 mval/l.

Therapie. Injektion von jeweils 10 ml Kalziumglukonat 10 % i. v. Bei digitalisierten Patienten muss Folgendes beachtet werden:

> Kalzium steigert die Digitalistoxizität!

Hyperkalzämie

Ursachen und Pathophysiologie. Hyperkalzämie ist ein Anstieg des Serumkalziums auf **über 5,5 mval/l**. Für den Anästhesisten sind wiederum die **Herzwirkungen** von besonderer Bedeutung:

Die wichtigsten **Ursachen** der Hyperkalzämie:
- Erhöhter Knochenabbau,
- primärer Hyperparathyreoidismus,
- Vitamin-D-Intoxikation.

Klinisches Bild. Die perioperativen Zeichen und Symptome sind oft unspezifisch:
- Erbrechen, Übelkeit, Durst, Polydipsie, Antriebsarmut,
- verminderte neuromuskuläre Erregbarkeit, Magen-Darm-Atonie.

Diagnose. Sie ergibt sich aus Vorgeschichte, klinischem Bild, EKG und Serumwerten.
- **EKG:** ST- und QT-Verkürzung.
- **Labor:** Anstieg des ionisierten Serumkalziums auf über 5,5 mval/l.

Therapie. Für die akute Hyperkalzämie gilt Folgendes:

⚡ Ein Anstieg des Serumkalziums auf über 7,5 mval/l ist lebensbedrohlich.

Symptomatisch können folgende Maßnahmen durchgeführt werden:
— Infusion von Glukoselösungen,
— Diuretika in hohen Dosen, z. B. Furosemid,
— isotone Natriumsulfat-Lösung, 1 l alle 3–6 h, unter Zusatz von 20–40 mval Kaliumchlorid,
— bei bedrohlichen Herzrhythmusstörungen: EDTA,
— Dialysebehandlung.

5.2.3 Magnesium

Magnesium befindet sich mit ca. 24 g vorwiegend intrazellulär, während der extrazelluläre Anteil lediglich ca. 0,3 g umfasst. Die normale Plasmakonzentration beträgt 0,8 bis 1,2 mmol/l bzw. 1,8 bis 3 mg/dl und besteht aus drei Anteilen:
— 55% ionisiertes,
— 30% proteingebundenes und
— 15% komplex gebundenes Magnesium.

Das ionisierte Magnesium ist physiologisch aktiv. Im Labor wird allerdings der Gesamtgehalt des Plasmas bestimmt, nicht die ionisierte Form allein. Die renale und gastrointestinale Magnesiumaufnahme wird durch Parathormon und Vitamin D reguliert. Andererseits beeinflusst die Magnesiumkonzentration die Parathormonsekretion. Magnesium spielt eine wichtige Rolle bei enzymatischen, zellulären und strukturellen Funktionen (u. a. Erregbarkeit von Membranen, Freisetzung von Neurotransmittern usw.). Zu den physiologischen Wirkungen von Magnesium gehören:
— Dämpfung der neuromuskulären Erregbarkeit,
— kardioprotektive Eingriffe,
— Schutz der Blutgefäße vor einer Kalziumüberladung („endogener Kalziumantagonist"),
— Stabilisierung der Thrombozyten,
— Mitwirkung an Wachstum und Mineralisation des Knochens.

Hypomagnesiämie

Ursachen und Pathophysiologie. Eine Hypomagnesiämie (< 1,7 mg/dl) entsteht gewöhnlich durch gastrointestinale oder renale Verluste; möglich sind aber auch interne Umverteilungsvorgänge mit Einstrom von Magnesium in die Zelle bei Zufuhr von Glukose oder Aminosäuren sowie renale Verluste von Magnesium durch den Einfluss von Medikamenten, z. B. Aminoglykoside, Cisplatin, Diuretika, Digitalis. Bei symptomatischer Hypomagnesiämie bestehen eine verminderte Kalzium- und/oder Kaliumkonzentration. Die Hypomagnesiämie ist gekennzeichnet durch eine gesteigerte neuronale Erregbarkeit, vergleichbar der Hypokalzämie. Zu den kardiovaskulären Auswirkungen gehören Vasospasmus, Hypotension, Herzrhythmusstörungen und Herzinsuffizienz. Die Empfindlichkeit gegenüber Digitalis und Vasopressoren ist gesteigert.

Klinisches Bild. Das klinische Bild des Magnesiummangels ist in folgender Weise gekennzeichnet:
— Tetaniforme Zustände (normokalzämische Tetanie), Tremor, isolierte Muskelzuckungen;
— Depressionen, Angst, Verwirrtheit, Halluzinationen, Somnolenz, Koma;
— Spasmen, Übelkeit, Erbrechen;
— Herzrhythmusstörungen;
— Vasodilatation mit Hypotension;
— Herzinsuffizienz.

Diagnose. Die Diagnose ergibt sich aus klinischem Bild, neurologischer Untersuchung und Messung der Plasmakonzentration (< 0,8 mmol/l).

Therapie. Wegen der Gefahr von bedrohlichen Herzrhythmusstörungen und Störungen der Atemmuskulatur sollte ein Hypomagnesiämie vor einer Anästhesie ausgeglichen werden!
— Magnesiumkonzentration im Plasma < 0,3 mmol/l: Zufuhr von mindestens 20 mmol/Tag per infusionem.
— Magnesiumkonzentration im Plasma 0,3 bis 0,6 mmol/l: Zufuhr von 10–20 mmol/Tag per infusionem.

Akutbehandlung der Hypomagnesiämie: 8–16 mval (1–2 g) i. v. innerhalb 1 h, danach kontinuierliche Infusion von 2–4 mval/h.

Hypermagnesiämie

Ursachen und Pathophysiologie. Wichtigste Ursache einer Hypermagnesiämie (Plasmakonzentration > 1 mmol/l) sind Störungen der Nierenfunktion wie die oligo-anurische Phase des akuten Nierenversagens oder die fortgeschrittene chronische Niereninsuffizienz (GFR < 15 ml/min). Eine wichtige Rolle spielt des Weiteren die übermäßige orale Aufnahme oder parenterale Zufuhr. Seltene Ursachen sind: Hypothyreose, Addison-Erkrankung und Lithiumintoxikation. Die Hypermagnesiämie beeinträchtigt die neuromuskuläre Funktion und führt zur neuromuskulären Blockade, außerdem zu kardiotoxischen Wirkungen.

Klinisches Bild. Die Symptome und klinischen Zeichen der Hypermagnesiämie hängen im Wesentlichen von der Plasmakonzentration ab:
— 2,5 bis 5 mmol/l: Übelkeit, Erbrechen, Lethargie, Harnverhalt, Obstipation, Verminderung der Reizleitung des Herzens, Verlängerung des PQ-Intervalls und Zunahme der QT-Dauer;
— > 5 mmol/l: Erlöschen der tiefen Sehnenreflexe;
— 7,5 mmol/l: Atemlähmung, Herzblock;
— höhere Konzentrationen: Herzstillstand.

Diagnose. Sie ergibt sich aus dem klinischen Bild und der Messung der Plasmakonzentration (> 1 mmol/l).

Therapie. Die neuromuskulären und kardiotoxischen Wirkungen der Hypermagnesiämie können akut (jedoch nur vorübergehend) durch i. v. Injektion von Kalzium beseitigt werden, ergänzt durch Infusion von Kochsalzlösung und Gabe von Furosemid zur Steigerung der renalen Elimination. Ansonsten steht die Behandlung des Grundleidens im Vordergrund. Bei Patienten mit Nierenversagen ist eine Dialysebehandlung indiziert.

Tab. 27-8 Flüssigkeiten für die perioperative Volumenzufuhr

Kristalloide:
— Elektrolytlösungen
— niedermolekulare Kohlenhydratlösungen

künstliche Kolloide:
— Hydroxyäthylstärke
— Dextrane
— Gelatine

Vollblut und Blutkomponenten:
— ACD- bzw. CPD-Blut
— Erythrozytenkonzentrat
— Humanalbumin
— Frischplasma

6 Perioperativ eingesetzte Infusionslösungen

In ▶ Tabelle 27-8 sind die verschiedenen Flüssigkeiten zusammengestellt, die, je nach Bedarf und Indikation, während einer Operation und Narkose zugeführt werden.

6.1 Kristalloide Lösungen

Kristalloide sind Elektrolytlösungen oder niedermolekulare Kohlenhydratlösungen. Sie können frei durch Kapillarmembranen diffundieren und bleiben daher nur zu höchstens einem Drittel im Gefäßsystem. Die Lösungen werden eingesetzt, um den Erhaltungsbedarf zu decken, Verluste zu ersetzen sowie spezielle Störungen zu korrigieren. Je nach Zusammensetzung sind Kristalloide isoton, hyperton oder hypoton zum Plasma. Die klinisch wichtigsten Kristalloide sind:
— Bilanzierte Vollelektrolytlösungen,
— physiologische Kochsalzlösung,
— Ringer-Laktatlösung und ihre Modifikationen,
— Ringer-Laktatlösung in 5% Glukoselösung und Modifikationen,
— Glukoselösung 5%.

Zu beachten ist, dass Infusionslösungen ohne die Pufferbase *Bikarbonat* zu einer Verdünnungs- oder Dilutionsazidose führen, da hierdurch die HCO_3^--Konzentration des Extrazellulärraums abnimmt.

In ▶ Tabelle 27-9 ist die Zusammensetzung einiger Lösungen dargestellt; zum Vergleich ist die der Extrazellulärflüssigkeit (ECF) mit angegeben.

6.1.1 Vollelektrolytlösungen

Vollelektrolytlösungen enthalten die wichtigsten Elektrolyte in einer Gesamtkonzentration, die annähernd der Osmolalität des Plasmas entspricht, wobei aber die Konzentration der einzelnen Elektrolyte in den jeweiligen Handelspräparaten variiert. Die Lösungen sind plasmaisoton und gelten als Mittel der Wahl für die normale perioperative Flüssigkeitstherapie und für die Deckung des Erhaltungsbedarfs. Eingesetzt werden:
— Vollelektrolytlösungen,
— „physiologische" Kochsalzlösung,
— Ringer-Lösung und Ringer-Laktat,
— Varianten.

Abgesehen von der Routine-Flüssigkeitszufuhr sind Vollelektrolytlösungen auch für den kurzfristigen Ersatz von mittleren Blut- oder Plasmaverlusten geeignet. Große Blutverluste können hingegen nicht mit Vollelektrolytlösungen allein ausgeglichen werden, da die Kristalloide den intravasalen Raum rasch verlassen und nicht selten trotz Hypovolämie noch renal ausgeschieden werden und so den wahren Volumenstatus des Patienten verschleiern.

6.1.2 Isotone Kochsalzlösung (0,9%)

Diese Lösung ist plasmaisoton, jedoch nicht physiologisch, denn sie enthält 154 mval Cl pro Liter, während die normale Serumchloridkonzentration bei 103 mval/l liegt. Die Natriumionenkonzentra-

27 Präoperative Flüssigkeits- und Elektrolyttherapie

Tab. 27-9 Zusammensetzung kristalloider Infusionslösungen.

	Na	K	Cl	Base	Ca	Mg	pH	kcal	Osmol.
				mval/l					
ECF	138	5	108	27	5	3	7,4	12	isoton
Glukose 5%	–	–	–	–	–	–	4,5	200	hypoton
Glukose 10%	–	–	–	–	–	–	4,5	400	hyperton
NaCl 0,9%	154	–	154	–	–	–	6,0	–	isoton
Ringer-Laktat	130	4	109	28	3	–	6,5	–	isoton
Ringer-Laktat G 5	130	4	109	28	3	–		200	hyperton
Eufusol	139	5	108	45	2,5	1		–	isoton
Sterofundin	140	4	106	45	2,5	1		–	isoton
Ionosteril	137	4	110	37	1,7	1,3		–	isoton

Ionosteril und Eufusol enthalten Azetat als Anion (Base), Sterofundin und Ringer-Laktat hingegen Laktat

tion ist mit 154 mval/l ebenfalls höher als die des Plasmas. Andere Elektrolyte sind in „physiologischer Kochsalzlösung" nicht enthalten.

Isotone Kochsalzlösung wird vor allem bei extrazellulären Volumendefiziten, die mit Hyponatriämie, Hypochlorämie und metabolischer Alkalose einhergehen, zugeführt. Sie ist besonders indiziert bei Patienten, deren Magensaft kontinuierlich abgesaugt wird (Chloridverlust!), außerdem bei Kindern mit Pylorospasmus.

Bei Zufuhr großer Mengen kann eine **hyperchlorämische Azidose** entstehen, vor allem bei eingeschränkter Nierenfunktion, des Weiteren eine Dilutionsazidose. Vorsicht ist auch bei Herzinsuffizienz geboten.

6.1.3 Ringer-Laktatlösung

Diese Lösung ist „physiologischer" als isotone Kochsalzlösung: Sie enthält neben 130 mval/l Natriumionen noch Kalium und Kalzium als Kationen sowie 108 mval/l Chlorid und 28 mval/l Laktat als Anionen. Das Laktat wird, sofern die Leberfunktion nicht eingeschränkt ist, zu Bikarbonat metabolisiert.

Ringer-Laktatlösung dient zum präoperativen Ersatz gastrointestinaler Verluste und zur Behandlung vorbestehender Volumendefizite, soweit keine schwerwiegenden Störungen von Volumen und Zusammensetzung der Extrazellulärflüssigkeit vorliegen.

Häufig werden anstelle von Ringer-Laktatlösung modifizierte bilanzierte Elektrolytlösungen verwendet, deren Elektrolytzusammensetzung der des Plasmas noch weiter angenähert ist. Laktat ist hierbei durch Acetat ersetzt worden. Solche Lösungen sind z. B. Sterofundin und Eufusol.

6.1.4 Ringer-Laktat in Glukose 5%

Diese Lösung ist mit 545 mosmol/l deutlich hyperton zum Plasma; sie liefert Wasser, Elektrolyte und Kalorien. Bei langsamer Infusionsgeschwindigkeit von 0,5 bis 0,75 g/kg/h tritt zumeist keine osmotische Diurese auf. Nach der Metabolisierung der Glukose wird die Lösung nahezu plasmaisoton. Anstelle von Ringer-Laktat in Glukose 5% werden häufig modifizierte Lösungen verwendet, z. B. Sterofundin G 5.

Neben den beschriebenen Standardlösungen gibt es noch eine Vielzahl weiterer kommerzieller Lösungen mit besonderer Zusammensetzung, die zum größten Teil entbehrlich sind, vor allem weil bei entsprechender Indikation Lösungen mit spezieller Zusammensetzung auf einfache Weise vom Arzt selbst hergestellt werden können.

6.1.5 Glukoselösung 5%

5%ige Glukoselösung enthält 50 g Glukose in 1 Liter Wasser. Die Lösung ist mit 253 mosmol hypoton; der pH-Wert liegt bei 4,5. Glukose wird im Organismus metabolisiert und liefert 200 kcal (836 kJ). Nach der Metabolisierung enthält die Lösung keine osmotisch aktiven Substanzen mehr, sondern liegt als freies Wasser vor. Daher gilt:

! 5%ige Glukoselösung ist für den Ersatz isotoner Flüssigkeitsverluste aus dem Extrazellulärraum nicht geeignet.

Sie kann jedoch eingesetzt werden, um die elektrolytfreien insensiblen Verluste (siehe Abschnitt 4) zu ersetzen sowie Kalorien zu liefern. Allerdings ist die Kalorienausbeute so gering, dass mehrere Liter infundiert werden müssten, um den Kalorienbedarf eines Tages zu decken. Klinisch ist Folgendes wichtig:

! Die Zufuhr großer Mengen 5%iger Glukoselösung führt zur Hämodilution; intra- und extrazelluläre Flüssigkeit nehmen zu, das Serumnatrium fällt ab.

6.2 Kolloidale Lösungen

Kolloide sind hochmolekulare Substanzen, die vor allem als Plasmaersatzmittel bzw. zum Ausgleich intravasaler Volumenverluste dienen. Unterschieden werden körpereigene Kolloide wie Humanalbumin, Plasmaproteinlösung, gefrorenes Frischplasma (GFP) und künstliche Kolloide wie Hydroxyäthylstärke, Dextrane und Gelatine.

Kolloide üben einen onkotischen Druck aus und verfügen über eine entsprechende Bindungskapazität für Wasser. Im Gegensatz zu den Kristalloiden können die Kolloide nicht frei durch Kapillarmembranen permeieren; daher verweilen sie auch länger im Gefäßsystem.

Die **Volumenwirksamkeit** und die **Verweildauer** der Kolloide werden vor allem von folgenden Eigenschaften bestimmt:
— Molekülgröße,
— Dispersion der Lösung,
— kolloidosmotischer Druck,
— Eigenviskosität,
— Abbau oder Ausscheidung.

Nach der Volumenwirksamkeit können folgende Kolloide unterschieden werden:

Plasmaexpander: Dies sind Kolloide, deren kolloidosmotischer Druck höher ist als der des Plasmas. Sie bewirken einen Einstrom von Flüssigkeit aus dem Interstitium in das Gefäßsystem; daher ist ihr Volumeneffekt größer, als es der infundierten Menge entspricht. Zu den Plasmaexpandern gehören Hydroxyäthylstärke, Dextrane und 20%iges Humanalbumin.

Plasmaersatzmittel: Der onkotische Druck dieser Kolloide ist so groß wie der des Plasmas; daher bewirken die Substanzen keinen Einstrom von Flüssigkeit aus dem Extrazellulärraum in das Gefäßsystem, und der Volumeneffekt entspricht der zugeführten Menge. Plasmaersatzmittel nach dieser Definition sind z. B. Gelatine und 5%ige Humanalbuminlösung.

Körpereigene Kolloide sind teuer und stehen nur begrenzt zur Verfügung; auch weisen einige Präparate spezifische Infektionsrisiken auf (siehe Kap. 28).

Künstliche Kolloide hingegen stehen unbegrenzt zur Verfügung, sind lange haltbar und lagerungsfähig, außerdem kostengünstiger und infektionssicher (allerdings ist die BSE-Gefahr derzeit nicht sicher ausgeschlossen). Daher gilt:

! Künstliche Kolloide sind die Mittel der ersten Wahl für den perioperativen Volumenersatz. Körpereigene Kolloide sind dagegen besonderen Indikationen vorbehalten.

▶ Tabelle 27-10 gibt einen Überblick der wichtigsten körperfremden Kolloide.

6.2.1 Hydroxyäthylstärke (HAES)

Hydroxyäthylstärke ist ein Derivat von Amylopektin aus verschiedenen Mais- und Getreidesorten. Amylopektin wird aus Glukoseeinheiten aufgebaut; in den Ketten liegt eine α-1,4-glykosidische Bindung vor, an den Verzweigungsstellen eine α-1,6-glykosidische. Um den raschen Abbau dieser Stärkekomponente durch α-Amylase zu verhindern, wird Amylopektin durch Hydroxyäthylierung substituiert. Der **Substitutionsgrad** gibt das Verhältnis der Anzahl substituierter Glukoseeinheiten im Hydroxyäthylmolekül zur Gesamtzahl der Glukoseeinheiten an. Ein Substitutionsgrad von 0,5 bedeutet, dass von 10 Glukoseeinheiten 5 eine Hydroxyäthylgruppe tragen. Die gebräuchlichen Präparate der einzelnen Hersteller weisen unterschiedliche Substitutionsgrade auf (siehe Tab. 27-10).

Abbau und Ausscheidung. HAES wird enzymatisch gespalten und entweder metabolisiert oder durch das retikuloendotheliale System (RES) aus dem intravasalen Raum entfernt. Über die Dauer der Speicherung von Hydroxyäthylstärke im RES und deren Auswirkungen auf den Organismus sind derzeit keine Einzelheiten bekannt. Fragmente mit einem Molekulargewicht von > 50 000 werden im Urin ausgeschieden, größere Fragmente nach Spaltung durch Amylasen in Galle und Urin. Die Eliminationshalbwertszeit von HAES wird mit ca. 13 Tagen angegeben.

Volumenwirkung und Verweildauer. Die Volumenwirkung wird sehr wahrscheinlich durch das Molekulargewicht und die Konzentration (3%, 6% oder 10%) bestimmt, die Verweildauer durch den Substitutionsgrad (0,5; 0,62; 0,7). Die Volumenwirkung hängt bekanntlich von der Anzahl der kolloidosmotisch wirksamen Moleküle im Blut ab. Da beim enzymatischen Abbau von Hydroxyäthylstärke die Anzahl der Teilchen erhöht werden kann,

Tab. 27-10   Eigenschaften künstlicher Kolloide

Substanz		Kolloid-konzentration (%)	intravasale Volumenwirkung (h)	besondere Wirkungen	mögliche Nebenwirkungen	empf. Maximaldosis pro Tag (ml/kg)	Häufigkeit (%) und Art anaphylaktoider Reaktionen	
Hydroxyäthylstärke	HAES 450/0,7	6	6–8	antithrombot. Effekt	Antigenizität Gerinnungshemmung Amylasämie	20	0,1	
	HAES 200/0,5	10	5–6			20		
	HAES 200/0,5	6	3–4					
	HAES 200/0,5	3	1–2					
	HAES 40/0,5	10	2	diuretischer Effekt	Nierenfunktionsstörungen	20		
	HAES 130/0,4	6	4–6		wie oben	50		
	HyperHAES	6	kurz		wie oben	4		
Gelatine	vernetzte Polypeptide (35 000 D)	3,5	2–3	diuretischer Effekt	Fibronektinbeeinträchtigung		0,05–10	Histaminfreisetzung
	Polysuccinat (35 000 D)	4,0	2–3	diuretischer Effekt				
	Oxypolygelatine (30 000 D)	5,5	2–3	diuretischer Effekt			0,8	
Dextran*	D 70	6	6	antithrombot. Effekt	starke Antigenizität	15	0,07–1,1	Dextranantikörper evtl. durch bakt. Polysaccharide
	D 60	6	6	antithrombot. Effekt	Gerinnungshemmung	15	0,07–1,1	
	D 40	10	2–4	antithrombot. Effekt	Nierenfunktionsstörungen	15	0,07–1,1	

*in Deutschland nicht mehr gebräuchlich

muss mit der Ausscheidung die Volumenwirkung nicht in gleicher Weise abnehmen. Nach Abstrom der niedermolekularen Hydroxyäthylstärkeeinheiten sollte der Hydroxyäthylierungsgrad die Verweildauer und die weitere Volumenwirkung bestimmen. Hohes Molekulargewicht und hoher Substitutionsgrad erhöhen die Viskosität der Lösungen.

Hämodynamische Wirkungen. Die kardiovaskulären Wirkungen von Hydroxyäthylstärke entsprechen im Wesentlichen denen der Dextrane (s. o.).

Blutgerinnung. HAES bewirkt wie Dextran einen Coating-Effekt mit Abnahme der Thrombozytenadhäsion, bei Zufuhr sehr großer Mengen auch eine Verdünnung der Gerinnungsfaktoren. Klinisch relevante Störungen der Blutgerinnung durch HAES sind aber nicht zu erwarten, solange die Menge auf 20 ml/kg bzw. 1500 ml/d begrenzt wird. Bei Zufuhr größerer Mengen muss wie bei den Dextranen mit einer Beeinträchtigung der Gerinnungsfunktion gerechnet werden.

Nierenfunktion. Klinisch wesentliche Störungen der Nierenfunktion sind nach Zufuhr von HAES normalerweise nicht zu erwarten. In der Literatur finden sich aber Kasuistiken eines vorübergehenden **Nierenversagens** bei Patienten mit vorbestehenden Nierenerkrankungen. Außerdem hat die Arzneimittelkommission der Deutschen Ärzteschaft mitgeteilt (1992), dass einige Berichte vorliegen, wonach sich während einer Hämodilutionstherapie mit HAES 200/0,5 zur Behandlung eines akuten Hörsturzes bei Patienten mit initial normalen Serumkreatininkonzentrationen ein akutes Nierenversagen entwickelte.

Auffällig waren bei diesen Patienten Flankenschmerzen oder Schmerzen in Höhe der Nierenlager, die teils unmittelbar nach Beginn der Infusion auftraten und den ganzen Tag über anhielten. Bei einem Patienten konnte sonographisch eine Nierenschwellung nachgewiesen werden. Insgesamt sind die pathophysiologischen Zusammenhänge noch unklar; möglich wäre eine Zunahme der Urinviskosität durch HAES mit Abnahme des Urinflusses. Eine Dehydratation scheint das Auftreten eines Nierenversagens zusätzlich zu begünstigen.

Anaphylaktoide Reaktionen. Die Häufigkeit anaphylaktoider Reaktionen auf HAES ist gering und wird derzeit mit 0,1% angegeben. Beobachtet werden vor allem Reaktionen vom Typ I und II; Bronchospasmus, Schock oder Atem- und Herz-Kreislauf-Stillstand treten wesentlich seltener als bei Dextranen auf, können jedoch nicht ausgeschlossen werden.

Klinisch gebräuchliche Lösungen. Hydroxyäthylstärke ist gegenwärtig das Standard-Kolloid für den Ersatz akuter Blutverluste und für die Hämodilution. Es werden hochmolekulare, mittelmolekulare und niedermolekulare HAES-Präparate für den klinischen Einsatz angeboten (siehe Tab. 27-10).

HAES 450/0,7 (Molekulargewicht/Substitutionsgrad), hochmolekular, 6%ige Lösung. Volumenwirkung und intravasale Verweildauer von hochmolekularem HAES entsprechen im Wesentlichen denen von Dextran 60/70. Das Präparat wird zum Ausgleich intraoperativer Blutverluste eingesetzt. Zu beachten sind die hohe Viskosität und die persistierende Fraktion.

HAES 200/0,5. Mittelmolekular, erhältlich als 3%-, 6%- und 10%ige Lösung. Der Volumeneffekt der 3%igen Lösung beträgt ca. 60%, der 6%igen Lösung etwa 100% und der (hyperonkotischen) 10%igen Lösung ca. 145%. Die intravasale Verweildauer nimmt mit Anstieg der Konzentration zu: 3% ca. 1–2 h; 6% ca. 3–4 h; 10% ca. 5–6 h. Anwendung: präoperative normovolämische Hämodilution (3- bis 6%ige Lösung); Verbesserung der Durchblutung und Thromboseprophylaxe (6- und 10%ige Lösung).

HAES 40/0,5. Niedermolekulare 10%ige Lösung. Als Volumenersatzmittel keine Vorteile gegenüber Gelatine-Lösungen oder Kristalloiden, dabei teurer.

HAES 130/0,38–0,45. Mittelmolekulares Kolloid (130 000 Da), erhältlich als 6%ige Lösung (Präparat Voluven); enthält 154 mmol/l Na^+ und 154 mmol/l Cl^-, die Osmolarität beträgt 308 mosmol/l, der pH-Wert 4,0–5,5. Der Volumeneffekt beträgt bei Freiwilligen 100%, d. h., HAES bewirkt keine Volumenexpansion; die Wirkung hält 4–6 h an. Die maximale Tagesdosis wird vom Hersteller mit 50 ml/kg angegeben. Hohe Dosen können zu Störungen der Blutgerinnung und Abfall des Hämatokrits führen. Das Präparat wird für den akuten Volumenersatz und für die isovolämische Hämodilution eingesetzt.

HyperHAES. Dieses hyperonkotische Kolloid ist eine Kombination von 7,2%iger NaCl- und 6%iger HAES 200/0,5-Lösung. Das Präparat wird initial bei akuter Hypovolämie bzw. hämorrhagischem Schock eingesetzt (sog. small volume resuscitation). Das Molekulargewicht beträgt 200 000 Da, der Substitutionsgrad 0,5, der Na^+- und Cl^--Gehalt je 1232 mmol/l, die Osmolarität 2464 mosmol/l, der pH-Wert 3,5–6,0.

Das Präparat wird einmalig als Kurzinfusion (innerhalb von 2–5 min) bevorzugt zentralvenös, fakultativ auch periphervenös verabreicht, die Dosierung beträgt ca. 4 ml/kg (ca. 250 ml). Wegen der hohen Osmolarität der Lösung wird nach der Infusion rasch Flüssigkeit aus dem Interstitium in das Gefäßsystem aufgenommen (Volumenexpansion), allerdings hält dieser Effekt nur kurz an.

Die Halbwertszeit des Kolloids beträgt ca. 4 h; die Elimination erfolgt überwiegend renal. Die Kochsalzkomponente verteilt sich innerhalb von 30 min im Extrazellulärraum und wird später hauptsächlich renal eliminiert. Eine *wiederholte* Zufuhr von HyperHAES wird nicht empfohlen. Im Anschluss an die Infusion erfolgt eine Standard-Volumensubstitution aus Kolloiden und Kristalloiden, bei Bedarf auch von Blut. Durch gleichzeitige Gabe von Heparin kann die Blutungszeit verlängert werden. Kontraindikationen sind:
— Herzinsuffizienz,
— Nierenversagen mit Oligurie/Anurie,
— Blutgerinnungsstörungen,
— Leberfunktionsstörungen,
— Dehydratation,
— Hyperosmolarität.

6.2.2 Gelatine

Gelatine-Lösungen werden aus Kollagen hergestellt, wobei die Löslichkeit durch Bernsteinsäureanhydrid, Diisozyanat und Glyoxal verbessert wird. Konzentration und Molekülgröße der Gelatine müssen relativ gering sein, um eine Erstarrung zu vermeiden. Entsprechend liegt das mittlere Molekulargewicht bei ca. 30 000, die Konzentration beträgt 3–5% (siehe Tab. 27-10).

Abbau und Ausscheidung. Gelatine wird vollständig metabolisiert und im Urin ausgeschieden; eine Speicherung im Körper findet nicht statt. Niedermolekulare Anteile werden innerhalb von 30 min ausgeschieden, höhermolekulare nach ca. 8 h.

Volumeneffekt und Verweildauer. Wegen des geringen mittleren Molekulargewichts und der niedrigen Konzentration sind die Volumeneffekte und die Wirkdauer geringer als bei Dextran und HAES (siehe Tab. 27-10). Die Wasserbindungskapazität beträgt ca. 14 mg/g, die intravasale Verweildauer 2–3 h. Klinisch ist zu beachten:

! Gelatine muss in der 1,5–2fachen Menge des Blutverlustes infundiert werden, um die Normovolämie aufrechtzuerhalten.

Wegen der kurzen intravasalen Verweildauer ist Gelatine nur zur vorübergehenden Behandlung einer Hypovolämie geeignet.

Blutgerinnung. Ein Einfluss von Gelatine-Lösungen auf die Blutgerinnungsaktivität ist nicht nachgewiesen worden; die Adhäsion der Thrombozyten wird nicht beeinflusst. Die Zufuhr sehr großer Mengen könnte zur Verdünnung von Gerinnungsfaktoren führen; auch soll die Fibronektinfunktion beeinträchtigt werden.

Nierenfunktion. Bei Normovolämie steigern Gelatine-Lösungen die Diurese. Die Nierenfunktion wird nicht beeinflusst; daher eignet sich das Präparat auch für den Einsatz bei Nierentransplantationen.

Anaphylaktoide Reaktionen. Die Häufigkeit anaphylaktoider Reaktionen auf Gelatine wurde in älteren Untersuchungen mit 0,05–10% angegeben, beträgt aber bei Anwendung eines Präparats mit niedrigerem Gehalt an freiem Diisozyanat insgesamt nur 0,8%. Histaminfreisetzung spielt bei vielen Reaktionen eine wichtige Rolle. Daher kann durch Vorgabe von H_1- und H_2-Antagonisten die Inzidenz der anaphylaktoiden Reaktionen vermindert werden. Bei einigen Patienten (Rheumatiker) sind auch Gelatine-Antikörper beteiligt.

Klinische Anwendung. Gelatine-Lösungen eignen sich für den kurzfristigen Ersatz von Blutverlusten, die später durch Blut oder Blutkomponenten ausgeglichen werden sollen. Des Weiteren kann Gelatine für die präoperative isovolämische Hämodilution eingesetzt werden (siehe Kap. 28).

6.2.3 Dextrane

Dextrane sind hochmolekulare Polysaccharide, die enzymatisch durch das Bakterium Leuconostoc mesenteroides aus Rohrzucker, Melasse und Natriumsulfat gebildet werden. Die Moleküle bestehen aus 200–450 Glukosemolekülen, hauptsächlich in α-1,6-glykosidischer Bindung. Nach Hydrolyse, Fraktionierung und Reinigung stehen klinisch Dextrane mit einem mittleren Molekulargewicht von 40 000 (D 40), 60 000 (D 60) und 70 000 (D 70) zur Verfügung. D 40 wird auch als niedermolekulares Dextran bezeichnet, D 60 und D 70 als hochmolekulare Dextrane. Die Präparate werden mit oder ohne Zusatz von 0,9%iger NaCl-Lösung geliefert.

Wegen der hohen allergenen Potenz und der starken Hemmung der Thrombozytenaggregation mit Blutungsgefahr werden Dextrane in Deutschland nicht mehr eingesetzt.

6.3 Wirkungen von Infusionslösungen auf die Blutgerinnung

Die intravenöse Zufuhr großer Flüssigkeitsmengen führt, unabhängig von der Art der verwendeten Lösung, zur Verdünnung von Thrombozyten und Gerinnungsfaktoren mit der Gefahr der Verdünnungskoagulopathie. Außerdem beeinflussen die verschiedenen Kolloide dosisabhängig die Thrombozytenfunktion und die Gerinnungskaskade. Da aber Blutungen während der Operation zumeist multifaktoriell bedingt sind, ist die Bedeutung einzelner Faktoren, wie z. B. Art und Menge des zugeführten Kolloids, im Einzelfall schwer abzuschätzen. Der derzeitige Kenntnisstand kann wie folgt zusammengefasst werden:
— Gelatine-Lösungen führen nicht zu signifikanter perioperativer Blutung und erhöhen auch nicht den Transfusionsbedarf.
— HAES 450 in normaler Kochsalzlösung (0,9%) scheint zu stärkeren Blutungen zu führen als andere Infusionslösungen (Albumin, HAES 450 in balancierter Elektrolytlösung).

6.4 Infusionslösungen und Nierenfunktion

Bei normaler Nierenfunktion sind keine renal schädigenden Wirkungen von HAES-Lösungen nachweisbar; bei HAES in balancierter Elektrolytlösung ist die Urinausscheidung größer als bei HAES in „physiologischer" Kochsalzlösung; die postoperative Nierenfunktion soll ebenfalls besser sein. Die Datenlage ist derzeit allerdings widersprüchlich.

Es gibt Hinweise, dass HAES bei Intensivpatienten die Nierenfunktion verschlechtern kann; auch hier fehlen aber eindeutige Befunde.

6.5 Infusionslösungen und Magen-Darm-Trakt

Der Darm spielt nach derzeitigem Kenntnisstand eine wichtige Rolle in der Pathogenese von SIRS und dem Multiorgandysfunktionssyndrom nach großen Operationen. Hierbei könnte die Art und Menge der perioperativ zugeführten Infusionslösungen von Bedeutung sein.

6.5.1 Splanchnikusperfusion

HAES in balancierter Elektrolytlösung soll bei chirurgischen Patienten seltener mit Splanchnikushypoperfusion einhergehen als Zufuhr von Ringer-Laktat, 0,9%iger NaCl-Lösung oder von HAES in physiologischer Kochsalzlösung. Ursache der Splanchnikushypoperfusion unter NaCl-Zufuhr könnte eine generalisierte Vasokonstriktion sein, möglicherweise bedingt durch eine metabolische Azidose.

6.5.2 Funktion des Magen-Darm-Trakts

Bei Patienten, die intraoperativ HAES erhalten, soll sich die Darmfunktion rascher normalisieren als bei Patienten, denen stattdessen Albumin-, Kochsalz- oder bilanzierte Elektrolytlösung verabreicht wird. Der Effekt wird auf eine – verglichen mit der Zufuhr von Kristalloiden – geringere Ödembildung in der Darmwand bei HAES-Zufuhr zurückgeführt.

6.6 Lungenfunktion

Kristalloide und Kolloide unterscheiden sich nicht in ihrer Wirkung auf die intra- und postoperative Lungenfunktion und die Dauer der postoperativen Beatmung.

7 Intraoperative Routine-Flüssigkeitszufuhr

Über Art und Ausmaß des intraoperativen Routine-Flüssigkeitsersatzes bei Patienten ohne präexistente Störungen des Flüssigkeits- und Elektrolytgleichgewichts herrscht Meinungsvielfalt. Einigkeit besteht hingegen über das Ziel: Die Flüssigkeitszufuhr soll den **normalen Erhaltungsbedarf** decken und außerdem die durch die jeweilige Operation hervorgerufenen **Verluste ersetzen.**

7.1 Erhaltungsbedarf

Die meisten Erwachsenen haben bis zu 12 h vor der Operation keine Flüssigkeit mehr zu sich genommen. Bei ihnen liegt ein Flüssigkeitsdefizit vor, das sich im Wesentlichen aus den insensiblen Verlusten und dem ausgeschiedenen Urin zusammensetzt. Der durchschnittliche Erhaltungsbedarf an Flüssigkeit ist in ▶ Tabelle 27-11 zusammengestellt.

Das über Nacht entstandene Flüssigkeitsdefizit kann anhand dieser Richtwerte annähernd eingeschätzt werden.

Praktische Leitsätze für den Erhaltungsbedarf von Erwachsenen:

— Das nächtliche Defizit kann mit balancierter Elektrolytlösung 500 ml/70 kg ausgeglichen werden. Diese Menge sollte innerhalb der ersten 35–40 min der Narkose infundiert werden.
— Glukose sollte nicht als Erhaltungsflüssigkeit zugeführt werden, da hierdurch eine Hyperglykämie hervorgerufen werden kann.
— Auch bei intrakraniellen Eingriffen darf keine 5%ige Glukoselösung infundiert werden, da hierdurch Wasserverschiebungen in die Gehirnzellen bzw. eine Schwellung des Gehirns auftreten können.
— Patienten ohne präexistente Störungen des Wasser- und Elektrolythaushalts erhalten im Verlauf einer 1- bis 2-stündigen Operation etwa **600–1000 ml balancierte Elektrolytlösung.**
— Die Flüssigkeitszufuhr bei Operationen mit geringem chirurgischem Trauma kann sich darauf beschränken, den Erhaltungsbedarf zu decken. Als Orientierung dienen die zuvor angegebenen Schemata. Die darin aufgeführten Richtwerte gelten z. B. für:
  – Ophthalmologische Eingriffe,
  – mikrochirurgische Eingriffe an Ohr und Kehlkopf,

Tab. 27-11 Richtwerte für den Erhaltungsbedarf an Flüssigkeit

Alter	ml/kg/h
Erwachsener	1,5–2
Kind	2–4
Kleinkind	4–6
Neugeborenes	3

- Extremitätenoperationen in Blutleere,
- Zystoskopie, Bronchoskopie,
- Biopsien.

Diese Eingriffe gehen ohne Flüssigkeits- und Blutverlust einher. Anders muss hingegen bei großen Operationen vorgegangen werden. Perioperativer Flüssigkeitsbedarf bei Kindern siehe Kapitel 39.

7.2 Große Operationen

Bei großen Eingriffen treten extrazelluläre Flüssigkeitsverluste auf, deren Ausmaß im Einzelfall sehr schwierig abzuschätzen sein kann. Diese Verluste entstehen durch *Verdampfung* (von Wasser) über exponiertes seröses Gewebe wie Därme, Peritoneum oder Pleura sowie durch *Sequestration* von Extrazellulärflüssigkeit in operativ zerstörtem oder abgetrenntem Gewebe. Zusätzlich können erhebliche *Blutverluste* auftreten, die ebenfalls ersetzt werden müssen. In ▶ Tabelle 27-12 sind Richtwerte für den Flüssigkeitsersatz bei Operationen mit unterschiedlichem Traumatisierungsgrad zusammengefasst; sie beanspruchen keine absolute Gültigkeit. Blutersatz ist nicht berücksichtigt (Bluttransfusion siehe Kap. 28).

! Klinisch ist wichtig:
- Die Flüssigkeitstherapie sollte mit bilanzierten Elektrolytlösungen erfolgen. Der Ersatz muss mit der Operation zusammen beginnen und darf keineswegs erst postoperativ erfolgen.
- Der intraoperative Blutverlust sollte möglichst quantitativ erfasst werden (Sauger). Ein Verlust von 10% des Blutvolumens beim sonst Gesunden gilt allgemein nicht als Indikation zur Bluttransfusion.

Zur **Überwachung der Routine-Flüssigkeitstherapie** können folgende Parameter herangezogen werden:
— Herzfrequenz,
— arterieller Blutdruck,
— zentraler Venendruck (relativ ungenau),
— Urinausscheidung.

Der Flüssigkeitsersatz bei speziellen Operationen (Abdominalchirurgie, Herzchirurgie, Neurochirurgie usw.) ist in den entsprechenden Kapiteln dargestellt.

7.3 Der dehydrierte Patient

7.3.1 Einschätzung des Flüssigkeitsgleichgewichts

Die Flüssigkeitstherapie bei Patienten ohne präexistente Störungen des Wasser- und Elektrolythaushalts ist verhältnismäßig einfach und kann sich weitgehend an den zuvor beschriebenen Richtlinien orientieren. Anders hingegen die Behandlung von Patienten mit **vorbestehenden Störungen:** Hier ist die richtige Diagnose Voraussetzung für eine korrekte Therapie!

7.3.2 Diagnose

Der Anästhesist muss den Flüssigkeitsstatus des Patienten mit Hilfe klinischer Zeichen und Laborwerten einschätzen. Hierzu werden Volumen, Osmolarität und Zusammensetzung der Extrazellulärflüssigkeit analysiert und danach das therapeutische Vorgehen festgelegt. Klinisch kann in folgender Weise vorgegangen werden:
— **Volumenstatus einschätzen:**
  - Blutdruck und Herzfrequenz, wenn erforderlich Orthostase (Patienten aufsetzen bzw. aufstehen lassen),
  - Hautturgor,
  - Feuchtigkeit von Schleimhäuten,
  - Urinausscheidung.
— **Osmolarität bestimmen:**
  - Serumosmolarität,
  - Serumnatrium.
— **Zusammensetzung der Extrazellulärflüssigkeit feststellen:**
  - Serumelektrolyte,
  - Säure-Basen-Haushalt (und Blutgase),
  - Serumalbumingehalt,
  - Harnstoff und Kreatinin.

Mangel an extrazellulärer Flüssigkeit ist wahrscheinlich die gefährlichste präoperative Störung des Flüssigkeitsgleichgewichts, weil die meisten Anästhesietechniken beim dehydrierten Patienten

Tab. 27-12 Flüssigkeitsersatz bei verschiedenen Operationen (ohne Blutersatz)	
Operation	Menge und Geschwindigkeit
leichtes Trauma: — Tonsillektomie — plastische Operationen	2 ml/kg/h Erhaltung + 4 ml/kg/h Ersatz
mäßiges Trauma: — Leistenhernie — Appendektomie — Thorakotomie	2 ml/kg/h Erhaltung + 6 ml/kg/h Ersatz
schweres Trauma: — Darmresektion bei Ileus — Hüftgelenkersatz — radikale Mastektomie	2 ml/kg/h Erhaltung + 8 ml/kg/h Ersatz

einen Kreislaufkollaps hervorrufen können. **Die Diagnose muss präoperativ und nicht retrospektiv gestellt werden.** Hierzu dienen Vorgeschichte und klinische Zeichen. Laborparameter sind zumeist wenig hilfreich. Verdacht auf Dehydrierung besteht bei Patienten mit folgenden Störungen:
— Durchfälle,
— Erbrechen,
— Darmspülung,
— gastrointestinale Fisteln,
— Magenabsaugung,
— hohes Fieber,
— Hyperglykämie mit Azetonurie bei Diabetes mellitus,
— Nierenfunktionsstörungen.

Patienten mit **Ileus oder Peritonitis** können große Mengen eiweißreicher Flüssigkeit in das Darmlumen oder die Bauchhöhle verlieren. Bei ausgedehnten **Verbrennungen** zweiten und dritten Grades werden ebenfalls große Mengen an Flüssigkeit, Eiweiß und Elektrolyten verloren.

Flüssigkeitsverlust von 6–8% des Körpergewichts. Hierbei treten häufig folgende Zeichen auf:
— Apathie,
— trockene Schleimhäute, gefurchte Zunge,
— Tachykardie (100–120/min),
— Blutdruck: kann normal sein, fällt jedoch beim Übergang vom Liegen zum Sitzen oder Stehen ab,
— Oligurie.

Dieser Patient benötigt etwa **4–6 l bilanzierte Elektrolytlösung**, um Herzfrequenz, Blutdruck und Urinausscheidung wieder zu normalisieren. Die Substitution sollte bei elektiven Eingriffen vor der Narkoseeinleitung erfolgen.

Zeichen der schweren Dehydratation:
— Schleimhäute trocken, Augen eingesunken,
— Haut kühl, trocken, bleibt in Falten stehen,
— Tachykardie,
— niedriger Blutdruck,
— kollabierte Venen,
— Oligurie.

Dieser Patient hat mehr als 10% seines Körpergewichtes an Flüssigkeit verloren. Er benötigt möglicherweise **mehr als 10 l bilanzierte Elektrolytlösung,** um seine Vitalfunktionen wieder zu normalisieren. Bei sehr schwerer Dehydratation muss unter Umständen alle 15 min 1 l Flüssigkeit infundiert werden. Hierbei muss jedoch die Herz-Kreislauf-Funktion sorgfältig überwacht werden. Nicht selten sind zusätzlich **positiv inotrope Substanzen** erforderlich. Kaliumzufuhr siehe Abschnitt 5.2.1. Die massive Flüssigkeitstherapie muss, unabhängig von der gewählten Ersatzlösung, unter fortlaufender Kontrolle der Serumelektrolyte und der Säure-Basen-Parameter erfolgen.

In ▶ Tabelle 27-13 sind die Schweregrade extrazellulärer Flüssigkeitsdefizite zusammengestellt.

8 Gefahren der Flüssigkeitstherapie

8.1 Zu viel Volumen

Traditionell werden auch heute noch bei elektiven Eingriffen oft große Flüssigkeitsmengen infundiert, obwohl Untersuchungen ergeben haben, dass das Ausmaß extrazellulärer Flüssigkeitsverschiebungen vermutlich geringer ist als bislang angenommen, da die Stresshormone in der Regel eine Flüssigkeitsretention bewirken. Eine übermäßige Volumenzufuhr während der Operation kann zu folgenden Nebenwirkungen und Komplikationen führen:
— Lungenödem mit Beeinträchtigung der Lungenfunktion,
— perioperative Harnretention,

Tab. 27-13 Schweregrade extrazellulärer Flüssigkeitsdefizite

Schweregrad	Abnahme in % des Körpergewichts	klinische Zeichen
leicht	3–5	trockene Schleimhäute, Oligurie
mäßig	6–10	orthostatische Hypotension, Tachykardie, Anorexie, verminderter Hautturgor
schwer	11–20	Hypotension in Rückenlage, eingesunkene Bulbi, kühle und trockene Haut, leichte Hypothermie
lebensbedrohlich	> 20%	Koma, Anurie, Abfall der Kerntemperatur, dikroter Puls, Pulsus paradoxus, Kreislaufkollaps

- postoperatives Darmwandödem, abdominelles Kompartmentsyndrom,
- Hirnödem bei Patienten mit Schädel-Hirn-Trauma,
- Störungen der Wundheilung.

8.2 Zu viel freies Wasser

Narkose und Operation werden als „Stress" angesehen, auf den der Organismus mit einer „Stressreaktion" antwortet. Hierbei sind die ADH-Spiegel oft erhöht. Freies Wasser, im Übermaß zugeführt, kann nicht ausgeschieden werden; es entsteht eine **Verdünnungshyponatriämie,** die keineswegs mit einem Natriummangel verwechselt werden darf. Wasser strömt von extra- nach intrazellulär: Die Zellen schwellen an, und es entwickeln sich zerebrale Symptome. Das Syndrom wird als **Wasserintoxikation** bezeichnet (Einzelheiten siehe Abschnitt 5.1.6).

Labor:
- Serumnatrium um 122 mval/l,
- Urinosmolarität höher als die des Plasmas.

Behandlung: Flüssigkeitsrestriktion auf weniger als 1 l 0,9%ige NaCl-Lösung/d. Freies Wasser darf nicht zugeführt werden. Bei schweren Formen können zusätzlich Diuretika verabreicht werden.

8.3 Zu viel Salz

Salzlösungen im Überschuss werden zumeist besser toleriert als die exzessive Zufuhr von freiem Wasser. Sie können jedoch zu respiratorischen Störungen führen.

9 Akuter Volumenersatz

Die Reaktion des Organismus auf Blutverluste besteht in einer sofortigen Reduzierung des funktionellen Gefäßbetts durch *Vasokonstriktion*, ein Vorgang, der als **Zentralisation** bezeichnet wird. Betroffen sind in erster Linie Nieren, Haut, Splanchnikusgebiet und Kapazitätsgefäße (Venen).

! Durch die Vasokonstriktion wird das wirkliche Ausmaß des Volumenverlustes zunächst maskiert.

So können beim sonst Gesunden sogar Blutverluste von etwa 20% des Blutvolumens im Liegen toleriert werden (in aufrechter Position ist die Toleranz hingegen erheblich eingeschränkt).

Der Anästhesist muss jedoch berücksichtigen, dass diese Kompensationsmechanismen durch Anästhetika erheblich beeinträchtigt sein können, so dass bereits bei geringeren Blutverlusten mit einem *Blutdruckabfall* gerechnet werden muss.

Ein weiterer Kompensationsmechanismus bei akuten Blutverlusten besteht in der Verschiebung interstitieller Flüssigkeit und extravasaler Proteine in das Gefäßsystem. Hierdurch wird das intravasale Volumen wiederhergestellt, nicht aber der Erythrozytengehalt.

Klinisch ist wichtig:
- Wird das verlorene Blutvolumen nicht ersetzt, so verändern sich Hämoglobinkonzentration und Hämatokrit zunächst nicht. Darum können diese beiden Laborwerte initial nicht verwendet werden, um den Blutverlust richtig einzuschätzen.
- Erst nach einigen Stunden, wenn interstitielle Flüssigkeit in größerer Menge in das Gefäßsystem verschoben worden ist, fallen Hämoglobinkonzentration und Hämatokrit ab.
- Werden hingegen die Blutverluste akut durch Plasmaexpander oder bilanzierte Elektrolytlösungen ersetzt, so fallen Hämoglobinkonzentration und Hämatokrit sofort ab.

Für den akuten Volumenersatz ist die Kenntnis der durchschnittlichen **Blutvolumina** hilfreich:
- Männer: 7,5% des Körpergewichts (75 ml/kg),
- Frauen: 6,5% des Körpergewichts (65 ml/kg),
- Neugeborene: 8,5% des Körpergewichts (85 ml/kg).

Hierbei können Volumenverluste bis zu einem unteren Hämatokritwert von 25–30% mit Kolloiden und/oder Kristalloiden ausgeglichen werden, sofern die kardiovaskulären Kompensationsreaktionen vollständig intakt sind und auch nicht durch Anästhetika beeinträchtigt werden. Demgegenüber sind bei Patienten mit eingeschränkten Kompensationsreaktionen höhere Hämatokritwerte erforderlich, um ein ausreichendes Sauerstoffangebot aufrechtzuerhalten (Einzelheiten siehe Kap. 28).

Ziel der Therapie ist die Aufrechterhaltung bzw. Wiederherstellung eines ausreichenden zirkulierenden intravasalen Volumens sowie der Sauerstofftransportkapazität und des Gerinnungssystems.

Kolloide oder Kristalloide?

Prinzipiell stehen Plasmaexpander bzw. Plasmasubstitute und bilanzierte Elektrolytlösungen für den akuten Volumenersatz zur Verfügung. Beide Lösungen haben ihre engagierten Befürworter; es empfiehlt sich aber, beide Lösungen einzusetzen. Klinisch gilt Folgendes:

Künstliche Kolloide können *bei begrenztem Blutverlust*, unter Beachtung der Höchstdosen, zugeführt werden. Sie haben gegenüber Blut den Vorteil, dass sie hepatitissicher sind und keine Transfusionsreaktionen auslösen können. Bei übermäßiger Zufuhr wird die Entstehung eines Lungenödems begünstigt.

HAES 450/0,9% NaCl sollte bei Patienten mit vermuteter oder manifester Gerinnungsstörung nicht für den intraoperativen Volumenersatz verwendet werden, da hierdurch exzessive Blutungen mit erhöhtem Transfusionsbedarf ausgelöst werden können.

Kristalloide wie bilanzierte Elektrolytlösungen oder 0,9% NaCl-Lösung können ebenfalls für den Ersatz *mäßiger Blutverluste* infundiert werden. Sie haben den Nachteil, dass sie bei Blutverlusten im Verhältnis von 4 : 1 infundiert werden müssen, d. h., ein Verlust von 500 ml Blut muss durch 2000 ml Kristalloide ersetzt werden.

Elektrolytfreie Lösungen wie z. B. Glukoselösungen sind für den Volumenersatz *nicht geeignet*.

Über Indikationen zur Bluttransfusion und Massivtransfusion siehe Kapitel 28.

Literatur

Boldt J, Suttner S. Plasma substitutes. Minerva Anestesiol. 2005 Dec;71(12):741–58.

Boldt J. [Hydroxyethylstarch (HES)] Wien Klin Wochenschr. 2004 Mar 31;116(5–6):159–69. Review. German.

Boldt J. Hydroxyethylstarch as a risk factor for acute renal failure: is a change of clinical practice indicated? Drug Saf. 2002;25(12):837–46. Review.

Christidis C, Mal F, Ramos J, Senejoux A, Callard P, Navarro R, Trinchet JC, Larrey D, Beaugrand M, Guettier C. Worsening of hepatic dysfunction as a consequence of repeated hydroxyethylstarch infusions. J Hepatol. 2001 Dec;35(6):726–32.

Dieterich HJ, Neumeister B, Agildere A, Eltzschig HK. Effect of intravenous hydroxyethyl starch on the accuracy of measuring hemoglobin concentration. J Clin Anesth. 2005 Jun;17(4):249–54.

Ekseth K, Abildgaard L, Vegfors M, Berg-Johnsen J, Engdahl O. The in vitro effects of crystalloids and colloids on coagulation. Anaesthesia. 2002 Nov;57(11):1102–8.

Ferreira EL, Terzi RG, Silva WA, de Moraes AC. Early colloid replacement therapy in a near-fatal model of hemorrhagic shock. Anesth Analg. 2005 Dec;101(6):1785–91.

Groeneveld AB, Verheij J, van den Berg FG, Wisselink W, Rauwerda JA. Increased pulmonary capillary permeability and extravascular lung water after major vascular surgery: effect on radiography and ventilatory variables. Eur J Anaesthesiol. 2006 Jan;23(1):36–41.

Hartig W, Biesalski HK, Druml W, Fürst P, Weimann A (Hrsg): Ernährungs- und Infusionstherapie. Thieme, Stuttgart 2004.

Hartig W, Biesalski HK, Druml W, Fürst P, Weimann A. Ernährungs- und Infusionstherapie. 8. Aufl. Thieme, Stuttgart 2004

Haynes GR, Navickis RJ, Wilkes MM. Albumin administration – what is the evidence of clinical benefit? A systematic review of randomized controlled trials. Eur J Anaesthesiol. 2003 Oct;20(10):771–93. Review.

Himpe DG, De Hert SG, Vermeyen KM, Adriaensen HF. Oxygen transport and myocardial function after the administration of albumin 5%, hydroxyethylstarch 6% and succinylated gelatine 4% to rabbits. Eur J Anaesthesiol. 2002 Dec;19(12):860–7.

Hofmann D, Thuemer O, Schelenz C, van Hout N, Sakka SG. Increasing cardiac output by fluid loading: effects on indocyanine green plasma disappearance rate and splanchnic microcirculation. Acta Anaesthesiol Scand. 2005 Oct;49(9):1280–6.

Lang K, Suttner S, Boldt J, Kumle B, Nagel D. Volume replacement with HES 130/0.4 may reduce the inflammatory response in patients undergoing major abdominal surgery. Can J Anaesth. 2003 Dec;50(10):1009–16.

Nisanevich V, Felsenstein I, Almogy G, Weissman C, Einav S, Matot I. Effect of intraoperative fluid management on outcome after intraabdominal surgery. Anesthesiology. 2005 Jul;103(1):25–32.

Schuerholz T, Sumpelmann R, Piepenbrock S, Leuwer M, Marx G. Ringer's solution but not hydroxyethyl starch or modified fluid gelatin enhances platelet microvesicle formation in a porcine model of septic shock. Br J Anaesth. 2004 May;92(5):716–21. Epub 2004 Mar 19.

Thomale UW, Griebenow M, Kroppenstedt SN, Unterberg AW, Stover JF. Small volume resuscitation with HyperHaes improves pericontusional perfusion and reduces lesion volume following controlled cortical impact injury in rats. J Neurotrauma. 2004 Dec;21(12):1737–46.

van Bommel J, Trouwborst A, Schwarte L, Siegemund M, Ince C, Henny ChP. Intestinal and cerebral oxygenation during severe isovolemic hemodilution and subsequent hyperoxic ventilation in a pig model. Anesthesiology. 2002 Sep;97(3):660–70.

Verheij J, van Lingen A, Raijmakers PG, Rijnsburger ER, Veerman DP, Wisselink W, Girbes AR, Groeneveld AB. Effect of fluid loading with saline or colloids on pulmonary permeability, oedema and lung injury score after cardiac and major vascular surgery. Br J Anaesth. 2006 Jan;96(1):21–30.

Verheij J, van Lingen A, Raijmakers PG, Spijkstra JJ, Girbes AR, Jansen EK, van den Berg FG, Groeneveld AB. Pulmonary abnormalities after cardiac surgery are better explained by atelectasis than by increased permeability oedema. Acta Anaesthesiol Scand. 2005 Oct;49(9):1302–10.

Wiesen P, Canivet JL, Ledoux D, Roediger L, Damas P. Effect of hydroxyethylstarch on renal function in cardiac surgery: a large scale retrospective study. Acta Anaesthesiol Belg. 2005;56(3):257–63.

Zander R, Adams HA, Boldt J, Hiesmayr MJ, Meier-Hellmann A, Spahn DR, Standl T. [Requirements and expectations for optimal volume replacement.] Anasthesiol Intensivmed Notfallmed Schmerzther. 2005 Dec;40(12):701–19. German.

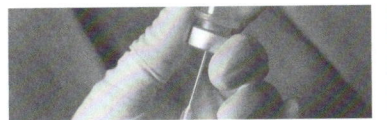

28

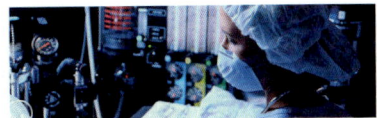

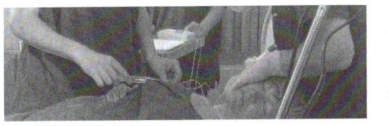

Hämotherapie

Inhaltsübersicht

1 **Einführung** 770

2 **Blutgruppen und Verträglichkeitsteste** ... 770
2.1 AB0-System 770
    2.1.1 Bestimmung der Blutgruppe 771
    2.1.2 Klinische Bedeutung des AB0-Systems . 771
2.2 Rhesus-System 772
2.3 Kell-System 772
2.4 Verträglichkeitsteste 772
    2.4.1 Kreuzprobe 773
    2.4.2 Antikörpersuchtest 773

3 **Konservierung von Blut** 773
3.1 Veränderungen im konservierten Blut 774
    3.1.1 Erythrozyten 775
    3.1.2 Granulozyten 775
    3.1.3 Thrombozyten 775
    3.1.4 Gerinnungsfaktoren 775
    3.1.5 Natrium und Kalium 775
    3.1.6 pH-Wert 775
    3.1.7 Mikroaggregate 775

4 **Blutkomponenten und Plasmaderivate** ... 776
4.1 Vollblutkonserve 776
4.2 Erythrozytenkonzentrate 777
    4.2.1 Indikationen 778
    4.2.2 Blutgruppenkompatibilität von Erythrozytenkonzentraten 779
    4.2.3 Dosierung 780
4.3 Thrombozytenpräparate 780
    4.3.1 Indikationen – Kontraindikationen 781
    4.3.2 Auswahl und Dosierung 782
    4.3.3 Refraktärzustand 783
    4.3.4 Komplikationen und Nebenwirkungen 783
4.4 Gefrorenes Frischplasma (6 Monate quarantänegelagert) 783
    4.4.1 Indikationen – Kontraindikationen 784
    4.4.2 Dosierung 785
    4.4.3 Nebenwirkungen und Gefahren 785
4.5 Humanalbuminlösungen 786
    4.5.1 Indikationen 786
4.6 Plasmaproteinlösung (PPL) 786
4.7 Serumkonserven 786
4.8 Gerinnungsfaktoren-Präparate 786
    4.8.1 Humanfibrinogen 786
    4.8.2 Fraktion I nach Cohn 787
    4.8.3 Rekombinanter Faktor VIIa 787
    4.8.4 Faktor-VIII-Konzentrat 787
    4.8.5 Faktor-IX-Konzentrat 787
    4.8.6 Prothrombinkomplex-Präparat (PPSB) . 787
    4.8.7 Faktor-XIII-Konzentrat 788
    4.8.8 Antithrombin-III-Konzentrat 788
4.9 Immunglobuline und Hyperimmunglobuline .. 788
4.10 Granulozytenpräparate 788

5 **Praxis der homologen Bluttransfusion** ... 788
5.1 Beachtung des Transfusionsgesetzes 788
5.2 Indikationen 789
    5.2.1 Aufklärungspflicht über Transfusionsrisiken 790
    5.2.2 Bluttransfusion bei Zeugen Jehovas ... 791
5.3 Praktisches Vorgehen 792
5.4 Massivtransfusion 793
    5.4.1 Abfall der Körpertemperatur 794
    5.4.2 Störungen der Blutgerinnung 794
    5.4.3 Mikroaggregate 794
    5.4.4 Zitratintoxikation 795
    5.4.5 Hyperkaliämie 795
    5.4.6 Azidose 795
    5.4.7 Abfall von 2,3-Diphosphoglycerat 795

6 **Komplikationen durch Blutderivate** 796
6.1 Hämolytische Transfusionsreaktion (Sofortreaktion) 796
    6.1.1 Diagnose 796
    6.1.2 Therapie 797
6.2 Verzögerte hämolytische Reaktion 797
6.3 Allergische Reaktion 797
6.4 Fieberreaktion 798
6.5 Reaktion auf bakterielle Toxine 798
6.6 Übertransfusion und Lungenödem 798
6.7 Transfusionsassoziierte akute Lungeninsuffizienz (TRALI) 798
6.8 Transfusionsinduzierte Graft-versus-Host-Krankheit (TI-GVHD) 799
6.9 Posttransfusionshepatitis (PTH) 799
    6.9.1 Hepatitis B 799
    6.9.2 Hepatitis C (non-A-non-B; NA-NB) ... 799
6.10 Transfusionsassoziierte HIV-Infektion 800
6.11 Cytomegalie-Virus 800
6.12 Transfusionsinduzierte Immunsuppression .. 801

7 **Autologe Bluttransfusion** 801
7.1 Präoperative Eigenblutspende 801
    7.1.1 Indikationen und Auswahl der Spender 802
    7.1.2 Entnahme des Blutes 803
    7.1.3 Transfusion 803
7.2 Präoperative isovolämische Hämodilution .. 803
    7.2.1 Auswirkungen der akuten Hämodilution 804

7.2.2	Indikationen und Auswahl der Patienten	804
7.2.3	Praktisches Vorgehen	804
7.2.4	Komplikationen	805
7.3	Intraoperative maschinelle Autotransfusion	806
7.3.1	Technische Systeme	806
7.3.2	Eigenschaften des Retransfusionsblutes	806
7.3.3	Indikationen und Kontraindikationen	806
7.3.4	Nebenwirkungen und Komplikationen	806
7.3.5	Zufuhr von nichtgewaschenem Blut	807
7.4	Postoperative maschinelle Autotransfusion	807
	Literatur	808

1 Einführung

Mystische Vorstellungen und magisches Denken kennzeichnen von alters her das Verhältnis der Menschen zum Blut; Götter wurden durch Blutopfer versöhnlich gestimmt, Freundschaften mit Blut unverbrüchlich besiegelt, der Teufelspakt mit Blut unterschrieben. Bereits kurz nach der Entdeckung des Kreislaufs durch William Harvey im 17. Jahrhundert wurden die ersten Bluttransfusionen durchgeführt, vornehmlich, um die melancholische Stimmungslage zu beeinflussen oder bestimmte Krankheiten zu heilen. Statt des Erfolges trat jedoch aus damals unbekannten Gründen häufig der Tod ein. Erst nach Entdeckung der AB0-Blutgruppen durch Landsteiner (1901) und des Rhesus Faktors durch Landsteiner und Wiener (1940) konnte sich die moderne Transfusionsmedizin entwickeln. Sie hat ganz wesentlich zu den Erfolgen der operativen Medizin beigetragen. Heutzutage wird allein in der Bundesrepublik jährlich das Blut von mehr als 2,5 Millionen Spendern benötigt, um den Bedarf zu decken. Den größten Anteil am Bedarf hat die operative Medizin: Hier werden mehr als 60% aller Blutkonserven vom Anästhesisten transfundiert.

2 Blutgruppen und Verträglichkeitsteste

Unverträglichkeitsreaktionen zwischen dem Blut des Spenders und dem des Empfängers sind die gefährlichsten Risiken der Bluttransfusion. Um diese Risiken auszuschalten, darf *nur gruppengleiches* Blut transfundiert werden, das vor der Transfusion auf Verträglichkeit getestet worden ist.

Die Blutgruppenantigene der Erythrozyten und bestimmte Antikörper im Serum verhindern, dass Blut eines Spenders beliebig auf jeden Empfänger übertragen werden kann.

Etwa 150 Blutgruppenantigene sind bisher entdeckt worden, von denen neun klinische Bedeutung besitzen (▶ Tab. 28-1).

In der Transfusionspraxis spielen die **Antigene des AB0- und des Rhesus-Systems** die herausragende Rolle.

Tab. 28-1 Klinisch wichtige Blutgruppensysteme und ihre Antigene

System	Hauptantigene	natürliche Antikörper
AB0	ABH	regelmäßig
Rhesus	C, C^w, c, D, D^u, E, e	sehr selten
MNSs	M, N, S, s	selten
P	P_1, P_2	regelmäßig
Lewis	Le^a, Le^b	selten
Kell	K, k, Kp^a, Kp^b	niemals
Duffy	Fy^a, Fy^b	niemals
Lutheran	Lu^a, Lu^b	extrem selten
Kidd	Jk^a, Jk^b	niemals

2.1 AB0-System

Die Hauptantigene des AB0-Systems sind A, B und H; daneben gibt es noch Antigenvarianten (Untergruppen). Die Blutgruppenantigene befinden sich auf der Oberfläche der Erythrozytenmembran, außerdem an zahlreichen anderen Membranen des Körpers. Sie sind genetisch festgelegt, während die Antikörper durch eine immunologische Auseinandersetzung des Organismus mit körperfremden Antigenen entstehen.

▶ Tabelle 28-2 zeigt die prozentuale Häufigkeit der Blutgruppenverteilung in Europa. Die Häufigkeitsverteilung der Blutgruppen spielt bei der Beschaffung von Spenderblut eine wichtige praktische Rolle.

Die **blutgruppenspezifischen Antikörper im Serum** sind Immunglobuline. Die Antikörper werden in den ersten Lebensmonaten durch parenterale oder enterale Zufuhr von Antigenen gebildet. Das Serum von Neugeborenen enthält noch keine Antikörper, es sei denn, mütterliche Antikörper sind diaplazentar übergetreten.

Im AB0-System können reguläre und irreguläre Antikörper unterschieden werden:
— **Reguläre Antikörper** sind innerhalb eines Blutgruppensystems immer nachweisbar, z. B. die Antikörper des AB0-Systems. In den anderen Systemen gibt es hingegen keine regulären Antikörper.

Reguläre Antikörper sind fast immer komplementbindend und damit hämolytisch wirksam. Sie treten innerhalb des ersten Lebensjahres auf.
- **Irreguläre Antikörper** entstehen meist durch parenterale Sensibilisierung mit Erythrozyten fremder Antigenstruktur, z. B. bei Schwangerschaften und durch Bluttransfusionen. Klinisch wichtig sind hierbei *irreguläre IgG-Antikörper.* Sie bleiben nach der Sensibilisierung jahrelang erhalten und können während der Transfusion lebensbedrohliche Reaktionen auslösen.

! Darum muss vor jeder Bluttransfusion eine Verträglichkeitsprobe durchgeführt werden.

Irreguläre Antikörper der IgM-Klasse sind *Kälteagglutinine* mit einem Temperaturoptimum unter 20 °C. Sie sind zumeist ohne klinische Bedeutung. Ausnahme: tiefe Hypothermie in der Herzchirurgie.

2.1.1 Bestimmung der Blutgruppe

Die Blutgruppe im AB0-System wird bestimmt, indem die Erythrozyten des Empfängers mit Testseren auf die Antigene A und B und das Serum des Empfängers mit Testerythrozyten auf die Antikörper A und B untersucht werden. Der Vorgang ist schematisch in ▶ Tabelle 28-3 dargestellt.

Die Untergruppen im AB0-System sind irreguläre Antikörper von geringer klinischer Bedeutung. Sie besitzen keine hämolytischen Eigenschaften und können somit keine hämolytischen Transfusionsreaktionen auslösen. Eine A-Untergruppenübereinstimmung zwischen Spender und Empfänger ist gewöhnlich nicht erforderlich.

Tab. 28-2 Blutgruppen im AB0-System und ihre Häufigkeit in Europa. Die Isoagglutinine Anti-A und Anti-B sind natürliche Antikörper im Serum, die gegen die A- und B-Eigenschaften gerichtet sind, die dem Individuum selbst jeweils fehlen

Blutgruppe bzw. Erythrozytenantigene	Plasmaantikörper bzw. Isoagglutinine	Häufigkeit (%)
0	Anti-A_1 Anti-B	40
A_1 A_2	Anti-B	43
B	Anti-A_1	11
A_1B A_2B	keine	4

2.1.2 Klinische Bedeutung des AB0-Systems

Die klinische Bedeutung des AB0-Systems ergibt sich vor allem daraus, dass über 90 % aller schweren hämolytischen Transfusionsreaktionen auf einer Unverträglichkeit von Spender- und Empfängerblut beruhen.

! Häufigste Ursache von Transfusionsreaktionen ist die versehentliche Transfusion einer Konserve mit falscher Blutgruppe, viel seltener hingegen eine Fehlbestimmung der Blutgruppe.

Um ein Höchstmaß an Sicherheit zu erreichen, soll nach den Richtlinien zur Blutgruppenbestimmung und Bluttransfusion der Bundesärztekammer unmittelbar vor der Transfusion vom Arzt ein **AB0-Identitätstest** zwischen Spenderblut (Konserve) und Empfängerblut durchgeführt werden (siehe Abschnitt 5.3).

Tab. 28-3 Bestimmung der Blutgruppe im AB0-System bzw. mögliche Reaktionsmuster (mod. nach Dahr in Mueller-Eckhardt, 1996)

AB0-Blutgruppe	Erythrozytenreaktion mit Testserum				Serumreaktion mit Testerythrozyten			
	Anti-A_1	Anti-A_2	Anti-B	Anti-AB	A_1-Ery	A_2-Ery	B-Ery	0-Ery
0	–	–	–	–	+	+	+	–
A_1	+	+	–	+	–	–	+	–[a]
A_2	+	–	–	+	–/+[b]	–	+	–
B	–	–	+	+	+	+	–	–
A_1B	+	+	+	+	–	–	–	–[a]
A_2B	+	–	+	+	–/+[b]	–	–	–

[a] Das Serum von A_1- und A_1B-Individuen enthält gelegentlich Anti-H
[b] Das Serum einiger A_2- (ca. 2 %) und A_2B-Individuen (ca. 25 %) enthält Anti-A
Ery = Erythrozyten

Über Spender und Empfänger bestimmter Blutgruppen herrschen teilweise noch immer veraltete bzw. falsche Vorstellungen. Hierzu gehören die Begriffe Universalspender und Universalempfänger.

Universalspender hießen früher Träger der Blutgruppe 0, da bei ihnen keine Antikörper gegen die 0-Eigenschaften der Erythrozyten vorkommen. Es können jedoch im Plasma des Spenders der Gruppe 0 reguläre Antikörper mit hochaktiven Eigenschaften gegen A- und B-Erythrozyten vorliegen. Wird dieses Blut der Gruppe 0 einem Empfänger der Gruppe A bzw. B übertragen, so können die Erythrozyten des Empfängers geschädigt werden. Echte Universalspender sind nur solche Träger der Blutgruppe 0, bei denen speziell festgestellt wurde, dass in ihrem Plasma keine oder nur niedrige Titer von Anti-A- bzw. Anti-B-Hämolysinen vorkommen. Klinisch gilt jedoch:

> Gewaschene Erythrozytensedimente der Gruppe 0 (sie sind deplasmatisiert) können ohne Berücksichtigung der ABO-Zugehörigkeit des Empfängers transfundiert werden.

Universalempfänger hießen früher Träger der Blutgruppe AB. Diese Bezeichnung ist falsch. Erhielte ein Träger der Blutgruppe AB das Plasma eines Nicht-AB-Spenders, so könnten die im Plasma des Spenders vorkommenden Antikörper sich gegen die Erythrozyten des Empfängers richten und eine hämolytische Reaktion auslösen.

2.2 Rhesus-System

Den Rhesus(Rh)-Faktor entdeckten Landsteiner und Wiener durch Immunisierung von Meerschweinchen mit Blutkörperchen vom Rhesusaffen. Etwa 85% aller Menschen sind Träger des Rhesusfaktors. Die Rhesusantigene befinden sich nur an der Erythrozytenmembran, nicht hingegen in anderen Membranen des Körpers.

Gegenwärtig werden fünf serologisch erfassbare Hauptantigene des Rh-Systems unterschieden. Sie werden in Europa nach Fisher und Race mit D, C, c, E, e bezeichnet. Der große Buchstabe ist immer dominant. D hat die größte Bedeutung. D-Träger werden als **Rhesus-positiv, Rh pos. oder D pos.** bezeichnet.

Die klinische Bedeutung des Rh-Systems besteht darin, dass die einzelnen Faktoren antigen wirksam sind, d. h. im fremden Organismus die Bildung von Antikörpern hervorrufen können. Der D-Faktor ist hierbei am stärksten wirksam. Aufgrund dieser Wirkungen gilt:

> Nur im Notfall darf einem Rh-negativen Empfänger Rh-positives Blut übertragen werden.

Die übrigen Antigene des Rh-Systems werden in der Transfusionspraxis zumeist nicht berücksichtigt.

Ist ein Rh-negativer Empfänger durch die Zufuhr von Rh-positivem Blut immunisiert worden, so bleiben die entstandenen Antikörper meist jahre- oder lebenslang erhalten. Wird solchen Patienten erneut das spezifische Antigen (D) zugeführt, können **schwere hämolytische Transfusionsreaktionen** ausgelöst werden.

Besondere Vorsicht ist bei Frauen im gebärfähigen Alter geboten: Bereits ihr erstes Kind kann an **Morbus haemolyticus neonatorum** erkranken, wenn zwischen Mutter und Kind eine entsprechende Antigen-Antikörper-Konstellation vorliegt. Diese Konstellation ist gegeben, wenn die Mutter Rh-negativ ist und ihr Serum Anti-D enthält, während der Fet Rh-positiv ist. Die Rhesusfaktoren werden mit Testseren bestimmt, die Antikörper gegen diese Faktoren enthalten.

2.3 Kell-System

Das K-Antigen ist sehr stark wirksam. Anti-K wird nicht selten bei Massivtransfusionen gebildet, wenn K-negative Empfänger K-positives Blut erhalten haben. Die Sensibilisierung des Empfängers lässt sich vermeiden, wenn für K-negative Empfänger nur K-negatives Blut bereitgestellt wird.

Antikörper aus anderen Systemen sind gelegentlich ebenfalls von klinischer Bedeutung.

2.4 Verträglichkeitsteste

Vor jeder Bluttransfusion müssen bestimmte Untersuchungen durchgeführt werden, um das Risiko einer Transfusionsreaktion auf ein Minimum herabzusetzen bzw. ganz auszuschalten. Zu diesen Untersuchungen gehören:
— Bestimmung von Blutgruppe und Rh-Faktor,
— Kreuzprobe,
— Antikörper-Suchtest bei Spender und Empfänger.

Die blutgruppenserologischen Untersuchungen und die Auswertung der Untersuchungsergebnisse fallen in den Verantwortungsbereich eines Arztes mit der Gebietsbezeichnung „**Laboratoriumsmedizin**" oder „**Transfusionsmedizin**" oder eines **Facharztes,** der über eine 6-monatige Ausbildung in einer entsprechenden Weiterbildungsstätte (Blutspendedienst oder Institut für Transfusionsmedizin) verfügt.

2.4.1 Kreuzprobe

Die eigentliche Verträglichkeitsprüfung ist die Kreuzprobe, eine Probetransfusion im Reagenzglas. Mit der Kreuzprobe soll festgestellt werden, ob Antikörper beim Spender oder Empfänger eine hämolytische Transfusionsreaktion auslösen können.

! Die Kreuzprobe ist von der Deutschen Gesellschaft für Bluttransfusion zwingend vorgeschrieben.

Sie besteht aus zwei Ansätzen: Major-Test und Minor-Test.
— **Major-Test:** Das Empfängerserum wird auf Antikörper untersucht, die gegen blutgruppenspezifische Antigene der Spendererythrozyten gerichtet sind.
— **Minor-Test:** Hierbei wird das Spenderserum auf Antikörper gegen Empfängererythrozyten untersucht. Der Minor-Test ist von geringerer Bedeutung, weil davon ausgegangen werden kann, dass die Spender zuvor auf irreguläre Antikörper untersucht worden sind. Von Bedeutung ist der Minor-Test bei Neugeborenen und Kleinkindern, bei denen die regulären Antikörper im AB0-System noch fehlen. Haben hierbei der Spender die Blutgruppe B und das Neugeborene die Blutgruppe A, so würde eine Agglutination nur im Minor-Test auffallen.

Die Kreuzprobe besteht aus drei Phasen:

1. Initialphase: Sie wird bei Raumtemperatur durchgeführt und dient dazu, Irrtümer bei der Bestimmung der AB0-Antigene aufzudecken bzw. agglutinierende Antikörper zu erfassen. Dauer: 1–5 min.

2. Intermediärphase: Hierbei wird das Serum-Erythrozyten-Gemisch bei 37 °C mit Rinderalbumin für 30–45 min im Brutschrank oder Wasserbad inkubiert. Der Test dient dazu, inkomplette Antikörper oder solche Antikörper zu entdecken, die sich an ein spezifisches Erythrozytenantigen anheften können, jedoch keine Agglutination einer in Kochsalz suspendierten Erythrozytenlösung hervorrufen. Hiermit werden vor allem Antikörper im Rh-System erfasst. Fällt der Test negativ aus, so wird die dritte Phase untersucht.

3. Antihumanglobulin-Phase: Bei diesem Test wird dem inkubierten Röhrchen Coombs-Serum (Antihumanglobulin) zugesetzt. Wenn sich die im Coombs-Serum enthaltenen antihumanen Antikörper an Antikörperglobulin der Erythrozyten heften, tritt eine sichtbare Agglutination auf. Mit dieser Phase werden die meisten inkompletten Antikörper in allen Blutgruppensystemen einschließlich Rh, Kell, Kidd und Duffy entdeckt.

Alle drei Phasen sind wichtig, um schwere hämolytische Transfusionsreaktionen zu vermeiden. Allerdings dauert die Kreuzprobe zum Leidwesen des eiligen Anästhesisten mindestens 30–45 min.

2.4.2 Antikörpersuchtest

Auch dieser Test verläuft, wie die Kreuzprobe, in drei Phasen und dauert 30–45 min. Im Unterschied zur Kreuzprobe werden gekaufte Erythrozyten, die eine optimale Anzahl von Erythrozytenantigenen enthalten, mit Probandenserum vermischt. Ist das Ergebnis in allen drei Phasen negativ, so sind im untersuchten Serum keine irregulären Antikörper vorhanden.

! Vor allen Eingriffen, bei denen mit transfusionsbedürftigen Blutungen zu rechnen ist, müssen die Blutgruppe bestimmt und außerdem ein Antikörpersuchtest durchgeführt werden. Ist der Antikörpersuchtest positiv, muss umgehend die Spezifität des Antikörpers festgestellt werden.

Die AB0-Blutgruppenzugehörigkeit und der Rh-Faktor müssen auch bei Notfällen bestimmt werden. Die serologische Verträglichkeitsprobe muss auch dann durchgeführt werden, wenn bereits vorher mit der Transfusion begonnen worden ist.

Der Antikörpersuchtest muss bei jeder Verträglichkeitsprobe wiederholt werden, wenn die Entnahme der Blutprobe, aus der der letzte Suchtest durchgeführt wurde, länger als 3 Tage zurückliegt. Bei medizinisch indizierter Bereitstellung kann dieser Zeitraum auf 7 Tage verlängert werden (wenn zwischenzeitlich keine Transfusionen erfolgt sind und bei Frauen innerhalb von 3 Monaten keine Schwangerschaft bekannt war).

3 Konservierung von Blut

Die Konservierung von Spenderblut ist von großer klinischer Bedeutung, denn das entnommene Blut altert und verliert dadurch seine biologische Wertigkeit. Um den Alterungsprozess des Blutes zu verzögern, werden konservierende Maßnahmen eingesetzt. Hierzu gehören:

Tab. 28-4 Zusammensetzung von ACD- und CPD-Stabilisatoren

	ACD-A	ACD-B	CPD	CPD-A-1
Dextrose	2,45 g	1,47 g	2,55 g	2,90 g
Trinatrium citricum	2,20 g	1,32 g	2,63 g	2,63 g
Acidum citricum	0,80 g	0,44 g	0,327 g	0,30 g
Aqua bidest.	100 ml	100 ml	100 ml	100 ml
Adenin				27,5 mg
Natriumdihydrogenphosphat			222 mg	251 mg
Stabilisator/Blut (ml)	67,5/450	100/400	63/450	63/450

— Kühlung des Blutes bei 4 ± 2 °C im erschütterungsfreien Kühlschrank.
— Zusatz von Stabilisatoren zum Blut.

Gegenwärtig sind zwei Stabilisatorzusätze in klinischem Gebrauch: ACD-Stabilisator und CPD-Stabilisator (▶ Tab. 28-4).

ACD-Stabilisator. Dieser Stabilisator besteht aus drei Komponenten: Acidum citricum, Natrium citricum und Dextrose in destilliertem pyrogenfreiem Wasser gelöst. Zwei verschiedene Konzentrationen des ACD-Stabilisators sind gebräuchlich (siehe Tab. 28-4). *Zitrat* fällt ionisiertes Kalzium aus und hemmt dadurch die Blutgerinnung, denn gebundenes Kalzium kann nicht mehr in die Gerinnungskaskade eingreifen. Diese Reaktion verläuft in folgender Weise:

$$3Ca^{++} + 2Na_3^+Zitrat \rightarrow Ca_3(Zitrat)_2 + 6Na^+$$

Im Stabilisator ist mehr Zitrat enthalten, als für die Gerinnungshemmung erforderlich ist. Hierdurch wird dem Empfänger während der Transfusion mit jeder Konserve eine kleine Menge Zitrat infundiert (klinische Bedeutung siehe Abschnitt 5.4.4).

Der **Glukosezusatz** im Stabilisator dient der Erythrozyten-Glykolyse, so dass die energiereichen Phosphate und damit die Lebensfähigkeit der Erythrozyten erhalten bleiben. Zusätzlich wird die Glykolyserate durch Kühlung des Blutes um das 40fache gesenkt, so dass ein weiterer Schutz vor Alterung gegeben ist. Mindestens 70% aller Erythrozyten einer Blutkonserve müssen nach der Transfusion 24 h im Empfängerblut überleben.

! Wegen der begrenzten Lebensfähigkeit der Erythrozyten ist die zulässige Konservierungsdauer bei 4–6 °C auf 21 Tage beschränkt.

CPD-Stabilisator. Dieser Stabilisator enthält zusätzlich **Natriumdihydrogenphosphat,** um die Erythrozyten-Glykolyse zu unterstützen. Außerdem ist der Zitratanteil um 14% geringer als beim ACD-Stabilisator; auch liegt der pH-Wert mit 5,6 gegenüber 5,0 beim ACD initial deutlich höher. Durch den höheren pH-Wert wird mehr **2,3-Diphosphoglycerat** (2,3-DPG) konserviert. So ist bei diesem Stabilisator die DPG-Konzentration nach einer Woche Lagerung noch im Normbereich, während sie in der ACD-Konserve um 60% abgefallen ist. Zwar ist mit CPD-Stabilisator die 70%-Überlebensrate der Erythrozyten auf 28 Tage verlängert. Die zulässige Lagerungsdauer beträgt jedoch auch hier nur 21 Tage.

CPD-Adenin-1-Stabilisator. Durch Zusatz geringer Mengen von *Adenin* kann die Lagerungsfähigkeit der Blutkonserve auf mindestens 35 Tage verlängert werden. Die 24-h-Überlebensrate der Erythrozyten wird mit diesem Stabilisator besser erhalten als mit CPD-Stabilisator.

Alle Stabilisatoren berücksichtigen im Wesentlichen nur die Erhaltung der Erythrozyten; derentwegen wird allerdings die Bluttransfusion durchgeführt. Andere Blutbestandteile wie Thrombozyten, Leukozyten usw. werden durch die Stabilisatoren nicht konserviert.

3.1 Veränderungen im konservierten Blut

Für alle Stabilisatoren, ACD und CPD, gilt: Sie zögern die Alterungsvorgänge im Konservenblut nur hinaus, verhindern sie jedoch nicht. Außerdem verändern sie durch ihre spezifischen Eigenwirkungen die Funktion des Blutes. **Klinisch wichtig** sind vor allem folgende Veränderungen:
— Abnahme der Überlebenszeit von Erythrozyten, Thrombozyten und Leukozyten,
— verminderte Aktivität von Gerinnungsfaktoren,
— Elektrolytveränderungen,
— pH-Wert-Verschiebungen,
— Bildung von Mikroaggregaten.

3.1.1 Erythrozyten

Die normale Überlebenszeit von Erythrozyten beträgt etwa 120 Tage. Im Konservenblut nimmt trotz Zusatz von Glukose der ATP-Spiegel progredient ab, und damit auch die *Überlebensfähigkeit* der Erythrozyten. Diese Abnahme entsteht durch Enzymhemmung aufgrund des zunehmenden pH-Wert-Abfalls im Konservenblut (Anhäufung von Laktat und CO_2). Der Abfall des pH-Werts wird durch Kühlung hinausgezögert. Nach der Transfusion von 21 Tage altem ACD-Blut sind 24 h nach der Transfusion nur noch 70% der übertragenen Erythrozyten im Blut des Empfängers nachweisbar. Ihre *Halbwertszeit* wird mit 34 Tage angegeben.

Während der Lagerung nimmt auch die *osmotische Resistenz* der Erythrozyten ab; einige Zellen lösen sich auf und setzen Hämoglobin frei. Eine sichtbare Hämolyse tritt jedoch meist erst nach 35-tägiger Lagerung auf. Schütteln der Blutkonserve beschleunigt die Hämolyse.

Durch die Lagerung sinkt außerdem der *2,3-Diphosphoglycerat-Gehalt* der Erythrozyten kontinuierlich ab. Hierdurch können die Erythrozyten ihren Sauerstoff schlechter abgeben, so dass die Sauerstoffbindungskurve nach links verschoben wird.

3.1.2 Granulozyten

Die Funktionsfähigkeit der Granulozyten bleibt im Konservenblut nur etwa 24 h erhalten; nach 7 Tagen sind alle Zellen zerfallen. Hingegen bleiben die Lymphozyten morphologisch und funktionell noch lange unversehrt – wegen ihrer antigenen Wirksamkeit ein unerwünschter Effekt.

3.1.3 Thrombozyten

Im Verlauf der Lagerung von ACD- und CPD-Blut nimmt die Zahl der Thrombozyten rasch und kontinuierlich ab. Lagerungstemperatur und pH-Wert haben einen ungünstigen Einfluss auf die Thrombozyten. Nach nur 6 h Lagerung beträgt die Thrombozytenaktivität lediglich noch 50–70% des Ausgangswertes, nach 24–48 h nur noch 5–10%.

! Darum wird durch jede Transfusion von Blut, das älter als 24 h ist, der verfügbare Thrombozytenpool des Empfängers verdünnt. Es entsteht eine Verdünnungsthrombozytopenie.

3.1.4 Gerinnungsfaktoren

Die meisten Gerinnungsfaktoren sind im konservierten Vollblut relativ stabil – mit Ausnahme von Faktor V und Faktor VIII, deren Aktivität nach 21-tägiger Lagerung auf 15–50% des Normwertes abgesunken ist. Da jedoch für eine ausreichende Blutstillung nur 5–20% von Faktor V und 30% von Faktor VIII erforderlich sind, löst eine verminderte Aktivität dieser Faktoren selten Gerinnungsstörungen aus.

Liegt jedoch bereits eine Gerinnungsstörung anderer Ursache vor, z. B. durch Verdünnungsthrombozytopenie, so kann sie durch den Abfall von Faktor V und Faktor VIII noch verstärkt werden.

3.1.5 Natrium und Kalium

Während der Lagerung tritt Kalium aus den Erythrozyten aus, Natrium strömt hingegen nach intrazellulär. Diese Elektrolytverschiebung beruht auf einer kältebedingten Hemmung des Enzyms ATPase. Das extrazelluläre Kalium steigt an, während das extrazelluläre Natrium abfällt. Durch den Natriumeinstrom nimmt die osmotische Resistenz der Erythrozyten ab. Die Kaliumkonzentration von Blutkonserven kann, je nach Alter der Konserve, auf Werte von über 20 mval/l ansteigen. Klinische Bedeutung siehe Abschnitt 5.4.5.

3.1.6 pH-Wert

Mit zunehmender Lagerungsdauer fällt der pH-Wert ab. Ursache sind der niedrige pH-Wert des Stabilisators und die Anhäufung von Laktat und Pyruvat aus dem Erythrozytenstoffwechsel. Der starke Anstieg des pCO_2 trägt ebenfalls zur Azidose bei. Klinische Bedeutung siehe Abschnitt 5.4.6.

3.1.7 Mikroaggregate

Im Verlauf der Lagerung entstehen in Vollblutkonserven Mikroaggregate aus gealterten und zerfallenen Thrombozyten und Leukozyten sowie aus Zellfragmenten, Fibrin, Lipiden und Proteinen. Die Entwicklung der Mikroaggregate hängt u.a. vom Alter der Konserve und vom pH-Wert ab. Im sauren *ACD- und CPD-Blut* beginnt die Bildung von Plättchenaggregaten 2–5 Tage nach der Entnahme, größere Fibrin-Leukozyten-Thrombozyten-Aggregate entstehen nach etwa 10 Tagen. Die Anzahl und Größe der Mikroaggregate nehmen mit ansteigender Lagerungsdauer zu.

Um die Aggregate zurückzuhalten, wird jede Blutkonserve über einen 170-μ-Standardfilter transfundiert. Allerdings passieren die Teilchen mit geringerem Durchmesser den Standardfilter und gelangen in die Blutbahn des Empfängers. Hier sollen diese Aggregate *zu Mikroembolisierungen* mit

Tab. 28-5 Veränderungen im CPD-Blut bei 5 °C

Parameter	_____ Tage _____			
	1	7	14	21
pH	7,1	7,0	7,0	6,9
pCO$_2$, mmHg	48	80	110	140
Laktat, mval/l	41	101	145	179
Bikarbonat, mval/l	18	15	12	11
Kalium, mval/l	3,9	12	17	21
Glukose, mg/dl	345	312	282	231
freies Hb, mg%	1,7	7,8	13	19
2,3-DPG, µmol/ml	4,8	1,2	unter 1	unter 1
Thrombozyten, %	10	0	0	0
Faktor V und VIII, %	70	50	40	20

Funktionsstörungen, vor allem der Lunge (akutes Lungenversagen bzw. respiratorische Insuffizienz) und der Niere (Nierenversagen) führen. Um das Einschwemmen der potenziell schädlichen Mikroaggregate in die Lungengefäße zu verhindern, werden **Mikrofilter** mit einer Porengröße von 40 µm eingesetzt, die einen großen Teil der Mikroaggregate zurückhalten. Ob durch die Mikrofilter Häufigkeit und Schwere des akuten Lungenversagens (ARDS) wirklich vermindert werden, ist bisher in keiner kontrollierten klinischen Studie eindeutig nachgewiesen.

Im Übrigen gilt:

> Leukozytendepletierte Erythrozytenkonzentrate in additiver Lösung enthalten keine Mikroaggregate in nennenswerter Konzentration. Daher ist für ihre Transfusion kein Mikrofilter erforderlich.

In ▶ Tabelle 28-5 sind wichtige Veränderungen im CPD-Blut in Abhängigkeit von der Lagerungszeit zusammengestellt.

Die zuvor beschriebenen Veränderungen im Konservenblut spielen bei der Transfusion einiger weniger Konserven meist keine wesentliche Rolle. Anders jedoch bei Massivtransfusionen: Hier können sie unerwünschte, teils auch bedrohliche Komplikationen hervorrufen. Einzelheiten siehe Abschnitt 5.4.

4 Blutkomponenten und Plasmaderivate

Aus Spenderblut werden Vollblutkonserven gewonnen und in Komponenten und Plasmaderivate aufgetrennt. Sie ermöglichen eine „Hämotherapie nach Maß"; hierdurch kann Vollblut eingespart werden (Spendermangel!); außerdem werden bestimmte Risiken der Vollbluttransfusion vermieden.

Präparative Hämapherese. Im Gegensatz zur herkömmlichen Vollblutspende wird bei der präparativen Hämapherese das Blut des Spenders unter Anwendung eines extrakorporalen Kreislauf in Zellseparatoren geleitet und unmittelbar am Spender in verschiedene Bestandteile aufgetrennt. Je nach Separationsverfahren können einzelne Blutkomponenten wie Thrombozyten, Granulozyten, Lymphozyten, periphere Stammzellen und Plasma dem zirkulierenden Blut des Spenders selektiv entnommen und die übrigen Blutbestandteile dem Spender sofort wieder zugeführt werden.

Nach den *Richtlinien* des wissenschaftlichen Beirats der Bundesärztekammer und des Paul-Ehrlich-Instituts (1996) werden die in ▶ Tabelle 28-6 zusammengestellten Arten von Blutkonserven unterschieden.

4.1 Vollblutkonserve

> Vollblutkonserven dienen der Herstellung von Blutkomponenten und Plasmaderivaten; ihre Transfusion gilt in Deutschland hingegen als obsolet und sollte nur noch in extremen Ausnahmefällen, z. B. in der Katastrophenmedizin, erfolgen.

Bei einer Spende werden innerhalb von 10 min 450 oder 500 ml Vollblut entnommen und in einen Kunststoffbeutel geleitet, der 63 bzw. 70 ml CPD- oder CPD-A1-Stabilisator sowie Zitrat als Antikoagulans enthält. Um die Gerinnungsaktivität zu erhalten, muss das Vollblut so schnell wie möglich auf 1–6 °C abgekühlt werden; auch sollte das Plasma innerhalb von 6 h separiert werden. Sollen auch Thrombozyten aus der Konserve gewonnen werden, muss die Fraktionierung jedoch bei 20–24 °C erfolgen, da bei niedrigeren Temperaturen die Thrombozytenfunktion beeinträchtigt wird.

Freigabeparameter. Nach den „Richtlinien zur Blutgruppenbestimmung und Bluttransfusion" muss jede Konserve vor ihrer Freigabe auf HBsAg sowie Hepatitis-C-Virus-, Hepatitis- B-Virus-, HIV- und Treponema-pallidum-Antikörper untersucht werden. Bei allen ausgegebenen Konserven müssen die Befunde eindeutig negativ sein; die ALAT sollte den Grenzwert von 45 U/l (25 °C) nach der optimierten Standardmethode nicht überschreiten.

Durch diese zwingend vorgeschriebenen Untersuchungen und andere Maßnahmen wie Spenderaufklärung und Spenderselbstausschluss ist die Rate HIV-positiver Befunde auf 1 von 100 000 Spendern gesenkt worden. HCV-Antikörper finden sich gegenwärtig bei ca. 1% der Blutspender.

4.2 Erythrozytenkonzentrate

Erythrozytenkonzentrate werden aus frischem Vollblut einer Einzelspende hergestellt. Der zugesetzte Stabilisator ist entweder CPD oder CPD-1. Die Haltbarkeit beträgt (je nach Additivlösung) maximal 49 Tage bei +4° ± 2°.

Folgende Human-Erythrozytenkonzentrate werden unterschieden (▶ Tab. 28-7):
— leukozytendepletiertes Erythrozytenkonzentrat,
— gewaschenes, leukozytendepletiertes Erythrozytenkonzentrat,
— kryokonserviertes Erythrozytenkonzentrat.

Leukozytendepletiertes Erythrozytenkonzentrat in additiver Lösung. Für die Herstellung des leukozyten*armen* Konzentrats wird „buffy-coat"-freies Erythrozytenkonzentrat durch einen speziellen Leukozytenfilter geleitet und anschließend in Plasma oder einem anderen geeigneten Medium aufgeschwemmt. Hierdurch werden die Leukozyten des Ausgangskonzentrats um 98–99,8% vermindert, die Thrombozyten um 95–98%; der Erythrozytenanteil beträgt ca. 90% der Ausgangskonserve.

Lagerungstemperatur: 2–6 °C; Lagerungsdauer: nach Angaben des Herstellers. Infektionsrisiko: Hepatitis, HIV, nicht hingegen CMV.

Tab. 28-6 Arten von Blutkomponenten und Plasmaderivaten

1. Blutkomponenten

Erythrozytenkonzentrate
– leukozytendepletiertes Erythrozytenkonzentrat in additiver Lösung
– kryokonserviertes Erythrozytenkonzentrat

Thrombozytenkonzentrate
– Einzelspender-Thrombozytenkonzentrat
– Pool-Thrombozytenkonzentrat
– Thrombozytapherese-Thrombozytenkonzentrat
– leukozytendepletiertes Thrombozytenkonzentrat

Plasma
– gefrorenes Frischplasma (quarantänegelagert)
– virusinaktiviertes Plasma

patientenbezogene Einzelzubereitungen
– bestrahlte Blutkomponenten
– gewaschenes Erythrozytenkonzentrat
– thrombozytenreiches Plasma
– kryokonserviertes Thrombozytenpräparat
– Granulozytenkonzentrat
– Stammzellpräparate

2. Plasmaderivate (nach Fraktionierung)
Albumin, Immunglobuline, Gerinnungspräparate (Faktor VIII, Faktor IX, Prothrombinkomplex/PPSB), gerinnungshemmende Präparate: Fibrinkleber, Antithrombin, Protein C und S, Fibrinolytika

Indikationen:
— Akuter Blutverlust,
— chronische Anämie.

Kryokonserviertes Erythrozytenkonzentrat. Hierfür wird zunächst ein Erythrozytenkonzentrat mit

Tab. 28-7 Richtgrößen verschiedener Erythrozytenkonzentrate (= EK; Leitlinien der Bundesärztekammer, 2001)

Präparate	Volumen (ml)	Hämatokrit (%)	Restanteil des Vollblutes			Lagerungsfähigkeit (Tage)
			Erythrozytenmasse (%)	Leukozyten	Plasma (%)	
Leukozytendepletiertes EK in additiver Lösung	200–350	50–70	> 80	< 1 x 10^6	< 20	keine*
gewaschenes leukozytendepletiertes EK	200–300	50–75	> 80	< 1 x 10^6	< 1	keine*
kryokonserviertes EK	200–300	50–70	ca. 50	< 1	< 1	10 Jahre

* gilt nur für eröffnete Präparate

einem Hämatokrit von 90% hergestellt und anschließend, nach Glycerolzusatz, eingefroren und bei –150 °C oder –80 °C aufbewahrt. Das Wiederauftauen erfolgt im Warmwasserbad, danach muss die Gefrierschutzlösung durch mehrere Waschvorgänge entfernt werden. Nach Auftauen und Aufschwemmen in einem geeigneten Medium enthält das Präparat nur noch ca. 50% einer einzelnen Blutspende. Der Anteil an Leukozyten, Thrombozyten und Plasmaproteinen beträgt ca. 1% der Ausgangskonserven. Die Anzahl der überlebensfähigen Erythrozyten ist allerdings deutlich vermindert. Außerdem ist das Verfahren aufwendig und teuer und wird daher nur noch selten angewandt, z. B. bei extremen Blutgruppenmerkmalen oder Sonderfällen der autologen Transfusion.

Lagerung: in der gasförmigen Phase von flüssigem Stickstoff über mehrere Jahre. Nach Auftauen und Rekonditionierung muss sofort transfundiert werden.

Gewaschenes leukozytendepletiertes Erythrozytenkonzentrat. Zur Herstellung dieser patientenbezogenen Einzelzubereitung wird das Blut einer einzelnen Spende mehrmals in physiologischer Kochsalzlösung aufgeschwemmt, anschließend zentrifugiert und der Überstand abgepresst. Je nach Anzahl der Waschvorgänge werden der Proteinanteil auf 0,5–1 g/dl vermindert und die Thrombozyten und Leukozyten nahezu vollständig eliminiert.

Lagerungstemperatur: 2–6 °C; Lagerungszeit: nach Angaben des Herstellers.

Früher wurde das Konzentrat als Ersatz für leukozytenfreie Präparate verwendet, heutzutage sollten aber gefilterte Erythrozytenpräparate bevorzugt werden.

Indikationen für gewaschene Erythrozytenkonzentrate sind:
— Allergische Reaktionen auf Plasmabestandteile, vor allem angeborener IgA-Mangel mit Anti-IgA-Antikörpern oder allergische Reaktionen unklarer Ursache;
— schwere hämolytische Anämien, bei denen die Zufuhr von Komplement mit dem Plasma der Konserve vermieden werden soll;
— Krankheitsbilder mit T-Aktivierung wie Sepsis und hämolytisch-urämisches Syndrom;
— paroxysmale nächtliche Hämoglobinurie;
— intrauterine Transfusion bei Morbus haemolyticus neonatorum.

Bestrahltes leukozytendepletiertes Erythrozytenkonzentrat. Die Bestrahlung erfolgt mit einer mittleren Strahlendosis von ca. 30 Gy bis zum 14. Tag nach der Herstellung. Die Lagerungszeit sollte 28 Tage nach der Blutentnahme nicht überschreiten. Die Bestrahlung verstärkt die Lagerungsschäden.

Das Präparat wird an immungeschwächte Patienten verabreicht, bei denen die Übertragung vermehrungsfähiger, immunkompetenter Lymphozyten zu einer Graft-versus-Host-Reaktion (GvHR) führen kann. Bestrahlte Konzentrate müssen für den jeweiligen Patienten speziell angefordert und umgehend transfundiert werden.

Indikationen für bestrahlte Erythrozytenkonzentrate ▶ Tabelle 28-8.

Tab. 28-8 Indikationen für bestrahlte EK (Leitlinien Bundesärztekammer)

— Transfusion bei Stammzell-/Knochenmarktransplantation
— Transfusion vor autologer Blutstammzellentnahme
— Transfusion bei schwerem Immundefektsyndrom
— intrauterine Transfusion
— Austauschtransfusion*
— Transfusion bei Hochdosis-Chemotherapie mit oder ohne Ganzkörperbestrahlung bei Leukämien, malignen Lymphomen und soliden Tumoren*
— Transfusion bei Morbus Hodgkin
— Transfusion bei Frühgeborenen (weniger als 37 Schwangerschaftswochen)
— Transfusion bei Neugeborenen bei Verdacht auf Immundefizienz
— bei allen gerichteten Blutspenden von Blutsverwandten

* nicht gesicherte Indikationen

4.2.1 Indikationen

Erythrozytenkonzentrate werden bei akuten Blutverlusten und chronischen Anämien eingesetzt, um die Erythrozytenverluste auszugleichen und so die Sauerstofftransportkapazität des zirkulierenden Blutes zu steigern. Plasmaverluste können hiermit nicht ersetzt werden.

Ab welchem unteren Hämoglobinwert Erythrozytenkonzentrate erforderlich sind, lässt sich nicht universell festlegen, sondern nur individuell unter Berücksichtigung von Dauer, Schwere und Ursache der Anämie, klinischem Zustand des Patienten sowie Alter und Geschlecht. Standardpräparat in der operativen Medizin ist das „buffy-coat"-freie Erythrozytenkonzentrat in additiver Lösung.

Der kritische Hämoglobin- oder Hämatokritwert. Fällt der Hämoglobinwert des Blutes unter eine kritische Schwelle, so tritt eine Gewebehypoxie mit Organfunktionsstörungen auf. Dieser für den Gesamtorganismus geltende Schwellenwert wird als kritischer Hämoglobinwert, Hb_{krit}, oder als kritischer Hämatokritwert, Hkt_{krit}, bezeichnet. Bei gesunden, wachen Menschen im Ruhezustand beträgt der kritische Hämoglobinwert unter Normovolämie weniger als 5 g/dl, das kritische Sauerstoffangebot, DO_{2krit}, weniger als 7,3 ml $O_2 \times kg^{-1} \times min^{-1}$. Denkstörungen, Beeinträchtigung des Gedächtnisses und Störungen der Empfindungen können allerdings schon bei höheren Hämoglobinwerten auftreten, jedoch durch geringes Anheben der Hämoglobinkonzentration beseitigt werden.

Der kritische Hb-Wert ist keine konstante Größe, sondern hängt von verschiedenen Faktoren und Bedingungen ab. So werden in Narkose häufig niedrigere Hb-Werte toleriert als im Wachzustand, allerdings nur dann, wenn keine stark kardiodepressiv wirkenden Anästhetika eingesetzt werden. Störungen der Durchblutung (z. B. durch Gefäßstenosen) führen hingegen zur Anhebung des kritischen Schwellenwerts. Eine Abnahme des Sauerstoffverbrauchs, z. B. durch Hypothermie, senkt den kritischen Hb-Wert.

Bei operativen Patienten dürfen nicht die experimentell und an jungen Gesunden ermittelten kritischen Schwellenwerte als Trigger für die Bluttransfusion herangezogen werden. Für sie gilt vielmehr: *Den* kritischen, universell gültigen Hb-Schwellenwert gibt es nicht. Vielmehr muss bei Annäherung an den derzeit angegebenen Schwellenbereich immer individuell entschieden werden.

> Grundsätzlich sind Erythrozytenkonzentrate nur dann indiziert, wenn der Patient ohne die Zufuhr einen gesundheitlichen Schaden erleiden würde. Nach derzeitiger Auffassung ist eine Bluttransfusion bei Hämoglobinwerten von 10 g/dl und mehr nur selten gerechtfertigt, bei Werten von weniger als 6 g/dl jedoch praktisch immer erforderlich. Bei Hämoglobinwerten von 6–10 g/dl muss individuell entschieden werden.

Bei Patienten mit **erhöhtem Sauerstoffbedarf** sollte der Hämoglobinwert über 10 g/dl betragen.

Bei **alten Patienten** (> 80 Jahre) ohne kardiovaskuläre und andere Risikofaktoren sollte der perioperative Hb-Wert > 8 g/dl betragen.

Kinder und Jugendliche tolerieren intraoperativ wesentlich niedrigere Hb-Werte (2,1–4,5 g/dl) als Erwachsene, wenn bei ihnen die Normovolämie streng eingehalten und außerdem mit 100 %igem Sauerstoff beatmet wird. Postoperativ sind jedoch höhere Hb-Konzentrationen (z. B. 4–7 g/dl) erforderlich.

Bei **Zeugen Jehovas** führt eine unbehandelte progrediente Anämie zum Anstieg der Mortalität, besonders wenn der Hb-Gehalt weniger als 6 g/dl beträgt. Bei Hb-Werten von mehr als 8 g/dl konnte keine Zunahme der Mortalität gefunden werden.

Bei Patienten mit nachgewiesener **koronarer Herzkrankheit** gelten Hb-Werte von ca. 10 g/dl (Hk 30 %) im Allgemeinen als sicher. Einige Patienten tolerieren intraoperativ auch deutlich niedrigere Werte (z. B. 8 g/dl)

Bei den meisten **Intensivpatienten** scheint eine Hb-Konzentration von 7–9 g/dl auszureichen; Werte unter 7 g/dl gelten derzeit als Beginn des kritischen Bereichs. Auch hier ist aber immer individuell zu entscheiden!

Bei **chronischen Anämien** können in der Regel Hämoglobinwerte von 6–8 g/dl ohne Transfusion toleriert werden, sofern die Patienten keine Herz-Kreislauf-Erkrankungen aufweisen und keine klinischen Zeichen des Sauerstoffmangels auftreten.

Bei **Anämien durch primäre oder sekundäre Knochenmarkinsuffizienz** sollte so wenig wie möglich transfundiert werden, besonders wenn eine spätere Knochenmarktransplantation nicht ausgeschlossen ist.

4.2.2 Blutgruppenkompatibilität von Erythrozytenkonzentraten

Nach den *Richtlinien* (1996) können von den plasmaarmen Erythrozytenkonzentraten auch AB0-ungleiche (= majorkompatible) Präparate transfundiert werden, jedoch „nach entsprechender fachkompetenter Beratung" (▶ Tab. 28-9).

Rhesus-Faktor-Kompatibilität. Die Übertragung von Rh-positiven Erythrozytenkonzentraten an Rh-negative Empfänger darf nur dann erfolgen, wenn die Transfusion lebensnotwendig ist (z. B. bei Massivtransfusionen) und wenn Rh-negative Erythrozytenkonzentrate nicht sofort beschafft werden können. Dies gilt besonders für Rh-D-negative Mädchen und Rh-D-negative Frauen im gebärfähigen Alter.

Tab. 28-9 Verträglichkeit AB0-ungleicher, plasmaarmer Erythrozytenkonzentrate

Patient	kompatible Erythrozytenkonzentrate
A	A oder 0
B	B oder 0
AB	AB, A, B oder 0
0	0

4.2.3 Dosierung

Die Dosierung von Erythrozytenkonzentraten richtet sich in erster Linie nach dem *individuell* angestrebten Hämoglobinwert. Grundsätzlich sollte nur so viel Blut transfundiert werden, wie unbedingt erforderlich. Die Übertragung eines einzelnen Erythrozytenkonzentrats ist bei Erwachsenen in der Regel nicht gerechtfertigt.

> Beim normalgewichtigen Erwachsenen ohne gesteigerten Erythrozytenumsatz bewirkt die Übertragung eines Erythrozytenkonzentrats einen Anstieg des Hämoglobinwerts um ca. 1 bis 1,5 g/dl und des Hämatokrits um etwa 3–4%.

Blutfilter. Die Zufuhr der Erythrozytenkonzentrate erfolgt über Standardfilter mit einer Porengröße von 170–230 µm, um Zellaggregate oder Gerinnsel zurückzuhalten. Die Verwendung von (teuren) Mikrofiltern (Porengröße 10–40 µm) ist nicht gerechtfertigt, zumal die „buffy-coat"-freien Erythrozytenkonzentrate in additiver Lösung keine klinisch bedeutsamen Mengen von Mikroaggregaten enthalten.

In der klinischen Transfusionspraxis muss Folgendes beachtet werden:

Hepatitisgefahr. Die Reduzierung des Plasmaanteils beim Erythrozytenkonzentrat schützt nicht vor einer Übertragung von Hepatitisviren. Daher werden durch herkömmliche Erythrozytenkonzentrate auch nicht die Häufigkeit und Schwere der Posttransfusionshepatitis vermindert.

Hämolytische Transfusionsreaktionen. Dieses Risiko wird durch konventionelle Erythrozytenkonzentrate nicht gesenkt, wohl aber durch leukozytendepletierte bzw. gewaschene Konzentrate.

4.3 Thrombozytenpräparate

Die normalen Thrombozytenwerte liegen beim Menschen zwischen 100 000–300 000/µl Blut. Eine ausreichende Blutgerinnung ist bis zu einer Erniedrigung auf etwa 30 000/µl gewährleistet, häufig auch noch bei Werten um 10 000/µl, sofern nicht zusätzlich Thrombozytenfunktionsstörungen oder Erkrankungen mit vermehrter Blutungsneigung bestehen. Bei den durch Thrombozytopenie bzw. -pathie bedingten Blutungen muss zwischen Thrombozytenbildungsstörungen und Thrombozytenumsatzstörungen unterschieden werden. Beide Formen können zu einem Mangel an Thrombozyten und/oder einer Funktionsstörung mit schweren chirurgischen Blutungen führen.

Thrombozytenkonzentrate (TK) werden entweder aus frisch entnommenem Vollblut oder durch maschinelle Thrombozytenapherese gewonnen. Die Herstellung aus Vollblut erfolgt durch Zentrifugierung und Isolierung der Thrombozyten aus plättchenreichem Plasma oder aus „buffy-coat". Bei der Apherese werden hingegen die Thrombozyten aus dem Blutkreislauf eines einzelnen Spenders mit einem Zellseparator getrennt. Die *Richtlinien (1996)* unterscheiden folgende Präparate:
— Einzelspender-Thrombozytenkonzentrat,
— Pool-Thrombozytenkonzentrat,
— Apherese-Thrombozytenkonzentrat,
— leukozytendepletiertes Thrombozytenkonzentrat,
— thrombozytenreiches Plasma,
— kryokonserviertes Thrombozytenkonzentrat.

Einzelspender-Thrombozytenkonzentrat. Das Konzentrat wird aus plättchenreichem Plasma oder „buffy-coat" gewonnen und enthält ca. $5–8 \times 10^{10}$ Thrombozyten in mindestens 50 ml Plasma, des Weiteren eine geringe Menge an Erythrozyten. Lagerungstemperatur 22 ± 2 °C (unter ständiger Bewegung); Lagerungszeit maximal 5 Tage. Sofort nach Abgabe transfundieren!

Pool-Thrombozytenkonzentrat entsteht durch Zusammenfügen von 4–8 blutgruppenkompatiblen Thrombozytenkonzentraten verschiedener Einzelspender (Pool). Additive Nährlösung kann zugesetzt werden, um die Lagerungsfähigkeit zu verbessern. Lagerungstemperatur und -zeit wie oben. Sofort nach Abgabe transfundieren!

Apherese-Thrombozytenkonzentrat entsteht durch Apherese und enthält $2–4 \times 10^{11}$ Thrombozyten eines Einzelspenders in bis zu 300 ml Plasma, außerdem ca. $0,1–5 \times 10^8$ Leukozyten und bis zu 30×10^8 Erythrozyten. Lagerungstemperatur und -zeit wie oben. Sofort nach Abgabe transfundieren!

Leukozytendepletiertes Thrombozytenkonzentrat wird durch Filtration aus Pool-Thrombozytenkonzentrat oder aus Apherese-Thrombozytenkonzentrat gewonnen. Hierdurch werden mehr als 99% der Leukozyten entfernt, allerdings auch bis zu 20% der Thrombozyten. Die Präparate werden in der Hämato-Onkologie angewandt, um eine Immunisierung zu vermeiden. Lagerungstemperatur und -zeit wie oben. Sofort nach Abgabe transfundieren!

Thrombozytenreiches Plasma. Dieses patientenbezogen hergestellte Präparat enthält 60–90% der

Thrombozyten einer einzelnen Blutspende, d. h. $5-8 \times 10^{10}$ Thrombozyten in 200–250 ml Plasma pro Einheit. Sichtbare Erythrozyten sind nicht vorhanden. Lagerungstemperatur und -zeit wie oben. Sofort nach Abgabe transfundieren!

Kryokonserviertes Thrombozytenpräparat. Das Thrombozytenkonzentrat wird innerhalb von 24 h nach der Gewinnung in einem Gefrierschutzmittel gefroren und bei −80 °C oder tiefer gelagert. Das Präparat enthält praktisch keine Erythrozyten und Granulozyten und wird nur für Patienten mit breiter Immunisierung eingesetzt. Sofort nach dem Auftauen transfundieren!

Bestrahlung von Thrombozytenkonzentraten. Um bei immungeschwächten Patienten eine Graft-versus-Host-Reaktion zu vermeiden, müssen die Thrombozytenpräparate vor der Transfusion mit einer Dosis von 30 Gy bestrahlt werden. Die transfusionsmedizinische Abteilung muss bei der Präparateanforderung auf diese Indikation hingewiesen werden.

4.3.1 Indikationen – Kontraindikationen

Indikationen

Thrombozytenkonzentrate werden in erster Linie zur Behandlung, in ausgewählten Fällen auch zur Prophylaxe von Blutungen durch Störungen der Thrombozyten*bildung* eingesetzt, nur ausnahmsweise – und dann als Notfallmaßnahme – bei Thrombozyten*umsatzstörungen*. Vor der Transfusion sollte daher die Art der Thrombozytenfunktionsstörung abgeklärt werden.

Der **untere Grenzwert** der Thrombozyten, ab dem bei chirurgischen und geburtshilflichen Patienten mit vermehrten Blutungen gerechnet werden muss, ist allerdings nicht bekannt. Weder die Bestimmung der Thrombozytenaggregation noch der Blutungszeit sind nach Ansicht der ASA-Task-Force brauchbare Parameter im Operationssaal, um das Blutungsrisiko chirurgischer Patienten einzuschätzen. Die Blutungszeit erfasse die thrombozytäre und vaskuläre Komponente der Blutstillung, sei unspezifisch, werde durch die Technik und die Temperatur beeinflusst und unterliege subjektiven Einflüssen bei der Interpretation.

! Nach den Leitlinien der Bundesärztekammer sollten bei Operationen, Lumbal- oder Periduralanästhesien, Organbiopsien oder ähnlichen Eingriffen die Thrombozytenzahlen bei > 50 000/μl gehalten werden, bei risikobehafteten Operationen (Auge, Gehirn) bei > 80 000/μl, wenn erforderlich durch Thrombozytentransfusionen.

Die **Praxisleitlinien der ASA-Task-Force** aus dem Jahr 1996 umfassen folgende Empfehlungen:
— Die prophylaktische Zufuhr von Thrombozyten bei Thrombozytopenie durch gesteigerten Umsatz oder Zerstörung (z. B. idiopathische thrombozytopenische Purpura) ist unwirksam und nur selten indiziert.
— Bei chirurgischen Patienten mit Thrombozytopenie aufgrund von Bildungsstörungen ist die prophylaktische Transfusion von Thrombozyten nur selten indiziert, wenn die Thrombozytenzahlen mehr als 100 000/μl betragen. Sie ist jedoch gewöhnlich indiziert bei Thrombozytenwerten von weniger als 50 000/μl. Bei Werten zwischen 50 000 und 100 000/μl sollte nach dem Blutungsrisiko entschieden werden.
— Patienten aus dem chirurgischen oder geburtshilflichen Fachgebiet mit mikrovaskulären Blutungen benötigen gewöhnlich die Transfusion von Thrombozyten, wenn die Thrombozytenwerte unter 50 000/μl liegen, selten hingegen bei Thrombozytenwerten von mehr als 100 000/μl. Bei Werten zwischen 50 000 und 100 000/μl sollte nach dem Risiko für wesentliche Blutungen entschieden werden.
— Vaginale Entbindungen oder operative Eingriffe mit normalerweise geringem Blutungsrisiko können auch bei Patientinnen und Patienten mit Thrombozytenwerten von unter 50 000/μl durchgeführt werden.
— Thrombozytentransfusionen können trotz normaler Thrombozytenwerte im Blut indiziert sein, wenn eine bekannte Thrombozytenfunktionsstörung mit mikrovaskulärer Blutung vorliegt.

Starke Blutverluste. Wichtigste Indikation für die Transfusion von Thrombozytenkonzentraten in der operativen Medizin sind Thrombozytopenien durch starke Blutverluste und/oder nach Massivtransfusionen.

Kardiochirurgische Eingriffe. Nach Herzoperationen besteht häufig eine vorübergehende mäßige Thrombozytopenie, die im Allgemeinen nicht der Transfusion von Thrombozyten bedarf. Liegen jedoch gleichzeitig Funktionsstörungen der Thrombozyten vor, kann die Transfusion erforderlich sein, um größere Nachblutungen zu vermeiden.

Angeborene Thrombozytopathien/-penien. Die Transfusion von Thrombozytenkonzentraten ist bei operativen Eingriffen und bei lebensbedrohlichen Blutungen indiziert.

Knochenmarkinsuffizienz. Besteht bei primärer oder sekundärer Knochenmarkinsuffizienz eine Thrombozytopenie mit sich rasch entwickelnder Blutungsneigung, so ist die Transfusion von Thrombozyten indiziert. Hingegen ist die prophylaktische Thrombozytentransfusion bei diesen Patienten (mit und ohne Chemotherapie) derzeit umstritten, zumal Blutungen gewöhnlich erst bei Thrombozytenwerten von unter 10 000/μl auftreten. Nach den *Leitlinien* der Bundesärztekammer sollten bei Risikofaktoren wie Fieber, Infektionen, Blutungszeichen, plasmatischen Gerinnungsstörungen und raschem Thrombozytenabfall die Thrombozytenzahlen über 20 000/μl liegen, bei chirurgischen Blutungen, je nach klinischer Gefährdung, auch höher.

Erworbene Thrombozytenfunktionsstörungen. Bei Urämie oder anderen Erkrankungen, die zu Thrombozytenfunktionsstörungen führen können, sind Thrombozytentransfusionen nur selten indiziert. Medikamente, die zu Störungen der Thrombozytenfunktion führen, müssen vor einem Eingriff abgesetzt werden.

Disseminierte intravasale Gerinnung (DIC). Die Zufuhr von Thrombozyten ist nur indiziert, wenn eine manifeste, thrombozytär bedingte Blutung besteht. Vor der Transfusion sollte die Ursache der DIC beseitigt worden sein.

Relative Kontraindikationen

Während absolute Kontraindikationen für Thrombozytentransfusionen nicht bestehen, sollten nach den *Leitlinien* der Bundesärztekammer bei folgenden Patienten bzw. Erkrankungen Thrombozyten möglichst nicht zugeführt werden:
— Aplastische Anämie (Panmyelopathie) und potentielle Knochenmarktransplantation,
— chemotherapeutisch behandelte Leukämie vor Knochenmarktransplantation,
— bekannte Allergie gegen humane Plasmaproteine,
— posttransfusionelle Purpura,
— thrombotisch-thrombozytopenische Purpura,
— heparinassoziierte Thrombozytopenie (HAT).

4.3.2 Auswahl und Dosierung

Auswahl. Spenderthrombozyten enthalten folgende Alloantigensysteme: AB0, HLA der Klasse I und plättchenspezifische Antigene; sie können mit möglicherweise beim Empfänger vorhandenen Antikörpern reagieren und müssen, je nach klinischer Situation, berücksichtigt werden. Ansonsten gilt aber Folgendes:

! Bei nicht durch Schwangerschaft und/oder Bluttransfusionen immunisierten Empfängern genügt die Kompatibilität der Thrombozytenpräparate im AB0-System. Da im Konzentrat auch noch geringe Mengen Erythrozyten vorhanden sind, sollte der Rhesus-D-Faktor ebenfalls berücksichtigt werden, um eine Immunisierung zu vermeiden.

Bei unvermeidlicher Transfusion von D-positiven Thrombozytenkonzentraten sollte eine Prophylaxe mit Anti-D-Immunglobulin (250–300 μg i. v.) durchgeführt werden.

Dosierung. Durch Transfusion von Thrombozyten kann die Thrombozytenzahl im Blut angehoben werden, jedoch ist das Ausmaß des Anstiegs variabel. Die Dosierung richtet sich nach dem klinischen Zustand des Patienten und nach immunologischen und nichtimmunologischen Faktoren, durch die der Verbrauch beeinflusst wird.

Nach Angaben der *ASA-Task-Force* erhöht ein Thrombozytenkonzentrat die Thrombozytenwerte im Blut um 5 000–10 000/μl. Die übliche therapeutische Dosis betrage 1 Thrombozytenkonzentrat pro 70 kg Körpergewicht. Das durch Apherese einer Einzelspende gewonnene Konzentrat entspreche 6 Thrombozytenkonzentraten.

Die *Leitlinien* der Bundesärztekammer (2001) geben folgende Formel zur Berechnung des minimalen Thrombozytenbedarfs an:

$$\text{Dosis (Thrombozytenzahl)} = \text{gewünschter Anstieg} \ (\times 10^9/l) \times \text{Blutvolumen (l)}^* \times 1{,}5$$

* 70 ml/kg bei normalgewichtigen Erwachsenen

Meist werden für einen Anstieg der Thrombozytenzahlen im Blut um 20 000–30 000/μl bei einem nicht-immunisierten Erwachsenen 4–6 frische Einzelspender-Thrombozytenkonzentrate oder ein Zytaphereseprparat benötigt.

! Die Transfusion der Thrombozyten erfolgt – möglichst rasch – über einen 170-μm-Filter oder über ein spezielles Thrombozyten-Transfusionsbesteck (geringere Verluste im System) und sollte innerhalb von 30 min beendet sein.

Beurteilung der Wirksamkeit. Unmittelbar nach der Transfusion sollten die Thrombozytenzahlen im Blut bestimmt und außerdem der Erfolg der Transfusion anhand klinischer Zeichen beurteilt werden. Bei ungenügendem Anstieg müssen, je nach Bedarf, auch wesentlich höhere Dosen zugeführt werden.

4.3.3 Refraktärzustand

Steigen die Thrombozytenwerte im Blut trotz scheinbar ausreichender Zufuhr von Thrombozytenkonzentraten nicht an und persistiert die Blutung, so liegt ein Refraktärzustand vor. Hiermit muss vor allem nach wiederholten und über längere Zeit durchgeführten Thrombozytentransfusionen gerechnet werden. Häufig sind während einer Schwangerschaft vorimmunisierte Frauen betroffen.

Ursachen. Der Refraktärzustand kann durch immunologische und nichtimmunologische Faktoren bedingt sein. Zu den wichtigsten Ursachen gehören:
— Fieber,
— Blutungen,
— disseminierte intravasale Gerinnung,
— Sepsis,
— Splenomegalie,
— Antibiotikatherapie,
— Bildung plättchenreaktiver Alloantikörper gegen Antigene der übertragenen Thrombozyten.

Unter den immunologischen Ursachen des Refraktärzustands spielen HLA-Antikörper die wichtigste Rolle. Hauptgrund für die HLA-Alloimmunisierung polytransfundierter Patienten ist die Kontamination von zellulären Blutprodukten mit Leukozyten. Die Häufigkeit der Alloimmunisierung kann durch Übertragung leukozytenarmer zellulärer Blutprodukte erheblich vermindert werden.

4.3.4 Komplikationen und Nebenwirkungen

Zu den wichtigsten unerwünschten Reaktionen und Komplikationen der Thrombozytentransfusion gehören:
— Fieber,
— anaphylaktische Reaktionen,
— Urtikaria,
— transfusionsassoziierte akute Lungeninsuffizienz,
— Purpura,
— Graft-versus-Host-Erkrankung.

Fieber. Ein Anstieg der Körpertemperatur um > 1 °C ist eine häufige Reaktion auf die Thrombozytentransfusion. Die Ursachen sind vielfältig und lassen sich meist nicht klären. Von Bedeutung sind vor allem bakterielle Verkeimungen durch die Lagerung bei Körpertemperatur und leukozytäre Antikörper. Bei wiederholten Fieberreaktionen nach Thrombozytentransfusion wird die Zufuhr leukozytenarmer Präparate empfohlen.

Anaphylaktische Reaktionen. Hierbei handelt es sich um eine sehr seltene, aber bedrohliche Komplikation. Transfusion sofort abbrechen und wie in Abschnitt 6.1 beschrieben vorgehen. Besteht eine IgA-Unverträglichkeit, so dürfen nur plasmafrei gewaschene Thrombozytenkonzentrate oder Präparate von IgA-freien Spendern transfundiert werden.

Urtikaria. Meist handelt es sich um leichte Reaktionen, deren Ursache nicht geklärt werden kann. Therapeutisch wird die Zufuhr von Antihistaminika empfohlen; nach deren Wirkungseintritt kann die Transfusion meist fortgesetzt werden. Bei wiederholter Urtikaria können Antihistaminika auch prophylaktisch zugeführt werden.

Transfusionsassoziierte akute Lungeninsuffizienz (TRALI-Syndrom). Bei dieser sehr seltenen Komplikation entwickelt sich während oder kurz nach der Thrombozytentransfusion eine respiratorische Insuffizienz mit Lungenödem und Lungeninfiltraten. Meist ist eine maschinelle Beatmung erforderlich. Häufigste Ursache der Reaktion sind granulozytenspezifische Antikörper im Spenderplasma (siehe Abschnitt 6.7).

Purpura. Hierbei kommt es ca. 7–10 Tage nach der Thrombozytentransfusion zu einer akuten Thrombozytopenie mit Blutungsneigung. Ursache sind thrombozytenspezifische Antikörper. Therapie der Wahl: hochdosierte i. v. Zufuhr von Immunglobulin.

Graft-versus-Host-Erkrankung (GVHD). Diese seltene Erkrankung kann sich bei immungeschwächten Patienten nach der Thrombozytentransfusion entwickeln. Prophylaktisch werden bei diesen Patienten alle zellhaltigen Blutprodukte vor der Transfusion mit 30 Gy bestrahlt (siehe Abschnitt 6.8).

Infektionskrankheiten. Mit den Thrombozytenkonzentraten können Viren (z. B. HBV, HCV, CMV, HIV) und Bakterien (z. B. Treponemen, Yersinien) übertragen werden und zu entsprechenden Erkrankungen führen. Hierbei weisen Pool-Thrombozytenkonzentrate mehrerer Spender ein höheres Risiko auf als Apherese-Thrombozytenkonzentrate.

4.4 Gefrorenes Frischplasma (6 Monate quarantänegelagert)

Zur Gewinnung von Frischplasma (GFP; syn.: fresh frozen plasma, FFP) wird Blut aus einer Einzelspende unmittelbar nach der Entnahme scharf abzentrifugiert. Das von allen korpuskulären Bestand-

28 Hämotherapie

Tab. 28-10 Hämostasekomponenten und ihre Halbwertszeiten

Komponente	biologische Halbwertszeit
Fibrinogen	96–120 h
Faktor II	48–60 h
Faktor V	12–15 h
Faktor VII	1,5–6 h
Faktor VIII	8–12 h
v. Willebrand-/Ristocetin-Cofaktor	6–12 h
Faktor IX	20–24 h
Faktor X	24–48 h
Faktor XI	60–80 h
Faktor XII	48–60 h
Faktor XIII	100–120 h
t-PA	5 min
Plasminogen	36–48 h
Antithrombin	36 h
α_2-Antiplasmin	36 h
Protein C	1,5–6 h
Protein S	24–48 h
tissue type plasminogen activator inhibitor (PAI-1)	–

teilen gereinigte Plasma wird in einen Seitenbeutel gepresst und anschließend bei –80 °C tiefgefroren und bei –30 bis –40 °C gelagert. Das Plasma kann alternativ auch durch maschinelle Plasmapherese gewonnen werden. Die Lagerungszeit beträgt 1–2 Jahre. Für die Transfusion wird das Frischplasma im Warmwasserbad bei max. 37 °C aufgetaut und sofort transfundiert.

Eine Einheit Frischplasma enthält etwa 200 ml Plasma sowie eine bestimmte Menge Stabilisator; der mittlere Proteingehalt beträgt 60 g/l. Die Aktivität der labilen Gerinnungsfaktoren ist im Frischplasma erhalten (▶ Tab. 28-10), Thrombozyten sind jedoch nicht vorhanden. Frischplasma ist besonders wertvoll beim **Ersatz der labilen Gerinnungsfaktoren V und VIII.** Jede Einheit Frischplasma enthält 1 E Faktor VIII/1 ml Plasma.

Bei der Transfusion von Frischplasma muss Folgendes beachtet werden:

Tab. 28-11 Übertragbarkeit von Frischplasma an Empfänger verschiedener Blutgruppen

Empfänger-Blutgruppe	Spender-Blutgruppe
0	0, A, B, AB
A	A, AB
B	B, AB
AB	AB

! Im Frischplasma von Spendern der Blutgruppen A, B und 0 sind unverändert die Isoagglutinine und Isohämolysine enthalten. Darum muss die Verträglichkeit berücksichtigt werden, d. h. blutgruppengleich transfundiert werden (▶ Tab. 28-11). Nur im Notfall darf AB-Plasma für alle Patienten verwendet werden.

Nur tiefgekühltes AB-Plasma enthält keine Isoantikörper; allerdings ist die Anzahl der Spender auf insgesamt 4% der Bundesbürger beschränkt, so dass nur eine begrenzte Bevorratung möglich ist.

Des Weiteren enthält das sachgerecht gelagerte Plasma die Inhibitoren der Gerinnungs- und Fibrinolyseenzyme in wirksamer Form: Antithrombin III, Protein C, Protein S, α_2-Makroglobulin, α_2-Antiplasmin und PAI-1 (Plasminogenaktivator-Inhibitor).

Virusinaktiviertes Plasma. Dieses Präparat wird derzeit nach zwei Verfahren hergestellt: als Solvent/Detergent-Plasma (SD-Plasma) aus Pool-Plasma und als Methylenblau-Licht-Plasma (MB-Plasma) aus Einzelspenden. Durch die Virusinaktivierung wird allerdings die Gerinnungsaktivität des Plasmas beeinträchtigt.

4.4.1 Indikationen – Kontraindikationen

Indikationen

Im Frischplasma sind alle Gerinnungsfaktoren in physiologischen Konzentrationen enthalten. Ihre Aktivität beträgt nach dem Auftauen noch mindestens 70% der Ausgangsaktivität. Daher ist Frischplasma vor allem beim **klinisch manifesten Mangel an Gerinnungsfaktoren** indiziert.

Nach den *Leitlinien* der Bundesärztekammer (2005) bestehen derzeit folgende Indikationen für die Zufuhr von GFP:
— Notfallbehandlung einer klinisch relevanten Blutungsneigung oder manifesten Blutung bei komplexen Störungen der Blutgerinnung, vor allem bei schwerem Leberparenchymschaden,
— disseminierte intravasale Gerinnung,
— Verlust- und/oder Verdünnungskoagulopathie,
— Substitution bei Faktor-V- und Faktor-XI-Mangel (hierfür gibt es keine Konzentrate),
— thrombotisch-thrombozytopenische Purpura (TTP),
— Austauschtransfusion.

Die *Praxisleitlinien* der ASA-Task-Force sehen folgende Indikationen für GFP vor:
— Dringliche Aufhebung einer Kumarintherapie,
— Korrektur eines bekannten Faktorenmangels, für den keine Konzentrate verfügbar sind,

- Korrektur einer mikrovaskulären Blutung, wenn Prothrombinzeit und PTT um mehr als das 1,5fache verlängert sind,
- Korrektur einer mikrovaskulären Blutung bei Massivtransfusionen, wenn Prothrombinzeit und PTT nicht bestimmt werden können.

Nach den *Leitlinien* der Bundesärztekammer ist GFP **nicht** indiziert:
- Für den Ersatz von Blutverlusten,
- als Albumin- und Eiweißersatz zur Anhebung des kolloidosmotischen Drucks,
- zur parenteralen Ernährung,
- für die Substitution von Immunglobulinen.

Kontraindikationen

Bei Patienten mit Plasmaunverträglichkeit ist GFP absolut kontraindiziert. Des Weiteren werden in den *Leitlinien* der Bundesärztekammer folgende relative Kontraindikationen angegeben:
- Kardiale Dekompensation, Lungenödem,
- IgA-Mangel,
- disseminierte intravasale Gerinnung ohne Behandlung der zugrundeliegenden Störung.

4.4.2 Dosierung

Die Dosierung von GFP richtet sich nach dem klinischen Bild, ergänzt durch gerinnungsphysiologische Untersuchungen. Bei der Therapie kann folgende Faustformel zugrunde gelegt werden:

1 ml GFP/kg erhöht den Faktorengehalt beim Empfänger um ca. 1–2%.

> Grundsätzlich sollte GFP so dosiert werden, dass sich eine minimale Aktivität der plasmatischen Gerinnungsfaktoren von 30% ergibt. Hierfür sind gewöhnlich 10–15 ml/kg erforderlich.

Akute Blutverluste. Nach den *Leitlinien* der Bundesärztekammer sollte erst bei Blutverlusten von mehr als 65% des Blutvolumens mit der Zufuhr von GFP begonnen werden. Bei Massivtransfusionen, d. h. dem Ersatz mindestens des gesamten Blutvolumens des Patienten innerhalb weniger Stunden, sollte pro 3–2–1 Einheiten Erythrozytenkonzentrat 1 GFP (250 ml) verabreicht werden. Letztendlich muss aber die Dosierung nach dem klinischen Bild und dem Gerinnungsstatus erfolgen.

Notfallbehandlung. Initial sollten 15 ml/kg GFP zugeführt werden; die weitere Dosierung sollte sich nach dem klinischen Bild und den Ergebnissen der Gerinnungsuntersuchungen richten.

Faktor-V-Mangel. Bei Spontanblutungen müssen die Plasmakonzentrationen auf 5–15% der Normaktivität angehoben werden, während für operative Eingriffe mindestens 20% erforderlich sind. Die Regeldosierung beträgt 20 ml/kg alle 12 h.

Faktor-XI-Mangel. Bei chirurgischen Eingriffen oder Verletzungen werden 10 ml/kg GFP zugeführt bzw. Konzentrationen von > 20% angestrebt. Faktor XI weist eine Halbwertszeit von 60–80 h auf, daher kann GFP in Abständen von 24–48 h verabreicht werden.

Thrombotisch-thrombozytopenische Purpura (TTP). Sofortige Infusion von 30 ml/kg GFP; Austauschtransfusion mit 3–4 l GFP/Tag. Bei chronischer TTP 10 ml/kg GFP alle 3 Wochen.

Aufhebung der Kumarintherapie. Die ASA-Task-Force empfiehlt in dringlichen Situationen die Zufuhr von 5–8 ml/kg GFP.

Praktische Hinweise:
- Das Auftauen des Präparats sollte rasch erfolgen, am besten in einem speziellen Auftaugerät; hierbei dürfen 37 °C nicht überschritten werden. Gelegentliches Schwenken des Beutels wird empfohlen. Alle Proteinniederschläge müssen vor der Infusion aufgelöst sein.
- Die Zufuhr erfolgt sofort nach dem Auftauen; aufgetautes Plasma darf nicht wieder für eine spätere Transfusion eingefroren werden.
- Für die Infusion von GFP wird ein Standard-Transfusionsfilter eingesetzt; Mikrofilter sind nicht erforderlich.
- Die Infusionsgeschwindigkeit sollte mindestens 200 ml/h betragen, die gesamte Einheit innerhalb von 2 h transfundiert sein.

4.4.3 Nebenwirkungen und Gefahren

Zu den wichtigsten Komplikationen der GFP-Zufuhr gehören:
- Volumenüberlastung mit Herzinsuffizienz und Lungenödem, besonders bei Herzkranken,
- Gefahr der Zitratintoxikation bei Zufuhr großer Mengen innerhalb kurzer Zeit,
- anaphylaktoide Reaktionen (selten),
- transfusionsassoziierte akute Lungeninsuffizienz (durch Antikörper),
- Reaktionen durch Alloantikörper bei Nichtbeachtung der Blutgruppenverträglichkeit im AB0-System (Ausnahme AB-Plasma).

Bei der Transfusion von GFP muss das Restrisiko der Übertragung von Infektionserregern wie HBV, HCV, CMV, HIV, Yersinien, Treponemen usw. berücksichtigt werden.

4.5 Humanalbuminlösungen

Die Lösungen enthalten die isolierte Albuminfraktion von menschlichem Plasma, Globuline fehlen. Die Albuminkonzentration beträgt 96%, der Natriumgehalt 130–160 mval/l; diese Präparate werden als „salzarm" bezeichnet, im Gegensatz zu Lösungen mit einem Natriumgehalt von 300 mval/l.

> ! Humanalbuminlösungen sind hepatitissicher und können unabhängig von der Blutgruppe des Empfängers infundiert werden.

Albuminlösungen sind zumeist in 5%- und 20%iger Konzentration erhältlich. Die 5%ige Lösung ist plasmaisoton, die 20%ige Lösung hingegen hyperonkotisch. Beide Lösungen werden bei **Volumenmangel mit Hypalbuminämie** eingesetzt. Die hyperonkotische 20%ige Lösung bewirkt eine Verschiebung von extrazellulärer Flüssigkeit nach intravasal. Dieser Effekt tritt jedoch nur auf, wenn der Patient nicht dehydriert ist; darum sollten bei dehydrierten Patienten die 5%ige Lösung bevorzugt und die 20%ige Lösung zusammen mit Elektrolytlösung infundiert werden.

4.5.1 Indikationen

Der Preis von Humanalbuminlösungen ist sehr hoch. Die Indikationen im Bereich der Anästhesie werden nicht einheitlich beurteilt. Als angemessene Indikationen gelten:
— Akute Hypoproteinämie,
— Verbrennungskrankheit,
— schwerer Ileus,
— hämolytische Erkrankungen von Neugeborenen.

Umstritten ist die Zufuhr beim hypovolämischen Schock (siehe Kap. 33). Nicht indiziert ist Humanalbumin bei chronischer Nephrose und Leberzirrhose. Grundsätzlich gilt:

> ! Wegen der hohen Kosten und der begrenzten Verfügbarkeit muss die Indikation für die Zufuhr von Humanalbumin streng gestellt werden.

4.6 Plasmaproteinlösung (PPL)

Diese Lösungen enthalten zwischen 3,5 und 5 g% Proteine; der Albuminanteil beträgt rund 90%; geringe Mengen hitzebeständiger α- und β-Globuline sind ebenfalls vorhanden, jedoch keine Gerinnungsfaktoren. Da in der Lösung Isoantikörper gegen die Blutgruppenantigene A und B fehlen, kann PPL unabhängig von der Blutgruppe übertragen werden. Das Präparat ist aufgrund einer Hitzeinaktivierung hepatitissicher und wird *ausschließlich für den Volumenersatz* verwendet. Bei Raumtemperatur ist die Lösung rund 3 Jahre haltbar. Die Infusion sollte, wie beim Humanalbumin, wegen der bakteriellen Kontaminationsgefahr innerhalb von 4 h nach Anschluss des Infusionssystems beendet werden.

4.7 Serumkonserven

Diese Präparate enthalten nicht nur Albumine, sondern auch Transporteiweiße, Immunglobuline und Proteaseninhibitoren. Nicht alle Handelspräparate sind hepatitissicher. Die Indikationen für die Zufuhr von Serumkonserven entsprechen denen von Humanalbumin und PPL.

4.8 Gerinnungsfaktoren-Präparate

Aus Plasma können Präparate hergestellt werden, die einzelne oder mehrere Gerinnungsfaktoren in sehr hoher Konzentration enthalten. Mit diesen Präparaten kann eine gezielte Substitutionstherapie bei angeborenem oder erworbenem Gerinnungsfaktoren-Mangel durchgeführt werden. Die wichtigsten sind:
— Humanfibrinogen,
— Fraktion I nach Cohn,
— Faktor VIIa,
— Faktor-VIII-Präparate,
— Faktor-IX-Konzentrat,
— Prothrombinkomplex-Konzentrat (PPSB),
— Faktor-XIII-Konzentrat.

Praktisch gilt für den Einsatz von Gerinnungsfaktoren Folgendes:

> ! Gerinnungsfaktoren-Präparate sind sehr teuer. Darum ist für die Zufuhr eine strenge Indikationsstellung erforderlich.

4.8.1 Humanfibrinogen

Das Präparat enthält 1 g oder 2 g gerinnbares Fibrinogen in trockener Form. Dies entspricht dem Fibrinogengehalt von 500–1000 ml Vollblut. Für die Transfusion wird die Substanz mit Aqua dest. aufgelöst, so dass eine 1–2%ige Lösung entsteht.

Indikation. Schwerer Fibrinogenmangel bzw. Plasmafibrinogengehalt unter 100 mg/dl.

Dosierung. Initial 1–2 g, bei schwerstem Fibrinogenmangel (unter 50 mg/dl) bis zu 6 g. Da Fibrinogenkonzentrat das Thrombose- und DIC-Risiko erhöht, sollte vor der Zufuhr eine niedrigdosierte Heparintherapie, evtl. auch eine AT-III-Substitution begonnen werden.

Ältere Präparate wiesen ein sehr hohes Hepatitisrisiko auf. Inzwischen steht aber ein hochreines, virusinaktiviertes Fibrinogenkonzentrat zur Verfügung (Haemocomplettan).

4.8.2 Fraktion I nach Cohn

Diese Fraktion wird aus Frischplasma hergestellt. Sie enthält neben Fibrinogen noch aktive plasmatische Gerinnungsfaktoren, besonders Faktor VIII und XIII. Das Präparat ist in der Klinik weitgehend durch Kryopräzipitat verdrängt worden, weil dessen Gehalt an Faktor VIII höher ist.

4.8.3 Rekombinanter Faktor VIIa

Eptacog alfa (aktiviert) ist der rekombinante Gerinnungsfaktor VIIa (rFVIIa).

Das Gerinnungssystem wird am Ort der Verletzung durch Bildung eines Komplexes aus Faktor VIIa und Gewebefaktor (tissue factor, TF, ein membranständiges Glykoprotein) aktiviert. Der Komplex aus TF-FVIIa aktiviert den Faktor X zu FXa, der wiederum aus Prothrombin geringe Mengen Thrombin freisetzt. Thrombin aktiviert die am Verletzungsort adhärenten Thrombozyten. In weiteren Schritten wird dann an der Verletzungsstelle ein stabiles Gerinnsel gebildet.

Die Bolusinjektion von rFVIIa führt zu supraphysiologischen Konzentrationen, die eine auf den Ort der Verletzung beschränkte, optimale Aktivierung des Gerinnungssystems auslösen.

Lagerung und Haltbarkeit. Rekombinanter Faktor VIIa (Präparat Eptacog alfa, aktiviert) muss bei + 2 bis + 8 °C gelagert werden. Das Produkt ist in Packungsgrößen von 60 KIE (1,2 mg), 120 KIE (2,4 mg) und 240 KIE (4,8 mg) erhältlich (KIE = Kilo Internationale Einheiten). Die Haltbarkeit beträgt 2 Jahre.

Indikationen. Das Präparat ist zugelassen für die Behandlung und Prävention schwerer Blutungen bei Operationen an Patienten mit Hemmkörpern gegen Faktor VIII oder IX (Hemmkörperhämophilie).

Dosierung. Initial 4,5 KIE/kg KG (90 µg/kg KG) als i.v. Bolus, gefolgt von einer Erhaltungsdosis von 3–6 KIE/kg KG empfohlen. Die Dosis richtet sich nach Art und Schweregrad der Blutung oder des chirurgischen Eingriffs. Die Injektionszeit der Bolusinjektion sollte 2–5 min betragen, die Behandlungsintervalle anfangs 2–3 h; wenn eine weitere Zufuhr erforderlich ist, können die Intervalle schrittweise von 4 auf 12 h verlängert werden.

Kontraindikationen. Die simultane Verabreichung von rFVIIa und aktivierten Prothrombinkomplex-Konzentraten darf nur unter strenger Nutzen-Risiko-Abwägung (Potenzierung der thrombogenen Wirkung von aktiviertem Prothrombinkomplex-Konzentrat durch gleichzeitige rFVIIa-Gabe) erfolgen. Eine bekannte Überempfindlichkeit gegen Mäuse-, Hamster- und Rindereiweiß stellt eine Kontraindikation dar.

4.8.4 Faktor-VIII-Konzentrat

Dieses Präparat dient der Behandlung des kongenitalen Faktor-VIII-Mangels (**Hämophilie A**) sowie zur Substitution bei erworbenem Faktor-VIII-Mangel.

Alle in Deutschland zugelassenen Präparate sind virussicher, allerdings bestehen Unterschiede im Reinheitsgrad der Faktorenkonzentrate. Rekombinante oder hochgereinigte Faktor-VIII-Präparate enthalten keinen von-Willebrand-Faktor (vWF). Im intermediär gereinigten Konzentrat Haemate P (Fa. Behring) ist der Faktor enthalten. Daher kann das Präparat bei Patienten mit von-Willebrand-Syndrom Typ I, IIA, IIB, III und Pseudo-von-Willebrand-Syndrom eingesetzt werden.

> ! Für operative Eingriffe bei Hämophilie A wird empfohlen, präoperativ die Faktor-VIII-Aktivität auf 80–100% anzuheben, um perioperativ einen Abfall der Aktivität auf unter 30% zu verhindern.

4.8.5 Faktor-IX-Konzentrat

Dieses lyophilisierte Präparat enthält die Faktoren IX, II und X sowie in geringer Menge Faktor VII. Hauptindikation ist die **Hämophilie B** (Faktor-IX-Mangel).

4.8.6 Prothrombinkomplex-Präparat (PPSB)

Das Präparat wird durch Fraktionierung von gepooltem Plasma gewonnen. Die lyophilisierte Substanz enthält folgende Faktoren:
— Faktor II bzw. Prothrombin,
— Faktor VII bzw. Prokonvertin,
— Faktor IX bzw. antihämophiles Globulin B,
— Faktor X bzw. Stuart-Prower-Faktor.

Das Präparat wird bei 2–8 °C gelagert, vor der Zufuhr mit Aqua dest. aufgelöst und bei der Infusion filtriert. Moderne Präparate gelten als hepatitisvirus- und HIV-sicher.

Indikationen. Wichtigste Indikation für PPSB ist der **Faktor-IX-Mangel, die Hämophilie B.** Außerdem kann das Präparat *im Notfall* bei der akuten hypoprothrombinämischen Blutung (wichtigste Ursache: Überdosierung von Kumarinpräparaten) eingesetzt werden.

PPSB ist nicht indiziert, um einen durch Kumarinderivate erniedrigten Quick-Wert für einen elektiven chirurgischen Eingriff wieder in den Normbereich anzuheben. Bei Verbrauchskoagulopathie und allergisch bedingter Thrombopenie ist PPSB kontraindiziert.

Dosierung. 1 E/kg hebt den Quick-Wert um 0,5–1% an.

4.8.7 Faktor-XIII-Konzentrat

Das Präparat wird aus menschlichem Plazentagewebe gewonnen und ist in erster Linie bei **schwerem kongenitalem Faktor-XIII-Mangel** indiziert. Erworbener Faktor-XIII-Mangel kann bei akuter Leukämie, chronisch-degenerativen Lebererkrankungen sowie nach ausgedehnten operativen Eingriffen auftreten. Gegenwärtig ist nicht geklärt, ob bei diesen Patienten durch Zufuhr von Faktor-XIII-Konzentrat die Blutstillung und die Wundheilung günstig beeinflusst werden können.

4.8.8 Antithrombin-III-Konzentrat

Für den klinischen Gebrauch stehen Präparate verschiedener Hersteller zur Verfügung. Die Injektionsflaschen enthalten 500 oder 1000 IE AT III, daneben geringe Mengen an Heparin-Cofaktor II, Albumin und z. T. auch Heparin. Die Präparate sind virusinaktiviert.

Indikationen. Grundsätzliche Indikation für AT III ist der erworbene oder angeborene **AT-III-Mangel.** AT III gehört zu den am häufigsten angewandten Faktorenkonzentraten, weil vor jeder Therapie mit Aktivatoren der Blutgerinnung wie PPSB, Faktor IX, Fibrinogen ein vorbestehender AT-III-Mangel ausgeglichen werden muss, damit sich keine DIC entwickelt. Weitere Indikationen: verminderte AT-III-Synthese und disseminierte intravasale Gerinnung (DIC) bzw. Verbrauchskoagulopathie, Hämodialyse, Plasmapherese.

Dosierung. Bei der Dosierung müssen die niedrige in vivo recovery von ca. 50% und die gewöhnlich stark verkürzte Halbwertszeit (normal 60 h; DIC ca. 4 h) berücksichtigt werden. Initial 1500 IE, anschließend 700–1000 IE in 8–24-stündigen Intervallen. Bei Verbrauchskoagulopathie sollte die AT-III-Konzentration im Serum unter der Substitution mindestens 80% des Normalwerts erreichen. Wird gleichzeitig Heparin zugeführt, sollte die Heparindosis 500 IE/h nicht überschreiten.

4.9 Immunglobuline und Hyperimmunglobuline

Immunglobulin-Präparate enthalten alle Globuline des menschlichen Plasmas. Sie sind hepatitissicher und bieten einen Schutz gegen bestimmte virale und bakterielle Infektionen.

Hyperimmunglobuline werden von Spendern gewonnen, deren Plasma hohe Antikörpertiter gegen jeweils einen Krankheitserreger enthält, z. B. Tetanus, Hepatitis B, Masern, Mumps, Röteln.

Wichtig sind auch die blutgruppenspezifischen Hyperimmunglobuline gegen den Rh-Faktor. Sie sind bei Rh-negativen Schwangeren indiziert, wenn die Möglichkeit besteht, dass während der Geburt Rh-positive Erythrozyten des Fetus auf die Mutter übertragen werden. Diese Erythrozyten werden durch die Hyperimmunglobuline abgefangen, so dass eine Sensibilisierung der Mutter verhindert wird.

4.10 Granulozytenpräparate

Die Präparate werden durch Leukopherese hergestellt; die Haltbarkeit beträgt bei 4 °C 24 h. Granulozytenpräparate werden nur bei leukopenischen Patienten mit Leukozytenwerten unter 500/µl und nachgewiesener Infektion infundiert. Hierzu ist die Zusammenarbeit mit einem Hämatologen erforderlich.

5 Praxis der homologen Bluttransfusion

5.1 Beachtung des Transfusionsgesetzes

Bei der Anwendung von Blutprodukten ist das Transfusionsgesetz zu beachten, außerdem die ak-

tuellen Richtlinien der Bundesärztekammer zur Hämotherapie. Danach müssen Ärzte, die eigenverantwortlich Blutprodukte anwenden, ausreichende Erfahrung in dieser Tätigkeit besitzen. Der behandelnde Arzt muss jede Anwendung von Blutprodukten oder von gentechnisch hergestellten Plasmaproteinen zur Behandlung von Gerinnungsstörungen dokumentieren oder dokumentieren lassen. Die Dokumentation muss Folgendes umfassen:
— Aufklärung und Einwilligungserklärungen,
— Ergebnis der Blutgruppenbestimmungen, soweit Blutprodukte blutgruppenspezifisch angewandt werden,
— durchgeführte Untersuchungen,
— Darstellung von Wirkungen und unerwünschten Ereignissen.

Angewandte Blutprodukte und Plasmaproteine (s. o.) müssen vom behandelnden Arzt oder unter seiner Verantwortung mit folgenden Angaben „unverzüglich" dokumentiert werden:
1. Patientenidentifikationsnummer oder entsprechende eindeutige Angaben zu der zu behandelnden Person wie Name, Vorname, Geburtsdatum und Adresse,
2. Chargenbezeichnung,
3. Pharmazentralnummer oder
   — Bezeichnung des Präparats,
   — Name oder Firma des pharmazeutischen Unternehmers,
   — Menge und Stärke,
4. Datum und Uhrzeit der Anwendung.

Bei Eigenblut sind diese Vorschriften sinngemäß anzuwenden.

Die Aufzeichnungen einschließlich der EDV-erfassten Daten müssen mindestens 15 Jahre lang aufbewahrt werden und zu Zwecken der Rückverfolgung unverzüglich verfügbar sein.

Unterrichtspflichten. Treten im Zusammenhang mit der Anwendung von Blutprodukten und gentechnisch hergestellten Plasmaproteinen zur Behandlung von Gerinnungsstörungen unerwünschte Ereignisse auf, so muss der behandelnde Arzt unverzüglich die notwendigen Maßnahmen ergreifen und außerdem den Transfusionsbeauftragten und den Transfusionsverantwortlichen unterrichten.

Nicht verwendete Blutprodukte. Nicht angewandte Blutprodukte müssen innerhalb der Einrichtungen der Krankenversorgung sachgerecht gelagert, transportiert, abgegeben oder entsorgt werden. Der Transport und die Abgabe von Blutprodukten aus zellulären Blutbestandteilen und Frischplasma dürfen nur nach einem schriftlich festgelegten Verfahren erfolgen. Nicht angewandte Eigenblutentnahmen dürfen nicht bei anderen Personen verwendet werden. Der Verbleib nicht angewandter Blutprodukte muss dokumentiert werden.

5.2 Indikationen

Die Zahl der Transfusionen in den westlichen Industrieländern ist außerordentlich hoch. Ein Teil dieser Transfusionen ist nicht indiziert, weil die Indikationsstellung auf überholten Vorstellungen beruht.

! Die Indikation zur Bluttransfusion muss wegen der damit verbundenen schwerwiegenden Risiken sehr streng gestellt werden.

Vor allem die Transfusion einer einzelnen Blutkonserve ist beim Erwachsenen häufig überflüssig. **Allgemein werden Blut und Blutderivate transfundiert, um**
— das intravasale Volumen wiederherzustellen,
— die Sauerstofftransportkapazität des Blutes aufrechtzuerhalten,
— die Gerinnungsfunktion des Blutes zu normalisieren.

LL Leitlinie Bundesärztekammer 2005:
Die Indikation für die Transfusion von Blutprodukten und von gentechnisch hergestellten Gerinnungspräparaten muss aus der dokumentierten Diagnose (insbesondere Laborbefunde; ggf. klinische Befunde) hinreichend ersichtlich sein. Bei Abweichen der Indikation von den Leitlinien zur Hämotherapie muss dies begründet werden.

Bei der Indikationsstellung für Bluttransfusionen muss der Anästhesist Folgendes beachten: Der menschliche Organismus kann einen Verlust von mehr als 30 % seines Blutvolumens nicht mehr kompensieren; hingegen werden *Erythrozytenverluste bis zu 65 % toleriert,* wenn dabei das *intravasale Volumen* ausreichend ist. Darum gilt:

! Im Notfall geht Volumenersatz akut vor Erythrozytenersatz!

Nach den *Leitlinien* der Bundesärztekammer sollte beim **akuten Blutverlust** in folgender Weise vorgegangen werden:

▼ Akute Blutverluste bis zu etwa 20 % des zirkulierenden Blutvolumens (ca. 1–1,5 l beim Erwachsenen) können mit kristalloiden und künstlichen kolloidalen Lösungen ersetzt werden.

- Bei weiterem Abfall des Hämatokrits auf Werte von unter 25–30%, sollte, abhängig von der Gesamtsituation des Patienten, mit der Transfusion von Erythrozytenkonzentraten begonnen werden, um einen ausreichenden Sauerstofftransport des Blutes zu gewährleisten. Wird bei fortgesetzten oder massiven Blutverlusten die empfohlene Obergrenze für Hydroxyäthylstärke oder Dextrane erreicht, kann die Substitution mit Gelatinelösung oder 4–5%iger Humanalbuminlösung (wenn Albuminkonzentration < 3 g/dl) fortgesetzt werden. Zu beachten ist, dass selbst bei einem Blutverlust von 5 l nur 30–35% des gesamten Albuminbestandes des Körpers verloren gehen.
- Sind die plasmatischen Gerinnungsfaktoren durch Verlust und/oder Verdünnung so weit abgesunken, dass eine plasmatisch bedingte Gerinnungsstörung auftritt, sollte GFP in ausreichender Menge (Dosierung siehe Abschnitt 4.4), d. h. initial mindestens 3–4 Einheiten, zugeführt werden.
- Die Transfusion von Thrombozyten ist bei akuten Blutverlusten indiziert, wenn die Thrombozytenwerte auf unter 30000–50000/μl absinken und eine thrombozytäre Blutungsneigung auftritt. Bei bekannter Thrombozytenfunktionsstörung kann ebenfalls eine Thrombozytentransfusion indiziert sein.
- Vorgehen bei Massivtransfusionen siehe Abschnitt 5.4.

Bereitstellung von Blut. Bei der Bereitstellung von Blut für die elektive Chirurgie muss beachtet werden, dass gekreuztes Blut 48 h lang für andere Patienten nicht zur Verfügung steht. Der Anästhesist muss mit dazu beitragen, dass nicht im Übermaß Blut gekreuzt und auf diese Weise „aus dem Verkehr gezogen wird". Anzustreben ist ein Verhältnis von gekreuzten zu tatsächlich transfundierten Konserven *von 2–3 : 1*. Die Zahl der für einen elektiven Eingriff bereitzustellenden Konserven hängt von vielen Faktoren ab, so dass keine verbindlichen Richtlinien angegeben werden können. Berücksichtigt werden müssen nicht nur die präoperative Hämoglobinkonzentration und der präoperative Zustand des Patienten, sondern auch die Operationstechnik sowie die Erfahrung des Operationsteams. Allgemein werden, je nach Ausdehnung der Operation, zwischen 2 und 8 Konserven präoperativ bereitgestellt.

Verantwortung für die intraoperative Transfusion. Intraoperativ entscheidet der Anästhesist, ob, zu welchem Zeitpunkt und in welchem Umfang eine Transfusion von Blut oder Blutkomponenten erforderlich ist. Damit liegt bei ihm allein die volle ärztliche und rechtliche Verantwortung für die rechtzeitige Transfusion.

Zuständigkeit für die postoperative Bluttransfusion. Im Aufwachraum und auf einer unter anästhesiologischer Leitung stehenden interdisziplinären Intensiveinheit ist der Anästhesist für die postoperative Bluttransfusion zuständig, auf der operativen Bettenstation und der chirurgisch geleiteten operativen Intensivstation hingegen der Chirurg.

5.2.1 Aufklärungspflicht über Transfusionsrisiken

Der Arzt ist nach einer Entscheidung des Bundesgerichtshofes verpflichtet, den Patienten vor einer Operation, bei der sich „unter Umständen die Notwendigkeit einer Bluttransfusion" ergeben könnte, über die **Risiken einer Fremdbluttransfusion** (homologe Transfusion) und die **Möglichkeit einer Eigenbluttransfusion** (autologe Transfusion) bzw. die Vor- und Nachteile der homologen und autologen Transfusion aufzuklären. Hinzuweisen ist insbesondere auf die Gefahr der **HIV-Infektion** und der **Posttransfusionshepatitis,** und zwar „rechtzeitig vor der Operation, wenn es für den Arzt ernsthaft in Betracht kommt, dass bei diesem Patienten intra- oder postoperativ eine Bluttransfusion erforderlich werden kann". Rechtzeitig bedeutet hierbei ca. 4 Wochen vor der geplanten Operation, denn die Gewinnung von drei Eigenblutkonserven erfordert einen Zeitraum von 3–4 Wochen, und ca. drei Konserven sind gewöhnlich erforderlich, um eine Fremdblutgabe mit der nötigen Wahrscheinlichkeit zu vermeiden. Ernsthaft in Betracht zu ziehen ist aber eine Bluttransfusion nicht bei jeder operativen Maßnahme, sondern nur dann, „wenn bei einem regelhaften Verlauf eines ärztlichen Eingriffs eine Transfusion erfahrungsgemäß erforderlich sein wird oder wenn die Möglichkeit der Transfusion nach vernünftigen Maßstäben nicht außerhalb der Wahrscheinlichkeit liegt" (Bekanntmachung der Bundesärztekammer, 1989). Um zu prüfen, ob eine Bluttransfusion „ernsthaft in Betracht" kommt und eine Eigenblutspende möglich ist, muss der Patient daher ambulant durch den Operateur/Anästhesisten voruntersucht werden. Zu beachten ist, dass die Aufklärungspflicht über Bluttransfusionen sich nicht auf die Operation und das Anästhesieverfahren beschränkt, sondern auch die postoperative Phase sowie Neben- und Folgeeingriffe umfasst.

Kommt eine Eigenblutspende nicht in Betracht oder handelt es sich um einen nicht planbaren Eingriff, so muss der Patient darüber informiert werden, welche Folgen eine Ablehnung der Bluttransfusion für die Behandlung haben kann und dass evtl. wegen der Ablehnung eine notwendige Operation nicht durchgeführt werden kann.

Abgesehen vom HIV- und Hepatitis-Risiko sollte des Weiteren über **immunologisch bedingte Nebenwirkungen** der Transfusion und Nebenwirkungen aus anderen Ursachen (s. u.) aufgeklärt werden. Während die spezifischen Risiken der homologen Transfusion, bei entsprechender Sorgfalt, durch die autologe Transfusion vermieden werden, weisen beide Verfahren folgende **gemeinsame Risiken** auf:
— Verwechslung von Blutproben oder Blutkonserven,
— unsachgemäße Handhabung der Konserven oder Blutkomponenten,
— bakterielle Verunreinigung durch Fehler bei der Herstellung.

5.2.2 Bluttransfusion bei Zeugen Jehovas

Die Bluttransfusion ist, wie andere invasive medizinische Verfahren auch, juristisch eine *Körperverletzung*, die der Einwilligung des Patienten bedarf. In der Praxis wird der Anästhesist gelegentlich mit Zeugen Jehovas konfrontiert, die – im Vollbesitz ihrer geistigen Kräfte und Einsichtsfähigkeit – jede Übertragung von Blut und Blutbestandteilen einschließlich Humanalbumin verweigern, obwohl sie mit Nachdruck auf die evtl. tödlichen Folgen ihrer Haltung hingewiesen worden sind und die Tragweite ihrer Entscheidung auch vollständig erkennen. Angesichts dieser Weigerung ist der Anästhesist nicht berechtigt, eine Bluttransfusion durchzuführen, auch wenn sie dringend indiziert ist oder gar die Rettung des Lebens bedeutet, es sei denn, der Patient ist nicht im Vollbesitz seiner geistigen Kräfte oder überschaut aus anderen Gründen nicht die Tragweite seiner Entscheidung. Grundsätzlich kann jedoch bei Zeugen Jehovas davon ausgegangen werden, dass ihre religiös motivierte Entscheidung wohlüberlegt und damit juristisch wirksam ist.

Bei der *eingeschränkten* Transfusionsverweigerung sind die Patienten mit der Transfusion von Eigenblut oder auch mehrfach gewaschenen Erythrozyten einverstanden, so dass entsprechende präoperative Maßnahmen eingeleitet werden können.

Weißauer (1992) empfiehlt, bei Zeugen Jehovas nach *Fallgruppen* vorzugehen:
1. Alle Eingriffe, bei denen eine Bluttransfusion vorhersehbar zwingend erforderlich sein wird, dürfen bei Zeugen Jehovas nicht durchgeführt werden.
2. Ist der Eingriff vital indiziert und dringend, so muss der Arzt bei einer trotz Verweigerung der Bluttransfusion positiven Nutzen-Risiko-Bilanz den Eingriff durchführen, wenn anderweitige ärztliche Hilfe sonst nicht erreichbar ist. Kann nur durch eine sofortige Operation das Leben des Patienten gerettet werden, so muss sie auch dann durchgeführt werden, wenn eine hohe Wahrscheinlichkeit besteht, dass eine Bluttransfusion erforderlich werden kann.
3. Zulässig sind des Weiteren auch elektive Eingriffe, bei denen trotz Verweigerung der Transfusion eine positive Nutzen-Risiko-Bilanz besteht – jedoch entfällt für den Arzt die Pflicht zu ihrer Durchführung. Der Arzt ist also in seiner Entscheidung frei! Er sollte aber den Eingriff nur dann durchführen, wenn nach individueller Einschätzung des konkreten Falls und der persönlichen Erfahrung des Operateurs eine Bluttransfusion nur unter ganz ungewöhnlichen Umständen erforderlich werden kann.

Mitwirkungspflicht des Anästhesisten bei vital indizierten Eingriffen. Die Entscheidung, ob eine Operation trotz der Verweigerung der Bluttransfusion indiziert ist, obliegt dem Operateur. Ist der Eingriff bei einem Zeugen Jehovas vital und dringend indiziert und kann anderweitige Hilfe nicht rechtzeitig erreicht werden, so muss der Anästhesist an dem Eingriff mitwirken.

Mitbestimmung des Anästhesisten bei elektiven Eingriffen. Anders als bei vital indizierten Eingriffen muss der Anästhesist bei elektiven Operationen zustimmen, da er die volle ärztliche und rechtliche Verantwortung für die Indikation und die Durchführung der intraoperativen Transfusion trägt und der Operateur nicht über den Zuständigkeitsbereich des Anästhesisten verfügen kann. Der Operateur darf nach dem Prinzip der strikten Arbeitsteilung in dieser Situation dem Patienten nicht die Zusage geben, selbst bei Gefahr des Verblutens werde intraoperativ keine Transfusion erfolgen. Diese Entscheidung liegt allein beim Anästhesisten.

Gefahr des Verblutens. Droht der Patient zu verbluten und hat er die Transfusion in Kenntnis aller Gefahren verweigert, so handelt der Arzt auch dann rechtmäßig, wenn er – dem Willen des Patienten entsprechend – keine Transfusion durchführt und der Patient stirbt.

! Transfundiert der Arzt dennoch, so setzt er sich dem Risiko der strafrechtlichen Verfolgung wegen vorsätzlicher Körperverletzung aus, falls Transfusionszwischenfälle auftreten. Außerdem kann der Patient zivilrechtliche Schadenersatzansprüche geltend machen.

Hat der Arzt alles getan, um die Transfusion zu vermeiden, und tritt nun durch Verkettung unglücklicher Umstände die Situation ein, dass der Patient entweder verblutet oder durch eine Transfusion gerettet wird, so steht die Gewissensentscheidung des Arztes, das Leben zu erhalten, gegen die Glaubensentscheidung und das Selbstbestimmungsrecht des Zeugen Jehovas. In dieser Situation wird man nach Biermann (1993) dem Arzt keinen Vorwurf machen, „wenn er sich nach sorgfältiger Abwägung aller Umstände für die Transfusion entscheidet". Beispiele aus der Rechtsprechung gebe es hierzu aber nicht, daher bleibe ein forensisches Restrisiko bestehen.

Vorgehen bei nicht volljährigen Kindern. Bei Kindern von Zeugen Jehovas bestehen folgende Besonderheiten: Verweigern die Eltern ihre Einwilligung in eine lebensnotwendige Bluttransfusion, so verletzen sie in der Regel ihr Sorgerecht, und der Arzt muss sich an das Vormundschaftsgericht wenden, um eine Entscheidung herbeizuführen. Ist Eile geboten, so muss sich der Arzt wegen seiner Garantenstellung und der allgemeinen Hilfeleistungspflicht über die Entscheidung der Eltern hinwegsetzen.

5.3 Praktisches Vorgehen

Serologische Untersuchungen. Zunächst werden 5 ml nichthämolytisches Patientenblut für folgende serologische Untersuchungen entnommen:
— Blutgruppe,
— Rhesus-Faktor,
— Antikörpersuchtest,
— Kreuzprobe.

Verwechslungen sind die häufigste Ursache von Transfusionszwischenfällen, viel seltener falsche Blutgruppenbestimmung oder fehlerhafte Kreuzprobe. Darum sorgfältige Beschriftung des Probenröhrchens und des Blutanforderungsscheines: Name und Vorname des Patienten sowie das Geburtsdatum.

> Besonders groß ist die Verwechslungsgefahr beim unbekannten Notfallpatienten. Deshalb müssen diese Patienten sichere Erkennungsmerkmale erhalten.

Zur Kennzeichnung von Notfallpatienten dienen z. B. provisorische Identifikationsnummern, die auf den Körper geschrieben werden, außerdem Geschlecht, Einlieferungszeit, ungefähres Alter und Diagnose.

Instrumentarium. Vor der Transfusion wird das erforderliche Instrumentarium bereitgestellt. Hierzu gehören:
— Transfusionsbesteck bzw. 170-μ-Filter;
— großlumige Venenkanüle,
— Stauschlauch oder Blutdruckmanschette,
— Desinfektionsmittel, Tupfer, Pflaster,
— Elektrolytlösung zum Vorspülen.

Transport. Blutkonserven werden in Kühltaschen transportiert. Auch hierbei sind leicht Verwechslungen möglich. Darum müssen die Konservenbegleitscheine sicher an den richtigen Blutkonserven befestigt werden.

Aufbewahrung. Nicht sofort zu transfundierendes Blut wird im erschütterungsfreien Kühlschrank im OP-Bereich aufbewahrt. Hier muss das Blut übersichtlich, nach Patienten geordnet, gelagert werden, um die Kühlkette (▶ Tab. 28-12) nicht zu unterbrechen; die Lagerungstemperaturen sind zu dokumentieren. Nicht benötigtes Blut wird der Blutbank umgehend, ebenfalls ohne Unterbrechung der Kühlkette, zurückgegeben.

> Die Kühlkette gilt als unterbrochen, wenn die Bluttemperatur auf über 8 °C angestiegen ist.

Dies kann bereits geschehen, wenn die Konserve länger als 15 min bei Zimmertemperatur aufbewahrt wird.

Identitätssicherung. Unmittelbar vor der Transfusion muss der transfundierende Arzt *persönlich* die Daten auf dem Konservenbegleitschein und dem Etikett der Konserve sowie die Identität des Empfängers überprüfen:

Tab. 28-12 Temperatur für die Lagerung und den Transport von Blutprodukten

Produkt	Lagerung	Transport
Erythrozyten	+ 4° ± 2°	+ 1 bis + 10°
Thrombozyten	+ 22° ± 2° unter ständiger Agitation	Raumtemperatur
gefrorenes Frischplasma	− 30° bis 40° (Toleranz + 3°)	tiefgefroren
gefrorenes Frischplasma, aufgetaut	zur sofortigen Transfusion	Raumtemperatur

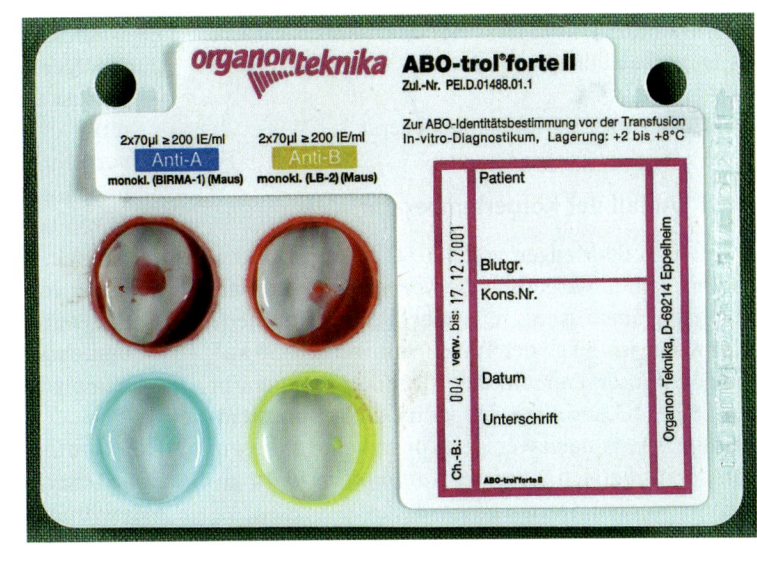

Abb. 28-1 Testkarte zur Bestimmung der AB0-Identität des Empfängers unmittelbar vor der Transfusion.

- Ist die Konserve für den entsprechenden Empfänger bestimmt?
- Entspricht die Blutgruppe der Konserve (Konservenetikett) dem Blutgruppenbefund des Empfängers?
- Stimmt die Konservennummer mit den Angaben im Begleitschein überein?
- Ist das Verfallsdatum bereits überschritten?
- Ist die Konserve unversehrt?

Des Weiteren muss erneut ein AB0-Identitätstest mit Testkarten durchgeführt werden, um eine Verwechslung der Blutgruppen zu verhindern bzw. die vorher bestimmten AB0-Blutgruppenmerkmale des Empfängers zu bestätigen (▶ Abb. 28-1). Das Ergebnis ist *schriftlich* festzuhalten.

Durchführung der Transfusion:

- Zunächst Blutdruck und Herzfrequenz bestimmen, dann mit der Transfusion beginnen. Konserve getrennt von anderen Infusionen einlaufen lassen; keine Medikamente in die Konserve geben.
- In den ersten 10–30 min während der Transfusion ist **besondere Aufmerksamkeit** geboten. Die Transfusionsgeschwindigkeit sollte, mit Ausnahme von Notfällen, während dieser Zeit nicht mehr als *5 ml/min* betragen.
- Treten keine Zeichen einer Unverträglichkeit auf, so kann die Transfusionsgeschwindigkeit gesteigert werden. Bei alten Patienten sowie Herzkranken und Kindern muss jedoch langsamer transfundiert werden.
- Treten Transfusionsreaktionen auf, so muss die Blutzufuhr sofort unterbrochen werden. Danach die in Abschnitt 6.1.2 beschriebenen Maßnahmen ergreifen.
- Während der Transfusion zentralen Venendruck, Blutdruck und Herzfrequenz kontrollieren.
- Beginn und Ende der Transfusion sowie Besonderheiten während der Transfusion und die Verträglichkeit müssen im Narkoseprotokoll vermerkt werden.
- Transfusionsbeutel mit dem enthaltenen Restblut 24 h bei 2–8 °C für evtl. erforderliche serologische Nachuntersuchungen aufbewahren.

Notfalltransfusion. Eine notfallmäßige Transfusion darf nur bei *vitaler Indikation* durchgeführt werden. Die entsprechende Blutanforderung muss vom zuständigen Anästhesisten schriftlich als „Notfall" gekennzeichnet werden. Er trägt auch die Verantwortung für das erhöhte Transfusionsrisiko.

Vor der Notfalltransfusion muss ein AB0-Identitätstest durchgeführt werden. In Ausnahmefällen darf bei vitaler Indikation Erythrozytenkonzentrat der Blutgruppe 0, möglichst Rh-negativ, transfundiert werden.

5.4 Massivtransfusion

Als Massivtransfusion wird heutzutage der Ersatz mindestens des gesamten Blutvolumens durch Blut und Blutkomponenten innerhalb von 3–4 h (beim Erwachsenen mindestens 10 Erythrozytenkonzentrate) oder von zwei Blutvolumina oder mehr innerhalb von 24 h bezeichnet. Nur wenn diese Kriterien erfüllt sind, ist mit spezifischen Risiken der Massivtransfusion zu rechnen. Hierzu gehören vor allem:
- Abfall der Körpertemperatur,
- Störungen der Blutgerinnung,
- Übertragung von Mikroaggregaten,

- Zitratintoxikation bzw. Hypokalzämie,
- Hyperkaliämie,
- Azidose,
- Mangel an 2,3-Diphosphoglycerat.

5.4.1 Abfall der Körpertemperatur

Werden große Mengen von 4–6 °C kaltem Blut zugeführt, fällt unweigerlich die Körpertemperatur ab, und zwar umso mehr, je größer die transfundierte Blutmenge ist. Nach der Transfusion von 25–30 kalten Blutkonserven kann die Körperkerntemperatur auf 26–29 °C absinken, bei kalter Umgebungstemperatur bereits nach weniger Konserven. In diesem Temperaturbereich muss mit *Kammerflimmern* gerechnet werden. Darum gilt:

> Alle Blutkonserven werden vor der Transfusion erwärmt! Allerdings wird hierdurch auch das Risiko eines vermehrten Bakterienwachstums erhöht. Daher muss erwärmtes Blut rasch transfundiert werden.

Hierfür stehen verschiedene Verfahren zur Verfügung:

Durchlauferwärmung. Hierbei fließt das Blut aus der Konserve durch ein Gerät mit Plastikschläuchen, die sich in einem Wärmespender befinden. Drucktransfusionen sind bei diesem Verfahren möglich. Für Massivtransfusionen bestehen jedoch folgende *Nachteile*:
- Bei hohem Fluss wird das Blut evtl. nicht ausreichend erwärmt.
- Soll mehr als eine Konserve gleichzeitig transfundiert werden, so sind entsprechend viele Durchlauferwärmer erforderlich.
- Das Gerät muss sich immer in unmittelbarer Nähe des Patienten befinden.

Gegenstromerwärmung. Diese Geräte ermöglichen die Erwärmung von 750 ml Blut/min von 10 °C auf 35 °C. Sie sollten daher bei allen Notfällen und Massivtransfusionen bevorzugt eingesetzt werden! Bei der Gegenstromerwärmung entstehen Gasblasen, die im System abgefangen werden müssen.

5.4.2 Störungen der Blutgerinnung

Nach Zufuhr großer Mengen Blutkonserven wird nicht selten eine verstärkte Blutungsneigung beobachtet. Klinisch manifestiert sich diese Störung als diffuse Blutung im Operationsgebiet, Petechien, Ekchymosen, Hämaturie sowie Blutungen aus Punktionsstellen und Wundnähten. War vor der Transfusion die Blutgerinnung normal, so kommen als wichtigste Ursache der vermehrten Blutungsneigung folgende Faktoren in Frage:
- Verlust und Verdünnung von Gerinnungsfaktoren,
- vermehrter Verbrauch bei großen Wundflächen,
- ungenügende Synthese und Mobilisation von Thrombozyten und Gerinnungsfaktoren bei Schock, Leberschaden, toxischer Einschwemmung von Gerinnungsaktivatoren,
- disseminierte intravasale Gerinnung mit Verbrauchskoagulopathie,
- hämolytische Transfusionsreaktion.

Die *Verdünnungskoagulopathie* gilt als die häufigste Ursache für eine hämorrhagische Diathese bei Massivtransfusionen.

Die Verdünnungskoagulopathie entwickelt sich vor allem beim raschen Verlust großer Blutmengen.

> Ab Thrombozytenwerten von weniger als 50 000 bis 80 000/μl muss mit einer thrombozytopenischen Blutung gerechnet werden. Bei diesen Werten ist während massiver Blutverluste die Zufuhr von Thrombozytenpräparaten indiziert.

Mangel an Faktor V und VIII ist selten die primäre Ursache für eine Blutung während Massivtransfusionen; Blutungen anderer Ursache können jedoch hierdurch verstärkt werden.

Eine disseminierte intravasale Gerinnung mit nachfolgender Verbrauchskoagulopathie entwickelt sich gelegentlich während einer Massivtransfusion. Sie beruht zumeist auf einem schweren Volumenmangelschock mit erheblicher Minderperfusion der Organe und nachfolgender Gewebshypoxie und -azidose. *Wiederherstellung des zirkulierenden Blutvolumens* beseitigt oft die Blutung.

Zur Überwachung der Blutgerinnung sollten während einer Massivtransfusion regelmäßig der **Gerinnungsstatus** und die **Thrombozytenzahl** kontrolliert werden.

5.4.3 Mikroaggregate

Bei Massivtransfusionen können, abhängig vom Alter der Vollblutkonserven, große Mengen an Mikroaggregaten in den Empfängerorganismus gelangen. Die Auswirkungen auf die Organfunktion werden nicht einheitlich beurteilt. Früher wurden bei der Massivtransfusion von Vollblutkonserven Mikrofilter eingesetzt, um Aggregate einer Größe von > 40 μm zurückzuhalten. Da heutzutage nahezu ausschließlich Erythrozytenkonzentrate eingesetzt werden, die keine klinisch wesentlichen Mengen von Aggregaten enthalten, wird der Einsatz der teuren Mikrofilter nicht mehr empfohlen.

5.4.4 Zitratintoxikation

Das in den Blutkonserven enthaltene Zitrat bindet Kalzium im Empfängerorganismus. Hierdurch kann sehr selten eine Zitratintoxikation auftreten, die in Wirklichkeit ein Mangel an ionisiertem Kalzium ist. Eine Hypokalzämie wird jedoch selten beobachtet, weil Zitrat gewöhnlich im Empfängerorganismus rasch metabolisiert wird; außerdem wird Kalzium aus Speichern rasch freigesetzt.

Die Zeichen der Hypokalzämie sind:
— Blutdruckabfall.
— Anstieg des zentralen Venendrucks und des linksventrikulären enddiastolischen Drucks.
— **EKG:** Verlängerung des QT-Intervalls.

Bei ausreichendem intravasalem Volumen treten diese Zeichen nicht auf, wenn die Transfusionsgeschwindigkeit unter 150 ml/min liegt. **Klinisch muss Folgendes beachtet werden:**

— Hypothermie, Lebererkrankungen und Hyperventilation erhöhen die Gefahr der Hypokalzämie.
— Hypothermie, verminderte Leberdurchblutung und Leberfunktionsstörungen verzögern den Abbau von Zitrat.
— Während der Massivtransfusion muss das EKG auf Zeichen der Hypokalzämie überprüft werden. Auch sollte das ionisierte Kalzium in regelmäßigen Abständen bestimmt werden.
— Kalzium sollte nicht routinemäßig mit den Konserven injiziert werden, sondern nur dann, wenn das ionisierte Kalzium im Serum erniedrigt oder im EKG die Zeichen der Hypokalzämie nachweisbar sind. Injektion von 10 ml **Kalziumchlorid** liefert mehr ionisiertes Kalzium als 10 ml Kalziumglukonat 10%.

5.4.5 Hyperkaliämie

Der Kaliumspiegel der Blutkonserve hängt vor allem von deren Alter ab. Auch bei der Transfusion älterer Konserven mit hohem Kaliumgehalt steigt jedoch das Serumkalium des Empfängers meist erst dann an, wenn mehr als 120 ml Blut/min transfundiert werden.

Klinisch ist das **EKG** bei Hyperkaliämie diagnostisch hilfreich:

— **Bei Hyperkaliämie tritt im EKG eine spitze T-Welle auf.**

Praktisch ist noch Folgendes wichtig: **Azidose** verstärkt die Hyperkaliämie.

Behandlung der Hyperkaliämie siehe Kapitel 27.

5.4.6 Azidose

Bei Massivtransfusionen kann vorübergehend eine metabolische Azidose auftreten; sie korreliert jedoch nicht mit der Anzahl der transfundierten Konserven. Die Korrektur richtet sich nach den gemessenen Säure-Basen-Werten:

! Nur schwere Azidosen werden mit Natriumbikarbonat korrigiert.

Die Routinezufuhr von Pufferlösungen ist nicht indiziert, zumal das Zitrat aus den Blutkonserven in der Leber zu Bikarbonat metabolisiert wird; außerdem besteht die Gefahr einer Überpufferung mit nachfolgender *metabolischer Alkalose*.

Der Säure-Basen-Status sollte nach jeder fünften Konserve erneut kontrolliert werden.

5.4.7 Abfall von 2,3-Diphosphoglycerat

Der 2,3-Diphosphoglycerat-Gehalt der Erythrozyten nimmt mit zunehmender Lagerungsdauer ab. Nach Massivtransfusionen finden sich entsprechend niedrige Diphosphoglyceratkonzentrationen im Empfängerorganismus. Hierdurch nimmt die Affinität des Hämoglobins für Sauerstoff stark zu: Bereits bei niedrigen pO_2-Werten ist das Hämoglobin stärker mit Sauerstoff gesättigt. Theoretisch wird hierdurch weniger Sauerstoff an die Gewebe abgegeben, so dass eine Gewebshypoxie auftreten könnte. Allerdings ist die klinische Bedeutung des Diphosphoglyceratmangels gegenwärtig noch unklar.

Klinisch ist wichtig:

Ein Diphosphoglyceratmangel tritt bei Massivtransfusionen nicht auf, wenn weniger als 5 Tage alte Konserven transfundiert werden.

Praktisches Vorgehen bei Massivtransfusionen:

▼ Alle Konserven erwärmen.
▼ Möglichst frische, d. h. nicht mehr als 21 Tage alte Erythrozytenkonzentrate in additiver Lösung transfundieren.
▼ Verhältnis Erythrozytenkonzentrat zu GFP 3:1, etwa ab dem 10. Erythrozytenkonzentrat 2:1 oder 1:1 – je nach plasmatischer Gerinnung und klinischer Situation.
▼ Plasmatische Gerinnung: Quick > 40–50%, PTT < 55 s, Fibrinogenkonzentration bei > 1 g/l halten. Wiederholte Kontrolle!
▼ Thrombozytenzufuhr bei Werten < 50 000/µl. Wiederholte Kontrolle!

▼ Des Weiteren regelmäßige Kontrolle von Hämoglobingehalt, Hämatokrit, Blutgasen, Säure-Basen-Parametern, Elektrolyten und Blutzucker.

6 Komplikationen durch Blutderivate

Trotz sorgfältiger Blutgruppenbestimmungen und eingehender Verträglichkeitsprüfungen können durch die Transfusion von Blut und Blutkomponenten lebensbedrohliche Komplikationen auftreten. Hauptursache tödlicher Zwischenfälle ist die hämolytische Transfusionsreaktion. Spätkomplikationen werden vor allem durch transfusionsvermittelte Infektionen hervorgerufen. Hierbei ist besonders die Übertragung folgender Erreger von Bedeutung:
— Hepatitis-C-Virus (HCV),
— Hepatitis-B-Virus (HBV),
— Hepatitis-A-Virus (HAV),
— humanes Immundefizienz-Virus (HIV),
— Cytomegalie-Virus (CMV),
— Treponema pallidum,
— Plasmodien.

Für den Anästhesisten kommt es vor allem darauf an, akute Reaktionen, die in unmittelbarem Zusammenhang mit der Transfusion auftreten, zu erkennen und zu behandeln. Von besonderer klinischer Bedeutung sind weiter die durch Massivtransfusionen zu erwartenden bzw. möglichen Störungen. Spätkomplikationen muss der Anästhesist ebenfalls kennen, weil sie in die Indikationsstellung für die Transfusion einbezogen werden müssen.

6.1 Hämolytische Transfusionsreaktion (Sofortreaktion)

Hämolytische Transfusionsreaktionen beruhen zumeist auf einer **Unverträglichkeit im AB0-System.** Die Reaktion tritt auf, weil dem Empfänger **fehlerhaft blutgruppenungleiches Blut übertragen** wurde. Hierdurch wird eine Antigen-Antikörper-Reaktion mit nachfolgender Zerstörung der Erythrozyten im Empfänger ausgelöst. Grundsätzlich kommen folgende Mechanismen in Frage:
— Reaktion zwischen Serumantikörpern des Empfängers und den Erythrozytenantigenen des Spenders;
— Reaktion zwischen Antikörpern des Spenderplasmas und den Erythrozytenantigenen des Empfängers;
— bei Massivtransfusionen: Reaktion zwischen Plasmaantikörpern eines Spenders mit Erythrozyten eines anderen Spenders im Organismus des Empfängers (Unverträglichkeit zwischen den Spendern).

In der Transfusionspraxis tritt am häufigsten die **Reaktion zwischen Antikörpern im Empfängerblut und Spendererythrozyten** auf. Die hieran beteiligten regulären Isoantikörper Anti-A und Anti-B können innerhalb weniger Minuten durch Aktivierung des Komplementsystems sämtliche fehltransfundierten Erythrozyten zerstören (Sofortreaktion). Die Zerstörung von Erythrozyten kann intra- oder extravasal auftreten: Antikörper, die eine In-vitro-Hämolyse hervorrufen, bewirken meist eine intravasale Zerstörung von Erythrozyten und Freisetzung von Hämoglobin in das Plasma (IgM-Antikörper). Hingegen führen Antikörper, die keine In-vitro-Hämolyse auslösen, meist zur extravasalen Zerstörung von Erythrozyten im retikuloendothelialen System (IgG-Antikörper).

! Die Schwere der Transfusionsreaktion hängt von der Art des Antikörpers und von der Menge des transfundierten unverträglichen Blutes ab.

Das durch die intravasale Hämolyse freigesetzte Hämoglobin verbindet sich im Plasma mit Haptoglobin und wird im retikuloendothelialen System geklärt. Die Haptoglobinkapazität in 100 ml Plasma kann etwa 100 mg Hämoglobin binden. Beim Überschreiten der Haptoglobinkapazität erscheint freies Hämoglobin im Plasma und bei einer Konzentration von über 25 mg/dl schließlich auch im Urin.

6.1.1 Diagnose

Reaktionen mit starken Antikörpern wie Anti-A oder Anti-B beginnen sofort nach der Transfusion von wenigen Millilitern Blut.

Ist der Patient wach, so treten meist folgende Zeichen auf:
— Brennendes Gefühl entlang der Transfusionsvene,
— Engegefühl, Unruhe, Übelkeit,
— Schüttelfrost und Fieber, kalter Schweiß,
— Kreuz-, Brust- und Kopfschmerzen,
— Tachypnoe, Tachykardie und Blutdruckabfall, Schock.

Der **Schock** entsteht durch die Aktivierung von Komplement mit Freisetzung von gefäßdilatierenden Komplementfaktoren sowie von vasoaktiven Aminen.

Ist der Patient in Narkose, sind die Zeichen der Transfusionsreaktion maskiert:
— Hämolyse (klinisch nicht sichtbar),

- Hämoglobinurie (wenn Blasenkatheter in situ vorhanden),
- diffuse Blutung im Operationsgebiet,
- Blutdruckabfall.

! Hämolyse und Hämoglobinurie müssen immer den Verdacht auf eine Transfusionsreaktion wecken!

Die wichtigsten **Komplikationen** der hämolytischen Transfusionsreaktion sind:
- **Akutes Nierenversagen** durch das Stroma der zerstörten Erythrozyten,
- **disseminierte intravasale Gerinnung** durch Freisetzung thromboplastischer Substanzen aus dem Erythrozytenstroma mit nachfolgender Blutung (Verbrauchskoagulopathie).

Weniger schwere Reaktionen können durch Zerstörung von Empfängererythrozyten durch Spenderantikörper entstehen. Auch nach der Transfusion von Thrombozytenkonzentrat, Frischplasma oder Kryopräzipitat können leichte Reaktionen auftreten, wenn die AB0-Zugehörigkeit nicht beachtet wurde.

6.1.2 Therapie

Beim geringsten Verdacht auf eine Transfusionsreaktion muss die Transfusion sofort unterbrochen werden, denn das Ausmaß der Komplikationen hängt direkt von der *zugeführten Blutmenge* ab. Die Soforttherapie ist darauf ausgerichtet, die **Herz-Kreislauf-Funktion** zu stabilisieren und eine ausreichende **Urinausscheidung** aufrechtzuerhalten. Die wichtigsten therapeutischen Schritte sind nachfolgend zusammengefasst:

Sofortbehandlung der hämolytischen Transfusionsreaktion:
- Transfusion sofort abbrechen, Blutkonserve aufbewahren
- Hypotension mit Volumenzufuhr und Vasopressoren, z. B. Noradrenalin, behandeln
- Kortikosteroide in hohen Dosen i. v., z. B. Dexamethason
- Urinausscheidung auf mindestens 75–100 ml/h steigern:
  – Volumenzufuhr
  – Furosemid oder Mannitol
  – Urin mit 40–70 mval Natriumbikarbonat alkalisieren (umstritten)
- wenn erforderlich: 100% Sauerstoff zuführen
- bei besonders schweren Reaktionen: Austauschtransfusion und/oder Dialysebehandlung

Außerdem sollten bei Transfusionsreaktionen alle Blutproben- und Konservenreste von Empfänger und Spender aufbewahrt und folgende **Laboruntersuchungen** erneut durchgeführt werden:
- Blutgruppe bei Spender und Empfänger,
- Kreuzprobe,
- Antikörpersuchtest bei Spender und Empfänger.

Diese Laborwerte werden durch folgende Untersuchungen ergänzt:
- Hämoglobin in Blut und Urin,
- Serumhaptoglobin,
- Serumbilirubin,
- Serumharnstoff,
- direkter Coombs-Test,
- Gerinnungsstatus, Thrombozyten, Fibrinogenspaltprodukte.

! Nach einer schweren Transfusionsreaktion ist bei allen Patienten eine intensivmedizinische Überwachung bzw. Weiterbehandlung erforderlich.

6.2 Verzögerte hämolytische Reaktion

Die verzögerte hämolytische Transfusionsreaktion kann vermutlich durch Antikörper gegen Antigene aller Blutgruppensysteme induziert werden (z. B. Kell, Duffy, Kidd). Als typisch für verzögerte hämolytische Reaktionen gelten Antikörper gegen Kidd-Antigene. Der Coombs-Test wird meist 3–5 Tage nach der Transfusion positiv. Fieber, Hb-Abfall, Hämoglobinurie und Ikterus treten 5–7 Tage oder später nach der Blutübertragung auf. Nierenversagen ist selten.

! An eine verzögerte hämolytische Transfusionsreaktion sollte gedacht werden, wenn einige Tage nach einer Transfusion der Hämatokrit zunehmend abfällt.

Eine Therapie ist meist nicht erforderlich.

6.3 Allergische Reaktion

Im Gegensatz zur Alloimmunreaktion gegen Zellen (hämolytischer Transfusionszwischenfall) werden allergische Reaktionen durch Antikörper gegen lösliche Plasmabestandteile hervorgerufen.

Allergische Sofortreaktionen sollen bei 1–3% aller Transfusionen auftreten. Sie manifestieren sich vor allem als **Urtikaria**. Bei schweren Reaktionen treten Schüttelfrost, Fieber, Bronchospasmus und Glottisödem auf. Ursachen sind u. a. eine Reaktion zwischen transfundierten IgA-Antikörpern und Anti-IgA-Antikörpern sowie die Übertragung von IgG an Empfänger mit Hypogammaglobulinämie.

Bei bekannter Allergie wird folgendes praktische Vorgehen empfohlen:

- Prophylaktische Gabe von H_1- und H_2-Rezeptoren-Blockern (Antihistaminika) per os oder parenteral.
- Prophylaktische Gabe von Kortikosteroiden bei vorangegangenen schweren allergischen Reaktionen.

6.4 Fieberreaktion

Nichthämolytische Fieberreaktionen treten meist etwa 30 min bis 2 h nach Beginn der Transfusion auf, gelegentlich jedoch bereits innerhalb von 5 min. Die wichtigsten Zeichen sind:
— Fieber (DD: hämolytische Reaktion, bakterielle Kontamination des Blutes!),
— Schüttelfrost,
— Kopfschmerzen,
— Hautrötung,
— Tachykardie.
— Gelegentlich: Blutdruckabfall bzw. Schockzustand.

Häufigste Ursache sind zytotoxische Antigen-Antikörper-Reaktionen, ausgelöst durch leukozyten- und thrombozytenspezifische Antigene. Der Zerfall von Leukozyten und Thrombozyten im konservierten Blut führt zur Freisetzung toxischer Substanzen.

Die **Therapie** ist symptomatisch. Zunächst sofort Transfusion abbrechen, zumal die Zeichen anfangs oft nicht von einer beginnenden hämolytischen Reaktion zu unterscheiden sind. Außerdem Antipyretika, z. B. Acetylsalicylsäure i. v. (Aspisol); Antihistaminika sind wirkungslos und darum nicht indiziert.

6.5 Reaktion auf bakterielle Toxine

Ist die Konserve bakteriell verunreinigt, so kann bereits nach der Transfusion von nur wenigen Millilitern Blut eine schwere Transfusionsreaktion mit foudroyantem Verlauf ausgelöst werden. Die Reaktion entsteht durch bakterielle Toxine.

Die **Zeichen** sind: Schüttelfrost, Fieber, Bauchschmerzen, Hämoglobinurie und Blutdruckabfall bis hin zum Schock und Nierenversagen; bei gramnegativen Erregern tritt häufig eine Verbrauchskoagulopathie hinzu.

Die **Therapie** ist oft erfolglos. Neben Herz-Kreislauf-stützenden Maßnahmen ist die Gabe von Breitbandantibiotika, vielleicht auch von Kortikosteroiden indiziert. Zur Sicherung der Diagnose müssen Empfänger- und Konservenblut bakteriologisch untersucht werden.

6.6 Übertransfusion und Lungenödem

Durch zu rasche oder übermäßige Zufuhr von Blutkonserven oder Blutderivaten wie Frischplasma kann eine Kreislaufüberlastung mit akuter Linksherzinsuffizienz und Lungenödem hervorgerufen werden. Gefährdet sind vor allem Patienten mit Herzkrankheiten, Anämie, schwerer Sepsis, Präeklampsie-Eklampsie sowie alle älteren und sehr jungen Patienten.

6.7 Transfusionsassoziierte akute Lungeninsuffizienz (TRALI)

Hierbei handelt es sich um eine immunologisch ausgelöste Transfusionsreaktion, die zwar selten ist, nach dem hämolytischen Transfusionszwischenfall jedoch die zweithäufigste transfusionsassoziierte Todesursache darstellt. Das klinische Bild ist dem des ARDS vergleichbar, die Prognose jedoch besser. Zu Beginn der TRALI reagieren Alloantikörper mit Granulozyten; hierdurch kommt es zur Aktivierung der Granulozyten mit Bildung von Adhäsionsmolekülen und anschließender Migration der Granulozyten in den interstitiellen Raum zwischen Alveolar- und Gefäßendothel. Hier geben die Granulozyten verschiedene Mediatoren frei, die zur Schädigung der Kapillarwände und Steigerung der Kapillarpermeabilität führen: Es entwickelt sich ein nichtkardiogenes Lungenödem.

Klinisches Bild. Das Syndrom beginnt mit Husten, Kurzatmigkeit, Tachypnoe und Fieber innerhalb von 6 h nach der Transfusion. Bei schweren Reaktionen entwickelt sich eine massive respiratorische Insuffizienz.

Diagnose. Nachweis von Antikörpern gegen Granulozyten beim Spender oder Empfänger sichert zusammen mit dem klinischen Bild die Diagnose.

Therapie. Sofortiger Abbruch der Transfusion! Meist ist eine maschinelle Unterstützung der Atmung erforderlich, bei Bedarf auch kardiovaskuläre Medikamente. Gewöhnlich normalisiert sich die Atemfunktion innerhalb weniger Tage. Die Letalität der TRALI wird mit 6% angegeben.

6.8 Transfusionsinduzierte Graft-versus-Host-Krankheit (TI-GVHD)

Die TI-GVHD entsteht durch Ansiedlung immunkompetenter Lymphozyten (T-Zellen) des Spenders im Empfänger. Die Spenderlymphozyten reagieren mit Empfängerzellen bei fehlender oder ungenügender Reaktion von Empfängerlymphozyten mit Spenderzellen. Eine besondere Gefährdung besteht für Patienten mit Morbus Hodgkin, Leukämien und Lymphomen, des Weiteren bei Kindern mit kongenitalen Immundefiziten. Das Vollbild ist gekennzeichnet durch Fieber, Hautausschläge, Darmkrämpfe, Diarrhö, Hepatitis usw. und führt häufig zum Tod. Die Diagnose wird durch Nachweis von Spenderlymphozyten im Empfänger gesichert.

Die TI-GVHD kann durch Bestrahlung aller Blutkomponenten mit 30 Gy verhindert werden. Die Funktion der Erythrozyten wird hierdurch nicht beeinträchtigt. Eine Routinebestrahlung von Blutprodukten für die Transfusion bei Patienten mit Malignomen, die Immunsuppressiva erhalten haben, ist jedoch nicht erforderlich.

Als **Indikationen** für die Bestrahlung gelten derzeit:
— Knochenmarktransplantation,
— bekannte oder mögliche kongenitale Immunschwäche-Syndrome,
— Austauschtransfusion bei Neugeborenen,
— Hochdosis-Chemotherapie bei hämatologischen Malignomen: Morbus Hodgkin, akuter Leukämie, B-Zell-Lymphomen sowie bei soliden Tumoren,
— Blutverwandtenspende,
— Empfänger HLA-typisierter Blutkomponenten.

6.9 Posttransfusionshepatitis (PTH)

Die Posttransfusionshepatitis ist eine Spätkomplikation der Transfusion von Blut und Blutkomponenten, die bis zu 6 Monate nach der Transfusion auftreten kann. Ursache ist die Übertragung von **Hepatitis-B-Virus (HBV)** oder **Hepatitis-C-Virus (HCV; früher Non-A-non-B-Virus)**. Hepatitis A und Hepatitis E sind für die Transfusionsmedizin von wesentlich geringerer Bedeutung. Für die Praxis muss Folgendes beachtet werden:

! Die Posttransfusionshepatitis ist eine gefährliche Komplikation der Bluttransfusion. Daher muss die Indikation für die Transfusion von Blut und Blutkomponenten streng gestellt werden!

Die Gesamthäufigkeit der Posttransfusionshepatitis wird gegenwärtig mit ca. 3,6% angegeben. Da aber die Patienten meist 3–4 Einheiten erhalten, beträgt das Infektionsrisiko einer Einheit ca. 0,5–1%. Allerdings steigt das Risiko der Infektion mit der Anzahl der transfundierten Einheiten exponentiell an.

6.9.1 Hepatitis B

Erreger ist das Hepatitis-B-Virus, von dem sich bisher drei Antigene nachweisen lassen:
— HBsAg surface antigen (früher Australia-Antigen),
— HBeAg,
— HBcAg core antigen.

Gegen alle Antigene können spezifische Antikörper gebildet werden.

HBsAg im Blut ist Hinweis für eine Infektion mit Hepatitis-B-Virus; HBsAg ist überschüssiges Virushüllmaterial und selbst nicht infektiös. Ist im Spenderblut HBsAg nachgewiesen worden, so muss nicht gleichzeitig auch das Hepatitis-B-Virus im Blut vorhanden sein. Nachweis von HBsAg ist also nicht gleichbedeutend mit Infektiosität des Blutes. Es gilt aber:
— Träger des HBsAg sind als Blutspender nicht zugelassen.

Da sog. „low-level carriers", d. h. Spender mit sehr niedrigen HBsAg-Konzentrationen im Blut, durch den obligatorischen Screening-Test nicht erfasst werden können, bleibt ein gewisses Risiko der HBV-Übertragung bestehen. Daher sollten Risikogruppen, die häufiger Bluttransfusionen erhalten müssen, aktiv gegen HBV geimpft werden.

Die *Inkubationszeit* der Hepatitis B beträgt 50–180 Tage, im Mittel 63 Tage. Es entwickelt sich ein Ikterus; der weitere Verlauf ist variabel; bei 5–10% der Patienten verläuft die Krankheit chronisch; bei einigen führt sie zum Tod. Die Hepatitis B macht etwa 10% aller Transfusionshepatitiden aus.

6.9.2 Hepatitis C (non-A-non-B; NA-NB)

Etwa 90% aller Posttransfusionshepatitiden gehören zum Typ non-A-non-B (PTH-NA-NB) bzw. Hepatitis C. Die Häufigkeit der PTH-NA-NB wird gegenwärtig auf 1:10 000 bis 1:20 000 geschätzt. Ging man bisher davon aus, dass diese Erkrankung von einem oder mehreren Viren hervorgerufen wird, so gilt heute das kürzlich identifizierte Hepatitis-C-Virus (HCV) als Haupterreger der PTH-NA-NB bzw. Hepatitis C. Grundsätzlich können Hepatitis-C-Viren durch Vollblut, Zellprodukte und Plasma übertragen werden, wobei die Zufuhr von **Gerinnungspräparaten aus gepooltem Plasma** als besonders risikoreich angesehen wird!

Klinik. Etwa 2–26 Wochen nach der Infektion tritt eine Hepatitis mit oder ohne Ikterus auf. Die Transaminasen sind meist nur mäßig erhöht; auch verläuft die Erkrankung häufig mild. Allerdings entwickelt sich bei 50–60% der Patienten mit PTH-NA-NB eine chronische Verlaufsform, bei ca. 20% eine aktive oder aggressive Hepatitis mit Übergang zur Leberzirrhose, wobei die Zirrhose möglicherweise häufiger zum Leberkarzinom führt.

> ! Nicht AIDS, sondern die Hepatitis C ist die bedeutsamste Infektionskomplikation einer Bluttransfusion.

Wenngleich die Hepatitis C typischerweise durch die Transfusion von Blut(bestandteilen) übertragen wird, kommen auch andere Wege wie Sexualkontakte oder eine intrafamiliäre Übertragung in Frage, allerdings in geringerem Maße als bei Hepatitis B.

Diagnose. Heutzutage wird die Diagnose der Hepatitis C nicht mehr durch Ausschluss gestellt, sondern durch den Nachweis von HCV-Antikörpern. Dieser **Anti-HCV-Test** ist nach den „Richtlinien zur Blutgruppenbestimmung und Bluttransfusion", wie bereits dargelegt, vorgeschrieben. In ersten Screening-Untersuchungen waren ca. 1% der Spender Anti-HCV-positiv, wobei allerdings gegenwärtig aufgrund mangelhafter Sensitivität der Tests noch mit falsch positiven und falsch negativen Ergebnissen gerechnet werden muss. Auch ist zu beachten, dass der Anti-HCV-Test erst etwa 6 Monate nach der Infektion positiv wird und somit ein Teil der infektiösen Spender in diesem Test noch negativ ist. Um Spender in der Frühphase der Infektion zu erkennen, müssen daher Bestimmungen der Transaminasen (z. B. ALAT) beibehalten werden.

Blutprodukte von Spendern mit HCV-Antikörpern dürfen nicht zur Transfusion freigegeben werden, obwohl vermutlich nur etwa 25% dieser Präparate infektiös sind. Durch den routinemäßigen Einsatz von Anti-HCV-Tests wird eine erhebliche Abnahme der PTH-NA-NB bzw. Hepatitis C erwartet.

6.10 Transfusionsassoziierte HIV-Infektion

Die Furcht vor einer Infektion mit dem HI-Virus ist zwar weit verbreitet, das Risiko einer Übertragung von HI-Viren durch Blutkonserven jedoch außerordentlich gering, zumal in der Bundesrepublik alle Spender auf HIV-1- und HIV-2-Antikörper untersucht werden müssen. Allerdings besteht hierbei eine gewisse „diagnostische Lücke", weil Antikörper gegen HI-Virus bei infizierten Spendern mit Virämie erst nach einigen Wochen auftreten und außerdem die gegenwärtig eingesetzten Testverfahren bei einem kleinen Prozentsatz der infizierten und infektiösen Spender nicht empfindlich genug sind.

Welche Präparate sind gefährlich? Grundsätzlich können HI-Viren durch Vollblut, Blutzellprodukte, Gerinnungsfaktoren und Plasma übertragen werden. Das Übertragungsrisiko soll bei leukozyten- bzw. zellarmen Blutderivaten ebenso hoch sein wie bei leukozytenhaltigen Präparaten. Somit muss beachtet werden, dass auch *Frischplasma* nicht infektionssicher ist.

Wie hoch ist das Risiko? Vor allem wegen der diagnostischen Lücke besteht nach wie vor ein, wenn auch extrem geringes, Restrisiko der HIV-Übertragung und späteren AIDS-Erkrankung für den Empfänger von Blutderivaten, das allerdings durch die vorgeschriebene Quarantänelagerung weiter vermindert wird. Dieses Risiko liegt in Deutschland gegenwärtig bei 1 : 500 000 bis 1 : 3 Millionen Blutkonserven (gestützt auf Daten von Glück et al., 1988). Allerdings steigt, wie bei der PTH, das Risiko einer Infektion mit der Zahl der transfundierten Einheiten.

Präventive Maßnahmen. Um das Restrisiko einer HIV-Übertragung weiter zu senken, sollte die Indikation für eine homologe Transfusion von Blut(bestandteilen) sehr streng gestellt werden. Angehörige von Risikogruppen sollten von der Blutspende ausgeschlossen werden.

Im Gegensatz zu einer verbreiteten Ansicht wird durch eine gerichtete Blutspende (Verwandte, Freunde) die Sicherheit der Transfusion nicht erhöht. Daher sollte dieses Verfahren in der Regel abgelehnt werden.

6.11 Cytomegalie-Virus

Das zu den Herpesviren gehörende Cytomegalie-Virus (CMV) ist einer der häufigsten Infektionserreger beim Menschen; entsprechend weisen ca. 50% aller Blutspender in Deutschland Antikörper gegen CMV auf. In der Regel wird der Erreger über die Leukozyten im Blutprodukt auf den Empfänger übertragen. Bei immunkompetenten Patienten manifestiert sich die Erkrankung klinisch gewöhnlich nicht; gefürchtet sind aber CMV-Infektionen bei Immunsupprimierten und Frühgeborenen, hier vor allem die nicht selten tödlich verlaufende CMV-Pneumonie.

Diagnose. Für die Diagnostik stehen mehrere Testsysteme auf CMV-Antikörper zur Verfügung. In der Transfusionsmedizin werden bei Patienten mit erhöhtem Risiko folgende Verfahren eingesetzt: EIA für IgG-Antikörper sowie die IgM-Antikörper- und die kombinierte IgM- und IgG-Antikörper-Bestimmung.

Prävention. Wegen der hohen Durchseuchung der Spender ist der Einsatz von CMV-negativen Blutprodukten nur begrenzt möglich. Bei entsprechender Indikation kann CMV-Hyperimmunglobulin zur passiven Immunisierung eingesetzt werden.

Neben den Viren können auch noch andere Krankheitserreger mit dem Spenderblut übertragen werden. Das Risiko einer **Luesinfektion** besteht nur bei der Übertragung von Warm- bzw. Frischblut, denn nach 72 h Lagerungszeit sind keine lebensfähigen Spirochäten mehr vorhanden.

Malaria-Erreger können im Konservenblut mindestens 1 Woche überleben. Am größten ist das Risiko, wenn Blutkonserven übertragen werden, die weniger als 5 Tage alt sind. Zwar spielt die Posttransfusions-Malaria gegenwärtig keine Rolle, doch werden Spender, die sich in Malaria-Epidemiegebieten aufgehalten haben, für eine bestimmte Zeit von der Blutspende ausgeschlossen bzw. nur zugelassen, wenn keine Malaria vorliegt.

6.12 Transfusionsinduzierte Immunsuppression

Die Möglichkeit einer Immunsuppression durch Bestandteile des transfundierten Blutes oder Plasmas (Leukozyten und/oder Plasmabestandteile) kann nicht sicher ausgeschlossen werden. Hierdurch könnten nach Ansicht einiger Autoren eine vermehrte Anfälligkeit gegenüber Infektionen hervorgerufen und bei bestimmten Tumorarten das Wiederauftreten bzw. Wachstum ungünstig beeinflusst werden. Die Autoren empfehlen daher bei Krebspatienten den Einsatz von Erythrozytenkonzentraten.

Allerdings ist der gesamte Sachverhalt in seiner klinischen Bedeutung bisher nicht ausreichend geklärt.

7 Autologe Bluttransfusion

Die beschriebenen Risiken der Bluttransfusion und die begrenzte Verfügbarkeit von Blut und Blutderivaten haben zur Entwicklung fremdblutsparender Maßnahmen geführt, unter denen die autologe Bluttransfusion eine wesentliche Rolle spielt.

Bei der autologen Bluttransfusion sind Spender und Empfänger identisch. Hierdurch werden nicht nur spezifische Risiken der Fremdbluttransfusion ausgeschaltet, sondern auch der Bedarf an homologen Blutkomponenten deutlich vermindert. Um Fremdblut zu sparen, muss die autologe Transfusion aber durch weitere Maßnahmen ergänzt werden. Hierzu gehören: blutsparendes Operieren; strenge Indikationsstellung für Bluttransfusionen; Akzeptieren niedriger Hämatokritwerte; evtl. adjuvante Maßnahmen wie kontrollierte Hypotension und Aprotinin.

Bei der autologen Transfusion werden im Wesentlichen vier Techniken angewandt:
— Präoperative Eigenblutspende,
— präoperative isovolämische Hämodilution,
— intraoperative maschinelle Autotransfusion,
— postoperative maschinelle Autotransfusion.

7.1 Präoperative Eigenblutspende

Definition. Bei diesem Verfahren wird dem Patienten eigenes Blut oder Plasma (Plasmapherese) für einen geplanten operativen Eingriff entnommen, konserviert und bei Bedarf retransfundiert. Das Eigenblut kann als Vollblut oder in Komponenten aufgetrennt, flüssig oder tiefgefroren gelagert werden.

Plasmapherese. Bei diesem Verfahren werden präoperativ Blut entnommen, das Plasma (meist maschinell) separiert und die zellulären Blutbestandteile zusammen mit Kochsalzlösung reinfundiert; die Spende beschränkt sich somit auf autologes Plasma. Das gewonnene Plasma wird tiefgefroren in 300-ml-Beuteln (= GFP) gelagert; die Lagerungsdauer beträgt nach den Richtlinien ein Jahr. Entsprechend kann der Operationstermin flexibler geplant werden als bei der zellulären Eigenblutspende.

Vorgehen:
— Je nach Eingriff und zu erwartendem Blutverlust werden gewöhnlich bis zu 3 Entnahmesitzungen durchgeführt. Bei der maschinellen Separation dürfen nach den Richtlinien nicht mehr als 600 ml Plasma pro Sitzung entnommen werden und innerhalb von 14 Tagen nicht mehr als 3×1000 ml Vollblut. Die Entnahmemenge für Plasmapheresen sollte auf 25 l/Jahr beschränkt werden.

Das Plasma enthält alle Gerinnungsfaktoren in physiologischer Aktivität und kann ergänzend zur intraoperativen maschinellen Autotransfusion, die nur die Transfusion von Erythrozyten umfasst, zugeführt werden. Ob außerdem die im GFP enthaltenen Immunglobuline den Heilungsverlauf, wie von einigen Autoren angenommen, günstig beeinflussen, ist nicht geklärt.

7.1.1 Indikationen und Auswahl der Spender

Grundsätzlich ist die Eigenblutspende indiziert bei operativen Eingriffen, die erfahrungsgemäß mit wesentlichen Blutverlusten einhergehen und für die gewöhnlich Fremdblut bereitgestellt wird. Der Transfusionstermin sollte vorhersehbar sein, außerdem muss ausreichend Zeit für die Entnahmen zur Verfügung stehen. Sind hingegen für den geplanten Eingriff üblicherweise keine Blutverluste zu erwarten, so sollte die aufwendige Eigenblutspende nicht durchgeführt werden.

Die *Kriterien*, nach denen ein *Patient als spendetauglich* eingestuft werden kann, sind derzeit nicht genau definiert. Ob ein Patient für die Spende geeignet ist, muss daher individuell ermittelt werden, nicht schematisch. Grundlage der Beurteilung sind eine genaue Erhebung der Anamnese und eine sorgfältige ärztliche Untersuchung, ergänzt durch Laborwerte. Hohes und niedriges Lebensalter sind, für sich genommen, kein Grund, auf eine Eigenblutspende zu verzichten.

! Als wesentliche Voraussetzung für die präoperative Blutentnahme gilt ein Hb-Wert von ≥ 11 g/dl bzw. ein Hämatokrit von ≥ 34%.

Für Plasmapheresen sollte das Gesamteiweiß 6 g/dl betragen.

Kontraindikationen. Mit zunehmender Erfahrung in der präoperativen Eigenblutspende sind zahlreiche Kontraindikationen inzwischen relativiert oder sogar aufgehoben worden. Eine allgemein akzeptierte Aufstellung der Kontraindikationen gibt es aber bisher noch nicht. Beim jetzigen Kenntnisstand sollte bei folgenden Patienten keine Eigenblutspende durchgeführt werden:
— Anämie: Hb < 11 g/dl bzw. Hämatokrit < 34%,
— instabile Angina pectoris,
— hochgradige koronare Hauptstammstenose,
— Linksherzinsuffizienz,
— Aortenstenose Grad III und IV,
— Störungen der Blutgerinnung,
— schwere pulmonale Erkrankungen,
— akute Infektionskrankheiten, Bakteriämie.

Aufklärung und Einwilligung. Die Konsensuskonferenz von Transfusionsmedizinern, Anästhesisten und Chirurgen hat festgestellt, dass die Eigenblutspende die sicherste und risikoärmste Form der Blutübertragung darstellt. Nach der Rechtsprechung gilt zwar das Prinzip der ärztlichen Methodenfreiheit; stehen jedoch mehrere gleich wirksame Verfahren zur Wahl, so muss sich der Arzt im Allgemeinen für die Methode mit den geringeren Risiken entscheiden. Ist daher bei planbaren Operationen eine Bluttransfusion „ernsthaft in Betracht zu ziehen", so muss nach den Richtlinien der Bundesärztekammer der Patient auf die Eigenblutspende als Alternative zur Transfusion von Fremdblut hingewiesen werden, soweit für ihn diese Möglichkeit besteht. Entsprechend müssen Eigenblutkonserven hergestellt werden, wenn sie nach Art der Operation und den hierbei möglichen Blutverlusten und/oder den individuellen Umständen des Falls indiziert sind. Hierbei müssen grundsätzlich die „Richtlinien zur Blutgruppenbestimmung und Bluttransfusion" beachtet werden. Unterlässt der Arzt diese Maßnahmen und kommt es bei der perioperativen Transfusion von Fremdblut zu einem Zwischenfall, der sich durch eine autologe Transfusion hätte vermeiden lassen, so trägt der Arzt hierfür forensisch die Verantwortung.

Der Patient ist aber nicht nur auf die Eigenblutspende hinzuweisen, sondern auch auf deren mögliche Nebenwirkungen und Gefahren. Außerdem bedarf es der Einwilligung des Patienten in die Eigenblutspende.

! Nach den Richtlinien sind die Einwilligung des Spenders in Eigenblutspende und Eigenbluttransfusion sowie die Aufklärung durch den Arzt schriftlich zu dokumentieren.

Wer ist für die Eigenblutspende zuständig? Die rechtliche Verantwortung für die Initiative und Herstellung von Eigenblutkonserven bei geeigneten Patienten trägt der Operateur, denn nur er kann rechtzeitig (= mehrere Wochen) vor dem geplanten Eingriff die Eigenblutspende veranlassen. Sind in dem betreffenden Krankenhaus die organisatorischen Voraussetzungen für die Eigenblutspende nicht gegeben, so muss der Operateur den Patienten hierüber aufklären, wenn in benachbarten Krankenhäusern, die auch für die Behandlung in Frage kommen, eine Eigenblutspende durchgeführt werden kann.

Bei der Organisation der Eigenblutspende ist zu beachten:

Werden die Entnahme und die Transfusion des Eigenbluts von dem gleichen Arzt durchgeführt, so ist lediglich eine Meldung an die Arzneimittel- und Überwachungsbehörde im zuständigen Regierungspräsidium erforderlich. Wird die Transfusion des

Eigenblutes hingegen nicht von dem gleichen Arzt durchgeführt, das Blut somit an Dritte weitergegeben, so ist eine *Herstellungserlaubnis* nach dem Arzneimittelgesetz erforderlich. Hiernach darf also der Hausarzt ohne Herstellungsgenehmigung keine Eigenblutspenden abnehmen und an das Krankenhaus weitergeben.

7.1.2 Entnahme des Blutes

Bei der Entnahme müssen die Richtlinien zur Blutgruppenbestimmung und Bluttransfusion beachtet werden.

Standardverfahren. Beim Standardverfahren wird alle 4–7 Tage (bzw. 1-mal/Woche) 1 Einheit Vollblut gespendet und möglichst in je 1 Erythrozytenkonzentrat und 1 Frischplasma (GFP bzw. FFP) aufgetrennt. Die letzte Entnahme erfolgt spätestens 3 Tage vor der Operation. Da die Haltbarkeit der Erythrozytenkonzentrate, je nach Stabilisator, 35–49 Tage beträgt, können für geplante Eingriffe bis zu 4–5 Erythrozytenkonzentrate bereitgestellt und bis zur Operation im Kühlschrank bei 2–8 °C, entsprechend den Richtlinien, gelagert werden. Begrenzende Faktoren sind hierbei die beschränkte Haltbarkeit der Erythrozytenkonzentrate und die individuelle Erythrozytenneubildungsrate (Erythropoesekapazität) des Patienten. Demgegenüber können die GFP-Präparate nach den Richtlinien bis zu 1 Jahr gelagert werden.

Bocksprungtechnik. Im Gegensatz zum Standardverfahren werden bei der Bocksprungtechnik 2 Einheiten entnommen und einzelne, früher entnommene Einheiten retransfundiert, so dass zum Operationstermin eine größere Zahl frischerer Konserven zur Verfügung stehen. Das Verfahren ist allerdings umstritten und wird nur selten angewandt.

Kennzeichnung der Eigenblutkonserve. Die Konserven müssen entsprechend den Richtlinien gekennzeichnet werden: AB0- und Rh-Blutgruppe; Identifizierungsnummer; Art und Menge der Stabilisatorlösung; Blutmenge, Entnahme- und Verfallsdatum; Hersteller. Außerdem müssen folgende Angaben dauerhaft angebracht werden: Name, Vorname und Geburtsdatum des Spenders sowie die Bezeichnung „Eigenblutkonserve".

Eisensubstitution. Ohne Eisensubstitution zwischen den einzelnen Spenden entwickelt sich eine Anämie. Daher sollten täglich **300 mg Ferrosulfat per os** zugeführt werden. Die Wirksamkeit ist allerdings begrenzt, die Verträglichkeit nicht immer gut.

Die Zufuhr von Erythropoetin zur Stimulierung der Erythrozytenproduktion kann gegenwärtig nicht allgemein empfohlen werden.

Komplikationen. Die Komplikationsrate bei der Eigenblutspende ist gering (ca. 3–4%). Beobachtet werden nicht behandlungsbedürftige vagovasale Reaktionen, allergische Reaktionen auf das Kolloid, Anämie und Hypovolämie (sehr selten), wobei sich das intravasale Volumen meist innerhalb von 3 Tagen nach der Entnahme wieder normalisiert.

7.1.3 Transfusion

Die Transfusion von Eigenblut bedarf wie die von Fremdblut der Indikation, d.h., die bloße Verfügbarkeit von Eigenblut ist allein kein hinreichender Grund zur Retransfusion! Nicht benötigte Konserven dürfen keinesfalls für die homologe Bluttransfusion verwendet werden.

Sicherung der Identität. Unmittelbar vor der Transfusion muss nach den Richtlinien vom transfundierenden Arzt ein **AB0-Identitätstest** durchgeführt werden. Außerdem muss von ihm oder unter seiner direkten Aufsicht die Identität der Personalien des Empfängers mit denen auf der Konserve überprüft werden. Eine Kreuzprobe ist hingegen nicht erforderlich. Die Transfusion des Eigenblutes erfolgt in gleicher Weise wie für die homologe Konserve beschrieben.

Komplikationen. Zu den wichtigsten Komplikationen der Eigenbluttransfusion gehören: Transfusionszwischenfälle durch Verwechslung oder Vertauschung von Konserven oder Blutproben, bakterielle Kontamination des Konservenblutes, falsche Lagerung oder Transport.

7.2 Präoperative isovolämische Hämodilution

Definition. Bei der isovolämischen bzw. normovolämischen Hämodilution wird unmittelbar präoperativ Blut entnommen und anschließend durch kolloidale Lösungen ersetzt. Die Verdünnung des Bluts führt zum Abfall des Hämatokrits, so dass bei Blutungen entsprechend weniger Erythrozyten verloren werden. Bei dem gewonnenen Blut handelt es sich um hochwertiges **autologes Warmblut,** das neben den Erythrozyten alle Thrombozyten und Gerinnungsfaktoren enthält. Dieses Warmblut wird nach der Blutstillung retransfundiert; insgesamt ergibt sich eine Einsparung an Fremdblut.

7.2.1 Auswirkungen der akuten Hämodilution

Durch die Hämodilution werden die Fließeigenschaften des Bluts verbessert; der periphere Gefäßwiderstand fällt ab, der venöse Rückstrom nimmt zu; die Herzfrequenz ändert sich nicht, solange Normovolämie besteht, d. h. sich keine Hypovolämie entwickelt. Das Herzzeitvolumen steigt an, bedingt durch eine Zunahme des Schlagvolumens, die wiederum auf dem erhöhten venösen Rückstrom, verminderten peripheren Widerstand und der Zunahme der Myokardkontraktilität beruht.

Gefährdung der Sauerstoffversorgung durch Hämodilution? Das Sauerstoffangebot an den Gesamtorganismus (= Herzzeitvolumen × arterieller Sauerstoffgehalt) ändert sich beim sonst Gesunden bis zu einem Hämatokrit von ca. 20% gewöhnlich nicht. Bei mäßiger Hämodilution mit Normovolämie nehmen die gesamte und regionale Durchblutung zu, so dass unter Ruhebedingungen eine ausreichende Sauerstoffversorgung des Gesamtorganismus und der einzelnen Organe gewährleistet ist. Allerdings muss bei gesteigertem Sauerstoffverbrauch und bei Patienten mit schwerer Koronarstenose oder Aortenstenose mit einer eingeschränkten Kompensationsbreite gerechnet werden, so dass bei ausgiebiger Hämodilution Myokardischämien auftreten können.

Den akuten Abfall des Hämoglobingehalts kompensiert der Organismus bekanntlich durch Steigerung des Herzzeitvolumens und/oder vermehrte Ausschöpfung von Sauerstoff aus dem Blut. Durch diese Mechanismen wird das O_2-Angebot an alle Organe dem O_2-Verbrauch angepasst. Voraussetzung für eine ausreichende Steigerung des Herzzeitvolumens unter diesen Bedingungen ist aber die Aufrechterhaltung der *Normovolämie*.

— Hämatokritwerte von < 25% sollten nur bei ausgewählten Patienten und unter erhöhtem Überwachungsaufwand akzeptiert werden, vor allem in der prä- und postoperativen Phase (Konsensuskonferenz).
— Patienten, deren Hämatokritwerte sich im Grenzbereich befinden, bedürfen grundsätzlich einer besonderen Überwachung der Vitalfunktionen durch EKG, Blutdruckmessung und Pulsoxymetrie (Konsensuskonferenz).
— Bei der akuten Hämodilution sollte ein Gesamteiweißgehalt im Blut von 3–5 g/dl nicht unterschritten werden, wenn ein kolloidosmotischer Druck (KOD) von > 20 mmHg nicht aufrechterhalten werden kann. Ab einem KOD von 15 mmHg muss mit respiratorischen Störungen gerechnet werden (Konsensuskonferenz).

7.2.2 Indikationen und Auswahl der Patienten

Nach der Konsensuskonferenz ist die akute Hämodilution indiziert, wenn durch alleinige Gabe von kolloidalen Volumenersatzmitteln der Blutverlust nicht kompensiert werden kann, d. h. bei zu erwartenden Blutverlusten von mehr als einem Liter. Die Indikation muss wie bei der Eigenblutspende individuell gestellt werden. Das Alter ist kein begrenzender Faktor.

Kontraindikationen. Sie entsprechen im Wesentlichen denen der Eigenblutspende:
— Anämie: Hb < 11 g/dl,
— Hypovolämie,
— schwere koronare Herzerkrankung,
— hochgradige Karotisstenose,
— Aortenstenose Grad III und IV,
— manifeste Linksherzinsuffizienz,
— schwere pulmonale Erkrankungen,
— schwere Leberfunktionsstörungen,
— Blutgerinnungsstörungen,
— akute Infektionskrankheiten.

7.2.3 Praktisches Vorgehen

Praktische Voraussetzungen für die akute Hämodilution sind ein sicherer Gefäßzugang und ausreichende personelle und apparative Überwachungsmöglichkeiten.

Gefäßzugang. Das Blut kann über eine großlumige periphere Vene oder einen zentralen Venenkatheter entnommen werden; die Entnahme aus einer arteriellen Kanüle ist ebenfalls möglich.

Entnahmezeitpunkt. Das Blut wird unmittelbar vor der Operation, entweder vor oder nach der Narkoseeinleitung, entnommen und in Standardbeuteln mit Antikoagulans-Stabilisator-Zusatz (z. B. 70 ml CPDA-1) aufgefangen.

Entnahmemenge. Die Menge des zu entnehmenden Blutes richtet sich nach dem Ausgangshämatokrit, dem geschätzten Blutvolumen des Patienten und dem für den betreffenden Patienten für zulässig gehaltenen niedrigsten Hämatokritwert und beträgt gewöhnlich 7,5–20 ml/kg. Nach einer Faustregel fällt der Hämoglobinwert pro entnommener Einheit Blut um ca. 1 g/dl ab.

! Bei der Entnahme sollten Hämoglobinwerte von 10 g/dl in der Regel nicht unterschritten werden.

Überwachung. Bei der Entnahme ist eine lückenlose Überwachung der Herz-Kreislauf-Parameter, insbesondere von Blutdruck und Herzfrequenz erforderlich. Bei älteren Patienten darf die Entnahme nicht zu schnell erfolgen, da die kardiovaskulären Kompensationsreaktionen meist eingeschränkt sind oder verzögert einsetzen. Erfolgt die Entnahme des Blutes nach der Narkoseeinleitung, so sollte die Narkose nicht zu tief sein (Inhalationsanästhetika!), da hierdurch ebenfalls die Kompensationsreaktionen eingeschränkt werden. Bei dehydrierten Patienten kann unter der Entnahme ein bedrohlicher Blutdruckabfall auftreten.

Beschriftung der Konserven. Eine standardisierte Kennzeichnung der Konserven ist erforderlich, um Verwechslungen auszuschließen: Name, Vorname, Geburtsdatum, Entnahmezeitpunkt und der Begriff „Eigenblut". Bei Abnahme mehrerer Konserven sollten die Beutel entsprechend der Reihenfolge nummeriert werden.

Aufbewahrung der Konserven. Um die Vorteile der Warmblutkonserve (Thrombozyten!) zu erhalten, sollte das Blut bei Raumtemperatur im OP aufbewahrt werden. Wird das Blut jedoch vermutlich nicht innerhalb von 6 h nach der Entnahme retransfundiert, so ist eine Kühlung erforderlich.

Ersatz des entnommenen Blutes. Unmittelbar nach der Entnahme muss das Blut durch Flüssigkeit ersetzt werden, um die Normovolämie zu erhalten. Am besten geeignet sind Kolloide in gleichen Volumina, während Kristalloide wegen ihrer geringen Volumenwirkung und der sehr kurzen intravasalen Verweildauer sowie mangelnder rheologischer Effekte nicht angewandt werden sollten.

Unter den Kolloiden gelten die künstlichen Substanzen wie Hydroxyäthylstärke, Gelatine oder Dextran als Mittel der Wahl. Humanalbumin bietet keinerlei Vorteile und sollte wegen der hohen Kosten und der begrenzten Verfügbarkeit nicht eingesetzt werden. Welches künstliche Kolloid allerdings zu bevorzugen sei, wird nicht einheitlich beurteilt.
— **Hydroxyäthylstärke:** besonders günstige hämodynamische und rheologische Eigenschaften, vor allem der 10%igen Lösung mit einem MG von 200 000 und einem Substitutionsgrad von 0,5. Maximaldosis: 20 ml/kg/d. Präparate mit niedrigem mittlerem MG und niedrigprozentige Lösungen sollen weniger geeignet sein.
— **Gelatine:** preiswertes Präparat ohne Dosisbegrenzung, jedoch kurze Verweildauer (< 2 h), kein isoonkotischer Volumeneffekt, daher größere Volumina erforderlich; geringe rheologische Wirkungen.
— **Dextrane:** zwar gute Volumeneffekte und Verweildauer, jedoch ungünstige rheologische Wirkungen, außerdem spezifische Gerinnungsstörungen, Allergie.

Maßnahmen vor der Retransfusion. Die Konsensuskonferenz fordert vor der Retransfusion des Eigenblutes einen AB0-Bedside-Test aus dem Patienten- und dem Konservenblut. Hierauf könne verzichtet werden, wenn die Retransfusion noch im Operationssaal von dem gleichen Arzt durchgeführt werde, der zuvor das Blut im Einleitungsraum oder Operationssaal entnommen habe.

Zeitpunkt der Retransfusion. Ein fremdblutsparender Effekt ist nur dann zu erwarten, wenn während der Operation Verluste von diluiertem Blut bzw. mit einem erniedrigten Hämatokrit zunächst weiter mit kolloidalen Lösungen wie z. B. Hydroxyäthylstärke ersetzt werden. Als unterer, noch vertretbarer Grenzwert gilt hierbei ein **intraoperativer Hämoglobingehalt von 5–8 g/dl** (Normovolämie vorausgesetzt).

Das Blut sollte möglichst erst nach Stillung größerer Blutungen retransfundiert werden, und zwar in umgekehrter Reihenfolge der Entnahme, d. h. zuerst die als Letzte entnommene Konserve, zum Schluss die als Erste entnommene mit dem höchsten Hämatokrit und den meisten Thrombozyten und Gerinnungsfaktoren. Da es sich um Warmblut handelt, erfolgt die Transfusion über Standardfilter, nicht hingegen über Mikrofilter (Thrombozyten!).

7.2.4 Komplikationen

Myokardischämie, Hirnischämie. Beim sonst Gesunden sind, selbst bei sehr tiefen Hämoglobinwerten, keine wesentlichen Komplikationen zu erwarten, sofern die **Normovolämie** aufrechterhalten wird. Hingegen muss bei Patienten mit schwerwiegenden Stenosen der Koronararterien oder Hirngefäße bei zu ausgiebiger Hämodilution mit Myokardischämien und Hirnischämien gerechnet werden. Des Weiteren kann eine *Gewebehypoxie* auftreten, wenn die kardiovaskulären Kompensationsmechanismen (Anstieg des HZV) nicht ausreichen. Eine **Tachykardie** unter der Hämodilution ist meist Hinweis auf eine Hypovolämie, die sofort korrigiert werden muss.

Gerinnungsstörungen durch Verdünnung von Gerinnungsfaktoren und vermehrte Blutungen durch Zunahme der Kapillardurchblutung sind zwar grundsätzlich möglich, spielen jedoch klinisch keine Rolle.

7.3 Intraoperative maschinelle Autotransfusion

Definition. Bei der maschinellen Autotransfusion wird das Blut aus dem Operationsgebiet abgesaugt, in einer Zellwaschzentrifuge „gewaschen" und anschließend retransfundiert. Das gewaschene Blut enthält kein Plasma, sondern nur noch Erythrozyten. Das Verfahren ist aufwendig und teuer.

Gegenüber der maschinellen Autotransfusion tritt die Retransfusion mit einfachen Hilfsmitteln ohne Zellwaschvorgang zunehmend in den Hintergrund, weil hierbei alle Bestandteile einschließlich potentiell schädigender Substanzen und Materialien wie aktivierte Gerinnungsfaktoren, Zelldetritus, Antikoagulanzien usw. transfundiert werden.

7.3.1 Technische Systeme

Als sicherstes System gilt die **Zellwaschzentrifuge**, die von verschiedenen Herstellern angeboten wird. Die Systeme bestehen aus Ansaug- und Antikoaguliereinheit, Reservoir mit Filter, Zentrifugenglocke, Rollenpumpe, „Abfallbeutel", Retransfusionsbeutel und Schläuchen. Das Blut wird über ein Saugsystem, an dessen Spitze kontinuierlich ein Antikoagulans (meist Heparinlösung) zugetropft wird, aus dem Operationsgebiet abgesaugt und zunächst in einem Reservoir gesammelt und dort gefiltert und entschäumt. Ist das Reservoir ausreichend gefüllt, so wird das gefilterte Blut über eine Rollenpumpe in die Zentrifugenglocke gepumpt und kontinuierlich zentrifugiert. Hierbei sedimentieren die Erythrozyten an der Wand des Gefäßes, während das Plasma und die Spülflüssigkeit in der Mitte durch einen Überlauf in den Abfallbeutel fließen und verworfen werden. Die sedimentierten Erythrozyten werden, nach Erreichen einer bestimmten Menge, unter kontinuierlicher Zentrifugierung, mit 1000–1500 ml 0,95%iger NaCl-Lösung bzw. Klarwerden des abfließenden Überstands gewaschen und danach als in Kochsalz wieder aufgeschwemmtes Erythrozytenkonzentrat in einen Retransfusionsbeutel gepumpt, aus dem dann die Retransfusion erfolgt (▶ Abb. 28-2a und b).

Die Aufbereitung des Blutes dauert, je nach Maschine, ca. 3–8 min; gewonnen werden können ca. 50–70% des Blutverlustes. Das Blut muss wegen der Gefahr der bakteriellen Kontamination innerhalb von 6 h retransfundiert werden. Die Benutzungszeit von Auffangbehälter und Schlauchsystem darf ebenfalls 6 h nicht überschreiten.

7.3.2 Eigenschaften des Retransfusionsblutes

Beim Retransfusionsblut handelt es sich um gewaschene Erythrozytenpräparate in einer NaCl-Suspension. Der Hämatokrit beträgt ca. 45–60%; die Überlebenszeit der Erythrozyten ist nur wenig vermindert; der Erythrozytengehalt an 2,3-DPG ist normal. Der pH-Wert der Suspension ist, im Gegensatz zum homologen Blut, alkalisch; der Kaliumgehalt liegt im physiologischen Bereich. Die meisten unerwünschten Bestandteile wie Heparin, freies Hämoglobin, Kalium, Detritus, Medikamente usw. werden durch den Waschvorgang größtenteils eliminiert, nicht hingegen Bakterien oder Tumorzellen.

7.3.3 Indikationen und Kontraindikationen

Die maschinelle Autotransfusion ist indiziert, wenn Blutverluste von mehr als 1000 ml zu erwarten sind, z. B. in der Herz- und Gefäßchirurgie, Orthopädie und Traumatologie, Leberchirurgie und Transplantationschirurgie. Die Retransfusion erfolgt sofort nach der Aufarbeitung.

Kontraindikationen. Als Kontraindikationen gelten derzeit die Tumorchirurgie, Eingriffe in infizierten Wundgebieten sowie septische Zustandsbilder, da Tumorzellen nicht herausgewaschen werden und Bakterien nur reduziert, nicht aber ausreichend eliminiert werden.

7.3.4 Nebenwirkungen und Komplikationen

Komplikationen können weitgehend verhindert werden, wenn für die maschinelle Autotransfusion geschultes Personal eingesetzt wird, das während des Wasch- und Transfusionsvorgangs nicht durch andere Aufgaben abgelenkt wird.

Schwerwiegende Nebenwirkungen durch die Autotransfusion selbst sind nur selten zu erwarten.

Störungen der Blutgerinnung. Aktivierte Gerinnungsfaktoren werden bei der Aufbereitung des abgesaugten Bluts ausgewaschen, ebenso das zugesetzte Heparin, so dass hierdurch keine Beeinflussung des Gerinnungssystems zu erwarten ist.

Bei Zufuhr großer Mengen aufbereiteten Bluts muss aber mit einer **Verdünnungskoagulopathie** gerechnet werden, da hierbei der Plasmaanteil fehlt. In diesen Fällen sollte GFP (wenn möglich autolog) substituiert werden. Eine sinnvolle Ergänzung der

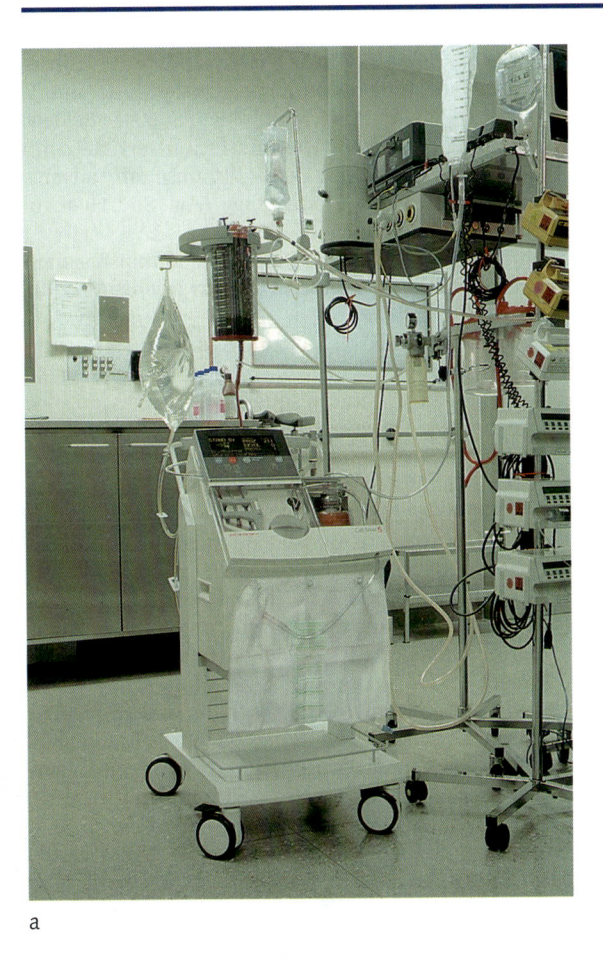

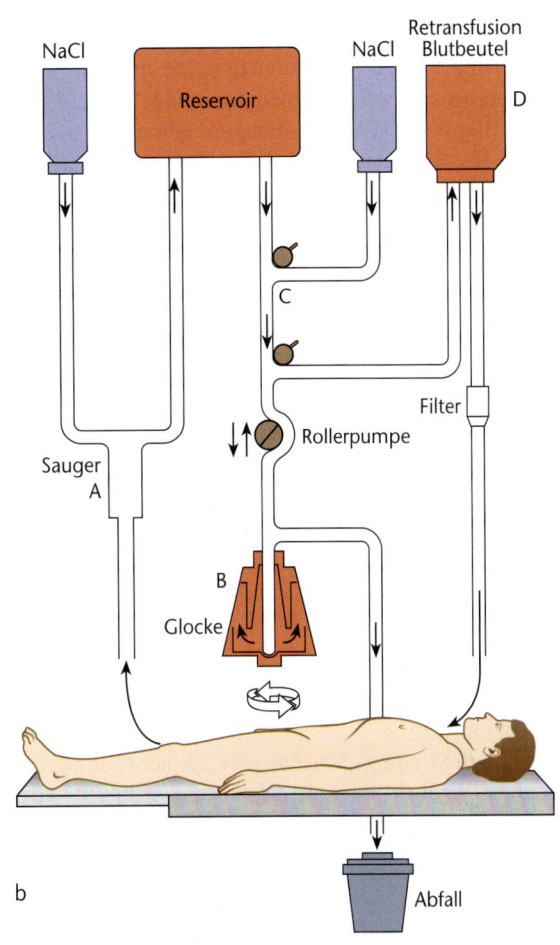

Abb. 28-2a und b Maschinelles Autotransfusionssystem.
a) Autotransfusionsgerät „Cell saver 5", Fa. Haemovetics, b) Schema.
Das Blut aus dem Operationsgebiet wird in einem Reservoir gesammelt, anschließend in der „Glocke" zentrifugiert. Hierbei sedimentieren die Erythrozyten an der Gefäßwand, während Plasma und Spülflüssigkeit in den Abfallbeutel fließen. Die Erythrozyten werden gewaschen und als mit Kochsalz aufgeschwemmtes Konzentrat retransfundiert.

maschinellen Autotransfusion ist außerdem die präoperative Hämodilution, durch die autologes Warmblut zur Verfügung gestellt wird.

Zufuhr von freiem Hämoglobin. Durch die Traumatisierung des Blutes beim Absaugen und Zentrifugieren wird Hämoglobin freigesetzt. Wenngleich das freie Hämoglobin beim Waschvorgang zum größten Teil eliminiert wird, kann die Möglichkeit einer Schädigung nicht ausgeschlossen werden. Daher empfiehlt die Konsensuskonferenz, im Zweifelsfall das freie Hämoglobin zu bestimmen.

7.3.5 Zufuhr von nichtgewaschenem Blut

Bei diesen Systemen wird das Blut während des Absaugens antikoaguliert, in einem Reservoir mit Filter gesammelt und nach dessen ausreichender Füllung ohne Waschvorgang retransfundiert. Zwar sind die Geräte billiger, einfacher und schneller zu bedienen als die zuvor beschriebenen Systeme, jedoch besteht die Gefahr der Retransfusion schädigender Bestandteile und Fremdpartikel. Daher sollten die Geräte nur bei massiven Verlusten von nicht durch Gewebepartikel, Knochensplitter usw. kontaminiertem Blut eingesetzt werden.

7.4 Postoperative maschinelle Autotransfusion

Grundsätzlich kann die maschinelle Autotransfusion auch postoperativ eingesetzt werden, um steril aufgefangenes Drainagenblut aufzubereiten, z. B. nach Hüft- oder Herzoperationen. Eine Antikoagulation ist bei dem nach Herzoperationen drainierten Blut nicht erforderlich, da dieses Blut durch die Pleura- und Perikardbewegungen defibriniert ist.

Blut aus anderen Wunden kann über Drainagesysteme, die mit Antikoagulanzien beschichtet sind, aufgefangen werden. Wegen der schlechteren Qualität dient das über Drainagen gewonnene Blut mehr als Volumenersatz und weniger der Zufuhr voll funktionsfähiger Erythrozyten. Auch muss evtl. mit einem höheren Anteil an freiem Hämoglobin gerechnet werden.

Literatur

Aderinto J, Brenkel IJ. Pre-operative predictors of the requirement for blood transfusion following total hip replacement. Bone Joint Surg Br. 2004 Sep;86(7):970–3.

Carless P, Moxey A, O'Connell D, Henry D. Autologous transfusion techniques: a systematic review of their efficacy. Transfus Med. 2004 Apr;14(2):123–44. Review.

Dzik WH. Technology for enhanced transfusion safety. Hematology (Am Soc Hematol Educ Program). 2005;476–82.

Hergon E, Moutel G, Duchange N, Bellier L, Rouger P, Herve C. Risk management in transfusion after the HIV blood contamination crisis in France: the impact of the precautionary principle. Transfus Med Rev. 2005 Oct;19(4):273–80. Review.

Kaplan HS. Getting the right blood to the right patient: the contribution of near-miss event reporting and barrier analysis. Transfus Clin Biol. 2005 Nov;12(5):380–4.

Larsen R, Bauer M (Hrsg): Perioperative Fremdbluttransfusion. Indikationen, Probleme, Alternativen. Anaesthesist Supplement 1, 2001.

Mayr WR. Blood transfusion in Europe--The White Book 2005: the patchwork of transfusion medicine in Europe. Transfus Clin Biol. 2005 Nov;12(5):357–85:

Mueller-Eckhardt C, Kiefel V (Hrsg.): Transfusionsmedizin 3. Aufl. Springer, Berlin–Heidelberg–New York 2004.

Munoz M, Bisbe E, Garcia-Erce JA, Cuenca J. Allogeneic blood transfusion and wound healing disturbance after orthopaedic surgery. Anesth Analg. 2005 Dec;101(6):1889-90; author reply 1890.

Ouellette DR. The impact of anemia in patients with respiratory failure. Chest. 2005 Nov;128(5 Suppl 2):576S–582S. Review.

Schultz MJ, Gajic O. Transfusion and mechanical ventilation: two interrelated causes of acute lung injury? Crit Care Med. 2005 Dec;33(12):2857-8; author reply 2858.

Seed CR, Kiely P, Keller AJ. Residual risk of transfusion transmitted human immunodeficiency virus, hepatitis B virus, hepatitis C virus and human T lymphotrophic virus. Intern Med J. 2005 Oct;35(10):592–8.

Shander A, Popovsky MA. Understanding the consequences of transfusion-related acute lung injury. Chest. 2005 Nov;128(5 Suppl 2):598S–604S. Review.

Shulman IA, Saxena S. The transfusion services committee--responsibilities and response to adverse transfusion events. Hematology (Am Soc Hematol Educ Program). 2005;483–90.

Siemionow M, Agaoglu G. Role of blood transfusion in transplantation: a review. J Reconstr Microsurg. 2005 Nov;21(8):555–63.

Silverboard H, Aisiku I, Martin GS, Adams M, Rozycki G, Moss M. The role of acute blood transfusion in the development of acute respiratory distress syndrome in patients with severe trauma. J Trauma. 2005 Sep;59(3):717–23.

Singbartl G, Walther-Wenke G: Transfusionspraxis. Perioperatives Management. Springer, Berlin 2003.

Standl T. [Autologous transfusion ... from euphoria to reason: clinical practice based on scientific knowledge. (Part IV). Artificial oxygen carriers: cell-free hemoglobin solutions – current status 2004] Anasthesiol Intensivmed Notfallmed Schmerzther. 2005 Jan;40(1):38–45.]

van Klei WA, Moons KG, Leyssius AT, Knape JT, Rutten CL, Grobbee DE. A reduction in type and screen: preoperative prediction of RBC transfusions in surgery procedures with intermediate transfusion risks. Br J Anaesth. 2001 Aug;87(2):250–7.

Walsh TS, Lee RJ, Maciver CR, Garrioch M, Mackirdy F, Binning AR, Cole S, McClelland DB. Anemia during and at discharge from intensive care: the impact of restrictive blood transfusion practice. Intensive Care Med. 2006 Jan;32(1):100–9.

Warwick RM, Eglin R. Should deceased donors be tested for vCJD? Cell Tissue Bank. 2005;6(4):263–70.

Wolowczyk L, Lewis DR, Nevin M, Smith FC, Baird RN, Lamont PM. The effect of acute normovolaemic haemodilution on blood transfusion requirements in abdominal aortic aneurysm repair. Eur J Vasc Endovasc Surg. 2001 Oct;22(4):361–4.

Leitlinien/Empfehlungen

American Society of Anesthesiologists. Practice Guidelines for perioperative blood transfusion and adjuvant therapies. 2005. www.asahq.org

Bundesärztekammer. Richtlinien zur Gewinnung von Blut und Blutbestandteilen und zur Anwendung von Blutprodukten (Hämotherapie) – aufgestellt von der Bundesärztekammer im Einvernehmen mit dem Paul-Ehrlich-Institut – Gesamtnovelle 2005. www.bundesaerztekammer.de

Vorstand der Bundesärztekammer: Richtlinien zur Gewinnung von Blut und Blutbestandteilen und zur Anwendung von Blutprodukten (Hämotherapie). Vorabinformationen über die Novellierung 2005. www.bundesaerztekammer.de

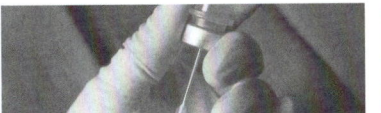

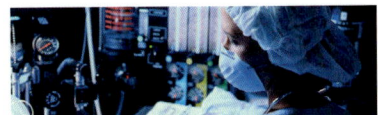

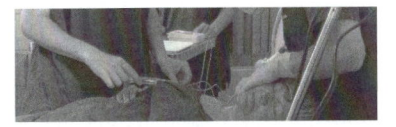

29 Kontrollierte Hypotension

Inhaltsübersicht

1 Definition 809
2 Ziele 809
3 Indikationen 810
4 Kontraindikationen 810
5 Systemische Auswirkungen 810
5.1 Gehirn 810
5.2 Herz 811
5.3 Niere 811
5.4 Leber 811
5.5 Lunge 811
5.6 Hohes Alter 811
6 Substanzen zur Blutdrucksenkung 811
6.1 Nitroprussid 812
    6.1.1 Wirkungen 812
    6.1.2 Metabolismus und Toxizität 812
    6.1.3 Unerwünschte Wirkungen 813
6.2 Nitroglyzerin 813
6.3 Urapidil 814
6.4 Volatile Anästhetika 814
6.5 Weitere Substanzen 814
    6.5.1 Labetalol und Esmolol 814
    6.5.2 Adenosin und Adenosintriphosphat (ATP) 815
    6.5.3 Prostaglandin E_1 815
7 Praxis der kontrollierten Hypotension 815
7.1 Überwachungsmethoden 815
7.2 Unterstützende Maßnahmen 815
7.3 Praktische Leitsätze für die Durchführung . 816
Literatur 816

1 Definition

Der Begriff „kontrollierte Hypotension" ist nicht einheitlich definiert; vor allem besteht keine Einigkeit über den Grenzwert, bis zu dem der arterielle Mitteldruck ohne Gefährdung der Organdurchblutung gesenkt werden kann. Die Angaben reichen von einem systolischen Blutdruck zwischen 30 und 70 mmHg bis hin zu einem arteriellen Mitteldruck von 50–60 mmHg.

In diesem Kapitel wird die kontrollierte Hypotension in Anlehnung an Eckenhoff und andere Autoren als pharmakologisch induzierte Blutdrucksenkung auf einen **mittleren arteriellen Druck zwischen 50 und 60 mmHg** definiert. Oft wird hierbei das Verfahren durch Lagerungsmaßnahmen unterstützt, die das Operationsgebiet über die Herzebene anheben und auf diese Weise zusätzlich die Wirkung der Schwerkraft ausnutzen.

2 Ziele

Die kontrollierte Hypotension wird eingesetzt, um Blutungen im Operationsgebiet zu vermeiden und hierdurch dem Chirurgen das operative Vorgehen zu erleichtern, z. B. bei mikrochirurgischen Eingriffen. Außerdem sollen intraoperative Blutverluste vermindert und damit die Zufuhr von Transfusionsblut eingeschränkt werden. Speziell in der Neurochirurgie wird die kontrollierte Hypotension bei der Operation von Aneurysmen der Hirngefäße eingesetzt, um die Wandspannung im Aneurysmasack und -hals herabzusetzen und auf diese Weise die Rupturgefahr zu vermindern.

Die Wirkungen der kontrollierten Hypotension werden nicht einheitlich beurteilt: Einige Autoren bezweifeln, dass durch die kontrollierte Hypotension der intraoperative Gesamtblutverlust wesentlich vermindert wird, andere weisen darauf hin, dass bei unsachgemäßer Technik die Blutung im Operationsgebiet eher noch verstärkt werde. Auch werden Wirksamkeit und Notwendigkeit bei der Chirurgie intrakranieller Aneurysmen in Frage gestellt.

3 Indikationen

Die Indikationen zur kontrollierten Hypotension sind umstritten und in den letzten Jahren zunehmend eingeengt worden. Die wichtigsten Indikationen sind in ▶ Tabelle 29-1 zusammengestellt.

4 Kontraindikationen

Zwar besteht weitgehende Einigkeit über die Kontraindikationen der kontrollierten Hypotension, sie werden jedoch häufig relativiert und nicht strikt eingehalten.

Hauptgefahr der kontrollierten Hypotension ist eine **unzureichende Durchblutung der Organe**, darum sollte die Technik bei folgenden Erkrankungen nicht angewendet werden:
— Herzinsuffizienz,
— koronare Herzerkrankung,
— Herzklappenfehler,
— Hypertonie,
— Arteriosklerose der Hirngefäße,
— ausgeprägte Anämie,
— erhöhter Hirndruck,
— Hypovolämie.

Auch bei **schweren Lungenfunktionsstörungen,** die mit wesentlichen Störungen des pulmonalen Gasaustausches einhergehen, sollte die kontrollierte Hypotension nicht eingesetzt werden, da sich hierunter der Gasaustausch weiter verschlechtern kann.

5 Systemische Auswirkungen

Die kontroverse Diskussion über die Gefahren der kontrollierten Hypotension konzentriert sich vor allem auf das Verhalten der Organdurchblutung während der niedrigen Perfusionsdrücke. Kritiker der Hypotension betonen die Gefahr einer Ischämie der Vitalorgane mit nachfolgenden Störungen von Funktion, Stoffwechsel und Struktur, während die Befürworter darauf hinweisen, dass die Hypotension mit dem **Schocksyndrom** zwar den niedrigen Perfusionsdruck gemeinsam habe, die Organdurchblutung unter kontrollierter Hypotension jedoch wegen der begleitenden *Vasodilatation* erhalten bleibe.

In der Praxis kann der **Perfusionsdruck** nur begrenzt als Indikator für eine ausreichende Organdurchblutung angesehen werden, zumal zahlreiche Organe eine sog. *Autoregulation* aufweisen und ihre Durchblutung aufrechterhalten können, auch wenn der Perfusionsdruck sich über einen weiten Bereich ändert. Außerdem können während der kontrollierten Hypotension komplexe hämodynamische Reaktionen und Interaktionen durch die pharmakologische Wirkung der für die Blutdrucksenkung verwendeten Pharmaka auftreten.

5.1 Gehirn

Das Gehirn gehört zu den Organen mit einer *Autoregulation* der Durchblutung, d. h., die Hirndurchblutung bleibt im Bereich arterieller Mitteldrücke zwischen 50 und 150 mmHg konstant – unabhängig vom zerebralen Perfusiondruck. Die untere, noch tolerierbare Grenze des zerebralen Perfusionsdrucks soll zwischen *25 und 35 mmHg* liegen. Praktisch wichtig ist, dass die autoregulative Anpassung an einen Abfall des arteriellen Mitteldrucks nicht sofort, sondern erst innerhalb von 2 min auftritt. **Darum darf mit der kontrollierten Hypotension nicht schlagartig begonnen werden.**

Im Allgemeinen wird die Hirndurchblutung unter kontrollierter Hypotension ausreichend aufrechterhalten. Sie kann sogar zunehmen, weil die für die Hypotension eingesetzten, vasodilatierend wirkenden Pharmaka die Autoregulation der Hirndurchblutung aufheben können, so dass die Durchblutung passiv dem Perfusionsdruck folgt. Im Allgemeinen wird Folgendes empfohlen:

Tab. 29-1 Indikationen für die kontrollierte Hypotension

Hals-Nasen-Ohrenheilkunde
— Operationen am Mittelohr
— Tumorchirurgie, z. B. totale Laryngektomie mit Neck-Dissection

Mund-Kiefer-Gesichtschirurgie
— Tumoroperationen
— Osteotomien im Bereich des Gesichtsschädels

Orthopädie und Unfallchirurgie
— Wirbelkörperersatz
— Wirbelsäulen- und Beckenosteosynthesen
— Skolioseoperationen

Tumorchirurgie
— Duodenopankreatektomie
— abdominoperineale Rektumexstirpation
— radikale Prostatektomie

Neurochirurgie
— intrakranielle Aneurysmen (nur noch selten angewandt)
— arteriovenöse Fehlbildungen wie Angiome
— gefäßreiche Tumoren

! Bei Patienten mit gesunden Hirngefäßen sollte ein arterieller Mitteldruck von 50 mmHg während der kontrollierten Hypotension nicht unterschritten werden, damit keine Hirnischämie auftritt.

Des Weiteren muss beachtet werden, dass durch die vasodilatierenden Substanzen das **zerebrale Blutvolumen** aufgrund der Gefäßdilatation zunehmen und hierdurch der **intrakranielle Druck** ansteigen kann – eine unerwünschte bzw. gefährliche Wirkung bei Patienten, deren intrakranieller Druck bereits erhöht ist.

Gefährlich ist die kontrollierte Hypotension auch für Patienten mit **Hypertonus und arteriosklerotisch veränderten Hirngefäßen**. Hier ist die Autoregulationskurve nach rechts verschoben, so dass bereits bei wenig erniedrigten Perfusionsdrücken eine Hirnischämie auftreten kann.

5.2 Herz

Ein **Abfall des koronaren Perfusionsdrucks** bewirkt eine Abnahme des koronaren Gefäßwiderstands, so dass sich die Myokarddurchblutung über einen weiten Bereich verschiedener arterieller Mitteldrücke nicht wesentlich ändert. Allerdings wird durch den Abfall des arteriellen Drucks, einer Hauptdeterminanten des myokardialen Sauerstoffverbrauchs, der Sauerstoffverbrauch des Herzens vermindert, so dass nachfolgend die Koronardurchblutung autoregulativ abnimmt, wenn die Herzfrequenz nicht kompensatorisch zunimmt. Daher ist bei gesunden Koronargefäßen nicht mit einer Myokardischämie während der kontrollierten Hypotension zu rechnen, wenn ein bestimmter Wert des koronaren Perfusionsdrucks nicht unterschritten wird. Dieser Grenzwert ist jedoch nicht ausreichend definiert.

Beim **Koronarkranken** muss allerdings bei den für eine kontrollierte Hypotension angewandten Blutdruckwerten mit einer **Myokardischämie** gerechnet werden.

5.3 Niere

Zwar weist die Nierendurchblutung eine *Autoregulation* auf; sie wird jedoch durch die blutdrucksenkenden Pharmaka beeinträchtigt: Die Nierendurchblutung nimmt parallel zum Ausmaß des Blutdruckabfalls ab. Es tritt eine **Oligurie** ein, die aber nach Beendigung der kontrollierten Hypotension rasch reversibel ist. Nierenschäden sind beim Nierengesunden nicht zu erwarten; bei Erkrankungen der Nierengefäße ist jedoch Vorsicht geboten.

5.4 Leber

Die Leberdurchblutung unterliegt *nicht der Autoregulation*, vielmehr folgt die Durchblutung passiv den Perfusionsdrücken und nimmt daher unter kontrollierter Hypotension ab. Funktionsstörungen der Leber nach kontrollierter Hypotension sind bisher nicht beschrieben worden.

5.5 Lunge

Die Lungendurchblutung wird durch die kontrollierte Hypotension nicht wesentlich beeinflusst. Anders der **pulmonale Gasaustausch**: Die zur Blutdrucksenkung verwendeten Vasodilatatoren erhöhen den **intrapulmonalen Rechts-links-Shunt** und vermindern auf diese Weise den pulmonalen Gasaustausch. Außerdem nimmt unter kontrollierter Hypotension der **physiologische Totraum** zu, so dass die **Ausscheidung von CO_2** vermindert werden kann. Es ist daher ratsam, während der kontrollierten Hypotension die arteriellen Blutgase regelmäßig zu kontrollieren.

5.6 Hohes Alter

Im Alter sind die kardiovaskulären Adaptationsreaktionen auf Blutdruckabfall eingeschränkt und die Durchblutung zahlreicher Organe (Gehirn, Leber, Darm, Niere) ohnehin vermindert, so dass evtl. ischämische Organschäden unter der Hypotension früher auftreten als bei jüngeren Patienten. Darum sollten die Indikation zur kontrollierten Hypotension bei geriatrischen Patienten sehr streng gestellt und außerdem der Blutdruck weniger stark gesenkt werden.

6 Substanzen zur Blutdrucksenkung

Das methodische Vorgehen bei kontrollierter Hypotension ist weitgehend vereinheitlicht worden. Techniken wie Arteriotomie, Pooling von Blut in den Extremitäten mit Staubinden sowie hohe Spinal- oder Periduralanästhesie werden wegen ihrer schwierigen Handhabung und Steuerbarkeit kaum noch angewandt.

Heutzutage wird die kontrollierte Hypotension in Allgemeinnarkose mit kontrollierter Beatmung und unterstützenden Lagerungsmaßnahmen durchgeführt, während die Blutdrucksenkung mit Hilfe gut steuerbarer Pharmaka induziert und aufrechterhal-

ten wird. Hierbei sollte die **ideale Substanz zur Blutdrucksenkung** folgende Eigenschaften aufweisen:
— Einfache Zufuhr,
— zuverlässige und vorhersehbare Wirkung,
— kurzer Wirkungseintritt und rasche Beendigung der Wirkung,
— gute Steuerbarkeit,
— rasche Elimination ohne Kumulation.

Daneben sollte die Substanz nicht toxisch sein und keine Reflextachykardie, Tachyphylaxie und Rebound-Hypertension hervorrufen. Gegenwärtig gibt es keine Substanz, die alle diese Forderungen erfüllt.

Die gebräuchlichen Substanzen zur kontrollierten Hypotension sind:
— Nitroprussid,
— Nitroglyzerin,
— Inhalationsanästhetika wie Halothan oder Isofluran (supplementierend).

6.1 Nitroprussid

Nitroprussidnatrium, $Na_2Fe(CN)_5NO \cdot 2\,H_2O$, gehört zu den am häufigsten für die kontrollierte Hypotension eingesetzten Substanzen, obwohl zahlreiche potentielle Komplikationen mit seiner Anwendung einhergehen können.

6.1.1 Wirkungen

Nitroprussid senkt den Blutdruck durch eine *direkte* Wirkung auf die Gefäßmuskelzelle bevorzugt der Arteriolen. Die Vasodilatation wird, unabhängig von der autonomen Gefäßinnervation, durch die Freisetzung von Stickstoffmonoxid (NO) aus Nitroprussid hervorgerufen. NO stimuliert, bei einer Halbwertszeit von nur wenigen Sekunden, das Enzym Guanylatzyklase; hierdurch wird vermehrt cGMP (zyklisches Guanosinmonophosphat) gebildet. cGMP vermindert die Kalziumkonzentration in den Gefäßmonozyten, und es kommt zur Relaxation der Muskelzelle und nachfolgender Vasodilatation. Die Wirkung ist außerordentlich flüchtig: Der Blutdruck fällt innerhalb von Sekunden ab und steigt nahezu ebenso schnell nach Unterbrechung der Zufuhr wieder an.

Die **Hirndurchblutung** wird unter Nitroprussid-Hypotension aufrechterhalten, sie kann jedoch bei einigen Patienten auch zunehmen, vermutlich in Verbindung mit einem Anstieg des Herzzeitvolumens.

Die **Koronardurchblutung** wird unter Nitroprussid ebenfalls aufrechterhalten. Die **Herzfrequenz** kann reflektorisch ansteigen.

Zubereitung der Lösung. Die Substanz wird zumeist als *0,01%-Lösung* über eine Infusionspumpe zugeführt. Die Lösung muss vor der Anwendung nach den Angaben des Herstellers frisch zubereitet werden. Hierzu wird die Stammlösung in *5%iger Glukose* gelöst. Die Infusion muss vor **Lichteinfall** geschützt werden: Infusionsbeutel und Infusionssystem werden daher mit Aluminiumfolie umwickelt. Die Haltbarkeit der Lösung ist auf 12 h begrenzt.

Dosierung. Die Ansprechbarkeit auf Nitroprussid ist bei den einzelnen Patienten sehr unterschiedlich; entsprechend schwankt der jeweils für die Blutdrucksenkung erforderliche Dosisbedarf. Grundsätzlich wird die Hypotension einschleichend begonnen und nach Wirkung dosiert. Hierbei dürfen jedoch die weiter unten angegebenen Höchstdosen nicht überschritten werden. Praktisch gilt:

— Durchschnittlich sind Dosen von etwa 0,5 bis 10 µg/kg/min Nitroprussid für die kontrollierte Hypotension erforderlich.
— Die Infusion wird zunächst mit 1 µg/kg/min begonnen und dann der Reaktion des Blutdrucks angepasst.
— Tritt bei einer Dosierung von 10 µg/kg/min innerhalb von 10 min kein ausreichender Blutdruckabfall ein, sollte die weitere Zufuhr der Substanz unterbrochen werden.

Klinisch ist wichtig, dass der Dosisbedarf von Nitroprussid durch gleichzeitige Zufuhr von **volatilen Inhalationsanästhetika** wie Isofluran oder von **β-Blockern** vermindert wird. **Höheres Alter** senkt ebenfalls den Dosisbedarf.

6.1.2 Metabolismus und Toxizität

Das Nitroprussid-Molekül enthält fünf Cyanid-(CN-)Gruppen, die langsam und nichtenzymatisch im Organismus freigesetzt werden. Eine Cyanid-Gruppe verbindet sich mit Methämoglobin zum ungiftigen **Cyanmethämoglobin,** während die anderen Gruppen hauptsächlich durch Leber- und Nieren-*Rhodanase* in das 100fach weniger toxische **Thiocyanat** umgewandelt werden; hierbei dient **Thiosulfat** als Schwefeldonator. Das entstandene Thiocyanat wird über die Nieren ausgeschieden. Die Menge des freigesetzten **toxischen Cyanids** hängt von der zugeführten Nitroprussid-Menge ab, während bei der Umwandlung des Cyanids zu Thiocyanat die Verfügbarkeit von Schwefeldonatoren für das Enzym Rhodanase (das selbst im Überschuss vorhanden ist) den limitierenden Faktor darstellt. Sind nicht genügend Schwefeldonatoren vorhanden, reagiert Cyanid mit Cytochrom-Oxidase und blockiert die Atmungskette, so dass eine **Gewebehypoxie** auftritt. Praktisch gilt:

Unkritische Dosierung von Nitroprussid kann zu einer tödlichen Cyanidvergiftung führen.

Mit einer Kumulation von Cyanid muss bei einer Dosierung von > 2 µg/kg/min Nitroprussid gerechnet werden. Bei einer Gesamtdosis von > 0,5 mg/kg/h besteht die Gefahr, dass die toxische Schwelle überschritten wird.

Die Toxizität kann durch Zusatz von **Natrium-Thiosulfat** (Dosierung: 10 E pro 1 E NPN) zur Infusionslösung vermindert werden. Allgemein wird empfohlen, folgende Nitroprussidnatrium-Dosen nicht zu überschreiten:
— 0,5 mg/kg/h,
— maximal 1 bis 1,5 mg/kg für die Zeit der Hypotension (2–3 h).

Cyanidvergiftung. Überdosierung von Nitroprussid führt zur lebensbedrohlichen Cyanid-Vergiftung. Die **Zeichen** sind:
— Zunehmende metabolische Azidose,
— Abnahme der arteriovenösen Sauerstoffgehaltsdifferenz,
— Tachykardie,
— Schock.

Die **Diagnose** kann durch Bestimmung der Cyanid-Spiegel im Serum gesichert werden.

Soforttherapie der Cyanid-Vergiftung mit Antidoten:
— 4-DMAP (4-Dimethylaminophenolhydrochlorid) 3–4 mg/kg bzw. Natriumnitrat, 5 mg/kg als Methämoglobinbildner, das sich mit Cyanid zum nicht toxischen Cyanmethämoglobin (MetHbCN) verbindet
— Natriumthiosulfat (10 g) als Schwefeldonator, infundiert über 15 min
— Hydroxycobalamin (0,1 mg/kg i.v.) als nierengängiger Komplexbildner für Cyanid

6.1.3 Unerwünschte Wirkungen

Durch die Zufuhr von Nitroprussid können, neben der Intoxikationsgefahr, zahlreiche unerwünschte Nebenwirkungen auftreten. Die wichtigsten sind:
— Reflextachykardie,
— Tachyphylaxie,
— Anstieg des intrakraniellen Drucks,
— Rebound-Hypertension.

Reflextachykardie. Nicht selten wird unter Nitroprussid-Hypotension ein Anstieg der Herzfrequenz beobachtet. Hierbei handelt es sich um eine Reflexreaktion des Organismus auf den Blutdruckabfall. Um eine Tachykardie zu vermeiden oder zu beseitigen, wird die Zufuhr von **volatilen Inhalationsanästhetika** oder **β-Blockern** empfohlen.

Tachyphylaxie. Bei einigen Patienten muss die Nitroprussid-Dosis zunehmend gesteigert werden, um einen blutdrucksenkenden Effekt zu erreichen. Hierbei können leicht toxische Blutspiegel erreicht werden. Die Ursache dieser Tachyphylaxie ist nicht geklärt.

Anstieg des intrakraniellen Drucks. Nitroprussid dilatiert die Hirngefäße und kann hierdurch das zerebrale Blutvolumen so vermehren, dass nachfolgend der intrakranielle Druck ansteigt. Darum sollte Nitroprussid nicht bei Patienten mit **erhöhtem intrakraniellem Druck** bzw. niedriger Compliance des Gehirns eingesetzt werden, bevor die Dura eröffnet worden ist.

Rebound-Hypertension. Wird die Nitroprussid-Zufuhr schlagartig unterbrochen, so kann ein bis zu etwa 30 min anhaltender **Blutdruckanstieg** auftreten, der wahrscheinlich auf einer Reninfreisetzung durch die Hypotension beruht. Um die Rebound-Hypertension zu verhindern, wird empfohlen, die Nitroprussid-Hypotension **ausschleichend über etwa 30 min zu beenden**. Die Wirksamkeit von *β-Blockern* bei Rebound-Hypertension ist nicht gesichert.

Neben diesen Wirkungen soll durch Nitroprussid die **Thrombozytenfunktion** beeinträchtigt bzw. die **Thrombozytenzahl** vermindert werden. Die klinische Bedeutung dieser Befunde kann derzeit nicht ausreichend eingeschätzt werden.

6.2 Nitroglyzerin

Nitroglyzerin dilatiert ebenfalls *direkt* die Blutgefäße durch NO-Freisetzung, und zwar bevorzugt die Venen, so dass der venöse Rückstrom abnimmt. Die Plasmahalbwertszeit ist kurz, die Steuerbarkeit gut, eine direkte toxische Wirkung fehlt.

Für die **kontrollierte Hypotension** mit arteriellen Mitteldrücken zwischen 50 und 60 mmHg, wie z. B. bei der Chirurgie intrakranieller Aneurysmen, ist Nitroglyzerin wegen ungenügender Wirksamkeit *nicht geeignet*. Hingegen kann die Substanz für eine mäßige Hypotension oder zur Kontrolle von Blutdruckspitzen meist erfolgreich eingesetzt werden.

Nitroglyzerin dilatiert die venösen Hirngefäße und vermehrt das zerebrale Blutvolumen, so dass der **intrakranielle Druck** ansteigen kann.

Zubereitung. Meist wird eine Infusionslösung mit 25 oder 50 mg Nitroglyzerin in 250 ml Elektrolytlösung hergestellt. Die **Dosierung** erfolgt nach Wirkung über einen Perfusor. Initial kann die Substanz in einer Dosis von **1–2 µg/kg/min** zugeführt werden.

6.3 Urapidil

Urapidil blockiert die peripheren α_1-Rezeptoren und wirkt auf diese Weise vasodilatierend. Zusätzlich wird der arterielle Blutdruck durch eine zentrale Stimulation von α_2- und 5-Hydroxytryptamin-1A(HTIA)-Rezeptoren gesenkt. Die Arteriolen sind von der Dilatation stärker betroffen als die Venen. Im Gegensatz zu Nitroprussid und Nitroglyzerin wird das sympathoadrenerge System durch Urapidil nicht wesentlich aktiviert, auch treten keine Tachykardie und keine Rebound-Hypertension nach Unterbrechung der Zufuhr auf. Für die kontrollierte Hypotension sollte die Substanz mit einem volatilen Inhalationsanästhetikum kombiniert werden, um ausreichend tiefe arterielle Mitteldrücke zu erreichen und aufrechterhalten zu können.

Kontrollierte Hypotension mit Urapidil:
— zu Beginn der Hypotension 25 mg langsam i.v.
— bei Bedarf weitere 25 mg, danach 50 mg
— anschließend kontinuierliche Infusion, dosiert nach Wirkung (2–9 mg/kg/h über Perfusor)
— bevorzugt Kombination mit einem Inhalationsanästhetikum zur Verstärkung der Vasodilatation

Folgendes sollte beachtet werden: Hypovolämie, volatile Inhalationsanästhetika, Kalziumantagonisten, β-Rezeptoren-Blocker, Cimetidin und Alkohol verstärken die blutdrucksenkende Wirkung von Urapidil, so dass die Dosis entsprechend reduziert werden muss.

6.4 Volatile Anästhetika

Isofluran, Desfluran und **Sevofluran** können ebenfalls zur kontrollierten Hypotension eingesetzt werden. **Isofluran** weist hierbei den zusätzlichen Vorteil einer *direkten vasodilatierenden Wirkung* bei geringerer Beeinträchtigung der Myokardfunktion auf. Für die kontrollierte Hypotension sind meist **inspiratorische Konzentrationen von 2,5–3 Vol.%** erforderlich. Nicht immer gelingt es, mit Isofluran den angestrebten Blutdruckwert einzustellen.

Bei Desfluran müssen abrupte Konzentrationssteigerungen in der Einleitungsphase wegen der Gefahr der sympathoadrenergen Stimulation vermieden werden (siehe Kap. 3).

6.5 Weitere Substanzen

Neben den beschriebenen und vielfach untersuchten Substanzen werden weitere Pharmaka eingesetzt, über die keine umfassenden und systematischen Untersuchungen vorliegen und deren Stellenwert derzeit nicht zuverlässig beurteilt werden kann.

6.5.1 Labetalol und Esmolol

Labetalol. Diese Substanz blockiert kompetitiv die α_1- sowie die β_1- und die β_2-adrenergen Rezeptoren; außerdem wird die neuronale Aufnahme von Noradrenalin gehemmt. Die β-Rezeptoren-blockierende Wirkung ist 5–10-mal stärker als die Blockade der α_1-Rezeptoren. Daneben weist die Substanz intrinsische sympathomimetische Wirkungen auf der Ebene der β_2-Rezeptoren auf. Durch die Blockade von α_1-Rezeptoren zusammen mit der partiellen Stimulation der β_2-Rezeptoren entsteht die vasodilatierende Wirkung. Der Blutdruckabfall beruht aber nicht nur auf der Abnahme des peripheren Gefäßwiderstands, sondern auch auf einem Abfall des Herzzeitvolumens, der wiederum durch die negativ inotrope Wirkung von Labetalol hervorgerufen wird.

Eine reflektorische Tachykardie wird durch die Blockade der β_1-Rezeptoren verhindert. Die Kombination von Labetalol mit einem volatilen Inhalationsanästhetikum verstärkt die blutdrucksenkende Wirkung erheblich. Von Nachteil ist die lange Eliminationshalbwertszeit der Substanz (4–6 h). Des Weiteren müssen die Kontraindikationen für den Einsatz von β-Blockern beachtet werden.

Esmolol. Dieser selektive β_1-Rezeptoren-Blocker ohne intrinsische sympathomimetische Aktivität bewirkt ebenfalls eine Blutdrucksenkung, bedingt durch die negativ inotrope Wirkung mit Abfall des Herzzeitvolumens. Wichtigste Vorteile sind:
— Rascher Wirkungseintritt,
— kurze Wirkdauer,
— gute Steuerbarkeit.

Der maximale blutdrucksenkende Effekt tritt nach etwa 6 min ein, 15–20 min nach Absetzen der Substanz sind keine Wirkungen mehr nachweisbar. Diese kurze Wirkdauer von Esmolol beruht auf der hydrolytischen Spaltung durch Plasma- und Erythrozytenesterasen.

> **Dosierungsempfehlungen für Esmolol:**
> — initial ca. 1 mg/kg i.v.
> — danach 150 µg/kg/min als kontinuierliche Infusion
> — möglichst Kombination mit anderen blutdrucksenkenden Substanzen (s. u.)

Wegen der ausgeprägten negativ inotropen Wirkung sollte Esmolol nicht als Monosubstanz für die kontrollierte Hypotension eingesetzt, sondern mit anderen Substanzen wie Nitroprussid oder einem in niedrigen Konzentrationen bevorzugt vasodilatierend wirkenden Inhalationsanästhetikum kombiniert werden.

6.5.2 Adenosin und Adenosintriphosphat (ATP)

Adenosin und ATP als körpereigene Purinnukleotide senken den arteriellen Blutdruck vor allem durch Dilatation der arteriolären Widerstandsgefäße. Die Vasodilatation erfolgt direkt über spezifische Adenosin-2-Rezeptoren an den Gefäßmyozyten sowie indirekt über die Freisetzung von Stickstoffmonoxid (NO). Der Blutdruck fällt schlagartig ab, begleitet von einer reflektorischen Tachykardie und einem Anstieg des Herzzeitvolumens. Im Gegensatz zu Nitroprussidnatrium wird das Renin-Angiotensin-System nicht aktiviert. Auch tritt keine Rebound-Hypertension auf. Von Nachteil ist aber der konstringierende Effekt an den Nierengefäßen. Wegen der extrem kurzen Halbwertszeit von < 10 s sollte die Substanz über einen zentralen Venenkatheter zugeführt werden. Die Wirkung setzt innerhalb von 20 s ein; die ebenso rasche Metabolisierung erfolgt in den Erythrozyten bzw. im Gefäßendothel.

> **Dosierung von Adenosin** für die kontrollierte Hypotension:
> — ca. 100–140 µg/kg/min

6.5.3 Prostaglandin E_1

Prostaglandin E_1 senkt den Blutdruck durch Vasodilatation. Dieser Effekt ist dosisabhängig und beruht auf der direkten relaxierenden Wirkung auf die Gefäßmyozyten. Die Substanz wurde bereits bei neurochirurgischen Aneurysmaoperationen und in der endoprothetischen Chirurgie (totaler Hüftgelenkersatz) zur kontrollierten Hypotension eingesetzt.

Prostaglandin E_1 erweitert die meisten Gefäßgebiete, z.B. des Splanchnikus und der Niere, und senkt den peripheren Gefäßwiderstand. Die Myokardkontraktilität und die Herzfrequenz werden kaum beeinflusst. Die Erfahrungen mit Prostaglandin E_1 sind noch begrenzt, so dass die Substanz nicht generell für die kontrollierte Hypotension empfohlen werden kann, solange gründliche Untersuchungen fehlen.

> Dosierung von **Prostaglandin E_1** für die kontrollierte Hypotension:
> — ca. 0,1 µg/kg/min

Als Nebenwirkungen können Erytheme, bevorzugt im Gesicht, auftreten.

7 Praxis der kontrollierten Hypotension

7.1 Überwachungsmethoden

Während der kontrollierten Hypotension ist eine lückenlose Überwachung verschiedener Parameter erforderlich. Hierzu gehören vor allem:
— EKG,
— direkter arterieller Blutdruck (bevorzugt Mitteldruck),
— zentraler Venendruck,
— Pulsoxymeter und Kapnometer,
— Körpertemperatur,
— Urinausscheidung,
— arterielle Blutgase und Säure-Basen-Parameter,
— Hämoglobin bzw. Hämatokrit.

7.2 Unterstützende Maßnahmen

Häufig werden die pharmakologischen Maßnahmen durch *physikalische* Maßnahmen unterstützt, um den Blutdruck zu senken und die Blutung im Operationsgebiet zu vermindern. Hierzu gehören:
— Lagerungsmaßnahmen,
— Anwendung eines positiven endexspiratorischen Drucks (PEEP).

Lagerungsmaßnahmen. Wird das Operationsgebiet erhöht gelagert, so nimmt unter kontrollierter Hypotension die Durchblutung vermutlich ab, während gleichzeitig die venöse Drainage verbessert wird. In *sitzender Position* führt die kontrollierte Hypotension zu einer **Abnahme des venösen Rückstroms,** hierdurch können Herzzeitvolumen und Blutdruck abfallen.

Positiver endexspiratorischer Druck (PEEP). PEEP erhöht den intrathorakalen Druck und vermindert den venösen Rückstrom. Hierdurch können Herzzeitvolumen und arterieller Druck abfallen. Die pharmakologisch induzierte Blutdrucksenkung wird verstärkt.

7.3 Praktische Leitsätze für die Durchführung

— Beim gefäßgesunden Patienten sollte der arterielle Mitteldruck **nicht tiefer als 50–60 mmHg** gesenkt werden, um eine Mangeldurchblutung der Organe zu vermeiden.
— Hochwirksame Substanzen wie **Nitroprussid** sollten immer über **Infusionspumpe bzw. Perfusor** zugeführt werden, um eine bessere Steuerbarkeit zu gewährleisten.
— Mit der kontrollierten Hypotension sollte **einschleichend** begonnen werden, damit die Adaptationsvorgänge des Organismus rechtzeitig wirksam werden können.
— Das Beatmungsgasgemisch sollte mindestens **50% Sauerstoff** enthalten, um die durch den Blutdruckabfall bzw. die Pharmaka induzierte Störung des pulmonalen Gasaustausches zu kompensieren.
— Während der Hypotension sollten regelmäßig die **arteriellen Blutgase und Säure-Basen-Parameter kontrolliert** werden, um frühzeitig Störungen des pulmonalen Gasaustausches und eine metabolische Azidose festzustellen.
— **Stärkere Blutverluste** während der Operation müssen umgehend ersetzt werden, denn **Hypovolämie** kann zu schwerem Blutdruckabfall führen.
— Die hypotensive Phase sollte **so kurz wie möglich** sein und sich auf die kritische Operationsphase beschränken.
— Die **Nitroprussid-Hypotension** sollte **ausschleichend** beendet werden, um eine Rebound-Hypertension zu verhindern.

Literatur

Albera R, Ferrero V, Canale A, De Siena L, Pallavicino F, Poli L. Cochlear blood flow modifications induced by anaesthetic drugs in middle ear surgery: comparison between sevoflurane and propofol. Acta Otolaryngol. 2003 Sep;123(7):812–6.

Dutton RP. Controlled hypotension for spinal surgery. Eur Spine J. 2004 Oct;13 Suppl 1:S66–71.

Fukusaki M, Sumikawa K. The combination of hemodilution and controlled hypotension: physiology and clinical application. J Anesth. 2000;14(4):194–203

Goutcher CM, Jackson SA. Anaesthesia for spinal surgery in adults. Br J Anaesth. 2004 May;92(5):771; author reply 771–2.

Homi HM, Mixco JM, Sheng H, Grocott HP, Pearlstein RD, Warner DS. Severe hypotension is not essential for isoflurane neuroprotection against forebrain ischemia in mice. Anesthesiology. 2003 Nov;99(5):1145–51.

Lustik SJ, Papadakos PJ, Jackman KV, Rubery PT Jr, Kaplan KL, Chhibber AK. Nicardipine versus nitroprusside for deliberate hypotension during idiopathic scoliosis repair. J Clin Anesth. 2004 Feb;16(1):25–33.

Miyawaki T, Kohjitani A, Maeda S, Higuchi H, Shimada M. Effects of isoflurane-induced and prostaglandin E(1)-induced hypotension on cytokine responses to oral and maxillofacial surgery. J Clin Anesth. 2004 May;16(3):168–72.

Nanas JN, Tsolakis E, Terrovitis JV, Eleftheriou A, Drakos SG, Dalianis A, Charitos CE. Moderate systemic hypotension during reperfusion reduces the coronary blood flow and increases the size of myocardial infarction in pigs. Chest. 2004 Apr;125(4):1492–9.

Piper SN, Haisch G, Kumle B, Walz GA, Breining T, Mattinger P, Boldt J. [Effects of esmolol- and sodium nitroprusside-induced controlled hypotension on hepatocellular integrity in patients undergoing endonasal sinus surgery] Anasthesiol Intensivmed Notfallmed Schmerzther. 2003 Dec;38(12):781–6.

Tobias JD. Strategies for minimizing blood loss in orthopedic surgery. Semin Hematol. 2004 Jan;41(1 Suppl 1):145–56. Review.

Tuncali B, Karci A, Bacakoglu AK, Tuncali BE, Ekin A. Controlled hypotension and minimal inflation pressure: a new approach for pneumatic tourniquet application in upper limb surgery. Anesth Analg. 2003 Nov;97(5):

Zellin G, Rasmusson L, Palsson J, Kahnberg KE. Evaluation of hemorrhage depressors on blood loss during orthognathic surgery: a retrospective study. J Oral Maxillofac Surg. 2004 Jun;62(6):662–6.

30 Aufwachraum

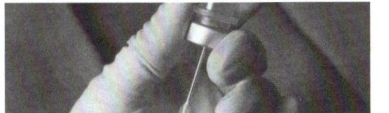

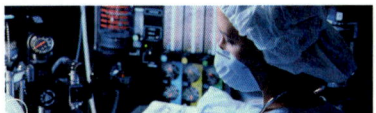

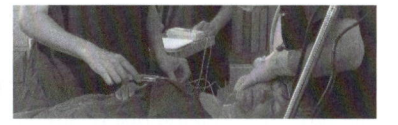

Inhaltsübersicht

1 Einführung 817
2 Ausstattung 817
3 Personelle Besetzung 818
4 Einschätzung und Protokollierung 818
5 Aufnahme des Patienten 819
6 Routineüberwachung 819
7 Postoperative Frühkomplikationen 820
   7.1 Atemstörungen 820
      7.1.1 Verlegung der Atemwege 820
      7.1.2 Hypoxie 820
      7.1.3 Verlängerte Apnoe und Hypoventilation 821
      7.1.4 Aspiration 822
   7.2 Störungen der Herz-Kreislauf-Funktion 822
      7.2.1 Hypotension 822
      7.2.2 Hypertension 822
      7.2.3 Herzrhythmusstörungen 822
      7.2.4 Low-Output-Syndrom 823
   7.3 Nachblutung 823
   7.4 Unterkühlung 824
   7.5 Muskelzittern 824
   7.6 Hyperthermie 824
   7.7 Flüssigkeits- und Elektrolytstörungen 824
   7.8 Oligurie und Polyurie 824
      7.8.1 Oligurie 824
      7.8.2 Polyurie 824
   7.9 Übelkeit und Erbrechen 825
      7.9.1 Begünstigende Faktoren 825
      7.9.2 Behandlung von Übelkeit und Erbrechen 825
   7.10 Agitiertheit 826
   7.11 Verzögertes Erwachen und anhaltende Bewusstlosigkeit 826
      7.11.1 Opiatüberhang 826
      7.11.2 Inhalationsanästhetika 827
      7.11.3 Intravenöse Anästhetika 827
      7.11.4 Ausgeprägte Muskelrelaxierung ... 827
      7.11.5 Antibiotika 828
      7.11.6 Lebererkrankungen 828
      7.11.7 Nierenerkrankungen 828
      7.11.8 Respiratorische Insuffizienz 828
      7.11.9 Einfluss des Lebensalters 828
      7.11.10 Hypothermie 828
   7.12 Zentral anticholinerges Syndrom 828

8 Schmerzen 829
   8.1 Behandlung 829
      8.1.1 Opioide 829
      8.1.2 Nichtopioid-Analgetika 830

9 Verlegung des Patienten 831
   9.1 Verlegung nach Regionalanästhesien 831

Literatur 831

1 Einführung

In der unmittelbaren postoperativen Phase wird das Leben des Patienten durch zahlreiche narkose- und operationsbedingte Komplikationen gefährdet, so dass während dieses Zeitraums eine sorgfältige und lückenlose Überwachung durch geschultes Personal in einer speziellen Aufwachzone erforderlich ist. Untersuchungen haben ergeben, dass ein großer Teil der innerhalb der ersten 24 h nach der Operation auftretenden Todesfälle auf einer unzulänglichen postoperativen Überwachung beruhte und vermeidbar gewesen wäre. Aus all diesen Gründen muss heutzutage jedes operative Krankenhaus über einen postoperativen Aufwachraum verfügen, in dem die zu erwartenden Komplikationen möglichst verhindert oder umgehend behandelt werden.

2 Ausstattung

Der postoperative Aufwachraum sollte in die operative Zone integriert sein, so dass Anästhesist und Chirurg sofort unmittelbaren Zugang zum Patienten haben und der Patient, wenn erforderlich, umgehend in den Operationssaal zurückgebracht werden kann.

Zur besseren Überwachung der Patienten sollte die Aufwachzone aus einem großen Raum bestehen. Die *Größe* richtet sich in erster Linie nach der operativen Kapazität des Krankenhauses. Für jeden Operationssaal werden durchschnittlich 1–1½ Aufwachbetten benötigt. Wünschenswert ist außerdem eine separate „septische Zone", in der Patienten mit Infektionen gesondert überwacht werden können. Ideal ist des Weiteren die unmittelbare Nachbarschaft von Labor- und Röntgeneinrichtungen.

Jeder Bettplatz muss ausreichend groß sein und über genügend Abstellfläche verfügen (12 m² Nutzfläche je Stellplatz).

> **Der Aufwachplatz sollte in folgender Weise ausgerüstet sein:**
> — Sauerstoff- und Druckluftanschluss
> — Vakuumanschluss zum Absaugen von Drainagen
> — Absauggerät und Absaugkatheter
> — Beatmungsgerät und Beatmungsbeutel, evtl. Masken-CPAP, Kapnometer
> — Monitor für EKG, Blutdruck, Atmung und Temperatur
> — Pulsoxymeter
> — Blutdruckmanschette
> — Infusionsständer
> — Infusionspumpe
> — Sauerstoffmasken und Atemluftanfeuchter
> — Kanülen, Spritzen, Handschuhe
> — Schreibunterlage für postoperatives Protokoll
> — Trennschirme

Außerdem müssen in der Aufwachzone bereitstehen:
— Narkosewagen mit Notfallzubehör,
— Defibrillator für den Sofortgebrauch,
— Thoraxdrainagen,
— Venenkatheter, Venenkanülen, arterielle Kanülen,
— Freilegungsbesteck,
— Koniotomie-/Tracheotomiebesteck,
— Medikamentenschrank mit den wichtigsten Arzneimitteln,
— Geräte zur Aufwärmung des Patienten,
— Transportmonitor.

Der Aufwachraum sollte des Weiteren einen zentralen Überwachungsplatz für alle Aufwachbetten, ausreichende Abstell- und Lagerräume sowie eine Nasszelle mit Fäkalienspüle aufweisen.

3 Personelle Besetzung

Der postoperative Aufwachraum wird von einem Anästhesisten geleitet. Er ist für die Behandlung der Patienten zuständig und entscheidet über deren Verlegung auf eine Allgemein- oder Intensivstation. Die Betreuung der Patienten sollte durch ausgebildete Anästhesieschwestern und -pfleger erfolgen. Im Allgemeinen versorgt hierbei *eine* Schwester, je nach Schweregrad der Erkrankung bzw. Art des Eingriffs, 2–3 Patienten.

Die ständige Präsenz eines Arztes ist im Aufwachraum in der Regel nicht erforderlich, jedoch muss ein kompetenter Arzt immer *sofort verfügbar* sein.

4 Einschätzung und Protokollierung

Bei jedem Patienten werden während seines Aufenthalts im Aufwachraum die Vitalfunktionen systematisch und in regelmäßigen Zeitabständen kontrolliert und klinisch eingeschätzt. Die erhobenen Befunde werden, ähnlich wie bei der Narkose, in ein postoperatives Überwachungsprotokoll eingetragen.

> **Überwachung und Dokumentation im Aufwachraum:**
> — Sauerstoffzufuhr
> — saO_2
> — Atemfrequenz
> — Herzfrequenz und -rhythmus
> — arterieller Blutdruck
> — Bewusstseinslage
> — Einschätzung postoperativer Schmerzen
> — Zufuhr von Analgetika und/oder Sedativa
> — Volumenersatz
> — Urinausscheidung
> — Temperatur
> — Drainage-Verluste
> — Name des Patienten
> — Zeitpunkt der Aufnahme und Verlegung
> — Verlegungsort
> — Ausstattungsgegenstände (Perfusoren, Monitore etc.), die mit auf die Station gegeben werden

Anhand der Befunde sollen in erster Linie folgende Fragen beantwortet werden können:
— Stabilisiert sich der postoperative Zustand des Patienten zunehmend?
— Entwickeln sich Komplikationen, die umgehend behandelt werden müssen?
— Sind schwerwiegende Komplikationen zu erwarten, so dass eine postoperative Intensivbehandlung erforderlich ist?

Postoperativer Aufwach-Score. Für die systematische Einschätzung des Patientenzustands kann der modifizierte postoperative Aufwach-Score nach Aldrete (▶ Tab. 30-1) eingesetzt werden. Dieser Score umfasst fünf Merkmale: Atmung, Kreislauf, Aktivität, Bewusstsein und arterielle O_2-Sättigung. Jedes Merkmal wird, ähnlich wie beim Apgar-Schema, mit 0, 1 oder 2 Punkten benotet; die maximal erreichbare Punktzahl beträgt 10, die niedrigste 0. Die Verlegung aus dem Aufwachraum erfolgt ab 9 Punkten.

Einschätzung von Schmerzen. Wache Patienten sollten sofort nach der Aufnahme zur Stärke postoperativer Schmerzen befragt werden. Hierfür können, je nach individuellen Gegebenheiten, die üblichen verbalen Einschätzskalen, visuellen Analogskalen oder numerischen Rating-Skalen eingesetzt werden (siehe Kap. 31). Sind Schmerzen entsprechender Intensität vorhanden, sollte sofort mit der Schmerztherapie begonnen werden.

5 Aufnahme des Patienten

Die Übergabe des Patienten an das Personal des Aufwachraums erfolgt am besten durch den Anästhesisten, der die Narkose durchgeführt hat. Der **Übergabebericht** umfasst:
— Name und Alter des Patienten,
— durchgeführte Operation,
— Name des betreffenden Operateurs,
— Anzahl und Art der Drainagen, Katheter und Sonden,
— operative Komplikationen,
— Anästhesietechnik und Narkoseverlauf,
— Einsatz von Antagonisten,
— Flüssigkeits- und Blutersatz,
— Anästhesiekomplikationen,
— Blutverluste und Verluste über Drainagen,
— Urinausscheidung,
— aktuelle Vitalparameter,
— Informationen über erforderliche Untersuchungen wie Röntgen oder Laborparameter,
— Fortführung bereits eingeleiteter Therapiemaßnahmen wie Antibiose, Augentropfen oder Heparinisierung.

Anweisungen des Chirurgen über spezielle Überwachungs- und Therapiemaßnahmen sollten ebenfalls zu diesem Zeitpunkt vorliegen. Erst wenn das weitere postoperative Vorgehen festgelegt worden ist und sich der initiale Zustand stabilisiert hat, darf der den Patienten übergebende Anästhesist den Aufwachraum verlassen.

Tab. 30-1 Modifizierter postoperativer Aufwach-Score nach Aldrete

Merkmal – Benotung	Befund
Aktivität	
2	bewegt vier Extremitäten spontan oder nach Aufforderung
1	bewegt zwei Extremitäten spontan oder nach Aufforderung
0	bewegt sich weder spontan noch nach Aufforderung
Atmung	
2	atmet tief durch, hustet ausreichend
1	Luftnot oder eingeschränkte Atmung
0	Apnoe
Kreislauf	
2	Blutdruck ± 20% vom Ausgangswert vor Narkose
1	Blutdruck ± 20–50% vom Ausgangswert vor Narkose
0	Blutdruck ± 50% vom Ausgangswert vor Narkose
Bewusstsein	
2	vollkommen wach
1	durch Anruf erweckbar
0	reagiert nicht
O_2-Sättigung	
2	$saO_2 > 92\%$ bei Atmung von Raumluft
1	zusätzlich O_2-Zufuhr erforderlich, um $saO_2 > 90\%$ zu halten
0	$saO_2 < 92\%$ trotz Sauerstoffzufuhr

Gesamtpunktzahl 10;
Entlassung aus dem Aufwachraum ab 9 Punkten

6 Routineüberwachung

Der ideale Patient ist bei der Aufnahme in den Aufwachraum wach und extubiert, Atmung und Herz-Kreislauf-Funktion sind stabil. Dieser Patient erhält **angefeuchteten Sauerstoff** über eine Maske und wird regelmäßig zum Abhusten und tiefen Durchatmen aufgefordert. Die Vitalparameter – Atmung, Blutdruck und Herzfrequenz (EKG-Monitor) – werden in den ersten 1–2 h mindestens alle 15 min überprüft und protokolliert sowie die arterielle O_2-Sättigung kontinuierlich mit einem Pulsoxymeter gemessen. Körpertemperatur, Blutverluste sowie Verluste über Drainagen und Sonden werden ebenfalls regelmäßig kontrolliert.

Nicht alle Patienten entsprechen dem postoperativen Idealzustand: Sie sind noch bewusstlos, der Tubus ist noch nicht entfernt worden, die Atmung reicht nicht aus, die Herz-Kreislauf-Funktion ist instabil, das Leben durch zahlreiche typische Komplikationsmöglichkeiten gefährdet. Diese Patienten benötigen eine besonders intensive Überwachung und postoperative Behandlung.

7 Postoperative Frühkomplikationen

Die wichtigsten Komplikationen der frühen postoperativen Phase sind:
— Atemstörungen,
— Störungen der Herz-Kreislauf-Funktion,
— Störungen des Flüssigkeits- und Elektrolytgleichgewichts,
— Nachblutungen,
— Unterkühlung,
— Muskelzittern,
— Übelkeit und Erbrechen,
— Hyperthermie.
Klinisch gilt:

> In der postoperativen Frühphase ist das Leben des Patienten vor allem durch Störungen der Atmung und der Herz-Kreislauf-Funktion bedroht!

7.1 Atemstörungen

Die wichtigsten Störungen der Atemfunktion in der frühen postoperativen Phase sind:
— Verlegung der Atemwege,
— Hypoxämie,
— verlängerte Apnoe und Hypoventilation,
— Aspiration.

7.1.1 Verlegung der Atemwege

Zurücksinken der Zunge. Die häufigste Ursache für eine postoperative Verlegung der Atemwege ist das Zurücksinken der Zunge mit Obstruktion des Hypopharynx beim bewusstlosen oder noch anrelaxierten Patienten.

Als **Sofortmaßnahme** wird der **Esmarch-Handgriff** angewandt, danach kann ein *oraler oder nasopharyngealer Tubus* eingeführt werden. Orotracheale Tuben können Würgen, Erbrechen oder einen Laryngospasmus auslösen, während nasotracheale Tuben vom Patienten besser toleriert werden und daher bevorzugt werden sollten. Bei Verdrahtung der Kiefergelenke oder nach plastischer Chirurgie im Mundbereich wird bei Verlegung der Atemwege grundsätzlich ein *nasopharyngealer Tubus* eingeführt. Lässt sich die Obstruktion mit diesen einfachen Hilfsmitteln nicht beseitigen, so ist eine erneute endotracheale Intubation indiziert. Zusätzlich erhalten alle Patienten mit Atemwegobstruktion **Sauerstoff**.

Laryngospasmus gehört zu den seltenen Ursachen einer postoperativen Verlegung der Atemwege. Auslöser ist zumeist eine Stimulation des Larynx beim Erwachen aus der Narkose (z. B. durch Schleim, Blut, Magensaft bzw. -inhalt, unvorsichtiges Absaugen, grobes Vorgehen bei der Extubation usw.). Gelingt es nicht, den Spasmus durch Beseitigung des Stimulus, Esmarch-Handgriff und Überdruckbeatmung mit Maske und Atembeutel innerhalb kurzer Zeit zu durchbrechen, so sollten beim Erwachsenen **10–20 mg Succinylcholin i. v.** injiziert werden, um die Muskulatur des Larynx zu relaxieren. Hierbei muss der Patient vorübergehend mit 100% Sauerstoff über Maske und Atembeutel beatmet werden.

7.1.2 Hypoxie

Die Hypoxie, der Abfall des paO_2 unter 70–75 mmHg, ist ebenfalls eine typische Komplikation der frühen postoperativen Phase. Zu den wichtigsten **Ursachen** gehören:
— Hypoventilation,
— Störungen des Belüftungs-Durchblutungs-Verhältnisses,
— erhöhter intrapulmonaler Rechts-links-Shunt, z. B. durch Atelektasen,
— erhöhter Sauerstoffbedarf durch Muskelzittern oder Fieber,
— zu niedrige inspiratorische Sauerstoffkonzentration,
— Lungenödem,
— Pneumothorax,
— Bronchusobstruktion,
— Aspiration von Mageninhalt,
— Low-Output-Syndrom bzw. niedriges Herzzeitvolumen,
— Lungenembolie.

Das Auftreten einer Hypoxie wird auch durch die Anästhesietechnik und die Art des operativen Eingriffs beeinflusst. Hypoxiegefährdet sind vor allem Patienten nach **Oberbaucheingriffen** und **Thoraxoperationen** sowie Patienten mit **chronischen Lungenerkrankungen** und **erheblichem Übergewicht**.

Postoperativ ist die Hypoxie nicht immer leicht zu erkennen, besonders wenn eine Anämie besteht. Auch muss beachtet werden, dass beim noch anästhesierten – ebenso wie beim alten – Patienten die

die Atmung und Herz-Kreislauf-Funktion stimulierende *Reaktion auf Hypoxie* abgeschwächt oder aufgehoben sein kann. Sicherstes diagnostisches Verfahren ist daher eine *arterielle Blutgasanalyse*. Außerdem sollte versucht werden, die Ursache der Hypoxie zu erkennen.

Zur **Prophylaxe** der Hypoxie erhalten grundsätzlich alle Patienten in der frühen postoperativen Phase angefeuchteten Sauerstoff zugeführt und werden, sofern sie nicht beatmet sind, in regelmäßigen Abständen zum tiefen Durchatmen und Abhusten aufgefordert.

Für die **Behandlung** der Hypoxie genügt bei den meisten Patienten die Zufuhr von Sauerstoff über eine Gesichtsmaske. Bleibt die Hypoxie trotz Zufuhr von 100% Sauerstoff bestehen, so sind die endotracheale Intubation und maschinelle Beatmung indiziert. Bei erniedrigter funktioneller Residualkapazität sollte außerdem ein PEEP angewandt werden, um den pulmonalen Gasaustausch zu verbessern; hierbei sollte die niedrigstmögliche inspiratorische Sauerstoffkonzentration eingestellt werden.

7.1.3 Verlängerte Apnoe und Hypoventilation

Verlängerte Apnoe und Hypoventilation sind eine typische anästhesiebedingte Komplikation.

Die wichtigsten **Ursachen** sind:
— Zentrale Atemdepression durch Anästhetika,
— periphere Ateminsuffizienz durch Muskelrelaxanzien,
— Beeinträchtigung der Ventilation durch Schmerzen, Übergewicht, Pneumothorax, Hämatothorax, straffe Verbände usw.;
— Atemstillstand durch verlängerte Hyperventilation während der Narkose.

Zwar führt eine **Hyperkapnie** oft zu Blutdruckanstieg, Tachykardie und Schwitzen, jedoch fehlt diese Reaktion nicht selten in der unmittelbar postoperativen Phase, besonders bei alten Patienten. Die Diagnose sollte durch eine arterielle Blutgasanalyse gesichert werden.

Zentrale Atemdepression. Ist die Muskelkraft normal und besteht keine Hypokapnie, so wird die Atemdepression bzw. Apnoe vermutlich durch Anästhetika hervorgerufen. Grundsätzlich kann die Atemdepression durch Opioide oder dampfförmige Inhalationsanästhetika bedingt sein, häufigere Ursache ist jedoch die Restwirkung der Opioidanalgetika. Hierbei kann die Atemdepression auch dann auftreten, wenn der Patient im Operationssaal bereits ausreichend geatmet hat. **Klinisch gilt:**

> Mit einer erneuten postoperativen Atemdepression muss vor allem nach der Zufuhr hoher Dosen von Opioiden gerechnet werden. Bei diesen Patienten ist eine besonders sorgfältige Überwachung der Atemfunktion erforderlich. Auch dürfen diese Patienten nicht zu früh aus dem Aufwachraum auf die Allgemeinstation verlegt werden.

Nicht selten wird eine Atemdepression auch beobachtet, wenn eine Inhalationsnarkose durch niedrige Dosen von Opioiden supplementiert worden ist.

Ist die Atemdepression durch Opioide bedingt, so kann mit **Naloxon** antagonisiert werden. Hierbei muss aber beachtet werden, dass die Wirkungsdauer des Antagonisten kürzer sein kann als die der verwendeten Opioide, so dass eine erneute Atemdepression auftritt. In diesem Fall muss nachantagonisiert werden.

> Keineswegs darf ein Patient kurz nach der Antagonisierung auf die Allgemeinstation verlegt werden.

Muskelrelaxierung. Nicht selten ist eine „Anrelaxierung" des Patienten die Ursache der Atemdepression bzw. der unzureichenden mechanischen Atemfunktion. Besteht eine Anrelaxierung, so wird die Wirkung der Muskelrelaxanzien antagonisiert oder aber der Patient bis zum Abklingen der Wirkung mit dem Respirator weiter beatmet.

Beeinträchtigung der Atemmechanik. Bei einigen Patienten wird die Ventilation durch den operativen Eingriff beeinträchtigt. Dies gilt vor allem für **Oberbaucheingriffe und Thoraxoperationen;** sie gehen am Operationstag praktisch immer mit einer Abnahme der Vitalkapazität einher. Daneben kann die Ventilation auch durch Schmerzen, geblähtes Abdomen, Übergewicht, zu straffe Verbände, Pneumothorax, Hämatothorax usw. gestört werden.

Hyperventilation. Ist ein Überhang von Narkosemitteln oder Muskelrelaxanzien nicht die Ursache einer verlängerten Apnoe nach der Narkose, so liegt sehr häufig eine **Hypokapnie** durch Hyperventilation während der Narkose zugrunde. Die Diagnose wird durch eine arterielle Blutgasanalyse gestellt. Ist eine Hypokapnie die Ursache des Atemstillstands, wird das Atemminutenvolumen am Respirator so lange vermindert, bis der $paCO_2$ sich normalisiert hat. Danach sollte der Patient seine Spontanatmung wieder aufnehmen. Hierbei muss beachtet werden, dass für den Wiederanstieg des $paCO_2$ eine gewisse Zeit erforderlich ist: Bei Apnoe steigt der $paCO_2$ um etwa 3 mmHg/min an.

7.1.4 Aspiration

Störungen der Oxygenierung in der postoperativen Phase können auch durch eine Aspiration von Mageninhalt bedingt sein. Hierbei kann die Aspiration während der Narkoseeinleitung, intraoperativ, während der Ausleitung oder – bei anhaltender Sedierung oder Bewusstlosigkeit des extubierten Patienten – noch im Aufwachraum erfolgt sein. Bei Husten, Giemen, Bronchospasmus und Hypoxämie sollte immer an die Möglichkeit einer Aspiration gedacht werden.

Die wichtigsten **Risikofaktoren** für eine pulmonale Aspiration im Aufwachraum sind:
— Anhaltende Sedierung und Bewusstseinseinschränkung des extubierten Patienten,
— aufgehobene respiratorische Schutzreflexe durch Oberflächenanästhesie oder laryngeale Nervenblockade,
— restliche neuromuskuläre Blockade mit Beeinträchtigung des Glottisverschlusses und Hustenmechanismus,
— Überblähung des Abdomens mit Gas bzw. Luft,
— Übelkeit und Erbrechen.

Patienten mit wesentlich höherem Aspirationsrisiko dürfen erst nach vollständiger Rückkehr der Schutzreflexe extubiert werden.

7.2 Störungen der Herz-Kreislauf-Funktion

Die wichtigsten postoperativen Störungen der Herz-Kreislauf-Funktion sind:
— Hypotension,
— Hypertension,
— Herzrhythmusstörungen,
— Herzinsuffizienz.

7.2.1 Hypotension

Die Hypotension gehört zu den häufigsten kardiovaskulären Komplikationen in der frühen postoperativen Phase. Wichtigste Ursache ist der *Volumenmangel*, seltene **Ursachen** sind:
— Herzinsuffizienz,
— Sepsis,
— vasodilatierende Substanzen,
— Pneumothorax,
— Lungenembolie,
— Herztamponade,
— Nebenniereninsuffizienz.

Hypovolämie. Der intravasale Volumenmangel beruht auf einer ungenügenden Flüssigkeitszufuhr während der Narkose oder anhaltenden Blut- und Flüssigkeitsverlusten in der postoperativen Phase. Die klinischen Zeichen sind:
— Hypotension,
— Tachykardie,
— niedriger zentraler Venendruck,
— niedriger Pulmonalarteriendruck,
— Abnahme der Urinausscheidung.

Die *Behandlung* besteht in ausreichender Volumenzufuhr; Vasopressoren sollten bei Hypovolämie nur mit größter Zurückhaltung gegeben werden.

7.2.2 Hypertension

Hypertension ist ebenfalls eine relativ häufige Komplikation im Aufwachraum. Die wichtigsten **Ursachen** sind:
— Schmerzen,
— Hypoxie,
— Hyperkapnie,
— Hypervolämie durch Überinfusion bzw. -transfusion,
— volle Harnblase.

Daneben treten postoperative Blutdruckanstiege oft bei vorbestehendem Hypertonus auf. Schwere Hypertonie kann zu Herzinsuffizienz, Myokardischämie oder Hirnblutung führen und sollte daher umgehend behandelt werden.

Behandlung: zunächst Schmerzen, Hypoxie, Hyperkapnie oder Hypervolämie beseitigen, Harnblase entleeren. Bleibt der Blutdruck erhöht, so ist eine medikamentöse Blutdrucksenkung indiziert. Bei sonst nicht hypertensiven Patienten handelt es sich meist um eine nur wenige Stunden anhaltende Störung, die mit kurzwirksamen Antihypertensiva behandelt werden sollte, z. B. **Nitroglyzerin,** in Notsituationen auch **Nitroprussid.** Verwendet werden u. a. auch Hydralazin, Clonidin, Urapidil, β-Blocker (z. B. Esmolol) oder Nifedipin; mit diesen Substanzen tritt die Wirkung, im Gegensatz zu Nitroglyzerin und Nitroprussid, verzögert ein und hält länger an.

Bei vorbehandelten Hypertonikern sollte die antihypertensive Dauermedikation frühzeitig wieder aufgenommen werden, wenn erforderlich, vorübergehend intravenös.

7.2.3 Herzrhythmusstörungen

Die wichtigsten **Ursachen** für Herzrhythmusstörungen in der frühen postoperativen Phase sind:
— Elektrolytstörungen, besonders Hypokaliämie,
— Hypoxämie,
— Hyperkapnie,
— metabolische Alkalose oder Azidose,

- Digitalisintoxikation,
- vorbestehende Herzerkrankungen,
- operationsbedingte Irritationen des Herzens nach Thorax- und Oberbaucheingriffen.

Sinustachykardie. Eine gesteigerte Herzfrequenz ist postoperativ relativ häufig zu beobachten. Die wichtigsten Ursachen sind:
- Schmerzen,
- Hypovolämie,
- Hypoxie,
- Fieber,
- Sepsis,
- Angst und Aufregung,
- Hyperthyreose; Phäochromozytom.

Die Therapie richtet sich primär nach den zugrundeliegenden Ursachen. Eine Tachykardie wird von Herzgesunden im Allgemeinen gut toleriert, bedarf jedoch beim Koronarkranken der Behandlung, um eine Myokardischämie zu vermeiden. Lässt sich bei Patienten mit schwerer Koronarkrankheit keine plausible Ursache für die Tachykardie feststellen, so können vorsichtig **β-Rezeptoren-Blocker** zugeführt werden, z.B. Esmolol unter kontinuierlicher EKG-Überwachung.

Sinusbradykardie ist postoperativ eher selten. Ursachen können u. a. sein:
- Schwere Hypoxie,
- Wirkung von Cholinesterasehemmern, z.B. Neostigmin (Prostigmin),
- Unterkühlung,
- Anstieg des Hirndrucks nach neurochirurgischen Eingriffen,
- erhöhter Augeninnendruck nach Augenoperationen.

Eine Behandlung ist zumeist nicht erforderlich. Geht die Bradykardie mit Blutdruckabfall einher, sollte *Atropin* i.v. injiziert werden. Bei ausgeprägter, therapierefraktärer Bradykardie ist u. U. ein transvenöser Schrittmacher erforderlich.

Supraventrikuläre Extrasystolen bedürfen gewöhnlich keiner Therapie.

Ventrikuläre Extrasystolen können Vorläufer von Kammerflimmern sein. Hier ist erhöhte Aufmerksamkeit geboten. Ursachen sind u. a.:
- Hypoxie,
- Hyperkapnie,
- Elektrolytstörungen (vor allem Kalium),
- Azidose,
- koronare Herzerkrankung.

Eine Therapie ist zumeist erst erforderlich, wenn mehr als fünf ventrikuläre Extrasystolen pro Minute auftreten. Auch hier müssen primär, soweit möglich, die zugrundeliegenden Ursachen beseitigt werden. Medikamentös können z.B. Lidocain oder Propafenon eingesetzt werden.

Supraventrikuläre und ventrikuläre Tachykardien. Die wichtigsten Ursachen in der postoperativen Phase sind:
- Hypoxie,
- Hyperkapnie,
- Elektrolytstörungen, bes. Hypokaliämie,
- Azidose,
- koronare Herzerkrankung.

Zunächst muss möglichst die zugrundeliegende Ursache beseitigt werden.

Bei **supraventrikulären Tachykardien** können medikamentös Kalziumantagonisten, z.B. Verapamil (Isoptin), oder β-Rezeptoren-Blocker, z.B. Esmolol, eingesetzt werden, evtl. ist eine Kardioversion erforderlich.

Bei **ventrikulärer Tachykardie** droht Kammerflimmern, so dass eine umgehende Behandlung erforderlich ist. Medikamentös wird Lidocain eingesetzt; nicht selten ist jedoch eine Kardioversion erforderlich.

Herzstillstand. Ein Herzstillstand im Aufwachraum beruht zumeist auf einer Hypoxie, z.B. durch Atemstillstand oder Verlegung der Atemwege, oder auf einer schweren Hypovolämie, gelegentlich auch auf Elektrolytstörungen oder Lungenembolie. Behandlung siehe Kapitel 34.

7.2.4 Low-Output-Syndrom

Ein postoperativer Abfall des Herzzeitvolumens wird häufig (sofern keine Hypovolämie vorliegt) durch eine Herzinsuffizienz aufgrund einer vorbestehenden Herzerkrankung, gelegentlich durch Myokardinfarkt, Lungenembolie, Herztamponade oder Spannungspneumothorax hervorgerufen. Primär muss die zugrundeliegende Ursache beseitigt werden. Weitere Maßnahmen: positiv inotrope Substanzen, Sauerstoffzufuhr, Optimierung von Pre- und Afterload.

7.3 Nachblutung

Postoperative Nachblutungen sind eine häufige Ursache für Hypovolämie mit Blutdruckabfall. Die meisten Blutungen sind chirurgisch bedingt, nur selten liegt eine Störung der Blutgerinnung zugrunde. Chirurgische Blutungen bedürfen der Behandlung durch den Operateur.

7.4 Unterkühlung

Die Auskühlung des Patienten ist eine typische Komplikation in vollklimatisierten Operationsräumen. Besonders gefährdet sind die Patienten bei langdauernden Operationen in Abdomen oder Thorax. Bei einigen Patienten fällt hierbei, wenn keine entsprechende Vorsorge getroffen wird, die Rektaltemperatur bis auf 30 °C ab. Bei ausgeprägter Unterkühlung können folgende **Zeichen** auftreten:
— Schläfrigkeit und Verlangsamung,
— Bradykardie,
— erniedrigter Blutdruck,
— verminderte Atmung.
Alle diese Zeichen sind gewöhnlich Folge des erniedrigten Stoffwechsels und bedürfen keiner Therapie.

Die **Behandlung** besteht im Schutz vor weiteren Wärmeverlusten durch vorgewärmte Betten sowie Wiedererwärmung mit Decken, Warmluftgebläsen, Wärmelampen, Wärmematten und erwärmten Infusionslösungen. Kältezittern steigert den Sauerstoffverbrauch und muss vermieden werden. Verlegt werden darf der Patient erst, wenn die Rektaltemperatur auf über 35 °C angestiegen ist.

7.5 Muskelzittern

Postoperatives Muskelzittern wird vor allem nach Inhalationsanästhesie beobachtet. Der genaue Mechanismus ist unbekannt. Durch das Zittern steigt der Gesamtsauerstoffverbrauch an, eine Wirkung, die vor allem bei Patienten mit eingeschränkter kardialer Reserve, z. B. Koronarkranken, unerwünscht ist.

Behandlung: Wärmeschutz, zusätzliche Decken beim Unterkühlten, Sauerstoffzufuhr, wenn erforderlich Pethidin oder Clonidin.

7.6 Hyperthermie

Die wichtigsten Ursachen für einen Anstieg der Körpertemperatur in der frühen postoperativen Phase sind:
— Infektionen, vorbestehend oder akut auftretend, z. B. nach Darmoperationen oder urologischen Eingriffen,
— Atropinüberdosierung bei Kleinkindern,
— verminderte Wärmeabgabe,
— Pyrogene, z. B. aus Blutkonserven oder Infusionslösungen,
— übermäßiger Einsatz von Wärmesystemen und/oder Abdecktüchern,
— maligne Hyperthermie (extrem selten).
Die **Therapie** ist zumeist symptomatisch: physikalische Maßnahmen, Antipyretika bei Rektaltemperaturen über 39 °C.

7.7 Flüssigkeits- und Elektrolytstörungen

Diese Störungen beruhen gewöhnlich auf ungenügender perioperativer Flüssigkeits- und Elektrolyttherapie. Klinisch wichtig ist vor allem die *Hypokaliämie*. Einzelheiten hierzu siehe Kapitel 27.

7.8 Oligurie und Polyurie

7.8.1 Oligurie

Eine Abnahme der Urinausscheidung in der frühen postoperativen Phase bis hin zur Oligurie ist zumeist *prärenal* bedingt. Die wichtigsten **Ursachen** sind:
— Hypovolämie,
— Herzinsuffizienz bzw. Low-Output-Syndrom.
Gelegentlich ist aber die Oligurie bereits Hinweis auf ein sich entwickelndes *akutes Nierenversagen* (akute Tubulusnekrose), insbesondere beim schwer kranken Patienten.

Eine *postrenale* Oligurie beruht auf einer Obstruktion der ableitenden Harnwege, die zumeist chirurgisch beseitigt werden muss.

Die **Diagnose** „Oligurie" wird im Aufwachraum nur dann früh gestellt, wenn ein Blasenkatheter gelegt worden ist. Vor Einleitung der Behandlung muss die Durchgängigkeit des Katheters überprüft werden.

Behandlung: Bei *Hypovolämie* ist ausreichende Flüssigkeitszufuhr erforderlich, am besten unter Kontrolle des zentralen Venendrucks. Kommt nach Beseitigung der Hypovolämie die Urinausscheidung nicht in Gang, so können Diuretika in niedriger Dosierung, z. B. Furosemid (Lasix), zugeführt werden.

Bei *Herzinsuffizienz* bzw. *Low-Output-Syndrom* sind inotrope Substanzen wie z. B. Dopamin erforderlich, evtl. auch Diuretika. Bei schwerstkranken Patienten wird die Überwachung der kardiovaskulären Therapie und Volumensubstitution mit einem *Pulmonaliskatheter* empfohlen.

7.8.2 Polyurie

Eine verstärkte Urinausscheidung in der postoperativen Phase beruht in erster Linie auf einer ausgie-

bigen intraoperativen Flüssigkeitszufuhr. Andere Ursachen sind:
- Osmotische Diurese bei Hyperglykämie (auch durch Zufuhr großer Mengen Glukoselösung),
- intraoperative Diuretikazufuhr,
- Diabetes insipidus nach neurochirurgischen Eingriffen, Schädel-Hirn-Trauma, erhöhter Hirndruck, Zufuhr von Vasopressin,
- polyurisches Nierenversagen.

7.9 Übelkeit und Erbrechen

Übelkeit, Brechreiz und Erbrechen (PONV = postoperative nausea and vomiting) gehören zu den häufigsten Komplikationen nach einer Narkose, ganz gleich, ob Allgemeinanästhesie oder Regionalanästhesie. Das Maximum liegt gewöhnlich in den ersten 2 h nach der Operation. Die Häufigkeit wird beim Erwachsenen mit 14–40% angegeben, bei Kindern im Alter von 6–16 Jahren mit 34–51%. Übelkeit und Erbrechen entstehen durch direkte oder indirekte Stimulierung des Brechzentrums über die Chemorezeptoren-Triggerzone. Zum Brechzentrum ziehen Afferenzen aus dem Magen-Darm-Trakt und dem vestibulären Anteil des VIII. Hirnnervs sowie visuelle und kortikale Impulse. Die Chemorezeptoren-Triggerzone wird durch Anästhetika und Analgetika stimuliert, während Antiemetika die Erregungsübertragung hemmen.

7.9.1 Begünstigende Faktoren

Postoperative Übelkeit und Erbrechen beruhen zumeist nicht auf einer einzelnen Ursache, sondern entstehen eher multifaktoriell. Als wichtigste prädisponierende und auslösende Faktoren gelten (siehe auch Kap. 18):
- Weibliches Geschlecht,
- Alter (Kinder),
- Nichtraucher,
- Reisekrankheit in der Vorgeschichte,
- starke Adipositas, Niereninsuffizienz, Diabetes,
- neuromuskuläre Erkrankungen,
- Grunderkrankungen wie Cholezystitis, Appendizitis, Ileus, Pylorusstenose,
- Frühschwangerschaft,
- erhöhtes Magensaftvolumen, z. B. durch Angst,
- verzögerte Magenentleerung,
- Prämedikation mit Opioiden,
- Etomidat, Ketamin, Isofluran, Desfluran, Sevofluran, Lachgas, Fentanyl, Alfentanil, Sufentanil,
- balancierte Anästhesie,
- Art der Operation: z. B. Strabismus, Mittelohr, intraabdominell, gynäkologisch,
- postoperativer Blutdruckabfall (z. B. bei Spinal- oder Periduralanästhesie, Blutverlusten),
- postoperative Schmerzen,
- postoperative Lageänderungen.

Prophylaktische Maßnahmen. Siehe Kapitel 18.

7.9.2 Behandlung von Übelkeit und Erbrechen

Wegen der vielfältigen Ursachen sind oft mehrere Maßnahmen erforderlich, um postoperative Übelkeit und Erbrechen zu beseitigen (leider nicht immer mit Erfolg):
- Antiemetika, jedoch möglichst ohne sedierende Wirkung, um den Aufenthalt im Aufwachraum nicht unnötig zu verlängern. Minimale Dosen verwenden, um extrapyramidale Nebenwirkungen zu vermeiden.
- Ausreichende Hydrierung durch Infusion von Elektrolytlösung bzw. Blutersatz bei Blutungen.
- Beseitigung von Schmerzen.
- Entfernen einer dicht sitzenden Gesichtsmaske; wenn möglich, Hochlagerung des Oberkörpers, Aufforderung zum tiefen Einatmen unter beruhigendem Zureden.

In ▶ Tabelle 30-2 sind gebräuchliche Medikamente für die Behandlung von PONV zusammengestellt. Metoclopramid, Dexamethason und Scopolamin sind bei Übelkeit und Erbrechen unwirksam und sollten daher nicht eingesetzt werden.

5-HT$_3$-Rezeptor-Antagonisten. Die 5-HT$_3$-Rezeptor-Antagonisten Ondansetron, Dolasetron, Granisetron und Tropisetron sind wirksame Substanzklasse für die Prophylaxe und Behandlung von postoperativer Übelkeit und Erbrechen. Ihre Wirkung beruht auf der selektiven Blockade zentraler und peripherer Hydroxytryptamin-(= Serotonin-) Rezeptoren des Typs 2. Da diese Substanzen nicht mit Histamin-, Muskarin- oder Dopaminrezeptoren interagieren, wird das Erwachen aus der Narkose nicht verzögert, auch treten keine Angstzustände oder extrapyramidale Nebenwirkungen auf.

! Die 5-HT$_3$-Rezeptor-Antagonisten Ondansetron, Dolasetron, Granisetron und Tropisetron gelten derzeit als effektivste Substanzen für die Prophylaxe und Therapie von PONV bei gleichzeitig geringen Nebenwirkungen. Allerdings lässt sich PONV nicht bei allen Patienten verhindern; auch sind die Substanzen teuer.

Tab. 30-2 Medikamentöse Therapie von postoperativer Übelkeit und Erbrechen

Antiemetikum-Typ	Wirkmechanismus	Nebenwirkungen	Anmerkungen	Dosierung
5-HT$_3$-Antagonisten Ondansetron, Dolasetron Granisetron	Rezeptorantagonismus: Serotoninrezeptor	Kopfschmerzen, Obstipation, allergische Reaktionen, vorübergehende Erhöhung der Leberenzyme, Verlängerung von EKG-Intervallen	gehören zu den stärksten Antiemetika, Ondansetron für Kinder ab 4 Jahren	**Ondansetron** Erwachsene: 1 mg i.v. Kinder: 0,1 mg/kg i.v. **Dolasetron** Erwachsene: 12,5 mg i.v. Kinder: 350 µg/kg i.v.
Antihistaminika Dimenhydrinat	Rezeptorantagonismus: Histaminrezeptor (Muskarinrezeptor) (Dopaminrezeptor)	Sedierung, Mundtrockenheit	gut bei vestibulär vermitteltem Erbrechen, wird bevorzugt bei Kindern eingesetzt	Erwachsene: 16–32 mg i.v. Kinder: 2–5 mg/kg rektal 0,5–1 mg/kg i.v.
Neuroleptika Triflupromazin, Droperidol	Rezeptorantagonismus: Dopaminrezeptor (Histaminrezeptor) (Muskarinrezeptor) (Serotoninrezeptor)	Sedierung, extrapyramidalmotorische Störungen, Unruhe, Dysphorie, Hypotension	Nebenwirkungen dosisabhängig, Droperidol gehört zu den stärksten Antiemetika; Anwendung von Droperidol besonders bei Kindern durch Angstzustände limitiert	**Triflupromazin** Erwachsene: 5–10 mg i.v. **Droperidol** Erwachsene: 10–20 µg/kg i.v. Kinder: 50–75 µg/kg i.v.

7.10 Agitiertheit

Bei einigen Patienten treten in der postoperativen Phase Unruhe und Erregungszustände auf. **Ursachen** können u. a. sein:
— Hypoxämie,
— Hyperkapnie,
— Harnverhaltung,
— Aufblähung des Magens,
— alleinige Prämedikation mit Neuroleptika, Barbituraten und Scopolamin,
— Schmerzen,
— Angst,
— Alkohol- und/oder Medikamentenentzug (vor allem Psychopharmaka).

Bei der Behandlung müssen primär die Ursachen herausgefunden werden, bevor sediert wird.

7.11 Verzögertes Erwachen und anhaltende Bewusstlosigkeit

Verzögertes Erwachen, anhaltende Bewusstseinseinschränkung oder Reaktionslosigkeit in der frühen postoperativen Phase beruhen zumeist auf den anhaltenden Wirkungen von Prämedikationssubstanzen, Inhalationsanästhetika, i.v. Anästhetika, Sedativ-Hypnotika, Anticholinergika und Muskelrelaxanzien. Andere Ursachen wie metabolische und neurologische Störungen (▶ Tab. 30-3) müssen ebenfalls bedacht werden, sind aber im Vergleich zu den Medikamentenwirkungen eher selten.

Die Überprüfung der Bewusstseinslage im Aufwachraum erfolgt am besten durch einen starken taktilen Stimulus, nicht durch Ansprache allein. Reagiert der Patient nicht, so muss nach den Ursachen der anhaltenden Bewusstlosigkeit gesucht werden. Sind Medikamentenwirkungen, z. B. durch Antagonisten wie Naloxon, Flumazenil, Physostigmin oder Anticholinesterasen, ausgeschlossen worden, sollte bei anhaltender Bewusstlosigkeit eine neurologische Konsiliaruntersuchung erfolgen.

7.11.1 Opiatüberhang

Die Zufuhr hoher Opiatdosen während der Narkose führt – unabhängig von der gewählten Substanz – zu einer charakteristischen Dämpfung des Patienten in der unmittelbaren postoperativen Phase, die in folgender Weise gekennzeichnet ist:
— Reaktionslosigkeit,
— ausgeprägte Atemdepression,
— stecknadelkopfgroße Pupillen,
— rasches und vollständiges Erwachen nach Injektion eines Antagonisten.

Opiatbedingte Bewusstlosigkeit und Atemdepression können auch nach Zufuhr sonst eher kurz wirkender Substanzen wie z. B. Alfentanil auftreten; und selbst nach Remifentanil wird mitunter ein deutlich verzögertes Erwachen beobachtet.

Liegt also das charakteristische klinische Bild vor und weisen auch Art, Dosis und Zeitpunkt der letzten Injektion des Opioids auf einen Überhang hin, so kann die Diagnose durch Injektion des Opiatantagonisten Nalaxon gesichert werden. Allerdings sollte der Antagonist titrierend injiziert werden, um ein jähes Erwachen des Patienten mit bedrohlichen Herzrhythmusstörungen zu vermeiden. Des Weiteren sollte Folgendes beachtet werden:

— Wurden während der Anästhesie sehr hohe Opiatdosen zugeführt, so besteht die Gefahr, dass die Atemdepression und Einschränkung des Bewusstseins nach Abklingen der Antagonistenwirkung zurückkehren.
— In diesem Fall ist es sicherer, auf die Antagonisierung zu verzichten und stattdessen die Atemwege zu sichern und die Atmung zu unterstützen, bis die depressorische Wirkung der Opioide zuverlässig abgeklungen ist.
— Zu beachten ist weiter, dass die Zufuhr lang wirkender Sedativa bzw. Benzodiazepine zur Prämedikation oder die zu späte Prämedikation bei kürzeren Eingriffen wie auch die Injektion dieser Substanzen während der Operation das Erwachen aus einer opioidgestützten Narkose mitunter erheblich verzögern kann.

7.11.2 Inhalationsanästhetika

Nach einer Inhalationsanästhesie mit Isofluran, besonders aber nach Desfluran und Sevofluran erwachen die meisten Patienten innerhalb von 10–20 min. Allerdings kann das Erwachen – wie bei der Opioidanästhesie – bei einigen Patienten wesentlich verzögert erfolgen, vor allem bei adipösen Patienten sowie nach langen Eingriffen oder wenn hohe inspiratorische Konzentrationen bis kurz vor Operationsende beibehalten wurden. Begünstigend wirken des Weiteren die Zufuhr lang wirkender Benzodiazepine zur Prämedikation, zu späte Prämedikation bei kürzeren Eingriffen oder die intraoperative Zufuhr von Sedativa und/oder Opioiden. Zu beachten ist außerdem, dass die Inhalationsanästhetika pulmonal eliminiert werden, gleichzeitig aber eine zentrale Atemdepression bewirken. Das Erwachen wird daher wesentlich durch den Frischgasfluss während der Ausleitung und durch die Höhe der Ventilation beeinflusst. Folgendes sollte daher beachtet werden: Hypoventilation in der Ausleitungsphase verzögert das Erwachen aus einer Inhalationsanästhesie und sollte daher vermieden werden.

7.11.3 Intravenöse Anästhetika

Die für die Einleitung oder Aufrechterhaltung der Narkose verwendeten intravenösen Anästhetika und Adjuvanzien einschließlich Barbituraten, Etomidat, Ketamin, Propofol, Benzodiazepinen und Neuroleptika können zur postoperativen Reaktionslosigkeit führen. Thiopental, Methohexital, Etomidat und Propofol verzögern allerdings meist nur dann das Erwachen, wenn kurz vor Narkoseende noch eine Bolusinjektion erfolgte oder höhere Dosen über einen langen Zeitraum infundiert werden, z. B. bei der TIVA. *Ketamin* geht nicht selten mit verzögertem Erwachen einher, besonders wenn die Substanz mit Opioiden kombiniert wurde, um die psychomimetischen Wirkungen abzuschwächen. Eine verlängerte Reaktionslosigkeit durch *Benzodiazepine* ähnelt klinisch dem Bild der anhaltenden Wirkung von Inhalationsanästhetika und Barbituraten. Durch Verwendung des kurz wirkenden Benzodiazepins Midazolam lässt sich diese Komplikation meist vermeiden.

7.11.4 Ausgeprägte Muskelrelaxierung

Eine ausgeprägte neuromuskuläre Blockade am Ende der Operation führt zur absoluten Reaktionslosigkeit, die besonders für den weniger Erfahrenen

Tab. 30-3 Ursachen des verzögerten Erwachens aus der Narkose

verlängerte Wirkung von Medikamenten
— Überdosierung, relativ oder absolut
— erhöhte Empfindlichkeit
— verminderte Proteinbindung
— Interaktion mit anderen Medikamenten
— Umverteilung
— verzögerte Ausscheidung

respiratorische und metabolische Faktoren
— Hypoxie, Hyperkapnie
— hepatische, renale oder endokrine Störungen
— Hypoglykämie, hyperosmolare Hyperglykämie, diabetische Ketoazidose
— schwere Elektrolytstörungen

neurologische Komplikationen
— Hirnembolie
— Hirnischämie
— ntrakranielle Blutung
— Hirnödem
— subklinische Krampfanfälle

oft nicht von einem Koma zu unterscheiden ist. Die Diagnose kann mit Hilfe eines Nervenstimulators gesichert werden. Antagonisierung der Blockade führt zum „Erwachen", vorausgesetzt, es besteht nicht gleichzeitig ein Überhang der Anästhesiesubstanzen.

7.11.5 Antibiotika

Zahlreiche Antibiotika, vor allem Aminoglykoside, können die Wirkung von Muskelrelaxanzien verlängern (siehe Kap. 7) und so das klinische Bild der postoperativen Reaktionslosigkeit hervorrufen. Werden solche Substanzen intraoperativ eingesetzt, sollte die Dosis der Muskelrelaxanzien reduziert werden. Aminoglykoside sollten in den ersten Stunden nach Antagonisierung von Muskelrelaxanzien nicht zugeführt werden, da sonst eine Recurarisierung auftreten kann.

7.11.6 Lebererkrankungen

Schwere Lebererkrankungen können aus verschiedenen Gründen das Erwachen aus der Narkose verzögern:
— Erniedrigter Proteingehalt im Serum mit verminderter Proteinbindung von Pharmaka,
— Abnahme des zirkulierenden Blutvolumens mit höheren Spitzenkonzentrationen der Substanzen,
— verminderter Stoffwechsel von Anästhetika und Adjuvanzien (selten von Bedeutung),
— Stupor oder Koma durch die Lebererkrankung selbst.

7.11.7 Nierenerkrankungen

Schwere Niereninsuffizienz kann die Ausscheidung von nichtdepolarisierenden Muskelrelaxanzien verzögern und zu einer anhaltenden neuromuskulären Blockade mit postoperativer Reaktionslosigkeit führen. Diese Störung ist mit den heute verfügbaren Muskelrelaxanzien und korrekter Dosierung eher selten zu erwarten. Bei urämischer Enzephalopathie muss mit verstärkter und verlängerter Wirkung von Anästhetika und Adjuvanzien bis in die postoperative Phase gerechnet werden, besonders wenn intraoperativ die Dosierung nicht entsprechend angepasst wurde.

7.11.8 Respiratorische Insuffizienz

Patienten mit schwerer COPD und vermindertem Atemantrieb auf CO_2-Anstieg reagieren zumeist sehr empfindlich auf Restkonzentrationen von Anästhetika, Sedativa und Opioiden. Daher muss bei anhaltender Bewusstlosigkeit immer an eine Hyperkapnie als Ursache gedacht werden. Auch sollte berücksichtigt werden, dass der verminderte Atemantrieb die pulmonale Elimination von Inhalationsanästhetika behindert und daher in der Ausleitungsphase eine ausreichende Ventilation für das Erwachen von wesentlicher Bedeutung ist.

7.11.9 Einfluss des Lebensalters

Neugeborene, Kleinkinder und sehr alte Patienten erwachen gelegentlich verzögert aus der Narkose, möglicherweise aufgrund einer veränderten Empfindlichkeit gegenüber der Wirkung von Anästhetika und Sedativ-Hypnotika. Überdosierung dieser Pharmaka könnte jedoch eine Rolle spielen.

7.11.10 Hypothermie

Hypothermie verzögert das Erwachen, und zwar aus verschiedenen Gründen: Durch die Dämpfung der metabolischen Aktivität wird die Elimination zahlreicher Substanzen verzögert; außerdem verstärkt die Hypothermie die Wirkung von Muskelrelaxanzien und beeinträchtigt die Effektivität einer Antagonisierung der neuromuskulären Blockade. Des Weiteren erhöht die Hypothermie die Löslichkeit der Inhalationsanästhetika und verzögert deren Ausscheidung. Nicht zuletzt wirkt die Hypothermie selbst direkt zentral dämpfend bis hin zur tiefen Bewusstlosigkeit.

7.12 Zentral anticholinerges Syndrom

Das Syndrom beruht auf einer Blockierung cholinerger Rezeptoren durch anticholinerge Substanzen wie Atropin oder Scopolamin und wahrscheinlich auch durch andere im Zusammenhang mit der Narkose verwendete Substanzen wie z.B. Phenothiazine, Butyrophenone, H_2-Antagonisten, Benzodiazepine, Opioide und Inhalationsanästhetika. Die Häufigkeit dieses Syndroms wird auf 1% aller Narkosen geschätzt.

Symptome: Zu den peripheren Symptomen gehören Tachykardie, Herzrhythmusstörungen, Mydriasis, Rötung des Gesichts, Harnretention, Abnahme der Schweiß- und Schleimproduktion sowie der Darmmotorik.

Die zentralen Symptome manifestieren sich in folgender Weise: Angst, Hyperaktivität, Unruhe und Erregbarkeit, Desorientiertheit, Halluzinationen, zentrale Hyperpyrexie, Somnolenz, Koma.

! Bei verlängerter postoperativer Bewusstlosigkeit oder Angst, Unruhe und Agitiertheit aus ungeklärter Ursache sollte an die Möglichkeit eines zentral anticholinergen Syndroms gedacht werden.

Behandlung. Das Syndrom wird mit **Physostigmin (Anticholium) 0,04 mg/kg** langsam i.v. (ca. 1 mg/min) behandelt, zunächst bis zu einer Gesamtdosis von 2 mg. Die Wirkung tritt innerhalb von ½–20 min ein. Nachinjektionen von Physostigmin sollten daher frühestens nach 5–20 min erfolgen. Während agitierte Formen des Syndroms umgehend mit Physostigmin antagonisiert werden sollten, wird bei komatösen Formen zunächst eine abwartende Haltung empfohlen.

Nebenwirkungen von Physostigmin: Bradykardien (EKG-Monitor!), gesteigerter Speichelfluss, Schweißausbruch.

8 Schmerzen

Häufigkeit und Intensität der postoperativen Schmerzen hängen von einer Vielzahl Faktoren ab (siehe Kap. 31). Sehr junge und sehr alte Patienten benötigen zumeist nur wenig Analgetika. Opioide in der Prämedikation schieben den postoperativen Bedarf an Analgetika hinaus, ebenso balancierte Anästhesietechniken mit Opioiden, während nach reinen Inhalationsnarkosen häufig die Schmerzen unmittelbar nach dem Erwachen auftreten. Eine wichtige Rolle spielt auch die Art des Eingriffs: Oberbaucheingriffe und Thoraxoperationen sind zumeist besonders schmerzhaft, der Analgetikabedarf ist dabei entsprechend höher.

8.1 Behandlung

Die Behandlung postoperativer Schmerzen gilt nach wie vor als unzureichend; entsprechend häufig sind auch die Klagen chirurgischer Patienten über eine ungenügende Schmerzerleichterung nach Operationen. Die wichtigsten Gründe hierfür sind die falsche Auswahl des Analgetikums und starre (meist intramuskuläre) Dosierungsschemata, die sich nur wenig am tatsächlichen Bedarf des Patienten orientieren. Für die Behandlung postoperativer Schmerzen werden Opioide und Nichtopioid-Analgetika eingesetzt, bei Bedarf auch kombiniert mit Sedativa. Die Auswahl der Substanzen (siehe Kap. 31) richtet sich in erster Linie nach der Intensität der Schmerzen.

Postoperative Schmerzbehandlung bei Kindern siehe Kapitel 39.

8.1.1 Opioide

Opioide sind die wirksamsten und wichtigsten Analgetika zur postoperativen Schmerzbehandlung. Diese Substanzen beseitigen besonders wirkungsvoll den über die C-Fasern zur Substantia gelatinosa geleiteten „langsamen" Schmerz, der weniger genau lokalisiert wird, von anhaltendem Charakter ist und mit somatischer und autonomer Aktivitätssteigerung einhergeht (z. B. Immobilisierung des geschädigten Gewebes, Abwehrbewegungen, Schutzmaßnahmen, Flucht usw.). Hingegen wird die über A-δ-Fasern geleitete „schnelle" sensorisch-diskriminative Komponente des Schmerzes (lokalisierter Charakter, kurze Dauer) durch Opioide wenig beeinflusst. Insgesamt erhöhen die Opioide die Schmerzschwelle, reduzieren die Schmerzwahrnehmung und bewirken eine distanzierte Einstellung zur Schmerzsituation.

Indikationen. Opioide sind die Mittel der Wahl bei stärkeren Schmerzen nach der Operation. Hier sollten sie auch als erste Substanz zur Schmerzbehandlung eingesetzt werden, da Nicht-Opioid-Analgetika meist nicht ausreichen. Furcht vor der atemdepressiven und suchterzeugenden Wirkung von Opioiden ist kein hinreichender Grund, auf ihren Einsatz zu verzichten: Beide Wirkungen können bei richtiger Anwendung gewöhnlich vernachlässigt werden.

Auswahl der Substanzen. Die Auswahl des stark wirkenden Opioids ist gewöhnlich von untergeordneter Bedeutung, weil die Unterschiede zwischen den einzelnen Substanzen zumeist gering sind. Kurz wirkende Opioide wie Fentanyl, Alfentanil oder Sufentanil sind jedoch nicht zur postoperativen Schmerztherapie geeignet. Um den praktischen Umgang für das Personal im Aufwachraum zu erleichtern und dadurch die Sicherheit für den Patienten zu erhöhen, sollte sich die Verordnung auf einige wenige Substanzen beschränken.

Anwendung und Dosierung (▶ Tab. 30-4). Die Zufuhr erfolgt am besten intravenös in niedrigen Dosen, je nach Wirkung, und nicht nach einem starren Dosierungsschema.

Die intramuskuläre Zufuhr ist wegen des oft verzögerten Wirkungseintritts und der schlecht voraus-

Tab. 30-4 Opioide zur postoperativen Schmerzbehandlung Erwachsener

Substanz	Dosierung/Weg*	Wirkungsdauer
Morphin	5–10 mg i.v. 10–20 mg i.m.	4–6 h
Piritramid	7,5–22,5 mg i.v. bzw. 0,1–0,3 mg/kg i.v. 15–30 mg i.m.	ca. 6 h
Pethidin	25–100 mg i.v. 25–150 mg i.m.	4 h
Buprenorphin	0,3–0,6 mg i.v. 0,3–0,6 mg i.m. 0,4 mg sublingual	6–8 h

* Die Dosierungsangaben stellen nur Richtwerte dar; die Dosierung muss immer individuell nach Wirkung erfolgen.
Bei i.v. Zufuhr muss langsam injiziert werden; sie sollte bei akuten starken Schmerzen wegen des raschen Wirkungseintritts und der besseren Steuerbarkeit bevorzugt werden.
Bei Buprenorphin muss beachtet werden, dass die atemdepressive Wirkung nur schlecht oder gar nicht durch Naloxon antagonisiert werden kann.

potenzierende atemdepressive Effekt und die verlängerte Sedierung besonders berücksichtigt werden.

8.1.2 Nichtopioid-Analgetika

Die Nichtopioid-Analgetika (Einzelheiten siehe Kap. 31) werden bei leichteren bis mäßigen Schmerzen eingesetzt, wegen ihres opioidsparenden Effekts bei starken und sehr starken Schmerzen auch in Kombination mit Opioiden. **Paracetamol** gilt wegen seines günstigen Nutzen/Nebenwirkungsprofils als Basisanalgetikum der Wahl für alle chirurgischen Eingriffe. Bei starken Schmerzen kann die Substanz mit anderen Nichtopioiden oder mit Opioiden kombiniert werden. Bei intravenöser Zufuhr (Präparat Perfalgan) ist die analgetische Wirkung mit der von Metamizol vergleichbar; auch ist der opioidsparende Effekt größer als nach oraler oder rektaler Zufuhr. **Metamizol** weist sehr gute analgetische Eigenschaften auf und wirkt außerdem spasmolytisch (Galle, Harnwege). Die Substanz kann i.v. als Kurzinfusion (1 g in 100 ml NaCl-Lösung über 15 [Minimum] – 30 min) zugeführt werden (Kontraindikationen siehe Kap. 31). **Acetylsalicylsäure,** ebenfalls i.v. anwendbar (z. B. Präparat Aspisol), ist wegen der starken und irreversiblen Thrombozytenaggregationshemmung mit erhöhter Blutungsgefahr im Aufwachraum besonderen Indikationen vorbehalten.

Neben den systemischen Verfahren der postoperativen Schmerzbehandlung werden außerdem regionale Anästhesieverfahren wie Nervenblockaden oder Periduralanästhesie eingesetzt.

sagbaren Bioverfügbarkeit bzw. Wirksamkeit nicht zu empfehlen. Beachtet werden muss die Gefahr von Atemdepression, Blutdruckabfall, Übelkeit und Erbrechen.

Bei Angst, Unruhe (Hypoxämie ausschließen!) und Aufregung können die Opioide mit einem Benzodiazepin (Midazolam, Flunitrazepam, Diazepam) kombiniert werden. Hierbei müssen allerdings der

Tab. 30-5 Nichtopioid-Analgetika für die Schmerztherapie im Aufwachraum

Substanz	Äquivalenzdosis zu 0,6 g ASS	übliche orale/rektale Einzeldosis	i.v. Dosis	Zufuhr
Acetylsalicylsäure[1] (ASS)	650 mg	0,5–1 g	0,5–1 g i.v. (5 g/24 h i.v.)	i.v., oral
Metamizol	500 mg	0,5–1 g	1–2,5 g i.v. (max. 2 × 2,5 g/24 h i.v.)	i.v., oral, rektal
Diclofenac	25 mg	25–50 mg	75 mg i.v. (150 mg/24 h i.v.)	i.v., oral, rektal
Paracetamol[2]	650 mg	0,5–1 g (4–6 ×/24 h)		rektal, oral, i.v.
Ibuprofen	200 mg	200–400 mg (4–6 ×/24 h)		rektal, oral
Naproxen	125 mg	250 mg (3–4 ×/24 h)		rektal, oral
Parecoxib	20 mg	20–40 mg (12-stdl.)	20–40 mg (12-stdl.) max. 80 mg/d	i.v., i.m.

[1] nur bei besonderen Indikationen im Aufwachraum!
[2] Basisanalgetikum für alle Eingriffe

9 Verlegung des Patienten

Die Verlegung des Patienten auf eine *Allgemeinstation* erfolgt durch den für den Aufwachraum zuständigen Anästhesisten. Vor der Verlegung müssen folgende Kriterien erfüllt sein:
— Ausreichende Spontanatmung,
— stabile Herz-Kreislauf-Funktion,
— keine Blutungstendenz,
— funktionierende Schutzreflexe,
— klares Bewusstsein,
— ausreichende Analgesie,
— evtl. Übelkeit/Erbrechen ausreichend behandelt.

Bestehen Zweifel, ob in den nachfolgenden Stunden der Zustand des Patienten stabil bleiben wird, sollte nicht mit einer Verlegung auf eine postoperative Überwachungs- oder Intensivbehandlungsstation gezögert werden.

9.1 Verlegung nach Regionalanästhesien

Plexusblockaden bedürfen im Allgemeinen keiner anästhesiologischen postoperativen Überwachung, so dass die meisten Patienten nach der Operation direkt auf die Allgemeinstation verlegt werden können, jedoch nicht ohne vorher auf die Verletzungsgefahr der noch anästhesierten Extremität und deren Vermeidung hingewiesen zu werden.

Nach **Spinal- und Periduralanästhesien** sollten die Patienten erst bei Erfüllung folgender Anforderungen verlegt werden:
— Ausreichender Volumenersatz, stabile Herz-Kreislauf- und Atemfunktion,
— Rückkehr der Empfindlichkeit auf Nadelstiche in der perinealen Region (S4/5),
— Plantarflexion des Fußes möglich,
— Propriozeption in der Großzehe vorhanden,
— bei ambulanten Patienten: Rückkehr der Sensorik.

Literatur

Arcangeli A, Antonelli M, Mignani V, Sandroni C. Sedation in PACU: the role of benzodiazepines. Curr Drug Targets. 2005 Nov;6(7):745–8. Review.

Asenjo JF, Brecht KM. Opioids: other routes for use in recovery room. Curr Drug Targets. 2005 Nov;6(7):773–9. Review.

Brady WJ, Meenan DR, Shankar TR, Balon JA, Mennett DR. Use of a remifentanil and propofol combination in outpatients to facilitate rapid discharge home. AANA J. 2005 Jun;73(3):207–10.

Conti G, Costa R, Pellegrini A, Craba A, Cavaliere F. Analgesia in PACU: intravenous opioids. Curr Drug Targets. 2005 Nov;6(7):767–71. Review.

De Cosmo G, Congedo E, Clemente A, Aceto P. Sedation in PACU: the role of propofol. Curr Drug Targets. 2005 Nov;6(7):741–4. Review.

De Gaudio AR, Rinaldi S. Sedation in PACU: indications, monitoring, complications. Curr Drug Targets. 2005 Nov;6(7):729–40. Review.

Donatelli F, Tran D, Mistraletti G, Carli F. Epidural analgesia in the Post-Anaesthesia Care Unit. Curr Drug Targets. 2005 Nov;6(7):795–806. Review.

Friedman DM, Sokal SM, Chang Y, Berger DL. Increasing operating room efficiency through parallel processing. Ann Surg. 2006 Jan;243(1):10–4.

Kucukemre F, Kunt N, Kaygusuz K, Kiliccioglu F, Gurelik B, Cetin A. Remifentanil compared with morphine for postoperative patient-controlled analgesia after major abdominal surgery: a randomized controlled trial. Eur J Anaesthesiol. 2005 May;22(5):378–85.

Mullender A, Melichar G, Schmucker P, Huppe M. [Psychological traits, course of surgery and recovery following hernia repair in patients preferring general or local anaesthesia.] Anaesthesist. 2005 Sep 21.

Pandharipande P, Ely EW, Maze M. Alpha-2 agonists: can they modify the outcomes in the Postanesthesia Care Unit? Curr Drug Targets. 2005 Nov;6(7):749–54. Review.

Recart A, Duchene D, White PF, Thomas T, Johnson DB, Cadeddu JA. Efficacy and safety of fast-track recovery strategy for patients undergoing laparoscopic nephrectomy. J Endourol. 2005 Dec;19(10):1165–9.

Rocca GD, Chiarandini P, Pietropaoli P. Analgesia in PACU: nonsteroidal anti-inflammatory drugs. Curr Drug Targets. 2005 Nov;6(7):781–7. Review.

Savoia G, Gravino E, Loreto M, Erman A. Analgesia in PACU: indications, monitoring, complications. Curr Drug Targets. 2005 Nov;6(7):755–65. Review.

Schuster M, Standl T, Reissmann H, Kuntz L, Am Esch JS. Reduction of anesthesia process times after the introduction of an internal transfer pricing system for anesthesia services. Anesth Analg. 2005 Jul;101(1):187–94.

Sharma PT, Sieber FE, Zakriya KJ, Pauldine RW, Gerold KB, Hang J, Smith TH. Recovery room delirium predicts postoperative delirium after hip-fracture repair. Anesth Analg. 2005 Oct;101(4):1215–20.

Tourigny J, Chapados C, Pineault R. Determinants of parental behaviour when children undergo day-care surgery. J Adv Nurs. 2005 Dec;52(5):490–7.

Walker E, Moore P. Obstetric recovery practice: a survey of UK obstetric anaesthetists. Int J Obstet Anesth. 2005 Jul;14(3):193–9.

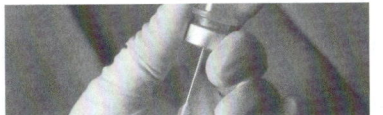

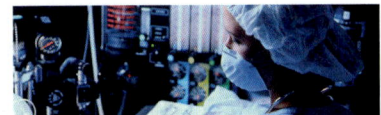

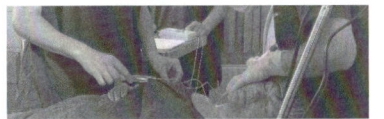

Postoperative Schmerztherapie

Inhaltsübersicht

1 **Definition des Schmerzes** 834

2 **Physiologische Grundlagen des akuten Schmerzes** 834
2.1 Schmerzqualitäten 834
2.2 Nozizeption 836
    2.2.1 Nozizeptoren 836
    2.2.2 Periphere Leitungsbahnen der Nozizeption 836
    2.2.3 Zentrale Weiterleitung und Verarbeitung des Schmerzes 837
    2.2.4 Endogene Schmerzkontrollsysteme ... 837
2.3 Einschätzung des Schmerzes 838

3 **Der postoperative Schmerz** 839
3.1 Mechanismen 839
3.2 Arten postoperativer Schmerzen 839
3.3 Auswirkungen 840
    3.3.1 Atmung 840
    3.3.2 Herz-Kreislauf-Funktion 840
    3.3.3 Neuroendokrine Reaktionen 840
    3.3.4 Gastrointestinaltrakt 840
3.4 Beeinflussende Faktoren 840
    3.4.1 Operativer Eingriff 840
    3.4.2 Präoperative Aufklärung und Vorbereitung 841
    3.4.3 Narkoseverfahren 841
    3.4.4 Persönlichkeitsfaktoren des Patienten 841
    3.4.5 Soziokulturelle und ethnische Faktoren 842
    3.4.6 Alter und Geschlecht 842
    3.4.7 Haltung des Personals 842
3.5 Einfluss der Schmerztherapie auf die Prognose des chirurgischen Patienten 842
3.6 Entwicklung chronischer Schmerzen nach Operationen 843
    3.6.1 Mechanismen der Chronifizierung ... 843
    3.6.2 Begünstigende Faktoren 843
    3.6.3 Prophylaxe 844
3.7 Präemptive Analgesie 844

4 **Konventionelle systemische Schmerztherapie mit Opioiden** 844
4.1 Pharmakologische Wirkungen 845
    4.1.1 Analgesie 845
    4.1.2 Atemdepression 845
    4.1.3 Übelkeit und Erbrechen 846
    4.1.4 Magen-Darm-Trakt 846
    4.1.5 Sedierung und Euphorie 846
    4.1.6 Juckreiz 846
    4.1.7 Miosis 847
    4.1.8 Gewöhnung und Abhängigkeit 847
    4.1.9 Einfluss von Alter und Vorerkrankungen 847
4.2 Einzelne Substanzen 847
    4.2.1 Morphin 847
    4.2.2 Piritramid 848
    4.2.3 Pethidin 849
    4.2.4 Buprenorphin 849
    4.2.5 Tramadol 850
    4.2.6 Pentazocin 850
    4.2.7 Nalbuphin 851
    4.2.8 Hydromorphon 851
    4.2.9 Dextromoramid 852
    4.2.10 Tilidin 852
    4.2.11 Oxycodon 852
    4.2.12 Codein 852
    4.2.13 Methadon 853
4.3 Auswahl des Opioids 853
4.4 Art der Zufuhr 854
    4.4.1 Intramuskuläre Injektion 854
    4.4.2 Intravenöse Zufuhr 854
    4.4.3 Orale, sublinguale und rektale Zufuhr 855
    4.4.4 Transdermale Anwendung 855

5 **Patientenkontrollierte intravenöse Analgesie (PCIA)** 855
5.1 Einführung 855
5.2 Prinzip 855
5.3 Vorteile 855
5.4 Auswahl und Zufuhr der Substanzen 855
5.5 Nebenwirkungen und Komplikationen 856
5.6 Praktisches Vorgehen 857

6 **Nichtopioid-Analgetika** 858
6.1 Einteilung 858
6.2 Wirkmechanismus 858
    6.2.1 Periphere analgetische Wirkung ... 858
    6.2.2 Zentrale analgetische Wirkung 859
6.3 Nebenwirkungen 859
6.4 Klinische Anwendung 860
6.5 Auswahl der Substanzen 860
    6.5.1 Acetylsalicylsäure (ASS) 861
    6.5.2 Paracetamol 861
    6.5.3 Metamizol 862
    6.5.4 Ibuprofen 863
    6.5.5 Diclofenac 863

7 **Adjuvanzien und Ko-Analgetika** 864

31 Postoperative Schmerztherapie

8	**Periduralanalgesie**	864
8.1	Vor- und Nachteile	864
8.2	Indikationen	864
8.3	Kontraindikationen	865
8.4	Komplikationen	865
8.5	Wahl des Lokalanästhetikums	865
8.6	Intermittierende Bolusinjektion	865
8.7	Kontinuierliche Infusion	866
8.8	Praktische Hinweise	866
8.9	Peridurale Opioidzufuhr	867
8.9.1	Wirkungsmechanismen	867
8.9.2	Pharmakokinetik	867
8.9.3	Auswahl der Substanzen	867
8.9.4	Dosierung	868
8.9.5	Punktionsort	868
8.9.6	Nebenwirkungen	868
8.9.7	Praktische Hinweise	870
8.9.8	Intrathekale Injektion von Opioiden	870
8.10	Peridurale Injektion von Lokalanästhetika mit Opioiden	871
9	**Andere Regionalanästhesieverfahren**	872
9.1	Kontinuierliche Plexusanästhesie	872
9.2	Interpleurale Analgesie	872
10	**Transkutane elektrische Nervenstimulation (TENS)**	872
11	**Praxis-Leitlinien für die Akutschmerz-Therapie**	872
11.1	Basisanalgesie	872
11.2	Spezielle Schmerztherapieverfahren	873
11.2.1	Patientenkontrollierte intravenöse Analgesie	873
11.2.2	Epidurale Analgesie und regionale Verfahren	873
11.2.3	Multimodale Schmerztherapie	873
12	**Besondere Situationen**	874
12.1	Schwangerschaft und Geburtshilfe	874
12.2	Drogenabhängigkeit	874
12.2.1	Opiate	874
12.2.2	Alkohol, Benzodiazepine, Barbiturate	875
12.2.3	Ehemalige Drogenabhängigkeit	875
	Literatur	875

1 Definition des Schmerzes

Schmerz ist nach der Definition der „International Association for the Study of Pain" ein unangenehmes Sinnes- und Gefühlserlebnis in Verbindung mit einer tatsächlichen oder potentiellen Gewebeschädigung oder beschrieben in Begriffen einer solchen Schädigung. Schmerz ist immer subjektiv und wird als körperliches Phänomen erlebt, ist somit nicht lediglich ein sensorischer Wahrnehmungsprozess.

2 Physiologische Grundlagen des akuten Schmerzes

Der akute Schmerz ist physiologisch; er informiert über bedrohliche schädigende Einflüsse bzw. Noxen auf den Körper und übt auf diese Weise eine Signal- und Warnfunktion aus; nach Beseitigung der Schädigung verschwindet er rasch wieder. Pathologisch ist der Schmerz nur dann, wenn er ohne äußere Noxe in neuralen Strukturen entsteht.

Ein akuter Schmerz beruht auf der Stimulation des nozizeptiven Systems durch eine Noxe, d.h. durch Verletzung und/oder Erkrankung der Haut, tiefer somatischer Strukturen oder der Eingeweide, aber auch durch abnorme Funktion von Muskeln oder Eingeweiden, die nicht zur Gewebeschädigung führen.

Akute Schmerzen unterschiedlicher Intensität treten praktisch nach allen Operationen auf. Sie sind in der frühen postoperativen Phase am stärksten und werden im weiteren Verlauf zunehmend geringer. Nur selten wird ein Patient postoperativ von lang anhaltenden schlimmen Schmerzen gequält und beeinträchtigt.

Es ist davon auszugehen, dass bei konventioneller postoperativer Schmerztherapie ca. 30–40% der Patienten unter mittleren bis starken akuten Schmerzen leiden, obwohl mit den zur Verfügung stehenden Verfahren bei den allermeisten von ihnen eine zufriedenstellende Schmerzlinderung erreicht werden könnte.

Zu den wichtigsten Gründen einer ungenügenden postoperativen Schmerztherapie gehören:
— Mangelhaftes Verständnis von Ärzten und Pflegepersonen über Wesen und Intensität postoperativer Schmerzen,
— unzureichende Kenntnisse in der Pharmakologie der Analgetika und über Methoden der modernen Schmerztherapie,
— mangelhafte interdisziplinäre Kooperation und Kompetenzschwierigkeiten,
— ungenügende Erfolgskontrollen therapeutischer Maßnahmen durch Ärzte und Pflegepersonen.

2.1 Schmerzqualitäten

Nach dem Entstehungsort können somatische von viszeralen Schmerzen unterschieden werden.

2 Physiologische Grundlagen des akuten Schmerzes

Somatischer Schmerz. Beim somatischen Schmerz werden zwei Qualitäten unterschieden:
— **Oberflächenschmerz.**
  Er entsteht in der Haut, wird als „hell" beschrieben, ist gut lokalisierbar und klingt nach Aufhören des Reizes rasch ab.
— **Tiefenschmerz.**
  Er entsteht in Muskeln, Gelenken, Knochen und Bindegewebe, wird als „dumpf" empfunden, ist gewöhnlich schlecht zu lokalisieren und strahlt oft in die Umgebung aus.

Viszeraler Schmerz. Ein Eingeweideschmerz tritt bei rascher starker Dehnung der glatten Muskulatur der Hohlorgane und bei krampfartigen Kontraktionen auf. Schmerzen der Bauch- und Beckeneingeweide werden oft als tief, dumpf, ziehend oder drückend beschrieben. Akute, insbesondere kolikartige Schmerzen können mit Übelkeit, Erbrechen und Schwitzen sowie Blutdruckanstieg und Tachykardie einhergehen. Viszerale Schmerzen werden oft nicht nur im betroffenen inneren Organ empfunden, sondern auch in oberflächlichen, entfernten Körperregionen. Dieser Schmerz wird als übertragener Schmerz bezeichnet; er tritt gewöhnlich in den Körperabschnitten auf, die vom gleichen Rückenmarksegment wie das geschädigte Gewebe innerviert werden. Auf der Hautoberfläche ist entsprechend das zugehörige Dermatom betroffen (▶ Abb. 31-1).

Jucken. Das Jucken gilt als eine mit dem Schmerz verwandte Hautsinnesqualität; es könnte sich sogar um eine besondere Form der Schmerzempfindung handeln, zumal Juckreize stärkerer Intensität Schmerzempfindungen hervorrufen können und eine Unterbrechung der nozizeptiven Vorderseitenstrangbahn im Rückenmark das Juckgefühl unterbricht. Auch ist die Haut nur an bestimmten Punkten juckempfindlich; diese Punkte stimmen wiederum mit den Schmerzpunkten überein.

> **Schmerzbegriffe:**
> — **Analgesie**: fehlender Schmerz bei physiologischen Schmerzreizen
> — **Anästhesie**: Empfindungslosigkeit; fehlende Empfindung bei Berührung, Wärme-, Kälte- oder Schmerzreizen
> — **Hyperalgesie**: verstärkte Schmerzreaktion auf einen schmerzhaften Stimulus

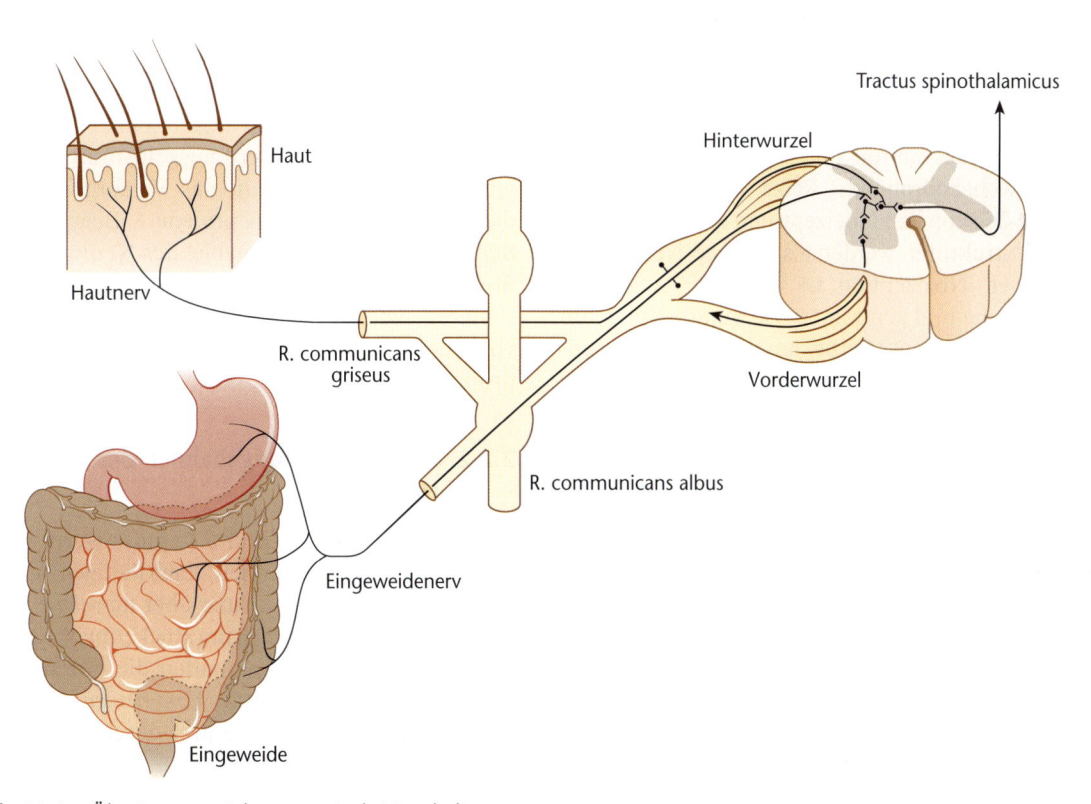

Abb. 31-1 Übertragener Schmerz: spinale Verschaltung.
Unmyelinisierte Afferenzen aus den Eingeweiden und nozizeptive Afferenzen aus der Haut bzw. somatischen Regionen projizieren segmental auf dieselben Interneurone des Tractus spinothalamicus. Daher wird die Erregung nozizeptiver Afferenzen der Eingeweide häufig als Schmerz in nichtviszeralen Gebieten empfunden, z. B. Angina-pectoris-Anfälle als Schmerzen im Arm; Gallenblasenerkrankungen als Schmerz in der rechten Schulter (ten Bruggencate, 1994).

- **Hyperästhesie**: verstärkte Empfindung schmerzhafter und nicht schmerzhafter Reize
- **Hypästhesie**: verminderte Empfindung schmerzhafter und nicht schmerzhafter Reize
- **Anaesthesia dolorosa**: Schmerz in einer anästhetischen Region
- **Dysästhesie**: unangenehme oder als abnorm wahrgenommene Empfindung; entsteht spontan oder durch Berührung
- **Parästhesie**: abnorme Empfindung, spontan auftretend oder durch Stimuli ausgelöst
- **Ruheschmerzen**: dauerhaft vorhandene Schmerzen, die durch Reize oder Belastungen verstärkt werden können
- **Belastungsschmerzen**: Schmerzen, die erst durch körperliche Belastung entstehen oder verstärkt werden, z. B. durch Husten

2.2 Nozizeption

Der Schmerz gilt als eigenständige Empfindung, für deren Entstehung spezielle Sensoren, Leitungsbahnen und Zentren vorhanden sind. Zu den speziellen Sensoren des Schmerzes gehören die Nozizeptoren; dies sind Rezeptoren, deren Erregungsschwelle so hoch liegt, dass sie nur durch gewebeschädigende oder gewebebedrohende Reize aktiviert werden können. Die von den Nozizeptoren aktivierten neuronalen Strukturen werden als nozizeptives System bezeichnet. Nozizeption ist also die Aufnahme, Weiterleitung und zentralnervöse Verarbeitung von noxischen Signalen. Hierbei handelt es sich um objektivierbare neuronale Prozesse, von denen die subjektive Empfindung „Schmerz" abgegrenzt werden kann.

2.2.1 Nozizeptoren

Bei den Nozizeptoren handelt es sich um freie Membranstrukturen, deren afferente Fasern zu den dünnen myelinisierten A-δ-Fasern und den unmyelinisierten C-Fasern gehören. Nozizeptoren sind in Haut, Faszien, Muskulatur, Synovia, Periost, Pleura, Peritoneum und Viszera lokalisiert. Folgende drei Rezeptortypen werden unterschieden:
- **Mechanosensible Nozizeptoren** werden nur durch starke mechanische Reize, vor allem mit spitzen Objekten wie Nadeln, aktiviert.
- **Thermosensible Nozizeptoren** reagieren nur bei Erhitzung der Haut auf über 45 °C.
- **Polymodale Nozizeptoren** sprechen auf mehrere Reizarten – mechanische, thermische, chemische – an, wenn diese eine gewebeschädigende Intensität erreichen.

Die mechano- und thermosensiblen Nozizeptoren werden auch als *monomodal* bezeichnet, da sie jeweils nur auf eine Reizart spezifisch ansprechen. Die Nozizeptoren können zwar direkt durch mechanische Gewalteinwirkung aktiviert werden, häufiger liegen der Aktivierung aber Zell- und Gewebereaktionen zugrunde, die zur Freisetzung von **algetischen Substanzen** wie H^+- und K^+-Ionen, Histamin, Serotonin, Acetylcholin, Bradykinin, Leukotrienen usw. führen. Die Empfindlichkeit der Nozizeptoren gegenüber solchen algetischen Substanzen wird durch Prostaglandine beeinflusst: Diese Substanzen erniedrigen die Ansprechschwelle der Nozizeptoren, während Prostaglandinsynthesehemmer die Schwelle heraufsetzen.

Außerdem setzen die nozizeptiven Neurone Substanzen in das Gewebe frei, die zu einer weiteren Senkung der Erregbarkeitsschwelle der Nozizeptoren führen. Zu diesen freigesetzten Substanzen gehört auch der Neurotransmitter Substanz P.

Projizierter Schmerz. Beim projizierten Schmerz sind der Ort der einwirkenden Noxe und der Ort der Schmerzempfindung nicht identisch, d. h., die Schmerzempfindung geht nicht von Nozizeptoren in diesem Bereich aus. Vielmehr wird die in afferenten Nervenfasern ausgelöste Impulsaktivität vom Bewusstsein in das Versorgungsgebiet dieser afferenten Fasern projiziert. Beispiele: der Schmerz im Versorgungsgebiet des N. ulnaris beim Stoßen des Ellenbogens; der Kompressionsschmerz eines Spinalnervs beim Bandscheibenvorfall, der in das Versorgungsgebiet dieses Nervs projiziert wird.

2.2.2 Periphere Leitungsbahnen der Nozizeption

Noxische bzw. schmerzhafte Impulse werden ausschließlich über die dünnen, markhaltigen A-δ-Fasern (Gruppe-III-Fasern) und über marklose C-Fasern (Gruppe-IV-Fasern) zum Rückenmark geleitet (siehe auch Kap. 8). Hier enden die nozizeptiven Afferenzen an Neuronen des Hinterhorns.

Wird ein Oberflächenschmerz durch einen Stich in die Haut ausgelöst, so folgt dem ersten, „hellen" Schmerz mit einer Latenz von 0,5–1,0 s oft ein zweiter Schmerz von brennender (dumpfer) Qualität, der schwer zu lokalisieren ist und langsam abklingt. Der helle, erste Schmerz wird über A-δ-Fasern geleitet, der dumpfe, langsame über C-Fasern.

2 Physiologische Grundlagen des akuten Schmerzes

2.2.3 Zentrale Weiterleitung und Verarbeitung des Schmerzes

In den Neuronen des Hinterhorns beginnt die Vorderseitenstrangbahn, zu der auch der Tractus spinothalamicus und der Tractus spinoreticularis gehören (▶ Abb. 31-2). Die Vorderseitenstrangbahn ist anatomische Basis der Schmerzleitung (und der Thermosensibilität). Sie steigt zum Hirnstamm auf, vereinigt sich dort mit den nozizeptiven Afferenzen aus dem Kopfbereich (überwiegend N. trigeminus) und zieht zum Thalamus und zur Formatio reticularis. Von dort aus beginnen Projektionen in die Großhirnrinde. Formatio reticularis, Thalamus und Großhirnrinde sind somit an der Verarbeitung nozizeptiver Signale beteiligt; d. h., ohne entsprechende Aktivität der Großhirnrinde sind Schmerzempfindungen nicht möglich. Durch Stimulation des aufsteigenden retikulären Aktivierungssystems beeinflusst der Schmerz den Wachheitsgrad.

Zu Einzelheiten der anatomischen und neurophysiologischen Grundlagen des Schmerzes wird auf die entsprechenden Lehrbücher verwiesen.

2.2.4 Endogene Schmerzkontrollsysteme

Der Körper verfügt über absteigende Kontrollsysteme der Nozizeption, die eine Aktivitätsminderung zentraler nozizeptiver Systeme bewirken und auf diese Weise den Schmerz dämpfen (siehe Abb. 31-2a und b). Die Schmerzkontrollsysteme liegen im zentralen Höhlengrau des Mittelhirns und in den Raphekernen. Experimentelle Reizung dieser Gebiete bewirkt eine komplette Analgesie ohne Beeinträchtigung anderer Sinnesmodalitäten.

Am endogenen Schmerzkontrollsystem sind Opioidrezeptoren mit ihren körpereigenen Liganden (Endorphine, Enkephaline, Dynorphine) beteiligt. Beispiel: Im zentralen Höhlengrau und in der

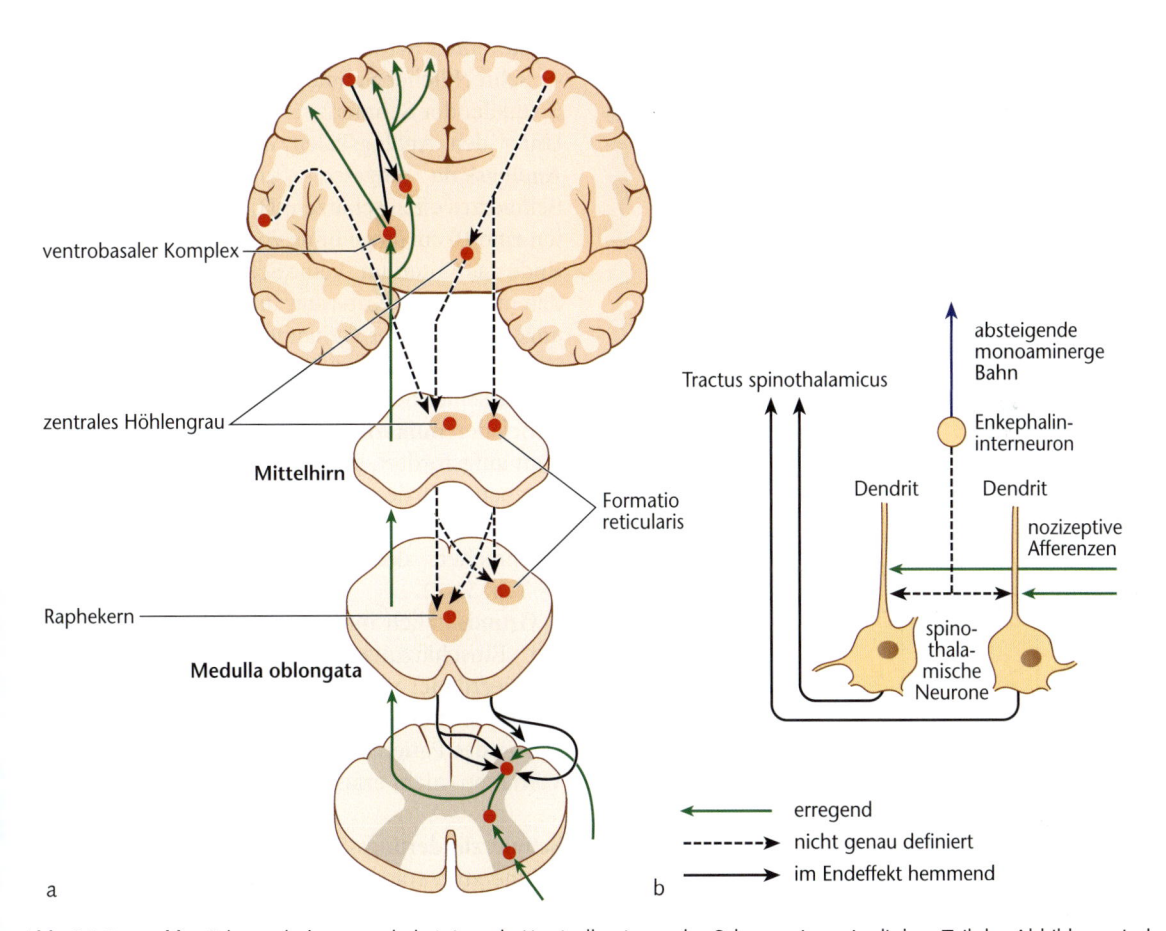

Abb. 31-2a und b Schmerzbahnen und absteigende Kontrollsysteme des Schmerzsinns. Im linken Teil der Abbildung sind die aufsteigenden Bahnen dargestellt, im rechten Teil die absteigenden Kontrollsysteme.
a) Die unmittelbar absteigenden Bahnen entspringen in den Raphekernen und in der Formatio reticularis der Medulla oblongata und greifen prä- und postsynaptisch am nozizeptiv-spinalen Eingang an; sie werden absteigend vom zentralen Höhlengrau, vom generalisierten thalamischen System und vom Kortex angesteuert.
b) (Hypothetisches) Detailschema der absteigenden Hemmung spinothalamischer Neurone über die monoaminerge Aktivierung von enkephalinhaltigen Interneuronen (ten Bruggencate, 1994).

Raphe wurden Enkephaline als Überträgerstoffe nachgewiesen.

2.3 Einschätzung des Schmerzes

Wie bereits dargelegt, ist Schmerz immer ein subjektives Erlebnis, das einer objektiven Beurteilung durch einen Beobachter weitgehend entzogen ist. Hieraus lässt sich oft auch das für den Patienten *schmerzhafte Fehlverständnis* von Ärzten und Pflegepersonen gegenüber seinem Schmerz erklären.

Zwar besteht auch beim Schmerz, wie bei anderen Sinnesmodalitäten, eine Beziehung zwischen der Stärke des auslösenden Reizes und der Stärke der hierdurch hervorgerufenen Schmerzempfindung, jedoch kann beim Patienten weder die Reizstärke bzw. Aktivität der Nozizeptoren gemessen noch die Stärke der Schmerzempfindung objektiviert werden, zumal das „Schmerzerlebnis" stark von anderen (äußeren und inneren) Faktoren beeinflusst wird.

Kategorial- und Analogskalen. Unter klinischen Bedingungen werden sog. Analog- oder Kategorialskalen (▶ Abb. 31-3) eingesetzt, um die Schmerzintensität und -qualität zu erfassen. Kategorialskalen enthalten Kriterien, mit denen der Patient die Intensität und die Art des Schmerzes verbal angeben kann, z. B.:
0 kein Schmerz,
1 leichter Schmerz,
2 lästiger Schmerz,
3 störender Schmerz,
4 schrecklicher Schmerz,
5 quälender Schmerz.

Unter den Analogskalen wird häufig die **visuelle Analogskala** eingesetzt, um die Intensität des Schmerzes einzuschätzen: Hierzu wird dem Patienten eine 10 cm lange Linie vorgelegt, an deren einem Ende das Kriterium „keine Schmerzen", an deren anderem Ende das Kriterium „unerträglicher Schmerz" angegeben ist. Der Patient muss nun mit einem Bleistift zwischen diesen Extremen auf der Linie die Stärke seiner Schmerzempfindung eintragen.

Bei der **numerischen Ratingskala** wird der Patient aufgefordert, eine Zahl zwischen 0 und 10 anzugeben, mit der die Intensität seiner Schmerzen am besten beschrieben wird. Die beiden Extreme entsprechen denen der visuellen Analogskala (▶ Tab. 31-1).

Grundsätzlich muss aber beachtet werden, dass die Einschätzung von Schmerzintensität und Schmerzdauer nicht ausreicht, um das Schmerzerlebnis vollständig zu beschreiben, da hierbei die Reaktion des Patienten auf den Schmerz, das reaktive Verhalten, nicht erfasst wird.

Schmerzlinderungs-Score. Die Wirksamkeit der Schmerztherapie kann vom Patienten subjektiv ebenfalls mit Hilfe von Scores beschrieben werden, z. B.:
0 keine Linderung,
1 geringe Linderung,
2 mäßige Linderung,
3 starke Linderung,
4 vollständige Linderung.

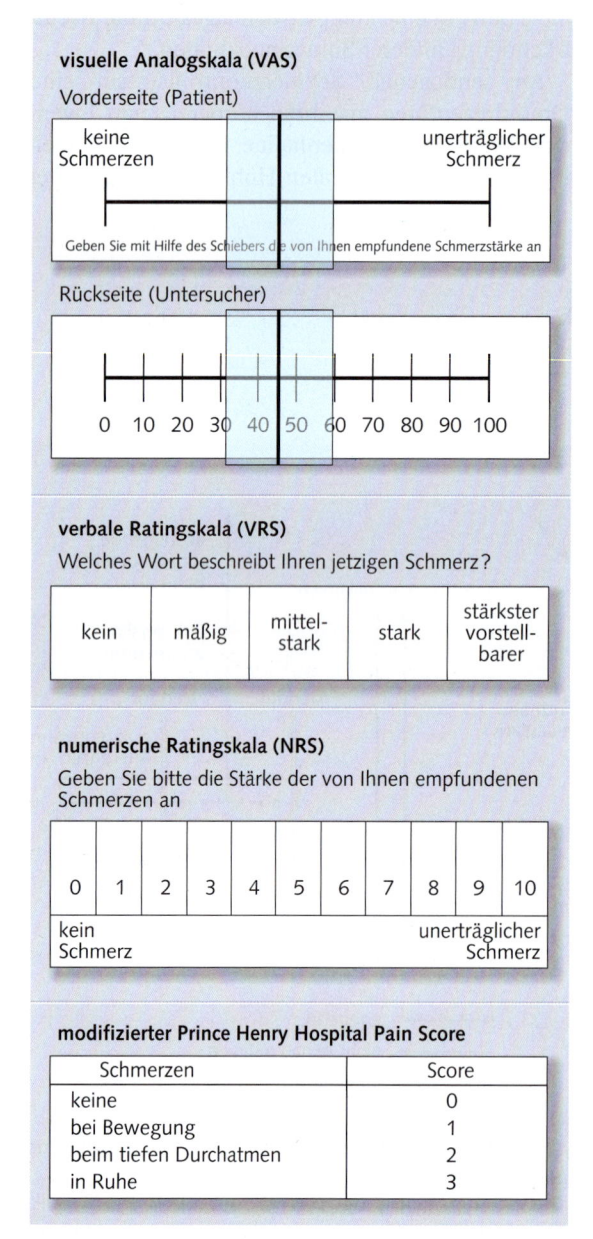

Abb. 31-3 Gebräuchliche Skalen zur Einschätzung der Schmerzintensität durch den Patienten (nach Wulf et al., 1997).

Tab. 31-1 Korrelation zwischen verbaler Einschätzung und numerischer Schätzskala (NRS)

verbale Einschätzung	NRS
geringe Schmerzen	1–2
mäßige Schmerzen	3–4
mittelstarke Schmerzen	5–6
starke Schmerzen	7–8
sehr starke/unerträgliche Schmerzen	9–10

Wenn möglich, sollte vor Beginn der Schmerztherapie die Intensität des Schmerzes mit Hilfe von Schätzskalen erfasst werden. Des Weiteren sollte routinemäßig wiederholt die Wirksamkeit der Schmerztherapie mit diesen Skalen beurteilt und im Krankenblatt dokumentiert werden. Dabei sollte die Erfassung nicht nur in Ruhe, sondern auch bei Bewegungen und Aktivitäten des Patienten erfolgen.

3 Der postoperative Schmerz

3.1 Mechanismen

Operative Eingriffe bewirken eine Schädigung oder Zerstörung von Geweben und Nerven. Hierdurch werden die Nozizeptoren direkt gereizt und in den verletzten Axonen zusätzlich blitzartige Impulsströme ausgelöst, die über A-δ und C-Fasern in das Rückenmark geleitet werden. Der massive Impulseinstrom während der Operation führt zu einer Sensibilisierung der nozizeptiven Rezeptorzellen und steigert deren Empfindlichkeit gegenüber dem anhaltenden nozizeptiven Impulseinstrom in der postoperativen Phase.

Der postoperative Impulseinstrom wiederum beruht auf einer Erregung der Nozizeptoren durch schmerzauslösende (algetische) Substanzen aus dem Wundgebiet und dem Druck des Gewebeödems sowie auf der Spontanaktivität der sich regenerierenden Nozizeptoraxone.

Bei ihrem Eintritt in das Hinterhorn des Rückenmarks unterliegen die postoperativen Schmerzimpulse einer Modulation, durch die ihre Weiterleitung beeinflusst wird. Einige Impulse lösen segmentäre Reflexreaktionen des Rückenmarks aus, andere werden nach rostral geleitet und führen zu suprasegmentären und kortikalen Reaktionen.

Segmentäre spinale Reflexreaktionen. Chirurgische Stimuli bewirken über segmentäre Reflexreaktionen einen ausgeprägten Anstieg des Skelettmuskeltonus mit Abnahme der Thoraxwand-Compliance; gleichzeitig entstehen nozizeptive Impulse in den Muskeln. Außerdem nehmen durch reflektorische Aktivierung sympathischer Neurone die Herzfrequenz und das Schlagvolumen zu.

Suprasegmentäre spinale Reflexreaktionen. Nozizeptive Impulse können reflektorisch die kardiovaskulären und respiratorischen Zentren in der Medulla oblongata aktivieren und hierdurch die Atem- und Herz-Kreislauf-Funktion steigern und außerdem zu einer vermehrten Ausschüttung kataboler Hormone wie Katecholamine, Kortison, ACTH, ADH, Glukagon (usw.) führen, die Sekretion anaboler Hormone hingegen hemmen.

Kortikale Reaktionen. In den höheren Hirnregionen aktivieren die nozizeptiven Impulse komplexe Systeme, die an der Integration und Wahrnehmung des Schmerzes beteiligt sind und motorische Reaktionen sowie Ängste und Befürchtungen mit entsprechenden Verhaltensweisen auslösen können.

3.2 Arten postoperativer Schmerzen

Je nach Art und Lokalisation des Eingriffs treten Schmerzen unterschiedlicher Qualität auf, die entsprechend spezifisch mit Medikamenten behandelt werden müssen.

Intrathorakale und intraabdominale Eingriffe. Bei diesen Eingriffen treten somatische und viszerale Schmerzen auf. Die somatischen Schmerzen bestehen aus Oberflächenschmerzen („hell oder scharf", lokalisiert) durch Verletzung der Haut und aus tiefem Schmerz durch Verletzung von Faszien, Muskulatur, Pleura oder Peritoneum („dumpf", diffus oder mehr lokalisiert). Die viszeralen Schmerzen entstehen zum einen durch die zugrundeliegende Erkrankung, zum anderen durch das chirurgische Trauma; sie werden als dumpf und diffus beschrieben und in Bauch oder Brust (oder beide) projiziert.

Gelenkoperationen. Operationen an großen Gelenken bewirken eine massive Aktivierung des nozizeptiven Systems in diesem Bereich und führen zu starkem somatischem Tiefenschmerz, oft auch zu schweren Reflexspasmen der Muskulatur. Ähnliche Muskelspasmen können auch nach Bandscheibenoperationen auftreten.

3.3 Auswirkungen

Der postoperative Schmerz kann, abgesehen vom Leiden des Patienten, direkt oder indirekt zu zahlreichen Funktionsstörungen führen, die sich evtl. ungünstig auf den Heilungsverlauf auswirken.

3.3.1 Atmung

Respiratorische Störungen gelten als typische Komplikation thorakaler und intraabdominaler Eingriffe. Wichtigste Ursache sind Schmerzen aus dem Operationsgebiet, die über spinale Reflexe zu Muskelspasmen in unmittelbarer Nachbarschaft der Gewebeverletzung sowie in den Muskelgruppen ober- und unterhalb davon führen. Hierdurch nehmen Atemzugvolumen, Vitalkapazität, forcierte Vitalkapazität, funktionelle Residualkapazität und exspiratorischer Spitzenfluss ab. Diese Effekte werden nicht selten durch eine schmerzbedingte freiwillige Einschränkung der Muskelaktivität im Thorax- und Abdominalbereich mit „Stöhnatmung" verstärkt.

Die schmerzbedingten respiratorischen Störungen können zu Atelektasen mit Störungen des pulmonalen Gasaustausches und in der Folge schließlich auch zu Infektion und Pneumonie führen. Besonders gefährdet sind **alte Menschen, Raucher und Patienten mit Erkrankungen der Atmungsorgane.**

Das Risiko ist nach Oberbaucheingriffen größer als nach Operationen im Unterbauch, des Weiteren größer sowohl nach intrathorakalen als auch nach Oberbaucheingriffen. Bei Oberbaucheingriffen ist die Abnahme der Vitalkapazität nach 24 h am stärksten ausgeprägt, danach normalisiert sie sich allmählich wieder.

3.3.2 Herz-Kreislauf-Funktion

Sehr starke Schmerzen können eine Aktivierung des sympathoadrenergen Systems mit Tachykardie, Blutdruckanstieg, peripherer Vasokonstriktion sowie Zunahme der Herzarbeit und des myokardialen Sauerstoffverbrauchs hervorrufen, ein Effekt, der beim Koronarkranken Myokardischämien auslösen kann.

3.3.3 Neuroendokrine Reaktionen

Große operative Eingriffe führen zu einer sog. Stressreaktion mit neuroendokrinen und metabolischen Reaktionen, die durch postoperativen Schmerz verstärkt werden sollen. Die Reaktion soll durch eine ausreichende Schmerztherapie abgeschwächt werden; jedoch ist dieser Effekt bisher nicht gesichert.

3.3.4 Gastrointestinaltrakt

Postoperative nozizeptive Impulse aus den Eingeweiden können zu Übelkeit und Erbrechen, aber auch zur Entstehung eines Ileus beitragen. Die Motilität des Gastrointestinaltrakts soll durch kutaneoviszerale und viszeroviszerale Reflexe, die eine segmentäre Überaktivität des Sympathikus hervorrufen, beeinträchtigt werden.

Des Weiteren können nozizeptive Impulse zur Motilitätsminderung des Harntrakts und nachfolgender Harnretention führen.

3.4 Beeinflussende Faktoren

Der postoperative Schmerz unterliegt einer großen interindividuellen Variabilität und wird außerdem durch eine Vielzahl von Faktoren beeinflusst, die aber ungenügend untersucht sind oder über deren klinische Bedeutung widersprüchliche Ergebnisse vorliegen. Hierdurch wird die individuelle Voraussagbarkeit von postoperativen Schmerzen erheblich erschwert.

3.4.1 Operativer Eingriff

Die Art der Operation, deren Lokalisation und Dauer sowie das Ausmaß des chirurgischen Traumas beeinflussen Art, Intensität und Dauer des postoperativen Schmerzes.

Als besonders schmerzhaft gelten intrathorakale und intraabdominelle Eingriffe, hierbei besonders die Oberbaucheingriffe, des Weiteren Nierenoperationen sowie ausgedehnte Operationen an Knochen, Gelenken und der Wirbelsäule. 50–70% dieser Patienten bezeichnen ihre Schmerzen als schwer, 20–40% als mäßig und 5–20% als leicht und nicht behandlungsbedürftig.

Weniger schmerzhaft sind hingegen oberflächliche Operationen an Bauch- und Thoraxwand, Kopf, Hals und Extremitäten: Nur 5–15% der Patienten geben starke Schmerzen an, bei 30–50% sind die Schmerzen mäßig ausgeprägt, 50% verspüren entweder keine oder nur leichte Schmerzen, die nicht der Behandlung bedürfen. Häufig wird der primäre Operationsschmerz durch sekundäre Faktoren wie Zug und Druck bei Bewegungen, Husten oder tiefer Inspiration verstärkt, insbesondere nach intraabdominellen und intrathorakalen Eingriffen, des Weiteren durch reflektorische Muskelspasmen, z. B. nach Hüftoperationen.

3.4.2 Präoperative Aufklärung und Vorbereitung

Ausführliche Aufklärung über den postoperativen Schmerz einschließlich dessen Dauer und Behandlungsmöglichkeiten vermindert bei vielen Patienten den postoperativen Analgetikabedarf. Voraussetzungen sind aber ein individuelles Vorgehen, die richtige Wortwahl und ein angemessener Umfang an Informationen, somit Einfühlungsvermögen und „Fingerspitzengefühl".

Unsachgemäße Aufklärung und falsche Informationen können hingegen die Angst und den postoperativen Schmerz verstärken. Zu beachten ist weiter, dass zahlreiche Patienten nur unzureichende Vorstellungen von postoperativen Schmerzen haben und auch nicht wissen, dass die Schmerzen nur vorübergehend sind und mit Medikamenten behandelt werden können. Hierauf sollte klar hingewiesen werden, zumal ein Teil der Patienten aufgrund dieses Nichtwissens den Wunsch nach Schmerzlinderung nicht äußert, andererseits ca. 30% der Schwestern und Pfleger Analgetika nur dann zuführen, wenn der Patient ausdrücklich danach verlangt.

Prämedikation. Nach Meinung zahlreicher Anästhesisten wird der postoperative Schmerz durch Prämedikation mit einem Opioid günstig beeinflusst: Er soll später einsetzen und auch weniger intensiv sein. Die hierzu vorliegenden Untersuchungsergebnisse sind jedoch keineswegs eindeutig, sondern widersprüchlich. Ungeklärt ist auch, ob durch präoperative Zufuhr peripherer, am Ort der Schmerzentstehung angreifender Analgetika eine prophylaktische Wirkung gegenüber postoperativen Schmerzen erreicht werden kann.

3.4.3 Narkoseverfahren

Während die Prämedikation mit Opioiden keinen gesicherten Einfluss auf den postoperativen Analgetikabedarf hat, soll die intraoperative Zufuhr von Opioiden den Zeitpunkt der ersten postoperativen Analgetikaanforderung hinausschieben und auch den Gesamtbedarf an Analgetika vermindern. Neurolept- bzw. Opioidanästhesie soll mit verlängerter postoperativer Analgesie einhergehen, ebenso die Ketamin-Lachgas-Narkose. Insgesamt sind aber die Untersuchungsergebnisse nicht einheitlich, d.h., es liegen auch Untersuchungen vor, in denen kein Zusammenhang zwischen Narkosetechnik und postoperativer Schmerzintensität gefunden wurde.

3.4.4 Persönlichkeitsfaktoren des Patienten

Das postoperative Schmerzverhalten wird bekanntlich sehr stark von Persönlichkeitsfaktoren beeinflusst. So sollen Patienten mit hohen präoperativen Neurotizismus-Scores häufiger Schmerzen und auch einen höheren Analgetikaverbrauch haben als Patienten mit niedrigen Scores. Auch korrelierte in einigen Untersuchungen der präoperative Neurotizismus-Score mit der Abnahme der postoperativen Vitalkapazität. Des Weiteren kann der Schmerz durch Gefühle von Angst, Scham, Schuld, Hilflosigkeit oder Einsamkeit verstärkt werden. Bei Patienten mit Neigung zu Depressionen wird ebenfalls eine stärkere Reaktion auf Schmerzen angenommen.

Bei der Beurteilung von Schmerzen sollte der Arzt auch die Fähigkeit des Patienten, den Schmerz auszudrücken und mitzuteilen, beachten: Wahrgenommener und ausgedrückter Schmerz entsprechen einander häufig nicht; auch wird von extrovertierten Patienten, die ihren Schmerz oft besser ausdrücken können als introvertierte, häufig angenommen, sie reagierten stärker auf Schmerzen, obwohl hierzu keine eindeutigen Ergebnisse vorliegen.

Angst. Neben dem Neurotizismus soll auch die *Zustandsangst* mit verstärkter postoperativer Schmerzempfindung einhergehen; die *Situationsangst* soll hingegen keine wesentliche Rolle spielen. Des Weiteren kann Angst die Wirkungen von Analgetika beeinträchtigen, ein Effekt, der vor allem bei Substanzen ohne Einfluss auf die Stimmung nachweisbar ist. Bei solchen Patienten kann die Kombination mit Anxiolytika bzw. Sedativa sinnvoll sein.

Erwartungshaltung. Frühere Erfahrungen mit chirurgischen Eingriffen und die Erfahrungsberichte anderer beeinflussen die Reaktion des Patienten auf den postoperativen Schmerz.

Plazeboeffekt. Bei ca. 25–50% aller Patienten mit postoperativen Schmerzen ist eine günstige Reaktion auf Plazebo nachweisbar; die Wirkung ist umso größer, je stärker der Schmerz oder Stress ist. Demgegenüber lassen sich experimentell erzeugte Schmerzen in wesentlich geringerem Maße durch Plazebo beeinflussen.

Allgemein wird der Plazeboeffekt mit Persönlichkeitsfaktoren in Zusammenhang gebracht. So soll große Zustandsangst den Plazeboeffekt begünstigen, Neurotizismus hingegen abschwächen. Das endogene Opioidsystem scheint an der Plazebowirkung beteiligt zu sein, da der Effekt durch Naloxon antagonisiert werden kann.

3.4.5 Soziokulturelle und ethnische Faktoren

Das individuelle Schmerzerleben wird von soziokulturellen und ethnischen Faktoren beeinflusst. So fanden sich in einer Untersuchung an italienischen, irischen, jüdischen und amerikanischen Schmerzpatienten deutliche Unterschiede in Schmerzwahrnehmung, Bewertung und Verhalten: Amerikaner wiesen die höchste Schmerztoleranz auf, Italiener verlangten am häufigsten eine Behandlung der Schmerzen, Juden zeigten ein starkes Bedürfnis nach Deutung. Des Weiteren fand sich bei weißen Amerikanern eine größere Toleranz gegenüber experimentellem Schmerz als bei Farbigen und Puerto-Ricanern.

Religion, familiäre Traditionen, Lernprozesse, kulturelle Sozialisation und eine spezifische Schmerzsprache beeinflussen ebenfalls die Schmerztoleranz und das Schmerzverhalten. So gilt im Islam Schmerz als Prüfung Gottes, die durch Geduld bestanden werden kann; nach buddhistischer Anschauung gehört Schmerz hingegen schicksalhaft zum Leben und kann durch meditative Übungen beherrscht werden.

3.4.6 Alter und Geschlecht

Alter. Bislang ist nicht ausreichend geklärt, ob die Schmerzschwelle im Alter zunimmt oder unverändert bleibt. Der postoperative Analgetikabedarf nimmt jedoch mit dem Alter eindeutig ab; auch findet sich bei älteren Menschen eine größere Zufriedenheit mit der postoperativen Schmerztherapie als bei jüngeren. Möglicherweise nimmt im Alter die Toleranz gegenüber Schmerzen zu; hierbei könnte die geringere Situationsangst des alten Menschen eine Rolle spielen, des Weiteren die allgemeine Verlangsamung und der Altersstoizismus.

Über das Schmerzverhalten von Kindern liegen nur wenige Untersuchungen vor. Hiernach soll die Schmerzschwelle bei Kindern mit dem Alter ansteigen, während gleichzeitig das Schmerzverständnis und die Schmerzwahrnehmung zunehmen und sich dadurch auch die Einstellung zum Schmerz verändert.

Geschlecht. Frauen sollen eine niedrigere Schmerzschwelle besitzen als Männer und empfindlicher auf Schmerzen reagieren, andererseits aber postoperativ weniger Schmerzmittel verbrauchen. Die hierzu vorliegenden Befunde sind jedoch keineswegs eindeutig, denn in zahlreichen klinischen Untersuchungen fanden sich keine geschlechtsspezifischen Unterschiede.

Größe und Gewicht haben keinen nachweisbaren Einfluss auf den postoperativen Schmerz und den Analgetikabedarf.

3.4.7 Haltung des Personals

Ärzte und Schwestern haben nicht selten eigene Vorstellungen von der Intensität und Zumutbarkeit postoperativer Schmerzen, die mit dem Erleben des Patienten in keiner Weise übereinstimmen („fremder Schmerz geht nicht zu Herz"). Aus zahlreichen Untersuchungen zu diesem Problem ergibt sich Folgendes: Oft werden die Beschwerden des Patienten als „psychisch bedingt" fehlgedeutet und nicht auf Schmerzen zurückgeführt. Auch hält sich das Pflegepersonal häufig nicht an den ärztlichen Verordnungsplan, sondern verabreicht die Analgetika nach eigenem Gutdünken. Patienten, die nicht ausdrücklich nach Schmerzmitteln verlangen, erhalten oft keine Analgetika, weil Ärzte und Pflegepersonen davon ausgehen, dass keine Schmerzen bestehen oder nur gering sind. Einige Ärzte und Schwestern glauben, der Schmerz müsse tapfer ertragen werden („ein Indianer kennt keinen Schmerz"), andere fürchten Sucht und Abhängigkeit oder Atemdepression. Alle diese Faktoren tragen zu einer unbefriedigenden postoperativen Schmerzbehandlung bei.

3.5 Einfluss der Schmerztherapie auf die Prognose des chirurgischen Patienten

Während unstrittig ist, dass die Schmerz-Scores des individuellen Patienten durch eine angemessene Schmerztherapie verbessert werden können, bleibt nach wie vor ungeklärt, ob hierdurch auch die postoperative Morbidität und Mortalität von Hochrisikopatienten günstig beeinflusst werden.

Myokardischämien und Myokardinfarkt. Perioperative Tachykardien und Myokardischämien führten in einigen Untersuchungen zu einer signifikanten Zunahme von postoperativen Myokardinfarkten und anderen Komplikationen. Durch eine ausreichende Schmerztherapie konnten die Tachykardien und Myokardischämien reduziert und dadurch auch die Myokardinfarktrate bei gefährdeten Patienten gesenkt werden. Diese Ergebnisse bedürfen allerdings noch der Bestätigung durch umfangreichere Untersuchungen an größeren Patientenzahlen.

Pulmonale Komplikationen. In einigen Untersuchungen konnte die Häufigkeit postoperativer pulmonaler Komplikationen bei Hochrisikopatienten durch eine peridurale Analgesie signifikant vermindert werden. Demgegenüber konnte in zahlreichen Untersuchungen an Patienten mit normalen Risiken kein wesentlicher Einfluss auf die Häufigkeit postoperativer Pneumonien und Atelektasen durch eine Periduralanalgesie nachgewiesen werden.

Blutgerinnung. Chirurgische Eingriffe führen postoperativ gewöhnlich zur Hyperkoagulabilität mit erhöhtem Thromboserisiko. In einigen Untersuchungen konnte die Häufigkeit von postoperativen Thrombosen nach Hüft-, Knie- oder Prostataoperationen durch eine Periduralanalgesie signifikant gesenkt werden.

Darmfunktion. Eine postoperative Periduralanalgesie steigert aufgrund der Sympathikusblockade die Magen-Darm-Motilität und kann dadurch zu einer rascheren Rückkehr der Darmfunktion (um 1–2 Tage nach Hysterektomie oder Kolonoperationen) führen. Außerdem soll hierdurch die Häufigkeit eines postoperativen Ileus vermindert werden.

Dauer des Krankenhausaufenthalts. Bei Hochrisikopatienten wurde nach aggressiver Schmerztherapie einschließlich periduraler Analgesie eine geringere Aufenthaltsdauer in der Intensivstation und im Krankenhaus insgesamt gefunden. Aggressive Schmerztherapie in Kombination mit frühzeitiger Mobilisierung und Ernährung führte auch nach Kolonresektion bei Patienten mit niedrigem Risiko zu einer signifikant früheren Entlassung nach Hause, allerdings kann der Einfluss der Schmerztherapie nur als einer unter mehreren hierfür verantwortlichen Faktoren angesehen werden.

Klinische Bewertung. Nach derzeitigem Kenntnisstand scheint vor allem bei Hochrisikopatienten eine aggressive postoperative Schmerztherapie unter Einschluss periduraler Opioide die perioperative Morbidität und möglicherweise auch Mortalität zu reduzieren. Bei Thorakotomien und Oberbaucheingriffen wird ein thorakaler Periduralkatheter empfohlen, um eine effektive Schmerzausschaltung zu erreichen. In den Händen des Erfahrenen dürfte das Risiko nicht höher sein als bei lumbal platzierten Kathetern.

3.6 Entwicklung chronischer Schmerzen nach Operationen

Postoperative Schmerzen können in chronische Schmerzen übergehen und damit das weitere Leben des Patienten nachhaltig verändern. Nach einer gebräuchlichen Definition liegen chronische postoperative Schmerzen vor, wenn folgende **Kriterien** erfüllt sind:
— Entwicklung des Schmerzes nach einer Operation,
— Mindestdauer 2 Monate,
— keine anderen Ursachen für den Schmerz nachweisbar,
— Schmerz präoperativ nicht vorhanden.

Die Häufigkeit chronischer Schmerzen nach Routineoperationen wird mit 22% angegeben, bei spezifischen Operationen muss aber von höheren Prozentzahlen ausgegangen werden, z. B.:
— Thorakotomien (Postthorakotomie-Syndrom) 29–67%,
— Mammachirurgie: bis zu 50%,
— Amputationen von Gliedmaßen: 30–83%,
— Polytrauma: 17–50%.

3.6.1 Mechanismen der Chronifizierung

Warum ein postoperativer Schmerz chronisch wird, ist bislang nicht vollständig aufgeklärt worden. Nach derzeitiger Auffassung führt lang anhaltender Schmerz zur Ausschüttung von Neurotransmittern, die eine abnorme afferente Impulsaktivität zum Rückenmark nicht nur in den Schmerzrezeptoren, sondern auch in anderen Rezeptoren hervorrufen. Sonst physiologische Reize wie Vibration oder Dehnung führen dann zu pathologischen Reaktionen, d. h. Schmerz. Eine wichtige Rolle wird hierbei auch pathologischen Kurzschlussverbindungen zwischen dem sympathischen Nervensystem und sensorischen Afferenzen zugewiesen.

Veränderungen auf Rückenmarkebene und im Gehirn spielen bei der Chronifizierung postoperativer Schmerzen ebenfalls eine bedeutsame Rolle: So sollen unter physiologischen Bedingungen das angenommene Gleichgewicht zwischen erregenden und hemmenden Transmittern im Hinterhorn des Rückenmarks nachhaltig gestört und die Aktivität exzitatorischer Transmitter durch chronisch einströmende Schmerzimpulse erhöht sein. Auch konnten im Gehirn durch Schmerzen hervorgerufene neuroplastische Veränderungen mit MRT nachgewiesen werden, z. B. eine Verkleinerung der kortikalen Repräsentation der Körperoberfläche (Homunculus) nach einer Armamputation.

3.6.2 Begünstigende Faktoren

Chirurgische Komplikationen begünstigen die Entstehung chronischer postoperativer Schmerzen. Hierzu gehören Wundinfektionen, Kontraktionen und die operative Verletzung sensibler Nerven. Von Bedeutung sind weiter ein hohes präoperatives Schmerzniveau sowie Angst und Depressionen.

Phantomschmerzen sind ein häufiges Phänomen nach Amputationen. Als wichtigster begünstigender Faktor gilt ein hohes präoperatives Schmerzniveau. Die Häufigkeit von Phantomschmerzen soll durch differenzierten Einsatz regionaler Anästhesieverfahren (epidurale Analgesie oder lokale Katheteranalgesie) schon vor Beginn der Operation und konsequente Fortführung in der postoperativen Phase signifikant verringert werden.

3.6.3 Prophylaxe

Ein einheitliches Konzept der Prophylaxe chronischer postoperativer Schmerzen liegt derzeit nicht vor. Eine bereits vor der Operation eingeleitete Analgesie soll der Chronifizierung postoperativer Schmerzen entgegenwirken (siehe Abschnitt 3.7). Hierdurch sollen Rückenmark und Gehirn während der Operation vor dem Phänomen der Übererregbarkeit geschützt werden. Eine wichtige Rolle soll hierbei auch die Dämpfung der endokrinen Stressreaktion durch eine perioperativ begonnene Periduralanalgesie spielen. Sie sollte möglichst früh begonnen und postoperativ so lange wie erforderlich fortgesetzt werden. Die Wirksamkeit scheint nach Extremitätenoperationen höher zu sein als nach Bauch- und Thoraxeingriffen. Schonendes Operieren unter weitgehender Vermeidung intraoperativer Nervenschädigungen wirkt ebenfalls präventiv.

3.7 Präemptive Analgesie

Operationsschmerzen können zur peripheren und zentralen Sensibilisierung und Übererregbarkeit des nozizeptiven Systems und damit zur Verstärkung postoperativer Schmerzen führen. Experimentelle Befunde weisen darauf hin, dass diese Sensibilisierung durch präemptive Analgesie, d. h. Zufuhr von Analgetika vor der chirurgischen Inzision (bzw. vor dem Schmerzreiz) verhindert oder abgeschwächt werden kann. Neben dieser auf die intraoperativen Schmerzimpulse beschränkten Definition wird der Begriff „präemptive Analgesie" auch auf den durch die Operationswunde und Entzündungsreaktionen hervorgerufenen Schmerz ausgedehnt, also auf den intra- und postoperativen Schmerz. Während sich im Tierexperiment durch präemptive Analgesie die Intensität des postoperativen Wundschmerzes eindeutig vermindern lässt, sind die klinischen Ergebnisse widersprüchlich. Günstiger soll die Wirkung des präemptiv zugeführten Analgetikums sein, wenn nicht nur der Operationsschmerz, sondern auch der postoperative Schmerz in das Konzept einbezogen wird: Dann kann durch vollständige intraoperative Schmerzblockierung und Fortsetzung der Blockade in der postoperativen Phase zusammen mit einer multimodalen Schmerztherapie die Intensität postoperativer Schmerzen vermindert und möglicherweise auch eine Chronifizierung bei prädisponierten Patienten verhindert werden.

Konzepte. Ein schlüssiges und effektives Konzept der präemptiven Analgesie ist bislang nicht entwickelt worden. Derzeit umfasst die präemptive Analgesie den Einsatz praktisch aller gebräuchlichen Analgetika und regionalen Anästhesieverfahren. Nach übereinstimmender Auffassung sollte die präemptive Analgesie – in Abhängigkeit von der Pharmakokinetik der eingesetzten Substanzen – vor der Operation begonnen und bis in die postoperative Phase fortgesetzt werden. Mit dem Hautschnitt sollte bereits eine effektive Wirkung der Analgetika vorhanden sein; vermutlich muss die präemptive Analgesie der jeweils operationsbedingt wechselnden Schmerzintensität angepasst werden; auch sollten starke Schmerzen in der Ausleitungsphase der Narkose unbedingt vermieden werden, da sie bei empfänglichen Patienten zur peripheren und zentralen Sensibilisierung führen können. In der postoperativen Phase scheinen regionale Anästhesieverfahren einschließlich Wundinfiltration durch den Operateur besonders wirksam zu sein.

4 Konventionelle systemische Schmerztherapie mit Opioiden

Opioide sind die Standardsubstanzen für die postoperative Schmerztherapie – vor allem bei starken und sehr starken Schmerzen. Richtige Anwendung vorausgesetzt, kann bei den meisten Patienten eine *zufriedenstellende*, wenngleich nicht vollständige, postoperative Analgesie erreicht werden. Allerdings werden die Opioide oft unsachgemäß angewandt und das angestrebte therapeutische Ziel allein aus diesem Grund nicht erreicht. Häufigster Fehler ist hierbei die Zufuhr der Opioide nach einem starren Schema, das die große Variabilität der analgetischen Wirksamkeit und den individuellen Bedarf des Patienten nicht ausreichend berücksichtigt. Hintergrund für diese rigide Einstellung vieler Ärzte und Pflegepersonen gegenüber dem Einsatz der Opioide ist zumeist die Angst vor einer tödlichen

Atemdepression sowie vor Sucht und Abhängigkeit; schlichte Unkenntnis spielt jedoch ebenfalls eine nicht zu unterschätzende Rolle.

4.1 Pharmakologische Wirkungen

Die Pharmakodynamik der Opioide ist ausführlich in Kapitel 5 dargestellt; daher wird an dieser Stelle nur auf die für die postoperative Schmerztherapie wichtigen Gesichtspunkte eingegangen.

4.1.1 Analgesie

Klinisch werden schwache und starke Opioide unterschieden. Schwache Opioide sind z. B. Codein und Dihydrocodein. Sie spielen in der postoperativen Schmerztherapie eine untergeordnete Rolle, da für eine wirksame Analgesie sehr hohe Dosen erforderlich sind, die wiederum verstärkt mit unerwünschten Nebenwirkungen einhergehen. Starke Opioide weisen demgegenüber eine starke analgetische Wirksamkeit auf und beseitigen auch starke und stärkste Schmerzen. Standardsubstanz der starken Opioide ist das Morphin, das aber in Deutschland bei der postoperativen Schmerztherapie weitgehend durch andere stark wirkende Opioide wie Piritramid, Buprenorphin und Pentazocin verdrängt worden ist, jedoch noch häufig in der Therapie von Tumorschmerzen eingesetzt wird.

Die starken Opioide unterdrücken vor allem den über C-Fasern geleiteten, „langsamen" Schmerz, während die „schnelle" sensorisch-diskriminative, über A-δ-Fasern geleitete Komponente des Schmerzes oft relativ wenig beeinflusst wird. Allerdings wird die affektive Komponente des Schmerzes durch die euphorisierende Wirkung der Opioide in günstiger Weise abgeschwächt.

Wie in Kapitel 5 erläutert, kommt die analgetische Wirkung der Opioide vor allem durch eine Interaktion mit spezifischen Rezeptoren zustande. In diesem Zusammenhang sind folgende Begriffe zu unterscheiden:
— **Affinität** oder „extrinsic activity" ist die Fähigkeit des Opioids, sich an den Rezeptor zu binden und mit ihm einen Komplex zu bilden.
— **Effektivität** oder „intrinsic activity" kennzeichnet hingegen die Fähigkeit des Opioid-Rezeptor-Komplexes, eine pharmakologische *Wirkung* hervorzurufen.
— **Agonisten** sind Substanzen mit einer hohen Effektivität, wobei die Affinität unterschiedlich ausgeprägt sein kann.
— **Antagonisten** weisen demgegenüber eine geringe Effektivität, jedoch eine hohe Affinität zum Rezeptor auf; sie verdrängen den Agonisten aus seiner Rezeptorbindung und heben dessen pharmakologische Wirkung auf.
— **Agonisten-Antagonisten** (Partialantagonisten) sind Opioide, deren maximaler Wirkeffekt geringer ausfällt als der eines „idealen" Agonisten, die aber dennoch gut an den Rezeptor binden. Einige Autoren bezeichnen als Partialagonisten nur solche Opioide, deren Affinität und Effektivität gleichsinnig vermindert sind.

4.1.2 Atemdepression

Alle reinen Opioidagonisten bewirken eine dosisabhängige Atemdepression bis hin zum Atemstillstand, der unbehandelt tödlich verläuft. Die Atemdepression hängt auch von der Wirkungsstärke des Opioids ab: Hochpotente Analgetika wie Fentanyl, Alfentanil oder Sufentanil können bereits in niedriger Dosierung eine Atemdepression auslösen, während schwache Opioide wie Codein in klinischer Dosierung die Atmung nicht wesentlich beeinflussen.

Bei den Agonisten-Antagonisten tritt ebenfalls eine Atemdepression auf, die jedoch nicht in gleicher Weise von der Dosis abhängt; vielmehr ist wegen des Ceiling-Effekts nach Erreichen eines „Plateaus" bei weiterer Steigerung der Dosis keine Zunahme der Atemdepression zu erwarten. Dennoch muss beachtet werden, dass auch nach Anwendung von Agonisten-Antagonisten zur postoperativen Schmerztherapie tödliche Zwischenfälle durch Atemdepression wiederholt beobachtet worden sind.

Klinisch manifestiert sich die Atemdepression in folgender Weise:
— Zunächst Verlangsamung der Atmung (Bradypnoe) mit Zunahme des Atemzugvolumens,
— dann Atmung, die nur noch durch Stimuli wie Schmerz, Geräusche oder Hyperkapnie und Hypoxie ausgelöst wird,
— danach „vergisst" der Patient zu atmen, kommt aber entsprechenden Aufforderungen nach: sog. Kommandoatmung,
— schließlich tritt ein vollständiger Atemstillstand ein, und der Patient atmet auch nicht mehr nach Aufforderung, sondern muss beatmet werden.

Die Atemdepression kann durch Injektion eines spezifischen Opioidantagonisten wie *Naloxon* schlagartig aufgehoben werden, allerdings nur, wenn noch kein Kreislaufstillstand eingetreten bzw. eine ausreichende Hirndurchblutung vorhanden ist.

Wirkung des Schmerzes. Der Schmerz ist ein wirksamer Antagonist der opioidbedingten Atemdepression, vermutlich aufgrund einer Aktivierung der Formatio reticularis. Daher muss bei wachen Patienten die Dosis des Opioids jeweils individuell titriert werden, um starke Schmerzen zu behandeln. Abrupte Beseitigung eines Schmerzreizes kann zur Atemdepression führen. Diese Gefahr ist besonders groß, wenn postoperativ ein Überhang von intraoperativ verabreichten Opioiden besteht und die Patienten nach einer anfänglichen Stimulation (z. B. Extubation) wieder einschlafen oder die Schmerzen unter der Opioidwirkung durch andere Verfahren, wie z. B. peridurale Lokalanästhetika usw., beseitigt werden.

Potenzierende Wirkung anderer Pharmaka. Der Wachheitsgrad spielt, wie zuvor dargelegt, für die atemdepressorische Wirkung der Opioide eine wichtige Rolle. Entsprechend können Sedativa und Hypnotika die opioidbedingte Atemdepression verstärken und verlängern. Ähnliche Effekte sind auch durch Neuroleptika und MAO-Hemmer zu erwarten, wobei der genaue Mechanismus dieser potenzierenden Wirkungen nicht bekannt ist.

Grundsätzlich muss des Weiteren mit einer Verstärkung der atemdepressorischen Wirkung durch Pharmaka gerechnet werden, die den Metabolismus der Opioide in der Leber hemmen, z. B. Psychopharmaka, Zytostatika, Antiarrhythmika, Kontrazeptiva, oder die das Opioid aus der Plasmaproteinbindung verdrängen und dadurch den Anteil freier Substanz erhöhen, so z. B. Kumarinderivate.

4.1.3 Übelkeit und Erbrechen

Übelkeit und Erbrechen treten relativ häufig unter der Opioidtherapie auf. Ursache ist eine Stimulierung dopaminerger Rezeptoren in der chemorezeptiven Triggerzone der Area postrema. Andererseits wird das benachbarte motorische Brechzentrum durch Morphin überwiegend gehemmt. Aus diesem Antagonismus wird auch das im Vergleich zur i. v. Injektion häufigere Erbrechen nach i. m. oder s. c. Zufuhr erklärt: Nach i. v. Injektion flutet das Opioid rasch in ausreichender Konzentration an und blockiert das Brechzentrum, während bei i. m. oder s. c. Zufuhr die nötigen Konzentrationen im Brechzentrum nicht erreicht werden.

Daneben soll auch eine vestibuläre Komponente am opioidinduzierten Erbrechen beteiligt sein, denn bei mobilen Patienten ist die Häufigkeit von Erbrechen größer als bei bettlägerigen. Des Weiteren könnte auch die durch das Opioid ausgelöste Verzögerung der Magen-Darm-Passage zu Übelkeit und Erbrechen beitragen.

Therapeutisch und prophylaktisch wirksam sind bei opioidinduzierter Übelkeit und Erbrechen Neuroleptika mit dopaminantagonistischer Wirkung, z. B. Butyrophenone (DHB; Haloperidol) oder Phenothiazine.

4.1.4 Magen-Darm-Trakt

Opioide vermindern die Darmmotilität und erhöhen den Sphinktertonus. Die Magenmotilität nimmt ebenfalls ab, und die Absorption von oral zugeführten Medikamenten wird verzögert.

Gallefluss und Pankreassekretion nehmen unter Opioiden ab; hierdurch wird, zusammen mit der reduzierten Magenmotilität, die Verdauung verzögert. Eine Zunahme des Tonus der Gallenwege und evtl. auch Spasmen des Sphincter Oddi werden vor allem durch Opioidagonisten wie Morphin hervorgerufen; sie manifestieren sich u. U. als Gallenkoliken oder Angina-pectoris-Schmerz. Die Effekte können mit Naloxon oder Glukagon antagonisiert werden, hingegen sind Anticholinergika nur wenig wirksam.

Die verminderte Motilität des Magen-Darm-Trakts kann zum postoperativen Ileus beitragen.

Des Weiteren muss bei postoperativem Harnverhalt auch an die Wirkung von Opioiden auf den Tonus des Blasensphinkters gedacht werden.

4.1.5 Sedierung und Euphorie

Opioidagonisten und Agonisten-Antagonisten können zu Sedierung und gehobener Stimmungslage führen, verbunden mit einem Wärmegefühl und angenehmer Gliederschwere. Gelegentlich tritt aber auch eine Dysphorie auf, d. h. eine Missgestimmtheit mit Ängstlichkeit, evtl. auch Mundtrockenheit, Schwitzen, Übelkeit, Schwindel oder Juckreiz.

4.1.6 Juckreiz

Ein Juckreiz kann praktisch bei allen Opioiden auftreten, und zwar unabhängig von der Applikationsart; bei rückenmarknaher Zufuhr ist dieser Effekt allerdings am häufigsten zu beobachten. Der Juckreiz kann so ausgeprägt sein, dass die Patienten jede weitere Gabe von Opioiden strikt ablehnen.

Unmittelbar nach i. v. Injektion tritt der Juckreiz häufig im Bereich der Nase auf; nach periduraler Injektion kann der Juckreiz hingegen generalisiert oder auf den Rumpf und die Beine oder das Gesicht beschränkt sein. Die genaue Ursache des Juckreizes ist nicht bekannt, vermutlich handelt es sich um einen opioidspezifischen Effekt auf der Ebene des Rückenmarks.

Phenothiazine beeinflussen den Juckreiz nicht wesentlich, während Naloxon antagonistisch wirkt, wobei aber der Effekt, selbst nach i. v. Injektion, verzögert einsetzen kann. Außerdem wird durch Naloxon die Analgesie antagonisiert.

4.1.7 Miosis

Die Miosis nach Opioidzufuhr beruht vor allem auf einer Stimulation des Edinger-Westphal-Kerns des N. oculomotorius. Sie kann mit herangezogen werden, um die analgetische und atemdepressorische Wirkung des Opioids zu beurteilen: *Stecknadelkopfgroße Pupillen* sind das Zeichen der Überdosierung. Eine Toleranz gegenüber der miotischen Wirkung von Opioiden entwickelt sich selbst bei längerer Anwendung gewöhnlich nicht.

> Eine Mydriasis unter effektiver Opioidtherapie kann daher Zeichen einer zerebralen Hypoxie (durch Atemdepression) sein!

Die Miosis kann durch Naloxon oder Atropin antagonisiert werden.

4.1.8 Gewöhnung und Abhängigkeit

Länger dauernde Zufuhr von Opioiden führt zur Toleranz, bei Anwendung mäßiger Dosen meist innerhalb von 2–3 Wochen, bei hohen Dosen oft früher. Nach Absetzen der Substanz bildet sich die Toleranz innerhalb von etwa 2 Wochen wieder zurück.

Die Gewöhnung betrifft die meisten Opioidwirkungen, vor allem aber die Analgesie, Atemdepression, Euphorie, Sedierung und Übelkeit, während Miosis und Obstipation nicht beeinflusst werden.

Zwischen Opioiden mit Wirkung am gleichen Rezeptor besteht *Kreuztoleranz*. Die Ursache der Toleranzentwicklung ist ungeklärt; diskutiert wird u. a. eine abnehmende Empfindlichkeit der Opioidrezeptoren oder eine Abnahme reaktionsbereiter Rezeptoren wie auch eine Hemmung der Acetylcholinfreisetzung im Gehirn.

Nach länger dauernder Zufuhr von Opioiden entwickelt sich eine körperliche Abhängigkeit, und zwar durchschnittlich nach 20–25 Tagen, gelegentlich auch deutlich früher (zu den Entzugserscheinungen siehe auch Abschnitt 12.2).

Bei kurzfristiger Anwendung der Opioide im Rahmen der postoperativen Schmerztherapie spielt die Abhängigkeit klinisch keine Rolle (Drogenabhängige siehe auch Abschnitt 12.2).

4.1.9 Einfluss von Alter und Vorerkrankungen

Höheres Lebensalter. Im höheren Lebensalter nimmt die Empfindlichkeit gegenüber Opioiden zu: Die Wirkung ist verstärkt, die Wirkungsdauer verlängert. Entsprechend muss bei geriatrischen Patienten die Dosis des Opioids reduziert werden, um eine Überdosierung zu vermeiden.

Nierenerkrankungen. Bei Niereninsuffizienz kann die Wirkung von Morphin und Dihydrocodein verlängert sein (Einzelheiten siehe jeweilige Substanz).

Lebererkrankungen. Die meisten Opioide unterliegen einer hepatischen Extraktion und Metabolisierung. Daher kann die Wirkung bei Lebererkrankungen verstärkt und verlängert sein. Entsprechend sollten Opioide bei Lebererkrankungen mit Vorsicht angewandt werden, d. h.: langsame Injektion in kleinen Dosen, Vermeidung lang wirkender Substanzen!

Schilddrüsenerkrankungen. Bei Hypothyreose ist die Empfindlichkeit gegenüber Opioiden (und anderen zerebral dämpfenden Substanzen) erheblich gesteigert; daher ist Vorsicht geboten! Bei Hyperthyreose können gegenteilige Effekte erwartet werden.

Alkohol- oder Medikamentenabhängigkeit. Bei Alkoholabhängigen ist die Empfindlichkeit gegenüber Opioiden vermindert, so dass häufig erstaunlich hohe Dosen vertragen werden. Ähnliches gilt auch für den chronischen Missbrauch von Psychopharmaka.

4.2 Einzelne Substanzen

4.2.1 Morphin

Pharmakodynamik. Die wichtigsten pharmakodynamischen Eigenschaften des Opioidagonisten Morphin sind ausführlich in Kapitel 5 beschrieben. Zu beachten ist, dass zwischen den Blutkonzentrationen und den pharmakologischen Wirkungen von Morphin keine oder nur eine geringe Korrelation besteht. Als Grenzkonzentration im Blut, die für eine analgetische Wirkung überschritten werden muss, gelten 16 ng/ml.

Pharmakokinetik. Die Bioverfügbarkeit von Morphin beträgt nach intramuskulärer oder subkutaner Injektion nahezu 100%, hingegen im Mittel nur 38% (15–64%) nach oraler Zufuhr. Wegen des hohen

Ionisationsgrads, der Proteinbindung und der geringen Lipidlöslichkeit sowie der raschen Metabolisierung zu Morphinglukuronid gelangt jeweils nur ein geringer Teil der zugeführten Morphindosis über die Blut-Hirn-Schranke in das zentrale Nervensystem. Änderungen der Ventilation können das Eindringen von Morphin in das ZNS beeinflussen, da der Ionisationsgrad vom pH-Wert des Blutes abhängt. Eine respiratorische Azidose verlängert die Eliminationshalbwertszeit von sonst 4 auf ca. 7 h.

Der Abbau von Morphin erfolgt vor allem durch Konjugation in der Leber; Hauptmetabolit ist das Morphin-3-Glukuronid, daneben wird noch eine geringe Menge *Morphin-6-Glukuronid* gebildet, außerdem 5% zu Normorphin methyliert. Während das 3-Glukuronid keine pharmakologischen Wirkungen aufweist, ist das 6-Glukuronid pharmakologisch aktiv. Die Metaboliten werden zum größten Teil über die Nieren ausgeschieden, 7–10% mit der Galle in den Darm sezerniert und rückresorbiert (enterohepatischer Kreislauf). Bei **schwerer Niereninsuffizienz** kann die Wirkung von Morphin verstärkt und verlängert sein, vermutlich bedingt durch Kumulation des aktiven Morphin-6-Glukuronids. Lebererkrankungen haben hingegen keinen wesentlichen Einfluss auf den Metabolismus von Morphin.

Die geringe orale Bioverfügbarkeit von Morphin beruht auf einem ausgeprägten „first-pass"-Effekt: Wegen der hohen hepatischen Extraktionsrate gelangen, trotz guter enteraler Resorption, nur ca. 30% der oralen Dosis in den Systemkreislauf. Daher muss Morphin bei oraler Gabe etwa 3-mal so hoch dosiert werden wie bei parenteraler Zufuhr, um den gleichen analgetischen Effekt zu erzielen.

Pharmakokinetische Parameter von Morphin:
— Eliminationshalbwertszeit, $t_{1/2\beta}$: 1,7 bis 4,5 h,
— Verteilungsvolumen, V_d: 1,2 bis 6,2 l/kg,
— Clearance, Cl: 6,4–23 ml/kg/min.

Klinische Anwendung. Morphin wird für die Therapie akuter Schmerzen eingesetzt, des Weiteren für die Langzeittherapie chronischer Schmerzen. Für die Behandlung postoperativer Schmerzen sollte die parenterale, vor allem die **intravenöse Zufuhr** bevorzugt werden, da hierdurch ein schnellerer Wirkungseintritt und auch ein rascheres Wirkungsmaximum erreicht werden.

Zu beachten ist, dass Morphin Histamin freisetzt: Hierdurch kann der Blutdruck erheblich abfallen.

Dosierung und Wirkungszeiten von Morphin:
— intravenöse Einzeldosis: 5–10 mg bzw. 0,1–0,15 mg/kg
— 0,2 mg/kg i. m.
— Wirkungseintritt: 15 min
— max. Wirkung: nach ca. 30 min
— Wirkungsdauer: 4–5 h

Bei Patienten mit wesentlich **eingeschränkter Nierenfunktion** wurden nach Morphininjektion vereinzelt eine verstärkte Wirkung (übermäßige Sedierung und schwere Atemdepression) und eine verlängerte Wirkungsdauer beobachtet, wahrscheinlich bedingt durch Kumulation des aktiven Metaboliten Morphin-6-Glukuronid. Daher muss Morphin bei diesen Patienten mit größter Vorsicht dosiert werden!

Die orale Zufuhr von Morphin zur postoperativen Schmerztherapie ist vor allem wegen der geringen Bioverfügbarkeit nicht üblich. Hingegen werden bei der Langzeittherapie chronischer Schmerzen neben wässrigen Morphinlösungen auch Retardtabletten (MST) eingesetzt.

4.2.2 Piritramid

Pharmakodynamik. Piritramid ist ein reiner Opioidagonist; analgetische und atemdepressorische Wirkung entsprechen im Wesentlichen denen von Morphin, jedoch hält die Wirkung länger an, auch treten seltener Übelkeit und Erbrechen auf; Histamin wird ebenfalls nicht freigesetzt. Der Einfluss auf die Herz-Kreislauf-Funktion ist sehr gering.

Pharmakokinetik. Piritramid wird ausschließlich parenteral verabreicht. Detaillierte Angaben über Pharmakokinetik und Metabolismus liegen gegenwärtig nicht vor.

Klinische Anwendung. Piritramid gehört zu den am häufigsten für die postoperative Schmerztherapie eingesetzten Analgetika in Deutschland. Daneben wird die Substanz auch als Analgetikum in der Notfallmedizin verwendet. Peridurale Anwendung siehe Abschnitt 8.9.

Dosierung und Wirkungszeiten von Piritramid (z. B. Dipidolor®):
— intravenöse Einzeldosis: 7,5–15 mg bzw. 0,1–0,15 mg/kg
— 0,2–0,4 mg/kg i. m.
— Wirkungseintritt: nach 2–5 min
— max. Wirkung: nach ca. 10 min
— mittlere Wirkungsdauer: 4–6 h

4 Konventionelle systemische Schmerztherapie mit Opioiden

4.2.3 Pethidin

Pharmakodynamik. Pethidin (amerik. Meperidin) ist ein synthetischer Opioidagonist aus der Reihe der Phenylpiperidine. Strukturell besteht eine gewisse Verwandtschaft mit Atropin. Die Hauptwirkungen unterscheiden sich nicht wesentlich von denen des Morphins oder anderer synthetischer Derivate; allerdings ist die analgetische Wirkung von Morphin ca. 10-mal stärker. Daneben weist Pethidin anticholinerge bzw. atropinartige Wirkungen auf: Die Miosis hält kürzer an; die Herzfrequenz wird verlangsamt (gelegentlich entwickelt sich aber auch eine Tachykardie); der Tonus der glatten Muskulatur ist weniger erhöht; eine Mundtrockenheit tritt selten auf.

Pharmakokinetik. Pethidin wird nach enteraler Zufuhr (oral, rektal) und intramuskulärer Injektion gut resorbiert. Zu beachten ist aber der ausgeprägte hepatische „first-pass"-Effekt: Hierdurch beträgt die orale Bioverfügbarkeit nur ca. 50–80 %, die rektale nur 40 %. Hauptmetaboliten sind Pethidinsäure und das pharmakologisch aktive (auch analgetisch wirksame) Norpethidin. Die Metaboliten werden über die Nieren ausgeschieden. Die Eliminationshalbwertszeit von Pethidin beträgt 3–4 h, die von Norpethidin hingegen 15–40 h, ist somit sehr lang. Hierdurch kann bei repetitiver Injektion und längerer Zufuhr eine Kumulation von Norpethidin auftreten, durch die toxische Nebenwirkungen wie Halluzinationen, Myokloni oder generalisierte Krämpfe ausgelöst werden können. Bei Patienten mit *Niereninsuffizienz* manifestieren sich die toxischen Wirkungen von Norpethidin früher als bei Nierengesunden.

Klinische Anwendung. Der Einsatz von Pethidin zur postoperativen Schmerzbehandlung ist nach wie vor verbreitet, obwohl keine wesentlichen Vorzüge gegenüber anderen Opioiden bestehen und in der postoperativen Phase gehäuft mit unerwünschten kardiovaskulären Nebenwirkungen wie Blutdruckabfall und (kompensatorischer) Tachykardie gerechnet werden muss. Bei rascher i. v. Injektion können außerdem Bronchospasmus, Schluckauf, Übelkeit und Erbrechen sowie Tonussteigerungen der glatten Muskulatur des Magen-Darm-Trakts auftreten. Bei alten Patienten sind die pharmakologischen Wirkungen von Pethidin verstärkt.

Gut wirksam ist Pethidin beim postoperativen Muskelzittern (siehe Kapitel 30, Abschnitt 7.5). Anwendung in der Geburtshilfe siehe Abschnitt 12.1.

Dosierung und Wirkungsdauer von Pethidin (z. B. Dolantin®):
— intravenöse Einzeldosis: 0,15–0,7 mg/kg
— 0,5–1 mg/kg i. m.
— Geburtshilfe: 100–150 mg i. m. alle 2–3 h
— mittlere Wirkungsdauer: 2–4 h

Fentanyl, Remifentanil, Alfentanil und Sufentanil, sämtlich μ-Agonisten aus der Gruppe der Anilinopiperidine und hochwirksame Analgetika, werden in erster Linie für Narkosezwecke eingesetzt (siehe Kap. 5). In der systemischen postoperativen Schmerztherapie spielen diese Substanzen wegen ihrer kurzen Wirkungsdauer keine wesentliche Rolle, werden aber bei der patientenkontrollierten Analgesie und bei der rückenmarknahen Opioidanalgesie angewandt.

4.2.4 Buprenorphin

Pharmakodynamik. Der Partialagonist Buprenorphin ist ein halbsynthetisches Opioid (Thebainderivat) mit einer sehr hohen Affinität zum μ-Rezeptor (50-mal größer als die von Morphin) und vergleichsweise geringer Effektivität bzw. „intrinsic activity"; mit den κ- und σ-Rezeptoren reagiert Buprenorphin nur wenig; somit kann die Substanz als partieller μ-Agonist angesehen werden. Die Rezeptorbindung von Buprenorphin hält lange an; daher besteht keine Korrelation zwischen den pharmakologischen Wirkungen und den Plasmakonzentrationen oder der Eliminationshalbwertszeit.

Die pharmakodynamischen Wirkungen von Buprenorphin entsprechen qualitativ weitgehend denen von Morphin, allerdings ist die Substanz ca. 30–50-mal stärker analgetisch wirksam, außerdem setzt die Wirkung verzögert ein und hält wesentlich länger an. Die atemdepressorischen Wirkungen entsprechen denen anderer Agonisten, jedoch entwickelt sich ein „ceiling effect". Bei Zufuhr hoher Dosen scheint der antagonistische Effekt zu überwiegen. Respiratorische Komplikationen können aber dennoch auftreten, so dass Vorsicht geboten ist.

Naloxon kann die atemdepressorische Wirkung von Buprenorphin wegen dessen starker Bindung an den μ-Rezeptor nicht ausreichend antagonisieren. Bei klinisch relevanter Atemdepression können Analeptika wie *Doxapram* eingesetzt werden.

Klinisch wesentliche kardiovaskuläre Wirkungen treten hingegen praktisch nicht auf.

Buprenorphin verdrängt andere Agonisten vom μ-Rezeptor und antagonisiert deren Wirkung. Bei Opioidabhängigen kann die Substanz daher ein Entzugssyndrom auslösen.

Weitere Nebenwirkungen: Sedierung, Übelkeit und Erbrechen, Obstipation.

Pharmakokinetik. Die Substanz kann sublingual, rektal, i. m. und i. v. zugeführt werden. Die hepatische Extraktionsrate ist gering, die Bioverfügbarkeit nach sublingualer Zufuhr beträgt ca. 55%. Im Plasma wird die stark lipophile Substanz zu mehr als 90% an Plasmaeiweiße gebunden.

Buprenorphin wird in der Leber nur zu einem geringen Anteil metabolisiert (konjugiert oder N-dealkyliert): So werden nach i. m. Injektion 60–80% der Substanz unverändert im Urin ausgeschieden. Leber- und Nierenerkrankungen sollen die Wirkung einschließlich Wirkdauer nicht wesentlich beeinflussen.

Klinische Anwendung. Buprenorphin wird bei starken und stärksten postoperativen Schmerzen eingesetzt, z. B. nach Bauch- oder Thoraxoperationen. Peridurale Anwendung siehe Abschnitt 8.9. Das Präparat unterliegt der Betäubungsmittelverordnung.

Dosierung und Wirkungszeiten von Buprenorphin (z. B. Temgesic®):
— parenterale Einzeldosis: 0,3 mg i. v. oder i. m.
— sublinguale Einzeldosis: 0,2–0,4 mg evtl. alle 6–8 h
— Wirkungseintritt: bei i. v. Injektion nach 15–25 min, bei i. m. Injektion nach 30 min
— maximale Analgesie: nach 3 h
— Wirkungsdauer: 6–8 h, Restwirkungen bis zu 24 h

4.2.5 Tramadol

Pharmakodynamik. Tramadol gilt als reiner Opioidagonist; daneben sollen die analgetischen Wirkungen teilweise nicht über Opioidrezeptoren vermittelt werden. Pharmakologisch ähnelt die Substanz dem Pethidin. Der sedierende und hypnotische Effekt ist aber schwächer ausgeprägt als bei anderen Opioiden; euphorisierende Wirkungen fehlen bei klinischer Dosierung weitgehend. Das Suchtpotential ist ebenfalls sehr gering, daher unterliegt Tramadol nicht der Betäubungsmittelverordnung. Missbrauch kommt jedoch gelegentlich vor.

Die Gefahr einer Atemdepression ist sehr niedrig, jedoch treten Übelkeit und Erbrechen relativ häufig auf. Die kardiovaskulären Wirkungen sind gering.

Pharmakokinetik. Tramadol ist oral, rektal und parenteral wirksam. Die hepatische Extraktionsrate ist niedrig (ca. 20%), die orale Bioverfügbarkeit mit ca. 70% entsprechend gut. Der Metabolismus von Tramadol verläuft langsam. Größere Mengen der Substanz werden unverändert im Urin ausgeschieden.

Klinische Anwendung. Tramadol wird häufig für die postoperative Schmerztherapie eingesetzt, auch in Kombination mit antipyretisch-antiphlogistischen Analgetika. Harnverhaltung und Obstipation sind selten.

Dosierung und Wirkungsdauer von Tramadol (z. B. Tramal®):
— Einzeldosis: 50–100 mg p. o., s. c., i. m., i. v.
— Wirkungseintritt nach i. m. Injektion: 10–30 min
— Wirkungsdauer: 1–4 h

Agonisten-Antagonisten. Neben den reinen Opioidagonisten spielen in der Schmerztherapie Opioidanalgetika mit agonistisch-antagonistischem Wirkungsprofil, die Agonisten-Antagonisten (häufig auch als Partialagonisten bezeichnet) eine Rolle. Hierzu gehören **Pentazocin, Nalbuphin und Buprenorphin**.

Diese Substanzen binden zwar gut an den Rezeptor („extrinsic activity" bzw. Affinität), ihr maximaler Wirkeffekt („intrinsic activity" bzw. Effektivität) ist jedoch geringer ausgeprägt.

4.2.6 Pentazocin

Pharmakodynamik. Pentazocin ist ein Benzomorphanderivat, das durch N-Allyl-Gruppierung aus dem synthetischen Morphinderivat Phenazocin entsteht. Die Substanz besitzt neben der schwach agonistischen auch eine schwach antagonistische Wirkung, durch die bei Opioidagonistenabhängigkeit ein Abstinenzsyndrom ausgelöst werden kann. Die Wirkungen von Pentazocin können nur durch reine Opioidantagonisten wie *Naloxon* aufgehoben werden, nicht hingegen durch Antagonisten mit agonistischer Wirkkomponente wie Nalorphin oder Levallorphan.

Pentazocin wirkt auf μ-, $\varkappa$- und σ-Rezeptoren, entsprechend können psychotomimetische Effekte wie Angst, Missstimmung oder Halluzinationen auftreten. Des Weiteren ist eine Stimulierung der Herz-Kreislauf-Funktion mit Blutdruckanstieg und Tachykardie möglich (Vorsicht bei Herzkranken!). Euphorie und Sedierung treten kaum auf. Das Abhängigkeitspotential ist vermindert, jedoch vorhanden; daher unterliegt die Substanz dem Betäubungsmittelgesetz.

Die atemdepressorische Wirkung von 20 mg Pentazocin entspricht der von 10 mg Morphin.

Pharmakokinetik. Pentazocin wird nach oraler, rektaler, s. c. und i. m. Zufuhr gut resorbiert, unterliegt aber einer hepatischen Extraktionsrate von ca. 80%; entsprechend gering ist auch die orale Bioverfügbarkeit (ca. 20%). Die Metabolisierung von Pentazocin erfolgt in der Leber durch Oxidation und anschließende Glukuronidierung, die Ausscheidung findet über die Nieren statt. Die Metaboliten sind pharmakologisch nicht aktiv.

Klinische Anwendung. Pentazocin wird bei postoperativen Schmerzen nicht zu starker Intensität eingesetzt, des Weiteren bei anderen akuten Schmerzen, z. B. Koliken, außerdem zur Therapie chronischer Schmerzen und in der Geburtshilfe (siehe Abschnitt 12.1).

Bei Patienten mit koronarer Herzkrankheit ist wegen der kardiovaskulär stimulierenden Wirkung Vorsicht geboten. Bei Opioidabhängigkeit ist Pentazocin kontraindiziert (siehe auch Abschnitt 12.2).

Dosierung und Wirkungszeiten von Pentazocin (z. B. Fortral®):
— parenterale Einzeldosis: 15–30 mg
— orale Einzeldosis: ca. 50 mg
— Wirkungseintritt: i. v. nach 2–3 min, i. m. nach ca. 20 min
— max. Analgesie: bei i. v. Applikation nach 15 min; bei i. m. Applikation nach 60 min
— Wirkungsdauer: ca. 3–4 h
— Antagonist: Naloxon

4.2.7 Nalbuphin

Pharmakodynamik. Nalbuphin ist ein eng mit Oxymorphon und Naloxon verwandtes Opioid mit agonistisch-antagonistischer Wirkung. Die Substanz enthält das Morphingrundgerüst und wirkt agonistisch an den $\varkappa$-Rezeptoren, antagonistisch an den µ-Rezeptoren, während die σ-Rezeptoren kaum beeinflusst werden. Die analgetische Wirkungsstärke liegt zwischen der von Morphin und Pentazocin. Die antagonistische Wirkung soll etwa einem Viertel der von Nalorphin entsprechen. Wie Pentazocin löst Nalbuphin bei Opioidabhängigen ein Entzugssyndrom aus und ist daher bei dieser Patientengruppe kontraindiziert. Das Abhängigkeitspotential ist mit dem von Pentazocin vergleichbar.

Nalbuphin bewirkt eine Sedierung, hingegen keine Herz-Kreislauf-Reaktionen wie Pentazocin, so dass die Substanz bei Patienten mit Herzerkrankungen eingesetzt werden kann. Die Wirkungen auf die glatte Muskulatur von Magen-Darm-Trakt und Hohlorganen entsprechen denen anderer Opioid-Agonisten-Antagonisten.

Andere Nebenwirkungen: Schwitzen, Übelkeit und Erbrechen, eine dem Morphin vergleichbare Atemdepression; „ceiling effect" ab etwa 30 mg. Alle Wirkungen können durch Naloxon antagonisiert werden, nicht hingegen durch Nalorphin oder Levallorphan.

Pharmakokinetik. Die orale Bioverfügbarkeit ist gering, daher ist die Substanz nur als Injektionslösung im Handel. Die hepatische Extraktionsrate beträgt 50–70%; in der Leber wird die Substanz glukuronidiert und oxidiert. Die terminale Eliminationshalbwertszeit beträgt 3–6 h.

Nalbuphin durchdringt rasch die Plazenta.

Klinische Anwendung. Die Substanz wird bei mittelstarken bis starken Schmerzen eingesetzt. Die Zufuhr erfolgt i. m. oder i. v.

Nalbuphin hebt die durch Opioidagonisten hervorgerufene Atemdepression auf, wahrscheinlich ohne gleichzeitig deren analgetische Wirkung zu beeinflussen. Dieser Effekt wäre von Vorteil, wenn die atemdepressorischen Restwirkungen von intraoperativ verabreichten Opioidagonisten ohne Beeinträchtigung der analgetischen Wirkung aufgehoben werden sollen. Allerdings kann bei Zufuhr sehr hoher Dosen von Opioidagonisten ca. 2–3 h nach Injektion von Nalbuphin die atemdepressorische Wirkung des Agonisten zurückkehren. Des Weiteren soll Nalbuphin die Nebenwirkungen peridural zugeführter Opioidagonisten aufheben, nicht hingegen deren analgetische Wirkung.

In der Geburtshilfe soll Nalbuphin vorteilhaftere Wirkungen aufweisen als Pethidin. Nalbuphin unterliegt nicht der Betäubungsmittelverordnung.

Dosierung und Wirkungszeiten von Nalbuphin (z. B. Nubain®):
— parenterale Einzeldosis: 10–20 mg
— Wirkungseintritt: bei i. v. Applikation nach 2–3 min, bei i. m. Applikation nach 15 min
— Wirkungsdauer: 3–6 h
— Antagonist: Naloxon

4.2.8 Hydromorphon

Pharmakodynamik. Das halbsynthetische Hydromorphon ist ein reiner Opioidagonist; die analgetische Potenz ist ca. 8–10-mal größer als die von Morphin, die Wirkungsdauer etwas kürzer. Die sedierende Wirkung soll stärker sein, die euphorisierende schwächer.

Pharmakokinetik. Die Substanz kann oral, s. c., i. m. oder i. v. zugeführt werden. Bei oraler Gabe beträgt die Wirksamkeit jedoch nur ca. 20% der parenteralen Dosis.

Klinische Anwendung. Der Einsatz von Hydromorphon entspricht im Wesentlichen dem von Morphin; peridurale Anwendung ist ebenfalls möglich.

> **Dosierung und Wirkungsdauer von Hydromorphon (z. B. Dilaudid®):**
> — parenterale Einzeldosis: 1,5 mg
> — mittlere Wirkungsdauer: 3–5 h

4.2.9 Dextromoramid

Die Substanz ist ein vollsynthetischer, dem Methadon verwandter Opioidagonist mit erheblicher größerer analgetischer Potenz als Morphin bei gleicher Wirkungsdauer, jedoch schnellerem Wirkungseintritt. Die orale Bioverfügbarkeit beträgt über 50%, die orale Wirksamkeit ist gut und tritt nach etwa 15–20 min ein; die initiale orale Dosis beträgt 5 mg. Bei längerer Zufuhr kann die Substanz kumulieren, so dass die Applikationsintervalle entsprechend geändert werden müssen.

In Deutschland ist Dextromoramid nur in Tablettenform erhältlich (Handelspräparat: Jetrium®).

4.2.10 Tilidin

Pharmakodynamik. Tilidin gilt als Opioidagonist, weil die pharmakologischen Wirkungen weitgehend denen von Morphin entsprechen; auch ist die atemdepressorische Wirkung in äquipotenter Dosierung der von Morphin vergleichbar. Die kardiovaskulären Wirkungen sind gering. Wegen der großen Suchtgefahr ist Tilidin in Deutschland nur in einer fixen Kombination mit Naloxon (8%) im Handel. Dieses Kombinationspräparat (Valoron® N Kapseln oder Tropfen: 50 mg Tilidin + 4 mg Naloxon) unterliegt nicht dem Betäubungsmittelgesetz. Bei parenteraler Injektion oder oraler Einnahme hoher Dosen werden bei Opioidabhängigen durch das Naloxon sofort starke Entzugserscheinungen ausgelöst. Die analgetische Wirksamkeit soll durch den Naloxonzusatz nicht beeinträchtigt werden.

Pharmakokinetik. Tilidin unterliegt einem ausgeprägten „first-pass"-Effekt: Die hepatische Extraktionsrate beträgt 90%. Eigentliche Wirksubstanz ist der Metabolit Nortilidin; die Halbwertszeit dieser Substanz beträgt 3–6 h, die von Tilidin 4–6 h. Tilidin und Nortilidin werden zu 90% über die Nieren ausgeschieden.

Naloxon, der zweite Bestandteil des Kombinationspräparats, ist nach oraler Zufuhr wegen des „first-pass"-Effekts nicht wirksam; die Eliminationshalbwertszeit beträgt hierbei 3,7 h.

Klinische Anwendung. Tilidin wird gelegentlich zur postoperativen Schmerztherapie eingesetzt, des Weiteren im Rettungswesen. Bei Niereninsuffizienz muss wegen der Kumulationsgefahr niedriger dosiert werden.

> **Dosierung und Wirkungsdauer von Tilidin:**
> — Einzeldosis: 50–100 mg als Kapsel oder Tropfen
> — mittlere Wirkungsdauer: 3–5 h

4.2.11 Oxycodon

Dieser Opioidagonist gehört ebenfalls zu den halbsynthetischen Opioiden; die pharmakodynamischen Eigenschaften entsprechen denen von Morphin. Oxycodon kann oral (Tabletten) oder parenteral zugeführt werden. Bei oraler Gabe ist die Bioverfügbarkeit größer als die von Morphin, jedoch unterliegt die Substanz ebenfalls einem „first-pass"-Effekt.

> **Dosierung und Wirkungsdauer von Oxycodon (z. B. Eukodal®):**
> — parenterale Einzeldosis: 10–20 mg
> — mittlere Wirkungsdauer: 4–5 h

EBM Cochrane Review: Oxycodon (Oxygesic) kann auch oral zugeführt werden. Orale Einzeldosen von Oxycodon, 10 mg, mit oder ohne Paracetamol (650 oder 1000 mg), sind vergleichbar analgetisch wirksam wie i. m. zugeführtes Morphin oder nichtsteroidale antiinflammatorische Analgetika. Im Vergleich zu Plazebo treten mit Oxycodon häufiger Schläfrigkeit/Somnolenz, Benommenheit sowie Übelkeit und Erbrechen auf.

4.2.12 Codein

Codein, ein Bestandteil des Opiums, entsteht durch Methylierung der 3-Hydroxylgruppe von Morphin. Die analgetische Wirkung ist um das 8fache geringer als die von Morphin, die antitussive Wirkung hingegen um das 3fache stärker. Die Affinität zu Opioidrezeptoren ist herabgesetzt, der hepatische Metabolismus behindert. Beim Abbau wird langsam inaktives Norcodein gebildet, außerdem Morphin, das möglicherweise an der analgetischen Wirkung von Codein maßgeblich beteiligt ist. Die orale Bioverfügbarkeit von Codein ist gut. Nach oraler Zufuhr oder i. m. Injektion beträgt die Eliminationshalbwertszeit ca. 3 h.

Zur postoperativen Schmerztherapie wird Codein nur selten verwendet, z. B. nach kleineren ambulanten Eingriffen. Gebräuchlicher ist hingegen der Einsatz als Antitussivum. Heroinsüchtigen dient die Substanz als Ersatzdroge.

Zu beachten ist, dass Codein die Wirkungen von Sedativa verstärkt, auch kann durch die Kombination eine Atemdepression auftreten (Antagonist: Naloxon).

Dosierung und Wirkungsdauer von Codein:
— enterale Einzeldosis: 120 mg
— mittlere Wirkungsdauer: 3–4 h
— keine i. v. Injektion wegen starker Venenreizung

Dihydrocodein (Paracodin): Die analgetische Wirkung von 30 mg Dihydrocodein entspricht etwa der von 10 mg Morphin; die pharmakologischen Wirkungen sind praktisch identisch. Die Substanz wird selten zur postoperativen Schmerztherapie eingesetzt; Dosierung: 30–60 mg per os oder s. c.; 20–30 mg i. v. Als Antitussivum: 30 mg per os.

EBM Cochrane Review: Eine Einzeldosis von 30 mg Dihydrocodein führt nicht zu einer ausreichenden Linderung postoperativer Schmerzen. 400 mg Ibuprofen sind analgetisch wirksamer als 30 oder 60 mg Dihydrocodein.

4.2.13 Methadon

Methadon ist ein vollsynthetischer, reiner Opioidagonist, der sich in seinen pharmakodynamischen Wirkungen nicht wesentlich von Morphin unterscheidet; allerdings soll die sedierende und euphorisierende Wirkung etwas geringer sein, ebenso das Abhängigkeitspotential. In Deutschland ist die linksdrehende Form, L-Methadon, im Handel, die erheblich stärker analgetisch wirksam ist als das rechtsdrehende D-Isomer, D-Methadon, das in einigen anderen Ländern eingesetzt wird.

Pharmakokinetik. Methadon kann oral und parenteral zugeführt werden. Im Gegensatz zu Morphin unterliegt Methadon nur einem geringen hepatischen „first-pass"-Effekt; die orale Bioverfügbarkeit ist entsprechend hoch (70%) und die Wirksamkeit nach oraler Zufuhr sehr gut.

Die Wirkungsdauer einer einmaligen Bolusinjektion von Methadon entspricht etwa der von Morphin, jedoch führen wiederholte Injektionen zur Kumulation mit Zunahme der Wirkungsdauer. Ursache der *Kumulation* ist der im Vergleich zu anderen Opioiden wesentlich langsamere hepatische Metabolismus von Methadon. Bei länger dauernder Zufuhr werden daher immer geringere Mengen von Methadon benötigt. Unabhängig von diesem Effekt kann sich aber im Verlauf der Therapie auch eine *Toleranz* entwickeln, so dass zunehmend höhere Dosen erforderlich sind.

Der hepatische Metabolismus bestimmt das Ende der Methadonwirkung; die Stoffwechselprodukte werden über die Nieren und mit der Galle ausgeschieden; außerdem finden sich im Harn ca. 30% nicht verstoffwechseltes Methadon, so dass bei Niereninsuffizienz eine verlängerte Wirkung zu erwarten ist.

Die Eliminationshalbwertszeit von Methadon beträgt 1–2 Tage.

Klinische Anwendung. Methadon wird zur postoperativen Schmerztherapie und zur Langzeittherapie von Tumorschmerzen eingesetzt, außerdem als Ersatzdroge für Heroin bei Süchtigen und zur Behandlung von Entzugserscheinungen nach längerem Opioidgebrauch (siehe Abschnitt 12.2).

Dosierung und Wirkungszeiten von Methadon:
— Einzeldosis: 5–15 mg parenteral oder oral
— Wirkungseintritt: i. v. 2–5 min; i. m. 10–20 min; oral 30–60 min
— Wirkungsdauer: 4–8 h

Bei wiederholter Zufuhr bzw. länger dauernder Behandlung sollte das Intervall zwischen der jeweiligen Gabe verlängert werden, die Einzeldosis selbst hingegen unverändert bleiben; z. B. anfangs 10 mg Methadon alle 6 h, danach 10 mg einmal pro Tag. Opioidantagonisten siehe Kapitel 5.

4.3 Auswahl des Opioids

Idealerweise sollte für die postoperative Schmerztherapie das Opioid mit der größten therapeutischen Breite ausgewählt werden. Es wurde aber bereits bei den einzelnen Substanzen darauf hingewiesen, dass die pharmakodynamischen Unterschiede der Opioidagonisten relativ gering sind. Dies gilt besonders für die reinen Opioidagonisten, bei denen analgetische Wirkung und Atemdepression untrennbar miteinander gekoppelt sind, so dass sich hieraus keine Bevorzugung einer bestimmten Substanz ableiten lässt. Die Partialagonisten führen ebenfalls zur Atemdepression, die zwar einem „ceiling effect" unterliegt, aber dennoch zu tödlichen Zwischenfällen führen kann.

Auch bei den kardiovaskulären Wirkungen der meisten Opioide ergeben sich keine wesentlichen Unterschiede, abgesehen von der bekannten negativ inotropen Wirkung des Pethidins, das außerdem in höheren Dosen eine Tachykardie auslösen kann.

Beträchtliche Unterschiede bestehen allerdings bei den physikochemischen und pharmakokinetischen Eigenschaften der einzelnen Opioide, jedoch kann beim jetzigen Kenntnisstand auch hieraus nicht das ideale Opioid für die postoperative Schmerztherapie abgeleitet werden.

Werden verschiedene Opioide in zeitlichem Zusammenhang eingesetzt, so sind deren pharmakokinetische Unterschiede zu beachten. Die Sicherheit einer „sequentiellen" Anwendung von Opioiden zur postoperativen Schmerztherapie, d. h. die Zufuhr eines Partialagonisten nach vorangegangener Anwendung eines reinen Agonisten (z. B. nach einer Narkose mit Fentanyl), ist bisher nicht systematisch untersucht worden.

Zu lebensbedrohlicher Atemdepression kann die zusätzliche i. m. (oder i. v.) Injektion eines Opioids während einer periduralen Opioidanwendung führen (siehe Abschnitt 8.9).

4.4 Art der Zufuhr

Bei der konventionellen Schmerztherapie werden die Opioide intramuskulär, intravenös, sublingual und auch rektal oder per os zugeführt. Neu ist hingegen die transdermale Anwendung.

4.4.1 Intramuskuläre Injektion

Die intramuskuläre Injektion von Opioiden gehört, trotz ihrer offensichtlichen Mängel, noch immer zu den Standardverfahren der postoperativen Therapie starker Schmerzen. Oft wird hierbei aus Sicherheitsgründen (oder Bequemlichkeit) nach einem starren Schema mit Standarddosen und vorher festgelegten Zeitintervallen oder auch nach Gutdünken von Ärzten und Pflegepersonen vorgegangen, ohne die große Variabilität von Pharmakodynamik und Pharmakokinetik zu berücksichtigen. Hieraus folgt zwangsläufig, dass ein Teil der Patienten zu wenig Opioide erhält und unnötig Schmerzen erleidet, bei einem weiteren Teil hingegen die Substanzen, gemessen am Bedarf, zu hoch dosiert sind.

Von Nachteil sind auch der, im Vergleich zur i. v. Injektion, langsamere Wirkungseintritt sowie die unzuverlässige Resorption bei Störungen der lokalen Durchblutung, z. B. bei Hypothermie, Abfall des Herzzeitvolumens oder Hypotension.

> Entgegen einer weitverbreiteten Ansicht kann sich auch unter der intramuskulären Zufuhr von Opioiden eine lebensbedrohliche Atemdepression entwickeln.

4.4.2 Intravenöse Zufuhr

Wichtigste Vorteile der intravenösen Zufuhr von Opioiden sind der rasche Wirkungseintritt – unter Vermeidung der Variabilität von Resorption und Bioverfügbarkeit – und die bessere individuelle Steuerbarkeit entsprechend dem Bedarf des Patienten. Von Nachteil ist die evtl. größere Gefahr der Atemdepression und stärkeren Sedierung.

Grundsätzlich kann die „konventionelle" i. v. Zufuhr in Form von Bolusinjektionen oder als kontinuierliche Infusion erfolgen.

Bolusinjektionen. Bolusinjektionen werden vor allem unmittelbar postoperativ angewandt, um rasch eine ausreichende Analgesie zu erlangen. Zu beachten ist, dass die analgetischen Serumkonzentrationen, selbst nach vergleichbaren Operationen, um den 5–10fachen Faktor variieren können und daher die Dosis vorsichtig individuell „austitriert" werden muss, um eine Überdosierung zu vermeiden. Zweckmäßigerweise sollten hierfür Boli in niedriger Dosierung eingesetzt werden, bis das angestrebte Ziel erreicht ist. Hierbei muss der unterschiedliche Wirkungseintritt der einzelnen Opioide (siehe Kap. 5) beachtet werden.

Kontinuierliche Infusion. Bei dieser scheinbar einfachen Technik ist der individuelle Bedarf nur schwierig zu ermitteln. Oft wird zunächst mit kleinen i. v. Boli der gewünschte Analgesiegrad „austitriert" und anschließend das 3–4fache dieser Dosis über die nächsten 24 h kontinuierlich infundiert, wobei die Infusionsdosis aber entsprechend dem Bedarf des Patienten variiert oder als Basisinfusion durch Bolusinjektionen überlagert werden kann. In jedem Fall ist wegen der **erhöhten Gefahr der Atemdepression** ein entsprechender Überwachungsaufwand mit geschultem Personal erforderlich, der gewöhnlich nur auf einer Intensivstation gewährleistet ist.

4.4.3 Orale, sublinguale und rektale Zufuhr

Die Resorption von Opioiden nach oraler Zufuhr ist beim postoperativen Patienten außerordentlich variabel, zum Teil auch bedingt durch die verzögerte Magenentleerung. Hinzu kommt bei vielen Patienten nach der Resorption im Dünndarm ein hepatischer „first-pass"-Effekt, durch den die orale Bioverfügbarkeit weiter abnimmt (Einzelheiten siehe unter der jeweiligen Substanz). Somit ist die orale Zufuhr von Opioiden nicht für die frühe postoperative Schmerztherapie geeignet.

Auch nach sublingualer Zufuhr ist die Bioverfügbarkeit eingeschränkt; außerdem tritt die Wirkung oft erst nach 2–3 h ein, so dass dieser Applikationsweg für die frühe postoperative Schmerztherapie ebenfalls wenig geeignet ist.

Bei rektaler Zufuhr ist die Bioverfügbarkeit zwar größer als nach oraler Zufuhr, jedoch kann die Aufnahme stark verzögert sein, so dass die gleichen Vorbehalte gelten.

4.4.4 Transdermale Anwendung

Bei diesem Verfahren werden lipophile Opioide wie Fentanyl in Form von Pflastern auf die Haut geklebt (TTS Fentanyl, Durogesic). Die Absorption ist abhängig von der Hautdurchblutung und somit sehr variabel. Entsprechend variieren auch Wirkungseintritt und Verlauf der Blutkonzentrationen. Die sofortige Beseitigung starker Schmerzen ist mit TTS Fentanyl nicht möglich. In der postoperativen Schmerztherapie sind Fentanyl-Pflaster wegen der schlechten Steuerbarkeit und der großen Gefahr der „späten" Atemdepression kontraindiziert.

5 Patientenkontrollierte intravenöse Analgesie (PCIA)

5.1 Einführung

Die patientenkontrollierte intravenöse Analgesie (PCIA, „patient-controlled intravenous analgesia") umfasst die parenterale Zufuhr von Opioiden über Infusionspumpen durch den Patienten selbst, und zwar nach dessen Bedarf („on demand"). Das therapeutische Konzept dieser Selbstapplikation geht davon aus, dass nur *der Patient* die Intensität seiner Schmerzen und die Qualität der Analgetikabehandlung beurteilen kann. Auch wird bei diesem Verfahren die große Variabilität des postoperativen Schmerzes und der Wirkung der postoperativ eingesetzten Opioide effektiver als bei herkömmlichen Verfahren berücksichtigt und hierdurch eine ungenügende Schmerztherapie weitgehend vermieden.

5.2 Prinzip

Die Selbstmedikation des Opioids erfolgt über eine mikroprozessorgesteuerte Infusionspumpe. Verspürt der Patient einen behandlungsbedürftigen Schmerz, so kann er durch (z. B. zweimaligen) Knopfdruck das System aktivieren und damit einen vom Arzt zuvor eingestellten Bolus des Opioids anfordern. Die Injektion erfolgt intravenös, intramuskulär, subkutan oder peridural. Eine erneute Injektion ist erst nach Ablauf einer programmierbaren Refraktärzeit möglich, so dass eine Überdosierung vermieden wird. Einige Pumpen verfügen als zusätzliche Sicherheit über Reaktionszeitprüfungen oder Stunden-Maximaldosen; meist ist auch der Anschluss von Druckern zur Dokumentation des Anwendungsverhaltens möglich.

Es empfiehlt sich, den Patienten spätestens am Tag vor der Operation in den Gebrauch der PCIA-Pumpe einzuweisen.

5.3 Vorteile

Die Akzeptanz der PCIA durch die Patienten ist hoch, vermutlich weil ihnen hiermit eine gewisse Kontrolle über ihre Schmerzen übertragen wird. In einer Untersuchung von Lehmann zogen 70,8% der Patienten die „on-demand"-Analgesie einer früher erlebten konventionellen postoperativen Schmerztherapie vor; nur ca. 10% bevorzugten eine persönliche Betreuung durch das Pflegepersonal; Schwierigkeiten mit der Gerätebedienung traten bei 13,5% auf.

Auch das Pflegepersonal akzeptiert zumeist die PCIA (nicht selten nach anfänglicher Skepsis und Widerständen), weil ihm die Entscheidung für die Injektion von Analgetika abgenommen wird und diese Art der Applikation außerdem die Stationsarbeit erleichtert.

5.4 Auswahl und Zufuhr der Substanzen

Am häufigsten werden Morphin und Pethidin für die postoperative PCIA verwendet, des Weiteren Fentanyl, Alfentanil, Buprenorphin, Nalbuphin, Tramadol u. a. Allerdings scheint die Wahl des

Tab. 31-2 Opioide für die postoperative Schmerztherapie (nach Lehmann, 1995; und Wulf et al., 1997)

Substanz	relative Potenz*	übliche i.v. Einzeldosis (mg)	übliche i.v. PCA-Einzeldosis (mg)	mittlere Wirkdauer (h)	mittlere PCA-Tagesdosis (mg/70 kg/Tag)
Piritramid	0,7	7,5–15	1,5–2,5	3–6	55
Morphin	1	5–10	1–2	4	50
Tramadol	0,1	50–100	10–25	1–3	300–450
Buprenorphin	40–50	0,15–0,3	0,03	6–8	1,1
Pethidin	0,1	50–100	10	1–2	294
Fentanyl	70–100	0,05–0,1	0,03–0,04	0,3–0,5	0,8
Alfentanil	10–50	0,5–1	0,2	0,1–0,2	8,3
Sufentanil	ca. 500	0,025	0,006	0,2–0,4	0,2

* Bezugssubstanz: Morphin

Opioids für die PCIA keine wesentliche Rolle zu spielen. Allgemein gültige analgetische Schwellenkonzentrationen der einzelnen Substanzen gibt es nach den bisher vorliegenden Ergebnissen nicht, so dass die Analgesie jeweils individuell ermittelt werden muss und nicht nach pharmakokinetischen Modellen gesteuert werden darf. In ▶ Tabelle 31-2 ist der postoperative Verbrauch verschiedener Opioide bei „on-demand"-Analgesie nach Angaben in der Literatur zusammengestellt:

Bei der Dosierung muss grundsätzlich die große individuelle Variabilität beachtet werden, des Weiteren die geringe Korrelation zwischen der selbst zugeführten Dosis und der analgetischen Wirksamkeit. Daher sollte auch bei der PCIA nicht nach einem pharmakokinetisch ausgerichteten Dosierungsschema vorgegangen werden.

Vorprogrammierte Demand-Dosis. Die Wirksamkeit der patientenkontrollierten Analgesie wird wesentlich von der vorprogrammierten Demand-Dosis bestimmt. Die selbst applizierbaren Einzelboli dürfen nicht zu niedrig dosiert werden, weil sonst der Patient keinen direkten Zusammenhang zwischen Demand-Dosis und Schmerzlinderung wahrnehmen kann. Die häufige Zufuhr zu niedrig dosierter Einzelboli führt keineswegs im weiteren Verlauf zu einer befriedigenden Analgesiequalität. Demgegenüber reduzieren Patienten bei hoher Demand-Dosis ihre Anforderungsfrequenz, sobald die erwünschte Schmerzlinderung eingetreten ist.

Alternativ zu diesem Konzept kann auch zu Beginn der PCIA einmalig ein Bolus zur Aufsättigung injiziert werden, dessen Dosis sich nach der Wirkung, d. h. dem Erreichen einer zufriedenstellenden Analgesie, richtet, z. B. 2–20 mg Morphin über 10 min i. v. Der Vorteil dieses Verfahrens besteht darin, dass bei starken Schmerzen, z. B. unmittelbar nach der Operation, rasch eine ausreichende Analgesie erzielt und eine initial hohe Anforderungsfrequenz vermieden werden kann. Das Vorgehen hat sich vor allem bei anfänglich noch nicht kooperationsfähigen Patienten bewährt, die das PCIA-System noch nicht selbständig aktivieren können.

Kontinuierliche Begleitinfusion. Grundsätzlich möglich ist auch eine kontinuierliche, bedarfsunabhängige Basisinfusion einer festgelegten Analgetikadosis, die nach Bedarf durch selbstapplizierte Boli überlagert wird. Nach bisher vorliegenden Untersuchungen wird jedoch durch die Routineanwendung der Basisinfusion in Kombination mit einer Standard-PCIA die Schmerzbehandlung im Vergleich zur alleinigen PCIA nicht verbessert.

5.5 Nebenwirkungen und Komplikationen

Zu den häufigsten Nebenwirkungen der PCIA gehören (▶ Tab. 31-3):
— Übelkeit,
— Erbrechen,
— Schwitzen,
— Juckreiz,
— Euphorie, Dysphorie,
— starke Sedierung, Atemdepression.

Übelkeit tritt besonders häufig bei Sufentanil, Fentanyl, Buprenorphin und Tramadol auf.

Toleranzentwicklung und Entzugssymptome scheinen bei der PCIA nicht aufzutreten.

Übelkeit und Erbrechen. Opioide führen häufiger zu postoperativer Übelkeit und Erbrechen als regionale Analgesie ohne Opioide. Begünstigender Faktor ist die zu rasche Injektion von Boli; daher sollten die Substanzen langsam injiziert werden. Durch

5 Patientenkontrollierte intravenöse Analgesie (PCIA)

Tab. 31-3 Häufigkeit von Übelkeit, Erbrechen und Sedierung unter PCA mit Opioiden (nach Jage, 1997; basierend auf Daten von Lehmann, 1994, und Jellinek, 1990)

Substanz	Übelkeit	Erbrechen	Sedierung
Piritramid (%)	21	9	9
Pethidin (%)	8	5	13
Morphin (%)	26	11	5
Fentanyl (%)	47	37	1
Alfentanil (%)	30	15	30
Tramadol (n =)	41/50	16/20	2/40

Opioide induzierte Übelkeit mit oder ohne Erbrechen kann mit Antiemetika wie Droperidol (sedierender Effekt!) oder mit Serotonin-($5HT_3$-)Antagonisten wie Ondansetron oder Dolasentron behandelt werden.

Atemdepression. Eine Atemdepression unter PCIA mit Opioiden ist zwar grundsätzlich möglich, zumal die Patienten sich teilweise hohe Dosen zuführen, insgesamt jedoch nach Angaben in der Literatur sehr selten (ca. 0,21%). Wesentliche Veränderungen der arteriellen Blutgase sollen ebenfalls nicht auftreten. Aus Sicherheitsgründen muss aber die **Atmung ausreichend überwacht** werden, z. B. durch Atemmonitore und Pulsoxymeter mit entsprechenden Alarmeinrichtungen.

> Zunehmende Sedierung, Abnahme der Atemfrequenz (< 10/min) und Abfall der saO_2 sind eindeutige Zeichen der Opioid-Überdosierung. **Sofortmaßnahmen:** Kommandoatmung, Sauerstoffzufuhr, Naloxon i. v., in schweren Fällen Beatmung; anschließend Intensivüberwachung.

5.6 Praktisches Vorgehen

Der Einsatz der PCIA setzt entsprechend **geschultes Personal** voraus, das auch die Programmierung der Pumpen durchführen kann. Einzelheiten zum Ablauf sollten in einem Protokoll niedergelegt werden.

- **Auswahl der Patienten:** Der Patient muss in der Lage sein, das Prinzip der „on-demand"-Analgesie zu verstehen, und die PCIA-Pumpe selbständig bedienen können. Information und Einverständnis müssen rechtzeitig eingeholt und schriftlich dokumentiert werden. Bei schwerwiegenden kardiovaskulären, respiratorischen, zerebralen oder psychiatrischen Erkrankungen sollte die PCIA nicht angewandt werden.
- **Auswahl des Opioids:** Es sollte das Opioid verwendet werden, mit dem Ärzte und Pflegepersonal am besten vertraut sind. Bei wesentlich eingeschränkter Nierenfunktion sollte Morphin vermieden werden (Kumulationsgefahr bzw. Glukuronidwirkung!).
- **„On-demand"-Bolus, Refraktärzeit** („lock-out interval") und **stündliche Maximaldosis** festlegen und die Pumpe entsprechend programmieren. Beim Auftreten von Schmerzen kann der Patient die vorgewählten Boli anfordern. Alternativ kann die Anfangsdosis des Opioids in titrierten Boli von z. B. 2 mg Morphin i. v. über einen Zeitraum von ca. 10 min bis zum Erreichen des gewünschten Analgesieniveaus (mindestens Grad 2) zugeführt werden.
- Lässt sich mit der gewählten „demand"-Dosis innerhalb einer Stunde keine befriedigende Analgesie erreichen, so sollte die Dosis des „demand"-Bolus erhöht werden. Tritt auch danach keine ausreichende Analgesie ein, so kann die Refraktärzeit verkürzt werden.
- Während der PCIA dürfen keine anderen Opioide oder Sedativa/Hypnotika ohne Rücksprache mit dem für die PCIA verantwortlichen Arzt zugeführt werden (Gefahr der übermäßigen Sedierung und gefährlichen Atemdepression!).
- **Überwachung der PCIA:** Atemfrequenz, saO_2, Analgesiequalität, Sedierungsgrad; Eintrag in das Verlaufsprotokoll.
- **Anwendungsdauer** der PCIA: nach Bedarf; maximal 48 h.
- Bei übermäßiger Sedierung oder Atemdepression: **Naloxon;**
- bei Übelkeit/Erbrechen: z. B. Ondansetron, Dimenhydrinat;
- bei Juckreiz: Naloxon in niedriger Dosierung, wenn unwirksam: Absetzen der PCIA;
- bei Harnverhaltung: Einmalkatheterisierung der Harnblase.

6 Nichtopioid-Analgetika

6.1 Einteilung

Im Gegensatz zu den „zentral" wirkenden Opioiden beeinflussen diese Substanzen vorwiegend die Nozizeptoren im geschädigten Gewebe. Sie werden daher pragmatisch, aber nicht ganz zutreffend als „periphere" Analgetika bezeichnet, denn zentrale analgetische Mechanismen sind inzwischen experimentell auch für diese Substanzen nachgewiesen worden.

Drei Gruppen von Analgetika mit antipyretischen Eigenschaften werden unterschieden:
— Derivate schwacher Karbonsäuren: Acetylsalicylsäure und nichtsteroidale Antirheumatika (NSAR bzw. NSAID = non-steroidal antiinflammatory drugs);
— Pyrazolonderivate: Metamizol, Phenazon, Phenylbutazon, Oxyphenbutazon;
— Anilinderivate: Paracetamol.

Während die Karbonsäure- und Pyrazolonderivate neben der analgetischen Wirkung noch antiinflammatorische und antipyretische Eigenschaften aufweisen, fehlt bei Paracetamol die entzündungshemmende Wirkung, d. h., die Substanz wirkt nur analgetisch und antipyretisch. Von den Pyrazolonderivaten werden Phenylbutazon und Oxyphenbutazon wegen ihrer gefährlichen Nebenwirkungen nicht mehr als Analgetika verwendet, sondern nur noch bei rheumatischen Erkrankungen eingesetzt.

6.2 Wirkmechanismus

Die Nichtopioid-Analgetika wirken in unterschiedlichem Ausmaß analgetisch, antientzündlich (antiphlogistisch), spasmolytisch und antipyretisch (▶ Tab. 31-4).

6.2.1 Periphere analgetische Wirkung

Wie im Folgenden dargelegt, wird durch eine Gewebeschädigung Prostaglandin E gebildet, das die Empfindlichkeit der Nozizeptoren gegenüber algetischen Substanzen (Bradykinin, Histamin, Serotonin) steigert. Bei Abwesenheit von Prostaglandin E wird das nozizeptive System nicht erregt, entsprechend tritt auch keine Schmerzempfindung auf. An der Synthese von Prostaglandin E, die durch eine Schädigung von Zellmembranen ausgelöst wird, ist das Enzym Cyclooxygenase beteiligt.

Bei der Cyclooxygenase lassen sich einzelne Isoformen unterscheiden. COX-1 ist fester Bestandteil der meisten Zellen einschließlich Gefäßendothel, Thrombozyten und Nierentubuli, während COX-2 unter physiologischen Bedingungen in den meisten Geweben – außer Gehirn und Nierentubuli – nicht nachweisbar ist, jedoch bei einer Entzündung in großer Menge exprimiert wird (induzierbare Cyclooxygenase).

COX-1 ist die primäre Enzymform in Thrombozyten, Niere, Magen und Gefäßmuskelzelle, während COX-2 sehr wahrscheinlich ganz überwiegend für die Synthese von Prostaglandin und die damit verbundene periphere und zentrale Hyperalgesie verantwortlich und außerdem an der Entstehung von Schmerz, Entzündung und Fieber beteiligt ist.

Die analgetische Wirkung der NSAR (NSAID) beruht primär auf ihrer Hemmung der Cyclooxygenase (Cyclooxygenase-Hemmer) und dadurch der Prostaglandinsynthese. Unabhängig davon hemmen NSAR die Freisetzung von Entzündungsmediatoren aus Neutrophilen und Makrophagen.

Acetylsalicylsäure und die nichtsteroidalen Antirheumatika blockieren die Aktivität der Cyclooxygenase und hemmen auf diese Weise die Prostaglandinsynthese und hierdurch die Entzündung und damit auch den Schmerz. Außerdem hemmen diese Substanzen die Synthese von Prostazyklin und Thromboxan A_2.

Die **Pyrazolonderivate**, Phenylbutazon und Oxyphenbutazon, hemmen ebenfalls die Prostaglandinsynthese, jedoch ist die antiinflammatorische Wirkung wesentlich stärker als die analgetische.

Paracetamol hemmt die periphere Prostaglandinsynthese nicht, wohl aber die zerebrale, und hierauf

Tab. 31-4	Wirkungen von Nichtopioid-Analgetika			
Substanz	analgetisch	spasmolytisch	antientzündlich	antipyretisch
Paracetamol	mäßig bis stark	nein	sehr gering	ja
NSAID	stark	gering	stark	ja
COX-2-Hemmer	stark	gering	stark	ja
Metamizol	stark	stark	nein	ja

soll auch die antipyretische Wirkung beruhen. Demgegenüber ist der Mechanismus der analgetischen Wirkung bisher nicht aufgeklärt; vermutet wird eine zentrale COX-3-Hemmung. Wesentliche antiinflammatorische Wirkungen sind bei Paracetamol nicht vorhanden.

Hochselektive COX-2-Hemmer (Celecoxib, Valdecoxib, Etoricoxib, Parecoxib) wirken selbst in supratherapeutischen Dosen selektiv auf die Cyclooxygenase 2. Alle COX-2-Hemmer wirken analgetisch, entzündungshemmend und antipyretisch. Der Magen-Darm-Trakt und die Blutgerinnung werden nicht beeinflusst, so dass auch nicht mit Magen-Darm-Ulzera und Störungen der Blutgerinnung zu rechnen ist. Allerdings muss die Gefahr kardialer und renaler Schäden therapeutischer Dosen beachtet werden: Dies gilt besonders für Rofecoxib, das, verglichen mit anderen COX-2-Hemmern, offenbar wesentlich stärker kardio- und renotoxisch zu sein scheint und deshalb vom Markt genommen worden ist. Die COX-2-Hemmer weisen folgende Vorteile auf:
— selten Magen-Darm-Ulzera,
— keine Hemmung der Thrombozytenaggregation.

Folgendes sollte aber beachtet werden:

> Bei Patienten mit Nieren- und Herzerkrankungen sollten COX-2-Hemmer wegen der Möglichkeit bedrohlicher kardialer und renaler Nebenwirkungen nicht eingesetzt werden, auch nicht für die kurzfristige postoperative Schmerztherapie.

6.2.2 Zentrale analgetische Wirkung

Unter experimentellen Bedingungen wurde für Acetylsalicylsäure, Indometacin, Ibuprofen, Diclofenac, Metamizol, Paracetamol und Aminophenazon neben der peripheren analgetischen auch eine *zentrale* analgetische Wirkung nachgewiesen. Metamizol und Aminophenazon aktivieren z. B. vom periaquäduktalen Grau ausgehende Hemmmechanismen, die dämpfend auf die synaptische Erregungsübertragung in den Schmerzleitungsbahnen wirken. Entsprechend lindert Metamizol auch Schmerzen, die nicht von peripheren Nozizeptoren ausgehen, z. B. Nervenschmerzen.

6.3 Nebenwirkungen

Alle gebräuchlichen Nichtopioid-Analgetika können mit erheblichen Nebenwirkungen einhergehen, die beim klinischen Einsatz bedacht werden müssen (▶ Tab. 31-5). Die wichtigsten sind:
— Magen-Darm-Ulzera und -Blutungen,
— Störungen der Blutgerinnung bzw. Thrombozytenaggregation mit Blutungsgefahr,
— Asthmaanfall bei prädisponierten Patienten bzw. Asthmatikern,
— Nierenschäden,
— zerebrale Störungen wie Kopfschmerzen, Sehstörungen, Hörstörungen, Schwindel,
— allergische Reaktionen.

Magen-Darm-Trakt. Alle Derivate der schwachen Karbonsäuren können gastrointestinale Nebenwirkungen auslösen, insbesondere „Magenschmerzen", Übelkeit, Durchfälle, Verstopfung, aber auch Blutungen im Magen-Darm-Trakt und Reaktivierungen von Ulzera. Diese Komplikationen können bereits bei einmaliger Anwendung der Substanzen auftreten. Ursache ist die Hemmung der Synthese von Prostaglandin E_2 und Prostazyklin, die beide eine Schutzwirkung für die Mukosa erfüllen.

Blutgerinnung. Die Karbonsäurederivate hemmen die Thrombozytenaggregation und damit die Thrombenbildung. Ursache ist die Hemmung der Cyclooxygenase, durch die ein Mangel an Thromb-

Tab. 31-5 Schädigungspotential von Nichtopioid-Analgetika

Substanz	Thrombozytenaggregationshemmung	Niere	Leber	Magen-Darm-Trakt	Herz
Paracetamol	nein*	nein	ja**	nein	nein
NSAID	ja	ja	nein	ja	ja
COX-2-Hemmer	nein	ja	nein	möglich	ja
Metamizol	nein*	nein	nein	nein	nein

*keine klinisch relevante Hemmung; **erst bei Überdosierung (> 5 g/d)
NSAID und COX-2-Hemmer: Schädigungen bereits in therapeutischer Dosierung möglich

oxan A_2 entsteht. Die Beeinflussung der Blutgerinnung ist bereits nach niedrigen Dosen von Acetylsalicylsäure (< 1 g) nachweisbar.

Bronchien. Die Karbonsäurederivate, besonders Acetylsalicylsäure, können eine Bronchokonstriktion, evtl. auch einen Asthmaanfall auslösen, bedingt durch eine Hemmung der Synthese von Prostaglandin E_2 und eine Förderung der Leukotriensynthese: Während Prostaglandin E_2 die Bronchien relaxiert, bewirken Leukotriene eine Bronchokonstriktion.

Niere. Prostaglandine steigern die Nierendurchblutung; wird ihre Synthese durch Analgetika gehemmt, so können bei Patienten mit Herzinsuffizienz, nephrotischem Syndrom, schwerer Leberzirrhose oder Hypovolämie die Nierendurchblutung und die glomeruläre Filtrationsrate abnehmen. Außerdem können sich eine Natrium- und Wasserretention entwickeln. Chronische Einnahme von Analgetika mit hemmender Wirkung auf die Prostaglandinsynthese soll zu Nierenschäden führen.

Gehirn. Die schwachen Karbonsäurederivate können Kopfschmerzen und Schwindel sowie Seh- und Hörstörungen auslösen; hohe Dosen von Mefenaminsäure können zu Krampfanfällen führen.

Überempfindlichkeit. Die Häufigkeit von Überempfindlichkeitsreaktionen bei Normalpersonen wird mit 0,9 % angegeben, bei Asthmatikern mit 4,3 % (bronchokonstriktorische Wirkung s. o.).

6.4 Klinische Anwendung

Mit Nichtopioid-Analgetika (▶ Tab. 31-6) lässt sich maximal ein analgetischer Effekt erreichen, der etwa 10 mg Morphin entspricht, d. h., die Substanzen sind relativ schwach analgetisch wirksam und daher für die Behandlung starker und sehr starker Schmerzen in der frühen postoperativen Phase kaum geeignet. Dies gilt besonders für Baucheingriffe und intrathorakale Operationen sowie für größere orthopädische, gynäkologische und urologische Operationen, oft auch für Leistenbruchoperationen und Eingriffe im Mund-Kiefer-Gesichts-Bereich. Klinisch gilt Folgendes:

> ! Nichtopioide-Analgetika sind vor allem für die Behandlung von leichten bis mittleren postoperativen Schmerzen geeignet, des Weiteren für die Schmerztherapie bei ambulanten Patienten. Wegen ihrer geringen Nebenwirkungen sollten sie hierbei den Opioiden vorgezogen werden.

Außerdem können die Nichtopioid-Analgetika bei der Behandlung postoperativer Schmerzen mit **Opioiden** in niedriger Dosierung kombiniert werden. Hierdurch lässt sich der analgetische Effekt steigern.

Zudem können die peripheren Analgetika mit Nachlassen des stärksten Wundschmerzes am 2.–3. postoperativen Tag anstelle von Opioiden zugeführt werden.

6.5 Auswahl der Substanzen

Die Nichtopioid-Analgetika unterscheiden sich nicht wesentlich in ihrer analgetischen Potenz, auch sind die Nebenwirkungen bei kurzfristiger Zufuhr (oft nur 2–3 Tage postoperativ) meist gering. Aus diesen Gründen und weil aussagefähige Vergleichsuntersuchungen fehlen, wird das Nichtopioid-Analgetikum häufig nach persönlicher Bevorzugung und Verfügbarkeit ausgewählt, weniger nach Kriterien wie Wirkungseintritt und -dauer oder Art der Zufuhr.

Da eine Vielzahl von Präparaten zur Verfügung steht, werden hier nur einige Substanzen exemplarisch dargestellt.

Die Nichtopioid-Analgetika können auch miteinander kombiniert werden; Kombinationsmöglichkeiten sind in ▶ Tabelle 31-7 zusammengefasst.

Tab. 31-6 Nichtopioid-Analgetika für die postoperative Schmerztherapie (nach Empfehlungen der Expertenkommission; Wulf et al., 1997)

Substanz	Äquivalenzdosis zu 650 ASS (mg)	übliche orale (rektale) Einzeldosis	i.v. Dosis	Intervall bei Einzelgabe (h)	Art der Zufuhr
Metamizol	500	0,5–1 g	1 g (6 g/24 h)	4–6	i.v., oral, rektal
Acetylsalicylsäure (ASS)		0,5–1 g	1 g (7,2 g/24 h)	4	i.v., oral
Diclofenac	25	25–50 mg	75 mg	8	i.v., rektal, oral
Paracetamol	650	0,5–1 g		4–6	rektal, oral, i.v.
Ibuprofen	200	200–400 mg		4–6	rektal, oral
Naproxen	125	250 mg		6–8	rektal, oral

6.5.1 Acetylsalicylsäure (ASS)

Acetylsalicylsäure ist das älteste Analgetikum mit antiinflammatorischer und antipyretischer Wirksamkeit. Die Wirkung beruht auf einer irreversiblen Hemmung von COX-1 und COX-2. Die Substanz wird per os zugeführt, die Resorption erfolgt vorwiegend im oberen Dünndarm; die Hälfte der Dosis wird innerhalb von 2 h resorbiert. Die Plasmahalbwertszeit von ASS beträgt 15–20 min, die des Metaboliten Salicylsäure 3 h. Die Metabolisierung erfolgt in der Leber.

> **EBM** Cochrane Review: Acetylsalicylsäure ist ein wirksames Analgetikum mit einer eindeutigen Dosis-Wirkungs-Beziehung bei mäßigen bis schweren postoperativen Schmerzen. Selbst bei Zufuhr von Einzeldosen muss mit Schläfrigkeit und Magenreizung gerechnet werden. Die Schmerzreduktion entspricht weitgehend der durch Paracetamol.

Als optimale analgetische Dosis gelten 600 mg, wobei nicht eindeutig geklärt ist, ob durch höhere Dosierung ein länger anhaltender analgetischer Effekt erreicht werden kann. Die entzündungshemmende bzw. abschwellende Wirkung soll mit höherer Dosierung zunehmen.

Für die Therapie sehr starker postoperativer Schmerzen ist ASS nicht geeignet. Hingegen kann die Substanz als Ersatz für Opioide zugeführt werden, wenn die Intensität der Schmerzen im weiteren postoperativen Verlauf nachlässt.

Bei oraler Zufuhr sollten aufgelöste Präparate gegenüber Tabletten bevorzugt werden: Sie sind leichter zu schlucken, die Wirkung tritt schneller ein, und möglicherweise sind auch die gastrointestinalen Nebenwirkungen geringer.

Bei postoperativer Blutungsneigung darf Acetylsalicylsäure nicht eingesetzt werden.

> **Dosierung von Acetylsalicylsäure (ASS):**
> — Einzeldosis: 0,6–1,0 g alle 4 h

Lysinacetylsalicylsäure. Hierbei handelt es sich um ein wasserlösliches, *intravenös* injizierbares Präparat der ASS (z. B. Aspisol). 1,8 g der Substanz entsprechen 1 g Acetylsalicylsäure; die Wirksamkeit dieser Dosis soll 10 mg Morphin entsprechen. Allein zugeführt, ist die Substanz für die Behandlung starker Schmerzen nicht geeignet; bei Kombination mit Opioiden in niedriger Dosierung ist eine additive analgetische Wirkung zu erwarten.

Tab. 31-7 Kombinationsmöglichkeiten von Nichtopioiden

Wirkstoff	Kombinationsmöglichkeiten
Paracetamol	plus NSAID oder COX-2-Hemmer
NSAID	plus Paracetamol plus Metamizol
COX-2-Hemmer	plus Paracetamol plus Metamizol
Metamizol	plus NSAID oder COX-2-Hemmer plus Paracetamol

Der wichtigste Vorteil gegenüber oral zugeführter ASS besteht in dem rascheren Wirkungseintritt. Zu beachten ist aber auch hier der Einfluss auf die Blutgerinnung, besonders wenn die Substanz unmittelbar nach Operationsende injiziert wird und die Gerinnungsvorgänge im Wundgebiet noch nicht abgeschlossen sind.

> **Dosierung von Lysinacetylsalicylsäure:**
> — Einzeldosis: 0,5–1,0 g i. v.
> — Tagesdosis: 1,5–5,0 g

6.5.2 Paracetamol

Die analgetische Wirksamkeit und Wirkungsdauer von Paracetamol bei postoperativen Schmerzen entsprechen denen von Acetylsalicylsäure. Im Unterschied zur Acetylsalicylsäure wird die Blutungszeit nicht beeinflusst; gastrointestinale Nebenwirkungen oder allergische Reaktionen sind ebenfalls nicht zu erwarten. Die Substanz kann per os, rektal oder i. v. zugeführt werden. Wegen der großen Sicherheitsbreite sollte Paracetamol gegenüber Acetylsalicylsäure bevorzugt werden.

Bei dem sehr seltenen **Glukose-6-Phosphat-Dehydrogenase-Mangel** kann Paracetamol eine akute Hämolyse auslösen.

Pharmakokinetik:
— Orale Bioverfügbarkeit: 67–89%,
— rektale Bioverfügbarkeit: 24–98%,
— maximale Wirkung nach ca. 60 min (oral, rektal),
— Eliminationshalbwertszeit: 2–2 h.

Vorteile. Die wichtigsten Vorteile von Paracetamol im Vergleich mit anderen Substanzen sind:
— Keine klinisch relevante Störung der Thrombozytenaggregation,

31 Postoperative Schmerztherapie

- keine Schädigung des Magen-Darm-Trakts,
- keine ungünstigen Auswirkungen analgetischer Dosen auf die Leber- oder Nierenfunktion,
- keine Sedierung, Atemdepression oder Übelkeit,
- kann oral, rektal und i. v. zugeführt werden,
- kann mit anderen Analgetika kombiniert werden,
- opioidsparende Wirkung.

Kontraindikationen oder große Vorsicht:
- Unverträglichkeit,
- schwere Leberinsuffizienz,
- schwere Niereninsuffizienz,
- Mangelernährung, Alkoholismus (Glutathionsäuremangel).

> **Dosierung von Paracetamol:**
> - Einzeldosis: 0,5–1,0 g alle 4–6 h
> - Tageshöchstdosis: ca. 4 g

> **EBM** Cochrane-Review: 1 g Paracetamol als orale Einzeldosis ist ein wirksames Analgetikum mit einer geringen Häufigkeit an Nebenwirkungen. Die Kombination von Paracetamol (0,6–0,65 g) mit Codein, 60 mg, bewirkt eine zusätzliche Schmerzlinderung, kann aber vermehrt mit Benommenheit und Schläfrigkeit einhergehen.

Perfalgan

Mit diesem Präparat steht Paracetamol als i. v. Infusionslösung zur Verfügung. 100 ml Lösung enthalten 1 g, 1 ml somit 10 mg. Das Präparat ist für die Anwendung bei Erwachsenen, Jugendlichen und bei Kindern mit einem Körpergewicht von > 10 kg (entspricht etwa 1 Jahr) zugelassen.

Indikationen:
- Leichte bis mäßige Schmerzen, wenn eine rasche Analgesie erforderlich ist,
- intraoperative Zufuhr für die Prophylaxe postoperativer Schmerzen,
- orale Zufuhr nicht möglich oder sinnvoll: Erbrechen, Übelkeit, Magen-Darm-Atonie,
- rektale Zufuhr unerwünscht oder nicht möglich,
- alternativ zur i. v. Zufuhr von Metamizol,
- Fieber.

> **Dosierung von Perfalgan:**
> - Erwachsene und Jugendliche > 50 kg Körpergewicht: 1 g pro Anwendung; bis zu 4 × in 24 h; Mindestabstand zwischen 2 Anwendungen 4 h; maximale Tagesdosis 4 g
> - Kinder und Jugendliche 33–50 kg: 15 mg/kg pro Anwendung (1,5 ml Lösung/kg); Mindestabstand zwischen 2 Anwendungen 4 h; maximale Tagesdosis 60 mg/kg
> - Kinder 16–32 kg: 15 mg/kg (1,5 ml/kg); Mindestdauer zwischen 2 Anwendungen 4 h; maximale Tagesdosis 2 g

Die Dauer der i. v. Infusion sollte jeweils 15 min betragen. Die analgetische Wirkung ist stärker als nach oraler oder rektaler Zufuhr.

6.5.3 Metamizol

Die analgetische Wirkungsstärke von Metamizol entspricht bei mittleren Schmerzen der von 100 mg Pethidin, hingegen ist die Wirksamkeit bei starken Schmerzen selbst in höherer Dosierung gering. Metamizol wirkt nicht nur analgetisch, sondern auch antipyretisch und spasmolytisch bei Koliken. Im Gegensatz zu Acetylsalicylsäure wird die Blutgerinnung nicht beeinflusst.

Die Substanz kann per os sowie intramuskulär und intravenös zugeführt werden.

Pharmakokinetik:
- Orale Bioverfügbarkeit: 100%,
- Eliminationshalbwertszeit: 2–4 h,
- maximale Wirkung nach 20–30 min,
- vollständige hepatische Biotransformation.

Indikationen:
- Viszerale Schmerzen (Baucheingriffe, urologische Eingriffe),
- rasche Analgesie erforderlich,
- stark schmerzhafte Koliken der Gallen- und Harnwege,
- Einsparung von Opioiden,
- Alternative zu NSAID, COX-Hemmern.

Vorteile:
- Keine Schädigung der Magen-Darm-Schleimhaut,
- keine klinisch relevante Hemmung der Thrombozytenaggregation,
- keine Sedierung, Verwirrtheit, Übelkeit,
- keine wesentlichen kardialen, hepatischen oder renalen Nebenwirkungen,
- seit Jahrzehnten bewährtes Analgetikum,
- kann oral, rektal und i. v. zugeführt werden.

Nachteile, Nebenwirkungen:
- Lebensbedrohliche anaphylaktische Reaktionen,

- Agranulozytose, aplastische Anämie möglich, aber sehr selten,
- keine entzündungshemmende Wirkung,
- kann bei disponierten Patienten Asthmaanfall auslösen,
- Gefahr des Blutdruckabfalls bei Hypovolämie.

Kontraindikationen:
- Granulozytopenie,
- Leukopenie,
- multiple Allergien,
- Porphyrie.

Abgesehen von den bekannten Nebenwirkungen der Substanzgruppe ist zu beachten, dass Metamizol bei zu rascher i.v. Injektion einen **Kreislaufschock** auslösen kann, der nicht allergisch bedingt ist. Sehr selten (1 Fall auf 1 Mio. Behandlungen) kann Metamizol eine schwere **Agranulozytose** hervorrufen, deren Letalität mit 9% angegeben wird. In den USA sowie in England und den skandinavischen Ländern ist Metamizol nicht mehr zugelassen.

Insgesamt sollte die Indikation für den Einsatz von Metamizol sorgfältig gestellt werden; eine Langzeitanwendung wird überwiegend abgelehnt.

Dosierung von Metamizol:
- Einzeldosis: 0,5–1,0 g
- Tageshöchstdosis: ca. 4 g

6.5.4 Ibuprofen

Ibuprofen soll unter allen peripheren Analgetika die geringsten Nebenwirkungen aufweisen. Analgetische Wirksamkeit sowie Wirkungseintritt und Wirkungsdauer entsprechen denen der Acetylsalicylsäure. Gastrointestinale Nebenwirkungen treten meist erst nach mehreren Tagen Anwendung auf. Bei gastrointestinalen Ulzera und Störungen der Blutgerinnung sollte Ibuprofen nicht angewandt werden.

Dosierung von Ibuprofen:
- Einzeldosis: 0,2–0,4 g alle 4–6 h
- Tageshöchstdosis: 0,8 g

EBM Cochrane-Review: Direkte Vergleiche zwischen Ibuprofen, 400 mg, und Diclofenac, 50 mg, zur postoperativen Schmerzbehandlung haben keine signifikanten Unterschiede in der analgetischen Wirkung ergeben. Die Wahl zwischen beiden Substanzen erfolgt daher im Wesentlichen nach den Kriterien Dosis, Sicherheit und Kosten.

6.5.5 Diclofenac

Die analgetische Wirksamkeit von Diclofenac soll der von Pethidin oder Pentazocin entsprechen. Die Substanz kann per os oder intramuskulär zugeführt werden. Die Wirkungsdauer beträgt ca. 6 h. Wesentliche Nebenwirkungen sind bisher nicht bekannt geworden. Wiederholte i.m. Injektionen können zum Anstieg der CPK führen.

Pharmakokinetik:
- Orale Bioverfügbarkeit: etwa 50–60%,
- rektale Bioverfügbarkeit: etwa 50%,
- maximale Wirkung frühestens nach 60 min,
- Halbwertszeit: 1–2 h.

Indikationen:
- Schmerzen nach Operationen an Muskeln und Skelett,
- entzündlich bedingte Schmerzen,
- Gelenkschmerzen,
- Wirkungsverstärkung von Paracetamol,
- mäßig starke Gallen- oder Harnwegskoliken.

Vorteile:
- Starke antiphlogistische Wirkung,
- keine Sedierung, keine Übelkeit,
- opioidsparende Wirkung,
- rasch wirksam nach oraler oder rektaler Zufuhr,
- orale Retardform verfügbar (Wirkdauer 12 h),
- auch bei mäßig starken Gallen- oder Harnwegskoliken wirksam.

Nachteile:
- Ungünstige Wirkungen auf Magen-Darm-Trakt, Niere, Herz, Bronchien (bei Asthmatikern),
- klinisch relevante und unerwünschte Hemmung der Thrombozytenaggregation mit Blutungsrisiko (Op-Bereich, Peridural-/Spinalanästhesie); Erhöhung des Blutungsrisikos bei gleichzeitiger Zufuhr von Heparin zur Thromboseprophylaxe,
- darf nicht i.m. zugeführt werden,
- größte Vorsicht bei Herz-, Nieren- und Lebererkrankungen.

Kontraindikationen:
- Magen-Darm-Ulzera (akut oder anamnestisch),
- schwere Nierenfunktionsstörung,
- schwere Leberfunktionsstörung,
- schwere Herzinsuffizienz,
- Hypovolämie,
- gleichzeitige Gabe von COX-2-Hemmern.

Dosierung von Diclofenac:
- Einzeldosis: 0,1–0,2 g alle 6 h

7 Adjuvanzien und Ko-Analgetika

Die Schmerztherapie mit Opioiden, Nichtopioid-Analgetika und regionalen Analgesieverfahren kann bei Bedarf durch Adjuvanzien und Ko-Analgetika ergänzt werden. Eine wichtige Rolle spielen hierbei die Spasmolytika, während die α_2-Agonisten in der Routine noch nicht etabliert sind.

Spasmolytika. Diese Substanzen sind, neben den üblichen Analgetika, bei Spasmen der glatten Muskulatur indiziert, so z. B. nach Cholezystektomie und urologischen oder gynäkologischen Eingriffen. Verwendet werden z. B. Butylscopolamin oder Metamizol.

α_2-Adrenozeptor-Agonisten. Diese Substanzen (z. B. Clonidin, Dexmedetomidin) können für die postoperative Schmerztherapie mit Opioiden kombiniert werden. Hierdurch lässt sich der Opioidbedarf um ca. 30% vermindern. Die Monotherapie mit Clonidin bewirkt bei stärkeren Schmerzen keine ausreichende Analgesie. Die wichtigsten Nebenwirkungen von Clonidin sind Blutdruckabfall und Bradykardie. Diese Nebenwirkungen werden durch eine Hypovolämie und zu rasche i. v. Injektion begünstigt. Insgesamt sind derzeit die Erfahrungen mit Clonidin bei der Therapie postoperativer Schmerzen beschränkt. Die Expertenkommission empfiehlt daher nicht die Routineanwendung dieser Substanzen für diese Indikation.

Antidepressiva. Diese Substanzen wirken vor allem bei chronischen Schmerzen analgetisch, allerdings ist eine ausreichend lange Vorbehandlung erforderlich, bevor der Opioidbedarf hierdurch vermindert werden kann. Für die postoperative Schmerztherapie sind Antidepressiva ohne Nutzen und daher nicht indiziert.

Benzodiazepine. Die Benzodiazepine haben keinen nachweisbar günstigen Einfluss auf den postoperativen Analgetikabedarf, verstärken aber die atemdepressorische Wirkung der Opioide.

Kortikosteroide. Diese Substanzen sollen, wenn prophylaktisch vor Operationsbeginn zugeführt, den Analgetikabedarf nach verschiedenen Operationen um 30–60% vermindern, jedoch ist der Stellenwert dieser Maßnahme im Konzept der postoperativen Schmerztherapie bislang nicht ausreichend definiert.

8 Periduralanalgesie

Die peridurale Zufuhr von Lokalanästhetika und/oder Opioiden gilt als sehr effektive Methode der postoperativen Schmerzbehandlung, die nicht nur den Schmerz beseitigt, sondern auch Reflexreaktionen sowie endokrine und biochemische Reaktionen unterbricht oder zumindest abschwächt. Da jedoch selbst die Injektion von lang wirkenden Lokalanästhetika nur zu einer wenige Stunden anhaltenden Analgesie führt, ist gewöhnlich ein Periduralkatheter erforderlich, um wiederholte Injektionen oder eine kontinuierliche Infusion der Lokalanästhetika zu ermöglichen. Dieser Katheter muss außerdem in Nähe der den postoperativen Schmerz leitenden Nervenfasern platziert werden, um eine möglichst **segmentäre Blockade** unter Aussparung der übrigen Nervenfasern zu erreichen und dadurch die Nebenwirkungen geringer zu halten (Einzelheiten siehe Kap. 23). Entsprechend werden lumbale und thorakale Periduralanalgesien für die postoperative Schmerzbehandlung eingesetzt.

8.1 Vor- und Nachteile

Vorteile. Die Periduralanalgesie soll nach Eingriffen im Ober- oder Unterbauch sowie nach intrathorakalen Operationen eine bessere Schmerztherapie ermöglichen als die systemische Zufuhr von Opioiden. Die Atemfunktion scheint ebenfalls günstiger beeinflusst zu werden: Zwar ergeben sich unmittelbar postoperativ keine wesentlichen Unterschiede in der Atemfunktion zwischen Periduralanalgesie und systemischer Opioidgabe, doch scheint sich die Lungenfunktion insgesamt bei periduraler Analgesie rascher zu normalisieren; auch sollen weniger häufig pulmonale postoperative Infektionen auftreten.

Als weiterer Vorteil der periduralen Analgesie gilt die Abschwächung zahlreicher, in der postoperativen Phase fortbestehender endokriner und metabolischer Reaktionen auf den operativen Eingriff. Hierdurch könnte die postoperative Morbidität möglicherweise reduziert werden.

Nachteile. Das Verfahren ist aufwendig, erfordert geschultes Personal und kann zu schwerwiegenden Komplikationen führen, insbesondere bei zu ausgedehnter Blockade (siehe Kap. 23).

8.2 Indikationen

Als Indikation für die Periduralanalgesie gilt die Schmerztherapie nach verschiedenartigsten Opera-

8 Periduralanalgesie

Tab. 31-8 Platzierung des Periduralkatheters und zu blockierende Segmente in Abhängigkeit vom Operationsgebiet (mod. nach Jage, 1997)

Operationsgebiet	Punktionsstelle	auszuschaltende Segmente
Thorakotomie	Th4–8	Th2–8
Oberbauch	Th6–8	Th6–12
abdominothorakal	Th7–9	Th4–12
Sectio	L3/4	Th4–S5
Mittel- und Unterbauch	Th7–11	Th6/8–L2
Hüftgelenk	L2–4	Th10–L4
untere Extremität	L1–4	L1–5

tionen, des Weiteren die Behandlung schwerer posttraumatischer Schmerzen auf der Intensivstation. Gewöhnlich wird hierfür ein Periduralkatheter eingeführt, über den das Lokalanästhetikum und das Opioid entweder intermittierend injiziert oder kontinuierlich infundiert wird. Die Platzierung des Katheters richtet sich nach der Art des Eingriffs (▶ Tab. 31-8).

Lumbale Katheterperiduralanalgesie. Dies ist das am häufigsten eingesetzte Verfahren. Anwendungsgebiete sind: Unfallchirurgie, Orthopädie, Gynäkologie, Urologie, Abdominalchirurgie.

Thorakale Katheterperiduralanalgesie. Das Verfahren wird nach Oberbaucheingriffen und intrathorakalen Operationen angewandt, um eine zu ausgedehnte Sympathikusblockade, die bei lumbaler Injektion des Lokalanästhetikums für diesen Zweck auftreten würde, zu vermeiden.

Um eine segmentäre Schmerzausschaltung zu erreichen, müssen bei den verschiedenen Operationen jeweils die nachfolgenden spinalen Segmente blockiert werden:
— Th2–Th8: thorakale Operationen,
— Th6–Th12: Oberbaucheingriffe, Ureter- und Nierenbeckenoperationen,
— Th4–S5: Sectio caesarea
— Th10–L4: Hüftoperationen,
— Th10–S5: gynäkologische Operationen,
— S2–S5: perineale Operationen.

Für einige Operationen müssen jedoch anatomische Besonderheiten beachtet werden:
— Transthorakale Zwerchfellhernienoperation oder Ösophagogastrektomie: Th2–Th12;
— intrathorakale Organe; Plexus coeliacus (Oberbaucheingeweide): C8–Th1–Th4;
— Operationen in Zwerchfellmitte: C3, C4.

8.3 Kontraindikationen

Die allgemeinen Kontraindikationen für eine Periduralanästhesie sind ausführlich in Kapitel 23 beschrieben. Hierzu gehören vor allem Störungen der Blutgerinnung, Antikoagulanzientherapie (siehe Kapitel 22, Abschnitt 5.3), Hypovolämie, Infektionen an der Injektionsstelle, Schädel-Hirn-Trauma, schwere Herzinsuffizienz; bei thorakaler Periduralanalgesie: ungeübter Anästhesist.

8.4 Komplikationen

Eine ausführliche Darstellung der Komplikationen findet sich in Kapitel 23. Erinnert sei an Blutdruckabfall, toxische Blutspiegel des Lokalanästhetikums, Atemdepression durch Opioide, Duraperforation des Katheters mit nachfolgender Spinalanästhesie, Gefäßperforation des Katheters und i.v. Injektion des Lokalanästhetikums, motorische Blockade mit Beeinträchtigung des Hustenstoßes, Urinretention usw.

8.5 Wahl des Lokalanästhetikums

Prinzipiell sind zwar alle gebräuchlichen Lokalanästhetika für die postoperative Schmerztherapie geeignet, jedoch sollten **Bupivacain, Levobupivacain** oder **Ropivacain** wegen ihrer langen Wirkdauer bevorzugt werden, zumal diese Substanzen, in niedrigen Konzentrationen angewandt, eine „Differentialblockade" der sensorischen Fasern bei weitgehendem Erhalt der Willkürmotorik ermöglichen. Hierdurch werden die aktive Mitarbeit des Patienten erleichtert und das Ausmaß der Immobilisierung vermindert. Bei Bedarf (schmerzhafte Krankengymnastik, Gelenkmobilisation) kann Bupivacain durch Injektion eines anderen Lokalanästhetikums, z. B. Prilocain 1% oder Mepivacain 1%, ergänzt werden, allerdings unter Beachtung des additiven toxischen Effekts!

Etidocain sollte wegen der stärkeren motorischen Blockade nicht für die postoperative Schmerztherapie eingesetzt werden.

Wie bereits dargelegt, wird das Lokalanästhetikum entweder intermittierend injiziert oder kontinuierlich infundiert.

8.6 Intermittierende Bolusinjektion

Die intermittierende Injektion des Lokalanästhetikums kann nach Bedarf (auch als PCA) oder in vorgegebenen Zeitintervallen erfolgen.

Injektion nach Bedarf. Wird Bupivacain 0,25% als Bolus von 5–20 ml nach Bedarf, d. h. bei Schmerzen injiziert, so betragen die durchschnittlichen Zeitintervalle 4–6 h, die Tagesdosen 75–150 mg. Nach Thorakotomien wurde eine gute Analgesie für 48 h mit 6 ml Bupivacain 0,25 bis 0,5% nach Bedarf erreicht; das Zeitintervall betrug hierbei 2¾–6 h. Eine Kumulation von Bupivacain im Plasma ist bei diesen Dosierungen nicht zu erwarten, wohl aber bei Injektion eines kürzer wirkenden Lokalanästhetikums, denn diese Substanzen werden zum einen rascher absorbiert als Bupivacain und müssen zum anderen wegen der kurzen Wirkdauer auch häufiger nachinjiziert werden. Außerdem tritt mit den kürzer wirkenden Lokalanästhetika rascher eine Tachyphylaxie auf.

Injektion nach Schema. Bei dieser Technik wird das Lokalanästhetikum nach einem festen Zeitschema, z. B. stündlich 5 ml Bupivacain 0,5% oder alle 2 h 6–10 ml injiziert, somit nicht erst, wie oben beschrieben, bei Schmerzäußerungen des Patienten. Bei diesem Vorgehen soll sich weniger rasch eine Tachyphylaxie entwickeln.

8.7 Kontinuierliche Infusion

Durch kontinuierliche Infusion des Lokalanästhetikums lässt sich gewöhnlich eine gleichbleibendere Analgesie erreichen als mit intermittierenden Injektionen (Ausnahme: thorakale Eingriffe?); auch sollen weniger häufig akute Blutdruckabfälle auftreten; Überdosierungen sollen ebenfalls seltener sein.

Grundsätzlich sollten bei der kontinuierlichen periduralen Infusion *niedrige* Konzentrationen des Lokalanästhetikums bevorzugt werden. Hierdurch wird die Motorik in geringerem Maße beeinträchtigt als durch höhere Konzentrationen; auch treten weniger Nebenwirkungen auf. **Als Mittel der Wahl gilt Bupivacain, 0,125 bis 0,25%.**

Die interdisziplinäre Expertenkommission verschiedener Berufsverbände (Wulf et al., 1997) empfiehlt folgende Dosierungen:

Kontinuierliche Infusion von Bupivacain 0,25% (0,1–0,5%) oder Ropivacain 0,2%:
— thorakal: 2–4 ml/h Bupivacain 0,25% oder 6–14 ml/h Ropivacain 0,2%
— lumbal: 3–5 ml/h Bupivacain 0,25% oder 5–10 ml/h Ropivacain 0,2%
— Bolusinjektionen: 5–10 ml Bupivacain 0,25% oder 5–10 ml Ropivacain 0,2%

! Die maximale Dosierung sollte bei normalgewichtigen Patienten ohne Störungen der Leber- und Nierenfunktion 30 mg/h = 12,5 ml/h Bupivacain 0,25% nicht überschreiten.

Bei den gebräuchlichen Infusionsschemata für Bupivacain 0,125 bis 0,5% liegen die Plasmakonzentrationen zwischen 0,9 bis 3,76 µg/ml; es findet sich jedoch oft keine eindeutige Korrelation zwischen der Zufuhrrate und der Plasmakonzentration. Bei Konzentrationen von mehr als 1,5 µg/ml kann Schläfrigkeit auftreten.

Unter der periduralen Infusion müssen die Ausbreitung der Analgesie und das Ausmaß der motorischen Blockade in regelmäßigen Abständen überprüft werden. Reicht die Analgesie nicht aus, sollte zunächst ein Bolus von 5–10 ml Bupivacain 0,5% injiziert, die Infusionsrate hingegen noch nicht erhöht werden. Hierdurch wird eine unnötige Ausbreitung der Analgesie oft verhindert.

Epidurale PCA: siehe Abschnitt 8.10.

8.8 Praktische Hinweise

Die peridurale Schmerztherapie mit Lokalanästhetika ist ein Verfahren mit Risiken (siehe Kap. 23), das einer sorgfältigen Auswahl der Patienten, einer gut begründeten Indikation und einer ausreichenden Überwachung bedarf.

▼ **Intermittierende Injektionstechniken nach Bedarf** können auf der Normalstation angewandt werden. Hierbei sollte die Injektion des Lokalanästhetikums nur durch den Anästhesisten oder einen Arzt erfolgen, der mit der Methode, einschließlich Beherrschung ihrer Komplikationen, ausreichend vertraut ist.
▼ Vor der Injektion müssen ein venöser Zugang angelegt, eine Infusion angeschlossen und das Notfallinstrumentarium in Griffnähe bereitgestellt werden.
▼ Nach der Injektion muss der *Anästhesist* den Patienten zunächst so lange überwachen, bis sich die Blockade stabilisiert hat. Dies gilt in gleicher Weise für jede Wiederholungsinjektion. Im Aufwachraum oder auf der Intensivstation können aber die Wiederholungsinjektionen auch durch entsprechend geschultes Pflegepersonal erfolgen.
▼ Nach jeder Injektion des Lokalanästhetikums sollte der Patient zunächst für ca. 20 min auf dem Rücken liegen bleiben.

▼ **Die kontinuierliche peridurale Infusion** von Lokalanästhetika sollte nur auf einer Überwachungs- bzw. Intensivstation durchgeführt werden, um eine Duraperforation rechtzeitig feststellen zu können.

Die peridurale Zufuhr von Lokalanästhetika sollte nicht mit einer systemischen Zufuhr von Opioiden kombiniert werden.

8.9 Peridurale Opioidzufuhr

Die peridurale (oder subarachnoidale) Injektion von Opioiden wird ebenfalls zur postoperativen Schmerztherapie eingesetzt. Als vorteilhaft gelten die lange Wirkungsdauer und die evtl. auch bessere Analgesie im Vergleich zu den gängigen Zugangswegen, des Weiteren die fehlende Blockade der sympathischen, motorischen und übrigen sensorischen Fasern.

8.9.1 Wirkungsmechanismus

Nach periduraler Injektion gelangt eine gewisse Menge des Opioids über die Dura mater in den Liquor cerebrospinalis, ein anderer Teil durch Resorption in den systemischen Kreislauf. Grundsätzlich kann das peridural injizierte Opioid über beide Wege zu den Opiatrezeptoren in Gehirn und Rückenmark gelangen und eine analgetische Wirkung hervorrufen. Jedoch beruht nach heutigem Kenntnisstand die Analgesie vor allem auf der Bindung an Opiatrezeptoren in der Substantia gelatinosa im Hinterhorn des Rückenmarks. Hierdurch wird die Übertragung afferenter nozizeptiver Impulse prä- und postsynaptisch gehemmt, die Funktion der sympathischen, motorischen und anderen sensorischen Fasern hingegen nicht beeinflusst.

Wirkungsdauer. Als besondere Vorteile der periduralen Opioidinjektion gelten die Zufuhr in Nähe der spezifischen Rezeptoren und die lange Wirkungsdauer eines Einzelbolus bei vergleichsweise geringer Dosis. Höhere Dosen sollen mit längerer Wirkungsdauer einhergehen.

8.9.2 Pharmakokinetik

Das Verhalten des Opioids nach periduraler Injektion hängt von der Lipidlöslichkeit der Substanz und von der Größe und Konfiguration des Moleküls sowie von der Dosis und dem Vaskularisationsgrad des Periduralraums ab.

Durapassage und intrathekale Ausbreitung. Die Permeation des Opioids durch die Dura mater wird von der Molekülgröße und -konfiguration sowie von der Dicke der Dura bestimmt, hingegen soll die Lipophilie keine Rolle spielen. Je größer das Molekül, desto langsamer die Durapassage und desto größer die systemische Resorption. Die systemische Resorption hängt auch von der Lipidlöslichkeit der Substanz ab: Lipophile Opioide werden rascher resorbiert.

Lipophile Opioide, die gewöhnlich eine große Molekülstruktur aufweisen, werden nicht nur rasch systemisch resorbiert und damit aus dem Periduralraum entfernt, ihre Durapassage ist wegen der Molekülgröße auch verzögert. Nach Passage der Dura werden diese Substanzen wegen ihrer Lipophilie jedoch rasch und in großer Menge in das Rückenmark aufgenommen und an die Opiatrezeptoren gebunden. Die hierdurch entstehende Analgesie beschränkt sich im Wesentlichen auf die Segmente im Bereich der Injektionsstelle. Nach rostral bzw. hirnwärts breiten sich die lipophilen Opioide, wie z. B. Fentanyl oder Buprenorphin, nicht nennenswert aus.

Hydrophile bzw. weniger lipophile Opioide werden in geringerem Maße systemisch resorbiert, gelangen aber wegen ihrer kleineren Molekülgröße sehr rasch über die Dura in den Liquor cerebrospinalis. Von dort werden sie nur langsam in das Rückenmark aufgenommen, so dass im Liquor längere Zeit eine hohe Konzentration vorhanden ist. Die Analgesie beschränkt sich nicht auf die Segmente im Bereich der Injektionsstelle, weil das Opioid in größerer Menge nach rostral transportiert wird; ein gewisser Anteil gelangt sogar in das Gehirn und kann einige Stunden nach der Injektion zu zentralen Wirkungen führen (s. u.).

Systemische Resorption. Opioide wie Fentanyl, Alfentanil oder Pethidin können bereits kurz nach der periduralen Injektion *im Plasma* nachgewiesen werden, manchmal schneller als nach intramuskulärer Injektion, gelegentlich sogar mit höheren Spitzenkonzentrationen.

Wie bereits dargelegt, hängt das Ausmaß der Resorption u. a. von der peridural injizierten Dosis ab, daher muss bei höheren Dosen mit stärkerer Resorption und entsprechend mit klinisch bedeutsamen systemischen Wirkungen gerechnet werden.

8.9.3 Auswahl der Substanzen

Die einzelnen Opioide unterscheiden sich bei äquipotenter Dosierung nicht in ihrer analgetischen Wirksamkeit, jedoch in Wirkungseintritt und Wir-

Tab. 31-9 Dosierung und Wirkdauer peridural injizierter Opioide

Substanz	Einzeldosis (mg)	Infusion	Wirkungseintritt (min)	volle Analgesie (min)	Wirkungsdauer (h)
Morphin	1–5	0,1–1 mg/h	24	37–60	8–12
Fentanyl	0,05–0,1	25–100 µg/h	4–10	15–30	2–4
Sufentanil	0,01–0,05	10–20 µg/h	5	15–30	2–4
Buprenorphin	0,3		2–6	–	4–10

kungsdauer (▶ Tab. 31-9). Die Wirkung der ersten periduralen Morphindosis setzt verzögert ein (nach 30–90 min), hält aber von allen Opioiden am längsten an. Lipophile Opioide weisen einen raschen Wirkungseintritt auf, die Wirkungsdauer ist hingegen nur mittellang.

8.9.4 Dosierung

Grundsätzlich sollte auch bei der periduralen Opioidgabe *nach Wirkung* dosiert werden, um unerwünschten Nebenwirkungen und einer raschen Toleranzentwicklung vorzubeugen. Hierbei können die Opioide als einmalige oder wiederholte Boli injiziert oder aber kontinuierlich über einen Periduralkatheter infundiert werden. Die kontinuierliche Infusion muss ebenfalls individuell, d. h. nach Intensität der Schmerzen ermittelt werden. Die analgetische Wirksamkeit dieses Verfahrens soll besser sein als die Bolusinjektion.

Das *Volumen*, in dem das Opioid peridural injiziert wird, ist wahrscheinlich von geringer Bedeutung. Morphin kann z. B. in einer Konzentration von 1 mg/ml injiziert werden, Fentanyl in einer Konzentration von 50 µg/ml NaCl. Der Zusatz von Adrenalin wird nicht empfohlen.

Morphin. Analgetisch wirksam sind Boli von 2–4–5 mg (siehe auch Tab. 31-9), jedoch besteht bekanntlich eine große individuelle Variabilität.

Für die kontinuierliche Infusion werden Dosen von 0,1 bis 1 mg/h angegeben. Bei Patienten in höherem Lebensalter müssen die Dosen reduziert werden.

Fentanyl. Wird ein rascher Wirkungseintritt gewünscht, so kann das lipophile Fentanyl eingesetzt werden, am besten als kontinuierliche Infusion in einer Dosierung von 25–100 µg/h, nach einem vorangehenden Bolus von 0,05 bis 0,1 mg (in 15–20 ml bei lumbaler Injektion).

Sufentanil. Auch mit Sufentanil setzt die analgetische Wirkung rasch ein, hält aber nur 2–4 h an. Bei kontinuierlicher Infusion wird eine Dosis von 10–20 µg/h zugeführt, der initiale Bolus beträgt 10–50 µg (Injektionsvolumen 15–20 ml bei lumbaler Injektion).

8.9.5 Punktionsort

Die Wahl des Punktionsorts spielt für die peridurale Analgesie mit Morphin keine entscheidende Rolle. Daher kann auch bei Oberbaucheingriffen oder Thoraxoperationen die peridurale Zufuhr von Morphin für die postoperative Schmerztherapie im *lumbalen* Bereich erfolgen, da sich die Substanz nach Penetration der Dura über die thorakalen Segmente ausbreitet.

Demgegenüber ist für die peridurale Anwendung von Fentanyl und Sufentanil eine möglichst segmentale Platzierung des Katheters erforderlich, da diese lipophilen Opioide vor allem im Bereich ihrer periduralen Ausbreitung durch die Dura diffundieren und sich an die Opioidrezeptoren der betreffenden Rückenmarksegmente binden.

8.9.6 Nebenwirkungen

Zwar ist das Rückenmark der Hauptort der analgetischen Wirkung peridural zugeführter Opioide, jedoch treten bei dieser Technik die gleichen Nebenwirkungen auf wie bei den anderen Applikationsarten:
— Sedierung,
— Atemdepression,
— Übelkeit und Erbrechen,
— Juckreiz,
— Blasenentleerungsstörungen,
— Verstärkung von Obstipation und Subileus,
— Katatonie,
— Beeinträchtigung der Herz-Kreislauf-Funktion.

Von diesen unerwünschten oder schwerwiegenden Nebenwirkungen spielen bei der periduralen Opioidinjektion zur postoperativen Schmerztherapie Atemdepression, Juckreiz und Harnretention die wichtigste Rolle.

Atemdepression

Die Atemdepression ist eine zwar seltene, aber doch gefürchtete Komplikation der periduralen Opioidzufuhr. Sie kann mit Blutdruckabfall, Sedierung oder Koma einhergehen und schließlich zum Tod des Patienten führen! Am häufigsten wird die Atemdepression für Morphin beschrieben, ist aber grundsätzlich auch mit anderen Opioiden möglich. Zwei Formen lassen sich unterscheiden: frühe Atemdepression und späte Atemdepression.

– Die **frühe Atemdepression** entwickelt sich innerhalb von 2–4 h nach der Injektion, mit einem Häufigkeitsgipfel nach 30 min; sie wird auf eine systemische Resorption des Opioids mit anschließender Passage der Blut-Hirn-Schranke zurückgeführt.
– Die **späte Atemdepression** tritt hingegen meist ca. 6–12 h, bei älteren Patienten auch bis zu 15 h nach der Injektion auf und beruht wahrscheinlich auf der rostralen Ausbreitung des Opioids im Liquor mit Eindringen in das Atemzentrum am Boden des IV. Ventrikels. Die späte Atemdepression ist am ehesten nach Morphin zu erwarten.

Die Gesamthäufigkeit der Atemdepression nach periduraler Opioidinjektion ist nicht genau bekannt. Die Angaben in der neueren Literatur reichen von 0,12 bis 2,3 %.

Begünstigende Faktoren. Die *späte* Atemdepression wird durch folgende Faktoren begünstigt:
– Höheres Lebensalter;
– gleichzeitige systemische Zufuhr von Opioiden, Sedativ-Hypnotika oder Neuroleptika;
– ausgedehnte operative Eingriffe mit Zufuhr hoher Dosen von Opioiden;
– Körperlage und Bewegungen.

Unter diesen Faktoren spielt die gleichzeitige systemische, d. h. intramuskuläre oder intravenöse Zufuhr von Opioiden, Sedativ-Hypnotika oder Neuroleptika während der Periduralanalgesie die bedeutsamste Rolle. Die Gefahr der späten Atemdepression ist auch dann noch gegeben, wenn die peridurale Analgesie nachlässt und nun ein Opioid parenteral zugeführt wird.

Für die Praxis gilt Folgendes:

! Während der periduralen Opioidanalgesie sollten möglichst keine Opioide parenteral injiziert werden, ebenso keine Sedativ-Hypnotika oder Neuroleptika!

Sind zusätzlich parenterale Injektionen von Opioiden erforderlich, weil die Analgesie nicht ausreicht, so sollten die Substanzen vorsichtig (nach Rücksprache mit dem für die peridurale Opioidanalgesie zuständigen Anästhesisten) intravenös titriert und danach die Atmung besonders sorgfältig überwacht werden. Abzulehnen ist hingegen in dieser Situation die *intramuskuläre oder subkutane Injektion des Opioids!*

Vermieden werden sollte auch die Anwendung der periduralen Opioidanalgesie im Anschluss an Narkosen mit hohen Opioiddosen.

Wegen der Gefahr der späten Atemdepression muss bei der periduralen Opioidanalgesie während des Gefährdungszeitraums eine entsprechend lückenlose Überwachung der Atemfunktion durch geschultes Personal gewährleistet sein; auch sollte das Verfahren nur auf einer Überwachungseinheit angewandt werden.

! Aus Sicherheitsgründen sollte der Patient frühestens 12 h nach der letzten periduralen Opioidinjektion auf eine Allgemeinstation verlegt werden.

Es wird empfohlen, den intravenösen Zugang bis zu 24 h nach der letzten Opioidinjektion zu belassen, damit im Notfall rasch **Naloxon** (Narcanti) injiziert werden kann. Naloxon sollte in Nähe des Patientenbetts gebrauchsfertig aufbewahrt werden.

Behandlung. Bei schwerer Atemdepression muss umgehend mit Sauerstoff beatmet werden, entweder mit Atembeutel/Maske oder über einen Tubus; außerdem ist meist die Antagonisierung mit **Naloxon, 0,4 mg i.v.,** bei Bedarf auch wiederholt, erforderlich. Das den Patienten mit periduraler Opioidanalgesie betreuende Personal der Überwachungsstation muss nicht nur im rechtzeitigen Erkennen der Atemdepression geschult, sondern auch in den Techniken der Atemhilfe, insbesondere der Masken-/Beutel-Beatmung ausgebildet sein und diese sofort anwenden können. Keineswegs darf sich die Tätigkeit des Pflegepersonals in dieser Situation auf die Alarmierung des diensthabenden Arztes und das Warten auf sein Eintreffen beschränken: Ohne überbrückende Beatmung kommt es sonst zu schwerer Hypoxie, evtl. auch zum Herzstillstand mit irreversiblen Hirnschäden oder zum Tod des Patienten!

Folgendes ist zu beachten:

⚡ Der Herzstillstand ist ein Spätzeichen der opioidbedingten Atemdepression! Gewöhnlich geht dem Herzstillstand eine viele Minuten dauernde Hypoxie voraus.

Juckreiz

Juckreiz tritt nach periduraler und intrathekaler Injektion häufiger auf als nach parenteraler Zufuhr.

Der Juckreiz kann sich auf den Bereich der analgetischen Dermatome oder das Gebiet des N. trigeminus bzw. Gesicht (perinasal) beschränken oder generalisiert sein. Bei Morphin entwickelt sich der Juckreiz verzögert ca. 2 h nach der Injektion, bei Buprenorphin hingegen nach etwa 30 min. Wie bereits dargelegt, handelt es sich sehr wahrscheinlich um einen opiatspezifischen Effekt auf Rückenmarkebene, nicht um die Wirkungen einer Histaminfreisetzung, zumal der Juckreiz durch Naloxon (mit Latenz) antagonisierbar ist, verzögert auftritt und nicht auf Antihistaminika anspricht.

Harnretention

Eine Harnverhaltung tritt bei 15–30% der Patienten mit postoperativer periduraler Opioidanalgesie auf, somit häufiger als nach parenteraler Zufuhr. Der genaue Mechanismus ist unbekannt; diskutiert wird eine Abnahme des M.-detrusor-Tonus oder Beeinflussung eines Blasenentleerungsreflexes durch das Opioid. Die Urinretention kann meist durch Naloxon ohne Beeinträchtigung der Analgesie antagonisiert werden. Bei einigen Patienten ist jedoch die Einmalkatheterisierung der Harnblase erforderlich.

8.9.7 Praktische Hinweise

— Voraussetzung für die peridurale Opioidzufuhr zur postoperativen Schmerztherapie ist die Überwachung des Patienten durch geschultes Pflegepersonal, das die Techniken der Beatmung mit Beutel/Maske sicher beherrscht. Das Verfahren sollte nicht auf Allgemeinstationen angewandt werden, da dort gewöhnlich keine genügende Überwachung der Atemfunktion gewährleistet werden kann und das Personal mit der Behandlung einer schweren Atemdepression meist nicht ausreichend vertraut ist.
— Die peridurale Opioidanalgesie sollte nur bei sorgfältig ausgewählten Patienten eingesetzt werden, so z. B. postoperativ bei wahrscheinlich schmerzhaften elektiven Operationen, d. h. größeren abdominalen, intrathorakalen oder orthopädischen Eingriffen; des Weiteren posttraumatisch bei schweren Verletzungen von Thorax (z. B. Rippenserienfraktur), Abdomen, Becken oder Extremitäten. Vorsicht ist geboten bei Risikopatienten und bei älteren Menschen (Dosisreduktion!).
— Die Entscheidung für den Einsatz der periduralen Opioidanalgesie sollte der zuständige Anästhesist in Absprache mit dem Operateur treffen. Empfehlenswert ist die Betreuung durch einen speziellen ärztlichen Schmerzdienst.
— Mit der periduralen Opioidzufuhr wird erst begonnen, wenn sich der Patient auf einer geeigneten Überwachungseinheit befindet und über einen Venenzugang verfügt.
— Vor der Injektion des Opioids sollte die peridurale Katheterlage durch Injektion einer Testdosis eines **Lokalanästhetikums** (am besten mit Adrenalinzusatz) überprüft werden. Ein Lokalanästhetikum kann des Weiteren kurz vor Injektion des Opioids zugeführt werden, wenn ein rascher analgetischer Effekt erwünscht ist.
— Die Dosierung der Opioide erfolgt wegen der großen interindividuellen Variabilität immer nach Wirkung, nicht hingegen nach einem starren Schema. Die Angaben zur Dosierung müssen auf einem Verordnungsplan zusammen mit den Anweisungen für die Überwachung niedergeschrieben werden. Die Injektion der Anfangsdosis und die Beurteilung deren analgetischen Effekts müssen durch den Anästhesisten erfolgen; auch die nächsten drei Dosen sollten vom Anästhesisten injiziert werden. Ist ein ausreichendes Schema gefunden worden, so können die weiteren Injektionen durch geschultes Personal erfolgen.
— Während der periduralen Opioidanalgesie sollten **keine Opioide zusätzlich systemisch,** insbesondere nicht intramuskulär oder subkutan verabreicht werden; es sollten möglichst auch keine Sedativa oder Neuroleptika verordnet werden. Sind solche Substanzen erforderlich, so sollte deren Zufuhr nur nach Rücksprache mit dem für die Periduralanalgesie zuständigen Anästhesisten erfolgen. Bei der zusätzlichen parenteralen (intravenösen!) Opioidgabe sollte z. B. 1 mg Morphin/h nicht überschritten werden.
— Im Mittelpunkt der Überwachung steht die **Atemfunktion.** Hierbei ist ein hohes Maß an Problembewusstsein erforderlich, um schwerwiegende Zwischenfälle zu vermeiden. Lückenlos überprüft werden müssen Atemfrequenz, Atemtiefe, Sedierungsgrad und Allgemeinzustand. Ein *Atemmonitor* ist zwar nützlich, kann aber Unaufmerksamkeit bei der Überwachung begünstigen. Der Verlauf der Periduralanästhesie sollte in einem speziellen Bogen dokumentiert werden.
— Der zuständige Anästhesist sollte täglich Kontrollbesuche durchführen.

8.9.8 Intrathekale Injektion von Opioiden

Grundsätzlich können die Opioide zur Schmerzbehandlung auch direkt intrathekal, d. h. in den *lumbalen Liquorraum* injiziert oder über einen Katheter infundiert werden. Auf diese Weise lässt sich im

Tab. 31-10 Intrathekale Opioide zur postoperativen Schmerztherapie

Substanz	subarachnoidale Einzeldosis	Wirkdauer
Fentanyl	5–25 µg	2–4 h
Sufentanil	2–10 µg	2–4 h
Morphin	0,1–0,3 mg	6–24 h

günstigen Fall mit sehr geringen Opioiddosen (z. B. 0,5–1,0 mg Morphin nach größeren abdominalen Operationen) eine lange Analgesiedauer erreichen (▶ Tab. 31-10). Bei anderen Opioiden ist ca. ⅒ der sonst systemisch zugeführten Dosis erforderlich.

Die intrathekale Injektion von Opioiden zur postoperativen Schmerzbehandlung wird jedoch nur selten angewandt, da hierfür die Dura, wenn nötig auch wiederholt, punktiert werden muss (postspinaler Kopfschmerz). Außerdem ist die Gefahr von Nebenwirkungen, insbesondere die einer **Atemdepression,** größer.

Die Verwendung von intraspinalen Kathetern kann des Weiteren zu *Infektionen* führen. Außerdem ist nicht geklärt, ob durch die intrathekale Dauerzufuhr von Opioiden in relativ hoher Konzentration das Rückenmark geschädigt werden kann. Im Übrigen gelten für die Anwendung die gleichen Richtlinien wie für die peridurale Zufuhr.

8.10 Peridurale Injektion von Lokalanästhetika mit Opioiden

Das Verfahren wird angewandt, um die Vorteile der Lokalanästhetika – rascherer Wirkungseintritt, wirksamere Analgesie – mit den Vorteilen der Opioide – längere Wirkungsdauer, kein Blutdruckabfall, keine Muskelschwäche – zu vereinen. Es entsteht, bei unterschiedlichem Wirkungsmechanismus, ein synergistischer Effekt der Substanzen, wobei die Qualität der postoperativen Analgesie besser sein soll als bei alleiniger Anwendung des jeweiligen Verfahrens. Als besonders wirksam gilt die Kombination von Lokalanästhetika und Opioiden bei postoperativen Schmerzen durch Bewegungen, Husten oder schwere Muskelspasmen. Gebräuchliche Opioide sind Morphin, Tramadol, Fentanyl und Sufentanil.

Die Substanzen können in einer Mischspritze injiziert oder zusammen kontinuierlich infundiert werden, wobei in der Literatur unterschiedliche Dosierungen angegeben werden, z. B.:

Kontinuierliche epidurale Zufuhr von Lokalanästhetika mit Opioden:
— lumbale Katheterlage: Bupivacain 0,125% + 2 µg/ml Fentanyl; Infusionsrate ca. 10 ml/h
— thorakale Katheterlage: Bupivacain 0,175% + 2 µg/ml Fentanyl; Infusionsrate ca. 10 ml/h

Grundsätzlich gelten für das Kombinationsverfahren die gleichen Sicherheitsregeln und Vorsichtsmaßnahmen wie zuvor für die jeweiligen Einzelverfahren beschrieben. Die Überwachung des Patienten muss auf einer Station mit entsprechend geschultem Personal erfolgen.

Patientenkontrollierte epidurale Analgesie (PCEA = patient-controlled epidural analgesia)

Wie bei der intravenösen PCA kann mit der epiduralen PCA eine stärker am Bedarf des Patienten ausgerichtete Schmerztherapie erfolgen als durch eine starre, kontinuierliche Zufuhr. Hierdurch können sich folgende Vorteile gegenüber der intravenösen PCA ergeben:
— Geringerer Medikamentenverbrauch,
— bessere Analgesiequalität,
— größere Patientenzufriedenheit.

Das Verfahren gilt als sicher und kann – unter entsprechender Überwachung – auch auf operativen Normalstationen durchgeführt werden. Ein einheitliches Konzept ist allerdings bisher noch nicht entwickelt worden. Es scheint aber günstiger zu sein, die Bedarfsdosen mit einer Basisinfusionsrate zu kombinieren (▶ Tab. 31-11).

Weitere Dosierungsbeispiele für spezielle Eingriffe (Thorax, Abdomen, Orthopädie) sind in den entsprechenden Kapiteln dargestellt.

Tab. 31-11 Beispiele für die epidurale PCA mit Lokalanästhetika und Opioiden

analgetische Lösung	Basisrate (ml/h)	Demand-Dosis (ml)	Sperrzeit (min)
0,0625% Bupivacain + 4 µg/ml Fentanyl	4–6	3–4	10–15
0,1% Bupivacain + 5 µg/ml Fentanyl	6	2	10–15
0,2% Ropivacain + 5 µg/ml Fentanyl	5	2	20

9 Andere Regionalanästhesieverfahren

Durch Platzierung von Kathetern in Nähe von Nerven oder Plexus, über die Schmerzen aus dem Operationsgebiet geleitet werden, kann ebenfalls eine wirksame Schmerzbehandlung nach entsprechenden Operationen durchgeführt werden.

9.1 Kontinuierliche Plexusanästhesie

Die kontinuierliche Blockade des **Plexus brachialis** (Technik siehe Kap. 24) eignet sich zur Schmerztherapie nach Operationen an Schulter und Arm, bei der Mobilisierung von Gelenken und bei krankengymnastischen Übungen. Bei der kontinuierlichen Infusion sollten niedrige Konzentrationen des Lokalanästhetikums angewandt werden. Bupivacain 0,125 bis 0,25% gilt als Mittel der Wahl.

> **Dosierung von Bupivacain:**
> — initialer Bolus: 30–40 ml Bupivacain 0,25%
> — 0,125–0,25% Bupivacain: 6–10 ml/h, maximal 10 ml/h, Tageshöchstdosis: 300 mg

Bei Bedarf (Krankengymnastik usw.) können zusätzliche Boli von 15–20 ml Bupivacain 0,25% in den Katheter injiziert werden.

Die kontinuierliche inguinale Blockade des **Plexus lumbalis** (3-in-1-Block) kann für die Analgesie nach Hüft- und Knieoperationen durchgeführt werden, des Weiteren nach hüftnahen Becken- und Oberschenkelfrakturen sowie bei Tumoren. Dosierung des Lokalanästhetikums wie bei Plexus brachialis.

9.2 Interpleurale Analgesie

Bei diesem Verfahren wird über einen Katheter in den Pleuraspalt ein lang wirkendes Lokalanästhetikum injiziert. Hierdurch entwickelt sich eine einseitige Analgesie ohne motorische Blockade, vermutlich bedingt durch eine Blockade der Interkostalnerven bei der Ausbreitung des Lokalanästhetikums im Pleuraraum. Angewandt wird das Verfahren nach intrathorakalen und nach Oberbaucheingriffen; jedoch besteht Unklarheit über die effektive analgetische Dosis des Lokalanästhetikums.

Mögliche Komplikation: Spannungspneumothorax.

Interkostalnervenblockade siehe Kapitel 24.

10 Transkutane elektrische Nervenstimulation (TENS)

Bei der TENS werden unmittelbar nach der Operation sterile Elektroden beiderseits der Inzision angelegt, steril abgedeckt und mit einem Nervenstimulator verbunden. Der Stimulator erzeugt einen elektrischen Strom, der vom Patienten als Vibrieren oder Prickeln empfunden wird. Stimuliert wird mit einer Frequenz von 80–90 Hz und einer Pulsdauer von mindestens 150 µs; die Amplitude wird variiert, bis ein Kribbeln auftritt.

Bei einigen Patienten führt TENS zu einer Analgesie, wobei der Mechanismus unklar ist. Diskutiert werden eine Modulation nozizeptiver Impulse auf Rückenmarksebene, Freisetzung von Endorphinen, Aktivierung hemmender Reflexe im Hirnstamm sowie ein Plazeboeffekt.

Insgesamt sind die Ergebnisse der postoperativen Schmerztherapie mit TENS wenig befriedigend, daher hat das Verfahren bisher keine weite Verbreitung gefunden.

11 Praxis-Leitlinien für die Akutschmerz-Therapie

11.1 Basisanalgesie

Bei überwiegend geringen bis mäßig starken Schmerzen werden in *regelmäßigen* Abständen Nichtopioid-Analgetika verabreicht; treten gelegentlich stärkere Schmerzen auf, kann zusätzlich ein Opioid eingesetzt werden, z. B. Piritramid. Des Weiteren umfasst die Basisanalgesie folgende Maßnahmen:
— Regelmäßige Bestimmung der Schmerzstärke (mindestens 1–2 × pro Tag) und Dokumentation in der Krankenakte durch das Pflegepersonal,
— Anpassung der Schmerzmedikation anhand dieser Bestimmungen durch den zuständigen Arzt,
— Zufuhr der Analgetika in festen Zeitabständen und Standarddosierungen, nicht auf Anforderung der Patienten. Hierdurch Vermeidung von Schmerzspitzen,
— Konzepte für die zusätzliche, am Bedarf orientierte Gabe anderer Analgetika wie z. B. Opioide einschließlich Kontrolle von deren Wirkung und Nebenwirkungen.

Mit diesem Vorgehen lässt sich bei den meisten Patienten eine zufriedenstellende Analgesie herbeiführen. Reicht die Basisanalgesie nicht aus, muss auf andere Formen der Schmerztherapie umgestellt werden. Starke Schmerzen können mit einer Basisanalgesie allein nicht ausreichend behandelt werden und bedürfen daher von vornherein spezieller therapeutischer Konzepte.

11.2 Spezielle Schmerztherapieverfahren

Eine spezielle Schmerztherapie ist vor allem nach großen Operationen erforderlich. Folgende grundlegende Verfahren werden hierbei eingesetzt:
— Patientenkontrollierte intravenöse Analgesie (PCIA),
— peridurale Analgesie mit Lokalanästhetika und/oder Opoiden, auch patientenkontrolliert,
— regionale Analgesieverfahren: Plexuskatheter, periphere Nervenkatheter,
— multimodale Schmerztherapie.

11.2.1 Patientenkontrollierte intravenöse Analgesie

Mit dem Verfahren können starke und sehr starke Schmerzen meist wirksam behandelt werden, allerdings ist ein größerer Überwachungsaufwand erforderlich. Nachteilig sind außerdem die möglichen Nebenwirkungen wie Sedierung, Atemdepression, Übelkeit/Erbrechen und nicht zuletzt die dosisabhängige Hemmung der Peristaltik mit Obstipation. Durch zusätzliche Gabe eines Nichtopioid-Analgetikums kann die tägliche Opioiddosis um 30–50 % gesenkt werden.

EBM Systematische Übersicht von Remy et al. (2005): Die Häufigkeit von Morphin-Nebenwirkungen wird durch gleichzeitige Zufuhr von Paracetamol nicht wesentlich vermindert.
Metaanalyse von Marret et al. (2005): Die Kombination einer Morphin-PCA mit NSAID vermindert PONV um 30 %, Übelkeit allein um 12 %, Erbrechen allein um 32 % und Sedierung um 29 %. Juckreiz, Harnverhalt und Atemdepression werden durch die NSAID nicht wesentlich beeinflusst.

11.2.2 Epidurale Analgesie und regionale Verfahren

Im Vergleich mit der PCIA weisen diese Verfahren folgende Vorteile auf:
— Sehr gute Analgesie ohne wesentliche Sedierung oder kognitive Beeinträchtigung,
— bessere psychische und körperliche Befindlichkeit,
— geringere Schmerzstärke bei Bewegungen oder bei der Mobilisierung,
— kräftiger Hustenstoß, daher besseres Abhusten,
— geringere Inzidenz von Atelektasen, Pneumonien und respiratorischer Insuffizienz,
— weniger postoperative Erschöpfung,
— möglicherweise weniger kardiale und enterale Komplikationen,
— stimulierende Wirkung auf die Peristaltik nach großen intraabdominellen Eingriffen.

EBM Metaanalyse (Block et al. 2003): Die Epiduralanalgesie bewirkt eine bessere postoperative Analgesie als parenterale Opioide – unabhängig von der Art des Analgetikums, dem Ort der Katheterplatzierung sowie von Methode und Zeitpunkt der Schmerzeinschätzung. Lediglich nach Thorakotomien ergeben sich beim Ruheschmerz zwischen der thorakalen Epiduralanalgesie (TEA) mit Opioiden und parenteral verabreichten Opioiden keine wesentlichen Unterschiede. Dagegen führt die TEA mit Lokalanästhetika (mit oder ohne Opioide) wiederum zu signifikant besserer Schmerzlinderung als parenterale Opioide.

11.2.3 Multimodale Schmerztherapie

Dieses Konzept umfasst die ausführliche präoperative Aufklärung des Patienten über Aktivitäten, Operationsschmerzen und deren Therapie, postoperative Mobilisierung und Beginn der oralen Ernährung sowie über chirurgische Gesichtspunkte (durch den Operator). Grundlegendes Ziel ist die beschleunigte Wiederherstellung des Patienten (sog. Fast-Track; siehe Kap. 20).

Bei der multimodalen Schmerztherapie werden 2 oder mehrere analgetisch wirkende Substanzgruppen miteinander kombiniert, um die Analgesie zu verbessern und die Häufigkeit von Nebenwirkungen zu vermindern:
— Über den gleichen Zufuhrweg, z. B.:
  – Lokalanästhetikum epidural + Opioid epidural,
  – Opioid intravenös + Metamizol intravenös.
— über verschiedene Zufuhrwege:
  – NSAID + periphere Nervenblockaden mit Lokalanästhetika,
  – Opioide epidural + i. v., i. m., oral, transdermal oder subkutan,
  – Opioide i. v. + NSAID, Coxibe oder Paracetamol oral.

Bei diesem Konzept können zusätzlich regionale Anästhesieverfahren eingesetzt werden.

12 Besondere Situationen

12.1 Schwangerschaft und Geburtshilfe

Grundsätzlich sollten in der Frühschwangerschaft alle Medikamente nur nach strengster Indikationsstellung sowie in niedrigster Dosierung bei möglichst kurzer Einnahmedauer angewandt werden. Auf opioidfreie Analgetika wie ASS, Indometacin, Paracetamol und Pyrazolonderivate sollte während dieser Zeit – wenn möglich – verzichtet werden.

— Ist **Acetylsalicylsäure** erforderlich, so sollte eine Dosis von 1 g/d nicht überschritten werden. Spätestens 1 Woche vor der Geburt muss die Substanz wegen des erhöhten Blutungsrisikos und der geburtsverlängernden Wirkungen abgesetzt werden. In der letzten Phase der Schwangerschaft kann stattdessen **Paracetamol** angewendet werden.
— **Indometacin** kann zum Verschluss des Ductus Botalli führen und sollte daher in der Schwangerschaft möglichst nicht eingesetzt werden.
— **Pyrazolonderivate** können eine Agranulozytose hervorrufen und sollten daher ebenfalls nicht verwendet werden.
— **Opioide.** Ein ungünstiger Effekt in der Frühschwangerschaft ist nicht nachgewiesen, jedoch wird mit der Anwendung Zurückhaltung empfohlen. Im weiteren Verlauf der Schwangerschaft können die Opioide kurzfristig eingesetzt werden. Über die Sicherheit einer Langzeitanwendung liegen keine Ergebnisse vor, so dass Vorsicht geboten ist.

Präeklampsie. Acetylsalicylsäure in niedriger Dosierung wirkt möglicherweise prophylaktisch bei Gestosen, jedoch besteht hierüber noch keine einheitliche Auffassung.

Geburtshilfe. Hier wird **Pethidin** nach wie vor sehr häufig eingesetzt, wenn die Wehen schmerzhaft geworden sind. Die Uterusaktivität wird durch Pethidin nicht beeinflusst, allerdings passiert die Substanz die Plazenta und bewirkt bereits in therapeutischen Dosen eine gewisse Dämpfung der Atmung und der Aktivität des Neugeborenen. Bei Bedarf kann der atemdepressorische Effekt beim Neugeborenen mit Naloxon antagonisiert werden, hierbei ist aber zu beachten, dass Pethidin vom Neugeborenen erheblich langsamer eliminiert wird als von der Mutter.

Auch das Opioid **Pentazocin** kann in der Geburtshilfe angewandt werden, zumal die Uterusaktivität klinisch nicht wesentlich beeinflusst wird. Pentazocin passiert ebenfalls die Plazenta.

12.2 Drogenabhängigkeit

12.2.1 Opiate

Grundsätzlich muss davon ausgegangen werden, dass bei Opiatabhängigen eine Toleranz gegenüber der euphorisierenden und analgetischen Wirkung der Opioide besteht, das Schmerzempfinden aber normal oder wegen der häufig vorhandenen Angst (z. B. vor dem Opiatmangel) sogar verstärkt ist. Der Entzug von Opioiden in der unmittelbaren postoperativen Phase führt u. a. zu unerwünschten kardiovaskulären und metabolischen Veränderungen und muss daher vermieden werden.

Die postoperative Schmerztherapie muss so erfolgen, dass zum einen kein Opiathunger auftritt, und zum anderen die Schmerzen wirksam beseitigt werden. Hierbei kann der Opiathunger durch Basistherapie mit einem lang wirkenden Opioid wie Methadon durchgeführt werden, die analgetische Therapie hingegen opiatfrei oder mit kurzwirksamen Opioiden wie Fentanyl, Piritramid o. Ä.

Basistherapie. Als hierfür am besten geeignet gilt das Opioid L-**Methadon,** das in Deutschland als L-Polamidon im Handel ist. Diese stark lipophile Substanz weist eine lange Wirkdauer auf; der hepatische „first-pass"-Effekt ist gering und die orale Bioverfügbarkeit entsprechend hoch (ca. 70%). Die Wirkung tritt bei intravenöser Injektion nach 2–5 min, bei intramuskulärer Injektion nach 10–20 min und bei oraler Zufuhr nach 30–60 min ein.

Als Äquivalente von 1 mg gelten 2 mg Heroin, 6 mg Morphin, 40 mg Pethidin und 60 mg Codein. Beim Opiatabhängigen haben sich Äquivalenzberechnungen aber nicht immer bewährt.

Um den Bedarf zu ermitteln, kann in folgender Weise vorgegangen werden:

▼ Initial 5–10 mg L-Methadon i. m. oder 20 mg per os;
▼ Wiederholung oder Erhöhung der Dosis, je nach Entzugssymptomen, nach 1–2 h;
▼ danach weitere Zufuhr alle 12–24 h.

Schmerztherapie. Die Therapie der postoperativen Schmerzen kann, je nach Intensität und Art des Eingriffs, mit antipyretisch-antiphlogistischen Analgetika, kurz wirkenden Opioiden oder regionalen Anästhesieverfahren erfolgen.

12 Spezielle Schmerztherapie

Bei Verwendung von **kurz wirkenden Opioiden** muss mit einem höheren Dosisbedarf gerechnet werden, weil zumeist eine größere Toleranz gegenüber deren analgetischen Wirkungen besteht. Die Zufuhr kann intramuskulär, subkutan oder kontinuierlich intravenös erfolgen. Intermittierende i. v. Boli werden nicht empfohlen, da hierdurch die Toleranzentwicklung gefördert werden soll. Die peridurale Opioidzufuhr ist ebenfalls möglich. Bei Bedarf können ergänzend auch Benzodiazepine oder trizyklische Antidepressiva eingesetzt werden. Grundsätzlich sollte die postoperative Schmerztherapie mit Opioiden zunächst auf einer *Intensivstation* durchgeführt werden.

! Opioidantagonisten wie Naloxon oder der gemischte Agonist-Antagonist Pentazocin sollten auf keinen Fall eingesetzt werden, da hierdurch ein Entzugssyndrom ausgelöst wird.

Buprenorphin soll hingegen den Opiathunger wesentlich vermindern, jedoch liegen hierzu keine Ergebnisse vor.

Während der Behandlung muss sorgfältig auf **Entzugserscheinungen** geachtet werden. Hierzu gehören:
— In den ersten 10 h: Opiathunger, Angst, Ruhelosigkeit, Pupillenerweiterung, Tachypnoe, Schwitzen, leichter Tränen- und Nasenfluss;
— 10 h bis 10 Tage: Tachykardie und Blutdruckanstieg, deutlicher Tränen- und Nasenfluss, Tremor, Piloarrektion, Übelkeit, Erbrechen, Durchfall, Bauchschmerzen, Gliederschmerzen, Fieber, Kältegefühl, Schüttelfrost, Muskelspasmen an den Extremitäten;
— 10 Tage bis Monate: erhöhte Irritabilität durch Medikamente (z. B. durch Anästhetika), Bradykardie und Hypotonie, Hypothermie.

Bei Morphin und Heroin treten die Entzugssymptome 5–10 h nach der letzten Dosis auf, der Höhepunkt ist nach 2–3 Tagen überwunden. Bei Methadon verläuft der Entzug protrahiert über 12–24 Tage mit einem Höhepunkt nach 2–3 Wochen.

Da der operierte Opioidabhängige entzugsgefährdet ist, kann außerdem Clonidin eingesetzt werden.

> **EBM Clonidin.** Die Substanz kann die noradrenerg induzierten Entzugssymptome unterdrücken; Opiathunger und Dysphorie werden hingegen nicht beseitigt. Die Entzugssyndrome sind stärker ausgeprägt als beim Entzug mit Methadon, halten aber weniger lange an.

12.2.2 Alkohol, Benzodiazepine, Barbiturate

Bei Alkoholikern besteht nicht nur eine Toleranz gegenüber Sedativa, sondern oft auch eine nur mäßige Empfindlichkeit gegenüber Opioiden und Lokalanästhetika, so dass häufig hohe Dosen dieser Substanzen erforderlich sind. Bei Entzugserscheinungen wie Unruhe, Tremor usw. können ergänzend Clonidin, Alkoholinfusionen und Benzodiazepine zugeführt werden. Neuroleptika wie Haloperidol oder Phenothiazine senken die Krampfschwelle und sollten daher eher vermieden werden.

Bei Barbiturat- oder Benzodiazepinabhängigen besteht keine Kreuztoleranz mit Opioiden, so dass diese Substanzen für die postoperative Schmerztherapie eingesetzt werden können. Die Ansprechbarkeit auf Benzodiazepine bzw. Barbiturate und Alkohol ist hingegen vermindert.

12.2.3 Ehemalige Drogenabhängigkeit

Zu unterscheiden ist zwischen dem seit kurzem abstinenten und dem seit längerer Zeit abstinenten Drogenabhängigen.

Kurze Abstinenz. Nimmt der Drogenabhängige erst seit kurzer Zeit keine Drogen mehr, so besteht eine besondere Empfindlichkeit gegenüber diesen Substanzen, mit Neigung zu Krämpfen und Atemdepression. Keinesfalls liegt, wie oft irrtümlich angenommen, ein erhöhter Analgetika- und Sedativabedarf vor.

Lange Abstinenz. Der postoperative Einsatz von Opioiden, Alkohol oder anderen ehemals gewohnten Pharmaka kann zu einem Rückfall in das frühere Suchtverhalten führen und muss daher unbedingt vermieden werden. Stattdessen sollte eine opioidfreie Analgesie einschließlich regionaler Anästhesieverfahren durchgeführt werden.

Literatur

Beck A, Salem K, Krischak G, Kinzl L, Bischoff M, Schmelz A. Nonsteroidal anti-inflammatory drugs (NSAIDs) in the perioperative phase in traumatology and orthopedics effects on bone healing. Oper Orthop Traumatol. 2005 Dec;17(6):569–78.

Bell RF, Dahl JB, Moore RA, Kalso E. Peri-operative ketamine for acute post-operative pain: a quantitative and qualitative systematic review (Cochrane review). Acta Anaesthesiol Scand. 2005 Nov;49(10):1405–28.

Block BM, Lui SS, Rowlingson AJ, Cowan A, Cowan JA, Wu CL: Efficacy of postoperative epidural analgesie. A meta-analysis. JAMA 2003; 18:2455–2463.

Bong CL, Samuel M, Ng JM, Ip-Yam C. Effects of preemptive epidural analgesia on post-thoracotomy

pain. J Cardiothorac Vasc Anesth. 2005 Dec;19(6): 786–93.
Brislin RP, Rose JB. Pediatric Acute Pain Management. Anesthesiol Clin North America. 2005 Dec;23(4): 789–814.
Burkey DR, Carns PE. Acute pain management: scientific evidence. Pain Med. 2005 Sep–Oct;6(5):397.
Capdevila X et al. French Study Group on Continuous Peripheral Nerve Blocks. Continuous peripheral nerve blocks in hospital wards after orthopedic surgery: a multicenter prospective analysis of the quality of postoperative analgesia and complications in 1,416 patients. Anesthesiology. 2005 Nov;103(5):1035–45.
Dolin SJ, Cashman JN. Tolerability of acute postoperative pain management: nausea, vomiting, sedation, pruritis, and urinary retention. Evidence from published data. Br J Anaesth. 2005 Nov;95(5):584–91. Epub 2005 Sep 16. Review.
Freye E: Opioide in der Medizin, 6. Aufl. Springer, Berlin 2004.
Gille J et al. [Acute pain management in proximal femoral fractures Femoral nerve block (catheter technique) vs. systemic pain therapy using a clinic internal organisation model.] Anaesthesist. 2005 Dec 1
Hanna MN et al. Perioperative pain management education: a short structured regional anesthesia course compared with traditional teaching among medical students. Reg Anesth Pain Med. 2005 Nov–Dec; 30(6):523–8.
Hansen EG et al. Intra-operative remifentanil might influence pain levels in the immediate post-operative period after major abdominal surgery. Acta Anaesthesiol Scand. 2005 Nov;49(10):1464–70.
Indelli PF et al. Regional anesthesia in hip surgery. Clin Orthop Relat Res. 2005 Dec;441:250–5.
Jage J: Essentials der postoperativen Schmerztherapie. Thieme, Stuttgart 2004.
Lehmann KA (Hrsg.): Der postoperative Schmerz. Bedeutung, Diagnose und Behandlung, 2. Aufl. Springer, Berlin 1995.
Mann C, Ouro-Bang'na F, Eledjam JJ. Patient-controlled analgesia. Curr Drug Targets. 2005 Nov;6(7): 815–9. Review.
Marret E et al.: Effects of nonsteroidal antiinflammatory drugs on patient-controlled analgesia morphine side effects. Meta-analysis of randomised controlled trials. Anesthesiology 2005; 102(6):1249–60.
Mitra S, Sinatra RS: Perioperative Management of acute pain in the opioid-dependent patient. Anesthesiology 2004; 101:212–27.
Oldfield V, Perry CM. Oxycodone/Ibuprofen combination tablet: a review of its use in the management of acute pain. Drugs. 2005;65(16):2337–54.
Rathmell JP, Lair TR, Nauman B. The role of intrathecal drugs in the treatment of acute pain. Anesth Analg. 2005 Nov;101(5 Suppl):S30–43. Review.
Remy C, Marret E, Bonnet F: Effects of acetaminophen on morphine side-effects and consumption after major surgery: meta-analysis of randomised controlled trials. Br J Anaesth 2005; 94(4)505–13.
Shapiro A et al. The frequency and timing of respiratory depression in 1524 postoperative patients treated with systemic or neuraxial morphine. J Clin Anesth. 2005 Nov;17(7):537–42.
Simpson D et al. Ropivacaine: a review of its use in regional anaesthesia and acute pain management. Drugs. 2005;65(18): 2675–717.
Strassels SA, McNicol E, Suleman R. Postoperative pain management: a practical review, part 2. Am J Health Syst Pharm. 2005 Oct 1;62(19):2019–25. Review.
Viscusi ER et al. An iontophoretic fentanyl patient-activated analgesic delivery system for postoperative pain: a double-blind, placebo-controlled trial. Anesth Analg. 2006 Jan;102(1):188–94.
Viscusi ER. Emerging techniques in the management of acute pain: epidural analgesia. Anesth Analg. 2005 Nov;101(5 Suppl):S23–9. Review.
Wulf H, Neugebauer E, Maier C: Die Behandlung akuter perioperativer und posttraumatischer Schmerzen. Empfehlungen einer interdisziplinären Expertenkommission. Thieme, Stuttgart 1997.

Metaanalyse/System. Review

Barden J et al.: Singe dose oral paracetamol (acetaminophen) for postoperative pain. The Cochrane Database of Systematic Reviews 2004, Issue 1.
Collins SL et al.: Single dose oral ibuprofen and diclofenac for postoperative pain relief (Cochrane Review). In: The Cochrane Library, Issue 4, 2005. Oxford: Update Software.
Edwards JE, Moore RA, McQuay HJ: Single dose oxycodone and oxycodone plus paracetamol (acetaminophen) for acute postoperative pain (Cochrane Review). In: The Cochrane Library, Issue 4, 2005. Oxford: Update Software.
Edwards JE et al.: Single dose oral aspirin for acute pain (Cochrane Review). In: The Cochrane Library, Issue 4, 2005. Oxford: Update Software.
Edwards JE, McQuay HJ, Moore RA: Single dose dihydrocodeine for acute postoperative pain (Cochrane Review). In: The Cochrane Library, Issue 4, 2005. Oxford: Update Software.
Gowing L, Farrell M, Ali R, White J: Alpha2-adrenergic agonists for the management of opioid withdrawal (Cochrane Review). In: The Cochrane Library, Issue 4, 2005. Oxford: Update Software.
Moore A et al.: Single dose paracetamol (acetaminophen), with and without codeine, for postoperative pain (Cochrane Review). In: The Cochrane Library, Issue 4, 2005. Oxford: Update Software.

Leitlinien/Empfehlungen

ASA Practice Guidelines for acute pain management in the perioperative setting. 2003. www.asahq.org
AWMF Leitlinien. Behandlung akuter perioperativer und posttraumatischer Schmerzen. www.uni-duesseldorf.de/WWW/AWMF

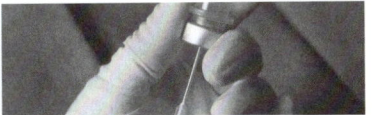

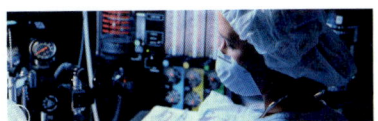

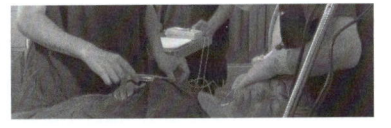

32 Narkosekomplikationen und Narkosezwischenfälle

Inhaltsübersicht

1 **Einführung** 877

2 **Definitionen** 878

3 **Narkosezwischenfälle** 878
3.1 Definitionen 878
3.2 Häufigkeit 879
3.3 Ursachen 879
   3.3.1 Fehlerhafte Intubation 879
   3.3.2 Ausrüstungsbedingte Zwischenfälle ... 879
   3.3.3 Pulmonale Aspiration von Mageninhalt 880
   3.3.4 Überdosierung und Verwechslung von Medikamenten 880
   3.3.5 Spinal- und Periduralanästhesie 880
   3.3.6 Ungenügende präoperative Vorbereitung 880
   3.3.7 Ungenügende Überwachung und Behandlung nach der Narkose 880

4 **Andere Narkosekomplikationen** 880

5 **Prävention** 881
5.1 Erziehung zur Sicherheit in der Anästhesie ... 881
5.2 Ausreichende präoperative Vorbereitung 881
5.3 Narkoseeinleitung und endotracheale Intubation 882
5.4 Narkoseüberwachung 882
5.5 Postoperative Überwachung und Behandlung 882
5.6 Anonyme Fehler-Meldesysteme (CIRS = critical incident reporting system) ... 883

6 **Laryngospasmus** 883
6.1 Auslösende Mechanismen 883
6.2 Klinisches Bild 883
6.3 Therapie 884
6.4 Prophylaxe 884

7 **Aspiration** 884
7.1 Voller Magen 884
7.2 Mechanismen und Pathophysiologie 885
   7.2.1 Aspiration von saurem Magensaft 885
   7.2.2 Aspiration von festem Mageninhalt 885
7.3 Häufigkeit der pulmonalen Aspiration 886
7.4 Prophylaxe 886
   7.4.1 Aktive Magenentleerung durch Auslösen von Erbrechen 886
   7.4.2 Magensonde 886
   7.4.3 Antazida 886
   7.4.4 H_2-Rezeptor-Antagonisten 887
   7.4.5 Antiemetika 887
   7.4.6 Natriumzitrat 887
7.5 Wahl des Narkoseverfahrens 887
7.6 Behandlung der Aspiration 887
   7.6.1 Vorgehen bei der Aspiration von saurem Magensaft (Mendelson-Syndrom) 887

8 **Anaphylaxie und perioperative Histaminfreisetzung** 887
8.1 Pathogenese 888
8.2 Pathophysiologie 888
8.3 Auslösende Faktoren 888
8.4 Häufigkeit 889
8.5 Klinisches Bild 889
8.6 Therapie 889
8.7 Prophylaxe 890

9 **Maligne Hyperthermie** 890
9.1 Pathophysiologie 890
9.2 Klinisches Bild 891
9.3 Diagnose 891
9.4 Therapie 892
9.5 Anästhesie bei maligner Hyperthermie in der Vorgeschichte 892

Literatur 893

1 Einführung

„Alle Anästhesie-Todesfälle sind vermeidbar! Alle Anästhesie-Todesfälle beruhen auf Irrtümern. Laborwissenschaftler können wenig zu deren Aufklärung beitragen. Alle in Narkosezwischenfälle verwickelte Anästhesisten sagen die Unwahrheit!" Dieses 1948 von Sir Robert Macintosh ausgesprochene Verdikt belastet bis zum heutigen Tag eine vorurteilsfreie Betrachtung der Morbidität und Mortalität der Anästhesie. Wenngleich Fehler und Irrtümer eine herausragende Rolle spielen, so ist doch offenkundig, dass auch die Anästhesie (wie andere medizinische Verfahren) inhärente Risiken aufweist, die unabhängig von vermeidbaren menschlichen Fehlern oder defekten Ausrüstungsgegenständen auftreten und zur perioperativen Morbidität und Mortalität beitragen. Hierzu gehören vor allem der körperliche Zustand des Patienten und der Schweregrad seiner Erkrankung, aber auch Faktoren, die sich bisher der Kontrolle des Anästhesisten entziehen oder nicht restlos aufklärbar sind (ohne dass hiermit einem Anästhesie-Mystizismus das Wort geredet werden soll).

! Eine Narkose ohne jedes Risiko gibt es nicht!

Traditionellerweise werden die perioperative Morbidität und Mortalität in folgender Weise klassifiziert:
— Primär anästhesiebedingt,
— Anästhesie als beitragender Faktor,
— primär operationsbedingt,
— Operation als beitragender Faktor,
— primär durch die Erkrankung des Patienten bedingt.

Nicht immer ist jedoch eine eindeutige Zuordnung zu einer der Kategorien möglich.

2 Definitionen

Allgemein verbindliche Definitionen der Anästhesie-Morbidität und -Mortalität liegen gegenwärtig nicht vor, jedoch können die 1984 auf dem Symposium „Preventable anesthetic mortality and morbidity" entwickelten Vorschläge als Arbeitsgrundlage verwendet werden.

Mortalität: Tod, der vor Abklingen der Wirkung eines oder mehrerer Pharmaka, die zur Ermöglichung eines Eingriffs oder Linderung eines schmerzhaften Zustands gegeben wurden, auftrat oder der durch ein Ereignis während der Wirkung dieser Pharmaka hervorgerufen wurde.

Morbidität: Nicht geplante und unerwünschte Wirkung einer Narkose. Hierbei lassen sich drei Arten von Morbidität unterscheiden:
— Hochgradige Morbidität: Schädigung, die zu bleibender Behinderung führt.
— Mittelgradige Morbidität: schwerwiegende Schädigung und/oder verlängerter Krankenhausaufenthalt, jedoch ohne bleibende Folgen.
— Geringfügige Morbidität: mäßige Schädigung, jedoch ohne Verlängerung des Krankenhausaufenthalts oder bleibende Folgen.

Der Zeitraum, in dem ein anästhesiebedingter Tod auftritt, ist ebenfalls nicht einheitlich definiert. Die Angaben schwanken zumeist zwischen 1 und 6 Tagen nach der Operation, wobei von einigen Untersuchern auch Patienten einbezogen werden, die nicht wieder aus der Narkose erwachen und zu einem späteren Zeitpunkt sterben. Bei den meisten Untersuchungen wird nach dieser Definition ein gewisser, wenngleich sehr kleiner Anteil von anästhesiebedingten Todesfällen nicht erfasst, so z.B. der spätere Tod an den Folgen einer anästhesiebedingten Aspiration. Der Anteil der anästhesiebedingten Mortalität an der Gesamtmortalität des chirurgischen Patienten wird mit 2–16% angegeben.

3 Narkosezwischenfälle

Narkosezwischenfälle gehören zu den wichtigsten Ursachen der primär anästhesiebedingten Mortalität.

3.1 Definitionen

Narkosezwischenfälle sind Komplikationen, die während oder im Anschluss an eine Narkose auftreten, in unmittelbarem Zusammenhang mit den Anästhetika oder anästhesiologischen Techniken stehen und zum Tod des Patienten oder zu bleibenden zerebralen Schäden führen. Nicht eingeschlossen in diese Definition sind:
— Andere, leichtere Anästhesiekomplikationen,
— primär durch die Erkrankung des Patienten bedingter Tod während oder nach der Narkose,
— anaphylaktische Reaktionen (soweit eine entsprechende Disposition zum Zeitpunkt der Narkose nicht bekannt war),
— tödliche Lungenembolien.

Der Narkosezwischenfall manifestiert sich als **Herzstillstand** während der Narkose oder kurz nach der Ausleitung oder aber als **schwere zerebrale Funktionsstörung,** meist im Anschluss an die Narkose, wobei die Hirnschädigung am häufigsten auf einer unzureichenden und/oder zu spät eingeleiteten Reanimation beruht. Die Hirnschädigung kann jedoch auch ohne Herzstillstand eintreten, so z.B. wenn über längere Zeit ein hypoxisches Gasgemisch oder gar nur Lachgas zugeführt wurde.

Nach Cooper et al. kann vom eigentlichen Narkosezwischenfall noch der **kritische Narkosezwischenfall** („critical incident") abgegrenzt werden: Dies ist ein menschlicher Irrtum oder ein Versagen der Ausrüstung, die, nicht rechtzeitig erkannt und korrigiert, zu verlängertem Krankenhausaufenthalt oder gar Tod des Patienten geführt hätten oder haben. Einbezogen in die Definition ist auch der hierdurch verlängerte Aufenthalt im Aufwachraum oder auf der Intensivstation.

3.2 Häufigkeit

Narkosezwischenfälle sind selten oder werden selten veröffentlicht. In der neueren Literatur wird die Häufigkeit von primär oder partiell anästhesiebedingten Todesfällen bei Erwachsenen mit 1–2 auf 10000 Narkosen (0,01 bis 0,02%) angegeben, bei ambulanten Patienten mit 0,01 bis 0,03 auf 10000 Narkosen (siehe Kap. 15). Nach Schätzungen beruhen 63–87% der anästhesiebedingten Todesfälle oder Hirnschädigungen auf *primär vermeidbaren* menschlichen Fehlern oder Irrtümern.

Kritische Narkosezwischenfälle sind hingegen nach Cooper und Mitarb. häufig: 1 Ereignis auf 83 Narkosen. Die meisten bleiben folgenlos, weil sie noch rechtzeitig erkannt und korrigiert wurden: 1 Todesfall auf 44 Ereignisse.

Entgegen einer weitverbreiteten Meinung treten die vermeidbaren kritischen Narkoseereignisse am häufigsten *während der Unterhaltungsphase* der Narkose auf und nicht, wie oft angenommen, in der Einleitungs- oder Ausleitungsphase, ein Faktor, der für die Prävention von großer Bedeutung ist.

3.3 Ursachen

Narkosezwischenfälle treten per definitionem unabhängig von Alter und Gesundheitszustand des Patienten und den spezifischen Risiken des Eingriffs auf. Sie beruhen auf einem Irrtum bzw. Fehler des Anästhesisten oder Funktionsstörungen des Narkosezubehörs, die nicht rechtzeitig erkannt und behoben worden sind. Von 750 der Medical Defense Union 1970–1982 gemeldeten Todesfällen oder Hirnschäden beruhten 62,5% (469) auf einem Fehler bzw. Irrtum, während 37,5% (281) als Unglück klassifiziert wurden. In ▶ Tabelle 32-1 sind die vermeidbaren Todesfälle und Hirnschädigungen zusammengefasst.

Zu den seltenen, aber dennoch bedeutsamen Ursachen gehören des Weiteren die Überdosierung, falsche Auswahl und Verwechslung von Medikamenten sowie die Fehltransfusion von Blut.

Narkosezwischenfälle treten meist nicht einfach „aus heiterem Himmel" auf, sondern häufig im Zusammenhang mit **begünstigenden Faktoren:**

Tab. 32-1 Ursachen und ihre Häufigkeit von 326 der Medical Defense Union 1970–1982 gemeldeten und als Fehler klassifizierten anästhesiebedingten Todesfällen oder Hirnschäden (Utting, 1987)

— Fehler bei der endotrachealen Intubation	31%
— Fehlbedienung von Geräten	23%
— pulmonale Aspiration von Mageninhalt	14%
— Fehler bei der kontrollierten Hypotension	8%
— Versagen der Sauerstoffzufuhr	4%
— Verlegung der Atemwege	4%
— Pneumothorax/Hämoperikard	4%
— Fehler bei der Periduralanästhesie	3%
— Zufuhr von Lachgas anstelle von Sauerstoff	2%
— Verschiedene	7%

— Keine Überprüfung des Zubehörs vor der Narkose,
— erste Erfahrung mit der Situation,
— mangelhafte Gesamterfahrung,
— Unaufmerksamkeit und Nachlässigkeit,
— Eile und Hektik,
— mangelnde Vertrautheit mit der Umgebung,
— Einschränkung des Sehbereichs,
— Übermüdung.

3.3.1 Fehlerhafte Intubation

Die zu spät bemerkte Intubation des Ösophagus ist wahrscheinlich die häufigste Ursache für einen vermeidbaren Narkosezwischenfall. Sie führt zu **Hypoxie mit Herzstillstand** oder, wenn vorher, jedoch nicht rechtzeitig korrigiert, zur **hypoxischen Hirnschädigung.**

Außerdem spielen verlängerte erfolglose Intubationsversuche am relaxierten und narkotisierten Patienten oder die Verlegung des Tubuslumens und die nicht bemerkte Extubation eine gewisse Rolle, gelegentlich auch fehlerhafte Intubationsversuche bei Verlegung der oberen Atemwege bzw. zu erwartenden Intubationsschwierigkeiten. Einzelheiten siehe Kapitel 21.

3.3.2 Ausrüstungsbedingte Zwischenfälle

Technische Mängel, Funktionsstörungen und die falsche Bedienung des Instrumentariums und der Anästhesiegeräte spielen bei Narkosezwischenfällen eine weitere herausragende Rolle. Dies gilt vor allem für das **Narkosesystem** bzw. **Beatmungsgerät:**
— Diskonnektion der Frischgaszufuhr,
— falsch zusammengeschlossene Verbindungen,
— Leckagen der Atemgase,
— Funktionsstörungen oder Funktionsausfall,

- Bedienungsfehler durch Unkenntnis oder Nachlässigkeit,
- falsch eingestellte Sauerstoffkonzentration.

Auch hieran sind wiederum sehr oft begünstigende Faktoren beteiligt:
- Mangelhafte Gesamterfahrung,
- technisches Unvermögen,
- unzureichende Ausbildung an Geräten und Instrumentarium mit mangelhafter praktischer Unterweisung und zu geringer Vertrautheit;
- Unachtsamkeit und Nachlässigkeit.

3.3.3 Pulmonale Aspiration von Mageninhalt

Die pulmonale Aspiration von Mageninhalt tritt vor allem *in der Einleitungsphase* auf, wenn der Patient noch nicht intubiert ist. Die Komplikation ist zwar seltener geworden, gehört jedoch nach wie vor zu den häufigsten anästhesiebedingten Todesursachen in der geburtshilflichen Anästhesie. Nicht immer handelt es sich bei der Aspiration um eine vermeidbare Komplikation, jedoch werden oft die allgemeinen Vorsichtsregeln wie z. B. funktionsbereites Absauggerät, Krikoiddruck usw. nicht genügend beachtet. Einzelheiten siehe Abschnitt 7.

3.3.4 Überdosierung und Verwechslung von Medikamenten

Die absolute Überdosierung, d. h. die Verabreichung einer Medikamentendosis außerhalb klinisch sinnvoller Dosisbereiche, kann zum **Herzstillstand** führen, auch wenn keine Herzerkrankung besteht. Eine besondere Rolle spielt hierbei die (meist unbeabsichtigte) verlängerte Zufuhr hoher Konzentrationen von Inhalationsanästhetika in der Einleitungsphase, vor allem bei kleinen Kindern. Sorgloses Vorgehen bei der Dosierung von Lokalanästhetika für die Regionalanästhesie oder falscher Einsatz dieser Substanzen (z. B. Bupivacain für die intravenöse Regionalanästhesie) sind ebenfalls als Auslöser von tödlichen Zwischenfällen beschrieben worden, ebenso der fehlerhafte Einsatz von Barbituraten, z. B. bei bekannter Allergie oder bei hepatischer Porphyrie, oder von Inhalationsanästhetika bei bekannter maligner Hyperthermie in der Vorgeschichte sowie die übereifrige Zufuhr von Bikarbonat und anderen Substanzen während der kardialen Reanimation.

Die Häufigkeit von lebensbedrohlichen Komplikationen durch Verwechslung von Medikamenten oder Fehltransfusion von Blut und Blutbestandteilen ist nicht genau bekannt, jedoch muss hiermit nach wie vor gerechnet werden.

3.3.5 Spinal- und Periduralanästhesie

Auch hierbei sind Todesfälle beschrieben worden. Die wichtigsten Ursachen waren zu späte oder ungenügende Behandlung eines schweren Blutdruckabfalls, unzureichende Therapie bei totaler Spinal- oder Periduralanästhesie, Überdosierung oder versehentliche intravasale Injektion des Lokalanästhetikums und zu starke Sedierung mit Benzodiazepinen und Opioiden bei hoher Spinalanästhesie.

3.3.6 Ungenügende präoperative Vorbereitung

Die ungenügende präoperative Vorbereitung einschließlich Erhebung der Vorgeschichte des Patienten ist ein bedeutsamer begünstigender oder gar auslösender Faktor für Narkosezwischenfälle und andere Narkosekomplikationen. Dies gilt besonders für *Notfallpatienten*, bei denen häufig Hypovolämie, Dehydratation und Elektrolytstörungen nicht rechtzeitig erkannt und behoben werden.

3.3.7 Ungenügende Überwachung und Behandlung nach der Narkose

Fehlerhafte Betreuung in der unmittelbaren postnarkotischen Phase ist nach Utting bei 9% aller vermeidbaren Narkosekomplikationen als Ursache nachweisbar. Die wichtigsten auslösenden Faktoren sind:
- Verlegung der Atemwege,
- Atemdepression nach Opioidanästhesie (silent death!),
- ungenügende Antagonisierung von Muskelrelaxanzien mit respiratorischer Insuffizienz,
- nicht ausreichender Ersatz postoperativer (manchmal auch intraoperativer) Blutverluste.

4 Andere Narkosekomplikationen

Tödliche Narkosezwischenfälle sind sehr selten, andere Komplikationen während der Narkose hingegen sehr viel häufiger. Zum Glück handelt es sich aber überwiegend um geringfügige Komplikationen, die oft typisch und dennoch nicht immer vermeidbar sind. Zahlen über die Anästhesie-Morbidität liegen zwar aus verschiedenen Untersuchungen vor, jedoch ist bei der Interpretation der Daten und beim Vergleich Vorsicht geboten, da die meisten Erhebungen mit Mängeln behaftet sind; hierzu gehören vor allem: Fehlen einer einheitlichen und verbindlichen Definition der Morbidität und ihrer Schweregrade, retrospektive gegenüber prospektiver Datenermittlung, Anonymität oder Freiwilligkeit der Berichte, statistische Auswertung der Daten usw.

Beispielhaft sei daher nur auf die Befunde von Cohen und Mitarb. verwiesen, in deren Untersuchung die anästhesiebedingte Morbidität mit 10,6% angegeben wird. Die allermeisten Komplikationen wurden als geringfügig klassifiziert: Sie traten bei 941 von 10 000 Narkosen auf; weitere 45 Komplikationen wurden als schwerwiegend definiert. In ▶ Tabelle 32-2 sind Ergebnisse dieser Untersuchung zusammengestellt.

An die Medical Defense Union wurden für den Zeitraum von 1970–1977 folgende Komplikationen berichtet:
– Zahnbeschädigungen: 127,
– neurologische Schäden: 108 (Gehirn 71, Rückenmark 8, periphere Nerven 29),
– oberflächliche Thrombose/Thrombophlebitis: 32,
– peridurale Fremdkörper (Katheter etc.): 11,
– extravasale Injektion von Medikamenten: 8,
– Pneumothorax: 5,
– Verbrennungen: 3.

Die Dunkelziffern dürften jedoch viel höher liegen.

5 Prävention

Die Mehrzahl aller Zwischenfälle und schweren Komplikationen ist vermeidbar, vor allem, wenn folgende Grundsätze beachtet werden:
– Ausbildung und Überwachung des Anästhesie-Assistenzarztes durch erfahrene Instruktoren (Oberärzte, Fachärzte).
– Funktionsgerechte Gestaltung des Zubehörs und des Arbeitsplatzes.
– Angemessene Vorbereitung von Zubehör, Geräten und Arbeitsplatz.
– Überprüfung des Narkosezubehörs vor jeder Narkose.
– Regelmäßige Wartung der Geräte.
– Ausreichende präoperative Vorbereitung des Patienten.
– Der jeweiligen Operation und Narkose angepasste Überwachungsmaßnahmen und -geräte.
– Lückenlose Überwachung und Behandlung in der frühen postoperativen Phase.
– Keine Narkose durch übermüdete Anästhesisten oder unbeaufsichtigte Anfänger.

5.1 Erziehung zur Sicherheit in der Anästhesie

Grundvoraussetzungen zur Vermeidung technisch bedingter Narkosekomplikationen und -zwischenfälle sind: umfassende Kenntnis des Anästhesiezubehörs, routinemäßige Funktionsprüfung vor dem Einsatz und sachverständige Handhabung. Daher gehört zur Ausbildung des Anästhesisten nicht nur die Unterweisung in den verschiedenen Narkosetechniken, sondern auch ein **„Sicherheitstraining"** mit dem Ziel, sein Bewusstsein für mögliche Komplikationen zu schärfen und deren Prävention, rechtzeitiges Erkennen und richtiges Behandeln zu erlernen. Hierbei gilt es, aus früheren Fehlern anderer zu lernen und sie zu vermeiden, nicht aber das Leben des Patienten aufs Spiel zu setzen, um eigene (negative) Erfahrungen zu sammeln. Hierfür sind eine entsprechende theoretische Unterweisung und Einübung durch den Erfahrenen erforderlich.

5.2 Ausreichende präoperative Vorbereitung

Jeder Patient muss vor der Narkose von einem Anästhesisten angesehen, klinisch eingeschätzt und, wenn erforderlich, unter Verschiebung der Operation ausreichend vorbehandelt werden. Eine

Tab. 32-2 Häufigkeit von schweren und geringfügigen Komplikationen nach 34 362 Narkosen (Cohen et al. 1986).

Art der Komplikation	n* bei 10 000 Narkosen
– Übelkeit und Erbrechen	555
– Halsschmerzen	139
– Muskelschmerzen	34
– Kopfschmerzen	44
– Rückenschmerzen	14
– Beschädigung der Zähne	10
– mechanische Komplikationen	43
– Augenverletzungen	5
– obere Atemwege	1
– andere respiratorische	10
– Myokardinfarkt	14
– andere kardiovaskuläre	57
– Venensystem	19
– Arterien (Blutungen, Embolie usw.)	51
– Nervenlähmungen	2
– Hepatitis	1
– Niere	0,3
– Harnretention	4
– psychiatrische	14
– Wachheit	11
– andere	22

* Die Zahlen wurden auf- oder abgerundet. Bei 49 von 10 000 Patienten traten zwei oder mehrere Komplikationen auf.

scheinbar selbstverständliche Forderung, die jedoch keineswegs immer erfüllt wird!

Komplikationen während der Narkose treten bei nicht ausreichend voruntersuchten und vorbehandelten Patienten häufiger auf als bei sorgfältiger Vorbereitung. Dies zeigt sich immer wieder **bei Notoperationen.** Auch werden Komplikationen von Patienten mit reduziertem Allgemeinzustand und ungenügender Vorbehandlung meist schlechter toleriert und verlaufen oft entsprechend schwerer.

Unter dem Aspekt der Narkosesicherheit sollen daher vor allem Faktoren festgestellt werden, die das Narkoserisiko erhöhen oder zu Komplikationen prädisponieren. Diesem Ziel dienen die spezifische, d.h. auf die Bedürfnisse der Narkose und Operation zugeschnittene Erhebung der Vorgeschichte (einschließlich Medikamente), körperliche Untersuchung sowie ein Standard-Laborprogramm, bei Bedarf ergänzt durch zusätzliche Untersuchungsverfahren (siehe Kap. 15 und 16). Anhand dieser Ergebnisse werden elektive Operationen, wenn erforderlich, so lange verschoben, bis durch entsprechende Vorbehandlung ein für den Eingriff optimaler Zustand erreicht worden ist. Auch bei Notoperationen sollte, wenn immer möglich, die Narkose keineswegs überhastet eingeleitet werden, sondern erst dann, wenn Faktoren, die zu Komplikationen und Zwischenfällen prädisponieren, beseitigt worden sind, z.B. Hypovolämie und schwere Dehydratation, Elektrolytstörungen, instabile Herz-Kreislauf-Funktion usw.

5.3 Narkoseeinleitung und endotracheale Intubation

Die **spezifischen Gefahren** dieser Phase sind:
— Pulmonale Aspiration von Mageninhalt oder herausgebrochenen Zähnen,
— Intubation des Ösophagus,
— erschwerte bzw. verzögerte oder unmögliche Intubation.

Für die **Prophylaxe der Aspiration** gelten die in Abschnitt 7.4 beschriebenen allgemeinen Grundsätze, bei spezifisch Gefährdeten zusätzlich Lagerungsmaßnahmen und die Assistenz eines erfahrenen Helfers (Krikoiddruck) oder alternativ, sofern möglich, das Ausweichen auf ein Regionalanästhesieverfahren (z.B. bei elektiver Sectio caesarea oder Trauma).

Die **Überprüfung der endotrachealen Tubuslage** ist von allergrößter Bedeutung. Atemgeräusche über dem Thorax und Thoraxbewegungen sind kein absoluter Beweis für eine korrekte Lage des Tubus! Nur wenn die Aryknorpel zu sehen sind (was nicht immer möglich ist) und hinter dem Tubus liegen, befindet sich der Tubus sicher in der Trachea. Fehlende Ausatmung von CO_2 unter Beatmung (Kapnometrie!) ist ein sicheres Zeichen für die Fehllage des Tubus im Ösophagus. Nach größeren Umlagerungsmanövern, vor allem bei Seitenlagerungen, ist immer eine erneute Kontrolle der Tubuslage erforderlich, weil der Tubus hierbei leicht aus der Trachea in den Ösophagus gleiten kann.

Bei **erschwerter Intubation** sollte der unerfahrene Anästhesist möglichst sofort Hilfe anfordern, weitere Intubationsversuche unterlassen und überbrückend mit dem Atembeutel über Maske beatmen.

Ist von vornherein mit einer erschwerten Intubation zu rechnen, so sollte primär vom Erfahrenen intubiert werden, möglichst mit Hilfe der Glasfiberbronchoskopie (siehe Kap. 21).

5.4 Narkoseüberwachung

Überwachung ist kein Selbstzweck, sondern dient ausschließlich der Sicherheit des Patienten. Eine Vielzahl von Überwachungsgeräten und -maßnahmen erhöht aber nicht automatisch die Sicherheit für den Patienten, sondern schafft, im Gegenteil, oft zusätzliche Risiken und das Gefühl der Scheinsicherheit. Auch können nicht alle klinischen Überwachungsmaßnahmen durch Apparate übernommen werden. Oft genug treten außerdem Funktionsstörungen der Geräte und falsche Alarmmeldungen auf, die nicht selten dem verärgerten Anästhesisten das Vertrauen in deren Zuverlässigkeit nehmen und ihn dadurch möglicherweise zu Fehlinterpretationen und -handlungen veranlassen. Minimalstandards der Narkoseüberwachung siehe Kapitel 26.

5.5 Postoperative Überwachung und Behandlung

In der unmittelbaren Phase nach einer Narkose wird der Patient oft durch zahlreiche narkose- und operationsbedingte Komplikationen gefährdet, so dass auch während dieses Zeitraums eine sorgfältige und lückenlose Überwachung durch geschultes Personal in einer speziellen Aufwachzone erforderlich ist (siehe Kap. 30). Hierbei besteht die Verantwortung des Anästhesisten so lange, bis der Patient die **Kriterien der Verlegbarkeit auf die Pflegestation** erfüllt. Dies sind:
— Ausreichende Spontanatmung,
— stabile Herz-Kreislauf-Funktion,
— klares Bewusstsein.

5.6 Anonyme Fehler-Meldesysteme (CIRS = critical incident reporting system)

Zwei Arten von Fehlern werden in der Medizin unterschieden:
- Das Versagen einer geplanten Maßnahme, ihr Ziel zu erreichen,
- die Anwendung eines falschen Plans oder einer falschen Maßnahme zur Erreichung des Ziels.

Durch systematisches Erfassen solcher Fehler oder kritischer Zwischenfälle kann ein Sicherheitssystem entwickelt werden, um künftige Fehler zu vermeiden (Motto: „Aus Fehlern lernen"). Da der Begriff „Fehler" oft fälschlich mit „Schuld" oder „Versagen" gleichgesetzt wird, können die Fehler meist anonym mitgeteilt werden. CIRS weist allerdings folgende Nachteile oder Grenzen auf:
- Es werden nur Zwischenfälle gemeldet, die auch bewusst wahrgenommen worden sind.
- Es werden eher seltene Zwischenfälle gemeldet, alltägliche hingegen nicht.
- Die Qualität von CIRS hängt von wahrheitsgetreuen Berichten ab.

Die bisher veröffentlichten Ergebnisse zeigen allerdings, dass die Akzeptanz klinikinterner CIRS noch weit hinter den Erwartungen der Initiatoren zurückliegt. So wurden in einer Untersuchung von Stanhope von den Mitarbeitern nur 23 % der Zwischenfälle gemeldet, vom Risiko-Manager zusätzliche 22 %; die restlichen 55 % konnten hingegen nur durch retrospektive Analyse ermittelt werden.

Kritische Zwischenfälle können anonym über Internet an ein international tätiges Critical Incident Reporting System unter folgender Adresse gemeldet werden: **https://.www.cirsmedical.ch.**

Nachfolgend werden einige spezielle lebensbedrohliche Komplikationen beschrieben, auf die der Anästhesist während einer Narkose vorbereitet sein muss.

6 Laryngospasmus

Der **Laryngospasmus** ist ein akuter Verschluss des Kehlkopfs durch einen anhaltenden Spasmus der falschen Stimmbänder und aryepiglottischen Falten. Vermittelt wird der Laryngospasmus ausschließlich über den *N. laryngeus superior;* beteiligt sind vermutlich vor allem die thyrohyoidalen Muskeln des Kehlkopfes. Die falschen Stimmbänder legen sich fest aneinander, so dass keine Luft mehr strömen kann.

Im Gegensatz zum Laryngospasmus führt der **Glottisverschlussreflex** gewöhnlich nur zu einem kurzdauernden Verschluss der Stimmbänder bis zum Wegfall des auslösenden Stimulus. Beteiligt sind hierbei die Adduktorenmuskeln. Vermittelt wird der Reflex über den *N. laryngeus superior* durch sensorische Stimulierung im Bereich des hinteren Pharynx und der Glottis.

Beim **laryngealen Stridor** legen sich hingegen die echten Stimmbänder während der *Inspiration* aneinander und behindern die Einatmung der Luft.

Im klinischen Alltag werden die Begriffe Stridor und Laryngospasmus häufig nicht scharf voneinander getrennt.

6.1 Auslösende Mechanismen

Der Laryngospasmus wird zumeist durch einen irritierenden Stimulus in den Atemwegen während flacher Narkosestadien, vor allem einer **Inhalationsanästhesie** hervorgerufen. Zu den häufigsten **auslösenden Faktoren** gehören:
- Sekrete, Blut oder Erbrochenes in den oberen Atemwegen,
- Intubationsversuche bei nicht ausreichender Narkosetiefe,
- Einführen oraler oder nasopharyngealer Tuben bei zu flacher Narkose,
- viszerale oder periphere Schmerzreize bei nicht ausreichender Narkosetiefe,
- Extubation während des Exzitationsstadiums der Inhalationsnarkose.

6.2 Klinisches Bild

Die klinischen Zeichen hängen zunächst weitgehend davon ab, ob ein partieller oder totaler Verschluss des Kehlkopfs vorliegt.

Bei **partiellem Verschluss** treten Stridor bzw. krächzende oder juchzende Atmung auf, bei **totalem Verschluss** hingegen ruckartige paradoxe Atembewegungen: Thorax bei Inspiration eingezogen, Abdomen vorgewölbt und umgekehrt („schlingerndes Schiff"); Atemgeräusche sind nicht vorhanden. Praktisch muss Folgendes beachtet werden:

> Bei komplettem Laryngospasmus kann der Patient nicht über die Maske beatmet werden.

32 Narkosekomplikationen und Narkosezwischenfälle

Unbehandelt führt der Laryngospasmus zu **Hypoxie und Hyperkapnie**. Die Zeichen sind:
— Zyanose,
— Tachykardie,
— Blutdruckanstieg.

Bei weiter anhaltendem Laryngospasmus innerhalb weniger Minuten:
— Bradykardie, Herzrhythmusstörungen und Blutdruckabfall,
— Tod durch Asphyxie.

6.3 Therapie

Die Behandlung des Laryngospasmus muss **sofort und wohlüberlegt** durchgeführt werden, bei kleinen Kindern wegen der niedrigen funktionellen Residualkapazität innerhalb von Sekunden. Die wichtigsten Maßnahmen sind:

▼ Rasche Beseitigung des auslösenden Stimulus, z. B. durch Absaugen des Pharynx, Herausziehen pharyngealer Tuben, Unterbrechung schmerzhafter Stimuli.
▼ Vertiefung der Narkose durch ein rasch und kurz wirkendes i.v. Anästhetikum.
▼ Zufuhr von 100% Sauerstoff über eine dicht sitzende Maske; Kopf in Schnüffelposition, Esmarch-Handgriff.

Lässt sich durch diese Maßnahmen der Laryngospasmus nicht innerhalb kurzer Zeit beseitigen, so muss versucht werden, den Spasmus *durch anhaltenden positiven Druck* über eine dicht sitzende Maske zu „durchbrechen". Allerdings kann bei dieser Maßnahme der Spasmus durch Vorwölben der Fossa piriformis gelegentlich verstärkt werden.

Führt dieses Vorgehen nicht rasch zum Erfolg, so kann der Laryngospasmus gewöhnlich durch Relaxierung der quergestreiften Kehlkopfmuskulatur mit **10–20 mg Succinylcholin i.v.** beseitigt werden. Danach müssen der Patient vorübergehend mit 100% Sauerstoff über eine Maske beatmet und die Narkose meist vertieft werden.

Stehen keine Relaxanzien zur Verfügung, so ist bei anhaltendem Laryngospasmus eine **Krikotomie** erforderlich.

6.4 Prophylaxe

Der Laryngospasmus kann weitgehend vermieden werden, wenn eine Stimulation der oberen Atemwege bei zu flacher Narkose verhindert wird bzw. alle anästhesiologischen Manipulationen in den oberen Atemwegen bei ausreichender Narkosetiefe und/oder Verwendung von Muskelrelaxanzien oder Lokalanästhesie der oberen Luftwege durchgeführt werden.

Die **Extubation** sollte entweder in tiefer Narkose oder am wachen Patienten erfolgen, niemals jedoch während des *Exzitationsstadiums* einer Inhalationsanästhesie.

7 Aspiration

Die pulmonale Aspiration von Mageninhalt ist eine gefürchtete, insgesamt aber seltene Komplikation der Narkose. Aspirationsgefahr besteht bei allen Patienten mit vollem Magen, darum werden grundsätzlich keine elektiven Eingriffe ohne eine vorangehende **Nahrungskarenz von mindestens 6–8 h** durchgeführt. Die übliche präoperative Nahrungskarenz ist jedoch keine Garantie für einen leeren Magen, weil bei bestimmten Erkrankungen und Störungen die Entleerungszeit des Magens verlängert ist und daher weiterhin Aspirationsgefahr besteht.

7.1 Voller Magen

Nach welcher Zeit ein Magen als leer gelten kann, lässt sich nicht starr festlegen, weil die Magenentleerung nach einer Nahrungsaufnahme von einer Vielzahl von Faktoren abhängig ist. Hierzu gehören:
— Art und Menge der Nahrung,
— vegetative und psychische Einflüsse,
— Wirkung von Medikamenten,
— Obstruktion im Magen-Darm-Trakt, z. B. Ileus, Pylorospasmus.

Allgemein wird eine **Entleerungszeit** des Magens von etwa 4–6 h angenommen. Diese Zeit wird jedoch ganz erheblich durch die Verdaubarkeit der jeweiligen Nahrung und die aufgenommene Menge modifiziert, d. h. je schwerer verdaulich die Nahrung und je größer die aufgenommene Menge, desto länger die Entleerungsphase. Tödliche Aspirationsgefahr geht jedoch auch von *kleinsten Nahrungsmengen* aus: So kann bereits die Aspiration einer Weintraube oder eines Apfelsinenstücks zur kompletten Verlegung der Atemwege führen.

Für den Anästhesisten sind besonders jene Faktoren wichtig, die zu einer **Verzögerung der normalen Magenentleerung** führen können. Hierzu gehören:
— Unfälle und andere Traumen,
— Medikamente,
— mechanische Entleerungshindernisse.

Traumen: Durch ein Trauma wird die Magenentleerung teilweise erheblich verzögert. Wichtig ist daher bei diesen Patienten vor allem die Zeit zwischen der letzten Nahrungsaufnahme und dem Zeitpunkt des Unfalls. Hieraus lässt sich besser ersehen, inwieweit mit einem vollen Magen gerechnet werden muss.

Opioide und Sedativ-Hypnotika verzögern ebenfalls die Magenentleerung, nicht selten um mehr als 24 h (z.B. Schlafmittelintoxikation).

Mechanische Entleerungshindernisse spielen beim chirurgischen Patienten ebenfalls eine wichtige Rolle. Hierzu gehören vor allem:
— Ileus,
— Ösophagusdivertikel,
— Kardiospasmus,
— Pylorospasmus.

Auch bei manchen nüchternen Patienten ohne die Kriterien oder Hinweise eines vollen Magens muss wegen einer erhöhten Nüchternsekretion oder galligen Refluxes mit erhöhter Aspirationsgefahr gerechnet werden.

In ▶ Tabelle 32-3 sind die wichtigsten Ursachen für einen vollen Magen zusammengestellt. Sie müssen bei der Narkose immer besonders beachtet werden.

7.2 Mechanismen und Pathophysiologie

Beim *anästhesierten* Patienten können zwei Mechanismen zur pulmonalen Aspiration von Mageninhalt führen:
— Erbrechen (aktiv),
— Regurgitation (passiv).

In beiden Fällen ist die pulmonale Aspiration nur möglich, weil der Patient anästhesiert ist und die Schutzreflexe des oberen Atemtrakts beeinträchtigt oder aufgehoben sind. Flache Narkose begünstigt die pulmonale Aspiration.

Aspiration. Beim wachen Patienten mit ausreichenden Schutzreflexen ist eine Aspiration nicht möglich, weil sich beim Erbrechen die Epiglottis auf den Kehlkopfeingang legt und ihn verschließt. Regurgitation wird normalerweise ebenfalls verhindert, und zwar durch den unteren Ösophagussphinkter.

Regurgitation entsteht beim anästhesierten Patienten durch Erhöhung des intragastralen Drucks

Tab. 32-3   Ursachen des vollen Magens

— kurz vorangegangene Nahrungsaufnahme
— Störungen der Magenentleerung
— Ileus des Dünndarms
— gastrointestinale Blutungen
— hohe Nüchternsekretion; Reflux von Galle

(z.B. Muskelfaszikulationen durch Succinylcholin, Schwangerschaft) und/oder Erschlaffung des Tonus des unteren Ösophagussphinkters, z.B. durch Anästhetika, Sedativ-Hypnotika, Opioide, Atropin, Droperidol. Die Regurgitation kann hierbei nur dann erfolgen, wenn zwischen Magen und Ösophagus ein Druckgradient besteht, d.h., der intragastrale Druck höher ist als der Druck im unteren Ösophagus.

7.2.1 Aspiration von saurem Magensaft

Die Aspiration größerer Mengen (vermutlich > 0,8 ml/kg) sauren Magensafts (kritischer Bereich pH 1,7 bis 2,4) führt zum **Mendelson-Syndrom** mit einer ausgedehnten chemischen Pneumonitis. Auch kleinere Mengen aspirierten Magensafts können jedoch lebensbedrohliche Komplikationen hervorrufen. Die Aspiration sauren Magensafts führt bei der Mehrzahl der Patienten zu folgenden **Sofortreaktionen und Zeichen:**
— Bronchospasmus,
— Rasselgeräusche,
— Zyanose,
— pulmonale Gefäßkonstriktion,
— Hypoxämie.

Bei einigen Patienten kann jedoch die Aspiration zunächst stumm verlaufen („stille Aspiration") und später zu einer Aspirationspneumonitis führen.

7.2.2 Aspiration von festem Mageninhalt

Die Aspiration von festem Material führt zu einer kompletten oder partiellen **Verlegung** mit teilweiser oder vollständiger **Atelektase** und **Reflexbronchospasmus.** Die Zeichen sind:
— Tachykardie,
— Atemnot (wenn wach),
— Tachypnoe (bei Spontanatmung),
— paradoxe Atmung (bei kompletter Obstruktion),
— Dazwischenatmen bei kontrollierter Beatmung (wenn nicht relaxiert),
— Zyanose,
— verminderte oder aufgehobene Atemgeräusche.

7.3 Häufigkeit der pulmonalen Aspiration

Die pulmonale Aspiration im Zusammenhang mit Narkosen ist insgesamt ein seltenes Ereignis. Ihre Häufigkeit wird von Warner et al. (1993) mit 1 auf 3216 Narkosen angegeben, die Letalität durch ein aspirationsbedingtes Lungenversagen mit 1 auf 71 829 Anästhesien. Bei Notfalleingriffen sowie bei ASA-Einstufungen von III und höher besteht ein höheres Aspirationsrisiko als bei elektiven Eingriffen und bei ASA-I und -II-Patienten. Mehr als 60% der nachgewiesenen pulmonalen Aspirationen führten in der Untersuchung von Warner und Mitarb. an insgesamt 172 334 Patienten mit zusammen 215 488 Allgemeinanästhesien innerhalb der ersten beiden Stunden nicht zu Husten, Giemen, Abfall der arteriellen Sauerstoffsättigung oder röntgenologisch nachweisbaren Veränderungen. Nach Warner et al. sind pulmonale Komplikationen der Aspiration nicht zu erwarten, wenn sich innerhalb von 2 h nach der Aspiration keine entsprechenden Zeichen und Symptome entwickeln.

70% aller Aspirationen sollen bei Maskennarkosen auftreten.

7.4 Prophylaxe

Grundsätzlich gilt Folgendes:

! Beim nicht nüchternen Patienten dürfen Narkosen nur bei vitaler Indikation durchgeführt werden!

Eine **Aspirationsprophylaxe** ist bei folgenden Patienten bzw. Eingriffen erforderlich:
— Allen Notfallpatienten mit kurz zurückliegendem oder unbekanntem Zeitpunkt der Nahrungsaufnahme.
— Intraabdominellen Eingriffen bei Ileus, Peritonitis, gastrointestinaler Blutung.
— Erhöhter Aspirationsgefahr, z.B.: geburtshilfliche Eingriffe, Ösophagusdivertikel, Refluxkrankheit, Pylorospasmus, Kardiospasmus.

Zur Prophylaxe der pulmonalen Aspiration werden verschiedene, teilweise auch umstrittene **Maßnahmen** angegeben:
— Präoperative aktive Entleerung des Magens durch Auslösen von Erbrechen,
— präoperatives Einführen einer Magensonde,
— Zufuhr von Antiemetika und Antazida,
— keine Maskennarkosen, keine Beatmung mit der Maske,
— spezielles Vorgehen bei der Narkoseeinleitung.

7.4.1 Aktive Magenentleerung durch Auslösen von Erbrechen

Ein wirkungsvolles Verfahren der Aspirationsprophylaxe ist das Auslösen aktiven Erbrechens beim nicht nüchternen Patienten. Hierzu wird entweder ein dicker **Magenschlauch** am wachen Patienten eingeführt (sitzende Position mit vornübergebeugtem Kopf oder Bauchlage mit überhängendem Kopf) oder **Apomorphin** 2 mg i.v. initial injiziert, dann je 1 mg, bis Erbrechen eintritt. Dieses Verfahren eignet sich vor allem bei nicht nüchternen, sonst gesunden Patienten, findet jedoch nicht überall Zustimmung.

7.4.2 Magensonde

Eine *vor der Narkoseeinleitung* eingeführte Magensonde ist vor allem bei Patienten mit Ileus, Peritonitis, Blutungen im oberen Gastrointestinaltrakt und Pylorospasmus indiziert. Hierüber können der flüssige Mageninhalt abgesaugt und der intragastrale Druck gesenkt werden.

Es muss jedoch beachtet werden, dass *festes* Material über die Magensonde nicht abgesaugt werden kann und außerdem nicht selten die Öffnung der Magensonde verlegt, so dass auch Flüssigkeit nicht mehr abfließt. Zudem können bereits beim Legen der Magensonde Erbrechen und, bei sehr geschwächten Patienten, eine Aspiration ausgelöst werden.

Nicht zuletzt kann die liegende Magensonde bei der Narkoseeinleitung als Schiene für die Regurgitation von Magensaft wirken. Darum wird von zahlreichen Autoren empfohlen, die Sonde kurz vor der Narkoseeinleitung wieder herauszuziehen.

7.4.3 Antazida

Antazida erhöhen bei den meisten Patienten den pH-Wert des Magensafts auf > 2,5, können jedoch die Häufigkeit der Aspiration von Mageninhalt nicht vermindern. Auch schützen diese Substanzen nicht vor der Aspiration von festem Material. *Unlösliche* Antazida wie Magnesiumtrisilikat können zudem nach pulmonaler Aspiration zu schweren und irreversiblen Lungenparenchymschäden führen, so dass diese Substanzen nicht mehr für die Aspirationsprophylaxe eingesetzt werden sollten.

Als Alternative wird von einigen Autoren die präoperative orale Zufuhr des *löslichen* Antazidums Natriumzitrat empfohlen. Einzelheiten hierzu siehe Kapitel 18 und 37. Auch mit dieser Substanz wird kein Schutz vor der Aspiration von festem oder bakteriell kontaminiertem Material gewährt.

7.4.4 H$_2$-Rezeptor-Antagonisten

Die Histaminrezeptor-(H$_2$-Rezeptor-)Antagonisten **Cimetidin** und **Ranitidin** vermindern die Magensaftproduktion und steigern den pH-Wert. Einzelheiten siehe Kapitel 18 und 37. Die Substanzen können wegen des verzögerten Wirkungseintritts nur bei elektiven Eingriffen verabreicht werden, auch ist kein Schutz vor der Aspiration von festem Material zu erwarten.

7.4.5 Antiemetika

Die präoperative Zufuhr von Antiemetika wie **Metoclopramid** und **Domperidon** fördert die Magenentleerung über einen Zeitraum von 40–60 min und erhöht den gastroösophagealen Sphinktertonus für etwa 40 min. Die Wirksamkeit als Aspirationsprophylaxe, 15–30 min vor der Narkoseeinleitung gegeben, ist bisher nicht gesichert worden.

7.4.6 Natriumzitrat

Natriumzitrat (30 ml) erhöht den pH-Wert des Magensafts und reduziert so die schädigenden Wirkungen der Säure auf das Lungengewebe und die Hypoxiegefahr. Allerdings wird durch Natriumzitrat auch das Magenvolumen erhöht. Bei fester Nahrung im Magen ist kein wesentlicher Nutzen zu erwarten.

7.5 Wahl des Narkoseverfahrens

Kleinere Eingriffe sollten beim nicht nüchternen Patienten möglichst in **Lokalanästhesie** durchgeführt werden. Ist eine Allgemeinnarkose erforderlich, so wird immer endotracheal intubiert. Es gilt:

! Keine Maskennarkose und keine Maskenbeatmung beim nicht nüchternen Patienten!

Dies gilt auch für den Einsatz der Larynxmaske! Aspirationsgefahr besteht bei der Einleitung der Narkose und postoperativ bei der Extubation. Zur Prophylaxe sind besondere Maßnahmen erforderlich.
Vorgehen siehe Kapitel 20.

7.6 Behandlung der Aspiration

Die Behandlung richtet sich vor allem nach der Art des aspirierten Materials: Bei Aspiration von *festem Material* mit Verlegung der Atemwege ist evtl. eine umgehende **bronchoskopische Entfernung** der Speisereste erforderlich; bei weniger schwerer Aspiration kann das feste Material häufig durch den Tubus abgesaugt werden, unterstützt durch wiederholte Spülungen mit 5–10 ml physiologischer Kochsalzlösung. Zu einem späteren Zeitpunkt kann dann eine bronchoskopische Kontrolle erfolgen.

7.6.1 Vorgehen bei der Aspiration von saurem Magensaft (Mendelson-Syndrom)

Bei der Aspiration von stark saurem Magensaft sollten folgende Maßnahmen durchgeführt werden:

- Sofortige endotracheale Intubation.
- Kopf-Tieflagerung, damit das aspirierte Material evtl. ablaufen kann; sofort endobronchiales Absaugen.
- Kontrollierte Beatmung, zunächst mit 100% Sauerstoff und PEEP.
- Wurde flüssiges Material bzw. saurer Magensaft aspiriert, so sollte keine endobronchiale Spülung mit Kochsalz durchgeführt werden, damit der aspirierte Magensaft sich nicht peripher ausbreitet.
- Bei Bronchospasmus evtl. Bronchodilatatoren; Kortikosteroide nur, solange Giemen vorhanden.
- Keine prophylaktische Zufuhr von Antibiotika.
- Beurteilung der respiratorischen Auswirkungen anhand von arteriellen Blutgasen und Säure-Basen-Parametern.
- Postoperativ: sofort Röntgenbild des Thorax, Verlegung auf eine Intensivbehandlungsstation.

8 Anaphylaxie und perioperative Histaminfreisetzung

Anaphylaxie ist eine lebensbedrohliche allergische Reaktion *(hypersensitive Sofortreaktion)*, vermittelt durch Immunglobulin E (IgE) und hervorgerufen durch die Freisetzung pharmakologisch aktiver Substanzen. Der anaphylaktischen Reaktion muss eine Sensibilisierung durch Allergenkontakt vorausgehen. Die Reaktion kann frühestens einige Wochen nach dem Erstkontakt auftreten. Das klinische Syndrom Anaphylaxie entsteht durch die Wirkung der freigesetzten Substanzen in bestimmten Zielorganen wie Haut, Atemtrakt, Herz-Kreislauf-System und Blutgefäßen. Histamin gehört hierbei zu den ausreichenden Determinanten.

Anaphylaktoide Reaktionen. Im Gegensatz zur Anaphylaxie werden die ähnlich oder gleichartig verlaufenden anaphylaktoiden Reaktionen nicht durch eine Antigen-Antikörper-Reaktion ausgelöst. Unter den hierbei freigesetzten Mediatorsubstanzen spielt das **Histamin** in der Anästhesiologie eine herausragende Rolle, und zwar entweder als prädominierende Substanz oder als beitragende Bedingung. Das klinische Bild entsteht vor allem durch Stimulation der Histaminrezeptoren in den verschiedenen Organen.

8.1 Pathogenese

Anaphylaxie. Bei der klassischen Anaphylaxie erfolgt die Sensibilisierung des Organismus durch Bindung des Antigens an membranständige IgM-Moleküle von B-Lymphozyten. Daneben wird das Antigen von Monozyten phagozytiert, proteolytisch umgewandelt, und die entstehenden Fragmente werden dann T-Lymphozyten präsentiert. Die aktivierten T-Lymphozyten vermitteln die Proliferation und Differenzierung von B-Lymphozyten zu antigenspezifischen IgE-produzierenden Plasmazellen. Die beim Erstkontakt gebildeten, allergenspezifischen IgE-Antikörper binden reversibel an hochaffine Rezeptoren von Mastzellen und Basophilen, wobei die Antigenbindungsstelle des Ig-Moleküls in Richtung Extrazellulärraum weist. Bivalente spezifische Antigene können zwei zellständige IgE-Moleküle überbrückend binden. Hierdurch wird die Freisetzung präformierter Mediatoren aus intrazellulären Granula ausgelöst und außerdem die Synthese von Botenstoffen aus membranständigen Phospholipiden getriggert. Ähnliche Mediatoren werden neben den Basophilen auch von den Mastzellen freigesetzt. Die *primären* Mediatoren aus den Mastzellen und Basophilen lösen Kaskadenreaktionen aus, die das klinische Bild der Anaphylaxie hervorrufen. Des Weiteren wird die Freisetzung *sekundärer* Mediatoren induziert, die vermutlich bei den entzündlichen Vorgängen, besonders aber bei der Spätreaktion eine wichtige Rolle spielen.

Neben der klassischen Anaphylaxie gibt es noch eine Immunreaktion Typ III, bei der Komplexe aus spezifischem Antigen und IgG das Komplementsystem aktivieren und die Freisetzung von Mediatoren aus den Basophilen und Mastzellen stimulieren.

Anaphylaktoide Reaktionen. Im Gegensatz zur Anaphylaxie erfolgt bei den anaphylaktoiden Reaktionen die Freisetzung der Mediatoren nicht über das Immunsystem, sondern durch physikalische oder biochemische Stimuli. Das klinische Bild entspricht aber dem der Anaphylaxie. Jedoch gilt:

! Anaphylaktoide Reaktionen treten ohne vorangegangene Sensibilisierung auf!

8.2 Pathophysiologie

Die wichtigsten durch die freigesetzten Mediatoren ausgelösten pathophysiologischen Veränderungen beruhen auf folgenden Veränderungen:
— Zunahme der Gefäßpermeabilität,
— Vasodilatation,
— Bronchospasmus.

Eine dominierende Rolle spielt hierbei das Histamin, jedoch können nicht alle Reaktionen der Anaphylaxie auf die Histaminfreisetzung zurückgeführt werden.

8.3 Auslösende Faktoren

Grundsätzlich können anaphylaktische und anaphylaktoide Reaktionen durch eine Vielzahl von Substanzen sowie durch verschiedene anästhesiologische und chirurgische Maßnahmen ausgelöst werden.

Für den Anästhesisten sind vor allem folgende Auslöser wichtig (▶ Tab. 32-4):
— Prämedikationssubstanzen: Atropin, Benzodiazepine, Opioide,
— intravenöse Narkosemittel,
— Opioide (Morphin, Pethidin),
— Muskelrelaxanzien, besonders Atracurium und Mivacurium,
— endotracheale Intubation,
— Infusion von Plasmaexpandern,
— Injektion von Lokalanästhetika,
— Exploration bei Operationen an Lunge, Gallenblase und Dickdarm,
— Bluttransfusion bzw. Blutprodukte,
— Implantation von Knochenzement (Palakos), z.B. Hüftgelenksersatz oder Schädeldachplastik,
— Injektion von Chymopapain zur Chemonukleolyse bei Bandscheibenvorfall,
— Injektion von Kontrastmitteln,

Tab. 32-4 Auslöser perioperativer Anaphylaxien bei 813 Patienten (Laxenaire et al., 1993)

Substanzgruppe	Häufigkeit in %
Muskelrelaxanzien	70,2
Latex	12,5
Kolloide	4,6
Hypnotika	3,6
Antibiotika	2,6
Benzodiazepine	2
Opioide	1,7
andere	2,8

— Analgetika in der postoperativen Phase,
— unmittelbare Wundreaktionen nach der Operation.

8.4 Häufigkeit

Während anaphylaktische Reaktionen unter der Narkose relativ selten sind oder durch die Narkose sogar maskiert bzw. gemildert werden sollen (umstritten), tritt eine Histaminfreisetzung aus anderer Ursache in der *perioperativen Phase* häufiger auf:
— 20–30% aller chirurgischen Patienten weisen erhöhte Plasmahistaminkonzentrationen auf.
— Bei 1–5% der Patienten treten systemische Reaktionen durch Histamin auf.
— Bei 0,1–0,5% der Patienten sind diese Reaktionen akut lebensbedrohlich.

8.5 Klinisches Bild

Klinisch können Anaphylaxie und anaphylaktoide Reaktionen nicht unterschieden werden.

Das **Syndrom der Anaphylaxie** setzt *akut* ein, ist lebensbedrohlich und bedarf der sofortigen Behandlung. Histamin spielt für das klinische Bild die Rolle einer ausreichenden Determinanten. Die wichtigsten Zeichen sind (▶ Tab. 32-5):
— Urtikaria, Flush bzw. Hautrötung, Rhinitis und Konjunktivitis,
— Bronchospasmus,
— Ödem der oberen Atemwege einschließlich Kehlkopf mit Heiserkeit und Erstickungsgefahr,
— Dilatation der kapillären und postkapillären Venolen mit Blutdruckabfall,
— Tachykardie,
— Herzrhythmusstörungen,
— Übelkeit und Erbrechen, Magen-Darm-Spasmen,
— Herzstillstand,
— Atemstillstand.

Histaminfreisetzung bei **anaphylaktoiden Reaktionen** kann grundsätzlich gleichwertige oder ähnliche Reaktionen hervorrufen (siehe Tab. 32-5). Häufig manifestiert sich die Histaminfreisetzung nur durch Hautreaktionen (Urtikaria, Quaddeln, Erythem, Jucken oder brennender Schmerz).

Bei Plasmakonzentrationen von mehr als 1 ng/ml treten systemische Reaktionen auf, am häufigsten Tachykardie und Tachyarrhythmien sowie Bronchospasmus. Hypertonie, Angina pectoris durch Koronarspasmen und Herzinfarkt, erhöhtes Thromboembolierisiko, postoperative respiratorische Insuffizienz und Stressulzera wurden ebenfalls im Zusammenhang mit erhöhten Histaminkonzentrationen in den ersten Tagen nach Operationen beobachtet.

Bei Plasmakonzentrationen von mehr als 10 ng/ml muss mit lebensbedrohlichen Reaktionen gerechnet werden.

Tab. 32-5 Stadien anaphylaktischer und anaphylaktoider Reaktionen

Stadium	Zeichen und Symptome
0	keine
I	**leichte Allgemeinreaktion:** — Flush, generalisierte Urtikaria, Pruritus — Schleimhautreaktion, z.B. an Nase, Konjunktiven — Allgemeinreaktionen, z.B. Unruhe, Kopfschmerzen
II	**ausgeprägte Allgemeinreaktion:** — Kreislaufstörungen — leichte Luftnot, beginnender Bronchospasmus — Stuhl-/Harndrang
III	**bedrohliche Allgemeinreaktion:** — Schock — Bronchospasmus, starke Luftnot — Bewusstseinsstörungen — evtl. Stuhl-/Harnabgang
IV	**vitales Organversagen:** — Atem- und Herz-Kreislauf-Stillstand

8.6 Therapie

! Als wichtigste Maßnahme zur Sofortbehandlung der schweren anaphylaktischen und anaphylaktoiden Reaktion gilt die intravenöse Zufuhr von Volumen (Kolloide und Kristalloide, je etwa 1000 ml bzw. nach klinischem Bild) sowie die Injektion von Adrenalin 0,05 bis 0,2 mg i.v.

Adrenalin wirkt den Gefäßreaktionen entgegen, vermindert die weitere Histaminausschüttung und beseitigt den Bronchospasmus, während durch Volumenzufuhr der intravasale Volumenmangel ausgeglichen werden soll.

Weitere Maßnahmen:
— **H$_1$-Rezeptor-Antagonisten,** z.B. Dimetinden (Fenistil) 1–2 Amp. bzw. 4–8 mg i.v. oder 0,1 mg/kg oder 100 mg Ranitidin i.v.
— **H$_2$-Rezeptor-Antagonisten,** z.B. Cimetidin (Tagamet) 1–2 Amp. bzw. 200–400 mg i.v. oder 5 mg/kg oder 100 mg Ranitidin i.v.

- **Kortikosteroide** in hoher Dosierung, z.B. 8–40 mg Dexamethason (Fortecortin) oder Methylprednisolon (Urbason) 1 g i.v. (Wirkungseintritt erst nach 5–10 min).
- **Salbutamol** bei anhaltendem Bronchospasmus.

Des Weiteren evtl. Vasopressoren; bei Erstickungsgefahr endotracheale Intubation; kardiopulmonale Reanimation.

Histaminantagonisten. Die kombinierte Zufuhr der H_1- und H_2-Antagonisten Dimetinden und Cimetidin dient vor allem der Prävention anaphylaktoider Reaktionen. Daneben können kutane Reaktionen mit H_1-Antagonisten behandelt werden. Hingegen sollte Folgendes beachtet werden:

> Histaminantagonisten sind nicht die Mittel der ersten Wahl zur Behandlung der schweren Herz-Kreislauf-Störungen bei Anaphylaxie und anaphylaktoiden Reaktionen.

Nur wenn die initiale Volumensubstitution und Zufuhr von Katecholaminen wie Adrenalin nicht innerhalb kurzer Zeit zu einer Stabilisierung der Herz-Kreislauf-Funktion führen, können diese Substanzen zugeführt werden – nach derzeitiger Auffassung am besten kombiniert.

Kortikosteroide. Sie dienen der Prophylaxe von Rezidivreaktionen und der Therapie allergischer Spätreaktionen, denn nicht selten kommt es bei Kontrastmittelreaktionen, nach Insektenstichen usw. zu einer biphasischen anaphylaktoiden Reaktion. Sie kann durch eine Rezidivprophylaxe mit Kortikosteroiden über 24 h verhindert werden.

Spezifische antiinflammatorische Wirkungen der Kortikoide sind 1–2 h nach der Zufuhr zu erwarten, eine „membranstabilisierende" Wirkung sehr hoher Dosen nach 10–30 min.

> Rein kardiovaskuläre Reaktionen sind keine Indikation für die Zufuhr von Kortikosteroiden, ebenso wenig vorübergehende Hautreaktionen im Rahmen der Anästhesie. Die Substanzen sind vielmehr indiziert bei typischen IgE-vermittelten allergischen Reaktionen.

Kalzium. Ein positiver Effekt von Kalzium bei anaphylaktoiden Reaktionen während der Anästhesie ist bislang nicht bewiesen worden. Wegen der möglichen Kardiotoxizität sollte die Substanz nur zur Behandlung anaphylaktoider Reaktionen eingesetzt werden.

Theophyllin. Diese Substanz sollte nur bei schwerem Bronchospasmus während einer anaphylaktoiden Reaktion zugeführt werden, und auch nur dann, wenn der Bronchospasmus durch β-Sympathomimetika und Kortikoide nicht beseitigt werden konnte. Die Initialdosis beträgt 5 mg/kg.

8.7 Prophylaxe

Bei Verdacht auf IgE-vermittelte allergische Reaktionen ist eine präoperative Testung sinnvoll. Bei positivem Test muss das Allergen vermieden werden.

Zur Prophylaxe der perioperativen Histaminfreisetzung empfehlen Doenicke und Lorenz die Zufuhr von **Histaminrezeptorantagonisten** vor der Narkose bzw. Operation:
- Dimetinden (Fenistil) 0,1 mg/kg i.v. und
- Cimetidin (Tagamet) 5 mg/kg i.v.

9 Maligne Hyperthermie

Die maligne Hyperthermie ist eine genetisch determinierte, lebensbedrohliche Störung der Skelettmuskelfunktion, die durch volatile Anästhetika und Succinylcholin ausgelöst wird und mit einem exzessiven Anstieg des Stoffwechsels und der Körpertemperatur einhergeht.

Die **Häufigkeit** der fulminanten malignen Hyperthermie wird mit 1:251063 aller Allgemeinnarkosen angegeben und mit 1:62000 bei Verwendung von Succinylcholin. Die Letalität beträgt ca. 10%. Abortive Formen mit unspezifischen Zeichen wie Masseterenspasmus und unerklärlicher Tachykardie sind hingegen häufiger: 1:4500–20500.

> Bei jeder Narkose mit volatilen Inhalationsanästhetika und/oder Succinylcholin sollte der Anästhesist an die Möglichkeit einer malignen Hyperthermie denken, insbesondere, wenn die Körpertemperatur ansteigt.

9.1 Pathophysiologie

Bei maligner Hyperthermie ist die *Kalziumaufnahme in den Muskel gestört:* Während normalerweise das bei einer Kontraktion des Muskels aus dem sarkoplasmatischen Retikulum freigesetzte Kalzium in der Erschlaffungsphase wieder in das Retikulum aufgenommen wird, bleibt bei maligner Hyperthermie die Kontraktion des Muskels aufrechterhalten, und zwar entweder durch eine gesteigerte Kalziumfreisetzung oder eine verminderte Wiederaufnahme von Kalzium in das sarkoplasmatische Retikulum. Die aeroben und anaeroben Stoffwechselprozesse der Zelle werden erheblich gesteigert: Es kommt zu vermehrter Produktion von **Wärme, CO_2 und Laktat**.

Auslöser der malignen Hyperthermie können sein:
— Alle volatilen Inhalationsanästhetika,
— Succinylcholin.
Alle anderen Substanzen sind vermutlich kein Trigger für eine maligne Hyperthermie.

Familienanamnese. In der Familienanamnese finden sich häufig Hinweise auf Anästhesiekomplikationen und Muskelerkrankungen. Besondere Beachtung verdienen präoperativ folgende Faktoren:
— Spontane Muskelkrämpfe,
— hohes Fieber bei Anstrengung, Infektionen oder Aufregung,
— Myoglobinurie nach Anstrengung.
Demgegenüber gelten Skoliosen, Hernien, Strabismus und das neuroleptische maligne Syndrom nicht mehr als Indikatoren einer erhöhten Empfänglichkeit für eine maligne Hyperthermie.

Die maligne Hyperthermie tritt außerdem im Zusammenhang mit verschiedenen neuromuskulären Erkrankungen oder Störungen auf, so z. B.:
— Central Core Disease,
— King-Denborough-Syndrom (bei 100%),
— Myotonia congenita,
— Duchenne-Dystrophie,
— Osteogenesis imperfecta,
— Arthrogrypose.

Bei mehr als 70% aller Patienten mit maligner Hyperthermie ist die **Kreatininphosphokinase-Konzentration** im Serum erhöht. Zur Sicherung der Diagnose können eine **Muskelbiopsie** durchgeführt und das Muskelpräparat in einer Krebs-Lösung suspendiert werden. Zusatz von *Koffein* führt hierbei zu einer Kontraktion des Muskels; wird *Halothan* in die Suspension geleitet, so nimmt bei Normalpersonen die Spannung des gesunden Muskels hierdurch nicht weiter zu, während sich der Muskel von Patienten mit maligner Hyperthermie noch stärker kontrahiert.

9.2 Klinisches Bild

Die maligne Hyperthermie tritt am häufigsten während der Narkoseeinleitung oder bei der Ausleitung auf, manchmal auch verzögert. Die wichtigsten (allerdings unspezifischen) Zeichen sind:
— Anstieg der endexspiratorischen O_2-Konzentration (obligates Zeichen!),
— Tachykardie, Arrhythmien,
— Muskelrigidität,
— Azidose,
— Hyperkaliämie,
— Tachypnoe (wenn nicht relaxiert).
Fieber ist ein Spätzeichen.

Rigor der Muskulatur unmittelbar nach der Injektion von **Succinylcholin** ist gewöhnlich ein pathognomonisches Zeichen der malignen Hyperthermie. Rigor tritt bei etwa 65% aller Patienten auf. Nachinjektionen von Succinylcholin oder Injektion eines nichtdepolarisierenden Relaxans beseitigen den Rigor zumeist nicht.

Bei mehr schleichendem Beginn der malignen Hyperthermie treten folgende **Frühzeichen** auf:
— Warme Haut,
— Tachykardie,
— ventrikuläre Herzrhythmusstörungen,
— Tachypnoe (bei Spontanatmung),
— Blutdruckschwankungen,
— Zyanose,
— fleckförmige Hautveränderungen,
— ausgeprägtes Schwitzen,
— Herzstillstand.
Während der paO_2 im Normbereich liegen kann, ist der $paCO_2$ zumeist sehr stark erhöht, trotz gesteigerter Atmung (bei Spontanatmung); die **endexspiratorische CO_2-Konzentration** steigt unter Beatmung ebenfalls frühzeitig an (frühzeitige Erschöpfung des CO_2-Absorbers!). Außerdem besteht immer eine **schwere metabolische Azidose.**

Das **Serumkalzium** steigt vorübergehend an, normalisiert sich jedoch dann wieder, während das **Serumkalium** zunächst erheblich ansteigt. Im weiteren Verlauf kann eine **Myoglobinurie mit akutem Nierenversagen** auftreten.

9.3 Diagnose

Der Verdacht ergibt sich aus dem klinischen Bild, vor allem aber aus dem *frühen* Anstieg der endexspiratorischen CO_2-Konzentration (Kapnographie!), bei dem folgende Untersuchungen zur Sicherung der Diagnose durchgeführt werden sollten:
— Arterielle Blutgasanalyse,
— Messung des pCO_2 und pO_2 im zentralvenösen Blut,
— Bestimmung des Serumkaliums.
Anstieg des $paCO_2$ auf > 60 mmHg und Abfall des Basenexzesses auf > –5 bis –7 mval/l gelten, bei Ausschluss anderer Ursachen und zusammen mit dem klinischen Bild, als hinreichender Beweis für eine maligne Hyperthermie und Anlass zu sofortigen Behandlungsmaßnahmen.

Differentialdiagnose: Thyreotoxische Krise, malignes neuroleptisches Syndrom, akute febrile Katatonie, Hitzeexposition, Phäochromozytom, Kokain-Vergiftung, Sepsis.

9.4 Therapie

Bei der Behandlung der Hyperthermie ist ein rasches, wohlüberlegtes und entschlossenes Handeln erforderlich, um das Leben des Patienten zu retten.

Wichtigste Maßnahme ist die Zufuhr von **Dantrolen.** Diese Substanz vermindert spezifisch die Kalziumfreisetzung aus dem endoplasmatischen Retikulum, vermutlich indirekt durch Beeinträchtigung der Transmitterfreisetzung beim Erregungs-Kontraktions-Vorgang. Innerhalb von 30 min nach Gabe von Dantrolen fallen Körpertemperatur, Herzfrequenz und Atemfrequenz gewöhnlich ab, und die metabolische Azidose bildet sich zurück.

! Die Zufuhr von Dantrolen ist die einzige kausale Therapie der malignen Hyperthermie. Sie muss so früh und so schnell wie möglich erfolgen!

Insgesamt sollte die Behandlung der malignen Hyperthermie nach einem vorausgeplanten Ablauf erfolgen:

- ▼ Zufuhr der Triggersubstanzen (volatile Anästhetika, Succinylcholin) sofort unterbrechen.
- ▼ Narkosesystem wechseln oder, wenn nicht möglich, volatile Anästhetika durch sehr hohen Frischgasfluss auswaschen, gleichzeitig Hilfe und Dantrolen anfordern.
- ▼ Hyperventilation mit 100%igem Sauerstoff unter hohem Flow beginnen; Narkose als TIVA fortsetzen; Operation möglichst rasch beenden.
- ▼ **Dantrolen, 1 mg/kg,** als Schnellinfusion (20 mg aufgelöst in 50 ml Aqua dest.) zuführen, danach Infusion fortsetzen bis zu einer Mindestdosis von 2,5 mg/kg. Bei Bedarf weiteres Dantrolen zuführen, auch wenn die empfohlene Maximaldosis von 10 mg/kg überschritten wird.
- ▼ Als Leitgrößen für die Zufuhr von Dantrolen gelten die Herzfrequenz, Körpertemperatur und $paCO_2$.
- ▼ Bei massiver metabolischer Azidose: Bikarbonat entsprechend dem im gemischtvenösen Blut gemessenen Basendefizit zuführen.
- ▼ Herzrhythmusstörungen verschwinden gewöhnlich unter der Dantrolen-Therapie, Hyperventilation und Abnahme der metabolischen Azidose. *Kalziumantagonisten* sind zu vermeiden, da sie in Anwesenheit von Dantrolen eine Hyperkaliämie auslösen können.
- ▼ Erhöhte Körpertemperatur durch Kühlung senken: Oberflächenkühlung – wenn nötig mit Eis, Magenspülung mit kalten Lösungen; wenn erforderlich und möglich: Kühlung durch extrakorporale Zirkulation. Bei Erreichen einer Körpertemperatur von 38 °C können die Kühlmaßnahmen unterbrochen werden.
- ▼ Bei Hyperkaliämie: Standardtherapie (siehe Kap. 27).
- ▼ **Förderung der Diurese,** z. B. mit Furosemid, zur Prophylaxe des akuten Nierenversagens (Blasenkatheter!).

Komplikationen nach erfolgreicher Initialbehandlung der malignen Hyperthermie können sein:
- Muskelschwäche durch Dantrolen (ca. 25%),
- Nierenversagen durch Myoglobinurie oder Hypotension,
- Verbrauchskoagulopathie,
- Schäden des zentralen Nervensystem.

9.5 Anästhesie bei maligner Hyperthermie in der Vorgeschichte

Ist aus der Vorgeschichte des Patienten eine maligne Hyperthermie bekannt oder bestehen Hinweise, die einen entsprechenden Verdacht rechtfertigen, müssen bei der Narkose alle Substanzen vermieden werden, die als Trigger der malignen Hyperthermie bekannt sind (s. o.). Als einzige auslösende Pharmaka gelten heutzutage alle **volatilen Inhalationsanästhetika** und **Succinylcholin**.

Soll eine **Regionalanästhesie** durchgeführt werden, ist eine stärkere Sedierung ist erforderlich, um eine Triggerung der malignen Hyperthermie durch Angst und Aufregung („human stress syndrome") zu verhindern. Amid-Lokalanästhetika können gefahrlos eingesetzt werden.

Anästhesievorbereitungen für MH-empfängliche Patienten:
- Verdampfer für volatile Anästhetika ausschalten
- Narkosegerät 20 min mit 100% O_2 durchspülen
- CO_2-Absorber austauschen
- triggerfreie Anästhetika und Adjuvanzien auswählen (Opioide, i.v.- Anästhetika, nichtdepolarisierende Muskelrelaxanzien, Benzodiazepine, Lokalanästhetika)
- Körpertemperatur überwachen
- Dantrolene bereitstellen

Die **Allgemeinnarkose** muss triggerfrei, z.B. als TIVA, mit Opioiden erfolgen. Vor dem Eingriff ist die *prophylaktische Zufuhr* von **Dantrolen** nicht erforderlich.

! Volatile Inhalationsanästhetika und Succinylcholin dürfen nicht eingesetzt werden, während nichtdepolarisierende Muskelrelaxanzien und Lachgas gefahrlos angewandt werden können.

Präoperativ ist zumeist eine **stärkere Sedierung** erforderlich, da Angst und Aufregung die maligne Hyperthermie triggern können.

Nach der Narkoseeinleitung (z. B. mit Propofol) sollte ein Blasenkatheter gelegt werden, damit die Urinausscheidung und die Farbe des Urins kontrolliert werden können. Die Überwachung der Körpertemperatur ist obligat.

Ambulante Eingriffe. Neue Untersuchungsergebnisse zeigen, dass bei MH-empfänglichen Kindern und Erwachsenen ambulante Eingriffe ebenfalls gefahrlos durchgeführt werden können. Empfohlen wird eine postoperative Überwachungszeit von etwa 4 h.

Literatur

Arbous MS, Meursing AEE, van Kleef JW, de Lange JJ, Spoormans H, Touw P, Wernder FM, Grobbee DE: Impact of anesthesia management characteristics on severe morbidity and mortality. Anesthesiology 2005; 102(2):257–68.

Beck-Schimmer B, Rosenberger DS, Neff SB, Jamnicki M, Suter D, Fuhrer T, Schwendener R, Booy C, Reyes L, Pasch T, Schimmer RC. Pulmonary aspiration: new therapeutic approaches in the experimental model. Anesthesiology. 2005 Sep;103(3):556–66.

Cooper JB, Newbower RS, Kitz RJ: An analysis of major errors and equipment failures in anesthesia management: Considerations for prevention and detection. Anesthesiology 60:34, 1984.

Dewachter P, Jouan-Hureaux V, Franck P, Menu P, de Talance N, Zannad F, Laxenaire MC, Longrois D, Mertes PM. Anaphylactic shock: a form of distributive shock without inhibition of oxygen consumption. Anesthesiology. 2005 Jul;103(1):40–9.

Kroigaard M, Garvey LH, Menne T, Husum B. Allergic reactions in anaesthesia: are suspected causes confirmed on subsequent testing?Br J Anaesth. 2005 Oct; 95(4):468–71. Epub 2005 Aug 12.

Laxenaire MC, Moneret-Vautrin DA, Gueant JL et al: Drugs and other agents involved in anaphylactic shock occuring during anaesthesia. A French multicentre epidemiological inquiry. Ann Fr Anesth Reanim 12:91–96, 1993.

List WF, Osswald PM (Hrsg.): Komplikationen in der Anästhesie, 3. Aufl. Springer, Berlin –Heidelberg – New York 1997.

Litman RS, Rosenberg H. Malignant hyperthermia: update on susceptibility testing. JAMA. 2005 Jun 15; 293(23):2918–24.

Mertes PM, Laxenaire MC, Lienhart A, Aberer W, Ring J, Pichler WJ, Demoly P; Working Group for the SFAR; ENDA; EAACI Interest Group on Drug Hypersensitivity. Reducing the risk of anaphylaxis during anaesthesia: guidelines for clinical practice. J Investig Allergol Clin Immunol. 2005;15(2):91–101.

Müller-Werdan UM, Werdan K: Der anaphylaktische Schock. Anaesthesist 46:549–563, 1997.

Munnur U, de Boisblanc B, Suresh MS. Airway problems in pregnancy.Crit Care Med. 2005 Oct;33(10 Suppl):S259–68. Review. Erratum in: Crit Care Med. 2006 Jan;34(1):273.

Norman J: Education in anaesthetic safety. Br J Anaesth 59:922, 1987.

Orkin FK, Cooperman LH (eds.): Complications in Anesthesiology. Lippincott, Philadelphia 1983.

Phua SY, McGarvey LP, Ngu MC, Ing AJ. Patients with gastro-oesophageal reflux disease and cough have impaired laryngopharyngeal mechanosensitivity. Thorax. 2005 Jun;60(6):488–91.

Pisegna JR, Martindale RG. Acid suppression in the perioperative period. J Clin Gastroenterol. 2005 Jan;39(1):10–6. Review.

Podranski T, Bouillon T, Schumacher PM, Taguchi A, Sessler DI, Kurz A. Compartmental pharmacokinetics of dantrolene in adults: do malignant hyperthermia association dosing guidelines work? Anesth Analg. 2005 Dec;101(6):1695–9.

Schüttler J, Biermann E (Hrsg.): Der Narkosezwischenfall. Thieme, Stuttgart 2003.

Spies CD, Breuer JP, Gust R, Wichmann M, Adolph M, Senkal M, Kampa U, Weissauer W, Schleppers A, Soreide E, Martin E, Kaisers U, Falke KJ, Haas N, Kox WJ; Klinik fur Anasthesiologie und operative Intensivmedizin, Charite-Universitatsmedizin Berlin. [Preoperative fasting. An update] Anaesthesist. 2003 Nov;52(11):1039–45.

Stanhope NS, Crowley-Murphy M, Vincent C, O'Connor AM, Taylor-Adams SE. An evaluation of adverse incident reporting. Journal of Evaluation in Clinical Practice 1999; 5(1) 5–12.

Taylor T, Major E (Hrsg.): Risiken und Komplikationen in der Anästhesie. Fischer, Lübeck 1997.

Visvanathan T, Kluger MT, Webb RK, Westhorpe RN. Crisis management during anaesthesia: laryngospasm. Qual Saf Health Care. 2005 Jun;14(3):e3.

Westhorpe RN, Ludbrook GL, Helps SC. Crisis management during anaesthesia: bronchospasm. Qual Saf Health Care. 2005 Jun;14(3):e7.

MH-Zentren und Hotlines

Abteilung für Pädiatrie
Universitäts-Krankenhaus Bochum
Alexandrinenstraße 5, D-44791 Bochum

Klinik und Poliklinik für Anästhesiologie
Maligne Hyperthermie Sprechstunde
Universität-Krankenhaus Eppendorf
Martinistraße 52, D-20246 Hamburg
Tel.: 040 / 42803-4604

Abteilung für Anästhesiologie und operative Intensivmedizin
Krankenhaus Hannover Nordstadt
Haltenhoffstraße 41, D-30167 Hannover
Tel.: 0511 / 970-0

Klinik und Poliklinik für Anästhesiologie und Intensivtherapie
Universität Leipzig
Liebigstraße 20a, D-04103 Leipzig
Tel.: 0341 / 9717700

Klinik für Anästhesiologie
Johannes Gutenberg Universität
Langenbeckstraße 1, D-55131 Mainz
Tel.: 06131 / 177116

Institut für Angewandte Physiologie, Universität Ulm
Albert-Einstein-Allee 11, D-89069 Ulm

Klinik für Anästhesiologie der Universität Würzburg
MH-Ambulanz
Josef-Schneider-Straße 2, D-97080 Würzburg
Tel.: 0931 / 201-30121

Hotline MH-Notfälle

Klinik für Anästhesie und operative Intensivmedizin
Klinikum Heilbronn, Postfach, D-74064 Heilbronn
Tel.: 07131 / 482050.

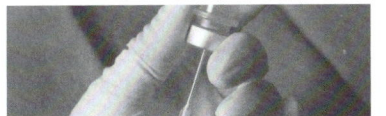

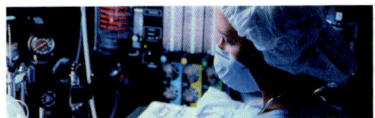

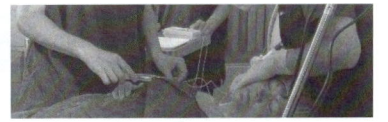

33 Schock und Anästhesie

Inhaltsübersicht

1 **Definition und Einteilung** 895

2 **Pathophysiologie** 896
2.1 Physiologische Reaktionen 896
2.2 Allgemeine hämodynamische Störungen 896
2.3 Makro- und Mikrozirkulation 896
2.4 Atmung 897
2.5 Nierenfunktion 897
2.6 Darm 897
2.7 Leberfunktion 897
2.8 Blutgerinnung 898
2.9 Säure-Basen-Haushalt 898

3 **Schocksyndrome** 898
3.1 Hypovolämischer Schock 898
  3.1.1 Ischämie – Reperfusion 898
  3.1.2 Inflammatorische Kaskadensysteme ... 898
  3.1.3 Akute-Phasen-Reaktion und Störungen des Immunsystems 899
  3.1.4 Systemische Entzündungsreaktion 899
  3.1.5 Multiorganversagen 899
3.2 Kardiogener Schock 899
3.3 Septischer Schock 899
3.4 Anaphylaktischer Schock 900
3.5 Neurogener Schock 900

4 **Klinisches Bild und präoperative Einschätzung** 900
4.1 Allgemeine Schockzeichen 900
4.2 Einschätzung des hypovolämischen Schocks 901
  4.2.1 Herzfrequenz 902
  4.2.2 Arterieller Blutdruck 902
  4.2.3 Zentraler Venendruck 902
  4.2.4 Lungenkapillaren-Verschlussdruck ... 903
  4.2.5 Zentralvenöse Sauerstoffsättigung ... 903
  4.2.6 Herzzeitvolumen 903
  4.2.7 Urinausscheidung 903
4.3 Laboruntersuchungen 903

5 **Präoperative Behandlung des Schocks** ... 903
5.1 Hypovolämischer Schock 903
5.2 Kardiogener Schock 904
5.3 Septischer Schock 904
5.4 Anaphylaktischer Schock 904
5.5 Neurogener Schock 905

6 **Narkose bei Patienten im Schock** 905
6.1 Narkoseeinleitung 905
6.2 Aufrechterhaltung der Narkose 906

Literatur 906

1 Definition und Einteilung

Der Schock ist eine akute oder subakute kritische Abnahme der Organdurchblutung oder eine primär verminderte Sauerstoffaufnahme der Zellen mit nachfolgender Zellhypoxie und Anhäufung toxischer Metaboliten sowie Störungen des Zellstoffwechsels. Unbehandelt führt der Schock zum Zusammenbruch des Zellstoffwechsels und der Mikrozirkulation und schließlich zum irreversiblen Herz-Kreislauf-Kollaps.

Der Schock ist keine Krankheitseinheit, sondern umfasst eine Gruppe von Syndromen verschiedener Ätiologie und wechselnder Auswirkungen auf die Herz-Kreislauf-Funktion (▶ Tab. 33-1). Vereinfacht können drei Schockkategorien unterschieden werden:

— **Hypovolämischer Schock** durch Blutverluste oder Dehydratation,
— **kardiogener Schock** durch ein primäres Versagen der Pumpleistung des Herzens bei ausreichenden Füllungsdrücken,
— **septischer Schock** durch Infektion mit Freisetzung von bakteriellen Polysacchariden oder Proteinen.

In einer anderen Einteilung wird zwischen hypovolämischen, distributiven, obstruktiven und kardiogenen Schockformen unterschieden. Gebräuchlich ist weiter eine Einteilung nach der *Ätiologie:*
— Hypovolämischer und traumatisch-hämorrhagischer Schock,
— septischer Schock,
— kardiogener Schock,
— anaphylaktischer Schock,
— neurogener Schock.

Tab. 33-1 Klinische Einteilung der Schocksyndrome und deren auslösende Mechanismen

hypovolämischer Schock
— Blutverluste
— Plasmaverluste
— Wasserverluste

kardiogener Schock
— Herzinfarkt
— Herzrhythmusstörungen
— Herztamponade
— Lungenembolie

septisch-toxischer Schock
— Veränderungen des peripheren Gefäßwiderstandes
— Veränderungen der venösen Gefäßkapazität
— periphere arteriovenöse Shunts

anaphylaktischer Schock
— Fremdeiweiße, Polysaccharide
— Medikamente, Kontrastmittel

neurogener Schock
— Spinal- oder Periduralanästhesie
— neurogene Reflexe, z. B. durch Schmerzen
— Barbituratintoxikation
— Hirnstamm- oder Rückenmarktrauma

endokriner, metabolischer und toxischer Schock
— akute Nebennierenrindeninsuffizienz
— thyreotoxische Krise
— Coma diabeticum
— Leber- und Nierenversagen
— Arzneimittelintoxikation

Ursachen eines Schocks sind praktisch immer Störungen des Blutvolumens, der Gefäßregulation und der Myokardfunktion. Sie führen zur Einschränkung des Sauerstofftransports oder der Sauerstoffabgabe. Nur selten liegt dem Schock eine primäre Störung der zellulären Sauerstoffverwertbarkeit zugrunde (z. B. bei Cyanidvergiftung).

2 Pathophysiologie

Die einzelnen Schocksyndrome verlaufen initial nicht einheitlich, führen aber im weiteren Verlauf zu gleichartigen Reaktionen und Störungen der Organfunktion durch Gewebehypoxie und Anhäufung toxischer Metaboliten. Allen Schocksyndromen ist das Versagen von Zellfunktionen der lebenswichtigen Organe gemeinsam.

2.1 Physiologische Reaktionen

Anfangs reagiert der Organismus auf das Schockgeschehen gewöhnlich mit zahlreichen **Kompensationsreaktionen,** die zum großen Teil auf einer Aktivierung des sympathischen Nervensystems beruhen und zu einer Steigerung der Atem- und Herz-Kreislauf-Funktion führen. Die Herzfrequenz und die Kontraktilität des Myokards nehmen zu, nachfolgend auch das Herzzeitvolumen.

Zentralisation. Zusammen mit der Stimulation des Herzens kontrahieren sich die afferenten Arteriolen der weniger lebenswichtigen Gefäßgebiete: Peripherer Widerstand und arterieller Blutdruck steigen an. Diese neurohumorale Reaktion wird als Zentralisation bezeichnet. Sie führt zu einer Umverteilung des effektiv zirkulierenden Blutvolumens zu den sog. Vitalorganen (Herz und Gehirn), so dass die Durchblutung dieser Organe zunächst aufrechterhalten werden kann. Außerdem kontrahieren sich kompensatorisch die venösen Gefäße: Der venöse Rückstrom nimmt vorübergehend zu. Daneben strömt interstitielle Flüssigkeit in das Gefäßsystem und vermehrt das intravasale Volumen.

Die Kompensationsreaktionen treten vor allem im **hypovolämischen Schock** auf und können hierbei Volumenverluste bis zu 30% des Blutvolumens *ausgleichen*. Bei anderen Schocksyndromen sind die Reaktionen hingegen häufig unwirksam oder fehlen vollständig.

2.2 Allgemeine hämodynamische Störungen

Bei den meisten Schockformen fällt bereits frühzeitig das **Herzzeitvolumen** ab (Ausnahme: septischer Schock). Ursache ist ein Versagen der Pumpleistung des Myokards oder eine erhebliche Abnahme des venösen Rückstroms zum Herzen. Hierdurch fällt der **arterielle Blutdruck** ab. Der **periphere Widerstand** ist beim hypovolämischen und kardiogenen Schock erhöht, im septischen Schock hingegen vermindert.

2.3 Makro- und Mikrozirkulation

Die Zentralisation des Kreislaufs ist zunächst eine sinnvolle Kompensationsreaktion des Organismus, um die Durchblutung der Vitalorgane aufrechtzuerhalten. Bleibt jedoch die Zentralisation längere Zeit bestehen, so treten weitere Störungen hinzu, die den Schockzustand noch verstärken. Eine Zentralisation ist *fixiert,* wenn sie trotz ausreichender Therapie der Schockursachen nicht durchbrochen werden kann.

Störungen der Mikrozirkulation. Bei allen Schocksyndromen stehen Störungen der Mikrozirkulation mit Abnahme des Blutflusses und inhomogener Verteilung der Perfusion im Mittelpunkt, wenngleich der Ablauf dieser Störungen bei den einzelnen Syndromen durchaus unterschiedlich sein kann. Für die Mikrozirkulation bilden Arteriolen, Kapillaren und Venolen eine funktionelle Einheit. Während die Arteriolen vor allem den peripheren Blutfluss regulieren, findet im Bereich der Kapillaren und Venolen der Stoffaustausch zwischen Blut und Gewebe statt.

Im frühen Schockgeschehen kontrahieren sich die Widerstandsgefäße beiderseits des Kapillarbetts. Hierdurch wird der Einstrom extrazellulärer Flüssigkeit in das Gefäßsystem begünstigt. Im weiteren Schockverlauf ändert sich jedoch die Reaktivität der Gefäße: Die Arteriolen erweitern sich (verstärkt durch saure Metaboliten), trotz anhaltender Ausschüttung endogener Katecholamine, während die postkapilläre Vasokonstriktion erhalten bleibt und zu einem Anstieg des hydrostatischen Drucks mit Transsudation von Flüssigkeit aus dem Plasma in die Gewebe führt.

Zirkulierende vasoaktive Substanzen wie *Histamin* und *Plasmakinine* erhöhen die Durchlässigkeit der Kapillaren und begünstigen die Flüssigkeitsverluste aus dem Gefäßsystem.

Die Flüssigkeitsverluste führen zur **Hämokonzentration**; schließlich tritt eine generalisierte **Aggregation von Erythrozyten und Thrombozyten** im Bereich der Mikrozirkulation auf (*Sludge-Phänomen;* sludge = Schlamm) mit mechanischer Obstruktion der Strombahn und Verlangsamung des Blutstroms aufgrund der erhöhten Viskosität. Charakteristisch ist die Tendenz der Erythrozyten, sich in langen, zusammenhängenden („Geld"-)Rollen (rouleaux) anzuordnen.

Die Mikrozirkulationsstörung breitet sich zunehmend weiter aus und schränkt die Durchblutung der Organe ein, so dass eine **Gewebehypoxie** und schließlich eine **irreversible Schädigung der Zellfunktion** mit Tod des Organismus eintreten.

2.4 Atmung

Mit Beginn des Schocksyndroms wird die Atmung gewöhnlich gesteigert: Das Atemminutenvolumen nimmt zu, der $paCO_2$ ist erniedrigt (reflektorische Hyperventilation), während der paO_2 sich zunächst meist nicht verändert. Fällt jedoch das Herzzeitvolumen ab, so wird auch die Durchblutung der Lunge vermindert und das Verhältnis von Belüftung zu Durchblutung in der Lunge und damit auch der pulmonale Gasaustausch erheblich gestört.

Klinisch manifestiert sich die Störung des pulmonalen Gasaustausches in der Blutgasanalyse als **Hypoxie**, meist in Verbindung mit initialer **Hypokapnie** (kompensatorische Hyperventilation). Die wichtigsten Ursachen der Hypoxie sind Mikroatelektasen und arteriovenöse Shunts, die sich durch die Störungen der Mikrozirkulation entwickeln. Bereits in der Frühphase des Schocksyndroms treten funktionelle und morphologische Lungenveränderungen auf, die im weiteren Verlauf zu einem **akuten Lungenversagen** führen können.

2.5 Nierenfunktion

Im schweren Schock mit akutem Blutdruckabfall kontrahieren sich die durch sympathische Nervenfasern versorgten Nierengefäße, so dass die Nierendurchblutung und die glomeruläre Filtrationsrate abnehmen. Hierdurch kommt es zu einer **Oligurie oder Anurie,** die zunächst dazu dient, das intravasale Volumen aufrechtzuerhalten. Unter normothermen Bedingungen tolerieren gesunde Nieren eine Ischämiezeit von 15–90 min (**Niere im Schock**); nach Ablauf der Ischämietoleranz treten zu den funktionellen Störungen morphologische Veränderungen hinzu **(Schockniere).**

2.6 Darm

Der Darm ist relativ resistent gegenüber einer Ischämie. Bei Überschreiten einer kritischen Zeitspanne treten jedoch irreversible Schädigungen auf, besonders im Bereich der Villi. Ödem, Blutung und Eindringen von Bakterien führen zur Bildung einer Pseudomembran, durch die Endotoxine ohne Behinderung in den Kreislauf gelangen können. Zusätzlich wird Histamin freigesetzt und nachfolgend Blut im Splanchnikusbett und in den portalen Gefäßen angesammelt.

2.7 Leberfunktion

Irreversible Schäden der Leber sind erst bei lang anhaltender extremer Ischämie zu erwarten. Eine normale Funktion der Leber ist wegen ihrer Bedeutung als Toxinfilter und Metabolisierungsorgan im Schockzustand besonders wichtig, vor allem beim septischen Schock.

2.8 Blutgerinnung

Im schweren Schock können lebensbedrohliche Störungen der Blutgerinnung auftreten. Eine besondere Rolle spielt hierbei die **disseminierte intravasale Gerinnung (DIC,** siehe Kap. 14) mit exzessivem Verbrauch von plasmatischen Gerinnungsfaktoren und Thrombozyten mit Obstruktion der Mikrozirkulation durch Thrombozytenaggregate und Fibrinniederschläge **(Verbrauchskoagulopathie).** Die Verbrauchskoagulopathie kann im Schock zu schweren diffusen Blutungen, besonders im Operationsgebiet, führen.

2.9 Säure-Basen-Haushalt

Bei allen Schocksyndromen besteht eine **metabolische Azidose.** Sie beruht auf dem anaeroben Stoffwechsel der Gewebe mit Anhäufung von Laktat, der wiederum durch den Sauerstoffmangel der Zellen hervorgerufen wird.

3 Schocksyndrome

3.1 Hypovolämischer Schock

Der hypovolämische Schock spielt in der Anästhesiologie wegen seiner Häufigkeit eine herausragende Rolle. Charakteristisch ist die Abnahme des zirkulierenden Blutvolumens durch Verluste von Blut, Plasma oder Wasser. Die wichtigsten **Ursachen** sind:
— Akute Blutungen durch schwere Traumen oder im Verlauf von Operationen,
— Plasmaverluste nach Verbrennungen,
— Wasserverluste bei akutem Abdomen mit Sequestrierung großer Flüssigkeitsmengen oder renale Verluste bei Nierenerkrankungen.

Wie groß die Flüssigkeitsverluste sein müssen, bis sich ein Schockzustand entwickelt, ist individuell verschieden. So werden akute Volumenverluste von jüngeren Patienten gewöhnlich besser kompensiert als von geriatrischen Patienten. Entscheidend sind neben der *Menge* vor allem die *Geschwindigkeit* der Volumenverluste sowie das *Alter* und der *Gesundheitszustand* des Patienten vor dem Trauma. Ein akuter Blutverlust von 1000–1500 ml innerhalb von 30–60 min ruft jedoch bei den meisten Patienten einen deutlichen Schockzustand hervor.

Die **Frühphase** des hypovolämischen Schocks ist in folgender Weise gekennzeichnet:
— Tachykardie,
— niedriger arterieller Blutdruck,
— vermindertes Herzzeitvolumen,
— erniedrigter zentraler Venendruck.

Das zentrale Blutvolumen ist vermindert, die Sauerstoffextraktion in den Geweben gesteigert, so dass die arteriovenöse Sauerstoffgehaltsdifferenz zunimmt. Die Durchblutung der Vitalorgane wird durch die eintretende Zentralisation zunächst aufrechterhalten. Bleibt der Schockzustand bestehen, entwickeln sich wegen der hiermit verbundenen Hypoxie schwere Organfunktionsstörungen, später eine Myokardinsuffizienz.

3.1.1 Ischämie – Reperfusion

Die ausgeprägte Abnahme des Perfusionsdrucks und der Sauerstoffträger durch den Blutverlust sowie die Störungen der Mikrozirkulation führen zu einer ungenügenden Durchblutung zahlreicher Organe, zur Anhäufung von Xanthin und Hypoxanthin sowie zur proteolytischen Umwandlung des Enzyms Xanthindehydrogenase in die Xanthinoxidase. Hierdurch kommt es bei der Wiederaufnahme der Perfusion mit oxygeniertem Blut zu einer massiven Synthese freier Sauerstoffradikale, als deren Folge unter Katalyse von Eisen (Haber-Weiss- und Fenton-Reaktion) hochtoxische Hydroxylradikale entstehen können. Am Ende dieser Reaktion steht die strukturelle Schädigung der Gefäße und Gewebe durch Lipidperoxidation von Membranen. Diese Schäden entstehen erst nach Wiederaufnahme der Durchblutung durch entsprechenden Ersatz der Blutverluste und werden als *Reperfusionsschaden* bezeichnet. Hierbei gilt:

! Das Ausmaß der Reperfusionsschäden hängt vor allem von der Dauer der Schockphase ab.

Auslösung von Entzündungsreaktionen. Der durch Sauerstoffradikale induzierte Reperfusionsschaden kann vielfältige Entzündungsreaktionen auslösen. So führt die Interaktion der Sauerstoffradikale mit dem Radikal Stickstoffmonoxid (NO) zur Vasokonstriktion durch Aufhebung der NO-induzierten Vasodilatation. Gleichzeitig bewirken die freien Sauerstoffradikale die Expression endothelialer Adhäsionsrezeptoren, vor allem von L-Selektin und P-Selektin. Anschließend werden weitere Rezeptoren synthetisiert und exponiert, und es entwickelt sich eine feste Adhäsion und Transmigration aktivierter Granulozyten in das Gewebe. Hierdurch werden die Membran- und Gewebeschäden verstärkt: Interstitielle Ödeme und Entzündungsreaktion sind die Folge.

3.1.2 Inflammatorische Kaskadensysteme

Durch die Hypoxie und die Störung der Mikrozirkulation werden zahlreiche Mediatoren der verschiedenen humoralen Kaskadensysteme freigesetzt. Dabei sind vor allem das Komplement-Kallikrein-Kinin- und das Gerinnungs- und Fibrinolysesystem beteiligt, des Weiteren Mediatoren des Arachidonsäure-Stoffwechsels und Zytokine wie TNF-α, Interleukin-1, -6 und -9. Die Gewebeschädigung entsteht zum einen durch direkte Effekte auf die Mikrozirkulation, zum anderen durch eine mediatoreninduzierte systemische Entzündungsreaktion, die zu Funktionsstörungen zahlreicher Organe führt. Von besonderer Bedeutung sind hierbei der Darm als „Quelle" und die Leber als „Motor" eines möglichen Multiorganversagens.

3.1.3 Akute-Phasen-Reaktion und Störungen des Immunsystems

Der hämorrhagische Schock und die dadurch ausgelöste Ausschüttung von Mediatoren bewirken eine Akute-Phasen-Reaktion mit Umstellung des Stoffwechsels. Beteiligt sind lokale und systemisch freigesetzte Zytokine und Glukokortikoide. Interleukin-6 scheint eine besondere Rolle zu spielen. Die Umstellung des Stoffwechsels geht mit einer Katabolie einher, von der vor allem die Muskulatur betroffen ist.

Des Weiteren werden durch die Zytokine das Immunsystem beeinträchtigt, die posttraumatische Abwehr geschwächt und so die Infektanfälligkeit erhöht.

3.1.4 Systemische Entzündungsreaktion

Selbst nach erfolgreicher Aufhebung des Schockgeschehens durch therapeutische Maßnahmen können die initial ausgelösten lokalen und generalisierten humoralen und zellulären Veränderungen zu einer systemischen Entzündungsreaktion (SIRS = Systemic-Inflammatory-Response-Syndrom) führen. Das SIRS ist in folgender Weise gekennzeichnet:
— Körpertemperatur > 38 °C oder < 36 °C,
— Herzfrequenz > 90/min,
— Atemfrequenz > 20/min oder paCO$_2$ < 38 mmHg,
— Leukozyten > 12000/µl bzw. 10% Stabkernige oder < 4000/µl.

Das Ausmaß eines SIRS hängt vor allem vom Schweregrad und von der Dauer des Schocks ab, des Weiteren von Alter, primärer Notfallversorgung und operativer Behandlung, Gewebeschädigung und Begleit- bzw. Grunderkrankung. Das SIRS kann zum Multiorgan-Dysfunktions-Syndrom (MODS) oder Multiorganversagen (MOV) führen.

3.1.5 Multiorganversagen

Gelingt es nicht, die systemische Entzündungsreaktion einzugrenzen, kann sich entweder ein frühes oder ein spätes Multiorganversagen entwickeln. Das frühe MOV scheint vor allem nach ausgeprägten Schockformen aufzutreten, das späte MOV mehr im Zusammenhang mit einer Infektion. Die Therapie ist symptomatisch, die Prognose schlecht.

3.2 Kardiogener Schock

Bei diesem Schocksyndrom beruht die ungenügende Durchblutung der lebenswichtigen Organe auf einem Versagen der Pumpleistung des Herzens (siehe auch Kap. 16). Die **Ursachen** können vielfältig sein und müssen nicht immer auf einer primär kardialen Störung beruhen. Klinisch wichtig sind u.a. akuter Myokardinfarkt, kardial entzündliche, toxische und metabolische Ursachen sowie Herzrhythmusstörungen.

Charakteristisch für den kardiogenen Schock ist der frühzeitige Abfall des Herzzeitvolumens und des arteriellen Blutdrucks. Herzfrequenz, zentraler Venendruck und peripherer Gefäßwiderstand sind erhöht, die Durchblutung von Gehirn, Niere und Lunge vermindert. Ein kardiogener Schock liegt vor, wenn folgende **Kriterien** erfüllt sind:
— Systolischer Blutdruck < 80 mmHg (intravasal gemessen),
— Herzindex (cardiac index) < 2 l/min/m^2,
— Lungenkapillaren-Verschlussdruck (PCWP) > 15 mmHg.

3.3 Septischer Schock

Bei der Sepsis wird der Schockzustand in der **Mikrozirkulation** ausgelöst: Hier führen Veränderungen der Kapillardurchblutung und -permeabilität sowie eine disseminierte intravasale Gerinnung zur ungenügenden Sauerstoff- und Substratversorgung der Gewebe.

Zellulärer Sauerstoffverbrauch und zelluläre Energieproduktion sind bereits frühzeitig vermindert. Als **Ursache** des septischen Schocks gilt die Einschwemmung von *Endotoxinen* aus gramnegativen oder grampositiven Bakterien in die Blutbahn während einer Allgemeininfektion. Hierbei können zwei Formen des septischen Schocks unterschieden werden: hyperdynamer septischer Schock und hypodynamer septischer Schock.
— **Beim hyperdynamen septischen Schock** besteht in der Frühphase ein hyperdynamer Kreislaufzustand: Herzzeitvolumen und Herzfrequenz sind erhöht, der periphere Widerstand erniedrigt, ebenso der arterielle Blutdruck *(„warme Hypo-*

tension"). Die hyperdyname Kreislaufumstellung wird gegenwärtig als Kompensationsreaktion auf den primär gestörten Zellmetabolismus bzw. zellulären O_2-Mangel im septischen Schock gedeutet. Später steigt der periphere Widerstand an, während das Herzzeitvolumen durch eine direkte Beeinträchtigung der Myokardfunktion abnimmt.
— **Beim hypodynamen septischen Schock** besteht von Anfang an das Bild des hypovolämischen Schocks mit niedrigem Herzzeitvolumen und niedrigem arteriellen Blutdruck bei erhöhtem peripheren Widerstand. Die Zeichen der disseminierten intravasalen Gerinnung sind fast immer nachweisbar.

3.4 Anaphylaktischer Schock

Die anaphylaktische Reaktion wird durch die Interaktion von Antigen und zirkulierenden Antikörpern hervorgerufen. Hierdurch werden *Mediatorsubstanzen* wie Histamin, Serotonin oder SRS-A (slow reacting substance of anaphylaxis) freigesetzt oder gebildet, die primär auf die glatte Muskelzelle und die Gefäßmembranen einwirken (Einzelheiten siehe Kap. 32).

Die **Permeabilität** der Kapillarmembranen wird erheblich gesteigert, so dass große Mengen intravasaler Flüssigkeit in den Extrazellulärraum verloren gehen. **Akute Erstickungsgefahr** droht durch ein sofort auftretendes Ödem von Hypopharynx oder Larynx. Der Mediator SRS-A führt wahrscheinlich zur **Bronchokonstriktion** und zum evtl. tödlichen Status asthmaticus. Aufgrund der erheblichen Plasmaverluste fallen beim anaphylaktischen Schock das Herzzeitvolumen und der arterielle Blutdruck ab. Der anaphylaktische Schock kann als Sonderform des nichtkompensierten hypovolämischen Schocks angesehen werden.

3.5 Neurogener Schock

Das neurogene Schocksyndrom tritt sehr selten auf. Es entsteht durch funktionelle oder organische Störungen des zentralen Nervensystems. Volumenverluste liegen nicht vor, vielmehr ist die *neurale Kontrolle der Kreislaufregulation* schwer beeinträchtigt, so dass der venöse Rückstrom und nachfolgend das Herzzeitvolumen und die Myokardkontraktilität abnehmen. Als Sonderform des neurogenen Schocks kann der *massive* Blutdruckabfall durch Spinal- oder Periduralanästhesie angesehen werden.

In ▶ Tabelle 33-2 sind die pathophysiologischen Charakteristika der drei Schockkategorien zusammengestellt.

4 Klinisches Bild und präoperative Einschätzung

4.1 Allgemeine Schockzeichen

Als typische Allgemeinzeichen des ausgeprägten Schocksyndroms gelten:
— Blutdruckabfall unter 90 mmHg systolisch oder unter 30–40% der Ausgangswerte,
— Tachykardie,
— fadenförmiger Puls,
— kalte und blasse Haut,
— Schwitzen,
— periphere Zyanose,
— Tachypnoe,
— Bewusstseinsstörungen,
— verminderte Urinausscheidung.

Hierbei sollte beachtet werden, dass die Diagnose „Schock" klinisch häufig erst gestellt wird, wenn die **hypotensive Phase** eingetreten ist. Zu diesem Zeitpunkt haben sich jedoch bereits zahlreiche pathophysiologische Reaktionen entwickelt. Das klinische Bild der verschiedenen Schocksyndrome ist nicht immer gleich (▶ Tab. 33-3). Vielmehr bestehen oft geradezu charakteristische Unterschiede, die diagnostisch verwertet werden können:
— **Hyperdynamer septischer Schock:** ausgeprägte Hypotension mit warmen, trockenen und rosigen Extremitäten („warme Hypotension").

Tab. 33-2 Pathophysiologische Charakteristika der Schocksyndrome

Parameter	hypovolämischer Schock	kardiogener Schock	septischer Schock
— Blutdruck	↓	↓	↓
— Herzzeitvolumen	↓	↓	↑ bzw. ↓
— Afterload bzw. Gefäßwiderstand	↑	↑	↓ bzw. ↑
— Preload bzw. Wedge-Druck	↓	↑	↓

4 Klinisches Bild und präoperative Einschätzung

Tab. 33-3 Klinisches Bild verschiedener Schockformen

	hypovolämischer Schock	kardiogener Schock	septischer Schock
— peripherer Kreislauf	kalt, Vasokonstriktion	kalt, Vasokonstriktion	warm, Vasodilatation
— periphere Zyanose	häufig	häufig	meist nicht
— Puls	schwach, fadenförmig	schwach, fadenförmig	gespannt
— zentraler Venendruck	erniedrigt	erhöht	nicht erhöht
— Auskultation des Herzens	unauffällig	Galopp, Geräusche, Reiben	unauffällig

- **Schockformen mit venösem Pooling,** z. B. Kavakompressionssyndrom oder ausgedehnte Spinalanästhesie gehen häufig mit erniedrigtem Blutdruck und Bradykardie einher.
- **Traumatischer Schock:** Hierbei können bereits erhebliche Blutverluste vorliegen, ohne dass der arterielle Blutdruck stark abfällt, weil durch die Kompensationsreaktionen das wahre Ausmaß der Volumenverluste verschleiert wird. Beginnt in dieser Situation die Therapie erst, wenn Blutdruckabfall, kaltschweißige Haut und Zyanose auftreten, so ist die Möglichkeit der meist erfolgreichen Sofortbehandlung ungenutzt gelassen worden. Im weiteren Verlauf muss mit erheblichen Schwierigkeiten bei der Therapie gerechnet werden.

4.2 Einschätzung des hypovolämischen Schocks

Der hämorrhagische Schock entsteht durch akute äußere oder innere Blutungen. Äußere Blutungen als Ursache des Schocks sind gewöhnlich leicht zu erkennen, während bei stumpfen Traumen oder nicht traumatisch bedingten inneren Blutungen die Diagnose zunächst erschwert sein kann.

⚡ Bei stumpfen Traumen sollte immer an die Möglichkeit okkulter Blutungen in die Körperhöhlen gedacht werden. Das klinische Bild des akuten Schocks ohne offensichtliche Blutungsquelle kann als Alarmzeichen innerer Blutungen angesehen werden.

Offene Blutungen können unbehandelt zum Verbluten führen, während Blutverluste bei geschlossenen Extremitätenverletzungen oft durch eine lokale Tamponade begrenzt werden. In ▶ Tabelle 33-4 sind Inhaltswerte für Blutverluste bei Verletzungen zusammengestellt.

Zu den wichtigsten **nichttraumatischen Blutungsursachen** gehören:
- Gastrointestinale Blutungen:
  - Ulcus duodeni oder ventriculi,
  - Magen- oder Dickdarmtumoren,
  - Meckel-Divertikel,
  - Ösophagusvarizenblutung,
  - Hämorrhoidalblutungen;
- Ruptur von Gefäßen:
  - Aortenaneurysma,
  - Aneurysma spurium,
  - Angiodysplasien;
- Gynäkologie und Geburtshilfe:
  - Uterusruptur,
  - Placenta praevia,
  - Extrauteringravidität,
  - postpartale Uterusatonie;
- weitere Ursachen:
  - Gefäßarrosionen bei Tumoren oder chronischen Entzündungen,
  - Nasenblutungen,
  - Varizenblutungen usw.

In ▶ Tabelle 33-5 ist die Beziehung zwischen Volumenverlust und klinischem Bild des hypovolämischen Schocks bei einem jungen, kräftigen und sonst gesunden Patienten zusammengestellt. Die auftretenden Zeichen sind allerdings individuell unterschiedlich stark ausgeprägt. Vor allem reagieren Kinder und alte Patienten empfindlicher auf geringere Volumenverluste als jüngere Patienten.

Um den Schweregrad des Schockzustands einzuschätzen, können folgende Messungen durchgeführt werden:
- Herzfrequenz,
- arterieller Blutdruck,
- zentraler Venendruck,
- Lungenkapillaren-Verschlussdruck,
- Herzzeitvolumen,
- Urinausscheidung.

Tab. 33-4 Anhaltswerte für Blutverluste bei Frakturen

Becken	5000 ml
Oberschenkel	2000 ml
Unterschenkel	1000 ml
Oberarm	800 ml
Unterarm	400 ml

Tab. 33-5 Klassifikation des hämorrhagischen Schocks

	Klasse I	Klasse II	Klasse II	Klasse IV
Blutverlust (ml)	< 750 (< 10%)	< 1500 (15–30%)	< 2000 (30–40%)	> 2000 (> 40%)
syst. Blutdruck	normal	normal	erniedrigt	erniedrigt
diast. Blutdruck	normal	erhöht	erniedrigt	erniedrigt
Puls (1/min)	< 100	100–120	120 (flach)	> 120 (sehr schwach)
Pulsdruck	normal oder erhöht	erniedrigt	erniedrigt	erniedrigt
Kapillarfüllung	normal	verzögert (> 2 s)	verzögert (> 2 s)	nicht feststellbar
Atemfrequenz (1/min)	14–20	20–30	30–40	< 35
Urinfluss (ml/h)	> 30	20–30	10–20	0–10
Extremitäten	normale Farbe	blass	blass	blass und kalt
mentaler Status	wach	ängstlich	ängstlich und verwirrt	verwirrt und lethargisch

4.2.1 Herzfrequenz

Beim hypovolämischen Schock besteht gewöhnlich folgende Beziehung zwischen Ausmaß des Blutverlustes und Veränderungen der Herzfrequenz: **je größer der Blutverlust, desto höher die Herzfrequenz.** Allerdings steigt im Schock die Herzfrequenz meist *nicht über 150/min* an. Liegt die Herzfrequenz höher, so muss an eine primäre Tachyarrhythmie gedacht werden.

Auch im kardiogenen und septischen Schock ist die Herzfrequenz gewöhnlich erhöht.

4.2.2 Arterieller Blutdruck

Hypotension: Ein systolischer Blutdruck *unter 80–90 mmHg* oder unter 30–40% des Ausgangswerts bzw. ein arterieller Mitteldruck von *weniger als 50 mmHg* gilt im Allgemeinen als Indikator für einen Schockzustand. Allerdings sind die Blutdruckwerte, isoliert betrachtet, aus folgenden Gründen von begrenzter Aussagekraft:
— Zwar ist ein gewisser minimaler Perfusionsdruck für eine ausreichende Organdurchblutung erforderlich, die Grenzen sind jedoch für die einzelnen Organe nicht genau definiert. Außerdem kann aus der Höhe des Blutdrucks nicht ohne weiteres auf die Größe des Blutflusses geschlossen werden.
— Das Schocksyndrom beginnt bei den meisten Schockformen bereits, bevor der Blutdruck kritisch abgefallen ist.
— Im Schockzustand ist wegen der Zentralisation der Blutdruck in einer zentralen Arterie wie der Aorta häufig deutlich höher als in einer kontrahierten peripheren Arterie.

Als indirekte Zeichen eines erniedrigten Blutflusses können die arteriovenöse Sauerstoffgehaltsdifferenz und die arterielle Laktatkonzentration angesehen werden. Im Schock nimmt die **arteriovenöse Sauerstoffgehaltsdifferenz** aufgrund einer vermehrten Sauerstoffausschöpfung zu; die **arterielle Laktatkonzentration** steigt wegen der anaeroben Glykolyse an.

Für die Überwachung des Schockzustands und den Erfolg der Therapiemaßnahmen sollte der arterielle Druck kontinuierlich über eine arterielle Kanüle gemessen werden.

Schockindex. Der Schockindex kennzeichnet das Verhältnis von Herzfrequenz zu Blutdruck. Bei Werten unter und um 0,5 besteht kein Schock; um 1,0 liegt ein mäßiger Schock vor, über 1,5 ein schwerer Schock. Allerdings ermöglicht der Schockindex lediglich eine grobe Orientierung über den Schweregrad des Schockzustandes.

4.2.3 Zentraler Venendruck

Der zentrale Venendruck hängt u. a. vom Füllungszustand des venösen (Kapazitäts-)Systems ab. Werte unter 5 cmH$_2$O weisen auf Hypovolämie, Werte über 12 cmH$_2$O auf Herzinsuffizienz bzw. Volumenüberladung hin.

Im hypovolämischen Schock ist der zentrale Venendruck erniedrigt, im kardiogenen Schock erhöht.

4.2.4 Lungenkapillaren-Verschlussdruck

Der Lungenkapillaren-Verschlussdruck oder Wedge-Druck wird über einen Pulmonalarterienkatheter gemessen. Erniedrigte Werte weisen auf Hypovolämie hin, erhöhte Werte auf Linksherzinsuffizienz. Die Messung des Wedge-Drucks ermöglicht eine bessere Kontrolle des Schockverlaufs und des Therapieerfolgs.

4.2.5 Zentralvenöse Sauerstoffsättigung

Die Höhe der zentralvenösen Sauerstoffsättigung steht in direkter Beziehung zum Herzzeitvolumen: je geringer die Sättigung, desto niedriger das Herzzeitvolumen.

4.2.6 Herzzeitvolumen

Das Herzzeitvolumen wird gewöhnlich nach der Thermodilutionsmethode über einen Pulmonalarterienkatheter gemessen. Das Herzzeitvolumen ist der entscheidende Parameter im Schockzustand, weil er Aussagen über die **Größe des Blutflusses** ermöglicht. Im Frühstadium des Schocks liegt das Herzzeitvolumen, bedingt durch die ausgelösten Kompensationsreaktionen, oft im Normbereich oder ist aufgrund der sympathoadrenergen Reaktion erhöht, fällt jedoch im weiteren Verlauf, mit Ausnahme des hyperdynamen septischen Schocks, ab.

4.2.7 Urinausscheidung

Mit dem Abfall des Herzzeitvolumens im Schock nehmen auch die Urinausscheidung und die Ausscheidung von Natrium ab, während die Urinosmolarität ansteigt. Im schweren Schock tritt eine **Anurie** auf. Eine Urinausscheidung von **mehr als 0,5–1 ml/kg/h** weist auf eine ausreichende Organdurchblutung und damit auch Herzleistung hin.

Bei jedem Patienten im Schock muss die Urinausscheidung kontinuierlich überwacht werden.

4.3 Laboruntersuchungen

Bei Patienten im Schock sollten zunächst die in ▶ Tabelle 33-6 aufgeführten Laborparameter bestimmt werden.

Aus den insgesamt erhobenen Daten können Schlussfolgerungen über Schockform, Schweregrad und Ursache gezogen werden:
— Sind bei einem Patienten im Schock die zentralen Füllungsdrücke (zentraler Venendruck, Pulmonalarteriendruck und Wedge-Druck) erniedrigt und bestehen gleichzeitig die Zeichen der Vasokonstriktion, so liegt mit hoher Wahrscheinlichkeit ein **hypovolämischer Schock** vor. Differentialdiagnostisch muss die Spätphase eines *septischen Schocks* erwogen werden.
— Sind bei einem Patienten im Schock die zentralen Füllungsdrücke niedrig und bestehen gleichzeitig die Zeichen der Vasodilatation, so liegt wahrscheinlich eine funktionelle Vergrößerung des Gefäßbetts durch Abfall des peripheren Widerstands und Abnahme des Venentonus vor, wie sie für den **neurogenen Schock** charakteristisch ist.
Differentialdiagnose: hyperdyname Phase des *septischen Schocks; anaphylaktischer Schock.*
— Sind bei einem Patienten im Schock die zentralen Füllungsdrücke hoch und besteht gleichzeitig eine Vasokonstriktion, so liegt wahrscheinlich ein **kardiogener Schock** vor. Meist bestehen zusätzlich noch die Zeichen der venösen Stauung.

Tab. 33-6 Laboruntersuchungen bei Schocksyndromen

— Blutgruppe und Kreuzprobe
— Hämoglobin, Hämatokrit und Leukozyten
— Blutgasanalyse und Säure-Basen-Parameter
— Serumelektrolyte
— Harnstoff und Kreatinin
— Gerinnungsstatus, Fibrinspaltprodukte und Thrombozyten
— arterielle Laktatkonzentration
— Amylasen

5 Präoperative Behandlung des Schocks

Für eine erfolgreiche Therapie muss das Schocksyndrom *frühzeitig* erkannt werden. Vorrangiges Ziel ist die Wiederherstellung einer ausreichenden Herz-Kreislauf-Funktion und Organdurchblutung. Häufig sind therapeutische Maßnahmen nur dann wirksam, wenn auch rasch die *Ursache* des Schocks beseitigt wird. Dies gilt ganz besonders für schwere Traumen, bei denen die Blutungen so massiv sind, dass die Volumenzufuhr mit den Verlusten nicht Schritt halten kann: In dieser Situation muss umgehend operiert werden, auch wenn der Schockzustand noch nicht durch therapeutische Maßnahmen kompensiert werden konnte.

5.1 Hypovolämischer Schock

Wichtigste Maßnahmen beim traumatisch-hämorrhagischen Schock sind die (meist operative) Blutstillung und der ausreichende Ersatz von Volumen und Sauerstoffträgern. Bei Blutungen nichttraumatischer Ursache sollte, nach ausreichender Reaktion der Herz-Kreislauf-Funktion auf Volumenersatz, die Blutungsquelle lokalisiert und operativ oder endoskopisch ausgeschaltet werden.

Venöse Zugänge. Je nach Ausmaß des Schocks sollten ein weitlumiger zentraler Venenkatheter bzw. Shaldon-Katheter und mehrere weitlumige Venenverweilkanülen gelegt werden. Sie dienen dem raschen Volumenersatz und der Zufuhr von Medikamenten sowie zur Entnahme von Blut und zur kontinuierlichen Messung des zentralen Venendrucks.

Volumenersatz. Im Mittelpunkt der Behandlung des hypovolämischen Schocks steht die rasche Wiederherstellung des zirkulierenden Blutvolumens durch Blut und Blutderivate und/oder andere Flüssigkeiten wie Kolloide und Kristalloide (siehe Kap. 27). Bei der Zufuhr von Kristalloiden wird empfohlen, pro 4 Einheiten 1 Einheit kolloidale Lösung zuzuführen, um den kolloidosmotischen Druck aufrechtzuerhalten. Abfall des Hämoglobins auf 7–10 g/dl gilt als Indikation für die Transfusion von Blut (siehe Kap. 28).

Der Volumenersatz muss rasch und in ausreichender Menge unter kontinuierlicher Kontrolle der Herz-Kreislauf-Funktion und der metabolischen Parameter erfolgen, bis **systolische Blutdrücke > 100 mmHg** bzw. **arterielle Mitteldrücke um 80 mmHg** bei sonst normotensiven Patienten sowie ein **normaler zentraler Venendruck** erreicht werden. Volumenzufuhr ist auch bei anderen Schockformen, die mit Hypovolämie und Dehydratation einhergehen, erforderlich.

Sicherung des pulmonalen Gasaustausches. Um eine Hypoxämie zu verhindern, erhält jeder Patient im Schock Sauerstoff über eine Maske zugeführt. Reicht die Spontanatmung nicht aus, wird ohne Verzögerung intubiert und maschinell beatmet.

Azidosetherapie. Die durch den Schock entstehende metabolische Azidose wird vor allem durch Wiederherstellung eines ausreichenden Herzzeitvolumens behandelt. Eine anhaltende metabolische Azidose ist nahezu immer ein Zeichen für ungenügenden Volumenersatz. Bei andauernder peripherer Kreislaufinsuffizienz nimmt jedoch die Azidose weiter zu, so dass die Zufuhr von Puffersubstanzen wie *Natriumbikarbonat* indiziert ist. Die Puffertherapie sollte möglichst immer unter Kontrolle der Säure-Basen-Parameter erfolgen.

Vasopressoren wie *Noradrenalin* können nützlich sein, wenn ein schwerer Blutdruckabfall durch Medikamente oder Anästhetika hervorgerufen wurde. Für die Primärtherapie des hypovolämischen Schocks sind Vasopressoren hingegen nicht geeignet, zumal ohnehin bereits eine kompensatorische Vasokonstriktion vorliegt.

Bei schwerer Hypotension oder drohendem Herzstillstand können Vasopressoren in möglichst niedriger Dosierung zugeführt werden, um bis zum Beginn einer ausreichenden Volumentherapie die Durchblutung von Herz und Gehirn durch Herstellung eines ausreichenden Perfusionsdrucks zu unterstützen.

Kortikosteroide. Die Wirksamkeit von Steroiden im hypovolämischen Schock ist nicht gesichert.

5.2 Kardiogener Schock

Die Behandlung des kardiogenen Schocks wird vor allem von der Ursache und den pathogenetischen Faktoren bestimmt (siehe Kap. 16). Beim **akuten Myokardversagen** wird das Afterload durch *Vasodilatatoren* (Nitroprussid, Nitroglyzerin) gesenkt und die Kontraktionskraft des Herzens durch *positiv inotrope Substanzen* (z. B. Dobutamin) gefördert. Der linksventrikuläre Füllungsdruck (dem Wedge-Druck entsprechend) wird durch *Volumenzufuhr* (Kolloide, Kristalloide) in einem oberen Bereich gehalten, der ohne kardiale Dekompensation toleriert wird. Hingegen muss bei Hypervolämie eine Therapie mit Vasodilatatoren und *Diuretika* eingeleitet werden.

Weitere Maßnahmen: Sauerstoff zuführen, Serumelektrolyte und Säure-Basen-Parameter normalisieren, Herzrhythmusstörungen behandeln, Herzarbeit vermindern.

5.3 Septischer Schock

Beim septischen Schock ist ein komplexes Vorgehen erforderlich: antibakterielle Therapie; Beseitigung des Infektionsherds, evtl. Kortikosteroide in hohen Dosen (umstritten), positiv inotrope Substanzen, Volumenzufuhr, evtl. Vasodilatatoren bei anhaltender Vasokonstriktion trotz ausreichendem Volumenersatz.

5.4 Anaphylaktischer Schock

Die wichtigsten Maßnahmen beim anaphylaktischen Schock umfassen vorrangig eine ausreichende **Volumensubstitution** (Kristalloide und Kolloide, je ca. 1000 ml) sowie die Zufuhr von **Adrenalin i.v.** (spezifische Wirkung wird bestritten) und Kortikosteroiden. Antihistaminika sind wahrscheinlich unwirksam.

5.5 Neurogener Schock

Bei Schock durch Abnahme des peripheren Widerstands oder Zunahme der venösen Kapazität mit relativer Hypovolämie ist die Zufuhr von Volumen und/oder Vasopressoren erforderlich.

6 Narkose bei Patienten im Schock

Grundsätzlich sollte bei Patienten im Schock keine Narkose eingeleitet werden, bevor durch die Initialbehandlung eine ausreichende Herz-Kreislauf-Funktion wiederhergestellt und stabilisiert worden ist. Praktisch gilt:

> Eine übereilte Narkoseeinleitung bei Patienten im Schock ohne ausreichende Primärbehandlung verschlechtert die Überlebenschancen erheblich.

Die Zeichen ausreichender Stabilisierung nach der Initialbehandlung eines hypovolämischen Schocks sind:
— Anhaltender Anstieg des systolischen Blutdrucks auf > 100 mmHg,
— bleibender Abfall der Herzfrequenz,
— normaler zentraler Venendruck.

Notoperationen. Bei bestimmten Traumen ist eine sofortige Operation erforderlich, um die Schockursache zu beseitigen und eine erfolgreiche Volumensubstitution bzw. Therapie zu ermöglichen, ohne dass vorher eine ausreichende Stabilisierung der Herz-Kreislauf-Funktion erreicht werden kann (siehe Kap. 52). Hierbei ist die narkosebezogene präoperative Untersuchung begrenzt, schwerwiegende Begleiterkrankungen sind evtl. noch nicht festgestellt worden, die Funktion der Vitalorgane erheblich gestört. Zusätzlich muss davon ausgegangen werden, dass der Patient einen vollen Magen hat. In dieser speziellen Situation werden zunächst folgende **Maßnahmen** durchgeführt:

▼ Sicherung der Atemwege durch endotracheale Intubation.
▼ Normalisierung des pulmonalen Gasaustausches durch kontrollierte Beatmung.
▼ Überwachung der Herz-Kreislauf-Funktion mit einfachen Hilfsmitteln: Pulsmessung, Blutdruckmanschette, präkordiales Stethoskop, EKG.
▼ Anlegen mehrerer venöser Zugänge zur Volumensubstitution und Blutentnahme.

Invasive Verfahren zur Überwachung der Vitalfunktionen werden erst angewandt, wenn sich die Herz-Kreislauf-Funktion annähernd stabilisiert hat.

Dosierung von Medikamenten. Im Schockzustand sind Pharmakodynamik und -kinetik von Pharmaka erheblich verändert. Meist sind wesentlich geringere Dosen erforderlich, um die gleichen Wirkungen wie bei Patienten ohne Schockzustand zu erzielen. Stoffwechsel und Elimination der einzelnen Substanzen sind häufig verändert. Praktisch gilt:

> Um schwere Komplikationen zu vermeiden, dürfen im Schock Medikamente und Anästhetika nicht schematisch, sondern nur nach Wirkung dosiert werden.

Vor allem aber sollte beachtet werden, dass zahlreiche Anästhetika die Kompensationsreaktionen des Organismus auf den Schockzustand durchbrechen und auf diese Weise den Zustand des Patienten verschlechtern können. Außerdem werden die negativ inotropen Wirkungen von Anästhetika verstärkt, so dass selbst bei sonst nur minimal kardiovaskulär wirksamen Substanzen mit einem erheblichen **Abfall von Blutdruck und Herzzeitvolumen** gerechnet werden muss.

Inhalationsanästhetika werden rascher als sonst aufgenommen; die für eine ausreichende Narkosetiefe erforderliche Konzentration ist erniedrigt. Die Blutkonzentrationen **intravenöser Anästhetika** sind im Schock ebenfalls höher, weil der Verteilungsraum kleiner ist, so dass die kardiovaskulären Nebenwirkungen stärker ausgeprägt sind. Die Wirkungsdauer ist verlängert, weil Stoffwechsel und Elimination vermindert sind.

6.1 Narkoseeinleitung

Die Narkoseeinleitung ist bei Patienten im Schock eine besonders kritische Phase, in der bereits geringe Dosen potenter Anästhetika einen vollständigen und evtl. irreversiblen **Zusammenbruch der Herz-Kreislauf-Funktion** auslösen können.

Die **endotracheale Intubation** sollte möglichst im Wachzustand erfolgen, bevorzugt fiberoptisch. Hierdurch werden das Risiko der Aspiration von Mageninhalt und das einer zusätzlichen Beeinträchtigung der Herz-Kreislauf-Funktion durch die Einleitungssubstanzen vermieden. Im Allgemeinen gelingt die Intubation des wachen Patienten ohne größere Schwierigkeiten, weil im schweren Schockzustand die Schmerzempfindlichkeit und auch die Reflexivität der Atemwege meist deutlich vermindert sind. Ist eine Intubation des wachen Patienten nicht möglich, so wird die Narkose mit einer niedrigen Dosis eines kurzwirksamen i.v. Anästhetikums mit geringen Herz-Kreislauf-Wirkungen (z. B. **Etomidat**) und einem depolarisierenden Muskelrelaxans eingeleitet, und zwar wie bei Patienten mit vollem Magen (siehe Kap. 32).

6.2 Aufrechterhaltung der Narkose

Für die Aufrechterhaltung der Narkose muss beachtet werden, dass bei Patienten im Schock nahezu alle Anästhetika die Herz-Kreislauf-Funktion beeinträchtigen.

Die **Inhalationsanästhetika** Isofluran, Desfluran und Sevofluran sollten wegen ihrer stark negativ inotropen Wirkung beim schweren Schock *nicht* eingesetzt werden. Am besten geeignet ist wahrscheinlich die **balancierte Anästhesie** mit einem Opioid (z. B. Fentanyl; mit oder ohne Lachgas) und Muskelrelaxanzien. Hierbei gilt:

! Der bewusstlose Patient im Schock benötigt meist sehr wenig Narkosemittel.

Oft genügt bereits die Zufuhr von **Fentanyl** allein in niedriger Dosierung. Bei Patienten ohne präoperative Bewusstseinsstörung kann Fentanyl durch **Lachgas** supplementiert werden, um eine Amnesie und Hypnose zu erreichen. Allerdings wird bei Patienten im Schock die sonst geringe kardiodepressorische Wirkung von Lachgas verstärkt, so dass Vorsicht selbst bei der Zufuhr niedriger Konzentrationen geboten ist.

Auch bei Patienten im *kompensierten* Schock scheint eine balancierte Narkosetechnik günstiger zu sein als andere Narkoseverfahren; wiederum müssen die Medikamente meist niedriger dosiert werden.

Postoperativ müssen alle Patienten nach einem Schockzustand auf einer Intensivbehandlungsstation weiter versorgt werden.

Literatur

Cryer HM, Gosche J, Harbrecht J, Anigian G, Garrison N. The effect of hypertonic saline resuscitation on responses to severe hemorrhagic shock by the skeletal muscle, intestinal, and renal microcirculation systems: seeing is believing. Am J Surg. 2005 Aug;190(2): 305–13.

Dewachter P, Jouan-Hureaux V, Franck P, Menu P, de Talance N, Zannad F, Laxenaire MC, Longrois D, Mertes PM. Anaphylactic shock: a form of distributive shock without inhibition of oxygen consumption. Anesthesiology. 2005 Jul;103(1):40–9.

Eroglu E, Eroglu F, Yavuz L, Agalar C, Agalar F. The effect of colloidal fluid replacement on wound healing in an experimental sublethal hemorrhagic shock model. Eur J Emerg Med. 2005 Dec;12(6):282–4.

Eroglu E, Yavuz L, Eroglu F, Ergin C, Agalar C, Agalar F. Resuscitation with modified gelatin causes higher bacterial translocation in experimental sublethal hemorrhagic shock. Clin Exp Obstet Gynecol. 2004; 31(3):232–4.

Fuentes JM, Hanly EJ, Aurora AR, De Maio A, Talamini MA. Anesthesia-specific protection from endotoxic shock is not mediated through the vagus nerve. Surgery. 2005 Oct;138(4):766–71.

Green R, Ball A. Alpha-agonists for the treatment of anaphylactic shock. Anaesthesia. 2005 Jun;60(6): 621–2.

Interdisziplinäre Arbeitsgruppe Schock der DIVI. Die Definitionen der Schockformen. Intensivmed 2001; 38:541–553

Jackson WL Jr. Should we use etomidate as an induction agent for endotracheal intubation in patients with septic shock?: a critical appraisal. Chest. 2005 Mar;127(3):1031–8. Review.

Johnson KB, Egan TD, Kern SE, McJames SW, Cluff ML, Pace NL. Influence of hemorrhagic shock followed by crystalloid resuscitation on propofol: a pharmacokinetic and pharmacodynamic analysis. Anesthesiology. 2004 Sep;101(3):647–59.

Liu CC, Ke D, Chen ZC, Lin MT. Hydroxyethyl starch produces attenuation of circulatory shock and cerebral ischemia during heatstroke. Shock. 2004 Sep; 22(3):288–94.

Lomas-Niera JL, Perl M, Chung CS, Ayala A. Shock and hemorrhage: an overview of animal models. Shock. 2005 Dec;24 Suppl 1:33–9.

Mullner M, Urbanek B, Havel C, Losert H, Waechter F, Gamper G. Vasopressors for shock. Cochrane Database Syst Rev. 2004;(3):CD003709. Review.

Peng TC, Liao KW, Lai HL, Chao YF, Chang FM, Harn HJ, Lee RP. The physiological changes of cumulative hemorrhagic shock in conscious rats. J Biomed Sci. 2006 Jan 18:1–10

Watters JM, Brundage SI, Todd SR, Zautke NA, Stefater JA, Lam JC, Muller PJ, Malinoski D, Schreiber MA. Resuscitation with lactated ringer's does not increase inflammatory response in a Swine model of uncontrolled hemorrhagic shock. Shock. 2004 Sep; 22(3):283–7.

Werdan K, Schuster HP, Müller-Werdan U (Hrsg.) Sepsis und MODS. Springer 2005.

34

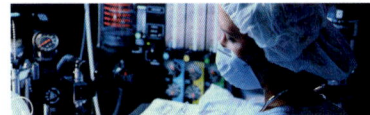

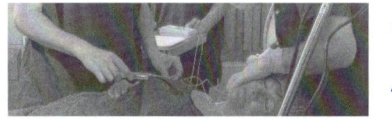

Kardiopulmonale Reanimation

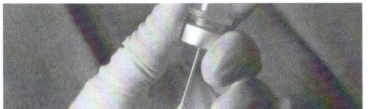

Inhaltsübersicht

1 Einführung und Definitionen 908
2 Praktische Schlussfolgerungen 909
3 Übersicht der kardiopulmonalen Reanimation – CPR (cardiopulmonary resuscitation) 909
3.1 Basismaßnahmen – BLS (basic life support) . 909
3.2 Erweiterte Reanimationsmaßnahmen – ACLS (advanced cardiovascular life support) 909
3.3 Klassifikation von Reanimationsmaßnahmen 910
3.4 Indikationen 910

4 Ateminsuffizienz, Atemstillstand 911
4.1 Ursachen 911
4.2 Erkennen 911
4.3 Sofortmaßnahmen 912
    4.3.1 Öffnen der Atemwege 912
    4.3.2 Reinigen und Absaugen der Atemwege 913
    4.3.3 Intubation des Pharynx 915
    4.3.4 Ösophagotrachealer Tubus (Combitubus) 916
    4.3.5 Larynxmaske 916
    4.3.6 Endotracheale Intubation 916
    4.3.7 Beatmung 917

5 Herzstillstand 919
5.1 Ursachen 920
5.2 Erkennen 920
    5.2.1 Klinische Bedeutung der Zeichen ... 920
5.3 Behandlung des Herzstillstands 921
    5.3.1 Extrathorakale Herzkompression ... 921
    5.3.2 Aktive Kompression und Dekompression des Thorax: ACD–CPR 924
    5.3.3 Intermittierende abdominale Gegenpulsation 924
    5.3.4 Westenreanimation 924
    5.3.5 Offene Herzkompression 924

6 Basismaßnahmen – BLS (basic life support) 925
6.1 A – Atemwege frei machen 925
6.2 B – Beatmung 925
6.3 C – Extrathorakale Herzkompression 925
6.4 Kardiopulmonale Reanimation durch einen Helfer 927
6.5 Kardiopulmonale Reanimation durch zwei Helfer 928

6.6 Kontrolle der Wirksamkeit 928
6.7 Fehler bei der Reanimation 929

7 Erweiterte Reanimationsmaßnahmen – ACLS (advanced cardiovascular life support) 929
7.1 EKG-Diagnostik des Kreislaufstillstands und EKG-Überwachung der Reanimation 929
    7.1.1 Kammerflimmern und Kammerflattern 929
    7.1.2 Asystolie 931
    7.1.3 Elektromechanische Entkoppelung . 931
7.2 Elektrische Defibrillation 931
    7.2.1 Defibrillator 931
    7.2.2 Transthorakale Impedanz 931
    7.2.3 Platzierung der Elektroden 932
    7.2.4 Energiebedarf bei der Defibrillation . 932
    7.2.5 Kardioversion 933
    7.2.6 Automatischer externer Defibrillator (AED) 933
7.3 Endotracheale Intubation 933
7.4 Venöser Zugang und alternative Zugangswege 934
    7.4.1 Peripherer Venenzugang 934
    7.4.2 Zentraler Venenkatheter 934
    7.4.3 Endobronchiale Medikamentenzufuhr 934
    7.4.4 Intrakardiale Injektion 935
    7.4.5 Arterielle Punktion bzw. Kanülierung 935
7.5 Medikamente 935
    7.5.1 Adrenalin 935
    7.5.2 Vasopressin 936
    7.5.3 Andere Sympathomimetika und Vasopressoren 937
    7.5.4 Atropin 937
    7.5.5 Antiarrhythmika 937
    7.5.6 Natriumbikarbonat 938
    7.5.7 Kalzium 939
    7.5.8 Magnesium 939
7.6 ACLS-Algorithmen 939
    7.6.1 Kammerflimmern und pulslose Kammertachykardie 940
    7.6.2 Asystolie/elektromechanische Entkoppelung 940
7.7 Offene Herzkompression 942
7.8 Geräte zur Herz-Lungen-Reanimation 943
7.9 Reanimation von Schwangeren 943
7.10 Reanimation bei Unterkühlten 943
7.11 Massive Lungenembolie 943
    7.11.1 Risikofaktoren 944
    7.11.2 Leitsymptome und Diagnostik 944

34 Kardiopulmonale Reanimation

	7.11.3 Reanimation	944
7.12	Beendigung der Reanimation	944
8	**Wiederbelebung von Kindern**	**945**
8.1	Basismaßnahmen	945
	8.1.1 Atemwege	945
	8.1.2 Atmung	946
	8.1.3 Diagnose des Herzstillstands	946
	8.1.4 Kompression des Thorax	946
8.2	Erweiterte Reanimationsmaßnahmen – ACLS (advanced cardiovascular life support)	947
	8.2.1 Endotracheale Intubation	949
	8.2.2 Venöser Zugang, intraossäre Injektion und endobronchiale Instillation	949
	8.2.3 Medikamente	949
8.3	Algorithmen der Kinderreanimation	950
	8.3.1 Asystolie und Bradykardie	950
	8.3.2 Kammerflimmern und pulslose Kammertachykardie	950
	8.3.3 Elektromechanische Entkoppelung	950
9	**Komplikationen der Reanimationsmaßnahmen**	**950**
10	**Behandlung nach Reanimation**	**950**
10.1	Pathophysiologie der globalen Hirnischämie	951
	10.1.1 Irreversible globale Hirnischämie	951
	10.1.2 Reversible globale Hirnischämie	951
	10.1.3 No-Reflow-Phänomen	951
	10.1.4 Frühe postischämische Hypoperfusion	951
	10.1.5 Verzögerte postischämische Hypoperfusion	951
	10.1.6 Postischämischer Hypermetabolismus	952
10.2	Hirnprotektive Maßnahmen nach Reanimation	952
	10.2.1 Allgemeine hirnorientierte Maßnahmen	952
	10.2.2 Spezielle zerebrale Reanimation	953
	10.2.3 Schlussfolgerungen	954
11	**Verlauf nach Reanimation**	**954**
12	**Hirntod**	**955**
12.1	Feststellung des Hirntodes	955
	12.1.1 Voraussetzungen für die Hirntoddiagnostik	955
	12.1.2 Klinische Zeichen des Hirntodes	957
	12.1.3 Nachweis der Irreversibilität der klinischen Ausfallsymptome	957
	12.1.4 Zeitraum der Beobachtung	957
	12.1.5 Ergänzende Untersuchungen	957
	12.1.6 Besonderheiten bei Kindern vor dem 3. Lebensjahr	958
12.2	Todeszeitpunkt	958
12.3	Protokollierung	958
	Literatur	959

1 Einführung und Definitionen

Herzstillstand ist definiert als das plötzliche und unerwartete Aufhören der Herz-Kreislauf-Funktion. Ein Herzstillstand führt zum **klinischen Tod**, der bezeichnet wird als eine Phase des Stillstands der Herz-Kreislauf-, Atem- und Hirnfunktion, innerhalb deren durch Wiederbelebungsmaßnahmen der ursprüngliche Funktionszustand des Gehirns vor Eintritt des Herzstillstands wiederhergestellt werden kann.

Freies Intervall. Zwischen dem Herzstillstand und dem Funktionsausfall der Organe besteht ein freies Intervall, in dem der noch im Blut vorhandene Sauerstoff ausgeschöpft und die Organfunktion aufrechterhalten werden kann. Dieses freie Intervall beträgt für das Gehirn etwa 10 s.

Wiederbelebungszeit ist die Zeit zwischen dem Herzstillstand und dem Eintritt der irreversiblen Schädigung der Organe. In dieser Phase tritt eine anaerobe Glykolyse auf, die dazu führt, dass die Zellstruktur zunächst erhalten bleibt. Für die Praxis ist wichtig, dass innerhalb der Wiederbelebungszeit die Herz-Kreislauf- und Atemfunktion wiederbelebt werden können, ohne dass irreversible Schäden der Organe eintreten. Allerdings ist die Wiederbelebungszeit der einzelnen Organe unterschiedlich lang: Besonders empfindlich reagieren **Gehirn und Herz** auf Hypoxie, entsprechend kurz ist ihre Wiederbelebungszeit: Sie beträgt für das Gehirn etwa 4–6 min, für das Herz hingegen etwa 15–30 min.

Es muss jedoch beachtet werden, dass die Wiederbelebungszeit durch zahlreiche Faktoren verkürzt oder verlängert werden kann. Die wichtigsten sind:
— Körpertemperatur,
— Alter,
— Intensität des Stoffwechsels,
— Vorschädigung der Organe.

Erholungszeit. Wird innerhalb der Wiederbelebungszeit erfolgreich reanimiert, so nehmen die Organe ihre volle Funktion erst nach einer bestimmten Zeit wieder auf, die als Erholungszeit oder Latenz bezeichnet wird. Die Erholungszeit hängt vor allem von der Dauer der Hypoxie ab: je länger die Hypoxiezeit, desto länger die Erholungszeit!

Überlebenszeit. Wird die Wiederbelebungszeit überschritten, treten irreversible morphologische Schädigungen der Zellen ein. Anfangs sind hiervon jedoch nicht alle Organe in gleicher Weise betroffen, so dass eine partielle Wiederaufnahme der Organfunktion möglich ist. Neurologische Ausfälle, irreversibles Koma oder Hirntod können die Folge sein.

2 Praktische Schlussfolgerungen

Wiederbelebung ist nur erfolgreich möglich, wenn sofort gehandelt wird. Zielorgan ist hierbei letztlich das **Gehirn**: Alle Reanimationsmaßnahmen sind darauf ausgerichtet, den Funktionszustand des Gehirns vor Eintritt des Herzstillstands wiederherzustellen. Um dieses Ziel zu erreichen, müssen die Wiederbelebungsmaßnahmen **innerhalb der Wiederbelebungszeit** eingeleitet werden. Wurde hingegen die Wiederbelebungszeit bereits überschritten oder ist die klinische Situation eindeutig aussichtslos oder sind bereits die sicheren Zeichen des biologischen Todes vorhanden, wird keine Wiederbelebung durchgeführt. Allerdings muss beachtet werden, dass Säuglinge und Kleinkinder sowie Unterkühlte eine größere Hypoxietoleranz bzw. verlängerte Wiederbelebungszeit aufweisen, so dass bei ihnen die Reanimationsmaßnahmen auch bei späterem Beginn noch erfolgreich sein können.

3 Übersicht der kardiopulmonalen Reanimation – CPR (cardiopulmonary resuscitation)

Die kardiopulmonale Wiederbelebung kann in drei Phasen eingeteilt werden:
— Basismaßnahmen (BLS, basic life support),
— erweiterte Reanimationsmaßnahmen (ACLS, advanced cardiovascular life support),
— Intensivtherapie nach Reanimation.

Der European Resuscitation Council (ERC) und die American Heart Association (AHA) haben Empfehlungen zum Vorgehen bei der Reanimation herausgegeben, die im vorliegenden Text weitgehend berücksichtigt worden sind. Diese Empfehlungen sind zwar nicht bindend, jedoch sollte davon nicht ohne sachlich gerechtfertigte Gründe abgewichen werden.

3.1 Basismaßnahmen – BLS (basic life support)

Der BLS (auch als HLW, Herz-Lungen-Wiederbelebung bezeichnet) umfasst das „ABC" der Wiederbelebung, das sind alle Reanimationsmaßnahmen, die sofort und ohne Hilfsmittel – nach der initialen Einschätzung – durchgeführt werden:
A = Atemwege frei machen,
B = Beatmung,
C = Herzkompression.

Wird der BLS mit bestimmten Hilfsmitteln wie einfachen Tuben oder Gesichtsmasken für die Mund-zu-Mund-Beatmung durchgeführt, so handelt es sich um Basismaßnahmen mit Atemweghilfsmitteln.

Ziel des BLS ist die Aufrechterhaltung einer ausreichenden Atem- und Herz-Kreislauf-Funktion, bis die dem Herzstillstand zugrundeliegende Ursache mit anderen Mitteln beseitigt werden kann. In der Regel handelt es sich um eine überbrückende Maßnahme, die jedoch in bestimmten Situationen auch primär zum Ziel führen kann, z. B., wenn der Herzstillstand durch eine Störung der Atmung hervorgerufen wurde.

3.2 Erweiterte Reanimationsmaßnahmen – ACLS (advanced cardiovascular life support)

Zum ACLS gehört der Einsatz professioneller Hilfsmittel und Maßnahmen:
D = Drugs oder Medikamente,
E = EKG-Diagnose,
F = Fibrillationsbehandlung bei Kammerflimmern oder pulsloser Kammertachykardie.

Beim ACLS werden A und B der Basismaßnahmen durch die endotracheale Intubation und die Beatmung mit Sauerstoff über einen Atembeutel oder einen Respirator ersetzt. Die Injektion der Wiederbelebungsmedikamente erfolgt, wenn möglich, über einen venösen Zugang.

! Wichtigste Maßnahmen des ACLS:
— EKG-Diagnose
— Defibrillation
— venöser Zugang
— Injektion von Adrenalin
— endotracheale Intubation
— Beatmung mit 100%igem Sauerstoff

Ziel des ACLS. ACLS ist wesentlich effektiver in der Herstellung eines ausreichenden Spontankreislaufs als BLS und sollte daher so früh wie möglich eingesetzt werden. Im günstigen Fall können hierdurch die Dauer des Herzstillstandes wesentlich verkürzt und die Gefahr irreversibler Hirnschäden vermindert werden.

In ▶ Abbildung 34-1 sind die Maßnahmen des BLS und des ACLS schematisch zusammengefasst.

34 Kardiopulmonale Reanimation

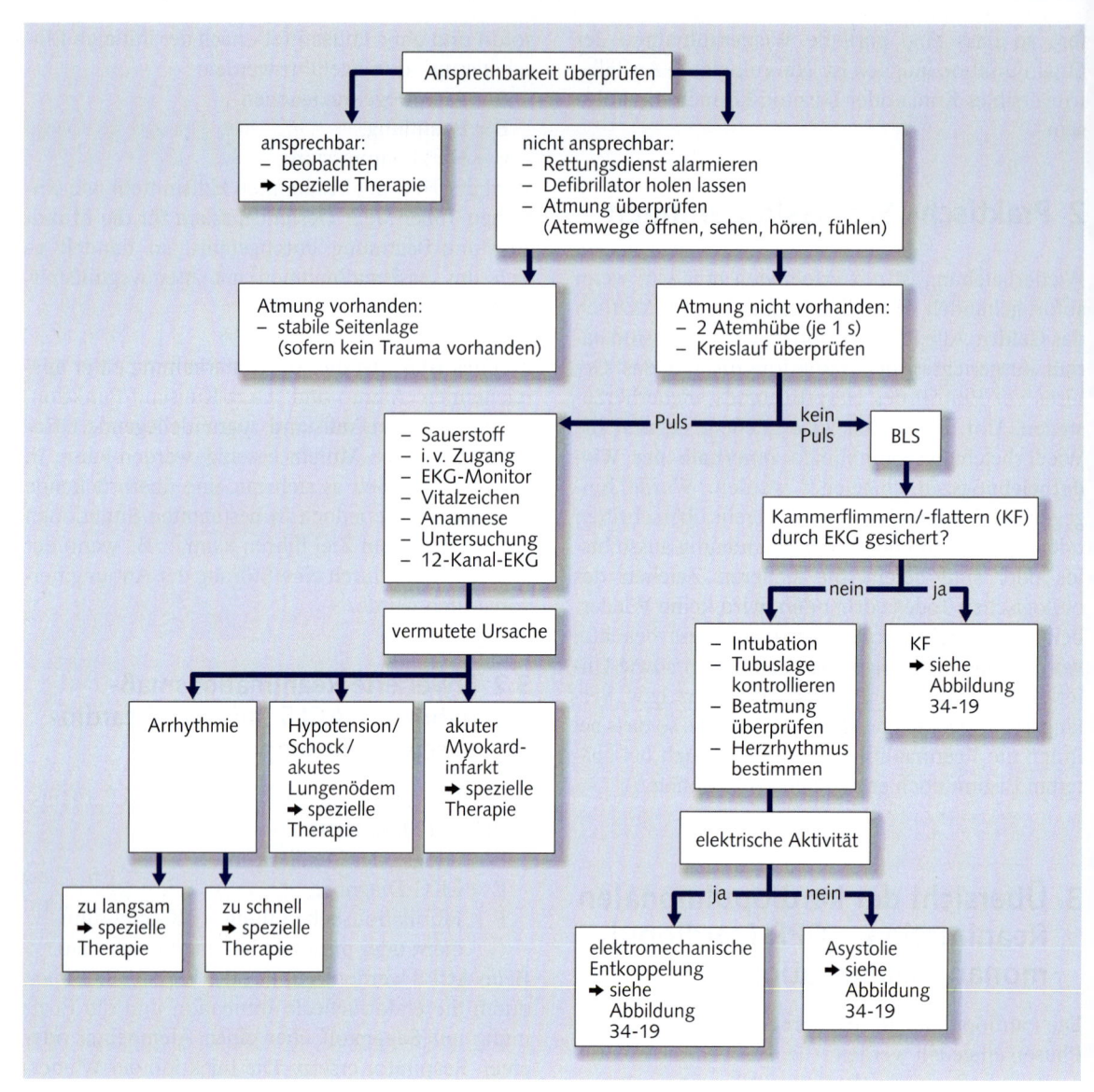

Abb. 34-1 Notfall-Algorithmus.

3.3 Klassifikation von Reanimationsmaßnahmen

Eine internationale Konsensuskonferenz hat in ihren „Guidelines 2000 for Cardiopulmonary Resuscitation and Emergency Cardiovascular Care" alle **Vorgehensweisen** und **Medikamente** bei der kardiopulmonalen Reanimation in vier Klassen eingeteilt und deren Nutzen und Risiko oder Wirksamkeit und Sicherheit auf der Grundlage der evidenzbasierten Medizin definiert (▶ Tab. 34-1).

3.4 Indikationen

Die CPR ist bei allen Arten von Atem- und Herz-Kreislauf-Stillständen indiziert, wenn begründete Hoffnung auf Wiederherstellung und Stabilisierung eines ausreichenden Spontankreislaufs ohne schwerwiegende und irreversible zerebrale Schäden besteht.

Unter folgenden Umständen ist die CRP nicht indiziert:
— Bei sicheren Todeszeichen,
— bei nicht mit dem Leben vereinbaren Verletzungen,
— bei bekannten kardialen, respiratorischen, malignen oder anderen Erkrankungen im Terminalstadium.

Da in der Notfallsituation häufig nichts Näheres über den Patienten bekannt ist, muss in Zweifelsfällen mit der Reanimation begonnen werden.

Tab. 34-1 Bewertung und Einstufung von Reanimationsmaßnahmen nach den „Guidelines 2000"

Klasse I	**hervorragend;** definitiv empfohlen, gestützt durch hervorragende Nachweise, immer akzeptabel, Sicherheit nachgewiesen, definitiv nützlich
Klasse IIa	**gut bis sehr gut;** akzeptabel, sicher und nützlich, unterstützt durch gute bis sehr gute Nachweise, als Standard anzusehen, nach Ansicht der meisten Experten Methode der Wahl
Klasse IIb	**mittelmäßig bis gut;** akzeptabel und nützlich, begründete bis gute Hinweise der Nützlichkeit, kann als Standard erwogen werden, wird von den meisten Experten als Wahlmethode oder Alternative angesehen
Klasse III	**nicht akzeptabel,** nicht nützlich, kann schädlich sein, Nachweis der Wirksamkeit fehlt vollständig oder Schädlichkeit durch Studien gesichert oder nahe gelegt
Klasse „unbestimmt":	vorläufiges Forschungsstadium; vorliegende Nachweise reichen für eine endgültige Klassifizierung nicht aus; Einsatz kann nach wie vor empfohlen werden; die Klassifizierung beschränkt sich auf vielversprechende Inteventionen

4 Ateminsuffizienz, Atemstillstand

Schwere Ateminsuffizienz oder Atemstillstand führen zu **Hypoxie und Hyperkapnie.** Hierdurch können bereits innerhalb weniger Minuten irreversible Hirnschäden oder ein Herzstillstand eintreten.

4.1 Ursachen

Die wichtigsten Ursachen für einen Atemstillstand oder eine akute schwere respiratorische Insuffizienz sind:
— Verlegung der Atemwege (Atemwegobstruktion),
— zentrale Atemdepression,
— periphere Atemdepression.

Verlegung der Atemwege. Häufige Ursachen für eine akute Verlegung der Atemwege sind:
— Zurücksinken der Zunge in den Hypopharynx bei Bewusstlosen,
— Fremdkörper, Zahnprothesen,
— Erbrochenes, Blutkoagel, Schleim,
— Laryngospasmus, Bronchospasmus,
— Tubusballonhernie,
— Larynxödem, Epiglottitis,
— Zungenödem bei Anaphylaxie.

Hierbei können die Atemwege partiell oder komplett verlegt sein:

Eine **komplette Verlegung** der Atemwege verläuft ohne Geräusche und führt zu Ersticken, Atemstillstand und, unbehandelt, innerhalb von 5–10 min zum Herzstillstand. Bei Voratmung von 100% O_2 und Denitrogenierung können jedoch 15–20 min vergehen, bevor der Herzstillstand eintritt. Auf diese Weise kann eine Fehlintubation des Ösophagus lange Zeit unbemerkt bleiben!

Eine **partielle Verlegung** geht hingegen mit Geräuschen einher und führt, wenn entsprechend ausgeprägt, zu hypoxischer Hirnschädigung, sekundärem Atemstillstand und Herzstillstand.

Zentrale Atemdepression oder Apnoe ist häufig durch folgende Faktoren bedingt:
— Anästhetika,
— Opioide,
— Sedativa und Hypnotika,
— schweres Schädel-Hirn-Trauma.

Die Auswirkungen entsprechen denen der Atemwegobstruktion.

Periphere Ateminsuffizienz oder Atemlähmung kann u.a. durch Muskelrelaxanzien, schweres Thoraxtrauma oder neurologische Erkrankungen entstehen und mit den gleichen Folgeschäden wie bei Atemwegobstruktion einhergehen.

4.2 Erkennen

Atemstillstand. Der Atemstillstand wird durch Sehen, Hören und Fühlen erkannt. Die wichtigsten Zeichen der Apnoe sind:
— Keine sichtbaren Atembewegungen,
— keine hör- oder fühlbare Luftströmung an Mund und Nase.

Bewusstlosigkeit tritt etwa 3–6 min nach einem Atemstillstand auf, ein Herz-Kreislauf-Stillstand nach 3–10 min.

Komplette Verlegung der Atemwege. Sind die Atemwege vollständig verlegt und die Atembewegungen noch erhalten, so bestehen folgende Zeichen der Atemwegobstruktion:
— Sichtbare supraklavikuläre und interkostale Einziehungen,
— Luftströmung an Mund und Nase nicht hör- und fühlbar.

34 Kardiopulmonale Reanimation

! Besteht eine komplette Obstruktion der Atemwege zusammen mit Atemstillstand, so kann der Patient nicht beatmet werden.

Partielle Atemwegobstruktion. Ist die Obstruktion nicht vollständig, so tritt eine geräuschvolle Luftströmung auf, häufig verbunden mit supraklavikulären und interkostalen Einziehungen.
— Schnarchen: Obstruktion des Hypopharynx durch die zurückgesunkene Zunge.
— Krächzen oder Stridor: Laryngospasmus, Glottisödem, Epiglottitis.
— Gurgeln: Fremdkörper.
— Giemen: Bronchusobstruktion.

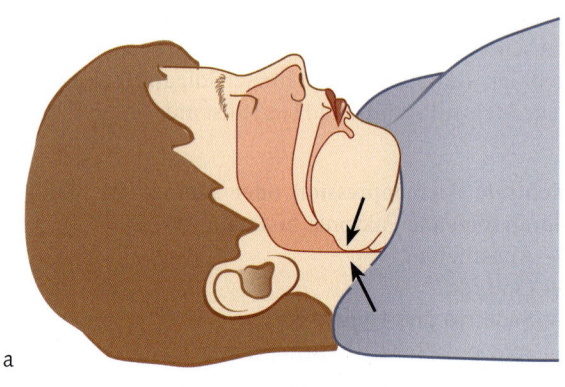

Weitere klinische Zeichen können auf eine Obstruktion der Atemwege bzw. schwere respiratorische Insuffizienz hinweisen:
— Somnolenz (durch Hyperkapnie),
— Tachykardie, Unruhe, Zyanose durch Hypoxämie.

4.3 Sofortmaßnahmen

Bei Atemwegobstruktion und Atemstillstand müssen Diagnose und Sofortbehandlung parallel verlaufen. Die wichtigsten therapeutischen Schritte sind:
— Öffnen der Atemwege,
— Freimachen der Atemwege durch Reinigen und Absaugen,
— Intubation des Pharynx per os oder durch die Nase,
— endotracheale Intubation,
— kontrollierte Beatmung.

4.3.1 Öffnen der Atemwege

Zurücksinken der Zunge in den Hypopharynx ist die häufigste Ursache für eine Atemwegobstruktion beim **Bewusstlosen.** Zum Öffnen der Atemwege wird der Bewusstlose zunächst auf den Rücken gelagert und der Kopf durch Anheben des Kinns zu-

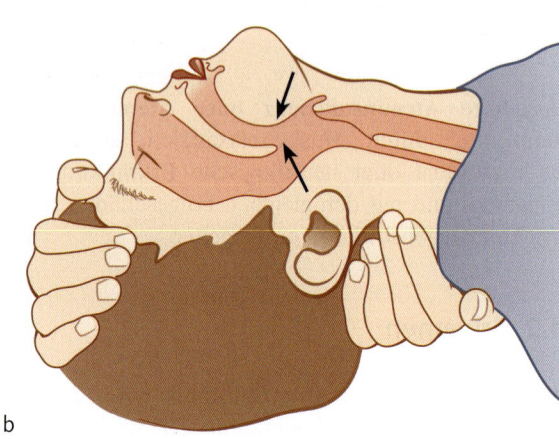

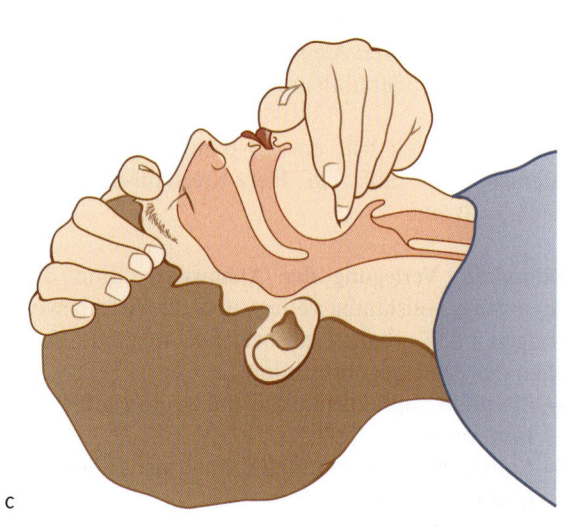

Abb. 34-2a bis c Freimachen der Atemwege.
a) Obstruktion des Hypopharynx durch die Zunge beim Bewusstlosen: Bei gebeugtem oder in mittlerer Position gelagertem Kopf sinkt die Zunge zurück und verlegt den Kehlkopfeingang;
b) Freimachen der Atemwege durch Überstrecken des Kopfes und Anheben des Halses: Hierzu wird die eine Hand auf die Stirn-Haar-Grenze gelegt, die andere unter den Nacken. Durch Zurückdrehen des Kopfes werden die vorderen Strukturen des Halses gestreckt und die Zungenbasis von der Hinterwand des Pharynx abgehoben. Alternativ kann auch der Unterkiefer durch Anheben der Kinnspitze mit den Fingern der einen Hand nach vorn geschoben werden, während mit der anderen, flach auf der Stirn-Haar-Grenze liegenden Hand der Kopf überstreckt wird;
c) Standard-Handgriff zum Freimachen der Atemwege: maximales Überstrecken des Kopfes nackenwärts mit Anheben des Unterkiefers und Schließen des Mundes. Nach diesem Manöver muss der Atemstrom an der Nase wahrnehmbar sein; bei Verlegung der Nase Mund einen querfingerbreiten Spalt öffnen! Ist auch dann kein Atemstrom wahrnehmbar, so muss sofort beatmet werden.

rückgezogen, danach der Mund durch Überstrecken des Kopfes geöffnet: zum Überstrecken die eine Hand des Helfers auf die Stirn des Patienten legen, die andere unter dessen Nacken (▶ Abb. 34-2a bis c).

Gelingt es nicht, die Zunge durch Überstrecken des Kopfes und Anheben der Kinnspitze aus dem Hypopharynx zu verlagern, so wird der **Esmarch-Handgriff** angewandt: Bei diesem Griff wird der Kopf ebenfalls überstreckt und gleichzeitig der Unterkiefer nach vorn gezogen (▶ Abb. 34-3). Hierdurch wird die Zungenbasis von der Hinterwand des Pharynx abgehoben und der Atemweg freigegeben. Besteht jedoch der **Verdacht auf eine Verletzung der Halswirbelsäule,** so wird lediglich das Kinn nach vorn geschoben, der Kopf jedoch nicht überstreckt und auch nicht zur Seite gedreht. Bei keinem der Atemwegmanöver wird ein Kissen unter den Kopf des Patienten gelegt, weil hierdurch die Obstruktion des Hypopharynx verstärkt wird. Ein Kissen ist nur für die endotracheale Intubation indiziert.

Die **stabile Seitenlagerung** wird am spontan atmenden, bewusstlosen Patienten durchgeführt, um die Drainage von Flüssigkeit aus dem Mund zu fördern. Das praktische Vorgehen ist in ▶ Abbildung 34-4 dargestellt. Beim Verletzten sollte diese Lagerung jedoch nur in Ausnahmefällen angewandt werden, um zusätzliche Schädigungen (z. B. Querschnittlähmung bei Wirbelsäulenverletzungen) zu vermeiden.

Zum Öffnen des Mundes siehe ▶ Abbildung 34-5a und b.

Nach jedem Atemwegmanöver muss sofort überprüft werden, ob die Atemwege frei geworden sind. Hierzu wird der nicht spontan atmende Patient **mit Überdruck beatmet,** z. B. Mund-zu-Mund, Mund-zu-Nase, Mund-zu-künstlichem-Atemweg, Atembeutel-Maske-Mund.

4.3.2 Reinigen und Absaugen der Atemwege

Lässt sich der Patient trotz richtig durchgeführter Atemwegmanöver nicht beatmen und besteht der Verdacht auf eine Obstruktion durch Fremdkörper, sollte (wenn keine Absaugvorrichtung vorhanden) der Mund mit einem oder zwei Fingern ausgewischt werden (▶ Abb. 34-6a und b). Um das Entfernen und Abfließen von flüssigen Fremdkörpern bzw. Blut, Erbrochenem oder Schleim zu erleichtern, sollte der Kopf auf die Seite gedreht werden. Besteht jedoch der **Verdacht auf eine Verletzung der Halswirbelsäule** und ist eine Seitwärtsdrehung des Kopfes dringend erforderlich, so darf nur der *gesamte Patient* auf die Seite gelagert werden. Hierbei muss eine Hilfsperson Kopf, Hals und Thorax in einer Ebene fixieren.

Um den Mund des Patienten zum Reinigen, Absaugen oder Einführen eines oropharyngealen Tu-

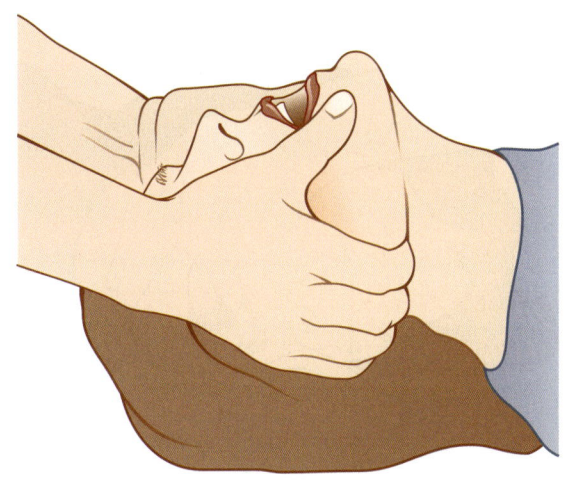

Abb. 34-3 Esmarch-Handgriff zum Öffnen des Mundes. Der Helfer befindet sich hinter dem Kopf des Patienten; seine Finger umgreifen beide Kieferwinkel, die Daumen liegen am Kinn. Nun wird der Unterkiefer so weit nach vorn geschoben, bis die untere Zahnreihe vor die obere gelangt. Der Mund wird durch Herabziehen der Unterlippe mit dem Daumen geöffnet.

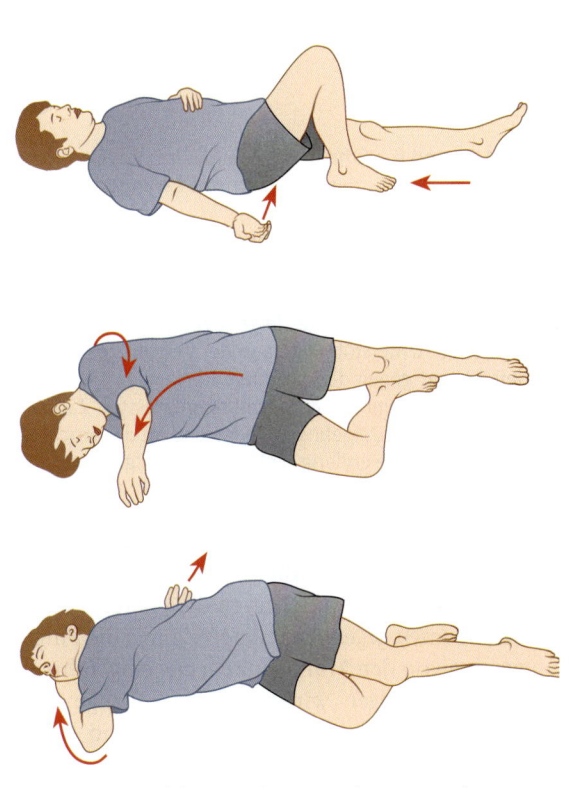

Abb. 34-4 Stabile Seitenlagerung des Bewusstlosen: praktisches Vorgehen.

34 Kardiopulmonale Reanimation

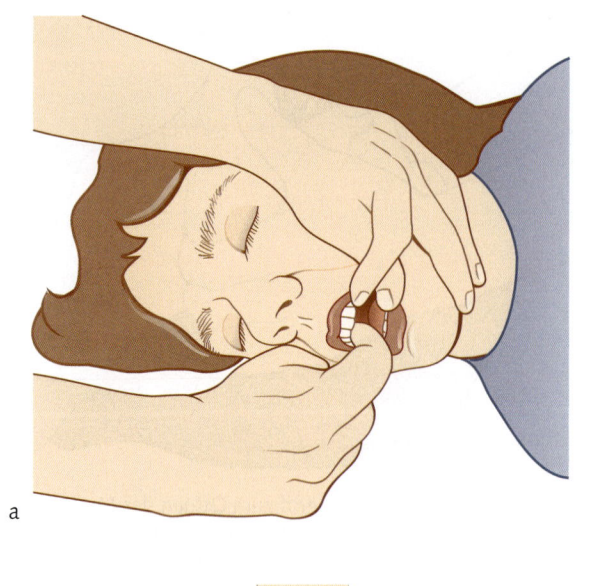

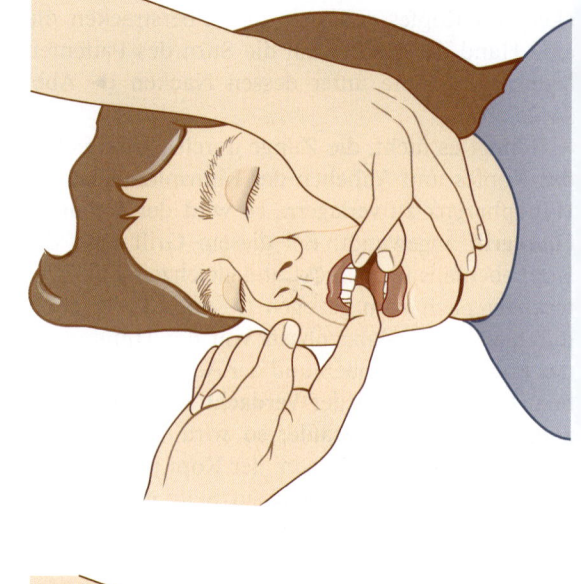

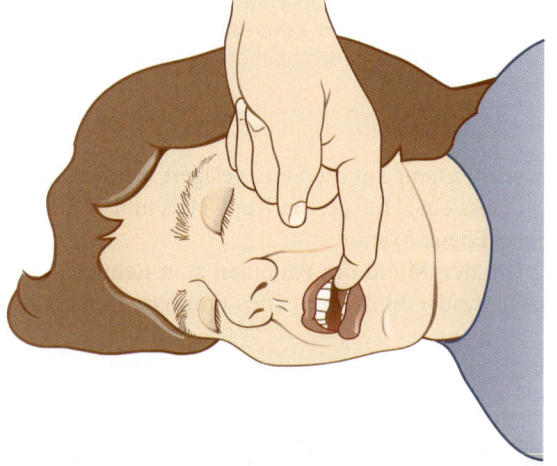

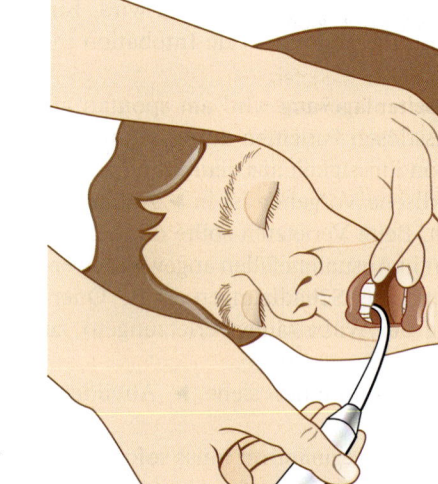

Abb. 34-5a und b Öffnen des Mundes zur Reinigung der Mundhöhle oder für das Einführen von Laryngoskop bzw. Tubus.
a) Manöver der gekreuzten Finger bei mäßig entspanntem Kiefergelenk: Der Daumen drückt in einem der Mundwinkel gegen die untere Zahnreihe, der über oder unter dem Daumen gekreuzte Zeigefinger gegen die obere Zahnreihe. Unterstützend kann der Zeigefinger der anderen Hand gegen den Gaumen drücken;
b) Öffnen des Mundes bei zusammengepressten Zähnen: Hierzu wird der Zeigefinger einer Hand an der geschlossenen Zahnreihe entlang hinter die Zähne geführt.

Abb. 34-6a und b Reinigung der Mundhöhle.
a) Manöver der gekreuzten Finger mit der einen Hand und Auswischen der Mundhöhle mit dem Finger der anderen Hand;
b) Absaugen der Mundhöhle mit dem Absauggerät über einen großlumigen kurzen Katheter.

bus zu öffnen, können verschiedene Methoden angewandt werden (siehe Abb. 34-5a und b):
— Der Zeigefinger drückt gegen die oberen Zähne, der Daumen gegen die unteren Zähne; die Finger werden von den Mundwinkeln aus eingeführt.
— Der Zeigefinger wird zwischen Wange und Zahnreihe in den Mund eingeführt und hinter den letzten Backenzahn vorgeschoben.
— Ist der Kiefer vollkommen erschlafft, so kann mit dem tief in den Rachen eingeführten Daumen der Zungengrund herabgedrückt werden, während die übrigen Finger den Unterkiefer und das Kinn nach vorn schieben (▶ Abb. 34-7).

Feste Fremdkörper werden bei diesen Manövern mit gekrümmtem Zeigefinger oder Zeige- und Mittelfinger herausgewischt.

Absaugen der Atemwege. Für das Absaugen der Atemwege ist eine entsprechend leistungsfähige Absaugvorrichtung erforderlich, damit auch halbfestes

4 Ateminsuffizienz, Atemstillstand 34

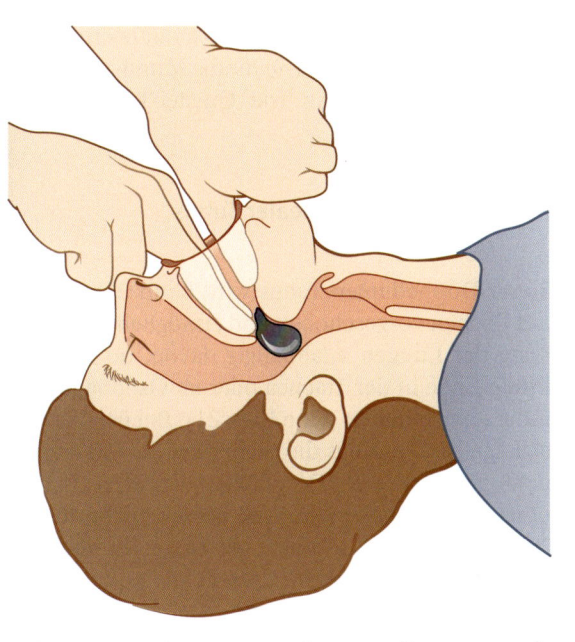

Abb. 34-7 Entfernen von großen Fremdkörpern aus der Mundhöhle.
Bei vollständig erschlafftem Kiefergelenk wird der Daumen der einen Hand tief in den Rachen eingeführt und drückt den Zungengrund herunter, während die anderen Finger den Unterkiefer und das Kinn nach vorn schieben. Mit der anderen Hand können Fremdkörper zwischen den Fingern herausgeholt werden.

Material abgesaugt werden kann. Hierzu den Mund mit einem der oben beschriebenen Manöver öffnen und mit einem kurzen, weitlumigen Katheter absaugen (siehe Abb. 34-6a und b). Zum Absaugen der Trachea und des Nasopharynx werden dünnere und längere Katheter mit gebogener Spitze eingesetzt. Beim Vorschieben des Katheters darf kein Sog ausgeübt werden, um die Schleimhäute nicht zu verletzen.

4.3.3 Intubation des Pharynx

Der Pharynx kann oral oder nasal intubiert werden. Pharyngeale Tuben sollen die Atemwege frei machen: Sie verschieben den Zungengrund nach vorn und beseitigen dadurch die hypopharyngeale Obstruktion, außerdem noch Obstruktionen durch Lippen und Zähne oder eine Verlegung der Nasenwege. Bei komatösen Patienten muss jedoch trotz pharyngealen Tubus der Kopf weiterhin überstreckt werden, um die Atemwege im Hypopharynxbereich offen zu halten.

Nasopharyngeale Tuben (▶ Abb. 34-8a und b) sind aus weichem Gummi oder Kunststoff. Sie werden nach Anfeuchtung mit einem Gleitmittel über den unteren Nasengang so weit in den Pharynx vor-

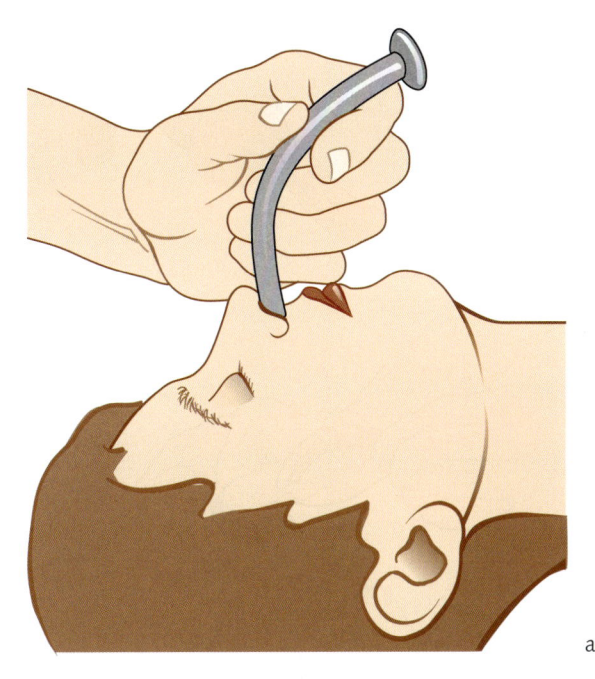

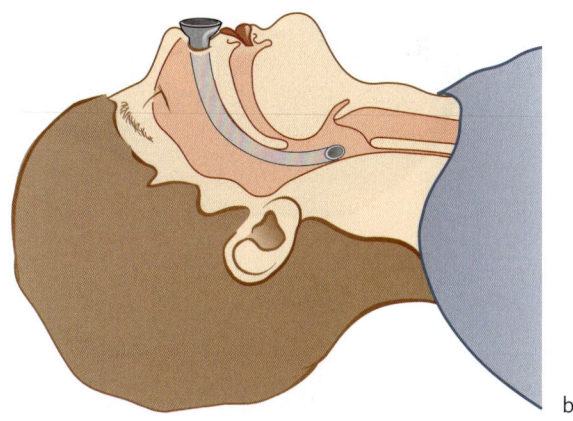

Abb. 34-8a und b Einführen eines nasopharyngealen Tubus (Wendl-Tubus) beim Bewusstlosen zum Freimachen der Atemwege.
a) Vorschieben des Tubus durch den unteren Nasengang;
b) korrekte Lage des Tubus oberhalb des Kehlkopfeingangs.

geschoben, bis eine freie Strömung der Atemluft auftritt. Zu weit vorgeschobene Tuben können in den Ösophagus gelangen oder einen Laryngospasmus auslösen. Nach richtiger Platzierung müssen die Tuben sicher fixiert werden.

Nasopharyngeale Tuben sind vor allem bei Patienten mit Kieferklemme oder Verletzungen und Operationen im Mundbereich von Vorteil.

Oropharyngeale Tuben (Guedel-Tuben) bestehen aus rotem Gummi oder Kunststoff und werden in verschiedenen Größen eingesetzt. Technisches Vorgehen siehe ▶ Abbildung 34-9a bis c. Inzwischen

34 Kardiopulmonale Reanimation

S-förmige (Safar-)Tuben sind modifizierte Guedel-Tuben (siehe Abb. 34-9) für die Mund-zu-Mund-Beatmung. Sie werden wie Guedel-Tuben eingeführt.

4.3.4 Ösophagotrachealer Tubus (Combitubus)

Dieser Doppellumen-Tubus wird blind über Mund und Rachen vorgeschoben und ermöglicht die Beatmung der Lungen unabhängig davon, ob sich das distale Ende in der Trachea oder im Ösophagus befindet (Einzelheiten siehe Kap. 21). Bei ösophagealer Lage ist allerdings die Sicherheit der Atemwege nicht gewährleistet. Der Stellenwert des Combitubus in der Reanimation ist derzeit nicht ausreichend untersucht. Unabhängig davon ist aber die endotracheale Intubation das effektivere und auch sicherere Verfahren.

4.3.5 Larynxmaske

Die Larynxmaske (siehe Kap. 21) ist möglicherweise von Nutzen, wenn die orale Intubation erschwert oder nicht durchführbar ist. Sie kann auch von weniger Geübten mit relativ hoher Erfolgsrate eingeführt werden und erlaubt die kontrollierte Beatmung des Patienten, vorausgesetzt, ein Atemwegsdruck von 20–25 cmH$_2$O wird nicht überschritten. Bei Aspiration, obstruktiven Atemwegserkrankungen oder schlecht dehnbarer Lunge ist u. U. keine ausreichende Ventilation möglich. Des Weiteren ist die Sicherheit der Atemwege unter der Reanimation durch eine Larynxmaske nicht vollständig gewährleistet, so dass auch dieses Verfahren der endotrachealen Intubation insgesamt unterlegen ist. Ausreichende Erfahrungen mit der Larynxmaske unter Reanimationsbedingungen liegen derzeit nicht vor.

4.3.6 Endotracheale Intubation

Die endotracheale Intubation schafft freie Atemwege, schützt vor Aspiration und ermöglicht das endotracheale Absaugen und die künstliche Beatmung. Während der kardiopulmonalen Wiederbelebung sollte so früh wie möglich endotracheal intubiert werden, um die Beatmung zu erleichtern. Technisches Vorgehen siehe Kapitel 21.

Krikotomie (Koniotomie). Ist eine endotracheale Intubation wegen einer mechanischen Verlegung des Kehlkopfs, z. B. durch Verletzung, Fremdkörper oder Entzündung, nicht möglich, und droht der Patient zu ersticken, so kann als letzte Maßnahme eine Koniotomie durchgeführt werden, um einen

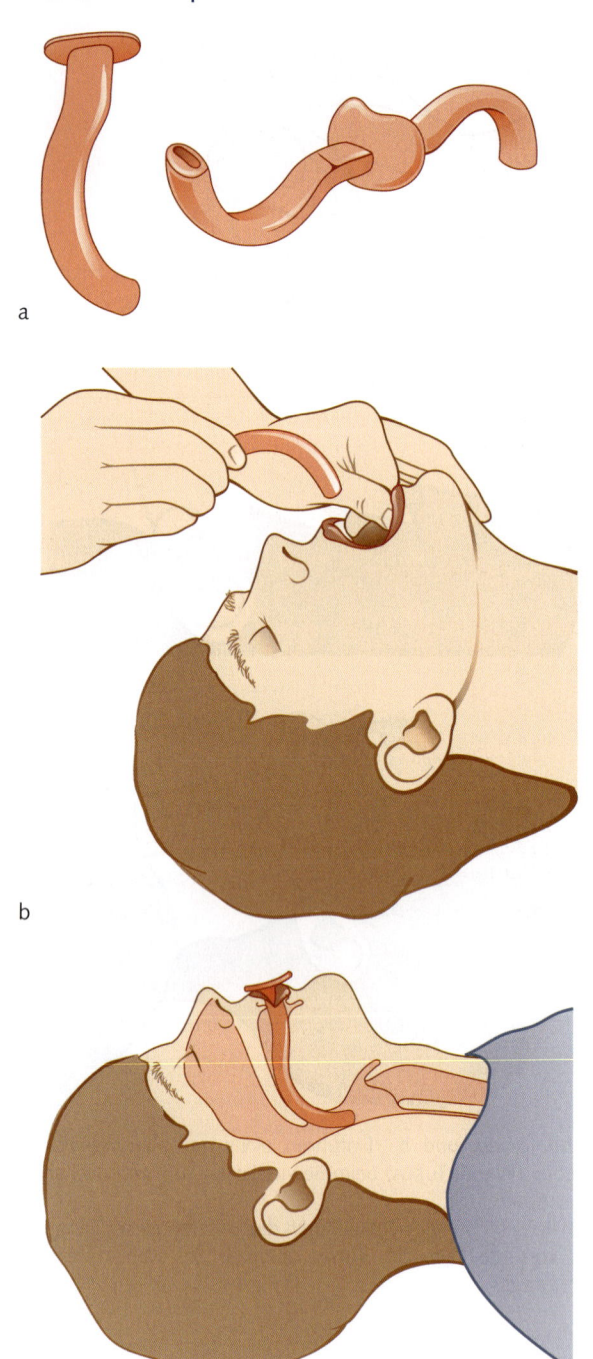

Abb. 34-9a bis c Freihalten der Atemwege durch oropharyngeale Tuben.
a) Links Guedel-Tubus; rechts Safar-Tubus;
b) Manöver der gekreuzten Finger und Einführen des Tubus;
c) korrekte Lage des Tubus oberhalb des Kehlkopfeingangs.

stehen auch modifizierte Guedel-Tuben mit Cuff zur Verfügung („cuffed oropharyngeal airway").

Falsch eingeführte Guedel-Tuben können die Zunge abwärts in den Pharynx drücken und hierdurch die Atemwege verlegen.

freien Luftweg zu schaffen. Hierbei wird zunächst die Membrana cricothyroidea zwischen Ring- und Schildknorpel mit dem Skalpell inzidiert und anschließend die Trachea beim Erwachsenen mit einem Tubus von 6 mm Außendurchmesser, bei Kindern mit einem 3-mm-Tubus intubiert. Über den Tubus kann beatmet und abgesaugt werden. Die Kanülierung der Trachea über die Membrana cricothyroidea ist nur eine vorübergehende Maßnahme, die nach Stabilisierung des Patienten durch eine **Tracheotomie** ersetzt werden muss.

Steht keine entsprechende Ausrüstung für die Koniotomie zur Verfügung, so kann die Membrana cricothyroidea auch mit einer dicken Kanüle punktiert werden, über die Sauerstoff insuffliert wird. Dieses Verfahren führt jedoch wegen der behinderten Exspiration meist zur Anreicherung von CO_2 und ist daher nur *begrenzte Zeit* durchführbar. Um die Exspiration zu ermöglichen, ist häufig die translaryngeale Einführung einer zweiten, weitlumigen Kanüle erforderlich.

4.3.7 Beatmung

Für die Beatmung während der kardiopulmonalen Reanimation werden, je nach vorhandener Ausrüstung, verschiedene Verfahren eingesetzt:
— Mund-zu-Nase-Beatmung,
— Mund-zu-Mund-Beatmung,
— Mund-zu-Tubus-Beatmung,
— Mund-zu-Maske-Beatmung,
— Beatmung mit Atembeutel,
— Beatmung mit Respirator.

Mund-zu-Nase- und Mund-zu-Mund-Beatmung. Bei diesen Verfahren wird der Patient mit der Exspirationsluft des Helfers beatmet. Das Beatmungsgemisch enthält 16–18% Sauerstoff und 3–4 Vol.% CO_2. Ohne zusätzliche Sauerstoffzufuhr sollte über einen Zeitraum von 2 s ein Atemzugvolumen von ca. 10 ml/kg (700–1000 ml) verabreicht werden (Bewertung: Klasse IIa). Bei den meisten Erwachsenen führt dieses Atemzugvolumen gerade noch zu einer sichtbaren Thoraxexkursion; durch die relativ lange Inspirationszeit soll das Risiko der Luftinsufflation in den Magen vermindert werden. Bei zusätzlicher Sauerstoffzufuhr (> 40%, entsprechend einem Flow von 10 l O_2/min) kann das Atemzugvolumen auf 6–7 ml/kg (400–600 ml) reduziert werden (Bewertung: Klasse IIb). Die Inspirationszeit sollte 1–2 s betragen; eine Thoraxexkursion sollte sichtbar sein. Mit dem niedrigeren Atemzugvolumen unter zusätzlicher O_2-Zufuhr kann eine ausreichende Oxygenierung aufrechterhalten werden; es kann jedoch zur Hyperkapnie kommen.

Vorgehen bei der direkten Beatmung mit Exspirationsluft:
— Ist der Patient bewusstlos: Kopf überstrecken!
— Atmet der Patient nicht: Lunge Mund-zu-Nase beatmen!
— Ist Mund-zu-Nase-Beatmung nicht möglich: Esmarch-Handgriff anwenden und Mund-zu-Mund beatmen!
— Liegt eine Obstruktion des Mundes vor: Mund verschließen und grundsätzlich Mund-zu-Nase beatmen!

Mund-zu-Nase-Beatmung (▶ Abb. 34-10). Sie gilt als Verfahren der Wahl, weil eine bessere Abdichtung erreicht wird und außerdem ein geringerer Beatmungsdruck erforderlich ist. Hierdurch wird die Gefahr einer Aufblähung des Magens und Regurgitation vermindert. Praktisch wird in folgender Weise vorgegangen:

▼ Zunächst Kopf des Patienten überstrecken und den Mund durch die unter das Kinn gelegte Hand verschließen.
▼ Tief einatmen, Nase dicht umschließen und Exspirationsluft kräftig in die Nase des Patienten einblasen.
▼ Am Ende des Beatmungszuges Mund des Patienten öffnen, um das Entweichen der Luft zu erleichtern.

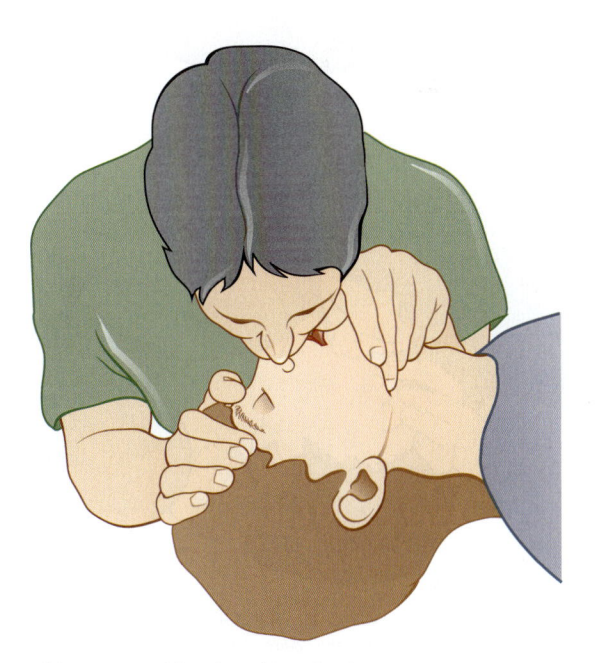

Abb. 34-10 Mund-zu-Nase-Beatmung.
Standardverfahren der Beatmung ohne Hilfsmittel: Die eine Hand liegt flach auf der Stirn-Haar-Grenze, die andere unter dem Kinn. Der Kopf wird überstreckt, der Unterkiefer vorgeschoben, der Mund mit dem zwischen Unterlippe und Kinnspitze liegenden Daumen verschlossen.

34 Kardiopulmonale Reanimation

Bei der **Mund-zu-Mund-Beatmung** wird in folgender Weise vorgegangen (▶ Abb. 34-11a bis c):

- Zunächst Kopf des Patienten überstrecken; hierzu eine Hand auf die Stirn legen, die andere Hand unter den Hals.
- Tief einatmen und den Mund des Patienten mit dem eigenen Mund dicht umschließen (bei Kindern Mund und Nase), dann langsam (ca. 1,5–2 s) und kräftig in den Mund des Patienten ausatmen. Hierbei die Nase des Patienten mit Daumen und Zeigefinger oder durch Andrücken der Wange verschließen.
- Während des Einblasens der Atemluft Thoraxbewegungen des Patienten beobachten.
- Am Ende der Beatmung Mund des Patienten freigeben, eigenen Kopf zur Seite drehen und Patienten passiv ausatmen lassen, Entweichen der Luft hören und fühlen.
- Danach neuen Beatmungszyklus beginnen: Beatmungsfrequenz beim Erwachsenen etwa 10–12/min, bei Kindern etwa 20/min.

Bei der Mund-zu-Mund-Beatmung ist nicht selten ein hoher Beatmungsdruck erforderlich, so dass sehr leicht Luft in den Magen gelangen kann. Durch die *Dilatation des Magens* wird die Beatmung weiter erschwert und außerdem die Regurgitations- und Aspirationsgefahr erhöht. Wölbt sich das Abdomen im Verlauf der Beatmung stark vor und wird hierdurch die weitere Beatmung erschwert, kann durch kurzen Druck zwischen Sternum und Nabel die Luft nach außen gepresst werden. Für diese Maßnahme sollte der Kopf des Patienten wegen der Regurgitations- und Aspirationsgefahr möglichst tief und seitlich gelagert werden.

Die Mund-zu-Mund-Beatmung wird nur angewandt, wenn die Nasenwege verlegt sind.

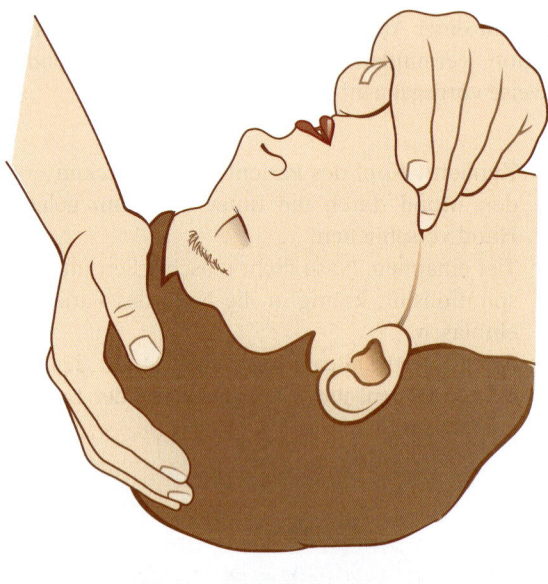

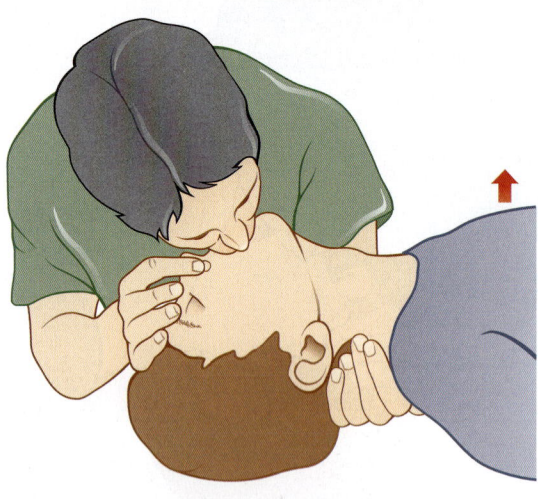

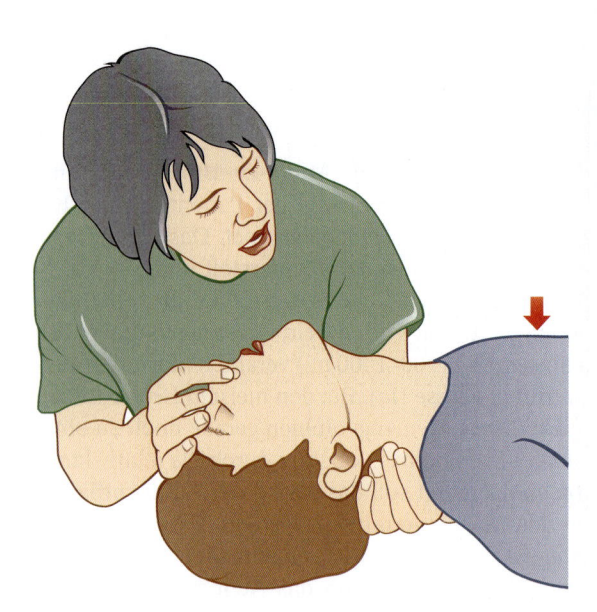

Abb. 34-11a bis c Mund-zu-Mund-Beatmung.
a) Die eine Hand liegt unter dem Kinn, während der Daumen sich über der Kinnspitze befindet und den Mund querfingerbreit öffnet;
b) Daumen und Zeigefinger der flach auf der Stirn-Haar-Grenze ruhenden Hand verschließen die Nase. Der Helfer atmet ein, setzt seinen Mund dicht auf den Mund des Bewusstlosen, bläst seine Exspirationsluft ein und beobachtet dabei das Heben des Thorax;
c) für die Exspiration wendet der Helfer seinen Kopf zur Seite und kontrolliert die Wirksamkeit der Exspiration (Senken des Thorax; Ausströmen der Exspirationsluft).

Mund-zu-Tubus-Beatmung. Der S-förmige *Safar-Tubus* und seine Modifikationen können nicht nur zum Freihalten der Atemwege, sondern auch zur künstlichen Beatmung mit der Exspirationsluft des Helfers eingesetzt werden. Von Vorteil ist hierbei, dass ein direkter Kontakt mit dem Mund des Patienten vermieden wird. Allerdings kann der Tubus beim wachen oder stuporösen Patienten Atemwegreflexe stimulieren und Laryngospasmus oder Erbrechen auslösen.

Mund-zu-Maske-Beatmung. Bei diesem Verfahren wird der Patient über eine Gesichtsmaske mit der Exspirationsluft des Helfers beatmet. Die Methode ist allerdings der Mund-zu-Mund-Beatmung nicht überlegen, jedoch kann über einen Zuführungsschlauch Sauerstoff in hoher Konzentration in die Maske geleitet werden.

Beatmung mit dem Atembeutel. Hierzu wird ein sich selbst füllender Atembeutel mit Nichtrückatmungsventil eingesetzt *(Ruben-Beutel, Ambu-Beutel)*. Die Beatmung erfolgt entweder über eine Atemmaske oder direkt über einen Endotrachealtubus. Die Beutel können an eine Sauerstoffquelle angeschlossen werden, um den Patienten mit **Sauerstoff** zu beatmen. Für die Zufuhr von 100% Sauerstoff muss der Sauerstoff-Flow mindestens so hoch sein wie das Atemminutenvolumen.

Technik der Beutel-Masken-Beatmung:

- Der Helfer steht hinter dem Kopf des Patienten und überstreckt dessen Kopf. Um die Beatmung zu erleichtern, kann bei Bewusstlosen ein oropharyngealer oder nasopharyngealer Tubus eingeführt werden.
- Maske über Mund und Nase des Patienten stülpen und fest andrücken; hierbei Kinn anheben und Kopf überstrecken (▶ Abb. 34-12).
- Bei luftdichtem Sitz der Maske den Atembeutel mit einer Hand zusammendrücken, bis der Thorax sich hebt.
- Danach Beutel abrupt freigeben, damit die Luft entweichen kann.
- Gelingt es nicht, die Maske mit einer Hand zu halten, so sollten hierzu beide Hände eingesetzt werden, während ein Helfer den Atembeutel ausdrückt.

⚡ Bei allen Beatmungsformen über ungesicherte Atemwege besteht Aspirationsgefahr!

Beatmung mit dem Respirator. Automatische oder manuell gesteuerte Beatmungsgeräte werden

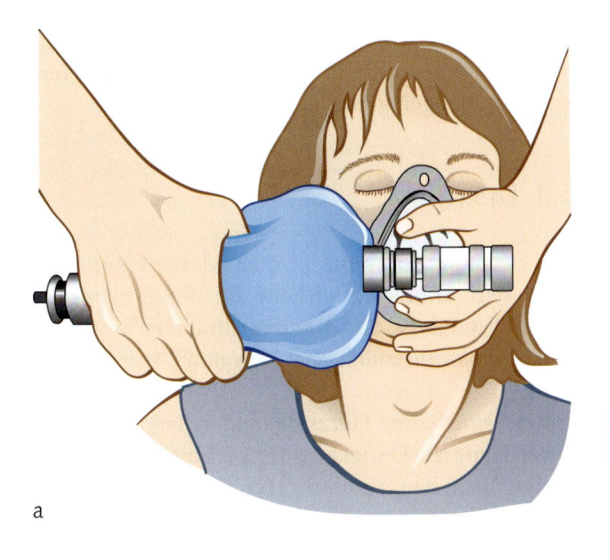

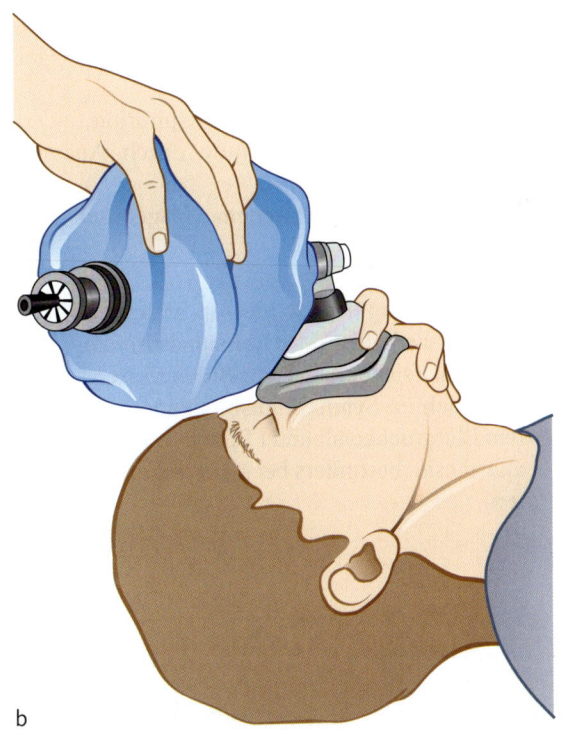

Abb. 34-12a und b Beatmung mit Beutel und Atemmaske.

nur selten während der Reanimation eingesetzt, weil hierbei eine individuelle Anpassung an die wechselnden Patientenverhältnisse nur begrenzt möglich ist und außerdem während der externen Herzkompression der Zyklus des Respirators frühzeitig unterbrochen wird.

5 Herzstillstand

Ein Herzstillstand kann zu jedem Zeitpunkt während der Operation und Narkose auftreten. Beson-

34 Kardiopulmonale Reanimation

ders gefährdet sind alte Patienten und Säuglinge sowie Patienten mit Herzerkrankungen, schwerem Volumenmangel oder Elektrolytstörungen.

5.1 Ursachen

Ein Herzstillstand kann primär oder sekundär bedingt sein. Häufigste Ursache für einen *primären* Herzstillstand ist das **Kammerflimmern** aufgrund einer Myokardischämie bei koronarer Herzerkrankung.

Ein *sekundärer* Herzstillstand entsteht zumeist durch **Hypoxie, Ersticken** oder **Verbluten.** Die wichtigsten Ursachen für einen **Herzstillstand während der Narkose** sind:
— Unbemerkte Intubation des Ösophagus.
— Verlegung der Atemwege, z. B. durch Tubusballonhernie, Abknicken des Tubus, falsches Halten der Maske, Erbrochenes.
— Regurgitation und pulmonale Aspiration.
— Hypoventilation oder Apnoe durch Anästhetika.
— Beatmung mit hypoxischem Gasgemisch bzw. nur mit Lachgas.
— Starker Vagusreiz.
— Überdosierung negativ inotrop wirkender Inhalationsanästhetika oder Lokalanästhetika.
— Nicht ausreichend ersetzte Blutverluste.
— Ausgedehnte Sympathikusblockade mit schwerem Blutdruckabfall unter Spinal- oder Periduralanästhesie (besonders bei stark sedierten Patienten).
— Reaktion auf Palakos bei Hüftgelenkersatz.
— Lungenembolie.
— Spannungspneumothorax (V.-subclavia-Punktion!).

Unabhängig von der Ursache führt ein Herzstillstand innerhalb von 10–15 s zu Bewusstlosigkeit; maximale Erweiterung der Pupillen tritt bei den meisten Patienten nach 30–60 s auf.

> Beim Herzstillstand muss sofort mit der Reanimation begonnen werden, um irreversible Hirnschäden zu verhindern!

5.2 Erkennen

Die Diagnose „Kreislaufstillstand" muss sofort, d. h. möglichst innerhalb von 5–10 s, aufgrund einfacher Beobachtung gestellt werden.

> Kardinalzeichen des Kreislaufstillstands:
> — Pulslosigkeit der großen Arterien (A. carotis, A. femoralis),
> — Bewusstlosigkeit,
> — Schnappatmung oder Atemstillstand (innerhalb von 60 s),
> — totenähnliches Aussehen (Zyanose oder Blässe).

Weitere, jedoch unsichere Zeichen: Herztöne nicht hörbar, Blutdruck nicht messbar.

5.2.1 Klinische Bedeutung der Zeichen

Pulslosigkeit der großen Arterien gilt als das wichtigste Zeichen des Kreislaufstillstands, darum muss die Pulsdiagnostik sicher beherrscht werden! Arterie der ersten Wahl zur Diagnose des Herzstillstands ist die **A. carotis**, weil sie leicht zugänglich und normalerweise gut tastbar ist. Die Karotiden verlaufen beiderseits zwischen dem Schildknorpel des Larynx und dem Vorderrand des M. sternocleidomastoideus. Für die Pulsdiagnostik (▶ Abb. 34-13) wird der Kopf des Patienten mit der einen Hand überstreckt, während Zeige- und Mittelfinger der anderen Hand die A. carotis aufsuchen: Hierzu Finger auf den Schildknorpel legen und dann behutsam zur Seite und nach hinten gleiten lassen, Kompression der Arterie vermeiden. Keine überhastete Fehldiagnose: Bradykardie, Rhythmusstörungen oder schwache schnelle Pulsationen können einen Herzstillstand vortäuschen. Für eine 95%ige Diagnosegenauigkeit ist eine Palpationszeit von mehr als 30 s erforderlich!

Bei nicht bekleideten Patienten kann auch die **A. femoralis** getastet werden. Periphere Pulsdiagnos-

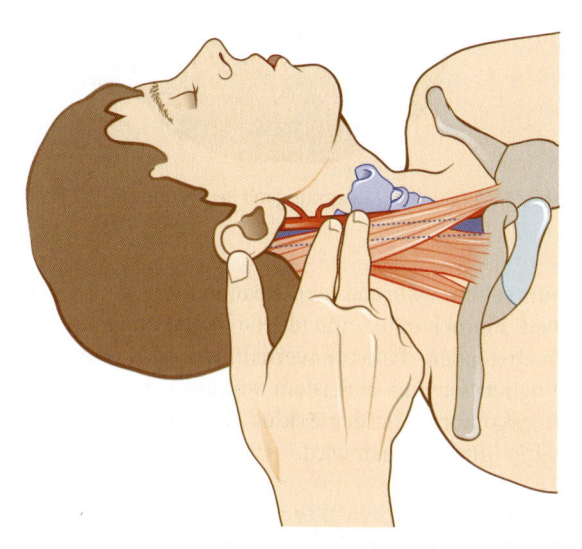

Abb. 34-13 Diagnose des Herzstillstands durch Nachweis der Pulslosigkeit in der A. carotis.
Der Palpationsort befindet sich zwischen Schildknorpel und Vorderrand des M. sternocleidomastoideus.

tik, z. B. an der **A. radialis**, ist hingegen *unzuverlässig*: Diese Pulse können fehlen, obwohl der Karotis- oder Femoralispuls gut tastbar ist, z. B. bei *Zentralisation im Schock*.

Bewusstlosigkeit ist nicht als Zeichen verwertbar bei Narkose, bestimmten Vergiftungen, schwerem Schädel-Hirn-Trauma und Koma aus anderen Ursachen.

Atemstillstand ist nicht erkennbar bei primär beatmeten Patienten, z. B. während der Narkose.

Pupillendilatation ist ein diagnostisches Hilfszeichen, auf dessen Eintritt nicht gewartet werden darf, weil hierdurch kostbare Zeit für die Reanimationsmaßnahmen verloren ginge. Bei einigen Patienten erweitern sich die Pupillen trotz Herzstillstand zu keinem Zeitpunkt, bei anderen wird die Pupillenreaktion durch Medikamente oder Gifte beeinflusst (z. B. Vergiftung mit Cholinesterasehemmern wie E 605). Bei schwerem Schädel-Hirn-Trauma können eine oder beide Pupillen weit und lichtstarr sein, obwohl kein Herzstillstand vorliegt.

Bei der Pupillendiagnostik müssen immer *beide* Pupillen überprüft werden (Glasauge, Augenverletzung). Klinisch wichtig ist die wiederholte Überprüfung der Pupillenreaktion im Verlauf der kardiopulmonalen Reanimation: Verengen sich die Pupillen hierbei wieder, so ist dies Hinweis darauf, dass Blut und Sauerstoff durch den künstlich aufrechterhaltenen Kreislauf in das Gehirn gelangen.

Veränderungen der Hautfarbe sind ein unsicheres Zeichen des klinischen Todes, vor allem bei Anämie, Ikterus, schwarzer Hautfarbe, Verbrennungen und bestimmten Vergiftungen (z. B. CO, Arsen).

Herztöne nicht zu hören. Dies ist ebenfalls ein unsicheres Kriterium, besonders bei sehr adipösen Patienten oder Patienten mit Lungenemphysem.

Blutdruck nicht messbar. Das Blutdruckmessen ist gewöhnlich für die Diagnose „Herz-Kreislauf-Stillstand" eine zeitraubende und unsichere Methode und darf daher nicht zur Sofortdiagnose des Herzstillstands eingesetzt werden. Bei Zentralisation im Schock ist evtl. der Blutdruck an den Armen nicht messbar, obwohl eine normale Herzaktion vorhanden ist.

EKG: ist ein zuverlässiges Verfahren für die Diagnose „Herzstillstand", sofern technische Fehler sicher vermieden werden. Niemals darf jedoch das Anschließen eines EKG wegen der zu großen zeitlichen Verzögerung den Basismaßnahmen der Wiederbelebung vorangehen.

5.3 Behandlung des Herzstillstands

Grundsätzlich können bei der Herzkompression zwei Verfahren angewendet werden: die extrathorakale oder die intrathorakale Herzkompression. Die externe Herzkompression bei geschlossenem Thorax gilt wegen der einfachen Technik als Verfahren der Wahl, während die interne Kompression, trotz größerer Effizienz, besonderen Indikationen vorbehalten ist, weil hierfür der Thorax eröffnet werden muss.

5.3.1 Extrathorakale Herzkompression

Bei der externen transthorakalen Herzkompression wird das Sternum in seinem unteren Abschnitt rhythmisch und senkrecht in Richtung Wirbelsäule gedrückt. Hierdurch entsteht ein Blutfluss, der, je nach Wirksamkeit der Kompression, etwa 10–40% des normalen Herzzeitvolumens beträgt. Diese Blutmenge reicht aus, um im günstigen Fall den Hirntod für etwa 1–2 h zu verhindern, ist jedoch meist zu gering, um ein Erwachen aus dem anoxischen Koma zu bewirken. Warum durch die Kompression des Thorax das Blut aus dem Herzen in die großen Gefäße gelangt und ein Blutkreislauf in Gang gesetzt wird, ist keineswegs so klar, wie es auf den ersten Blick scheint. Diskutiert werden zwei Mechanismen: die direkte Kompression des Herzens und der Thorax-Pumpmechanismus.

Direkte Herzkompression. Dieser ursprünglich von Kouwenhoven und Mitarb. entwickelten Theorie zufolge wird das Herz durch den Druck auf das Sternum zwischen Wirbelsäule und Sternum komprimiert und auf diese Weise das Blut bei gleichzeitigem Schließen der Mitral- und Trikuspidalklappe herausgedrückt; beim anschließenden Nachlassen des Drucks soll sich das Herz wieder füllen (▶ Abb. 34-14a). Dieser Kompressionsmechanismus kann allerdings nur bei intakter Klappenfunktion wirksam sein: Während der Kompression muss der Druck in den Ventrikeln höher sein als in den Vorhöfen, damit sich die AV-Klappen schließen; während der Relaxation müssen sich die Druckverhältnisse hingegen umkehren, damit die Klappen aufgehen und die Ventrikel sich erneut mit Blut füllen können. Nach neueren Untersuchungen soll die direkte Herzkompression bei den Standard-Reanimationstechniken jedoch nicht der grundlegende Mechanismus für den Blutstrom aus dem

34 Kardiopulmonale Reanimation

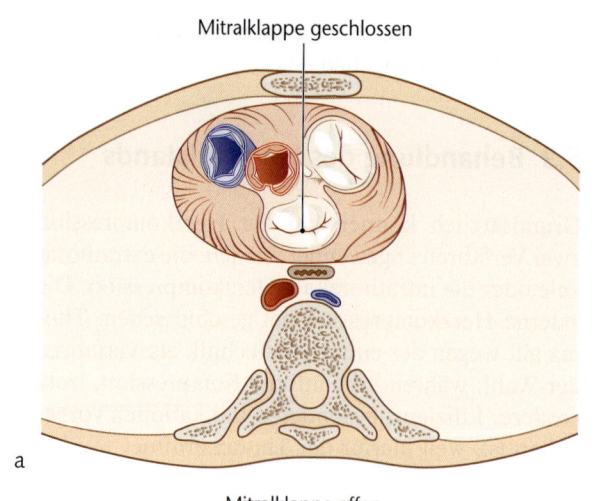

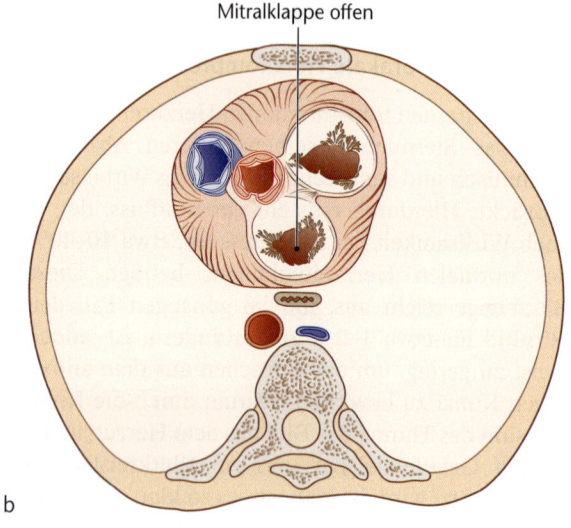

Abb. 34-14a und b Mögliche Mechanismen des Blutstroms während der extrathorakalen Herzkompression.
a) Direkte Herzkompression: Das Herz wird zwischen Brustbein und Wirbelsäule ausgequetscht; die Aortenklappe ist hierbei geöffnet, die Mitralklappe geschlossen.
b) Thorax-Pumpmechanismus: Die Herzklappen sind geöffnet; der Blutfluss entsteht durch den erhöhten intrathorakalen Druck, der sich auf die Herzkammern überträgt.

Herzen sein, sondern vielmehr ein sog. Thorax-Pumpmechanismus, hervorgerufen durch den Anstieg des intrathorakalen Drucks.

Thorax-Pumpmechanismus. Nach dieser Hypothese wirkt das Herz während der externen Kompression lediglich als passiver Blutleiter. Treibende Kraft für den Blutstrom soll hingegen die durch die Thoraxkompression hervorgerufene phasische Erhöhung des intrathorakalen Drucks sein, der gleichmäßig auf die Herzkammern und alle intrathorakalen Gefäße einwirkt (▶ Abb. 34-14b). Der erhöhte Druck in den intrathorakalen Gefäßen soll sich auf die extrathorakalen Arterien übertragen. Mit Nachlassen des Kompressionsdrucks („Diastole") fällt der intrathorakale Druck unter den Druck in den extrathorakalen Venen, so dass Blut in die Lungen einströmen kann. Diese Erklärung stützt sich auf Ergebnisse aus Tierversuchen, in denen während der Kompression des Thorax nahezu identische Druckanstiege in beiden Ventrikeln sowie Aorta, rechtem Vorhof und A. pulmonalis gemessen wurden, wobei die AV-Klappen und die Aortenklappe offen blieben. Während der Kompression strömte Blut aus den Lungenvenen in den linken Vorhof und von dort durch die geöffnete Mitralklappe in den linken Ventrikel und in die Aorta, während der „Relaxation" aus der Vena cava über den rechten Vorhof und rechten Ventrikel in die A. pulmonalis. Außerdem wurde unter der Kompression eine Abnahme des Aortendurchmessers beobachtet.

Voraussetzung für den Thorax-Pumpmechanismus sind funktionsfähige Venenklappen im Bereich des Halses. Sind die Venenklappen insuffizient, so tritt ein Rückfluss von Blut durch die geöffnete Trikuspidalklappe in die extrathorakalen Venen auf. Hierdurch kann der unter der Reanimation ohnehin erhöhte intrakranielle Druck noch weiter ansteigen und so den *zerebralen Perfusionsdruck* (s. u.) vermindern. Der Blutstrom in den arteriellen Kreislauf nimmt ebenfalls ab.

Zum gegenwärtigen Zeitpunkt muss offen bleiben, welcher der beiden beschriebenen Mechanismen die wesentliche Rolle für den Blutstrom aus dem Herzen während der externen Herzkompression spielt. Sicher scheint jedenfalls zu sein, dass grundsätzlich beide Mechanismen in Frage kommen, wahrscheinlich abhängig von der jeweils angewendeten Kompressionstechnik.

Nicht ausreichend geklärt ist auch die Bedeutung der **Kompressionsfrequenz und -dauer** für die Größe des Blutflusses. Bei direkter Kompression des Herzens wäre der Blutstrom von der Kompressionsfrequenz und der Kompressionskraft abhängig, nicht hingegen von der Dauer der Kompression (d. h. dem Anteil der Kompression am Gesamtzyklus). Beruhte der Blutstrom auf dem Thorax-Pumpmechanismus, so hinge seine Größe von der Kompressionsdauer und der Kompressionskraft ab, nicht hingegen von der Frequenz. Als Kompromiss für das praktische Vorgehen wird von der Konsensuskonferenz 2000 beim Erwachsenen eine Kompressionsfrequenz von 100/min empfohlen.

Hämodynamik unter der Reanimation

Eine ausreichende **Durchblutung des Herzens und des Gehirns** während der externen Kompression ist für den Erfolg der Reanimation von herausragender Bedeutung: Bei ungenügender Koronardurchblutung kann das Herz nicht wiederbelebt werden; unzureichende Hirndurchblutung führt zu schweren Hirnschäden oder zum Hirntod. Wichtigste Voraussetzung für eine ausreichende Durchblutung der beiden Organe, die unter physiologischen Bedingungen der Autoregulation unterliegt, ist ein bestimmter minimaler Perfusionsdruck.

Der **koronare Perfusionsdruck** ist die Differenz zwischen dem mittleren diastolischen Aortendruck und dem rechten Vorhofdruck bzw. linksventrikulären enddiastolischen Druck. Fällt der koronare Perfusionsdruck unter die kritische Schwelle für die Autoregulation (30–40 mmHg?) ab, so folgt die Koronardurchblutung passiv dem Perfusionsdruck. Diese Gefahr besteht bei der externen Kompression: Zwar gelingt es häufig, relativ hohe systolische arterielle Blutdrücke zu erzeugen, der *diastolische* Aortendruck und damit auch der koronare Perfusionsdruck fallen jedoch zumeist in sehr niedrige Bereiche ab, wenn nicht durch medikamentöse Maßnahmen der periphere Gefäßwiderstand erhöht wird. Auch muss mit einem starken Anstieg des rechten Vorhofdrucks gerechnet werden, so dass der effektive koronare Perfusionsdruck weiter vermindert wird. Zudem ist unter der Herzkompression die koronare Füllungszeit verkürzt. Des Weiteren ist zu beachten, dass jede Unterbrechung der Herzkompression den koronaren Perfusionsdruck senkt und dadurch die Rate erfolgreicher Reanimationen vermindert.

Der **zerebrale Perfusionsdruck** ergibt sich aus der Differenz zwischen mittlerem Aortendruck und intrakraniellem Druck. Die kritische Schwelle für die Autoregulation der Hirndurchblutung soll bei etwa 30–40 mmHg liegen. Unter der externen Herzkompression ist der zerebrale Perfusionsdruck oft kritisch erniedrigt, einerseits wegen des niedrigen mittleren Aortendrucks und andererseits aufgrund des erhöhten zentralen Venendrucks und intrakraniellen Drucks. Daher beträgt der Blutfluss in der A. carotis gewöhnlich nur ein Viertel bis ein Drittel des Normalwerts. Die Hirndurchblutung ist, selbst bei optimaler Kompression, vermindert!

! Die Hirnischämie während der Reanimationsmaßnahmen gehört, abgesehen von der zu spät einsetzenden Wiederbelebung, zu den häufigsten Ursachen für zerebrale Schäden und Funktionsstörungen.

Pulmonaler Gasaustausch unter Reanimation

Beim **Herzstillstand** während kontrollierter Beatmung wird aufgrund des Zirkulationsstillstands kein Sauerstoff mehr aus dem Inspirationsgas aufgenommen und auch kein CO_2 mit dem Exspirationsgas ausgeatmet. Es gilt:

! Beim Kreislaufstillstand unter kontrollierter Beatmung fällt die endexspiratorische CO_2-Konzentration rasch gegen 0 ab.

In den Geweben führt der anhaltende Stoffwechsel zu einer Entleerung der ohnehin geringen O_2-Speicher mit nachfolgendem O_2-Mangel der Gewebe und zur Anhäufung von CO_2. Der pH-Wert des Gewebes fällt aufgrund des CO_2-Anstiegs sowie durch die sich entwickelnde Laktatazidose ab. Da kein Blut fließt, manifestieren sich die Veränderungen von Gewebe-O_2 und -CO_2 auch nicht im venösen und arteriellen Blut, d. h., die Blutgase verändern sich beim schlagartigen Herzstillstand nicht wesentlich gegenüber den Ausgangswerten, solange keine kardiopulmonale Wiederbelebung erfolgt.

Unter **kardiopulmonaler Reanimation** besteht gewöhnlich im arteriellen Blut eine respiratorische Alkalose, im venösen Blut hingegen eine respiratorische Azidose; die arteriovenöse CO_2-Gehaltsdifferenz ist erhöht. Die Veränderungen des pCO_2 sind primär zirkulatorisch bedingt, nicht respiratorisch. Wie bereits dargelegt, ist unter externer Herzkompression das Herzzeitvolumen drastisch vermindert; entsprechend nimmt auch die Ausatmung von CO_2 ab. Die ausgeatmete CO_2-Menge stammt nur aus dem Stoffwechsel jener Körperpartien, die unter der Reanimation auch durchblutet werden. Hingegen kann das CO_2 aus den nichtdurchbluteten Geweben naturgemäß nicht ausgeschieden werden. Erst wenn ein ausreichender Spontankreislauf wiederhergestellt worden ist, kann das angehäufte CO_2 ausgeatmet werden.

Der arterielle pO_2 liegt bei effektiver Ventilation der gesunden Lunge mit der Exspirationsluft des Helfers bei Werten von über 75 mmHg, die arterielle Sauerstoffsättigung bei über 90%. Durch Beatmung des intubierten Patienten mit 100%igem Sauerstoff kann der arterielle pO_2 bei den meisten Patienten auf Werte von > 100 mmHg angehoben werden, vereinzelt sogar auf Werte von > 500 mmHg.

! Unter externer Herzkompression und ausreichender Ventilation der Lungen liegt der arterielle pO_2 meist im Normbereich, bei Beatmung mit 100%igem Sauerstoff oft darüber, während die arteriellen pCO_2-Werte meist 30–40 mmHg betragen.

Gemischtvenöser pCO_2. Unter der kardiopulmonalen Reanimation steigt der gemischtvenöse pCO_2

($pvCO_2$) an, zum einen, weil die Pufferung von Säuren zum Abfall des Serumbikarbonats führt und hierdurch bei gleichem CO_2-Gehalt der $pvCO_2$ ansteigt, zum anderen, weil der gemischtvenöse CO_2-Gehalt wegen des reduzierten Blutflusses zunimmt und damit auch der gemischtvenöse Partialdruck von CO_2.

Arterieller pCO_2. Ist die Lunge ausreichend belüftet, so wird unter der Herzkompression trotz niedrigen Herzzeitvolumens das im gemischtvenösen Blut in die Lunge gelangende CO_2 in ausreichender Menge ausgeatmet, und es findet sich meist ein erniedrigter arterieller pCO_2, der zur Zunahme der arteriovenösen CO_2-Gehaltsdifferenz beiträgt.

Endexspiratorische CO_2-Konzentration. Unter der Reanimation wird ein großer Teil der Alveolen nicht durchblutet, so dass in diesen Bezirken auch kein CO_2 ausgeatmet werden kann. Entsprechend ist der endexspiratorische pCO_2 erniedrigt und stimmt nicht mehr mit dem arteriellen pCO_2 überein.

> Ein erniedrigter endexspiratorischer pCO_2 unter Reanimation ist Zeichen des verminderten Herzzeitvolumens.

Mit zunehmendem Herzzeitvolumen steigt auch der endexspiratorische pCO_2 als Zeichen der besseren Lungendurchblutung wieder an.

5.3.2 Aktive Kompression und Dekompression des Thorax: ACD–CPR

Bei diesem Verfahren erfolgt die Dekompression des Thorax nach der Kompression nicht passiv, sondern aktiv. Hierzu wird eine Art Saugglocke auf die Mitte des Sternums gesetzt und mit beiden Händen gefasst. Anschließend wird der Thorax durch kräftigen Druck auf das Gerät komprimiert, danach der Thorax durch Zug mit den Händen am Gerät über die Mittellage hinaus erweitert, d. h. aktiv dekomprimiert. Hierbei entsteht ein intrathorakaler Sog, der eine Zunahme des venösen Rückstroms sowie des koronaren und zerebralen Perfusionsdrucks bewirkt und möglicherweise die Koronar- und Hirndurchblutung verbessert. Außerdem wird allein durch die aktive Dekompression eine Ventilation der Lungen erzeugt. Die Handhabung des Geräts ist relativ umständlich und ermüdend. Eine Verbesserung der Prognose gegenüber der konventionellen Herzkompression ist bislang nicht nachgewiesen worden.

5.3.3 Intermittierende abdominale Gegenpulsation

Bei dieser Variante wird der Oberbauch während der Dekompressionsphase des Thorax durch einen weiteren Helfer komprimiert. Hierdurch nimmt der venöse Rückstrom zu, und der diastolische Aortendruck steigt an, nachfolgend auch die Koronardurchblutung. Bei der abdominellen Kompression besteht die Gefahr einer schwerwiegenden Verletzung der Oberbauchorgane (z. B. Leberruptur). Gegenüber konventioneller Kompressionstechnik konnte mit diesem Verfahren die Prognose der CPR nicht verbessert werden.

5.3.4 Westenreanimation

Bei diesem Verfahren wird dem Patienten eine aufblasbare Weste um den Thorax gelegt und rhythmisch bis auf einen Druck von 200–250 mmHg aufgeblasen. Hierdurch soll der Druck im Thorax effektiver und gleichmäßiger erhöht werden als unter konventioneller Thoraxkompression. Die Koronardurchblutung soll bis auf 40–60% des Normwertes angehoben werden. Das Verfahren ist aufwendig und bisher klinisch nicht ausreichend evaluiert.

5.3.5 Offene Herzkompression

Hierfür wird der Thorax eröffnet und das Herz zwischen den Händen des Helfers oder zwischen einer Hand und dem Sternum ausgedrückt (Indikationen und praktisches Vorgehen siehe Abschnitt 7.7). Wirksamer Mechanismus ist ohne Zweifel die direkte Kompression des Herzens und nicht der Thorax-Pumpmechanismus. Während der Kompression muss der Patient über einen Endotrachealtubus beatmet werden (am besten mit PEEP), um einen Kollaps der Lunge im offenen Thorax zu verhindern.

Die offene Herzkompression ist der geschlossenen Kompression überlegen: Blutfluss („Herzzeitvolumen"), mittlerer Aortendruck sowie koronarer und zerebraler Perfusionsdruck sind höher, rechter Vorhofdruck und intrakranieller Druck hingegen niedriger als bei der externen Kompression. Entsprechend weisen zahlreiche Untersuchungsergebnisse von Mensch und Tier auf eine bessere Hirn- und Koronardurchblutung unter offener Kompression hin, auch tritt rascher ein spontaner Kreislauf ein, so dass insgesamt die zerebrale Prognose günstiger ist als mit der externen Herzkompression.

6 Basismaßnahmen – BLS (basic life support)

Die Basismaßnahmen der Wiederbelebung sind primär darauf ausgerichtet, das Gehirn ausreichend mit Blut und Sauerstoff zu versorgen, um irreversible Hirnschäden zu verhindern. Erst nach der **in Sekundenschnelle** ohne Hilfsmittel eingeleiteten Soforttherapie darf mit den erweiterten Maßnahmen wie endotracheale Intubation, Medikamente, Defibrillation usw. begonnen werden. Anders hingegen unter den kontrollierten Bedingungen von Operationssaal und Intensivstation:

! Steht das Notfallinstrumentarium sofort funktionsbereit, werden die erweiterten Maßnahmen wegen der geringen Effizienz der externen Herzkompression so rasch wie möglich eingeleitet.

In ▶ Abbildung 34-15 sind die wichtigsten Schritte bei der kardiopulmonalen Wiederbelebung zusammengefasst.

6.1 A – Atemwege frei machen

Vor Beginn der Beatmung müssen die Atemwege frei gemacht werden, es sei denn, der Patient ist bereits endotracheal intubiert. Die hierzu erforderlichen Schritte sind in Abschnitt 4 dargestellt.

6.2 B – Beatmung

Tritt nach dem Freimachen der Atemwege keine Spontanatmung auf, so wird sofort mit der Beatmung begonnen: Zunächst den Patienten zweimal entweder Mund-zu-Nase oder Mund-zu-Mund mit der Exspirationsluft des Helfers beatmen; Inspirationsdauer jeweils 1 s. Das hierbei angewandte Atemzugvolumen sollte etwa 700–1000 ml betragen. Praktisches Vorgehen siehe Abschnitt 4.3.7 und Abbildung 34-15. Danach Karotispuls fühlen: Ist ein Puls vorhanden, wird mit einer Frequenz von 8–10/min weiterbeatmet. Ist kein Puls vorhanden, wird sofort die externe Herzkompression in der nachstehend beschriebenen Weise durchgeführt.

6.3 C – Extrathorakale Herzkompression

Durch die externe Herzkompression sollen Gehirn und Herz so lange mit arterialisiertem Blut versorgt werden, bis wieder ein ausreichender Spontankreislauf in Gang gekommen ist. Hierbei gelten folgende

Grundsätze:

- Für die Herzkompression wird der Patient immer auf den *Rücken* gelagert. Die Unterlage muss flach und hart sein, um ein Zurückweichen der Wirbelsäule unter der Herzkompression zu verhindern. Befindet sich der Patient im Bett, so wird ein Brett unter seinen Rücken gelegt; ist keine harte Unterlage vorhanden, Patienten aus dem Bett ziehen und auf den Fußboden legen.
- Während der Herzkompression muss der Patient *beatmet* werden, denn die Herzkompression ohne Beatmung reicht allein nicht aus.
- Kompressionspunkt für die externe Herzkompression ist die **untere Brustbeinhälfte.** Auf diesen Punkt werden die Handballen der übereinandergelegten Hände gesetzt. Zum Auffinden des Kompressionspunkts zunächst Zeige- und Mittelfinger auf den unteren Rippenbogen legen; danach die Finger bis zur Grube am Ansatz der Rippen am Sternum hochgleiten lassen; Mittelfinger in die Grube legen, Zeigefinger unmittelbar daneben auf das Sternum, dann den Ballen der anderen Hand neben den Zeigefinger auf das Sternum legen: Der Kompressionspunkt ist erreicht (▶ Abb. 34-16a bis c).
- Für eine wirksame Kompression muss das Brustbein beim Erwachsenen der Wirbelsäule etwa um 3,8–5 cm angenähert werden. Der erforderliche Kompressionsdruck wird erreicht, wenn das ganze Körpergewicht des Helfers bei *gestreckten* Armen auf dessen Hände übertragen wird. Untersuchungen haben ergeben, dass die hämodynamischen Wirkungen günstiger sind, wenn die Herzkompression nicht ruckartig erfolgt, sondern am Ende der Thoraxkompression ein kurzes Druckplateau aufrechterhalten wird.
- Danach Sternum vollständig in die Ausgangsposition zurückkehren lassen, damit sich das Herz wieder mit Blut füllen kann. Hierbei Hände weder vom Brustbein nehmen noch deren Position verändern!
- Die Kompressionsfrequenz soll nach den Empfehlungen der American Heart Association 100/min betragen, um den Blutfluss zu steigern. Motto: „push hard, push fast!"

Kompression bei starrem Thorax. Ein starrer Thorax, z. B. bei alten Patienten oder Patienten mit Lungenemphysem, lässt sich nur im Ganzen bewegen, so dass ein entsprechend hoher Kompressionsdruck erforderlich ist. Lässt sich bei Anwendung der Standardtechnik kein Puls tasten, so kann die Kompression durch die nebeneinander auf die ganze vordere Thoraxhälfte gelegten Hände des

34 Kardiopulmonale Reanimation

Wenn bewusstlos	**A = Atemwege frei machen** Kopf überstrecken	
Wenn keine Atmung	**B = Beatmen** 2x jeweils 1 s beatmen Mund-zu-Nase, Mund-zu-Mund, Beutel-Maske, Tubus Kopf überstreckt halten — Karotispuls fühlen — wenn Puls vorhanden, 12x/min weiter beatmen	
Wenn kein Puls	**C = Herzkompression** *Ein Helfer* 2 Beatmungen (je 1 s) im Wechsel mit 30 Kompressionen, Kompressionsfrequenz 100/min *Zwei Helfer* wenn nicht intubiert: Verhältnis von Kompression zu Ventilation immer 30:2 Herzkompression und Beatmung nicht unterbrechen Trachea möglichst intubieren wenn intubiert: kontinuierliche Kompression, Kompressionsfrequenz 100/min 8–10 Beatmungshübe/min ohne Synchronisierung **D = Drogen und Infusion** Adrenalin 1 mg i.v., danach 1 mg alle 3–5 min Nach 10 min: fakultativ Natriumbikarbonat 1 mmol/kg i.v., ½ der Initialdosis alle 10 min wiederholen, bis Puls vorhanden, pH messen und normalisieren **E = EKG** Asystolie, Entkoppelung, Kammerflimmern **F = Flimmern** externe Defibrillation: 1 Schock initial mit 360 J monophasisch oder 120–200 J biphasisch (gerätespezifisch); danach 5 Zyklen CPR; erst nach 2 min Rhythmuskontrolle; wenn erfolglos: Antiarrhythmika (Amiodaron, Lidocain) erwägen; Magnesium bei Torsades de pointes erwägen	30 Herzkompressionen Frequenz 100/min 2x Beatmung (je 1 s) nach jeder 30. Kompression Kammerflimmern
Wenn Asystolie	Schritt D wiederholen, Reanimation fortsetzen, bis kräftiger Puls aufrechterhalten wird	

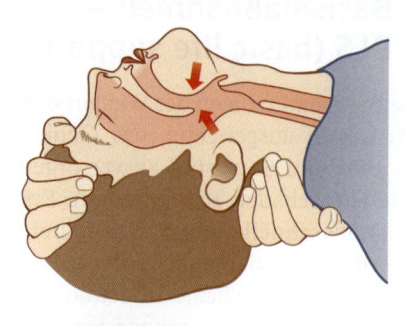

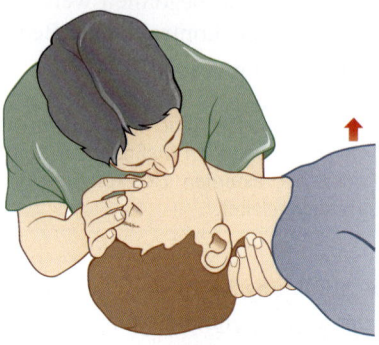

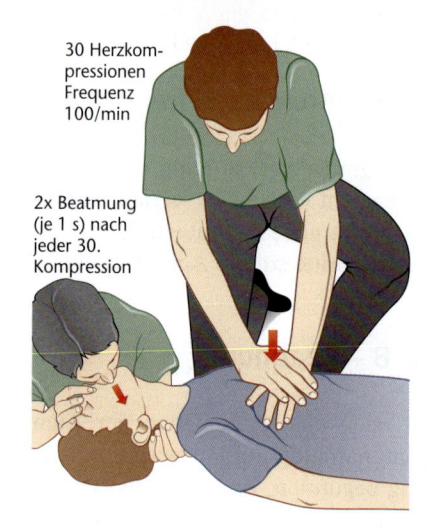

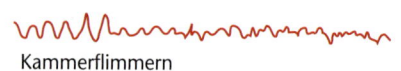

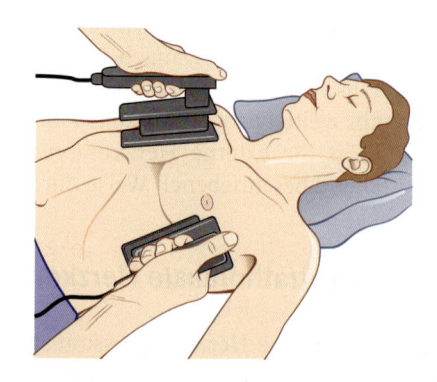

Abb. 34-15 Praktisches Vorgehen bei der kardiopulmonalen Wiederbelebung von Erwachsenen (BLS und ACLS) durch einen oder zwei Helfer.

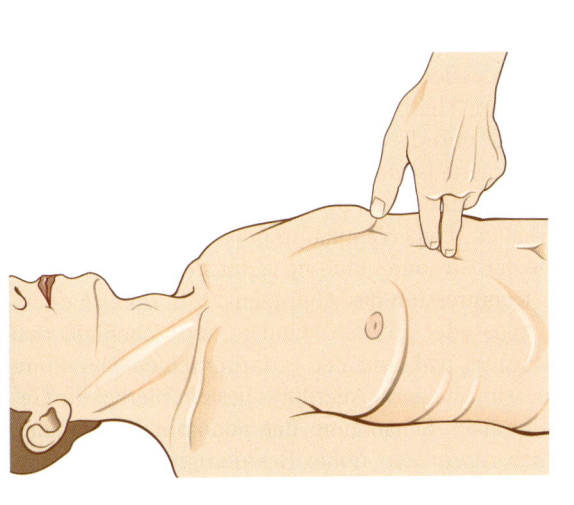

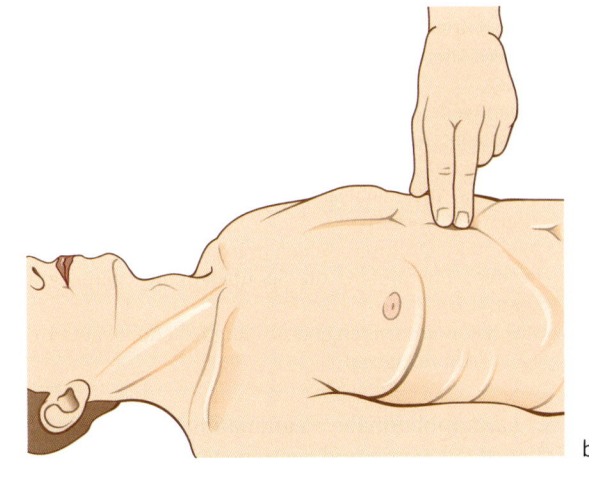

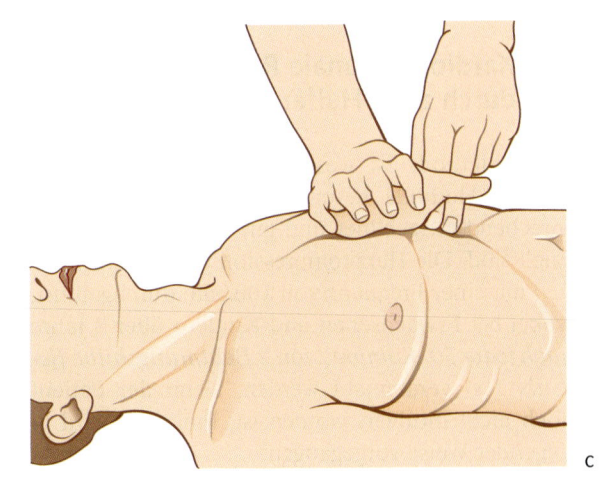

Abb. 34-16a bis c Auffinden des Kompressionspunkts für die extrathorakale Herzkompression beim Erwachsenen.
a) Zeige- und Mittelfinger der einen Hand tasten den Unterrand des Thorax und gleiten dann aufwärts zum Processus xiphoideus des Brustbeins;
b) der Mittelfinger ruht in der Fossa angularis, der Zeigefinger wird daneben auf das untere Ende des Sternums gelegt;
c) nun den Ballen der anderen Hand neben den Zeigefinger auf das untere Sternumdrittel platzieren, dann die andere Hand parallel auf diese Hand legen; die Finger vom Thorax abheben und mit der Kompression beginnen.

Helfers ausgeführt werden. Hierbei ist die Gefahr von Rippenbrüchen allerdings besonders groß.

Präkordialer Faustschlag. Ist der Eintritt des Herzstillstands vom Helfer unmittelbar selbst beobachtet worden, so kann die kardiale Reanimation **innerhalb der ersten Minute** durch einen präkordialen Faustschlag eingeleitet werden: Manchmal gelingt es, allein durch diese Maßnahme die spontane Herzaktion wiederherzustellen. Der Schlag wird mit der Unterkante der Hand aus 20–30 cm Höhe auf die *Mitte des Brustbeins* ausgeführt, und zwar **nur einmal!** Tritt danach keine Herzaktion auf, so wird sofort mit der externen Herzkompression begonnen.

6.4 Kardiopulmonale Reanimation durch einen Helfer

Liegt der Patient auf dem Boden, kniet sich der Helfer an seine Seite, befindet er sich auf dem Operationstisch oder im Bett, stellt sich der Helfer ebenfalls an die Seite. Bei dieser Technik werden 30 Herzkompressionen mit einer Frequenz von 100/min angewandt, jeweils gefolgt von zwei Beatmungen, so dass sich eine effektive Kompressionsfrequenz von etwa 80/min ergibt. Ist der Helfer nicht willens oder aus anderen Gründen gehindert, eine Mund-zu-Mund- oder Mund-zu-Nase-Beatmung durchzuführen, sollten nur Thoraxkompressionen vorgenommen werden. Die alleinige Thoraxkompression scheint prognostisch günstiger zu sein, als überhaupt keine CPR-Maßnahmen einzuleiten, und wird derzeit als Klasse IIa bewertet. Praktisch wird in folgender Weise vorgegangen:

Reanimation durch einen (professionellen) Helfer:
— Wenn bewusstlos: Kopf überstrecken, Helfer rufen.
— Wenn keine Atmung: 2 × beatmen (jeweils 1 s).
— Danach Karotispuls fühlen (maximal 10 s).
— Wenn Puls vorhanden: 1 Atemhub alle 5–6 s; Puls alle 2 min kontrollieren.
— Wenn kein Puls vorhanden: Herzkompression beginnen; 30 Herzkompressionen mit einer Frequenz von ca. 100/min. Danach 2 × beatmen (jeweils 1 s), danach Kompression fortsetzen.

34 Kardiopulmonale Reanimation

- Nach 4 Kompressions- und Beatmungszyklen (4 × 30 : 2 für alle Altersgruppen außer Neugeborene) Karotispuls fühlen.
- Wenn weiterhin pulslos: kardiopulmonale Reanimation fortsetzen; Sequenz: 2 Beatmungen (je 1 s Dauer) im Wechsel mit 30 Herzkompressionen; Kompressionsfrequenz ca. 100/min. Nach jeder Kompression volle Ausatmung abwarten.
- Alle 2 min Karotispuls fühlen (maximal 5 s). Wenn vorhanden, überprüfen, ob Spontanatmung zurückgekehrt.
- Wenn Puls vorhanden und Atmung fehlend: Beatmung 12 × /min fortsetzen.

Die kardiopulmonale Reanimation durch einen Helfer ist schwierig und anstrengend!

6.5 Kardiopulmonale Reanimation durch zwei Helfer

Diese Methode ist wesentlich wirksamer als die 1-Helfer-Methode, besonders wenn die Helfer entsprechend ausgebildet und gut aufeinander eingespielt sind. Die Herzkompression wird *kontinuierlich* mit einer Frequenz von 100/min durchgeführt, wobei bei Erwachsenen und Kindern über 8 Jahre *nach jeder 30. Kompression 2 Beatmungshübe (jeweils 1 s)* verabreicht werden, wenn der Patient noch nicht intubiert worden ist. Praktisch wird in folgender Weise vorgegangen:

Reanimation durch zwei (professionelle) Helfer:
- Ein Helfer befindet sich an der Seite des Patienten und führt die Kompression durch; der andere Helfer platziert sich am Kopf, beatmet den Patienten und kontrolliert die Wirksamkeit der Reanimation.
- Der beatmende Helfer überstreckt den Kopf des Patienten und beatmet initial 2 × (jeweils 1 s). Danach Puls fühlen.
- Bei Pulslosigkeit beginnt der zweite Helfer mit der Herzkompression. Frequenz ca. 100/min.

Wenn Patient intubiert:
- Kontinuierliche Herzkompression ohne Pause, Frequenz 100/min sowie 8–12 Beatmungshübe/min; bei Erwachsenen und Kindern über 8 Jahre: Kompression-Beatmungs-Verhältnis 30 : 2, bei kleinen Kindern 15 : 2. Alle 2 min Pulskontrolle.

Wenn Patient nicht intubiert:
- Verhältnis Kompression zu Ventilation immer 30 : 2 bei allen Erwachsenen und Kindern ab 8. Lebensjahr. Bei Neugeborenen und Kindern unter 8 Jahren immer 15 : 2.
- Alle 2 min kontrollieren, ob Spontanpuls zurückgekehrt ist.

Gleichzeitige Beatmung und Kompression. Ist der Patient endotracheal intubiert, so wird die Beatmung gleichzeitig mit den Kompressionen des Thorax durchgeführt. Gleichzeitige Beatmung und Kompression sollen den Blutfluss in der A. carotis steigern. Hierbei sind allerdings hohe Beatmungsdrücke erforderlich. Außerdem scheinen einige interponierte Beatmungen erforderlich zu sein, um die Lungen zu dehnen bzw. die Ventilation aufrechtzuerhalten. Hyperventilation muss wegen der Abnahme der Hirndurchblutung vermieden werden.

Kompression des Abdomens, z. B. durch Druckanzüge oder mit den Händen, kann ebenfalls den Blutfluss während der extrathorakalen Herzkompression steigern. Allerdings besteht hierbei die Gefahr einer Schädigung der abdominalen Organe; auch ist ein sehr hoher Beatmungsdruck erforderlich.

Hochfrequenz-Jet-Ventilation ist ebenfalls mit Erfolg bei der kardiopulmonalen Reanimation eingesetzt worden. Die erreichbaren arteriellen Blutgase entsprechen denen der konventionellen Überdruckbeatmung (IPPV), der Blutfluss wird jedoch nicht gesteigert.

Neue Wiederbelebungsverfahren. Beim neuesten Verfahren der kardiopulmonalen Wiederbelebung wird die **Herzkompression synchron mit der Überdruckbeatmung** durchgeführt, und zwar beträgt die effektive Kompressionsfrequenz 60/min, die (synchrone) Beatmungsfrequenz 40/min; zusätzlich wird das Abdomen komprimiert. Mit diesem Verfahren soll der Blutfluss in der A. carotis communis höher sein als beim Standardverfahren. Allerdings steigt mit dieser Technik der intrakranielle Druck stärker an, so dass die *Hirndurchblutung* sich verschlechtern könnte. Der Patient muss hierbei intubiert werden; außerdem sind Beatmungshilfen erforderlich, so dass dieses Verfahren nicht zu den Soforttechniken ohne Hilfsmittel gehört.

6.6 Kontrolle der Wirksamkeit

Die Wirksamkeit der Wiederbelebungsmaßnahmen muss in regelmäßigen Abständen durch den Helfer kontrolliert werden. Die kardiopulmonale Reanimation ist wirksam, wenn folgende **Zeichen** beobachtet werden können:
- Der Thorax hebt und senkt sich mit der Beatmung.
- Bei jeder Herzkompression sind die Karotis- und Femoralispulse tastbar.
- Die Hautfarbe des Patienten wird rosiger.
- Die Pupillen verengen sich.
- Eventuell tritt unter der Reanimation Schnappatmung auf, bevor die spontane Herzaktion zurückgekehrt ist.

- Manche Patienten erlangen unter der Reanimation das Bewusstsein zurück.

Pupillenverengung und Rückkehr der Lichtreaktion sind ein günstiges zerebrales Zeichen, während anhaltende Pupillendilatation auf ungenügende Wirksamkeit der Wiederbelebungsmaßnahmen und zerebrale Schädigungen hinweist, allerdings auch durch hohe Katecholamindosen bedingt sein kann.

! Die kardiopulmonale Wiederbelebung wird fortgesetzt, bis die spontane Herzaktion zurückkehrt, die Beatmung, bis eine ausreichende Spontanatmung auftritt.

6.7 Fehler bei der Reanimation

Während der kardiopulmonalen Reanimation werden nicht selten Fehler begangen, die den Erfolg der Maßnahmen gefährden. Hierzu gehören u. a.:
- Zu lange Unterbrechung der Reanimationsmaßnahmen! Unterbrechungen dürfen nicht länger als 5 s dauern. Ausnahmen: endotracheale Intubation (innerhalb von 15 s); Bergung vom Notfallort.
- Die Spitze des Brustbeins wird komprimiert und nicht die untere Brustbeinhälfte.
- Die Handballen werden in der Herzgegend links vom Sternum aufgesetzt. Folgen: Rippenbrüche, unwirksame Kompression.
- Die Handballen werden nach der Kompression vom Thorax hochgenommen und mit Schwung erneut auf den Thorax gesetzt: Verletzungsgefahr!
- Der Helfer berührt während der Kompression mit seinen Fingern die Rippen des Patienten und überträgt hierauf einen Teil der wirksamen Kraft. Folgen: ungenügende Kompression, Rippenbrüche.
- Der Helfer vergisst, seine Wiederbelebungsmaßnahmen in kurzen, regelmäßigen Abständen zu kontrollieren.

7 Erweiterte Reanimationsmaßnahmen – ACLS (advanced cardiovascular life support)

Die erweiterten Reanimationsmaßnahmen sind darauf ausgerichtet, so rasch wie möglich einen ausreichenden Spontankreislauf wiederherzustellen, weil durch die Basismaßnahmen nur ein geringer Teil der normalen Hirndurchblutung aufrechterhalten werden kann, so dass bei längerer Anwendung mit **irreversiblen Hirnschäden** gerechnet werden muss. Zu den wichtigsten Maßnahmen gehören:

- EKG-Diagnose und -Überwachung,
- Defibrillation,
- endotracheale Intubation,
- venöser Zugang,
- Zufuhr von Medikamenten und Infusionslösungen.

! Während der erweiterten Reanimationsmaßnahmen müssen jedoch die Basismaßnahmen bis zum Eintreten des Erfolgs fortgesetzt werden.

7.1 EKG-Diagnostik des Kreislaufstillstands und EKG-Überwachung der Reanimation

Sofort nach Einleitung der Basismaßnahmen sollte der Patient an einen EKG-Monitor angeschlossen werden, um die Ursache des Kreislaufstillstands festzustellen. Nach dem EKG-Befund können folgende drei **Formen des Herzstillstands** unterschieden werden (▶ Abb. 34-17a und b):
- Kammerflimmern oder pulslose Kammertachykardie,
- Asystolie,
- elektromechanische Entkoppelung.

Das Vorhandensein eines EKG-Bildes auf dem Monitor beweist nicht, dass auch ein ausreichender Kreislauf besteht. Darum muss während der Reanimation die EKG-Überwachung durch Palpation des Karotis- oder Femoralispulses ergänzt werden.

Für die **Notfalldiagnostik** eignen sich besonders kombinierte EKG-Defibrillator-Geräte, die auch batteriebetrieben eingesetzt werden können und über Defibrillator-Elektroden mit integrierten EKG-Elektroden verfügen. Diese Elektroden („Paddel") werden auf die Brust des Patienten gesetzt und ermöglichen so die Sofortdiagnose des Kammerflimmerns und die unmittelbar nachfolgende Defibrillation.

7.1.1 Kammerflimmern und Kammerflattern

Kammerflimmern ist gekennzeichnet durch eine ungeordnete (chaotische) elektrische Aktivität und den Verlust koordinierter Kontraktionen der Ventrikel mit sofortigem Ausfall der Pumpfunktion des Herzens. Bei Kammerflattern ist die Frequenz so hoch, dass Beginn und Ende des QRS-Komplexes nicht mehr abgegrenzt werden können. Kammerflimmern und Kammerflattern führen sofort zum Kreislaufstillstand und zur Unterbrechung der Blutzufuhr an die Vitalorgane. Innerhalb weniger Minuten nach vollständigem Ausfall der Sauerstoffver-

34 Kardiopulmonale Reanimation

Tab. 34-2 Risikofaktoren des Kammerflimmerns

— akuter Myokardinfarkt
— vorübergehende Myokardischämie
— strukturelle Myokardveränderungen (meist durch Herzinfarkt)
— Hypokaliämie, Hypomagnesiämie
— Verlängerung des QT-Intervalls

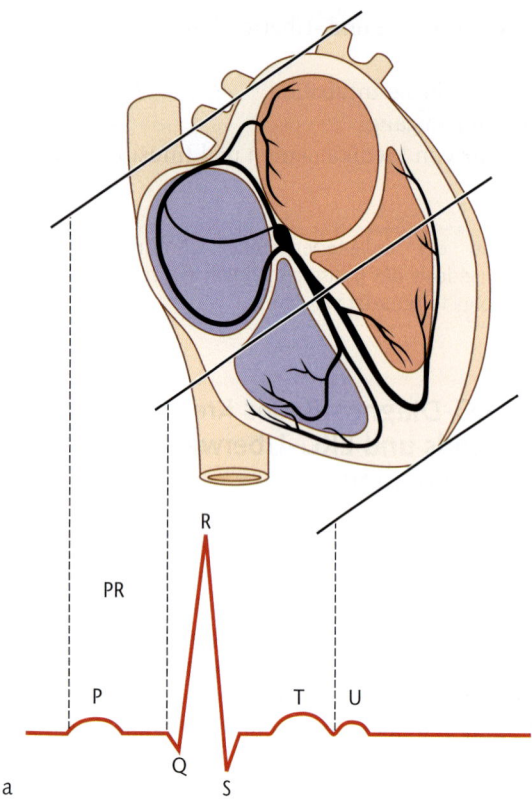

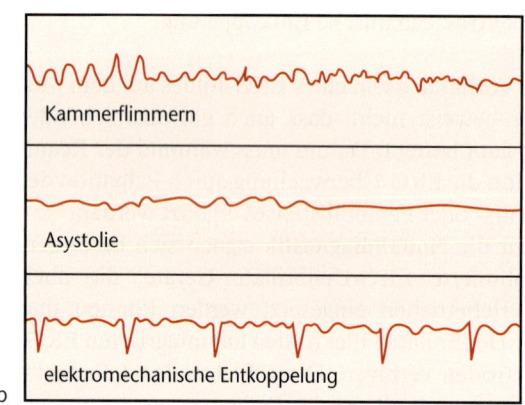

Abb. 34-17a und b Formen des Herzstillstands im EKG.
a) Normales EKG und seine Beziehung zur Herzaktion;
b) von oben nach unten: Kammerflimmern, Asystolie, elektromechanische Entkoppelung (elektrische Systole ohne mechanische Systole).

rende Katecholamine, metabolische Störungen, Hyper- oder Hypothermie, arrhythmogen wirkende Medikamente oder ein sympathoadrenerges Ungleichgewicht. Letztendlicher Auslöser oder Trigger des Kammerflimmerns ist gewöhnlich eine R-auf-T-Extrasystole, seltener eine ventrikuläre Tachykardie oder ein idioventrikulärer Rhythmus. In ▶ Tabelle 34-2 sind die Risikofaktoren des Kammerflimmerns zusammengestellt.

Zu unterscheiden ist zwischen primärem und sekundärem Kammerflimmern.

Primäres Kammerflimmern. Bei Abwesenheit von Schock oder Herzinsuffizienz entwickelt sich innerhalb von 5–10 min nach Koronarverschluss primäres Kammerflimmern. Wichtigster Auslöser ist eine frühe ventrikuläre R-auf-T-Extrasystole. Initial weist das Flimmern eine hohe Amplitude auf (> 0,2 mV), schließlich nehmen Frequenz und Amplitude mehr und mehr ab, und nach etwa 12–15 min tritt eine isoelektrische Strecke auf. 90% aller akuten Herztodesfälle beruhen auf primärem Kammerflimmern. Bei sofortiger Defibrillation ist die Prognose gut:

! Wird innerhalb der ersten Minute nach Eintreten des primären Flimmerns defibrilliert, so beträgt die Überlebensrate 90–95%.

Sekundäres Kammerflimmern. Diese Störung entwickelt sich auf der Grundlage eines Schocks oder einer Herzinsuffizienz. Oft handelt es sich um ein terminales Ereignis mit schlechter Reanimations- und Langzeitprognose, bedingt durch die schwere myokardiale Schädigung. Andere Ursachen sekundären Kammerflimmerns sind:
— Hypoxie,
— Hypotension,
— Wirkung arrhythmogener Medikamente,
— Hypothermie,
— Elektrolytstörungen,
— elektrischer Schock,
— vorübergehende autonome und neurohumorale Faktoren.

sorgung des Gehirns entwickeln sich irreversible Hirnschäden.

Entstehung. Kammerflimmern entsteht durch ein arrhythmogenes Substrat und einen Trigger. Beim Substrat handelt es sich um eine ischämische Zone des Myokards oder eine ischämische Grenzzone um ein infarziertes Gebiet, dessen Vulnerabilität oder Flimmerschwelle durch den Einfluss verschiedener Faktoren gesteigert wird. Hierzu gehören zirkulie-

Behandlungsalgorithmus beim Kammerflimmern siehe Abschnitt 7.6.1.

7.1.2 Asystolie

Bei elektrischer Asystolie besteht Pulslosigkeit mit isoelektrischem EKG. Ursache ist meist eine schwere anhaltende Myokardischämie. Eine primäre Asystolie kann durch elektrischen Schock, AV-Block mit schwerer Bradykardie oder bestimmte herzschädigende Medikamente ausgelöst werden. Im Zusammenhang mit Narkosen kann eine starke Erhöhung des Vagotonus bei Patienten mit oder ohne Herzerkrankungen zu bedrohlicher Bradykardie, gelegentlich auch zur Asystolie führen. Auslöser hierfür können u. a. sein: Stimulation von Glottis, Peritoneum, Mesenterium, Gallenblase, Harnblase, Urethra, Anus, Karotisscheide und Orbitastrukturen. Diese vagal bedingten Bradykardien oder Asystolien lassen sich gewöhnlich durch Atropin verhindern oder beseitigen. Geht hingegen ein primär kardial bedingtes Kammerflimmern oder eine elektromechanische Entkoppelung in eine Asystolie über, so ist die Prognose dieser sekundären Asystolie schlecht. Behandlungsalgorithmus der Asystolie siehe Abschnitt 7.6.2.

7.1.3 Elektromechanische Entkoppelung

Bei der elektromechanischen Entkoppelung (EMD) besteht eine mechanische Asystolie, erkennbar an der Pulslosigkeit; die elektrische Depolarisation des Herzens ist hingegen erhalten. Elektrische und mechanische Aktivität sind also entkoppelt. Im EKG können ein Sinusrhythmus und alle Arten von Erregungsblockierungen auftreten, meist findet sich aber ein idioventrikulärer Rhythmus. Der pulslose idioventrikuläre Rhythmus (Hyposystolie oder „weak action") ist gekennzeichnet durch breit deformierte Kammerkomplexe niedriger Frequenz; eine mechanische Aktivität ist nicht vorhanden. Häufigste Ursache einer elektromechanischen Entkoppelung ist eine länger dauernde Myokardischämie, aber auch extrakardiale Ursachen kommen in Frage, z. B.:
— Hypoxie,
— Hypovolämie,
— Spannungspneumothorax,
— Perikardtamponade,
— Lungenembolie,
— Hypothermie,
— Elektrolytstörungen,
— schwere Azidose,
— Intoxikationen.

7.2 Elektrische Defibrillation

Kammerflimmern ist das häufigste EKG-Muster beim Herzstillstand des Erwachsenen, und die elektrische Defibrillation des Herzens ist die einzig folgerichtige und effektive Behandlungsmethode. Die bei der Defibrillation eingesetzte elektrische Energie führt zu einer gleichzeitigen Depolarisation aller Myokardfasern, nach der wieder spontane Herzaktionen auftreten können – vorausgesetzt, das Myokard ist ausreichend mit Sauerstoff versorgt und es besteht keine wesentliche intrazelluläre Azidose. Hierbei hängt die Defibrillierbarkeit des Herzens vor allem von folgenden Faktoren ab:
— Dauer des Kammerflimmerns,
— Art der zugrundeliegenden Erkrankung oder Störung,
— metabolischer Status.

7.2.1 Defibrillator

Der Defibrillator erhält seine Energie aus dem elektrischen Stromnetz oder eingebauten Batterien. Er besteht aus einem Transformator, an dem die abzugebende Energiemenge eingestellt werden kann, einem Gleichrichter, der den Wechselstrom des Stromnetzes in *Gleichstrom* umwandelt, und einem Kondensator, der Energie speichert und bei Bedarf abgibt.

Durch spezielle **biphasische Impulsformen** kann eine vergleichbare Konversionsrate mit niedrigeren Energiemengen (120–200 J) erreicht werden als bei der Anwendung von Gleichstrom. Ein günstiger Einfluss auf das Langzeitüberleben nach erfolgreicher Reanimation bei plötzlichem Herztod ist bislang jedoch nicht nachgewiesen worden. Vorteilhaft sind aber das geringere Gewicht und die kompaktere Bauweise von Defibrillatoren mit biphasischen Impulsformen.

Die vom Defibrillator abgegebene Energiemenge wird in Joule (J) oder Wattsekunden gemessen, nicht in Ampere. Die bei der Defibrillation durch das Herz fließende Stromstärke hängt von der eingestellten Energiemenge und von der transthorakalen Impedanz ab, d. h. dem Widerstand, den der Thorax dem Stromfluss entgegensetzt: je höher die Impedanz, desto geringer die das Herz erreichende Energiemenge. Daher gilt:

> ! Für eine optimale Defibrillation muss die Impedanz des Thorax so gering wie möglich gehalten werden.

7.2.2 Transthorakale Impedanz

Der dem Stromfluss entgegenwirkende Widerstand des Thorax hängt vor allem von folgenden Faktoren ab:

34 Kardiopulmonale Reanimation

- Größe der Elektroden: je größer die Elektroden, desto geringer der Widerstand. Als optimal gilt ein Elektrodendurchmesser von 13 cm; üblich sind aber 8–10 cm.
- Höhe der Energiemenge: je höher, desto niedriger der Widerstand.
- Widerstand zwischen Elektroden und Haut: wird durch Elektrodengel reduziert.
- Anpressdruck: Starkes Anpressen (mindestens 11 kg) der Elektroden senkt den Widerstand.
- Abstand zwischen den Elektroden: je geringer, desto niedriger der Widerstand.

Verwendung von ausreichend Elektrodengel und ein hoher Anpressdruck sind die wichtigsten Maßnahmen zur Senkung der transthorakalen Impedanz – evtl. ergänzt durch die Defibrillation während der Exspiration.

Die durchschnittliche Thoraximpedanz wird für den Menschen mit 70–80 Ohm angegeben, jedoch scheint der Widerstand bei korrekter Defibrillationstechnik mit ausreichend hoher Energiemenge keine wesentliche Rolle zu spielen.

7.2.3 Platzierung der Elektroden

Die Elektroden werden so aufgesetzt, dass der Strom das Herz in der Längsachse durchströmen kann (▶ Abb. 34-18). Hierzu wird die eine Elektrode gewöhnlich rechts parasternal unterhalb der Klavikula platziert, die andere seitlich über der Herzspitze, also in der mittleren Axillarlinie links unterhalb der Brustwarze. Alternativ kann eine Elektrode auch im Rücken unterhalb des rechten Schulterblatts platziert werden, die andere vorn über dem linken Herzen. Bei Frauen mit großen Brüsten sollte die linke Elektrode lateral oder unterhalb der linken Brust platziert werden.

Patienten mit Herzschrittmacher oder implantiertem Defibrillator. Bei diesen Patienten sollten die Elektroden möglichst nicht unmittelbar über dem Schrittmacheraggregat platziert werden, sondern in mindestens 10 cm Abstand und im rechten Winkel zur Sondenposition, um eine Schädigung des Aggregats zu vermeiden. Nach erfolgreicher Defibrillation muss die Funktion des Aggregats umgehend überprüft werden.

7.2.4 Energiebedarf bei der Defibrillation

Die anzuwendende Energiemenge muss grundsätzlich so groß sein, dass ein ausreichender Strom durch das Herz fließt und zur Defibrillation, d. h. zum normalen Herzrhythmus führt. Eine zu geringe Energiemenge liefert eine ungenügende Stromstärke für die Defibrillation, eine zu hohe Energie kann das Herz schädigen. Da beim Menschen keine eindeutige Beziehung zwischen Körpergewicht, Körpergröße und erforderlicher Energiemenge besteht, muss pragmatisch vorgegangen werden. Bei monophasischen Geräten werden 360 Joule für Erwachsene angewandt, bei biphasischen Geräten 120–200 Joule; wenn Gerätetyp unbekannt: 200 Joule. Kinder erhalten initial einen Elektroschock mit 2 J/kg, weitere Schocks mit 2–4 J/Kg, jeweils unabhängig vom Gerätetyp.

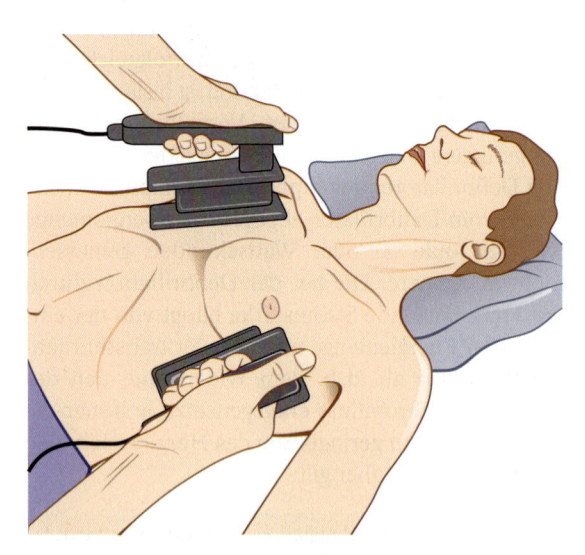

Abb. 34-18 Elektrische Defibrillation des Herzens bei Kammerflimmern.
Die Elektrode wird rechts parasternal unterhalb der Klavikula aufgesetzt, die andere seitlich in der linken mittleren Axillarlinie unterhalb der Brustwarze über der Herzspitze, damit der Strom das Herz in der Längsachse durchströmen kann. Festes Andrücken der ausreichend mit Gel bestrichenen Elektroden ist für den Erfolg der Defibrillation erforderlich.

Angewandte Energiemengen bei Kammerflimmern oder ventrikulärer Tachykardie: Im Gegensatz zu früheren Empfehlungen sollte nicht mehr eine 3er-Elektroschocksequenz ohne interponierte Herzkompressionen angewandt werden, sondern nur noch 1 Elektroschock, sofort gefolgt von einer Kompressionssequenz. War der Elektroschock erfolgreich, besteht bei vielen Patienten häufig eine Minuten anhaltende Asystolie oder pulslose elektrische Aktivität, die der sofortigen Herzkompression bedarf.
1. Nur ein Elektroschock mit 360 J bei Erwachsenen (monophasische Geräte); 120–200 Joule bei Erwachsenen mit biphasischen Geräten J

2. sofort nach dem Schock CPR wieder aufnehmen: 5 Zyklen (ca. 2 min). Keine sofortige EKG-und Pulskontrolle; erst nach 5 Zyklen EKG und Puls überprüfen
3. Wenn i. v. oder intraössärer Zugang vorhanden: Vasopressoren vor oder nach Elektroschock zuführen:
   – Adrenalin 1 mg alle 3–5 min oder
   – Vasopressin 40 E anstelle der ersten oder zweiten Adrenalindosis
4. Herzrhythmus kontrollieren; wenn Elektroschock indiziert: Vorgehen wie zuvor

Schäden durch die Defibrillation. Im Tierexperiment können wiederholte Defibrillationen zu Herzrhythmusstörungen und zur Myokardschädigung oder Myokardnekrose führen. Ob eine Myokardschädigung auch beim Menschen auftritt, ist derzeit nicht geklärt. Bei Defibrillation mit hoher Energiemenge soll jedoch häufiger ein AV-Block auftreten als bei niedriger Energiemenge. Auch können Myokardschädigungen bei wiederholter Anwendung hoher Energiemengen in kurzen Zeitabständen nicht ausgeschlossen werden.

7.2.5 Kardioversion

Als Kardioversion wird die R-Zacken-gesteuerte Elektroschocktherapie des noch schlagenden Herzens bei bestimmten Herzrhythmusstörungen bezeichnet, soweit diese durch medikamentöse Therapie nicht zu beherrschen sind. Hierzu gehören:
— Vorhofflimmern,
— Vorhofflattern,
— supraventrikuläre Tachykardie,
— ventrikuläre Tachykardie.

Durch die R-Zacken-Steuerung wird die vulnerable Phase umgangen, so dass weniger häufig eine Kammertachykardie ausgelöst wird. Die Kardioversion erfolgt ebenfalls mit dem Defibrillator.

7.2.6 Automatischer externer Defibrillator (AED)

Dieses Gerät ermöglicht auch paramedizinischem Personal, das im Erkennen von Herzrhythmusstörungen nicht ausgebildet ist, die frühzeitige elektrische Defibrillation bei Kammerflimmern. Der AED wird vor allem in der präklinischen Notfallmedizin eingesetzt. Er enthält ein automatisches Rhythmusanalysesystem; die Analyse des Rhythmus und die Defibrillation erfolgen über die beiden auf den Thorax geklebten Elektroden. Das Ergebnis wird im Display oder per Stimme oder beidem angegeben; der Schock wird manuell getriggert. Die Spezifität im Erkennen von Kammerflimmern beträgt 100%, für grobes Flimmern allerdings nur 90–92%, für feines Flimmern noch weniger und für Kammerflattern nur 50%.

> **EBM** Für den Einsatz des AED wird nach den „Leitlinien 2000" folgendes praktische Vorgehen empfohlen:
> – Die frühestmögliche Defibrillation hat höchste Priorität.
> – Professionelle nichtärztliche Helfer sollen in der Durchführung der Defibrillation ausgebildet, außerdem mit AEDs ausgestattet und zu deren Anwendung berechtigt werden (Bewertung: Klasse IIa).
> – Im Krankenhaus sollten AEDs und entsprechend ausgebildetes Personal in allen Bereichen verfügbar sein (Klasse IIa). In allen Krankenhausbereichen sollte ein Kollaps-Defibrillations-Intervall von weniger als 3 min angestrebt werden (Bewertung: Klasse I).
> – Der Einsatz von AEDs bei Kindern über 8 Jahren (> 25 kg Körpergewicht) wird als Klasse IIb bewertet.
> – Kinder unter 1 Jahr sollten nicht mit AED behandelt werden.
> – Die Defibrillation mit biphasischem Stromverlauf und einem Energieniveau von 120–200 Joule gilt bei der Behandlung von Kammerflimmern als ebenso wirksam wie höher energetische, monophasische Defibrillationen (Bewertung: Klasse IIa).

7.3 Endotracheale Intubation

Während der kardiopulmonalen Reanimation sollte der Patient **so früh wie möglich** und ohne wesentlichen Zeitverlust endotracheal intubiert werden. Die endotracheale Intubation erleichtert die Beatmung ganz wesentlich, ermöglicht die Zufuhr von Sauerstoff, schützt vor pulmonaler Aspiration und Dilatation des Magens und ist Voraussetzung für die Anwendung der neuen Reanimationstechniken. Für die Intubation darf die Herzkompression maximal 15 s unterbrochen werden.

Zufuhr von Sauerstoff. Unter der externen Herzkompression ist das Herzzeitvolumen niedrig, der pulmonale Gasaustausch durch intrapulmonale Rechts-links-Shunts und Störungen des Belüftungs-

Durchblutungs-Verhältnisses beeinträchtigt, so dass die Beatmung mit der Exspirationsluft des Helfers zwangsläufig zur **Hypoxie** führt. Hypoxie wiederum bewirkt einen anaeroben Stoffwechsel mit metabolischer Azidose, durch die weitere therapeutische Maßnahmen beeinträchtigt werden können. Hieraus folgt:

> Während der kardiopulmonalen Reanimation sollte so früh wie möglich mit 100%igem Sauerstoff beatmet werden.

7.4 Venöser Zugang und alternative Zugangswege

Ein sicherer venöser Zugang sollte ebenfalls so früh wie möglich während der Wiederbelebung angelegt werden, damit kardiovaskuläre Medikamente ohne wesentliche Verzögerung zugeführt werden können, bei Bedarf auch Puffersubstanzen und Infusionslösungen.

> ⚡ Auf keinen Fall dürfen während der Reanimation die kardiovaskulären Medikamente intramuskulär oder subkutan zugeführt werden, da eine extreme Zentralisation vorliegt und die Substanzen nicht in den zentralen Kreislauf gelangen.

7.4.1 Peripherer Venenzugang

Zunächst sollte versucht werden, eine periphere Venenkanüle einzuführen – wenn möglich durch einen Helfer, der nicht an den Basismaßnahmen der Wiederbelebung beteiligt ist. Gewählt wird die am leichtesten zugängliche Vene eines Armes, evtl. auch die V. jugularis externa. Gelingt die Punktion nicht sofort, kann auch die V. femoralis kanüliert werden. Das Gefäß liegt medial von der während der Herzkompression tastbaren A. femoralis.

> Die AHA empfiehlt die Kanülierung einer Antekubitalvene und die Injektion der Medikamente als Bolus, gefolgt von einer Spülung mit 20 ml 0,9%iger NaCl-Lösung und Anheben des Armes.

Lässt sich in extrem seltenen Fällen keine Vene punktieren, kann vom Geübten auch rasch eine Venae sectio durchgeführt werden – wegen der besseren Erreichbarkeit bevorzugt im Bereich des Fußknöchels. Nach erfolgreicher Freilegung kann die Vene direkt mit der Kanüle punktiert werden; die Versorgung mit Nähten erfolgt später.

Wird ein Medikament während der Reanimation in eine Vene der Ellenbeuge injiziert, so wird die maximale Konzentration in den großen Arterien nach ca. 1,5–3 min erreicht. Durch Nachspülen mit 20 ml Kochsalzlösung kann diese Zeit um etwa 40% verkürzt werden.

7.4.2 Zentraler Venenkatheter

Verglichen mit der peripheren Injektion, führt die Injektion von Medikamenten in eine zentrale Vene rascher zu einer maximalen Konzentration in den großen Arterien und damit zu einer schnelleren und stärkeren pharmakologischen Wirkung. Im Tierexperiment beträgt die Zeit bis zum Erreichen maximaler Medikamentenkonzentrationen in der A. femoralis etwa 30 s. Neben diesem unstrittigen Vorteil bestehen bei der zentralen Venenkatheterisierung aber schwerwiegende Nachteile:
— Die kardiopulmonale Reanimation muss unterbrochen werden.
— Die Technik ist schwieriger, die Erfolgsrate liegt unter 100%.
— Es können schwerwiegende Komplikationen ausgelöst werden, z. B. Pneumothorax oder Blutungen bei Patienten unter Lysetherapie.

Liegt jedoch bereits ein zentraler Venenkatheter, werden die Medikamente primär hierüber injiziert, da die Wirkung schneller eintritt.

7.4.3 Endobronchiale Medikamentenzufuhr

Meist erfolgt die endotracheale Intubation beim Herzstillstand sehr frühzeitig, d. h. vor Anlegen eines Venenzugangs. Lässt sich daher nicht umgehend eine Venenkanüle platzieren, können bestimmte Medikamente auch endobronchial instilliert werden, um keine weitere Zeit zu verlieren. Hierzu gehören:
- Adrenalin,
- Atropin,
- Lidocain,
- Bretylium,
- Naloxon.

Ob diese Substanzen über das große Kapillarnetz der Lunge oder die Schleimhaut der Bronchien resorbiert werden, ist unklar. Adrenalin führt zur Vasokonstriktion; hierdurch werden niedrigere Plasmakonzentrationen erreicht, und die maximale Wirkung setzt verzögert ein, hält aber länger an. Auch die Wirkung von Atropin tritt verzögert ein.

Die Dosierung und die Verdünnung der endobronchial instillierten Medikamente sind nicht geklärt. Der ERC empfiehlt hierzu Folgendes:

Die Dosierung endobronchial zugeführter Medikamente sollte das 2fache der üblichen i. v. Dosis betragen. Diese Dosis sollte in 10 ml NaCl-Lösung 0,9% verdünnt und durch einen über den Endotrachealtubus in das Bronchialsystem vorgeschobenen Absaugkatheter instilliert werden. Danach sollte mit 5 Atemhüben beatmet werden, um die Ausbreitung der Medikamente zu fördern.

Grundsätzlich sollte aber die transtracheale Zufuhr von Medikamenten nur erfolgen, wenn kein i. v. Zugang gelegt werden kann. Auch ist zu beachten, dass gewebeschädigende Medikamente nicht endobronchial instilliert werden dürfen. Daher gilt:

Keine endobronchiale Zufuhr von Natriumbikarbonat!

7.4.4 Intrakardiale Injektion

Die intrakardiale Injektion von Adrenalin, früher allgemein üblich, wird wegen der erheblichen Gefahren und technischen Schwierigkeiten nur extrem selten durchgeführt, z. B., wenn kein Venenzugang gelegt werden kann und auch die endotracheale Intubation mit transtrachealer Zufuhr der Medikamente nicht möglich ist.

Technik. Die intrakardiale Injektion erfolgt im 5. Interkostalraum links neben dem Brustbein mit einer langen, dünnen 25-G-Kanüle. Die Kanüle gelangt bei korrektem Vorgehen in den linken Ventrikel. Alternativ kann die Kanülierung auch unterhalb und links vom Xiphoid nach hinten-seitlich kranial erfolgen. Hierbei ist die Verletzungsgefahr für die A. coronaria anterior descendens geringer. Freier Abfluss von Blut bei der Aspiration zeigt normalerweise die korrekte Kanülenlage an.

Risiken und Komplikationen. Hierzu gehören vor allem:
— Pneumothorax,
— Verletzung einer Koronararterie,
— zu lange Unterbrechung der externen Herzkompression,
— Injektion des Medikaments in das Myokard mit therapierefraktären Rhythmusstörungen.

Bei der offenen Herzkompression, d. h. unter Sicht, ist die intrakardiale Injektion hingegen ohne wesentliche Gefahren möglich.

7.4.5 Arterielle Punktion bzw. Kanülierung

Die arterielle Kanülierung ist kein obligater Bestandteil der erweiterten Reanimationsmaßnahmen. Um keine Zeit mit schwierigen Punktionsversuchen zu verlieren, sollte die arterielle Kanülierung erst nach Wiederherstellung des Spontankreislaufs erfolgen – es sei denn, genügend versierte Helfer sind verfügbar, die nicht unmittelbar für die Reanimationsmaßnahmen (Beatmung, Herzkompression, Bereitstellung von Ausrüstungsgegenständen und Medikamenten) erforderlich sind.

Auf keinen Fall dürfen die Wiederbelebungsmaßnahmen durch die arterielle Kanülierung oder Punktion verzögert werden.

7.5 Medikamente

Lässt sich durch die Basismaßnahmen der Wiederbelebung nicht innerhalb ganz kurzer Zeit der Spontankreislauf wiederherstellen oder aufrechterhalten, so müssen entsprechende Medikamente eingesetzt werden. Die wichtigsten **Ziele** der Medikamentenzufuhr bei Reanimation sind:
— Steigerung der Koronar- und Hirndurchblutung,
— Therapie und Prophylaxe von Herzrhythmusstörungen,
— Stützung der Herz-Kreislauf-Funktion nach erfolgreicher Reanimation.

Für die Reanimation spielt Adrenalin nach wie vor eine zentrale Rolle; daneben werden, je nach Bedarf, weitere Medikamente eingesetzt. Hierzu gehören andere Katecholamine, Atropin, Lidocain, Natriumbikarbonat und Kalzium. Beim Einsatz dieser Medikamente sollte deren Klassifizierung nach den in Tabelle 34-1 aufgestellten Kriterien berücksichtigt werden.

Kalziumantagonisten und β-Rezeptoren-Blocker sind während der Herzkompression nicht indiziert.

7.5.1 Adrenalin

Adrenalin gilt als sympathoadrenerge Substanz der Wahl für die medikamentöse Behandlung des Herzstillstands (Klasse I). Die Wirksamkeit beruht vermutlich ausschließlich auf den α-adrenergen Eigenschaften und ist wahrscheinlich unabhängig von der β-adrenergen Aktivität. Adrenalin führt zu peripherer Vasokonstriktion mit Anstieg des diastolischen Aortendrucks. Hierdurch nehmen, wie erwünscht, die Koronardurchblutung und die Hirndurchblutung zu. Im Tierexperiment kann durch Adrenalin die Erfolgsrate der Reanimation verbessert werden. Hierbei sind hohe Dosen wirksamer als die Standarddosis von 1 mg. Beim Menschen hingegen fehlt der Nachweis, dass Adrenalin die Überlebensrate und die neurologische Prognose nach erfolgreicher Reanimation verbessert. So fand sich in klinischen Studien zwar eine häufigere Wiederaufnahme der spontanen Herzaktion nach hochdosiertem Adrenalin (5 mg), die Gesamtüberlebensrate konnte jedoch hierdurch nicht erhöht werden. Die optimale Adrenalindosis ist umstritten, und entsprechend gibt es unterschiedliche Empfehlungen.

> Standarddosierung von Adrenalin beim Herzstillstand (Internationale Leitlinien 2000):
> — initial 1 µg : 10 ml der 1 : 10000 verdünnten Lösung i.v., mit 20 ml Flüssigkeit nachspülen
> — Wiederholungsdosen: 1 mg alle 3–5 min

Während des Herzstillstands kann Adrenalin auch als kontinuierliche Infusion zugeführt werden; die Dosen sollten denen der Standardtherapie vergleichbar sein. Initial sollten 1 µg/min zugeführt werden, danach 3–4 µg/min. Die Infusion sollte möglichst über einen zentralen Venenkatheter erfolgen, um das Risiko der paravasalen Infusion zu vermeiden und die Bioverfügbarkeit zu erhöhen.

Die hochdosierte (0,1 mg/kg) oder eskalierende Gabe von Adrenalin bei Nichtansprechen auf die Standarddosen wird nicht mehr empfohlen (Bewertung: Klasse IIb), da hiermit keine höhere Überlebensrate erreicht wird und möglicherweise die Rate an Spätkomplikationen bei Überlebenden des Herzstillstands zunimmt.

Eine Höchstdosis gibt es für Adrenalin unter der Reanimation nicht, d. h., die Substanz wird so lange intermittierend injiziert, bis ein Spontankreislauf eintritt oder die Reanimationsmaßnahmen abgebrochen werden.

Grundsätzlich sollte Adrenalin so früh wie möglich nach Beginn der externen Herzkompression i.v., bei fehlendem Venenzugang auch endobronchial injiziert werden. Eine EKG-Diagnose darf nicht abgewartet werden, da hierdurch die metabolische Azidose verstärkt und möglicherweise die Adrenalinwirkung beeinträchtigt werden.

! Adrenalin ist nicht indiziert, wenn Kammerflimmern auf einem bereits angeschlossenen Monitor festgestellt und umgehend beseitigt werden konnte.

7.5.2 Vasopressin

Diese als antidiuretisches Hormon im Organismus vorkommende Substanz wirkt in unphysiologisch hohen Dosen als nichtadrenerger peripherer Vasokonstriktor. Die Wirkung beruht auf einer direkten Stimulation der V1-Rezeptoren der Gefäßmuskelzelle, vor allem in Haut, Skelettmuskel, Darm und Fettgewebe sowie – signifikant geringer ausgeprägt – in den Koronararterien und den Nierengefäßen. Auf die Hirngefäße wirkt Vasopressin dilatierend; der Sauerstoffbedarf des Herzens wird nicht erhöht, da Vasopressin keine β-adrenerge Aktivität aufweist.

Nach kurzzeitigem Kammerflimmern zugeführt, erhöht Vasopressin den koronaren Perfusionsdruck und die Durchblutung der Vitalorgane sowie das zerebrale O_2-Angebot, außerdem die mittlere Flimmerfrequenz. Ähnliche Wirkungen wurden auch nach längerem Herzstillstand und nach pulsloser elektrischer Aktivität beobachtet. Eine Bradykardie trat nach erfolgreicher Wiederbelebung nicht auf.

Nach den Internationalen Leitlinien 2000 wird Vasopressin als effektiver Vasopressor eingestuft, der bei Erwachsenen als Alternative zu Adrenalin bei defibrillationsrefraktärem Kammerflimmern eingesetzt werden kann (Klasse IIb).

> Bei **Kammerflimmern/pulsloser Tachykardie** können anstelle von Adrenalin (1 mg/3–5 min) einmalig 40 IE Vasopressin als Bolus i. v. injiziert werden (Bewertung: Klasse IIb)

Diese Klassifizierung bedarf angesichts neuer Untersuchungen allerdings einer Neubewertung, denn Ergebnisse der europäischen Multicenter-Studie 2004 und eine Metaanalyse aus dem Jahre 2005 haben gezeigt, dass Vasopressin – entgegen ursprünglichen Annahmen – die Entlassungsrate von Patienten, die wegen *Kammerflimmern oder pulsloser Tachykardie* reanimiert worden waren, im Vergleich zu Adrenalin nicht erhöht. Vielmehr soll die neurologische Erholung bei Verwendung von Adrenalin sogar besser sein.

Eine höhere Entlassungsrate ergab sich dagegen bei Behandlung der *Asystolie* mit 2 × 40 IE Vasopressin, gefolgt von jeweils 1 mg Adrenalin alle 3 min. Möglicherweise ist auch die Kombination von Vasopressin mit Adrenalin wirksamer als die alleinige Verwendung einer der Substanzen.

Der derzeitige (vorläufige) Kenntnisstand zum Einsatz von Vasopressin bei der Reanimation kann daher wie folgt zusammengefasst werden:

▼ Bei nicht defibrillierbarem Herzrhythmus oder nach erfolgloser Defibrillation: Beginn der Vasopressortherapie im 1. Zyklus mit 1 mg Adrenalin i.v. (oder 2,5 mg in 10 ml NaCl 0,9% endobronchial). Dann 1–3 min kontinuierliche Herzdruckmassage.

- Beginn des 2. Zyklus mit EKG-Diagnostik, dann Defibrillation bei Kammerflimmern oder -flattern; danach 2. Vasopressorgabe: 1 mg Adrenalin, gefolgt von Herzdruckmassage zur Perfusion von Herz und Gehirn.
- 3. und 5. Zyklus: 40 IE Vasopressin i. v. als Vasopressor, im 4. Zyklus Adrenalin.

7.5.3 Andere Sympathomimetika und Vasopressoren

Andere Substanzen mit α-adrenergen Wirkungen sind ebenfalls – mit unterschiedlichem Erfolg – für die Behandlung des Herzstillstands eingesetzt worden:

Noradrenalin, eine Substanz mit Wirkung auf die $α_1$- und die $α_2$-Rezeptoren und in geringem Maß auch auf die β-Rezeptoren, steigert, wie Adrenalin, den koronaren Perfusionsdruck und kann ebenfalls den Spontankreislauf wiederherstellen. Die Überlebens- oder Entlassungsrate aus dem Krankenhaus ist jedoch nicht höher als mit Adrenalin.

Dopamin. Diese Substanz ist beim Herzstillstand nicht so wirksam wie Adrenalin, möglicherweise sogar schädlich. Sie wird daher, wenn erforderlich, erst nach Wiederherstellung des Spontankreislaufs eingesetzt, z. B. bei Hypotonie aufgrund einer ungenügenden Pumpfunktion des Herzens. Die Zufuhr erfolgt am besten über einen Perfusor, niemals in Form von Bolusinjektionen.

Methoxamin, Phenylephrin. Diese primären $α_1$-Agonisten steigern die Koronar- und Hirndurchblutung in geringerem Maße als Adrenalin, selbst bei vergleichbarer Zunahme des diastolischen Aortendrucks, vermutlich aufgrund fehlender Stimulation der $α_2$-Rezeptoren.

Orciprenalin, Isoprenalin. Diese reinen β-Rezeptoren-Agonisten haben nachweislich einen ungünstigen Einfluss auf den Kreislauf unter Reanimation: Aufgrund der vasodilatierenden Wirkung ($β_2$-Rezeptoren) fällt der mittlere arterielle Druck und damit auch die Koronar- und Hirndurchblutung ab. Durch Wirkungen auf die $β_2$-Rezeptoren des Herzens nimmt außerdem der myokardiale Sauerstoffverbrauch zu. Daher gilt:

⚡ Orciprenalin und Isoprenalin sind beim Herzstillstand kontraindiziert.

Orciprenalin (z. B. Alupent) oder Isoprenalin können allenfalls kurzzeitig als herzfrequenzsteigernde Substanzen eingesetzt werden, wenn bei Patienten, die einen Herzschrittmacher erhalten sollen, eine hämodynamisch wirksame Bradykardie auftritt. Bei der Dosierung ist Vorsicht geboten, da leicht eine Hypokaliämie und ventrikuläre Herzrhythmusstörungen ausgelöst werden.

7.5.4 Atropin

Atropin blockiert die muskarinartigen cholinergen Rezeptoren und vermindert so den vagalen Einfluss auf das Herz, besonders auf das Knotengewebe. Die Automatie des Sinus- und des AV-Knotens und die atrioventrikuläre Erregungsüberleitung werden verstärkt; bei Sinusbradykardie und höhergradigem AV-Block nimmt die Herzfrequenz zu.

Atropin ist vor allem effizient bei hämodynamisch wirksamer Bradykardie aufgrund eines hohen Vagotonus (z. B. durch Schmerz) oder durch Hypoxie oder Sensibilisierung des Myokards.

Indikationen für Atropin:
— Asystolie durch hohen Vagotonus oder Hypoxie,
— hämodynamisch wirksame Sinusbradykardie (Klasse I),
— AV-Block auf Knotenebene (Klasse IIa).

Nicht wirksam ist Atropin hingegen bei Asystolie oder elektromechanischer Entkoppelung aufgrund einer ausgedehnten ischämischen Myokardschädigung.

> **Dosierung von Atropin:**
> — initial 1 mg i. v.
> — bei Bedarf wiederholt bis zu einer Gesamtdosis von 3 mg oder 0,04 mg/kg

❗ Der ERC empfiehlt bei Asystolie nach Adrenalinzufuhr die einmalige Bolusinjektion von 3 mg Atropin.

7.5.5 Antiarrhythmika

Antiarrhythmika werden im Zusammenhang mit der Reanimation aus folgenden Gründen eingesetzt:
— Behandlung einer malignen ventrikulären Tachyarrhythmie,
— Erleichterung der Defibrillation,
— Prophylaxe der Rückkehr von Kammerflimmern oder ventrikulärer Tachykardie.

Lidocain

Die Substanz dämpft die Erregbarkeit des Myokards durch Blockade der Na-Kanäle; die Flimmerschwelle des Myokards wird erhöht, die Erregungsleitung und die Repolarisation werden hingegen nur geringfügig beeinflusst.

Indikationen. Lidocain ist das Medikament der Wahl für die Behandlung ventrikulärer Extrasystolen und ventrikulärer Tachykardien, vor allem beim akuten Myokardinfarkt. Lidocain wirkt beim akuten Herzinfarkt prophylaktisch antifibrillatorisch, jedoch wird hierdurch die Gesamtletalität nicht beeinflusst. Im Tierexperiment erhöht Lidocain die Defibrillationsschwelle des Herzens, d. h., es ist eine größere Energiemenge erforderlich, um Kammerflimmern zu beseitigen.

In einer retrospektiven Untersuchung an 1212 Patienten über einen Zeitraum von 12 Jahren kehrte während präklinischer Reanimation bei 45% der Patienten, die Lidocain erhielten, der Spontankreislauf zurück gegenüber 25% in der Gruppe ohne Lidocain. Lebend erreichten 38% der Patienten der Lidocaingruppe das Krankenhaus im Vergleich zu 18% der Patienten, die kein Lidocain erhielten. Bei der Entlassungsrate aus dem Krankenhaus ergab sich jedoch kein signifikanter Unterschied zwischen beiden Gruppen (18% gegenüber 8%).

Bewertung. Nach den Internationalen Leitlinien 2000 wird Lidocain für Kammerflimmern und pulslose Kammertachykardie als Klasse IV (unbestimmt) bewertet.

> **Dosierung von Lidocain** bei Kammerflimmern oder pulsloser Kammertachykardie nach mindestens 4 erfolglosen Defibrillationen:
> — 1,5 mg/kg als Bolus i. v.
> — bei Bedarf zusätzliche Gabe von 1,5 mg/kg nach 3–5 min

Amiodaron

Amiodaron (Cordarex) ist ein Kaliumkanal-Blocker, der die Defibrillationsschwelle senkt und außerdem stark antiarrhythmisch wirkt. Die dämpfenden Wirkungen auf den Sinusknoten und die AV-Überleitung sind gering; bei rascher i. v. Injektion tritt eine (meist vorübergehende) leichte negativ inotrope Wirkung auf. Außerdem senkt Amiodaron den peripheren Widerstand und könnte so dem vasopressorischen Effekt von Adrenalin entgegenwirken. Für folgende Situationen gilt die Wirksamkeit von Amiodaron als gesichert:
— Maligne ventrikuläre Arrhythmien,
— sekundär präventive Effekte bei akutem Herzinfarkt, Herzinsuffizienz und primären ventrikulären Arrhythmien,
— präklinisches Kammerflimmern.

> **EBM** Nach den Internationalen Leitlinien 2000 wird Amiodaron beim Patienten mit präklinischem Kammerflimmern nun als Substanz der Klasse IIb eingestuft. Die Dosierung wird mit 300 mg als i. v. Bolus angegeben.

7.5.6 Natriumbikarbonat

Natriumbikarbonat galt lange Zeit als essentielles Medikament der Reanimation, jedoch wird der Routineeinsatz wegen des fraglichen Nutzens und der großen Gefahren derzeit nicht mehr empfohlen. Nach traditioneller Lehrmeinung wurde Natriumbikarbonat eingesetzt, um die sich beim Herzstillstand entwickelnde metabolische Azidose auszugleichen und hierdurch die Defibrillierbarkeit des Herzens und die Ansprechbarkeit auf Katecholamine zu verbessern. Beim Menschen ist aber ein günstiger Effekt von Natriumbikarbonat auf die Defibrillierbarkeit des Herzens und den Reanimationserfolg bislang nicht nachgewiesen worden, möglicherweise weil sich eine schwere metabolische Azidose, gemessen als Anstieg der Blutlaktatkonzentration oder Zunahme des Basendefizits, erst innerhalb von 15–20 min entwickelt und außerdem durch eine effektive Herzkompression mit entsprechend hohem Blutfluss und eine ausreichende Ventilation mit Ausatmung von CO_2 (respiratorische Komponente der Azidose) tolerable Blutgaswerte und Säure-Basen-Parameter erreicht werden können.

Gefahren. Abgesehen vom fraglichen Nutzen weist Natriumbikarbonat auch ungünstige Wirkungen auf: Bei der Zufuhr verbindet sich die Substanz mit H^+-Ionen zu Karbonsäure, die wiederum zu CO_2 und H_2O dissoziiert. Da bei der Reanimation das in den Geweben angehäufte CO_2 bei niedrigem Blutfluss nicht vollständig eliminiert wird, könnte, zumindest theoretisch, die intrazelluläre Azidose durch die CO_2-Freisetzung aus Natriumbikarbonat noch verstärkt werden. Daneben kann die übermäßige Zufuhr von Natriumbikarbonat zu Hypernatriämie, Hyperosmolarität und metabolischer Azidose führen. Bei hypoxisch bedingter Laktatazidose sollen durch die Pufferung mit Natriumbikarbonat die Kontraktilität des Herzens und das Herzzeitvolumen abfallen und die Laktatazidose hierdurch verstärkt werden.

Bewertung. Derzeit wird Natriumbikarbonat im Zusammenhang mit Reanimationsmaßnahmen wie folgt bewertet:

- Nicht empfohlen als Routinemedikament für die kardiopulmonale Reanimation – trotz der Laktatazidose (= Klasse III).
- Bei länger bestehendem Herzstillstand und/oder Reanimationsmaßnahmen wird Bikarbonat nur als möglicherweise hilfreich angesehen (= Klasse IIb).
- Bei vorbestehender metabolischer Azidose oder Vergiftung mit trizyklischen Antidepressiva oder Phenobarbital gilt Natriumbikarbonat als vorteilhaft (= Klasse IIa).
- Bei hyperkaliämischem Herzstillstand gilt Natriumbikarbonat als indiziert und effektiv (= Klasse I).

Nach übereinstimmender Meinung gilt für die Standardreanimation Folgendes:

! Effektive Kompression des Herzens, ausreichende Ventilation der Lungen und vor allem die rasche Wiederherstellung des Spontankreislaufs sind die besten Maßnahmen der Azidosebehandlung.

Dosierung von Natriumbikarbonat nach Ablauf der ersten 10 min:
AHA-Empfehlung: 1 mmol/kg über 10 min per Infusion
ERC-Empfehlung: 50 mmol per Infusion

Bei Erfolglosigkeit können nach Ablauf von jeweils 10 min erneut 0,5 mmol/kg infundiert werden, in der Klinik jedoch möglichst unter Kontrolle des Säure-Basen-Status und der Blutgase.

Andere Puffersubstanzen wie Trometamol (THAM, TRIS) besitzen gegenüber Natriumbikarbonat keine nachgewiesenen Vorteile, wenn die Zufuhr von Natriumbikarbonat wegen einer Hypernatriämie oder Hyperosmolarität kontraindiziert ist.

7.5.7 Kalzium

Kalzium wurde lange Zeit routinemäßig für die Reanimation des Herzens eingesetzt. Die Substanz steigert die Kontraktionskraft des Myokards und die Automatie, aber auch die Erregbarkeit und kann außerdem Spasmen der Koronargefäße auslösen. Überdosierung kann zum kontrakten Herzstillstand, „stone heart", führen. Hohe intrazelluläre Kalziumkonzentrationen bei Ischämie begünstigen die Myokardschädigung und verschlechtern die neurologische Prognose.

Für die Reanimation wird Kalzium als Klasse-III-Medikament eingestuft und sollte daher nicht routinemäßig injiziert werden. Vielmehr gilt:

! Bei Hyperkaliämie, Hypokalzämie und Vergiftung mit Kalziumantagonisten gilt Kalzium als Klasse-IIa-Medikament und kann daher bei diesen Störungen zugeführt werden.

Dosierung von Kalzium:
- 5–8 ml Kalziumglukonat 10% oder
- 2–4 mg/kg Kalziumchlorid
- Nachinjektion bei Bedarf

Bei elektromechanischer Entkoppelung sollte Adrenalin vorgezogen werden.

7.5.8 Magnesium

Intrazellulärer Magnesiummangel führt zu gesteigerter Erregbarkeit des Myokards und begünstigt das Auftreten von ventrikulären Rhythmusstörungen. Daher wird empfohlen, bei allen Patienten mit akutem Herzinfarkt die Magnesiumkonzentration im Serum zu bestimmen und eine Hypomagnesiämie auszugleichen.

Die Injektion von Magnesium unterdrückt ventrikuläre Extrasystolen nicht nur bei Hypomagnesiämie, sondern auch bei normalen Serumkonzentrationen. Der Nutzen von Magnesium in der Reanimation ist bisher nicht untersucht, jedoch kann die Substanz bei wiederkehrendem oder therapierefraktärem Kammerflimmern injiziert werden. Allerdings liegt hierfür derzeit vom ERC keine Empfehlung vor.

Dosierung von Magnesium bei wiederkehrendem oder refraktärem Kammerflimmern:
1–2 g Magnesiumsulfat i. v.

7.6 ACLS-Algorithmen

Für die erweiterten Reanimationsmaßnahmen (ACLS) sind Algorithmen entwickelt worden, bei denen mit jedem weiteren Schritt davon ausgegangen wird, dass der vorangegangene Schritt nicht zum Erfolg geführt hat. An welcher Stelle der Einstieg in den Algorithmus erfolgt, hängt vor allem von den Umständen des Herzstillstands ab. Während außerhalb der Klinik gewöhnlich mit den Basismaßnahmen begonnen werden muss, können bei einer Narkose aufgrund der Monitorüberwachung die klinische und elektrokardiographische Feststellung eines Herzstillstands meist gleichzeitig erfolgen.

7.6.1 Kammerflimmern und pulslose Kammertachykardie

Wie bereits dargelegt, ist die elektrische Defibrillation die einzig effektive Maßnahme, durch die Kammerflimmern beendet und ein Spontankreislauf wiederhergestellt werden können. Der Erfolg der Defibrillation hängt vor allem von der Dauer des Flimmerns und vom metabolischen Status ab. Die Defibrillierbarkeit des Herzens nimmt rasch ab, und das Flimmern geht häufig innerhalb weniger Minuten in eine Asystolie über. Darum sollte bei Kammerflimmern oder -flattern grundsätzlich möglichst rasch defibrilliert werden. Ob bei allen Patienten vor der Defibrillation 5 Kompressionszyklen (2 min) angewandt werden sollen, ist ungeklärt. Laien wird die sofortige Anwendung eines automatischen Defibrillators empfohlen, wenn ein solches Gerät zur Verfügung steht. Professionelle Helfer können vor der Defibrillation 5 Kompressionszyklen durchführen (2 min), wenn zwischen Notruf und Eintreffen am Notfallort mehr als 4–5 min vergangen sind oder wenn ein unbeobachteter Herzstillstand vorliegt.

In den meisten Fällen – auch unter Narkosebedingungen – muss zunächst ein Defibrillator herbeigeschafft werden. Für diesen Zeitraum gilt immer:

! Bis zum Herbeischaffen und Anschließen eines Defibrillators müssen die Basismaßnahmen der Reanimation ohne wesentliche Unterbrechungen fortgesetzt werden.

Ist im EKG Kammerflimmern oder -flattern sichtbar, wird sofort defibrilliert.

Praktisches Vorgehen (▶ Abb. 34-19):

- Initial präkordialer Faustschlag (Empfehlung des ERC).
- Am Defibrillator den Schalter „synchron" ausschalten.
- Hauptschalter einschalten, gewünschte Energiemenge einstellen: beim Erwachsenen ca. 3 J/kg.
- Die angeschlossenen Elektroden ausreichend mit Gel bestreichen; dann auf den Brustkorb setzen: eine Elektrode auf den rechten Thorax unterhalb der Klavikula, die andere unterhalb und links von der Mamille in der linken mittleren Axillarlinie.
- Elektroden ganz fest andrücken, Patienten und Bett nicht direkt berühren; Elektroden laden, dann Schock auslösen.
- Der Elektroschock erfolgt mit 360 J bei monophasischen Geräten und mit 120–200 J bei biphasischen Geräten. Nach den CPR-Empfehlungen 2005 sollten keine Dreierserien mehr angewandt werden, sondern jeweils nur noch 1 Elektroschock. Danach sofort 5 Zyklen BLS (ca. 2 min); erst danach Kontrolle von EKG und Puls.
- Wenn Elektroschock ohne Erfolg, wird sofort endotracheal intubiert, ein venöser Zugang gelegt und **1 mg Adrenalin** injiziert (alternativ 40 IE Vasopressin). Maximale Zeitdauer für diese Maßnahmen: 2 min.
- Nach der Injektion von Adrenalin (Vasopressin) sofort 5 Zyklen externer Herzkompression durchführen (2 min), damit die Substanz wirken kann.
- Dann erneut Defibrillation wie oben usw.
- Bei Erfolglosigkeit: zyklische Wiederholung von 5 CPR-Sequenzen, Adrenalingabe und 1 Defibrillation. Wenn bisher Intubation nicht gelungen: erneuten Intubationsversuch unternehmen.
- Kann das Flimmern nach 3 solcher „Schleifen" nicht beseitigt werden, können Antiarrythmika erwogen werden: **Amiodaron 300 mg i. v.** oder intraossär, wenn erforderlich, zusätzlich 150 mg, oder **Lidocain**, erster Bolus 1–1,5 mg/kg i. v./i. o., maximal 3 Dosen oder 3 mg/kg, dann 0,5–0,75 mg/kg i. v./i.o. Bei Torsades de pointes **Magnesiumsulfat 1–2 g i. v./i. o.** als Anfangsdosis
- Nach 5 CPR-Zyklen (2 min): erneute Defibrillation wie oben beschrieben; evtl. Elektroden anterior-posterior aufsetzen und neuen Defibrillationsversuch starten.

7.6.2 Asystolie/elektromechanische Entkoppelung

Nur bei 10–25% aller Herz-Kreislauf-Stillstände besteht eine primäre Asystolie mit guten Therapieaussichten; die meisten Asystolien und auch die elektromechanische Entkoppelung sind vielmehr sekundär bedingt und oft bereits Zeichen des eingetretenen Todes. Unter *präklinischen* Bedingungen festgestellte Asystolien sind ebenfalls meist sekundärer Natur (▶ Tab. 34-3).

Bei gesicherter Asystolie/elektromechanischer Entkoppelung sollte kein Elektroschock angewandt werden, da hierdurch ein möglicherweise erhöhter Parasympathikotonus noch verstärkt werden kann. Mit zunehmender Reanimationsdauer nehmen die Erfolgsaussichten ab: So gelingt es in der Regel nach Ablauf einer 15-minütigen Asystolie nicht, das Herz erfolgreich wiederzubeleben – außer es liegen spezielle Umstände wie Hypothermie oder eine Vergiftung mit trizyklischen Antidepressiva vor.

7 Erweiterte Reanimationsmaßnahmen – ACLS 34

1 Herzstillstand
- BLS: Hilfe rufen, CPR anwenden
- Sauerstoff zuführen, wenn vorhanden
- Monitor/Defibrillator anschließen, wenn verfügbar

↓

2 Rhythmus kontrollieren
Defibrillierbarer Rhythmus?

ja → **3 Kammerflimmern/ventrikuläre Tachykardie**

nein → **9 Asystolie/elektromechanische Entkoppelung**

4 1 Elektroschock anwenden
- manuell biphasisch: je nach Gerät 120–200 J, wenn unbekannt 200 J
- monophasisch: 360 J
- AED: gerätespezifisch

Nach Schock sofort 5 Zyklen CPR*

5 Nach 5 CPR-Zyklen*: Rhythmus kontrollieren
Defibrillierbarer Rhythmus?

ja ↓

6 CPR fortsetzen, während Defibrillator lädt
1 Elektroschock anwenden
- manuell biphasisch: J wie beim 1. Schock oder höher
- monophasisch: 360 J
- AED: gerätespezifisch

Nach Schock sofort 5 Zyklen CPR*

Wenn i.v./i.o. Zugang vorhanden: Vasopressor zuführen
- Adrenalin 1 mg i.v./i.o., alle 3–5 min oder
1 x 40 IE Vasopressin anstelle der 1. oder 2. Adrenalindosis

7 Nach 5 CPR-Zyklen*: Rhythmus kontrollieren
Defibrillierbarer Rhythmus?

ja ↓

8 CPR fortsetzen, während Defibrillator lädt
1 Elektroschock anwenden
- manuell biphasisch: J wie beim 1. Schock oder höher
- monophasisch: 360 J
- AED: gerätespezifisch

Nach Schock sofort CPR
Antiarrhythmika erwägen und während CPR (vor oder nach Elektroschock) zuführen:
- **Amiodaron** 300 mg i.v., wenn nötig weitere 150 mg oder
- **Lidocain** 1–1,5 mg initial, dann 0,5–0,75 mg, maximal 3 Dosen oder 3 mg/kg KG

Magnesium erwägen: initial 1–2 mg i.v./i.o. bei Torsades de pointes
Nach 5 CPR-Zyklen*: gehe zu Kasten 5

10 Sofort CPR: 5 Zyklen*
Wenn i.v./i.o. Zugang vorhanden:
- **Adrenalin** 1 mg, alle 3–5 min oder
- 1 x 40 IE **Vasopressin** anstelle der 1. oder 2. Adrenalindosis

Atropin erwägen: 1 mg i.v./i.o. bei Asystolie oder langsamer EMD-Frequenz, alle 3–5 min, maximal 3 mg

11 Nach 5 CPR-Zyklen*: Rhythmus kontrollieren
Defibrillierbarer Rhythmus?

nein (von 5) →

nein (von 11) → **13 Gehe zu Kasten 4**

ja ↓

nein (von 7) →

12
- wenn Asystolie: gehe zu Kasten 10
- wenn elektrische Aktivität: Pulskontrolle. Wenn kein Puls: gehe zu Kasten 10
- wenn Puls vorhanden: Postreanimationsbehandlung

Abb. 34-19 ACLS-Algorithmus für den pulslosen Herzstillstand beim Erwachsenen nach den Leitlinien 2005 der internationalen Konsensuskonferenz.
1 CPR-Zyklus = 15 Kompressionen, 2 Beatmungen; i.o. = intraossär; AED = automatischer externer Defibrillator.

Klinische Anästhesie

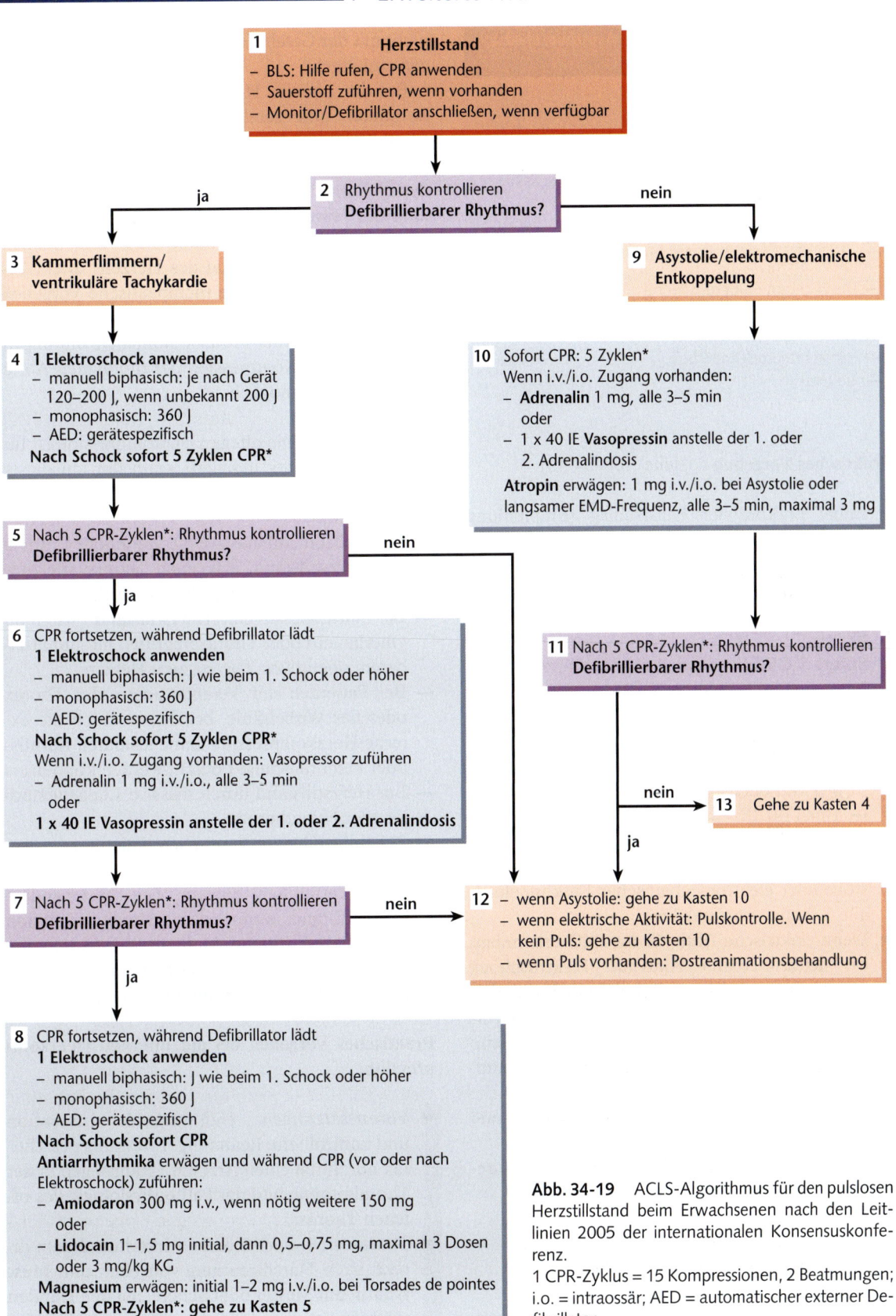

* wenn Patient intubiert: keine zyklische CPR, sondern kontinuierliche Herzkompression 100/min; ohne Kompressionspause 8–10×/min beatmen. Rhythmus alle 2 min kontrollieren

Tab. 34-3 Wichtige Ursachen der Asystolie/elektromechanischen Entkoppelung

— Hypoxie
— Hypovolämie
— Hyper-/Hypokaliämie
— Hypokaliämie, Hypomagnesiämie
— Hypoglykämie
— metabolische Azidose
— Hypothermie
— Intoxikation
— Medikamentenüberdosierung
— Herztamponade
— Spannungspneumothorax
— fulminante Lungenembolie
— Trauma

Praktisches Vorgehen (siehe Abb. 34-19):

- Initial präkordialer Faustschlag (Empfehlung des ERC); Erfolgsaussichten sehr gering.
- EKG-Monitor anschließen und Diagnose sichern.
- Bei sicherer Asystolie keine Defibrillation durchführen.
- Sofort 5 CPR-Sequenzen (Herzkompressionen: Beatmung im Verhältnis 30:2).
- Wenn noch nicht erfolgt: endotracheale Intubation und venöser Zugang.
  — Injektion von 1 mg Adrenalin, wiederholt alle 3–5 min oder
  — 1-mal 40 IE Vasopressin anstelle der ersten oder zweiten Adrenalindosis
- Wenn erfolglos: Atropin 1 mg i.v./i.o. bei Asystolie oder elektromechanischer Entkoppelung, alle 3–5 min, maximal 3 mg.
- Wenn elektrische Aktivität im EKG erkennbar: bei defibrillierbarer Aktivität: Elektroschock (wie oben beschrieben). Bei nicht defibrillierbarer Aktivität: Pulskontrolle. Wenn kein Puls vorhanden: Beginn eines neuen CPR-Zyklus; wenn Puls vorhanden: Postwiederbelebungsbehandlung.
- Zyklische Wiederholung der Adrenalingabe und der 5 CPR-Sequenzen.
- Wenn nach 3 Zyklen kein Erfolg: höhere Adrenalindosis erwägen.

7.7 Offene Herzkompression

Die Herzkompression bei offenem Thorax ist weitgehend durch die extrathorakale Herzkompression verdrängt worden, weil dieses Verfahren ohne Verzögerung eingeleitet werden kann und gewöhnlich nicht mit der Gefahr lebensbedrohlicher Verletzungen einhergeht.

Bei der offenen Herzkompression sind jedoch koronarer und zerebraler Perfusionsdruck und Blutfluss höher als mit der geschlossenen Methode, so dass vor allem während länger dauernder Wiederbelebung die Aussichten für eine Wiederherstellung der Hirnfunktion und des Spontankreislaufs größer sind. Zudem können unter der offenen Kompression die Aktivität des Herzens direkt beobachtet und das weitere therapeutische Vorgehen entsprechend besser angepasst werden. Auch ist bei intrathorakalen oder intraabdominellen Blutungen eine temporäre Kompression der thorakalen Aorta zur Blutstillung möglich.

Indikationen. Die offene Herzkompression ist für den geübten Helfer indiziert, wenn nur mit dieser Methode ein Spontankreislauf wiederhergestellt werden kann:

— Bei Verdacht auf massive intrathorakale Blutung mit Herzstillstand, z.B. nach Thoraxverletzungen oder thoraxchirurgischen Eingriffen.
— Bei intraoperativem Herzstillstand während Oberbauch- oder Thoraxeingriffen mit unmittelbarem operativen Zugang zum Herzen.
— Bei Patienten mit Veränderungen des Thorax oder der Wirbelsäule, bei denen durch die externe Herzkompression keine tastbaren Karotis- oder Femoralispulse erreicht werden können.
— Bei Herzstillstand durch massive Lungenembolie oder Hypothermie.
— Bei einigen herzchirurgischen Patienten.
— Bei Herztamponade.
— Nach vermutlich längere Zeit bestehendem Herzstillstand, wenn externe Herzkompression und fortgeschrittene Maßnahmen (Adrenalin, Defibrillation) nicht innerhalb von 5–10 min zum Spontankreislauf führen.

Praktisches Vorgehen bei der internen Herzkompression:

- *Voraussetzungen:* endotracheale Intubation und kontrollierte Beatmung. Eröffnung des Thorax nur durch einen Arzt mit Erfahrungen in der Thorakotomie und der Pathophysiologie des offenen Thorax.
- Thorax im 4. oder 5. linken Interkostalraum direkt, nach Durchtrennung von Haut und Muskulatur mit Messer oder Schere, mit den Händen eröffnen; wenn vorhanden, Thoraxsperrer einsetzen.
- Sofort mit der Kompression des Herzens beginnen, ohne zunächst das Perikard zu eröffnen:

hierzu die rechte Hand hinter das Herz legen und das Herz mit dem Daumen und Handballen komprimieren. Bei großen Herzen eine Hand hinter das Herz legen, die andere Hand vorn auf das Herz.
- Bei **Asystolie** können Medikamente wie *Adrenalin* oder *Lidocain* direkt intrakardial injiziert werden, nicht hingegen Natriumbikarbonat. Vor der Injektion Blut aspirieren! Nicht in das Myokard injizieren!
- Bei **Kammerflimmern** *interne* Defibrillation: eine Elektrode hinter das Herz platzieren, die andere auf die Vorderfläche. Energiemenge: 20–50 J beim Erwachsenen. Bei Misserfolg Energiemenge schrittweise erhöhen.

7.8 Geräte zur Herz-Lungen-Reanimation

Hierbei handelt es sich um automatisch arbeitende Geräte, die den Patienten beatmen und den Thorax rhythmisch komprimieren. Die individuelle Belüftung der Lungen erfolgt ebenfalls automatisch: je größer der Umfang des Thorax, desto höher das Atemzugvolumen des Geräts und desto stärker der Kompressionsdruck auf den Thorax. Der komprimierende Stempel wird über eine Sauerstoff-Flasche angetrieben, die auch das Beatmungsgas liefert. Anschluss an eine zentrale Gasversorgung ist ebenfalls möglich.

Der Einsatz der Wiederbelebungsgeräte ist umstritten: Während Safar die Anwendung dieser Geräte nicht für gerechtfertigt hält, werden von anderen Autoren folgende Indikationen angegeben:
— Langdauernde Reanimation, bei der das Herz nicht auf die medikamentöse Therapie anspricht.
— Bei zwingendem Transport, wenn vorher kein Spontankreislauf wiederhergestellt werden konnte.

7.9 Reanimation von Schwangeren

Bei der Reanimation von Hochschwangeren sind folgende Besonderheiten zu beachten:
— Möglichst sofortige endotracheale Intubation wegen erhöhter Aspirationsgefahr und erschwerter Maskenbeatmung,
— Linksverschiebung des Uterus während der Reanimation wegen Gefahr des aortokavalen Kompressionssyndroms (ab 20. Schwangerschaftswoche),
— sofortige Sectio caesarea anstreben, weil hierdurch die Überlebenschancen von Mutter und Kind verbessert werden, Herzkompressionen kurz oberhalb der Sternummitte durchführen,
— bei Defibrillation: Elektroden in anterior-posteriorer Position anbringen, Standard-Defibrillation,
— Adrenalin entsprechend den Richtlinien. Beachte: Gefahr der Minderdurchblutung des Uterus durch Vasopressoren, jedoch keine medikamentöse Alternative vorhanden.

7.10 Reanimation bei Unterkühlten

Bei unterkühlten Patienten ohne Puls und Atmung und ohne sichere Zeichen des Todes gilt in der Regel der Grundsatz: „Nobody is dead until warm and dead." Daher wird umgehend mit der CPR begonnen:
— Atmung einschätzen; danach Pulskontrolle über 30–45 s wegen möglicher Bradykardie oder schlecht zu fühlender Pulsationen.
— Wenn ohne Atmung: sofort beatmen.
— Wenn Herzstillstand oder extreme Bradykardie: sofort mit Herzkompressionen beginnen, 5 Zyklen für 2 min.
— ACLS: möglichst rasch intubieren, beatmen und i. v. Zugang anlegen, weitere Auskühlung und Lagerungsmanöver möglichst vermeiden.
— Bei Kammerflimmern: 1× Standard-Defibrillation, danach sofort 5 Zyklen CPR für 2 min usw.
— Infusion angewärmter Lösungen.
— Wenn Körperkerntemperatur < 30°: Herzdruckmassage kontinuierlich fortsetzen, bei Flimmern 1× defibrillieren, kein Adrenalin injizieren; wenn kein Spontankreislauf vorhanden: aktive Erwärmung des Körperkerns.
— Wenn Körperkerntemperatur > 30°: Fortsetzung der Herzdruckmassage, bei Bedarf zusätzlich 1 mg Adrenalin alle 5 min; bei Kammerflimmern 1× Defibrillation. Wenn Spontankreislauf vorhanden: externe Erwärmung und Zufuhr warmer Infusionslösungen; wenn kein Spontankreislauf herstellbar: interne Erwärmung erwägen.
— Bei Erreichen einer Kerntemperatur von 33° aktive Erwärmung unterbrechen und die mögliche zerebroprotektive Wirkung der milden Hypothermie nutzen.

7.11 Massive Lungenembolie

Die Lungenembolie, d. h. der akute Verschluss einer oder mehrerer Pulmonalarterien durch embolisch verschlepptes Material (bevorzugt aus der unteren Extremität), gehört zu den häufigen Todesursachen:

10% aller Todesfälle im Krankenhaus sollen auf einer Lungenembolie beruhen, bei weiteren 10% gilt die Lungenembolie als maßgeblicher Ko-Faktor. Die Letalität der akuten massiven Lungenembolie ist hoch: Etwa 60% der Patienten sterben innerhalb der ersten 30 min nach dem akuten Ereignis. Der Tod durch Lungenembolie beruht in der Regel auf einem **irreversiblen Rechtsherzversagen**.

7.11.1 Risikofaktoren

95% aller Lungenembolien sind Folge oder Begleiterscheinung einer tiefen Bein- oder Beckenvenenthrombose; andere Embolienarten sind dagegen selten. Zu den wichtigsten Risikofaktoren der akuten Lungenembolie gehören:
— Operationen, vor allem an Hüft- und Kniegelenk,
— venöse Stase, z. B. bei Bettlägerigkeit, Immobilisation einer Extremität oder Herzinsuffizienz,
— Gerinnungsdefekte,
— Adipositas,
— Varikosis,
— maligne Erkrankungen,
— Schwangerschaft und Geburt,
— Einnahme von Kontrazeptiva,
— Nikotinkonsum.

7.11.2 Leitsymptome und Diagnostik

Bei folgenden Leitsymptomen muss die Verdachtsdiagnose „Lungenembolie" gestellt werden:
— Plötzlich einsetzende Luftnot,
— atemabhängige Brustschmerzen,
— Synkope,
— einseitige Beinschwellung.

Die Verdachtsdiagnose muss innerhalb der ersten Stunde bestätigt oder ausgeschlossen werden. Die diagnostische Abklärung erfolgt nach einem Stufenplan.

> **Stufenplan der Lungenemboliediagnostik:**
> — Stufe I: klinische Untersuchung, EKG, Blutgasanalyse, Thorax-Röntgenbild, ZVD
> — Stufe II: Lungenszintigraphie, transthorakale Echokardiographie
> — Stufe III: transösophageale Echokardiographie, CT, MRT, Pulmonalisdruckmessung
> — Stufe IV: Pulmonalisangiographie

Das Ausmaß der Rechtsherzbelastung kann durch Echokardiographie quantifiziert werden. Bei hämodynamisch instabilen Patienten sind weitere, aufwändige Untersuchungsverfahren in der Regel nicht möglich; die Diagnostik muss sich in der Akutphase vielmehr auf die bettseitige Echokardiographie beschränken.

7.11.3 Reanimation

Bei vermuteter oder gesicherter Lungenembolie sollte sofort eine wirksame Antikoagulation mit Heparin durchgeführt werden: 5000 IE als Bolus i.v., danach Dauerinfusion von 800–1000 IE pro Stunde; angestrebte aPTT 55–70 s.

Bei Patienten mit hochgradiger kardiovaskulärer Instabilität bzw. kardiogenem Schock erfolgt in der Regel eine intravenöse **Thrombolysetherapie**, bei Herzstillstand muss reanimiert *und* lysiert werden. Eine **operative Embolektomie** unter Einsatz der Herz-Lungen-Maschine ist nur indiziert, wenn die Rechtsherzentlastung hiermit schneller als mit der Thrombolyse erreicht werden kann.

> **Lysetherapie bei massiver Lungenembolie mit hämodynamischer Instabilität oder Herzstillstand:**
> — Alteplase: Bolus 10 mg i.v., danach Infusion von 90 mg über 2 h
> oder
> — Reteplase: 2 i.v. Boli von jeweils 10 U im Abstand von 30 min
> — darunter jeweils Fortführung der Heparintherapie wie oben angegeben
> — bei rechtsventrikulärem Pumpversagen: Noradrenalin per Infusion, Dosis nach Wirkung. Allergrößte Vorsicht mit Volumenzufuhr!
> — bei kardiopulmonaler Reanimation: Herzdruckmassage, zusätzlich Adrenalin, 0,5–1 mg i.v. oder verdünnt endobronchial

7.12 Beendigung der Reanimation

Bei plötzlichem Herzstillstand werden die Wiederbelebungsmaßnahmen meist eingeleitet, ohne dass die zugrundeliegenden Ursachen und die medizinische Vorgeschichte bereits bekannt sind. Stellt sich jedoch nach Beginn der Reanimation heraus, dass der Patient sich im Terminalstadium einer unheilbaren Krankheit befindet, so können die Wiederbelebungsmaßnahmen nach individueller Wertung der Situation des Patienten eingestellt werden. Für alle anderen wiederbelebbaren Patienten gilt hingegen:

! Die kardiopulmonale Wiederbelebung wird so lange fortgesetzt, bis der Spontankreislauf zurückkehrt oder die Zeichen des irreversiblen Herzstillstands bzw. Herztodes eintreten.

Zwei Umstände müssen bei allen Wiederbelebungsmaßnahmen besonders beachtet werden: der irreversible Herztod und der Eintritt des Hirntodes.

Herztod. Treten die Zeichen des Herztodes bzw. des irreversiblen Herzstillstands auf, werden die Wiederbelebungsmaßnahmen eingestellt. Der Herztod liegt vor, wenn trotz optimaler Reanimationsmaßnahmen und medikamentöser Therapie im EKG für mehr als 30 min eine elektrische Asystolie, d. h. flache Grundlinie nachweisbar ist. Solange jedoch im EKG noch Zeichen der elektrischen Aktivität vorhanden sind, muss davon ausgegangen werden, dass eine Wiederbelebung des Herzens evtl. noch möglich ist. Kammerflimmern ist, bei entsprechender Therapie, ohnehin immer potentiell reversibel.

Hirntod. Die Zeichen des Hirntodes (siehe Abschnitt 12) können während und unmittelbar nach erfolgreicher Reanimation nicht mit hinreichender Sicherheit festgestellt werden, so dass die Reanimation nicht allein aufgrund neurologischer Zeichen beendet werden sollte. Das gilt ganz besonders für den *anästhesierten und relaxierten Patienten*.

8 Wiederbelebung von Kindern

Die Grundprinzipien der Reanimation von Kindern (1. Lebensjahr bis Beginn der Pubertät) unterscheiden sich nicht von denen des Erwachsenen, jedoch ergeben sich aufgrund physiologischer Abweichungen, anderer Größenverhältnisse und auch anderer Ursachen eines Herz-Kreislauf-Stillstands Besonderheiten, die berücksichtigt werden müssen. Während der Herzstillstand beim Erwachsenen meist kardial bedingt ist und schlagartig eintritt, beruht der Herzstillstand bei Kindern fast immer auf einer primär respiratorischen Störung, die zunächst zur Hypoxie und nachfolgend zum Herzstillstand führt.

! Ein Herzstillstand bei Kindern beruht zumeist auf einer respiratorischen Störung (meist Asphyxie) und ist somit sekundär. Ein primär kardial bedingter Herzstillstand ist hingegen selten, ebenso Kammerflimmern oder eine pulslose Kammertachykardie, die bei weniger als 15% der Kinder beobachtet werden.

Bei einem primär durch Störungen der Atmung bedingten Herzstillstand gehen gewöhnlich Warnzeichen voran, die zu sofortiger Behandlung veranlassen müssen. Häufig kann durch rechtzeitiges Erkennen dieser länger als beim Erwachsenen anhaltenden Prä-Herzstillstandphase der Schlusspunkt – nämlich der Stillstand des Herzens – vermieden werden.

Prognose. Die Erfolgsaussichten der Kinderreanimation liegen zwischen 3 und 17%, sind also sehr gering. Zudem erleidet die Mehrzahl der reanimierten Kinder bleibende neurologische Schäden. Respiratorisch bedingte Herzstillstände weisen eine günstigere Prognose auf als primär kardial bedingte. Bei präklinischem Herzstillstand sind die Aussichten wesentlich ungünstiger als bei Herzstillstand im Krankenhaus.

8.1 Basismaßnahmen

Die Basismaßnahmen der Säuglings- und Kinderreanimation sind in ▶ Abbildung 34-20 zusammengefasst. Der erste Schritt ist die Überprüfung der Bewusstseinslage. Hierzu muss das Kind geschüttelt (nicht zu heftig!) oder gekniffen werden. Reagiert das Kind nicht: sofort Hilfe rufen.

8.1.1 Atemwege

Häufigste Ursache der Atemwegobstruktion beim Kind ist die zurückgefallene Zunge. Diese Obstruktion kann durch leichtes Überstrecken des Kopfes bzw. Anheben des Kinns beseitigt werden. Befinden sich Fremdkörper in der Mundhöhle oder im oberen Respirationstrakt, so sollten sie entfernt werden. Fremdkörper unterhalb der Glottis erfordern allerdings entsprechende Hilfsmittel.

Aspiration von Fremdkörpern. Werden die Atemwege durch Fremdkörper, Nahrung oder Erbrochenes verlegt, sollte das noch bei Bewusstsein befindliche Kind zum Husten aufgefordert werden. Reichen die Hustenstöße nicht aus, können Schläge auf den Rücken ausgeführt werden. Hierzu sollte das Kind mit leicht erniedrigtem Kopf in Bauchlage gehalten und dann mit der flachen Hand kräftige Schläge zwischen die Schulterblätter ausgeführt werden. Thoraxkompressionen können ebenfalls versucht werden, des Weiteren Schläge auf den Rücken im Wechsel mit Thoraxkompressionen oder Oberbauchkompressionen im Wechsel mit Thoraxkompressionen (wegen der Verletzungsgefahr jedoch nicht bei Kindern < 1 Jahr).

Praktisches Vorgehen:

- 5 Schläge auf den Rücken, danach
- 5 Thoraxkompressionen.
- Mundhöhle auf Fremdkörper überprüfen; wenn vorhanden: entfernen.

34 Kardiopulmonale Reanimation

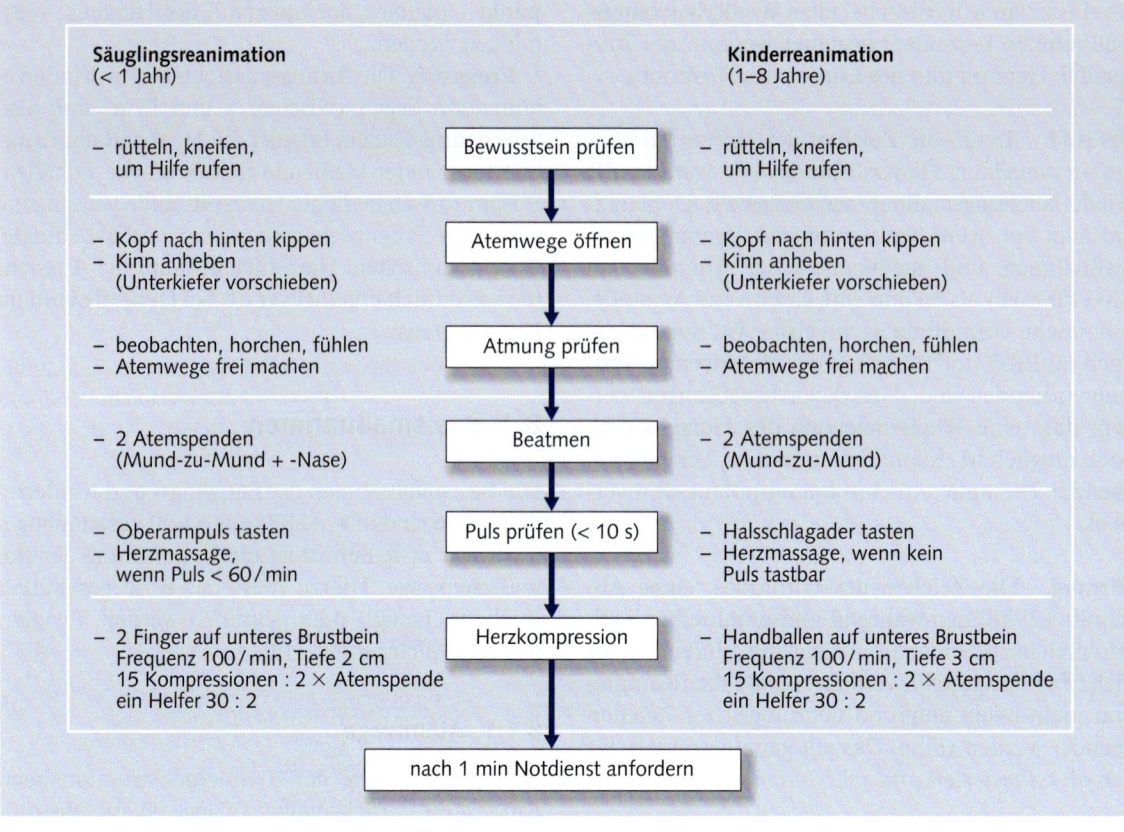

Säuglingsreanimation (< 1 Jahr)		Kinderreanimation (1–8 Jahre)
– rütteln, kneifen, um Hilfe rufen	Bewusstsein prüfen	– rütteln, kneifen, um Hilfe rufen
– Kopf nach hinten kippen – Kinn anheben (Unterkiefer vorschieben)	Atemwege öffnen	– Kopf nach hinten kippen – Kinn anheben (Unterkiefer vorschieben)
– beobachten, horchen, fühlen – Atemwege frei machen	Atmung prüfen	– beobachten, horchen, fühlen – Atemwege frei machen
– 2 Atemspenden (Mund-zu-Mund + -Nase)	Beatmen	– 2 Atemspenden (Mund-zu-Mund)
– Oberarmpuls tasten – Herzmassage, wenn Puls < 60/min	Puls prüfen (< 10 s)	– Halsschlagader tasten – Herzmassage, wenn kein Puls tastbar
– 2 Finger auf unteres Brustbein Frequenz 100/min, Tiefe 2 cm 15 Kompressionen : 2 × Atemspende ein Helfer 30 : 2	Herzkompression	– Handballen auf unteres Brustbein Frequenz 100/min, Tiefe 3 cm 15 Kompressionen : 2 × Atemspende ein Helfer 30 : 2
	nach 1 min Notdienst anfordern	

Abb. 34-20 Algorithmus der Säuglings- und Kinderreanimation (bis zum 8. Lj.).

▼ Dann Atemwege öffnen und beatmen.
▼ Ist der Fremdkörper noch nicht entfernt: Ablauf zyklisch wiederholen, bis Erfolg eingetreten ist.

8.1.2 Atmung

Ob eine ausreichende Atmung vorliegt, ist vor allem beim Kleinkind schwer einzuschätzen. Drei Methoden sind gebräuchlich:
— Beobachtung von Thorax- und Abdomenbewegungen,
— Fühlen des Atemstroms an Mund und Nase,
— Hören von Atemgeräuschen.

Atmet das Kind nicht, so muss es sofort beatmet werden:
— Kinder < 1 Jahr: 2 Atemhübe, und zwar Mund-zu-Mund/Nase oder Mund-zu-Nase (Thorax muss sich heben!),
— Kinder > 1 Jahr: 2 Atemhübe Mund-zu-Mund (Thorax muss sich heben!).

Die Beatmung sollte pro Atemhub 1 s dauern. Exzessiv hohe Atemhübe müssen vermieden werden, da sie zur Magendilatation und Regurgitation von Mageninhalt führen können. Bei der Beatmung sollte sich der Thorax des Kindes so weit heben, wie es einem tiefen Atemzug entspricht. Hebt sich der Thorax nicht, müssen die Atemwege erneut auf eine Obstruktion überprüft werden.

8.1.3 Diagnose des Herzstillstands

Pulslosigkeit kann bei Kleinkindern durch Palpation der A. brachialis, bei größeren Kindern der A. carotis, alternativ auch der A. femoralis festgestellt werden. Diese Maßnahme setzt jedoch Übung voraus, und Irrtümer sind auch dann noch möglich. Erholt sich das Kind unter Beatmung nicht und lässt sich innerhalb von 10 s kein Puls tasten, sollte mit der Herzkompression begonnen werden, bei Kleinkindern auch dann, wenn ein Puls tastbar ist, die Herzfrequenz jedoch weniger als 60/min beträgt.

8.1.4 Kompression des Thorax

Die Thoraxkompressionen erfolgen auf der unteren Hälfte des Sternums.
Kleinkinder. Der Kompressionspunkt befindet sich eine Fingerbreite unterhalb einer virtuell durch

die Mamillen gezogenen Linie auf dem Brustbein. An dieser Stelle wird das Brustbein bei Neugeborenen mit dem Daumen (siehe Kap. 38), bei Kleinkindern mit 2–3 Fingern um ca. 2 cm heruntergedrückt (▶ Abb. 34-21a und b). Die Kompressionsfrequenz beträgt 100/min. Nach jeder Kompression muss der Thorax in die Ausgangsposition zurückkehren. Das Kompressions-/Beatmungsverhältnis beträgt 15 : 2.

Kinder. Der Kompressionspunkt wird, wie beim Erwachsenen beschrieben, aufgesucht und das Sternum ca. 2,5–4 cm heruntergedrückt. Bei kleineren Kindern erfolgt die Herzkompression durch Druck mit 2 oder 3 Fingern, bei größeren durch Druck mit dem Handballen der einen Hand auf die untere Sternumhälfte, während die andere Hand als Widerlager im Rücken dienen kann (▶ Abb. 34-21c). Die Kompressionsfrequenz beträgt 100/min, das Kompressions-/Beatmungsverhältnis 15 : 21. Sind bei größeren Kindern beide Hände für die Kompression erforderlich, kann, wie bei der Methode für einen Helfer beim Erwachsenen, das Kompressions-/Beatmungsverhältnis von 30 : 2 gewählt werden. Die Kompressionsfrequenz sollte 100/min betragen.

8.2 Erweiterte Reanimationsmaßnahmen – ACLS (advanced cardiovascular life support)

Anders als beim Erwachsenen liegt bei Kindern zumeist eine Asystolie oder extreme Bradykardie vor; Kammerflimmern besteht höchstens bei 10% der Kinder. Auf jeden Fall sollte auch bei Kindern so früh wie möglich ein **EKG-Monitor** angeschlossen werden, um die Art des Herzstillstands zu sichern und die Reanimationsmaßnahmen zu überwachen.

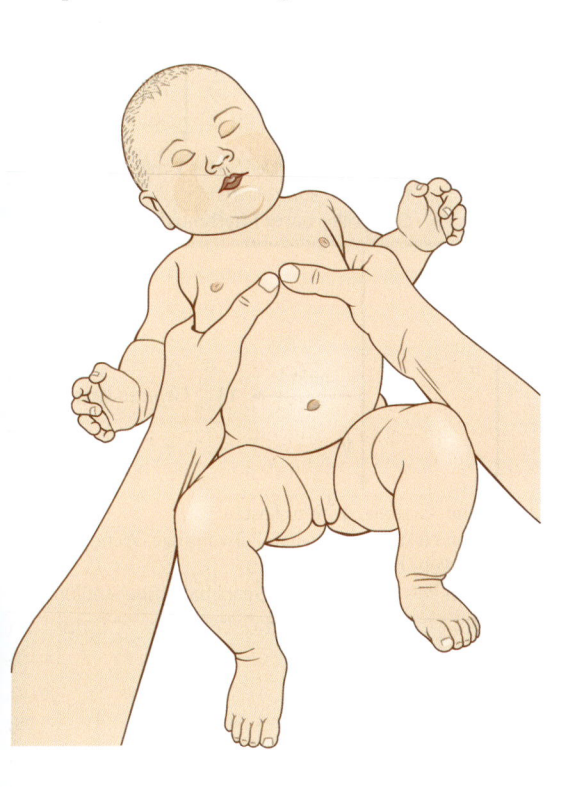

Abb. 34-21a bis c Kardiopulmonale Wiederbelebung bei Kindern.
a) Herzkompression beim Säugling durch die im mittleren Sternumdrittel direkt unterhalb der Intermamillarlinie nebeneinander auf das Sternum gelegten Daumen.
b) Kompression beim Kleinkind mit zwei Fingern der einen Hand; die andere Hand liegt als Widerlager im Rücken; die Beatmung erfolgt Mund-zu-Nase/Mund.
c) Herzkompression beim älteren Kind mit dem Ballen einer Hand; die andere Hand befindet sich als Widerlager im Rücken.

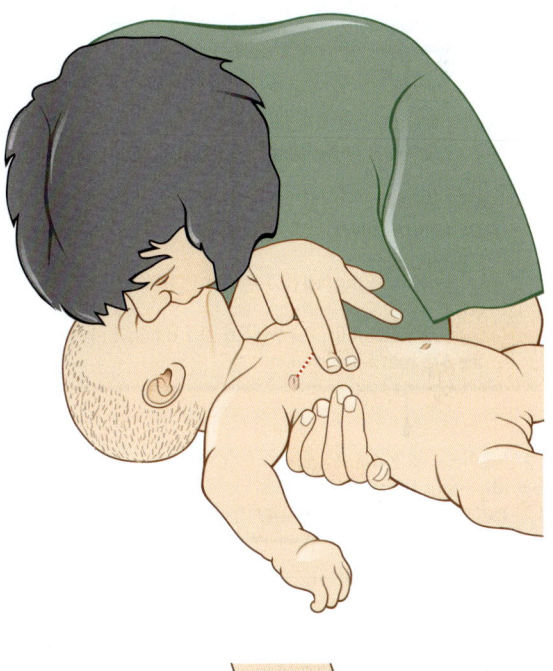

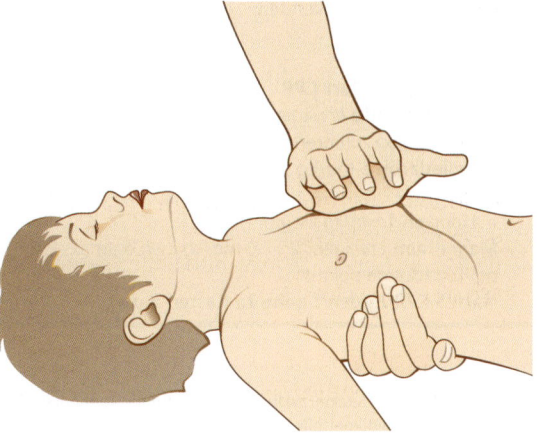

34 Kardiopulmonale Reanimation

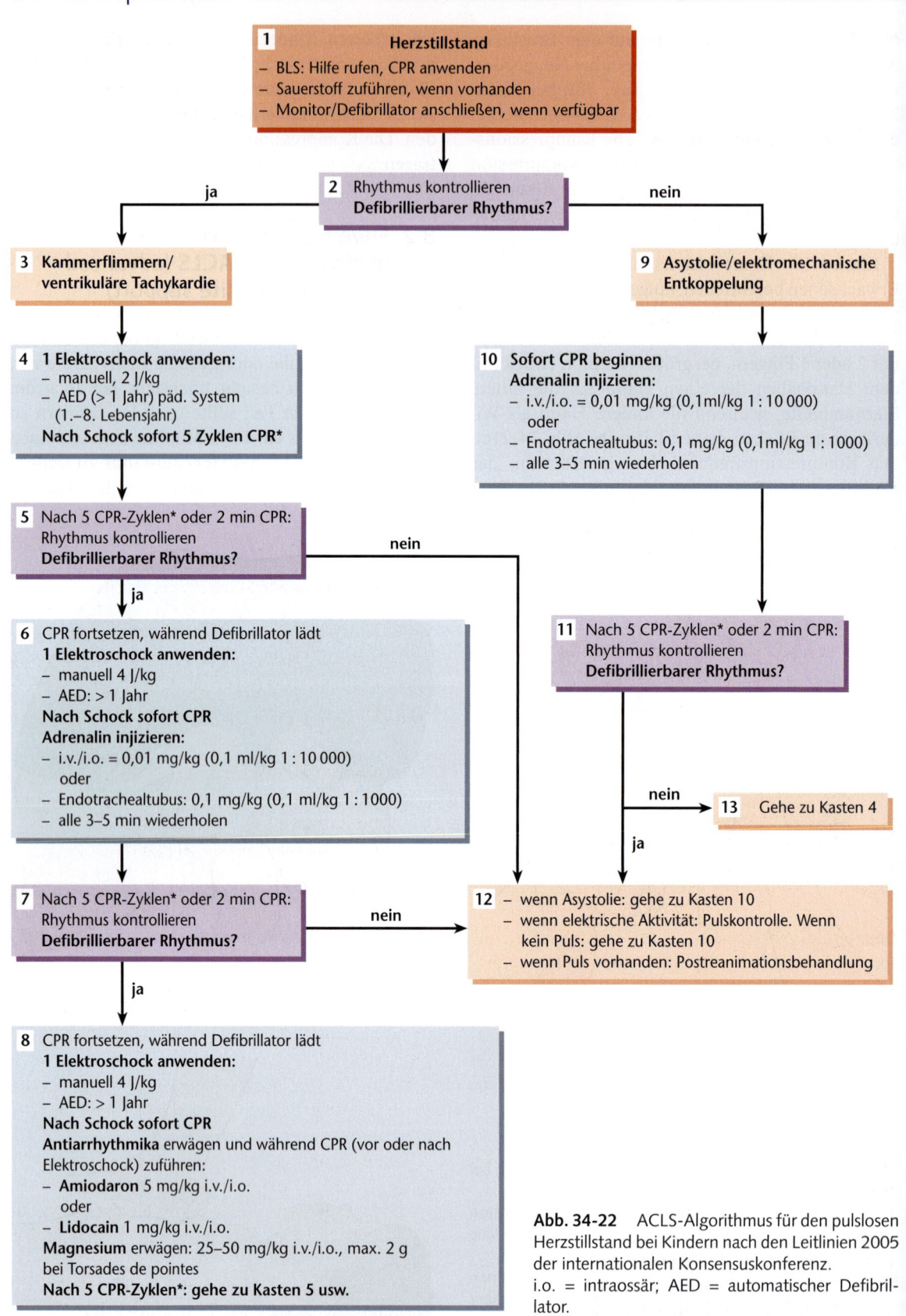

1 Herzstillstand
- BLS: Hilfe rufen, CPR anwenden
- Sauerstoff zuführen, wenn vorhanden
- Monitor/Defibrillator anschließen, wenn verfügbar

2 Rhythmus kontrollieren. Defibrillierbarer Rhythmus?

ja → **3 Kammerflimmern/ventrikuläre Tachykardie**

nein → **9 Asystolie/elektromechanische Entkoppelung**

4 1 Elektroschock anwenden:
- manuell, 2 J/kg
- AED (> 1 Jahr) päd. System (1.–8. Lebensjahr)

Nach Schock sofort 5 Zyklen CPR*

10 Sofort CPR beginnen
Adrenalin injizieren:
- i.v./i.o. = 0,01 mg/kg (0,1ml/kg 1 : 10 000) oder
- Endotrachealtubus: 0,1 mg/kg (0,1ml/kg 1 : 1000)
- alle 3–5 min wiederholen

5 Nach 5 CPR-Zyklen* oder 2 min CPR: Rhythmus kontrollieren. Defibrillierbarer Rhythmus?

ja ↓ / nein →

6 CPR fortsetzen, während Defibrillator lädt
1 Elektroschock anwenden:
- manuell 4 J/kg
- AED: > 1 Jahr

Nach Schock sofort CPR
Adrenalin injizieren:
- i.v./i.o. = 0,01 mg/kg (0,1 ml/kg 1 : 10 000) oder
- Endotrachealtubus: 0,1 mg/kg (0,1 ml/kg 1 : 1000)
- alle 3–5 min wiederholen

11 Nach 5 CPR-Zyklen* oder 2 min CPR: Rhythmus kontrollieren. Defibrillierbarer Rhythmus?

nein → **13 Gehe zu Kasten 4**

ja ↓

7 Nach 5 CPR-Zyklen* oder 2 min CPR: Rhythmus kontrollieren. Defibrillierbarer Rhythmus?

nein →

12
- wenn Asystolie: gehe zu Kasten 10
- wenn elektrische Aktivität: Pulskontrolle. Wenn kein Puls: gehe zu Kasten 10
- wenn Puls vorhanden: Postreanimationsbehandlung

ja ↓

8 CPR fortsetzen, während Defibrillator lädt
1 Elektroschock anwenden:
- manuell 4 J/kg
- AED: > 1 Jahr

Nach Schock sofort CPR
Antiarrhythmika erwägen und während CPR (vor oder nach Elektroschock) zuführen:
- **Amiodaron** 5 mg/kg i.v./i.o. oder
- **Lidocain** 1 mg/kg i.v./i.o.

Magnesium erwägen: 25–50 mg/kg i.v./i.o., max. 2 g bei Torsades de pointes

Nach 5 CPR-Zyklen*: gehe zu Kasten 5 usw.

Abb. 34-22 ACLS-Algorithmus für den pulslosen Herzstillstand bei Kindern nach den Leitlinien 2005 der internationalen Konsensuskonferenz.
i.o. = intraossär; AED = automatischer Defibrillator.

* wenn Kind intubiert: keine zyklische CPR, sondern kontinuierliche Herzkompression 100/min; ohne Kompressionspause 8–10×/min beatmen. Rhythmus alle 2 min kontrollieren

Die ACLS-Algorithmen für Kinder sind in ▶ Abb. 34-22 zusammgenstellt.

8.2.1 Endotracheale Intubation

Die sofortige endotracheale Intubation ist das effektivste Verfahren zur Sicherung der Atemwege und Beatmung des Kindes (Technik siehe Kap. 39). Allerdings darf jeder Intubationsversuch nicht länger als 30 s dauern, und zwischen jedem neuen Versuch muss ausreichend beatmet werden. Die Tubuslage in der Trachea muss sorgfältig überprüft werden, da Fehlintubationen des Ösophagus oder ein zu tiefes Vorschieben des Tubus bis in einen Bronchus nicht selten sind. Nach erfolgreicher Intubation muss der Tubus sicher fixiert werden, damit er im weiteren Verlauf der Reanimationsmaßnahmen nicht herausgleiten kann.

Die Bedeutung der Larynxmaske in der Kinderreanimation ist derzeit nicht ausreichend untersucht: Sie könnte aber bei der schwiergen Intubation von Nutzen sein.

8.2.2 Venöser Zugang, intraossäre Injektion und endobronchiale Instillation

Grundsätzlich sollten auch beim Kind die Reanimationsmedikamente intravenös zugeführt werden, bei Misslingen der Venenkanülierung intraossär oder endobronchial.

Zwar ist das Einführen einer Venenkanüle bei Kindern meist schwierig, besonders unter Reanimationsbedingungen, jedoch sollte diese Maßnahme möglichst sofort erfolgen. Die Auswahl der Vene richtet sich u. a. nach der Geschicklichkeit und Erfahrung des Anästhesisten, periphere Venen der unteren Körperhälfte sollten aber bevorzugt werden, weil sie meist leichter und rascher punktiert werden können. Damit die Medikamente schneller in den zentralen Kreislauf gelangen, muss bei peripherer Kanülierung mit 0,9%igem NaCl nachgespült werden.

Intraossäre Injektion. Bei Kindern können die Reanimationsmedikamente auch intraossär injiziert werden, wenn nicht umgehend eine Venenkanüle platziert werden kann. Die Wirkung setzt nahezu ebenso rasch ein wie nach intravenöser Injektion. Die Dosierung entspricht nach derzeitigen Empfehlungen denen der i. v. Route. Vorteilhaft ist, dass auch Flüssigkeiten einschließlich Blut und Glukoselösung intraossär infundiert werden können. Bei der Punktion des Knochenmarks sollten ein Widerstandsverlust zu spüren und Knochenmark zu aspirieren sein. Die Medikamente und Infusionslösungen müssen ungehindert einlaufen können, ohne dass sich subkutan in der Umgebung der Punktionsstelle eine Schwellung ausbildet.

Endobronchiale Instillation. Wie beim Erwachsenen können auch beim Kind die in Abschnitt 7.4.3 beschriebenen Medikamente endobronchial instilliert werden, wenn es nicht gelingt, eine Venenkanüle einzuführen oder die Medikamente intraossär zu injizieren. Die optimale Dosis und deren Verdünnung sind beim Kind nicht ausreichend untersucht. In der Postreanimationsphase muss wegen des Speichereffekts u. U. mit Hypertonie und Tachykardie durch endobronchial instilliertes Adrenalin gerechnet werden.

Intrakardiale Injektion. Sie wird nur durchgeführt, wenn alle anderen Verfahren fehlschlagen.

8.2.3 Medikamente

Adrenalin ist das Medikament der Wahl auch in der Kinderreanimation. Die Substanz wird beim Herzstillstand unabhängig von der auslösenden Ursache eingesetzt, außerdem bei extremer Bradykardie (< 60/min) von Säuglingen und Kleinkindern, die sich unter Sauerstoffzufuhr nicht bessern.

> **Dosierung von Adrenalin** in der Kinderreanimation:
> — initialer Bolus 0,01 mg/kg i.v. oder 0,1 mg/kg über Endotrachealtubus (0,1 ml/kg der Lösung 1:1000)
> — Wiederholungsdosen 0,01 mg/kg alle 3–5 min

Die gleichen Dosen können bei intraossärer Injektion angewandt werden; bei endobronchialer Instillation ist wahrscheinlich eine 10fach höhere Dosierung erforderlich.

Vasopressin. Hierzu liegen nicht genügend Erfahrungen vor, so dass keine Empfehlung gegeben werden kann

Atropin. Bei Asystolie ist Atropin nicht indiziert, kann jedoch bei extremer Bradykardie (< 60/min) injiziert werden. Die Mindestdosis beträgt 0,1 mg/kg, die Höchstdosis bei Kindern 1 mg, bei Jugendlichen 2 mg.

Für **Kalzium** und **Natriumbikarbonat** gelten die gleichen Grundsätze wie für den Erwachsenen.

Infusiontherapie. Kann das Kind durch die Standardmaßnahmen nicht reanimiert werden, sollte zur Vermeidung einer Hypovolämie die Bolusgabe von NaCl-Lösung (0,9%) oder 5%iger Albuminlösung erfolgen.

8.3 Algorithmen der Kinderreanimation

Die Kinderreanimation sollte ebenfalls nach Algorithmen erfolgen, um ein höheres Maß an Effizienz und Erfolgsaussichten zu erreichen (siehe Abb. 34-20).

8.3.1 Asystolie und Bradykardie

Die Asystolie oder eine ausgeprägte Bradykardie sind die häufigsten EKG-Diagnosen bei Kindern mit Herz-Kreislauf-Stillstand. Eine Bradykardie geht häufig der Asystolie voran, ist aber bei Kleinkindern selbst mit einem funktionellen Herzstillstand gleichzusetzen, wenn sie weniger als 60 Herzschläge/min beträgt. Denn das Herzzeitvolumen von Kleinkindern hängt nahezu ausschließlich von der Herzfrequenz ab: Eine extreme Bradykardie bedeutet daher in dieser Altersgruppe ein ungenügendes Herzzeitvolumen, das unbehandelt zu schwerster Hypoxie und schließlich zum vollständigen Stillstand des Herzens führt.

Vorgehen:
— Sofort mit CPR beginnen,
— dann Adrenalin 0,01 mg/kg i. v. oder 0,1 mg/kg endobronchial (0,1 ml/kg der Lösung 1:1000), wiederholt alle 3–5 min,
— danach sofort 5 Zyklen CPR.

8.3.2 Kammerflimmern und pulslose Kammertachykardie

Wie bereits dargelegt, sind diese Formen des Kreislaufstillstands bei Kindern selten, dennoch muss der Anästhesist an diese Möglichkeit denken und entsprechend vorgehen. Außerdem muss im Verlauf der innerklinischen Reanimation bei bis zu 20% der Kinder mit dem Auftreten von Kammerflimmern gerechnet werden Wie beim Erwachsenen ist die **Defibrillation** das Verfahren der Wahl.

Die Defibrillation sollte initial mit 2 J/kg erfolgen, weitere Versuche mit 4 J/kg. Nach jedem Elektroschock sofort die Herzkompression wieder aufnehmen (5 Zyklen für 2 min), danach Puls-/Rhythmuskontrolle.

Nach dem 1. Elektroschock sollte Adrenalin (0,01 mg/kg) injiziert werden.

Bei elektroschockrefraktärem Kammerflimmern/pulsloser Kammertachykardie kann Amiodaron injiziert werden (Einzelheiten siehe Algorithmus in Abb. 34-19).

8.3.3 Elektromechanische Entkoppelung

Wie beim Erwachsenen sollten potentiell reversible Auslöser gesucht und beseitigt werden. Hierzu gehören vor allem:
— Hypoxie,
— Hypovolämie,
— Spannungspneumothorax,
— Herzbeuteltamponade,
— Unterkühlung,
— Intoxikationen,
— Elektrolytstörungen.

Erst wenn diese Auslöser beseitigt worden sind, dürfen offenkundig erfolglose Reanimationsmaßnahmen abgebrochen werden. Einzelheiten des Vorgehens siehe Abbildung 34-19.

9 Komplikationen der Reanimationsmaßnahmen

Auch bei richtiger Technik können durch die kardiopulmonale Wiederbelebung Komplikationen auftreten. Die wichtigsten sind:
— Rippen- und Sternumfrakturen,
— Pneumothorax, Hämatothorax,
— Leber-, Milz- und Magenruptur,
— Zwerchfellruptur,
— Regurgitation und pulmonale Aspiration (beim Nichtintubierten).

10 Behandlung nach Reanimation

In der III. Phase der Reanimation erfolgt die hirnorientierte **Postreanimations-Intensivbehandlung** (Safar) des wiederbelebten Patienten, ergänzt durch Stabilisierung extrazerebraler Organfunktionen, insbesondere der Herz-Kreislauf- und Atemfunktion.

Hirnschäden sind nach der Reanimation häufig: Bleibende neurologische Funktionsstörungen treten bei über 50% aller außerhalb des Krankenhauses wiederbelebten Patienten auf, während die funktionellen Ergebnisse von im Krankenhaus reanimierten Patienten günstiger sind. Hierbei hängt das Ausmaß der zerebralen Funktionsstörung vor allem von der **Dauer des Herzstillstands** sowie von Beginn und Qualität der Reanimationsmaßnahmen und vermutlich auch von der weiteren Behandlung nach der Reanimation ab.

! Da vor allem der zerebrale Funktionszustand die Qualität des Überlebens nach kardiopulmonaler Wiederbelebung bestimmt, müssen alle Reanimations- und Intensivbehandlungsmaßnahmen darauf ausgerichtet sein, die normale Funktion des Gehirns wiederherzustellen und aufrechtzuerhalten.

10.1 Pathophysiologie der globalen Hirnischämie

Der Herzstillstand führt zu einer globalen Ischämie des Gehirns, d. h., die gesamte zerebrale Durchblutung und Sauerstoffversorgung werden schlagartig unterbrochen. Hierdurch treten nach wenigen Sekunden und Minuten Störungen der Hirnfunktion und später Schädigungen des Hirngewebes auf.

Die globale Hirnischämie kann irreversibel oder reversibel verlaufen. Die wichtigsten, den Verlauf bestimmenden Faktoren sind:
— Dauer des Herzstillstands bzw. der Hirnischämie,
— Körpertemperatur bei Eintritt des Herzstillstands,
— Alter des Patienten,
— intrakranieller Druck,
— arterieller Blutdruck unmittelbar nach der Reanimation.

10.1.1 Irreversible globale Hirnischämie

Hierbei tritt keine Reperfusion des Gehirns nach der Reanimation ein, weil der intrakranielle Druck den Blutdruck in der A. carotis überschreitet. Hirntod mit Nekrose des gesamten Enzephalons ist die Folge.

10.1.2 Reversible globale Hirnischämie

Hierbei wird das Gehirn nach Wiederherstellung des Spontankreislaufs in unterschiedlichem Maße reperfundiert. Die Hirnfunktion kann, abhängig vom Ausmaß der strukturellen Schädigung, partiell oder vollständig zurückkehren, oder aber es tritt eine irreversible Zerstörung des Zerebrums, vor allem des Neokortex mit Rindentod **(apallisches Syndrom)** ein.

Bei globaler Hirnischämie mit nachfolgender Reperfusion des Gehirns sind die strukturellen Schäden nicht gleichmäßig über das ganze Gehirn verteilt, vielmehr besteht eine selektive Vulnerabilität: *Neurone* reagieren empfindlicher auf Ischämie als *Glia- oder Endothelzellen*. Auch weisen Neurone untereinander eine individuelle Ischämietoleranz auf.

Die genauen Mechanismen der neuronalen Zellschädigung nach Ischämie sind nicht bekannt, ebenso wenig die maximal ohne irreversible Hirnschäden tolerierte Dauer der Ischämie, obwohl allgemeine Einigkeit besteht, dass mit zunehmender Dauer der Ischämie auch die geschädigten Hirnareale progredient größer werden. Klinisch treten häufig bereits nach **4–6 min Ischämiezeit (Herzstillstand)** schwere irreversible Hirnschäden auf. Unter optimalen *experimentellen* Bedingungen kann jedoch die Wiederbelebungszeit auf mindestens 15 min verlängert werden. Die Ischämietoleranz ist vermutlich größer als bisher angenommen, zumindest unter experimentellen Bedingungen. So scheint das Ausmaß der neuronalen Schäden nach Hirnischämie mit Reperfusion nicht nur vom initialen Insult, sondern auch von **sekundären Veränderungen in der Postreanimationsphase** abhängig zu sein.

Sekundäre multifokale Schädigungen von Neuronen sollen vor allem durch *multifokale Hypoperfusion* entstehen. Nach Hossmann können drei Formen von zerebralen Reperfusionsstörungen unterschieden werden:
— No-Reflow-Phänomen,
— frühe postischämische Hypoperfusion,
— verzögerte postischämische Hypoperfusion.

10.1.3 No-Reflow-Phänomen

Hierbei handelt es sich um eine fehlende Reperfusion nach zerebralem Kreislaufstillstand bei wieder aufgenommener Blutzufuhr zum Gehirn. Hauptursache soll die Aggregation von Blutzellbestandteilen mit Zunahme der Viskosität des stagnierenden Blutes sein. Das Ausmaß der fehlenden Reperfusion hängt von der Blutfüllung der Gefäße und der Dauer der Ischämie sowie von der Höhe des lokalen Perfusionsdrucks ab.

10.1.4 Frühe postischämische Hypoperfusion

Nach langer Ischämiezeit mit Zusammenbruch des Energiestoffwechsels und Depolarisation der Zellmembran kann die Reperfusion zur Entstehung eines postischämischen **zytotoxischen Hirnödems** führen. Ist das Hirnödem entsprechend ausgeprägt, so kann durch den Anstieg des intrakraniellen Drucks die Hirndurchblutung abnehmen. Diese Hypoperfusion entwickelt sich rasch nach Beginn der Reperfusion.

10.1.5 Verzögerte postischämische Hypoperfusion

Meist ist nach Wiederherstellung der Hirnperfusion die globale Hirndurchblutung aufgrund einer *azi-*

dosebedingten Vasoparalyse für 15–30 min erhöht: Es tritt eine **zerebrale Hyperämie** ein. Nach dieser Phase fällt die Hirndurchblutung unter die präischämischen Werte ab und kann durch keine pharmakologischen Maßnahmen einschließlich blutdrucksteigernder Substanzen erhöht werden. Die Mechanismen der verzögerten Hypoperfusion sind unbekannt. Gewebsödem und Gefäßspasmus sowie Störungen des Prostaglandinstoffwechsels sollen eine Rolle spielen.

10.1.6 Postischämischer Hypermetabolismus

Hierbei steigt der Hirnstoffwechsel in der frühen postischämischen Phase über den Normbereich hinaus an. Mitverursachende Faktoren sind: postischämische Krampfaktivität und teilweise Entkoppelung der oxidativen Phosphorylierung. Hauptgefahr des postischämischen Hypermetabolismus ist eine **postischämische Hypoxie,** weil Hirnstoffwechsel und Durchblutung entkoppelt sind, d. h. der Anstieg des Hirnstoffwechsels nicht mit einem entsprechenden Anstieg der Hirndurchblutung einhergeht.

10.2 Hirnprotektive Maßnahmen nach Reanimation

Die Standardmaßnahmen der kardiopulmonalen Wiederbelebung bieten zumeist nur einen unzureichenden Schutz vor ischämischen Hirnschäden. Gelingt es nicht, die Reanimationsmaßnahmen innerhalb von 15 min erfolgreich durch Wiederherstellung eines ausreichenden Spontankreislaufs abzuschließen, so ist die zerebrale Prognose gewöhnlich schlecht.

Hirnprotektion im eigentlichen Wortsinn ist bei Herzstillstand nicht möglich, denn mit der Protektion müsste bereits vor dem Insult begonnen werden. Das Vorgehen beschränkt sich gewöhnlich auf den frühzeitigen Beginn einer hirnorientierten Postreanimationsbehandlung, durch die, bei entsprechender Qualität, zwar nicht der initiale zerebrale Insult, wohl aber dessen sekundäre Folgen günstig beeinflusst und die Hirnfunktion entsprechend verbessert werden sollen.

Die Postreanimationsbehandlung besteht aus allgemeinen hirnorientierten Maßnahmen und der speziellen („spezifischen") Reanimation.

10.2.1 Allgemeine hirnorientierte Maßnahmen

Grundsätzlich werden alle reanimierten Patienten zunächst auf eine **Intensivbehandlungsstation** verlegt, auch wenn das Bewusstsein zurückgekehrt sein sollte; denn in den ersten Stunden nach der Reanimation ist das Risiko kardiovaskulärer Komplikationen bzw. eines erneuten Herzstillstands erhöht. Bei komatösen Patienten wird eine hirnorientierte Intensivbehandlung eingeleitet. Klinisch werden verschiedene allgemeine Maßnahmen eingesetzt, um die Erholung der Neurone zu fördern. Hierzu gehört vor allem die Wiederherstellung und die Aufrechterhaltung der **extrakraniellen Homöostase,** denn es hat sich gezeigt, dass zahlreiche *extrakranielle Faktoren* zum initialen ischämischen Insult hinzutreten und Hirnödem, Hirnischämie und neurologische Schäden verschlimmern können. Hierzu gehören folgende Komplikationen:
— Hypotension,
— Hypoxämie,
— Hyperkapnie,
— schwere Hypertension,
— Hyperthermie.

Praktisches Vorgehen bei der hirnorientierten Behandlung:

- Frühzeitig Röntgenbild des Thorax zum Ausschluss von Verletzungen durch die Reanimationsmaßnahmen (Pneumothorax, Rippenfrakturen).
- Kontrolle des mittleren arteriellen Blutdrucks und Normalisierung des Blutvolumens:
  — Mittlerer arterieller Blutdruck um 90 mmHg oder leicht darüber.
  — Plasmaexpander: etwa 10 ml/kg.
  — Vasopressoren, inotrope Substanzen, Vasodilatatoren, je nach Indikation.
- Komatöse Patienten immobilisieren, nur wenn erforderlich, Muskelrelaxierung für die kontrollierte Beatmung; bei erhöhtem Hirndruck: Oberkörper hochlagern (30°).
- Deafferenzierung (Analgesie-Anästhesie) und Prophylaxe bzw. Kontrolle von Krämpfen: Barbiturate, Benzodiazepine, Diphenylhydantoin.
- Kontrollierte Beatmung: $paCO_2$ im Normbereich; keine kontrollierte Hyperventilation; paO_2 100 mmHg.
- pH-Wert 7,3 bis 7,6.
- Kortikosteroide (fakultativ; Wirksamkeit nicht bewiesen), z. B. Dexamethason 1 mg/kg initial, danach 0,2 mg/kg 6-stündlich für 2–5 Tage.
- Blutparameter:
  — Hämatokrit 30–35%,
  — normale Serumelektrolyte,
  — kolloidosmotischer Druck > 15 mmHg bzw. Serumalbumin > 3 g/dl,

- Blutzucker 80–110 mg/dl, Hyperglykämie und Hypoglykämie vermeiden; häufige Blutzuckerkontrollen.
- Normothermie (Hyperthermie vermeiden oder aggressiv behandeln).

Diese allgemeinen Maßnahmen werden durch **Überwachung der intrakraniellen Homöostase** ergänzt. Vor allem muss eine intrakranielle Raumforderung, die eine Operation erfordert, ausgeschlossen werden (CT oder Angiographie bei Verdacht). Die weitere neurologische Überwachung des komatösen reanimierten Patienten erfolgt klinisch, bei Bedarf ergänzt durch spezielle neurologische Untersuchungsverfahren.

Die Routineüberwachung des **intrakraniellen Drucks** ist nach Reanimation nicht erforderlich, denn nur selten ist das Hirnödem so ausgeprägt, dass eine erhebliche intrakranielle Drucksteigerung auftritt.

Um unnötige Behandlungsmaßnahmen zu vermeiden, sollte Folgendes beachtet werden:

! Patienten, die innerhalb weniger Stunden nach der Reanimation erwachen, benötigen gewöhnlich keine hirnorientierte Intensivbehandlung; eine maschinelle Beatmung ist nur bei respiratorischer Insuffizienz erforderlich.

Jedoch sollten die Patienten bis zur Abklärung der Ursache des Herzstillstands und vollständigen Stabilisierung der Vitalfunktionen auf der Intensivbehandlungsstation bleiben.

10.2.2 Spezielle zerebrale Reanimation

Die zuvor beschriebenen allgemeinen hirnorientierten Maßnahmen haben lediglich unterstützenden Charakter. Eine spezifische hirnschützende oder -funktionsverbessernde Wirkung kommt ihnen nicht zu, auch kann durch diese Maßnahmen die hohe Zahl der im irreversiblen Koma verbleibenden Patienten nicht wesentlich beeinflusst werden. In den letzten Jahren sind aufgrund günstiger tierexperimenteller Befunde Therapiekonzepte entwickelt worden, denen eine spezifische neuronenerhaltende und hirnischämieverbessernde Wirkung zugeschrieben wird. Diese Konzepte sind entweder neu und daher nicht abschließend beurteilbar oder aber umstritten, weil häufig tierexperimentelle Befunde verschiedener Tierspezies und unterschiedlicher Versuchsabläufe miteinander verglichen oder direkt auf klinische Bedingungen übertragen worden sind. Die wichtigsten Konzepte werden nachfolgend kurz dargestellt.

Förderung der Reperfusion. Es besteht Einigkeit darüber, dass zur Wiederherstellung einer ausreichenden Hirndurchblutung in der postischämischen Phase ein normaler oder leicht erhöhter arterieller Mitteldruck erforderlich ist. Ob durch Anhebung des Blutdrucks mit Vasopressoren, zusammen mit isovolämischer Hämodilution, die zerebrale Reperfusion gefördert wird, bleibt ungeklärt. Dies gilt ebenso für eine postischämische Heparinisierung. Schwere postischämische Hypertonie kann hingegen das Gehirn zusätzlich schädigen und muss unbedingt vermieden werden.

Therapeutische Hypothermie. Durch Hypothermie kann bekanntlich das Gehirn in Phasen verminderter oder fehlender Sauerstoffzufuhr wirksam vor ischämischen Schäden geschützt werden. Nach anfänglichen Fallberichten über die zerebroprotektive Wirkung der Hypothermie nach Herz-Kreislauf-Stillstand haben auch Untersuchungen an größeren Patientenkollektiven gezeigt, dass durch therapeutische Hypothermie die Rate von Patienten ohne wesentliche neurologische Schäden nach Reanimation gesteigert werden kann.

> LL Nach den Empfehlungen der ILCOR (2003) sollten bewusstlose Erwachsene mit Spontankreislauf nach präklinischer Reanimation für 12–24 h auf 32–34° abgekühlt werden, wenn der Initialrhythmus Kammerflimmern war (Klasse I).

Nach heutiger Auffassung kann die Indikation für die therapeutische Hypothermie nicht nur nach erfolgreicher Reanimation bei Kammerflimmern, sondern grundsätzlich bei Koma und stabilen Kreislaufverhältnissen erwogen werden. Die Patienten sollten jedoch nicht an einer terminalen Erkrankung leiden oder eine Patientenverfügung mit Verzicht auf intensivmedizinische Prozeduren hinterlegt haben.

Die Kühlung kann im Notarztwagen, nach Muskelrelaxierung und Analgosedierung, mit 4 °C kalter Infusionslösung begonnen und in der Klinik mit Oberflächenkühlung oder über spezielle intravasale Katheter mit einem Kühlgerät erfolgen. Angestrebt wird eine Körperkerntemperatur von 33 °C. Die Kühlung sollte nach 24 h beendet werden, gefolgt von passiver Erwärmung mit einer Rate von maximal 0,5 °C pro Stunde. Ist eine Kerntemperatur von > 35 °C erreicht worden, werden die Muskelrelaxierung und Analgosedierung beendet. Die anschließende Temperatur sollte 37 °C nicht überschreiten.

Kortikosteroide werden nicht selten in der Postreanimationsphase eingesetzt. Kontrollierte Untersuchungen über die Wirksamkeit nach kardiopulmonaler Reanimation liegen bisher nicht vor. Die klinischen Erfahrungen zeigen eher, dass keine wesentlichen günstigen Wirkungen bei ischämischen Hirnschäden zu erwarten sind.

Osmotherapeutika. Über die Wirkungen dieser Substanzen in der Postreanimationsphase liegen ebenfalls keine kontrollierten Untersuchungen vor. **Mannitol** kann durch direkte Vasodilatation und Herabsetzung der Blutviskosität die zerebrale Mikrozirkulation verbessern und aufgrund seiner osmotischen Wirkung das Hirnödem vermindern. Allerdings ist das Hirnödem nach Herzstillstand meist nicht so ausgeprägt, dass Mannitol präventiv oder routinemäßig ohne Kontrolle des intrakraniellen Drucks zugeführt werden sollte.

Kontrollierte Hyperventilation. Gegenwärtig ist nicht geklärt, ob durch kontrollierte Hyperventilation neurologische Schäden nach kardiopulmonaler Reanimation vermindert werden können.

Phenytoin und Lidocain. Beide Substanzen verzögern die Kaliumfreisetzung aus ischämischen Neuronen und wirken damit dem *ischämischen Membranversagen* entgegen. Für diese Wirkung sind jeweils hohe Dosen erforderlich. Die klinische Relevanz der erhobenen Befunde ist bisher nicht geklärt.

Barbiturate. Günstige zerebrale Wirkungen der hochdosierten Barbiturattherapie nach Reanimation sind klinisch bisher nicht nachgewiesen worden. Ergebnisse einer multizentrischen Untersuchung (Brain Resuscitation Clinical Trial I Study Group) zeigen vielmehr, dass die hochdosierte Barbituratzufuhr weder die Mortalität noch die Häufigkeit schwerer irreversibler neurologischer Schäden im Vergleich zur Kontrollgruppe vermindert. Hieraus folgt:

! Die hochdosierte Barbiturattherapie sollte nicht routinemäßig für die zerebrale Reanimation nach Herzstillstand angewandt werden!

Konventionelle Dosen von Barbituraten können hingegen in der postischämischen Phase zur Sedierung oder Unterdrückung von Krämpfen und zur intrakraniellen Drucksenkung eingesetzt werden.

Kalziumantagonisten. Derzeit wird ein massiver Einstrom von Kalzium in die Gefäßmuskelzelle mit nachfolgendem Spasmus der Hirnarterien und Anstieg des zerebralen Gefäßwiderstands als Ursache des *Hypoperfusionssyndroms* in der postischämischen Phase diskutiert. Im Tierexperiment konnte durch Zufuhr von Kalziumantagonisten wie *Verapamil* oder *Lidoflazin* die Kortexdurchblutung in der Reperfusionsphase aufrechterhalten werden. Auch für *Nifedipin* (Adalat) und *Nimodipin* (Nimotop) wurde eine vasodilatierende Wirkung auf konstringierte Hirngefäße nachgewiesen, jedoch ist die klinische Bedeutung dieser Befunde noch unklar.

Neben der Wirkung auf die Gefäßmuskelzelle soll der massive Kalziumeinstrom in die Neurone auch zur Aktivierung des Enzyms Phospholipase A_2 führen. Die Aktivierung des Enzyms bewirkt eine rasche Freisetzung von freien Fettsäuren aus den Membranen, die meist mit einer irreversiblen Zellschädigung verbunden ist.

Der Einsatz von Kalziumantagonisten nach Reanimation beim Menschen wird von den meisten Autoren gegenwärtig als verfrüht abgelehnt.

10.2.3 Schlussfolgerungen

Hirnprotektion bzw. Verminderung von Hirnschäden nach kardiopulmonaler Wiederbelebung ist durch ein einzelnes Pharmakon allein nicht möglich, vielmehr muss hierzu eine Reihe verschiedener therapeutischer Maßnahmen eingesetzt werden. Ergebnisse aus sorgfältigen Tierexperimenten sind nicht ohne weiteres auf die klinischen Bedingungen nach kardiopulmonaler Wiederbelebung übertragbar. Hieraus erklärt sich die teilweise ungewisse oder fehlende Wirksamkeit bestimmter Verfahren in der klinischen Praxis.

11 Verlauf nach Reanimation

Bei komatösen Patienten gilt die rasche Rückkehr der Augen- und oberen Atemwegreflexe als gutes prognostisches Zeichen. Hingegen ist die zerebrale Prognose ungünstig, wenn die Bewusstlosigkeit länger als 6–12 h anhält, die okulozephalen und okulovestibularen Reflexe weiterhin fehlen und die Pupillen nicht reagieren oder die Reflexe sich nach initial partieller Erholung wieder zunehmend verschlechtern. Bei der Beurteilung müssen allerdings die Wirkungen von Sedativa und Muskelrelaxanzien berücksichtigt werden.

Der weitere Verlauf nach der kardiopulmonalen Reanimation kann aufgrund der Glasgow-Pittsburgh-Kategorisierungen in folgender Weise unterschieden werden:
— **Kategorie 1: gute Hirnfunktion:** wach, rege, kann arbeiten, evtl. leichte neurologische oder psychische Störungen.

- **Kategorie 2: mäßige zerebrale Beeinträchtigung:** wach, Hirnfunktion ausreichend, um die Verrichtungen des Alltagslebens unabhängig durchführen zu können, Arbeit in beschützender Umgebung möglich.
- **Kategorie 3: schwere zerebrale Beeinträchtigung:** wach, benötigt die Hilfe anderer für die Verrichtungen des Alltagslebens. Der Zustand reicht von gewisser Beweglichkeit bis zu schwerer Demenz oder Paralyse.
- **Kategorie 4: Koma oder vegetativer Zustand:** jeder Grad von Koma ohne die vollständigen Zeichen des Hirntodes. Kein Bewusstsein, obwohl scheinbar wach (**apallisches Syndrom**); ohne Beziehung zur Umwelt, spontanes Augenöffnen und Schlaf-Wach-Zyklen möglich; nicht ansprechbar.
- **Kategorie 5: Hirntod:** Apnoe, Areflexie, Null-EEG.

> Bei der Kategorisierung müssen jeweils die Wirkungen von Anästhetika, Sedativa und Muskelrelaxanzien beachtet werden.

Nach primär erfolgreicher Reanimation sterben im weiteren Verlauf der Krankenhausbehandlung insgesamt ca. 70 % der Patienten, davon ca. 38 % im zerebralen Koma und ca. 41 % an kardialen Komplikationen, die übrigen vor allem an Infektionen oder Sepsis.

Beendigung der Langzeit-Wiederbelebungsmaßnahmen. Tritt der Hirntod des Patienten ein, so werden alle Behandlungsmaßnahmen eingestellt.

12 Hirntod

Der Hirntod ist nach naturwissenschaftlich-medizinischen Kriterien der Tod des Menschen. Er ist definiert als Zustand der irreversibel erloschenen Gesamtfunktion von Großhirn, Kleinhirn und Hirnstamm bei künstlicher Aufrechterhaltung der Atem- und Herz-Kreislauf-Funktion. Ursache des Hirntods sind akute schwere primäre oder sekundäre Hirnschäden, die meist zu hochgradiger intrakranieller Drucksteigerung mit Stillstand der Hirndurchblutung führen. Hierdurch kommt es spätestens nach Ablauf von 10 min zum irreversiblen Ausfall der integrativen Hirnfunktionen.

Primäre Hirnschäden betreffen das Gehirn unmittelbar strukturell. Ursachen sind: Hirnverletzungen, intrakranielle Blutungen, Hirninfarkte, Hirntumoren oder akuter Verschlusshydrozephalus. Bei primär infratentoriellen Prozessen ist der Nachweis eines Null-Linien-EEG oder des zerebralen Kreislaufstillstands zwingend erforderlich.

Sekundäre Hirnschäden betreffen das Gehirn unmittelbar über den Stoffwechsel und sind z. B. Folge von Hypoxie, kardial bedingtem Kreislaufstillstand oder langdauerndem Schock.

> Die Feststellung des Hirntodes ist gleichbedeutend mit dem Tod des Menschen. Danach ist jede weitere Behandlung zwecklos. Nach § 11 des Transplantationsgesetzes sind die Krankenhäuser verpflichtet, den endgültigen, nicht behebbaren Ausfall der Gesamtfunktion des Großhirns, des Kleinhirns und des Hirnstamms von Patienten, die nach ärztlicher Beurteilung als Spender vermittlungspflichtiger Organe in Betracht kommen, dem zuständigen Transplantationszentrum zu melden.

12.1 Feststellung des Hirntodes

Der Wissenschaftliche Beirat der Bundesärztekammer hat in seiner Stellungnahme aus dem Jahre 1997 Entscheidungshilfen zur Feststellung des Hirntodes veröffentlicht, die Grundlage der folgenden Ausführungen sind. Bevor der Hirntod festgestellt wird, müssen bestimmte Voraussetzungen erfüllt sein und außerdem die klinischen Zeichen des Ausfalls der Hirnfunktion vorliegen.

> Die Feststellung des Hirntodes kann in jeder Intensivstation auch ohne ergänzende apparative Diagnostik durchgeführt werden.

In ▶ Abbildung 34-23 ist das Vorgehen bei der Hirntoddiagnostik nach den Empfehlungen des Wissenschaftlichen Beirats der Bundesärztekammer anhand eines Musterprotokolls zusammengefasst.

12.1.1 Voraussetzungen für die Hirntoddiagnostik

Bei der Feststellung des Hirntodes müssen folgende Voraussetzungen erfüllt sein:
- Vorliegen einer akuten schweren primären (supra- oder infratentoriellen) oder sekundären Hirnschädigung;
- Ausschluss von Intoxikationen, dämpfender Wirkung von Medikamenten, neuromuskulärer Blockade, primärer Unterkühlung, Kreislaufschock, Koma bei endokriner, metabolischer oder entzündlicher Erkrankung als möglicher Ursache oder Mitursache des Ausfalls der Hirnfunktion im Untersuchungszeitraum.

Zentrale Wirkung von Medikamenten. Ob Medikamente für den komatösen Zustand eine Rolle

34 Kardiopulmonale Reanimation

(Muster-)Protokoll zur Feststellung des Hirntodes

Name_____Vorname_____ geb.:_____ Alter:_____
Klinik:_____
Untersuchungsdatum:_____ Uhrzeit:_____ Protokollbogen-Nr.:_____

1. Voraussetzungen:
1.1 Diagnose_____
  Primäre Hirnschädigung:_____ supratentoriell_____ infratentoriell_____
  Sekundäre Hirnschädigung:_____
  Zeitpunkt des Unfalls/Krankheitsbeginns:_____
1.2 Folgende Feststellungen und Befunde bitte beantworten mit Ja oder Nein
  Intoxikation   ausgeschlossen:_____
  Relaxation   ausgeschlossen:_____
  Primäre Hypothermie   ausgeschlossen:_____
  Metabolisches oder endokrines Koma   ausgeschlossen:_____
  Schock   ausgeschlossen:_____
  Systolischer Blutdruck   _____mmHg

2. Klinische Symptome des Ausfalls der Hirnfunktion
2.1 Koma_____
2.2 Pupillen   weit / mittelweit
                    Lichtreflex beidseits   fehlt_____
2.3 Okulozephaler Reflex (Puppenkopf-Phänomen)
                    beidseits   fehlt_____
2.4 Kornealreflex beidseits   fehlt_____
2.5 Trigeminus-Schmerz-Reaktion beidseits   fehlt_____
2.6 Pharyngeal-/Trachealreflex   fehlt_____
2.7 Apnoe-Test bei art. $paCO_2$ _____mmHg   erfüllt_____

3. Irreversibilitätsnachweis durch 3.1 oder 3.2
3.1 Beobachtungszeit:
  Zum Zeitpunkt der hier protokollierten Untersuchungen bestehen die obengenannten Symptome seit _____ Std.
  Weitere Beobachtung ist erforderlich   ja_____ nein_____
  mindestens 12/24/72 Stunden
3.2. Ergänzende Untersuchungen:

	ja	nein	Datum	Uhrzeit	Arzt
3.2.1 Isoelektrisches (Null-Linien-) EEG, 30 min. abgeleitet:					
3.2.2 Frühe akustisch evozierte Hirnstammpotentiale Welle III–V beidseits erloschen					
Medianus-SEP beidseits erloschen					

3.2.3 Zerebraler Zirkulationsstillstand beidseits festgestellt durch:
  Doppler-Sonographie:_____ Perfusionsszintigraphie:_____ Zerebrale Angiographie:_____

  Datum_____ Uhrzeit_____ untersuchender Arzt_____

Abschließende Diagnose:
Aufgrund obiger Befunde, zusammen mit den Befunden der Protokollbögen Nr._____, wird
der Hirntod und somit der **Tod des Patienten** festgestellt am:_____ um_____ Uhr.

Untersuchender Arzt:_____   _____
                              Name   Unterschrift

Abb. 34-23 Musterprotokoll zur Feststellung des Hirntodes.

spielen, kann durch Analyse der zugeführten Menge und Zuordnung zu den vorher erhobenen Befunden, Zufuhr von Antidots, medikamentös nicht unterdrückbare neurophysiologische Befunde oder Untersuchung der Hirndurchblutung geklärt werden.

12.1.2 Klinische Zeichen des Hirntodes

Die klinischen Zeichen des Ausfalls der Hirnfunktion sind:
— Koma,
— beidseits lichtstarre, mittel- bis maximal weite Pupillen (ohne Mydriatikum),
— Fehlen des okulozephalen Reflexes,
— Fehlen des Kornealreflexes,
— fehlende Reaktion auf Schmerzreize im Bereich des N. trigeminus,
— Fehlen des Pharyngeal- und Trachealreflexes,
— Ausfall der Spontanatmung.

Die übrige neurologische und vegetative Symptomatik ist zu berücksichtigen.

Die Erfüllung der Voraussetzungen und alle geforderten klinischen Zeichen müssen übereinstimmend und unabhängig von zwei qualifizierten Ärzten festgestellt und dokumentiert werden.

Prüfung des Atemstillstands. Für die Feststellung des Hirntods ist ein Apnoe-Test zwingend erforderlich, der allerdings wegen der physiologischen Wirkungen der Hyperkapnie erst als letzte *klinische* Untersuchung des Ausfalls der Hirnfunktion durchgeführt werden kann.

! Ein zentraler Atemstillstand liegt vor, wenn bei bisher gesunden Menschen bei einem $paCO_2 > 60$ mmHg keine Eigenatmung einsetzt.

Hierbei müssen aber die unter Abschnitt 12.1.1 aufgeführten Ausschlusskriterien beachtet werden. Die Hyperkapnie kann für den Test durch Diskonnektion vom Beatmungsgerät oder Hypoventilation herbeigeführt werden; während des Tests muss durch intratracheale Sauerstoffinsufflation eine hinreichende Oxygenierung des Blutes gewährleistet sein. Bei Patienten mit kardiopulmonalen Vorerkrankungen muss der Funktionsausfall des Hirnstamms zusätzlich durch apparative Untersuchungen nachgewiesen werden. Dies gilt auch, wenn der Apnoe-Test wegen Thoraxverletzungen oder ähnlicher Traumen nicht durchführbar ist.

Übrige neurologische und vegetative Symptomatik. Solange die Beatmung und der Körperkreislauf aufrechterhalten werden, können bei Hirntoten spinale Reflexe und Bewegungen der Extremitäten sowie die Leitfähigkeit des peripheren Abschnitts von Hirnnerven wie auch die periphere Erregbarkeit und spontane Entladungen im Elektromyogramm der Gesichtsmuskulatur vorübergehend noch erhalten bleiben oder wiederkehren.

Blutdruckanstieg und Fieber schränken nach derzeitigem Kenntnisstand die Diagnostik nicht ein. Je nach Umgebungstemperatur kann die Körperkerntemperatur abfallen. Ein Diabetes insipidus kann auftreten, das Fehlen schließt jedoch die Diagnose des Hirntodes nicht aus.

Bei einem eingetretenen Hirntod der Mutter kann eine bestehende Schwangerschaft fortgesetzt werden, vorausgesetzt, Beatmung und Herz-Kreislauf-Funktion werden aufrechterhalten. Eine Schwangerschaft wird endokrinologisch von der Plazenta aufrechterhalten, nicht vom Gehirn der Mutter.

Qualifizierte Ärzte. Dies sind Ärzte mit mehrjähriger Erfahrung in der Intensivbehandlung von Patienten mit schwerer Hirnschädigung, gemäß den Richtlinien zum Inhalt der Weiterbildung.

12.1.3 Nachweis der Irreversibilität der klinischen Ausfallsymptome

Bei primären supratentoriellen oder bei sekundären Hirnschädigungen muss die Irreversibilität der klinischen Ausfallsymptome nachgewiesen werden. Dies geschieht durch folgende Maßnahmen:
— Weitere klinische Beobachtung während einer angemessenen Zeit
oder
— ergänzende Untersuchungen (siehe Abschnitt 12.1.5).

Bei primären infratentoriellen Hirnschädigungen kann der Hirntod erst bei Vorliegen eines Null-Linien-EEG oder bei Nachweis des zerebralen Kreislaufstillstands festgestellt werden.

12.1.4 Zeitraum der Beobachtung

Die Irreversibilität des Ausfalls der Hirnfunktion und damit der Hirntod sind erst dann nachgewiesen, wenn die Symptome bei Erwachsenen und Kindern ab dem 3. Lebensjahr nach Ablauf folgender Zeit erneut nachgewiesen worden sind:
— Bei primärer Hirnschädigung 12 h,
— bei sekundärer Hirnschädigung mindestens 3 Tage.

12.1.5 Ergänzende Untersuchungen

Die Irreversibilität der klinischen Ausfallsymptome kann alternativ nachgewiesen werden durch:
— Null-Linien-EEG,
— Erlöschen evozierter Potentiale,
— zerebralen Kreislaufstillstand.

Null-Linien-EEG. Findet sich in einer standardisierten EEG-Ableitung eine hirnelektrische Stille (= Null-Linien-EEG), so kann die Irreversibilität ohne weiteren Beobachtungszeitraum festgestellt werden. Das EEG sollte nach den Richtlinien der Deutschen Gesellschaft für klinische Neurophysiologie abgeleitet werden und muss durch einen darin erfahrenen Arzt kontrolliert und beurteilt werden.

! Die Registrierung des EEG muss mindestens über 30 min kontinuierlich artefaktfrei erfolgen und einwandfrei auswertbar sein.

Evozierte Potentiale. Bei primären supratentoriellen und bei sekundären Hirnschädigungen kann unter bestimmten Bedingungen das Erlöschen der intrazerebralen Komponenten der frühen akustischen oder der zerebralen und der hochzervikalen Komponenten der somatosensorisch evozierten Potentiale (FAEP, SEP) die Irreversibilität des Ausfalls der Hirnfunktion beweisen und einen weiteren Beobachtungszeitraum ersetzen. Wie beim EEG sollte die Untersuchung nach den Richtlinien der Deutschen Gesellschaft für klinische Neurophysiologie erfolgen und muss durch einen in der Methode erfahrenen Arzt ausgeführt und einwandfrei dokumentiert werden.

Zerebraler Kreislaufstillstand. Der zerebrale Kreislaufstillstand kann – bei ausreichend hohem arteriellem Blutdruck – mit Doppler-Sonographie oder durch zerebrale Perfusionsszintigraphie nachgewiesen werden. Die Irreversibilität des Ausfalls der Hirnfunktion kann danach ohne weiteren Beobachtungszeitraum festgestellt werden. Wurde der zerebrale Kreislaufstillstand durch eine selektive Angiographie (Darstellung beider Karotiden und des vertebrobasilären Kreislaufs erforderlich!) nachgewiesen, so ist ebenfalls kein weiterer Beobachtungszeitraum erforderlich.

Auch bei irreversibel erloschener Gesamtfunktion des Gehirns kann die Durchblutung noch teilweise erhalten sein, wenn der intrakranielle Druck nicht stark genug angestiegen ist. Dann muss die Irreversibilität durch Verlaufsbeobachtung oder durch neurophysiologische Befunde nachgewiesen werden.

12.1.6 Besonderheiten bei Kindern vor dem 3. Lebensjahr

Bei Frühgeborenen (< 37 Schwangerschaftswochen postmenstruell) ist das beschriebene Konzept der Hirntodfeststellung bisher nicht anwendbar.

Bei reifen Neugeborenen (0–28 Tage), Säuglingen (29–365 Tage) und Kleinkindern bis zum vollendeten 2. Lebensjahr (366–730 Tage) gelten die unter Abschnitt 12.1.1 genannten Voraussetzungen und die unter Abschnitt 12.1.2 beschriebenen klinischen Ausfallsymptome. Die Überprüfung erfordert jedoch wegen der reifungsbedingten pathophysiologischen Umstände besondere Kenntnisse und Erfahrungen. Der Beobachtungszeitraum beträgt unabhängig von der Ursache:
— Bei reifen Neugeborenen mindestens 72 h,
— bei Säuglingen und Kleinkindern mindestens 24 h.

Die Irreversibilität der klinischen Ausfallsymptome ist nur dann nachgewiesen, wenn bei den mindestens erforderlichen zwei Untersuchungen jeweils zusätzliche Befunde festgestellt wurden:
— Entweder ein Null-Linien-EEG oder
— das Fehlen der FAEP oder
— dopplersonographisch ein zerebraler Kreislaufstillstand.

Das Perfusionsszintigramm muss als ergänzende Untersuchung nur einmal durchgeführt werden, und zwar nach der zweiten klinischen Feststellung der Ausfallsymptome.

12.2 Todeszeitpunkt

Als Todeszeit wird die Uhrzeit protokolliert, zu der Diagnose und Dokumentation des Hirntodes abgeschlossen sind. Festgestellt wird somit nicht der Zeitpunkt des eintretenden, sondern der Zustand des bereits eingetretenen Todes.

Die beschriebene Todesfeststellung durch Nachweis des Hirntodes ist unabhängig von einer danach medizinisch möglichen Organentnahme.

12.3 Protokollierung

Die zur Diagnose des Hirntodes führenden klinischen und ergänzenden apparativen Untersuchungsbefunde sowie alle Umstände, die ihre Ausprägung beeinflussen können, müssen mit Datum und Uhrzeit sowie den Namen der untersuchenden Ärzte dokumentiert werden. Für die Aufzeichnung sollte das Musterprotokoll des Wissenschaftlichen Beirates der Bundesärztekammer (siehe Abb. 34-23) verwendet und in der Krankenakte archiviert werden. Erforderlich ist des Weiteren die Protokollierung über Ort, Zeit und Teilnehmer des mit den Angehörigen zu führenden Gesprächs.

Literatur

Arbeitsgruppe „Reanimation in der Pädiatrie" des European Resuscitation Council: Richtlinien für Reanimationsmaßnahmen in der Pädiatrie. Monatsschr Kinderheilkd 144:727–736, 1996.

Bein T, Schlitt HJ, Bösebeck D, Bele S, Krämer B, Taeger K: Hirntodbestimmung und Betreuung des Organspenders: Eine Herausforderung für die Intensivmedizin. Dtsch Ärztebl 102, Ausgabe 5 vom 04.02.2005, Seite A-278/B-226/C-213.

Boddicker A, Zhang Y, Zimmerman MB, Davies LR, Kerber RE: Hypothermia improves defibrillation success and resuscitation outcomes from ventricular fibrillation. Circulation 2005;111(24):3195–3201.

Bundesärztekammer. Stellungnahme des wissenschaftlichen Beirates: Kriterien des Hirntodes. Entscheidungshilfen zur Feststellung des Hirntodes. Dtsch Ärztebl 19:1296–1303, 1997.

Ewy GA: Cardiocerebral resuscitation: The new cardiopulmonary resuscitation. Circulation 2005;111(16): 2134–2142K.

Hypothermia after cardiac arrest study group: mild theapeutic hypothermia to improve the neurologic outcome after cardiac arrest. N Engl J Med 2002;346 (8):549–556.

Kudenchuk PJ, Cobb LA, Copass M, et al.: Amiodarone for resuscitation after out-of-hospital cardiac arrest due to ventricular fibrillation. N Engl Med 1999; 341:871–878.

Madler C, Jauch K-W, Werdan K, Siegrist J, Pajonk F-G (Hrsg.): Das NAW-Buch. Akutmedizin der ersten 24 Stunden, 3. Aufl. Elsevier, München 2005.

McGill J, Ruiz E: Central venous pH as a predictor of arterial pH in prolonged cardiac arrest. Ann Emerg Med 1984;13:684–687.

Safar P: Wiederbelebung, 2. Aufl. Thieme, Stuttgart 1990.

Sanders AB, Ewy GA, Taft T: Resuscitation and arterial blood gas abnormalities during prolonged cardiopulmonary resuscitation. Ann Emerg Med 1984;13: 676–679.

Sanders AB, Ewy GA, Taft T: Reliability of femoral artery sampling during cardiopulmonary resuscitation. Ann Emerg Med 1984;13:680–683.

Wadhwa A, Sengupta P, Durrani J, Akca O, Lenhardt R, Sessler DI, Doufas AG: Magnesium sulphate only slightly reduces the shivering threshold in humans. Br J Anaesth 2005;94(6):756–762.

Wenzel V, Krismer AC, Arntz HR, Sitter H, Stadlbauer KH, Lindner KH: European Resuscitation Council Vasopressor during Cardiopulmonary Resuscitation Study Group: A comparison of vasopressin and epinephrine for out-of-hospital cardiopulmonary resuscitation. N Engl J Med 2004;350(2):105–113.

Leitlinien/Empfehlungen

ECC Guidlines Part 6: Advanced cardiovascular life support. Circulation 2000;102:1–129.

ILCOR: Advisory Statement. Therapeutic hypothermia after cardiac arrest. An Advisory Statement by the Advanced Life Support Task Force of the International Liaison Committee on Resuscitation. Writing Group: J.P. Nolan, FRCA; P.T. Morley, MD; T.L. Vanden Hoek, MD; R.W. Hickey, MD. Circulation 2003; 108:118.

International Liaison Committee on Resuscitation, American Heart Association, and European Resuscitation Council. 2005 International Consensus on Cardiopulmonary Resuscitation (CPR) and Emergency Cardiovascular Care (ECC) Science With Treatment Recommendations. Circulation 2005; 112(22): Supplement; im Internet kostenlos abrufbar unter http://www.circulationaha.org.

Nolan JP, Morley PT, van den Hoek TL, et al.: Therapeutic hypothermica after cardiac arrest: an advisory statement by the advanced life support task force of the International Liaison Committee on resuscitation. Circulation 2003;108(1):118–121.

The American Heart Association in collaboration with the International Liaison Committee on Resuscitation (ILCOR): Guidelines 2000 for cardiopulmonary resuscitation emergency cardiovascular care. An international consensus on science. Resuscitation 46: 1–448, 2000.

Metaanalyse/systematischer Review

Aung K: Vasopressin for cardiac arrest: a systematic review and meta-analysis. Arch Intern Med 2005; 10165(I):17–24.

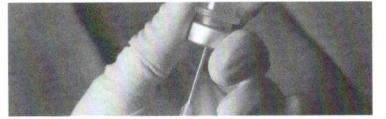

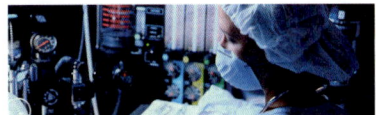

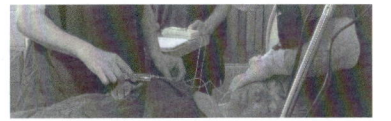

35 Ambulante Anästhesie

Inhaltsübersicht

1 Rahmenbedingungen 961
1.1 Anforderungen an die fachliche Befähigung .. 961
1.2 Bauliche Anforderungen 961
1.3 Apparative Ausstattung 962
1.4 Dokumentation 962

2 Vorteile 962

3 Art der Operation 962

4 Auswahl der Patienten 963

5 Präoperative Diagnostik 963
5.1 Laborwerte 963
5.2 Körperliche Untersuchung 964
5.3 Röntgenbild des Thorax und Lungenfunktionstest 964
5.4 EKG 964

6 Anästhesiologisches Vorgehen 965
6.1 Präoperative Nahrungskarenz und Aspirationsprophylaxe 965
6.2 Dauermedikation 965
6.3 Ankunft des Patienten 965
6.4 Wahl des Narkoseverfahrens 965
6.5 Prämedikation 966
6.6 Einleitung der Narkose 966
6.7 Aufrechterhaltung der Narkose 966
6.8 Flüssigkeitsersatz 967
6.9 Regionalanästhesien 967
   6.9.1 Spinalanästhesie 967
   6.9.2 Periduralanästhesie 968
   6.9.3 Intravenöse Regionalanästhesie 968
   6.9.4 Plexus-brachialis-Blockade 968
   6.9.5 Sedierung 968
6.10 Postoperative Überwachung 968
   6.10.1 Postoperative Schmerztherapie 968
   6.10.2 Postoperative Übelkeit und Erbrechen 969
6.11 Entlassungskriterien 969
   6.11.1 Gründe für eine Verzögerung der Entlassung 971
6.12 Nicht geplante stationäre Aufnahme des Patienten 971

7 Komplikationen 971

Literatur 971

1 Rahmenbedingungen

Die personellen, sachlichen und räumlichen Voraussetzungen für ambulante Narkoseverfahren sind im Einzelnen in entsprechenden Entschließungen und Leitlinien der Deutschen Gesellschaft für Anästhesiologie und Intensivmedizin und des Berufsverbandes Deutscher Anästhesisten, in Verträgen mit der GKV und in „Richtlinien der Bundesärztekammer zur Qualitätssicherung ambulanter Operationen" dargelegt, auf die der interessierte Leser verwiesen wird. Ambulante Eingriffe mit Anästhesien können in der Praxis, in Tageskliniken (= Betrieb, in dem ambulant operiert wird und die Nachsorge mindestens 1–2 h dauert) und im Krankenhaus (krankenhausambulantes Operieren) durchgeführt werden.

1.1 Anforderungen an die fachliche Befähigung

Für ambulante Anästhesien gilt der **Facharztstandard,** d. h., ambulante Narkosen dürfen nur von Fachärzten für Anästhesie, unter Assistenz von Fachärzten oder unter deren unmittelbarer Aufsicht und Weisung mit der Möglichkeit des unverzüglichen Eingreifens durchgeführt werden. Falls medizinisch erforderlich, muss für Anästhesien eine Assistenzperson mit den entsprechenden Fachkenntnissen eingesetzt werden.

1.2 Bauliche Anforderungen

Das ambulante Operieren ist, unabhängig von Art und Schwere des Eingriffs und der Anästhesie, an bestimmte bauliche Voraussetzungen gebunden. Hierzu gehören u. a. Operationsräume, Personalumkleidebereich mit Waschbecken und Vorrichtung für die Durchführung der Händedesinfektion, Entsorgungs- und Putzraum, ggf. Ruheraum oder Aufwachraum und Umkleidebereich für die Patienten. Im Operationsraum muss, abhängig vom eingesetzten Anästhesieverfahren, eine Entlüftungsmöglichkeit gegeben sein.

1.3 Apparative Ausstattung

Zur apparativen Ausstattung für ambulante Narkosen gehören u. a.:
— Instrumentarium für die Reanimation und Geräte für die manuelle Beatmung,
— Sauerstoffversorgung und Absaugung,
— Geräte für die Infusions- und Schockbehandlung,
— ggf. Anästhesie- bzw. Narkosegerät mit Spezialinstrumentarium (kann auch vom Anästhesisten gestellt werden),
— Notfallmedikamente, sofort verfüg- und anwendbar,
— Infusionslösungen.

1.4 Dokumentation

Ambulante Operationen und Anästhesien müssen so dokumentiert werden, dass eine vergleichende statistische Auswertung zum Zweck der Qualitätssicherung möglich ist. Krankenhäuser und Vertragsärzte müssen, unabhängig von der berufsrechtlichen Pflicht zur Dokumentation, die erforderlichen Daten anonym erfassen.

> **Für die statistische Auswertung sind im Einzelnen folgende Daten anonymisiert zu erfassen:**
> — präoperative Diagnose (Text und ICD-Schlüssel)
> — präoperative Vorbereitung/Prämedikation
> — Operations-Nummer
> — Art der Operation mit Angabe der EBM-Nr.
> — Art der Anästhesie mit Angabe der EBM-Nr.
> — Dauer der Operation und Anästhesie
> — postoperative Diagnose (Text und ICD-Schlüssel)
> — soweit vorhanden: histologischer Befund
> — Komplikationen:
>   – intraoperative Komplikationen
>   – postoperative Komplikationen (z. B. Nachblutung)
> — Narkosezwischenfall
> — unmittelbare stationäre Fortsetzung der Behandlung
> — Revisionseingriff
> — Infektionen
> — Spätkomplikationen, festgestellt bei ggf. erforderlichen Kontrolluntersuchungen oder mitgeteilt durch den weiterbehandelnden Arzt
>
> **Außerdem müssen in der Patientenakte vermerkt werden:**
> — Patientenaufklärung zur Anästhesie und Operation
> — Operationsbericht
> — Zustand des Patienten bei Entlassung aus der unmittelbaren Betreuung in der Praxis oder im Krankenhaus
> — ggf. erfolgte Absprache zur Übernahme des Patienten in die ambulante Betreuung durch einen anderen Arzt einschließlich ggf. erforderlicher pflegerischer Nachsorge
>
> Zusätzlich ist eine Infektionsstatistik für die Operationseinrichtung zu führen.

2 Vorteile

Ambulante Operationen, bei denen der Patient wenige Stunden nach dem Eingriff nach Hause entlassen wird, weisen folgende Vorteile auf: Kostenersparnis, Vermeidung unnötiger familiärer Trennungen (vor allem bei Kindern), Schutz des Patienten vor krankenhauserworbenen Infektionen, Freihalten von Krankenhausbetten für andere Patienten.

3 Art der Operation

Eine Vielzahl von diagnostischen und chirurgischen Eingriffen kann auf ambulanter Basis durchgeführt werden. In ▶ Tabelle 35-1 sind einige Beispiele aufgeführt.

Intraabdominelle und intrathorakale Eingriffe sollten, mit Ausnahme von Laparoskopien und Bronchoskopien, nicht ambulant durchgeführt werden, ebenso wenig Eingriffe, die länger als 4 h dauern oder mit größeren Blutverlusten einhergehen. Nach allen Operationen muss ausreichend Zeit für die postoperative Überwachung zur Verfügung stehen. Des Weiteren sollte keine spezielle postoperative Pflegebedürftigkeit gegeben sein, auch sollte eine rasche Flüssigkeits- und Nahrungsaufnahme möglich sein.

Tab. 35-1 Ambulant durchführbare Eingriffe (Auswahl)

— Exzisionen
— Eingriffe an der oberen Extremität
— Biopsien
— Computertomographie
— Bestrahlungen
— Bronchoskopie, Laparoskopie, Zystoskopie
— Abrasio, elektiver Abort
— Zirkumzision, Orchidopexie, Vasektomie
— elektive Operationen im Mundbereich, z. B. Zahnsanierung

4 Auswahl der Patienten

Ambulante Narkosen und Operationen werden gegenwärtig, nach entsprechend sorgfältigen Voruntersuchungen, bei Patienten der ASA-Risikogruppen I und II, auch III durchgeführt, wenn chronische Erkrankungen wie Asthma, Hypertonie, Diabetes oder Angina pectoris gut eingestellt sind. Hierbei ist jedoch eine vorherige Konsultation des Anästhesisten erforderlich. Voraussetzung hierfür ist ein verständiger Patient, von dem erwartet werden kann, dass er die Anweisungen für das prä- und postoperative Verhalten beachtet bzw. von seinen Angehörigen (bei Kindern) ausreichend lange Zeit betreut werden kann. Einzelheiten zu ambulanten Narkosen bei Kindern siehe Kapitel 39.

Zum Zeitpunkt der Vereinbarung eines ambulanten Operationstermins erhält der Patient eine mündliche Aufklärung und schriftliche Instruktionen über das **prä- und postoperative Verhalten**. Die wichtigsten Hinweise sind:

— Keine Nahrungs- und Flüssigkeitsaufnahme, kein Nikotin nach Mitternacht vor dem Operationstag beim Erwachsenen.
— Bei Kleinkindern letzte Milch oder Flaschennahrung 6 h vor der Operation, klare Flüssigkeit (Tee) bis zu 2 h vor der Operation.
— Kein Make-up, keine Augenschminke oder Nagellack auftragen.
— Kinder durch die Eltern oder einen anderen Erwachsenen begleiten lassen.
— Erwachsene sollten ebenfalls in Begleitung kommen. Sie dürfen innerhalb von 24 h nach der Narkose kein Fahrzeug führen.
— Alle zwischenzeitlichen Veränderungen des Gesundheitszustands müssen rechtzeitig vor der geplanten Operation mitgeteilt werden.

Ungeeignete Patienten. Die Entscheidung für eine ambulante Narkose sollte immer individuell getroffen werden und die besonderen Risikofaktoren des Patienten berücksichtigen. Bei folgenden Patienten sollten Operationen eher unter stationären Bedingungen erfolgen, um das Risiko zu vermindern:

— Instabile Patienten der ASA-Gruppen III und IV mit ungenügender medikamentöser Einstellung oder Vorbehandlung,
— Einnahme von MAO-Hemmern: Gefahr der kardiovaskulären Instabilität während der Narkose,
— akuter Substanzmissbrauch: Gefahr der kardiovaskulären Instabilität während der Narkose,
— Adipositas permagna mit kardialen, pulmonalen oder renalen Begleiterkrankungen,
— obstruktives Schlafapnoe-Syndrom,
— maligne Hyperthermie in der Vorgeschichte: triggerfreie Narkose und evtl. Überwachung in der Nacht nach der Operation,
— psychosoziale Schwierigkeiten.

5 Präoperative Diagnostik

Die Voruntersuchung des Patienten muss ausreichend lange vor der Operation durchgeführt werden. Sie sollte idealerweise durch den Anästhesisten erfolgen, jedoch lässt sich dieses Prinzip nicht grundsätzlich bei allen Patienten einhalten. Alternativ können die erforderlichen Laboruntersuchungen und physikalischen Befunde auch vom Hausarzt oder vom Operateur erhoben werden. Die wichtigsten Labor- und körperlichen Untersuchungsbefunde sollten dem Anästhesisten möglichst 24 h vor der Operation vorliegen, damit evtl. erforderliche Zusatzuntersuchungen noch durchgeführt werden können.

In ▶ Tabelle 35-2 sind Erkrankungen und Veränderungen zusammengestellt, bei denen präoperativ eine genauere Abklärung erforderlich ist.

5.1 Laborwerte

Welche Laborwerte präoperativ bestimmt werden sollen, hängt im Wesentlichen von Alter, Gesundheitszustand und Medikamentenanamnese des Patienten ab. Die Laborwerte sollten ca. 1–10 Tage vor der Operation bestimmt werden. Für das Vorgehen relevante Veränderungen sind nur bei 0,2% der Untersuchungen zu erwarten (siehe Kap. 15).

Zu den wichtigsten pathologisch veränderten Laborparametern, die zu einem Verzicht auf einen ambulanten Eingriff führen sollten, gehören:

— Serumkalium,
— Blutglukose,

Tab. 35-2 Erkrankungen und Veränderungen, bei denen vor dem Eingriff eine Einschätzung erfolgen sollte

Atmung
- Asthma mit chronischer Einnahme von Bronchodilatatoren oder Steroiden oder kürzlich erlittenem Asthmaanfall
- klinisch relevante COPD
- andere klinisch manifeste Lungenerkrankungen
- größere Operationen an den Atemwegen in der Vorgeschichte

Herz-Kreislauf
- Angina pectoris in der Vorgeschichte
- bekannte koronare Herzkrankheit
- Myokardinfarkt in der Vorgeschichte
- Zustand nach Herzoperation
- Hypertonie (systolisch > 160, diastolisch > 110)
- symptomatische Herzrhythmusstörungen
- Herzinsuffizienz in der Vorgeschichte

Leber
- aktive Lebererkrankung oder Funktionsstörung
- Aszites

Niere
- klinisch manifeste Niereninsuffizienz

Magen-Darm-Trakt
- Hiatushernie
- gastroösophagealer Reflux

Nervensystem
- wesentliche ZNS-Erkrankungen
- Krampfleiden
- Myopathie und andere Muskelerkrankungen

Muskeln und Skelettsystem
- Kyphose oder Skoliose mit wesentlicher funktioneller Einschränkung
- Störungen der Kiefergelenke
- Verletzungen oder Operationen der zervikalen oder thorakalen Wirbelsäule in der Vorgeschichte

endokrine Organe
- nicht ausreichend eingestellter Diabetes mellitus
- aktive Schilddrüsenerkrankungen
- Erkrankungen der Nebenniere

Blut
- klinisch wesentliche Anämien
- Störungen der Blutgerinnung

Onkologie
- Chemotherapie
- onkologische Erkrankungen mit funktionellen Auswirkungen

Ernährung
- Kachexie
- Adipositas permagna

- Blutbild
- Blutgerinnungsparameter,
- Leberfunktionsparameter,
- Kalzium,
- Blutalkohol,
- Herzenzyme.

5.2 Körperliche Untersuchung

Die körperliche Untersuchung kann in der Anästhesieambulanz erfolgen oder vom Hausarzt bzw. Operateur durchgeführt werden. Die Ergebnisse müssen schriftlich niedergelegt werden und dem Anästhesisten rechtzeitig zur Verfügung stehen. Im Zweifelsfall sollte der Anästhesist nicht zögern, kurz vor der Operation selbst eine narkosebezogene Kurzuntersuchung durchzuführen.

5.3 Röntgenbild des Thorax und Lungenfunktionstest

Ein **Röntgenbild des Thorax** ist bei Patienten ohne Hinweise und Zeichen respiratorischer Erkrankungen nicht erforderlich, und zwar unabhängig vom Lebensalter. Wurden solche Erkrankungen festgestellt und liegt ein Röntgenbild aus den letzten 3 Monaten vor dem Operationstermin vor, kann in der Regel auf eine erneute Röntgenaufnahme verzichtet werden. Sinnvoll kann dagegen eine präoperative Röntgenaufnahme sein, wenn eine kürzlich überstandene Infektion der Atemorgane vorliegt oder eine chronische Lungenerkrankung sich in letzter Zeit verschlechtert hat.

Präoperative Lungenfunktionstests sind von geringem Nutzen und nicht erforderlich, wenn eine stabile chronische Erkrankung (auch höheren Schweregrades) vorliegt. Nur wenn es sich um eine progrediente schwere Erkrankung oder ausgeprägte Orthopnoe handelt, kann eine Funktionsdiagnostik sinnvoll sein. In diesem Fall muss aber vorrangig geprüft werden, ob der Patient für einen Eingriff auf ambulanter Basis geeignet ist.

5.4 EKG

Ab welchem Alter routinemäßig ein präoperatives EKG abgeleitet werden sollte, ist umstritten, jedoch besteht derzeit die Tendenz zu einer höheren Altersgrenze (50. Lebensjahr). Liegen dagegen Hinweise auf eine Herzerkrankung oder Herzrhythmusstörungen vor, so gehört das EKG zum Basisuntersuchungsprogramm. Zu weiteren Einzelheiten sei auf Kapitel 15 verwiesen.

6 Anästhesiologisches Vorgehen

6.1 Präoperative Nahrungskarenz und Aspirationsprophylaxe

Hier gelten die gleichen Grundsätze wie bei stationären Patienten, sie sind aber bei ambulanten Patienten schwieriger zu kontrollieren. Wenngleich Bestrebungen diskutiert werden, die Nüchternzeit auch bei Erwachsenen zu verkürzen, sollte an der herkömmlichen Frist so lange festgehalten werden, bis hierzu eindeutige Empfehlungen vorliegen. Schwere Mahlzeiten am späteren Abend vor der Operation sollten auf keinen Fall eingenommen werden.

Kleine Kinder sollten möglichst früh am Morgen operiert werden, um die Nahrungskarenz weiter abzukürzen und hungerbedingte Störungen der Befindlichkeit und des Verhaltens zu verhindern.

Ambulante Patienten sollen ein größeres Magensaftvolumen mit einem niedrigeren pH-Wert aufweisen als stationäre. Da die Patienten meist 1–2 h vor der Operation eintreffen, kann bei erhöhtem Aspirationsrisiko ein H_2-Rezeptor-Antagonist, z. B. Ranitidin, oral zugeführt werden.

6.2 Dauermedikation

Auch bei ambulanten Patienten muss die Langzeittherapie mit für den Patienten wichtigen Medikamenten am Operationstag fortgesetzt werden. Dies gilt besonders für β-Rezeptoren-Blocker, Antihypertensiva, Antiarrhythmika, Bronchodilatatoren, Kortikosteroide und Antikonvulsiva.

Diabetes mellitus. Orale Antidiabetika sollten wegen ihrer langen Halbwertszeit am Operationstag *nicht* eingenommen werden. Bei insulinpflichtigen Diabetikern sollte die Operation möglichst in den frühen Morgenstunden stattfinden. Insulin sollte wegen der präoperativen Nahrungskarenz nicht vor der Ankunft in der Ambulanz zugeführt werden, um einen bedrohlichen Abfall der Blutglukosekonzentration zu vermeiden. Vielmehr sollten direkt nach der Ankunft der Blutzucker bestimmt, die dem Wert angepasste Insulindosis injiziert und gleichzeitig eine Glukoseinfusion angeschlossen werden (siehe Kap. 16):
— Liegt der Blutzucker über 150 mg/dl, so wird die Hälfte der üblichen Insulindosis zugeführt.
— Beträgt der Blutzucker 90–150 mg/dl, genügt ein Drittel der üblichen Insulindosis.

6.3 Ankunft des Patienten

Die Patienten sollten rechtzeitig, aber nicht zu früh vor dem Eingriff eintreffen, damit sie einerseits bei organisatorischen Verschiebungen vorgezogen werden können, andererseits nicht zu lange warten müssen. Als ausreichend gelten 1–2 h vor dem Eingriff, je nach Organisationsstruktur der Ambulanz.

6.4 Wahl des Narkoseverfahrens

Bei ambulanten Eingriffen werden häufig lokale oder regionale Anästhesieverfahren eingesetzt, des Weiteren Allgemeinanästhesien mit oder ohne endotracheale Intubation als TIVA, balancierte Anästhesien oder reine Inhalationsnarkosen.

Intubationsnarkose. Dauert die Operation länger als 45–60 min, befindet sich das Operationsgebiet im Mund- oder Gesichtsbereich oder ist für den Eingriff eine Bauchlagerung erforderlich, wird der Patient endotracheal intubiert.

! Ambulante Anästhesie ist keine Kontraindikation für eine endotracheale Intubation!

Folgende **Komplikationsmöglichkeiten** der endotrachealen Intubation sollten jedoch beachtet werden:
— Larynx- und/oder Trachealödem,
— Entwicklung eines Krupp-Syndroms.

Die Gefahr der Schleimhautschwellung besteht vor allem bei kleinen Kindern. Hierbei entwickelt sich gewöhnlich innerhalb der ersten 30 min nach der Extubation ein Stridor, der bei entsprechender Behandlung bei den meisten Kindern innerhalb von 4 h wieder verschwindet.

Aus Vorsichtsgründen empfiehlt es sich, den Patienten nach der Extubation für einige Zeit im Aufwachraum gezielt auf diese Komplikationen hin zu überwachen.

Larynxmaske. Bei einer Vielzahl ambulanter Eingriffe kann auf die endotracheale Intubation mit Einsatz von Muskelrelaxanzien verzichtet und stattdessen die Larynxmaske eingeführt werden. Die Ausleitung der Narkose verläuft häufig glatter, Husten wie bei der Extubation tritt beim Entfernen der Larynxmaske kaum auf. Ob die Larynxmaske auch bei laparoskopischen Eingriffen, wie von einigen

6.5 Prämedikation

Grundsätzlich sollten ambulante Patienten rasch nach der Narkose aufwachen; stundenlange postoperative Sedierung sollte möglichst vermieden werden. Darum ist es ratsam, auf eine Prämedikation zu verzichten bzw., falls erforderlich, bei Angst und Aufregung ein kurz wirkendes Benzodiazepin, wie **Midazolam,** 30–60 min vor der Operation p. o. oder unmittelbar vor Narkoseeinleitung i. v. zuzuführen. Opioide sollten bei schmerzfreien Patienten nicht angewandt werden.

Geistig retardierte und hyperaktive Patienten können zumeist ohne ausreichende Prämedikation nicht narkotisiert werden. Hier empfiehlt sich die orale Zufuhr eines Sedativums, wie **Midazolam,** ca. 1 h vor der Operation.

Ist bereits bei der Voruntersuchung abzusehen, dass der Patient eine Prämedikation benötigen wird, sollte er 2 h vor der Operation eintreffen, damit der Anästhesist entsprechende Prämedikationssubstanzen verordnen kann.

Kinder sind gewöhnlich ängstlicher als Erwachsene und bedürfen daher häufiger einer Prämedikation, damit die Narkose sanft eingeleitet werden kann. Eine orale, nasale oder rektale Prämedikation, z. B. mit Midazolam, sollte hierbei bevorzugt werden.

> **EBM** Cochrane-Review: Die Prämedikation mit Midazolam (7,5–15 mg) oder Diazepam (15 mg) verzögert nicht die Entlassung nach Hause, wenngleich die psychomotorischen Funktionen der Patienten noch beeinträchtigt sein können. Wegen des unterschiedlichen Alters und der unterschiedlichen Anästhesietechniken für ambulante Eingriffe sollten nach Ansicht des Reviewers aus den Ergebnissen der bislang vorliegenden Studien Schlussfolgerungen für die tägliche Praxis nur mit Vorsicht gezogen werden.

6.6 Einleitung der Narkose

Vor der Narkose wird ein venöser Zugang gelegt (mögliche Ausnahme: kleine Kinder). Die Narkose wird mit einem rasch und kurz wirkenden i. v. Anästhetikum, bevorzugt mit Propofol, alternativ mit Thiopental, bei Risikopatienten mit Etomidat, eingeleitet. Propofol weist die kürzeste Aufwachzeit bei minimalem Überhang auf, kann allerdings zu starken Injektionsschmerzen sowie Blutdruckabfall und Bradykardie führen. Kinder, die sich vor Nadelstichen fürchten oder schlecht punktierbare Venen aufweisen, können per Inhalation eingeleitet werden – wegen seines sehr raschen Wirkungseintritts bevorzugt mit Sevofluran.

Muskelrelaxanzien. Für die endotracheale Intubation kann Succinylcholin verwendet werden, jedoch möglichst erst nach Präcurarisierung, da hierdurch die Häufigkeit von Muskelfaszikulationen vermindert wird. Alternativ kann bei kurz dauernden Eingriffen auch nach Relaxierung mit Mivacurium (Dosis: mindestens $2 \times ED95$) intubiert werden.

6.7 Aufrechterhaltung der Narkose

Aufgrund ihrer pharmakologischen Eigenschaften sind Remifentanil, Propofol, Desfluran und Sevofluran für die ambulante Anästhesie besonders geeignet: Sie führen in der Regel zu einem rascheren Erwachen und einer schnelleren Rückkehr der kognitiven Funktionen als ältere Substanzen wie Isofluran und Alfentanil oder Fentanyl. Lachgas ist ebenfalls für die ambulante Anästhesie geeignet – wenngleich in letzter Zeit aufgrund von Metaanalysen häufiger für postoperatives Erbrechen verantwortlich gemacht. In Kombination mit Propofol wurde jedoch bei Laparoskopien ein verminderter Dosisbedarf gefunden, ohne dass vermehrt postoperative Übelkeit auftrat.

Propofol gilt derzeit als das am besten für ambulante Eingriffe geeignete i. v. Anästhetikum: Im Vergleich mit Isofluran, Desfluran oder Sevofluran tritt postoperatives Erbrechen seltener auf. Die Kombination mit Remifentanil ist unter pharmakokinetischen Gesichtspunkten besonders günstig, jedoch wurde in zahlreichen Untersuchungen bei der Kombination von Remifentanil mit einem Inhalationsanästhetikum in niedriger Konzentration (MAC_{awake}) ein um mehrere Minuten rascheres Erwachen aus der Narkose beobachtet, auch konnten die Patienten früher extubiert werden. Bei der Verlegung nach Hause ergaben sich allerdings keine wesentlichen Unterschiede.

Remifentanil. Von allen derzeit verfügbaren Opioiden ist Remifentanil aufgrund seiner Pharmakokinetik für ambulante Eingriffe am besten geeignet: Die Wirkung der Substanz tritt rasch ein und ist, selbst nach Zufuhr einer hohen Dosis, innerhalb weniger Minuten nach Unterbrechung der Zufuhr beendet. Mit einer Rückkehr der Atemdepression nach dem Erwachen ist nach den bisher vorliegenden Untersuchungsergebnissen nicht zu rechnen. Da das Bewusstsein auch durch hohe Dosen von Remifentanil nicht sicher ausgeschaltet wird, ist in der Regel die Kombination mit einer hypnotisch wirkenden Substanz erforderlich, z. B. mit Propofol, 2–3 mg/kg/h, oder Isofluran, 0,4–0,6 Vol.% endtidal. Ob nach Remifentanil wegen seiner kurzen Wirkdauer seltener Erbrechen auftritt als nach anderen Opioiden, ist derzeit nicht hinreichend untersucht. Von Nachteil ist die Gefahr von Muskelrigidität, Bradykardie und Hypotension, die besonders in der Einleitungsphase auftreten können, während die Steuerung der Narkose selbst, insbesondere der Unterdrückung kardiovaskulärer Reflexreaktionen, einfacher und zuverlässiger möglich ist als mit anderen Opioiden. Ein weiterer Nachteil ist das frühe Auftreten postoperativer Schmerzen bei zahlreichen Patienten, die eine entsprechend rechtzeitige Zufuhr von Analgetika erfordern.

Desfluran und Sevofluran. Diese Substanzen fluten deutlich rascher an und werden auch schneller eliminiert als andere volatile Anästhetika; die Aufwachphase verläuft schneller als mit vergleichbaren Konzentrationen von Isofluran; auch ist die Steuerbarkeit aufgrund der pharmakokinetischen Eigenschaften besser.

Desfluran weist im Vergleich mit Sevofluran kürzere Aufwachzeiten in der Frühphase (Augen öffnen, Aufforderungen nachkommen) auf, für den weiteren Verlauf ergeben sich jedoch keine wesentlichen Unterschiede (Entlassbarkeit nach Hause).

Bei der PONV-Häufigkeit bestehen zwischen den einzelnen Inhalationsanästhetika keine Unterschiede.

S-Ketamin. Wenngleich Alpträume nach S-Ketamin etwas weniger häufig auftreten sollen als nach Ketamin, sollte die Substanz wegen dieser potentiellen Nebenwirkung und des längeren Überhangs in der postoperativen Phase bei ambulanten Patienten nicht ohne zwingenden Grund eingesetzt werden. Auch bei Kindern sollte der Einsatz sehr sorgfältig erwogen werden, da auch noch zu Hause Befindlichkeitsstörungen auftreten können – zur besonderen Besorgnis der Eltern.

Muskelrelaxanzien. Über die endotracheale Intubation hinaus ist für zahlreiche Eingriffe eine Muskelrelaxierung erforderlich. Unter den verfügbaren nichtdepolarisierenden Muskelrelaxanzien scheint *Mivacurium* wegen seiner kurzen Wirkdauer von 12–18 min am besten für die ambulante Anästhesie geeignet zu sein. Die Inaktivierung von Mivacurium hängt von der Plasmacholinesterase ab, daher muss bei atypischen Plasmacholinesterasen mit einer verlängerten Wirkung gerechnet werden (siehe Kap. 7). Mittellang wirkende Muskelrelaxanzien wie Atracurium oder Rocuronium werden ebenfalls eingesetzt, jedoch kann nach kurzen Eingriffen noch ein Relaxanzienüberhang bestehen, der eine Antagonisierung erfordert.

> **Zusammenfassende Empfehlungen für ambulante Allgemeinanästhesien:**
> – Für die Narkoseeinleitung sollte Propofol verwendet werden, da diese Substanz kürzere Aufwachzeiten aufweist als Thiopental.
> – Die Aufrechterhaltung kann als TIVA mit Propofol und Remifentanil erfolgen. Vorteil: sehr gute Steuerbarkeit, rasches Erwachen, weniger häufig PONV als bei Inhalationsanästhesie.
> – Bei Inhalationsanästhesie sollte Desfluran oder Sevofluran eingesetzt werden. Vorteile: bessere Steuerbarkeit und rascheres (in Minuten) Erwachen als mit Isofluran.

6.8 Flüssigkeitsersatz

Bei den meisten Patienten besteht durch die präoperative Nahrungskarenz ein Flüssigkeitsdefizit, das durch entsprechende Volumenzufuhr per Infusion ausgeglichen werden sollte.

Übermäßige Flüssigkeitszufuhr muss angesichts der Gefahr des postoperativen Harnverhalts vermieden werden.

6.9 Regionalanästhesien

Leitungsanästhesien sind bei ambulanten Patienten von wesentlichem Vorteil, vor allem bei Operationen an den Extremitäten. Sensorik und Motorik sollten bei rückenmarknahen Leitungsanästhesien vor der Entlassung des Patienten zurückgekehrt sein, damit sichergestellt ist, dass er sich nicht verletzen kann.

6.9.1 Spinalanästhesie

Sie eignet sich für ambulante Eingriffe an den unteren Extremitäten, des Weiteren für urologische und perineale Operationen, aber auch für Herniotomien. Zu beachten ist die Möglichkeit des postspinalen Kopfschmerzes, für den keine wirksame medikamentöse Prophylaxe zur Verfügung steht, der aber bei Verwendung dünner, nicht schneidender Nadeln (z. B. 25-G- bzw. 27-G-Sprotte- oder Whitacre-

Kanüle) wesentlich seltener als mit Quincke-Nadeln auftritt. Wichtig ist eine sorgfältige Auswahl der Patienten: Jüngere Frauen weisen eine höhere Kopfschmerzrate auf, so dass die Indikation eher zurückhaltend gestellt werden sollte. Bei Patienten mit Rückenschmerzen in der Vorgeschichte treten auch postoperativ häufiger Rückenschmerzen auf, so dass hier Vorsicht geboten ist.

Die **Entlassung des Patienten** nach Spinalanästhesie sollte erst erfolgen, wenn die sensorische und motorische Funktion vollständig zurückgekehrt sind; dann ist auch keine wesentliche Hypotension durch Sympathikusblockade mehr zu erwarten. In Zweifelsfällen kann das Ausmaß der noch bestehenden Sympathikusblockade durch einen orthostatischen Blutdrucktest überprüft werden. Hierbei sollte der Blutdruck nicht mehr als 10% abfallen.

> **Entlassungskriterien nach Spinalanästhesie:**
> — normale perianale Sensorik (S4–5)
> — Plantarflexion des Fußes
> — normaler Lagesinn (Propriozeption) der Großzehe

Vor der Entlassung sollte der Patient erneut auf folgende Komplikationsmöglichkeiten im weiteren Verlauf hingewiesen werden:
— Harnverhalt,
— postspinale Kopfschmerzen,
— transiente neurologische Symptome (TNS).

6.9.2 Periduralanästhesie

Dieses Verfahren wird ebenfalls bei ambulanten Eingriffen eingesetzt, so z.B. bei Operationen an den unteren Extremitäten, Herniotomien oder Stoßwellenlithotripsie. Kurz oder mittellang wirkende Lokalanästhetika werden hierbei bevorzugt. Entlassung des Patienten siehe Abschnitt 6.11.

6.9.3 Intravenöse Regionalanästhesie

Dieses einfache Verfahren eignet sich für kurze Eingriffe an einer Extremität, auch bei Kindern. Durch Verwendung eines Doppel-Tourniquets kann der Tourniquet-Schmerz vermindert werden. Bei länger dauernden Eingriffen sollte die axilläre Plexusblockade der intravenösen Regionalanästhesie vorgezogen werden.

6.9.4 Plexus-brachialis-Blockade

Bei diesem Verfahren treten seltener Übelkeit und Erbrechen auf als nach Allgemeinanästhesien, auch besteht in den ersten postoperativen Stunden in der Regel eine vollständige Analgesie, so dass keine systemischen Analgetika erforderlich sind. Für ambulante Patienten sind zwei Verfahren geeignet: axilläre Plexusblockade und interskalenärer Block (bei dem der Patient auf die Möglichkeit eines Horner-Syndroms hingewiesen werden muss). Hingegen sollte die supraklavikuläre Technik wegen der Pneumothorax-Gefahr nicht angewandt werden.

Selbst bei noch anhaltender motorischer und sensorischer Blockade bestehen keine Bedenken gegen eine Entlassung nach Hause, wenn die Extremität ausreichend geschützt und der Patient über die Möglichkeit der Selbstverletzung und deren Vermeidung aufgeklärt worden ist. Kardiovaskuläre Komplikationen aufgrund der Plexus-brachialis-Blockade sind in der postoperativen Phase nicht zu erwarten.

6.9.5 Sedierung

Ob eine Sedierung bei Eingriffen in Regionalanästhesie erforderlich ist, sollte der Anästhesist individuell entscheiden. Übermäßige Sedierung, vor allem mit lang wirkenden Substanzen, sollte vermieden werden, um die Entlassung nach Hause nicht wesentlich zu verzögern. Bei starker Angst kann Midazolam zugeführt werden, ist Schlaf erwünscht, Propofol in niedriger Dosierung, bei Schmerzen Opioide. Jedes dieser Verfahren erfordert für sich eine lückenlose Überwachung der Atemfunktion.

6.10 Postoperative Überwachung

Die für die postoperative Überwachung erforderliche Zeit richtet sich vor allem nach der **Dauer der Narkose** und dem gewählten Anästhetikum bzw. den evtl. zusätzlich verabreichten Sedativa und/oder Opioiden. Bei Eingriffen unter 30 min Dauer wacht der Patient meist rasch auf, während nach längeren Narkosen mit einem verzögerten Erwachen gerechnet werden muss. Rektal zugeführtes *Methohexital* oder *Thiopental* verlängert meist ebenfalls die Aufwachphase.

6.10.1 Postoperative Schmerztherapie

Schmerzen im Aufwachraum müssen umgehend behandelt werden, weil sich sonst die Entlassung des Patienten verzögert. Der intraoperative Einsatz kurz wirkender Analgetika wie **Alfentanil** oder **Fentanyl** zögert den postoperativen Analgetikabedarf in der frühen postoperativen Phase hinaus (siehe Kap. 31), ebenso regionale Anästhesieverfahren einschließlich Infiltrationsanästhesie des Wundgebiets, z. B. mit 0,25 bis 0,5% Bupivacain. Starke akute Schmerzen im Aufwachraum lassen sich am besten mit rasch und kurz wirkenden **Opioiden** (z. B. 0,05 mg Fentanyl) i. v. beseitigen.

Nach Empfehlungen von Jage (1997) sollten zwischen der letzten Fentanylgabe und der Entlassung nach Hause mindestens 2 h liegen. Piritramid sollte hingegen wegen der langen Wirkdauer nicht für ambulante Patienten eingesetzt werden. Von den schwächer wirksamen Opioiden können auch Tramadol-Tropfen, DHC (Retardtabletten) oder Tilidin-Tropfen zugeführt werden.

> Grundsätzlich sollten Opioide nach ambulanten Eingriffen wegen ihrer Nebenwirkungen (Übelkeit/Erbrechen, Schwindel, Benommenheit, Sedierung, Harnverhalt) nicht oder nur sehr zurückhaltend verwendet werden.

Opioide verzögern die Entlassung nach Hause und erhöhen den ärztlichen und pflegerischen Aufwand im Aufwachraum; außerdem beeinträchtigen sie die Verkehrsfähigkeit des Patienten.

Nicht-Opioid-Analgetika sind zwar schwächer wirksam als Opioide, führen jedoch nicht zu Übelkeit, Erbrechen und Sedierung und können daher bei ambulanten Patienten großzügig eingesetzt werden. Geeignet sind z. B. Metamizol oder Paracetamol, die beide auch i. v. zugeführt werden können. Wegen des verzögerten Wirkungseintritts bei oraler oder rektaler Applikation mit einem analgetischen Wirkungsmaximum von 1–2 h müssen diese Substanzen entweder vor Operationsbeginn oder kurz vor Operationsende i. v. zugeführt werden (siehe Kap. 31).

Schema der Schmerztherapie nach ambulanten Eingriffen:
präemptive Analgesie:
- 1–2 h vor dem Eingriff:
  - Ibuprofen 400–600 mg p. o. (Wirkdauer bis 8 h) oder
  - Diclofenac 50–75 mg p. o. (Wirkdauer 8–12 h) oder
  - COX-2-Hemmer, z. B. Rofecoxib 25–50 mg p. o. (Wirkdauer 24 h)
- direkt vor dem Eingriff oder kurz vor OP-Ende:
  - Paracetamol 1 g als Kurzinfusion (Wirksamkeit bis 6 h) oder
  - Metamizol 1 g als Kurzinfusion (Wirksamkeit bis 6 h) oder
  - Parecoxib 20–40 mg i. v. (Wirksamkeit bis 12 h)

postoperative Analgesie im Aufwachraum (per os, rektal, i. v.):
- Paracetamol 1 g alle 6 h (Zeitabstände einhalten!) und/oder
- Rofecoxib 25–50 mg (alle 24 h) oder
- Ibuprofen 400–800 mg alle 8 h oder
- Diclofenac 50 mg alle 8 h oder 75 mg alle 12 h oder
- Metamizol 1 g alle 4–6 h

Lokalanästhetika. Durch Infiltrationsanästhesie der Haut, tieferen Gewebe und des Periosts oder durch Oberflächenanästhesie von Haut und Schleimhaut kann eine Stunden anhaltende Schmerzfreiheit erreicht werden, z. B. bei folgenden Eingriffen:
- Herniotomie: Feldblock; Blockade der Nn. ilioinguinalis und hypogastricus;
- Zirkumzision: Peniswurzelblock; subkutane Infiltration; Gel, Salbe;
- Vasektomie: Feldblock;
- Eingriffe an Arm oder Hand: Plexus- oder Nervenblockade;
- Eingriffe an der Schulter: interskalenärer Block, supraskapulär;
- Eingriffe am Bein oder Fuß: Blockade der Nn. femoralis, ischiadicus, saphenus, obturatorius; Fußblock;
- Kniearthroskopie: Femoralisblock; intraartikuläre Injektion.

6.10.2 Postoperative Übelkeit und Erbrechen

Postoperative Übelkeit mit und ohne Erbrechen ist der häufigste Grund für eine verzögerte Entlassung ambulanter Patienten nach Hause: Die Behandlungskosten werden hierdurch zusätzlich erhöht. Wie in Kapitel 30 dargelegt, ist diese Komplikation multifaktoriell bedingt. Ondansetron (4–8 mg i. v.) oder Dolasetron (12,5 mg i. v.), jeweils kurz vor Operationsende zugeführt, sind vergleichbar prophylaktisch wirksam, ohne eine Sedierung hervorzurufen. Ist postoperativ stärkere Übelkeit mit oder ohne Erbrechen eingetreten, so kann mit Ondansetron (1 mg i. v.) behandelt werden.

6.11 Entlassungskriterien

Vor der Entlassung des Patienten sollten bestimmte Kriterien erfüllt sein, insbesondere die vollständige Rückkehr des Bewusstseins bzw. der psychomotorischen und kognitiven Funktionen, bei Spinal- und

Tab. 35-3 Entlassungsscore nach ambulanten Anästhesien (PADDS = postanesthesia discharge scoring system)

Parameter	Score	Bewertung
Vitalzeichen (Blutdruck und Puls)	2	innerhalb 20% vom Ausgangswert
	1	20–40% vom Ausgangswert
	0	> 40% vom Ausgangswert
Aktivität	2	sicherer Gang, keine Benommenheit oder Zustand wie präoperativ
	1	benötigt Hilfe
	0	nicht gehfähig
Übelkeit und Erbrechen	2	minimal: behandelt mit oralen Medikamenten
	1	mäßig: behandelt mit i.m. Medikamenten
	0	hält trotz wiederholter Behandlung an
Schmerz: behandelt mit oralen Medikamenten, für den Patienten akzeptabel?	2	= ja
	1	= nein
chirurgische Blutung	2	minimal, kein Verbandwechsel erforderlich
	1	mäßig, bis zu 2 Verbandwechsel erforderlich
	0	stark, mehr als 3 Verbandwechsel erforderlich

maximale Punktzahl = 10; mindestens 9 Punkte für Entlassung erforderlich

Periduralanästhesie außerdem der Sensorik und Motorik. Einen Entlassungsscore nach ambulanten Anästhesien zeigt ▶ Tabelle 35-3.

Postoperative Schmerzen gehören zu den häufigsten Gründen, aus denen ein entlassener Patient erneut den Arzt aufsucht. Dies unterstreicht die Bedeutung einer ausreichenden postoperativen Schmerztherapie. Für die Schmerztherapie zu Hause eignen sich vor allem Analgetika mit antiphlogistisch-antipyretischer Wirkung (siehe Kap. 31). Diese Substanzen sind besonders wirksam bei Schmerzen durch Gewebeödem und Entzündungen, die meist 24–48 h nach der Operation auftreten.

Regionalanästhesien. Nach einer Spinal- oder Periduralanästhesie sollten Patienten folgende Entlassungskriterien erfüllen:
— Rückkehr der Motorik (Plantarflexion des Fußes),
— normale perianale Sensibilität,
— Rückkehr des Lagesinns in der Großzehe,
— Rückkehr der Sympathikusfunktion (Fähigkeit, spontan Urin zu lassen).

Flüssigkeitsaufnahme vor Entlassung. Patienten, die aktuell erbrechen und das Trinken klarer Flüssigkeit nicht tolerieren, sollten zunächst nicht entlassen werden. Patienten ohne aktuelles Erbrechen können aber ohne vorherigen Trinkversuch entlassen werden. Dies gilt insbesondere für Kinder, da bei ihnen das Trinkenlassen oder das Aufzwingen einer oralen Flüssigkeitszufuhr in den ersten Stunden nach der Narkose häufig zu Erbrechen führt und so die Entlassung unnötig verzögert wird. Zudem ist die Wiederaufnahme von Kindern wegen einer akuten Dehydratation nach ambulanten Eingriffen ein extrem seltenes Ereignis. Es ist aber nicht erforderlich, vor der Entlassung Flüssigkeit trinken zu lassen und die Entscheidung hiervon abhängig zu machen.

Urinlassen. Zahlreiche Patienten können in den ersten Stunden nach der Narkose keinen Urin lassen. Zu den wichtigsten Gründen gehören Schmerzen, Blockade der autonomen Blaseninnervation, Zufuhr anticholinerg wirkender Substanzen sowie nicht zuletzt psychische Hemmnisse. Sofern Urinlassen kein unabdingbares Entlassungskriterium des Operateurs ist, können die meisten Patienten auch ohne vorherige Miktion entlassen werden. Allerdings müssen sie darüber unterrichtet werden, was bei einem zu Hause weiterbestehenden Harnverhalt zu tun ist.

! Der Anästhesist sollte den Patienten darauf hinweisen, dass Feinmotorik, Urteilsvermögen und die Fähigkeit, ein Fahrzeug zu führen, für mindestens 24 h nach der Narkose beeinträchtigt sein können und deshalb entsprechende Vorsichtsmaßnahmen erforderlich sind. Des Weiteren darf der Patient in den ersten 24 h keinen Alkohol trinken, wichtige Entscheidungen sollten ebenfalls nicht getroffen werden.

Vor der Entlassung wird der Patient über mögliche Komplikationen aufgeklärt (Sodbrennen, Muskelkater, Schmerzen) und erhält eine Telefonnummer, über die er einen Arzt des Krankenhauses notfalls erreichen kann.

6.11.1 Gründe für eine Verzögerung der Entlassung

Zu den wichtigsten Gründen einer verzögerten Entlassung nach ambulanten Anästhesien gehören:
— Anhaltend starke Schmerzen,
— Übelkeit und/oder Erbrechen,
— niedriger Blutdruck,
— Benommenheit,
— Gangunsicherheit.

Starke Schmerzen sind am häufigsten nach orthopädischen Eingriffen zu erwarten, gefolgt von urologischen und allgemeinchirurgischen Eingriffen.

6.12 Nicht geplante stationäre Aufnahme des Patienten

Die unerwartete stationäre Aufnahme nach ambulanten Operationen liegt im Allgemeinen unter 1%, bei Ambulatorien ist der Prozentsatz noch geringer. Zu den häufigsten Ursachen für eine ungeplante Aufnahme gehören:
— Starke postoperative Schmerzen,
— unstillbares Erbrechen,
— Nachblutungen,
— chirurgische Komplikationen wie Perforation des Darms oder der Blase.

Die Mehrzahl der Patienten, die nach der Entlassung erneut das Krankenhaus oder Ambulatorium aufsuchen, kann nach Behandlung ihrer Beschwerden wieder nach Hause entlassen werden; nur selten ist eine stationäre Aufnahme erforderlich. Nach Ansicht zahlreicher Kliniker hätten die meisten Wiederaufnahmen nach ambulanten Narkosen durch bessere prä- und postoperative Unterrichtung des Patienten vermieden werden können.

7 Komplikationen

Schwerwiegende Komplikationen sind, bei sorgfältigem Vorgehen, nach ambulanten Narkosen und Operationen selten, Tod oder neurologische Schäden eine extreme Ausnahme. Mit folgenden Komplikationsmöglichkeiten muss bei ambulanten Eingriffen gerechnet werden:
— Übelkeit und Erbrechen (bei Erwachsenen: 12–54%, bei Kindern: bis 85%),
— Kopfschmerzen (10–20%),
— Muskelschmerzen (bei bis zu 46% nach Succinylcholin),
— Verhaltensstörungen oder Alpträume (bei Kindern: 15–20%).

Literatur

Bennett AM, Clark AB, Bath AP, Montgomery PQ. Meta-analysis of the timing of haemorrhage after tonsillectomy: an important factor in determining the safety of performing tonsillectomy as a day case procedure. Clin Otolaryngol. 2005 Oct;30(5):418–23.

Chung F, Kayumov L, Sinclair DR, Edward R, Moller HJ, Shapiro CM. What is the driving performance of ambulatory surgical patients after general anesthesia? Anesthesiology. 2005 Nov;103(5):951–6.

Ersin NK, Oncag O, Cogulu D, Cicek S, Balcioglu ST, Cokmez B. Postoperative morbidities following dental care under day-stay general anesthesia in intellectually disabled children. J Oral Maxillofac Surg. 2005 Dec;63(12):1731–6.

Klein SM, Evans H, Nielsen KC, Tucker MS, Warner DS, Steele SM. Peripheral nerve block techniques for ambulatory surgery. Anesth Analg. 2005 Dec;101(6):1663–76. Review.

Koscielniak-Nielsen ZJ, Rasmussen H, Hesselbjerg L, Nielsen TP, Gurkan Y. Infraclavicular block causes less discomfort than axillary block in ambulatory patients. Acta Anaesthesiol Scand. 2005 Aug;49(7):1030–4.

Liu SS, Strodtbeck WM, Richman JM, Wu CL. A comparison of regional versus general anesthesia for ambulatory anesthesia: a meta-analysis of randomized controlled trials. Anesth Analg. 2005 Dec;101(6):1634–42.

Mattila K, Toivonen J, Janhunen L, Rosenberg PH, Hynynen M. Postdischarge symptoms after ambulatory surgery: first-week incidence, intensity, and risk factors. Anesth Analg. 2005 Dec;101(6):1643–50.

Olson RP, Stone A, Lubarsky D. The prevalence and significance of low preoperative hemoglobin in ASA 1 or 2 outpatient surgery candidates. Anesth Analg. 2005 Nov;101(5):1337–40.

Ward B, Imarengiaye C, Peirovy J, Chung F. Cognitive function is minimally impaired after ambulatory surgery: Can J Anaesth. 2005 Dec;52(10):1017–21.

White PF. The changing role of non-opioid analgesic techniques in the management of postoperative pain.Anesth Analg. 2005 Nov;101(5 Suppl):S5–22. Review.

Yuan H, Chung F, Wong D, Edward R. Current preoperative testing practices in ambulatory surgery are widely disparate: a survey of CAS members. Can J Anaesth. 2005 Aug–Sep;52(7):675–9.

Systematischer Review/Metaanalysen (Internetrecherche)

Smith AF, Pittaway AJ: Premedication for anxiety in adult day surgery (Cochrane Review). In: The Cochrane Library. Issue 2, 2001. Oxford: Update Software.

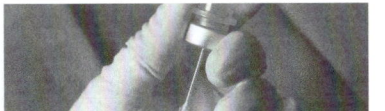

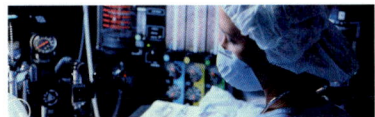

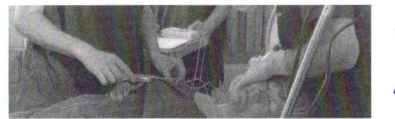

36 Rechtliche Gesichtspunkte

Inhaltsübersicht

1 **Zusammenarbeit bei der operativen Patientenversorgung** 973
1.1 Prinzip der Einzel- und Eigenverantwortlichkeit 973
1.2 Vertrauensgrundsatz 973
1.3 Horizontale Arbeitsteilung 974
    1.3.1 Abgrenzung der Aufgaben 974
    1.3.2 Narkose durch den Operateur 976
    1.3.3 Konsiliartätigkeit des Anästhesisten 976
1.4 Vertikale Arbeitsteilung 976
    1.4.1 Der leitende Anästhesist 977
    1.4.2 Einsatz von nichtärztlichen Mitarbeitern 978

2 **Einwilligung und Aufklärung** 979
2.1 Einwilligung des Patienten 979
    2.1.1 Einwilligungsfähigkeit 980
    2.1.2 Mutmaßliche Einwilligung 980

2.2 Aufklärung vor der Einwilligung 980
    2.2.1 Arten der Aufklärung 980
    2.2.2 Umfang der Aufklärung 981
    2.2.3 Durchführung 981
    2.2.4 Folgen der Nichtaufklärung/Nichteinwilligung 982

3 **Haftung für Behandlungsfehler** 982
3.1 Definition des Behandlungsfehlers 983
3.2 Arten medizinischer Fahrlässigkeit 984
    3.2.1 Übernahmeverschulden 985
    3.2.2 Anfängernarkose 985
    3.2.3 Organisationsverschulden 985
3.3 Zivilrechtliche Haftung 985
3.4 Strafrechtliche Haftung 986

4 **Verhaltensempfehlungen nach einem Narkosezwischenfall** 986

Literatur 987

1 Zusammenarbeit bei der operativen Patientenversorgung

1.1 Prinzip der Einzel- und Eigenverantwortlichkeit

Die Organisation der modernen Medizin ist gekennzeichnet durch das partnerschaftliche Zusammenwirken von wissenschaftlich ausgebildeten Vollspezialisten und/oder qualifiziertem ärztlichen oder nichtärztlichen Personal. Die Verantwortungsbereiche sind danach aufgeteilt, und jeder Spezialist trägt die Einzel- und Eigenverantwortung für alle ihm nach diesem Prinzip zur eigenständigen Erledigung übertragenen Aufgaben und Tätigkeiten. Weißauer sieht die ärztliche Zusammenarbeit als „team work" von Gleichberechtigten oder in einem Über-/Unterordnungsverhältnis Stehenden. Grundlage der Zusammenarbeit ist die medizinisch definierte Aufgabenwahrnehmung und die Aufteilung der strafrechtlichen Verantwortung für das jeweilige Fachgebiet. Im Bereich der Anästhesie handelt es sich typischerweise um die interdisziplinäre ärztliche Zusammenarbeit zwischen Fachärzten verschiedener Gebiete nach dem Prinzip der horizontalen Arbeitsteilung (Anästhesist – Operateur), des Weiteren um die Teamarbeit zwischen dem Chefarzt für Anästhesie und den nachgeordneten Ärzten seiner Abteilung nach dem Prinzip der vertikalen Arbeitsteilung.

1.2 Vertrauensgrundsatz

Die Verantwortlichkeit und die jeweiligen Sorgfaltspflichten der Ärzte werden durch den Vertrauensgrundsatz sachgerecht begrenzt.

Nach diesem Grundsatz kann sich jeder bei der Patientenbehandlung mitwirkende Arzt darauf verlassen, dass der oder die anderen Ärzte den ihrem Fachgebiet zugehörigen Aufgabenanteil mit den hierfür erforderlichen Kenntnissen und der gebotenen Sorgfalt erfüllen. Somit darf jeder an der Behandlung Beteiligte darauf vertrauen, dass der andere seine Aufgabe beherrscht und seine Verantwortung wahrnimmt. Der Vertrauensgrundsatz ist nur dann aufgehoben, wenn in der konkreten Situation der mitbehandelnde Partner offensichtlich seinen Aufgaben nicht gewachsen ist, so z. B. bei Trunkenheit, Krankheit oder Überforderung. In diesen extrem Ausnahmesituationen ist jeder Arzt, unabhängig von seinem Fachgebiet, verpflichtet, die Gesamtverantwortung zu übernehmen, um drohenden Schaden vom Patienten abzuwenden.

1.3 Horizontale Arbeitsteilung

Wie bereits dargelegt, ist die interdisziplinäre ärztliche Zusammenarbeit durch das Prinzip der strikten horizontalen Arbeitsteilung gekennzeichnet. Dies gilt auch für die enge Zusammenarbeit zwischen Anästhesist und Operateur, deren jeweilige Verantwortlichkeiten bei der Kooperation durch grundlegende Entscheidungen des Bundesgerichtshofs und Vereinbarungen zwischen den einzelnen Fachgesellschaften geregelt sind.

Nach einer Entscheidung des Bundesgerichtshofs wird bei der „ärztlichen Zusammenarbeit im Operationssaal der Vertrauensgrundsatz" angewandt, der besagt, „dass im Interesse eines geordneten Ablaufs der Operation sich die dabei beteiligten Fachärzte grundsätzlich auf die fehlerfreie Mitwirkung des Kollegen aus der anderen Fachrichtung verlassen können". Hieraus folgt, dass der Anästhesist bei der Zusammenarbeit mit Ärzten anderer Fachgebiete, besonders bei der Zusammenarbeit im Operationssaal, die volle ärztliche und rechtliche Verantwortung für die **Aufgaben seines Fachgebiets** trägt und diese Aufgaben selbständig und eigenverantwortlich erfüllt. Nach Weißauer gilt hierbei Folgendes:

> ! Anästhesist und Operateur erledigen ihre Aufgaben nach dem Grundsatz der strikten (horizontalen) Arbeitsteilung und nach dem Vertrauensgrundsatz. Weisungsrechte und wechselseitige Überwachungspflichten zwischen Operateur und Anästhesist gibt es nicht!

Strikte Arbeitsteilung und Vertrauensgrundsatz gelten auch, wenn an der Zusammenarbeit nachgeordnete Ärzte beteiligt sind, die noch nicht die Gebietsanerkennung für das Fach Anästhesiologie oder Chirurgie besitzen (Verantwortung des Leiters der Anästhesieabteilung siehe Abschnitt 1.4.1).

1.3.1 Abgrenzung der Aufgaben

Nach dem Prinzip der strikten Arbeitsteilung ist der Operateur zuständig und verantwortlich für die Planung und Durchführung des operativen Eingriffs, der Anästhesist für die Planung und Durchführung des Betäubungsverfahrens sowie für die Überwachung und Aufrechterhaltung der vitalen Funktionen. Beide Ärzte tragen des Weiteren bei ihren jeweiligen Leistungen die ärztliche und rechtliche Verantwortung für die Prävention von Komplikationen, die Therapie von Zwischenfällen und die Nachsorge.

Präoperative Phase. Der Anästhesist ist zuständig und verantwortlich für die fachspezifischen Voruntersuchungen zur Beurteilung der Narkosefähigkeit, des Weiteren für die Vorbehandlung zur Reduzierung des Anästhesierisikos. Das Untersuchungsprogramm sollte, wenn nötig, mit dem Operateur abgestimmt werden, da sich Operations- und Anästhesierisiko häufig überschneiden.

Aufklärung des Patienten. Anästhesist und Operateur klären den Patienten jeweils über den Teil des Operationsvorgangs auf, der ihr eigenes Aufgabengebiet betrifft. Für die Risiken der Vitalfunktionen empfiehlt Weißauer folgende Aufgabenteilung: Der *Chirurg* sollte in seine Aufklärung die operative Gesamtbelastung der Vitalfunktionen in groben Zügen einbeziehen, während der *Anästhesist* mit dem Patienten die konkreten Gefahren besprechen sollte, die sich für die Narkose und die Aufrechterhaltung der Vitalfunktionen aus den Vor- und Begleiterkrankungen, einem reduzierten Allgemeinzustand und/oder hohem Lebensalter ergeben (siehe auch Abschnitt 2).

Indikation und Zeitpunkt des Eingriffs. Die Indikation für den Eingriff stellt der Operateur; er entscheidet auch über den Zeitpunkt des Eingriffs und die Art des operativen Vorgehens. Hat der Anästhesist aus der Sicht seines Fachgebiets Bedenken gegen die Operation oder den vorgesehenen Eingriff, z. B. wegen eines schlechten Allgemeinzustands oder erhöhter Aspirationsgefahr bei fehlender Nüchternheit des Patienten, so muss er den Operateur hierauf hinweisen. Der Operateur muss die Bedenken des Anästhesisten sorgfältig gegen die Gründe, die für sein ursprünglich geplantes operatives Vorgehen sprechen, abwägen. Entscheidet er sich gegen die Bedenken des Anästhesisten für den Eingriff, so trägt er dafür die volle ärztliche und rechtliche Verantwortung. Der Anästhesist kann sich nach dem Vertrauensgrundsatz darauf verlassen, dass der Operateur die Entscheidung mit der gebotenen Sorgfalt getroffen hat, und darf seine Mitwirkung bei der Operation nicht verweigern. Mit einer Verweigerung würde sich der Anästhesist der

Gefahr einer strafrechtlichen Haftung und erheblicher beruflicher Nachteile (z. B. außerordentliche Kündigung des Arbeitsverhältnisses) aussetzen.

Nach Ulsenheimer darf der Anästhesist seine Mitwirkung bei der Operation nur dann verweigern, wenn das Narkoserisiko offensichtlich höher als das Operationsrisiko einzuschätzen ist oder aber der Operateur erkennbar seinen Aufgaben nicht gewachsen ist.

Wahl des Anästhesieverfahrens. Die ärztliche und rechtliche Verantwortung für das Anästhesieverfahren trägt der Anästhesist; er entscheidet damit auch über die Wahl des jeweiligen Anästhesieverfahrens und die Narkosemittel. Sind mehrere Anästhesieverfahren möglich, so kann der Anästhesist aufgrund der Methodenfreiheit sein individuell bevorzugtes Verfahren anwenden, jedoch muss sich das gewählte Verfahren voll für den Eingriff und das vom Operateur geplante Vorgehen eignen. Erschwert das vom Operateur gewählte Vorgehen die Durchführung des Anästhesieverfahrens oder die Überwachung und Aufrechterhaltung der Vitalfunktionen, so muss er vom Anästhesisten hierauf hingewiesen werden.

Lagerung auf dem Operationstisch. Die Lagerung des Patienten ist eine gemeinsame Aufgabe von Operateur und Anästhesist. Sie richtet sich primär nach den Erfordernissen des geplanten operativen Vorgehens; hierbei ist das Anästhesierisiko zu berücksichtigen. Für die Lagerung zur Einleitung der Narkose bis zum Zeitpunkt der Operationslagerung ist der Anästhesist verantwortlich, für die Lagerung zur Operation prinzipiell der Operateur.

Der Operateur muss den Lagerungskräften die Anweisungen für die Lagerung des Patienten auf dem Operationstisch erteilen und die Lagerung vor Beginn der Operation kontrollieren. Erkennt der Anästhesist Fehler bei der Lagerung, so muss er den Operateur darauf hinweisen.

Der Anästhesist trägt die Verantwortung für die Lagerung der Extremitäten, die für die Überwachung der Narkose und die Zufuhr von Narkosemitteln und Infusionslösungen benötigt werden; auch muss er intraoperativ diese Extremitäten kontrollieren. Er muss des Weiteren die spezifischen Sicherheitsvorkehrungen treffen, die sich aus der Operationslagerung für die Überwachung und Aufrechterhaltung der Vitalfunktionen ergeben.

Für planmäßige Lageveränderungen während der Operation trägt nach dem Grundsatz der Arbeitsteilung ebenfalls der Operateur die Verantwortung. Dies gilt auch für unbeabsichtigte Lageveränderungen, die intraoperativ vom Operateur und seinen Assistenten ausgehen. Bemerkt der Anästhesist solche mit Risiken für den Patienten verbundenen Lageveränderungen, so muss er den Operateur davon unterrichten.

Wird durch die Operationslagerung das Anästhesierisiko erhöht oder die Aufrechterhaltung der Vitalfunktionen beeinträchtigt, so muss der Anästhesist den Operateur hierüber ebenfalls informieren. Der Operateur trägt dann die ärztliche und rechtliche Verantwortung dafür, dass diese Risikoerhöhung im Anästhesiebereich sachlich gerechtfertigt ist. Der Anästhesist muss aber innerhalb seines intraoperativen Aufgabenbereichs alles tun, um den sich aus der Lagerung ergebenden spezifischen Risiken durch besondere Vorsichtsmaßnahmen zu begegnen.

Nach Beendigung der Operation trägt der Anästhesist die Verantwortung für die Lagerung bis zum Ende der postanästhesiologischen Überwachung (einschließlich Umlagerung). Weitere Einzelheiten siehe Vereinbarungen der Berufsverbände.

Intraoperative Zuständigkeit. Intraoperativ ist der Anästhesist nach dem Grundsatz der strikten Arbeitsteilung für das Anästhesieverfahren und die Überwachung und Aufrechterhaltung der Vitalfunktionen zuständig, ebenso für die Wiederherstellung gestörter Vitalfunktionen.

Postoperative Zuständigkeit. Postoperativ ist der Anästhesist für die Behandlung von Störungen zuständig, die durch das Narkoseverfahren bedingt sind, der Operateur hingegen für chirurgische Komplikationen. Beide Ärzte müssen bei Komplikationen unverzüglich den jeweils fachlich zuständigen Arzt zur Mitbehandlung hinzuziehen.

Der Patient bleibt postoperativ unter der unmittelbaren Überwachung des Anästhesisten, bis die Wirkungen des Narkoseverfahrens abgeklungen und das Bewusstsein sowie die Schutzreflexe zurückgekehrt sind und außerdem keine unmittelbare Bedrohung der Vitalfunktionen mehr gegeben ist. Die Berufsverbände sprechen nachdrücklich folgende Empfehlung aus:

> Die Überwachung des Patienten sollte bis zum Ende der Aufwachphase in speziellen Aufwachräumen erfolgen, die unter der Leitung des Anästhesisten stehen. Sind keine Aufwachräume vorhanden, so muss die kontinuierliche Überwachung des Patienten auf andere Weise gewährleistet sein. Die Rückverlegung auf die Allgemeinstation in der Aufwachphase und dortige Überwachung können aber nur eine Notlösung sein!

Mit der Rückverlegung des Patienten auf die chirurgische Krankenstation geht die ärztliche und rechtliche Verantwortung für die Überwachung bzw. weitere Patientenversorgung auf den *Operateur* über. Dies gilt auch für die vom Anästhesisten gelegten Venen- und Arterienkanülen und zentralen Venenkatheter.

1.3.2 Narkose durch den Operateur

In der Regel überträgt der Krankenhausträger kraft seiner Organisationsgewalt grundsätzlich dem Leiter der Anästhesieabteilung als Dienstaufgabe die gesamte anästhesiologische Versorgung im stationären Bereich. Ausnahmen betreffen aufgrund der Personalsituation möglicherweise die anästhesiologische Betreuung des Kreißsaals oder die von Belegabteilungen. Führt der Operateur trotz Organisationsakt des Krankenhausträgers die Narkose selbst durch, so überschreitet er damit den ihm zugewiesenen Aufgabenbereich. Unstrittig ist aber, dass der Operateur die operationsfeldnahen Infiltrations- und kleinen Regionalanästhesien selbst durchführen kann. Hierbei trägt er für diesen Bereich auch die volle Verantwortung für Voruntersuchungen, Wahl des Verfahrens und intraoperative Überwachung und Aufrechterhaltung der Vitalfunktionen. Treten Komplikationen auf, so ist aber der Anästhesist wegen seiner fachlichen Kompetenz verpflichtet, auf Anforderung des Operateurs bei deren Behandlung mitzuwirken.

> ! Führt ein Operateur ein Betäubungsverfahren selbst durch, obwohl ein Anästhesist verfügbar ist, so wird seine Qualifikation an dem für den Anästhesisten geltenden Leistungsstandard gemessen. Bei Zwischenfällen muss der Operateur dann darlegen, warum er die Doppelverantwortung für den Eingriff und das Anästhesieverfahren übernommen hat.

Anästhesiologischer Stand-by. In besonderen Ausnahmefällen und nach vorheriger Absprache kann der Anästhesist die Überwachung und Aufrechterhaltung der Vitalfunktionen übernehmen, obwohl der Operateur die (Regional-)Anästhesie selbst durchführt, so z. B. bei bestimmten Risikopatienten, bei denen die operationsfeldnahe Regionalanästhesie eine geringere Belastung darstellt als die Vollnarkose. Hierbei ist aber Folgendes zu beachten:

> ! Bei anästhesiologischem Stand-by in Verbindung mit operationsfeldnahen Regionalanästhesien ist eine Voruntersuchung durch den Anästhesisten erforderlich!

Ohne Voruntersuchung durch den Anästhesisten ist die Übernahme der Verantwortung für die Überwachung und Aufrechterhaltung der Vitalfunktionen dem Anästhesisten nicht zumutbar.

1.3.3 Konsiliartätigkeit des Anästhesisten

Wird der Anästhesist vom primär behandelnden Arzt als Konsiliar hinzugezogen, weil er „über spezielle Techniken und Kenntnisse verfügt", so gelten für die Verantwortlichkeit von Fehlern nach Ulsenheimer folgende Grundsätze:

— Der Konsiliar ist kein mitbehandelnder oder behandelnder Arzt, vielmehr bleibt der Arzt, in dessen Obhut sich der Patient befindet, für die Aufklärung, Überwachung und Behandlung zuständig. Der Konsiliar schlägt eine Behandlung nur vor.
— Der Konsiliar muss „die vom primär behandelnden Arzt gestellte Indikation zur konsiliarärztlichen Maßnahme grundsätzlich akzeptieren". Bittet der behandelnde Arzt den Konsiliar um eine „gezielte und konkret beschriebene Maßnahme", so kann dieser grundsätzlich davon ausgehen, dass die Indikation mit der erforderlichen Sorgfalt gestellt worden ist.
— Der um ein Konsil bittende Arzt darf seinerseits auf das Fachwissen und die besondere Erfahrung des Konsiliars vertrauen, sofern sich keine Anhaltspunkte für einen offensichtlichen Diagnose- oder Behandlungsfehler des Konsiliars ergeben.
— Erkennen weder der primär behandelnde Arzt noch der Konsiliar ein leicht diagnostizier- und behandelbares Krankheitsbild, so haften beide Ärzte, wenn der Patient einen Gesundheitsschaden erleidet oder stirbt. Ist die Diagnose hingegen schwierig und das Krankheitsbild nur vom Spezialisten zu erkennen, so trägt allein der Konsiliar die strafrechtliche Verantwortung für Schäden, sofern sie in sein Fachgebiet fallen.

1.4 Vertikale Arbeitsteilung

Die vertikale Arbeitsteilung umfasst das Verhältnis zwischen dem leitenden Arzt und dessen Mitarbeitern bzw. dem dienstvorgesetzten Arzt und dem nachgeordneten Arzt sowie das Verhältnis zwischen Chefarzt bzw. Arzt und dessen nichtärztlichen Mitarbeitern.

Bei der vertikalen Arbeitsteilung sind die nachgeordneten Mitarbeiter nicht lediglich erfüllungshalber beauftragt, sie müssen vielmehr die ihnen übertragenen Aufgaben nach dem Delegationsprinzip als *eigene* durchführen. Auch hierbei gilt der *Vertrauensgrundsatz*:

Jeder Beteiligte kann davon ausgehen, dass der Mitarbeiter die ihm übertragenen Aufgaben mit der nötigen Sorgfalt ausführt.

Entsprechend haftet der nachgeordnete Mitarbeiter in seinem Arbeitsbereich für die ihm übertragene Arbeit primär selbst, allerdings sind die Grenzen erheblich enger gesetzt als bei der horizontalen bzw. interdisziplinären Arbeitsteilung.

1.4.1 Der leitende Anästhesist

Auch für den Anästhesisten als Leiter einer Abteilung gilt das Chefarztprinzip der „Allzuständigkeit": „Im fachlich-sachlichen Bereich gibt es danach nichts, was außerhalb seiner Kompetenz läge und ihn nichts anginge" (Ulsenheimer). Als leitender Arzt ist er verantwortlich für die ordnungsgemäße Erledigung aller Aufgaben, die der Anästhesieabteilung zugewiesen sind. Zu dieser Verantwortung gehören vor allem:
— Organisation des gesamten Dienstbetriebs einschließlich Bereitschaftsdienst und Rufbereitschaft mit klaren Einsatzplänen, Vertreterregelungen und kompetenzmäßigen Abgrenzungen;
— ausreichende personelle Besetzung der Abteilung und Einteilung von Mitarbeitern, die über die notwendige Eignung, Fachkunde und Erfahrung für diese Tätigkeiten verfügen;
— Auswahl, Anleitung und Überwachung der Mitarbeiter;
— Anweisungen und Kontrolle zur ärztlichen Dokumentation, insbesondere der richtigen, vollständigen und zeitgerechten Führung der Krankenblätter; Information der Mitarbeiter über die von der Rechtsprechung entwickelten Grundsätze zur Patientenaufklärung und Kontrolle der Einhaltung dieser Grundsätze;
— Unterweisung der Mitarbeiter in der Bedienung der Geräte sowie Sicherstellung der Funktionsfähigkeit und Wartung der Geräte.

Der leitende Anästhesist ist im medizinisch-fachlichen Bereich gegenüber Krankenhausträger, ärztlichem Direktor und den anderen leitenden Krankenhausärzten *unabhängig und weisungsfrei*. Er selbst ist weisungsberechtigt gegenüber allen ärztlichen und nichtärztlichen Mitarbeitern, die in seinem Aufgabenbereich tätig werden.

Sekundäre Sorgfaltspflichten. Zu den sekundären Sorgfaltspflichten des Chefarztes gehören vor allem folgende Aufgaben:
— Gewissenhafte Auswahl der Mitarbeiter,
— deren Anleitung, Information und laufende Überwachung,
— die Überprüfung ihrer fachlichen und persönlichen Qualifikation.

Nach einem Urteil des Bundesgerichtshofs (v. 9.1.86 – 4 St-R 650/85) obliegt dem Chefarzt „grundsätzlich die Information seiner ärztlichen Mitarbeiter über Regeln der ärztlichen Kunst, die nicht ohne weiteres fachliches Allgemeinwissen sind". Auch hat er aufgrund seiner Stellung die Einhaltung und die Anwendung anerkannten Fachwissens in dem ihm zugeordneten Klinikbereich zu überwachen, denn mit dieser Position ist die Verantwortung für Kenntnis und Beachtung der Regeln der ärztlichen Kunst durch seine nachgeordneten Mitarbeiter verknüpft.

Ausreichende personelle Besetzung. Der Chefarzt einer Anästhesieabteilung muss alles in seiner Macht Stehende tun, dass der Krankenhausträger genügend Anästhesisten einstellt und qualifiziertes Pflegepersonal zur Verfügung stellt. Hierbei genügt nicht der einmalige Hinweis auf personelle Engpässe, sondern der Chefarzt muss den Krankenhausträger nachhaltig und wiederholt auf den unzureichenden Stellenplan aufmerksam machen. Ist er dieser Pflicht nachgekommen, so liegt die Verantwortung beim Krankenhausträger, wenn nichts geschieht und aufgrund des Personalmangels ein Narkosezwischenfall auftritt. Folgendes ist zu beachten:

! Führen personelle Engpässe dazu, dass eine ordnungsgemäße anästhesiologische Versorgung aller Operationstische nicht mehr gewährleistet werden kann, so muss das Operationsprogramm entsprechend eingeschränkt werden.

In diesem Fall muss umgehend der Krankenhausträger, möglichst schriftlich, benachrichtigt werden, damit der Mangel beseitigt werden kann.

Einsatz noch unerfahrener Assistenzärzte. Nach einem Urteil des Bundesgerichtshofs dürfen Assistenzärzten bzw. Nichtfachärzten nur solche Tätigkeiten eigenverantwortlich überlassen werden, denen sie nach ihrem Kenntnis- und Erfahrungsstand gewachsen sind. Hieraus folgt:

! Anästhesieanfängern darf die teilweise oder gesamte technische Durchführung einer Narkose nur anvertraut werden, „wenn damit keine zusätzlichen Gefahren für den Patienten verbunden sind und eine ständige Überwachung durch den eingriffsbereiten Facharzt stattfindet".

Führt ein Anfänger zu Ausbildungszwecken die endotracheale Intubation durch, so muss der verantwortliche Anästhesist anschließend kontrollieren, ob der Tubus richtig eingeführt und geblockt ist.

Wird bei **Parallelnarkosen** (s.u.) ein Arzt eingesetzt, der noch keine ausreichende anästhesiologische Erfahrung besitzt, so muss der erfahrene

Anästhesist am anderen Tisch auf Zuruf erreichbar sein, um sofort eingreifen zu können.

Um selbständig eine Narkose durchführen zu können, ist aber *keine Facharztanerkennung* erforderlich. Vielmehr wird der Arzt in Weiterbildung schrittweise an die fachspezifischen Leistungen herangeführt und übernimmt stufenweise die Eigenverantwortung. Sind noch fachliche Mängel vorhanden, so müssen sie durch entsprechende Anweisungen und Überwachung ausgeglichen werden.

Einsatz von Fachkräften. Chefarzt (und Oberarzt) dürfen einem Facharzt, dessen medizinische und persönliche Zuverlässigkeit sie kennen, alle zum Fachgebiet gehörenden Aufgaben zur selbständigen Erledigung anvertrauen. Eine Kontrolle im Einzelnen ist hierbei nicht erforderlich.

Einsatz von PJ-Studenten. Der Student im praktischen Jahr ist noch kein Arzt, daher darf er eine Narkose nur zu Lernzwecken unter Anleitung, Aufsicht und Verantwortung eines Facharztes durchführen. Ein Chefarzt, der einem PJ-Studenten die eigenverantwortliche und selbständige Durchführung einer Narkose überträgt, begeht ein Delegationsverschulden (s. u.).

1.4.2 Einsatz von nichtärztlichen Mitarbeitern

Auch hier gelten der Vertrauensgrundsatz und das Prinzip der vertikalen Arbeitsteilung:

Der Chefarzt ist gegenüber seinen nichtärztlichen Mitarbeitern (Pflegepersonal, Assistenzpersonal) fachlich weisungsberechtigt und weisungspflichtig. Zwar muss er beim Einsatz der nichtärztlichen Mitarbeiter „die bei der Arbeitsteilung auftretenden besonderen Gefahrenquellen" wie Qualifikationsmängel, Informationslücken, Eigenmächtigkeiten usw. vermeiden; jedoch ist es nicht erforderlich, dass er stets auf Sorgfaltsmängel gefasst sein müsste, die praktisch überall vorkommen können. Der Arzt darf sich somit auf die eigene unmittelbare Primärverantwortlichkeit der Assistenzpersonen verlassen, besonders, wenn sie ihre Kenntnisse und Erfahrung durch Prüfungszeugnisse (z. B. Fachweiterbildung) nachgewiesen haben.

Der Arzt haftet für die **Prüfung der fachlichen und persönlichen Qualifikation** des nichtärztlichen Mitarbeiters und die Erteilung der fachlichen Weisungen, außerdem für die ordnungsgemäße Überwachung. Ist die Assistenzperson „geschult, erprobt, erfahren und zuverlässig", so haftet der Arzt *nicht* für deren Versagen, wenn der „von ihr begangene Fehler außerhalb des Rahmens gewöhnlicher Erfahrung und der besonderen Wissensmöglichkeiten des Arztes liegt".

Hat sich ein nichtärztlicher Mitarbeiter in der langjährigen Mitarbeit als fachlich qualifiziert und zuverlässig erwiesen, so genügt eine regelmäßige stichprobenartige Überwachung durch den Arzt. Der Vertrauensgrundsatz gilt aber hierbei nicht unbegrenzt: Beginnt der Mitarbeiter, seine Arbeit nachlässig zu verrichten, oder ist das Vertrauen in ihn aus anderen Gründen erschüttert, so müssen die Überwachung verstärkt und der Mitarbeiter angewiesen werden, die Mängel zu beseitigen, z. B. durch Fortbildungskurse usw.

Beauftragt der Arzt Schwestern oder Pfleger mit der **Durchführung von Injektionen, Infusionen und Blutentnahmen,** so trägt er für die Anordnung (Art, Dosis und Konzentration des Medikaments sowie Zeitpunkt und Art der Applikation) die rechtliche Verantwortung. Die Verantwortung für die *Durchführung* liegt primär bei der Pflegeperson, der diese Aufgabe übertragen wurde. Sie haftet strafrechtlich und zivilrechtlich (s. u.) für schuldhafte Fehler, die zu Schädigungen des Patienten führen. Opderbecke und Weißauer verneinen ein allgemeines Verweigerungsrecht dieser Aufgaben durch Schwestern und Pfleger, wenn es sich um entsprechend ausgebildete Personen handelt (Einzelheiten siehe Opderbecke und Weißauer, 1991; S. 281). Das **Einführen von zentralen Venenkathetern** ist (nach Franzki) stets eine ärztliche Aufgabe, die nicht an Hilfspersonal delegiert werden kann; zulässig ist aber das spätere Ziehen des Katheters durch ausreichend erfahrenes Hilfspersonal.

Narkose durch Schwestern und Pfleger. Die Narkose ist eine ärztliche Tätigkeit, die einen schwerwiegenden Eingriff in die Integrität des Körpers darstellt. Originär ärztliche Leistungen dürfen nicht an Assistenzpersonen delegiert werden, selbst wenn es sich um gründlich ausgebildete und langjährig in der Anästhesie tätige Schwestern und Pfleger mit großer Erfahrung handelt. Darum gilt Folgendes:

> ! Der Arzt darf Schwestern und Pflegern eine Narkose nicht zur selbständigen und eigenverantwortlichen Durchführung übertragen!

Möglich ist lediglich eine Mitarbeit bei der Narkose unter unmittelbarer Anleitung und Überwachung durch den leitenden Anästhesisten oder seine ärztlichen Mitarbeiter.

Weißauer und der Berufsverband Deutscher Anästhesisten halten in *Notsituationen* die sog. **Parallelnarkose** noch für vertretbar, bei der ein

Anästhesist mit Hilfe von zwei ausgebildeten, in der Narkoseüberwachung erfahrenen Schwestern oder Pflegern in einem Operationssaal an benachbarten Operationstischen oder in unmittelbar verbundenen Räumen gleichzeitig (maximal!) zwei Narkosen übernimmt und dabei die schwierigen Verrichtungen (z.B. Intubation, Extubation) an beiden Tischen selbst durchführt und außerdem die Tätigkeit der nichtärztlichen Mitarbeiter in kurzen Abständen überprüft. Voraussetzung ist des Weiteren, „dass der narkoseführende Arzt am anderen Tisch auf Zuruf erreichbar ist, um sofort eingreifen zu können, wenn Unregelmäßigkeiten erkennbar werden". Eine Delegierung der Überwachungsaufgaben ist aber nur bei unkomplizierten Fällen möglich; **Risikopatienten sind hingegen grundsätzlich von Parallelnarkosen auszuschließen!**

Zu beachten ist des Weiteren, dass eine *generelle* Anordnung paralleler Narkosen nicht zulässig ist, sondern nur ad hoc im aktuellen Einzelfall. Entsprechend darf auch das tägliche Operationsprogramm nicht von vornherein so gestaltet werden, dass wegen der unzureichenden Personalsituation von Parallelnarkosen ausgegangen wird.

In diesem Zusammenhang sei auf eine Entscheidung des Bundesgerichtshofs zum Delegationsverbot hingewiesen:

! Werden einer nach ihrem Ausbildungs- und Erfahrungsstand zur Vornahme bestimmter Eingriffe in die körperliche Integrität eines Patienten nicht befugten Person solche Eingriffe dennoch übertragen und von ihr ausgeführt, so liegt ein Behandlungsfehler vor.

Überprüfung von Geräten durch den Arzt. Der Arzt ist nach Auffassung des Bundesgerichtshofs nicht verpflichtet, komplizierte technische Geräte vor jedem Einsatz persönlich zu überprüfen und ihre Anwendung laufend zu überwachen, selbst wenn sich schwerwiegende Gefahren aus deren unsachgemäßer Handhabung ergeben können. „Ein persönliches Eingreifen des Arztes ist vielmehr grundsätzlich nur zu fordern, wo die betreffende Tätigkeit gerade beim Arzt eigene Kenntnisse und Kunstfertigkeiten voraussetzt." Für den Einsatz von Narkosegeräten ist nach Franzki aber Folgendes zu beachten:

! Der Anästhesist muss sich mit dem Narkosegerät wenigstens insoweit vertraut machen, wie dies einem naturwissenschaftlich und technisch aufgeschlossenen Menschen möglich und zumutbar ist.

Hieraus folgt, dass der Anästhesist Funktionsstörungen des Narkosegeräts (z.B. Unterbrechung der Atemgaszufuhr durch abgeknickte Schläuche usw.) rechtzeitig erkennen muss, d.h. bevor eine irreversible hypoxische Schädigung des Patienten eingetreten ist.

Deuten die Überwachungsinstrumente oder klinische Zeichen auf eine Sauerstoffunterversorgung hin und ist keine Funktionsstörung des Narkosegeräts erkennbar, so muss nach bekanntgewordenen Gerichtsentscheidungen vorrangig an eine **Tubusobstruktion** gedacht werden, erst in zweiter Linie an ferner liegende Ursachen wie *Bronchospasmus* oder *anaphylaktischer Schock*.

2 Einwilligung und Aufklärung

Jede Narkose bedarf, wie andere ärztliche Eingriffe und Behandlungen auch, der Zustimmung des Patienten. Die Notwendigkeit der Einwilligung leitet sich aus dem Schutz der Menschenwürde und des Selbstbestimmungsrechts des Patienten über seine leiblich-seelische Unversehrtheit ab. Einwilligen in eine ärztliche Maßnahme kann der Patient nur dann, wenn er *vorher* über deren Sinn und Zweck aufgeklärt worden ist. Die Zustimmung allein berechtigt den Arzt noch nicht zum Eingriff; vielmehr muss der Eingriff medizinisch auch geboten sein.

! Die Aufklärung des Patienten gehört zu den Rechtspflichten des Arztes. Sie geht der Einwilligung in den Eingriff voraus. Erfolgt die Einwilligung unter Drohung, Zwang, Täuschung oder Irrtum, so ist sie unwirksam.

2.1 Einwilligung des Patienten

Die Menschenwürde wie auch das Recht auf freie Entfaltung der Persönlichkeit und auf körperliche Unversehrtheit (Art. 1 u. 2 des Grundgesetzes) stellen sicher, dass jeder frei entscheiden kann, ob er sich einer ärztlichen Behandlung unterzieht oder nicht; hieraus folgt, dass der Arzt nicht berechtigt ist, die Behandlung und deren Duldung zu bestimmen. Auch kann der Patient aufgrund dieses Prinzips jederzeit die Behandlung abbrechen.

Der Patient kann seine Einwilligung ausdrücklich erklären oder aber in schlüssiger Form einwilligen, z.B. indem er die Behandlung geschehen lässt und an ihr mitwirkt. Eine schriftliche Erklärung ist nicht erforderlich, wird aber vom Arzt oft aus Beweisgründen verlangt. Die Einwilligung kann auch eingeschränkt, d.h. nur für bestimmte der vorgeschlagenen Maßnahmen erteilt werden. Außerdem kann die Einwilligung jederzeit widerrufen werden.

2.1.1 Einwilligungsfähigkeit

Für eine wirksame Einwilligung in medizinische Maßnahmen muss der Patient in der Lage sein, die Tragweite seiner Entscheidung zu erkennen. Einwilligungsfähig ist grundsätzlich jeder augenscheinlich geistig gesunde Erwachsene über 18 Jahre. Jugendliche, die älter als 14, insbesondere älter als 16 Jahre sind, können ebenfalls einwilligungsfähig sein, vorausgesetzt sie erkennen die Bedeutung und Tragweite der Behandlung und deren Risiken und entscheiden nicht vorschnell oder unvernünftig. Hingegen sind Minderjährige unter 14 Jahren grundsätzlich nicht einwilligungsfähig.

Nichteinwilligungsfähigkeit. Ist ein Patient nicht einwilligungsfähig, so müssen sorgeberechtigte Personen über den Eingriff oder die Behandlung entscheiden:
— Bei Kinder und Minderjährigen geht die Einwilligung in der Regel von den Eltern aus. Hierbei kann ein Elternteil den anderen vertreten.
— Bei nicht willensfähigen Patienten entscheidet ein vom Vormundschaftsgericht bestimmter Vormund bzw. Betreuer.

2.1.2 Mutmaßliche Einwilligung

Bei Bewusstlosen oder sonst einwilligungsunfähigen Patienten, für die eine Entscheidung des Sorgeberechtigten nicht herbeigeführt werden kann, ist bei dringlichen Eingriffen oder Erweiterung des operativen Eingriffs der mutmaßliche Wille des Patienten bestimmend. Dabei muss der Arzt prüfen, „ob die ärztliche Behandlung des Bewusstlosen in dessen objektiv verstandenem Interesse liegt und seinem wirklich geäußerten oder mutmaßlich anzunehmenden subjektiven Willen entspricht" (Deutsch). Nicht sorgeberechtigte Angehörige können dabei nur als Auskunftsperson über seinen mutmaßlichen Willen dienen, nicht aber an Stelle des Patienten entscheiden.

> **!** Von der mutmaßlichen Einwilligung kann aber nur ausgegangen werden, wenn der ärztliche Eingriff unaufschiebbar erscheint. Ist der Eingriff hingegen nicht dringlich, so muss abgewartet werden, bis der Patient das Bewusstsein zurückerlangt hat oder eine Entscheidung des Gerichts herbeigeführt worden ist.

Diese Regeln gelten auch für unvorhergesehene notwendige Erweiterungen operativer Maßnahmen.

2.2 Aufklärung vor der Einwilligung

Die Einwilligung des Patienten in den Eingriff ist nur wirksam, wenn ihr eine Aufklärung vorangeht: „Der Patient muss wissen, worin er einwilligt" (Ulsenheimer), d.h., er muss über „Anlass, Dringlichkeit, Umfang, Schwere, Risiken, Art, Folgen und mögliche Nebenwirkungen des geplanten Eingriffs, dessen Heilungs- und Besserungschancen, Folgen der Nichtbehandlung, etwaige Behandlungs- und Kostenalternative" usw. aufgeklärt werden.

2.2.1 Arten der Aufklärung

Folgende Arten der Aufklärung dienen der Verwirklichung des Selbstbestimmungsrechts eines Patienten:
— Diagnoseaufklärung,
— Verlaufsaufklärung,
— Risikoaufklärung.

Diagnoseaufklärung: Hierbei handelt es sich um die Information des Patienten über die Diagnose. Gewöhnlich genügt eine grobe Skizzierung; liegen humanitäre Gründe oder das zu schützende Interesse eines Dritten vor, so kann der Arzt zur Diagnose schweigen bzw. auf deren Mitteilung verzichten.

Verlaufsaufklärung: Sie unterrichtet den Patienten in groben Zügen über Art, Umfang, Schwere, Durchführung und Schmerzhaftigkeit des Eingriffs, des Weiteren über die voraussichtliche Entwicklung des Gesundheitszustands, wenn keine Behandlung durchgeführt wird, außerdem über notwendige Behandlungsfolgen und sichere Nebenfolgen, den nicht vorhersehbaren Umfang des Eingriffs, Erfolgsaussichten und Heilungschancen sowie Behandlungsalternativen. Hierbei genügt die Aufklärung über wesentliche Aussichten und Vorgehensweisen.

Risikoaufklärung: Sie umfasst die Aufklärung über Gefahren und Folgeschäden des Eingriffs. Hierzu gehört auch die Aufklärung über den möglichen Misserfolg des Eingriffs, sofern er ernsthaft in Betracht zu ziehen ist, des Weiteren der Hinweis auf Risiken alternativer Heilverfahren, Spezialkliniken mit besonderer Ausstattung sowie Spezialisten für bestimmte Fachgebiete. Allerdings ist der Arzt nicht verpflichtet, alle nachteiligen Folgen, die möglicherweise bei einer Operation entstehen könnten, darzulegen: Der Patient ist vielmehr nur „im Großen und Ganzen" aufzuklären.

Hieraus folgt aber nach Ulsenheimer:

> Der Arzt trägt das volle Risiko, nicht genügend aufgeklärt zu haben, mit allen zivil- und strafrechtlichen Folgen!

Auf das Risiko der Nichtbehandlung ist im Rahmen der Verlaufserklärung ausdrücklich hinzuweisen.

2.2.2 Umfang der Aufklärung

Grundsätzlich erfolgt die Aufklärung in einem Gespräch zwischen Arzt und Patient. Der Umfang der Aufklärung richtet sich primär nach dem Aufklärungswunsch des Patienten; so kann der Patient eine umfassende Aufklärung bis in Einzelheiten verlangen, sich auf bestimmte Einzelfragen beschränken oder vertrauensvoll auf jede Aufklärung verzichten. Fragen des Patienten müssen wahrheitsgemäß beantwortet werden, jedoch kann der Arzt auf eine volle Aufklärung verzichten, wenn sich hieraus ernste Gesundheitsschäden oder eine konkrete Selbstmordgefahr ergeben würden.

Der Inhalt der Aufklärung steht nicht im Ermessen des Arztes, sondern ergibt sich aus objektiven Kriterien und den individuellen Erwartungen des Patienten und soll den Patienten zu einer wirksamen Einwilligung hinführen. Aufzuklären ist insbesondere über die Behandlung und ihre Alternativen, die Risiken der Behandlung und, soweit erforderlich, über die Diagnose und den Verlauf. Hierbei ist zu beachten:

> Je schwerwiegender und je häufiger die Risiken einer Behandlung, desto umfassender die Aufklärung. Andererseits: je notwendiger und dringlicher die Behandlung, desto geringer die Anforderungen an die Aufklärung.

Bei Notfalleingriffen braucht der Arzt nach geltender Rechtsprechung „keine großen Umstände zu machen", hingegen muss *bei kosmetischen* Operationen auch auf extrem seltene Risiken und Folgen hingewiesen werden. Über generelle Risiken braucht nur aufgeklärt zu werden, wenn sie nicht als allgemein bekannt vorausgesetzt werden können:
— Die Möglichkeit eines Herzstillstands gehört zu den generellen Risiken einer Anästhesie und bedarf daher keiner Aufklärung.

Komplikationshäufigkeit. Bei der Risikoaufklärung kann der Arzt nicht von einer absoluten Prozentzahl der Häufigkeit einer Komplikation ausgehen; vielmehr muss sich der Hinweis auf die Risiken nach der Indikation, Prognose des Zwischenfalls und der Spezifität des Risikos richten. Geringe Risiken können kurz erwähnt werden, auf untypische Gefahren braucht nicht hingewiesen zu werden, ebenso wenig auf die Möglichkeit eines ärztlichen Kunstfehlers. Hingegen muss über typische, mit dem jeweiligen Eingriff verbundene Risiken aufgeklärt werden, und zwar grundsätzlich auch dann, wenn sie sehr selten, insbesondere ihre Folgen aber schwerwiegend sind.

Bei der Größe des Risikos muss von den konkreten Verhältnissen und den Bedürfnissen des jeweiligen Patienten ausgegangen werden, d.h., zu berücksichtigen sind z. B. der körperliche Zustand des Patienten, die apparative Ausstattung der Klinik, Können und Erfahrung des Operateurs usw.

2.2.3 Durchführung

Welcher Arzt klärt auf? In der Regel liegt die Aufklärungspflicht beim *behandelnden* Arzt, also bei demjenigen, der z. B. die Narkose durchführt. Er darf aber die Aufklärung an ärztliche Kollegen delegieren; Voraussetzung ist allerdings, dass der Aufklärende über die erforderliche Sachkenntnis im Hinblick auf den Eingriff bzw. die Narkose und die Person des Patienten verfügt. Des Weiteren ist Folgendes zu beachten:

> Die Aufklärung des Patienten darf keinesfalls an nichtärztliches Personal, z.B. Krankenschwestern, Verwaltungsangestellte usw., delegiert werden.

Wer ist aufzuklären? Jeder Patient muss aufgeklärt werden! Ist der Patient noch nicht volljährig oder entmündigt, so werden zunächst die Eltern bzw. der Vormund aufgeklärt. Ist nur ein Elternteil in der Klinik anwesend, so kann bei normalen Eingriffen davon ausgegangen werden, dass auch der andere Elternteil in den Eingriff eingewilligt bzw. dem anwesenden Elternteil die entsprechende Vollmacht erteilt hat. Bei weitreichenden und mit erheblichen Risiken verbundenen Eingriffen muss jedoch die Einwilligung beider Elternteile eingeholt werden.

Zu beachten ist, dass wegen des Persönlichkeitsschutzes auch jugendliche oder entmündigte Patienten in die Aufklärung einbezogen werden sollten, selbst wenn sie nicht selbst zustimmen können. Bei Bewusstlosen oder nicht urteilsfähigen Patienten darf die Behandlung aufgrund der mutmaßlichen Einwilligung ohne Aufklärung durchgeführt werden.

Zeitpunkt der Aufklärung. Wie bereits dargelegt, muss die Aufklärung immer vor dem Beginn der Behandlung erfolgen, da ohne Aufklärung eine rechtswirksame Einwilligung fehlt und ohne rechtswirksame Einwilligung die ärztliche Maßnahme den Tatbestand der Körperverletzung erfüllt. Die Aufklärung sollte rechtzeitig, aber nicht zu früh erfolgen (Deutsch); der genaue Zeitpunkt hängt vor allem von der Dringlichkeit und Schwere des Eingriffs sowie vom jeweiligen medizinischen Fachgebiet ab. Für den Anästhesisten gilt Folgendes:

! Die Aufklärung über die Risiken der Anästhesie kann bis zum Vorabend der Operation erfolgen.

Grundsätzlich darf die Entscheidungsfreiheit des Patienten bei der Einwilligung nicht durch die Wirkung von Prämedikationssubstanzen bzw. Sedativ-Hypnotika beeinträchtigt sein.

Form der Aufklärung. Grundlage der Aufklärung ist das vertrauensvolle Gespräch zwischen Arzt und Patient, das nach Auffassung des Bundesgerichtshofs „möglichst von jedem bürokratischen Formalismus", z. B. dem „Beharren auf einer Unterschrift des Patienten", frei bleiben muss. Die Einwilligung selbst kann formlos sein und mündlich, schriftlich oder durch schlüssiges Verhalten gegeben werden.

In der Anästhesie hat sich das **Konzept der Stufenaufklärung** nach Weißauer bewährt: Der Patient erhält hierbei zunächst schriftlich bestimmte Grundinformationen über das Narkoseverfahren („Aufklärungsbögen"), anschließend erfolgt ein konkretes, auf den jeweiligen Patienten bezogenes Aufklärungsgespräch.

Dokumentation der Aufklärung und Einwilligung. Bei der Stufenaufklärung werden die Aufklärung und die Einwilligung vom Patienten für Beweiszwecke unterschrieben. Verzichtet der Arzt hingegen auf den Einsatz von Aufklärungsbögen und Einwilligungsformularen, so sollte er über die Aufklärung und Einwilligung eine Niederschrift anfertigen, bei schwierigen Patienten auch einen Zeugen (Kollegen, Krankenschwester) hinzuziehen. Die Aufzeichnung sollte möglichst bald nach dem Gespräch erfolgen, da erfahrungsgemäß die Erinnerung an das Aufklärungsgespräch rasch schwindet.

Grenzen der Aufklärungspflicht. Ist der Patient bereits ausreichend informiert, so entfällt die Aufklärungspflicht, ebenso, wenn der Patient ausdrücklich oder durch schlüssiges Verhalten auf die Aufklärung verzichtet, des Weiteren, wenn dem Patienten die Urteilsfähigkeit fehlt.

Kontraindiziert ist eine volle Aufklärung, wenn hierdurch die Gesundheit des Patienten ernst und nicht behebbar bedroht oder der Heilerfolg in Frage gestellt würde (humanitäres Prinzip), außerdem bei einer konkreten Gefährdung Dritter: Hier genügt eine Teilaufklärung. Allerdings sind für die Teilaufklärung strenge Anforderungen zu erfüllen!

2.2.4 Folgen der Nichtaufklärung/ Nichteinwilligung

Der Arzt haftet für alle schädlichen Folgen eines Eingriffs, in den der Patient nicht eingewilligt hat oder über den er nicht oder nicht genügend aufgeklärt worden ist. Wird ein Eingriff ohne wirksame Einwilligung durchgeführt, so liegt strafrechtlich eine Körperverletzung vor, auch wenn der Eingriff indiziert war und lege artis vorgenommen wurde.

3 Haftung für Behandlungsfehler

Das forensische Risiko in der Anästhesie ist groß: Anästhesisten sind, neben den Vertretern der operativen Fächer und den Gynäkologen, am häufigsten in Schadenersatz- und „Kunstfehlerprozesse" verwickelt. Der Schadenumfang ist ebenfalls beträchtlich: Meist hat der vor Gerichten verhandelte Narkosezwischenfall zu irreversiblen Hirnschäden mit ständiger Pflegebedürftigkeit oder gar zum Tod des Patienten geführt.

Die forensischen Risiken bzw. Haftungsschwerpunkte für den Anästhesisten liegen gegenwärtig vor allem im prä- und intraoperativen Bereich sowie bei der postoperativen Überwachung und in Organisationsmängeln.

Zu den häufigsten Behandlungsfehlern gehören:
— Mangelhafte oder fehlende Aufklärung,
— unzulängliche oder fehlende Erhebung der Vorgeschichte,
— falsche Prämedikation,
— Verwendung eines falschen Tubus, Fehlintubation bzw. fehlerhafte Beatmung,
— Verletzungen bei der Intubation,
— mangelhafte Überwachung der Narkose und der Vitalfunktionen,
— falscher Gebrauch der Anästhetika und Relaxanzien,
— Fehler bei der Patientenlagerung,
— fehlerhafte Reanimation,
— postoperativ: Überwachungsmängel außerhalb der Intensivstation, vor allem nach Einsatz von Opioiden,
— Organisationsfehler: ungenügende Anweisungen, fehlerhafte Delegation von Aufgaben sowie

unzulängliche Kontrolle des Personals, der Patientendokumentation und der Patientenaufklärung.

Für den Anästhesisten kommt es daher vor allem darauf an, die Risiken frühzeitig zu erkennen und den Schadenfall nach Möglichkeit zu verhindern oder, wenn er eingetreten ist, dessen Umfang so weit wie möglich zu begrenzen. Wichtigste Voraussetzungen hierfür sind die persönliche Qualifikation des Anästhesisten, eine ausreichende personelle und apparative Ausstattung sowie entsprechende Organisationsstrukturen.

Grundsätzlich sollte bei jeder Narkose eine **kompetente Hilfsperson** anwesend sein, um bei Zwischenfällen sofort angemessen handeln zu können.

Narkoseprotokoll. Für Haftungsfälle ist das Narkoseprotokoll oft von herausragender Bedeutung, weil sich hieraus, bei korrekter Führung, genaue Daten über die Narkoseführung und die Vitalfunktionen ergeben. Tritt ein Zwischenfall ein, so kann naturgemäß kein Protokoll geführt werden, da der Anästhesist und seine Mitarbeiter sich vollständig auf die Lebenserhaltung des Patienten konzentrieren müssen. Franzki empfiehlt folgendes Vorgehen:

> Unmittelbar nach dem Zwischenfall sollte aus frischer Erinnerung, möglichst noch im Operationssaal und unter Mitwirkung aller Beteiligten, das Narkoseprotokoll nachgetragen und vervollständigt werden.

„Ergänzungen sollten nicht erst vorgenommen werden, nachdem die Komplikationen offenbar sind und womöglich ein Strafverfahren eingeleitet ist oder ein Zivilprozess droht", zumal bei langem zeitlichen Abstand der Ablauf des Geschehens meist ungenau und widersprüchlich dargestellt wird.

3.1 Definition des Behandlungsfehlers

Der Arzt ist verpflichtet, den Patienten nach den Regeln der medizinischen Wissenschaft („Kunstregeln") zu behandeln. Die Abweichung von diesen Regeln wird als „Kunstfehler" oder Behandlungsfehler bezeichnet. Dieser Begriff beschränkt sich jedoch nicht auf die Behandlung allein, sondern umfasst auch Mängel in Diagnose, Prophylaxe und Nachsorge. Maßgeblich sind hierbei die **Leistungsstandards** des Fachgebiets und die innerhalb dieses Gebiets oder von der Ärzteschaft allgemein anerkannten Sorgfalts- bzw. Kunstregeln.

Ein Behandlungsfehler darf nicht mit Fahrlässigkeit gleichgesetzt werden; Fahrlässigkeit liegt dann vor, wenn der Arzt „durch sein pflichtwidriges Tun oder Unterlassen" den Tod bzw. die Körperverletzung des Patienten *verursacht* hat.

Kunstregeln. Wenngleich der medizinische Standard auch im Fachgebiet der Anästhesiologie weitgehend definiert ist, bestehen jedoch nicht zu allen Vorgehensweisen allgemein akzeptierte Kunstregeln. Nach Weißauer verbieten es die ärztlichen Kunstregeln, „anästhesiologische Verfahren zu wählen, die durch die Umstände des konkreten Falles kontraindiziert sind". Dem Arzt stehe bei der Wahl der anästhesiologischen Verfahren aufgrund der von der Rechtsprechung anerkannten Methodenfreiheit ein „großer Spielraum offen"; er kann daher das Verfahren wählen, durch das der Zweck beim individuellen Patienten mit den geringsten Risiken und Belastungen erreicht werden kann. Hierbei spielen persönliche Erfahrung, personelle Besetzung und apparative Ausstattung eine Rolle.

Bei den Kunstregeln muss des Weiteren die **Zeitbezogenheit** der Standards beachtet werden, da die medizinische Wissenschaft einschließlich der Medizintechnik fortschreitet. Wird also das Verhalten des Arztes zu einem späteren Zeitpunkt beurteilt, so muss die Betrachtung ex ante (d. h. zum Zeitpunkt der Behandlung) erfolgen. Im Übergangsstadium kann nach Deutsch das Festhalten an der früheren Methode nicht ohne weiteres als fahrlässig angesehen werden.

Vorsatz und Fahrlässigkeit. Eine vorsätzliche Verletzung von Körper und Gesundheit durch den Arzt kommt nach Deutsch praktisch nicht vor. Bleibt also die Fahrlässigkeit: Fahrlässig im Sinne des Strafrechts handelt „nur derjenige, der die Sorgfalt außer Acht lässt, zu der er nach den Umständen und nach seinen persönlichen Verhältnissen verpflichtet und imstande ist, und dadurch den inkriminierten Erfolg herbeiführt, ohne dies vorauszusehen" (unbewusste Fahrlässigkeit) bzw. im vorwerfbaren Vertrauen darauf, „es werde schon gut gehen" (bewusste Fahrlässigkeit; zit. n. Ulsenheimer).

Zur Fahrlässigkeit ärztlichen Handelns hat der Bundesgerichtshof Folgendes festgestellt:

„Gerade wegen der Eigengesetzlichkeit und weitgehenden Undurchschaubarkeit des lebenden Organismus kann ein Fehlschlag oder Zwischenfall nicht allgemein ein Fehlverhalten oder Verschulden des Arztes indizieren." Ein Zwischenfall sei grundsätzlich zu gewärtigen; aus dem Misserfolg einer Behandlung lasse sich nicht schon regelmäßig der Schluss auf ein pflichtwidriges Verhalten des Arztes ziehen; schon eine zutreffende Diagnose könne nicht immer gewährleistet werden (zit. n. Ulsenheimer).

Der Arzt muss nicht immer den sichersten therapeutischen Weg wählen, vielmehr können besondere Sachzwänge und eine günstigere Prognose auch ein höheres Risiko rechtfertigen.

Fahrlässig handelt ein Arzt, wenn er die erforderlichen ärztlichen Sorgfaltspflichten vernachlässigt. Erwartet wird die nach den Umständen gebotene Sorgfaltspflicht, d. h. die zutreffende Behandlungsweise; jedoch braucht der Arzt nicht mehr zu leisten, als „im medizinischen Verkehr" (von einem Kollegen in gleicher Lage) verlangt wird. Sorgfalt kennzeichnet hierbei den Standard im besonderen Verkehrskreis, d. h. das Verhalten eines **Facharztes** oder Allgemeinmediziners in gleicher Lage.

Kausalität. Der Arzt haftet nur dann für eine Verletzung seiner Sorgfaltspflichten, wenn sie den auf ärztlichem Handeln beruhenden Schaden an Körper oder Leben verursacht oder mitverursacht hat. Dieser Kausalzusammenhang wird im Strafrecht durch Anwendung der Conditio-sine-qua-non-Formel festgestellt: Es wird geprüft, ob die Schädigung ohne das sorgfaltswidrige Handeln bzw. bei Durchführung der gebotenen Maßnahme vermieden worden wäre. Hierbei ist zwischen Ursächlichkeit im mechanisch-naturwissenschaftlichen Sinn und strafrechtlicher Ursächlichkeit zu unterscheiden (Einzelheiten siehe Ulsenheimer: Arztstrafrecht in der Praxis).

Entscheidend ist bei Fahrlässigkeitsdelikten der **spezifische Zusammenhang** zwischen Pflichtwidrigkeit und Erfolg, d. h., die Verletzung der Sorgfaltspflicht muss für den Tod oder die Körperverletzung des Patienten wirksam geworden sein. Ein spezifischer Pflichtwidrigkeitszusammenhang liegt nicht vor, wenn das Leben oder die Gesundheit des Patienten auch bei Beachtung der ärztlichen Sorgfaltspflicht nicht zu retten gewesen wäre. Danach ist ein pflichtwidrig handelnder Arzt nicht strafbar, wenn bei pflichtgemäßem Verhalten die Schädigung **mit an Sicherheit grenzender Wahrscheinlichkeit** ebenfalls eingetreten wäre. Keine Einigkeit besteht hingegen unter Juristen, wann nur eine hohe Wahrscheinlichkeit oder eine real existierende ernsthafte Möglichkeit gegeben ist.

Nach einer Grundsatzentscheidung des Bundesgerichtshofs haftet der Arzt bei pflichtwidrigem Verhalten für die Schädigung nicht, wenn sie bei pflichtgemäßem Verhalten möglicherweise oder wahrscheinlich gleichfalls eingetreten wäre.

3.2 Arten medizinischer Fahrlässigkeit

Nach Deutsch können ärztliche Fehlleistungen im vorrechtlichen Feld in folgende Realtypen eingeteilt werden:

Nichtbehandlung: Hierzu gehört das Unterbleiben der Behandlung, obwohl eine Therapie erforderlich war, z. B. aufgrund von Diagnosefehlern, Abwesenheit vom Ort ohne Vertretung; des Weiteren die verspätete Behandlung, wenn Eile geboten war. Juristisch handelt es sich bei der Nichtbehandlung um ein Unterlassen, da eine Behandlung rechtlich geboten war.

Abweichende Behandlung: Hierbei wird zwar eine der Diagnose entsprechende Behandlung durchgeführt, jedoch weicht diese vom Standard ab. Nach Deutsch handelt es sich meist um eine unzureichende Behandlung aufgrund von „Schlendrian".

Übermaßbehandlung: Ein Übermaß an medizinischer Behandlung wie auch die zu hohe Dosierung eines Medikaments werden als Fehler angesehen. Das Maß der zulässigen Behandlung ist jeweils der Stand der medizinischen Wissenschaft zum Zeitpunkt der ärztlichen Behandlung. Deutsch wertet die Übermaßbehandlung juristisch als Verletzung der Sicherungspflicht.

Begleitender Fehler: Hierbei handelt es sich um sonstige Fehler, die bei einer sonst zutreffenden Behandlung unterlaufen, z. B. das Zurücklassen eines Bauchtuchs, Nichtbeachtung von Kontraindikationen, Neben- und Wechselwirkungen.

Zu den begleitenden Fehlern rechnet Deutsch auch die Herbeiführung oder Nichtverhinderung einer **Infektion,** z. B. durch Vernachlässigung der gebotenen Hygienemaßnahmen.

Informationsmangel: Da der Patient an der Behandlung mitwirken und sich auf sie einstellen muss, ist der Arzt verpflichtet, ihm Anweisungen zu geben und auf bestimmte Wirkungen und Möglichkeiten der Behandlung hinzuweisen, so z. B. der Anästhesist über das Verbot von Autofahren unter dem Einfluss der von ihm verabreichten Substanzen bei der ambulanten Anästhesie.

Organisatorische Fehlleistungen: Der leitende Anästhesist hat die Pflicht, für typische Vorgänge Regeln aufzustellen und für Zwischenfälle Vorkehrungen zu treffen sowie für eine fehlerfreie Arbeit seiner Mitarbeiter zu sorgen.

Zu diesen Fehlern tritt noch die Haftung für allgemeine Fehlleistungen, die mit der ärztlichen Tätigkeit nur mittelbar in Zusammenhang stehen, hinzu, z. B. Verwechseln von Patienten, Nichtachten auf persönliche Gegenstände usw., weiter informatorische Fehlleistungen nichtärztlicher Natur.

3.2.1 Übernahmeverschulden

Fehlt dem Arzt die Kompetenz oder technische Ausstattung für die Behandlung oder ist er aus anderen Gründen, z. B. Übermüdung, Trunkenheit, Sucht, nicht in der Lage, die Behandlung ordnungsgemäß auszuführen, so liegt ein Übernahmeverschulden vor.

Gelangt der Arzt an die Grenzen seines Fachgebiets oder seiner persönlichen Einsatzfähigkeit, so muss er entweder andere Ärzte hinzuziehen oder seine weitere Tätigkeit einschränken bzw. unterlassen. Nach Deutsch gilt Folgendes:

! Wer eine Tätigkeit übernimmt, deren ordnungsgemäße Ausführung er nicht garantieren kann, handelt fahrlässig und haftet für daraus entstehende Schäden, sobald das weitere Verhalten fehlerhaft war.

Somit haftet auch der Anfänger in ärztlicher Weiterbildung aus Übernahmeverschulden, wenn er seinem Einsatz bei Tätigkeiten, denen er nicht gewachsen ist, *nicht widerspricht*. Hier sind gesteigerte Selbstkritik und rechtzeitige Absprache mit dem ausbildenden Arzt geboten!

3.2.2 Anfängernarkose

Zum Zwecke der Aus- und Weiterbildung müssen Anfänger und noch in Weiterbildung stehende Ärzte Narkosen und andere medizinische Maßnahmen durchführen. Hierdurch darf jedoch nicht das Risiko für den einzelnen Patienten erhöht werden. Vielmehr gilt:
— Ausbildender Arzt und Krankenhausträger sind verpflichtet, den in Weiterbildung befindlichen Arzt einzuweisen, anzuleiten und zu überwachen.

Je fortgeschrittener ein Arzt ist, desto weniger streng können begleitende Maßnahmen sein.

3.2.3 Organisationsverschulden

Zwar haftet jeder Mitarbeiter für die Durchführung der ihm übertragenen Aufgaben nach den Regeln der ärztlichen Kunst, jedoch kann der leitende Arzt für Fehler seiner Mitarbeiter zur Verantwortung gezogen werden, wenn er diese Fehler durch Organisationsverschulden ermöglicht oder erleichtert hat.

Die rechtliche Haftung des Arztes für Fehlleistungen wird durch das Zivilrecht und das Strafrecht geregelt. Beide Haftungssysteme sind voneinander unabhängig, stimmen jedoch in den Voraussetzungen der Haftung weitgehend überein.

3.3 Zivilrechtliche Haftung

Der Arzt behandelt den Patienten im Rahmen eines Rechtsverhältnisses, dem **Arztvertrag.** Hierbei handelt es sich um einen Vertrag des Zivilrechts, der die rechtliche Grundlage für Ansprüche, Pflichten und Obliegenheiten von *Arzt und Patient* regelt. Im ambulanten Bereich wird der Vertrag in der Regel mit dem Arzt abgeschlossen, im stationären Bereich mit dem Krankenhausträger. Der Vertrag ist ein **Dienstvertrag:** Arzt und Krankenhausträger verpflichten sich, die Behandlung mit der gebotenen Sorgfalt durchzuführen; ein Behandlungserfolg wird jedoch nicht garantiert!

Führt ein Mangel an ärztlicher Sorgfalt bzw. ein Behandlungsfehler ursächlich oder mitursächlich zu Körperschäden oder dem Tod des Patienten, so sind die Vertragspartner zum Ersatz des hierdurch entstandenen Schadens verpflichtet. Im Zivilrecht geht es somit um Ansprüche auf **Schadenersatz und Schmerzensgeld** des geschädigten Patienten oder, im Todesfall, seiner Erben.

Zivilrechtlich haften Krankenhausträger und liquidationsberechtigter Arzt auch für schuldhafte Fehlleistungen ihrer ärztlichen und nichtärztlichen Mitarbeiter, die sie in die Erfüllung des Vertrages einbezogen haben, selbst wenn keinerlei eigenes Verschulden vorliegt.

Krankenhausträger, die ohne die erforderliche personelle und apparative Ausstattung ein Krankenhaus betreiben, begehen ein Organisationsverschulden, für das sie haftbar sind, wenn hierdurch folgenschwere Zwischenfälle verursacht werden.

Krankenhausträger und liquidationsberechtigte Krankenhausärzte wie auch niedergelassene Ärzte, die Mitarbeiter beschäftigen, schließen für sich und ihre Mitarbeiter eine **Haftpflichtversicherung gegen zivilrechtliche Schadenersatzansprüche** ab.

Zivilprozess. Im Zivilprozess geht es um Schadenersatz und Schmerzensgeld, nicht um Bestrafung des Arztes. Hierbei muss der Geschädigte darlegen und beweisen, dass die Schädigung auf einem schuldhaften Behandlungsfehler beruht. Zu berücksichtigen sind hier aber der Beweis des ersten Anscheins und die Umkehrung der Beweislast.

Ein **Anscheinsbeweis** kann vom Geschädigten geführt werden, wenn die ärztliche Behandlung zu einem Schaden führte, der nach medizinischer Erfahrung typischerweise auf einen schuldhaften Behandlungsfehler zurückgeführt werden kann. Dann muss der beschuldigte Arzt Tatsachen anführen, die eine andere Möglichkeit für den Schaden ernsthaft in Betracht ziehen lassen. Der Anscheinsbeweis kann jedoch nicht bei allen typischen Schädigungen geführt werden.

Eine **Umkehr der Beweislast** tritt für den Arzt ein bei:
— Herbeiführung einer Gefahr durch leichtfertigen oder groben Behandlungsfehler, der typischerweise den eingetretenen Schaden verursachen kann;
— schuldhafter Erschwerung der Beweisführung des Geschädigten durch den Arzt, z.B. durch Beseitigung von Beweismitteln;
— wesentlichen Lücken in der Dokumentation des Arztes.

Im Verfahren vor dem Zivilgericht muss sich der Arzt durch einen Anwalt vertreten lassen.

3.4 Strafrechtliche Haftung

Wie bereits dargelegt, haftet der Arzt strafrechtlich für Behandlungsfehler, die Schäden von Körper oder Leben verursacht oder mitverursacht haben. Als Ursache oder Mitursache gilt im Strafrecht „jede Handlung oder Unterlassung des Arztes, die nicht hinweggedacht werden kann, ohne dass der Körperschaden oder der Tod des Patienten entfiele" (Weißauer).

Im Gegensatz zum Zivilrecht gilt im Strafrecht nur die Haftung für *eigene* Schuld; somit haftet der leitende Arzt für Fehler nachgeordneter Mitarbeiter nur, wenn er den Fehler durch schuldhaften Sorgfaltsmangel (z.B. Delegationsfehler, Überwachungsfehler) ermöglicht hat. Bei der Prüfung der strafrechtlichen Fahrlässigkeit müssen die jeweiligen Kenntnisse und Fähigkeiten des beschuldigten Arztes berücksichtigt werden.

Strafprozess. Im Strafprozess geht es um einen persönlichen Schuldvorwurf und Bestrafung des Arztes. Hierbei hat nicht der beschuldigte Arzt seine Unschuld zu beweisen, sondern das Gericht muss ihm den zur Last gelegten Behandlungsfehler nachweisen. Auch hier gilt der Grundsatz: „Im Zweifel für den Angeklagten."

In der Hauptverhandlung eines Strafprozesses muss der angeklagte Arzt erscheinen.

Strafprozess und Zivilprozess schließen einander nicht aus. Sie können unabhängig nebeneinander geführt werden, auch ist es möglich, dass der beschuldigte Arzt im Strafverfahren freigesprochen, vom Zivilgericht hingegen zur Zahlung von Schadenersatz und Schmerzensgeld verurteilt wird. Ursachen hierfür sind u.a. die Unterschiedlichkeit der Haftungsvoraussetzungen und die unterschiedliche Regelung der Beweislast (s. o.).

4 Verhaltensempfehlungen nach einem Narkosezwischenfall

Nach einem Narkosezwischenfall sollte der Anästhesist immer mit der Möglichkeit einer zivil- und/oder strafrechtlichen Auseinandersetzung rechnen und sein weiteres Vorgehen darauf abstellen, zumal die entsprechenden (sich oft viele Jahre hinziehenden) Prozesse einen die berufliche Existenz gefährdenden Verlauf nehmen können, selbst wenn sich am Schluss der Schuldvorwurf nicht aufrechterhalten lässt. Ulsenheimer empfiehlt daher dem Anästhesisten, sein Verhalten von Anfang an so einzurichten, dass ihm hieraus für seine Verteidigung keine Nachteile entstehen können. Vielmehr sollten **folgende Grundsätze** beachtet werden:
— Kein Schuldeingeständnis und keine Offenlegung eines Fehlers im Interesse des Patienten!
— Beschränkte, d.h. nicht selbstbelastende Mitwirkung bei der Suche nach der Ursache des Misserfolgs.
— Unverzügliche Benachrichtigung von Vorgesetztem, Krankenhausverwaltung und Haftpflicht-, evtl. auch Rechtsschutzversicherung, unabhängig davon, ob die Möglichkeit eines zivilrechtlichen Verfahrens oder eines Strafverfahrens besteht. Hierbei Beschränkung auf die urkundlich belegten Tatsachen des Zwischenfalls, ggf. erst nach rechtlicher Beratung.
— Kann bei einer tödlich verlaufenden Operation nicht von vornherein ein strafbares Verhalten als Todesursache sicher ausgeschlossen werden, sollten die Todesursache als „ungeklärt" bezeichnet und die endgültige Feststellung dem Obduzenten überlassen werden.
— Äußerste Zurückhaltung desjenigen, gegen den möglicherweise ermittelt wird, im Gespräch mit Kollegen und bei Zwischenfallskonferenzen sowie bei der Unterzeichnung von Gemeinschaftsprotokollen.

- Keine Beeinflussung von Zeugen durch den potentiell Beschuldigten; keine Einwirkung auf die Zeugen zur eigenen Entlastung; keine nachträglichen Änderungen der Krankenunterlagen; keine Vernichtung oder Unterdrückung von Beweismitteln.
- Anfertigung von persönlichen Aufzeichnungen durch den Betroffenen über Ablauf, wesentliche Zeitpunkte, Länge bestimmter Zeitphasen, die beteiligten Personen, Besonderheiten des Patienten, Auffälligkeiten im Umfeld usw. Diese Aufzeichnungen können von den Strafverfolgungsbehörden beschlagnahmt werden und sind daher vor deren Zugriff sicher aufzubewahren.
- Sofortiges Anfertigen von Fotokopien der Krankenunterlagen und Duplikaten der Röntgenaufnahmen, da der Beschuldigte beim staatsanwaltschaftlichen Ermittlungsverfahren keine Akteneinsicht erhält, sondern nur über seinen Verteidiger Zugang hat. Ein Rechtsanspruch auf Akteneinsicht besteht erst nach Abschluss der Ermittlungen.
- Bei grundlosen Vorwürfen von Angehörigen nach einem tödlichen Zwischenfall sollte die Sektion des Patienten beantragt werden.
- Bei informatorischen Befragungen durch Polizei oder Staatsanwaltschaft nach einem Zwischenfall ist der in den Vorfall verwickelte Arzt zunächst Zeuge, solange nicht feststeht, ob eine strafbare Handlung vorliegt bzw. gegen wen sich der Tatverdacht richten könnte. In diesem Fall muss der betreffende Arzt wahrheitsgemäß aussagen. Er kann aber die Antwort auf Fragen verweigern, deren Beantwortung ihn der Verfolgung wegen einer Straftat aussetzen würde.
- Im Frühstadium der Ermittlungen sollte der möglicherweise eines Behandlungsfehlers beschuldigte Anästhesist das Recht auf Verweigerung der Aussage großzügig auslegen und evtl. die Aussage gänzlich verweigern.
- Kann der Arzt hingegen durch seine Aussage sofort und eindeutig seine Unschuld beweisen, so sollte er sich auch zur Sache äußern.
- Wird der Anästhesist **formell beschuldigt,** so sollte er vor der Polizei oder Staatsanwaltschaft keine mündlichen Erklärungen zur Sache abgeben. Er sollte vielmehr nur *schriftlich*, nach vorheriger rechtlicher Prüfung, eine Stellungnahme abgeben. Spätestens in diesem Stadium sollte der Arzt entscheiden, ob er einen Anwalt hinzuzieht.

Falsche Anschuldigung gegen den Arzt. Gelegentlich erheben Patienten oder deren Angehörige vollkommen unberechtigte Vorwürfe gegen den Arzt bis hin zu prozessualen Auseinandersetzungen. Eine unberechtigte Verfolgung ist rechtswidrig, wenn sie einen Verstoß gegen die guten Sitten darstellt. Eine Beschwerde bei der Ärztekammer oder die Einleitung eines Strafverfahrens kann aber nicht als ein solcher Verstoß gewertet werden. Der Arzt sollte mit Klagen wegen übler Nachrede zurückhaltend sein, zumal nach einem Urteil des Bundesverfassungsgerichts ein gutgläubiger Strafanzeigeerstatter nicht mit dem Risiko des Schadenersatzes belastet werden darf, sollte sich herausstellen, dass seine behaupteten Vorwürfe nicht zutreffen.

Literatur

Bock RW: Die zivilrechtliche Haftung und strafrechtliche Verantwortlichkeit des Arztes. Chirurg BDC 1992; 31: 176–180.

Bock, RW: Juristische Aspekte der Qualitätssicherung. Frauenarzt 1995; 8:885–887.

Dettmeyer R: Medizin und Recht für Ärzte. Springer, Berlin 2001.

Deutsch E, Spichhoff A: Medizinrecht, 5. Aufl. Springer, Berlin 2003.

Deutsch E, Lippert H-D: Ethikkommission und klinische Prüfung. Springer, Berlin 1998.

Deutsche Gesellschaft für Anästhesiologie und Intensivmedizin; Berufsverband Deutscher Anästhesisten: Entschließungen, Empfehlungen, Vereinbarungen, Leitlinien, 3. Aufl. Herausgegeben von HW Opderbecke und W. Weissauer. Aktiv Druck & Verlag, Ebelsbach, 1999.

Franzki H: Das operative Risiko – aus der Sicht des Richters. Anästh Intensivmed 1990; 8:238.

Lilie H, Radke J: Lexikon Medizin und Recht. Thieme, Stuttgart 2005.

Mallach HJ, Schlenker G, Weiser A: Ärztliche Kunstfehler. Fischer, Stuttgart 1993.

Müller G: Beweislast und Beweisführung im Arzthaftungsprozess. NJW 1997; 46:3049–3120.

Raabe R, Vogel H: Medizin und Rechtsprechung. Neue Urteile zu Kunstfehlerprozessen und zur Aufklärungspflicht in Diagnostik und Therapie. Ecomed, Landsberg/Lech 1987.

Ulsenheimer K: Arztstrafrecht in der Praxis, 3. Aufl. C.F. Müller, Heidelberg 2003.

Ulsenheimer K: Das operative Risiko – aus der Sicht des Verteidigers. Anästh Intensivmed 8:242, 1990.

Ulsenheimer K: „Leitlinien, Richtlinien, Standards." Risiko oder Chance für Arzt und Patient? Anaesthesist 1998; 47(2):87–92.

Weißauer W: Das medizinische und forensische Risiko. Anästh Intensivmed 7:205, 1990.

Weißauer W: Die Zusammenarbeit in der operativen Medizin aus der Sicht des Juristen. Anästh Intensivmed 8:228, 1991.

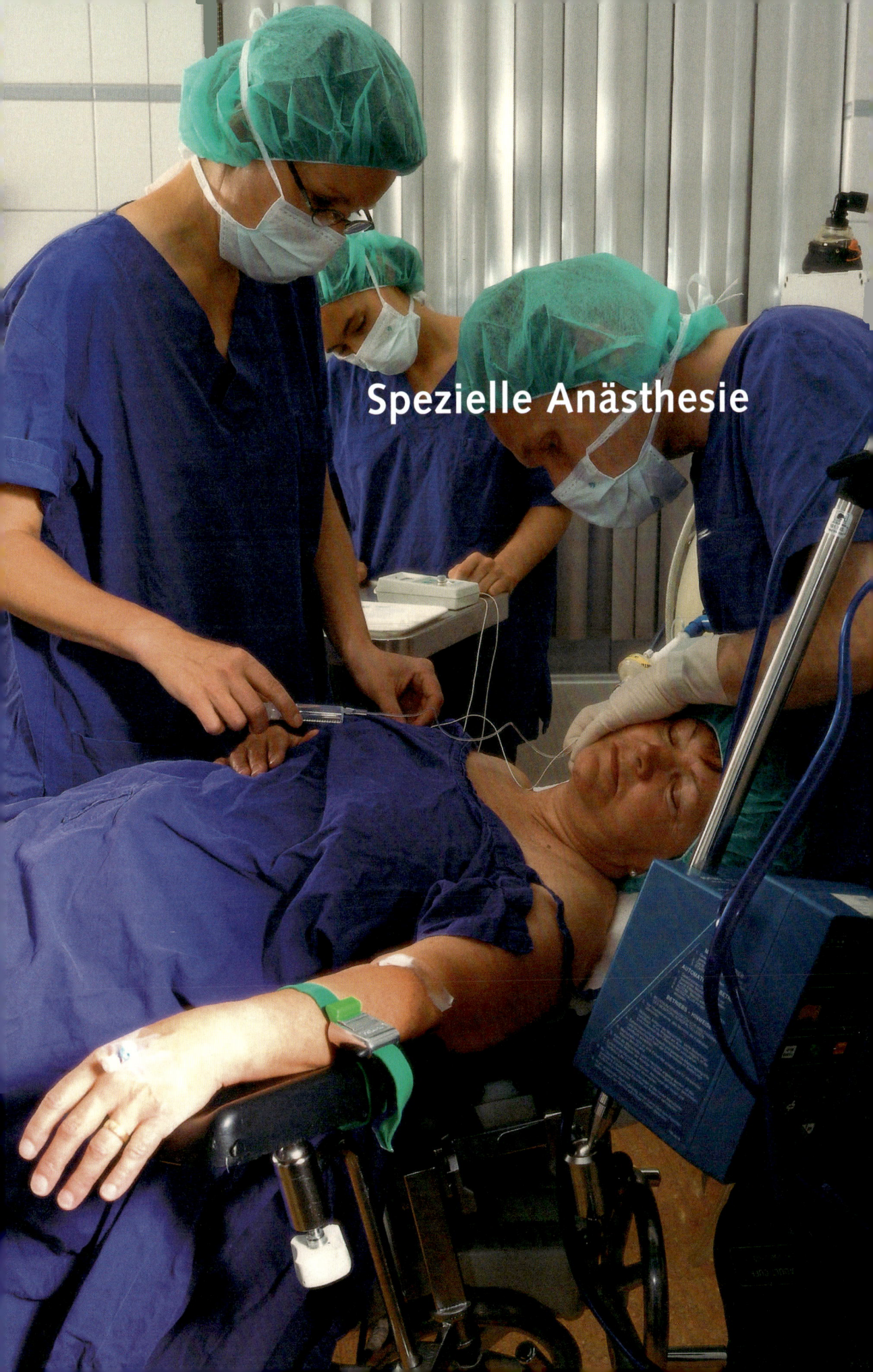

Spezielle Anästhesie

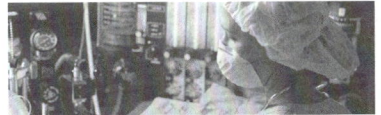

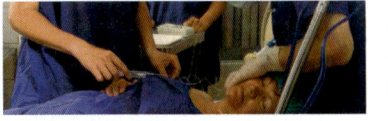

37 Geburtshilfe

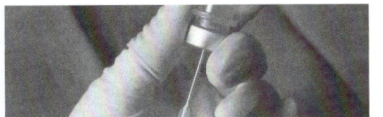

Inhaltsübersicht

1. Einführung 992
2. Physiologische Veränderungen während der Schwangerschaft 992
   - 2.1 Respirationstrakt und Atmung 992
     - 2.1.1 Anatomische Veränderungen 993
     - 2.1.2 Ventilation und Sauerstoffverbrauch 993
     - 2.1.3 Atmung unter der Geburt 993
   - 2.2 Herz-Kreislauf-Funktion 994
     - 2.2.1 Hämodynamik und Körperlage 994
     - 2.2.2 Hämodynamik unter der Geburt ... 995
     - 2.2.3 Hämodynamik und Regionalanästhesie 995
   - 2.3 Blutvolumen und Blutzusammensetzung ... 995
     - 2.3.1 Blutvolumen 995
     - 2.3.2 Blutzusammensetzung 995
   - 2.4 Magen-Darm-Trakt 996
   - 2.5 Psychische Veränderungen 996
3. Uterus und Plazenta 996
   - 3.1 Uteroplazentarer Kreislauf 997
     - 3.1.1 Maternaler Plazentakreislauf 997
     - 3.1.2 Fetaler Plazentakreislauf 998
     - 3.1.3 Plazentapassage 998
   - 3.2 Uterusaktivität 998
4. Wirkungen von Anästhetika und Adjuvanzien auf die Uterusaktivität 999
   - 4.1 Inhalationsanästhetika 999
   - 4.2 Intravenöse Anästhetika, Opioide und Sedativa 999
   - 4.3 Lokalanästhetika 999
   - 4.4 Uterusstimulierende Pharmaka 1000
   - 4.5 β-Rezeptoren-Stimulatoren 1000
   - 4.6 Vasopressoren 1001
     - 4.6.1 Ephedrin 1002
     - 4.6.2 Theodrenalin (Akrinor) 1002
   - 4.7 Weitere Einflüsse 1002
5. Plazentapassage von Anästhetika und Adjuvanzien 1002
   - 5.1 Physikochemische Eigenschaften der Pharmaka 1003
   - 5.2 Eigenschaften der uteroplazentofetalen Einheit 1003
   - 5.3 Fetale Pharmakologie 1004
     - 5.3.1 Fetale Aufnahme von Pharmaka ... 1004
     - 5.3.2 Fetale Verteilung von Pharmaka .. 1004
     - 5.3.3 Fetaler Metabolismus und Ausscheidung von Pharmaka 1005
     - 5.3.4 Wirkungen von Pharmaka auf den Feten 1005
   - 5.4 Überwachung des Feten während der Geburt 1009
     - 5.4.1 Fetale Blutgasanalyse 1010
     - 5.4.2 Kardiotokographische Diagnostik (CTG) 1010
     - 5.4.3 Fetale Herzfrequenz 1011
6. Regionalanästhesie für die vaginale Entbindung 1012
   - 6.1 Geburtsschmerzen 1012
     - 6.1.1 Eröffnungsphase 1012
     - 6.1.2 Austreibungsphase 1012
   - 6.2 Lumbale Periduralanalgesie 1013
     - 6.2.1 Indikationen 1014
     - 6.2.2 Kontraindikationen 1015
     - 6.2.3 Nebenwirkungen und Komplikationen 1015
     - 6.2.4 Anatomische Besonderheiten 1018
     - 6.2.5 Lagerung 1019
     - 6.2.6 Wahl des Lokalanästhetikums 1019
     - 6.2.7 Peridurale Opioide 1020
     - 6.2.8 Subarachnoidale Injektion 1021
     - 6.2.9 Clonidin epidural 1022
     - 6.2.10 Praxis der geburtshilflichen Periduralanalgesie 1022
     - 6.2.11 Aufgabenteilung bei der Katheter-Periduralanalgesie 1026
   - 6.3 Kaudalanästhesie 1026
   - 6.4 Spinalanästhesie 1026
   - 6.5 Pudendusblock 1027
   - 6.6 Parazervikalblockade 1027
7. Anästhesie bei Sectio 1027
   - 7.1 Indikationen 1027
   - 7.2 Wahl des Anästhesieverfahrens 1028
   - 7.3 Periduralanästhesie 1029
     - 7.3.1 Präoperative Visite 1029
     - 7.3.2 Wahl des Lokalanästhetikums 1029
     - 7.3.3 Kombination des Lokalanästhetikums mit epiduralen Opioiden 1030
     - 7.3.4 Injektion des Lokalanästhetikums über die Kanüle oder über den Katheter? 1030
     - 7.3.5 Testdosis 1031
     - 7.3.6 Was tun bei versehentlicher Durapunktion? 1031
     - 7.3.7 Hypotension 1031
     - 7.3.8 Muskelzittern 1032
     - 7.3.9 Toxische Reaktionen auf das Lokalanästhetikum 1032

37 Geburtshilfe

7.3.10 Totale Spinal- oder Periduralanästhesie ... 1032	8.4 Blutungen vor und nach der Geburt ... 1046
7.3.11 Ungenügende Analgesie ... 1032	8.4.1 Placenta praevia ... 1047
7.3.12 Soll die Patientin sediert werden? ... 1033	8.4.2 Vorzeitige Plazentalösung ... 1047
7.3.13 Übelkeit und Erbrechen ... 1033	8.4.3 Vasa-praevia-Blutungen ... 1048
7.3.14 Dyspnoe ... 1033	8.4.4 Uterusruptur ... 1048
7.3.15 Praktisches Vorgehen ... 1033	8.4.5 Uterusatonie ... 1048
7.4 Spinalanästhesie ... 1035	8.5 Manuelle Plazentalösung ... 1049
7.4.1 Wahl des Lokalanästhetikums ... 1036	8.6 Präklampsie, Eklampsie und HELLP-Syndrom ... 1049
7.4.2 Wahl der Spinalkanüle ... 1036	8.6.1 Terminologie ... 1049
7.4.3 Prophylaxe und Behandlung des Blutdruckabfalls ... 1037	8.6.2 Ätiologie und Pathophysiologie ... 1050
7.4.4 Praktisches Vorgehen ... 1037	8.6.3 Behandlung ... 1052
7.4.5 Kombinierte Spinal-/Epiduralanästhesie (CSE) ... 1038	8.6.4 Praktisches Vorgehen ... 1054
7.4.6 Transiente neurologische Symptome (TNS) ... 1038	8.7 Diabetes mellitus ... 1056
7.5 Allgemeinanästhesie ... 1038	8.8 Herzerkrankungen ... 1056
7.5.1 Aortokavales Kompressionssyndrom ... 1038	8.8.1 Praktisches Vorgehen ... 1056
7.5.2 Pulmonale Aspiration ... 1039	**9 Anästhesie in der Schwangerschaft** ... 1057
7.5.3 Intubationsschwierigkeiten und Misslingen der Intubation ... 1041	9.1 Wirkungen von Pharmaka auf den Feten ... 1057
7.5.4 Auswirkungen auf das Neugeborene ... 1042	9.2 Wirkungen von Narkose und Operation ... 1059
7.5.5 Wahl der Narkosemittel für die Einleitung ... 1042	9.3 Gefahren für die Schwangere ... 1060
7.5.6 Anästhetika für die Aufrechterhaltung der Narkose ... 1043	9.4 Praktisches Vorgehen ... 1060
7.5.7 Muskelrelaxanzien ... 1043	9.4.1 Präoperative Einschätzung ... 1060
7.5.8 Präoxygenierung ... 1044	9.4.2 Prophylaktische Tokolyse ... 1060
7.5.9 Wachheit während der Narkose ... 1044	9.4.3 Ist das Aspirationsrisiko erhöht? ... 1060
7.5.10 Praktisches Vorgehen ... 1044	9.4.4 Wahl des Anästhesieverfahrens ... 1061
8 Spezielle Anästhesie in der Geburtshilfe ... 1045	9.4.5 Postoperative Behandlung ... 1062
8.1 Beckenendlage ... 1045	9.4.6 Laparoskopische Operationen in der Schwangerschaft? ... 1062
8.1.1 Praktisches Vorgehen ... 1045	9.4.7 Anästhesie in der Stillperiode ... 1062
8.2 Mehrlingsschwangerschaft ... 1045	**10 Anästhesie-Mortalität in der Schwangerschaft** ... 1063
8.2.1 Praktisches Vorgehen ... 1046	10.1 Definitionen ... 1063
8.3 Frühgeburt ... 1046	10.2 Häufigkeit ... 1063
8.3.1 Praktisches Vorgehen ... 1046	10.3 Ursachen ... 1064
	10.4 Schlussfolgerungen ... 1065
	Literatur ... 1065

1 Einführung

Schwangerschaft, Wehentätigkeit und Geburtsvorgang gehen mit physiologischen Veränderungen einher, die für die geburtshilfliche Anästhesie teilweise von großer Bedeutung sind. Diese Veränderungen bestimmen nicht nur die Auswahl der Anästhetika und des Narkoseverfahrens; vielmehr müssen auch deren Wirkungen auf Uterus, Wehentätigkeit und den Feten berücksichtigt werden. Eine wichtige Rolle spielen außerdem schwangerschaftsspezifische Narkosekomplikationen, durch die das Leben der Schwangeren und des Feten gefährdet werden kann.

Die Anästhesie ist die sechsthäufigste Todesursache bei Schwangeren: 2,2 % aller schwangerschaftsbezogenen Todesfälle sind nach Angaben aus England (siehe Abschnitt 10) primär anästhesiebedingt, nahezu 100 % dieser Todesfälle wären vermeidbar gewesen. Unerfahrenheit und Ungeschicklichkeit des Anästhesisten sind ein wichtiger begünstigender Faktor der maternalen Mortalität.

2 Physiologische Veränderungen während der Schwangerschaft

Die physiologischen Veränderungen während der Schwangerschaft betreffen den gesamten Organismus, nicht nur die an der Schwangerschaft direkt beteiligten Organsysteme. Von unmittelbarer Bedeutung für die Anästhesie sind vor allem Veränderungen folgender Organe und Organfunktionen:
— Respirationstrakt und Atmung,
— Herz und Kreislauf,
— Blutvolumen und -zusammensetzung,
— Magen-Darm-Trakt.

2.1 Respirationstrakt und Atmung

Die Schwangerschaft führt zu anatomischen und funktionellen Veränderungen des Atemsystems, die bei der Narkose berücksichtigt werden müssen (▶ Tab. 37-1). Außerdem wird die Atmung unter der

Geburt durch Schmerz, Angst, Analgetika und Anästhetika beeinflusst.

2.1.1 Anatomische Veränderungen

Die Schleimhäute in Nasopharynx, Kehlkopf, Trachea und Bronchien werden vermehrt durchblutet und sind daher geschwollen und gerötet. Durch geringe Infekte des oberen Respirationstraktes oder Präeklampsie-Eklampsie werden diese Veränderungen noch verstärkt. **Klinische Bedeutung:**
— Es wird leicht eine Infektion vorgetäuscht.
— Die Nasenatmung ist, vor allem während der Geburt, behindert.
— Bei nasotrachealer Intubation besteht vermehrte Blutungsgefahr.

Das **Zwerchfell** wird durch den wachsenden Uterus um etwa 4 cm nach oben verschoben. Die Rippenstellung wird abgeflacht, der anteroposteriore und der transversale Durchmesser des Thorax nehmen um je 2 cm und der Brustkorbumfang insgesamt um etwa 5–7 cm zu. Das inspiratorische Reservevolumen nimmt zu, die Totalkapazität der Lungen bleibt unverändert.

Funktionelle Residualkapazität. Etwa ab der 20. Schwangerschaftswoche nehmen exspiratorisches Reservevolumen und Residualvolumen ab. Hierdurch sinkt auch die funktionelle Residualkapazität um ca. 20% bzw. 300 ml ab.

2.1.2 Ventilation und Sauerstoffverbrauch

Bereits in der 10.–12. Schwangerschaftswoche steigt das **Atemminutenvolumen** in Ruhe an und liegt am Geburtstermin etwa um 50% über dem Ausgangswert. Dieser Anstieg des Atemminutenvolumens wird vor allem durch eine Zunahme des Atemzugvolumens erreicht, während sich die Atemfrequenz nur wenig oder gar nicht ändert. Da anatomischer und physiologischer Totraum unverändert bleiben, wird die alveoläre Ventilation erheblich gesteigert.

Diese **physiologische Schwangerschaftshyperventilation** wird wahrscheinlich hormonell ausgelöst und führt zu folgenden Veränderungen der arteriellen Blutgase:

Blutgaswerte bei Schwangeren:
— $paCO_2$: 32–33 mmHg
— paO_2: 106–108 mmHg
— pH-Wert: unverändert
— BE: – 4 mval/l

Tab. 37-1 Respiratorische Veränderungen am Geburtstermin

Variable	durchschnittliche Veränderung
Totalkapazität	0 bis –5%
inspiratorisches Reservevolumen	+5%
exspiratorisches Reservevolumen	–20%
Residualvolumen	–20%
funktionelle Residualkapazität	–20%
Vitalkapazität	unverändert
„closing volume"	unverändert
Atemzugvolumen	+40%
Atemfrequenz	+15%
Minutenventilation	+50%
alveoläre Minutenventilation	+70%
Totraum	unverändert
Atemwegwiderstand	–36%
Lungencompliance	unverändert
Gesamtcompliance	–30%

Trotz Hyperventilation tritt jedoch keine respiratorische Alkalose auf, weil kompensatorisch das Plasmabikarbonat um etwa 4 mval/l abnimmt.

Der **Sauerstoffverbrauch** nimmt in der Schwangerschaft progredient zu und liegt am Geburtstermin etwa 20% über dem Ausgangswert. Ursachen für die Zunahme sind der Sauerstoffbedarf der fetoplazentaren Einheit und der Anstieg von Atem- und Herzarbeit.

2.1.3 Atmung unter der Geburt

Ventilation und Sauerstoffverbrauch nehmen unter der Geburt weiter zu. **Wehenschmerz, Angst und Aufregung** können die Atmung zusätzlich steigern, so dass eine exzessive Hyperventilation auftreten kann. Sie ist mit folgenden Gefahren verbunden:
— Zerebrale Vasokonstriktion mit Abnahme der Hirndurchblutung;
— Kontraktion der uteroplazentaren Gefäße mit Abnahme der Uterusdurchblutung und fetalen Blutversorgung;
— alkalosebedingte Linksverschiebung der Sauerstoffbindungskurve mit erschwerter Abgabe von Sauerstoff an die mütterlichen und fetalen Gewebe.

Eine exzessiv gesteigerte Atmung unter der Geburt kann durch ausreichende Schmerzbehandlung wesentlich gemindert oder sogar beseitigt werden. Hierzu eignet sich besonders die kontinuierliche Periduralanästhesie.

37 Geburtshilfe

Anästhesiologische Bedeutung respiratorischer Veränderungen:
- Die **Narkoseeinleitung mit Inhalationsanästhetika** verläuft bei Schwangeren schneller als bei Nichtschwangeren: Die alveoläre Aufnahme des Anästhetikums ist wegen der gesteigerten Ventilation und der verminderten Residualkapazität erhöht (siehe Kap. 3).
- Die **Ausleitung von Inhalationsnarkosen** verläuft ebenfalls schneller, weil die Abflutungszeit des Anästhetikums aus den oben angeführten Gründen verkürzt ist.
- Schwangere im 3. Trimenon sind bei Narkosen besonders durch **Hypoxie, Hyperkapnie und respiratorische Azidose** gefährdet. So fällt während der apnoischen Phase des Intubationsvorgangs der paO_2 (wahrscheinlich wegen des erhöhten Sauerstoffbedarfs und der verminderten funktionellen Residualkapazität) rasch ab, und zwar nach nur 30 s auf 50–60 mmHg. Klinisch gilt:

! Vor der Narkoseeinleitung ist bei Schwangeren eine ausreichende Präoxygenierung erforderlich, um Mutter und Fet vor Sauerstoffmangel zu schützen. Auch darf bei der endotrachealen Intubation keine unnötige Zeit verloren werden.

Exzessive Hyperventilation während der Narkose muss vermieden werden, weil eine ausgeprägte Hypokapnie bei der Schwangeren zur Abnahme der uteroplazentaren Durchblutung mit fetaler Hypoxie führen kann.

2.2 Herz-Kreislauf-Funktion

Herzzeitvolumen: Im Verlauf der Schwangerschaft nimmt das Herzzeitvolumen progredient zu. Der Anstieg beginnt etwa in der 8. Woche und erreicht in der 30.–34. Woche ein Maximum von 30–50% über dem Ausgangswert (▶ Tab. 37-2). Dieser erhöhte Wert wird bis zur Geburt aufrechterhalten.

Tab. 37-2 Hämodynamische Veränderungen in der Schwangerschaft

Variable	Veränderung
Herzfrequenz	+17%
Herzzeitvolumen	+30 bis 50%
Schlagvolumen	+18%
peripherer Gefäßwiderstand	–20%
pulmonaler Gefäßwiderstand	–35%

Der Anstieg des Herzzeitvolumens beruht auf einer Zunahme der Herzfrequenz und des Schlagvolumens. Das **Preload** (Vorlast) nimmt wegen des vermehrten Blutvolumens zu, während das **Afterload** (Nachlast) abnimmt, weil peripherer Widerstand und Blutviskosität vermindert sind.

Die Lage des Herzens wird durch das hochstehende Zwerchfell verändert, so dass im EKG die Herzachse nach links verlagert ist und im Thorax-Röntgenbild leicht eine Vergrößerung des Herzens vorgetäuscht wird. Gelegentlich ist bei der Auskultation ein lauter, gespaltener erster Herzton zu hören, manchmal auch ein weiches systolisches Austreibungsgeräusch.

Herzfrequenz: Sie nimmt im Verlauf der Schwangerschaft um 10–15 Schläge/min zu.

Arterieller Blutdruck: Er fällt meist leicht ab, weil der periphere Widerstand um etwa 20% abnimmt. Hierbei ist der diastolische Druck stärker betroffen, so dass die Blutdruckamplitude etwa um 10 mmHg größer wird. Der Blutdruckabfall beginnt bereits im ersten Trimenon, Tiefstwerte werden im zweiten Trimenon erreicht. Ursache der Vasodilatation ist vor allem die vermehrte Produktion von endothelialem Prostazyklin.

! Erhöhte Blutdruckwerte in der Schwangerschaft sind immer pathologisch.

Als obere Grenzwerte gelten 139/89 mmHg. Systolische Werte von ≥ 160 mmHg oder diastolische Werte von ≥ 110 mmHg sind Zeichen der schweren Hypertonie.

Venendruck: Er bleibt, mit Ausnahme der unteren Körperhälfte, im Normbereich. Die Dehnbarkeit der Venen nimmt während der Schwangerschaft um bis zu 150% zu; der venöse Anteil der Kapillaren ist dilatiert, ihre Blutfüllung vermehrt, der Blutstrom verlangsamt.

2.2.1 Hämodynamik und Körperlage

Im Allgemeinen steigt das Herzzeitvolumen an, wenn die Schwangere aus der Rückenlage die Seitenlage einnimmt. Während der Uteruskontraktionen ist hingegen der Anstieg des Herzzeitvolumens in Rückenlage stärker als in Seitenlage.

Bei einigen Schwangeren tritt in Rückenlage eine **Kompression der V. cava inferior** mit Abfall des Herzzeitvolumens bis hin zum Schockzustand auf, **eine gefährliche Komplikation für Mutter und Fet**, die sofort erkannt und behandelt werden muss.

2.2.2 Hämodynamik unter der Geburt

Die hämodynamischen Veränderungen während der Wehentätigkeit und des Geburtsvorgangs hängen vor allem von folgenden Faktoren ab:
— Geburtsmethode,
— Körperlage der Schwangeren,
— aufgewandte Kraft zur Austreibung des Feten,
— verwendetes Anästhetikum,
— Wirkungen von Medikamenten und Infusionslösungen.

Während der Wehentätigkeit nehmen mit jeder Kontraktion des Uterus Herzzeitvolumen und Herzarbeit beträchtlich zu, wobei der steilste Anstieg unmittelbar nach Ausstoßung der Plazenta beobachtet wird. Die Herzfrequenz nimmt unter den Kontraktionen gewöhnlich ab, während der arterielle Blutdruck um 15–20 mmHg systolisch und um 10–15 mmHg diastolisch ansteigt; der Femoralvenendruck nimmt ebenfalls zu.

Während der Presswehen steigen intrathorakaler Druck und zentraler Venendruck an. Unmittelbar zu Beginn der Presswehen wird Blut aus der Lunge in das linke Herz befördert, systolischer und diastolischer Blutdruck nehmen zu. Im weiteren Verlauf des Atemanhaltens fällt der Blutdruck durch die Hemmung des venösen Rückstroms zunehmend ab.

In der frühen postpartalen Phase ist das Herzzeitvolumen zunächst noch erhöht, nähert sich dann zusammen mit der Herzfrequenz und dem Schlagvolumen innerhalb von 24–72 h den Werten der Frühschwangerschaft an. 6–8 Wochen nach der Geburt sind die Ausgangswerte wieder erreicht.

2.2.3 Hämodynamik und Regionalanästhesie

Während einer Periduralanästhesie ist der Anstieg des Herzzeitvolumens unter der Geburt aus nicht genau bekannten Gründen weniger ausgeprägt, ein Effekt, der bei Patientinnen mit Herzerkrankungen oder anderen Erkrankungen, bei denen ein erhöhtes Herzzeitvolumen vermieden werden muss, erwünscht ist.

2.3 Blutvolumen und Blutzusammensetzung

2.3.1 Blutvolumen

Während der Schwangerschaft nimmt das **Gesamtblutvolumen** progredient zu und erreicht in der 30.–34. Woche ein Maximum, das bis zur Geburt aufrechterhalten wird.

Plasmavolumen und zelluläre Bestandteile sind nicht in gleichem Ausmaß betroffen: Der **Anstieg des Plasmavolumens** erfolgt wesentlich rascher und erreicht ein Maximum von etwa 30–40% in der 30.–34. Woche, während die **Erythrozytenzahl** langsamer und nur um etwa 20–30% zunimmt. Hieraus ergibt sich eine **Hämodilution** mit Abnahme von Erythrozytenzahl, Hämatokrit (um 10–15%) und Plasmaproteinkonzentration. Diese Abnahme ist jedoch nur relativ; absolut gesehen nehmen alle Bestandteile zu, es handelt sich somit um einen reinen Verdünnungseffekt. Klinisch gilt:

> **Untere Grenzwerte der Hämoglobinkonzentration bei Schwangeren:**
> — 11 g/dl im 1. und 3. Trimenon
> — 10,5 g/dl im 2. Trimenon

Durch die Hämodilution wird die **Blutviskosität** um etwa 12% herabgesetzt.

Der zusätzliche Anteil des Gesamtblutvolumens befindet sich vor allem in den Gefäßen von Uterus, Brüsten, Muskulatur und Haut. Das vermehrte Blutvolumen dient dem Stoffaustausch zwischen Mutter und Fet und gewährt außerdem einen Schutz vor den Verlusten unter der Geburt.

! Der Blutverlust bei einer komplikationslosen vaginalen Entbindung beträgt etwa 400–500 ml.

Als möglicher Schwellenwert für eine Transfusion von Erythrozytenkonzentraten bei Herz-Kreislauf-Gesunden gilt ein Hb-Gehalt von < 6–7 g/dl. Wie in Kapitel 28 erläutert, müssen bei den Schwellenwerten zusätzliche Risiken und das Befinden der Patientin berücksichtigt werden.

2.3.2 Blutzusammensetzung

Leukozyten. In der Schwangerschaft sind Leukozytenwerte von 10 000–15 000/µl als normal anzusehen. Unter und nach der Geburt können die Werte noch ansteigen.

Gerinnungsfaktoren. Die Aktivität der Faktoren VII, VIII und X nimmt deutlich zu, geringfügig auch die Aktivität von Faktor II und Faktor IX. Faktor XI ist dagegen vermindert. Die Fibrinogenkonzentration erreicht Werte um 400–600 mg/dl; die Thrombozytenzahl ist meist normal, im letzten Trimenon tritt dagegen eine leichte Thrombozytopenie auf. Insgesamt ist die Gerinnungsfähigkeit des Blutes während der Schwangerschaft gesteigert. Es besteht eine **Hyperkoagulabilität,** die gegen Blutverluste schützt, jedoch gleichzeitig das Auftreten **thromboembolischer Komplikationen** während der Schwangerschaft begünstigt.

Die fibrinolytische Aktivität ist während der Schwangerschaft vermindert, unter der Geburt jedoch gesteigert.

Im Uterus besteht eine erhöhte Konzentration an *Plasminogen-Aktivatoren;* durch Ruptur von Uterusgefäßen oder Eindringen von Gewebeanteilen aus dem Myometrium in den mütterlichen Kreislauf können die Fibrinolyse aktiviert und eine schwere Blutung ausgelöst werden. Hingegen ist die Plazenta fibrinolytisch inaktiv und enthält Fibrinolysehemmstoffe.

Unter der Geburt werden Thombozyten und Gerinnungsfaktoren einschließlich Fibrinogen verbraucht; nach der Entbindung nimmt die Fibrinolyse zu (D-Dimer-Anstieg); 4–6 Wochen später haben sich die schwangerschaftsbedingten Veränderungen der Blutgerinnung wieder normalisiert.

Plasmaproteine. Der absolute Gehalt an Plasmaproteinen nimmt zu, die Plasmakonzentration hingegen wegen der Hämodilution ab. In der Schwangerschaft beträgt der untere Grenzwert der **Plasmaalbuminkonzentration** etwa 4,4 g/dl.

Durch den Abfall der Plasmaalbuminkonzentration nimmt der kolloidosmotische Druck ab, hierdurch wird die Ödemneigung gegen Ende der Schwangerschaft begünstigt.

Serumcholinesterase. Die Aktivität dieses Enzyms ist am Termin um etwa 30% vermindert; sie reicht aber dennoch aus, um esterartige Lokalanästhetika und Succinylcholin ungestört zu hydrolysieren, so dass deren Wirkung nicht verlängert wird.

Serumelektrolyte. Sie liegen im unteren Normbereich; die Veränderungen sind ohne klinische Bedeutung.

2.4 Magen-Darm-Trakt

Im Verlauf der Schwangerschaft wird der Magen durch den sich vergrößernden Uterus kopfwärts verschoben; hierbei verlagert sich die Achse des Magens von vertikal nach horizontal. Außerdem steigt der intragastrale Druck an, während der Tonus des gastroösophagealen „Sphinkters" abnimmt, so dass die **Regurgitation** begünstigt wird.

Entsprechend nimmt die Häufigkeit von **Sodbrennen** als Zeichen des Refluxes im Verlauf der Schwangerschaft zu: im letzten Drittel der Schwangerschaft leiden ca. 70% der Frauen unter Sodbrennen.

Die Entleerungszeit des Magens für feste Nahrung und für Flüssigkeit ändert sich im gesamten Verlauf der Schwangerschaft nicht. Im Gegensatz dazu kommt es unter der Geburt zu einer Verzögerung der Magenentleerung. Auch nimmt der Anteil der Frauen mit einem erhöhten Magensaftvolumen (> 25 ml) in dieser Phase zu, die Anzahl von Frauen mit einem Magensaft-pH-Wert von < 2,5 dagegen ab.

> Der Geburtsvorgang, Schmerz, Angst, Sedativa und Opioide sowie die liegende Position bewirken eine Verzögerung der Magenentleerung. Darum gelten alle Schwangeren unter der Geburt als nicht nüchtern und als hochgradig aspirationsgefährdet!

2.5 Psychische Veränderungen

Fast alle Frauen sind in der Schwangerschaft mit zusätzlichen emotionalen Konflikten belastet. Diese schwangerschaftsspezifischen Konflikte werden teils bewusst erlebt, teils ins Unterbewusstsein verdrängt. Eine zentrale Rolle spielt hierbei, ob das Kind erwünscht ist und welche Beziehung zu dem Vater des Kindes besteht. Ablehnung des Kindes und/oder des Vaters begünstigt ein schmerzhaftes Geburtserlebnis.

Auch wenn das Kind erwünscht ist, können bestimmte Ängste und Befürchtungen auftreten, die das seelische Gleichgewicht beeinträchtigen oder zu körperlichen Reaktionen führen. Typisch sind folgende Ängste:
— Angst vor dem Unbekannten,
— Todesangst um sich und das Kind,
— Befürchtungen um Fehlbildungen des Kindes,
— Furcht vor Komplikationen während der Geburt,
— Angst vor einer Narkose.

Einen Teil der Ängste kann der Anästhesist durch ein einfühlendes Gespräch vor einer Allgemeinnarkose bzw. Periduralanästhesie mindern.

3 Uterus und Plazenta

Uterus und Plazenta sind zwar biologisch und anatomisch verschiedene Organe, bilden jedoch funktionell eine Einheit zur Erhaltung der Schwangerschaft. Beide Organe spielen für die Anästhesie eine wichtige Rolle, weil ihre Funktion in komplexer Weise durch Anästhetika, Adjuvanzien und Narkosetechniken beeinflusst werden kann.

3.1 Uteroplazentarer Kreislauf

Der uteroplazentare Kreislauf dient der Zufuhr von Sauerstoff und Substraten zum Feten sowie dem Abtransport von fetalem Kohlendioxid und Stoffwechselprodukten. Er besitzt einen maternalen und einen fetalen Anteil, die beide getrennt und unabhängig voneinander sind.

3.1.1 Maternaler Plazentakreislauf

Die Durchblutung des maternalen Plazentakreislaufs erfolgt über Arterien des Uterus. Die Uterusdurchblutung weist keine Autoregulation auf, sondern hängt vom Druck in der A. uterina sowie vom uterinen Venendruck und uterinen Gefäßwiderstand ab. Die Uterusgefäße sind sympathisch innerviert, und zwar überwiegend von α-adrenergen Rezeptoren, so dass die Durchblutung vom Sympathikotonus bestimmt wird.

Die **Gesamtdurchblutung** des Uterus beträgt am Ende der Schwangerschaft etwa 500–700 ml/min; der größte Anteil, nämlich etwa 400–600 ml/min, fließt durch die Plazenta. Das Blut erreicht die Plazenta über uterine Arteriolen, sog. Spiralarteriolen, die direkt in die intervillösen Räume der Plazenta münden (▶ Abb. 37-1). Das mütterliche Blut spritzt fontänenartig unter einem Druck von 60–70 mmHg in die intervillösen Räume, in denen ein Druck von etwa 10 mmHg herrscht. Hier umspült das Blut die fetalen Villi und ihre Kapillaren und wird anschließend über venöse Kanäle drainiert. Im intervillösen Raum findet der Stoffaustausch zwischen Mutter und Fet statt. Der plazentare intervillöse Blutstrom unterliegt wahrscheinlich nicht dem regulierenden Einfluss des sympathischen Nervensystems, sondern erfolgt proportional dem Blutfluss in der A. uterina.

Am Geburtstermin befinden sich etwa 150 ml Blut im intervillösen Raum mit einem Sauerstoffvorrat für den Feten, der für etwa 1,5–2 min ausreicht. Die intervillöse Durchblutung ist somit von vitaler Bedeutung für den Feten. Ein **Abfall der intervillösen Durchblutung** mit nachfolgender Gefährdung des Feten kann durch zwei Mechanismen ausgelöst werden:
— Anstieg des intervillösen Drucks, z. B. durch uterine Kontraktionen;
— Abfall des Endspiralarteriendrucks durch maternale Hypotension und/oder aortokavale Kompression.

Besonders die **aortokavale Kompression** führt zu einer ausgeprägten Abnahme der intervillösen Perfusion. Klinisch gilt:

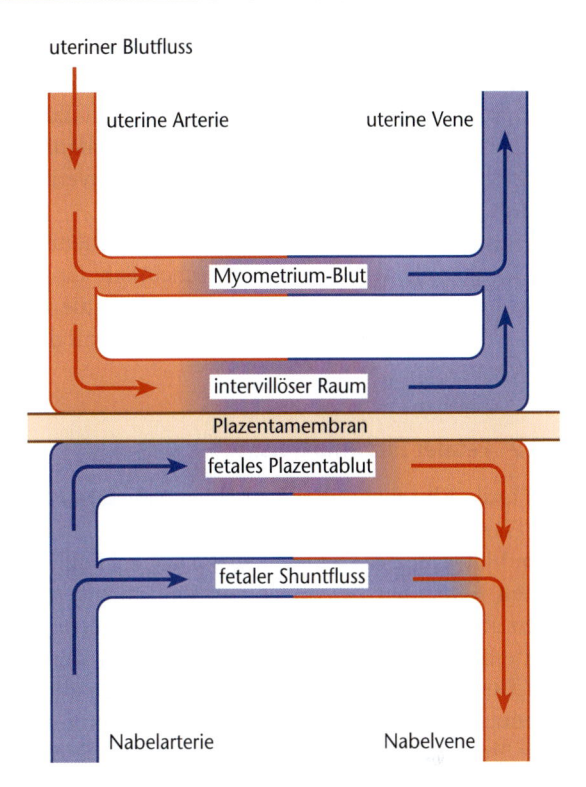

Abb. 37-1 Uteroplazentarer Kreislauf.
Das Blut erreicht die Plazenta über Spiralarteriolen, die direkt in die intervillösen Räume der Plazenta münden.

! Blutdruckabfall bei der Mutter durch Anästhetika, Blutungen, aortokavale Kompression usw. ist die häufigste Ursache einer verminderten intervillösen Perfusion mit nachfolgender Gefährdung des Feten.

Daneben spielen **uterine Kontraktionen** klinisch eine geringere Rolle:
— Kontraktionen von 20 mmHg oder weniger beeinflussen die intervillöse Durchblutung nur wenig oder gar nicht;
— bei Kontraktionen von 20–30 mmHg nimmt die intervillöse Perfusion etwa um 50 % ab;
— Kontraktionen über 40 mmHg führen zum Stillstand der Perfusion.

Die wiederkehrenden Kontraktionen während des Geburtsvorgangs und die damit verbundenen kurzen Phasen verminderter intervillöser Perfusion beeinträchtigen den fetalen Gasaustausch und führen zu einer leichten respiratorischen Azidose und Hypoxämie des Feten, die nach der Geburt eine physiologische Stimulation des Atemzentrums beim Feten bewirken.

Klinisch gilt jedoch:
— Abnorme Uteruskontraktionen sowie eine Kompression der Nabelschnur können die intervil-

löse Durchblutung erheblich beeinträchtigen und nachfolgend eine **fetale Asphyxie** auslösen.
— Durch Allgemeinnarkose soll die intervillöse Durchblutung abnehmen, durch Periduralanästhesie hingegen leicht zunehmen oder unverändert bleiben.
— **Extreme Hyperventilation** mit entsprechender Hypokapnie vermindert wahrscheinlich durch Konstriktion der Spiralarterien ebenfalls die intervillöse Durchblutung und gefährdet damit den Feten.

3.1.2 Fetaler Plazentakreislauf

Das fetale Blut fließt über die beiden **Nabelarterien** zur Plazenta; diese Arterien zweigen sich in den fetalen Villi in immer kleinere Gefäße auf; schließlich ziehen Kapillaren zur Spitze der Villi im intervillösen Raum, über die der Stoffaustausch erfolgt. Mütterliches und fetales Blut sind hierbei durch drei Gewebeschichten der Plazenta, die eine Blut-Plazenta-Barriere bilden, voneinander getrennt: fetaler Trophoblast, fetales Bindegewebe und fetales Kapillarendothel.

Nach dem Stoffaustausch sammelt sich das fetale Blut in einer **Nabelvene** und fließt über die Nabelschnur in die V. cava inferior des Feten.

3.1.3 Plazentapassage

Am Stoffaustausch durch die 2–6 µm dicke Plazentamembran sind verschiedene Mechanismen beteiligt:
— Diffusion,
— aktiver Transport,
— spezielle Prozesse wie Leckage durch Poren sowie Pinozytose.

Der Austausch von Sauerstoff und Kohlendioxid erfolgt, wie in der Lunge, durch Diffusion, allerdings zwischen zwei Flüssigkeitskompartimenten.

Insgesamt besitzt die menschliche Plazenta am Geburtstermin eine Austauschoberfläche von 15 m².

3.2 Uterusaktivität

Anästhetika und andere während der Geburt verabreichte Medikamente können die normale Wehentätigkeit des Uterus und damit auch den Geburtsablauf wesentlich beeinflussen. Diese Wirkungen muss der Anästhesist bei der Auswahl von Pharmaka und Anästhesietechniken berücksichtigen.

Die **Uterusaktivität** ist definiert als Produkt aus der Stärke der uterinen Kontraktionen in mmHg und der Kontraktionsfrequenz. Die Stärke der Kontraktionen kann über einen in der Amnionhöhle liegenden Katheter direkt gemessen werden; die *Kontraktionsfrequenz* ist die Zahl der uterinen Kontraktionen in 10 min. Die Uterusaktivität wird in Montevideo-Einheiten angegeben:

— **Montevideo-Einheit** = Wehenfrequenz/10 min × intraamniale Druckamplitude in mmHg.

Als oberster Grenzwert gelten in den ersten 35 Wochen 20 E. Klinisch wird dieses Maß kaum noch verwendet.

Hierauf folgen rhythmische koordinierte Kontraktionen, die 1–2-mal/10 min auftreten und eine Stärke von 25–40 mmHg besitzen. Diese sog. *Braxton-Hicks-Kontraktionen* sind Vorwehen, die zur Reifung des Uterus beitragen.

Während der Eröffnungsphase der Geburt werden die austreibenden Kräfte ausschließlich durch die Kontraktionen des Uterus hervorgerufen. Hierbei dominiert der Fundus uteri, so dass ein absteigender Gradient entsteht. Die Kontraktionsstärke beträgt 30–60 mmHg, die Frequenz 3–5/10 min, die physiologische Kontraktionsdauer 20–60 s, mitunter 90–100 s. Zwischen den Kontraktionen erschlafft der Uterus und weist einen Ruhetonus von 8–12 mmHg auf. Die beschriebenen Kontraktionen führen zur Eröffnung des Muttermunds und bewirken das Herabsteigen des vorangehenden kindlichen Teiles.

> ⚡ Eine uterine Hyperaktivität oder spontane Polysystolie liegt vor, wenn die Wehenfrequenz > 5/10 min beträgt. Vorsicht: Gefahr der fetalen Hypoxämie mit nachfolgender Azidose!

Während der Austreibungsphase der Geburt verstärken sich die uterinen Kontraktionen und werden durch Pressreflexe unterstützt. Der *Ferguson-Reflex* besteht aus einer tiefen Inspiration, anschließendem Verschluss der Stimmritze sowie Kontraktion des Zwerchfells und der Bauchmuskeln; dieser Reflex ist für die aktive Spontangeburt erforderlich. Er wird erst dann ausgelöst, wenn die Zervix vollständig dilatiert ist und der vorangehende kindliche Teil das Perineum dehnt. Die Afferenzen für den Ferguson-Reflex werden über den *N. pudendus* geleitet.

Klinisch gilt Folgendes:
— Analgetika, Anästhetika und Lokalanästhetika können in der Eröffnungsphase den Fortgang der Geburt verzögern.
— In **Rückenlage** sind die Wehen von geringerer Stärke und höherer Frequenz als in Seitenlage, der Ruhetonus ist erhöht.

- **Blutdruckabfall** der Schwangeren vermindert häufig Stärke, Dauer und Rhythmik der Wehen, während **Hypertension** den gegenteiligen Effekt hat.
- **Schmerz, Angst und Aufregung** können die Uterusaktivität vermindern, gelegentlich auch verstärken.
- **Periduralanästhesie** blockiert den *afferenten* Schenkel des Ferguson-Reflexes und beeinträchtigt dadurch den unwillkürlichen Pressdrang. Zu hohe Blockade kann zusätzlich die Aktivität des Zwerchfells und der Bauchmuskulatur herabsetzen und dadurch die Presskraft schwächen.

4 Wirkungen von Anästhetika und Adjuvanzien auf die Uterusaktivität

Anästhetika und zahlreiche andere Substanzen können *Kontraktilität*, *Aktivität* und *Durchblutung* des Uterus verändern und den Ablauf der Geburt beeinflussen. Unter klinischen Bedingungen werden die Wirkungen von Pharmaka vor allem aufgrund der Uterusaktivität (Frequenz und Amplitude der Kontraktionen sowie uteriner Ruhetonus) und der Dauer des Geburtsvorgangs beurteilt. Hierbei muss der Anästhesist auch die Interaktionen geburtshilflicher Pharmaka mit den von ihm verabreichten Substanzen berücksichtigen.

4.1 Inhalationsanästhetika

Alle halogenierten Inhalationsanästhetika dämpfen dosisabhängig die Uterusaktivität: Kontraktilität des Uterus und uteriner Ruhetonus nehmen ab, bei höheren Konzentrationen tritt eine Erschlaffung des Uterus auf.

Äquipotente Konzentrationen von **Isofluran, Desfluran und Sevofluran** relaxieren den Uterus in vergleichbarem Ausmaß. Die dämpfende Wirkung auf die Spontanaktivität des Uterus beginnt etwa ab 0,5 MAC; bei 0,8 bis 0,9 MAC wird die Reaktion auf *Oxytocin* (Syntocinon) unterdrückt. Die Wirkungen sind reversibel und verschwinden rasch, wenn die Narkose abgeflacht oder die Zufuhr des Inhalationsanästhetikums vollständig unterbrochen wird.

! Grundsätzlich können die uterusrelaxierenden Inhalationsanästhetika den Blutverlust nach der Entbindung erhöhen.

„Hypnotische Konzentrationen" von Isofluran, Desfluran und Sevofluran beeinflussen die Uterusaktivität, die Geburtsdauer und den postpartalen Blutverlust nicht.

Lachgas hat in klinisch gebräuchlichen Konzentrationen keinen Einfluss auf die Aktivität des Uterus und die Reaktion auf Oxytocin.

Die **uterusrelaxierenden Wirkungen** von Inhalationsanästhetika werden klinisch ausgenutzt, wenn für bestimmte geburtshilfliche Zwecke eine **Ruhigstellung des Uterus** erforderlich ist, so z. B. bei intrauterinen Manipulationen, Zangenextraktionen oder manueller Plazentalösung. Hierbei reicht eine niedrige Konzentration des Inhalationsanästhetikums aus; hohe Konzentrationen sollten wegen der Gefahr einer **lebensbedrohlichen atonischen Blutung** unmittelbar nach der Geburt vermieden werden.

4.2 Intravenöse Anästhetika, Opioide und Sedativa

Barbiturate können in frühen Stadien der Geburt Frequenz und Amplitude der Uteruskontraktionen vermindern, während im II. Stadium kein Effekt mehr nachweisbar ist.

Opioide wie z. B. Morphin oder Pethidin (Dolantin) beeinflussen in klinisch-analgetischen Dosen Frequenz und Stärke der uterinen Kontraktionen nicht, wenn das II. Stadium der Geburt erreicht worden ist. Hingegen vermindern hohe Dosen, in der Eröffnungsphase gegeben, die Aktivität des Uterus. *Pentazocin* (Fortral) soll die Uterusaktivität mit Eintritt der analgetischen Wirkung verstärken.

Ketamin (Ketanest). In niedriger Dosierung (unter 1,1 mg/kg) ist der Einfluss von Ketamin auf den Ruhetonus des Uterus gering, während Dosen von 1,27 bis 2,2 mg/kg einen deutlichen Tonusanstieg hervorrufen; Dosen über 2,2 mg/kg sollen den Tonus um nahezu 40% steigern. Mit Gesamtdosen zwischen 75 und 100 mg wurde außerdem ein kurzfristiger Anstieg der Uteruskontraktilität beobachtet, vergleichbar der Injektion von 10 E *Oxytocin*.

Benzodiazepine und Neuroleptika beeinträchtigen in klinischen Dosen die Uterusaktivität nicht; häufig können diese Substanzen durch Beseitigung von Angst und Aufregung die koordinierte Uterusaktivität sogar verbessern.

4.3 Lokalanästhetika

Regionale Anästhesietechniken vermindern die Aktivität des Uterus während des Geburtsvorgangs und verzögern den Geburtsablauf. Der genaue Mechanismus ist nicht bekannt. Diskutiert werden eine direkte Wirkung der Lokalanästhetika auf den Uterus und eine indirekte Auswirkung der neuralen Blockade oder eine Kombination beider Effekte.

Die vorliegenden Ergebnisse sind widersprüchlich. Experimentell wurde am schwangeren und nichtschwangeren Uterusmuskelpräparat eine verminderte, aber auch eine gesteigerte Aktivität beobachtet. Hohe Spinalanästhesie (bis Th6) soll die Uterusaktivität nicht beeinflussen, während eine Periduralanästhesie die Aktivität vorübergehend vermindern kann, möglicherweise wegen der höheren Blutspiegel des Lokalanästhetikums. Bei der Periduralanästhesie soll die Wirkung vom Typ des verwendeten Lokalanästhetikums sowie vom Adrenalinzusatz abhängen.

Aminoamide wie **Lidocain** und **Mepivacain** können nach periduraler Injektion für 10–15 min die Stärke der uterinen Kontraktionen vermindern. Diese Wirkung soll bei **Bupivacain** geringer ausgeprägt sein.

Aminoester wie **Tetracain** und **Chlorprocain** sollen keine Wirkungen auf den Uterus besitzen, möglicherweise wegen der raschen hydrolytischen Spaltung im Blut durch Cholinesterase.

Adrenalinzusatz zum Lokalanästhetikum vermindert dosisabhängig die Aktivität des Uterus: je größer die für eine Periduralanästhesie verwendete Menge des Lokalanästhetikums mit Adrenalinzusatz, desto länger die Eröffnungsphase der Geburt bzw. desto höher der Bedarf an Oxytocin zur Stimulation des Uterus.

Neben der Aktivität können Lokalanästhetika wahrscheinlich auch die **Durchblutung des Uterus** beeinflussen. So führt die intraarterielle Injektion verschiedener Lokalanästhetika beim schwangeren Schaf dosisabhängig zu einer Abnahme der Uterusdurchblutung. Möglicherweise beruhen auch die häufig bei einer Parazervikalblockade auftretende **fetale Bradykardie und Azidose** zum Teil auf einer durch das Lokalanästhetikum ausgelösten Vasokonstriktion der Uterus- und Plazentagefäße mit nachfolgender Hypoxie des Feten.

4.4 Uterusstimulierende Pharmaka

Oxytocin (Syntocinon, Orasthin) steigert Stärke und Intensität der Kontraktionen des schwangeren Uterus. Die Wirkung tritt erst im späten Abschnitt des letzten Schwangerschaftsdrittels auf, während in der Frühschwangerschaft auch hohe Dosen von Oxytocin die Uterusaktivität nicht beeinflussen.

Bei der Infusion sollte eine **physiologische Dosis von 16 E/min nicht überschritten** werden, um eine abnorme Uterusaktivität mit sehr hoher Frequenz und hohem Ruhetonus oder gar einen uterinen Tetanus zu vermeiden.

Injektion eines Vasopressors, z. B. Theodrenalin (Akrinor), bei gleichzeitiger Oxytocinbehandlung kann zu einem massiven Blutdruckanstieg führen. Interaktionen von Oxytocin mit *Halothan* sind ebenfalls möglich: So wurden nach Bolusinjektionen von Syntocinon unter Halothannarkose Hypotonie, Tachykardie und Herzrhythmusstörungen beobachtet.

Ergotaminderivate wie **Methergin** werden in der Plazentaperiode bzw. postpartal zugeführt, wenn eine rasche Rückbildung des Uterus, z. B. bei postpartalen Blutungen, erforderlich ist. Die Substanzen erhöhen den Ruhetonus des Uterus sowie die Stärke und Frequenz der Kontraktionen. Wegen ihrer ausgeprägten Wirkung auf den Ruhetonus dürfen Ergotaminpräparate nicht während der Geburt angewandt werden.

Für den Anästhesisten ist Folgendes wichtig:

> Ergotaminderivate wirken vasokonstriktorisch. Sie können bei Hypertonikerinnen oder bei Patientinnen, die während des Geburtsvorgangs einen Vasopressor erhalten haben, einen schweren Blutdruckanstieg mit Hirnblutungen hervorrufen. Myokardinfarkt und Herzstillstand sind ebenfalls beschrieben worden. Darum sollten die Substanzen nicht während einer Narkose zugeführt werden.

Sind Ergotaminderivate postoperativ indiziert, und wurde zuvor ein Vasopressor gegeben, sollte die intramuskuläre Injektion bevorzugt werden. Die i.v. Injektion sollte sich auf Notfälle beschränken; auch sollte die Injektion sehr langsam, unter sorgfältiger Kontrolle des Blutdrucks, erfolgen.

Prostaglandine stimulieren die Aktivität des Uterus. Die Substanzen werden hauptsächlich eingesetzt, um einen Abort ab der 20. SSW auszulösen.

4.5 β-Rezeptoren-Stimulatoren

Stimulation der β-Rezeptoren des Uterus vermindert die Aktivität. β-adrenerge Substanzen wie z. B. **Fenoterol** (Partusisten) oder **Ritodrin** (Pre-par) werden daher eingesetzt, um eine zu frühe Wehentätigkeit zu unterbrechen bzw. einen drohenden Abort zu behandeln oder die Wehentätigkeit bis zum Beginn der Sectio zu hemmen. In klinischen Dosen erregen die Substanzen jedoch auch die $β_1$-Rezep-

4 Wirkungen von Anästhetika und Adjuvanzien auf die Uterusaktivität

toren, so dass entsprechende kardiovaskuläre und respiratorische (Neben-)Wirkungen zu erwarten sind (s. u.).

Die durchschnittliche **Dosierung von Fenoterol** beträgt bei der Akutbehandlung etwa 0,8–4 µg/min; von **Ritodrin** 60–400 µg/min und von **Hexoprenalin** 0,075–0,3 µg/min per Infusion.

Die Fenoterol- bzw. β-sympathomimetische Therapie geht mit bestimmten Wirkungen einher, die für den Anästhesisten von Bedeutung sind:
— Die **Herzfrequenz** steigt, abhängig von Dosis und Infusionsdauer, um ca. 30% an, bei Langzeittherapie etwa um 20%. Kombination von Fenoterol mit dem Kalziumantagonisten *Verapamil* bleibt ohne Einfluss, während durch gleichzeitige Zufuhr des β-Rezeptoren-Blockers *Metoprolol* (Beloc) die Herzfrequenz der Schwangeren weniger stark zunimmt. (Beachte Interaktionen von Metoprolol mit Inhalationsanästhetika!) Die Wirkung von β-Sympathomimetika auf die fetale Herzfrequenz ist noch nicht endgültig geklärt.
— Der **arterielle Blutdruck** fällt, je nach Dosis, um etwa 10–20% ab, bedingt durch eine Abnahme des peripheren Widerstands.
— Das **Herzzeitvolumen** steigt bei üblicher klinischer Dosierung um 40–70% an; dieser Effekt kann durch Kombination mit Metoprolol weitgehend verhindert werden.
— Der **Pulmonalarteriendruck** steigt zumeist leicht an, bedingt durch die Zunahme des Herzzeitvolumens, während der **Lungenkapillardruck** und der **Lungengefäßwiderstand** sich nicht wesentlich ändern.
— **Renale Wirkungen** manifestieren sich in folgender Weise: Abnahme der Nierendurchblutung und der glomerulären Filtrationsrate, Einschränkung der Urin- und Elektrolytausscheidung, Anstieg der ADH- und Reninsekretion, ausgeprägte Wasserretention. Eine Normalisierung dieser Veränderungen ist erst 3 Tage nach Absetzen der β-Sympathomimetika zu erwarten.

Unter der β-Sympathomimetika-Therapie kann sich als schwerwiegendste Komplikation ein **lebensbedrohliches Lungenödem** entwickeln, und zwar im letzten Schwangerschaftsdrittel, gewöhnlich in Zusammenhang mit hoher intravenöser Flüssigkeitszufuhr, Gabe von Glukokortikoiden und/oder Prostaglandinantagonisten sowie präexistenten oder schwangerschaftsspezifischen Erkrankungen (z. B. Präeklampsie, Eklampsie). Als zugrundeliegende pathophysiologische Mechanismen werden diskutiert:
— Antidiuretische Wirkungen bei gleichzeitiger Steigerung des Durstgefühls;
— Anstieg des hydrostatischen Drucks in der Lunge durch die Zunahme des Herzzeitvolumens;
— Steigerung der Membranpermeabilität für Wasser und Natrium.

Für **Allgemeinnarkose und Periduralanästhesie** bei Patientinnen unter β-Sympathomimetika-Therapie ist zu beachten:
— Besonders gefährdet sind Patientinnen, bei denen die tokolytische bzw. β-sympathomimetische Therapie erst innerhalb der letzten 3 Tage begonnen wurde oder die bis zu Beginn der Sectio ein- oder mehrmals β-Sympathomimetika erhalten haben.
— Übermäßige Flüssigkeitszufuhr muss bei β-Sympathomimetika-Behandlung wegen der ausgeprägten Neigung zur Wasserretention unbedingt vermieden werden. Die für die Periduralanästhesie bei Sectio übliche Zufuhr von 750–1000 ml Elektrolytlösung innerhalb kurzer Zeit vor der Blockade ist gefährlich und sollte daher nicht durchgeführt werden.
— Grundsätzlich ist eine sorgfältige Bilanzierung der Flüssigkeitszufuhr unter Kontrolle der Urinausscheidung und möglichst auch des zentralen Venendrucks erforderlich.
— Auf die Zufuhr von **Atropin** sollte wegen der Gefahr eines exzessiven Herzfrequenzanstiegs verzichtet werden.
— Die Kombination der β-Sympathomimetika mit **Dehydrobenzperidol** kann zu verstärktem Blutdruckabfall führen; darum sollte auf DHBP verzichtet werden.
— Für die Narkose könnte Remifentanil wegen seiner nierenunabhängigen Elimination Vorteile gegenüber anderen Opioiden aufweisen.
— In den ersten 24 h nach dem operativen Eingriff ist eine **negative Flüssigkeitsbilanz** erforderlich, da besonders am ersten Tag nach Sectio eine erhöhte Flüssigkeitsretention zu erwarten ist, vor allem in Verbindung mit β-Sympathomimetika-Therapie.

4.6 Vasopressoren

Vasopressoren (α-adrenerge Substanzen) werden während der geburtshilflichen Anästhesie eingesetzt, um einen Blutdruckabfall, vor allem ausgelöst durch Regionalanästhesie, zu behandeln. Hierbei müssen die Wirkungen dieser Substanzen auf die Durchblutung des Uterus wegen der möglichen ungünstigen Auswirkungen auf den Feten besonders beachtet werden.

! Alle α-adrenergen Substanzen konstringieren die Uterusgefäße und vermindern nachfolgend die Uterusdurchblutung. Sie sollten daher in der geburtshilflichen Anästhesie mit Vorsicht eingesetzt werden.

Außerdem können die Substanzen die Aktivität des Uterus steigern.

4.6.1 Ephedrin

Die Substanz stimuliert die α- und β-adrenergen Rezeptoren; systolischer und diastolischer Druck steigen an; die Herzfrequenz ändert sich nicht oder nimmt zu. Kontraktionskraft des Herzens und (bei ausreichendem venösem Rückstrom) auch das Herzzeitvolumen werden gesteigert (s. Seite 199).

Die Uterusaktivität wird vermindert, während die Uterusdurchblutung (im Tierexperiment) nicht oder zumindest in geringerem Maße als durch andere Vasopressoren beeinträchtigt wird. **Ephedrin** gilt daher als Vasopressor der Wahl in der geburtshilflichen Anästhesie. Nach Marx ist jedoch ein ausreichendes intravasales Volumen Vorbedingung für die Wirksamkeit von Ephedrin beim Blutdruckabfall durch Peridural- oder Spinalanästhesie bei Sectio. Klinisch gebräuchlich sind Dosen von 25–50 mg i.v.

4.6.2 Theodrenalin (Akrinor)

In Deutschland wird anstelle von Ephedrin meist Theodrenalin als Vasopressor verwendet. Dieses Mischpräparat enthält in 2 ml Injektionslösung (bzw. 1 Amp.) 200 mg Theophyllinderivat (Cafedrin) und 10 mg Theodrenalin-HCl sowie 0,4 mg Natriumdisulfit und Ethanol 96% als Hilfsstoffe. Dosierung: nach Wirkung; bei starkem Blutdruckabfall ½–1 Ampulle langsam i.v. (ca. 1 ml/min).

Die wichtigsten **Nebenwirkungen** sind:
— Angina pectoris,
— Herzklopfen,
— ventrikuläre Herzrhythmusstörungen,
— exzessiver Blutdruckanstieg (bei Überdosierung),
— Kopfschmerzen.

Als **Kontraindikationen** für Akrinor gelten:
— Hypertonie,
— Mitralstenose,
— Hyperthyreose,
— Phäochromozytom,
— Engwinkelglaukom.

Phenylephrin siehe Kapitel 9, Seite 198, Amezinium Seite 200.

4.7 Weitere Einflüsse

Schmerz, **Angst** und **Aufregung** können die Katecholaminsekretion steigern und auf diese Weise indirekt die Aktivität des Uterus beeinflussen.

Adrenalin vermindert den Ruhetonus des Uterus sowie Frequenz und Stärke der Uteruskontraktionen, während **Noradrenalin** Ruhetonus, Frequenz und Intensität steigert. Klinisch manifestiert sich eine gesteigerte Katecholaminsekretion in Form von häufigen, unkoordinierten Kontraktionen geringer Intensität. Diese unerwünschte Reaktion kann zumeist durch **ausreichende Analgesie** (z. B. Periduralanästhesie, systemische Analgetika) unterbrochen werden, vorausgesetzt, die Therapie wird erst nach Beginn der aktiven Wehentätigkeit begonnen.

Blutdruckabfall vermindert die Uterusdurchblutung und führt nachfolgend zu fetaler Hypoxie.

Hyperkapnie führt im Experiment zu einer tetanischen Kontraktion des Uterusmuskels, die nach Beseitigung der Hyperkapnie wieder verschwindet. **Hypokapnie** löst beim schwangeren Schaf eine Konstriktion der Uterusgefäße aus: Die Durchblutung nimmt ab.

Hypoxie steigert im Tierexperiment die Kontraktilität des Uterus, während der Ruhetonus sich nicht ändert. **Hyperoxie**, z. B. durch Sauerstoffvoratmung, scheint beim Menschen keinen klinisch fassbaren Einfluss auf die Durchblutung des Uterus zu haben.

5 Plazentapassage von Anästhetika und Adjuvanzien

Die Plazenta ist keine wesentliche Barriere gegenüber Pharmaka, darum gelangen praktisch alle in der geburtshilflichen Anästhesie verwendeten Substanzen aus dem maternalen Kreislauf über die Plazenta in den fetalen Kreislauf und in die fetalen Gewebe. Hier können sie unerwünschte Wirkungen hervorrufen, die bei der Auswahl der Substanzen berücksichtigt werden müssen.

Die Plazentapassage von Pharmaka wird durch eine Vielzahl von Faktoren reguliert, die aus ethischen und experimentell-technischen Gründen am Menschen nicht umfassend untersucht werden können. Darum beruhen die meisten Ergebnisse auf Tierversuchen, deren Bedeutung für den Menschen nicht immer hinreichend gesichert ist.

Die Plazentapassage von Pharmaka wird durch zwei grundlegende Faktoren beeinflusst: die physikochemischen Eigenschaften der Pharmaka und die physiologischen Eigenschaften der uteroplazentofetalen Einheit.

5.1 Physikochemische Eigenschaften der Pharmaka

Für die Plazentapassage von Pharmaka sind folgende physikochemische Eigenschaften einer Substanz von wesentlicher Bedeutung:
— Lipoidlöslichkeit und Ionisationsgrad,
— Proteinbindung,
— Molekulargewicht,
— Konzentration im mütterlichen Blut.

Lipoidlöslichkeit und Ionisationsgrad. *Lipophile* Substanzen, die bei physiologischen pH-Werten nicht oder nur wenig ionisiert sind, diffundieren leicht durch die Plazenta und gelangen rasch in den fetalen Kreislauf (Beispiel: Barbiturate).

Ist hingegen eine Substanz *stark ionisiert*, so wird die Plazentapassage erschwert; die Substanz gelangt verzögert und in niedrigerer Konzentration in den fetalen Kreislauf (Beispiel: Succinylcholin).

Proteinbindung. Zahlreiche Pharmaka sind im mütterlichen Blut in unterschiedlichem Ausmaß an Proteine gebunden. Hierdurch wird die Plazentapassage der Pharmaka beeinflusst. Das Ausmaß der Plazentapassage scheint davon abzuhängen, ob die Substanz lipophil und nicht ionisiert oder lipophob und stark ionisiert ist.

Lipophile, nichtionisierte Substanzen werden durch die Proteinbindung nicht merklich beeinflusst; ihre Passage ist proportional zur Plazentadurchblutung.

Hingegen soll der Transfer der langsam diffundierenden, *stark ionisierten (lipophoben)* Substanzen durch die Proteinbindung vermindert werden.

Molekulargewicht. Alle Substanzen mit einem Molekulargewicht von unter 600 D diffundieren leicht durch die Plazenta, während bei einem Molekulargewicht von über 1000 D gewöhnlich keine Plazentapassage stattfindet. Da die meisten Pharmaka ein Molekulargewicht von 250–500 D aufweisen, können sie, je nach Lipoidlöslichkeit und Ionisationsgrad, nahezu vollständig die Plazenta passieren.

Konzentrationsgradient an der Plazentamembran. Allgemein gilt: je höher die Konzentration einer Substanz im maternalen Blut bzw. je größer der Konzentrationsgradient zwischen maternalem und fetalem Blut der Plazenta, desto stärker die Diffusion durch die Plazenta.

Klinisch gilt:
Je niedriger das Molekulargewicht, je größer die Lipoidlöslichkeit, je niedriger der Ionisationsgrad, je höher die Konzentration einer Substanz, desto ausgeprägter die Plazentapassage.

5.2 Eigenschaften der uteroplazentofetalen Einheit

Folgende Faktoren der uteroplazentofetalen Einheit beeinflussen u.a. die Plazentapassage von Pharmaka:
— Durchblutung der Plazenta,
— Reife der Plazenta,
— plazentarer Metabolismus von Pharmaka.

Plazentadurchblutung. Welche Menge einer Substanz zur plazentaren Austauschfläche gelangt, hängt von der Durchblutung des Uterus bzw. der Plazenta ab. Inwieweit Veränderungen der maternalen Hämodynamik den Transport eines Pharmakons zur Plazenta beeinflussen, ist noch wenig bekannt. Theoretisch könnten z.B. maternaler Blutdruckabfall oder Blutdruckanstieg sowie uterine Kontraktionen und aortokavale Kompression den Transport zur Plazenta jeweils verstärken oder vermindern.

Reife der Plazenta. Die Diffusion von Pharmaka ist am langsamsten im zweiten Trimenon; am raschesten ist sie im ersten und letzten Drittel, weil während dieser Zeit das Epithel des Trophoblasten vermindert ist.

Plazentarer Metabolismus von Pharmaka. Die Plazenta verfügt über ein Enzymsystem, das Pharmaka inaktivieren kann. Die Aktivität ist jedoch wesentlich geringer als die der maternalen und fetalen Leber. Die klinische Bedeutung des Enzymsystems ist gegenwärtig noch weitgehend unbekannt. Unstrittig ist jedoch seine Rolle bei der Biotransformation von Steroidhormonen.

Plazentare Diffusionsrate. Die Diffusionsrate (Q/t) eines Pharmakons ist nach dem Fick-Diffusionsgesetz eine Funktion
— des Konzentrationsgradienten zwischen mütterlichem und fetalem Blut,
— der Austauschfläche (F) und
— der Membrandicke (D).

Es gilt:

$$\frac{\dot{Q}}{t} = K \times F \times \frac{C_m - C_f}{D}$$

C_m = Konzentration im maternalen Blut; C_f = Konzentration im fetalen Blut; K = Diffusionskonstante

Der Konzentrationsgradient bestimmt nicht nur das Ausmaß der Diffusion, sondern auch die

Richtung. Wenn C_f größer als C_m ist, diffundiert die Substanz aus dem fetalen in das maternale Blut zurück.

Das Fick-Prinzip geht von konstanten Membraneigenschaften aus und berücksichtigt nicht, dass einige Pharmaka die Membraneigenschaften und damit die Diffusion verändern können. Für den Anästhesisten ist das Fick-Prinzip von **großer klinischer Bedeutung,** weil er die C_m (die Konzentration der Substanz im mütterlichen Blut) wesentlich beeinflussen kann.

5.3 Fetale Pharmakologie

Hat das Pharmakon die Plazenta passiert, bestimmen fetale Faktoren Verfügbarkeit und Wirkung.

5.3.1 Fetale Aufnahme von Pharmaka

Die fetale Aufnahme einer Substanz hängt vor allem von folgenden Faktoren ab:
— Löslichkeit der Substanz im fetalen Blut,
— Menge und Verteilung des fetalen Bluts im intervillösen Raum,
— Konzentration der Substanz im zur Plazenta zurückkehrenden fetalen Blut,
— pH-Gradient zwischen maternalem und fetalem Blut.

5.3.2 Fetale Verteilung von Pharmaka

Der fetale Kreislauf (▶ Abb. 37-2) hat großen Einfluss auf die Verteilung eines Pharmakons. Das fetale Blut fließt aus der Plazenta über die Nabelvene und von dort entweder über die Leber oder

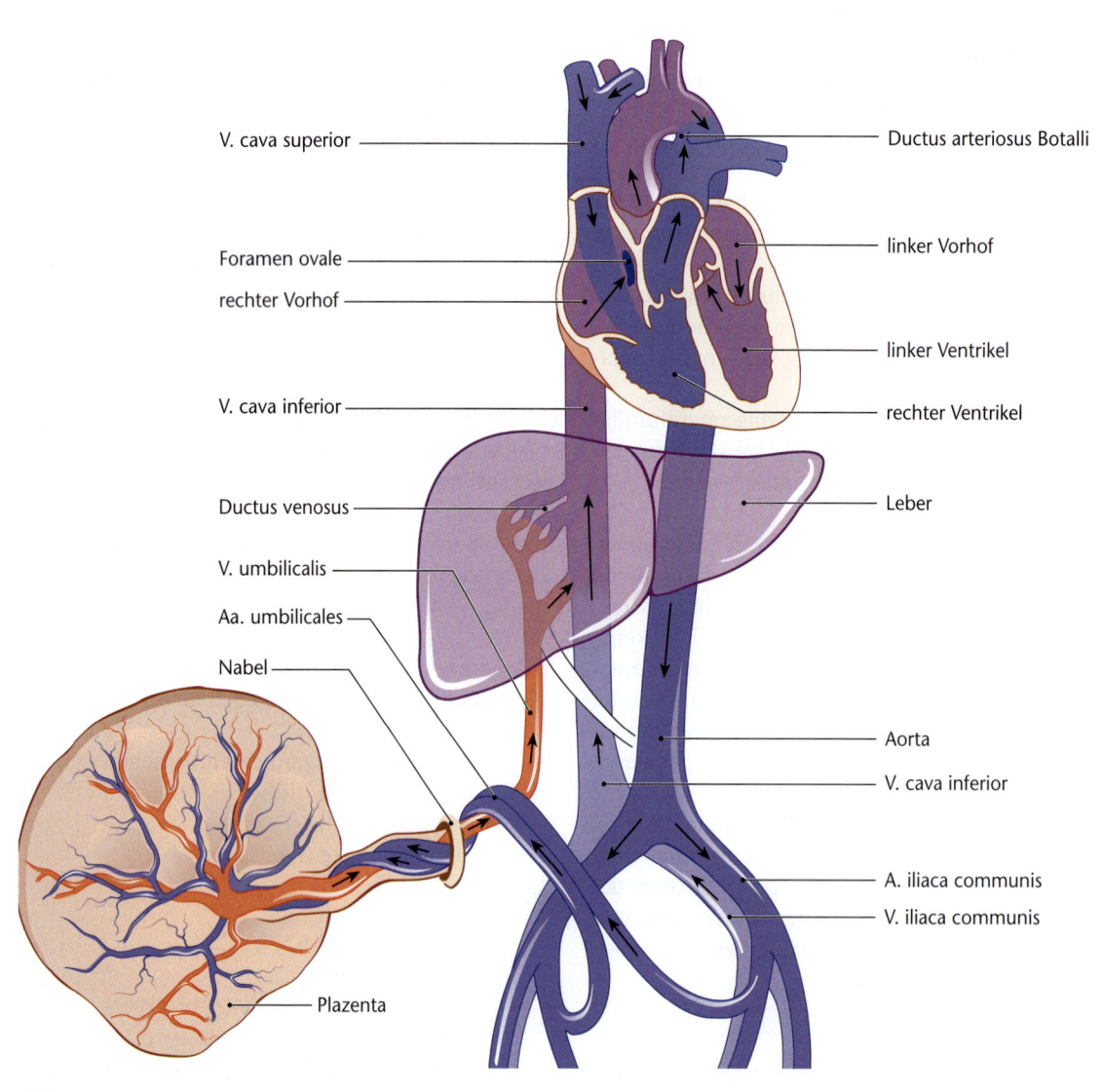

Abb. 37-2 Schema des fetalen Kreislaufs.

über den Ductus venosus in die untere Hohlvene.

Das Blut der V. cava inferior besteht oberhalb der Lebervenen aus einer Mischung von arterialisiertem Blut der Plazenta und venösem Blut aus dem Gastrointestinaltrakt und den unteren Extremitäten des Feten. Dieses *Mischblut* teilt sich in zwei Ströme auf:
— Etwa 40% gelangen in das rechte Herz und vermischen sich dort mit Blut aus der oberen Hohlvene, das aus Gehirn, Kopf und oberen Extremitäten des Feten stammt. Dieses Mischblut strömt in den Hauptstamm der A. pulmonalis und von dort über den Ductus arteriosus in die Aorta. Ein kleiner Anteil des Blutes gelangt in die nicht belüftete Lunge.
— Etwa 60% des Mischblutes strömen über das Foramen ovale in den linken Vorhof und werden dort mit dem aus der Lunge zurückkehrenden Blut vermischt. Dieses Blut fließt in die Aorta und gelangt in Kopf, obere Extremitäten, Stamm sowie untere Extremitäten und schließlich über die beiden *Nabelarterien* zur Plazenta.

Daraus folgt:
— Jedes Pharmakon wird zunehmend verdünnt, bevor es die arterielle Seite des fetalen Kreislaufs erreicht.

Die Konzentration eines Pharmakons in dem zur Plazenta zurückkehrenden **Nabelarterienblut** hängt im Wesentlichen von folgenden Faktoren ab:
— Menge der in den fetalen Kreislauf gelangten Substanz,
— Aufnahme der Substanz in fetale Gewebe,
— fetaler pH-Wert,
— Proteinbindung im fetalen Blut.

Klinisch ist wichtig:
Fetale Gewebe besitzen eine hohe Affinität zu Lokalanästhetika.

5.3.3 Fetaler Metabolismus und Ausscheidung von Pharmaka

Die fetale Enzymaktivität ist meist geringer als die des Erwachsenen; oxidative und konjugierende Stoffwechselwege sind mangelhaft ausgebildet. Darum werden Pharmaka im fetalen Organismus nicht in gleichem Ausmaß abgebaut wie beim Erwachsenen. Da auch die Nierenfunktion relativ unreif ist, kann die Wirkung von Substanzen, die primär renal eliminiert werden, verlängert sein.

5.3.4 Wirkungen von Pharmaka auf den Feten

Für den Anästhesisten sind die Auswirkungen der während einer geburtshilflichen Anästhesie verabreichten Pharmaka auf den Feten von großer Bedeutung, da sie den unmittelbaren Anpassungsvorgang an das extrauterine Leben in ungünstiger Weise beeinflussen können.

Klinisch sind die Wirkungen häufig nur grob einschätzbar, weil der Zustand des Neugeborenen direkt nach der Geburt nicht selten von zahlreichen anderen (geburtshilflichen) Faktoren abhängt. Meist werden die *Apgar-Werte* sowie der *Säure-Basen-Status* und die *Blutgase* im Nabelschnurblut herangezogen, um die Wirkung von Pharmaka auf den Feten bzw. das Neugeborene zu beurteilen.

Barbiturate

Alle Barbiturate passieren rasch die Plazenta, werden aber vor Erreichen des fetalen Gehirns zunehmend im fetalen Blut verdünnt und z. T. auch in der fetalen Leber aufgenommen. Die ultrakurzwirksamen Substanzen wie Thiopental, Thiamylal und **Methohexital** können bereits 45 s nach der Injektion in eine Vene der Schwangeren im fetalen Kreislauf nachgewiesen werden; maximale Konzentrationen (die aber unter denen im maternalen Blut liegen) werden innerhalb von 2–3 min nach der Injektion erreicht. 10 min nach der Injektion ist die fetale Plasmakonzentration auf 50% des Maximalwerts abgefallen. Wiederholte Injektionen von nur ⅓ der Einleitungsdosis führen jeweils erneut zu maximalen Plasmaspiegeln, die denen der Einleitungsdosis entsprechen. Die einmalige Bolusinjektion eines Barbiturats zur Narkoseeinleitung bewirkt keine Anästhesie des Feten bzw. Neugeborenen, während nach **wiederholten Dosen** mit einer fetalen Depression gerechnet werden muss.

! Je höher die Barbituratdosis, desto ausgeprägter die fetale Depression.

Allerdings besteht keine enge Korrelation zwischen den fetalen Plasmaspiegeln und dem Zustand des Neugeborenen unmittelbar nach der Geburt.

Empfohlenes Vorgehen für den Einsatz von Barbituraten bei geburtshilflichen Eingriffen:
— Die Gesamtdosis von **Thiopental** für die Narkoseeinleitung sollte 4–7 mg/kg nicht überschreiten.
— Es gibt keine „optimale Zeit" bis zur Entwicklung des Kindes.
— Injektion des Barbiturats zu Beginn einer Wehe vermindert möglicherweise die diaplazentar übertretende Substanzmenge (nicht gesichert).
— Die Dauer einer Thiopental/Lachgas/Sauerstoff-Anästhesie sollte so kurz sein wie mit einer sicheren geburtshilflichen Operation vereinbar,

um eine längere Exposition des Feten gegenüber Lachgas zu vermeiden. Darum: Operationsgebiet **vor der Narkoseeinleitung** vorbereiten!
— Bei Blutung, Hypertonie oder Präeklampsie-Eklampsie sollte die Barbituratdosis reduziert werden.

Ein ähnliches Vorgehen gilt auch für **Methohexital**. Die Maximaldosis sollte ca. 1 mg/kg nicht überschreiten. Höhere Dosen führen häufig zu fetaler Depression und niedrigen Apgar-Werten.

Propofol

Die Plazentapassage von Propofol soll der von Thiopental entsprechen. Bei trächtigen Schafen ergaben sich nach Einleitungsdosen von Propofol keine ungünstigen Wirkungen auf die Uterusdurchblutung und den Zustand des Feten. Auch bei der Einleitung zur Sectio fanden sich in klinischen Untersuchungen nach 2 bis 2,8 mg/kg Propofol im Vergleich zu 4–5 mg/kg Thiopental keine Unterschiede in den Apgar-Werten, Säure-Basen-Parametern und im neurologischen Zustand des Neugeborenen. Blutdruckabfälle waren ebenfalls nicht häufiger als mit Thiopental. Andererseits ergaben sich in einer anderen Untersuchung niedrigere Apgar-Werte, vorübergehende Somnolenz und ein geringerer Muskeltonus nach 2,8 mg/kg Propofol.

Ketamin

Ketamin passiert rasch die Plazenta. Dosen von mehr als 1 mg/kg führen zu fetaler Depression mit niedrigen Apgar-Werten und Thoraxrigidität des Neugeborenen; sie müssen daher vermieden werden. Hingegen soll nach niedrigen Dosen von 1 mg/kg bzw. maximal 100 mg keine fetale Depression auftreten.

Opioide

Alle Opioide passieren nach *intravenöser* Injektion rasch und in größerer Menge die Plazenta und führen zu fetaler Atemdepression. Hingegen werden bei *intramuskulärer* Injektion maximale fetale Plasmaspiegel erst nach etwa 2–3 h erreicht; zu diesem Zeitpunkt muss mit einer fetalen Atemdepression gerechnet werden. Erfolgt jedoch die Geburt innerhalb der ersten Stunde oder mehr als 4 h nach der intramuskulären Injektion des Opioids, tritt keine fetale Depression auf.

Die fetale Wirkung von Opioiden kann durch Injektion des Opioidantagonisten **Naloxon** in eine Vene der Schwangeren aufgehoben werden. Dieses Vorgehen ist jedoch nicht empfehlenswert. Vielmehr sollte der Antagonist **erst nach der Geburt** in ein Nabelschnurgefäß injiziert werden, wenn sichere Zeichen der fetalen Opioiddepression vorhanden sind.

Beachtet werden muss auch, dass Neugeborene opioidabhängiger Mütter eine Atemdepression sowie Entzugssymptome entwickeln können.

Klinisch gilt:

> Bei geburtshilflichen Eingriffen sollte bis zur Entwicklung des Kindes grundsätzlich keine balancierte Anästhesietechnik mit Opioiden durchgeführt werden.

Remifentanil. Der Einsatz dieses Opioids bei geburtshilflichen Eingriffen und Entbindungen ist derzeit nicht ausreichend untersucht. Kan und Mitarb. haben Remifentanil in einer Dosierung von 0,1 µg/kg/min bei elektiven Kaiserschnittoperationen ergänzend zur Periduralanästhesie angewandt. Hierbei konnten eine signifikante Plazentapassage und ein fetaler Metabolismus der Substanz nachgewiesen werden: Die Substanz hatte bei keinem der über einen Zeitraum von 24 h beobachteten Neugeborenen ungünstige Auswirkungen. Demgegenüber musste bei 1 von 17 Patientinnen die Remifentanil-Dosierung wegen eines vorübergehenden Blutdruckabfalls und bei 2 Patientinnen wegen exzessiver Sedierung bereits vor Entwicklung des Kindes reduziert werden. Nach der Entwicklung des Kindes musste bei weiteren 5 Patientinnen die Dosierung reduziert werden: bei einer Patientin wegen Benommenheit, bei den übrigen 4 Patientinnen wegen exzessiver Sedierung.

Benzodiazepine

Benzodiazepine passieren leicht die Plazenta und erscheinen in größerer Menge im fetalen Kreislauf. Die bisher am besten untersuchte Substanz ist Diazepam.

Diazepam wird in der Geburtshilfe als Sedativum, als Prämedikationsmittel für die Sectio und als Antikonvulsivum bei der Behandlung der Eklampsie eingesetzt. Die Substanz gelangt in beträchtlicher Menge über die Plazenta in den fetalen Kreislauf: Innerhalb weniger Minuten nach intravenöser Injektion erreichen mütterliche und fetale Blutspiegel ein Gleichgewicht. Der Fet kann die Substanz nur in geringer Menge metabolisieren, so dass nach Zufuhr größerer Dosen an die Schwangere beim Neugeborenen für mindestens eine Woche pharmakologisch aktive Konzentrationen von Diazepam und dessen Metaboliten nachweisbar sind.

Die wichtigsten **unerwünschten Nebenwirkungen** beim Neugeborenen nach Zufuhr höherer Dosen Diazepam an die Schwangere (etwa 30 mg) sind:
— Verminderter Tonus,
— Schläfrigkeit,
— Störungen der Temperaturregulation mit Hypothermie,
— Trinkschwierigkeiten.

Außerdem beeinträchtigt Diazepam die physiologische Unregelmäßigkeit der fetalen Herzaktion und die periodischen Schwankungen der Herzfrequenz. Die klinische Bedeutung dieser Wirkung ist nicht bekannt.

Klinisch gilt für den Einsatz von Diazepam (und wahrscheinlich auch anderer Benzodiazepine):

> Niedrige intravenöse Dosen von Diazepam (2,5–10 mg) haben während der Wehentätigkeit und der Geburt keinen nachteiligen Einfluss auf den Feten.

Floppy-Infant-Syndrom. Langzeitbehandlung mit Benzodiazepinen während der Schwangerschaft (auch in niedriger Dosierung) oder hochdosierte Zufuhr kurz vor der Geburt kann beim Neonaten eine evtl. lebensbedrohliche Intoxikation hervorrufen, die sich als sog. Floppy-Infant-Syndrom manifestiert:
— Schlaffer Muskeltonus,
— verminderte Reflexerregbarkeit,
— Hypothermie,
— gelegentlich Atemstillstand,
— niedrige Apgar-Werte und schlechter neurologischer Allgemeinzustand.

Das Syndrom tritt wahrscheinlich nur auf, wenn eine entsprechende individuelle Disposition der Schwangeren und des Feten besteht, also nicht grundsätzlich nach jeder Benzodiazepineinnahme während der Schwangerschaft.

Nach Langzeitbehandlung der Schwangeren mit Benzodiazepinen können die Symptome oder Entzugserscheinungen beim Kind bis zu einigen Monaten andauern, so dass eine entsprechende ärztliche Beobachtung indiziert ist.

Neuroleptika

Phenothiazine wie z. B. Promethazin und Butyrophenone wie z. B. **Droperidol** passieren ebenfalls rasch die Plazenta, scheinen jedoch in niedriger Dosierung keinen wesentlichen Einfluss auf den Feten zu besitzen.

Inhalationsanästhetika

Alle dampf- oder gasförmigen Inhalationsanästhetika passiert rasch die Plazenta und bewirken in anästhetischen Konzentrationen eine fetale Depression. Hierbei gilt:

> Das Ausmaß der Neugeborenendepression durch Inhalationsanästhetika ist abhängig von der Tiefe und Dauer der Narkose bei der Schwangeren.

Lachgas tritt, unabhängig von uterinen Kontraktionen, rasch in den fetalen Kreislauf über; bereits nach 4 min beträgt der maternofetale Konzentrationsgradient 0,8. Ebenso rasch verläuft die Lachgasaufnahme in die fetalen Gewebe. Mit zunehmender Narkosedauer steigt der Konzentrationsgradient zwischen Nabelarterien- und Nabelvenenblut progredient an; nach 15–36 min ist ein Gleichgewicht von etwa 90% erreicht.

Klinisch sollte Folgendes beachtet werden:

> Verlängerte Zufuhr von Lachgas (> 15–17 min) führt häufig zur Neugeborenendepression.

Wichtigste Ursache ist vermutlich die direkte Wirkung von Lachgas auf das fetale Gehirn, während eine Diffusionshypoxie beim Neugeborenen nach Abnabelung von der Mutter eher theoretisch von Bedeutung ist und klinisch sehr wahrscheinlich keine Rolle spielt. Entsprechend wird heutzutage das ursprüngliche Konzept von Marx, inspiratorische O_2-Konzentrationen von 50% während der geburtshilflichen Narkose nicht zu unterschreiten und außerdem 2 min vor Abnabelung des Kindes die Mutter mit 100% Sauerstoff zu beatmen, von vielen Anästhesisten wegen der meist **zu flachen Narkose** nicht mehr durchgeführt. Selbst inspiratorische Lachgaskonzentrationen von 70% (supplementiert durch volatile Anästhetika) während einer elektiven Sectio ohne fetales Risiko gelten nicht mehr als gefährlich.

Sehr vorsichtige Anästhesisten können dem Neugeborenen für einige Minuten Sauerstoff über eine Gesichtsmaske zuführen, wenn die Lachgaszufuhr erst nach der Abnabelung unterbrochen wurde.

Isofluran, Desfluran und Sevofluran passieren rasch die Plazenta und sind innerhalb von wenigen Minuten nach Narkosebeginn im Nabelvenenblut nachweisbar. Neugeborenendepression, Uterusrelaxierung und blutdrucksenkende Wirkung begrenzen den Einsatz von diesen Substanzen in der geburtshilflichen Anästhesie.

Klinisch gilt:

> Eine Narkosetechnik mit niedrigen Konzentrationen von Isofluran, Desfluran oder Sevofluran (max. 0,5 MAC) und Lachgas (25–50%) einschließlich Muskelrelaxanzien scheint keine Neugeborenendepression hervorzurufen.

Muskelrelaxanzien

Muskelrelaxanzien sind gering fettlöslich und stark ionisiert, so dass die Plazentapassage erschwert ist. Dennoch treten auch diese Substanzen in den fetalen Kreislauf über.

Depolarisierende Muskelrelaxanzien

Succinylcholin passiert nur in geringer Menge die Plazenta. Klinische Effekte auf den Feten sind erst nach höheren Dosen (> 10 mg/kg) zu erwarten. Praktisch gilt:

> Dosen von maximal 2–3 mg/kg Succinylcholin führen nicht zur Relaxierung des Feten bzw. Neugeborenen.

Nichtdepolarisierende Muskelrelaxanzien

Pancuronium passiert in klinischen Dosen (0,06 bis 0,1 mg/kg) rasch die Plazenta, bewirkt jedoch keine wesentliche Muskelrelaxierung beim Feten; Ähnliches gilt auch für **Vecuronium, Rocuronium, Atracurium und cis-Atracurium.** Hohe Dosen nichtdepolarisierender Relaxanzien führen jedoch zur Relaxierung.

Atropin

Die Belladonna-Alkaloide Atropin und **Scopolamin** passieren rasch die Plazenta. Injektion von 0,5 mg Atropin i.v. führt bei Mutter und Fet etwa innerhalb von 1 min zum Anstieg der Herzfrequenz. Die Durchblutung der Nabelschnurgefäße soll zunehmen. Atropin kann ohne Gefahr für den Feten für Narkosezwecke eingesetzt werden.

Lokalanästhetika

Lokalanästhetika passieren aufgrund ihrer physikochemischen Eigenschaften leicht die Plazenta. Hohe fetale Konzentrationen können zu toxischen Wirkungen mit nachfolgender Depression des Feten bzw. Neugeborenen führen. Die wichtigsten Wirkungen sind:
— Beeinträchtigung der Herzfunktion mit fetaler Bradykardie,
— Dämpfung des zentralen Nervensystems,
— Störungen des neurologischen Verhaltens.

Esterartige Lokalanästhetika unterscheiden sich quantitativ in ihrer Plazentapassage von den amidartigen Lokalanästhetika. Wegen ihrer raschen hydrolytischen Spaltung im Blut der Schwangeren erreichen nur unwesentliche Mengen die Plazenta und den Feten. Darum ist von diesen Substanzen **keine Beeinträchtigung des Neugeborenen** zu erwarten.

Amide. Anders hingegen die amidartigen Lokalanästhetika: Diese Substanzen erscheinen rasch nach der Injektion im fetalen Kreislauf. Die fetalen Blutkonzentrationen hängen vom *Injektionsort* ab; sie sind im Allgemeinen den Konzentrationen im maternalen Blut proportional. Hohe Konzentrationen treten besonders bei der Kaudalanästhesie auf, während bei lumbaler Periduralanästhesie, Pudendusblock und Parazervikalblockade vergleichbare Plasmakonzentrationen bei der Mutter erreicht werden. Klinisch muss Folgendes beachtet werden:

> Eine Erhöhung der Lokalanästhetikumdosis führt, unabhängig vom Injektionsort, zu höheren Blutspiegeln bei der Schwangeren und beim Feten.

Die **plazentare Diffusionsrate** der einzelnen amidartigen Lokalanästhetika ist unterschiedlich: So sind die Konzentrationen von **Etidocain** und **Bupivacain** im Nabelschnurblut geringer als die von **Lidocain** und **Mepivacain,** während die von **Prilocain** sogar die Konzentration im maternalen Blut überschreiten kann (▶ Tab. 37-3).

Das unterschiedliche Konzentrationsverhältnis der einzelnen Substanzen soll auf ihrer unterschiedlichen *Plasmaproteinbindung* beruhen. **Ropivacain, Bupivacain und Levobupivacain** sind zu über 90% im maternalen Blut an Proteine gebunden; ihr Konzentrationsverhältnis von Nabelschnurblut zu mütterlichem Plasma ist niedrig. **Lidocain** und **Mepivacain** sind nur zu 50–70% an Plasmaproteine gebunden; ihr Konzentrationsverhältnis ist höher. Da nur freie, d. h. nicht an Plasmaproteine der Mutter gebundene Substanz die Plazenta passieren kann, sollen Substanzen mit hoher Proteinbindung (Ropivacain, Bupivacain, Levobupivacain) in geringerem Maße die Plazenta passieren als Substanzen mit niedrigerer Proteinbindung (Lidocain, Mepivacain). Diese Hypothese ist umstritten, weil auch die Dissoziation des Lokalanästhetikums aus der Proteinbindung beachtet werden muss. So wird eine hohe Pro-

Tab. 37-3 Verhältnis der Konzentrationen von Nabelschnurblut/maternalem Plasma bei verschiedenen amidartigen Lokalanästhetika

Substanz	Konzentrationsverhältnis
Prilocain	1,0–1,1
Lidocain	0,5–0,7
Mepivacain	0,7
Bupivacain	0,2–0,4
Ropivacain	0,2–0,4
Etidocain	0,2–0,3

teinbindung des Lokalanästhetikums dessen Plazentapassage nicht behindern, wenn eine rasche Dissoziation der Substanz aus der Proteinbindung eintritt. Freie Substanz würde ungehindert die Plazenta passieren. Im Gleichgewichtszustand sind die Konzentrationen freier Substanz im mütterlichen und fetalen Blut annähernd gleich, während die Gesamtmenge unterschiedlich ist.

Klinisch wichtig ist die niedrigere Proteinbindung der Lokalanästhetika im fetalen Blut. Sie beruht vermutlich auf einem Mangel an α_1-Globulin des Feten. Hierdurch liegt ein relativ höherer Anteil des Lokalanästhetikums in aktiver (freier) Form vor.

Eine **fetale Azidose** kann durch stärkere Ionisierung der Lokalanästhetika deren plazentare Passage zurück in das maternale Blut behindern und damit die fetale Konzentration freier Substanz erhöhen.

Bupivacain. Dieses lang wirkende amidartige Lokalanästhetikum spielt eine herausragende Rolle in der geburtshilflichen Anästhesie. Das Ausmaß der Plazentapassage von Bupivacain ist nicht genau bekannt. Die Plasmaeliminationshalbwertszeit beim Neugeborenen wird mit 18–25 h angegeben. Das neurologische Verhalten des Neugeborenen soll durch Bupivacain nicht beeinträchtigt werden.

Levobupivacain. Plazentapassage und Aufnahme der Substanz in fetale Gewebe entsprechen beim schwangeren Schaf denen von Bupivacain und Ropivacain.

Ropivacain. Die Substanz ist ca. 10-mal weniger lipidlöslich als Bupivacain; die Plazentapassage ist jedoch ähnlich; dies gilt auch für die fetalen Gewebekonzentrationen der Substanz. Der Anteil *freier* Substanz im Neonaten soll jedoch bei der Geburt doppelt so hoch sein wie bei Bupivacain. Im neurobiologischen Verhalten des Neugeborenen sollen keine Unterschiede zwischen beiden Substanzen bestehen.

Etidocain. Die Substanz weist eine hohe Proteinbindung im maternalen Blut auf, die allerdings bei Schwangeren zum Zeitpunkt der Geburt geringer sein soll als bei Nichtschwangeren. Hierdurch wird die Toxizität erhöht. Etidocain erreicht innerhalb von 30 min nach der Injektion maximale fetale Plasmaspiegel.

Mepivacain. Mit dieser Substanz treten maximale fetale Plasmaspiegel innerhalb von 30–40 min auf; die Konzentrationen betragen etwa ⅔ der Konzentrationen im mütterlichen Blut. Die Plasmahalbwertszeit beträgt beim Neugeborenen 9–11 h.

! Mepivacain sollte wegen seiner langen Halbwertszeit beim Neugeborenen und der dämpfenden Wirkung auf die Muskelfunktion des Neugeborenen nicht in der geburtshilflichen Anästhesie eingesetzt werden.

Lidocain. Die Substanz erreicht den maternalen Kreislauf innerhalb von 3–5 min nach Periduralanästhesie, Parazervikalblockade oder Pudendusblock und erscheint 2–5 min später im fetalen Kreislauf. Maximale fetale Blutspiegel werden innerhalb von 10–15 min erreicht. Die Nabelvenenblutkonzentration beträgt etwa zwei Drittel der maternalen Blutkonzentration. Im Tierexperiment steigt bei fetaler Azidose die fetale Blutkonzentration von Lidocain an, vermutlich weil durch den Abfall des pH-Werts mehr Substanz ionisiert wird und daher nicht zurück in den mütterlichen Kreislauf gelangen kann. Die Plasmahalbwertszeit von Lidocain beim Neugeborenen beträgt 3–7 h. Ob die Substanz, wie vereinzelt berichtet, zu neurobiologischen Verhaltensstörungen des Neugeborenen führt, ist bisher nicht ausreichend geklärt.

Prilocain. Diese Substanz bewirkt dosisabhängig eine Methämoglobinbildung und wird daher in der geburtshilflichen Anästhesie meist nicht angewandt.

Chlorprocain. Dieses kurz wirkende esterartige Lokalanästhetikum erreicht nur in geringen Mengen den fetalen Kreislauf und wird dort rasch von fetaler Plasmacholinesterase hydrolysiert. Dem Vorteil der fehlenden fetalen Toxizität von Chlorprocain steht als Nachteil die kurze Wirkungsdauer gegenüber.

5.4 Überwachung des Feten während der Geburt

Die routinemäßige elektronische Überwachung des Feten während der Geburt gilt in vielen Zentren als obligat. Zwei Fragen sollen mit Hilfe der apparativen Überwachung beantwortet werden:
— Besteht eine akute Gefährung des Feten durch eine Azidose („Asphyxie")?
— Kann der Fet noch im Uterus bleiben, oder muss die Geburt beendet werden?

Die Notwendigkeit einer routinemäßigen elektronischen Überwachung des Feten unter der Geburt wird allerdings nicht einheitlich beurteilt, weil derzeit Normvarianten nicht sicher von pathologischen Zuständen unterschieden werden können. Insgesamt weist die Kardiotokographie eine niedrige Spezifität auf, so dass zahlreiche Geburtshelfer eine kontinuierliche Kardiotokographie bei eutrophen Feten nach risikofreier Schwangerschaft am Termin nicht für erforderlich halten. Während die Kardiotokographie die qualitative Einschätzung von Veränderungen ermöglicht, kann die fetale Azidose durch die Bestimmung von pH-Wert, Basendefizit und Blutgasen im fetalen Skalpblut quantifiziert und auch differenziert werden.

5.4.1 Fetale Blutgasanalyse

Eine Unterversorgung des Feten mit Sauerstoff führt zur Azidose („Asphyxie"), erkennbar am Abfall des fetalen pH-Werts. Folgende Arten von fetalen Azidosen werden unterschieden:
— Respiratorische Azidose: pCO_2 > 65 mmHg, Basendefizit normal (– 6,4 ± 1,9);
— metabolische Azidose: pCO_2 normal, d. h. < 65 mmHg, Basendefizit hoch (– 15,9 ± 2,8);
— gemischte Azidose: pCO_2 > 65 mmHg, Basendefizit hoch (– 9,8 ± 2,5).

Eine respiratorische Azidose entsteht durch kurzfristige Nabelschnurkompression, eine metabolische Azidose durch lang anhaltende Gefäßkonstriktion oder Abnahme der Plazentadurchblutung.

> **Stadien der Azidose nach Saling:**
> pH 7,24 bis 7,20: Präazidose
> pH 7,19 bis 7,15: leichte Azidose
> pH 7,14 bis 7,10: mittelgradige Azidose
> pH 7,09 bis 7,00: fortgeschrittene Azidose
> pH < 6,99: schwere Azidose

Besser als nach dem pH-Wert lässt sich der Zustand des Feten anhand des Basendefizits beurteilen, da dieser Parameter direkte Rückschlüsse auf die durch Sauerstoffmangel bedingte anaerobe Glykolyse ermöglicht. Zu beachten ist, dass erst pH-Wert-Differenzen von > 0,05 zwischen dem Blut der Schwangeren und dem fetalen Blut auf eine fetale Sauerstoffmangelversorgung hinweisen.

! Das Ausmaß einer fetalen Azidose kann nur durch Bestimmung der Säure-Basen-Parameter im fetalen Blut festgestellt werden.

Die Kardiotokographie kann hingegen nur indirekte Hinweise auf eine fetale Azidose liefern. Schwere intrauterine Azidosen, die länger als 15–20 min bestehen, gehen mit einer hohen Rate von Spätschäden einher. Nach einer Stellungnahme der Deutschen Gesellschaft für Gynäkologie und Geburtshilfe muss bei schwerer fetaler Azidose der Fet innerhalb von 15–20 min nach Indikationsstellung für den Kaiserschnitt entbunden sein.

! Bei schwerer fetaler Azidose: erlaubte Zeit zwischen Entscheidung und Entbindung (E-E-Zeit) 20 min!

Nach Ablauf dieser Zeit steigt das Risiko eines perinatal induzierten Hirnschadens auf 50 % an.

5.4.2 Kardiotokographische Diagnostik (CTG)

Der Kardiotokograph ermöglicht die Überwachung der fetalen Herzfrequenz und der Wehentätigkeit. Beim direkten Monitoring wird über eine am vorangehenden Teil (Kopf oder Steiß) angebrachte unipolare Elektrode abgeleitet; hierzu müssen die Fruchtblase gesprengt und die Zervix mindestens 1,5 cm geöffnet sein; außerdem muss sich der vorangehende Teil im Becken befinden. Vorteil des Verfahrens ist die Schlag-für-Schlag-Registrierung der Herzaktion, Nachteil ist die hierfür erforderliche Eröffnung der Fruchtblase. Die Herzfrequenz kann mit Hilfe der Ultraschall-Kardiographie auch indirekt abgeleitet werden: Hierzu wird ein entsprechender Transducer außen auf dem Bauch der Schwangeren befestigt.

Der **intrauterine Druck** kann ebenfalls direkt gemessen werden, und zwar über einen transzervikal eingeführten und mit einem Transducer verbundenen Katheter. Die indirekte Messung erfolgt hingegen über ein auf dem Bauch der Schwangeren angebrachtes Tokodynamometer. Die indirekten Überwachungsverfahren ermöglichen in erster Linie eine qualitative Einschätzung. Von Vorteil ist hierbei, dass die Fruchtblase nicht eröffnet werden muss und die Ableitung bereits vor Beginn der eigentlichen Geburt möglich ist.

Spezifität. Die Spezifität der intrapartalen Kardiotokographie ist niedrig: Bei 50 % der auffälligen oder als pathologisch eingestuften Kardiotokogramme liegt ein normaler Zustand des Feten vor. Während ein unauffälliges CTG auf fetales Wohlbefinden hinweist, muss bei auffälligem CTG die Sauerstoffversorgung des Feten durch zusätzliche Untersuchungen abgeklärt werden, um nicht indizierte Schnittentbindungen zu vermeiden. Jedoch gilt Folgendes:

⚡ Bei eindeutig pathologischem CTG muss die Geburt sofort beendet werden.

5.4.3 Fetale Herzfrequenz

Das Herz des Feten schlägt schnell, der Grundrhythmus ist variabel und weist normalerweise eine Bandbreite von 10–25 Schläge/min auf.
— Normalwert der fetalen Herzfrequenz zwischen den Wehen: 120–160 min.

Eine Zunahme der Herzfrequenz während der Wehen – Akzeleration – ist gewöhnlich ohne klinische Bedeutung, ein Abfall um mehr als 20/min, auch als Dezeleration bezeichnet, ist hingegen häufig pathologisch. Folgende Dezelerationen können unterschieden werden:
— Frühe Dezeleration (DIP I),
— späte Dezeleration (DIP II),
— variable Dezeleration.

Frühe Dezeleration. Hierbei handelt es sich um einen schlagartigen Abfall der Herzfrequenz durch den Anstieg des intrauterinen Drucks zusammen mit dem Beginn einer Wehe. Mit Abfall des intrauterinen Drucks normalisiert sich die Herzfrequenz wieder. Als Auslöser der Bradykardie gilt ein vagaler Reflex, hervorgerufen durch Druck des Kopfes auf den Beckenboden. Die frühe Dezeleration tritt in der Austreibungsphase auf und gilt als physiologische Reaktion.

Späte Dezeleration. Die Bradykardie tritt nach Beginn der Wehe auf und hält auch nach Beendigung der Wehe noch an. Die Spätdezeleration gilt als Zeichen der uteroplazentaren Insuffizienz, d. h. einer ungenügenden Sauerstoffversorgung des Feten. Die Hypoxie entsteht vermutlich durch eine ungenügende Durchblutung der Spiralarterien der Plazenta während des Druckanstiegs im Myometrium. Sie führt zur vorübergehenden fetalen Azidose. Späte Dezelerationen sind pathologisch und bedürfen der weiteren Abklärung durch fetale Mikroblutanalysen (Säure-Basen-Status und Blutgase).

Variable Dezeleration. Hierbei handelt es sich um wiederkehrende Bradykardien, die ohne direkten Zusammenhang mit uterinen Kontraktionen auftreten (▶ Abb. 37-3), also zu beliebigen Zeitpunkten. Variable Dezelerationen gelten ebenfalls als Zeichen der fetalen Hypoxie und Azidose. Auslöser ist vermutlich eine intermittierende Kompression der Nabelschnur, z. B. zwischen fetalem Kopf und Becken der Mutter oder bei der Umschlingung einer Extremität. Bei variablen Dezelerationen ist ebenfalls eine Bestimmung des fetalen Säure-Basen-Status und der Blutgase indiziert.

Abweichungen der Herzfrequenzvariabilität. Wie bereits dargelegt, schlägt das fetale Herz nicht konstant schnell, sondern es bestehen normalerweise ständig leichte Abweichungen des Grundrhythmus, vermutlich bedingt durch Änderungen des vagalen und sympathoadrenergen Tonus. Unter bestimmten Bedingungen kann es zum Verlust der Herzfrequenzvariabilität kommen, z. B. durch:
— Hypoxie oder Schädigung des zentralen Nervensystems,
— Einwirkung von Pharmaka bei gesunden Feten, z. B. Anästhetika mit Wirkung auf das autonome Nervensystem.

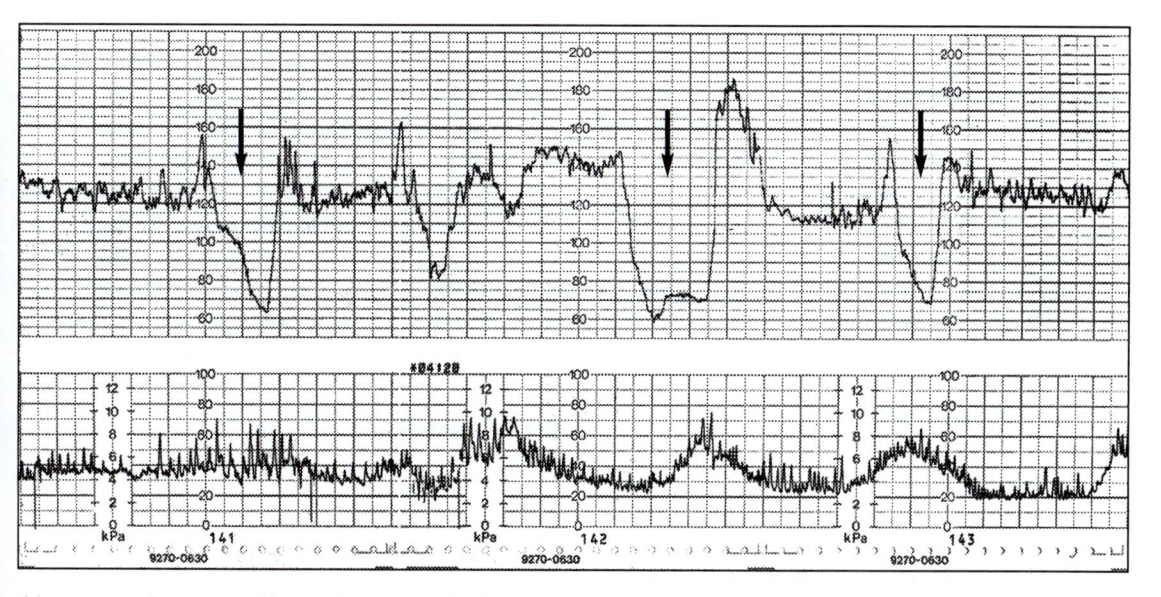

Abb. 37-3 Schwere variable Dezelerationen der fetalen Herzfrequenz (obere Kurve). Untere Kurve: Tokogramm.

Gegenwärtig existieren keine Standards für die Interpretation von Abweichungen der Herzfrequenzvariabilität.

6 Regionalanästhesie für die vaginale Entbindung

Der Schmerz ist eine natürliche Begleiterscheinung der Wehen und des Geburtsvorgangs, und es scheint, dass Frauen zu allen Zeiten und vermutlich auch in den meisten Kulturen die Geburt als schmerzhaft erlebt haben. Das Schmerzerlebnis wird von soziokulturellen, psychologischen und physikalischen Faktoren beeinflusst. Daher bestehen große individuelle und kulturelle Unterschiede in Art und Intensität des Schmerzerlebens, und entsprechend vielfältig sind auch die Methoden, die zur Schmerzlinderung während der Geburt eingesetzt werden.

Zunehmende Kenntnisse der fetalen Physiologie haben in den letzten Jahren dazu geführt, dass systemische Analgetika und Allgemeinanästhetika nur noch selten zur Schmerzbehandlung bei normalen vaginalen Entbindungen eingesetzt werden. An ihre Stelle sind, neben psychologischen Verfahren der Geburtserleichterung, vor allem neurale Blockadetechniken getreten. Hierzu gehören:
— Lumbale Periduralanästhesie,
— Kaudalanästhesie,
— Spinalanästhesie,
— Pudendusblock,
— Parazervikalblockade.

Für den Anästhesisten spielen lediglich die zentralen Blockadetechniken eine Rolle; Pudendusblock und Parazervikalblockade werden gewöhnlich vom Geburtshelfer selbst durchgeführt.

Unter den regionalen Techniken gilt die **kontinuierliche lumbale Periduralanästhesie** als wirksamstes und sicherstes Verfahren der Schmerzlinderung während der normalen vaginalen Entbindung. Für eine sachkundige Periduralanästhesie sind Kenntnisse über die Schmerzmechanismen und deren anatomische Leitungsbahnen sowie den normalen Geburtsablauf und seine Beeinflussung durch die Anästhesietechnik erforderlich.

6.1 Geburtsschmerzen

Zumindest unter Frauen, die ein Kind geboren haben, besteht weitgehende Einigkeit, dass die Geburt ein zwar natürlicher, aber dennoch schmerzhafter Vorgang ist. Die Intensität der Schmerzen variiert individuell und scheint bei Erstgebärenden größer zu sein als bei Mehrgebärenden. Etwa 25% der Gebärenden schätzen die Geburtsschmerzen als minimal oder leicht ein, etwa 25% dagegen als sehr schwer oder unerträglich. Grundsätzlich besteht eine enge Korrelation zwischen Dilatation der Zervix und Schmerzintensität: Mit zunehmender Dilatation nehmen auch die Schmerzen zu. Die Schmerzen werden als pochend, einschießend, scharf, krampfartig und ziehend beschrieben.

Für die neuralen Blockadetechniken ist es wichtig, die Schmerzen im I. Stadium der Geburt von denen des II. Stadiums zu unterscheiden. In der Eröffnungsphase treten viszerale Schmerzen auf, in der Austreibungsphase vor allem somatische.

6.1.1 Eröffnungsphase

Die Eröffnungsphase (I. Stadium) umfasst die Zeit von den ersten regelmäßigen Wehen bis zur vollständigen Eröffnung des Muttermundes. Sie dauert bei **Erstgebärenden** 10–12 h, bei **Mehrgebärenden** 6–8 h.

Die in dieser Phase auftretenden viszeralen Schmerzen entstehen durch folgende Mechanismen:
— Dilatation der Zervix und des unteren Uterinsegments,
— Dehnung des Corpus uteri durch Kontraktionen.

Die *Schmerzintensität* hängt vor allem von der Stärke der Kontraktionen und dem entstehenden Druck ab.

Leitungsbahnen. Die Schmerzimpulse aus Zervix und Uterus werden über viszerale afferente Nervenbahnen (marklose C-Fasern) und sympathische Fasern geleitet und treten über die Hinterwurzeln der Spinalnerven bei Th10–L1 in das Rückenmark ein (▶ Abb. 37-4).

In der *frühen Eröffnungsphase* sind nur die Nervenwurzeln von Th11 und Th12 beteiligt, mit zunehmender Intensität der Kontraktionen auch noch die benachbarten Segmente Th10 und L1.

Die Schmerzen der Eröffnungsphase werden von der Schwangeren im Unterbauch empfunden. Sie ziehen vom Nabel bis in die Leiste und seitlich vom Beckenkamm bis zum Trochanter major und manifestieren sich im Rücken als Kreuzschmerzen (▶ Abb. 37-5).

6.1.2 Austreibungsphase

Die Austreibungsphase (II. Stadium) umfasst den Zeitraum zwischen vollständiger Eröffnung des Muttermundes (10 cm) und der Geburt des Kindes. Sie dauert bei **Erstgebärenden** ca. 30–40 min, bei **Mehrgebärenden** 20–30 min. Bei Erstgebärenden sollten 2 h, bei Mehrgebärenden sollte 1 h nicht überschritten werden, um den Feten nicht zu gefährden.

Bei rückenmarknahen Anästhesieverfahren kann diese Dauer um jeweils 1 h überschritten werden.

Die *Pressphase* beginnt mit dem reflektorischen Pressdrang, ausgelöst durch den Druck des Schädels auf den Plexus lumbosacralis nach Passage der Beckenmitte. Die Pressphase sollte bei einer Erstgebärenden nicht länger als 30 min dauern, bei einer Mehrgebärenden nicht länger als 20 min.

Die Schmerzen werden in dieser Phase durch folgende Mechanismen ausgelöst:
— Anhaltende Kontraktionen des Uterus,
— Dehnung des Beckengewebes und Druck auf die Wurzeln des Plexus lumbosacralis durch den in das Becken eintretenden Feten.

Leitungsbahnen. Die Schmerzimpulse treten des Weiteren über Th10–L1 in das Rückenmark ein. Hinzu kommen die Segmente von S2–S4 (N. pudendus, somatische perineale Dehnungsschmerzen).

Neben dem Schmerz empfindet die Schwangere in dieser Phase zusätzlich den *Drang zum Mitpressen*, der über den **Ferguson-Reflex** ausgelöst wird.

Alle neuralen Blockadetechniken für vaginale Entbindungen müssen sich an den Schmerzmechanismen und deren anatomischen Leitungsbahnen orientieren.

6.2 Lumbale Periduralanalgesie

Die kontinuierliche segmentäre **Katheter-Periduralanalgesie** gilt als Methode der Wahl zur pharmakologischen Schmerzbeseitigung während einer normalen vaginalen Entbindung. Sie berücksichtigt

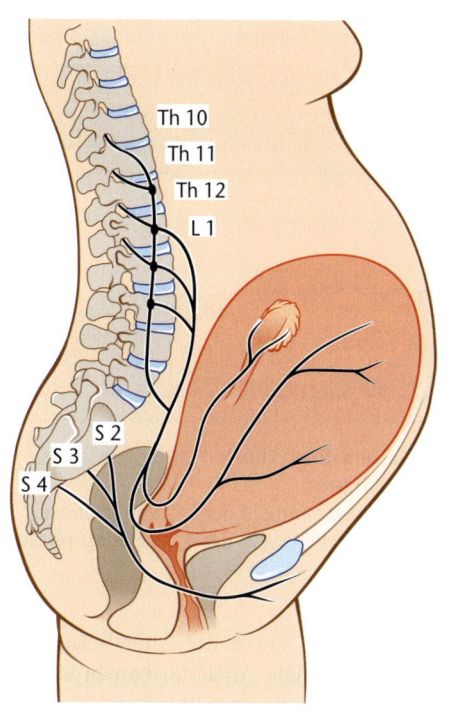

Abb. 37-4 Leitungsbahnen für den Geburtsschmerz. In der Eröffnungsphase sind die Rückenmarksegmente Th10–L1 beteiligt, in der Austreibungsphase zusätzlich die Segmente L2–S4.

mehr als alle anderen neuralen Blockadetechniken die physiologischen Besonderheiten der Schmerzmechanismen unter der Geburt.

Während der Eröffnungsphase werden nur die Rückenmarksegmente Th10–L1 blockiert und damit Wehenschmerz und Zervix-Dilatationsschmerz ausgeschaltet. Die sakralen Segmente werden noch nicht blockiert, so dass der Tonus der Beckenbodenmuskulatur erhalten bleibt und die Rotation des

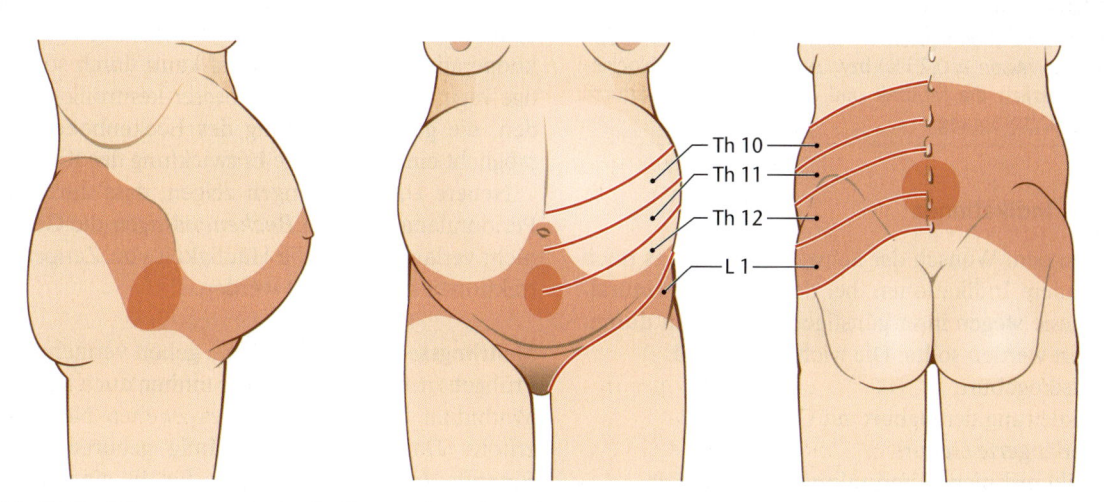

Abb. 37-5 Schmerzzonen in der Eröffnungsphase der Geburt.

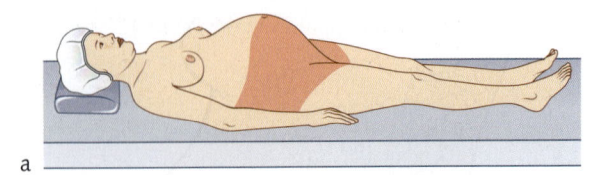

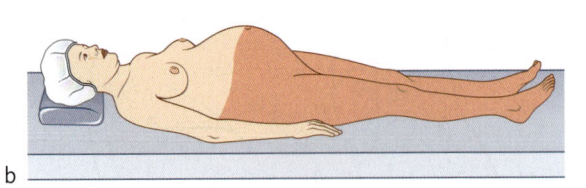

Abb. 37-6a und b Lumbale Periduralanästhesie für die vaginale Entbindung.
a) Anästhesieausbreitung in der Eröffnungsphase;
b) Anästhesieausbreitung in der Austreibungsphase.

kindlichen Kopfes durch die Anästhesie nicht beeinträchtigt wird. Die Anästhesieausbreitung ist in ▶ Abbildung 37-6a dargestellt.

Während der Austreibungsphase werden neben den Segmenten Th10–L1 zusätzlich die Segmente von S2–S5 geblockt. **Die sensible Blockade reicht dann von Th10–S5.** Dadurch ist der Geburtsschmerz vollständig ausgeschaltet. Die Schwangere wird bei guter Qualität der Anästhesie lediglich ein **vages Druckgefühl** verspüren. In diesem Stadium der Periduralanalgesie können außerdem vaginale geburtshilfliche Eingriffe sowie die Episiotomienaht weitgehend schmerzfrei durchgeführt werden. Die **Anästhesieausbreitung** ist in ▶ Abbildung 37-6b dargestellt.

Klinisch ist Folgendes zu beachten:

> Damit die Blockade weitgehend nur die Sensibilität ausschaltet, muss das Lokalanästhetikum in niedriger Konzentration injiziert werden. Höhere Konzentration (z. B. Bupivacain ≥ 0,25%) bzw. größere Mengen blockieren zusätzlich die Motorik und beeinträchtigen dadurch den Geburtsvorgang.

6.2.1 Indikationen

Neben dem Wunsch der Schwangeren gibt es noch besondere Indikationen, bei denen eine Periduralanalgesie wegen ihrer günstigen Wirkungen durchgeführt werden sollte. Die wichtigsten sind:
— Risikogeburt,
— Einleitung der Geburt mit Oxytocin,
— verlängerte Geburt,
— unkoordinierte Uterusaktivität (Dystokie),
— Beckenendlage,
— Mehrlingsschwangerschaft,
— Präeklampsie-Eklampsie,
— Erkrankungen der Mutter: Herzerkrankungen, respiratorische Erkrankungen, Diabetes mellitus,
— operative vaginale Entbindungen.

Risikogeburt. Hierzu gehören u. a. Frühgeburten, Diabetes der Mutter, Präeklampsie-Eklampsie, verzögertes intrauterines Wachstum. Mit der Periduralanalgesie sind keine den Feten zusätzlich gefährdenden Sedativa oder Opioide erforderlich. Das Trauma für den kindlichen Kopf ist wegen der guten Erschlaffung von Geburtskanal und Perineum minimal. Auch wird der durch Schmerz und Aufregung bedingte maternale „Stress" vermindert und damit die Gefahr der fetalen Hypoxie eingeschränkt.

Geburtseinleitung, verlängerte Geburt und unkoordinierte Uterusaktivität. Die bei künstlicher Einleitung der Geburt mit Oxytocin ausgelösten Uteruskontraktionen sind teilweise sehr schmerzhaft, ebenso die unkoordinierte Uterusaktivität. Die Periduralanalgesie blockiert die sympathischen Fasern zum Uterus und bessert oder beseitigt die Uterus-Dyskinesie bei über 70% aller Schwangeren; auch wird die Ansprechbarkeit des Uterus auf Oxytocin verbessert.

Bei *verlängerter* Geburt ist die Schwangere zumeist erschöpft und deprimiert, außerdem besteht die Gefahr einer fetalen Hypoxie. Hier können durch Periduralanalgesie bei zahlreichen Patientinnen die Uterusaktivität verbessert und eine Sectio vermieden werden.

Beckenendlage. Durch Periduralanalgesie wird, im Gegensatz zu früheren Ansichten, der Geburtsablauf bei Beckenendlagen günstig beeinflusst und der Zustand des Neonaten im Vergleich zu anderen Techniken der Schmerzbeseitigung verbessert. Mögliche Gründe hierfür sind: Die Schwangere bleibt kooperativ, der Geburtsverlauf kann durch sorgfältige vaginale Untersuchung besser kontrolliert werden, die gute Erschlaffung des Beckenbodens ermöglicht eine schonende Entwicklung des Kindes.

Neuere Untersuchungen zeigen, dass durch die Periduralanalgesie bei *Beckenendlagen* die Geburt nicht verlängert und die Häufigkeit von Zangenextraktionen nicht erhöht werden.

Mehrlingsschwangerschaften gehen vermehrt mit Frühgeburt und Präeklampsie einher, auch sind die Morbidität und Mortalität des zweiten Neonaten erhöht. Daneben müssen häufig geburtshilfliche Eingriffe durchgeführt werden, für die eine ausreichende Anästhesie erforderlich ist.

Periduralanalgesie verlängert zwar das II. Geburtsstadium bei Mehrlingsschwangerschaft, verbessert jedoch den Zustand vor allem des zweiten Neonaten und ermöglicht geburtshilfliche Eingriffe ohne überstürzte und gefährliche Allgemeinnarkose.

Präeklampsie-Eklampsie geht mit erhöhtem maternalem und fetalem Risiko einher. Durch die Periduralanalgesie wird der erhöhte Blutdruck meist um etwa 20% gesenkt. Außerdem wird der Bedarf an systemischen Analgetika und Sedativa und damit die Gefahr der pharmakologisch bedingten fetalen Depression vermindert. Allerdings muss beachtet werden, dass bei Präeklampsie eine Hypovolämie besteht. Darum muss für ausreichende Flüssigkeitszufuhr gesorgt werden (siehe Abschnitt 8.6).

Internistische Erkrankungen der Mutter erhöhen ebenfalls das Risiko für Mutter und Kind. Dies gilt besonders für **Herzerkrankungen,** bei denen sich der Pressdrang während der Austreibungsphase ungünstig auswirkt. Meist wird bei diesen Patientinnen eine elektive Zangenextraktion in Periduralanalgesie durchgeführt.

Bei **Diabetes mellitus** ist der Fet evtl. groß und die Geburt entsprechend schwierig. Durch die Periduralanalgesie kann unter günstigen Umständen das Ausmaß der fetalen Azidose (durch verlängerte Geburt) vermindert werden. Auch für die Sectio bei Diabetes mellitus wird aus diesem Grund die Periduralanalgesie empfohlen.

6.2.2 Kontraindikationen

Zunächst gelten die allgemeinen Kontraindikationen für eine Periduralanalgesie, vor allem Ablehnung durch die Patientin, Blutgerinnungsstörungen sowie lokale Infektion und Sepsis, daneben noch als spezielle Kontraindikationen **geburtshilfliche Notfälle** wie z. B.:
— Placenta praevia,
— Nabelschnurvorfall,
— akute fetale Asphyxie.

Relative Kontraindikationen sind:
— Vorangegangene Sectio (Übersehen der Uterusruptur),
— vorzeitige Plazentalösung (fehlender Schmerz).
Diese relativen Kontraindikationen werden jedoch nicht einheitlich beurteilt.

6.2.3 Nebenwirkungen und Komplikationen

Nichtgeburtshilfliche allgemeine Komplikationen der Periduralanalgesie (siehe Kap. 23) sind bei sachgemäßer Technik selten, **neurologische Komplikationen** sogar extrem selten. Lang anhaltende Blockaden von 36–72 h Dauer nach geburtshilflicher Periduralanalgesie mit Bupivacain sind vereinzelt beschrieben worden. Hier ist immer eine frühzeitige neurologische Konsiliaruntersuchung erforderlich. Ein geringer Prozentsatz neurologischer Schäden (meist peripherer Nerven) ist – unabhängig vom jeweiligen Narkoseverfahren – durch den Geburtsvorgang bedingt. Von besonderer Bedeutung sind **Kopfschmerzen** nach versehentlicher Durapunktion; sie treten bei ca. 50% aller Schwangeren auf, deren Dura mit einer Tuohy-Nadel perforiert wurde. Daher gilt:

> ! Versehentliche Durapunktion mit nachfolgenden Kopfschmerzen ist bei stillenden Müttern besonders unerwünscht und muss unbedingt vermieden werden. Darum keine geburtshilfliche Periduralanalgesie durch den Unerfahrenen!

Versehentliche Perforation der Dura. Duraperforationen können durch die Periduralkanüle oder den Katheter hervorgerufen werden. Erfolgte die Duraperforation mit der Kanüle, so muss sie entfernt werden. Anschließend können der Katheter über einen anderen Zwischenwirbelraum epidural platziert und hier das Lokalanästhetikum injiziert werden. Nicht gänzlich auszuschließen ist dabei aber, dass ein Teil des Lokalanästhetikums über das Loch in der Dura in den Subarachnoidalraum gelangt und eine hohe Blockade hervorruft.

Erfolgte die Perforation mit dem Katheter, sollte er ebenfalls entfernt und an anderer Stelle eingeführt werden. Möglich, aber in Deutschland nicht üblich ist auch eine kontinuierliche Spinalanästhesie über den Katheter. Kathetermigrationen in den Subarachnoidalraum (oder in eine Periduralvene) können auch im weiteren Verlauf der geburtshilflichen Periduralanalgesie auftreten. Daher gilt:

> ⚡ Bei jeder Nachinjektion sorgfältige Aspirationskontrolle über den Katheter!

Wichtigste unerwünschte Nebenwirkung der versehentlichen Duraperforation mit der Periduralkanüle ist der **postspinale Kopfschmerz.** Die Häufigkeit beträgt abhängig vom Kanülendurchmesser 44–79%.

> **EBM** Metaanalyse zum **postspinalen Kopfschmerz** bei geburtshilflicher Periduralanalgesie:
> — unbeabsichtigte Duraperforation: Häufigkeit ca. 1,5%,
> — davon postspinale Kopfschmerzen: 52,1%,
> — Beginn: 1–7 Tage nach der Perforation,
> — Dauer 12 h bis 7 Tage, gelegentlich auch länger.

Mangelhafte Analgesie. Eine befriedigende Analgesie kann mit der Periduralanalgesie bei etwa 90% aller Schwangeren erreicht werden. Mangelhafte, einseitige oder vollständig fehlende Anästhesie tritt häufiger beim unerfahrenen Anästhesisten auf. Wichtige Ursachen sind:
— Katheterfehllage,
— verzögerte Nachinjektionen.

Ungeblockte Segmente sind ein besonderes Ärgernis für Patientin und Anästhesist. Sie treten bei etwa 7% aller Schwangeren auf, gehäuft im sakralen bzw. perinealen Bereich. Ein wesentlicher begünstigender Faktor ist das **zu weite Vorschieben des Periduralkatheters.** Bei zahlreichen Patientinnen kann durch Neueinführen oder Zurückziehen des Katheters sowie durch wiederholte Nachinjektionen noch eine befriedigende Analgesie in den ausgesparten Bereichen erreicht werden.

Bei Verwendung von Periduralkathetern mit mehreren seitlichen Öffnungen sollen signifikant seltener ungeblockte Segmente auftreten als bei Kathetern mit einer nur endständigen Öffnung.

Motorische Blockade. Wiederholte Bolusinjektionen oder mehrstündige Infusionen von Bupivacain können zu einer ausgeprägten, von der Schwangeren meist als unangenehm empfundenen motorischen Blockade führen. Hierdurch werden der Pressdrang beeinträchtigt und die instrumentelle Entbindungsrate erhöht. Möglicherweise verhindert eine Relaxierung der Beckenbodenmuskulatur die Rotation des kindlichen Kopfes und begünstigt hierdurch Fehleinstellungen des fetalen Hinterhaupts.

Entwickelt sich eine stärkere motorische Blockade, sollte die Periduralanalgesie vorübergehend unterbrochen und dann mit reduzierter Dosis oder stärker verdünntem Lokalanästhetikum in Kombination mit einem Opioid fortgesetzt werden.

Veränderungen der Körpertemperatur. Unter der Periduralanalgesie kann die Körperkerntemperatur der Schwangeren abfallen, bedingt durch die Vasodilatation mit Umverteilung der Wärme vom Kern in die Peripherie. Hierdurch kann Kältezittern ausgelöst werden.

Im Gegensatz dazu fand sich in mehreren randomisierten Untersuchungen häufiger ein *Anstieg der maternalen Körpertemperatur auf > 38 °C* unter der geburtshilflichen Periduralanalgesie als bei Gebärenden ohne Periduralanalgesie. Nach derzeitiger Auffassung liegt dem Fieber in Verbindung mit einer geburtshilflichen Periduralanalgesie keine Infektion zugrunde. Allerdings erhalten Neonaten von Gebärenden mit Fieber aus Angst vor einer Infektion signifikant häufiger Antibiotika als Neugeborene von Gebärenden ohne Anstieg der Körpertemperatur.

Rückenschmerzen. Rückenschmerzen gehören zu den häufigen Beschwerden in der Schwangerschaft und im Wochenbett. Ob durch eine Periduralanalgesie die Häufigkeit von lang anhaltenden Rückenschmerzen erhöht wird, ist nicht endgültig geklärt. Im Gegensatz zu retrospektiven Untersuchungsergebnissen konnte in prospektiven Untersuchungen bislang kein wesentlicher Einfluss der Periduralanalgesie auf die Häufigkeit länger anhaltender Rückenschmerzen nachgewiesen werden. Als Risikofaktoren für anhaltende Rückenschmerzen nach der Geburt wurden Rückenschmerzen in der Vorgeschichte und Adipositas angegeben.

Einfluss auf den Geburtsverlauf

Die Auswirkungen der spinalen Blockade auf die Uterusaktivität sind komplex und hängen von neuralen, humoralen und hämodynamischen Faktoren ab. Zusätzlich kann ein Teil der peridural injizierten Lokalanästhetika nach Resorption in das maternale Blut direkt die Uterusaktivität beeinflussen. Des Weiteren müssen die uterinen Kontraktionen vom eigentlichen Vorgang der Austreibung getrennt werden. Hier sind vor allem extrauterine Faktoren wie Aktivität von Bauchmuskeln und Zwerchfell, Tonus des Beckenbodens usw. beteiligt.

Der Einfluss der Periduralanalgesie auf die Uterusaktivität ist in der **Eröffnungsphase** gewöhnlich gering, vorausgesetzt, Blutdruck der Schwangeren und Durchblutung des Uterus bleiben im Normbereich.

> **!** Klinisch gilt: Nach der ersten Injektion des Lokalanästhetikums (Bupivacain 0,25%) ist die Uterusaktivität meist für 10–30 min vermindert, auch kann die Dilatation der Zervix verzögert werden.

Im **II. Stadium** der unstimulierten Geburt hängt der weitere Verlauf von starken **Austreibungskräften** ab. Hinzu kommt ein fein abgestimmter **Tonus des Beckenbodens.** Die Periduralanalgesie vermindert die Oxytocinproduktion und die Kontraktilität des Uterus. Wird der Muskeltonus durch zu ausgedehnte Blockade allzu früh vermindert, kann der weitere Geburtsvorgang durch Schwächung der austreibenden Kräfte oder Beeinträchtigung der fetalen Rotation verzögert werden.

! Klinisch gilt: Die Eröffnungsphase wird durch die „konventionelle" Periduralanalgesie mit 0,25%igem Bupivacain um etwa 1 h und die Austreibungsphase um 15–30 min verlängert. Negative Auswirkungen auf den Feten sind hierdurch nicht zu erwarten.

Instrumentelle Entbindungsrate. Die konventionelle Periduralanalgesie beeinträchtigt die **aktive Mitarbeit** der Gebärenden bei der Austreibung des Kindes in einem hohen Prozentsatz: Bei etwa 40% der Schwangeren treten Störungen der Beinmotorik auf, bei 30% ist das perineale Druckgefühl aufgehoben; der **unwillkürliche Pressdrang**, ausgelöst durch den Ferguson-Reflex, fehlt nahezu bei allen Frauen. In großen Untersuchungsreihen wird über eine erhöhte Zangenextraktionsrate bei geburtshilflicher Periduralanalgesie berichtet; die genauen Zahlen schwanken von Klinik zu Klinik. In einer prospektiven Studie wurden eine um das 5fache **erhöhte Zangenextraktionsrate** und eine um das 3fache erhöhte Malpositionsrate des Feten beobachtet. Die fetale Morbidität und Mortalität wurden jedoch nicht beeinflusst.

> **EBM** Systematischer Review (Liu und Sia, 2004): Die kontinuierliche epidurale Infusion von Bupivacain in niedriger Konzentration (0,0625–0,125%) mit oder ohne Fentanylzusatz scheint die Sectio-Rate verglichen mit systemischer Opioidzufuhr nicht zu erhöhen, vermutlich aber die instrumentelle Entbindungsrate. Die Austreibungsphase wird verlängert und der Oxytocinbedarf gesteigert. Die Analgesiequalität ist jedoch besser, der Einfluss auf den Neonaten möglicherweise günstiger.

Sectio caesarea. Ob die geburtshilfliche Periduralanalgesie als alleiniger kausaler Faktor die Sectio-Rate erhöht, ist umstritten. Während sich in einer dänischen prospektiv-randomisierten Untersuchung kein Unterschied in der Sectio-Rate bei der Periduralanalgesie für die vaginale Entbindung im Vergleich mit systemischer Opioidzufuhr ergab, stieg sie in einer amerikanischen Untersuchung um das 11fache in der Periduralgruppe an (25% gegen 2,2% bei der Opiatgruppe), überwiegend bedingt durch *Dystokie*. Bei den meisten dieser Patientinnen wurde die Periduralanalgesie bereits vor Eröffnung des Muttermundes auf 5 cm durchgeführt. Die Autoren empfehlen daher, mit der Periduralanalgesie nicht vor Eröffnung des Muttermundes zu beginnen oder die Patientinnen auf die Gefahr der erhöhten Sectio-Rate bei früherem Beginn hinzuweisen.

In einer prospektiven, randomisierten Untersuchung von Loughnan und Mitarb. an mehr als 800 Patientinnen wurden die Auswirkungen der Periduralanalgesie auf die Sectio-Häufigkeit mit der von i.m. verabreichtem Pethidin verglichen. In der Periduralanalgesiegruppe erhielten die Patientinnen initial 10–15 ml Bupivacain 0,25% als Bolus, gefolgt von 10–15 ml/h 0,125% per Infusion bis zu Beginn des II. Stadiums. Die Patientinnen der Pethidingruppe erhielten wiederholt 100 mg i.m. bis zu einer Maximaldosis von 300 mg. Eine Zunahme der Sectio-Häufigkeit für die Periduralanalgesie im Vergleich zur Pethidingabe konnte nicht nachgewiesen werden: In der Periduralanalgesiegruppe betrug die Sectio-Rate 12%, in der Pethidingruppe 13%; ähnliche Ergebnisse fanden sich für die Rate der normalen vaginalen Entbindungen: Sie betrug in der Periduralanalgesiegruppe 59%, in der Pethidingruppe 61%. Die instrumentelle vaginale Entbindungsrate lag in der Periduralanalgesiegruppe bei 29%, in der Pethidingruppe bei 26%. Eine Verlängerung der Eröffnungs- oder Austreibungsphase durch die Periduralanalgesie konnte nicht nachgewiesen werden.

Unterschiede ergaben sich hingegen in der Qualität der Anästhesie: Eine gute bis hervorragende Analgesie wurde für die Periduralanalgesie mit 83% (Eröffnungsphase) bzw. 85% (Austreibungsphase) angegeben, für die Pethidingruppe hingegen nur mit 65 bzw. 64%.

> **EBM** Cochrane-Review zur geburtshilflichen Periduralanalgesie (verschiedene Techniken, mit und ohne Opioide, auch als PCA) verglichen mit anderen Formen der Analgesie: Die Periduralanalgesie bewirkt eine stärkere Schmerzlinderung als andere Analgesieverfahren, verlängert das erste und zweite Stadium der Geburt, führt häufiger zu regelwidrigen Kindslagen, Einsatz von Oxytocin und Zangenentbindung. Ein signifikanter Einfluss auf die Sectio-Rate konnte hingegen nicht nachgewiesen werden. Nach Meinung des Reviewers sind weitere Studien zu den ungünstigen Auswirkungen erforderlich; auch sollten die verschiedenen Techniken der Periduralanalgesie evaluiert werden.

In einer prospektiv-randomisierten Untersuchung (2005) an 750 Erstgebärenden konnten Wong et al. ebenfalls keinen Einfluss des *frühen Beginns* einer geburtshilflichen Periduralanalgesie auf die Sectio-Rate nachweisen: Gebärende mit einer Muttermundweite von < 4 cm erhielten auf Anforderung bei Schmerzen initial entweder 25 μg Fentanyl intrathekal, gefolgt von der Anlage eines lumbalen Periduralkatheters und Injektion einer epiduralen

Testdosis, oder je 1 mg Hydromorphin i.v. und i.m. Bei der zweiten Analgesie-Anforderung wurde die Zervix erneut untersucht. Betrug die Muttermundweite weiterhin weniger als 4 cm, erhielten die Gebärenden 15 ml Bupivacain (0,625 mg/ml) zusammen mit 2 µg Fentanyl/ml als epiduralen Bolus. Betrug die Muttermundweite hingegen 4 cm oder mehr, wurden 15 ml Bupivacain (0,125 mg/ml) epidural zugeführt. Danach wurde in beiden Fällen mit einer epiduralen PCA begonnen.

Die Patientinnen der Opioidgruppe erhielten bei der zweiten Anforderung und einer Muttermundweite von weniger als 4 cm erneut je 1 mg Hydromorphin i.m. und i.v.; bei der dritten Anforderung wurde – unabhängig von der Muttermundweite – nach epiduraler Testdosis und initialem 15-ml-Bupivacain-Bolus (0,125%) auch in dieser Gruppe auf eine epidurale PCA übergegangen.

Die **Sectio-Rate** unterschied sich in beiden Gruppen nicht signifikant (17,8% in der Epiduralgruppe; 20,7% in der Hydromorphingruppe), ebenso wenig die instrumentelle vaginale Entbindungsrate (19,6% bzw. 16%). Die zweite Schmerzmittelanforderung erfolgte in der Epiduralgruppe früher als in der Hydromorphingruppe. Übelkeit und/oder Erbrechen traten in der Epiduralanalgesiegruppe seltener auf als in der Gruppe mit systemischen Analgetika (Übelkeit 7% gegenüber 44%; Erbrechen 1,9% gegenüber 17,1%). Mehr als 90% aller Patientinnen beider Gruppen benötigten eine **Oxytocininfusion**. Die Dauer der Eröffnungsphase war in der Gruppe mit intrathekaler Opioidzufuhr 90 min kürzer als in der mit systemischer Opioidzufuhr. Bei den Apgar-Werten der Neugeborenen und den Blutgas- und pH-Werten im Nabelblut ergaben sich zwischen den Gruppen keine Unterschiede.

Maßnahmen zur Minderung der erhöhten Forceps- und Sectio-Rate. Die ungünstigen Auswirkungen der Periduralanalgesie auf den zeitlichen Verlauf des Geburtsvorgangs und die instrumentelle oder operative Entbindungsrate können durch verschiedene Maßnahmen gemildert oder normalisiert werden. Hierzu gehören:
— Beginn der Periduralanalgesie nach individueller Einschätzung, nicht aufgrund einer bestimmten Muttermundweite,
— Stimulation der Wehentätigkeit durch Oxytocininfusion,
— Verwendung von Lokalanästhetika in niedriger Konzentration, z.B. 0,125% Bupivacain oder niedriger, möglichst in Kombination mit periduralen Opioiden,
— Beschränkung der Periduralanalgesie auf die Eröffnungsphase (Th10–L1), um den Pressdrang zu erhalten und hierdurch die Zangenextraktionsrate zu senken. Nachteil: Schmerzen der Austreibungsphase bleiben bestehen.
— Verzicht auf die Vorinfusion von 1000 ml Kristalloidlösung zur Hypotensionsprophylaxe, da hierdurch die Uterusaktivität für 20–30 min vermindert werden soll.

Auswirkungen auf den Feten sind grundsätzlich auf zweierlei Weise möglich: Lokalanästhetika können diaplazentar auf den Feten übergehen und in dessen Gewebe aufgenommen werden; zum anderen können Störungen der mütterlichen Homöostase durch die Periduralanalgesie das fetale Milieu verändern.

Werden bei der Periduralanalgesie Lokalanästhetika **in niedriger Konzentration und Gesamtmenge** verwendet, ist mit keiner lokalanästhetikabedingten Depression des Neonaten zu rechnen.

Die Häufigkeit von anästhesiebedingten Komplikationen wie Blutdruckabfall bei der Schwangeren ist mit einer sachkundig durchgeführten Periduralanalgesie ebenfalls gering. Beurteilt am Säure-Basen-Haushalt und den Blutgasen des Neugeborenen, ergeben sich keine negativen Auswirkungen auf den Feten. Insgesamt gilt für die Periduralanalgesie:

! Bei zurückhaltender Dosierung des Lokalanästhetikums und Vermeidung maternaler Komplikationen ist die fetale Sicherheit während der Periduralanalgesie gut gewährleistet und wird in bestimmten geburtshilflichen Situationen sogar erhöht.

6.2.4 Anatomische Besonderheiten

Für die geburtshilfliche Periduralanalgesie gelten, im Vergleich zur allgemeinen Periduralanalgesie, einige Besonderheiten, die bei der praktischen Durchführung sorgfältig beachtet werden müssen.

Periduralraum. Während der Schwangerschaft fließt ein beträchtlicher Teil des Blutes aus den unteren Extremitäten über die Venen des Periduralraums in die obere Hohlvene. Die Periduralvenen sind daher stark gefüllt und erweitert, der Periduralraum ist insgesamt *verkleinert*. Das Lokalanästhetikum kann sich deshalb mehr in longitudinaler Richtung ausbreiten, so dass die Anästhesie sich entsprechend weiter ausdehnt und hierdurch der **Bedarf an Lokalanästhetika vermindert** wird. Dies trifft jedoch nicht für alle Patientinnen zu.

Aufsuchen des Periduralraums. Die Identifizierung des Periduralraums ist in der Schwangerschaft *erschwert*, weil die Bänder der Wirbelsäule aufgelockert sind und sich bei der **Widerstandsverlust-Me-**

thode die Kochsalzlösung nicht selten relativ leicht („butterweich") injizieren lässt. Der Unerfahrene merkt oft nicht, dass die Nadel bereits im Periduralraum liegt, und ist versucht, die Nadel weiter vorzuschieben und damit die Dura zu perforieren.

> Klinisch gilt: In der Schwangerschaft ist die Gefahr der versehentlichen Durapunktion erhöht.

Außerdem ist der sonst negative Druck im Periduralraum während der Schwangerschaft wegen der stark erweiterten Venen meist aufgehoben, besonders während der uterinen Kontraktionen. Darum sind bei geburtshilflichen Periduralanalgesien Techniken, die sich des **negativen Drucks** bedienen („hängender Tropfen"), nicht durchführbar.

6.2.5 Lagerung

Die sitzende Position zum Einführen des Periduralkatheters ist für die Schwangere meist unbequem, besonders wenn bereits eine ausgeprägte Uterusaktivität besteht. Darum kann der Geübte die *Seitenlage* bevorzugen (Ausnahme: extreme Adipositas, Skoliose). Eine Beugung der Wirbelsäule ist wegen des Uterus nicht in gleichem Umfang möglich wie bei einer nichtschwangeren Patientin. Auch sind die Patientinnen wegen anhaltender uteriner Kontraktionen oft unruhig, so dass die Punktionstechnik und Katheterisierung zusätzlich erschwert werden. Daher und wegen des zuvor beschriebenen schwierigeren Auffindens des Periduralraums sollte eine geburtshilfliche Periduralanalgesie **nicht von einem Anfänger** auf dem Gebiet der regionalen Blockadetechniken durchgeführt werden.

6.2.6 Wahl des Lokalanästhetikums

Die für die vaginale Entbindung verwendeten Lokalanästhetika sollen folgende Anforderungen erfüllen:
— Ausreichende und kontrollierbare Analgesie ohne motorische Blockade,
— keine Gefährdung der Gebärenden,
— keine Beeinträchtigung der für die Geburt erforderlichen Kräfte,
— keine Veränderung des Geburtskanals,
— keine Depression des Feten bzw. Neugeborenen.

Die Differentialblockade, also die Ausschaltung des Schmerzes bei Erhalt der Motorik, gilt in der modernen Geburtshilfe als besonders erstrebenswert, um der Gebärenden die freie Beweglichkeit im Kreißsaal zu ermöglichen. Da der Geburtsschmerz im Liegen größer ist als in aufrechter Position, wird durch die erhaltene Mobilität eine bessere Analgesiequalität erreicht.

Bupivacain. Diese Substanz ist derzeit – mit oder ohne Zusatz von Opioiden – das am häufigsten in der Geburtshilfe eingesetzte Lokalanästhetikum. Bupivacain weist folgende Vorteile für die geburtshilfliche Anästhesie auf:
— Gute Analgesie bei relativ geringer motorischer Blockade,
— lange Wirkdauer,
— hohe Proteinbindung, daher geringere Plazentapassage,
— keine toxischen Wirkungen beim Feten.

Wichtigster Nachteil von Bupivacain ist seine **Kardiotoxizität**, die eine strikte Begrenzung der Dosen erfordert. Der Zusatz von Adrenalin hat nur geringen Einfluss auf die systemische Resorption von Bupivacain und ist bei Bolusgabe entbehrlich.

Bupivacain kann für die vaginale Entbindung fraktioniert, kontinuierlich und auch in Kombination mit Opioiden peridural zugeführt werden. Hierbei sollte Folgendes beachtet werden:

> Um die Mobilität der Schwangeren in der Eröffnungsphase der Geburt zu erhalten, muss die Bupivacainlösung verdünnt werden.

In der Frühphase kann mit Bupivacainkonzentrationen von 0,0625 bis 0,125 % häufig eine ausreichende Analgesie erzielt werden; für die Austreibungsphase sind hingegen im Allgemeinen Konzentration von 0,15 bis 0,25 % erforderlich, wenn nicht mit Opioiden kombiniert wird. Höhere Konzentrationen sollten jedoch vermieden werden, weil durch die stärkere motorische Blockade die aktive Mitarbeit der Schwangeren beeinträchtigt wird.

Die Qualität der Analgesie bei Anwendung verdünnter Lösungen (z. B. < 0,125 % Bupivacain) kann durch Zusatz eines Opioids wie Fentanyl oder Sufentanil verbessert werden (siehe Abschnitt 6.2.7).

Ropivacain. Die Substanz weist eine enge Strukturverwandschaft mit Bupivacain und ein ähnliches Wirkprofil auf, ist jedoch im Tierexperiment weniger kardiotoxisch. Die Plazentapassage wird mit 20 % angegeben. Ropivacain bewirkt eine deutliche sensomotorische Differentialblockade und ist daher für die Geburtshilfe von Vorteil. Die Substanz weist eine um 40 % geringere analgetische Wirkung und motorische Blockadewirkung auf als Bupivacain; die analgetische Wirkdauer ist hingegen länger. Bei Verwendung äquipotenter Dosen von Ropivacain und Bupivacain für die geburtshilfliche Analgesie ergeben sich jedoch keine wesentlichen Unterschiede in Anschlagzeit, Intensität und Ausdehnung der sensorischen und motorischen Blockade, Art der Entbindung (spontan, instrumentell, operativ), Schmerzlinderung, Patientenzufriedenheit und Zustand des Neugeborenen. Auch wird die geringere Kardiotoxität von Ropivacain durch seine geringere Wirkstärke relativiert, da entsprechend höhere Konzentrationen der Substanz erforderlich sind, um die gleiche Wirkung wie bei Bupivacain zu erreichen. Ohnehin spielt die Kardiotoxität von Lokalanästhetika bei der Periduralanalgesie für die normale vaginale Entbindung keine wesentliche Rolle, da hierfür sehr niedrige Konzentrationen verwendet werden.

EBM Metaanalyse zum Einsatz von Ropivacain bei der vaginalen Entbindung (Halpern et al., 2003): Bei der geburtshilflichen Periduralanalgesie unterscheiden sich Ropivacain und Bupivacain nicht in der Häufigkeit der spontanen Entbindung oder in anderen geburtshilflichen Parametern. Die Qualität der Analgesie, die Patientenzufriedenheit und der Zustand des Neugeborenen sind ebenfalls gleich. Eine motorische Blockade findet sich häufiger in der Bupivacaingruppe als in der Ropivacaingruppe, jedoch sind die Ergebnisse heterogen und müssen daher mit Vorsicht interpretiert werden. Zu diesem Problem sind weitere Untersuchungen erforderlich.

Levobupivacain (Chirocain). Dieses linksdrehende Enantiomer des racemischen Bupivacains ist – bei Verwendung gleicher Konzentrationen – weniger kardiotoxisch als Bupivacain. Beim Einsatz in der geburtshilflichen Analgesie ergaben sich eine etwas geringere Wirkstärke verglichen mit Bupivacain und eine stärkere analgetische Wirkung verglichen mit Ropivacain; für eine abschließende Beurteilung liegen jedoch noch zu wenige Untersuchungsergebnisse anderer Autoren vor.

Dosierung von Levobupivacain für die Geburtshilfe: 6–10 ml 0,25% epidural als Bolus.

6.2.7 Peridurale Opioide

Der *systemische* Einsatz von Opioiden während der Geburt sollte sich wegen des sedierenden Effekts bei der Schwangeren und der ungünstigen Wirkungen auf den Neonaten auf die frühe Eröffnungsphase beschränken. Mit Fortschreiten der Geburt und zunehmender Intensität der Schmerzen können Opioide jedoch *peridural* oder *subarachnoidal* zugeführt werden. Ziel ist eine ausreichende Analgesie ohne motorische Blockade und hypotensive Effekte. Allerdings hat sich gezeigt, dass eine zufriedenstellende Schmerzbeseitigung über den gesamten Geburtsverlauf mit Opioiden allein nicht möglich ist. Zwar können peridural oder intraspinal zugeführte Opioide während der Eröffnungsphase bei zahlreichen Schwangeren als einziges *Analgetikum* ausreichen, doch ist es hiermit nicht möglich, die im II. Stadium erforderliche *sakrale Analgesie* zu erreichen.

! Die alleinige peridurale oder intraspinale Zufuhr von Opioiden führt nicht zu einer ausreichenden Analgesie für die vaginale Geburt.

Bessere und länger anhaltende analgetische Effekte ergeben sich jedoch durch die Kombination von Opioiden mit Lokalanästhetika; auch können wegen des synergistischen Effekts die erforderlichen Lokalanästhetikumdosen vermindert werden, so dass die Motorik insgesamt weniger beeinträchtigt wird.

Welches Opioid?

Bei der Wahl des Opioids sollte sich der Anästhesist auf wenige Substanzen beschränken, um genügend Erfahrung zu sammeln und reproduzierbare Ergebnisse zu erreichen. Das lang wirkende Morphin gilt in Europa für die geburtshilfliche Anästhesie als überholt. Standard sind derzeit die kurz, d. h. 2–3 h wirkenden μ-Agonisten Fentanyl und Sufentanil. Andere Opioide wie Buprenorphin oder Nalbuphin können ebenfalls eingesetzt werden, jedoch ergeben sich hieraus keine Vorteile gegenüber Fentanyl und Sufentanil. Bei sachgerechter Anwendung von Fentanyl oder Sufentanil muss – im Gegensatz zum hydrophilen Morphin – kaum mit einer zentralen Atemdepression gerechnet werden. Beide Substanzen können mit Lokalanästhetika kombiniert werden, um synergistische Effekte mit Reduktion der Nebenwirkungen zu erreichen.

Verbindliche Dosierungskonzepte für die epidurale Zufuhr von Opioiden bei Schwangeren sind bisher noch nicht entwickelt worden, ebenso wenig für die Kombination von Opioiden mit Lokalanästhetika. Auch ist die Wahl des am besten geeigneten Opioids nach wie vor strittig.

Fentanyl. Die Substanz kann peridural als Bolus injiziert oder kontinuierlich peridural zusammen mit einem Lokalanästhetikum bis zur Geburt des

Kindes infundiert werden. Peridurale Bolusinjektionen führen nicht zu klinisch relevanten Nebenwirkungen bei der Gebärenden und beim Neonaten. Allerdings sollte sich die Zufuhr wiederholter Boli auf die Eröffnungsphase beschränken, um eine Kumulation zu vermeiden. Durch kontinuierliche Zufuhr von Fentanyl oder Sufentanil mit Lokalanästhetika in niedrigen Dosierungen lässt sich im günstigen Fall eine stabilere Analgesie mit seltener erforderlichen zusätzlichen Boli bei geringerer motorischer Blockade erzielen.

> **Epidurales Fentanyl für die vaginale Entbindung:**
> — Bolusinjektionen: 0,05 bis 0,1 mg bzw. 1 µg/kg in 10 ml NaCl alle 2–3 h
> — kontinuierliche Infusion: 10–15 ml/h einer Lösung aus 1–2 µg/ml Fentanyl und 0,0625- bis 0,125- bis maximal 0,25%igem Bupivacain bis zur Geburt

Sufentanil. Durch einmalige peridurale Bolusinjektion von 30 µg Sufentanil in 10 ml NaCl können Wehenschmerzen für 1½ bis 2½ h reduziert werden, ohne dass mit wesentlichen Nebenwirkungen bei Mutter und Neonaten gerechnet werden muss. Allerdings besteht in der Wirkung zwischen peridural und intravenös verabreichtem Sufentanil kein nachweisbarer Unterschied. Demgegenüber wirkt subarachnoidal injiziertes Sufentanil wesentlich stärker als peridural verabreichtes.

Wie Fentanyl kann auch Sufentanil mit Lokalanästhetika kombiniert werden, um eine bessere Analgesiequalität zu erreichen. Die Höhe der hierfür anzuwendenden Dosen ist derzeit nicht hinreichend geklärt; entsprechend schwanken die Angaben zwischen 0,1 und 0,2 µg/ml als Zusatz für verdünnte Bupivacainlösungen (z. B. 0,125%ig). Bei Verwendung der hohen Dosis (0,2 µg/ml) kann aber eine Kumulation mit Beeinträchtigung der Gebärenden und des Neonaten (Sedierung, Atemdepression) nicht sicher ausgeschlossen werden. Daher sollten aus Vorsichtsgründen eher niedrige Dosen verwendet werden. Einige Autoren empfehlen die Begrenzung der Gesamtdosis von Sufentanil auf 30 µg/24 h.

6.2.8 Subarachnoidale Injektion

Die intraspinale Injektion von Opioiden für die vaginale Entbindung ist in Deutschland wenig gebräuchlich. Wie bei der periduralen Zufuhr lässt sich eine befriedigende Analgesie allenfalls für die Eröffnungsphase erreichen. Bei Morphin ist der Wirkungseintritt jedoch verzögert, auch muss mit Nebenwirkungen wie Übelkeit und Erbrechen, Pruritus, Harnverhalt und vor allem Atemdepression gerechnet werden. Demgegenüber tritt mit Fentanyl, Sufentanil oder Pethidin die Wirkung wesentlich rascher ein (▶ Tab. 37-4), jedoch muss auch bei diesen Opioiden mit den gleichen Nebenwirkungen gerechnet werden. Besonders hoch ist die Gefahr der frühen Atemdepression durch subarachnoidal injizierte Opioide. So liegt ein Fallbericht vor, bei dem es 19 min nach subarachnoidaler Injektion von 10 µg Sufentanil und 2,5 mg Bupivacain bei einer gesunden Gebärenden zu einem Atemstillstand kam. Auch Ferouz und Mitarb. (1997) berichten über einen Atemstillstand mit Bewusstlosigkeit, der 4 min nach subarachnoidaler Injektion von 10 µg Sufentanil bei vaginaler Entbindung auftrat und eine endotracheale Intubation und Beatmung erforderte. Die Häufigkeit dieser Komplikation geben die Autoren mit 0,021% ihrer Patientinnen an. Insgesamt ist das Risiko der Atemdepression bei subarachnoidaler Injektion von Opioiden in der Geburtshilfe bisher nicht ausreichend quantifiziert. Grundsätzlich gilt aber:

! Bei subarachnoidaler Injektion von Opioiden besteht die, wenngleich geringe, Gefahr der Atemdepression. Daher ist eine sorgfältige und lückenlose Überwachung der Atemfunktion erforderlich.

Daneben wird über weitere Nebenwirkungen berichtet:

Blutdruckabfall. Nach subarachnoidaler Injektion von Fentanyl oder Sufentanil bei vaginaler Entbindung wurde ein signifikanter Blutdruckabfall beobachtet, der nicht durch das Lokalanästhetikum hervorgerufen worden sei. Die Autoren diskutieren einen direkten Effekt der Opioide auf die spinalen

Tab. 37-4 Intrathekale Opioide für die vaginale Entbindung

Substanz	Dosis	Wirkungseintritt (min)	Wirkdauer (h)
Morphin	0,25 mg	15–30	1–6
Pethidin	10–20 mg	5	1,5–2
Fentanyl	10–25 µg	5	1,5
Sufentanil	10 µg	5	1,5

μ-Rezeptoren oder eine verminderte Freisetzung endogener Katecholamine.

Hohe sensorische Blockade. Hamilton und Coben (1995) berichten über eine hohe sensorische Blockade nach subarachnoidaler Injektion von Sufentanil (10 μg) unter der Geburt. Drei der Gebärenden hatten lediglich Sufentanil erhalten, und die sensorische Blockade entwickelte sich 10–15 min nach der Injektion.

> **Dosierungsbeispiel für subarachnoidales Sufentanil:**
> — 10 μg Sufentanil plus 2,5 mg Bupivacain
> — Wirkungsdauer ca. 130 min

Weitere Dosisangaben siehe Seite 1025 und 1026.

Kombinierte spinale und epidurale Zufuhr. Bei diesem Verfahren wird das Opioid initial subarachnoidal injiziert und anschließend eine Katheter-Periduralanalgesie (Lokalanästhetikum plus Opioid) fortgesetzt. Die Vorteile dieses Verfahrens bestehen im raschen Wirkungseintritt und in der längeren Wirkdauer, während sich bei der Analgesiequalität keine wesentlichen Unterschiede ergeben. Im Vergleich mit der alleinigen periduralen Zufuhr von Opioiden wurde eine höhere Rate an Juckreiz und postspinalen Kopfschmerzen gefunden. Daher sollten Pencil-Point-Kanülen verwendet werden, um die Kopfschmerzrate zu senken.

6.2.9 Clonidin epidural

Clonidin ist ebenfalls als Zusatz zum Lokalanästhetikum für die Katheter-Periduralanalgesie verwendet worden. Die Substanz soll die Analgesiequalität verbessern und die Wirkung verlängern. Allerdings muss mit einem sedierenden Effekt gerechnet werden, des Weiteren mit Kreislaufreaktionen wie Hypotension und Bradykardie. Insgesamt ist der Nutzen des Clonidinzusatzes für die geburtshilfliche Regionalanästhesie bislang nicht ausreichend geklärt und kann daher gegenwärtig nicht empfohlen werden.

6.2.10 Praxis der geburtshilflichen Periduralanalgesie

Für die geburtshilfliche Periduralanalgesie werden folgende Grundsätze empfohlen:

Katheterperiduralanalgesie als Methode der Wahl. Die geburtshilfliche Periduralanalgesie sollte grundsätzlich über einen *mehrlumigen* Periduralkatheter erfolgen, da sie eine flexible Anpassung an den Bedarf der jeweiligen Geburtsphase ermöglicht und dadurch der Einzelinjektionstechnik überlegen ist. Die „single-shot"-Technik sollte nur in begründeten Ausnahmefällen durchgeführt werden, z. B. wenn klar abzusehen ist, dass keine weiteren Injektionen mehr erforderlich sind.

Bupivacain oder Ropivacain in niedriger Konzentration. Bupivacain und Ropivacain gelten wegen ihrer langen Wirkdauer, geringen Plazentapassage und relativ guten differentiellen Blockade der Sensomotorik als Mittel der Wahl für die geburtshilfliche Anästhesie. Konzentrationen von 0,25% Bupivacain und 0,2% Ropivacain sollten jedoch nicht überschritten werden, um die Auswirkungen auf den Geburtsvorgang und die instrumentelle Entbindungsrate so gering wie möglich zu halten. Bei Verwendung sehr niedriger Konzentrationen (0,065 bis 0,125%) ist häufig keine ausreichende Analgesie zu erreichen, so dass die **Kombination mit periduralen Opioiden** wie Fentanyl oder Sufentanil empfohlen wird. Bei instrumentellen Entbindungen oder Episiotomien kann wegen seiner raschen Anschlagzeit auch **Lidocain** (10–15 ml 1,5%ig) verwendet werden, um eine Bupivacain- oder Ropivacain-Periduralanalgesie zu verstärken.

Volumenzufuhr. Die verbreitete Praxis, der Schwangeren vor der geburtshilflichen Periduralanalgesie ca. 1000 ml Kristalloidlösung als Prophylaxe des Blutdruckabfalls zu infundieren, sollte kritisch bedacht werden. Untersuchungen zeigen, dass hierdurch die Wehentätigkeit gehemmt, die Geburt verlängert und außerdem ein Blutdruckabfall nicht vermieden werden können.

Vasopressoren. Vasopressoren sollten sparsam, aber rechtzeitig eingesetzt werden. Ein durch die Periduralanalgesie ausgelöster Blutdruckabfall sollte frühzeitig mit einem Vasopressor wie **Akrinor, Ephedrin** oder **Neosynephrine** behandelt werden, am besten schon dann, wenn der Blutdruck erkennbar auch nur wenige mmHg unter den Ausgangswert vor Beginn der Schwangerschaft absinkt, weil erfahrungsgemäß sehr rasch Übelkeit, evtl. auch Erbrechen folgen.

Testdosis. Nach Platzierung des Katheters und Aspirationsversuch, bei dem weder Liquor noch Blut im Katheter aufsteigen dürfen, sollte eine intravasale oder subarachnoidale Katheterlage zusätzlich durch Injektion einer Testdosis des Lokalanästhetikums ausgeschlossen werden, z. B. 10–15 mg Bupivacain oder 40–60 mg Lidocain.

⚡ Hierbei sollte gezielt auf zerebrale Zeichen der intravasalen Injektion geachtet werden: Ohrensausen, Benommenheit, periorales Taubheitsgefühl, verwaschene Sprache, Schwindel, Sehstörungen und schließlich Krampfanfälle.

Einige Autoren setzen **Adrenalin** (10–15 μg) zu, um die versehentliche intravasale Lage an einem Anstieg der Herzfrequenz (Sensitivität angeblich 100%) zu erkennen. Dieses Vorgehen ist jedoch umstritten, weil der Test bei ca. 30% der Patientinnen falsch positiv ist und außerdem bei intravasaler Injektion von Adrenalin die Uterusdurchblutung kritisch vermindert werden kann. Bei versehentlicher intrathekaler Injektion des Lokalanästhetikums entwickelt sich eine Spinalanästhesie.

Nahrungszufuhr. Kreißende sollten keine feste oder halbfeste Nahrung zu sich nehmen, um das Aspirationsrisiko bei einer evtl. erforderlichen Sectio nicht unnötig zu erhöhen. Wasser oder kalorienhaltige „Sportlergetränke" sind hingegen bei vaginaler Entbindung erlaubt, solange keine Sectio zu erwarten ist (Leitlinie DGAI). Bei Hochrisikoschwangerschaften ist ein individuelles Vorgehen erforderlich; im Zweifelsfall sollte die Hydrierung intravenös erfolgen.

Intermittierende oder kontinuierliche Katheter-Periduralanalgesie?

Grundsätzlich kann die geburtshilfliche Periduralanalgesie durch intermittierende Bolusinjektionen nach Bedarf oder durch kontinuierliche Infusion des Lokalanästhetikums (auch mit Opioidzusatz), des Weiteren als patientenkontrollierte Analgesie (PCA) durchgeführt werden. Alle drei Verfahren weisen Vor- und Nachteile auf.

Intermittierende Periduralanalgesie. Bei diesem Verfahren wird das Lokalanästhetikum jeweils als Bolus injiziert. Nach dem initialen Bolus wird abgewartet, bis die Schmerzen zurückzukehren beginnen; dann erfolgt die Injektion eines neuen Bolus usw. Durch dieses Vorgehen entstehen Phasen der relativen Überdosierung wie auch der Unterdosierung, die von der Schwangeren meist als beeinträchtigend und unangenehm empfunden werden. Mit jedem neuen Bolus besteht die Gefahr der versehentlichen intrathekalen oder intravasalen Injektion, so dass vor jedem Bolus eine Testdosis injiziert und beim Ausschluss einer Katheterfehllage fraktioniert aufgespritzt werden sollte. Von Vorteil ist die intermittierende Analgesie jedoch, wenn die Mobilität der Schwangeren erhalten werden soll.

Kontinuierliche Infusionsperiduralanalgesie. Um die Nachteile der intermittierenden Periduralanalgesie zu vermeiden, kann das Lokalanästhetikum, nach einer initialen Bolusinjektion, kontinuierlich infundiert werden. Hierdurch werden geringere Mengen an Lokalanästhetikum benötigt; außerdem ergibt sich zumeist ein ausgeglicheneres Analgesieverlauf. Unerwünschte hämodynamische Reaktionen scheinen ebenfalls seltener aufzutreten. Die Gefahr der Katheterfehllage ist zumeist ebenfalls gering: Bei intravasaler Lage schwindet die Blockade ohne zerebral-toxische Zeichen, bei intrathekaler Lage steigt das Niveau der sensorischen Blockade allmählich an und nicht schlagartig wie bei Bolusinjektionen. Allerdings wird durch die kontinuierliche PDA die Mobilität der Schwangeren beeinträchtigt.

In mehreren Untersuchungen zur kontinuierlichen Infusionsperiduralanalgesie konnte gezeigt werden, dass die kontinuierliche epidurale Infusion von Bupivacain in niedriger Konzentration mit oder ohne Beimischung von Fentanyl die Sectio-Rate verglichen mit systemischer Opioidzufuhr nicht erhöht, vermutlich aber die instrumentelle Entbindungsrate. Die Austreibungsphase wird verlängert, auch ist häufiger Oxytocin erforderlich. Die Analgesiequalität ist besser als mit systemischer Opioidzufuhr, und der Einfluss auf den Neonaten möglicherweise günstiger.

Patientenkontrollierte epidurale Analgesie (PCEA). Das Verfahren ermöglicht der Schwangeren eine bessere Kontrolle über ihre Analgesie, jedoch setzt die PCEA mehr Verständnis und Kooperation voraus (siehe Kap. 31). Außerdem erfordert die Methode einen größeren Aufwand und beeinträchtigt bei Verwendung herkömmlicher PCA-Pumpen die Mobilität der Schwangeren. Verwendet werden Bupivacain oder Ropivacain peridural, auch in Kombination mit Opioiden.

> **EBM** Metaanalyse zur patientenkontrollierten Periduralanalgesie (van der Vyver, 2002): Verglichen mit der kontinuierlichen Periduralanalgesie erfordert die patientenkontrollierte PDA weniger häufig zusätzliche Lokalanästhetikum-Injektionen. Die Gesamtmenge des Lokalanästhetikums ist geringer und eine motorische Blockade der Beine seltener. Beide Verfahren sind sicher für Mutter und Kind. Unklar ist, welche Analgesiemethode mit einer geringeren instrumentellen Entbindungsrate einhergeht und zu größerer Patientinnenzufriedenheit führt.

37 Geburtshilfe

Empfehlungen zum praktischen Vorgehen

- Zunächst Ausrüstung, Medikamente und Notfallzubehör einschließlich Intubationsbesteck und Beatmungshilfsmitteln (wie bei einer Allgemeinanästhesie) bereitstellen. Meist werden Einmalbestecke verwendet; die Größe der Tuohy-Nadel sollte 16–18 G betragen.
- Venenkanüle einführen und Infusion anschließen.
- Punktion des Periduralraums bevorzugt in **Linksseitenlage bei L2/3 oder L3/4**, bei sehr adipösen Schwangeren oder starken Abweichungen der Wirbelsäule auch im Sitzen. Bei der Punktion sollte die Schwangere durch eine Hilfsperson gelagert und fixiert werden.
- Der Periduralraum sollte durch die Widerstandsverlust-Methode identifiziert werden. Allerdings ist der Widerstandsverlust bei der Injektion von Kochsalz nicht immer leicht zu spüren, weil das Gewebe stark aufgelockert sein kann und die Lösung sich bereits vor Erreichen des Periduralraums leicht in die Bänder injizieren lässt.
- Nach erfolgreicher Punktion des Periduralraums sollte der Katheter maximal 3–5 cm in den Periduralraum vorgeschoben werden, um Abknicken, Schlingenbildung oder Fehllagen mit einseitiger oder ungenügender Analgesie zu vermeiden. Zu weites Vorschieben begünstigt die *intravasale* Fehllage, zu geringes Vorschieben das Herausgleiten. Die geringste Rate an einseitigen Anästhesien ergibt sich bei einer Katheterlage im Periduralraum von 2 cm, jedoch ist die Gefahr des Herausgleitens am größten.
- Bei Erstgebärenden erfolgt die Injektion des Lokalanästhetikums individuell nach Bedarf, unabhängig von der Weite des Muttermundes. Die Wirkung ist nach etwa 15–20 min vollständig und hält durchschnittlich 90 min an. Auffrischdosen müssen in der Eröffnungsphase immer injiziert werden, bevor die Schmerzen zurückgekehrt sind, und zwar möglichst in regelmäßigen Intervallen von ca. 90 min, bei Bedarf auch früher: Die Wirkung tritt deutlich schneller ein als nach der Erstdosis. Erfolgen die Nachinjektionen jeweils erst nach Rückkehr der Schmerzen, so muss mit einer schlechteren Analgesiequalität gerechnet werden. Bei wiederholten Injektionen muss die Gefahr der Überdosierung beachtet werden.
- Vor der Injektion des Lokalanästhetikums: Testdosis zum Ausschluss einer intravasalen oder subarachnoidalen Fehllage des Katheters injizieren.

Verfahren der geburtshilflichen Periduralanalgesie:

intermittierende Periduralanalgesie:
- Testdosis, 2–3 ml Lidocain 2% mit oder ohne Adrenalin (10–15 µg) oder 3 ml Bupivacain 0,25%
- initialer Bolus in der Eröffnungsphase: 5–8 ml Bupivacain 0,25% fraktioniert oder 10–16 ml Bupivacain 0,125% mit 5–10 µg Sufentanil fraktioniert; jeweils, bis Analgesieniveau bei Th10
- Repetitionsdosen, nach ca. 60–90 min wie Initialdosis, fraktioniert bzw. nach Bedarf
- anstelle von Bupivacain kann auch Ropivacain 0,2 bzw. 0,1% verwendet werden

kontinuierliche Infusionsperiduralanalgesie:
- Testdosis wie oben angegeben
- initialer Bolus: wie oben angegeben, bis Analgesie bei Th10, danach
- Infusion: Bupivacain 0,125% plus Fentanyl 1–2 µg/ml: 10–12 ml/h oder Bupivacain 0,0625% plus Fentanyl 1–2 µg/ml: 10–15 ml/h
- bei Bedarf: zusätzliche Boli wie oben angegeben
- anstelle von Bupivacain kann auch Ropivacain verwendet werden (s. o.), anstelle von Fentanyl auch Sufentanil

patientenkontrollierte Periduralanalgesie (PC-PDA):
- Ansatz für Spritzenpumpe: Bupivacain 0,125% und Fentanyl 1–2 µg/ml oder Sufentanil 0,15–0,5 µg/ml
- Testdosis wie oben
- initialer Bolus wie oben, fraktioniert, bis Analgesie bei Th10, danach
- basale Infusion mit 10 ml/h (fakultativ)
- abrufbarer Bolus: 5 ml
- Lock-out-Intervall: 15–30 min
- anstelle von Bupivacain 0,1–0,2% kann auch Ropivacain verwendet werden

Mobile Periduralanalgesie („walking epidural")

Die Periduralanalgesie mit Bupivacain 0,25% oder Ropivacain 0,2% beeinträchtigt häufig die Motorik und die Propriozeption (Lagesinn), so dass die Kreißende das Bett nicht verlassen und umhergehen kann, ein Zustand der von einigen Schwangeren als unangenehm empfunden wird. Durch Verwendung sehr niedriger Konzentrationen von Bupivacain oder Ropivacain in Kombination mit einem Opioid wie Fentanyl oder Sufentanil kann die motorische Beeinträchtigung auf ein Minimum reduziert und so die Mobilität der Schwangeren erhalten werden. Dieses als mobile Periduralanalgesie (walking epidural) bezeichnete Verfahren kann bei entsprechendem Wunsch der Schwangeren angewandt werden, sofern keine geburtshilflichen Kontraindikationen gegen das Umherlaufen bestehen und außerdem eine telemetrische Überwachung des Feten gewährleistet ist. Ob sich die mobile Periduralanalgesie günstig auf den Geburtsverlauf auswirkt, ist derzeit nicht bekannt; auch ist bislang kein standardisiertes Dosierungsschema für die verwendeten Substanzen entwickelt worden. Nach derzeit vorliegenden Untersuchungsergebnissen (Cohen et al.) kann mit 0,125%igem Bupivacain in Kombination mit Sufentanil bei der Mehrzahl der Schwangeren zu irgendeinem Zeitpunkt während der Wehentätigkeit eine Mobilität (begleitetes Herumgehen im Gebärzimmer, Gang zur Toilette) bei befriedigender Analgesie und erhaltener Propriozeption und Spontanmiktion erreicht werden. Konzentrationen von 0,0625%igem Bupivacain gehen vermehrt mit unzureichender Analgesie einher und erfordern deshalb mehr Nachinjektionen. Hierdurch werden die Motorik beeinträchtigt und die Anzahl immobiler Schwangerer erhöht.

Vergleichbar günstige Ergebnisse wie mit Bupivacain 0,125% wurden auch durch epidurale PCA mit Ropivacain 0,85% in Kombination mit Fentanyl erreicht (Campbell et al.).

Nachfolgend sind Dosierungen für die mobile Periduralanalgesie zusammengestellt, wie sie derzeit von einigen Autoren praktiziert werden. Hierbei handelt es sich keineswegs um ausreichend durch umfangreiche klinische Studien gesicherte Vorgehensweisen im Sinne der Evidence-based Medicine, sondern lediglich um vorläufige Angaben. Es empfiehlt sich daher ein flexibles, individuell am Bedarf der Patientin und des Geburtshelfers ausgerichtetes Vorgehen. Bei kontinuierlichen Techniken sollten für die mobile Periduralanalgesie kleine tragbare Pumpen anstelle der sonst üblichen Perfusoren eingesetzt werden.

Dosierungsempfehlungen
mobile epidurale Analgesie:
— Testdosis: 3 ml Bupivacain 0,125%
— nach 3–4 min 12 ml Bupivacain 0,125% + 5–10 µg Sufentanil (50 µg Fentanyl) als Bolus
— anschließend Bupivacain 0,0625% mit 0,15–0,2 µg/ml Sufentanil (1–2 µg/ml Fentanyl), 12–15 ml/h
— maximale kumulative Sufentanildosis: 30 µg/24 h; Fentanyl: 300 µg/24 h

— anstelle von Bupivacain 0,125% kann auch Ropivacain 0,08 oder 0,1% mit Sufentanil oder Fentanyl verwendet werden

mobile epidurale PCA:
— Testdosis 3 ml Bupivacain 0,125%
— nach 3–4 min 12 ml Bupivacain 0,125% oder Ropivacain 0,1% + 5–10 µg Sufentanil (50 µg Fentanyl) als Bolus
— Lock-out-Zeit 25 min, PCA-Boli von 12 ml Bupivacain 0,125% oder Ropivacain 0,08% + 0,156 µg/ml Sufentanil
— bei Schmerzen: Bolus von 6 ml Bupivacain 0,25% durch Arzt oder Hebamme
— maximale kumulative Sufentanildosis: 30 µg/24 h

Hinweise zur Mobilisierung. Um einen Kreislaufkollaps und/oder Verletzungen der Schwangeren zu vermeiden, müssen vor Beginn der Mobilisierung die Ausbreitung der sensorischen Blockade sowie die motorische Kraft und die Propriozeption der unteren Extremitäten sorgfältig überprüft werden. Die Propriozeption kann durch verdecktes Bewegen der Großzehe durch den Arzt kontrolliert werden. Ist die Propriozeption erhalten, so kann die Patientin hierbei die jeweilige Stellung der Großzehe korrekt angeben.

- Erster Mobilisierungsversuch nach ca. 30 min und nur dann, wenn die Patientin sich hierzu in der Lage fühlt.
- Zunächst die Patientin die Beine aus dem Bett heben lassen (Einschätzung der Kraft).
- Danach die Patientin auf der Bettkante sitzen lassen, Pulsfrequenz und Blutdruck messen.
- Wenn normal möglich: Patientin vor dem Bett stehen lassen, Orthostase überprüfen, Knie leicht beugen lassen.
- Wenn erfolgreich: Patientin mit Begleitperson umhergehen lassen, jedoch nicht außerhalb der Entbindungsstation.

Subarachnoidale mobile Analgesie

Anstelle der epiduralen mobilen Analgesie wird auch die intrathekale Injektion von Lokalanästhetika und Opioiden, auch in Kombination mit der Periduralanalgesie, eingesetzt, um die Mobilität der Kreißenden zu erhalten. In Deutschland liegt für dieses Verfahren allerdings keine Zulassung vor. Als wichtigste Vorteile der subarachnoidalen gegenüber der epiduralen Injektion gelten:
— Rascherer Wirkungseintritt,

— bessere Qualität der Analgesie,
— keine einseitige oder fleckförmige Ausbreitung,
— keine toxischen Reaktionen auf das Lokalanästhetikum, totale Spinalanästhesie ausgeschlossen.

Dosierungsempfehlungen
frühes Geburtsstadium (Muttermund < 5 cm):
— 25 µg Fentanyl oder 2,5–5 µg Sufentanil subarachnoidal
— und 12–15 ml/h Bupivacain 0,125% peridural

fortgeschrittenes Geburtsstadium (Muttermund > 5 cm):
— 0,5–1 ml Bupivacain 0,25% plus 25 µg Fentanyl oder 2,5–5 µg Sufentanil
— und 12–15 ml/h Bupivacain 0,125% peridural

Austreibungsphase:
Bupivacain plus Fentanyl oder Sufentanil wie oben

6.2.11 Aufgabenteilung bei der Katheter-Periduralanalgesie

Nach einer Vereinbarung der Berufsverbände der Anästhesisten und Gynäkologen (1988) ist bei der Katheter-Periduralanalgesie eine Arbeitsteilung möglich, wenn ein Anästhesist nicht durchgängig zur Verfügung steht. In diesem Fall legt der Anästhesist den Periduralkatheter und injiziert die Testdosis und die erste Volldosis des Lokalanästhetikums; der Geburtshelfer führt anschließend die Anästhesie fort.

Als **Voraussetzungen für dieses Vorgehen** gelten:
— Verbleiben des Anästhesisten, bis Anästhesie voll wirksam ist und der Kreislauf stabil bleibt, mindestens aber für 30 min nach der ersten Vollinjektion;
— Übergabe von Zuständigkeit und Verantwortung für die Fortführung der Narkose in gegenseitigem Einvernehmen;
— umgehende Erreichbarkeit des Anästhesisten bei anästhesiebedingten Zwischenfällen;
— ausreichende Kenntnis und Erfahrung des Geburtshelfers, der die Verantwortung übernimmt;
— individuelle ärztliche Entscheidung über Zeitpunkt und Dosis des Lokalanästhetikums. Bei Delegation der Injektion an speziell unterwiesene Pflegepersonen oder Hebammen muss sich der Arzt in unmittelbarer Nähe aufhalten;
— Dokumentation des Anästhesieverlaufs in üblicher Weise, evtl. auch durch die Hebamme; Vermerk des Übergabezeitpunkts an den Geburtshelfer.

Periduralanalgesie durch den Geburtshelfer. Besteht zwischen anästhesiologischer und gynäkologischer Abteilung eine Vereinbarung, dass der Geburtshelfer die Periduralanalgesie durchführt, so trägt er hierfür auch die volle ärztliche und rechtliche Verantwortung.

Folgende **Voraussetzungen** müssen erfüllt sein:
— Ausreichende Übung in einer entsprechenden Zahl dieses Verfahrens;
— eingehende Kenntnis und Erfahrung im Erkennen und Behandeln von Zwischenfällen.

Dem Anästhesisten vorbehaltene Aufgaben. Nach der Vereinbarung der Berufsverbände müssen **Narkosen** vom Anästhesisten durchgeführt werden. Des Weiteren muss, unabhängig von der Art des Anästhesieverfahrens, in folgenden Fällen grundsätzlich ein Anästhesist hinzugezogen werden und entsprechend umgehend erreichbar sein:
— Sectio;
— anästhesiologische Risiken;
— anästhesiebedingte Zwischenfälle.

6.3 Kaudalanästhesie

Die Kaudalanästhesie (siehe Kap. 23) wird nur selten in der geburtshilflichen Anästhesie eingesetzt. Anästhesieausbreitung bis Th10 ist nur mit wesentlich höheren Initialdosen als bei der lumbalen Periduralanästhesie erreichbar. Eine segmentäre Blockade der Eröffnungsphase (Th10–L1) ist nicht möglich; hierzu muss ein zweiter Katheter in den lumbalen Periduralraum eingeführt werden (Doppelkatheter-Technik) – ein ziemlich umständliches Verfahren.

6.4 Spinalanästhesie

In dringlichen geburtshilflichen Situationen, bei denen eine Periduralanästhesie nicht mehr durchführbar ist, kann die Spinalanästhesie mit folgenden **Vorteilen** eingesetzt werden:
— Rascher Wirkungseintritt,
— ausgeprägte Anästhesie,
— keine fetale Toxizität.

Zu den **Indikationen** gehören u. a.:
— Zervixriss,
— operative vaginale Entbindung,
— manuelle Plazentalösung.

Für perineale oder vaginale Operationen reicht ein **Sattelblock** aus, während bei Zangenextraktionen und manueller Plazentalösung eine *Anästhesieausdehnung bis Th10* erforderlich ist.

Verwendet werden 0,5 bis 1,5 ml hyperbare Lösungen von Bupivacain 0,5%, Lidocain 5% oder Mepivacain 4%. Isobare Techniken z. B. mit Bupivacain 0,5% können mit gleichwertigem Erfolg angewandt werden.

Die Spinalanästhesie in der Geburtshilfe kann zu **postspinalen Kopfschmerzen** führen – auch bei Verwendung von 25-G-Nadeln.

6.5 Pudendusblock

Durch die Blockade des N. pudendus (S2, S3, S4) werden die hinteren zwei Drittel der Labien und die übrige perineale Region einschließlich Anus betäubt. Das vordere Drittel der Labia majora, das durch den N. genitofemoralis versorgt wird, bleibt ausgespart. Dieser Nerv kann durch lokale Infiltration ausgeschaltet werden.

Die Blockade des N. pudendus kann transperineal oder transvaginal durchgeführt werden. Der transvaginale Zugang ist weniger schmerzhaft und weist eine höhere Erfolgsrate auf, auch sind die Komplikationen geringer.

Der Pudendusblock wird vom Geburtshelfer vor allem bei **vaginalen geburtshilflichen Eingriffen** durchgeführt.

Für eine wirksame Blockade sind etwa 20–25 ml Lokalanästhetikum erforderlich. Die Blockade hält etwa 90–120 min an. Hauptnachteile sind die Gefahr der Lokalanästhetikum-Toxizität sowie eine oft ungenügende Analgesiequalität.

6.6 Parazervikalblockade

Bei dieser Technik wird vom Geburtshelfer in der Eröffnungsphase das Lokalanästhetikum beiderseits parazervikal in den lateralen Fornix injiziert. Beseitigt wird nur der uterine Schmerz. Das Verfahren ist risikoreich:

> Bei der Parazervikalblockade treten gehäuft fetale Herzrhythmusstörungen bis hin zur Bradykardie auf. Tod des Neonaten ist ebenfalls beschrieben worden. Darum sollte diese Technik nicht mehr angewandt werden.

7 Anästhesie bei Sectio

Durch die Sectio kann die Geburt zu jedem Zeitpunkt beendet werden. Gegenwärtig wird eine Sectio, je nach Klinik, bei etwa 10–15% aller Schwangeren durchgeführt. Das Risiko ist niedrig: Die maternale Mortalität beträgt 0,1 bis 0,2%. Die fetale Gefährdung ist zumeist geringer als bei der vaginalen Entbindung, wenn geburtshilfliche Komplikationen vorliegen. Für den Anästhesisten ist die Sectio wegen der spezifischen Komplikationsmöglichkeiten und der gleichzeitigen Betreuung zweier Patienten häufig eine besondere Herausforderung, die Können und Erfahrung verlangt.

7.1 Indikationen

Die Sectio wird durchgeführt, wenn die Geburt beendet werden muss und eine Operation auf vaginalem Wege nicht möglich oder kontraindiziert ist. Dabei kann die Sectio aus präventiven Gründen oder wegen einer akuten Gefährdung des Lebens von Schwangerer und/oder Fet erforderlich sein. In ▶ Tabelle 37-5 sind Indikationen für die Sectio zusammengestellt.

Geplante Sectio. Hierbei handelt es sich um einen Eingriff, auf den die Patientin gewöhnlich gut vorbereitet ist; der körperliche Allgemeinzustand ist ebenfalls meist gut. Daher kann jede der gebräuchlichen Anästhesietechniken angewandt werden: Allgemeinnarkose, Periduralanästhesie, Spinalanästhesie.

Beispiele: Missverhältnis zwischen Kopf und Becken; Beckenendlage; Diabetes der Mutter (Operation zwischen 37. und 38. Woche); fetale Erythroblastose.

Notsectio. Sie wird durchgeführt, wenn unerwartet Komplikationen in der Spätschwangerschaft oder unter der Geburt Schwangere und/oder Fet gefährden und diese Gefahr nicht mit anderen geburtshilflichen Methoden besser beseitigt werden kann.

Tab. 37-5 Indikationen für die Sectio
— Missverhältnis zwischen Kopf und Becken
— Wehen-Dysfunktion
— Malposition
— Placenta praevia
— Abruptio placentae
— Blutungen
— Eklampsie
— fetale Asphyxie
— chronische Plazentainsuffizienz
— Rh-Isoimmunisierung
— Diabetes mellitus
— Nabelschnurvorfall

Beispiele: akute Blutungen bei Placenta praevia und Abruptio placentae; Tetanus uteri; schwere Eklampsie.

Die Notsectio wird nahezu ausschließlich in Allgemeinnarkose durchgeführt. Regionale Anästhesietechniken sind vor allem bei drohendem oder manifestem Schock *kontraindiziert*, weil durch die sympathikusblockierende Wirkung der Schockzustand verschlimmert wird. Auch ist in Notsituationen der Zeitaufwand für eine zentrale Nervenblockade zu groß.

Anwesenheit von Vätern oder Bezugspersonen

Grundsätzlich haben Angehörige keinen Anspruch auf Anwesenheit bei der Sectio. Bei elektiver Sectio unter Regionalanästhesie und ohne wesentliches Risiko für Mutter oder Kind kann der Geburtshelfer die Teilnahme des Vaters oder einer Bezugsperson zulassen, wenn hierfür eine ärztliche Begründung besteht und die Patientin zustimmt. Die Berufsverbände haben hierzu eine Leitlinie folgenden Inhalts vereinbart:

> **LL Anwesenheit von Vätern bei der Sectio (Leitlinie der Berufsverbände, 2004)**
> Grundsätzlich bestehen keine Einwände gegen die Anwesenheit einer Bezugsperson bei der elektiven Sectio unter Regionalanästhesie, wenn die Mutter dies wünscht. Dagegen sollten bei Sectiones in Intubationsnarkose Väter/Bezugspersonen nur ausnahmsweise anwesend sein, bei Notfallsectiones grundsätzlich nicht. Widersprechen Fachärzte, die bei der Sectio mitwirken (vor allem Anästhesisten und/oder Neonatologen) der Anwesenheit von Vätern oder Bezugspersonen, so muss sie unterbleiben. Stimmen die beteiligten Ärzte der Anwesenheit des Vaters oder der Bezugsperson zu, so müssen diese Personen vom Arzt über das Verhalten im OP und die damit verbundenen Risiken aufgeklärt werden (Unterschrift der Person einschließlich Verzicht auf Schadenersatz bei Ohnmacht o. Ä. empfohlen!). Bei zu großer psychischer Belastung des Vaters muss er den Operationssaal auf ärztliche Aufforderung umgehend verlassen.

7.2 Wahl des Anästhesieverfahrens

Die Wahl des Anästhesieverfahrens bei einer geplanten Sectio wird nicht einheitlich beurteilt und hängt von zahlreichen Faktoren ab:

— Indikation für die Operation,
— Dringlichkeit,
— Wunsch der Patientin,
— Erfahrung des Anästhesisten.

Für die beiden grundsätzlichen Verfahren – Regionalanästhesie und Allgemeinnarkose – ergeben sich spezifische Vor- und Nachteile, die beachtet werden müssen.

Vorteile der Regionalanästhesie:
— Aspirationsgefahr praktisch nicht vorhanden,
— keine Intubationsschwierigkeiten,
— geringe neonatale Depression,
— wache Patientin.

Wesentliche **Nachteile** der Peridural- und der Spinalanästhesie sind die Gefahr des Blutdruckabfalls mit nachfolgender fetaler Hypoxie und der langsame Wirkungseintritt.

Vorteile der Allgemeinnarkose:
— Rasche und zuverlässige Wirkung,
— Gefahr des Blutdruckabfalls gering,
— bessere intraoperative Kontrolle von Atemwegen und Atmung.

Die wichtigsten **Nachteile** der Allgemeinnarkose sind erhöhte Aspirationsgefahr, evtl. Intubationsschwierigkeiten und die Möglichkeit der stärkeren neonatalen Depression.

Zustand des Neugeborenen. Nach allgemeiner Auffassung ist die Gefährdung des Feten durch eine Regionalanästhesie geringer als durch eine Allgemeinnarkose. Diese Ansicht ist nur bedingt richtig: Die **Apgar-Werte** von Kindern, die innerhalb weniger Minuten nach Einleitung der Allgemeinnarkose geboren werden, entsprechen weitgehend denen der unter Regionalanästhesie geborenen Kinder.

! Mit zunehmender Dauer der Allgemeinnarkose nimmt die Häufigkeit der Neugeborenendepression jedoch zu.

Demgegenüber hat die *Dauer* einer Periduralanästhesie keinen wesentlichen Einfluss auf den Zustand des Neugeborenen. Die Neugeborenendepression bei Allgemeinnarkose beruht nicht auf einer Asphyxie, sondern auf Sedierung bzw. Narkose des Kindes. Hieraus folgt für die Praxis:
— Bei einer Allgemeinanästhesie sollte die Entwicklung des Feten so rasch wie möglich, d. h. innerhalb weniger Minuten erfolgen, um eine neonatale Depression zu vermeiden.
— Ist eine längere Operationsdauer zu erwarten, sollte eine Regionalanästhesie bevorzugt werden.

Beim **Säure-Basen-Status** ergeben sich zwischen den beiden Anästhesieverfahren nur geringe Unterschiede, die klinisch wahrscheinlich ohne Bedeutung sind. Für beide Gruppen gilt in gleicher Weise:

! Je länger die Zeitdauer zwischen Inzision des Uterus und Geburt des Kindes, desto größer die fetale Hypoxie und Azidose.

Ursache ist vermutlich eine Beeinträchtigung der Plazentadurchblutung durch die Manipulationen am Uterus.

Die Wirkungen des Anästhesieverfahrens auf das **neurologische Verhalten** in der Neugeborenenperiode sind noch weitgehend ungeklärt, so dass die Auswahl des Verfahrens sich hieran gegenwärtig nicht orientieren kann.

7.3 Periduralanästhesie

7.3.1 Präoperative Visite

Das präoperative Gespräch zwischen Anästhesist und Patientin ist bei der Regionalanästhesie für die Sectio von besonderer Bedeutung. Der Anästhesist muss hierbei die Patientin umfassend über den Ablauf von Anästhesie und Operation unterrichten und gleichzeitig einfühlend herausfinden, ob sie für eine Operation im Wachzustand geeignet ist. Zwar kann die Sectio in Periduralanästhesie bei planmäßigem Verlauf zu einem beglückenden Erlebnis für die Mutter werden, weil sie die Geburt ihres Kindes trotz Operation bewusst miterlebt. Angst und Schmerzen während der Operation werden jedoch sehr schnell die gutgemeinten Absichten des Anästhesisten in einen Alptraum für die Schwangere verwandeln.

Darum sollte Folgendes beachtet werden:
— Keine Patientin zur Periduralanästhesie überreden;
— darauf hinweisen, dass während der Operation trotz Periduralanästhesie Druck sowie Zug und Zerren spürbar sein können und gelegentlich Übelkeit und Erbrechen auftreten;
— versichern, dass bei ungenügender Blockade mit Schmerzen umgehend eine Allgemeinnarkose durchgeführt wird;
— erklären, warum in der Regel auf eine Prämedikation verzichtet wird: Der Hinweis auf mögliche fetale Nebenwirkungen überzeugt die meisten Patientinnen.

7.3.2 Wahl des Lokalanästhetikums

Über die Wahl des „richtigen" Lokalanästhetikums für die Periduralanästhesie bei Sectio besteht keine Übereinstimmung. Bei korrekter Dosierung können aber die meisten der gebräuchlichen Lokalanästhetika ohne Gefährdung der Schwangeren und des Feten eingesetzt werden, z. B. Bupivacain, Ropivacain, Mepivacain und Lidocain.

Bupivacain. Diese Substanz wird derzeit vermutlich am häufigsten für die Sectio eingesetzt, üblicherweise in einer Konzentration von 0,5%. Die 0,75%ige Lösung ist hingegen in Misskredit geraten, seit in den USA Fallberichte über kardial bedingte Todesfälle bei Schwangeren veröffentlicht wurden. Die FDA (Food and Drug Administration) empfahl daraufhin, die 0,75%ige Lösung in der Geburtshilfe nicht mehr einzusetzen – eine nicht unumstrittene Entscheidung, wie zahlreiche deutsche Anästhesisten meinen, da bei den betroffenen Patientinnen sehr hohe Dosen eingesetzt worden seien. Kardiotoxische Reaktionen seien aber weniger eine Frage der Konzentration als vielmehr der Gesamtdosis, die innerhalb eines bestimmten Zeitraums verabreicht werde. Daher empfehlen einige Autoren, nicht mehr als 5 ml Bupivacainlösung, gleich welcher Konzentration, innerhalb von 50–60 s zu injizieren, denn in dieser Zeit manifestieren sich die Frühzeichen toxischer Reaktionen. Neuere Untersuchungen an trächtigen Schafen haben keinen Hinweis ergeben, dass Bupivacain, wie vielfach angenommen, in der Schwangerschaft stärker kardiotoxisch wirkt als bei nichtschwangeren Schafen. Auch ist bei klinischen Dosen nicht mit einer konstriktorischen Wirkung auf die Uterusgefäße zu rechnen.

! Für die Sectio sind durchschnittlich 120 mg Bupivacain 0,5%ig erforderlich, um die notwendige sensorische Blockade von Th4/6 bis S5 zu erreichen.

Ropivacain. Diese Substanz unterscheidet sich in Anschlagzeit, Wirkungsintensität und -dauer nicht wesentlich von Bupivacain. Ungeklärt ist hingegen, ob die motorische Blockade durch Ropivacain weniger ausgeprägt ist und kürzer anhält als bei Bupivacain. Beim trächtigen Schaf fand sich eine geringere Kardiotoxizität von Ropivacain: Die Serumkonzentrationen von freiem Ropivacain müssen ca. 30% höher sein als die von freiem Bupivacain, um vergleichbare kardiale Wirkungen hervorzurufen. Allerdings ergab sich in einer Untersuchung von Datta und Mitarb. (1995), dass bei Injektion äquipotenter Mengen von Bupivacain und Ropivacain bei gleichem klinischen Effekt die Konzentrationen von ungebundenem Ropivacain im mütterlichen und fetalen Blut doppelt so hoch waren wie die von freiem Bupivacain. Hieraus ergibt sich die Frage, ob der bei Tieren gefundene Unterschied in der Kardiotoxitität zwischen beiden Substanzen klinisch relevant ist.

Soll Adrenalin zugesetzt werden? Der Zusatz von Adrenalin zum Lokalanästhetikum für geburtshilfliche Anästhesien oder Sectio ist umstritten, da durch die α-adrenerge Wirkung der Gefäßwiderstand in der Nabelarterie zu- und die Durchblutung der Plazenta abnehmen können. Des Weiteren fand sich in neueren Untersuchungen kein signifikanter Unterschied der Plasmakonzentrationen zwischen Bupivacain mit oder ohne Adrenalin, so dass für diese Substanz der Nutzen fraglich ist. Andererseits soll durch den Adrenalinzusatz eine bessere Analgesie erreicht werden. Insgesamt scheint es für die Prognose des Neugeborenen unerheblich zu sein, ob Adrenalin zugesetzt wird oder nicht.

Dosierung des Lokalanästhetikums. Nach einer verbreiteten Meinung ist der Dosisbedarf an Lokalanästhetika in der Schwangerschaft vermindert, jedoch sind die vorliegenden Untersuchungsergebnisse widersprüchlich: Während einige Autoren über einen reduzierten Dosisbedarf berichten, fand sich in anderen Untersuchungen bei gleicher Dosierung kein Unterschied im sensorischen Niveau zwischen schwangeren und nichtschwangeren Frauen.

7.3.3 Kombination des Lokalanästhetikums mit epiduralen Opioiden

! Der Zusatz von Opioiden zum Lokalanästhetikum gilt in der Literatur als Standardverfahren bei der Sectio.

Durch die kombinierte peridurale Injektion von Lokalanästhetika und Opioiden kann die Qualität der operativen Anästhesie ohne nachteilige Wirkungen auf Mutter und Neugeborenes verbessert werden. Vor allem die bei konventioneller Periduralanästhesie häufig auftretenden Schmerzen im Bereich der Harnblase und bei der Entwicklung des fetalen Kopfes lassen sich hiermit weitgehend verhindern, auch sollen weniger Übelkeit und Erbrechen bei den operativen Manipulationen am Uterus auftreten. Um die Gefahr der späten Atemdepression zu vermeiden, sollten Fentanyl oder Sufentanil gegenüber epiduralem Morphin bevorzugt werden; allerdings ist die postoperative Analgesie mit beiden Substanzen wesentlich kürzer. Die Wirkung von 100 µg epiduralem Fentanyl scheint der von 20–30 µg epiduralem Sufentanil zu entsprechen. Für eine ausreichende Analgesie müssen die Opioide in einem größeren Volumen gelöst werden, z. B. 50 µg Fentanyl in mindestens 10 ml Bupivacain 0,5% oder 100 µg in der gesamten Bupivacainlösung.

Fentanyl. Die peridural angewandte Dosis beträgt 0,05 bis 0,1 mg, gelöst in 10 ml bzw. 20 ml Bupivacain 0,5% oder Ropivacain 0,75%. Mehrere Untersuchungen haben gezeigt, dass eine Dosis von 100 µg Fentanyl – vor Entwicklung des Kindes epidural injiziert – das Atemmuster, die Atemfrequenz und das neuromotorische Verhalten des Feten nicht beeinflusst. Mit 0,1 mg Fentanyl trat in einer Untersuchung signifikant häufiger Juckreiz auf als in der Kontrollgruppe. Die Qualität der Analgesie war jedoch nicht besser als mit 0,05 mg.

Sufentanil. Peridural werden Dosen von 10–20 µg als Zusatz zu Bupivacain 0,5% oder Ropivacain 0,75% eingesetzt. Auch hiermit lässt sich eine bessere operative Anästhesiequalität erreichen als mit Bupivacain allein. Die Wirkung setzt rasch ein, hält aber nur kurz an.

> **Dosierung von Opioiden für die Periduralanästhesie bei Sectio:**
> — Fentanyl: 0,05 mg als Zusatz zu mindestens 10 ml Bupivacain 0,5% oder Ropivacain 0,75% bzw. 0,1 mg in 20 ml oder
> — Sufentanil: 10–20 µg, ebenfalls als Zusatz zu mindestens 10 ml Bupivacain 0,5% oder Ropivacain 0,75%

Bei periduraler Verwendung von Fentanyl oder Sufentanil muss mit den typischen Nenbenwirkungen gerechnet werden:
— Juckreiz,
— Übelkeit und Erbrechen,
— frühe Atemdepression (sehr selten),
— Harnverhalt.

7.3.4 Injektion des Lokalanästhetikums über die Kanüle oder über den Katheter?

Über diese Frage wird häufig kontrovers diskutiert, am ehesten, weil wegen fehlender Vergleichsuntersuchungen keine eindeutige Antwort möglich ist. Die Sicherheit der Injektion des Lokalanästhetikums über die Kanüle hat sich bei unzähligen „single-shot"-Anästhesien für die Sectio und andere operative Eingriffe nachweisen lassen. Auch scheint die Wirkung früher einzusetzen als bei der Injektion über den Katheter. Des Weiteren wird durch die Einzelinjektion der Periduralraum erweitert und hierdurch möglicherweise das Einführen des Katheters erleichtert.

Andererseits ist nur selten mit einer Gefäß- oder Duraperforation zu rechnen, wenn der Katheter langsam und vorsichtig in den Periduralraum vorgeschoben wird. Auch scheint es sicherer zu sein, die Komplikationsmöglichkeiten der Periduralanästhesie bei liegendem Katheter zu überprüfen und den Periduralraum fraktioniert aufzuspritzen.

7.3.5 Testdosis

Allgemein wird die Injektion einer Testdosis des Lokalanästhetikums empfohlen, um eine unbeabsichtigte Fehllage des Katheters im Subarachnoidalraum oder einer Periduralvene auszuschließen; erst danach sollte die Restmenge des Lokalanästhetikums injiziert werden.

Intravasale oder subarachnoidale Fehllagen des Katheters sollen bei 3–10 von 10 000 Patientinnen vorkommen und können auch bei negativem Aspirationsversuch von Blut oder Liquor keinesfalls mit letzter Sicherheit ausgeschlossen werden. Daher sollten zur Sicherheit 3 ml Lokalanästhetikum, z. B. Lidocain 1,5 % mit oder ohne Adrenalinzusatz, peridural injiziert werden. Bei subarachnoidaler Katheterlage entwickelt sich eine Spinalanästhesie bis etwa Th10, bei intravasaler Lage und Anwendung von Adrenalin ein vorübergehender Anstieg der Herzfrequenz um 20–30 Schläge/min, evtl. auch Herzklopfen, Kurzatmigkeit und Angst- oder Beklemmungsgefühl. Einige Autoren lehnen die Injektion von Adrenalin jedoch wegen zu geringer Empfindlichkeit und der möglichen Auswirkungen auf die Uterusdurchblutung ab.

Bupivacain wird ebenfalls für Testzwecke verwendet, jedoch muss damit gerechnet werden, dass die subarachnoidale Injektion von 3 ml zu einer ausgedehnten Spinalanästhesie führen kann; außerdem tritt die Wirkung wesentlich später ein als mit Lidocain.

7.3.6 Was tun bei versehentlicher Durapunktion?

Die unbeabsichtigte Punktion der Dura ist eine häufige Komplikation der geburtshilflichen Periduralanästhesie: In Ausbildungszentren muss, abhängig von Geschick und Erfahrung des Anästhesisten, mit einer Häufigkeit von 1–3 % gerechnet werden. Postspinale **Kopfschmerzen** treten nach versehentlicher Duraperforation bei 44–79 % der Patientinnen auf. Ein standardisiertes Vorgehen nach versehentlicher Durapunktion mit der Tuohy-Nadel ist bisher nicht entwickelt worden (siehe auch Kap. 22). Nach Angaben in der Literatur kann die Kopfschmerzhäufigkeit um bis zu 30 % gesenkt werden, wenn ein anderer Zwischenraum gewählt und das Lokalanästhetikum peridural injiziert werden. Hierdurch soll der Liquordrainage entgegengewirkt werden. In seltenen Fällen kann durch die Injektion des Lokalanästhetikums allerdings eine totale Spinalanästhesie ausgelöst werden. Aus Vorsichtsgründen empfiehlt sich daher die fraktionierte Injektion niedriger Dosen des Lokalanästhetikums. Andere Autoren empfehlen, bei versehentlicher Durapunktion auf ein anderes Anästhesieverfahren überzugehen. Die Wirksamkeit eines prophylaktischen periduralen Blutpatches ist nicht gesichert und wir daher nicht empfohlen. (Behandlung der Kopfschmerzen siehe Kap. 22.)

7.3.7 Hypotension

Der Blutdruckabfall ist eine typische Komplikation der Peridural- und Spinalanästhesie, jedoch muss auch ein aortokavales Kompressionssyndrom als Ursache des Blutdruckabfalls ausgeschlossen werden. Während ein leichter Blutdruckabfall von zahlreichen Schwangeren toleriert wird, reagiert der Fet empfindlicher, denn unter der Peridural- oder Spinalanästhesie nimmt die Uterusdurchblutung mit fallendem Blutdruck ab, da keine Autoregulation besteht. Je nach Ausmaß und Dauer des Blutdruckabfalls entwickelt sich eine fetale Azidose („Asphyxie", siehe Abschnitt 3.1.1). Klinisch sollte Folgendes beachtet werden:

— Systolische Blutdruckwerte der Schwangeren von < 70 mmHg führen regelmäßig zu fetaler Bradykardie.
— Anhaltende systolische Blutdruckwerte von < 100 mmHg bei sonst normotensiven Schwangeren führen unter Regionalanästhesie zu fetaler Azidose und niedrigen Apgar-Werten des Neugeborenen.

Für die besondere Empfindlichkeit des Kreislaufs der Schwangeren gegenüber der Peridural- oder Spinalanästhesie gibt es verschiedene Gründe:

— Präganglionäre Sympathikusblockade im anästhesierten Gebiet,
— venöses Pooling in den dilatierten Gefäßregionen,
— Verstärkung des aortokavalen Kompressionssyndroms und einer Hypovolämie bei Präeklampsie oder präpartaler Blutung.

Prophylaxe und Therapie

Standardisierte, übermäßige Flüssigkeitszufuhr als Prophylaxe oder Behandlung des Blutdruckabfalls kann zu Dyspnoe, gelegentlich auch zum Lungenödem führen und muss daher vermieden werden. Klinisch sollte Folgendes beachtet werden:

> ⚡ Trotz prophylaktischer Zufuhr von 1 l kristalloider Lösung vor der Periduralanästhesie muss bei ca. 30% aller Patientinnen mit einem behandlungsbedürftigen Blutdruckabfall gerechnet werden.

> Aufgrund neuerer Untersuchungen sollte der systolische Blutdruck im Ausgangsbereich oder nur wenige mmHg darunter (10% Abfall) gehalten werden (Einzelheiten siehe Abschnitt 7.4.3).

Spricht die Patientin bei einem Blutdruckabfall nicht umgehend auf Volumenzufuhr und Linksseitwärtsverschiebung des Uterus an, sollte ein Vasopressor (z. B. Theodrenalin oder Cafedrin = Akrinor, Ephedrin oder Neosynephrin) injiziert werden (siehe Abschnitt 4.6).

7.3.8 Muskelzittern

Muskelzittern tritt bei Schwangeren häufig im Zusammenhang mit einer Periduralanästhesie für die Sectio auf. Die Ursachen sind vielfältig, jedoch muss immer an die zentralen Wirkungen des resorbierten Lokalanästhetikums gedacht werden. Besteht der dringende Verdacht auf eine zerebrale toxische Reaktion, sollte 100%iger Sauerstoff zugeführt werden, evtl. ergänzt durch ein Benzodiazepin mit guter antikonvulsiver Wirksamkeit. Angstbedingtes Zittern kann häufig ebenfalls durch diese Maßnahmen beseitigt werden. Bei Kältezittern sollten wärmekonservierende Maßnahmen ergriffen werden, bei heftigem Zittern auch die Injektion von Pethidin, titriert nach Wirkung.

7.3.9 Toxische Reaktionen auf das Lokalanästhetikum

Bei Überdosierung des Lokalanästhetikums oder unbemerkter intravasaler Injektion können toxische Reaktionen auftreten (Einzelheiten siehe Kap. 21): generalisierte Krampfanfälle, bei Bupivacain oder Etidocain auch Kreislaufkollaps. Meist gehen der Reaktion Warnzeichen wie periorale Taubheit und Ohrklingeln voran. Bei diesen Prodromi sollte sofort Sauerstoff zugeführt werden, bei drohenden Krämpfen außerdem ein Benzodiazepin oder Thiopental, 50–100 mg i.v. Die Häufigkeit toxischer zerebraler Reaktionen bei geburtshilflichen Anästhesien wird mit 0,03 bis 0,5% angegeben. Bei korrekter Behandlung ist nicht mit tödlichem Ausgang zu rechnen.

> ! Bei generalisierten Krämpfen oder Kreislaufkollaps müssen der Fet sofort entwickelt und die Schwangere reanimiert werden.

7.3.10 Totale Spinal- oder Periduralanästhesie

Diese Komplikationen sind zwar selten, jedoch muss der Anästhesist hierauf immer vorbereitet sein und entsprechendes Zubehör bereitstellen, damit sofort mit therapeutischen Maßnahmen begonnen werden kann. Während sich die totale Spinalanästhesie relativ rasch nach der versehentlichen subarachnoidalen Injektion des Lokalanästhetikums entwickelt, tritt die totale Periduralanästhesie eher verzögert ein.

> ! Bei totaler Spinal- oder Periduralanästhesie sind die sofortige endotracheale Intubation und kontrollierte Beatmung erforderlich, des Weiteren die Zufuhr von Volumen, bei Bedarf auch von Vasopressoren und positiv inotropen Substanzen.

Für die Intubation ist meist die Injektion von Succinylcholin erforderlich, da die Kiefermuskulatur durch die Spinalanästhesie nicht relaxiert wird. Außerdem sollte die Patientin für die Intubation in Trendelenburg-Position mit Linksseitwärtsverlagerung des Tisches gebracht werden.

7.3.11 Ungenügende Analgesie

Selbst bei korrekter Katheterlage muss bei bis zu 20% der Patientinnen mit Schmerzen während der Operation gerechnet werden. Betroffen sind häufig die oberen sakralen Segmente. Oft gelingt es, durch Zuspruch und Ermunterung die schmerzhaften Episoden zu überbrücken; empfohlen wird auch die Zufuhr von 30–40% Lachgas in Sauerstoff oder, als letztes Mittel, Ketamin in niedriger Dosierung (0,25 mg/kg). Nach der Abnabelung kann zusätzlich ein Analgetikum, z. B. Fentanyl, i.v. injiziert werden. Vorsicht ist bei der Kombination von Opioiden mit Sedativ-Hypnotika geboten, da hierdurch eine bedrohliche, möglicherweise zu spät bemerkte Atemdepression auftreten kann. Lässt sich keine ausreichende Analgesie erzielen, so muss auf eine Intubationsnarkose übergegangen werden.

Thoraxschmerzen. Bei einigen Patientinnen können nach der Abnabelung des Kindes im weiteren Verlauf der Operation Angina-pectoris-artige Schmerzen auftreten, deren genaue Ursache nicht geklärt ist. Diskutiert werden eine chirurgische Stimulation der Eingeweide, die Ausbreitung von Blut in der Bauchhöhle, Luftembolie oder Myokardischämie. Im Allgemeinen sind die Thoraxschmerzen ein isoliertes Phänomen ohne wesentliche klinische Bedeutung. Sie können aber in seltenen Fällen zusammen mit anderen Zeichen wie Dyspnoe und Abfall der arteriellen Sauerstoffsättigung Hinweis auf ein Embolie oder Myokardischämie sein.

7.3.12 Soll die Patientin sediert werden?

Fast alle Patientinnen fürchten, während der Operation Schmerzen zu empfinden; hinzu kommen diffuse Ängste, die sich häufig um die Unversehrtheit des ungeborenen Kindes drehen. Bei den meisten Patientinnen gelingt es aber, Angst und Aufgeregtheit durch einfühlsame Führung und beruhigenden Zuspruch so weit zu reduzieren, dass die Zufuhr sedierender Medikamente nicht erforderlich ist – vorausgesetzt, es besteht eine ausreichende operative Analgesie. Bei einigen Patientinnen, und hierunter vor allem bei denjenigen, die sich gegen ihre innere Überzeugung, „zum Wohle des Kindes", oder nach entsprechender Überredung durch den Anästhesisten für eine Periduralanästhesie anstelle der Allgemeinanästhesie entschlossen haben, lässt sich jedoch durch Zuspruch und Ermunterung keine ausreichende Beruhigung erzielen. Hier kann mit einem anxiolytisch wirkenden Benzodiazepin in niedriger Dosierung, z. B. Midazolam, eine Sedierung herbeigeführt werden, ohne dass mit einer klinisch wesentlichen Beeinträchtigung des Neugeborenen gerechnet werden müsste, sofern die Schwangere nicht zu stark sediert wurde. Folgendes sollte aber beachtet werden:

! Sedativa können eine unzureichende peridurale Blockade nicht ausgleichen. Hierfür müssen Analgetika eingesetzt werden.

7.3.13 Übelkeit und Erbrechen

Übelkeit mit oder ohne Erbrechen gehört zu den häufigeren (und unangenehmen) Komplikationen der Periduralanästhesie für die Sectio. Wenngleich verschiedene Ursachen in Frage kommen, sollten zuerst der Blutdruck gemessen und ein **Blutdruckabfall** ausgeschlossen werden. Bereits ein geringer Abfall unter den systolischen Ausgangswert der Schwangerschaft sollte zu blutdrucksteigernden Maßnahmen veranlassen. Lässt sich hierdurch die Übelkeit nicht beseitigen, kann vor Abnabelung des Kindes Ondansetron 1 mg i.v. verabreicht werden, ggf. in Kombination mit 4–10 mg Dexamethason. Andere Ursachen für Übelkeit sind Bradykardie oder chirurgische Stimulation der Eingeweide und des Peritoneums.

7.3.14 Dyspnoe

Gelegentlich klagen die Patientinnen perioperativ über Atemnot. Zu den wichtigsten Ursachen dieses Symptoms gehören: Angst und Aufregung, Blutdruckabfall, eine zu hohe motorische Blockade oder – selten – ein Lungenödem oder eine Lungenembolie. Die Behandlung richtet sich jeweils nach der zugrundeliegenden Ursache.

7.3.15 Praktisches Vorgehen

Für das praktische Vorgehen gelten einige Grundsätze:

Prophylaxe des Blutdruckabfalls. Blutdruckabfall mit nachfolgender fetaler Hypoxie ist die Hauptgefahr der Periduralanästhesie für die Sectio. Er tritt bei 80% der Patientinnen auf, wenn keine prophylaktischen Maßnahmen ergriffen werden, hingegen nur bei 17% mit Prophylaxe. Zu den wichtigsten präventiven Maßnahmen gehören die Infusion von etwa 1000 ml bilanzierter Elektrolytlösung innerhalb von 20 min vor Anlegen des Blocks sowie die Linksseitenlage. Einige Autoren empfehlen zusätzlich die Injektion von 25 mg Ephedrin i.m.

Ephedrin galt bislang als Vasopressor der Wahl zur pharmakologischen Behandlung eines Blutdruckabfalls. Alternative: Theodrenalin (Akrinor), Neosynephrine, evtl. auch Amezinium (Supratonin).

Erforderliche Anästhesieausdehnung. Die Anästhesieausbreitung muss mindestens bis Th6 reichen und damit 17 Segmente umfassen. Bei einigen Patientinnen ist sogar eine Blockade bis Th4 erforderlich. Je höher die Anästhesieausbreitung, desto größer ist jedoch die Gefahr des schweren Blutdruckabfalls. Nicht immer werden die dicken **Nervenwurzeln von L5, S1 und S2** ausreichend geblockt, so dass die Patientin einen tiefen Schmerz, Brennen oder ein vages Unwohlsein verspürt. Beachtet werden muss auch, dass die **Blockade von S1** häufig sehr verzögert (mehr als 40 min) und bei etwa 8% der Patientinnen überhaupt nicht eintritt.

Wahl des Lokalanästhetikums. Bupivacain 0,5% oder Ropivacain 0,75% gelten als Lokalanästhetika der Wahl für die Sectio, am besten kombiniert mit 50–100 µg Fentanyl oder 10–20 µg Sufentanil. Für eine Anästhesieausbreitung bis Th4–6 sind etwa 20 ml Lokalanästhetikum erforderlich, die chirurgische Anästhesie ist nach etwa 30 min erreicht und hält 2–3 h an. *Adrenalinzusatz* gilt bei Bupivacain als entbehrlich. Wegen der hohen Dosis muss der Anästhesist auf toxische Reaktionen vorbereitet sein (siehe Kap. 8 und 23). Es liegen einige Berichte über

Herzstillstände nach versehentlicher intravasaler Injektion von Bupivacain bei Schwangeren vor; möglicherweise wird durch die Schwangerschaft die Empfindlichkeit gegenüber der kardialen Wirkung von Bupivacain gesteigert. Die amerikanische FDA hat aufgrund der berichteten Zwischenfälle die Verwendung von **0,75%igem Bupivacain** bei Schwangeren untersagt. **Kardiotoxische Reaktionen** sind jedoch auch mit niedrigeren Konzentrationen (0,25% oder 0,5%) möglich, wenn Dosen von > 1 mg/kg rasch (versehentlich) intravasal injiziert werden. Darum: möglichst niedrige Dosen verwenden; sorgfältig vor der Injektion aspirieren; Abwarten der Testdosis; langsame Injektion des Lokalanästhetikums.

Anstelle von Bupivacain 0,5% oder Ropivacain 0,75% verwenden einige Anästhesisten auch **Lidocain (Xylocain) 1,5–2%** mit Adrenalin 1 : 100 000, weil die chirurgische Anästhesie bereits nach etwa 20 min und damit deutlich schneller als bei Bupivacain eintritt. Die durchschnittliche Dosierung beträgt ebenfalls 20 ml.

Einführen des Periduralkatheters. Die Punktion des Periduralraums erfolgt bevorzugt in Linksseitenlage bei L2/L3; Anfängern wird wegen der schwangerschaftsbedingten Lordose jedoch die sitzende Position empfohlen. Der lumbale Periduralraum wird im Median nach ca. 4,8 cm erreicht (Bereich 3,1–7,4 cm). Der Katheter sollte nur 2–3 cm in den Periduralraum vorgeschoben werden, um Fehllagen mit nachfolgend unzureichend oder nicht geblockten Segmenten zu vermeiden.

Bei versehentlicher **Duraperforation** kann entweder eine Spinalanästhesie (s. u.) oder eine Allgemeinnarkose durchgeführt oder aber der Periduralraum über einen anderen Zwischenwirbelraum erneut punktiert werden.

Injektion des Lokalanästhetikums. Die Injektion des Lokalanästhetikums erfolgt, nach Aspiration und Testdosis von 2–3 ml, langsam oder fraktioniert über die Kanüle (ca. 5 ml/30 s). Einige Autoren empfehlen, einen Teil des Lokalanästhetikums in halbsitzender Position zu injizieren, um eine bessere Blockade der unteren dicken Nervenwurzeln zu erreichen (Wirksamkeit fraglich). Die chirurgische Anästhesie soll bei direkter Injektion über die Kanüle schneller erreicht werden als bei der Katheterinjektion.

Liegt bereits ein **Katheter,** weil eine vaginale Entbindung versucht wurde, so ist bei der Dosierung Vorsicht geboten: Ist innerhalb der letzten 30 min kein Lokalanästhetikum zugeführt worden, können etwa 13–15 ml nachinjiziert werden. Wurde jedoch erst kurz vorher injiziert, werden zunächst lediglich 5–10 ml Bupivacain 0,5% nachinjiziert und danach, abhängig von Anästhesieausdehnung und -qualität, weitere 5 ml.

Umlagerungsmanöver auf einen anderen Tisch sollten nach der Injektion wegen der Gefahr des Blutdruckabfalls nicht mehr durchgeführt werden.

Lagerung. Die Lagerung der Patientin erfolgt unmittelbar nach vollständiger Injektion des Lokalanästhetikums. Gelagert wird auf den Rücken in leichter (10°) Trendelenburg-Lage mit **Linksseitwärtsverschiebung des Uterus** (siehe Abschnitt 7.5.1). Die eigentliche Operationslagerung wird nach vollständigem Wirkungseintritt der Periduralanästhesie durchgeführt. Hierbei muss die Linksseitwärtsverschiebung des Uterus bis zur Entwicklung des Kindes beibehalten werden.

Zufuhr von Sauerstoff. Traditionell wird bei der in Spinal- oder Periduralanästhesie erfolgenden Sectio die Zufuhr von Sauerstoff über eine Nasensonde empfohlen, um die Sicherheit für den Feten bei maternaler Hypoxie zu erhöhen. Neuere Untersuchungen zeigen aber, dass hierdurch der pO_2 im Nabelvenenblut nur geringfügig ansteigt, die Lipidperoxidation von Mutter und Fet hingegen zunimmt und damit die Hyperoxygenierung möglicherweise eher schädlich ist. Zahlreiche Autoren führen daher bei elektiver Sectio unter Spinal- oder Periduralanästhesie nicht mehr routinemäßig Sauerstoff zu. Selbst bei verlängerter Entwicklungszeit des Kindes scheint die O_2-Zufuhr die fetale Oxygenierung nicht zu verbessern und daher ohne Nutzen zu sein.

Überwachung. Blutdruck und Herzfrequenz müssen nach der Injektion des Lokalanästhetikums in kurzen Abständen kontrolliert werden. **Blässe, Übelkeit** und **Erbrechen** sind meist zuverlässige Zeichen des Blutdruckabfalls! Die **fetalen Herztöne** sollten ebenfalls regelmäßig überwacht werden. Intraoperativ sollte ein Pulsoxymeter angeschlossen werden.

> Ein Blutdruckabfall unter 100 mmHg systolisch bei sonst Normotensiven bzw. 30% unter den Ausgangswert muss sofort behandelt werden: rasche Volumenzufuhr, Beine anheben (Vorsicht: Kava-Kompression!). Wenn keine ausreichende Wirkung: Ephedrin 10–20 mg, evtl. wiederholt, i.v. injizieren. Alternative: Theodrenalin (Akrinor) ½–1 Ampulle verdünnt auf 10 ml.

Weitere Maßnahmen:

▼ **Anästhesieausdehnung feststellen, bevor mit der Operation begonnen wird.** Die Blockade von S1 kann durch Bestreichen der äußeren Fußsohle mit einer Kanüle überprüft werden. Reicht die Ausdehnung nur bis Th8, können etwa 4–5 ml Lokalanästhetikum nachinjiziert werden; reicht die Blockade nur bis Th6, werden 2–3 ml nachinjiziert. Nicht immer kann jedoch durch die Nachinjektionen eine höhere Anästhesieausdehnung erreicht werden.

- **Medikamentöse Sedierung** ist gelegentlich bei sehr aufgeregten und ängstlichen Patientinnen oder fleckförmiger Anästhesieausbreitung erforderlich, wenn alle Ablenkungskünste des Anästhesisten versagen. Bis zur Geburt des Kindes kann hierzu **Midazolam** in Dosen von jeweils 1–2 mg oder **Diazepam** in niedriger Dosierung von jeweils 2,5 mg bis zu einer Gesamtdosis von 10 mg eingesetzt werden, bei ausgesparten Segmenten auch 40% **Lachgas** über Maske oder **Ketamin** 0,25 bis 0,5 mg/kg i.v.
- **Bei ungenügender Anästhesie** Patientin nicht leiden lassen, sondern umgehend eine Intubationsnarkose durchführen!
Eine gute Anästhesie wird bei etwa 85% aller Patientinnen erreicht, bei etwa 10% muss bereits vor der Entwicklung des Feten auf eine Allgemeinnarkose übergegangen werden.
- **Nach Ablösung der Plazenta** werden **3 E Oxytocin** (Syntocinon) i.v. injiziert und weitere 10 E über eine Infusionslösung zugeführt. Hierbei muss die potentielle Interaktion mit Vasopressoren beachtet werden. Auf keinen Fall sollten während der Operation bzw. Periduralanästhesie **Ergotaminpräparate** (Methergin, Ergonovin) i.v. zugeführt werden: Würgen, Erbrechen und Blutdruckanstieg können die Folgen sein.
- Der **Blutverlust** bei einer unkomplizierten Sectio beträgt etwa 900–1000 ml. Diese Verluste können mit bilanzierten Elektrolytlösungen und/oder Plasmaexpandern ersetzt werden. Eine Bluttransfusion ist nur selten erforderlich.
- **Nach der Operation:** Patientin sehr vorsichtig ins Bett legen (Gefahr des Blutdruckabfalls!), Katheter entfernen und auf Vollständigkeit überprüfen oder, wenn gewünscht, zur postoperativen Schmerzbehandlung belassen.

7.4 Spinalanästhesie

Die Spinalanästhesie ist derzeit das Standardverfahren für die elektive Sectio caesarea. Verglichen mit der Periduralanästhesie weist die Spinalanästhesie folgende **Vorteile** auf (Tab. 37-6):
— Einfachere Technik,
— rascher Wirkungseintritt,
— gute Analgesie einschließlich der sakralen Segmente,
— keine toxischen Wirkungen des Lokalanästhetikums.

Strittig ist, ob die Spinalanästhesie – bei gleicher Anästhesieausdehnung – zu einer besseren operativen Anästhesie führt als die Periduralanästhesie. Die Versagerquote liegt, wie bei der Periduralanästhesie, bei etwa 4%.

Tab. 37-6 Vergleich von Spinalanästhesie und Katheter-Periduralanästhesie bei Sectio

	Spinalanästhesie	Periduralanästhesie
technischer Schwierigkeitsgrad	einfach	schwierig
Wirkungseintritt	rasch	verzögert (bis zu 45 min)
obere Blockadeausbreitung	variabel, höher als erwartet	meist bis Th4
untere Blockadeausbreitung	meist befriedigend bis S4	variabel mit Aussparungen im Sakralbereich
Intensität der Blockade	ausgeprägt	variabel
Dauer der motorischen Blockade	je nach Substanz verlängert	gewöhnlich nicht verlängert
systemische Absorption des Lokalanästhetikums	zu vernachlässigen	potentiell toxische Konzentrationen
Blutdruckabfall	häufig; meist schlagartig	graduell
Muskelzittern	selten	häufig
postspinaler Kopfschmerz	variabel	keiner
Möglichkeit der postoperativen Schmerztherapie	nein	kontinuierlich

Als wesentliche **Nachteile** der Spinalanästhesie gegenüber der Periduralanästhesie gelten:
— Größeres Risiko des schlagartigen Blutdruckabfalls aufgrund der rascher eintretenden Sympathikusblockade,
— niedrigere fetale pH- und Base-Excess-Werte als bei Peridural- oder Allgemeinanästhesie (Übersicht bei Keen, 2006)
— nicht vorsehbare Ausbreitung der Anästhesie nach thorakal bzw. zervikal,
— häufiger vagal bedingte Bradykardien,
— postspinale Kopfschmerzen.

Insgesamt gibt es keine sicheren Hinweise, dass die eine Technik der anderen im Hinblick auf die Prognose des Neugeborenen überlegen ist.

Die Technik der Spinalanästhesie unterscheidet sich nicht von der bei Nichtschwangeren (siehe Kap. 22); bis auf wenige Besonderheiten entspricht das Vorgehen dem für die Periduralanästhesie beschriebenen.

7.4.1 Wahl des Lokalanästhetikums

Für die Spinalanästhesie können, je nach persönlicher Bevorzugung, isobare oder hyperbare Lokalanästhetika eingesetzt werden, z. B. Bupivacain, Mepivacain oder Lidocain. Eine stabile und ausreichende Operationsanalgesie wird mit Bupivacain innerhalb von etwa 20 min, mit Mepivacain 4% innerhalb von etwa 12 min erreicht.

Der Dosisbedarf an Lokalanästhetika für die Spinalanästhesie ist in der Schwangerschaft deutlich niedriger als bei Nichtschwangeren, vermutlich aufgrund hormoneller und mechanischer Faktoren.

Bupivacain. Diese Substanz ist derzeit wegen ihrer längeren Wirkdauer und geringeren motorischen Blockade vermutlich das Standardmittel. Verwendet werden die 0,5%ige hyperbare oder die 0,5% isobare Lösung. Für eine vollständige operative Anästhesie werden im Mittel 12,5 mg benötigt. Eine Anpassung der Dosis an Lebensalter, Körpergröße, Körpergewicht und Länge der Wirbelsäule ist nach Angaben in der Literatur nicht erforderlich, da diese Faktoren ohne Einfluss auf die Ausdehnung sind. Bei 15 mg muss mit einer sehr hohen Blockade (bis Th4) gerechnet werden, gelegentlich auch bis C1 oder C2.

> **Dosierung von Bupivacain:** 12,5 mg bzw. 2,5 ml 0,5%ige Lösung plus 5 μg Sufentanil oder 5–10 μg Fentanyl.

Die Wirkdauer von Bupivacain allein beträgt ca. 60–120 min, bei Opioidzusatz wird eine Analgesiezeit von ca. 3–4 h erreicht. Die motorische Blockade verschwindet zusammen mit der sensorischen.

Ropivacain. Die Substanz ist schwächer wirksam als spinales Bupivacain. Die hyperbare Lösung (25 mg) bewirkt einen rascheren Wirkungseintritt und eine kürzere Wirkdauer als die isobare Lösung.

Hyperbares Mepivacain (4%) und Lidocain (5%). Beide Substanzen sind wegen ihres raschen Wirkungseintritts von durchschnittlich 12 min besonders für die dringliche Sectio geeignet; die Wirkdauer ist mit durchschnittlich 120 min deutlich kürzer als die von Bupivacain, so dass die Patientinnen früher mobilisiert werden können als nach Bupivacain.

> **Dosierungen:**
> — Mepivacain 4% hyperbar: 1,5–2 ml
> — Lidocain 5% hyperbar: 1,5–2 ml
> — fakultativ jeweils mit 2,5–5 μg Sufentanil oder 5–10 μg Fentanyl

Kombination mit Opioiden. Häufig wird dem Lokalanästhetikum ein Opioid zugesetzt, um eine länger anhaltende und intensivere Blockade zu erreichen, z. B.:
— 5–10 μg Fentanyl oder
— 2,5–5 μg Sufentanil.

Zu beachten ist, dass für die kombinierte subarachnoidale Injektion von Bupivacain (oder anderen Lokalanästhetika) mit Opioiden in Deutschland keine Zulassung vorliegt.

7.4.2 Wahl der Spinalkanüle

Schwangere weisen ein erhöhtes Risiko für postspinale Kopfschmerzen auf. Die Häufigkeit dieses Kopfschmerztyps hängt vor allem vom Durchmesser der Kanüle und vom Schliff der Kanülenspitze ab: je dünner die Kanüle, desto geringer in der Regel die Kopfschmerzhäufigkeit. Zu dünne Kanülen, z. B. 27 oder 29 G, erschweren oder verhindern allerdings die Punktion des Subarachnoidalraums. Scharfe Kanülen wie die Quincke-Nadel führen deutlich häufiger zu Postpunktionsschmerzen als nichtscharfe (Pencil-Point) Whitacre- oder Sprotte-Nadeln gleichen Durchmessers.

> **EBM** Metaanalyse zum postspinalen Kopfschmerz in der Geburtshilfe (Choi et al., 2003):
> — 25-G-Whitacre-Nadel: 2,2%,
> — 24-G-Sprotte-Nadel: 3,5%,
> — 25-G-Quincke-Nadel: 6,3%.

Bei Schwangeren sollten „nichtschneidende" Whitacre- oder Sprotte-Nadeln (24–27 G) der scharfen Quincke-Nadel vorgezogen werden, um die Häufigkeit postspinaler Kopfschmerzen auf ein Minimum zu reduzieren.

Nicht jeder Kopfschmerz nach Sectio ist aber durch die Durapunktion bedingt. Vielmehr muss bei 12–15% der Schwangeren mit „Post-partum-Kopfschmerzen" gerechnet werden, bei denen keine Punktion der Dura erfolgte. In sehr seltenen Fällen können Kopfschmerzen auch durch eine **intrakranielle Blutung** bedingt sein.

Rückenschmerzen. Im Gegensatz zum Kopfschmerz haben der Kanülendurchmesser und die Art der Kanüle keinen nachweisbaren Einfluss auf die Häufigkeit von postspinalen Rückenschmerzen. Wiederholte Punktionsversuche mit sehr dünnen Kanülen (27 oder 29 G) wegen technischer Schwierigkeiten scheinen die Rückenschmerzrate zu erhöhen.

7.4.3 Prophylaxe und Behandlung des Blutdruckabfalls

Die Spinalanästhesie führt aufgrund der Sympathikusblockade praktisch bei allen Schwangeren zum Abfall des arteriellen Blutdrucks. Der Blutdruckabfall entwickelt sich oft bereits kurz nach der Injektion des Lokalanästhetikums, eher schlagartig als schleichend, und manifestiert sich klinisch als „komisches Gefühl", das unbehandelt rasch in Übelkeit mit oder ohne Erbrechen übergeht. Durch Bestimmung der Herzfrequenzvariabilität vor der Spinalanästhesie lässt sich voraussagen, ob mit einem schweren Blutdruckabfall zu rechnen ist: Ein hoher Quotient zwischen niedriger (LF = low frequency) und hoher (HF = high frequency), d. h. ein LF/HF von > 2,7 geht signifikant häufiger mit schwerem Blutdruckabfall einher, als ein niedrigerer.

Gefahren. Die wesentlichen Gefahren des unbehandelten Blutdruckabfalls sind:
— Übelkeit und Erbrechen,
— Bewusstseinsverlust,
— pulmonale Aspiration,
— Apnoe,
— Herzstillstand,
— ungenügende Plazentadurchblutung mit fetaler Hypoxie, Azidose und neurologischer Schädigung.

Insgesamt sind aber schwerwiegende Komplikationen sehr selten, wenn der Blutdruckabfall umgehend beseitigt wird.

Prophylaxe. Durch prophylaktische Volumenzufuhr („Prähydrierung" mit Kristalloiden oder Kolloiden) vor Anlage der Spinalanästhesie kann der Blutdruckabfall meist nicht verhindert, möglicherweise aber die für die Behandlung erforderliche Vasopressorendosis reduziert werden. Nach einer Metaanalyse von Lee et al. ist auch die prophylaktische i.v. Zufuhr eines Ephedrinbolus von 14 mg nur wenig wirksam; höhere Dosen führen dagegen häufiger zur Hypertension und zum leichten Abfall des pH-Werts im Nabelarterienblut. Daher wird die prophylaktische Ephedrinzufuhr bei der Spinalanästhesie für die Sectio caesarea von den Autoren nicht empfohlen. Wird der Blutdruck mit Beginn der Spinalanästhesie durch titrierende Zufuhr (Bolusinjektionen oder Infusion) eines Vasopressors (α-Agonisten) wie z. B. Cafedrin/Theodrenalin (Akrinor) oder Phenylephrin im Bereich der Ausgangswerte gehalten, finden sich die günstigsten fetalen pH-Werte und die geringste Inzidenz von maternaler Übelkeit und Erbrechen.

EBM Cochrane-Review zur Prophylaxe des Blutdruckabfalls bei Spinalanästhesie (Emmett 2002): Keine der gegenwärtig empfohlenen Prophylaxemaßnahmen kann einen maternalen Blutdruckabfall durch die Spinalanästhesie für eine Sectio caesarea sicher verhindern. Fällt der Blutdruck ab, ist praktisch immer die Zufuhr eines Vasopressors (Akrinor, Phenylephrin) bzw. eines Sympathomimetikums (Ephedrin) erforderlich.

7.4.4 Praktisches Vorgehen

Die Technik der Spinalanästhesie ist ausführlich in Kapitel 22 beschrieben, daher wird an dieser Stelle nur auf die Besonderheiten bei Schwangeren eingegangen:

- Venenkanüle einführen, Infusion anschließen z. B. 500 ml HAES 6%.
- Patientin in sitzender Position lagern, alternativ auch in linker oder rechter Seitenlage.
- Subarachnoidalraum zwischen L3/4 oder tiefer mit einer 24–27-G-Pencil-Point-Nadel über Introducer punktieren.
- Injektion von 12,5 mg Bupivacain hyper- oder isobar oder von 1,5 ml (60 mg) Mepivacain 4% hyperbar, möglichst mit 2,5–5 µg Sufentanil oder 5–10 µg Fentanyl.
- Sofort nach der Injektion des Lokalanästhetikums die Patientin 15° auf die linke Seite lagern, evtl. prophylaktisch Akrinor i.v., Neosynephrine oder Ephedrin.
- Blutdruck und Herzfrequenz jede Minute messen, Sauerstoff bis zur Entwicklung des Kindes oder länger über Nasensonde zu führen.

- Ausbreitung der sensorischen Blockade alle 30 s mit Kältereiz oder Nadelstichen überprüfen. Wenn Th10 erreicht ist: Oberkörper und Beine leicht erhöhen, um eine Ausdehnung der Blockade über Th4–6 hinaus zu vermeiden.
- Bei Blutdruckabfall auf ca. 100 mmHg: sofort Vasopressor injizieren: Theodrenalin (Akrinor), Neosynephrine oder Ephedrin.
- Bei Bradykardie < 60/min: Atropin i.v.
- Nach Abnabelung des Kindes: Injektion von Syntocinon nach Angabe des Operators. Methergin nur, wenn absolut erforderlich.
- Vorsichtige Umlagerung am Ende der Operation, da Gefahr des Blutdruckabfalls mit Übelkeit und Erbrechen aufgrund der noch vorhandenen Sympathikusblockade.

7.4.5 Kombinierte Spinal-/Epiduralanästhesie (CSE)

Die kombinierte Epidural-/Spinalanästhesie (Technik siehe Kap. 22) wird ebenfalls für die Sectio angewandt, um die Vorteile beider Verfahren zu vereinigen und die Nachteile auszugleichen. Ein einheitliches Konzept ist allerdings bisher nicht entwickelt worden, jedoch gilt meist als wichtigstes Ziel der Spinalanästhesie eine rasch einsetzende und ausgeprägtere Anästhesie vor allem der lumbalen und sakralen Segmente (z. B. durch 5 mg hyperbares Bupivacain), während mit Hilfe der Periduralanästhesie in erster Linie die Ausbreitung nach kranial titriert werden soll.

> **EBM** Cochrane-Review zum Einsatz der CSE bei der Sectio caesarea (Hughes et al., 2003): Es gibt kein Standardverfahren der CSE oder der Periduralanästhesie. Die CSE unterscheidet sich nicht von der Periduralanästhesie in der Häufigkeit des Blutdruckabfalls und der Zangenentbindung, in der Mobilität der Schwangeren, der Sectio-Rate, der Verlegung der Kinder auf die Neonaten-Intensivstation und der Häufigkeit des postspinalen Kopfschmerzes oder des postoperativen Harnverhalts. Die CSE führt rascher zur operativen Analgesie als die PDA, geht jedoch häufiger mit Juckreiz einher.

7.4.6 Transiente neurologische Symptome (TNS)

Die Häufigkeit transienter neurologischer Symptome nach Spinalanästhesie soll bei Schwangeren größer sein als bei Nichtschwangeren. Typisch sind Schmerzen in Rücken, Gesäß und Oberschenkel, Regionen, die von Nerven der Cauda equina versorgt werden. Möglicherweise werden diese Nerven durch das subarachnoidal injizierte Lokalanästhetikum irritiert, vor allem durch Mepivacain und Lidocain. Die Schmerzen halten 1–3 Tage an; bleibende Störungen gehören nicht zu diesem Syndrom.

7.5 Allgemeinanästhesie

Die Allgemeinanästhesie ist das Verfahren der Wahl sowohl für Notfallsectionen als auch für geplante Sectionen, wenn die Schwangere eine Regionalanästhesie strikt ablehnt oder andere Kontraindikationen hierfür vorliegen. Wegen der großen Aspirationsgefahr bei Hochschwangeren ist für die Sectio-Narkose immer die endotracheale Intubation erforderlich.

> ⚡ Maskennarkosen sind bei Sectio kontraindiziert!

Maskennarkosen oder Narkosen über eine Larynxmaske dürfen nur durchgeführt werden, wenn die Schwangere nach der Narkoseeinleitung nicht intubiert werden kann.

Vorteile. Verglichen mit der Regionalanästhesie können die Allgemeinanästhesie rasch eingeleitet und die Operation entsprechend frühzeitig begonnen werden. Außerdem gewährleistet die Allgemeinanästhesie in der Regel eine größere kardiovaskuläre Stabilität, da eine durch Sympathikusblockade ausgelöste Hypotension nicht auftritt.

Neben diesen Vorteilen bestehen allerdings auch schwerwiegende Nachteile, die bei der Wahl des Anästhesieverfahrens sorgfältig bedacht werden müssen.

Risiken. Die Hauptgefahren der Allgemeinnarkose für die Sectio sind:
- Intubationsschwierigkeiten, vor allem bei erheblicher Adipositas,
- versehentliche und unbemerkte Intubation des Ösophagus,
- pulmonale Aspiration von Mageninhalt,
- aortokavales Kompressionssyndrom (auch bei Regionalanästhesie!).

Diese Risiken können durch vermehrten Einsatz regionaler Anästhesieverfahren und praktische Unterweisung der Weiterbildungsassistenten im Vorgehen bei der schwierigen Intubation und bei Problemen mit den Atemwegen erheblich reduziert werden.

7.5.1 Aortokavales Kompressionssyndrom

Dieses Syndrom entsteht durch eine Kompression der V. cava inferior und der unteren Aorta abdominalis durch den vergrößerten Uterus, wenn die Schwangere die **flache Rückenlage** einnimmt (▶ Abb. 37-7). Es tritt nur in der Spätschwangerschaft auf und manifestiert sich klinisch bei etwa 10 % der Schwangeren und 30 % der Feten.

! Die Prävention des aortokavalen Kompressionssyndroms ist von allergrößter Bedeutung für die Sicherheit von Mutter und Fet, besonders während einer Allgemeinnarkose.

Pathophysiologie

Die Obstruktion der unteren Hohlvene vermindert den venösen Rückfluss zum Herzen: **Herzzeitvolumen und arterieller Blutdruck** fallen ab. Außerdem nimmt der uterine Venendruck zu und nachfolgend die Durchblutung des Uterus ab. Die Kompression der unteren Aorta vermindert des Weiteren die Durchblutung der uteroplazentaren Einheit, so dass eine uteroplazentare Insuffizienz mit fetaler Bradykardie auftreten kann. Bei längerer Dauer entwickelt sich eine **fetale Azidose.** Daneben wird die renale Durchblutung bei der Schwangeren durch die Kompression herabgesetzt. Auch nimmt die Uterusaktivität in Rückenlage ab.

Das Ausmaß der aortokavalen Kompression variiert individuell. Meist nimmt kompensatorisch der Sympathikotonus zu. Das Syndrom bleibt klinisch symptomlos, wenn ein ausreichender Kollateralkreislauf über das V.-azygos-System den venösen Rückstrom zum Herzen aufrechterhält. Ist jedoch der Kollateralkreislauf ungenügend und/oder wird der Sympathikotonus z. B. durch eine Periduralanästhesie vermindert bzw. ausgeschaltet, so fallen Herzzeitvolumen und arterieller Blutdruck bis hin zum **Schockzustand** ab.

Klinisches Bild

Die Zeichen des Syndroms sind zu Beginn meist uncharakteristisch:
— Übelkeit,
— Schwächegefühl,
— Schwitzen,
— Luftnot.

Die wache Schwangere legt sich bei diesen Zeichen von selbst auf die Seite, so dass die Beschwerden wieder verschwinden. *In Narkose* fehlen die Zeichen; hier manifestiert sich das Syndrom in folgender Weise:
— Blässe,
— Blutdruckabfall,
— initial Tachykardie, dann sehr bald Bradykardie.
Klinisch ist wichtig:

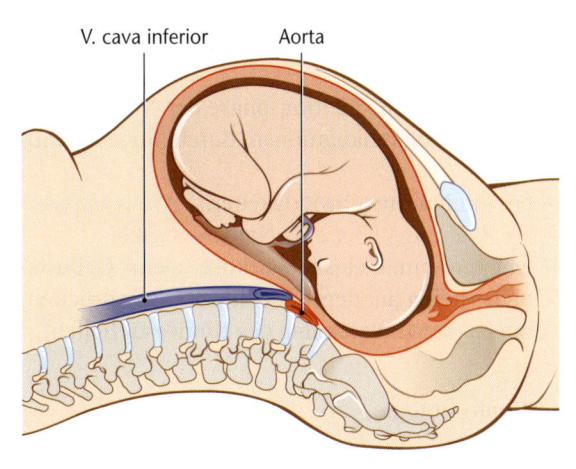

Abb. 37-7 Aortokavales Kompressionssyndrom bei flacher Rückenlage in der Spätschwangerschaft.

! Peridural- und Spinalanästhesie verstärken die Auswirkungen des Kompressionssyndroms.

Prävention und Behandlung

Da das aortokavale Kompressionssyndrom nur in Rückenlage auftritt, kann es leicht vermieden werden. Praktisch gilt:

Vor der Narkoseeinleitung wird die Patientin durch Verkanten des OP-Tisches in die linke Halbseitenlage gebracht. Lässt sich der Tisch nicht verstellen, wird der Uterus mit der flachen Hand oder durch Unterlegen der Hüfte mit einem Kissen nach links verschoben. Die Seitwärtsverschiebung muss bis zur Geburt des Kindes beibehalten werden.

Tritt das Syndrom während einer Narkose oder Regionalanästhesie auf, weil die Patientin fälschlich ohne Seitwärtsverschiebung des Uterus auf den Rücken gelagert wurde, so muss sie **sofort in Linksseitenlage** gebracht werden. Alle anderen Maßnahmen wie Volumenzufuhr, Anheben der Beine usw. erfolgen erst danach bzw. wenn die Lagerungsmaßnahme allein nicht mehr ausreicht.

7.5.2 Pulmonale Aspiration

Schwangere im 3. Trimenon sind in besonderem Maße durch Erbrechen oder Regurgitation mit nachfolgender pulmonaler Aspiration des Mageninhalts gefährdet:

! Die pulmonale Aspiration von Mageninhalt ist die häufigste anästhesiebedingte Todesursache bei Schwangeren.

Die Letalität der Aspiration ist niedrig (siehe Kap. 32), die des Mendelson-Syndroms (s. u.) wird auf 33 % geschätzt.

Eine **besondere Aspirationsgefahr** besteht in folgenden Situationen:
— Während der Exzitationsphase der Narkose,
— bei Muskelfaszikulationen durch Succinylcholin,
— bei Intubationsschwierigkeiten,
— bei Beatmung über eine Narkosemaske,
— während einer Maskennarkose, wenn Geburtshelfer heftig auf den Bauch der Mutter drücken, um bei der Entwicklung des Kindes zu helfen.

Pathophysiologie

Grundsätzlich kann festes oder flüssiges Material aspiriert werden (siehe Kap. 32). Die bei Schwangeren am häufigsten vorkommende Aspiration von **saurem Magensaft** (pH unter 2,5) führt zum **Mendelson-Syndrom** (erstmals 1946 vom englischen Geburtshelfer Mendelson beschrieben), die Aspiration von festem Material hingegen zur Bronchusobstruktion mit partieller oder kompletter Atelektase.

Klinisches Bild

Bei der **Aspiration von saurem Magensaft** treten meist folgende Sofortreaktionen auf:
— Bronchospasmus mit Anstieg des Beatmungsdrucks,
— Rasselgeräusche,
— Zyanose,
— pulmonale Vasokonstriktion,
— Hypoxämie.

Die **Aspiration von festem Material** manifestiert sich meist in folgender Weise:
— Tachykardie,
— Luftnot bzw. Erstickungsgefühl bei wacher Patientin,
— Tachypnoe bei nicht relaxierter Patientin,
— Dazwischenatmen bei anrelaxierter Patientin,
— Zyanose,
— Atemgeräusch abgeschwächt oder aufgehoben.

Prävention

Die Aspiration ist eine lebensbedrohliche Komplikation, die durch die **akute Hypoxämie** nicht nur die Mutter, sondern auch den Feten gefährdet. Sie kann bei sachgerechter Anästhesie meist vermieden werden (siehe Kap. 32).

Die wichtigsten Maßnahmen bei Schwangeren sind:
— Keine Nahrungszufuhr mehr mit Beginn der Geburtswehen.
— Ausreichende intravenöse Zufuhr von Glukose/Elektrolytlösungen zur Verhinderung von Dehydratation und Ketoazidose (fördert Übelkeit und Erbrechen).
— Regionale Anästhesieverfahren bevorzugen.
— Allgemeinnarkosen nur mit endotrachealer Intubation; dabei auf ausreichende Narkosetiefe achten.
— Schwangere im 3. Trimenon niemals bzw. nur im Notfall (siehe Abschnitt 7.5.3) über Maske beatmen.
— Narkoseeinleitung bei Oberkörperhochlagerung.
— Krikoiddruck während der Narkoseeinleitung.
— Intubation in der Regel erst nach ausreichender Wirkung des Muskelrelaxans, danach rasche Blockung der Tubusmanschette.
— Extubation erst nach Rückkehr der Schutzreflexe.

Weitere prophylaktische Maßnahmen:
— Zufuhr von **Antazida** in *flüssiger* Form, z. B. 20–30 ml Natriumcitrat 0,3molar per os, etwa 10 min vor der Narkoseeinleitung. Hierdurch kann der pH-Wert des Magensaftes bei den meisten Patientinnen auf > 2,5 angehoben werden, vorausgesetzt, das Magensaftvolumen ist nicht zu hoch (< 250 ml). Die Versagerquote von Natriumcitrat (pH-Wert weiterhin < 3,0) wird für elektive und notfallmäßige Sectiones mit ca. 20% angegeben.
Die Antazida-Prophylaxe kann zu einem **falschen Gefühl der Sicherheit** verleiten, denn hohe Magensaftvolumina werden nicht ausreichend neutralisiert, auch wird kein Schutz vor der Aspiration von festem oder bakteriell kontaminiertem Material gewährt.
— H_2-**Rezeptor-Antagonisten** wie **Cimetidin und Ranitidin** vermindern die Magensaftproduktion und heben den pH-Wert des Magensaftes an (siehe Kap. 18). **Cimetidin**, 300 mg per os am Vorabend und 300 mg i.m. 1–3 h vor der Operation gegeben, bewirkte bei Patientinnen zur elektiven Sectio einen Anstieg des Magensaft-pH auf 6–8 und eine Abnahme des Magensaftvolumens. Die Versagerquote von Cimetidin (pH-Wert weiterhin < 2,5) bei elektiven Sectiones beträgt bis zu 20%.
Bei **Notfallsectiones** ist Cimetidin wegen seines verzögerten Wirkungseintritts (> 60 min) ohne Nutzen. Bei *geplanten* Sectiones in Allgemeinnarkose kann die Substanz hingegen routinemäßig eingesetzt werden (allerdings sollte der Anästhesist sich stets die Versagerquote vergegenwärtigen). Empfehlenswert ist die Zufuhr des

Weiteren bei Patientinnen mit *Ulkuskrankheit* oder *Refluxösophagitis*. Nicht routinemäßig zugeführt werden sollte Cimetidin (solange keine ausreichenden Untersuchungsergebnisse vorliegen) bei der Periduralanästhesie mit amidartigen Lokalanästhetika, da die Substanz die Leberdurchblutung vermindert und den Metabolismus *amidartiger* Lokalanästhetika (und anderer Substanzen) beeinträchtigt.

Weitere Einzelheiten zur Aspirationsprophylaxe siehe Kapitel 32.

Soforttherapie

Ist die Aspiration trotz aller Vorsichtsmaßnahmen eingetreten, müssen folgende Sofortmaßnahmen ergriffen werden:

Sofortmaßnahmen bei pulmonaler Aspiration:
— Rachen absaugen, dann endotracheal intubieren;
— Oberkörpertieflagerung, aspiriertes Material absaugen;
— Beatmung mit 100% Sauerstoff und PEEP 5 cmH$_2$O;
— Spülung des Bronchialsystems mit jeweils 3–5 ml NaCl 0,9%, wenn aspiriertes Material halbfest;
— keine Spülung, wenn nur hochsaurer Magensaft aspiriert wurde, um periphere Ausbreitung zu verhindern;
— festes Material, wenn möglich, bronchoskopisch absaugen, vorher Zustand der Patientin stabilisieren;
— bei Bronchospasmus: Bronchodilatatoren;
— Kortikosteroide, solange Giemen vorhanden;
— akut keine Antibiotika.

Nach der Operation wird die Patientin auf eine Intensivbehandlungsstation verlegt.

7.5.3 Intubationsschwierigkeiten und Misslingen der Intubation

Intubationsschwierigkeiten, Misslingen der Intubation oder Fehlintubation des Ösophagus mit nachfolgender Hypoxie und/oder pulmonaler Aspiration sind gegenwärtig die zweithäufigste anästhesiebedingte Todesursache in der Geburtshilfe.

Intubationsschwierigkeiten sind bei Schwangeren im 3. Trimenon häufiger zu erwarten als bei Nichtschwangeren. So wird aus einer Ausbildungsklinik (Hawthorne et al.) das **Misslingen der Intubation** bei Schwangeren mit 1/280–300 angegeben, gegenüber 1/2230 bei chirurgischen Patienten. Bei Schwangeren im 3. Trimenon sollte der Anästhesist immer mit Intubationsschwierigkeiten rechnen und entsprechend vorbereitet sein.

Anatomische Besonderheiten (große Brüste, kürzerer Abstand zwischen Thorax und Kinnspitze, Larynxödem) spielen vermutlich eine geringere Rolle als **Hektik, Aufgeregtheit und Unerfahrenheit** des Anästhesisten. Vor allem Anfänger neigen zu Ungeduld und beginnen mit dem Intubationsversuch, bevor eine vollständige Muskelrelaxierung durch Succinylcholin eingetreten ist. Hierdurch wird die Gefahr des Erbrechens oder der Regurgitation noch vergrößert.

Praktisches Vorgehen (siehe Kap. 21):

▼ Voraussetzungen: vollständiges und funktionierendes Instrumentarium bereitgestellt; erfahrener Helfer zur Hand.
▼ Für die endotracheale Intubation muss der Kopf ungehindert zugänglich sein. Darum kein Instrumentiertisch während des Intubationsvorgangs über Kopf und oberen Thorax der Patientin.
▼ Ausreichende Präoxygenierung zum Schutz vor Hypoxie (beachte: Verminderte FRK und erhöhter O$_2$-Bedarf führen rascher zum Abfall des paO$_2$ und des psO$_2$ als bei Nichtschwangeren!).
▼ Injektion von ca. 0,25 mg Atropin i.v., danach von mindestens 100 mg Succinylcholin. Vorangehende Präcurarisierung (z. B. mit 2,5 mg Atracurium) erfordert eine höhere Succinylcholindosis; bei Verwendung von Pancuronium (0,5–1 mg) kann meist auf Atropin verzichtet werden.
▼ Beginn der Intubationsmaßnahmen erst nach vollständigem Wirkungseintritt von Succinylcholin (hierfür sind durchschnittlich 50 s erforderlich). Krikoiddruck ist von fraglichem Nutzen.
▼ Beginn der Operation erst dann, wenn der Tubus sicher in der Trachea platziert und geblockt worden ist (Kontrolle!). Eine unbemerkte **Intubation des Ösophagus** muss aus Sicherheitsgründen bis zum Beweis des Gegenteils angenommen werden. Darum sorgfältige Auskultation des Thorax und Messung der endexspiratorischen CO$_2$-Konzentration. Zyanose ist ein Spätzeichen. Im Zweifelsfall umgehende Reintubation.
▼ Bei **Misslingen der Intubation**: keine panischen Reaktionen, keine ständig wiederholten Intubationsversuche! Ruhe bewahren, keine weitere Zeit verlieren, sondern die Patientin mit Atembeutel und Maske beatmen. Die O$_2$-Vorräte sind bei Schwangeren schneller erschöpft als bei Nichtschwangeren. Jeder Anfänger (aber auch der Erfahrene) sollte daher die etwas überspitzte Aussage Scotts beherzigen:

Patienten sterben nicht am Misslingen der Intubation, sondern weil der Anästhesist es versäumt, seine Intubationsversuche einzustellen.

- Die Beatmung über Maske wird bis zur Rückkehr der Spontanatmung fortgesetzt. Ist die Operation dringend, so kann die Anästhesie per Inhalation unter Spontanatmung, jedoch ohne weitere Muskelrelaxierung durchgeführt werden.
- Alternatives Vorgehen bei „unmöglicher Intubation": keine weiteren Intubationsversuche, sondern rasches Einführen einer **Kehlkopfmaske**, bevor sich eine lebensbedrohliche Hypoxie entwickelt (Technik siehe Kap. 21).

7.5.4 Auswirkungen auf das Neugeborene

Mehrere Untersuchungen haben gezeigt, dass unter Allgemeinanästhesie geborene Kinder häufiger Apgar-Werte von < 7 nach 1 und 5 min aufweisen als Kinder, die unter Periduralanästhesie geboren wurden. Diese Effekte sind jedoch bei elektiver Sectio nicht nachweisbar, wenn das Kind innerhalb weniger Minuten nach der Narkoseeinleitung geboren wird. Längere Operationszeiten mit entsprechend längerer Exposition gegenüber den Allgemeinanästhetika führen hingegen zur Neugeborenendepression. Die Periduralanästhesie übt hingegen auch bei langen Operationszeiten keinen nachteiligen Einfluss auf das Neugeborene aus. Wegen der möglichen negativen Auswirkungen sollte bei jeder Sectio in Allgemeinnarkose ein Pädiater unmittelbar nach der Entbindung bereitstehen, um das Neugeborene zu versorgen.

7.5.5 Wahl der Narkosemittel für die Einleitung

Alle gebräuchlichen i.v. Anästhetika passieren die Plazenta und können bei länger dauernder Einwirkung zur Depression des Neugeborenen führen.

Thiopental. Diese Substanz ist vermutlich nach wie vor das am häufigsten für die Narkoseeinleitung verwendete Anästhetikum. Dosen von 4–7 mg/kg führen nicht zu signifikant schlechteren Apgar-Werten, bewirken aber eine bessere Anästhesietiefe als niedrige Dosen. Höhere Dosen führen allerdings zur Neugeborenendepression und sollten möglichst vermieden werden. Außerdem ist zu beachten, dass die Elimination von Thiopental beim Neugeborenen langsamer verläuft als bei Erwachsenen.

Thiopental erscheint in der Muttermilch, allerdings sind die Konzentrationen so niedrig, dass die Brustfütterung deshalb nicht verschoben werden muss.

Methohexital. Dieses Oxybarbiturat wird ebenfalls für die Sectio eingesetzt, allerdings ist die Sicherheitsbreite geringer als die von Thiopental: Während Dosen von 1 mg/kg nicht zur Neugeborenendepression führen, muss bei Dosen von 1,4 mg/kg bereits mit einer Verschlechterung des Neugeborenenzustands gerechnet werden. Insgesamt bietet Methohexital für die Einleitung bei Sectio keine Vorteile gegenüber Thiopental.

Ketamin. Diese Substanz wird bevorzugt bei geburtshilflichen Blutungen eingesetzt, weil sie in diesen Situationen eine größere kardiovaskuläre Stabilität gewährleisten kann und seltener mit intraoperativer Wachheit der Schwangeren verbunden ist. Die Dosierung für die Einleitung bei Sectio beträgt im Durchschnitt 1 mg/kg. Höhere Dosen können zu Neugeborenendepression führen und sollten daher vermieden werden. Bei Patientinnen mit Schwangerschaftshypertonie bzw. Präklampsie-Eklampsie sollte Ketamin nicht eingesetzt werden.

Etomidat. Die Substanz geht häufig mit Myokloni einher, die durch Vorinjektion von Fentanyl verhindert oder begrenzt werden können. Da Fentanyl unmittelbar vor der Sectio nicht injiziert werden sollte, um eine Atemdepression beim Neugeborenen zu vermeiden, hat sich Etomidat trotz seiner vorteilhaften kardiovaskulären Wirkungen und fehlenden neonatalen Depression (bei Dosen von 0,3 mg/kg) in der Geburtshilfe nicht durchgesetzt. In geburtshilflichen Notfallsituationen mit Hypovolämie oder Schock, z. B. bei Placenta praevia, Abruptio placentae oder Uterusruptur, könnte Etomidat jedoch von Vorteil sein.

Propofol. Bislang liegen keine umfassenden Erfahrungen mit Propofol als Einleitungssubstanz für die Sectio vor, und es ist nicht geklärt, ob die Substanz Vorteile gegenüber Thiopental aufweist oder häufiger zur Neugeborenendepression führt. Propofol, 2 bis 2,8 mg/kg, als Einleitungsmittel für die Sectio wurde mit Thiopental, 4–5 mg, verglichen; hierbei ergaben sich keine wesentlichen hämodynamischen Unterschiede zwischen beiden Substanzen. In Kombination mit Succinylcholin führte Propofol bei einigen Patientinnen zu massiver Bradykardie. Propofol geht in die Brustmilch über, allerdings sind schädigende Wirkungen beim Neugeborenen nicht bekannt.

Midazolam. Einleitungsdosen von 0,02 mg/kg führen signifikant häufiger zur Neugeborenendepression als Thiopental, so dass die Substanz für die Sectio nicht empfohlen werden kann.

7.5.6 Anästhetika für die Aufrechterhaltung der Narkose

Bei der Aufrechterhaltung der Narkose für die Sectio sind folgende Besonderheiten zu berücksichtigen:
— Die Phase bis zur Geburt des Kindes,
— die Phase nach der Abnabelung des Neugeborenen,
— die Auswirkungen der Anästhetika auf die Kontraktion des Uterus.

Vom Operationsbeginn bis zur Geburt. Zahlreiche Anästhesisten beschränken sich in dieser Phase aus Angst vor neonataler Depression auf die einmalige Bolusinjektion von Thiopental und Succinylcholin und beatmen die Patientin mit einem Lachgas/Sauerstoff-Gemisch oder nur mit reinem Sauerstoff. Dieses Vorgehen ist aber nur dann gerechtfertigt, wenn es dem Operateur gelingt, das Kind innerhalb weniger Minuten zu entwickeln. Verzögert sich hingegen die operative Entbindung, so muss mit Erwachen der relaxierten Schwangeren und erheblichen Schmerzen gerechnet werden. Um diese für die Schwangere unzumutbare Situation zu vermeiden, ist die Zufuhr weiterer Anästhetika erforderlich. Allerdings sind wiederholte Nachinjektionen von Thiopental für diesen Zweck nicht zu empfehlen, da hierdurch das Erwachen verzögert wird und außerdem häufig ein längerer Nachschlaf eintritt – ebenfalls ein unerwünschter Effekt, da die meisten Mütter ihre Kinder möglichst kurz nach der Geburt sehen möchten. Geeignet ist vielmehr die Zufuhr von Inhalationsanästhetika oder von Ketamin, jeweils in niedriger Dosierung.

Von der Abnabelung bis zum Operationsende. In dieser Phase müssen bei unkomplizierter Sectio vor allem die Auswirkungen der Anästhetika auf die Uterusaktivität berücksichtigt werden. Wie bereits dargelegt, führen alle volatilen Anästhetika zu einer konzentrationsabhängigen Relaxation des Uterus bis hin zur Atonie mit der Gefahr erheblicher Nachblutungen. Diese Effekte spielen bei Lachgas und den Opioiden keine wesentliche Rolle.

Volatile Inhalationsanästhetika. Diese Substanzen können in niedriger Konzentration – zusammen mit 50% Lachgas – eingesetzt werden, um eine ausreichende Narkosetiefe zu gewährleisten. In der Schwangerschaft ist der Anästhetikabedarf vermindert, auch stellt sich wegen der erniedrigten FRK rascher ein Gleichgewichtszustand ein. Die Wahl des volatilen Anästhetikums – Halothan, Enfluran, Isofluran, Desfluran oder Sevofluran – dürfte hierbei von untergeordneter Bedeutung sein, entscheidend ist vielmehr die angewandte Konzentration. Hohe Konzentrationen führen, vor allem bei länger dauernder Anwendung, zu neonataler Depression und Uterusrelaxation und müssen daher vermieden werden. Für Desfluran und Sevofluran liegen derzeit keine ausreichenden Erfahrungen in der geburtshilflichen Anästhesie vor.

Lachgas. Wie in Abschnitt 5 dargelegt, passiert Lachgas rasch die Plazenta, und innerhalb von 3 min wird ein fetales/maternales Konzentrationsverhältnis von 0,8 erreicht. Lachgaskonzentrationen von 50% gelten derzeit als sicher, jedoch sind auch höhere Konzentrationen (70%) angewandt worden, ohne dass hierdurch ungünstige Auswirkungen auf das Neugeborene nachweisbar waren. Länger dauernde Lachgaszufuhr (> 15 min) führt aber zu neonataler Depression und sollte möglichst vermieden werden. Bei erheblich beeinträchtigten Feten sollte auf die Zufuhr von Lachgas verzichtet und stattdessen die Konzentration des Inhalationsanästhetikums erhöht werden.

Opioide. Bis zur Entwicklung des Feten sollten nach allgemeiner Auffassung möglichst keine Opioide zugeführt werden, um eine Neugeborenendepression zu vermeiden. Nach der Geburt des Kindes können die Opioide hingegen in üblicher Weise angewandt werden. Waren Opioide bereits vor der Geburt erforderlich, so kann die Atemdepression beim Neugeborenen mit Naloxon antagonisiert werden.

7.5.7 Muskelrelaxanzien

Muskelrelaxanzien sind für die Einleitung der Narkose erforderlich und, je nach eingesetzten Substanzen, auch für die Aufrechterhaltung. Hierbei ist zu beachten, dass alle Muskelrelaxanzien die Plazenta passieren und in höheren Dosen zur Relaxierung des Feten bzw. Neugeborenen führen. Bei Begrenzung der Dosis können diese Substanzen jedoch ohne Gefährdung des Feten auch vor der Abnabelung angewandt werden. Bei Magnesiumtherapie im Rahmen einer Präeklampsie muss mit verstärkter und verlängerter Relaxanzienwirkung gerechnet werden; daher Dosisreduktion!

Succinylcholin. Bei der Narkose für die Sectio ist eine zügige Einleitung erforderlich, um rasch eine ausreichende Kontrolle über die Atemwege der Patientin zu erlangen. Succinylcholin gilt trotz seiner Nebenwirkung (siehe Kap. 7) nach wie vor als Relaxans der Wahl für die Intubation bei Sectio. Wenngleich die Plasmacholinesteraseaktivität in der Schwangerschaft erniedrigt ist, wird die Wirkung von Succinylcholin hierdurch gewöhnlich nicht verlängert, jedoch sollte bei anhaltender Blockade an diese Möglichkeit gedacht werden.

Bei Schwangeren kann die Injektion von Succinylcholin zu ausgeprägter, vagal bedingter Bradykardie oder Herzrhythmusstörungen führen; daher empfiehlt sich die Vorinjektion von Atropin als Prophylaxe. Der Wert der Präcurarisierung mit einem nichtdepolarisierenden Relaxans in niedriger Dosis wird nicht einheitlich beurteilt. Bei der Präcurarisierung ist zu beachten, dass Schwangere hierauf empfindlicher reagieren und nicht selten bereits kurz nach der Injektion einer niedrigen Dosis Luftnot mit Erstickungsangst entwickeln können.

Nichtdepolarisierende Relaxanzien. Diese Substanzen werden bei der Einleitung in der Regel nur zur Präcurarisierung von Succinylcholin eingesetzt, nach Abnabelung des Kindes auch zur Aufrechterhaltung der Relaxierung. Ist Succinylcholin kontraindiziert, so können nichtdepolarisierende Relaxanzien auch für die Intubation eingesetzt werden. Wegen der schnellen Anschlagzeit scheint Rocuronium hierfür am besten geeignet zu sein.

7.5.8 Präoxygenierung

In der Schwangerschaft sind der Sauerstoffverbrauch um ca. 20% erhöht und die FRK um ca. 20% vermindert. Darum fällt selbst bei kurzdauernder Apnoe für den Intubationsvorgang der arterielle pO_2 bei Schwangeren erheblich rascher ab als bei nichtschwangeren Patientinnen (innerhalb 1 min um 150 mmHg gegenüber 50 mmHg). Entsprechend kann sich bei Intubationsschwierigkeiten sehr schnell eine bedrohliche Hypoxie entwickeln, wenn die Schwangere vor der Narkoseeinleitung nicht ausreichend präoxygeniert worden ist (siehe Kap. 20).

! Keine Narkoseeinleitung bei Sectio ohne ausreichende Präoxygenierung!

Die Präoxygenierung muss bei Schwangeren über eine dicht aufgesetzte Gesichtsmaske und für einen Zeitraum von 3–5 min erfolgen. Die hierbei erreichbare sichere Apnoezeit beträgt meist nur 6 min.

7.5.9 Wachheit während der Narkose

Bei konventioneller Anästhesie mit Thiopentaleinleitung und Beatmung mit Sauerstoff bis zur Abnabelung des Kindes muss in einem hohen Prozentsatz mit Wachheit der relaxierten Schwangeren gerechnet werden. Zusatz von 50% Lachgas senkt die Häufigkeit von Wachheitszuständen auf ca. 26%, Zusatz von 67% auf 9%. Erst durch Supplementierung mit einem volatilen Anästhetikum in niedrigen Konzentrationen kann die Wachheit nach derzeit vorliegenden Ergebnissen vollständig verhindert werden. Bei Anwendung von 50% Lachgas sind als Anhaltswerte folgende Konzentrationen erforderlich:
— Isofluran 0,75 Vol.%,
— Desfluran 2,4 Vol.%,
— Sevofluran 0,67 Vol.%.

Diese Konzentrationen gehen nicht mit höheren Blutverlusten einher. Muss auf Lachgas verzichtet werden, z. B. bei vitaler Gefährdung des Feten, sollte das volatile Anästhetikum höher dosiert werden: Wachheit mit Schmerzen ist nicht akzeptabel!

7.5.10 Praktisches Vorgehen

- Zunächst das gesamte Anästhesiezubehör bereitstellen und auf Funktionstüchtigkeit überprüfen. Vor allem Absauggerät und dicke Absaugkatheter nicht vergessen! Narkose immer mit einem erfahrenen Helfer (Anästhesieschwester, -pfleger oder zweiter Anästhesist) durchführen.
- Patientin über die wichtigsten Maßnahmen aufklären. Auf eine Prämedikation kann meist verzichtet werden.
- Patientin 25–30° auf die **linke Seite** und mit erhöhtem Oberkörper lagern.
- Multifunktionsmonitor (EKG, NiBP, saO_2, CO_2) anschließen und Blutdruckmanschette anlegen.
- 1–2 Venenkanülen einführen und Infusion anschließen.
- Etwa **3–5 min Sauerstoff** unter hohem Flow voratmen lassen; 4 tiefe Atemzüge mit 100% Sauerstoff innerhalb von 30 s vor der Narkoseeinleitung sollen ebenfalls wirksam sein (Anstieg des paO_2 auf ca. 400 mmHg). Dabei kann das Operationsgebiet vorbereitet und abgedeckt werden.
- Fakultativ Vorinjektion von **2,5 mg Atracurium** i.v.; evtl. **0,25 bis 0,5 mg Atropin** i.v.
- Wenn Augenlider schwer werden, Thiopental, 4–5 mg/kg, nicht zu langsam i.v. injizieren. Eventuell kann auch ein anderes Einleitungsmittel, z. B. **Ketamin** ca. 1 mg/kg, i.v. zugeführt werden.
- Sobald die Patientin schläft, **100 mg Succinylcholin** injizieren. Bei Atemstillstand *nicht* über Maske beatmen.
- Nach ausreichender Muskelerschlaffung **rasche Intubation** der Trachea. Sorgfältige Kontrolle der Tubuslage. Danach sofort mit der Operation beginnen lassen.

- Bei nicht überwindbaren Intubationshindernissen: konventionelle Maskennarkose oder Larynxmaskennarkose durchführen!
- Am Narkosegerät Lachgas und Sauerstoff im Verhältnis 50:50 einstellen und mit einem volatilen Anästhetikum supplementieren, z.B. 0,75 Vol.% Isofluran, mäßig hyperventilieren auf einen $paCO_2$ von 30–33 mmHg. Exzessive Hyperventilation vermeiden (Gefahr der Plazentaischämie).
- Wenn Narkose zu flach (weite Pupillen, Tränenfluss, Blutdruckanstieg, Tachykardie, Schluckbewegungen): volatiles Inhalationsanästhetikum höher dosieren. Bei Bedarf mit Succinylcholin nachrelaxieren.
- Nach Abnabelung des Neugeborenen kann die Narkose mit einem Opioid vertieft (z.B. **Fentanyl oder Remifentanil**) und außerdem mit einem nichtdepolarisierenden Muskelrelaxans (z.B. **Atracurium**) in niedriger Dosis nachrelaxiert werden. Hohe Dosen von Inhalationsanästhetika müssen wegen der Gefahr der Uterusatonie vermieden werden. Der Bedarf an nichtdepolarisierenden Muskelrelaxanzien ist in der Schwangerschaft erniedrigt!
- Der Anästhesist oder Pädiater führt inzwischen zusammen mit der Hebamme die Primärversorgung des Neugeborenen durch (siehe Kap. 38).
- Nach Ablösung der Plazenta **3 E Oxytocin** (Syntocinon) i.v. injizieren, danach 10–20 E per Infusion zuführen. Möglichst keine Ergotaminderivate während der Narkose i.v. injizieren.
- Bei Operationsende Narkose ausleiten und Patientin nach Rückkehr der Schutzreflexe bzw. **im Wachzustand extubieren**.

8 Spezielle Anästhesie in der Geburtshilfe

8.1 Beckenendlage

Beckenendlagen gehen mit einem erhöhten Risiko für Schwangere und Fet einher. Die wichtigsten **maternalen Gefahren** bei vaginaler Entbindung sind:
— Zervixrisse,
— Verletzungen des Perineums,
— hypovolämischer Schock durch intra- und postpartale Blutungen.

Für den Feten bestehen bei vaginaler Entbindung u. a. folgende **Gefahren**:
— Trauma,
— Nabelschnurkompression,
— intrakranielle Blutung durch Kopftrauma,
— Hirnschädigung.

In zahlreichen Kliniken gilt die Beckenendlage als Indikation für die primäre Sectio. Einige Geburtshelfer entbinden ausgewählte Beckenendlagen vaginal. Andere versuchen kurz vor dem Geburtstermin eine äußere Wendung, die jedoch nicht in Narkose durchgeführt werden sollte, um keine Verletzungen oder eine Uterusruptur zu übersehen.

8.1.1 Praktisches Vorgehen

Primäre Sectio. Ist für die Beckenendlage eine primäre Sectio vorgesehen, kann eine Allgemeinanästhesie oder eine Regionalanästhesie durchgeführt werden. In Regionalanästhesie ist die Extraktion des Kindes aus dem Uterus häufig erschwert. Bei hypertonem Uterus sollte eine Allgemeinnarkose mit einem uterusrelaxierenden Inhalationsanästhetikum durchgeführt werden.

Vaginale Entbindung. Soll der Fet aus Beckenendlage vaginal entbunden werden, ist eine **Anästhesiebereitschaft** erforderlich.

Ist hierbei eine Allgemeinnarkose vorgesehen, so wird die Patientin immer **endotracheal intubiert**.
— Ist für die Zangenextraktion eine gute Relaxierung des Uterus erforderlich, wird eine **tiefe Inhalationsanästhesie,** z.B. mit Isofluran, Desfluran oder Sevofluran, durchgeführt.
— Die Narkose wird so rasch wie möglich eingeleitet. Isofluran, Desfluran oder Sevofluran nur so lange zuführen, bis Gesäß und Füße des Feten entwickelt worden sind. Danach Zufuhr des volatilen Inhalationsanästhetikums unterbrechen und die Elimination durch Hyperventilation beschleunigen, um eine Uterusatonie mit Verblutungsgefahr zu vermeiden.

Peridural- oder Spinalanästhesie werden von zahlreichen Geburtshelfern bei Beckenendlagen abgelehnt, weil die Geburt verlängert und die Fähigkeit der Schwangeren zum aktiven Pressen beeinträchtigt werden können.

8.2 Mehrlingsschwangerschaft

Bei Mehrlingsschwangerschaften sind das maternale und das fetale Risiko erhöht.

Für die Mutter gilt Folgendes:
— Anämie, Präklampsie-Eklampsie, Frühgeburt, verlängerte Geburt, prä- und postpartale Blutung häufiger;

— Gefahr der aortokavalen Kompression größer;
— Malposition der Feten häufiger;
— Mortalität doppelt so hoch wie bei Einlingschwangerschaft.

Für den Feten gilt:
— Frühgeburt 10-mal häufiger, Beckenendlage häufiger;
— Asphyxie und Mortalität höher, besonders beim zweiten Feten.

8.2.1 Praktisches Vorgehen

Je nach Situation und Befund ist ein flexibles geburtshilfliches (Vakuumextraktion, Wendung, Zangenextraktion, Sectio) und anästhesiologisches Vorgehen erforderlich. Darum sollte der Anästhesist die Patientin möglichst frühzeitig sehen und entsprechend vorbereiten.
— Die **vaginale Entbindung** sollte in Periduralanästhesie durchgeführt werden. Sie erleichtert das geburtshilfliche Vorgehen und wirkt sich günstiger auf die Neonaten auf, jedoch muss die bei Mehrlingsschwangerschaft erhöhte *Gefahr des Blutdruckabfalls* durch Periduralanästhesie besonders beachtet werden.
— Kann der zweite Neonat aus ungünstiger Geburtslage nur mit instrumenteller Geburtshilfe entwickelt werden, empfiehlt sich die bei Beckenendlage beschriebene tiefe Inhalationsanästhesie.
— Die **Sectio** kann, je nach Dringlichkeit, in Allgemeinnarkose oder Regionalanästhesie durchgeführt werden. Periduralanästhesie ist vor allem bei verlängerter Operationsdauer günstiger für die Feten als Allgemeinanästhesie.

8.3 Frühgeburt

Frühgeborene werden durch die Anästhesie in besonderer Weise gefährdet. Es besteht eine gesteigerte Empfindlichkeit gegenüber Analgetika, Sedativa und Anästhetika, weil die Blut-Hirn-Schranke unreif und die Proteinbindungskapazität des Plasmas vermindert sind und außerdem häufiger eine fetale Asphyxie auftritt.

8.3.1 Praktisches Vorgehen

Vaginale Entbindung. Sie muss langsam und behutsam, unter geringem Pressen durch die Schwangere erfolgen, um eine intrakranielle Blutung beim Feten zu vermeiden. Meist werden eine großzügige Episiotomie und eine Zangenextraktion aus dem Beckenausgang durchgeführt. Hierfür eignet sich die *Periduralanästhesie*, weil eine gute Relaxierung des Beckenbodens erreicht werden kann.

Sectio. Hierfür ist die *Spinal-* oder *Periduralanästhesie* vorzuziehen, weil sie die zentral dämpfenden Wirkungen der Allgemeinanästhesie auf den Feten vermeidet.

Unabhängig vom Anästhesieverfahren sind nach der Geburt meist Reanimationsmaßnahmen erforderlich (siehe Kap. 38). Folgende **Komplikationen** treten gehäuft auf und müssen entsprechend behandelt werden:
— Neonatale Asphyxie,
— Atemnotsyndrom,
— Hypovolämie,
— Hypoglykämie,
— Anämie,
— Unterkühlung.

8.4 Blutungen vor und nach der Geburt

Schwere Blutungen (> 800 ml) gehören zu den häufigsten maternalen Todesursachen in der Geburtshilfe. Die wichtigsten Ursachen *präpartaler* Blutungen sind:
— Placenta praevia,
— vorzeitige Plazentalösung,
— Uterusruptur (selten).

50–60% aller präpartalen Blutungen sind durch Placenta praevia oder vorzeitige Plazentalösung bedingt.

Häufige Ursachen *postpartaler* Blutungen sind:
— Plazentareste,
— Uterusatonie,
— Zervix- und Vaginarisse.

Klinisch gilt:

> Geburtshilfliche Blutungen treten oft unerwartet auf und können innerhalb weniger Minuten zum Tod führen.

Grundsätzliches anästhesiologisches Vorgehen

Hämorrhagischer Schock und Blutgerinnungsstörungen sind die für den Anästhesisten wesentlichen Risiken bei Blutungen im 3. Trimenon und in der Plazentaperiode. Bereits bei seiner Alarmierung durch den Geburtshelfer sollte der Anästhesist sich auf diese Komplikationen einstellen und auch bei noch stabiler Situation entsprechende vorbereitende Maßnahmen treffen. Hierzu gehören:
— Einführen von 2 großlumigen Venenkanülen,
— fakultativ: arterielle Kanüle, zentraler Venenkatheter,

- Blutgruppe, Kreuzprobe, sofortige Verfügbarkeit von mindestens 2 Erythrozytenkonzentraten und von Frischplasma,
- Gerinnungsstatus, übliche Laborparameter,
- Bereitstellung von Druckmanschetten für Infusionen und Transfusionen,
- Gabe eines oralen Antazidums,
- Zufuhr von Sauerstoff,
- Einführen eines Blasenkatheters,
- Sauerstoffgabe (100%) über Maske.

Diese Maßnahmen sollten auch dann durchgeführt werden, wenn der Geburtshelfer die Schwangere in Anästhesiebereitschaft untersucht, um sich Klarheit über den aktuellen Befund zu verschaffen. Einzelheiten zum Blut- und Volumenersatz sowie zum Vorgehen bei Gerinnungsstörungen sind in den entsprechenden Kapiteln dargestellt.

8.4.1 Placenta praevia

Normalerweise inseriert die Plazenta im oberen bis mittleren Drittel des Corpus uteri. Bei Placenta praevia hingegen ist sie vollständig oder teilweise im unteren Uterinsegment implaniert. Je nach Lage zum Muttermund werden folgen Formen unterschieden.
- Placenta praevia totalis (innerer Muttermund ist vollständig von Plazenta überdeckt),
- Placenta praevia partialis (innerer Muttermund ist teilweise überdeckt),
- Placenta praevia marginalis (Plazenta erreicht den inneren Muttermund),
- tiefsitzende Plazenta (Implantation im unteren Uterinsegment, Plazentarand nicht mehr als 5 cm vom inneren Muttermund entfernt).

Leitsymptom der Placenta praevia ist die **Blutung;** Schmerzen werden dabei nicht empfunden, meist auch keine Wehentätigkeit. Die erste („annoncierende") Blutung ist gewöhnlich nicht lebensbedrohlich, vielmehr kommt es immer wieder zu Blutungen. Bei einigen Patientinnen geht die Placenta-praevia-Blutung mit einer vorzeitigen Plazentalösung einher.

Bei lebensbedrohlicher Blutung muss sofort eine Sectio durchgeführt werden, unabhängig vom jeweiligen Gestationsalter. Bei reifem Kind und totaler oder partieller Placenta praevia sollte ebenfalls umgehend eine Sectio erfolgen.

Anästhesiologisches Vorgehen. Ein standardisiertes Anästhesieverfahren bei Placenta praevia wird derzeit nicht angegeben. Das Vorgehen richtet sich in erster Linie nach dem Sitz der Plazenta, der Dringlichkeit der Situation und dem Ausmaß der bereits eingetretenen oder zu erwartenden Blutverluste. Selbst bei starken Blutverlusten werden nach einer Untersuchung von Parekh et al. (2000) regionale Anästhesieverfahren angewandt. Angeblich soll hierunter der geschätzte Blutverlust geringer sein als bei einer Allgemeinanästhesie. Allerdings stützt sich diese Behauptung lediglich auf retrospektiv erhobene Daten. Kritisch zu bewerten sind regionale Anästhesieverfahren bei anhaltend starken Blutungen: Die in dieser Situation erforderliche rasche Zufuhr von Flüssigkeit und Erythrozytenkonzentraten ist häufig durch Hektik bei den Beteiligten gekennzeichnet und kann daher bei der Patientin erhebliche Ängste auslösen. Folgende Empfehlungen sollten beachtet werden:
- Bei hämorrhagischem Schock ist nach übereinstimmender Auffassung eine Regionalanästhesie kontraindiziert.
- Für operative Notfalleingriffe ist die Allgemeinanästhesie das Verfahren der Wahl.
- Für die („Ileus"-)Einleitung von Patientinnen im Schock kann Ketamin oder Etomidat verwendet werden, alternativ andere Einleitungssubstanzen in entsprechend reduzierter Dosis.
- Für die endotracheale Intubation wird Succinylcholin eingesetzt.
- Die Aufrechterhaltung der Narkose bis zur Entwicklung des Kindes richtet sich vor allem nach dem Zustand der Mutter. Inhalationsanästhetika in niedriger Konzentration können zugesetzt werden, um eine Amnesie zu erreichen, sofern es die Kreislaufsituation erlaubt. Nach der Intubation können nichtdepolarisierende Muskelrelaxanzien wie z. B. Atracurium oder Rocuronium zugeführt werden.
- Nach Entfernung der Plazenta und Ausgleich der Blutverluste stabilisiert sich die Situation meist, so dass Opioide und Inhalationsanästhetika in niedriger Konzentration zugeführt werden können.

> Bei der Versorgung von Patientinnen mit Placenta praevia sollte der Anästhesist immer auf plötzliche, massive Blutungen vorbereitet sein.

8.4.2 Vorzeitige Plazentalösung

Unterschieden wird zwischen vollständiger und partieller Ablösung der Plazenta von der Uterushaftfläche. Bei vollständiger Ablösung besteht keine maternale Perfusion der Plazenta mehr. Bei partieller Ablösung kann sich das Hämatom zentral oder randständig entwickeln. Die Auslöser einer vorzeitigen Plazentalösung sind vielfältig, z. B. Traumen, Hypertonie, vorzeitiger Blasensprung, Uterusanomalien, Nikotinabusus, Kokainabusus, Mangelernährung, Multiparität.

Als typisches Symptom der vorzeitigen Plazentalösung gilt das plötzliche Auftreten starker **Bauchschmerzen**, in der Hälfte der Fälle begleitet von Wehentätigkeit. Bei starkem Blutverlust besteht das klinische Bild des **hämorrhagischen Schocks** mit den Zeichen des **akuten Abdomens**. Die vaginale Blutung ist dunkel.

Das Vorgehen hängt vom Schweregrad der vorzeitigen Plazentalösung sowie vom klinischen Zustand der Schwangeren und des Feten und dem Gestationsalter ab. Bei bereits abgestorbenem Feten wird die vaginale Entbindung mit Amniotomie und Oxytocininfusion angestrebt. Hierbei ist eine lückenlose Überwachung der Blutgerinnungsparameter erforderlich.

Lebt der Fet, so wird zumeist ohne wesentliche Verzögerung – nach vorangehender Stabilisierung der Herz-Kreislauf-Funktion der Mutter – eine Sectio durchgeführt.

Liegt ein Schockzustand vor und ist die vaginale Geburt nicht zu erwarten, so sollte, auch bei totem Kind, umgehend eine Sectio durchgeführt werden.

Anästhesiologisches Vorgehen. Hämorrhagischer Schock, Störungen der Blutgerinnung und fetale Asphyxie sind die wesentlichen Gefahren der vorzeitigen Plazentalösung.
— Bei Notsectio sollte eine Allgemeinanästhesie mit endotrachealer Intubation durchgeführt werden.
— Starke Blutverluste werden mit Kristalloiden, Kolloiden und Erythrozytenkonzentraten ausgeglichen.

Nach Sectio, aber auch nach vaginaler Entbindung muss mit einer Uterusatonie und postpartalen Blutungen gerechnet werden. Daher ist eine entsprechende Überwachung erforderlich.

8.4.3 Vasa-praevia-Blutungen

Dies sind Blutungen aus Nabelschnurgefäßen, z. B. durch Gefäßverletzung bei spontanem Blasensprung oder nach einer Amniotomie. Kennzeichnend ist die sehr starke Blutung, die rasch zur fetalen Hypoxie führt. Der Fetus verblutet aus den Nabelschnurgefäßen. Durch eine Notsectio kann versucht werden, das Leben des Feten zu retten.

8.4.4 Uterusruptur

Vorangegangene Eingriffe am Uterus sind die häufigste Ursache einer Uterusruptur, so z. B. die Sectio (vor allem bei korporalem Längsschnitt) oder Myomenukleationen (vor allem bei laparoskopischem Vorgehen). Weitere Ursachen können sein: Lageanomalien, Missverhältnis zwischen Kopf und Becken, Verlegung des Geburtskanals durch einen Tumor, Narbenbildungen bei vorangegangenen Geburten, traumatische Zerreißung des Uterus bei Unfällen.

Typisch für die drohende Ruptur ist die Zunahme der Wehenfrequenz bis zum Tetanus uteri, verbunden mit starker Zunahme der Schmerzen, Angst und Unruhe. Es kommt zum Geburtsstillstand.

Bei eingetretener Ruptur hört die Wehentätigkeit schlagartig auf, die fetale Herzfrequenz fällt ab; meist entwickelt sich das klinische Bild des hämorrhagischen Schocks. Das Ausmaß der vaginalen Blutungen kann gering sein.

Anästhesiologisches Vorgehen. Bei drohender Ruptur wird zunächst notfallmäßig eine intravenöse Tokolyse eingeleitet (z. B. mit Fenoterol oder Ritodrin), dann umgehend eine Sectio durchgeführt. Bei totem Kind kann im Einzelfall eine vaginale Entbindung nach Perforation des Kopfes vorgenommen werden.

Ist die Ruptur eingetreten, so muss notfallmäßig eine Sectio durch mediane Unterbauchlaparotomie durchgeführt werden. Bei schwer oder nicht zu beherrschender Blutung, Zerstörung der Uteruswand oder mehrfachen Einrissen ist eine Hysterektomie erforderlich. Diffuse Blutungen, besonders im Bereich der Zervix, werden durch ipsilaterale Ligatur der A. iliaca interna gestillt. Das anästhesiologische Vorgehen entspricht dem für akute Blutungen bzw. hämorrhagischen Schock. Bei schweren Blutverlusten muss mit Gerinnungsstörungen gerechnet werden.

8.4.5 Uterusatonie

Nach Lösung der Plazenta werden die zum Plazentabett führenden Blutgefäße durch Kontraktionen des Uterus abgeklemmt; zusätzlich kontrahieren sich die Gefäße selbst. Bei Uterusatonie verkleinert der Uterus sich nicht ausreichend, auch werden die Spiralarterien nicht genügend abgeklemmt, und es kommt zu entsprechenden Blutverlusten, in schweren Fällen zum hämorrhagischen Schock. Zu den wichtigsten **Ursachen** der Uterusatonie gehören:
— Überdehnung des Uterus, z. B. durch Hydramnion, Mehrlingsschwangerschaft,
— operative Geburt (Sectio, Vacuum, Zange),
— Multiparität,
— überstürzte Geburt,
— pathologische Plazenta,
— volatile Inhalationsanästhetika unter der Geburt.

Der gut kontrahierte Uterus ist nach der Geburt hart und kurz oberhalb, etwas seitlich vom Nabel zu tasten. Der atone Uterus hingegen ist weich, der Fundus steht weit über dem Nabel, knapp unter dem Rippenbogen. Nur wenige Minuten nach der Geburt kommt es vaginal zum schwallartigen Austritt von eher dunklem Blut.

Vorgehen. Zunächst wird eine kräftige Massage des Uterus durchgeführt, außerdem werden 3–5 IE Oxytocin i.v. injiziert, gefolgt von einer Kurzinfusion mit bis zu 20 IE. Methylergometrin, 0,2 mg i.m., wird ebenfalls angewandt, jedoch ist mit dieser Substanz bei Patientinnen mit Hypertonie äußerste Vorsicht geboten. Gelingt es mit diesen Maßnahmen nicht, die Blutung zu stillen, werden Prostaglandine eingesetzt, z. B. Sulproston (Nalador) per Infusion (nicht als i.v. Bolus). Diese Substanz darf nicht mit Oxytocin kombiniert werden.

Lässt sich die Blutung trotz dieser Maßnahmen nicht stillen, ist eine totale Hysterektomie in Allgemeinanästhesie nicht zu umgehen. Hierbei dürfen keine volatilen Anästhetika angewendet werden. Das Vorgehen folgt den Prinzipien der Anästhesie bei Hypovolämie oder hämorrhagischem Schock. Mit Störungen der Blutgerinnung muss gerechnet werden.

8.5 Manuelle Plazentalösung

Gelingt es bei Plazentaretention nicht, die Plazenta durch „konventionelle" Verfahren wie den Credé-Handgriff oder Zug an der Nabelschnur zu lösen, so muss sie manuell gelöst werden. Eine umgehende manuelle Plazentalösung ist besonders bei starker postpartaler Blutung erforderlich; aber auch bei nur geringen Blutungen sollte die Lösung der Plazenta innerhalb von 30 min nach der Geburt manuell erfolgen, wenn andere Maßnahmen erfolglos bleiben. Die manuelle Lösung kann in einem dafür geeigneten Gebärbett oder auf dem Operationstisch erfolgen. Die Infektionsgefahr ist bei manueller Plazentalösung wesentlich größer als bei anderen vaginalen Eingriffen. Weitere **Gefahren:**
— Zervixriss,
— Vergrößerung eines bereits bestehenden Damm- oder Scheidenrisses,
— Weiterreißen einer bereits durchgeführten Episiotomie.

Anästhesiologisches Vorgehen. Liegt bei starken Blutungen kein Periduralkatheter, sollte eine Allgemeinnarkose mit endotrachealer Intubation durchgeführt werden.

- Rasche Einleitung der Narkose und endotracheale Intubation („Ileuseinleitung").
- Der Einsatz von Muskelrelaxanzien erleichtert dem Operateur die Palpation des Fundus uteri durch die erschlafften Bauchdecken.
- Eine Relaxierung des Uterus kann durch Zufuhr volatiler Inhalationsanästhetika wie Isofluran in hoher Konzentration oder durch Infusion von Nitroglyzerin erreicht werden.
- Sobald der Uterus ausreichend schlaff für die manuelle Plazentalösung ist, sollten die Zufuhr des Inhalationsanästhetikums unterbrochen und dessen Elimination durch Hyperventilation beschleunigt werden.
- Sofort im Anschluss an die manuelle Lösung der Plazenta wird Oxytocin zugeführt, damit sich der Uterus kontrahiert.

Klinisch sollte Folgendes beachtet werden: Ketamin ist wegen seiner tonussteigernden Wirkung bei manueller Plazentalösung *nicht* indiziert.

8.6 Präeklampsie, Eklampsie und HELLP-Syndrom

Die Präeklampsie gehört zu den häufigsten schwangerschaftsbedingten Todesursachen in Europa und in den USA. Nach den Veröffentlichungen des „Report on confidential enquiries into maternal deaths in the United Kingdom" waren 18,6% aller maternalen Todesfälle in den Jahren 1988–1990 direkt auf eine Präeklampsie zurückzuführen; 88% dieser Patientinnen waren unterhalb anerkannter Standards versorgt. In Deutschland beträgt die Häufigkeit der Präeklampsie ca. 2,6% aller Schwangeren, des Schwangerschaftshypertonus ca. 2,4%. In ▶ Tabelle 37-7 ist die Einteilung der hypertensiven Erkrankungen in der Schwangerschaft der deutschen Arbeitsgemeinschaft Schwangerschaftshochdruck/Gestose, 1993, zusammengestellt.

8.6.1 Terminologie

Präeklampsie: Entwicklung einer Hypertonie und Proteinurie mit oder ohne Ödeme meist nach der 20. Schwangerschaftswoche, nur selten im frühen zweiten Drittel der Schwangerschaft auftretend.

Eklampsie: Präeklampsie, in deren Verlauf tonisch-klonische Krämpfe auftreten, ohne dass eine begleitende neurologische Erkrankung vorliegt.

Schwere Präeklampsie: Präeklampsie mit nachweisbaren Organfunktionsstörungen:

Tab. 37-7 Einteilung der hypertensiven Schwangerschaftserkrankungen

— **Gestationshypertonie**
  Hypertonie, die weder vor der 20. Schwangerschaftswoche bestand noch länger als 6 Wochen nach der Geburt anhält; Hypertonie ohne Proteinurie

— **Präeklampsie** (Synonyme: Gestose, proteinurische Gestationshypertonie)
  Hypertonie und Proteinurie nach der 20. SSW mit oder ohne Ödeme
  - Eklampsie: Gestose mit tonisch-klonischen Krämpfen
  - HELLP-Syndrom: schwere Verlaufsform der Präeklampsie mit Hämolyse (H), erhöhten Leberenzymen (EL = elevated liver enzymes) und erniedrigten Thrombozytenwerten (LP = low platelets)

— **Pfropfgestose**
  charakteristische Gestosesymptome, meist Proteinurie bei Schwangeren mit chronischer Hypertonie

— **chronische Hypertonie**
  vorbestehende primäre (essentielle) Hypertonie (95%) und sekundäre Hypertonie vor der 20. SSW

— **sonstige hypertensive Komplikationen**

— **transiente Hypertonie:** erhöhte Blutdruckwerte nach der 20. SSW ohne Proteinurie

---

— Anhaltende Hypertonie: 160/110 mmHg oder höher,
— Proteinurie > 5 g/dl,
— Oligurie < 400 ml/24 h,
— Thrombozytopenie,
— erhöhte Transaminasen,
— erhöhtes Serumkreatinin,
— zerebrale Störungen: Kopfschmerzen, Sehstörungen, motorische Unruhe, Hyperreflexie,
— epigastrische Beschwerden,
— Zyanose.

HELLP-Syndrom: Hämolyse, erhöhte Leberenzyme und erniedrigte Thrombozytenwerte, meist in Verbindung mit einer schweren Präeklampsie, jedoch bei 10–20% der Patientinnen auch ohne Hypertonie. Häufig mit epigastrischen Schmerzen, Schmerzen in rechtem Oberbauch, Nacken oder Schulter, des Weiteren Übelkeit und Erbrechen.

Proteinurie: Ausscheidung von mehr als 300 mg Eiweiß in 24 h, mehr als 1 g/l in zwei Harnproben oder mehr als 1 g/l im Mittelstrahlurin, bestimmt in zwei Proben in 6-stündigem Abstand. Eine Proteinurie ist schwer, wenn mehr als 5 g/24 h ausgeschieden werden oder mehr als 3 g/24 h bei 2 Bestimmungen im Mittelstrahlurin in 6-stündigem Abstand.

Ödeme: Flüssigkeitsansammlung in den abhängigen und nichtabhängigen Körperpartien, meist erkennbar an rascher Gewichtszunahme im letzten Schwangerschaftsdrittel, bedingt durch Flüssigkeitsretention.

8.6.2 Ätiologie und Pathophysiologie

Die Ursachen der Präeklampsie und des HELLP-Syndroms sind nicht bekannt; diskutiert werden genetische, immunologische und metabolische Faktoren. Wegen der Vielzahl von Hypothesen gilt die Präeklampsie auch als „Krankheit der Theorien".

Im Mittelpunkt der Erkrankung steht ein generalisierter Vasospasmus mit Störungen der Mikrozirkulation, möglicherweise bedingt durch ein Ungleichgewicht zwischen Prostazyklin (PGI_2) als Vasodilatator und Thromboxan TXA_2 als Vasokonstriktor. TXA_2 ist nicht nur ein starker Vasokonstriktor, sondern stimuliert auch die Thrombozytenaggregation; PGI_2 wirkt hingegen vasodilatierend und aggregationshemmend. Durch die generalisierten Mikrozirkulationsstörungen kommt es bei den schweren Formen der Präeklampsie zu Organfunktionsstörungen, die sich auch klinisch manifestieren.

Herz-Kreislauf-Funktion

Hypertonie. Die Hypertonie ist ein Frühzeichen der Präeklampsie; sie entsteht durch den Anstieg des peripheren Widerstands, der wiederum durch den generalisierten Spasmus der Arteriolen bedingt ist. Er führt zum Anstieg des peripheren Gefäßwiderstands. Insgesamt ist das Blutdruckverhalten bei Präeklampsie durch eine extreme Labilität gekennzeichnet.

> ! Blutdruckwerte ab 170/100 mmHg gelten als Indikation für eine stationäre Aufnahme der Schwangeren.

Hypovolämie. Bei Präeklampsie bestehen eine gesteigerte Gefäßpermeabilität und ein erniedrigter onkotischer Druck im Plasma, beides Faktoren, die zur Abnahme des zirkulierenden Blutvolumens (bis zu 40% bei schweren Formen) und Hämokonzentration, des Weiteren zu Hirnödem, Lungenödem und peripheren Ödemen führen.

Lungenödem. Bei Präeklampsie können zwei Formen des Lungenödems auftreten: ein kardial bedingtes und ein nicht kardial bedingtes Lungenödem. Das kardiogene Lungenödem findet sich bei zwei Gruppen von Patientinnen: solchen mit Linksherzhypertrophie und diastolischen Funktionsstörungen und solchen mit dilatiertem linkem Ventrikel und systolischen Funktionstörungen, also einer dilatativen Kardiomyopathie. Das nichtkardiogene Lungenödem entsteht durch die erhöhte Kapillarpermeabilität oder -leckage und die Abnahme des kolloidosmotischen Drucks, des Weiteren durch iatrogene Überwässerung mit Zunahme des hydrostatischen Drucks.

Gehirn

Im Gehirn können die Vasospasmen zu fokaler Ischämie führen. Störungen der Hirndurchblutung und Gewebeödem werden als Ursache von Kopfschmerzen, Sehstörungen, gesteigerter Erregbarkeit und Hyperreflexie angesehen. Die generalisierten Krämpfe sollen ebenfalls auf einer Ischämie beruhen. Die Krämpfe können auch noch in der postpartalen Phase auftreten, jedoch sollten dann andere Ursachen ausgeschlossen werden. Die Häufigkeit eklamptischer Konvulsionen wird derzeit mit durchschnittlich 0,03% aller Geburten angegeben. Schwerste Formen der Präeklampsie-Eklampsie können zu Koma, Hirninfarkt, Hirnödem und Hirnblutungen führen; die Prognose ist sehr ernst.

Hämatologische Veränderungen

Trotz Zunahme des Gesamtwassergehalts kommt es bei Präeklampsie zur Hypovolämie mit Hämokonzentration (Hb > 13 g/dl bzw. Hkt > 38%); hierbei hängt das Ausmaß der Hypovolämie direkt vom Schweregrad und von der Dauer der Präeklampsie ab. Daneben finden sich häufig Veränderungen der Thrombozytenzahl und der Gerinnungsparameter.

Thrombozytopenie. Bei Präeklampsie besteht häufig eine Thrombozytopenie, allerdings finden sich Thrombozytenwerte von < 100 000/μl lediglich bei 20% der Patientinnen. Die Thrombozytopenie könnte durch erhöhten Verbrauch (Aggregation im Bereich des geschädigten Endothels), Zerstörung durch immunologische Reaktionen oder eine verkürzte Überlebenszeit der Thrombozyten bedingt sein.

Blutgerinnung. Das extrinsische und auch das intrinsische Gerinnungssystem sind bei Präeklampsie meist nicht verändert, entsprechend liegen die Prothrombinzeit und die partielle Thromboplastinzeit gewöhnlich im Normbereich, so dass die Thrombozytopenie in diesem Fall nicht als Ausdruck einer disseminierten intravasalen Gerinnung (DIC) gewertet werden darf. Eine DIC ist bei Präeklampsie selten, wenn nicht gleichzeitig eine Abruptio placentae vorliegt. Fehlt eine ausgeprägte Thrombozytopenie, so liegt in der Regel auch keine DIC vor.

Niere

Die renalen Veränderungen bei Präeklampsie werden als immunreaktiver Endothelschaden angesehen; er führt zu Thrombozytenaggregation und Fibrinniederschlägen in den Nierengefäßen. Die Nierendurchblutung und die glomeruläre Filtrationsrate nehmen ab, begleitet von einem Anstieg des Renins, natriuretischen Faktors, Angiotensins und von Katecholaminen. Bei entsprechender Ausprägung kommt es zur Oligurie oder sogar zum Nierenversagen.

Leber

Bei den meisten Patientinnen mit Präeklampsie ist die Leber nur wenig betroffen, jedoch kann eine schwere Hypertonie zu Leberzellschäden mit Anstieg des Transaminasen, periportalen Blutungen, generalisierter subkapsulärer Schwellung oder Hämatom mit Leberruptur führen. Schmerzen im rechten oberen Quadranten sollten als Hinweis auf eine schwerwiegende Leberbeteiligung gewertet werden.

HELLP-Syndrom

Das HELLP-Syndrom tritt häufiger bei schwerer Präeklampsie oder Eklampsie auf, kann sich jedoch bei ca. 10–20% der Patientinnen auch ohne Hypertonie entwickeln.

Als zuverlässiges Zeichen des beginnenden HELLP-Syndroms gilt der durch eine Kapselspannung der Leber hervorgerufene *rechtsseitige Oberbauchschmerz*. Bei schwerem HELLP-Syndrom kann sich eine DIC mit Verbrauchskoagulopathie entwickeln, erkennbar an folgender Laborparameter-Konstellation:
— Abfall des Fibrinogens,
— Verlängerung der Thrombinzeit,
— Thrombozytopenie,
— Abfall von Faktor VIII.

Tritt eine DIC auf, muss die Schwangerschaft sofort beendet werden.

Uteroplazentare Einheit

Vasospasmus und Hämokonzentration mit Anstieg der Blutviskosität können zur Abnahme der Uterusdurchblutung um 50–70% führen. Aufgrund der grenzwertigen Plazentafunktion muss mit fetalen Wachstumsstörungen gerechnet werden. Der Uterus entwickelt eine Hyperaktivität und reagiert überempfindlich auf Syntocinon; zu früh einsetzende Wehentätigkeit ist daher nicht selten.

8.6.3 Behandlung

Derzeit gibt es keine kausale Therapie der Präeklampsie-Eklampsie; die Behandlung erfolgt daher nur symptomatisch. Wichtigste Therapieziele sind die Normalisierung der maternalen Hämodynamik bzw. des Blutdrucks und der Plazentadurchblutung sowie die Prophylaxe von Krämpfen.

Antihypertensive Therapie

Angestrebt werden Blutdruckwerte von < 160/100 mmHg bzw. Normalwerte des systolischen und diastolischen Blutdrucks.

Dihydralazin. Diese Substanz senkt den Blutdruck durch direkte arterioläre Dilatation. Derzeit ist Dihydralazin vermutlich das am häufigsten bei Präeklampsie eingesetzte Antihypertensivum. Bei den meisten Patientinnen kann hiermit der Blutdruck befriedigend eingestellt werden, ohne die Plazentadurchblutung zu beeinträchtigen. Bei schwerer Präeklampsie sollte Dihydralazin kontinuierlich intravenös zugeführt werden.

> **Dosierung von Dihydralazin:**
> 2–20 mg/h, maximal 200 mg/24 h

Zu den wichtigsten Nebenwirkungen von Dihydralazin gehören Tachykardie und Kopfschmerzen; neonatale Thrombozytopenien sind nach intravenöser Zufuhr beschrieben worden.

β-Rezeptoren-Blocker. Sie werden eingesetzt, um eine durch Dihydralazin ausgelöste Reflextachykardie zu beseitigen und den blutdrucksenkenden Effekt von Dihydralazin zu verstärken. Bei dieser Kombination ist mit einer hohen Erfolgsrate zu rechnen, so dass nur selten auf andere Antihypertensiva übergegangen werden muss. Günstig beurteilt wird auch der Einsatz von Labetolol, einem β- und α$_1$-Blocker; umfassende Erfahrungen liegen jedoch derzeit nicht vor.

Diazoxid. Dieses Antihypertensivum wird gelegentlich eingesetzt, wenn es mit einer Kombination von Dihydralazin und einem β-Blocker (z. B. Atenolol) nicht gelingt, den Blutdruck ausreichend zu senken. Diazoxid muss intravenös injiziert werden. Zu den Nebenwirkungen gehören Tachykardie, Wärmegefühl und Benommenheit; gelegentlich wird die Urinausscheidung vermindert.

Urapidil. Die Substanz kann als Alternative zu Diazoxid verwendet werden. Urapidil ist besonders bei Eklampsie von Vorteil, weil keine Zunahme der Hirndurchblutung mit Anstieg des intrakraniellen Drucks ausgelöst wird. Dosierung siehe Kapitel 29.

Kalziumantagonisten. Nifedipin wirkt im Tierexperiment embryo- und fetotoxisch und darf daher vor der Entbindung nicht eingesetzt werden. Außerdem ist die blutdrucksenkende Wirkung meist weniger vorhersehbar als die von Dihydralazin. Verapamil kann als einziger Kalziumantagonist präpartal zugeführt werden, jedoch potenziert die Substanz die Wirkungen von Magnesiumsulfat, so dass der Blutdruck unkontrollierbar abfallen kann.

Nitroprussid. Dieser Vasodilatator darf bei Schwangeren wegen der Gefahr einer Zyanidvergiftung des Feten nicht eingesetzt werden.

Clonidin. Die Substanz soll bei Schwangeren keine schädlichen Wirkungen aufweisen, jedoch können Veränderungen im Kardiotokogramm auftreten, die eine Beurteilung des fetalen Zustands erschweren.

Diuretika. Vor der Entbindung dürfen Diuretika nicht zugeführt werden, um den Blutdruck zu senken, weil durch die gesteigerte Urinausscheidung das bereits erniedrigte Blutvolumen noch weiter abnimmt und so eine uteroplazentare Minderdurchblutung ausgelöst werden kann. Nach der Entbindung können Diuretika unter Überwachung von Venendruck und Nierenfunktion angewandt werden, um massive Ödeme auszuschwemmen.

> **EBM** Cochrane Review zur Wahl des Antihypertensivums für die rasche Senkung sehr hoher Blutdruckwerte in der Schwangerschaft: Hydralazin gehört zu den am häufigsten eingesetzten Substanzen, Diazoxid führt zu ausgeprägtem, behandlungsbedürftigem Blutdruckabfall und Ketanserin ist weniger antihypertensiv wirksam als Hydralazin. Es fanden sich keine Beweise, dass eines der übrigen verwendeten Antihypertensiva anderen überlegen ist. Solange keine besseren Beweise vorliegen, sollte die Wahl des Antihypertensivums sich nach der individuellen

Erfahrung und Vertrautheit des Klinikers mit einer bestimmten Substanz und nach den Kenntnissen ungünstiger Wirkungen auf die Schwangere und den Feten richten. Ausgenommen von dieser Empfehlung sind Diazoxid und Ketanserin, die als *wahrscheinlich keine gute Wahl* angesehen werden.

Prophylaxe und Therapie generalisierter Krämpfe

Magnesiumsulfat gilt nach wie vor als Mittel der Wahl zur Prophylaxe und Behandlung generalisierter Krämpfe bei Eklampsie. Die Substanz blockiert die Kalziumkanäle bzw. die präsynaptische Freisetzung von Acetylcholin an der motorischen Endplatte und wirkt dosisabhängig dämpfend auf das zentrale Nervensystem; außerdem soll Magnesium die Uterusgefäße dilatieren und so die Durchblutung steigern. Bei schwerer Präeklampsie sollte sofort eine Krampfprophylaxe mit Magnesiumsulfat eingeleitet werden.

EBM Cochrane Review über den Einsatz von Magnesiumsulfat bei Eklampsie im Vergleich zu Diazepam: Magnesiumsulfat vermindert die Krämpfe wesentlich wirksamer als Diazepam. Die maternale Letalität ist ebenfalls geringer (grenzwertig statistisch signifikant); Apgar-Werte von < 7 sind seltener als mit Diazepam, ebenso die Häufigkeit einer Krankenhausverweildauer von > 7 Tagen.

Dosierung von Magnesiumsulfat:
— initialer Bolus von 2–4 g i.v. über 4–5 min
— danach kontinuierliche Infusion von 1–3 g/h
— angestrebter Serumwert: 2–4 mmol/l

Die therapeutische Breite von Magnesiumsulfat ist gering, daher sollte die Serumkonzentration regelmäßig kontrolliert werden, um eine gefährliche Überdosierung zu vermeiden. Überdosierung führt zu folgenden **Nebenwirkungen**:
— Somnolenz,
— Atemdepression,
— Erregungsleitungsstörungen des Herzens, Herzstillstand.

Für die grobe klinische Beurteilung des Therapieeffektes sind folgende Beziehungen hilfreich:

— Der Patellarsehnenreflex verschwindet bei einer Serumkonzentration von ca. 10 mmol/l;
— Erregungsleitungsstörungen des Herzens treten bei Serumkonzentrationen von 10–15 mmol/l auf, Konzentrationen von > 15 mmol/l können zum Herzstillstand führen;
— eine zentrale Atemdepression entwickelt sich bei Serumkonzentrationen von 12–15 mmol/l.

Da Magnesium über die Nieren ausgeschieden wird, darf die Zufuhr nur bei ausreichender Nierenfunktion erfolgen.

Überwachung der Magnesiumtherapie. Die Magnesiumtherapie kann in folgender Weise überwacht oder gesteuert werden:
— Patellarsehnenreflex: soll abgeschwächt, aber noch auslösbar sein,
— Bestimmung der Atemfrequenz: soll > 10/min betragen,
— Messung der Serumkonzentration bei längerer Zufuhr: 2–4 mmol/l.

Behandlung der Überdosierung. Bei versehentlicher Überdosierung mit schwerer Atemdepression muss die Patientin zunächst endotracheal intubiert und kontrolliert beatmet werden. Bei weniger bedrohlichen Formen können Kalziumchlorid oder Kalziumglukonat als Antidot i.v. injiziert werden.

Benzodiazepine, Phenytoin. Andere Antikonvulsiva wie Benzodiazepine oder Phenytoin werden ebenfalls bei Präeklampsie-Eklampsie eingesetzt. In einer internationalen Multicenterstudie an 1680 randomisierten Patientinnen waren allerdings die Krampfrezidivrate und die Mortalität in der mit Magnesiumsulfat behandelten Gruppe signifikant niedriger als in den mit Phenytoin oder Diazepam behandelten Gruppen. Einige Autoren kombinieren Magnesiumsulfat mit einem Benzodiazepin, um durch Dosisreduktion die bedrohlichen Nebenwirkungen von Magnesiumsulfat zu reduzieren. Jedoch ist hierbei eine besonders sorgfältige Überwachung der Atemfunktion erforderlich.

Bei nicht beherrschbarem Status eclampticus werden auch Barbiturate und, wenn nötig, Muskelrelaxanzien eingesetzt.

Prophylaxe mit Acetylsalicylsäure

Die Prophylaxe der Präklampsie mit niedrigdosierter Acetylsalicylsäure (80–100 mg) ist umstritten. Durch die niedrige Dosierung soll die Freisetzung von TXA_2 aus den Thrombozyten selektiv gehemmt werden, ohne dass die vaskulär-endotheliale Prostazyklinbildung beeinflusst wird. Bei Patientinnen mit Hochrisikofaktoren für die Entwicklung einer Präeklampsie soll die Erkrankungsrate angeblich signifikant gesenkt werden. Die perinatale Mortalität und die Häufigkeit einer Abruptio placentae werden durch niedrigdosierte Acetylsalicylsäure nach Angaben in der Literatur nicht erhöht.

8.6.4 Praktisches Vorgehen

Während der Einsatz regionaler Anästhesieverfahren für die vaginale Entbindung allgemein befürwortet wird, ist die Wahl des Anästhesieverfahrens für die Sectio nach wie vor umstritten, vor allem wegen der erheblichen Gefahr des Blutdruckabfalls durch die präganglionäre Sympathikusblockade unter der Peridural- oder Spinalanästhesie und schließlich der Gefahr eines bedrohlichen Lungenödems durch übermäßige prophylaktische Volumenzufuhr.

! Bei gleichzeitiger Zufuhr von Tokolytika und Kortison ist die Gefahr eines Lungenödems wesentlich erhöht. Daher darf die Volumenzufuhr nur sehr vorsichtig erfolgen.

Vor der Narkose sollte sich der Anästhesist über den Schweregrad der Erkrankung, das Ausmaß möglicher Organfunktionsstörungen, den Volumenstatus, das Blutgerinnungssystem und die Wirksamkeit der therapeutischen Maßnahmen informieren (siehe Checkliste).

Anästhesiologische Checkliste bei Präeklampsie/HELLP-Syndrom:
— Grad der Hypertonie?
— Hypovolämie (Hämokonzentration), Anämie?
— Hypoproteinämie?
— Elektrolytstörungen?
— Störungen der Blutgerinnung, Thrombozytopenie?
— Einschränkung der Nierenfunktion?
— Beteiligung der Leber (HELLP-Syndrom)?
— ZNS-Symptome: zentrale Übererregbarkeit, Krämpfe?
— kardiale Funktionsstörungen?
— respiratorische Störungen: Lungenödem?

Medikamente:
— Antihypertensiva
— Magnesiumsulfat
— Phenytoin, Benzodiazepine
— Acetylsalicylsäure in niedriger Dosierung

Präoperative Laborwerte. Unabhängig vom gewählten Anästhesieverfahren sollten vor Beginn folgende, für das Vorgehen bedeutsame Laborwerte bestimmt werden:

Für den Anästhesisten wichtige präoperative Laborwerte bei Präeklampsie/Eklampsie und HELLP-Syndrom:
— Hämoglobin oder Hämatokrit
— Serumelektrolyte und -kreatinin
— Gesamteiweiß
— Proteinurie
— Bilirubin
— SGOT, SGPT
— Thrombozyten
— Gerinnungsstatus einschließlich Fibrinogen
— Antithrombin III

Geburtshilfliche Periduralanalgesie

Die geburtshilfliche Katheter-Periduralanalgesie gilt als beste Analgesiemethode für die vaginale Entbindung; dabei müssen aber folgende Voraussetzungen erfüllt sein:
— Ausreichendes zirkulierendes Blutvolumen,
— gute medikamentöse Einstellung der Hypertonie,
— Vermeidung von Blutdruckabfällen und von aortokavaler Kompression.

Durch die Periduralanalgesie sollen die stressinduzierte Freisetzung von Katecholaminen und der uterine Gefäßwiderstand reduziert werden. Außerdem soll die intervillöse Durchblutung zunehmen, vorausgesetzt, es besteht keine Hypovolämie. Merke aber:

! Die Periduralanalgesie darf nicht eingesetzt werden, um den erhöhten Blutdruck zu senken!

Bei der Behandlung von Blutdruckabfällen muss beachtet werden, dass Vasopressoren einen exzessiven Blutdruckanstieg auslösen können.
    Der Adrenalinzusatz zum Lokalanästhetikum wird nicht einheitlich beurteilt, da nicht eindeutig geklärt ist, ob hierdurch die Uterusdurchblutung beeinträchtigt wird.

Störungen der Blutgerinnung. Bei Störungen der Blutgerinnung ist die Periduralanalgesie absolut kontraindiziert, jedoch besteht derzeit keine Einigkeit, welche Parameter hierfür herangezogen werden sollen und in welchem Ausmaß sie verändert sein müssen, um die Ablehnung zu rechtfertigen. Wegen der insgesamt günstigen Wirkungen einer fachgerecht durchgeführten Periduralanalgesie bei Patientinnen mit Präeklampsie empfehlen einige

Autoren das Verfahren auch noch bei Thrombozytenwerten von < 80 000/µl.

Acetylsalicylsäure und Periduralanalgesie. Es gibt keine Hinweise, dass niedrigdosierte Acetylsalicylsäure die Häufigkeit epiduraler Hämatome unter Periduralanalgesie erhöht, so dass zahlreiche Autoren keine Bedenken gegen das Verfahren bei diesen Patientinnen äußern.

Peridural- oder Spinalanästhesie für die Sectio

! Voraussetzungen für die Regionalanästhesie: Kontrolle der Krämpfe; Patientin bei Bewusstsein!

Bei elektiver Sectio werden ebenfalls regionale Anästhesieverfahren empfohlen, jedoch ist noch größere Sorgfalt geboten als bei der vaginalen Entbindung, da die Gefahr des schlagartigen Blutdruckabfalls mit Abnahme der Uterusdurchblutung wegen der ausgedehnten Sympathikusblockade wesentlich größer ist und außerdem die übermäßige prophylaktische Zufuhr kristalloider oder kolloidaler Lösungen bei schwerer Präeklampsie ein kardiales Lungenödem auslösen kann.

Die Injektion des Lokalanästhetikums (z. B. Bupivacain 0,5%) sollte fraktioniert erfolgen, bis eine sensorische Blockade bis Th8 erreicht worden ist. Bleibt die Hämodynamik stabil, kann die Blockade bis zum Erreichen von Th4–6 fortgesetzt werden.

! Bei der schrittweisen Injektion des Lokalanästhetikums müssen der Blutdruck der Schwangeren und die Herztöne des Feten lückenlos überwacht werden.

Wesentliche Blutdruckabfälle müssen umgehend mit einem Vasopressor in *niedriger Dosis* (Theodrenalin oder Ephedrin) behandelt werden, besonders wenn Veränderungen der fetalen Herzfrequenz auftreten. Ergänzend können Elektrolytlösungen als Kurzinfusionen verabreicht werden.

Spinalanästhesie. Viele Anästhesisten lehnen eine Spinalanästhesie wegen der vermuteten größeren Gefahr des schlagartigen Blutdruckabfalls bei Patientinnen mit Präeklampsie ab, wenngleich keine eindeutigen Untersuchungsergebnisse hierzu vorliegen.

Allgemeinanästhesie für die Sectio

Bei Notsectiones ist die Allgemeinanästhesie das Verfahren der Wahl, des Weiteren in folgenden Situationen:

— Massive Hypertonie, für deren pharmakologische Kontrolle nicht mehr ausreichend Zeit zur Verfügung steht,
— schwere Präeklampsie mit manifesten Organfunktionsstörungen,
— Störungen der Blutgerinnung.

Die Narkose sollte bei entsprechender Dringlichkeit ohne wesentliche Verzögerung eingeleitet werden; eine ausgiebige Prähydrierung ist nicht erforderlich. Im Wesentlichen kann wie in Abschnitt 7.5 beschrieben vorgegangen werden. Folgende **Besonderheiten** sollten beachtet werden:

— Bei schwerer Präeklampsie sollten zur Überwachung ein zentraler Venenkatheter und möglichst auch eine arterielle Kanüle gelegt werden.
— Bei Patientinnen mit kardialen Funktionsstörungen darf die Zufuhr von Infusionslösungen nur zurückhaltend erfolgen, um ein Lungenödem zu vermeiden.
— Vor der Narkoseeinleitung müssen die oberen Atemwege sorgfältig auf Schwellungen untersucht werden, da hierdurch die Intubation erheblich erschwert oder unmöglich sein kann.
— Die endotracheale Intubation kann einen massiven **Blutdruckanstieg** (Gefahr der Hirnblutung) auslösen. Zur Prophylaxe dieser Reaktion kann vor der Intubation Esmolol in angepasster Dosierung injiziert werden; außerdem ist eine ausreichend tiefe Narkose erforderlich.
— **Blutdruckabfälle** müssen vermieden werden, da hierdurch die bereits grenzwertig normale Uterusdurchblutung kritisch eingeschränkt und somit der Fet gefährdet werden können.
— Eine **antihypertensive Therapie** ist indiziert, wenn der diastolische Blutdruck perioperativ mehr als 110 mmHg beträgt. Mittel der Wahl ist derzeit Dihydralazin i.v. Angestrebt wird ein diastolischer Blutdruck von 90–100 mmHg. Oft sinkt der erhöhte Blutdruck jedoch bereits intraoperativ spontan ab.
— Bei Patientinnen, die **Magnesiumsulfat** erhalten, ist der Bedarf an Muskelrelaxanzien reduziert bzw. die Wirkung verlängert. Eine Präcurarisierung ist bei diesen Patientinnen nicht erforderlich, da succinylcholininduzierte Muskelfaszikulationen meist durch Magnesium verhindert werden. Die Empfindlichkeit gegenüber nichtdepolarisierenden Relaxanzien ist erheblich gesteigert, so dass häufig die alleinige Anwendung von Succinylcholin ausreicht oder nur sehr geringe Dosen dieser Substanzen erforderlich sind.
— Bei den meisten Patientinnen reicht die Zufuhr von Lachgas/Sauerstoff nicht aus, um hypertensive Reaktionen während der Operation zu verhindern, so dass zusätzlich Inhalationsanästheti-

ka in niedriger Dosierung zugeführt werden sollten (siehe Abschnitt 7.5). Ketamin sollte wegen seiner blutdrucksteigernden Wirkung hingegen vermieden werden.

Postoperative Phase

Nach der Entbindung des Kindes bilden sich die krankheitsbedingten Veränderungen meist sehr rasch zurück, jedoch ist die **Gefahr des Lungenödems** auch post partum noch erhöht. Daher muss eine übermäßige Infusionstherapie vermieden werden.

Die Schmerztherapie kann mit den üblichen Verfahren einschließlich Katheter-Periduralanästhesie erfolgen. Besteht keine ausgeprägte Thrombozytopenie (< 100 000/µl) oder sonstige Kontraindikation, so kann die übliche Low-Dose-Heparinisierung durchgeführt werden.

! Patientinnen mit schwerer Präklampsie sollten zur postoperativen Überwachung und Weiterbehandlung auf eine Intensivstation verlegt werden.

8.7 Diabetes mellitus

Zu unterscheiden ist zwischen vorbestehendem Diabetes mellitus und Gestationsdiabetes, d. h. eine erstmals in der Schwangerschaft auftretende Glukosestoffwechselstörung. Der Diabetes in der Schwangerschaft erhöht das Risiko für Mutter und Fetus: erhöhte Frühgeburtsrate, Präklampsie und Infektionen (vor allem der Harnwege) sowie Langzeitauswirkungen auf den maternalen Stoffwechsel, des Weiteren gehäuft auftretende Fehlbildungen oder Makrosomie des Feten in der Spätschwangerschaft. Als Diabetes-Screening wird bei allen Schwangeren zwischen der 24. und 28. SSW eine Glukosebelastung mit Bestimmung des Blutzuckers nach 1 h durchgeführt.

! Bei Schwangeren sollten die Nüchternblutglukosekonzentration 90 mg/dl und der Wert 2 h nach der Nahrungsaufnahme 120 mg/dl nicht überschreiten.

Die Behandlung des Gestationsdiabetes erfolgt primär durch Diät, bei hohen Blutzuckerwerten auch mit Insulin. Bei insulinpflichtigem, vorbestehendem Diabetes ist eine besonders enge Einstellung der Blutzuckerwerte erforderlich.

Bei guter Stoffwechselkontrolle und normaler Entwicklung des Feten wird die Geburt in der Nähe des errechneten Geburtstermins eingeleitet, bei fetalen oder maternalen Komplikationen hingegen früher.

Anästhesiologische Besonderheiten. Für die vaginale Entbindung kann eine Periduralanästhesie durchgeführt werden, bei Sectio, je nach Umständen, eine Peridural- oder Allgemeinanästhesie. Die Richtlinien der Anästhesie bei Diabetes mellitus sind zu beachten (siehe Kap. 16), insbesondere müssen Ketoazidose, nicht ketoazidotisches Koma und Hypoglykämie in der perioperativen Phase verhindert werden. Zu beachten ist der erhöhte Insulinbedarf in der Schwangerschaft.

— Bei Nüchternheit: ⅔ der bisherigen Insulindosis intermittierend oder kontinuierlich in Form von Altinsulin mit Perfusor zuführen, z. B.:
  – Blutzucker 120 mg/dl: 2 IE Insulin/h,
  – Blutzucker 120–160 mg/dl: 3 IE Insulin/h,
  – Blutzucker > 160 mg/dl: 4 IE Insulin/h,
  – außerdem Glukose 10% mit Elektrolyten infundieren.
— Bei längerer Geburtsdauer sollte der Säure-Basen-Status kontrolliert werden, ebenso vor einer sich anschließenden Sectio.
— Bei Sectio in Peridural- oder Spinalanästhesie ist das Risiko des Blutdruckabfalls höher als bei Nichtdiabetikerinnen.
— Die akute Volumenzufuhr bei Sectio caesarea sollte mit glukosefreier Elektrolytlösung erfolgen, wenn möglich, über einen vom Insulinperfusor getrennten Venenzugang.
— Nach Entfernung der Plazenta sinkt der Insulinbedarf rasch ab: darum Blutzuckerkontrolle und Anpassung der Insulindosis nach Entwicklung des Kindes.

8.8 Herzerkrankungen

Bei Patientinnen mit Herzerkrankungen in der Schwangerschaft müssen die pathophysiologischen Veränderungen zusammen mit den durch die Schwangerschaft ausgelösten kardiovaskulären Veränderungen eingeschätzt werden. Entsprechend wird das geburtshilfliche und anästhesiologische Vorgehen festgelegt.

Das anästhesiologische Vorgehen bei den einzelnen Herzerkrankungen ist in Kapitel 46 beschrieben. Es gilt grundsätzlich auch für herzkranke Schwangere.

8.8.1 Praktisches Vorgehen

— Bei Mitralstenose, Mitralinsuffizienz, Aorteninsuffizienz und angeborenen Herzfehlern mit Links-rechts-Shunt muss der mit dem Geburtsvorgang verbundene Anstieg des Herzzeitvolumens bzw. der Herzarbeit vermieden werden.

Darum sollte bei diesen Patientinnen für die **vaginale Entbindung** eine **Periduralanästhesie** durchgeführt werden. Ein Blutdruckabfall muss jedoch verhindert bzw. sofort behandelt werden.
— Für die **Sectio** ist eine **Allgemeinnarkose** vorzuziehen.
— Bei Aortenstenose, Herzfehlern mit Rechts-links-Shunt, pulmonalem Hochdruck dürfen venöser Rückfluss und peripherer Widerstand nicht abfallen. Darum wird bei diesen Patientinnen **keine Periduralanästhesie** durchgeführt. Für die vaginale Entbindung ist eine Allgemeinnarkose vorzuziehen, ebenso für die Sectio.

9 Anästhesie in der Schwangerschaft

Schwangere, Plazenta und Fet bilden eine biologische Einheit, die bei Narkosen während der Schwangerschaft zu jedem Zeitpunkt der gleichen besonderen Berücksichtigung bedarf, wie zuvor für die Anästhesie bei geburtshilflichen Maßnahmen beschrieben. Dies gilt vor allem unter pharmakologischen Gesichtspunkten: Grundsätzlich muss beachtet werden, dass Schwangere und Fet in unterschiedlicher Weise auf die zugeführten Pharmaka reagieren und außerdem die Pharmakawirkungen während der Schwangerschaft oftmals in charakteristischer Weise verändert sind. Außerdem müssen alle Maßnahmen und Manipulationen vermieden werden, durch die in der perioperativen Phase eine **fetale Hypoxie** bzw. **Asphyxie** und eine spezifische **Gefährdung der Schwangeren** ausgelöst werden können.

9.1 Wirkungen von Pharmaka auf den Feten

Wie in Abschnitt 5 dargestellt, passieren praktisch alle in der Anästhesie eingesetzten Pharmaka die Plazenta und gelangen in den fetalen Organismus. Hierbei hängt die Plazentapassage vor allem von den physikochemischen Eigenschaften des Pharmakons und den physiologischen Eigenschaften der uteroplazentofetalen Einheit ab. Die klinische Bedeutung der Plazentapassage von Pharmaka besteht darin, dass durch bestimmte Substanzen eine Schädigung des Embryos oder Feten hervorgerufen werden kann, wobei **Zeitpunkt und Dauer** der Pharmakonzufuhr an die Mutter eine ganz wesentliche Rolle spielen. Pharmakologisch werden vier Zeiträume unterschieden, in denen die zugeführten Substanzen zu spezifischen Schäden oder Funktionsstörungen führen:

1. **Embryogenese:** Zeit der ersten 3–4 Schwangerschaftsmonate (Frühschwangerschaft). In dieser Phase der Organdetermination können durch Pharmaka **Fehlbildungen** entstehen.
2. **Fetalentwicklung:** Dies ist die Phase der Organreifung. Sie beginnt in der 12.–16. Schwangerschaftswoche und dauert bis zum Schwangerschaftsende. Während dieser Zeit können Pharmaka zu **Organschäden** führen, hingegen nicht mehr zu Fehlbildungen.
3. **Perinatalperiode:** Dies sind die letzten Tage und Stunden vor der Geburt und die Tage danach. Pränatal zugeführte Pharmaka können zu neurobiologischen Verhaltensstörungen des Neugeborenen führen.
4. **Stillperiode:** Während der Phase des extrauterinen Lebens können der Mutter verabreichte Pharmaka über die Muttermilch auf das Neugeborene bzw. den Säugling übergehen und unerwünschte Wirkungen hervorrufen.

Für die Zufuhr von Pharmaka während der Schwangerschaft gelten folgende **allgemeine Regeln:**
— Im ersten Drittel der Schwangerschaft gehen praktisch alle Pharmaka aus dem Kreislauf der Mutter auf den Embryo über. In dieser Phase der Embryogenese reagieren die schnell wachsenden embryonalen Zellstrukturen besonders empfindlich auf Pharmaka, so dass entsprechend leicht medikamentös bedingte Fehlbildungen hervorgerufen werden können, aber auch allgemeine körperliche und psychische Entwicklungsverzögerungen, die sich über das gesamte Kindesalter hinziehen können.

! In der Schwangerschaft dürfen nur Pharmaka eingesetzt werden, die beim Primaten nicht keimschädigend wirken.

— Im 2. und 3. Trimenon bewirkt die Plazenta als „Schranke" eine gewisse Verzögerung des Übertritts von Pharmaka sowie eine Konzentrationsverminderung im Feten; darum können Schwangere die üblichen Erwachsenendosen für Medikamente erhalten. Fehlbildungen durch Pharmaka sind nach Ablauf der 16. Schwangerschaftswoche nicht mehr zu befürchten. Schädigungen der Organe sind jedoch möglich, so dass **jede Pharmakazufuhr einer strengen Indikationsstellung bedarf**.
— Nicht für alle Pharmaka entsprechen die fetalen Blut- oder Organkonzentrationen denen der Schwangeren: Beispielsweise sind Lokalanästhetika in geringerem Maße an fetale Plasmaeiweiße gebunden; der niedrige fetale pH-Wert führt zur Anhäufung von **Pethidin** (Dolantin) im

- Plasma; biogene Amine werden in der Plazenta durch Monoaminoxidase zerstört und erreichen deshalb nur in geringen Mengen den fetalen Kreislauf; das fetale Plasma weist ein niedrigeres Bindungsvermögen für Salicylate auf als das der Mutter.
- Lipophile Substanzen wie **Thiopental** und **Methohexital** werden in großer Menge in Leber und Subkutangewebe des Feten gespeichert, so dass die Hirnzellen in gewissem Ausmaß vor den hypnotischen Wirkungen geschützt werden.
- In die fetalen Gewebe gelangte Pharmaka werden durch plazentare Rückdiffusion zur Schwangeren, Rückfiltration und Rückresorption sowie renale Elimination in das Fruchtwasser wieder ausgeschieden; ihre Verweildauer im Blut des Feten entspricht der im Blut der Schwangeren.
- Mit den Wehen und nach der Geburt wird die plazentare Ausscheidungsmöglichkeit von Pharmaka unterbrochen; das Neugeborene ist damit auf seine eigenen Stoffwechsel- und Eliminationswege angewiesen, die allerdings, vor allem wegen der nicht voll ausgebildeten entgiftenden Enzymsysteme und der nur ungenügend vorhandenen Glukuronsäure in der Leber sowie der eingeschränkten glomerulären und tubulären Nierenfunktion, zunächst nur unzureichend funktionieren. Erst nach 5–50 Lebenstagen (Adaptationsphase) ist ein vollwertiger Abbau durch die Leber oder Hydrophilisierung durch Konjugation zu erwarten.

! Während der Geburt an die Mutter verabreichte Medikamente können beim Neugeborenen sehr lange wirksam bleiben.

Verzögerter Abbau bzw. verlangsamte Elimination ist z. B. für folgende Substanzen zu erwarten: Pethidin (Dolantin), Morphin, Phenacetin, Barbiturate, Tolbutamid (Rastinon), Imipramin (Tofranil), Chloramphenicol (Paraxin), Sulfonamide, Isoniazid (Rimifon), Succinylcholin (Mangel an Pseudocholinesterase), Benzodiazepine.

Über die Ausscheidung von an die Mutter verabreichten Pharmaka mit der **Muttermilch** liegen bisher nur unzureichende Befunde vor. Keineswegs besteht für alle Medikamente eine enge Korrelation zwischen der Pharmakakonzentration im mütterlichen Blut und in der Muttermilch. Zahlreiche Barbiturate etwa sind z. B. nur in Spuren in der Muttermilch nachweisbar, während z. B. Erythromycin 20fach angereichert wird.

Folgende Pharmaka und Substanzen sind u. a. in der Schwangerschaft kontraindiziert:
- ACE-Hemmer: Anurie
- Aldosteronantagonisten: nicht in der Frühschwangerschaft: Hypokaliämie
- Alkohol: embryofetales Alkoholsyndrom
- Amphetamine
- Androgene: Maskulinisierung
- Antimetabolite: multiple Fehlbildungen
- Barbiturate: nicht in der Frühschwangerschaft (multiple Fehlbildungen) Ausnahme: Epilepsie
- Benzodiazepine: nicht in der Frühschwangerschaft (Ausnahme: Epilepsie); floppy-infant-syndrome
- Carbamazepin: Spina bifida, Dysmorphien
- Ergotaminderivate: Abort, vorzeitige Plazentalösung, Ergotismus
- Jodüberdosierung: passagere Hypothyreose
- Kokain: ZNS-, Eingeweide-, Nierenschädigung
- Kortikoide: Fehlbildungen in der Frühschwangerschaft
- Kumarinderivate, Indandione: fetale Blutungen
- Lithium: Herz-/Gefäßfehlbildungen
- Nikotin: Plazentainsuffizienz, Retardierung, Unterentwicklung
- Opioide: somatische und psychische Retardierung bei chronischem Gebrauch, fetales Entzugssyndrom; einmalige Verwendung unschädlich
- Penicillamin: Cutis laxa
- Phenacetin: fetale Nephritis und Lebernekrosen
- Phenothiazine: bei sehr hohen Dosen Entwicklungsverzögerungen möglich
- Phenytoine: nicht in der Frühschwangerschaft, Ausnahme: Epilepsie
- Pyrazolonderivate: Purpura, Methämoglobinbildung, Agranulozytose
- Retinoide: Ohr-, ZNS-, Herz-Kreislauf-, Skelettfehlbildungen
- Saluretika: nicht in der Frühschwangerschaft: Hyponatriämie, Hypokaliämie
- Sulfonylharnstoffe: Fehlbildungen und Entwicklungsstörungen durch schlecht einstellbaren Blutzucker
- Tetrazykline (nach 15. SSW): Verfärbung der Milchzähne
- Thalidomid: Extremitätenfehlbildungen
- Trimethadion: multiple Fehlbildungen
- Valproinsäure: Spina bifida, multiple Fehlbildungen
- Vitamin A (> 25 000 IE/d): wie Retinoide?

Strengster Indikation bedürfen in der Schwangerschaft u. a. folgende Pharmaka:
— Kortikoide (nicht bei Frühschwangerschaft),
— Atropin (bei Dauerbehandlung: Retardierung, fetales Entzugssyndrom häufig; Einzelgaben unbedenklich),
— Salicylate,
— Antihistaminika,
— Benzodiazepine,
— Saluretika,
— trizyklische Antidepressiva,
— Lithium,
— Insuline,
— Barbiturate,
— Hydantoine,
— Neuroleptika,
— Thymeretika (MAO-Hemmer),
— Meprobamat,
— Methaqualon (nicht bei Frühschwangerschaft).

Folgende Substanzen können u.a. nach den bisher vorliegenden Ergebnissen in der Schwangerschaft bei entsprechender Indikation ohne Gefahr für den Feten zugeführt werden:
— α- und β-Sympathomimetika für Narkosezwecke
— Analgetika: Paracetamol, ASS (Einzeldosen)
— Antazida
— Antiallergika
— Antiarrhythmika
— Antiasthmatika: β₂-Sympathomimetika (per Inhal.), Glukokortikoide (per Inhal.) Cromoglicinsäure, Theophyllin
— Antibiotika: Penicilline, Cephalosporine, Erythromycin
— Antihistaminika für Narkosezwecke
— Antihypertonika
— Antihypertonika für Narkosezwecke
— Antiparkinsonmittel außer Anticholinergika
— Benzodiazepine für Narkosezwecke
— β-Rezeptoren-Blocker
— Digitalis
— Diuretika für Narkosezwecke
— Heparin
— Infusionslösungen
— Inhalationsanästhetika
— intravenöse Anästhetika
— Kalziumantagonisten
— Lokalanästhetika
— Migränemittel
— Mukolytika
— Muskelrelaxanzien
— Neuroleptika für Narkosezwecke
— Opioide für Narkosezwecke
— Parasympatholytika für Narkosezwecke (Atropin, Scopolamin)
— Parasympathomimetika (Anticholinesterasen, Acetylcholinderivate)
— Pravidel nicht in der Frühschwangerschaft
— Theophyllinderivate
— Vasodilatatoren

9.2 Wirkungen von Narkose und Operation

Operation und Narkose sind nach den bisher vorliegenden Befunden schädlich für Schwangere: Das Risiko für Aborte und frühzeitige Wehentätigkeit ist aus bisher unbekannten Gründen erhöht.

Teratogene Wirkung von Anästhetika. Ungeklärt ist nach wie vor, ob Anästhetika eine teratogene Wirkung besitzen. Während bei einigen Tierarten eine teratogene Wirkung der klinisch gebräuchlichen Anästhetika und Prämedikationssubstanzen nachgewiesen wurde, ergaben sich in mehreren Untersuchungen an Patientinnen, bei denen in der Schwangerschaft eine Narkose durchgeführt wurde, keine Hinweise auf eine erhöhte Fehlbildungsrate für irgendeines der verwendeten Anästhetika. Allerdings ist die bisher untersuchte Patientinnenzahl zu klein, um einen möglichen Zusammenhang von Narkose und Fehlbildungen mit absoluter Sicherheit auszuschließen. Andererseits liegen Berichte über eine erhöhte Abort- bzw. Fehlbildungsrate bei Personen vor, die im Operationssaal tätig sind. Sie wird von einigen Untersuchern auf eine chronische Exposition gegenüber niedrigen Konzentrationen von Inhalationsanästhetika zurückgeführt. Auch hierfür könnten andere Ursachen verantwortlich sein, z. B. Einfluss von Röntgenstrahlen, Viren oder chemischen Substanzen, so dass die Frage nach der spezifisch teratogenen Wirkung von Inhalationsanästhetika bei Langzeitexposition bisher ebenfalls noch offen bleibt.

Neurobiologische Verhaltensstörungen des Neugeborenen bis hin zum Kindesalter durch Anästhetika, Lokalanästhetika und Prämedikationssubstanzen sind zwar wiederholt von einigen Untersuchern postuliert worden. Es fehlt jedoch jeder schlüssige Beweis aus sorgfältig kontrollierten Untersuchungen, dass mit solchen Störungen nach einer während der Schwangerschaft durchgeführten Narkose zu rechnen ist.

Transplazentare Karzinogenese. Tierexperimentelle Untersuchungen haben bisher keinen Hinweis auf eine kanzerogene Wirkung von Lachgas, Halothan, Enfluran, Isofluran, Sevofluran und Desfluran beim Feten ergeben.

Intrauterine fetale Asphyxie. Grundsätzlich besteht bei allen Narkosen während der Schwangerschaft die Gefahr einer fetalen Asphyxie. Sie ist meist vermeidbar. Die wichtigsten **auslösenden Faktoren** sind:
— Blutdruckabfall der Schwangeren mit Minderdurchblutung der maternoplazentofetalen Einheit.
— Hypoxie der Schwangeren, z. B. durch Obstruktion der Atemwege, versehentliche Intubation des Ösophagus, falsche Einstellung des Beatmungsgerätes, Atemdepression durch Anästhetika und Sedativ-Hypnotika, Anämie durch akute Blutverluste, toxische Reaktion auf Lokalanästhetika bei Periduralanästhesie.
— Konstriktion der Uterusgefäße durch an die Schwangere verabreichte Vasopressoren oder exzessive Hyperventilation.
— Hyperkapnie der Schwangeren mit nachfolgender Dämpfung der Myokardfunktion durch schwere fetale Azidose.
— Steigerung des Uterustonus durch hohe Dosen Ketamin mit nachfolgender Minderdurchblutung.

9.3 Gefahren für die Schwangere

Die spezifischen Gefahren für die Schwangere, **pulmonale Aspiration** und **aortokavales Kompressionssyndrom**, treten erst in der Spätschwangerschaft auf. Ihre Prävention und Behandlung sind an anderer Stelle in diesem Kapitel beschrieben. Daneben müssen, vor allem mit fortschreitendem Gestationsalter, die physiologischen Veränderungen der Schwangeren und ihre Bedeutung für das anästhesiologische Vorgehen beachtet werden.

9.4 Praktisches Vorgehen

> **Empfohlenes Vorgehen bei Anästhesien in der Frühschwangerschaft (< 16. Gestationswoche):**
> — wenn möglich: Verschiebung der Operation in das zweite Drittel der Schwangerschaft
> — vor der Narkose: Untersuchung der Patientin durch den Gynäkologen
> — evtl. Prophylaxe von Lungenschäden mit einem flüssigen Antazidum
> — wenn möglich: regionale Anästhesieverfahren einsetzen
> — während der Narkose: Hypotension, Hypoxie und Hypoglykämie vermeiden
> — keine hohen Lachgaskonzentrationen zuführen
> — fetale Herztöne vor und nach dem Eingriff überprüfen

9.4.1 Präoperative Einschätzung

Grundsätzlich sollten alle Frauen im gebärfähigen Alter nach dem Zeitpunkt ihrer letzten Menstruation und der Möglichkeit einer Schwangerschaft befragt werden. Bestehen Zweifel, sollte ein Schwangerschaftstest durchgeführt werden. Ist die Patientin schwanger, so muss sie über das Risiko einer Gefährdung des Feten und die Möglichkeit eines Aborts aufgeklärt werden. Elektive Eingriffe sollten nicht oder, wenn doch, im zweiten Drittel der Schwangerschaft durchgeführt werden, da in dieser Phase das Abortrisiko geringer zu sein scheint als in der Frühschwangerschaft.

Prämedikation. Aufgeregte Patientinnen können in üblicher Weise prämediziert werden. Zahlreiche Autoren empfehlen eine Aspirationsprophylaxe mit Natriumcitrat, H_2-Blockern und Metoclopramid, da die Magenentleerung bereits im ersten Drittel der Schwangerschaft verzögert sei. Diese Ansicht wird aber in neueren Stellungnahmen nicht geteilt.

9.4.2 Prophylaktische Tokolyse

Die Indikation für eine prophylaktische Wehenhemmung stellt der Geburtshelfer. Eingesetzt werden β-Rezeptoren-Agonisten, Indometacin oder Magnesiumsulfat. Bei Indometacin sind keine wesentlichen Interaktionen mit den Anästhetika zu erwarten, hingegen muss bei β-adrenergen Substanzen und Magnesiumsulfat mit kardiovaskulären Nebenwirkungen und Interaktionen mit den Anästhetika gerechnet werden.

Postoperativ sollte der Anästhesist gezielt nach frühzeitigen Wehen fragen. Rückenschmerzen können ein Hinweis sein.

9.4.3 Ist das Aspirationsrisiko erhöht?

Nach Ansicht zahlreicher Anästhesisten ist das Aspirationsrisiko bereits in der Frühschwangerschaft (ab der 12. Woche) erhöht, weil die Magenentleerung verzögert werde. Eine solche Verzögerung konnte aber in mehreren Untersuchungen weder für die Frühschwangerschaft noch für den weiteren Verlauf der Schwangerschaft nachgewiesen werden. Lediglich bei *Gebärenden* sind die Entleerung des Magens verzögert und das Magensaftvolumen, und damit auch das Aspirationsrisiko, erhöht. Klinisch gilt Folgendes:

! Das Aspirationsrisiko im gesamten Verlauf der Schwangerschaft entspricht dem von nichtschwangeren Patientinnen, solange die Geburt nicht eingesetzt hat.

9.4.4 Wahl des Anästhesieverfahrens

Grundsätzlich können Regional- oder Allgemeinanästhesien in der Schwangerschaft durchgeführt werden. Das Vorgehen muss individuell an der Patientin orientiert und nach Art des Eingriffs erfolgen. Medikamente und Faktoren, die zu einer Beeinträchtigung der Uterusdurchblutung und damit der Sauerstoffversorgung des Embryos oder Feten führen, müssen vermieden werden.

Regionalanästhesie

Für die Frühschwangerschaft werden regionale Anästhesieverfahren bevorzugt, da hierunter die geringsten Auswirkungen auf den Embryo zu erwarten sind, vorausgesetzt, Blutdruckabfall, respiratorisch bedingte Hypoxie und eine Überdosierung von Lokalanästhetika werden vermieden. Wird intraoperativ eine externe CTG-Überwachung durchgeführt, so muss beachtet werden, dass Sedativa und Opioide die Herzfrequenzvariabilität beeinflussen und hierdurch die Interpretation der Befunde erschweren können.

Lokalanästhetika. Der Dosisbedarf an Lokalanästhetika ist bereits in der Frühschwangerschaft reduziert.

Blutdruckabfall. Eine Hypotension muss sofort behandelt werden, da hierdurch die Plazentadurchblutung beeinträchtigt und eine fetale Azidose ausgelöst werden. Geeignete Vasopressoren sind Theodrenalin oder Ephedrin.

Allgemeinanästhesie

Die Auswahl der Anästhetika für die Narkose bei Schwangeren scheint von untergeordneter Bedeutung zu sein, solange die Uterusdurchblutung und die Sauerstoffversorgung der Plazenta gewährleistet sind. Daher müssen vor allem folgende Störungen vermieden werden:
— Blutdruckabfall,
— Konstriktion der Uterusgefäße durch vasoaktive Substanzen oder sympathoadrenerge Reaktionen,
— Zunahme des Uterustonus oder Auslösung von Wehen,
— zu hoher Beatmungsdruck.

Bei der Beatmung sollte der schwangerschaftsphysiologische $paCO_2$-Wert von ca. 32 mmHg angestrebt werden.

Intraoperatives fetales Monitoring. Wenn erforderlich und möglich, kann bei Schwangeren ab der 20.–24. Woche intraoperativ intermittierend oder kontinuierlich die fetale Herzfrequenz überwacht werden, z. B. bei Herzoperationen oder bei Operationen, die mit großen Volumenverlusten einhergehen. Eine Routineüberwachung der fetalen Herztöne wird hingegen nicht empfohlen, zumal bislang kein günstiger Einfluss auf die fetale Prognose nachgewiesen werden konnte.

Narkoseeinleitung. Einige Autoren führen bei allen Anästhesien eine Crash-Einleitung unter Krikoiddruck durch, und zwar unabhängig vom Zeitpunkt der Schwangerschaft. Wie bereits dargelegt, ist aber zumindest fraglich, ob das Aspirationsrisiko bereits pränatal erhöht ist. Möglicherweise werden somit durch die Crash-Intubation erst Risiken geschaffen, die bei einer normalen Einleitung nicht vorhanden sind.

Lachgas. Der Einsatz von Lachgas in der Frühschwangerschaft wird von einigen Anästhesisten abgelehnt, weil die Substanz im Tierexperiment bei 24-stündiger Anwendung während der Frühschwangerschaft zur Hemmung des Methionin-Synthetase führt. Hieraus wird abgeleitet, dass Lachgas die DNA-Synthese des rasch wachsenden Feten beeinträchtigen könnte. Des Weiteren kann Lachgas bei längerer Anwendung am Menschen die Knochenmarkfunktion beeinträchtigen und eine megaloblastische Anämie hervorrufen (ähnlich dem Vitamin-B_{12}-Mangel). Demgegenüber ergaben Untersuchungen an menschlicher Plazenta keine Beeinträchtigung der Methionin-Synthetase durch Lachgas; daher ist unwahrscheinlich, dass eine Hemmung des Enzyms im fetalen Gewebe auftritt. Nach derzeitigem Kenntnisstand kann Lachgas unter ganz bestimmten experimentellen Bedingungen bei Tieren teratogen wirken. Ein solcher Effekt ist jedoch für den Menschen nicht nachgewiesen worden.

Opioide. Nach derzeitigem Kenntnisstand können Opioide ohne Gefährdung des Feten während der Schwangerschaft zugeführt werden.

Inhalationsanästhetika. Volatile Anästhetika vermindern den Uterustonus und unterdrücken die Wehentätigkeit – ein Effekt, der bei Anästhesien in der Schwangerschaft erwünscht ist. Hohe Konzentrationen wirken negativ inotrop und blutdrucksenkend und können so zu fetaler Azidose führen.

Ketamin. Dosen von 2 mg/kg und mehr können besonders in der Frühschwangerschaft den Tonus des Uterus erhöhen und sollten daher in dieser Zeit nur in begründeten Fällen angewandt werden.

Cholinesterasehemmer. Diese Substanzen sollten aufgrund ihrer quaternären Struktur nicht in nennenswertem Ausmaß die Plazenta passieren und somit nicht zur fetaler Bradykardie führen. Theoretisch könnte der Uterustonus indirekt durch die Erhöhung der Acetylcholinkonzentration zunehmen, so dass eine langsame Injektion der Substanzen zusammen mit einem Vagolytikum für die möglicherweise erforderliche Antagonisierung von Muskelrelaxanzien erfolgen sollte.

9.4.5 Postoperative Behandlung

Bereits im Aufwachraum sollten die fetale Herzfrequenz und die Uterusaktivität bestimmt werden, besonders wenn starke Analgetika verabreicht werden, die eine Wahrnehmung der vorzeitigen Wehentätigkeit durch die Schwangere beeinträchtigen. Wenn erforderlich, kann die postoperative Schmerztherapie auch mit regionalen Anästhesieverfahren durchgeführt werden.

9.4.6 Laparoskopische Operationen in der Schwangerschaft?

Hierzu liegen nur wenige Veröffentlichungen vor. Grundsätzlich könnte die abdominale Laparoskopie zu fetaler Azidose führen, bedingt durch CO_2-Resorption und Abfall des Herzzeitvolumens der Schwangeren mit Hypotension. Laparoskopisch operierte Patientinnen weisen einen geringeren postoperativen Schmerzmittelbedarf, eine frühere orale Nahrungsaufnahme und eine kürzere Krankenhausverweildauer im Vergleich mit konventionell operierten Schwangeren auf. In den meisten Untersuchungen konnte aber kein Unterschied in der fetalen und maternalen Komplikationsrate zwischen laparoskopischer und offener Laparotomie nachgewiesen werden.

In der Regel erfolgt die laparoskopische Operation in Intubationsnarkose und Muskelrelaxierung. Für die Anästhesie eigenen sich z. B. Propofol und Remifentanil. Der arterielle pCO_2 sollte im Bereich von 32–36 mmHg gehalten werden, der arterielle Blutdruck im Normbereich.

> **LL Leitlinien der SAGES zum laparoskopischen Operieren in der Schwangerschaft (2003):**
> — Hinausschieben der Operation bis in das 2. Trimester,
> — präoperatives Konsil durch den Gynäkologen/Geburtshelfer,
> — intermittierende pneumatische Vorrichtungen zur Thromboseprophylaxe,
> — fetale Überwachung und Kontrolle des Uterusstatus, des endexspiratorischen maternalen pCO_2 und der arteriellen Blutgase,
> — offene Technik beim Zugang zum Abdomen,
> — Vermeiden des aortokavalen Kompressionssyndroms,
> — Druck des Pneumoperitoneums 8–12 mmHg, maximal 15 mmHg,
> — Röntgenschutz des Uterus, wenn intraoperativ eine Cholangiographie geplant ist.

9.4.7 Anästhesie in der Stillperiode

Für Narkosen während der Stillperiode ist bisher nicht bekannt, in welchen Konzentrationen (und ob überhaupt) die zugeführten Anästhetika und Adjuvanzien in der Muttermilch erscheinen, welche Wirkungen sie beim Feten hervorrufen können und wie groß der „Sicherheitsabstand" bis zur Wiederaufnahme des Stillens sein sollte. Wenngleich davon ausgegangen werden kann, dass die meisten Pharmaka in die Muttermilch gelangen, sind doch die während einer Narkose in der Muttermilch erreichten Konzentrationen so gering, dass keine klinischen Effekte nachweisbar sind. Daher kann, wenn aus operativen Gründen keine Kontraindikationen bestehen, bereits **wenige Stunden nach der Operation** das Stillen wieder aufgenommen werden. Regionalanästhesien können bei stillenden Müttern (zumindest theoretisch) vorteilhafter sein als Allgemeinnarkosen, zumal das Stillen hiernach früher möglich ist, sofern auf übermäßige Sedierung verzichtet wurde.

Nachfolgend sind Medikamente und Substanzen zusammengestellt, deren Zufuhr in der Stillperiode als unbedenklich gilt. Zu beachten ist, dass Hinweise in der Roten Liste und im Beipackzettel der Medikamente in der Regel für eine Risikobewertung nicht geeignet, mitunter sogar irreführend sind.

Derzeit als unbedenklich für stillende Mütter eingestufte Substanzen:
— Antibiotika: Penicilline, Cephalosporine, Erythromycin
— Analgetika/Antirheumatika: Paracetamol, ASS (Einzeldosen), Ibuprofen
— Antazida
— Antiallergika
— Antiemetika
— Antihypertensiva
— Antiasthmatika
— Antitussiva: Codein (in Einzeldosen), Dextromorphan
— β-Rezeptoren-Blocker
— Glukokortikoide
— Kalziumantagonisten
— Migränemittel
— Mukolytika
— Sedativa: Lormetazepam (kurzzeitig)

10 Anästhesie-Mortalität in der Schwangerschaft

Systematisch erfasste, zuverlässige Daten zur anästhesiebedingten maternalen Mortalität liegen für Deutschland nicht vor. Die nachfolgenden Angaben beziehen sich daher auf die in Abständen von drei Jahren erfassten vertraulichen Berichte aus England und die erstmals 1997 veröffentlichten Ergebnisse einer nationalen Studie in den USA für die Jahre 1979–1990 (▶ Tab. 37-8). Diese Daten sind allerdings nicht direkt auf die deutsche Anästhesie übertragbar, da zwischen den Ländern teils erhebliche Unterschiede in den angewandten Anästhesieverfahren und im technischen Vorgehen bestehen.

10.1 Definitionen

„**Maternale Mortalität**" ist international definiert als Tod einer Frau während oder innerhalb von 42 Tagen nach Beendigung der Schwangerschaft, und zwar unabhängig von der Dauer und dem Sitz der Schwangerschaft, jedoch im Zusammenhang mit oder aggraviert durch die Schwangerschaft oder deren Behandlung. Unfälle sind von dieser Definition ausgenommen (International Classification of Disease, ICD 10, 1999).

Unterschieden werden direkte und indirekte geburtshilfliche Todesfälle. *Direkte* beruhen auf Komplikationen durch Schwangerschaft, Wehentätigkeit und Wochenbett oder auf Eingriffen, Unterlassungen, falscher Behandlung oder einer Ereigniskette dieser Faktoren während dieser Zeit. Hiernach wird die Anästhesie zu den Eingriffen und damit den direkten geburtshilflichen Todesfällen gerechnet. *Indirekte* Todesfälle beruhen auf vorbestehenden Krankheiten oder Erkrankungen, die sich in der Schwangerschaft entwickeln und durch die hiermit verbundenen physiologischen Veränderungen verschlimmert werden. Zufällig und ohne Beziehung zur Schwangerschaft auftretende Todesfälle gehören nicht zu dieser Klassifikation.

Anästhesiebedingte Todesfälle sind entweder primär anästhesiebedingt, oder die Anästhesie ist ein kausal beitragender Faktor. Sie gehören in die Kategorie der direkten, durch einen Eingriff hervorgerufenen maternalen Todesfälle. Nach der internationalen Definition ICD 074 werden Komplikationen bei Anästhesie oder Sedierung während Wehentätigkeit und Geburt von denen bei Abort, ektopischer Schwangerschaft und im Wochenbett unterschieden (JCD 089).

10.2 Häufigkeit

Die maternale Mortalitätsrate in den westlichen Industrienationen beträgt ca. 1:10 000 Geburten (0,1‰). Von diesen Todesfällen ist derzeit jeder sechste primär anästhesiebedingt.

Aus der englischen Untersuchung ergibt sich eine drastische Abnahme der anästhesiebedingten maternalen Todesfälle von 13% in den Jahren 1984–1987 auf derzeit 2,2%. Die genauen Ursachen dieser günstigen Entwicklung sind nicht geklärt, jedoch wird spekuliert, dass hierbei der Rückgang der Allgemeinanästhesie zugunsten regionaler Anästhesieverfahren eine wichtige Rolle spielen könnte.

Aus der amerikanischen Untersuchung ergibt sich ebenfalls eine Abnahme der anästhesiebedingten maternalen Mortalität von 4,3 pro 1 Mio. Lebendgeburten in den Jahren 1979–1981 auf 1,7 pro 1 Mio. Lebendgeburten in den Jahren 1988–1990.

Tab. 37-8 Anästhesiebezogene Mortalität in England und den USA (Hawkins et al., 1997)

Zeitraum	USA (pro Mio. Lebendgeburten)	England (pro Mio. Schwangerschaften)
1979–1981	4,3	8,7
1982–1984	3,3	7,2
1985–1987	2,3	1,9
1988–1990	1,7	1,7

Tab. 37-9 Anästhesiebezogene Todesfälle in der Geburtshilfe nach Art der Geburt 1979–1990 (Hawkins et al., 1997)

	Anzahl (n)	Prozent (%)
Sectio	106	82
vaginale Entbindung	6	5
unbekannt	17	13

Hierbei ist die absolute Zahl der Todesfälle unter Allgemeinanästhesie (mit Atemwegsproblemen als Hauptfaktor) gleich geblieben, während die Anzahl der durch Regionalanästhesie bedingten Todesfälle nach 1984 abgenommen hat, so dass inzwischen die tödliche Komplikationsrate bei den Allgemeinanästhesien 16,7fach höher ist als bei den regionalen Anästhesieverfahren.

Sectio. Die meisten anästhesiebedingten Zwischenfälle treten bei der Sectio auf (▶ Tab. 37-9). Hierbei ergeben sich zwischen Allgemeinanästhesie und Regionalanästhesie deutliche Unterschiede. Nach den Angaben der amerikanischen Untersuchung stieg die geschätzte Mortalitätsrate aufgrund von Komplikationen während der Allgemeinanästhesie für die Sectio von 20 Todesfällen pro 1 Mio. Anästhesien in den Jahren 1979–1984 auf 32,3 pro 1 Mio. in den Jahren 1985–1990. Demgegenüber nahm die Mortalitätsrate durch Komplikationen bei den Regionalanästhesien für die Sectio von 8,6/1 Mio. auf 1,9/1 Mio. ab. Auch aus dem Bericht der englischen Kommission ergibt sich eine günstige Entwicklung bei den regionalen Anästhesieverfahren: Alle direkt anästhesiebezogenen Todesfälle bei Sectio in den Jahren 1991–1993 traten während einer Allgemeinanästhesie auf.

Die neuesten Untersuchungen ergaben Folgendes (Cooper und McClure): In den Jahren 2000 bis 2002 wurden in Großbritannien 425 000 Sectiones durchgeführt; das entspricht einer Häufigkeit von 21% aller Geburten. Die Anzahl der direkt durch die Anästhesie verursachten Todesfälle betrug 6 (+ 1 späterer), d. h. 1 auf 100 000 Sectiones. Häufigste Todesursachen waren:
— Nicht erkannte Fehlintubation des Ösophagus,
— pulmonale Aspiration von Magensaft.
Bei weiteren 20 Todesfällen wurde die Anästhesie als indirekte Ursache identifiziert. **Begünstigende Faktoren** waren:
— Schlechte oder fehlende interdisziplinäre Zusammenarbeit,
— Fehleinschätzung der Erkrankungsschwere,
— mangelhafte perioperative Betreuung,
— unzureichende Versorgung akuter Blutungen.

10.3 Ursachen

Wie bereits dargelegt, sind tödliche Zwischenfälle durch Allgemeinanästhesien für geburtshilfliche Eingriffe wesentlich häufiger als durch Regionalanästhesien. Bei den Ursachen ergeben sich naturgemäß spezifische Unterschiede.

Allgemeinanästhesie. Die meisten tödlichen Zwischenfälle treten während der Narkoseeinleitung auf. Hierbei stehen Probleme mit den Atemwegen nach wie vor an erster Stelle der Ursachen (▶ Tab. 37-10). Intubationsschwierigkeiten, Fehlintubation des Ösophagus, Misslingen der Intubation und die pulmonale Aspiration von Mageninhalt sind die häufigsten Ursachen tödlicher Zwischenfälle bei der Allgemeinnarkose in der Schwangerschaft. Andere, weitaus seltenere Ursachen sind: falsche Anwendung von Medikamenten, Funktionsstörungen des Narkosezubehörs und nicht erkannte massive Blutverluste.

Regionalanästhesien. Am häufigsten treten tödliche Komplikationen bei der Periduralanästhesie auf, seltener bei Spinalanästhesie, allerdings wird derzeit die Periduralanästhesie auch wesentlich häufiger eingesetzt. Zwei Mechanismen stehen bei den tödlichen Zwischenfällen durch Regionalanästhesien im Vordergrund:
— Totale Peridural- oder Spinalanästhesie,
— toxische Reaktion auf das Lokalanästhetikum.
Demgegenüber kommen Probleme mit den Atemwegen als Ursache der maternalen Mortalität in den veröffentlichten Untersuchungsberichten praktisch nicht vor.

Die totale Periduralanästhesie entsteht zumeist durch Überdosierung des Lokalanästhetikums, die

Tab. 37-10 Ursachen anästhesiebezogener Todesfälle bei Geburten 1979–1990 (Hawkins et al., 1997)

Todesursache	Allgemeinanästhesie (n = 67)
pulmonale Aspiration	33
Intubationsschwierigkeiten	22
Herzstillstand während der Narkose	22
ungenügende Ventilation	15
Atemversagen	3
unbekannt	5

totale Spinalanästhesie bei Periduralanästhesie durch versehentliche Duraperforation mit unbemerkter Injektion des Lokalanästhetikums in den Spinalkanal. Eine totale Spinalanästhesie beruht ebenfalls auf einer zu großen Lokalanästhetikummenge oder falscher Lagerung bei Verwendung hyperbarer Lösungen.

10.4 Schlussfolgerungen

Aus den veröffentlichten Untersuchungsberichten für England und die USA ergibt sich, dass nahezu alle tödlichen anästhesiebedingten Komplikationen auf vermeidbaren Fehlern des Anästhesisten beruhten. Unerfahrenheit und mangelnde Geschicklichkeit gehörten hierbei zu den wesentlichen begünstigenden Faktoren. Hieraus folgt, dass eine Senkung der geburtshilflichen Mortalität vor allem durch eine gezielte Ausbildung und technische Unterweisung des Anästhesisten zu erreichen ist. Da bei Allgemeinanästhesien Probleme mit den Atemwegen als Ursache tödlicher Komplikationen bei Sectio ganz im Vordergrund stehen, können durch Bevorzugung der regionalen Anästhesieverfahren diese Komplikationsmöglichkeit ausgeschaltet und hierdurch die maternale Mortalität ebenfalls gesenkt werden.

! Wichtigste begünstigende Faktoren tödlicher Narkosekomplikationen bei geburtshilflichen Eingriffen sind Unerfahrenheit und mangelnde Geschicklichkeit des Anästhesisten. Darum sollte der Anfänger oder Ungeübte in der geburtshilflichen Anästhesie keine Allgemeinanästhesien ohne entsprechende Anleitung und Aufsicht eines Facharztes durchführen. Da Intubationsschwierigkeiten nach wie vor zu den häufigen Ursachen tödlicher Zwischenfälle bei Allgemeinanästhesien in der Schwangerschaft gehören, sei an die Richtlinien für das Vorgehen bei schwieriger Intubation erinnert (siehe Kap. 21).

Nicht anästhesiebedingte Todesfälle. Zu den häufigsten, nicht durch Anästhesie bedingten Todesfällen in der Schwangerschaft gehören folgende Ursachen: Präeklampsie/Eklampsie, Lungenembolie, ektopische Schwangerschaft, Fruchtwasserembolie, puerperale Sepsis, Blutungen, Abort und Uterusruptur.

Literatur

Belfort MA, Anthony J, Saade GR, Allen JC Jr: Nimodipine Study Group. A comparison of magnesium sulfate and nimodipine for the prevention of eclampsia. N Engl J Med. 2003 Jan 23;348(4):304–11.

Bernard JM, Le Roux D, Barthe A, et al.: The dose-range effects of sufentanil added to 0.125% bupivacaine on the quality of patient-controlled epidural analgesia during labor. Anesth Analg 2001;92:184–8.

Berufsverbände deutscher Anästhesisten und Gynäkologen: Vereinbarung über die Zusammenarbeit in der operativen Gynäkologie und in der Geburtshilfe. Anästh Intensivmed 1988;29:143–6.

Bonica J, McDonald JS: Principles and Practice of Obstetric Analgesia and Anesthesia, 2nd ed. Williams & Wilkins, Baltimore 1995.

Camorcia M, Capogna G, Columb MO: Minimum local analgesic doses of ropivacaine, levobupivacaine, and bupivacaine for intrathecal labor analgesia. Anesthesiology 2005 Mar;102(3):646–50.

Campbell DC, Zwack RM, Crone LA, Yip RW: Ambulatory labor epidural analgesia: bupivacaine versus ropivacaine. Anesth Analg 2000;90:1384–9.

Cheek TG, Samuels P, Miller F, Tobin M, Gutsche BB: Normal saline i.v. load decreases uterine activity in active labour. Br J Anaesth 1996;77:632–5.

Chestnut D. Obstetric anesthesia. 3rd. ed. Elsevier Mosby 2004.

Choi DH, Kim JA, Chung IS: Comparison of combined spinal epidural anesthesia and epidural anesthesia for caesarean section. Acta Anaesthesiol Scand 2000; 44:214–9.

Cohen SE, Yeh JY, Riley ET, Vogel TM: Walking with epidural analgesia. Anesth Analg 2000;92:387–92.

Cooper GM, McClure JH: Maternal deaths form anaesthesia. An extract from Why mothers die 2000–2002, the Confidential Enquiries into Maternal Deaths in the United Kingdom. Chapter 9: Anaesthesia. Br J Anaesth 2005;94(4):417.

Curet MJ, Josloff AD, et al.: Laparoscopy during pregnancy. Arch Surg 1996;131:546–551.

Datta S, Camann W, Bader A, van der Burgh L: Clinical effects and maternal and fetal plasma concentrations of epidural ropivacaine versus bupivacaine for caeserean section. Anesthesiology 1995;82:1346–1352.

Davies SJ, Paech MJ, Welch H, Evans SF, Pavy THG: Maternal experience during epidural or combined spinal-epidural anesthesia for cesarean section: a prospective, randomized trial. Anesth Analg 1997;85:607–613.

Debon R, Allaouchiche B, Duflo F, et al.: The analgesic effect of sufentanil combined with ropivacaine 0.2% for labor analgesia: a comparison of three sufentanil doses. Anesth Analg 2001;92:180–183.

Dresner M, Freeman J, Calow C, et al.: Ropivacaine 0.2% versus bupivacaine 0.1% with fentanyl: a double blind comparison for analgesia during labor. Br J Anaesth 2000;85:826–9.

Eddleston JM, Holland JJ, Griffin RP, et al.: A double-blind comparison of 0.25% ropivacaine and 0.25% bupivacaine for extradural analgesia in labour. Br J Anaesth 1996;76:66–71.

Eltzschig HK, Lieberman ES, Camann WR. Regional anesthesia and analgesia for labor and delivery. Review article. N Engl J Med 2003, 348(4):319–332.

Ferouz F, Norris MC, Leighthon BL: Risk of respiratory arrest after intrathecal sufentanil. Anesth Analg 1997;85:188–190.

Fischer C, Blanie P, Jaouen E, et al.: Ropivacaine 0.1%, plus sufentanil, 0.5 µg/ml, versus bupivacaine, 0.1%, plus sufentanil, 0.5 µg/ml, using patient-controlled epidural analgesia for labour. Anesthesiology 2000; 92:1588–93.

Halpern SH, Breen TW, Campbell DC, Muir HA, Kronberg J, Nunn R, Fick GH: A multicenter, randomized, controlled trial comparing bupivacaine with ropivacaine for labor analgesia. Anesthesiology 2003 Jun; 98(6):1431–5.

Halpern SH, Muir H, Breen TW, Campbell DC, Barrett J, Liston R, Blanchard JW: A multicenter randomized controlled trial comparing patient-controlled epidural with intravenous analgesia for pain relief in labor. Anesth Analg 2004 Nov;99(5):1532–8.

Hanss R, Bei B, Ledowski T, Lehmkuhl MS, Ohnesorge H, Scherki W, Steinfath M, Scholz J, Tonner PH: Heart rate variability predicts severe hypotension after spinal anesthesia for elecetive caesarean sections. Anesthesiology 2005;102(6):1086–93.

Hawthorne L, Wilson G, Lyons G, Dresner M: Failed intubation revisited: 17-yr experience in a teaching maternity. Br J Anaesth 1996;76:680–684.

Hellgren M: Hemostasis during normal pregnancy and puerperium. Semin Thromb Hemost 2003 Apr;29(2): 125–30. Review.

Jackson R, Reid JA, Thorburn J: Volume preloading is not essential to prevent spinal induced hypotension at caesarean section. Br J Anaesth 1995;75:262–265.

Kan RE, Hughes SC, Rosen MA, et al.: Intravenous remifentanil. Placental transfer, maternal and neonatal effects. Anesthesiology 1998;88:1467–1474.

Kee WDN, Khaw KS, Ma KC, Wong asy, Lee BB, Ng FF. Maternal and neonatal effects of remifentanil at induction of general anesthesia for caesarean delivery. Anesthesiology 2006;104:14–20.

Kee WDN, Khaw KS, Ng FF. Comparison of phenylephrine infusion regimens for maintaining maternal blood pressure during spinal anaesthesia for caesarean section. Br J Anaesth 2004; 92:469–74.

Khaw KS, Ngan Kee WD, Lee A, Wang CC, Wong AS, Ng F, Rogers MS: Supplementary oxygen for elective caesarean section under spinal anaesthesia: useful in prolonged uterine incision-to-delivery interval? Br J Anaesth 2004 Apr;92(4):518–22.

Khaw KS, Ngan Kee WD, Wong EL, Liu JY, Chung R: Spinal ropivacaine for cesarean section: a dose-finding study. Anesthesiology 2001 Dec;95(6):1346–50.

Khaw KS, Ngan Kee WD, Wong M, Ng F, Lee A: Spinal ropivacaine for cesarean delivery: a comparison of hyperbaric and plain solutions. Anesth Analg 2002 Mar;94(3):680–5.

Khaw KS, Wang CC, Ngan Kee WD, Pang CP, Rogers MS: Effects of high inspired oxygen fraction during elective caesarean section under spinal anaesthesia on maternal and fetal oxygenation and lipid peroxidation. Br J Anaesth 2002 Jan;88(1):18–23.

Lee A, Ngan Kee WD, Gin T: A quantitative, systematic review of randomized controlled trials of ephedrine versus phenylephrine for the management of hypotension during spinal anesthesia for cesarean delivery. Anesth Analg 2002 Apr;94(4):920–6.

Lee A, Ngan Kee WD, Gin T: A dose-response meta-analysis of prophylactic intravenous ephedrine for the prevention of hypotension during spinal anesthesia for elective cesarean delivery. Anesth Analg 2004 Feb;98(2):483–90.

Lewis NL, Ritchie EL, Downer JP, Nel MR: Left lateral vs. supine, wedged position for development of block after combined spinal-epidural anaesthesia for Caesarean section. Anaesthesia 2004 Sep;59(9):894–8.

Loughnan BA, Carli F, Romney M, Dore CJ, Gordon H: Randomizend controlled comparison of epidural bupivacaine versus pethidine for analgesia in labour. Br J Anaesth 2000; 84:715–9.

Malinovsky JM, Charles F, Kick O, Lepage JY, Malinge M, Cozian A, Bouchot O, Pinaud M: Intrathecal anesthesia: ropivacaine versus bupivacaine. Anesth Analg. 2000 Dec;91(6):1457–60.

Malinovsky JM, Renaud G, Le Corre P, Charles F, Lepage JY, Malinge M, Cozian A, Bouchot O, Pinaud M: Intrathecal bupivacaine in humans: influence of volume and baricity of solutions. Anaesthesiology 1999 Nov;91(5):1260–6.

McCrae A, Westerling P, McClure JH: Pharmacokinetic and clinical study of ropivacaine and bupivacaine in women receiving extradural analgesia in labour. Br J Anaesth 1997;79:558–62.

Meister GC, D'Angelo R, Owen M, et al.: A comparison of epidural analgesia with 0.125% ropivacaine with fentanyl versus 0.125% bupivacaine with fentanyl during labor. Anesth Analg 2000;90:632–7.

Miller AC: The effects of epidural analgesia on uterine activity and labor. Int J Obstet Anesth 1997;6:2–18.

Owen MD, D'Angelo R, Gerancher JC, et al.: 0.125% ropicavaine is similar to 0.125% bupivacaine for labor analgesia using patient controlled epidural infusion. Anesth Analg 1998;86:527–553.

Parekh N, Husaini WU, Russell: Caesarean section for placenta praevia: a retrospective study of anaesthetic management. Br J Anaesth 2000;84:725–30.

Peters CW, Layon AJ, Edwards RK: Cardiac arrest during pregnancy. J Clin Anesth 2005 May;17(3): 229–34.

Rorarius M, Suominen P, Haanpaa M, Puura A, Baer G, Pajunen P, Tuimala R: Neurologic sequelae after caesarean section. Acta Anaesthesiol Scand 2001 Jan;45(1):34–41.

Schaefer CN, Spielmann H: Arzneiverordnung in Schwangerschaft und Stillzeit, 6. Aufl. Urban & Fischer, München – Jena 2001.

Schneider H, Husslein P, Schneider K (Hrsg.): Die Geburtshilfe. Springer, Berlin 2004.

Van de Velde M, Berends N, Spitz B, Teunkens A, Vandermeersch E: Low-dose combined spinal-epidural anaesthesia vs. conventional epidural anaesthesia for Caesarean section in pre-eclampsia: a retrospective analysis. Eur J Anaesthesiol 2004 Jun;21(6):454–9.

Wong CA, Scavone BM, Peaceman AM, McCarthy RJ, Sullivan JT, Diaz NT, Yaghmour E, Marcus RJ, Sherwani SS, Sproviero MT, Yilmaz M, Patel R, Robles C, Grouper S: The risk of cesarean delivery with neuraxial analgesia given early versus late in labor. N Engl J Med. 2005 Feb 17;352(7):655–65.

Systematischer Review/Metaanalysen

Choi PT, Galinski SE, Takeuchi L, Lucas S, Tamayo C, Jadad A: PDPH is a common complication of neuraxial blockade in parturients: a meta-analysis of obstetrical studies. Can J Anesth 2003;50:(5)460–469.

Duley L, Gulmezoglu AM, Henderson-Smart DJ: Magnesium sulphate and other anticonvulsants for women with pre-eclampsia. Cochrane Database Syst Rev 2003;(2):CD000025. Review.

Duley L, Henderson-Smart DJ: Magnesium sulphate versus diazepam for eclampsia (Cochrane Review). In: The Cochrane Library, Issue 2, 2001. Oxford: Update Software.

Duley L, Henderson-Smart DJ: Drugs for rapid treatment of very high blood pressure during pregnancy (Cochrane Review). In: The Cochrane Library, Issue 2, 2001. Oxford: Update Software.

Emmett RS, Cyna AM, Andrew M, Simmons SW: Techniques for preventing hypotension during spinal anaesthesia for caesarean section. Cochrane Database Syst Rev 2002;(3):CD002251. Review.

Halpern SH, Walsh V: Epidural ropivacaine versus bupivacaine for labor: a meta-analysis. Anesth Analg 2003 May;96(5):1473–9.

Hofmeyr G, Cyna A, Middleton P: Prophylactic intravenous preloading for regional analgesia in labour. Cochrane Database Syst Rev 2004 Oct 18;(4): CD000175. Review.

Horey D, Weaver J, Russell H: Information for pregnant women about caesarean birth. Cochrane Database Syst Rev 2004;(1):CD003858. Review.

Howell CJ. Epidural versus non-epidural analgesia for pain relief in labour (Cochrane Review). In: The Cochrane Library, Issue 2, 2001. Oxford: Update Software.

Hughes D, Simmons SW, Brown J, Cyna AM: Combined spinal-epidural versus epidural analgesia in labour. Cochrane Database Syst Rev 2003;(4): CD003401. Review.

Liu EHC, Sia ATH: Rates of caesarean section and instrumental vaginal delivery in nulliparous women after low concentration epidural infusions or opioid analgesia: systematic review. BMJ 2004;328:1410.

Mangesi L, Hofmeyr GJ: Early compared with delayed oral fluids and food after caesarean section. Cochrane Database Syst Rev 2002;(3):CD003516. Review.

Ng K, Parsons J, Cyna AM, Middleton P: Spinal versus epidural anaesthesia for caesarean section. Cochrane Database Syst Rev 2004;(2):CD003765. Review.

Reynolds F, Seed PT: Anaesthesia for caesarean section and neonatal acid-base status: a meta-analysis. Anaesthesia 2005;60:636-653Smaill F, Hofmeyr GJ: Antibiotic prophylaxis for cesarean section. Cochrane Database Syst Rev 2002;(3): CD000933. Review.

Torvaldsen S, Roberts CL, Bell JC, Raynes-Greenow CH: Discontinuation of epidural analgesia late in labour for reducing the adverse delivery outcomes associated with epidural analgesia. Cochrane Database Syst Rev 2004 Oct 18;(4):CD004457. Review.

Leitlinien

Deutsche Gesellschaft für Anästhesiologie und Intensivmedizin (DGAI): Leitlinien Durchführung von Regionalanästhesieverfahren in der Geburtshilfe. AWMF online, Stand 2003.

Deutsche Gesellschaft für Anästhesiologie und Intensivmedizin, Berufsverband Deutsche Anästhesisten, Deutsche Gesellschaft für Gynäkologie und Geburtshilfe und Berufsverband der Frauenärzte. Leitlinie Anwesenheit der Väter bei Sectio caesarea. AWMF online, Stand 2004.

Deutsche Gesellschaft für Gynäkologie und Geburtshilfe (DGGG): Leitlinien Bluthochdruck in der Schwangerschaft. AWMF online, Stand 2002.

Practice Guidelines for Obstetrical Anesthesia: A Report by the American Society of Anesthesiologists Task Force on Obstetrical Anesthesia. http://www.asahq.org.

Society of American Gastrointestinal Endoscopic Surgeons (SAGES): SAGES Guidelines for Laparoscopic Surgery During Pregnancy. http://www.sages.org/sg_pub23.html, 2003.

38

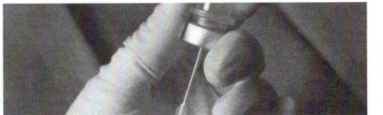

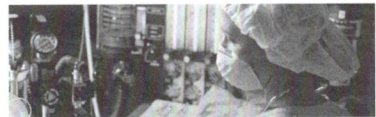

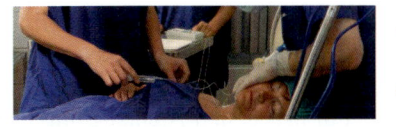

Erstversorgung des Neugeborenen

Inhaltsübersicht

1 Einführung 1069
2 Der erste Atemzug 1069
3 Kardiovaskuläre Anpassung 1070
4 Neonatale Asphyxie 1070
5 Erstmaßnahmen 1070
5.1 Sicherung der Atemwege 1071
5.2 Wärmeschutz 1071
5.3 Taktile Stimulation 1071
6 Ersteinschätzung des Neugeborenen .. 1071
6.1 Apgar-Index 1072
   6.1.1 Herzfrequenz 1072
   6.1.2 Atmung 1072
   6.1.3 Muskeltonus 1072
   6.1.4 Reflexaktivität 1073
   6.1.5 Hautfarbe 1073
   6.1.6 Wertigkeit der Merkmale 1073
   6.1.7 Zeitfaktor 1073
   6.1.8 Apgar-Werte und Behandlungsmaßnahmen 1074
   6.1.9 Prognostischer Wert 1074
   6.1.10 Reanimations-Score 1074

7 Neugeborenenversorgung im Kreiß- und Operationssaal 1074
7.1 Notfallausrüstung für Neugeborene .. 1074
7.2 Lebensfrische Neugeborene 1076
7.3 Leichte Neugeborenendepression 1076
7.4 Mäßige Neugeborenendepression 1076
7.5 Schwere Neugeborenendepression ... 1076
   7.5.1 Reanimation der Atmung 1076
   7.5.2 Behandlung der Azidose 1077
   7.5.3 Behandlung von Hypovolämie, Hypoglykämie und Hypokalzämie 1078
   7.5.4 Kardiale Reanimation 1078

8 Spezielle Neugeborenenversorgung 1079
8.1 Mekoniumaspiration 1079
8.2 Unterkühlung 1079
8.3 Depression durch Opioide 1080
8.4 Magnesiumintoxikation 1080
8.5 Lokalanästhetikumintoxikation 1080
8.6 Pneumothorax 1080

Literatur 1080

1 Einführung

Das Leben des Neugeborenen beginnt mit entscheidenden Veränderungen der Herz-Kreislauf- und Atemfunktion. Die bisher flüssigkeitsgefüllte Lunge entfaltet sich und übernimmt die Gasaustauschfunktion der Plazenta, während gleichzeitig der fetale Kreislauf umgeschaltet wird und nun das rechte Herz sein gesamtes Blutvolumen in den Lungenkreislauf pumpt. Diese Umstellungen vollziehen sich bei den allermeisten Neugeborenen ohne wesentliche Störungen. Einigen Neugeborenen gelingt jedoch der Anpassungsvorgang nicht ohne äußere Hilfe. Sie benötigen umgehende Behandlung, um zerebrale Schäden oder gar den Tod zu verhindern.

2 Der erste Atemzug

Zum Zeitpunkt der Geburt enthält die fetale Lunge etwa 90 ml Flüssigkeit, ein Ultrafiltrat des Plasmas, das zum größten Teil unter der vaginalen Entbindung durch die Kompression des Thorax herausgepresst wird, während der restliche Anteil über Kapillaren und Lymphe sowie durch den Atemvorgang beseitigt wird. Bei Sectio-Kindern und Frühgeborenen fehlt die Kompression des Thorax; ihr Lungenwasser ist daher nach der Geburt zunächst erhöht, so dass die Atmung erschwert wird.

Der erste Atemzug erfolgt normalerweise innerhalb von 30 s nach der Geburt, vor allem durch chemische Stimulation des Atemzentrums. Diese Stimulation beruht auf einem Abfall des paO_2 und einem Anstieg des $paCO_2$ nach Abklemmen

38 Erstversorgung des Neugeborenen

der Nabelschnur. Taktile, thermische, akustische und Schmerzreize stimulieren die Atmung zusätzlich.

Für den ersten Atemzug muss das Neugeborene einen intrathorakalen Druck von etwa – 70 cmH$_2$O aufbringen. Hierbei strömen ca. 40–70 ml Luft in die Lunge ein, von denen 20–30 ml als Residualvolumen zurückbleiben. Bereits nach wenigen Atemzügen ist die Lunge voll entfaltet; auch sind jetzt nur noch geringe intrathorakale Drücke für die Ventilation erforderlich. Innerhalb von 90 s nach der Geburt wird die Atmung aufrechterhalten.

Eine Atemdepression des Neugeborenen tritt vor allem auf bei:
— schwerer Azidose
— schwerer Hypoxie
— Hirnschädigung
— Medikamentenzufuhr an die Mutter: Anästhetika, Opioide, Barbiturate, Lokalanästhetika, Alkohol, Magnesiumsulfat usw.

Tab. 38-1 Risikofaktoren der neonatalen Asphyxie

maternale Faktoren
— Präeklampsie-Eklampsie
— Hypertonus
— Diabetes mellitus
— späte Erstgebärende (über 35 Jahre)
— Herzerkrankungen
— Blutungen in der Schwangerschaft
— Placenta praevia
— Abruptio placentae
— Rh-Isoimmunisierung
— Medikamente: Sedativa, Opioide, Magnesium, Reserpin, Alkohol

fetale Faktoren
— Frühgeburt
— Mehrlingsschwangerschaft
— Übertragung (mehr als 43 Wochen)
— Hydramnion
— intrauterine Wachstumsverzögerung
— mekoniumgefärbtes Fruchtwasser

perinatale Faktoren
— Malposition
— nichtelektive Zangengeburt
— Nabelschnurvorfall
— Sectio caesarea
— Überdosierung von Analgetika oder Sedativa
— verlängerte Geburt
— Sturzgeburt
— Wehensturm
— verlängerte Allgemeinanästhesie
— Narkosekomplikationen (Blutdruckabfall, Hypoxämie)

3 Kardiovaskuläre Anpassung

Die Entfaltung der Lunge und der Anstieg von pH-Wert und arteriellem Sauerstoffpartialdruck führen zu einem steilen Abfall des pulmonalen Gefäßwiderstands. Hierdurch nimmt die Lungendurchblutung stark zu; gleichzeitig steigt der periphere Gefäßwiderstand an, ebenso der Druck im linken Vorhof, so dass der Rechts-links-Shunt durch den Ductus arteriosus zunehmend geringer wird. Der Anstieg der Lungendurchblutung und der arteriellen Sauerstoffsättigung führt zum funktionellen Verschluss des Ductus. Durch die vermehrte Lungendurchblutung steigt der Druck im linken Vorhof über den des rechten Vorhofs an, so dass auch das Foramen ovale verschlossen und damit der intrakardiale Rechts-links-Shunt beseitigt wird.

! Kinisch ist wichtig: Hypoxie, Azidose oder Unterkühlung können beim reifen Neugeborenen wieder zu einer Umschaltung auf den fetalen Kreislauf führen.

Die häufigste Störung des Anpassungsvorgangs beim reifen Neugeborenen ist die Asphyxie.

4 Neonatale Asphyxie

Neonatale Asphyxie ist das Unvermögen des Neugeborenen, eine ausreichende Atemfunktion herzustellen. Sie ist gekennzeichnet durch:
— Hypoxämie,
— Hyperkapnie,
— respiratorische und metabolische Azidose.

Ursache der neonatalen Asphyxie ist eine fetale Asphyxie aufgrund einer Plazentainsuffizienz oder ein Versagen der Atemfunktion des Neugeborenen. In ▶ Tabelle 38-1 sind einige Faktoren zusammengestellt, die häufig mit neonataler Asphyxie einhergehen.

Durch die Asphyxie wird die Umschaltung des fetalen Kreislaufs verhindert. Anhaltende Asphyxie führt bereits nach 5 min zu einem steilen Abfall des paO$_2$ bis in nicht mehr messbare Bereiche; der paCO$_2$ steigt auf 100 mmHg an, der pH-Wert fällt unter 7,0. Myokardinsuffizienz mit Bradykardie und Abfall des Herzzeitvolumens sowie zerebrale Schäden sind die Folge.

5 Erstmaßnahmen

Unabhängig vom klinischen Zustand werden bei der Erstversorgung des Neugeborenen zunächst immer folgende Maßnahmen durchgeführt:

- Sicherung der Atemwege,
- Schutz vor Wärmeverlusten.

5.1 Sicherung der Atemwege

Schleim, Blut und Lungenwasser in den oberen Luftwegen können die Eigenatmung des Neugeborenen behindern. Darum beginnt die Erstversorgung bei allen Kindern mit dem **Absaugen des Mundes** – wenn erforderlich bereits bei der Geburt des Kopfes. Keinesfalls darf hierbei mit dem Absaugkatheter der Hypopharynx stimuliert werden: Bradykardie und/oder Laryngospasmus können die Folge sein.

Neben dem Absaugen kann auch die Wirkung der Schwerkraft eingesetzt werden, um die Atemwege frei zu machen. Hierzu wird das Neugeborene bereits vor der Abnabelung in **Kopf-Tieflage** gehalten und auch in dieser Lage zum Versorgungstisch gebracht.

Das Absaugen selbst erfolgt mit mechanischen Absaugvorrichtungen, steril, unter angepasstem Sog.

Beim Absaugen wird folgende Reihenfolge eingehalten:
— Mund,
— Rachen,
— Nase,
— Ösophagus und Magen.

Keinesfalls darf die Nase zuerst abgesaugt werden, weil hierdurch die Atmung stimuliert und nachfolgend im Rachen befindlicher Schleim oder Mekonium aspiriert werden kann.

Sind Mund und Rachen behutsam abgesaugt worden, wird *kurz* die Nase abgesaugt und außerdem sondiert, um eine **Choanalatresie** auszuschließen. Hat sich die Atmung stabilisiert, kann der Magen abgesaugt werden. Durch das Absaugen des Magens werden Regurgitation und Aspiration verhindert und außerdem die Durchgängigkeit des Ösophagus überprüft. Werden mehr als 25 ml Mageninhalt abgesaugt, so muss an eine **Obstruktion im oberen Magen-Darm-Trakt** gedacht werden.

5.2 Wärmeschutz

Wärmeschutz ist von allergrößter Bedeutung für das Neugeborene, weil die Thermoregulation nicht ausreichend funktioniert und die Körpertemperatur nicht konstant gehalten werden kann. Auf eine kalte Umgebung reagiert das Neugeborene mit Vasokonstriktion; Kältezittern fehlt hingegen. Die Thermogenese erfolgt hauptsächlich über einen durch Noradrenalin induzierten Abbau des *braunen Fettgewebes,* das sich an zahlreichen Stellen des Körpers befindet.

Wärmeverluste entstehen beim Neugeborenen durch Konduktion, Konvektion, Strahlung und Verdampfung. Verdampfung spielt beim nassen Neugeborenen im Operationssaal bzw. Entbindungszimmer wahrscheinlich eine besonders wichtige Rolle. Beträgt die Raumtemperatur 25 °C, fällt die Hauttemperatur des ungeschützten Neugeborenen innerhalb von 15 min um etwa 4 °C ab.

Unterkühlung steigert den Sauerstoffverbrauch erheblich und führt zu pulmonaler Vasokonstriktion mit Zunahme des Rechts-links-Shunts, Hypoxämie und metabolischer Azidose. Klinische Zeichen sind Tachypnoe und Knören.

Praktisches Vorgehen:

▼ Das Neugeborene sofort nach der Geburt in ein warmes Handtuch einhüllen und vorsichtig trockenreiben.
▼ Innerhalb 1 min nach der Geburt das Neugeborene in eine kontrollierte warme Umgebung, z. B. unter den Radiator des Versorgungstisches, bringen. Die Hauttemperatur sollte zwischen 35 und 38 °C und die Rektaltemperatur zwischen 37 und 37,5 °C gehalten werden.
▼ Hyperthermie steigert ebenfalls den Sauerstoffverbrauch und muss daher vermieden werden.

5.3 Taktile Stimulation

Zahlreiche Neugeborene beginnen erst nach taktiler Stimulation ausreichend zu atmen. Atemstimulierend wirken z. B. das Abreiben des Körpers mit einem warmen Handtuch sowie vorsichtiges Beklopfen der Fußsohlen.

6 Ersteinschätzung des Neugeborenen

Das Neugeborene wird bereits unmittelbar nach der Geburt klinisch eingeschätzt. Zu den einfachen, am häufigsten eingesetzten Maßnahmen gehören die Registrierung des ersten Atemzugs bzw. Schreis sowie die Einstufung nach dem Apgar-Index. Ergänzend werden der Thorax auskultiert und, falls erforderlich, der Blutdruck und die Körpertemperatur gemessen. Erweiterte Maßnahmen bei Asphyxie sind: Bestimmung von Säure-Basen-Parametern und Blutgasen, Blutzucker und Hämatokrit.

6.1 Apgar-Index

Mit Hilfe dieses von der amerikanischen Anästhesistin Virginia Apgar entwickelten Index kann der Zustand des Neugeborenen rasch und ohne Hilfsmittel klinisch eingeschätzt werden.

> Der Apgar-Index berücksichtigt folgende fünf Merkmale:
> — Herzfrequenz,
> — Atmung,
> — Muskeltonus,
> — Reflexaktivität,
> — Hautfarbe.

Die Apgar-Werte werden genau 1, 5 und 10 min nach der Geburt bestimmt. Jedes Merkmal wird getrennt beurteilt und je nach Fehlen, Vorhandensein und Stärke mit 0, 1 oder 2 bewertet (▶ Tab. 38-2). Von *prognostischer Bedeutung* ist der 5-min-Index bzw. der kumulative Asphyxie-Index, d.h. die Summe der Werte nach 1, 5 und 10 min.

Neugeborene mit einer Punktzahl von 0 sind pulslos und atmen nicht, es bestehen kein Tonus und keine Reflexaktivität, die Hautfarbe ist blass oder blau. Kinder mit einer Punktzahl von 10 haben normale Werte für jedes Zeichen.

Die Einschätzung nach dem Apgar-Index unterliegt subjektiven Einflüssen. So wurde festgestellt, dass Pädiater am niedrigsten, Geburtshelfer am höchsten und Anästhesisten zwischen beiden benoten.

6.1.1 Herzfrequenz

Die Herzfrequenz wird durch Auskultation des Thorax oder durch Palpation der noch weiter pulsierenden Nabelarterien an der Basis des Nabelstumpfes bestimmt.

Klinisch gilt:
— Die normale Herzfrequenz des Neugeborenen beträgt etwa 120–160/min.
— Herzfrequenzen unter 100 weisen auf Asphyxie hin.

Tachykardien können durch einen Schock bedingt sein.

Blutdruckmessung gehört nicht zur Routineeinschätzung. Normal sind arterielle Mitteldrücke von über 40 mmHg.

6.1.2 Atmung

Innerhalb von 90 s nach der Geburt sollte das Neugeborene eine „regelmäßige" Atmung aufrechterhalten. Die Atemfrequenz liegt meist zwischen 30 und 60/min.

Kräftig atmende und schreiende Kinder werden mit 2 benotet, apnoische Kinder mit 0, Kinder mit unregelmäßiger, flacher Atmung und schwachem Schreien mit 1. Die Frequenz der Atmung wird beim Apgar-Index nicht berücksichtigt.

Apnoe oder Bradypnoe tritt auf bei: intrauteriner Asphyxie, Medikamentenzufuhr an die Mutter (Anästhetika, Analgetika, Sedativa), Alkohol, Schädigung des zentralen Nervensystems.

Apnoe kann isoliert oder in Verbindung mit Bradykardie und Blutdruckabfall auftreten.

Tachypnoe (über 60/min) kann u.a. bedingt sein durch: Hypovolämie („weiße Asphyxie"), Hypoxie, Hirnblutung, Atemnotsyndrom, Aspiration.

6.1.3 Muskeltonus

Die meisten Neugeborenen einschließlich der Frühgeborenen sind gleich nach der Geburt aktiv und bewegen alle Extremitäten. Aktive Bewegungen oder spontan gebeugte Arme und Beine, die einer Streckung Widerstand entgegensetzen, werden mit 2 benotet, vollkommen schlaffe Kinder mit 0, geringe Bewegungen oder Beugung mit 1. Ein schlaffer oder verminderter Muskeltonus tritt vor allem auf bei:
— Asphyxie,
— Pharmakazufuhr an die Mutter: Sedativa (z.B. Diazepam), Analgetika, Anästhetika,
— Hirnschädigung.

Tab. 38-2 Apgar-Index zur Ersteinschätzung des Neugeborenen

Merkmal	0	1	2
Herzfrequenz	keine	unter 100	über 100
Atmung	keine	Schnappatmung, unregelmäßig	regelmäßig, schreit kräftig
Muskeltonus	schlaff	mittel, geringe Beugung	gut, aktive Bewegung
Reflexaktivität	keine	grimassiert	niest, hustet, schreit
Hautfarbe	blau oder weiß	Stamm rosig, Extremitäten blau	rosig

6.1.4 Reflexaktivität

Die Reflexaktivität wird geprüft durch Beklopfen der Fußsohlen, Einführen eines Katheters in die Nase oder kräftiges Abtrocknen der Haut mit einem Handtuch. Niesen, Husten oder kräftiges Schreien wird mit 2 benotet, Grimassieren oder schwaches Schreien mit 1, keine Reaktion mit 0. Fehlende Reflexaktivität wird aus den unter Abschnitt 6.1.3 genannten Gründen beobachtet.

6.1.5 Hautfarbe

Zwischen der Hautfarbe des Neugeborenen und dem Säure-Basen-Status im Nabelarterienblut besteht nur eine schlechte Korrelation, so dass vorgeschlagen wurde, auf dieses Merkmal des Apgar-Index zu verzichten und stattdessen den „Apgar-minus-Hautfarbe-Index" zu verwenden, mit dem nur die restlichen vier Merkmale des ursprünglichen Apgar-Index bewertet werden. Dieser Index zeigt eine gute Korrelation mit den Säure-Basen-Parametern des Neugeborenen.

Neugeborene sind unmittelbar nach der Geburt blau, werden aber am Stamm rasch rosig, während Füße, Hände und Lippen länger blau sein können, besonders bei kühler Umgebungstemperatur. Frühgeborene sind häufig von Geburt an rosig, auch wenn der Apgar-Index niedrig ist.

Ist ein Neugeborenes nach 90 s am Stamm immer noch blau, kommen u.a. folgende Ursachen in Frage:
— Atemnotsyndrom,
— niedriges Herzzeitvolumen,
— zyanotischer Herzfehler,
— Verlegung der Atemwege,
— Methämoglobinämie,
— Lungenhypoplasie,
— Polyzythämie.

An diese Erkrankungen muss vor allem gedacht werden, wenn trotz Zufuhr von Sauerstoff die Hautfarbe nicht rosig wird.

Ist das Neugeborene blass, sind die Blutgefäße kontrahiert. Wichtige Ursachen:
— Hypovolämie („weiße Asphyxie"),
— schwere Azidose,
— Mekoniumaspiration,
— Anämie.

Sieht ein Neugeborenes auch bei Luftatmung hellrosa aus, können hierfür folgende Gründe vorliegen:
— Magnesiumintoxikation (Magnesiumtherapie der Mutter bei Eklampsie),
— Alkoholintoxikation,
— Alkalose.

Aufgrund des **Apgar-Index der 1. min** nach der Geburt können die Neugeborenen in vier Gruppen eingeteilt werden, die in Beziehung zum Ausmaß der Depression stehen und als Leitlinie für die jeweils erforderlichen Behandlungsmaßnahmen dienen.

> **!** Einstufung der Neugeborenendepression nach dem Apgar-Index:
> Apgar-Index 8–10: lebensfrische Neugeborene, die gut atmen bzw. kräftig schreien.
> Apgar-Index 5–7: leichte Depression.
> Apgar-Index 3–4: mäßige Depression.
> Apgar-Index 0–2: schwere Depression.

In ▶ Tabelle 38-3 ist die Verteilung der Apgar-Werte 1 und 5 min nach der Geburt zusammengestellt.

Bei der Verwendung des Apgar-Index in der klinischen Praxis müssen folgende Faktoren beachtet werden:
— Wertigkeit der Merkmale,
— Zeitfaktor,
— Apgar-Werte und Behandlungsmaßnahmen,
— prognostischer Wert.

6.1.6 Wertigkeit der Merkmale

Auf den begrenzten Wert des Merkmals „Hautfarbe" wurde bereits hingewiesen. Die übrigen Merkmale korrelieren jeweils gut mit dem Zustand des Neugeborenen, sollten aber nicht isoliert, sondern immer zusammen bewertet werden. Klinisch muss beachtet werden, dass die Merkmale auch einzeln, durch exogene Faktoren, beeinflusst werden können, so z. B. der Muskeltonus durch Medikamente wie *Diazepam* oder *Ketamin*. Bei Frühgeborenen ist der Apgar-Score nur von geringem Wert.

6.1.7 Zeitfaktor

Die Festlegung des ersten Apgar-Werts auf 1 min nach der Geburt ist willkürlich und wird nicht allen Neugeborenen gerecht. So könnte bei einigen Kindern die Benotung bereits mit der Geburt des Kopfes beginnen, wenn die weitere Entwicklung des Körpers verzögert ist. Andererseits verschlechtern

Tab. 38-3 Häufigkeitsverteilung der 1- und 5-Minuten-Apgar-Werte

Apgar-Index	1 min	5 min
0–3	6,4%	1,8%
4–6	14,5%	3,5%
7–10	78,9%	94,8%

38 Erstversorgung des Neugeborenen

sich initial mit gutem 1-Minuten-Apgar bewertete Sectio-Kinder nicht selten sekundär durch Verlegung der Atemwege. Darüber hinaus wäre es unsinnig, bei einem schwer asphyktischen Neugeborenen die Benotung und Behandlung erst nach einer Minute durchzuführen.

6.1.8 Apgar-Werte und Behandlungsmaßnahmen

Bei den meisten Kindern kann der 1-Minuten-Apgar-Wert als Grundlage für das weitere Vorgehen neben der Routinebehandlung gelten. Schwer asphyktische Kinder müssen hingegen sofort behandelt werden. Wegen des dynamischen Ablaufs in den ersten Minuten ist es ratsam, während der Behandlungsmaßnahmen den Apgar-Index wiederholt einzuschätzen und das weitere Vorgehen flexibel danach auszurichten.

6.1.9 Prognostischer Wert

Der prognostische Wert des Apgar-Index für die Mortalität und Morbidität des Neugeborenen ist begrenzt. Es besteht jedoch eine signifikante Korrelation zwischen den 1- und 5-Minuten-Apgar-Werten und dem Auftreten eines Atemnotsyndroms (RDS) beim Frühgeborenen wie auch der Frühmortalität innerhalb der ersten 24–48 h. Für die *neurologische* Prognose ist die Korrelation selbst bei schwerer Neugeborenendepression niedrig, so dass eine pessimistische Haltung zum Zeitpunkt der Apgar-Einschätzung nicht gerechtfertigt ist.

6.1.10 Reanimations-Score

Nicht der 1-Minuten-Apgar-Score, sondern **Atemaktivität, Herzfrequenz und Hautfarbe** sind die besten Indikatoren, nach denen das Vorgehen bei der Reanimation des Neugeborenen erfolgen kann.

Tab. 38-4 Neugeborenen-Reanimations-Score für den Kreiß- und Operationssaal

Punktzahl	Reanimationsmaßnahme
0	keine Intervention
1	Sauerstoff und taktile Stimulation
2	nur endotracheales Absaugen
3	Überdruckbeatmung mit Maske/Atembeutel
4	endotracheale Intubation und Überdruckbeatmung
5	Intubation, Beatmung, Herzkompression mit oder ohne Medikamente

Eine Bradykardie beruht häufig auf einer ungenügenden Atmung, so dass sofort überprüft werden sollte, ob die Atemwege frei sind und eine Unterstützung der Atmung erforderlich ist. Da das Herzzeitvolumen des Neugeborenen direkt von der Höhe der Herzfrequenz abhängt, führt eine Zunahme der Herzfrequenz auch zu einer besseren Zirkulation und nachfolgend auch der Hautfarbe. Des Weiteren sollte beachtet werden, dass Hautfarbe, Muskeltonus und Reflexaktivität teilweise vom Gestationsalter und der physiologischen Reife abhängen. Daher sind diese Parameter bei Frühgeborenen am ehesten Zeichen der Unreife, nicht der Asphyxie.

Auch der 5-Minuten-Agpar-Wert ist nur eingeschränkt zu verwenden: Zwar kann er auf den Erfolg von Reanimationsmaßnahmen hinweisen, unterscheidet aber nicht, ob eine Zunahme der Herzfrequenz auf > 100/min durch starke Stimulation, Überdruckbeatmung oder aber externe Herzkompression mit Injektion von Adrenalin bedingt ist. Daher sollte der Agpar-Score durch den in ▶ Tabelle 38-4 dargestellten Reanimations-Score präzisiert werden.

7 Neugeborenenversorgung im Kreiß- und Operationssaal

Die American Academy of Pediatrics und die American Heart Association haben einen Reanimations-Algorithmus für Neugeborene entwickelt, der nicht auf dem Apgar-Score beruht, sondern auf der Einschätzung folgender Parameter:
— Atemaktivität,
— Herzfrequenz,
— Hautfarbe.

Einzelheiten des schrittweisen Vorgehens sind in ▶ Abbildung 38-1 zusammengefasst.

Zuständigkeit für die Erstversorgung des Neugeborenen. Nach einer Vereinbarung der Berufsverbände Deutscher Anästhesisten und Gynäkologen (1988) ist der Geburtshelfer für die Erstversorgung des Neugeborenen zuständig. Die Reanimation des Neugeborenen erfolgt primär durch den Geburtshelfer, Anästhesisten oder Neonatologen in Abhängigkeit von organisatorischen und personellen Gegebenheiten und Absprachen.

7.1 Notfallausrüstung für Neugeborene

Für die Erstbehandlung der Neugeborenendepression müssen vor der Geburt eine funktionierende Notfallausrüstung sowie Notfallmedikamente am Versorgungstisch bereitgestellt werden.

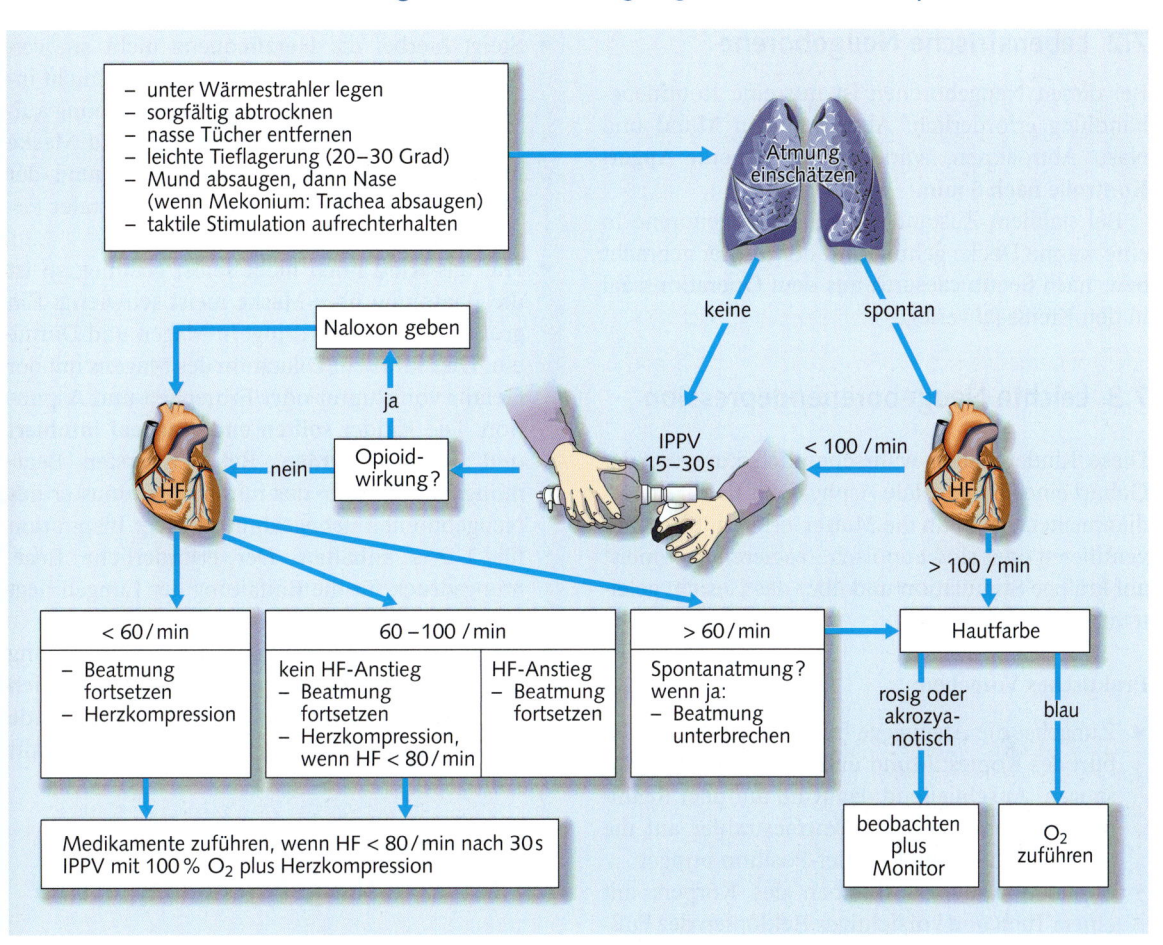

7 Neugeborenenversorgung im Kreiß- und Operationssaal 38

- unter Wärmestrahler legen
- sorgfältig abtrocknen
- nasse Tücher entfernen
- leichte Tieflagerung (20–30 Grad)
- Mund absaugen, dann Nase (wenn Mekonium: Trachea absaugen)
- taktile Stimulation aufrechterhalten

→ Atmung einschätzen

keine / spontan

Naloxon geben ← ja ← Opioidwirkung? ← nein ← HF

IPPV 15–30s

< 100 / min → HF
> 100 / min → Hautfarbe

< 60 / min
- Beatmung fortsetzen
- Herzkompression

60–100 / min
- kein HF-Anstieg
  - Beatmung fortsetzen
  - Herzkompression, wenn HF < 80 / min
- HF-Anstieg
  - Beatmung fortsetzen

> 60 / min
- Spontanatmung? wenn ja:
  - Beatmung unterbrechen

Hautfarbe
- rosig oder akrozyanotisch → beobachten plus Monitor
- blau → O_2 zuführen

Medikamente zuführen, wenn HF < 80 / min nach 30 s IPPV mit 100 % O_2 plus Herzkompression

Abb. 38-1 Algorithmus der Neugeborenen-Reanimation. (HF = Herzfrequenz; IPPV = Überdruckbeatmung; mod. nach American Academy of Pediatrics and the American Heart Association, 1990).

Zubehör und Notfallmedikamente für die Erstversorgung und Reanimation des Neugeborenen:

Ausrüstung und Zubehör:
- verstellbarer Reanimationstisch mit Wärmestrahler
- Sauerstoffquelle mit Flowmeter
- mechanisches Absauggerät
- Absaugkatheter 6 und 8 F
- Atemmasken für Frühgeborene und reife Neugeborene
- Guedel-Tuben 000, 00, 0 und 1
- Endotrachealtuben 2,5; 3 und 3,5 mm I.D.; Führungsstäbe
- Laryngoskop mit geradem Spatel 0 und 1, mit gebogenem Spatel 1
- Magill-Zange
- Beatmungsbeutel, möglichst mit Manometer; Beatmungsgerät
- Säuglingsstethoskop
- Venenkatheter (Seldinger-Besteck) 16–24 G
- Scheren, Spritzen (1, 2, 5 und 10 ml), Kanülen (19–25 G)
- Besteck für Nabelvenenkatheterisierung, 3,5- und 5-F-Nabelvenenkatheter
- Pflaster
- Dreiwegehähne
- Magensonde 5 F
- Stoppuhr
- EKG-Monitor
- Ultraschall-Blutdruckmessgerät
- Pulsoxymeter
- Blutgasanalyse-Gerät
- Thermometer

Medikamente und Infusionslösungen:
- Albumin 5 %
- Glukoselösung 10%ig und 20%ig
- Atropin 0,1 mg/ml
- Adrenalin 1 : 10 000 (0,1 mg/ml)
- Kalziumglukonat 10 %
- Naloxon 1 mg/ml
- Natriumbikarbonat 4,2%ig (0,5 mval/l)
- Aqua dest., 10-ml-Ampullen
- Konakion-Ampullen
- evtl. Notfall-Blutkonserve 0 Rh neg., CMV-frei

7.2 Lebensfrische Neugeborene

Bei diesen Neugeborenen ist nur eine Routinebehandlung erforderlich: Absaugen von Mund und Nase, Abtrocknen, Wärmeschutz. **Erneute Apgar-Kontrolle nach 5 min.**

Bei stabilem Zustand wird das Neugeborene in eine warme Decke gehüllt und der Mutter gebracht bzw. nach Sectio caesarea aus dem Operationssaal in den Kreißsaal verlegt.

7.3 Leichte Neugeborenendepression

Diese Kinder haben wahrscheinlich kurz vor der Geburt eine leichte fetale Asphyxie, z. B. durch Medikamentenzufuhr an die Mutter, erlitten. Sie hypoventilieren oder sind apnoisch, reagieren aber meist auf kräftige Stimulation und über das Gesicht geleiteten Sauerstoff.

Praktisches Vorgehen:

- Zunächst die Atemwege frei machen. Nach Geburt des Kopfes: Mund und Nase vorsichtig absaugen. Anschließend das Kind auf dem Reanimationstisch unter den Wärmestrahler auf die Seite und in leichte Kopftief-Position bringen.
- Stimulation durch Abreiben des Körpers mit einem Tuch und vorsichtiges Beklopfen der Fußsohlen. Dann Maske über das Gesicht halten und Sauerstoff zuführen.
- Bei nur schwacher Reaktion über Babybeutel und Maske mit 80–100% Sauerstoff beatmen. Hat das Kind jedoch **mekoniumhaltiges Fruchtwasser aspiriert,** wird **sofort intubiert und abgesaugt.**
- Zyanotische Kinder mit höheren Apgar-Werten erhalten ebenfalls Sauerstoff.

Die meisten Kinder sind nach 5 min wohlauf. Weiteres Vorgehen dann, wie in Abschnitt 7.2 beschrieben.

7.4 Mäßige Neugeborenendepression

Diese Kinder sind meist zyanotisch und hypoventilieren, während die Herz-Kreislauf-Funktion gewöhnlich ausreicht. Diagnostisch hilfreich ist die Bestimmung von Säure-Basen-Status und Blutgasen aus Nabelarterien- oder Nabelvenenblut.

Praktisches Vorgehen:

- Atemwege frei machen, Wärmeschutz, Sauerstoff über das Gesicht leiten und Fußsohlen beklopfen.
- Steigt hierbei die Herzfrequenz nicht an, verschwindet die Zyanose nicht, und wird nicht innerhalb von 60 s eine ausreichende Atmung aufrechterhalten, so muss über Beutel und Maske mit Sauerstoff beatmet werden. Während der Maskenbeatmung wird der Kopf in neutraler Position gelagert.
- Hat das Kind noch nicht selbst geatmet, so ist die Beatmung über Maske meist schwierig: Ein großer Teil der Luft dringt in Magen und Därme ein. Dies führt zur Dilatation des Magens mit der Gefahr von Ruptur oder Erbrechen und Aspiration. Die Kinder **sollten endotracheal intubiert und beatmet werden.** Bei den ersten Beatmungshüben sollte das initiale Atemmuster des Neugeborenen nachgeahmt werden: Inspiration für 1–2 s anhalten. Der erforderliche Beatmungsdruck für die Entfaltung der Lungen liegt meist unter 30 cmH_2O.
- Steigt der Apgar-Index unter dieser Behandlung an, so ist die Prognose gut. Verschlechtert sich hingegen der Index, müssen weitere korrigierende Maßnahmen ergriffen werden (siehe Abschnitt 7.5).

7.5 Schwere Neugeborenendepression

Diese Kinder sind schwer asphyktisch: Sie atmen nicht, sind schlaff und blass und reagieren nicht oder nur gering auf Stimulation. Für sie gilt:

! Neugeborene mit schwerer Asphyxie müssen sofort, ohne jede Verzögerung, reanimiert werden.

7.5.1 Reanimation der Atmung

- Zunächst absaugen, Wärmeschutz und Beatmung über Beutel und Maske mit Sauerstoff, dann endotracheale Intubation.
- Apnoische Kinder primär intubieren: normale Neugeborene mit Tubus Größe 3,0 mm I.D., Frühgeborene mit Tubus Größe 2,5 mm I.D.

Technik der Intubation. Kopf in Neutral- bzw. Schnüffelposition bringen. Kleines oder mittelgroßes Laryngoskop mit Daumen und Zeigefinger der linken Hand halten; Mittel- und Ringfinger ergreifen das Kinn, während der kleine Finger auf das Zungenbein drückt. Durch den Druck wird der Kehlkopf nach hinten gegen den Ösophagus verschoben, so dass die Glottis intubationsgerecht eingestellt werden kann. Tubus maximal 2–3 cm über die Glottis hinaus vorschieben.

- Nach der Intubation die Lungen mit dosiert angepasstem Druck beatmen. Meist reichen Drücke zwischen 25 und 30 cmH$_2$O aus. Ist die Lunge jedoch sehr schlecht dehnbar, z.B. bei Lungenanomalien, so sind nicht selten Drücke bis maximal 45 cmH$_2$O erforderlich. Bei Verdacht auf eine Mekoniumaspiration müssen die Kinder vor der Beatmung endotracheal abgesaugt werden.
- Der **paO$_2$** sollte im Normbereich von **50–80 mmHg** liegen. Hohe arterielle Sauerstoffpartialdrücke müssen vor allem bei Frühgeborenen wegen der Gefahr der retrolentalen Fibroplasie vermieden werden.
- Die Wirksamkeit der Beatmung wird an folgenden Zeichen erkannt:
  — Der Brustkorb hebt sich beiderseits,
  — die Atemgeräusche sind beiderseits gleich laut,
  — die Herzfrequenz steigt an,
  — die Hautfarbe wird rosig.

Spricht das Neugeborene nicht sofort auf eine richtig durchgeführte Beatmung an, so besteht wahrscheinlich eine **schwere Azidose.**

7.5.2 Behandlung der Azidose

Die schwere Asphyxie des Neugeborenen geht immer mit einer erheblichen Azidose einher. Sie führt u.a. zur Herzinsuffizienz. Während die respiratorische Komponente der Azidose durch ausreichende Ventilation behandelt wird, muss die metabolische Komponente mit Puffersubstanzen korrigiert werden. Die Pufferung erfolgt am besten anhand der im Labor bestimmten Säure-Basen-Parameter, hingegen nur ausnahmsweise „blind".

Blindpufferung mit 2 mval/kg *Natriumbikarbonat* (4,2%) wird durchgeführt, wenn trotz ausreichender Beatmung mit Sauerstoff
— der Apgar-Index nach 2 min 2 oder weniger beträgt;
— der Apgar-Index nach 5 min 5 oder weniger beträgt.

Pufferung nach Säure-Basen-Werten. Bei schwerer Neugeborenenasphyxie sollte die metabolische Azidose möglichst immer anhand der Säure-Basen-Werte korrigiert werden, um eine „Überpufferung" zu vermeiden. Danach wird gepuffert, wenn
— der pH-Wert anfangs unter 7,0 liegt und der paCO$_2$ dabei normal ist;
— der pH-Wert trotz ausreichender Beatmung mit Sauerstoff nach 5 min unter 7,05 liegt.

! Eine leichte bis mäßige Azidose mit einem pH zwischen 7,05 und 7,30 und einem Basendefizit von 5–15 mval/l bedarf gewöhnlich keiner Pufferbehandlung.

Die Korrektur erfolgt anhand des kalkulierten Basendefizits mit Natriumbikarbonat oder Trispuffer.

Die erforderliche Dosis **Natriumbikarbonat** kann nach folgender Formel errechnet werden:

$$\text{mval Bikarbonat} = \frac{\text{Geburtsgewicht (kg)}}{3} \times \frac{\text{Basendefizit (mval/l)}}{2}$$

Die 8,4%ige Natriumbikarbonat-Lösung (1 ml = 1 mval) wird im Verhältnis 1:1 mit Aqua dest. verdünnt. Der Puffer muss **langsam** injiziert werden: Die Injektionsgeschwindigkeit beträgt maximal 1 mval/kg/min.

Nebenwirkungen: Hypernatriämie, Hyperosmolarität, Hirnblutungen.

Die Puffersubstanzen werden über einen Katheter injiziert.

Die Katheterisierung eines der Nabelgefäße unter sterilen Bedingungen mit einem 3F- oder 5F-Katheter ist indiziert, wenn sich der Zustand des Neugeborenen trotz der Reanimationsmaßnahmen nicht innerhalb weniger Minuten bessert. Die Katheterisierung ermöglicht die Bestimmung von Blutgasen und Säure-Basen-Parametern sowie anderer Laborwerte und die Zufuhr von Medikamenten und Infusionen.

Katheterisierung der Nabelarterie. Zunächst wird der Nabelstumpf mit einer Klemme hochgehalten und einschließlich des Abdomens desinfiziert, dann 1–2 cm oberhalb der Basis mit einem Skalpell glatt durchtrennt und zwischen den Fingern einer Hand festgehalten. Nun wird eine der Arterien mit einem gebogenen Instrument dilatiert und ein 3,5- oder 5F-Katheter unter sterilen Bedingungen in das Gefäß eingeführt und so weit vorgeschoben, bis Blut aspiriert werden kann. Danach weiteres Vorschieben um etwa 2 cm: Der Katheter liegt nun etwa in Höhe der Aortenbifurkation unterhalb der Eingeweidearterien. Lässt sich der Katheter nicht vorschieben, so kann die andere Arterie verwendet werden.

Die Katheterisierung der Arterien ist nicht ganz einfach und sollte daher nur vom Geübten durchgeführt werden.

Der *Vorteil* der arteriellen Kanülierung besteht darin, dass arterielles Blut für Blutgasanalysen entnommen und außerdem Medikamente und hypertone Infusionslösungen gefahrloser infundiert werden können als über die Nabelvene.

Komplikationen: periphere Ischämie, periphere Nekrosen, insbesondere nach Zufuhr hyperosmolarer Lösungen und gewebereizender Pharmaka, arterielle Thrombose, Embolie, Nabelinfektion.

Katheterisierung der Nabelvene. Zunächst Vorbereitung des Nabelstumpfs wie oben beschrieben. Dann Dilatation des Gefäßes und Einführen des Katheters um 3–5 cm unter schraubender Bewegung. Anschluss des Katheters an einen Druckaufnehmer und weiteres Vorschieben unter Kontrolle der Druckwerte. Der Katheter wird über den Ductus venosus in die untere Hohlvene und von dort in die obere Hohlvene vorgeschoben. Absinken des Drucks bei Inspiration zeigt die richtige Lage an. Liegt der Katheter in einer abdominalen Vene, so steigt der Druck während der Inspiration an. Dann muss die Lage korrigiert werden; keinesfalls darf der Katheter in einer Lebervene liegen bleiben (Röntgenkontrolle!). Die Injektion von Luft über den Katheter muss ebenfalls wegen der häufig noch vorhandenen Shuntverbindungen zum arteriellen Kreislauf unbedingt vermieden werden.

Komplikationen: Fehllage in der V. portae; Thrombenbildung, Phlebitis, Infektion, Perforation in das Lebergewebe, portale Hypertension (Spätkomplikation).

7.5.3 Behandlung von Hypovolämie, Hypoglykämie und Hypokalzämie

Hypovolämischer Schock. Eine schwere intrauterine Asphyxie führt bei den meisten Kindern zu Hypovolämie und Schock. Hiermit ist vor allem zu rechnen bei der Ruptur von Plazenta- oder Nabelschnurgefäßen, schwieriger Steißgeburt und Nabelschnurkompression.

Die Zeichen des Schocks sind:
— Blasse, kalte Extremitäten,
— schwache oder fehlende Pulse,
— Tachykardie,
— Tachypnoe.

Der Schockzustand ist häufig larviert, weil die Gefäße kontrahiert sind und der Blutdruck zunächst normal bleibt. Nach Korrektur der Azidose fällt der Blutdruck ab. Meist bleibt der Blutdruckabfall aber unbemerkt, weil beim Neugeborenen die Blutdruckmessung nicht routinemäßig durchgeführt wird. Blutdruckabfall kann auch durch **Hypoglykämie** (Blutzucker unter 20 mg/dl), **Hypokalzämie** oder **Pneumothorax** bedingt sein.

Diagnostik:
— Blutgase,
— Säure-Basen-Parameter,
— Hämatokrit,
— Blutzucker,
— Kalzium,
— Blutdruck,
— evtl. Röntgenbild.

Behandlung. Der hypovolämische Schock wird durch Volumenzufuhr behandelt:
— Bluttransfusion, evtl. auch Plazentablut;
— 1–2 g/kg salzarmes Humanalbumin; 5–10 ml/kg isotone Kochsalzlösung, wenn kein Blut verfügbar, je nach Wirkung wiederholt.

(Nicht selten wird das Ausmaß des Volumenmangels unterschätzt!)

Hypoglykämie. Hypoglykämie führt zum Abfall von Herzzeitvolumen und Blutdruck, in schweren Fällen zu Krämpfen und Apnoe. Therapie rezidivierender Hypoglykämien:
— 5–10 ml/kg Glukose 10% langsam injizieren, initial 3–5 ml/kg.

7.5.4 Kardiale Reanimation

Extrathorakale Herzkompression ist erforderlich, wenn
— keine Herztöne zu hören sind,
— nach 15–30 s die Herzfrequenz trotz ausreichender Beatmung mit Sauerstoff unter 100/min liegt.

Technik. Vor Beginn der externen Herzkompression wird das Kind endotracheal intubiert. Weiteres Vorgehen:
— Beide Daumen, wie in ▶ Abbildung 38-2 gezeigt, zwischen unterem und mittlerem Sternumdrittel bzw. eine Fingerbreite unterhalb der Intermamillarlinie aufsetzen (siehe Kap. 34). Die übrigen Finger umschließen nach hinten den Thorax und dienen als Widerlager.
— Das Sternum für die Kompression des Herzens jeweils 1 bis 2,5 cm tief eindrücken; dabei kontinuierlich weiterbeatmen.

> **Kardiopulmonale Reanimation des Neugeborenen:**
> — Herzkompression: 100–150/min
> — Beatmung: 40/min

Die Wirksamkeit der kardiopulmonalen Reanimation wird an folgenden Zeichen erkannt:
— Die Hautfarbe des Stamms wird rosig,
— die Pulse der großen Arterien sind tastbar,
— die Pupillen werden mittelweit oder eng (unzuverlässiges Zeichen).

Medikamentöse Wiederbelebung. Führt die Herzkompression nicht innerhalb von 30–60 s zur spontanen Herzaktion (> 80/min), so werden kardiovaskuläre Medikamente eingesetzt: Dies sind die gleichen Substanzen wie bei der Erwachsenen-Reanimation (siehe Kap. 34). Fehlerhafte Anwendung und Dosierung sind jedoch beim Neugeborenen besonders gefährlich.

Adrenalin (0,1 bis 0,3 ml/kg der 1:10000-Lösung) kann endotracheal über den Tubus oder intravenös zugeführt werden. Wenn erforderlich, Injektion etwa alle 5 min wiederholen. Kinder von drogenabhängigen Müttern sollten außerdem Naloxon erhalten. Eine schwere Azidose sollte durch Zufuhr von Natriumbikarbonat 4,2% – je nach pH-Wert bzw. Base excess – behandelt werden (mit 2 mval/kg über mindestens 2 min infundiert). Bei akuten Blutungen oder Zeichen der Hypovolämie muss Volumen zugeführt werden, z.B. Humanalbumin 5%ig oder 0,9%ige NaCl-Lösung, bei Bedarf auch Blut (meist 10–20 ml/kg). Tritt eine spontane Herzaktion auf, bleibt die Herzfrequenz jedoch unter 100/min, so kann **Atropin,** 0,01 bis 0,02 mg/kg, zugeführt werden, bei niedrigem Herzzeitvolumen **Dopamin.**

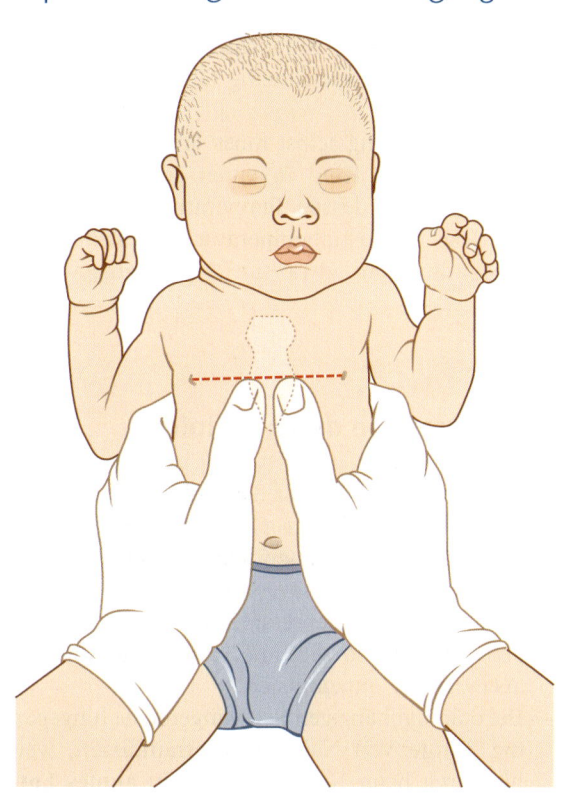

Abb. 38-2 Extrathorakale Herzkompression. Der Kompressionspunkt befindet sich zwischen dem unteren und mittleren Sternumdrittel.

8 Spezielle Neugeborenenversorgung

8.1 Mekoniumaspiration

Die Mekoniumaspirationspneumonitis gehört zu den häufigsten respiratorisch bedingten Todesursachen beim reifen Neugeborenen. Eine besondere Gefährdung besteht bei Plazentainsuffizienz mit fetaler Hypoxie während der Geburt sowie bei Übertragung. Ist das Fruchtwasser mit Mekonium gefärbt, nimmt das Risiko der Aspiration weiter zu.

! Alle Neugeborenen mit zähem („erbsensuppenartigem") Fruchtwasser sollten sofort nach der Geburt und möglichst vor dem ersten Atemzug endotracheal abgesaugt werden.

Praktisches Vorgehen:
— Ist das Fruchtwasser mit zähem Mekonium gefärbt, werden Mund und Nase bei Geburt des Kopfes *vor* Entwicklung des Körpers abgesaugt.
— Schreit oder atmet das Neugeborene nach Geburt und Abklemmen der Nabelschnur nicht oder bestehen die Zeichen der Ateminsuffizienz, so wird es sofort intubiert und endotracheal abgesaugt. Hierbei dient der Tubus als Absaugkatheter für das zähe Mekonium. Nach dem Absaugen wird der Tubus unter Sog herausgezogen.
— Während des Absaugvorgangs muss die Herzfrequenz kontinuierlich überwacht werden. Bei Frequenzabfall unter 100/min Absaugen unterbrechen und spontan atmen lassen oder beatmen, wenn apnoisch.
— Atmet das Neugeborene bereits vor der Intubation spontan, wird nach Absaugen von Mund und Nase sowie einigen Atemzügen mit Sauerstoffzufuhr endotracheal intubiert und mit Kochsalzlösung gespült.
— Ist das Aspirat klar, wird der Magen abgesaugt, und der Endotrachealtubus wird anschließend während der Inspiration entfernt.

Klinisch muss beachtet werden: Mekoniumaspiration geht gehäuft mit **Pneumothorax** und **Pneumomediastinum** einher.

8.2 Unterkühlung

Bereits ausgekühlte Neugeborene sind meist azidotisch und müssen mit Puffersubstanzen behandelt werden. Da viele Kinder außerdem hypoglykämisch sind, sollte gleichzeitig Glukose infundiert werden.

Die Aufwärmung selbst muss langsam erfolgen. Hierzu wird das Kind in einen servoregulierten Inkubator gelegt, dessen Temperatur zunächst nur 2–3 °C über die Rektaltemperatur eingestellt wird. Pro Stunde sollte etwa um 1,5 °C aufgewärmt werden.

8.3 Depression durch Opioide

Hat die Schwangere unter der Geburt Opioide erhalten oder besteht eine Opioidabhängigkeit, so kann beim Neugeborenen eine Atemdepression vorliegen.
— Beruht die Atemdepression auf Überdosierung eines Opioids, so wird mit **Naloxon,** 0,01 mg/kg als i.v. Bolus, antagonisiert.
— Bei opioidabhängigen Schwangeren ist hingegen die Zufuhr von Naloxon kontraindiziert, weil hierdurch beim Neugeborenen ein **akutes Entzugssyndrom** ausgelöst werden kann.

8.4 Magnesiumintoxikation

Ist die Schwangere wegen einer Eklampsie mit Magnesium behandelt worden, so kann beim Neugeborenen eine **Hypermagnesiämie** mit folgenden klinischen Zeichen bestehen:
— Rosige Haut bei peripherer Vasodilatation,
— schlaffer Muskeltonus,
— niedriger Blutdruck.
Als Antidot wird **Kalziumchlorid** injiziert.

8.5 Lokalanästhetikumintoxikation

Eine Intoxikation mit Lokalanästhetika kann beim Neugeborenen auftreten, wenn bei der Schwangeren hohe Blutspiegel, z. B. durch Überdosierung oder intravasale Injektion, erreicht wurden. Es bestehen folgende Zeichen:
— Bradykardie,
— niedriger Blutdruck,
— Apnoe,
— schlaffer Muskeltonus,
— Krämpfe.
Behandlung: Reanimation, Magenspülung, Austauschtransfusion.

8.6 Pneumothorax

Ein Pneumothorax bei normaler Lunge ist meist durch exzessive Überdruckbeatmung bedingt. Andere Formen: Spontanpneumothorax, Pneumothorax bei Mekoniumaspiration, Zwerchfellhernie, Lungenhypoplasie.

Klinische Zeichen:
— Flache Atmung,
— Thorax in Inspirationsstellung,
— Zyanose,
— abgeschwächtes Atemgeräusch,
— hypersonorer Klopfschall,
— bei Spannungspneumothorax: Blutdruckabfall, Bradykardie, Vorwölbung des Abdomens.

Diagnose: Durchleuchten des Thorax mit einer Kaltlichtlampe: bei Pneumothorax Aufleuchten über der gesamten betroffenen Thoraxhälfte. Außerdem: Röntgenbild des Thorax.

Bei **Spannungspneumothorax:** sofort Punktion im 2. Interkostalraum (Medioklavikularlinie) und Aspiration. Danach Thoraxdrainage und Anschluss an Sog.

Literatur

Berufsverbände Deutscher Anästhesisten und Gynäkologen: Vereinbarung über die Zusammenarbeit in der operativen Gynäkologie und in der Geburtshilfe. Anästh Intensivmed 29:143–146, 1988.

Janvier A, Barrington KJ: The ethics of neonatal resuscitation at the margins of viability: informed consent and outcomes. J Pediatr 2005 Nov;147(5):579–85.

Kattwinkel J, Niermeyer S, Nadkarnie V, et al.: Resuscitation of the newly born infant. ILCOR Advisory Statement. Circulation 99:927–1938, 1999.

Martin RJ, Walsh MC, Carlo WA: Reevaluating neonatal resuscitation with 100% oxygen. Am J Respir Crit Care Med 2005 Dec 1;172(11):1360–1

Mercurio MR: Physicians' refusal to resuscitate at borderline gestational age. J Perinatol 2005 Nov;25(11): 685–9.

Oddie S, Wyllie J, Scally A: Use of self-inflating bags for neonatal resuscitation. Resuscitation 2005 Oct; 67(1): 109–12.

O'Donnell CP, Kamlin CO, Davis PG, Morley CJ: Feasibility of and delay in obtaining pulse oximetry during neonatal resuscitation. J Pediatr 2005 Nov; 147(5):698–9.

Paris JJ: What standards apply to resuscitation at the borderline of gestational age? J Perinatol 2005 Nov; 25(11):683–4.

Vento M, Sastre J, Asensi MA, Vina J: Room-air resuscitation causes less damage to heart and kidney than 100% oxygen. Am J Respir Crit Care Med 2005 Dec 1;172(11):1393–8.

39

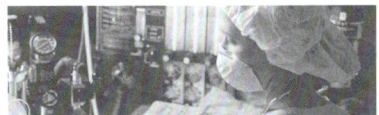

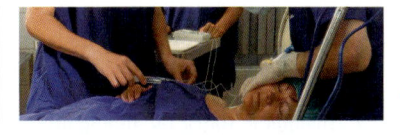

Anästhesie bei Kindern

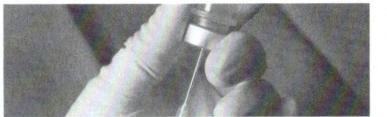

Inhaltsübersicht

1 Einführung 1082

2 Anatomische und physiologische Grundlagen 1083
2.1 Atmungssystem 1083
  2.1.1 Respirationstrakt 1083
  2.1.2 Atemphysiologie 1084
  2.1.3 Atemstörungen beim Neugeborenen .. 1085
2.2 Herz-Kreislauf-System 1086
  2.2.1 Neugeborene 1086
  2.2.2 Herzfrequenz 1086
  2.2.3 Blutdruck 1086
  2.2.4 Herzzeitvolumen 1087
  2.2.5 Blutvolumen 1087
2.3 Blut 1087
2.4 Temperaturregulation 1087
2.5 Energiestoffwechsel 1088
  2.5.1 Reaktion auf Hypoxie 1088
2.6 Flüssigkeitsgleichgewicht 1088
2.7 Säure-Basen-Haushalt 1089

3 Pharmakologische Besonderheiten 1089
3.1 Aufnahme bzw. Absorption von Pharmaka ... 1090
3.2 Verteilung 1090
3.3 Metabolismus 1090
3.4 Einzelne Substanzen 1090
  3.4.1 Barbiturate 1090
  3.4.2 Propofol 1091
  3.4.3 Opioide 1091
  3.4.4 Benzodiazepine 1092
  3.4.5 Ketamin 1092
  3.4.6 Inhalationsanästhetika 1092
  3.4.7 Atropin 1092
  3.4.8 Muskelrelaxanzien 1092

4 Praxis der Kinderanästhesie 1093
4.1 Narkosevorbereitung 1093
  4.1.1 Psychologische Vorbereitung ... 1093
4.2 Narkosevisite 1094
  4.2.1 Klinische Einschätzung 1094
4.3 Prä- und postoperative Nahrungskarenz .. 1096
4.4 Prämedikation 1096
  4.4.1 Keine Prämedikation 1096
  4.4.2 Benzodiazepine 1097
  4.4.3 Andere Substanzen 1097
  4.4.4 Basisnarkose 1098
4.5 Wahl des Narkoseverfahrens 1098
4.6 Inhalationsanästhesie 1098
  4.6.1 Sevofluran 1099
  4.6.2 Isofluran 1100
  4.6.3 Desfluran 1100
  4.6.4 Halothan 1101
  4.6.5 Lachgas 1101
4.7 Intravenöse Anästhesie 1101
4.8 Muskelrelaxanzien 1102
  4.8.1 Mivacurium 1102
  4.8.2 Vecuronium und Rocuronium ... 1103
  4.8.3 Atracurium und Cis-Atracurium . 1103
  4.8.4 Pancuronium 1103
  4.8.5 Succinylcholin 1103
4.9 Narkosezubehör 1104
  4.9.1 Narkosemasken und Beatmungsbeutel ... 1105
  4.9.2 Guedel-Tuben 1105
  4.9.3 Endotrachealtuben 1105
  4.9.4 Laryngoskope 1106
  4.9.5 Narkosesysteme 1106
  4.9.6 Blutdruckmanschetten 1107
  4.9.7 Magensonden 1107
  4.9.8 Blasenkatheter 1107
4.10 Überwachung während der Narkose ... 1107
4.11 Narkoseeinleitung 1108
  4.11.1 Einleitung per Inhalation 1108
  4.11.2 Intravenöse Einleitung 1108
  4.11.3 Intramuskuläre Einleitung 1109
  4.11.4 Rektale Einleitung 1109
4.12 Venöser Zugang 1110
  4.12.1 Venenkanülen 1110
  4.12.2 Zentrale Venenkatheter 1110
4.13 Arterielle Kanülierung 1111
4.14 Endotracheale Intubation 1111
  4.14.1 Intubationsschwierigkeiten 1113
  4.14.2 Fiberendoskopische Intubation . 1114
4.15 Larynxmaske 1115
  4.15.1 Einführen der Larynxmaske 1116
  4.15.2 Intraoperative Komplikationen . 1116
  4.15.3 Wann soll die Maske entfernt werden? 1117
  4.15.4 Larynxmaske bei schwierigem Atemweg ... 1117
4.16 Aufrechterhaltung der Narkose 1117
4.17 Beatmung während der Narkose 1117
4.18 Wärmeschutz 1118
4.19 Intraoperative Flüssigkeitszufuhr 1118
  4.19.1 Präoperative Dehydratation ... 1119
  4.19.2 Ersatz von Blutverlusten 1119
4.20 Intraoperative Komplikationen bei Neugeborenen und Kleinkindern 1120
4.21 Narkoseausleitung und Extubation 1120

5 Regionalanästhesie bei Kindern 1120
5.1 Indikationen und Kontraindikationen .. 1121
5.2 Lokalanästhetika 1121

1081

5.3	Allgemeines Vorgehen	1122	8.2.2 Vorbereitungen	1131
5.4	Obere Plexusblockaden	1122	8.2.3 Narkose	1131
5.5	Kaudalanästhesie	1123	8.3 Besonderheiten bei Frühgeborenen	1132
5.6	Peniswurzelblock	1123	8.4 Spezielle Operationen	1132
5.7	Inguinalis-Block (N. ilioinguinalis und N. iliohypogastricus)	1124	8.4.1 Omphalozele und Gastroschisis	1132
5.8	Blockaden der unteren Extremität	1125	8.4.2 Kongenitale Zwerchfellhernie	1133
5.9	Lumbale und thorakale Periduralanästhesie	1125	8.4.3 Nekrotisierende Enterokolitis	1133
5.10	Spinalanästhesie	1125	8.4.4 Ösophagusatresie und tracheoösophageale Fistel	1133
			8.4.5 Kongenitales lobäres Emphysem	1134
6	**Postoperative Überwachung und Schmerzbehandlung**	**1126**	8.4.6 Meningomyelozele und Meningozele	1134
6.1	Überwachung	1126	8.4.7 Pylorusstenose	1134
6.2	Schmerzreaktionen	1126		
6.3	Medikamentöse Schmerzbehandlung	1127	**9 Ambulante Anästhesie**	**1135**
	6.3.1 Auswahl der Medikamente	1127	9.1 Auswahlkriterien für ambulante Eingriffe	1135
	6.3.2 Nicht-Opioid-Analgetika	1127	9.1.1 Vorbestehende Erkrankungen	1135
	6.3.3 Opioide	1128	9.1.2 Untere Altersgrenze	1135
			9.1.3 Eingriffe	1135
7	**Sedierung und Analgesie außerhalb des Operationssaals**	**1128**	9.2 Präoperative Diagnostik	1135
7.1	Definitionen	1128	9.3 Psychologische Vorbereitung	1136
7.2	Risiken der Sedierung	1129	9.4 Anästhesiologisches Vorgehen	1136
7.3	Substanzen für die Sedierung	1129	9.4.1 Nahrungskarenz	1136
7.4	Überwachung während der Sedierung	1130	9.4.2 Prämedikation	1136
7.5	Sedierung bei Computertomographie (CT) oder Kernspintomographie (MRT)	1130	9.4.3 Narkoseeinleitung	1136
			9.4.4 Aufrechterhaltung der Narkose	1137
			9.4.5 Einsatz der Larynxmaske	1137
8	**Anästhesie bei Neugeborenen**	**1130**	9.4.6 Flüssigkeitszufuhr	1137
8.1	Definitionen	1130	9.4.7 Postoperative Analgesie	1137
8.2	Praktisches Vorgehen bei der Narkose	1130	9.4.8 Übelkeit und Erbrechen	1137
	8.2.1 Transport des Neugeborenen	1130	9.4.9 Entlassungskriterien	1138
			9.4.10 Stationäre Aufnahme	1138
			Literatur	1138

1 Einführung

Die Größe ist der äußerlich auffälligste Unterschied zwischen Kindern und Erwachsenen (▶ Abb. 39-1). Kinder sind jedoch nicht nur ein verkleinertes Abbild der Erwachsenen. Vielmehr bestehen zwischen ihnen bedeutsame anatomische, physiologische, biochemische und psychologische Unterschiede, die umso ausgeprägter sind, je kleiner das Kind ist. Hieraus ergeben sich zahlreiche Besonderheiten für das anästhesiologische Vorgehen bei Kindern, die sorgfältig beachtet werden müssen. Es hat sich gezeigt, dass Kinder (insbesondere Kleinkinder) ein deutlich **höheres Narkoserisiko** aufweisen als Erwachsene: In einer prospektiven Untersuchung von Tiret et al. aus dem Jahr 1988 betrug die Häufigkeit anästhesiebedingter Herzstillstände bei Kleinkindern 19 pro 10 000 Narkosen und bei Kindern 2,1 pro 10 000 Narkosen. Häufigste Ursachen waren respiratorische Probleme, insbesondere eine Verlegung der Atemwege und die pulmonale Aspiration. In einer neuen Untersuchung von Morray et al. wird die Häufigkeit anästhesiebedingter Herzstillstände mit 1,4 pro 10 000 Narkosen angegeben, davon 26% mit tödlichem Ausgang. Am häufigsten waren Kinder im ersten Lebensjahr betroffen, des Weiteren Kinder mit schweren Grundleiden. Notfalleingriffe und schwere Grunderkrankung trugen am häufigs-

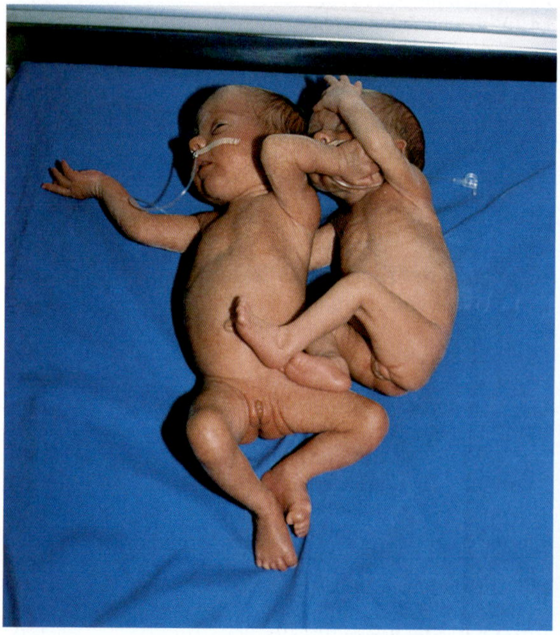

Abb. 39-1 Aller Anfang ist klein.

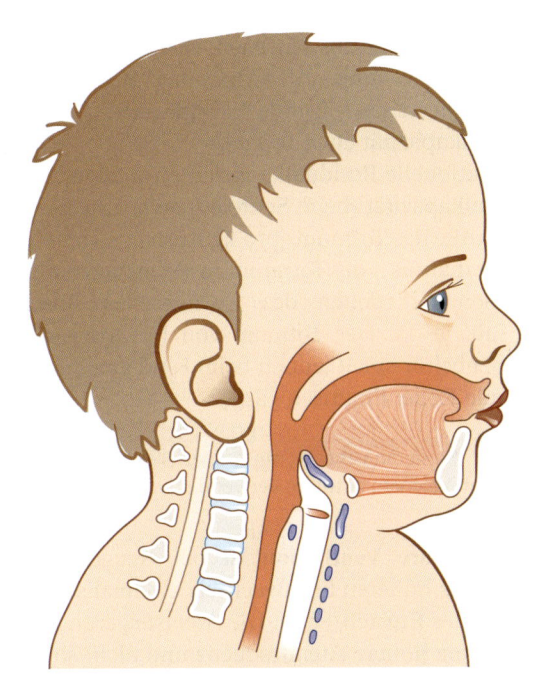

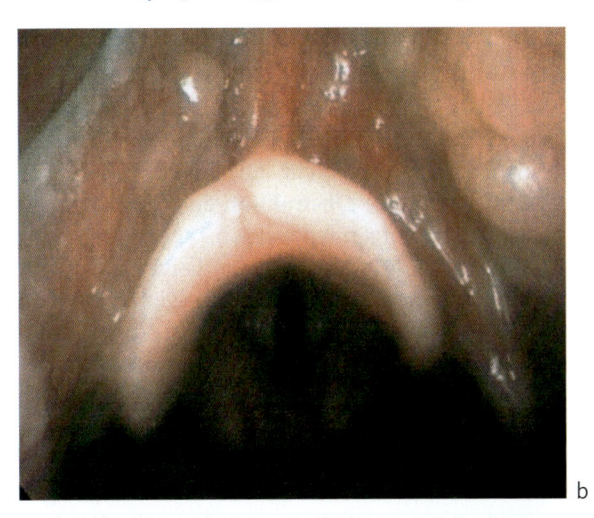

Abb. 39-2a bis c Anatomische Besonderheiten am kindlichen Respirationstrakt.
a) Beim Neugeborenen: enge Nasenwege, große Zunge, hochstehender Kehlkopf, U-förmige Epiglottis, enge Stimmritze, kurze Trachea.
b) und c) Glottis beim Kleinkind.

ten zum letalen Ausgang bei. Ein schlechter präoperativer Ausgangsstatus, der nicht ausreichend optimiert wurde, spielt bei der anästhesiebedingten Mortalität ebenfalls eine wesentliche Rolle, außerdem die Unerfahrenheit des Anästhesisten.

Weitere wichtige Ursachen:
— mangelhafte Ausrüstung (besonders bei Kindern < 2 Jahren),
— pulmonale Aspiration,
— Dämpfung der Herz-Kreislauf-Funktion durch Überdosierung von Anästhetika, insbesondere von Halothan,
— Atemdepression bzw. Apnoe,
— Verlegung der Atemwege,
— ungenügende Überwachung.

2 Anatomische und physiologische Grundlagen

2.1 Atmungssystem

Die Unterschiede im Atmungssystem von Kindern und Erwachsenen sind für die Narkose von besonderer Bedeutung. Sie betreffen nicht nur die Anatomie des Respirationstrakts, sondern auch die Atemphysiologie.

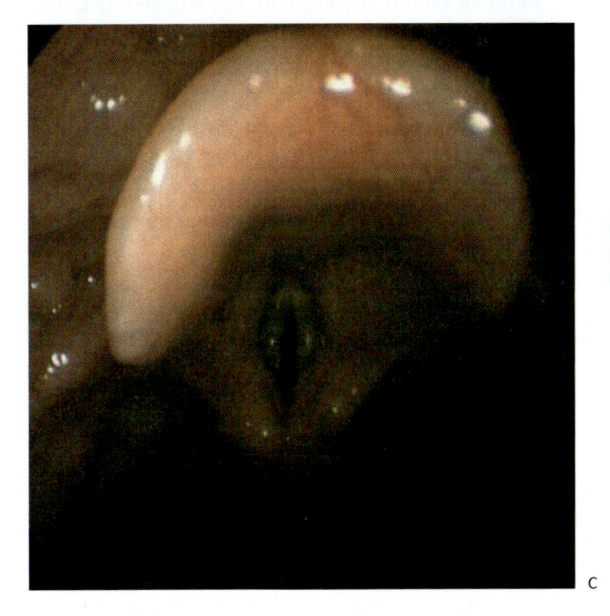

2.1.1 Respirationstrakt

Für die pädiatrische Narkosepraxis sind einige anatomische Besonderheiten wichtig, die am deutlichsten beim Neugeborenen ausgeprägt sind (▶ Abb. 39-2a bis c):
— Der Kopf ist relativ groß, der Hals kurz.
— Nasenwege, Stimmritze, Ringknorpel und Trachea sind eng. Sie können bereits durch geringe Schwellung so verlegt werden, dass die Atmung behindert wird. Schwellung der Nasenschleimhaut kann bei den obligatorisch durch die Nase atmenden Neugeborenen zu respiratorischen Störungen führen.
— Die Zunge ist groß und erschwert die endotracheale Intubation.

- Der Kehlkopf von Kindern steht höher als bei Erwachsenen. Die Epiglottis ist relativ lang und U-förmig. Die **engste Stelle** befindet sich im Bereich des **Ringknorpels,** dessen lockere Schleimhaut besonders leicht anschwillt. Hierdurch kann rasch eine **Obstruktion der Atemwege mit Stridor** hervorgerufen werden.
- Die Trachea ist kurz: ca. 4 cm beim Neugeborenen und ca. 5,7 cm beim 8-jährigen Kind (von den Stimmbändern bis zur Karina); der Durchmesser ist relativ klein: ca. 6 mm beim Neugeborenen und 11 mm beim 4-jährigen Kind. Diese geringen Dimensionen müssen bei der endotrachealen Intubation sorgfältig beachtet werden.
- Rechter und linker Hauptbronchus entspringen beide in einem Winkel von 55° von der Trachea. Einseitige endobronchiale Intubation ist daher nicht nur rechts, sondern auch links leicht möglich.
- Der Hustenreflex ist unvollkommen ausgebildet. Hierdurch wird die Aspirationsgefahr vergrößert, die endotracheale Intubation am wachen Neugeborenen hingegen erleichtert.

2.1.2 Atemphysiologie

Kontrolle der Atmung. Die biochemische Kontrolle der Atmung unterscheidet sich beim Neugeborenen nicht wesentlich von der des Erwachsenen: Anstieg des $paCO_2$ und/oder Abfall des paO_2 steigern die Atmung; die $paCO_2$- und paO_2-Werte liegen jedoch niedriger als beim Erwachsenen. Die **Reaktion auf Hypoxie** hängt vom Alter des Kindes ab: In der ersten Lebenswoche wird die Atmung bei Hypoxie nur gesteigert, wenn die Körpertemperatur im Normbereich liegt. Besteht jedoch eine *Hypothermie*, fehlt die Atemreaktion auf Hypoxie. Nach Ablauf der ersten Lebenswoche normalisiert sich die Hypoxiereaktion.

Die Atmung des Neugeborenen ist gewöhnlich *unregelmäßig;* beim **Frühgeborenen** tritt die Unregelmäßigkeit des Atemmusters häufiger auf und ist auch stärker ausgeprägt. Eine *periodische Atmung,* gekennzeichnet durch rasche Atemzüge im Wechsel mit apnoischen Phasen von 5–10 s Dauer, wird ebenfalls nicht selten innerhalb der ersten 6 Lebenswochen beobachtet.

Atemstillstände von mehr als 10 s Dauer, verbunden mit einem Abfall des paO_2 sowie Bradykardie und Zyanose, treten bei einigen Frühgeborenen auf und können zu erhöhter Morbidität und Mortalität führen.

Lungenvolumina. Die Lungenvolumina von Kleinkindern entsprechen, auf die Körperoberfläche bezogen, denen der Erwachsenen, ebenso die funktionellen Unterteilungen der Volumina. Beim **Neugeborenen** bestehen folgende **Normalwerte:**
- Totalkapazität etwa 160 ml,
- funktionelle Residualkapazität etwa 80 ml,
- Vitalkapazität (beim Schreien) etwa 120 ml.

Die Größe des Totraums pro kg Körpergewicht und das Verhältnis von Totraum zu Atemzugvolumen stimmen mit denen des Erwachsenen überein (▶ Tab. 39-1). Der Totraum von Narkosegeräten und -zubehör spielt jedoch beim Kind eine herausragende Rolle. Praktisch gilt:

! In der Kinderanästhesie muss spezielles Zubehör mit kleinstmöglichem Totraum verwendet werden.

Die **alveoläre Ventilation** ist bei Neugeborenen wegen des höheren Stoffwechsels zweimal so hoch wie die des Erwachsenen. Die Atemsteigerung wird durch eine höhere Atemfrequenz und nicht so sehr durch vertiefte Atmung erreicht. Das Verhältnis von alveolärer Ventilation zu funktioneller Residualkapazität beträgt beim Neugeborenen 5:1, beim Erwachsenen hingegen 1,5:1. Es gilt:

Die **funktionelle Residualkapazität** ist bei Neugeborenen als Puffer gegenüber Schwankungen der Atemgas- und Anästhetikakonzentrationen weniger effektiv als beim Erwachsenen; entsprechend rascher übertragen sich diese Veränderungen auf die arteriellen Blutgaswerte und Anästhetikumkonzentrationen im Blut.

Außerdem kann die funktionelle Residualkapazität, wie beim Erwachsenen, durch Operation, Narkose, Lagerung, Aufblähung des Abdomens und bestimmte Krankheiten abnehmen. Die Abnahme der funktionellen Residualkapazität wiederum kann zu folgenden Störungen führen:
- Verschluss der kleinen Atemwege,
- ungleichmäßige Verteilung der Atemluft,
- Störungen des Ventilations-/Durchblutungsverhältnisses,
- Hypoxie.

In Tabelle 39-1 sind wichtige Atemwerte von Neugeborenen und Erwachsenen zusammengestellt.

Atemmechanik. Die **Lungencompliance** von Kleinkindern ist nach neueren Untersuchungen relativ hoch, d. h., die elastische Retraktionskraft der Lunge ist gering. Im Verlauf der weiteren Entwicklung nehmen die Lungencompliance schrittweise bis zum Erreichen der vollen Lungenreife (zwischen 16 und 20 Jahren) ab und die elastische Retraktionskraft zu.

Die **Compliance des Brustkorbs** ist beim Neugeborenen sehr hoch, so dass zur Dehnung nur gerin-

2 Anatomische und physiologische Grundlagen

Tab. 39-1 Atemwerte von Neugeborenen und Erwachsenen

Parameter	Neugeborene	Erwachsene
Atemfrequenz f (1/min)	40–60*	12–16
Atemzugvolumen V_T (ml/kg)	6	7
Totraum V_D (ml/kg)	2,2	2,2
V_D/V_T	0,3	0,3
$paCO_2$ (mmHg)	32–35	35–44
paO_2 (mmHg)	40–80	65–105

* Frühgeborene f = 50–70/min

ge Kräfte erforderlich sind; Lungencompliance und totale Compliance sind somit beim Neugeborenen nahezu identisch. Mit zunehmendem Alter nimmt die Compliance des Brustkorbs ab.

Die Compliance der Lunge wird gewöhnlich vermindert, wenn die Lungenvolumina abnehmen, z. B. bei Atelektasen, Lungentumoren, Lungenresektion, oder die Oberflächenkräfte zunehmen, z. B. beim Atemnotsyndrom, oder die elastischen Retraktionskräfte pathologisch erhöht sind, z. B. bei interstitieller Lungenfibrose.

Bei der Ventilation müssen außerdem die **Widerstände der Atemwege** und die viskösen Widerstände des Lungengewebes überwunden werden; diese Widerstände sind nur wirksam, wenn die Lunge sich bewegt. Der Widerstand gegen die Luftströmung (R) wird als Druck (p) pro Flow (V) angegeben; die Einheit ist $cmH_2O/l/s$. Nach dem Hagen-Poiseuille-Gesetz hängt bei laminarer Luftströmung der Widerstand ganz entscheidend vom *Durchmesser* der Atemwege ab. Bei **Kleinkindern** mit ihren Atemwegen geringen Durchmessers ist daher der absolute Atemwiderstand höher als bei größeren Kindern und Erwachsenen. Praktisch gilt:

Bereits geringe Schwellungen oder Sekretansammlungen in den Atemwegen können bei Kleinkindern zu einer erheblichen Obstruktion und Zunahme des Atemwiderstandes führen, so z. B. bei akuter Epiglottitis oder Laryngotracheobronchitis.

Der **totale Atemwiderstand** setzt sich zu etwa zwei Dritteln aus dem Widerstand zwischen Beginn der Luftwege und Trachea zusammen, der restliche Anteil entfällt hauptsächlich auf den Widerstand in den großen, zentralen Atemwegen; der Anteil der kleinen Atemwege macht nach Untersuchungen von Macklem und Mead lediglich etwa 10% aus. Eine Zunahme des Atemwiderstandes, z. B. durch Sekrete, Entzündung, Bronchospasmus, Fremdkörper oder Anästhesiezubehör, erhöht die Atemarbeit des Kindes und kann zu respiratorischer Insuffizienz führen.

Die **Atemarbeit** wird von den Atemmuskeln geleistet. Bei normaler ruhiger Atmung sind nur die Inspirationsmuskeln tätig, die Exspiration erfolgt passiv aufgrund der elastischen Retraktionskraft der Lunge. Hauptmuskel der Atmung ist das *Zwerchfell*, Hilfsmuskeln werden vor allem bei angestrengter Inspiration eingesetzt, die Bauchmuskeln bei forcierter Exspiration. Die erforderliche Muskelkraft hängt von der Lungencompliance und dem Atemwiderstand ab. Beim Kind erfolgt die pulmonale Ventilation mit geringem Energieverbrauch bei hohen Frequenzen. Bei **Frühgeborenen** ist die Atemmuskulatur schwach und der Thorax sehr nachgiebig. Hierdurch kann, besonders wenn die Lungencompliance wie beim *Atemnotsyndrom* pathologisch erniedrigt ist, die Ventilation erheblich beeinträchtigt werden.

Surfactant. Die Innenwände der Alveolen sind mit oberflächenaktiven Substanzen (Surfactant) ausgekleidet, die zu einer Herabsetzung der Oberflächenspannung führen. Hierdurch werden die Alveolen stabilisiert und die Kräfte für ihre Dehnung herabgesetzt. Der Surfactant wird in der 24. Schwangerschaftswoche gebildet, ist jedoch erst um den normalen Geburtstermin herum vollständig ausgereift. Unvollständige Ausbildung des Surfactant führt bei Frühgeborenen zum Atemnotsyndrom (RDS = respiratory distress syndrome). Störungen der Surfactantbildung können jedoch auch durch Hypoxie, Hyperoxie, Azidose und Hypothermie ausgelöst werden. Inhalationsanästhetika scheinen hingegen die Surfactantbildung nicht wesentlich zu beeinflussen.

2.1.3 Atemstörungen beim Neugeborenen

Für das Neugeborene typische Störungen der Atmung sind:
— Apnoe-Anfälle,
— Atemnotsyndrom (RDS) bzw. Hyaline-Membranen-Syndrom,
— Mekoniumaspiration,
— Pneumothorax.

Diese Erkrankungen führen zur **respiratorischen Insuffizienz** mit charakteristischen Zeichen, auf die bei der klinischen Überwachung besonders geachtet werden muss:
— **Zyanose:** schlecht wahrnehmbar bei Anämie.

39 Anästhesie bei Kindern

- **Blässe:** bei Herz-Kreislauf-Insuffizienz und/oder Anämie.
- **Thorakale Einziehungen:** Einwärtsbewegung des Brustbeins und der Rippen bei Inspiration; Zeichen verminderter Compliance (Dehnbarkeit) der Lunge.
- **Knorksen:** Stöhnen bei der Exspiration („Stöhnatmung") durch Engstellung der Stimmritze; hierdurch Aufbau einer exspiratorischen Stenose mit verlängertem Exspirium als Reaktion auf Bronchiolenkollaps („airway closure").
- **Tachypnoe:** anhaltende Erhöhung der Atemfrequenz auf > 60/min, meist in Verbindung mit „Nasenflügeln".
- **Cheyne-Stokes-Atmung:** periodische Atmung mit Apnoe bis zu 5 s Dauer, dabei keine Bradykardie oder Veränderungen der Säure-Basen-Parameter.
- **Apnoe:** Atemstillstand von mehr als 15 s Dauer mit Abfall des paO_2, Bradykardie und Zyanose.
- **Schnappatmung:** mit Bradykardie und Reflexlosigkeit einhergehend.

2.2 Herz-Kreislauf-System

2.2.1 Neugeborene

Kurz nach der Geburt wird beim Neugeborenen durch Verschluss des Ductus Botalli und des Foramen ovale anatomisch der Erwachsenenkreislauf hergestellt. *Funktionell* bestehen jedoch zunächst noch weiterhin einige Unterschiede:
- Der Kreislauf des Neugeborenen ist zentralisiert: Der größte Teil des Blutes befindet sich in den Eingeweiden, entsprechend ausgeprägt ist der periphere Widerstand. Aufgrund der bereits bestehenden Zentralisation sind die **Kompensationsmechanismen bei Blutverlusten** eingeschränkt.
- Die Herzfrequenz ist hoch: ca. 120/min, das Schlagvolumen klein: 4–5 ml; das Herzzeitvolumen beträgt 500–600 ml/min. Es besteht ein ausgeprägter *Sympathikotonus*.
- Der arterielle Blutdruck liegt zwischen 60 und 80/40 und 50 mmHg; allerdings ist korrekte Blutdruckmessung schwierig, wenn nicht eine dem Oberarmumfang angepasste Manschette zur Verfügung steht.
- Das Blutvolumen beträgt etwa 80–85 ml/kg und ist damit relativ höher als beim Erwachsenen (siehe Tab. 39-5).

2.2.2 Herzfrequenz

Als Regel gilt: je jünger das Kind, desto höher die Herzfrequenz (▶ Tab. 39-2). Das Herz des Neugeborenen ist nur wenig dehnbar und kann sein Schlagvolumen nur innerhalb enger Grenzen erhöhen. Darum ist die *Herzfrequenz* der wichtigste bestimmende Faktor für die Größe des Herzzeitvolumens: je höher die Herzfrequenz, desto größer das Herzzeitvolumen (bei ausreichendem venösen Rückstrom). Mit zunehmendem Alter nimmt die Herzfrequenz ab: Beim 4-jährigen Kind liegt sie zumeist unter 100/min, beim 10-jährigen um 90/min, bei 12-jährigen entspricht sie der des Erwachsenen.

Besonders beim Kleinkind ist ein **Abfall der Herzfrequenz** von größerer Bedeutung als eine Tachykardie. Eine Bradykardie tritt vor allem bei *vagaler Stimulation* auf, so z. B. bei endotrachealer Intubation oder bestimmten Operationsreizen, z. B. Zug an den Augenmuskeln. Vagal bedingte Bradykardien können durch **Atropin** beseitigt werden. Nach Atropinzufuhr steigt die Herzfrequenz nicht selten vorübergehend auf 170–190/min an. Ansonsten gilt für Bradykardien jedoch Folgendes:

> Bradykardien sind beim Kind fast immer durch Hypoxie bedingt und müssen als lebensbedrohliche Störungen sofort behandelt werden. Wichtigster Auslöser einer Hypoxie mit Bradykardie sind Störungen der Atmung, z. B. durch Fehllage des Endotrachealtubus.

Tachykardien werden von Neugeborenen und Kleinkindern gut toleriert und führen bis zu Frequenzen von etwa 210/min nicht zum Abfall des Herzzeitvolumens. Eine medikamentöse Therapie ist zumeist nicht erforderlich, jedoch müssen auslösende Ursachen wie Schmerzen, volle Harnblase oder Hyperkapnie beseitigt werden.

2.2.3 Blutdruck

Der **arterielle Blutdruck** variiert ebenfalls mit dem Alter: je jünger das Kind, desto niedriger der Blutdruck (▶ Tab. 39-3). *Hypoxie* führt zu Gefäßkon-

Tab. 39-2 Herzfrequenz bei Kindern

Alter	Herzfrequenz/min
Frühgeborene	120–170
Neugeborene	115–151
6 Monate	100–140
1 Jahr	100–140
2 Jahre	80–130
3 Jahre	85–115
5 Jahre	80–100
10 Jahre	70– 90

2 Anatomische und physiologische Grundlagen

Tab. 39-3	Arterieller Blutdruck bei Kindern	
Alter	systolischer Druck	diastolischer Druck
Frühgeborene	50 ± 3	30 ± 2
Neugeborene	67 ± 3	42 ± 4
6 Monate	89 ± 29	60 ± 10
1 Jahr	96 ± 30	66 ± 25
2 Jahre	99 ± 25	64 ± 25
3 Jahre	100 ± 25	67 ± 23
4 Jahre	99 ± 20	65 ± 20
5–6 Jahre	94 ± 14	55 ± 9
6–7 Jahre	100 ± 15	56 ± 8
8–9 Jahre	105 ± 16	57 ± 9
10–11 Jahre	111 ± 17	58 ± 10
11–12 Jahre	113 ± 18	59 ± 10
12–13 Jahre	115 ± 19	59 ± 10
13–14 Jahre	118 ± 19	60 ± 10

Tab. 39-4	Herzzeitvolumen bei Kindern	
Alter	Herzzeitvolumen (l/min)	Herzindex (l/min/m^2)
Neugeborene	0,4 ± 0,1	2,5 ± 0,6
6 Monate	0,8 ± 0,2	2,0 ± 0,5
1 Jahr	1,1 ± 0,3	2,5 ± 0,6
2 Jahre	1,7 ± 0,4	3,1 ± 0,7
5 Jahre	2,7 ± 0,7	3,7 ± 0,9
12 Jahre	4,5 ± 1,0	4,3 ± 1,1
junge Erwachsene	6,5 ± 0,5	3,7 ± 0,3

striktion mit Abnahme der Durchblutung von Haut, Magen, Darm, Leber und Pankreas.

Der **zentrale Venendruck** entspricht dem des Erwachsenen.

2.2.4 Herzzeitvolumen

Das Herzzeitvolumen von Kleinkindern ist wegen des gesteigerten Metabolismus, auf das Körpergewicht bezogen, etwa 30–50% höher als das des Erwachsenen (▶ Tab. 39-4); berechnet auf die Körperoberfläche ergeben sich jedoch keine wesentlichen Unterschiede. Leichte oder mäßige Hypoxie stimuliert die Myokardkontraktilität und erhöht das Herzzeitvolumen, während **schwere Hypoxie** zum Abfall beider Parameter führt. Kinder mit zyanotischen Herzfehlern tolerieren hingegen die schwere, chronische Hypoxämie oft ohne wesentliche Störungen der Myokardfunktion (in Ruhe), tritt aber eine Azidose hinzu, fällt das Herzzeitvolumen ab.

2.2.5 Blutvolumen

Das Blutvolumen ist beim Kind, bezogen auf das Körpergewicht, höher als beim Erwachsenen und nimmt mit zunehmendem Alter ab (▶ Tab. 39-5).

Die Kenntnis der Blutvolumina ist besonders für den *akuten Volumenersatz* wichtig. **Praktisch ist zu beachten:**

— Bei Neugeborenen und Kleinkindern führen bereits geringe Blutverluste zu lebensbedrohlichem Volumenmangel.
— Der Blutdruck fällt proportional zum Blutverlust ab.

— Während der Narkose besteht eine enge Beziehung zwischen dem *systolischen* Blutdruck und dem zirkulierenden Blutvolumen.
— Bei Neugeborenen kann die Höhe des systolischen Blutdrucks zumeist als Leitlinie für den Ersatz von Blutverlusten dienen.

2.3 Blut

Hämoglobingehalt. Die Hämoglobinkonzentration beträgt bei der Geburt zwischen 18 und 22 g/dl. Bei allen Kindern fällt die Hämoglobinkonzentration während der ersten 3–4 Lebensmonate auf etwa 10–12 g/dl ab. Bei Frühgeborenen sind diese Veränderungen noch ausgeprägter: Hb-Abfall bis auf 5 g/dl ist beschrieben worden. Des Weiteren ist zwischen dem 3. Lebensmonat und dem 3. Lebensjahr der Hämoglobingehalt aus ungeklärten Gründen vermindert (▶ Tab. 39-6).

Bei Kindern wird eine Abnahme des Hämoglobingehalts gewöhnlich gut kompensiert. Erst bei Abfall auf Werte unter 6 g/100 ml muss mit einer Gewebshypoxie gerechnet werden.

2.4 Temperaturregulation

Bei der Geburt liegt die Körpertemperatur des Neugeborenen im Normbereich. Die Temperaturregulation ist jedoch mangelhaft ausgebildet, so dass Neugeborene und Kleinkinder in kalter Umgebung

Tab. 39-5	Blutvolumina bei Kindern (Anhaltswerte)
Alter	Blutvolumen (ml/kg)
Neugeborene	80–85
6. Woche bis 2 Jahre	75
2–15 Jahre	72

Tab. 39-6 Hämoglobingehalt und Hämatokritwerte bei Kindern

Alter	Hämoglobingehalt (g/100 ml)	Hämatokrit (%)
Nabelschnurblut	13,7–20,1	45–65
2 Wochen	13,0–20,0	42–66
3 Monate	9,5–14,5	31–41
6 Monate bis 6 Jahre	10,5–14,0	33–42
7–12 Jahre	11,0–16,0	34–40
Erwachsene		
Frauen	12,0–16,0	37–47
Männer	14,0–18,0	42–52

rasch auskühlen. Wärmeverluste entstehen durch Strahlung und Konvektion; Konduktion spielt keine wesentliche Rolle.

Die raschen Wärmeverluste von **Neugeborenen** beruhen auf der relativ großen Körperoberfläche und dem Fehlen des schützenden subkutanen Fettgewebes. Vasokonstriktion auf Kältereize ist zwar beim Neugeborenen vorhanden, effektives Kältezittern fehlt jedoch. Eine (nichtzitternde) Thermogenese als Reaktion auf kalte Umgebung erfolgt beim Neugeborenen durch Abbau *braunen Fettgewebes*, das sich im Bereich von Nacken, Schulterblättern, Wirbelsäule, Axillae sowie perirenal befindet. Hierbei wird der **Sauerstoffverbrauch** erheblich gesteigert, so dass bei andauerndem Kältereiz rasch eine **metabolische Azidose** auftreten kann. Äußerlich ist die Kältereaktion beim Neugeborenen nicht wahrnehmbar, obwohl sich die Hautgefäße kontrahieren; erst bei extrem kalter Umgebungstemperatur kann ein leichtes Zittern beobachtet werden.

Die äußere Temperatur, bei der die Körpertemperatur nur durch Änderungen der Hautdurchblutung, also ohne Erhöhung des Stoffwechsels und des Sauerstoffverbrauchs, konstant gehalten werden kann, wird als thermoneutrale Umgebung bezeichnet. Der untere Grenzwert hängt von Alter und Reifezustand des Kindes ab. Praktisch gilt:

! Die ideale Umgebungstemperatur für unbekleidete Neugeborene beträgt 32–34 °C, für Frühgeborene ca. 35,5 °C, bei einer relativen Luftfeuchtigkeit von 50% und einer Luftbewegung von weniger als 5 cm/s.

Bekleidete Kinder tolerieren gewöhnlich Temperaturunterschiede zur Umgebung von 6–8 °C ohne wesentlichen Anstieg des Sauerstoffverbrauchs.

Im Gegensatz zu Neugeborenen und Kleinkindern reagieren ältere Kinder auf Narkose und Operation gelegentlich mit einem Anstieg der Körpertemperatur. Diese Reaktion ist jedoch nicht physiologisch und muss entsprechend abgeklärt werden. Grundsätzlich gilt für alle Altersgruppen:

! Während der Narkose soll die Körpertemperatur im Normbereich gehalten werden.

Darum sind perioperativ die Überwachung der Körpertemperatur und der Einsatz von wärmeerhaltenden Maßnahmen erforderlich.

2.5 Energiestoffwechsel

Der basale Stoffwechsel von Kindern ist höher als der von Erwachsenen. So beträgt der *Sauerstoffbedarf* des Neugeborenen etwa 6 ml/kg/min, der des Erwachsenen hingegen nur 4 ml/kg/min. Kältestress, vermehrte Atemarbeit und gesteigerte Muskelaktivität können den Sauerstoffverbrauch auf das Zwei- bis Dreifache steigern. Hauptenergiequelle in den ersten Lebenstagen sind Kohlenhydrate und Fett. Die *Energievorräte* des Neugeborenen sind gering, entsprechend werden Fasten und ungenügende Flüssigkeitszufuhr schlechter toleriert als von Erwachsenen. Längere Nahrungs- und Flüssigkeitskarenz muss daher vermieden werden, ebenso Steigerungen des Energiebedarfs.

2.5.1 Reaktion auf Hypoxie

Neugeborene reagieren auf Hypoxie, unabhängig von der Ursache, mit einer **Bradykardie;** außerdem steigen pulmonaler und systemischer Gefäßwiderstand an, während das Herzzeitvolumen abfällt. Durch den Anstieg des pulmonalen Gefäßwiderstandes kann beim Neugeborenen der Ductus arteriosus evtl. wieder eröffnet werden, so dass ein erheblicher Rechts-links-Shunt mit Abnahme der arteriellen Sauerstoffsättigung eintritt.

2.6 Flüssigkeitsgleichgewicht

Der Wassergehalt von Neugeborenen und Kleinkindern ist relativ größer als der von Erwachsenen; sie benötigen daher entsprechend größere Flüssigkeitsmengen. Der Flüssigkeitsbedarf ist zum Zeitpunkt der Geburt gering, steigt jedoch im Alter von 9–18 Monaten maximal an, um dann im weiteren Verlauf bis zum Erreichen des Erwachsenenalters schrittweise abzunehmen. **Flüssigkeitsverluste** führen bei Neugeborenen und Kleinkindern rasch zur Dehydrierung und werden schlecht toleriert.

Die Nieren von Kleinkindern können einen verdünnten Urin ausscheiden; ihre Fähigkeit, den Urin

Tab. 39-7 Tagesbedarf an Flüssigkeit, Elektrolyten und Glukose bei Kindern (bezogen auf kg KG)

Körpergewicht	Wasser (ml/kg)	Na$^+$ (mval/kg)	K$^+$ (mval/kg)	Glukose (g/kg)
< 1000 g	bis 200	3	2–2,5	bis 10
1000–1500 g	bis 180	2,5	2–2,5	bis 10
1500–2500 g	bis 160	2	1,5–2	bis 8
> 2500 g	bis 150	1,5–2	2	bis 5
4–10 kg	100–120	2–2,5	2–2,5	5–6
10–20 kg	80–100	1,6–2	1,6–2	4–5
20–40 kg	60–80	1,2–1,6	1,2–1,6	3–42

zu konzentrieren oder Wasser zu konservieren, ist jedoch begrenzt. Dies gilt besonders für die ersten 2–4 Lebenswochen. Die Fähigkeit, Natrium zu reabsorbieren, ist bei der Niere des Frühgeborenen nur unzureichend ausgebildet, so dass leicht eine negative Natriumbilanz mit *Hyponatriämie* innerhalb der ersten Wochen auftreten kann.

Der **Flüssigkeitsbedarf von Neugeborenen und Kleinkindern** hängt direkt von der Stoffwechselaktivität sowie von insensiblen Verlusten und der Urinausscheidung ab. In ▶ Tabelle 39-7 ist der Tagesbedarf an Flüssigkeit, Elektrolyten und Kohlenhydraten, bezogen auf das Körpergewicht, zusammengestellt.

In ▶ Tabelle 39-8 ist die normale tägliche Urinausscheidung von Kindern zusammengefasst.

Für die Narkose von Neugeborenen und Kleinkindern muss Folgendes beachtet werden:

> Bei ungenügender Flüssigkeitszufuhr und/oder erhöhten Verlusten tritt bei Neugeborenen und Kleinkindern wegen des hohen Flüssigkeitsbedarfs und des Unvermögens der Niere, den Urin zu konzentrieren und zu konservieren, rasch eine bedrohliche Dehydratation ein.

Andererseits führt übertriebene Flüssigkeitszufuhr rasch zu Überwässerung, Natriumüberschuss und Ödemen. Zu hohe Natriumzufuhr (> 12 mmol/kg pro Tag) bewirkt eine positive Natriumbilanz und muss daher vermieden werden.

Tab. 39-8 Urinausscheidung bei Kindern

Alter	Urinausscheidung (ml/kg/h)
1–4 Tage	0,3–0,7
4–7 Tage	1–2,7
> 7 Tage	3
> 2 Jahre	2
5 Jahre bis Erwachsenenalter	1

Störungen des Wasser- und Elektrolythaushalts entstehen vor allem **durch gastrointestinale Erkrankungen,** z. B. akute Obstruktion des Magen-Darm-Trakts oder akute Gastroenteritis. Beim Neugeborenen kann eine Gastroenteritis rasch zur akut **lebensbedrohlichen Dehydratation** führen.

2.7 Säure-Basen-Haushalt

Beim Neugeborenen sind der pH-Wert und die Plasmabikarbonatkonzentration niedriger als beim Erwachsenen, bedingt durch die eingeschränkte Fähigkeit der Niere, Wasserstoffionen auszuscheiden und Bikarbonat zu retinieren.

Störungen des Säure-Basen-Haushalts können bei zahlreichen Erkrankungen des Neugeborenen, insbesondere des Frühgeborenen, auftreten, so dass eine lückenlose perioperative Überwachung dieser Parameter geboten ist. Die wichtigsten Ursachen für eine **Azidose** beim Neugeborenen sind:
— Herzstillstand,
— Atemnotsyndrom,
— akute Dehydratation,
— Herzinsuffizienz,
— Unterkühlung,
— neonatale Infektionen,
— nekrotisierende Enterokolitis.

Alkalosen treten bei Neugeborenen seltener auf. Wichtigste Ursache ist der Verlust von Magensaft, z. B. bei Pylorusstenose (hypochlorämische metabolische Alkalose); weitere Ursache: falsche Einstellung des Narkosebeatmungsgerätes (respiratorische Alkalose).

3 Pharmakologische Besonderheiten

Neugeborene und Kleinkinder reagieren anders auf Pharmaka als Erwachsene. So ist es nicht möglich, eine Dosierung von Medikamenten in dieser Altersgruppe aus Schemata für Erwachsene abzuleiten. Bei älteren Kindern werden Pharmaka häufig nach Alter, Körpergewicht oder Körperoberfläche dosiert. Auch hierbei muss beachtet werden, dass solche Kalkulationen meist nur grobe Anhaltswerte ergeben.

3.1 Aufnahme bzw. Absorption von Pharmaka

Grundsätzlich kann die Zufuhr von Pharmaka bei Kindern wie beim Erwachsenen enteral, parenteral oder per Inhalation erfolgen.

Die Absorption von *oral* zugeführten Substanzen kann bei Neugeborenen und Kleinkindern aufgrund unzureichender Transportmechanismen verzögert werden.

Die Aufnahme von *Inhalationsanästhetika* verläuft bei Neugeborenen und Kleinkindern deutlich schneller als bei Erwachsenen (siehe Abschnitt 3.4.6).

Nach *intramuskulärer* Injektion kann die Absorption eines Medikamentes hingegen aufgrund einer verminderten Muskeldurchblutung und/oder geringen Muskelmasse verzögert sein.

3.2 Verteilung

Die Verteilung von Medikamenten verläuft bei Neugeborenen häufig anders als bei Erwachsenen oder älteren Kindern. Die wichtigsten Ursachen sind:
— Verminderte Proteinbindung,
— andere Zusammensetzung der Körperkompartimente,
— veränderte Membranpermeabilität.

Verminderte Proteinbindung. Bei Neugeborenen ist der Serumalbumingehalt mit 3,5 g/100 ml deutlich geringer als der des Erwachsenen (4,5 g/100 ml). Hierdurch steigt die Serumkonzentration der freien bzw. aktiven Form des Pharmakons an, so dass die therapeutische Breite vermindert wird. Außerdem kann bei Neugeborenen mit Ikterus das Pharmakon durch das erhöhte Bilirubin aus seiner Albuminbindung verdrängt werden, so dass der nichtgebundene Anteil erheblich zunimmt. Weitere Ursachen für geringere Proteinbindung: Vorhandensein von fetalem Albumin in der postpartalen Phase mit geringer Affinität, Kompetition mit freien Fettsäuren, niedrigerer pH-Wert. Erst im Alter von einem Jahr entspricht die Proteinbindung von Pharmaka derjenigen des Erwachsenen.

Zusammensetzung der Körperkompartimente. Die Verteilung von Pharmaka wird durch Veränderungen des Verhältnisses von Extrazellulärvolumen zu Gesamtkörperwasser beeinflusst. Dieses Verhältnis ist zum Zeitpunkt der Geburt am höchsten und nimmt im weiteren Verlauf der Kindheit ab. Es gilt: je größer das Verteilungsvolumen, desto größer die erforderliche Dosis eines Pharmakons. Daher sollten Pharmaka eher nach der Körperoberfläche (korreliert eng mit der Extrazellulärflüssigkeit) und nicht nach dem Körpergewicht dosiert werden.

Membranpermeabilität. Veränderungen der Membranpermeabilität beeinflussen ebenfalls die Verteilung der Medikamente. So kann beim Neugeborenen wegen der *unreifen Blut-Hirn-Schranke* ein größerer Anteil des Pharmakons in das Gehirn eindringen und dort kumulieren. Dies gilt besonders für nichtionisierte, lipophile Substanzen wie z. B. Barbiturate, Salicylate und Digitalis.

3.3 Metabolismus

Einige Stoffwechselwege sind beim Neugeborenen nur unzureichend ausgebildet, so dass die Halbwertszeit bestimmter Medikamente verlängert wird. Dies gilt besonders für oxidative und reduktive Prozesse. Außerdem kann die Wirkung von Medikamenten durch eine verzögerte renale Ausscheidung verlängert werden. Die Reifungsprozesse der für die Elimination von Pharmaka wichtigen Nierenfunktionen, glomeruläre Filtration und tubuläre Sekretion, sind nach etwa 30 Tagen bzw. 6 Monaten abgeschlossen, die der Leberfunktionen nach Wochen bis einigen Monaten.

3.4 Einzelne Substanzen

3.4.1 Barbiturate

Neugeborene reagieren empfindlicher auf Barbiturate als ältere Kinder und Erwachsene. Auch sind bei ihnen Metabolismus und Ausscheidung verzögert. Kurz wirkende Barbiturate werden rasch aus dem Gehirn umverteilt, so dass die Schlafdauer bei Neugeborenen derjenigen von Erwachsenen entspricht.

Jüngere Kinder benötigen *höhere* Barbituratdosen als Erwachsene (z. B. 2–4 mg/kg Methohexital oder 4–6 mg/kg Thiopental für die Narkoseeinleitung), möglicherweise bedingt durch ein größeres Verteilungsvolumen.

3.4.2 Propofol

Grundsätzlich entsprechen die hypnotischen und anästhetischen Wirkungen von Propofol bei Kindern denen von Erwachsenen; Unterschiede bestehen jedoch in der **Dosis-Wirkungs-Beziehung.** Wie beim Erwachsenen bewirkt Propofol einen Blutdruckabfall, eine kompensatorische Tachykardie tritt nicht auf. Bradykardien sind häufig bei Operationen mit vagaler Stimulation zu beobachten. Propofol bewirkt eine dosisabhängige Atemdepression mit verminderter Reaktion auf pCO_2, flacher Atmung, Bradypnoe und – besonders bei rascher Injektion – auch Atemstillstand. Die pharyngealen und laryngealen Reflexe werden unterdrückt und so die Einführung einer Larynxmaske oder die endotracheale Intubation erleichtert.

Pharmakokinetisch bestehen für Propofol bei Kindern ein relativ hohes Verteilungsvolumen bzw. zentrales Kompartiment und eine hohe Clearance, die den höheren Dosisbedarf von Kindern im Vergleich mit Erwachsenen (ca. 50%) erklären.

Einleitungsdosen von weniger als 3 mg/kg bewirken häufig eine ungenügende Anästhesietiefe; für die meisten Kinder ist eine Einleitungsdosis von 3–4 mg/kg erforderlich; je nach Art der Prämedikation und Zustand des Kindes reichen mitunter aber auch weniger als 2,5 mg/kg aus. Kinder unter 3 Jahren benötigen gewöhnlich eine etwas höhere Propofoldosis als ältere Kinder. Für Neonaten liegen nur sehr begrenzte Erfahrungen vor.

Auch für die **Aufrechterhaltung der Narkose** sind bei Kindern höhere Propofoldosen erforderlich als bei Erwachsenen (25–50%); auch hier benötigen Kinder unter 3 Jahren etwas höhere Dosen als ältere. Im Allgemeinen werden für die Aufrechterhaltung 9–15 mg/kg/h Propofol benötigt. Insgesamt ist Propofol beim derzeitigen Kenntnisstand auch für Kinder (Lebensalter > 1 Monat) eine sichere Substanz für die Einleitung und Aufrechterhaltung der Narkose, vorausgesetzt sie wird von qualifiziertem Personal mit einer entsprechenden Ausstattung eingesetzt. Die Erfahrungen mit Neugeborenen sind noch zu gering, um eine allgemeine Empfehlung geben zu können.

3.4.3 Opioide

Opioide werden – wie beim Erwachsenen – als analgetische Komponente der Anästhesie und für die Therapie starker postoperativer Schmerzen eingesetzt. Allerdings ist bei Neugeborenen und Säuglingen bis etwa zum 3. Lebensmonat die atemdepressorische Wirkung stärker ausgeprägt und hält auch länger an als beim Erwachsenen, so dass entsprechende Vorsicht geboten ist. Bei Neugeborenen ist die Blut-Hirn-Schranke durchlässiger für Opioide, und die Substanzen können im Gehirn kumulieren; die Toxizität ist erhöht, die Clearance vermindert, die Halbwertszeit verlängert. Weitere **Nebenwirkungen:**
— Rigidität der Skelettmuskulatur,
— Bradykardie,
— Übelkeit/Erbrechen.

> Bei Neugeborenen sind die Dosierung von Opioiden schwierig, die Atemdepression verstärkt und die Wirkdauer sehr variabel, so dass postoperativ eine besonders sorgfältige Überwachung erforderlich ist.

Insgesamt sollten Opioide in der Kinderanästhesie zurückhaltend eingesetzt werden; bei kleineren Eingriffen sind sie zumeist überflüssig.

Fentanyl. Die Substanz ist das Standard-Opioid in der Kinderanästhesie. Die Wirkung tritt bei kleinen Kindern rascher ein als bei Erwachsenen. Die Eliminationshalbwertzeit beträgt bei Säuglingen im Alter von 3–10 Monaten ca. 5,4 h, bei Frühgeborenen 17,7 ± 9,3 h, bei reifen Neugeborenen 3,1–7,9 h.

Dosierungen von Fentanyl:
— Zusatzdosis bei Inhalationsanästhesien: 1–3 µg/kg
— Zusatzdosis bei TIVA mit Propofol: 0,5–1 µg/kg
— Lachgas/Fentanyl-Anästhesie mit geplanter Extubation: initial 6–10 µg/kg, Repetitionsdosis 2–3 µg/kg etwa alle 20 min
— primäre Substanz bei großen Eingriffen in der Neugeborenen-Chirurgie, wenn keine Extubation geplant ist: 20–50 µg/kg + Midazolam
— Schmerztherapie beim wachen Kind: 1–3 µg/kg

Sufentanil. Die Substanz wird vor allem in der Herzchirurgie verwendet; die Wirkung setzt rascher ein als die von Fentanyl und hält kürzer an. Die Metabolisierung erfolgt in der Leber. Die Pharmakokinetik ist altersabhängig: bei Neugeborenen sind das Verteilungsvolumen größer, die Clearance niedriger und die Eliminationshalbwertszeit länger (ca. 3,6 h gegenüber 1,6 ± 0,7 bei Kindern im Alter von 2–8 Jahren). Bolusinjektionen können zu Bradykardie oder Herzstillstand führen; daher wird die prophylaktische Zufuhr eines Vagolytikums empfohlen.

Dosierung von Sufentanil:
— 0,1–0,2 µg/kg, titrierend, bis die gewünschte Wirkung eintritt

Remifentanil. Die Substanz wird als analgetische Komponente der TIVA mit Propofol eingesetzt, außerdem bei Inhalationsanästhesien. Bei Kindern setzt die Wirkung rasch ein, das Maximum wird innerhalb von 1–3 min erreicht. Die Clearance ist relativ unabhängig von der zugeführten Dosis; sie soll bei Kindern im Alter von weniger als 2 Monaten rascher erfolgen als bei älteren. Im Gegensatz zu Alfentanil kumuliert Remifentanil nicht; die kontextsensitive Halbwertszeit bleibt auch nach mehrstündiger Infusion unverändert (3–6 min); das Erwachen erfolgt rascher als nach Alfentanil. Bradykardie und Blutdruckabfall sind die typischen Nebenwirkungen.

Durch Kombination mit Sevofluran, Desfluran oder Isofluran können niedrigere Konzentrationen der Inhalationsanästhetika angewandt werden. Vor der Narkoseausleitung sollte wegen der rasch einsetzenden Wundschmerzen ein Analgetikum wie z. B. Piritramid zugeführt oder – wenn möglich – ein regionales Anästhesieverfahren angewandt werden.

> **Dosierung von Remifentanil:**
> — Bolusinjektionen sollten vermieden werden. Die kontinuierliche Infusion erfolgt mit 0,1–0,5 µg/kg/min

Naloxon. Die Substanz wird bei opioidbedingter Atemdepression eingesetzt. Die Initialdosis beträgt 0,1 mg/kg i.v. oder i.m.

3.4.4 Benzodiazepine

Benzodiazepine wie *Diazepam* dringen ebenfalls leichter in das Gehirn von Neugeborenen ein als bei Erwachsenen, entsprechend höher sind die Konzentrationen im Hirngewebe. Die Halbwertszeit von Diazepam ist mit 31 h beim Neugeborenen und mit 75 h beim Frühgeborenen ebenfalls erheblich länger als beim älteren Kind (18 h).

3.4.5 Ketamin

Kleinkinder und Kinder scheinen mehr Ketamin pro kg Körpergewicht zu benötigen als Erwachsene, um Bewegungen bei der Hautinzision zu vermeiden; auch sollen häufigere Nachinjektionen erforderlich sein. Nach Gregory sind bei Neugeborenen etwa 15 mg/kg Ketamin erforderlich, um eine Reaktion auf die Hautinzision zu verhindern. Allerdings bestehen, je nach klinischem Zustand des Neugeborenen, erhebliche Unterschiede im jeweiligen Dosisbedarf.

3.4.6 Inhalationsanästhetika

Die alveoläre Konzentration von Inhalationsanästhetika steigt bei Neugeborenen und Kleinkindern schneller an als beim Erwachsenen, vermutlich bedingt durch die niedrigere funktionelle Residualkapazität sowie eine höhere Durchblutung der gefäßreichen Gewebe und eine geringere Fett- und Muskelmasse. Hierdurch verläuft die *Narkoseeinleitung schneller* als beim Erwachsenen. Allerdings steht diesem Vorteil ein erhöhter Anästhetikumbedarf entgegen. So benötigen z. B. Neugeborene etwa 40% mehr Halothan als Erwachsene, um eine vergleichbare Anästhesietiefe zu erreichen. Der MAC-Wert von Inhalationsanästhetika liegt jedoch bei Neugeborenen und Säuglingen bis zum 12. Lebensmonat unter dem von älteren Kindern.

3.4.7 Atropin

Neugeborene reagieren empfindlicher auf vagale Stimulation als Erwachsene. Um die hierdurch ausgelöste Bradykardie zu beseitigen, sind 5- bis 10fach höhere Dosen von Atropin erforderlich als beim Erwachsenen, meist 0,03 bis 0,04 mg/kg.

3.4.8 Muskelrelaxanzien

Neugeborene und Kleinkinder reagieren weniger empfindlich auf **depolarisierende Muskelrelaxanzien** als Erwachsene und benötigen etwa das Doppelte einer Erwachsenendosis für den gleichen Relaxierungsgrad (< 1 Jahr: 2 mg/kg Succinylcholin i.v.; > 1 Jahr: 1 mg/kg i.v. oder 3–4 mg/kg i.m.). Muskelfaszikulationen treten bei Neugeborenen praktisch nicht auf. Eine **Bradykardie** wird hingegen häufig nach der *intravenösen* Injektion von **Succinylcholin** beobachtet, besonders bei Repetitionsdosen. Diese Wirkung kann durch Vorgabe von **Atropin** zumeist abgeschwächt oder verhindert werden. Nach *intramuskulärer* Injektion treten Arrhythmien gewöhnlich nicht auf.

Ob Neugeborene und Kleinkinder empfindlicher auf **nichtdepolarisierende Muskelrelaxanzien** reagieren, ist umstritten. Klinische Berichte zeigen, dass Neugeborene, die nichtdepolarisierende Muskelrelaxanzien erhalten haben, häufiger postoperativ nachbeatmet werden müssen als Kinder, die nicht relaxiert worden sind, vor allem, wenn eine **Hypothermie** hinzutritt. Aus diesen Gründen wird von zahlreichen Autoren empfohlen, die Wirkung von nichtdepolarisierenden Relaxanzien bei Kleinkindern mit **Neostigmin** zu antagonisieren. Nach der Injektion von Pancuronium ist bei Kindern häufiger eine **Tachykardie** zu beobachten als bei Erwachsenen, nicht hingegen nach Vecuronium.

4 Praxis der Kinderanästhesie

4.1 Narkosevorbereitung

Die Ziele der Narkosevorbereitung entsprechen denen bei Erwachsenen, beim praktischen Vorgehen bestehen jedoch zahlreiche Unterschiede, die sich vor allem aus den psychologischen Besonderheiten von Kindern ergeben.

4.1.1 Psychologische Vorbereitung

Krankheit, Hospitalisierung und vor allem chirurgische Eingriffe führen gewöhnlich zu erheblichen emotionalen bzw. psychologischen Belastungen für das heranwachsende Kind. Eine stationäre Aufnahme und die damit verbundenen medizinischen Maßnahmen lösen bei sehr vielen Kindern folgende typische Reaktionen aus:
— Regression,
— Depression,
— Rückzug,
— Angst,
— vermehrte Abhängigkeit und andere Verhaltensstörungen.

Hierbei wird die Reaktionsweise des Kindes wesentlich von Familienbeziehungen, kulturellen Verhaltensmustern und dem ökonomischen Familienhintergrund beeinflusst. Stark modifizierend wirkt außerdem bei den meisten Kindern das Verhalten von Pflegepersonal und Ärzten.

> Eine sorgfältige psychologische Vorbereitung des Kindes auf die Operation ist besonders wichtig, wird aber häufig gering eingeschätzt.

Sie sollte, wenn möglich, lange vor der Prämedikationsvisite des Anästhesisten erfolgen und folgende Faktoren berücksichtigen:
— Alter des Kindes,
— Entwicklungsstand,
— Persönlichkeitsmuster,
— spezifische Vorgeschichte.

Kleinstkindalter. Bei Kindern unter 6 Monaten ist die **Trennung** von der Mutter bzw. Bezugsperson und der familiären Umgebung der wichtigste Faktor für **Verhaltensstörungen.** Diese Störungen manifestieren sich gewöhnlich in folgender Weise:
— Depression,
— Fütterungsschwierigkeiten bzw. Nahrungsverweigerung,
— Entwicklungsstörungen.

Bereits nach nur kurzem Krankenhausaufenthalt können **akute Verhaltensstörungen** und vermehrte Reizbarkeit sowie Schlafstörungen auftreten. Kommen bei längerer Trennung noch **sensorische Deprivation** und **fehlende persönliche Zuwendung** durch das Krankenhauspersonal hinzu, können das normale Affekterleben und die weitere psychische Entwicklung des Kindes erheblich gestört werden.

Um Verhaltensstörungen vorzubeugen, sollte der Mutter ein größtmöglicher Kontakt mit dem Kind erlaubt werden; hierzu gehören insbesondere Füttern, Pflegen und Spielen. Ist dies nicht möglich, können häufig durch eine als Ersatzmutter dienende Schwester die Auswirkungen der Trennung gemildert werden.

Kleinkind (Krabbler). Diese Phase umfasst das Ende des 1. Lebensjahres und das 2. Lebensjahr; sie wird auch als *autonome Phase* bezeichnet, weil sich während dieser Zeit Selbstvertrauen, Selbstbeherrschen und Beherrschung der Umgebung zu entwickeln beginnen. Alle Erfahrungen von Hospitalisierung und chirurgischem Eingriff stehen diesen Entwicklungsbedürfnissen entgegen, denn das Kind wird
— zur Passivität gezwungen,
— schmerzhaften Erfahrungen ausgesetzt,
— erheblichen Bewegungseinschränkungen unterworfen.

Diese Unannehmlichkeiten und das Untergraben seines beginnenden Vertrauens können zu einer **Regression** auf frühere Verhaltensweisen führen.

Da in diese Phase vermutlich auch die Entwicklung von Schamgefühl und Verlegenheit fällt, stören *Erniedrigung, Entblößung* und *Regression* nachhaltig das sich entwickelnde Selbstwertgefühl des Kindes und führen zu Gefühlen der *Schuld* und *Scham*. Daneben spielt nach wie vor die **Trennung** von Eltern und Geschwistern eine wichtige pathogene Rolle, so dass auch in dieser Phase die Anwesenheit der Mutter während aller kritischen Situationen im Krankenhaus weitgehend ermöglicht werden sollte.

Vorschulalter (2.–5. Lebensjahr). Das Vorschulalter ist in vieler Hinsicht die verletzbarste Phase im Kindesalter. Vorschulkinder sind von großer Empfindsamkeit, leiden unter zahllosen Ängsten und kämpfen mit Entwicklungskrisen. Sie sind sich der *Trennung* und der fremden Umgebung des Hospitals sowie der *schmerzhaften Eingriffe* viel mehr bewusst als Kleinkinder, verfügen jedoch über keine Abwehrmechanismen und Fertigkeiten, um die Einwirkungen der fremden Umgebung allein zu bewältigen.

Der **Realitätssinn** von Vorschulkindern ist zumeist schwach ausgebildet. Ihre Welt ist voller Magie, Monster, Gewalt und Vergeltung. Zum ersten Mal sind sie sich des Todes bewusst und fürchten sich davor; sie stecken voller aggressiver Gefühle, auch gegenüber den Geschwistern und besonders gegenüber dem gleichgeschlechtlichen Elternteil, und glauben, hierfür Strafe zu verdienen. Darum wird die Hospitalisierung häufig als **Bestrafung** durch die Eltern erlebt. Besonders groß ist in dieser Phase außerdem die **Furcht vor Verstümmelung und körperlicher Verletzung.**

Ist eine Operation erforderlich, sollten folgende Grundsätze beachtet werden:
— Behutsam mit den **Trennungsängsten** des Kindes umgehen, größtmöglichen Kontakt mit der Mutter oder einer anderen Bezugsperson herbeiführen.
— Kinder unter 4 Jahren erkennen instinktiv gefährliche Situationen, verstehen jedoch ihren Sinn nicht und akzeptieren zumeist auch keine entsprechenden Erklärungen. Hier ist ein freundliches, auf das Kind ausgerichtetes Verhalten des Personals erforderlich: wiederholte Versicherung, dass es ihm wieder gut gehen werde; Belassen persönlicher Dinge usw.
— Kinder zwischen 4 und 6 Jahren sind für Erklärungen über den Sinn bestimmter Maßnahmen zugänglicher und müssen daher entsprechend aufgeklärt und vorbereitet werden. *Verstümmelungsängste* sollten behutsam angesprochen und ausgeräumt werden.

Schulalter. Bei Kindern über 6 Jahre bestehen zwar auch noch Trennungsängste, jedoch wird die Trennung von den Eltern meist besser ertragen. Nicht selten treten jetzt aber differenzierte *Ängste vor Operation und Narkose* (z. B. Erwachen) auf. Diese Ängste sollten ebenfalls behutsam angesprochen werden.

Mit zunehmendem Alter des Kindes entsprechen die Reaktionsweisen und Ängste denen Erwachsener.

4.2 Narkosevisite

Die Narkosevisite dient vor allem der Einschätzung des klinischen Zustandes und der Minderung von Ängsten. Sie sollte bei kleineren Kindern möglichst *im Beisein der Eltern* erfolgen. Hierbei muss der Anästhesist das Vertrauen des Kindes und der Eltern gewinnen und sich über die bisherige psychologische Vorbereitung des Kindes informieren:
— Was hat man Dir über die Operation erzählt?
— Wovor hast Du am meisten Angst?
— Wie können wir alles für Dich leichter machen?
Die Aussage des Anästhesisten: „Du wirst bei der Operation schlafen", ist für viele Kinder eine **furchterregende Vorstellung**, die mit Verlust der Selbstkontrolle und Eigeninitiative oder gar dem eigenen Tod assoziiert wird. Darum muss der Anästhesist

dem Kind nachdrücklich versichern, dass es auf jeden Fall aus der Narkose wieder erwachen wird. Furcht vor Schmerzen und Verstümmeltwerden spielen ebenfalls häufig eine wichtige Rolle; hierauf sollte der Anästhesist, dem Alter des Kindes angepasst, behutsam eingehen.

Verständigen Kindern (meist ab etwa 3 Jahren) werden die wichtigsten Maßnahmen bei der Narkoseeinleitung und der postoperativen Intensivbehandlung (Tubus, vorübergehendes Nicht-sprechen-Können, Beatmung, Drainagen) mit einfachen Worten kurz erklärt. Alle Fragen des Kindes müssen aufrichtig beantwortet werden; Zwecklügen zerstören meist nachhaltig das Vertrauen des Kindes in den Anästhesisten. Detaillierte Fragen der Eltern sollten auf keinen Fall in Gegenwart des Kindes diskutiert werden.

4.2.1 Klinische Einschätzung

Zur Einschätzung des klinischen Zustands informiert sich der Anästhesist über die Vorgeschichte des Kindes, die bisherige Diagnostik und Befunderhebung sowie die medikamentöse Therapie und führt danach eine begrenzte körperliche Untersuchung durch.

Bei Erhebung der **Vorgeschichte** sollten folgende Faktoren besonders beachtet werden:
— Sind früher bereits Operationen und Narkosen durchgeführt worden? Wie war deren Verlauf? Trat intraoperativ hohes Fieber auf?
— Welche schwerwiegenden Erkrankungen hat das Kind bisher durchgemacht?
— Herz-Kreislauf-System: körperliche Belastbarkeit, Hinweise auf Herzinsuffizienz, zyanotische Anfälle?
— Atmungssystem: Asthma, Pneumonien? Neigt das Kind zu Infektionen der Atemwege?
— Leidet das Kind unter Allergien?
— Welche Medikamente werden präoperativ eingenommen?

Impfungen

Ob der Impferfolg einer wenige Wochen vor der geplanten Narkose und Operation durchgeführten Schutzimpfung gefährdet wird oder hierdurch sogar Impfkomplikationen begünstigt werden, ist ungeklärt und wird auch angesichts der hierfür erforderlichen sehr hohen Patientenzahlen nicht zu klären sein. Allen Empfehlungen fehlt daher eine wissenschaftliche Basis. Impfexperten empfehlen, folgende *Zeitabstände* zwischen einer Impfung und elektiven Narkosen und Operationen einzuhalten:
— Impfung mit Lebendimpfstoff wie bei Masern, Mumps, Röteln, Polio (Sabin), Varizellen, BCG, Typhus: 14 Tage;

— Impfung mit Totimpfstoff: wie bei Diphtherie, Tetanus, Pertussis, Polio (Salk), Influenza, Hepatitis, Tollwut, FSME, Cholera: 2 Tage.

Körperliche Untersuchung

Bei der körperlichen Untersuchung gilt die Aufmerksamkeit besonders der Größe und Entwicklung des Kindes, den oberen Luftwegen, dem Zustand der Zähne und der Funktion des Herz-Kreislauf-Systems sowie der Atmung und den Venenverhältnissen:
— Alter, Größe und Gewicht,
— Herz-Kreislauf: arterieller Blutdruck, Herzfrequenz, Herztöne,
— Zahnstatus,
— Zustand der oberen Luftwege. Besteht ein akuter Infekt? Muss mit Intubationsschwierigkeiten gerechnet werden?
— Sind die Atemwege perioperativ gefährdet?
— Auskultation der Lungen. Besteht eine akute Infektion?
— Hydratationszustand. Ist das Kind dehydriert?
— Venenverhältnisse und Hautbeschaffenheit im Bereich von Punktionsstellen.

Vorgehen bei akuten Infekten der Atemwege

Kleine Kinder (< 5 Jahre) leiden häufig an akuten Infektionen der oberen und unteren Atemwege. Sie manifestieren sich als Schnupfen („laufende Nase"), Husten, Auswurf, Giemen oder Rasselgeräusche. Entsprechend häufig stellt sich für den Anästhesisten bei der präoperativen Untersuchung die Frage, ob ein elektiver Eingriff bei Kindern mit akuten Atemweginfekten verschoben werden sollte.

Große, allerdings retrospektive Untersuchungen haben gezeigt, dass akute Atemweginfekte dass Risiko intra- und postoperativer Komplikationen erhöhen. Hierzu gehören vor allem:
— Laryngospasmus,
— Bronchospasmus,
— Verlegung der Atemwege durch Schwellungen,
— Krupp,
— postoperative Atelektasen und Pneumonien.

Die erhöhte Anfälligkeit soll bis zu 6 Wochen nach einem viralen Infekt im Respirationstrakt anhalten; der genaue Mechanismus ist unbekannt. Allerdings treten Laryngo- und Bronchospasmen bei Kindern, besonders unterhalb des ersten Lebensjahres, häufiger auf als bei Erwachsenen, auch wenn kein akuter Infekt besteht. Kinder mit *chronischen* Lungenerkrankungen wie Asthma, reaktive Atemwegerkrankung, zystische Fibrose und Lungenunreife weisen ebenfalls ein erhöhtes Risiko perioperativer Komplikationen auf. Hierzu gehören z. B. Laryngospasmus, Bronchospasmus, verlängerte postoperative Intubation, höhere Anzahl von Re-Intubationen und vermehrt hypoxische Phasen.

Diagnose. Leitlinien zur Diagnostik des akuten Atemweginfekts fehlen; daher stützt sich die Diagnose ausschließlich auf klinische Zeichen und Befunde bei der Untersuchung. Üblicherweise werden folgende Zeichen herangezogen:
— Fieber (> 38,3 °C),
— grüner oder gelber Schnupfen,
— produktiver Husten,
— Giemen,
— Rasselgeräusche.

Verschiebung der elektiven Operation? Leitlinien zum anästhesiologischen Vorgehen bei akuten Atemweginfekten von Kindern bestehen nicht. Das derzeitige Vorgehen stützt sich weitgehend auf retrospektiv erhobene Daten.

! Fieber und produktiver Husten oder grüner/gelber Schnupfen mit Fieber (> 38,4 °C) sind die häufigsten Gründe für eine Verschiebung elektiver Operationen, gefolgt von Giemen oder Rasselgeräuschen. Die Operation sollte frühestens 4–6 Wochen nach Abklingen des akuten Infekts erfolgen.

Bei Kindern mit hyperplastischen Adenoiden oder Gaumenspalten bestehen häufig chronische Infekte wie Schnupfen oder Bronchitis. Bei ihnen ist vor einer Korrekturoperation keine wesentliche Besserung zu erwarten; daher kann die Korrekturoperation in der Regel auch bei bestehendem Infekt vorgenommen werden.

Präoperative Laborwerte

Für Routineeingriffe werden präoperativ häufig folgende Laborparameter bestimmt:
— Hämoglobingehalt,
— Erythrozytenzahl,
— Urinstatus,
— Blutgruppe.

Der Nutzen einer Routinebestimmung dieser Parameter ist nicht gesichert (siehe Kap. 15).

Grundsätzlich sollten schematisierte und ausgedehnte Voruntersuchungen, die für das Kind unangenehm oder gar schmerzhaft sind, bei Routineeingriffen vermieden werden. Ein Röntgenbild des Thorax und ein EKG gehören nicht zum präoperativen Standarduntersuchungsprogramm.

Weiterführende Laboruntersuchungen sollten aufgrund der Vorgeschichte und des klinischen Bildes

sowie der geplanten Operation durchgeführt werden (siehe entsprechende Kapitel der „Speziellen Anästhesie"), z. B.:
— Serumelektrolyte und Säure-Basen-Parameter, besonders bei gastrointestinalen Erkrankungen und Störungen des Säure-Basen-Haushaltes.
— Gerinnungsstatus bei Hinweisen auf Blutungskrankheiten in der Vorgeschichte und bei ausgedehnten Eingriffen.

Besteht eine **Anämie** mit **Hämoglobinwerten unter 10 g/100 ml,** sollte nach der Ursache gesucht werden. Nicht immer muss deswegen eine elektive Operation verschoben werden. Vielmehr sollte sich das Vorgehen vor allem an der Ursache der Anämie und den bei der Operation zu erwartenden Blutverlusten orientieren. Ist die Anämie chronisch, die Ursache bekannt und steht Transfusionsblut zur Verfügung, so können zahlreiche Eingriffe ohne weitere Verschiebung durchgeführt werden.

Präoperative Blutanforderung

Bei allen großen Eingriffen muss am Operationstag Transfusionsblut sofort verfügbar sein. Darum sollte der Anästhesist sich am Tag der präoperativen Visite davon überzeugen, dass für die Operation Blut in ausreichender Menge gekreuzt worden ist.

4.3 Prä- und postoperative Nahrungskarenz

Zwar muss der Magen des Kindes vor der Narkoseeinleitung leer sein, ausreichende Flüssigkeitszufuhr ist jedoch, vor allem bei kleinen Kindern, präoperativ erforderlich, um Dehydration, Hypovolämie und Hypoglykämie zu vermeiden.

! Daher ist bei Kindern, im Gegensatz zum Erwachsenen, präoperativ ein dem Alter angepasstes Fütterungsschema erforderlich.

Praktisch kann hierbei in folgender Weise vorgegangen werden (▶ Tab. 39-9):
— Bei Kindern unter 6 Monate, die alle 3–4 h Brustmilch, Milch, adaptierte Milch und feste Nahrungsbestandteile erhalten, wird die letzte Nahrung 4 h vor Narkosebeginn zugeführt. Klare Flüssigkeit wie gezuckerter Tee oder Apfelsaft können bis zu 2 h vor Narkose verabreicht werden.
— Kinder über 6 Monate sollten 6 h vor der Narkose ihre letzte Nahrung (Brustmilch, Milch, adaptierte Milch oder feste Nahrung) erhalten. Klare Flüssigkeit kann bis zu 3 h vor Narkose zugeführt werden.
— Kinder über 3 Jahre sollten 6–8 h vor der Narkose keine Nahrung erhalten. Klare Flüssigkeit ist bis zu (2–)3 h vor Narkose erlaubt.
— Bei Unfällen ist ein Abwarten von Nüchternzeiten oft nicht sinnvoll, da die Magenentleerung verzögert ist. Wichtiger als die Zeit zwischen Nahrungsaufnahme und Narkosebeginn ist die Zeit zwischen dem Unfall und der letzten Nahrungsaufnahme. Maskennarkosen sollten bei Unfällen besser nicht durchgeführt werden.
— Ist der Hämatokrit hoch, die Umgebungstemperatur sehr warm oder verzögert sich die Operation, so muss evtl. Flüssigkeit präoperativ intravenös zugeführt werden.
— Bestehen keine speziellen Kontraindikationen, so kann bei Kleinkindern etwa 3–4 h nach unkomplizierten Eingriffen wieder mit der Nahrungszufuhr begonnen werden.

4.4 Prämedikation

Die Prämedikation soll Ängste vermindern, das Kind sedieren, unerwünschte Reflexreaktionen dämpfen und den Bedarf an Inhalationsanästhetika herabsetzen oder die Opioid-Lachgas-Sauerstoff-Narkose ergänzen.

! Wichtigstes Ziel der Prämedikation ist ein gut sediertes Kind, bei dem die Narkose ohne Schreien und heftigen Widerstand eingeleitet werden kann.

Eine Vielzahl von Pharmaka wird für die Prämedikation von Kindern empfohlen und eingesetzt, ohne dass die ideale Substanz bisher gefunden worden wäre. Je nach Bevorzugung des Anästhesisten werden folgende Wege bei der Prämedikation von Kindern beschritten:
— Keine Zufuhr von Prämedikationssubstanzen,
— mäßige Sedierung,
— Basisnarkose.

4.4.1 Keine Prämedikation

Kinder mit einem Körpergewicht von weniger als 10 kg bzw. im Alter von 6–12 Monaten erhalten zu-

Tab. 39-9 Fastenzeiten (in h) für Kinder

Alter	feste Nahrung einschl. Milch	klare Flüssigkeiten
< 6 Monate	4	2
6–36 Monate	6	3
ab 3 Jahre	8	3

meist keine Prämedikation. In einigen kinderchirurgischen Zentren wird jedoch auch bei älteren Kindern auf die Zufuhr jeglicher Prämedikationssubstanzen verzichtet. Dieses Vorgehen beruht auf der Erkenntnis, dass viele Kinder ohne Sedativa besser vom (erfahrenen) Anästhesisten geführt werden können, vor allem, wenn auf schmerzhafte Injektionen verzichtet wird. Voraussetzungen für einen Erfolg sind hierbei ein gutes Vertrauensverhältnis zum Anästhesisten und eine Narkoseeinleitung in freundlicher und ruhiger Umgebung, meist unter Mitwirkung eines Elternteils. Das Verfahren ist aufwendig, erfordert Geduld und Einfühlungsvermögen und kann nicht bei jedem Kind, nicht von jedem Anästhesisten und nicht in jeder Klinik angewandt werden.

4.4.2 Benzodiazepine

Die Benzodiazepine gehören auch bei Kindern zu den am häufigsten für die Prämedikation eingesetzten Substanzen. Sie beseitigen oder dämpfen Angst und Erregung und wirken synergistisch mit den Opioiden. Wegen der unsicheren Resorption und der schmerzhaften intramuskulären Injektion sollten die Substanzen nur oral, rektal oder nasal zugeführt werden.

Midazolam. Diese Substanz gilt als Standardmittel der Prämedikation von Kindern. Die Wirkung tritt rasch ein und hält ca. 20–40 min an. Bei der überwiegenden Mehrzahl der Kinder entwickelt sich eine eher gelöst-lustige oder läppische Stimmung, in der die anschließende Maskeneinleitung und häufig auch die Punktion einer Vene meist ohne wesentliche Abwehr toleriert wird. Midazolam kann oral, rektal, sublingual und transnasal zugeführt werden.
— **Orale Zufuhr:** Dosierung 0,4–0,6 mg, meist als Saft mit Geschmackskorrektur, ca. 30 min vor der Trennung von den Eltern bzw. vor dem Transport in der Operationstrakt. Höhere Dosen führen zu Gleichgewichtsstörungen, mitunter auch zu Missstimmung. Die Wirkung hält insgesamt etwa 45 min an, und innerhalb dieser Zeit muss daher auch die Narkoseeinleitung erfolgen.
— **Rektale Instillation:** ca. 0,5–1 mg/kg. Wirkungseintritt nach ca. 10–15 min, Wirkungsdauer ca. 50 min. Die Narkose sollte auf dem Höhepunkt der Wirkung (ca. nach 15–20 min) eingeleitet werden.
— **Transnasale Zufuhr:** Dosierung ca. 0,4 mg/kg. Der wesentliche Vorteil dieses Zufuhrwegs besteht im raschen Wirkungseintritt, allerdings ist dieses Verfahren bei Kindern wenig beliebt! Bei transnasaler Zufuhr werden rasch hohe Blutkonzentrationen erreicht, und es besteht die Gefahr der Atemdepression und Verlegung der oberen Atemwege. Daher darf diese Art der Prämedikation nur unter lückenloser Überwachung und in Notfallbereitschaft erfolgen, am besten also im Aufwachraum oder Narkoseeinleitungsraum.
— **Sublinguale Zufuhr:** Dosierung ca. 0,4 mg/kg; die Wirkung setzt meist innerhalb von 10 min ein; für die Überwachung gelten die gleichen Vorsichtsmaßnahmen wie bei der transnasalen Zufuhr.

Für die intravenöse Zufuhr von Midazolam sollte Folgendes beachtet werden:

> Die intravenöse Injektion von Midazolam darf wegen der Gefahr der Atemdepression bzw. des Erstickens bei Kindern nur unter Notfallbereitschaft und in unmittelbarer Gegenwart eines in der Notfallmedizin hinreichend erfahrenen Arztes erfolgen!

Flunitrazepam und Diazepam werden ebenfalls bei Kindern eingesetzt, jedoch ergeben sich keine Vorteile gegenüber Midazolam. Diazepam bewirkt häufig keine ausreichende Beruhigung, Flunitrazepam möglicherweise eine zu starke und länger anhaltende Sedierung.

4.4.3 Andere Substanzen

Neben den Benzodiazepinen werden heutzutage andere Substanzen nur noch selten für die Prämedikation eingesetzt. Ihre Zufuhr sollte nur dann erfolgen, wenn eine spezifische Indikation gegeben ist.

Neuroleptika führen zu einer emotionalen Beruhigung, sind jedoch keine Sedativa wie die Benzodiazepine oder Barbiturate. Als alleinige Prämedikationssubstanz reichen die Neuroleptika meist nicht aus, darum werden sie häufig mit Opioiden kombiniert, um die Wirkung zu verstärken. Von Vorteil ist bei den Neuroleptika der *antiemetische* Effekt. Verwendet werden z. B. folgende Substanzen:
— **Promethazin** (Atosil), 0,5–1 mg/kg i.m. in Kombination mit einem Opioid, z. B. 0,1 mg/kg Piritramid (Dipidolor);
— **Chlorprothixen** (Truxal, Turactan), 2 mg/kg, maximal 45 mg per os.

Anticholinergika können in der Kinderanästhesie erforderlich sein, um eine durch vagale Stimulation ausgelöste Bradykardie (mechanische Reize, Suc-

cinylcholininjektion) zu verhindern oder zu beseitigen. Hierzu kann die Substanz unmittelbar während oder nach der Einleitung i.v. injiziert werden. Eine Routinezufuhr zusammen mit den Prämedikationssubstanzen ist wegen der für das Kind unangenehmen Nebenwirkungen nicht zu empfehlen. Verwendet werden z. B.:
— **Atropin,** 0,02 mg/kg bei Kleinkindern, 0,01 mg/kg bei älteren Kindern;
— **Bellafolin,** 1–2 Tropfen/kg per os;
— **Scopolamin.**

Bellafolin und Scopolamin wirken stärker sedierend und sekretionshemmend als Atropin, jedoch geringer vagolytisch.

Praktische Leitsätze für die Prämedikation:
— Kinder unter 10 kg Körpergewicht oder 6–12 Monaten erhalten im Allgemeinen keine Prämedikation.
— Nur ausnahmsweise ist bei Kindern am Vorabend der Operation die Zufuhr eines Sedativ-Hypnotikums erforderlich.
— Grundsätzlich soll die Prämedikation schmerzlos sein: darum möglichst keine i.m. oder i.v. Spritzen.
— Kinder unter 3 Jahren werden bevorzugt rektal prämediziert, Kinder über 3 Jahren per os.
— **Anticholinergika** wie Atropin oder Scopolamin sollten, wenn erforderlich, erst während oder kurz nach der Narkoseeinleitung, bevorzugt i.v., injiziert werden.
— Die Dosierung pro kg Körpergewicht ist nur ein grober Anhaltswert, der nicht allen Kindern gerecht wird. Darum sollte möglichst individuell unter Berücksichtigung der individuellen Angst und Aufregung dosiert werden.
— Die Zufuhr der Substanzen muss rechtzeitig erfolgen, damit das Kind gut sediert im Einleitungsraum ankommt.

4.4.4 Basisnarkose

Bei diesem Verfahren wird durch rektale Zufuhr eines **Barbiturats** oder intramuskuläre Injektion von **Ketamin** im Vorbereitungsraum der Schlaf bzw. eine Basisnarkose eingeleitet. Indiziert ist dieses Vorgehen gewöhnlich nur bei sehr unkooperativen Kindern.

Von den Barbituraten wird am häufigsten **Methohexital** (Brevimytal) eingesetzt.
— Die Dosis beträgt 25–30 mg/kg in 10%iger (= 100 mg/ml) Lösung (max. 750 mg) rektal.

Die Substanz sollte über einen 8-F-Katheter in das Rektum injiziert werden. Anschließend müssen die Gesäßbacken zusammengedrückt werden, um ein Abfließen der Lösung zu verhindern. *Intramuskuläre Injektion* von 5 mg/kg Methohexital (max. 150 mg) in 5%iger Lösung (= 50 mg/ml) ist ebenfalls möglich (aber leider schmerzhaft!). Der Schlaf tritt nach etwa 6–10 min ein.

Die **Nachteile** des Verfahrens sind:
— Erhöhter Zeitaufwand,
— Wirkung nicht immer sicher,
— nicht selten langer Nachschlaf, besonders bei kurzen Eingriffen.

Anstelle von Methohexital kann auch **Thiopental** eingesetzt werden.
— Dosierung: 40 mg/kg (max. 1 g) rektal in einer 10%igen Lösung (= 100 mg/ml).

Die Barbituratmedikation sollte von einem Anästhesisten verabreicht und überwacht werden – bevorzugt im Bereich des Operationstraktes, um Zwischenfälle rasch behandeln zu können.

Durch die intramuskuläre Injektion von **Ketamin** (Ketanest) kann ebenfalls eine Narkose eingeleitet werden. Von Nachteil ist hierbei jedoch die schmerzhafte Injektion. Da es sich um eine Narkose handelt, sollte das Verfahren nur vom Anästhesisten, unter kontinuierlicher Überwachung des Kindes, durchgeführt werden.

4.5 Wahl des Narkoseverfahrens

Für Kinder ist die **Allgemeinnarkose** das Verfahren der Wahl; reine Regionalanästhesien sind speziellen Indikationen vorbehalten (siehe Abschnitt 5). In der Kinderanästhesie werden die gleichen Narkosemittel und Adjuvanzien eingesetzt wie in der Erwachsenenanästhesie; entsprechend können Inhalationsanästhesien oder intravenöse Narkosen durchgeführt werden. Bevorzugtes Verfahren ist wegen ihrer einfachen Handhabung und guten Steuerbarkeit die **Inhalationsnarkose,** während balancierte Anästhesietechniken mit **Opioiden** oder eine reine TIVA meist besonderen Indikationen, wie großen Eingriffen oder schwer kranken Kindern, vorbehalten sind.

4.6 Inhalationsanästhesie

Die Aufnahme und Elimination von Inhalationsanästhetika verlaufen bei kleinen Kindern schneller als bei älteren Kindern und Erwachsenen, der Dosisbedarf ist höher und nimmt mit zunehmendem Alter ab.

Aufnahme und Verteilung. Je kleiner das Kind, desto rascher gleicht sich die alveoläre Konzentration des Inhalationsanästhetikums der inspiratorischen an, unter anderem bedingt durch die im Verhältnis zur Residualkapazität größere alveoläre Ventilation sowie die geringere Blutlöslichkeit der Anästhetika, die sich erst mit zunehmendem Alter den Erwachsenenwerten angleicht. Das – bezogen auf das Körpergewicht – größere Herzzeitvolumen würde normalerweise dem raschen Anstieg der alveolären Konzentration entgegenwirken, jedoch wird dieser Effekt durch den größeren Durchblutungsanteil der gefäßreichen Gewebe und die unterschiedlichen Blut/Gewebe-Löslichkeitskoeffizienten ausgeglichen. Unter klinischen Bedingungen muss des Weiteren der Einfluss des Narkosesystems auf den Anstieg der alveolären Konzentration und die Geschwindigkeit der Narkoseeinleitung beachtet werden. So verzögert sich bei einem nicht entsprechend aufgefüllten Kreissystem die Narkoseeinleitung wegen der größeren Totraumanteile im Vergleich zu Systemen, bei denen der Frischgasfluss direkt in den Tubus geleitet wird.

Anästhetikabedarf. Nach Ablauf der Neugeborenenperiode besteht bei Säuglingen und jüngeren Kindern ein höherer Dosisbedarf der volatilen Anästhetika als beim Erwachsenen, während bei Früh- und Neugeborenen eine größere Empfindlichkeit besteht und der Bedarf geringer ist als bei Kinder jenseits dieses Lebensalters. Die genaue Ursache der im Kindesalter erhöhten MAC-Werte ist nicht bekannt. Folgendes sollte aber klinisch beachtet werden:

> Der rasche Anstieg der alveolären und der Blutkonzentration von Inhalationsanästhetika bei Anwendung hoher inspiratorischer Konzentration steigert bei Neugeborenen und Kleinkindern die Gefahr der Überdosierung mit Beeinträchtigung der Herz-Kreislauf-Funktion.

Kardiovaskuläre Wirkungen. Bei Säuglingen und kleineren Kindern sind die kardiovaskulären Nebenwirkungen der Inhalationsanästhetika stärker ausgeprägt. So kann bei Überdosierung vor allem in der Einleitungsphase leichter eine Bradykardie mit Blutdruckabfall oder gar ein Herzstillstand auftreten als bei älteren Kindern und Erwachsenen; auch wirken sich die arrhythmogenen Effekte von Halothan in höheren Konzentrationen in dieser Gruppe vermutlich stärker aus. Auch hier mag der raschere Anstieg der Partialdrücke dieser Substanzen im Blut eine wichtige Rolle spielen.

Respiratorische Wirkungen. Wie beim Erwachsenen dämpfen Inhalationsanästhetika konzentrationsabhängig den zentralen Atemantrieb, und zwar bereits beginnend mit sehr niedrigen Konzentrationen. Daher sollten gerade kleine Kinder während der Inhalationsanästhesie kontrolliert beatmet werden.

4.6.1 Sevofluran

Die Substanz weist, zusammen mit Desfluran, den niedrigsten Blut/Gas-Verteilungskoeffizienten unter den gebräuchlichen volatilen Anästhetika auf. Daher verläuft die Narkoseeinleitung sehr rasch, ebenso die Elimination und das Erwachen aus der Narkose (Einzelheiten siehe Kap. 3). Die kardiovaskulären Wirkungen – Vasodilatation und Blutdruckabfall – entsprechen im Wesentlichen denen der anderen volatilen Anästhetika, jedoch ist die negativ inotrope Wirkung geringer ausgeprägt als die von Halothan und Enfluran, auch wird das Myokard nicht gegenüber Katecholaminen sensibilisiert. Die Atemwege werden durch Sevofluran nicht oder nur unwesentlich irritiert, so dass die Substanz für die Narkoseeinleitung per Inhalation geeignet ist. Die Lebertoxizität ist nach derzeitigem Kenntnisstand nicht größer als die von Isofluran. Sevofluran kann aber, wie die anderen volatilen Anästhetika, eine maligne Hyperthermie auslösen.

Klinische Anwendung. Angesichts der günstigeren pharmakokinetischen Eigenschaften und der geringeren kardialen Nebenwirkungen gilt Sevofluran als Substanz der Wahl für die Inhalationsanästhesie bei Kindern.

> **MAC-Werte von Sevofluran bei Kindern:**
> — Neugeborene 3,3 Vol.%
> — Säuglinge 3,2 Vol.%
> — 1–12 Jahre 2,5 Vol. %
> Zusatz von 60% Lachgas reduziert den
> MAC-Wert um ca. 25% (Erwachsene: ca. 60%)

Sehr hohe Konzentrationen (8 Vol.%) ermöglichen, nach vorangehender Füllung des Systems mit Frischgas und Anästhetikum, eine sehr rasche Inhalationseinleitung mit einigen wenigen Atemzügen und Bewusstseinsverlust innerhalb von ca. 1 min. Vergleichbar kurze Einleitungszeiten sind allerdings mit inspiratorischen Halothankonzentrationen von 5 Vol.% ebenfalls erreichbar (Sigston et al., 1997), allerdings sind hierbei die Häufigkeit von Abwehrbewegungen größer und die kardiovaskuläre Sicherheitsbreite möglicherweise geringer.

Bei der Inhalationseinleitung mit Sevofluran sollten aber unmittelbar nach dem Bewusstseinsverlust noch keine Stimulationen, wie z. B. die Punktion einer Vene durchgeführt werden, da die Narkose noch nicht tief genug ist und die Kinder mit Wegziehen der Extremität reagieren.

Die endexspiratorische Sevoflurankonzentration, mit der bei 50% der Kinder eine Larynxmaske eingeführt werden kann, beträgt ca. 2 Vol.%. Demgegenüber beträgt die Konzentration, bei der 50% der Kinder ohne Muskelrelaxanzien und ohne Abwehrbewegungen endotracheal intubiert werden können, ca. 2,7 bis 2,8 Vol.%.

Aufwachzeiten und -verhalten. Im Allgemeinen erwachen Kinder nach einer Sevoflurananästhesie doppelt so rasch wie nach einer Halothannarkose, allerdings nur, wenn die inspiratorische Konzentration jeweils bis zum Operationsende beibehalten wird. Werden hingegen, wie in der Praxis üblich, die Konzentrationen der volatilen Anästhetika bereits ausreichend lange vor Operationsende reduziert, so bestehen nur noch geringe Unterschiede in den Aufwachzeiten zwischen den einzelnen Substanzen.

In der Ausleitungsphase nach Sevofluran muss im Zusammenhang mit dem raschen Erwachen bei einer nicht geringen Anzahl von Kindern mit erheblicher **Unruhe und Agitiertheit** gerechnet werden, die nach derzeit vorliegenden Untersuchungsergebnissen nicht im Zusammenhang mit frühzeitig auftretenden Schmerzen stehen, da diese Reaktionen auch auftreten, wenn intraoperativ eine Lokalanästhesie des Wundgebietes oder eine regionale Nervenblockade durchgeführt wurde. Bei stärkerer Agitation sind Sedativa erforderlich, hierdurch werden aber der Vorteil des raschen Erwachens zunichte gemacht und die erforderliche postoperative Überwachungszeit möglicherweise verlängert. Postoperative Übelkeit und Erbrechen sind bei Kindern nach Sevofluran gleich häufig wie nach Halothan.

4.6.2 Isofluran

Isofluran riecht stechend und kann bei der Narkoseeinleitung – wie Desfluran – zu Husten, Laryngospasmus oder Atemanhalten bis hin zur Hypoxämie führen. Daher ist die Substanz für die Einleitung der Narkose per Inhalation nicht gut geeignet. Isofluran kann aber, nach i.v. Einleitung, als primäres Inhalationsanästhetikum auch bei Kindern eingesetzt werden, allerdings empfiehlt es sich, die Konzentration langsam zu steigern, um respiratorische Effekte zu vermeiden. Die atemdepressorischen Effekte von Isofluran sind stärker als die von Halothan, daher sollten die Kinder während der Narkose kontrolliert beatmet werden. Die blutdrucksenkenden Effekte vergleichbarer Konzentrationen entsprechen denen von Halothan, jedoch ist die Herzfrequenz stabiler, d.h., Bradykardien wie durch Halothan treten unter Isofluran gewöhnlich nicht auf. Laryngospasmen bei der Narkoseausleitung und Extubation treten mit gleicher Häufigkeit auf wie mit Halothan.

MAC-Werte von Isofluran bei Kindern:
— Neugeborene 1,6 Vol.%
— Frühgeborene < 32. SSW 1,3 Vol.%, 32.–37. SSW 1,4 Vol.%
— Säuglinge 6–12 Monate 1,8 Vol.%
— 1.–5. Lebensjahr 1,6 Vol.%
Zusatz von 60% Lachgas reduziert den MAC-Wert um ca. 40%

4.6.3 Desfluran

Desfluran weist zwar einen noch niedrigeren Blut/Gas- und Blut/Gewebe-Verteilungskoeffizienten auf und wird noch rascher aufgenommen und eliminiert als Sevofluran, jedoch können diese Vorteile für die Narkoseeinleitung von Kindern nicht genutzt werden: Desfluran stimuliert die oberen Atemwege und führt bei einer hohen Anzahl von Kindern und Erwachsenen zu Atemanhalten, Husten und Laryngospasmus.

Desfluran ist wegen seiner respiratorischen Effekte für die Inhalationseinleitung von Kindern nicht geeignet.

Hingegen kann die Narkose nach i.v. Einleitung oder Inhalationseinleitung mit Sevofluran oder Halothan mit Desfluran aufrechterhalten werden.

Wirkungsstärke. Desfluran ist wegen seiner geringen Löslichkeit auch das schwächste der volatilen Anästhetika.

MAC-Werte von Desfluran bei Kindern:
— Neugeborene 9,2 Vol.%
— 1–6 Monate 9,4 Vol.%
— 6–12 Monate 9,2 Vol.%
— 1–12 Jahre 8 Vol.%
Zusatz von 60% Lachgas reduziert den MAC-Wert um ca. 20% (Erwachsene: ca. 60%)

Kardiovaskuläre Wirkungen. Die kardiovaskulären Wirkungen von Desfluran unterscheiden sich nicht wesentlich von Isofluran. Die Substanz wirkt in klinisch angewandten Konzentrationen leicht negativ inotrop, stark vasodilatierend (blutdrucksenkend) und in wechselndem Ausmaß herzfrequenzsteigernd; das Myokard wird nicht gegenüber Katecholaminen sensibilisiert. Sympathoadrenerge Reaktionen mit starkem Blutdruckanstieg und Tachykardie bei rascher Konzentrationssteigerung sind bei Kindern weniger bedrohlich als bei koronarkranken Erwachsenen und können zudem durch Vorinjektion von Fentanyl und langsame Konzentrationsänderungen verhindert werden.

4.6.4 Halothan

Halothan, lange Zeit das am häufigsten eingesetzte Inhalationsanästhetikum in der Kinderanästhesie, ist praktisch vollständig durch Sevofluran ersetzt worden. Die Narkoseeinleitung verläuft zumeist glatt und schonend; die Narkosetiefe kann rasch und auf einfache Weise gesteuert werden. Praktisch muss jedoch beachtet werden, dass bei kleinen Kindern (etwa ab dem 2. Lebensjahr) eine **höhere Dosierung** als beim Erwachsenen erforderlich ist, um eine vergleichbare Anästhesietiefe zu erreichen: Die **minimale alveoläre Konzentration, MAC,** beträgt beim Kleinkind 1%. Meist wird die Substanz durch **Lachgas** supplementiert; alleinige Zufuhr mit Sauerstoff ist jedoch auch möglich.

4.6.5 Lachgas

Lachgas eignet sich als alleinige Substanz nicht zur Narkoseeinleitung und wird zumeist als Adjuvans für andere Narkosemittel eingesetzt. Lachgaszusatz bei der Einleitung mit volatilen Anästhetika vermindert die Häufigkeit exzitatorischer Reaktionen. Von besonderer Bedeutung ist die Diffusion von Lachgas in luftgefüllte Körperhöhlen, die den Einsatz der Substanz bei bestimmten Eingriffen und Erkrankungen verbietet (siehe Kap. 3).

4.7 Intravenöse Anästhesie

Intravenöse Anästhetika (▶ Tab. 39-10) werden zur Einleitung einer Narkose ebenso eingesetzt wie zur Aufrechterhaltung. Zur Einleitung der Narkose dienen hauptsächlich **Barbiturate, Propofol** und **Etomidat,** gelegentlich auch **Ketamin.** Zur Aufrechterhaltung werden vor allem **Opioide,** meist in Kombination mit *Lachgas,* daneben auch Ketamin (vor allem bei Verbrennungen) eingesetzt. Häufig werden **balancierte Techniken** angewandt: Opioide, z.B. Fentanyl in Kombination mit Lachgas/volatilem Anästhetikum und nichtdepolarisierenden Muskelrelaxanzien wie Vecuronium. Die totale intravenöse Anästhesie (TIVA), z.B. Propofol mit Remifentanil, wird zunehmend auch bei Kindern eingesetzt.

Bei allen „Opioid-Narkosen" besteht die Gefahr des **Narkoseüberhangs** mit verzögertem Erwachen und verlängerter Atemdepression. Des Weiteren ist von Nachteil, dass die Kinder für die Narkose zumeist relaxiert werden müssen. Aus diesen Gründen sind „Opioid-Narkosen" für die bei Kindern üblichen Routineeingriffe, wie z.B. Leistenhernienope-

Tab. 39-10 Dosierung und Wirkungseintritt gebräuchlicher Anästhetika bei Kindern

Substanz	Dosis (mg/kg)	Wirkungseintritt (min)	Nebenwirkungen, Komplikationen
intravenöse Injektion			
Thiopental	4–6	1–2	Injektionsschmerz
Methohexital	2–4	1–2	nicht bei Epilepsie
Propofol	2–3,5	1	starker Injektionsschmerz
Etomidat	0,3–0,4	1	Myokloni, Hemmung der Kortisolsynthese
Ketamin	1–3	1	gesteigerte Speichelsekretion (Atropin vorgeben!), verzögertes Erwachen bei kurzen Eingriffen, Dysphorie oder Erregungszustände (Benzodiazepine vorgeben!), ICP-Anstieg
intramuskuläre Injektion			
Ketamin	Sedierung: 2–3		
	Anästhesie: 8–12		s. o.
Methohexital	10	3	Injektionsschmerz
rektale Zufuhr			
Thiopental	40	5–15	Schluckauf
Methohexital	25–30	5–15	Schluckauf
Ketamin	6–10	7–15	s. o.

ration oder Zirkumzision, wenig geeignet. Vorteile ergeben sich jedoch gegenüber der Inhalationsanästhesie bei schwer kranken Kindern oder großen Eingriffen, die eine postoperative Intensivbehandlung erfordern, weil die kardiovaskulären Wirkungen wesentlich geringer sind.

4.8 Muskelrelaxanzien

Muskelrelaxanzien sind fester Bestandteil der pädiatrischen Anästhesie, allerdings unterscheiden sie sich – je nach Alter des Kindes – in Dosisbedarf, Wirkungseintritt und Wirkungsdauer und teilweise auch in der Häufigkeit von Nebenwirkungen beim Erwachsenen. Die Unterschiede beruhen vor allem auf der unterschiedlichen Dichte und Empfindlichkeit von postsynaptischen Acetylcholinrezeptoren, Geschwindigkeit der neuromuskulären Übertragung und den Muskelfasertypen sowie pharmakokinetischen Besonderheiten, wie z. B. erhöhtes Verteilungsvolumen.

Nichtdepolarisierende (ND-)Muskelrelaxanzien spielen in der Kinderanästhesie klinisch eine herausragende Rolle, zumal mit Mivacurium ein ND-Muskelrelaxans für kurz dauernde Eingriffe, z. B. in der HNO-Heilkunde, zur Verfügung steht und damit die Verwendung von Succinylcholin wegen seiner bei Kindern bedrohlichen Nebenwirkungen auf Notfälle und die Blitzintubation bei nicht nüchternen Patienten beschränkt werden kann. In ▶ Tabelle 39-11 sind die Eigenschaften gebräuchlicher ND-Muskelrelaxanzien zusammengestellt. Unter den neuen Substanzen – Mivacurium, Rocuronium und Cis-Atracurium – stellt lediglich das Mivacurium wegen seiner kurzen Wirkdauer einen messbaren Fortschritt in der Entwicklung dar. Demgegenüber halten sich bei Cis-Atracurium und Rocuronium die Vor- und Nachteile – verglichen mit ihren Ausgangssubstanzen Vecuronium und Atracurium – im Wesentlichen die Waage. Die postulierten Vorteile sind allenfalls als marginal einzustufen.

4.8.1 Mivacurium

Dies ist das ND-Muskelrelaxans mit der kürzesten Wirkdauer, auch bei Kindern. Die kurze Wirkdauer beruht auf der raschen Spaltung durch Plasmacholinesterase (Einzelheiten siehe Kap. 7). Eine Antagonisierung durch Cholinesterasehemmer ist nicht erforderlich und könnte möglicherweise sogar die Wirkung verlängern.

> **Mivacurium (Mivacron) bei Kindern:**
> — ED95 2–6 Monate 0,07 mg/kg; 7 Monate bis 12 Jahre 0,07–0,1 mg/kg
> — Intubationsdosis mindestens 2 × ED95 0,2–0,25 mg/kg
> — mittlere Wirkdauer 10 min, bei Kleinkindern auch kürzer (ca. 6 min)

Erhaltungsdosen sind bei Kleinkindern und Kindern meist öfter erforderlich als bei Erwachsenen. Volatile Inhalationsanästhetika reduzieren – wie beim Erwachsenen – den Dosisbedarf.

Eine Blitzintubation ist mit Mivacurium bei Verwendung der üblichen Intubationsdosis wegen des verzögerten Wirkungseintritts nicht möglich. Dosen von 0,4 µg/kg bewirken zwar einen dem Succinylcholin vergleichbar raschen Wirkungseintritt, verdoppeln jedoch die Wirkungsdauer und erhöhen die Inzidenz von histaminbedingten Blutdruckabfällen.

Mivacurium kann auch per Infusion zugeführt werden, ohne dass hierdurch die Wirkung wesentlich verlängert würde. Die erforderliche Dosierung beträgt etwa 8–18 µg/kg/min, die Spontanerholung nach Abstellen der Infusion 10–15 min.

Indikationen. Mivacurium eignet sich besonders für sehr kurze und kurze Eingriffe. Bei verminderter

Tab. 39-11 Anschlagzeit und Wirkdauer von ND-Muskelrelaxanzien bei Vollrelaxierung

Relaxans	Intubationsdosis (mg/kg)	Anschlagzeit (min)	Wirkdauer bei Neugeborenen und Säuglingen (min)	Wirkdauer bei älteren Kindern (min)
Mivacurium	0,2–0,25 (ab 1. Lebensjahr)	ca. 2	ca. 6	ca. 10
Cis-Atracurium	0,1	3–5	ca. 32	
Atracurium	0,3 (Neugeborene)–0,5 (ältere Kinder)	ca. 3,8	ca. 32	ca. 25
Rocuronium	0,6	45–90 s	40	25
Vecuronium	0,1	1,5	55–73	20–35
Pancuronium	0,07	1,5	70	35

Plasmacholinesteraseaktivität ist die Wirkung verlängert, so dass die Substanz hierbei nicht eingesetzt werden sollte.

Nebenwirkungen. Eine häufige Nebenwirkung ist die Histaminfreisetzung, gelegentlich auch die überraschend kurze Wirkdauer. Die Histaminfreisetzung kann vermutlich durch langsame Injektion einer stärker verdünnten Lösung reduziert werden.

4.8.2 Vecuronium und Rocuronium

Vecuronium. Diese Substanz ist, wie Pancuronium, ein Steroid-Relaxans mit geringen kardiovaskulären Nebenwirkungen. Herzfrequenz und Blutdruck bleiben in allen Altersgruppen im Wesentlichen unverändert. Während bei älteren Kindern die Wirkdauer deutlich kürzer ist als die von Pancuronium, sind die Unterschiede bei Kleinkindern nicht sehr ausgeprägt. Bei älteren Kindern kann Vecuronium auch für kürzere Eingriffe eingesetzt werden.

Rocuronium. Dieses Steroid-Relaxans ähnelt dem Vecuronium, die relaxierende Wirkung ist jedoch schwächer und die Anschlagzeit deutlich kürzer. Bolusinjektionen von 0,6 mg/kg führen bei Kleinkindern und Kindern innerhalb von 50–80 s zu einer vollständigen neuromuskulären Blockade und guten Intubationsbedingungen. Daher wird die Substanz als Alternative zu Succinylcholin für die Blitzintubation empfohlen. Rocuronium wird hepatobiliär eliminiert.

> **Rocuronium (Esmeron) bei Kindern:**
> — ED95 ca. 0,41 mg/kg
> — Intubationsdosis 0,6–0,8 mg/kg, Kleinkinder 0,9–1,2 mg/kg
> — Anschlagzeit der Intubationsdosis 50–80 s (0,6 mg/kg) oder 30 s (0,8 mg/kg)
> — Wirkdauer von 0,6 mg/kg: Kleinkinder 45 min; Kinder (1–5 Jahre) 27 min

4.8.3 Atracurium und Cis-Atracurium

Atracurium. Bei Kindern wirkt Atracurium kürzer als Vecuronium und Rocuronium, die Wirkung setzt allerdings verzögert ein. Neugeborene reagieren besonders empfindlich auf Atracurium, und der Dosisbedarf ist deutlich geringer als bei Kindern und Erwachsenen. Bei älteren Kindern beträgt die Wirkdauer 25–35 min, so dass die Substanz auch für kürzere Eingriffe eingesetzt werden kann.

> **ED95 von Atracurium:** Neugeborene ca. 0,3 mg/kg, ältere Kinder ca. 0,5 mg/kg

Atracurium setzt zwar Histamin frei, jedoch treten selten kardiovaskuläre Reaktionen auf. Die Inaktivierung erfolgt organunabhängig durch Hoffmann-Elimination. Daher ist die Substanz besonders für Kinder mit Leber- oder Nierenerkrankungen geeignet.

Cis-Atracurium. Dieses mittellang wirkende Stereoisomer von Atracurium setzt vermutlich kein Histamin frei und geht auch nicht mit kardiovaskulären Nebenwirkungen einher. Die Substanz ist bei Kindern etwa 4fach stärker muskelrelaxierend wirksam als Atracurium. Von Nachteil ist der verzögerte Wirkungseintritt, der noch langsamer erfolgt als bei Atracurium.

Die Inaktivierung erfolgt durch Hoffmann-Elimination. Die Substanz kann durch Anticholinesterasen antagonisiert werden.

> **Cis-Atracurium (Nimbex) bei Kindern:**
> — ED95 0,041 mg/kg
> — Intubationsdosis 0,1 mg/kg
> — Anschlagzeit 3–5 min
> — Wirkdauer von 0,1 mg/kg ca. 25 min

4.8.4 Pancuronium

Dieses ND-Muskelrelaxans tritt wegen seiner langen Wirkdauer mit der Gefahr des postoperativen Überhangs auch in der pädiatrischen Anästhesie zunehmend in den Hintergrund, obwohl die vagolytischen Effekte der Substanz für die Narkose vorteilhaft sind. Für eine vollständige Relaxierung bei Verwendung eines Inhalationsanästhetikums reichen initial meist 0,06 mg/kg aus, während für die Intubation Dosen von 0,1 bis 0,15 mg/kg erforderlich sind. Die Anschlagzeit beträgt 1,5–3 min, die Wirkdauer in der Regel 50–70 min, jedoch muss mit teilweise erheblicher Variabilität gerechnet werden.

Neugeborene können nach einer Dosis von 0,15 bis 0,2 mg/kg meist innerhalb von 30–45 s intubiert werden. Die Substanz sollte nur für lang dauernde Eingriffe eingesetzt werden; eine Antagonisierung mit Anticholinesterasen ist möglich.

4.8.5 Succinylcholin

Kinder unter 1 Jahr benötigen höhere Succinylcholindosen (mindestens 2 mg/kg i.v. oder 2–4 mg/kg i.m.) als ältere Kindern (1 mg/kg). Ursache des erhöhten Dosisbedarfs ist vermutlich das höhere Verteilungsvolumen für Succinylcholin. Die Muskelerschlaffung beginnt innerhalb von 20–30 s nach i.v. Injektion und innerhalb von 40–60 s nach i.m. Injektion; nach 60–90 s ist meist eine vollständige Relaxierung eingetreten. Die Wirkdauer von Succinylcholin ist bei Neonaten und Kindern erheblich kürzer als bei Erwachsenen – trotz geringerer Cholinesteraseaktivität – und beträgt etwa 3–10 min. Die Wirkung kann nicht durch Anticholinsterasen antagonisiert werden. Succinylcholin ist eine Substanz mit vielen potentiellen, teils lebensbedrohlichen **Nebenwirkungen** (siehe Kap. 7). Die wichtigsten sind:

— Bradykardie mit nachfolgendem Blutdruckabfall oder Asystolie durch vagale Stimulation des Herzens;
— Hyperkaliämie durch Freisetzung von Kalium aus der Zelle, vor allem bei neuromuskulären Erkrankungen, Verbrennungskrankheit, Polytrauma;
— Rhabdomyolyse, Myoglobinämie, Myoglobinurie und Nierenschädigung;
— Masseterspasmus;
— maligne Hyperthermie.

Herzrhythmusstörungen. Die Bradykardie ist eine typische Komplikation der i.v. Injektion von Succinylcholin, besonders bei der zweiten Injektion. Ursache ist die Stimulation vagaler Efferenzen. Die Bradykardie kann daher durch Vorinjektion von Atropin (0,02 mg/kg) oder Pancuronium in der Regel verhindert werden. Bei der i.m. Injektion von Succinylcholin ist nur ausnahmsweise mit einer Bradykardie zu rechnen.

> Vor der i.v. Injektion von Succinylcholin sollte bei Kindern immer Atropin i.v. injiziert werden, um eine schwerwiegende Bradykardie oder gar Asystolie zu verhindern.

Myoglobinämie und Myoglobinurie. Wenngleich bei Kindern starke Muskelfaszikulationen und Muskelschmerzen nach Injektion von Succinylcholin deutlich seltener sind als bei Erwachsenen, können häufig erhöhte Myoglobinkonzentrationen im Blut nachgewiesen werden. Ursache soll der initiale Anstieg des Muskeltonus durch Succinylcholin sein.

Plötzlicher Herzstillstand und Myopathien. In den letzten Jahre sind wiederholt plötzliche (hyperkaliämische) Herzstillstände nach der Injektion von Succinylcholin beobachtet worden, die eine Letalität von 60% aufwiesen. Bei den meisten dieser Kinder ergaben anschließende Muskelbiopsien eine bis dahin nicht bekannte Myopathie.

Folgendes sollte beachtet werden:

> Bei Kindern mit Muskeldystrophie vom Typ Duchenne kann Succinylcholin zu schwerer Rhabdomyolyse, Myoglobinurie und hyperkaliämischem Herzstillstand führen. Darum ist Succinylcholin bei dieser Erkrankung absolut kontraindiziert!

Die besondere Empfindlichkeit gegenüber Succinylcholin besteht bereits, bevor sich die genetisch bedingte, nahezu ausschließlich beim männlichen Geschlecht auftretende Duchenne-Muskeldystrophie (Inzidenz ca. 1 auf 10 000 Geburten) manifestiert. Vor allem aus diesem Grund empfehlen viele Autoren, bei Kindern auf die Routineanwendung von Succinylcholin zu verzichten.

Masseterspasmus und maligne Hyperthermie. Bei einem von 100 Kindern, bei denen die Narkose mit Halothan eingeleitet wurde, bewirkt Succinylcholin einen Masseterspasmus. Bei 15% dieser Kinder entwickeln sich Veränderungen der Blutgase, die als Kriterium einer malignen Hyperthermie angesehen werden. Muskelbiopsien haben jedoch ergeben, dass ca. 50% der Kinder mit Masseterspasmus nach Succinylcholin Maligne-Hyperthermie-sensibel sind. Noch höher ist das Risiko für maligne Hyperthermie bei Kindern, die neben dem Masseterspasmus eine generalisierte Muskelsteife nach Succinylcholin entwickeln. Folgendes sollte aber beachtet werden:

> Eine vorübergehende Zunahme des Muskeltonus nach Injektion von Succinylcholin ist eine normale Reaktion, die nicht im Zusammenhang mit einer malignen Hyperthermie steht.

Ileuseinleitung und Notfallanwendung. Der Einsatz von Succinylcholin bei Kindern sollte sich – gerade angesichts der neueren ND-Muskelrelaxanzien und Inhalationsanästhetika – auf Notfälle und die Blitzintubation bei „vollem Magen" beschränken. Hierbei müssen Nutzen und Risiken sorgfältig abgewogen werden. Da heutzutage auch kleinste Fiberendoskope für Kinder zur Verfügung stehen, kann bei nicht nüchternen Patienten eine fiberendoskopische Intubation im Wachzustand erwogen werden.

4.9 Narkosezubehör

Für die Narkose bei Kindern ist ein spezielles, den anatomischen Besonderheiten der verschiedenen

4 Praxis der Kinderanästhesie

Tab. 39-12 Größen von Rendell-Baker-Masken für verschiedene Altersgruppen

Alter	Maskengröße	Totraum (ml)
Frühgeborene	0	2
Neugeborene	1	4
1–3 Jahre	2	8
4–8 Jahre	3*	15

* Die Rendell-Baker-Maske Nr. 3 dichtet schlecht ab und sollte daher nicht verwendet werden

Altersgruppen angepasstes Zubehör erforderlich. Erwachsenenzubehör ist zu groß und zu schwer und weist außerdem einen zu hohen Widerstand und Totraum auf.

4.9.1 Narkosemasken und Beatmungsbeutel

Für kleine Kinder müssen leichte Masken mit minimalem Totraum verwendet werden. Auch der Maskenkrümmer sollte nur ein geringes Gewicht aufweisen. Für die Narkose von Kleinkindern sollten **runde Masken** mit weichem Rand oder mit weichem aufblasbarem Wulst bevorzugt werden; die nicht aufblasbaren **Rendell-Baker-Masken** mit geringem Totraum und Gewicht sind weniger leicht dicht zu halten (▶ Abb. 39-3). In ▶ Tabelle 39-12 sind gebräuchliche Größen mit dem zugehörigen Totraum aufgeführt.

Bei der Wahl der Atembeutel muss ebenfalls auf die richtige Größe geachtet werden (▶ Tab. 39-13); latexfreie Beutel sollten bevorzugt werden.

4.9.2 Guedel-Tuben

Der oropharyngeal eingeführte Guedel-Tubus (▶ Abb. 39-4) dient zum Freihalten der Atemwege bei Maskennarkosen. Gebräuchliche Größen für Kinder sind, je nach Alter: 000, 00, 0, 1, 2 und 3.

4.9.3 Endotrachealtuben

Tuben für die endotracheale Intubation (▶ Abb. 39-5) von Kindern müssen dünnwandig sein, damit ein großes Lumen für die Atmung bzw. Beatmung zur Verfügung steht. Die Tuben dürfen jedoch nicht kollabieren oder abknicken. Einmaltuben aus PVC sollten wegen ihrer besseren Gewebeverträglichkeit bevorzugt werden. Richtwerte für die Auswahl der Tubusgröße in den verschiedenen Altersklassen sind in ▶ Tabelle 39-14 zusammengestellt.

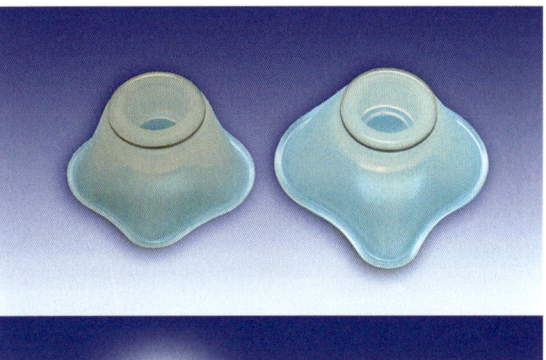

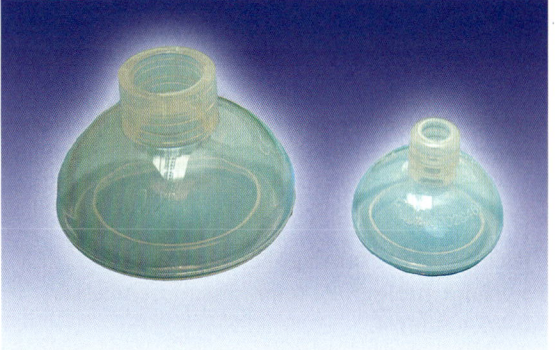

Abb. 39-3 Rendell-Baker-Masken (oben) und runde Masken (unten) für die Kinderanästhesie.

Tab. 39-13 Richtgrößen für Atembeutel

Körpergewicht (kg)	Beutelgröße (l)
< 15	1
> 15	2
> 50	3

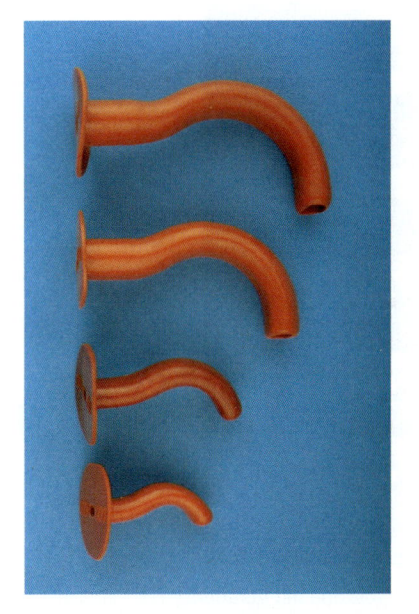

Abb. 39-4 Guedel-Tuben für die Kinderanästhesie.

39 Anästhesie bei Kindern

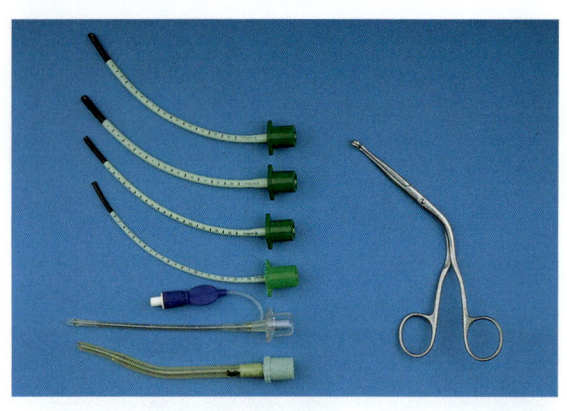

Abb. 39-5 Endotrachealtuben und Magill-Zange für Kinder. Die Spitzen der Endotrachealtuben sind markiert, damit die Eindringtiefe besser kontrolliert werden kann.

Tab. 39-14 Richtgrößen von Endotrachealtuben für Kinder

Alter	innerer Tubusdurchmesser (mm)
Frühgeborene	2,5
Neugeborene	3
1– 6 Monate	3,5
6–12 Monate	4
1– 2 Jahre	3,5–4,5
2– 3 Jahre	4–5
3– 4 Jahre	4,5–5,5
4– 5 Jahre	5–6
5– 6 Jahre	5,5–6,5
6– 7 Jahre	6–6,5
7– 9 Jahre	6,5
10–11 Jahre	6,5–7
12 Jahre	7,5
14–16 Jahre	8

Richtwerte für Tubusgrößen bei Kindern
> 1 Jahr: Tubusgröße (mm Innendurchmesser) = 4,5 + Alter/4.

Leitsätze für die Auswahl von Tuben:
— Geblockte Tuben werden meist erst jenseits des 6. Lebensjahres eingesetzt.
— Immer den größten Tubus auswählen, der leicht durch die Stimmritze und den Bereich des Ringknorpels vorgeschoben werden kann und erst bei Beatmungsdrücken von 25 cmH$_2$O ein Luftleck aufweist.
— Tubusadapter auswählen, die mindestens den gleichen inneren Durchmesser wie der Tubus aufweisen.

— Bei Eingriffen im Kopf- und Halsbereich können bei kleineren Kindern Spiraltuben ohne Manschette verwendet werden. Diese Tuben sind sehr flexibel, rutschen jedoch leicht aus der Trachea heraus. Um die Sicherheit zu erhöhen, sollte daher der Rachen austamponiert werden.
— Tuben mit seitlicher Öffnung an der Spitze (Murphy-Auge) sollten bei Kleinkindern nicht eingesetzt werden, weil an dieser Stelle Sekrete angesammelt werden können, die das Tubuslumen verlegen.

4.9.4 Laryngoskope

Die Auswahl des Laryngoskopspatels hängt vor allem von der persönlichen Bevorzugung des Anästhesisten ab (▶ Abb. 39-6). *Gerade* Spatel sind bei Neugeborenen und Kleinkindern von Vorteil: Sie erleichtern die Einstellung und Immobilisierung des Larynx. Zu einem vollständigen Intubationsset für die Kinderanästhesie gehören folgende Größen:
— 0 gerade: Frühgeborene,
— 1 gerade: Neugeborene,
— 1 gebogen: Säuglinge,
— 2 gebogen: Kinder.

4.9.5 Narkosesysteme

Die wichtigsten Anforderungen an Narkosesysteme für die Kinderanästhesie sind:
— Minimaler Totraum,
— geringer Atemwiderstand,
— keine Rückatmung von CO$_2$.

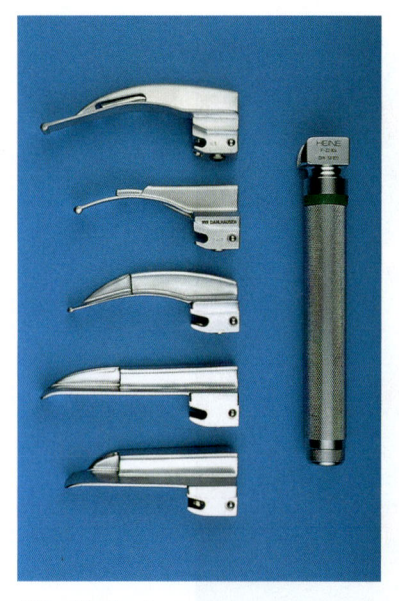

Abb. 39-6 Laryngoskope mit geradem und gebogenem Spatel.

4 Praxis der Kinderanästhesie

Tab. 39-15 Richtgrößen für Magensonden

Alter	Magensonde in Charr
Frühgeborene	5
bis 1 Jahr	8
1–2 Jahre	10
2–6 Jahre	12
6–12 Jahre	14
danach	16

Verwendet werden halboffene und halbgeschlossene Narkosesysteme. Moderne Narkosegeräte wie der „Cato", „Cicero" und „Primus" können bei entsprechender Aufrüstung mit speziellen Kinderkreissystemen in allen Altersgruppen bis hin zu Frühgeborenen eingesetzt werden. Wesentliche Vorteile gegenüber den halboffenen Systemen sind:
— Geringerer Frischgasverbrauch,
— bessere Anfeuchtung und Erwärmung der Atemluft,
— Absaugung der überschüssigen Narkosegase.

4.9.6 Blutdruckmanschetten

Um korrekte arterielle Blutdruckwerte messen zu können, muss die Größe der Blutdruckmanschette dem Armumfang des Kindes sorgfältig angepasst werden (▶ Abb. 39-7). Bei zu breiten Manschetten wird der Blutdruck zu niedrig, bei zu schmalen zu hoch gemessen.
Richtwerte:
— Frühgeborene $3^{3}/_{4}$ cm,
— Neugeborene: 4 cm,
— Kleinkinder bis ca. 5 Jahre: 7 cm,
— Schulkinder: 11 cm.
In jedem Fall muss die Blutdruckmanschette zwei Drittel bis drei Viertel des Arterienverlaufs am Oberarm umschließen.

4.9.7 Magensonden

Magensonden werden bei Kindern in der Regel nasal eingeführt. Die Einführtiefe sollte vorher anhand der Entfernung vom Ohr bis zum Xiphoid abgemessen werden, um ein zu weites Vorschieben zu vermeiden. Die Richtgrößen für Magensonden sind in ▶ Tabelle 39-15 aufgeführt.

4.9.8 Blasenkatheter

Bei lang dauernden Eingriffen (> 2 h) oder bei erforderlicher kontinuierlicher Überwachung der Diurese wird in der Regel ein Blasenkatheter eingelegt. Bei Neugeborenen und Säuglingen werden Kunststoffkatheter ohne Blockballon eingesetzt. Die Richtgrößen für Blasenkatheter sind in ▶ Tabelle 39-16 aufgeführt.

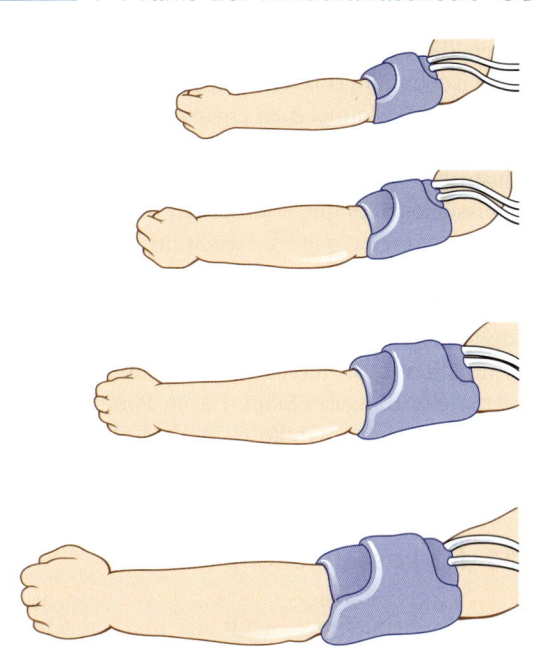

Abb. 39-7 Blutdruckmanschetten für Kinder. Die Wahl der richtigen Manschettenbreite ist Voraussetzung für eine korrekte Blutdruckmessung.

4.10 Überwachung während der Narkose

Die **Standardüberwachung** bei Routineeingriffen umfasst folgende Maßnahmen:
— EKG-Monitor (ersetzt nicht das Stethoskop)
— arterielle Blutdruckmessung
— Pulsoxymeter
— Kapnometer
— präkordiales oder Ösophagusstethoskop
— rektale oder ösophageale Temperatursonde

Tab. 39-16 Richtgrößen für Blasenkatheter

Alter/Körpergewicht	Blasenkatheter in Charr
Neugeborene	4–6 (ohne Ballon)
5–10 kg	6
10–20 kg	8
20–40 kg	10
ab 40 kg	12

39 Anästhesie bei Kindern

Je nach klinischem Zustand des Kindes und Art des chirurgischen Eingriffs kann die Basisüberwachung durch weitere Maßnahmen ergänzt werden:
— Zentraler Venendruck: wenn größere Blutverluste zu erwarten sind und/oder eine ausgiebige Flüssigkeitstherapie erforderlich ist.
— Blasenkatheter mit Überwachung der Urinausscheidung: bei allen größeren Operationen.
— Arterielle Kanülierung und direkte Druckmessung: bei schwer kranken Kindern und großen Eingriffen, z. B. Herzchirurgie, Neurochirurgie.
— Arterielle Blutgase, Säure-Basen-Parameter, Serumelektrolyte, Glukose und Kalzium: bei schwer kranken Kindern und großen Eingriffen.

4.11 Narkoseeinleitung

Die Narkoseeinleitung ist für die meisten Kinder eine besonders kritische Phase, vor allem, wenn kurz vorher die Trennung von den Eltern erfolgte. Darum kann bei kleineren Kindern die Anwesenheit von Mutter oder Vater bei der Narkoseeinleitung vorteilhaft sein.

> Vor Ankunft des Kindes im Einleitungsraum muss das gesamte erforderliche Narkosezubehör vollständig bereitgestellt werden, damit die Narkose unverzüglich eingeleitet werden kann.

Die Einleitung muss behutsam, geduldig und ohne Gewalt in ruhiger Umgebung erfolgen; die Zahl der anwesenden Personen sollte sich auf ein Minimum beschränken (meist genügen ein Anästhesist und eine Anästhesieschwester oder -pfleger); fortwährendes Öffnen der Türen durch ungeduldige Operateure oder Neugierige ist zu unterbinden.

Für die Narkoseeinleitung stehen verschiedene Methoden zur Verfügung, so dass bei den meisten Kindern ein individuelles Vorgehen möglich ist:
— Per Inhalation,
— intravenös,
— intramuskulär,
— rektal.

4.11.1 Einleitung per Inhalation

Sevofluran gilt als Anästhetikum der Wahl für die Narkoseeinleitung per Inhalation bei kleineren Kindern und Kindern, die sich vor einer Spritze mehr als vor der Narkosemaske fürchten. Die kardiovaskulären Wirkungen sind geringer, und die Narkoseeinleitung verläuft schneller als mit Halothan.

Praktisches Vorgehen:

▼ Ist das Kind gut sediert oder schläft es, sollten möglichst wenig äußere Reize einwirken, um den Effekt der Prämedikation zu erhalten.

▼ Pulsoxymeter und Blutdruckmanschette anlegen, präkordiales Stethoskop befestigen (vorher in der Hand anwärmen), sofern das Kind diese Maßnahmen nicht abwehrt.

▼ Ist das Kind wach und will sich nicht hinlegen, kann es auf dem Schoß der Mutter oder eines Helfers eingeleitet werden.

▼ Allergrößte Vorsicht ist beim Umgang mit der Maske geboten. Maske niemals fest auf das Gesicht eines wachen Kindes setzen. Wird die Maske heftig abgewehrt: ohne Maske einleiten.

▼ Gut prämedizierte Kinder werden schleichend eingeleitet und nicht zur Einleitung aufgeweckt: Frischgasschlauch mit Maske in die Nähe des Gesichtes halten, ohne das Gesicht zu berühren. Zunächst nur Lachgas-Sauerstoff 60 : 40% für etwa 4 min zuführen. Danach Sevofluran in schrittweise ansteigenden Konzentrationen zusetzen. Die Einleitung kann initial auch mit sehr hohen Konzentrationen (z. B. 8 Vol.%) erfolgen. Hierdurch tritt der Bewusstseinsverlust sehr rasch ein.

▼ Sobald das Kind eingeschlafen ist: Maske fest aufsetzen, Kinn anheben und Kopf überstrecken (▶ Abb. 39-8). Noch keine stimulierenden Maßnahmen durchführen und zunächst nur spontan atmen lassen.

▼ Ängstliche und widerstrebende Kinder sind eine besondere Herausforderung an den Einfallsreichtum des Anästhesisten. Bewährt hat sich hierbei folgendes Vorgehen: Die Aufmerksamkeit wird durch schnelles und fortwährendes Einreden auf das Kind abgelenkt, während die Narkosegase über das Gesicht geleitet werden.

▼ Erregte unkooperative Kinder sollten nicht mit Gewalt per Inhalation eingeleitet werden. Hier empfiehlt sich die intramuskuläre oder rektale Einleitung (siehe Abschnitt 4.11.3 und 4.11.4).

4.11.2 Intravenöse Einleitung

Einige Kinderanästhesisten bevorzugen die intravenöse Narkoseeinleitung auch bei Routineeingriffen. Hierbei bestehen folgende **Vorteile**: geruchloses, schnelles Verfahren ohne furchterregende Narkosemaske. Von gewissem **Nachteil** sind der häufig schmerzhafte (aber zumutbare) Nadelstich und die nicht immer einfache Venenpunktion. Der Einsatz von **EMLA®-Pflaster** (Prilocain) für die Venenpunktion sollte routinemäßig erfolgen.

Die wichtigsten Einleitungssubstanzen für Kinder sind **Thiopental** (Trapanal) oder **Propofol**: Sie ermöglichen ein rasches und angenehmes Einschlafen, müssen bei kleinen Kindern jedoch meist höher dosiert werden als beim Erwachsenen: Thiopental 4–8 mg/kg i.v., Propofol 3–5 mg/kg i.v. **Etomidat** (Etomidat-Lipuro) kann ebenfalls angewandt werden, während **Ketamin** (Ketanest) wegen der Nebenwirkungen speziellen Indikationen vorbehalten bleiben sollte.

Propofol. Die Substanz kann ebenfalls für die Narkoseeinleitung von Kindern eingesetzt werden, allerdings ist eine höhere Dosis erforderlich als beim Erwachsenen:
— Kleine Kinder: 3,5 mg/kg,
— ältere Kinder: 2,5 mg/kg.

Die i.v. Injektion von Propofol geht, wie beim Erwachsenen, auch bei Kindern häufig mit starken Injektionsschmerzen einher, besonders wenn kleine Venen punktiert werden. Daher sollte die Substanz bevorzugt in große Venen, z. B. der Ellenbeuge, injiziert werden (Vorsicht: versehentliche arterielle Injektion!). Einige Autoren empfehlen den Zusatz von 1 ml Lidocain 1% zu 10 ml Propofol 1%. Propofol kann bei Kindern auch als Bestandteil der TIVA kontinuierlich infundiert werden; auch hier sind wiederum wesentlich höhere Dosen erforderlich als beim Erwachsenen. Das Erwachen verläuft mit dieser Narkoseform besonders schnell. Dosierung siehe Abschnitt 4.16.

Praktisches Vorgehen:

▼ Die Narkose sollte intravenös eingeleitet werden, wenn die Venen gut zu punktieren sind und das Kind mit dem Nadelstich einverstanden ist.
▼ Liegt bereits präoperativ ein venöser Zugang, so wird fast immer intravenös eingeleitet.
▼ Für die Venenpunktion sind meist folgende Stellen geeignet: Venen des Handrückens, Radialvene sowie die V. saphena und andere Venen im Bereich des Fußes.
▼ Die Kanüle aus dem Sichtfeld des Kindes halten und dessen Aufmerksamkeit durch Gespräche ablenken. Vor dem Einstich aber warnen: „Jetzt gibt es einen kleinen Pikser!"
▼ Weiteres Vorgehen wie beim Erwachsenen.

4.11.3 Intramuskuläre Einleitung

Kommt das Kind bereits schreiend und abwehrend in den Einleitungsraum und bleiben alle Beruhigungsversuche und Ablenkungsmanöver erfolglos,

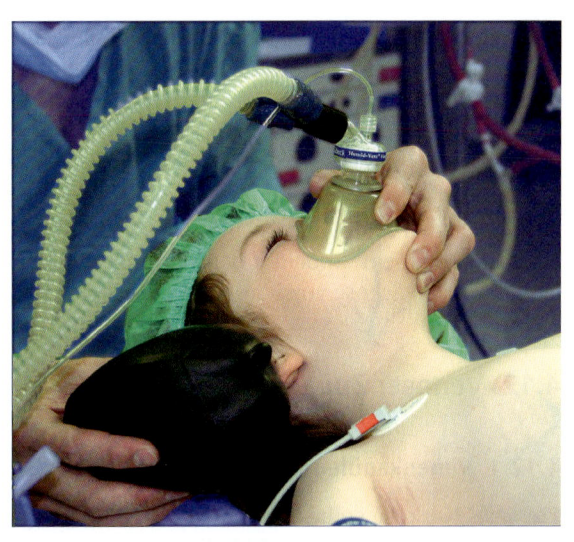

Abb. 39-8 Richtiges Halten der Maske beim anästhesierten Kind.
Die Finger befinden sich an Kinn und Unterkiefer des Kindes, nicht am Hals.

sollte die Narkose mit **Ketamin** (Ketanest) i.m. eingeleitet werden. **Dosierung:** etwa 5–12 mg/kg i.m.

Sobald die Substanz zu wirken beginnt, werden rasch ein venöser Zugang gelegt und ein Muskelrelaxans injiziert, danach bis zu dessen Wirkungseintritt Beatmung mit Sauerstoff über eine Maske; anschließend endotracheale Intubation.

Gelingt es nicht, rasch einen venösen Zugang zu legen, so kann für die Intubation **Succinylcholin** in einer Dosis von 3–4 mg/kg i.m. injiziert werden; danach bis zur Intubation Beatmung mit Sauerstoff über Maske. Bei ungestörter peripherer Durchblutung tritt die Lähmung der Muskulatur innerhalb von 40–60 s ein.

4.11.4 Rektale Einleitung

Bei der rektalen Narkoseeinleitung bestehen folgende **Vorteile**: keine Maske, keine schmerzhafte Injektion. Die **Nachteile** sind: Resorption nicht immer vorhersehbar, daher bei einigen Kindern unsichere Wirkung; wirkt bei einigen Kindern abführend.

Für die rektale Narkoseeinleitung werden ausschließlich **kurz wirkende Barbiturate** verwendet, z. B.:
— **Methohexital** (Brevimytal), 20–30 mg/kg als 10%ige Lösung. Hierbei werden 500 mg Brevimytal in 5 ml Aqua dest. gelöst.
— **Thiopental** (Trapanal), 20–30 mg/kg in 5%iger Lösung bei Dosen bis 500 mg bzw. in 10%iger Lösung bei Dosen über 500 mg. Dosen von 1 g sollten nicht überschritten werden.

39 Anästhesie bei Kindern

Die Substanzen werden in eine Spritze gefüllt, auf deren Ansatz ein abgeschnittener 8-F-Absaugkatheter befestigt ist. Nach Einführen des mit Gleitmittel eingeschmierten Schlauchs in das Rektum werden das Anästhetikum rasch injiziert, der Schlauch sofort wieder herausgezogen und die Gesäßbacken zusammengedrückt. Meist schläft das Kind nach etwa 6–10 min ein. Sobald das Kind eingeschlafen ist, kann die Narkose vorsichtig eingeleitet werden.

4.12 Venöser Zugang

4.12.1 Venenkanülen

Für jede Narkose sollte ein venöser Zugang gelegt werden, über den bei Bedarf Medikamente und Volumen zugeführt werden können. Die Venenkanüle sollte spätestens unmittelbar nach der Narkoseeinleitung, bei schwer kranken Kindern möglichst schon vorher eingeführt werden. Die Venenkanülierung bei kleinen Kindern erfordert Übung, Geschicklichkeit und Geduld.

Praktische Leitsätze für die Venenkanülierung:
— Kunststoffkanülen sollten den Stahlkanülen (Butterfly) vorgezogen werden: Sie gewähren eine größere Sicherheit gegenüber lagerungsbedingten Fehllagen und ermöglichen eine größere Beweglichkeit der betroffenen Extremität, sind allerdings schwieriger einzuführen.
— Die Kanülen müssen groß genug sein, um einen angemessenen Volumenersatz zu ermöglichen, z. B.:
  – Frühgeborene: 22–26 G,
  – Kinder bis zu 5 Jahren: 20–24 G,
  – etwa ab 5 Jahren: 18–20 G.
— Für die Punktion sind besonders folgende Stellen geeignet: V. saphena im Knöchelbereich (▶ Abb. 39-9); Radialvene am Handgelenk; V. jugularis externa am Hals. Die Venen an Hand und Fuß werden mit einem Gummiband gestaut, die V. jugularis externa durch Kopf-Tieflagerung gefüllt und, wenn erforderlich, durch einen Helfer oberhalb der Klavikula abgedrückt. Die Punktion der V. jugularis externa ist wegen deren großer Verschieblichkeit oft schwieriger, als es zunächst den Anschein hat.
— Bei Neugeborenen und Säuglingen können für kurze Eingriffe auch Stahlkanülen (Butterfly) oder Kunststoffkanülen in die Skalpvenen eingeführt werden (Stauschlauch um den Kopf); vermieden werden sollte hingegen die Punktion von Venen über Gelenken oder intraoperativ nicht zugänglichen Punktionsstellen.

4.12.2 Zentrale Venenkatheter

Zentrale Venenkatheter sind bei allen großen Operationen (z. B. Herzchirurgie, Neurochirurgie) erforderlich. Sie dienen zur **Messung des zentralen Venendrucks** und zur **sicheren Zufuhr von Medikamenten** sowie zur Entnahme von Blut für Laboranalysen. Die Katheter werden bei kleinen Kindern grundsätzlich nach der Narkoseeinleitung gelegt.

Auswahl der Vene. Bei *älteren* Kindern können die Katheter im geschlossenen System meist über Armvenen von der Ellenbeuge aus perkutan eingeführt und in den Anfangsteil der oberen Hohlvene vorgeschoben werden.

Bei *Neugeborenen* und *Kleinkindern* werden hingegen bevorzugt die **V. subclavia** und die **V. jugularis interna** punktiert. Bewährt hat sich hierbei die Katheterisierung der (rechten) Vene per Seldinger-Technik. Je nach Größe des Kindes werden hierzu gewöhnlich 20-, 18- oder 16-G-Katheter eingeführt. Einige Anästhesisten bevorzugen die Kathe-

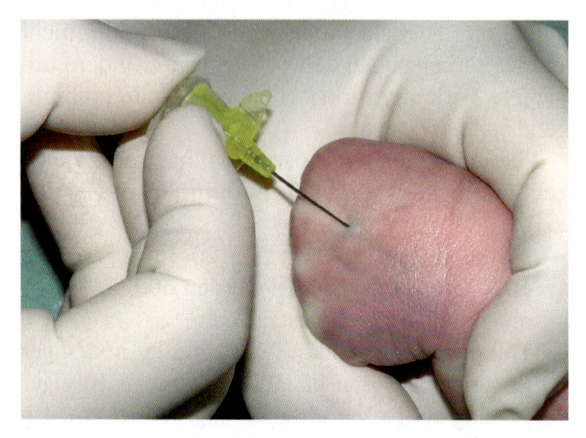

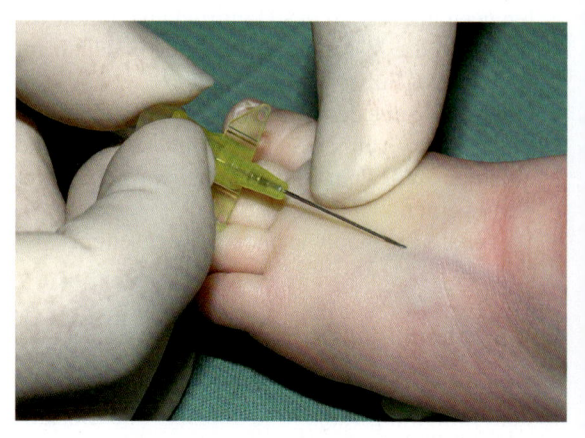

Abb. 39-9 Kanülierung einer Hand- oder Fußrückenvene beim Kleinkind (technisches Vorgehen siehe Abb. 20-2a bis c).

terisierung der V. subclavia. **Technisches Vorgehen** siehe Kapitel 20.

Gelingt die perkutane Katheterisierung der Vene nicht, so wird ein geeignetes Gefäß freigelegt, meist im Bereich der Ellenbeuge oder der V. saphena im Knöchelbereich.

4.13 Arterielle Kanülierung

Bei sehr großen Eingriffen und/oder schwer kranken und besonders gefährdeten Kindern wird *nach der Narkoseeinleitung eine Arterie perkutan kanüliert*. Die Arterie dient der direkten **kontinuierlichen Druckmessung** und der **Entnahme arteriellen Blutes** zur Bestimmung von Blutgasen und Säure-Basen-Parametern.

Mit einiger Übung gelingt die perkutane Kanülierung von Arterien bei Kindern aller Altersgruppen, so dass nur selten die komplikationsreichere Freilegung erforderlich ist.

Auswahl von Arterie und Kanüle. Für die perkutane Kanülierung wird die **A. radialis** am Handgelenk unmittelbar proximal des Lig. carpale punktiert (Technik siehe Kap. 26).

Bei Neugeborenen und Kleinkindern wird meist eine 24-G-Kunststoffkanüle verwendet, bei älteren Kindern eine 20-G-Kanüle. Sind die Punktionsverhältnisse schwierig, können auch 20-G-Katheter perkutan mit Seldinger-Technik eingeführt werden.

Ist die Kanülierung der A. radialis nicht möglich, kann alternativ die **A. femoralis** per Seldinger-Technik katheterisiert werden, je nach Alter des Kindes mit einem 20-G- oder 18-G-Katheter. Weitere Alternativen: **A. axillaris** und **A. dorsalis pedis**.

Lässt sich keine der genannten Arterien perkutan kanülieren, wird eine Freilegung durchgeführt und die Arterie unter Sicht direkt punktiert bzw. kanüliert.

Praktischer Umgang mit Arterienkanülen. Um schwerwiegende Komplikationen zu vermeiden und eine längere Verweildauer zu erreichen, sollten beim Umgang mit Arterienkanülen folgende Faktoren beachtet werden:
— Arterienkanüle sicher fixieren und auffällig kennzeichnen.
— Niemals Medikamente in die Kanüle injizieren!
— Drei-Wege-Hähne nicht direkt an die Kanüle, sondern über ein relativ starres *Zwischenstück* anschließen, um unnötige Bewegungen der Kanüle mit Traumatisierung der Arterie zu vermeiden.
— Die Kanüle kontinuierlich mit einer *Kochsalzlösung* über eine *Infusionspumpe* spülen, und zwar mit 1–2 ml/h. Druckspülungen über ein Intraflo-System sind weniger günstig, vor allem, weil eine genaue Kontrolle der Volumenzufuhr beim Durchspülen nicht möglich ist. Spülungen mit Bolusinjektionen von NaCl-Lösung 0,9%ig dürfen nur mit kleinen Volumina und nicht zu hohem Druck erfolgen!
— Bei Blutentnahmen *keinen oder nur geringen Sog ausüben*, um die Intima der Arterie nicht zu schädigen. Starker Sog führt zum Kollaps der Arterienwände bzw. zum Gefäßspasmus. Einmal entnommenes Blut nicht zurückinjizieren, um Mikroembolisierungen zu vermeiden.
— Die Injektion auch kleinster Luftbläschen in die Arterie muss unter allen Umständen vermieden werden.

4.14 Endotracheale Intubation

Bei Neugeborenen und Kindern unter einem Jahr sollte immer eine **Intubationsnarkose mit kontrollierter Beatmung** durchgeführt werden; für ältere Kinder gelten ähnliche Indikationen und Gesichtspunkte wie beim Erwachsenen. Insbesondere sollte bei allen Eingriffen, die länger als 30 min dauern, intubiert werden. Die Intubation kann in tiefer Inhalationsnarkose mit oder ohne Muskelrelaxanzien durchgeführt werden, und zwar oral oder nasal.

> ! Die orale Intubation ist Standard bei Operationen und in Notfallsituationen. Neugeborene und Säuglinge werden hingegen für elektive Eingriffe bevorzugt nasotracheal intubiert, weil sich der Tubus sicherer fixieren lässt und Blutungen, im Gegensatz zum Erwachsenen, nicht zu erwarten sind.

Praktisches Vorgehen bei der oralen Intubation (siehe Kap. 21):

- Zunächst Lagerung des Kopfes auf einem flachen Schaumstoffkissen mit zentralem Loch für den Hinterkopf.
- **Intubation in tiefer Inhalationsnarkose** ohne Muskelrelaxanzien. Nach Erreichen eines tiefen Narkosestadiums Lachgaszufuhr kurz unterbrechen und das Kind über die Maske mit Sauerstoff hyperventilieren; anschließend, wie unten beschrieben, intubieren, und zwar ohne Zufuhr von Muskelrelaxanzien. Bei zu flacher Narkose besteht die Gefahr des **Laryngospasmus** und kardiovaskulärer Reflexreaktionen – eine nicht ungefährliche Situation. Darum Geduld! Bis zum Erreichen einer tiefen Sevoflurannarkose werden etwa 10 min benötigt.

- **Flache Inhalationsnarkose mit Muskelrelaxierung.** Dieses Vorgehen kann alternativ zum oben beschriebenen gewählt werden: nach Durchlaufen des Exzitationsstadiums zunächst venösen Zugang legen und anschließend ein **nichtdepolarisierendes Muskelrelaxans** in niedriger Dosierung i.v. injizieren, z. B. Atracurium 0,3 mg/kg oder Vecuronium 0,015 mg/kg.

  Mit dieser Dosis beträgt die Zeit für die Vollrelaxierung etwa 3 min. Bei Wirkungseintritt: Lachgaszufuhr kurz unterbrechen, über Maske hyperventilieren und anschließend intubieren. Nachinjektionen von Relaxanzien sind für Routineeingriffe unter Inhalationsanästhesie meist nicht erforderlich und sollten möglichst vermieden werden, weil mit einer verlängerten Wirkung zu rechnen ist.

- **Intubation mit Succinylcholin** nur bei vollem Magen oder in Notfällen (siehe Abschnitt 4.8). Um die kardiovaskulären Wirkungen zu vermeiden, empfiehlt sich vor der i.v. Injektion des Succinylcholins die Gabe von Atropin. Dosierungen bei flacher Inhalationsanästhesie oder intravenöser Narkoseeinleitung:
  – Succinylcholin: unter 1 Jahr 2 mg/kg i.v.; über 1 Jahr 1 mg/kg i.v.; i.m. 2–4 mg/kg.

- **Vollrelaxierung mit einem ND-Muskelrelaxans.** Dieses Verfahren ist nur für länger dauernde Eingriffe bzw. Kinder, bei denen eine postoperative Beatmung erforderlich ist, geeignet. Zur Vollrelaxierung bei intravenöser Narkoseeinleitung sind wesentlich höhere Dosen als unter Inhalationsanästhesie erforderlich (s. o.):
  – Mivacurium 0,2–0,25 mg/kg,
  – Atracurium 0,3–0,5 mg/kg.
  – Rocuronium 0,6 mg/kg.

  Die Wirkung tritt deutlich langsamer ein als mit Succinylcholin. Bei Pancuronium sind im Gegensatz zu Vecuronium kardiovaskuläre Reaktionen möglich (Tachykardie, Blutdruckabfall).

- **Intubation.** Laryngoskop in die Mitte der Mundhöhle einführen und die Zunge vollständig zur linken Seite drängen. Hierbei Zähne nicht mit dem Laryngoskop berühren. Epiglottis einstellen.

- Tubus von der *rechten* Mundseite her einführen (▶ Abb. 39-10) und durch die Stimmritze 2 cm in die Trachea vorschieben, hierbei die distalen Zentimeter-Markierungen auf dem Tubus beach-

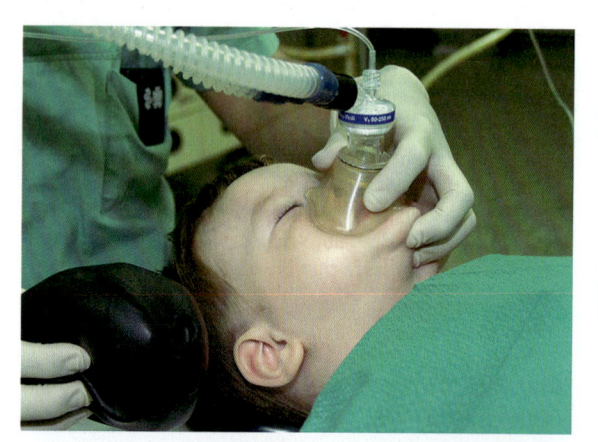

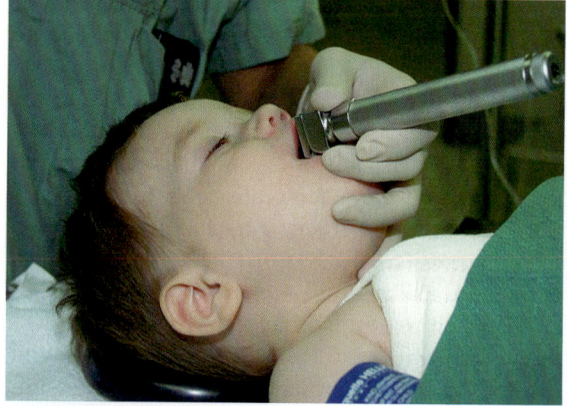

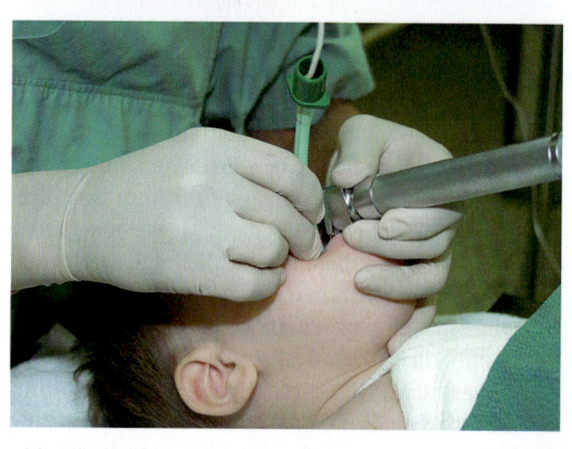

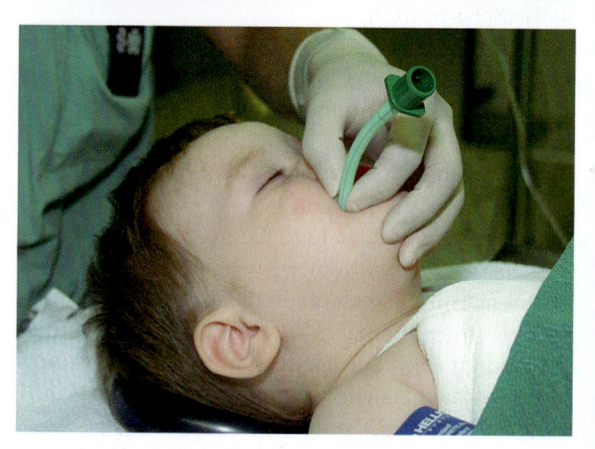

Abb. 39-10 Endotracheale Intubation beim Neugeborenen und Säugling. Die richtige Einstellung der Stimmritze kann durch Druck auf den Kehlkopf mit dem kleinen Finger gefördert werden.

ten. Einführtiefe (Abstand Zahnleiste – Tracheamitte): bei 1 kg KG 7 cm, bei 2 kg KG 8 cm und bei 3 kg KG 9 cm.
- Nach der Intubation sofort Lagekontrolle des Tubus durch Auskultation, wenn erforderlich Korrektur.
- Anschließend Tubus sicher mit Pflaster fixieren. Bei oraler Intubation Guedel-Tubus einführen, um ein Abknicken zu verhindern.
- Zu langen Tubus nach Abschluss der Intubation kürzen.

Die nasotracheale Intubation erfolgt unter direkter Laryngoskopie:
– Die Laryngoskopie wird wie in Kapitel 21 beschrieben durchgeführt.
– Nach Einstellen der Stimmritze den mit Lidocain-Gel eingeschmierten Tubus durch das größere Nasenloch (oft rechts) ohne Gewalt in den Nasopharynx einführen und von dort (ggf. mit einer kleinen *Magill-Zange*) in die Trachea vorschieben.
– Misslingt der erste Intubationsversuch, können der Tubus in den Nasopharynx zurückgezogen, dann Mund und Nase verschlossen und anschließend das Kind über den Tubus beatmet werden. Wenn Oxygenierung wieder hergestellt: erneuter Intubationsversuch.
– Die „blinde" nasotracheale Intubation wird nicht empfohlen.

4.14.1 Intubationsschwierigkeiten

Mit Intubationsschwierigkeiten ist vor allem bei Neugeborenen und Kindern mit angeborenen Missbildungen oder Erkrankungen im Bereich von Kopf und Hals zu rechnen (▶ Tab. 39-17). Hierzu gehören insbesondere:
– Pierre-Robin-Syndrom,
– Hurler-Syndrom,
– Treacher-Collins-Syndrom,
– Klippel-Feil-Syndrom,
– Ankylose der Kiefergelenke.

Pierre-Robin-Syndrom: Das Syndrom ist gekennzeichnet durch Gaumenspalte, Unterkieferspalte, Unterentwicklung des Unterkiefers und Mikrognathie. Eine Obstruktion der Atemwege kann entstehen, wenn die Zunge in die Gaumenspalte gedrückt wird; dann muss das Kind mit dem Gesicht nach unten auf den Bauch gelagert werden. Um eine Obstruktion der Atemwege zu verhindern, kann die Zunge mit einer durch die Nase in den Magen oder den Ösophagus eingeführten 14-Ch-Sonde geschient werden.

Grundsätzlich muss beim Pierre-Robin-Syndrom mit extremen Intubationsschwierigkeiten gerechnet werden (Vorgehen siehe Abschnitt 4.14.2).

Hurler-Syndrom, auch *von-Pfaundler-Hurler-Syndrom:* Mukopolysaccharidose, die sich Ende des ersten Lebensjahres manifestiert. Großer, plumper Schädel mit eingezogener Nasenwurzel und wulstigen Lippen („Wasserspeier-Gesicht"), große Zunge, kurzer Hals, Lendenkyphose, Tatzenhände, Schwerhörigkeit u. v. a. m.

Mit Intubationsschwierigkeiten und Atemwegstörungen ist vor allem wegen der großen Zunge, des kurzen Halses und eingeschränkter Beweglichkeit zu rechnen.

Tab. 39-17 Angeborene Syndrome, bei denen mit Intubationsschwierigkeiten zu rechnen ist

- Pierre-Robin-Syndrom: Mikrognathie, Makroglossie, Glossoptose, Gaumenspalte
- Treacher-Collins-Syndrom: Choanalatresie, Mandibulahypoplasie, Mikrostomie, Ohr- und Augendefekte
- Goldenhar-Syndrom: Mandibulahypoplasie, Okzipitalisierung des Atlas, aurikuläre und okuläre Defekte
- Down-Syndrom: Makroglossie, Mikrozephalie, abnorme Halswirbelsäule, unterentwickelter oder fehlender Nasensteg
- Klippel-Feil-Syndrom: kongenitale Verschmelzung von Halswirbeln, eingeschränkte Halsbeweglichkeit
- Alpert-Syndrom: Maxillahypoplasie, Prognathie, Gaumenspalte, Anomalien der tracheobronchialen Knorpel
- Beckwith-Syndrom: Makroglossie
- Cherubinismus: tumoröse Veränderungen von Mandibula und Maxilla mit intraoralen Fehlbildungen
- Kretinismus: fehlendes Schilddrüsengewebe oder gestörte Thyroxinsynthese, Makroglossie, Kropf, Kompression der Trachea, Deviation von Larynx/Trachea
- Cri-du-Chat-Syndrom: Mikrozephalie, Mikrognathie, gespaltene Epiglottis
- Meckel-Syndrom: Mikrozephalie, Mikrognathie, Laryngomalazie, Stridor
- von Recklinghausen-Syndrom: gehäuftes Vorkommen von Phäochromozytom, Tumoren in Larynx und Ausflussbahn des rechten Ventrikels möglich
- Pfaundler-Hurler-Syndrom (Mukopolysaccharidose I): steife Gelenke, Obstruktion der oberen Atemwege durch Infiltration mit lymphatischem Gewebe, abnorme tracheobronchiale Knorpel, häufige Infekte der oberen Atemwege
- Hunter-Syndrom (Mukopolysaccharidose II): wie Pfaundler-Hurler (jedoch weniger schwer), Pneumonien
- Pomp-Erkrankung (Glykogenspeicherkrankheit II): Makroglossie, Muskelablagerungen

Treacher-Collins-Syndrom: Mikrognathie, Choanalatresie, Missbildung des äußeren Ohres, Taubheit, Herzfehler. Mit Intubationsschwierigkeiten muss gerechnet werden.

Klippel-Feil-Syndrom: unter anderem Kurzhals mit Verschmelzung von Halswirbeln, Gaumenspalte, Rundrücken, Fassthorax, zunehmende Bewegungseinschränkung der Halswirbelsäule. Mit Intubationsschwierigkeiten muss gerechnet werden.

Grundsätzlich sollte bei zu erwartenden wesentlichen Intubationsschwierigkeiten **im Wachzustand** – am besten fiberendoskopisch – intubiert werden, alternativ auch nach Einleitung mit einem Inhalationsanästhetikum über eine Maske **ohne Zufuhr von Muskelrelaxanzien**. Eine Obstruktion der oberen Atemwege nimmt häufig während der Narkoseeinleitung bedrohlich zu, besonders bei Aufregung, während andererseits eine Sedierung zu Atemdepression und respiratorischer Insuffizienz führen kann.

> Bei schwerwiegender Obstruktion der oberen Luftwege und/oder zu erwartenden wesentlichen Intubationsschwierigkeiten sollte der Intubationsversuch in Tracheotomiebereitschaft durchgeführt werden.

Praktisches Vorgehen:

- Bei Intubation in Narkose unter erhaltener Spontanatmung Tubus über ein Nasenloch in den hinteren Pharynx vorschieben und dann mit dem Atemsystem verbinden.
- Mund und anderes Nasenloch mit den Fingern verschließen und den Atembeutel auf atemsynchrone Bewegungen beobachten.
- Beim weiteren Vorschieben des Tubus weisen zunehmende Beutelbewegungen darauf hin, dass die Tubusspitze sich der Epiglottis nähert. Hingegen hören die Beutelbewegungen auf, wenn der Tubus vor oder hinter die Epiglottis gleitet.
- Gelingt es nicht, den Tubus durch die Stimmritze vorzuschieben, so sollte die Position des Kopfes verändert werden; bei Misserfolg kann der Larynx mit einer Hand von außen angehoben oder heruntergedrückt werden.
- Führen alle diese Maßnahmen nicht zum Erfolg, so kann ein Katheter retrograd durch die Membrana cricothyroidea nach oben in den Mund geschoben und anschließend mit einer Zange nach außen gezogen werden. Nun wird ein zweiter Katheter durch die Nase in den Mund vorgeschoben und mit seiner Spitze ebenfalls nach außen gezogen, danach werden beide Katheter mit Nähten aneinander befestigt. Anschließend kann der Endotrachealtubus über den Nasenkatheter in die Trachea vorgeschoben werden.

4.14.2 Fiberendoskopische Intubation

Mit den heute zur Verfügung stehenden Fiberbronchoskopen können praktisch Kinder aller Altersklassen endoskopisch intubiert werden. Flexible Kinderbronchoskope passen – sofern der Adapter abgenommen wird – in Tuben bis zu einem inneren Durchmesser von 2,5 mm. Allerdings verfügen diese kleinen Bronchoskope nicht über einen Arbeitskanal, so dass nicht abgesaugt und auch kein Sauerstoff insuffliert werden kann. Weiterhin stehen Intubationshilfen nicht in gleichem Umfang zur Verfügung wie beim Erwachsenen, jedoch sind inzwischen auch Beatmungsmasken für die fiberoptische Intubation von Kindern kommerziell erhältlich. Die Technik der fiberendoskopischen Intubation entspricht grundsätzlich der des Erwachsenen und kann oral oder nasal erfolgen, jedoch bestehen auch einige wichtige Besonderheiten. Mehr noch als beim Erwachsenen empfiehlt es sich außerdem, die Technik der fiberendoskopischen Intubation an geeigneten Modellen zu erlernen, bevor sie erstmals am Kind durchgeführt wird.

Oberflächenanästhesie, Sedierung, Narkose. Bei kleinen Kindern ist die Intubation im Wachzustand mit erhaltener Spontanatmung und Oberflächenanästhesie das sicherste Verfahren. Soll unter Sedierung oder in flacher Narkose endoskopisch intubiert werden, so können durch Anwendung einer Oberflächenanästhesie die Akzeptanz verbessert und die Gefahr des Laryngospasmus verringert werden. Die Techniken der Oberflächenanästhesie sind in Kapitel 21 beschrieben; sie können im Wesentlichen auch bei Kindern angewandt werden, jedoch ist die Gefahr der Überdosierung von Lokalanästhetika besonders zu beachten. Auch sollte die translaryngeale Injektion wegen ihrer technischen Schwierigkeiten bei Kindern mit einem Lebensalter unter 6 Monaten nicht durchgeführt werden. Vor Beginn der Endoskopie sollte ein Anticholinergikum injiziert werden, um die Sekretproduktion durch die Stimulation zu vermindern. Bei Kindern im Vorschulalter kann die Intubation nach Injektion von Ketamin in Kombination mit Midazolam bei erhaltener Spontanatmung erfolgen. Bei korrekter Endoskopietechnik soll die Gefahr einer Hyperreagibilität der Atemwege durch Ketamin sehr gering sein.

Für besonders ängstliche und unkooperative Kinder, bei denen nicht mit Schwierigkeiten bei der Maskenbeatmung gerechnet werden muss, kann die fiberendoskopische Intubation auch nach Einleitung der Narkose mit Halothan oder Sevofluran erfolgen. Dagegen ist die Anwendung von Propofol wegen der Gefahr der zu starken Sedierung mit Apnoe eher dem sehr Erfahrenen vorbehalten.

Orale endoskopische Intubation. Dies ist die Standardtechnik, wenn ein Bronchoskop mit kleinem Durchmesser zur Verfügung steht. Es empfiehlt sich, sehr flexible Spiraltuben ohne Cuff zu verwenden, vor allem bei schwierigen anatomischen Verhältnissen.

Praktisches Vorgehen:

- Kopf in Neutralposition lagern oder leicht überstrecken, um den Winkel für den Einblick auf den Larynx zu verbessern; keine Schnüffelposition.
- Anheben des Kinns durch einen Helfer, um die Zunge von der hinteren Pharynxwand abzuheben und den Blick auf die Glottis zu ermöglichen.
- Dann Absaugen des Mundes, danach Einführen des Bronchoskops in den Mund, exakt in der Mittellinie, besonders bei Neugeborenen und Kleinkindern. Hierbei sollte der Instrumentierende auf – und nicht durch – das Bronchoskop schauen, umso die korrekte Platzierung zu erleichtern.
- Nun das in der rechten Hand gehaltene Fiberbronchoskop vorschieben und dabei die Spitze mit dem Zeigefinger und Daumen der linken Hand dirigieren. Das Endoskop vorsichtig so lange vor- und zurückschieben, bis klare anatomische Strukturen zu erkennen sind. Häufigster Fehler in dieser Phase ist das initial zu weite Vorschieben des Endoskops in den Ösophagus: Die Atemwege sind erheblich kürzer als beim Erwachsenen, auch steht der Larynx höher! Daher muss das Bronchoskop immer strikt in der Mittellinie vorgeschoben werden und nicht von den Mundwinkeln aus.

Nasale fiberendoskopische Intubation. Bei wachen Neugeborenen und Säuglingen sollte die nasale endoskopische Intubation bevorzugt werden, da sie einfacher durchzuführen ist als die orale; auch ist hierbei Zubeißen oder das Wegschieben des Bronchoskops mit der Zunge nicht möglich. Das strikte Einhalten der Mittellinie beim Vorschieben des Bronchoskops ist bei dieser Technik einfacher als beim oralen Zugang. Allerdings besteht bei Kindern die Gefahr einer Verletzung vergrößerter Adenoide, so dass wegen der dabei entstehenden Blutung keine Sicht mehr möglich ist. Für die nasale Intubation kann ein oraler Tubus eingeführt werden, der die Zunge von der Epiglottis abhebt und den Blick auf die Glottis verbessert.

Fiberendoskopische Intubation durch die Larynxmaske. Wie beim Erwachsenen können auch bei Kindern Endotrachealtuben durch eine Larynxmaske vorgeschoben werden. Am besten geeignet sind hierfür die speziellen Intubationslarynxmasken mit entsprechenden Endotrachealtuben.

4.15 Larynxmaske

Wie bei Erwachsenen kann die Larynxmaske (▶ Abb. 39-11) auch bei Kindern eingesetzt werden. Im Vergleich zur Maskennarkose sollen hiermit seltener hypoxische Episoden auftreten; im Vergleich zur elektiven Intubationsnarkose werden die spezifischen Risiken der endotrachealen Intubation vermieden, z. B. die traumatische Schädigung der Atemwege oder der Zähne. Auch bei Neugeborenen und Säuglingen kann die Larynxmaske eingesetzt werden; sie muss aber mit Pflaster fixiert oder festgehalten werden, um ein Verrutschen zu vermeiden. Dislokationen treten bei Säuglingen häufig auf. Des Weiteren kann die Larynxmaske auch bei Kindern als Schiene für das Einführen eine Kinderbronchoskops verwendet werden. Die Aspiration von Sekreten und Blut aus dem Bereich oberhalb des Cuffs der Larynxmaske wird zumeist verhindert. Außerdem könnte die Larynxmaske auch bei Kindern, die nicht zu intubieren sind, von Nutzen sein.

Kontraindikationen. Im Wesentlichen gelten die gleichen Kontraindikationen wie beim Erwachsenen. Da kein absoluter Schutz vor Aspiration gewährleist wird, ist die Larynxmaske bei Kindern mit vollem Magen nicht indiziert. Bei Säuglingen ist der

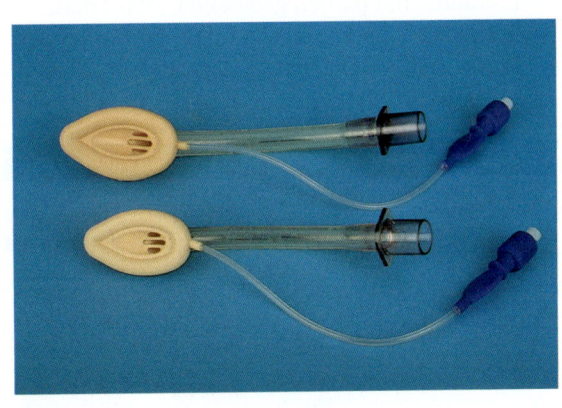

Abb. 39-11 Larynxmasken für Kinder.

Einsatz für Operationen in Bauch- oder Seitenlage kritisch zu erwägen.

4.15.1 Einführen der Larynxmaske

Die Auswahl der Maskengröße richtet sich nach dem Gewicht des Kindes (▶ Tab. 39-18); wie beim Erwachsenen sollte der Cuff der Maske vor dem Einführen luftleer sein. Die Maske darf gerade bei Kindern erst dann eingeführt werden, wenn die Narkose ausreichend tief ist, da sonst Husten oder ein bedrohlicher Laryngospasmus auftreten kann. Die Narkose kann per Inhalation mit Sevofluran eingeleitet werden, alternativ auch intravenös mit Propofol, 3–3,5 mg/kg. Thiopental in der bei Kindern üblichen Dosierung dämpft möglicherweise die pharyngealen und laryngealen Reflexe nicht ausreichend.

Die Technik des Maskeneinführens entspricht weitgehend der beim Erwachsenen (siehe Kap. 21). Die Maske wird mit einer glatten Bewegung so weit vorgeschoben, bis der Widerstand des oberen Ösophagussphinkters zu spüren ist. Danach wird die Manschette aufgeblasen, ohne den Schaft der Maske festzuhalten; dabei tritt die typische Auswärtsbewegung der Maske auf, möglicherweise wölben sich auch Schildknorpel und Krikoid vor. Die Linie im Schaft sollte in der Mittellinie liegen. Unter kontrollierter Beatmung tritt gewöhnlich bei ca. 18 cmH$_2$O ein Luftleck auf.

Schwierigkeiten beim Einführen der Maske. Bei 86–90% der Kinder lässt sich die Maske im ersten Versuch korrekt platzieren, bei 97–99% im zweiten. Schwierigkeiten beim Einführen beruhen zumeist auf falscher Technik, großer Zunge oder hypertrophierten Tonsillen.

Für das Vorgehen bei Einführungsschwierigkeiten werden verschiedene Verfahren angegeben:
— Herausziehen der Zunge; hierdurch entsteht mehr Platz,
— Einführen mit Hilfe eines Laryngoskops,
— Einführen mit partiell geblockter Manschette,
— Rotationstechnik: umgekehrtes Einführen der Maske mit nach hinten gerichtetem Lumen, dann beim Verspüren der hinteren Pharynxwand Rotation der Maske. Durch dieses Manöver werden die Zunge nach vorn geschoben und das Entlanggleiten der Maske an der hinteren Pharynxwand erleichtert.

4.15.2 Intraoperative Komplikationen

Die wichtigsten intraoperativen Schwierigkeiten und Komplikationen sind:
— Laryngospasmus,
— Dislokation der Maske,
— pulmonale Aspiration.

Laryngospasmus. Der Laryngospasmus ist eine typische Komplikation der Kinderanästhesie, die auch während der Larynxmaskennarkose auftreten kann. Wichtigste Ursache ist hierbei eine zu flache Narkose.

Dislokation der Maske. Wie beim Erwachsenen kann auch bei Kindern die Larynxmaske während der Operation verschoben werden, so dass eine korrekte Beatmung nicht mehr möglich ist und außerdem die Aspirationsgefahr erhöht wird. Undichtigkeiten treten häufig bei unzureichender Narkosetiefe mit Zunahme des Tonus der Pharynxmuskulatur auf, des Weiteren bei Lagerungsmanövern, wenn hierfür der Maskenschaft nicht vom Beatmungssystem diskonnektiert wurde.

Pulmonale Aspiration. Grundsätzlich besteht bei der Larynxmaske die Gefahr der pulmonalen Aspiration, da ein absolut dichter Sitz nicht erreicht wird. Auch befindet sich bei bis zu 10% der Kinder der Ösophagus im Bereich der Maske, so dass erbrochener oder regurgitierter Mageninhalt direkt in den Larynx gelangen kann. Insgesamt ist aber das Aspirationsrisiko bei korrektem Gebrauch der Larynxmaske sehr gering (2,3 pro 10 000).

Zu den wichtigsten Ursachen der Aspiration mit der Larynxmaske in situ gehören:
— Ungenügende Narkosetiefe,
— Entfernen der Maske vor Rückkehr der Schutzreflexe.

Tab. 39-18 Auswahl der Larynxmaske im Kindesalter

Maskengröße	Körpergewicht (kg)	innerer Maskendurchmesser (mm)	Cuffvolumen (ml)	größter einführbarer Endotrachealtubus (I.D., mm)
1	< 6,5	5,25	2–5	3,5
2	6,5–20	7	7–10	4,5
2,5	20–30	8,4	14	5
3	30–70	10	15–20	6

Treten die ersten Zeichen der Aspiration auf, sollten das Kind in Kopf-Tiefposition gebracht, die Sauerstoffkonzentration auf 100% erhöht, die Narkose vertieft und das Kind vorsichtig kontrolliert beatmet werden. Außerdem sollte das Lumen der Maske freigesaugt werden. Anschließend kann eine fiberendoskopische Untersuchung der Lunge erfolgen, und die Bronchien können, wenn erforderlich, abgesaugt werden. Wurde pulmonal aspiriert, sollte die Larynxmaske durch einen Endotrachealtubus ersetzt werden.

4.15.3 Wann soll die Maske entfernt werden?

Husten und Laryngospasmus sind die bekannten Gefahren der Narkoseausleitung bei Kindern. Diese Komplikationen können auch beim Entfernen der Larynxmaske auftreten, und zwar unabhängig davon, ob die Maske in tiefer Narkose oder nach Rückkehr der Schutzreflexe entfernt wird. Bei welcher Methode diese respiratorischen Komplikationen im Kindesalter häufiger auftreten, ist derzeit nicht bekannt.

4.15.4 Larynxmaske bei schwierigem Atemweg

Derzeit ist nicht geklärt, ob die Larynxmaske beim schwierigen Atemweg des Neonaten oder Kleinkindes erfolgreich eingesetzt werden kann und dabei anderen Verfahren überlegen ist. Fest steht hingegen, dass bei Krikoiddruck das Einführen der Maske erschwert ist und daher in solchen Situationen nicht angewandt werden sollte.

4.16 Aufrechterhaltung der Narkose

Die Narkose kann, wie beim Erwachsenen, mit einem Inhalationsanästhetikum oder einem intravenösen Anästhetikum aufrechterhalten werden.

Die **Inhalationsanästhesie** kann über Maske, Larynxmaske oder Endotrachealtubus mit Sevofluran, Desfluran oder Isofluran aufrechterhalten werden. Bei Maskennarkose Kopf weder beugen noch überstrecken, sondern in Neutralposition („Schnüffelposition") lagern und den Unterkiefer mit den Fingern nach vorn ziehen. Überstrecken des Kopfes verschiebt den Kehlkopf nach vorn und verlegt die Atemwege noch mehr. Bei Kindern über 4–5 Jahren muss der Kopf hingegen überstreckt werden, um die Atemwege freizuhalten. Bei lang dauernden Eingriffen können durch Supplementierung der Inhalationsanästhesie, z. B. mit 1–5 µg/kg Fentanyl (als initialer Bolus nach der Einleitung), der Konzentrationsbedarf vermindert und zumeist auch eine glattere Ausleitungsphase erreicht werden (Vorsicht: verlängerte Atemdepression möglich!).

Bei den **intravenösen Narkoseverfahren** spielt vor allem die *balancierte Anästhesietechnik* mit Opioiden, volatilen Inhalationsanästhetika und Lachgas/Sauerstoff/nichtdepolarisierendem Muskelrelaxans eine herausragende Rolle. Die balancierte Anästhesie kann bei allen Altersgruppen einschließlich Neugeborener durchgeführt werden, vor allem bei schwer kranken Kindern. Schwierig ist hierbei jedoch die angemessene Dosierung von **Fentanyl**, entsprechend schwanken die Dosierungsangaben der einzelnen Autoren, z. B.:

— **Fentanyl**: initialer Bolus zur Einleitung 5 bis 10 µg/kg, Erhaltungsdosen 1 µg/kg als Bolusinjektionen.

Häufig muss wegen der **verlängerten Atemdepression** nachbeatmet werden; von der routinemäßigen Antagonisierung mit einem Opioidantagonisten wird bei Neugeborenen und kleinen Kindern abgeraten.

Remifentanil per Infusion kann ebenfalls mit Inhalationsanästhetika kombiniert werden; ein Überhang wie bei Fentanyl ist hierbei nicht zu erwarten.

Ketamin sollte speziellen Indikationen vorbehalten bleiben.

Totale intravenöse Anästhesie, TIVA. Bei Kindern kann alternativ zur Inhalationsanästhesie oder balancierten Anästhesie auch eine TIVA durchgeführt werden. Unter den verfügbaren i.v. Anästhetika eignet sich hierfür wegen seiner guten Steuerbarkeit am besten Propofol, bei schmerzhaften Eingriffen kombiniert mit Remifentanil (0,1–0,5 µg/kg/min). Propofol muss für die TIVA wesentlich höher dosiert werden als beim Erwachsenen.

TIVA bei Kindern:
Propofol:
— initialer Bolus von 2,5–4 mg/kg i.v.
— kontinuierliche Infusion von 9–15 mg/kg/h je nach erforderlicher Narkosetiefe
— bei Kombination mit Remifentanil Reduktion von Propofol um 25% oder mehr
Remifentanil: 0,1–0,5 µg/kg/min

Die alleinige Infusion von Propofol eignet sich besonders für nichtchirurgische Maßnahme, z. B. Kernspinuntersuchungen

4.17 Beatmung während der Narkose

Mit den modernen Narkosegeräten können – nach entsprechender Aufrüstung – Kinder aller Alters-

und Gewichtsklassen im halbgeschlossenen System beatmet werden, so dass der Einsatz spezieller Kinderrespiratoren mit halboffenen Systemen nicht mehr erforderlich ist.

Die manuelle Beatmung wird gelegentlich noch in der Neugeborenenanästhesie durchgeführt. Hierzu den Atembeutel des halboffenen Narkosesystems mit hoher Frequenz und kleinen Atemzugvolumina manuell ausdrücken. Die Frischgaszufuhr muss das 2- bis 3fache des Atemminutenvolumens des Kindes betragen; Hyperventilation sollte vermieden werden. Ein halbgeschlossenes System, wie z. B. das Ulmer Narkoseset, kann ebenfalls mit Vorteil eingesetzt werden. Frischgaszufuhr: 2–4 l/min.

Maschinelle Beatmung. Sie erfolgt bei Frühgeborenen und reifen Neugeborenen sowie bei Kleinkindern bis etwa 10 kg Körpergewicht entweder mit speziell für diesen Zweck aufgerüsteten Standardnarkosegeräten (z. B. „Primus") im halbgeschlossenen System oder über spezielle Kinderrespiratoren im halboffenen System mit Nichtrückatmungsventilen, bei Kindern über 10 kg Körpergewicht auch mit Erwachsenenrespiratoren unter Verwendung entsprechender Kinderschläuche. Häufig wird eine volumenkontrollierte Beatmung (VCV) durchgeführt, alternativ die druckkontrollierte Beatmung (PCV). Die Grundeinstellung des Respirators kann für die meisten Kinder in folgender Weise vorgenommen werden:

> **Einstellung des Respirators bei Kindern:**
> — Atemfrequenz ca. 24/min bei Kleinkindern, ca. 16/min bei größeren Kindern bzw. Normofrequenzbeatmung oder $2/3$ der Normalfrequenz
> — Atemzugvolumen ca. 6 ml/kg
> — Verhältnis von In- zu Exspiration 1:1 bis 1:2
> — PEEP, wenn indiziert, initial 3–5 cmH_2O, schrittweise um 2–3 cmH_2O steigern
> — inspiratorische Sauerstoffkonzentration nur so hoch, dass paO_2 im Normbereich liegt

Die **Kontrolle der Atmung** umfasst folgende Kriterien:
— Bei Spontanatmung: Hautfarbe (Zyanose?), Thoraxexkursionen (seitengleich), Atemfrequenz, Atemgeräusche über Stethoskop.
— Bei Beatmung: wie oben, außerdem Inspirationsdruck, Atemvolumina, inspiratorische O_2-Konzentration, Pulsoxymetrie, endexspiratorische CO_2-Konzentration.

Bei größeren Operationen sollte die Beatmung durch arterielle Blutgasanalysen kontrolliert werden. Hierbei sollen paO_2 und $paCO_2$ im Normbereich liegen.

4.18 Wärmeschutz

Schutz vor intraoperativer Auskühlung ist bei allen Kindern erforderlich, jedoch sind **Neugeborene und Kleinkinder** ganz besonders gefährdet, vor allem während lang dauernder Operationen mit Eröffnung großer Körperhöhlen. Bei Neugeborenen steigert die Hypothermie den Sauerstoffverbrauch und verzögert das Erwachen aus der Narkose. Darum müssen intraoperativ die Körpertemperatur kontinuierlich überwacht und wärmeschützende Maßnahmen ergriffen werden.

▼ Präoperativ den Operationssaal auf 24–30°C vorheizen.
▼ Neugeborene und Kleinstkinder im warmen Inkubator transportieren.
▼ Die Kinder erst unmittelbar vor Narkoseeinleitung aus dem Inkubator nehmen.
▼ Bei der Einleitung von Neugeborenen und Kleinkindern Infrarotstrahler einsetzen. Vorsicht: Verbrennungsgefahr, besonders bei Frühgeborenen!
▼ Intraoperativ servogesteuerte Warmwasserdecke anwenden (auf 40 °C einstellen).
▼ Kopf des Neugeborenen mit einer speziellen Mütze bedecken.
▼ Infusionslösungen und Desinfektionslösungen anwärmen.
▼ Bei der Narkoseausleitung von Neugeborenen erneut Infrarotstrahler einsetzen.

4.19 Intraoperative Flüssigkeitszufuhr

— Für *kurze* chirurgische Eingriffe ist eine intraoperative Flüssigkeitszufuhr nicht zwingend erforderlich, wenn präoperativ kein wesentliches Flüssigkeitsdefizit bestanden hat und die intraoperativen Blutverluste minimal sind. Beispiele: Zirkumzision, Hydrozele, Leistenhernie.
— Bei *länger dauernden* Eingriffen wird Flüssigkeit zugeführt. Der korrigierte Erhaltungsbedarf hängt vom Alter ab:
  – Säuglinge 6–8 ml/kg/h;
  – Kleinkinder 4–6 ml/kg/h;
  – Schulkinder 2–4 ml/kg/h.
— Hierbei müssen die *Fastenstunden* berücksichtigt werden (siehe Kap. 27). Der Flüssigkeitsbedarf kann bei großen abdominalen Eingriffen auf 8 ml/kg/h ansteigen.

- Basisflüssigkeit ist Vollelektrolytlösung mit oder ohne 1% Glukosezusatz.
- Bei Neugeborenen und Kleinkindern werden spezielle Kinderinfusionssets oder (besser) Infusionspumpen verwendet.
- Blutverluste > 15% des Blutvolumens werden mit Blut ersetzt, < 15% mit den oben angegebenen Basislösungen und Kolloiden. Der Blutverlust ist schwierig einzuschätzen; der systolische Blutdruck gilt als zuverlässigster Parameter des Blutvolumens.

Auf keinen Fall dürfen Neugeborene, Säuglinge und kleinere Kinder elektrolytfreie bzw. reine Glukoselösungen erhalten: Gefahr der lebensbedrohlichen Wasserintoxikation!

4.19.1 Präoperative Dehydratation

Kleinkinder und Kinder sind bei Erkrankungen besonders durch eine Dehydratation gefährdet. Die wichtigsten **auslösenden Faktoren** sind:
- Erbrechen und Durchfälle,
- ungenügende Flüssigkeitszufuhr,
- abnorme Flüssigkeitsverluste in Körperhöhlen,
- Fieber,
- Diuretikatherapie.

Nach den **Zeichen der Dehydratation** muss bei Kindern präoperativ immer gesucht werden, vor allem bei Notoperationen. Die Zeichen hängen weitgehend vom Ausmaß der Dehydratation ab:
- Verminderter Hautturgor,
- eingesunkene Fontanelle,
- trockene Schleimhäute,
- Haut blass, grau oder gefleckt,
- Urinausscheidung vermindert bzw. Oligurie oder Anurie,
- arterieller Blutdruck zunächst normal, später Abfall,
- Herzfrequenzanstieg mit zunehmender Dehydratation,
- Gewichtsverluste.

Aufgrund des *Gewichtsverlustes* können folgende **Schweregrade der Dehydratation** unterschieden werden:
- **Leichte Dehydratation:** Verluste von 5% des Körpergewichts.
- **Mäßige Dehydratation:** Verluste von 10% des Körpergewichts.
- **Schwere Dehydratation:** Verluste von mehr als 15% des Körpergewichts.

Die schwere Dehydratation bei Kindern ist akut lebensbedrohlich und muss umgehend behandelt werden, initial mit 20–40 ml/kg Vollelektrolyt- oder 0,9% NaCl-Lösung.

Schwere Dehydratation kann auch ohne äußere Volumen- bzw. Gewichtsverluste einhergehen, z. B. wenn das intravasale Volumen in Körperhöhlen (z. B. Bauchhöhle oder Darm) sequestriert wird.

Verluste der Extrazellulärflüssigkeit sollten mit Vollelektrolytlösung ersetzt werden (siehe Kap. 27).

Grundsätzlich sollte die Rehydrierung eines dehydrierten Kindes vor der Narkoseeinleitung erfolgen, nicht intraoperativ.

4.19.2 Ersatz von Blutverlusten

Ab welchen Verlusten Blut ersetzt werden soll, wird nicht einheitlich beurteilt. Die Angaben reichen von 10–15% Verlusten des zirkulierenden Blutvolumens; andere Autoren orientieren sich am *Hämatokrit-* oder *Hämoglobinwert* und transfundieren Blut, wenn der Hämatokrit akut unter 30% bzw. der Hb-Gehalt unter 10 g/dl abgefallen ist. In ▶ Tabelle 39-19 sind Transfusionsindikationen in Abhängigkeit vom Lebensalter zusammengestellt.

Das Ausmaß des Blutverlustes ist häufig schwierig einzuschätzen. Als zuverlässigster Parameter für

Tab. 39-19 Indikationen für die Bluttransfusion in Abhängigkeit vom Alter und Hämoglobinwert (nach Kretz, 1997)

Alter		unterer Hämoglobingrenzwert (g/dl)
Frühgeborene	1. Woche	12
	2. Woche	11
	3. Woche	10
	4. Woche	9
	5. Woche	8
Neugeborene	1. und 2. Lebenstag	13
	3. Tag–2. Woche	11
	3. Woche	9
	4. Woche	8
	2. Monat	7
Säuglinge	2. Monat–1. Lebensjahr	6
Kleinkinder	2.–6. Lebensjahr	6
Schulkinder	7.–16. Lebensjahr	6

die Beurteilung des zirkulierenden Blutvolumens gilt bei Kindern der **systolische Blutdruck**. Die Herzfrequenz reagiert hingegen bei Kindern nicht so empfindlich auf Hypovolämie und reicht damit als alleiniger Indikator für Volumenverluste nicht aus.

4.20 Intraoperative Komplikationen bei Neugeborenen und Kleinkindern

Bei Neugeborenen und Kleinkindern können intraoperativ für die Altersgruppe typische Komplikationen eintreten, auf die der Anästhesist vorbereitet sein muss:
— Metabolische Azidose,
— Hypoglykämie,
— Hypokalzämie.

Metabolische Azidose. Eine metabolische Azidose tritt vor allem auf, wenn intraoperativ Flüssigkeit in den „dritten Raum" sequestriert wird, z. B. bei Omphalozele-Operationen, oder wenn durch operative Manipulationen eine Hypoxie entsteht, z. B. eine Verminderung der Lungendurchblutung beim Anlegen von Gefäßshunts für herzkranke Kinder. Durch Wiederherstellung eines normalen intravasalen Volumens bzw. der Lungendurchblutung kann die Azidose meist beseitigt werden. Lässt sich die Azidose hierdurch nicht beheben, kann ein kardiogener Schock zugrunde liegen.

Hypoglykämie. Kleinkinder, insbesondere Neugeborene, reagieren auf den perioperativen „Stress" nicht selten mit einer Hypoglykämie. **Zeichen** sind:
— Blutdruckabfall,
— Tachykardie,
— schlaffer Muskeltonus,
— Schwitzen,
— Azidose,
— Kardiomegalie.

Wegen der besonderen Gefährdung sollte in dieser Altersgruppe intraoperativ der Blutzucker bestimmt werden.

Die **Behandlung** besteht in Zufuhr von hochprozentiger Glukoselösung, z. B.: **Glukose 20%, 3 ml/kg**, über 5 min infundiert.

Hypokalzämie. Neugeborene und schwer kranke Kleinkinder neigen zu Hypokalzämie. Die Zeichen sind:
— Blutdruckabfall,
— Herzrhythmusstörungen,
— Herzinsuffizienz.

Die Behandlung besteht in der intravenösen Zufuhr von **Kalziumglukonat 10%, 100 mg/kg**.

4.21 Narkoseausleitung und Extubation

Für die Extubation gilt:

! Grundsätzlich wird erst extubiert, wenn das Kind warm ist und die Atmung ausreicht.

Bei Kindern werden durch die Extubation sehr leicht ein **Laryngospasmus und Atemanhalten** ausgelöst, besonders nach Inhalationsanästhesie und bei Extubation im Exzitationsstadium der Narkose. Darum sollten folgende **Grundsätze** beachtet werden:

- Vor der Extubation Instrumentarium zur Beatmung und Reintubation vollständig bereitstellen.
- Für einige Minuten 100% Sauerstoff zuführen.
- Rachen sorgfältig und behutsam absaugen, evtl. auch die Trachea.
- Entweder in tiefer Narkose oder im Wachzustand extubieren, nicht hingegen während des Exzitationsstadiums.
- Tubus unter geringem Überdruck mit dem Atembeutel zurückziehen. Husten und Pressen müssen hierbei vermieden werden.
- Sofort nach der Extubation in tiefer Narkose: Kinn anheben, Kopf überstrecken und Sauerstoff über Maske zuführen, evtl. Seitenlagerung.

Die Entscheidung, ob in tiefer Narkose oder im Wachzustand extubiert werden soll, hängt von zahlreichen operationsspezifischen Besonderheiten ab. Eine **Extubation im Wachzustand** ist obligatorisch bei folgenden Patienten:
— Nach Notoperationen, besonders beim nicht nüchternen Patienten,
— bei schwieriger endotrachealer Intubation,
— bei allen Neugeborenen und Kleinkindern,
— bei bestimmten HNO-Eingriffen.

5 Regionalanästhesie bei Kindern

Zwar ist niedriges Alter keine Kontraindikation für eine Regionalanästhesie, dennoch sind regionale Anästhesieverfahren für operative Eingriffe bei Kindern und Kleinkindern nur wenig beliebt und gehören daher nicht zu den Standardverfahren im klinischen Routinebetrieb. Die wichtigsten Gründe für die Zurückhaltung der meisten Anästhesisten gegenüber der pädiatrischen Regionalanästhesie sind:
— Ablehnung der schmerzhaften Punktion im Wachzustand durch das Kind.

- Größere Geschicklichkeit und Erfahrung erforderlich als bei Regionalanästhesie für Erwachsene.
- Relativ großer Zeitaufwand.
- Furcht vor Komplikationen.

Als wichtigster Vorteil der Regionalanästhesie wird von den Befürwortern die gute intra- und postoperative Analgesie hervorgehoben.

5.1 Indikationen und Kontraindikationen

Indikationen. Grundsätzlich können bei Kindern aller Altersgruppen, bis hin zu Früh- und Neugeborenen, Nervenblockaden, Plexusanästhesien, Periduralanästhesien und Spinalanästhesien durchgeführt werden; hierüber liegen entsprechende Berichte vor. Am wenigsten umstritten sind unter diesen Verfahren die axilläre Plexusblockade und die Kaudalanästhesie, eingeschränkt auch die lumbale Periduralanästhesie. Als wichtigste Indikationen gelten:
- Akutversorgung von Verletzungen beim nicht nüchternen Kind;
- Vermeidung der endotrachealen Intubation bei zu erwartenden Intubationsschwierigkeiten, z. B. bei Missbildungen im Intubationsbereich;
- frühe postoperative Analgesie bei Eingriffen im Anal- und Genitalbereich.

Das Anlegen der Blockade erfolgt hierbei, je nach individuellen Gegebenheiten, am wachen oder sedierten, jedoch kooperativen Kind, am tief sedierten Kind mit Hilfe von Nervenstimulatoren oder aber in Allgemeinnarkose. Die Kombination von Periduralanästhesie und Allgemeinanästhesie ist, wie bei Erwachsenen, in Sinn und Nutzen umstritten.

Kontraindikationen. Die grundsätzlichen Kontraindikationen für Regionalanästhesien beim Kind entsprechen denen des Erwachsenen:
- Ablehnung durch das Kind,
- Infektion im Bereich der Punktionsstelle,
- Gerinnungsstörungen,
- neurologische Erkrankungen,
- Missbildungen im Bereich der lumbalen Wirbelsäule,
- Schock.

5.2 Lokalanästhetika

Für die pädiatrische Regionalanästhesie werden die gleichen Lokalanästhetika eingesetzt wie beim Erwachsenen. Es bestehen jedoch einige Unterschiede in der Pharmakokinetik der Substanzen.

Beim **Neugeborenen** ist die *Proteinbindung* der Lokalanästhetika wegen der niedrigeren Albuminkonzentration geringer als beim Erwachsenen, der Anteil freier, d. h. aktiver Substanz somit höher. Erst nach dem ersten Lebensjahr wird eine dem Erwachsenen entsprechende Proteinbindung erreicht. Der *Metabolismus* der Lokalanästhetika ist beim Neugeborenen ebenfalls erheblich eingeschränkt, nach Ablauf einiger Monate verläuft der Abbau jedoch schneller als beim Erwachsenen. Grundsätzlich gilt:
- Das Verteilungsvolumen für Lokalanästhetika ist erhöht, so dass die Substanzen höher dosiert werden können (Ausnahme: Neugeborene).
- Die Diffusion der Lokalanästhetika verläuft aus morphologischen Gründen günstiger als beim Erwachsenen, daher können geringere Konzentrationen angewandt werden als beim Erwachsenen.
- Ausgedehnte Sympathikusblockaden sollen den Kreislauf von Kindern nur wenig beeinträchtigen, weil der Einfluss des vegetativen Nervensystems auf die Verteilung des Blutvolumens in den Kapillaren und Venen wesentlich geringer ist als beim Erwachsenen.
- Die Resorption vom Injektionsort erfolgt wegen der guten Gewebedurchblutung rasch, so dass auch die Blutspiegel schneller ansteigen. Darum sollte niedrig dosiert und außerdem ein Vasokonstriktor zugesetzt werden.
- Bei Kindern unter einem Jahr und vor allem bei Neugeborenen müssen die Lokalanästhetika niedriger dosiert werden. Die Toxizität von Procain ist erhöht, weil der Abbau wegen der niedrigeren Plasmacholinesterase-Konzentration verzögert wird.
- Ältere Kinder tolerieren höhere Dosen von Lokalanästhetika als Erwachsene (▶ Tab. 39-20).

Die Dosierungen gelten für Infiltrationsanästhesie, Nervenblockaden, Plexusblockaden und Periduralanästhesie. Bei Interkostalblockaden sollten niedrigere Dosen gewählt werden. Bei Kindern unter 3 Monaten muss die Dosis von Procain um 50% reduziert werden; auf Tetracain sollte in dieser Altersgruppe verzichtet werden.

Die Auswahl der Substanzen richtet sich prinzipiell nach der gewünschten Wirkungsdauer und nach den pharmakologischen Besonderheiten der pädiatrischen Altersgruppe.

Ropivacain und **Levobupivacain** werden bei Kindern wegen ihrer mutmaßlich geringeren Kardiotoxizität dem **Bupivacain** häufig vorgezogen. **Prilocain** gilt als Mittel der Wahl für periphere Nerven-

Tab. 39-20 Lokalanästhetika: Empfohlene Höchstdosen für Kinder

Substanz	Handelspräparat (Beispiele)	Maximaldosis (mg/kg)	Infusion (mg/kg/h)
Bupivacain	Carbostesin, Bucain, Bupivacain	2 (Kleinkinder) bis 4 (ältere Kinder)	0,2 (Neugeborene) bis 0,4 (ältere Kinder)
Levobupivacain	Chirocain	2,5	0,25
Ropivacain	Naropin	3–4	0,4
Lidocain	Xylocain	7	–
Mepivacain	Meaverin	8	–
Prilocain	Xylonest	7–10	–

blockaden und für die intravenöse Regionalanästhesie, jeweils ohne gleichzeitige Allgemeinanästhesie; bei Säuglingen im Alter unter 3 Monaten sollte die Substanz wegen der Gefahr der gefährlichen **Methämoglobinbildung** aber nicht eingesetzt werden.

5.3 Allgemeines Vorgehen

In Anbetracht der allseits bekannten und an anderer Stelle beschriebenen Ängste von Kindern vor Krankenhaus, Ärzten, Operationssaal, Geräten, schmerzhaften Maßnahmen usw. ist ein besonders einfühlendes und behutsames Vorgehen erforderlich, vor allem, wenn die Blockade am wachen, wenn auch sedierten Kind durchgeführt werden soll und die Regionalanästhesie während der Operation nicht durch Allgemeinanästhetika supplementiert wird.

Leitsätze für das praktische Vorgehen:
— Bei Kindern der Altersgruppe von 3–5 Jahren sollte die Indikation zur Regionalanästhesie zurückhaltend gestellt werden, weil in dieser Phase die Angst vor Verstümmelung und körperlicher Verletzung am größten ist. Die Wahrnehmung eines noch durch die Blockade tauben und gelähmten Körperteils kann hierbei Schreck und Entsetzen hervorrufen.
— Bei den meisten Kindern, vor allem in der Altersgruppe unter etwa 8 Jahren, muss der Block am schlafenden oder sedierten Kind angelegt werden, denn es ist zu erwarten, dass die Kinder auf die schmerzhafte Punktion mit Abwehrbewegungen reagieren.

5.4 Obere Plexusblockaden

Obere Plexusblockaden sind besonders für die Erstversorgung von Frakturen und Verletzungen der oberen Extremität geeignet und werden häufig auch ohne wesentliche Sedierung von den Kindern akzeptiert.

Wegen der einfachen Technik und geringen Komplikationsrate wird der *axilläre* Plexusblock bevorzugt. Supraklavikulärer und interskalenärer Block erfordern das Auslösen von Parästhesien oder die Verwendung eines Nervenstimulators und sind außerdem häufiger mit Nebenwirkungen und Komplikationen verbunden.

Das praktische Vorgehen entspricht im Wesentlichen dem beim Erwachsenen. Das Auslösen von Parästhesien ist beim axillären Block nicht erforderlich; die Kanüle sollte senkrecht zum Verlauf des Plexus eingestochen werden, um eine intraneurale Injektion zu vermeiden. Gebräuchliche Lokalanästhetika:
— **Prilocain** 1%.
— **Lidocain** oder **Mepivacain** 1%, bei stärkerer Blockadeintensität 1,5%.
— **Bupivacain** 0,25% beim Kleinkind, 0,375% bei jüngeren Kindern, 0,5% bei älteren Schulkindern.
— **Ropivacain** 0,5–0,75%.

Die erforderlichen Volumina der Lokalanästhetika sind in ▶ Tabelle 39-21 zusammengestellt; als Faustregel können aber **0,75 ml/kg** verwendet werden.

Intravenöse Regionalanästhesie

Bei älteren Kindern kann für kurze Eingriffe (max. 15 min) auch die i.v. Regionalanästhesie mit Chlorprocain 0,5% (geringe Toxizität!) oder Prilocain 0,5% eingesetzt werden. Wie beim Erwachsenen sollte eine Doppelmanschette verwendet werden; auf ein Auswickeln der Extremität wird verzichtet, stattdessen der Arm einige Minuten hochgehalten.

Intravenöse Regionalanästhesie:
— Prilocain 0,5%; Dosierung 0,75 ml/kg,
— Chlorprocain 0,5%; Dosierung 0,75 ml/kg.

5 Regionalanästhesie bei Kindern

Tab. 39-21 Gebräuchliche Volumina von Lokalanästhetika für die axilläre Plexusblockade

Alter (Jahre)	Volumen (ml)
Neugeborene	3
1– 3	6– 9
4– 6	9–11
7– 9	14–20
10–12	21–25
13–15	28–35

5.5 Kaudalanästhesie

Die beim Kind einfach durchzuführende Kaudalanästhesie eignet sich praktisch für alle Eingriffe unterhalb des Nabels, außerdem zur postoperativen Analgesie nach Eingriffen im Anal- und Genitalbereich.

Die Injektion erfolgt am schlafenden oder stark sedierten Kind in Seiten- oder Bauchlage durch den Hiatus sacralis, beim Säugling und Kleinkind in Narkose (bevorzugt Inhalationsanästhesie) nach Anlegen eines venösen Zugangs. Verwendet wird hierzu, je nach Alter des Kindes, eine 25- oder 22-G-Nadel, die beim Kleinkind nicht weiter als 1–2 mm in den Kaudalkanal vorgeschoben werden sollte, um eine versehentliche Duraperforation zu vermeiden.

Bei Kindern werden bevorzugt die lang wirkenden Lokalanästhetika Bupivacain, Levobupivacain und Ropivacain eingesetzt. Die Ausbreitung erfolgt bei Kindern bis etwa zum 10. Lebensjahr bis in die thorakalen Segmente; die Wirkdauer ist kürzer als bei Erwachsenen (Neugeborene ca. 2 h).

Dosierung von Lokalanästhetika für die Kaudalananästhesie:
unabhängig von der gewählten Substanz: grundsätzlich 1 ml/kg Körpergewicht
— Bupivacain 0,125% (für postoperative Analgesie) bis 0,25% (stärkere motorische Blockade)
— Levobupivacain 0,125–0,25%
— Ropivacain 0,2%
— Prilocain 1%

Der Zusatz von Opioiden ist grundsätzlich möglich, erfordert aber eine entsprechende Überwachung in der postoperativen Phase.

Gefahren. Die Kaudalanästhesie ist bei Kindern ein einfaches und sicheres Verfahren. Dennoch ist Vorsicht geboten: Die versehentliche intravasale Injektion ist eine gefährliche Komplikation, die zum **Herzstillstand** führen kann. Einige Autoren empfehlen daher die vorherige Injektion einer Testdosis mit Adrenalinzusatz. Eine weitere Komplikation ist die **totale Spinalanästhesie** bei zu weitem Vorschieben der Kanüle in den Sakralkanal; sie führt zu Atemstillstand und mittelweiten, reaktionslosen Pupillen, bei meist unveränderter Herz-Kreislauf-Funktion!

Praktisches Vorgehen:

- Allgemeinanästhesie einleiten.
- Kind auf die linke Seite drehen (rechtshändiger Anästhesist); oberes Bein um 90° beugen, unteres um 45°.
- Händedesinfektion, sterile Handschuhe, Mundschutz.
- Punktionsstelle desinfizieren und mit sterilem Lochtuch abdecken.
- Cornua sacralia tasten; hilfreiche Landmarken: Spinae iliacae superiores posteriores und Hiatus sacralis bilden ein gleichschenkliges Dreieck.
- Kaudalkanal mit einer 22-G-Kanüle (mit oder ohne Mandrin und mit oder ohne Zuleitung) punktieren; die Perforation des Lig. sacrococcygeum ist meist als „Plopp" zu spüren.
- Kanüle maximal 1–2 mm in den Kanal vorschieben (Kanülenfehllagen: subkutan, präsakral, intraossär, intravasal, subarachnoidal) und sorgfältig aspirieren.
- Testdosis injizieren, z. B. 2 ml Bupivacain 0,125% mit Adrenalin. Ein Anstieg der Herzfrequenz oder ein höher werdendes T im EKG weist auf eine intravasale Fehllage der Kanüle hin.
- Wenn Testdosis unauffällig: langsame Injektion der restlichen Lokalanästhetikum-Dosis.

5.6 Peniswurzelblock

Die Blockade der beiden sensiblen Nn. dorsales penis (▶ Abb. 39-12a und b) bewirkt eine gute, 12–24 h anhaltende Analgesie nach Zirkumzisionen, hingegen reicht der Block für die Schmerztherapie nach Hypospadiekorrektur oft nicht aus, wenn die Penisbasis in die Operation einbezogen wurde. Die subpubische Blockadetechnik weist die geringsten Risiken auf und sollte daher bevorzugt werden. Lokalanästhetikum der Wahl ist Bupivacain ohne Adrenalin.

Anatomie. Die paarigen dorsalen Penisnerven sind Endäste der gleichseitigen Nn. pudendi, die

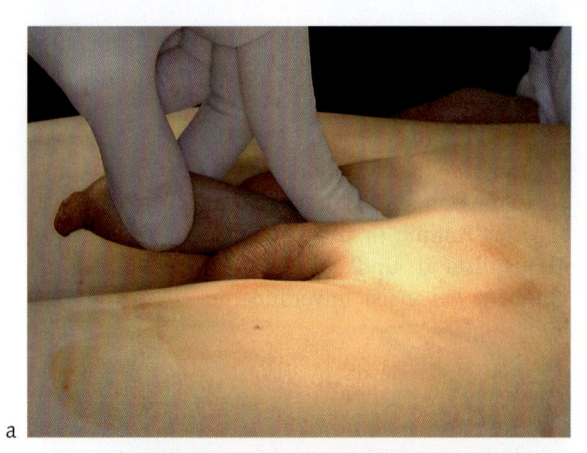

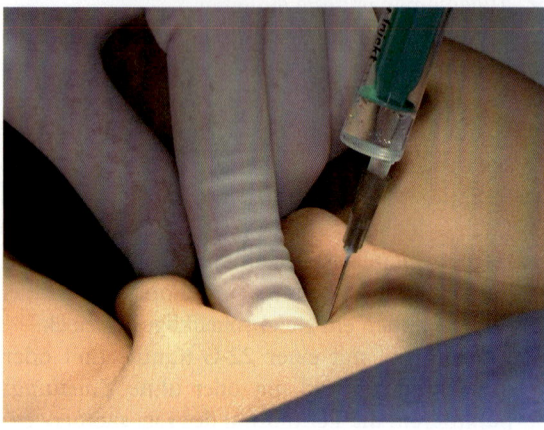

Abb. 39-12a und b Peniswurzelblock.
a) Der Penis wird nach Desinfektion des Punktionsgebietes heruntergezogen, fakultativ auch mit Pflaster am Oberschenkel fixiert.
b) Punktion der beiden Nerven jeweils 0,5–1 cm beiderseits der Mittellinie, knapp unterhalb der Symphyse. Vorschieben der Kanüle nahezu senkrecht zur Haut in leicht medialer und kaudaler Richtung.

wiederum aus dem Plexus sacralis hervorgehen. Die Nerven verlaufen durch die Lücke zwischen Lig. arcuatum pubis und der Perinealmembran und treten in Nähe der Symphyse unter dem Schambein hervor. Die Nerven liegen beiderseits der Mittellinie, etwa bei 10.00 und 2.00 Uhr, lateral von den paarigen Penisarterien; bedeckt werden sie von der Fascia penis profunda, der Buck-Faszie.

Indikationen. Schmerztherapie nach Phimosenoperationen und Hypospadiekorrektur.

Kontraindikationen. Spezifische Kontraindikationen sind nicht bekannt. Adrenalinzusatz zum Lokalanästhetikum ist absolut kontraindiziert.

Komplikationen. Insgesamt handelt es sich um ein einfach durchzuführendes und sicheres Verfahren. Bei Injektion in die Mittellinie kann es zu Gefäßverletzungen im sufopubischen Raum mit komprimierendem Hämatom kommen.

Praktisches Vorgehen. Der Block wird unmittelbar nach Einleitung der Allgemeinanästhesie angelegt; das Kind befindet sich in Rückenlage.

- Um das Vorgehen zu erleichtern, wird die Symphyse markiert, außerdem die beiden Einstichstellen knapp unterhalb der Symphyse, etwa 0,5–1 cm beiderseits der Mittellinie.
- Dann wird der Penis heruntergezogen und mit einem Pflaster am Oberschenkel fixiert.
- Die 25-G-Kanüle wird, nahezu senkrecht zur Haut, in leicht medialer und kaudaler Richtung vorgeschoben. Die Kanüle lässt sich zunächst leicht vorschieben; beim Eindringen in die Buck-Faszie tritt ein federnder Widerstand auf, nach Passieren der Faszie ein deutlicher Widerstandsverlust. Nun kann – nach Aspiration zum Ausschluss einer intravasalen Kanülenlage – das Lokalanästhetikum injiziert werden.

Dosierung von Bupivacain 0,5% ohne Adrenalin für den Peniswurzelblock: 0,1 ml/kg für jede Seite, bis zu einem Maximum von 5 ml pro Seite.

Anstelle von zwei seitlichen Injektionen kann auch eine Einzelinjektion im Bereich der Mittellinie erfolgen, allerdings soll die Blockade hierbei weniger effektiv sein.

5.7 Inguinalis-Block (N. ilioinguinalis und N. iliohypogastricus)

Der Block eignet sich für Eingriffe in der Leistengegend, z.B. Hernien-Op oder Orchidopexie; Schmerzimpulse durch Zug am Peritoneum und am Samenstrang werden jedoch nicht blockiert.

Anatomie. Die Leistengegend wird vom N. subcostalis (Th12), N. iliohypogastricus und N. ilioinguinalis (L1) versorgt. Die Nn. iliohypogastricus und ilioinguinalis treten 2–3 cm medial von der Spina iliaca anterior superior durch den M. obliquus internus und verlaufen dann zwischen der Aponeurose von Obliquus internus und externus zusammen mit dem Samenstrang in den Genitalbereich.

Blockadetechnik. Zunächst wird eine Verbindungslinie von der Spina iliaca anterior superior zum Nabel gezogen und in vier gleiche Abschnitte unterteilt, danach eine 23–25-G-Nadel auf dieser Linie, etwa ¼ von der Spina entfernt, im Winkel von 45° zur Haut in Richtung Nabel vorgeschoben, bis ein eindeutiger „Plopp" bei der Perforation der Externus-Aponeurose verspürt wird (▶ Abb. 39-13). Danach Injektion von ca. 10 ml Lokalanästhetikum in den Spalt.

> **Dosierungen bei der Ilioinguinalis/Iliohypogastricus-Blockade:**
> — Bupivacain 0,25%, Dosierung 0,5 ml/kg oder
> — Ropivacain 0,375%, Dosierung 0,5 ml/kg.

Gefahren. Zu den wichtigsten Gefahren und Komplikationen gehören:
- Hohe Blutspiegel durch rasche Resorption des Lokalanästhetikums,
- intraperitoneale Injektion,
- intravasale Injektion,
- Blockade des N. femoralis.

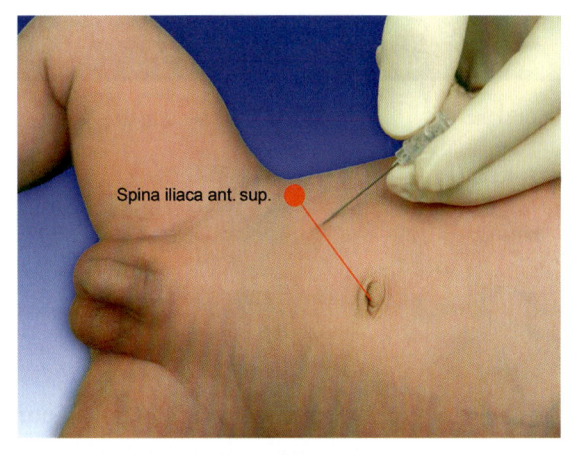

Abb. 39-13 Rechtsseitige Inguinalisblockade auf der Verbindungslinie Spina ant. sup. und Nadel.

5.8 Blockaden der unteren Extremität

Sie werden in erster Linie für die postoperative Schmerztherapie eingesetzt, außerdem für die Ergänzung einer Allgemeinanästhesie. Bei allen Blockaden wird ein Nervenstimulator eingesetzt. Angewandt werden z. B.:
- Ischiadikus-Blockade, vor allem nach Labat,
- Psoas-Kompartment-Block,
- Femoralis-Blockade,
- Knieblock,
- Fußblock.

5.9 Lumbale und thorakale Periduralanästhesie

Die Periduralanästhesie mit oder ohne Katheter sollte wegen der schwierigen Technik nur vom Erfahrenen durchgeführt werden. Der Periduralraum ist sehr klein, und die Bänder setzen der Nadel nicht den beim Erwachsenen bekannten Widerstand entgegen. Dennoch ist die Widerstandsverlust-Methode auch in dieser Altersgruppe anwendbar.

Die Punktion erfolgt in Seitenlage am wachen, sedierten Kind. Bei kleinen Kindern kann mit einer 19-G- (< 6 Jahre) oder 18-G-Nadel (> 6 Jahre) punktiert werden. Sobald die Nadelspitze im Lig. flavum liegt, kann kein Kochsalz mehr aus der Spritze injiziert werden; mit Perforation des Lig. flavum lässt der Widerstand schlagartig nach. Vorsicht ist geboten: Der Abstand von der Haut zum Periduralraum beträgt beim Neugeborenen etwa 1,5 cm, bei Kindern zwischen 1 und 10 Jahren etwa 1,6–3 cm.

Als Lokalanästhetikum kann Bupivacain 0,25% (intraoperativ) oder 0,125% (postoperative Analgesie) verwendet werden, alternativ auch Lidocain 1% mit Adrenalin. Die Höchstdosen sind zu beachten (siehe Tab. 39-20). Der Zusatz von Opioiden ist möglich; die Nebenwirkungen sind die gleichen wie bei Erwachsenen. Das erforderliche Volumen hängt vom Alter ab. Sprotte empfiehlt folgende Volumina:
- 0–8 Jahre ca. 0,95 ml/Segment,
- 8–11 Jahre ca. 1,75 ml/Segment,
- 11–14 Jahre ca. 2,20 ml/Segment.

5.10 Spinalanästhesie

Beim Kind ist die Spinalanästhesie gewöhnlich einfach durchzuführen und grundsätzlich für die meisten Eingriffe unterhalb des Zwerchfells geeignet. Wegen der, wenn auch geringen, Möglichkeit des postspinalen Kopfschmerzes wird die Spinalanästhesie von zahlreichen Anästhesisten strikt abgelehnt.

> Beachtet werden muss, dass bis zum 1. Lebensjahr das Rückenmark bis in Höhe von L3 herunterreichen kann und Punktionen daher im Bereich von L4/5 oder L5/S1 durchgeführt werden müssen.

Der Block erfolgt unter Sedierung oder Narkose, bei Früh- und Neugeborenen im Wachzustand; punktiert wird in Seitenlage mit einer 25-G-Nadel von der Mittellinie aus; freies Abtropfen von Liquor aus dem Kanülenende beweist die subarachnoidale Lage der Nadelspitze; Rotieren der Nadel in allen vier Ebenen darf nicht zum Aufhören des Abtrop-

Tab. 39-22 Dosierung von Lokalanästhetika für die pädiatrische Spinalanästhesie

Substanz	Dosierung (mg/kg)
Lidocain 5%	1,5–2,5
Mepivacain 4%	1,5–2,5
Bupivacain 0,5%	< 5 kg: 0,5–1
	5–15 kg: 0,4–0,7
	> 15 kg: 0,3–5

fens führen. Nach Aspiration von 0,1 ml Liquor werden 0,5 ml Lokalanästhetikum/s injiziert. Bei Früh- und Neugeborenen hält die Blockade gewöhnlich nur ca. 1 h an. Dosierung von Lokalanästhetika für die Spinalanästhesie bei Kindern siehe ▶ Tabelle 39-22.

6 Postoperative Überwachung und Schmerzbehandlung

6.1 Überwachung

Alle Kinder werden nach der Anästhesie ausreichend lange überwacht; für die Aufwachphase kann der Steward-Aufwach-Score (▶ Tab. 39-23) herangezogen werden. Ansonsten sind vor allem folgende Parameter zu überwachen:
— Atemfrequenz und Herzfrequenz,
— O_2-Sättigung (pulsoxymetrisch),
— Körpertemperatur,
— Blutdruck,
— Urinausscheidung,
— Sensorik bei Regionalanästhesien.

Tab. 39-23 Steward-Aufwach-Score

Parameter	Punktzahl
Bewusstsein	
wach	2
reagiert auf Stimulation	1
reagiert nicht	0
Atemwege	
hustet nach Aufforderung oder schreit	2
hält Atemwege gut offen	1
Atemweg muss offen gehalten werden	0
Bewegungen	
bewegt gezielt die Extremitäten	2
ungezielte Bewegungen	1
bewegt sich nicht	0

Weitere Hinweise:
— Nach Eingriffen im Bereich der Atemwege (Tonsillektomie, Mund-Kiefer-Gaumen-Spalte usw.) ist erhöhte Wachsamkeit geboten.
— Wache Kinder können, unabhängig vom Anästhesieverfahren, trinken, sofern keine Eingriffe am Magen-Darm-Trakt oder im Mundbereich vorgenommen wurden.
— Die Zufuhr von Infusionen sollte nur so lange wie nötig erfolgen.
— Venenkanülen sollten so bald wie möglich gezogen werden.

6.2 Schmerzreaktionen

Die Schmerzreaktion des Kindes unterscheidet sich von der des Erwachsenen, vor allem bedingt durch die Unreife des zentralen Nervensystems. Unterschiede bestehen jedoch auch zwischen den einzelnen Kindern, und zwar besonders in Abhängigkeit vom jeweiligen Entwicklungsstadium. Hierbei wird die Beurteilung der Schmerzreaktion umso schwieriger, je jünger das Kind ist, weil entsprechende verbale Schmerzäußerungen, wie beim älteren Kind und Erwachsenen, nicht möglich sind.

Eine wichtige Rolle spielen des Weiteren psychologische und kulturelle Faktoren: Angst und Furcht verstärken bei Kindern häufig den Schmerz, andererseits kann Schmerz Angst hervrrufen. Oft wird die Schmerzperzeption durch die jeweilige Aufmerksamkeit, die dem Kind bei Schmerzäußerungen durch die versorgenden Personen geschenkt wird, modifiziert. Entsprechend können übertriebene Aufmerksamkeit und Besorgtheit der Eltern gegenüber den Schmerzäußerungen des Kindes die Schmerzperzeption verlängern. Nicht selten setzen Kinder Schmerzäußerungen ein, um besondere Aufmerksamkeit zu erlangen.

Kulturell bedingt ist vor allem die erlernte Haltung gegenüber der Schmerzwahrnehmung oder die emotionale Verarbeitung des Schmerzes.

Zur Beurteilung postoperativer Schmerzen muss der Anästhesist die den jeweiligen Entwicklungsstadien zugehörigen Reaktionen auf Schmerz kennen.

Neugeborene. Auf Schmerzreize reagiert das Neugeborene mit ungerichteten Bewegungen der oberen und unteren Extremitäten sowie Grimassieren und meist auch Weinen. Starke Schmerzreize führen zu stärkerem Weinen oder Schreien und motorischer Agitiertheit. Schreien kann, neben Schmerz, auch durch Hunger oder Ermüdung bedingt sein, eine Unterscheidung, die mit etwas Übung und Erfahrung nicht nur der Mutter, sondern auch dem Arzt möglich ist.

Säuglinge. Nach Ablauf der Neugeborenenperiode nehmen die diffusen Körperbewegungen auf Schmerz ab, die Lokalisierung entwickelt sich, und nach etwa 3 Monaten kann das Kleinkind auf einen Nadelstich mit Wegziehen der betreffenden Extremität reagieren. Auf starke Schmerzen reagieren Säuglinge nicht selten mit Ess- und Schlafstörungen sowie Abwendung von den Eltern bzw. Bezugspersonen.

Krabbelalter. Die Lokalisierung von Schmerz und entsprechendes Wegziehen des Körperteils nehmen mehr und mehr zu, auch wird die Schmerzreaktion komplexer: Zähnezusammenbeißen, Schaukeln, aggressives Verhalten und Schreien.

Vorschulalter. Im Alter von 4–6 Jahren sind die Kinder „sensorisch" orientiert, entsprechend wird der Schmerz auch mit Termini aus der sensorischen Wahrnehmung, wie z. B. Farbe, Struktur usw. beschrieben. Des Weiteren besteht eine starke Abhängigkeit vom Familienverband. Eigene Schmerzverarbeitung ist nur wenig möglich, während der Einfluss der Eltern auf die Schmerzreaktion groß ist. Darum sollte in dieser Phase frühzeitig ein Elternteil in den Aufwachraum gelassen werden, dem das Kind die Schmerzen und Befürchtungen mitteilen kann.

Schulalter. Mit zunehmendem Alter nimmt auch die Schmerzschwelle zu, während die psychologische und kulturelle Komponente des Schmerzes mehr und mehr an Bedeutung gewinnt. Starke Schmerzen können zu regressivem Verhalten führen.

6.3 Medikamentöse Schmerzbehandlung

Grundlegende Untersuchungen zur postoperativen Schmerzbehandlung bei Kindern fehlen bisher, so dass die meisten Ärzte mehr auf ihre persönlichen Erfahrungen mit bestimmten Medikamenten angewiesen sind. Verwendet werden zwei Gruppen: zentral wirkende Analgetika (Opioide) und „peripher" wirkende Analgetika (antipyretische Analgetika und antiphlogistische Analgetika). Daneben werden noch Nervenblockaden, Kaudalanästhesie und – sehr selten – die peridurale Zufuhr von Opioiden eingesetzt.

6.3.1 Auswahl der Medikamente

Die Wahl der Medikamente richtet sich in erster Linie nach der Schmerzhaftigkeit des Eingriffs. Nach kleineren, wenig schmerzhaften Eingriffen, wie Reposition von Frakturen oder Versorgung geringfügiger Wunden, ist eine medikamentöse Schmerzbehandlung gewöhnlich nicht erforderlich. Ablenkung der Aufmerksamkeit und einfühlendes Trösten genügen in den meisten Fällen.

Nach schmerzhafteren kleineren Eingriffen oder weniger schmerzhaften größeren Operationen werden nichtopioidartige Analgetika eingesetzt, bei starken Schmerzen Opioide. Starke Schmerzen erfordern mindestens in den ersten 24 h die parenterale Zufuhr von Opioiden. Später kann auf orale oder rektale Gabe von Nicht-Opioid-Analgetika umgestellt werden.

6.3.2 Nicht-Opioid-Analgetika

Von diesen Substanzen wird in Deutschland vor allem Paracetamol für die Schmerztherapie bei Kindern eingesetzt, aber auch Metamizol, Diclofenac und Acetylsalicylsäure. Ihr Vorteil besteht in der langen Wirkungsdauer und der fehlenden Sedierung und Atemdepression.

Paracetamol. Die Substanz kann bei leichten bis mäßigen postoperativen Schmerzen i.v., rektal oder per os zugeführt werden. Die therapeutisch wirksamen Plasmakonzentrationen betragen 10–20 µg/ml, mit toxischen Reaktionen ist ab Serumkonzentrationen von 120 µg/ml zu rechnen, Konzentrationen von mehr als 300 µg/kg 4 h nach oraler Aufnahme führen zu schwerem Leberschaden. Gesamtdosen von 90 mg/kg und Tag bis zu 72 h gelten für gesunde Kinder als sicher; bei Neonaten sollte die Maximaldosis auf 60 mg/kg beschränkt werden.

Nach rektaler Zufuhr ist die Resorption sehr langsam und variabel; Spitzenkonzentrationen werden erst nach 2–3 h erreicht; zusätzlich wird die Substanz rektal sehr häufig unterdosiert. Um therapeutische Serumkonzentrationen zu erreichen, sollte die initiale rektale Dosis 40 mg/kg betragen, gefolgt von 20-mg/kg-Dosen alle 6 h. Mit einer Kumulation ist hierbei in den ersten 24 h nicht zu rechnen.

Bei oraler Zufuhr beträgt die initiale Dosis 20 mg/kg, danach 15 mg/kg alle 4–8 h.

> **Dosierung von Paracetamol bei Kindern:**
> **rektal:** initial 40 mg/kg (Neugeborene 20 mg/kg), danach 20 mg/kg alle 6–8 h

> **oral:** initial 20 mg/kg, danach 15 mg/kg alle 4–8 h
> **i.v.:** Einzeldosis: 15–20 mg/kg als Kurzinfusion
> **Maximaldosen:** 90 mg/Tag, bei Neugeborenen 60 mg/Tag

Spätestens nach 48 h sollte die Tagesdosis überprüft werden, nach 72 h ist eine Reduktion erforderlich. Bei fieberhaften Viruserkrankungen mit Dehydratation und Hypovolämie muss sorgfältig nach Zeichen der Hepatotoxizität gesucht werden.

Metamizol. Die Substanz kann ohne spezielle Risiken für die Kinder angewandt werden. Die Zufuhr kann i.v., rektal oder oral erfolgen.

Dosierungen für **Säuglinge ab 3 Monaten und Kleinkinder:**
— Intravenös: 0,1–0,5 ml 1- bis 4-mal pro Tag (sehr langsam injizieren!!),
— oral: 2–10 Tropfen 1- bis 4-mal pro Tag.

Kinder unter 3 Monaten sollten kein Metamizol erhalten.

Bei **Kindern von 4–14 Jahren** beträgt die i.v. Dosis 0,3–1,8 ml 1- bis 4-mal pro Tag.

Acetylsalicylsäure kann rektal oder oral und als Aspisol intravenös (wenn Venenzugang vorhanden) oder intramuskulär zugeführt werden. Dosierung:
— Säuglinge: 10 mg/kg,
— Kinder > 15 kg: 15–20 mg/kg.

Bei sehr kleinen Kindern müssen wiederholte Injektionen vermieden werden. Wegen der Gefahr des (extrem seltenen) Reye-Syndroms (Hirnödem und Leberfunktionsstörungen) empfehlen einige Autoren, Acetylsalicylsäure bei Kindern nicht einzusetzen.

6.3.3 Opioide

Diese Substanzen werden vor allem wegen ihrer atemdepressiven Wirkung nur bei starken Schmerzen eingesetzt, unter Intensivüberwachung, z. B. nach Herzoperationen, auch kombiniert mit Sedativa bzw. Anxiolytika wie Benzodiazepinen. Die Opioide können *intravenös* oder *intramuskulär* zugeführt werden. Hierbei muss beachtet werden, dass nach einer balancierten Anästhesie oder einer Neuroleptanästhesie mit einer längeren Phase postoperativer Schmerzfreiheit gerechnet werden kann, auch nach Anwendung des relativ kurz wirkenden Fentanyls, so dass zunächst keine weiteren Analgetika erforderlich sind.

Systematische Untersuchungen über die Art des mit Vorteil bei Kindern einzusetzenden Opioids fehlen, so dass mehr nach persönlicher Neigung und Erfahrung des Arztes vorgegangen wird. Angewandt werden z. B. initial:
— **Piritramid** (Dipidolor) 0,1 mg/kg i.v.
— **Morphin** 0,05 bis 0,1 mg/kg i.v. oder 0,2 mg/kg i.m.

Bei zu hoher Dosierung, wiederholter Zufuhr und/oder Kombination mit Sedativ-Hypnotika wie Barbituraten oder Benzodiazepinen muss mit verstärkter und verlängerter Wirkung einschließlich **Atemdepression** gerechnet werden.

7 Sedierung und Analgesie außerhalb des Operationssaals

Zahlreiche diagnostische und therapeutische Maßnahmen, die nicht mit wesentlichen Schmerzen einhergehen, können bei Kindern unter Sedierung, bei Bedarf ergänzt durch Analgetika, durchgeführt werden. Meist erfolgen diese Eingriffe ohne Beteiligung eines Anästhesisten. Bei Kindern mit wesentlich erhöhtem Risiko oder Maßnahmen, die eine tiefe Sedierung erfordern, ist es häufig jedoch ratsam, einen Anästhesisten hinzuziehen.

7.1 Definitionen

Um die Sedierung und deren Risiken einschätzen zu können, ist eine Einteilung in verschiedene Stadien erforderlich. ASA und JCAHO unterscheiden in ihren Leitlinien folgende 4 Stadien, die bei der medikamentösen Sedierung durchlaufen werden:
— Minimale Sedierung (Anxiolyse),
— mäßige Sedierung/Analgesie,
— tiefe Sedierung/Analgesie,
— Allgemeinanästhesie.

Diese Stadien sind allerdings nicht spezifisch auf Kinder zugeschnitten, sondern werden auch bei Erwachsenen angewandt. Ältere Stadieneinteilungen gelten als überholt.

> **LL** **Das Kontinuum der Sedierung/Anästhesie (Leitlinie ASA/JCAHO):**
> — **Minimale Sedierung (Anxiolyse):** Dämpfung des Bewusstseins durch Medikamente; der Patient reagiert zielgerichtet auf verbale Aufforderungen allein oder zusammen mit leichter Berührung. Die Atemwege sind ohne Hilfsmittel frei, die Spontanatmung ist ausreichend, die Herz-Kreislauf-Funktion unbeeinträchtigt.

7 Sedierung und Analgesie außerhalb des Operationssaals

- **Mäßige Sedierung/Analgesie:** Der Patient reagiert zielgerichtet auf verbale Aufforderungen oder leichte Berührung; die Atemwege sind offen, die Herz-Kreislauf-Funktion ist nicht beeinträchtigt.
- **Tiefe Sedierung/Analgesie:** durch Medikamente induzierte Bewusstseinseinschränkung; der Patient ist nicht leicht zu erwecken, reagiert aber zielgerichtet auf wiederholte Aufforderungen oder Schmerzreize (Reflexreaktionen gelten hierbei nicht als zielgerichtete Reaktion). Selbständiges Offenhalten der Atemwege kann beeinträchtigt sein; die Spontanatmung reicht möglicherweise nicht aus. Die Herz-Kreislauf-Funktion ist in der Regel normal.
- **Anästhesie:** durch Medikamente induzierte Bewusstlosigkeit, aus der der Patient nicht erweckt werden kann, auch nicht durch Schmerzreize. Oft müssen die Atemwege offen gehalten und die Atmung unterstützt werden; die Herz-Kreislauf-Funktion kann beeinträchtigt sein.

Maßnahmen mit stärkerer Stimulation erfordern eine tiefere Sedierung/Analgesie als solche mit geringerer. Allerdings gilt Folgendes:

> Je tiefer die Sedierung, desto größer die Gefahr von Komplikationen, insbesondere einer Verlegung der Atemwege und einer Atemdepression.

Aus einer Zusammenstellung der amerikanischen FDA ergibt sich Folgendes:
- Sedativa und Opioide können bereits in „empfohlenen Dosen" Komplikationen hervorrufen.
- Komplikationen treten am häufigsten bei Kindern zwischen 1 und 5 Jahren auf, bei den meisten ohne zugrunde liegende Erkrankung.
- Verlegung der Atemwege und Atemdepression sind die häufigste Ursache von Zwischenfällen.
- Weitere Ursachen von Zwischenfällen und Komplikationen: Kombination mehrerer Medikamente, Verwechslung oder Überdosierung von Medikamenten, ungenügende präoperative Einschätzung, unzureichende Überwachung, ungenügend qualifizierter Arzt, zu frühe Entlassung.

Im Stadium der Sedierung und Analgesie (früher als wache Sedierung bezeichnet) öffnen die Kinder auf Stimulation die Augen, sprechen oder schreien, schieben die Hände des Arztes weg oder bewegen sich unter ihrer Decke. Hingegen befinden sich Kinder, die auf Stimulation lediglich die Schultern anheben oder reflexartig und ungezielt reagieren, im Stadium der tiefen Sedierung.

7.2 Risiken der Sedierung

Die wesentlichen Risiken der Sedierung sind:
- Verlust der Schutzreflexe der oberen Atemwege,
- Verlegung der oberen Atemwege,
- Atemdepression,
- Herzstillstand.

Sedierte Kinder, die leicht zu erwecken sind, können in der Regel ihre Atemwege selbständig offen halten, auch sind meist, jedoch nicht zwangsläufig, die Atemwegsschutzreflexe ausreichend erhalten. Demgegenüber besteht bei tief sedierten Kindern die Gefahr der Hypoxie mit Herzstillstand durch die oben angeführten respiratorischen Komplikationen. Daher ist bei diesen Kindern eine lückenlose apparative und klinische Überwachung der Atem- und Herz-Kreislauf-Funktion erforderlich.

7.3 Substanzen für die Sedierung

Wichtigstes Ziel der Sedierung ist ein angstfreier Zustand des Kindes, in dem die erforderliche Maßnahme ohne Abwehrbewegungen und ohne Schmerzen durchgeführt werden kann. Für die Sedierung sollte das Kind nüchtern sein, um das Aspirationsrisiko zu vermindern. Bei schmerzhaften Maßnahmen sollten, wenn immer möglich, Lokalanästhetika eingesetzt werden. Für die Auswahl der Sedativa gibt es derzeit keine allgemein akzeptierten Empfehlungen. Anästhesisten verwenden häufig folgende Substanzen:

Midazolam. Dieses kurz wirkende Benzodiazepin eignet sich besonders für die Sedierung von Kindern. Die Substanz kann oral, nasal, rektal oder intravenös zugeführt werden (siehe Abschnitt 4.4.2). Am schnellsten setzt die Wirkung nach i.v. Injektion ein, gefolgt von der nasalen Instillation (ca. 10 min). Sedierende Dosen bewirken eine leichte Dämpfung des hypoxischen Atemantriebs. Höhere Dosen oder die Kombination mit Opioiden können zu einer bedrohlichen Atemdepression führen.

Propofol. Die Substanz eignet sich ebenfalls für eine kontrollierte Sedierung, bedarf aber der sorgfältigen Steuerung durch den erfahrenen Anästhesisten. Dosierung bei nicht schmerzhaften Maßnahmen: 50–200 µg/kg/min per Infusion. Die wichtigste Komplikation ist die tiefe Sedierung bzw. Anästhesie mit Verlegung der Atemwege und Hypoxie.

Ketamin. Die Substanz kann für die Sedierung intravenös (0,25–0,5 mg/kg), intramuskulär (2 mg/kg) oder rektal (6–10 mg/kg) zugeführt werden. Wegen der durch Ketamin ausgelösten Steigerung der Sekretproduktion ist die Zugabe eines Anticholinergikums erforderlich. Hohe Dosen führen zu Verlust des Schluckreflexes, tiefer Sedierung oder Allgemeinanästhesie.

Remifentanil. Die Substanz eignet sich besonders für kurze Maßnahmen. Die wichtigsten möglichen Nebenwirkungen sind Bradykardie, Blutdruckabfall und Hypotension. Höhere Dosen führen zu Atemdepression oder Apnoe. Nach dem Erwachen ist nach derzeitigem Kenntnisstand nicht mit einer Rückkehr der Atemdepression zu rechnen.

7.4 Überwachung während der Sedierung

Die Sedierung sollte in folgender Weise überwacht werden:
— EKG-Monitor,
— Herzfrequenz,
— nichtinvasive Blutdruckmessung,
— Pulsoxymeter,
— Kapnometer (Nasensonde).

Bei tiefer Sedierung ist zusätzlich eine kontinuierliche klinische Beobachtung des Kindes erforderlich.

7.5 Sedierung bei Computertomographie (CT) oder Kernspintomographie (MRT)

Besonderheiten. CT und MRT erfordern ein ruhiges, regungsloses Kind; das MRT ist mit sehr lauten Geräuschen verbunden, die Untersuchung dauert lang, der direkte Zugang zum Kind ist während dieser Zeit erheblich eingeschränkt; außerdem sind speziell MRT-geeignete Überwachungs- und Beatmungsgeräte erforderlich.

Die Untersuchung erfolgt in der Regel in tiefer Sedierung, bei Neugeborenen auch in Intubations- oder in Larynxmaskennarkose. In beiden Fällen ist ein entsprechend qualifizierter Anästhesist erforderlich.

Praktisches Vorgehen:
— EMLA-Pflaster,
— Prämedikation mit Midazolam,
— Einführen einer Venenkanüle; alternativ Einleitung mit Sevofluran, danach Legen der Kanüle,
— Injektion von Propofol 1–2 mg/kg und Beginn einer Propofolinfusion, titriert bis zum Erreichen einer tiefen Sedierung,
— Transport in das MRT,
— Überwachung im MRT: Kapnometer (Nasensonde), Pulsoxymeter, NIBP, EKG, Herzfrequenz,
— ca. 1 h nach Abschluss der Untersuchung kann das Kind entlassen werden.

8 Anästhesie bei Neugeborenen

8.1 Definitionen

Für den praktischen Umgang mit Neugeborenen ist die Kenntnis folgender Definitionen für den Anästhesisten wichtig:
— Neugeborenenperiode: 0–28 Tage,
— Körpergewicht: 2500–3500 g,
— Körperlänge: 48–52 cm,
— unreifes Neugeborenes: Gewicht unter 2500 g, fehlende Reifezeichen,
— Frühgeborenes: Geburt vor der 37. Schwangerschaftswoche.

8.2 Praktisches Vorgehen bei der Narkose

Bei der Narkose von Neugeborenen müssen vor allem folgende typische Komplikationen beachtet werden:
— Hypothermie,
— Hypoxie,
— metabolische Azidose,
— Hypoglykämie,
— Hypokalzämie,
— Atelektase,
— retrolentale Fibroplasie.

8.2.1 Transport des Neugeborenen

Um eine schwere Hypothermie zu verhindern, müssen Neugeborene in speziellen Transportinkubatoren in den Operationssaal transportiert werden.

Kinder mit **respiratorischer Insuffizienz** werden vor dem Transport intubiert und an ein transportables Beatmungsgerät angeschlossen.

> **Narkosezubehör für die Neugeborenenanästhesie:**
> — Wärmedecke, Infrarotstrahler
> — Atemmasken Nr. 0 und 1

- Ambu-Beutel für Neugeborene
- Guedel-Tuben Nr. 000, 00, 0
- Endotrachealtuben, oral und nasal, 2,5, 3 und 3,5 mm I.D.
- Laryngoskope mit geradem und gebogenem Spatel Nr. 0 und 1
- Gleitmittel für Tubus
- Absaugkatheter ab 5 F
- Absauggerät
- Narkosegerät, für Früh- und Neugeborene aufgerüstet
- Ösophagus- und präkordiales Stethoskop
- Blutdruckmanschette 3,75 cm breit, Ultraschall-Doppler
- EKG-Monitor
- Pulsoxymeter
- Kapnometer
- elektrisches Thermometer
- Venenkanülen: 26, 24, 22, 20 G, Butterfly
- Infusionslösungen mit Pädiatrie-System: isotonische Elektrolytlösung mit 5% Glukosezusatz, Humanalbumin, Plasmaexpander
- Erythrozytenkonzentrat (im Kühlschrank)
- aufgezogen in Spritzen:
  - Atropin, Dosierung 0,02 mg/kg
  - Thiopental, Dosierung 4–6 mg/kg
  - Fentanyl, Dosierung initial 0,01 mg/kg Nachinjektionen 0,001 mg/kg
  - Succinylcholin nur für Notfall-Intubation, Dosierung 2 mg/kg i.v. (vorher: Atropin!), 3 mg/kg i.m.
  - Atracurium, Dosierung 0,3 mg/kg

Hypovolämie, metabolische Azidose, Hypoglykämie, Hypokalzämie und Pneumothorax müssen möglichst vor dem Transport behandelt werden.

8.2.2 Vorbereitungen

Vor der Operation müssen der Operationssaal auf 24–30 °C vorgewärmt und das gesamte Narkosezubehör bereitgestellt werden.

Das Kind wird erst nach Abschluss aller Vorbereitungen bzw. unmittelbar vor der Narkoseeinleitung aus dem Inkubator genommen.

8.2.3 Narkose

Hierbei kann in folgender Weise vorgegangen werden:
- Das Kind für die Narkoseeinleitung in *Aluminiumfolie* einwickeln, Kopf mit einer speziellen Wärmemütze bedecken, Infrarotstrahler auf das Kind richten (hierbei wegen der Verbrennungsgefahr ausreichenden Abstand wahren!). Die Einleitung sollte möglichst i.v. erfolgen, Einleitung per Inhalation ist jedoch ebenfalls möglich.
- Alle Operationen werden in **Intubationsnarkose mit kontrollierter Beatmung** (PCV) durchgeführt. Hierbei erfolgt die endotracheale Intubation meist in Narkose.
- Tubus nicht weiter als 2 cm unterhalb der Stimmbänder vorschieben; Atemgeräusche auf Seitengleichheit überprüfen, danach Tubus zusammen mit Guedel-Tubus sicher in Mundmitte fixieren.
- Die Narkose kann mit Sevofluran-Lachgas-Sauerstoff durchgeführt werden, wobei der MAC-Wert niedriger ist als bei älteren Kindern; Relaxierung nach Bedarf, z. B. mit Cis-Atracurium oder Mivacurium (je nach Dauer). Alternativ kann eine balancierte Anästhesietechnik mit Fentanyl-Lachgas-Sauerstoff angewandt werden. Grundsätzlich sollten Muskelrelaxanzien sehr zurückhaltend nachinjiziert werden. Neugeborene reagieren empfindlicher auf nichtdepolarisierende Muskelrelaxanzien als größere Kinder und Erwachsene. Inhalationsanästhetika, Unterkühlung, respiratorische Azidose, akute Hypokaliämie wirken synergistisch und verzögern die Rückkehr der normalen Muskelfunktion.
- Die Beatmung kann über einen Kleinkinder-Respirator oder über einen speziell aufgerüsteten Narkoserespirator (z. B. „Primus" oder „Julian") erfolgen.

Respiratoreinstellung beim Neugeborenen:
- FiO_2: 0,4; Frühgeborene: nach Bedarf
- Atemfrequenz: 40/min, Frühgeborene 40–80/min
- Atemzugvolumen: ca. 6 ml/kg
- Inspirationsdruck: 13 cmH_2O, Frühgeborene 20 cmH_2O
- PEEP: 3 cmH_2O; Frühgeborene 5 cmH_2O
- Inspirationszeit: 0,4–0,5 s; Frühgeborene 0,3–0,4 s

(Angaben für Frühgeborene bei Vorhandensein hyaliner Membranen)

Intraoperative Standardüberwachung bei Neugeborenen:
- EKG-Monitor: Frequenz und Rhythmus
- Pulsoxymeter, Kapnometer
- Ultraschall-Doppler: arterieller Blutdruck
- präkordiales oder Ösophagusstethoskop: Lautstärke der Herztöne, Atemgeräusche, Atemfrequenz
- Temperatursonde

- Der **intraoperative Flüssigkeitsersatz** erfolgt mit Ringer-Lösung mit 5% Glukosezusatz; **Basisbedarf: 3–10 ml/kg/h** möglichst über Perfusor. Volumenverluste können ebenfalls mit dieser Lösung oder mit Kolloiden bzw. Humanalbumin ersetzt werden. Stärkere **Blutverluste** (siehe Tab. 39-5 und 39-19) werden mit angewärmtem Erythrozytenkonzentrat ersetzt. Das Blut hierzu in 10- oder 20-ml-Spritzen aufziehen und langsam injizieren.
- Die Wirkung von **Muskelrelaxanzien** sollte am Ende der Operation antagonisiert werden: 0,08 mg/kg *Prostigmin* und 0,02 mg/kg *Atropin* i.v. Alternativ kann eine Nachbeatmung bis zum vollständigen Abklingen der Relaxanswirkung durchgeführt werden.
- Die **Extubation** erfolgt erst, wenn der Muskeltonus und die Spontanatmung ausreichend wiederhergestellt und die Körpertemperatur im Normbereich sind. Neugeborene sollten nicht über den Endotrachealtubus spontan atmen müssen, sondern umgehend extubiert werden, wenn die Voraussetzungen hierfür erfüllt sind.

8.3 Besonderheiten bei Frühgeborenen

Das anästhesiologische Vorgehen einschließlich endotrachealer Intubation wird durch die sehr geringe Körpergröße des Frühgeborenen erheblich erschwert. Außerdem besteht eine besondere Gefährdung durch Hypothermie, Hypoglykämie, retrolentale Fibroplasie und apnoische Phasen.

Praktisches Vorgehen:

- Vor Narkosebeginn das kleinste Zubehör bereitstellen.
- **Wärmeschutz** ist von allergrößter Bedeutung, da beim Frühgeborenen Wärmeverluste extrem rasch auftreten. Bei Verwendung von Infrarotstrahlern muss beachtet werden, dass die Haut des Frühgeborenen extrem vulnerabel ist und leicht verbrennt.
- Um eine **retrolentale Fibroplasie** zu vermeiden, darf die inspiratorische Sauerstoffkonzentration nur so hoch gewählt werden, dass ein *normaler paO_2* erreicht wird. Ist die Zufuhr von Lachgas kontraindiziert, muss mit Sauerstoff/Luft beatmet werden; hierfür sind spezielle Gasgemische erforderlich.
- Zur Prophylaxe einer **Hypoglykämie** (Blutzucker < 40 mg/dl) wird Glukose 5% in NaCl- oder Vollelektrolyt-Lösung infundiert (Glukosezufuhr ca. 5 mg/kg/min). Intraoperativ empfiehlt sich die Kontrolle der Blutzuckerwerte.
- Die Flüssigkeitszufuhr muss behutsam erfolgen, um eine Flüssigkeitsüberladung zu vermeiden.

8.4 Spezielle Operationen

8.4.1 Omphalozele und Gastroschisis

Die **Omphalozele** ist eine Herniation der Baucheingeweide in die Basis der Nabelschnur, die sich als kugelförmige Vergrößerung nach außen vorwölbt. Der Durchmesser kann bis zu etwa 20 cm betragen. In der Omphalozele befinden sich Teile des Dünn- und Dickdarms, eingeschlossen in einem dünnen Sack aus Peritoneum und Amnionmembran. Die Öffnung in der Bauchwand kann so groß wie die Omphalozele sein, manchmal ist sie jedoch erheblich kleiner.

Bei der **Gastroschisis** sind die Baucheingeweide ebenfalls nach außen vorgefallen, es fehlt jedoch eine bedeckende Membran. Die Öffnung in der Bauchwand befindet sich hierbei neben der Nabelschnur, d. h., die Nabelschnur ist unversehrt.

Die **chirurgische Behandlung** von Omphalozele und Gastroschisis ist darauf ausgerichtet, die vorgefallenen Eingeweide in das Abdomen zurückzuverlagern und den Defekt in der Bauchwand zu verschließen. Da die Eingeweide sich außerhalb der Bauchhöhle entwickelt haben, ist oft nicht ausreichend Platz für die Rückverlagerung vorhanden, so dass bei großen Defekten Muskel, Faszie und Haut nicht vollständig verschlossen werden können, sondern ein schrittweiser Verschluss erforderlich ist.

Anästhesiologische Besonderheiten. Die wichtigsten Komplikationen sind:
— Wärmeverluste über die exponierten Eingeweide,
— Störungen des Flüssigkeits- und Elektrolythaushaltes durch Transsudation von Flüssigkeit,
— intraoperative Beeinträchtigung des venösen Rückstroms durch Kompression der V. cava inferior bei Rückverlagerung der Eingeweide,
— postoperative Atemstörungen durch den Verschluss der Bauchwand.

Ausreichender Flüssigkeitsersatz und Aufrechterhaltung der Ventilation sind die wichtigsten anästhesiologischen Aufgaben.

Praktisches Vorgehen:

- Für den Transport die vorgefallenen Eingeweide mit einer sterilen Kunststoff-Folie bedecken.
- Magensonde einführen und Magen absaugen.
- Flüssigkeits- und Elektrolytdefizite ausgleichen.
- Transfusionsblut vor der Operation bereitstellen.

- Endotracheale Intubation im Wachzustand durchführen.
- Die Narkose kann mit Halothan-Sauerstoff-Luft aufrechterhalten werden. Lachgas wird nicht zugeführt, um eine Erweiterung der Därme zu vermeiden.
- Muskelrelaxanzien sind meist nicht erforderlich und erschweren außerdem die Beurteilung der Bauchdeckenspannung beim Verschluss des Defekts.
- Postoperativ muss bei größeren Defekten zumeist 12–24 h nachbeatmet werden.

8.4.2 Kongenitale Zwerchfellhernie

Von den verschiedenen Formen der kongenitalen Zwerchfellhernien ist der posterolaterale Typ durch das linke Bochdalek-Dreieck am häufigsten. Die Verlagerung von Eingeweiden in den Thorax führt zu **respiratorischer Insuffizienz** und **Verschiebung des Mediastinums**. Die Lunge der betroffenen Seite ist hypoplastisch und bei der Geburt nicht entfaltet. Außerdem entwickelt sich nicht selten ein **Pneumothorax,** von dem beide Lungen betroffen sein können. Begleitmissbildungen sind ebenfalls häufiger vorhanden.

Die Therapie besteht im sofortigen operativen Verschluss des Zwerchfelldefekts.

Anästhesiologische Besonderheiten:

- Lagerung des Kindes auf die betroffene Seite mit etwas erhöhtem Oberkörper.
- Magensonde einführen und Magen absaugen.
- Sauerstoff zuführen.
- Bei respiratorischer Insuffizienz **nicht mit Beutel/Maske beatmen,** um eine weitere Ausdehnung der Eingeweide zu vermeiden.
- Endotracheale Intubation im Wachzustand durchführen, danach Narkose einleiten, z. B. mit Halothan oder intravenös, und das Kind ausreichend relaxieren. **Kein Lachgas zuführen!**
- Nabelarterienkatheter legen und Blutgase sowie Säure-Basen-Parameter bestimmen, wenn erforderlich korrigieren; intraoperativ wiederholte Kontrollen.
- Keinen exzessiven Beatmungsdruck anwenden, um die hypoplastische und atelektatische Lunge vor Rückverlagerung der Eingeweide aufzublähen.

8.4.3 Nekrotisierende Enterokolitis

Die nekrotisierende Enterokolitis ist eine lebensbedrohliche hämorrhagische Entzündung des Dünn- und Dickdarms. Betroffen sind vor allem sehr kleine Frühgeborene mit einem Körpergewicht von < 1500 g. Die genaue Ursache der Erkrankung ist unbekannt, jedoch führt eine Abnahme der Darmdurchblutung zu Darmischämie, Nekrose, Darmperforation und Sepsis.

Durch den Verlust größerer Flüssigkeitsmengen in den ischämischen Darm können sich Hypovolämie, Blutdruckabfall, Lethargie und schließlich eine Apnoe entwickeln. Mit fortschreitender Aufblähung des Abdomens, Hypotension und Sepsis entwickelt sich eine zunehmende Hypoventilation mit Hyperkapnie und Hypoxämie, bei Sepsis auch eine disseminierte intravasale Gerinnung und Hypothermie und durch die Darmnekrose eine Hyperkaliämie.

Die einleitende Therapie besteht aus folgenden Maßnahmen:
— Beseitigung der Dehydratation,
— Entlastung des Abdomens,
— Behandlung der respiratorischen und metabolischen Azidose und Hyperkaliämie.

Anästhesiologische Besonderheiten. Besteht eine Sepsis bei Ankunft im Operationssaal, so muss ausreichend Volumen substituiert werden. Wegen der respiratorischen Insuffizienz müssen die Kinder meist mit hohen inspiratorischen Sauerstoffkonzentrationen beatmet werden. Bei schwerem Krankheitsbild sollte die i.v. Anästhesie einer Inhalationsanästhesie vorgezogen werden. Von Nutzen ist neben einer ausreichenden Zahl von Venenkanülen für den Volumenersatz ein zentraler Venenkatheter.

8.4.4 Ösophagusatresie und tracheoösophageale Fistel

Unter den fünf verschiedenen Typen von Ösophagusatresien mit Fisteln ist der blind endende obere Ösophagus mit einer Fistel zwischen Trachea und distalem Ösophagus am häufigsten. Begleitmissbildungen sind keine Seltenheit. Die chirurgische Korrektur erfolgt, je nach Anatomie des Defekts, einzeitig oder in mehreren Schritten.

Anästhesiologische Besonderheiten. Zu den Hauptkomplikationen gehören die pulmonale Aspiration sowie die Verlegung der Atemwege durch operative Manipulationen. Die endotracheale Intubation erfolgt im Wachzustand; hierbei sollte der Tubus möglichst über den Bereich der Fistel hinaus vorgeschoben werden; anschließend endotracheal absaugen. Während der Narkose sollte kontrolliert beatmet werden. Folgendes ist zu beachten:

39 Anästhesie bei Kindern

! Gleitet der Tubus in die Fistel ab, so wird nur noch der Magen belüftet, während bei tiefsitzender Fistel die Lunge zwar belüftet, der Magen aber zusätzlich aufgeblasen wird.

8.4.5 Kongenitales lobäres Emphysem

Bei entsprechender Ausprägung komprimiert ein lobäres Emphysem die restliche Lunge und verschiebt das Mediastinum zur Gegenseite. Hierdurch tritt eine **schwerste respiratorische Insuffizienz mit Zyanose** auf, so dass eine sofortige Lobektomie erforderlich ist.

Anästhesiologische Besonderheiten. Durch Überdruckbeatmung kann der betroffene Lungenlappen noch stärker ausgedehnt werden, so dass Kompression und respiratorische Insuffizienz weiter zunehmen. Darum sollte das Kind nach der endotrachealen Intubation bis zur Eröffnung des Thorax, wenn möglich, spontan atmen, danach behutsam kontrolliert beatmet werden. Lachgas sollte ebenfalls nicht zugeführt werden, um die weitere Ausdehnung des Lungenlappens zu vermeiden. Postoperativ können die Kinder, bei ausreichender Spontanatmung, meist extubiert werden.

8.4.6 Meningomyelozele und Meningozele

Bei der **Meningomyelozele** sind Haut, Wirbelbogen, Rückenmarkshäute und Rückenmark gespalten und die Rückenmarksanlage durch einen Hydrops nach außen vorgewölbt. Bei der **Meningozele** hingegen sind Wirbelbogen und Dura mater gespalten, das Rückenmark befindet sich jedoch im Spinalkanal, die Sackwand besteht aus Haut und Arachnoidea.

Meningomyelozelen können in allen Abschnitten des Rückenmarks vorkommen und mit entsprechenden neurologischen Funktionsstörungen einhergehen. Hauptrisiko ist die **Infektion des zentralen Nervensystems,** bedingt durch das Fehlen der schützenden Hüllen. Aus diesem Grund werden die Meningomyelozelen meist innerhalb der ersten Lebenswoche operiert. Präoperativ wird die Meningomyelozele mit steriler Gaze abgedeckt. Die Operation besteht in der Reposition des Rückenmarks und der Nervenwurzeln in den Spinalkanal und Verschluss des Spaltes in Rückenmarkshäuten, Wirbelkanal und Haut.

Anästhesiologische Besonderheiten. Für die Operation muss ausreichend Blut gekreuzt werden. Die Operation erfolgt in *Bauchlage,* so dass die entsprechenden Vorsichtsmaßnahmen getroffen werden müssen: Schutz vor Lagerungsschäden, freie Beweglichkeit des Bauchs, um den venösen Rückfluss zu sichern. Für die Narkose eignen sich die gängigen Standardverfahren, insbesondere die Anästhesie mit einem volatilen Inhalationsanästhetikum. Spezifische Probleme sind eher nicht zu erwarten. Beachtet werden müssen Lagerungsschwierigkeiten für die Narkoseeinleitung, besonders bei Enzephalozelen (evtl. Intubation in Seitenlage), sowie Flüssigkeits- und Wärmeverluste durch Verdampfung über die Meningomyelozele. Ein weitlumiger Venenzugang für den Volumenersatz reicht gewöhnlich aus.

8.4.7 Pylorusstenose

Die Erkrankung betrifft vor allem männliche Kinder im Alter von 3–6 Wochen. Der hypertrophierte Muskel des Sphincter pylori führt zur Obstruktion mit Erbrechen, **Dehydratation** und **hypochlorämischer Alkalose.** Die Behandlung besteht in einer Pyloromyotomie.

Anästhesiologische Besonderheiten. Dehydratation und metabolische (hypochlorämische) Alkalose sind die typischen Störungen bei Pylorospasmus. Sie müssen **präoperativ ausgeglichen** werden. Außerdem ist die Gefahr des Erbrechens mit nachfolgender pulmonaler Aspiration erhöht.

Praktisches Vorgehen:

- Magensonde einführen und Magen kontinuierlich absaugen.
- Kind rehydrieren, z. B. mit 0,9%iger NaCl-Lösung, nach Bedarf mit Kaliumzusatz. Mit der Operation erst beginnen, wenn das Kind ausreichend rehydriert worden ist und die Elektrolyte und Säure-Basen-Parameter im Normbereich liegen. Hierfür ist gewöhnlich eine Zeitdauer von 48 h erforderlich.
- Sorgfältiges Absaugen des Magens, dann Entfernen der Magensonde.
- Narkoseeinleitung und Aufrechterhaltung mit Sevofluran/Lachgas/Sauerstoff-Muskelrelaxans oder rasche i. v. Einleitung wie bei „vollem Magen". Nach der Intubation erneut Magensonde einführen.
- Für absolut ruhiges Operationsfeld bei der Spaltung des Pylorusmuskels sorgen.
- Extubation erst, wenn Kind wach, am besten in Seitenlage.

9 Ambulante Anästhesie

Um Kosten zu sparen und Wartelisten abzubauen, werden auch bei Kindern die üblichen Standardeingriffe zunehmend ambulant durchgeführt. Abgesehen von dieser Kostenentlastung weisen ambulante Operationen aber auch für die Kinder und deren Familie erhebliche Vorteile auf, da hierdurch ein Teil der bei stationärer Behandlung häufig auftretenden Verhaltensauffälligkeiten wie Schlafstörungen, Einnässen und andere regressive Verhaltensweisen gemildert werden oder gar nicht auftreten. Störungen des Familienlebens sind geringer, außerdem wird das Risiko nosokomialer Infektionen gesenkt. Insgesamt sollte eine qualitativ hochstehende ambulante Chirurgie bei Kindern folgende Kriterien erfüllen:
— Minimale postoperative Morbidität,
— postoperativ niedrige stationäre Aufnahmerate,
— hoher Zufriedenheitsgrad von Kind und Eltern.

9.1 Auswahlkriterien für ambulante Eingriffe

Gut geeignet für ambulante Eingriffe sind vor allem ansonsten gesunde Kinder, aber auch Kinder mit sicher eingestellten Erkrankungen wie Asthma oder Epilepsie.

9.1.1 Vorbestehende Erkrankungen

Schnupfen. Etwa ¼ aller Kinder kommt mit einer „laufenden Nase" in die Ambulanz. Meist handelt es sich um eine nichtinfektiöse Rhinitis oder eine Infektion der Adenoide, die in der Regel den Anästhesisten nicht zur Verschiebung des Eingriffs veranlassen sollten, da hierdurch keine Besserung zu erwarten ist.

Infektionen der Atemwege. Klinisch manifeste Infektionen des Respirationstrakts sollten als Kontraindikation für den elektiven ambulanten Eingriff angesehen werden, da hierdurch bekanntlich die Gefahr postoperativer respiratorischer Komplikationen erhöht wird, möglicherweise auch das Auftreten einer Myokarditis im Zusammenhang mit der virämischen Phase der Erkrankung.

Herzgeräusche. Besonders bei Kindern im 1. Lebensjahr sollten bis dahin nicht bekannte Herzgeräusche zur weiteren Diagnostik veranlassen. Danach sollte neu entschieden werden.

Herzfehler. Nicht korrigierte komplexe Herzfehler sind immer eine Kontraindikation für ambulante Operationen. Hingegen sollte bei unkomplizierten, klinisch nicht auffälligen Fehlern (z. B. kleiner Vorhofseptumdefekt) oder asymptomatischen korrigierten Fehlern individuell entschieden werden.

9.1.2 Untere Altersgrenze

Die untere Altersgrenze bei sonst gesunden Kindern richtet sich vor allem nach dem Zustand des Kindes, der Erfahrung des Anästhesisten und des Pflegepersonals sowie den vorhandenen Ressourcen. So können in Häusern der Maximalversorgung und Spezialkliniken auch bei reifen Neugeborenen kleinere diagnostische oder therapeutische Eingriffe wie z. B. Augenuntersuchungen oder MRT ambulant erfolgen, wenn die Möglichkeit einer stationären Aufnahme gegeben ist. Frühgeborene und ehemalige Frühgeborene bis zu einem postkonzeptionellen Alter von mindestens 50 Wochen sollten wegen der Apnoegefahr hingegen nicht ambulant anästhesiert werden. Für die Versorgung in nicht spezialisierten Praxen wird häufig eine untere Altersgrenze von 6 Monaten bis zu einem Jahr festgelegt.

9.1.3 Eingriffe

Im Wesentlichen gelten ähnliche Kriterien wie bei Erwachsenen. Eingriffe an der Körperoberfläche ohne Eröffnung einer Körperhöhle stellen den wesentlichen Anteil dar. Die Eingriffe sollten nur mit minimalem Blutverlust einhergehen und nicht zu lange dauern, wobei allerdings ein genauer Zeitrahmen wegen fehlender objektiver Daten derzeit nicht angegeben werden kann. Postoperative Schmerzen sollten nicht zu stark sein und durch oral oder rektal zugeführte Medikamente beherrscht werden können.

In ▶ Tabelle 39-24 sind Eingriffe zusammengestellt, die ambulant durchgeführt werden können.

9.2 Präoperative Diagnostik

Ein präoperatives Screening kann bereits einige Tage vor dem Eingriff durch einen Kinderarzt oder durch die Ärzte des Ambulatoriums erfolgen. Sieht der Anästhesist das Kind am Tag der Operation zum ersten Mal, sollte er eine körperliche Untersuchung durchführen und hierbei sein Augenmerk auf Herz und Lunge richten. Insbesondere sollten akute respiratorische Infekte ausgeschlossen werden. Für Laborwerte gilt:

> Routine-Laboruntersuchungen für ambulante Eingriffe sind überflüssig, da die Mehrzahl der Kinder gesund ist.

Tab. 39-24 Beispiele für ambulant mögliche Eingriffe

allgemein
— Hernien (Leiste, Nabel, epigastrisch)
— Hydrozele
— Verbandwechsel
— eingewachsener Zehennagel
— Hautexzisionen
— Endoskopie: Magen, Rektum, Kolon
— Knochenmarkpunktion
— Lumbalpunktion
— CT, MRT
— interventionelle Radiologie

HNO
— Adenotomie
— Myringotomie; Paukenröhrchen
— Fremdkörperentfernung
— Korrektur abstehender Ohren

Urologie
— Zirkumzision
— Lösen präputionaler Verklebungen
— Orchidopexie
— Zystoskopie
— geringgradige Hypospadie

Ophthalmologie
— Schieloperation
— Tränengangsondierung

Orthopädie
— Arthroskopie
— Metallentfernung
— Gipsanlegen oder -entfernen

ZMK
— Zahnextraktion
— Zahnbehandlung

9.3 Psychologische Vorbereitung

Wie bereits in Abschnitt 4.1.1 beschrieben, sollte das Kind gut auf den Eingriff oder die diagnostische Maßnahme vorbereitet werden, zumal in der Regel keine Prämedikation verabreicht wird. Als nützlich wird hierbei der Einsatz interaktiver Bilderbücher angesehen.

9.4 Anästhesiologisches Vorgehen

9.4.1 Nahrungskarenz

Lange Fastenzeiten müssen vermieden werden, da hierdurch die Kooperationswilligkeit erheblich vermindert wird. Im Allgemeinen können die in Abschnitt 4.3 angegebenen Empfehlungen zur Nahrungskarenz auch für ambulante Eingriffe angewandt werden.

9.4.2 Prämedikation

Ambulante Kinder werden im Allgemeinen nicht prämediziert. Im Einzelfall sollte jedoch auf eine Prämedikation nicht verzichtet werden, besonders bei sehr ängstlichen oder agitierten Kindern; aber auch bei in kurzen Abständen wiederholten Eingriffen oder Maßnahmen.

Midazolam. Sollen die Kinder prämediziert werden, gilt Midazolam als Substanz der Wahl, da hierdurch der Entlassungszeitpunkt nach der Operation nicht verzögert und auch die Rate der stationären Aufnahmen nicht erhöht werden. In der Regel werden 20–30 min vor der Narkose 0,5 mg/kg Midazolam oral zugeführt; nasale oder rektale Zufuhr ist ebenfalls möglich. Höhere Dosen sollten vermieden werden.

EMLA-Pflaster. Ist die intravenöse Einleitung geplant, so sollte 60 min vorher EMLA-Pflaster angewendet werden.

9.4.3 Narkoseeinleitung

Die Narkose kann intravenös oder per Inhalation eingeleitet werden. Hier kann primär dem Kind die Wahl überlassen werden. Hilfreich ist häufig die Anwesenheit der Eltern bei der Narkoseeinleitung. Sehr ängstliche Eltern sollten allerdings hiervon ausgenommen werden.

Inhalationseinleitung. Für die Inhalationseinleitung wird Sevofluran wegen seines raschen Wirkungseintritts und der größeren kardiovaskulären Sicherheitsbreite gegenüber Halothan bevorzugt. Isofluran und Desfluran sind nicht geeignet.

Intravenöse Einleitung. Lassen sich die Venen mühelos punktieren, kann die Einleitung intravenös erfolgen. Bei unprämedizierten Kindern verläuft die intravenöse Einleitung meist glatter als die per Inhalation. Bevorzugte Substanzen sind Propofol oder Thiopental, die bei unprämedizierten Kindern meist höher dosiert werden müssen. Nach Propofol erwachen die Kinder etwas rascher als nach Thiopental, allerdings ist der Injektionsschmerz meist stärker (Propofol – LCT > Propofol – MCT/LCT). Vorteilhaft ist Propofol des Weiteren bei Verwendung der Larynxmaske, da hiermit die oberen Atemwegsreflexe besser abgeschwächt werden, außerdem durch Vorinjektion von Lidocain.

Einleitungssubstanzen für die ambulante Anästhesie bei unprämedizierten Kindern:
— Propofol bis zu 4 mg/kg
— Thiopental 5–6 mg/kg

9.4.4 Aufrechterhaltung der Narkose

Inhalationsanästhetika. Die Narkose kann mit den gebräuchlichen Inhalationsanästhetika einschließlich Lachgas aufrechterhalten werden; klinisch wesentliche Unterschiede in den Aufwachzeiten ergeben sich hierbei nicht.

TIVA. Die totale intravenöse Anästhesie, z. B. mit Remifentanil und Propofol, hat sich für die ambulante Narkose bewährt. Das rasche Erwachen ist besonders für Eingriffe in der HNO und der Ophthalmologie von Vorteil. Wegen der pharmakokinetischen Unterschiede zwischen Kindern und Erwachsenen ist initial ein höherer Propofolbolus erforderlich, um ausreichende Blutkonzentrationen zu erzielen. Die Infusionsraten für die Aufrechterhaltung sind ebenfalls höher als beim Erwachsenen.

9.4.5 Einsatz der Larynxmaske

Die meisten ambulanten Eingriffe einschließlich Adenotomie, Zahnextraktionen und Strabismuschirurgie können in Larynxmaskennarkose durchgeführt werden. Hierdurch lässt sich der Einsatz von Muskelrelaxanzien vermeiden, ebenso ein intubationsbedingter postoperativer Stridor.

Wird die Larynxmaske verwendet, so sollte die Narkose mit Propofol eingeleitet oder die Larynxmaske in tiefer Inhalationsnarkose eingeführt werden. Thiopental steigert die Atemwegsreflexe und ist daher weniger geeignet. Wann die Larynxmaske entfernt werden soll, ist umstritten. Gerade nach oralen Eingriffen oder Adenotomien empfiehlt es sich aber, hiermit bis zum vollständigen Erwachen des Kindes zu warten.

9.4.6 Flüssigkeitszufuhr

In der Regel gehen ambulante Eingriffe nicht mit größeren Blutverlusten einher; auch sollte das Kind in ausreichend hydriertem Zustand zur Operation kommen. Aus diesen Gründen ist gewöhnlich kein Volumenersatz erforderlich. In folgenden Situationen sollte jedoch intraoperativ Flüssigkeit, meist Kristalloide ohne Glukosezusatz, zugeführt werden:
— Nach einer längeren Nüchternheitsphase,
— bei Eingriffen mit erhöhter Blutungsgefahr, z. B. Adenotonsillektomien,
— bei Eingriffen mit erhöhter Rate postoperativen Erbrechens.

9.4.7 Postoperative Analgesie

Durch intraoperative Lokalanalgesie kann der Bedarf an Analgetika in der postoperativen Phase hinausgezögert werden. Zu den gebräuchlichen Verfahren gehören die Wundinfiltration, periphere Nervenblockaden und der Sakralblock.

Nicht-Opioid-Analgetika. Sie bilden die Grundlage der postoperativen Analgesie für ambulante Eingriffe. Zu den gebräuchlichsten Substanzen gehört das Paracetamol, per os oder rektal zugeführt (Dosierung siehe Seite 1127).

Es ist üblich, die erste Dosis der NSAID unmittelbar nach der Narkoseeinleitung rektal (z. B. 40 mg/Paracetamol) zuzuführen, um eine optimale postoperative Analgesie zu erreichen. Umstritten ist die Anwendung bei Kindern mit Asthma, allerdings scheinen die meisten Asthmatiker keine erhöhte Empfindlichkeit gegenüber NSAID aufzuweisen.

Opioide. Länger wirkende Opioide sollten ambulanten Kindern nicht verabreicht werden: Sie führen zu starker postoperativer Sedierung und erhöhen die Häufigkeit von Übelkeit und Erbrechen. Nur in Ausnahmefällen, vor allem bei Nichtansprechen auf NSAID und/oder lokale Analgesie, kann es sinnvoll sein, starke akute Schmerzen mit Fentanyl i.v. zu beseitigen.

Grundsätzlich sollte die Entlassung nach Hause erst erfolgen, wenn die Schmerzen unter Kontrolle sind.

9.4.8 Übelkeit und Erbrechen

Übelkeit und Erbrechen sind häufige Komplikationen der ambulanten Kinderanästhesie: Sie treten bei Adenotomie in bis zu 70%, in der Strabismuschirurgie in bis zu 80% und bei der Korrektur abstehender Ohren in bis zu 60 % auf. Begünstigende Faktoren sind:
— Opioide,
— frühe postoperative Mobilisierung,
— zu frühe orale Flüssigkeitszufuhr.

Eine routinemäßige antiemetische Prophylaxe gilt als nicht erforderlich, wird jedoch für Hochrisikogruppen empfohlen, z. B. mit Ondansetron oder Granisetron. Diese Substanzen sind derzeit sehr teuer, gehen aber nicht mit Sedierung und extrapyramidalen Störungen einher. Zusätzlich kann Dexamethason verabreicht werden (Dosierung siehe Kap. 18).

9.4.9 Entlassungskriterien

Die Entscheidung über die Entlassung des Kindes darf niemals schematisch erfolgen, sondern nur individuell unter Berücksichtigung von Eingriff, Narkoseverfahren, Stridor nach der Extubation, postoperativen Schmerzen, Übelkeit und Erbrechen, Familiensituation usw.

Die Entlassungszeit nach einer **Intubationsnarkose** wird allgemein mit etwa 2 h angegeben, jedoch sollte auch hier individuell entschieden werden.

Anhaltende **motorische Blockade** der unteren Extremität nach Sakralblock ist kein Hinderungsgrund für eine Entlassung von Säuglingen oder Krabbelkindern. Bei älteren Kindern sollte jedoch die Rückkehr der Motorik abgewartet werden.

Die Fähigkeit des **Urinlassens** gilt vielen Anästhesisten als unabdingbares Kriterium für eine Entlassung nach Hause, besonders beim Sakralblock, jedoch gibt es keine Untersuchung, die diesen Vorbehalt stützt.

Vor der Entlassung müssen die Eltern eindeutige und ausreichende **Instruktionen** für die Nachsorge des Kindes erhalten, insbesondere über die postoperative Schmerzbehandlung, die Nahrungskarenz und die erforderliche körperliche Schonung.

Entlassungskriterien für ambulante Eingriffe:
— normale Vitalfunktionen
— ausreichende Atemwegsschutzreflexe
— Bewusstseinslage wie vor der Operation
— kein Stridor, keine respiratorische Insuffizienz
— keine Narkosezwischenfälle
— keine Blutungen oder andere chirurgische Komplikationen
— geringer oder kein Schmerz
— geringe oder keine Übelkeit
— mündliche und schriftliche Instruktionen für die Begleitpersonen
— Transportbegleitung durch Erwachsenen

9.4.10 Stationäre Aufnahme

Die Häufigkeit einer stationären Aufnahme nach geplanten ambulanten Eingriffen wird mit 0,3–2% angegeben. Die wichtigsten Gründe sind **Erbrechen** und **starke Schmerzen**, des Weiteren chirurgische oder anästhesiologische Komplikationen, vor allem ein Stridor nach Intubationsnarkosen.

Literatur

Aono J, Ueda W, Mamiya K, Takimoto E, Manabe M: Greater incidence of delirium during recovery from sevoflurance anesthesia in preschool boys. Anesthesiology 1997;87:1298–1300.

Birmingham PK, Tobin MJ, Fisher DM, et al.: Initial and subsequent dosing of rectal acetaminophen in children. Anesthesiology 2001;94:385–9.

Bissonnette B, Dalens B (ed.): Pediatric anaesthesia. McGraw-Hill, New York 2002.

Coté CJ, Ryan JF, Todres ID, Goudsouzian NG (eds.): A Practice of Anesthesia for Infants and Children, 3rd ed. Saunders, Philadelphia 2001.

Dalens B (ed.): Regional Anesthesia in Infants, Children and Adolescents. Williams & Wilkins, London 1995.

Davis PJ, Lerman J, Suresh S, et al.: A randomized multicenter study of remifentanil compared with alfentanil, isoflurane, or propofol in anesthetized pediatric patients undergoing elective strabism surgery. Anesth Analg 1997;84:982–989.

Erb T, Marsch SCU, Hampl KF, Frei F: Teaching the use of fiberoptic intubation for children older than two years of age. Anesth Analg 1997;85:1037–1041.

Eyres R: Update on TIVA. Paediatr Anaesth. 2004 May; 14(5):374–9.

Frei FJ, Erb T, Jonmarker C, Sümpelmann R, Werner O: Kinderanästhesie, 3. Aufl. Springer, Berlin–Heidelberg–New York 2004.

Fuchs-Buder T, Tassonyi E: Intubating conditions and time course of rocuronium-induced neuromuscular block in children. Br J Anaesth 1996;77:335–338.

Gregory GA (ed.): Pediatric Anesthesia, 4rd ed. Churchill Livingstone, New York 2001.

Holzman RS, van der Velde ME, Klaus SJ et al.: Sevoflurane depresses myocardial contractility less than halothane during induction of anesthesia in children. Anesthesiology 1996;85:1260–1267.

Jöhr M: Kinderanästhesie, 6. Aufl. Urban & Fischer, München–Jena 2004.

Kretz FJ (Hrsg.): Anästhesie, Intensiv- und Notfallmedizin bei Kindern. Thieme, Stuttgart–New York 1997.

Lerman J, Sikich N, Kleinman S, Yentis S: The pharmacology of sevoflurane in infants and children. Anesthesiology 1994;80:814–824.

Lönnqvist PA, Morton NS: Postoperative analgesia in infants and children. Br J Anaesth 2005;95(1): 59–68.

Morray JP, Geiduscheck JM, Ramamoorthy C, et al.: Anesthesia-related cardiac arrest in children. Anesthesiology 2000;93:6–14.

Nyman Y, von Hofsten K, Georgiadi A, Eksborg S, Lönnqvist PA: Propofol injection pain in children: a prospective randomized double-blind trial of a new propofol formulation versus propofol with added lidocaine. Br J Anaesth 2005;95(2):222–5.

Schreiner MS, O'Hara I, Markakis DA, Politis GD: Do children who experience laryngospasm have an in-

creased risk of upper respiratory tract infection? Anesthesiology 1996;85:475–480.
Sigston PE, Jenkins AMC, Jackson EA, Sury MRG, Mackersie AM, Hatch DJ: Rapid inhalation induction in children: 8% sevoflurane compared with 5% halothane. Br J Anaesth 1997;78:362–365.
Tiret L, Nivoche Y, Hatton F, et al.: Complications related to anaesthesia in infants and children: a prospective survey of 40240 anaesthetics. Br J Anaesth 1988;61:263–269.
Uezono S, Goto T, Terui K, et al.: Emergence agitation after sevoflurane versus propofol in pediatric patients. Anesth Analg 2000;91:563–6.
Zernikow B (Hrsg.): Schmerztherapie bei Kindern. Springer, Berlin 2005.
Zierz S, Jerusalem F: Muskelerkrankungen. Klinik – Therapie – Pathologie, 3. Aufl. Thieme, Stuttgart–New York 2003.

Leitlinien

Deutsche Gesellschaft für Anästhesiologie und Intensivmedizin: Leitlinie zur Therapie der malignen Hyperthermie. Anästhesiologie und Intensivmedizin 2002;43:50–54.
Practice Guidelines for Sedation and Analgesia by non-Anaesthesiologists (Amended October 17, 2001) Anaesthesiology 2002;96:1004–7.

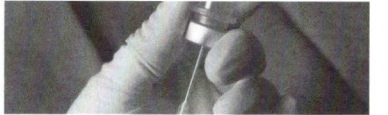

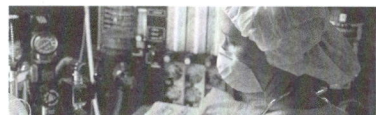

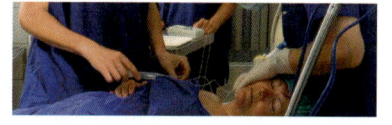

Anästhesie bei geriatrischen Patienten

Inhaltsübersicht

1 Einführung 1141
2 Altersbedingte Veränderungen 1141
2.1 Herz-Kreislauf-System 1142
2.2 Atmungssystem 1143
2.3 Nierenfunktion 1143
2.4 Leberfunktion 1144
2.5 Nervensystem 1144
3 Pharmakologische Besonderheiten 1144
3.1 Pharmakokinetik 1144
3.2 Pharmakodynamik 1145
3.3 Einzelne Substanzen 1145
4 Anästhesiologisches Vorgehen 1145
4.1 Spezielle präoperative Einschätzung 1145
    4.1.1 Koronare Herzerkrankung 1146
    4.1.2 Hypertonie 1146
    4.1.3 Hypotension 1147
    4.1.4 Herzinsuffizienz 1147
    4.1.5 Herzrhythmusstörungen 1147
    4.1.6 Respiratorische Erkrankungen 1147
    4.1.7 Risikoeinschätzung 1147
4.2 Prämedikation 1147
4.3 Wahl des Narkoseverfahrens 1147
    4.3.1 Balancierte Anästhesie 1148
    4.3.2 TIVA 1148
    4.3.3 Inhalationsanästhesie 1148
    4.3.4 Regionalanästhesie 1148
    4.3.5 Periphere Nervenblockaden und Plexusanästhesien 1148
    4.3.6 Spinalanästhesie 1148
    4.3.7 Periduralanästhesie 1149
    4.3.8 Regionalanästhesie – geringeres Risiko für den geriatrischen Patienten? 1149
4.4 Wahl der Muskelrelaxanzien 1150
4.5 Narkoseeinleitung 1150
4.6 Narkoseführung 1151
4.7 Intraoperative Überwachung 1151
4.8 Aufwachraum 1151
4.9 Postoperatives Delir 1152

Literatur 1152

1 Einführung

In den westlichen Industrienationen hat die Lebenserwartung durch die Fortschritte in Gesundheitsvorsorge und medizinischer Behandlung in diesem Jahrhundert erheblich zugenommen: Frauen werden im Durchschnitt 78 Jahre alt, Männer 72 Jahre. Der Anteil der über 65-Jährigen an der Gesamtbevölkerung Deutschlands beträgt 17%; ihr Anteil an der operativen Medizin ist auf ca. 20% angestiegen. Entsprechend wird der Anästhesist in zunehmendem Maße mit den spezifischen Problemen dieser Altersgruppe konfrontiert.

Die **operative Mortalität** bei alten Patienten beträgt gegenwärtig für *elektive* Eingriffe etwa 5%, für *Notfalloperationen*, abhängig von der Art des Eingriffs und den zugehörigen Komplikationen, etwa 10%.

Die **anästhesiebedingte Mortalität** beträgt etwa 2% und liegt damit um das 3fache höher als bei jüngeren Patienten. Es scheint, dass die altersbedingten Veränderungen die Gefahren von Operation und Narkose erhöhen. Vor allem *Komplikationen* werden von geriatrischen Patienten bei vergleichbaren Eingriffen schlechter toleriert als von jüngeren Patienten. Die altersbedingten physiologischen Veränderungen schränken offensichtlich die *Organreserve* und damit die Reaktionen auf Belastung (wie Operation und Narkose) ein; krankheitsbedingte pathophysiologische Veränderungen treten verstärkend hinzu.

2 Altersbedingte Veränderungen

Altern ist ein bislang unzureichend definierter Prozess, der über progrediente Veränderungen der Organstruktur und -funktion, unabhängig von Krankheitsprozessen, unvermeidlich zum Tod führt. Traditionellerweise wird die Zugehörigkeit zur Gruppe der Alten auf das 65. Lebensjahr festgelegt, obwohl inzwischen allgemein akzeptiert ist, dass chronologisches und physiologisches Alter nicht identisch sind und selbst die einzelnen Organe eines Menschen mit unterschiedlicher Geschwindigkeit altern. Unstrittig ist aber, dass der Alterungsprozess die funktionelle Reserve der Organe, vereinfacht definiert als Verhältnis oder Unterschied zwischen maximaler und basaler Funktion, zunehmend einschränkt und dadurch die Adaptationsmechanismen des alten Menschen an wechselnde Bedingungen beeinträchtigt.

Die klinische Bedeutung der physiologischen Alterungsvorgänge für die Anästhesie ist gegenwärtig nur unzureichend untersucht, so dass noch kein einheitliches Narkosekonzept für geriatrische Patienten entwickelt werden konnte. Das jetzige Vorgehen basiert weitgehend auf theoretischen Überlegungen, die aus den begrenzt zur Verfügung stehenden Daten über die physiologischen Veränderungen im Alter abgeleitet worden sind. Umfassende und systematische klinische Untersuchungen fehlen bisher.

2.1 Herz-Kreislauf-System

Arterieller Blutdruck. Der arterielle Blutdruck, insbesondere der systolische, steigt im Alter an, hauptsächlich bedingt durch eine Verdickung der elastischen Fasern in den Wänden der großen Arterien und der Aorta, die wiederum zu einer Abnahme der Dehnbarkeit der Gefäße führt. Hierdurch werden die Anpassungsmechanismen des Kreislaufs und die Autoregulation der Organdurchblutung eingeschränkt.

Als pathologisch gelten im Alter ein systolischer Blutdruck von > 160 mmHg sowie ein diastolischer Blutdruck von > 95 mmHg (siehe Kap. 16). Als **systolische Hypertonie** wird ein systolischer Druck von > 160 mmHg bei normalem diastolischem Druck bezeichnet. Typisch für die Hypertonie des alten Menschen ist die Neigung zu **orthostatischer Hypotension** bzw. die größere Labilität der *Blutdruckregulation*, die insbesondere bei der Narkose beachtet werden muss.

Herzfrequenz. Bei geriatrischen Patienten besteht häufig eine geringe Abnahme der Herzfrequenz. Die Reflexaktivität der Barorezeptoren ist vermindert, somit auch die Reaktion der Herzfrequenz auf Blutdruckanstieg und Blutdruckabfall. Die Reaktion der Herzfrequenz auf β-adrenerge Stimulation bzw. Zufuhr des β-Sympathomimetikums *Isoprenalin* oder körperliche Belastung ist ebenfalls eingeschränkt.

Der Anstieg der Herzfrequenz auf *Hypoxie* oder *Hyperkapnie* ist weniger ausgeprägt als beim jüngeren Patienten. Intraoperativ treten beim alten Menschen wesentlich häufiger **Bradykardien** auf als beim jüngeren. Sie beruhen vermutlich vor allem auf einer zentralen Dämpfung der Sympathikusaktivität und sind oft nur schlecht oder gar nicht durch Atropin zu beseitigen.

Myokardfunktion. Die basale kontraktile Funktion des Myokards bleibt im Alter *unter Ruhebedingungen* erhalten, Ejektionsfraktion und diastolisches Volumen verändern sich dementsprechend nicht, obwohl die Kontraktions- und Relaxationsphase verlängert sind. Unter *Belastung*, mit Anstieg des arteriellen Blutdrucks um 30 mmHg, steigt jedoch der linksventrikuläre enddiastolische Druck stärker an als bei jüngeren Individuen, das Herz dilatiert, und die Ejektionsfraktion nimmt ab; d.h., die Funktion des linken Ventrikels ist im Alter bei Belastung eingeschränkt: Der alte Mensch kann sein Herzzeitvolumen unter Belastung nicht mehr in gleichem Ausmaß steigern wie der jüngere. Des Weiteren ist im Alter die Empfindlichkeit des Herzens auf β-adrenerge Stimuli und exogene β-adrenerge Substanzen vermindert: Die Kontraktilität wird nicht in gleichem Ausmaß wie beim Jüngeren gesteigert. Ursache ist vermutlich eine Abnahme der β-Rezeptoren des Herzens und möglicherweise auch eine Störung des Kalziumtransports. Zudem tritt eine altersabhängige Abnahme der **maximalen Herzfrequenzsteigerung** bei Belastung auf. Hierdurch kann das Herzzeitvolumen unter Belastung nur durch eine Dilatation des Herzens (Frank-Starling-Mechanismus, siehe Kap. 10) und eine Zunahme des Schlagvolumens ansteigen, während beim Jüngeren der Anstieg des Herzzeitvolumens vor allem durch eine Zunahme der Herzfrequenz hervorgerufen wird.

Klinische Bedeutung:
— Beim alten Patienten wird das Herzzeitvolumen vor allem über den Frank-Starling-Mechanismus aufrechterhalten; darum ist eine ausreichende Zeit für die diastolische Füllung des Herzens von besonderer Bedeutung, ebenso ein ausreichend hoher Füllungsdruck. Hierdurch wird die perioperative Steuerung der Volumenzufuhr erschwert.
— Durch die verminderte Stimulierbarkeit der β-adrenergen Funktionen des Herzens wird die Anpassungsfähigkeit an perioperative hämodynamische Belastungen wie Blutdruckanstieg oder Blutdruckabfall sowie Volumenmangel oder Hypervolämie eingeschränkt.

— Durch die verzögerte Relaxation des Herzmuskels kann die während der Diastole stattfindende subendokardiale Durchblutung so stark eingeschränkt werden, dass eine Myokardischämie auftritt. Entsprechend werden Anstiege der Herzfrequenz auf mehr als 120/min wegen der verkürzten Diastolendauer vom alten Menschen gewöhnlich schlecht toleriert.

! Die kardiovaskuläre Reserve des alten Patienten ist eingeschränkt, die Sympathikusaktivität vermindert, die Kompensationsreaktionen des autonomen Nervensystems auf Belastung und Verluste des zirkulierenden Blutvolumens sind beeinträchtigt.

2.2 Atmungssystem

Im Alter nimmt die **Atemreserve** ab; während der junge Mensch seine Atmung um das 12fache des Ruhewertes steigern kann, ist im höheren Alter nur noch eine Steigerung um das 7fache möglich. Diese Veränderungen sind klinisch dann von Bedeutung, wenn die Atemreserve durch Operation und/oder Erkrankung abnimmt und gleichzeitig der Atembedarf, z. B. durch Fieber, ansteigt.

Morphologische Veränderungen. Mit zunehmendem Alter wird der Thorax steifer, die Gelenkverbindungen verkalken. Die Lunge verliert ebenfalls an Elastizität, die Alveolen vergrößern sich, während ihre Oberfläche abnimmt. Intima und Media der Pulmonalarterien sind verdickt; die Lungendurchblutung nimmt ebenso wie die Anzahl der Lungenkapillaren ab.

Lungenvolumina und Ventilation. Residualvolumen und funktionelle Residualkapazität nehmen im Alter zu Lasten der Vitalkapazität zu, forcierte Vitalkapazität (FVC) und forciertes Exspirationsvolumen der 1. Sekunde (FEV_1) nehmen ab, während die Totalkapazität der Lungen sich nicht wesentlich verändert. Der Atemwiderstand bei maximaler Exspiration ist im Alter erhöht, so dass die maximale Strömungsgeschwindigkeit und die zeitabhängigen forcierten Exspirationsvolumina abnehmen. Jedoch ist höheres Alter nicht notwendigerweise mit chronisch-obstruktiver Atemwegserkrankung verbunden. Allerdings kollabieren die kleinen Atemwege während der Exspiration bereits bei höheren Lungenvolumina als beim Jüngeren („closing volume" erhöht!).

Störungen des Ventilations-/Perfusionsverhältnisses nehmen im Alter zu; die alveoloarterielle Sauerstoffpartialdruck-Differenz ($A-aDO_2$) wird größer.

Pulmonaler Gasaustausch. Mit zunehmendem Alter wird der pulmonale Gasaustausch mehr und mehr beeinträchtigt. Der alveoläre pO_2 bleibt zwar weitgehend konstant, der *arterielle* pO_2 nimmt jedoch progredient ab, vermutlich bedingt durch Verminderung der Gasaustauschoberfläche, Verdickung der Membranen, Abnahme der Membranpermeabilität und Verminderung der Lungenkapillardurchblutung. Störungen des Ventilations-/Perfusionsverhältnisses scheinen im Vergleich zu diesen Faktoren eine geringere Rolle zu spielen.

Regulation der Atmung. Der $paCO_2$ verändert sich im Alter nicht, so dass jede Erhöhung, wie beim Jüngeren, als pathologisch angesehen werden muss. Hingegen ist die Reaktion des zentralen Atemantriebs auf CO_2-Anstieg bzw. Hyperkapnie *vermindert*, die Reserve somit eingeschränkt.

Vermindert ist auch die Atemreaktion auf Hypoxie: im 80. Lebensjahr gewöhnlich um die Hälfte der Norm, wahrscheinlich bedingt durch einen zentralen Effekt. **Klinische Bedeutung:**

⚡ Der verminderte Atemantrieb des alten Menschen auf Hyperkapnie und/oder Hypoxie wird durch Anästhesie und Sedativa noch verstärkt; entsprechend ist die Gefahr einer respiratorischen Insuffizienz, besonders in der frühen postoperativen Phase, erhöht.

Der Hustenreflex und die laryngealen Schutzreflexe sind im Alter ebenfalls weniger aktiv; hierdurch werden die bronchopulmonale Sekretretention und die Aspiration von Fremdkörpern begünstigt.

2.3 Nierenfunktion

Die Nierenfunktion nimmt ebenso wie die Nierendurchblutung im Alter progredient ab. Die Abnahme der Nierendurchblutung beruht im Wesentlichen auf der Verminderung des Herzzeitvolumens und einer Abnahme des Nierengefäßbettes im Bereich der Rinde.

Renaler Plasmafluss und glomeruläre Filtrationsrate nehmen ebenfalls fortschreitend ab, ebenso die tubuläre Exkretion und die maximale Exkretionskapazität sowie die tubuläre Rückresorption. Zwar wird auch die Kreatininclearance im Alter linear vermindert, das *Serumkreatinin* bleibt jedoch gewöhnlich im Normbereich, weil aufgrund der verminderten Muskelmasse weniger Kreatinin ausgeschieden werden muss. Darum weist auch bei alten Patienten ein leichter Anstieg des Serumkreatinins auf eine Nierenerkrankung hin.

Die renale Reaktion auf **Natriummangel** ist bei alten Patienten eingeschränkt: Bei akuter Unterbrechung der Salzzufuhr kann die Niere zwar Natrium konservieren, der Kompensationsmechanismus tritt jedoch, im Vergleich zum jüngeren Patienten, mit erheblicher Verzögerung ein, so dass zunächst weiter Natrium mit dem Urin verloren wird. Ungenügende Salzaufnahme zusammen mit der eingeschränkten Fähigkeit, Natrium zu konservieren, führt beim alten Patienten leicht zur **Abnahme des extrazellulären Volumens mit Störungen der Herz-Kreislauf-, Hirn- und Nieren-Funktion** (siehe Kap. 27). Ebenso können ältere Patienten bei mangelnder Flüssigkeitszufuhr ihren Urin weniger konzentrieren als jüngere.

Beim alten Patienten ist die Aktivität des Renin-Angiotensin-Aldosteron-Mechanismus vermindert, so dass sich leichter eine **Hyperkaliämie** entwickelt, zumal außerdem die glomeruläre Filtrationsrate eingeschränkt ist.

Klinische Bedeutung der renalen Veränderungen. Die beschriebenen Veränderungen weisen auf eine verminderte Reserve der Nierenfunktion beim alten Patienten hin. Unter der Belastung von Operation und Narkose mit ihren Komplikationen sind die renalen Kompensationsreaktionen beeinträchtigt. Darum ist der alte Patient in der perioperativen Phase besonders durch ein **Nierenversagen** gefährdet. Außerdem treten leichter **Störungen des Flüssigkeits- und Elektrolytgleichgewichts** auf als beim jungen Patienten, so dass perioperativ eine sorgfältige Überwachung und Therapie erforderlich sind. Für den Anästhesisten ist des Weiteren wichtig, dass die renale Ausscheidung bestimmter, von ihm verabreichter Medikamente *verlängert* sein kann.

2.4 Leberfunktion

Die Leberfunktion ist im Alter ebenfalls eingeschränkt, auch soll eine erhöhte Empfindlichkeit der Leber gegenüber *Hypoxie, Medikamenten* und *Bluttransfusionen* bestehen. Die Halbwertszeit von Medikamenten, die in der Leber metabolisiert und über die Galle ausgeschieden werden, kann verlängert sein. Hieran sollte der Anästhesist bei der Zufuhr von Pharmaka denken.

2.5 Nervensystem

Im Alter tritt eine *Atrophie* des Gehirns auf; die Anzahl der Neurone ist vermindert, vor allem im Kortex; Hirndurchblutung und zerebraler Sauerstoffverbrauch nehmen ab. Es besteht eine erhöhte Empfindlichkeit des älteren Patienten gegenüber den zentralen Wirkungen von Pharmaka; so ist z. B. die minimale alveoläre Konzentration von Inhalationsanästhetika (MAC) im Alter vermindert.

Oft wird auch die Kommunikation aufgrund von Seh- und Hörstörungen beeinträchtigt; die Affektlage ist häufig labil und schwer zu kontrollieren; Abhängigkeit von anderen Personen kann zu erheblichen emotionalen Störungen führen.

Kompensationsreaktionen und Adaptationsprozesse des Nervensystems sind aufgrund des Verlustes von Nervensubstanz und Synapsen beeinträchtigt. Verminderte Leitungsgeschwindigkeit in den peripheren Nerven führt zu Störungen der Koordination. Die zentrale Thermoregulation ist beeinträchtigt, die Anpassung an Kälte und Wärme eingeschränkt.

Demenzerkrankungen gehören zu den häufigen Komorbiditäten alter Menschen. Sie erhöhen das Risiko postoperativer Komplikationen, insbesondere des **postoperativen Delirs.**

Depressionen und *ungenügende soziale Unterstützung* des alten Patienten wirken sich ebenfalls ungünstig auf den postoperativen Verlauf aus.

3 Pharmakologische Besonderheiten

Bei der Verabreichung von Pharmaka an ältere Patienten muss mit Veränderungen der Pharmakokinetik und Pharmakodynamik gerechnet werden, die für den Anästhesisten von klinischer Bedeutung sind.

3.1 Pharmakokinetik

Folgende Faktoren können beim alten Patienten die Pharmakokinetik von Medikamenten im Vergleich zum jüngeren beeinflussen:
— Veränderung der Körperkompartimente,
— geringere Plasmaeiweißbindung,
— Verminderung der Nierenfunktion,
— Einschränkung der Leberfunktion.

Veränderungen der Körperkompartimente bzw. des Verteilungsvolumens. Im Alter nimmt der prozentuale Anteil des Gesamtkörperwassers und der fettfreien Gewebe ab, der des Fettgewebes hingegen zu. Hierdurch können die Verteilung von Pharmaka im Organismus und deren Eliminationshalbwertszeit verändert werden: Der Verteilungsraum für lipophile Pharmaka ist wegen des vermehrten Fettgewebes erhöht, der für hydrophile Substanzen, bedingt durch die Abnahme des Gesamtkörperwassers, vermindert. Je größer der Verteilungsraum, desto länger die Eliminationshalbwertszeit und umgekehrt.

Die Plasmaeiweißbindung von Pharmaka ist beim alten Menschen oft vermindert, so dass die Plasmakonzentrationen der freien (aktiven) Substanz ansteigen. Ursache ist die altersbedingte Abnahme der Serumalbuminkonzentration. Hierdurch steht mehr freie, d. h. aktive Substanz zur Verfügung, so dass therapeutische und auch toxische Wirkungen einiger stark eiweißgebundener Pharmaka bereits bei niedrigeren Serumkonzentrationen auftreten.

Durch die Abnahme der Nierenfunktion sind bei alten Menschen die renale Elimination von Pharmaka eingeschränkt und deren Eliminationshalbwertszeit und Wirkungsdauer verlängert.

Durch eingeschränkte Leberfunktion bzw. Abnahme der hepatischen Enzymaktivität oder der Leberdurchblutung können der Metabolismus von Pharmaka vermindert und die Eliminationshalbwertszeit und Wirkungsdauer verlängert werden.

3.2 Pharmakodynamik

Die Bindung von Pharmaka an Rezeptoren und die nachfolgende Reaktion verlaufen bei alten Patienten ähnlich wie bei jüngeren. Allerdings nimmt im Alter die Zahl der in den einzelnen Geweben vorhandenen Rezeptoren ab, so dass die für die Wirkung einiger Medikamente erforderlichen Blutspiegel geringer sind. Hieraus folgt:

> Beim alten Patienten müssen zahlreiche Medikamente niedriger dosiert werden.

3.3 Einzelne Substanzen

Veränderungen der Pharmakokinetik und -dynamik von Anästhetika und Adjuvanzien beim alten Patienten sind bisher nicht systematisch untersucht worden, so dass nur wenige Daten hierüber vorliegen.

Volatile Inhalationsanästhetika. Der Dosisbedarf ist beim alten Patienten um etwa 20% vermindert.

Opioide. Die zentralen und kardiovaskulären Wirkungen der Opioide sind verstärkt, die Wirkungsdauer möglicherweise verlängert. Postoperativ muss mit verzögertem Erwachen und verlängerter Atemdepression gerechnet werden.

Barbiturate und Propofol. Die Wirkungen sind verstärkt, der Dosisbedarf vermindert, die Eliminationshalbwertszeit verlängert.

Benzodiazepine. Pharmakokinetik und Pharmakodynamik zahlreicher Benzodiazepine ändern sich mit zunehmendem Alter. Die Wirkungen auf das zentrale Nervensystem sind verstärkt, so dass mit verlängerter Schläfrigkeit gerechnet werden muss. Insbesondere sind die Eliminationshalbwertszeit und die Wirkungsdauer von Diazepam und Midazolam verlängert, während für die Eliminationshalbwertszeit von Flunitrazepam, Oxazepam, Lorazepam und Temazepam keine signifikanten Veränderungen nachgewiesen worden sind.

Pancuronium. Die Plasmaclearance ist vermindert, die Wirkungsdauer verlängert. Der Dosisbedarf verändert sich im Alter nicht, jedoch soll die Wirkung langsamer einsetzen.

Ähnliche Veränderungen sind auch für **Vecuronium** beschrieben: verzögerter Wirkungseintritt, Abnahme der Plasmaclearance und verlängerte Erholungszeit. Die Dosis-Wirkungs-Beziehungen entsprechen denen jüngerer Patienten.

Die Elimination von **Atracurium** und **Cis-Atracurium** erfolgt unabhängig vom Alter; der Dosisbedarf ist nicht verändert.

Propranolol. Der Metabolismus ist eingeschränkt, die Plasmakonzentrationen liegen 3- bis 4-mal höher als bei jüngeren Patienten.

Digitalis. Die Empfindlichkeit des Myokards auf Digitalis ist vermindert, die Wirksamkeit somit eingeschränkt. Die renale Elimination von Digoxin ist verlängert.

Atropin. Die Halbwertszeit ist verlängert, die Reaktion der Herzfrequenz abgeschwächt.

Kumarin. Es besteht eine erhöhte Empfindlichkeit, vielleicht aufgrund erniedrigter Vitamin-K- oder Plasmaalbuminkonzentrationen.

4 Anästhesiologisches Vorgehen

4.1 Spezielle präoperative Einschätzung

Der alte Patient ist häufig polymorbid. Für den Anästhesisten sind vor allem kardiovaskuläre und respiratorische Erkrankungen von Bedeutung, weil hierdurch das Narkose- und Operationsrisiko erhöht werden. Durch eine angemessene präoperative Behandlung **medizinischer Risikofaktoren** können die perioperative Morbidität und die Mortalität des geriatrischen Patienten vermindert werden. Darum sind neben dem Standard-Untersuchungsprogramm bei diesen Patienten eine sorgfältige Diagnostik und (sofern möglich) Behandlung der Risikofaktoren erforderlich, häufig in enger Zusammenarbeit mit dem Internisten.

Bei der präoperativen Untersuchung sollte der Anästhesist seine Aufmerksamkeit gezielt auf folgende Erkrankungen richten:
— koronare Herzerkrankung,
— Hypertonie und Hypotension,
— Herzinsuffizienz,
— Herzrhythmusstörungen,
— respiratorische Erkrankungen,
— Nierenerkrankungen.

Der alte Patient nimmt durchschnittlich acht verschiedene Medikamente ein. Daher ist außerdem eine sorgfältige Erhebung der **Medikamentenvorgeschichte erforderlich.** Zu den am häufigsten verordneten Pharmaka gehören: Digitalis, Diuretika, Antihypertensiva, ACE-Hemmer, Nitrate, β-Blocker, Kalziumantagonisten, Sedativa und trizyklische Antidepressiva. Einzelheiten hierzu siehe Kapitel 16 und 17.

4.1.1 Koronare Herzerkrankung

Mit dem Alter nimmt die Prävalenz der Koronarsklerose zu. Die koronare Herzerkrankung, definiert als Angina pectoris oder Myokardinfarkt in der Vorgeschichte und/oder pathologisches Ruhe-EKG, ist die häufigste Herzerkrankung des alten Menschen. Klinisch manifestiert sich die Koronarkrankheit bei etwa 20% aller Patienten, während sich autoptisch bei etwa 70% aller 70–80-Jährigen eine signifikante Koronarsklerose findet. Durch erweiterte diagnostische Verfahren (Belastungs-EKG, Perfusionsszintigraphie) lässt sich bei etwa 50% der über 70-Jährigen eine (klinisch nicht manifeste) koronare Herzerkrankung nachweisen. Die manifeste Koronarkrankheit prädisponiert den alten Patienten zu perioperativem Infarkt und Herzinsuffizienz. Das anästhesiologische Vorgehen unterscheidet sich nicht wesentlich von dem bei Jüngeren.

4.1.2 Hypertonie

Auch die Prävalenz der Hypertonie (Blutdruck > 140/90) nimmt mit dem Alter zu: In der Framingham-Studie betrug die Häufigkeit in der Altersgruppe von 65–84 Jahren für Männer 20% und für Frauen 33%. Eine isolierte systolische Hypertonie (systolischer Druck > 160 mmHg, diastolischer Druck < 95 mmHg) war bei etwa 25% der Patienten nachweisbar.

Auswirkungen und Gefahren. Die Hypertonie (auch die isolierte systolische!) prädisponiert zu koronarer Herzerkrankung, Schlaganfall und Herzinsuffizienz. Je höher der Blutdruck, desto stärker die Schädigungen der Endorgane. Bei alten Menschen mit Hypertonie sind Herzfrequenz und Herzzeitvolumen signifikant niedriger, der periphere Widerstand hingegen höher als bei jüngeren Hypertonikern. Die hypertoniebedingte linksventrikuläre Myokardhypertrophie ist bei alten Menschen ebenfalls wesentlich häufiger als bei jüngeren. Hierdurch entstehen Veränderungen der Myokardkontraktilität und der linksventrikulären Füllung mit Abnahme des Herzzeitvolumens und der Nierendurchblutung. Für die verminderte Nierendurchblutung muss auch eine Umverteilung des Herzzeitvolumens aufgrund einer Nephrosklerose als kausaler Faktor berücksichtigt werden. Praktisch bedeutsam ist des Weiteren die Abnahme des intravasalen Volumens mit steigendem peripherem Widerstand: Bereits geringe intravasale Volumenverluste können zu erheblichen Blutdruckabfällen mit Beeinträchtigung der Organdurchblutung führen. Die Autoregulationskurve der Hirndurchblutung ist beim unbehandelten Hypertoniker nach rechts verschoben. Ob beim alten Menschen (wie bei vielen jüngeren Hypertonikern) durch antihypertensive Behandlung die Autoregulationskurve wieder normalisiert werden kann, ist nicht bekannt. Wenn ja, wäre hierfür sicher ein Zeitraum von mehreren Wochen bis Monaten erforderlich.

Unbehandelte Hypertonie. Soll ein operativer Eingriff verschoben werden, um beim unbehandelten älteren Hypertoniker zunächst eine antihypertensive Therapie einzuleiten? Diese Frage ist aus Mangel an gesicherten Daten nicht leicht zu beantworten. Nach Goldman et al. (1977) werden bei mäßigem (behandeltem oder unbehandeltem) Hypertonus ohne Begleiterkrankungen das Narkose- und Operationsrisiko nicht wesentlich erhöht. Vermutlich ist daher bei diesen Patienten eine Verschiebung der Operation nicht erforderlich. Bei schwereren Hypertonieformen ist eine Verschiebung nur gerechtfertigt, wenn es sich um elektive Eingriffe handelt und entsprechend Zeit für eine (beim alten Menschen behutsame!) Einstellung des Hypertonus zur Verfügung steht. Die wichtigsten, beim älteren Patienten eingesetzten Pharmaka sind: Diuretika, Kalziumantagonisten, ACE-Hemmer und β-Rezeptoren-Blocker. Weitere Einzelheiten siehe Kapitel 17.

> Angestrebt werden Blutdruckwerte von 140/90 mmHg, bei Diabetes von < 130/80 mmHg, bei Nierenerkrankungen von < 125/75 mmHg.

4.1.3 Hypotension

Neben der sehr häufigen Hypertonie findet sich bei einem vergleichbaren Prozentsatz (20–30%) alter Menschen eine orthostatische bzw. lageabhängige Hypotension. Wichtige Ursache ist eine verminderte Aktivität der Baroreflexe; Funktionsstörungen des autonomen Nervensystems und Diabetes können ebenfalls eine Rolle spielen. Die Hypotension wird durch den Einfluss von Anästhetika und Sedativa zumeist noch verstärkt, so dass perioperativ bedrohliche Blutdruckabfälle, insbesondere bei Lagerungsmaßnahmen, auftreten.

4.1.4 Herzinsuffizienz

Die Prävalenz der Herzinsuffizienz ist im Alter erhöht. Wichtigste Ursachen sind die koronare Herzerkrankung und die Hypertonie. Durch die Herzinsuffizienz werden das Narkose- und Operationsrisiko des alten Patienten erhöht, so dass vor dem Eingriff eine entsprechende internistische Behandlung erforderlich ist. Hingegen wird die prophylaktische Digitalisierung alter Patienten ohne manifeste Herzinsuffizienz nach herrschender Lehrmeinung abgelehnt. Erinnert sei auch an die bei alten Menschen nicht seltene Überdosierung von Digitalis, deren Auswirkungen durch eine Hypokaliämie (Diuretika-Vorbehandlung!) noch verstärkt werden.

4.1.5 Herzrhythmusstörungen

Die Häufigkeit von Herzrhythmusstörungen aller Formen nimmt im Alter zu. Vereinzelte supraventrikuläre und ventrikuläre Extrasystolen im Langzeit-EKG waren in einer Untersuchung bei 88% der geriatrischen Männer und bei 78% der Frauen nachweisbar. Unter Belastung auf dem Fahrradergometer traten bei alten Menschen häufiger ektopische Schläge auf als bei jüngeren. Häufigste Ursache für ventrikuläre Extrasystolen ist bei alten Patienten die koronare Herzerkrankung, jedoch werden solche Störungen auch bei Älteren mit unauffälligem Koronarangiogramm gefunden.

4.1.6 Respiratorische Erkrankungen

Bei geriatrischen Patienten ist die respiratorische Insuffizienz die zweithäufigste Todesursache. Patienten mit chronischen Lungenerkrankungen sind hiervon 4fach häufiger betroffen als Lungengesunde. Eine herausragende Rolle spielen die chronisch-obstruktiven Atemwegserkrankungen (Lungenemphysem, chronische Bronchitis, Asthma), für die bei elektiven Eingriffen eine optimale Vorbehandlung erforderlich ist, um das Risiko zu senken.

4.1.7 Risikoeinschätzung

Mit zunehmendem Alter steigt das Narkose- und Operationsrisiko an, wobei wahrscheinlich weniger das Alter selbst als vielmehr die mit dem Alter häufiger auftretenden Begleiterkrankungen und die Art der Operation die wichtigsten Risikofaktoren darstellen. So erhöhen, wie bereits dargelegt, vor allem kardiovaskuläre und respiratorische Erkrankungen die postoperative Mortalität, ebenso Notfalleingriffe sowie abdominale und intrathorakale Operationen.

Grundsätzlich sind auch im hohen Alter große Eingriffe möglich; ihr Erfolg hängt aber ganz wesentlich vom präoperativen Zustand ab. Als nach wie vor einfachster Parameter für die Einschätzung des präoperativen Risikos gilt die ASA-Klassifizierung. Hierbei hat sich ergeben, dass geriatrische Patienten der Gruppen III und IV im Vergleich zu jüngeren ein wesentlich höheres Narkose- und Operationsrisiko aufweisen, während bei Patienten der Gruppe I sehr wahrscheinlich kein Unterschied besteht.

4.2 Prämedikation

Grundsätzlich werden alle Prämedikationssubstanzen beim alten Patienten niedriger dosiert als bei jüngeren. Ist der Patient im Einleitungsraum sehr aufgeregt, so können zusätzlich Substanzen *intravenös* zugeführt werden.

Als Prämedikationssubstanz eignet sich z. B. *Diazepam* 5–10 mg per os, bei Bedarf ergänzt durch ein *Opioid* in niedriger Dosierung (siehe Kap. 18). Auf die Zufuhr eines *Vagolytikums* kann zumeist verzichtet werden. Wird mit *Atropin* prämediziert, sollte die altersabhängige Resistenz gegenüber der herzfrequenzsteigernden Wirkung dieser Substanz berücksichtigt werden.

4.3 Wahl des Narkoseverfahrens

Bei alten Patienten können, je nach Indikation, folgende Narkoseverfahren angewandt werden:

- Balancierte Anästhesie mit Opioiden, Lachgas-Sauerstoff-Muskelrelaxans,
- TIVA,
- Inhalationsanästhesie,
- Regionalanästhesie.

4.3.1 Balancierte Anästhesie

Die balancierte Anästhesietechnik mit Opioiden, Lachgas-Sauerstoff-Muskelrelaxans, evtl. ergänzt durch Sedativa, beeinträchtigt die Herz-Kreislauf-Funktion des alten Patienten von allen Narkoseverfahren am wenigsten. Sie schaltet jedoch **hypertensive Reaktionen** auf anästhesiologische und chirurgische Stimuli nicht immer sicher aus und kann dadurch das myokardiale Sauerstoffgleichgewicht eines koronarkranken alten Patienten gefährden.

4.3.2 TIVA

Die TIVA ist ebenfalls ein für alte Patienten geeignetes Verfahren, jedoch muss hierbei die Dosis im Allgemeinen deutlich reduziert werden, um eine Beeinträchtigung der Herz-Kreislauf-Funktion und ein verzögertes Erwachen zu vermeiden. Remifentanil in Kombination mit Propofol kann bei geriatrischen Patienten eingesetzt werden, jedoch ist häufiger mit Blutdruckabfall und Bradykardie zu rechnen als bei jüngeren; auch ist der Dosisbedarf oft drastisch reduziert (z.B. auf etwa 0,1 µg/kg/min Remifentanil und ca. 2 mg/kg/h Propofol). Des Weiteren kann im Einzelfall das Erwachen verzögert sein.

4.3.3 Inhalationsanästhesie

Inhalationsanästhetika werden beim alten Patienten häufig mit *Opioiden* kombiniert, um eine ausreichende Narkosetiefe zu erreichen. Hierbei muss beachtet werden, dass der Dosisbedarf für Inhalationsanästhetika beim alten Patienten vermindert ist.

Remifentanil in Kombination mit hypnotischen Konzentrationen eines Inhalationsanästhetikums, z.B. 0,4 bis 0,6 Vol.% Isofluran, ist für nahezu alle Eingriffe geeignet, besonders wenn ein rasches Erwachen erwünscht ist.

4.3.4 Regionalanästhesie

Zahlreiche Eingriffe können beim geriatrischen Patienten in Regionalanästhesie durchgeführt werden: z.B. transurethrale Prostataresektion, einige gynäkologische Eingriffe sowie die meisten Operationen an den Extremitäten. Als *Vorteile* der Regionalanästhesie gegenüber der Allgemeinnarkose werden postuliert: bessere Verträglichkeit, geringeres Narkoserisiko, weniger postoperative Komplikationen (Verwirrtheitszustände, Thromboembolien, respiratorische Insuffizienz) und niedrigere Mortalität.

4.3.5 Periphere Nervenblockaden und Plexusanästhesien

Diese Verfahren können häufig mit Vorteil eingesetzt werden, weil sie insgesamt wenig invasiv sind, keine Sympathikusblockade hervorrufen und das Bewusstsein nicht beeinträchtigen (sofern auf eine ausgiebige Sedierung verzichtet wird). Damit ist das Risiko perioperativer Komplikationen insgesamt wahrscheinlich geringer als bei Allgemeinnarkose und Spinal- oder Periduralanästhesie.

Die Wahl der Lokalanästhetika kann nach den gleichen Gesichtspunkten erfolgen wie beim jüngeren Patienten. Eine erhöhte Empfindlichkeit des älteren Menschen auf Lokalanästhetika ist nicht bekannt. Toxische Spitzenkonzentrationen sind bei sachgemäßer Anwendung nicht zu erwarten, zumal die Resorption vom Injektionsort bei schlechterer regionaler Durchblutung eher langsam erfolgt.

Bei der Sedierung des alten Menschen für Lokalanästhesien ist Zurückhaltung geboten, insbesondere beim Einsatz von Benzodiazepinen und/oder Opioiden, zumal die zentral dämpfenden Effekte dieser Substanzen auf Atmung und Herz-Kreislauf-Funktion durch die resorbierten Lokalanästhetika noch verstärkt werden.

4.3.6 Spinalanästhesie

Die Spinalanästhesie eignet sich besonders für transurethrale und andere urogenitale Eingriffe sowie Operationen an der Hüfte und den Beinen. Das technische Vorgehen ist aufgrund der anatomischen Veränderungen häufig erschwert, so dass sich gelegentlich der paramediale Zugang zum Subarachnoidalraum (Spinalanästhesie) oder Periduralraum (bei Periduralanästhesie) empfiehlt. Ausbreitung und Wirkungsdauer der subarachnoidal injizierten Lokalanästhetika sollen beim alten Menschen verstärkt sein: So beobachteten Cameron und Mitarb., dass durch Erhöhung der Dosis von 1 auf 2 ml 0,5% Bupivacain die Ausbreitung um das Doppelte zunahm und auch die Wirkung doppelt so lange anhielt. Ursache sollen eine altersbedingte größere Permeabilität der Nervenstrukturen sowie der im Alter erniedrigte Liquordruck sein. Diese Veränderungen sind bei der Dosierung zu berücksichtigen. Da sie unabhängig von der verwendeten Substanz auftreten, ist die Bevorzugung eines bestimmten Lokalanästhetikums nicht gerechtfertigt. Vielmehr kann die Wahl nach den gleichen Gesichtspunkten wie beim jüngeren Patienten erfolgen. Auch scheint beim alten Patienten die Reaktion des Gefäßsystems auf die durch die Spinalanästhesie hervorgerufene Sympathikusblockade ausgeprägter zu sein als bei jüngeren Patienten mit intakten Kompensationsmechanismen, so dass hierdurch der Blutdruck stärker abfällt. Gefährdet sind vor allem Patienten mit **Hypovolämie, Störungen der Erregungsleitung des Herzens und eingeschränkter kardialer Reserve.** Die *Häufigkeit* des Blutdruckabfalls ist bei Spinal- oder Periduralanästhesie ebenfalls erhöht, und zwar um das Doppelte gegenüber jüngeren Patienten. Darum sollte vor Anlegen des Blocks, abhängig vom Volumenstatus des Patienten, ausreichend Flüssigkeit infundiert werden.

Die Häufigkeit von postspinalen Kopfschmerzen bei Verwendung von Quincke-Nadeln wird bei alten Patienten (> 65 Jahre) mit 2–4% angegeben.

4.3.7 Periduralanästhesie

Anatomische Veränderungen des Periduralraums im Alter spielen für die Periduralanästhesie eine besondere Rolle: Der paravertebrale Raum wird enger und bereits durch geringere Volumina des Lokalanästhetikums ausgefüllt; die Foramina intervertebralia obliterieren und behindern seinen Abfluss in den paravertebralen Raum; auch nimmt die Permeabilität der Dura mater für das Lokalanästhetikum zu. Durch diese Veränderungen werden die Ausbreitung und die Wirkung der peridural injizierten Lokalanästhetika verstärkt, allerdings in individuell unterschiedlichem Maße, so dass keine eindeutige Beziehung zwischen Alter und Dosisbedarf hergestellt werden kann. Bromage fand einen linearen Abfall des Bedarfs an Lokalanästhetika mit dem Alter (auf 0,35 bis 1,05 ml/Segment), während Sharrock und Mitarb. solche Beziehungen nur zwischen dem 20. und 40. Lebensjahr beobachteten, nicht hingegen zwischen dem 60. und 80. Lebensjahr. Grundsätzlich sollten bei geriatrischen Patienten die peridural injizierten Anästhetika vorsichtig, d.h. **niedriger dosiert** werden. Die Wahl der Substanzen kann hingegen nach den gleichen Gesichtspunkten wie beim Jüngeren erfolgen.

Die **Sedierung** während der Operation in Regionalanästhesie kann mit niedrigen Dosen von **Benzodiazepinen**, z.B. 1–3 mg **Midazolam** (Dormicum) erfolgen. Grundsätzlich sollten die Sedativa niedrig und individuell dosiert werden, um Verwirrtheit und Desorientierung oder Atemdepression bzw. Verlegung der Atemwege zu vermeiden.

Bei Spinal- und Periduralanästhesie muss *auch postoperativ* wegen der lang anhaltenden Sympathikusblockade mit einem **Blutdruckabfall** gerechnet werden, insbesondere bei andauernden (auch sonst geringen) Blutverlusten. Darum ist eine sorgfältige Überwachung des Blutdrucks erforderlich. Blässe, Übelkeit und Erbrechen sind häufig die ersten Zeichen des Blutdruckabfalls.

4.3.8 Regionalanästhesie – geringeres Risiko für den geriatrischen Patienten?

Die Meinung, Regionalanästhesien beim alten Menschen seien mit einem geringeren Risiko verbunden als Allgemeinanästhesien, ist zwar weit verbreitet, wissenschaftlich jedoch nicht belegt. Neuere, prospektive Untersuchungen zeigen vielmehr, dass die Art des Anästhesieverfahrens *keinen* wesentlichen Einfluss auf die postoperative Morbidität und Mortalität geriatrischer Patienten hat. So fand sich in einer Untersuchung von Davis und Mitarb. an ca. 600 Patienten mit Schenkelhalsfraktur, die entweder in Spinalanästhesie oder in Allgemeinnarkose operiert wurden, in beiden Gruppen innerhalb der ersten 28 Tage postoperativ eine Mortalität von 6,6% bzw. 5,9%, innerhalb von 1 Jahr von 20,4%. Pneumonie, Myokardinfarkt und Herzinsuffizienz waren in beiden Gruppen jeweils die wichtigsten Todesursachen. Als wesentliche prädisponierende Faktoren der postoperativen Mortalität ergaben sich vor allem vorbestehende kardiovaskuläre Erkrankungen (koronare Herzerkrankung, Herzinsuffizienz und Herzrhythmusstörungen).

Auch in einer Untersuchung von Valentin und Mitarb. ergab sich bei der postoperativen Morbidität und Mortalität kein Unterschied zwischen Spinalanästhesie und Allgemeinnarkose. Hingegen bestand eine enge Beziehung zwischen präoperativer Risikoeinstufung und Mortalität: Patienten der ASA-Gruppen III und IV wiesen, wie zu erwarten, eine höhere postoperative Morbidität und Mortalität auf als Patienten der Gruppen I und II, und zwar unabhängig vom Narkoseverfahren. Bei alten Patienten der ASA-Gruppe I ist das Narkoserisiko nicht höher als bei jüngeren.

Auf der Grundlage des gegenwärtigen Kenntnisstandes gilt:

> Die Wahl des Anästhesieverfahrens spielt für das Risiko des geriatrischen Patienten keine wesentliche Rolle. Der Anästhesist sollte daher individuell vorgehen und bevorzugt die Verfahren anwenden, die er am sichersten beherrscht.

Ausgedehnte Spinal- oder Periduralanästhesien mit hoher Sympathikusblockade sollten beim alten Menschen vermieden werden, insbesondere wenn wesentliche kardiovaskuläre Erkrankungen mit eingeschränkten Kompensationsmechanismen vorliegen. Durch die Sympathikusblockade treten wesentlich häufiger behandlungsbedürftige Blutdruckabfälle auf als während einer Allgemeinanästhesie. Vorsicht ist auch bei der Sedierung für Regionalanästhesien geboten. Bereits geringe Dosen von Opioiden oder Benzodiazepinen und insbesondere die Kombination dieser beiden Substanzgruppen können zu Atemdepression und Verlegung der Atemwege mit nachfolgender Hypoxie und Hyperkapnie führen.

Sind **postoperative Verwirrtheitszustände** nach Regionalanästhesien seltener als nach Allgemeinnarkosen? Diese Frage ist nach wie vor umstritten, weil keine eindeutigen Untersuchungsergebnisse hierzu vorliegen und außerdem die Pathogenese der postoperativen Verwirrtheitszustände nicht ausreichend geklärt ist. Zudem treten diese Störungen oft erst einige Tage nach der Operation auf.

4.4 Wahl der Muskelrelaxanzien

Die Wahl der Muskelrelaxanzien hängt weniger vom Alter selbst ab, als vielmehr von den im Alter häufiger zu erwartenden Begleiterkrankungen, insbesondere von Herz, Leber und Niere, durch die bei eingeschränkter Organfunktion die Wirkung einiger nichtdepolarisierender Relaxanzien verlängert werden kann.

Succinylcholin wird auch beim alten Patienten nach wie vor am häufigsten für die endotracheale Intubation eingesetzt – trotz der bekannten unerwünschten Nebenwirkungen. Bei digitalisierten Patienten sollen unter Succinylcholin häufiger Herzrhythmusstörungen auftreten.

Vecuronium ist für den alten Patienten ebenfalls gut geeignet, insbesondere wegen der fehlenden oder geringen kardiovaskulären Nebenwirkungen. Die Wirkung tritt verzögert ein und hält länger an als beim Jüngeren.

Atracurium und **Cis-Atracurium** wird wegen ihrer weitgehend von der Leber- und Nierenfunktion unabhängigen Elimination und der geringen kardiovaskulären Wirkungen eine besondere Eignung für die geriatrische Anästhesie zugesprochen. Für den im Wesentlichen leber- und nierengesunden Patienten sind diese Überlegungen jedoch eher von theoretischer Bedeutung.

Pancuronium wird ebenfalls (sehr selten) in der geriatrischen Anästhesie eingesetzt. Wegen der verminderten Eliminationsrate ist die Wirkungsdauer verlängert. Dieser Effekt kann bei Niereninsuffizienz verstärkt sein.

Antagonisierung der Blockade. Einige Autoren empfehlen die routinemäßige Zufuhr von Cholinesterasehemmern, um die Wirkung der Muskelrelaxanzien am Ende des Eingriffs sicher aufzuheben und eine ausreichende Spontanatmung zu gewährleisten, insbesondere, weil sich gezeigt hat, dass die neuromuskuläre Funktion bei alten Menschen langsamer zurückkehrt als bei jüngeren.

4.5 Narkoseeinleitung

Bei der Narkoseeinleitung müssen einige **anatomische Besonderheiten** vieler alter Patienten beachtet werden, die das anästhesiologische Vorgehen erschweren oder zu Komplikationen führen können:
— Das Gebiss ist häufig unvollständig, die restlichen Zähne sind oft locker, so dass bei der Intubation die Gefahr des Herausbrechens besteht.
— Patienten ohne Zähne lassen sich zwar meistens leichter intubieren, die Maskenbeatmung wird jedoch erschwert, weil oft kein luftdichter Sitz der Maske erreicht werden kann.
— Eine zervikale Arthritis schränkt bei einigen Patienten die Beweglichkeit von Kopf und Hals ein, so dass die endotracheale Intubation erschwert werden kann.
— Arthritische Veränderungen in den Gelenken beeinträchtigen die Lagerung und prädisponieren zu Lagerungsschäden.
— Die Schutzreflexe in den oberen Atemwegen sind bei alten Patienten abgeschwächt, so dass eine besondere Gefährdung durch *pulmonale Aspiration* besteht.
— Jeder geriatrische Patient mit einer akuten Erkrankung des Abdomens gilt als nicht nüchtern.

Die Narkoseeinleitung ist beim älteren Menschen eine kritische Phase, bei der vor allem folgende Komplikationen auftreten können:
— **Schlagartiger Blutdruckabfall** bzw. **Kreislaufkollaps** durch absolute oder relative Überdosierung und/oder zu schnelle Injektion der Anästhetika, begünstigt durch die häufig vorbestehende *Hypovolämie* und die eingeschränkten Kompensationsreaktionen des autonomen Nervensystems. Mit Blutdruckabfällen muss insbesondere nach der Injektion von *Barbituraten* und *Propofol* gerechnet werden.

Darum langsame Injektion und niedrige Dosierung der Einleitungsanästhetika bei geriatrischen Patienten!

Empfehlenswert ist außerdem die Infusion von ca. 500–750 ml bilanzierter Elektrolytlösung vor der Narkoseeinleitung, um den intravasalen Volumenmangel auszugleichen.
- **Exzessiver Blutdruckanstieg und Herzrhythmusstörungen** während Laryngoskopie und Intubation aufgrund einer ungenügenden Dämpfung kardiovaskulärer Reflexreaktionen.
- **Erneuter Blutdruckabfall** vor der Operation nach Wegfall der Intubationsreize.

Grundsätzlich müssen alle Einleitungshypnotika beim geriatrischen Patienten **niedriger dosiert** werden als beim jüngeren. Je nach Alter (und körperlichem Zustand) sind für diese Substanzen Dosisreduktionen von 55–60% erforderlich.

Barbiturate und **Propofol** scheinen für die Narkoseeinleitung bei alten Patienten weniger geeignet zu sein, während **Etomidat** die Herz-Kreislauf-Funktion meist nur gering beeinträchtigt, kardiovaskuläre Reaktionen auf Laryngoskopie und Intubationsreiz häufig jedoch nicht verhindert, so dass zusätzlich die Zufuhr eines **Inhalationsanästhetikums** erforderlich ist. Dies gilt vor allem für Patienten mit Hypertonie.

Vorteilhaft kann bei Risikopatienten auch die Einleitung mit einem **Benzodiazepin** sein, z.B. Midazolam (Dormicum) 0,3 mg/kg KG, gefolgt von **Fentanyl**.

4.6 Narkoseführung

Die Narkoseführung ist bei alten Menschen häufig wesentlich schwieriger als bei jüngeren. Dies gilt insbesondere für Patienten mit **Hypertonie**, deren Blutdruckverhalten nicht selten durch starke und rasch wechselnde Schwankungen nach oben und unten gekennzeichnet ist.

Wie die Einleitungssubstanzen müssen meist auch die zur Aufrechterhaltung der Narkose eingesetzten Substanzen beim alten Menschen deutlich reduziert werden, um den gleichen Effekt wie beim jüngeren zu erzielen: Opioide um ca. 40–50%, Inhalationsanästhetika um ca. 25% (bei Kombination mit Lachgas um ca. 50%). Die wichtigste Ursache für den **verminderten Dosisbedarf** der beiden Substanzgruppen sind vermutlich in erster Linie Veränderungen der Pharmakodynamik bzw. Dosis-Wirkungs-Beziehung. Hieraus darf jedoch kein starres Dosierungsschema abgeleitet werden, vielmehr muss die Dosierung, wie beim Jüngeren auch, primär nach Wirkungen und Nebenwirkungen erfolgen.

Bei der **intraoperativen Flüssigkeitszufuhr** müssen die eingeschränkten Regulationsmechanismen des Wasser- und Elektrolythaushalts sowie der Niere und des Herz-Kreislauf-Systems besonders berücksichtigt werden: Menge und Zusammensetzung der verabreichten Flüssigkeiten sind daher von größerer Bedeutung als beim Jüngeren. Präoperativ festgestellte Defizite im Wasser- und Elektrolythaushalt sollten hierbei möglichst auch präoperativ beseitigt werden (siehe Kap. 27)!

4.7 Intraoperative Überwachung

Die Standardüberwachung des geriatrischen Patienten entspricht der bei jüngeren Patienten (siehe Kap. 26). Die Indikation zu Katheterisierung der oberen Hohlvene und Kanülierung einer Arterie sollte, abhängig von Zustand, Begleiterkrankungen und operativem Eingriff, großzügig gestellt werden. Von besonderer Bedeutung ist die Überwachung des **Herzrhythmus** mit dem EKG-Monitor.

4.8 Aufwachraum

In der frühen postoperativen Phase ist das Risiko einer **respiratorischen Insuffizienz** bei älteren Patienten erhöht, so dass im Aufwachraum besondere Aufmerksamkeit geboten ist. Gefährdet sind vor allem Patienten, bei denen eine balancierte Anästhesietechnik mit Fentanyl oder anderen **Opioiden** durchgeführt worden ist; bei einigen Patienten muss mit einer, im Vergleich zu jüngeren Patienten, erheblich verlängerten **Bewusstlosigkeit bzw. Schläfrigkeit und Atemdepression** gerechnet werden, besonders, wenn zu großzügig Benzodiazepine verabreicht worden sind. Die Atemdepression kann auch einige Zeit nach Antagonisierung durch **Naloxon** (Narcanti) zurückkehren.

Des Weiteren ist beim alten Menschen die Gefahr der postoperativen **pulmonalen Aspiration** erhöht, bedingt durch Veränderungen der Pharynxfunktion, abgeschwächten Hustenreflex, Überhang von Anästhetika und Muskelrelaxanzien sowie Operationen im Halsbereich oder im Abdomen.

Neben den respiratorischen Störungen können postoperativ gehäuft kardiovaskuläre Komplikationen auftreten, vor allem eine **Hypertonie** (siehe Kap. 30).

Die Indikation zur postoperativen Intensivüberwachung sollte beim geriatrischen Patienten großzügiger als beim jüngeren gestellt werden.

4.9 Postoperatives Delir

Bei alten Menschen tritt häufiger ein postoperatives Delir auf als bei jüngeren; zu den wichtigsten Risikofaktoren gehören Demenzerkrankungen. Das Syndrom entwickelt sich typischerweise in den ersten 3 postoperativen Tagen und kann länger als eine Woche anhalten. Die Pathogenese der Störung ist bislang nicht aufgeklärt worden; zahlreiche, allerdings höchst unterschiedliche Faktoren werden als Auslöser diskutiert. Eine spezifische Behandlung existiert derzeit nicht. Unabhängig davon erhöht ein Delir das Risiko schwerwiegender Komplikationen und verlängert die Dauer des Krankenhausaufenthalts.

Literatur

Bekker AY, Weeks EJ. Cognitive function after anaesthesia in the elderly. Best Pract Res Clin Anaesthesiol. 2003 Jun;17(2):259–72. Review.

Borgeat A, Ekatodramis G. Orthopaedic surgery in the elderly. Best Pract Res Clin Anaesthesiol. 2003 Jun; 17(2):235–44. Review.

Cook DJ, Rooke GA: Priorities in perioperative geriatrics. Review article. Anesth Analg 2003;96:1823–36.

Crowe S. Anesthesiology and the elderly patient: are we ready for the challenge? Anesthesiology. 2002 Oct; 97(4):1036; author reply 1036. No abstract available.

Füsgen J (Hrsg.): Der ältere Patient. Problemorientierte Diagnostik und Therapie, Elsevier 2000.

Hamrick I, Weiss G, Lippert H, Meyer F. [Geriatric problems in the perioperative management of surgical interventions] Zentralbl Chir. 2005 Feb;130(1):41–7.

Hestermann U, Thomas C, Oster P: „FRAGILE" – Der alte Mensch und die Chirurgie. Chirurg 2005; 76: 28–34.

Heuft G, Radebold H: Gerontopsychosomatik. In: Uexküll: Psychosomatische Medizin, 6. Aufl. Urban & Fischer, 2003:1247–1268.

Kubitz JC, Motsch J. Eye surgery in the elderly. Best Pract Res Clin Anaesthesiol. 2003 Jun;17(2):245–57. Review.

Larsen R, Rathgeber J, Bagdahn A et al: Effects of propofol on cardiovascular dynamics and coronary blood flow in geriatric patients. Anaesthesia 1988; 43:25.

McGory ML, Shekelle PG, Rubenstein LZ, Fink A, Ko CY. Developing quality indicators for elderly patients undergoing abdominal operations. J Am Coll Surg. 2005 Dec;201(6):870–83. Epub 2005 Oct 10.

Osterkamp R: Bevölkerungsentwicklung in Deutschland bis 2005. Chirurg 2005;76:10–18.

Sear JW, Higham H. Issues in the perioperative management of the elderly patient with cardiovascular disease. Drugs Aging. 2002;19(6):429–51. Review.

The Merck Manual of Geriatrics, 3rd ed. Merck Publishing, Rahway 2005.

Tragl KH: Handbuch der Internistischen Geriatrie. Springer, Wien 1999.

Tragl KH: Operationen an älteren Menschen. Nichtchirurgische Aspekte. Springer, Wien 2004.

Vuyk J. Pharmacodynamics in the elderly. Best Pract Res Clin Anaesthesiol. 2003 Jun;17(2):207–18. Review.

Wettstein A: Checkliste Geriatrie. Thieme Stuttgart 2001.

41 Neurochirurgie

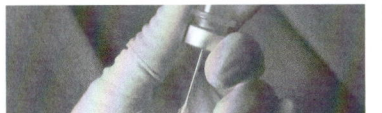

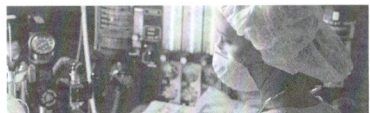

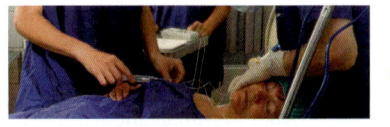

Inhaltsübersicht

1	**Einführung**	1154
2	**Grundlagen der Neuroanästhesie**	1154
2.1	Hirndurchblutung	1154
2.1.1	Autoregulation der Hirndurchblutung	1155
2.1.2	Metabolische Kontrolle der Hirndurchblutung	1156
2.1.3	$paCO_2$	1157
2.1.4	paO_2 und Hirndurchblutung	1157
2.1.5	Neurogene Kontrolle	1157
2.1.6	Blutviskosität	1157
2.1.7	Zerebrale Ischämie	1158
2.1.8	Messung der Hirndurchblutung	1158
2.2	Hirnstoffwechsel	1159
2.2.1	Zerebraler Sauerstoffverbrauch	1159
2.2.2	Zerebrale Glukoseaufnahme	1159
2.2.3	Überwachung der zerebralen Sauerstoffversorgung	1159
2.3	Intrakranieller Druck	1160
2.3.1	Hirn und interstitielle Flüssigkeit	1160
2.3.2	Liquor cerebrospinalis	1161
2.3.3	Blut-Hirn-Schranke	1161
2.3.4	Zerebrales Blutvolumen	1162
2.3.5	$paCO_2$	1162
2.3.6	paO_2	1162
2.3.7	Arterieller Blutdruck	1163
2.3.8	Zentraler Venendruck	1163
2.3.9	Körpertemperatur	1163
2.3.10	Hirnödem und Hirnschwellung	1163
2.4	Gesteigerter intrakranieller Druck	1165
2.4.1	Beziehung zwischen intrakraniellem Volumen und Druck	1165
2.4.2	Auswirkungen	1166
2.4.3	Klinische Zeichen	1166
2.4.4	Messung	1167
2.4.5	Wellenform des intrakraniellen Drucks	1170
2.5	Intrakranielle Wirkungen von Anästhetika und Pharmaka	1170
2.5.1	Lachgas	1171
2.5.2	Isofluran	1172
2.5.3	Klinische Bewertung der volatilen Inhalationsanästhetika	1172
2.5.4	Sevofluran und Desfluran	1173
2.5.5	Barbiturate	1173
2.5.6	Etomidat	1174
2.5.7	Propofol	1174
2.5.8	Ketamin	1174
2.5.9	Opioide	1175
2.5.10	Neuroleptika	1175
2.5.11	Benzodiazepine	1176
2.5.12	Muskelrelaxanzien	1176
2.5.13	Vasodilatatoren	1176
3	**Praxis der allgemeinen Neuroanästhesie**	1176
3.1	Spezielle präoperative Einschätzung	1176
3.2	Präoperative Medikamentenzufuhr	1176
3.3	Prämedikation	1177
3.4	Auswahl der Narkosemittel	1177
3.5	Beatmungstechnik	1177
3.6	Sicherung der Atemwege	1178
3.7	Überwachung während der Narkose	1178
3.7.1	Herz-Kreislauf-System	1178
3.7.2	Atemfunktion	1179
3.7.3	Körpertemperatur	1179
3.7.4	Urinausscheidung	1179
3.7.5	Neuromuskuläre Funktion	1179
3.7.6	Intrakranieller Druck	1179
3.8	Lagerung des Patienten	1179
3.8.1	Rückenlage	1179
3.8.2	Sitzende Position	1179
3.8.3	Bauchlage	1180
3.8.4	Seitenlage	1181
3.9	Narkoseeinleitung	1181
3.10	Aufrechterhaltung der Narkose	1181
3.11	Intraoperative Flüssigkeitszufuhr	1182
3.12	Kontrolle des intrakraniellen Drucks	1182
3.13	Ausleitung der Narkose	1182
3.14	Praktisches Vorgehen bei Kraniotomien	1182
4	**Spezielle Neuroanästhesie**	1183
4.1	Eingriffe in der hinteren Schädelgrube	1183
4.1.1	Präoperative Gesichtspunkte	1184
4.1.2	Überwachungsmaßnahmen	1184
4.1.3	Lagerung des Patienten	1184
4.1.4	Blutdruckabfall	1184
4.1.5	Luftembolie	1185
4.1.6	Intraoperative kardiovaskuläre und respiratorische Störungen	1186
4.1.7	Ausleitung der Narkose	1187
4.1.8	Postoperative Komplikationen	1187
4.2	Aneurysmen der Hirngefäße	1187
4.2.1	Symptome und klinische Zeichen	1187
4.2.2	Diagnose	1188
4.2.3	Komplikationen	1188
4.2.4	Operatives Vorgehen	1189
4.2.5	Anästhesiologisches Vorgehen	1190
4.2.6	Postoperative Komplikationen	1191
4.3	Supratentorielle Tumorchirurgie	1191
4.3.1	Anästhesiologische Besonderheiten	1192

4.4	Trigeminusneuralgie	1192
	4.4.1 Anästhesiologische Besonderheiten	1193
4.5	Stereotaktische Operationen	1193
	4.5.1 Anästhesiologisches Vorgehen	1193
4.6	Hypophysenoperationen	1193
	4.6.1 Operatives Vorgehen	1193
	4.6.2 Anästhesiologische Besonderheiten	1194
	4.6.3 Postoperative Behandlung	1194
4.7	Neuroradiologische Untersuchungen	1194
	4.7.1 Zerebrale Angiographie	1195
	4.7.2 Zerebrale Computertomographie	1195
	4.7.3 Kernspintomographie (Magnetresonanztomographie, NMR oder MRT)	1195
	4.7.4 Ventrikulographie	1197
	4.7.5 Myelographie	1197
4.8	Operationen an Wirbelsäule und Rückenmark	1197
	4.8.1 Bandscheibenprolaps und Spondylose	1197
	4.8.2 Tumoren	1197
	4.8.3 Infektiöse Erkrankungen	1197
	4.8.4 Verletzungen der Wirbelsäule	1198
4.9	Pädiatrische Neuroanästhesie	1199
	4.9.1 Computertomographie	1199
	4.9.2 Ventrikulographie	1199
	4.9.3 Pneumenzephalographie	1199
	4.9.4 Shuntoperationen	1199
	4.9.5 Kraniopharyngeom	1199
	4.9.6 Eingriffe in der hinteren Schädelgrube	1200
	4.9.7 Epilepsie-Chirurgie	1200
	4.9.8 Kraniosynostosen-Operation	1200
	4.9.9 Schädel-Hirn-Trauma	1201
5	**Behandlung des Schädel-Hirn-Traumas**	**1202**
5.1	Einteilung der Verletzungen	1202
	5.1.1 Offenes Schädel-Hirn-Trauma	1202
	5.1.2 Gedecktes Schädel-Hirn-Trauma	1202
5.2	Pathophysiologie	1202
	5.2.1 Primäre und sekundäre Hirnschädigung	1202
	5.2.2 Intrakranielle Blutungen	1203
	5.2.3 Posttraumatische Hirnschwellung	1204
	5.2.4 Hirnödem	1204
	5.2.5 Hypoxisch-ischämische Hirnschädigungen	1204
	5.2.6 Polytrauma	1205
	5.2.7 Intrakranielle Infektionen	1205
5.3	Notfallbehandlung	1205
	5.3.1 Atemwege und Atemfunktion	1205
	5.3.2 Herz-Kreislauf-Funktion	1206
5.4	Spezielle neurologische Einschätzung und Diagnostik	1206
	5.4.1 Bewusstseinslage und motorische Reaktion	1207
	5.4.2 Pupillenreaktion und -form	1207
	5.4.3 Okulovestibuläre Reaktionen	1208
	5.4.4 Atmung und Schluckreflexe	1208
	5.4.5 Weiterführende Untersuchungen	1208
5.5	Anästhesie bei Schädel-Hirn-Trauma	1209
	5.5.1 Präoperative Einschätzung und Prämedikation	1209
	5.5.2 Narkose	1209
5.6	Kontrolle des intrakraniellen Drucks	1210
	5.6.1 Kontrollierte Hyperventilation	1210
	5.6.2 Osmotherapie	1213
	5.6.3 Barbiturate	1213
	5.6.4 Kortikosteroide	1213
	5.6.5 Kalziumantagonisten	1214
	5.6.6 Liquordrainage	1214
	5.6.7 Hypothermie	1214
	5.6.8 Operative Dekompression	1214
	5.6.9 Behandlungskonzept von Rosner	1214
	5.6.10 Lund-Konzept	1215
Literatur		**1215**

1 Einführung

Hirndurchblutung, Hirnstoffwechsel und intrakranieller Druck werden in unterschiedlicher Weise durch Anästhetika, Narkosetechniken und zahlreiche perioperative Maßnahmen beeinflusst. Veränderungen dieser Faktoren können den Verlauf und die Ergebnisse neurochirurgischer Operationen mitentscheiden. Darum müssen für eine sichere Narkosepraxis beim neurochirurgischen Patienten die physiologischen Grundlagen der intrakraniellen Dynamik und ihre Beeinflussung durch Krankheitsprozesse, Trauma, Pharmaka und bestimmte anästhesiologische Maßnahmen besonders berücksichtigt werden.

2 Grundlagen der Neuroanästhesie

2.1 Hirndurchblutung

Die Hirndurchblutung ist für die Neuroanästhesie von großer praktischer Bedeutung, weil eine enge Beziehung zwischen Hirndurchblutung, zerebralem Blutvolumen und dem intrakraniellen Druck besteht.

! Eine Zunahme der Hirndurchblutung und des zerebralen Blutvolumens führt zum Anstieg des intrakraniellen Drucks; eine Abnahme der Hirndurchblutung und des zerebralen Blutvolumens hat den gegenteiligen Effekt.

Die Blutversorgung des Gehirns erfolgt nahezu ausschließlich über die Aa. carotis internae und die Vertebralarterien. Die beiden Vertebralarterien vereinigen sich an der Schädelbasis zur A. basilaris, die mit den Aa. carotis internae über den Circulus Wil-

2 Grundlagen der Neuroanästhesie

lisii in Verbindung steht. Die Hirnarterien entspringen aus dem Circulus Willisii.

Die Hirnvenen sind dünnwandig, stark dehnbar und klappenlos; sie entleeren sich in die großen venösen Sinus, die sich zwischen den beiden Durablättern befinden. Das venöse Blut verlässt zum großen Teil über die Vv. jugulares internae den Schädel, zum geringeren Teil über vertebrale und spinale Abflüsse.

Die größeren Hirnarterien und auch die Piaarterien bis zu einem Durchmesser von 15–20 μm werden von *Sympathikusfasern innerviert*, die aus zervikalen sympathischen Ganglien stammen; parasympathische Fasern der Gesichtsnerven ziehen ebenfalls zu den Hirnarterien.

! Für die globale Hirndurchblutung gelten unter physiologischen Bedingungen folgende Werte:
— 50 ml/min/100 g Gehirn,
— 700–900 ml/min,
— 15 % des Herzzeitvolumens.

Durchblutung und Stoffwechsel weisen im Gehirn große regionale Unterschiede auf, so beträgt die Durchblutung der grauen Substanz 80–140 ml/min/100 g, die der weißen Substanz hingegen nur etwa 23 ml/min/100 g. Die Gesamtdurchblutung des Gehirns bleibt jedoch, unabhängig vom Aktivitätszustand, relativ konstant; das **intrakranielle Blutvolumen** beträgt daher zu jedem beliebigen Zeitpunkt etwa 100–150 ml.

2.1.1 Autoregulation der Hirndurchblutung

Die Hirndurchblutung (CBF, cerebral blood flow) wird im Wesentlichen von zwei Größen bestimmt: dem zerebralen Perfusionsdruck (CPP, cerebral perfusion pressure) und dem zerebralen Gefäßwiderstand (CVR).

Der **zerebrale Perfusionsdruck** ist die Differenz zwischen mittlerem Aortendruck (MAP) und intrakraniellem Druck (ICP, intracranial pressure):

— **CPP = MAP – ICP (mmHg)**

Der zerebrale Perfusionsdruck ist vor allem beim neurochirurgischen Patienten eine außerordentlich wichtige Größe, auf die später näher eingegangen wird.

Unter physiologischen Bedingungen ist der zerebrale Perfusionsdruck von untergeordneter Bedeutung, solange bestimmte Grenzwerte nicht unter- oder überschritten werden. Ursache hierfür ist die sog. Autoregulation der Hirndurchblutung. Autoregulation bezeichnet einen Mechanismus, durch den das Gehirn (wie einige andere Organe) seine Durchblutung weitgehend unabhängig von arteriellem Mitteldruck, Herzzeitvolumen und zerebralem Perfusionsdruck konstant hält (▶ Abb. 41-1). Die Durchblutung bleibt konstant, weil die Hirnarterien bei Veränderungen des zerebralen Perfusionsdrucks ihren Durchmesser ändern:

— **Fällt der zerebrale Perfusionsdruck ab,** so erweitern sich die Hirnarterien entsprechend: Die Hirndurchblutung bleibt unverändert.
— **Steigt der zerebrale Perfusionsdruck an,** so kontrahieren sich die Hirnarterien: Wiederum bleibt die Hirndurchblutung unverändert.

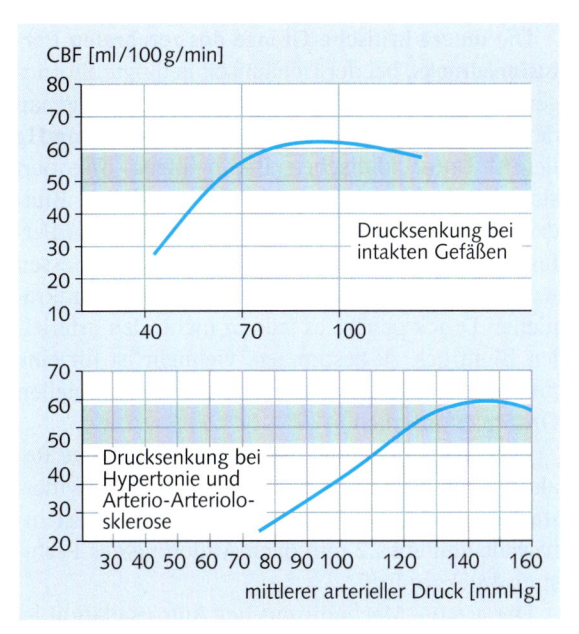

Abb. 41-1 Autoregulation der Hirndurchblutung (CBF). Oben: Bei intakten Hirngefäßen bleibt bei einem Abfall des arteriellen Mitteldrucks die Hirndurchblutung über einen weiten Bereich von Druckänderungen konstant, weil die Hirngefäße ihren Durchmesser entsprechend ändern.
Unten: Bei Hypertonie mit Arteriosklerose der Hirngefäße ist hingegen die Autoregulationskurve nach rechts verschoben; hierdurch sind beim Hypertoniker höhere arterielle Mitteldrücke erforderlich, um die Hirndurchblutung aufrechtzuerhalten.

! Aufgrund der Autoregulation bleibt die Hirndurchblutung im Bereich arterieller Mitteldrücke zwischen etwa 50 und 150 mmHg, unabhängig vom Perfusionsdruck, konstant.

Auch mäßige Anstiege des **intrakraniellen Drucks** beeinflussen die Hirndurchblutung bei intakter Autoregulation nicht. Wird jedoch der untere Grenzwert der Autoregulation unterschritten, so fällt die Hirndurchblutung ab, während sie bei Überschreiten der oberen Grenze zunimmt, d. h., außerhalb der Autoregulationsgrenzen folgt die Hirndurchblutung *passiv* dem zerebralen Perfusionsdruck.

Die **untere kritische Grenze des zerebralen Perfusionsdrucks,** bei der ischämisch bedingte Störungen des Hirnstoffwechsels auftreten, ist nicht genau definiert; sie soll etwa **zwischen 25 und 35 mmHg** liegen. Unter klinischen Bedingungen orientiert sich der Anästhesist zumeist am arteriellen Blutdruck, weil für die Berechnung des zerebralen Perfusionsdrucks der intrakranielle Druck gemessen werden muss. Bei Patienten mit erhöhtem intrakraniellen Druck genügt es jedoch nicht, den arteriellen Blutdruck zu bestimmen, vielmehr ist für eine rationale Therapie die Messung des intrakraniellen Drucks erforderlich.

Praktisch ist wichtig, dass die autoregulative Reaktion bzw. Änderung des zerebralen Gefäßwiderstandes gewöhnlich nicht sofort, sondern erst innerhalb von etwa 2 min nach Änderung des Perfusionsdrucks auftritt.

Der genaue Mechanismus der Autoregulation ist gegenwärtig nicht bekannt; Veränderungen der H$^+$-Ionen-Konzentration oder Reaktionen des autonomen Nervensystems spielen wahrscheinlich keine Rolle. Vermutlich handelt es sich um eine intrinsische Reaktion der arteriolären Muskelzelle auf Dehnung und Erschlaffung durch den Druck im Gefäßlumen.

Abgesehen von der Autoregulation und verhaltensbedingten, reaktiven Änderungen der regionalen Durchblutung treten beim wachen Menschen auch spontane Schwankungen der Hirndurchblutung auf. Hierzu gehören:
— Pulssynchrone Oszillationen;
— respiratorisch bedingte Schwankungen: Abnahme des zerebralen Blutvolumens bei Inspiration, Zunahme bei Exspiration. Bei eröffnetem Schädel sind diese Schwankungen stärker ausgeprägt;
— langsame, periodische Durchblutungsänderungen innerhalb von 20 s bis 2 min mit einer Dauer von etwa 12 s.

Hypertonie und Autoregulation. Bei Hypertonikern ist die Autoregulationskurve insgesamt nach rechts verschoben (siehe Abb. 41-1), die Hirngefäße haben sich im Laufe der Zeit an den erhöhten Druck durch Hypertrophie der Gefäßwand angepasst. Hieraus ergibt sich Folgendes für die Praxis:
— Durch die Rechtsverschiebung der unteren Autoregulationsgrenze sind beim Hypertoniker **höhere Perfusionsdrücke** bzw. **arterielle Mitteldrücke erforderlich** als beim Normotensiven, um eine normale Hirndurchblutung aufrechtzuerhalten.
— Die Rechtsverschiebung der oberen Autoregulationsgrenze bewirkt eine **größere Toleranz** des Hypertonikers **gegenüber erhöhten Blutdruckwerten,** d. h., die Zunahme der Hirndurchblutung erfolgt, bedingt durch die Lumeneinengung, erst bei höheren Blutdruckwerten als beim Normotensiven.

Verlust der Autoregulation. Die Autoregulation der Hirndurchblutung ist ein sehr empfindlicher Mechanismus, der leicht durch eine Vielzahl unterschiedlicher Schädigungen beeinträchtigt oder aufgehoben werden kann.

Hierzu gehören z. B.:
— Hypoxie,
— Hyperkapnie,
— Ischämie,
— Hirntrauma,
— bestimmte Anästhetika.

Bei aufgehobener Autoregulation folgt die Hirndurchblutung passiv dem zerebralen Perfusionsdruck. Hierdurch drohen besonders dem neurochirurgischen Patienten, je nach Höhe des Perfusionsdrucks, zwei spezifische Gefahren: eine **Ischämie** des Gehirns mit nachfolgender funktioneller und struktureller Schädigung oder eine **zerebrale Hyperämie** mit Anstieg des intrakraniellen Drucks, ebenfalls mit möglicher Schädigung des Hirngewebes.

Neben diesen myogenen Faktoren wird die Hirndurchblutung noch durch metabolische, chemische und neurogene Faktoren reguliert, die für die neurochirurgische Anästhesiepraxis ebenfalls von großer Bedeutung sind.

2.1.2 Metabolische Kontrolle der Hirndurchblutung

Die *globale* Hirndurchblutung und der globale Hirnstoffwechsel sind im Wach- und Schlafzustand relativ konstant, während sich beide Größen in *regionalen* Bereichen ändern können: Nimmt der zerebrale Stoffwechsel zu, so steigt, wie in anderen Organen auch, die regionale Durchblutung an. Dieser Vorgang wird als autoregulative Anpassung der Durchblutung an den metabolischen Bedarf bezeichnet. Im Koma sind zerebraler Stoffwechsel und Hirndurchblutung erniedrigt, während generalisierter Krämpfe hingegen erhöht.

Schmerz und Angst. Schmerzreize steigern den zerebralen Sauerstoffverbrauch und die Hirndurchblutung; ähnliche Reaktionen werden auch bei bewusstlosen Patienten mit schwerem Schädel-Hirn-Trauma beobachtet. Sie beruhen vermutlich auf einer Weckreaktion. Angst kann ebenfalls den Hirnstoffwechsel und die Hirndurchblutung steigern.

2.1.3 paCO$_2$

Zwischen paCO$_2$ und Hirndurchblutung besteht eine enge Beziehung, die für die neurochirurgische Anästhesiepraxis von besonders großer Bedeutung ist (▶ Abb. 41-2):

— Hypokapnie führt zur Kontraktion der Hirngefäße: Die Hirndurchblutung nimmt ab.
— Hyperkapnie dilatiert die Hirngefäße: Die Hirndurchblutung steigt an.

Beide Reaktionen erfolgen unabhängig vom jeweils herrschenden arteriellen Druck. Erst wenn der arterielle Mitteldruck auf etwa 50 mmHg abgesunken ist, wird der Einfluss des paCO$_2$ auf die Hirndurchblutung aufgehoben.

Die Hirndurchblutung ändert sich pro mmHg paCO$_2$-Änderung um etwa 2 ml/min/100 g.

Bei einem paCO$_2$ von 15–20 mmHg nimmt die Hirndurchblutung um 40–60 % des Normalwerts ab; bei einem paCO$_2$ von 70–80 mmHg steigt sie maximal um 100–120 % an. Die Veränderungen treten sehr rasch, d. h. innerhalb weniger Minuten auf.

Die Technik der *kontrollierten Hyperventilation* beruht auf diesen engen Beziehungen zwischen paCO$_2$ und Hirndurchblutung.

Die durch CO$_2$ ausgelösten Reaktionen der Hirngefäße werden durch Veränderungen der Wasserstoffionenkonzentration bzw. des pH-Werts in Liquor und zerebraler Extrazellulärflüssigkeit vermittelt. Vermutlich spielt der pH-Wert in den Muskelzellen der Arteriolen eine entscheidende Rolle; er hängt wiederum vom Partialdruck des frei diffusiblen CO$_2$ und von der Liquorkonzentration des nicht die Blut-Hirn-Schranke passierenden Bikarbonats ab.

Chronische Veränderungen des paCO$_2$, z. B. bei chronisch-obstruktiven Lungenerkrankungen mit respiratorischer Insuffizienz oder kontrollierter Hyperventilation, werden durch Änderungen der Liquorbikarbonatkonzentration kompensiert. Hierdurch normalisiert sich der Liquor-pH, ebenso die Hirndurchblutung. Allerdings werden die Kompensationsvorgänge erst innerhalb mehrerer Stunden voll wirksam.

2.1.4 paO$_2$ und Hirndurchblutung

Schwankungen des paO$_2$ innerhalb physiologischer Grenzen beeinflussen die Hirndurchblutung nicht. Erst wenn der paO$_2$ auf unter 50 mmHg absinkt, nimmt die Hirndurchblutung stark zu; bei weiterem Absinken verdoppelt sie sich. Da sehr niedrige paO$_2$-Werte mit einem Anstieg des zerebralen Laktatgehaltes bzw. zerebraler Laktatazidose einhergehen, scheinen Veränderungen der H$^+$-Ionen-Konzentration eine wichtige Rolle beim Anstieg der Hirndurchblutung durch paO$_2$-Abfall zu spielen.

Hohe Sauerstoffpartialdrücke führen zu zerebraler Vasokonstriktion mit Abnahme der Hirndurchblutung: Bei Atmung von 100 % Sauerstoff fällt die Hirndurchblutung um etwa 10 % ab; Sauerstoffatmung unter einem Druck von 2 atm vermindert die Hirndurchblutung um etwa 20 %.

2.1.5 Neurogene Kontrolle

Unter physiologischen Bedingungen scheint die neurogene Kontrolle der Hirndurchblutung von untergeordneter Bedeutung zu sein. Eine tonische autonome Kontrolle des Tonus der Piaarterien konnte bisher nicht nachgewiesen werden. Maximale Stimulation der sympathischen Nervenfasern führt zu einer Vasokonstriktion mit Abnahme der Hirndurchblutung um 5–10 %; maximale Stimulation der parasympathischen Fasern dilatiert die Hirngefäße; die Hirndurchblutung nimmt etwa um 5–10 % zu. Einige Untersucher vermuten jedoch, dass die Reaktionen des Hirnkreislaufs auf Hypoxie, Hyperkapnie und Hypotension neurogen vermittelt werden.

2.1.6 Blutviskosität

Veränderungen der Hämatokritwerte zwischen 30 und 50 % beeinflussen die Hirndurchblutung nicht. Hingegen wird durch **Hämodilution** unter einen **Hämatokrit von 30 %** die Hirndurchblutung gesteigert, bei einem Anstieg von über 50 % jedoch vermindert.

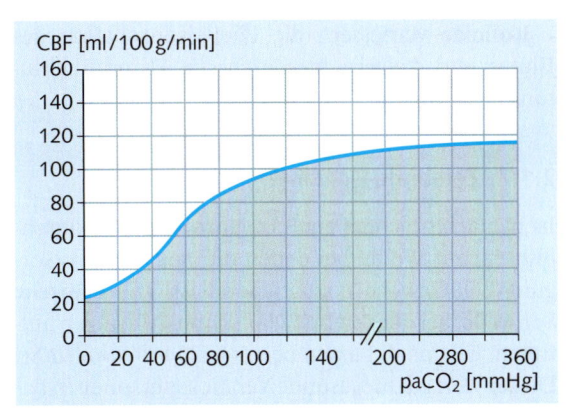

Abb. 41-2 Beziehung zwischen Hirndurchblutung (CBF) und paCO$_2$. Hypokapnie vermindert, Hyperkapnie steigert die Hirndurchblutung.

Kolloide verbessern die Fließeigenschaften des Blutes und steigern hierdurch die Hirndurchblutung.

2.1.7 Zerebrale Ischämie

Ischämie bezeichnet eine Abnahme der Hirndurchblutung auf Werte, bei denen die Sauerstoffversorgung der Gewebe unzureichend ist. Die **kritische Schwelle,** bei der zerebrale Funktionsstörungen auftreten, liegt nach Lassen bei etwa *20 ml/min/100 g*. Dieser Wert gilt für gesunde Versuchspersonen in flacher Lachgas-Halothan-Sauerstoff-Narkose. Eine zweite Schwelle liegt bei *15 ml/min/100 g*: Jegliche neuronale Aktivität kommt zum Erliegen. Bei Erreichen der dritten Schwelle von *8–10 ml/min/100 g* treten schwere metabolische Entgleisungen auf, die zum Gewebetod führen können. Die Auswirkungen der Ischämie werden ganz wesentlich von deren Dauer bestimmt.

Die **Ischämietoleranz** des Gehirns soll durch das jeweilige Narkoseverfahren beeinflusst werden; hierbei wird insbesondere den Barbituraten aufgrund von tierexperimentellen Befunden eine hirnprotektive Wirkung zugeschrieben (vgl. hierzu Abschnitt 5.6.3).

2.1.8 Messung der Hirndurchblutung

Die Messung der Hirndurchblutung ist aufwendig, umständlich und teuer und für den klinischen Routinebetrieb nicht geeignet; einige Verfahren können nur im Tierexperiment durchgeführt werden. Beim wachen oder anästhesierten Menschen werden gegenwärtig folgende Methoden am häufigsten angewandt:
— Inhalation eines Inertgases,
— intraarterielle Injektion eines Inertgases.

Inhalation eines Inertgases. Das ursprüngliche Verfahren wurde von Kety und Schmidt entwickelt und beruht auf dem Fick'schen Prinzip: Hierbei wird ein Inertgas über eine bestimmte Zeit eingeatmet, bis sich ein Gleichgewicht zwischen eingeatmeter Konzentration und arterieller sowie zerebraler Gewebekonzentration eingestellt hat. Während des Aufsättigens (oder Entsättigens) mit dem Inertgas werden mehrfach arterielle und hirnvenöse (Bulbus venae jugularis) Blutproben entnommen, um die Konzentration des Inertgases zu bestimmen. Die Hirndurchblutung kann nach der Formel von Fick errechnet werden:

$$\text{Hirndurchblutung} = \frac{\text{Aufnahme des Inertgases}}{\text{arterio-hirnvenöse Konzentrationsdifferenz}}$$

Dieses Verfahren misst die *globale* Hirndurchblutung pro 100 g Hirngewebe. Als Inertgase werden Argon (Ar), ^{85}Krypton (Kr) und ^{133}Xenon (Xe) verwendet.

Der Vorteil der Inertgasmethode besteht darin, dass mit ihrer Hilfe der **zerebrale Sauerstoff- und Glukoseverbrauch** bestimmt werden kann.

Arterielle Injektion eines Inertgases. Dieses Verfahren wurde von Lassen und Ingvar entwickelt, um die *regionale* Hirndurchblutung zu messen. Hierzu wird gelöstes radioaktives Krypton oder Xenon direkt in die A. carotis communis oder A. carotis interna injiziert und anschließend das Auswaschen des Gammastrahlen aussendenden Isotops mit zahlreichen externen Detektoren (Kollimatoren) gemessen. Hierbei ergibt sich eine exponentielle Auswaschkurve für das Hirngebiet unterhalb des jeweiligen Detektors, aus der die Durchblutung errechnet werden kann. Moderne Geräte enthalten über 250 Detektoren.

Der Nachteil des Verfahrens besteht in der Punktion der A. carotis.

Inhalation eines radioaktiven Gases. Alternativ zur intraarteriellen Injektion von radioaktivem Krypton oder Xenon wurden daher nichtinvasive Verfahren entwickelt, bei denen das radioaktive Gas eingeatmet und anschließend, wie zuvor beschrieben, durch externe Detektoren gemessen wird. Da hierbei die Auswaschkurven durch Rezirkulation des Inertgases und extrakranielle Beimischung beeinflusst werden, ist eine computergestützte Korrektur der ermittelten Werte erforderlich.

Transkranielle Doppler-Sonographie (TCD). Mit der transkraniellen Doppler-Sonographie kann die Blutflussgeschwindigkeit in den basalen Hirnarterien kontinuierlich und nichtinvasiv gemessen werden.

> Die TCD misst nicht den Blutfluss (l/min), sondern die Strömungsgeschwindigkeit des Blutes (cm/s).

Allerdings führen Änderungen der Hirndurchblutung bei konstantem Gefäßdurchmesser zu proportionalen Änderungen der zerebralen Blutflussgeschwindigkeit. Es gilt:

$$\text{Blutfluss} = D \times \dot{V}$$

(D = Durchmesser des Gefäßes, $\dot{V}$ = Blutflussgeschwindigkeit)

Da der Durchmesser des Gefäßes mit der TCD nicht gemessen werden kann, ist es auch nicht möglich, den Blutfluss zu bestimmen.

Die Messung der Strömungsgeschwindigkeit des Blutes erfolgt mit gepulsten 2-MHz-Sonden, die in regelmäßigen Intervallen Schallwellen aussenden. In der jeweiligen Pause wird das reflektierte Signal von einem piezoelektrischen Kristall aufgenommen. Die Frequenzverschiebung des Signals wird durch die Geschwindigkeit der vorbeiströmenden Erythrozyten bestimmt und ist daher der Blutflussgeschwindigkeit proportional. Die Einhüllende des reflektierten Frequenzspektrums repräsentiert die höchste Blutflussgeschwindigkeit. Folgende Parameter können bestimmt werden:

$\dot{V}_{mean}$: mittlere Blutflussgeschwindigkeit,
$\dot{V}_{syst}$: systolische Blutflussgeschwindigkeit,
$\dot{V}_{dia}$: diastolische Blutflussgeschwindigkeit.

Der **Normalbereich** für die mittlere Blutflussgeschwindigkeit in der A. cerebri media, V_{MCA}, beträgt 38–86 cm/s und ist damit relativ groß. Aus diesem Grund sollten die Messwerte nur im Verlauf beurteilt und nicht als Absolutwerte angesehen werden. Der aus den Messwerten errechnete **Pulsatilitätsindex** (PI = $\dot{V}_{syst} - \dot{V}_{dia}/\dot{V}_{mean}$) wird als (allerdings sehr grober und auch umstrittener) Anhalt für den zerebralen Gewäßwiderstand herangezogen.

Die transkranielle Doppler-Sonographie wird eingesetzt, um Gefäßstenosen und Gefäßspasmen festzustellen; sie gilt des Weiteren als Index für die globale zerebrale Durchblutung. Volumetrische Messungen der regionalen Hirndurchblutung sind hingegen mit der TCD nicht möglich, weil der Querschnitt des beschallten Gefäßes derzeit nicht hinreichend genau bestimmt werden kann.

Die Strömungsgeschwindigkeit wird durch zahlreiche Faktoren wie Hämatokritwert, arterielle Blutgase, Anästhetika, Blutdruck, Herzfrequenz usw. beeinflusst, die bei der Interpretation der Messwerte berücksichtigt werden müssen.

2.2 Hirnstoffwechsel

Stoffwechsel und Aktivität des Gehirns sind eng miteinander gekoppelt, ebenso Stoffwechsel und Hirndurchblutung. Nimmt die Aktivität des Gehirns zu, so steigen Hirnstoffwechsel und Hirndurchblutung an (Beispiel: generalisierte Krampfanfälle); nimmt die Aktivität des Gehirns ab, so sind Hirnstoffwechsel und Hirndurchblutung vermindert (Beispiel: Koma).

Die Körpertemperatur beeinflusst ebenfalls den Hirnstoffwechsel:

! Hypothermie senkt den Hirnstoffwechsel und die Hirndurchblutung, Hyperthermie steigert beide Parameter.

2.2.1 Zerebraler Sauerstoffverbrauch

Der *globale* Sauerstoffverbrauch ($CMRO_2$) des Gehirns kann aus der nach dem Verfahren von Kety und Schmidt bestimmten Hirndurchblutung und der arterio-hirnvenösen Sauerstoffgehaltsdifferenz ($A-vDO_2$) nach folgender Formel berechnet werden:

$$CMRO_2 = CBF \text{ (ml/min/100 g)} \times A\text{-}vDO_2$$

— **Normalwerte:** 3 bis 3,5 ml/min/100 g bzw. 1,3 bis 1,6 μmol/min/100 g.

Regional ist der Sauerstoffverbrauch unterschiedlich hoch; den höchsten Sauerstoffverbrauch weist die Hirnrinde auf.

Sauerstoffvorräte gibt es im Gehirn nicht. Wird die Sauerstoffzufuhr zum Gehirn vollständig unterbrochen, tritt innerhalb von 10 s eine Bewusstlosigkeit auf. Auch ein Abfall des paO_2 unter 30 mmHg führt zu Bewusstlosigkeit.

2.2.2 Zerebrale Glukoseaufnahme

Glukose ist das Hauptsubstrat für die zerebrale Energieproduktion. Die zerebrale Glukoseaufnahme (CMR-Gluc.) kann ebenfalls nach der oben angegebenen Formel aus der Hirndurchblutung und der arterio-hirnvenösen Glukosegehaltsdifferenz errechnet werden.

— **Normalwert CMR-Gluc.: 5 mg/min/100 g.**

Mehr als 90% der Glukose werden aerob abgebaut, ein geringer Teil hingegen anaerob mit nachfolgender Bildung von Laktat. Diese geringe zerebrale Laktatproduktion ist jedoch keineswegs Hinweis auf einen zerebralen Sauerstoffmangel, vielmehr kann das Gehirn, wie das Herz, Laktat auch aufnehmen und metabolisieren, wenn ein bestimmter Konzentrationsgradient erreicht wird.

Zwischen zerebralem Sauerstoffverbrauch und zerebraler Glukoseaufnahme besteht unter physiologischen Bedingungen folgende Beziehung: Glukose + $6 O_2 \rightarrow 6 CO_2 + 6 H_2O$.

Bei **Hypoxie** und **Hypoglykämie** gilt diese Beziehung jedoch nicht mehr.

Während normalerweise Glukose das einzige Substrat für den Hirnstoffwechsel ist, werden unter Fastenbedingungen bzw. bei Fehlen von Glukose auch **Ketonkörper** metabolisiert, nicht hingegen Aminosäuren oder freie Fettsäuren.

2.2.3 Überwachung der zerebralen Sauerstoffversorgung

Da die Messung der Hirndurchblutung aufwendig ist und klinisch derzeit nicht routinemäßig durchgeführt werden kann, sind indirekte Verfahren ent-

wickelt worden, um die Sauerstoffversorgung des Gehirns zu beurteilen. Hierzu gehören:
— Messung der jugularvenösen Sauerstoffsättigung,
— Nahe-Infrarotspektroskopie.

Diese Verfahren werden vor allem für die Überwachung von Patienten mit intrakranieller Druckerhöhung und zur Überwachung der Hyperventilationsbehandlung empfohlen.

Messung der jugularvenösen Sauerstoffsättigung. Aus der arterio-jugularvenösen Sauerstoffgehaltsdifferenz, A-vjDO$_2$, sind Rückschlüsse auf die globale zerebrale Sauerstoffversorgung möglich, denn nach dem Fick'schen Prinzip gilt Folgendes:

$$CMRO_2 = CBF \times A\text{-}vjDO_2$$

oder

$$A\text{-}vjDO_2 = \frac{CMRO_2}{CBF}$$

— Normalwert 5–9 ml/dl.

Sind arterielle Sauerstoffsättigung, paO$_2$ und Hämoglobingehalt normal, kann die obige Gleichung vereinfacht werden zu:

$$Svj\text{-}O_2 = \frac{CBF}{CMRO_2}$$

(Svj-O$_2$ = gemischte hirnvenöse O$_2$-Sättigung)

Eine hohe Gehaltsdifferenz bzw. eine niedrige jugularvenöse O$_2$-Sättigung weist auf eine starke Sauerstoffausschöpfung des Blutes bei erniedrigter Durchblutung oder auf einen gesteigerten Sauerstoffverbrauch hin.

Zu Bestimmung der A-vjDO$_2$ muss der Sauerstoffgehalt im arteriellen Blut und im Blut des Bulbus venae jugularis (= hirnvenöses Mischblut) der Schädelbasis gemessen oder errechnet werden. Hierfür wird ein Katheter retrograd unter Röntgenkontrolle über die V. jugularis interna in den Bulbus venae jugularis vorgeschoben und intermittierend Blut für die Bestimmung der O$_2$-Sättigung entnommen. Die Messung kann jedoch auch kontinuierlich mit fiberoptischen Oxymetriekathetern direkt im Bulbus durchgeführt werden. Wegen der häufig auftretenden Bewegungsartefakte ist die fiberoptische Messung nur am anästhesierten Patienten sinnvoll.
— Normalwert der Svj-O$_2$ 55–70%.

! Ein Abfall der jugularvenösen O$_2$-Sättigung (= Desaturation) auf 40–50% kann Zeichen einer relativen zerebralen Minderdurchblutung sein; Werte von < 40% weisen auf eine globale Hirnischämie hin.

Svj-O$_2$-Werte von unter 50% gelten als behandlungsbedürftig; ein Anstieg auf > 75% gilt als Zeichen der relativen Hyperämie („Luxusperfusion": Angebot größer als Bedarf) oder der massiven Infarzierung mit Untergang von metabolisch aktivem Hirngewebe.

Bei der Beurteilung der Svj-O$_2$ unter klinischen Bedingungen müssen zahlreiche Einflussgrößen beachtet werden. Hierzu gehören: arterielle Blutgase, arterieller Hämoglobingehalt, zerebraler Perfusionsdruck, intrakranieller Druck und Körpertemperatur. Fokale Ischämien können auch bei normaler Svj-O$_2$ auftreten, so dass die Methode zu falschem Sicherheitsgefühl verleiten kann.

Nahe-Infrarotspektroskopie. Dieses nichtinvasive Verfahren misst die Konzentration von Oxyhämoglobin, Desoxyhämoglobin und oxidiertem Cytochrom aa3 im Gewebe über ein meist auf die frontale Kopfschwarte aufgeklebtes Optoden-Pad. Das ausgesandte Licht im Nahe-Infrarotbereich (700–1000 nm) durchdringt Haut, Subkutis, Kalotte und das unmittelbar darunter liegende Hirngewebe. Die Abschwächung des Lichts wird durch zwei Empfänger-Optoden erfasst und aus den Werten die regionale Sauerstoffsättigung im Gehirn errechnet. Das Verfahren ist allerdings bislang klinisch nicht validiert worden; auch sind kritische Grenzwerte derzeit nicht bekannt, so dass der Routineeinsatz nicht empfohlen werden kann.

2.3 Intrakranieller Druck

Der Schädel ist ein halbgeschlossener starrer Behälter, in dem sich folgende Bestandteile befinden:

! Inhalt des Schädels:
— 1400 g Hirn,
— 130 ml Blutvolumen,
— 75 ml Liquor cerebrospinalis.

Der im Innern des Schädels herrschende **intrakranielle Druck** (ICP) ist die Summe der Druckwirkungen dieser einzelnen Bestandteile. Liquorproduktion und -absorption, zerebrales Blutvolumen und Flüssigkeitsgehalt des Hirngewebes beeinflussen den intrakraniellen Druck, ebenso jede zusätzliche Masse innerhalb des Schädels (Tumor, Blutung). Unter klinischen Bedingungen bezeichnet der intrakranielle Druck den **supratentoriellen Druck des Liquor cerebrospinalis** in einem Seitenventrikel oder im Subarachnoidalraum über der Konvexität der Hirnrinde.

2.3.1 Hirn und interstitielle Flüssigkeit

Das Gehirn nimmt den größten Teil der Schädelhöhle ein; es ist nicht kompressibel und reagiert auf intrakranielle Raumforderungen mit einer Verschiebung, gefolgt von Störungen der neurologischen Funktionen.

Das Hirnvolumen kann durch Tumoren, Ödem oder zerebrale Hyperämie funktionell zunehmen und auf diese Weise den intrakraniellen Druck beeinflussen.

Die interstitielle Flüssigkeit des Hirngewebes verändert sich unter physiologischen Bedingungen nur innerhalb enger Grenzen, kann jedoch unter pathologischen Bedingungen erheblich zunehmen und eine Steigerung des intrakraniellen Drucks hervorrufen.

2.3.2 Liquor cerebrospinalis

Sekretion. Der Liquor cerebrospinalis wird hauptsächlich in den *Plexus choroidei* der Hirnventrikel gebildet, und zwar in einer Menge von 0,35 ml/min oder 500 ml/Tag. Die Sekretion erfolgt unabhängig vom intrakraniellen Druck, solange ein bestimmter Wert nicht überschritten wird. Die Gesamtmenge des zirkulierenden Liquors beträgt *130–150 ml*; sie verteilt sich zu etwa gleichen Anteilen im Schädel und im Spinalkanal. Die Sekretion kann durch folgende Faktoren vermindert werden:
— Abnahme der Durchblutung der Plexus choroidei,
— Abfall des Kapillardrucks in den Plexus choroidei,
— Hypothermie,
— erhöhte Serumosmolarität,
— gesteigerter Liquordruck,
— **Pharmaka: Acetazolamid, Spironolacton, Furosemid,** Vasopressin, Steroide, Digitalis.

Zusammensetzung. Liquor ist kein Ultrafiltrat des Plasmas, sondern eine aktiv sezernierte Flüssigkeit abweichender Zusammensetzung, jedoch gleicher Tonizität. Die Chlorid- und Magnesiumkonzentrationen sind höher, die Kalium-, Kalzium-, Bikarbonat- und Glukosekonzentrationen geringer als im Plasma; der pH-Wert ist mit 7,3 niedriger, der $paCO_2$ mit 51 mmHg höher.

Funktion. Der Liquor wirkt als Schutzkissen für Gehirn und Rückenmark und kontrolliert die chemische Umgebung. Durch die Einbettung in den Liquor cerebrospinalis werden Gehirn und Rückenmark vor äußeren Einwirkungen auf den knöchernen Schädel und die Wirbelsäule geschützt. Da das Gehirn im Liquor schwimmt, wird durch den Auftrieb außerdem verhindert, dass die volle Last der Gehirnmasse Zug auf die Nervenwurzeln, Blutgefäße und Membranen ausübt. Zwischen Liquor und extrazellulärer Flüssigkeit der nervalen Gewebe findet ein Austausch statt, da die Distanzen kurz sind und der Extrazellulärraum des Gehirns und des Rückenmarks mit den Liquorräumen in Verbindung steht.

! Der Säure-Basen-Status des Liquors beeinflusst Atmung, Hirndurchblutung, deren Autoregulation und den Hirnstoffwechsel.

Des Weiteren beeinflussen die Elektrolyte Kalzium, Kalium und Magnesium im Liquor verschiedene Körperfunktionen wie Herzfrequenz, Blutdruck, Vasomotorik, Atmung, Muskeltonus und Gefühle.

Zirkulation. Der Liquor fließt aus den Seitenventrikeln durch den dritten Ventrikel entlang dem Aquädukt in den vierten Ventrikel und von dort durch das Foramen Magendii und die Foramina Luschkae in die Cisterna magna und schließlich in die Subarachnoidalräume um Gehirn und Rückenmark. Eine Obstruktion der Zirkulationswege des Liquors, z. B. durch Tumoren oder nach Subarachnoidalblutungen oder Hirntraumen, führt zum **Anstieg des intrakraniellen Drucks bzw. zum Hydrozephalus.**

Resorption. Der Liquor wird zum allergrößten Teil über die *Villi arachnoidales* in das venöse Blut resorbiert. Die Villi sind geschlängelte Mikrotubuli, die sich in die venösen Sinus des Gehirns vorstrecken. Die Resorption ist ein rein mechanischer Vorgang, der vom Druckgradienten zwischen Liquor und venösem Blut in den Sinus abhängig ist. Der für eine Resorption erforderliche minimale Druckgradient beträgt 7 cmH_2O; oberhalb dieses Wertes besteht eine lineare Beziehung zwischen Druckgradient und Liquorresorption. Steigt der Liquordruck an, nimmt die Resorption zu; steigt hingegen der Venendruck an, wird die Liquorresorption vermindert.

Liquordruck. Unter physiologischen Bedingungen wird der Liquordruck vom Gleichgewicht zwischen Liquorsekretion und -resorption bestimmt. Der Druck ist nicht statisch, sondern schwankt unter dem Einfluss von arteriellem Blutdruck und Atembewegungen.

2.3.3 Blut-Hirn-Schranke

Die freie Passage von Substanzen zwischen dem Plasma und dem zerebralen Extrazellulärraum wird durch zwei Barrieren behindert: das Kapillarendothel und das spezialisierte Ependym der um die Ventrikel gelegenen Gewebe. Das Endothel der Hirnkapillaren enthält keine Öffnungen; zwischen zwei benachbarten Endothelzellen befinden sich „tight junctions", so dass keine Substanzen zwischen den Zellen in den Extrazellulärraum übertreten können. Zudem weisen die Zellen nur eine geringe pinozytotische Aktivität auf, und entsprechend langsam verläuft der Transport großer Moleküle durch die Zellen.

Die Blut-Hirn-Schranke behindert den Fluss von Ionen wie Kalium, Kalzium, Magnesium und Natrium, des Weiteren von polaren Substanzen wie Glukose, Aminosäuren und Mannitol und von Makromolekülen wie den Proteinen. Demgegenüber können lipophile Substanzen, Wasser, CO_2, O_2 und volatile Anästhetika rasch die Blut-Hirn-Schranke passieren.

Zahlreiche Substanzen, die nicht die Blut-Hirn-Schranke passieren können, für die Funktion des Gehirns aber erforderlich sind, können die Barriere nur mit bestimmten Transportmechanismen (aktiven oder passiven) überwinden. Glukose gelangt über einen passiven Transportmechanismus aus dem Plasma in das Gehirn, der als erleichterte Diffusion bezeichnet wird. Dieser Diffusionsvorgang kann nur dann stattfinden, wenn die Konzentration von Glukose im Blut höher ist als im Gehirn. Alle Transportmechanismen weisen eine begrenzte Kapazität auf.

! Die Blut-Hirn-Schranke kann durch akute Hypertonie, Hirntrauma, Ischämie oder Erkrankungen beeinträchtigt werden.

2.3.4 Zerebrales Blutvolumen

Arterielles Blutvolumen. Der arterielle Puls beeinflusst den intrakraniellen Druck in folgender Weise: Während der Systole steigt der Druck an, während der Diastole fällt er ab. Veränderungen des arteriellen Blutdrucks innerhalb der Grenzen der Autoregulation verändern den intrakraniellen Druck nicht wesentlich; wird jedoch die obere Grenze der Autoregulation überschritten oder ist die Autoregulation aufgrund pathologischer Bedingungen beeinträchtigt oder aufgehoben, kann durch einen Anstieg des arteriellen Drucks **eine zerebrale Hyperämie** auftreten. Während diese Hyperämie beim gesunden Gehirn keine wesentliche Rolle spielt, kann hierdurch bei intrakraniellen Erkrankungen bzw. bereits erhöhtem intrakraniellen Druck ein gefährlicher Anstieg des intrakraniellen Drucks mit nachfolgender Schädigung des Gehirns ausgelöst werden.

Venöses Blutvolumen. Eine gesteigerte Hirndurchblutung führt zur Dehnung und Erweiterung der dünnwandigen Hirnvenen; das Volumen in den venösen Gefäßen nimmt zu, der intrakranielle Druck steigt nachfolgend an.

! Die Volumenzunahme in den Hirnvenen ist der Hauptfaktor für den Anstieg des intrakraniellen Drucks bei zerebraler Hyperämie.

Da der intrakranielle Druck, wie zuvor beschrieben, vom Volumen der intrakraniellen Bestandteile abhängt, können alle Faktoren, die das Hirn- und zerebrale Blut- oder Liquorvolumen ändern, den intrakraniellen Druck beeinflussen. Hierzu gehören:
— $paCO_2$,
— paO_2,
— arterieller Blutdruck,
— zentraler Venendruck,
— Körpertemperatur.

2.3.5 $paCO_2$

Hypokapnie vermindert die Hirndurchblutung und das intrakranielle Blutvolumen: Der intrakranielle Druck fällt ab.

Durch das verminderte zerebrale Volumen wird das Vorgehen bei intrakraniellen Operationen erleichtert. Aus diesem Grund setzen viele Anästhesisten bei intrakraniellen Eingriffen die Technik der **kontrollierten Hyperventilation** ein. Allerdings ist die Wirkung der Hyperventilation nur von vorübergehender Dauer, auch wenn weiter hyperventiliert wird. Der intrakranielle Druck steigt meist nach wenigen Stunden wieder an, weil zunächst weniger Liquor resorbiert wird und das Liquorvolumen dadurch zunimmt. Außerdem normalisiert sich die Hirndurchblutung trotz fortgesetzter Hyperventilation nach etwa 8–10 h (siehe Abb. 41-12).

Hyperkapnie, z. B. durch Hypoventilation, steigert die Hirndurchblutung und das zerebrale Blutvolumen: Der intrakranielle Druck steigt an. Außerdem wird durch die zerebrale Hyperämie das operative Vorgehen erschwert. Gefährlich sind auch **akute Blutdruckanstiege** während der hyperkapnischen Phase: Sie steigern zusätzlich die Hirndurchblutung und den intrakraniellen Druck, weil die Gefäße dilatiert sind. Hierdurch wird die Entstehung eines **Hirnödems** mit weiterem Anstieg des intrakraniellen Drucks begünstigt.

Nach etwa 8–11 h adaptieren sich Hirndurchblutung und intrakranieller Druck an den erhöhten $paCO_2$.

2.3.6 paO_2

Hypoxie steigert den intrakraniellen Druck zusammen mit dem Anstieg der Hirndurchblutung. Beide

2 Grundlagen der Neuroanästhesie

Parameter steigen jedoch erst an, wenn der paO$_2$ auf 50 mmHg und darunter abgefallen ist. Bei sehr tiefen paO$_2$-Werten ist mit erheblichen Anstiegen des intrakraniellen Drucks und nachfolgendem Hirnödem zu rechnen. Praktisch ist Folgendes wichtig:

> Besonders gefährlich ist beim neurochirurgischen Patienten die Kombination von Hyperkapnie und Hypoxie: Sie führt zu Störungen der Blut-Hirn-Schranke, Hirnödem und lang anhaltendem Anstieg des intrakraniellen Drucks.

2.3.7 Arterieller Blutdruck

Der intrakranielle Druck schwankt geringfügig mit dem systolischen und diastolischen Blutdruck. Andere Blutdruckschwankungen innerhalb der Grenzen der Autoregulation beeinflussen den intrakraniellen Druck nicht. Auch ein **Blutdruckabfall** verändert den intrakraniellen Druck nicht, solange die untere Grenze der Autoregulation nicht unterschritten wird. Erst wenn der Blutdruck unterhalb dieser Grenze liegt, sinkt der intrakranielle Druck ab, weil die Durchblutung abnimmt. Eine *kontrollierte Hypotension* kann daher nicht angewandt werden, um einen erhöhten Hirndruck zu senken!

Blutdruckanstiege steigern den intrakraniellen Druck nur, wenn die obere Grenze der Autoregulation überschritten wird oder die Autoregulation beeinträchtigt bzw. aufgehoben ist. Störungen der Autoregulation sind allerdings beim neurochirurgischen Patienten keine Seltenheit, so dass besondere Vorsicht geboten ist.

2.3.8 Zentraler Venendruck

Der intrakranielle Druck kann durch Veränderungen des zentralen Venendrucks bzw. des intrathorakalen Drucks auf zweierlei Weise beeinflusst werden:

— Der erhöhte Venendruck bzw. intrathorakale Druck wird retrograd auf die Jugular- und Vertebralvenen übertragen: **Der intrakranielle Druck steigt an.**
— Der gesteigerte intrathorakale Druck überträgt sich auf die Periduralvenen des Thorax, so dass der Liquordruck zunimmt.

Faktoren, die durch diese Mechanismen den intrakraniellen Druck erhöhen können, sind z. B.:

— Husten und Pressen,
— erhöhter intraabdominaler Druck,
— Kopf-Tieflagerung,
— Beatmung mit PEEP und/oder hohen Atemzugvolumina.

Der intrakranielle Druck schwankt normalerweise mit der Atmung. Die *Atemschwankungen des intrakraniellen Drucks* verlaufen gleichsinnig mit dem intrathorakalen Druck: Abfall bei Inspiration und Anstieg bei Exspiration. Unter maschineller Beatmung kehrt sich diese Beziehung um: Anstieg bei Inspiration, Abfall bei Exspiration. Ein PEEP kann den intrakraniellen Druck zusätzlich steigern.

2.3.9 Körpertemperatur

Abfall der Körpertemperatur senkt den Hirnstoffwechsel und die Hirndurchblutung sowie nachfolgend den intrakraniellen Druck. Anstieg der Körpertemperatur hat den gegenteiligen Effekt.

2.3.10 Hirnödem und Hirnschwellung

Als Hirnödem wird eine Zunahme des intrazellulären und/oder extrazellulären Wassergehalts des Gehirns bezeichnet, die bei entsprechender Ausprägung zu klinischen Zeichen und Symptomen führt. Ein Hirnödem kann durch eine Reihe verschiedener pathologischer Zustände hervorgerufen werden: Hirntumoren, Ischämie, Trauma und Infektionen. Zwei Formen von Hirnödemen werden unterschieden:

— Vasogenes Hirnödem, bedingt durch Störungen der Blut-Hirn-Schranke und gekennzeichnet durch Zunahme des extrazellulären Wassergehalts;
— zytotoxisches Hirnödem, gekennzeichnet durch eine abnorme Zunahme des intrazellulären Wassergehalts.

Diese Einteilung setzt Hirnschwellung und Hirnödem gleich, berücksichtigt allerdings nicht die anderen Formen einer intrakraniellen Volumenzunahme, die in den drei anatomischen Kompartimenten des Hirns auftreten können (▶ Tab. 41-1). Diese Kompartimente sind:

— Zerebrale Blutgefäße: Arterien, Kapillaren und Venen;
— Hirnzellen;
— Extrazellulärflüssigkeit, bestehend aus interstitieller Flüssigkeit und Liquor.

Vasogenes Hirnödem

Das vasogene Ödem ist gekennzeichnet durch eine Zunahme des *extrazellulären* Volumens. Sie gilt als häufigste Form des Hirnödems und entsteht durch Störungen der Blut-Hirn-Schranke mit gesteigerter Permeabilität der Hirnkapillaren und Extravasation von Flüssigkeit, vor allem in der weißen Substanz des Gehirns. Die wichtigsten Auslöser sind Hirntraumen, Tumoren, Entzündungen und Infektionen sowie bestimmte Formen zerebrovaskulärer Schädi-

Tab. 41-1	Klassifikation der intrakraniellen Volumenzunahme

extrazelluläres Ödem
— vasogenes Ödem
— osmotisches Ödem
— Hydrozephalus-Ödem
— Kompressionsödem

Zellschwellung
— ischämisches Hirnödem
— zytotoxisches Hirnödem
— metabolische Speicherung

erhöhtes zerebrales Blutvolumen
— arterielle Dilatation
— venöse Obstruktion

gungen. Die Zusammensetzung der Ödemflüssigkeit hängt vor allem vom Grad der Störung der Blut-Hirn-Schranke ab und entspricht bei ausgeprägten Störungen weitgehend der des Plasmas.

Die Ödemflüssigkeit breitet sich unter dem Druck im Gefäßsystem – entsprechend den Druckgradienten – im Gewebe, hauptsächlich in der weißen Substanz, aus. Das Ausmaß des Ödems hängt vor allem von der Oberfläche der gestörten Blut-Hirn-Schranke und vom arteriellen Blutdruck als treibender Kraft ab.

! Ein hoher arterieller Blutdruck begünstigt die Geschwindigkeit der Ödembildung und die Ausbreitung der Ödemflüssigkeit im Hirngewebe.

Mit Wiederherstellung der Blut-Hirn-Schranke sistiert die Ödembildung, und die Flüssigkeit im Gewebe wird durch verschiedene Mechanismen wieder entfernt.

Auswirkungen. Durch die Ausbreitung der Ödemflüssigkeit im Gewebe wird die lokale Durchblutung wegen des erhöhten Drucks im Gewebe vermindert. Die zerebrale Glukoseaufnahme des gleichseitigen Kortex, in geringerem Maße auch des gegenseitigen Kortex sowie beidseitiger subkortikaler Strukturen und der weißen Substanz beider Hemisphären ist vermindert. Der reduzierte Hirnstoffwechsel soll durch biologisch aktive Substanzen (u. a. Katecholamine, Prostaglandine) bedingt sein. Die für den Kliniker wichtigste Auswirkung des Ödems ist der Anstieg des intrakraniellen Drucks.

⚡ Das vasogene Hirnödem kann zum Anstieg des intrakraniellen Drucks mit lebensbedrohlicher Kompression des Hirnstamms führen.

Ischämisches Hirnödem

Zu Beginn besteht beim ischämischen Hirnödem nur eine Zunahme des *intrazellulären* Wasser- und Natriumgehalts; dabei ist die Blut-Hirn-Schranke zunächst noch intakt. Im weiteren Verlauf führt aber die reduzierte Durchblutung zu Störungen der Blut-Hirn-Schranke mit Extravasation von Serumproteinen, und es entwickelt sich auch ein vasogenes Ödem. Als wichtigster Mechanismus der ischämischen Ödembildung gilt das Versagen der energieabhängigen Natrium-Kalium-Pumpe in der Zellmembran, wodurch Natrium aus der Zelle in den Extrazellulärraum befördert wird und so dem Einstrom von Wasser aus dem Extrazellulärraum in die Zelle entgegenwirkt. Das Versagen der Natrium-Kalium-Pumpe und die intrazelluläre Ödembildung treten erst auf, wenn ein bestimmter Schwellenwert der Hirndurchblutung unterschritten wird. Liegt hingegen eine komplette Ischämie vor, kann sich kein ischämisches Hirnödem entwickeln.

Postischämisches Hirnödem. Wird die Durchblutung nach vollständiger Ischämie wiederhergestellt, kann sich anschließend ein sog. postischämisches Hirnödem entwickeln. Das postischämische Hirnödem kann aber auch nach Wiederaufnahme der Durchblutung in einem längere Zeit minderdurchbluteten Hirnareal auftreten. Des Weiteren kann sich nach prolongierter Ischämie oder ungenügender postischämischer Reperfusion das Hirnödem weiterentwickeln, und der intrakranielle Druck kann auf kritische Werte ansteigen. Schließlich werden die Zellen irreversibel geschädigt, und die Blut-Hirn-Schranke bricht zusammen.

Zytotoxisches Hirnödem

Dieser Begriff wird häufig mit dem des ischämischen Hirnödems gleichgesetzt, sollte sich aber auf intrazelluläre Ödemformen beschränken, die durch Einwirkung toxischer Substanzen entstehen oder deren Mechanismus nicht geklärt werden kann.

Osmotisches Ödem

Diese extrazelluläre Ödemform entsteht, wenn die Plasmaosmolarität geringer ist als die des Hirngewebes, die Blut-Hirn-Schranke aber intakt ist, da sich nur so ein osmotischer Gradient entwickeln kann. Zu den wichtigsten Ursachen einer verminderten Plasmaosmolarität gehören:
— exzessive Zufuhr hypoosmolarer Infusionslösungen,
— unangemessene Sekretion von ADH,
— Pseudotumor cerebri,

— exzessive Hämodialyse bei Patienten mit Nierenversagen.

Des Weiteren kann ein osmotisches Ödem auftreten, wenn die Gewebeosmolarität trotz normaler Plasmaosmolarität erhöht ist, z. B. wenn Proteine aus intrazerebralen Hämatomen in der Resolutionsphase in das Hirngewebe freigesetzt werden.

Kompressionsödem

Wird der zerebrale Liquorfluss durch Massenzunahme unterbrochen, kann sich, bei zunächst intakter Blut-Hirn-Schranke, ein extrazelluläres Kompressionsödem entwickeln. Diese Ödemform tritt häufiger bei benignen Tumoren auf, des Weiteren bei Verschiebung oder Herniation von Hirnteilen.

Hydrozephalus-Ödem

Die Blockade der Liquorwege führt zur Erweiterung der proximal davon gelegenen Cavi und zur retrograden Zunahme des extrazellulären Kompartiments. Bei akutem Hydrozephalus entwickelt sich bereits frühzeitig ein periventrikuläres Ödem mit schwammartigem Aussehen der Gewebe. Die Astrozyten schwellen selektiv an, atrophieren dann und gehen schließlich unter. Das durch Hydrozephalus hervorgerufene Ödem entsteht durch die Stase des zerebralen Liquors und durch Reflux von Liquor in das periventrikuläre Gewebe, bedingt durch den Anstieg des intraventrikulären Drucks. Ein anhaltendes oder progredientes periventrikuläres Ödem führt zur Abnahme der lokalen Durchblutung und vermutlich auch zu zerebralen Funktionsstörungen.

2.4 Gesteigerter intrakranieller Druck

Der **normale intrakranielle Druck** beträgt beim liegenden Patienten **10–15 mmHg;** ein anhaltender Anstieg des intrakraniellen Drucks auf über 50 mmHg gilt als sicher pathologisch, während kurzfristige Anstiege auf über 30 mmHg beim Husten und Pressen normal sind. Als obere Grenze für *Tagesmittelwerte* werden 30 mmHg angesehen.

Pathologische Anstiege des intrakraniellen Drucks entstehen vor allem durch **raumfordernde intrakranielle Prozesse,** z. B.:
— Hirntumor,
— Hirnabszess,
— Hirnödem,
— intrakranielle Blutungen,
— Störungen der Liquorsekretion, -resorption oder -zirkulation.

Daneben spielen **sekundäre Faktoren** im Zusammenhang mit der Narkose und Intensivbehandlung eine wichtige Rolle:
— Husten und Pressen bei der endotrachealen Intubation,
— hirndurchblutungssteigernde Anästhetika und Pharmaka,
— falsche Einstellung des Beatmungsgeräts,
— Hyperkapnie und Hypoxie,
— falsche Lagerung des Patienten mit Abflussbehinderung des Hirnvenenblutes,
— zu flache Narkose mit Blutdruckspitzen auf Schmerzreize,
— falsche Infusionstherapie, z. B. Zufuhr hypotoner Lösungen.

2.4.1 Beziehung zwischen intrakraniellem Volumen und Druck

Wenn einer der intrakraniellen Bestandteile – Hirn, Liquor, Blut – an Volumen zunimmt, müsste nachfolgend auch der intrakranielle Druck ansteigen, weil der Schädel eine starre Kapsel ist. Dies ist jedoch nicht zwangsläufig der Fall, da kompensatorisch das Volumen der anderen Bestandteile innerhalb gewisser Grenzen abnehmen kann. Solche **Kompensationsmechanismen** als Reaktion auf eine intrakranielle Volumenzunahme sind:
— Verschiebung von Liquor in den spinalen Subarachnoidalraum.
— Vermehrte Resorption von Liquor in den Villi arachnoidales.
— Verschiebung von Hirnvenenblut in die großen intrathorakalen Venen.

Das Verhalten des intrakraniellen Drucks in Beziehung zu intrakraniellen Volumenänderungen lässt sich vereinfacht durch eine **Druck-Volumen-Kurve** darstellen; sie beschreibt die Volumendehnbarkeit bzw. **intrakranielle Compliance** (▶ Abb. 41-3). An der hyperbolischen Kurve lassen sich drei klinisch wichtige Anteile unterscheiden:
— **Ein horizontaler Anfangsteil,** der eine hohe Compliance kennzeichnet, d. h., in diesem Abschnitt der Kurve führt eine Massenzunahme noch zu keinen wesentlichen Veränderungen des intrakraniellen Drucks.
— **Ein Zwischenteil,** der ein Übergangsstadium kennzeichnet, bei dem weitere Volumenzunahmen den intrakraniellen Druck deutlich steigern.
— **Ein steiler Endteil,** der eine erschöpfte Compliance kennzeichnet, bei der bereits geringe weitere Volumenzunahme einen massiven Anstieg des intrakraniellen Drucks auslöst. Ist dieser Abschnitt der Kurve erreicht, kann kein Liquor mehr in den Spinalkanal verschoben werden.

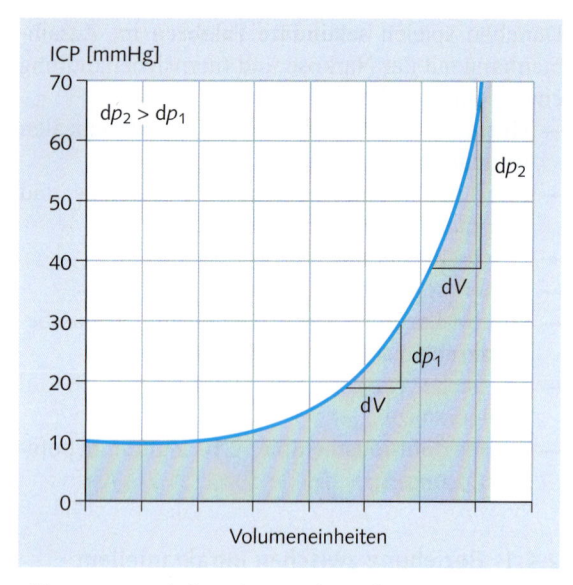

Abb. 41-3 Verhalten des intrakraniellen Drucks (ICP) in Beziehung zu Volumenänderungen der intrakraniellen Bestandteile.
Die gezeigte Kurve beschreibt das Verhalten der intrakraniellen Compliance (Volumendehnbarkeit). Im horizontalen Anfangsteil (hohe Compliance) verändern intrakranielle Massenzunahmen den intrakraniellen Druck nicht wesentlich. Im Übergangsstadium (Zwischenteil) steigt der intrakranielle Druck bei Massenzunahme deutlich an. Im steilen Endteil ist die Compliance erschöpft: Bereits geringe Volumenzunahme führt zu massivem Anstieg des intrakraniellen Drucks.

Erfolgt die intrakranielle Massenzunahme *langsam*, so wird zumeist auch eine erhebliche intrakranielle Volumenzunahme durch die beschriebenen Mechanismen kompensiert, während eine rasche Zunahme des Volumens die Kompensationsmechanismen schnell erschöpft.

Klinisch ist noch wichtig, dass Volumenveränderungen verschiedener intrakranieller Bestandteile *additiv* wirken. So kann z. B. bei einem Patienten mit geringem traumatischen Hirnödem und normalem intrakraniellen Druck die Volumen-Druck-Kurve durch sekundäre Faktoren wie Hyperkapnie oder Hypoxie weit nach links verschoben werden, so dass ein gefährlicher Anstieg des intrakraniellen Drucks eintritt.

Überprüfung der intrakraniellen Compliance. Bei einem Patienten kann der über einen Druckaufnehmer gemessene intrakranielle Druck noch im Normbereich liegen, obwohl die Compliance bzw. die Kompensationsmechanismen schon erheblich eingeschränkt sind. Hier könnte bereits eine geringe weitere Zunahme des intrakraniellen Volumens, z. B. im Zusammenhang mit bestimmten perioperativen Maßnahmen, einen steilen Anstieg des intrakraniellen Drucks, gefolgt von neurologischen Störungen oder Schädigungen, hervorrufen.

Um die intrakranielle Compliance bei diesen gefährdeten Patienten zu überprüfen, wird 1 ml Flüssigkeit über einen Katheter in einen Hirnventrikel injiziert und die nachfolgende Reaktion des intrakraniellen Drucks gemessen. **Anstiege des intrakraniellen Drucks um mehr als 4 mmHg** gelten hierbei als Zeichen einer erheblichen intrakraniellen Massenzunahme mit geringer intrakranieller Compliance bzw. erschöpften Kompensationsmechanismen.

2.4.2 Auswirkungen

Steigt der intrakranielle Druck in den pathologischen Bereich an, so drohen vor allem drei Gefahren:
— **Der zerebrale Perfusionsdruck fällt ab,** wenn der arterielle Blutdruck nicht kompensatorisch ansteigt. Ein kompensatorischer Anstieg des arteriellen Blutdrucks ist jedoch nur begrenzt möglich und außerdem in Narkose meist abgeschwächt oder sogar aufgehoben. Sinkt der zerebrale Perfusionsdruck unter einen bestimmten Grenzwert, nimmt die Hirndurchblutung ab – eine **zerebrale Ischämie** ist die Folge.

! Der zerebrale Perfusionsdruck (CPP) sollte bei Erwachsenen mit erhöhtem intrakraniellen Druck > 70 mmHg betragen, bei Kindern mindestens 40–50 mmHg.

— **Die Hirndurchblutung kann regional abnehmen,** obwohl die globale Hirndurchblutung unverändert geblieben ist. Durch die regionale Ischämie können **umschriebene Hirnschädigungen** entstehen.
— **Teile des Gehirns werden eingeklemmt (Herniation,** ▶ Abb. 41-4). Diese Komplikation kann akut auftreten und rasch zum Tode führen! Besonders gefährlich ist die Einklemmung der *Kleinhirntonsillen im Foramen magnum:* Hierdurch wird der untere Hirnstamm mit den Kreislauf- und Atemzentren komprimiert. Außerdem können Teile der Hemisphären, meist der Temporallappen, unter der Falx cerebri oder dem Tentoriumschlitz eingeklemmt werden. Typische Ursache ist ein **epidurales Hämatom,** daneben kann jedoch jede andere intrakranielle Massenzunahme zur Einklemmung von Hirnteilen führen.

2.4.3 Klinische Zeichen

Die klinischen Zeichen des gesteigerten intrakraniellen Drucks sind unspezifisch und beim anästhesierten oder sedierten und beatmeten Patienten

2 Grundlagen der Neuroanästhesie

rapie zu erhalten, wird daher der intrakranielle Druck, bei entsprechender Indikation, direkt gemessen.

2.4.4 Messung

Für die Messung des intrakraniellen Drucks stehen klinisch verschiedene Methoden zur Verfügung (▶ Abb. 41-5):
— Messung des Drucks in den Hirnventrikeln,
— subarachnoidale Druckmessung,
— epidurale Druckmessung,
— intraparenchymale Druckmessung.

Die Vor- und Nachteile der einzelnen Verfahren sind in ▶ Tabelle 41-2 zusammengefasst.

Ventrikeldruckmessung. Bei diesem Verfahren wird über ein frontales Bohrloch ein Kunststoffkatheter in das Vorderhorn eines Seitenventrikels eingeführt, mit physiologischer Kochsalzlösung gefüllt und mit einem Druckaufnehmer und Druckverstärker verbunden (siehe Abb. 41-5). Mit Hilfe der Druckmesseinrichtung kann der Ventrikeldruck kontinuierlich gemessen und auch aufgezeichnet werden. Der Druckaufnehmer wird entweder direkt auf dem Kopf des Patienten angebracht oder neben dem Bett, etwa in Höhe des Foramen Monroi. Eine kontinuierliche Druckspülung wird nicht eingesetzt.
— **Vorteile der Methode:** Liquor kann zu diagnostischen und therapeutischen (Druckentlastung) Zwecken entnommen werden.
— **Nachteile:** Bei generalisierter Hirnschwellung lässt sich der Katheter nur schwer einführen; außerdem wird der Katheter leicht durch Blut und Gewebe verlegt; daneben besteht auch eine erhöhte Infektionsgefahr für das Gehirn.

Subarachnoidale Druckmessung. Bei diesem Verfahren wird der intrakranielle Druck über eine subarachnoidale Schraube oder einen subdural platzierten Katheter gemessen. Hierzu wird die Schraube über ein frontales Bohrloch nach ausreichender Eröffnung von Dura und Subarachnoidea bis in den Subduralraum bzw. Subarachnoidalraum vorgeschoben (siehe Abb. 41-5). In die Schraube wird ein Druckaufnehmer platziert, der in direktem Kontakt mit dem Subarachnoidalraum steht, oder aber ein Katheter unter der Dura vorgeschoben.
— **Vorteile der Methode:** leicht und unabhängig von der Größe der Hirnventrikel einzuführen, erfordert keine Penetration des Hirngewebes, steht nicht in direkter Verbindung mit den Hirnventrikeln.

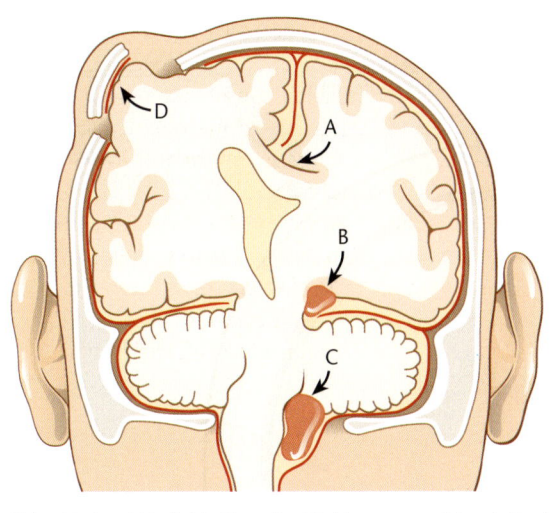

Abb. 41-4 Möglichkeiten der Einklemmung (Herniation) des Gehirns:
A) zingulär,
B) unkal,
C) zerebellär oder tonsillär,
D) am Schädeldach.

häufig nicht nachweisbar. Als typische Zeichen gelten:
— Kopfschmerzen,
— Erbrechen,
— Bewusstseinstrübung,
— Nackensteife.

Mit zunehmender Kompression und Verschiebung des Gehirns durch den weiter ansteigenden Druck tritt das klinische Bild der Einklemmung von Hirnteilen auf:

Zeichen der Einklemmung:
— Bewusstlosigkeit
— Streckstellung der Extremitäten
— maximale Miose oder träge Lichtreaktion
— Atemstörungen
— zunehmende Pupillendilatation (Kompression des N. oculomotorius)
— Erlöschen der Schmerzreaktion
— Zusammenbruch von Atem- und Herz-Kreislauf-Funktion

Die Beurteilung der Einklemmungszeichen wird beim anästhesierten oder sedierten und relaxierten Patienten erschwert. Außerdem können diese Zeichen nicht nur durch einen Anstieg des intrakraniellen Drucks, sondern auch durch ein **akutes Mittelhirn- bzw. Bulbärhirnsyndrom bei primärer Hirnstammschädigung** hervorgerufen werden.

Um die Höhe des intrakraniellen Drucks zu objektivieren und eine rationale Basis für die The-

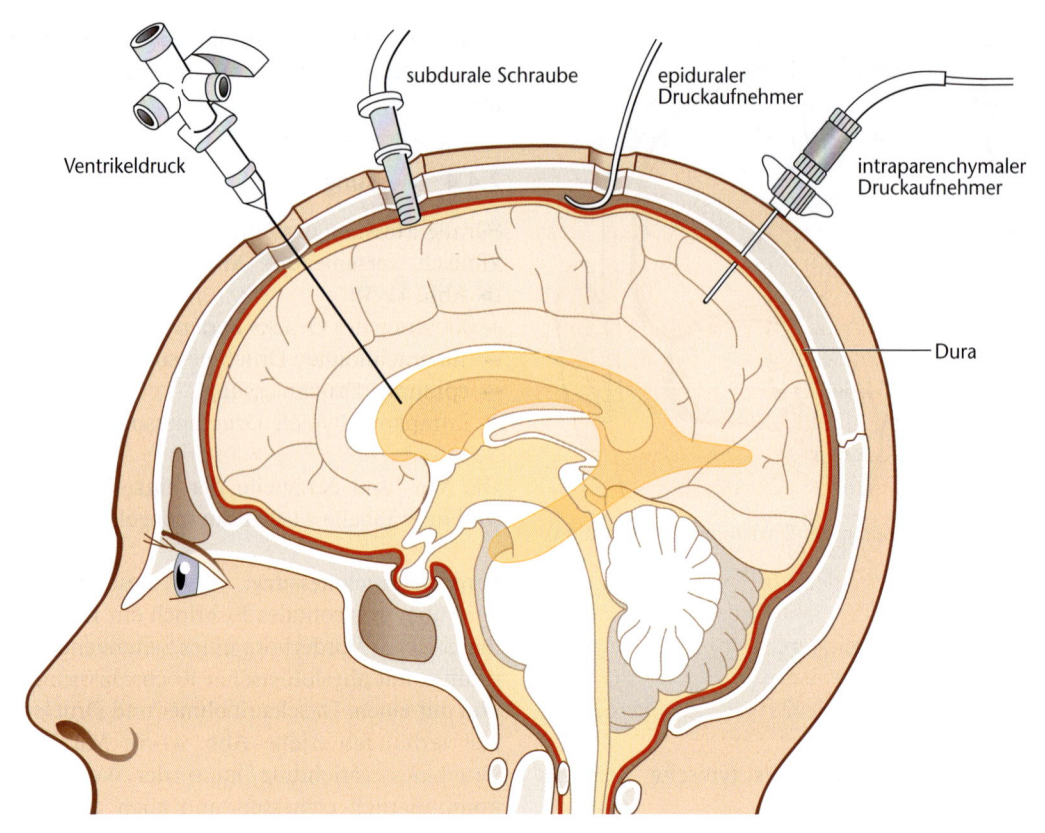

Abb. 41-5 Verschiedene Methoden zur Messung des intrakraniellen Drucks.

— **Nachteile:** Infektionsrisiko wie bei Ventrikeldruckmessung; Liquordrainage nicht möglich, Volumen-Druck-Kurve nicht bestimmbar, hohe Drücke können das Messsystem blockieren.

Intraparenchymale ICP-Messung. Bei diesem Verfahren wird der Gewebedruck direkt über einen in die graue Substanz der Hirnrinde vorgeschobenen fiberoptischen Katheter gemessen; hieraus ergeben

Ort der Messung	Vorteile	Nachteile
peridural	einfach durchführbar, kaum Infektionen	technische und methodische Messfehler, relativ teuer
subdural	alternativ, wenn andere Verfahren nicht durchführbar, Möglichkeit der Rekalibrierung	Liquorverlust, Infektionsgefahr, Verlegung des Katheters
intraparenchymal	direkte Messung des Gewebedrucks, läsionsnahe Messung möglich	Duraeröffnung erforderlich, Rekalibrierung nicht möglich
ventrikulär	Liquoruntersuchung möglich, Entlastung durch Liquorentzug, Rekalibrierungsmöglichkeit, hohe Messgenauigkeit	Falschmessung bei Ventrikelkompression, technisch-operativ relativ schwierig, Liquorverlust, Infektionsgefahr
lumbal	einfach durchzuführen	Liquorverlust mit Gefahr der Einklemmung, Infektion, zu niedrige Messwerte, da läsionsfern (Druckgradienten)

Tab. 41-2 Vor- und Nachteile verschiedener ICP-Meßmethoden (Pfenninger, 1997)

sich Vorteile bei der Beurteilung eines Hirnödems oder von Störungen der regionalen Kapillardurchblutung. Im Vergleich zur Ventrikeldruckmessung ist das System einfacher einzuführen, weist einen geringeren Durchmesser auf und ist weniger traumatisierend für das Hirngewebe. Möglicherweise ist auch die Infektionsgefahr geringer, da keine Flüssigkeitssäule vorhanden ist.

Epidurale Druckmessung. Bei dieser Methode wird ebenfalls ein frontales Bohrloch angelegt, über das entweder ein Miniaturdruckaufnehmer (z. B. Gaeltec-Tipkatheter) direkt zwischen Dura und Knochen vorgeschoben wird (siehe Abb. 41-5), oder der Druckaufnehmer, ähnlich wie bei der subarachnoidalen Schraube, in einer passenden Hülse im Bohrloch selbst platziert wird, wo er in direktem Kontakt mit der nicht eröffneten Dura steht.

Unter normalen Bedingungen besteht eine sehr gute Übereinstimmung zwischen dem epidural und ventrikulär gemessenen Druck; hierbei scheint der epidurale Druck lediglich 1–2 mmHg höher als der ventrikuläre Druck zu sein. Störungsmöglichkeiten der Messung ergeben sich aus der Beziehung zwischen Druckaufnehmermembran und der Dura sowie aus dem Einfluss der Dura auf den gemessenen Druck: Zwar muss der Druckaufnehmer in direktem Kontakt mit der Dura stehen, darf sie jedoch nicht eindrücken. Außerdem muss der Druckaufnehmer koplanar zur Dura liegen, weil sonst die Dura gestreckt und der gemessene Druck entsprechend verändert werden.

- **Vorteile der Methode:** weniger invasiv, geringe Infektionsgefahr, Nacheichung bei der Gaeltec-Sonde und auch bei der epiduralen Schraube in vivo möglich (hierzu wird der Druckaufnehmer etwas in die Schraube zurückgezogen), Auswechslung des Druckaufnehmers bei Defekten ohne weiteren Eingriff.
- **Nachteile:** Platzierung des Druckaufnehmers auf der Dura problematisch, Entnahme von Liquor nicht möglich, bei hohen intrakraniellen Drücken liegen die epiduralen teilweise erheblich über den Ventrikeldrücken.

Fiberoptische Messung (Camino-Sonde). Hierbei wird ein 4-F-fiberoptischer Katheter über ein 2-mm-Bohrloch subdural, intraparenchymal oder intraventrikulär vorgeschoben. An der Spitze des fiberoptischen Katheters befindet sich eine drucksensitive Membran, die Veränderungen des reflektierten Lichts registriert. Das fiberoptische Verfahren weist eine hohe Genauigkeit auf und gilt inzwischen als Standard der ICP-Messung. Eine Kalibrierung des Systems in vivo ist allerdings nicht möglich. Da bei Langzeitanwendung eine Drift auftritt, wird empfohlen, den Katheter nach ca. 5 Tagen zu entfernen. Von Nachteil ist des Weiteren, dass Liquorentnahmen über den Katheter nicht möglich sind.

Codman-Sonde. Hierbei handelt es sich um einen Miniatur-Transducer (Strain-Gauge-Transducer), dessen Durchmesser nur noch ein Drittel des fiberoptischen Katheterdurchmessers beträgt und der eine auch über mehrere Tage anhaltende Messgenauigkeit aufweisen soll.

Bei allen beschriebenen Verfahren wird der intrakranielle Druck *supratentoriell*, d. h. oberhalb der Konvexität des Kortex gemessen, wobei die ersten beiden Methoden den supratentoriellen Liquordruck direkt messen, während bei der epiduralen Methode der zwischen Dura und Knochen gemessene Druck dem Liquordruck gleichgesetzt wird.

Es muss jedoch beachtet werden, dass die supratentorielle Druckmessung eine Vereinfachung ist, weil sie Druckunterschiede bestimmter Abschnitte innerhalb des Schädels nicht berücksichtigt. Zwar sind in liegender Position die Drücke in den Seitenventrikeln und in der Cisterna magna gleich, bei intrakraniellen Raumforderungen fällt jedoch nicht selten der **infratentorielle Druck** (gemessen in der Cisterna magna) ab, während der supratentorielle Druck ansteigt. Außerdem ist die Druckbeziehung zwischen supra- und infratentoriell lageabhängig.

Klinisch werden vier Bereiche des intrakraniellen Drucks unterschieden:

Klinische Bereiche des intrakraniellen Drucks:
- 0–15 mmHg: normal
- 15–30 mmHg: leicht erhöht
- 30–50 mmHg: stark erhöht
- über 50 mmHg: pathologisch

Kurzdauernde Anstiege des intrakraniellen Drucks, z. B. beim Husten und Pressen, gelten nicht als Erhöhung des Hirndrucks. Echte intrakranielle Druckanstiege liegen erst vor, wenn ein bestimmter Wert für längere Zeit überschritten wird und nicht in den Normbereich zurückkehrt. **Klinisch gilt Folgendes:**
- Steigt der intrakranielle Druck auf über 20 mmHg, ist erhöhte Aufmerksamkeit geboten; auch sollte nach den Ursachen gesucht werden.
- Bei ICP-Werten von 20–25 mmHg sollte therapeutisch interveniert werden.
- Bei ICP-Werten unter 30 mmHg droht keine Einklemmung von Hirnteilen.

41 Neurochirurgie

— Tagesmitteldrücke von mehr als 30 mmHg werden im Allgemeinen nicht überlebt.
— Bei Druckwerten ab 50 mmHg beginnt der kritische Bereich für eine Einklemmung.

2.4.5 Wellenform des intrakraniellen Drucks

Blutdruck- und Atemschwankungen übertragen sich, wie zuvor beschrieben, auf die intrakranielle Druckkurve (▶ Abb. 41-6). Die Druckkurve kann wie eine arterielle Druckkurve („arterialisiert") aussehen, gelegentlich auch wie eine zentrale Venendruckkurve. Daneben können noch A-, B- und C-Wellen unterschieden werden.

A-Wellen (Plateauwellen), erstmals von Lundberg beschrieben, sind spontane, rasch eintretende Druckanstiege zwischen 50 und 100 mmHg, die ca. 15–20 min anhalten (siehe Abb. 41-6, unten). Plateauwellen treten nur auf, wenn der intrakranielle Druck bereits erhöht ist. Sie gehen häufig mit den klinischen Zeichen des erhöhten intrakraniellen Drucks einher und sollen auf einer Zunahme des zerebralen Blutvolumens beruhen.

! Klinisch ist wichtig, dass beim Auftreten von Plateauwellen der zerebrale Perfusionsdruck sehr stark abfallen kann, obwohl der arterielle Blutdruck häufig ansteigt.

Es scheint, dass Plateauwellen durch verschiedene exogene Stimuli wie z. B. Schmerzreize, endotracheale Intubation, chirurgische Reize usw. ausgelöst bzw. begünstigt werden können.

B-Wellen sind rhythmische Wellen niedriger Amplitude mit Drücken bis zu 50 mmHg (meist 20 bis 25 mmHg) und einer Frequenz von etwa 1/min. Sie sollen durch Schwankungen der Hirndurchblutung entstehen und sind von wesentlich geringerer Bedeutung als A-Wellen, sollen jedoch gelegentlich als deren Vorläufer auftreten.

C-Wellen sind rhythmische Wellen niedriger Amplitude mit Drücken bis zu 20 mmHg und einer Frequenz von etwa 6/min. Sie stehen in Beziehung zu periodischen Veränderungen des arteriellen Blutdrucks und sind, für sich genommen, ungefährlich.

Behandlung des erhöhten intrakraniellen Drucks siehe Abschnitt 5.6.

2.5 Intrakranielle Wirkungen von Anästhetika und Pharmaka

Anästhetika, Sedativ-Hypnotika und andere Pharmaka können die **Hirndurchblutung** direkt oder indirekt beeinflussen. Die **direkte Wirkung** besteht in einer Kontraktion oder Dilatation der Hirngefäße mit entsprechender Abnahme oder Zunahme der Hirndurchblutung. **Indirekte Wirkungen** auf den Hirnkreislauf entstehen hingegen durch Beeinflussung des Hirnstoffwechsels und/oder der Atem-

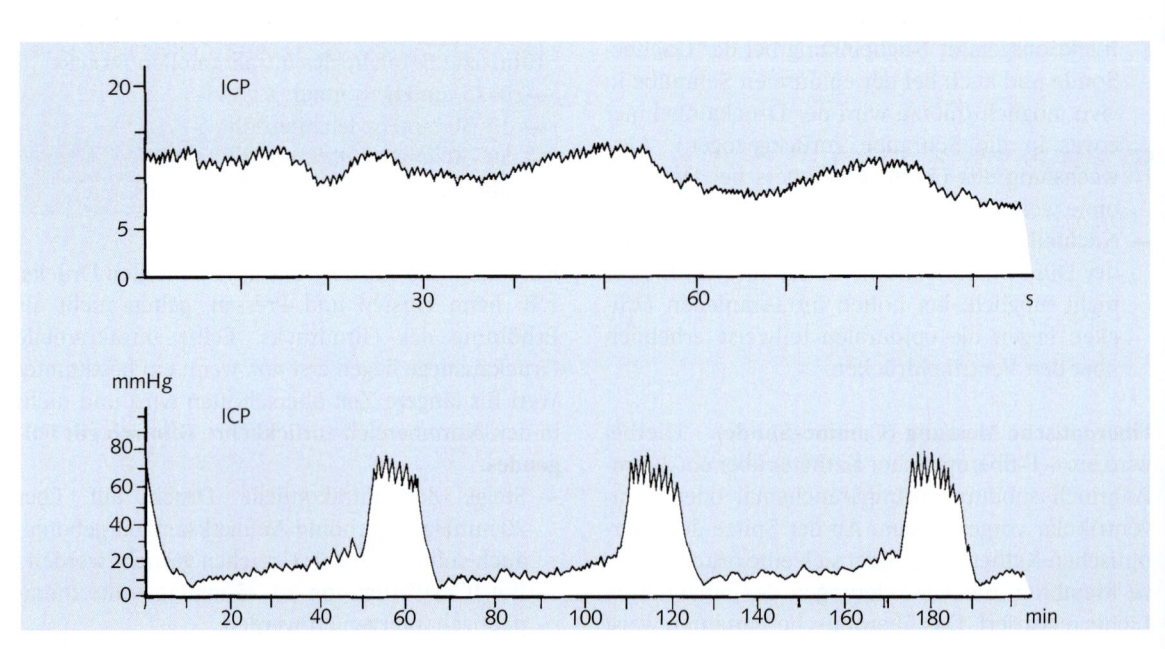

Abb. 41-6 *Oben:* normale Druckkurve.
Unten: A-Wellen (Plateauwellen nach Lundberg) zwischen 50 und 100 mmHg mit einer Dauer von ca. 15–20 min.

2 Grundlagen der Neuroanästhesie

funktion. Auswirkungen von Anästhetika auf den **intrakraniellen Druck** entstehen immer **sekundär** durch Veränderungen der Hirndurchblutung. Praktisch gilt Folgendes:

> ! — Anästhetika, die eine Zunahme der Hirndurchblutung bewirken, steigern den intrakraniellen Druck.
> — Umgekehrt führen Anästhetika, die eine Abnahme der Hirndurchblutung hervorrufen, zum Abfall des intrakraniellen Drucks.

Inhalationsanästhetika dilatieren die Hirngefäße und steigern die Hirndurchblutung und den intrakraniellen Druck, während die meisten **intravenösen Anästhetika** die Hirngefäße kontrahieren, so dass Hirndurchblutung und intrakranieller Druck abnehmen (▶ Tab. 41-3). Diese wichtigen Beziehungen müssen bei der Auswahl von Anästhetika für neurochirurgische Patienten berücksichtigt werden.

Hierbei muss beachtet werden, dass die Ergebnisse tierexperimenteller Untersuchungen häufig nicht mit den am Menschen erhobenen Befunden übereinstimmen; auch bestehen oft Unterschiede zwischen den verschiedenen Spezies; ebenso führen Interaktionen mit anderen Pharmaka sowie unterschiedliche methodische Ansätze zu widersprüchlichen Ergebnissen bei der gleichen Spezies.

2.5.1 Lachgas

Die Berichte über zerebrale Effekte von Lachgas (N_2O) sind außerordentlich variabel, vermutlich in erster Linie, weil die Substanz mit zahlreichen anderen Pharmaka kombiniert wird und außerdem Speziesunterschiede bestehen.

Hirndurchblutung und zerebraler Sauerstoffverbrauch. Die Wirkungen von N_2O auf den Hirnkreislauf des Menschen sind kontrovers. Während zahlreiche Untersucher keine Veränderung der Hirndurchblutung und eine Abnahme des zerebralen Sauerstoffverbrauchs um 15–20% mit 70% Lachgas beobachteten, fanden einige Autoren eine starke Zunahme der Hirndurchblutung von 60–100% sowie einen erheblichen Anstieg des Hirndrucks bei Patienten mit intrakranieller Raumforderung. Ähnliche Anstiege von CBF und ICP wurden auch bei Supplementierung volatiler Anästhetika oder Opioid-Basisnarkose mit N_2O beobachtet. Die Zunahme der Hirndurchblutung soll durch kontrollierte Hyperventilation nicht verhindert werden können.

Intrakranieller Druck. Lachgas kann den intrakraniellen Druck steigern, besonders wenn eine intrakranielle Raumforderung vorliegt. Die Wirkung kommt vermutlich **durch eine zerebrale Hyperämie** aufgrund einer zerebralen Vasodilatation mit Zunahme der Hirndurchblutung oder auch des zerebralen Blutvolumens zustande. Der Anstieg des intrakraniellen Drucks kann durch vorherige Zufuhr *von Barbituraten oder Benzodiazepinen* verhindert werden.

Autoregulation der Hirndurchblutung. Unter Lachgasanästhesie ist die Autoregulation erhalten, d.h., Blutdruckabfall oder Blutdruckanstieg innerhalb der Autoregulationsgrenzen verändern die Hirndurchblutung nicht, auch wird die Reaktivität der Hirngefäße auf CO_2 nicht beeinflusst.

Die **volatilen Inhalationsanästhetika** steigern Hirndurchblutung, zerebrales Blutvolumen und intra-

Tab. 41-3 Wirkungen von Anästhetika auf Hirndurchblutung und intrakraniellen Druck

Substanz	Hirndurchblutung	intrakranieller Druck
Barbiturate	↓	↓
Etomidat	↓	↓
Opioide	⟷ oder ↓	⟷ oder ↓
Benzodiazepine	↓	↓
Ketamin	↑ oder →	↑ oder →
Lachgas	⟷ oder ↑	⟷ oder ↑
Halothan	↑↑	↑↑
Enfluran	↑	↑
Isofluran	↑	↑
Desfluran	↑	↑
Sevofluran	↑	↑

kraniellen Druck, während gleichzeitig der Hirnstoffwechsel bzw. zerebrale Sauerstoffverbrauch gesenkt wird. Die Autoregulation der Hirndurchblutung wird aufgehoben; dieser Effekt ist in ▶ Abbildung 41-7 dargestellt.

Die zerebralen Wirkungen sind von der MAC bzw. eingestellten inspiratorischen Konzentration abhängig und werden unter klinischen Bedingungen durch die kardiovaskulären Wirkungen der Inhalationsanästhetika modifiziert: So kann ein starker Abfall des zerebralen Perfusionsdrucks durch höhere Anästhetikakonzentrationen entsprechend zu einem *Abfall* der Hirndurchblutung führen. Der zerebrale Sauerstoffverbrauch fällt zusammen mit dem Auftreten von Anästhesiezeichen im EEG schlagartig ab, danach in Abhängigkeit von der zugeführten Konzentration bzw. der Narkosetiefe. Die einzelnen Anästhetika unterscheiden sich quantitativ in ihren zerebralen Wirkungen: Halothan wirkt am stärksten zerebral vasodilatierend, gefolgt von Enfluran, Isofluran, Desfluran und Sevofluran, wobei die Unterschiede zwischen Enfluran und Isofluran klinisch ohne wesentliche Bedeutung sein sollen.

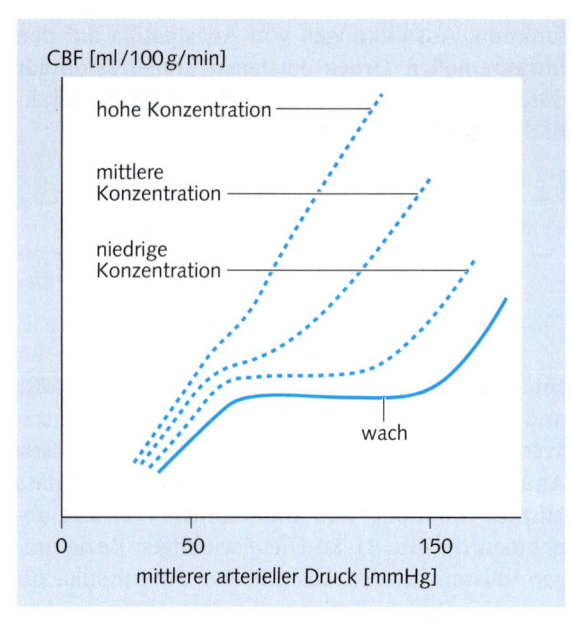

Abb. 41-7 Autoregulation der Hirndurchblutung unter dem Einfluss verschiedener Konzentrationen eines volatilen Inhalationsanästhetikums.
Bei hohen Konzentrationen ist die Autoregulation aufgehoben. Die Hirndurchblutung (CBF) folgt passiv dem Perfusionsdruck.

2.5.2 Isofluran

Hirndurchblutung und zerebraler Sauerstoffverbrauch. Isofluran steigert die Hirndurchblutung und nachfolgend den intrakraniellen Druck, während der Hirnstoffwechsel abnimmt. Mit 1,5–2 MAC nimmt der zerebrale Sauerstoffverbrauch um 50% ab, gleichzeitig tritt ein isoelektrisches EEG auf. Weitere Dosiserhöhung soll keine zusätzliche Senkung des Hirnstoffwechsels hervorrufen. Der Anstieg des intrakraniellen Drucks soll weniger ausgeprägt sein als unter Halothananästhesie. Die Reaktion der Hirngefäße auf CO_2 bleibt erhalten. Klinisch gilt Folgendes:

> Isofluran sollte bei Patienten mit erhöhtem intrakraniellen Druck nicht eingesetzt werden.

2.5.3 Sevofluran und Desfluran

Die Effekte von **Sevofluran** auf Hirndurchblutung, Hirnstoffwechsel und Hirndruck entsprechen im Tierexperiment denen von Isofluran. Die Hirndurchblutung nimmt bei Ratten unter 1 MAC um 35% zu, bei Kaninchen bleibt sie unverändert, während der zerebrale Sauerstoffverbrauch um ca. 50% abnimmt. Der intrakranielle Druck kann auch bei unveränderter Hirndurchblutung ansteigen, vermutlich durch eine Dilatation der Hirnvenen mit Zunahme des intrakraniellen Blutvolumens.

Desfluran bewirkt beim Hund in Konzentrationen von 0,5–2 MAC eine dosisabhängige Abnahme des zerebralen Sauerstoffverbrauchs mit Unterdrückung der kortikalen elektrischen Aktivität. Die Wirkungen auf die Hirndurchblutung hängen vom zerebralen Perfusionsdruck ab: Mit abfallendem Perfusionsdruck durch ansteigende Desflurankonzentrationen nimmt die Hirndurchblutung ab, steigt dagegen bei Konzentrationen von > 1 MAC an, wenn der zerebrale Perfusionsdruck durch Phenylephrin aufrechterhalten wird. Der intrakranielle Druck nimmt beim Hund unter Desfluran zu, vermutlich aufgrund der generalisierten zerebralen Vasodilatation, allerdings soll der Effekt nicht von der Dosierung abhängen. Bei neurochirurgischen Patienten entsprach die Hirndurchblutung unter 1 MAC Desfluran mit kontrollierter Hyperventilation der unter 1 MAC Isofluran; bis zu einer Konzentration von 1,5 MAC änderte sich die Hirndurchblutung nicht. Die Reaktivität auf $paCO_2$ blieb im Bereich von 25–35 mmHg erhalten. Ähnliche Befunde liegen auch von Patienten mit zerebrovaskulären Erkrankungen für Sevofluran vor. Bei Patienten mit supratentorieller Raumforderung kann der intrakranielle Druck mit 1 MAC Desfluran ansteigen.

2 Grundlagen der Neuroanästhesie

! Insgesamt unterscheiden sich die Wirkungen von Sevofluran und Desfluran auf Hirndurchblutung, Hirnstoffwechsel und intrakraniellen Druck nicht wesentlich von Isofluran. Bei Werten unterhalb von 1 MAC sind die zerebralen Wirkungen in der Regel minimal.

2.5.4 Klinische Bewertung der volatilen Inhalationsanästhetika

Neuere Untersuchungsergebnisse stellen die traditionell postulierte Entkopplung von zerebralem Sauerstoffverbrauch und Hirndurchblutung durch volatile Anästhetika in Frage. Auch sollen die Unterschiede zwischen den einzelnen Inhalationsanästhetika geringer sein als bislang angenommen und vor allem durch „Artefakte" der spezifischen Messmethoden bedingt sein. Insgesamt wird vor allem die Relevanz der zumeist tierexperimentell gefundenen Messergebnisse für die Praxis der Neuroanästhesie bezweifelt.

Hirndurchblutung. Ergebnisse von Messungen der Hirndurchblutung an Patienten zeigen, dass die einzelnen Inhalationsanästhetika in Konzentrationen von ca. 1 MAC zwar die regionale Hirndurchblutung in unterschiedlicher Weise beeinflussen, die Effekte auf die Gesamthirndurchblutung mit allen Substanzen jedoch gleich sind.

! Neue Hypothese: Alle volatilen Anästhetika wirken in geringem Maße zerebral vasodilatierend; bei den Auswirkungen auf die globale Hirndurchblutung bestehen zwischen den einzelnen Substanzen keine wesentlichen Unterschiede.

Bei der regionalen Hirndurchblutung ergeben sich hingegen Unterschiede, die allerdings nicht allein durch die Gefäßdilatation bedingt sein sollen; möglicherweise spielt hierbei die Freisetzung von Mediatoren wie NO, Prostaglandin o. Ä. eine Rolle.

Hirnstoffwechsel. Nach neuerer Ansicht trifft die traditionelle Lehrmeinung einer Entkopplung von Hirndurchblutung und Hirnstoffwechsel unter volatilen Anästhetika nicht zu. So soll zumindest bis zu Konzentrationen von 1 MAC die Kopplung zwischen Hirndurchblutung und zerebralem Glukoseverbrauch unter Halothan und Isofluran erhalten bleiben, während höhere Konzentrationen von Halothan (> 2 MAC) zu einer echten Entkopplung führen können. Des Weiteren müsse bedacht werden, dass die Wirkung eines volatilen Anästhetikums auf den Hirnstoffwechsel in hohem Maße durch andere während der Anästhesie zugeführte Substanzen beeinflusst werde.

Zerebrales Blutvolumen. Aufgrund von Tierexperimenten wird angenommen, dass Isofluran, Desfluran und Sevofluran zu quantitativ gleichartigen Veränderungen des zerebralen Blutvolumens führen.

Intrakranieller Druck. Nach wie vor besteht kein Zweifel, dass Isofluran, Desfluran und Sevofluran den intrakraniellen Druck steigern können, allerdings liegen hierzu nur wenige Untersuchungen am Menschen vor. Aufgrund von klinischen Untersuchungen ergibt sich Folgendes: Die einzelnen Inhalationsanästhetika steigern in gleicher Weise den intrakraniellen Druck bei neurochirurgischen Patienten. Dieser Effekt tritt unter Hypokapnie (kontrollierte Hyperventilation) nicht auf. Ungünstige Auswirkungen auf die neurologische Prognose sind bislang nicht nachgewiesen worden.

Schlussfolgerungen. Die zerebrovaskulären Unterschiede zwischen volatilen Anästhetika sind zwar vorhanden, aber wesentlich geringer als bislang angenommen. Halothan, Enfluran, Isofluran, Desfluran und Sevofluran können die Hirndurchblutung, das zerebrale Blutvolumen und den intrakraniellen Druck steigern, ohne dass bislang ungünstige Auswirkungen auf die Prognose nachgewiesen worden sind. Alle drei Effekte können durch Hypokapnie bzw. kontrollierte Hyperventilation verhindert werden. Nach Todd ist die verbreitete Ansicht, volatile Anästhetika seien nur bei einem ganz kleinen Prozentsatz neurochirurgischer Patienten anwendbar, nicht gerechtfertigt.

2.5.5 Barbiturate

Hirndurchblutung und zerebraler Sauerstoffverbrauch. Barbiturate vermindern dosisabhängig die Hirndurchblutung und den zerebralen Sauerstoff- und Glukoseverbrauch. Die Abnahme der Hirndurchblutung beruht vermutlich auf der hirnstoffwechselsenkenden Wirkung der Barbiturate. Der Effekt tritt erst nach anästhetischen Dosen auf, sedierende Dosen bleiben ohne wesentlichen Einfluss.

Die Wirkung auf den Hirnkreislauf ist maximal ausgeprägt mit Dosen, die zu einem **isoelektrischen EEG** führen; hierbei sind Hirndurchblutung und Hirnstoffwechsel um etwa 50 % vermindert; zusätzliche Dosen haben *keinen* weiteren Effekt mehr auf beide Parameter. Allerdings kann bereits nach Zufuhr einer einzelnen Dosis eine **akute Toleranz** gegenüber den Wirkungen der Barbiturate auf Hirndurchblutung und Hirnstoffwechsel auftreten.

Intrakranieller Druck. Aufgrund der hirndurchblutungssenkenden Wirkung nimmt unter der Zufuhr von Barbituraten der intrakranielle Druck ab. Dieser Effekt wird bei der Behandlung des erhöhten intrakraniellen Drucks ausgenutzt (siehe Abschnitt 5.6.3); auch sind die Barbiturate wegen dieser Wirkung besonders zur **Narkoseeinleitung bei Patienten mit erhöhtem intrakraniellen Druck** geeignet. Außerdem schützen die Barbiturate bei ausreichender Dosierung vor den hirndrucksteigernden Wirkungen von Laryngoskopie, endotrachealer Intubation und endobronchialem Absaugen.

Autoregulation der Hirndurchblutung. Barbiturate beeinflussen nicht die Autoregulation oder die CO_2-Reaktivität der Hirngefäße.

2.5.6 Propofol

Die zerebrovaskulären Effekte von Propofol entsprechen im Wesentlichen denen der Barbiturate und denen von Etomidat.

Hirndurchblutung und zerebraler Sauerstoffverbrauch. Propofol bewirkt eine dosisabhängige Abnahme des zerebralen Sauerstoffverbrauchs und der Hirndurchblutung. Wie bei den Barbituraten führt eine Dosissteigerung nach Erreichen der Isolektrizität im EEG nicht zu einer weiteren Abnahme von $CMRO_2$ und CBF. Befunde aus Tierexperimenten weisen darauf hin, dass die Abnahme der Hirndurchblutung unter Propofol durch die Verminderung des Hirnstoffwechsels bedingt ist.

Intrakranieller Druck. Propofol senkt, wie die Barbiturate und Etomidat, den intrakraniellen Druck. Allerdings ist zu beachten, dass unter Propofol, abhängig von Dosis, Injektionsgeschwindigkeit und Blutvolumen des Patienten, der zerebrale Perfusionsdruck abfallen kann.

CO_2-Reaktivität und Autoregulation. Die CO_2-Reaktivität der Hirngefäße bleibt selbst unter hohen Propofoldosen erhalten. Demgegenüber sind die Wirkungen auf die Autoregulation der Hirndurchblutung beim Menschen nicht eindeutig geklärt. Im Tierexperiment ergab sich eine Speziesabhängigkeit: Beim Hund soll die Autoregulation erhalten bleiben, bei der Ratte wird sie aufgehoben.

EEG-Aktivität. Es liegen Einzelberichte über generalisierte Krampfanfälle und abnorme EEG-Muster durch Propofol vor, jedoch sind epileptogene Effekte bisher nicht durch systematische Untersuchungen belegt worden.

2.5.7 Etomidat

Hirndurchblutung und zerebraler Sauerstoffverbrauch. Unter Etomidat nehmen Hirndurchblutung und zerebraler Sauerstoffverbrauch um 30 bis 50% ab. Nach einer Einzelinjektion von Etomidat werden innerhalb weniger Minuten die Ausgangswerte wieder erreicht.

EEG-Aktivität. Etomidat kann ein isoelektrisches EEG hervorrufen, jedoch können, in Verbindung mit den typischen Myokloni, Spikes vorangehen. Eine Krampfaktivität tritt jedoch bei sonst gesunden Patienten nicht auf. Bei Patienten mit Krampfleiden können niedrige Dosen von Etomidat „echte" Krämpfe auslösen.

Intrakranieller Druck. Etomidat senkt, bedingt durch die Abnahme der Hirndurchblutung, vorübergehend den intrakraniellen Druck. Die Wirkung ist jedoch weniger ausgeprägt als bei den Barbituraten.

Autoregulation der Hirndurchblutung. Die zerebrale Autoregulation und die CO_2-Reaktivität der Hirngefäße bleiben unter Etomidat erhalten.

2.5.8 Ketamin

Zu den Wirkungen von Ketamin auf den Hirnkreislauf und den Hirnmetabolismus liegen widersprüchliche Untersuchungsergebnisse von Tier und Mensch vor. Bei erhaltener Autoregulation und Normokapnie soll der in frühen Untersuchungen beschriebene Anstieg der Hirndurchblutung und des intrakraniellen Drucks beim Menschen nicht auftreten. Die Autoregulation der Hirndurchblutung und die CO_2-Reaktivität der Hirngefäße sollen durch Ketamin nicht beeinflusst werden. Andererseits fanden Langsjö et al. (2003) in einer Untersuchung an unprämedizierten Freiwilligen einen Anstieg der globalen Hirndurchblutung unter subanästhetischen Konzentrationen von S-Ketamin um 13,7%, unter anästhetischen Konzentrationen von 36,4%, während sich mit beiden Konzentrationen die zerebrale Sauerstoff- und Glukoseaufnahme nicht wesentlich veränderten. Das zerebrale Blutvolumen nahm unter der anästhetischen Konzentration von S-Ketamin um 52% zu.

Andererseits fanden Bourgoin et al. (2003) bei kontrolliert beatmeten Patienten mit schwerem Schädel-Hirn-Trauma unter einer kontinuierlichen Ketamin-Midazolam-Infusion im Vergleich mit einer Sufentanil-Midazolam-Gruppe keine Unterschiede im Verhalten des intrakraniellen Drucks und des zerebralen Perfusionsdrucks.

Neuroprotektive Effekte konnten weder für Ketamin-Racemat noch für das S-Enantiomer nachgewiesen werden.

2.5.9 Opioide

Die Wirkungen der Opioide auf Hirndurchblutung, Hirnstoffwechsel und intrakraniellen Druck sind variabel und sollen durch die bei den Untersuchungen angewandte Basisanästhesie beeinflusst werden. Werden vasodilatierend wirkende Anästhetika eingesetzt, sollen die Opioide eine zerebrale Vasokonstriktion auslösen, während bei vasokonstriktorisch wirkenden Anästhetika kein Effekt nachweisbar ist oder aber die Hirndurchblutung sogar zunimmt. Ähnliche Effekte waren auch zu beobachten, wenn die Opioide ohne Basisanästhesie zugeführt wurden.

Morphin

Analgetische Dosen von Morphin beeinflussen die Hirndurchblutung und den Hirnmetabolismus nicht wesentlich, solange eine Atemdepression und Hyperkapnie vermieden werden. Anästhetische Dosen von Morphin (3 mg/kg) in Kombination mit Lachgas haben beim Menschen ebenfalls keinen wesentlichen Einfluss auf CBF und $CMRO_2$, während im Tierexperiment, je nach Spezies und Basisanästhesie, eine Zu- oder Abnahme dieser Parameter beobachtet worden ist.

Fentanyl, Sufentanil, Alfentanil und Remifentanil

Hirndurchblutung und -stoffwechsel. In niedrigen Dosen scheint der Einfluss dieser Opioide auf die Hirndurchblutung und den Hirnstoffwechsel gering zu sein, jedoch führen sehr hohe Dosen zu einer progredienten Abnahme des zerebralen Sauerstoffverbrauchs und der Hirndurchblutung mit einem Maximum von 40–50 % für $CMRO_2$ und von ca. 50 % für den CBF. Parallel dazu findet sich im EEG eine zunehmende Verlangsamung; Isoelektrizität wird jedoch auch mit höchsten Dosen nicht erreicht.

Autoregulation. Unter anästhetischen Konzentrationen von Opioiden scheint die Autoregulation der Hirndurchblutung im Wesentlichen erhalten zu bleiben, ebenso die CO_2-Reaktivität der Hirngefäße. Bei Patienten mit erhöhtem intrakraniellen Druck können Opioide eingesetzt werden, wenn eine kontrollierte Hyperventilation durchgeführt und ein ausreichender zerebraler Perfusionsdruck aufrechterhalten werden.

EEG-Aktivität. Hohe Dosen von Opioiden können beim Menschen generalisierte Krämpfe auslösen und bei Tieren zu krampfbedingten histopathologischen Veränderungen im Gehirn führen.

Intrakranieller Druck. Klinische Dosen von Fentanyl, Alfentanil und Sufentanil haben nur einen geringen, gewöhnlich zu vernachlässigenden Einfluss auf den intrakraniellen Druck. Es liegen jedoch Berichte vor, dass diese Substanzen beim Menschen gelegentlich zu einem Anstieg des Hirndrucks führen können, Fentanyl und Sufentanil auch zu einer Zunahme der Hirndurchblutung bei normokapnischen Versuchspersonen. Des Weiteren ist berichtet worden, dass Fentanyl und Sufentanil bei Patienten mit Schädel-Hirn-Trauma den intrakraniellen Druck steigern können.

! Zusammenfassende Bewertung: Die synthetischen Opioide Remifentanil, Alfentanil, Fentanyl und Sufentanil vermindern die Hirndurchblutung und den Hirnstoffwechsel nur minimal oder mäßig. Opioidinduzierte Krämpfe steigern hingegen den Hirnstoffwechsel und die Hirndurchblutung. Bei Normokapnie ist der Einfluss der Opioide auf den intrakraniellen Druck gering, jedoch können Alfentanil, Fentanyl und Sufentanil bei einigen, nicht näher klassifizierten Patienten zum Anstieg des Hirndrucks führen.

Naloxon

Dieser Opioidantagonist hat bei sorgfältiger Titrierung der Dosis keinen wesentlichen Einfluss auf Hirndurchblutung, Hirnstoffwechsel und intrakraniellen Druck. Eine abrupte Antagonisierung der Opioide am Ende der Narkose kann jedoch zu Blutdruckanstieg, Herzrhythmusstörungen und intrakranieller Blutung führen.

2.5.10 Neuroleptika

Hirndurchblutung und zerebraler Sauerstoffverbrauch. Neuroleptika wie z. B. Dehydrobenzperidol beeinflussen beim Menschen, allein oder in Kombination mit Fentanyl, die Hirndurchblutung und den Hirnstoffwechsel nicht wesentlich, während bei einigen Tierspezies eine Abnahme beider Parameter beobachtet worden ist.

Intrakranieller Druck. Neuroleptika, allein oder in Kombination mit Fentanyl, verändern den intrakraniellen Druck beim Menschen nicht wesentlich.

Autoregulation der Hirndurchblutung. Beim Hund führt die Kombination von Dehydrobenzperidol mit Fentanyl zur zerebralen Vasokonstriktion; zusätzliche Hypokapnie bleibt hierbei ohne Wirkung

41 Neurochirurgie

auf die Gefäße, während Hyperkapnie eine Dilatation bewirkt. Beim Menschen ist die zerebrale Autoregulation unter Neuroleptanästhesie bisher nicht untersucht worden.

2.5.11 Benzodiazepine

Benzodiazepine wie **Diazepam** (Valium), **Flunitrazepam** (Rohypnol) oder **Midazolam** (Dormicum) senken beim Menschen die Hirndurchblutung und den Hirnstoffwechsel in unterschiedlichem Ausmaß, der intrakranielle Druck kann leicht abnehmen, bedingt durch die Verminderung der Hirndurchblutung.

2.5.12 Muskelrelaxanzien

Nichtdepolarisierende Muskelrelaxanzien. Die klinisch gebräuchlichen ND-Muskelrelaxanzien beeinflussen weder die Hirndurchblutung noch den Hirnstoffwechsel direkt; sekundäre Veränderungen durch kardiovaskuläre Wirkungen sind möglich, spielen jedoch klinisch vermutlich keine wesentliche Rolle.

Succinylcholin. Die Substanz kann – vermutlich in Verbindung mit einer Zunahme der Hirndurchblutung, die wiederum möglicherweise durch eine Aktivitätszunahme der Muskelspindeln bedingt ist – zum Anstieg des intrakraniellen Drucks führen. Der Anstieg ist mäßig ausgeprägt, hält nur kurz an und kann durch Präcurarisierung mit einem ND-Muskelrelaxans verhindert werden.

> ! Ist eine rasche Muskelrelaxierung erforderlich, kann Succinylcholin auch bei neurochirurgischen Patienten eingesetzt werden, zumal die Gefahren eines ungesicherten Atemwegs größer sind als Veränderungen des ICP durch Succinylcholin.

2.5.13 Vasodilatatoren

Vasodilatatoren wie Nitroprussidnatrium, Nitroglyzerin, Hydralazin, Adenosin und ATP dilatieren die Hirngefäße und können das zerebrale Blutvolumen und den intrakraniellen Druck erhöhen. Die Auswirkungen auf die Hirndurchblutung sind variabel.

3 Praxis der allgemeinen Neuroanästhesie

3.1 Spezielle präoperative Einschätzung

Die spezielle präoperative Einschätzung des neurochirurgischen Patienten richtet sich vor allem auf den **neurologischen Status**. Im Mittelpunkt stehen hierbei:
— Bewusstseinslage,
— Zeichen des erhöhten intrakraniellen Drucks,
— fokale neurologische Ausfälle.

Eingeschränktes Bewusstsein und/oder neuroradiologisch nachgewiesene intrakranielle Raumforderung weisen auf einen erhöhten intrakraniellen Druck hin; weitere Zeichen siehe Abschnitt 2.4.3.

Der allgemeinen Befunderhebung schließt sich eine neurologische Kurzuntersuchung an (siehe Abschnitt 5.4). Das Ergebnis wird schriftlich auf dem Narkoseprotokoll festgehalten und am Operationstag im Einleitungsraum überprüft.

Für Operationen an der Wirbelsäule oder peripheren Nerven werden kurz die dem Operationsgebiet zugehörigen neurologischen Funktionen überprüft.

Der **Wasser- und Elektrolythaushalt** muss bei vielen neurochirurgischen Patienten besonders beachtet werden. Oftmals sind diese Patienten dehydriert, häufig in Kombination mit Elektrolytstörungen, z. B. durch mangelnde Flüssigkeitsaufnahme bei Bewusstseinsstörungen oder durch Erbrechen bei erhöhtem intrakraniellem Druck. Diese Störungen sollten möglichst *präoperativ korrigiert* werden, um kardiovaskuläre Komplikationen unter der Narkoseeinleitung und bei Blutverlusten während der Operation zu vermeiden.

3.2 Präoperative Medikamentenzufuhr

— **Antihypertensiva** sollten präoperativ nicht abgesetzt werden, um akute Blutdruckanstiege mit nachfolgender Hirnschwellung oder intrakranieller Blutung zu vermeiden.
— **β-Rezeptoren-Blocker** sollten bei Patienten mit koronarer Herzerkrankung ebenfalls bis zum Operationstag zugeführt werden, um das Gleichgewicht zwischen myokardialem Sauerstoffangebot und -bedarf aufrechtzuerhalten und eine perioperative Myokardischämie zu verhindern.
— **Antikonvulsiva** werden ebenfalls präoperativ nicht abgesetzt, weil durch den Entzug der Medikamente gehäuft generalisierte Krämpfe auftreten können.
— **Antidepressiva** prädisponieren zu perioperativem Blutdruckabfall, so dass besondere Vorsicht geboten ist.
— **Chronische Kortikoidtherapie,** z. B. bei Patienten mit Hypophysentumoren, muss perioperativ fortgesetzt werden, häufig mit erhöhter Dosis, um den „Stress" von Narkose und Operation aufzufangen (siehe Kap. 17).

3.3 Prämedikation

Patienten mit intrakraniellen Erkrankungen reagieren häufig besonders empfindlich auf zentral dämpfende Pharmaka. Darum ist **besondere Vorsicht bei der präoperativen Gabe von Opioiden und Sedativ-Hypnotika** geboten. Oft reicht eine geringe Sedierung, z. B. mit **Diazepam,** aus.

! Bewusstseinsgetrübte oder komatöse Patienten erhalten präoperativ keine Sedativa oder Opioide. Diese Substanzen führen zur Atemdepression mit Hyperkapnie und nachfolgendem Anstieg von Hirndurchblutung und intrakraniellem Druck.

Patienten mit schmerzhaften Erkrankungen der Wirbelsäule oder mit intrakraniellen Erkrankungen, die ohne Erhöhung des intrakraniellen Drucks einhergehen, können zumeist in üblicher Weise prämediziert werden.

3.4 Auswahl der Narkosemittel

Es gibt gegenwärtig keine idealen Narkosemittel für Patienten mit intrakraniellen Erkrankungen; darum ist ein starres Festhalten an einer einzelnen Narkosetechnik falsch. Vielmehr muss das Vorgehen flexibel sein und jeweils individuell auf den Patienten abgestimmt werden. Ein spezielles Vorgehen ist besonders bei Patienten mit **erhöhtem intrakraniellen Druck** erforderlich: **Für die Narkoseeinleitung** eignen sich vor allem die **Barbiturate,** z. B. **Thiopental** (Trapanal) oder **Methohexital,** aber auch **Propofol** und **Etomidat,** denn diese Substanzen senken Hirndurchblutung und Hirnstoffwechsel und nachfolgend den intrakraniellen Druck.

Zur Aufrechterhaltung der Narkose wird am häufigsten eine Anästhesietechnik auf **Opioidbasis** eingesetzt: z. B. Fentanyl/Lachgas/Sauerstoff, ergänzt durch Barbiturate (Thiopental, Phenobarbital) und/oder Benzodiazepine (Midazolam, Flunitrazepam) bzw. Dehydrobenzperidol; Muskelrelaxierung mit einem mittellang wirkenden ND-Relaxans. Eine TIVA mit einem Opioid als Analgetikum und Propofol (oder Midazolam) als Hypnotikum kann ebenfalls eingesetzt werden.

Remifentanil in Kombination mit Propofol oder einem Inhalationsanästhetikum in hypnotischer (d. h. niedriger) Konzentration ist besonders geeignet, wenn der Patient postoperativ frühzeitig erwachen und neurologisch beurteilt werden soll. Die Dosierung der Substanzen erfolgt nach Wirkung; meist reichen 0,25 µg/kg/min Remifentanil und 2–3 mg/kg/h Propofol aus; bei älteren Patienten muss die Dosis von Remifentanil wegen der blutdrucksenkenden Wirkung oft reduziert werden (Einzelheiten siehe Kap. 5). Ein noch rascheres Erwachen wird zumeist mit der Kombination von Remifentanil und Isofluran, Desfluran oder Sevofluran in hypnotisch wirksamen Konzentrationen erreicht. Je nach dem Nutzen-Risiko-Verhältnis kann von diesem Vorgehen abgewichen werden; so müssen gelegentlich auch Inhalationsanästhetika (bevorzugt Isofluran) bei Patienten mit intrakranieller Drucksteigerung unter vorab begonnener Hyperventilation angewandt werden.

3.5 Beatmungstechnik

Die **kontrollierte Hyperventilation auf einen arteriellen pCO_2 von ca. 32–35 mmHg** gilt als Beatmungsverfahren der Wahl bei allen intrakraniellen Eingriffen. **Hypokapnie** senkt die Hirndurchblutung und vermindert das zerebrale Blutvolumen; hierdurch wird das operative Vorgehen erleichtert. Außerdem werden durch vorangehende Hyperventilation die hirndurchblutung- und hirndrucksteigernden Wirkungen von Inhalationsanästhetika zumeist verhindert oder abgeschwächt. Hierbei sollten **$paCO_2$-Werte von 30 mmHg** nicht unterschritten werden, um eine zerebrale Minderdurchblutung zu vermeiden. Ein Abfall der jugularvenösen O_2-Sättigung auf 55–60% kann Hinweis auf eine hyperventilationsbedingte Ischämie durch Vasokonstriktion sein.

Die Exspirationszeit sollte bei der Hyperventilation relativ lang gehalten werden, um einen möglichst niedrigen mittleren Atemwegsdruck zu erreichen. *Hohe Atemwegsdrücke* können den Abfluss des hirnvenösen Blutes behindern und auf diese Weise **den intrakraniellen Druck erhöhen.**

Kontrollierte Hyperventilation erhöht den *Sauerstoffverbrauch* des gesamten Organismus. Hierdurch könnte bei Patienten mit erheblich eingeschränkter kardiopulmonaler Reserve eine **Hypoxie** ausgelöst werden.

PEEP. Wie bereits dargelegt, sollten die Atemwegsdrücke, vor allem der mittlere intrathorakale Druck und der PEEP möglichst niedrig gewählt werden, um den venösen Abfluss des Gehirns nicht zu behindern. Ein PEEP von 5–8 mmHg hat gewöhnlich keinen nachteiligen Einfluss auf den intrakraniellen Druck und kann somit auch bei Patienten mit Schädel-Hirn-Trauma angewandt werden.

41 Neurochirurgie

3.6 Sicherung der Atemwege

Die Atemwege sind bei neurochirurgischen Operationen wegen der verschiedenen Lagerungen besonders gefährdet. Zusätzlich verhindern Lagerung und Abdeckung des Patienten den **raschen Zugang zum Endotrachealtubus;** außerdem ist eine **Verlegung der Atemwege** leicht möglich. Daher sollten folgende **praktische Grundsätze** beachtet werden:
— Alle Patienten werden mit einem flexiblen, nicht abknickbaren **Spiraltubus** intubiert.
— Der Tubus muss über ein ausreichend langes Verbindungsstück an den Respirator angeschlossen werden.
— Vor dem Abdecken des Patienten werden der Tubus und alle Zuleitungen sicher verklebt, in ihrer endgültigen Position fixiert und erneut überprüft.

Besondere Vorsicht ist bei Operationen geboten, in deren Verlauf der Kopf bewegt werden muss: Hier kann der Tubus leicht in einen Hauptbronchus gelangen, so dass die Lungen einseitig beatmet werden. Gefährdet sind vor allem Kinder. Aus Sicherheitsgründen sollte darum die **Tubusspitze nicht weiter als bis zum Jugulum** vorgeschoben werden.

> Husten und Pressen gegen den Tubus sowie mangelhafte Synchronisation des Respirators durch ungenügende Muskelrelaxierung können den intrakraniellen Druck steigern und müssen daher unbedingt vermieden werden.

3.7 Überwachung während der Narkose

Die perioperativen Überwachungsmaßnahmen für intrakranielle Operationen entsprechen weitgehend denen für andere große Eingriffe. Spezielle Besonderheiten ergeben sich daraus, dass der Patient durch folgende typische **Komplikationen** gefährdet ist:
— Luftembolie,
— Herzrhythmusstörungen,
— Blutdruckschwankungen,
— exzessive Urinausscheidung,
— starke Blutverluste.

Auf diese Komplikationen muss der Anästhesist intraoperativ besonders achten.

Folgende Überwachungsmaßnahmen werden bei intrakraniellen Eingriffen, soweit möglich und sinnvoll, bereits vor der Narkoseeinleitung eingesetzt:

> **Standardüberwachung bei Kraniotomien:**
> — präkordiales oder Ösophagusstethoskop
> — EKG-Monitor
> — intraarterielle Druckmessung
> — zentrale Venendruckmessung
> — Pulsoxymeter
> — Kapnometer
> — präkordiale Ultraschall-Doppler-Sonde
> — Relaxometer
> — Pulmonaliskatheter, fakultativ bei Operationen im Sitzen
> — Temperatursonde
> — Blasenkatheter
> — Labor: arterielle Blutgase, Säure-Basen-Parameter, Serumelektrolyte (Kalium), Osmolarität, Hämatokrit

3.7.1 Herz-Kreislauf-System

Mit dem **Ösophagusstethoskop** werden die Herztöne und Atemgeräusche überwacht. Da Kopf und Oberkörper vollständig abgedeckt und hierdurch die Anschlüsse der Beatmungsschläuche teilweise nicht mehr sichtbar sind, ist das Hören der Atemgeräusche besonders wichtig.

Ein **EKG-Monitor** ist für alle intrakraniellen Eingriffe obligatorisch! Intraoperative Veränderungen von Herzfrequenz und/oder -rhythmus sind zumeist Zeichen für eine **Störung der Hirnstamm- oder Hirnnervenfunktion.** Bei ihrem Auftreten müssen operative Manipulationen sofort unterbrochen werden. Bei Operationen in sitzender Position können diese Zeichen durch eine **Luftembolie** bedingt sein.

Die **intraarterielle Blutdruckmessung** ist vor allem bei der Operation gefäßreicher Tumoren in kontrollierter Hypotension sowie bei Eingriffen in der hinteren Schädelgrube erforderlich, zumal bei Eingriffen in der hinteren Schädelgrube Veränderungen der Herz-Kreislauf-Funktion durch die sitzende Position sowie durch Manipulationen an Hirnstamm und Hirnnerven auftreten können. Grundsätzlich sollte die **Indikation zur arteriellen Kanülierung** bei intrakraniellen Eingriffen großzügig gestellt werden. Für die arterielle Kanülierung sollten intraoperativ leicht zugängliche Arterien ausgewählt werden, z. B. die A. femoralis, A. radialis oder die A. dorsalis pedis.

Zentrale Venenkatheter werden eingesetzt, um den zentralen Venendruck zu messen und eine Luftembolie zu erkennen und zu behandeln. Die Venenkatheter werden, in der Regel nach der Narkoseeinleitung, bevorzugt vom Hals aus über die Jugularvenen in den rechten Vorhof eingeführt. Intrakranielle Eingriffe sind keine Kontraindikation für eine Katheterisierung der Jugularvenen. Hingegen sollte die V. subclavia unmittelbar präoperativ nur bei besonderer Indikation (und dann nur vom Geübten) katheterisiert werden.

Ein **Pulmonaliskatheter** dient zur Feststellung von **Luftembolien** sowie zur Aspiration der in den Kreislauf gelangten Luft.

Die **präkordiale Doppler-Sonde** ist das wichtigste Gerät, um eine **Luftembolie** festzustellen.

3.7.2 Atemfunktion

Der pulmonale Gasaustausch wird in regelmäßigen Abständen durch **arterielle Blutgasanalysen** kontrolliert. Außerdem sollten noch folgende Parameter überwacht werden:
— Inspiratorische Sauerstoffkonzentration,
— endexspiratorische CO_2-Konzentration,
— Atemfrequenz und Atemzugvolumen,
— Beatmungsdruck.

Der endexspiratorische CO_2-Analysator kann außerdem noch ergänzend zur Diagnostik einer **Luftembolie** eingesetzt werden.

3.7.3 Körpertemperatur

Die Körpertemperatur fällt bei vielen Patienten während eines intrakraniellen Eingriffs ab, zumeist, weil die Umgebungstemperatur zu kalt ist. Besonders gefährdet sind kleine Kinder. Hypothermie schützt zwar vor den Folgen einer *zerebralen Ischämie*, von Nachteil ist jedoch, dass peripherer Widerstand und Herzzeitvolumen ansteigen können. **Muskelzittern** ist vor allem in der postoperativen Phase unerwünscht, weil hierdurch **Hirndurchblutung und intrakranieller Druck** zunehmen.

Gelegentlich tritt intraoperativ auch ein **Anstieg der Körpertemperatur** auf, meist bedingt durch zu warme Umgebungstemperatur und/oder zu starkes Abdecken mit Op-Tüchern.

3.7.4 Urinausscheidung

Die Überwachung der Urinausscheidung ist besonders wichtig, wenn **Diuretika oder Osmotherapeutika** zugeführt werden, um den intrakraniellen Druck zu senken, des Weiteren bei Diabetes insipidus. Die **kontrollierte Hypotension** erfordert ebenfalls eine sorgfältige Überwachung der Urinausscheidung.

3.7.5 Neuromuskuläre Funktion

Für die meisten intrakraniellen Eingriffe ist eine gute Muskelrelaxierung erforderlich. Vor allem darf der Patient sich nicht bewegen, husten oder pressen, damit der intrakranielle Druck nicht ansteigt. Um ein Nachlassen der Relaxanswirkung oder eine postoperative Restblockade frühzeitig festzustellen, sollte die neuromuskuläre Funktion mit einem Nervenstimulator überwacht werden.

3.7.6 Intrakranieller Druck

Bei Patienten mit stark erhöhtem intrakraniellen Druck ist es sinnvoll, die Narkose unter kontinuierlicher Messung des intrakraniellen Drucks einzuleiten und fortzuführen.

3.8 Lagerung des Patienten

Beim neurochirurgischen Patienten werden vier Lagerungsarten angewandt:
— Rückenlage,
— sitzende Position,
— Bauchlage,
— Seitenlage.

Grundsätzlich wird bei allen Lagerungen für intrakranielle Eingriffe der **Kopf etwas erhöht** gelagert, um den venösen Abfluss zu begünstigen sowie Blutungen im Operationsgebiet zu vermindern und den intrakraniellen Druck zu senken. Außerdem werden immer die **Beine gewickelt,** um den venösen Rückstrom zu fördern.

3.8.1 Rückenlage

Sie ist die Standardlagerung für die meisten Kraniotomien. Der Kopf wird 10–15° erhöht gelagert, um den Abfluss des hirnvenösen Blutes zu fördern.

Bei temporoparietookzipitalen Eingriffen wird der Kopf auf die Gegenseite gedreht, ohne den Abfluss des Blutes über die Halsvenen zu behindern.

Bei bifrontaler Kraniotomie oder transsphenoidaler Hypophysenoperation wird der Kopf erhöht in Neutralposition gelagert.

Bei vorderem Zugang für Operationen an der Halswirbelsäule wird der Patient ebenfalls auf dem Rücken gelagert.

Aus der Sicht des Anästhesisten ist die Rückenlage für neurochirurgische Operationen am günstigsten, weil hierbei die geringsten lagerungsbedingten Komplikationen auftreten.

3.8.2 Sitzende Position

Die sitzende Position (▶ Abb. 41-8) ist nur für den Neurochirurgen von Vorteil, dem Anästhesisten bereitet sie hingegen vor allem vermehrt Komplikationen.

Die wichtigsten **Vorteile** der sitzenden Position für den Neurochirurgen sind:

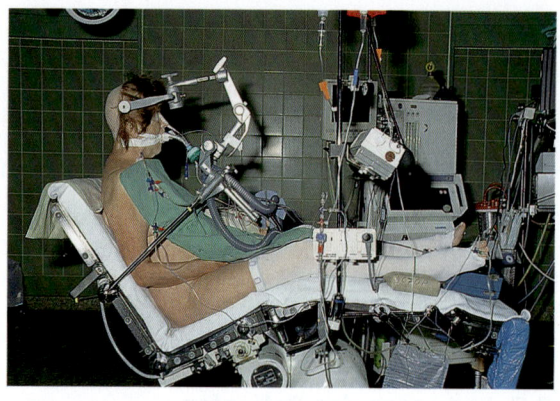

41 Neurochirurgie

Abb. 41-8 Sitzende Position für Eingriffe in der hinteren Schädelgrube.

— Besserer Zugang zum Gehirn,
— guter Abfluss des hirnvenösen Blutes,
— leichtere Blutstillung.

Die sitzende Position wird hauptsächlich bei Operationen in der hinteren Schädelgrube, an der Halswirbelsäule, am Ganglion Gasseri und bei der Ventrikulographie angewandt. Praktisch gilt hierbei:

! Luftembolie und Blutdruckabfall sind die am meisten gefürchteten Komplikationen der sitzenden Position!

Außerdem können **Druckschäden von Haut und peripheren Nerven** (N. ischiadicus) auftreten und die **Atemwege verlegt** werden.

Für die **Lagerung zur sitzenden Position** gelten folgende praktische Grundsätze:

▼ Vor Beginn der Lagerung intravasales Volumen durch Zufuhr von Infusionslösungen auffüllen und die Beine von den Zehen bis zur Hüfte bandagieren, damit das Blut nicht in den Venen der unteren Extremitäten versackt.

▼ Sitzende Position **nach der Narkoseeinleitung schrittweise und langsam,** unter Kontrolle von Blutdruck und Herzfrequenz, herstellen.
▼ Den Oberkörper um 60° von der Horizontalen anheben, die Knie in Herzhöhe gebeugt, der Kopf in der Krone fixiert.
▼ Die Beine insgesamt so hoch wie möglich lagern, um den venösen Rückstrom zu fördern und den Venendruck anzuheben: Hierdurch wird die Gefahr der Luftembolie vermindert.
▼ Extreme Halsbeugung muss unbedingt vermieden werden: Sie behindert den Abfluss des hirnvenösen Blutes und erhöht auf diese Weise den intrakraniellen Druck. Außerdem kann durch die starke Beugung eine Ischämie des Rückenmarks mit nachfolgender Querschnittlähmung auftreten.
▼ Nach Abschluss der Lagerung Tubus und Verbindungsschläuche zum Respirator sicher fixieren und überprüfen, ob die Lungen seitengleich beatmet sind.

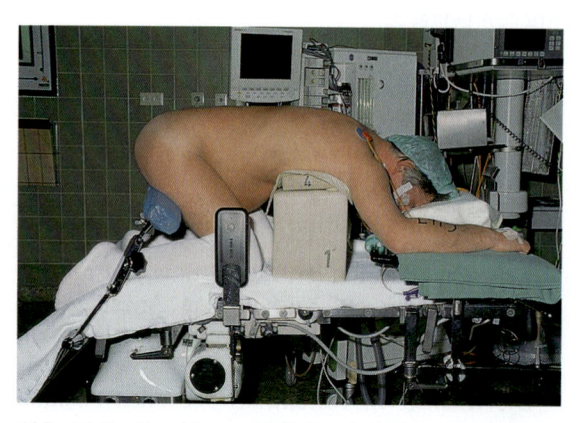

3.8.3 Bauchlage

Sie wird vor allem bei Bandscheibenoperationen durchgeführt, gelegentlich auch bei Eingriffen in der hinteren Schädelgrube (▶ Abb. 41-9). Praktisch gilt:

! Bei Bauchlagerung wird der Patient immer kontrolliert beatmet! Spontanatmung führt zu Hypoventilation.

Die Lagerung wird in folgender Weise durchgeführt:

▼ Nach der Narkoseeinleitung Patienten vorsichtig aus der Rückenlage in die Bauchlage drehen. Arme und Hals hierbei nicht überstrecken.
▼ Kopf in Neutralposition lagern.
▼ Rumpf so auf Rollen lagern, dass sich Thorax und Bauch frei bewegen können. Ein freier Bauch ist besonders wichtig, um eine Kompression der V. cava inferior mit **Beeinträchtigung des venösen Rückstroms und Blutdruckabfall** zu verhindern.
▼ Folgende Druckpunkte müssen besonders geschützt werden: Orbita, Stirn, Achsel, Beckenschaufel, Knie und Penis.
▼ Tubus so fixieren, dass eine versehentliche Extubation ausgeschlossen ist: **Reintubation in Bauchlage ist nicht möglich!**
▼ Danach Lunge erneut auf seitengleiche Beatmung überprüfen.
▼ Narkose immer erst ausleiten, wenn der Patient auf den Rücken zurückgedreht worden ist.

Abb. 41-9 Bauchlagerung für Bandscheibenoperationen.

⚡ Den narkotisierten Patienten nicht in Bauchlage extubieren!

3.8.4 Seitenlage

Die Seitenlage wird bei Eingriffen in der hinteren Schädelgrube, bei temporoparietalen intrakraniellen Eingriffen und bei Bandscheibenoperationen durchgeführt. Einzelheiten der Seitenlagerung siehe Kapitel 25. Wichtig ist, dass der Plexus brachialis der unten liegenden Seite durch ein zusammengerolltes Tuch in der Achsel geschützt wird. Auch muss der Kopf in ausreichendem Abstand zur unten liegenden Schulter gelagert werden, damit der Abfluss des Blutes über die V. jugularis interna nicht behindert wird.

3.9 Narkoseeinleitung

Bei Patienten mit intrakranieller Raumforderung bzw. erhöhtem intrakraniellen Druck ist die Narkoseeinleitung eine besonders kritische Phase, die nicht selten, vor allem bei fehlerhafter Technik, mit einem **Anstieg des intrakraniellen Drucks** einhergeht. Die wichtigsten **auslösenden Faktoren** sind hierbei:

— Angst vor der Operation und beim Aufsetzen der Gesichtsmaske.
— Ungenügende Muskelrelaxierung bei der Intubation mit Husten oder Pressen.
— Zu flache Narkose für die Intubation mit Anstieg von Blutdruck und Hirndurchblutung.
— CO_2-Anstieg durch zu langen Intubationsvorgang.
— Hypoxie durch zu kurze Sauerstoffvoratmung.
— Falsche Lagerung des Kopfes bei der Intubation.

Grundsätzlich darf die **endotracheale Intubation** erst dann durchgeführt werden, wenn die Narkose ausreichend tief und die Muskelrelaxierung vollständig sind.

Die **Narkoseeinleitung** muss glatt erfolgen. Meist werden hierbei Substanzen verwendet, die den intrakraniellen Druck über eine Verminderung der Hirndurchblutung senken. Gegenwärtig wird **Thiopental** am häufigsten eingesetzt. **Etomidat** scheint zwar ebenfalls günstig auf die intrakranielle Dynamik zu wirken, schützt jedoch allein nicht sicher vor den kardiovaskulären Reaktionen auf den Intubationsreiz und ist daher weniger gut geeignet. Ausgeprägte hypertensive Reaktionen können durch Lidocain i.v., β-Blocker (z. B. Esmolol) und Opioidgabe (vor allem Remifentanil) meist verhindert oder beseitigt werden.

Die **Muskelrelaxierung** erfolgt mit einer Intubationsdosis eines mittellang wirkenden ND-Relaxans (z. B. Rocuronium 0,6 mg/kg) nach vorangegangener Überprüfung der Maskenbeatmung. **Succinylcholin** kann ebenfalls verwendet werden, allerdings müssen Muskelfaszikulationen unbedingt vermieden werden, damit der intrakranielle Druck nicht ansteigt.

Nach Narkoseeinleitung und Relaxierung wird der Patient einige Minuten über eine Maske hyperventiliert und anschließend intubiert. Ist eine **Inhalationsanästhesie** geplant, sollte aus Vorsichtsgründen **mit der Hyperventilation etwa 10 min vor Zufuhr des Inhalationsanästhetikums** begonnen werden.

Bei Patienten mit präoperativ bekannter Obstruktion der Atemwege oder vollem Magen muss das oben beschriebene Vorgehen jedoch modifiziert werden.

3.10 Aufrechterhaltung der Narkose

Bei Patienten mit **erhöhtem intrakraniellen Druck** müssen Anästhesietechniken und Substanzen vermieden werden, die zerebral vasodilatierend wirken und einen Anstieg der Hirndurchblutung und nachfolgend des intrakraniellen Drucks hervorrufen. Außerdem müssen die eingesetzten Substanzen ausreichend vor operativen Stimuli schützen und kardiovaskuläre Reflexreaktionen verhindern. Oft wird eine **balancierte Anästhesietechnik** mit Fentanyl/Lachgas/Sauerstoff unter Supplementierung mit Sedativ-Hypnotika, z. B. Midazolam, durchgeführt. Die Supplementierung mit einem Barbiturat, z. B. **Thiopental** (Trapanal), kann intermittierend oder kontinuierlich als Dauerinfusion erfolgen. Alternativ kann eine **TIVA** mit einem Opioid (Remifentanil) und Propofol (oder Midazolam) sowie mittellang wirkenden ND-Muskelrelaxanzien durchgeführt werden.

Während der Operation darf der Patient sich weder bewegen noch husten oder pressen: Hierdurch kann eine zerebrale Hyperämie mit Hervortreten des Gehirns und vermehrter Blutung im Operationsgebiet ausgelöst werden. Darum muss eine zu flache Narkose vermieden werden.

Bei Bedarf können **Inhalationsanästhetika** in niedriger Konzentration (< 1 MAC) und **in Kombination mit kontrollierter Hyperventilation** eingesetzt werden, um unerwünschte Blutdruckanstiege zu verhindern. Geeignet sind vor allem vasodilatierend wirkende Substanzen wie Isofluran oder – rascher wirkend – Desfluran und Sevofluran. **Blutdruckspitzen** können häufig auch durch **Bolus-**

injektionen von **Thiopental** abgefangen werden. Spezielle Reize, die eine tiefere Narkose erfordern, sind:
— Laryngoskopie,
— endotracheale Intubation,
— Einspannen des Kopfes in die Krone,
— Inzision der Kopfschwarte,
— Eröffnen des Periosts und der Dura.

3.11 Intraoperative Flüssigkeitszufuhr

Falsche Flüssigkeitszufuhr kann zu **Hirnschwellung mit Anstieg des intrakraniellen Drucks** führen. So dürfen reine Glukoselösungen nicht infundiert werden; diese Lösungen werden nach Abbau der Glukose plasmahypoton und begünstigen eine Hirnschwellung.

Bilanzierte plasmaisotone Elektrolytlösungen werden am häufigsten für den Erhaltungsbedarf bei intrakraniellen Eingriffen eingesetzt.

Blutverluste sollten mit kolloidalen Lösungen, Frischplasma und Erythrozytenkonzentraten ersetzt werden, nicht hingegen mit großen Mengen Elektrolytlösungen, weil hierdurch die Überwässerung des Gehirns begünstigt wird.

3.12 Kontrolle des intrakraniellen Drucks

Bei einigen Patienten ist bereits präoperativ der intrakranielle Druck so stark erhöht, dass unmittelbar vor der Narkoseeinleitung oder auch intraoperativ spezielle Maßnahmen ergriffen werden müssen, um den intrakraniellen Druck zu senken. Hierzu gehören z. B. Osmotherapeutika, Diuretika, Hyperventilation, Liquordrainage der Seitenventrikel. Nähere Einzelheiten siehe Abschnitt 5.6.

3.13 Ausleitung der Narkose

Nach einer Kraniotomie ist rasches unkontrolliertes Erwachen unerwünscht, vielmehr sollte die Narkose ohne größere Reaktionen des Herz-Kreislauf-Systems ausgeleitet werden.

! Blutdruckanstieg sowie Husten oder Pressen gegen den Tubus müssen unbedingt vermieden werden.

Darum ist besondere Vorsicht beim **Anlegen des Kopfverbands** geboten, keineswegs darf hierbei der Kopf ausgiebig hin und her bewegt werden.
— Erst wenn ein freier Zugang zum Kopf bzw. Tubus besteht, kann entschieden werden, ob die Muskelrelaxanzien und/oder Opioide antagonisiert werden sollten.
— Im Operationssaal darf nur extubiert werden, wenn der Patient folgende Kriterien erfüllt:
  – klinisch stabiler Zustand, Normothermie,
  – ansprechbar,
  – ausreichende Spontanatmung.

Praktisch sollte Folgendes beachtet werden:

⚡ Hyperkapnie, Verlegung der Atemwege und Hypoxie müssen während und nach der Narkoseausleitung unbedingt vermieden werden, weil diese Faktoren eine lebensbedrohliche Hirnschwellung auslösen oder begünstigen können.

Bei Patienten, die wegen eines **schweren Schädel-Hirn-Traumas** oder **schlechten präoperativen Zustands** postoperativ weiterbeatmet werden müssen, wird die Narkose *nicht ausgeleitet*.

Außerdem sollten Patienten mit folgenden Störungen intubiert bleiben und, wenn erforderlich, nachbeatmet werden:
— Bewusstlosigkeit,
— Schädigung von Hirnnerven mit Gefährdung der oberen Atemwege,
— beeinträchtigte Autoregulation der Hirndurchblutung,
— wesentliche Gefährdung durch postoperative Hirnschwellung.

3.14 Praktisches Vorgehen bei Kraniotomien

Die Kraniotomie oder Trepanation erfolgt entweder osteoplastisch, d. h., der Knochendeckel wird nach der Operation wieder eingesetzt, oder osteoklastisch: Der Knochendeckel wird herausgelöst und bei einer späteren Operation durch eine Plastik ersetzt.

Im Folgenden wird das praktische anästhesiologische Vorgehen bei einer Kraniotomie beispielhaft beschrieben; alternative Verfahren können ebenfalls mit Erfolg eingesetzt werden.

Vor der Narkoseeinleitung:

▼ Sofort nach der Ankunft des Patienten im Einleitungsraum:
  — Bewusstseinslage einschätzen,
  — auf Zeichen des erhöhten intrakraniellen Drucks achten,
  — Blutdruckmanschette anlegen, EKG und Pulsoxymeter anschließen; Ausgangswerte bestimmen.

- Großlumige Venenkanüle einführen und Elektrolytinfusion anschließen.
- Arterielle Kanüle oder Katheter, 18 oder 20 G, in die A. radialis, A. femoralis oder die A. dorsalis pedis (Ausnahme) einführen.
- Bei **Eingriffen in sitzender Position:** Doppler-Ultraschallsonde präkordial; fakultativ Pulmonaliskatheter mit Seldinger-Technik (in Narkose).

Narkoseeinleitung:

- Sauerstoffvoratmung über 3–5 min; hierbei Patienten zum Hyperventilieren auffordern („tief durchatmen").
- Injektion von **Fentanyl 7–10 μg/kg** und **Rocuronium 0,6 mg/kg i.v.**
- Wenn Atmung langsamer wird, Einschlafdosis **Thiopental 2–4 mg/kg** i.v. injizieren; Patienten manuell über Maske **hyperventilieren;** dann Intubationsdosis eines ND-Muskelrelaxans, z. B. 0,6 mg/kg Rocuronium i.v., infundieren.
- Nach vollständiger Relaxierung in tiefer Narkose (ca. 4–6 min später) Rachen, Larynx und Trachea unter direkter Laryngoskopie mit **Lidocain 4%** (Xylocain) einsprühen oder Lidocain 1%ig als Bolus von 1,5 mg/kg i.v. injizieren. Kurz einwirken lassen, dabei Hyperventilation fortsetzen.
- Danach endotracheale Intubation mit einem flexiblen Spiraltubus.
- Tubus ausreichend blocken und sicher mit wasserdichtem Pflaster fixieren.
- **Lachgas** zusetzen (nicht bei erhöhtem Hirndruck) und Hyperventilation maschinell fortsetzen.
- Ösophagusstethoskop so weit einführen, bis Herztöne und Atemgeräusche gut hörbar sind.
- Mehrlumigen zentralen Venenkatheter mit Seldinger-Technik über Jugularvenen einführen.
- Weitere großlumige Venenkanülen für den akuten Volumenersatz an gut zugänglichen Punktionsstellen anlegen, z. B. Füße.
- Blasenkatheter legen, ablaufende Urinmenge notieren.
- Thermosonde ösophageal oder rektal einführen.
- Augensalbe instillieren und Augen vorsichtig mit Uhrglasverband abkleben.
- Kopf des Patienten rasieren.
- Operationslagerung herstellen.
- Verbindungen zwischen Tubus und Narkosegerät sicher verkleben.

Narkoseführung:

- Die Narkose mit **Fentanyl** über Perfusor oder durch intermittierende Injektion, Dosierung nach Bedarf, zusammen mit **Lachgas/Sauerstoff** aufrechterhalten.
- Zusätzlich kann der Patient **Midazolam** über Perfusor oder als Einzelinjektionen erhalten.
- Die Muskelrelaxierung wird mit Pancuronium, einem mittellang wirkenden ND-Muskelrelaxans, fortgesetzt, wenn vorhanden, unter Kontrolle eines Nervenstimulators.
- **Flüssigkeitserhaltungsbedarf ca. 2 ml/kg/h** in Form von bilanzierten Elektrolytlösungen, z. B. Eufusol, Sterofundin, Ionosteril usw.
- Blutverluste mit Kolloiden bzw. Blut und Blutderivaten ersetzen.
- Einstellung des Beatmungsgerätes durch arterielle Blutgasanalysen überprüfen.
- Überwachungsmaßnahmen siehe Abschnitt 3.7.

Narkoseausleitung:

- Narkose erst ausleiten, wenn der Kopfverband angelegt worden ist.
- Extubation nur, wenn Patient wach, Atmung ausreichend und Herz-Kreislauf-Funktion stabil. Opioide und Muskelrelaxanzien, nach Wunsch, antagonisieren.
- Muss nachbeatmet werden oder ist eine Langzeitintubation erforderlich, Patienten oral intubiert auf die Intensivstation verlegen; bei besonderer Indikation nasotracheal umintubieren.
- Vor dem Transport auf die Intensivstation Patienten an einen EKG/Blutdruck-Monitor mit Pulsoxymeter und Kapnometer anschließen.
- Während des Transports sorgfältige Überwachung; beatmete Patienten nicht hypoventilieren.
- Auf der Intensivstation: Patienten dem diensthabenden Arzt übergeben und dabei über Verlauf und Besonderheiten sowie Komplikationen während der Operation berichten.

4 Spezielle Neuroanästhesie

4.1 Eingriffe in der hinteren Schädelgrube

Die hintere Schädelgrube wird für folgende Eingriffe eröffnet:
— Operation von Hirntumoren oder Aneurysmen der Hirngefäße,
— Mikrochirurgie von Hirnnerven,
— Implantation von Elektroden zur Stimulierung des Kleinhirns.

Anatomische Beziehungen. In der hinteren Schädelgrube befinden sich das Kleinhirn sowie Pons und Medulla oblongata mit den primären Atem- und Kreislaufzentren, den Kernen der unteren

Hirnnerven und den sensorischen und motorischen Hauptfasern. Außerdem tritt hier der Liquor aus dem Ventrikelsystem aus. Raumfordernde Prozesse in diesem Bereich führen oft frühzeitig zum **Anstieg des intrakraniellen Drucks durch Verlegung der Liquorwege** oder zur **Kompression des Hirnstamms** mit neurologischen Störungen. Chirurgische Manipulationen lösen intraoperativ häufig **Herz-Kreislauf- und Atemstörungen** aus, die bis in die postoperative Phase hinein andauern können.

4.1.1 Präoperative Gesichtspunkte

Bei Patienten mit intrakraniellen Erkrankungen bestehen zumeist folgende präoperative Besonderheiten:
— Eingeschränktes Bewusstsein,
— Atemdepression,
— abgeschwächte Schutzreflexe der Atemwege,
— gesteigerte Empfindlichkeit gegenüber Analgetika und Sedativ-Hypnotika.

Nicht selten liegt eine **Obstruktion der Liquorwege im Bereich des 4. Ventrikels** vor, die zum Anstieg des intrakraniellen Drucks aufgrund der fortgesetzten Liquorproduktion führt. Darum ist zu beachten:

> Bei Obstruktion der Liquorwege mit erhöhtem intrakraniellen Druck können volatile Inhalationsanästhetika oder ausgeprägte Anstiege des arteriellen Blutdrucks den intrakraniellen Druck weiter steigern und zur lebensbedrohlichen Einklemmung von Hirnteilen mit Kompression des Hirnstamms führen.

Bei einigen Patienten muss *präoperativ* eine **Ventrikeldrainage** angelegt werden, um den Hydrozephalus zu entlasten und den intrakraniellen Druck zu senken.

Bei der präoperativen Einschätzung sollte besonders auf **Zeichen des erhöhten intrakraniellen Drucks** geachtet werden. Außerdem sollten der **Volumenstatus** und die **Herz-Kreislauf-Funktion** sorgfältig überprüft werden. Hypovolämie prädisponiert zu starkem Blutdruckabfall, wenn in sitzender Position operiert wird, ebenso Erkrankungen des Herz-Kreislauf-Systems. Hierbei gilt Folgendes:

> ! Patienten mit eingeschränkter kardialer Reserve sollten nicht in sitzender Position, sondern in Seiten- oder Bauchlage operiert werden.

Des Weiteren sollte präoperativ eine Echokardiographie zum Ausschluss eines offenen Foramen ovale durchgeführt werden.

> Bei Patienten mit offenem Foramen ovale darf der Eingriff wegen der Gefahr der paradoxen Luftembolie nicht in sitzender Position durchgeführt werden.

4.1.2 Überwachungsmaßnahmen

Sie entsprechen weitgehend denen für die Kraniotomie (siehe Abschnitt 3.7), daneben werden noch spezielle Maßnahmen durchgeführt, um eine **Luftembolie zu entdecken und zu behandeln:**
— Rechter Vorhofkatheter,
— Pulmonalarterienkatheter,
— präkordiale Ultraschall-Doppler-Sonde,
— endexspiratorischer CO_2-Analysator.
— wenn vorhanden: transösophageale Echokardiographie.

4.1.3 Lagerung des Patienten

Operationen in der hinteren Schädelgrube können in sitzender Position sowie in Seiten- oder Bauchlage des Patienten durchgeführt werden.

Die **Seitenlage** ist besonders geeignet für die Resektion von Akustikusneurinomen, Kleinhirnbrückenwinkeltumoren und Mikrochirurgie von Hirnnerven.

Die **Bauchlage** ermöglicht den Zugang zu seitlichen und in der Mittellinie befindlichen Strukturen.

Die wichtigsten lagerungsbedingten Komplikationen sind der **arterielle Blutdruckabfall** und die **Luftembolie.**

4.1.4 Blutdruckabfall

Abfall des arteriellen Blutdrucks ist die typische **Komplikation der sitzenden Position.** Die Gefahr des Blutdruckabfalls ist in den ersten 30 min nach Beginn der sitzenden Position besonders groß. Der Blutdruckabfall entsteht durch Versagen der kardiovaskulären Kompensationsmechanismen unter dem Einfluss von Anästhetika, Sedativa, Muskelrelaxanzien und Überdruckbeatmung.

Prophylaxe des Blutdruckabfalls siehe Abschnitt 3.8.

Die **Behandlung** des akuten Blutdruckabfalls besteht zunächst in rascher Volumenzufuhr. Spricht der Patient hierauf nicht an, so werden Vasopressoren injiziert, z. B. **Theodrenalin,** oder infundiert, z. B. **Noradrenalin,** wenn erforderlich, auch positiv inotrope Substanzen wie **Dopamin.**

4.1.5 Luftembolie

Eine Luftembolie tritt mit etwa 25–40% am häufigsten **in sitzender Position** auf, wird jedoch auch bei Seiten-, Rücken- oder Bauchlage beobachtet. Begünstigend wirken, neben der sitzenden Position, ein niedriger zentraler Venendruck und mangelhafte chirurgische Technik.

Pathophysiologie: Liegt die Operationsstelle höher als die Herzebene und besteht ein Druckgradient von mehr als 5 cmH$_2$O zwischen dem rechten Vorhof und dem oberen Pol der Wunde, so kann eine Luftembolie auftreten. Hierbei gelangt Raumluft in die chirurgisch eröffneten Venen, in denen ein subatmosphärischer Druck herrscht. Bei neurochirurgischen Operationen im Sitzen entsteht ein besonders hoher Druckgradient; außerdem werden zahlreiche Venensinus aufgrund ihrer anatomischen Struktur offen gehalten, so dass hierüber leicht Luft angesaugt werden kann. Die Luft gelangt als feiner Strom von Bläschen in den Kreislauf, strömt zum rechten Herzen, gelangt schließlich in den Lungenkreislauf und verstopft die Lungenarteriolen. Hier tritt eine starke Vasokonstriktion mit **Störungen des Ventilations-Perfusions-Verhältnisses** und **interstitiellem Lungenödem** auf. Mit zunehmendem Anstieg des Lungengefäßwiderstandes **fällt das Herzzeitvolumen ab.**

Die **Schwere der Komplikation** hängt vor allem von der angesaugten Luftmenge (über 50 ml) und von der Geschwindigkeit des Lufteintritts ab. Kleinere Luftmengen sind meist ohne Bedeutung und werden nach einiger Zeit ausgeatmet. Es gilt jedoch:

> Größere Luftmengen können ein akutes Cor pulmonale mit tödlichem Ausgang hervorrufen.

Außerdem muss noch beachtet werden, dass bei etwa 10% aller neurochirurgischen Patienten ein **offenes Foramen ovale** besteht, durch das die Luft direkt in den Koronar- und Hirnkreislauf gelangen und tödliche Embolien auslösen kann.

Niedriger Venendruck und mangelhafte chirurgische Technik begünstigen das Entstehen einer Luftembolie.

Zeichen der Luftembolie: Die wichtigsten klinischen Zeichen der Luftembolie sind:
— Blutdruckabfall,
— Tachykardie,
— Herzrhythmusstörungen,
— gestaute Halsvenen,
— Zyanose,
— Mühlradgeräusch.

Diese Zeichen gehen dem Kreislaufkollaps voran. Bei ihrem Auftreten sind allerdings schon größere Mengen Luft in den Kreislauf gelangt. Das typische *Mühlradgeräusch* über dem Herzen ist ebenfalls ein Spätzeichen. Praktisch gilt daher:

> Erfolgreiche Behandlung einer Luftembolie setzt frühzeitiges Erkennen voraus! Darum dürfen nicht die klinischen Spätzeichen abgewartet werden; vielmehr sind besondere Überwachungsmaßnahmen erforderlich, um die Luftembolie rechtzeitig zu erkennen.

Diagnose der Luftembolie. Die wichtigsten Verfahren zur Erkennung einer Luftembolie sind:
— endexspiratorische CO$_2$-Messung,
— Pulmonalarterienkatheter,
— Ultraschall-Doppler-Sonde,
— transösophageale Echokardiographie.

Endexspiratorische CO$_2$-Konzentration. Als Frühzeichen der Luftembolie gilt ein **plötzlicher Abfall** der endexspiratorischen CO$_2$-Konzentration. Der CO$_2$-Abfall tritt auf, weil durch die pulmonale Vasokonstriktion die Totraumbelüftung zunimmt, so dass weniger CO$_2$ ausgeatmet werden kann. Die Methode ist nicht so zuverlässig wie die Überwachung mit der Ultraschallsonde, gibt jedoch Hinweise auf die Menge der angesaugten Luft. Ein falsch positiver Befund kann sich ergeben, wenn das Herzzeitvolumen plötzlich durch eine Kompression des Hirnstamms oder durch Herzrhythmusstörungen abfällt.

Pulmonaliskatheter. Ein akuter Anstieg des Pulmonalarteriendrucks kann durch eine Luftembolie bedingt sein. Bei mäßig großen Luftmengen steigt der Pulmonalarteriendruck an, bevor Blutdruck und Herzzeitvolumen abfallen.

> Je mehr Luft im Lungenkreislauf, desto höher der Pulmonalarteriendruck.

Über den Pulmonaliskatheter kann Luft aus der Pulmonalarterie und dem rechten Vorhof mit einer Spritze aspiriert werden – wegen der kleinen Öffnung allerdings nur in begrenztem Umfang.

Die Überwachung mit der Ultraschall-Doppler-Sonde gilt – nach der nicht routinemäßig verfügbaren transösophagealen Echokardiographie – als empfindlichstes Verfahren zum Nachweis einer Luftembolie; bereits Luftmengen von 0,1 ml führen zu einer Veränderung der Doppler-Frequenz. Somit kann die Diagnose der Luftembolie bereits gestellt werden, bevor schwerwiegende pathophysiologische Veränderungen eintreten.

Der Ultraschall-Transducer sendet ein kontinuierliches Signal von 2 MHz aus, das vom sich bewegenden Blut und von den Strukturen des Herzens reflektiert wird. Das reflektierte Signal wird elektronisch in hörbare Frequenzen umgewandelt.

Zur kontinuierlichen Überwachung wird der Doppler-Transducer an der Brust des Patienten über dem rechten Herzen befestigt, und zwar rechts vom Sternum zwischen 3. und 6. Interkostalraum. Die richtige Lage wird durch Injektion einiger Milliliter Kochsalzlösung in den rechten Vorhofkatheter überprüft: Hierdurch entsteht ein Geräusch, das dem einer Luftembolie ähnelt. Gelangt Luft in das Ultraschallfeld, entsteht ein röhrendes Geräusch. Hierbei gilt:

! Je lauter das Geräusch, desto größer die eingedrungene Luftmenge.

Eine Quantifizierung der in den Kreislauf gelangten Luftmenge ist jedoch nicht möglich. Außerdem wird ein feiner Luftbläschenstrom unter Umständen nicht registriert, auch kann sich die Lage des Transducers intraoperativ verschieben. Es empfiehlt sich daher in der Praxis, immer *mehrere* Verfahren zur Entdeckung einer Luftembolie einzusetzen.

Als weiteres Verfahren zur Frühdiagnose der Luftembolie wird neuerdings die **transösophageale Echokardiographie** empfohlen: Sie soll von gleicher Empfindlichkeit sein wie die Doppler-Sonde und außerdem für den Nachweis von Luft in der Aorta bei paradoxer Embolie (über intrakardiale oder pulmonale Shunts) geeignet sein.

Behandlung der Luftembolie. Hierbei kann in folgender Weise vorgegangen werden:

- Sobald die Doppler-Signale oder die anderen Verfahren auf eine Luftembolie hinweisen, den weiteren Eintritt von Luft in den Kreislauf verhindern: **Identifizierung und Verschluss der Eintrittsstelle** durch den Chirurgen mit Spülflüssigkeit, Gelschaum oder Knochenwachs. Möglicherweise auch vorübergehende Kompression der Halsvenen, um den Venendruck zu erhöhen und den Lufteintritt zu behindern.
- **Lachgaszufuhr sofort unterbrechen,** damit sich die Luftbläschen im Herzen durch die Diffusion von Lachgas nicht noch vergrößern.
- **Absaugen des Blut-Luft-Gemisches** über den rechten Vorhofkatheter und den Pulmonaliskatheter.
- Bei **Abfall des Herzzeitvolumens** bzw. arteriellen Blutdrucks: **Zufuhr kardiovaskulärer Medikamente.**
- **Beatmung mit 100% Sauerstoff;** zusätzlich kann ein PEEP angewandt werden, um den intrathorakalen Druck zu erhöhen, eine wesentliche Wirkung auf den Eintritt der Luft ist jedoch hiervon nicht zu erwarten; die prophylaktische Beatmung mit PEEP ist ebenfalls wirkungslos, zumal auch bei einem PEEP von 10 cmH$_2$O der zentrale Venendruck in sitzender Position im subatmosphärischen Bereich bleibt. Bei massiver Luftembolie würde außerdem das Herzzeitvolumen durch Beeinträchtigung des venösen Rückstroms sinken.
- **Bleiben diese Maßnahmen ohne Erfolg,** muss der Patient umgehend in die **horizontale Rückenlage** gebracht werden, denn hierdurch werden der Druckgradient beseitigt und der venöse Rückstrom gefördert. Führt auch diese Maßnahme nicht zu einer ausreichenden Herz-Kreislauf-Funktion, muss mit der **kardiopulmonalen Reanimation** begonnen werden.

4.1.6 Intraoperative kardiovaskuläre und respiratorische Störungen

Chirurgische Manipulationen in der Nähe des Hirnstammes und der Hirnnerven können zu Herzrhythmusstörungen und Blutdruckschwankungen führen.

- **Bradykardie und Blutdruckabfall** entstehen durch Kompression, Retraktion oder Diathermie in Nähe des Hirnstammes oder Stimulation des N. vagus.
- **EKG-Veränderungen** treten ebenfalls aus den gleichen Gründen auf, z.B. supraventrikuläre und ventrikuläre Extrasystolen, Tachykardien, Knotenrhythmen, AV-Dissoziation.
- **Ausgeprägte Hypertension** wird durch Kompression von Medulla oblongata und Pons oder Stimulation des V. Hirnnervs ausgelöst, nicht selten zusammen mit Bradykardie oder Tachykardie.

Respiratorische Störungen können beim spontan atmenden Patienten beobachtet werden. Sie manifestieren sich als **Tachypnoe, vorübergehende Apnoe** oder **apnoische Atmung.** Atemstörungen sind für den Operateur ein wertvolles Warnzeichen für Störungen der Hirnstammfunktion. Die Nachteile der Spontanatmung überwiegen jedoch diesen Vorteil, so dass die meisten Anästhesisten den Patienten bei Eingriffen in der hinteren Schädelgrube kontrolliert beatmen.

4.1.7 Ausleitung der Narkose

Die Narkose wird nach den in Abschnitt 3.14 beschriebenen Grundsätzen ausgeleitet. Hierbei sollte Folgendes beachtet werden:

! Nach Eingriffen in sitzender Position wird die kontrollierte Beatmung so lange fortgeführt, bis der Patient in die Rückenlage gebracht worden ist. Husten und Pressen gegen den Endotrachealtubus bei in der Krone fixiertem Kopf müssen unbedingt vermieden werden.

Postoperativ wird der Patient mit **erhöhtem Oberkörper** im Bett gelagert.

Operationen in der hinteren Schädelgrube gehen nicht selten mit Funktionsstörungen der unteren Hirnnerven einher. Sind die Nerven IX, X oder XI betroffen, muss mit **Schluckstörungen, abgeschwächten Larynxreflexen** und **Gefährdung der Atemwege** gerechnet werden. Diese Patienten sollten zunächst nicht extubiert werden, bis die Störungen (meist nach 1–2 Tagen) wieder verschwinden.

Einige Patienten müssen postoperativ beatmet werden; dies gilt besonders nach der Operation von Akustikusneurinomen.

4.1.8 Postoperative Komplikationen

Die wichtigsten Komplikationen nach Eingriffen in der hinteren Schädelgrube sind:
— Arterielle Hypertension,
— Ödem, Hämatom und Infarkt des Hirnstamms,
— Fieberreaktion,
— Magen-Darm-Ulzera,
— Schädigung von Hirnnerven,
— persistierender Hydrozephalus,
— Liquorfisteln,
— aseptische und bakterielle Meningitis.

Ein postoperativer Blutdruckanstieg ist nach Eingriffen in der hinteren Schädelgrube keine Seltenheit. Er muss **sofort behandelt werden,** um eine Blutung oder einen hämorrhagischen Infarkt des Hirnstamms zu verhindern. Bleiben Analgetika wirkungslos, müssen rasch wirkende Vasodilatatoren eingesetzt werden. Ein Blutdruckabfall bzw. eine Hypotension müssen jedoch unbedingt vermieden werden.

Ödem, Hämatom und Infarkt des Hirnstamms und Kleinhirns sind wegen der Nähe von Atem- und Kreislaufzentren besonders bedrohliche Komplikationen, auf die in der postoperativen Intensivbehandlungsphase sorgfältig geachtet werden muss. Die **klinischen Zeichen** beim zuvor wachen Patienten sind:

— Plötzliche Bewusstlosigkeit,
— Bradykardie und Hypertonie,
— unregelmäßige Atmung oder Apnoe.

Sofortbehandlung: Reintubation mit kontrollierter Beatmung und Reexploration der Schädelgrube zur Druckentlastung.

Fieberreaktionen bis etwa 39 °C treten häufig nach Operationen in der hinteren Schädelgrube auf. Sie werden vermutlich durch das in den Subarachnoidalraum gelangte Blut ausgelöst.

Magen-Darm-Ulzera sollen nach Eingriffen in der hinteren Schädelgrube häufiger auftreten als nach anderen intrakraniellen Eingriffen, und zwar bedingt durch die Manipulationen an Hirnnerven und Hirnstamm. Kortikosteroidtherapie wirkt begünstigend.

Schädigungen der Hirnnerven sind unmittelbar postoperativ besonders wichtig, wenn Schluckakt und Atemwegsreflexe betroffen sind (s. o.). Schädigungen des N. facialis und N. trigeminus können zu Lidlähmung und Aufhebung des Kornealreflexes und Lidschlusses führen, so dass die Gefahr der Austrocknung des Auges besteht.

Persistierender Hydrozephalus tritt auf, wenn es durch die Operation nicht gelungen ist, die Durchgängigkeit der Liquorwege wiederherzustellen. Hier ist eine Shuntoperation erforderlich, um die Blockade zu kompensieren.

Liquorfisteln entstehen meist durch unvollständigen Verschluss der Dura und Anstieg des intrakraniellen Drucks.

4.2 Aneurysmen der Hirngefäße

Aneurysmen sind umschriebene, meist sack- oder spindelförmige Erweiterungen der Hirngefäße, die bei 15–20 Patienten pro 100 000 rupturieren und zu einer **Subarachnoidalblutung** führen. Am häufigsten ist die Altersgruppe von 40–60 Jahren betroffen, Frauen überwiegen mit etwa 60 %.

Aneurysmen treten fast ausschließlich an Bifurkationen bzw. Gefäßabzweigungen auf. Blutungen betreffen vor allem Aneurysmen des vorderen Anteils des Circulus Willisii oder der A. carotis interna und ihrer Hauptäste.

4.2.1 Symptome und klinische Zeichen

Die Ruptur eines Aneurysmas führt zu den Zeichen der Subarachnoidalblutung; hierbei gelangt Blut

Tab. 41-4 Schweregrade und perioperative Mortalität bei rupturierten intrakraniellen Aneurysmen (nach Hunt und Hess)

Grad	klinische Zeichen	perioperative Mortalität (%)
1	asymptomatisch oder geringe Kopfschmerzen und Nackensteife	0–5
2	mäßige bis schwere Kopfschmerzen, Nackensteife, keine neurologischen Ausfälle außer Hirnnervenlähmungen	1–10
3	Schläfrigkeit, Verwirrtheit oder leichte fokale Ausfälle	10–15
4	Stupor, mäßige bis schwere Hemiparese, evtl. Dezerebrationsstarre und vegetative Störungen	60–70
5	tiefes Koma, Dezerebrationsstarre, moribundes Aussehen	70–100

unter arteriellem Druck in den Subarachnoidalraum; der intrakranielle Druck steigt an; das in die Subarachnoidalräume einströmende Blut löst eine meningeale Reizung aus. Die **Zeichen der Subarachnoidalblutung** sind:
— Heftiger Kopfschmerz mit oder ohne Bewusstseinsverlust,
— Nackensteife und persistierender Kopfschmerz,
— Photophobie,
— Fieber.

Ist die Blutung weniger massiv, so erlangt der Patient meist innerhalb von 24 h das Bewusstsein zurück, fokale neurologische Ausfälle sind nicht vorhanden. Bei schweren Blutungen kann das Koma Tage oder Wochen anhalten. Fokale neurologische Störungen nach einer Blutung beruhen zumeist auf einem *intrazerebralen Hämatom*.

Patienten mit rupturiertem Aneurysma können aufgrund meningealer Zeichen, Bewusstseinslage und fokaler neurologischer Ausfälle in die in ▶ Tabelle 41-4 oder 41-5 angegebenen Schweregrade eingeteilt werden.

4.2.2 Diagnose

Die Diagnose der Subarachnoidalblutung wird durch **Lumbalpunktion** (blutiger Liquor) und/oder **Computertomographie** gesichert. Die Computertomographie orientiert zusätzlich über Blutungsort und -quelle. Aneurysmen mit einem Durchmesser von über 1 cm können zusätzlich im Computertomogramm erkannt werden.

Nach Sicherung der Diagnose wird eine **zerebrale Angiographie** durchgeführt, um die Blutungsquelle genau zu lokalisieren und um andere Ursachen der Subarachnoidalblutung auszuschließen. Der Zeitpunkt der Untersuchung hängt vom Zustand des Patienten ab. Sie sollte in **Allgemeinnarkose** erfolgen.

4.2.3 Komplikationen

Die Subarachnoidalblutung kann mit einer Reihe von Komplikationen einhergehen. Von besonderer Bedeutung sind die erneute Blutung und ein Spasmus der Hirngefäße. Weitere Komplikationen sind: Hydrozephalus, EKG-Veränderungen, Herzrhythmusstörungen und Elektrolytstörungen („cerebral salt waste").

Erneute Blutung

Die erneute Blutung des Aneurysmas ist eine gefürchtete Komplikation, die mit hoher Morbidität und Mortalität verbunden ist und meist innerhalb von 24 h nach der ersten Blutung auftritt. Sie entsteht, wenn der Druck im Aneurysma das Gerinnsel oder die Wand des Aneurysmas zerreißt. Ein **hoher arterieller Blutdruck** wirkt hierbei begünstigend.

Zur **Prophylaxe** der erneuten Blutung sind eine sorgfältige Überwachung und Einstellung des arteriellen Blutdrucks, des Weiteren Bettruhe und Sedierung erforderlich. Tritt eine erneute Blutung auf, so müssen sofort Maßnahmen ergriffen werden, um den oft erheblich ansteigenden **intrakraniellen Druck zu senken,** z.B. Zufuhr von Mannitol oder Ventrikeldrainage.

Zerebraler Vasospasmus

Der zerebrale Vasospasmus, die anhaltende und ausgeprägte Kontraktion der größeren zuführenden Arterien im Subarachnoidalraum, ist eine typische Komplikation der Subarachnoidalblutung, die we-

Tab. 41-5 Klassifizierung der Subarachnoidalblutung nach der WFNS

Schweregrad	Glasgow-Coma-Scale	motorisches Defizit
I	15	fehlt
II	13–14	fehlt
III	13–14	vorhanden
IV	7–12	fehlt oder vorhanden
V	3–6	fehlt oder vorhanden

sentlich zur Morbidität und Mortalität beiträgt. Vasospasmen, die mit neurologischen Zeichen der Ischämie einhergehen, treten etwa bei 30% aller Patienten mit Subarachnoidalblutung auf, angiographisch nachweisbar bei bis zu 70%. Die Spasmen werden vermutlich durch aus den Erythrozyten der Blutung freigesetzte Substanzen induziert und nehmen im Verlauf von Tagen zu. Ischämische Störungen manifestieren sich am häufigsten zwischen dem 4. und 12. Tag nach der Subarachnoidalblutung, mit einem Maximum am 7. oder 8. Tag. Der Spasmus löst sich gewöhnlich innerhalb von 2–3 Wochen.

Klinische Zeichen. Das Syndrom beginnt klinisch häufig mit zunehmenden Kopfschmerzen und Anstieg des Blutdrucks; es folgen Verwirrheit, Lethargie, fokale neurologische Ausfälle und Sprachstörungen entsprechend dem Versorgungsgebiet der betroffenen Arterien.

Diagnose. Die Diagnose kann durch zerebrale Angiographie gesichert werden. Hilfreich ist des Weiteren die transkranielle Doppler-Sonographie, mit der die Blutflussgeschwindigkeit in den zuführenden Arterien gemessen werden kann. Bei Vasospasmen nimmt die Flussgeschwindigkeit zu, und diese Veränderungen können bereits vor dem Auftreten klinischer Zeichen und Symptome festgestellt werden.

Prophylaxe und Therapie. Die sog. Triple-H-Therapie gilt als wirksamstes Verfahren zur Prophylaxe und Behandlung der zerebralen Vasospasmen. Sie besteht aus folgenden Komponenten:
— Hypervolämie,
— Hypertension,
— Hämodilution.
Außerdem werden in den meisten neurochirurgischen Zentren Kalziumantagonisten eingesetzt.

Kalziumantagonisten. Diese Substanzen sollen den zerebralen Vasospasmus durch Hemmung des Einstroms von Kalzium in die Gefäßmuskelzelle verhindern oder aufheben. Eine von Neurochirurgen bevorzugte Substanz ist Nimodipin, obwohl nicht nachgewiesen worden ist, dass hiermit Spasmen der größeren Hirnarterien aufgehoben werden können. Es liegen aber Berichte über eine Prophylaxe oder Beseitigung ischämischer neurologischer Störungen vor, die auf eine Verbesserung der Kollateraldurchblutung zurückgeführt werden. Nicardipin soll die Häufigkeit und Schwere des verzögerten zerebralen Vasospasmus nach Subarachnoidalblutung hingegen vermindern.

Hypervolämie und Hypertension. Die Anhebung des Blutvolumens mit kristalloiden und/oder kolloidalen Lösungen (angestrebter ZVD 10–12 mmHg) und die induzierte Steigerung des zerebralen Perfusionsdrucks werden durchgeführt, um die Hirndurchblutung in den Gebieten mit beeinträchtigter Autoregulation zu verbessern. Der zerebrale Perfusionsdruck kann nicht nur durch Blutdrucksteigerung angehoben werden, sondern auch durch Verminderung des intrakraniellen Drucks, z.B. durch Liquordrainage. Die induzierte Blutdrucksteigerung ist nicht ohne Gefahren:

> Beim ungeclippten Aneurysma können durch die induzierte Hypertension eine erneute Subarachnoidalblutung ausgelöst und ein Hirnödem verstärkt werden.

Weitere Komplikationen der induzierten Hypervolämie und Hypertension sind Herzinsuffizienz und Lungenödem bei kardialen Risikopatienten.

Die **Hämodilution** wird durchgeführt, um die Viskosität des Blutes zu senken und hierdurch die Hirndurchblutung zu verbessern. Angestrebt wird ein Hämatokrit von ca. 33%, bei Hirnischämie auch höher.

Angioplastie. Dieses Verfahren wird bei therapierefraktärem Vasospasmus angewandt, um die konstringierten Arterien zu dilatieren. Der Angioplastie nicht zugängliche Gefäße können durch selektive intraarterielle Infusion von Papaverin dilatiert werden. Beide Verfahren erfolgen gewöhnlich in Allgemeinanästhesie, um störende Bewegungen des Patienten zu verhindern.

4.2.4 Operatives Vorgehen

Hauptgefahr eines rupturierten Hirnaneurysmas nach Klinikaufnahme ist die erneute lebensbedrohliche Blutung. Daher gilt die möglichst frühzeitige operative Ausschaltung des Aneurysmas vielen Neurochirurgen als Verfahren der Wahl. Nur wenn besondere medizinische Kontraindikationen vorliegen oder das technische Vorgehen extrem erschwert ist, sollte die Operation verzögert werden, zumal die Hirnschwellung durch Liquordrainage, Osmotherapeutika oder Kontrolle der arteriellen Blutgase vor dem Eingriff zumeist beseitigt und auch der zerebrale Vasospasmus durch Medikamente aufgehoben oder verhindert werden können.

Clipping des Aneurysmas. Operatives Standardverfahren ist derzeit die Ausschaltung der Arterie, die das Aneurysma trägt, mit einem Clip unter Verwendung des Operationsmikroskops. Fehlfunktion oder späteres Aufgehen des Clips ist extrem selten, so dass eine postoperative Routineangiographie nicht erforderlich ist. Bei der Anbringung des Clips ist es mitunter schwieriger, den Aneurysmahals vollständig zu verschließen, so dass eine Restfüllung des Aneurysmas vorhanden ist. Des Weiteren können noch pathologische Wandveränderungen in der Arterie proximal des Clips bestehen und später rupturieren.

Proximale Ligatur. Ist der direkte Zugang zum Aneurysma nicht möglich oder das Clipping gefährlich, wird gelegentlich die A. carotis communis oder interna ligiert. Hierdurch kommt es gewöhnlich zu einer vollständigen Thrombosierung des Aneurysmas. Die wichtigsten Komplikationen dieses Vorgehens sind: Ischämie aufgrund ungenügender Kollateraldurchblutung, Thrombose der A. carotis interna distal der Ligatur mit Embolien und ischämischem Hirninfarkt.

Coiling. Bei diesem interventionellen radiologischen Verfahren wird durch endovaskuläre Technik in Allgemeinanästhesie eine thrombogene Spirale eingeführt. Langzeitergebnisse liegen noch nicht vor.

4.2.5 Anästhesiologisches Vorgehen

Das anästhesiologische Vorgehen für die Operation von intrakraniellen Aneurysmen orientiert sich weitgehend an den in Abschnitt 3.14 genannten allgemeinen Grundsätzen für Kraniotomien. Als spezifische Besonderheit ergibt sich jedoch die Gefahr einer perioperativen Ruptur des Aneurysmas mit nachfolgender Blutung.

Prämedikation. Angst und Aufregung, die zum Blutdruckanstieg führen können, müssen ebenso vermieden werden wie Atemdepression mit Hyperkapnie und Anstieg des intrakraniellen Drucks durch übermäßige Sedierung. Das Vorgehen bei der Prämedikation kann sich nach dem Schweregrad richten. Bei Patienten der Gruppen I und II ist der intrakranielle Druck gewöhnlich normal, so dass eine mäßige Sedierung mit Benzodiazepinen erfolgen kann. Demgegenüber dürfen somnolente Patienten oder Patienten mit fokalen Ausfällen (Grad III und IV) nicht auf der Allgemeinstation sediert werden, sondern, wenn erforderlich, erst im Operationssaal (intravenös).

Präoperative Besonderheiten. Elektrolytstörungen und EKG-Veränderungen gehören zu den häufigsten präoperativen Befunden. Die Elektrolytstörungen entstehen meist durch unangemessene ADH-Sekretion oder Diabetes insipidus. Häufigste Störung ist die **Hyponatriämie,** im Gegensatz zum Syndrom der unangemessenen ADH-Sekretion besteht jedoch meist eine **Hypovolämie.** Dieses zerebrale Salzverlustsyndrom wird auf die Freisetzung von natriuretischem Faktor zurückgeführt. Zum Ausgleich der Hyponatriämie wird die Zufuhr von isotoner Kochsalzlösung empfohlen. Neben der Hyponatriämie wird bei Subarachnoidalblutung auch eine **Hypernatriämie** mit **Hyperosmolarität** beobachtet, die in schweren Fällen in ein hyperosmolares Koma übergehen kann.

Abnorme EKG-Befunde finden sich häufig bei Patienten mit Subarachnoidalblutung; beobachtet werden ST-Senkung oder -hebung, umgekehrte T-Welle oder Abflachung, U-Wellen, verlängertes QT-Intervall und schließlich Herzrythmusstörungen. Möglicherweise sind diese Veränderungen durch gesteigerte Katecholaminfreisetzung bedingt. Sie gehen nicht zwangsläufig mit einer Erhöhung der perioperativen Morbidität und Mortalität einher und verschwinden gewöhnlich innerhalb von 1–2 Wochen wieder spontan. Herzrhythmusstörungen schwereren Grades bedürfen allerdings der Behandlung.

Perioperative Rupturgefahr. Die Gefahr einer Ruptur des Aneurysmas ist während der einzelnen perioperativen Phasen unterschiedlich groß: Sie beträgt während der Narkoseeinleitung zwischen 1 und 4% mit einer Mortalität von 50%, während der Operation hingegen 5–19%. Intraoperativ ist die Rupturgefahr zu folgenden Zeitpunkten am größten:
— Während der Dissektion des Aneurysmas,
— beim Platzieren des Clips um den Aneurysmahals,
— beim Lösen des Cliphalters vom Clip.
Der wichtigste **auslösende Faktor** bei der perioperativen Ruptur ist ein **Anstieg des transmuralen Drucks** im Aneurysma. Der transmurale Druck ist die Differenz zwischen mittlerem arteriellem Druck und intrakraniellem Druck. Hierbei gilt:

> Je höher der arterielle Druck bzw. transmurale Druck, desto größer die Wandspannung im Aneurysma und desto höher die Rupturgefahr.

Um die Wandspannung im Aneurysma herabzusetzen, führen einige Anästhesisten eine kontrollierte Blutdrucksenkung durch.

Kontrollierte Hypotension soll das operative Vorgehen erleichtern und die Gefahr einer Ruptur des

Aneurysmas vermindern. Der untere Grenzwert des arteriellen Blutdrucks und die erforderliche Dauer der Hypotension sind nicht genau bekannt. Am häufigsten wird mit der kontrollierten Hypotension (Technik und Kontraindikationen siehe Kap. 29) nach Eröffnung der Dura begonnen, wobei der arterielle Mitteldruck beim sonst Normotensiven auf etwa 65 mmHg gesenkt wird. Meist wird hierzu **Nitroprussid** verwendet, gelegentlich auch **Isofluran**. Unmittelbar vor Beginn des Clipping wird dann der arterielle Mitteldruck weiter **auf maximal 50 mmHg** gesenkt. Wegen des fraglichen Nutzens und der Gefahr der Hirn- und Myokardischämie wird die kontrollierte Hypotension nicht mehr routinemäßig angewandt.

In einigen neurochirurgischen Zentren wird neben der kontrollierten Hypotension eine kontrollierte Hypothermie durchgeführt, um die Sicherheit der Operation zu erhöhen.

Kontrollierte Hypothermie. Die Indikation zur kontrollierten Hypothermie (32–34 °C) bei Aneurysmaoperationen ist umstritten, zumal gezeigt worden ist, dass eine mäßige Hypothermie mit oder ohne kontrollierte Hypotension die Prognose des neurochirurgischen Patienten nicht wesentlich beeinflusst, vermutlich weil bei den angewandten Temperaturen eine protektive Wirkung gegenüber einer zerebralen Ischämie noch nicht vorhanden ist.

Riesenaneurysmen der A. basilaris werden, wenn erforderlich, in tiefer Hyperthermie und Kreislaufstillstand operiert.

Praktische Grundsätze für die Narkose:
— **Abrupte Blutdruckanstiege** erhöhen die Rupturgefahr und müssen präoperativ, während der Narkoseeinleitung und intraoperativ unbedingt vermieden werden. Darum ausreichende Prämedikation und Narkosetiefe, vor allem während der endotrachealen Intubation. Vasodilatator bereitstellen!
— **Intrakraniellen Druck** nicht zu rasch senken, um eine Schrumpfung des Gehirns mit Zerreißung von Brückenvenen zu vermeiden. Darum vor Eröffnung des Schädels nicht hyperventilieren, keine Osmotherapeutika zuführen, keine rasche Liquordrainage!
— **Nach Eröffnung der Dura** können das Hirnvolumen durch Hyperventilation und Osmotherapeutika vermindert und hierdurch das operative Vorgehen erleichtert werden. Zusätzlich kann der arterielle Mitteldruck auf etwa 60–65 mmHg gesenkt werden.
— **Bei Ruptur des Aneurysmas** und massiver Blutung ist ein forcierter Volumenersatz erforderlich; die kontrollierte Hypotension ist in dieser Situation wegen der Ischämiegefahr nicht zu empfehlen.
— Patienten der Schweregrade I und II ohne intraoperative Komplikationen können am Ende der Operation extubiert werden.
— Patienten der Schweregrade III und IV sowie Patienten mit intraoperativen Komplikationen werden postoperativ nachbeatmet.
— Für die **postoperative Intensivbehandlung** wird der Patient mit um **20–30°** erhöhtem Oberkörper gelagert, der Kopf befindet sich in Neutralposition.

4.2.6 Postoperative Komplikationen

Bei den meisten Patienten der Schweregrade I und II ist der postoperative Verlauf komplikationslos; Patienten der anderen Schweregrade benötigen hingegen eine **Intensivbehandlung.**

Die wichtigsten postoperativen Komplikationen nach Aneurysmachirurgie sind die **arterielle Thrombose** in Nachbarschaft des verschlossenen Aneurysmas und ein **anhaltender zerebraler Vasospasmus** sowie Blutdruckschwankungen. Die Thrombose führt zum Hirninfarkt, der anhaltende Gefäßspasmus zum Hirnödem und nachfolgend zur Hirnischämie. Die Prognose ist ernst.

4.3 Supratentorielle Tumorchirurgie

Die wichtigsten supratentoriellen Hirntumoren sind:
— Gliome,
— Meningeome,
— Ventrikeltumoren,
— Metastasen.

Ein supratentorieller Eingriff wird ebenfalls durchgeführt bei chronischem Hirnabszess und chronisch subduralem Hämatom.

Gliome gehören zu den häufigsten primären Hirntumoren. Sie gehen vom Gliagewebe aus, wachsen lokal infiltrativ und sind unterschiedlich maligne. Das **Glioblastom** ist ein rasch wachsender, außerordentlich maligner Tumor (vor allem in der Stirn- und Schläfenregion) mit schlechter Prognose, der häufig inoperabel ist. Hingegen kann das langsam wachsende Astrozytom gelegentlich insgesamt entfernt werden, am häufigsten jedoch lediglich partiell mit anschließender Nachbestrahlung. Oligodendrogliome gehören ebenfalls zu den Gliomen mit langsamer Wachstumstendenz.

Meningeome gehen von der Dura mater aus. Diese benignen Tumoren komprimieren das Gehirn, wachsen jedoch nicht infiltrativ. Sie finden sich häufig an der Konvexität der Hirnhemisphären, der Falx oder dem Tentorium. Meningeome wachsen langsam und sind oft stark vaskularisiert.

Ventrikeltumoren wachsen in und um den 3. Ventrikel herum. Das klinische Bild entsteht durch die Verlegung der Liquorwege mit nachfolgendem Hydrocephalus internus. **Ependymome** gehen aus dem Ependym der Ventrikel hervor; sie sind wegen ihrer Nachbarschaft zum Hypothalamus schwierig zu entfernen.

Hirnmetastasen treten häufig bei Mamma-, Bronchus- und Nierentumoren, gelegentlich auch bei anderen Primärtumoren auf. Die operative Entfernung kann bei solitären Metastasen indiziert sein, nicht hingegen, wenn bereits multiple Metastasen vorhanden sind.

4.3.1 Anästhesiologische Besonderheiten

Das grundsätzliche Vorgehen ist bereits in Abschnitt 3 beschrieben worden. Sind durch die intrakranielle Massenzunahme die Kompensationsmechanismen erschöpft, so steigt der **intrakranielle Druck** an. Hierdurch wird die Durchblutung lokal in Tumornähe, möglicherweise jedoch auch global vermindert. Außerdem können sich **Druckgradienten** entwickeln, die **zur Verschiebung von Hirnteilen** bis hin zur Einklemmung führen. Auch kann unmittelbar nach Eröffnung der Dura eine **äußere Herniation** des Gehirns mit nachfolgender ischämischer Schädigung auftreten.

Zumeist ist die Höhe des intrakraniellen Drucks präoperativ nicht genau bekannt. Klinisch kann jedoch davon ausgegangen werden, dass bei Patienten mit **Kopfschmerzen und Papillenödem** der intrakranielle Druck stark erhöht ist.

Für das praktische Vorgehen gelten folgende Grundsätze:
— **Inhalationsanästhetika** können bei Patienten mit Hirntumoren den intrakraniellen Druck erhöhen und sollten daher nur in niedriger Konzentration im Rahmen balancierter Anästhesietechniken eingesetzt werden. TIVA mit Propofol oder Midazolam in Kombination mit einem Opioid (Remifentanil) ist ebenfalls anwendbar.
— **Kontrollierte Hyperventilation** sollte während der gesamten Operation durchgeführt werden, um den intrakraniellen Druck zu senken.
— **Blutdruckanstiege** müssen während des gesamten Narkoseverlaufs vermieden werden. Darum muss die Narkose ausreichend tief sein, jedoch ohne den zerebralen Perfusionsdruck kritisch zu vermindern.
— Für die Operation wird der Patient in Rückenlage gebracht, hierbei ist der Kopf um 10–15° erhöht, um den venösen Abfluss zu begünstigen.
— Bei Patienten mit Nasenliquorfistel wird der Rachen austamponiert. Bei frontalen Operationen sollte ebenfalls der Rachen austamponiert werden, weil bei Eröffnung der Stirnhöhle Blut in die Nase gelangen kann.
— In einigen neurochirurgischen Zentren wird routinemäßig Mannitol (Osmofundin) infundiert, um das Hirnvolumen für die Tumorchirurgie zu vermindern, in anderen nur, wenn der intrakranielle Druck mutmaßlich erhöht ist.
— **Vor Eröffnung der Dura** können **Barbiturate** oder Opioide zugeführt werden, um das Risiko einer Herniation des Gehirns zu vermindern.
— Eine **kontrollierte Hypotension** sollte vor Eröffnung der Dura möglichst *nicht* durchgeführt werden, wenn der intrakranielle Druck erhöht ist, weil durch eine Verminderung des zerebralen Perfusionsdrucks eine **Hirnischämie** hervorgerufen werden könnte.
— Mit **größeren Blutverlusten** ist bei in das Schädeldach eingewachsenen Meningeomen zu rechnen, vor allem, wenn der Knochendeckel angehoben wird. Hierfür muss ausreichend Blut bereitgestellt sein; außerdem kann eine kontrollierte Hypotension indiziert sein.
— **Husten und Pressen** müssen bei der Narkoseausleitung unbedingt vermieden werden, zumal nach Tumoroperationen immer eine **postoperative Hirnschwellung** unterschiedlichen Ausmaßes auftritt. Zum Ende der Operation kann die Narkose durch intermittierende Dosen von **Thiopental** aufrechterhalten werden.

4.4 Trigeminusneuralgie

Bei Patienten mit therapieresistenter Trigeminusneuralgie oder erfolgloser Alkoholinjektion in das Ganglion Gasseri werden häufig die Trigeminuswurzeln durchschnitten, um die Schmerzen zu beseitigen. Im Ganglion Gasseri, das sich in der mittleren Schädelgrube befindet, vereinigen sich N. ophthalmicus, N. maxillaris und N. mandibularis; von hier ziehen sensorische Fasern durch den Tentoriumschlitz lateral zu Pons und hinterer Schädelgrube. Diese Fasern können selektiv in der mittleren oder hinteren Schädelgrube durchtrennt werden.

Operationen in der mittleren Schädelgrube erfolgen in sitzender oder halbsitzender Position des Patienten, am besten in Allgemeinanästhesie mit kontrollierter Beatmung.

Operationen in der hinteren Schädelgrube werden in sitzender Position oder in Bauchlage des Patienten, ebenfalls in Allgemeinnarkose, durchgeführt.

4.4.1 Anästhesiologische Besonderheiten

— Zahlreiche Patienten mit Trigeminusneuralgie sind älter und weisen die entsprechenden **Begleiterkrankungen** auf.
— Einige Patienten sind **hypovolämisch,** weil sie aus Angst vor Schmerzen keine orale Nahrung zu sich genommen haben.
— Die Mundhöhle ist wegen schmerzbedingt mangelhafter Mundpflege nicht selten trocken und infiziert.
— Die Operation wird häufig in **sitzender Position** durchgeführt, so dass mit entsprechenden Komplikationsmöglichkeiten gerechnet werden muss. Insbesondere muss auf die **Zeichen der Luftembolie** geachtet werden. Grundsätzlich ist die Operation jedoch auch in Seitenlage möglich.
— Bei chirurgischer Stimulation des Ganglion Gasseri ist mit einem, zumeist vorübergehenden, **Anstieg des arteriellen Blutdrucks** zu rechnen.

4.5 Stereotaktische Operationen

Bei stereotaktischen Operationen werden über ein Bohrloch zuvor festgelegte und genau umschriebene Hirngebiete durch Hitze, Kälte oder chemische Substanzen zerstört. Um Orientierungspunkte für den Eingriff zu erlangen, wird zuerst eine Ventrikulographie durchgeführt.

Zu den wichtigsten **Indikationen** für stereotaktische Eingriffe gehören Bewegungsstörungen wie z.B. das Parkinson-Syndrom, Hemiballismus, familiärer Tremor, Intentionstremor bei multipler Sklerose. Daneben ist das Verfahren auch eingesetzt worden, um chronische Schmerzen durch eine lokalisierte Läsion im Thalamus zu beseitigen.

4.5.1 Anästhesiologisches Vorgehen

Ein einheitliches Vorgehen bei stereotaktischen Operationen ist zumeist nicht möglich, es hängt vielmehr vom Patienten und vom jeweiligen stereotaktischen Operationsverfahren ab.

Wird die Operation in einer Sitzung durchgeführt, so kann bei Anlegen der Bohrlöcher, Röntgendarstellung und Befestigen des Stereotaxierahmens eine **Allgemeinnarkose mit z.B. Remifentanil/Isofluran unter kontrollierter Beatmung** durchgeführt werden. Für die Stimulation und Zerstörung des Hirnareals wird der Patient anschließend erweckt.

Alternativ kann auch eine **Neuroleptanalgesie** eingesetzt werden. Andere Anästhesisten injizieren lediglich für das schmerzhafte Einsetzen des Stereotaxierahmens ein intravenöses Kurznarkotikum, während das übrige Vorgehen unter Sedierung erfolgt.

4.6 Hypophysenoperationen

Hierbei handelt es sich zumeist um die operative Entfernung von Tumoren in der Sella turcica. Die wichtigsten sind:
— Hypophysenadenome,
— Kraniopharyngeome,
— supra- und paraselläre Meningeome.

Hypophysenadenome breiten sich in der Sella aus und zerstören sie. Bei entsprechender Ausdehnung werden das Chiasma opticum und die hypothalamische Region komprimiert. Chromophobe Adenome können zum klinischen Bild der **Hypophysenunterfunktion** führen, jedoch steht der frühzeitige Gesichtsfeldausfall meist im Vordergrund. **Eosinophile Adenome** bewirken eine Hypersekretion von Wachstumshormon mit *Akromegalie*, **basophile Adenome** ein *Cushing-Syndrom mit Stammfettsucht*. Ein starres Einteilungsprinzip ist jedoch wegen der häufigen Mischtypen nicht möglich.

Kraniopharyngeome treten meist bei jüngeren Patienten auf; sie entstehen aus embryologischen Überresten der Rathke-Tasche und wachsen meist zystisch mit fingerförmigen Fortsätzen in den Bereich des Hypothalamus, so dass eine vollständige operative Entfernung nicht möglich ist. Das klinische Bild wird bestimmt von Kompressionszeichen, Hypophysenunterfunktion und Störungen thalamischer Funktionen.

4.6.1 Operatives Vorgehen

Der Zugang zur Sella kann frontal oder transsphenoidal erfolgen.

Beim **frontalen Zugang** wird der Schädel rechts frontal osteoplastisch eröffnet und der Frontallappen nach Eröffnung der Dura beiseite gezogen, um die Hypophysenregion darzustellen.

Der **transsphenoidale Zugang** erfolgt über die Nase durch ethmoidale und sphenoidale Sinus. Auf diesem Wege kann auch radioaktives Material in die

Sella implantiert werden. Die wichtigsten **Vorteile** sind: minimales Hirntrauma, geringer Blutverlust, außerordentlich niedrige Morbidität und Mortalität.

4.6.2 Anästhesiologische Besonderheiten

Die spezielle präoperative Einschätzung richtet sich besonders auf Störungen im Zusammenhang mit dem Tumor: Diabetes mellitus, Diabetes insipidus, Hypertonus, Hypophysenunterfunktion, Hypophysenüberfunktion, Nebenniereninsuffizienz, M. Cushing.

Der **intrakranielle Druck** liegt bei den meisten Patienten mit Hypophysentumoren im Normbereich.

Praktisch ist besonders wichtig, dass die präoperativ begonnene **endokrine Substitutionstherapie** intraoperativ fortgesetzt wird.

Prämedikation. Sie kann zumeist in üblicher Weise durchgeführt werden. Patienten mit Hypophysenunterfunktion, chromophoben Hypophysenadenomen und Kraniopharyngeomen erhalten am Abend vor der Operation **50–100 mg Hydrokortison** i.m.; vor Narkoseeinleitung 100 mg als Bolus i.v.

Anästhesie bei frontalem Zugang. Hierfür gelten die in vorangehenden Abschnitten dargelegten Grundsätze der Neuroanästhesie, daneben noch folgende Besonderheiten:
- Patienten mit Hypophysenunterfunktion benötigen häufig eine geringere Dosis des Einleitungsanästhetikums, Patienten mit Akromegalie hingegen zumeist eine höhere Dosis.
- Bei Patienten mit Akromegalie ist zumeist ein überlanger Spatel für die endotracheale Intubation erforderlich.
- Die Narkose kann als **balancierte Technik unter kontrollierter Hyperventilation** durchgeführt werden, um den operativen Zugang zu erleichtern.
- Das Anheben des Temporallappens kann mit kardiovaskulären Reaktionen einhergehen.
- Eine kontrollierte Hypotension ist zumeist nicht indiziert.
- Postoperative Nachbeatmung ist meist nicht erforderlich.

Anästhesie bei transsphenoidalem Zugang. Dieser Weg wird für die Entfernung der normalen Hypophyse und von Tumoren ohne extraselläre Ausbreitung gewählt, oft mit Hilfe eines Operationsmikroskops.

- Die endotracheale Intubation erfolgt oral.
- Nach der Narkoseeinleitung wird zunächst der Rachen tamponiert, da intraoperativ zumeist Blut in Nase und Pharynx abfließt.
- Ist eine kontrollierte Hypotension geplant, so wird die A. radialis kanüliert und ein zentraler Venenkatheter gelegt.
- Für die Operation wird der Patient mit um 10–15° erhöhtem Oberkörper auf dem Rücken gelagert.
- Die Narkose wird mit einer **balancierten Technik unter kontrollierter Beatmung** aufrechterhalten.
- Beim Vordringen zur Hypophyse und während der intrasellären Operationsphase führen einige Anästhesisten eine kontrollierte Hypotension durch.
- Bei versehentlicher Eröffnung der A. carotis oder des Sinus cavernosus muss mit erheblichen Blutverlusten gerechnet werden.
- Postoperativ wird die Nase für einige Tage tamponiert, darum muss auf freie Atemwege besonders geachtet werden.

4.6.3 Postoperative Behandlung

Eine Nachbeatmung ist zumeist nicht erforderlich. Wichtig ist eine ausreichende Substitutionstherapie mit Kortikosteroiden. **Schwächegefühl, Tachykardie, Blutdruckabfall** und **Temperaturanstieg** sind zumeist Hinweise auf eine unzureichende Steroidtherapie. **Komplikationen:**
- Übelkeit und Erbrechen durch herablaufendes Blut und Sekrete,
- Hypertension,
- Diabetes insipidus,
- Nachblutung.

4.7 Neuroradiologische Untersuchungen

Die wichtigsten neuroradiologischen Untersuchungen, an denen der Anästhesist zumeist beteiligt ist, sind:
- Zerebrale Angiographie,
- Computertomographie,
- lumbale Pneumenzephalographie,
- Ventrikulographie.

Bei sehr vielen Patienten können diese Untersuchungen in Lokalanästhesie und Sedierung durchgeführt werden. Bei unkooperativen Patienten und Kindern ist jedoch zumeist eine Allgemeinanästhesie erforderlich, damit die radiologischen Aufnahmen nicht durch Bewegungen des Patienten unbrauchbar werden.

4.7.1 Zerebrale Angiographie

Bei der zerebralen Angiographie werden Aortenbogen-, Karotis- und Vertebralisangiographie in einem Untersuchungsgang, meist über einen in der V. femoralis vorgeschobenen Katheter, durchgeführt.

Allgemeinnarkose. Hierfür können eine balancierte Anästhesietechnik mit Muskelrelaxierung oder, wenn keine Hirnschwellung und kein raumfordernder intrakranieller Prozess vorliegen, eine Inhalationsanästhesie, ebenfalls mit endotrachealer Intubation, durchgeführt werden. Bei sehr langen Eingriffen (4-Gefäß-Darstellung) sollte die balancierte Anästhesietechnik bevorzugt werden.

Allgemein wird für die Angiographie eine **kontrollierte Hyperventilation** empfohlen, weil durch die zerebrale Vasokonstriktion die Transferzeit des Kontrastmittels verlängert wird und dadurch mehr Röntgenbilder angefertigt werden können. Während der Injektion des Kontrastmittels können verschiedene **kardiovaskuläre Reaktionen** auftreten:
— Hypertension oder Hypotension bei der Karotisangiographie,
— Hypertension, Tachykardie oder Herzrhythmusstörungen bei der Vertebralisangiographie.

Komplikationen der Angiographie. Massive **Hämatombildung** mit Kompression der Atemwege kann bei der Karotisangiographie auftreten, wenn nach Entfernen der Kanüle die Punktionsstelle am Hals nicht oder nicht ausreichend lange komprimiert wird.
Hämatombildung, Gefäßspasmen und Thrombose können nach Katheterisierung der A. femoralis eintreten.
Schwerwiegende neurologische Störungen werden gelegentlich nach einer Angiographie beobachtet. Die wichtigsten Ursachen sind: arterielle Thrombose, Embolie oder anhaltender Gefäßspasmus.

4.7.2 Zerebrale Computertomographie

Bei diesem Verfahren wird der Kopf durch ein enges Bündel von Röntgenstrahlen abgetastet, deren Dichte an der gegenüberliegenden Seite des Kopfes durch eine Anzahl Detektoren bestimmt wird. Während der Tomographie rotieren Röntgenröhre und Detektoren 180° um den Kopf, so dass eine Vielzahl von Messungen durch den Detektor erfolgen kann. Die mit Hilfe eines Computers ausgewerteten Daten ergeben Bilder der verschiedenen Schichten des Kopfes, auf denen Hirngewebe, Ventrikel und intrakranielle Prozesse klar zu erkennen sind. Bei bestimmten Fragestellungen, z. B. gefäßreicher neoplastischer Prozess, können durch Injektion eines Kontrastmittels die Dichte erhöht und auf diese Weise die Erkennbarkeit des intrakraniellen Prozesses verbessert werden. Die Computertomographie hat die anderen Untersuchungsverfahren wie Angiographie, Ventrikulographie und Pneumenzephalographie zunehmend verdrängt.

Anästhesie. Die Qualität der tomographischen Bilder hängt von einer *vollständigen Bewegungslosigkeit des Kopfes* ab, so dass häufig eine Allgemeinnarkose für die Untersuchung erforderlich ist. Vor allem bei Patienten mit **Schädel-Hirn-Trauma** oder anderen schwerwiegenden Erkrankungen sollte eine **Intubationsnarkose mit kontrollierter Beatmung** durchgeführt werden. Techniken, bei denen lediglich eine starke Sedierung eingesetzt wird, haben den Nachteil der mangelhaften Kontrolle über die Atemwege des Patienten; sie sollten daher nicht vom Anfänger angewandt werden.

4.7.3 Kernspintomographie (Magnetresonanztomographie, NMR oder MRT)

Bei dieser nichtinvasiven Untersuchungstechnik werden ein starkes Magnetfeld angelegt und gepulste Radiowellen im Megahertz-Band eingestrahlt. Hierdurch werden Protonen der Wasser- und Fettbestandteile im Organismus zur Kernspinresonanz angeregt und die MR-Signale durch die den Patienten umgebenden Empfängerspulen aufgenommen.

Das MRT ergibt einen sehr hohen Kontrast zwischen weißer und grauer Substanz und ist dem konventionellen CT bei der Untersuchung der hinteren Schädelgrube überlegen; außerdem können die MR-Bilder in axialer, koronarer oder sagittaler Ebene aufgenommen werden.

Indikationen für MRT:
— pathologische Prozesse in der hinteren Schädelgrube oder infratentoriell;
— Entzündungen: Enzephalitis, Myelitis, Meningitis;
— Hirnabszess;
— akute Ischämie, Schlaganfall;
— Verletzungen des Rückenmarks, spinale Tumoren und Anomalien.

Kontraindikationen. Bei folgenden Patienten sollte keine MRT durchgeführt werden:
— Schwangere in den ersten 3 Monaten;
— kardiovaskuläre Instabilität, Schock;
— Demand-Schrittmacher- und AICD-Patienten;
— Patienten mit metallischen (magnetischen) Gefäßclips.

41 Neurochirurgie

Metallische Clips und auch Geschossteile oder Kugeln können durch das Magnetfeld angezogen und in ihrer Lage verändert werden, so dass entsprechende Vorsicht geboten ist. Bei Patienten mit größeren Metallprothesen oder Implantaten ist die MRT möglich, jedoch kann im Verlauf der Untersuchung eine stärkere Wärmeentwicklung im Bereich der Implantate auftreten, so dass die Untersuchung abgebrochen werden muss. Des Weiteren kann das Magnetfeld zu Störungen der Myokardkontraktilität oder zu Herzrhythmusstörungen führen. Daher gilt:

! Die MRT-Untersuchung sollte immer in Reanimationsbereitschaft erfolgen!

Besonderheiten der MRT. Die Besonderheiten der MRT für den Anästhesisten ergeben sich in erster Linie aus dem hohen Magnetfeld und der Aussendung von Radiowellen, da es hierdurch zu Funktionsstörungen elektrischer, elektronischer und mechanischer Geräte kommen kann. Zudem werden magnetische Instrumente innerhalb des Magnetfelds in den Scanner gezogen. Darum dürfen innerhalb des Magnetfelds keine magnetischen Ausrüstungsgegenstände und Zubehörteile verwendet werden. Weder darf die Funktion der für die Überwachung und Beatmung eingesetzten Geräte durch die ausgesandten Radiowellen gestört werden, noch dürfen diese Geräte aufgrund ihrer eigenen ausgesandten Frequenzen den Tomographievorgang beeinträchtigen. Die Türen zum Tomographen sind während der Untersuchung zu schließen, damit von außen keine Radiowellen eindringen können. Elektrische Verbindungen und Stromquellen müssen einen Filter für Radiofrequenzwellen enthalten.

Für die MRT steht eine kommerzielle Anästhesieausstattung einschließlich Narkosegerät und Monitor zur Verfügung, die diese Voraussetzungen erfüllt.

Überwachung bei MRT in Allgemeinanästhesie oder Sedierung:
— EKG-Monitior
— NIBP, bei Bedarf auch invasive Messung
— Pulsoxymeter
— Kapnometer
— Respiratoralarme: Diskonnexion, Obstruktion
— Übertragung der Daten in den Kontrollraum

EKG-Monitor. Um Störungen zu vermeiden, sollten Karbonfaserkabel verwendet werden; Schleifen- oder Kreisbildung der Kabel muss vermieden werden, da hierdurch Ströme im Magnetfeld auftreten können. Außerdem können speziell konstruierte EKG-Kabel eingesetzt werden, bei denen diese Komplikation vermieden werden kann. Wegen des Einflusses der Magnetresonanz ist eine korrekte ST-Segment-Analyse zur Aufdeckung von Myokardischämien während der Untersuchung nicht möglich. Auch ist beim Aussenden der Radiowellen häufig kein verwertbares EKG-Signal zu erhalten.

Nicht-invasive Blutdruckmessung. Die automatische oszillometrische Messung kann ohne wesentliche Störungen durchgeführt werden. Bei invasiven Messungen müssen die Transducer außerhalb des Magnetfelds platziert werden; allerdings führen sehr lange Druckkabel zu ungenauen Messwerten. Wird invasiv gemessen, muss jede Möglichkeit der Diskonnexion des arteriellen Systems ausgeschlossen werden.

Pulsoxymeter. Das Gerät sollte ausreichend weit vom Magneten platziert werden; der Signalaufnehmer kann an dem meist außerhalb des Magnetfelds befindlichen Zeh befestigt werden. Schleifen- oder Ringbildung der Kabel muss ebenfalls vermieden werden, am besten ist jedoch der Einsatz fiberoptischer Kabel, da hiermit das Auftreten von Strömen verhindert wird.

Kapnographie. Die Kapnographie im Nebenstrom ist möglich, wenn lange Kabel und eine leistungsstarke Gasabsaugung verwendet werden, allerdings können Abweichungen vom tatsächlichen CO_2-Wert auftreten.

Narkosegeräte. Spezielle Narkosegeräte mit pneumatischem Antrieb stehen für die MRT zur Verfügung, jedoch können auch Standardgeräte, nach Umrüstung und sorgfältiger Platzierung, im Magnetfeld eingesetzt werden.

Anästhesie. Die meisten MRT-Untersuchungen erfolgen ohne Narkose. Ist eine Narkose oder tiefere Sedierung mit erhaltener Spontanatmung erforderlich, müssen folgende Besonderheiten beachtet werden:
— Die Narkoseeinleitung kann zumeist außerhalb des Untersuchungsgerätes bzw. des Magnetfeldes erfolgen, entsprechend kann das Standardzubehör verwendet werden.
— Kopf und Atemwege sind während der Untersuchung für den Anästhesisten weder sichtbar noch zugänglich. Darum sollten bewusstlose Patienten endotracheal intubiert werden; die Intubation sollte außerhalb des Magnetfelds erfolgen; innerhalb des Magnetfelds sind mit Kunststoff überzogene Laryngoskope (zur Abschirmung der Batterien) erforderlich.

– Die Anästhesie selbst kann nach den allgemeinen Grundsätzen der Neuroanästhesie durchgeführt werden. Meist ist nur eine oberflächliche Narkose erforderlich; hierfür kann z. B. eine TIVA mit Propofol und Remifentanil unter Muskelrelaxierung angewandt werden.
– Soll die Untersuchung nur unter Sedierung erfolgen, kann Propofol, bei erhaltener Spontanatmung, über einen Perfusor zugeführt werden. Allerdings muss beim Einsatz von Perfusoren an mögliche Störungen und Interferenzen mit dem Magnetfeld gedacht werden. Um solche Störungen zu vermeiden, muss der Perfusor entweder magnetisch abgeschirmt oder außerhalb des Magnetfeldes platziert werden.

4.7.4 Ventrikulographie

Bei diesem Verfahren wird Kontrastmittel über ein Bohrloch in einen Seitenventrikel injiziert, um auf diese Weise das Ventrikelsystem und die Cisterna magna darzustellen. Die Ventrikulographie wird angewandt, wenn der intrakranielle Druck erhöht ist oder ein obstruktiver Hydrozephalus vorliegt.

Das Verfahren kann in **Lokalanästhesie** durchgeführt werden. Ist eine **Allgemeinnarkose** erforderlich, so sollte eine balancierte Technik mit kontrollierter Hyperventilation eingesetzt werden.

4.7.5 Myelographie

Bei diesem Verfahren wird das Kontrastmittel lumbal oder zisternal injiziert, um den spinalen Subarachnoidalraum darzustellen.

Bei den meisten Patienten kann die Myelographie in **Lokalanästhesie** durchgeführt werden, **bei Kindern** ist gelegentlich eine **Allgemeinnarkose** bei erhaltener Spontanatmung erforderlich.

4.8 Operationen an Wirbelsäule und Rückenmark

Die meisten Operationen im Bereich der Wirbelsäule dienen der Behandlung degenerativer Erkrankungen der Bandscheibe und benachbarter Strukturen, wie Bandscheibenprolaps und Spondylose; Operationen von Tumoren und traumatischen Wirbelsäulenverletzungen werden im Vergleich hierzu weniger häufig durchgeführt.

4.8.1 Bandscheibenprolaps und Spondylose

Der **Bandscheibenprolaps** in den seitlichen Anteil des Spinalkanals tritt vor allem im lumbalen Bereich der Wirbelsäule auf. Er führt zu Schmerzen und Kompression von Nervenwurzeln. Der seltenere **zentrale Bandscheibenvorfall** bewirkt eine *akute Kompression der Cauda equina*, die umgehend chirurgisch beseitigt werden muss.

Die **Spondylose** betrifft hauptsächlich die Halsregion. Das klinische Bild entsteht durch Wurzelschmerz und zunehmende Kompression des Rückenmarks.

4.8.2 Tumoren

Die häufigsten Tumoren der Wirbelsäule sind Metastasen anderer Tumoren, z. B. von Brust, Bronchus, Prostata oder Niere. Sie wachsen zumeist in Wirbelkörpern, selten in Bögen oder Pedikeln der Wirbel, und führen rasch zur Kompression des Rückenmarks.

Primäre Tumoren der Rückenmarksubstanz sind meist maligne und wachsen lokal infiltrativ. Außerhalb des Rückenmarks, jedoch an der Innenseite der Dura gelegene Tumoren sind hingegen zumeist benigne.

4.8.3 Infektiöse Erkrankungen

Hierbei handelt es sich vor allem um akute oder chronische Epiduralabszesse. Besonders akute Abszesse können rasch zur Kompression des Rückenmarks mit nachfolgendem Infarkt führen.

Anästhesiologisches Vorgehen. Die anästhesiologischen Besonderheiten bei Operationen an der Wirbelsäule ergeben sich im Wesentlichen aus der **Operationslagerung.** Angewandt werden vor allem Bauchlage, Seitenlage und sitzende Position. Einzelheiten und Abbildungen hierzu siehe Abschnitte 3.8 und 3.9.

Leitsätze für die Anästhesie:
— Alle Operationen an der Wirbelsäule sollten in **Allgemeinnarkose** unter kontrollierter Beatmung durchgeführt werden.
— Als Narkoseverfahren eignet sich die balancierte Anästhesie ebenso wie die Inhalationsanästhesie.
— Die endotracheale Intubation erfolgt mit einem **flexiblen Spiraltubus.**
— Der Tubus muss sicher fixiert werden, um eine versehentliche Extubation auszuschließen.
— Praktisches Vorgehen bei der Lagerung siehe Abschnitt 3.8.
— Bluttransfusionen sind bei den meisten Operationen nicht erforderlich, hingegen muss, z. B. bei der Operation von Sarkomen oder Knochenmetastasen, gelegentlich mit massiven Blutverlusten gerechnet werden.

— Ausleitung der Narkose und Extubation erfolgen immer erst dann, wenn der Patient auf den Rücken zurückverlagert worden ist.

4.8.4 Verletzungen der Wirbelsäule

Verletzungen der Wirbelsäule können zu neurologischen Funktionsstörungen bis hin zum **Querschnittsyndrom** führen, insbesondere die *Luxationsfrakturen*, bei denen fast immer das Rückenmark oder die Nervenwurzeln geschädigt sind. Zumeist werden die Verletzungen konservativ behandelt bzw. durch Extension und, wenn erforderlich Reposition, in Narkose aufgerichtet und immobilisiert. Manche dislozierte Frakturen müssen operativ behandelt werden, um das komprimierte Rückenmark zu entlasten, z.B. durch Laminektomie, ventrale Fusion, Verdrahtung und eventuell Spongiosa- bzw. Palacos-Plastik. Offene Verletzungen erfordern immer eine operative Versorgung der Rückenmarkswunde mit Verschluss der Dura, um die Gefahr der Infektion und Bildung von Liquorfisteln zu vermindern.

Anästhesiologische Besonderheiten. Bei allen instabilen Frakturen der Wirbelsäule mit geringen oder fehlenden neurologischen Funktionsstörungen besteht die **Gefahr einer irreversiblen Rückenmarkschädigung.** Darum gilt:

! Bei allen instabilen Frakturen der Wirbelsäule ohne oder mit nur geringen neurologischen Funktionsstörungen müssen unsachgemäße und unnötige Bewegungen des Kopfes und Halses vermieden werden!

Bei akuter traumatischer Querschnittlähmung muss, in Abhängigkeit von der Höhe der Verletzung, mit **Störungen der Atem- und Herz-Kreislauf-Funktion** gerechnet werden. Die akute Querschnittlähmung geht mit schlaffer motorischer Lähmung, Reflexlosigkeit, Empfindungslosigkeit sowie Stuhl- und Harnretention einher. Hohe Querschnittlähmung führt zu respiratorischen Störungen, bei Beteiligung des thorakalen Sympathikus zu Blutdruckabfall und Bradykardie. Es gilt:

! Die Funktionsbeeinträchtigung des sympathischen Nervensystems bei akuter hoher Querschnittlähmung prädisponiert zu schwerem Blutdruckabfall und Bradykardie während der Narkoseeinleitung. Außerdem besteht eine gesteigerte Empfindlichkeit gegenüber akuten Blutverlusten!

Praktisches Vorgehen:

▼ Bei der endotrachealen Intubation von Patienten mit instabilen Frakturen im Bereich der Halswirbelsäule darf der Kopf nur sehr wenig gebeugt oder gestreckt werden.
▼ Die Intubation erfolgt in Mittelposition des Kopfes, meist ohne Intubationskissen, wenn erforderlich, im Wachzustand des sedierten Patienten – in jedem Fall eine Aufgabe für den erfahrenen Anästhesisten.
  Alternativ Einleitung per Inhalation oder intravenöse Einleitung, z.B. mit Etomidat und Verwendung eines depolarisierenden Muskelrelaxans. Allerdings besteht bereits wenige Tage nach Beginn der Querschnittlähmung eine **gesteigerte Empfindlichkeit gegenüber Succinylcholin**, die bis zu mehreren Monaten anhalten kann. Hierbei werden durch die Depolarisation der Muskelzellmembran so große Mengen **Kalium freigesetzt**, dass die Gefahr eines **Kammerflimmerns** entsteht; die Kaliumfreisetzung kann auch durch Vorinjektion eines nichtdepolarisierenden Muskelrelaxans wie Pancuronium nicht verhindert werden.

⚡ Darum sollte in dieser Phase bei Patienten mit Querschnittlähmung kein Succinylcholin verabreicht werden.

▼ In Absprache mit dem Chirurgen muss geklärt werden, ob für die Narkoseeinleitung eine eventuell bereits vorhandene Extension entfernt werden darf oder Zug durch eine Hilfsperson per Hand ausgeübt werden muss. Nützlich ist häufig auch die Lagerung des Patienten auf einer *Vakuummatratze*.
▼ Die Narkoseeinleitung muss *langsam* erfolgen, weil der Funktionszustand des sympathischen Nervensystems nicht vorhersehbar ist. Je nach Reaktion sind eventuell Vasopressoren, inotrope Substanzen oder Vasodilatatoren erforderlich. Akute Querschnittlähmung prädisponiert zu **Blutdruckabfall**, spätere Stadien eher zu erheblichen **Blutdruckanstiegen,** gelegentlich auch zu ventrikulären **Herzrhythmusstörungen.**
▼ Eine weitere kritische Phase ist die **Lagerung** des Patienten auf dem Operationstisch. Hierbei muss mit großer Sorgfalt und Umsicht unter minimaler Bewegung von Kopf, Wirbelsäule und Extremitäten vorgegangen werden. Für den Lagerungsvorgang sind immer mehrere Helfer erforderlich. Des Weiteren können alle Lagerungsmanöver aufgrund der verminderten oder aufgehobenen orthostatischen Regulationsfähigkeit des Kreislaufs zu **starkem Blutdruckabfall** führen, insbesondere, wenn gleichzeitig eine *Hypovolämie* besteht.

▶ Mit einer **autonomen Hyperreflexie** muss intraoperativ nach Ablauf der ersten 1–3 Wochen gerechnet werden, besonders bei nicht ausreichender Narkosetiefe. Die Hyperaktivität des autonomen Nervensystems prädisponiert vor allem zu **erheblichen Blutdruckanstiegen,** ausgelöst durch Stimuli unterhalb der Läsion und durch Dehnung von Blase oder Darm. Nach wie vor muss jedoch bei der Narkoseeinleitung mit einem **Blutdruckabfall** gerechnet werden. Gelegentlich wird auch eine **Bradykardie** oder ein **Herzblock** durch Aktivierung des Barorezeptorenreflexes bei Stimulation oberhalb der Läsion beobachtet.

▶ Die Atemfunktion des Querschnittgelähmten ist häufig aus verschiedenen Gründen eingeschränkt. Darum wird keine Spontanatmungsnarkose durchgeführt, sondern immer **kontrolliert beatmet.** Die Extubation erfolgt postoperativ erst dann, wenn der Patient wach ist und sicher ausreichend spontan atmen und abhusten kann.

▶ Die Körpertemperatur des Querschnittgelähmten bedarf der besonderen Aufmerksamkeit des Anästhesisten, weil durch die autonomen Funktionsstörungen auch die Temperaturregulation beeinträchtigt ist.

4.9 Pädiatrische Neuroanästhesie

Grundsätzlich gelten für die Narkose von Kindern die allgemeinen Regeln der pädiatrischen Anästhesie (siehe Kap. 39) und die zuvor beschriebenen Prinzipien der Neuroanästhesie.

Neurochirurgische Operationen bei Neugeborenen und Kleinkindern werden am häufigsten wegen angeborener Missbildungen oder wegen eines Geburtstraumas durchgeführt, bei älteren Kindern auch wegen Tumoren, Schädel-Hirn-Trauma und infektiöser Prozesse. Außerdem ist nicht selten eine Narkose für neuroradiologische Untersuchungsverfahren erforderlich.

Von besonderer Bedeutung ist die **Einleitung der Narkose** bei Kindern mit erhöhtem intrakraniellem Druck ohne venösen Zugang. Folgende Vorgehensweisen werden angegeben:
— Rektale Sedierung oder Hypnose, z.B. mit **Thiopental** oder **Midazolam;** danach Hyperventilation mit Lachgas/Sauerstoff über Maske und Anlegen eines venösen Zugangs.
— Einführen einer Venenkanüle beim wachen Kind (Lokalanästhesie).
— Starke Prämedikation mit Sedativa und Einleitung per Inhalation mit Gefahr des zusätzlichen Hirndruckanstiegs; wenig populäres, aber mitunter nicht vermeidbares Vorgehen. Sevofluran sollte wegen des raschen Wirkungseintritts bevorzugt werden.

4.9.1 Computertomographie

Bei Kleinkindern ist hierfür zumeist eine Allgemeinnarkose erforderlich, bei älteren Kindern genügt oft eine Sedierung. Durchführung der Allgemeinnarkose für die Computertomographie siehe Abschnitt 4.7.2.

4.9.2 Ventrikulographie

Bei kleinen Kindern mit offener Fontanelle kann das Kontrastmittel über die Fontanelle in den Seitenventrikel injiziert werden; häufig reicht eine **Lokalanästhesie** aus. Bei älteren Kindern muss ein Bohrloch angelegt werden; hierzu ist eine **Allgemeinnarkose mit kontrollierter Beatmung** erforderlich.

4.9.3 Pneumenzephalographie

Für dieses kaum noch angewandte Verfahren ist immer eine **Allgemeinnarkose** erforderlich (siehe Abschnitt 4.7.3); die Kinder können spontan atmen oder kontrolliert beatmet werden. Wird **Luft injiziert,** so sollte auf die Zufuhr von **Lachgas verzichtet** werden. Venöser Zugang sowie kontinuierliche EKG-Überwachung sind obligatorisch.

Auf **Blutdruckabfall** muss dabei besonders geachtet werden.

4.9.4 Shuntoperationen

Ventrikuloperitoneale oder ventrikuloatriale Shuntoperationen zur Liquordrainage bei Hydrozephalus werden immer in **Allgemeinnarkose** durchgeführt. Da der intrakranielle Druck zumeist in gewissem Ausmaß erhöht ist, sollte kontrolliert beatmet werden, zumal hierdurch die unter Spontanatmung erhöhte Gefahr der Luftembolie vermindert wird; keineswegs sollte eine Inhalationsnarkose, z.B. mit Sevofluran, bei erhaltener Spontanatmung durchgeführt werden. Auf einen venösen Zugang darf nicht verzichtet werden.

4.9.5 Kraniopharyngeom

Das Kraniopharyngeom ist der häufigste intrakranielle Tumor nichtglialen Ursprungs bei Kindern. Obwohl histologisch gutartig, führt der Tumor aufgrund seines Wachstums mit Kompression benachbarter Strukturen wie Hypothalamus, Chiasma opticum und Hypophyse meist zu progredienten neurologischen Störungen und zum Tod. Nach der Lokalisation werden selläre, prächiasmatische und retrochiasmatische Tumoren unterschieden. Bei sellären Kraniopharyngeomen bestehen gewöhnlich Kopfschmerzen und endokrine Funktionsstörungen, bei prächiasmatischen Tumoren Sehstörungen, bei retrochiasmatischen die Zeichen des erhöhten intrakraniellen Drucks sowie ein Hydrozephalus. Operativ wird zunächst versucht, den Tumor (über einen rechts-subfrontalen Zugang) insgesamt zu entfernen; dies gelingt bei ca. 65% aller Patienten.

Anästhesiologische Besonderheiten bei Kraniopharyngeom-Operation:
— Spezielle präoperative Einschätzung: Hydrozephalus? Endokrine Funktionen? Präoperative Hormonsubstitution erforderlich?
— Lagerung des Patienten;
— frontaler Zugang, der eine optimale Reduktion des Hirnvolumens erfordert;
— Hypophysenunterfunktion;
— Diabetes insipidus, gelegentlich bereits präoperativ, fast immer jedoch intra- oder postoperativ. Urinverluste ersetzen, bei Bedarf Vasopressin;
— erhöhter Insulinbedarf;
— Hyperthermie;
— postoperative Krämpfe;
— postoperative Nebenniereninsuffizienz zu erwarten, daher Beginn der Kortikoidzufuhr bereits präoperativ;
— postoperativ Substitution von Schilddrüsen- und Wachstumshormonen.

4.9.6 Eingriffe in der hinteren Schädelgrube

Zu den häufigsten Tumoren der hinteren Schädelgrube gehören: Medulloblastom, zerebelläres Astrozytom, Hirnstammgliom und das Ependymom. Klinisch manifestieren sich die Tumoren gewöhnlich als Hydrozephalus mit den entsprechenden Symptomen. Das Vorgehen und die Komplikationen bei Eingriffen in der hinteren Schädelgrube entsprechen weitgehend den für die Erwachsenen beschriebenen. Die Operation erfolgt am häufigsten in Bauchlage, gefolgt von der sitzenden Position und schließlich der Seitenlage.

Bei Bauchlagerung kann das Kind nasotracheal intubiert werden; dieser Weg ermöglicht eine sichere Fixierung des Tubus ohne Gefahr des Abknickens. Narkose und Überwachung entsprechen dem beschriebenen Standardvorgehen.

Bei sitzender Position besteht die Gefahr der Luftembolie (siehe Abschnitt 4.1.5).

4.9.7 Epilepsie-Chirurgie

Die operative Exzision eines epileptogenen Fokus kann bei älteren Kindern in Neuroleptanalgesie erfolgen, bei jüngeren ist hingegen eine Intubationsnarkose erforderlich. Für den Eingriff sollte das Kind kooperativ und in der Lage sein zu sprechen. Medikamente, die das EEG wesentlich beeinflussen, müssen vermieden werden. Wenn unter Sedierung toleriert, kann ein nasopharyngealer Tubus eingeführt und hierüber Sauerstoff insuffliert werden. Blutverluste sind möglich, aber schwer einzuschätzen, so dass hierauf besonderes Augenmerk gerichtet werden sollte.

4.9.8 Kraniosynostosen-Operation

Hierbei handelt es sich um die frühzeitige Verknöcherung einer oder mehrerer Schädelnähte. Die Hälfte aller Synostosen betrifft die *Sagittalnaht*; hierdurch entwickelt sich ein sog. Skaphozephalus: der Schädel ist lang und schmal, frontal stark prominent und sieht wie ein umgekehrtes Kanu aus.

Der doppelseitige Verschluss der *Kranznaht* führt zum Brachy- oder Pyrgozephalus: Der Schädel ist hoch und breit, die Schädelbasis meist kurz und verdickt, die Orbita gelegentlich unterentwickelt (Morbus Crouzon). Weitere Fehlbildungen des Körpers sind keine Seltenheit. Beim einseitigen Verschluss der Kranznaht ist der Schädel asymmetrisch, die Stirnpartie der betroffenen Seite stark abgeflacht, der Orbitabogen nach außen oben verzogen, die Lidspalte erscheint weiter (Plagiozephalus).

Bei verschlossener *Stirnnaht* gleicht der Schädel einem Schiffsbug; eine Korrektur ist nur in seltenen Fällen erforderlich.

Der Verschluss aller Nähte führt zum Spitzkopf oder Oxyzephalus mit einem knöchernen Buckel im Bereich der großen Fontanelle und beeinträchtigter Entwicklung des Gehirns.

Operation. Die operative Korrektur erfolgt am häufigsten durch eine lineare Kraniektomie, d. h. Trennung der Schädelknochen entlang der betroffenen Naht; die Schnittführung ist bikoronar, biparietal, mittsagittal oder ein Meisterschnitt. Hierzu wird das Kind meist auf den Rücken gelagert und der Kopf in ein hufeisenförmigen Kissen gebettet. Bei Eingriffen im Okzipitalbereich kann auch eine Bauchlagerung erforderlich sein.

Mögliche Besonderheiten:
— Schwierige Intubation bei kraniofazialen Syndromen (präoperative Einschätzung!),

- erhöhter intrakranieller Druck bei multiplen Stenosen,
- massive Blutverluste,
- venöse Luftembolie.

Anästhesie. Pädiatrische Standardnarkose, bevorzugt orale Intubation mit einem Spiraltubus, sorgfältige Kontrolle zum Ausschluss einer endobronchialen Fehllage des Tubus und sichere Fixierung in einem der Mundwinkel. Kontrollierte Beatmung (paCO$_2$ 35–40 mmHg) und Relaxierung mit einem mittellang wirkenden ND-Muskelrelaxans.

Überwachung. Standard einschließlich Ultraschall-Doppler wegen Gefahr der Luftembolie; bei mehrstündigen Operationen und zu erwartenden größeren Blutverlusten arterielle Kanüle, zentraler Venenkatheter und Blasenkatheter. Körpertemperatur durch Wärmemaßnahmen im Normbereich halten. Besondere Aufmerksamkeit ist geboten, wenn der Neurochirurg die in der Mitte verschmolzene Sagittalnaht vom Sinus sagittalis abhebt. Hierbei kann es zu massivsten Blutungen und zur Luftembolie kommen.

Gefäßzugänge. Ausreichende Zahl großlumiger, sicher laufender Venenkanülen, da Bluttransfusionen meist erforderlich und Massivtransfusion nicht ausgeschlossen sind.

Ausleitung der Narkose. Meist keine Besonderheiten, so dass am Operationsende extubiert werden kann; postoperative Intensivüberwachung wegen der Gefahr der Nachblutung erforderlich. Nach ausgedehnten frontalen Kraniotomien sollten die Kinder zunächst intubiert bleiben.

Postoperative Komplikationen. Wichtigste postoperative Komplikation ist die Nachblutung mit Hypovolämie oder Schock.

4.9.9 Schädel-Hirn-Trauma

Schädel-Hirn-Traumen gehören zu den häufigen Ursachen für Morbidität und Mortalität im Kindesalter, die Mortalität ist allerdings um das Vierfache geringer als im Erwachsenenalter, vor allem bedingt durch Begleitverletzungen, unterschiedliche Verletzungsmechanismen und pathophysiologische Reaktionen auf das Trauma. Danach werden derzeit folgende Mortalitätszahlen für das Schädel-Hirn-Trauma von Kindern angegeben:
- Mäßiges Schädel-Hirn-Trauma 2,5–12,5%,
- schweres Schädel-Hirn-Trauma 9–32%.

Kinder unter 14 Jahren weisen eine geringere Mortalität auf als ältere Kinder. Im Gegensatz zu den vergleichsweise günstigeren Mortalitätszahlen ist die Zahl permanenter Behinderungen oder vegetativer Zustände mit ca. 28% hoch.

Pathophysiologie. Intrakranielle Raumforderungen, die einer operativen Intervention bedürfen, sind bei Kindern mit schwerem Schädel-Hirn-Trauma eher selten (15–19%). Epidurale Hämatome treten bei ca. 25% dieser Kinder auf, im Gegensatz zum Erwachsenen meist ohne luzides Intervall. Intrazerebrale Hämatome sind beim Kind selten, weisen aber eine schlechtere Prognose auf. Häufigste Ursache für einen erhöhten intrakraniellen Druck ist bei Kindern die sog. posttraumatische Hirnschwellung, bedingt durch eine Zunahme des zerebralen Blutvolumens. Demgegenüber ist ein Hirnödem bei Kindern in den ersten 24 h nach dem Trauma eher selten.

Initialbehandlung. Die Sicherung der Atemwege und der Ventilation gehört zu den Maßnahmen höchster Priorität, des Weiteren die Kontrolle des intrakraniellen Drucks und die Aufrechterhaltung eines ausreichenden Perfusionsdrucks. Übermäßige Volumenzufuhr muss beim isolierten Schädel-Hirn-Trauma vermieden werden, da hierdurch die Hirnschwellung begünstigt wird. Die Zufuhr von Glukoselösungen gilt als kontraindiziert. Zu beachten ist, dass Kinder nicht selten bei Aufnahme ansprechbar und orientiert sind, sich aber innerhalb von 24 h neurologisch zunehmend verschlechtern können und versterben: sog. Talk-and-die-Syndrom. Zu den wichtigsten Ursachen des Syndroms gehören:
- Diffuse zerebrale Hyperämie,
- intrakranielle Raumforderung,
- epidurale Hämatome.

> Kinder mit isoliertem Schädel-Hirn-Trauma und einer GCS-Punktzahl von 8 oder weniger sollten sofort endotracheal intubiert werden.

Demgegenüber kann bei Kindern mit isoliertem Schädel-Hirn-Trauma, stabilem neurologischen Status und einer GCS-Punktzahl von 9 und mehr abgewartet werden.

Bei allen Kindern muss außerdem gezielt nach **Begleitverletzungen** gesucht werden, vor allem von Bauchorganen, Halswirbelsäule (bei Kindern sehr selten) und Thoraxorganen, des Weiteren nach Störungen der Blutglukose und der Serumelektrolyte. Vor intrakraniellen Eingriffen wird ein CCT durchgeführt.

Narkoseeinleitung. Bei akutem Schädel-Hirn-Trauma sollte vorsichtshalber von einem vollen Magen ausgegangen werden, so dass eine entsprechend rasche Einleitung und endotracheale Intubation erforderlich sind: Präoxygenierung, i.v. Anästhetikum, Anwendung von Krikoiddruck, rasch wirkendes Muskelrelaxans (in diesem Fall auch bei Kindern Succinylcholin) und orotracheale Intubation, solange Mittelgesichtsfrakturen nicht sicher ausgeschlossen sind. Bei bereits vom Notarzt intubierten Kindern sollte auf jeden Fall die korrekte Tubuslage überprüft werden, da Fehlintubationen oder zu weit vorgeschobene Tuben keine Seltenheit sind.

Narkoseführung und Überwachung. Hierfür gelten die bereits beschriebenen Grundsätze der Neuroanästhesie. Bei schwerem Schädel-Hirn-Trauma sollten eine arterielle Kanüle und ein zentraler Venenkatheter eingeführt werden, des Weiteren ein Blasenkatheter.

Kontrolle des intrakraniellen Drucks. Die posttraumatische Hirnschwellung des Kindes spricht gut auf eine kontrollierte Hyperventilation an; klinisch manifeste zerebrale Ischämien scheinen hierdurch in der Regel nicht ausgelöst zu werden. Wichtig sind des Weiteren ein ausreichender zerebraler Perfusionsdruck, ein normaler bis leicht erhöhter arterieller pO_2 und die Lagerung von Kopf und Hals in Neutralposition, wobei der Kopf um 15–20 Grad angehoben werden sollte. Die weitere Therapie erfolgt am besten unter Kontrolle des intrakraniellen Drucks.

> ! Bei Kindern mit einer GCS-Punktzahl (Glasgow-Coma-Scale, siehe Tab. 41-8) von 3–7 sollte der intrakranielle Druck gemessen und in einem Bereich von 15–20 mmHg gehalten werden.

5 Behandlung des Schädel-Hirn-Traumas

Traumen sind die führende Todesursache in den ersten drei Lebensjahrzehnten. Tod durch Schädel-Hirn-Trauma spielt hierbei eine herausragende Rolle: 70% aller Todesfälle durch Straßenverkehr sind die Folge eines Schädel-Hirn-Traumas. Die Frühmortalität ist hoch: Etwa 50% aller Patienten mit tödlichem Schädel-Hirn-Trauma sterben innerhalb von 1–2 h nach dem Unfall, 60% innerhalb von 24 h.

Zu den häufigsten Ursachen der Frühmortalität gehören **sekundäre Hirnschädigungen** durch intrakranielle Blutungen, zerebrale Hypoxie und traumatische Hirnschwellung. Vermutlich könnten 10–20% dieser Patienten durch eine verbesserte Behandlung am Unfallort, auf dem Transport sowie in der Notfallaufnahme der Klinik gerettet werden.

Dieses Ziel ist nur erreichbar, wenn so früh wie möglich eine intensive Behandlung durch geschultes und erfahrenes Personal eingeleitet bzw. fortgesetzt wird. Da die während und unmittelbar nach der Verletzung erlittenen **primären Hirnschäden** nicht behandelt werden können, muss die Initialbehandlung vor allem darauf ausgerichtet sein, **sekundäre Hirnschäden** aufgrund unzureichender Erstversorgung **zu verhindern.**

5.1 Einteilung der Verletzungen

5.1.1 Offenes Schädel-Hirn-Trauma

Hierzu gehören alle Verletzungen, bei denen die Dura eröffnet wurde. Häufigste Ursache sind penetrierende Verletzungen durch Schuss- oder Stichwaffen. Offene Verletzungen gehen mit großer Infektionsgefahr für Gehirn und Hirnhäute einher.

5.1.2 Gedecktes Schädel-Hirn-Trauma

Dies sind alle Verletzungen des Gehirns, bei denen die **Dura unverletzt** geblieben ist. Sie können mit oder ohne Schädelfraktur einhergehen. Folgende Schweregrade werden unterschieden:
— **Schädel-Hirn-Trauma I. Grades** (Commotio cerebri): Hierbei sind keine Substanzschädigungen des Gehirns nachweisbar. Initial besteht eine kurze Bewusstlosigkeit. Neurologische Ausfälle können ebenfalls vorhanden sein, klingen jedoch innerhalb von 4 Tagen wieder ab.
— **Schädel-Hirn-Trauma II. Grades** (leichte Hirnkontusion): Hierbei sind Substanzschädigungen des Gehirns vorhanden. Die Bewusstlosigkeit hält bis zu 1 h an; neurologische Ausfälle können bis zu 3 Wochen nachweisbar sein.
— **Schädel-Hirn-Trauma III. Grades** (schwere Hirnkontusion): Substanzschäden des Gehirns sind vorhanden; die Bewusstlosigkeit hält meist Tage bis Wochen an; neurologische Ausfälle bestehen länger als 3 Wochen und bilden sich nur teilweise zurück oder bleiben für immer bestehen.

5.2 Pathophysiologie

5.2.1 Primäre und sekundäre Hirnschädigung

Für die Behandlung und Prognose des Schädel-Hirn-Traumas muss zwischen primären und sekundären Hirnschädigungen unterschieden werden:

Primäre Hirnschädigungen treten innerhalb von Sekundenbruchteilen nach Einwirkung der traumatischen Gewalt auf und entstehen durch Massenverschiebungen innerhalb des Schädels. Sie führen zu Verletzungen der weißen Substanz, Zerreißung von Arterien und Venen und Kontusion des Gehirns sowie diffusen neuronalen Störungen und Schädigungen.

! Primäre Hirnschädigungen können therapeutisch nicht beeinflusst werden.

Sekundäre Hirnschädigungen sind hingegen Folge von Komplikationen, die sich innerhalb von Minuten bis Stunden oder Tage nach dem Trauma entwickeln. Hierbei können intrakranielle von extrakraniellen Komplikationen unterschieden werden (▶ Tab. 41-6).

In der **Akutphase** spielen vor allem extrakranielle Faktoren eine wichtige, häufig unterschätzte Rolle. So bestehen nach Untersuchungen von Miller et al. zum Zeitpunkt der Krankenhausaufnahme bei etwa 50% aller Patienten mit schwerem Schädel-Hirn-Trauma systemische Komplikationen wie **Hypoxie, Hyperkapnie, Hypotension oder Anämie,** nicht selten miteinander kombiniert. Alle diese Faktoren können wesentlich zur Entstehung sekundärer Hirnschäden in der Frühphase beitragen.

! Die Behandlung des schweren Schädel-Hirn-Traumas ist vor allem darauf ausgerichtet, eine zusätzliche Schädigung des Gehirns durch sekundäre Komplikationen zu verhindern.

5.2.2 Intrakranielle Blutungen

Intrakranielle Blutungen (▶ Abb. 41-10a und b) sind von großer klinischer Bedeutung, weil sie zumeist umgehend chirurgisch behandelt werden müssen. Sie kommen **bei etwa 40% aller Patienten** mit schwerem Schädel-Hirn-Trauma vor. Hierbei sind epidurale Hämatome wesentlich seltener als subdurale.

Epidurale Hämatome entstehen am häufigsten durch Zerreißung eines Astes der *A. meningea media*, selten als venöse Blutung bei durch den Sinus verlaufenden Frakturen. Sie treten **bei etwa 5% aller Schädel-Hirn-Traumen** auf und gehen bei 80% der Erwachsenen und bei 50% der Kinder mit einer **Schädelfraktur** einher. Die Blutung befindet sich meist in der Temporalregion.

Die „klassische Symptomatik" tritt nur bei ca. 30% aller Patienten auf:
— initialer vorübergehender Bewusstseinsverlust,
— luzides Intervall mit Normalisierung des neurologischen Status,
— sekundär dann Kopfschmerzen und zunehmende Bewusstseinstrübung,

Tab. 41-6 Sekundäre Hirnschäden nach Schädel-Hirn-Trauma

intrakranielle Ursachen
— intrakranielle Hämatome
— posttraumatische Hirnschwellung
— Hirnödem
— Meningitis, Hirnabszess

extrakranielle Ursachen
— Hypoxie
— Hypotension
— Hyperkapnie
— Anämie

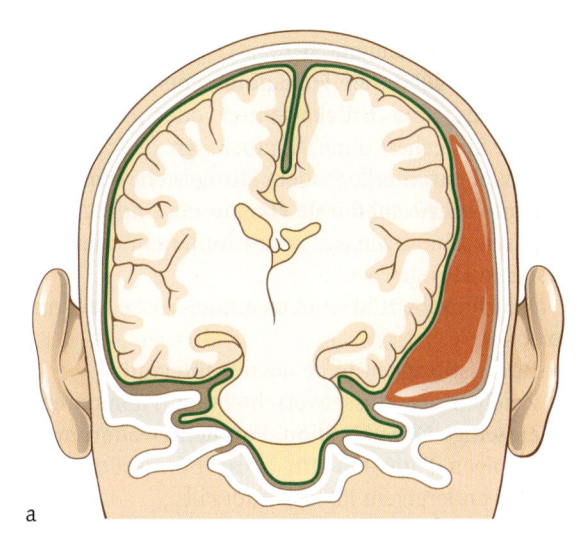

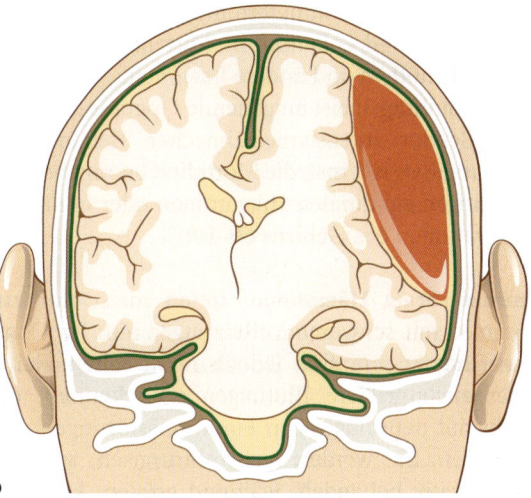

Abb. 41-10a und b Epidurales (a) und subdurales (b) Hämatom.

— dann gleichseitige Pupillenerweiterung (bei 80%),
— Bewusstlosigkeit,
— Cheyne-Stokes-Atmung,
— Bradykardie, schließlich Tod durch Atem- und Kreislaufversagen.

Ein Drittel der Patienten weist kein luzides Intervall auf. Bei einem Drittel tritt keine Bewusstlosigkeit ein, **Kopfschmerzen und Schläfrigkeit** sollten bei diesen Patienten an ein epidurales Hämatom denken lassen.

Diagnose: Computertomographie; in Akutsituationen Anlegen von Bohrlöchern ohne vorherige Computertomographie.

Behandlung: sofortige chirurgische Entlastung. Die Prognose ist bei umgehender Behandlung gut.

Akute subdurale Hämatome entstehen zumeist durch ein Akzelerations-Dezelerations-Trauma des sich bewegenden Kopfes. Sie gehen mit Verletzung und Schwellung des darunterliegenden Hirngewebes einher und manifestieren sich innerhalb von 72 h nach dem Trauma.

Einfache subdurale Hämatome entstehen durch Zerreißung von Brückenvenen oder kortikalen Venen. Sie gehen ohne Kontusionen oder Zerreißung von darunterliegendem Hirngewebe einher.

Komplizierte subdurale Hämatome sind zumeist *arterielle* Blutungen aus kontusioniertem oder zerrissenem Hirngewebe.

Das **klinische Bild** ist in folgender Weise gekennzeichnet:
— Bewusstlosigkeit ohne luzides Intervall.
— Zeichen der Massenverschiebung: Hemiparese, einseitige Dezerebration, Pupillenerweiterung.

Bei einigen Patienten tritt keine Bewusstlosigkeit ein, bei anderen ein luzides Intervall.

Die **Diagnose** wird durch Computertomographie gesichert. Das Computertomogramm informiert über Größe und Lokalisation, Mittellinienverschiebung, Hirnödem und andere Läsionen.

Behandlung: meist umgehende Operation mit anschließender intensivmedizinischer Behandlung. Die Prognose ist ernst; die Mortalität beträgt bei beiderseitigen subduralen Hämatomen oder multiplen Lazerationen des Gehirns 60–100%.

Intrazerebrale Hämatome treten meist nur zusammen mit schweren Verletzungen auf. Im Computertomogramm sind jedoch nicht selten kleine oder auch größere Blutungen zu erkennen, die nicht mit neurologischen Funktionsstörungen einhergehen. Sie werden nicht chirurgisch, sondern konservativ behandelt, während größere Hämatome, die mit erhöhtem intrakraniellen Druck einhergehen, ausgeräumt werden.

Für die intrakraniellen Hämatome gilt: Das klinische Bild der verschiedenen Blutungsarten ist häufig sehr ähnlich, so dass eine genaue Differenzierung oft nur durch ein **Computertomogramm** ermöglicht wird. Beim epiduralen Hämatom tritt die neurologische Verschlechterung innerhalb der ersten 24 h ein, manchmal dramatisch. Bei subduralen oder intrazerebralen Hämatomen verschlechtert sich der neurologische Status nicht selten eher verzögert. Allerdings ist es nicht möglich, die beiden Hämatomarten aufgrund des klinischen Bildes allein zu unterscheiden.

5.2.3 Posttraumatische Hirnschwellung

Die akute posttraumatische Hirnschwellung soll bei etwa 50% aller Patienten mit schwerem Schädel-Hirn-Trauma auftreten, bei Kindern sogar noch häufiger. Pathologisch-anatomisch findet sich ein erheblich geschwollenes Gehirn mit starker Blutfülle der weißen Substanz, meist ohne primäre Verletzungen. Die Schwellung beruht auf einer **zerebralen Hyperämie** bei stark gesteigerter Hirndurchblutung und nicht auf einem Hirnödem. Sie wird durch einen lokalisierten oder generalisierten Verlust der zerebralen Autoregulation ausgelöst und spricht gut auf verschiedene Behandlungsmaßnahmen an.

5.2.4 Hirnödem

Das Hirnödem entsteht durch Störungen der Blut-Hirn-Schranke. Hierbei tritt proteinreiche Flüssigkeit in den extrazellulären Raum der weißen Substanz über. Am häufigsten entwickelt sich das Hirnödem 24 h nach dem Trauma und nimmt in den nachfolgenden Tagen progredient zu. Werden hierbei die Kompensationsmechanismen erschöpft, so steigt der intrakranielle Druck an.

5.2.5 Hypoxisch-ischämische Hirnschädigungen

Sie können nicht nur durch *intrakranielle* Faktoren wie schwere intrakranielle Drucksteigerung oder Verschluss eines intrakraniellen Gefäßes, sondern auch durch *extrakranielle* Faktoren entstehen. Deren Bedeutung wird häufig unterschätzt! Die wichtigsten extrakraniellen Faktoren, die zu einer (sekundären) hypoxisch-ischämischen Schädigung des Gehirns führen können, sind:
— Akute respiratorische Insuffizienz,
— verminderte Sauerstofftransportkapazität bzw. Anämie,
— arterielle Hypotension bzw. Schock.

Respiratorische Insuffizienz geht beim Raumluft atmenden Patienten mit Hypoxämie und Hyperkapnie einher. Hypoxämie führt zu zerebraler Hypoxie, Hyperkapnie zur Hirnschwellung. Darum gilt:

! Sichere Atemwege und ausreichende Atmung haben höchste Priorität bei der Initialbehandlung des Schädel-Hirn-Traumas.

Anämie. Auch bei ausreichendem pulmonalen Gasaustausch kann die Sauerstoffversorgung des Gehirns gefährdet sein, wenn die **Sauerstofftransportkapazität** des Blutes stark erniedrigt ist. Bei diesen Patienten ist frühzeitiger Blutersatz erforderlich.

Schock. Arterielle Hypotension oder Schock entsteht selten durch ein Schädel-Hirn-Trauma allein. Meist liegt ein erheblicher Blutverlust durch **Begleitverletzungen** zugrunde. Nur bei Kleinkindern kann der Blutverlust allein durch ein intrakranielles Hämatom zum Blutdruckabfall führen.

Blutdruckabfall bzw. Schock **vermindert den zerebralen Perfusionsdruck,** besonders, wenn der intrakranielle Druck erhöht ist. Hierdurch kann die Hirndurchblutung kritisch abnehmen.

5.2.6 Polytrauma

Etwa 30% aller Patienten mit schwerem Schädel-Hirn-Trauma sind Polytraumatisierte. Ihre Versorgung erfolgt möglichst in definierten Phasen durch Spezialisten verschiedener Disziplinen. Schwierigkeiten bereitet hierbei nicht selten die Festlegung von Prioritäten für operative Eingriffe (siehe Kap. 52).

5.2.7 Intrakranielle Infektionen

Intrakranielle Infektionen treten selten innerhalb der ersten Tage nach dem Schädel-Hirn-Trauma auf. Sie entstehen meist bei einer offenen Hirnverletzung. Beim **Hirnabszess** entwickeln sich die Zeichen der intrakraniellen Raumforderung.

5.3 Notfallbehandlung

Die **Erstbehandlung** des Patienten mit schwerem Schädel-Hirn-Trauma erfolgt am besten in einem speziell ausgerüsteten Notfall-Behandlungsraum, der in unmittelbarer Nachbarschaft einer Röntgendiagnostik einschließlich Computertomographen und der Notfall-Operationssäle liegt (siehe Kap. 52). Da Begleitverletzungen häufig sind, ist neben der neurologischen Untersuchung immer eine Einschätzung durch einen **Traumatologen** bzw. **Allgemeinchirurgen** erforderlich.

In der Initialphase werden folgende Maßnahmen durchgeführt:
— Notfalltherapie mit Sicherung von Atemwegen, Atmung und Herz-Kreislauf-Funktion.
— Allgemeine Einschätzung und Diagnostik.
— Spezielle Behandlung.

Die Notfalltherapie beginnt **so früh wie möglich** nach der Verletzung, d. h. idealerweise am Unfallort bzw. im Rettungsfahrzeug, allerspätestens jedoch sofort nach Aufnahme in die Klinik.

! Das Hauptziel der Notfallbehandlung besteht darin, sekundäre Hirnschäden zu verhindern.

Die primäre Behandlung muss daher darauf ausgerichtet sein, die Atem- und Herz-Kreislauf-Funktion zu sichern bzw. zu normalisieren.

5.3.1 Atemwege und Atemfunktion

⚡ Bei komatösen Patienten mit Schädel-Hirn-Trauma müssen sofort die Atemwege gesichert werden, denn eine Verlegung der Atemwege mit Hypoventilation kann rasch zu sekundärer Hirnschädigung führen.

Die **Obstruktionsgefahr** besteht immer, solange der komatöse Patient nicht intubiert ist. Besondere Risiken ergeben sich zusätzlich, wenn der nicht intubierte Patient innerhalb des Krankenhauses transportiert wird, z. B. vom Notfallbereich in den Diagnostikbereich oder in den Operationssaal. Da der komatöse Patient seine Atemwege zumeist nicht ausreichend selbst schützen kann, muss die **Indikation zur endotrachealen Intubation** weit gestellt werden, um Aspiration, Hypoxie und Hyperkapnie zu verhindern. **Praktisch sollte in folgender Weise vorgegangen werden:**
— Die endotracheale Intubation sollte möglichst *oral* erfolgen, und zwar in Narkose und Muskelrelaxierung, um einen Anstieg des intrakraniellen Drucks zu vermeiden. Bei Schädelbasisfrakturen und Frakturen des Mittelgesichts ist eine nasotracheale Intubation kontraindiziert.
— Die endotracheale Intubation sollte spätestens nach der neurologischen Kurzuntersuchung erfolgen und nicht durch andere diagnostische oder therapeutische Maßnahmen verzögert werden.
— Bei der Intubation wird immer so vorgegangen, als sei der Patient nicht nüchtern.
— Mit **Intubationsschwierigkeiten** ist besonders bei Begleitverletzungen von Gesicht, Mund oder

Kiefer zu rechnen. Hier besteht die Gefahr, dass die Atemwege durch abgebrochene Zähne, Blut oder Gewebstrümmer verlegt werden.
— Bei **Verdacht auf Halswirbelsäulen-Verletzung** darf der Kopf für die Intubation nicht überstreckt werden. Dies gilt besonders für Densfrakturen.
— **Hypoxie** ist typisch für die Frühphase, darum sollte bei schwerem Schädel-Hirn-Trauma der Patient frühzeitig kontrolliert beatmet werden.

5.3.2 Herz-Kreislauf-Funktion

Die Herz-Kreislauf-Funktion ist selten durch ein Schädel-Hirn-Trauma allein beeinträchtigt. Ein **Blutdruckabfall** durch die Hirnverletzung selbst tritt praktisch nur auf, wenn der Tod unmittelbar bevorsteht. Dann wird der Blutdruckabfall von **Schnappatmung und schwerer Bradykardie** begleitet.

! Ist der Blutdruck niedrig, so muss immer nach multiplen Frakturen sowie Verletzungen im Bauchraum und Thorax gesucht werden.

Gelegentlich können auch massive Blutungen aus Skalpwunden oder dem Ohr einen Schockzustand auslösen.

Venöse Zugänge. Unabhängig vom Zustand der Herz-Kreislauf-Funktion müssen frühzeitig venöse Zugänge angelegt werden, möglichst auch ein **zentraler Venenkatheter**, über den Blut für die Notfalldiagnostik (▶ Tab. 41-7) entnommen werden kann.

Eine frühzeitige **arterielle Kanülierung** und direkte arterielle Druckmessung sowie Überwachung der arteriellen Blutgase sind ebenfalls bei schwerem Schädel-Hirn-Trauma zu empfehlen, besonders wenn wahrscheinlich eine Kraniotomie durchgeführt werden muss und/oder der Patient polytraumatisiert ist.

Tab. 41-7 Laborwerte hoher Priorität beim Schädel-Hirn-Trauma

— Blutgruppe und Kreuzprobe
— Hämoglobin und Hämatokrit
— Serumelektrolyte
— Serumharnstoff und -kreatinin
— Gesamteiweiß
— Blutzucker
— arterielle Blutgase
— Gerinnungsteste und Thrombozyten

Volumenersatz. Liegt nur ein Schädel-Hirn-Trauma ohne Begleitverletzungen vor, ist rascher Volumenersatz selten dringend erforderlich. Ein häufiger Fehler während der Initialbehandlung ist die **massive Überwässerung** des Patienten; hierdurch werden ein Anstieg des intrakraniellen Drucks und die posttraumatische Hirnschwellung begünstigt. Vor allem **Kinder** erhalten in der Initialphase nicht selten **zu viel Flüssigkeit**. Auch werden häufig nicht die Höchstdosen für die Zufuhr von **Plasmaexpandern** beachtet.

Der Volumenersatz erfolgt, je nach Ausmaß der Verluste, mit Kristalloiden (bilanzierte Elektrolytlösungen), Kolloiden oder Blut bzw. Blutderivaten (Einzelheiten siehe Kap. 10 und 11).

Weitere Maßnahmen:
— Blasenkatheter,
— Magensonde.

Sedativa und Analgetika. Leidet der Patient bei der Klinikaufnahme unter starken Schmerzen, so werden **Opioide** zugeführt. Bei starker Unruhe oder Streckkrämpfen sollten **Benzodiazepine**, z. B. Diazepam oder Clonazepam, injiziert werden. Es muss jedoch beachtet werden, dass jede Sedierung die **Beurteilung der Bewusstseinslage** beeinträchtigt.

5.4 Spezielle neurologische Einschätzung und Diagnostik

Die neurologische Einschätzung des komatösen Patienten muss innerhalb von Minuten erfolgen und darf die initialen Notfallbehandlungsmaßnahmen nicht behindern. **Sie hat folgende Ziele:**
— Ausmaß und Lokalisation der Hirnverletzung festzustellen.
— Einen neurologischen Ausgangsstatus als Referenz für Veränderungen des klinischen Zustands zu erheben.
— Intrakranielle Blutungen, die umgehend operiert werden müssen, zu diagnostizieren.

Die Ersteinschätzung wird häufig durch neurologisch nicht geschulte Ärzte vorgenommen. Darum muss das Untersuchungsschema, vor allem in der Akutphase, einfach, praktikabel und zuverlässig sein.

Eine detaillierte und komplizierte neurologische Untersuchung ist noch nicht erforderlich und bei der Einschätzung des Patienten wenig hilfreich.

Die wichtigsten Bestandteile der **neurologischen Kurzuntersuchung** sind:

- Bewusstseinslage und motorische Reaktion, z. B. nach der Glasgow-Coma-Scale;
- Pupillenweite und Lichtreaktion,
- okulovestibulare Reaktionen,
- Atmung und Schluckreflexe.

5.4.1 Bewusstseinslage und motorische Reaktion

Tiefe und Dauer der Bewusstlosigkeit sind die beste Leitlinie, um die Schwere einer Hirnschädigung einzuschätzen. Hierbei kann die Bewusstlosigkeit seit der Verletzung bestehen oder aber nach einem luziden Intervall, in dem der Patient gesprochen hat, auftreten.

Die Tiefe der Bewusstlosigkeit kann nach der **Glasgow-Coma-Scale** (GCS) von Jennett und Teasdale eingeschätzt werden (▶ Tab. 41-8).

Bei der GCS werden Augenöffnen, verbale Reaktion und motorische Reaktion jeweils getrennt überprüft und eingeschätzt und auf einfache, für jeden Untersucher reproduzierbare Weise benotet. Nach dieser Skala wird Koma in folgender Weise definiert:

> **Komadefinition nach der GCS:**
> - Öffnet nicht die Augen
> - Äußert keinerlei Worte
> - Kommt keinen Aufforderungen nach

Schweregrade. Der Schweregrad eines Schädel-Hirn-Traumas (SHT) kann nach der Glasgow-Coma-Scale in folgender Weise klassifiziert werden:
- Leichtes Schädel-Hirn-Trauma: GCS 13–15 Punkte,
- mittelschweres Schädel-Hirn-Trauma: GCS 9–12 Punkte,
- schweres Schädel-Hirn-Trauma: GCS: 3–8 Punkte.

Ältere Einteilungen wie Commotio, Contusio und Compressio cerebri sind ungenau und gelten als überholt.

! Ein schweres Schädel-Hirn-Trauma liegt bei einer GCS von 8 Punkten oder weniger für einen Zeitraum von 6 h oder länger vor.

Die Glasgow-Coma-Scale eignet sich auch zur Verlaufsbeobachtung während der Intensivbehandlung. Allerdings scheint die Skala nicht ausreichend empfindlich zu sein, um initiale Verschlechterungen rasch zu erfassen. Skalen mit 30–40 Untersuchungskriterien weisen hierfür eine wesentlich größere Empfindlichkeit auf.

Tab. 41-8 Glasgow-Coma-Scale

Kriterium	Punkte
Augenöffnen	
— spontan	4
— auf Geräusche	3
— auf Schmerz	2
— nicht	1
verbale Reaktion	
— orientiert	5
— verwirrte Unterhaltung	4
— unangemessene Worte	3
— unverständliche Geräusche	2
— keine	1
motorische Reaktion	
— kommt Aufforderung nach	6
— lokalisiert Schmerz	5
— zieht normal zurück auf Schmerz	4
— beugt auf Schmerz	3
— streckt auf Schmerz	2
— keine	1
höchste Punktzahl	15

Werte bis 8 = schwere Hirnfunktionsstörung

Die Bewusstlosigkeit kann auch klinisch herangezogen werden, um den Verdacht auf eine intrakranielle Blutung zu erhärten oder zu entkräften (▶ Tab. 41-9).

5.4.2 Pupillenreaktion und -form

Die Überprüfung der Pupillengröße und -reaktion auf Licht ermöglicht Aussagen über die Funktion des Mittelhirns und des N. oculomotorius (III. Hirnnerv). Geprüft werden mit hellem Licht die direkte und die konsensuelle Lichtreaktion jedes Auges: *Pupillenweite:* maximal weit, mittel-

Tab. 41-9 Kategorisierung des Schädel-Hirn-Traumas nach der Bewusstseinslage

1. Bewusstseinslage bessert sich zunehmend
2. Bewusstseinslage bleibt gleich
   a) halb ansprechbar, ohne fokale Ausfälle
   b) nicht ansprechbar, mit oder ohne fokale Ausfälle
3. Bewusstseinslage verschlechtert sich
   a) allmählich, mit oder ohne fokale Ausfälle
   b) rasch, mit oder ohne Einklemmungszeichen

Bei 2 b sowie 3 a und b besteht der Verdacht auf eine intrakranielle Blutung

weit, eng, maximal eng. *Pupillenform:* normal, entrundet. *Lichtreaktion:* sofort, träge, keine.
— Seitengleiche und reagierende Pupillen zeigen an, dass oberer Hirnstamm, Mittelhirn sowie II. und III. Hirnnerv normal funktionieren.
— Einseitiger Verlust der direkten Lichtreaktion bei erhaltener konsensueller Reaktion weist auf **Schädigung des N. opticus** hin.
— Einseitige Pupillenerweiterung tritt auf bei **Einklemmung des Gehirns** im Tentoriumschlitz, meist der gleichen Seite; sie entsteht durch Kompression des N. oculomotorius.
— Beiderseitige Pupillendilatation entsteht entweder durch Kompression beider Okulomotoriusnerven oder durch lokale Schädigung des Mittelhirns. Es kann jedoch auch eine sekundäre Kompression des Mittelhirns bei Einklemmung zugrunde liegen.
— Beiderseits extrem verengte Pupillen können durch sekundäre Hirnstammkompression bei Anstieg des intrakraniellen Drucks bedingt sein.
— Weite, reaktionslose und entrundete Pupillen bei tiefem Koma sprechen für einen irreversiblen Ausfall der Hirnstammfunktion.

5.4.3 Okulovestibuläre Reaktionen

Augenbewegungen können durch bestimmte Hirnstammreflexe ausgelöst werden. Fehlen diese Reaktionen, so liegt eine Schädigung des Hirnstamms vor.

Okulovestibulärer Reflex. Er wird durch Spülen des äußeren Gehörgangs mit 100–200 ml eiskaltem Wasser ausgelöst. Normalerweise tritt hierdurch innerhalb von 2–3 min eine leichte Deviation der Augen zur gespülten Seite hin auf, zusammen mit einem raschen Nystagmus zur Mittellinie hin. Bei Hirnstammschädigung ist die Nystagmuskomponente der Reaktion aufgehoben.

Okulozephaler Reflex. Rasches Drehen des Kopfes bewirkt eine Bewegung der Augen zur Gegenseite. Bei Hirnstammschädigung bleiben die Augen starr in der Mitte fixiert **(Puppenkopfphänomen)**. Dieser Reflex darf bei Verdacht auf eine Verletzung der Halswirbelsäule *nicht* überprüft werden.

5.4.4 Atmung und Schluckreflexe

Atmet der Patient bei Aufnahme in die Klinik nicht spontan, so ist die Prognose vermutlich infaust, vor allem, wenn andere Hirnstammfunktionen ebenfalls fehlen. Wurde der Patient jedoch initial hyperventiliert, so muss zunächst der Anstieg des paCO$_2$ abgewartet werden, um die Atemfunktion zu beurteilen.

Wie die Spontanatmung ist auch der Schluckreflex eine Funktion der Medulla oblongata. Der Reflex wird durch Bestreichen des hinteren weichen Gaumens ausgelöst. Vorsicht: Gefahr des Erbrechens mit pulmonaler Aspiration beim nichtintubierten Patienten.

5.4.5 Weiterführende Untersuchungen

Hat sich der Zustand des Patienten stabilisiert, so können weiterführende Untersuchungen erfolgen. Die Indikation ergibt sich aus Bewusstseinslage, klinischem Untersuchungsbefund und Traumavorgeschichte. Im Vordergrund stehen zwei diagnostische Maßnahmen:
— Röntgenbild von Schädel und Wirbelsäule,
— zerebrale Computertomographie.
Ältere Untersuchungsverfahren wie die zerebrale Angiographie sind durch die Computertomographie weitgehend in den Hintergrund gedrängt worden, können jedoch indiziert sein, wenn kein Computertomograph zur Verfügung steht.

Röntgenbild von Schädel und Wirbelsäule. Besteht eine **Schädelfraktur**, so hat der Patient mit Sicherheit ein Schädel-Hirn-Trauma bestimmter Schwere erlitten; das Risiko einer begleitenden **intrakraniellen Blutung** beträgt 10–20%. Hierbei gilt Folgendes:

> ! Alle wachen Patienten mit Schädelfraktur müssen zunächst stationär aufgenommen und überwacht werden, weil sich im Verlauf der nächsten 24 h ein epidurales Hämatom entwickeln kann.

Ein **Pneumozephalus** weist auf eine **Schädelbasisfraktur** hin.

Bei Kindern unter einem Jahr ist die Kombination der **Sprengung der Schädelnähte mit linearen Frakturen** häufig mit einer **intrakraniellen Blutung** verbunden.

Bei allen Patienten mit einem Akzelerations-Dezelerations-Trauma muss so früh wie möglich ein seitliches Röntgenbild der Halswirbelsäule angefertigt werden, wenn klinisch vertretbar, noch vor der endotrachealen Intubation.

Zerebrale Computertomographie. Mit diesem einfachen, sicheren und zumeist rasch durchführbaren Untersuchungsverfahren kann beim Schädel-Hirn-Trauma Folgendes festgestellt werden:
— Intrakranielle Blutungen einschließlich genauer Lokalisation und relativer Größe,

– Kontusionsblutungen,
– Hirnschwellung bzw. Hirnödem,
– Schädelfrakturen.

Diffuse Hirnschädigungen sind allerdings nicht immer erkennbar. Für die **Indikation zur Computertomographie** gilt:

> Bei jedem komatösen Patienten mit Schädel-Hirn-Trauma sollte eine Computertomographie durchgeführt werden, ebenso bei allen Patienten mit einer Schädelfraktur.

Bei 40–50% dieser Patienten liegt eine **intrakranielle Blutung** vor. Die Computertomographie sollte so früh wie möglich erfolgen, weil hierdurch intrakranielle Hämatome oft bereits festgestellt werden, bevor der klinische Zustand sich verschlechtert hat und sekundäre Hirnschädigungen durch den intrakraniellen Druckanstieg eingetreten sind.

Eine **umgehende Kraniotomie** ist indiziert, wenn ein epidurales, subdurales oder oberflächliches intrazerebrales Hämatom oder eine Impressionsfraktur nachgewiesen wurde. Liegt keine chirurgisch zu versorgende Verletzung vor, so wird sofort mit der **Intensivbehandlung** begonnen, vorausgesetzt, es liegen keine anderen, dringlich zu versorgenden Begleitverletzungen vor (siehe Kap. 52).

Besteht eine intrakranielle Blutung, so sollten **akute Anstiege des intrakraniellen Drucks** vor dem nachfolgenden operativen Eingriff durch Osmotherapie und kontrollierte Hyperventilation beseitigt oder vermindert werden.

5.5 Anästhesie bei Schädel-Hirn-Trauma

Eine Narkose kann bei Patienten mit Schädel-Hirn-Trauma aus folgenden Gründen erforderlich sein:
– Diagnostische Maßnahmen: Computertomographie, Angiographie, Bohrlöcher;
– Kraniotomie bei intrakraniellen Blutungen,
– operative Versorgung von Begleitverletzungen.

> Intrakranielle Blutungen gehören zu den sekundären Folgen eines Schädel-Hirn-Traumas mit hoher operativer Priorität.

Das gilt nicht nur für epidurale, sondern auch für akute subdurale Hämatome. So kann nach den Untersuchungen von Seelig et al. die Mortalität des akuten subduralen Hämatoms auf 30% gesenkt werden, wenn innerhalb von 4 h nach dem Trauma operiert wird. Jede weitere Verzögerung verschlechtert die Prognose erheblich!

Liegen allerdings *mehrere* lebensbedrohliche Verletzungen vor, so haben kreislaufstabilisierende Eingriffe Vorrang. Bei Kombinationsverletzungen, z.B. Milzruptur und epidurales Hämatom, sollten möglichst zwei Teams gleichzeitig operieren.

> Die Narkose erfolgt beim Schädel-Hirn-Trauma nach den allgemeinen Grundsätzen der Neuroanästhesie. Vor allem muss ein weiterer Anstieg des intrakraniellen Drucks durch unsachgemäßes Vorgehen unbedingt vermieden werden.

Der intrakranielle Druck sollte vielmehr bevorzugt gesenkt werden. Die Hirndurchblutung darf nicht zunehmen, der Abfluss des hirnvenösen Blutes nicht behindert werden. Folgende **hirndrucksteigernde Faktoren** müssen beseitigt bzw. verhindert werden:
– Hypoxie,
– Hyperkapnie,
– Hypotension bzw. Schock,
– Hypertension,
– schwere Anämie,
– Inhalationsanästhetika,
– Schmerzreize und andere Stimuli,
– unsachgemäße Lagerung.

5.5.1 Präoperative Einschätzung und Prämedikation

Eine narkosebezogene, präoperative Untersuchung und eine Erhebung der Vorgeschichte sind zumeist nur sehr begrenzt durchführbar. Die präoperative Einschätzung beschränkt sich häufig auf den Funktionszustand der Vitalorgane und die Bestimmung von Labordaten hoher Priorität.

> Schwerwiegende Begleitverletzungen sollten, wenn immer möglich, vor der Kraniotomie festgestellt und, wenn indiziert, zuvor versorgt worden sein.

Auf eine **Prämedikation** wird zumeist verzichtet.

5.5.2 Narkose

Die **Narkoseeinleitung** ist eine besonders kritische Phase, bei der nicht selten durch unsachgemäße Technik ein Anstieg des intrakraniellen Drucks auftritt. Wichtigste Ursachen siehe Abschnitt 3.9. Bei der endotrachealen Intubation sollte immer davon ausgegangen werden, dass der Patient einen **vollen Magen** hat.

Zur **Aufrechterhaltung der Narkose** sollte eine Anästhesietechnik mit Opioiden und Muskelrelaxanzien eingesetzt werden.

> Volatile Inhalationsanästhetika und Lachgas sind beim akuten Schädel-Hirn-Trauma nicht indiziert.

Als Beatmungstechnik sollte die **kontrollierte Normoventilation** auf einen paCO$_2$ von etwa 38 mmHg durchgeführt werden.

Die **intraoperativen Überwachungsmaßnahmen** entsprechen den in Abschnitt 3.14 für die Kraniotomie beschriebenen Maßnahmen.

Intraoperative Volumenzufuhr siehe Abschnitt 3.11. Glukosehaltige Lösungen sollten wegen ihrer möglichen zerebral schädigenden Wirkung nicht routinemäßig eingesetzt werden. Mit teilweise erheblichen Blutverlusten während der Kraniotomie muss gerechnet werden, so dass ausreichend Blutkonserven bereitgestellt werden müssen.

Ausleitung der Narkose. Eine Narkoseausleitung im üblichen Sinne erfolgt beim schweren Schädel-Hirn-Trauma nicht, vielmehr werden die Patienten in ausreichend narkotisiertem und relaxiertem Zustand unter kontinuierlicher EKG-Kontrolle und arterieller Druckmessung auf die Intensivbehandlungsstation transportiert.

5.6 Kontrolle des intrakraniellen Drucks

Die Kontrolle des intrakraniellen Drucks gilt als wichtiges Behandlungsziel beim schweren Schädel-Hirn-Trauma. Insbesondere sollen die Kompression des Gehirns und die Verschiebung von Hirnteilen verhindert werden.

Anstiege des intrakraniellen Drucks auf mehr als 20 mmHg treten bei etwa 50–60% aller Patienten mit schwerem Schädel-Hirn-Trauma auf; bei 30 bis 50% erreicht jedoch der intrakranielle Druck während des gesamten Verlaufs zu keinem Zeitpunkt kritische Werte.

> ! Zwischen der Höhe des intrakraniellen Drucks und Komatiefe bzw. neurologischem Status besteht nur eine geringe Korrelation (Ausnahme: Bulbärhirnsyndrom), so dass es nicht möglich ist, den intrakraniellen Druck zuverlässig aufgrund klinischer Zeichen allein einzuschätzen.

Darum sollten der intrakranielle Druck bei Patienten mit schwerem Schädel-Hirn-Trauma direkt gemessen und die ermittelten Werte als Grundlage für die therapeutischen Maßnahmen herangezogen werden. Folgende Maßnahmen werden, meist in Kombination, zur **Behandlung des erhöhten intrakraniellen Drucks** eingesetzt (▶ Abb. 41-11):

— Kontrollierte Hyperventilation,
— Osmotherapie,
— Barbiturate,
— Kortikosteroide,
— Liquordrainage,
— Hypothermie,
— operative Dekompression.

5.6.1 Kontrollierte Hyperventilation

Die kontrollierte Hyperventilation führt zu zerebraler Vasokonstriktion mit Abnahme von Hirndurchblutung, zerebralem Blutvolumen und intrakraniellem Druck. Das Verfahren ist nur wirksam, wenn die Ansprechbarkeit der Hirngefäße auf CO$_2$ erhalten ist. Außerdem ist der Effekt auch bei erhaltener Ansprechbarkeit der Hirngefäße gewöhnlich nur wenige Stunden nachweisbar (▶ Abb. 41-12).

Der Stellenwert der kontrollierten Hyperventilation im Behandlungskonzept des akuten Schädel-Hirn-Traumas hat sich erheblich gewandelt: Wurde das Verfahren früher routinemäßig empfohlen, wird jetzt vor einer unkritischen Anwendung gewarnt und wegen der potentiell schädigenden Wirkung ein differenziertes Vorgehen gefordert. Neue Untersuchungen kommen zu dem Schluss, dass in den ersten 6 h nach einem akuten Schädel-Hirn-Trauma bei der überwiegenden Mehrzahl der Patienten eine Minderdurchblutung des Gehirns (zerebrale Ischämie) besteht. Wird in dieser Phase eine kontrollierte Hyperventilation angewandt, muss mit einer weiteren Abnahme der Hirndurchblutung gerechnet werden, vorausgesetzt die CO$_2$-Reaktivität der Hirngefäße ist erhalten. Diese induzierte Abnahme der Hirndurchblutung kann zu weiteren neurologischen Schäden führen und die zerebrale Prognose des Patienten verschlechtern.

> Unkritischer Einsatz der Hyperventilation kann die neurologische Prognose des Patienten mit Schädel-Hirn-Trauma verschlechtern!

Nach Ablauf der ersten 6 h können beim Schädel-Hirn-Trauma folgende pathophysiologische Veränderungen auftreten:
— Anhaltende zerebrale Minderperfusion,
— relative zerebrale Hyperämie.

Anhaltende zerebrale Minderdurchblutung. Bei knapp der Hälfte der Patienten hält die zerebrale Minderdurchblutung nach dem Unfall an; die arterio-hirn(jugular)venöse O$_2$-Gehaltsdifferenz ist aufgrund der stärkeren Ausschöpfung von Sauerstoff

5 Behandlung des Schädel-Hirn-Traumas

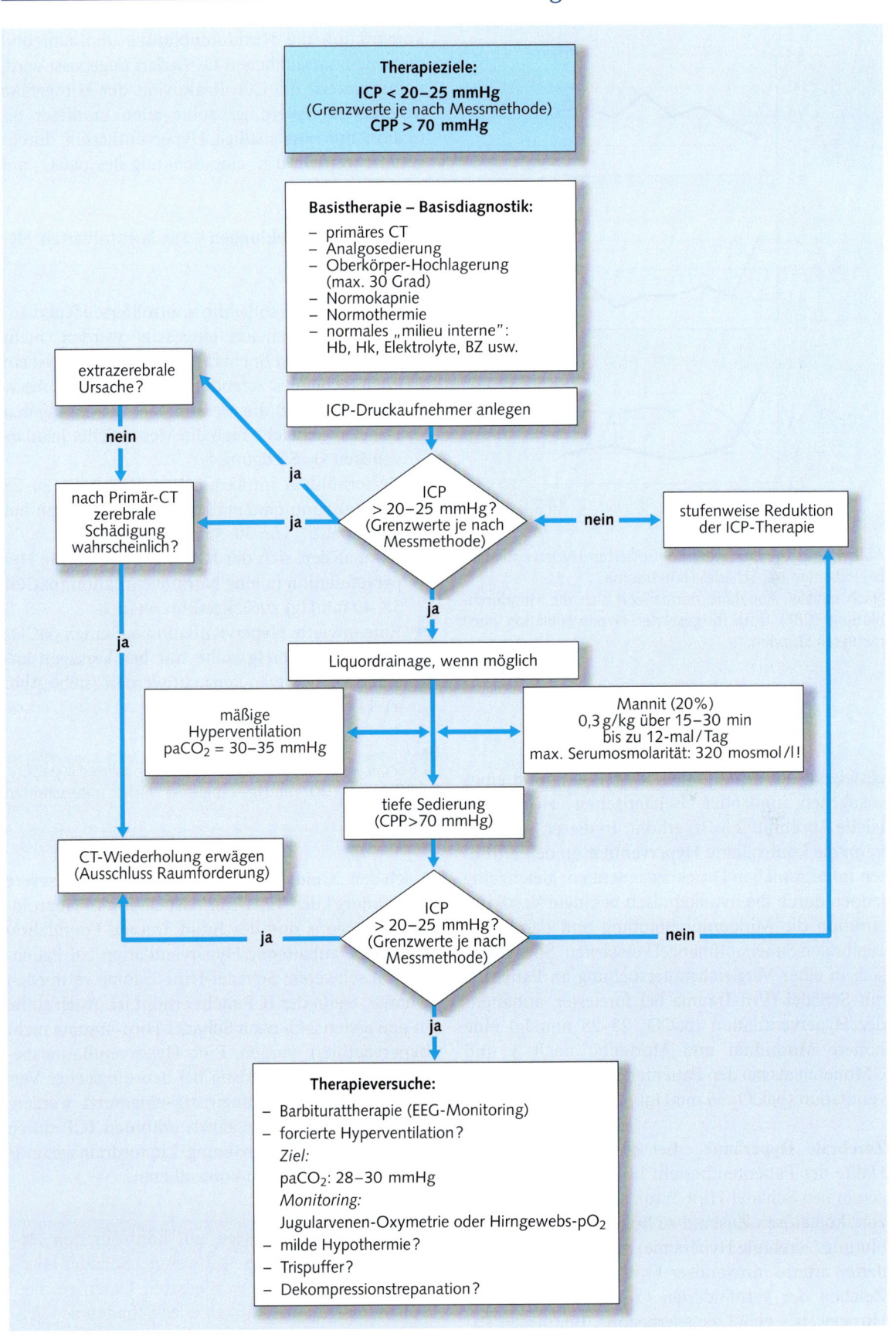

Therapieziele:
ICP < 20–25 mmHg
(Grenzwerte je nach Messmethode)
CPP > 70 mmHg

Basistherapie – Basisdiagnostik:
- primäres CT
- Analgosedierung
- Oberkörper-Hochlagerung (max. 30 Grad)
- Normokapnie
- Normothermie
- normales „milieu interne": Hb, Hk, Elektrolyte, BZ usw.

ICP-Druckaufnehmer anlegen

extrazerebrale Ursache?
→ nein → nach Primär-CT zerebrale Schädigung wahrscheinlich?
→ ja

ICP > 20–25 mmHg? (Grenzwerte je nach Messmethode)
→ nein → stufenweise Reduktion der ICP-Therapie
→ ja

Liquordrainage, wenn möglich

mäßige Hyperventilation $paCO_2$ = 30–35 mmHg ↔ Mannit (20%) 0,3 g/kg über 15–30 min bis zu 12-mal/Tag max. Serumosmolarität: 320 mosmol/l!

tiefe Sedierung (CPP>70 mmHg)

CT-Wiederholung erwägen (Ausschluss Raumforderung)

ICP > 20–25 mmHg? (Grenzwerte je nach Messmethode)
→ nein
→ ja

Therapieversuche:
- Barbiturattherapie (EEG-Monitoring)
- forcierte Hyperventilation?
  Ziel:
  $paCO_2$: 28–30 mmHg
  Monitoring:
  Jugularvenen-Oxymetrie oder Hirngewebs-pO_2
- milde Hypothermie?
- Trispuffer?
- Dekompressionstrepanation?

Abb. 41-11 Stufenplan zur Behandlung des erhöhten intrakraniellen Drucks beim schweren Schädel-Hirn-Trauma (ICP = intrakranieller Druck; CPP = zerebraler Perfusionsdruck [MAP–ICPmittel]; Expertenforum Intensivmedizin, 1997).

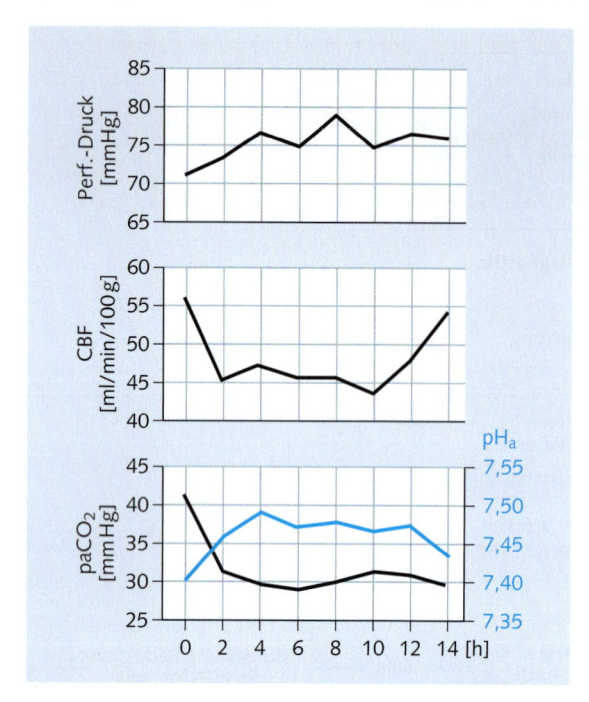

Abb. 41-12 Wirkung der kontrollierten Hyperventilation bei Patienten mit Schädel-Hirn-Trauma.
Nach initialer Abnahme normalisiert sich die Hirndurchblutung (CBF) trotz fortgesetzter Hyperventilation nach mehreren Stunden.

gesteigert, der intrakranielle Druck aufgrund eines vasogenen und/oder ischämischen Hirnödems (siehe Abschnitt 2.3.10) erhöht. In dieser Situation kann die kontrollierte Hyperventilation den erhöhten intrakraniellen Druck zwar senken, gleichzeitig jedoch durch die hypokapnisch bedingte Vasokonstriktion die Minderdurchblutung und damit den zerebralen Sauerstoffmangel verstärken. So ergaben sich in einer Vergleichsuntersuchung an Patienten mit Schädel-Hirn-Trauma bei forcierter, anhaltender Hyperventilation ($paCO_2$ 25–28 mmHg) eine höhere Morbidität und Mortalität nach 3 und 6 Monaten als bei den Patienten mit leichter Hyperventilation ($paCO_2$ 35 mmHg).

Zerebrale Hyperämie. Bei etwas mehr als der Hälfte der Patienten besteht in der Frühphase des zerebralen Schädel-Hirn-Traumas eine im Vergleich zum komatösen Zustand zu hohe zerebrale Durchblutung (zerebrale Hyperämie) mit deutlich verminderter arterio-hirnvenöser O_2-Gehaltsdifferenz als Zeichen der verminderten O_2-Ausschöpfung des Hirngewebes bei „Luxusperfusion". Bei diesen Patienten könnte die kontrollierte Hyperventilation von Nutzen sein, da durch die induzierte Vasokonstriktion die Hirndurchblutung abnimmt und mehr dem tatsächlichen O_2-Bedarf angepasst wird, vorausgesetzt, die CO_2-Reaktivität der Hirngefäße ist erhalten. Allerdings sollte auch in dieser Situation nur eine mäßige Hyperventilation durchgeführt werden, d.h. eine Senkung des $paCO_2$ auf 30–35 mmHg.

Praktische Empfehlungen zur kontrollierten Hyperventilation:

▼ Grundsätzlich sollte die kontrollierte Hyperventilation differenziert eingesetzt werden, nicht routinemäßig. Für ein rationales Vorgehen ist ein entsprechendes zerebrales Monitoring erforderlich, am besten die Messung des intrakraniellen Drucks, vielleicht auch die Messung der jugularvenösen O_2-Sättigung.
▼ Bei erhöhtem intrakraniellen Druck (> 20–25 mmHg) kann eine mäßige Hyperventilation auf einen $paCO_2$ von 30–35 mmHg erfolgen.
▼ Normalisiert sich der ICP wieder, kann die Hyperventilation in eine Normoventilation ($paCO_2$ 38–40 mmHg) zurückgeführt werden.
▼ Eine forcierte Hyperventilation auf einen $paCO_2$ von 28–30 mmHg sollte nur bei Versagen anderer Maßnahmen versucht werden (siehe Abb. 41-11).

! Bei der kontrollierten Hyperventilation sollte ein $paCO_2$-Wert von 30 mmHg möglichst nicht unterschritten werden.

Nach den „**Guidelines for the management of severe head injury**" der American Association of Neurological Surgeons und der Brain Trauma Foundation sollte eine anhaltende Hyperventilation bei Patienten mit schwerem Schädel-Hirn-Trauma vermieden werden, wenn der ICP nicht erhöht ist. Auch sollte in den ersten 24 h nach Schädel-Hirn-Trauma nicht hyperventiliert werden. Eine Hyperventilationsbehandlung kann kurzfristig bei neurologischer Verschlechterung oder langfristig eingesetzt werden, wenn es nicht gelingt, einen erhöhten ICP durch Sedierung, Muskelrelaxierung, Liquordrainage und/oder Osmotherapie zu kontrollieren.

EBM Cochrane Review zur kontrollierten Hyperventilation beim schweren Schädel-Hirn-Trauma: Die derzeit verfügbaren Daten reichen nicht aus, um den Nutzen oder Schaden des Verfahrens ausreichend beurteilen zu können. Weitere Untersuchungen sind hierzu erforderlich.

5.6.2 Osmotherapie

Osmotherapeutika wie z. B. **Mannitol** oder **Sorbitol** können ebenfalls den erhöhten intrakraniellen Druck senken (▶ Abb. 41-13). Die Wirkung beruht vor allem auf einer Entwässerung der weniger geschädigten Hirnanteile aufgrund osmotischer Gradienten.

Gelegentlich wird auch ein temporärer Anstieg des intrakraniellen Drucks durch das Osmotherapeutikum beobachtet, vermutlich bedingt durch eine Zunahme der Hirndurchblutung aufgrund der Viskositätsabnahme des Blutes durch Mannitol.

Allgemein wird empfohlen, die Osmotherapeutika in kleinen Dosen intermittierend nach Bedarf und nicht kontinuierlich zuzuführen, um intrakranielle Druckanstiege und eine rasche osmotische Anpassung des Gehirns zu vermeiden. Die Wirkung setzt nach etwa 20 min ein, die Wirkungsdauer ist sehr unterschiedlich.

> **EBM** Cochrane Review: Es liegen nicht genügend Daten vor, um die eine oder andere Form der Mannitol-Infusion zu empfehlen. Im Vergleich zu Pentobarbital kann Mannitol beim erhöhten intrakraniellen Druck einen günstigen Einfluss auf die Mortalität des Schädel-Hirn-Traumas ausüben. Die hirndruckgesteuerte Therapie scheint geringfügig günstiger zu sein als die Mannitolzufuhr anhand neurologischer Zeichen und physiologischer Indikatoren. Ob sich eine präklinische Zufuhr von Mannitol günstig oder nachteilig auf die Mortalität auswirkt, ist derzeit nicht hinreichend untersucht.

Dosierungen von Mannitol:
— 0,3 g/kg über 15–30 min; maximal 2 g/kg; bis zu 12×/Tag
— Serumosmolarität maximal 315–320 mosmol/l

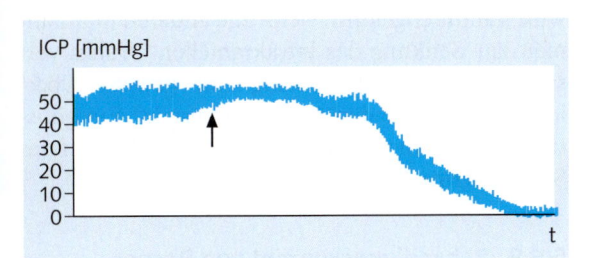

Abb. 41-13 Wirkungen von Mannitol auf den intrakraniellen Druck (ICP).
Kurze Zeit nach Beginn der Infusion (Pfeil) fällt der intrakranielle Druck ab.

Die Substanz sollte nur bei Bedarf verabreicht werden; die Serumlaktatkonzentration kann unter Mannitol ansteigen, bei Sorbitol bis zur Laktatazidose. Sorbitol ist außerdem bei Fruktoseintoleranz kontraindiziert. Glyzerol und Sorbitol werden in den Europäischen Richtlinien zur Behandlung des intrakraniellen Drucks nicht empfohlen.

Die ausgeschiedenen Flüssigkeits- und Elektrolytmengen müssen ersetzt werden, um Störungen des Wasser- und Elektrolythaushalts zu vermeiden.

Diuretika wie Furosemid (Lasix) sind bei akuten Hirndruckanstiegen **nicht ausreichend wirksam.**

5.6.3 Barbiturate

Barbiturate sind besonders wirksam bei der **posttraumatischen Hirnschwellung** durch zerebrale Hyperämie. Die Wirkung beruht sehr wahrscheinlich auf einer Abnahme von Hirnstoffwechsel und Hirndurchblutung mit nachfolgender Senkung des intrakraniellen Drucks (▶ Abb. 41-14). Oft reichen bereits Dosen von z. B. **1,5–3 mg/kg Thiopental** i.v. (Trapanal) aus, um akute Hirndruckanstiege zu durchbrechen. Bei Zufuhr hoher Dosen besteht die Gefahr eines Blutdruckabfalls mit Abnahme des zerebralen Perfusionsdrucks und zerebraler Ischämie.

> ❗ Der einzige Nutzen der Barbiturattherapie besteht in der hirndrucksenkenden Wirkung.

Die Zufuhr sehr hoher Barbituratdosen (mehrere g/d) zur so genannten **Hirnprotektion** beruht hingegen auf Spekulation. Die Ergebnisse mehrerer Doppelblindstudien weisen darauf hin, dass die Barbiturate keinen „hirnprotektiven" Effekt gegenüber einer zerebralen Ischämie besitzen und den Verlauf des Schädel-Hirn-Traumas nicht günstig beeinflussen.

> **EBM** Cochrane Review: Barbiturate haben keinen Einfluss auf das Outcome von Patienten mit akutem schwerem Schädel-Hirn-Trauma. Bei einem von vier mit Barbituraten behandelten Patienten tritt ein Blutdruckabfall auf, der die hirndrucksenkende Wirkung der Barbiturate wegen des Abfalls des zerebralen Perfusionsdrucks aufheben kann.

5.6.4 Kortikosteroide

Kortikosteroide wurden häufig in „Megadosen" zur Prophylaxe und Behandlung der Hirnschwellung eingesetzt. Während die Wirksamkeit der Substan-

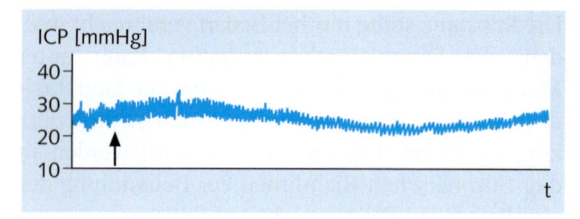

Abb. 41-14 Abnahme des intrakraniellen Drucks durch i.v. Injektion eines Barbiturats (Pfeil).

EBM Cochrane Review: Die Wirkungen von Kalziumantagonisten beim akuten Schädel-Hirn-Trauma sind in hohem Maße unsicher. Nimodipin weist in einer Untergruppe von Hirn-Trauma-Patienten mit Subarachnoidalblutung günstige Effekte auf, jedoch zeigt die Zunahme ungünstiger Nebenwirkungen in der Therapiegruppe, dass Kalziumkanalblocker für einige Patienten gefährlich sind.

zen beim Tumorödem gesichert ist, konnten in mehreren Doppelblindstudien keine günstigen Wirkungen der hochdosierten Steroidtherapie auf den intrakraniellen Druck und den Verlauf des Schädel-Hirn-Traumas festgestellt werden.

Die mit 10 000 Patienten bislang umfangreichste randomisierte, plazebokontrollierte CRASH-Studie (2004) hat ergeben, dass die Zufuhr von Kortikoiden in den ersten 48 h nach Schädel-Hirn-Trauma die Letalität nicht senkt, sondern eher erhöht (21% gegenüber 18% in der Plazebogruppe).

CRASH-Studie (2004):
Kortikosteroide senken die Letalität des Schädel-Hirn-Traumas nicht, sondern erhöhen das Risiko – unabhängig vom Schweregrad. Daher sollten diese Substanzen beim Schädel-Hirn-Trauma nicht routinemäßig eingesetzt werden.

Diese Ergebnisse stellen nach Ansicht von Autoren und Kommentatoren der Studie auch den Nutzen von Kortikosteroiden beim Rückenmarktrauma (siehe dort) in Frage.

5.6.5 Kalziumantagonisten

Kalziumantagonisten blockieren die Kalziumkanäle und vermindern so u. a. den Einstrom von extrazellulärem Kalzium in die Gefäßmuskelzelle; hierdurch wird eine Gefäßkontraktion verhindert. Auf der Grundlage dieser Wirkung sind Kalziumkanalblocker beim akuten Schädel-Hirn-Trauma eingesetzt worden, um einen zerebralen Vasospasmus zu verhindern oder zu beseitigen. Dieser Effekt soll sich günstig auf eine mögliche Hirnischämie auswirken. Allerdings können die bekannten Nebenwirkungen der Kalziumantagonisten – Blutdruckabfall, zerebrale Vasodilatation, Aufhebung der zerebralen Gefäßreaktivität – schädigender sein als der erwünschte Effekt auf die Hirngefäße.

5.6.6 Liquordrainage

Für die Liquordrainage wird ein Katheter in einen Hirnventrikel eingeführt, über den beim Auftreten von **Hirndruckspitzen** einige Milliliter Liquor abgezogen werden. Oft sinkt der intrakranielle Druck bereits innerhalb kurzer Zeit danach in den Normbereich ab. Die Wirkungsdauer ist jedoch begrenzt, weil in wenigen Stunden erneut Liquor nachgebildet wird. Dann muss die Liquorentnahme wiederholt werden.

Nachteil der Methode: Ventrikel beim Schädel-Hirn-Trauma oft kleiner als normal, Durchgängigkeit des Systems schwer aufrechtzuerhalten, nur wenige Milliliter Liquor entnehmbar, Infektionsgefahr.

5.6.7 Hypothermie

Hypothermie senkt den Hirnstoffwechsel und die Hirndurchblutung und nachfolgend den intrakraniellen Druck. Das Verfahren ist jedoch risikoreich und in der Wirkung auf den Verlauf des Schädel-Hirn-Traumas ungewiss. Neuerdings wird die Hypothermie auch mit Barbituraten kombiniert angewandt.

5.6.8 Operative Dekompression

Bei diesem Verfahren werden der Schädelknochen beiderseits großflächig entfernt und die Dura durch eine Plastik erweitert. Die operative Entlastung wird nur durchgeführt, wenn alle anderen Maßnahmen zur Senkung des intrakraniellen Drucks versagt haben und gleichzeitig eine gewisse Überlebenschance für den Patienten besteht. Ein günstiger Einfluss dieses Verfahrens auf den Verlauf des Schädel-Hirn-Traumas wird bestritten.

5.6.9 Behandlungskonzept von Rosner

Angesichts der häufig bestehenden zerebralen Minderdurchblutung ist ein ausreichender arterieller Blutdruck bzw. zerebraler Perfusionsdruck beim

Schädel-Hirn-Trauma von besonderer Bedeutung. So führte in klinischen Untersuchungen an Patienten mit Schädel-Hirn-Trauma ein anhaltend niedriger zerebraler Perfusionsdruck von < 80 mmHg zu einem Anstieg der Morbidität und Mortalität.

Beim Behandlungkonzept der zerebralen Ischämie von Rosner stehen der zerebrale Perfusionsdruck und die „Kaskade der zerebralen Vasodilatation und Vasokonstriktion" im Mittelpunkt. Danach führt ein Abfall des zerebralen Perfusionsdrucks (durch Abfall des arteriellen Mitteldrucks oder Anstieg des intrakraniellen Drucks) zu einer autoregulatorischen Dilatation der Hirngefäße. Das zerebrale Blutvolumen nimmt zu und hierdurch auch der ICP; der ICP-Anstieg wiederum führt zu einer weiteren Abnahme des zerebralen Perfusionsdrucks und weiterer Vasodilatation, bis schließlich die „Kaskade" bei maximaler Vasodilatation und höchsten ICP-Werten zum Stillstand kommt.

Andererseits führt eine Zunahme des zerebralen Perfusionsdrucks (Anstieg des arteriellen Blutdrucks, Abfall des ICP) zur zerebralen Vasokonstriktion mit Abnahme des zerebralen Blutvolumens und des ICP, und zwar so lange, bis eine maximale Vasokonstriktion und der niedrigstmögliche ICP eingetreten sind.

! Nach der Kaskadentheorie orientiert sich die Behandlung des erhöhten intrakraniellen Drucks am zerebralen Perfusionsdruck, d.h., es wird ein hoher zerebraler Perfusionsdruck von 75–95 mmHg angestrebt, um eine autoregulatorische zerebrale Vasokonstriktion mit Abnahme des zerebralen Blutvolumens und des intrakraniellen Drucks hervorzurufen. Dieses Vorgehen setzt aber eine intakte Autoregulation der Hirndurchblutung auch beim Schädel-Hirn-Trauma voraus.

5.6.10 Lund-Konzept

Im Gegensatz zur Kaskadentheorie geht das Lund-Konzept der Behandlung der posttraumatischen Hirnschwellung von einer gestörten Blut-Hirn-Schranke und aufgehobenen Autoregulation der Hirndurchblutung aus. Danach entwickelt sich das extrazelluläre Hirnödem aufgrund eines transkapillären hydrostatischen Druckgradienten, der durch einen Anstieg des zerebralen Perfusionsdrucks weiter zunimmt und die Hirnschwellung verstärkt. Nach dem Lund-Konzept sollte der intranielle Druck auf einem niedrigen Niveau gehalten werden, damit sich die Blut-Hirn-Schranke und die Autoregulation der Hirndurchblutung wieder erholen können. Die dauerhafte Senkung des ICP soll durch folgende Maßnahmen erreicht werden:
— Verminderung des zerebralen Blutvolumens durch Gabe von Vasokonstriktoren wie Dihydroergotamin, die primär auf die Hirnvenen wirken.
— Verminderung des kapillären hydrostatischen Drucks durch Infusion von α_2-Agonisten wie Clonidin und β_1-Antagonisten wie Metoprolol zur Reduktion des mittleren arteriellen Blutdrucks bzw. des zerebralen Perfusionsdrucks. Angestrebt wird ein CPP von 50–70 mmHg.
— Stabilisierung des kolloidosmotischen Drucks durch Normalisierung der Plasmaalbuminkonzentration auf > 4 g/dl bei gleichzeitig erniedrigtem kapillären hydrostatischen Druck, um bei defekter Blut-Hirn-Schranke die postkapilläre Rückresorption interstitieller Flüssigkeit zu fördern und die präkapilläre Filtration einzuschränken.

Derzeit ist der klinische Nutzen des Lund-Konzepts nicht erwiesen.

Literatur

Albanese J, Arnaud S, Rey M, Thomachot L, Alliez B, Martin C: Ketamine decreases intracranial pressure and electroencephalographic activity in traumatic brain injury patients during propofol sedation. Anaesthesiology. 1997 Dec;87(6):1328–34.

Albin MS (ed.): Textbook of Neuroanesthesia. With Neurosurgical and Neuroscience Perspectives. McGraw-Hill, New York 1997.

Asgeirsson B, Grände P-O, Nordström CH: The Lund concept of post-traumatic brain oedema therapy. Acta Anaesthesiol Scand 39:103–106, 1995.

Bourgoin A, Albanese J, Leone M, Sampol-Manos E, Viviand X, Martin C: Effects of sufentanil or ketamine administered in target-controlled infusion on the cerebral hemodynamics of severely brain-injured patients. Crit Care Med 2005 May;33(5):1109–13.

Bourgoin A, Albanese J, Wereszczynski N, Charbit M, Vialet R, Martin C: Safety of sedation with ketamine in severe head injury patients: comparison with sufentanil. Crit Care Med 2003 Mar;31(3):711–7.

Brain Trauma Foundation: Guidelines for the Management of Severe Head Injury. BTF, New York 1995.

Cottrell JE, Smith DS (eds.): Anesthesia and Neurosurgery. Mosby, St. Louis 2001.

CRASH Trial Collaborators: Effect of intravenous corticosteroids on death within 14 days in 10008 adults with clinically significant heard injury (MRC CRASH trial): randomised placebo-controlled trial. Lancet 2004;364:1321–28.

Detsch O, Kochs E: Perioperatives Neuromonitoring. Anästhesist 1997;46:999–1014.

Expertenforum Intensivmedizin: Monitoring und Therapiekonzepte bei erhöhtem intrakraniellem Druck. Anästhesiol Intensivmed 1997;38:343–436.

Holström A, Akeson J: Cerebral blood flow at 0.5 and 1.0 minimal alveolar concentrations of desflurane or

sevoflurane compared with isoflurane in normoventilated pigs. J Neurosurg Anaesthesiol 2003;15(2): 90–7.
Holstörm A, Akeson J: Sevoflurane induces less cerebral vasodilatation than isoflurane at the same A-line autoregressive index level. Acta Anaesthesiol Scand 2005;49(1):16–22.
Holstörm A, Rosen I, Akeson J: Desflurane results in higher cerebral blood flow than sevoflurane or isoflurane at hypocapnia in pigs. Acta Anaesthesiol Scand 2004;48(4):400–4.
Jantzen J-P, Löffler W: Neuroanästhesie. Thieme, Stuttgart 2000.
Kitaguchi K, Ohsumi H, Kuro M et al: Effects of sevoflurane on cerebral circulation and metabolism in patients with ischemic cerebrovascular disease. Anesthesiology 1993;79:704–709.
Lam AM (ed.): Anesthetic Management of Acute Head Injury. McGraw-Hill, New York 1995.
Langsjö JW, Kaisti KK, Aalto S, Hinkka S, Aantaa R, Oikonen V, Sipila H, Kurki T, Silvanto M, Scheinin H: Effects of subanaesthetic doses of ketamine on regional cerebral blood flow, oxygen consumption, and blood volume in humans. Anaesthesiology 2003 Sep; 99(3):614–23.
Larsen R, Mertzlufft F (Hrsg.): III. CPA-Symposium Neuromonitoring und Hirnprotektion. AINS 1997; 32:195–306.
Lutz LJ: The cerebral functional, metabolic, and hemodynamic effects of desflurane in dogs. Anesthesiology 1990;73:125–131.
Lutz LJ, Milde JH, Newberg Milde L: The response of the canine cerebral circulation to hyperventilation during anesthesia with desflurane. Anesthesiology 1991;74:504–507.
Maas AJR, Dearden M, Teasdale GM et al: EBIC – guidelines for management of severe head injury in adults. Acta Neurochir (Wien) 1997;139:286–294.
Marval PD, Perrin ME, Hancock SM, Mahajan RP: The effects of propofol or sevoflurane on the estimated cerebral perfusion pressure and zero flow pressure. Anesth Analg 2005;100(3):835–40.
Muzzi DA, Losasso TJ, Dietz NM et al: The effect of desflurane and isoflurane on cerebrospinal fluid pressure in humans with supratentorial mass lesions. Anesthesiology 1992;76:220–224.
Ornstein E, Young WL, Fleischer LH, Ostapkovich N: Desflurane and isoflurane have similar effects on cerebral blood flow in patients with intracranial mass lesions. Anesthesiology 1993;79:498–502.
Orpello JM, Weiner L, Benjamin E: Hypertensive, hypervolemic, hemodilutional therapy of aneurysmal subarachnoid hemorrhage. Is it efficacious? Circ Care Clin 1996;3:709–726.
Oshima T, Karasawa F, Okazaki Y, Wada H, Satoh H: Effects of sevoflurane on cerebral blood flow and cerebral metabolic rate of oxygen in human beings: a comparison with isoflurane. Eur J Anaesthesiol 2003; 20(7):543–7.
Petersen KD, Landsfeldt U, Cold GE, Petersen CB, Mau S, Hauerberg J, Holst P, Olsen KS: Intracranial pressure and cerebral hemodynamics in patients with cerebral tumors. Anaesthesiology 2003;98:329–36.
Pfenninger E: Die Messung des intrakraniellen Drucks. In: Larsen R, Mertzlufft F (Hrsg.): III. CPA-Symposium Neuromonitoring und Hirnprotektion. AINS 1997;32:241–244.
Piek J, Unterberg A (Hrsg.): Grundlagen neurochirurgischer Intensivmedizin. Zuckschwerdt, München 1999.
Scheller MS, Tateishi A, Drummond JC, Zornow MH: The effects of sevoflurane on cerebral blood flow, cerebral metabolic rate for oxygen, intracranial pressure, and the electroencephalogramm are similar to those of isoflurane in the rabbit. Anesthesiology 1988;68:548–551.
Schmidt A, Ryding E, Akeson J: Racemic ketamine does not abolish cerebrovascular autoregulation in the pig. Acta Anaesthesiol Scand 2003 May;47(5):569–75.
Schwab S, Krieger D, Müllges W, Hamann G, Hacke W (Hrsg.): Neurologische Intensivmedizin. Springer, Berlin 1999.
Sperry RG, Bailey PL, Reichman MV et al: Fentanyl and sufentanil increase intracranial pressure in head trauma patients. Anesthesiology 1993;77:416–420.
Ullman JS, Bederson JB: Hypertensive, hypervolemic, hemodilutional therapy for aneurysmal subarachnoid hemorrhage. Is it efficacious? Yes. Crit Care Clin 1996;3: 697–707.
Wahr JA, Tremper KK, Samra S, Delpy DT: Near-infrared spectroscopy – theory and applications. J Cardiothorac Vasc Anesth 1996;10:406–418.

Systematischer Review/Metaanalysen

Bracken MB: Steroids for acute spinal cord (Cochrane Review). The Cochrane Database of Systematic Reviews Issue 1, 2006.
Langham J, Goldfrad C, Teasdale G, Shaw D, Rowan K: Calcium channel blockers for acute traumatic brain injury (Cochrane Review). In: The Cochrane Library, Issue 1, 2006. Oxford: Update Software.
Roberts I: Barbiturates for acute traumatic brain injury (Cochrane Review). In: The Cochrane Library, Issue 1, 2006. Oxford: Update Software.
Schierhout G, Roberts I: Hyperventilation therapy for acute traumatic brain injury (Cochrane Review). In: The Cochrane Library, Issue 1, 2006. Oxford: Update Software.
Schierhout G, Roberts I: Mannitol for acute traumatic brain injury (Cochrane Review). In: The Cochrane Library, Issue 1, 2006. Oxford: Update Software.

42 Augenheilkunde

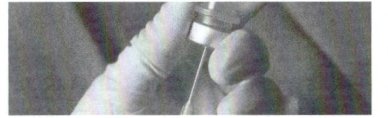

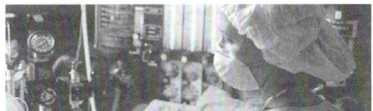

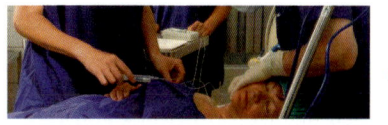

Inhaltsübersicht

1 **Spezielle Gesichtspunkte** 1217
1.1 Ruhigstellung des Auges 1217
1.2 Kontrolle des intraokularen Drucks 1218
  1.2.1 Arterieller Blutdruck 1218
  1.2.2 Venendruck 1218
  1.2.3 Atmung 1218
  1.2.4 Anästhetika und Adjuvanzien 1218
  1.2.5 Muskelrelaxanzien 1218
  1.2.6 Medikamente 1219
  1.2.7 Äußerer Druck auf das Auge 1219
  1.2.8 Laryngoskopie und endotracheale Intubation 1219
1.3 Okulokardialer Reflex 1219
1.4 Wirkungen von Ophthalmika 1219
  1.4.1 Phenylephrin 1219
  1.4.2 Adrenalin 1219
  1.4.3 Atropin 1220
  1.4.4 Scopolamin 1220
  1.4.5 Acetazolamid 1220

2 **Anästhesiologisches Vorgehen** 1220

2.1 Patienten 1220
2.2 Prämedikation 1220
2.3 Wahl des Narkoseverfahrens 1221
  2.3.1 Allgemeinnarkose 1221
  2.3.2 Lokalanästhesie mit Sedierung 1221
2.4 Narkoseüberwachung 1222

3 **Spezielle Anästhesie** 1222
3.1 Glaukomoperation 1222
3.2 Netzhautablösung 1222
3.3 Kataraktoperation 1222
3.4 Hornhautoperation 1222
3.5 Vitrektomie 1222
3.6 Schieloperation 1222
3.7 Perforierende Augenverletzung 1222
3.8 Elektroretinogramm 1223
3.9 Tränengangsondierung und -spülung 1223

4 **Postoperative Phase** 1223

Literatur 1223

1 Spezielle Gesichtspunkte

Augenoperationen werden in Lokalanästhesie oder Allgemeinanästhesie durchgeführt. Die Besonderheiten der Ophthalmochirurgie umfassen im Wesentlichen folgende Faktoren:
— Für die Operation muss das Auge ruhig gestellt werden.
— In der perioperativen Phase ist die Kontrolle des intraokularen Drucks erforderlich, vor allem bei intraokularen Eingriffen.
— Die Atemwege des Patienten bedürfen wegen der Nähe zum Operationsgebiet besonderer Aufmerksamkeit.
— Intraoperativ können durch den okulokardialen Reflex bedrohliche Herzrhythmusstörungen ausgelöst werden.
— Während der Narkose müssen systemische Wirkungen von lokal applizierten Medikamenten beachtet werden.
— Die Ausleitung der Narkose sollte äußerst schonend erfolgen, um den Operationserfolg nicht zu gefährden.

1.1 Ruhigstellung des Auges

Augenoperationen sind häufig mikrochirurgische Eingriffe, für die das Auge vollkommen ruhig gestellt werden muss und der Patient sich nicht bewegen darf. Bewegungen des Patienten oder des Auges können den intraokularen Druck steigern und bei intraokularen Eingriffen zu Blutungen in das Auge, Herauspressen von Glaskörpermaterial oder zum Verlust des Sehvermögens führen.

Die Ruhigstellung des Auges wird durch **Relaxation der Mm. recti** erreicht; hierzu eignen sich Muskelrelaxanzien, tiefe Inhalationsanästhesie oder ein retrobulbärer Block.

1.2 Kontrolle des intraokularen Drucks

Im Augeninnern herrscht unter physiologischen Bedingungen ein Druck von 16 ± 5 mmHg, der vom Gleichgewicht zwischen Kammerwasserproduktion im Ziliarkörper und Abfluss des Kammerwassers über den Schlemm-Kanal bestimmt wird. Der Augeninnendruck unterliegt minimalen Schwankungen durch Atmung, Blutdruck, Pupillengröße, Körperlage, $paCO_2$ und kolloidosmotischen Druck des Plasmas. Ein normaler Augeninnendruck ist Voraussetzung für einen ungestörten Sehvorgang.

Chronische Erhöhung des Augeninnendrucks beeinträchtigt die intraokulare Blutversorgung und den Stoffwechsel und führt zu Papillenschädigung oder Hornhauttrübung (Epithelödem).

Zu niedriger Augeninnendruck begünstigt eine Netzhautablösung oder Glaskörperblutung.

Für den Anästhesisten ist wichtig, dass der Augeninnendruck durch zahlreiche Faktoren in der perioperativen Phase beeinflusst werden kann. Hierzu gehören:
— Arterieller Blutdruck,
— Venendruck,
— Atmung,
— Anästhetika und Muskelrelaxanzien,
— Medikamente,
— äußerer Druck auf das Auge,
— Laryngoskopie und Intubation.

1.2.1 Arterieller Blutdruck

Blutdruckschwankungen verändern den Augeninnendruck minimal: Ein plötzlicher Blutdruckanstieg erhöht kurzfristig den intraokularen Druck, bis sich die Kammerwasserdynamik an den erhöhten Druck adaptiert hat. Fällt der arterielle Mitteldruck unter 90 mmHg ab, so sinkt der intraokulare Druck.

1.2.2 Venendruck

Ein Anstieg des Venendrucks kann den intraokularen Druck erheblich steigern, weil hierdurch der Abfluss des Kammerwassers behindert oder blockiert wird. Klinisch gilt:

> Alle Faktoren, die den Venendruck steigern, können den intraokularen Druck erhöhen. Hierzu gehören: Husten, Atemanhalten, Pressen und Verlegung der Atemwege bei Narkoseein- und -ausleitung.

Bereits geringe Hustenstöße können den intraokularen Druck um mehr als 30 mmHg steigern.

1.2.3 Atmung

Hyperkapnie steigert, Hypokapnie senkt den Augeninnendruck. Hypoxämie scheint durch die begleitende Vasodilatation den intraokularen Druckanstieg zu begünstigen.

1.2.4 Anästhetika und Adjuvanzien

Inhalationsanästhetika wie Isofluran, Desfluran, Sevofluran und Lachgas *senken*, in Abhängigkeit von der Narkosetiefe, den intraokularen Druck – in tiefer Narkose um etwa 10 mmHg. Bei Lachgaszufuhr muss beachtet werden, dass die intraoperative Injektion von Luft in den Glaskörper zu einer Diffusion von Lachgas in die Luftblase mit nachfolgendem Anstieg des intraokularen Drucks führen kann.

Barbiturate, Opioide, Benzodiazepine und **Neuroleptika** vermindern ebenfalls vorübergehend den Augeninnendruck.

Ketamin bewirkt einen mäßigen Anstieg des Augeninnendrucks, möglicherweise durch eine Zunahme des Tonus der Augenmuskeln. Außerdem führt die Substanz zu Blepharospasmus und Nystagmus und ist darum für die Ophthalmochirurgie meist *nicht geeignet*.

Atropin, intramuskulär zugeführt, steigert den intraokularen Druck nicht und kann daher auf diesem Wege (auch bei Glaukompatienten) zugeführt werden, während die lokale Applikation am Auge einen Anstieg des Augeninnendrucks hervorruft. Auch bei der Antagonisierung von Muskelrelaxanzien kann **Atropin in Kombination mit Neostigmin** (Prostigmin) gefahrlos eingesetzt werden.

1.2.5 Muskelrelaxanzien

Succinylcholin. Die Injektion einer Intubationsdosis Succinylcholin führt innerhalb von 1–4 min zu einem im Durchschnitt 7 min anhaltenden Anstieg des Augeninnendrucks um etwa 10 mmHg. Der genaue Mechanismus ist unbekannt; diskutiert werden als auslösender Mechanismus die tonische Kontraktion extraokularer Muskeln mit „Auspressen" des Auges und die Dilatation choroidaler Blutgefäße mit Zunahme des intraokularen Blutvolumens. In tiefer Inhalationsanästhesie soll die drucksteigernde Wirkung von Succinylcholin nicht auftreten. Ob die Vorinjektion eines nichtdepolarisierenden Muskelrelaxans die Succinylcholinwirkung auf den Augeninnendruck aufhebt, bleibt umstritten.

Nichtdepolarisierende Muskelrelaxanzien wie *Pancuronium, Vecuronium* usw. können den intraokularen Druck vermindern, vermutlich durch Relaxierung der äußeren Augenmuskeln. Die Wirkung hält einige Minuten an, ist aber nicht sicher vorhersagbar.

1.2.6 Medikamente

Acetazolamid (Diamox) ist ein Karboanhydrasehemmer, der beim Glaukom eingesetzt wird, um den intraokularen Druck zu senken. Die Substanz vermindert die Bildung des Kammerwassers. Andere Wirkungen sind: alkalische Diurese mit vermehrter Ausscheidung von Natrium und Kalium, evtl. Hypokaliämie und metabolische Azidose.

Osmotherapeutika wie *Mannitol* entwässern das Auge über ihre osmotische Wirkung und senken dadurch den intraokularen Druck. Die Dosierung beträgt bis zu 1 g/kg über 15–30 min infundiert. Die Zufuhr ist besonders beim akuten Glaukomanfall indiziert.

Parasympathomimetika wie die *Cholinesterasehemmer* (z. B. Physostigmin) oder Pilocarpin werden zur Behandlung des erhöhten Augeninnendrucks eingesetzt.

1.2.7 Äußerer Druck auf das Auge

Äußerer Druck auf das Auge, z. B. durch die Atemmaske, Finger bei der endotrachealen Intubation, Orbitatumoren, retrobulbäre Blutung usw., kann ebenfalls den intraokularen Druck erhöhen und sollte, soweit möglich, vermieden werden.

1.2.8 Laryngoskopie und endotracheale Intubation

Laryngoskopie und endotracheale Intubation erhöhen den Augeninnendruck, besonders in flacher Narkose. Husten und Pressen während der Intubation verstärken den Druckanstieg. Durch ausreichend tiefe Narkose und **Einsprühen von Larynx und Trachea mit Lidocain** oder intravenöse Injektion von Lidocain ca. 90 s vor der Intubation kann der Druckanstieg meist verhindert oder abgeschwächt werden.

1.3 Okulokardialer Reflex

Der okulokardiale Reflex wird durch Zug an den äußeren Augenmuskeln, Manipulationen am Auge oder durch Kompression des Bulbus ausgelöst. Afferente Leitungsbahn ist der N. trigeminus, der efferente Impuls wird vom Hirnstamm über den N. vagus geleitet. Kinder sind häufiger betroffen als Erwachsene. Der Reflex kann sich in folgender Weise manifestieren:

— Bradykardie,
— Bigeminus,
— Knotenrhythmen,
— AV-Block,
— Herzstillstand.

> Der okulokardiale Reflex kann lebensbedrohlich sein und muss darum sofort behandelt werden.

Begünstigende Faktoren sind: Hypoxie, Hyperkapnie, zu flache Narkose, erhöhter Vagotonus, Angst und Aufregung.

Leitsätze für die Behandlung:
— Für jede Augenoperation muss der Patient an einen **EKG-Monitor** angeschlossen werden.
— Tritt der okulokardiale Reflex auf, muss jede Stimulation durch den Augenarzt sofort unterbrochen werden.
— Verschwindet die Reflexreaktion nicht innerhalb von ca. 20 s durch Unterbrechung der Stimulation, wird die **i.v. Injektion von 0,5 mg Atropin** empfohlen. Intramuskuläre Prämedikation mit Atropin ist ohne präventive Wirkung.

1.4 Wirkungen von Ophthalmika

Zahlreiche Patienten erhalten in der perioperativen Phase Ophthalmika, die im Zusammenhang mit der Narkose systemische Reaktionen auslösen können, auf die der Anästhesist vorbereitet sein muss. Die wichtigsten sind:
— Phenylephrin,
— Adrenalin,
— Atropin,
— Scopolamin,
— Acetazolamid.

1.4.1 Phenylephrin

Bei lokaler Applikation von Phenylephrin wird ein Teil der Substanz über die Konjunktiva und die Schleimhäute des Tränennasenganges resorbiert, so dass **kardiovaskuläre Reaktionen** auftreten können:
— Schwere Hypertonie mit Reflexbradykardie,
— Tachykardie,
— Herzrhythmusstörungen.

Gefährlich ist die Substanz vor allem bei Patienten mit **Hypertonus** oder **koronarer Herzerkrankung.**

1.4.2 Adrenalin

Lokale Anwendung von Adrenalintropfen vermindert die Kammerwasserproduktion, verbessert den

Abfluss und senkt den intraokularen Druck bei Patienten mit Glaukom. Gelegentlich werden hierbei folgende Reaktionen beobachtet:
— Herzklopfen,
— Schwindel,
— Blässe,
— Blutdruckanstieg,
— Tachykardie,
— Herzrhythmusstörungen.

Lokale Anwendung von Adrenalin unter *Halothannarkose* soll keine ungünstigen kardiovaskulären Wirkungen hervorrufen, sofern das Adrenalin vorsichtig dosiert wird.

1.4.3 Atropin

Systemische Reaktionen nach lokaler Anwendung von Atropintropfen werden in erster Linie bei Kindern und älteren Patienten beobachtet, vor allem:
— Hautrötung,
— trockene Haut,
— Durst,
— Fieber,
— beim älteren Patienten: Erregungszustände.

1.4.4 Scopolamin

Auch hier sind unerwünschte Wirkungen vor allem bei Kindern und älteren Patienten zu erwarten, am häufigsten Erregung und Desorientiertheit.

1.4.5 Acetazolamid

Acetazolamid (Diamox) kann i.v. injiziert werden, um den intraokularen Druck zu senken. Die Dosierung beträgt 500 mg; die Wirkung setzt innerhalb weniger Minuten ein und ist nach etwa 20 min maximal ausgeprägt. Nebenwirkungen siehe Abschnitt 1.2.6.

2 Anästhesiologisches Vorgehen

2.1 Patienten

Augenoperationen werden zwar bei Patienten aller Altersgruppen durchgeführt, Kinder und sehr alte Patienten sind jedoch häufiger betroffen. Bei geriatrischen Patienten bestehen oft folgende **Begleiterkrankungen:**
— Hypertonie,
— koronare Herzerkrankung,
— zerebrovaskuläre Insuffizienz,
— Diabetes mellitus,
— chronisch-obstruktive Lungenerkrankungen.

Präoperative Einschätzung, Laborwerte und Vorbereitung dieser Patienten entsprechen den in den Kapiteln 15, 16 und 17 dargelegten Grundsätzen. In den meisten Augenkliniken liegen die gesamte medizinische Einschätzung und Betreuung des Patienten in den Händen des Anästhesisten.

2.2 Prämedikation

Patienten mit eingeschränktem Sehvermögen oder Blindheit sind gewöhnlich vor der Operation sehr aufgeregt und bedürfen einer besonderen Beruhigung während der Narkosevisite. Die wichtigsten Ziele der Prämedikation für ophthalmologische Eingriffe sind:
— Minderung von Angst und Aufregung,
— Verhinderung von Übelkeit und Erbrechen,
— Stabilisierung des intraokularen Drucks.

Hierfür ist jeweils ein individuell angepasstes Vorgehen erforderlich.

Atropin kann, wenn gewünscht, gefahrlos i.m. in der üblichen klinischen Dosierung zugeführt werden, auch bei Patienten mit *Glaukom*. Eine Prävention der kardiovaskulären Wirkungen des Retrobulbärblocks oder des okulokardialen Reflexes ist jedoch hierdurch nicht zu erwarten, höchstens, wenn die Substanz unmittelbar vor der Operation i.v. zugeführt wird.

Antiemetika sind nützlich, um postoperative Übelkeit und Erbrechen zu verhindern, vor allem nach intraokularen Eingriffen wie Kataraktoperation, Vitrektomie oder Hornhauttransplantation. Als Prophylaxe können Serotoninantagonisten und/oder Dexamethason gegeben werden; Promethazin und Triflupromazin gelten ebenfalls als geeignet.

Sedativ-Hypnotika. Geeignet sind z. B. Opioide oder Benzodiazepine. **Diazepam** kann in höheren Dosen eine Mydriasis hervorrufen und darf daher bei Patienten mit **Glaukom nicht zugeführt** werden.

Clonidin. Dieser α-adrenerge Agonist wird ebenfalls für die Prämedikation eingesetzt: Dosen von 5 µg/kg, 90–120 min vor der Narkoseeinleitung per os zugeführt, senken den Augeninnendruck, wirken sedierend und verhindern außerdem den Anstieg des Augeninnendrucks und des arteriellen Blutdrucks während der endotrachealen Intubation. Ähnliche Effekte wurden auch durch i.v. Vorgabe von Dexmedetomidin erzielt.

2.3 Wahl des Narkoseverfahrens

2.3.1 Allgemeinnarkose

Langdauernde intraokulare Eingriffe, vor allem mikrochirurgischer Art (z. B. Hornhauttransplantation), erfordern ein vollkommen ruhiggestelltes Operationsfeld, das am besten durch eine Allgemeinnarkose mit kontrollierter Beatmung und Muskelrelaxierung erreicht wird. Inhalationsanästhesie wird hierbei ebenso angewandt wie balancierte Anästhesietechniken mit Opioiden oder eine TIVA. Bei Verzicht auf die Zufuhr von Muskelrelaxanzien muss praktisch immer eine Inhalationsanästhesie durchgeführt werden, um Augenbewegungen, Husten oder Pressen zu verhindern. Hierfür sind allerdings hohe inspiratorische Konzentrationen des Inhalationsanästhetikums erforderlich.

Remifentanil. Dieses Opioid ist wegen seiner sehr kurzen Wirkdauer und guten Steuerbarkeit für Eingriffe am Auge besonders geeignet, weil die Substanz bis zum Operationsende zugeführt werden kann, ohne dass hierdurch das Erwachen wesentlich verzögert würde (Einzelheiten siehe Kap. 5). Husten und Pressen in der Ausleitungsphase sind ebenfalls nicht zu erwarten; auch können die meisten Patienten zügig aus dem Aufwachraum auf die Normalstation verlegt werden. Die Dosierung richtet sich vor allem nach dem Alter und Allgemeinzustand der Patienten. Im höheren Lebensalter reichen häufig bereits Dosen von 0,1 µg/kg/min für eine gute chirurgische Anästhesie aus, oft ohne zusätzliches Hypnotikum. Ist eine Supplementierung mit hypnotisch wirkenden Substanzen erforderlich, können hierfür Inhalationsanästhetika wie z. B. Isofluran, 0,4 bis 0,6 Vol.%, oder Propofol, 2–3 mg/kg/h, eingesetzt werden.

2.3.2 Lokalanästhesie mit Sedierung

Diese wird ebenfalls bei zahlreichen Augenoperationen eingesetzt, z. B. für folgende Eingriffe:
— Kataraktextraktion,
— periphere Iridektomie,
— Blepharoplastik.

Die regionale Anästhesie erfolgt als Infiltrationsanästhesie oder Retrobulbärblock durch den Ophthalmologen, die Sedierung häufig mit Benzodiazepinen.

2.4 Narkoseüberwachung

Der Kopf des Patienten ist vollständig durch Operationstücher abgedeckt, so dass für den Anästhesisten kein Zugang zu den Atemwegen mehr besteht. Darum müssen die Respirator-Tubus-Verbindungen sicher verklebt und die Beatmung durch Auskultation der Atemgeräusche überprüft werden. Die **Standardnarkoseüberwachung** umfasst folgende Maßnahmen:
— EKG-Monitor,
— arterieller Blutdruck,
— Herzfrequenz,
— präkordiales Stethoskop,
— Thermosonde.

Gewöhnlich reicht für ophthalmologische Operationen eine sicher laufende Kanüle als venöser Zugang aus; zentrale Venenkatheter sind speziellen Indikationen vorbehalten.

Praktische Leitsätze für die Allgemeinanästhesie:
— Allgemeinnarkosen für Augenoperationen sind aus technischen Gründen immer Intubationsnarkosen, bevorzugt mit Muskelrelaxierung und kontrollierter Beatmung. Alternativ kann auch eine Larynxmaske eingesetzt werden, jedoch sind beim intraoperativen Verrutschen der Maske der Zugang und die Korrekturmöglichkeiten erschwert.
— Bei der Narkoseeinleitung muss vor allem ein Anstieg des intraokularen Drucks vermieden werden. Darum sind für die endotracheale Intubation eine ausreichend tiefe Narkose und gute Muskelrelaxierung erforderlich. Blutdruckanstiege sowie Husten und Pressen müssen vermieden werden.
— **Succinylcholin** sollte wegen seiner augeninnendrucksteigernden Wirkung bei Patienten mit erhöhtem Augeninnendruck, perforierenden Augenverletzungen oder kurz vorangegangenen Augenoperationen zurückhaltend angewandt werden. Stattdessen kann bei diesen Patienten, sofern keine Blitzintubation erforderlich ist, die Intubation nach Injektion einer Intubationsdosis eines nichtdepolarisierenden Muskelrelaxans erfolgen.
— Die Narkose kann mit Inhalationsanästhetika aufrechterhalten oder als balancierte Anästhesie mit Opioiden oder als TIVA (siehe Abschnitt 2.3.1) fortgeführt werden.
— Die **Narkoseausleitung** muss so schonend wie möglich erfolgen, um Husten, Pressen oder Aufbäumen zu vermeiden. Wurde eine Inhalationsanästhesie durchgeführt, sollte der Patient nach Rückkehr einer ausreichenden Spontanatmung in tiefer Narkose extubiert und anschließend auf die Seite des nichtoperierten Auges gelagert werden.

Praktische Leitsätze für die Lokalanästhesie:
— Für diese Operation sind die gleichen Voruntersuchungen und Vorbereitungen sowie eine entsprechende Prämedikation erforderlich wie bei einer Allgemeinnarkose.
— Zu starke Sedierung, die zu Atemdepression, Unruhe, Verwirrtheit oder mangelnder Kooperation führt, muss vermieden werden.
— Bei der Lokalanästhesie sind die gleichen Überwachungsverfahren erforderlich wie bei der Allgemeinanästhesie (s. o.), ebenso ein sicher laufender venöser Zugang.
— Vor Beginn der Operation muss das gesamte Zubehör für eine Allgemeinnarkose bereitgestellt werden.
— Während des Eingriffs sollte dem Patienten über eine Gesichtsmaske Sauerstoff unter die Abdecktücher zugeführt werden, um eine Hypoxämie zu verhindern. Auch sollte der Patient wiederholt zum tiefen Durchatmen aufgefordert werden.

3 Spezielle Anästhesie

3.1 Glaukomoperation

Bei Glaukompatienten müssen alle Maßnahmen und Medikamente vermieden werden, die den intraokularen Druck steigern; hierzu gehört auch das **Succinylcholin**. Die Zufuhr miotisch wirkender Augentropfen wird bis zur Operation fortgesetzt. *Ketamin* ist wegen seiner augendrucksteigernden Wirkung für diese Patienten nicht geeignet.

3.2 Netzhautablösung

Bei diesen Patienten ist meist eine starke Prämedikation erforderlich, um präoperative Angst und Aufregung zu dämpfen. Die operative Versorgung ist schwierig, erfordert ein ruhiggestelltes Operationsfeld und dauert lange (1–3 h). Darum wird hierfür eine Allgemeinnarkose mit kontrollierter Beatmung und Muskelrelaxierung durchgeführt. Postoperativ müssen Husten, Pressen und Erbrechen unbedingt vermieden werden.

3.3 Kataraktoperation

Kataraktpatienten dürfen während der Narkose sowie bei der Extubation und in den ersten 24 h nach der Operation möglichst nicht husten, pressen oder erbrechen. Grundsätzlich können die üblichen Verfahren der Allgemeinnarkose angewandt werden. Auch Succinylcholin kann eingesetzt werden.

3.4 Hornhautoperation

Bei diesen Patienten müssen ebenfalls bei der Narkoseausleitung und in der postoperativen Phase Husten, Pressen, Erbrechen und Unruhe vermieden werden, ebenso ein zu hoher oder zu niedriger Augeninnendruck. Keratoplastiken sind semidringliche Operationen, die ca. 1–2 h dauern.

3.5 Vitrektomie

Bei dieser Operation von 3–4 h Dauer wird der Glaskörper entfernt und durch Elektrolytlösung oder hochgereinigtes Silikonöl ersetzt. Die Operation sollte möglichst in Allgemeinnarkose erfolgen, weil eine mehrstündige vollständige Immobilisierung des Patienten erforderlich ist.

3.6 Schieloperation

Die meisten Patienten für Schieloperationen sind gesunde Kinder ohne wesentliche Risiken (gilt auch für die maligne Hyperthermie). Nicht selten können die Eingriffe ambulant in Inhalationsnarkose mit endotrachealer Intubation durchgeführt werden. **Succinylcholin** führt zur tonischen Kontraktur von Fasern der äußeren Augenmuskeln, die möglicherweise durch Vorinjektion eines nichtdepolarisierenden Muskelrelaxans (z. B. Vecuronium) in niedriger Dosierung verhindert werden kann. *Wiederholte* Injektion von Succinylcholin während der Operation muss vermieden werden. Wie in Kapitel 39 dargelegt, sollte Succinylcholin bei Kindern nicht mehr für elektive Eingriffe, sondern nur noch für die Intubation bei Notoperationen mit nicht nüchternem Status eingesetzt werden.

Bei Schieloperationen sollte vor allem mit dem Auftreten des **okulokardialen Reflexes** gerechnet werden, so dass besondere Aufmerksamkeit geboten ist. Außerdem sollte bei diesen Patienten die Körpertemperatur sorgfältig und lückenlos überwacht werden.

Postoperativ tritt bei Kindern sehr häufig **Erbrechen** auf.

3.7 Perforierende Augenverletzung

Hierbei handelt es sich um Notfälle, die wegen des möglichen Verlustes von Augeninhalt und der In-

fektionsgefahr dringlich versorgt werden müssen. Folgende Faktoren sollten vorrangig beachtet werden:
— Der Patient gilt als nicht nüchtern, so dass entsprechende Vorsichtsmaßnahmen bei der Narkoseeinleitung erforderlich sind.
— Der intraokulare Druck darf nicht ansteigen, damit keine weitere Schädigung des Auges auftritt.
— Bei der Präoxygenierung darf das verletzte Auge nicht berührt werden.
— Der Succinylcholininjektion sollte die Injektion eines nichtdepolarisierenden Muskelrelaxans in niedriger Dosierung vorangehen (prophylaktischer Effekt gegenüber Anstieg des Augeninnendrucks nicht sicher!).
— Für die endotracheale Intubation ist eine ausreichend tiefe Narkose erforderlich, um einen Anstieg des intraokularen Drucks zu vermeiden. Husten und Pressen wirken sich erheblich ungünstiger auf den intraokularen Druck aus als die Injektion von Succinylcholin.
— Bei der Narkoseausleitung und in der postoperativen Phase müssen Husten, Pressen und Erbrechen vermieden werden, um das Operationsergebnis nicht zu gefährden.

3.8 Elektroretinogramm

Für Elektroretinogramme oder evozierte visuelle Potentiale ist gelegentlich bei sehr kleinen Kindern eine Allgemeinnarkose erforderlich; meist können diese Verfahren jedoch unter ausreichender Sedierung am wachen Patienten durchgeführt werden. Bei der Narkose sollte beachtet werden, dass die Untersuchung in einem verdunkelten Raum erfolgt. Zeitdauer ca. 15–30 min.

Bei der Auswahl der Narkosemittel muss deren *Wirkung auf das Untersuchungsverfahren* berücksichtigt werden. Inhalationsanästhetika scheinen den Messvorgang nur wenig zu beeinflussen.

3.9 Tränengangsondierung und -spülung

Bei Obstruktion des Nasentränengangs wird der Weg sondiert und mit Flüssigkeit (Kochsalz + Fluorescein) gespült. Hierbei besteht Aspirationsgefahr, so dass trotz der Kürze des Eingriffs die endotracheale Intubation geboten ist. Maskennarkosen sind nicht geeignet, und die Larynxmaske gewährt ebenfalls keinen verlässlichen Schutz vor der Aspiration der Spülflüssigkeit. Die Intubationsnarkose kann unter erhaltener Spontanatmung durchgeführt werden. Handelt es sich hingegen lediglich um eine Sondierung des Tränengangs mit Injektion einer nur sehr geringen Menge von Fluorescein, kann eine Maskennarkose oder Ketaminanästhesie durchgeführt werden.

4 Postoperative Phase

In der frühen postoperativen Phase wird der Patient im Aufwachraum versorgt und mit um 15–20 Grad erhöhtem Kopf auf die Seite des nichtoperierten Auges gelagert; das operierte Auge wird durch eine Metallkappe geschützt. Bei Kindern muss vor allem in der Aufwachphase damit gerechnet werden, dass sie zum operierten Auge greifen.

Aus den zuvor geschilderten Gründen müssen in der postoperativen Phase **Husten, Pressen, Erbrechen** und **exzessive Blutdruckanstiege** vermieden werden.

Treten postoperativ plötzlich Augenschmerzen auf, so sollte an eine **Hornhautverletzung** oder einen **akuten Glaukomanfall** gedacht werden.

Literatur

Balkan BK, Gunenc F, Iyilikci L, Gokel E, Yaman A, Berk AT. The laryngeal mask airway (LMA) in paediatric ophthalmic anaesthesia practice. Eur J Anaesthesiol 2005 Jan;22(1):77–9.

Darlong V, Shende D, Subramanyam MS, Sunder R, Naik A. Oral ketamine or midazolam or low dose combination for premedication in children. Anaesth Intensive Care 2004 Apr;32(2):246–9.

Eberhart LH, Geldner G, Horle S, Wulf H. [Prophylaxis and treatment of nausea and vomiting after outpatient ophthalmic surgery] Ophthalmologe 2004 Sep;101(9):925–30. Review. German.

Eichel R, Goldberg I. Anaesthesia techniques for cataract surgery: a survey of delegates to the Congress of the International Council of Ophthalmology, 2002. Clin Experiment Ophthalmol 2005 Oct;33(5): 469–72.

Friedman DS, Reeves SW, Bass EB, Lubomski LH, Fleisher LA, Schein OD. Patient preferences for anaesthesia management during cataract surgery. Br J Ophthalmol 2004 Mar;88(3):333–5.

Geeraerts T, Devys JM, Berges O, Dureau P, Plaud B. Sevoflurane effects on retrobulbar arteries blood flow in children. Br J Anaesth 2005 May;94(5):636–41.

Gulati M, Mohta M, Ahuja S, Gupta VP. Comparison of laryngeal mask airway with tracheal tube for ophthalmic surgery in paediatric patients. Anaesth Intensive Care 2004 Jun;32(3):383–9.

Sator-Katzenschlager SM, Oehmke MJ, Deusch E,

Dolezal S, Heinze G, Wedrich A. Effects of remifentanil and fentanyl on intraocular pressure during the maintenance and recovery of anaesthesia in patients undergoing non-ophthalmic surgery. Eur J Anaesthesiol 2004 Feb;21(2):95–100.

Tan CS, Eong KG, Kumar CM. Visual experiences during cataract surgery: what anaesthesia providers should know. Eur J Anaesthesiol 2005 Jun;22(6):413–9. Review.

Weilbach C, Scheinichen D, Raymondos K, Juttner B, Schlosshardt S, Piepenbrock S. [Assessment of anesthesia methods in ophthalmologic surgery by patients, surgeons, and anesthesiologists] Ophthalmologe 2005 Aug;102(8):783–6.

Weilbach C, Scheinichen D, Thissen U, Jaeger K, Heine J, Piepenbrock S. [Anaesthesia in cataract surgery for elderly people] Anasthesiol Intensivmed Notfallmed Schmerzther 2004 May;39(5):276–80.

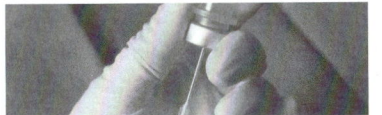

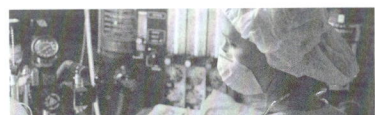

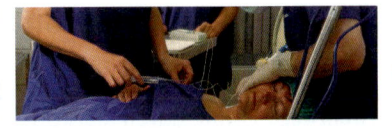

Zahn-, Mund- und Kieferchirurgie

Inhaltsübersicht

1 Einführung ... 1225	2.2.2 Mittelgesichtsfrakturen ... 1226
	2.2.3 Offene Halsverletzungen ... 1227
2 Spezielle Anästhesie ... 1225	2.2.4 Geschlossene Halsverletzungen ... 1228
2.1 Anästhesie bei Zahnbehandlungen ... 1225	2.3 Tumorchirurgie ... 1228
2.2 Gesichtsschädeltrauma ... 1226	
2.2.1 Unterkieferfrakturen ... 1226	Literatur ... 1228

1 Einführung

Wie in der Hals-, Nasen- und Ohrenchirurgie werden bei Zahn-, Mund- und Kieferoperationen vor allem die Atemwege gefährdet. Wie dort ist eine enge Kooperation zwischen Anästhesist und Operateur erforderlich. Keineswegs sollte sich der Anästhesist zu riskanten Sedierungsverfahren oder flachen Narkosen („kurzer Rausch") verleiten lassen, sondern immer nach den allgemeinen Grundsätzen der Anästhesiologie vorgehen.

2 Spezielle Anästhesie

2.1 Anästhesie bei Zahnbehandlungen

Zahnbehandlungen werden fast ausschließlich in *Lokalanästhesie* durchgeführt. Allgemeinnarkosen sind speziellen Indikationen vorbehalten; hierzu gehört z. B. die Zahnsanierung bei behinderten Kindern und Erwachsenen. Nicht selten erfolgen diese Eingriffe ambulant, nach entsprechender Voruntersuchung durch den Kinderarzt oder Allgemeinpraktiker. Folgende Besonderheiten sollten beachtet werden:

— Zahlreiche Patienten sind nicht kooperativ und müssen in der Klinik vor dem Eingriff prämediziert werden, um eine ungestörte Narkoseeinleitung zu ermöglichen. Stehen die Patienten unter Erhaltungsdosen von **Antiepileptika, Tranquilizern** oder **Neuroleptika,** sollten diese Substanzen zusammen mit der Prämedikation verabreicht werden, um ein Entzugssyndrom bzw. epileptische Anfälle in der perioperativen Phase zu vermeiden.
— Wird der Eingriff ambulant durchgeführt, sollten möglichst keine langwirkenden Sedativa oder Anästhetika verabreicht werden.
— Am häufigsten erfolgt die Zahnsanierung in Allgemeinnarkose mit endotrachealer Intubation. Hierbei sollte eine **Inhalationsanästhesie** bevorzugt werden, besonders bei ambulanten Patienten.
— Die endotracheale Intubation erfolgt meist *nasal*, um dem Operateur einen ungehinderten Zugang zum Operationsgebiet zu ermöglichen; orale Intubation kann jedoch ebenfalls angewendet werden.
— Die Operation selbst darf nur am *liegenden* Patienten erfolgen, um schwerwiegende kardiovaskuläre Komplikationen zu vermeiden.
— Extubiert werden darf erst, wenn die Schutzreflexe ausreichend zurückgekehrt sind; hierbei muss darauf geachtet werden, dass vor der Extubation die *Rachentamponade* entfernt worden ist.
— Für den Transport in den Aufwachraum wird der Patient mit erniedrigtem Kopf auf die Seite gelagert, um einen besseren Abfluss von Blut und Schleim zu ermöglichen.

2.2 Gesichtsschädeltrauma

Bei schwerem Gesichtsschädeltrauma sind die **Atemwege** häufig durch starke Blutungen, herausgebrochene Zähne und instabile Frakturen gefährdet, besonders wenn der Patient bewusstlos ist. Bei Unterkieferfrakturen kann eine Kieferklemme auftreten und zu erheblichen Intubationsschwierigkeiten führen. Oberkieferfrakturen gehen fast immer mit Nasenbluten einher, bei 25% der Patienten auch mit einer Nasen-Liquor-Fistel. Wird der Oberkiefer gegen die Pharynxhinterwand gedrückt, kann die Nasenatmung behindert werden.

Als Erstmaßnahme müssen die Atemwege frei gemacht werden: Hierzu werden Zunge oder Oberkiefer festgehalten, der Kopf tief gelagert und auf die Seite gedreht und anschließend Mundhöhle und Pharynx abgesaugt; hierbei muss auf lose Zähne geachtet werden. Bestehen keine wesentlichen Verletzungen im Nasenbereich und im Mittelgesicht, so kann vorsichtig ein oropharyngealer Tubus eingeführt werden. Bewusstlose Patienten werden primär endotracheal intubiert.

Bei schwerem Mittelgesichtstrauma darf der Tubus nicht über die Nase eingeführt werden. Für die operative Versorgung von Gesichtsverletzungen gilt:

> Die operative Versorgung von Gesichtsverletzungen darf erst erfolgen, wenn die Schädel-Hirn-Trauma-Diagnostik abgeschlossen worden ist.

2.2.1 Unterkieferfrakturen

Bei der operativen Versorgung von Unterkieferfrakturen wird eine intermaxilläre Fixierung mit Verdrahtung der Zahnreihen durchgeführt. Für den Eingriff muss der Patient *nasotracheal* intubiert werden. Die wichtigsten Besonderheiten für den Anästhesisten sind:
— Die Patienten sind häufig nicht nüchtern;
— während der Narkoseeinleitung besteht die Gefahr der Atemwegobstruktion;
— bei einigen Patienten ist die Intubation erschwert;
— durch die Laryngoskopie können Blutungen ausgelöst oder verstärkt werden.

Praktisches Vorgehen bei der Narkose:
— Patienten mit Gesichtsschädeltrauma gelten als nicht nüchtern; nicht selten sind während des Transports ins Krankenhaus große Mengen Blut verschluckt worden.
— Die Narkoseeinleitung ist wegen der Gefahr von Atemwegobstruktion und Aspiration eine besonders kritische Phase.
— Besteht keine orale Blutung und sind keine Intubationshindernisse zu erwarten, kann, wie für nicht nüchterne Patienten beschrieben, rasch eingeleitet und oral intubiert werden (siehe Kap. 32).
— Besteht eine orale Blutung oder sind Intubationsschwierigkeiten zu erwarten, sollte der Patient im Wachzustand unter Sedierung, wenn möglich fiberoptisch, intubiert werden – kein einfaches Verfahren, wenn der Patient ängstlich und aufgeregt ist und Schmerzen hat.
— Sind die Nasenwege unversehrt und liegt keine schwere Mittelgesichtsfraktur vor, so kann die Intubation des wachen Patienten auch nasal erfolgen.
— Bei Unterkieferfrakturen besteht keine Gefahr, dass die Fraktur durch die Laryngoskopie verschlimmert wird; allerdings muss mit dem Herauslösen von Zähnen und entsprechender Aspirationsgefahr gerechnet werden.
— Besteht eine **Kieferklemme,** so muss präoperativ der Grund hierfür abgeklärt werden. Sind Schmerzen oder Schwellungen die Ursache, so wird die Laryngoskopie hierdurch nicht beeinträchtigt. Ist die Kieferklemme jedoch mechanisch bedingt, so ist evtl. eine Intubation unmöglich. Bei Patienten mit Mittelgesichtsverletzung und Kieferklemme sollte daher elektiv unter Lokalanästhesie *tracheotomiert* werden.
— Patienten mit intermaxillärer Fixierung und Verdrahtung der Zähne dürfen erst extubiert werden, wenn sie vollständig aufgewacht sind. Aus Sicherheitsgründen muss an ihrem Bett eine Drahtschere griffbereit platziert werden, damit bei Atemstörungen die Verdrahtung rasch geöffnet werden kann.

2.2.2 Mittelgesichtsfrakturen

Diese Frakturen betreffen Oberkiefer, Orbitaboden und -rand, Jochbein und Nasenbein. Die Klassifizierung der Oberkieferfrakturen erfolgt meist nach Le Fort:
— **Le Fort I:** Hierbei handelt es sich um eine transversale Fraktur im unteren Oberkieferbereich, die durch beide Kieferhöhlen und den Nasenboden sowie den harten Gaumen und die Alveolarfortsätze zieht. Der Oberkiefer ist frei beweglich und kann nach hinten verschoben oder eingekeilt sein.
— **Le Fort II:** Dies ist eine pyramidenförmige Fraktur vom Typ Le Fort I kombiniert mit zwei schräg durch den Orbitaboden und die Nasenbasis verlaufenden Frakturen. Die Oberkiefer sind nach hinten verschoben und frei beweglich oder eingekeilt.

2 Spezielle Anästhesie

- **Le Fort III:** vollständiger Abriss des Mittelgesichts von der Schädelbasis. Es handelt sich um eine transversale Fraktur, die oberhalb der Wangen durch die Orbitae und nasoethmoidale Region zieht. Charakteristisch ist ein deformiertes flaches „Teller-Gesicht"; die Augenlider sind geschwollen, aus der Nase tritt Blut, bei einem Viertel der Patienten auch Liquor. Doppelbilder weisen auf Orbitafraktur hin, Geruchsstörungen auf eine hohe Nasenfraktur.

Anästhesiologisches Vorgehen. Es entspricht weitgehend dem der Versorgung von Unterkieferfrakturen.

- Zunächst **Atemwege frei machen** und Blutung kontrollieren. Oberkiefer nach vorn ziehen und den Mund von Blut, herausgebrochenen Zähnen usw. reinigen.
- Bei Bewusstlosen umgehend *orale* Intubation. Die primär nasale Intubation ist bei Patienten mit schwerem Mittelgesichtstrauma mit intranasalen Verletzungen und Obstruktion kontraindiziert, ebenso das Einführen einer Magensonde durch die Nase: Fehllagen des Tubus bzw. der Sonde in Kieferhöhle, Orbita und, bei Schädelbasisfrakturen, sogar im Hirnschädel sind möglich. Erst nach sorgfältiger Überprüfung der Nasenwege und ggf. entsprechender Korrektur darf nasotracheal umintubiert werden.
- Die Operation umfasst die Mobilisierung und Reposition der Gesichtsknochen und die innere oder äußere Fixierung und anschließende intermaxilläre Fixierung. Für die Operation wird der Patient *nasotracheal* intubiert. Bei einigen Patienten, z. B. mit Schwellungen der Nasenwege, ist es ratsam, vor der Fixierung für die folgenden postoperativen Tage einen nasopharyngealen Tubus einzuführen, um die Atemwege freizuhalten.
- Die Extubation erfolgt immer am wachen Patienten und nur, wenn sichergestellt ist, dass die Atemwege frei sind. Bewusstlose werden nicht extubiert.

2.2.3 Offene Halsverletzungen

Offene Halsverletzungen entstehen meist durch Pfählung oder Schusswaffen sowie als Schnittverletzungen, z. B. durch Messer oder Glas, oft in suizidaler Absicht.

Hauptgefahren:
— Massive Blutungen,
— Verlegung der Atemwege mit Ersticken,
— pulmonale Aspiration.

Verblutungs- und Erstickungsgefahr sind besonders groß bei Verletzungen der Trachea, vor allem, wenn die A. carotis communis und/oder die A. thyroidea inferior beteiligt sind. Beachtet werden muss, dass die äußere Wunde oft keine Aussagen über den tatsächlichen Schweregrad erlaubt und leicht zu gefährlicher Fehleinschätzung verleitet.

Anästhesiologisches Vorgehen:

- Zunächst Abklärung, ob eine Verlegung der Atemwege droht oder besteht. Wenn ja, Sicherung der Atemwege, z. B. bei Durchtrennung der Trachea durch Einführen eines Endotrachealtubus über die offene Verletzung. Bei Atembehinderung durch weniger offensichtliche Halsverletzungen besteht die Gefahr einer Verschlimmerung der Verletzung durch den Tubus oder aber des Misslingens der Intubation; daher ggf. vorherige **Sicherung der Atemwege durch Bronchoskopie.** Bei erheblicher Zerstörung des Kehlkopfs: sofortige **Tracheotomie** oder **Krikotomie.**
- Besteht keine Obstruktion der Atemwege, werden vorrangig die Blutung gestillt und die Blutverluste durch Volumenzufuhr ausgeglichen. Danach Begleitverletzungen, insbesondere Frakturen der Halswirbelsäule und des Thorax (Pneumothorax, Hämatothorax), ausschließen.
- Liegt keine Verletzung der Trachea vor und kommt der Patient zur operativen Versorgung ohne Tubus in den Einleitungsraum, sollte die endotracheale Intubation unter Lokalanästhesie behutsam am wachen Patienten erfolgen. Sedativa dürfen bei Obstruktion der Atemwege nicht oder nur mit allergrößter Vorsicht angewandt werden. Die Intubation sollte wegen der einfacheren Durchführbarkeit primär *oral* erfolgen.
- Ist eine Intubation am wachen Patienten nicht möglich, so wird nach der Narkoseeinleitung intubiert (Vorsicht: voller Magen!). Bei Verlegung der Atemwege wird **per Inhalation unter erhaltener Spontanatmung** eingeleitet; intravenöse Anästhetika und Muskelrelaxanzien sind kontraindiziert; auch darf kein Krikoiddruck angewandt oder vor der Intubation eine Magensonde eingeführt werden, weil hierdurch die Verletzungen erheblich verschlimmert werden können. Ist bei der Laryngoskopie eine Verletzung der Trachea nachweisbar, sollte zunächst ein **starres Bronchoskop** eingeführt werden, um das Ausmaß der Verletzung festzustellen, danach ein Endotrachealtubus.
- Nach der Intubation kann die Narkose, je nach Begleitverletzungen, als balancierte Anästhesie oder per Inhalation durchgeführt werden.

▼ Bei wesentlichen Verletzungen der oberen Atemwege wird der Endotrachealtubus oder eine Trachealkanüle postoperativ zunächst belassen.

2.2.4 Geschlossene Halsverletzungen

Schwere geschlossene Halsverletzungen sind selten und entstehen durch Kompression des Halses gegen die Wirbelsäule. Betroffen sind vor allem Kehlkopf und Trachea. Nicht immer sind die Zeichen klinisch offenkundig. Auf eine geschlossene Verletzung von Trachea oder Kehlkopf weisen hin:
— Hautemphysem,
— Atemnot,
— Heiserkeit,
— Schluckbeschwerden,
— Husten und Hämoptyse,
— Zyanose und inspiratorischer Stridor bei schwerer Atemwegobstruktion.

Die Diagnose wird durch **Endoskopie** gesichert. Die hierfür erforderliche Narkose wird **per Inhalation unter erhaltener Spontanatmung** eingeleitet; bei ausreichender Narkosetiefe wird zunächst ein Bronchoskop eingeführt, um eine Orientierung über das Ausmaß der Verletzung zu ermöglichen, danach ein Endotrachealtubus.

2.3 Tumorchirurgie

Hier gelten die gleichen Besonderheiten wie für die Tumorchirurgie in der HNO-Heilkunde: Patienten oft Alkoholiker; teilweise erhebliche Blutverluste; Gefährdung der Atemwege und Intubationsschwierigkeiten. Das Vorgehen unterscheidet sich nicht wesentlich von den in Kapitel 44 beschriebenen Maßnahmen.

Literatur

Caverni V, Rosa G, Pinto G, Tordiglione P, Favaro R: Hypotensive anesthesia and recovery of cognitive function in long-term craniofacial surgery. J Craniofac Surg 2005 Jul;16(4):531–6.

Cillo JE Jr, Finn R: Hemodynamics and oxygen saturation during intravenous sedation for office-based laser-assisted uvuloplasty. J Oral Maxillofac Surg 2005 Jun;63(6):752–5.

Fong CC, Kwan A: Patient-controlled sedation using remifentanil for third molar extraction. Anaesth Intensive Care 2005 Feb;33(1):73–7.

Holm SW, Cunningham LL Jr, Bensadoun E, Madsen MJ: Hypertension: classification, pathophysiology, and management during outpatient sedation and local anesthesia. J Oral Maxillofac Surg 2006 Jan; 64(1):111–21. Review.

Lebrun T, Van Elstraete AC, Sandefo I, Polin B, Pierre-Louis L: Lack of a pre-emptive effect of low-dose ketamine on postoperative pain following oral surgery: [Absence d'effet preventif de faibles doses de ketamine sur la douleur postoperatoire en chirurgie buccale]. Can J Anaesth 2006 Feb;53(2):146–52.

Manani G, Alberton L, Bazzato MF, Berengo M, Da Corte Zandatina S, Di Pisa A, Favero G, Floreani S, Guarda-Nardini L, Mazzuchin M, Parolin P, Sivolella S, Stellini E, Tonello S, Zanette G: Analysis of an anxiolytic technique applied in 1179 patients undergoing oral surgery. Minerva Stomatol 2005 Oct; 54(10):551–68.

Rodgers SF: Safety of intravenous sedation administered by the operating oral surgeon: the first 7 years of office practice. J Oral Maxillofac Surg 2005 Oct; 63(10):1478–83.

Sehata H, Kohase H, Takahashi M, Miyamoto T, Umino M: Tracheal intubation using a new CCD camera-equipped device: a report of two cases with a difficult intubation. Acta Anaesthesiol Scand 2005 Sep;49(8):1218–20.

Todd DW: Anesthetic considerations for the obese and morbidly obese oral and maxillofacial surgery patient. J Oral Maxillofac Surg 2005 Sep;63(9):1348–53. Review.

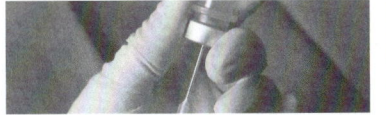

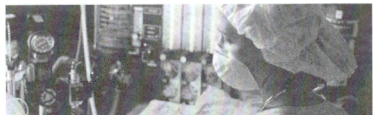

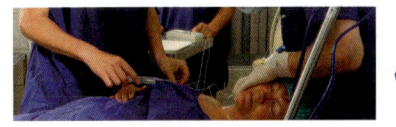

Hals-, Nasen- und Ohrenheilkunde

Inhaltsübersicht

1 Spezielle Gesichtspunkte 1229
1.1 Schwierige Intubation 1229
1.2 Atemwege 1230

2 Anästhesiologisches Vorgehen 1230
2.1 Patienten 1230
2.2 Prämedikation 1230
2.3 Wahl des Narkoseverfahrens 1230
2.4 Lagerung des Patienten 1230
2.5 Überwachung während der Narkose 1230

3 Spezielle Anästhesie 1230
3.1 Ohrenoperationen 1230
    3.1.1 Kontrollierte Hypotension 1231
    3.1.2 Wirkungen von Adrenalin 1231
    3.1.3 Wirkungen von Lachgas auf das Mittelohr 1231
    3.1.4 Intraoperative Reizung des N. facialis ... 1231
3.2 Nasenoperationen 1231
    3.2.1 Epistaxis 1232
    3.2.2 Eingriffe an den Nasennebenhöhlen ... 1232
3.3 Adenotomie und Tonsillektomie 1232
    3.3.1 Blutung nach Tonsillektomie 1233
3.4 Tonsillen- oder Pharynxabszess 1233
3.5 Laryngoskopie und Mikrolarynx 1234
    3.5.1 Jet-Ventilation 1234
    3.5.2 Laryngeale Laser-Chirurgie 1235
3.6 Laryngektomie 1235
3.7 Fremdkörperentfernung aus dem Larynx 1236
3.8 Tracheotomie 1236
    3.8.1 Nottracheotomie 1237
3.9 Radikale Neck-Dissection 1237

Literatur 1237

1 Spezielle Gesichtspunkte

Operationen im Bereich von Hals, Nase und Ohren erfolgen meist in Allgemeinnarkose, seltener in Lokalanästhesie. Zahlreiche kleinere Eingriffe, vor allem bei Kindern, werden ambulant durchgeführt. Die Besonderheiten der Anästhesie umfassen vor allem folgende Faktoren:
— Schwierige Intubation,
— Gefährdung der Atemwege,
— Schutz vor reflektorischer vagaler Überaktivität,
— Komplikationen bei der Extubation,
— Vermeiden von Erbrechen und Pressen in der postoperativen Frühphase bei bestimmten Operationen.

1.1 Schwierige Intubation

Bei Erkrankungen im Mund- und Halsbereich treten besonders häufig Intubationsschwierigkeiten auf. Darum muss sich der Anästhesist vor der Narkose sorgfältig über den mutmaßlichen Zustand der Luftwege sowie vorangegangene endotracheale Intubationen (Tubusgröße? spezielle Schwierigkeiten?) informieren.

Besondere Aufmerksamkeit sollte folgenden Faktoren gelten:
— Beweglichkeit des Unterkiefers,
— Zustand des Gebisses,
— Beweglichkeit des Halses,
— Durchgängigkeit der Nasenwege,
— Verlauf und Durchmesser der Trachea (spezielles Röntgenbild),
— Stridor,
— Umfang und Lokalisation eines Tumors.

Bei einigen Patienten sollten vor der Narkose unter Lokalanästhesie und leichter Sedierung die oberen Atemwege mit einem Laryngoskop inspiziert werden.

Sind Schwierigkeiten zu erwarten, sollte der Patient entweder im Wachzustand, in leichter Sedierung und Lokalanästhesie bei erhaltener Spontanatmung, oder in tiefer Inhalationsanästhesie, ebenfalls mit erhaltener Spontanatmung, endotracheal intubiert werden. Die besonders schwierige Intubation gelingt oft mit Hilfe eines Glasfiberlaryngoskops oder -bronchoskops. Praktisch gilt:

> Schwierige Intubationen sollten bei HNO-Patienten immer in Tracheotomie-Bereitschaft durchgeführt werden.

1.2 Atemwege

Zahlreiche Operationen und diagnostische Eingriffe finden im Bereich der Atemwege oder in deren unmittelbarer Nähe statt, so dass die Gefahr einer Verlegung durch Blut, Sekret, Gewebe, Ödem, Instrumente oder operative Manipulationen besonders groß ist. Daher sollten diese Eingriffe möglichst in **Allgemeinnarkose mit endotrachealer Intubation** durchgeführt werden. Zur Intubation werden häufig nichtabknickbare *Spiraltuben* bevorzugt. Außerdem wird der Rachen meist austamponiert, damit kein Blut am Tubus entlang in Kehlkopf und Trachea gelangen kann.

Bei einigen Operationen wird im weiteren Verlauf der Kopf des Patienten umgelagert, so dass die Gefahr eines Abknickens des Tubus oder einer versehentlichen Extubation besonders groß ist.

Auch sind die Atemwege des Patienten bereits präoperativ oft durch Ödem, Infektion, Tumoren oder pathologische Veränderungen beeinträchtigt, so dass die Narkoseeinleitung eine besondere Herausforderung für den Anästhesisten darstellt.

Große Vorsicht ist bei der **Extubation** geboten, wenn der Patient im Bereich der Atemwege blutet, vor allem nach Eingriffen in Nase oder Trachea: Hier sollte erst dann extubiert werden, wenn die Schutzreflexe vollständig zurückgekehrt sind. Nach der Extubation wird der Patient auf die Seite gelagert, um eine pulmonale Aspiration zu verhindern.

2 Anästhesiologisches Vorgehen

2.1 Patienten

Die meisten Patienten werden elektiv operiert, Notfalloperationen sind seltener. Im Allgemeinen sind die Patienten in gutem Zustand und umfassen alle Altersgruppen. Bei älteren Patienten ist vermehrt mit den typischen Begleiterkrankungen zu rechnen. Präoperative Einschätzung, Laborwerte und Vorbereitung der Patienten erfolgen nach den in den Kapiteln 15, 16, 17 und 20 dargelegten Grundsätzen.

2.2 Prämedikation

Patienten mit gefährdeten Atemwegen dürfen nicht zu stark sediert werden, um eine Atemdepression zu vermeiden. Die meisten Patienten können jedoch in üblicher Weise prämediziert werden. Bei bestimmten Operationen ist die prophylaktische Zufuhr eines **Antiemetikums** mit der Prämedikation sinnvoll, um postoperatives Erbrechen zu verhindern, z. B. Dexamethason oder/und Serotoninantagonisten.

2.3 Wahl des Narkoseverfahrens

Die meisten Operationen im Bereich der Hals-, Nasen- und Ohrenheilkunde werden in Allgemeinanästhesie mit endotrachealer Intubation durchgeführt. Hierzu eignet sich die Inhalationsanästhesie ebenso wie die balancierte Anästhesietechnik mit Opioiden. Für Eingriffe, die ein vollkommen ruhiggestelltes Operationsgebiet erfordern, ist eine Muskelrelaxierung erforderlich.

2.4 Lagerung des Patienten

Die Operationen werden gewöhnlich in Rückenlage des Patienten durchgeführt. Besonders bei älteren Patienten darf hierbei der Hals nicht übermäßig gestreckt werden, damit keine Obstruktion der A. carotis auftritt.

2.5 Überwachung während der Narkose

Bei den meisten Operationen sind die Atemwege für den Anästhesisten nicht mehr zugänglich. Darum müssen die Respirator-Tubus-Verbindungen sicher verklebt und die Beatmung durch Auskultation der Atemgeräusche überprüft werden.

Die **Standard-Narkoseüberwachung** umfasst:
— EKG-Monitor,
— Pulsoxymeter,
— Kapnometer,
— arterieller Blutdruck,
— Herzfrequenz,
— präkordiales Stethoskop,
— Temperatursonde.

Für viele Eingriffe reichen ein bis zwei sicher laufende Venenkanülen aus; bei blutreichen Eingriffen und Risikopatienten ist ein zentraler Venenkatheter nützlich, evtl. auch eine arterielle Kanülierung.

3 Spezielle Anästhesie

3.1 Ohrenoperationen

Längerdauernde Ohrenoperationen werden meist in Allgemeinnarkose mit endotrachealer Intubation

durchgeführt. Gewöhnlich handelt es sich um junge gesunde Patienten mit geringem Operations- und Narkoserisiko. Bei Ohrenoperationen können folgende Besonderheiten von Bedeutung sein:
— Kontrollierte Hypotension,
— Wirkungen von lokal appliziertem Adrenalin,
— Wirkungen von Lachgas auf den Druck im Mittelohr,
— Reizung des N. facialis.

3.1.1 Kontrollierte Hypotension

Mikrochirurgische Eingriffe am Ohr erfordern ein blutleeres Operationsgebiet. Darum führen einige Anästhesisten bei diesen Eingriffen eine kontrollierte Hypotension durch (siehe Kap. 29). Allerdings ist das Verfahren wegen seiner Risiken und des fraglichen Nutzens umstritten. Keine Einigkeit besteht auch über das Ausmaß der anzustrebenden Hypotension: Die Angaben reichen von 80 bis 95 mmHg systolisch, ergänzt durch 15°-Hochlagerung des Kopfes sowie lokale Infiltration und oberflächliche Anwendung von *Adrenalin* in Allgemeinnarkose mit kontrollierter Beatmung.

3.1.2 Wirkungen von Adrenalin

Bei mikrochirurgischen Eingriffen wird lokal Adrenalin angewandt, um durch die Vasokonstriktion die Blutung im Operationsgebiet zu vermindern. Für die lokale Infiltration werden z. B. 0,1 mg (10 ml der Lösung 1:100000) injiziert, für die oberflächliche Applikation genügen wenige Tropfen. Die Infiltration kann zweimal innerhalb von 30 min wiederholt werden, auch wenn eine Narkose mit **Isofluran**, **Desfluran** und **Sevofluran** durchgeführt wird.

Bei Überdosierung von Adrenalin muss mit unerwünschten systemischen Wirkungen gerechnet werden. Über POR 8 siehe Kapitel 8.

3.1.3 Wirkungen von Lachgas auf das Mittelohr

Das Mittelohr steht über die Tuba Eustachii mit der Nasenhöhle in offener Verbindung und wird intermittierend über die Tube belüftet. Bei Zufuhr hoher Konzentrationen von Lachgas diffundiert das Gas schneller in das Mittelohr als Stickstoff herausströmt (siehe Kap. 3): Hierdurch steigt der Druck im Mittelohr an, besonders wenn die Belüftungsfunktion der Tuba Eustachii beeinträchtigt ist. Durch den Druckanstieg wird das Trommelfell vorgewölbt, ein Effekt, der bei **Tympanoplastiken** unerwünscht ist.

Bei Unterbrechung der Lachgaszufuhr wird das Gas sehr rasch resorbiert, so dass sich nun im Mittelohr ein negativer Druck entwickeln kann, der evtl. zur Entstehung einer Otitis beiträgt.

Praktisch wird folgendes **Vorgehen bei Mittelohroperationen** empfohlen:
— Die inspiratorische Lachgaskonzentration sollte 50% nicht überschreiten.
— Die Lachgaszufuhr sollte 15–20 min vor Verschluss des Mittelohres unterbrochen werden.
— Vor dem Verschluss sollte das Mittelohr mit Luft „gespült" werden, um die Entwicklung eines „negativen" Drucks (Sogs) zu verhindern.

3.1.4 Intraoperative Reizung des N. facialis

Bei zahlreichen Operationen muss der N. facialis identifiziert und vor Verletzung geschützt werden: Hierzu eignet sich die Verwendung eines Nervenstimulators. Der Einsatz ist jedoch nur dann sinnvoll, wenn keine vollständige Muskelrelaxierung besteht. Darum sollte in dieser Phase nicht relaxiert, sondern eine **Inhalationsnarkose ohne Muskelrelaxierung** durchgeführt werden.

3.2 Nasenoperationen

Die häufigsten Nasenoperationen sind:
— Korrektur von Septumdeviationen,
— plastische Korrekturen,
— Eingriffe an den Nebenhöhlen,
— Reposition von Nasenbeinfrakturen,
— Polypektomien.

Einfache und kurzdauernde Eingriffe können häufig in Lokalanästhesie durchgeführt werden; für die meisten Operationen ist jedoch eine **Allgemeinnarkose mit endotrachealer Intubation** erforderlich, vor allem, um einen sicheren Schutz der Atemwege zu erreichen.

Praktisch sollte Folgendes beachtet werden:

- ▼ Nach der Intubation wird der Rachen austamponiert, um das Abfließen von Blut, Sekret und Eiter zu verhindern.
- ▼ Eine Muskelrelaxierung ist für Nasenoperationen nicht erforderlich, so dass meist eine Inhalationsnarkose durchgeführt werden kann.
- ▼ Wird intraoperativ **Adrenalin** zugeführt, so muss auf systemische Wirkungen und, bei Halothannarkose, Sensibilisierung des Myokards gegenüber Katecholaminen geachtet werden.

- Vor der Extubation müssen der Pharynx abgesaugt, die Tamponade entfernt und größere Blutungen beseitigt werden und außerdem die Schutzreflexe zurückgekehrt sein.
- Besteht **Aspirationsgefahr,** so wird der Patient im Aufwachraum zunächst Kopf-tief- und auf die Seite gelagert, um ein Abfließen des Blutes und der Sekrete zu ermöglichen.
- Postoperativ ist bei Nasenoperationen wegen der Austamponierung die Nasenatmung behindert, so dass der Patient durch den Mund atmen muss. Darum ist in der frühen postoperativen Phase erhöhte Aufmerksamkeit bei der Überwachung der Atmung erforderlich.

3.2.1 Epistaxis

Die chirurgische Therapie des Nasenblutens umfasst die Ligatur der *A. maxillaris interna* und der *A. ethmoidalis anterior,* manchmal auch der *A. carotis externa.* Präoperativ muss nach Zeichen der **Hypovolämie** gesucht werden, besonders, wenn das Nasenbluten seit längerer Zeit besteht. Auch sollte davon ausgegangen werden, dass größere Mengen Blut verschluckt worden sind und der Patient daher **nicht nüchtern** ist. Störungen der Blutgerinnung müssen präoperativ durch entsprechende Laboruntersuchungen ausgeschlossen werden.

— Für die Operation müssen Blutkonserven transfusionsfertig bereitgestellt werden; außerdem sind ein bis zwei weitlumige und sicher laufende Venenkanülen erforderlich.
— Die Narkoseeinleitung erfolgt nach den Grundsätzen der „Einleitung bei vollem Magen" (siehe Kap. 32). Wegen der Blutung und der Aspirationsgefahr ist ein sicher funktionierendes Absauggerät mit weitlumigem Katheter erforderlich.

3.2.2 Eingriffe an den Nasennebenhöhlen

Operationen an den Nebenhöhlen der Nase können mit beträchtlichen Blutverlusten einhergehen. Darum müssen mehrere Blutkonserven präoperativ transfusionsbereit sein und ein bis zwei sicher laufende, weitlumige Venenkanülen gelegt werden. Die Operation erfolgt in Allgemeinanästhesie mit endotrachealer Intubation.

3.3 Adenotomie und Tonsillektomie

Adenotomie und Tonsillektomie gehören zu den häufigsten chirurgischen Eingriffen im Kindesalter. Die allermeisten Patienten sind gesund und gehören zur ASA-Risikogruppe I. Adenotomien werden meist ambulant durchgeführt, Tonsillektomien überwiegend stationär. Die Operationen erfolgen am häufigsten in **Intubationsnarkose,** nur bei sehr kooperativen Patienten kann die Tonsillektomie unter Lokalanästhesie durchgeführt werden. Die wichtigsten **operationsbedingten Komplikationen,** auf die der Anästhesist jederzeit vorbereitet sein muss, sind:
— Blutungen,
— Verlegung der Atemwege,
— Herzrhythmusstörungen.

> Narkosen bei Adenotomien und Tonsillektomien sind schwierig und dürfen vom Anfänger nur unter direkter Anleitung eines erfahrenen Anästhesisten durchgeführt werden!

Leitsätze für die Narkose:

- Nach Blutungskrankheiten in der eigenen und Familienvorgeschichte muss gefragt werden. Die Notwendigkeit eines präoperativen Gerinnungsstatus ist umstritten.
- Einige Autoren empfehlen, präoperativ Blut für die Kreuzprobe in der Blutbank bereitzustellen.
- Die meisten Patienten können in üblicher Weise prämediziert werden. Bei ambulanten Patienten sollte auf langwirkende Sedativa verzichtet werden. Die Zufuhr von **Atropin** in der Prämedikation ist umstritten. Es empfiehlt sich, die Substanz erst während der Narkoseeinleitung i.v. zuzuführen.
- Vor der Narkoseeinleitung muss sorgfältig überprüft werden, ob lockere Zähne vorhanden sind, besonders bei Kindern im Alter von 4–7 Jahren.
- Bei Kindern kann die Narkose, je nach Wunsch, per Inhalation oder i.v. eingeleitet werden. In jedem Fall muss spätestens nach der Narkoseeinleitung ein sicher laufender **Venenzugang** gelegt werden.
- Die Operation wird gewöhnlich am „hängenden Kopf" durchgeführt, d.h., der Patient wird zunächst orotracheal intubiert, und anschließend wird ein Boyle-Davis-Mundspatel oder ein modifizierter Brown-Davis-Spatel so eingeführt, dass der Tubus in einer Grube des Zungenspatels in der Mitte des Mundes fixiert wird. Außen kann der Tubus am Kinn mit Pflaster verklebt werden. Ist der Tubus sicher platziert, wird der Mundspatel weit geöffnet und in eine spezielle Vorrichtung über dem Kopf des Patienten eingehängt, so dass der Operateur freien Zugang zum Operationsgebiet hat.
- Im Verlauf der Operation besteht die Gefahr, dass der Tubus komprimiert wird, abknickt oder

herausrutscht, so dass ganz besondere Aufmerksamkeit erforderlich ist.

- Die Narkose kann mit einem Inhalationsanästhetikum wie Sevofluran bei erhaltener Spontanatmung durchgeführt werden, bei Erwachsenen auch in balancierter Anästhesietechnik oder TIVA mit Muskelrelaxierung (z. B. Mivacurium) und kontrollierter Beatmung.
- Intraoperativ können verschiedene Herzrhythmusstörungen auftreten, meist ausgelöst durch Stimulierung von Larynx und/oder Trachea bei zu flacher Narkose. Begünstigend wirken hierbei Hypoxie und Hyperkapnie. Vertiefung der Narkose, Aufhebung der Stimuli und ausreichende Beatmung beseitigen die Störungen in den meisten Fällen.
- Blutungen treten während der Operation auf, erfordern jedoch selten die Transfusion von Blut.
- Am Ende der Operation wird der Pharynx auf Blutungen inspiziert und anschließend behutsam abgesaugt. Nach einer Adenotomie sollte der hintere Pharynx über die Nase abgesaugt werden, um loses Adenoidgewebe zu beseitigen.
- Nach Beendigung der Operation für mindestens 3 min Sauerstoff zuführen, danach den Pharynx erneut auf Blutungen inspizieren. Extubiert werden sollte erst, wenn Husten- und Schluckreflexe vollständig zurückgekehrt sind. (Einige Anästhesisten extubieren auch in tiefer Narkose, um Husten und Aufbäumen des Patienten zu vermeiden; allerdings ist hierbei die Gefahr von Aspiration und Laryngospasmus erhöht.)
- Nach der Extubation den Kopf zur Seite drehen und tief lagern sowie 100% Sauerstoff über die Maske zuführen, bis die Atmung frei und ungehindert ist. Laryngospasmus ist nach der Extubation keine Seltenheit.
- Danach kann der Patient in „Tonsillenposition" gelagert werden, um einen guten Abfluss von Blut und Sekret zu ermöglichen.

Postoperative Phase. In der frühen postoperativen Phase ist besondere Aufmerksamkeit geboten:

Blutungen und Verlegung der Atemwege sind die häufigsten lebensbedrohlichen Komplikationen in den ersten Stunden nach Tonsillektomie und Adenotomie.

Auf folgende **Zeichen** muss geachtet werden:
— Blässe,
— unklare Tachykardie,
— Unruhe,
— Schlucken,
— eingezogene Atembewegungen.

EBM Postoperative Schmerztherapie. Ein systematischer Review der Cochrane Collaboration hat keine Beweise dafür gefunden, dass die perioperative lokale Injektion von Lokalanästhetika die postoperative Schmerzkontrolle verbessert, da die vorliegenden Studien nur kleine Patientenzahlen umfassten, die zudem meist gleichzeitig systemisch Opioide erhielten.

3.3.1 Blutung nach Tonsillektomie

Die Blutung nach Tonsillektomie ist eine **gefährliche Komplikation und eine der Haupttodesursachen** im Zusammenhang mit Tonsillenoperationen. Selten tritt die Blutung schlagartig auf, vielmehr handelt es sich meist um eine kontinuierliche Sickerblutung. Hierbei wird der Blutverlust häufig unterschätzt. Oft besteht eine **Hypovolämie** mit *Hypotension* und *Tachykardie;* der Patient hat gewöhnlich größere Mengen Blut verschluckt, die plötzlich erbrochen werden können. Für die operative Revision muss der Patient erneut anästhesiert werden.
Hierbei sollte Folgendes beachtet werden:

- Präoperativ mehrere Erythrozytenkonzentrate kreuzen lassen.
- Vor der Narkoseeinleitung eine evtl. bestehende Hypovolämie durch Volumenzufuhr über eine weitlumige Venenkanüle ausgleichen.
- Nach ausreichendem Volumenersatz mit Stabilisierung der Herz-Kreislauf-Funktion kann die Narkose eingeleitet werden. Hierbei müssen die Anästhetika vorsichtig dosiert werden, vor allem, weil nicht selten des Weiteren eine *larvierte Hypovolämie* besteht, die zu einem schweren Blutdruckabfall führen kann.
- Die endotracheale Intubation erfolgt wegen der erhöhten Aspirationsgefahr entweder am wachen Patienten oder als „Blitzintubation" unmittelbar nach rascher Narkoseeinleitung unter Anwendung von Krikoiddruck. Für die Laryngoskopie muss ein weitlumiger Absaugkatheter bereitgehalten werden, um das Blut aus dem Pharynx abzusaugen.
- Vor der Extubation das Blut aus dem Magen über eine Magensonde absaugen.
- Die Extubation sollte erst nach Rückkehr des Bewusstseins erfolgen.

3.4 Tonsillen- oder Pharynxabszess

Hauptkomplikation ist hierbei die lebensbedrohliche **Verlegung der Atemwege** durch große Mengen von Eiter nach Durchbruch des Abszesses.

— Verlegt der Abszess nicht die oberen Atemwege und droht nicht unmittelbar der Durchbruch, so kann die Spaltung gefahrlos in Allgemeinnarkose mit endotrachealer Intubation durchgeführt werden.
— Besteht jedoch ein obstruktiver „reifer" Abszess, so ist die Gefahr des Durchbrechens mit Verlegung der Atemwege während der Narkoseeinleitung sehr groß. Bei ausgedehnten, schmerzhaften Abszessen kann zusätzlich eine Kieferklemme auftreten. In dieser Situation empfiehlt sich zunächst eine **Nadelaspiration** zur Verkleinerung des Abszesses unter Sedierung und nachfolgend die vorsichtige Narkoseeinleitung mit behutsamer endotrachealer Intubation.
— Am Ende des Eingriffs müssen Mund und Pharynx sorgfältig abgesaugt werden. Extubiert wird erst, wenn die Schutzreflexe vollständig zurückgekehrt sind.

3.5 Laryngoskopie und Mikrolarynx

Die Laryngoskopie und der Mikrolarynx mit Laryngoskop und Operationsmikroskop werden zu diagnostischen Zwecken oder für operative Eingriffe am Kehlkopf durchgeführt. Die Besonderheit des Verfahrens besteht darin, dass Anästhesist und Operateur sich den Atemweg des Patienten „teilen" müssen und außerdem der Atemweg nicht selten durch Tumor, Ödem oder Fremdkörper bereits präoperativ beeinträchtigt ist. Besteht präoperativ eine schwere Obstruktion der Atemwege mit Stridor und inspiratorischen Einziehungen, so empfiehlt sich zumeist eine vorangehende elektive Tracheotomie in Lokalanästhesie.

Meist wird die Laryngoskopie in **Allgemeinnarkose mit endotrachealer Intubation** durchgeführt, z. B. mit Remifentanil und Propofol (TIVA) oder Remifentanil mit Isofluran, 0,4 bis 0,6 Vol.%. Für kurzdauernde und nichtblutende Eingriffe eignet sich bei ausgewählten Patienten auch eine Lokalanästhesie.

Praktisches Vorgehen bei der Allgemeinnarkose:

- Vor der Narkose muss sich der Anästhesist über den Zustand der Atemwege informieren; hierfür ist eine enge Zusammenarbeit mit dem Operateur erforderlich.
- Für die endotracheale Intubation Tuben und Laryngoskope verschiedener Größen bereitstellen. Die Intubation erfolgt mit einem möglichst kleinen Tubus (5 mm Durchmesser), um das operative Vorgehen zu erleichtern.
- Einige Patienten können trotz der üblichen Manöver zum Freimachen der Atemwege (Schnüffelposition, Esmarch-Handgriff) nicht mit der Maske beatmet werden, weil die Atemwege nach der Narkoseeinleitung durch Tumoren (z. B. in der Fossa piriformis) oder eine verdickte immobile Epiglottis (nach Bestrahlung) verlegt werden. Bei entsprechendem Verdacht sollte zunächst nur die Einschlafdosis eines kurzwirkenden i.v. Anästhetikums zugeführt und der Patient dann versuchsweise über die Maske beatmet werden. Ist eine Beatmung möglich, so kann nach weiterer Zufuhr des i.v. Anästhetikums und von Succinylcholin endotracheal intubiert werden.
Ist jedoch eine Beatmung nicht möglich, sollte kein Succinylcholin injiziert werden. Vielmehr sollten die Narkose **per Inhalation bei erhaltener Spontanatmung** fortgeführt und der Patient bei ausreichender Narkosetiefe *ohne* Muskelrelaxanzien intubiert werden. Alternativ lässt man den Patienten aufwachen und intubiert im Wachzustand (siehe Kap. 21).
- Nach der Intubation kann die Narkose als Inhalationsanästhesie, balancierte Anästhesietechnik oder TIVA mit kontrollierter Beatmung fortgeführt werden. Dieses Verfahren schützt vor Aspiration, dämpft unerwünschte Reflexreaktionen und schafft ein ruhiges Operationsfeld. Von Nachteil ist jedoch der durch das Operationsgebiet verlaufende Tubus.
- **Kontinuierliche EKG-Überwachung** ist bei der Laryngoskopie von besonderer Wichtigkeit, denn nicht selten treten während der Manipulationen am Larynx kardiovaskuläre Reaktionen wie Blutdruckanstieg, Tachykardie und Herzrhythmusstörungen (evtl. auch Herzstillstand!) auf. Begünstigend wirken zu flache Narkose und Hyperkapnie (sowie Hypoxämie). Durch präoperative Zufuhr eines *β-Blockers* oder intravenöse Injektion von *1–2 mg/kg Lidocain i.v.* soll die Häufigkeit dieser Reaktionen gesenkt werden.
- Nach dem Eingriff wird erst extubiert, wenn die Schutzreflexe ausreichend zurückgekehrt sind und der Patient aufgewacht ist. War die Intubation extrem schwierig, sollte eine Tracheotomie im Anschluss an die Laryngoskopie erwogen werden.
- Tritt nach der Extubation eine Obstruktion der Atemwege auf, so muss umgehend reintubiert, bei einigen Patienten sogar notfallmäßig tracheotomiert werden.

3.5.1 Jet-Ventilation

Bei diesem Beatmungsverfahren können laryngoskopische Eingriffe in Allgemeinnarkose ohne störenden Endotrachealtubus durchgeführt werden. Nach üblicher Narkoseeinleitung und Muskelrelaxierung wird dem apnoischen Patienten mit einem Injektor oder speziellen **Jet-Ventilator** Sauerstoff unter hohem Fluss über eine Öffnung im Laryngoskop oder Bronchoskop oder über einen speziellen Katheter zugeleitet. Das Gas im zuleitenden System steht unter Druck und erzeugt an der Austrittsstelle einen Sog (Venturi-Effekt), durch den Luft aus der Umgebung bzw. dem Laryngoskop oder Bronchoskop mitgerissen wird; je kleiner der Jet, umso größer der Venturi-Effekt. Die *inspiratorische Sauerstoffkonzentration* ist wegen der Ansaugung von Raumluft nicht genau kontrollierbar, jedoch werden gewöhnlich normale arterielle Blutgase erreicht. Die Zufuhr von Sauerstoff unter hohem Druck erfolgt intermittierend mit Frequenzen von 60–600/min am relaxierten und narkotisierten Patienten (z. B. in balancierter Anästhesie). Bei Kindern ist das Verfahren ebenfalls anwendbar, z. B. über einen zwischen die Stimmbänder platzierten 16-G-Kunststoffkatheter.

Durch die Jet-Ventilation können **gefährlich hohe Atemwegsdrücke** auftreten, insbesondere, wenn die Spitze des Jet sich in der Trachea befindet oder die Exspiration behindert wird. Darum darf die Jet-Ventilation nur bei **ungehinderter Exspiration** durchgeführt werden; auch darf mit der Technik erst begonnen werden, wenn das Laryngoskop eingeführt worden ist und die relaxierten Stimmbänder und die nicht verlegte Stimmritze zu sehen sind. In die Trachea eingeführte Ventilationskatheter müssen genau in deren Längsachse verlaufen. Bei trachealer Jet-Ventilation ist die Gefahr der Schleimhautläsion und des Pneumothorax größer als bei der laryngealen Ventilation.

Grundsätzlich muss die Jet-Ventilation durch Beobachten der Thoraxbewegungen und Auskultation überwacht werden. Auch sollte darauf geachtet werden, ob Luft in den Magen eindringt, oder ob sich die Katheterspitze distal von der Carina befindet und der Luftstrom nur in eine Lunge gelenkt wird. Beim Eindringen von Luft in den Magen (auch bei Laryngoskop-Beatmung möglich): Magensonde einführen und die Luft absaugen.

Neuerdings wird auch die **Hochfrequenz-Beatmung** für die Mikrolaryngoskopie eingesetzt, z. B. mit einer Frequenz von 60–100/min über einen 4-mm-Tubus bei einer F_IO_2 von mindestens 0,5. Von Vorteil sind hierbei der geringere Atemwegsdruck, die verminderte Traumatisierungsgefahr und die Anwendbarkeit bei Patienten mit chronisch-obstruktiven Lungenerkrankungen.

Bei stark blutenden Eingriffen ist das Verfahren nur begrenzt einsetzbar, bei schweren obstruktiven Lungenerkrankungen und extremer Adipositas kontraindiziert. Bei Tumorbiopsien kann evtl. Tumormaterial transtracheal verschleppt werden.

3.5.2 Laryngeale Laser-Chirurgie

Der Laserstrahl wird vor allem zur Entfernung laryngealer Papillome eingesetzt. Die Zerstörung des Gewebes beruht auf der thermischen Wirkung des Lasers; alle Gewebe absorbieren den Laserstrahl, so dass entsprechende Vorsicht geboten ist. Ebenso werden Gummituben und Endotrachealtuben aus Kunststoff zerstört, brennbares Plastikmaterial kann entzündet werden. Trifft der Laser auf Metall, wird der Strahl zerstreut.

Bei der Laser-Chirurgie kann in folgender Weise vorgegangen werden:

- Vor Beginn des Eingriffs die Augen des Patienten mit dicken Verbänden zukleben, um das Eindringen eines reflektierten Laserstrahls zu verhindern. Das OP-Personal schützt sich mit Sicherheitsbrillen.
- Der Eingriff wird in **Allgemeinnarkose mit endotrachealer Intubation und Muskelrelaxierung** durchgeführt. Bei Anwendung des Laserstrahls darf sich der Patient nicht bewegen, damit kein benachbartes Gewebe zerstört wird.
- Die endotracheale Intubation erfolgt mit einem kleinlumigen Gummitubus, der mit Aluminiumfolie versehen ist, um den auftreffenden Laserstrahl zu zerstreuen. Plastiktuben und Ösophagusstethoskope werden nicht verwendet.
- Das dem Operationsgebiet benachbarte Gewebe wird durch feuchte Gaze geschützt.
- Wird durch den Endotrachealtubus die Entfernung des Papilloms behindert, kann eine Jet-Ventilation durchgeführt werden.
- Am Ende des Eingriffes Atemwege und Pharynx sorgfältig absaugen. Extubation erst, wenn die Schutzreflexe ausreichend zurückgekehrt sind.

Aufwachraum. Die wichtigsten Komplikationen nach Laser-Chirurgie sind die Verlegung der Atemwege durch Ödem sowie Nachblutungen. Die Verlegung der Atemwege manifestiert sich initial häufig als **Stridor.** Zur Behandlung des Ödems wird **Dexamethason** empfohlen; manchmal ist eine vorübergehende Reintubation erforderlich.

3.6 Laryngektomie

Die Patienten sind meist starke Raucher (und nicht selten alkoholabhängig); häufig liegen dementsprechend **chronisch-obstruktive Lungenerkrankungen** und **kardiovaskuläre Erkrankungen** vor, die präoperativ sorgfältig eingeschätzt und evtl. behandelt werden müssen. Häufiger besteht präoperativ eine partielle Obstruktion der Atemwege durch den Tumor oder durch die Folgen der Bestrahlung (Fibrose, Glottisödem, Versteifung von Larynx und Epiglottis, Kieferklemme). Darum muss bei diesen Patienten immer mit **Intubationsschwierigkeiten** gerechnet werden.

Präoperativ ist eine sorgfältige Einschätzung des Zustands der Atemwege erforderlich. Bei schwerer Obstruktion empfiehlt sich zunächst eine elektive Tracheotomie in Lokalanästhesie (ohne Sedierung).

Praktisches Vorgehen:

- Bei geringer Obstruktion kann die Narkose per Inhalation mit erhaltener Spontanatmung eingeleitet werden.
- Bei mäßiggradiger Obstruktion sollte die endotracheale Intubation am wachen Patienten durchgeführt werden.
- Nach Durchtrennung der Trachea wird der Tubus in den Kehlkopfeingang zurückgezogen und ein Spiraltubus in den distalen Atemweg vorgeschoben; hierbei sollte die Spontanatmung erhalten bleiben. Anschließend den neuen Tubus über ein steriles Schlauchsystem mit dem Narkosegerät verbinden. Danach sofort auskultatorische Kontrolle der Atemgeräusche!

3.7 Fremdkörperentfernung aus dem Larynx

Grundsätzlich können alle Arten von Fremdkörpern in den Larynx inhaliert werden, besonders bei Kindern. Klinisch manifestiert sich der Fremdkörper zumeist als **Luftnot** durch die Obstruktion, manchmal auch nur als **Heiserkeit**.

Vor der endoskopischen Entfernung des Fremdkörpers muss ein Röntgenbild angefertigt werden, um die Lokalisation zu sichern.

Praktisches Vorgehen:

- Bereitstellung des Instrumentariums einschließlich Funktionsprüfung, insbesondere:
  - Verschiedene Laryngoskope und Bronchoskope,
  - Endotrachealtuben in mehreren Größen,
  - Absaugkatheter,
  - Tracheotomiebesteck.
- Operationsbereitschaft des Chirurgen vor der Narkoseeinleitung.
- Prämedikation mit **Atropin** i.v. zur Dämpfung vagaler Reflexreaktionen; **keine Sedativa oder Opioide**, insbesondere bei Atemnot bzw. Obstruktion der Atemwege. Bereitstellung weiterer Atropinspritzen.
- Bei schwerster Obstruktion keine Allgemeinnarkose, sondern Laryngoskopie in Lokalanästhesie.
- Bei mäßiggradiger Obstruktion: Einleitung über Atemmaske mit einem Inhalationsanästhetikum in hoher Konzentration; Lokalanästhesie des Larynx mit Lidocain 4% nach dem Einschlafen; danach Vertiefen der Narkose und anschließend Entfernen des Fremdkörpers. **Beachte: bei zu flacher Narkose Gefahr eines ausgeprägten Laryngospasmus!** Lässt sich der Fremdkörper nicht ohne weiteres entfernen, kann evtl. vor einem erneuten Versuch eine Tracheotomie erforderlich sein.
- Nach der Laryngoskopie tritt häufig ein **subglottisches Ödem** mit Stridor, Heiserkeit und Unruhe auf, so dass immer eine 24-stündige Überwachung nach dem Eingriff erforderlich ist. Dies gilt insbesondere für kleine Kinder.

3.8 Tracheotomie

Die Tracheotomie wird am besten als elektiver Eingriff nach entsprechender präoperativer Einschätzung und Vorbereitung des Patienten durchgeführt, und zwar möglichst in einem für den Eingriff ausgerüsteten Operationssaal. Die elektive Tracheotomie erfolgt zumeist in **Allgemeinnarkose mit endotrachealer Intubation,** vor allem, weil auf diese Weise die Atemwege für den Eingriff gesichert sind und die unmittelbare Obstruktionsgefahr beseitigt ist.

Für die Operation wird der Patient auf den Rücken gelagert. Die Schultern werden mit einer Rolle unterlegt, um den Hals zu überstrecken. Die transversale Hautinzision erfolgt in Höhe des 2. und 3. Trachealringes. Nach der Freipräparierung wird die Vorderwand der Trachea im Bereich des 2. und 3. (4.) Knorpels vertikal eröffnet. Im Lumen der Trachea ist jetzt der Endotrachealtubus sichtbar. Anschließend wird der Tubus nicht weiter als bis zum Rand der oberen Inzision zurückgezogen, um bei Kanülierungsschwierigkeiten die Kontrolle über die Luftwege nicht zu verlieren. Danach kann die Kanüle direkt in die Trachea eingeführt werden. Ist die korrekte intratracheale Lage der Kanüle durch Beatmung und Auskultation überprüft worden, so werden der Endotrachealtubus entfernt, die Trachea abgesaugt und das Narkose- bzw. Atemsystem vom Operateur über ein steriles Zwischenstück an die Trachealkanüle angeschlossen.

3.8.1 Nottracheotomie

Die Nottracheotomie ist ein *komplikationsreicher* Eingriff, der nur bei zwingender Indikation vorgenommen werden darf, z. B. wenn bei Verlegung der oberen Luftwege durch Ödem, Trauma, Fremdkörper, Entzündung oder Verbrennungen eine endotracheale Intubation nicht möglich ist. In extremen Notsituationen wird zunächst eine **Krikotomie** (siehe Kap. 34) durchgeführt; die Komplikationsrate ist geringer als bei der Nottracheotomie.

Die Nottracheotomie erfolgt in **Lokalanästhesie**. Während der Operation wird dem Patienten Sauerstoff über eine Maske zugeführt und die Atmung, falls erforderlich und möglich, unterstützt. *Sedativa* sollten in dieser Phase möglichst nicht zugeführt werden, um die behinderte Atmung nicht weiter lebensbedrohlich einzuschränken. Die wichtigsten **Frühkomplikationen** sind Blutungen, Pneumothorax, Kanülen- oder Tubusfehllagen und -obstruktion, subkutanes Emphysem, Ösophagusperforation.

3.9 Radikale Neck-Dissection

Die wichtigsten Besonderheiten der zumeist mehrere Stunden dauernden radikalen Neck-Dissection sind:
— Teilweise erhebliche Blutverluste,
— Auslösung vagaler Reflexreaktionen mit Störungen der Herz-Kreislauf-Funktion,
— Gefahr der Luftembolie,
— postoperative Weichteilschwellung.

Blutverluste. Die radikale Neck-Dissection geht nicht selten mit massiven Blutverlusten einher, besonders bei Unterkieferresektionen. Der Einsatz einer kontrollierten Hypotension bei diesen Eingriffen ist umstritten. Zur besseren Überwachung empfehlen sich die kontinuierliche intraarterielle Blutdruckmessung und die Messung des zentralen Venendrucks sowie der Urinausscheidung.

Kardiovaskuläre Reaktionen. Intraoperative Kompression des Karotissinus kann eine vagale Reflexreaktion auslösen, die zu **Bradykardie** und **Blutdruckabfall,** gelegentlich auch zum Herzstillstand führen kann.
Behandlung: Unterbrechung der Stimulation, i.v. Injektion von 0,5 mg **Atropin,** evtl. wiederholt. Nach Stabilisierung Blockade des Karotissinus mit Lokalanästhetikum durch den Operateur.

Luftembolie. Durch Eröffnung großer Halsvenen kann eine Luftembolie auftreten. Zeichen und Behandlung siehe Kapitel 41.

Postoperative Weichteilschwellung. Innerhalb der ersten 48–72 h nach der Neck-Dissection tritt eine Weichteilschwellung auf, die gelegentlich zu einer Kompression der Atemwege führt. Darum ist für diese Zeit eine **Intensivüberwachung** erforderlich.

Literatur

Ganne O, Abisseror M, Menault P, Malhiere S, Chambost V, Charpiat B, Ganne C, Viale JP: Low-dose ketamine failed to spare morphine after a remifentanil-based anaesthesia for ear, nose and throat surgery. Eur J Anaesthesiol 2005 Jun;22(6):426–30.

Grundmann U, Uth M, Eichner A, Wilhelm W, Larsen R: Total intravenous anaesthesia with propofol and remifentanil in paediatric patients: a comparison with a desflurane-nitrous oxide inhalation anaesthesia. Acta Anaesthesiol Scand 1998 Aug;42(7):845–50.

Hatava P, Olsson GL, Lagerkranser M: Preoperative psychological preparation for children undergoing ENT operations: a comparison of two methods. Paediatr Anaesth 2000;10(5):477–86.

Lysakowski C, Fuchs-Buder T, Tassonyi E: Mivacurium or vecuronium for paediatric ENT surgery. Clinical experience and cost analysis. Anaesthesist 2000 May; 49(5):387–91.

Mamie C, Habre W, Delhumeau C, Argiroffo CB, Morabia A: Incidence and risk factors of perioperative respiratory adverse events in children undergoing elextive surgery. Paediatr Anaesth 2004 Mar;14(3): 218–24.

Murat I, Constant I, Maud'huy H: Perioperative anaesthetic morbidity in children: a database of 24,165 anaesthetics over a 30-month period. Paediatr Anaesth 2004 Feb;14(2):158–66.

Pellegrini M, Lysakowski C, Dumont L, Borgeat A, Tassonyi E: Propofol 1% versus propofol 2% in children undergoing minor ENT surgery. Br J Anaesth 2003 Mar;90(3):375–7.

Wilhelm W, Berner K, Grundmann U, Palz M, Larsen R: Desflurane or isoflurane for paediatric ENT anaesthesia. A comparison of intubating conditions and recovery profile. Anaesthesist 1998 Dec;47(12):975–8.

Systematischer Review/Metaanalysen

Hollis J, Burton MJ, Millar JM: Perioperative local anaesthesia for reducing pain following tonsillectomy (Cochrane Review). In: The Cochrane Library, Issue 2, 2001. Oxford: Update Software.

45 Thoraxchirurgie

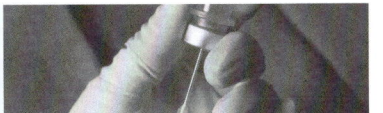

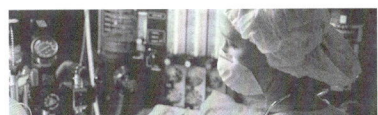

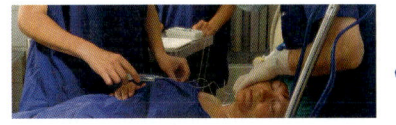

Inhaltsübersicht

1 **Spezielle präoperative Einschätzung** 1239
1.1 Pulmonalarteriendruck 1240

2 **Präoperative Vorbereitung** 1240

3 **Prämedikation** 1240

4 **Wahl des Narkoseverfahrens** 1241
4.1 Kombination von Allgemeinanästhesie und thoraxer Periduralanästhesie 1241

5 **Intraoperative Überwachung** 1241

6 **Atemfunktion in Seitenlage bei offenem Thorax** 1242

7 **Ein-Lungen-Anästhesie** 1243
7.1 Pathophysiologie 1243
7.1.1 Hypoxische pulmonale Vasokonstriktion (HPV) 1243
7.1.2 Chirurgische Manipulation der oberen Lunge 1243
7.1.3 Funktionszustand der unteren Lunge 1243
7.1.4 Beatmungsverfahren für die untere Lunge 1244
7.2 Indikationen 1244
7.3 Intubationstechniken 1244
7.3.1 Doppellumen-Tuben 1244
7.3.2 Bronchusblocker 1249
7.3.3 Endobronchialtuben 1251
7.4 Praktisches Vorgehen bei einseitiger Beatmung 1251

8 **Apnoische Oxygenierung** 1251

9 **Spezielle Anästhesie** 1252
9.1 Mediastinoskopie 1252
9.2 Bronchoskopie 1252
9.2.1 Allgemeinnarkose bei Bronchoskopie .. 1252
9.3 Lobektomie und Pneumektomie 1253
9.4 Massive Lungenblutung 1254
9.5 Riesenbullae und Luftzysten 1254
9.6 Bronchopleurale Fistel 1254
9.7 Bronchiektasen und Lungenabszess 1255
9.8 Reduktion des Lungenvolumens 1255
9.8.1 Anästhesiologische Besonderheiten ... 1255
9.8.2 Postoperative Analgesie 1256
9.8.3 Postoperative Intensivbehandlung 1256
9.9 Lungentransplantation 1256
9.9.1 Präoperative Einschätzung und Auswahl der Patienten 1256
9.9.2 Anästhesiologisches Vorgehen 1256
9.9.3 Postoperative Besonderheiten 1257
9.10 Einseitige Lungenspülung (Lavage) 1257
9.11 Videoassistierte Thorakoskopie 1257
9.12 Pulmonale Thrombendarteriektomie (PTE) ... 1257
9.12.1 Behandlung 1258
9.12.2 Anästhesiologische Besonderheiten ... 1258
9.12.3 Postoperative Besonderheiten 1258

10 **Postoperative Behandlung** 1258
10.1 Lebensbedrohliche Frühkomplikationen ... 1258
10.2 Postoperative Beatmung 1259
10.3 Postoperative Atemtherapie 1259
10.4 Postoperative Schmerztherapie 1259

Literatur 1260

Die spezifischen Besonderheiten der Anästhesie für nichtkardiale Thoraxoperationen betreffen vor allem die Auswirkungen der Seitenlage mit offenem Thorax auf die Atemfunktion sowie Pathophysiologie und Technik der Ein-Lungen-Anästhesie.

1 Spezielle präoperative Einschätzung

Im Mittelpunkt der speziellen Einschätzung des thoraxchirurgischen Patienten stehen die Atem- und Herz-Kreislauf-Funktion. Insbesondere sollen die Operabilität des Patienten sowie das Risiko postoperativer Störungen der Lungen- und Herz-Kreislauf-Funktion beurteilt werden.

Die präoperative Einschätzung umfasst im Wesentlichen folgende Maßnahmen:
— Erhebung der klinischen Vorgeschichte unter besonderer Berücksichtigung von Erkrankungen der Lungen und des Herz-Kreislauf-Systems einschließlich der körperlichen Belastbarkeit (siehe Kap. 15).
— Körperliche Untersuchung (siehe Kap. 15).
— Präoperative Laboruntersuchungen: wie für andere große Eingriffe; besonderer Beachtung bedürfen hohe Hämatokritwerte trotz normaler Hydrierung und ein erhöhter $paCO_2$.
— EKG: Hierbei sollte gezielt nach den Zeichen der Rechtsherzbelastung (siehe Kap. 16) gesucht werden.
— Thorax-Röntgenbilder.
— Lungenfunktionsprüfungen.
— Messung des Pulmonalarteriendrucks (s. u.).

Einzelheiten zu respiratorischen und kardiovaskulären Voruntersuchungen sowie zur Risikoeinschätzung bei diesen Erkrankungen siehe Kapitel 16.

Die **Spirometrie** (siehe Kap. 16) wird routinemäßig vor allen thoraxchirurgischen Eingriffen durchgeführt, jedoch ist der Aussagewert für postoperative Störungen der Lungenfunktion begrenzt. Eine niedrige Vitalkapazität (< 50% des Normalwerts) und eine verminderte Einsekundenkapazität (FEV_1 < 800 ml bzw. 35% der forcierten Vitalkapazität) gelten als kritisch, ermöglichen jedoch, isoliert betrachtet, keine absolut gültigen Aussagen über die Operabilität. Hierfür ist immer eine individuelle Beurteilung mehrerer Faktoren erforderlich.

1.1 Pulmonalarteriendruck

Bei einigen Patienten wird präoperativ der Pulmonalarteriendruck bestimmt. Die Messung ermöglicht Aussagen über zu erwartende Funktionsstörungen des rechten Ventrikels, nicht jedoch über postoperative Störungen der Lungenfunktion.

Der Pulmonalarteriendruck kann bei *ausgedehnten Lungenlappenresektionen* oder *Pneumektomien* bestimmt werden. Hierzu wird die Pulmonalarterie der erkrankten Lunge vorübergehend mit einem Ballon verschlossen; dadurch werden die nach der Pneumektomie zu erwartenden Lungenarteriendrücke simuliert. Hierbei gilt:

! Steigt der mittlere Pulmonalarteriendruck proximal der Okklusion auf mehr als 40 mmHg an oder tritt eine Hypoxie auf, so wird eine Pneumektomie sehr wahrscheinlich nicht toleriert.

Der Druck sollte auch unter Belastung gemessen werden, damit die spätere Belastungsfähigkeit des Patienten abgeschätzt werden kann. Eine Verminderung des pulmonalen Gefäßbetts um mehr als 50–60% führt vermutlich zu einer **pulmonalen Hypertonie bereits in Ruhe**.

2 Präoperative Vorbereitung

Bei thoraxchirurgischen Eingriffen treten gehäuft postoperative Komplikationen auf, besonders respiratorische Störungen wie **Atelektasen, Pneumonie** und **Bronchospasmus**. Die Häufigkeit postoperativer respiratorischer Komplikationen hängt vor allem vom Schweregrad vorbestehender Lungenfunktionsstörungen ab. Durch **prophylaktische präoperative Maßnahmen** kann die Häufigkeit der postoperativen pulmonalen Morbidität und Mortalität gesenkt werden. Einzelheiten hierzu siehe Kapitel 16.

Je nach Dringlichkeit des thoraxchirurgischen Eingriffs muss die präoperative Vorbereitung darauf ausgerichtet sein, akute Infekte der Atemorgane zu beseitigen und die chronische Lungenerkrankung optimal medizinisch zu behandeln.

> **Wichtige präoperative Maßnahmen bei chronisch-obstruktiven Lungenerkrankungen:**
> — Rauchen einstellen (> 4–8 Wochen)
> — akute pulmonale Infekte gezielt antibiotisch behandeln
> — Bronchospasmus beseitigen
> — Sekretolyse
> — Atemübungen
> — physikalische Atemtherapie
> — Sauerstofftherapie
> — Behandlung eines Cor pulmonale

3 Prämedikation

Bei der Prämedikation müssen der Schweregrad der vorbestehenden Lungenerkrankung und die Art des geplanten Eingriffs besonders berücksichtigt werden. In jedem Fall ist ein individuelles Vorgehen erforderlich. Hierbei gelten folgende **Leitsätze**:
— Patienten mit guter Lungenfunktion können zumeist in üblicher Weise prämediziert werden.
— Ist der Eingriff nur kurz und soll der Patient frühzeitig mobilisiert werden, sollten keine lang wirkenden Sedativa zugeführt werden.

- Patienten mit Hypoxie (paO$_2$ < 75 mmHg) und Hyperkapnie (paCO$_2$ > 45 mmHg) bei Raumluftatmung dürfen keine atemdepressorisch wirkende Prämedikation erhalten. Vielmehr ist es ratsam, auf jede Prämedikation zu verzichten, um die Hypoventilation nicht noch mehr zu verstärken.
- **Anticholinergika** wie *Atropin* sollten bei chronisch-obstruktiven Lungenerkrankungen nicht routinemäßig zugeführt werden, um eine Sekreteindickung zu vermeiden.

Lidocaininjektion. Bei Manipulationen an den Atemwegen wird von zahlreichen Autoren die Vorinjektion von Lidocain, 1–2 mg/kg i.v., empfohlen, um eine reflektorisch ausgelöste Bronchokonstriktion zu verhindern.

Anticholinergika. Diese Substanzen können bei Manipulationen im Bereich der oberen Atemwege, die zu gesteigerter Sekretproduktion führen, eingesetzt werden, des Weiteren, um eine cholinerge Bronchokonstriktion zu verhindern oder zu beseitigen.

4 Wahl des Narkoseverfahrens

Intrathorakale Eingriffe erfolgen gewöhnlich in Intubationsnarkose und kontrollierter Beatmung, bei Bedarf auch kombiniert mit einer thorakalen Periduralanalgesie. Patienten mit Erkrankungen der Lunge weisen oft eine erhöhte Reaktivität des Bronchialsystems mit Neigung zu Bronchospasmus auf. Begünstigend wirken zusätzlich die operativen Manipulationen und die Platzierung von Doppellumen-Tuben. Da alle Inhalationsanästhetika bronchodilatatorische und reflexdämpfende Wirkungen aufweisen, werden sie häufig als Basissubstanzen eingesetzt, meist ergänzt durch Opioide. Eine totale intravenöse Anästhesie (TIVA) mit einem Opioid, z. B. Remifentanil und Propofol, ist jedoch ebenfalls möglich, selbst wenn der Patient frühzeitig extubiert werden soll; allerdings muss beim Einsatz von Remifentanil rechtzeitig mit der postoperativen Analgesie begonnen werden; auch sollte ein schlagartiges Erwachen dieser Patienten vermieden werden, da hierbei nicht selten akut heftigste Wundschmerzen auftreten können. Der Bronchomotorentonus scheint durch Opioide wie Fentanyl oder Remifentanil nicht beeinflusst zu werden.

Lachgas. Nach der Einleitung kann Lachgas bis zum Beginn der Lungenoperation zugeführt werden; mit Beginn der Ein-Lungen-Anästhesie sollten die Lachgaszufuhr unterbrochen und der inspiratorische Sauerstoffanteil erhöht werden. Zudem sollte bei Patienten mit bereits präoperativ grenzwertiger Oxygenierung sowie bei Patienten mit Riesenbullae und Lungenemphysem auf Lachgas verzichtet werden, um eine Ausdehnung der Bullae zu vermeiden.

Muskelrelaxanzien. Substanzen, die Histamin freisetzen oder vasotone Effekte aufweisen, sollten möglichst vermieden werden; sympathomimetische Effekte wie bei Pancuronium werden hingegen als eher günstig angesehen.

4.1 Kombination von Allgemeinanästhesie und thorakaler Periduralanästhesie

Zahlreiche Autoren empfehlen für intrathorakale Eingriffe die Kombination von Allgemeinanästhesie und Periduralanästhesie, um die Vorteile beider Verfahren zu vereinen. Ein einheitliches Konzept existiert allerdings bislang nicht: Einige Autoren setzen die Periduralanästhesie als Hauptanästhesie ein, ergänzt durch Inhalationsanästhetika oder intravenöse Anästhetika in niedriger Konzentration zur Ausschaltung des Bewusstseins, andere beginnen mit der thorakalen Periduralanalgesie erst postoperativ zur Schmerzbehandlung, legen aber den Katheter bereits präoperativ.

Die Katheter-Periduralanästhesie in Kombination mit einer leichten Allgemeinanästhesie soll zu einer besseren Abschwächung der chirurgischen „Stressreaktion" führen und außerdem die Häufigkeit postoperativer pulmonaler Komplikationen vermindern.

Der Katheter kann hochthorakal (C7–Th4), mittthorakal (Th4–9) oder thorakolumbal (Th9–L2) eingeführt werden. Welcher Zugang der bessere ist, kann derzeit nicht entschieden werden. Allerdings ist es ratsam, den hohen thorakalen Zugang zu vermeiden, da bei kranialer Ausbreitung des Lokalanästhetikums mit einer unerwünschten Blockade der Nn. phrenici gerechnet werden muss. Der lumbale Zugang ist ebenfalls nicht zu empfehlen, da höhere Lokalanästhetikum- oder Opioiddosen erforderlich sind.

5 Intraoperative Überwachung

Die Art des thoraxchirurgischen Eingriffs und der Schweregrad vorbestehender Erkrankungen der Lungen und des Herz-Kreislauf-Systems bestimmen im Wesentlichen das Ausmaß der intraoperativen Überwachung.

> **Standard-Überwachung bei sonst Gesunden ohne operative Besonderheiten:**
> — EKG-Monitor
> — Blutdruckmanschette
> — inspiratorische Sauerstoffkonzentration
> — Pulsoxymeter
> — Kapnometer
> — Temperatursonde

Besteht ein erhöhtes Risiko, z. B. durch kardiopulmonale Vorerkrankungen oder durch besondere Schwierigkeiten des operativen Vorgehens, so werden die oben angeführten Überwachungsmaßnahmen erweitert:

> **Zusätzliche Überwachung bei Lungenoperationen und bei thoraxchirurgischen Risikopatienten:**
> — intraarterielle Druckmessung
> — zentrale Venendruckmessung
> — arterielle Blutgasanalysen: obligatorisch bei Ein-Lungen-Anästhesie
> — Urinausscheidung: Blasenkatheter bei Eingriffen über 2 h Dauer

Bestehen schwere kardiopulmonale Erkrankungen und sind zusätzlich durch die Art des chirurgischen Eingriffs Komplikationen zu erwarten, z. B. **Pneumektomie bei Cor pulmonale,** so können noch folgende **weitere Maßnahmen** indiziert sein:
— Pulmonaliskatheter,
— Messung des Herzzeitvolumens,
— Berechnung des pulmonalen Gefäßwiderstandes.

6 Atemfunktion in Seitenlage bei offenem Thorax

Wird der Thorax des anästhesierten und kontrolliert beatmeten Patienten in Seitenlage eröffnet, verändert sich die Perfusion nicht wesentlich, d. h., die untere Lunge wird relativ stärker durchblutet als die obere. Die *Verteilung der Belüftung* zwischen den beiden Lungen wird jedoch erheblich beeinflusst, so dass die bereits bei geschlossenem Thorax in Seitenlage auftretende Inhomogenität von Ventilation und Perfusion noch mehr zunimmt.

Würde der Patient bei offenem Thorax spontan atmen, träten hierbei eine Mediastinalverschiebung und eine paradoxe Atmung auf. Die **Mediastinalverschiebung** entsteht durch den Atmosphärendruck, der nach Eröffnung der Pleurahöhle auf dem Mediastinum lastet. Die Verschiebung wird durch die *spontane* Inspiration noch verstärkt. Bei Exspiration wird das Mediastinum wieder auf die Gegenseite verschoben.

Die **paradoxe Atmung** entsteht aus folgendem Grund: Die Lunge der eröffneten Thoraxseite kollabiert aufgrund ihrer Retraktionskraft. Dieser Kollaps wird durch die *Inspirationsbewegung bei Spontanatmung* verstärkt, weil durch die Zwerchfellbewegung nach unten mehr Luft aus der Umgebung in die Pleurahöhle eintreten kann. Zusätzlich strömt Atemgas aus der kollabierten Lunge in die unten liegende Lunge hinüber, weil hier der negative Druck bei spontaner Inspiration größer ist. Bei Exspiration kehren sich die Verhältnisse um: Nun strömt Luft aus der unteren Lunge in die kollabierte Lunge ein, die Luft in der Pleurahöhle wird durch die Thorakotomie nach außen gedrängt. Klinisch gilt:

> ! Mediastinalverschiebung und paradoxe Atmung in Seitenlage bei offenem Thorax werden durch kontrollierte Beatmung beseitigt.

Allerdings treten auch bei kontrollierter Beatmung Störungen des Ventilations-/Perfusionsverhältnisses auf: Da sich bei eröffnetem Thorax die obere Lunge ungehindert ausdehnen kann, wird sie relativ hyperventiliert, bei gleichzeitiger relativer Minderperfusion. Die untere Lunge hingegen wird relativ unterbelüftet, jedoch vermehrt durchblutet. Hierdurch wird die Entstehung von **Atelektasen** begünstigt. Außerdem besteht eine Tendenz zur **Flüssigkeitstranssudation** und **Ödembildung in der unteren Lunge.** Alle diese Faktoren tragen dazu bei, dass der Gasaustausch in der unteren Lunge beeinträchtigt werden kann.

Wird **selektiv ein positiver endexspiratorischer Druck (PEEP) auf die untere Lunge** angewandt, nimmt die Belüftung der unteren Lunge meist zu, so dass Ventilations-/Perfusionsverhältnis und pulmonaler Gasaustausch oft verbessert werden.

Allerdings kann durch selektiven PEEP der *pulmonale Gefäßwiderstand* ansteigen, so dass mehr Blut zur oberen Lunge fließt. Da der Nutzen des selektiven PEEP gegenwärtig nicht ausreichend beurteilt werden kann, sollte dieses Verfahren nur mit Zurückhaltung angewandt werden.

> ! Für die Seitenlage bei offenem Thorax gilt beim anästhesierten, relaxierten und kontrolliert beatmeten Patienten:
> — Die obere Lunge ist gut ventiliert, jedoch schlecht perfundiert.
> — Die untere Lunge ist gut perfundiert, jedoch schlecht ventiliert.
> Hierdurch können schwerwiegende Störungen des Ventilations-/Perfusionsverhältnisses mit Beeinträchtigung des pulmonalen Gasaustausches auftreten.

7 Ein-Lungen-Anästhesie

Bei der Ein-Lungen-Anästhesie werden beide Lungen funktionell voneinander getrennt: Die zu operierende obere Lunge wird nicht beatmet und ist bewegungslos, während die untere Lunge beatmet wird und allein das gesamte Atemminutenvolumen aufnehmen muss.

Die funktionelle Trennung wird mit Hilfe von *doppellumigen Tuben* erreicht. Doppellumen-Tuben ermöglichen durch Blockade des einen Lumens, dass die zu operierende obere Lunge ruhig gestellt und von der Beatmung ausgeschlossen und die untere Lunge über das andere Lumen des Tubus weiterbeatmet wird. Auf diese Weise werden gesunde und erkrankte Lunge voneinander getrennt und außerdem die Operationsbedingungen verbessert, weil die zu operierende Lunge sich nicht mehr bewegt. Klinisch ist dabei zu beachten:

! Die Ein-Lungen-Anästhesie führt zu funktionellen Veränderungen, die der Anästhesist für eine sichere Narkosepraxis genau kennen muss.

7.1 Pathophysiologie

Die Ein-Lungen-Anästhesie führt obligatorisch zum **intrapulmonalen Rechts-links-Shunt.** Hierbei fließt das gesamte Blut der nichtbeatmeten Lunge zum linken Herzen zurück, ohne mit Sauerstoff aufgesättigt zu werden. Abfall des paO$_2$ bis hin zur **Hypoxie** kann die Folge sein. Die Ausscheidung von *Kohlendioxid* verläuft hingegen meist ungestört, weil die überbelüftete untere Lunge vermehrt CO$_2$ abgibt.

Die Schwere der durch die Ein-Lungen-Anästhesie entstehenden Hypoxie ist sehr variabel, weil zahlreiche Faktoren die *Größe der Durchblutung* der nichtbeatmeten Lunge bestimmen.

Am wichtigsten sind:
— Hypoxische pulmonale Vasokonstriktion,
— Ausmaß der chirurgischen Manipulation an der oberen Lunge,
— prä- und intraoperativer Funktionszustand der unteren Lunge,
— Beatmungsverfahren für die untere Lunge.

7.1.1 Hypoxische pulmonale Vasokonstriktion (HPV)

Hypoxie löst eine pulmonale Vasokonstriktion aus. Hierdurch wird das Blut aus den hypoxischen Gebieten der Lunge umgeleitet: Der **intrapulmonale Rechts-links-Shunt nimmt ab,** d. h., bei der Ein-Lungen-Anästhesie nimmt die Durchblutung der nichtbeatmeten Lunge ab. In welchem Ausmaß jetzt vermehrt Blut durch die beatmete untere Lunge fließen kann, hängt vor allem vom *pulmonalen Gefäßwiderstand* in dieser Lunge ab. **Klinisch gilt:**

⚡ Faktoren, die den Gefäßwiderstand in der unteren Lunge erhöhen, müssen vermieden werden.

Hierzu gehören:
— Niedrige inspiratorische Sauerstoffkonzentration,
— selektiver PEEP der unteren Lunge,
— Unterkühlung des Patienten.

Ungünstig wirken sich auch alle Faktoren aus, die den Mechanismus der hypoxischen Vasokonstriktion in der nichtbelüfteten Lunge beeinträchtigen, z. B.:
— Anstieg des Pulmonalarteriendruckes auf über 18 mmHg,
— Vasodilatatoren wie Nitroprussid und Nitroglyzerin,
— Aminophyllin und Isoproterenol,
— Hyperventilation auf einen paCO$_2$ unter 30 mmHg.

Alle diese Faktoren tragen mit dazu bei, dass die Durchblutung der nichtbeatmeten Lunge wieder *zunimmt* und sich dadurch der pulmonale Gasaustausch verschlechtert. Inhalationsanästhetika beeinflussen unter klinischen Bedingungen die HPV nicht oder führen allenfalls zu einer leichten Abnahme. Dies gilt auch für intravenöse Anästhetika, Ketamin und die thorakale Periduralanästhesie.

7.1.2 Chirurgische Manipulation der oberen Lunge

Kompression und Retraktion der oberen Lunge vermindern die Perfusion im betroffenen Gebiet. Allerdings ist das Ausmaß der Durchblutungsabnahme nicht vorhersehbar. Andererseits sollen durch die Traumatisierung des Lungengewebes lokal vasodilatierend wirkende Prostaglandine freigesetzt werden, so dass durch chirurgische Manipulationen die hypoxische Vasokonstriktion verstärkt oder vermindert werden kann.

7.1.3 Funktionszustand der unteren Lunge

Die Funktion der unteren Lunge kann durch zahlreiche Faktoren beeinträchtigt werden und nachfolgend das Ausmaß des intrapulmonalen Rechts-links-Shunts beeinflussen. Klinisch wichtig sind vor allem intraoperativ entstandene **Atelektasen** und eine **Zunahme des Lungenwassers** bei länger dauernder Seitenlage. Hierdurch wird der pulmonale Gastaustausch weiter verschlechtert.

7.1.4 Beatmungsverfahren für die untere Lunge

Die Durchblutung der nichtbeatmeten Lunge kann auch durch die Beatmungstechnik für die untere Lunge beeinflusst werden. **Hohe inspiratorische Sauerstoffkonzentrationen** können die Vasodilatation in der *unteren* Lunge verstärken und damit die Wirkung der hypoxischen Vasokonstriktion in der *oberen* Lunge begünstigen. Andererseits muss jedoch beachtet werden, dass hohe inspiratorische Sauerstoffkonzentrationen die Entstehung von **Resorptionsatelektasen** fördern.

Auch die Wirkung eines **PEEP auf die untere Lunge** ist nicht vorhersehbar: Die Belüftung der unteren Lunge wird zwar verbessert, jedoch kann sich der Anstieg des pulmonalen Gefäßwiderstandes in dieser Lage ungünstig auf die hypoxische Vasokonstriktion in der oberen Lunge auswirken. Klinisch gilt:

> ! Der pulmonale Gastaustausch wird bei konventioneller Beatmung beider Lungen während eines thoraxchirurgischen Eingriffes weniger beeinträchtigt als durch die Ein-Lungen-Anästhesietechnik.

7.2 Indikationen

Für die Ein-Lungen-Anästhesie gibt es relative und absolute Indikationen (▶ Tab. 45-1). Die funktionelle Trennung beider Lungen ist z. B. absolut indiziert, wenn die Ausbreitung einer Infektion der erkrankten Lunge auf die noch gesunde Lunge verhindert werden soll. Relativ indiziert ist die Ein-Lungen-Anästhesie, wenn bei bestimmten Eingriffen das chirurgische Vorgehen erleichtert werden soll.

7.3 Intubationstechniken

Für die Ein-Lungen-Anästhesie werden in erster Linie **doppellumige Endotrachealtuben** verwendet, Bronchusblocker und Endobronchialtuben hingegen insgesamt selten.

7.3.1 Doppellumen-Tuben

Für die Ein-Lungen-Anästhesie werden am häufigsten doppellumige Endotrachealtuben verwendet. Ihr wesentlicher Vorteil besteht in der einfachen Handhabung: Sie können *blind* in den gewünschten Hauptbronchus vorgeschoben werden; die richtige Lage kann durch Blocken und Entblocken des Tubus in Kombination mit Auskultation des Thorax überprüft werden. Die Tuben werden über einen Cobb-Konnektor an das Beatmungsgerät angeschlossen (▶ Abb. 45-1).

Alle Doppellumen-Tuben besitzen eine *proximale* Blockmanschette in der Trachea und eine *distale* Blockmanschette in einem Hauptbronchus. Am häufigsten werden folgende Tuben klinisch eingesetzt:

— Robertshaw-Tubus,
— Carlens-Tubus,
— White-Tubus,
— Bryce-Smith-Tubus.

Robertshaw-Tubus (▶ Abb. 45-2a und b). Dies ist der am *häufigsten* verwendete Doppellumen-Tubus. Die Lumina sind D-förmig, liegen seitlich nebeneinander und sind größer als die des Carlens-Tubus. Der Tubus besitzt keinen Carina-Haken, es sind jedoch zwei Krümmungen vorhanden, um die endobronchiale Platzierung zu erleichtern.

Tab. 45-1 Indikationen für die Ein-Lungen-Anästhesie

absolute Indikationen
— Prävention einer Infektion der gesunden Lunge
— massive Blutungen
— bronchopleurale Fistel
— einseitige Riesenzyste
— alveoläre Proteinose einer Lunge

relative Indikationen
— thorakale Aortenaneurysmen
— Pneumektomie, Lobektomie des Oberlappens
— Ösophagusresektion
— Lobektomie

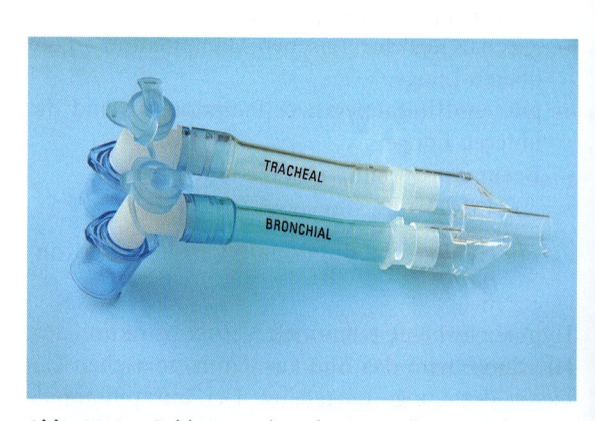

Abb. 45-1 Cobb-Konnektor für Doppellumen-Tuben.

7 Ein-Lungen-Anästhesie

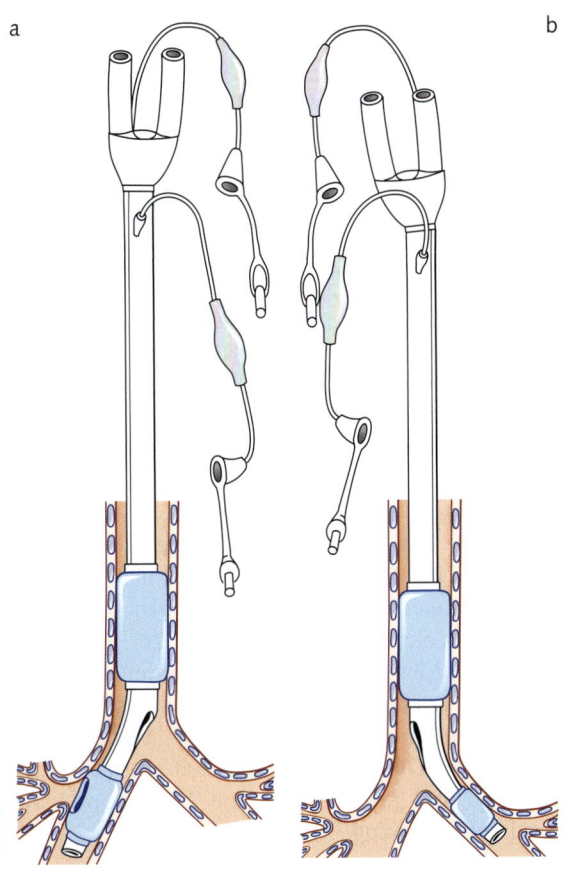

Abb. 45-2a und b Robertshaw-Tuben:
a) für die rechtsseitige Intubation mit Schlitz im distalen Cuff,
b) für die linksseitige Intubation.

Robertshaw-Tuben gibt es für die **rechtsseitige und die linksseitige endobronchiale Intubation.** Der distale Cuff des rechtsseitigen Tubus weist eine schlitzförmige Öffnung für die Beatmung des rechten Oberlappens auf.

Robertshaw-Tuben aus durchsichtigem Kunststoff sind in den Größen 35, 37, 39 und 41 erhältlich, 29 und 26 F nur für die linksseitige Intubation.

Vorteile der Robertshaw-Tuben gegenüber den anderen doppellumigen Tuben sind:
— Leichter einzuführen,
— größerer Durchmesser.

Carlens-Tubus. Dieser doppellumige Tubus dient zur Intubation des **linken Hauptbronchus.** Er besitzt zwei Krümmungen sowie einen Carina-Haken, um die Platzierung im linken Hauptbronchus zu erleichtern.

Die wesentlichen **Nachteile** des Tubus sind:
— Verletzungsgefahr des Kehlkopfs,
— Abriss des Carina-Hakens in situ,
— Behinderung bei der Pneumektomie.

Da der Durchmesser der beiden Tubuslumina oval ist, kann nicht immer ein Absaugkatheter vorgeschoben werden.

White-Tubus. Dies ist ein modifizierter Carlens-Tubus, der zur Intubation des **rechten Hauptbronchus** dient. Der distale endobronchiale Cuff besitzt eine schlitzförmige Öffnung, über die der rechte Oberlappen beatmet wird. Die Nachteile des White-Tubus entsprechen denen des Carlens-Tubus.

Bryce-Smith-Tubus. Auch dieser Tubus ist eine Modifikation des Carlens-Tubus; es fehlt jedoch der Carina-Haken, die Lumina sind rund. Die Tuben gibt es für die **rechtsseitige und die linksseitige Intubation des Hauptbronchus.** Im distalen Cuff des rechtsseitigen Tubus befindet sich eine schlitzförmige Öffnung für die Beatmung des rechten Oberlappens.

Bryce-Smith-Tuben gibt es, ihrem inneren **Durchmesser** entsprechend, in drei Größen: 6, 6,5 und 7 mm.

> Für den praktischen Einsatz von Doppellumen-Tuben gilt:
> — Linksseitige Doppellumen-Tuben werden bei Operationen der rechten Lunge und selektiver Beatmung der linken Lunge verwendet.
> — Für die Isolierung der linken Lunge und selektive Beatmung der rechten Lunge können rechts- oder linksseitige Doppellumen-Tuben eingesetzt werden.
> — Wird ein rechtsseitiger Tubus verwendet, um die linke Lunge ruhig zu stellen, so besteht die Gefahr, dass der rechte Oberlappen nicht ausreichend belüftet wird. Darum wird sehr oft der linksseitige Doppellumen-Tubus für alle Operationen mit Ein-Lungen-Anästhesie eingesetzt.

Technik der Doppellumen-Tuben-Intubation

Die Technik der endobronchialen Intubation mit Doppellumen-Tuben ist meist einfach, wenn folgende Grundsätze beachtet werden:

▼ **Vor der Intubation** Blockmanschetten und Zuleitungen auf Dichtigkeit überprüfen; danach Tubus mit Gleitmittel einschmieren. Führungsstab für Intubationsschwierigkeiten bereithalten, außerdem ein Bronchoskop.
▼ **Für die Laryngoskopie** Macintosh-Spatel verwenden.
▼ **Robertshaw-Tuben** werden so eingeführt, dass die *Konkavität* der Tubusspitze *vorn* liegt. Nachdem die Tubusspitze die Stimmbänder passiert hat, wird der Tubus *um 90° gedreht*. Danach liegt die Konkavität *seitlich*, und der Tubus

gleitet beim weiteren Vorschieben in den gewählten Hauptbronchus. Danach wird der doppelläufige Konnektor an die zugehörigen (und entsprechend belüfteten) Lumina angeschlossen, dann der tracheale Cuff geblockt und der Patient beatmet. Sind beide Lungen belüftet, kann die korrekte Lage wie unten beschrieben überprüft werden.

- **Doppellumen-Tuben mit Carina-Haken** werden behutsam so durch die Stimmritze geführt, dass der Haken *nach hinten* zeigt. Sobald die Spitze des Tubus die Stimmbänder passiert hat, wird der Tubus so gedreht, dass der Haken *vorn* liegt und in dieser Lage die Glottis passiert. Nachdem Tubusspitze und Carina-Haken über den Kehlkopf hinaus in die Trachea vorgeschoben worden sind, wird der Tubus *um 90° gedreht.* Nun gleitet die Tubusspitze beim weiteren Vorschieben in den gewünschten Hauptbronchus.
- Vorgeschoben werden die Tuben so weit, bis ein mäßiger Widerstand zu spüren ist; nun liegt die Tubusspitze im gewählten Hauptbronchus bzw. der Carina-Haken auf der Carina.
- Liegt der Tubus aller Voraussicht nach endobronchial, müssen Lage und Funktion sorgfältig überprüft werden.

---

1. **Kontrolle der trachealen Lage:**
   - tracheale Manschette blocken
   - rasch manuell beatmen: beide Lungen müssen belüftet sein
   - anderenfalls Tubus ca. 3 cm zurückziehen und erneut beatmen
2. **Kontrolle der linken endobronchialen Manschette:**
   - rechte Konnektorzuleitung abklemmen, so dass hierüber keine Luft mehr nach rechts gelangen kann
   - linke Manschette so blocken, dass rechts kein Atemgeräusch mehr zu hören ist. Liegt der Tubus richtig, so wird nur noch die linke Seite beatmet
   - nun die Klemme von der rechten Zuleitung wieder entfernen und Atemgeräusche erneut überprüfen. Beide Lungen müssen belüftet sein
3. **Kontrolle der rechten Seite:**
   - linke Konnektorzuleitung abklemmen, so dass hierüber keine Luft mehr nach links gelangen kann
   - Atemgeräusche überprüfen. Liegt die Tubusspitze richtig, wird jetzt nur die rechte Seite beatmet

---

Um die **rechtsseitige Intubation** zu überprüfen, wird in umgekehrter Weise vorgegangen. Bei der rechtsseitigen Intubation muss auf die **Beatmung des rechten Oberlappens besonders geachtet werden.**

Fiberbronchoskopische Intubation und Kontrolle der Tubuslage

Wenn möglich, sollte die endobronchiale Lage des Tubus mit dem Fiberbronchoskop kontrolliert werden, weil sich gezeigt hat, dass Fehllagen sehr häufig auftreten, wenn der Anästhesist nur eine klinische Überprüfung durchführt.

Hierfür ist ein Fiberbronchoskop mit dünnem Durchmesser erforderlich, das ohne Widerstand über beide Lumina in die Lunge vorgeschoben werden kann. Bei 41- und 39-F-Tuben kann ein 4,9 mm starkes Bronchoskop verwendet werden, bei kleineren Tuben ein 3,6 mm starkes, bei 26- und 28-F-Tuben ein 2,2 mm starkes. Das Einführen des Bronchoskops in eines der beiden Lumina des Tubus erfolgt über eine gefensterte flexible Membran im Konnektor. Die Membran legt sich um das Bronchoskop und gewährleistet eine Abdichtung während der Beatmung.

Endobronchiale Intubation mit Hilfe des Bronchoskops. Bei der endobronchialen Intubation der *linken* Lunge mit Hilfe des Bronchoskops werden zunächst der Doppellumen-Tubus in herkömmlicher Weise in die Trachea vorgeschoben und dann die Lungen über beide Lumina beatmet. Danach wird das Bronchoskop über die Membran des Konnektors in das linke (endobronchiale) Lumen eingeführt, und der Patient wird hierbei weiter beatmet. Nach Sicht auf die Carina wird das Bronchoskop in den linken Hauptbronchus vorgeschoben, anschließend der Tubus über das als Führungsschiene dienende Bronchoskop. Danach werden das Bronchoskop herausgezogen und über das rechte (tracheale) Lumen eingeführt, bis zur freien Sicht auf die Carina vorgeschoben und die korrekte Lage der endobronchialen Blockmanschette kontrolliert.

Bei der *rechtsseitigen* endobronchialen Intubation wird entsprechend vorgegangen: Vorschieben des Bronchoskops in den rechten Hauptbronchus, danach Vorschieben des rechtsseitigen Tubus in den rechten Hauptbronchus, dann Lagekontrolle wie unten beschrieben.

Bei jeder fiberoptischen Kontrolle der Lage des Doppellumen-Tubus sollte aber Folgendes beachtet werden:

! In der Regel lässt sich die Tubuslage mit dem flexiblen Bronchoskop rasch und einfach kontrollieren. Bei einigen Patienten ist dies aber auch mit größtem Geschick und zeitlichem Aufwand nicht möglich. Des Weiteren ist selbst eine anatomisch korrekte Lage des Tubus keine Gewähr für eine ausreichende funktionelle Trennung beider Lungen. Ob eine sichere funktionelle Trennung der Lungen vorliegt, kann nur durch Auskultation und Inspektion des Thorax entschieden werden.

Linksseitiger Doppellumen-Tubus (▶ Abb. 45-3a): Beim Blick durch das tracheale Tubuslumen ist bei korrekter Lage die Carina frei sichtbar, das linke Lumen führt nach links, die Oberseite der linken endobronchialen Blockmanschette befindet sich gerade unterhalb der Carina. Diese Manschette darf sich nicht über die Carina vorwölben oder die Carina zur Seite drängen. Eine Inspektion des linken endobronchialen Tubuslumens ist meist nicht erforderlich.

Rechtsseitiger Doppellumen-Tubus (▶ Abb. 45-3b): Hierbei wird das Fiberbronchoskop in das linke (tracheale) Lumen eingeführt. Der Blick zeigt eine freie Carina und den Abgang des rechten Tubuslumens nach rechts. Die rechte endobronchiale Blockmanschette befindet sich unterhalb der Carina, ist jedoch nicht immer zu sehen.

Beim Blick durch das rechte endobronchiale Lumen ist die Carina des rechten Hauptbronchus unterhalb der Tubusspitze zu sehen. Auch sollte der rechte Oberlappenbronchus nach Vorschieben des Bronchoskops durch den rechten Beatmungsschlitz des Tubus frei sichtbar sein.

Nach der endobronchialen Intubation wird der Patient sorgfältig auf die Seite gelagert, ohne dass hierbei der Tubus aus seiner ursprünglichen Lage herausgleitet. Nach Abschluss aller Lagerungsmaßnahmen muss die richtige Lage erneut durch Auskultation des Thorax, am besten jedoch *fiberoptisch* überprüft werden.

Falsche Lage des Doppellumen-Tubus

Fehllagen des Doppellumen-Tubus (▶ Abb. 45-4a und b) treten primär beim Einführung oder nach der Lagerung zur Operation auf. Sie beruhen auf einer Verlegung der Bronchien durch den Cuff oder die Wand des Tubus oder einer Verlegung des Tubuslumens durch den endobronchialen Cuff und führen entweder zu einer ungenügenden Belüftung von Teilen der abhängigen Lunge oder ausbleibendem Kollaps der zu operierenden Lunge.

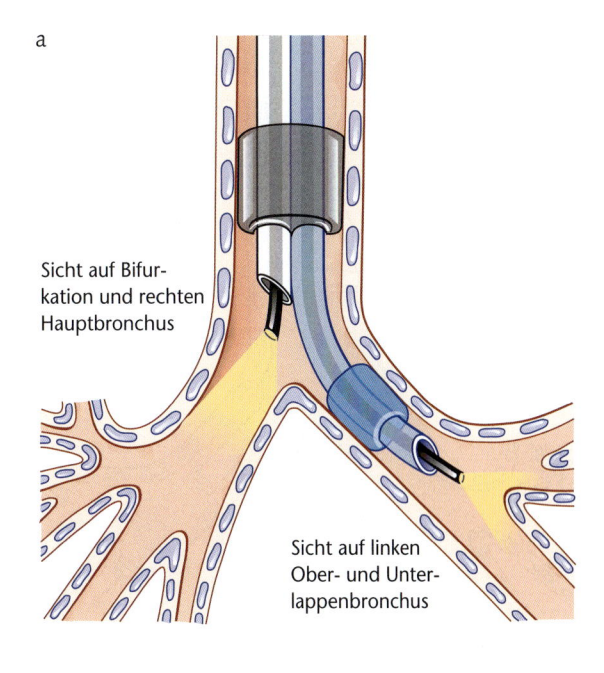

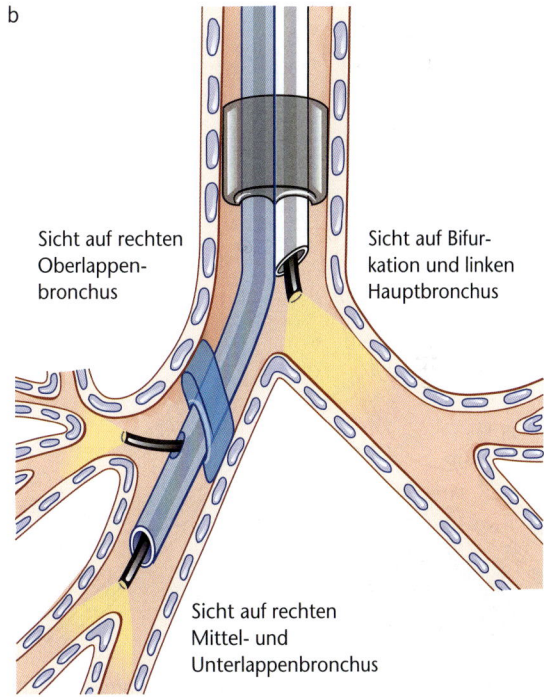

Abb. 45-3a und b Fiberoptische Kontrolle:
a) der linksseitigen,
b) der rechtsseitigen endobronchialen Tubuslage.

Fehllagen des linksseitigen Tubus. Folgende Hauptfehllagen eines linken Doppellumen-Tubus, an der die gesamte Lunge beteiligt ist, können unterschieden werden:

— Der Tubus wurde zu weit vorgeschoben: Beide Lumina befinden sich im linken Hauptbronchus. Bei Blockung beider Cuffs und Abklem-

men der linken Zuleitung (und beiden Cuffs geblockt) hingegen keine oder nur geringe Atemgeräusche, bei Abklemmen der linken Zuleitung und ungeblocktem linken Cuff wieder rechts und links.
- Der Tubus wurde nach rechts statt nach links geschoben, und zumindest der endobronchiale Tubusteil befindet sich fälschlich im rechten Hauptbronchus. Beim Abklemmen der trachealen Zuleitung und geblockten Cuffs ist rechts ein Atemgeräusch zu hören, bei Abklemmen der linken Zuleitung und geblockten Cuffs keine oder nur geringe Atemgeräusche, bei Abklemmen der linken Seite und ungeblocktem linken Cuff hingegen rechts.
- Der endobronchiale Cuff wurde zu stark geblockt: Es entsteht eine Herniation des Cuffs mit Verschiebung der trachealen Karina nach rechts. Hierdurch wird die Belüftung der rechten Lunge behindert, durch Einengung des bronchialen Lumens auch der linken.

Verlegung des rechten Oberlappenbronchus. Eine ungenügende Belüftung der zu beatmenden Lunge tritt auf, wenn das bronchiale Lumen des Tubus die Öffnung des Oberlappenbronchus verlegt. Hierdurch kommt es zu Hypoxie und zum Anstieg des Beatmungsdrucks. Diese Komplikation tritt häufiger auf, wenn ein rechtsseitiger Tubus verwendet wird.

Einfluss von Lageänderungen und operativen Manipulationen. Lageveränderungen begünstigen die Fehllagen von Doppellumen-Tuben: Durch Flexion des Kopfes kann der Tubus zu weit eindringen, während Überstreckung des Kopfes oder Zug am nicht ausreichend fixierten Tubus den Tubus nach kranial verlagern kann. Des Weiteren kann der Tubus intraoperativ durch chirurgische Manipulationen in Hilusnähe verlagert werden.

> Plötzlicher Anstieg des Beatmungsdrucks, Hypoxämie oder Wiederbelüftung der ursprünglich ausgeschalteten Lunge weisen auf eine Fehllage des Doppellumen-Tubus hin. Bei diesen Zeichen sollte die Tubuslage umgehend fiberoptisch kontrolliert und korrigiert werden, wenn erforderlich durch manuelle Führung des Operateurs.

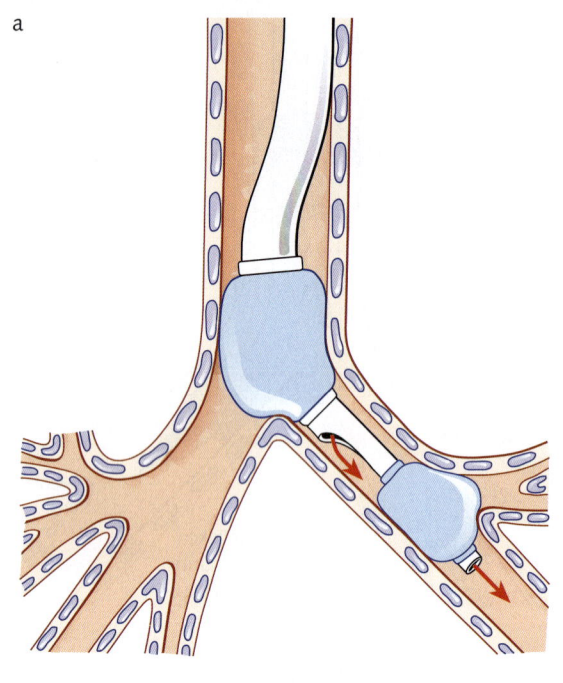

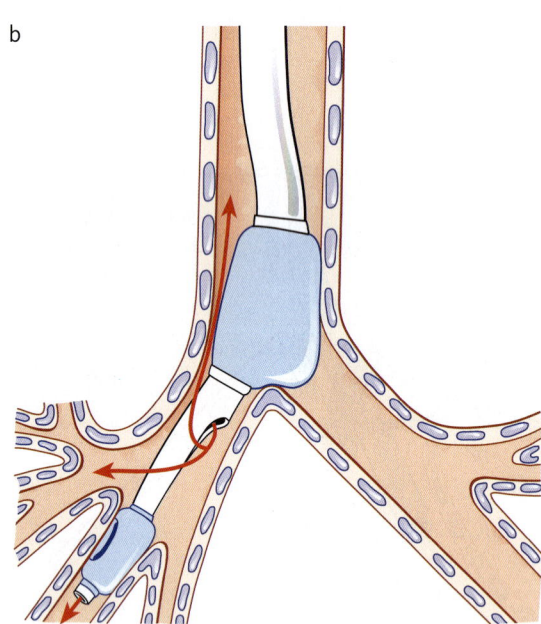

Abb. 45-4a und b Falsche Lage von Doppellumen-Tuben:
a) zu weit vorgeschobener linksseitiger Tubus;
b) zu weit vorgeschobener rechtsseitiger Tubus.

Komplikationen durch Doppellumen-Tuben

Bei der Verwendung von Doppellumen-Tuben werden, neben der Störung des pulmonalen Gasaustausches, während der einseitigen Beatmung gelegentlich folgende zusätzliche Komplikationen beobachtet:

men der (linken) endobronchialen Zuleitung ist über der *rechten* Lunge bei Beatmung kein Atemgeräusch zu hören.
- Der Tubus wurde nicht weit genug vorgeschoben: Beide Lumina befinden sich in der Trachea. Beim Abklemmen der rechten Zuleitung ist – bei vollständig geblockten Cuffs – links und rechts ein Atemgeräusch zu hören, bei Abklem-

- Verletzung des Kehlkopfs, besonders durch Carlens-Tuben,
- Ruptur der Trachea,
- Bronchusruptur.

7.3.2 Bronchusblocker

Bronchusblocker werden vor allem bei Kindern angewandt, weil die doppellumigen Tuben in dieser Altersgruppe zu groß sind. Meist kann nur der Hauptbronchus geblockt werden. Eine Beatmung distal der Blockung ist nicht möglich, jedoch kann über Ballon-Endobronchialblocker abgesaugt werden. Endobronchialblocker können nur mit Hilfe eines Bronchoskops genau platziert werden.

Aufgrund verbesserter Technologien werden die Bronchusblocker zunehmend auch bei Erwachsenen eingesetzt, um eine Ein-Lungen-Ventilation oder die Isolierung bestimmter Lungenlappen zu ermöglichen. Moderne Bronchusblocker enthalten ein kleines Lumen, über das die isolierte Lunge entlüftet werden kann. Die genaue Platzierung kann nur mit Hilfe eines flexiblen Bronchoskops erfolgen. Zwei Typen sind gebräuchlich:
- Univent-Bronchusblocker,
- Arndt-Blocker.

Univent-Bronchusblocker bzw. Torque Control Blocker

Der Univent-Blocker (▶ Abb. 45-5) besteht aus einem Endotrachealtubus, in dem sich ein Kanal mit einem beweglichen, flexiblen Bronchusblocker befindet. Der Cuff des Blockers kann den rechten oder linken Hauptbronchus, aber auch jeden sekundären Bronchus blockieren. Für die Blockade der Hauptbronchien sind 4–8 ml, für die Blockade von Lappenbronchien ca. 2 ml erforderlich.

Der Univent-Blocker ist leicht einzuführen und zu platzieren; er ermöglicht außerdem die selektive Blockade einzelner Lungenlappen. Über das zentrale Lumen (Innendurchmesser 2 mm) können Luft abgesaugt und Sauerstoff zugeführt werden. Eine Umintubation ist für die postoperative Nachbeatmung nicht erforderlich.

Das Einführen der Bronchusblocker erfolgt grundsätzlich unter Kontrolle mit dem flexiblen Bronchoskop, da blindes Vorschieben zu Fehllagen, aber auch zu Perforation des Tracheobronchialbaums mit Spannungspneumothorax führen kann.

Durchmesser gebräuchlicher Univent-Tuben für Erwachsene: innerer 6,0–9,0 mm, äußerer 9,7–12,7 mm (11,5–14,5 mm).

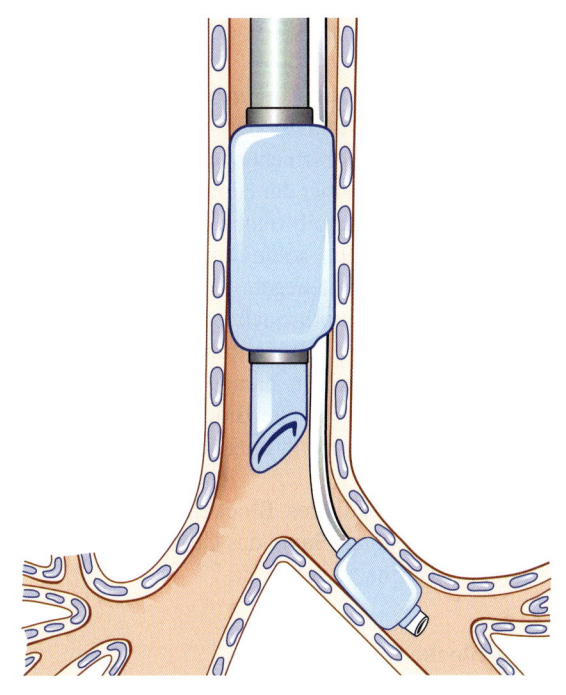

Abb. 45-5 Univent-Blocker.

> **Indikationen für Bronchusblocker beim Erwachsenen:**
> - wenn am Ende der Operation ein Tubuswechsel aus unterschiedlichen Gründen zu einer erheblichen Gefährdung des Patienten führen würde
> - wenn der Patient intraoperativ aus der Seiten- in die Bauchlage gedreht werden muss
> - bei Hämoptysen oder hämorrhagischen Diathesen
> - wenn ein Doppellumentubus aufgrund schwieriger Atemwegverhältnisse nicht platziert werden kann
> - in seltenen Fällen bei bilateralen Lungenoperationen

Einführen des Univent-Blockers:

▼ Die Einheit aus Einlumentubus und Bronchusblocker in die Trachea vorschieben.
▼ Den Cuff des Einlumentubus blocken und den Patienten hierüber beatmen.
▼ Das flexible Bronchoskop über einen abdichtenden Adapter in den Einlumentubus einführen, dabei die Beatmung fortsetzen.
▼ Identifikation der Carina und des linken und rechten Hauptbronchus.
▼ Geringes Ablassen von Luft aus dem Cuff und Drehen des Univent-Tubus in Richtung der zu blockierenden Lungenseite; danach Lokalisie-

rung des Bronchusblockers durch Hin- und Herbewegen.
- Den Bronchusblocker unter bronchoskopischer Kontrolle ca. 5 mm in den zu blockierenden Hauptbronchus vorschieben. Ohne entsprechendes Dirigieren gelangt der Blocker meist spontan in den rechten Hauptbronchus. Das distale Ende des Univent-Tubus sollte mindestens 1–2 cm oberhalb der Carina liegen.
- Soll der linke Hauptbronchus blockiert werden, muss daher der Einlumentubus um 90° nach links gedreht werden, damit seine Konkavität nach links weist. Für die Blockade des rechten Hauptbronchus wird in umgekehrter Weise vorgegangen.
- Danach den Cuff des Blockers so abdichten, dass der proximale Saum des Cuffs gerade unterhalb der Carina zu sehen ist.

Arndt-Blocker

Der Arndt-Blocker (▶ Abb. 45-6) wird über einen normalen Endotrachealtubus eingeführt; hierfür ist ein flexibles Bronchoskop erforderlich. Das Blockerset besteht aus einem 7- oder 9-F-Ballonkatheter mit „high volume, low pressure cuff" und einem Multiport-Tubusadapter. Der Blocker besitzt ein zentrales Lumen mit einem Durchmesser von 1,4 mm; am distalen Ende des 9-F-Katheters befinden sich Seitenlöcher, die zur Entlüftung der Lunge dienen. Das innere Lumen enthält einen flexiblen Nylondraht, der am proximalen Ende beginnt und distal als kleine, verstellbare Schlinge aus dem Lumen herausragt. Er kann vom proximalen Ende des Blockers aus vorgeschoben oder zurückgezogen werden und dient als Führungsschlaufe für das flexible Bronchoskop.

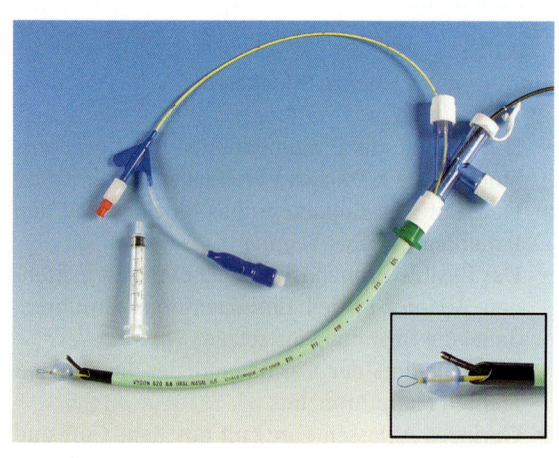

Abb. 45-6 Arndt-Blocker und Fiberbronchoskop im Standard-Magilltubus.

Empfohlene **Tubusmindestgrößen** für Arndt-Blocker:
— 9-F-Blocker: 7,5 mm Innendurchmesser,
— 7-F-Blocker: 6,0 mm Innendurchmesser,
— 5-F-Blocker: 4,5 mm Innendurchmesser.

Vorteile. Die Vorteile des Blockers sind:
— Kann bei bereits endotracheal intubierten Patienten eingesetzt werden,
— kann auch über einen nasotrachealen Tubus eingeführt werden,
— selektive Lappenblockade bei Patienten mit Zustand nach Pneumektomie,
— selektiver Blocker bei massivem Lungenbluten,
— kein Tubuswechsel für eine postoperative Nachbeatmung erforderlich,
— Anwendung von CPAP über das zentrale Blockerlumen möglich.

Nachteile. Wird der 9-F-Blocker über einen Tubus mit einem Innendurchmesser von weniger als 7 mm eingeführt, ist die korrekte Platzierung schwierig. Auch kann der Führungsdraht nach seiner Entfernung nicht wieder eingesetzt werden, so dass eine intraoperative Repositionierung des Tubus erschwert wird. In diesem Fall muss meist ein neuer Blocker eingeführt werden. Außerdem dauert die Entlüftung der blockierten Lungen wesentlich länger als mit Doppellumentuben. Des Weiteren führen intraoperative Umlagerungsmanöver häufiger zu Fehllagen des Blockers.

Einführen des Arndt-Blockers:

- Die Platzierung des Blockers sollte in Rückenlage des Patienten erfolgen.
- Zunächst Dichtigkeit des Blockerballons prüfen, dann vollständig entlüften.
- Den Blocker mit Gleitmittel einschmieren oder mit Spray besprühen.
- Multiport-Airway-Adapter auf den Endotrachealtubus aufsetzen und an das Beatmungsgerät anschließen.
- Bronchusblocker über den Port in den Tubus vorschieben, bis die Führungsschlaufe im Hauptkanal des Adapters zu sehen ist.
- Das Bronchoskop durch den Bronchoskop-Port des Adapters einführen und an den Blocker ankoppeln.
- Das Bronchoskop in den zu blockierenden Bronchus vorschieben.
- Bronchoskop in dieser Position halten und den Blocker so weit vorschieben, bis der Ballon unterhalb des Eingangs in dem zu blockierenden Bronchus liegt.

- Das Bronchoskop zurückziehen und den Cuff des Blockers mit Luft auffüllen: 2–3 ml für eine selektive Lappenausschaltung, 5–8 ml für die vollständige Blockade einer Lunge.
- Die optimale Lage des Blockers im rechten oder linken Hauptbronchus befindet sich ca. 5 mm unterhalb der trachealen Carina.
- Für die raschere Entlüftung der geblockten Lunge muss evtl. über den Blocker abgesaugt werden.

7.3.3 Endobronchialtuben

Endobronchialtuben werden in einen Hauptbronchus eingeführt, meist mit Hilfe eines Bronchoskops. Wegen ihres großen Durchmessers ist der Atemwegswiderstand gering. Von Nachteil ist jedoch, dass über die meisten Endobronchialtuben das Operationsgebiet nicht abgesaugt werden kann. Außerdem ist die Blockmanschette schwierig zu platzieren, so dass unter Umständen der **rechte Oberlappen** nicht ausreichend beatmet wird. Die Tuben sind zudem dünnwandig und können im hinteren Pharynx abknicken.

Klinisch gilt: Endobronchialtuben sind in der praktischen Handhabung den doppellumigen Tuben unterlegen und werden aus diesem Grund nur noch selten eingesetzt.

7.4 Praktisches Vorgehen bei einseitiger Beatmung

Bei der Ein-Lungen-Anästhesie besteht in hohem Maße das **Risiko einer Hypoxie** durch Störungen des pulmonalen Gasaustausches. Für das intraoperative Vorgehen müssen daher folgende **praktische Hinweise** beachtet werden:

- Zu Beginn der Ein-Lungen-Anästhesie wird die untere Lunge mit einem **Atemzugvolumen von ca. 8–10 ml/kg** beatmet. Die ursprünglich eingestellte Atemfrequenz wird beibehalten. Unter dieser Beatmungsform steigt der Beatmungsdruck an, der paO_2 bleibt meist im Normbereich, ebenso der $paCO_2$.
- Während der gesamten Zeit der einseitigen Beatmung werden **hohe inspiratorische Sauerstoffkonzentrationen** eingestellt, um die Hypoxiegefahr zu vermindern. Hierbei muss jedoch beachtet werden, dass ein intrapulmonaler Rechts-links-Shunt durch Erhöhung der inspiratorischen Sauerstoffkonzentration nicht wesentlich beeinflusst wird.
- Die **arteriellen Blutgase** müssen während der Ein-Lungen-Anästhesie sehr häufig kontrolliert

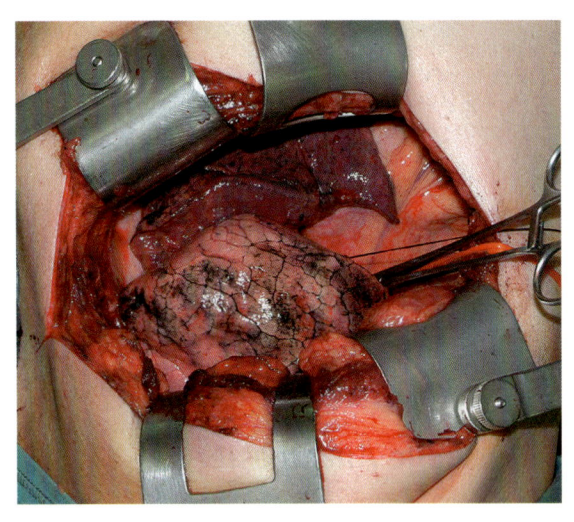

Abb. 45-7 Ein-Lungen-Anästhesie bei eröffnetem Thorax. Die zu operierende, oben liegende Lunge ist nicht ventiliert und bewegungslos.

werden. Tritt eine schwere Hypoxie auf, können folgende Maßnahmen durchgeführt werden:
  — Vorsichtige Anwendung eines PEEP von etwa 5 cmH_2O auf die beatmete Lunge.
  — Ist der PEEP nicht wirksam: intermittierende Beatmung der oberen Lunge oder kontinuierliche Insufflation von Sauerstoff in Kombination mit CPAP (5–10 cmH_2O) der oberen Lunge, wenn erforderlich, auch mit PEEP der unteren (5 cmH_2O).
  — Bei Pneumektomie: Pulmonalarterie der nichtbeatmeten Lunge so früh wie möglich abklemmen, hierdurch wird der intrapulmonale Rechts-links-Shunt schlagartig beseitigt: Der paO_2 steigt meist deutlich an.
- Die Gesamtzeit der einseitigen Beatmung sollte so kurz wie möglich sein.

In ▶ Abbildung 45-7 ist die kollabierte Lunge bei Ein-Lungen-Anästhesie dargestellt.

8 Apnoische Oxygenierung

Dies ist eine **Oxygenierung des Blutes ohne Ventilation der Lungen.** Das Verfahren kann durchgeführt werden, wenn für kurze Zeit ein ruhiges Operationsfeld erforderlich ist. Hierzu wird die Beatmung des mit einem *konventionellen Tubus* intubierten Patienten vollständig unterbrochen, und den Atemwegen wird ein kontinuierlicher Sauerstoffstrom zugeführt. Durch den Sauerstofffluss wird zumeist **für mindestens 20 min** ein normaler paO_2 aufrechterhalten.

45 Thoraxchirurgie

! Allerdings steigt bei der apnoischen Oxygenierung der arterielle pCO_2 kontinuierlich an, in der 1. Minute um 6 mmHg, danach um ca. 3–4 mmHg/min.

Es empfiehlt sich daher, den Patienten vor der apnoischen Oxygenierung eine gewisse Zeit zu hyperventilieren.

⚡ Aus Sicherheitsgründen sollte die apnoische Oxygenierung nicht länger als 10 min durchgeführt werden.

9 Spezielle Anästhesie

9.1 Mediastinoskopie

Bei der Mediastinoskopie wird ein Endoskop zu diagnostischen Zwecken, gewöhnlich einige Tage vor einer Thorakotomie, über das Jugulum in das Mediastinum eingeführt. Hierfür ist meist eine tiefe Narkose erforderlich.

Durch die Mediastinoskopie können zahlreiche Komplikationen auftreten, z. B.:
— Blutungen,
— Pneumothorax,
— Schädigung des N. recurrens,
— Tumorverschleppung in die Wunde,
— Schädigung des N. phrenicus,
— Verletzungen des Ösophagus,
— Chylothorax,
— Luftembolie,
— vorübergehende Hemiparese,
— Infektionen.

Insgesamt ist die Komplikationsrate mit etwa 1,5% niedrig. Der Anästhesist muss jedoch aufmerksam sein, weil einige Komplikationen sein sofortiges Eingreifen erfordern.

Leitsätze für das anästhesiologische Vorgehen:

▼ Für die Mediastinoskopie ist meist eine tiefe Narkose erforderlich, um Reflexreaktionen, ausgelöst durch Streckung von Trachea, N. vagus und großen Gefäßen mit Veränderungen von Blutdruck und/oder Herzfrequenz, ausreichend zu dämpfen. Hierzu eignet sich eine **Inhalationsanästhesie** oder die Kombination von **Remifentanil** mit einem Inhalationsanästhetikum oder mit Propofol.
▼ Die **Standardüberwachung** umfasst: EKG-Monitor, Blutdruckmanschette, Pulsoxymeter, Kapnometer, Temperatursonde, Stethoskop.
▼ Als **venöser Zugang** reicht gewöhnlich eine großlumige Venenkanüle.
▼ Wegen der **Blutungsgefahr** sollte vor dem Eingriff Blut gekreuzt werden.
▼ Wegen der starken Überstreckung des Halses wird für die endotracheale Intubation ein **Spiraltubus** verwendet.
▼ Vor dem Abdecken müssen die Augen des Patienten durch einen **Uhrglasverband** sicher geschützt werden.
▼ Während der Mediastinoskopie wird der Patient **kontrolliert beatmet,** weil hierdurch die Gefahr einer Luftembolie über die den negativen intrathorakalen Druckschwankungen ausgesetzte Spitze des Mediastinoskops vermindert wird.
▼ Das Mediastinoskop kann die **A. anonyma komprimieren,** so dass die rechte A. carotis und A. subclavia weniger Blut erhalten. **Puls- und Drucklosigkeit am rechten Arm** weisen auf diese Komplikation hin. Aus diesem Grund sollten am linken Arm der Blutdruck und an der rechten Hand der Fingerpuls kontinuierlich registriert werden.

9.2 Bronchoskopie

Bronchoskopien werden häufig für diagnostische Zwecke vor thoraxchirurgischen Eingriffen durchgeführt. Hierzu werden Fiberglasbronchoskope sowie starre Bronchoskope eingesetzt. Die Bronchoskopie erfolgt entweder in Lokalanästhesie oder in Allgemeinnarkose mit kontrollierter Beatmung. Das Glasfiberbronchoskop ist besonders für den wachen Patienten geeignet. Eine Beatmung ist mit beiden Arten von Bronchoskopen möglich.

9.2.1 Allgemeinnarkose bei Bronchoskopie

Die Bronchoskopie wird heutzutage mit **Beatmungsbronchoskopen** (▶ Abb. 45-8) durchgeführt, die eine kontinuierliche Beatmung des Patienten während des gesamten Vorgangs ermöglichen. Die Beatmung erfolgt gewöhnlich über einen Seitenarm des Bronchoskops. Flexible Bronchoskope werden am besten über einen endotrachealen Spiraltubus eingeführt; beatmet wird über ein spezielles Verbindungsstück.

⚡ Hauptkomplikationen bei Bronchoskopien sind: Hypoxie, Hyperkapnie und nachfolgend Störungen der Herz-Kreislauf-Funktion, vor allem Herzrhythmusstörungen.

Sie können weitgehend vermieden werden, wenn während der Bronchoskopie ausreichend beatmet wird. Dies gilt besonders für lang dauernde Bronchoskopien:

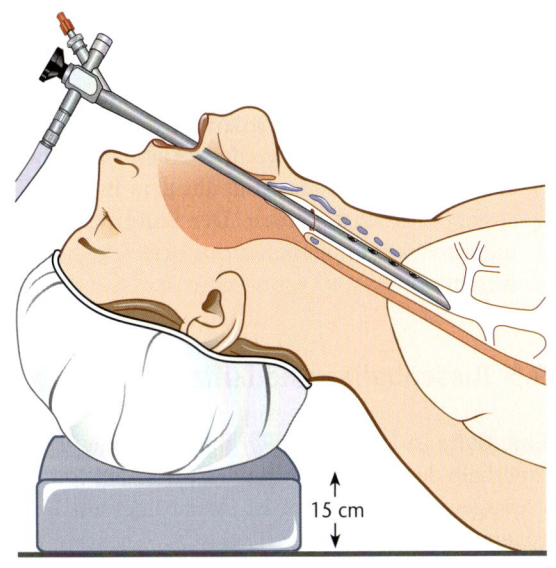

Abb. 45-8 Starres Bronchoskop mit Ansatzstutzen für die Beatmung.

! Intermittierende Beatmungstechniken sollten bei lang dauernden Bronchoskopien nicht angewendet werden.

Bei Bronchoskopien mit starrem oder Glasfiberbronchoskop kann auch eine *Hochfrequenzbeatmung* durchgeführt werden.

Praktisches Vorgehen bei der Narkose:

- Venenkanüle einführen, Infusion anschließen, präoxygenieren.
- Überwachungsmaßnahmen: EKG-Monitor, Blutdruckmanschette, Pulsoxymeter, Kapnometer, Stethoskop.
- Narkoseeinleitung intravenös, danach Muskelrelaxierung mit Succinylcholin (vorher präcurarisieren), Laryngoskopie und Einsprühen von Larynx, Stimmbändern und Trachea mit Lokalanästhetikum, z. B. Lidocain (Xylocain).
- Laryngoskop entfernen und kurze Zeit über Maske mit 100% Sauerstoff beatmen, volatiles Inhalationsanästhetikum zusetzen.
- Bei ausreichend tiefer Narkose: Bronchoskop einführen und sofort mit 100% Sauerstoff unter Zusatz einer ausreichenden Konzentration des Inhalationsanästhetikums manuell mit Atembeutel unter hohem Gasfluss beatmen.

Die Inhalationsanästhesie hat folgende Vorteile:
— Tiefe Narkose trotz Zufuhr von 100% Sauerstoff,
— weniger Muskelrelaxanzien erforderlich,
— rasches Erwachen mit Wiederaufnahme der Spontanatmung und Hustentätigkeit.

— Ist eine Inhalationsanästhesie kontraindiziert, so kann auch eine TIVA mit Remifentanil bzw. Propofol und Muskelrelaxanzien durchgeführt werden. Die Auswahl des Relaxans richtet sich nach der mutmaßlichen Dauer des Eingriffs; für kürzere Eingriffe eignen sich z. B. Mivacurium oder Cis-Atracurium.
— **Atropin** ist indiziert bei übermäßiger Sekretproduktion sowie bei vagalen Reflexreaktionen mit Bradykardie.
— Am Ende des Eingriffs: Bronchoskop entfernen, Anästhetikazufuhr unterbrechen und den Patienten so lange über Maske oder Endotrachealtubus beatmen, bis die Wirkung der Muskelrelaxanzien abgeklungen und eine ausreichende Spontanatmung zurückgekehrt sind.

9.3 Lobektomie und Pneumektomie

Diese Operationen erfolgen in **Seitenlage** (▶ Abb. 45-9), so dass die bereits beschriebenen Veränderungen der Lungenfunktion besonders beachtet werden müssen; bei Ein-Lungen-Anästhesie sind darüber hinaus noch die in Abschnitt 7.3.8 dargelegten Grundsätze wichtig. Wahl der Narkosemittel und intraoperative Überwachung siehe Abschnitte 4 und 5.

Besonderheiten:

- Die endotracheale Intubation erfolgt entweder mit einem Doppellumen-Tubus für die einseitige Beatmung oder mit einem Standard-Spiraltubus.

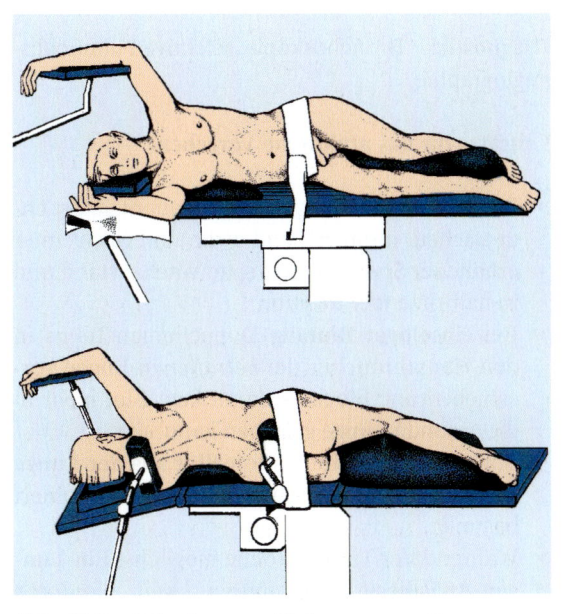

Abb. 45-9 Seitenlagerung für Lungenoperationen.

- Vor Verschluss des Thorax werden beide Lungen manuell mit dem Atembeutel gebläht, um **Atelektasen wieder zu eröffnen** und das **Mediastinum in die Mittellage zurückzuverlagern.** Nach der Pneumektomie kann die Rückverlagerung des Mediastinums durch Absaugen von Luft aus der leeren Pleurahöhle unmittelbar vor Verschluss des Thorax gefördert werden.
- Die Entfaltung der Lunge und die Drainage der Pleurahöhle werden durch **Thoraxdrainagen** unterstützt. Hierbei muss starker Sog vermieden werden, damit das Mediastinum nicht zur betroffenen Seite herübergezogen wird.
- Nach der Operation sollte der Patient so früh wie möglich extubiert werden, um zu vermeiden, dass die frischen Bronchusstumpfnähte durch den Druck bei der maschinellen Beatmung zu sehr belastet werden.

9.4 Massive Lungenblutung

Eine massive Blutung in der Lunge führt rasch zu Volumenmangel und Ersticken. Eine konservative Behandlung ist meist wenig erfolgreich, bei operativem Vorgehen sind die Ergebnisse etwas günstiger. Die häufigsten **Ursachen** für massive Blutungen sind:
— Tuberkulose,
— Bronchiektasen,
— Abszesse,
— Karzinome,
— Aktinomykosen,
— Pneumokoniosen,
— arteriovenöse Missbildungen,
— Goodpasture-Syndrom.

Diagnostik: Bronchoskopie, selektive Pulmonalisangiographie.

Leitsätze für das praktische Vorgehen:

- Bei massiver Blutung wird der Patient sofort endotracheal intubiert, und zwar am besten unter erhaltener Spontanatmung im Wachzustand und in halbsitzender Position.
- Bei **einseitiger Blutung** Doppellumen-Tubus in den Hauptbronchus der *betroffenen* Lunge vorschieben und blocken, damit kein Blut mehr in die gesunde Lunge gelangen kann.
- Sofort nach der Intubation **Blut aus der Lunge absaugen,** dann mit **100% Sauerstoff** kontrolliert beatmen.
- Während der Thorakotomie möglichst **Ein-Lungen-Anästhesie** durchführen, weil hierdurch nicht nur die Kontamination der gesunden Lunge verhindert, sondern auch das operative Vorgehen wesentlich zum Vorteil des Patienten erleichtert wird.
- Intraoperativ sollten wiederholt die arteriellen Blutgase kontrolliert werden. Auch muss zwischendurch erneut das Blut aus dem Bronchialsystem abgesaugt werden. Der Blutdruck sollte möglichst kontinuierlich *intraarteriell* gemessen werden.

9.5 Riesenbullae und Luftzysten

Eine **Bulla** ist ein luftgefüllter dünnwandiger Raum innerhalb der Lunge, der durch Zerstörung von Alveolargewebe entstanden ist. Meist liegt ein Lungenemphysem zugrunde.

Luftzysten treten hingegen auch auf, ohne dass die Lunge zusätzliche Erkrankungen aufweist.

Die Resektion der Zysten oder Bullae wird in Allgemeinnarkose durchgefürt. **Für die Narkose ist wichtig:**

— Patienten mit Bullae sind chronisch lungenkrank, ihre pulmonale Reserve ist meist erheblich eingeschränkt.
— Während der Operation sind **hohe inspiratorische Sauerstoffkonzentrationen** erforderlich. **Lachgas** sollte keineswegs zugeführt werden, damit sich die Bullae und Zysten durch die Diffusion von Lachgas nicht weiter ausdehnen.
— Bei Überdruckbeatmung besteht **Rupturgefahr mit nachfolgendem Spannungspneumothorax;** wird hierbei die betroffene Pleurahöhle drainiert, entsteht eine **bronchopleurale Fistel,** über die ein erheblicher Anteil des Atemminutenvolumens nach außen verloren geht. Darum gilt:

> Bei einseitig von Bullae oder Luftzysten betroffener Lunge sollte zur Prophylaxe einer Ruptur mit einem Doppellumen-Tubus intubiert und einseitig beatmet werden.

9.6 Bronchopleurale Fistel

Bronchopleurale Fisteln entstehen vor allem auf der Grundlage von Lungenabszessen, Zerreißung des Lungenparenchyms bei Beatmung mit hohen Drücken, Erosionen durch Karzinome oder Nahtinsuffizienz nach einer Pneumektomie.

Hinweise für das praktische Vorgehen:
— Bei *kleiner Fistel* wird meist mit einem Standard-Spiraltubus intubiert und anschließend kontrolliert beatmet.

- Bei *großer Fistel* und/oder gleichzeitig bestehendem *Abszess* oder *Empyem* sollte mit dem Doppellumen-Tubus intubiert und anschließend einseitig beatmet werden. Auf diese Weise geht kein Atemgas über die Fistel verloren, außerdem wird eine Kontamination der gesunden Lunge verhindert.
- Die Intubation mit dem Doppellumen-Tubus wird am besten in halbsitzender Position bei erhaltener Spontanatmung am allgemeinanästhesierten Patienten durchgeführt.

9.7 Bronchiektasen und Lungenabszess

Bei beiden Erkrankungen besteht die **Gefahr einer Kontamination** der gesunden Lungenanteile. Die Ausbreitung von infektiösem Sekret auf die andere Lunge kann durch Intubation mit einem Doppellumen-Tubus verhindert werden.

Besteht ein therapieresistenter Abszess im Unterlappen, werden der Patient gewöhnlich zunächst bronchoskopiert und die Lunge abgesaugt, anschließend Tamponade des Bronchus am Eingang in den Unterlappen, danach Intubation der anderen Lunge mit einem Doppellumen-Tubus, so dass nach Eröffnung des Thorax mit der Ein-Lungen-Anästhesie begonnen werden kann.

Bei der Lobektomie werden die Tamponade entfernt und der Bronchus verschlossen.

9.8 Reduktion des Lungenvolumens

Bei Patienten mit massivem Lungenemphysem kann durch Reduktion des Volumens beider Lungen die mechanische Funktion des Zwerchfells und der Thoraxwand verbessert werden. Der Eingriff erfolgt über eine mediane Standardthorakotomie oder durch videoassistierte Thorakoskopie mit ein- oder beidseitiger Lungenvolumenreduktion. Unabhängig vom gewählten chirurgischen Vorgehen erfolgt die Operation in Ein-Lungen-Anästhesie. Bei dem Eingriff wird das periphere Lungengewebe vor allem in den apikalen Lungenregionen entfernt, gewöhnlich 20–30% auf jeder Seite. Das Risiko von Luftlecks ist relativ groß; kleinere Leckagen können jedoch toleriert werden, während größere Lecks verschlossen werden müssen, um die Entwicklung einer bronchopleuralen Fistel zu verhindern. Da Leckagen durch Überdruckbeatmung begünstigt werden, sollte der Patient möglichst am Ende des Eingriffs extubiert werden.

9.8.1 Anästhesiologische Besonderheiten

Typischerweise handelt es sich um Patienten mit schwerem Lungenemphysem und den damit verbundenen Auswirkungen und Komplikationen. Da der Eingriff in Ein-Lungen-Anästhesie erfolgt, muss mit zusätzlichen Störungen des pulmonalen Gasaustausches gerechnet werden.

Thorakale Periduralanästhesie. Für den Eingriff wird die Kombination der thorakalen Periduralanästhesie mit einer leichten Allgemeinanästhesie empfohlen, um eine optimale intra- und postoperative Analgesie sowie eine möglichst frühzeitige Extubation, Mobilisierung und Physiotherapie des Patienten zu erreichen.

Ob dieses Verfahren im Vergleich zur alleinigen Allgemeinnarkose mit einer geringeren Morbidität und Mortalität verbunden ist, kann derzeit nicht entschieden werden. Sicher scheint hingegen zu sein, dass die Art der Allgemeinanästhesie keinen wesentlichen Einfluss auf die Prognose des Patienten hat.

Intraoperative Beatmung. Die wichtigsten Risiken der Beatmung bei schwerer COPD sind Airtrapping, Überblähung der Lungen und pulmonales Barotrauma, des Weiteren Hypoxämie und Hyperkapnie bei Ein-Lungen-Ventilation. Bei schweren Störungen der Lungenfunktion empfiehlt sich der Einsatz eines Intensivrespirators, der in folgender Weise eingestellt werden kann:
- Volumen- oder druckkontrollierter Beatmungsmodus,
- inspiratorischer Spitzendruck < 30–35 cmH$_2$O,
- Atemfrequenz 12–14/min,
- Atemzugvolumen 7–8 ml/kg,
- Atemzeitverhältnis 1:4 bis 1:5,
- extrinsischer PEEP < 5 cmH$_2$O.

Mit dieser Einstellung lässt sich zwar in der Regel eine Hypoxämie vermeiden, jedoch entwickelt sich meist eine Hyperkapnie, bedingt durch Airtrapping, Zunahme der Totraumventilation unter der Ein-Lungen-Anästhesie und die Beatmung mit niedrigen Atemzugvolumina zur Vermeidung hoher inspiratorischer Spitzendrücke mit Gefahr des Barotraumas. Es hat sich aber gezeigt, dass die meisten Patienten eine permissive Hyperkapnie gut tolerieren.

Extubation. Die sofortige Extubation nach dem Eingriff gehört zu den vorrangigen Zielen, da durch Vermeiden der postoperativen Beatmung das Risiko pulmonaler Komplikationen, insbesondere des pulmonalen Barotraumas wesentlich gesenkt wird.

Eine sofortige Extubation ist allerdings nur bei ausreichender Analgesie ohne wesentliche Sedierung des Patienten möglich. Hierfür eignet sich vor allem die thorakale Katheter-Periduralanalgesie, mit der möglichst bereits vor der Narkoseeinleitung begonnen werden sollte. Bei der Extubation selbst sollten starkes Husten und Pressen vermieden werden.

9.8.2 Postoperative Analgesie

Wie bereits dargelegt, ist eine optimale postoperative Analgesie ohne Beeinträchtigung der Kooperationsfähigkeit und der Atemfunktion erforderlich, vor allem, um ein pulmonales Barotraum zu vermeiden. Hierfür gilt die thorakale Periduralanalgesie (Th6–10) als Methode der Wahl. Empfohlen wird die kombinierte Zufuhr von Fentanyl (2 µg/ml) und Bupivacain 0,125% als kontinuierliche Infusion von 3–10 ml/h. Epidurales Morphin sollte wegen der Gefahr der Atemdepression nicht eingesetzt werden.

9.8.3 Postoperative Intensivbehandlung

Wichtig ist die Zufuhr von Sauerstoff, um eine Hypoxämie zu vermeiden, allerdings muss die Konzentration titriert werden, da der Atemantrieb durch hohe Konzentrationen vermindert werden kann. Leichte bis mäßige Hyperkapnie ist in der frühen postoperativen Phase akzeptabel, wenn sich der Zustand des Patienten zunehmend verbessert.

9.9 Lungentransplantation

Die ein- oder beidseitige Lungentransplantation sowie die kombinierte Herz-Lungen-Transplantation gehören zu den etablierten Verfahren der Behandlung von Erkrankungen der Lunge oder der Lungengefäße im Endstadium. In ▶ Tabelle 45-2 sind Indikationen für die Lungentransplantation zusammengestellt.

Tab. 45-2 Indikationen für die ein- oder beidseitige Lungentransplantation

- zystische Fibrose
- Bronchiektasen
- primäre pulmonale Hypertonie
- erworbenes Lungenemphysem
- Sarkoidose
- eosinophiles Granulom
- α_1-Antitrypsin-Mangel

9.9.1 Präoperative Einschätzung und Auswahl der Patienten

Als Anwärter auf eine Lungentransplantation gelten Patienten mit beeinträchtigender Lungenerkrankung oder sich verschlechternder Lungenfunktion. Da die Anzahl der verfügbaren Organe gering ist, erfolgt eine Auswahl der Empfänger nach strengen Kriterien. Schwerwiegende Begleiterkrankungen sollten nicht bestehen. Patienten mit Lungenerkrankungen im Endstadium aufgrund systemischer Erkrankungen gelten nicht als Anwärter für eine Transplantation. Im Mittelpunkt der präoperativen Einschätzung stehen die Lungen- und Herz-Kreislauf-Funktion, vor allem des rechten Ventrikels. Eine Linksherzkatheterisierung und Koronarangiographie gehören gewöhnlich zu den präoperativen Untersuchungen. Des Weiteren sind umfassende Laboruntersuchungen erforderlich; auch muss gezielt nach pulmonalen und extrapulmonalen Infektionen gesucht werden, vor allem bei Patienten mit zystischer Fibrose oder Bronchiektasen. Bereits präoperativ sollte das Vorgehen bei der postoperativen Schmerzbehandlung festgelegt werden. Auch hier gilt die thorakale Katheter-Periduralanästhesie als am besten geeignetes Verfahren, und es wird empfohlen, den Katheter bereits präoperativ einzuführen.

9.9.2 Anästhesiologisches Vorgehen

Das anästhesiologische Vorgehen wird weitgehend von der respiratorischen Funktionsstörung und der Operation bestimmt.

Narkoseeinleitung und -führung. Bei schwerer Dyspnoe muss die Narkoseeinleitung – nach optimaler Präoxygenierung – meist bei erhöhtem Oberkörper oder in sitzender Position erfolgen. Hierfür sind Etomidat in Kombination mit einem Opioid (Vorsicht: Thoraxrigidität!) geeignet; oft ist eine Blitzintubation unter Krikoiddruck erforderlich, weil die Patienten nicht nüchtern sind. Die Narkose kann mit einem Opioid und einem i.v. Anästhetikum wie Propofol (meist Dosisreduktion erforderlich) oder einem Inhalationsanästhetikum in niedriger Konzentration aufrechterhalten werden. Lachgas sollte hingegen nicht eingesetzt werden. Die maschinelle Beatmung (am besten: Intensivrespirator) sollte mit möglichst niedrigen inspiratorischen Spitzendrücken erfolgen, um ein pulmonales Barotrauma zu vermeiden. Zu beachten ist, dass der Beginn der kontrollierten Beatmung zum Abfall des venösen Rückstroms, des Herzzeitvolumens und des arteriellen Blutdrucks führen kann.

Ein-Lungen-Ventilation. Um das operative Vorgehen zu erleichtern, wird bei ein- oder beidseitiger Lungentransplantation die Ein-Lungen-Anästhesie durchgeführt. Die inspiratorische Sauerstoffkonzentration sollte 100% betragen, eine permissive Hyperkapnie wird während der Ein-Lungen-Anästhesie meist gut toleriert, solange eine ausreichende Oxygenierung gewährleistet ist. Da der Spitzendruck unter der einseitigen Ventilation ansteigt, besteht Rupturgefahr. Daher sollte das Atemzugvolumen, wenn möglich, reduziert werden. Einige Autoren empfehlen die Anwendung von PEEP auf die abhängige und von CPAP auf die nicht ventilierte Lunge.

Mit Abklemmen der Pulmonalarterie werden zwar die venöse Beimischung unterbrochen und die Oxygenierung und Ventilation verbessert, jedoch kann es durch den Anstieg des Pulmonalarteriendrucks auch zu einer akuten Dilatation des rechten Ventrikels kommen. Durch Zufuhr intraoperativer Substanzen und pulmonaler Vasodilatatoren wie Stickstoffmonoxid oder Prostazyklin kann die rechtsventrikuläre Funktion verbessert werden.

9.9.3 Postoperative Besonderheiten

Am Ende der Operation wird der Doppellumen-Tubus entfernt und durch einen normalen Endotrachealtubus ersetzt; Tuben größerer Durchmesser sollten bevorzugt werden, um das Absaugen und bronchoskopische Maßnahmen zu erleichtern. In den ersten 2–3 Tagen nach der Operation muss die Atmung maschinell unterstützt werden. Übermäßige Flüssigkeitszufuhr sollte vermieden werden, da die Lunge wegen der Unterbrechung der Lymphgefäße vermehrt Wasser aufnimmt. Es empfiehlt sich vielmehr eine negative Flüssigkeitsbilanz, sowie die Herz-Kreislauf-Funktion dieses Vorgehen zulässt.

Derzeit muss bei 50–80% der Patienten nach Lungentransplantation mit einer **akuten Abstoßungsreaktion** gerechnet werden. Die klinischen Zeichen sind: Husten, Giemen, Kurzatmigkeit und leichtes Fieber.

9.10 Einseitige Lungenspülung (Lavage)

Einseitige Lungenspülungen werden häufig bei Patienten mit alveolärer Proteinose durchgeführt, um die Lungenfunktion zu verbessern. Gespült wird in Allgemeinnarkose beim einseitig mit einem Doppellumen-Tubus intubierten Patienten. Meist wird hierzu ein **linksseitiger Robertshaw-Tubus** verwendet, über den auch der *rechte Oberlappen* erreicht werden kann.

Gespült wird mit angewärmter 0,9%iger NaCl-Lösung; die Drainage folgt der Schwerkraft. Die Instillation der Flüssigkeit wird 10–20-mal wiederholt. Am Ende der Spülung werden beide Lungen abgesaugt und sorgfältig mehrmals mit dem Atembeutel gebläht. Meist können die Patienten bereits kurz nach der Lavage extubiert werden, weil sich der pulmonale Gasaustausch wesentlich verbessert hat.

9.11 Videoassistierte Thorakoskopie

Bei diesem Verfahren werden eine Videokamera und die chirurgischen Instrumente über kleine Öffnungen in den Thorax eingeführt. Die operativen Maßnahmen erfolgen unter videoskopischer Kontrolle. Inzwischen wird die Methode für verschiedene Zwecke eingesetzt, z. B. Lungenbiopsie, Resektion von Blasen, Volumenreduktionsplastik, Pleurodese, Dekortikation, Perikarddrainage, Perikardektomie, Implantation automatischer Kardioverter/Defibrillatoren, mediastinale Biopsien usw. Der postoperative Analgetikaverbrauch und die Dauer des Krankenhausaufenthaltes sind kürzer als nach konventioneller Thorakotomie.

Das anästhesiologische Vorgehen entspricht im Wesentlichen dem der offenen Thorakotomie. Das operative Vorgehen wird durch eine strikte funktionelle Trennung beider Lungen mit Nichtbelüftung der betroffenen Lungenseite wesentlich erleichtert. Bei chronisch-obstruktiven Lungenerkrankungen sollte die nicht zu belüftende Lunge sorgfältig abgesaugt werden, um die Entlüftung zu erleichtern. Danach sollte mit 100%igem Sauerstoff beatmet werden, um die Lunge zu denitrogenieren. Mit der Ein-Lungen-Ventilation sollte bereits vor der Hautinzision begonnen werden. Lässt sich die nichtabhängige Lunge nicht ausreichend entlüften, kann zusätzlich CO_2 in den Thorax insuffliert werden. Übermäßige CO_2-Insufflation kann jedoch zur Mediastinalverschiebung mit Beeinträchtigung des venösen Rückstroms und Abfall von Blutdruck und Herzzeitvolumen führen.

9.12 Pulmonale Thrombendarteriektomie (PTE)

Bei wenigen Patienten mit akuten oder chronisch rezidivierenden Lungenembolien werden die Emboli nicht vom Organismus lysiert, sondern bindegewebig umgewandelt. Hierdurch kommt es zu einer Obstruktion der pumonarteriellen Strombahn, besonders der Lappen- und Segmentarterien, mit Anstieg des pulmonalarteriellen Drucks und damit zur (sekundären) chronischen thromboembolischen pulmonalen Hypertonie. Durch die Minderperfusion der betroffenen Lungenabschnitte nimmt der alveoläre Totraum zu, und das Verhältnis von Perfusion zu Ventilation wird gestört. Ist der pulmonalarterielle Mitteldruck anhaltend auf über 30 mmHg erhöht, entwickeln sich außerdem eine Mediahypertrophie und Intimahyperplasie. Der pulmonale Gefäßwiderstand nimmt progredient zu und damit auch die Belastung für den rechten Ventrikel, der schließlich versagt. Eine medikamentöse Senkung des erhöhten pulmonalen Gefäßwiderstands ist in diesem Stadium nicht mehr möglich.

9.12.1 Behandlung

Die Therapie mit Antikoagulanzien kann lediglich sekundäre lokale Thrombosen verhindern; zusätzlich können nicht direkt betroffene Areale durch pulmonale Vasodilatatoren günstig beeinflusst werden. Eine Verbesserung der Überlebensrate lässt sich jedoch nur durch eine operative Ausschälung (pulmonale Thrombendarteriektomie) der betroffenen Lungenarterien erreichen. Die beidseitige PTE erfolgt über eine mediane Sternotomie und unter Einsatz der Herz-Lungen-Maschine in hypothermem Kreislaufstillstand. Die Operationsletalität wird mit 7–25 % angegeben.

> ! Die PTE ist indiziert bei Patienten mit stark eingeschränkter Leistungsfähigkeit (meist NYHA III–IV). Schwerwiegende Begleiterkrankungen, die das Operationsrisiko zusätzlich erhöhen, gelten als Kontraindikation.

9.12.2 Anästhesiologische Besonderheiten

In der Regel sind die Patienten schwer krank; im Mittelpunkt stehen pulmonale Hypertonie, Rechtsherzinsuffizienz und Störungen der Lungenfunktion. Einschränkungen der Leber- und Nierenfunktionen können ebenfalls vorliegen. Für die Narkose gelten die in Kapitel 46 beschriebenen Grundsätze. Folgende Besonderheiten sind aber zu beachten:
— Atemdepressorisch wirkende Dosen von Sedativa und Analgetika dürfen nicht zugeführt werden.
— Bei der Narkose müssen alle Faktoren, die den pulmonalen Gefäßwiderstand erhöhen, unbedingt vermieden werden, um eine akute Rechtsherzinsuffizienz zu verhindern.
— Für die Operation wird ein Pulmonaliskatheter in den Hauptstamm eingeführt und der pulmonalarterielle Druck kontinuierlich gemessen; vorteilhaft ist auch die kontinuierliche Messung des HZV.
— Für die Narkose/Operation werden 3 Druckaufnehmer angeschlossen: periphere Arterie, zentraler Venendruck/linker Vorhofdruck und Pulmonalarterie.
— Mit Beginn der Operation bis zum Anschluss an die EKZ wird Iloprost vernebelt, um den pulmonalarteriellen Druck – wenn möglich – zu senken oder weitere Druckanstiege zu verhindern.
— Während der Operation werden 2 Absauger eingesetzt und an den Cell saver angeschlossen, davon der 2. Sauger ohne Heparinleitung, da Verwendung erst nach Vollheparinisierung des Patienten.
— Beim Abgehen von der EKZ bzw. Wiederaufnahme der pulmonalen Perfusion ist in der Regel Noradrenalin in höherer Dosierung erforderlich, um den arteriellen Druck aufrechtzuerhalten.
— Nach EKZ und Wiederbeginn der Beatmung: erneute Verneblung von Iloprost; bei Bedarf Isosorbidnatrium als Vasodilatator.

9.12.3 Postoperative Besonderheiten

In den ersten 1–2 Tagen besteht oft noch eine pulmonale Hypertonie, die mit Iloprost per Inhalation, Nitratperfusor und ausreichend tiefer Sedierung behandelt werden kann. Der systemische Gefäßwiderstand ist meist erniedrigt und wird dann mit Noradrenalin angehoben. In der frühen postoperativen Phase droht ein Reperfusionsödem der Lungen: darum restriktive Volumenzufuhr! Mit der Antikoagulation wird 6 h nach der Operation begonnen, zunächst mit Heparin bis zur Verdopplung der PTT, am 1. postoperativen Tag dann Beginn der Markumarisierung: Zielbereich 3–3,5 INR.

10 Postoperative Behandlung

10.1 Lebensbedrohliche Frühkomplikationen

Kurz nach der Operation können lebensbedrohliche Komplikationen auftreten, die ein rasches und entschlossenes Vorgehen erfordern. Die wichtigsten Komplikationen sind:
— Massive Blutungen,
— Ausriss des Bronchusstumpfs,
— Herniation des Herzens.

Massive Blutung sofort nach dem Eingriff entsteht meist durch Lösung einer Ligatur um ein Pulmonalgefäß. Hier ist die sofortige Rethorakotomie erforderlich, notfalls im Aufwachraum oder auf der Intensivstation.

Ausriss des Bronchusstumpfs mit bronchopleuraler Fistel und Spannungspneumothorax beruht zumeist auf einem chirurgischen Fehler bei der Bronchusnaht. Ein Spannungspneumothorax tritt auf, wenn der Patient beatmet wird und die operierte Thoraxhälfte nicht ausreichend drainiert ist.

> Ein Ausriss des Bronchusstumpfs ist unmittelbar lebensbedrohlich und erfordert die umgehende Rethorakotomie.

Herniation des Herzens kann auftreten, wenn bei einer Pneumektomie das Perikard eröffnet wurde und, bei großem Defekt, nicht wieder verschlossen werden konnte. Dann können folgende Faktoren zu einer Herniation des Herzens durch den Perikarddefekt führen:
— Zu starker Sog über die Drainage der leeren Pleurahöhle,
— zu hoher Beatmungsdruck,
— Lagerung des Patienten auf die „leere" Thoraxseite.

Zeichen der Herniation sind:
— Plötzlicher Blutdruckabfall,
— Herzrhythmusstörungen,
— Vena-cava-superior-Syndrom.

Behandlung: sofort Rethorakotomie. Bis zum Beginn der Operation folgende Maßnahmen durchführen:
— Mit niedrigem Druck beatmen.
— Patienten auf die *nichtoperierte* Seite lagern.
— Vasopressoren infundieren.

10.2 Postoperative Beatmung

Respiratorische Störungen treten bei 40–60% aller Patienten nach einer Thorakotomie auf. Sie gehören damit zu den häufigsten postoperativen Komplikationen. Hauptursachen sind hierbei **Atelektasen** und **Pneumonien.**

Dennoch können viele Patienten nach einer Thorakotomie häufig bereits im Operationssaal oder kurze Zeit nach der Operation im Aufwachraum extubiert werden. Bei einigen Patienten mit schweren chronischen Erkrankungen der Lunge oder mit gravierenden postoperativen respiratorischen Komplikationen ist jedoch eine vorübergehende maschinelle Beatmung erforderlich. Sie erfolgt nach den allgemeinen Grundsätzen der Beatmungstechnik, auf deren Einzelheiten hier nicht näher eingegangen werden kann.

10.3 Postoperative Atemtherapie

Störungen des pulmonalen Gasaustausches treten beim thoraxchirurgischen Patienten, abhängig von Schwere und Dauer des Eingriffs, Veränderungen der Atemmechanik und Ventilation, relativ häufig auf. Die wichtigsten **Ursachen** sind:
— Zunehmender Alveolarkollaps,
— Abnahme von totalem Lungenvolumen, funktioneller Residualkapazität und Residualvolumen,
— Störungen des Ventilations-/Perfusionsverhältnisses,
— intrapulmonaler Rechts-links-Shunt,
— Abnahme der Compliance mit Zunahme der Atemarbeit,
— Retention von Sekreten.

Diese Störungen führen nach einer Thoraxoperation meist zur **Hypoxie,** die durch **Zufuhr von Sauerstoff** behandelt werden muss. Zusätzlich tritt nicht selten eine respiratorische und metabolische Azidose auf. Zur Behandlung und Prophylaxe der postoperativen Hypoxie müssen gezielt **respiratorische Maßnahmen** durchgeführt werden, z. B.:
— Thorax-Physiotherapie,
— Atemübungen,
— Lagerungsdrainagen,
— Broncho- und Sekretolyse.

Intermittierende Überdruckbeatmung (IPPB), z. B. mit einem Therapie-Bird, verhindert hingegen postoperative respiratorische Komplikationen nicht.

10.4 Postoperative Schmerztherapie

Eine ausreichende Schmerzbehandlung ist nach Thoraxoperationen besonders wichtig, um respiratorische Komplikationen durch schmerzbedingte Schonatmung und mangelnde Expektoration von Sekreten zu verhindern. Hierfür werden verschiedene Verfahren eingesetzt (Einzelheiten siehe Kap. 31):
— Opioide: systemisch, peridural,
— Interkostalnervenblockade,
— thorakale Periduralanalgesie.

Die therapeutische Breite von **Opioiden** ist bei thoraxchirurgischen Patienten wegen der sedierenden, atemdepressiven und hustendämpfenden Wirkung eingeschränkt.

Die **Interkostalnervenblockade** besitzt ebenfalls einige Nachteile: relativ schwierige Technik, hohe Resorptionsrate des Lokalanästhetikums am Injektionsort mit Gefahr toxischer Blutspiegel, Pneumothoraxgefahr.

Die **thorakale Katheter-Periduralanalgesie** mit Opioiden ist in der Regel die wirksamste Methode der Schmerzbehandlung (siehe Kap. 31).

Literatur

Campos JH, Hallam EA, Van Natta T, Kernstine KH: Devices for Lung Isolation Used by Anesthesiologists with Limited Thoracic Experience: Comparison of Double-lumen Endotracheal Tube, Univent(R) Torque Control Blocker, and Arndt Wire-guided Endobronchial Blocker®. Anesthesiology 2006 Feb; 104(2):261–266.

Molins L, Fibla JJ, Perez J, Sierra A, Vidal G, Simon C: Outpatient thoracic surgical programme in 300 patients: clinical results and economic impact. Eur J Cardiothorac Surg 2006 Jan 18

Futagawa K, Suwa I, Okuda T, Kamamoto H, Sugiura J, Kajikawa R, Koga Y: Anesthetic management for the minimally invasive Nuss procedure in 21 patients with pectus excavatum. J Anesth 2006;20(1): 48–50.

Yasumoto M, Higa K, Nitahara K, Shono S, Hamada T: Optimal depth of insertion of left-sided double-lumen endobronchial tubes cannot be predicted from body height in below average-sized adult patients. Eur J Anaesthesiol 2006 Jan;23(1):42–4.

Mineo TC, Pompeo E, Mineo D, Tacconi F, Marino M, Sabato AF: Awake nonresectional lung volume reduction surgery. Ann Surg 2006 Jan;243(1):131–6.

Choudhry DK: Single-lung ventilation in pediatric anesthesia. Anesthesiol Clin North America 2005 Dec;23(4):693–708, ix.

Mirzabeigi E, Johnson C, Ternian A: One-lung anesthesia update. Semin Cardiothorac Vasc Anesth 2005 Sep;9(3):213–26. Review.

Miranda A, Zink R, McSweeney M: Anesthesia for lung transplantation. Semin Cardiothorac Vasc Anesth 2005 Sep;9(3):205–12. Review.

Hartigan PM, Pedoto A: Anesthetic considerations for lung volume reduction surgery and lung transplantation. Thorac Surg Clin 2005 Feb;15(1):143–57. Review.

Campos JH: Progress in lung separation. Thorac Surg Clin 2005 Feb;15(1):71–83. Review.

Brodsky JB. The evolution of thoracic anesthesia. Thorac Surg Clin 2005 Feb;15(1):1–10.

Rosenberg AL, Rao M, Benedict PE: Anesthetic implications for lung transplantation. Anesthesiol Clin North America 2004 Dec;22(4):767–88. Review.

Veeken C, Palmer SM, Davis RD, Grichnik KP: Living-related lobar lung transplantation. J Cardiothorac Vasc Anesth 2004 Aug;18(4):506–11.

Della Rocca G, Costa GM, Coccia C, Pompei L, Di Marco P, Pietropaoli P: Preload index: pulmonary artery occlusion pressure versus intrathoracic blood volume monitoring during lung transplantation. Anesth Analg 2002 Oct;95(4):835–43.

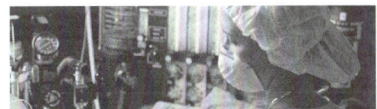

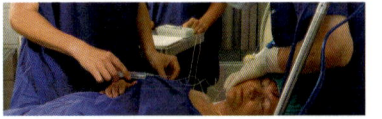

46 Herzchirurgie

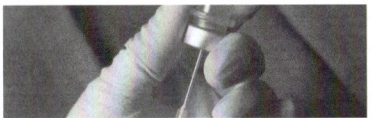

Inhaltsübersicht

1 **Einführung** 1262

2 **Der herzchirurgische Patient** 1262
2.1 Spezielle präoperative Einschätzung 1262
    2.1.1 Klinische Vorgeschichte 1263
    2.1.2 Körperliche Untersuchung 1263
    2.1.3 Präoperative Laborwerte 1263
    2.1.4 EKG 1263
    2.1.5 Echokardiographie 1264
    2.1.6 Herzkatheter 1264
    2.1.7 Risikoklassifizierung herzchirurgischer Patienten 1264
2.2 Prämedikation 1265
2.3 Wahl der Anästhetika 1266
2.4 Intraoperative Überwachung der Herz-Kreislauf-Funktion 1266
    2.4.1 Arterielle Blutdruckmessung 1266
    2.4.2 Zentraler Venendruck 1266
    2.4.3 Pulmonalarterienkatheter 1267
    2.4.4 Linker Vorhofdruck 1267

3 **Extrakorporale Zirkulation** 1267
3.1 Anwendung 1267
3.2 Zubehör der Herz-Lungen-Maschine 1267
    3.2.1 Pumpen 1267
    3.2.2 Oxygenatoren 1268
    3.2.3 Leistung des Oxygenators 1269
    3.2.4 Sonstiges Zubehör 1269
3.3 Physiologie und Pathophysiologie der extrakorporalen Zirkulation 1269
    3.3.1 Füllvolumen der Herz-Lungen-Maschine 1269
    3.3.2 Blutgerinnung und extrakorporale Zirkulation 1270
    3.3.3 Hypothermie 1271
    3.3.4 Myokardprotektion 1272
    3.3.5 Spezielle hämatologische Auswirkungen 1273
3.4 Komplikationen der extrakorporalen Zirkulation 1273
    3.4.1 Gerinnungsstörungen 1273
    3.4.2 Wasser- und Elektrolytstörungen 1274
    3.4.3 Hyperglykämie 1274
    3.4.4 Embolien 1275
    3.4.5 Respiratorische Störungen 1275
    3.4.6 Nierenfunktionsstörungen 1275
    3.4.7 Neurologische Störungen 1275
    3.4.8 Psychische und psychiatrische Störungen 1275
3.5 Bypass-Arten 1275
    3.5.1 Totaler Bypass 1275
    3.5.2 Partieller Bypass 1276
    3.5.3 Linker atriofemoraler Bypass 1277
    3.5.4 Femorofemoraler Bypass 1277
    3.5.5 Linksherz-Bypass 1277
    3.5.6 Rechtsherz-Bypass 1277

4 **Allgemeines Vorgehen bei der Narkose** .. 1277
4.1 Vor der Narkoseeinleitung 1277
4.2 Narkoseeinleitung 1277
4.3 Narkoseführung bis zum kardiopulmonalen Bypass 1278
4.4 Anschluss des Patienten an die Herz-Lungen-Maschine 1279
4.5 Überwachung während der extrakorporalen Zirkulation 1279
4.6 Narkose während des Bypass 1280
4.7 Abgehen vom kardiopulmonalen Bypass ... 1281
4.8 Schwierigkeiten bei der Entwöhnung 1281
4.9 Maßnahmen nach Abgehen vom kardiopulmonalen Bypass 1283

5 **Aortokoronare Bypass-Operationen** 1284
5.1 Koronarkrankheit und Anästhesie 1284
5.2 Praktisches Vorgehen 1285
    5.2.1 Einteilung von Koronarkranken 1286
    5.2.2 Präoperative Medikamentenzufuhr 1286
    5.2.3 Prämedikation 1286
    5.2.4 Wahl des Anästhesieverfahrens 1286
    5.2.5 Narkoseeinleitung 1286
    5.2.6 Narkoseführung 1287
    5.2.7 Behandlung intraoperativer hämodynamischer Störungen 1287
    5.2.8 Nach dem Bypass 1288
    5.2.9 Nach der Operation 1288
    5.2.10 Minimalinvasive Koronarrevaskularisation 1288

6 **Herzklappenoperationen** 1288
6.1 Kompensationsmechanismen bei Herzklappenerkrankungen 1288
6.2 Schweregrade von Herzklappenerkrankungen 1289
6.3 Mitralstenose 1289
    6.3.1 Pathophysiologie 1289
    6.3.2 Chirurgische Behandlung 1289
    6.3.3 Präoperative Einschätzung und Vorbereitung 1290
    6.3.4 Prämedikation 1290
    6.3.5 Leitsätze für die Narkose 1290
6.4 Mitralinsuffizienz 1292
    6.4.1 Pathophysiologie 1292
    6.4.2 Chirurgische Behandlung 1292
    6.4.3 Leitsätze für die Narkose 1292

46 Herzchirurgie

6.5 Aortenstenose 1293
 6.5.1 Pathophysiologie 1293
 6.5.2 Chirurgische Behandlung 1293
 6.5.3 Leitsätze für die Narkose 1293
6.6 Hypertrophe obstruktive Kardiomyopathie (HOCM) 1294
 6.6.1 Pathophysiologie 1294
 6.6.2 Chirurgische Behandlung 1294
 6.6.3 Leitsätze für die Narkose 1294
6.7 Aorteninsuffizienz 1295
 6.7.1 Pathophysiologie 1295
 6.7.2 Chirurgische Behandlung 1295
 6.7.3 Leitsätze für die Narkose 1295
6.8 Trikuspidalinsuffizienz 1296
 6.8.1 Leitsätze für die Narkose 1296

7 Anästhesie bei Herztransplantationen ... 1296
7.1 Indikationen und Auswahl der Empfänger ... 1296
7.2 Auswahl des Spenders 1296
7.3 Operation 1297
7.4 Anästhesiologisches Vorgehen 1297
 7.4.1 Präoperative Einschätzung 1297
 7.4.2 Vorgehen im Einleitungsraum .. 1297
 7.4.3 Intraoperatives Vorgehen 1297
 7.4.4 Postoperative Behandlung 1298

8 Kongenitale Herzfehler 1298
8.1 Einteilung kongenitaler Vitien 1298
8.2 Operative Eingriffe 1298
8.3 Anästhesie bei Palliativ-Operationen .. 1299
 8.3.1 Allgemeines anästhesiologisches Vorgehen 1299
 8.3.2 Rashkind-Ballonvorhofseptostomie ... 1299
 8.3.3 Blalock-Taussig-Anastomose .. 1299
 8.3.4 Cooley-Waterston-Anastomose ... 1300
 8.3.5 Potts-Anastomose 1300
 8.3.6 Blalock-Hanlon-Operation 1300
 8.3.7 Brock-Operation 1300
 8.3.8 Glenn-Anastomose 1300
 8.3.9 Banding der Pulmonalarterie .. 1300
8.4 Operationen mit der Herz-Lungen-Maschine . 1301
 8.4.1 Wahl der Anästhetika 1301
 8.4.2 Narkoseüberwachung 1301
 8.4.3 Intraoperative Flüssigkeitszufuhr ... 1302
 8.4.4 Extrakorporale Zirkulation ... 1302
 8.4.5 Vorhofseptumdefekt vom Secundum-Typ 1302
 8.4.6 Endokardkissen-Defekte (AV-Kanal) . 1303
 8.4.7 Ventrikelseptumdefekt 1303

 8.4.8 Truncus arteriosus 1303
 8.4.9 Aortenstenose 1304
 8.4.10 Pulmonalstenose mit intaktem Ventrikelseptum 1304
 8.4.11 Fallot-Tetralogie 1304
 8.4.12 Transposition der großen Arterien 1304
 8.4.13 Trikuspidalatresie 1305
 8.4.14 Pulmonalatresie mit intaktem Ventrikelseptum 1306
 8.4.15 Totale Lungenvenenfehlmündung 1306
 8.4.16 Ebstein-Anomalie 1306
 8.4.17 Single-Ventrikel 1306
8.5 Anästhesie bei nichtpalliativen Eingriffen ohne Herz-Lungen-Maschine 1306
 8.5.1 Persistierender Ductus arteriosus 1306
 8.5.2 Aortenisthmusstenose (Koarktation) .. 1306
 8.5.3 Gefäßringe 1307

9 Herzschrittmacher-Implantationen 1307
9.1 Elektrophysiologische Grundlagen 1307
9.2 Herzschrittmacher-Typen 1308
 9.2.1 Schrittmacher-Code 1308
 9.2.2 Festfrequenter Schrittmacher .. 1308
 9.2.3 Vorhofgesteuerter Schrittmacher .. 1309
 9.2.4 Sequentieller Schrittmacher .. 1309
 9.2.5 Kammergesteuerter Schrittmacher 1309
 9.2.6 Getriggerter Schrittmacher ... 1309
 9.2.7 Programmierbarer Schrittmacher ... 1309
9.3 Schrittmacher-EKG 1309
9.4 Indikationen für eine Schrittmacher-Implantation 1309
9.5 Implantation des Schrittmachers 1310
 9.5.1 Operatives Vorgehen 1310
 9.5.2 Präoperative Einschätzung und Vorbereitung 1310
 9.5.3 Temporärer präoperativer Schrittmacher 1310
 9.5.4 Leitsätze für die Narkose 1310
9.6 Implantierbarer Kardioverter-Defibrillator ... 1310
 9.6.1 Anästhesiologische Besonderheiten .. 1311
9.7 Anästhesie bei Patienten mit Herzschrittmachern 1311
 9.7.1 Präoperative Beurteilung 1311
 9.7.2 Gefahren für Schrittmacherpatienten 1311
 9.7.3 Narkose 1312
9.8 Katheterablationen 1312

Literatur 1312

1 Einführung

Die Anästhesie für die Herzchirurgie ist komplex und erfordert vom Anästhesisten grundlegende Kenntnisse über die Physiologie der Herz-Kreislauf-Funktion, die spezifische Pathophysiologie der Erkrankung, die Wirkungen von Anästhetika und Adjuvanzien auf das Herz-Kreislauf-System, den klinischen Einsatz kardiovaskulärer Medikamente und die Prinzipien der extrakorporalen Zirkulation. Für eine sichere Narkosepraxis muss der Anästhesist außerdem Art und Ausdehnung des jeweiligen operativen Eingriffs kennen und während des gesamten Operationsverlaufs eng mit dem Herzchirurgen zusammenarbeiten.

2 Der herzchirurgische Patient

2.1 Spezielle präoperative Einschätzung

Die präoperative Einschätzung dient als Grundlage für die Wahl des Anästhesieverfahrens und der erforderlichen Überwachungsmethoden sowie als

Leitlinie für die postoperative Intensivbehandlung. Im Mittelpunkt der Einschätzung steht die **Herz-Kreislauf-Funktion.** Außerdem wird gezielt nach wichtigen Begleiterkrankungen gesucht.

2.1.1 Klinische Vorgeschichte

Der Anästhesist befragt den Patienten nach den Zeichen und Symptomen der kardiovaskulären Erkrankung und dem Grad der körperlichen Belastbarkeit. Danach wird die Medikamentenanamnese erhoben. Folgende Pharmaka sind für die Narkose besonders wichtig:
— β-Blocker,
— Nitrate,
— Antihypertensiva,
— ACE-Hemmer,
— Antiarrhythmika,
— Digitalis,
— Diuretika,
— Antikoagulanzien.

Hierbei gelten folgende praktische Grundsätze:
— **Digitalispräparate** werden etwa 48 h vor der Operation abgesetzt, weil in den ersten 24 h eine gesteigerte Empfindlichkeit des Myokards gegenüber Digitalis besteht und dadurch gehäuft Arrhythmien auftreten können.

> Bei digitalisierten Patienten sollte der Serumkaliumspiegel während der Narkoseeinleitung mindestens 4 mval/l betragen.

— **β-Blocker** sollten präoperativ nicht abgesetzt werden, wenn **Angina pectoris, Hypertonie** oder **Arrhythmien** vorliegen. Bestehen jedoch die Zeichen einer Herzinsuffizienz, sollte die β-Blocker-Zufuhr präoperativ unterbrochen werden.
— **Nitrate** sollten bis zur Narkoseeinleitung zugeführt werden, wenn der Patient diese Substanzen zur Behandlung einer Angina pectoris erhält.
— **Antihypertensiva** sollten ebenfalls bis zum Tag der Operation weitergegeben werden, denn präoperativer Entzug prädisponiert zu Hypertonie während Narkoseeinleitung und Operation.
— **Antiarrhythmika** sollten bis zum Operationstag zugeführt werden. Hierbei muss aber die negativ inotrope Wirkung zahlreicher Antiarrhythmika beachtet werden.
— **Diuretika** sollten möglichst mehrere Tage vor der Operation abgesetzt werden, denn chronische Diuretikatherapie führt zu **Hypovolämie** und **Hypokaliämie**. Folgen: **Blutdruckabfall** bei Narkoseeinleitung sowie intraoperative Herzrhythmusstörungen. Muss die Diuretikabehandlung fortgeführt werden, ist entsprechende Aufmerksamkeit bei der Narkoseeinleitung und -führung geboten.
— **Antikoagulanzien** müssen ausreichend lange vor der geplanten Operation abgesetzt werden. Ist eine Antikoagulanzientherapie bis zum Operationstag erforderlich, wird rechtzeitig auf Heparin umgestellt.

2.1.2 Körperliche Untersuchung

Die narkosebezogene körperliche Untersuchung für Herzoperationen umfasst vor allem folgende Faktoren:
— Gewicht und Größe,
— Blutdruck an beiden Armen,
— Herzfrequenz und Herzrhythmus,
— Palpation der Arterien, Allen-Test,
— Untersuchung der Venenverhältnisse an den geplanten Punktionsstellen,
— Venenpulse, erweiterte Halsvenen, Hepatomegalie,
— Strömungsgeräusch über den Karotiden,
— Auskultation von Herz und Lungen,
— körperliche Belastbarkeit während der Untersuchung.

2.1.3 Präoperative Laborwerte

Die für eine Herzoperation essentiellen präoperativen Laborwerte sind in ▶ Tabelle 46-1 zusammengefasst.

2.1.4 EKG

Bei der präoperativen Beurteilung des Elektrokardiogramms sollte vor allem auf folgende Faktoren geachtet werden:
— Rhythmus und Frequenz,
— Herzachse,

Tab. 46-1 Präoperative Laborwerte für Herzoperationen

— Hb, Hkt, Leukozyten
— Serumelektrolyte, besonders Kalium
— Kreatinin und Harnstoff
— Gesamteiweiß
— Blutzucker
— Leberenzyme
— Herzenzyme (wenn indiziert)
— Gerinnungsstatus und Thrombozyten, AT III
— arterielle Blutgase (wenn indiziert)
— Urinstatus

46 Herzchirurgie

Tab. 46-2 Normale hämodynamische Herzkatheterbefunde in Ruhe

	systolisch (mmHg)	diastolisch (mmHg)
Drücke		
— rechter Vorhof		
— rechter Ventrikel	15–30	0–8
— Pulmonalarterie	15–28	5–16
— Wedge-Druck		
— linker Vorhof		
— linker Ventrikel	100–140	60–90
Volumina		
— linker Ventrikel		
enddiastolisch	70–95 ml/m^2	
endsystolisch	24–36 ml/m^2	
Funktion		
— Herzindex	2,5–4,2 l/min/m^2	
— Schlagindex	40–60 ml/m^2	
— Ejektionsfraktion	0,67 ± 0,08	
Widerstände		
— peripherer Gefäßwiderstand	770–1500 dyn · s · cm^{-5}	
— pulmonaler Gefäßwiderstand	20–120 dyn · s · cm^{-5}	

— Myokardischämie oder Infarktzeichen,
— Kammervergrößerung,
— Schenkelblock,
— Reentry-Mechanismen,
— Medikamentenwirkung, besonders von Digitalis.

Tab. 46-3 Vereinfachtes klinisches Risikoklassifizierungssystem herzchirurgischer Patienten (nach Tuman)

präoperative Faktoren	Punktzahl
Notfalleingriff	4
Alter 65–74 Jahre	1
> 75 Jahre	2
Serumkreatinin > 1,2 mg/dl	2
Herzinfarkt in der Vorgeschichte	
3–6 Monate zurückliegend	1
< 3 Monate zurückliegend	2
weibliches Geschlecht	2
Reoperation	2
pulmonale Hypertonie (PAP > 25% MAP)	2
zerebrovaskuläre Erkrankungen	2
Mehrfachklappen- oder Koronarbypass- + Klappenoperation	2
Mitral- oder Aortenklappenoperation	1
Stauungsherzinsuffizienz	1
linksventrikuläre Funktionsstörung (EF < 35%)	1

2.1.5 Echokardiographie

Die Echokardiographie ist das wichtigste nichtinvasive Verfahren, mit dem die globale und regionale Ventrikelfunktion, Wanddicke und Klappenfunktion sowie die Anatomie der Koronararterien untersucht werden können. Der Anästhesist sollte sich präoperativ mit den erhobenen Befunden vertraut machen.

2.1.6 Herzkatheter

Von den Herzkatheterbefunden interessieren den Anästhesisten besonders folgende Daten:
— Ejektionsfraktion,
— linksventrikulärer enddiastolischer Druck,
— Kontraktionsanomalien im Ventrikulogramm,
— Art und Ausmaß von Koronarstenosen.

In ▶ Tabelle 46-2 sind die wichtigsten, in Ruhe erhobenen hämodynamischen Herzkatheterbefunde zusammengestellt.

2.1.7 Risikoklassifizierung herzchirurgischer Patienten

Neuere Scoring-Systeme basieren auf Untersuchungen an herzchirurgischen Patienten und können die postoperative Morbidität und Mortalität besser voraussagen als der Goldman-Index. In ▶ Tabelle 46-3 ist ein Klassifizierungssystem von Tuman zusammengestellt, das aus retrospektiven und prospektiven Untersuchungen verschiedener kardiochirurgischer Eingriffe entwickelt worden ist. In ▶ Tabelle 46-4 ist der Euro-Risikoscore zusammengefasst; er weist einen hohen Vorhersagewert für die postoperative Letalität herzchirurgischer Patienten auf, nicht jedoch für die postoperative Morbidität.

Je höher die Punktzahl im Tuman-Score, desto größer die Anzahl und Schwere postoperativer Komplikationen und desto länger der Aufenthalt in der Intensivbehandlungsstation. Bei einer Punktzahl von > 12 trat bei 75% der Patienten eine Komplikation auf, bei 46,4% mehr als zwei Komplikationen. Die Gesamtmortalität betrug in dieser Gruppe 39,3%, die operative Mortalität 16,1%. Zu den wesentlichen Komplikationen gehörten:
— Perioperativer Herzinfarkt,
— Low-Output-Syndrom,
— pulmonale Komplikationen,
— Niereninsuffizienz,
— ZNS-Komplikationen,
— schwere Infektionen.

Insgesamt ist es bisher nicht möglich, anhand der beschriebenen Klassifizierungssysteme das Narkoserisiko hinreichend genau für den individuellen Patienten festzulegen, zumal gerade bei Herzoperationen das Narkoserisiko nahezu unmöglich vom Operationsrisiko getrennt werden kann. Die Kriterien für das Aufschieben einer elektiven Herzoperation sind entsprechend schwerer zu fassen als bei nichtherzchirurgischen Eingriffen.

! Es gilt jedoch auch für Herzoperationen der Grundsatz, dass sich der Patient für den Eingriff im bestmöglichen Zustand befinden sollte, um die perioperative Morbidität und Mortalität so niedrig wie möglich zu halten.

Einzelheiten zur Morbidität und Mortalität der verschiedenen Herzoperationen sind in den entsprechenden Abschnitten dargestellt.

2.2 Prämedikation

Welcher Grad der präoperativen Sedierung erforderlich ist, muss jeweils *individuell eingeschätzt* werden. Schwer kranke Patienten mit **eingeschränkter Herzfunktion** erhalten keine oder nur eine geringe Prämedikation, um eine weitere Dämpfung der Herz-Kreislauf-Funktion zu vermeiden, **aufgeregte und ängstliche Patienten** bedürfen hingegen meist einer starken Sedierung, um unerwünschte kardiovaskuläre Reaktionen wie Blutdruckanstieg und/oder Tachykardie zu verhindern. **Atropin** ist in der Herzchirurgie meist nicht indiziert und wird daher

Tab. 46-4 Euro-Risikoscore für Herzoperationen

Parameter	Punktzahl
Alter	
> 60 Jahre; je weitere 5 Jahre 1 zusätzlicher Punkt	1
Geschlecht	
Weiblich	1
Begleiterkrankungen	
COPD: Langzeiteinnahme von Bronchodilatatoren und Steroiden	1
extrakardiale Arteriopathie: Claudicatio, Karotisverschluss oder -stenose > 50%, vorangegangene oder geplante Intervention an der abdominellen Aorta, den Extremitätenarterien oder Karotiden	2
neurologische Dysfunktion mit schwerer Beeinträchtigung der Alltagsbewältigung	2
vorangegangene Herzoperation mit eröffnetem Perikard	3
Serumkreatinin > 200 mmol/l präoperativ	2
akute Endokarditis; noch unter Antibiotikatherapie	3
kritischer präoperativer Status	
ein oder mehrere Faktoren: ventrikuläre Tachykardie, Kammerflimmern, verhinderter plötzlicher Tod, präoperativ Herzdruckmassage, präoperativ Beatmung vor Erreichen des Narkoseeinleitungsraums, präoperativ positiv inotrope Substanzen erforderlich, IABP	3
kardiale Faktoren:	
— instabile AP: Ruhe-AP, i.v. Nitrate bis Erreichen des Einleitungsraums erforderlich	2
— LV-EF 30–50%	1
— LV-EF < 30%	3
— vorangegangener Myokardinfarkt (< 3 Monate)	2
— pulmonale Hypertonie: systolischer PAP > 60 mmHg	2
operative Faktoren:	
— Notfalloperation: am Tag der Krankenhauseinlieferung	2
— größere Herzoperationen, außer isolierter ACB-Operation	2
— thorakale Aortenchirurgie (Aorta ascendens, Aortenbogen, Aorta descendens)	3
— postinfarzielle Septumruptur	4
Das Risikoprofil ergibt sich durch Addition der Punktwerte:	
niedriges Risiko	1–2
mittleres Risiko	3–5
hohes Risiko	6

46 Herzchirurgie

nicht routinemäßig zugeführt. Spezielle Gesichtspunkte der Prämedikation sind bei den einzelnen Krankheitsbildern dargestellt.

2.3 Wahl der Anästhetika

Im Rahmen der Herzchirurgie werden grundsätzlich Anästhetika verwendet, die eine möglichst geringe Wirkung auf das Herz-Kreislauf-System haben und gleichzeitig ausreichenden Schutz vor anästhesiologischen und chirurgischen Stimulationen gewähren. Kein Anästhetikum erfüllt für sich allein diese Forderungen, so dass zumeist eine Kombination mehrerer Substanzen erforderlich ist. Hierbei hat sich jedoch keine der üblichen Narkosetechniken in Hinblick auf die Prognose des Patienten den anderen als überlegen erwiesen. Zu den gebräuchlichen Verfahren gehören die TIVA mit Opioiden (Remifentanil, Fentanyl und Sufentanil) in Kombination mit Hypnotika (Propofol, Midazolam), des Weiteren **balancierte Anästhesietechniken mit Opioiden** und Inhalationsanästhetika, bei Kindern mit kongenitalen Vitien oder Koronarkranken mit guter Ventrikelfunktion auch **Inhalationsanästhetika**. Zur Narkoseeinleitung dienen *Barbiturate*, *Propofol* oder *Etomidat*, zur Muskelrelaxierung ND-Relaxanzien wie *Rocuronium*, *Vecuronium* oder *Cis-Atracurium*. Spezielle Gesichtspunkte für die Wahl der Anästhetika sind bei den einzelnen Krankheiten dargestellt.

Präkonditionierung durch Inhalationsanästhetika. Im Tierexperiment können volatile Inhalationsanästhetika wie Isofluran, Desfluran und Sevofluran das Myokard vor ischämischen Schädigungen schützen, also einen kardioprotektiven Effekt (Reduzierung der Infarktgröße) ausüben, wenn sie *vor* Eintritt der Ischämie zugeführt werden. Die genauen Mechanismen sind nicht bekannt, auch ist derzeit unklar, ob diese Wirkung klinisch von Nutzen ist. In bisher vorliegenden Untersuchungen am Menschen ergab sich keine Abnahme der kardialen Letalität und Morbidität bei Patienten mit koronarer Herzkrankheit durch Zufuhr volatiler Anästhetika.

2.4 Intraoperative Überwachung der Herz-Kreislauf-Funktion

In der Herzchirurgie steht die Überwachung der Herz-Kreislauf-Funktion im Mittelpunkt aller Überwachungsmaßnahmen. Hierzu ist ein invasives Vorgehen erforderlich, besonders weil die Patienten häufig schwer krank sind und außerdem während der Narkoseeinleitung und intraoperativ sowie nach dem Eingriff erhebliche Störungen der Herz-Kreislauf-Funktion auftreten können.

In ▶ Tabelle 46-5 sind die wichtigsten kardiovaskulären Überwachungsmaßnahmen für Herzoperationen zusammengefasst.

2.4.1 Arterielle Blutdruckmessung

Bei *allen* Herzoperationen wird der Blutdruck kontinuierlich intraarteriell gemessen. Der hängt vom Herzzeitvolumen (HZV) und vom totalen peripheren Widerstand (TPW) ab:

$$MAP = HZV \times TPW$$

Die Formel verdeutlicht die Grenzen der arteriellen Druckmessung: Genaue Aussagen über den **Blutfluss** sind nicht möglich. So kann der arterielle Mitteldruck im Normbereich liegen, weil der Widerstand angestiegen ist, während gleichzeitig das Herzzeitvolumen abgefallen ist. Darum kann der arterielle Mitteldruck nur als **grober Indikator** für die Organdurchblutung angesehen werden.

2.4.2 Zentraler Venendruck

Die kontinuierliche elektronische Messung des zentralen Venendrucks gehört ebenfalls zur Standardüberwachung bei Herzoperationen. Die verschiedenen Wellen der Venendruckkurve sind in Kapitel 26 dargestellt.

Klinisch sind folgende Veränderungen der Venendruckkurve von Bedeutung:
— Bei Vorhofflimmern **fehlt die a-Welle**.
— **Hohe a-Wellen** treten bei erhöhtem Widerstand gegen die Vorhofentleerung auf: z. B. bei Trikuspidalstenose, Pulmonalstenose, rechtsventrikulärer Hypertrophie, pulmonaler Hypertonie.
— **Riesen-a-Wellen** sind zu beobachten, wenn der rechte Vorhof sich gegen eine geschlossene Trikuspidalklappe kontrahiert: z. B. bei Knotenrhythmen, ventrikulären Arrhythmien oder Herzblock.
— **Hohe v-Welle bei fehlender x-Welle** weist auf Trikuspidalinsuffizienz hin.

Tab. 46-5 Überwachung der Herz-Kreislauf-Funktion bei Herzoperationen

— EKG-Monitor
— intraarterielle Blutdruckmessung
— zentraler Venendruck
— Pulmonalarteriendrücke
— linker Vorhofdruck
— Herzzeitvolumen

2.4.3 Pulmonalarterienkatheter

Der Pulmonaliskatheter (siehe Kap. 26) wird vor allem zur Überwachung **schwer herzkranker Patienten** (z. B. EF < 0,3) eingesetzt. Die erhaltenen Messgrößen dienen oft als Grundlage für die medikamentöse Behandlung.

2.4.4 Linker Vorhofdruck

Der Druck im linken Vorhof wird direkt über einen intraoperativ vom Chirurgen eingeführten Katheter gemessen, vor allem bei bestimmten Korrekturoperationen kongenitaler Vitien (siehe Abschnitt 8). Beim Erwachsenen wird der **Lungenkapillaren-Verschlussdruck (Wedge-Druck)** anstelle des linken Vorhofdrucks bestimmt.

3 Extrakorporale Zirkulation

Zahlreiche Herzoperationen und Eingriffe an den großen Gefäßen sind nur am nicht schlagenden Herzen möglich. Hierzu müssen Herz und Lungen aus dem normalen Kreislauf ausgeschaltet und stillgelegt werden. Ihre Funktion übernimmt eine externe **Herz-Lungen-Maschine** (▶ Abb. 46-1), ein Vorgang, der als **extrakorporale Zirkulation** oder **kardiopulmonaler Bypass** bezeichnet wird.

Während der extrakorporalen Zirkulation fließt das venöse Blut über Kanülen und Schläuche aus den beiden Hohlvenen in ein Reservoir der Herz-Lungen-Maschine. Von hier wird es **nach Anreicherung mit Sauerstoff und Elimination von CO_2** in den arteriellen Kreislauf des Patienten über die Aorta oder A. femoralis zurückgepumpt.

3.1 Anwendung

Die extrakorporale Zirkulation kann über mehrere Stunden gefahrlos aufrechterhalten werden. Sie wird im Rahmen der Herzchirurgie vor allem bei folgenden Operationen angewandt:
— Herzklappenersatz,
— Rekonstruktion von Herzklappen,
— Koronararterien-Bypass,
— Korrektur kongenitaler Herzfehler,
— Eingriffe an der Aorta ascendens.

3.2 Zubehör der Herz-Lungen-Maschine

Die wichtigsten Teile der Herz-Lungen-Maschine sind:

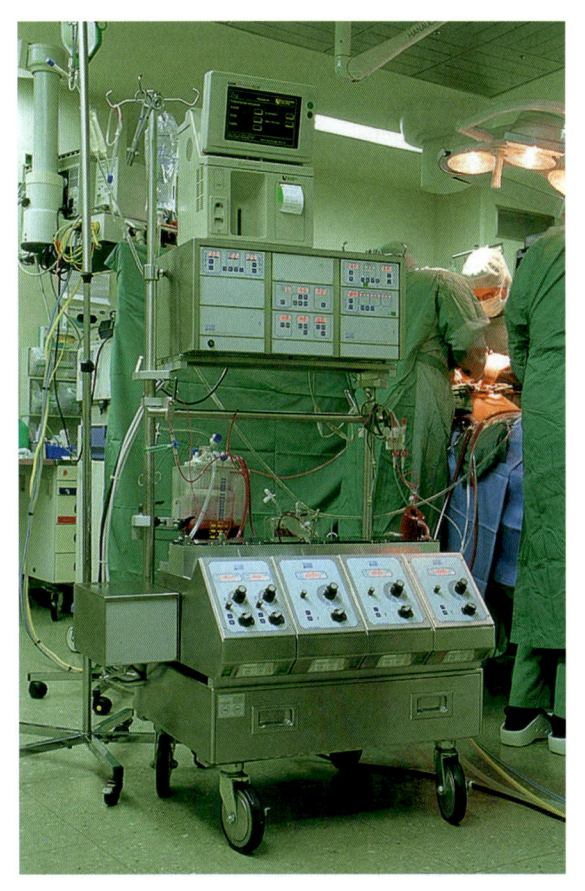

Abb. 46-1 Herz-Lungen-Maschine.

— Pumpen,
— Oxygenator,
— Wärmeaustauscher,
— Schläuche, Konnektoren, Filter, Reservoir,
— Sensoren, Transducer und Monitoren.

3.2.1 Pumpen

Das *passiv* aus dem rechten Vorhof bzw. den Hohlvenen in die Herz-Lungen-Maschine einströmende venöse Blut muss nach Passage des Oxygenators und Wärmeaustauschers in den Kreislauf des Patienten zurückgepumpt werden. Bei Standardeingriffen (< 4 h Dauer) werden okklusive Rollerpumpen eingesetzt, die einen kontinuierlichen, nichtpulsatilen Blutfluss erzeugen. Die Pumpen können auch so eingestellt werden, dass sie einen *Sog* erzeugen, durch den Blut aus dem Operationsfeld oder den Herzkammern abgesaugt wird.

Bei Eingriffen mit langen extrakorporalen Perfusionszeiten, Linksherz-Bypass oder ECMO werden auch nichtokklusive **Zentrifugalpumpen** verwendet, weil hiermit die Traumatisierung des Blutes geringer ist.

Bei Operationen am Herzen werden meist folgende Pumpen eingesetzt:
— 1 Pumpe für den arteriellen Einstrom meist in die Aorta ascendens, selten in die A. femoralis,
— 1 Pumpe zum Absaugen des Blutes aus dem Ventrikel (sog. Vent = Ventrikelsauger),
— 1–2 Pumpen zum Absaugen von freiem Blut aus dem Operationsgebiet (sog. Kardiotomiesauger),
— 1 Pumpe zum Absaugen von Blut in den „cell saver".

Wirkungen der Pumptätigkeit auf das Blut. Solange das Blut *vorwärts* gepumpt wird, ist die Traumatisierung gering, weil der auf die Blutzellen einwirkende Druck niedrig ist. Wird jedoch ein *Sog* ausgeübt, so entstehen Schäden, deren Ausmaß vor allem von der Höhe des Sogs abhängig ist. Wichtigste Komplikation ist die Hämolyse. Hierbei gilt:

! Die Hämolyse des Blutes hängt vor allem von der Höhe des Sogs und der Dauer des Saugvorgangs ab.

3.2.2 Oxygenatoren

Der Oxygenator ist die **künstliche Lunge** der Herz-Lungen-Maschine, in der das in die Maschine einströmende venöse Blut mit Sauerstoff angereichert und das Kohlendioxid eliminiert werden. Für den Gasaustausch in der künstlichen Lunge ist eine große Oberfläche erforderlich, damit sich Blut- und Gasphase äquilibrieren können. Je nach Aufbau dieser Oberfläche können folgende gebräuchliche Oxygenatortypen unterschieden werden:
— **Membran-Oxygenator:** semipermeable Membran zwischen Blut und Gas,
— **Bubble-Oxygenator:** Dispersion von Gas in Blut.

Beide Oxygenator-Typen können bestimmte **Komplikationen** hervorrufen, z. B.:
— Zerstörung von Erythrozyten, Leukozyten, Thrombozyten und Gerinnungsfaktoren,
— Bildung von Mikroembolien,
— Hyperoxie,
— Hypokapnie.

Membran-Oxygenator. Bei diesem Oxygenator steht das Blut nicht in direktem Kontakt mit dem Gas, vielmehr sind beide Phasen durch Membranen voneinander getrennt, so dass der Gasaustausch dem in der menschlichen Lunge vergleichbar ist. Die Membranen sind entweder in Platten- oder in Röhrenform angeordnet. Verwendet werden sog. dichte Membranen und Kapillarmembranen. Die Gasaustauschfunktion der Kapillarmembran verschlechtert sich nach etwa 5 h, während die dichten Membranen ihre Funktion über mehrere Tage aufrechterhalten können.

Der Membran-Oxygenator besitzt gegenüber den anderen Oxygenatoren den Vorteil der **geringeren Traumatisierung des Blutes** und des dadurch **niedrigeren Blutungsrisikos.** Dieser Vorteil spielt jedoch bei der **Kurzzeitperfusion** keine wichtige Rolle, weil die wesentliche Traumatisierung des Blutes sehr wahrscheinlich durch die Absaugsysteme hervorgerufen wird. Die Systeme sind die gleichen wie beim Bubble-Oxygenator.

Bubble-Oxygenator. Bei diesem, früher am häufigsten im Routinebetrieb angewandten Oxygenator stehen Blut und Gas in *direktem* Kontakt miteinander. Der Sauerstoff wird in das Blut eingeblasen; hierdurch entsteht in einer relativ kleinen Blutmenge eine große Kontaktoberfläche.

! Der für eine gute Oxygenierung des Blutes erforderliche Sauerstoff-Fluss beträgt für die meisten Oxygenatoren 6 l/min.

Ist die Muskelmasse groß oder der periphere Sauerstoffbedarf hoch, so muss der Fluss evtl. erhöht werden.

paO_2-Werte zwischen 100 und 150 mmHg reichen aus, um das Blut genügend mit Sauerstoff zu sättigen. Beim Bubble-Oxygenator müssen Blutfluss und Sauerstoff-Fluss gleich groß sein, um einen ausreichenden Gasaustausch zu bewirken.

Hoher Sauerstoff-Fluss hat folgende **Nachteile:** Es sind große Oxygenatorkammern erforderlich; der Schaum wird relativ trocken und dadurch das Blut stärker traumatisiert; außerdem wird zu viel CO_2 in die Umgebung eliminiert („Hyperventilation").

Für die **Elimination von CO_2** gilt Folgendes: Bei den meisten Oxygenatoren muss bei einem Sauerstoff-Fluss von 6 l/min **CO_2 in den Oxygenator geleitet** werden, um eine **Hypokapnie** zu vermeiden. Niedrige $paCO_2$-Werte führen zu zerebraler Vasokonstriktion mit **Abnahme der Hirndurchblutung.** Außerdem werden durch die entstehende respiratorische Alkalose und die induzierte Hypothermie die **Sauerstoffbindungskurve** nach links verschoben und die Abgabe von Sauerstoff an die Gewebe erschwert. Hohe $paCO_2$-Werte wiederum steigern die Sympathikusaktivität und stimulieren das Atemzentrum während der extrakorporalen Zirkulation. Klinisch gilt:

! Meist müssen 3–5% CO_2 in den Oxygenator geleitet werden, um einen normalen $paCO_2$ aufrechtzuerhalten.

Die Zufuhr einer fixierten CO_2-Menge ist nicht zu empfehlen, weil die Löslichkeit von CO_2 mit zunehmender Temperatur abnimmt bzw. die Elimination zunimmt und umgekehrt. Beim raschen Abkühlen des Blutes muss daher mehr CO_2 zugesetzt werden, beim Wiedererwärmen wird hingegen weniger CO_2 benötigt.

3.2.3 Leistung des Oxygenators

Der Sauerstoffbedarf des Patienten beträgt in Ruhe etwa 250–300 ml/min. Dieser Bedarf muss vom Oxygenator gedeckt werden. Allerdings können zahlreiche Oxygenatoren nur zwischen 150 und 250 ml Sauerstoff/min aufnehmen, so dass bei Normothermie mit einer ungenügenden Sauerstoffversorgung der Gewebe gerechnet werden muss, auch wenn die venöse Sauerstoffausschöpfung zunimmt. Störungen der Sauerstoffversorgung sind zusätzlich zu erwarten, weil meist eine **Hämodilutionsperfusion** durchgeführt wird, die zu einer Erniedrigung der Sauerstofftransportkapazität des Blutes führt.

! Um eine Unterversorgung mit Sauerstoff zu verhindern, wird der Sauerstoffbedarf des Patienten durch Abkühlung des Körpers vermindert.

Die Abkühlung erfolgt über einen in den extrakorporalen Kreislauf eingeschalteten **Wärmeaustauscher**. Durch die Hypothermie tritt auch mit niedrigeren Blutflussraten der Herz-Lungen-Maschine keine Unterversorgung der Gewebe mit Sauerstoff auf.

> **Standard-Blutflussraten mit der Herz-Lungen-Maschine:**
> — Erwachsene: 2,2–2,5 l/min/m² 50–80 ml/kg/min
> — Kinder: 2,2–2,6 l/min/m²
> Diese Werte gelten bei Normothermie. Pro Grad Temperatursenkung kann der Blutfluss um etwa 7% vermindert werden

3.2.4 Sonstiges Zubehör

Filter sind im Kreislauf der Herz-Lungen-Maschine unbedingt erforderlich, um Partikel zurückzuhalten. Diese Partikel bestehen vor allem aus Erythrozytenfragmenten und Aggregaten von Thrombozyten und Leukozyten. Histologisch sind auch Fett, Luft, Silikon- und Stoffpartikel in allen Geweben des Patienten nachgewiesen worden. Sie stammen wahrscheinlich zum größten Teil aus dem Operationsgebiet und können durch Filter im Absaugsystem weitgehend beseitigt werden.

Der größte Teil der restlichen Partikel wird durch Filter auf der arteriellen Seite des extrakorporalen Kreislaufs zurückgehalten. Dennoch können gelegentlich kleine Luftblasen und Entschäumungsmaterial in den Patientenkreislauf gelangen.

Wärmeaustauscher gehören zu jeder Herz-Lungen-Maschine. Mit ihnen kann das Blut abgekühlt und erwärmt werden.

Bei Einmaloxygenatoren ist der Wärmeaustauscher meist in den Oxygenator integriert. Zur **Abkühlung und Wiedererwärmung** werden jedoch externe Wärmeaustauscher eingesetzt, die in den extrakorporalen Kreislauf eingeschaltet sind. Abgekühlt und erwärmt wird mit Wasser. Hierbei gilt:

> Beim Wiedererwärmen des Blutes darf die Wassertemperatur des Wärmeaustauschers 41 °C nicht überschreiten, um das Blut nicht zu schädigen.

Beim Erwärmen nimmt die Löslichkeit der Gase im Blut ab. Darum muss der Wärmeaustauscher im Kreislauf vor den Entschäumer geschaltet werden, so dass keine Gasblasen in den Patientenkreislauf gelangen können.

3.3 Physiologie und Pathophysiologie der extrakorporalen Zirkulation

3.3.1 Füllvolumen der Herz-Lungen-Maschine

Vor Beginn der extrakorporalen Zirkulation wird die Herz-Lungen-Maschine mit einem bestimmten Volumen an Flüssigkeit, dem sog. **Prime Volume** gefüllt, das zwischen **2 und 4 l** für das gesamte System beträgt. Als Füllvolumen werden, je nach Herzzentrum, unterschiedliche Flüssigkeiten eingesetzt.

Blut. Ist der Patient anämisch oder ist das Volumen der Herz-Lungen-Maschine sehr groß im Vergleich zum Blutvolumen des Patienten (z. B. Kleinkinder), so wird Blut zugesetzt. Hierbei sollte das Blutvolumen im Bypass-System nicht mehr als 30–40% des Blutvolumens des Patienten betragen.

Hämodilution. Meist wird während der extrakorporalen Zirkulation eine Hämodilutionsperfusion durchgeführt. Hämodilution vermindert die *Viskosität* des Blutes und verbessert die Perfusion der Organe, besonders in Hypothermie (Hypothermie steigert die Viskosität). Um eine Verdünnung des Blutes zu erreichen, werden, je nach Herzzentrum, unterschiedliche Flüssigkeiten eingesetzt, z. B.:

Glukose 5%, physiologische Kochsalzlösung, Dextran 40 usw. Praktisch gilt:

> Bei den meisten Patienten kann eine Hämodilutionsperfusion bis zu einem Hämatokrit von etwa 20–25% gefahrlos durchgeführt werden, obwohl hierdurch die Sauerstofftransportkapazität wesentlich eingeschränkt wird.

Die Hämodilution wird vor allem deswegen gut toleriert, weil durch die *induzierte Hypothermie* der Sauerstoffbedarf des Organismus erheblich abnimmt. Bei Normothermie gilt jedoch:

> Wird bei Normothermie die Hämoglobinkonzentration um 50% vermindert, muss das Herzzeitvolumen verdoppelt werden, um die Sauerstoffversorgung der Gewebe aufrechtzuerhalten.

Eine so hohe Pumpleistung wird jedoch während der extrakorporalen Zirkulation nicht angewandt, so dass der Sauerstoffbedarf der Gewebe durch Hypothermie herabgesetzt werden muss.

3.3.2 Blutgerinnung und extrakorporale Zirkulation

Aufhebung der Blutgerinnung

Damit das Blut im System der Herz-Lungen-Maschine nicht gerinnt, muss die Blutgerinnung vor der Kanülierung der großen Gefäße vollständig mit **Heparin** aufgehoben werden. Hierbei gilt:

> Um die Blutgerinnung für die extrakorporale Zirkulation vollständig aufzuheben, werden initial 300 IE/kg Heparin i.v. zugeführt.

Heparin führt zur Bildung eines Thrombin-Antithrombin-III-Komplexes, der Thrombin inaktiviert; außerdem verhindert Heparin die thrombininduzierte Thrombozytenaggregation. Die **Halbwertszeit** von Heparin beträgt etwa *60–90 min*. Sie wird durch **Hypothermie, höhere Dosierung, Niereninsuffizienz** oder **verminderte Leberdurchblutung** verlängert.

Die Reaktion des Gerinnungssystems auf die zugeführte Heparindosis ist großen individuellen Schwankungen unterworfen. Sie wird neben der Körpertemperatur noch von Alter, Muskelmasse und Leberdurchblutung beeinflusst. Daher ist es schwierig, die für jeden Patienten optimale Heparindosis herauszufinden. In der Regel wird daher die Wirksamkeit der Heparindosis mit dem **ACT-Test** (activated coagulation time) kontrolliert. Für den ACT-Test gilt Folgendes:
— Normalwerte 80–100 s,
— angestrebte Werte für den Bypass: 400–600 s.

> **Steuerung der Heparintherapie mit dem ACT-Test:**
> — Kontrollwert unmittelbar vor Bypass-Beginn
> — Zufuhr der Initialdosis von Heparin, z. B. 300 IE/kg über ZVK
> — erneute Kontrolle des ACT-Werts nach 5 min
> — wenn ACT > 400 s: Beginn des Bypass, wenn ACT < 400 s: zusätzliches Heparin
> — alle 30 min erneute ACT-Kontrolle
> — Nachinjektionen von Heparin (nach ca. 60–90 min) mit ⅓–½ der Initialdosis; vor der Nachinjektion ACT-Kontrolle

In der Aufwärmphase ist zu beachten, dass der ACT-Wert durch das Erwärmen um 10–30% verkürzt wird.

Heparinresistenz. Bei einigen Patienten besteht eine Heparinresistenz, so dass höhere Dosen erforderlich sind. Dann wird Heparin so lange nachinjiziert, bis die gewünschte Verlängerung der ACT eintritt. Hierfür können Dosen bis zu 800 IE/kg erforderlich sein.

Heparininduzierte Thrombozytopenie (HIT). Klinisch wichtig ist der Typ II des HIT-Syndroms; er entsteht durch Antikörperbildung gegen einen Heparin-Protein-Komplex. Die Antikörper bewirken eine Agglutination der Thrombozyten mit Thromboembolien, seltener auch Blutungen. Bereits bei Verdacht auf HIT Typ II müssen die Heparintherapie sofort unterbrochen und der Patient mit einem nichtkreuzreagierenden Antikoagulans, z. B. Lepirudin (Refludan), Bivalirudin, Danaparoid (Organ) oder Heparin plus Tirofiban (Aggrastat) weiterbehandelt werden.

Wiederherstellung der Blutgerinnung

Ist die extrakorporale Zirkulation beendet und sind die Kanülen aus den großen Gefäßen entfernt worden, wird die Blutgerinnung durch **Infusion von Protamin** wiederhergestellt.

> Protamin ist der Antagonist von Heparin: 1 ml Protamin neutralisiert 1000 IE Heparin.

Für die Dosierung von Protamin stehen keine festen Richtlinien zur Verfügung, weil die Inaktivierung des Heparins im Organismus variabel verläuft. Bei der oben angegebenen Dosierung erhalten einige Patienten zu viel, andere hingegen zu wenig Protamin. Es gilt:

! Bei Unterdosierung von Protamin sind partielle Thromboplastinzeit (PTT) und Thrombinzeit (TZ) verlängert. Protamin wirkt selbst fibrinpolymerisationshemmend. Daher können bei Überdosierung von Protamin die PTT und die TZ ebenfalls verlängert sein. Fibrinogenmangel oder Fibrinspaltprodukte verlängern jedoch die TZ.

Komplikationen der Protaminzufuhr: Zu rasche Zufuhr von Protamin kann eine Herz-Kreislauf-Depression mit Blutdruckabfall, Tachykardie und Anstieg des linksventrikulären enddiastolischen Drucks hervorrufen. Die Wirkungen sind weniger ausgeprägt, wenn die Substanz langsam infundiert wird.

Heparin-Rebound-Effekt. Hierbei handelt es sich um das Wiederauftreten einer verminderten Gerinnbarkeit des Blutes 1–18 h nach der Antagonisierung von Heparin durch Protamin. Existenz und Mechanismus dieses Effektes sind umstritten.

3.3.3 Hypothermie

Während der extrakorporalen Zirkulation ist der Blutfluss relativ niedrig, so dass die Gefahr einer ungenügenden Sauerstoffversorgung der verschiedenen Organe besteht. Um eine Ischämie bzw. Hypoxie zu vermeiden, muss während der extrakorporalen Zirkulation der Sauerstoffbedarf der Gewebe vermindert werden. Hierfür eignet sich die Unterkühlung des gesamten Organismus, denn es gilt:

! Hypothermie senkt den Stoffwechsel und erhöht die Ischämietoleranz der Organe.

Grundsätzlich kann die Körpertemperatur durch Oberflächenkühlung oder durch innere Kühlung abgesenkt werden. **Innere Abkühlung** über einen in den Kreislauf der Maschine geschalteten Wärmeaustauscher ist heute das Verfahren der Wahl. Hierbei kann der Körper innerhalb sehr kurzer Zeit auf beliebige Temperaturen abgekühlt und wieder erwärmt werden. Die gutdurchbluteten Organe werden rascher abgekühlt und erwärmen sich auch rascher wieder.

Zwischen Abnahme der Körpertemperatur und Abnahme des Gesamtsauerstoffverbrauchs besteht keine lineare Beziehung. Klinisch gelten folgende Anhaltswerte:

Beziehung zwischen Hypothermie und Abnahme des O_2-Verbrauchs:
— 30 °C: Abnahme auf 50% des Ausgangswertes
— 25 °C: Abnahme auf 25%
— 15 °C: Abnahme auf 10%

Neben der Abnahme des Sauerstoffverbrauchs hat die Hypothermie jedoch noch andere Wirkungen auf den Organismus, die klinisch von Bedeutung sein können:
— Die Sauerstoffbindungskurve wird nach links verschoben,
— die Viskosität des Blutes nimmt zu,
— die Gerinnungsaktivität wird vermindert,
— die Löslichkeit der Blutgase und der pH-Wert verändern sich.

Blutgase und pH-Wert. Da in Hypothermie die Löslichkeit der Blutgase zunimmt, fallen $paCO_2$ und paO_2 ab. Der pH-Wert nimmt hingegen aufgrund der geringeren Dissoziation mit fallender Temperatur zu und umgekehrt. Für die Beurteilung der Blutgase in Hypothermie wird die **Alpha-stat-Regulation** empfohlen: Blutgase und pH-Wert werden bei 37 °C gemessen und nicht auf die Körpertemperatur des Patienten korrigiert. Die **unkorrigierten Werte** sollten dann während der Hypothermie im **Normbereich von 37 °C** gehalten werden.

Andere Autoren korrigieren die bei 37 °C gemessenen Werte auf die aktuelle Körpertemperatur **(pH-stat-Regulation)**. Danach kann die bei 37 °C durchgeführte Blutgasanalyse eines auf 25 °C abgekühlten Patienten bei folgenden Werten als „normal" angesehen werden:
— pH 37 °C = 7,2 ↔ pH 25 °C = 7,4.
— $paCO_2$ 37 °C = 75 mmHg ↔ $paCO_2$ 25 °C = 40 mmHg.
— paO_2 37 °C > 140 mmHg ↔ paO_2 25 °C > 25 mmHg.

Solange nicht entschieden werden kann, welche Vorgehensweise die „richtige" ist, sollten zumindest extreme Schwankungen der Blutgas- und pH-Werte vermieden werden. Die Zufuhr von *Puffersubstanzen* während der extrakorporalen Zirkulation ist gewöhnlich nicht indiziert.

Hypothermiegrade. Klinisch können folgende, nicht einheitlich verwendete Hypothermiegrade unterschieden werden:

Hypothermiegrade und tolerierter Kreislaufstillstand:
— leichte Hypothermie: 37–32 °C; Kreislaufstillstand: 4–10 min

- mäßige Hypothermie: 32–28 °C; Kreislaufstillstand: 10–16 min
- tiefe Hypothermie: 28–18 °C; Kreislaufstillstand: 16–60 min
- ausgeprägte Hypothermie: 18–4 °C; Kreislaufstillstand: 60–90 min

Meist wird nur die **mäßige Hypothermie** angewandt, weil hierbei die Komplikationen am geringsten sind. Einige Eingriffe (insbesondere bei kongenitalen Vitien) erfolgen auch in tiefer Hypothermie.

3.3.4 Myokardprotektion

Struktur und Funktion des Myokards werden durch die extrakorporale Zirkulation in hohem Maße gefährdet. Darum muss in dieser Phase eine ausreichende Myokardprotektion durchgeführt werden.

! Myokardschäden entstehen vor allem durch ungenügende Myokardprotektion während der extrakorporalen Zirkulation.

Grundsätzlich führen zwei Mechanismen zu Myokardschäden:
- **Myokardhypoxie** aufgrund eines verminderten Sauerstoffgehaltes im Koronarblut.
- **Myokardischämie** aufgrund einer im Verhältnis zum Bedarf zu niedrigen Koronardurchblutung.

Hierbei scheint die *Myokardischämie* wesentlich gefährlicher zu sein als die Myokardhypoxie.

Myokardischämie und Myokardhypoxie können zu strukturellen Schäden des Myokards und nachfolgenden Störungen der Herzfunktion führen.

! Klinische Manifestationen von Myokardschäden durch ungenügende Myokardprotektion:
- Low-Output-Syndrom,
- anhaltende ventrikuläre Herzrhythmusstörungen,
- ischämische Kontraktur des Myokards („stone heart").

Folgende Faktoren prädisponieren u. a. zu Myokardnekrosen und anhaltenden Funktionsstörungen:
- Kammerflimmern,
- ungenügende Myokardperfusion,
- Überdehnung der Ventrikel,
- Ventrikelkollaps,
- Koronarembolie.

Die **Empfindlichkeit** gegenüber einer ischämischen Schädigung hängt vor allem von folgenden Faktoren ab:
- Funktioneller Schweregrad der Herzerkrankung,
- Ventrikelhypertrophie,
- koronare Herzerkrankung,
- deutliche Ischämie vor Beginn des kardiopulmonalen Bypass.

Für die **Myokardprotektion** werden zwei grundlegende Verfahren angewandt: Myokardhypothermie und Kardioplegie.

Myokardhypothermie hemmt den Abbau energiereicher Phosphate in der Herzmuskelzelle, so dass die Toleranz des Myokards gegenüber einer Ischämie für eine begrenzte Zeit erhöht wird. Als einziges Verfahren der Myokardprotektion reicht jedoch die Hypothermie nicht aus.

Die **Abkühlung des Herzens** wird praktisch durch folgende Maßnahmen erreicht:
- Innere Kühlung durch kaltes Perfusat antegrad per Infusion in die Aortenwurzel oder retrograd über den Koronarsinus,
- direkte Infusion kalter Kardioplegie-Lösung in die Koronarien,
- Übergießen des Herzens mit kalter Elektrolytlösung.

Oft werden diese Verfahren miteinander kombiniert. Das Herz kühlt sich hierbei auf etwa 14–16 °C ab. Zu tiefe Temperaturen können zu Kälteschäden führen.

Kardioplegie ist ein pharmakologisch induzierter **schlaffer Herzstillstand,** durch den die Ischämietoleranz des Myokards weiter gesteigert wird. Kardioplegie wird durch Infusion von **kardioplegischen Lösungen** in den Koronarkreislauf erreicht. Diese Lösungen bewirken eine sofortige und anhaltende Unterbrechung jeglicher elektrischen und mechanischen Aktivität des Herzens. Das Herz wird schlaff, die Operationsbedingungen werden verbessert.

Technisch ist zwischen antegrader und retrograder Kardioplegie zu unterscheiden. Bei der *antegraden* Kardioplegie folgt die Kardioplegie-Lösung dem normalen Blutstrom der Koronararterien, bei der *retrograden* Kardioplegie wird sie retrograd, also gegen den normalen Blutstrom, über eine Kanüle im Koronarsinus infundiert. Die retrograde Kardioplegie wird angewandt, wenn die anterograde Kardioplegie größere Schwierigkeiten bereitet. Allerdings wird die Subendokardregion nicht erreicht, da ihr Blut über die Vv. Thebesii in das Herz gelangt.

Praktisches Vorgehen bei der Kardioplegie:

▼ Nach Beginn des kardiopulmonalen Bypass zunächst Abkühlung des Patienten auf etwa 28 °C;
▼ Danach Abklemmen der Aorta und Infusion von ca. 1 Liter kalter Kardioplegie-Lösung über die Aortenwurzel in den Koronarkreislauf.

▼ Nach Passage des Koronarkreislaufs gelangt die Lösung in den rechten Vorhof, von wo sie über die Kanülen zur Herz-Lungen-Maschine fließt. Mindestinfusionszeit: 8 min. Bei längerer Bypass-Zeit muss die Infusion wiederholt werden.
▼ Am Ende der Operation werden der Patient aufgewärmt und das **Herz mit 10–40 J defibrilliert**, wenn keine Spontandefibrillation auftritt.

Über die optimale Zusammensetzung einer kardioplegischen Lösung besteht keine Einigkeit. Am häufigsten werden **hyperkaliämische Lösungen** angewandt, um einen diastolischen Herzstillstand hervorzurufen.

3.3.5 Spezielle hämatologische Auswirkungen

Da das Patientenblut in der Herz-Lungen-Maschine mit fremden Oberflächen in Kontakt tritt, können Veränderungen der Proteine und der zellulären Bestandteile des Blutes auftreten.

Proteine haften an den Plastikteilen der Herz-Lungen-Maschine und werden denaturiert. An die denaturierte Proteinschicht heften sich Thrombozyten an, so dass ein Verlust von Thrombozyten und Gerinnungsfaktoren eintritt. Allerdings entstehen bei kurzen Bypass-Zeiten Gerinnungsstörungen in erster Linie durch die *Kardiotomiesauger*.

Erythrozyten werden vor allem durch die Sauger geschädigt. Die Schäden reichen von einer verkürzten Überlebenszeit bis zur Zerstörung der Erythrozyten. Eine verkürzte Überlebenszeit der Erythrozyten ist postoperativ erkennbar am **Abfall des Hämatokrits** bei fehlender Blutung.

Die Zerstörung von Erythrozyten führt zur Hämolyse mit Freisetzung von Hämoglobin. Ab einer Hämoglobinkonzentration im Serum von etwa 100 mg/dl tritt eine **Hämoglobinurie** auf.

Thrombozyten. Durch den Kontakt des Blutes mit den fremden Oberflächen fällt die Thrombozytenzahl während der extrakorporalen Zirkulation erheblich ab. **Klinisch gilt:**
— Der Thrombozytenabfall ist am geringsten beim Membran-Oxygenator.
— Die Thrombozytopenie führt nur selten zu einer manifesten Blutung.
— Die Transfusion von Thrombozytenkonzentraten beeinflusst die perioperativen Blutverluste meist nicht und ist darum nicht routinemäßig indiziert.
— Die Zufuhr von Gerinnungsfaktoren ist ebenfalls nicht routinemäßig erforderlich.

3.4 Komplikationen der extrakorporalen Zirkulation

Auftreten und Schweregrad von Komplikationen stehen meist in enger Beziehung zu Dauer der extrakorporalen Zirkulation, Ausmaß vorbestehender Organschädigungen und Grad der operativen Korrigierbarkeit des Herzfehlers. Die wichtigsten Komplikationsmöglichkeiten sind:
— Gerinnungsstörungen,
— Wasser- und Elektrolytstörungen,
— Hyperglykämie,
— Embolien,
— Lungenfunktionsstörungen,
— Nierenfunktionsstörungen,
— neurologische Störungen.

3.4.1 Gerinnungsstörungen

Die meisten perioperativen Blutungskomplikationen sind *chirurgisch* bedingt, es können jedoch auch nichtchirurgisch bedingte Blutungen auftreten. Die wichtigsten **Ursachen** sind:
— **Thrombozytopenie,**
— **ungenügende Antagonisierung von Heparin,**
— Überdosierung von Protamin,
— Mangel an plasmatischen Gerinnungsfaktoren,
— Hyperfibrinolyse,
— vermindertes Plasminogen,
— disseminierte intravasale Gerinnung mit Verbrauchskoagulopathie.

Außerdem ist die Blutungsneigung erhöht bei zyanotischen Herzfehlern, verlängerter Bypasszeit, Verschluss der Ventrikulotomie mit einem Patch.

Therapie

Das Vorgehen bei exzessiven Blutungen nach dem Bypass richtet sich nach den zugrunde liegenden Mechanismen.

> **Vorgehen bei exzessiven Blutungen:**
> — bei operativ bedingten Blutungen: operative Blutstillung
> — bei ungenügender Inaktivierung von Heparin: Zufuhr von Protamin unter ACT-Kontrolle
> — wenn TZ und PTT um mehr als das 1,5fache verlängert: Frischplasma, ca. 15 ml/kg
> — bei Thrombozytopenie von < 100 000/µl mit Blutungen: Thrombozytenkonzentrate
> — bei Fibrinogenmangel < 100 mg/dl: Frischplasma, Fibrinogen
> — bei Fibrinspaltprodukten von > 40 µg/ml: zusätzlich Aminokapronsäure 100–150 mg/kg oder Tranexamsäure 10–20 mg/kg

Aprotinin (Trasylol). Dieser aus Rinderlungen gewonnene Proteaseinhibitor hemmt die Aktivität von Trypsin, Kallikrein, Plasmin, außerdem die Aktivierung von Faktor XIIa des Komplementsystems. In hohen Dosen begünstigt Aprotinin die Blutstillung bei herzchirurgischen Eingriffen; die Abnahme des Transfusionsbedarfs wird mit 30–50% angegeben. Für den blutstillenden Effekt werden mehrere Mechanismen diskutiert: Abnahme der Fibrinolyse, Erhaltung des Thrombozyten-Glykoprotein-Rezeptors Ib oder Blockierung eines durch Plasmin vermittelten Thrombozytendefekts.

Die Eliminationshalbwertszeit von Aprotinin beträgt 7 h.

> **Aprotinin: Dosierungsempfehlung für Erwachsene:**
> 2 Mio. KIE (Kallikrein-Inaktivator-Einheiten) per Infusion über ca. 20 min mit Beginn der Narkoseeinleitung, danach 500 000 KIE/h sowie 2 Mio. KIE in das Füllvolumen der Herz-Lungen-Maschine

Aprotinin kann allergische Reaktionen hervorrufen (Häufigkeit < 5%), gelegentlich auch eine gesteigerte Gerinnung. Hohe Dosen verlängern den ACT-Wert. Neue Untersuchungen (Mangano 2006) zeigen, dass Aprotinin dosisabhängig die Morbidität und Letalität kardiochirurgischer Patienten erhöhen kann. Spezifische kardiovaskuläre Komplikationen sind:
— Akutes Nierenversagen,
— Myokardinfarkt, Herzinsuffizienz,
— Schlaganfall, Enzephalopathie.

Der Einsatz von Aprotinin sollte daher sorgfältig abgewogen werden. Die alternativ verwendbaren synthetischen Antifibrinolytika sollen nicht vermehrt zu den beschriebenen Komplikationen führen, sind aber weniger wirksam als Aprotinin.

Synthetische Antifibrinolytika. Diese Substanzen, wie z. B. ε-Aminokapronsäure oder Tranexamsäure (Zyklokapron, Ugurol) binden sich an Plasminogen und Plasmin und verhindern auf diese Weise eine Bindung zwischen Plasmin und Fibrinogen. Da bei herzchirurgischen Eingriffen die Fibrinbildung in wechselndem Ausmaß mit einer Aktivierung der Fibrinolyse einhergeht, wurden schon frühzeitig Antifibrinolytika eingesetzt, um einen hämostyptischen Effekt zu erreichen. Die prophylaktische Zufuhr von Antifibrinolytika bei Herzoperationen vermindert die Blutverluste und auch den Bedarf an Bluttransfusionen. Die Thrombozytenfunktion soll aufgrund der Plasminhemmung ebenfalls günstig beeinflusst werden.

> **Dosierung von Antifibrinolytika:**
> initial 100–150 mg/kg ε-Aminokapronsäure oder 10 mg/kg Tranexamsäure, danach kontinuierliche Infusion mit 1/10 der initialen Dosis pro Stunde.

Bei Blutungen aus dem oberen Gastrointestinaltrakt und bei DIC darf die Substanz nicht zugeführt werden.

Desmopressin (Minirin). Dieses Vasopressin-Analogon wirkt antidiuretisch und blutstillend. Die prokoagulatorische Wirkung beruht auf der Freisetzung von Mediatoren des Gerinnungssystems aus dem Gefäßendothel. Nützlich ist dieser Effekt bei urämischen Blutungen, Leberzirrhose, Aspirintherapie und bestimmten, seltenen Thrombozytenerkrankungen. Für Herzoperationen konnte keine günstige Wirkung auf die Blutstillung nachgewiesen werden. Daher sollte die Substanz nur bei Patienten mit den beschriebenen Risikofaktoren eingesetzt werden.

> **Dosierung von Desmopressin bei Herzoperationen:**
> 0,3 μg/kg über 20 min i.v.

Bei zu rascher Injektion kann der Blutdruck abfallen.

3.4.2 Wasser- und Elektrolytstörungen

Hyponatriämie entsteht durch die Hämodilution. Eine Therapie ist erst bei Werten unter 120 mval/l erforderlich.

Hypokaliämie wird häufig nach dem Bypass beobachtet. Diese Störung ist besonders beim digitalisierten Patienten gefährlich und muss umgehend korrigiert werden.

Hypokalzämie tritt ebenfalls häufig während und nach dem Bypass auf. Ein normaler Kalziumspiegel ist für die Myokardfunktion von großer Bedeutung.

Polyurie entsteht besonders dann, wenn die Herz-Lungen-Maschine mit Glukose-Lösungen gefüllt wurde. Überdosierung von Diuretika kann ebenfalls eine massive Polyurie auslösen.

Der kolloidosmotische Druck fällt während der extrakorporalen Zirkulation durch Hämodilution und Hypothermie ab, normalisiert sich jedoch meist innerhalb von 90 min nach Beendigung des Bypass wieder.

3.4.3 Hyperglykämie

Während der extrakorporalen Zirkulation tritt nicht selten eine Hyperglykämie auf, die eine osmotische

3.4.4 Embolien

Während der extrakorporalen Zirkulation können Embolien durch Luft, Aggregate von Blutbestandteilen, Fett, Gewebe aus Operationstüchern, Prothesenmaterial oder Kalk auftreten. Es gilt:

! Die Luftembolie ist eine typische Komplikation des Bubble-Oxygenators, besonders wenn hohe Sauerstoffpartialdrücke angewandt werden.

Eine Luftembolie droht auch bei Unterbrechung des venösen Rückstroms zum Oxygenator, weil sich das Reservoir der Maschine rasch entleert und große Mengen Luft über die arterielle Kanüle in den Patienten gepumpt werden. Um Luftembolien zu verhindern, ist jede Herz-Lungen-Maschine mit Luftfallen, Bläschendetektoren usw. ausgestattet.

3.4.5 Respiratorische Störungen

Störungen der Atemfunktion treten nach Operationen mit der Herz-Lungen-Maschine häufiger auf als nach anderen großen Eingriffen. Wenige Stunden nach dem Bypass findet sich in den Lungen ein interstitielles Ödem mit gestauten Lungenkapillaren. Bei den meisten Patienten treten **postoperative Störungen der Lungenfunktion** auf, die sich in folgender Weise manifestieren:
— Gesteigerte Atemarbeit,
— Hypoxie bei Atmung von Raumluft,
— gesteigerte Flüssigkeitssekretion im Tracheobronchialsystem,
— erhöhter intrapulmonaler Rechts-links-Shunt durch venöse Beimischung und Alveolarkollaps,
— Störungen der Atemmechanik durch Zunahme des extravasalen Lungenwassers.

3.4.6 Nierenfunktionsstörungen

Zwar beeinträchtigt die extrakorporale Zirkulation die Nierenfunktion erheblich; nach Wiederaufnahme der spontanen Herzaktion tritt jedoch zumeist rasch eine Normalisierung ein. Ein **postoperatives Nierenversagen** durch unzureichenden kardiopulmonalen Bypass scheint selten zu sein.

3.4.7 Neurologische Störungen

Neurologische Schäden durch extrakorporale Zirkulation treten bei ca. 2% aller Koronarbypass-Operationen, hingegen bei 7–13% der intrakardialen Eingriffe auf. Die Störungen manifestieren sich in folgender Weise:
— Verzögertes Erwachen nach der Operation,
— Verwirrtheit und Desorientiertheit,
— vorübergehende Persönlichkeitsveränderungen,
— fokale neurologische Ausfälle,
— Schlaganfall: 3–5%,
— irreversibles Koma.

Vorübergehende neuropsychologische Störungen treten bei etwa 50% aller Patienten nach HLM-Operationen auf. Besonders gefährdet sind Patienten mit vorbestehenden Erkrankungen der Hirngefäße, der großen zuführenden extrakraniellen Arterien (z. B. Karotisstenose) oder der Aorta.

Ursachen: Zu den häufigsten Ursachen neurologischer Störungen gehören Embolisierungen der Hirngefäße, besonders die **Luftembolie**. Andere Ursachen sind:
— Ungenügende Kühlung des Gehirns oder zu rasche Erwärmung nach hypothermem Bypass,
— globale Hirnischämie, z. B. durch Herzstillstand, Oxygenator-Ausfall, schwere beidseitige Karotisstenosen.

3.4.8 Psychische und psychiatrische Störungen

Sie treten nach Herzoperationen häufig auf und manifestieren sich u. a. als:
— Affektive Veränderungen,
— Verwirrtheit,
— Schlaflosigkeit,
— Unruhe, Agitiertheit, Delir,
— Depressionen.

3.5 Bypass-Arten

3.5.1 Totaler Bypass

Beim totalen Herz-Lungen-Bypass fließt das gesamte Blut passiv aus den zentralen Venen in die Herz-Lungen-Maschine und wird von dort, nach Oxygenierung und Elimination von CO_2, in eine große Arterie des Körpers (Aorta oder A. femoralis) zurückgepumpt. Herz und Lungen sind beide vollständig aus der normalen Zirkulation ausgeschaltet (▶ Abb. 46-2a).

Drainage des venösen Blutes. Hierbei sind 3 Verfahren gebräuchlich:
— Einführung von 2 Kanülen über den rechten Vorhof in die untere und obere Hohlvene (bikavaler Zugang) für alle Operationen, bei denen das rechte Herz eröffnet wird,

46 Herzchirurgie

— Einführung einer Zweistulpenkanüle, deren offene Spitze in der oberen Hohlvene und deren 2. Öffnung im rechten Vorhof liegt (kavoatrialer Zugang),
— Einführen von 1 Kanüle in den rechten Vorhof (singulärer atrialer Zugang); bevorzugt bei ACB-Operationen und beim Aortenklappenersatz.

Arterieller Einstrom. Die Zufuhr des in der Herz-Lungen-Maschine arterialisierten Blutes erfolgt in der Regel über eine 1–2 cm in die Aorta ascendens eingeführte und mit einer Tabaksbeutelnaht fixierte High-Flow-Kanüle (Durchmesser ca. 8 mm), ausnahmsweise auch retrograd über die A. femoralis, z. B. bei Aneurysmen der Aorta ascendens oder wenn die Kanülierung der Aorta nicht gelingt. In extremen Fällen kann auch die A. subclavia kanüliert werden (jedoch: Gefahr der Hirnischämie oder Ischämie der oberen Extremität).

Der Bypass ist total, sobald die Bänder um die beiden Hohlvenen-Kanülen fest angezogen sind, denn nun kann kein Blut mehr in den rechten Vorhof einströmen. Das gesamte Blut aus den beiden Hohlvenen fließt jetzt aufgrund der Schwerkraft in den Oxygenator der Herz-Lungen-Maschine und wird nach dem Gasaustausch in den Patienten zurückgepumpt. Eine kleine Blutmenge strömt jedoch auch während des totalen Bypass über die Vv. Thebesii und periphere Bronchialvenen (via Lungenvenen) in das linke Herz und muss abgesaugt werden, damit sich das Herz nicht überdehnt.

> Eine Beatmung der Lungen ist während des totalen Bypass nicht erforderlich.

3.5.2 Partieller Bypass

Beim partiellen Bypass ist die Kanülierung, wie oben beschrieben, erfolgt, die Bänder um die beiden Hohlvenen sind jedoch noch nicht fest angezogen, so dass ein Teil des venösen Blutes des Weiteren über den rechten Vorhof in den rechten Ventrikel und von dort in den Lungenkreislauf und anschließend in den linken Ventrikel gelangen kann. **Dieser Teil des Blutes wird vom Herzen in den Körperkreislauf gepumpt,** der restliche Anteil strömt durch die Hohlvenenkanülen zur Herz-Lungen-Maschine und wird von dort nach dem Gasaustausch in den Körper zurückgepumpt (▶ Abb. 46-2b).

> Während des partiellen Bypass müssen die Lungen weiter beatmet werden, um das in den Lungenkreislauf gelangende Blut zu arterialisieren. Lachgas wird in dieser Phase nicht zugeführt.

Der partielle Bypass ist eine *Übergangsphase* von jeweils wenigen Minuten vor Beginn und nach Be-

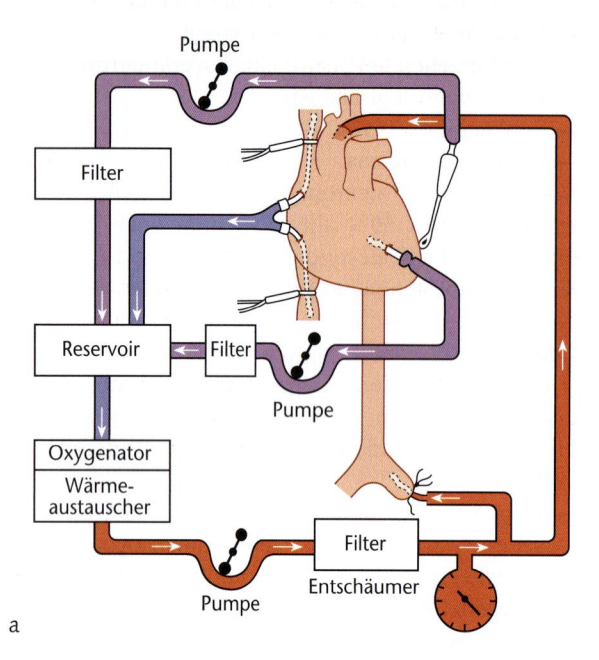

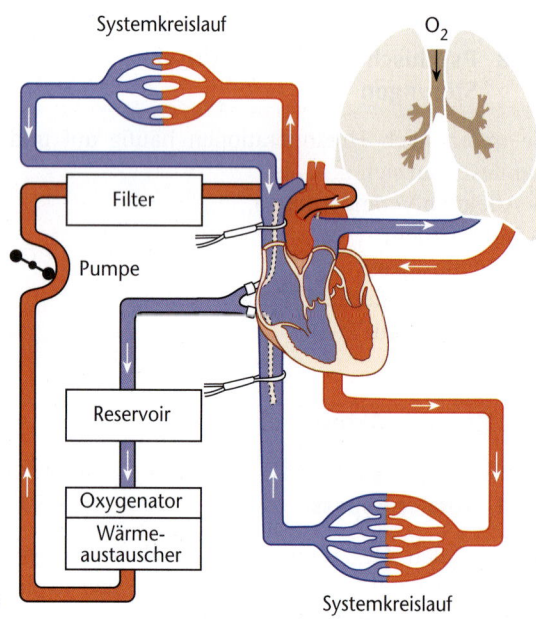

Abb. 46-2a und b Schema der extrakorporalen Zirkulation.
a) Totaler Bypass: Das gesamte Blut fließt aus den zentralen Venen in die Herz-Lungen-Maschine und wird von dort nach der Oxygenierung und Elimination von CO_2 in eine große Arterie des Körpers (Aorta oder A. femoralis) zurückgepumpt. Herz und Lungen sind vollständig aus der normalen Zirkulation ausgeschaltet.
b) Partieller Bypass: Die Bänder um die beiden Hohlvenenkanülen sind noch nicht fest angeschlungen, so dass ein Teil des venösen Blutes des Weiteren in das schlagende Herz einströmen kann, während der restliche Anteil in die Herz-Lungen-Maschine fließt und dort nach dem Gasaustausch in den Körper zurückgepumpt wird.

endigung des totalen Bypass. Daneben kann der partielle Bypass unmittelbar nach dem operativen Eingriff zur Unterstützung des Herzens beim **Low-Output-Syndrom** eingesetzt werden.

3.5.3 Linker atriofemoraler Bypass

Diese Art des Bypass wird bei Operationen an der *Aorta descendens* eingesetzt, um während der Abklemmphase der Aorta die Durchblutung der Nieren und des Rückenmarks aufrechtzuerhalten. Hierzu wird arterielles Blut aus dem linken Vorhof entnommen und über eine Kanüle in der *A. femoralis* dem Aortenanteil *unterhalb* der Klemme zugeführt. Die obere Körperhälfte wird des Weiteren durch das schlagende Herz durchblutet.

3.5.4 Femorofemoraler Bypass

Dieser Bypass wird bei Operationen an der *Aorta ascendens* eingesetzt. Hierzu werden Katheter in die *A. und V. femoralis* eingeführt. Das Blut aus der V. femoralis wird in den Oxygenator geleitet und nach dem Gasaustausch über die A. femoralis in die Aorta *unterhalb* der Klemme zurückgepumpt.

3.5.5 Linksherz-Bypass

Bei diesem Verfahren wird das in der Lunge des Patienten arterialisierte Blut am Einstrom in das linke Herz gehindert und stattdessen in ein Reservoir geleitet und von dort in das arterielle System gepumpt. Das rechte Herz behält seine Pumpfunktion bei.

3.5.6 Rechtsherz-Bypass

Bei dieser Methode wird das venöse Blut am Einstrom in das rechte Herz gehindert und stattdessen in die Pulmonalarterie gepumpt, von wo es seinen normalen Weg fließt. Die Pumpfunktion des linken Herzens bleibt erhalten.

4 Allgemeines Vorgehen bei der Narkose

Operationen mit der Herz-Lungen-Maschine werden in *Rückenlage* des Patienten durchgeführt; der Zugang zum Herzen erfolgt über eine **mediane Sternotomie.** Unabhängig vom Eingriff kann bei der Narkose nach den unten beschriebenen allgemeinen Richtlinien vorgegangen werden, wobei Opioide die Basissubstanzen bei jedem herzchirurgischen Eingriff sind und Inhalationsanästhetika bei Bedarf als Supplemente eingesetzt werden.

4.1 Vor der Narkoseeinleitung

- Sofort nach Ankunft des Patienten im Einleitungsraum:
  — EKG-Monitor anschließen,
  — Blutdruckmanschette anlegen,
  — Blutdruck und Herzfrequenz messen.
- Danach großlumige Venenkanüle legen und Infusionslösung anschließen.
- Bei **hohem Blutdruck und/oder Tachykardie** durch Angst und Aufregung: Sedativum oder Neuroleptikum injizieren, z. B. **Midazolam.** Diese Substanzen müssen immer nach Wirkung, niemals schematisch dosiert werden.
- Bei **pektanginösen Beschwerden:** *Nitroglyzerin*-Spray oder -Kapseln und Sedierung.
- **Arterielle Kanüle, 20 oder 18 G,** in die A. radialis einführen und Druckaufnehmer anschließen.

4.2 Narkoseeinleitung

Die Narkose sollte *immer zu zweit* eingeleitet werden. Ein Anästhesist injiziert die Medikamente und überwacht die Herz-Kreislauf-Funktion, der andere präoxygeniert den Patienten, sichert die Atemwege und unterstützt die Atmung des Patienten bis zur endotrachealen Intubation.

! Bei der Narkoseeinleitung des Herzkranken müssen alle Medikamente langsam injiziert und nach Wirkung dosiert werden. Das Körpergewicht dient nur als grober Anhaltspunkt.

Um eine für die **endotracheale Intubation** ausreichende Narkosetiefe zu erreichen, ist meist eine Kombination mehrerer Substanzen erforderlich. Hierbei können verschiedene Verfahren mit gleich gutem Erfolg angewandt werden. Das nachfolgend beschriebene Vorgehen, das postoperativ eine rasche Extubation („fast track") ermöglicht, soll nur als Beispiel dienen.

- Erste Gabe des Antibiotikums.
- Sauerstoffvoratmung für 3–5 min über eine dicht aufgesetzte Maske.
- Dabei bereits Anschluss eines Perfusors mit z. B. Remifentanil, initial 0,5 μg/kg/min (bei älteren oder schwer kranken Patienten Dosisreduktion); evtl. Injektion einer kleinen Dosis eines ND-Muskelrelaxans zur Abschwächung der Thoraxrigidität. Alternative: Sufentanil fraktioniert, ca. 30–50 μg.
- Bei Wirkungseintritt von Remifentanil bzw. Sufentanil: Injektion des Einleitungshypnotikums, z. B. Etomidat, 0,2–0,3 mg/kg. Meist kann gleich-

zeitig die Remifentanildosis auf die Hälfte bis ein Drittel reduziert und so ein stärkerer Blutdruckabfall verhindert werden.
- Kontrollierte Ventilation über die Maske. Bei sicherer Beatmung: Injektion eines ND-Muskelrelaxans in Intubationsdosis, z. B. Rocuronium, 0,6 mg/kg.
- Danach Laryngoskopie und bei Bedarf Oberflächenanästhesie von Larynx und Trachea mit Lidocain-Spray. Diese Maßnahme ist allerdings bei Verwendung von Remifentanil meist nicht erforderlich.
- Reagiert der Patient auf die Laryngoskopie nicht mit Blutdruckanstieg, so kann die orotracheale Intubation durchgeführt werden. Die nasale Intubation sollte wegen der Blutungsgefahr nur bei ausgewählten Patienten erfolgen.
- 3-Lumen-Katheter über die rechte Vena jugularis interna einführen.
- Bei Bedarf Pulmonaliskatheter oder nur Schleuse, ebenfalls über die rechte V. jugularis interna.
- 1 weitere großlumige Venenkanüle einführen.
- Blasenkatheter und Thermosonden, evtl. Magensonde legen.
- Patienten für die mediane Sternotomie lagern.
- Propofolperfusor anschließen: Eine Dosierung von 2–3 mg/kg/h reicht bei den meisten Patienten für die Hypnose aus.

Nach Abschluss der Stimulationen sinkt der Anästhetikabedarf des Patienten zunächst ab, so dass sehr leicht **Blutdruckabfälle** durch die injizierten Pharmaka auftreten können. Um eine Hypotension zu vermeiden, werden Inhalationsanästhetika und Vasodilatatoren zunächst reduziert.

Leichte Blutdruckabfälle werden initial mit Kopf-Tieflagerung bzw. Bein-Hochlagerung behandelt. Spricht der Patient hierauf nicht ausreichend an, so werden vorsichtig *Vasopressoren* titrierend infundiert. Hierbei muss beachtet werden:

⚡ Überdosierung von Vasopressoren kann zu exzessiven Blutdruckanstiegen führen.

Inotrope Substanzen werden infundiert, wenn der Blutdruckabfall durch eine Beeinträchtigung der Myokardkontraktilität hervorgerufen wurde.

4.3 Narkoseführung bis zum kardiopulmonalen Bypass

— Die Narkose kann mit Remifentanil und Propofol oder mit Sufentanil und Propofol als TIVA fortgesetzt werden. Bei stärkerer Stimulation, z. B. bei Sternotomie, muss die Remifentanildosis meist auf ca. 0,5 µg/kg/min erhöht werden, während die Propofoldosis von 2–3 mg/kg/h beibehalten werden kann. Bei der Kombination von Propofol mit Sufentanil reicht zumeist eine Dosierung von 1–2 µg Sufentanil/h und 2–3 µg/kg/h Propofol aus. Die Zufuhr von Lachgas ist nicht erforderlich, reduziert aber den Bedarf der anderen Substanzen. Bei eingeschränkter Ventrikelfunktion oder pulmonaler Hypertonie sollte auf die Zufuhr von Lachgas ganz verzichtet werden.
— Die Muskelrelaxierung kann mit Rocuronium fortgesetzt werden.
— Der **Volumen-Erhaltungsbedarf** beträgt etwa 3–4 ml/kg/h Elektrolytlösung.
— Bei der Narkosebeatmung wird **Normoventilation** angestrebt. Die arteriellen Blutgase müssen hierzu frühzeitig kontrolliert werden.

Praktisch muss beachtet werden:
— Die **stärksten chirurgischen Reize** sind Hautinzision, Sternotomie und Präparation der großen Gefäße. In dieser Phase ist der Anästhetikabedarf am größten.
— **Blutdruckanstieg und/oder Tachykardie** steigern den Sauerstoffverbrauch des Myokards und müssen vermieden werden.
— Bei der Kombination von Remifentanil mit Propofol kann zumeist eine ausreichende kardiovaskuläre Stabilität selbst bei stärksten chirurgischen Reizen erreicht werden, nicht immer hingegen bei Verwendung von Fentanyl oder Sufentanil. Lässt sich mit dieser Kombination keine ausreichende Kontrolle von Blutdruck und/oder Herzfrequenz erzielen, so können Vasodilatatoren, kurz wirkende β-Rezeptoren-Blocker (z. B. Esmolol) oder Inhalationsanästhetika eingesetzt werden.

Checkliste vor Beginn des Bypass:
— Narkosetiefe und Relaxierungsgrad überprüft?
— Heparin gegeben? Wirksamkeit mit ACT-Test überprüft?
— Aortenkanüle luftleer? Keine Dissektion? Korrekte Lage?
— Venöse Kanüle: keine Obstruktion der oberen und unteren Hohlvenen?
— Pulmonaliskatheter 3–5 cm zurückgezogen?
— Alle Überwachungsgeräte in Funktion?
— Zusätzliche Medikamente erforderlich?
— Gesicht, Pupillen und Hals inspiziert?

4.4 Anschluss des Patienten an die Herz-Lungen-Maschine

Nach Eröffnung des Perikards schlingt der Operateur die obere und untere Hohlvene an. Danach werden **300 IE/kg Heparin** in einen zentralen Venenkatheter injiziert. Nun führt der Operateur über je eine Inzision im rechten Vorhof eine Kanüle in die obere und untere Hohlvene oder lediglich einen Vorhofschlauch ein. Aus diesen Kanülen fließt später das Blut in die Herz-Lungen-Maschine. Anschließend wird die *Aorta ascendens* kanüliert. Über diese Kanüle wird später das in der Herz-Lungen-Maschine oxygenierte Blut in den Körper zurückgepumpt.

Nach Abschluss aller Kanülierungen beginnt die extrakorporale Zirkulation zunächst mit dem *partiellen* Bypass.

Der Patient befindet sich am partiellen Bypass:

- Lachgaszufuhr unterbrechen und Patienten mit 100% Sauerstoff beatmen.
- Die Narkose während des Bypass kann z. B. als TIVA mit Remifentanil/Propofol über Perfusor aufrechterhalten werden.
- Patienten **ausreichend nachrelaxieren**, z. B. mit 50 mg Rocuronium, um spontane Atembewegungen zu verhindern (Gefahr der Luftembolie).

Wurde Lachgas zugeführt, sollte der partielle Bypass *mindestens 3 min dauern*. In dieser Phase kann der linke Ventrikel mit einem Vent kanüliert und außerdem mit der Abkühlung des Patienten begonnen werden.

Nach einigen Minuten wird auf den **totalen Bypass** übergegangen. Der Bypass ist total, wenn die Bänder um die beiden Hohlvenen fest angezogen sind. Die Anweisung des Operateurs lautet hierzu: „Untere Hohlvene zu, obere Hohlvene zu, totaler Bypass!"

Der Patient befindet sich am totalen Bypass:

- Beatmung abstellen; wenn gewünscht, Lunge mit einem Druck von etwa 5 cmH$_2$O gebläht halten.
- Infusionen ebenfalls abstellen. Der Volumenersatz und die Medikamentenzufuhr erfolgen direkt über die Herz-Lungen-Maschine.
- Pupillengröße, Perfusionsdruck und zentralen Venendruck kontrollieren.

Nach Platzierung des Vent und Abkühlung des Blutes beginnt das Herz meist spontan zu flimmern, spätestens jedoch beim Übergießen mit kalter Ringerlösung. Die Aorta wird abgeklemmt („Aorta zu") und Kardioplegie-Lösung in die Aortenwurzel infundiert.

> **Checkliste für die Bypassphase:**
> — **arterieller Einstrom:**
> — Wird das Blut im Oxygenator ausreichend oxygeniert?
> — Gibt es Hinweise auf Fehllagen der Aortenkanüle (einseitige Gesichtsschwellung oder Unterschiede der Gesichtsfarbe)?
> — Gibt es Hinweise auf eine Aortendissektion?
> — Ist der arterielle Blutdruck anhaltend niedrig?
> — Ist der arterielle Einstrom zu hoch?
> — Fällt der Perfusatspiegel im Reservoir/Oxygenator?
> — Ist der arterielle Blutdruck anhaltend hoch?
> — **venöser Ausstrom:**
> — ausreichende Drainage des venösen Blutes oder Hinweise auf Obstruktion der Kanüle?
> — Gesicht verschwollen oder Gesichtsfarbe verändert?
> — **totaler Bypass:**
> — Beatmung eingestellt?
> — Zufuhr von Medikamenten und Infusionen unterbrochen?

4.5 Überwachung während der extrakorporalen Zirkulation

EKG. Der EKG-Monitor weist während der extrakorpalen Zirkulation folgendes Bild auf:
- Asystolie bei Kardioplegie,
- Kammerflimmern bei Hypothermie und erhaltener Koronardurchblutung,
- R-S-R bei Operationen in Normothermie am schlagenden Herzen. Hierbei muss auf **Ischämiezeichen** oder **Störungen der Erregungsleitung** geachtet werden.

Temperatur. Im Blut, rektal und ösophageal.

Arterieller Perfusionsdruck. Dies ist der wichtigste hämodynamische Parameter während der extrakorporalen Zirkulation.

> Der Perfusionsdruck bzw. mittlere arterielle Druck soll während der extrakorporalen Zirkulation zwischen 60 und 100 mmHg liegen.

Hierbei ist folgende Beziehung wichtig:

mittlerer arterieller Druck =
Herzzeitvolumen × peripherer Widerstand

Das Herzzeitvolumen ist durch die Herz-Lungen-Maschine vorgegeben. Daher verändert sich der mittlere arterielle Druck direkt mit dem totalen peripheren Widerstand. Der mittlere arterielle Druck kann durch Pharmaka, die den peripheren Widerstand beeinflussen, verändert werden.

Der Perfusionsdruck ist zu hoch, d. h. über 100 mmHg:
— Narkose vertiefen.
— Wenn Narkose ausreichend tief: Vasodilatator über die Herz-Lungen-Maschine zuführen.

Der Perfusionsdruck ist zu niedrig, d. h. unter 60 mmHg:
— Noradrenalin über die Herz-Lungen-Maschine zuführen. Hierbei ist jedoch zu beachten, dass in tiefer Hypothermie niedrigere Perfusionsdrücke toleriert werden.

Zentraler Venendruck. Er wird in der oberen Hohlvene gemessen. Hierbei muss der Katheter oberhalb der oberen Hohlvenenkanüle liegen.
Bei **Abflussbehinderungen** in der oberen Körperhälfte steigt der zentrale Venendruck an **(Gefahr des Hirnödems!).**
Bei gutem venösen Rückfluss in die Herz-Lungen-Maschine ist der Venendruck 0 oder sehr niedrig.

Pulmonalarteriendruck, Wedge-Druck und linker Vorhofdruck sollten während der extrakorporalen Zirkulation ebenfalls 0 sein. Anstieg der Drücke weist auf eine Überdehnung des linken Ventrikels bei ungenügender Vent-Funktion hin.

„Herzzeitvolumen" bzw. Pumpleistung:

> Die Pumpleistung der Herz-Lungen-Maschine wird während des totalen Bypass zwischen 2,2 und 2,5 l/min/m² gehalten. Hierbei kann die Pumpleistung, je nach Körpertemperatur, um 20% variiert werden.

Bei **Aorteninsuffizienz** muss der Fluss erhöht werden, wenn die Aorta nicht abgeklemmt ist.

Urinausscheidung. Sie soll bei ausreichender Perfusion 1 ml/kg/h betragen. Häufige Ursachen einer **Oligurie** am Bypass sind:
— Zu niedriger Blutfluss der Herz-Lungen-Maschine,
— verstopfter Blasenkatheter,
— zu niedriger Perfusionsdruck,
— Hypovolämie,
— Obstruktion der unteren Hohlvene,
— tiefe Hypothermie,
— nichtpulsatiler Blutfluss.

Behandlung, je nach Ursache:
— Obstruktion des Blasenkatheters beseitigen,
— Pumpleistung erhöhen,
— Hypovolämie korrigieren,
— Perfusionsdruck steigern,
— Diuretika, z. B. **Furosemid** (Lasix), zunächst 20–40 mg i.v.

Laborwerte während des Bypass. Während der extrakorporalen Zirkulation werden etwa 5 min nach Beginn des Bypass sowie alle 15–30 min während des Bypass und etwa 5 min nach Abgehen von der Herz-Lungen-Maschine folgende Laborwerte bestimmt:
— Arterielle und venöse Blutgase,
— Säure-Basen-Parameter,
— ACT-Test,
— Hämatokrit,
— Hämoglobin,
— Serumelektrolyte,
— Blutzucker.

> Während der extrakorporalen Zirkulation sollten folgende nicht temperaturkorrigierte Werte eingehalten werden:
> — paO_2: 100–150 mmHg
> — $paCO_2$: 35–45 mmHg
> — pvO_2: 40–45 mmHg
> — pH-Wert: 7,35–7,45
> — Hämatokrit: 20–30%
> — Serumelektrolyte im Normbereich
> — Blutzucker unter 250 mg/dl

Metabolische Azidosen während der extrakorporalen Zirkulation sind meist durch *ungenügende Perfusion* bedingt. Sie werden durch Verbesserung der Perfusion (Erhöhung des Perfusionsdrucks oder der Pumpleistung) behandelt.
Meist besteht eine Basenabweichung von –3 bis –5 mval/l, die keiner Korrektur bedarf.

Die **Kontrolle der Blutgerinnung** während des Bypass erfolgt derzeit mit dem ACT-Test. Angestrebt wird ein Wert von 400–600 s.

4.6 Narkose während des Bypass

Die Narkose kann während des normothermen Bypass mit verschiedenen Verfahren aufrechterhalten werden, z. B.:
— Remifentanil in Kombination mit Propofol,
— Fentanyl oder Sufentanil in Kombination mit Propofol oder Midazolam;
Dosierung nach Wirkung.

4 Allgemeines Vorgehen bei der Narkose

Hierbei ist Folgendes zu beachten: Mit zunehmender Hypothermie nimmt der Bedarf an Anästhetika und Sedativa ab; in tiefer Hypothermie sind keinerlei Medikamente mehr erforderlich.

4.7 Abgehen vom kardiopulmonalen Bypass

Vor Abgehen von der Herz-Lungen-Maschine müssen folgende Maßnahmen durchgeführt werden:

- Rektaltemperatur auf über 35°C anheben.
- Hämatokrit > 20–25%.
- Blutgase, Säure-Basen-Parameter und Serumkalzium normalisieren.
- Serumkalium auf über 4 mval/l anheben.
- Ionisiertes Kalzium im Serum normalisieren.
- Kalkulierte Protamindosis zur Infusion vorbereiten.
- Kardiovaskuläre Medikamente, Blutkonserven, Frischplasma und evtl. Thrombozytenkonzentrate bereithalten.
- Narkose ausreichend tief halten.
- Pupillenweite kontrollieren.

Beginnt das Herz nach dem Aufwärmen nicht spontan zu entflimmern, so wird es mit **10–15 J intern defibrilliert.**

Nach Ausgleich der oben angeführten Faktoren sowie Entlüftung von Herzkammern, Aortenwurzel und Koronartransplantaten kann mit der Entwöhnung vom kardiopulmonalen Bypass begonnen werden. Der Entwöhnungsvorgang dauert meist einige Minuten, bei sehr schlechter Herzfunktion gelegentlich auch mehrere Stunden.

Partieller Bypass. Der Entwöhnungsvorgang beginnt bei Verwendung von 2 V.-cava-Kanülen mit dem partiellen Bypass:

- Patienten mit 100% Sauerstoff beatmen.
- Belüftung beider Lungen kontrollieren.
- Höhe des Beatmungsdrucks überprüfen.
- Nach Entfernen der Kanülen Blutgerinnung mit **Protamin** wiederherstellen. *Faustregel:* 1 ml Protamin neutralisiert 1000 IE Heparin. Meist sind zur Antagonisierung **100–130% Protamin** erforderlich; 130% sollten jedoch nicht überschritten werden. Die errechnete Menge sollte wegen der kardiovaskulären Wirkungen *langsam infundiert* und nicht injiziert werden; Infusionszeit: mindestens 15 min, Kontrolle mit ACT-Test.

4.8 Schwierigkeiten bei der Entwöhnung

Bei den meisten Patienten verläuft die Entwöhnung vom kardiopulmonalen Bypass ohne wesentliche Schwierigkeiten. Komplikationen sind jedoch besonders dann zu erwarten, wenn die Herz-Kreislauf-Funktion bereits präoperativ stark eingeschränkt war.

Daneben kommen auch noch andere Ursachen in Frage, z. B.:
- Hyperkaliämie,
- Hypothermie,
- schlechte Ventrikelfunktion,
- Hypovolämie,
- schlechte Ventrikelfunktion durch Myokardischämie,
- verschiedene Formen des Herzblocks,
- andere Arrhythmien,
- Luft in den Koronarien,
- perioperativer Myokardinfarkt.

Kann der Patient nicht entwöhnt werden, wird das Herz durch Fortsetzung des partiellen Bypass (wenn erforderlich für einige Stunden) entlastet.

Behandlung spezieller Schwierigkeiten bei der Entwöhnung:

- **rezidivierendes Kammerflimmern oder ventrikuläre Tachykardie:**
  - interne Defibrillation mit 10–60 J
  - Blutgase, Säure-Basen-Status und Elektrolyte (Kalium!) korrigieren
  - Lidocain (Xylocain) 1–2 mg/kg KG, danach ggf. Dauerinfusion
  - Propranolol (Dociton) oder Pindolol (Visken) in niedriger Dosis
  - Amiodaron
- **supraventrikuläre Tachykardien:**
  - Hypothermie korrigieren
  - Säure-Basen-Haushalt normalisieren
  - Kardioversion 10 J
  - Vorhofschrittmacher
  - Esmolol
  - Digitalis
  - Verapamil (Isoptin)
- **Herzblock oder Asystolie kardioplegisch bedingt:**
  - Kalzium i.v.
  - Natriumbikarbonat ca. 50 mmol
  - Glukose-Insulin, z. B. Glucose 40% + 10 IE Altinsulin
  - Herzschrittmacher
- **Herzblock oder Asystolie anatomisch oder physiologisch bedingt:**

- Adrenalin 1–10 µg/min
- Atropin 1–2 mg
- Schrittmacher
— arterieller Blutdruck (systolisch) < 90 mmHg, linker Vorhofdruck < 10 mmHg:
  - linken Vorhofdruck durch Volumenzufuhr auf 12–18 mmHg erhöhen (Starling-Kurve!)
— arterieller Blutdruck (systolisch) < 90 mmHg, linker Vorhofdruck 12–20 mmHg, Herzfrequenz < 60/min, Herzindex < 1,8 l/min × m²:
  - Schrittmacher
  - Atropin 1–2 mg i.v.
  - Adrenalin 1–10 µg/min
— arterieller Blutdruck (systolisch) < 90 mmHg, linker Vorhofdruck 12–20 mmHg, Herzfrequenz < 120/min:
  - Kalzium i.v.
  - Dopamin
— arterieller Blutdruck (systolisch) > 150 mmHg, linker Vorhofdruck < 20 mmHg, peripherer Widerstand > 2000 dyn × s × cm^{-5}:
  - Nitroprussid (Nipride) 25–100 µg/min
  - Nitroglyzerin 25–100 µg/min
— arterieller Blutdruck (systolisch) < 90 mmHg, linker Vorhofdruck < 20 mmHg, Herzindex < 1,8 l/min × m², peripherer Widerstand normal, Herzfrequenz ausreichend:
  - Kalzium 1–2 g + Dobutamin 5–20 µg/kg KG/min
  - Adrenalin (Suprarenin) 2–10 µg/min
— linker Vorhofdruck bleibt über 20 mmHg erhöht, Herzindex 2 l/min × m², Gefäßwiderstand > 1800 dyn × s × cm^{-5}:
  - Vasodilatatoren kombiniert mit inotropen Substanzen: Dobutamin 5–20 µg/kg KG/min + Nitroprussid (Nipruss) 25–100 µg/min oder Adrenalin (Suprarenin) 2–10 µg/min + Nitroprussid 25–100 µg/min
  - bessert sich hierunter die Herzfunktion nicht: intraaortale Ballongegenpulsation

Intraaortale Ballongegenpulsation (IABP)

Dieses mechanische Verfahren unterstützt die Funktion des schwer beeinträchtigten Herzens. Das Instrumentarium besteht aus einem aufblasbaren Ballon und einer Maschine, die Gas (Helium oder CO_2) in den Ballon pumpt und wieder absaugt. Der Ballon wird mit Seldinger-Technik über die Arteria femoralis eingeführt und in die Aorta descendens vorgeschoben, in der Regel bis unmittelbar unterhalb der linken A. subclavia. Während der Diastole wird der Ballon aufgeblasen, während der Systole entleert (▶ Abb. 46-3). Hierdurch wird der arterielle Mitteldruck während der Systole maximal vermindert, während der Diastole maximal erhöht. Es werden folgende 3 Wirkungen hervorgerufen:
— Zunahme der Koronardurchblutung und Verbesserung der myokardialen Sauerstoffversorgung durch den diastolischen Druckanstieg,
— Senkung des linksventrikulären Afterloads und dadurch Abnahme des myokardialen Sauerstoffverbrauchs,
— Zunahme des Schlagvolumens aufgrund der Abnahme des Afterloads und Abnahme des endsystolischen Volumens.

! Die günstige Wirkung der IABP beruht auf der Entlastung des Herzens (Verminderung der Herzarbeit) bei gleichzeitiger Vergrößerung des O_2-Angebots an das Herz.

Indikationen. Zu den wesentlichen Indikationen für eine IABP gehören:
— Therapierefraktäres myokardiales Pumpversagen (Low-Output-Syndrom),
— instabiler Patient mit mechanischen Komplikationen, z. B. akute Mitralinsuffizienz oder Ventrikelseptumruptur,
— anhaltende Myokardischämie bei Vorbereitung auf eine Herzkatheteruntersuchung und evtl. PTCA,
— ausgewählte Patienten mit kardiogenem Schock zur Überbrückung bis zur Transplantation.

Beim isolierten Rechtsherzversagen ist die IABP meist wirkungslos.

Relative Kontraindikationen:
— Mäßige bis schwere Aorteninsuffizienz,
— schwere Aortenerkrankungen,
— schwere Gefäßerkrankungen der unteren Extremitäten.

Komplikationen:
— Beinischämie,
— Blutungen,
— Infektionen,
— Aneurysma spurium,
— femorale Neuropathie.

Diese Komplikationen treten vermehrt bei pAVK, Diabetes mellitus, Nikotinabusus, kardiogenem Schock, Übergewicht und hohem Lebensalter auf.

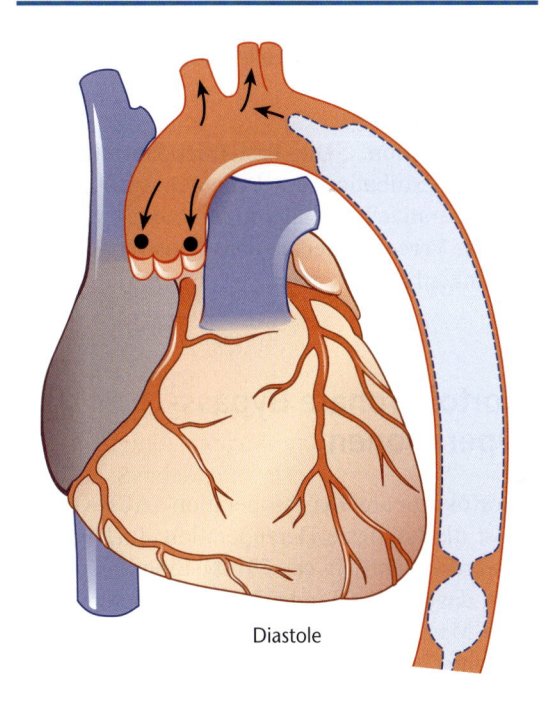

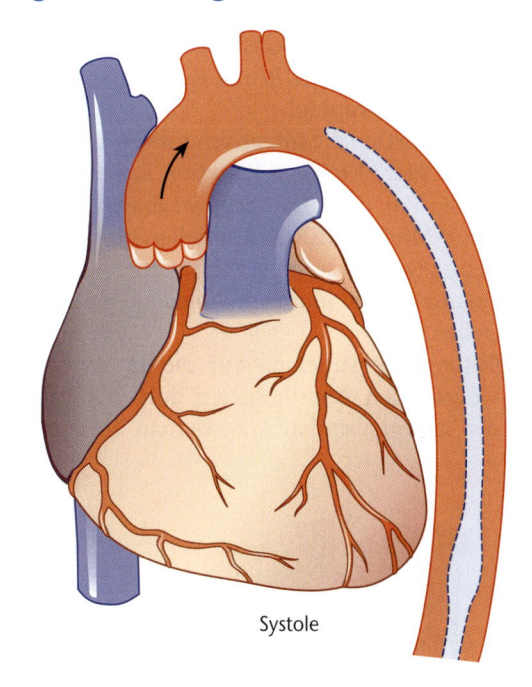

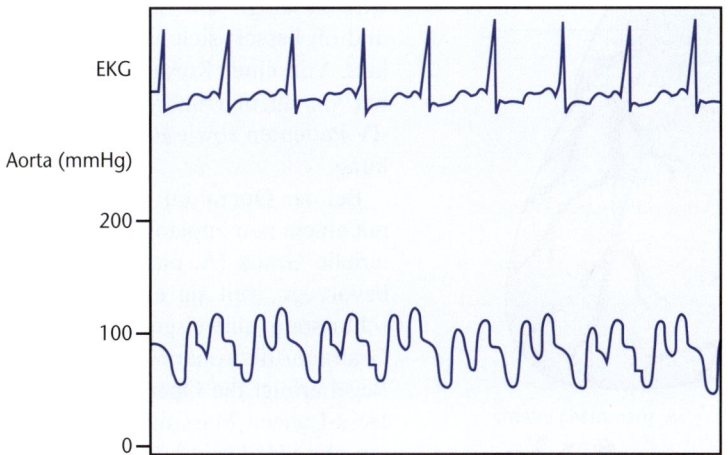

Abb. 46-3 Intraaortale Ballongegenpulsation (IABP).
Links oben: Während der Diastole wird der Ballon mit Gas aufgeblasen; der Druck in der Aorta steigt, und die Koronardurchblutung nimmt zu.
Rechts oben: Während der Systole wird das Gas aus dem Ballon abgelassen; der Abstrom des Blutes in die Peripherie wird gefördert.
Unten: Druckverlauf in der Aorta während der IABP; deutlich zu erkennen ist die diastolische Druckerhöhung und damit der Anstieg des koronaren Perfusionsdrucks.

4.9 Maßnahmen nach Abgehen vom kardiopulmonalen Bypass

— Laufende Blutverluste müssen ausreichend ersetzt werden. Hierbei sollte möglichst **frisches Blut** verwendet werden. Sind die Thrombozytenwerte sehr niedrig, so sollte **Thrombozytenkonzentrat** zugeführt werden. Die Steuerung der Volumenzufuhr erfolgt primär nach dem zentralen Venendruck.

— **Blutungen** sind fast immer chirurgisch bedingt, manchmal durch Thrombopenie oder ungenügende Antagonisierung von Heparin, extrem selten durch eine Verbrauchskoagulopathie (z. B. bei anhaltendem Schockzustand).

— Wurde die Narkose als TIVA mit Remifentanil und Propofol durchgeführt, so sollte der Patient beide Substanzen auch für den Transport auf die Intensivstation erhalten, um ein abruptes Erwachen mit stärkeren Schmerzen zu verhindern.

46 Herzchirurgie

Der durchschnittliche Dosisbedarf für den Transport beträgt ca. 0,25 µg/k/min Remifentanil und ca. 2 mg/kg/h Propofol.

- Der **Transport** auf die Intensivstation erfolgt erst, wenn die Herz-Kreislauf-Funktion ausreichend stabil ist. Vor dem Transport tragbaren Herz-Kreislauf-Monitor (EKG, arterieller Blutdruck) und Pulsoxymeter, wenn verfügbar auch Kapnometer anschließen und Notfallmedikamente bereitstellen.
- Begleitung des Patienten auf die Intensivstation durch den Anästhesisten; dort Übergabe an den diensthabenden Arzt. Bericht über Verlauf und Komplikationen sowie das weitere Vorgehen.

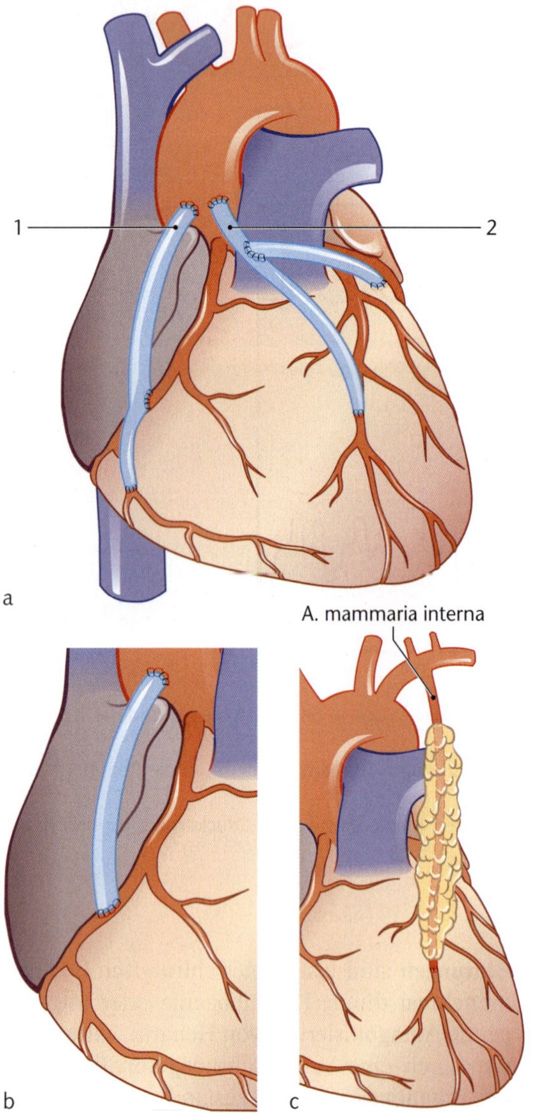

Frühe Extubation. Die Fast-Track-Herzchirurgie mit früher Extubation des Patienten erhöht nicht die postoperative Letalität und Morbidität, verkürzt jedoch die Verweildauer auf der Intensivstation und den Krankenhausaufenthalt.

5 Aortokoronare Bypass-Operationen

Die aortokoronare Bypassoperation (ACB-Operation) ist die häufigste Herzoperation: In Deutschland werden jährlich ca. 75 000 Eingriffe durchgeführt, davon 71 200 unter Verwendung der Herz-Lungen-Maschine; das entspricht 74% aller Herzoperationen mit HLM. Koronarbypass-Operationen verbessern die Lebensqualität: Die Angina pectoris wird beseitigt, die Belastungsfähigkeit nimmt zu, und oft bessert sich auch die Funktion des Ventrikels. Von einer Koronarbypass-Operation profitieren vor allem Hochrisikopatienten, CCS-III- und -IV-Patienten sowie Patienten mit 3-Gefäß-Erkrankung.

Bei der Operation wird der stenotische Bereich mit einem neu implantierten Gefäß überbrückt. Arterielle Grafts (A. mammaria, A. radialis) werden bevorzugt, weil sie eine erheblich geringere Verschlussrate aufweisen als ein V.-saphena-magna-Graft (aortokoronarer Venenbypass, ACVB). In der Regel erfolgt die Operation unter Verwendung der Herz-Lungen-Maschine; minimalinvasive Verfahren ohne HLM sind derzeit noch die Ausnahme.

In ▶ Abbildung 46-4a bis c sind die wichtigsten Arten von Bypass-Operationen dargestellt.

5.1 Koronarkrankheit und Anästhesie

Bei der Koronarkrankheit besteht eine deutliche arteriosklerotische Einengung in einer oder mehreren der größeren (d. h. epikardialen) Koronararterien. Bei einer kritischen Einengung der extramuralen Koronararterien von mehr als 75% wird das **myokardiale Sauerstoffgleichgewicht** gefährdet: Überschreitet der myokardiale Sauerstoffbedarf die Sauerstoffzufuhr, tritt **Angina pectoris** bzw. eine **Myokardischämie** auf.

Während sich beim Gesunden die Koronardurchblutung automatisch an einen veränderten myokardialen Sauerstoffbedarf anpasst, kann bei der koronaren Herzerkrankung die Koronardurchblutung

Abb. 46-4a bis c Koronare Bypass-Operationen.
a) Distale Venen-zu-Koronararterie-Anastomosen: 1 = sequentieller Bypass, 2 = umgekehrter Y-Bypass;
b) Standard-V.-saphena-Bypass;
c) A.-mammaria-interna-Bypass.

durch bestimmte Faktoren in kritischer Weise vermindert werden. Solche Faktoren sind:
— Koronarwiderstand,
— koronarer Perfusionsdruck,
— Herzfrequenz,
— Kontraktionsanomalien des linken Ventrikels.

Koronarwiderstand. Bei der koronaren Herzerkrankung ist die automatische Anpassung der Koronardurchblutung an den Sauerstoffbedarf des Herzens durch die Koronararterienstenose eingeschränkt, weil die *vaskuläre* Komponente des Koronarwiderstandes erhöht ist. Außerdem kann bei gesteigertem intramyokardialem diastolischem Druck die *myokardiale* Komponente des Koronarwiderstandes zunehmen, so dass die subendokardiale Durchblutung weiter abnimmt.

Koronarer Perfusionsdruck. Der koronare Perfusionsdruck ist für die Koronardurchblutung des Koronarkranken von besonders kritischer Bedeutung. Während sich beim Gefäßgesunden der koronare Perfusionsdruck aus der Differenz zwischen mittlerem diastolischen Aortendruck (MDAP) und linksventrikulärem enddiastolischen Druck (LVEDP) ergibt, reflektiert beim Koronarkranken der mittlere diastolische Aortendruck nicht den koronaren Perfusionsdruck *unterhalb* der Stenose. Diese Region ist am meisten **ischämiegefährdet**, vor allem, weil hier der intramyokardiale Druck während des gesamten Herzzyklus am größten ist. Im Verlauf der Systole ist der Druck in diesem Gebiet so hoch, dass keine Durchblutung stattfindet. Praktisch gilt:

! Durch intramyokardiale Drucksteigerungen kann beim Koronarkranken die Durchblutung auch während der Diastole kritisch vermindert werden.

Herzfrequenz. Beim Koronarkranken spielt auch die Herzfrequenz für die Koronardurchblutung eine wichtige Rolle. Während normalerweise der koronare Gefäßwiderstand von der Herzfrequenz unabhängig ist, kann beim Koronarkranken die Verkürzungsgeschwindigkeit der kontraktilen Fasern nicht gesteigert werden; außerdem ist die Relaxierungsgeschwindigkeit verlängert, so dass insgesamt die Systolendauer zu Lasten der Diastolendauer zunimmt. Darum gilt:

⚡ Tachykardie verkürzt die Dauer der Koronardurchblutung (Diastole) und beeinträchtigt die Koronardurchblutung bzw. die myokardiale Sauerstoffzufuhr.

Kontraktionsanomalien, die z. B. nach vorangegangenen Infarkten keine Seltenheit sind, führen häufig zu unvollständiger Entleerung der Ventrikel, so dass der linksventrikuläre enddiastolische Druck als Zeichen einer latenten Herzinsuffizienz ansteigt.

Schlussfolgerungen. Aufgrund der beschriebenen pathophysiologischen Beziehungen kann sich die Herzfunktion des Koronarkranken während der Narkose und Operation rasch verschlechtern, wenn der myokardiale Sauerstoffbedarf ansteigt, die Koronardurchblutung jedoch wegen der Koronarstenose nicht wesentlich zunehmen kann. **Hieraus folgt für die Praxis:**
— Anästhetika, die den myokardialen Sauerstoffverbrauch steigern, dürfen beim Koronarkranken nicht angewandt werden. Hierzu gehören alle Substanzen, die den Blutdruck und/oder die Herzfrequenz erhöhen.
— Gefährlich sind außerdem Anästhetika, die den koronaren Perfusionsdruck kritisch vermindern, weil beim Koronarkranken die kompensatorische Vasodilatation eingeschränkt bzw. aufgehoben ist. Dadurch kann beim Abfall des koronaren Perfusionsdrucks eine Myokardischämie ausgelöst werden. Allerdings ist die untere kritische Grenze eines ausreichenden koronaren Perfusionsdrucks bisher noch nicht definiert worden.
— Daneben muss auch bei der Zufuhr aller anderen Substanzen deren Wirkung auf das myokardiale Sauerstoffgleichgewicht bedacht werden.
— Klinisch wichtig sind außerdem die Faktoren, die das **Sauerstoffangebot** an das Myokard bestimmen. Hierzu gehört neben der Koronardurchblutung der **Sauerstoffgehalt** im Koronarblut.

5.2 Praktisches Vorgehen

Die Hauptrisiken für den Koronarkranken in der perioperativen Phase sind die **Myokardischämie** und der **Myokardinfarkt**. Zu den wichtigsten **perioperativen Risikofaktoren** gehören:
— Präoperative Angst und Aufregung,
— Wirkungen von Anästhetika und Adjuvanzien,
— Stimulation des Herz-Kreislauf-Systems durch Operation und Narkose.

Prämedikation und Anästhesie müssen darauf ausgerichtet sein, das beim Koronarkranken sehr labile myokardiale Sauerstoffgleichgewicht zu erhalten. Hierzu ist eine forcierte prä- und intraoperative Kontrolle der genannten Störfaktoren erforderlich.

5.2.1 Einteilung von Koronarkranken

Koronarkranke können für klinische Bedürfnisse vereinfacht in zwei Gruppen eingeteilt werden (► Tab. 46-6):

Patienten der Gruppe II haben ein deutlich höheres Narkose- und Operationsrisiko als Patienten der Gruppe I. Nicht alle Patienten passen jedoch in dieses Schema; einige liegen mit ihren Befunden dazwischen.

5.2.2 Präoperative Medikamentenzufuhr

Nitrate werden bis zum Operationstag zugeführt, besonders bei Patienten mit instabiler Angina pectoris.

β-Blocker und **Kalziumantagonisten** sollten ebenfalls mindestens bis zum Vorabend der Operation weitergegeben werden, bevorzugt jedoch bis zum Morgen der Operation, um überschießende Herz-Kreislauf-Reaktionen auf Narkose- und Operationsstimuli zu vermindern.

5.2.3 Prämedikation

Bei Patienten mit guter Ventrikelfunktion ist zumeist eine **starke Sedierung** erforderlich, um eine „stressinduzierte" Stimulation des Herz-Kreislauf-Systems zu verhindern. Bewährt hat sich die Prämedikation mit dem *Benzodiazepin* Flunitrazepam p.o. Bei Patienten mit **schlechter Ventrikelfunktion** muss die Dosierung der Substanz verringert oder auf jede Prämedikation verzichtet werden. Dosisreduktion ist auch bei alten Patienten erforderlich.

Tab. 46-6 Klinische Einteilung von Patienten für Koronarbypass-Operationen

Gruppe I: Patienten mit guter Ventrikelfunktion
— Hauptstörung: Angina pectoris
— häufig hyperton und übergewichtig
— keine Zeichen von Herzinsuffizienz
— Ejektionsfraktion über 0,55
— LVEDP unter 12 mmHg
— keine Ventrikeldyskinesie
— normales Herzzeitvolumen

Gruppe II: Patienten mit schlechter Ventrikelfunktion
— Anamnese: mehrere Infarkte
— Zeichen der Herzinsuffizienz
— Ejektionsfraktion unter 0,4
— LVEDP über 18 mmHg
— zahlreiche dyskinetische Ventrikelbezirke
— vermindertes Herzzeitvolumen

5.2.4 Wahl des Anästhesieverfahrens

Derzeit besteht eine Tendenz, die Patienten nach der Operation möglichst frühzeitig zu extubieren und eine maschinelle Beatmung bis zum frühen Morgen nach der Operation zu vermeiden. Um dieses Ziel zu erreichen, sollten kurz wirkende Substanzen verwendet werden. Am besten geeignet sind hierfür Remifentanil in Kombination mit Propofol oder Inhalationsanästhetika in niedriger (hypnotischer) Konzentration, anstelle von Remifentanil auch Sufentanil. Um ein rasches Erwachen bereits im Operationssaal mit stärkeren Schmerzen zu verhindern, sollten Remifentanil und Propofol für den Transport weiter (jedoch in reduzierter Dosis) zugeführt oder alternativ kurz vor Operationsende ein Opioid wie z. B. Piritramid, evtl. in Kombination mit Midazolam, injiziert werden.

Allgemeinanästhesie plus thorakale Periduralanalgesie. Nach einer Metaanalyse von Liu et al. (2004) hat die Kombination von Allgemeinanästhesie und thorakaler Periduralanalgesie keinen Einfluss auf die Letalität und die Häufigkeit eines Myokardinfarkts nach Koronarbypass-Operationen mit der Herz-Lungen-Maschine, jedoch treten postoperativ signifikant seltener pulmonale Komplikationen und Herzrhythmusstörungen auf. Auch können die Patienten früher extubiert werden und weisen niedrigere Schmerzscores auf.

5.2.5 Narkoseeinleitung

Die Narkoseeinleitung ist beim Koronarkranken eine kritische Phase: Hierbei können verschiedenartige Stimuli wie Laryngoskopie, Lokalanästhesie des Pharynx und Larynx oder endotracheale Intubation überschießende kardiovaskuläre Reaktionen wie **Blutdruckanstieg und/oder Tachykardie** hervorrufen und das myokardiale Sauerstoffgleichgewicht gefährden.

Anästhetika zur Einleitung und Aufrechterhaltung der Narkose sollten idealerweise folgende Anforderungen erfüllen:
— Keine kardiovaskulären Nebenwirkungen hervorrufen.
— Reaktionen des autonomen Nervensystems auf anästhesiologische oder chirurgische Stimuli ausreichend abschwächen bzw. abblocken.
— Die Sympathikusaktivität jedoch nur so weit dämpfen, dass die Pumpleistung des Herzens den Anforderungen der Gewebe entsprechen kann.
— Ausreichend tiefen Schlaf und Analgesie induzieren.

Keine der gegenwärtig gebräuchlichen Substanzen – ob Inhalationsanästhetika oder Opioide, Benzodiazepine, Barbiturate oder Etomidat – erfüllt diese Anforderungen in idealer Weise. Besonders Fentanyl, gelegentlich auch Sufentanil blockieren, selbst in sehr hohen Dosen, bei einigen Patienten kardiovaskuläre Reaktionen auf verschiedenartige Stimuli nicht ausreichend und müssen dann mit anderen Substanzen kombiniert werden. Bei Patienten mit guter Ventrikelfunktion können auch **Inhalationsanästhetika** wie Isofluran supplementierend eingesetzt werden.

Bei Verwendung von Remifentanil in ausreichender Dosierung treten stärkere Blutdruckanstiege kaum noch auf, Tachykardien sind eher untypisch.

Während der Narkoseeinleitung müssen folgende Grundsätze beachtet werden:
— Starke Blutdruckanstiege und/oder Tachykardie vermeiden,
— Wedge-Druck nicht in den pathologischen Bereich ansteigen lassen,
— diastolischen arteriellen Blutdruck im Normbereich halten.

Die Narkose kann wie in Abschnitt 4 beschrieben eingeleitet werden. Nach Abschluss der Manipulationen sinkt der Anästhetikabedarf zunächst ab. Der Patient ist jetzt vor allem durch **Blutdruckabfälle** gefährdet.

Leichte Blutdruckabfälle werden durch sofortiges Hochheben der Beine und Volumenzufuhr behandelt. Bei **schweren Blutdruckabfällen** sind Vasopressoren oder inotrope Substanzen indiziert.

5.2.6 Narkoseführung

Für die Narkoseführung gelten die gleichen Grundsätze wie für die Narkoseeinleitung:
— **Die Koronardurchblutung darf nicht beeinträchtigt werden, und**
— **kardiovaskuläre Reaktionen auf Stimuli müssen ausreichend unterdrückt werden.**

Störungen des myokardialen Sauerstoffgleichgewichts mit nachfolgender Myokardischämie treten bis zum Anschluss an die Herz-Lungen-Maschine vor allem während maximaler chirurgischer Stimulationen auf. Hierzu gehören: Hautschnitt, Sternotomie, Spreizen des Sternums und Präparation der großen Gefäße.

! Ziele für die Narkose bei Patienten mit guter Ventrikelfunktion:
— Herzfrequenz zwischen 50 und 90/min,
— systolischer Blutdruck nicht höher als 15 % über Ausgangswert,
— diastolischer Druck über 60 mmHg,
— Wedge-Druck bzw. LVEDP nicht über 12 mmHg,
— keine extreme Hämodilution.

Bei **Patienten mit schlechter Ventrikelfunktion** muss die Dosis der Anästhetika häufig reduziert werden, um eine zu starke Dämpfung der Herz-Kreislauf-Funktion zu vermeiden. Auch ist nicht selten ein invasives Vorgehen bei der hämodynamischen Überwachung sinnvoll, z. B. die Messung der Pulmonalarteriendrücke und des Wedge-Druckes.

Indikationen für einen Pulmonaliskatheter:
— Ejektionsfraktion unter 0,4,
— Wedge-Druck bzw. LVEDP über 18 mmHg,
— ausgeprägte Störungen der Ventrikelwandbeweglichkeit,
— innerhalb der letzten 3 Monate erlittener Infarkt,
— Postinfarkt-Komplikationen,
— begleitende Herzklappenfehler.

5.2.7 Behandlung intraoperativer hämodynamischer Störungen

Zu den häufigsten intraoperativen Störungen der Herz-Kreislauf-Funktion des Koronarkranken gehören:
— Hypertonie,
— Tachykardie,
— Blutdruckabfall,
— Anstieg des Wedge-Drucks,
— Anstieg des zentralen Venendrucks.

Hypertonie tritt häufig intraoperativ beim Koronarkranken auf. Sie beruht meist auf einer ungenügenden Dämpfung sympathoadrenerger Reaktionen auf Narkose- und Operationsreize.

Ist die Narkose zu flach, sind zusätzliche Anästhetika indiziert.

Ist die Narkose tief genug, so muss ein Vasodilatator eingesetzt werden. **Nitroglyzerin ist bei Koronarkranken das Mittel der Wahl;** alternativ können auch **Nifedipin** oder **Urapidil** zugeführt werden. Bei schwerer Hypertension ist nicht selten **Nitroprussidnatrium** erforderlich.

Tachykardie. Ist die Tachykardie durch zu flache Narkose bedingt, muss diese zunächst vertieft werden.

Ist die Narkose tief genug, kann die Herzfrequenz mit einem β-Blocker gesenkt werden.

Supraventrikuläre Tachykardien werden vom Koronarkranken besonders schlecht toleriert und müssen umgehend behandelt werden. Mittel der Wahl ist Verapamil, es können jedoch auch β-Blocker, z. B. Esmolol, eingesetzt werden, allerdings nicht gleichzeitig.

Herzrhythmusstörungen während der Vorhofkanülierung, die mit einem Blutdruckabfall einhergehen, werden am besten durch **Kardioversion** behandelt.

Blutdruckabfälle treten vor allem in Phasen geringer Stimulation und bei Patienten mit schlechter Ventrikelfunktion auf. Zunächst sollte die **Lachgaszufuhr** unterbrochen werden. Das weitere Vorgehen richtet sich nach der jeweiligen Ursache:
— Bei zu niedrigem zentralen Venendruck bzw. Wedge-Druck: sofortige Kopf-Tieflagerung und Volumenzufuhr.
— Bei Hypotonie mit Bradykardie kann *Atropin* oder *Theodrenalin* in niedriger Dosis zugeführt werden.
— Beruht der Blutdruckabfall auf einer peripheren Vasodilatation, so wird ein *Vasopressor*, z. B. **Noradrenalin,** vorsichtig infundiert.
— Liegt eine Myokardinsuffizienz zugrunde, wird **Dobutamin** infundiert.

Anstieg des Wedge-Drucks, z. B. in Verbindung mit Hypertonie, kann durch Zufuhr eines Vasodilatators wie **Nitroglyzerin** behandelt werden.

Beruht der Anstieg des Wedge-Drucks auf einer Linksherzinsuffizienz, so sollten die Vorlast (Preload) des Herzens mit **Nitroprussid** gesenkt und außerdem positiv inotrope Substanzen, z. B. **Dopamin,** zugeführt werden.

Anstieg des zentralen Venendrucks. Bei starkem Anstieg des zentralen Venendrucks zusammen mit den Zeichen der Myokardischämie werden die Flüssigkeitszufuhr eingeschränkt und ein *Vasodilatator* sowie *positiv inotrope Substanzen,* evtl. auch *Diuretika* zugeführt.

5.2.8 Nach dem Bypass

Patienten mit schlechter Ventrikelfunktion benötigen gelegentlich in der Postbypass-Phase positiv inotrope Substanzen wie **Dobutamin** oder **Adrenalin** bei schwerem **Low-Output-Syndrom** auch kombiniert mit einem Vasodilatator (**Nitroglyzerin, Nitroprussid**), um die myokardiale Wandspannung herabzusetzen. Spricht der Patient auf diese Therapie nicht an, so kann eine *intraaortale Ballongegenpulsation* durchgeführt werden.

5.2.9 Nach der Operation

Der postoperative Verlauf ist bei den meisten Patienten nach Koronarbypass-Operation komplikationslos. Gewöhnlich ist nur eine wenige Stunden dauernde Nachbeatmung erforderlich, im Wesentlichen abhängig von der zugeführten Opioiddosis (sowie von den intra- und postoperativ verabreichten Sedativ-Hypnotika).

Frühe Extubation ist besonders nach Remifentanil-/Propofolnarkose oder opioidsupplementierter Inhalationsnarkose durchführbar, jedoch müssen folgende Voraussetzungen erfüllt sein:
— Ausreichende Spontanatmung,
— wacher, kooperativer und schmerzfreier Patient,
— normale Blutgase,
— Blutverluste unter 100 ml/h,
— normale Körpertemperatur,
— keine hohen Dosen kardiovaskulärer Medikamente mehr erforderlich.

Hypertonie ist auch in der postoperativen Phase die typische Störung des Koronarkranken. Die Behandlung kann nach den zuvor beschriebenen Richtlinien erfolgen.

5.2.10 Minimalinvasive Koronarrevaskularisation

Derzeit werden minimalinvasive Operationstechniken erprobt, bei denen die Revaskularisation direkt und ohne Einsatz der Herz-Lungen-Maschine erfolgt. Hierdurch werden die Komplikationsmöglichkeiten der extrakorporalen Zirkulation vermieden.

Die Operation erfolgt entweder über eine Minithorakotomie oder thorakoskopisch. Als Gefäßbypass dienen die rechte A. mammaria interna (zur LAD oder RCA) oder die A. gastroepiploica (zum Ramus circumflexus). Zahlreiche dieser Patienten können (in den USA) 24 h nach dem Eingriff aus dem Krankenhaus entlassen werden und nach 2 Wochen wieder arbeiten. Für die Anästhesie empfiehlt sich der Einsatz kurz wirkender Substanzen wie Remifentanil in Kombination mit Propofol oder Inhalationsanästhetika in hypnotischen Konzentrationen. Langzeitergebnisse der minimalinvasiven Koronarchirurgie liegen derzeit noch nicht vor.

6 Herzklappenoperationen

6.1 Kompensationsmechanismen bei Herzklappenerkrankungen

Bei allen Erkrankungen der Herzklappen wird, bei entsprechender Schwere, das *effektive Schlagvolumen* vermindert. Meist treten jedoch im Verlauf der chronischen Klappenerkrankung **Kompensationsmechanismen** auf, durch die das Herzzeitvolumen

lange Zeit, den Bedürfnissen der Gewebe entsprechend, aufrechterhalten wird, z. B.:
— Steigerung des Sympathikotonus,
— Frank-Starling-Mechanismus bei erhöhtem Preload,
— Hypertrophie des Ventrikels.

Steigerung des Sympathikotonus führt zum Anstieg der Herzfrequenz und der Kontraktilität sowie des peripheren und pulmonalen Gefäßwiderstandes, außerdem zu Salz- und Wasserretention.

Frank-Starling-Mechanismus bei erhöhtem Preload. Der Mechanismus (siehe Kap. 10) wird durch vermindertes Schlagvolumen und vermehrten venösen Rückstrom ausgelöst: Die Kontraktilität des Ventrikels nimmt zu, die Geometrie des Ventrikels wird günstiger.

Hypertrophie des Ventrikels entsteht durch vermehrte intramyokardiale Wandspannung bei Volumen- oder Drucküberlastung des Ventrikels. Hierdurch nimmt die Ventrikelwand an Dicke zu und an Dehnbarkeit ab. Außerdem wird die Zahl der Sarkomere vermehrt und die Schlagarbeit gesteigert, so dass ein normales Schlagvolumen aufrechterhalten wird.

> Die Kompensationsmechanismen bei Herzklappenerkrankungen können durch Narkose und Operation erheblich beeinträchtigt werden: Ein Abfall des Herzzeitvolumens ist die Folge.

6.2 Schweregrade von Herzklappenerkrankungen

Herzklappenfehler werden nach den Kriterien der New York Heart Association (NYHA) in vier funktionelle Schweregrade eingeteilt:
— **NYHA1:** Herzklappenerkrankung ohne Einschränkung der körperlichen Belastbarkeit. Herzzeitvolumen wird in Ruhe und Belastung ohne Anstieg des Wedge-Drucks aufrechterhalten.
— **NYHA2:** Herzzeitvolumen wird durch kompensatorische Dilatation und/oder Hypertrophie des Ventrikels aufrechterhalten. Eine akute Dilatation mit Anstieg der linksventrikulären Füllungsdrücke tritt nur bei körperlicher Belastung auf.
— **NYHA3:** Die Myokardkontraktilität ist eingeschränkt, das Herzzeitvolumen wird durch bereits in Ruhe erhöhte linksventrikuläre Füllungsdrücke aufrechterhalten. In Ruhe bestehen keine Beschwerden, jedoch bei geringer körperlicher Belastung.
— **NYHA4:** Die Kontraktilität ist schwer beeinträchtigt, das Herzzeitvolumen kann bereits in Ruhe trotz erhöhter Füllungsdrücke vermindert sein. Zeichen des Low-Output-Syndroms können in Ruhe auftreten: Müdigkeit, Schwäche, Verwirrung, Oligurie, Kachexie. Bei Belastung nehmen die Zeichen der Herzinsuffizienz zu.

Häufigstes Behandlungsverfahren schwerer Herzklappenerkrankung ist der Ersatz durch Klappenprothesen (▶ Abb. 46-5), seltener hingegen die Klappenrekonstruktion. 2004 wurden in Deutschland insgesamt 18 569 Herzklappenoperationen durchgeführt.

6.3 Mitralstenose

6.3.1 Pathophysiologie

Die normale Öffnungsfläche der Mitralklappe beträgt 4–6 cm^2; erst wenn die Öffnungsfläche auf 2,6 cm^2 abnimmt, wird die Blutströmung durch die Klappe behindert. Dann kann die gleiche Blutmenge nur noch fließen, wenn der **Druckgradient zwischen Vorhof und Ventrikel zunimmt.** Je stärker die Stenose, desto ausgeprägter der Druckanstieg im linken Vorhof und desto ausgeprägter die Dilatation des linken Vorhofs. Der Druckanstieg überträgt sich rückwärts auf die Lungengefäße. Hierdurch treten im weiteren Verlauf anatomische Veränderungen der Lungenarteriolen auf: Mediahypertrophie und Intimasklerose. Es entsteht ein zweites Widerstandsgebiet. Der **pulmonale Gefäßwiderstand steigt an,** später entwickelt sich eine **Rechtsherzinsuffizienz.**

6.3.2 Chirurgische Behandlung

Für die operative Behandlung der Mitralstenose stehen, je nach Schweregrad, drei Behandlungsverfahren zur Verfügung:
— Geschlossene Kommissurotomie ohne extrakorporale Zirkulation,
— offene Kommissurotomie mit extrakorporaler Zirkulation,
— Mitralklappenersatz (MKE).

Geschlossene Kommissurotomie. Hierbei wird die Klappenstenose durch einen transventrikulär eingeführten Dilatator gesprengt. Eine Herz-Lungen-Maschine ist nicht erforderlich, muss jedoch in Bereitschaft stehen. Für die Operation wird der Patient auf die rechte Seite gelagert und linksseitig thorakotomiert.

46 Herzchirurgie

gen-Maschine angeschlossen. Anschließend werden die Kommissuren inzidiert, verschmolzene Sehnenfäden getrennt und der darunterliegende Papillarmuskel gespalten. Die Frühletalität beträgt ca. 2%.

Mitralklappenersatz. Bei diesem Vorgehen wird die erkrankte Klappe unter extrakorporaler Zirkulation herausgeschnitten und durch ein künstliches Ventil ersetzt. Die Freilegung des Herzens erfolgt durch eine mediane Sternotomie. Die Frühletalität beträgt ca. 6%.

6.3.3 Präoperative Einschätzung und Vorbereitung

Patienten mit kardialer Kachexie sollten möglichst 1–3 Wochen vor der Operation stationär aufgenommen und mit Diuretika und Bettruhe behandelt werden. Bei diesen Patienten bestehen häufig eine Trikuspidal- und Rechtsherzinsuffizienz sowie ein Low-Output-Syndrom mit Aszites, Leberinsuffizienz, metabolischen Entgleisungen und immunologischen Störungen. Die Lungenfunktion ist ebenfalls häufig gestört, so dass nicht selten postoperativ eine länger dauernde Beatmungstherapie erforderlich ist.

6.3.4 Prämedikation

Das wichtigste Ziel der Prämedikation des Patienten mit Mitralstenose besteht darin, Angst und Aufregung, die mit Tachykardie einhergehen, zu vermeiden.

> Tachykardie führt bei Patienten mit Mitralstenose zur Behinderung der diastolischen Füllung des linken Ventrikels, so dass Herzzeitvolumen und Blutdruck abfallen.

Grundsätzlich sind die üblichen Prämedikationssubstanzen (außer **Atropin**) geeignet, die Dosis muss jedoch sorgfältig dem kardiovaskulären Status angepasst werden.

Digitalis wird normalerweise 48 h vor der Operation abgesetzt, bei Patienten mit Vorhofflimmern und rascher Ventrikelfrequenz jedoch bis zur Operation weiter zugeführt.

6.3.5 Leitsätze für die Narkose

Anästhetika. Für die Narkose sollten Substanzen verwendet werden, die das Herz-Kreislauf-System so wenig wie möglich beeinflussen. Hierzu gehören: *Etomidat* und die Opioide.

Auf den Einsatz von volatilen *Inhalationsanästhetika* in höheren Konzentrationen sollte möglichst verzichtet werden.

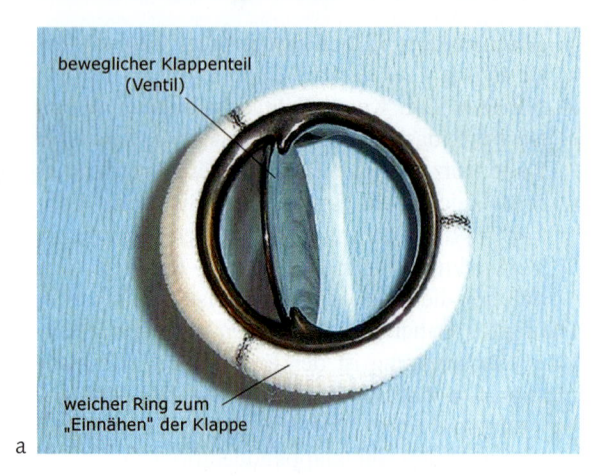

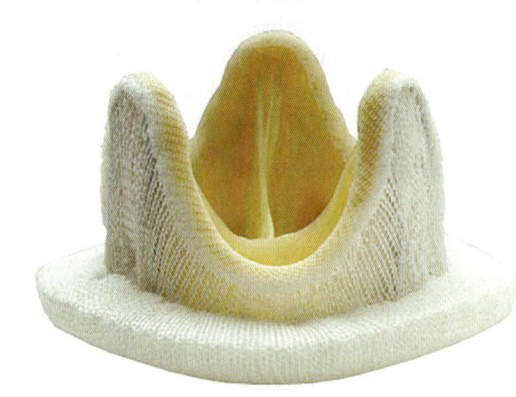

Abb. 46-5 Herzklappenprothesen (Fa. Medtronic).
a) Einscheiben-Kipp-Prothese;
b) Doppelscheiben-Kipp-Prothese;
c) Bioprothese.

Offene Kommissurotomie und Klappenrekonstruktion. Bei diesem Verfahren wird das Herz durch eine mediane Sternotomie oder rechtslaterale Thorakotomie freigelegt und der Patient an die Herz-Lun-

6 Herzklappenoperationen

Lachgas kann bei Patienten mit **pulmonaler Hypertonie** den pulmonalen Gefäßwiderstand zusätzlich erhöhen. Hierdurch könnte bei Patienten mit Funktionsstörungen des rechten Ventrikels eine Rechtsherzinsuffizienz ausgelöst werden. Die meisten Patienten vertragen jedoch die Lachgaszufuhr gewöhnlich recht gut. Praktisch gilt:

> Bei schweren und schwersten Formen der Mitralstenose sollte auf die Zufuhr von Lachgas möglichst verzichtet werden.

Narkoseeinleitung. Sie kann nach den in Abschnitt 4.2 dargelegten Grundsätzen durchgeführt werden. Folgendes sollte beachtet werden: Patienten, die präoperativ mit *Diuretika* entwässert worden sind, neigen zu **schwerem Blutdruckabfall** bei der Narkoseeinleitung. Bei ihnen sollte präoperativ vorsichtig Volumen zugeführt werden.

Pulmonaliskatheter. Bei Patienten mit präoperativ **erhöhtem Lungengefäßwiderstand** kann die Überwachung der Pulmonalarteriendrücke sinnvoll sein, ebenso die Messung des Herzzeitvolumens.

Volumenzufuhr. Die *ventrikulären Füllungsdrücke* sollten so hoch wie möglich gehalten werden, ohne dass hierdurch ein Lungenödem auftritt. Vorsicht ist bei Patienten mit erhöhtem Lungengefäßwiderstand geboten: Hier können Volumenzufuhr und exogene Volumenverschiebungen (Kopf-Tieflage, periphere Vasokonstriktion durch die Intubation usw.) zu einem Anstieg des Wedge-Drucks führen.

Die Herzfrequenz sollte bei Patienten mit Mitralstenose in einem Bereich von **60–80 Schlägen/min** gehalten werden. Um dieses Ziel zu erreichen, müssen folgende Grundsätze beachtet werden:
— Keine Substanzen verwenden, die zum Anstieg der Herzfrequenz führen.
— Sympathoadrenerge Reaktionen durch ausreichende Narkosetiefe dämpfen.
— Schwere Anämie und Volumenmangel vermeiden.

> Intraoperative Behandlung einer Tachykardie bei Mitralstenose:
> — Narkose vertiefen,
> — Verapamil, Dosierung nach Wirkung,
> — β-Blocker in niedriger Dosierung, z. B. Esmolol oder Metoprolol,
> — Amiodaron,
> — Kardioversion (bei Vorhofflimmern mit schneller Überleitung).

Pulmonaler Gefäßwiderstand. Nach dem Klappenersatz fällt der pulmonale Gefäßwiderstand meist ab. Er kann jedoch durch perioperative Faktoren ansteigen und zu Rechtsherzinsuffizienz und Low-Output-Syndrom führen. Solche Faktoren sind:
— Hypoxie,
— Hyperkapnie,
— Hypothermie,
— endogenes Angiotensin,
— Katecholamine mit α-adrenerger Wirkung,
— Azidose.

Diese Faktoren müssen vermieden werden. Bleibt der Widerstand hoch und verschlechtert sich der Zustand des Patienten, so sollte das **Afterload des rechten Ventrikels** durch Vasodilatatoren wie **Nitroprussid** gesenkt werden.

Pulmonaler Gasaustausch. Bei Patienten mit mäßiger bis schwerer Mitralstenose bestehen häufig präoperativ folgende Störungen der Atemfunktion:
— Erniedrigte Compliance der Lunge,
— erhöhter Atemwegswiderstand,
— vergrößerte alveoloarterielle Sauerstoffpartialdruckdifferenz,
— gesteigerte Atemarbeit.

Diese Störungen müssen bei der Narkosebeatmung berücksichtigt werden. Postoperativ ist zunächst mit weiteren Störungen der Atemfunktion zu rechnen.

Kontraktilität. Die Ventrikelkontraktilität ist meist während der Narkose nicht wesentlich gestört. Folgendes Risiko muss jedoch beachtet werden: Besonders bei älteren Patienten kann nach Wiederaufnahme der Pumpfunktion des Herzens **der linke Ventrikel transversal einreißen**. Darum gilt:

> Bei älteren Patienten sollten das Preload (LVEDV) niedrig gehalten und das Herzzeitvolumen durch inotrope Substanzen oder Senkung des Afterloads aufrechterhalten werden.

Low-Output-Syndrom. Dieses Syndrom tritt nicht selten nach Mitralklappenersatz auf und manifestiert sich in folgender Weise:
— Niedriges Herzzeitvolumen,
— Oligurie,
— periphere Gefäßkonstriktion,
— Unruhe und/oder Verwirrtheit.

Isoproterenol (Isuprel) kann zur Behandlung des **Rechts- und Linksherzversagens** eingesetzt werden. Die Substanz senkt den pulmonalen und peripheren Gefäßwiderstand. Andere pulmonal vasodilatierende Substanzen: Prostaglandine und NO.

Arrhythmien treten nach dem Klappenersatz besonders in der postoperativen Phase auf, häufig als supraventrikuläre Rhythmusstörungen, aber auch als atrioventrikuläre Leitungsstörungen durch chirurgisches Trauma. Dann ist ein *Schrittmacher* erforderlich.

6.4 Mitralinsuffizienz

6.4.1 Pathophysiologie

Bei der Mitralinsuffizienz strömt ein Teil des Blutes während der Systole aus dem linken Ventrikel in den linken Vorhof zurück. Das **Regurgitationsvolumen** wird vor allem bestimmt von:
— Der Größe der insuffizienten Klappenöffnung,
— dem Druckgradienten zwischen linkem Ventrikel und linkem Vorhof,
— der Dauer der Auswurfphase.

Diese Faktoren hängen wiederum ab vom Kontraktilitätszustand des linken Ventrikels, der Compliance des linken Vorhofs und der Lungenvenen sowie vom Widerstand gegen das in die Aorta ausgeworfene Volumen.

> **Schweregrad der Mitralinsuffizienz nach der Regurgitationsfraktion (RF = Anteil am gesamten Schlagvolumen):**
> — RF < 0,3: leichte Insuffizienz
> — RF 0,3–0,6: mäßige Insuffizienz
> — RF > 0,6: schwere Insuffizienz

Linker Vorhof. Bei chronischer Mitralinsuffizienz dilatiert der linke Vorhof, weil während der Vorhofdiastole das Blutvolumen unter erhöhtem Druck vermehrt ist. Die Dilatation schützt das Lungenkapillarbett zunächst vor dem erhöhten Druck.

Linker Ventrikel. Der linke Ventrikel ist chronisch volumenüberlastet. Hierdurch entstehen eine **Dilatation** und **Hypertrophie**. Das enddiastolische Volumen nimmt stark zu, während der linksventrikuläre enddiastolische Druck nicht oder nur wenig ansteigt, solange sich keine Herzinsuffizienz entwickelt.

Kontraktilität des linken Ventrikels. Bei *akuter* Mitralinsuffizienz ist die Kontraktilität normal oder gesteigert, während bei Patienten mit *chronischer* Mitralinsuffizienz die Kontraktilität progredient abnimmt.

Lungenkreislauf. Bei den meisten Patienten sind die Veränderungen der Lungengefäße mäßig ausgeprägt.

Peripherer Kreislauf. Bei Mitralinsuffizienz entleert sich der Ventrikel in zwei Richtungen: in den linken Vorhof und in die Aorta. Die Größe der beiden Schlagvolumina hängt u. a. vom *Widerstand* ab, der dem Auswurf des Blutes in die Aorta entgegengerichtet ist. Dieser Widerstand wird vom peripheren Widerstand und von der Compliance der großen Arterien bestimmt. Praktisch muss beachtet werden:

> ! Bei Mitralinsuffizienz beeinflussen Veränderungen des peripheren Widerstandes durch Anästhetika, Katecholamine sowie chirurgische und anästhesiologische Stimuli erheblich das Rückwärts- und Vorwärts-Schlagvolumen, unabhängig davon, wie groß das Preload oder die Kontraktilität ist.

6.4.2 Chirurgische Behandlung

Patienten mit deutlich ausgeprägter Mitralinsuffizienz und mäßiggradigen Beschwerden sollten trotz medikamentöser Behandlung operiert werden, ebenso Patienten mit schwerer pulmonaler Hypertonie und geringen Beschwerden. Methode der Wahl ist hierbei der **Klappenersatz**. Klappenrekonstruierende Operationsverfahren spielen derzeit eine untergeordnete Rolle.

6.4.3 Leitsätze für die Narkose

Pulmonaliskatheter. Wie bei der Mitralstenose kann auch bei Mitralinsuffizienz die Überwachung der Pulmonalarteriendrücke und des Wedge-Drucks intraoperativ von Nutzen sein. Vor allem können Veränderungen des Regurgitationsvolumens anhand von Veränderungen der *v-Welle* in der Wedge-Druckkurve eingeschätzt werden.

Herzfrequenz. Tachykardien werden bei Mitralinsuffizienz besser toleriert als bei Mitralstenose, zumal der Beitrag der Vorhofkontraktion zur Füllung des linken Ventrikels nicht so bedeutsam ist wie bei Mitralstenose. Nach dem Klappenersatz kann hingegen die Vorhofkontraktion für die Füllung des linken Ventrikels wichtig sein.

Volatile Inhalationsanästhetika wie Isofluran, Desfluran und Sevofluran wirken negativ inotrop und sollten deshalb bei diesen Patienten nicht als Monoanästhetika verwendet werden. **Lachgas,** vor der chirurgischen Stimulation zugeführt, kann den peripheren und pulmonalen Gefäßwiderstand steigern. Hierdurch könnte bei Patienten mit schwerer Mitralinsuffizienz und pulmonaler Hypertonie eine **Rechtsherzinsuffizienz** ausgelöst werden.

Gesteigerter peripherer Widerstand erhöht das Regurgitationsvolumen und muss daher unbedingt vermieden werden. Bei gesteigertem peripheren Widerstand kann die Infusion von **Nitroprussid** (Dosierung: 10–90 µg/min) indiziert sein.

Volumenzufuhr. Sie muss *behutsam* erfolgen, weil zu starke Volumenzufuhr den linken Vorhofdruck steigern und ein Lungenödem auslösen kann.

Intraoperative Blutdruckabfälle werden mit inotropen Substanzen behandelt, die das Schlagvolumen steigern und gleichzeitig den peripheren Widerstand senken. Hierzu gehören **Dobutamin, Isoproterenol** und **Adrenalin**.

Inotrope Substanzen können auch *nach dem Klappenersatz* erforderlich sein, wenn durch die Beseitigung des Regurgitationsvolumens die linksventrikuläre Wandspannung akut zunimmt.

Gelegentlich muss nach dem Klappenersatz zusätzlich das Preload durch **Nitroglyzerin** gesenkt werden, weil der hypokontraktile Ventrikel nicht gegen den normalen peripheren Widerstand anpumpen kann.

Füllungsdrücke nach dem Bypass. Die optimalen Füllungsdrücke (analog: Wedge-Druck, linker Vorhofdruck) des linken Ventrikels müssen nach dem Bypass für jeden Patienten individuell ermittelt werden.

6.5 Aortenstenose

Aortenstenosen können angeboren oder erworben sein. Je nach Lokalisation werden unterschieden: valvuläre, supravalvuläre und subvalvuläre Aortenstenose sowie idiopathische hypertrophische Subaortenstenose.

6.5.1 Pathophysiologie

Bei der Aortenstenose ist der Widerstand gegen den Blutstrom durch die Aortenklappe erhöht. Die normale Klappenöffnungsfläche beträgt 2,5 bis 3,6 cm^2; erst wenn die Öffnungsfläche auf unter 1 cm^2 verkleinert ist, wird der Blutstrom durch die Klappe wesentlich behindert. Die typischen Symptome – Angina pectoris, Synkope und Dyspnoe – entwickeln sich meist erst, wenn die Öffnungsfläche nur noch 0,5 bis 0,7 cm^2 beträgt.

Mit zunehmender Verengung der Ausflussbahn muss der *Druckgradient* sehr stark ansteigen, damit das Schlagvolumen aufrechterhalten werden kann.

Durch **Steigerung des linksventrikulären systolischen Drucks** wird zunächst ein normales Schlagvolumen aufrechterhalten. Außerdem entwickelt sich eine konzentrische Hypertrophie. Die Auswurfzeit ist verlängert; steigt die Herzfrequenz an, so wird die Auswurfzeit verkürzt. Es gilt:

> Anstieg der Herzfrequenz kann bei Aortenstenose zum Abfall des Schlagvolumens führen.

Eine **aktive Vorhofkontraktion** ist besonders unter hohen Herzfrequenzen wichtig, weil hierbei die Zeit für die passive diastolische Füllung verkürzt ist.

Angina pectoris entsteht bei Aortenstenose durch eine Zunahme des myokardialen Sauerstoffbedarfs und eine Abnahme der subendokardialen Durchblutung. Der *Sauerstoffbedarf* ist erhöht, weil die Muskelmasse und der systolische Druck gesteigert und die Auswurfphase verlängert sind. Die *subendokardiale Durchblutung* ist vermindert, weil durch den hohen Druck die Koronararterien komprimiert werden. Eine zusätzliche Rolle spielt der *linksventrikuläre enddiastolische Druck*, durch den der *koronare Perfusionsdruck* vermindert wird. Außerdem kann die subendokardiale Durchblutung durch eine *Tachykardie* weiter abnehmen, weil die Diastolendauer verkürzt ist.

6.5.2 Chirurgische Behandlung

Klappenersatz ist das Operationsverfahren der Wahl bei chronischer Aortenstenose; klappenerhaltende Verfahren spielen eine untergeordnete Rolle.

6.5.3 Leitsätze für die Narkose

Patienten mit leichter oder mäßiger Aortenstenose tolerieren eine Narkose meist ohne wesentliche Schwierigkeiten. Hingegen reagieren Patienten mit schwerer Aortenstenose **oft außergewöhnlich empfindlich auf Anästhetika**. Dies gilt vor allem für Patienten mit chronischer Linksherzinsuffizienz.

> Vasodilatation und negativ inotrope Wirkung der Anästhetika können die Myokardfunktion bei Aortenstenosen schwerwiegend beeinträchtigen.

Prämedikation. Bei Patienten mit Linksherzinsuffizienz darf die Sedierung nicht zu stark sein, weil durch Vasodilatation linksventrikuläres enddiastolisches Volumen, systolischer Druck und Schlagvolumen abnehmen können. *Hypoventilation* durch zu ausgiebige Prämedikation muss ebenfalls vermieden werden.

46 Herzchirurgie

Wahl der Anästhetika. Zur Narkoseeinleitung wird *Etomidat* aufgrund der geringen kardiovaskulären Wirkungen bevorzugt; Opioide wie z. B. Remifentanil eignen sich im Allgemeinen am besten zur Aufrechterhaltung der Narkose.

> Inhalationsanästhetika wie Isofluran, Desfluran und Sevofluran sollten bei schwerer Aortenstenose wegen ihrer negativ inotropen Wirkung nicht eingesetzt werden.

Narkoseeinleitung. Sie kann nach den in Abschnitt 4.2 dargelegten Grundsätzen durchgeführt werden. Angina pectoris vor der Narkoseeinleitung wird zunächst mit Sauerstoffzufuhr über Maske behandelt. *Nitroglyzerin* ist nicht sicher wirksam, besonders wenn die Angina pectoris durch eine *supraventrikuläre Tachykardie* oder *Sinustachykardie* ausgelöst wurde. Ist jedoch der LVEDP angestiegen, kann Nitroglyzerin oft die Angina pectoris beseitigen.

Pulmonaliskatheter. Patienten mit Aortenstenose sind besonders durch ventrikuläre Arrhythmien gefährdet; bei ihnen kann durch das Einschwemmen des Pulmonaliskatheters eine **lebensbedrohliche ventrikuläre Tachykardie** ausgelöst werden.

Sinusrhythmus. Bei Aortenstenose ist die ausreichende Füllung des linken Ventrikels von einer geordneten Vorhofkontraktion abhängig. Darum muss bei Aortenstenose **der Sinusrhythmus erhalten bleiben.** Arrhythmiebegünstigende Faktoren, besonders eine **Hypokaliämie** (Digitalis!), müssen korrigiert werden.

Eine **supraventrikuläre Tachykardie** muss aggressiv behandelt werden: Kardioversion, auch unmittelbar vor Beginn der extrakorporalen Zirkulation.

Auch ein Sinusrhythmus muss sich bei Aortenstenose innerhalb bestimmter Grenzwerte bewegen.

> Grenzwerte des Sinusrhythmus bei Aortenstenose:
> — Schwere Bradykardien (unter 45/min) führen zum Abfall des Herzzeitvolumens und müssen daher vermieden werden.
> — Schwere Tachykardien steigern den myokardialen Sauerstoffverbrauch und beeinträchtigen die subendokardiale Durchblutung. Sie müssen ebenfalls vermieden werden.

Blutdruckanstiege können den Druckgradienten an der Klappe vermindern und zum Abfall des Herzzeitvolumens führen. Verschlechtert sich hierunter der Zustand des Patienten, sollte vorsichtig eine Vasodilatator-Therapie eingeleitet werden. Geeignet ist Nitroprussid.

Blutdruckabfall kann einen Abfall der Koronar- und Hirndurchblutung hervorrufen und zu einer Myokard- und Hirnischämie führen.

6.6 Hypertrophe obstruktive Kardiomyopathie (HOCM)

6.6.1 Pathophysiologie

Bei dieser Erkrankung sind das Ventrikelseptum und die Hinterwand des linken Ventrikels hypertrophiert. Es bestehen eine verminderte Dehnbarkeit des linken Ventrikels und eine Obstruktion der linken Ausflussbahn. Mit zunehmender Obstruktion entsteht in Mitt- und Spätsystole ein Druckgradient zwischen Ventrikel und Aorta. Der Blutfluss nimmt ab, die Ausflussöffnung wird zunehmend kleiner.

6.6.2 Chirurgische Behandlung

Patienten mit schwerer Obstruktion, die nicht durch β-Blocker-Therapie zu beherrschen ist, werden operiert. Hierbei wird unter extrakorporaler Zirkulation ein Teil des hypertrophierten Septums reseziert.

6.6.3 Leitsätze für die Narkose

Druckgradient und Obstruktion nehmen zu durch:
— Abfall des Blutdrucks,
— Verminderung des linksventrikulären Volumens,
— Anstieg der Strömungsgeschwindigkeit.
Klinisch gilt:

> Hypovolämie und Valsalva-Manöver vermindern den venösen Rückstrom und das linksventrikuläre Volumen, senken den Blutdruck und steigern die Blutströmungsgeschwindigkeit. Sie müssen daher vermieden werden.

Druckgradient und Obstruktion nehmen ab durch:
— Anstieg des arteriellen Blutdrucks,
— Zunahme des linksventrikulären Volumens,
— Abnahme der Ausflussgeschwindigkeit.
Aus diesen Gründen wird durch Hypervolämie, Vasopressoren und β-Blocker der Druckgradient vermindert. **β-Blocker** sind der Grundpfeiler der medikamentösen Behandlung bei HOCM.

Wahl der Anästhetika. Inhalationsanästhetika wie **Sevofluran** oder **Desfluran** sind wegen ihrer negativ inotropen Wirkung von Vorteil, weil der Druckgradient abnimmt. Bei Patienten, die unter Erhaltungsdosen von β-Blockern stehen, ist eine balancierte Anästhesietechnik mit Opioiden ebenfalls meist gut geeignet.

Ein Pulmonaliskatheter wird als nützlich angesehen, um den Wedge-Druck als Indikator für das linksventrikuläre Volumen zu bestimmen.

Preload. Das linksventrikuläre Preload sollte im Normbereich oder leicht erhöht gehalten werden, weil hierdurch der Druckgradient an der Ausflussbahn abnimmt. *Hohe Beatmungsdrücke* vermindern den venösen Rückstrom und damit das linksventrikuläre Volumen. Sie sollten daher vermieden werden.

Vorhofkontraktion. Eine geordnete Vorhofkontraktion ist erforderlich, um den steifen linken Ventrikel ausreichend zu füllen. Aus diesem Grund müssen bei HOCM **Tachykardien** vermieden werden. Tachykardien können mit **β-Blockern** behandelt werden.

Vasodilatatoren steigern durch ihre blutdrucksenkende Wirkung und durch Verminderung des linksventrikulären Volumens den Druckgradienten.

Blutdruckabfall. Fällt intraoperativ der Blutdruck ab, sind das Herzzeitvolumen wahrscheinlich niedrig und der Druckgradient hoch. Behandlung: Volumenzufuhr, Vasopressoren.

6.7 Aorteninsuffizienz

6.7.1 Pathophysiologie

Bei Aorteninsuffizienz strömt während der Diastole Blut aus der Aorta in den linken Ventrikel zurück. Die **Größe des Regurgitationsvolumens** wird von folgenden Faktoren bestimmt:
— Größe der Klappenöffnungsfläche in Diastole,
— mittlerer diastolischer Druckgradient zwischen Aorta und linkem Ventrikel,
— Diastolendauer.

Durch folgende Faktoren nimmt die Regurgitation zu:
— Hoher peripherer Widerstand,
— niedrige diastolische Ventrikelsteife,
— Bradykardie.

Durch folgende Faktoren nimmt die Regurgitation ab:
— Niedriger peripherer Widerstand,
— hohe diastolische Ventrikelsteife,
— Tachykardie.

Praktisch ist wichtig:

! Mit Zunahme der Herzfrequenz nehmen das Regurgitationsvolumen ab und das Herzzeitvolumen zu, weil die Diastolendauer abgenommen hat. Bradykardie verlängert die Diastolendauer, steigert das Regurgitationsvolumen und vermindert das Herzzeitvolumen.

Bei *chronischer* Aorteninsuffizienz nimmt die Masse des linken Ventrikels gewöhnlich erheblich zu. Das *enddiastolische Volumen* ist stärker als bei jedem anderen Herzfehler erhöht.

6.7.2 Chirurgische Behandlung

Jeder Patient mit Aorteninsuffizienz sollte operiert werden, bevor sich schwerwiegende Funktionsstörungen des linken Ventrikels einstellen. Klappenersatz ist die Operation der Wahl bei reiner Aorteninsuffizienz oder bei Kombination von Aortenstenose und Aorteninsuffizienz; bei günstigen Voraussetzungen ist auch eine Rekonstruktion möglich.

6.7.3 Leitsätze für die Narkose

Prämedikation. Besteht eine schwere Insuffizienz, so sollte der Patient nicht zu stark sediert werden, weil Vasodilatation und Hypoxämie schlecht toleriert werden.

Wahl der Anästhetika. Volatile Inhalationsanästhetika sollten wegen ihrer negativ inotropen Wirkung vermieden werden. Eine **balancierte Anästhesietechnik** mit Fentanyl/Midazolam/Sauerstoff/Muskelrelaxans oder eine TIVA mit Remifentanil/Propofol wird im Allgemeinen besser vertragen. Kardiovaskuläre Reaktionen auf anästhesiologische oder chirurgische Stimuli müssen jedoch vermieden werden. **Narkoseeinleitung** siehe Abschnitt 6.5.3.

Ein **Pulmonaliskatheter** kann bei Patienten mit schwerer Aorteninsuffizienz von Nutzen sein, um linksventrikulären Druck, Herzzeitvolumen sowie systemische und pulmonale Gefäßwiderstände einzuschätzen. Es muss jedoch beachtet werden, dass bei vorzeitigem Mitralklappenschluss der Wedge-Druck niedriger gemessen wird als der LVEDP.

Bradykardien werden von Patienten mit Aorteninsuffizienz sehr schlecht vertragen und müssen darum verhindert werden.

Behandlung: *Atropin, β-Sympathomimetika* (Isoproterenol) in niedriger Dosierung. *Vorhof-Pacing* bei eröffnetem Perikard. Praktisch gilt:

> Bei Aorteninsuffizienz sind Herzfrequenzen von > 90/min anzustreben; Bradykardien müssen vermieden werden.

Optimale Füllungsdrücke. Nach dem Bypass sollten optimale Füllungsdrücke erreicht werden. Dies ist jedoch nicht leicht: Patienten mit akuter Aorteninsuffizienz benötigen sehr wahrscheinlich einen normalen LVEDP nach dem Klappenersatz, Patienten mit schwerer Aorteninsuffizienz und verminderter Kontraktilität vermutlich höhere Füllungsdrücke.

6.8 Trikuspidalinsuffizienz

Bei dieser Erkrankung fließt Blut aus dem rechten Ventrikel in den rechten Vorhof und die Vv. cavae während der Systole zurück. Meist tritt die Trikuspidalinsuffizienz im Zusammenhang mit anderen Herzklappenfehlern auf, die dann klinisch gewöhnlich im Vordergrund stehen.

6.8.1 Leitsätze für die Narkose

— **Hohe Atemwegsdrücke und Venodilatation vermeiden,** weil hierdurch der venöse Rückstrom gehemmt wird und das Herzzeitvolumen abfällt.
— **Blutvolumen und zentralen Venendruck erhöhen,** damit das effektive Rechtsherz-Schlagvolumen aufrechterhalten und so eine ausreichende Füllung des linken Ventrikels gewährleistet wird.
— **Anstieg des pulmonalen Gefäßwiderstands verhindern,** weil hierdurch eine Rechtsherzinsuffizienz entstehen kann. Begünstigende oder auslösende Faktoren sind:
  – Hypoxie,
  – Hyperkapnie,
  – Azidose,
  – α-adrenerge Stimulation,
  – Lachgas (meist nur bedeutsam, wenn pulmonaler Gefäßwiderstand bereits erhöht).

7 Anästhesie bei Herztransplantationen

Herztransplantationen gehören heutzutage zu den Standardoperationen bei schwerster, anders nicht zu behandelnder Herzinsuffizienz. In Deutschland wurden 2004 lediglich 376 Herzen transplantiert. Die 5-Jahres-Überlebensrate beträgt derzeit über 70% und entspricht damit der von Herzklappenoperationen.

7.1 Indikationen und Auswahl der Empfänger

Die Herztransplantation ist indiziert bei einer Herzerkrankung im terminalen Stadium, die keiner medikamentösen oder anderen chirurgischen Therapie mehr zugänglich ist. Die wichtigste Erkrankung ist die dilatative Kardiomyopathie mit fortgeschrittener Herzinsuffizienz, bei der das gesamte Repertoire an Therapiemöglichkeiten eingesetzt wird. Als weniger klar abgegrenzt gelten Herzerkrankungen des NYHA-Schweregrads III–IV, bei denen die 1-Jahres-Überlebensrate trotz optimaler medizinischer Behandlung aller Voraussicht nach weniger als 75% beträgt.

Einschlusskriterien. Da derzeit ein krasses Missverhältnis zwischen Bedarf und Angebot an Transplantatherzen besteht, unterliegt die Auswahl der Empfänger meist sehr strengen Kriterien, in die neben wissenschaftlichen Faktoren auch ethische und ökonomische Gesichtspunkte einfließen, z. B.:
— Ohne Transplantation geringere Langzeit-Überlebenschance als bei Fortführung der bisherigen Therapie,
— Alter unter 60 Jahre,
— keine wesentlichen zusätzlichen Erkrankungen,
— psychische Stabilität und hohe Motivation,
— Zugänglichkeit gegenüber ärztlichen Ratschlägen,
— soziale bzw. familiäre Geborgenheit und Betreuung.

Kontraindikationen. Als absolute Kontraindikation einer Herztransplantation gilt die schwere pulmonale Hypertonie mit irreversiblen pulmonalen Gefäßveränderungen, des Weiteren – wegen der befürchteten ungünstigen Auswirkungen der immunsuppressiven Therapie – Tumorerkrankungen und insulinpflichtiger Diabetes mellitus. Weitere, nicht immer einheitlich beurteilte Kontraindikationen sind:
— Fortgeschrittenes Lebensalter,
— chronisch-obstruktive Lungenerkrankung,
— Kachexie,
— periphere oder zerebrale Gefäßerkrankung,
— systemische Erkrankungen, die das Überleben oder eine Rehabilitation ausschließen.

7.2 Auswahl des Spenders

Der Erfolg einer Herztransplantation hängt nicht unwesentlich von der Auswahl des richtigen Spenders ab. Abgesehen vom nachgewiesenen Hirntod müssen folgende Kriterien erfüllt sein:
— Alter < 50 Jahre,
— kein verlängerter Herzstillstand,
— keine vorbestehende Herzerkrankung,
— keine intrakardialen Injektionen,
— kein schweres Thoraxtrauma,
— keine Sepsis,
— kein Bedarf an hochdosierten Katecholaminen.

Außerdem muss AB0-Kompatibilität gegeben sein, um eine akute Abstoßungsreaktion zu vermeiden.

7.3 Operation

Entnahme des Spenderherzens. Nach Entnahme aller für eine Spende vorgesehenen Organe wird das Spenderherz entnommen. Hierzu werden der Patient heparinisiert, die Aorta abgeklemmt und Kardioplegie-Lösung infundiert; eine Herz-Lungen-Maschine ist nicht erforderlich. Anschließend werden Aorta und A. pulmonalis durchtrennt, danach die V. cava inferior in Zwerchfellhöhe, schließlich, nach Unterbindung, die V. cava superior, dann die Lungenvenen. Das durchtrennte Herz wird aus dem Perikardbeutel entnommen, in kalte NaCl-Lösung gelegt und in den für die Transplantation vorgesehenen Operationssaal gebracht.

Transplantation. Nach Kanülierung der Aorta und des rechten Vorhofs sowie Anschluss an die Herz-Lungen-Maschine werden Aorta und Pulmonalarterie durchtrennt und das Herz im atrioventrikulären Übergang, unter Belassung entsprechender Vorhofstümpfe, exzidiert. Anschließend wird das Spenderherz mit den beiden Vorhöfen, der Aorta und der Pulmonalarterie anastomosiert. Dieser Vorgang dauert in der Regel etwa 90 min.

7.4 Anästhesiologisches Vorgehen

Grundsätzlich unterscheidet sich das anästhesiologische Vorgehen nicht wesentlich von dem bei anderen Herzoperationen.

7.4.1 Präoperative Einschätzung

Meist besteht bei den Patienten eine ischämische Kardiomyopathie, gefolgt von einer dilatativen Kardiomyopathie oder aber ein komplexer kongenitaler Herzfehler, jeweils mit kongestiver Herzinsuffizienz.

Bei der präoperativen Visite sollte der Anästhesist sorgfältig den kardialen Status des Patienten einschätzen und eine genaue Medikamentenanamnese erheben. Wichtig ist des Weiteren der pulmonale Gefäßwiderstand: Besteht eine pulmonale Hypertonie? Sind die Veränderungen reversibel? Ist postoperativ eine Verschlechterung zu erwarten?

Angesichts des meist sehr schlechten körperlichen Zustands der Patienten sollte auf eine Prämedikation verzichtet oder diese in stark reduzierter Dosis eingesetzt werden.

7.4.2 Vorgehen im Einleitungsraum

Das Vorgehen im Narkose-Einleitungsraum entspricht weitgehend dem für andere Herzoperationen mit der Herz-Lungen-Maschine. Da die Patienten bereits präoperativ Immunsuppressiva erhalten, ist bei allen Maßnahmen ein strikt aseptisches Vorgehen erforderlich.
— Vor Legen der Gefäßzugänge sollte die erste prophylaktische Dosis eines Antibiotikums zugeführt werden, vor der Sternotomie die zweite Dosis und die dritte nach dem Abgehen vom kardiopulmonalen Bypass.
— Katheterisierung der linken V. jugularis interna, da die rechte als Zugang für Myokardbiopsien verwendet wird.
— Bei pulmonaler Hypertonie kann ein Pulmonaliskatheter nützlich sein.
— Die Narkoseeinleitung muss behutsam erfolgen, da meist schwere Funktionsstörungen des Herzens bestehen.
— Abfälle des mittleren arteriellen Blutdrucks auf 70 mmHg gelten als behandlungsbedürftig.
— Endotracheale Intubation mit sterilem Intubationszubehör einschließlich steriler Handschuhe.

7.4.3 Intraoperatives Vorgehen

Die Narkoseführung erfolgt in üblicher Weise unter vorsichtiger Dosierung sämtlicher Substanzen:
— Nach Abschluss der Anastomosierungen und Öffnen der Aorta wird mit der Infusion von Isoproterenol, 5–10 µg/kg/min, begonnen, um die Kontraktionskraft und die Herzfrequenz zu steigern. Die Herzfrequenz sollte 100–110/min betragen, da das Herzzeitvolumen des denervierten Herzens von einer ausreichenden Herzfrequenz abhängt.
— Die Entwöhnung vom kardiopulmonalen Bypass sollte unter sorgfältiger Beobachtung der Herzfüllung erfolgen, bei Patienten mit pulmonaler Hypertonie vor allem des rechten Vorhofs und Ventrikels. Die Füllungsdrücke sollten bei der Entwöhnung nur mäßig ansteigen; der Wedge-Druck sollte etwa 12 mmHg betragen.
— Blutungen sind eine typische Komplikation, daher ist nach dem Abgehen vom kardiopulmonalen Bypass eine sorgfältige Antagonisierung des Heparins unter Kontrolle der ACT-Werte erforderlich. Bei anhaltenden Blutungen sollten die Gerinnungswerte kontrolliert und, wenn erforderlich, Thrombozytenkonzentrate, Frischplasma oder Aprotinin zugeführt werden.
— Der Blutersatz erfolgt mit Erythrozytenkonzentraten; hierbei wird ein Hämoglobinwert von > 8 g/dl angestrebt.

- Nach der Transplantation muss vermehrt mit **ventrikulären Herzrhythmusstörungen** gerechnet werden; länger anhaltende **Bradyarrhythmien** sind in den ersten 5 Tagen nach der Operation ebenfalls keine Seltenheit.
- Die Zufuhr von Isoproterenol sollte auch in der unmittelbaren postoperativen Phase fortgesetzt werden, selbst bei scheinbar normaler Herzfunktion, um bedrohliche Bradykardien zu vermeiden.

7.4.4 Postoperative Behandlung

Sie entspricht im Wesentlichen denen anderer Herzoperationen. Wie nach dem Abgehen vom kardiopulmonalen Bypass müssen auch in der frühen postoperativen Phase eine Dilatation und Insuffizienz des rechten Ventrikels vermieden werden.

Die Zufuhr von Adrenalin sollte in den nächsten 4–5 Tagen in niedriger Dosierung fortgesetzt werden. Mit der immunsuppressiven Therapie (Ciclosporin, Mofetil, Methylprednisolon) wird sofort begonnen. Meist können die Patienten am 1. postoperativen Tag extubiert werden. Die Mobilisierung sollte so früh wie möglich erfolgen.

8 Kongenitale Herzfehler

In Deutschland werden pro Jahr etwa 8000 Kinder mit kongenitalen Herzfehlern geboren. Die Ursachen der Fehler sind meist unbekannt. Gesichert sind folgende krankheitsauslösende Noxen: Röteln, Thalidomid (Contergan) und Folsäure-Antagonisten.

Eine wirksame Prävention der kongenitalen Herzfehler ist gegenwärtig nicht möglich. Die Behandlung erfolgt bei der Mehrzahl der Kinder durch operative Eingriffe. Im Jahr 2004 wurden 4455 Operationen mit Herz-Lungen-Maschine durchgeführt, 1300 Eingriffe ohne Herz-Lungen-Maschine.

Für eine sichere Narkosepraxis sind genaue Kenntnisse der Pathophysiologie des Herzfehlers sowie der Art und Ausdehnung des jeweiligen operativen Eingriffs erforderlich.

8.1 Einteilung kongenitaler Vitien

Für anästhesiologische Belange können die kongenitalen Herzfehler, wie in ▶ Tabelle 46-7 angegeben, eingeteilt werden.

Die Vitien unterscheiden sich in Schweregrad und Größe sowie Ausmaß des Shunts. Der Shunt kann seine Richtung, je nach Druckgradient, ändern. Nicht selten treten auch mehrere Defekte gleichzeitig auf.

8.2 Operative Eingriffe

Die kongenitalen Herzfehler werden meist operativ behandelt. Die Art der Operation hängt von der Anatomie und Pathophysiologie des Herzfehlers sowie von Alter und Größe des Kindes und den Symptomen der Erkrankung ab.

Folgende drei Arten von Operationen lassen sich unterscheiden:
- Anatomische Korrektur,
- physiologische Korrektur,
- Palliativ-Eingriff.

Anatomische Korrektur. Hierbei werden die normale Anatomie und Physiologie des Herzens vollständig oder annähernd wiederhergestellt. *Beispiel:* Verschluss eines Ventrikelseptumdefekts.

Physiologische Korrektur. Bei dieser Art von Operation wird z. B. das venöse Körperblut in den morphologisch linken Ventrikel umgeleitet statt in den morphologisch rechten. Der linke Ventrikel pumpt dann sein Blut in den Lungenkreislauf, der rechte hingegen in den Körperkreislauf. *Beispiel:* Mustard-Operation bei Transposition.

Palliativ-Eingriffe sind vor allem Shunt-Operationen, durch die eine *verminderte Lungendurchblu-*

Tab. 46-7 Einteilung kongenitaler Herzfehler

zyanotische Herzfehler (Rechts-links-Shunt)
- Fallot-Tetralogie
- Transposition der großen Arterien (TGA)
- gemeinsamer Ventrikel
- totale Lungenvenenfehlmündung
- Trikuspidalatresie
- Ebstein-Anomalie
- Pulmonalatresie

azyanotische Herzfehler
mit Links-rechts-Shunt
- Vorhofseptumdefekt (ASD)
- Endokardkissendefekt
- Ventrikelseptumdefekt (VSD)
- persistierender Ductus arteriosus (PDA)
- Truncus arteriosus

ohne Shunt
- Aortenstenose
- Aortenisthmusstenose (ISTHA)
- Gefäßringe
- Pulmonalstenose

tung gesteigert werden soll. Außerdem gehören hierzu Eingriffe, durch die eine *gesteigerte Lungendurchblutung vermindert* werden soll. Shunt-Operationen werden in erster Linie bei Kindern durchgeführt, die für eine Korrekturoperation noch zu klein oder nicht geeignet sind. *Beispiele:* Blalock-Taussig-Anastomose; Cooley-Anastomose.

Die meisten Korrekturoperationen werden unter extrakorporaler Zirkulation durchgeführt, die Palliativ-Eingriffe hingegen ohne Herz-Lungen-Maschine.

8.3 Anästhesie bei Palliativ-Operationen

Bei Herzfehlern mit Rechts-links-Shunt werden **künstliche Links-rechts-Shunts** angelegt, wenn die Lungendurchblutung kritisch vermindert ist. Bei Fehlern mit stark gesteigerter Lungendurchblutung wird hingegen der Blutfluss durch die A. pulmonalis mit Hilfe eines Bändchens gedrosselt („**Banding**").

Zu den wichtigsten künstlichen Links-rechts-Shunts gehören:
— Rashkind-Ballonvorhofseptostomie
— Blalock-Taussig-Anastomose,
— Waterston- oder Cooley-Anastomose,
— Potts-Anastomose,
— Blalock-Hanlon-Operation,
— Brock-Operation,
— Glenn-Anastomose.

8.3.1 Allgemeines anästhesiologisches Vorgehen

▼ Die Narkose kann mit Lachgas/Sauerstoff 50:50 und Sevofluran oder Sauerstoff/Sevofluran oder intravenös eingeleitet werden.
▼ Bei Patienten mit **Rechts-links-Shunt** (Fallot, Trikuspidalatresie, Pulmonalatresie) verläuft die Narkoseeinleitung *per Inhalation* verzögert, weil die Lungendurchblutung vermindert ist. Hingegen verläuft die *intravenöse* Einleitung wegen des verkürzten Weges Vene–Gehirn sehr rasch.
▼ Besteht ein **Links-rechts-Shunt** mit gesteigerter Lungendurchblutung, werden die Inhalationsanästhetika schneller aufgenommen; die Narkoseeinleitung verläuft rasch. Die intravenöse Narkoseeinleitung verläuft langsamer, weil das Anästhetikum in den Lungenkreislauf rezirkuliert.
▼ **Blutdruckabfall und Abnahme des peripheren Widerstandes** müssen bei Kindern mit **Rechts-links-Shunt** vermieden werden, weil hierdurch die Lungendurchblutung weiter abnimmt.
▼ Bei **zyanotischen Kindern** mit beeinträchtigter Herz-Kreislauf-Funktion müssen alle Stimuli vermieden werden, die einen **hypoxischen Anfall** auslösen können. Außerdem sollte beachtet werden, dass zu ausgiebige *Überdruckbeatmung* die Lungendurchblutung weiter vermindert.
▼ Bei Herzfehlern mit **Rechts-links-Shunt** müssen **jegliche Luftbläschen** in den venösen Zuleitungen wegen der Gefahr der **Luftembolie** (Hirn, Koronarien) vermieden werden.
▼ Da die Blutverluste während der Palliativ-Operationen meist gering sind, genügt für den Volumenersatz gewöhnlich eine Venenkanüle; bei schwer kranken Kindern empfiehlt sich zusätzlich ein zentraler Venenkatheter, aus dem Blutproben zur Überwachung des Säure-Basen-Haushalts entnommen werden können.
▼ Bei schwer kranken Kindern kann eine arterielle Kanülierung von Nutzen sein.
▼ Während der **Shunt-Operationen** sollte großzügig Flüssigkeit infundiert werden, besonders bei hohem Hämatokrit.
▼ Nach Eröffnen des Thorax wird die Lachgaszufuhr unterbrochen und mit *Sevofluran/Sauerstoff* beatmet.
▼ Für die Eingriffe ist ein ruhiges Operationsgebiet erforderlich, darum muss eine ausreichende *Muskelrelaxierung* durchgeführt werden.
▼ Am Ende der Operation können die meisten Kinder extubiert werden.

8.3.2 Rashkind-Ballonvorhofseptostomie

Dieser Eingriff erfolgt meist am Ende einer Herzkatheterisierung von Kleinkindern, um eine ausreichende Shuntverbindung zwischen Lungenkreislauf und Systemkreislauf herzustellen, damit die Kinder unmittelbar überleben können, z.B. gelegentlich bei Transposition der großen Arterien.

Bei der Ballonseptostomie wird von der V. femoralis aus ein Ballonkatheter über den rechten Vorhof durch das Foramen ovale in den linken Vorhof vorgeschoben und anschließend mit gefülltem Ballon vehement durch das Vorhofseptum zurückgezogen. Bei Erfolg ist ein *künstlicher Vorhofseptumdefekt* geschaffen worden, der eine Mischung beider Kreisläufe ermöglicht.

8.3.3 Blalock-Taussig-Anastomose

Bei diesem Eingriff wird die linke oder rechte A. subclavia End-zu-Seit mit der gleichseitigen A. pulmonalis anastomosiert.

46 Herzchirurgie

Praktische Grundsätze für die Narkose:

- Vor der Operation *Atropin, Suprarenin, Kalzium* und *Natriumbikarbonat* aufziehen.
- Blutdruckmanschette an der *Gegenseite* des Shunts anlegen, da nach Unterbindung der A. subclavia am betreffenden Arm **Pulslosigkeit** eintritt.
- Wegen der Kompression der oben liegenden Lunge sollte nach Eröffnung des Thorax mit **100% Sauerstoff** und **Sevofluran** beatmet werden.
- Beim Freipräparieren der A. subclavia kann durch vagale Stimulation eine **Bradykardie** auftreten. Behandlung: Stimulation sofort unterbrechen; falls erforderlich, **Atropin** injizieren.

> Schwerste Bradykardie oder Herzstillstand drohen beim Ausklemmen der A. pulmonalis, weil die Lungendurchblutung weiter abnimmt: Bradykardie sofort beseitigen, außerdem die entstehende Azidose, wenn erforderlich (BE bestimmen!), mit Natriumbikarbonat ausgleichen.

8.3.4 Cooley-Waterston-Anastomose

Bei diesem Eingriff wird die aszendierende Aorta mit der rechten Pulmonalarterie anastomosiert. Die Anastomose darf nicht zu groß sein, weil sonst die Lungendurchblutung stark zunimmt (Gefahr des Lungenödems und der pulmonalen Hypertonie).

Der operative Zugang erfolgt über eine *rechtsseitige* Thorakotomie. Anästhesie wie bei Blalock-Taussig-Anastomose.

8.3.5 Potts-Anastomose

Hierbei wird die deszendierende Aorta mit der linken Pulmonalarterie anastomosiert. Die Operation wird wegen der Gefahr einer sich später entwickelnden pulmonalen Hypertonie nur noch selten durchgeführt.

8.3.6 Blalock-Hanlon-Operation

Bei dieser Operation wird das Vorhofseptum ausgeschnitten, um eine Verbindung zwischen Lungen- und Systemkreislauf zu schaffen. Die Operation kann palliativ bei Transposition der großen Arterien durchgeführt werden, wenn durch die Ballonseptostomie kein ausreichend großer Vorhofseptumdefekt geschaffen werden konnte.

Praktische Grundsätze für die Narkose:

- Im Wesentlichen wie bei der Blalock-Taussig-Anastomose.

- Vor Unterbrechung des venösen Rückstroms muss der Patient *ausreichend relaxiert* werden, damit keine Bewegungen auftreten. Vagale Reaktionen durch Zufuhr von **Atropin** vermindern.
- Tritt beim Abklemmen der beiden Hohlvenen eine **Bradykardie** auf, so müssen Klemme und Zügel vorübergehend gelockert und der Versuch nach einigen Minuten wiederholt werden.
- Hauptgefahr der Operation ist die **Luftembolie**. Darum muss beim Ausschneiden des Septums **die Beatmung unterbrochen** werden.
- Nach Verschluss des Vorhofs wird die Lunge gebläht, um die Lungengefäße zu komprimieren und das Herz mit Blut zu füllen. Auf diese Weise wird Luft aus den Lungenvenen und dem Herzen verdrängt.

8.3.7 Brock-Operation

Hierbei handelt es sich um eine geschlossene Infundibulum-Resektion mit Valvotomie. Sie wird z. B. gelegentlich bei Fallot'scher Tetralogie oder Pulmonalhypoplasie durchgeführt, um den Blutstrom durch die Pulmonalarterie zu verbessern.

Der operative Zugang erfolgt über eine *linksanteriore* Thorakotomie. Bei der Operation können **massive Blutverluste** auftreten. Darum sollten zwei gut laufende Venenzugänge angelegt werden.

8.3.8 Glenn-Anastomose

Bei diesem Eingriff wird die V. cava superior mit der rechten Pulmonalarterie anastomosiert. Wegen der schlechten Langzeitergebnisse wird die Operation nur noch selten durchgeführt. Der operative Zugang erfolgt über eine *rechtsanteriore* Thorakotomie. Spezielle Anästhesieprobleme ergeben sich bei der Operation nicht.

8.3.9 Banding der Pulmonalarterie

Hierbei wird eine *stark gesteigerte Lungendurchblutung* durch Bändelung der Pulmonalarterie gedrosselt, z. B. bei manchen Kindern mit Ventrikelseptumdefekt. Durch das Bändeln soll eine pulmonale Hypertonie verhindert bzw. vermindert werden. Die Operation wird gewöhnlich nur bei schwer kranken Kindern durchgeführt.

Der operative Zugang erfolgt über eine *linksanteriore* Thorakotomie in Rückenlage. Anästhesiologisch gelten die Grundsätze der Narkoseführung bei schwer kranken Kindern. Postoperativ müssen die Kinder häufig nachbeatmet werden.

8.4 Operationen mit der Herz-Lungen-Maschine

Die meisten Korrekturoperationen kindlicher Herzfehler werden unter extrakorporaler Zirkulation durchgeführt. Mit wenigen Ausnahmen erfolgen alle Operationen in Hypothermie des gesamten Körpers; bestimmte Herzfehler müssen sogar **in tiefer Hypothermie bei totalem Herz-Kreislauf-Stillstand** operiert werden.

Das Vorgehen bei der extrakorporalen Zirkulation entspricht weitgehend dem der Erwachsenenchirurgie. Abweichungen ergeben sich im Wesentlichen durch die unterschiedliche Größe und einige physiologische Besonderheiten von Kindern.

8.4.1 Wahl der Anästhetika

Bei den meisten Kindern kann eine Basisnarkose mit Lachgas/Sauerstoff durchgeführt und durch Inhalationsanästhetika wie Sevofluran oder intravenöse Anästhetika wie Remifentanil oder Fentanyl ergänzt werden.

Lachgas sollte nicht angewandt werden, wenn eine **hypoxische Vasokonstriktion** der Pulmonalgefäße besteht. Auch bei **schwerst kranken Kindern** sollte auf die Supplementierung mit Lachgas verzichtet und stattdessen eine rein *intravenöse Anästhesie* z. B. mit Remifentanil/Propofol durchgeführt werden.

Bei **starker Zyanose** müssen *volatile Inhalationsanästhetika* sehr vorsichtig dosiert werden, um einen bedrohlichen Abfall des Herzzeitvolumens zu vermeiden.

8.4.2 Narkoseüberwachung

Bei Korrekturoperationen kongenitaler Vitien ist eine ähnlich umfangreiche Überwachung erforderlich wie in der Erwachsenen-Herzchirurgie (siehe Abschnitt 2.4). In ▶ Tabelle 46-8 sind die wichtigsten Maßnahmen zusammengefasst.

Der **EKG-Monitor** dient bei Kindern vor allem dem Erkennen von Herzrhythmusstörungen. Nach Korrekturoperationen sind vor allem *Störungen der Erregungsleitung* zu erwarten; darum werden häufig nach der Korrektur routinemäßig Schrittmacher-Drähte gelegt.

Arterielle Kanülierung ist für alle Operationen mit der Herz-Lungen-Maschine erforderlich. Hierzu kann die *A. radialis* oder die *A. femoralis* perkutan kanüliert werden. Bei kleinen Kindern ist die Seldinger-Technik empfehlenswert. Grundsätzlich werden die arteriellen Kanülen bei Kindern immer nach der Narkoseeinleitung gelegt. Technik siehe Kapitel 20.

Zentrale Venenkatheter sind bei allen Operationen mit der Herz-Lungen-Maschine erforderlich. Sie dienen zur Messung des zentralen Venendrucks und zur sicheren Zufuhr verschiedener Medikamente. Technik siehe Kapitel 26.

Linker und rechter Vorhofkatheter. Diese Katheter werden kurz vor Beendigung der extrakorporalen Zirkulation vom Chirurgen direkt in die Vorhöfe eingeführt und durch die Haut nach außen geleitet. Sie dienen der Überwachung der jeweiligen Vorhofdrücke während der Entwöhnung vom Bypass und in der postoperativen Phase. Die Vorhofdrücke entsprechen relativ genau den **ventrikulären enddiastolischen Drücken,** sofern keine Stenosen der AV-Klappen vorliegen. Die ventrikulären Füllungsdrücke bestimmen aufgrund des *Frank-Starling-Mechanismus* vor allem das Herzzeitvolumen.

Interpretation der Drücke:
— Gleichzeitiger Abfall beider Drücke: Hypovolämie oder Besserung der Ventrikelfunktion.
— Allmählicher Anstieg beider Drücke: Hypervolämie oder Verschlechterung der Ventrikelfunktion.
— Abrupter Anstieg beider Drücke: lebensbedrohliche Arrhythmie oder Myokardischämie.

Tab. 46-8 Überwachungsmethoden bei Korrekturoperationen angeborener Herzfehler

vor der Narkoseeinleitung
— präkordiales Stethoskop
— EKG-Monitor
— Blutdruckmanschette
— Pulsoxymeter

nach Narkoseeinleitung, vor Op-Beginn
— Ösophagusstethoskop
— intraarterielle Druckmessung
— zentrale Venendruckmessung
— Kapnometer
— Pulsoxymeter
— rektale und ösophageale Temperatursonde
— Harnblasenkatheter
— cerebral function monitor

nach Korrektur, vor Verschluss des Thorax
— Herzschrittmacher-Drähte
— rechter Vorhofkatheter
— linker Vorhofkatheter (wenn indiziert)
— Pulmonalarterienkatheter (wenn indiziert)

- Schlagartiger Abfall beider Drücke: lebensbedrohliche Blutung.
- Anstieg des rechten Vorhofdrucks mit gleichzeitigem Abfall des linken Vorhofdrucks: Herztamponade oder plötzlicher Anstieg des Lungengefäßwiderstandes.
- Erhöhter rechter Vorhofdruck: zu hohe Beatmungsdrücke bei der postoperativen Beatmung.

8.4.3 Intraoperative Flüssigkeitszufuhr

Der **Erhaltungsbedarf** an Flüssigkeit beträgt intraoperativ etwa 3–4 ml/kg/h. Hierbei sind folgende Besonderheiten zu beachten:
- Kristalloide Lösungen sollten zurückhaltend infundiert werden, da während der extrakorporalen Zirkulation eine Tendenz zur Wassereinlagerung in die Lunge besteht.
- Scheidet das Kind in der Vorbypassperiode weniger als 0,5–1 ml/kg/h Urin aus, so wird mehr Flüssigkeit zugeführt. Tritt auch danach keine Urinausscheidung auf, so werden 1–2 mg/kg **Furosemid** i.v. injiziert.
- Bei Kindern mit hohen Hämatokritwerten (zyanotische Vitien) muss auf ausreichende Hydrierung besonders geachtet werden. **Auf keinen Fall darf der Hämatokrit weiter ansteigen.**
- Bei Kindern unter 5 kg Gewicht muss der **Blutzucker** regelmäßig kontrolliert werden, weil die Gefahr einer Hypo- oder Hyperglykämie besteht.
- Bei Kanülierung der Hohlvenen können **Blutverluste** auftreten. Stärkere Blutverluste sollten vom Kardiotechniker über die Aortenkanüle bzw. Herz-Lungen-Maschine ersetzt werden.

8.4.4 Extrakorporale Zirkulation

Grundlagen und Technik entsprechen denen für Erwachsene. Operationen mit der Herz-Lungen-Maschine können selbst bei sehr kleinen Kindern durchgeführt werden, wenn ein Zubehör entsprechender Größe zur Verfügung steht. Allerdings sind die technischen Probleme und operativen Schwierigkeiten umso größer, je kleiner das Kind ist.

Im Allgemeinen erfolgt die extrakorporale Zirkulation in **mäßiger Hypothermie und Hämodilution**. Für den Gasaustausch werden meist Membran-Oxygenatoren verwendet.

Totaler Herz-Kreislauf-Stillstand in tiefer Hypothermie. Bei kleinen Kindern mit bestimmten Herzfehlern wird die Korrekturoperation durch die venösen Drainageschläuche erheblich behindert. Auch wirkt sich ein starker Kollateralblutfluss, der unter Umgehung des rechten Herzens über den Lungenkreislauf in das linke Herz einströmt, ungünstig für das operative Vorgehen aus. Daher wird bei diesen Kindern die Korrektur des Herzfehlers bei totalem Kreislaufstillstand in tiefer Hypothermie ohne behindernde Schläuche und ohne störende Kollateraldurchblutung durchgeführt.

Kinder unter 10 kg Gewicht werden hierfür zunächst durch **Oberflächenkühlung** mit einer Kühlmatte auf eine nasopharyngeale Temperatur von 28–30 °C abgekühlt. Danach wird die Herz-Lungen-Maschine angeschlossen und die Körpertemperatur mit dem Wärmeaustauscher der Maschine auf eine nasopharyngeale Temperatur von 16–20 °C gesenkt. Bei Erreichen der tiefen Hypothermie wird zunächst *kardioplegische Lösung* infundiert, bis das Herz eine Temperatur von etwa 11 °C erreicht hat. Dann werden alle Schläuche entfernt.

! In tiefer Hypothermie beträgt die zur Verfügung stehende Operationszeit etwa 60 min.

Zur Wiederaufnahme des Bypass werden die Schläuche erneut eingeführt und der Körper aufgewärmt.

Vorteile der tiefen Hypothermie:
- Gute Operationsbedingungen nach Entfernung der Kanülen,
- stark verminderter Sauerstoffbedarf der Vitalorgane,
- verkürzte extrakorporale Zirkulation, dadurch weniger Bypass-Komplikationen.

Nachteile der tiefen Hypothermie:
- Gefahr der Gewebehypoxie,
- Störungen der Hirndurchblutung,
- postoperativ gesteigerte Fibrinolyse mit Blutungsgefahr,
- Kälteschäden von Haut und inneren Organen (Leber, Niere).

8.4.5 Vorhofseptumdefekt vom Secundum-Typ

Bei diesem Vitium besteht ein *Links-rechts-Shunt* aufgrund der höheren Drücke im linken Vorhof. Die Lungendurchblutung ist gesteigert, der Lungengefäßwiderstand bleibt jedoch meist bis zum frühen Erwachsenenalter normal.

Operatives Vorgehen. Mediane Sternotomie; Anschluss an die Herz-Lungen-Maschine; mäßige Hypothermie und Kardioplegie. Eröffnung des rechten Vorhofs in Längsrichtung; direkter Verschluss kleiner Defekte, Patch-Verschluss bei größeren Defekten. Dauer der Korrektur etwa 10–20 min.

Anästhesie. Hierbei ergeben sich keine speziellen Gesichtspunkte. Inhalationsanästhesie wird ebenso gut vertragen wie intravenöse Narkose. Meist sind die Kinder am Ende der Operation wach und können extubiert werden.

Postoperative Komplikationen:
— Herzrhythmusstörungen: Vorhofflattern oder -flimmern, Knotenrhythmen, AV-Block aller Grade.
— Bei pulmonaler Hypertonie häufiger Low-Output-Syndrom, respiratorische Insuffizienz.

8.4.6 Endokardkissen-Defekte (AV-Kanal)

Beim **partiellen AV-Kanal** besteht ein *großer Links-rechts-Shunt* mit Volumenüberlastung des rechten Ventrikels und gesteigerter Lungendurchblutung, außerdem eine Mitralinsuffizienz. Der Druck im rechten Ventrikel ist meist erheblich niedriger als im linken Ventrikel.

Beim **kompletten AV-Kanal** stehen alle vier Herzkammern miteinander in Verbindung; entsprechend können auf allen Ebenen Rechts-links-Shunts oder Links-rechts-Shunts auftreten. Shuntrichtung und -größe hängen vom Verhältnis der Lungengefäßdrücke zu den Systemdrücken ab.

Operatives Vorgehen. Beim **partiellen AV-Kanal** wird der Ostium-primum-Defekt durch einen Patch verschlossen, die Mitralinsuffizienz durch Verschluss des Spalts im aortalen Mitralsegel vermindert.

Bei **totalem AV-Kanal** wird zunächst der Ventrikelseptumdefekt durch einen Patch verschlossen, danach werden die Klappen rekonstruiert und schließlich der Ostium-primum-Defekt ebenfalls durch einen Patch verschlossen. Die *Bypasszeit* kann für diese schwierige Operation bis zu 3 h betragen.

Anästhesie. Das Vorgehen richtet sich vor allem nach dem Status der Herz-Kreislauf-Funktion. Bei schweren Defekten kann zwar **vorsichtig** mit einem Inhalationsanästhetikum eingeleitet werden, danach sollte jedoch auf eine **balancierte Anästhesietechnik** übergegangen werden. Besonders nach langen Bypasszeiten ist mit Störungen der Herzfunktion zu rechnen.

Postoperative Komplikationen. Einige Kinder müssen postoperativ mit PEEP nachbeatmet werden. Typische Komplikationen in der Frühphase sind:
— Low-Output-Syndrom,
— supraventrikuläre Arrhythmien.

8.4.7 Ventrikelseptumdefekt

Der isolierte Ventrikelseptumdefekt ist der häufigste kongenitale Herzfehler. Größe und Richtung des Shunts hängen von der Größe des Defektes und dem Druckgradienten zwischen den Ventrikeln ab.

Bei kleinen Defekten ist der **Links-rechts-Shunt** gering, bei mittelgroßen Defekten besteht ein mäßiger Links-rechts-Shunt mit leicht erhöhtem pulmonalen Gefäßwiderstand. Bei großen Defekten ist die **Lungendurchblutung** erheblich gesteigert. In beiden Ventrikeln herrscht Systemdruck; der **Pulmonalarteriendruck** ist erhöht. Besteht ein stark erhöhter pulmonaler Gefäßwiderstand, nimmt die Lungendurchblutung ab. Übersteigt der pulmonale Gefäßwiderstand den Widerstand des Systemkreislaufs, tritt ein *Rechts-links-Shunt mit Zyanose* auf. Diese Shuntumkehr wird als **Eisenmenger-Reaktion** bezeichnet.

Operation. Die Korrekturoperation erfolgt am kardiopulmonalen Bypass in mäßiger bis tiefer Hypothermie und Kardioplegie. Kleine Defekte können direkt verschlossen werden, große Defekte hingegen mit einem Patch.

Anästhesie. Hier ergeben sich keine speziellen Probleme. Nach dem kardiopulmonalen Bypass wird ein **linker Vorhofdruck von 15–18 mmHg** angestrebt.

Postoperative Komplikationen. Zu den häufigsten Komplikationen gehören:
— Verletzungen des Leitungsgewebes mit Herzrhythmusstörungen,
— Restdefekte mit persistierendem Links-rechts-Shunt,
— vorübergehende Störungen der Ventrikelfunktion.

8.4.8 Truncus arteriosus

Bei diesem Herzfehler entspringt nur ein arterieller Hauptstamm an der Basis des Herzens, über den das Blut *beider* Ventrikel fließt. Die Pulmonalarterienäste entspringen aus dem aszendierenden Teil des Truncus. Es besteht immer ein Ventrikelseptumdefekt, oft noch weitere Anomalien.

In den Pulmonalarterien herrscht *Systemdruck*, der pulmonale Gefäßwiderstand ist erhöht, später entwickelt sich aufgrund obstruktiver Lungengefäßveränderungen eine **Eisenmenger-Reaktion**.

Operation. Bei Kleinkindern wird oft ein *Banding* der Pulmonalarterie durchgeführt, um die gesteigerte Lungendurchblutung zu reduzieren und obstruktive Lungengefäßveränderungen zu verhindern. Bei der Korrekturoperation wird über einen Dacron-Konduit mit Schweineklappen eine Verbindung zwischen rechtem Ventrikel und Pulmonalarterie hergestellt. Die Pulmonalarterien werden an ihrem Ursprung aus dem Truncus herausgeschnitten, der Defekt in der Aorta verschlossen. Der Ventrikelseptumdefekt wird mit einem Patch versorgt.

Anästhesie. Für die Narkose ergeben sich keine speziellen Gesichtspunkte.

Postoperative Komplikationen:
— Low-Output-Syndrom,
— Arrhythmien,
— respiratorische Insuffizienz,
— Blutungen.

8.4.9 Aortenstenose

Meist besteht eine Stenose der Klappe, sub- oder supravalvuläre Aortenstenosen sind seltener.

Bei Aortenstenose ist der *systolische Ventrikeldruck* erhöht, die systolische Auswurfzeit verlängert. Der linke Ventrikel hypertrophiert, der myokardiale Sauerstoffverbrauch nimmt zu.

Operation. Eine operative Korrektur ist indiziert, wenn Beschwerden bestehen oder der Druckgradient zwischen Ventrikel und Aorta mehr als 60 mmHg beträgt. Die Operation erfolgt am kardiopulmonalen Bypass mit Kardioplegie und leichter oder mäßiger Hypothermie.

Anästhesie. Hierbei gelten die gleichen Prinzipien wie bei der Aortenstenose des Erwachsenen. **Intravenöse Anästhesie** sollte gegenüber Inhalationsanästhesie bevorzugt werden, weil Inhalationsanästhetika nicht selten einen *Blutdruckabfall* hervorrufen.

8.4.10 Pulmonalstenose mit intaktem Ventrikelseptum

Der rechte Ventrikel wird durch die Obstruktion druckbelastet. Das Ausmaß des Druckanstiegs hängt vom Grad der Stenose ab. Bei schweren Formen kann eine *Trikuspidalinsuffizienz* mit Vergrößerung des rechten Vorhofs auftreten.

Operation. Der Fehler wird *primär* korrigiert. Die Korrektur erfolgt in extrakorporaler Zirkulation, leichter Hypothermie und Kardioplegie.

Anästhesie. Hierbei bestehen zumeist keine speziellen Gesichtspunkte.

8.4.11 Fallot-Tetralogie

Die Fallot-Tetralogie ist der häufigste *zyanotische* kongenitale Herzfehler und pathologisch-anatomisch in folgender Weise gekennzeichnet:
— Ventrikelseptumdefekt,
— über dem Septumdefekt reitende Aorta,
— Obstruktion der rechten Ausflussbahn (infundibulär, valvulär oder kombiniert),
— Hypertrophie des rechten Ventrikels.

Die Lungendurchblutung ist aufgrund der Pulmonalstenose vermindert; es besteht ein **Rechts-links-Shunt** mit Hypoxämie und zentraler Zyanose. Aufgrund der verminderten Lungendurchblutung entwickeln sich bronchiale und aortopulmonale *Kollateralgefäße*.

Operation. Oft werden vor der Korrektur palliative Shunt-Operationen durchgeführt. Die Korrektur erfolgt unter extrakorporaler Zirkulation in mäßiger Hypothermie und Kardioplegie, bei sehr kleinen Kindern unter totalem Kreislaufstillstand: Inzision der Infundibulumstenose, evtl. Inzision der Klappenkommissuren; danach Verschluss des Septumdefektes mit einem Patch (Verletzungsgefahr für das Reizleitungsgewebe!), evtl. Ausflussbahnplastik mit Patch.

Anästhesie. Hierbei gelten die in Abschnitt 8.3.1 dargelegten Grundsätze für die Narkose von Kindern mit verminderter Lungendurchblutung und Rechts-links-Shunt.

Postoperativer Verlauf:
— In der Frühphase oft kardiale und respiratorische Funktionsstörungen.
— Initial meist *inotrope Substanzen* erforderlich.
— Neben dem **Low-Output-Syndrom** muss vor allem noch mit **Störungen der Erregungsleitung** gerechnet werden.
— Maschinelle Beatmung ist meist bis zum 2. postoperativen Tag erforderlich; viele Kinder können über **CPAP** entwöhnt werden.

8.4.12 Transposition der großen Arterien

Die häufigste Form der Transposition ist die D-Form, die in folgender Weise gekennzeichnet ist:
— Die Aorta entspringt aus dem vorderen, anatomisch *rechten* Ventrikel.
— Die A. pulmonalis entspringt aus dem hinteren, anatomisch *linken* Ventrikel.

– Entsprechend liegt die Aorta vorn und rechts von der hinten und links liegenden A. pulmonalis.

Es bestehen immer *intrakardiale Kurzschlussverbindungen*. Die pathophysiologischen Verhältnisse sind kompliziert. Am häufigsten besteht ein Shunt auf Vorhofebene. Die *arterielle Sauerstoffsättigung* hängt vor allem von der Größe des anatomischen Links-rechts-Shunts ab; dieser Shunt entspricht dem effektiven systemischen Blutfluss, während der anatomische Rechts-links-Shunt dem effektiven pulmonalen Blutfluss entspricht. Bei guter Durchmischung ist die arterielle Sauerstoffsättigung umso höher, je größer die Lungendurchblutung ist.

Operation. Oft werden zunächst Palliativ-Operationen durchgeführt, um die Lungendurchblutung zu verbessern.

Zu den wichtigsten **Korrekturoperationen** gehören:
— Umsetzen der großen Arterien (arterielle Switch-Operation),
— Mustard-Operation,
— Senning-Operation und ihre Modifikationen,
— Rastelli-Operation.

Arterielle Switch-Operation. Mit dieser Operation werden annähernd normale anatomische Verhältnisse hergestellt: Anschluss der Aorta an den linken Ventrikel, der A. pulmonalis an den rechten; zusätzlich Verschluss intrakardialer Verbindungen. Der Eingriff erfolgt im Neugeborenen- und Kleinkindalter unter tiefer Hypothermie.

Bei der **Mustard-Operation** wird das Blut auf *Vorhofebene* durch einen künstlich angelegten Tunnel so umgeleitet, dass der linke Ventrikel das venöse Blut über die Pulmonalarterien in den Lungenkreislauf und der rechte Ventrikel das arterialisierte Blut in den Systemkreislauf pumpt. Operiert wird unter extrakorporaler Zirkulation in mäßiger Hypothermie, bei Kleinkindern auch in tiefer Hypothermie und totalem Kreislaufstillstand.

Senning-Operation. Bei dieser Operation erfolgt die Umleitung des Blutstroms auf Vorhofebene. Nach Bypassbeginn Inzision des rechten Vorhofs und Annähen des Vorhofseptums zwischen die Mündungen der linken Pulmonalvenen und Mitralklappe, dann Inzision des linken Vorhofs hinter der interatrialen Furche. Hier Vernähung der rechten Vorhofwand, so dass die neu entstandene Lungenveneneinmündung mit dem rechten Vorhof verbunden ist. Danach Vernähung eines rechten Vorhoflappens, damit das Blut aus den Hohlvenen durch die Mitralklappe in den linken Ventrikel und von dort in die Pulmonalarterien strömt. Der Rest des rechten Vorhofs wird so an der Inzisionsstelle hinter der intraartrialen Furche vernäht, dass das Blut aus den Pulmonalvenen durch den künstlich angelegten Raum unter der vergrößerten Wand des rechten Vorhofs durch die Trikuspidalklappe in den rechten Ventrikel und von dort in die Aorta strömt.

Bei der **Rastelli-Operation** wird das Blut auf Ventrikelebene umgeleitet, so dass der linke Ventrikel arterialisiertes Blut in die Aorta und der rechte Ventrikel venöses Blut über einen Klappenkonduit in den Lungenkreislauf pumpt.

Anästhesie. Hierbei gelten im Wesentlichen die Grundsätze der Narkose bei zyanotischen Herzfehlern.

8.4.13 Trikuspidalatresie

Bei diesem Fehler besteht keine direkte Verbindung zwischen rechtem Vorhof und rechtem Ventrikel. Das venöse Blut muss über einen *Vorhofseptumdefekt* in den linken Vorhof fließen. Hier mischt es sich vollständig mit dem Lungenvenenblut.

Operation. Häufig sind zunächst Palliativ-Operationen erforderlich. Für die Korrektur eignet sich die *Fontan-Operation*.

Fontan-Operation und ihre Modifikationen. Vor dem Bypass Seit-zu-End-Anastomosierung der oberen Hohlvene mit dem distalen Ende der rechten Pulmonalarterie; danach End-zu-End-Anastomosierung des rechten Vorhofs mit der rechten A. pulmonalis mit dem Aortenklappen-Homograft. Dann Anschluss der Herz-Lungen-Maschine und Inzision des rechten Vorhofs sowie Verschluss des rechten Vorhofseptumdefekts; Implantation eines Pulmonalklappen-Homografts an der Eintrittsstelle der unteren Hohlvene in den rechten Vorhof; danach Verschluss des rechten Vorhofs, Beendigung des Bypass und Entfernung der Kanülen. Nun Durchtrennung der oberen Hohlvene an ihrer Eintrittsstelle in den rechten Vorhof und Vernähung beider Enden sowie Verschluss des Pulmonalishauptstamms.

Häufiger werden jetzt **Modifikationen** der Fontan-Operation durchgeführt:
— Direkte Verbindung der rechten Vorhofspitze und der Pulmonalarterie mit einem Klappenkonduit,
— Einschalten eines klappenlosen Konduits zwischen der rechten Vorhofspitze und dem rechten Ventrikel sowie Verschluss des Vorhofseptumdefekts,

— direkte Verbindung der Spitze des rechten Vorhofs mit dem rechten Ventrikel, Verschluss des Ventrikelseptumdefekts.

8.4.14 Pulmonalatresie mit intaktem Ventrikelseptum

Bei diesem seltenen Fehler sind die Segel der Pulmonalklappe miteinander verschmolzen und bilden eine Membran. Das venöse Blut fließt aus dem rechten Ventrikel über einen Vorhofseptumdefekt in den linken Vorhof und mischt sich dort mit dem Lungenvenenblut. Die Durchblutung der Lunge erfolgt über einen offenen Ductus arteriosus. Bei normal großem rechten Ventrikel kann die *Valvotomie nach Brock* durchgeführt werden; Kinder mit hypoplastischem rechten Herz erhalten einen *systemopulmonalarteriellen Shunt*.

8.4.15 Totale Lungenvenenfehlmündung

Bei diesem Vitium mündet das Blut der Lungenvenen in den rechten Vorhof und mischt sich dort mit dem venösen Blut des Systemkreislaufs. Die Pathophysiologie hängt vor allem vom Ausmaß der Obstruktion durch die anomalen Lungenvenen ab. Die Korrektur der totalen Lungenvenenfehlmündung erfolgt bei vollständigem Kreislaufstillstand.

8.4.16 Ebstein-Anomalie

Bei dieser Anomalie besteht eine hypoplastische und insuffiziente Trikuspidalklappe; es entwickelt sich eine *Rechtsherzinsuffizienz*.

Das Operationsrisiko ist hoch, so dass nur bei zwingender Indikation operiert wird.

8.4.17 Single-Ventrikel

Bei dieser Missbildung besteht nur eine Herzkammer. Liegt keine Obstruktion der Lungenstrombahn vor, entwickelt sich ein erheblicher Links-rechts-Shunt mit gesteigerter Lungendurchblutung. Eine Zyanose besteht nicht, solange keine obstruktiven Lungengefäßveränderungen aufgetreten sind. Korrekturoperationen haben eine schlechte Prognose.

8.5 Anästhesie bei nichtpalliativen Eingriffen ohne Herz-Lungen-Maschine

8.5.1 Persistierender Ductus arteriosus

Beim persistierenden Ductus Botalli fließt das Blut über den Ductus aus der Aorta in die A. pulmonalis; es besteht ein erheblicher **Links-rechts-Shunt**, bei dem das Blut *kontinuierlich*, d. h. in Systole und Diastole fließt. Die Lungendurchblutung kann bis auf das Dreifache des systemischen Blutflusses gesteigert sein; hierdurch treten bei fortbestehendem Shunt reaktive Lungengefäßveränderungen mit Zunahme des Gefäßwiderstandes auf. Wird der Ductus nicht operativ unterbunden, tritt eine **irreversible pulmonale Hypertonie** ein.

Operation. Eröffnung des Thorax in rechter Seitenlage und Durchtrennung des Ductus mit End-zu-End-Vernähung der beiden Enden.

Praktische Leitsätze für die Narkose:

- Die Narkose kann intravenös oder per Inhalation eingeleitet werden.
- Als venöser Zugang reicht meist eine gut laufende Venenkanüle; bei Frühgeborenen sollte ein zentraler Venenkatheter gelegt werden.
- **Intraoperative Überwachung:** Ösophagusstethoskop, EKG-Monitor, Blutdruckmanschette, zwei Pulsoxymeter (je ober- und unterhalb des Ductus am Körper platziert), Kapnometer, Temperatursonde.
- Vor der Thorakotomie **Blut** bereitstellen.
- Nach Eröffnung des Thorax Kind mit **100% Sauerstoff** beatmen.
- Bei der Präparation des Ductus können *N. vagus und N. recurrens* geschädigt werden.
- Für die Unterbindung, Durchtrennung und Vernähung des Ductus ist ein **besonders ruhiges Operationsfeld** erforderlich. Während dieser Phase sollte das Kind behutsam per Hand mit dem Atembeutel beatmet werden.
- Eine weitere kritische Phase ist das **Öffnen der Klemmen:** Blutungsgefahr!
- Am Ende der Operation sollte das Kind wach sein und extubiert werden können.

8.5.2 Aortenisthmusstenose (Koarktation)

Einengungen der Aorta descendens *distal* des Abgangs der A. subclavia werden als Aortenisthmusstenosen bezeichnet; hierbei lassen sich juxtaduktale Koarktation, Hypoplasie des Aortenisthmus und Unterbrechung des Aortenbogens unterscheiden.

Durch die Obstruktion ist die Belastung des linken Ventrikels vermehrt. Systolischer und diastolischer Blutdruck steigen progredient an, und es entwickelt sich eine *linksventrikuläre Hypertrophie*, später evtl. eine Herzinsuffizienz.

Operation. Bei den meisten Kindern mit juxtaduktaler Koarktation können eine Resektion und End-zu-End-Anastomosierung durchgeführt werden. Bei älteren Kindern und Erwachsenen ist häufig eine *Patchplastik* oder eine Resektion mit Dazwischenschalten einer Gefäßprothese erforderlich. Bei Neugeborenen und Kleinkindern wird meist die *Subklavia-Flapplastik* bevorzugt.

Praktische Leitsätze für die Anästhesie:

- Die Narkose kann intravenös oder per Inhalation eingeleitet werden.
- Für den **Volumenersatz** sind zwei gut laufende Venenkanülen erforderlich.
- **Intraoperative Überwachung:** EKG-Monitor, Ösophagusstethoskop, Blutdruckmanschette am rechten Arm, Temperatursonde.
- Für die Operation wird das Kind auf die *rechte Seite* gelagert.
- Vor der Thorakotomie muss ausreichend **Blut** bereitgestellt werden, weil es beim Eröffnen des Thorax zu erheblichen Blutungen aus den erweiterten Interkostalarterien kommen kann.
- Unmittelbar *nach dem Abklemmen der Aorta* steigt der Blutdruck teilweise sehr stark an. Dieser Blutdruckanstieg sollte mit einem *Inhalationsanästhetikum* kontrolliert werden, wobei der Blutdruck leicht über die Norm erhöht gehalten wird.

! Bei der Operation der Aortenisthmusstenose muss eine Hypotension unbedingt vermieden werden, damit keine Minderdurchblutung des Rückenmarks eintritt.

- Die Aortenklemme sollte erst geöffnet werden, wenn keine Hypovolämie mehr besteht und die Vasodilatatoren einige Minuten vorher abgestellt worden sind. Das Öffnen der Klemmen muss *langsam* erfolgen; bei massiver Blutung muss sofort erneut abgeklemmt werden.
- Unmittelbar nach der Korrektur oder einige Zeit später kann eine Rebound-Hypertonie auftreten, die antihypertensiv behandelt werden muss.

8.5.3 Gefäßringe

Gefäßringe sind **Missbildungen des Aortenbogens,** durch die Trachea und/oder Ösophagus eingeengt werden. Die Symptome hängen im Wesentlichen vom Ausmaß der Kompression ab.

Operation. Thorakotomie im 3. oder 4. Interkostalraum und Unterbindung des kleineren Anteils des Gefäßrings.

Die Hauptrisiken des Eingriffs sind: Verlegung der Atemwege vor, während und nach dem Eingriff sowie akute massive Blutverluste bei der Präparation der großen Gefäße.

Anästhesie:

- Narkose bevorzugt per Inhalation einleiten; Muskelrelaxanzien erst zuführen, wenn sichere Beatmung über Maske möglich.
- Bei der Intubation den Endotrachealtubus nicht über die verengte Stelle hinaus vorschieben, weil sonst postoperativ eine lebensbedrohliche Schwellung dieses Bereichs auftreten kann.
- Für den **Volumenersatz** ein bis zwei gut laufende Venenkanülen einführen.
- Chirurgische Manipulationen können akut zur **Verlegung der Trachea** führen, so dass eine Beatmung nicht mehr möglich ist.
- Blut muss immer bereitstehen, weil durch Verletzungen der großen Gefäße **massive Blutverluste** auftreten können.
- Die Extubation darf erst erfolgen, wenn das Kind wieder kräftig atmen kann. Allerdings muss beachtet werden, dass nach der Extubation eine schwere Obstruktion der Atemwege auftreten kann, obwohl die Trachea durch die Operation entlastet worden ist.

9 Herzschrittmacher-Implantationen

Die Bundesrepublik Deutschland ist die westliche Industrienation mit den meisten Herzschrittmacherpatienten. Tausende von Patienten erhalten jedes Jahr einen Herzschrittmacher; hinzu kommt eine Vielzahl von Patienten, bei denen der Herzschrittmacher ausgewechselt werden muss. Zusätzlich muss der Anästhesist häufig Herzschrittmacherpatienten bei anderen operativen Eingriffen betreuen.

9.1 Elektrophysiologische Grundlagen

Ein elektrischer Impuls kann eine Kontraktion des Herzens auslösen. Hierzu muss das Herz in einen Stromkreis eingeschlossen sein, durch den elektrische Signale zwischen dem Schrittmacher und dem Myokard laufen. Zwischen den beiden Elektroden entsteht ein elektrisches Feld, das eine Hyperpolarisation der Membran in Nähe der Anode und eine Verminderung des Membranpotentials nahe der Kathode bewirkt. Ist der Strom ausreichend stark, wird ein fortgeleitetes Aktionspotential ausgelöst.

Die **Reizschwelle** bezeichnet die elektrische Energiemenge, die erforderlich ist, um ein Aktionspotential auszulösen: Sie ist in erster Linie von den Eigenschaften des Myokards abhängig. Sie ist zwar weitgehend konstant, kann jedoch durch einige äußere Faktoren beeinflut werden:

Schwellenanhebend wirken Hypoxämie, Hyperkapnie, Hypernatriämie, erhöhtes intrazelluläres Kalium.

Schwellenerniedrigend wirken Hyperkaliämie, schwere Hypoxie, körperliche Anstrengung, β-Sympathomimetika.

Die **Impulsdauer** beeinflusst ebenfalls die Erregbarkeitsschwelle: Mit zunehmender Impulsdauer nimmt die Erregbarkeit ab.

— **Als ausgewogen gilt eine Impulsdauer von 0,5 bis 1,5 ms.**

9.2 Herzschrittmacher-Typen

Herzschrittmacher sind durch eine **Elektrode** mit dem Herzen verbunden. Über die Elektrode werden die elektrischen Impulse zum Herzen hingeleitet, während das EKG vom Herzen über die Elektrode zur Verstärkereinheit des Schrittmachers zurückgeleitet wird. **Batterien** dienen als Energiequelle des Schrittmachers. Ein **Zeitgeber** steuert die Impulsdauer und das Intervall zwischen den Impulsen. Komplexe Schrittmacher enthalten außerdem einen elektrischen Kreis zur Aufnahme spontaner elektrischer Aktivität des Herzens und zur Regulierung des Zeitgebers.

Die Schrittmacherelektroden sind unipolar oder bipolar; sie befinden sich endokardial oder epikardial und sind passiv oder aktiv am Myokard befestigt.

Bei **unipolaren Elektroden** ist der Schrittmacher über einen Draht und eine Elektrode mit dem Myokard verbunden. Der Rückstrom erfolgt über das leitende Körpergewebe. Die zweite Elektrode ist entweder das Schrittmachergehäuse selbst oder eine Platte auf der Oberfläche des Schrittmachers.

Das **bipolare System** verfügt über zwei Elektroden und zwei Drähte, die am Herzen befestigt sind.

Folgende Typen von Herzschrittmachern können unterschieden werden:
— Schrittmacher mit fester Frequenz,
— vorhofgesteuerte Schrittmacher,
— sequentielle Schrittmacher,
— Demand-Schrittmacher,
— getriggerte Schrittmacher,
— programmierte Schrittmacher.

9.2.1 Schrittmacher-Code

Über die Art des Schrittmachers informiert ein international gebräuchlicher Code aus 3–5 Buchstaben: Der erste Buchstabe bezeichnet den Stimulationsort, der zweite den Detektionsort, der dritte die Betriebsart, der vierte die programmierbare Funktion und der fünfte die spezifische antitachykarde Funktion (▶ Tab. 46-9).

9.2.2 Festfrequenter Schrittmacher

Bei diesen *asynchronen* Schrittmachern werden die Impulse mit einer festen Frequenz und einem definierten Stimulationsintervall an das Myokard abgegeben. Die elektrische Eigenaktivität des Herzens kann nicht aufgenommen werden. Liegt die Eigenfrequenz des Patienten über der des Schrittmachers, werden die elektrischen Impulse trotzdem ausgesandt. Trifft ein Impuls in die Phase der Kammerrepolarisation, kann *Kammerflimmern* ausgelöst werden.

Tab. 46-9 Internationaler 3–5-Buchstabencode zur Kennzeichnung der Schrittmacherfunktionsarten

1. Buchstabe: stimulierte Kammer(n)
A = Atrium
V = Ventrikel
D = dual (A + V)

2. Buchstabe: Ort des Sensing
A = Atrium
V = Ventrikel
D = dual (A + V)
O = kein Sensing, d. h. asynchrone Stimulation

3. Buchstabe: Reaktion auf das Signal
I = Inhibition
T = Triggerung
D = dual (R-inhibiert und P-synchron)
O = keine (asynchron)
R = Reserve*

4. Buchstabe: programmierbare Funktionen
P = programmierbar (Frequenz und/oder Amplitude)
M = multiprogrammierbar
O = keine

5. Buchstabe: spezifische antitachykarde Funktionen
B = Burst-Stimulation
N = kompetitive Stimulation mit normaler Frequenz
S = Scanning
E = extern

* Der Schrittmacher wird durch eine schnelle Frequenz aktiviert, nicht jedoch bei Bradykardie

9.2.3 Vorhofgesteuerter Schrittmacher

Die Steuerung dieses Schrittmachers erfolgt über das Vorhofelektrogramm, und zwar entweder P-Wellen-inhibiert (AAI-Schrittmacher) oder P-Wellen-getriggert (VAT-Schrittmacher). Die Erregung wird mit einer der PQ-Zeit entsprechenden Verzögerung eingeleitet. Bei ausreichender Sinusknotenaktivität bleibt mit diesem Schrittmacher die autonome Regulation der Herzfrequenz erhalten. Eine Stimulation erfolgt erst, wenn eine bestimmte Grenzfrequenz unterschritten wird: beim P-Wellen-inhibierten Schrittmacher über eine Vorhofsonde; beim P-Wellen-getriggerten Schrittmacher über die Ventrikelsonde, während hier die außerdem vorhandene Vorhofsonde nur zur Detektion dient.

9.2.4 Sequentieller Schrittmacher

Hierbei werden Vorhof und Ventrikel nacheinander, in einem definierten Intervall, über eine Vorhof- und Ventrikelsonde stimuliert, so dass Vorhof- und Kammerkontraktion, wie beim vorhofgesteuerten Schrittmacher, aufeinander abgestimmt verlaufen. Die Stimulation erfolgt, wenn weder im Vorhof noch im Ventrikel Spontanaktivität auftritt.

9.2.5 Kammergesteuerter Schrittmacher

Hierbei werden die Impulse nur abgegeben, wenn in einem Intervall von 400–850 ms nach der vorangegangenen Herzaktion vom Schrittmacher keine elektrische Eigenaktivität des Herzens registriert wird bzw. die Spontanfrequenz des Herzens unter die Basisfrequenz des Schrittmachers absinkt.

Liegt die Eigenfrequenz des Patienten über der des Schrittmachers, werden keine Impulse ausgesandt, liegt sie darunter, so wird die Hemmung des Schrittmachers aufgehoben.

9.2.6 Getriggerter Schrittmacher

Dieser Schrittmacher wird auch als „Stand-by-Schrittmacher" bezeichnet: Er gibt Impulse in die Refraktärphase des Ventrikels bis zu einer oberen Grenzfrequenz ab. Erst wenn die Eigenfrequenz des Patienten unter die Grundfrequenz des Schrittmachers abfällt, lösen die Impulse eine effektive Stimulation des Herzens aus.

9.2.7 Programmierbarer Schrittmacher

Bei diesem Schrittmacher können noch nach der Implantation Frequenz, Stromstärke, Spannung und P-R-Intervall von außen mit einem speziellen Programmiergerät geändert werden; ebenso kann von asynchron auf synchron gewechselt werden.

9.3 Schrittmacher-EKG

In ▶ Abbildung 46-6a bis d sind verschiedene Schrittmacher-EKG dargestellt: Meist kann jeder Schrittmacherimpuls erkannt und von der nachfolgenden Depolarisation des Herzens unterschieden werden. Schrittmacherimpulse sind schmal, die nachfolgenden Kammerkomplexe schenkelblockartig deformiert, bei rechtsventrikulärer Sondenlage linksschenkelblockartig. Bei retrograder Erregung des Vorhofs befinden sich im QRS-Komplex negative P-Wellen.

9.4 Indikationen für eine Schrittmacher-Implantation

Schrittmacher werden temporär gelegt oder dauerhaft implantiert. Die wichtigsten Indikationen für eine **temporäre Schrittmachertherapie** sind:

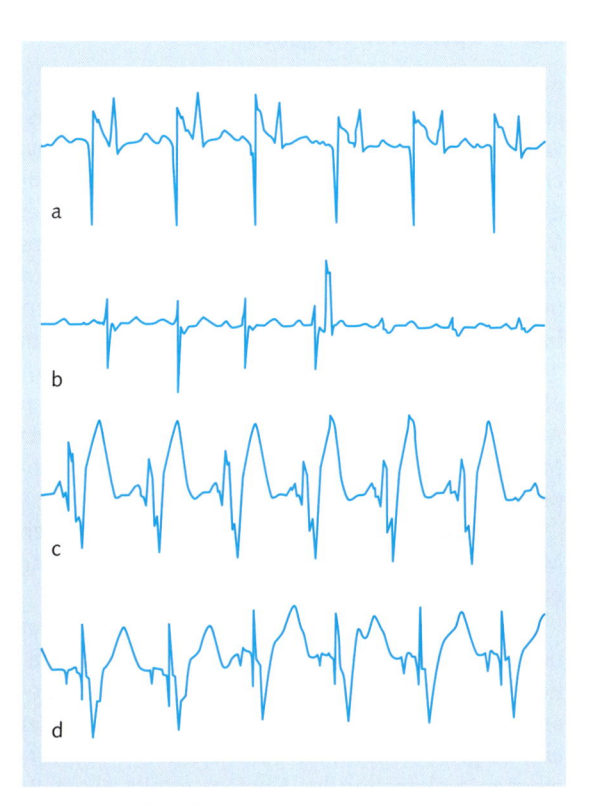

Abb. 46-6a bis d EKG bei verschiedenen Formen von Herzschrittmachern.
a) Vorhofinhibierte Stimulation;
b) getriggerter Herzschrittmacher (R-Zacken-synchron) im linken Bildanteil, wird durch Programmierung in einen R-Zacken-inhibierten Schrittmacher umgewandelt;
c) vorhofsynchroner Herzschrittmacher;
d) Sequentialschrittmacher.

- Akute Asystolie bei *Adams-Stokes-Syndrom,*
- akute Überleitungsstörungen mit hochgradiger Bradykardie (unter 40/min),
- therapieresistente Tachykardie durch kreisende Erregungen.

Die wichtigsten Indikationen für eine **Schrittmacher-Implantation** sind:
- Adams-Stokes-Syndrom,
- AV-Blockierungen,
- SA-Blockierungen,
- bradykarde Herzinsuffizienz,
- pathologische Sinusbradykardie,
- Bradyarrhythmia absoluta,
- Sinusknotensyndrom,
- Karotissinus-Syndrom.

Besteht keine atrioventrikuläre Blockierung, kann ein **Vorhofschrittmacher** implantiert werden; liegt jedoch ein AV-Block vor, ist ein ventrikulärer oder sequentieller Schrittmacher indiziert.

9.5 Implantation des Schrittmachers

9.5.1 Operatives Vorgehen

Schrittmacher werden am häufigsten *transvenös,* gelegentlich auch transthorakal platziert. Der transvenöse Zugang erfolgt meist über die **V. subclavia,** entweder direkt mit Seldinger-Technik oder indirekt durch Freilegung und Katheterisierung der V. cephalica. Alternative Zugangswege: Vv. jugulares interna und externa, V. femoralis. Die Sonde wird unter Röntgenkontrolle im Herzen platziert: Hierbei werden *ventrikuläre Elektroden* endokardial in der Spitze des rechten Ventrikels befestigt, *Vorhofelektroden* im rechten Herzohr oder im proximalen Anteil des Koronarsinus. Bei der transthorakalen Methode werden die Elektroden nach Thorakotomie in das Epikard eingenäht oder eingedreht.

Die richtige Lage der Elektroden muss durch Messen der Myokardpotentiale und Bestimmung der Reizschwelle kontrolliert werden.

Die Batterie des Schrittmachers wird im subkutanen Gewebe des Thorax implantiert. Die Implantation kann in Lokalanästhesie oder Allgemeinnarkose erfolgen. Beim transthorakalen Weg ist immer eine Allgemeinanästhesie erforderlich. Die Schrittmacher-Implantation bei Kindern erfolgt ebenfalls am besten in Allgemeinnarkose.

9.5.2 Präoperative Einschätzung und Vorbereitung

Die präoperative Einschätzung erfolgt nach den allgemeinen Grundsätzen der Anästhesie. Folgende Laborbestimmungen und diagnostische Maßnahmen sollten vor der Implantation durchgeführt werden:
- Hb, Hkt, Blutzucker,
- Serumelektrolyte, Kreatinin,
- Blutgerinnung (bei spez. Indikation),
- EKG,
- Röntgen-Thorax.

9.5.3 Temporärer präoperativer Schrittmacher

Besteht präoperativ ein **kompletter AV-Block** oder eine **schwere Bradykardie,** muss vor der Narkose und Operation ein temporärer Schrittmacher gelegt werden.

Besteht hingegen ein Sinusrhythmus, ist meist kein temporärer Schrittmacher erforderlich.

9.5.4 Leitsätze für die Narkose

- Bis zur endgültigen Platzierung des Herzschrittmachers und Aufnahme einer regelrechten Funktion ist immer eine **genaue Überwachung der Herzfunktion** erforderlich – unabhängig davon, ob die Implantation in Lokal- oder Allgemeinanästhesie durchgeführt wird.
- Tritt bei Patienten ohne temporären Schrittmacher ein **AV-Block** auf, so können zur Beseitigung *Isoproterenol* (Isuprel) oder *Orciprenalin* (Alupent) infundiert werden.
- Bei Patienten mit **temporärem Schrittmacher** sollte der Schrittmacher in Kopfnähe des Patienten, entfernt von anderen elektrischen Geräten, platziert werden, um ein Kammerflimmern durch falsch geerdete Geräte zu verhindern.
- Einführen der Sonde löst nicht selten **ventrikuläre Arrhythmien** aus. Behandlung, falls erforderlich: *Lidocain* (Xylocain) 1 mg/kg i.v.; bei Bedarf auch per Dauerinfusion (Dosierung siehe Kap. 9).
- Nach Platzierung der Sonde und Implantation der Batterie wird der temporäre Schrittmacher ausgestellt. **Danach sofort Pulskontrolle!** Stimmt die Pulsfrequenz nicht mit der Schrittmacherfrequenz überein, so wird zunächst der temporäre Schrittmacher wieder eingeschaltet.
- Nach der Implantation sollte die Funktion des Schrittmachers noch einige Zeit im Aufwachraum kontrolliert werden.

9.6 Implantierbarer Kardioverter-Defibrillator

Patienten mit lebensbedrohlichen ventrikulären Herzrhythmusstörungen, die auf eine medikamentöse Therapie nicht ansprechen, kann ein automatischer Kardioverter bzw. Defibrillator (AICD) implantiert werden, um das hohe Risiko eines akuten Herztods (20–30% innerhalb der Einjahresgrenze) zu vermindern.

Der AICD besteht aus Impulsgenerator, Arrhythmiedetektor, Pacing-Vorrichtung und zwei, meist epikardial platzierten, Defibrillatorelektroden zur Kardioversion oder Defibrillation. Lebensbedrohliche Arrhythmien werden vom AICD innerhalb von 5–10 s erkannt, weitere 5–7 s werden benötigt, um die für die Kardioversion bzw. Defibrillation erforderliche Energie abzugeben. Der AICD kann ca. 100–150 Kardioversionen/Defibrillationen durchführen; die Haltbarkeit des Systems beträgt ca. 3 Jahre.

Indikationen. Als Indikationen für die Implantation eines AICD gelten derzeit folgende Erkrankungen:
— Herzstillstand in der Vorgeschichte,
— anhaltende ventrikuläre Tachykardie,
— induzierbares, nicht auf Medikamente oder chirurgische Maßnahmen ansprechendes Kammerflimmern,
— persistierende Arrhythmien nach Rhythmuschirurgie bei medikamentöser Therapieresistenz.

Operatives Vorgehen. Die Implantation des AICD erfolgt paraumbilikal unter der Bauchdecke, das Einführen der Sonde von der Mohrenheim-Grube aus über die rechte V. subclavia in den rechten Ventrikel bei Bereitschaft der Herz-Lungen-Maschine. Intraoperativ wird eine Kammertachykardie bzw. Kammerflimmern ausgelöst, um die für die Kardioversion/Defibrillation benötigte Energiemenge zu bestimmen und mit einer Sicherheitsgrenze von 10 J am AICD einzustellen. Für diese intraoperative Schwellenwertbestimmung müssen die Antiarrhythmika präoperativ abgesetzt und dabei fortlaufend das EKG überwacht werden. Die Operationsdauer beträgt ca. 1 h.

9.6.1 Anästhesiologische Besonderheiten

Es handelt sich um Patienten mit einem sehr hohen Risiko. Hauptgefahren sind perioperative Kammertachykardie und Kammerflimmern, so dass entsprechende Vorsicht geboten ist. Da während der operativen Manipulationen hämodynamische Störungen auftreten können, sollte der arterielle Druck direkt gemessen werden; auch ein zentraler Venenkatheter kann von Nutzen sein; ein Pulmonaliskatheter gehört hingegen nicht zum Routinemonitoring. Des Weiteren sollte der Anästhesist auf folgende Komplikationen vorbereitet sein:

Hypertonie und Tachykardie. Diese Störungen treten häufig im Anschluss an die Kardioversion/Defibrillation auf und müssen meist medikamentös behandelt werden.

Bradykardie. Gelegentlich entwickelt sich nach der Kardioversion/Defibrillation eine Bradykardie. Daher sollte ein temporärer Herzschrittmacher zur Verfügung stehen, auch wenn in neuere AICD eine Pacing-Vorrichtung integriert ist.

9.7 Anästhesie bei Patienten mit Herzschrittmachern

! Grundsätzlich gilt: Ist der Patient Träger eines Herzschrittmachers, so besteht deswegen keine Kontraindikation für eine Allgemeinanästhesie zu diagnostischen oder operativen Zwecken.

9.7.1 Präoperative Beurteilung

Wichtig sind vor allem:
— Welcher Schrittmachertyp: synchron, asynchron, programmierbar?
— Wann implantiert worden?
— Welche Herzfrequenz bestand vor der Implantation?

Die richtige Funktion sollte anhand eines **EKG** überprüft werden. Das **Thorax-Röntgenbild** dient dazu, Sondenlage und -unversehrtheit zu überprüfen. Bei den meisten Patienten verändert sich die Reizschwelle nach Implantation des Schrittmachers nicht, während sie bei einigen Patienten progredient zunimmt. Bestehen Unklarheiten über die Funktion des Schrittmachers, sollte ein Kardiologe zu Rate gezogen werden.

9.7.2 Gefahren für Schrittmacherpatienten

Schrittmacherpatienten sind besonders durch **elektromagnetische Interferenzen** im Operationssaal gefährdet, vor allem durch *Diathermie-Geräte*, gelegentlich auch durch *Mikrowellenstrahlung*. Grundsätzlich sollte der Kautervorgang so kurz wie möglich gehalten werden. Fortdauernde Anwendung des Elektrokauters kann einen synchronen unipolaren Schrittmacher in einen asynchronen umwandeln. Intermittierende Anwendung des Kauters kann zur Hemmung dieses Schrittmachers führen. Asynchrone Schrittmacher sollen hingegen nicht beeinflusst werden. Kautern in unmittelbarer Nähe des Schrittmachers kann den Schrittmacher beschädigen.

Elektrokauter stören häufig auch die **kontinuierliche EKG-Überwachung.** In dieser Phase muss die Herzfunktion klinisch lückenlos überwacht werden. Nützlich ist hierbei ein **Fingerpulsabnehmer.**

Intraoperativ können exogen bedingte Veränderungen der Reizschwelle auftreten. Sie müssen, entsprechend der Ursache, behandelt werden.

Durch **elektrische Defibrillation** des Herzens sollte ein Schrittmacher nicht beschädigt werden. Dennoch ist aus Sicherheitsgründen nach einer Defibrillation die Schrittmacherfunktion sofort zu kontrollieren.

Die wichtigsten Ursachen für **Funktionsstörungen von Schrittmachern:**
— Kabelbruch,
— Batterieversagen,
— Dislozierung der Elektroden.

Wird intraoperativ die Schrittmacherfunktion plötzlich unterbrochen, kann **Isoproterenol** oder **Orciprenalin** infundiert werden. Diese Substanzen senken die Reizschwelle und wirken positiv chronotrop und inotrop.

9.7.3 Narkose

Die **Wahl des Narkoseverfahrens** richtet sich in erster Linie nach den Vorerkrankungen und dem klinischen Zustand des Patienten, weniger nach dem Herzschrittmacher. Angewandt werden Inhalationsanästhesie, balancierte Narkosetechnik und regionale Anästhesieverfahren.

Starke Muskelzuckungen durch *Succinylcholin* sollten vermieden werden, weil durch die begleitende elektrische Aktivität die Funktion von synchronen Schrittmachern gestört werden könnte.

9.8 Katheterablationen

Hierbei werden supraventrikuläre und atrioventrikuläre Tachykardien mit Hochfrequenz- oder Kryokatheterablationen behandelt. Wichtigste Voraussetzung für den Erfolg der Maßnahme ist die Lokalisation (sog. mapping) des Tachykardie-Ursprungs oder der Strukturen, die den kritischen Teil des Reentry-Kreises darstellen.

Vorgehen. In der Regel erfolgt die Maßnahme unter Lokalanästhesie. Bei einigen Patienten tritt jedoch ein Brennen oder Schmerz im Brustkorb auf, der die Zufuhr von Analgetika erfordern kann. Bei lang dauernden Prozeduren oder bei sehr ängstlichen Patienten ist es ratsam, die Maßnahme in Intubationsnarkose durchzuführen, z. B. als TIVA mit Remifentanil und Propofol.

Komplikationen. Auf folgende Komplikationen sollte der Anästhesist vorbereitet sein:
— Myokardperforation mit Perikardtamponade,
— Thromboembolie durch Thromben im Bereich der Ablationsstelle,
— Hämatome, Gefäßverletzungen, Thrombosen,
— Hautverbrennungen,
— kompletter AV-Block (selten).

Literatur

Ahonen J, Salmenper ÄM: Brain injury after adult cardiac surgery. Review article. Acta Anaesthesiol Scand 2004; 48:4–19.

Bauer M, Wilhelm W, Kraemer T, Kreuer S, Brandt A, Adams HA, Hoff G, Larsen R: Impact of bispectral index monitoring on stress response and propofol consumption in patients undergoing coronary artery bypass surgery. Anaesthesiology 2004; 101: 1096–1104.

Brown DL (ed.): Cardiac Intensive Care. WB Saunders, Philadelphia 1998.

Desai ND, Cohen EA, Naylor CD, Fremes SE: A randomised comparison of radial-artery and saphenous-vein coronary bypass grafts. Engl J Med 2004; 351: 2302–9.

Durand M, Chavanon O, Tessier Y, Meyer C, Casez M, Bach V, Maitrasse B, Girardet P. Effect of aprotinin on postoperative blood loss in off-pump coronary artery bypass surgery. J Card Surg. 2006 Jan–Feb; 21(1):17–21.

Gravlee GP, Davis RF, Kurusz JR: Cardiopulmonary Bypass. Principles and Practice. Lippincott Williams and Wilkins, Philadelphia 2000.

Hemmerling TM, Prieto I, Choiniere JL, Basile F, Fortier JD: Ultra-fast-track anaesthesia in off-pump coronary artery bypass grafting: a postopective audit comparing opioid-based anaesthesia vs. thoracic epidural-based anaesthesia. Can J Anaesth 2004; 51(2):163–68.

Kaplan JA: Cardiac Anaesthesia, 5th ed. Saunders, Philadelphia 2006.

Kessler P, Lischke V, Westphal K: Anästhesiologische Besonderheiten bei minimal-invasiver Herzchirurgie. Der Anästhesist 2000; 49:592–608.

Larsen R: Anästhesie für Herz-, Thorax- und Gefäßchirurgie, 6. Aufl. Springer, Berlin–Heidelberg–New York 2005.

Lauterbach G (Hrsg.): Handbuch der Kardiotechnik, 4. Aufl. Urban & Fischer, München 2002.

Mangano DT, Tudor IC, Dietzel C; Multicenter Study of Perioperative Ischemia Research Group; Ischemia Research and Education Foundation. The risk associated with aprotinin in cardiac surgery. N Engl J Med. 2006 Jan 26;354(4):353–65.

Matt P, Bernet F, Zerkowski: Herzchirurgie im fortgeschrittenen Lebensalter. Deutsches Ärzteblatt 2005; 102(15):888–891.

McBride WT, Allen JS, Armstrong MA. Aprotinin and renal function at cardiac surgery. Eur J Anaesthesiol. 2006 Mar;23(3):261–2.

Myles PS, Hunt JO, Fletcher et al.: Remifentanil, fentanyl and cardiac surgery: a double blinded, randomised, controlled trial of costs and outcomes. Anesth Analg 2002; 95(4)805–12.

Myles PS, McIlroy D. Fast-track cardiac anesthesia: choice of anesthetic agents and techniques. Semin Cardiothorac Vasc Anesth. 2005 Mar;9(1):5–16. Review.

Nichols DG (ed): Critical Heart Disease in Infants and Children. Mosby. St. Louis 2005.

Roskamm H, Neumann FJ, Kalusche D, Bestehorn HP: Herzkrankheiten, 5. Aufl. Springer, Berlin–Heidelberg–New York 2004.

Troianos CA (ed): Anaesthesia for the cardiac patient. Mosby, St. Louis 2000.

Cochrane-Review/Metaanalyse

The Cochrane Collaboration: Early extubation for adult cardiac surgical patients. The Cochrane Database of Systematic Reviews 2003.

Liu S, Block BM, Wu CL: Effects of perioperative central neuraxial analgesia on outcome after coronary artery bypass surgery. A meta-analysis. Anaesthesiology 2004; 101:153–61.

Leitlinien

ACC/AHA 2004 guideline update for coronary artery bypass graft surgery: a report of the American College of Cardiology/American Heart Association Task Force on Practice Guidelines (Committee to update the 1999 guidelines for coronary artery bypass graft surgery) ACC- www.acc.org oder www.americanheart.org.

Dietz R, Rauch B: Leitlinie zur Diagnose und Behandlung der chronischen koronaren Herzerkrankung der Deutschen Gesellschaft für Kardiologie – Herz- und Kreislaufforschung. Z Kardiol 2003;92:501–21.

Leitlinien der Deutschen Gesellschaft für Thorax-Herz- und Gefäßchirurgie. www.uni-duesseldorf.de/AWMF//II/chthg001.htm:
— Koronarsklerose. Stand 2001,
— Aortenklappe, Stand 2001,
— Mitralklappe, Stand 2001,
— Trikuspidalklappe, Stand 2001,
— Herztransplantation, Stand 2001.

47 Gefäßchirurgie

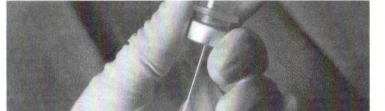

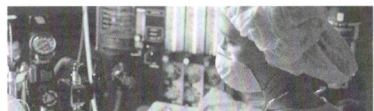

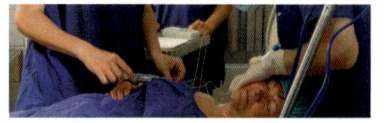

Inhaltsübersicht

1 **Präoperative Einschätzung** 1315
1.1 Präoperative Untersuchungen 1316

2 **Thorakale Aortenaneurysma-Operationen** 1316
2.1 Ätiologie und Pathogenese 1316
2.2 Pathophysiologie 1317
2.3 Klassifizierung 1317
2.4 Klinisches Bild 1317
2.5 Patienten 1318
2.6 Aneurysmen der Aorta ascendens 1318
   2.6.1 Operation 1318
   2.6.2 Anästhesie bei Aneurysmen der Aorta ascendens 1319
2.7 Dissezierende Aortenaneurysmen 1319
   2.7.1 Allgemeines Vorgehen 1319
   2.7.2 Aorta-ascendens-Ersatz 1319
   2.7.3 Partieller Aortenbogenersatz 1320
   2.7.4 Aortenbogenersatz 1320
   2.7.5 Anästhesie bei Aorta-descendens-Ersatz 1320
   2.7.6 Endoluminale Stents der Aorta 1323
2.8 Traumatische Aortenruptur 1323
   2.8.1 Diagnose 1323
   2.8.2 Anästhesiologisches Vorgehen 1323

3 **Operationen von Bauchaortenaneurysmen** 1323
3.1 Klinisches Bild 1323
3.2 Diagnose 1324
3.3 Patienten 1324
3.4 Operation 1324
3.5 Anästhesiologisches Vorgehen 1324

3.5.1 Präoperative Vorbereitung 1324
3.5.2 Prämedikation 1324
3.5.3 Wahl des Narkoseverfahrens 1325
3.5.4 Intraoperative Überwachung 1325
3.5.5 Abklemmen der Aorta 1325
3.5.6 Öffnen der Aortenklemmen 1325
3.5.7 Leitsätze für die Narkose 1326
3.5.8 Vorgehen bei akuter Ruptur 1326

4 **Periphere Gefäßoperationen** 1326
4.1 Patienten 1327
4.2 Allgemeinnarkose oder Regionalanästhesie? ... 1327

5 **Karotisstenosen-Operationen** 1327
5.1 Pathogenese 1327
5.2 Klinische Manifestationen 1328
   5.2.1 Transitorische ischämische Attacken 1328
   5.2.2 Karotisstenose 1328
   5.2.3 Diagnostische Maßnahmen 1329
5.3 Thrombendarteriektomie der A. carotis 1329
5.4 Anästhesiologisches Vorgehen 1330
   5.4.1 Risikofaktoren 1330
   5.4.2 Narkoserisiko 1330
   5.4.3 Zerebraler Perfusionsdruck 1330
   5.4.4 $paCO_2$ 1331
   5.4.5 Wahl des Narkoseverfahrens 1331
   5.4.6 Intraoperative Überwachung 1331
   5.4.7 Hirnprotektion 1332
5.5 Postoperative Besonderheiten 1332
5.6 Karotisstenose und koronare Herzerkrankung 1333

Literatur 1334

Patienten mit Erkrankungen der Gefäße weisen oft klinisch relevante Begleiterkrankungen auf, die für das anästhesiologische Vorgehen von Bedeutung sein können. Daher ist eine sorgfältige präoperative Einschätzung erforderlich, allerdings besteht über den Umfang präoperativer Voruntersuchungen, gemessen am Kosten-Nutzen-Risiko-Verhältnis, derzeit keine Einigkeit.

1 Präoperative Einschätzung

Die atheromatöse Gefäßerkrankung tritt selten isoliert auf, sondern meist diffus in mehreren Organsystemen, von denen Herz, Gehirn und Niere für die perioperative Morbidität und Letalität eine herausragende Rolle spielen. Daneben bestehen beim Gefäßpatienten häufig noch weitere Begleiterkrankungen (▶ Tab. 47-1). Die Hypertonie ist eine häufige Erkrankung des Gefäßpatienten: Sie gilt nicht nur als Risikofaktor der Gefäßerkrankung, sondern kann sich auch als deren Folge entwickeln. Des

47 Gefäßchirurgie

Tab. 47-1 Häufige Erkrankungen des Gefäßpatienten

- koronare Herzkrankheit
- Myokardinfarkt in der Vorgeschichte
- Hypertonie
- Diabetes mellitus
- respiratorische Erkrankungen
- Niereninsuffizienz

Weiteren sind Gefäßpatienten oft starke Raucher und weisen entsprechend häufig respiratorische Erkrankungen auf. Eine weitere häufige Erkrankung ist der Diabetes mellitus, der wie die anderen beschriebenen Erkrankungen einer sorgfältigen präoperativen Einschätzung und perioperativen Behandlung bedarf.

Diese Erkrankungen erhöhen in der Regel die perioperative kardiovaskuläre Morbidität und Letalität. Als **Hauptrisikofaktoren** gelten:
— Instabile Angina-Syndrome,
— kürzlich erlittener Myokardinfarkt,
— dekompensierte Herzinsuffizienz,
— klinisch wesentliche Herzrhythmusstörungen: höhergradige AV-Blockierungen, symptomatische ventrikuläre Extrasystolen, denen eine Herzerkrankung zugrunde liegt, supraventrikuläre Arrhythmien mit unkontrollierter Ventrikelfrequenz.

Mittlere Risikofaktoren stellen folgende Erkrankungen dar:
— Leichte Angina pectoris (Grad I oder II),
— länger zurückliegender Myokardinfarkt oder pathologische Q-Wellen,
— kompensierte oder weiter zurückliegende Herzinsuffizienz,
— Diabetes mellitus.

Von **geringer Bedeutung** sind hingegen folgende Faktoren:
— Nicht eingestellter Hypertonus,
— höheres Lebensalter (von Bedeutung nur in Verbindung mit Erkrankungen),
— Schlaganfall in der Vorgeschichte,
— eingeschränkte Leistungsfähigkeit,
— EKG-Auffälligkeiten: Linksschenkelblock, ST-T-Abnormitäten, linksventrikuläre Hypertrophie,
— Vorhofflimmern.

Pulmonale Erkrankungen. Sie erhöhen bekanntlich das Risiko für postoperative pulmonale Komplikationen, vor allem bei Patienten mit intrathorakalen oder intraabdominalen Operationen. Präoperative Lungenfunktionstests sind aber allenfalls bei einer erheblichen Einschränkung der Lungenfunktion von Nutzen. Hyperkapnie erhöht das Risiko postoperativer respiratorischer Komplikationen.

Nierenfunktion. Häufig bestehen bereits präoperativ Erkrankungen der Niere, bedingt durch Atherosklerose, Hypertonie oder Diabetes mellitus. Operationen an der Aorta erhöhen das Risiko postoperativer renaler Komplikationen, z. B. aufgrund einer Abnahme der Nierendurchblutung bei bereits vorgeschädigter Niere durch die chirurgischen Manipulationen.

1.1 Präoperative Untersuchungen

Patienten mit Erkrankungen der Gefäße durchlaufen angesichts der zu erwartenden Begleit- und Folgeerkrankungen vor der Operation gewöhnlich eine Vielzahl von apparativen diagnostischen Maßnahmen (▶ Tab. 47-2), ergänzt durch umfangreiche Laboruntersuchungen.

Sie sind z. T. aufwendig und teuer, ihr Nutzen für den Eingriff und die Prognose des Patienten teils umstritten.

2 Thorakale Aortenaneurysma-Operationen

Das operative Risiko bei thorakalen Aortenaneurysmen ist hoch, die Narkose zumeist eine besondere Herausforderung für den Anästhesisten: Bei der akuten Dissektion thorakaler Aneurysmen beträgt die Mortalität 15–45 %, bei elektiver Resektion hingegen nur etwa 5–6 %. Von der Erkrankung sind vor allem ältere Patienten mit Arteriosklerose betroffen, die zumeist noch weitere Risikofaktoren aufweisen.

2.1 Ätiologie und Pathogenese

Die **Arteriosklerose** ist die häufigste Ursache eines Aneurysmas, andere Ursachen wie zystische Medianekrose oder Traumen treten dagegen in den Hin-

Tab. 47-2 Präoperative Untersuchungen bei gefäßchirurgischen Patienten

- EKG
- Belastungs-EKG
- Holter-Monitoring
- Myokardszintigraphie
- Echokardiographie
- Angiographie
- Koronarangiographie
- Röntgenuntersuchung der Thoraxorgane

tergrund. Pathologisch-anatomisch werden folgende zwei Formen unterschieden:
— Aortenaneurysma,
— Aortendissektion.

Während das **Aneurysma** durch eine Dilatation der Aorta entsteht, entwickelt sich die **Dissektion** durch einen Riss der Intima, durch den das Blut zwischen die Gefäßwände dringt und ein falsches Lumen bildet. Prädisponierende Faktoren für eine Dissektion sind:
— Hypertonie,
— Diabetes mellitus,
— Zigarettenrauchen,
— Übergewicht.

2.2 Pathophysiologie

Aneurysmen können zur Ischämie von Organen führen, deren Blutzufuhr durch das Hämatom beeinträchtigt oder unterbrochen wird. Bei der **Ruptur des Aneurysmas** entsteht eine lebensbedrohliche bzw. tödliche Blutung.

2.3 Klassifizierung

Drei Formen von dissezierenden Aortenaneurysmen können unterschieden werden (▶ Abb. 47-1):
— **Typ I:** Intimariss und Dissektion beginnen in der Aorta ascendens und erstrecken sich meist über die gesamte Länge der Aorta bis in deren große Äste. Dieser Typ ist mit ca. 70% am häufigsten; bei 50% der Patienten ist die Aortenklappe mitbetroffen.
— **Typ II:** Die Dissektion beginnt in der aszendierenden Aorta und endet proximal der linken A. subclavia.
— **Typ III:** Hier beginnt die Dissektion distal der linken A. subclavia und erstreckt sich bis in die Aorta descendens, gelegentlich sogar bis in die Aa. iliacae. Bei Typ III wird meist elektiv operiert.

Die Stanford-Klassifizierung (Daily) orientiert sich am Therapieansatz und umfasst nur noch 2 Arten von Aortendissektionen: Typ A (= Typ I + II nach DeBakey) und Typ B (= Typ III nach DeBakey):
— **Typ A:** Dissektionen der Aorta ascendens, unabhängig vom Ort des Intimarisses. Häufigkeit ca. 50%; bei der Hälfte der Patienten mit Aortenklappeninsuffizienz verbunden; akute Letalität der Ruptur: 60–70%.
— **Typ B:** Dissektion beschränkt sich auf die Aorta descendens. Häufigkeit 30–35%; akute Letalität bei Ruptur ca. 40%.

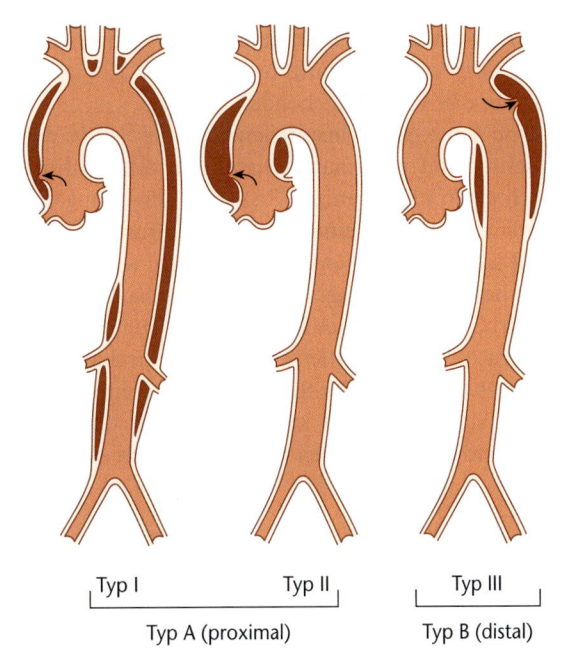

Abb. 47-1 Klassifikation dissezierender Aortenaneurysmen.

2.4 Klinisches Bild

Bei Aneurysmen der Aorta ascendens bestehen zumeist keine Symptome, ebenso wenig bei Aneurysmen des Aortenbogens. Auch Aneurysmen der Aorta descendens werden häufig zufällig entdeckt. Die Diagnose wird durch nichtinvasive Verfahren gestellt.

Anders bei **akuter Aortendissektion!** Hierfür gilt Folgendes:

! Die akute Aortendissektion ist ein Notfall, der umgehend operativ versorgt werden muss.

Die akute Aortendissektion manifestiert sich klinisch in folgender Weise:
— Plötzlich einsetzender Schmerz, oft stark und reißend und mit Schweißausbruch; Lokalisation: Vorder- oder Rückseite des Thorax, oft zwischen den Schulterblättern, mit typischer Wanderung bei Fortschreiten der Dissektion;
— Synkope, Dyspnoe und Schwächegefühl;
— Hyper- oder Hypotension;
— Pulslosigkeit;
— Aorteninsuffizienz;
— Lungenödem;
— neurologische Störungen bei Karotisverschluss: Hemiplegie, Hemihypästhesie, bei Ischämie des Rückenmarks: Paraplegie,
— evtl. auch Darmischämie, Myokardischämie, Hämaturie.

47 Gefäßchirurgie

Die Zeichen und Symptome entstehen durch den Verschluss von Hauptarterien und eine Kompression der die Aorta umgebenden Organe.

Eine **akute Aorteninsuffizienz** tritt bei > 50% der Patienten mit proximaler Dissektion auf, bedingt durch einen kreisförmigen Riss mit Aufweitung der Aortenwurzel oder eine Ruptur des Anulus durch ein dissezierendes Hämatom. Zeichen: schwacher Puls, hoher systolischer und niedriger diastolischer Blutdruck, diastolisches Geräusch, Lungenstauung.

Etwa 20% dieser Patienten sterben innerhalb von 6 h nach Einsetzen der Symptome, 90% innerhalb von 3 Monaten, wenn keine Operation durchgeführt wird. Die häufigsten **Komplikationen** sind:

- Tödliche Ruptur,
- Aortenklappeninsuffizienz,
- Verschluss größerer Arterien mit Ischämie der Organe.

Diagnose der akuten Dissektion. Der Verdacht auf eine akute Aortendissektion ergibt sich gewöhnlich aus der Anamnese und der körperlichen Untersuchung. Diagnostische Verfahren zur Sicherung der Diagnose sind:

- Röntgenübersicht des Thorax (nur Basisdiagnostik),
- Echokardiographie (transthorakal, transösophageal),
- Spiral-CT,
- MRT (höhere Sensitivität und Spezifität als Spiral-CT),
- DSA (Beurteilung der Organdurchblutung, Verdacht auf Stenosen der Aortenabganggefäße),
- Aortographie (vor allem, wenn präoperativ Herzkatheteruntersuchung erforderlich oder die Ergebnisse der anderen Verfahren nicht eindeutig sind).

2.5 Patienten

Die Patienten sind im Durchschnitt 50–70 Jahre alt und weisen häufig folgende Begleiterkrankungen auf:

- Koronare Herzerkrankung,
- Hypertonus,
- respiratorische Erkrankungen,
- Diabetes mellitus.

2.6 Aneurysmen der Aorta ascendens

2.6.1 Operation

Diese Patienten werden zumeist elektiv operiert; nicht selten besteht eine Aortenklappeninsuffizienz durch Dehnung des Klappenrings.

Der Zugang zum Aneurysma der aszendierenden Aorta erfolgt über eine mediane Sternotomie; hierbei besteht, je nach Größe des Aneurysmas, **Rupturgefahr**. Einige Operateure legen bei Patienten mit großen Aneurysmen **vor Eröffnen des Thorax** einen **Bypass** (▶ Abb. 47-2a bis d) an.

Nach Standardanschluss an die Herz-Lungen-Maschine werden in mäßiger Hypothermie und Kardioplegie das Aneurysma exzidiert, die Aorta rekonstruiert und die Aortenklappe gerafft oder ersetzt.

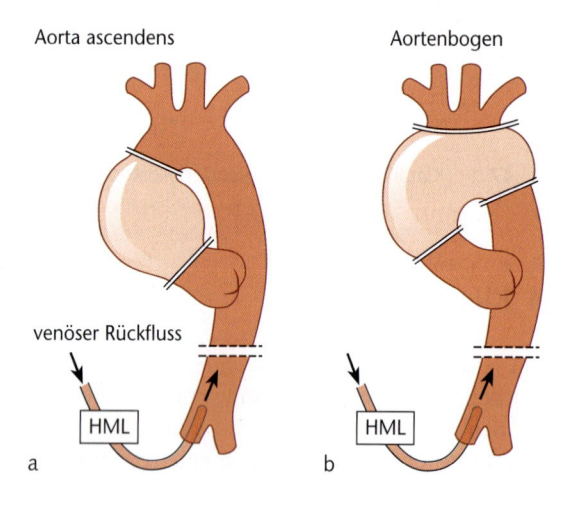

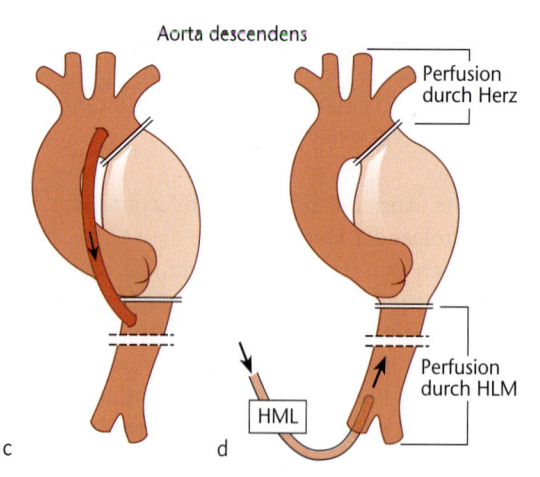

Abb. 47-2a bis d Bypass-Methoden bei der Operation von Aneurysmen der thorakalen Aorta (HLM = Herz-Lungen-Maschine):
a) totaler Bypass;
b) totaler Bypass bis Erreichen der tiefen Hypothermie, danach totaler Kreislaufstillstand während des Abklemmens der Aorta;
c) Gott-Shunt;
d) partieller femorofemoraler Bypass.

2.6.2 Anästhesie bei Aneurysmen der Aorta ascendens

Der Eingriff erfolgt zumeist elektiv. Grundsätzlich können die Standardverfahren der totalen intravenösen oder balancierten Anästhesie eingesetzt werden. Bei Patienten mit Aortenklappeninsuffizienz sind die unter Kapitel 46.6.7 dargestellten Prinzipien zu beachten:
— Senkung des Afterloads bzw. des arteriellen Blutdrucks,
— Vermeidung von Bradykardien.

Bei Eröffnung des Thorax besteht Rupturgefahr, darum vorher ausreichend Blutkonserven und Frischplasma bereitstellen, außerdem mehrere weitlumige Venenkanülen einführen.

Wichtige perioperative Komplikationen:
— Blutungen, vor allem aus den Operationsnähten,
— Blutgerinnungsstörungen, vor allem nach langer EKZ,
— Myokardinfarkt,
— akutes Linksherzversagen,
— Insuffizienz der Klappenprothese,
— respiratorische Insuffizienz,
— neurologische Funktionsstörungen,
— postoperatives Nierenversagen.

2.7 Dissezierende Aortenaneurysmen

Die akute Aortendissektion ist lebensbedrohlich. Bei Typ A besteht eine absolut dringliche Operationsindikation, bei Typ B hingegen wird gewöhnlich elektiv operiert. Haupttodesursache der akuten Aortendissektion ist die hämorrhagische Perikardtamponade.

2.7.1 Allgemeines Vorgehen

— Zunächst Stabilisierung des Patienten auf der Intensivstation. Danach **Aortographie**, gleichzeitig Vorbereitung von Einleitungs- und Operationssaal.
— Die präoperative Behandlung soll die Dissektion verlangsamen oder unterbrechen und die **akute Ruptur der Aorta verhindern.** Hierzu müssen der Blutdruck gesenkt und die vorwärtstreibenden Kräfte in der Aorta eingeschränkt werden.
— **Nitroprussid** gilt als Mittel der Wahl, um den Blutdruck zu senken.
— **β-Blocker** werden eingesetzt, um die Kontraktilität des Myokards herabzusetzen.
— Die **Aortographie** sollte am wachen Patienten erfolgen, um die Symptome nicht zu verschleiern.

Anhaltende Schmerzen weisen auf ein Fortschreiten der Dissektion hin.

Akutbehandlung der thorakalen Aortendissektion (Prinzipien):
— Senkung des arteriellen Blutdrucks auf < 130/80 mmHg, z. B. mit Nitroprussid, unter direkter arterieller Blutdruckmessung
— Verminderung der Myokardkontraktilität durch β-Blocker, z. B. Esmolol oder Metoprolol
— Analgesie und Sedierung
— Diagnostik unter Fortführung der medikamentösen Therapie
— Anforderung von Erythrozytenkonzentraten und Frischplasma
— Bereitstellung kardiovaskulärer Notfallmedikamente
— im Einleitungsraum:
  – Einführen je einer Kanüle in die rechte A. radialis und in eine A. femoralis (Absprache mit Operateur)
  – wenn erforderlich: Volumenersatz und Schocktherapie vor der Narkoseeinleitung
  – „Ileuseinleitung" beim nichtnüchternen Patienten
  – bei Aorta-desendens-Ersatz: Intubation mit Dopellumen-Tubus unter bronchoskopischer Kontrolle

2.7.2 Aorta-ascendens-Ersatz

Bei akuten Dissektionen der aszendierenden Aorta ist der Ascendens-Ersatz indiziert. Erstreckt sich die Dissektion über die Aorta ascendens hinaus, werden die dissezierten Schichten vor dem Annähen an den Allograft miteinander verklebt. Ist die Aortenklappe insuffizient, aber strukturell intakt, kann eine Rekonstruktion erfolgen; ist die Klappe verändert, wird sie ersetzt.

Folgende Operationsverfahren werden derzeit angewandt:
— Ersatz der aneurysmatischen Aorta ascendens bis zum Abgang des Truncus brachiocephalicus durch eine Rohrprothese bei normal konfigurierter Aortenwurzel und normaler Aortenklappe,
— Ersatz der aneurysmatischen Aorta ascendens und der pathologisch veränderten Aortenklappen durch einen klappentragenden Conduit,
— Ascendens-Ersatz durch einen Conduit und klappenerhaltende Rekonstruktion der Aortenwurzel.

Anästhesie. Das Vorgehen entspricht weitgehend dem für Aneurysmen der Aorta ascendens und dem

2.7.3 Partieller Aortenbogenersatz

Bei dieser Operation handelt es sich um einen suprakoronaren Aortenersatz bis in den Bogen hinein. Der Eingriff wird bei akuter oder chronischer Typ-A-Dissektion mit erhaltener Funktion der Aortenklappe durchgeführt.

2.7.4 Aortenbogenersatz

Der Aortenbogen umfasst das Segment vom proximalen Ursprung der A. anonyma bis zum distalen Abgang der linken A. subclavia. Der Bogenersatz ist indiziert, wenn Intimarisse vorhanden sind oder der Bogen rupturiert oder die äußere Schicht der Aorta verdünnt und hämorrhagisch oder die innere Schicht fragmentiert ist. Die Operation ist komplex, schwierig und risikoreich und erfolgt im hypothermen kardiopulmonalen Bypass bei 15–18 °C. Die wichtigsten Operationsrisiken sind:
— Hirnischämie und Hirnembolie,
— Myokardischämie,
— Blutungen nach der Rekonstruktion.

2.7.5 Anästhesie bei Aorta-descendens-Ersatz

Dissezierende Aneurysmen der Aorta descendens werden reseziert und das betroffene Segment durch eine Prothese ersetzt. Der Eingriff erfolgt nach linker posterolateraler Standardthorakotomie mit Linksherz-Bypass oder femorofemoralem Bypass. Während der Resektion muss die Aorta distal und proximal des betroffenen Segments abgeklemmt werden.

Abklemmen der Aorta

Das Abklemmen der Aorta ist ein kritischer Vorgang, weil hierdurch **zwei gefährliche Komplikationen** hervorgerufen werden können:
— Linksherzbelastung bis hin zum Linksherzversagen,
— Mangeldurchblutung der unteren Körperhälfte.

Linksherzdekompensation. Durch das Abklemmen der Aorta descendens entsteht eine **schwere Hypertonie** im proximalen Segment der Aorta mit erheblicher Belastung des linken Ventrikels, die rasch zu einer **kardialen Dekompensation** führt, wenn keine mechanischen oder pharmakologischen Maßnahmen zur Entlastung eingesetzt werden. Die Dekompensation manifestiert sich als akute Dilatation des linken Ventrikels mit Versagen der Pumpfunktion, Mitralinsuffizienz und Lungenödem, evtl. auch Kammerflimmern. Außerdem können **intrazerebrale Blutungen** sowie ein Anstieg des intrakraniellen Drucks auftreten, wenn der exzessiv hohe Druck in der proximalen Aorta auf den Hirnkreislauf übertragen wird.

Minderdurchblutung der unteren Körperhälfte. Bei nicht ausreichendem Kollateralfluss droht eine Minderdurchblutung der unteren Körperhälfte mit nachfolgender Schädigung, insbesondere von Rückenmark und Nieren. Hierbei muss beachtet werden, dass der Blutfluss über die Kollateralen zur unteren Körperhälfte druckpassiv erfolgt und somit ein ausreichend hoher Perfusionsdruck während der Abklemmphase erforderlich ist. Durch die Zufuhr von Nitroprussid oder Nitroglyzerin zur Entlastung des linken Ventrikels bei proximaler Hypertonie können der Kollateralfluss evtl. eingeschränkt und die Ischämiegefahr erhöht werden. Mit **ischämischen Schäden des Rückenmarks** muss besonders bei verlängerter Abklemmzeit (> 30 min) gerechnet werden, ebenso mit gehäufter **postoperativer Niereninsuffizienz.**

Maßnahmen zur Entlastung des linken Ventrikels. Mechanische Maßnahmen zur Entlastung des linken Ventrikels und Aufrechterhaltung des Blutflusses zur unteren Körperhälfte sind umstritten: Einige Chirurgen führen eine einfache Abklemmung der Aorta mit pharmakologischen Maßnahmen (Infusion eines Vasodilatators) zur Entlastung des Herzens durch, andere bevorzugen einen **künstlichen Bypass,** um die beschriebenen Komplikationen zu verhindern. Hierbei erfolgt die Durchblutung der proximalen Gefäßgebiete unmittelbar durch das Herz, während die untere Körperhälfte über den künstlichen Bypass perfundiert wird. Gegenwärtig werden folgende drei Verfahren angewandt: femorofemoraler Bypass, atriofemoraler Bypass und Gott-Shunt (siehe Abb. 47-2a bis d).
— Beim **femorofemoralen Bypass** wird das Blut aus einer V. *femoralis* in den Oxygenator der Herz-Lungen-Maschine geleitet und nach dem Gasaustausch über die A. *femoralis* in den Körper zurückgepumpt.
— Beim **atriofemoralem Bypass,** einer Form des Linksherzbypass, wird der linke Vorhof kanüliert, das arterialisierte Blut in den als Reservoir dienenden Oxygenator der Herz-Lungen-Maschine geleitet und mit einer Zentrifugalpumpe in die A. femoralis zurückgepumpt. Flow-Raten im Bypass von 25–40 ml/kg/min gelten als klinisch ausreichend, um den proximalen Aorten-

druck zu normalisieren und einen genügend hohen distalen Perfusionsdruck zu gewährleisten. Zu starke Blutentnahme aus dem linken Vorhof führt zum **Blutdruckabfall.**
- Beim **Gott-Shunt** wird ein heparinimprägnierter flexibler Polyvinylschlauch ohne Heparinisierung des Patienten proximal in die *linke A. subclavia* oder in die *Aorta ascendens* eingeführt, der distale Anteil *distal* vom Aneurysma in die Aorta.

Der Nutzen temporärer Shunts ist allerdings fraglich: Die Häufigkeit ischämischer Rückenmarkschäden beträgt bei einfacher Abklemmung 2,3 %, bei Verwendung temporärer Shunts 2,5 %. Zahlreiche Operateure stimmen jedoch darin überein, dass bei zu erwartender Abklemmzeit von mehr als 30 min ein temporärer Shunt oder Bypass angelegt werden sollte.

Die günstigen Auswirkungen der distalen Perfusion sind in ▶ Tabelle 47-3 zusammengestellt.

Bei **einfacher Abklemmung** müssen pharmakologische Maßnahmen ergriffen werden, um den linken Ventrikel zu entlasten. Hierzu wird am häufigsten **Nitroprussid** eingesetzt. Folgendes sollte beachtet werden:

! Beim einfachen Abklemmen der Aorta sollte der Blutdruck mit Nitroprussid wegen des druckpassiven Kollateralflusses zur unteren Körperhälfte im oberen Normbereich gehalten werden. Hypovolämie muss ebenfalls vermieden werden!

Mit der Zufuhr des Vasodilatators sollte bereits kurz vor dem Abklemmen begonnen werden, um einen abrupten Blutdruckanstieg zu verhindern. Hierfür sollten der systolische Blutdruck zunächst auf etwa 90 mmHg gesenkt und dann die Aorta schrittweise abgeklemmt werden.

Gelingt es nicht, den Blutdruck durch einen Vasodilatator allein unter Kontrolle zu halten, kann zusätzlich ein kurz wirkender β-Rezeptoren-Blocker wie Esmolol in vorsichtig titrierter Dosierung zugeführt werden. Hohe Dosen von Nitroprussid sollten vermieden werden, da hierdurch möglicherweise die distale Perfusion verschlechtert und die Gefahr ischämischer Schäden der Niere und des Rückenmarks erhöht werden. Allerdings reicht die alternative Zufuhr von Nitroglyzerin nicht aus, um den Blutdruck zu normalisieren.

Reaktionen beim Öffnen der Aortenklemme. Wurde während der Operation kein Shunt eingesetzt, so muss beim Öffnen der Aortenklemme mit schweren hämodynamischen Reaktionen und metabolischen Veränderungen gerechnet werden (▶ Tab. 47-4). Die Schwere dieser Reaktionen, die auch als **Declam-**ping-Schock bezeichnet werden, hängt im Wesentlichen von der Dauer der Ischämie der Eingeweide und der unteren Extremitäten ab, des Weiteren vom Blutdruck und von den Füllungsdrücken des Herzens vor Öffnen der Klemme, außerdem von der möglicherweise noch bestehenden Wirkung der Vasodilatatoren, β-Rezeptoren-Blocker und Inhalationsanästhetika.

Der initiale Blutdruckabfall beruht vermutlich in erster Linie auf der peripheren Vasodilatation, andere Mechanismen wie reaktive Hyperämie, Umverteilung des Blutflusses und venöses Pooling sowie Mediatoren und Hypovolämie spielen jedoch ebenfalls eine Rolle.

Zu den wichtigsten präventiven Maßnahmen des Declamping-Schocks gehören:
- Ausreichender Volumenersatz vor Öffnen der Aortenklemme;
- Unterbrechung der Zufuhr von Vasodilatatoren, β-Rezeptoren-Blockern und Inhalationsanästhetika;
- langsames Öffnen der Klemme über einen Zeitraum von 2–4 min;
- vorübergehende Zufuhr eines Vasopressors bei Hypotension (Vorsicht: erhöhte Blutungsgefahr durch Hypertension!).

Anästhesie

Ein-Lungen-Anästhesie. Die Resektion eines Aneurysmas der Aorta descendens wird durch

---

Tab. 47-3 Vorteile distaler Perfusionstechniken

- Entlastung des linken Ventrikels und Minderung des arteriellen Blutdruckanstiegs
- Zugang für den raschen Volumenersatz
- Minderung der viszeralen und renalen Ischämie
- Verhinderung einer metabolischen Azidose und eines Schocks beim Öffnen der Aortenklemme
- Möglichkeit der raschen Wiedererwärmung des Patienten
- Schutz vor einer ischämischen Schädigung des Rückenmarks (?)

Tab. 47-4 Reaktionen beim Öffnen der Aortenklemme

- Abfall des arteriellen Blutdrucks um bis zu 50 %
- Abnahme des peripheren Gefäßwiderstands
- Anstieg des pulmonalarteriellen Drucks
- Anstieg des Herzzeitvolumens durch Abnahme der Nachlast
- Laktatazidose, Hyperkapnie

einen Kollaps der linken Lunge wesentlich erleichtert. Daher sollte hierfür die Ein-Lungen-Anästhesie angewandt werden (Einzelheiten siehe Kap. 45). Bei sehr großen Aneurysmen empfiehlt sich die Verwendung eines rechtsseitigen Doppellumen-Tubus, da beim linksseitigen Einführen aufgrund einer Verziehung oder Kompression des linken Hauptbronchus mit technischen Schwierigkeiten gerechnet werden muss und hierbei außerdem die Rupturgefahr vergrößert wird.

Wahl des Anästhesieverfahrens. Ein allgemein anerkanntes Standard-Anästhesieverfahren für die Operation von Aneurysmen der Aorta descendens gibt es derzeit nicht. Opioide sind aber praktisch immer Bestandteil der Anästhesie.

Die Narkoseeinleitung sollte bei elektiven Eingriffen behutsam erfolgen, möglicherweise am besten per Infusion, z. B. mit Remifentanil und einer Einschlafdosis eines i.v. Anästhetikums, bei Risikopatienten bevorzugt Etomidat. Für die Aufrechterhaltung kann Remifentanil (oder Sufentanil) mit einem volatilen Anästhetikum oder i.v. Anästhetikum kombiniert werden, um überschießende kardiovaskuläre Reaktionen abfangen zu können. Remifentanil weist in dieser Hinsicht gegenüber den anderen hochpotenten Opioiden deutliche Vorteile auf, auch lässt sich die Substanz präziser steuern. Lassen sich massive kardiovaskuläre Reaktionen hiermit nicht ausreichend unterdrücken, sollten Vasodilatatoren, wenn nötig auch kurz wirkende β-Rezeptoren-Blocker wie Esmolol eingesetzt werden.

Pulmonalarterienkatheter. Ein Pulmonalarterienkatheter kann von Nutzen sein, um die rasch wechselnden und nicht selten ausgeprägten kardiovaskulären Reaktionen lückenlos zu überwachen und die hierfür eingesetzten Therapiemaßnahmen zu kontrollieren. Bei Ein-Lungen-Anästhesie und Platzierung des Katheters in der linken A. pulmonalis können jedoch Lungenkapillar-Verschlussdrücke gemessen werden, die weit über dem linksventrikulären enddiastolischen Druck liegen und daher nicht verwertet werden dürfen. Des Weiteren gibt es keinen Beleg, dass durch Einsatz eines Pulmonalarterienkatheters die Prognose dieser Patienten günstig beeinflusst wird.

Transösophageale Echokardiographie (TEE). Das Verfahren kann eingesetzt werden, um die linksventrikuläre Funktion oder eine Aortendissektion einzuschätzen. Bei Ventrikeln mit eingeschränkter Compliance liefert das Verfahren genauere Hinweise auf die linksventrikuläre Funktion als die Messung des Lungenkapillaren-Verschlussdrucks. Von Nutzen ist die Methode des Weiteren beim Abklemmen der Aorta, da hiermit Veränderungen der Ejektionsfraktion und des enddiastolischen Volumens rasch festgestellt werden können. Daneben können mit Hilfe der TEE intraoperativ pathologische Wandbewegungen, die Ausdruck einer Myokardischämie sind, festgestellt werden.

Leitsätze für die Narkose:
— Die Operation erfolgt in rechter Seitenlage des Patienten über eine linksseitige laterale Thorakotomie. Hierbei kann eine **Ein-Lungen-Anästhesie** (siehe Kap. 45) durchgeführt werden, um das operative Vorgehen zu erleichtern. Als Narkoseverfahren eignet sich die balancierte Anästhesie mit Opioiden; die Kombination mit thorakaler Periduralanästhesie sollte wegen der Sympathikusblockade mit nachfolgender Gefahr des Volumenmangels und der Ausschaltung von Nebennierenmark und Nn. accelerantes vermieden werden.
— Um den Blutdruck oberhalb und unterhalb der Aortenklemmen zu überwachen, wird je eine Kanüle in die **rechte A. radialis** und in eine der **Femoralarterien** eingeführt. Die Kanülierung der linken A. radialis ist nicht sinnvoll, da beim Abklemmen der Aorta zwischen linker A. subclavia und A. carotis communis kein Druck mehr gemessen werden kann.
— Wegen der großen Blutungsgefahr müssen mehrere weitlumige und gut zugängliche **Venenkanülen** angelegt werden.
— Beim einfachen Abklemmen der Aorta ist ein rasch wirkender und gut steuerbarer Vasodilatator wie Nitroprussid erforderlich, um die proximale Hypertonie zu beseitigen und das linke Herz zu entlasten. Hierbei obere Normwerte einstellen und Volumendefizite ausgleichen. Während der Abklemmphase sistiert die Urinproduktion.
— **Vor dem Öffnen der Aortenklemmen** muss das zirkulierende Blutvolumen normalisiert werden, um einen schweren Blutdruckabfall zu vermeiden. Auch sollte die **Zufuhr von Vasodilatatoren, β-Blockern** und **Inhalationsanästhetika** kurz vorher unterbrochen werden.
— Bei einfacher Abklemmung der Aorta ohne temporären Shunt tritt nach Freigabe der Klemme eine **metabolische Azidose** auf, die bei entsprechender Schwere durch vorsichtige Infusion von Natriumkarbonat behandelt werden kann. Zur Prävention der Azidose wird auch die kontinuierliche Infusion von Natriumbikarbonat, 0,05 mval/kg/min, während der einfachen Ab-

klemmphase empfohlen, jedoch kann hiermit die Hypotension nicht verhindert werden.

Komplikationen

Operationen von Aneurysmen der Aorta descendens weisen wegen der häufigen Begleiterkrankungen und der erforderlichen chirurgischen Manipulationen eine hohe Letalität und Morbidität auf. Die wichtigsten Komplikationen sind:
— Paraplegie aufgrund einer Minderdurchblutung des Rückenmarks, Häufigkeit 3–6,5%,
— Blutungen,
— akute Linksherzinsuffizienz,
— Myokardinfarkt,
— akutes Nierenversagen,
— Herzrhythmusstörungen,
— tödlicher Apoplex.

2.7.6 Endoluminale Stents der Aorta

Bei Hochrisikopatienten mit Aortendissektion kann ein endovaskulärer Stent implantiert werden, um den Aneurysmasack vom Blutstrom abzukoppeln. Hierdurch wird die Progredienz des Aneurysmas und damit die Rupturgefahr vermindert. Die Stents bestehen aus einem Metallskelett mit oder ohne Dacron-Ummantelung und werden über die freigelegten Iliaca-Arterien in die Aorta vorgeschoben. Der Eingriff erfolgt in Allgemeinanästhesie; regionale Anästhesieverfahren wie Peridural- oder Spinalanästhesie sind jedoch ebenfalls möglich. Nach dem Eingriff kann der Patient extubiert und auf eine Intensivüberwachungsstation verlegt werden.

2.8 Traumatische Aortenruptur

Die traumatische Aortenruptur gehört zu den schwersten Gefäßverletzungen beim **stumpfen Thoraxtrauma.** Die meisten Patienten verbluten am Unfallort oder während des Transports; nur 10–20% erreichen lebend das Krankenhaus. Typische Rupturstelle ist der Aortenisthmus; Rupturen an anderen Stellen verlaufen meist tödlich.

2.8.1 Diagnose

Die Symptome der Aortenruptur sind unspezifisch und kommen auch bei anderen Verletzungen vor:
— Thoraxschmerzen,
— Dyspnoe,
— Rückenschmerzen,
— Unfähigkeit, die Beine zu bewegen.

Als typisch gelten folgende Zeichen:

! Trias der Aortenruptur:
— Erhöhte Pulsamplitude und Blutdruckanstieg in der oberen Extremität.
— Verminderte Pulsamplitude und erniedrigter Blutdruck in der unteren Extremität.
— Röntgenologisch nachweisbare Verbreiterung des Mediastinums.

Oft ist die **Verbreiterung des Mediastinums** das einzige Zeichen. Bei Verdacht wird die Diagnose umgehend durch eine **Aortographie** gesichert. Die Aortographie ist für die Lokalisation und das entsprechende operative Vorgehen erforderlich. Die Operation sollte so rasch wie möglich durchgeführt werden.

Das operative Vorgehen erfolgt mit Shunts, Linksherz-Bypass oder totalem kardiopulmonalem Bypass.

2.8.2 Anästhesiologisches Vorgehen

Das Vorgehen entspricht weitgehend dem bei Aneurysmen der thorakalen Aorta. Wird lediglich die Aorta abgeklemmt, so sollte die **Abklemmphase nicht länger als 30 min** dauern, um ischämische Schäden im Gebiet unterhalb der Klemme zu verhindern.

Tritt beim Abklemmen der Aorta ein **starker Blutdruckanstieg** auf, so müssen Vasodilatatoren (z. B. Nitroprussid) eingesetzt werden, um eine **akute Linksherzinsuffizienz** zu vermeiden.

3 Operationen von Bauchaortenaneurysmen

3.1 Klinisches Bild

Die **Arteriosklerose** ist die häufigste Ursache eines Bauchaortenaneurysmas (▶ Abb. 47-3). Das klinische Bild ist meist wenig ausgeprägt; häufig wird das Aneurysma bei einer Routineuntersuchung entdeckt. Manche Patienten klagen über Rückenschmerzen. Bei **drohender Ruptur** ist das Aneurysma druckempfindlich. Die **Zeichen der Ruptur** sind:
— Kreislaufkollaps bzw. Schock
— Rückenschmerzen,
— Abdominalschmerz bzw. akutes Abdomen.

Aneurysmen mit einem Durchmesser von mehr als 4 cm sollten elektiv operiert werden. Die Mortalität der elektiven Aneurysma-Chirurgie beträgt etwa 5%, bei einer Ruptur hingegen 40%.

47 Gefäßchirurgie

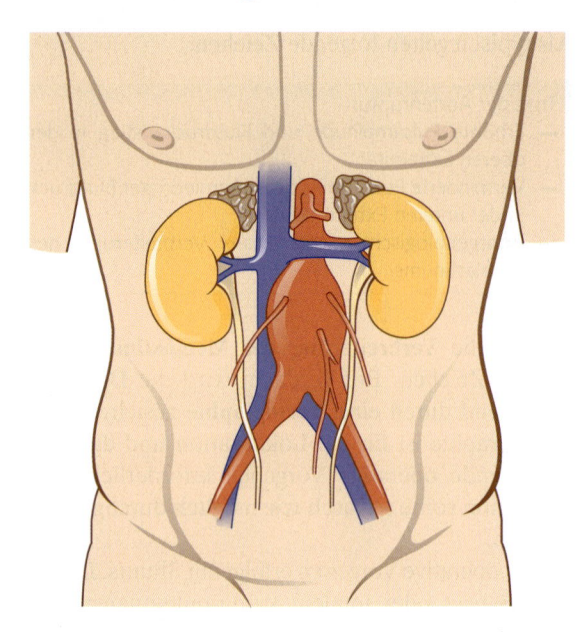

Abb. 47-3 Abdominales Aortenaneurysma.

nie) oder retroperitoneal (leicht angehobene Flanke, linksseitiger Flankenschnitt). Nach Exposition wird die Aorta zuerst proximal (Vermeidung von Embolien), dann distal abgeklemmt; danach Inzision der Aorta, Ausschaltung des Aneurysmas und Überbrückung des entfernten Aortenteils durch eine Prothese: proximaler Anschluss an die infrarenale Aorta, distaler Anschluss entweder an die Aorta oberhalb der Bifurkation mit Rohrprothese oder an die Aa. iliacae externae oder Femoralarterien als sog. Y-Bypass:
— Operationsdauer ca. 3–5 h,
— Blutverlust ca. 500 ml, aber auch mehr,
— Letalität bei elektiven Operationen 2–5%, bei Notfalleingriffen ca. 50%,
— starke postoperative Schmerzen (VAS 8–10).

3.2 Diagnose

Die Diagnose wird durch **Aortographie und Sonographie** gesichert. Die Sonographie erfasst die Ausdehnung des Aneurysmas, die Aortographie hingegen begleitende Verschlüsse anderer Arterien und die innere Begrenzung des Aneurysmas oder Thrombus.

3.3 Patienten

Betroffen sind vor allem *ältere* Patienten mit Begleiterkrankungen und hohem Risiko. Anästhesiologisch wichtige **Begleiterkrankungen** sind:
— Koronare Herzerkrankung, bei ca. 65%;
— Herzinsuffizienz Grad II–III, bei ca. 30%,
— Herzrhythmusstörungen,
— Hypertonie, bei ca. 30%;
— periphere Gefäßerkrankungen, bei ca. 30%;
— Lungenerkrankungen, bei ca. 30%;
— renale und urologische Erkrankungen, bei ca. 20%;
— zerebrovaskuläre Insuffizienz, bei ca. 13%;
— hepatische und gastrointestinale Erkrankungen, bei ca. 13%;
— Diabetes mellitus, bei ca. 7%.

3.4 Operation

Die Operation erfolgt entweder transperitoneal (Rückenlage, Eröffnung des Abdomens in der Mittelli-

3.5 Anästhesiologisches Vorgehen

3.5.1 Präoperative Vorbereitung

Zu den Hauptrisiken von Operation und Narkose gehören kardiale, respiratorische und renale Funktionsstörungen.

Kardiale Risiken sollten durch eine optimale präoperative Medikamenteneinstellung gesenkt werden. Liegt eine erhebliche koronare Herzerkrankung vor, z. B. eine Stenose des linken Hauptstamms, so ist es ratsam, vorher eine Koronarbypass-Operation durchzuführen.

Respiratorische Störungen sollten ebenfalls präoperativ behandelt werden, zumal Pneumonien und Atelektasen die typischen Komplikationen nach Resektion von Bauchaortenaneurysmen sind.

Renale Komplikationen sind ebenso typisch für die Operation von Bauchaortenaneurysmen. Sie entstehen wahrscheinlich in erster Linie durch das Abklemmen der Aorta. Durch gute präoperative Hydrierung des Patienten wird das Risiko eines akuten Nierenversagens vermindert.

Bei **akuter Ruptur** eines Bauchaortenaneurysmas ist die Komplikationsrate wesentlich höher, zumal eine ausreichende präoperative Vorbereitung nicht möglich ist.

3.5.2 Prämedikation

Erfolgt der Eingriff elektiv, kann in üblicher Weise, unter Berücksichtigung von Alter und Begleiterkrankungen, prämediziert werden. Bei akuter Ruptur wird zumeist auf eine Prämedikation verzichtet.

3.5.3 Wahl des Narkoseverfahrens

Grundsätzlich können für Bauchaortenaneurysma-Operationen balancierte Anästhesietechniken mit Opioiden oder volatile Inhalationsanästhetika oder aber eine Kombination beider Verfahren eingesetzt werden. Die Auswahl muss individuell, d. h. vor allem an den Vorerkrankungen des Patienten orientiert, erfolgen.

Bei Patienten mit **koronarer Herzerkrankung** und guter Myokardfunktion kann eine kontrollierte Dämpfung der Herz-Kreislauf-Funktion mit volatilen Inhalationsanästhetika von großem Nutzen sein, während bei Patienten mit **eingeschränkter Herzfunktion bzw. Herzinsuffizienz** und/oder schwerwiegenden Herzrhythmusstörungen balancierte Anästhesieverfahren mit Opioiden oder eine TIVA, z. B. mit Remifentanil, indiziert sind, weil durch höhere Konzentrationen volatiler Inhalationsanästhetika die Myokardfunktion und der Perfusionsdruck erheblich beeinträchtigt werden können. Oft müssen jedoch balancierte Narkosetechniken mit kardiovaskulären Medikamenten supplementiert werden, um unerwünschte Reflexreaktionen wie Blutdruckanstieg und/ oder Tachykardie zu beseitigen.

Von der Kombination der Allgemeinanästhesie mit einer Periduralanästhesie ist hingegen abzuraten, weil durch die Sympathikusblockade, und bei hoher Ausdehnung auch durch die Ausschaltung der Nn. accelerantes und der Katecholaminsekretion im Nebennierenmark, die intravasale Volumenhomöostase, insbesondere bei akuten massiven Blutverlusten, erheblich gestört und außerdem kardiovaskuläre Adaptationsmechanismen beeinträchtigt werden können.

3.5.4 Intraoperative Überwachung

Bei der perioperativen Überwachung ist ein invasives Vorgehen erforderlich, zumal mit teilweise erheblicher Instabilität der Herz-Kreislauf-Funktion zu rechnen ist.

Intraoperative Überwachungsmaßnahmen:
— EKG-Monitor (Ableitung II und V5)
— Pulsoxymeter
— Kapnometer
— kontinuierliche arterielle Blutdruckmessung
— kontinuierliche Messung des zentralen Venendrucks
— Urinausscheidung
— Temperatursonde
— arterielle Blutgase und Säure-Basen-Parameter
— evtl. Pulmonaliskatheter bei Patienten mit schweren Störungen der Herz-Kreislauf-Funktion

3.5.5 Abklemmen der Aorta

Für das operative Vorgehen ist ein temporäres Abklemmen der Aorta abdominalis erforderlich, meist unterhalb der Nierenarterien, so dass hier die Durchblutung erhalten bleibt, gelegentlich jedoch auch oberhalb der Nierenarterien, so dass die Nierendurchblutung vorübergehend unterbrochen sind.

Wie in Abschnitt 2.8 beschrieben, bewirkt das Abklemmen der Aorta einen Anstieg des arteriellen Drucks proximal der Klemme mit Zunahme der Nachlast des linken Ventrikels sowie eine Abnahme der Durchblutung in den Regionen distal der Klemme, die damit auf einen ausreichenden Kollateralfluss angewiesen sind.

Infrarenales Abklemmen bewirkt einen Anstieg des peripheren Gefäßwiderstands und einen Abfall von Schlagvolumen und Herzzeitvolumen sowie einen Anstieg des linksventrikulären enddiastolischen Drucks. Der arterielle Druck steigt an, meist jedoch nicht so ausgeprägt wie beim Abklemmen der thorakalen Aorta. Der venöse Rückstrom nimmt ab, bedingt durch die verminderte Durchblutung im Gefäßgebiet unterhalb der Klemme. Die Plasmaspiegel von Renin und Angiotensin sind intra- oder postoperativ erhöht und tragen mit zur kardiovaskulären Instabilität bei.

Patienten mit eingeschränkter Herzfunktion bzw. koronarer Herzerkrankung können durch das Abklemmen der Aorta eine Herzinsuffizienz bis hin zur akuten Dekompensation entwickeln.

3.5.6 Öffnen der Aortenklemmen

Unmittelbar nach Öffnen der Aortenklemme treten gewöhnlich die entgegengesetzten kardiovaskulären Reaktionen auf wie beim Abklemmen: Abfall der Nachlast des linken Ventrikels sowie des arteriellen Blutdrucks und des peripheren Gefäßwiderstands; Zunahme des Herzzeitvolumens bei ausreichendem venösen Rückstrom (sonst Abfall). In den Körperregionen unterhalb der Aortenklemme tritt aufgrund der Vasoparalyse eine reaktive Hyperämie ein; der venöse Rückstrom nimmt durch venöses Pooling ab, wenn nicht ausreichend Volumen zugeführt wird, so dass auch mit einem Abfall des Herzzeitvolumens und des arteriellen Blutdrucks zu rechnen ist.

> Der Abfall von Herzzeitvolumen und arteriellem Blutdruck nach Öffnen der Aortenklemme kann durch ausreichenden Flüssigkeitsersatz und rechtzeitiges Abstellen der Vasodilatator-Infusion vor dem Öffnen gewöhnlich verhindert werden.

3.5.7 Leitsätze für die Narkose

— **Mehrere weitlumige Venenkanülen** für den raschen Volumenersatz anlegen, außerdem eine **arterielle Kanüle** zur kontinuierlichen Druckmessung und einen **zentralen Venenkatheter.**
— Für die **endotracheale Intubation** sind eine ausreichende Narkosetiefe und Muskelrelaxierung erforderlich, denn Husten und Pressen sowie Anstieg des Blutdrucks verstärken die Rupturgefahr.
— Die Narkose kann als balancierte Anästhesietechnik, häufig in Kombination mit Inhalationsanästhetika (zur besseren Kontrolle des Blutdrucks) durchgeführt werden.
— Beim **Abklemmen der Aorta** steigt der Blutdruck meist an. Blutdruckanstieg kann beim **Koronarkranken** zur Myokardischämie führen. Zur Behandlung werden Vasodilatatoren wie **Nitroglyzerin** und **Nitroprussid** oder **Inhalationsanästhetika** eingesetzt.
Wird die Aorta infrarenal abgeklemmt, so entsteht eine vorübergehende Beeinträchtigung der Nierenfunktion mit **Oligurie**, die zumeist durch Volumen- und Mannitolzufuhr vor dem Abklemmen verhindert werden kann. Allerdings beeinflussen diese Maßnahmen wahrscheinlich nicht die Häufigkeit des postoperativen Nierenversagens.
— Beim Öffnen der Klemme kann der Blutdruck abfallen. Allgemein wird empfohlen, vor Öffnen der Klemme ausreichend Volumen zuzuführen. Nach dem Öffnen der Klemme sollte der **Säure-Basen-Status überprüft** werden, weil nicht selten während des Abklemmens eine metabolische Azidose auftritt.
— Beim **Anlegen eines Y-Bypass** fällt der Blutdruck meist weniger stark ab, vermutlich weil die Klemmen hierbei schrittweise geöffnet werden: Nach Anlegen der oberen Anastomose und einer distalen Anastomose zur A. iliaca oder A. femoralis wird zunächst das betroffene Bein reperfundiert und die Klemme auf die noch nicht angeschlossene zweite Anastomose gesetzt. Anschließend wird die zweite Anastomose angeschlossen, danach die Klemme geöffnet und nunmehr das andere Bein perfundiert.

3.5.8 Vorgehen bei akuter Ruptur

> Die akute Ruptur eines Aortenaneurysmas ist ein Notfall, der sofort chirurgisch versorgt werden muss!

▼ Sofort **mehrere weitlumige Venenkanülen** einführen und die Volumenverluste ersetzen; wenn möglich **A. radialis** kanülieren und Blutdruck kontinuierlich messen; einen **zentralen Venenkatheter** legen.
▼ **Systolischen Blutdruck** zunächst nicht über 80 mmHg ansteigen lassen, damit Blutung und Ruptur nicht weiter zunehmen.
▼ Operationsfeld vor der Narkoseeinleitung desinfizieren und abdecken.
▼ Bei der Narkoseeinleitung **Husten, Pressen und Blutdruckanstieg vermeiden.** Anästhetika **extrem vorsichtig** dosieren. Auf **Aspirationsgefahr** vorbereitet sein: Die meisten Patienten sind nicht nüchtern! Wenn nötig, Patienten im Wachzustand intubieren.
▼ **Nach Narkoseeinleitung** wird sofort das Abdomen eröffnet und die Aorta zunächst digital komprimiert. Die Aorta kann auch nach Eröffnung des Thorax im 7. ICR proximal der Ruptur zunächst zwischen Daumen und Zeigefinger abgeklemmt werden.
▼ Tritt intraoperativ ein **Herzstillstand** auf, so ist eine **interne Herzmassage** erforderlich.

Postoperative Komplikationen. Die wichtigsten postoperativen Frühkomplikationen bzw. Funktionsstörungen sind:
— Hypertonie, Herzrhythmusstörungen, Myokardischämie,
— respiratorische Insuffizienz,
— akutes Nierenversagen,
— Ileus, Ischämie der A. mesenterica inferior, Darminfarkt, Hyperperistaltik.

4 Periphere Gefäßoperationen

Die wichtigsten peripheren Gefäßoperationen sind:
— **Femoropoplitealer Venenbypass:** Durch diesen Bypass wird das verschlossene Gefäßgebiet überbrückt.
— **Femorofemoraler und axilloaxillärer Bypass:** Hierdurch wird Blut aus anderen Gefäßgebieten in das erkrankte Gebiet geleitet.

— **Femorale Profundaplastik:** Sie vergrößert den Durchmesser des erkrankten Gefäßes.

4.1 Patienten

Bei diesen Patienten bestehen gewöhnlich die gleichen Begleiterkrankungen wie bei Aortenerkrankungen. Wichtig sind vor allem:
— Koronare Herzerkrankung,
— Hypertonus,
— Diabetes mellitus,
— pulmonale Erkrankungen,
— weitere obstruktive Gefäßerkrankungen.

4.2 Allgemeinnarkose oder Regionalanästhesie?

Grundsätzlich können periphere Gefäßoperationen unter Allgemeinanästhesie oder unter rückenmarknaher Regionalanästhesie (Spinalanästhesie oder Periduralanästhesie; Ausdehnung bis Th10) durchgeführt werden. Als Vorteil der Regionalanästhesie wird die Sympathikolyse mit verbesserter Durchblutung der operierten Extremität angegeben. Alle bisherigen Untersuchungen zur Frage des besseren Anästhesieverfahrens haben ergeben, dass sich Allgemeinanästhesie und Regionalanästhesie in der kardialen Morbidität und auch in zahlreichen anderen Komplikationsraten nicht unterscheiden. Allerdings fand sich in einer Untersuchung von Christopherson und Mitarb. (1993) an 100 elektiv operierten Patienten in der unter Periduralanästhesie operierten Patientengruppe und postoperativ mit Periduralanalgesie behandelten Patientengruppe eine Re-Operationsrate (erneute Bypass oder Thrombektomie) von 4%, in der Allgemeinanästhesiegruppe mit anschließender PCA-Behandlung hingegen von 22%. In dieser Hinsicht könnten also Vorteile der Regionalanästhesie bestehen. Zum Problem der Antikoagulanzientherapie und rückenmarknaher Regionalanästhesie wird auf Kapitel 23 verwiesen. Die Morbidität und Letalität peripherer Gefäßoperationen sind in ▶ Tabelle 47-5 zusammengestellt.

5 Karotisstenosen-Operationen

Die **zerebrovaskuläre Insuffizienz** gehört, nach den Neoplasien und ischämischen Herzerkrankungen, mit 14,3% zu den dritthäufigsten Todesursachen in der Bundesrepublik Deutschland. Männer und Frauen sind in gleicher Häufigkeit betroffen, bevorzugt im Alter von 70–80 Jahren. Bei etwa 80% der Patienten liegt der zerebrovaskulären Insuffizienz eine arteriosklerotische Einengung zervikokranialer Gefäße oder ein darauf aufgepfropfter thrombotischer Verschluss zugrunde. Ätiologisch spielen für die Arteriosklerose neben der altersbedingten Atheromatose folgende **Risikofaktoren** eine wichtige Rolle:
— Alter > 70 Jahre,
— Hypertonie,
— Zigarettenrauchen,
— Hyperlipidämie,
— Diabetes mellitus,
— Hyperurikämie,
— Übergewicht,
— Ovulationshemmer (bei jungen Frauen).

Tab. 47-5 Morbidität und Letalität bei peripherer Gefäßoperationen (nach Christopherson et al., 1993)

— Letalität innerhalb der ersten Woche ca. 2%
— nicht tödlicher Myokardinfarkt ca. 8%
— instabile Angina pectoris ca. 4%
— Re-Bypassoperation oder Thrombektomie ca. 26%
— respiratorische Insuffizienz ca. 20%
— klinisch relevante Infektion ca. 6%
— Nierenversagen ca. 12%

5.1 Pathogenese

Pathogenetisch besteht bei der zerebrovaskulären Insuffizienz ein Missverhältnis zwischen dem metabolischen Bedarf des Gehirns und dem Angebot an Sauerstoff und Substraten, bedingt durch eine unzureichende Durchblutung oder vollständige Unterbrechung der Blutzufuhr. Eine Abnahme der Durchblutung in den befallenen zervikokranialen Gefäßen ist jedoch erst dann zu erwarten, wenn deren Lumenquerschnitt um nahezu 90% eingeengt worden ist. Auch werden die Sauerstoff- und Substratversorgung des Gehirns über eine lange Latenzzeit durch bestimmte Kompensationsmechanismen, wie poststenotische Dilatation, vermehrte Kollateraldurchblutung, stärkere Sauerstoffausschöpfung des Blutes usw., aufrechterhalten.

Meist werden die zerebralen Durchblutungsstörungen auf der Basis der zugrundeliegenden Gefäßveränderungen durch bestimmte Faktoren ausgelöst, z. B.:
— Blutdruckabfall (in Ruhe, bei Belastung, nach Belastung),
— exzessiver Blutdruckanstieg,

- Myokardinfarkt, Herzrhythmusstörungen, manifeste Herzinsuffizienz,
- Mikroembolien durch Plättchenthromben,
- größere Embolien bei Herzklappenfehlern,
- Kompression oder Abknickung von Halsarterien,
- extreme Anämie, Polyglobulie, Thrombozythämie.

Die Durchblutungsstörungen führen gewöhnlich zu schlagartigen neurologischen Störungen, die sich entweder innerhalb von 24 h (**transitorische ischämische Attacke** = TIA) bzw. etwa einer Woche (**reversibles ischämisches neurologisches Defizit** = RIND) wieder vollständig zurückbilden oder aber irreversibel bestehen bleiben (Schlaganfall, „stroke").

Zur Behandlung der intermittierenden Durchblutungsstörungen werden häufig gefäßchirurgische Verfahren eingesetzt, auch müssen sich wegen der gestiegenen Lebenserwartung nicht selten Patienten mit zerebrovaskulären Erkrankungen anderen chirurgischen Eingriffen unterziehen. Hierbei ergeben sich einige pathophysiologische Besonderheiten und spezifische Risiken, die während der Operation und Narkose sowie in der unmittelbaren postoperativen Phase beachtet werden müssen.

5.2 Klinische Manifestationen

Stenosen der zervikokranialen Gefäße entwickeln sich oft über mehrere Jahre und bleiben so lange symptomlos, wie die Durchblutung im nachgeschalteten Gefäßgebiet aufrechterhalten wird. Gegenwärtig ist es für den Anästhesisten nicht möglich, gefährdete Patienten zu erkennen, bevor sich die klinischen Zeichen der zerebrovaskulären Insuffizienz manifestieren. Der Verdacht sollte jedoch zumindest geweckt werden, wenn andere Organmanifestationen der Arteriosklerose, wie koronare Herzerkrankung, Aortenaneurysma, arterielle Verschlusskrankheit oder Nephrosklerose, vorhanden sind. Allerdings muss beachtet werden, dass diese Erkrankungen häufig auch für sich allein vorkommen.

Klinisch manifestiert sich die zerebrovaskuläre Insuffizienz als akute intermittierende Durchblutungsstörung (transitorische ischämische Attacke) mit kurz dauernden, reversiblen neurologischen Ausfällen oder als typischer Schlaganfall (Apoplex) mit sich nur langsam zurückbildenden oder oft irreversiblen zerebralen Funktionsstörungen. Nach den **Verlaufsformen** können folgende ischämische Insulte unterschieden werden:
- Transitorische ischämische Attacken (TIA),
- reversibles ischämisches neurologisches Defizit (RIND),
- leichter Insult („minor stroke"),
- vollendeter („completed") Hirninfarkt („major stroke").

Für den Anästhesisten sind vor allem die transitorischen ischämischen Attacken wegen ihrer chirurgischen Behandlungsmöglichkeit wichtig.

5.2.1 Transitorische ischämische Attacken

Hierbei handelt es sich um schlagartig auftretende zerebrale Störungen oder neurologische Ausfälle, die einige Minuten bis mehrere Stunden andauern und sich gewöhnlich innerhalb von maximal 24 h **vollständig zurückbilden.** Der reversible ischämische Insult ist eine verlängerte transitorische ischämische Attacke, bei der die neurologischen Störungen etwa eine Woche lang anhalten („reversible ischemic neurological deficit", RIND).

Gewöhnlich treten die transitorischen ischämischen Attacken weniger als ein- oder zweimal in der Woche auf, bei einigen Patienten jedoch auch mehrmals am Tag. Zwischen den Anfällen sind keine pathologischen neurologischen Befunde nachweisbar. Grundsätzlich gelten die ischämischen Attacken als typischer Vorläufer eines Hirninfarkts!

Die Ursache der Attacken sind transitorische Ischämien im Karotis-, Vertebrobasilar- oder Retinakreislauf. Arteriosklerotische Gefäßveränderungen spielen hierbei eine herausragende Rolle: Bei mehr als 75% aller Patienten mit ischämischen Insulten bestehen eine oder mehrere Stenosen oder Verschlüsse, die am Hals oder im Thorax einem chirurgischen Eingriff zugänglich sind. Emboli aus diesen Gefäßgebieten sollen bei den meisten Patienten die Auslöser der transitorischen ischämischen Attacken sein.

5.2.2 Karotisstenose

Bei 45–60% aller Patienten mit transitorischen ischämischen Attacken besteht eine ausgeprägte Stenose der A. carotis (> 75%), zumeist im Bereich der Bifurkation (▶ Abb. 47-4) oder des Karotis-Siphons. Klinisch manifestieren sich diesem Gefäßgebiet zugehörige Attacken in folgender Weise:
- Monokulare Blindheit (Amaurosis fugax) durch Ischämie der Retina aufgrund von Emboli aus der A. ophthalmica,
- Sprachstörungen, Aphasien,
- Taubheit oder Schwächegefühl in Armen, Fingern oder Beinen.

Bewusstseinsstörungen treten hingegen nur selten auf.

Einteilung. Die 4 klinischen Stadien der Karotisstenose werden in ▶ Tabelle 47-6 zusammengefasst.

Schlaganfall-Risiko bei Karotisstenose. Das Schlaganfall-Risiko von Patienten mit mehr als 75%iger, asymptomatischer Karotisstenose (Stadium I) wird mit 5% pro Jahr angegeben, bei Stenosen von weniger als 75% mit 1–2% pro Jahr. Patienten mit ulzerierten Plaques scheinen ein relativ höheres Risiko aufzuweisen. Bei Patienten mit Stadium II beträgt das Schlaganfall-Risiko im darauffolgenden Jahr unter maximaler konservativer Therapie etwa 15%.

5.2.3 Diagnostische Maßnahmen

Zu den wichtigsten diagnostischen Maßnahmen bei transitorischen ischämischen Attacken gehören: Vorgeschichte, Verlauf der neurologischen Symptome, neurologischer Befund, internistischer Befund (insbesondere des Herz-Kreislauf-Systems), Palpations- und Auskultationsbefund an den Halsarterien, dopplersonographische Untersuchung der Gefäße, Computertomographie, zerebrale Angiographie (wenn Karotisstenosen-Operation geplant).

5.3 Thrombendarteriektomie der A. carotis

Die Thrombendarteriektomie der A. carotis, zumeist im Bereich der Karotisbifurkation, ist das am häufigsten bei transitorischen ischämischen Attacken angewandte Operationsverfahren, nicht selten kombiniert mit einer Erweiterungsplastik.

Indikationen. Höhergradige Karotisstenosen (> 75%) mit oder ohne TIAs gelten im Allgemeinen als Indikation für die Operation, geringgradige (30–69%) hingegen nicht. Nach Poeck (1996) sollte die Indikation für die Operation aber nicht nur nach dem Grad der Lumeneinengung erfolgen, sondern weitere Kriterien berücksichtigen: lokalisatorische Beziehung zwischen Gefäßläsion und Symptomatik, Läsionsmuster im CT, Beschaffenheit der Stenose (glatt, rau, ulzeriert), Fortschreiten der Stenose bei Kontrolluntersuchungen, des Weiteren Lebensalter, allgemeiner Gefäßstatus und Persönlichkeit des Patienten.

Die operative Therapie symptomatischer Stenosen ist der alleinigen medikamentösen Therapie überlegen; allerdings spielt die Qualität des Gefäßchirurgen für die operative Prognose eine wichtige Rolle.

Operation. Die Operation erfolgt in Rückenlage mit um 30–45° zur Gegenseite gedrehtem Kopf. Nach Darstellung der Karotisbifurkation wird das Gefäß oberhalb und unterhalb der Läsion abgeklemmt, dann eröffnet und endarteriektomiert oder evtl. auch eine Patch-Plastik durchgeführt. Während der **Abklemmphase** der A. carotis wird von einigen Chirurgen ein **temporärer heparinimprägnierter Shunt** eingelegt, um das abgeklemmte Gefäß zu überbrücken und die Durchblutung der Hirngefäße distal der Klemme aufrechtzuerhalten. Hierbei muss jedoch Folgendes beachtet werden:

— Auch bei Verwendung eines temporären Shunts muss die A. carotis vorübergehend vollständig abgeklemmt werden, so dass während dieser Zeit die Sauerstoffversorgung der betroffenen Hemisphäre vollständig von einem ausreichenden Kollateralkreislauf abhängt. Außerdem besteht die Gefahr von zerebralen Embolisationen.

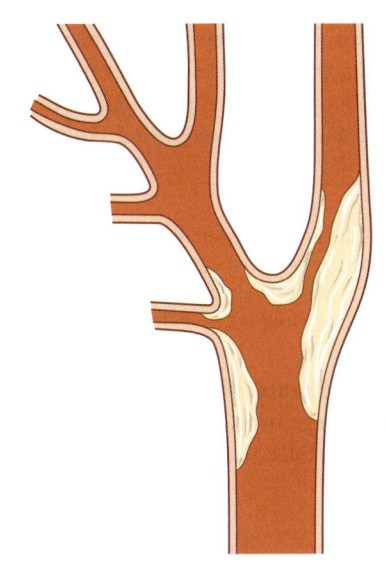

Abb. 47-4 Typische Lokalisation atheromatöser Plaques an der Bifurkation der A. carotis communis.

Tab. 47-6 Klinische Stadien der Karotisstenose

Stadium	Merkmale
I	asymptomatische Stenose
II	reversible zerebrale Ischämie < 6 Monate
IIa	Amaurosis fugax
IIb	TIA; Symptomatik bis zu 24 h
III	akuter zerebraler Insult bzw. progredienter Insult
IIIa	Crescendo-TIA
IIIb	akuter/progredienter Schlaganfall
IV	chronischer Insult mit bleibendem neurologischen Defizit

Der größte Teil der **Kollateraldurchblutung** zur A. cerebri media erfolgt über eine oder beide Vertebralarterien (über den Circulus Willisii) oder über die A. carotis interna der Gegenseite. Praktisch gilt Folgendes:

> Fehlt ein ausreichender Kollateralkreislauf oder wird die Kollateraldurchblutung durch chirurgische oder anästhesiologische Manipulationen beeinträchtigt, muss mit einer ischämischen Hirnschädigung gerechnet werden.

Die **Operationsmortalität** von Karotisstenosen-Operationen beträgt gegenwärtig etwa 1,6%; **bleibende neurologische Ausfälle** treten bei etwa 1,5% aller Patienten auf.

5.4 Anästhesiologisches Vorgehen

Alle Maßnahmen des Anästhesisten müssen darauf ausgerichtet sein, eine ausreichende Durchblutung und Sauerstoffversorgung des Gehirns während der Narkose und Operation aufrechtzuerhalten.

5.4.1 Risikofaktoren

Das durchschnittliche Alter von Patienten, die sich einer Karotisstenosen-Operation unterziehen, beträgt 65–70 Jahre. Bei den meisten dieser Patienten bestehen zahlreiche Risikofaktoren und Begleiterkrankungen, die vor der Operation durch eine sorgfältige internistische Untersuchung und Diagnostik abgeklärt werden müssen. Oft liegt eine *generalisierte Arteriosklerose* vor. Die wichtigsten **medizinischen Risikofaktoren** sind:
— Koronare Herzerkrankung, bei ca. 40%,
— pAVK,
— Hypertonus, bei 50–70%,
— chronisch-obstruktive Lungenerkrankung bei 25–50%,
— hohes Alter,
— erhebliches Übergewicht.
Diabetes, Angina pectoris oder ein in den letzten 6 Monaten erlittener Myokardinfarkt erhöhen das Operationsrisiko nicht.

> Patienten mit instabiler Angina pectoris, dekompensierter Herzinsuffizienz oder hochgradiger Aortenstenose weisen ein hohes Operationsrisiko auf und sind in der Regel nicht für eine elektive Karotisstenosen-Operation geeignet.

Von großer Bedeutung sind auch **neurologische Risikofaktoren:**
— TIA, höheres Risiko als Amaurosis fugax,
— täglich mehrere transitorische ischämische Attacken,
— Ausfälle durch multiple Hirninfarkte.

Wichtig sind noch folgende **angiographisch definierte** Risiken:
— Verschluss der kontralateralen A. carotis interna,
— ipsilaterale A.-carotis-interna-Stenose im Siphonbereich,
— Bifurkation der A. carotis bei C2 in Verbindung mit kurzem dicken Hals,
— weicher Thrombus im ulzerösen Bereich.

> Neurologische Ausfälle entstehen vor allem durch intraoperative Embolisierungen. Die Häufigkeit beträgt ca. 1,5%.

5.4.2 Narkoserisiko

In welcher Weise die Narkose zu Morbidität und Mortalität bei Karotisstenosen-Operation beiträgt, ist gegenwärtig nicht bekannt. Häufigste Ursache für Komplikationen sind **chirurgische Manipulationen** und **medizinische Risikofaktoren.**

Dennoch besteht zumindest die Möglichkeit, dass durch unsachgemäße Anästhesieführung eine ischämische Hirnschädigung auftreten kann.

5.4.3 Zerebraler Perfusionsdruck

Bei Patienten mit zerebrovaskulärer Insuffizienz hängt die Hirndurchblutung ganz wesentlich von einem ausreichenden zerebralen Perfusionsdruck ab, weil die Autoregulation der Hirndurchblutung nicht selten beeinträchtigt ist. Da der intrakranielle Druck gewöhnlich im Normbereich liegt, bestimmt vor allem der mittlere Aortendruck die Hirndurchblutung und den Blutfluss in den Kollateralgefäßen. Praktisch gilt Folgendes:

> Bei Karotisstenosen-Operationen sollte der arterielle Mitteldruck im Bereich der Ausgangswerte liegen, in der Abklemmphase der A. carotis sogar 15–20% darüber.

Starke Blutdruckanstiege und Tachykardien erfordern besonders beim Koronarkranken eine umgehende Behandlung:
— Vertiefung der Narkose, wenn zu flach,
— Esmolol 50–100 mg i.v. bei Tachykardie und Hypertension,
— Nitroglyzerin bei Hypertension.

Hypotension muss unbedingt vermieden werden, besonders beim Hypertoniker, weil bei diesen Patienten die untere Grenze der Autoregulation nach rechts verschoben ist (Bedeutung siehe Kap. 41). Beim **Hypertoniker** besteht somit bei Blutdruckabfällen eine besondere Gefährdung des Gehirns durch **Ischämie**.

5.4.4 paCO$_2$

Entgegen früheren Ansichten haben Hyperkapnie oder Hypokapnie keinen vorhersagbar günstigen Einfluss auf die Durchblutung ischämischer Hirnareale. Darum gilt praktisch Folgendes:

> Der paCO$_2$ sollte bei Karotisstenosen-Operationen im Normbereich gehalten werden.

Hierzu sind regelmäßig intraoperative Kontrollen der arteriellen Blutgase und eine kontinuierliche Messung der endexspiratorischen CO$_2$-Konzentration erforderlich.

5.4.5 Wahl des Narkoseverfahrens

Die Wahl des Anästhesieverfahrens für Karotisstenosen-Operationen wird nicht einheitlich beurteilt. Die **Inhalationsanästhesie** wird ebenso eingesetzt wie die **balancierte Anästhesietechnik** mit Opioiden oder die TIVA. Einige Chirurgen operieren die Patienten unter Lokalanästhesie, um intraoperativ die neurologischen Funktionen überwachen zu können. Praktisch gilt:

> ! Die Wahl des Anästhesieverfahrens scheint bei Karotisstenosen-Operationen von untergeordneter Bedeutung zu sein, solange paCO$_2$ und arterieller Mitteldruck im Normbereich gehalten werden.

Bei Verwendung volatiler Inhalationsanästhetika muss beachtet werden, dass diese Substanzen die Autoregulation der Hirndurchblutung aufheben können, so dass die Hirndurchblutung passiv dem zerebralen Perfusionsdruck folgt. Darum müssen **unkontrollierte Blutdruckabfälle oder Blutdruckanstiege** vermieden werden.

Remifentanil. Dieses Opioid ist für Karotisstenosen-Operationen besonders geeignet, wenn die neurologische Funktion unmittelbar nach der Operation eingeschätzt werden soll. Für die Aufrechterhaltung der Narkose sind im Durchschnitt 0,25 µg/kg/min Remifenanil erforderlich, kombiniert mit einem Inhalationsanästhetikum in niedriger (hypnotischer) Konzentration, z. B. Isofluran oder Desfluran, nach Wahl auch mit Propofol (2 bis 3 mg/kg/h). Bei älteren Patienten muss die Remifentanildosis wegen der Gefahr des Blutdruckabfalls und der Bradykardie, besonders in Phasen geringer Stimulation, sorgfältig titriert werden. Dieses Verfahren führt in der Regel zu einem sehr raschen Erwachen und hinreichender Kooperationsfähigkeit des Patienten für die postoperative neurologische Untersuchung. Ein vergleichbar rasches und vollständiges Erwachen ist mit anderen Verfahren der Allgemeinanästhesie gewöhnlich nicht zu erreichen. Wie bereits wiederholt dargelegt, muss allerdings bei Verwendung von Remifentanil frühzeitig, d. h. möglichst vor Beendigung der Operation, mit der Schmerztherapie begonnen werden.

Regionalanästhesie. Die Karotisendarteriektomie kann auch unter Regionalanästhesie durchgeführt werden. Hierfür stehen zwei Verfahren zur Verfügung: die zervikale Plexusblockade und die zervikale Periduralanästhesie. Der wesentliche Vorteil der Regionalanästhesie gegenüber der Allgemeinanästhesie besteht in der einfachen und kostengünstigen klinischen Überwachung der neurologischen Funktionen während der Operation, die mit keiner der derzeit verfügbaren apparativen Überwachungsverfahren erreicht werden kann. Vorteilhaft ist des Weiteren die gute postoperative Analgesie. Wenngleich neurologische Komplikationen unter Regionalanästhesie sofort erkennbar sind, werden die neurologische und auch die kardiale Morbidität und Mortalität der Patienten nicht wesentlich beeinflusst, so dass sich letztlich keine wesentlichen Vorteile gegenüber der von vielen Patienten bevorzugten Allgemeinnarkose ergeben.

> **EBM** Cochrane-Review zur Wahl des Anästhesieverfahrens bei Karotisendarteriektomie: Es gibt keine ausreichenden Beweise für die Bevorzugung eines speziellen Verfahrens (hier Lokalanästhesie im Vergleich zur Allgemeinnarkose). Lediglich nichtrandomisierte Studien weisen auf Vorteile der Lokalanästhesie hin; sie sind allerdings mit signifikanten methodischen Fehlern behaftet.

5.4.6 Intraoperative Überwachung

Für Karotisstenosen-Operationen ist die perioperative Überwachung der Herz-Kreislauf- und Hirnfunktion von besonderer Bedeutung.

Herz-Kreislauf- und Atemfunktion. Die Funktionen können mit relativ einfachen Verfahren lückenlos überwacht werden. Hierzu gehören:
— EKG-Monitor,

– direkte arterielle Blutdruckmessung,
– zentraler Venendruck bei Risikopatienten,
– Pulsoxymeter,
– Kapnometer.

Hirnfunktion. Die richtigen Verfahren zur Überwachung der Hirnfunktion sind umstritten, vor allem aufgrund der technischen Schwierigkeiten. Durch die zerebrale Überwachung soll möglichst frühzeitig festgestellt werden, ob ein ausreichender Kollateralkreislauf während der Abklemmphase vorhanden ist. Hierzu werden verschiedene Verfahren angegeben:

Somatosensorisch evozierte Potentiale (SSEP). Der Nutzen des SSEP-Monitorings als Verfahren zur Aufdeckung intraoperativer Hirnischämien ist derzeit nicht geklärt. Eine Abnahme der Amplituden von N1–P1 oder P1–N2 oder eine grobe Verformung der gesamten Wellenform gilt als Indikator einer fokalen zerebralen Ischämie. Die hierzu vorliegenden Untersuchungsbefunde sind allerdings in hohem Maße widersprüchlich, so dass die Methode derzeit nicht als essentielles Überwachungsverfahren für Karotisendarteriektomien angesehen wird.

Transkranielle Doppler-Sonographie. Hierbei werden eine Ultraschallquelle auf dem Schläfenbein platziert und die Schallwellen auf die A. cerebri media gerichtet. Das Gerät bestimmt die mittlere Blutflussgeschwindigkeit in der A. cerebri und liefert damit, vorausgesetzt der Gefäßdurchmesser bleibt konstant, Hinweise auf die Größe der Durchblutung der Arterie: Eine starke Abnahme der mittleren Blutflussgeschwindigkeit gilt als zuverlässiger Indikator einer drohenden Minderdurchblutung des von der Arterie versorgten Hirnbereichs. Außerdem können mit dem Gerät vorbeiströmende Emboli festgestellt werden, in der postoperativen Phase auch eine zerebrale Hyperperfusion. Gegenwärtig ist die Bedeutung der transkraniellen Doppler-Sonographie als Überwachungsverfahren bei Karotisendarteriektomien nicht definiert.

Kontinuierliche Registrierung eines 8- oder 16-Kanal-EEG. Diese Methode gilt als zuverlässig, um intraoperativ eine beginnende Hirnischämie festzustellen. Wesentliche fokale EEG-Veränderungen sind bei 15–20% aller Patienten während der Endarteriektomie beobachtet worden. Hierbei korrelierte die Schwere der EEG-Veränderungen direkt mit der Abnahme der Hirndurchblutung im betroffenen Gefäßgebiet. Die Veränderungen treten meist *einseitig* auf und sind fast immer nachweisbar, wenn die globale Hirndurchblutung *unter 18 ml/min × 100 g* absinkt. Sie verschwinden meist innerhalb weniger Minuten nach Anlegen eines temporären Shunts.

Veränderungen der Narkosetiefe und Hyperkapnie können allerdings ischämische EEG-Veränderungen vortäuschen. Außerdem ist die EEG-Überwachung aufwendig und erfordert geschultes Personal; sie hat sich darum nicht allgemein durchgesetzt. Gegenwärtig werden vermehrt leicht zu bedienende EEG-Filterprozessoren und neuerdings auch evozierte Potentiale zur intraoperativen Überwachung eingesetzt. Die bisherigen Ergebnisse scheinen ermutigend zu sein.

5.4.7 Hirnprotektion

Allgemeine Maßnahmen der Hirnprotektion sind:
– Extreme Lagerungen des Halses, die zu einer Beeinträchtigung der Durchblutung in der A. carotis führen können, vermeiden.
– Erkrankte A. carotis wegen der großen **Emboliegefahr** auf keinen Fall palpieren.
– Arteriellen Mitteldruck und paCO$_2$ im Normbereich bzw. Bereich der Ausgangswerte halten.

Spezifische hirnprotektive Maßnahmen. Die wichtigste Einzelmaßnahme ist das Einlegen eines **temporären Shunts in die A. carotis** während der Endarteriektomie. Die Maßnahme ist jedoch wegen der *Emboliegefahr* aus dem Operationsgebiet umstritten.

Umstritten ist auch, ob pharmakologische Maßnahmen wie Barbiturat- oder Etomidatzufuhr unmittelbar vor dem Bypass eine hirnprotektive Wirkung gegenüber einer Ischämie besitzen. Klinische Beweise hierfür fehlen bisher.

5.5 Postoperative Besonderheiten

Myokardinfarkt, Schlaganfall oder neurologische Ausfälle und Wundhämatom sind die wichtigsten Komplikationen der Karotisendarteriektomie. Daher sind in der frühen postoperativen Phase folgende Maßnahmen von wesentlicher Bedeutung:
– Kontrolle des arteriellen Blutdrucks und der Herzfrequenz,
– Überwachung der kardialen Funktion,
– neurologische Einschätzung und Überwachung,
– Kontrolle auf Nachblutungen.

Normalisierung des Blutdrucks. Hypo- und/oder Hypertension sind typische Reaktionen bei diesen

Patienten. Bereits das Öffnen der Gefäßklemme während der Operation führt häufig zu einem Blutdruckabfall mit oder ohne Bradykardie, bei einigen Patienten auch zum Blutdruckanstieg. Ursache dieser Reaktionen sind vermutlich vorübergehende Störungen der Barorezeptoren im Karotissinus durch chirurgische Manipulationen. Bei stärkeren Blutduckabfällen sollte ein Vasopressor eingesetzt werden, allerdings muss vorsichtig dosiert werden, um einen überschießenden Blutdruckanstieg mit der Gefahr der Nachblutung sowie der Hirn- und Myokardischämie zu vermeiden.

Mit akuten Blutdruckanstiegen in der postoperativen Phase muss vor allem bei Hypertonikern gerechnet werden. Die wichtigsten Risiken von stärkeren Blutdruckanstiegen sind ein zerebrales Hyperperfusionssyndrom, Myokardinfarkt und Wundhämatom. Für die Behandlung werden Antihypertensiva i.v. oder per Infusion eingesetzt, z. B. Nifedipin, aber auch kurz wirkende β-Rezeptoren-Blocker wie Esmolol.

Kardiale Überwachung. Wie bereits dargelegt, ist der Myokardinfarkt die häufigste Todesursache nach Karotisendarteriektomie. Entsprechend ist in der postoperativen Phase eine lückenlose Überwachung der Herzfunktion erforderlich. Tachykardie und/oder Hypertonie können zur Myokardischämie oder zum Infarkt führen und müssen daher vermieden bzw. umgehend behandelt werden. Hypotension sollte ebenfalls vermieden werden, da hierdurch ebenfalls eine Myokardischämie ausgelöst werden kann.

Neurologische Einschätzung. Die Vorteile einer Remifentanilanästhesie für die klinische Beurteilung der neurologischen Funktion unmittelbar nach Operationsende wurden bereits hervorgehoben. Im Aufwachraum genügt im Allgemeinen eine einfache klinisch-neurologische Überwachung, um neurologische Komplikationen im Zusammenhang mit der Operation festzustellen. Bei entsprechender Unterweisung sollte das Pflegepersonal in der Lage sein, diese Überwachung durchzuführen und beim Auftreten neurologischer Störungen umgehend den Arzt herbeizurufen. Neurologische Störungen sollen bei 1–7% aller Patienten auftreten, unabhängig vom jeweiligen Narkoseverfahren.

Nachblutung. Blutungen im Wundgebiet sind eine typische Komplikation von Karotisstenosen-Operationen. In einer Untersuchung von Munro (1996) trat bei 4% der Patienten ein Wundhämatom auf, das die notfallmäßige Intubation des Patienten erforderte, da die oberen Atemwege komprimiert wurden. Auch in anderen Untersuchungen fanden sich ein ausgeprägtes Ödem und Blutungen im Bereich der Atemwege, so dass postoperativ eine sorgfältige Inspektion des Wundgebietes auf Nachblutungen erforderlich ist.

> Das Wundhämatom nach Karotisstenosen-Operationen ist ein chirurgischer Notfall, der wegen der Erstickungsgefahr die umgehende chirurgische Intervention erfordert. Bei ausgeprägtem Befund sollte der Patient sofort endotracheal intubiert werden.

Zerebrales Hyperperfusionssyndrom. In dem distal der Karotisstenose gelegenen Gefäßgebiet besteht aufgrund der verminderten Durchblutung eine maximale Vasodilatation mit Verlust der Autoregulation. Mit Beseitigung der Stenose und Wiederherstellung eines normalen Perfusionsdrucks im zugehörigen Gefäßgebiet kann es zu einer vorübergehenden Steigerung der Durchblutung kommen, solange die autoregulative Kapazität noch nicht wiederhergestellt ist. Die Störung kann mehrere Tage anhalten und sich durch migräneartige Kopfschmerzen, Krämpfe oder intrakranielle Blutungen manifestieren. Besonders gefährdet sind Patienten mit hochgradiger Stenose und Hypertonus vor der Operation. Zerebrale Krampfanfälle werden mit Antikonvulsiva behandelt; Antikoagulanzien sind wegen der Gefahr der Hirnblutung kontraindiziert, Thrombozytenaggregationshemmer wahrscheinlich ebenfalls.

5.6 Karotisstenose und koronare Herzerkrankung

Bei einigen Patienten besteht neben der Karotisstenose noch eine erhebliche koronare Herzerkrankung. Diese Patienten sind in hohem Maße durch die Operation gefährdet. Das zeitliche operative Vorgehen ist umstritten: Einige Operateure beseitigen zunächst die Karotisstenose und führen die Koronarbypass-Operation zu einem späteren Zeitpunkt durch, während andere beide Operationen in einer Sitzung durchführen.

Anästhesie. Das Vorgehen unterscheidet sich nicht wesentlich von dem bei Patienten mit isolierter Karotisstenose oder koronarer Herzerkrankung. Es muss jedoch beachtet werden, dass die **Gefahr einer Myokard- oder Hirnischämie** bei diesen Patienten besonders groß ist: **Blutdruckabfall** gefährdet Herz und Hirn, **Blutdruckanstieg** jedoch vor allem das koronarkranke Herz.

Literatur

Ballotta E, Renon L, Da Giau G, Barbon B, De Rossi A, Baracchini C. Prospective randomized study on asymptomatic severe carotid stenosis and perioperative stroke risk in patients undergoing major vascular surgery: prophylactic or deferred carotid endarterectomy? Ann Vasc Surg. 2005 Nov;19(6): 876–81.

Barnett HJ, Meldrum HE, Eliasziw M for the North American Symptomatic Carotid Endarterectomy Trial (NASCET) Collaborators: The appropriate use of carotid endarterectomy. CMAJ 2002; 166:1179.

Benoit AG, Campbell BI, Tanner JR, Staley JD, Wallbridge HR, Biehl DR, Bradley BD, Louridas G, Guzman RP, Fromm RA. Risk factors and prevalence of perioperative cognitive dysfunction in abdominal aneurysm patients.J Vasc Surg. 2005 Nov;42(5): 884–90.

Boezaart AP, Nosovitch MA. Carotid endarterectomy using single injection posterior cervical paravertebral block.Anesth Analg. 2005 Dec;101(6):1885–6.

Bush RL, Kougias P, Guerrero MA, Lubbe DF, Zhou W, Lumsden AB, Lin PH. A comparison of carotid artery stenting with neuroprotection versus carotid endarterectomy under local anesthesia.Am J Surg. 2005 Nov;190(5):696–700.

Calligaro KD, Dougherty MJ. Correlation of carotid artery stump pressure and neurologic changes during 474 carotid endarterectomies performed in awake patients.J Vasc Surg. 2005 Oct;42(4):684–9.

Coppi G, Moratto R, Ragazzi G, Nicolosi E, Silingardi R, Benassi Franciosi G, Rambaldi M, Navi A, Ciardullo AV. Effectiveness and safety of carotid endarterectomy under remifentanil.J Cardiovasc Surg (Torino). 2005 Aug;46(4):431–6.

Eckstein HH: Operative Therapie extrakranieller Stenosen. Chirurg 2004; 75:93–110.

Gerassimidis TS, Papazoglou KO, Kamparoudis AG, Konstantinidis K, Karkos CD, Karamanos D, Sfyroeras G. Endovascular management of ruptured abdominal aortic aneurysms: 6-year experience from a Greek center.J Vasc Surg. 2005 Oct;42(4):615–23.

Godet R, Reina M, Raux M et al.: Anaesthesia for carotid endarterectomy: comparison of hypnotic- and opioid-based techniques. Br J Anaesth 2003; 93: 329–334.

Halm EA, Hannan EL, Rojas M, Tuhrim S, Riles TS, Rockman CB, Chassin MR. Clinical and operative predictors of outcomes of carotid endarterectomy. J Vasc Surg. 2005 Sep;42(3):420–8.

Kaplan J, Lake C, Murray MJ (ed.)Vascular Anesthesia 2004.

Kaplan JA (ed.): Vascular Anesthesia, 2nd ed. Churchill Livingstone, New York 2004.

Kefalianakis F, Koeppel T, Geldner G, Gahlen J. [Carotid-surgery in ultrasound-guided anesthesia of the regio colli lateralis] Anasthesiol Intensivmed Notfallmed Schmerzther. 2005 Oct;40(10):576–81.

Munro FJ, Makin AP, Reid J. Airway problems after carotid endarterectomy. Br J Anaesth 1996 Jan;76(1): 156–9.

O'Connor CJ, Rothenberg DM: Anesthetic considerations for descending thoracic aortic surgery: Part I and part II. J Cardiothorac Vasc Anesth 1995; 9: 581–588 und 734–747.

Poeck K, Hacke W: Neurologie, 12. Aufl. Springer, Berlin–Heidelberg–New York 2006.

Rockman CB, Saltzberg SS, Maldonado TS, Adelman MA, Cayne NS, Lamparello PJ, Riles TS. The safety of carotid endarterectomy in diabetic patients: clinical predictors of adverse outcome.J Vasc Surg. 2005 Nov;42(5):878–83.

Townley SA, Ashton W. A novel adjunct to awake carotid endarterectomy. Anaesthesia. 2005 Oct;60(10): 1046–7. No abstract available.

Verhoeven EL, Cina CS, Tielliu IF, Zeebregts CJ, Prins TR, Eindhoven GB, Span MM, Kapma MR, van den Dungen JJ. Local anesthesia for endovascular abdominal aortic aneurysm repair.J Vasc Surg. 2005 Sep;42(3):402–9.

Wilhelm W, Schlaich N, Harrer J, Kleinschmidt S, Müller M, Larsen R: Recovery and neurological examination after remifentanil-desflurane or fentanyl-desflurane anaesthesia for carotid artery surgery. Br J Anaesth 2001; 86:44–49.

Wilke HJ, Ellis JE, McKinsey JF: Carotid endarterectomy: Perioperative and anesthetic considerations. J Cardiothorac Vasc Anesth 1996; 10:928–949.

Yazigi A, Madi-Gebara S, Haddad F, Hayeck G, Tabet G. Intraoperative myocardial ischemia in peripheral vascular surgery: general anaesthesia vs combined sciatic and femoral nerve blocks. J Clin Anesth. 2005 Nov;17(7):499–503.

Systematischer Review/Metaanalysen

Bond R, Rekasem K, Rothwell PM: Routine or selective carotid artery shunting for carotid endarterectomy (and different methods of monitoring in selective shunting). The Cochrane Library Issue 1, 2006, Chichester, Oxford, Update Software.

Deutsche Gesellschaft für Gefäßchirurgie: Leitlinie zur Stenose der A. carotis. Deutscher Ärzteverlag, Köln 1998.

Tankanakul C, Counsell C, Warrlow C: Local vs. general anaesthesia for carotid endarterectomy (Cochrane Review). The Cochrane Library, Issue 1, 2006, Chichester, Oxford, Update Software.

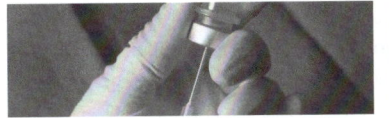

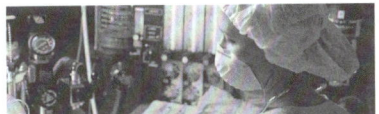

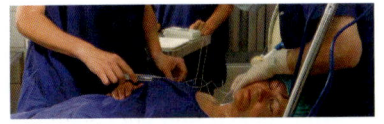

Abdominalchirurgie

Inhaltsübersicht

1 Spezielle Gesichtspunkte 1335
1.1 Aspirationsgefahr 1336
1.2 Präoperative Funktionsstörungen 1336
1.3 Präoperative Darmspülung 1336
1.4 Bereitstellung von Blut 1336
1.5 Perioperative Antibiotika-Prophylaxe 1336
1.6 Muskelrelaxierung 1336
1.7 Reflexdämpfung 1337
1.8 Flüssigkeits- und Elektrolytersatz 1337
1.9 Wärmeverluste 1337
1.10 Eventrationssyndrom 1337

2 Anästhesiologisches Vorgehen 1337
2.1 Wahl des Anästhesieverfahrens 1337
2.2 Narkoseeinleitung 1338
2.3 Narkoseüberwachung 1338
2.4 Muskelrelaxierung 1338
2.5 Ventilation 1338
2.6 Flüssigkeitsersatz 1338
2.7 Extubation 1338
2.8 Kombination von Allgemeinanästhesie und Katheter-Periduralanalgesie 1339
    2.8.1 Indikationen 1339
    2.8.2 Kontraindikationen 1339
    2.8.3 Punktionsort 1339
    2.8.4 Dosierung des Lokalanästhetikums ... 1339
    2.8.5 Durchführung der Allgemeinanästhesie 1340
    2.8.6 Postoperative Analgesie 1340

3 Spezielle Anästhesie 1340
3.1 Ileus 1340
    3.1.1 Pathophysiologie 1341
    3.1.2 Präoperative Maßnahmen 1341
    3.1.3 Anästhesiologisches Vorgehen 1341
3.2 Peritonitis 1342
    3.2.1 Anästhesiologische Besonderheiten .. 1342
3.3 Akute gastrointestinale Blutung 1342
    3.3.1 Anästhesiologisches Vorgehen 1342
3.4 Ösophagusvarizenblutung 1342
    3.4.1 Notfallmaßnahmen 1343
3.5 Ösophaguskarzinom 1343
    3.5.1 Anästhesiologische Besonderheiten .. 1343
    3.5.2 Komplikationen 1344
3.6 Magenkarzinom 1344
3.7 Pankreaskarzinom 1344
    3.7.1 Anästhesiologische Besonderheiten .. 1345
    3.7.2 Folgen und Komplikationen 1345
3.8 Dickdarmoperationen 1345
3.9 Rektumoperationen 1345
3.10 Leber- und Gallenwegsoperationen 1346
    3.10.1 Choledocholithiasis und Cholezystektomie 1346
    3.10.2 Leberresektionen 1347
    3.10.3 Shuntoperationen bei portaler Hypertension 1348
    3.10.4 Lebertransplantation 1349

4 Laparoskopische Chirurgie 1351
4.1 Einführung des Trokars 1351
4.2 Pneumoperitoneum 1351
    4.2.1 Anlegen des Pneumoperitoneums 1351
    4.2.2 Kardiovaskuläre Auswirkungen 1352
    4.2.3 Respiratorische Wirkungen 1353
4.3 Anästhesiologisches Vorgehen 1353
    4.3.1 Wahl des Anästhesieverfahrens 1353
    4.3.2 Monitoring und Instrumentierung .. 1354
    4.3.3 Postoperative Schmerzen 1354

Literatur 1354

1 Spezielle Gesichtspunkte

Intraabdominelle Eingriffe werden ganz überwiegend in Allgemeinnarkose durchgeführt, nur ausnahmsweise in Regionalanästhesie. Die Besonderheiten der Abdominalchirurgie umfassen im Wesentlichen folgende Faktoren:

— Die Aspirationsgefahr ist nicht selten aufgrund der gastrointestinalen Erkrankung erhöht.
— Oft bestehen präoperative Störungen, die intraoperativ zu Komplikationen prädisponieren.
— Um optimale Operationsbedingungen zu schaffen, ist zumeist eine ausgeprägte Muskelrelaxierung erforderlich.

48 Abdominalchirurgie

- Durch viszerale Reize können unerwünschte Reflexreaktionen ausgelöst werden.
- Intraoperativ können erhebliche Flüssigkeitsverschiebungen und ein Abfall der Körpertemperatur auftreten.
- Postoperativ sind respiratorische Störungen keine Seltenheit.

1.1 Aspirationsgefahr

Bei zahlreichen abdominalchirurgischen Patienten ist die Aspirationsgefahr erhöht, weil die Entleerungszeit des Magens aus verschiedenen Ursachen verlängert sein kann (siehe Kap. 32). Dies gilt ganz besonders für Patienten mit gastrointestinaler Obstruktion, wie z. B. Dünndarmileus. Zudem muss bei **abdominalchirurgischen Notoperationen** immer davon ausgegangen werden, dass der Patient einen **vollen Magen** hat.

Die Einzelheiten des anästhesiologischen Vorgehens bei Patienten mit vollem Magen sind in Kapitel 32 beschrieben.

1.2 Präoperative Funktionsstörungen

Die wichtigsten spezifischen präoperativen Störungen bei abdominalchirurgischen Patienten sind:
- Hypovolämie,
- Elektrolytstörungen.

Hypovolämie. Volumenverluste entstehen beim abdominalchirurgischen Patienten vor allem durch Sequestrierung in den „dritten Raum", z. B. bei Ileus oder Aszites, sowie durch Reinigungseinläufe, massive Durchfälle und Erbrechen oder gastrointestinale Blutungen.

Hypovolämie prädisponiert zu **schwerem Blutdruckabfall** bei der Narkoseeinleitung, aber auch in der intraoperativen Phase bei zusätzlichen Volumenverlusten. Darum sollte präoperativ der intravasale Volumenmangel ausgeglichen werden; die Art der zu substituierenden Flüssigkeit richtet sich vor allem nach der Zusammensetzung der Volumenverluste.

Einzelheiten zur Behandlung der Dehydratation siehe Kapitel 27.

Intraoperative Blutverluste sind besonders bei folgenden Operationen zu erwarten: Leberresektionen, Milz- und Pankreasoperationen.

Elektrolytstörungen. Vor allem das Serumkalium ist bei abdominalchirurgischen Patienten (Ileus) häufig erniedrigt. **Hypokaliämie** prädisponiert zu Herzrhythmusstörungen und verstärkt die toxischen Wirkungen von Digitalis. Daher muss vor der Narkoseeinleitung das Serumkalium normalisiert werden.

Über Elektrolytstörungen bei Dehydratation siehe Kapitel 27.

1.3 Präoperative Darmspülung

Bei Eingriffen am Kolon oder Rektum wird am Vortag der Darm mechanisch gereinigt, um das Risiko von Wundheilungsstörungen, Anastomoseninsuffizienzen und intraabdominellen Infektionen zu vermindern. Hierfür werden z. B. bis zu 4 Liter elektrolythaltiger hyperonkotischer Polyethylenglykollösung oral zugeführt. Hyponatriämie, Hypokalzämie und Flüssigkeitsresorption treten hiermit selten auf.

1.4 Bereitstellung von Blut

Vor allem bei Leberresektionen, Milz- und Pankreasresektionen, abdominoperinealer Rektumexstirpation und vorangegangenen viszeralen Operationen können teilweise erhebliche Blutverluste auftreten, so dass Erythrozytenkonzentrate und Frischplasma in ausreichender Menge bereitgestellt werden müssen.

1.5 Perioperative Antibiotika-Prophylaxe

Bei allen viszeralen Eingriffen wird eine Antibiotika-Prophylaxe mit einem Cephalosporin oder mit Mezlocillin durchgeführt, bei Eröffnung des Dickdarms kombiniert mit einem auch anaerobe Keime erfassenden Chemotherapeutikum, z. B. Metronidazol. Die Zufuhr erfolgt ca. 30–60 min vor dem Hautschnitt, damit bei Op-Beginn ausreichend hohe Konzentrationen vorhanden sind.

1.6 Muskelrelaxierung

Für intraabdominelle Eingriffe ist gewöhnlich eine **ausgeprägte Muskelrelaxierung** erforderlich, um das operative Vorgehen zu erleichtern und hierdurch die Sicherheit für den Patienten zu erhöhen. Hierzu werden nichtdepolarisierende Muskelrelaxanzien eingesetzt; deren Wirkung kann durch Zufuhr volatiler Inhalationsanästhetika potenziert werden.

Gute Muskelerschlaffung ist nicht nur beim intraabdominellen Vorgehen erforderlich, sondern ebenso beim Verschluss des Peritoneums: Straffe Bauchdecken verhindern einen sicheren Wundverschluss; Pressen kann zum Ausreißen der Operationsnähte führen.

1.7 Reflexdämpfung

Zug am Mesenterium löst nicht selten eine vagal vermittelte **Reflexbradykardie** aus. Diese Störung kann durch Zufuhr von **Atropin** und Vertiefung der Narkose beseitigt werden. Vertiefung der Narkose ist häufig auch erforderlich, um einen erheblichen **Blutdruckanstieg bei viszeraler Stimulation** zu behandeln. Nachinjektionen von **Fentanyl** führen nicht immer zum gewünschten Erfolg, während durch Zufuhr eines volatilen Inhalationsanästhetikums der Blutdruck meist normalisiert werden kann. Sind Inhalationsanästhetika kontraindiziert oder zur Beseitigung des Blutdruckanstiegs Konzentrationen erforderlich, die zu einer schweren Beeinträchtigung der Herzfunktion führen, so können rasch wirkende **Vasodilatatoren** wie z. B. Nitroglyzerin oder Nitroprussid eingesetzt werden.

Schluckauf ist keine Seltenheit bei intraabdominellen Eingriffen und stört bei subdiaphragmatischen Operationen das chirurgische Vorgehen. Ein allgemein gültiges Behandlungskonzept zur Beseitigung des Schluckaufs in Narkose liegt gegenwärtig nicht vor. Empfohlen werden mit wechselndem Erfolg: Vertiefung der Narkose; Stimulation des Pharynx mit einem Katheter, lokale Infiltration vagaler Nerven mit einem Lokalanästhetikum durch den Operator, i.v. Injektion von Lidocain oder Promethazin usw.

1.8 Flüssigkeits- und Elektrolytersatz

Ausreichender Flüssigkeits- und Elektrolytersatz in der perioperativen Phase spielt bei vielen intraabdominellen Operationen eine ganz wesentliche Rolle, denn zahlreiche gastrointestinale Erkrankungen gehen mit erheblichen Flüssigkeits- und Elektrolytverlusten oder -verschiebungen sowie Blutverlusten einher. Die wichtigsten **Ursachen** sind:
— Präoperatives Erbrechen,
— Ileus, Peritonitis,
— Verdampfung von Flüssigkeit über intraoperativ exponierte Eingeweide,
— Sequestrierung von Flüssigkeit in den „dritten Raum" durch Entzündung oder Trauma,
— Verluste über Magen-Darm-Drainagen,
— gastrointestinale Blutungen.

Einzelheiten zur Behandlung von Blut- und Flüssigkeitsverlusten siehe Kapitel 27 und 28.

1.9 Wärmeverluste

Erhebliche Wärmeverluste mit starkem Abfall der Körpertemperatur können intraoperativ über die exponierten Eingeweide auftreten, besonders bei relativ kühler Umgebungstemperatur. Wesentliche Wärmeverluste können durch Verwendung von Wärmegeräten sowie Anwärmen aller Infusionslösungen meist verhindert werden.

1.10 Eventrationssyndrom

Das Vorlagern großer Darmabschnitte durch den Operator kann eine als Eventrationssyndrom bezeichnete Kreislaufreaktion hervorrufen, vermutlich u. a. bedingt durch Freisetzung von Prostazyklin. Sie ist gekennzeichnet durch Blutdruckabfall, oft in Kombination mit einer Tachykardie. Auf diese Reaktion sollte der Anästhesist vorbereitet sein; hierzu ist erforderlich, dass er den Operationsablauf und den Patienten (Erythem im Gesicht und im Halsbereich) beobachtet. Behandlung: Volumenzufuhr, bei Bradykardie Atropin.

2 Anästhesiologisches Vorgehen

2.1 Wahl des Anästhesieverfahrens

Intraabdominelle Eingriffe können zwar in Allgemeinnarkose oder in Regionalanästhesie durchgeführt werden, jedoch sollte bei Oberbaucheingriffen immer die **Allgemeinnarkose mit endotrachealer Intubation und kontrollierter Beatmung** vorgezogen werden. Unterbaucheingriffe können hingegen, wenn keine Kontraindikationen vorliegen, oft in Spinal- oder Periduralanästhesie erfolgen.

Bei der Allgemeinnarkose können balancierte Anästhesietechniken ebenso eingesetzt werden wie die Anästhesie mit volatilen Inhalationsanästhetika. Lachgas sollte nicht zugeführt werden, wenn die Darmschlingen beim Ileus stark mit Luft gefüllt sind.

Außerdem sollte mit dem Patienten die Möglichkeit der postoperativen Schmerztherapie über einen Periduralkatheter erörtert werden. Bei Zustimmung des Patienten sollte der Katheter kurz vor Narkosebeginn eingeführt werden.

2.2 Narkoseeinleitung

Die Narkose wird mit einem kurz wirkenden i.v. Anästhetikum eingeleitet. Zur Erleichterung der endotrachealen Intubation kann, nach Präcurarisierung, Succinylcholin eingesetzt werden.

Voller Magen: Vor allem bei gastrointestinaler Obstruktion bzw. Ileus muss die Narkose, wie in Kapitel 32 beschrieben, eingeleitet werden. Vor der Narkoseeinleitung sollten eine **Magensonde** eingeführt und der Magen abgesaugt werden.

2.3 Narkoseüberwachung

Der Umfang intraoperativer Überwachungsmaßnahmen richtet sich nach dem klinischen Zustand des Patienten und der Art des Eingriffs. Bei großen Operationen sollten der zentrale Venendruck und die Urinausscheidung sowie die üblichen Laborparameter überwacht werden, möglichst auch der intraarterielle Druck und die Säure-Basen-Parameter sowie die arteriellen Blutgase.

2.4 Muskelrelaxierung

Ist eine ausgeprägte Muskelrelaxierung erforderlich, so werden hierfür mittellang wirkende nichtdepolarisierende Muskelrelaxanzien eingesetzt. Die Zufuhr von Succinylcholin im Dauertropf ist wegen der Gefahr des Dualblocks nicht indiziert, jedoch kann die Substanz evtl. beim Verschluss des Peritoneums eingesetzt werden.

Cholinesterasehemmer wie Neostigmin sollten nach Vorinjektion von **Atropin** in ausreichender Dosierung zur Antagonisierung von Muskelrelaxanzien eingesetzt werden, um eine starke Motilitätssteigerung des Darms mit Gefährdung der Darmnähte zu vermeiden.

2.5 Ventilation

Störungen der Ventilation sind beim abdominalchirurgischen Patienten häufig:
— Abnahme der Compliance durch geblähtes Abdomen mit Erhöhung des intraabdominellen Drucks und Zwerchfellhochstand.
— Störungen des Ventilations-/Perfusionsverhältnisses bei kontrollierter Beatmung durch Verlust der aktiven Zwerchfellkontraktion mit Minderbelüftung der abhängigen Lungenpartien.
— Abnahme der funktionellen Residualkapazität beim in Rückenlage beatmeten Patienten mit Verschluss der kleinen Atemwege und Ausbildung von Atelektasen.

Um einen normalen pulmonalen Gasaustausch zu erreichen, sollte der Patient bei größeren Eingriffen intraoperativ mit hohen Atemzugvolumina und evtl. Anwendung von PEEP unter Kontrolle der arteriellen Blutgase beatmet werden.

2.6 Flüssigkeitsersatz

Bei großen abdominalchirurgischen Eingriffen mit Exponierung der Eingeweide und Sequestrierung von Flüssigkeit in den „dritten Raum" ist der **Erhaltungsbedarf an Flüssigkeit erhöht** (ca. 5–15 ml Vollelektrolytlösung/kg/h). Befürworter eines restriktiven Flüssigkeitskonzepts (4–5 ml/kg/h) postulieren eine erhöhte postoperative Morbidität durch eine ausgiebige intraoperative Flüssigkeitszufuhr, darunter vor allem pulmonale Komplikationen, aber auch Nahtinsuffizienzen usw.; allerdings sind die Zusammenhänge bislang nicht ausreichend geklärt. **Verluste** werden, je nach Art und Ausmaß, mit Kristalloiden, Kolloiden, Erythrozytenkonzentraten und Frischplasma ersetzt.

2.7 Extubation

Extubiert wird nach abdominalchirurgischen Eingriffen bei ausreichender Spontanatmung entweder in tiefer Narkose oder nach dem Erwachen.

Die **Extubation in tiefer Inhalationsnarkose** ist indiziert, wenn der Patient nach kleineren Eingriffen wie Leistenbruchoperation nicht husten darf, um die Operationsnähte nicht zu gefährden. Allerdings ist diese Gefahr bei opioidgestützten Narkosen gering, da selten Husten ausgelöst wird.

Die **Extubation des wachen Patienten** wird durchgeführt, wenn Aspirationsgefahr besteht, weil der Patient einen vollen Magen hat.

Eine **postoperative Nachbeatmung** sollte bei folgenden Patienten durchgeführt werden:
— Nicht ausreichend stabiler Zustand nach großen Eingriffen,
— postoperativ zu erwartende respiratorische Komplikationen, z. B. nach lang dauernden und ausgedehnten intraabdominellen Eingriffen auch bei sonst gesunden Patienten,
— Hypothermie,
— Adipositas permagna,
— bereits präoperativ bestehende respiratorische Insuffizienz. Analgetika sollten bei Bedarf bereits kurz vor Narkoseende zugeführt werden, um ein Erwachen mit stärkeren Schmerzen zu verhindern.

2.8 Kombination von Allgemeinanästhesie und Katheter-Periduralanalgesie

Durch die Kombination einer „leichten" Allgemeinanästhesie mit einer kontinuierlichen Periduralanalgesie, bei bevorzugt thorakal platziertem Katheter, können für intraabdominelle Eingriffe eine ausreichende Analgesie und Reflexdämpfung erzielt und der Bedarf an Muskelrelaxanzien deutlich reduziert werden. Allerdings werden die über den N. vagus und N. phrenicus geleiteten Operationsstimuli durch die segmentäre Periduralanalgesie nicht unterdrückt, so dass diese Mängel durch die für die Allgemeinanästhesie eingesetzten Substanzen ausgeglichen werden müssen. Vorteilhaft ist der Periduralkatheter des Weiteren für die postoperative Schmerztherapie, zumal nach Oberbauchoperationen häufig Schmerzen hoher bis höchster Intensität empfunden werden.

2.8.1 Indikationen

Als wichtigste Indikationen für die Kombination von Allgemeinanästhetika und Periduralanalgesie gelten ausgedehnte Eingriffe:
— Oberbaucheingriffe: z. B. Gastrektomie, Pankreasresektion, Leberteilresektion, rekonstruierende Eingriffe an den ableitenden Gallenwegen;
— ausgedehnte Tumorchirurgie im Mittel- und Unterbauch, z. B. abdominoperineale Rektumresektion.

Demgegenüber werden Cholezystektomie, Vagotomie mit Pyloroplastik, Fundoplicatio, Hemikolektomie und Sigmaresektion in der Regel nicht als typische Indikation für das Einführen eines *thorakalen* Periduralkatheters angesehen. Hier sollte aber individuell, orientiert an den Begleiterkrankungen des Patienten und der Gesamtsituation, entschieden werden.

2.8.2 Kontraindikationen

Zunächst gelten die anerkannten Kontraindikationen jeder Periduralanästhesie, insbesondere Ablehnung durch den Patienten und Störungen der Blutgerinnung (siehe Kap. 14 und 23). Daneben gibt es gewisse Risikofaktoren, bei denen das kombinierte Verfahren eher von Nachteil sein könnte. So sollte bei Herzinsuffizienz nach geltender Auffassung die Periduralanästhesie zurückhaltend eingesetzt werden und, wenn sie angewandt wird, eine obere Ausdehnung von Th8–10 nicht überschreiten.

Bei zu erwartenden **massiven Blutverlusten** muss damit gerechnet werden, dass durch die präganglionäre Sympathikusblockade die kompensatorische Zentralisation verhindert wird und eine lang anhaltende Hypotension auftritt, die den Einsatz von Vasopressoren und positiv inotropen Substanzen erfordert. Ähnliche Vorbehalte gelten auch für eine vorbestehende Hypovolämie, z. B. durch Ileus oder gastrointestinale Blutungen.

2.8.3 Punktionsort

Für Eingriffe im Unterbauch und kleinen Becken kann der Katheter lumbal eingeführt werden, für Oberbaucheingriffe ist jedoch eine thorakale Platzierung erforderlich, um die Blockade auf die Segmente von Th4/5 bis Th12/L1 zu beschränken. Bei lumbaler Lage des Katheters sind erheblich größere Mengen an Lokalanästhetika erforderlich, um die thorakalen Segmente auszuschalten, auch werden lumbale und sakrale Segmente blockiert, ohne dass hierfür eine chirurgische Notwendigkeit besteht. Hierdurch ist auch mit stärkeren kardiovaskulären Nebenwirkungen zu rechnen.

> Für Oberbaucheingriffe kann der thorakale Periduralkatheter bei Th8/9 oder Th9/10 eingeführt werden, bei Punktionsschwierigkeiten alternativ auch bei Th10/11 mit weiterem Vorschieben nach kranial.

2.8.4 Dosierung des Lokalanästhetikums

Die ersten Dosen des Lokalanästhetikums werden am besten vor der Einleitung der Allgemeinanästhesie injiziert, damit die Wirkung beurteilt werden kann. Zunächst können z. B. 5 ml Bupivacain 0,25 % injiziert werden, im weiteren Verlauf – nach Ausschluss einer subarachnoidalen Fehllage des Katheters – 1 bis 2 weitere Boli. Vor der Einleitung sollte Atropin injiziert werden, da die zu erwartende Blockade der Nn. accelerantes eine Bradykardie auslösen kann. Danach wird die Allgemeinanästhesie in üblicher Weise eingeleitet; bei Verwendung von Thiopental oder Propofol können stärkere Blutdruckabfälle auftreten, während Etomidat die geringsten kardiovaskulären Nebenwirkungen aufweist. Für die erforderliche Hypnose können volatile Anästhetika mit oder ohne Lachgas eingesetzt werden, z. B. Isofluran oder Desfluran. Für die weitere Narkoseführung sollte Folgendes beachtet werden:
— Die Nachinjektionen von Bupivacain (jeweils die Hälfte der Initialdosis) sollten in festen Zeitabständen erfolgen, meist 1- bis 1½-stündlich.
— Für die mediane Laparotomie müssen die Segmente Th7–12 geblockt sein, für die Ausschal-

tung von Eingeweideschmerzen die Segmente Th5–9 (sympathische Fasern des N. splanchnicus major).
- Bei diesem Vorgehen lässt sich eine Blockade auch der höheren thorakalen Segmente (bis Th2) meist nicht vermeiden, so dass auf kardiovaskuläre Reaktionen (Blutdruckabfall, Bradykardie) besonders geachtet werden muss.
- Über den N. vagus und den N. phrenicus geleitete afferente Impulse werden durch die Periduralanalgesie nicht ausgeschaltet, daher ist beim Einsetzen des Bauchspreizers und Zug am Magen (Reizung des Zwerchfells) sowie Manipulationen an den Hohlorganen und Zug am Peritoneum eine ausreichend tiefe Narkose erforderlich.

2.8.5 Durchführung der Allgemeinanästhesie

Wie bereits dargelegt, ist in der Regel nur eine oberflächliche Narkose erforderlich, die allerdings in bestimmten Phasen vertieft werden muss, wenn über den N. vagus und N. phrenicus geleitete Schmerzimpulse ausgelöst werden. Die Allgemeinanästhesie kann mit volatilen Anästhetika aufrechterhalten werden, alternativ auch mit Propofol in niedriger Dosierung (meist 2–3 mg/kg/h, bei Kombination mit Lachgas auch weniger), bei Bedarf ergänzt durch ein starkes Opioid wie Fentanyl oder Remifentanil.

Muskelrelaxierung. Bupivacain 0,25% bewirkt in der Regel keine vollständige chirurgische Muskelrelaxierung, so dass aktives Pressen des Patienten nicht sicher ausgeschlossen werden kann. Daher sollte der Patient initial in üblicher Weise relaxiert werden. Nachinjektionsdosen können dann – wenn überhaupt noch erforderlich – meist erheblich reduziert werden. Zur Überwachung der neuromuskulären Blockade wird der Einsatz eines Relaxometers empfohlen.

Infusionstherapie. Wegen der präganglionären Sympathikusblockade ist eine strikte Überwachung des Blutdrucks und der Herzfrequenz, des Weiteren eine *rechtzeitige* Volumensubstitution erforderlich. Der Erhaltungsbedarf kann mit kristalloiden Lösungen gedeckt werden, z. B. 500 ml Elektrolytlösung/h; stärkere Blutverluste erfordern die Substitution von Blutkomponenten.

Wärmeschutz. Die Periduralanästhesie führt, je nach Ausdehnung, zu einer vermehrten Durchblutung der Haut, so dass Wärmeverluste entsprechend begünstigt werden. Aus diesem Grund sollten bei allen Patienten wärmekonservierende Maßnahmen eingesetzt werden.

Extubation. Selbst nach lang dauernden Oberbaucheingriffen erwachen die Patienten bei der beschriebenen Kombinationsanästhesie ohne wesentliche Schmerzen und mit ausreichender Spontanatmung. Für die Extubation müssen jedoch folgende Voraussetzungen erfüllt sein: ausreichend stabile Herz-Kreislauf-Funktion, keine Hypoxämie, Normothermie, kein Überhang von Muskelrelaxanzien.

2.8.6 Postoperative Analgesie

Der thorakale Periduralkatheter ermöglicht eine sehr effiziente postoperative Schmerztherapie. Nach Oberbaucheingriffen ist eine sensorische Blockade der Segmente Th5–10 erforderlich, die bei Bedarf mit epidural zugeführten Opioiden ergänzt werden kann (Einzelheiten siehe Kap. 20).

> **EBM** Cochrane-Review über den Einsatz epiduraler Lokalanästhetika in der Abdominalchirurgie verglichen mit opioidbasierter Analgesie: Die Periduralanalgesie mit Lokalanästhetika geht mit einer rascheren Rückkehr der Darmfunktion einher als systemisch zugeführte Opioide. Die Analgesiequalität ist ähnlich; Studien zur Kombination der Lokalanästhetika mit periduralen Opioiden weisen auf eine Verbesserung der Analgesiequalität hin. Allerdings sind die Auswirkungen peridural zugeführter Opioide auf die Darmtätigkeit nicht hinreichend bekannt und sollten daher gründlich untersucht werden.
> Bei der Häufigkeit von PONV ergaben sich keine Unterschiede zwischen der Periduralanalgesie mit Lokalanästhetika und den systemisch zugeführten Opioiden.

3 Spezielle Anästhesie

3.1 Ileus

Der mechanische Ileus ist eine lebensbedrohliche Unterbrechung der Darmpassage, die chirurgisch behandelt werden muss: Beseitigung des Passagehindernisses und Absaugen des Darminhalts. Die Indikation zur Laparotomie ist dringlich, auch wenn die genauen Ursachen noch nicht bekannt sein sollten. Allerdings sollte die Operation erst dann erfolgen, wenn der Patient ausreichend vorbehandelt worden ist; ein überstürztes Vorgehen ist meist nicht indiziert und vermehrt häufig nur die Komplikationsrate. Eine Korrektur von schweren Störungen des Wasser- und Elektrolythaushalts erfordert die Verschiebung der Operation um wenige Stunden.

3.1.1 Pathophysiologie

Durch die mechanische Behinderung der Darmpassage wird der Darm an der verengten Stelle überdehnt, und es entwickeln sich ein Rückstau von sezernierten Sekreten und eine Ansammlung von Gas. Vorübergehend treten eine Hyperperistaltik sowie eine retrograd gerichtete Peristaltik auf, die bald in eine Paralyse des Darms übergeht. Da die Darmwand überdehnt ist, kann kein Wasser mehr resorbiert werden.

Beim **Dünndarmileus** treten erhebliche Flüssigkeits- und Eiweißverluste in den Darm auf, die bei proximaler Lokalisation auch mit schweren Elektrolytverlusten einhergehen.

> ! Dehydratation mit Hypochlorämie, Hypokaliämie, metabolischer Azidose, Hypoproteinämie sowie Beeinträchtigung der Herz-Kreislauf-Funktion sind die für den Anästhesisten wichtigsten Folgen des Dünndarmileus.

Durch die **Hypokaliämie** wird die Darmparalyse noch verstärkt; Dehydratation führt zu **Hypovolämie** bis hin zum Schockzustand.

Bei mehr distalen Verschlüssen des Dünndarms treten ebenfalls große Flüssigkeitsverluste in das Darmlumen auf, jedoch sind die Elektrolytverluste weniger schwer.

Beim **Dickdarmileus** sind die Flüssigkeits- und Elektrolytverluste meist geringer ausgeprägt.

Besonders wichtig sind auch die Auswirkungen der Passagebehinderung auf die Durchblutung des Darms: Sie wird durch die Überdehnung mehr und mehr beeinträchtigt, so dass eine **Nekrose und Perforation des Darms** auftreten können.

Des Weiteren nimmt die Permeabilität der Darmwand zu, so dass Bakterien und Toxine aus dem Darminhalt durch die Darmwand in das Blut gelangen können. **Peritonitis und Sepsis** sind häufig die Folge.

3.1.2 Präoperative Maßnahmen

Wichtigste Ziele aller präoperativen Maßnahmen sind der Ausgleich der Flüssigkeits-, Elektrolyt- und Eiweißverluste sowie die Beseitigung der Hypovolämie und Stabilisierung der Herz-Kreislauf-Funktion.

Praktisches Vorgehen:

- ▼ Einführen einer Magensonde und Dekompression des Darms durch Ableiten des Sekrets, des Weiteren Einlauf und Darmrohr.
- ▼ Bestimmung folgender Laborparameter:
  — Blutbild,
  — Serumelektrolyte,
  — Serumkreatinin und -harnstoff,
  — Gesamteiweiß,
  — Säure-Basen-Status bei länger bestehendem Ileus.
- ▼ Einführen eines zentralen Venenkatheters und Messung des zentralen Venendrucks.
- ▼ Legen eines Harnblasenkatheters und Messen der Urinausscheidung.
- ▼ Infusionstherapie mit **Vollelektrolytlösung** unter Zusatz von **Kalium,** nur bei schwerem Eiweißmangel Zufuhr von Humanalbumin. Eine Korrektur der Azidose mit Puffern ist meist nicht erforderlich, insbesondere, wenn sich die Herz-Kreislauf-Funktion wieder normalisiert.

3.1.3 Anästhesiologisches Vorgehen

Nach zügiger Beseitigung der Hypovolämie und Normalisierung des Serumkaliums kann die Narkose nach den in Abschnitt 2 beschriebenen Grundsätzen eingeleitet werden. Die Narkoseeinleitung ist eine sehr kritische Phase:

> ⚡ Bei Dünndarmileus ist die Aspirationsgefahr während der Narkoseeinleitung aufgrund des erhöhten intraabdominalen Drucks und des Zwerchfellhochstands besonders groß, so dass ein spezielles Vorgehen erforderlich ist (siehe Kap. 32). Die Narkose sollte nur vom Erfahrenen eingeleitet werden.

– Intraoperativ sind des Weiteren eine kontinuierliche **Volumenzufuhr** und meist auch **Kaliumsubstitution** (auf ausreichende Urinausscheidung achten!) erforderlich. Ungenügende Volumenzufuhr aufgrund von Fehleinschätzungen ist häufiger als Überinfusion! Die Überwachung der Volumentherapie erfolgt anhand folgender Parameter:
  – Zentraler Venendruck;
  – arterieller Blutdruck, Schwankungen der Druckkurve mit der Beatmung;
  – Herzfrequenz;
  – Urinausscheidung;
  – Kapillarfüllungszeit.
– Bei erheblicher Luftansammlung im Darm sollte auf die Zufuhr von **Lachgas** verzichtet werden.

- Die Indikation zur direkten arteriellen Blutdruckmessung sollte bei schwerem Ileus großzügig gestellt werden.
- Die Extubation erfolgt nur am wachen Patienten; allerdings ist häufig eine Nachbeatmung erforderlich.

3.2 Peritonitis

Die **diffuse eitrige Peritonitis** ist gekennzeichnet durch ein septisches Krankheitsbild (septischer Schock) in Kombination mit einem **hypovolämischen Schock** und entsprechend vielfältigen Organfunktionsstörungen:
- Respiratorische Insuffizienz,
- Nierenversagen,
- Leberinsuffizienz,
- Nebenniereninsuffizienz,
- Gerinnungsstörungen.

Die Behandlung erfolgt konservativ und, bei entsprechender Indikation, auch chirurgisch. Operative Maßnahmen sollen die Infektionsquelle beseitigen und umfassen: Absaugen von Eiter und umfangreiche Spülung des Abdomens bei diffuser Peritonitis sowie 4-Quadranten-Drainage des Abdomens mit postoperativer Spülbehandlung.

3.2.1 Anästhesiologische Besonderheiten

Das anästhesiologische Vorgehen bei septischem Krankheitsbild ist eine Herausforderung auch für den erfahrenen Anästhesisten. **Im Vordergrund steht die Schockbehandlung:**
- Volumensubstitution,
- Ausgleich von Eiweiß- und Elektrolytverlusten,
- Beseitigung von Störungen des Säure-Basen-Gleichgewichts,
- kardiovaskuläre Substanzen wie Dopamin, evtl. medikamentöse Sympathikolyse.

Zur **Überwachung** ist ein **invasives Vorgehen** erforderlich:
- Zentraler Venenkatheter,
- arterielle Kanüle,
- evtl. auch ein Pulmonalarterienkatheter,
- Urinausscheidung,
- häufige Kontrolle von Laborparametern: Blutbild, Serumelektrolyte, arterielle Blutgase, Säure-Basen-Parameter, Blutzucker.

3.3 Akute gastrointestinale Blutung

Häufigste Ursachen für **Blutungen im oberen Gastrointestinaltrakt** sind:
- Ulcus duodeni und Ulcus ventriculi,
- Magenkarzinom,
- Ösophagusvarizen,
- Stressblutungen der Magen- und Duodenalschleimhaut.

Zwei Drittel der Blutungen sind venös, ein Drittel arteriell. **Blutungen im unteren Gastrointestinaltrakt** sind selten. Häufigste Ursachen:
- Tumoren,
- Divertikulitis,
- Colitis ulcerosa.

Blutungen in die freie Bauchhöhle beruhen zumeist auf folgenden Ursachen:
- Milz- und/oder Leberruptur,
- Ruptur eines Bauchaortenaneurysmas,
- Aufgehen von Gefäßligaturen nach intraabdominalen Eingriffen.

Die für den Anästhesisten wichtigen pathophysiologischen Veränderungen entstehen vor allem durch den sich entwickelnden **hämorrhagischen Schock.**

3.3.1 Anästhesiologisches Vorgehen

Die akute Gastrointestinalblutung ist ein Notfall, der intensiver Überwachung und Therapie bedarf.

- Zunächst mehrere großlumige Venenkanülen für den raschen Blutersatz und einen zentralen Venenkatheter zur Messung des zentralen Venendrucks einführen; außerdem möglichst arterielle Kanülierung, des Weiteren Harnblasenkatheter zur Überwachung der Urinausscheidung.
- **Präoperative Laborwerte:**
  - Blutgruppe und Kreuzprobe,
  - Blutbild,
  - Serumelektrolyte,
  - Gerinnungsstatus,
  - Serumkreatinin und -harnstoff.
- Einführen einer Magensonde, Absaugen und Klarspülen des Magens.
- Blut- bzw. Volumenersatz, je nach Schweregrad des Schocks. Zufuhr von Sauerstoff.
- Bei schwerem Schockzustand: endotracheale Intubation und Beatmung.
- Nach Stabilisierung der Vitalfunktionen: Sicherung der Blutungsquelle, danach, wenn indiziert, sofortige Laparotomie. Bei konservativ nicht beherrschbarer Blutung Laparotomie vor Stabilisierung des Zustands.

3.4 Ösophagusvarizenblutung

Dies ist eine typische lebensbedrohliche Komplikation der **portalen Hypertension,** die vor allem bei

Leberzirrhose auftritt. Ösophagusvarizen sind bei etwa 40% der Patienten mit portaler Hypertension vorhanden. Mit Blutungen ist bei mehr als der Hälfte dieser Patienten zu rechnen. Bereits die erste Blutung aus Ösophagusvarizen verläuft bei nahezu 50% der Patienten tödlich. Neben dem **hämorrhagischen Schock** droht vor allem ein **Leberkoma**.

3.4.1 Notfallmaßnahmen

▼ Tamponade der Varizenblutung mit Ballonsonden (Sengstaken-Blakemore oder Linton).
▼ Kontinuierliches Leerspülen des Magens, Absaugen des Blutes im Nasen-Rachen-Raum, Druckmessung im Ösophagusballon der Sengstaken-Blakemore-Sonde (Gefahr der Ruptur durch zu hohe Drücke!). Weitere **Komplikationen durch die Sengstaken-Sonden:**
  — Ersticken durch Verrutschen des ungenügend geblockten Magenballons vor den Kehlkopfeingang.
  — Druckschädigung der Schleimhaut.
  — Pulmonale Aspiration von Mageninhalt.
▼ Senkung des Pfortaderdrucks mit **Glycyl-Vasopressin** zur Blutstillung.
▼ Endoskopische Sklerosierung der Varizen, wenn Blutung durch die Tamponade zum Stillstand gekommen ist oder aber unter der Tamponade andauert.
▼ Bei konservativ nicht beherrschbarer Blutung evtl. Notoperation mit Anlegen eines portokavalen Shunts oder Umstechung der zuführenden Blutgefäße.

3.5 Ösophaguskarzinom

Folgende Operationsmethoden werden u. a. eingesetzt:
— Transthorakale Ösophagektomie (subtotale Ösophagusresektion),
— transhiatale Ösophagektomie.

Transthorakale Ösophagektomie. Bei dieser onkologischen Standardoperation wird nach *rechtsseitiger Thorakotomie* der intrathorakale Ösophagus en bloc mit dem umgebenden Fett- und Bindegewebe (einschließlich Ductus thoracicus) reseziert. Je nach Lokalisation des Tumors wird die Speiseröhre in Höhe der Thoraxkuppe oder nach Freilegung an der *linken* Halsseite reseziert. Mediastinale und abdominale Lymphknoten werden ebenfalls entfernt.

Als Ösophagusersatz wird entweder der Restmagen hochgezogen (Magenhochzug bzw. Ösophagogastrostomie) oder der proximale Ösophagus als zervikales Ösophagostoma nach außen geleitet und dann in einer zweiten Operation ein Kolonsegment interponiert.

Transhiatale Ösophagektomie. Hierbei wird der Ösophagus von abdominal und zervikal mobilisiert und ohne Eröffnung des Thorax entfernt. Ösophagusersatz wie oben beschrieben.

Die Letalität elektiver Ösophagektomien beträgt in ausgewiesenen Zentren derzeit etwa 5%; bei über 30% der Patienten treten postoperativ größere Komplikationen auf, vor allem respiratorische Störungen.

> **Besonderheiten bei Ösophagektomie:**
> — Patienten präoperativ häufig unterernährt oder kachektisch; nicht selten alkoholkrank und starke Raucher
> — eingehende kardiopulmonale, renale und gastrointestinale Voruntersuchungen erforderlich
> — evtl. Immunsuppression durch vorangegangene Chemotherapie
> — Operationsdauer 3–6 h
> — Lagerung: Rücken; Arme angelagert und/oder Linksseitenlage für Thorakotomie
> — Aspirationsrisiko grundsätzlich erhöht, daher „Ileuseinleitung"
> — bei Thorakotomie: Doppellumen-Tubus verwenden
> — wenn möglich: thorakaler Periduralkatheter für die postoperative Schmerztherapie, evtl. auch intraoperative Periduralanalgesie
> — anfangs Magensonde erforderlich; wird für die Resektion entfernt und nach Anastomosierung unter Führung durch den Chirurgen erneut vorgeschoben; verbleibt postoperativ 5 Tage
> — Zurückhaltung bei der intraoperativen Flüssigkeitszufuhr: Erhaltungsbedarf ca. 2–3 Liter
> — Blutverluste ca. 500–1500 ml
> — Gefahr von Herzrhythmusstörungen und starken Blutdruckabfällen bei Mobilisierung des Ösophagus
> — starke postoperative Schmerzen

3.5.1 Anästhesiologische Besonderheiten

Die Operation kann in balancierter Anästhesie oder als TIVA durchgeführt werden. Ein größerer Teil der Patienten ist alkoholkrank, so dass mit reduziertem

Allgemeinzustand, Begleiterkrankungen und entsprechenden Auswirkungen bei der Narkose zu rechnen ist, des Weiteren mit einem postoperativen Entzugsdelir.

Bei rechtsseitiger Thorakotomie kann die **Ein-Lungen-Anästhesie** angewandt werden, um das operative Vorgehen zu erleichtern. Intraoperativ treten häufiger kardiovaskuläre Reaktionen, insbesondere Hypertonie und/oder Tachykardie, aber auch Blutdruckabfälle auf; empfehlenswert ist daher eine arterielle Kanülierung zur kontinuierlichen Drucküberwachung. Unbeabsichtigte Verletzungen der Pleura mit Pneumothorax sind möglich. Postoperativ ist evtl. eine Nachbeatmung erforderlich.

Anästhesiologische Voruntersuchungen. Zunächst sollten die Patienten grundsätzlich vom Kardiologen, Pulmologen, Nephrologen und Gastroenterologen konsiliarisch untersucht werden. Erhebliche Störungen einzelner Organfunktionen können eine relative Kontraindikation für eine Ösophagektomie sein. Die anästhesiologischen Voruntersuchungen entsprechen denen für große chirurgische Eingriffe.

Spezielle perioperative anästhesiologische Maßnahmen:
— Antibiotikaprophylaxe; Beginn bei Narkoseeinleitung,
— zentraler Venenkatheter über *rechte* V. jugularis interna oder *rechte* V. subclavia (da operativer Zugang über linke Halsseite),
— arterielle Kanüle,
— mehrere großlumige Venenkanülen,
— Doppellumen-Tubus (bei Thorakotomie),
— Überwachung der Körpertemperatur, Schutz vor Auskühlung,
— Blasenkatheter.

Übermäßige Flüssigkeitszufuhr sollte wegen der Gefahr der Flüssigkeitseinlagerung in die Lunge mit respiratorischer Insuffizienz vermieden werden. Empfohlen wird die Zufuhr von 2–3 Litern für den Erhaltungsbedarf während der Operation; Blutverluste sind gesondert zu ersetzen.

3.5.2 Komplikationen

Zu den wichtigsten Komplikationen der Ösophagektomie gehören:
— Akute respiratorische Insuffizienz (bis zu 40%),
— akute Kreislaufinsuffizienz durch Nachblutung,
— Anastomoseninsuffizienz, früh oder spät (sofortige Abklärung erforderlich!),
— akute Mediastinitis,
— Insuffizienz der Pyloroplastik,
— Chylothorax,
— Transplantat- bzw. Interponatnekrose,
— Anastomosenstenose (früh oder spät).

3.6 Magenkarzinom

Zur Behandlung sind radikale chirurgische Resektionen erforderlich, und zwar, je nach Lokalisation, die distale subtotale Magenresektion, proximale Resektion und totale Resektion des Magens. Hierbei muss der resezierte Anteil durch eine Gastroduodenostomie (Billroth I), Gastrojejunostomie (Billroth II) oder Ösophagogastrostomie überbrückt werden. Bei nicht kurablen Formen sind Palliativeingriffe indiziert, bei Frühkarzinom die totale Gastrektomie.

Anästhesiologische Besonderheiten

Es gelten die Grundsätze der Anästhesie für große Eingriffe mit entsprechenden Voruntersuchungen und intraoperativer Überwachung.

Spezielle Operationsvorbereitungen. Hierzu gehören u. a.:
— Orthograde Darmlavage mit 2–3 Liter isotoner Kochsalzlösung,
— retrograde Abführmaßnahmen (Hebe-Senk-Einläufe) alternativ bei hochgradig stenosierenden Magenprozessen,
— Magensonde bei stenosierenden Prozessen,
— Ausgleich einer vorbestehenden Exsikkose,
— perioperative Antibiotika-Prophylaxe, Beginn meist bei der Narkoseeinleitung.

Anästhesie. Empfehlungen für die Narkose:
— Präoperativ Anlage eines thorakalen Periduralkatheters für die postoperative Schmerztherapie,
— Ileuseinleitung bei stenosierenden Prozessen, evtl. vorangehende Absaugung des Magens,
— bei unkompliziertem Verlauf Extubation am Narkoseende.

3.7 Pankreaskarzinom

Je nach Befund werden Radikaloperationen oder Palliativeingriffe durchgeführt. Radikale Eingriffe sind z. B. die **partielle oder totale Duodenopankreatektomie** bei Papillen- oder Pankreaskopfkarzinom und die **Whipple-Operation:** Resektion des Pankreaskopfes und des Duodenums sowie des Magenantrums, End-zu-Seit-Gastrojejunostomie, End-zu-

End-Choledochostomie und End-zu-Seit-Pankreatojejunostomie.

Bei totaler Pankreatektomie treten ein Diabetes mellitus und eine exokrine Pankreasinsuffizienz auf; postoperativ ist die Gefahr der respiratorischen Insuffizienz oder des multiplen Organversagens erhöht.

3.7.1 Anästhesiologische Besonderheiten

Es gelten die Grundsätze für große Eingriffe mit den entsprechenden Voruntersuchungen und intraoperativen Überwachungsmaßnahmen:
— Präoperativ thorakaler Periduralkatheter für die postoperative Schmerztherapie.
— Standardmonitoring für große Eingriffe.
— Beginn der Antibiotika-Prophylaxe bei Narkoseeinleitung.
— Mit akuten, aber auch schleichenden erheblichen Blutverlusten muss im Einzelfall gerechnet werden.
— Blutdruckabfälle durch Freisetzung von Mediatoren sind möglich.

3.7.2 Folgen und Komplikationen

Zu den wichtigsten Folgen und Komplikationen von Pankreasoperationen gehören:
— Exokrine Pankreasinsuffizienz: bei Verlust von mehr als 90% des Pankreasparenchyms,
— Diabetes mellitus,
— Diarrhö,
— respiratorische Insuffizienz,
— Pneumonie,
— Nierenfunktionsstörungen,
— Kreislaufinsuffizienz.

3.8 Dickdarmoperationen

Die häufigsten Indikationen für Dickdarmoperationen sind maligne oder benigne Tumorerkrankungen, vor allem Kolonkarzinome und die akuten und chronischen Komplikationen der Divertikelkrankheit.

Kolon- und Sigmakarzinom

Beim Kolonkarzinom wird der betroffene Kolonabschnitt reseziert und eine zentrale Lymphdissektion durchgeführt. Das Ausmaß der Resektion richtet sich vor allem nach dem Lymphabstromgebiet der versorgenden Gefäße. Laparoskopische Operationen sind grundsätzlich möglich.

Operationsverfahren:
— Hemikolektomie rechts mit Lymphdissektion: Karzinome des Zoekums oder des Colon ascendens.
— Erweiterte Hemikolektomie rechts, zusätzlich mit Absetzen der A. colica media: Karzinome der rechten Kolonflexur und des proximalen Colon transversum.
— Transversumresektion mit zentraler Ligatur der A. colica media, Absetzen des großen Netzes und Mitnahme der Kolonflexuren.
— Subtotale Kolektomie: Karzinome der linken Kolonflexur.
— Hemikolektomie links mit zentralem Absetzen der A. mesenterica inferior und präaortaler Lymphdissektion.
— Radikale Sigmaresektion einschließlich präaortaler Lymphdissektion: Sigmakarzinome im mittleren und distalen Abschnitt.

Anästhesiologische Besonderheiten:
— perioperative Antibiotika-Prophylaxe bei Narkoseeinleitung
— Fast-Track-Anästhesie möglich: TIVA mit Propofol und Remifentanil, wenn möglich in Kombination mit thorakaler Periduralanalgesie (Th8–9)
— ZVK, evtl. auch arterielle Kanüle
— Blasenkatheter
— Op-Lagerung: Rücken, Arme angelagert
— bei reiner TIVA: ca. 20 min vor Ausleitung Piritramid + Metamizol
— Magensonde vor Extubation entfernen
— Patienten im OP extubieren (Normothermie!)
— Überwachung im Aufwachraum
— bei komplikationslosem Verlauf Verlegung auf Allgemeinstation

3.9 Rektumoperationen

Häufigste Op-Indikation sind bösartige Rektumtumoren; weitere Indikationen sind: Rektumprolaps, rektovaginale Fisteln, entzündliche Erkrankungen, Angiodysplasie-Blutungen, Verletzungen, Fremdkörper, Rektumstenosen. Zu den wichtigsten Operationsverfahren gehören:
— Anteriore Rektumresektion.
— Abdominoperineale Rektumexstirpation.
— Diskontinuitätsresektion (Op nach Hartmann).
— Totale mesorektale Exzision (TME).

Anteriore Rektumresektion. Hierbei wird nach medianer Laparotomie der betroffene Rektumabschnitt reseziert und die Passage durch manuelle Nähte, bei laparoskopischem Vorgehen durch Klammernahtgerät, wiederhergestellt. Ist die Anastomose insuffizienzgefährdet, wird eine Anus praeter vorgeschaltet.

Abdominoperineale Rektumexstirpation. Hierbei werden der Mastdarm und der Beckenboden mit Schließmuskulatur, der Analkanal mit ischiorektalem Fettgewebe und die perianale Haut entfernt, dann ein definitiver endständiger Anus praeter im linken Mittelbauch angelegt.

Operation nach Hartmann. Der Mastdarm wird entfernt, ohne die Kontinuität wiederherzustellen; das Rektum wird blind verschlossen und ein endständiger Anus praeter (Sigma, Colon descendens) angelegt. Die Rückverlagerung des Anus praeter erfolgt nach ca. 3 Monaten.

TME (totale mesorektale Exzision). Nach medianer Laparotomie wird das Rektum reseziert bzw. exstirpiert und das gesamte perirektale Fettgewebe (Mesorektum) unter Erhalt der perirektalen Faszienhülle entfernt.

Anästhesiologische Besonderheiten

In der Regel ergeben sich keine anästhesiologischen Besonderheiten. Allerdings muss nach ausgiebiger mechanischer Darmreinigung am Vortag der Operation mit Dehydrierung und Hypovolämie gerechnet werden. Wesentliche Mangelzustände müssen präoperativ ausgeglichen werden.

Für ein Fast-Track-Konzept wird die Kombination mit einem thorakalen Periduralkatheter (Th8–9) empfohlen. Bei abdominoperinealen Exstirpationen können schleichend teilweise erhebliche Blutverluste auftreten. Weitere Hinweise:
— Wegen des hohen Thromboembolierisikos: Prophylaxe mit Heparin,
— Beginn der Antibiotika-Prophylaxe bei Narkoseeinleitung,
— Dauerkatheter transurethral, vor allem bei Rektumexstirpation zur Identifizierung der Harnröhre,
— Magensonde,
— zentraler Venenkatheter.

3.10 Leber- und Gallenwegsoperationen

Einzelheiten zur präoperativen Leberfunktionsdiagnostik, zum Einfluss von Narkose und Operation auf die Leberfunktion und zur Auswahl der Narkosemittel siehe Kapitel 16.

3.10.1 Choledocholithiasis und Cholezystektomie

Steine in den Gallengängen sind die häufigste Ursache eines extrahepatischen Verschlussikterus, der wiederum zu Cholangitis, Pankreatitis oder chronischer Leberschädigung führen kann. Andere Ursachen: Strikturen oder Karzinome. Die typischen **Symptome bei akutem Verschluss** sind:
— Bauchschmerzen, Schüttelfrost, Fieber und Ikterus,
— Hyperbilirubinämie: ca. 5–10 mg/dl,
— ausgeprägter Anstieg der alkalischen Phosphatase,
— variabler Anstieg der Transaminasen.

Chirurgische Therapie: Exploration der Gallenwege und Entfernung des eingeklemmten Steins bzw. Cholezystektomie.

Anästhesiologische Besonderheiten. Meist handelt es sich um eine unkomplizierte Narkose und Operation ohne wesentliche Besonderheiten. Folgendes sollte praktisch beachtet werden:
— Länger bestehende extrahepatische Cholestase kann aufgrund der verminderten Resorption von fettlöslichem Vitamin K zum Mangel an Gerinnungsfaktoren II, VII, IX und X mit Abfall des Quick-Werts führen. Dann sollte spätestens 48 h vor der Operation eine **parenterale Substitutionstherapie mit Vitamin K** eingeleitet werden. Die Zufuhr von Frischplasma oder PPSB ist nur in Notfällen indiziert.
— Die Wahl des Anästhesieverfahrens ist gewöhnlich von untergeordneter Bedeutung; eine Standardmethode existiert nicht, auch besteht keine gesteigerte Empfindlichkeit gegenüber bestimmten Substanzen (einschließlich Hypnotika und Muskelrelaxanzien).
— Für die Operation ist häufig eine tiefe Narkose erforderlich, um hämodynamische Reaktionen wie Blutdruckanstieg und Tachykardie zu vermeiden. Dies wird am besten durch **volatile Inhalationsanästhetika** oder **Remifentanil** erreicht.
— **Opioide** erhöhen den Tonus der Gallenwege und können einen Spasmus des Sphincter Oddi auslösen. Hierdurch könnte die intraoperative Cholangiographie in ihrem Aussagewert beeinträchtigt werden. Nach Ansicht zahlreicher Anästhesisten ist dieser Effekt klinisch von geringer Bedeutung; er kann außerdem durch Aminophyllin antagonisiert werden. Wichtigster Nachteil der Fentanyl-Lachgas-Anästhesie ist jedoch

die nicht selten unzureichende chirurgische Narkosetiefe, die den Anästhesisten zur häufigen Nachinjektion von Fentanyl veranlasst, oft mit dem Effekt, dass die postoperative Phase unnötig verlängert wird. Hier empfiehlt sich die Supplementierung von Fentanyl mit einem Inhalationsanästhetikum. Eine bessere Alternative ist die Anästhesie mit **Remifentanil** in Kombination mit einem volatilen Anästhetikum in niedriger Konzentration oder mit Propofol. Bei diesem Verfahren werden auch stärkste chirurgische Reize ausreichend unterdrückt, ohne dass nach höheren Remifentanildosen mit einem verzögerten Erwachen gerechnet werden muss.

3.10.2 Leberresektionen

Chirurgische Resektionen von Lebertumoren gehören zu den abdominellen Standardoperationen. Operiert werden benigne Lebertumoren ebenso wie primäre Leberkarzinome und kolorektale Metastasen. Hierbei können bis zu 70% der Leber entfernt werden, ohne dass eine akute Dekompensation der Leberfunktion einträte, vorausgesetzt, es liegen keine hepatozellulären Erkrankungen vor. Allerdings ist die Leber in ihrer Funktion bis zu 4 Wochen nach der Operation gestört. Die wichtigsten postoperativen Komplikationen bei Leberresektionen sind: Sepsis (Leberabszess), Lungenversagen, Blutungen und Leberversagen.

Folgende Resektionsverfahren werden angewandt:
— **Atypische Keil- oder Wedge-Resektion**: Exzision z. B. kleiner Lebertumoren oder Läsionen im Bereich der Leberoberfläche ohne Berücksichtigung der Segmenteinteilung der Leber durch Laparotomie oder Laparoskopie.
— **Segmentresektionen**: Exzision eines oder mehrerer Lebersegmente unter Einhaltung der Gefäßversorgung und des Galleabflusses entsprechend der Lebereinteilung nach Couinaud in die Segmente I–VIII. Die Operation wird angewandt, wenn sich die Leberraumforderung auf 1–3 Segmente beschränkt.
— **Hemihepatektomie links**: Entfernung der Segmente II–IV medial der Linie zwischen Gallenblase und V. cava unter Einhaltung der Couinaud-Einteilung und selektiver Versorgung der zu- und abführenden Gefäße. Indiziert bei großen oder bis zu 4 auf den linken Leberlappen beschränkten Raumforderungen.
— **Hemihepatektomie rechts**: Entfernung des rechten Leberlappens lateral der Linie zwischen Gallenblase und V. cava; umfasst die Segmente V–VIII. Erweiterte Hemihepatektomie: Mitresektion des Segments IV.

Pringle-Manöver. Hierbei wird die Leber während der Operation teilweise oder vollständig für eine gewisse Zeit von der Blutzufuhr abgekoppelt, um die Blutverluste zu vermindern. Bei vollständiger Isolierung der Leber tritt eine Hypovolämie auf: Zentraler Venendruck, arterieller Blutdruck und Herzzeitvolumen können drastisch abfallen. Die von einer gesunden Leber in der Regel ohne postoperative Folgen tolerierte Ischämiezeit beträgt ca. 60 min, im Einzelfall auch mehr. Patienten mit Leberzirrhose reagieren empfindlicher auf das Pringle-Manöver: Die postoperative Komplikationsrate ist bei ihnen erhöht.

Komplikationen. Die wichtigsten postoperativen Komplikationen bei Leberresektionen sind:
— Sepsis (Leberabszess),
— Blutungen, die chirurgische Revision erfordern,
— Galleaustritt aus der Resektionsstelle; Gallefisteln,
— Pleuraerguss (ca. 15%),
— Leberinsuffizienz und Leberversagen,
— respiratorische Insuffizienz, Lungenversagen.

Anästhesiologische Besonderheiten

Bestehen keine hepatozellulären Erkrankungen der Leber, kann die Narkose mit den für große Baucheingriffe üblichen Verfahren durchgeführt werden (thorakaler PDA-Katheter wird empfohlen). Ist hingegen die Leberfunktion beeinträchtigt, so sollte die Wahl der Anästhetika und Adjuvanzien nach den in Kapitel 16 beschriebenen Grundsätzen erfolgen. Störungen der Leberfunktion einschließlich der Synthese von Gerinnungsfaktoren sind am ehesten bei ausgedehnten Leberzellkarzinomen oder gleichzeitig bestehender Leberzirrhose zu erwarten, kaum hingegen bei Metastasen von Kolon- oder Rektumkarzinomen.

> **Besonderheiten bei Leberresektionen:**
> — großer Eingriff mit teilweise erheblichen Blutverlusten; im Durchschnitt 1000 ml, daher Bereitstellung ausreichender Mengen von Erythrozytenkonzentraten und Frischplasma, im Einzelfall auch von Thrombozytenkonzentraten
> — Operationslagerung: Rücken, Arme ausgelagert
> — Operationsdauer mehrere Stunden
> — thorakaler Periduralkatheter für postoperative Schmerztherapie empfohlen (Blutgerinnung beachten!): Kombination von Allgemeinanästhesie mit Periduralanalgesie möglich

- mehrere großlumige Venenkanülen für den raschen Volumenersatz
- ZVK, evtl. auch Schleuse
- arterielle Kanüle
- Blasenkatheter
- Magensonde
- Temperatursonde
- bei ausgedehnten Resektionen: niedrigen ZVD (2–5 mmHg) und niedrigen arteriellen Mitteldruck hinnehmen
- bei Resektionen in Nähe der unteren Hohlvene muss mit plötzlichen Blutungen gerechnet werden
- bei schlagartigem, ausgeprägtem Blutdruckabfall: an Kompression der V. cava durch den Operateur denken

Praktisches Vorgehen:
- **Exzessive Blutungen** sind die Hauptgefahr bei Leberresektionen. Darum ausreichend Konserven bereitstellen und eine entsprechende Anzahl weitlumiger Venenkanülen einführen! Autologe Bluttransfusion erwägen.
- Außerdem können bei ausgedehnten Resektionen **akute Hypoglykämien** auftreten. Darum Kontrolle des Blutzuckers und Glukose-Infusion.
- Abfall der in der Leber synthetisierten Gerinnungsfaktoren (Prothrombinkomplex) ist keine Seltenheit, ebenso Thrombozytopenie und Störungen der Thrombozytenfunktion. Darum Frischplasma und Thrombozytenkonzentrate bereitstellen und, wenn erforderlich, zuführen.
- Bei stark erniedrigtem Serumalbumin: Zufuhr von Humanalbumin.
- Intraoperative Überwachungsmaßnahmen: wie für große Eingriffe, einschließlich arterieller Kanülierung und Druckmessung.

Postoperativ muss nach ausgedehnten Leberresektionen mit folgenden Störungen gerechnet werden:
- Abfall von Gerinnungsfaktoren mit pathologischen Tests der plasmatischen Gerinnung,
- Anstieg von Transaminasen, Bilirubin (Ikterus) und alkalischer Phosphatase,
- Hypalbuminämie und Hypoglykämie.

3.10.3 Shuntoperationen bei portaler Hypertension

Portale Shuntoperationen werden durchgeführt, um den Druck im Pfortadergebiet zu senken und damit die Gefahr von Ösophagusvarizenblutungen zu vermindern. Durch den Shunt wird ein Teil des Pfortaderblutes an der Leber vorbeigeleitet. Dem Vorteil der Drucksenkung steht jedoch der Nachteil einer verminderten Leberdurchblutung mit Abnahme der Entgiftungsfunktion gegenüber. Hierdurch wird die Gefahr der hepatischen Enzephalopathie erhöht. Folgende Shuntoperationen werden angewandt:
- Portokavaler Shunt,
- splenorenaler Shunt; proximal: Linton;
- distal: Warren;
- mesokavaler Shunt.

Portokavaler Shunt. Anastomose zwischen V. portae und V. cava inferior direkt vor dem Leberhilus; End-zu-End oder Seit-zu-Seit, meist in Linksseitenlage. Technisch einfach, hoher Shuntfluss, aber großes Risiko der postoperativen hepatischen Enzephalopathie und des Leberversagens.

Splenorenaler Shunt. Anastomose zwischen V. lienalis und V. renalis.

Beim **Linton-Shunt** wird in rechter Halbseitenlage die proximale Milzvene mit der linken V. renalis anastomosiert, und zwar gewöhnlich bei Kindern mit portaler Hypertension. Der Shuntfluss ist hoch, jedoch auch die Gefahr der hepatischen Enzephalopathie und des Leberversagens. Thrombotische Verschlüsse des Shunts sind ebenfalls keine Seltenheit.

Beim **Warren-Shunt** wird hingegen das distale Ende der Milzvene mit der linken V. renalis anastomosiert. Hierdurch werden die Venen von Ösophagus und Magen vom linken Oberbauch drainiert, während der portale Blutfluss erhalten bleibt. Die Operation ist technisch schwierig, soll jedoch seltener zu hepatischer Enzephalopathie führen als die anderen Shuntoperationen.

Anästhesiologische Besonderheiten. Für die Operation muss sich der Patient im bestmöglichen Zustand befinden. Die vorbereitende Behandlung bzw. Korrektur präexistenter Störungen erfolgt durch den Hepatologen in enger Zusammenarbeit mit dem Operateur. Anästhesiologische Besonderheiten bei Leberzirrhose bzw. eingeschränkter Leberfunktion siehe Kapitel 16. Exzessive Blutungen sind die Hauptgefahr der meist langdauernden Shuntoperationen.

Praktisches Vorgehen:
- Bei der Prämedikation muss die Leberfunktion berücksichtigt werden: leichte Prämedikation bei deutlich eingeschränkter Leberfunktion; keine Prämedikation bei schweren Funktionsstörungen. Geeignet sind **Benzodiazepine**.

- Wegen der **erhöhten Blutungsgefahr**: ausreichend Konserven, Frischplasma und Thrombozytenkonzentrate bereitstellen und mehrere weitlumige Venenkanülen einführen.
- Die Auswahl der Narkosemittel und deren Dosierung richtet sich ebenfalls nach dem Grad der Leberfunktionseinschränkung (siehe Kap. 16).
- Die Aufrechterhaltung der Narkose kann mit **Isofluran** oder **Desfluran** in Kombination mit einem Opioid, z. B. **Remifentanil,** erfolgen. Nichtdepolarisierende Muskelrelaxanzien wie Pancuronium und Vecuronium müssen bei Leberzirrhose wegen des größeren Verteilungsvolumens oft höher als üblich dosiert werden. Empfohlen wird der Einsatz des unabhängig von der Leber eliminierten Atracuriums oder Cis-Atracuriums.
- Die **intraoperative Überwachung** entspricht der für andere große Eingriffe, einschließlich arterieller Kanülierung und -druckmessung und häufigerer intraoperativer Kontrollen von Serumelektrolyten, Blutzucker, Gerinnungsstatus, Thrombozyten und Fibrinogen, Säure-Basen-Status und arterieller Blutgase.
- Nach der Operation sollte der Patient möglichst früh spontan atmen, um die ungünstigen Auswirkungen der Überdruckbeatmung auf die Leberdurchblutung zu vermeiden.

Postoperative Komplikationen. Blutungen durch Gerinnungsstörungen, Nierenversagen, Leberversagen, Sepsis (Antibiotikatherapie!).

3.10.4 Lebertransplantation

Bei bestimmten Patienten mit akutem Leberversagen oder im Endstadium einer Lebererkrankung ist die Lebertransplantation die Behandlung der Wahl. Bei der Lebertransplantation handelt es sich um ein etabliertes, standardisiertes Verfahren mit 3-Jahres-Überlebensraten von mehr als 75 %. Häufigste Indikation für eine Lebertransplantation ist die Leberzirrhose auf dem Boden einer Hepatitis C.

Pathophysiologische Gesichtspunkte

Bei der anästhesiologischen Betreuung von Lebertransplantations-Patienten sind folgende pathophysiologische Veränderungen von Bedeutung:
- ZNS:
  - Hirnödem und erhöhter intrakranieller Druck bei akutem Leberversagen (ca. 80 %), selten hingegen bei chronischem Leberversagen,
  - Enzephalopathie bei chronischem Leberversagen;
- Herz-Kreislauf-System: hyperdynamer Kreislauf mit erhöhtem Herzzeitvolumen, arteriolärer Dilatation und erniedrigtem systemischen Gefäßwiderstand;
- Lunge: restriktive Lungenerkrankungen, intrapulmonale Shunts, Störungen des Ventilations-/Perfusionsverhältnisses, pulmonale Hypertonie;
- Niere: hepatorenales Syndrom;
- Magen-Darm-Trakt: Ösophagusvarizen, portale Hypertension und Aszites;
- Hämatologie, Blutgerinnung:
  - Anämie,
  - Gerinnungsstörungen mit Blutungsneigung,
  - Thrombozytopenie plus Thrombozytenfunktionsstörungen,
  - Fibrinolyse aufgrund erniedrigter Antiplasminkonzentrationen und ungenügender Clearance von Plasminogen-Aktivatoren.

Anästhesiologisches Vorgehen

Patienten zur Lebertransplantation sind in der Regel (jedoch nicht immer) umfassend voruntersucht worden. Mit Ausnahme der Lebend-Leberspende sollten aber alle Lebertransplantationen als Notfalleingriffe angesehen werden. Kommen die Patienten unmittelbar von zu Hause und lag die Untersuchung längere Zeit zurück, sind eine erneute Einschätzung und aktuelle Bestimmung der Laborparameter unabdingbar.

> **Präoperative Einschätzung des Lebertransplantations-Patienten:**
> - Herz-Kreislauf-Funktion: EKG, Blutdruck, Echokardiographie; bei Hinweisen: weiterführende kardiologische Diagnostik
> - Lungenfunktionsdiagnostik, arterielle Blutgase
> - ZNS, neurologischer Status
> - Leberfunktion; Child-Pugh-Klassifikation
> - Nierenfunktion
> - Säure-Basen-Status, Elektrolyte
> - Blutgerinnung
> - Immunsystem; Infektionen

Operationsphasen

Bei der Lebertransplantation können 3 Phasen unterschieden werden:
- Präanhepatische oder Dissektionsphase: Isolierung der Leber von Bindegewebe, Blutgefäßen und vom Gallengang,
- anhepatische Phase,
- neohepatische Phase.

Präanhepatische Phase. Die Phase beginnt mit der chirurgischen Inzision und endet mit dem Abklemmen von V. portae, V. cava inferior und A. hepatica. In dieser Phase erfolgt die Dissektion der Leber von Bindegewebe, Blutgefäßen und Gallengang. Mit Eröffnung des Abdomens und Ablassen von Aszites tritt typischerweise eine Hypovolämie mit Abfall des Blutdrucks auf, die vorrangig durch Infusion von Kolloiden ausgeglichen wird. Bei vorbestehenden Gerinnungsstörungen kann Frischplasma zugeführt werden. Störungen der Serumnatriumkonzentration sollten umgehend beseitigt werden.

Anhepatische Phase. Diese Phase beginnt mit dem Abklemmen der Pfortader, der A. hepatica und der suprahepatischen V. cava inferior.

⚡ Durch das Abklemmen dieser Gefäße wird der venöse Rückstrom um bis zu 50% beeinträchtigt: Herzzeitvolumen und arterieller Blutdruck fallen ab.

Durch Anwendung eines **venovenösen Bypass** (ohne systemische Heparinisierung) kann das Blut aus der V. cava inferior und der V. portae in die V. axillaris umgeleitet und so der venöse Stau im Splanchnikusgebiet vermindert werden. **Risiken** des venovenösen Bypass sind:
— Luftembolie,
— Thromboembolie,
— versehentliche Dekanülierung.

Alternativ kann die **Piggyback-Technik** (ohne Shunt oder mit Drainage der Pfortader in die V. femoralis) angewandt werden: Die V. cava wird während der Hepatektomie nur partiell ausgeklemmt; die V. cava des Spenderorgans bleibt erhalten. Die infrahepatische V. cava der Spenderleber wird ligiert, die suprahepatische V. cava mit der mittleren oder linken Lebervene des Empfängers anastomosiert.

Nach der Hepatektomie erfolgt die Blutstillung, dann die Anastomosierung des Transplantats mit der V. cava inferior und der A. hepatica. In der anhepatischen Phase wird die **Blutungsgefahr** durch eine Hyperfibrinolyse zusätzlich erhöht.

Neohepatische Phase. Diese sehr kritische Phase beginnt mit Aufnahme der Reperfusion der transplantierten Leber über die V. portae und kann nach Öffnen der Klemmen, vor allem der V. portae, schlagartig zu erheblicher Instabilität des Patienten führen. Durch die Reperfusion kommt es zu folgenden Veränderungen:
— Abrupter Anstieg des Serumkaliums mit Bradyarrhythmien, Hypokalzämie, Laktatazidose, Hyperglykämie und Hypothermie,
— Zunahme der Vorlast des Herzens,
— Abfall des peripheren Gefäßwiderstands und des arteriellen Blutdrucks,
— pulmonale Hypertonie,
— Hyperfibrinolyse und Aktivierung der plasmatischen Gerinnung, evtl. diffuse Blutungen.

Die Anastomosierung der A. hepatica und die Rekonstruktion der Gallenwege erfolgen meist nach der venösen Reperfusion. Zeichen der Wiederaufnahme der Leberfunktion sind:
— Verminderter Kalziumbedarf,
— Abnahme der Azidose,
— Zunahme der Urinausscheidung,
— Anstieg der Körperkerntemperatur,
— Galleproduktion des Transplantats.

Intraoperative Volumenzufuhr

Der Volumenersatz richtet sich nach der jeweiligen Operationsphase, allerdings sind die Empfehlungen hierzu nicht einheitlich. Kristalloide und Kolloide sollten zurückhaltend eingesetzt werden; der Volumenersatz sollte wegen vorbestehender Gerinnungsstörungen und Anämie frühzeitig mit Erythrozyten-, Thrombozytenkonzentraten und Frischplasma erfolgen. Die Zufuhr von HAES wird wegen der möglichen Auswirkungen auf die Blutgerinnung und wegen der hepatischen Speicherung von einigen Autoren abgelehnt.

- In der **Dissektionsphase** bevorzugen einige Chirurgen eine restriktive Flüssigkeitszufuhr und streben niedrige Füllungsdrücke des Herzens mit niedrigem zentralen Venendruck und arterieller Hypotonie an, um Blutungen aus den Kollateralgefäßen zu reduzieren; auf PEEP sollte ebenfalls verzichtet werden. Dieses Vorgehen erfordert die Anwendung eines venovenösen Bypass. Bei einigen Patienten ist dennoch ein Vasopressor erforderlich, um einen ausreichenden arteriellen Perfusionsdruck aufrechtzuerhalten.
- In der **neohepatischen Phase** sollte der zentrale Venendruck niedrig gehalten werden (> 5 mmHg), um den venösen Abstrom aus der Leber zu verbessern; entsprechend sollte auch kein oder nur ein niedriger PEEP (< 5 mbar) angewandt werden.
- Das Serumkalzium muss lückenlos überwacht werden, da sich wegen des fehlenden Lebermetabolismus eine Zitratintoxikation mit Hypokalzämie entwickeln kann. Bei Ca^{++}-Werten von < 0,7 mmol/l sollte Kalzium substituiert werden.
- Um die Fibrinolyse zu hemmen, kann prophylaktisch Aprotinin, Tranexamsäure oder Aminokapronsäure zugeführt werden.
- Vor Beginn der Reperfusion sollte das Blutvolu-

men angehoben werden, um den Blutverlust beim Ausspülen der Leber-Konservierungslösung mit dem Blut des Patienten zu kompensieren.

Postoperative Phase

Bei unkompliziertem Verlauf können stabile, normotherme Patienten unmittelbar postoperativ extubiert werden; instabile oder hypotherme Patienten werden unter kontrollierter Beatmung auf die Intensivstation verlegt.

Postoperative Komplikationen. Die wichtigsten Komplikationen sind:
— Nachblutungen, die eine chirurgische Revision erfordern,
— Gallenganglecks (ebenfalls chirurgische Revision erforderlich),
— primär nicht funktionierendes Transplantat,
— Thrombosen der A. hepatica,
— Abstoßungsreaktion,
— intraabdominelle Abszesse, Peritonitis, Sepsis,
— Pneumonie.

4 Laparoskopische Chirurgie

Eine zunehmende Zahl höchst unterschiedlicher abdominaler Eingriffe (▶ Tab. 48-1) wird als minimalinvasive Chirurgie unter Verwendung laparoskopischer Techniken durchgeführt. Nach Vorhersagen von Chirurgen muss damit gerechnet werden, dass ihr Anteil in wenigen Jahren auf mehr als die Hälfte aller intraabdominellen Eingriffe ansteigen wird, begünstigt durch die Entwicklung dreidimensionaler Bildgebung, flexibler Endoskope und Roboterunterstützung. Als wesentliche Vorteile der laparoskopischen Chirurgie gegenüber der offenen Laparotomie gelten:
— Geringere Belastung für den Patienten,
— keine sichtbare Narbenbildung,
— weniger postoperative Schmerzen,
— kürzerer Aufenthalt im Krankenhaus,
— geringere Krankenhauskosten.

Für den Anästhesisten ergeben sich durch die laparoskopische Operationstechnik mehrere Besonderheiten, die bei der Durchführung der Narkose berücksichtigt werden müssen. Hierzu gehören:
— Anlage eines Pneumoperitoneums,
— systemische Resorption von exogenem CO_2,
— Trendelenburg- und Anti-Trendelenburg-Lagerung.

Tab. 48-1 Indikationen für laparoskopische Eingriffe in der Abdominalchirurgie

— Cholezystektomie
— Vagotomie
— Zwerchfell-, Hernien- und Hiatushernien-Korrektur
— Kolektomie
— Appendektomie
— Leistenhernien-Operation
— Adrenalektomie
— Nephrektomie

4.1 Einführung des Trokars

Um das laparoskopische Operieren zu ermöglichen, wird zunächst CO_2 über eine Veress-Nadel in die Bauchhöhle insuffliert und ein Pneumoperitoneum angelegt. Zu beachten ist die Verletzungsgefahr für Gefäße und Eingeweide beim blinden Einführen der Veress-Nadel und des Trokars; alternativ werden offene Techniken angewandt, bei denen der primäre Trokar über eine kleine Inzision eingeführt und so die Komplikationen des blinden Vorschiebens vermieden werden.

4.2 Pneumoperitoneum

Das Pneumoperitoneum ist für den Anästhesisten wegen seiner Wirkungen auf die Atem- und Herz-Kreislauf-Funktion und der schwerwiegenden Komplikationsmöglichkeiten (▶ Tab. 48-2) von zentraler Bedeutung.

4.2.1 Anlegen des Pneumoperitoneums

Die Anlage des Pneumoperitoneums erfolgt in 15- bis 20°-Trendelenburg-Lagerung über die Veress-Nadel. Der intraabdominelle Druck wird während

Tab. 48-2 Berichtete Komplikationen laparoskopischer Operationen

— Blutungen
— Verletzungen intraabdomineller Organe
— Pneumothorax, Pneumomediastinum
— ausgedehntes subkutanes Emphysem
— retroperitoneales Emphysem
— Blutdruckabfall, HZV-Abfall
— Bradykardie, erhöhter Vagotonus
— Herzstillstand
— venöse CO_2-Embolie
— Regurgitation und pulmonale Aspiration

der Operation vom Insufflationsgerät automatisch auf dem gewünschten Wert zwischen 12 und 15 mmHg (17–22 cmH$_2$O) gehalten. Da Lecks im Bereich der einzelnen Instrumentenkanäle auftreten, muss das verlorengegangene Gas ersetzt werden, um den Druck im Abdomen aufrechtzuerhalten.

Komplikationen beim Anlegen. Die extraperitoneale Insufflation von CO$_2$ durch Fehllage der Veress-Kanüle ist eine typische Komplikation beim Anlegen des Pneumoperitoneums. Wenn nicht sofort bemerkt, entwickelt sich ein ausgedehntes subkutanes Emphysem („Hautemphysem") oder ein retroperitoneales Emphysem, das aufgrund der erhöhten systemischen Resorption zu einer Hyperkapnie mit **plötzlichem Anstieg des PetCO$_2$** führen kann.

> Schlagartiger Anstieg der endexspiratorischen CO$_2$-Konzentration beim Anlegen des Pneumoperitoneums kann Zeichen einer retroperitonealen Fehllage der Insufflationskanüle sein, während ein Hautemphysem auf eine subkutane Fehllage hinweist!

Pneumothorax, Pneumomediastinum. Der Pneumothorax ist eine zwar seltene, aber lebensbedrohliche Komplikation des Pneumoperitoneums. Er entwickelt sich bevorzugt in der rechten Thoraxhälfte, meist aufgrund eines anatomischen Defekts im Zwerchfell. Möglich ist aber auch das Eindringen von insuffliertem CO$_2$ aus der Bauchhöhle um die Aorta und den Ösophagus im Bereich des Zwerchfellhiatus in das Mediastinum und nach Ruptur in den Pleuraspalt. Des Weiteren wurden Pneumothoraces auch in Verbindung mit einem subkutanen Emphysem beschrieben.

Tab. 48-3 Hämodynamische Effekte des Pneumoperitoneums

Herzfrequenz	keine Veränderung oder Anstieg
arterieller Mitteldruck	Anstieg
peripherer Gefäßwiderstand	Anstieg
Nachlast des Herzens	Zunahme
zentraler Venendruck	Anstieg
pulmonalarterieller Verschlussdruck	Anstieg
Herzzeitvolumen	Abfall

> Bei subkutanem Emphysem des Halses und der Thoraxwand oder plötzlicher hämodynamischer Instabilität, Anstieg des Beatmungsdrucks, unerklärlichem Abfall der Sauerstoffsättigung und Hyperkapnie muss immer an die Möglichkeit eines Pneumothorax gedacht werden.

Bei entsprechendem Verdacht sollte sofort ein Röntgenbild des Thorax angefertigt werden. Besteht aufgrund klinischer Zeichen ein Spannungspneumothorax, müssen sofort, d. h. vor Anfertigen des Röntgenbilds, eine Thoraxdrainage eingeführt und außerdem das Abdomen entlastet werden. Danach können erneut ein Pneumoperitoneum angelegt und die Operation fortgesetzt werden. Ist der Patient hingegen kreislaufstabil, kann zunächst geröntgt und danach die Thoraxdrainage angelegt werden.

4.2.2 Kardiovaskuläre Auswirkungen

Die kardiovaskulären Auswirkungen des Pneumoperitoneums (▶ Tab. 48-3) entstehen durch mechanische und neurohumorale Faktoren. Ihr Ausmaß hängt vom Zusammenwirken mehrerer Faktoren ab:
— Höhe des intraabdominellen Durcks während des Pneumoperitoneums,
— Lagerung des Patienten,
— neurohumorale Reaktion auf das resorbierte CO$_2$,
— kardiorespiratorischer Status des Patienten,
— intravasales Volumen,
— Anästhesietechnik.

Mechanische Wirkungen des Pneumoperitoneums. Der Anstieg des intraabdominellen Drucks führt zur Kompression der arteriolären Widerstandsgefäße und der venösen Kapazitätsgefäße. Der arterielle Druck steigt vor allem initial an, bedingt durch die Zunahme des peripheren Gefäßwiderstands und der Nachlast des linken Ventrikels. Das Herzzeitvolumen fällt ab, und zwar proportional zur Höhe des Insufflationsdrucks. Des Weiteren liegen Fallberichte über akute Blutdruckabfälle, Hypoxämie und Herz-Kreislauf-Kollaps während der Laparoskopie vor, für die verschiedene Ursachen postuliert werden: Herzrhythmusstörungen durch Hyperkapnie, Zunahme des Vagotonus durch exzessive Dehnung des Peritoneums, Kompression der Vena cava mit Hemmung des venösen Rückstroms, venöse Gasembolie und Blutungen in der Bauchhöhle. Auch soll das rasche Entlasten des Abdomens am Ende der Operation bei einigen Patienten zu Blutdruckabfall, Bradykardie oder Hypoxämie führen.

Neurohumorale Wirkungen. Endokrine Faktoren scheinen an den kardiovaskulären Wirkungen des

Pneumoperitoneums ebenfalls beteiligt zu sein. So fand sich – neben anderen Hormonen – vor allem ein Anstieg der Vasopressinkonzentration im Plasma nach Anlegen des Pneumoperitoneums, der für die Vasokonstriktion und den Anstieg des arteriellen Blutdrucks sowie den Abfall des Herzzeitvolumens verantwortlich sein könnte.

Lagerung des Patienten. Die für die Operation erforderlichen Lagerungsmanöver wie „Oberkörper hoch oder tief" können die Hämodynamik – je nach Volumenstatus und Art der eingesetzten Anästhetika – ebenfalls beeinflussen. So muss vor allem bei Oberkörper-Hochlagerung unter der Wirkung des erhöhten intraabdominellen Drucks mit einer Abnahme des venösen Rückstroms und nachfolgendem Blutdruckabfall gerechnet werden. Demgegenüber wirkt sich die Kopf-Tieflagerung vor allem auf die Atemfunktion aus (siehe Abschnitt 4.2.3).

4.2.3 Respiratorische Wirkungen

Respiratorische Wirkungen während des Pneumoperitoneums entstehen durch den erhöhten intraabdominellen Druck und durch Diffusion von CO_2 in das Blut. Die wichtigsten Veränderungen respiratorischer Parameter sind in ▶ Tabelle 48-4 zusammengestellt.

Diffusion von CO_2 in das Blut. Das in das Abdomen insufflierte CO_2 diffundiert transperitoneal in das Blut und wird über die Lunge ausgeatmet. Das Ausmaß der CO_2-Diffusion soll von der Dauer des Pneumoperitoneums und von dessen Lokalisation abhängen. Bei konstanter Ventilation kann während des Pneumoperitoneums der arterielle pCO_2 um durchschnittlich 9 mmHg ansteigen, aber auch unverändert bleiben. Der Anstieg erfolgt vor allem in den ersten Minuten nach Insufflation und erreicht häufig nach ca. 10 min ein Plateau. Bei den meisten Patienten kann ein Anstieg des $paCO_2$ während der Operation durch eine Steigerung des Atemminutenvolumens ausgeglichen werden. Demgegenüber fand sich bei ASA-II- oder -IV-Patienten ein trotz Steigerung der Minutenventilation anhaltend erhöhter $paCO_2$.

Einfluss auf die Ventilation. Durch den Anstieg des intraabdominellen Drucks wird das Zwerchfell nach kranial verschoben; dieser Effekt wird durch die Kopf-Tieflagerung verstärkt. Die funktionelle Residualkapazität und die Compliance der Lunge nehmen ab. Bei jüngeren Patienten spielen diese Veränderungen klinisch keine wesentliche Rolle, können jedoch bei Patienten mit Lungenerkrankungen den pulmonalen Gasaustausch beeinträchtigen und zur Hypoxämie führen.

Tab. 48-4 Respiratorische Veränderungen durch das Pneumoperitoneum

Vitalkapazität	Abnahme
funktionelle Residualkapazität	Abnahme
Compliance	Abnahme
intrathorakaler Druck	Zunahme
inspiratorischer Spitzendruck	Anstieg
$paCO_2$	Anstieg
pAO_2	keine Veränderung oder Abfall

Postoperative Atemfunktion. Während die offene Cholezystektomie postoperativ zur Abnahme der FRC und der Vitalkapazität führt, ist derzeit unklar, ob diese Veränderungen, wie von einigen Autoren behauptet, bei laparoskopisch operierten Patienten geringer ausgeprägt sind.

4.3 Anästhesiologisches Vorgehen

4.3.1 Wahl des Anästhesieverfahrens

Wegen der beschriebenen respiratorischen und hämodynamischen Veränderungen sollte die laparoskopische Operation grundsätzlich in Intubationsnarkose mit kontrollierter Beatmung erfolgen; die Larynxmaske sollte wegen der erhöhten Aspirationsgefahr aufgrund des intraabdominellen Druckanstiegs nicht eingesetzt werden. Rückenmarknahe Regionalanästhesien verstärken die ungünstigen hämodynamischen und respiratorischen Auswirkungen und sind daher in der Regel nicht indiziert; außerdem beeinträchtigt der erhöhte intraabdominelle Druck die Spontanatmung und das Wohlbefinden des Patienten.

TIVA und balancierte Anästhesie. Da für die Operation praktisch bis zu deren Ende eine tiefere Narkose erforderlich ist, empfiehlt sich der Einsatz kurz wirkender und gut steuerbarer Anästhetika, deren Wirkung nach Unterbrechung der Zufuhr rasch beendet wird. Für diesen Zweck eignet sich besonders der Einsatz von Remifentanil, entweder in Kombination mit Propofol oder aber mit einem volatilen Inhalationsanästhetikum in hypnotischer Konzentration. Mit beiden Verfahren können die Substanzen bis zum Ende der Operation in unveränderter

Konzentration zugeführt werden, ohne dass bei den meisten Patienten mit einer wesentlich verzögerten Aufwachphase gerechnet werden müsste. Noch kürzer als die TIVA wirkt hierbei die Kombination von Remifentanil mit z. B. Desfluran oder Isofluran.

Darf Lachgas verwendet werden? Derzeit liegen keine Untersuchungsbefunde vor, dass der Einsatz von Lachgas die Operationsbedingungen während der Laparoskopie beeinträchtigt oder die Häufigkeit von postoperativer Übelkeit mit oder ohne Erbrechen erhöht. Eine Überblähung von Darmschlingen, wie traditionell befürchtet, konnte in vergleichenden Untersuchungen nicht festgestellt werden. Daher kann Lachgas bei intraabdominellen laparoskopischen Eingriffen eingesetzt werden. Bei sehr langen Eingriffen diffundiert Lachgas allerdings in das Pneumoperitoneum.

Muskelrelaxierung. Bei der laparoskopischen Cholezystektomie ist bis zur Entfernung der Gallenblase eine gute Muskelerschlaffung erforderlich; allerdings ist kurz danach auch der Eingriff in aller Regel beendet. Aus diesem Grund empfiehlt sich der Einsatz kurz oder mittellang wirkender Muskelrelaxanzien, z. B. Mivacurium oder Rocuronium.

4.3.2 Monitoring und Instrumentierung

Für die laparoskopische Operation kann das in ▶ Tabelle 48-5 aufgeführte Standardmonitoring einschließlich Instrumentierung durchgeführt werden.

Magensonde. Nach der Narkoseeinleitung sollten bei allen Laparoskopien eine Magensonde gelegt und der Magen abgesaugt werden. Hierdurch wird der Magen vor unbeabsichtigten Verletzungen beim Einführen der Trokare geschützt und die Sicht des Operateurs verbessert. Absaugen des Mageninhalts vermindert außerdem die Aspirationsgefahr, möglicherweise auch die Häufigkeit von postoperativer Übelkeit.

Blasenkatheter. Bei routinierten Operateuren kann angesichts der kurzen Dauer des Eingriffs gewöhnlich auf einen Blasenkatheter verzichtet werden. Die übermäßige Zufuhr von Infusionslösung während der Operation sollte vermieden werden, da eine volle Blase das operative Vorgehen beeinträchtigen kann.

Ein zentraler Venenkatheter ist für sonst gesunde Patienten nicht erforderlich, ebenso wenig eine arterielle Kanüle. Hingegen sollte bei Patienten der ASA-Gruppen III und IV die Indikation für das invasive Monitoring großzügig gestellt werden. Anhaltende Hyperkapnie, Azidose und/oder Abfall der gemischtvenösen O_2-Sättigung sollten zur Desufflation des Abdomens veranlassen. Patienten mit wesentlichen kardiovaskulären Erkrankungen sollten strikt auf ihre Eignung für das laparoskopische Vorgehen untersucht werden. Hier kann die offene Operation vorteilhafter sein.

4.3.3 Postoperative Schmerzen

Schmerzen nach Laparoskopien können im oberen und unteren Abdomen sowie im Rücken und in der Schulter auftreten. Am häufigsten werden Schmerzen im oberen Abdomen angegeben, Schulterschmerzen von 35–63 % der Patienten. Bei Cholezystektomie sind die viszeralen Schmerzen am Operationstag am stärksten, während die Schulterschmerzen am ersten Tag gering sind, am folgenden Tag zunehmen und drei Tage anhalten. Therapeutisch sind nichtsteroidale antiinflammatorische Substanzen meist ausreichend wirksam; am Operationstag kann ein Opioid erforderlich sein.

Literatur

Befeler AS, Hayashi PH, Di Bisceglie AM: Liver transplantation for hepatocellular carcinoma. Review. Gastroenterology 2005 May;128(6):1752–64.

Brown KA: Liver transplantation. Curr Opin Gastroenterol Review 2005 May;21(3):331–6.

Cammu G, Decruyenaere J, Troisi R, de Hemptinne B, Colardyn F, Mortier E: Criteria for immediate postoperative extubation in adult recipients following living-related liver transplantation with total intravenous anaesthesia. J Clin Anaesth 2003 Nov;15(7):515–9.

Flisberg P, Tornebrandt K, Walther B, Lundberg J: Pain relief after esophagectomy: Thoracic epidural analgesia is better than parenteral opioids. J Cardiothorac Vasc Anesth 2001 Jun;15(3):282–7.

Tab. 48-5 Standardmonitoring einschließlich Instrumentierung für die laparoskopische Operation

- EKG-Monitor
- nichtinvasive automatische Blutdruckmessung
- Pulsoxymeter
- Kapnometer
- Temperatursonde
- Magensonde
- 1 Venenkanüle
- bei kardiorespiratorischen Erkrankungen: arterielle Blutgase

Gan TJ, Soppitt A, Maroof M et al.: Goal-directed intraoperative fluid administration reduces length of hospital stay after major surgery. Anaesthesiology 2002;97:820–6.

Ishikawa S, Nakazawa K, Makita K: Progressive changes in arterial oxygenation during one-lung anaesthesia are related to the response to compression of the non-dependent lung. Br J Anaesth 2003 Jan;90(1):21–6.

Jurowich C, Pauthner M, Gebhardt C (Hrsg.): Perioperatives Management in der Visceral- und Thoraxchirurgie. Deutscher Ärzte-Verlag, Köln 2003.

Kita T, Mammoto T, Kishi Y: Fluid management and postoperative respiratory disturbances in patients with transthoracic esophagectomy for carcinoma. J Clin Anaesth 2002;14:252–6.

Matot I, Scheinin O, Eid A, Jurim O: Epidural Anaesthesia and Analgesia in Liver Resection. Anaesth Analg 2002;95:1179–81.

Nisanevich V, Felsenstein I, Almogy G, Weissman C, Einav S, Matot I: Effect of intraoperative fluid management on outcome after intraabdominal surgery. Anaesthesiology 2005;103(1):25–32.

Steadman RH: Anaesthesia for liver transplant surgery. Review. Anesthesiol Clin North Am 2004 Dec;22(4):687–711.

Tandon S, Batchelor A, Bullock R, Gascoigne A, Griffin M, Hayes N, Hing J, Shaw I, Warnell I, Baudouin SV: Peri-operative risk factors for acute lung injury after elective oesophagectomy. Br J Anaesth 2001 May;86(5):633–8.

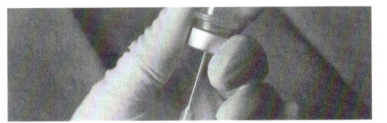

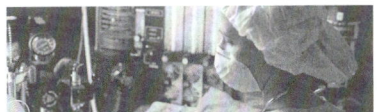

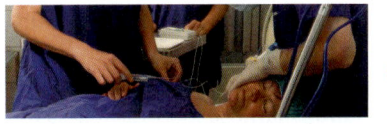

Urologie

Inhaltsübersicht

1 Einführung 1357
2 Spezielle Einschätzung 1357
3 Prämedikation 1357
4 Wahl das Narkoseverfahrens 1357
5 Narkoseüberwachung 1358
6 Lagerung des Patienten 1358
6.1 Trendelenburg-Lagerung 1358
6.2 Steinschnittlagerung 1358
6.3 Seitliche Taschenmesserlagerung
     (Nierenlagerung) 1359
7 Spezielle Anästhesie 1360
7.1 Transurethrale Resektionen 1360
  7.1.1 Regionalanästhesie 1360
  7.1.2 Allgemeinanästhesie 1360
  7.1.3 Komplikationen 1361
7.2 Zystoskopie 1362
7.3 Radikale retropubische Prostatektomie 1362
7.4 Radikale perineale Prostatektomie 1363
7.5 Radikale Zystektomie und Neoblase 1363
7.6 Hodentumoren 1364
  7.6.1 Retroperitoneale Staging-
         Lymphadenektomie 1364
7.7 Nierenoperationen 1364
7.8 Extrakorporale Stoßwellenlithotripsie
     (ESWL) 1364
  7.8.1 Anästhesiologisches Vorgehen 1364
7.9 Nierentransplantation 1365
  7.9.1 Präoperative Vorbereitung 1365
  7.9.2 Praktische Leitsätze für die Narkose ... 1365
  7.9.3 Entnahme der Spenderniere 1366

Literatur 1366

1 Einführung

Urologische Eingriffe werden sehr häufig bei älteren Patienten durchgeführt, so dass die mit dem höheren Lebensalter oft verbundenen Begleiterkrankungen (siehe Kap. 40) besonders berücksichtigt werden müssen. Auch erfordern die meisten urologischen Eingriffe spezielle Lagerungen, die nicht nur unangenehm sind, sondern auch die Herz-Kreislauf- und Atem-Funktion des Patienten erheblich beeinträchtigen können.

2 Spezielle Einschätzung

Die spezielle Einschätzung richtet sich vor allem auf die im höheren Lebensalter zu erwartenden Begleiterkrankungen, durch die das Operations- und Narkoserisiko erhöht werden (siehe Kap. 40). Im Mittelpunkt stehen hierbei Störungen der Herz-Kreislauf-, Atem- und Nierenfunktion sowie des Wasser- und Elektrolythaushalts. Bei elektiven Eingriffen müssen wesentliche Störungen vor der Operation so weit wie möglich beseitigt werden.

3 Prämedikation

Wird der Eingriff elektiv durchgeführt, so kann in üblicher Weise unter Berücksichtigung von Alter und Begleiterkrankungen sowie stationärer oder ambulanter Weiterbehandlung prämediziert werden.

4 Wahl des Narkoseverfahrens

Bei urologischen Operationen werden allgemeine Anästhesieverfahren und zentrale Nervenblockaden (Spinal- oder Periduralanästhesie) eingesetzt.

Die **Regionalanästhesie** eignet sich besonders für transurethrale Eingriffe, während bei länger dauernden Operationen sowie Eingriffen an den Nieren oder bei Operationen, die eine extreme Lagerung

49 Urologie

erfordern, die Allgemeinanästhesie bevorzugt werden sollte.

Die **Allgemeinnarkose** wird gewöhnlich **als Intubationsnarkose** mit Muskelrelaxierung und kontrollierter Beatmung durchgeführt; zur Aufrechterhaltung der Narkose dienen häufig Inhalationsanästhetika, während intravenöse Techniken vor allem bei Patienten mit erhöhtem Risiko eingesetzt werden.

5 Narkoseüberwachung

Die **Standardüberwachung** umfasst bei allen Operationen folgende Maßnahmen:
— EKG-Monitor,
— Messung der Herzfrequenz und des arteriellen Blutdrucks,
— Pulsoxymeter,
— Überwachung der Körpertemperatur,
— zentraler Venenkatheter bei alten Patienten mit wesentlichen Begleiterkrankungen bzw. bei lang dauernden, blutreichen Eingriffen.

Ergänzende Überwachungsmaßnahmen sind vor allem vom klinischen Zustand des Patienten abhängig.

6 Lagerung des Patienten

Sehr häufig sind bei urologischen und gynäkologischen Operationen anatomisch ungewöhnliche Lagerungen erforderlich, die mit speziellen Komplikationen einhergehen können. Die üblichen Lagerungen sind:
— Trendelenburg-Lagerung,
— Steinschnittlagerung,
— Nierenlagerung bzw. seitliche Taschenmesserlagerung.

6.1 Trendelenburg-Lagerung

Bei dieser Lagerung ist die Symphyse der höchste Punkt des Stamms, der wiederum in seiner Längsachse ursprünglich in einem Winkel von 45° zur Horizontalen gehalten wurde. Die Lagerung wird vor allem bei Operationen im Becken angewandt, wobei es nicht erforderlich ist, den von Trendelenburg gewählten Grad der Kopf-Tieflagerung durchzuführen. Durch die Trendelenburg-Lagerung werden vor allem die Atem- und Herz-Kreislauf-Funktion beeinflusst.

Atmung. Unter der Trendelenburg-Lagerung nehmen Compliance der Lunge und Vitalkapazität bei Spontanatmung ab, und zwar umso stärker, je steiler gelagert wird. Bei älteren Patienten sind die Veränderungen ausgeprägter. Diese Störungen können durch **kontrollierte Beatmung** während der Narkose weitgehend beseitigt werden.

Wichtig ist auch noch die **Kontrolle der Tubuslage** nach Abschluss der Lagerung. Nicht selten verschiebt sich das Tubusende bei den Lagerungsmaßnahmen nach endobronchial.

Herz-Kreislauf-Funktion. Die Trendelenburg-Lagerung führt zu einer Verschiebung von Blut aus den Extremitäten in den zentralen Kreislauf. Diese Veränderungen werden vom Herzgesunden gewöhnlich gut toleriert. Bei Patienten mit eingeschränkter kardialer Reserve kann durch die Autotransfusion jedoch eine Überlastung des Herzens auftreten.

Durch die Kopf-Tieflage wird außerdem der Druck in den Hirnvenen erhöht und evtl. der Abfluss des hirnvenösen Blutes behindert. Daneben kann ein zu starker Anstieg des Venendrucks im Kopfbereich eine **Netzhautablösung** begünstigen.

Luftembolie ist ebenfalls eine Gefahr bei Operationen in Trendelenburg-Position, weil das Operationsgebiet oberhalb der Herzebene liegt.

6.2 Steinschnittlagerung

Die Steinschnittlagerung wird sehr häufig bei urologischen und gynäkologischen Operationen angewandt. Bei der **Standardsteinschnittlagerung** liegt der Patient auf dem Rücken, Hüften und Knie werden gebeugt, die Oberschenkel abgespreizt und leicht nach außen rotiert (▶ Abb. 49-1). Nicht selten wird die Steinschnittlagerung mit einer leichten Kopf-Tieflagerung kombiniert, während für die *Prostatektomie* häufig eine **verstärkte Steinschnittlage-**

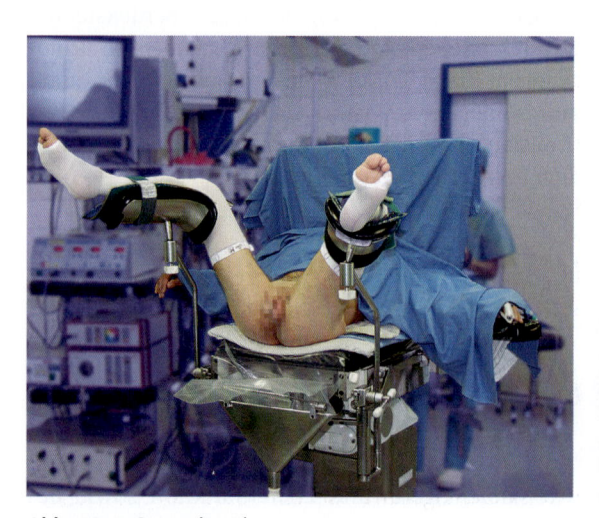

Abb. 49-1 Steinschnittlagerung.

rung durchgeführt wird: Hierbei liegt der Thorax horizontal, die lumbosakrale Region befindet sich in Trendelenburg-Position, während Hüften und Knie stark gebeugt sind.

! Die verstärkte Steinschnittlagerung vereinigt alle Nachteile der Trendelenburg- und Steinschnittlagerung in sich.

Die wichtigsten Auswirkungen der Steinschnittlagerung betreffen wiederum Atem- und Herz-Kreislauf-Funktion. Daneben sind noch zahlreiche Druckschädigungen möglich.

Atemfunktion. Bei der Standardsteinschnittlagerung wird die Beweglichkeit des Zwerchfells eingeschränkt, die Vitalkapazität nimmt ab, während sich das Atemzugvolumen meist nur wenig ändert. Verstärkte Steinschnittlagerung führt zu einer weiteren Abnahme der Vitalkapazität und außerdem zu einer Abnahme des Atemzugvolumens: Hierdurch kann vor allem bei Patienten mit Übergewicht oder chronisch-obstruktiver Lungenerkrankung eine **respiratorische Insuffizienz** auftreten.

Herz-Kreislauf-Funktion. Durch Anheben der Beine wird Blut aus den Extremitäten in den zentralen Kreislauf verschoben, eine Wirkung, die gewöhnlich nicht zu Komplikationen führt. Rasches Senken der Beine aus der Steinschnittlagerung kann jedoch, vor allem beim anästhesierten Patienten, einen **starken Blutdruckabfall** hervorrufen. Es gilt:

⚡ Die Rückverlagerung der Beine aus der Steinschnittlagerung muss beim anästhesierten Patienten langsam erfolgen, um einen Kreislaufkollaps zu vermeiden. Dies gilt besonders für Regionalanästhesien, wenn durch die begleitende Sympathikusblockade die Kreislaufregulation eingeschränkt ist.

Lagerungsschäden. Bei unsachgemäßer Steinschnittlagerung können Drucknekrosen und Verletzungen von peripheren Nerven auftreten. Nach dem Grundsatz von Goldstein **muss die Ausrüstung dem Patienten angepasst werden und nicht der Patient der Ausrüstung.** Besonders gefährdet ist durch die Steinschnittlagerung das Fibulaköpfchen (Gefahr der Peroneus-Lähmung); es muss daher besonders geschützt werden.

6.3 Seitliche Taschenmesserlagerung (Nierenlagerung)

Die Nierenlagerung ist ein Härtetest für jeden nichtanästhesierten Patienten; sie wird darum immer erst nach der Narkoseeinleitung durchgeführt. Hierzu den Patienten zunächst auf die Seite lagern; das untere Bein wird gebeugt, das obere bleibt gestreckt. Danach Kopf- und Fußteil des Operationstisches *langsam* herunterdrehen, bis die Flanke des Patienten der am höchsten liegende Körperteil ist (▶ Abb. 49-2). Anschließend wird die richtige Höhe der Flanke durch ein Nierenbänkchen im OP-Tisch hergestellt. Das Nierenbänkchen sollte bevorzugt unter der Beckenschaufel platziert werden.

Nach Abschluss der Lagerungsmaßnahmen muss der Patient sicher durch Gurte und Pflaster befestigt werden. Insgesamt ist die Taschenmesserlagerung eine Herausforderung für den Anästhesisten, weil sie Atem- und Herz-Kreislauf-Funktion in besonderer Weise beeinträchtigen kann.

Atmung. Durch die Lagerung wird das Ventilations-Perfusions-Verhältnis in der Lunge gestört. Die obere Lunge ist vermehrt belüftet, aber geringer durchblutet, die untere Lunge hingegen wird vermehrt durchblutet, jedoch weniger belüftet. Hierdurch kann, besonders bei vorbestehenden Lungenerkrankungen, der pulmonale Gasaustausch gestört werden, so dass eine **Hypoxie** auftritt.

Herz-Kreislauf-Funktion. Durch die Lagerung versackt das venöse Blut in den beiden unten liegen-

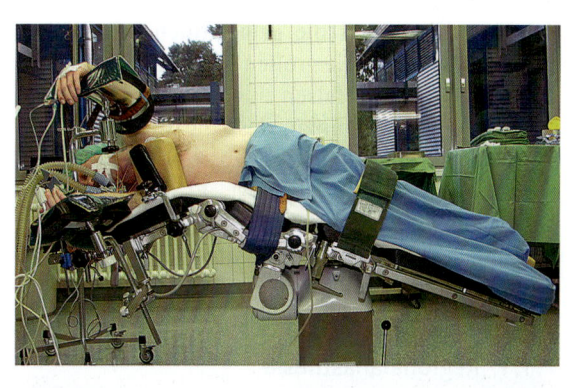

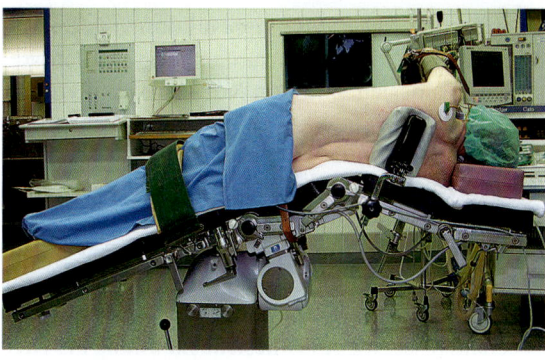

Abb. 49-2 Nierenlagerung.

den Körperteilen. Außerdem wird durch eine Kompression der unteren Hohlvene der Rückstrom des Blutes aus Abdomen und unteren Extremitäten beeinträchtigt, so dass Herzzeitvolumen und Blutdruck abfallen können.

Es gilt daher:

> Extreme Taschenmesserlagerung muss wegen der ungünstigen Wirkung auf die Herz-Kreislauf-Funktion mit Abfall von Herzzeitvolumen und Blutdruck unbedingt vermieden werden.

Grundsätzlich sollten alle Operationen mit Taschenmesserlagerung in **Intubationsnarkose und kontrollierter Beatmung** durchgeführt werden.

Zur **Thromboseprophylaxe** müssen die Patienten präoperativ AT-Strümpfe anziehen.

7 Spezielle Anästhesie

7.1 Transurethrale Resektionen

Transurethrale Eingriffe an Prostata oder Harnblase erfolgen in **Steinschnittlagerung** des Patienten. Die Operation kann in rückenmarknaher Regionalanästhesie durchgeführt werden. Unterschiede in Morbidität und Mortalität bestehen zwischen den beiden Verfahren nicht. Grundsätzlich ist unter beiden Verfahren eine lückenlose Überwachung, insbesondere der Herz-Kreislauf-Funktion, erforderlich, vor allem weil die **gelegentlich erheblichen Blutverluste** durch die großen Mengen an Spülflüssigkeit maskiert und falsch eingeschätzt werden. Erschwerend kommt hinzu, dass die Inspektion des Patienten im abgedunkelten Operationsraum meist nicht ausreichend möglich ist. Es empfiehlt sich daher, den **zentralen Venendruck** zu überwachen: Ein Abfall weist auf größere Blutverluste hin, die ersetzt werden müssen.

7.1.1 Regionalanästhesie

Die transurethralen Resektionen können in **Spinal- oder Periduralanästhesie** durchgeführt werden. Regionalanästhesien sind von Vorteil, weil hierunter das TUR-Syndrom (s. u.) frühzeitiger erkannt werden kann, sofern der Patient nicht zu stark sediert worden ist. Auch sollen seltener tiefe Beinvenenthrombosen auftreten. Die Morbidität wird hingegen hierdurch (im Vergleich zur Allgemeinanästhesie) nicht wesentlich beeinflusst. Um die sensorischen Fasern von Blase und Prostata auszuschalten, ist eine **Anästhesieausdehnung bis Th10** erforderlich. Die Spinalanästhesie wird gegenüber der Periduralanästhesie bevorzugt, weil hiermit die sakralen Segmente zuverlässiger geblockt werden. Störende Erektionen lassen sich durch die regionalen Anästhesieverfahren nicht sicher verhindern. Bei länger dauernden Eingriffen tolerieren die Patienten, trotz Sedierung, nicht immer die unbequeme Lagerung, so dass evtl. auf eine Allgemeinnarkose übergegangen werden muss.

Einfluss auf die Blasenfunktion. Innerhalb 1 min nach Anlegen einer Spinalanästhesie wird der Harndrang nach Blasenfüllung ausgeschaltet, bedingt durch Blockade von Afferenzen, die zum zentralen Nervensystem ziehen, nach 2–5 min der Miktionsreflex oder die Fähigkeit, die gefüllte Blase zu entleeren. Außerdem wird der Druck in der Urethra um etwa die Hälfte vermindert. 15–20 min nach Rückkehr der Empfindlichkeit auf Nadelstiche in den sakralen Segmenten normalisiert sich auch die Aktivität des M. detrusor der Blase. Allerdings wird durch kontinuierliche Regionalanästhesie und übermäßige perioperative Volumenzufuhr das Auftreten postoperativer Blasenentleerungsstörungen begünstigt.

Postoperative kognitive Funktionen. Der mentale Status älterer Patienten wird durch die Wahl des Anästhesieverfahrens nicht wesentlich beeinflusst: Postoperative Verwirrtheitszustände und Störungen der kognitiven Funktionen sind bei regionalen Anästhesieverfahren gleich häufig wie bei Allgemeinanästhesien.

Postoperativer Schmerzmittelbedarf. Bei Verwendung lang wirkender Lokalanästhetika benötigen nur 15% der Patienten nach Spinalanästhesie stärkere Schmerzmittel, während nach Allgemeinanästhesie der Bedarf um das 4fache höher liegen soll.

7.1.2 Allgemeinanästhesie

Soll die transurethrale Resektion in Allgemeinanästhesie erfolgen, so ist eine **Intubationsnarkose mit kontrollierter Beatmung** indiziert, um lagerungsbedingte respiratorische Störungen zu vermeiden. Die Auswahl der Anästhetika richtet sich vor allem nach dem Alter und Allgemeinzustand des Patienten. Störende Erektionen werden durch Vertiefung der Narkose mit einem Inhalationsanästhetikum zumeist beseitigt.

Bei der Extubation müssen Husten und Pressen vermieden werden, weil hierdurch Blutungen aus der koagulierten Prostataloge hervorgerufen werden können.

7.1.3 Komplikationen

Während der transurethralen Resektion können folgende typische Komplikationen auftreten:
— TUR-Syndrom,
— Blasenperforation,
— Blutungen,
— Störungen der Blutgerinnung,
— Nachblutungen.

TUR-Syndrom

Das Syndrom (Häufigkeit ca. 2%) wird durch die bei der transurethralen Resektion (vor allem der Prostata) verwendete Spülflüssigkeit hervorgerufen. Große Mengen Spülflüssigkeit werden intraoperativ in die Blase instilliert, um diese zu dehnen und Blut, Koagel und Gewebe herauszuspülen. Hierbei handelt es sich um elektrolytfreie, den elektrischen Strom nicht leitende Flüssigkeit, die zumeist aus destilliertem Wasser mit Zusatz von hochmolekularem Zucker (z. B. Sorbit, Mannit) besteht und nahezu plasmaisoton ist. Der Zuckerzusatz soll die Resorption der hypotonen Aqua-dest.-Lösung verhindern. Da aber durch die Operation zahlreiche Kapselvenen eröffnet werden und der hydrostatische Druck der Flüssigkeit höher ist als der Venendruck, können erhebliche Mengen Spülflüssigkeit in den Kreislauf gelangen und das Blutvolumen vermehren. Die in den Kreislauf gelangende Flüssigkeitsmenge hängt im Wesentlichen von folgenden Faktoren ab:
— Chirurgische Technik,
— Druck der in die Blase infundierten Lösung,
— Dauer der Operation.

Im Durchschnitt liegt die absorbierte Flüssigkeitsmenge bei ca. 700 ml. Durch Begrenzung des Drucks in der Prostataloge auf maximal 70 cmH_2O und kontinuierliche Absaugung über ein zweites Lumen kann die absorbierte Flüssigkeitsmenge vermindert werden. Durch die Flüssigkeitsabsorption drohen drei Komplikationen:
— Kreislaufüberlastung mit Linksherzinsuffizienz und Lungenödem,
— Verdünnungshyponatriämie mit zerebralen Störungen (Wasserintoxikation mit Hirnödem),
— Hämolyse (bei Verwendung hypotoner Spülflüssigkeit).

Die Zeichen des TUR-Syndroms sind:
— Anstieg des systolischen und diastolischen Blutdrucks, Bradykardie
— Dyspnoe, Lungenödem und Herzinsuffizienz
— Wasserintoxikation: Unruhe, Verwirrtheit, Übelkeit, Eintrübung, Koma, Krämpfe, Hyponatriämie
— Hämolyse: Hypotension, Tachykardie, massive Blutungen
— EKG: wenn Na^+ 115 mval/l: Verbreiterung des QRS-Komplexes, ST-Hebung
wenn Na^+ 110 mval/l: Kammertachykardie oder -flimmern

Die *frühen Zeichen* der Wasserintoxikation (Unruhe, Verwirrtheit, Rigidität und Dyspnoe) werden am besten beim wachen Patienten erkannt, so dass unter diesem Gesichtspunkt bei der transurethralen Prostataresektion die regionalen Anästhesieverfahren gegenüber der Allgemeinnarkose Vorteile aufweisen.

Die Therapie der Wasserintoxikation besteht in Flüssigkeitsrestriktion und Gabe von Diuretika; die Zufuhr von Natriumchlorid-Konzentrat ist erst bei schwerer Hyponatriämie (Na^+ < 120 mmol/l) indiziert (Einzelheiten siehe Kap. 27).

Maßnahmen bei Hämolyse: Stützung der Herz-Kreislauf-Funktion (Dopamin), Steigerung der Urinausscheidung (Furosemid), Alkalisierung des Urins (umstritten).

Praktisches Vorgehen bei TUR-Syndrom:
— Sicherstellung der Oxygenierung und der Herz-Kreislauf-Funktion.
— Sofortige Unterrichtung des Operateurs; in schweren Fällen möglichst rasche Beendigung des Eingriffs.
— Bestimmung von Serumelektrolyten, -kreatinin, -glukose und arteriellen Blutgasen.
— EKG-Analyse.
— Bei leichten Symptomen (Serum-Na^+ > 120 mval/l): Flüssigkeitsrestriktion und -ausschwemmung, z. B. mit Furosemid.
— Bei schweren Störungen (Serum-Na^+ < 120 mval/l): Natriumchlorid 3%ig per Infusion (< 100 ml/h), wenn Serum-Na^+ > 120 mval/l: Abstellen der Infusion.

Blasenperforation

Die Perforation der Harnblase oder der Prostatakapsel (Häufigkeit 0,9%) ist eine schwerwiegende Komplikation, die sofort erkannt und behandelt werden muss. Sie kann bei tiefer Prostataresektion, Resektion von Harnblasentumoren und Bewegungen des Patienten während der Instrumentierung der Harnblase auftreten.

> **Die Zeichen der Blasenperforation sind:**
> — plötzlicher heftiger Schmerz im Unterbauch
> — gespanntes Abdomen
> — präkordialer Schmerz, Schulterschmerz, Übelkeit und Erbrechen bei Perforation in die freie Bauchhöhle
> — oft Blutdruckanstieg und Tachykardie; gelegentlich Blutdruckabfall

Wie beim TUR-Syndrom ist die Blasenperforation beim wachen Patienten leichter zu erkennen als beim allgemeinanästhesierten.

Bei Blasenperforation ist die **sofortige Laparotomie indiziert.**

Blutungen

Bei ca. 2,5% aller Patienten mit TUR-Prostata treten intraoperativ Blutungen auf, die eine Transfusion erfordern. Die postoperative Zufuhr von Fremdblut ist bei ca. 3,7% aller Patienten erforderlich. Operative Blutungen treten häufiger bei großer Prostata auf, des Weiteren bei Resektionszeiten von > 90 min. Ob die Blutverluste unter Regionalanästhesie geringer sind als unter Allgemeinnarkose, ist nach wie vor umstritten.

Störungen der Blutgerinnung

Prostatagewebe ist reich an Aktivatoren der Fibrinolyse, die Plasminogen in Plasmin umwandeln. Gelangt intraoperativ Gewebematerial in den Kreislauf, so kann eine gesteigerte Fibrinolyse mit nachfolgender Blutung auftreten. Diese primär gesteigerte Fibrinolyse wird mit **Fibrinolysehemmern** (z. B. Aminokapronsäure) behandelt.

Gelangt intraoperativ Gewebematerial in die Blutbahn, so kann auch eine **disseminierte intravasale Gerinnung mit Verbrauchskoagulopathie** ausgelöst werden. Behandlung siehe Kapitel 14.

Nachblutungen

Die meisten Blutungen sind chirurgisch bedingt und erfordern evtl. die Reexploration. Weniger als 10% der Blutungen werden durch Urokinase und Aktivierung von Plasminogen mit systemischer Fibrinolysesteigerung hervorgerufen. Sie sind erkennbar am Abfluss von hellrotem Blut über den Ureterenkatheter, an submukösen Blutungen und anhaltendem Bluten aus Punktionskanälen.

7.2 Zystoskopie

Hierbei handelt es sich um einen sehr häufig durchgeführten Eingriff in der Urologie, meist zur Abklärung von Hämaturie, Harnwegsinfekten oder Obstruktionen. Verwendet werden starre oder flexible Endoskope; ambulantes Vorgehen ist möglich.

Anästhesie. Die Wahl des Anästhesieverfahrens hängt vor allem vom Alter und vom medizinischen Zustand des Patienten ab. Bei Kindern ist meist eine Allgemeinnarkose erforderlich, bei Erwachsenen reicht zumeist eine Oberflächenanästhesie aus. Spinal- und Periduralanästhesien (Blockadehöhe Th10) sind möglich, werden jedoch wegen der Kürze des Eingriffs seltener angewandt.

Stimulation des N. obturatorius. Durch elektrothermische Stimulation des N. obturatorius in der Seitenwand der Blase werden eine Außenrotation und Adduktion des Oberschenkels ausgelöst, die sich störend auf das zystoskopische Vorgehen auswirken können (Gefahr der Blasenperforation durch das Zystoskop). Diese Reaktion wird durch eine Regionalanästhesie nicht unterdrückt, sondern nur durch gezielte Blockade des N. obturatorius oder Muskelrelaxierung in Allgemeinanästhesie.

Autonome Hyperreflexie. Bei Patienten mit Querschnittlähmung oberhalb von Th6–7 besteht häufig eine autonome Hyperreflexie während der Zystoskopie: Die elektrothermische Stimulation löst eine sympathoadrenerge Hyperaktivität aus, die mit bedrohlichem Blutdruckanstieg und Tachykardie einhergehen kann.

7.3 Radikale retropubische Prostatektomie

Die radikale Prostatektomie wird beim Prostatakarzinom durchgeführt. Für den Eingriff wird der Patient auf den Rücken gelagert, der Tisch in der Mitte abgeknickt und so in Trendelenburg-Position gebracht, dass die Beine des Patienten und der Fußboden eine parallele Linie ergeben. Der retropubische Zugang zur Prostata erfolgt über einen medianen Schnitt im unteren Abdomen. Entfernt werden neben der gesamten Prostata die Samenblasen, Teile des Blasenhalses und in begrenztem Umfang die Lymphknoten des Beckens. Der verbleibende Blasenhals wird mit der Urethra anastomosiert.

Die Blutverluste bei der Operation können gering (< 500 ml), aber auch massiv (> 1,5 l) sein. Zu den wichtigsten **Komplikationen** gehören neben Blutungen die – lagerungsbedingte – intraoperative Luftembolie sowie postoperative Thromboembolien.

Anästhesie. Der Eingriff kann in Intubationsnarkose und/oder Spinal- oder Regionalanästhesie oder CSE erfolgen. Wegen der Möglichkeit akuter, massiver Blutverluste sollte die Indikation für die direkte arterielle und zentralvenöse Druckmessung großzügig gestellt werden.

! Bei der Regionalanästhesie ist eine obere Anästhesieausdehnung bis Th6–8 erforderlich, wegen der unangenehmen Lagerung auch eine stärkere Sedierung des Patienten.

Anhänger der Regionalanästhesie postulieren als Vorteile des Verfahrens geringere Blutverluste und weniger thromboembolische Komplikationen, Befürworter der Allgemeinanästhesie eine größere Kreislaufstabilität und Kontrolle der Atmung. Bei einem Vergleich dreier Verfahren für die radikale Prostatektomie – Allgemeinanästhesie, Periduralanästhesie und Allgemeinanästhesie, kombiniert mit Periduralanästhesie – ergaben sich jedoch keine Unterschiede bei den kardiovaskulären, pulmonalen und neurologischen Komplikationen bis zu 3 Monate nach dem Eingriff. Aus verschiedenen Untersuchungen ergibt sich Folgendes:

! Das Anästhesieverfahren hat nach derzeitigem Kenntnisstand keinen klinisch wesentlichen Einfluss auf die postoperative Morbidität und Mortalität bei radikaler Prostatektomie.

Postoperative Überwachung und Schmerztherapie. Patienten der ASA-Gruppen I, II (evtl. auch III) mit mäßigen Blutverlusten konnten meist am Operationsende oder kurze Zeit später extubiert werden; andererseits kann bei ASA-III-Patienten, vor allem aber bei bei massiven Blutverlusten eine Nachbeatmung erforderlich sein. Die postoperative Schmerztherapie kann mit PCA oder peridural zugeführten Opioiden erfolgen. Wesentliche Unterschiede in der Effizienz beider Verfahren bestehen nicht.

7.4 Radikale perineale Prostatektomie

Der Eingriff erfolgt in extremer Lithotomielagerung, kombiniert mit leichter Flexion des Stammes und Trendelenburg-Kippung. Hierdurch verläuft das Perineum horizontal bzw. parallel zum Fußboden. Durch die Lagerung werden die abdominalen Organe in Richtung Zwerchfell verschoben, so dass die Ventilation beeinträchtigt werden kann. Wegen der sehr unangenehmen Lagerung sollte der Eingriff in Allgemeinanästhesie oder einer kombinierten Allgemein-/Regionalanästhesie durchgeführt werden.

7.5 Radikale Zystektomie und Neoblase

Die radikale Zystektomie ist das Verfahren der Wahl bei infiltrierend wachsendem Harnblasenkrebs. Der operative Zugang erfolgt über eine mediale Laparotomie vom Xiphoid bis zum Os pubis. Beim Mann wird die Harnblase in toto entfernt, außerdem Prostata, Samenblasen und proximale Urethra; bei Frauen neben der Harnblase noch Uterus, Zervix, Vagina, Ovarien, Teile der Urethra und die Vorderwand der Vagina. Nach Abschluss dieser Maßnahmen wird beim Mann eine ca. 50 cm lange Ileumschlinge ausgeschaltet, längs aufgeschnitten, eine Neoblase geformt und mit dem Harnröhrenstumpf anastomosiert; danach werden die Ureteren implantiert. Alternative Ableitungen des Urins: in den Dickdarm (Ureterosigmoidostomie, selten durchgeführt), suprapubisch mit äußerem Stoma (Kock-Pouch, Mainz-Pouch), über ein Ileum- oder Kolonkonduit zur Haut.

Die Dauer der Operation beträgt ca. 4–7 h. Wichtigste intraoperative Komplikation sind massive Blutverluste und Lungenembolie.

Anästhesie. Der Eingriff erfolgt in Intubationsnarkose und Muskelrelaxierung, bei Bedarf ergänzt durch eine Periduralanalgesie mit Opioiden. Der Anästhesist muss jederzeit auf massive Blutungen vorbereitet sein; daher sollte intraoperativ möglichst keine Periduralanästhesie mit Lokalanästhesie durchgeführt werden. Weitere Maßnahmen:
— Arterielle Kanüle und direkte Druckmessung,
— zentraler Venenkatheter und Messung des zentralen Venendrucks,
— mindestens 2 weitlumige Venenkanülen.

Bei Kombination mit Periduralanästhesie kann der Darm klein und hyperaktiv sein und dadurch die Bildung einer Ileum-Neoblase erschweren (Behandlung mit Anticholinergika in höheren Dosen).

Postoperative Besonderheiten. Häufig ist eine Nachbeatmung erforderlich; die Analgesie kann mit PCA oder über einen Periduralkatheter erfolgen. Postoperative Komplikationen:
— Anastomoseninsuffizienz,
— Ileus,
— Schlingenabszess,
— hyperchlorämische Azidose durch NH_4Cl-Resorption aus dem Urin,
— respiratorische Insuffizienz.

7.6 Hodentumoren

Maligne Hodentumoren werden durch inguinale Orchiektomie entfernt. Der Eingriff kann in Allgemeinanästhesie oder Regionalanästhesie durchgeführt werden; die meisten Männer bevorzugen die Allgemeinnarkose.

7.6.1 Retroperitoneale Staging-Lymphadenektomie

Dieser Eingriff wird bei nichtseminomatösen Hodentumoren im Stadium I durchgeführt, um das Tumorstadium festzulegen und befallene Lymphknoten zu entfernen. Der Zugang wird über eine thorakoabdominale oder eine mediale transabdominale Inzision gewählt.

Patienten mit präoperativer Bleomycintherapie sollen häufiger eine postoperative respiratorische Insuffizienz entwickeln.

Anästhesie. Der Eingriff erfolgt in Intubationsnarkose, bei Bedarf kombiniert mit einem Periduralkatheter, der dann vor allem für die postoperative Schmerztherapie verwendet werden kann.

7.7 Nierenoperationen

Nierenoperationen erfolgen in Taschenmesserlagerung oder Rückenlage des Patienten. Hieraus ergeben sich die wichtigsten Besonderheiten (siehe Abschnitt 6.3). Um lagerungsbedingte respiratorische Komplikationen zu vermindern, werden alle Operationen in Taschenmesserlagerung als **Intubationsnarkose mit kontrollierter Beatmung** durchgeführt. Regionalanästhesien sind nicht indiziert!

Typische **Komplikationen** bei Nierenoperationen sind:
— Massive, schwer zu beherrschende Blutungen aus dem Nierenstiel und der V. cava inferior. Hierfür muss ausreichend Transfusionsblut bereitgestellt werden.
— Pneumothorax durch intraoperative Eröffnung der Pleura.
— Thrombose durch Behinderung des venösen Rückstroms (Prophylaxe: beide Beine wickeln; extreme Abknickung des OP-Tisches vermeiden; Patienten frühzeitig mobilisieren).

7.8 Extrakorporale Stoßwellenlithotripsie (ESWL)

Bei diesem nichtinvasiven Verfahren werden röntgendichte Steine durch Ultraschallwellen zerstört. Hierzu wird der Patient in ein Wasserbad gelegt und unter Bildwandlerkontrolle so platziert, dass sich der Stein im Fokus der Schockwelle befindet. Bei Steinen im Nierenbecken ist nicht selten eine urologische Endoskopie erforderlich. Die Stoßwellenlithotripsie ist schmerzhaft, vor allem im Bereich der Haut und der darunterliegenden Gewebe; auch postoperativ ist vorübergehend mit Schmerzen zu rechnen, wahrscheinlich hervorgerufen durch Gewebeschäden und Entzündungsreaktionen in der ehemaligen Umgebung des Steins.

Bei den neuen ESWL-Verfahren reicht gewöhnlich eine Analgosedierung des Patienten aus.

Absolute Kontraindikationen der Stoßwellenlithotripsie sind Störungen der Blutgerinnung und Schwangerschaft.

7.8.1 Anästhesiologisches Vorgehen

Wegen der Schmerzhaftigkeit des Verfahrens ist eine Anästhesie unerlässlich, reine Sedierungstechniken sind hingegen nicht akzeptabel. Grundsätzlich kann eine Allgemeinanästhesie oder eine Periduralanästhesie durchgeführt werden, wobei der Vorzug des einen über das andere Verfahren bisher nicht ausreichend belegt worden ist.

Regionalanästhesie. Meist wird die Periduralanästhesie bevorzugt, da die Spinalanästhesie nicht so flexibel einsetzbar ist und außerdem häufiger postspinale Kopfschmerzen auftreten sollen – selbst bei Verwendung von 25-G-Kanülen. Bei regionalen Anästhesieverfahren muss sich die Anästhesie bis Th4 erstrecken, um eine ausreichende Blockade von Nervenstimuli zu erreichen. Die kontinuierliche Katheter-Periduralanästhesie sollte bevorzugt werden, weil hiermit eine größere Flexibilität beim technischen Ablauf (Transport etc.) möglich ist. Auf eine Sedierung des Patienten sollte aber aus Sicherheitsgründen verzichtet werden, insbesondere um die Atemfunktion nicht zusätzlich zu beeinträchtigen. Vor Anlegen der Blockade sollte ausreichend Flüssigkeit zugeführt werden; allerdings ist während der Immersion im Wasser eher selten mit Blutdruckabfall zu rechnen. Eine Hypovolämie wird jedoch nach Entfernen des Patienten aus dem Wasserbad demaskiert, so dass entsprechende Vorsicht geboten ist.

Typische postoperative Komplikationen sind Rückenschmerzen (40% bei Regionalanästhesie, 20% bei Allgemeinanästhesie) sowie postoperative Übelkeit und Erbrechen (auch bei Regionalanästhesie).

7.9 Nierentransplantation

Hierbei gelten im Wesentlichen die in Kapitel 16 beschriebenen Grundsätze. Narkoseverfahren der Wahl ist die **Allgemeinanästhesie mit kontrollierter Beatmung**; geeignet sind balancierte Anästhesietechniken mit Opioiden ebenso wie die Inhalationsanästhesie. Wegen der stark erhöhten **Infektionsgefahr** muss bei allen Maßnahmen auf ein weitgehend aseptisches Vorgehen geachtet werden. Zur Bilanzierung der Flüssigkeitstherapie sollten ein zentraler Venenkatheter gelegt und der Venendruck kontinuierlich überwacht werden.

7.9.1 Präoperative Vorbereitung

Die Sicherheit der Narkose und der Erfolg der Operation hängen ganz wesentlich von einer optimalen präoperativen Vorbereitung des Nierenempfängers ab. Hierfür steht aufgrund der verbesserten Organpräservation mit tolerablen kalten Ischämiezeiten von etwa 20 h ausreichend Zeit zur Verfügung. Kritisch ist hierbei die Zeit vom Transplantatangebot bis zur eigentlichen Operation, denn für die vorangegangene Wartezeit, die gegenwärtig etwa 3 Jahre dauert, kann davon ausgegangen werden, dass der Patient unter lückenloser Kontrolle des Dialysezentrums gestanden hat.

Unmittelbar nach dem Transplantatangebot sind folgende Maßnahmen erforderlich:
— Immunologische Verträglichkeitsprobe („crossmatch") zwischen Patienten-Serum und Spender-Lymphozyten; Dauer ca. 3 h.
— Überprüfung der aktuellen Eignung des Patienten zur Transplantation, insbesondere Ausschluss akuter Infekte von oberen Atemwegen, Nasennebenhöhlen und Urogenital- und Intestinaltrakt sowie von Infektionen im Bereich der Gefäßzugänge (Gefahr der Staphylokokkensepsis!); außerdem aktuelle Anamnese zur Frage von Zweiterkrankungen.
— Einschätzung der Operations- und Narkosefähigkeit des Patienten und, wenn erforderlich, entsprechende Korrekturmaßnahmen, insbesondere Dialysebehandlung.

! Innerhalb von 24 h vor der Operation ist eine Hämodialyse erforderlich, um den bestmöglichen Operations- und Narkosezustand des Patienten zu erreichen.

Nach der Hämodialyse sollten für die Narkose und Operation folgende Werte erreicht worden sein:
— Hämoglobin 6–8 g/dl,
— Serumkalium 4,0 bis 5,5 mval/l,
— normaler Säure-Basen-Status,
— normaler Gerinnungsstatus.

Präoperative Laborwerte. Unmittelbar vor der Narkose müssen folgende Laborwerte neu bestimmt werden:
— Serumkalium und Serumnatrium,
— Blutbild,
— Serumkreatinin und -harnstoff,
— Gerinnungsstatus und Thrombozytenzahl,
— Gesamteiweiß,
— ASAT.

Des Weiteren sind für die Narkose ein aktuelles EKG und ein Röntgenbild des Thorax erforderlich.

Präoperative Bluttransfusion. Aufgrund erniedrigter Erythropoetinproduktion, Einschränkung der Knochenmarkfunktion und Ernährungsstörungen liegen die präoperativen Hämoglobinwerte häufig im Bereich von 6–8 g/dl. Durch Dauerbehandlung mit Erythropoetin können die Hämoglobinwerte gewöhnlich auf über 10 g/dl angehoben werden. Seit Einführung der Ciclosporinbehandlung des Nierenempfängers gilt die präoperative Zufuhr von Erythrozytenkonzentraten zur Verbesserung der Überlebensfähigkeit der Transplantatniere als nicht mehr erforderlich.

Operation. Die Operation erfolgt in Rückenlage des Patienten. Hierbei wird die Niere extraperitoneal in die kontralaterale Fossa iliaca des Empfängers implantiert. Der Ureter wird mit der Harnblase verbunden, die Nierenvene mit der V. iliaca externa oder communis. Mit der immunsuppressiven Therapie (Glukokortikoide) wird zumeist prä- oder intraoperativ begonnen; die Zufuhr von Ciclosporin A erfolgt hingegen erst postoperativ.

7.9.2 Praktische Leitsätze für die Narkose

— Die Narkose kann über einen Venenzugang auf dem Handrücken (unter Vermeidung des Shuntarms) eingeleitet werden. Danach sollten ein zentraler Venenkatheter über die V. jugularis interna und eine arterielle Kanüle eingeführt werden, des Weiteren ein Blasenkatheter.
— Für die Muskelrelaxierung können vor allem Succinylcholin (wenn Serumkalium normal!) sowie Atracurium, Cis-Atracurium und Mivacurium eingesetzt werden. Die Wirkung der anderen ND-Muskelrelaxanzien kann verlängert sein. Postoperativ kann die neuromuskuläre Funktion mit einem Neurostimulator überprüft werden.
— Durch die präoperative Hämodialyse besteht bei zahlreichen Patienten eher eine **Hypovolämie**,

die durch entsprechende Zufuhr von kristalloiden Lösungen und, wenn erforderlich, Erythrozytenkonzentraten ausgeglichen werden muss. Hierbei kann der intraoperative Volumenbedarf 2–5 l betragen. Die Zufuhr erfolgt am besten unter **direkter arterieller Druckmessung** und **Kontrolle des zentralen Venendrucks;** angestrebte Werte unter Beatmung: etwa 8–15 cmH$_2$O.
— Das **Serumnatrium** sollte im oberen Normbereich liegen.
— Nach Anschluss der Niere wird versucht, die Diurese mit **Osmotherapeutika** (z. B. 100 ml Mannit 20%) und Schleifendiuretika in Gang zu bringen. Ergänzend wird die Zufuhr von **Dopamin in Nierendosis** (2–4 µg/kg) empfohlen. Im günstigen Fall beginnt unmittelbar nach Anschluss der Spenderniere die Diurese mit adäquater Ausscheidung harnpflichtiger Substanzen. Möglich ist auch eine stark gesteigerte Diurese mit ungenügender Exkretion oder eine vorübergehende Phase der Anurie oder Oligurie.
— **Postoperativ** besteht die Gefahr der Dehydratation und von Störungen des Elektrolytgleichgewichts, so dass entsprechende Aufmerksamkeit und Korrektur geboten sind.

7.9.3 Entnahme der Spenderniere

Spendernieren dürfen erst nach schriftlich niedergelegter Feststellung des Hirntods und dem schriftlich vorliegenden Einverständnis des Spenders (Spenderpass) oder seiner Angehörigen entnommen werden.

Bis zum Abschluss der Organentnahme kommt es vor allem darauf an, Herz-Kreislauf-Funktion, pulmonalen Gasaustausch und Urinausscheidung ausreichend aufrechtzuerhalten.

Eine Narkose ist für die Explantation nicht erforderlich. Die Beatmung erfolgt mit 100% Sauerstoff; die **Herz-Kreislauf-Funktion** wird, wenn erforderlich, durch Dopamin gestützt.

Literatur

Albertsen PC: General versus spinal anesthesia in patients undergoing radical retropubic prostatectomy: results of a prospective, randomized study. J Urol 2005 Sep;174(3):931.

Anderson JK, Murdock A, Cadeddu JA, Lotan Y: Cost comparison of laparoscopic versus radical retropubic prostatectomy.Urology 2005 Sep;66(3):557–60.

Bhandari A, McIntire L, Kaul SA, Hemal AK, Peabody JO, Menon M: Perioperative complications of robotic radical prostatectomy after the learning curve.J Urol 2005 Sep;174(3):915–8.

Crowley AR, Horowitz M, Chan E, Macchia RJ: Transurethral resection of the prostate versus open prostatectomy: Long term mortality comparison. J Urol 1995;153:695–697.

Dobson PM, Caldicott LD, Gerrish SP et al.: Changes in hemodynamic variables during transurethral resection of the prostate: Comparison of general and spinal anaesthesia. Br J Anaesth 1994;72:267–271.

Lee YY, Ngan Kee WD, Muchhal K, Chan CK: Randomized double-blind comparison of ropivacaine-fentanyl and bupivacaine-fentanyl for spinal anaesthesia for urological surgery. Acta Anaesthesiol Scand 2005 Nov;49(10):1477–82.

Naja ZA, Ziade FM, Al-Tannir MA, Abi Mansour RM, El-Rajab MA: Addition of clonidine and fentanyl: comparison between three different regional anesthetic techniques in circumcision. Paediatr Anaesth 2005 Nov;15(11):964–70.

Niccolai P, Carles M, Lagha K, Raucoules-Aime M: Prostate anaesthetic block with ropivacaine for urologic surgery. Eur J Anaesthesiol 2005 Nov;22(11):864–9.

Shir Y, Raja SN, Frank SM, Bandler CB: Intraoperative blood loss during radical retropubic prostatectomy: Epidural versus general anesthesia. Urology 1994;45: 993–999.

Shir Y, Raja SN, Frank SM: The effect of epidural versus general anesthesia on postoperative pain and analgesic requirements in patients undergoing radical prostatectomy. Anesthesiology 1994;80:49–56.

Smyth R, Cheng D, Asokumar E, Chung F: Coagulopathies in patients after transurethral resection of the prostate: Spinal versus general anesthesia. Anesth Analg 1995;81:680–685.

Torgay A, Donmez A, Varol G, Durmaz L, Arslan G, Haberal M: Intra- and postoperative complications of donor nephrectomies. Transplant Proc 2005 Sep; 37(7):2941–3.

Tripi PA, Palmer JS, Thomas S, Elder JS: Clonidine increases duration of bupivacaine caudal analgesia for ureteroneocystostomy: a double-blind prospective trial.J Urol 2005 Sep;174(3):1081–3.

Webster TM, Herrell SD, Chang SS, Cookson MS, Baumgartner RG, Anderson LW, Smith JA Jr: Robotic assisted laparoscopic radical prostatectomy versus retropubic radical prostatectomy: a prospective assessment of postoperative pain. J Urol 2005 Sep; 174(3):912–4; discussion 914.

50 Gynäkologie

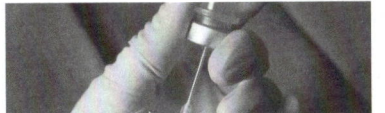

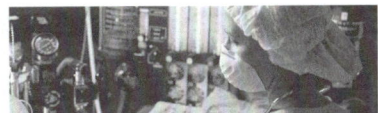

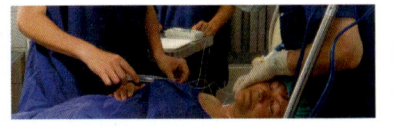

Inhaltsübersicht

1 Einführung 1367
2 Wahl des Anästhesieverfahrens 1367
3 Vulvektomie 1368
4 Abrasio 1368
4.1 Schwangerschaftsabbruch 1369
5 Hysteroskopie 1369
6 Zervikale Zerklage 1369
7 In-vitro-Fertilisation (IVF) 1369
8 Extrauteringravidität 1369
9 Vaginale Hysterektomie 1370
10 Radikaloperation nach Wertheim-Meigs . 1370
11 Ovarialkarzinom 1370
12 Laparoskopie 1370
Literatur 1371

1 Einführung

Patientinnen in der Gynäkologie unterscheiden sich in psychologischer Hinsicht häufig von Patientinnen anderer operativer Fachgebiete: Operationen an primären und sekundären Geschlechtsorgane bedeuten praktisch für jede Frau einen Eingriff in eine stark mit Emotionen besetzte Körperregion und können zu erheblichen Störungen des seelischen Gleichgewichts führen. Dies gilt besonders für radikale oder „verstümmelnde" Operationen, die das Körperbild und das Körpererleben beeinträchtigen, z. B. die Amputation der Brust oder die Entfernung der Gebärmutter, aber auch für die häufig als Stigma erlebte Infertilität oder den Verlust einer erwünschten Schwangerschaft. Außerdem wird der Arzt, wie in keinem anderen Fachgebiet, mit den besonderen Lebensphasen der Frau und ihren körperlichen und seelischen Auswirkungen konfrontiert, die entsprechende Kenntnisse und einfühlsamen Umgang erfordern. Hierzu gehören Pubertät, Adoleszenz, Schwangerschaft, Geburt, Wochenbett und Klimakterium.

Bei Patientinnen in der Gynäkologie muss, in Abhängigkeit von der Erkrankung, oft mit einem höheren Grad an Angst und Aufgeregtheit, außerdem häufiger mit Scham- und auch Schuldgefühlen sowie einer Neigung zu Übelkeit und Erbrechen gerechnet werden. Diese Beeinträchtigungen des seelischen Gleichgewichts bedürfen einer einfühlsamen, ermunternden und oft auch tröstenden Narkosevisite, ergänzt durch Prämedikation mit Anxiolytika und Antiemetika.

In ▶ Tabelle 50-1 sind häufig vorkommende gynäkologische Eingriffe nach vier Kategorien zusammengestellt: transvaginale, perineale, intraabdominelle und transabdominelle. In vielen Kliniken wird außerdem die Brustchirurgie von Gynäkologen durchgeführt.

2 Wahl des Anästhesieverfahrens

Grundsätzlich können alle gynäkologischen Eingriffe in Allgemeinanästhesie durchgeführt werden, jedoch sollte differenziert vorgegangen werden, da sich zahlreiche Eingriffe auch für regionale Anästhesieverfahren (Spinal- oder Periduralanästhesie) oder aber eine Kombination beider Verfahren eignen. Die für die Allgemeinnarkose einsetzbaren Techniken einschließlich Monitoring unterscheiden sich nicht wesentlich von anderen, insbesondere abdominalchirurgischen Eingriffen. Eine

50 Gynäkologie

Tab. 50-1 Auswahl gynäkologischer Eingriffe

transvaginal:
— Abrasio
— Zervixbiopsie, -zerklage
— Hysteroskopie
— Scheidenplastik
— Hysterektomie

perineal:
— Kondylomabtragung
— Marsupialisation Bartholini'scher Zysten
— Vulvektomie

intraabdominell:
— Ovarektomie
— Myomektomie
— Hysterektomie
— radikale Hysterektomie (Wertheim-Meigs-Operation)
— rupturierte Tubenschwangerschaft

transabdominell:
— Laparoskopie
— Pelviskopie

spezielle gynäkologische Allgemeinnarkose gibt es nicht.

Eingriffe, die in Allgemeinnarkose durchgeführt werden sollten oder müssen:
— ausgedehnte intraabdominelle Eingriffe, vor allem bei Trendelenburg-Lagerung
— abdominale Laparoskopie und Pelviskopie mit CO_2-Insufflation
— Ablehnung regionaler Anästhesieverfahren durch die Patientin
— radikale Mastektomie und axilläre Lymphknotenausräumung
— sehr kurze Eingriffe (bevorzugt Maske oder Larynxmaske)

Regionalanästhesie. Diese Verfahren können vor allem bei transvaginalen und perinealen Eingriffen oder Maßnahmen durchgeführt werden, in Kombination mit Allgemeinanästhesie auch bei Laparotomien, Myomektomien, Entfernung der Ovarien und Hysterektomie. Allerdings sollten die Eingriffe unter Regionalanästhesie aus Gründen des Patientinnenwohlbefindens nicht zu lange dauern. Bei intraabdominellen Eingriffen ist mindestens eine obere Anästhesieausdehnung bis Th8 erforderlich, häufig sogar bis Th4–6. Die Patientinnen sollten aber darauf hingewiesen werden, dass unter der Regionalanästhesie intraoperativ möglicherweise Zug und Druck verspürbar sein können.

3 Vulvektomie

Zu unterscheiden sind drei operative Vorgehensweisen: Entfernung der Vulvahaut, einfache Vulvektomie und radikale Vulvektomie. Die radikale Vulvektomie wird bei Carcinoma in situ der Vulva durchgeführt und umfasst die Entfernung des gesamten Gewebes unterhalb der Faszie des urogenitalen Diaphragmas, meist auch die beidseitige inguinale Lymphadenektomie.

> Bei radikaler Vulvektomie besteht die Gefahr erheblicher Blutverluste!

Anästhesie. Der Eingriff kann in Allgemeinanästhesie oder Spinal- bzw. Periduralanästhesie erfolgen; ein Sattelblock reicht hingegen nicht aus. Bei Regionalanästhesien ist aus psychologischen Gründen eine stärkere Sedierung erforderlich, zumal die thermoelektrische Resektion der Vulva nach Berven mit erheblicher Geruchsbelästigung einhergehen kann, der die Patientin nicht ausgesetzt werden sollte.

4 Abrasio

Zu den wichtigsten Indikationen für eine Abrasio oder Kürettage gehören:
— Abnorme Blutungen, vor allem in der Postmenopause,
— inkompletter Abort,
— Schwangerschaftsabbruch,
— unvollständige Plazentalösung post partum.

Bei der Abrasio wird die Zervix zunächst schrittweise mit Hegar-Stiften dilatiert, dann das Cavum uteri abradiert, bei der Postmenopausenblutung fraktioniert, beim Schwangerschaftsabbruch mit der Saugkürette. Wichtigste Komplikation ist die Perforation des Uterus mit nachfolgender Blutung.

Anästhesie. Gewöhnlich handelt es sich um eine Maßnahme von wenigen Minuten Dauer, die wegen des geringeren Aufwands meist in Allgemeinanästhesie (z. B. Maskennarkose oder Larynxmaske, bei Aspirationsgefahr Intubationsnarkose) durchgeführt wird. Stärkster Schmerzreiz ist die Dilatation der Zervix; hierfür ist eine tiefere Narkose erforderlich, um einen schlagartig auftretenden Laryngospasmus und andere Reaktionen (z. B. Bradykardie) zu verhindern.

Spinalanästhesien sind für eine Abrasio ebenfalls möglich, jedoch ist eine Anästhesieausdehnung bis mindestens Th10, mitunter Th8 erforderlich, da der Fundus uteri von Th10–L4 versorgt wird.

4.1 Schwangerschaftsabbruch

Nach der Dilatation der Zervix führt der Operator die Saugkürettage durch. Meist kann der Eingriff unter Parazervikalblockade, bei Bedarf ergänzt durch i.v. Sedierung, erfolgen. Nur sehr selten ist eine Allgemeinnarkose erforderlich.

Molenschwangerschaft. Bei der Hälfte der Patientinnen mit Molenschwangerschaft besteht präoperativ eine Anämie; außerdem sind Präeklampsie und Hyperemesis gravidarum häufige Komplikationen. Bei der Saugkürettage einer vollständigen Molenschwangerschaft können akut massive Blutverluste auftreten, auf die der Anästhesist vorbereitet sein muss.

5 Hysteroskopie

Hierbei handelt es sich um die endoskopische Untersuchung der Endozervix und des Cavum uteri. Zur Dilatation des Muttermundes werden ein flexibles oder starres Hysteroskop vorgeschoben und das Cavum uteri mit Flüssigkeit oder CO_2 erweitert, um die Sicht zu verbessern und evtl. operative Eingriffe zu ermöglichen.

Anästhesie. Die Maßnahme kann in Allgemeinanästhesie, Regionalanästhesie oder unter Lokalanästhesie durchgeführt werden. Die diagnostische Hysteroskopie dauert gewöhnlich nur wenige Minuten, auch ist keine extensive Dilatation der Zervix erforderlich, entsprechend kann die Allgemeinanästhesie (meist Maskennarkose oder Larynxmaskennarkose) flacher gehalten werden als bei der Abrasio.

Bei der operativen Hysteroskopie (z. B. Resektion von Leiomyomen, intrauterinen Septen oder Verwachsungen) ist wegen der Größe des Hysteroskops eine wesentlich stärkere Dilatation der Zervix erforderlich, entsprechend auch eine tiefere Allgemeinanästhesie.

Komplikationen. Zu den wichtigsten, wenngleich seltenen, Komplikationen gehören: Verletzungen, Blutungen, Infektionen.

6 Zervikale Zerklage

Dieser Eingriff wird meist zwischen der 16. und 21. Schwangerschaftswoche bei Zervixinsuffizienz und drohenden Frühgeburtsbestrebungen durchgeführt. Hierzu wird in Steinschnittlagerung eine Naht um den Muttermund gelegt. Der Eingriff dauert ca. 30 min und erfolgt am besten in Spinalanästhesie mit einer „stumpfen", dünnen Spinalnadel (Sprotte, Whitacre), da hiermit eine zuverlässigere Blockade erreicht wird als mit der Periduralanästhesie. Die obere Anästhesieausdehnung muss sich bis Th12 erstrecken. Bei Blutdruckabfall wird Theodrenalin (Akrinor) oder Ephedrin zugeführt. Fetales Monitoring ist gewöhnlich nicht erforderlich. Alternativ kann der Eingriff auch in Allgemeinanästhesie erfolgen (siehe Kap. 37)

7 In-vitro-Fertilisation (IVF)

Bei der IVF werden die Ovarien unter Ultraschallkontrolle transvaginal punktiert und die Follikelflüssigkeit abgesaugt. Das Punktat wird mit Sperma inkubiert und zu einem späteren Zeitpunkt, ohne Narkose, transzervikal in den Uterus injiziert. Die Follikelpunktion kann unter Analgosedierung oder in Allgemeinanästhesie erfolgen; als Verfahren der Wahl gilt die Analgosedierung.

Analgosedierung. Hierfür ist besonders das stark und kurz wirkende Opioid **Remifentanil** (siehe Kap. 5) geeignet. Die Substanz bewirkt eine für den Eingriff ausreichende Analgesie und Sedierung. Remifentanil wird zu Beginn in einer Dosierung von 0,25 µg/kg/min bei erhaltener Spontanatmung zugeführt, nach wenigen Minuten kann die Dosierung oft auf 0,2 µg/kg/min reduziert werden. Eine klinisch relevante Muskelrigidität tritt hierunter nicht auf. Die Kombination mit Benzodiazepinen ist gewöhnlich nicht erforderlich und sollte wegen der stärker atemdepressorischen Wirkung auch vermieden werden.

Überwachung während der Analgosedierung:
— Pulsoxymeter,
— NIBP,
— EKG,
— Atemfrequenz.

8 Extrauteringravidität

Häufigster Sitz der ektopischen Schwangerschaft ist der ampulläre Anteil der Tube. Wichtigste Zeichen und Symptome sind unspezifische Schmerzen und vaginale Blutungen, gespanntes Abdomen und tastbarer Tumor im Becken. Die Tube kann akut und ohne warnende Vorzeichen rupturieren und zu einem massiven Hämatoperitoneum mit Schock oder Herzstillstand durch Verblutung führen.

Anästhesie. Akut lebensbedrohlich ist vor allem die Tubenruptur, da sich innerhalb weniger Minuten ein schwerster hämorrhagischer Schock entwickeln kann. In diesem Fall ist höchste Eile bei der Versorgung geboten: sofortige Anlage mehrerer großlumiger Venenkanülen und ausreichender Volumenersatz sowie die sofortige Notoperation in Intubationsnarkose. Da es sich gewöhnlich um junge Patientinnen handelt, werden selbst schwerste Schockzustände überlebt, wenn innerhalb kurzer Zeit die starken Blutverluste durch kristalloide/kolloidale Lösungen und Erythrozytenkonzentrat ersetzt werden können.

9 Vaginale Hysterektomie

Hierbei werden Uterus und Zervix transvaginal entfernt, wenn erforderlich auch die Ovarien. Der Eingriff dauert ca. 1–3 h, je nachdem, ob gleichzeitig eine Zystozele oder Rektozele korrigiert wird. Die Operation kann in Allgemeinanästhesie oder in Spinalanästhesie erfolgen. Gelegentlich können sich unkontrollierte Blutungen entwickeln, daher sollten für den Eingriff Blut gekreuzt und außerdem eine weitlumige Venenkanüle eingeführt werden.

Allgemeinanästhesie. Wegen der Länge des Eingriffs und der Trendelenburg-Lagerung wird häufig die Intubationsnarkose der Spinalanästhesie vorgezogen. Eine Muskelrelaxierung ist, abgesehen von der endotrachealen Intubation, für den Eingriff gewöhnlich nicht erforderlich.

Spinalanästhesie. Die erforderliche Anästhesieausdehnung muss sich nach kranial bis Th6 oder Th8 erstrecken, um Schmerzen durch Zug am Uterus zu verhindern. Starker Zug am Uterus kann gelegentlich eine schwere, behandlungsbedürftige Bradykardie auslösen, oft genügt aber die sofortige Unterbrechung des Reizes.

10 Radikaloperation nach Wertheim-Meigs

Diese abdominelle Operation wird beim Zervixkarzinom durchgeführt: nach Längsschnittlaparotomie zunächst Ausräumung der iliakalen und paraaortalen Lymphknoten; dann Schnellschnitt. Je nach Befund Abbruch der Operation oder radikale Lymphknotenausräumung mit Skelettierung der iliakalen Gefäße und tiefer Venenplexus des Beckenbodens und des Obturatorius-Lymphknotenpakets bis zur Beckenwand sowie Hysterektomie, Entfernung aller Parametrien und des oberen Scheidenanteils.

> ⚡ Bei radikaler Hysterektomie besteht eine erhebliche Blutungsgefahr! Daher sollte ausreichend Blut bereitgestellt werden (6–10 Erythrozytenkonzentrate) und bei Bedarf innerhalb weniger Minuten verfügbar sein.

Anästhesie. Die Operation erfolgt in Allgemeinanästhesie; möglich ist auch die Kombination von flacher Narkose mit kontinuierlicher Periduralanästhesie. Eine ausreichende Anzahl weitlumiger Venenkanülen für den raschen Volumenersatz ist erforderlich; je nach Zustand der Patientin können außerdem ein zentraler Venenkatheter und eine arterielle Kanüle eingeführt werden. Bei ausgedehntem Befund sollte der Anästhesist mit erheblichen Volumenverlusten rechnen. Angesichts der oft sehr langen Operationszeiten mit der Gefahr der Auskühlung sollte für die postoperative Phase, vor allem bei älteren oder sehr kranken Patientinnen, ein Intensivplatz reserviert werden.

Komplikationen. Die wichtigsten, operativ bedingten Komplikationen sind starke Blutungen sowie Verletzungen von Darm, Harnblasen und Ureteren.

11 Ovarialkarzinom

Wegen der langen Beschwerdefreiheit kommen die meisten Patientinnen in einem fortgeschrittenen Stadium der Erkrankung, häufig mit Karzinomatose, massivem Aszites (Transsudat) und Pleuraergüssen. Sind die Pleuraergüsse ausgedehnt, muss außerdem mit wesentlichen Ventilationsstörungen gerechnet werden. Gelegentlich ist eine präoperative Entlastung der Ergüsse erforderlich. Bei der operativen Versorgung werden die Ovarien und möglichst alle sichtbaren Tumormassen entfernt.

12 Laparoskopie

Laparoskopische Eingriffe im Unterbauch und Becken gehören zu den Standardverfahren der Gynäkologie (▶ Tab. 50-2). Die Besonderheiten des Verfahrens sind in Kapitel 48 dargestellt, auf das der Leser zu weiteren Einzelheiten verwiesen wird.

Die Füllung der Bauchhöhle erfolgt mit ca. 3 l CO_2; ein intraabdomineller Druck von weniger als 19 mmHg reicht gewöhnlich aus, um den erforderlichen Grad an intraabdomineller Erweiterung zu erzeugen. Nach ausreichender Füllung der Bauchhöhle wird die weitere CO_2-Zufuhr automatisch

> **Tab. 50-2 Häufige Indikationen für gynäkologische Laparoskopien**
>
> — Diagnostik von Erkrankungen
> — Tubenligatur
> — Tubenrekonstruktion
> — Endometriose
> — Entfernung einer ektopischen Schwangerschaft
> — Aspiration und Entfernung von Ovarialzysten
> — Myomektomie

entsprechend dem vorgewählten intraabdominellen Druck geregelt.

Anästhesie. Narkoseverfahren der Wahl ist die Intubationsnarkose mit Muskelrelaxierung (siehe auch Kap. 48), da die CO_2-Insufflation die Spontanatmung beeinträchtigen kann und die Aufblähung des Abdomens unangenehm für die Patientin ist. Bei ausgewählten Patientinnen und Operateuren kann die Laparoskopie für bestimmte Eingriffe, z. B. Tubenligatur, auch in Spinal- oder Periduralanästhesie durchgeführt werden. Schulterschmerzen werden allerdings hierbei nicht geblockt.

Für die Allgemeinanästhesie können grundsätzlich die gebräuchlichen Anästhesieverfahren wie TIVA, balancierte Anästhesie oder Inhalationsanästhesie einschließlich Lachgas verwendet werden.

Remifentanil, durchschnittlich 0,25 µg/kg/min, kann ebenfalls für die gynäkologische Laparoskopie eingesetzt werden, am besten kombiniert mit einer hypnotisch wirkenden Substanz, z. B. Desfluran in MAC_{awake}-Konzentration oder mit Propofol, 2–3 mg/kg/h. Bei der Kombination von Remifentanil mit Desfluran erfolgen Rückkehr der Spontanatmung und Augenöffnen im Mittel nach ca. 6,5 min, bei Kombination mit Propofol ca. 3 min später.

Wahl des Muskelrelaxans. Für die Laparoskopie ist eine ausreichende Muskelrelaxierung erforderlich, um das Vorgehen zu erleichtern sowie Husten und Pressen zu vermeiden. Die Wahl des Relaxans richtet sich in erster Linie nach der zu erwartenden Dauer des Eingriffs. Bei sehr kurzen Laparoskopien kann Mivacurium verwendet werden.

Zu hämodynamischen und respiratorischen Auswirkungen sowie Komplikationen der Laparoskopie wird auf Kapitel 48 verwiesen.

Literatur

Borkowski A, Perl T, Heuer J, Timmermann A, Braun U. [The applicability of the ProSeal laryngeal mask airway for laparotomies] Anasthesiol Intensivmed Notfallmed Schmerzther 2005 Aug;40(8):477–86.

Dale MT, Naik R, Williams JP, Lloyd AJ, Thompson JP. Impairment of sustained attention after major gynaecological surgery. Eur J Anaesthesiol 2005 Nov; 22(11):843–7.

D'Angelo R, Philip B, Gan TJ, Kovac A, Hantler C, Doblar D, Melson T, Minkowitz H, Dalby P, Coop A. A randomized, double-blind, close-ranging, pilot study of intravenous granisetron in the prevention of postoperative nausea and vomiting in patients abdominal hysterectomy.Eur J Anaesthesiol 2005 Oct; 22(10):774–9.

Gan TJ, Coop A, Philip BK. A randomized, double-blind study of granisetron plus dexamethasone versus ondansetron plus dexamethasone to prevent postoperative nausea and vomiting in patients undergoing abdominal hysterectomy. Anesth Analg 2005 Nov;101(5):1323–9.

Marcus RJ, Wong CA, Lehor A, McCarthy RJ, Yaghmour E, Yilmaz M. Postoperative epidural morphine for postpartum tubal ligation analgesia. Anesth Analg 2005 Sep;101(3):876–81.

Miller DM, Camporota L. Advantages of ProSeal™ and SLIPA™ airways over tracheal tubes for gynecological laparoscopies: [Les avantages des canules ProSeal™ et SLIPA™ sur les tubes endotracheaux pour les laparoscopies gynecologiques]. Can J Anaesth 2006 Feb;53(2):188–193.

Pay LL, Lim Y. Comparison of the modified Airway Management Device with the Proseal laryngeal mask airway in patients undergoing gynaecological procedures.Eur J Anaesthesiol 2006 Jan;23(1):71–5.

Seyhan TO, Tugrul M, Sungur MO, Kayacan S, Telci L, Pembeci K, Akpir K. Effects of three different dose regimens of magnesium on propofol requirements, haemodynamic variables and postoperative pain relief in gynaecological surgery. Br J Anaesth 2006 Feb;96(2): 247–52.

51 Orthopädie

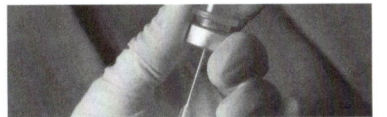

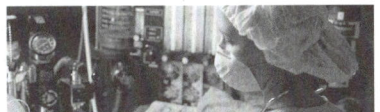

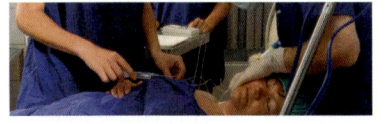

Inhaltsübersicht

1 **Präoperative Einschätzung** 1373
1.1 Arthritis 1373
1.2 Spondylitis ankylosans (Morbus Bechterew) .. 1374

2 **Wahl des Anästhesieverfahrens** 1374
2.1 Regionalanästhesien 1374

3 **Operative Besonderheiten** 1374
3.1 Lagerung des Patienten 1374
3.2 Blutleere (Tourniquets) 1375
3.3 Fettembolie-Syndrom 1376
3.4 Knochenzement (Methylmethacrylat, Palacos) 1377

4 **Operationen an der oberen Extremität** ... 1377
4.1 Schulter- und Oberarmoperationen 1377
    4.1.1 Regionalanästhesie 1377
    4.1.2 Komplikationen 1377
4.2 Operationen im Bereich des Ellenbogens 1377
4.3 Operationen an Unterarm, Handgelenk und Hand 1378

5 **Operationen an Hüfte und unterer Extremität** 1378
5.1 Totaler Hüftgelenkersatz (Hüft-TEP) 1378
    5.1.1 Anästhesie 1378
    5.1.2 Überwachungsmaßnahmen 1379
    5.1.3 Blutverluste 1379
    5.1.4 Reaktion auf das Einsetzen der Prothese 1379
    5.1.5 Postoperative Behandlung 1379
5.2 Arthroskopie des Kniegelenks 1379
5.3 Kniegelenkersatz 1380
    5.3.1 Allgemeinanästhesie 1380
    5.3.2 Regionalanästhesie 1380
5.4 Eingriffe an Unterschenkel, Knöchel und Fuß . 1380

6 **Skoliose-Operationen** 1381
6.1 Auswirkungen der Erkrankung 1381
6.2 Operative Behandlung 1381
6.3 Präoperative Einschätzung und Prämedikation 1381
6.4 Anästhesiologisches Vorgehen 1382
    6.4.1 Monitoring 1382
    6.4.2 Intraoperative Blutverluste 1382
    6.4.3 Venöse Luftembolie 1383
    6.4.4 Intraoperative Überprüfung der Rückenmarkfunktion 1383
    6.4.5 Postoperative Behandlung 1383

Literatur 1384

Bei orthopädischen Operationen kann das gesamte Spektrum gebräuchlicher Anästhesieverfahren eingesetzt werden: Allgemeinanästhesie, Spinal- und Periduralanästhesie sowie Plexusblockaden der oberen und unteren Extremität, periphere Nervenblockaden, komplexe Überwachungsverfahren, Maßnahmen zur Einsparung von Fremdblut und die verschiedenen Methoden der postoperativen Schmerzbehandlung.

Eine besondere Herausforderung stellen Patienten der extremen Altersklassen – Säuglinge, Kleinkinder und sehr alte Menschen – sowie polymorbide Patienten mit wesentlich erhöhtem Narkose- und Operationsrisiko dar.

Daneben ergeben sich Besonderheiten durch spezielle Lagerungen, deformierende und einschränkende Erkrankungen des Bewegungsapparats und schließlich spezifische Komplikationen.

1 Präoperative Einschätzung

Die präoperative Einschätzung orthopädischer Patienten erfolgt nach den in Kapitel 15 beschriebenen Grundsätzen. Daneben ist eine besonders sorgfältige körperliche Untersuchung erforderlich, um die Auswirkungen systemischer Erkrankungen wie z. B. der rheumatischen Arthritis festzustellen.

1.1 Arthritis

Diese Erkrankung führt bekanntlich zu Deformierungen, Instabilität und Einschränkung oder Aufhebung der Beweglichkeit von Gelenken, geht außerdem mit chronischen Schmerzen einher, die den Patienten oft zur Einnahme einer Vielzahl von Analgetika und Antirheumatika zwingen. Hieraus

können sich folgende für die Narkose wichtige Besonderheiten ergeben:
— Erschwerte Intubation bei Erkrankungen der Halswirbelsäule (siehe Kap. 21),
— Schwierigkeiten bei der Lagerung,
— Beeinträchtigung der Blutgerinnung durch Acetylsalicylsäure und nichtsteroidale antiinflammatorische Substanzen (NSAID),
— chronische Einnahme von Kortikosteroiden mit der Gefahr der akuten Nebennierenrindeninsuffizienz durch den Operationsstress und erschwerten Gefäßpunktionen durch die typischen Hautveränderungen (siehe Kap. 17),
— erschwerte Kanülierung der A. radialis, bedingt durch Verkalkungen und Einschränkung der Beweglichkeit des Handgelenks.

1.2 Spondylitis ankylosans (Morbus Bechterew)

Diese primär chronisch-rheumatoide Entzündung der Kreuzdarmbeinfugen und der Wirbelgelenke führt zur allmählichen Verknöcherung der Gelenke und zur Versteifung der Wirbelsäule. Die Erkrankung wird im akuten Schub mit antiinflammatorischen Substanzen und Analgetika behandelt. Besonderheiten für die Anästhesie:
— Intubationsschwierigkeiten bei Deformierung, Unbeweglichkeit oder Instabilität der Halswirbelsäule; daher bevorzugt primär fiberoptische Intubation (Technik siehe Kap. 21);
— axilläre Plexusblockade oft leichter als interskalenärer Block,
— lumbale Spinal- und Periduralanästhesie oft erschwert, gelegentlich unmöglich; seitlichen Zugang versuchen!
— Risiko von Wirbelfrakturen und Instabilität der Wirbelsäule erhöht; daher behutsame und sorgfältige Operationslagerung.

2 Wahl des Anästhesieverfahrens

Das jeweilige Anästhesieverfahren muss individuell gewählt werden, unter Berücksichtigung von Patientenwunsch, Gesundheitszustand, spezieller Vormedikation (Acetylsalicylsäure, NSAID, Kortikosteroide, Heparin), Art des Eingriffs mit operativen Erfordernissen einschließlich Lagerung und Dauer der Operation. Bei vielen orthopädischen Eingriffen kann das gesamte Spektrum regionaler Anästhesieverfahren angewandt werden, sofern keine Kontraindikationen bestehen und der Patient diese Verfahren wünscht. Bei längeren Eingriffen (> 2–3 h) sollte die Allgemeinnarkose bevorzugt werden, um dem Patienten das unbequeme Stillliegen auf dem Operationstisch zu ersparen.

! Große Eingriffe (z.B. Tumorchirurgie, Rekonstruktionen, schwere Traumen) sollten in Allgemeinnarkose durchgeführt werden, besonders wenn mit erheblichen Blutverlusten zu rechnen ist.

Bei bestimmten Eingriffen können kontinuierliche regionale Anästhesieverfahren wie Katheter-Periduralanästhesie oder Katheter-Plexusblockaden mit einer flachen Allgemeinanästhesie kombiniert werden, vor allem wenn postoperativ mit erheblichen Schmerzen zu rechnen ist. Außerdem kann durch die Katheterverfahren die postoperative Mobilisierung von Gelenken erleichtert werden.

2.1 Regionalanästhesien

Zahlreiche orthopädische Eingriffe können, wie bereits dargelegt, mit Hilfe von regionalen Anästhesieverfahren durchgeführt werden. Bei der Auswahl des Verfahrens müssen die hiermit jeweils erreichbare Anästhesieausdehnung und Blockadequalität vorher bedacht und das Vorgehen entsprechend geplant werden, um dem Patienten intraoperativ schmerzhafte Überraschungen zu ersparen.

3 Operative Besonderheiten

Bei orthopädischen Eingriffen ergeben sich häufig einige Besonderheiten, die für das anästhesiologische Vorgehen von Bedeutung sind. Hierzu gehören:
— Spezielle Lagerungen,
— Blutsperre an den Extremitäten,
— Fettembolie-Syndrom,
— Reaktion auf Knochenzement.

3.1 Lagerung des Patienten

Orthopädische Eingriffe erfordern häufig eine Vielfalt an Lagerungsmaßnahmen, um den operativen Zugang zu erleichtern oder zu ermöglichen. Oft muss der Patient *vor* der Operationslagerung anästhesiert werden, weil bereits präoperativ Schmerzen bestehen oder die Lagerung selbst mit erheblichen Schmerzen verbunden ist.

⚡ Unsachgemäße Lagerung führt leicht zu Lagerungsschäden! Starke Beugung des Halses und übermäßige Bewegung von Gelenken über den normalen Umfang hinaus müssen vermieden werden.

Bauchlage. Sie wird vor allem bei Operationen an der Wirbelsäule durchgeführt. Hierbei sollen die Brustkyphose erhalten bleiben und die Lendenlordose aufgehoben werden. Druck auf den Bauch muss vermieden werden, da hierdurch der venöse Rückstrom eingeschränkt und die Ventilation der Lunge beeinträchtigt werden. Einzelheiten zur Lagerung siehe Kapitel 25.

Weitere Gefahren:
— Abknicken oder Verrutschen des Endotrachealtubus;
— Anstieg des Venendrucks durch abdominale Kompression; hierdurch verstärkte Blutung im Operationsgebiet;
— Kompression von Blutgefäßen der oberen Extremität;
— Nervenschäden: Plexus brachialis durch Zug oder Kompression; N. ulnaris durch Druck auf das Olekranon; N. peroneus durch seitliche Kompression am Fibulakopf; N. cutaneus femoris lateralis durch Druck auf den Darmbeinkamm;
— Hyperextension oder Hyperflexion der Halswirbelsäule;
— Druck auf die Augen mit Netzhautschädigung;
— Schädigung des N. supraorbitalis;
— Schädigung des Plexus brachialis durch zu starke Rotation des Halses.

Seitenlage. Sie wird angewandt bei Hüftgelenkersatz, gelegentlich auch bei Bandscheibenoperationen. Wichtig ist eine ausreichende Stabilität der Lagerung. Gut tastbare Pulse und eine frei laufende Infusion weisen auf ausreichende Durchblutung des unten liegenden Armes hin.

In Seitenlage sollte der arterielle Blutdruck am oben liegenden Arm gemessen werden.

Sitzende Position. Operationen an der Schulter und der Halswirbelsäule werden häufig in sitzender Position des Patienten durchgeführt. Hierbei müssen der Kopf abgestützt und die Atemwege bzw. der Endotrachealtubus ausreichend gesichert werden, da intraoperativ meist kein Zugang mehr besteht.

! Die sitzende Position führt zur Abnahme des venösen Rückstroms und Hypotension. Darum muss vor Lagerungsbeginn ausreichend Volumen infundiert werden und die Positionierung langsam und schrittweise erfolgen.

Befindet sich das Operationsgebiet oberhalb der Herzebene, besteht die **Gefahr der Luftembolie** über eröffnete Venen, so z. B. bei Skoliose-Operationen, theoretisch auch bei Operationen an der Schulter (Einzelheiten siehe Kap. 41).

3.2 Blutleere (Tourniquets)

Bei Operationen an den Extremitäten wird häufig ein pneumatisches (aufblasbares) Tourniquet eingesetzt, um ein blutleeres Operationsgebiet zu schaffen und Blutverluste zu reduzieren. Hierzu wird der Cuff des Blutsperrers meist mit dem zentralen Druckluftanschluss des Operationssaals verbunden und aufgeblasen, so dass der Manschettendruck ca. 100 mmHg über dem arteriellen Blutdruck des Patienten liegt.

⚡ Blutsperrer können zu Schäden an Nerven, Blutgefäßen und Muskeln führen, außerdem – nach dem Ablassen der Luft – zu hämodynamischen und metabolischen Veränderungen.

Die potentiellen Schädigungen durch die Blutsperre hängen von der Dauer der Blutleere und vom Manschettendruck ab. Nervenschäden entstehen vor allem durch Druck, Muskelschäden durch lang dauernde Ischämie.

Manschettendruck. Die Wahl des „richtigen" Manschettendrucks wird nicht einheitlich beurteilt: Für die untere Extremität werden wegen des größeren Muskelumfangs Drücke von 100 mmHg über dem arteriellen Blutdruck vorgeschlagen, für den Arm hingegen 50 mmHg. Wichtig sind vor allem die korrekte Platzierung der Druckmanschette und die regelmäßige Überprüfung des Druckventils auf Dichtigkeit und Druckkonstanz. Auch sollte die Manschettenbreite mindestens die Hälfte des Extremitätenumfangs betragen und die Extremität vollständig umschließen, um den ausgeübten Druck gleichmäßig zu verteilen. Wegen der Ungenauigkeit der Manometer verschiedener pneumatischer Systeme empfiehlt sich die regelmäßige Kalibrierung.

Dauer der Blutleere. Die Blutsperre führt zu Veränderungen im nichtdurchbluteten Gewebe: So treten nach einstündiger Ischämie Glykogengranula im Sarkoplasma auf, nach zwei Stunden Schwellungen der Mitochondrien, Myelindegeneration und Lyse der Z-Linien. Diese Veränderungen sind reversibel, wenn die Blutleere nicht länger als 1–2 h aufrechterhalten wird. Über die Dauer der „sicheren" Blutleere besteht keine Einigkeit, jedoch gilt überwiegend folgende Ansicht:

> Um irreversible Schäden zu vermeiden, sollte die Dauer der Blutleere 2 h nicht überschreiten.

Tourniquetschmerz. Unter Regionalanästhesie entwickelt sich bei einigen Patienten trotz scheinbar ausreichender Analgesie ca. 45–60 min nach Anlegen der Blutsperre ein schlecht definierbarer, dumpfer Schmerz in diesem Gebiet, der sich zu unerträglicher Intensität steigern kann. Der genaue Schmerzmechanismus ist derzeit nicht bekannt. Unter Allgemeinanästhesie manifestiert sich das Phänomen hingegen als Blutdruckanstieg und Zunahme der Herzfrequenz und des zentralen Venendrucks trotz unveränderter Verdampfereinstellung.

Unter Regionalanästhesie wird der Schmerz sofort durch Entblocken der Manschette beseitigt, bei Allgemeinanästhesie durch Zufuhr von Opioiden oder Erhöhung der Konzentration des Inhalationsanästhetikums.

Aufhebung der Blutsperre. Nach Entblocken der Druckmanschette können der arterielle Blutdruck abfallen und die Herzfrequenz ansteigen. Nicht selten entwickeln sich vorübergehend eine metabolische Azidose und ein Anstieg des $paCO_2$ und der Serumkaliumkonzentration. Ungünstige Auswirkungen sind bei sonst gesunden Patienten hierdurch nicht zu befürchten.

3.3 Fettembolie-Syndrom

Das Fettembolie-Syndrom entsteht vor allem bei Frakturen oder Operationen der langen Röhrenknochen und des Beckens. Während Fettembolien häufig sind, manifestiert sich das Fettembolie-Syndrom nur selten, ist aber mit einer hohen Mortalität (10–20%) belastet. Frühe Marknagelung geht seltener mit einer Fettembolie einher als die verzögerte Fixation 4–7 Tage später. Bei zementiertem Hüftgelenkersatz tritt häufiger eine Fettembolie auf als bei unzementiertem, vermutlich aufgrund des hohen intramedullären Drucks.

Klinisches Bild. Subklinische Fettembolien treten innerhalb von 12 Stunden bis 3 Tagen bei ca. 50–60% aller Patienten mit Frakturen der langen Röhrenknochen oder des Beckens auf und sind gekennzeichnet durch Abfall des paO_2 und geringe hämatologische Veränderungen. Sie werden wegen der uncharakteristischen Zeichen meist übersehen. Ausgeprägte Formen führen zu respiratorischer Insuffizienz (Hypoxämie), Lungenödem, axillären und subkonjunktivalen Petechien sowie zentralen Symptomen wie Unruhe und Verwirrtheit. Die fulminante Form ist gekennzeichnet durch ein akutes Cor pulmonale mit zerebralen Störungen; der Verlauf ist häufig letal.

Ursache und Pathophysiologie. Der genaue Mechanismus der Fettembolie ist unbekannt. Nach der mechanischen Theorie gelangen Fetttröpfchen aus dem Knochen über zerrissene Venen in das Gefäßsystem und werden zur Lunge transportiert, wo sie als Mikroemboli wirken. Demgegenüber geht die biochemische Theorie davon aus, dass freie Fettsäuren innerhalb von Sekunden nach dem Trauma freigesetzt werden und zu Thrombozyten- und Erythrozytenaggregation und Hyperkoagulabilität führen. Größere Partikel werden von der Lunge gefiltert, kleinere gelangen in den systemischen Kreislauf und werden mit dem Blutstrom zu den verschiedenen Organen transportiert. Vermutlich spielen beide Mechanismen eine Rolle, da verzögert auftretende Formen nicht allein mechanisch erklärt werden können.

Diagnose. Die Diagnose wird klinisch und anhand von Laborparametern gestellt (▶ Tab. 51-1). Nach Gurd (1970) können Haupt- und Nebenkriterien des Syndroms unterschieden werden. Für die Diagnose müssen mindestens eins der Hauptkriterien

Tab. 51-1 Diagnostische Kriterien des Fettembolie-Syndroms (Gurd, 1970)

Hauptkriterien	Nebenkriterien
— Petechien: axillär, subkonjunktival	— Tachykardie: > 110/min
— Hypoxämie: paO_2 < 60 mmHg bei FiO_2 < 0,4	— Hyperthermie
— Dämpfung des ZNS	— retinale Fettembolien
— Lungenödem	— Fetttröpfchen im Urin
	— unklarer Thrombozyten- und Hämatokritabfall
	— Fetttröpfchen im Sputum

und vier Nebenkriterien erfüllt sein. Da das Syndrom häufig nicht erkannt wird, sollte Folgendes beachtet werden:

! Hypoxämie, Tachykardie und Fieber nach Operationen langer Röhrenknochen und des Beckens können Frühzeichen eines Fettembolie-Syndroms sein und sollten zu entsprechenden diagnostischen Maßnahmen veranlassen.

Therapie. Die Behandlung ist symptomatisch und entspricht bei den schweren Formen im Wesentlichen der eines akuten Lungenversagens (ARDS).

3.4 Knochenzement (Methylmethacrylat, Palacos)

Dieser Knochenzement wird bei arthroplastischen Eingriffen verwendet. Das Einbringen des Zements kann zum schlagartigen Blutdruckabfall und zur Hypoxämie führen. Der genaue Mechanismus ist ungeklärt; diskutiert werden die Freisetzung eines Monomers von Methylmethacrylat, Luft- und Fettembolie beim Ausbohren des Femurs, Lyse von Blutzellen und von Fett durch die exotherme Reaktion und schließlich Umwandlung von Methylmethacrylat zu Methacrylsäure.

Zur Abschwächung der Reaktion werden die ausreichende Zufuhr von Volumen und die Erhöhung der inspiratorischen Sauerstoffkonzentration kurz vor Einbringen des Zements empfohlen. Da durch das Zementieren auch Luft in den Knochen eingebracht werden kann, sollte während dieser Zeit die Zufuhr von Lachgas unterbrochen werden.

4 Operationen an der oberen Extremität

Eingriffe an der oberen Extremität werden besonders häufig unter Regionalanästhesie durchgeführt. Mögliche Verfahren, in Abhängigkeit vom Operationsgebiet, sind:
— Plexus-brachialis-Blockaden,
— intravenöse Regionalanästhesie und
— periphere Nervenblockaden am Ellenbogen- oder Handgelenk.

4.1 Schulter- und Oberarmoperationen

Operationen an der Schulter einschließlich Arthroskopie und Gelenkersatz erfolgen in sitzender Position des Patienten, so dass die Besonderheiten dieser Lagerung bedacht werden müssen (siehe Kap. 41). Luftembolien sind zwar theoretisch möglich, jedoch bislang nicht beschrieben worden.

Schulteroperationen können in Allgemeinanästhesie oder unter Regionalanästhesie durchgeführt werden.

4.1.1 Regionalanästhesie

Schulteroperationen. Eine ausreichende Blockade, die auch die Spinalnervenwurzeln bzw. Dermatome von C3 und C4 (Nn. supraclaviculares) erfasst, ist nur mit der interskalenären Plexusblockade (siehe Kap. 24) möglich. Das Verfahren ist daher die Methode der Wahl bei Eingriffen am Schultergelenk. Erstreckt sich die Inzision bis in die Axilla, kann zusätzlich eine Infiltrationsanästhesie durchgeführt werden.

! Axilläre Plexusblockaden führen nicht zu einer ausreichenden Anästhesieausbreitung und sind daher für Schulteroperationen nicht geeignet.

Bei Patienten mit vorbestehenden Plexusschäden sollten interskalenäre Blockaden wegen der Gefahr der Verschlimmerung möglichst nicht eingesetzt werden. Des Weiteren ist die Blockade wegen der hierdurch ausgelösten gleichseitigen Phrenikusparese bei Patienten mit chronisch-obstruktiven Lungenerkrankungen kontraindiziert (siehe Kap. 16).

Operationen am Oberarm. Von den regionalen Anästhesieverfahren sind nur die interskalenäre und die supraklavikuläre Plexusblockade geeignet.

4.1.2 Komplikationen

Schulteroperationen können zu Nervenschädigungen führen. Daher ist eine sorgfältige neurologische Untersuchung vor und nach dem Eingriff erforderlich. Eine Lähmung des N. radialis kann bei Humerusschaftfrakturen auftreten, Schädigungen des N. axillaris und des Plexus brachialis bei proximalen Humerusfrakturen. Mit postoperativen neurologischen Funktionsstörungen oder Schädigungen des Plexus brachialis gehen 3–4% aller Schultergelenkoperationen einher.

4.2 Operationen im Bereich des Ellenbogens

Für Operationen im Ellenbogenbereich ist eine Blockade der vier Hauptnerven des Plexus brachialis, N. medianus, N. ulnaris, N. radialis und N. musculocutaneus erforderlich. Sie lässt sich am besten mit der infraklavikulären oder supraklavikulären Plexusblockade erreichen. Die axilläre Plexusblockade ist zwar ebenfalls möglich, jedoch wird häufig der N. musculocutaneus nicht ausgeschaltet. Supraklavikuläre Blockaden dürfen wegen der Pneumothoraxgefahr bei ambulanten Patienten nicht eingesetzt werden.

4.3 Operationen an Unterarm, Handgelenk und Hand

Für Operationen am distalen Anteil des Arms wird am häufigsten die **axilläre Plexusblockade** eingesetzt. Der interskalenäre Block ist für Eingriffe an Hand und Handgelenk weniger geeignet, da bei 15–30% der Patienten der N. ulnaris nicht ausgeschaltet wird. Der supraklavikuläre Block führt zwar zu einer vollständigen Blockade der vier Nerven, ist aber für ambulante Patienten wegen der Pneumothoraxgefahr nicht geeignet.

Eingriffe an Unterarm und Hand können auch unter intravenöser Regionalanästhesie (siehe Kap. 24) durchgeführt werden.
Nachteile: begrenzte Operationszeit wegen der erforderlichen Staumanschette und rasche Beendigung der Anästhesie nach Entblocken der Manschette.

Für Eingriffe an der Hand reichen häufig auch periphere Nervenblockaden am Ellenbogen oder am Handgelenk aus.

5 Operationen an Hüfte und unterer Extremität

Operationen an der unteren Extremität können in Allgemeinanästhesie oder in Regionalanästhesie durchgeführt werden. Regionalanästhesien sollen mit geringeren intraoperativen Blutverlusten einhergehen, auch soll die Häufigkeit tiefer Beinvenenthrombosen und Lungenembolien geringer sein. Diese Untersuchungsergebnisse einzelner Autoren bedürfen jedoch noch weiterer Bestätigung.

> **Regionalanästhesieverfahren für Operationen an der unteren Extremität:**
> — Hüfte: Spinalanästhesie, Periduralanästhesie, Plexus-lumbalis-Blockade
> — Knie: Spinalanästhesie, Periduralanästhesie, 3-in-1-Block, Femoralisblock, Ischiadikusblock
> — Unterschenkel: Spinalanästhesie, Periduralanästhesie, Ischiadikusblock, Femoralis-Ischiadikus-Block, Blockade des N. ischiadicus und N. saphenus am Knie
> — Sprunggelenk: wie „Unterschenkel"
> — Fuß: Spinalanästhesie, Ischiadikusblock, Fußblock, transmetatarsaler Block, i.v. Regionalanästhesie

5.1 Totaler Hüftgelenkersatz (Hüft-TEP)

Die Operation erfolgt meist in Seitenlage des Patienten, um das chirurgische Vorgehen zu erleichtern. Bei der Operation werden das Azetabulum erweitert und eine künstliche Pfanne eingesetzt; der Femurkopf wird entfernt und durch eine in den Femurkanal eingeführte Metallprothese ersetzt. Die Fixierung der Prothese erfolgt entweder mit Knochenzement (s.o.) oder zementfrei. Die Operation kann mit erheblichen Blutverlusten einhergehen, besonders der Prothesenwechsel, so dass sich die präoperative Eigenblutspende empfiehlt. Die Operationsdauer beträgt durchschnittlich 1,5, mitunter aber mehrere Stunden.

Komplikationen bei Hüft-TEP-Operationen:
— Massive Blutverluste;
— Reaktion auf das Einführen des Knochenzements: Blutdruckabfall, Hypoxämie;
— tiefe Venenthrombose, Lungenembolie;
— Nervenschäden;
— Femurfraktur, Dislokation der Hüfte;
— Infektionen.

5.1.1 Anästhesie

Der Hüftgelenkersatz kann in Allgemeinanästhesie oder in rückenmarknaher Regionalanästhesie durchgeführt werden. Sind größere Blutverluste zu erwarten, z.B. bei Prothesenwechsel, sollte die Allgemeinnarkose vorgezogen werden. Grundsätzlich können die üblichen Verfahren der Allgemeinanästhesie angewandt werden, bei Bedarf auch kombiniert mit Katheter-Peridural- oder Spinalanästhesie.

Regionalanästhesie. Von den regionalen Anästhesieverfahren ist die Spinalanästhesie besonders geeignet, da sie in der Regel eine vollständige Anästhesie und Erschlaffung der Muskulatur gewährleistet. Die Periduralanästhesie wird ebenfalls angewandt, jedoch ist die Muskelrelaxierung mit den lang wirkenden Lokalanästhetika wie Bupivacain und Ropivacain weniger stark ausgeprägt. Ähnliche

Vorbehalte gelten für die aufwendige Blockade des Plexus lumbosacralis.

! Bei Hüftgelenkersatz ist eine obere Anästhesieausdehnung bis Th10 erforderlich.

5.1.2 Überwachungsmaßnahmen

Die Ausmaß der Überwachungsmaßnahmen richtet sich vor allem nach dem Zustand des Patienten und den zu erwartenden Blutverlusten. Ein umfassendes Monitoring besteht in der Regel aus folgenden Maßnahmen:
— EKG-Monitor,
— arterielle Kanülierung,
— zentraler Venenkatheter,
— Pulsoxymeter, Kapnometer,
— Blasenkatheter.

Die arterielle Kanülierung ist vor allem beim TEP-Wechsel indiziert, da sehr rasch massive Blutverluste mit Blutdruckabfall auftreten können, des Weiteren bei Patienten in schlechtem Allgemeinzustand.

5.1.3 Blutverluste

Wie bereits dargelegt, können beim Hüftgelenkersatz erhebliche Blutverluste auftreten. Besonders beim Prothesenwechsel können die Verluste mitunter das Mehrfache des Blutvolumens des Patienten betragen. Maßnahmen zur Minderung von Blutverlusten und des Volumenersatzes sind:
— Kontrollierte Hypotension,
— rückenmarknahe Regionalanästhesie,
— Gabe von Eigenblut,
— perioperative Hämodilution,
— homologe Bluttransfusion bei größeren Blutverlusten.

5.1.4 Reaktion auf das Einsetzen der Prothese

Beim Einsetzen der zementierten Prothese, besonders des femoralen Anteils, muss mit kardiovaskulären Reaktionen gerechnet werden.

⚡ Das Einzementieren der Hüftprothese kann zu Blutdruckabfall, Kreislaufkollaps und Hypoxämie führen.

Diese Reaktion ist nach ca. 1 min maximal ausgeprägt. Die Häufigkeit wird mit 5% aller Hüftgelenkoperationen angegeben. Die genauen Mechanismen sind nicht bekannt. Diskutiert werden eine Verlegung der pulmonalen Strombahn durch Methylmethacrylat und/oder Fettpartikel aus dem Femurschaft sowie eine direkt negativ inotrope Wirkung des Zements. Meist normalisieren sich die Herz-Kreislauf-Funktion und der pulmonale Gasaustausch innerhalb weniger Minuten; bei einigen Patienten ist aber vorübergehend die Zufuhr kardiovaskulärer Substanzen erforderlich.

5.1.5 Postoperative Behandlung

Im Aufwachraum und in den nachfolgenden Stunden können noch weitere Blutverluste auftreten, so dass eine entsprechende Überwachung notwendig ist. Bei einigen Patienten, besonders älteren polymorbiden, ist in den ersten 1–3 Tagen nach der Operation eine Intensivüberwachung erforderlich, vor allem, wenn die Operation mit massiven Blutverlusten verbunden war. Grundsätzlich sollte bereits präoperativ eingeschätzt werden, ob nach der Operation eine Intensivüberwachung erforderlich sein wird, damit rechtzeitig ein Intensivbettplatz reserviert werden kann.

5.2 Arthroskopie des Kniegelenks

Die meisten arthroskopischen Eingriffe am Kniegelenk erfolgen an jungen, sonst gesunden Patienten. Die Arthroskopie kann in Lokalanästhesie einschließlich intraartikulärer Injektion von Bupivacain oder Ropivacain, rückenmarknaher Anästhesie, peripherer Nervenblockade und in Allgemeinanästhesie durchgeführt werden. Die Wahl des Anästhesieverfahrens hängt in erster Linie vom Wunsch des Patienten ab.

Spinalanästhesie. Die Spinalanästhesie bewirkt eine zuverlässige Blockade für alle arthroskopischen Eingriffe. Bei ambulanten Patienten sollten kurz wirkende Lokalanästhetika verwendet werden. Für junge Patienten sollten wegen der geringeren Inzidenz postspinaler Kopfschmerzen „nicht schneidende", dünne Spinalnadeln (Sprotte, Whitacre) bevorzugt werden.

Periduralanästhesie. Die Arthroskopie und arthroskopische Eingriffe können auch in Periduralanästhesie durchgeführt werden; die Versagerrate ist allerdings höher als bei der Spinalanästhesie. Vorteilhaft ist die PDA hingegen für die postoperative Gelenkmobilisation.

Periphere Nervenblockade. Das Knie wird in wechselndem Ausmaß von Ästen aller Beinnerven versorgt. Soll daher die Arthroskopie unter peripherer Nervenblockade erfolgen, ist eine Blockade der drei Hauptnerven des Plexus lumbalis erforderlich,

d. h. N. femoralis, N. obturatorius und N. cutaneus femoris lateralis. Die Ausschaltung dieser Nerven kann zwar mit dem **3-in-1-Block** (siehe Kap. 24) erfolgen, jedoch ist die Versagerquote relativ hoch, weil häufig der N. cutaneus femoris lateralis hiermit nicht ausreichend geblockt wird.

Allgemeinnarkose. Alle Verfahren der Allgemeinanästhesie sind möglich, auch die Kombination mit einer kontinuierlichen Periduralanästhesie. Für ambulante Patienten eignet sich Remifentanil in Kombination mit einem Inhalationsanästhetikum in niedriger Konzentration oder mit Propofol besonders gut (Dosierungen siehe Kap. 5).

5.3 Kniegelenkersatz

Meist handelt es sich um Patienten mit schwerer rheumatischer Arthritis oder degenerativer Arthritis. Mit wesentlichen Begleiterkrankungen muss gerechnet werden. Die Operation erfolgt in Rückenlage und dauert meist 2–4 h. Bei Verwendung eines Tourniquets treten keine intraoperativen Blutverluste auf, jedoch muss postoperativ mit Blutungen von ca. 500–1000 ml, gelegentlich auch mehr, gerechnet werden, so dass Blutersatz erforderlich sein kann. Die postoperativen Schmerzen sind meist beträchtlich. Die Operation kann in Allgemeinanästhesie, auch kombiniert mit kontinuierlicher Periduralanästhesie oder mit regionalen Anästhesieverfahren durchgeführt werden.

5.3.1 Allgemeinanästhesie

Bei längeren Operationszeiten sollte der Eingriff in Allgemeinanästhesie durchgeführt werden. Wegen der teilweise erheblichen postoperativen Schmerzen empfiehlt sich bereits präoperativ die Anlage eines Periduralkatheters, der dann intraoperativ eingesetzt und später für die postoperative Schmerztherapie genutzt werden kann.

5.3.2 Regionalanästhesie

Von den Regionalanästhesien eignet sich wegen der zuverlässigen Wirkung vor allem die Spinalanästhesie (auch einseitig mit hyperbarer Lösung) für den Kniegelenkersatz, des Weiteren die kontinuierliche Periduralanästhesie (höhere Versagerrate als Spinalanästhesie), während Blockaden des Plexus lumbalis weniger häufig eingesetzt werden.

! Ein Tourniquet am Oberschenkel für die Blutleere erfordert die Blockade der Nn. femoralis, cutaneus femoris lateralis, obturatorius und ischiadicus.

Periphere Nervenblockaden. Für eine chirurgische Analgesie unter Anwendung des Tourniquets am Oberschenkel müssen alle vier Nerven des Beines geblockt werden: N. femoralis, N. cutaneus femoris lateralis, N. obturatorius und N. ischiadicus (siehe Kap. 24). Die Nerven können einzeln blockiert werden oder durch 3-in-1-Block in Verbindung mit einer Ischiadikusblockade. Wichtigster Vorteil gegenüber der Spinal- und Periduralanästhesie ist die geringere sympathische Blockade. Allerdings ist das Verfahren aufwendig, erfordert eine große Menge an Lokalanästhetika und führt nicht immer zu einer vollständigen chirurgischen Analgesie.

5.4 Eingriffe an Unterschenkel, Knöchel und Fuß

Operationen in diesem Bereich können in Allgemeinanästhesie oder unter regionalen Anästhesieverfahren – Fußblockaden, Spinalanästhesie, Periduralanästhesie – erfolgen (siehe Kasten, Abschnitt 5). Wie in Kapitel 24 dargelegt, wird der Fuß vom N. saphenus (aus N. femoralis) und vom N. ischiadicus über die Äste N. tibialis, N. suralis und N. peroneus versorgt. Die Nerven können am Knie oder im Bereich des Knöchels blockiert werden.

Blockaden im Kniebereich. Folgende drei Nerven können in der Fossa poplitea des Knies blockiert werden: N. saphenus, N. peroneus und N. tibialis (technisches Vorgehen und Blockadeausdehnung siehe Kap. 24). Die Blockaden ermöglichen Eingriffe an Unterschenkel und Fuß.

Blockaden im Fußbereich. Am Knöchel können der N. tibialis, der N. suralis und die Nn. peronei profundus und superficialis sowie der N. saphenus blockiert werden. Die kombinierte Blockade dieser Nerven wird als Fußblock bezeichnet. Als Alternative zum Fußblock kann auch der Mittarsalblock durchgeführt werden.

Blockaden im Zehenbereich. Diese Blockaden (siehe Kap. 24) können bei kleinen Eingriffen am Vorfuß oder an den Zehen durchgeführt werden, z. B. bei Nagelextraktionen, Zehenamputationen, Hammerzehenkorrektur.

Intravenöse Regionalanästhesie. Um die Zufuhr hoher Mengen von Lokalanästhetikum zu vermeiden, wird die intravenöse Regionalanästhesie der unteren Extremität gewöhnlich nur bei Eingriffen am distalen Unterschenkel und am Fuß eingesetzt. Hierbei eignet sich das Verfahren vor allem für ambulante Patienten (Einzelheiten siehe Kap. 24).

6 Skoliose-Operationen

Die Skoliose ist eine seitliche Deformierung der thorakolumbalen Wirbelsäule mit begleitender Rotation der Wirbelkörper und Verformung der Rippen. Die Brustwirbelsäule ist kyphotisch, Hals- und Lendenwirbelsäule sind lordotisch. Die Erkrankung ist idiopathisch (ca. 80% der Fälle), kongenital oder durch neuromuskuläre Erkrankungen bedingt. Bei der idiopathischen Form scheint eine familiäre Disposition zu bestehen, die vor allem Frauen betrifft (Frauen : Männer = 10 : 1), mit einem Beginn der Erkrankung im Adoleszentenalter. Die Deformierung der Wirbelsäule ist meist nach rechts gerichtet und umfasst 7–10 Wirbelkörper. Eine Verbiegung von mehr als 40 Grad gilt als schwer und führt meist zu Störungen der Ventilation und der Herz-Kreislauf-Funktion.

6.1 Auswirkungen der Erkrankung

Für den Anästhesisten sind vor allem die kardiopulmonalen Auswirkungen der schweren Skoliose von Bedeutung. Bei schweren Formen entwickelt sich eine restriktive Ventilationsstörung mit respiratorischer Insuffizienz und schließlich Cor pulmonale. Das Ausmaß der respiratorischen Veränderungen hängt vom Winkel der seitlichen Verbiegung ab (▶ Tab. 51-2).

Beträgt die Vitalkapazität < 40% des Vorhersagewerts, ist meist eine postoperative Nachbeatmung erforderlich.

Mit zunehmender Skoliose entwickeln sich restriktive Ventilationsstörungen mit Abnahme der Vitalkapazität und der Compliance, schließlich Störungen des Ventilations-/Perfusionsverhältnisses mit alveolärer Hypoventilation und Hypoxie (respiratorische Globalinsuffizienz). Die Totraumventilation und die alveoloarterielle Sauerstoffdifferenz (A-aDO$_2$) nehmen zu. Der pulmonale Gefäßwiderstand steigt, vermutlich aufgrund einer Kompression der Lungengefäße durch die Verbiegung der Wirbelsäule und der alveolären Hypoventilation, an. Durch die pulmonale Hypertonie entwickelt sich schließlich ein Cor pulmonale.

Bei kongenitaler Skoliose können zusätzlich kongenitale Herzfehler, Anomalien der Atemwege und neurologische Störungen vorliegen.

Bei neuromuskulären Erkrankungen muss mit einer zusätzlichen Beeinträchtigung der Atemfunktion gerechnet werden.

6.2 Operative Behandlung

Skoliosen mit einem Winkel von 45–50 Grad nach Cobb werden operativ behandelt, wenn mit einem Fortschreiten der Erkrankung zu rechnen ist. Als günstigstes Operationsalter gelten das 12.–15. Lebensjahr.

Die Operation umfasst die Wirbelsäulenkorrektur in drei Ebenen mit Ausgleich der frontalen Krümmung und Wiederherstellung der thorakalen Kyphose und lumbalen Lordose sowie Korrektur der Wirbelkörperrotation. Außerdem erfolgt eine Spondylodese mit autologem Spanmaterial. Der Zugang zur Wirbelsäule erfolgt, je nach Sitz der Skoliose, von ventral oder von dorsal.

Die Operation erfolgt in Seitenlage (anteriore spinale Fusion) oder in Bauchlage (Harrington-Operation), wenn erforderlich, mit Eröffnung des Thorax. Die Operationsdauer beträgt 4–7 h.

Postoperative Komplikationen:
— Ileus,
— Hämatome, massive Blutungen,
— Pneumothorax, Atelektasen, Pneumonien,
— Verletzungen des Rückenmarks,
— Thromboembolien,
— Wundinfektion,
— Harnwegsinfekte.

6.3 Präoperative Einschätzung und Prämedikation

Im Mittelpunkt steht die Einschätzung der Atemfunktion durch klinische Untersuchung, Lungen-

Tab. 51-2 Beziehung zwischen Lungenvolumina und Winkel der Skoliose			
	30–60 Grad	60–90 Grad	> 90 Grad
Vitalkapazität	25% Abnahme	50% Abnahme	70% Abnahme
Totalkapazität	27% Abnahme	37% Abnahme	50% Abnahme

funktionstests und arterielle Blutgasanalyse. Für die Narkose relevante Atemstörungen treten meist erst ab einem Skoliosewinkel von 60 Grad auf. Bei wesentlich eingeschränkter Atemfunktion ist häufig eine postoperative Nachbeatmung erforderlich. Des Weiteren sollte nach vorbestehenden Herzerkrankungen sowie neurologischen Erkrankungen gesucht werden.

> Präoperative Einschätzung bei Skoliose-Patienten:
> — Lungenfunktionstests
> — arterielle Blutgase
> — Röntgenbild des Thorax
> — EKG
> — Echokardiographie bei Hinweisen auf pulmonale Hypertonie und Cor pulmonale

Eigenblutspende. Skoliose-Operationen gehen meist mit erheblichen Blutverlusten einher, daher sollten die Patienten zur Eigenblutspende ermuntert werden.

EKG. Hinweise auf eine Beteiligung des Herzens aufgrund der pulmonalen Hypertonie wie Dilatation des rechten Vorhofs und Hypertrophie des rechten Ventrikels treten erst spät im Verlauf der Erkrankung auf.

Echokardiographie. Durch Bestimmung der rechtsventrikulären Wanddicke und der Ventrikeldimension kann die Beteiligung des rechten Herzens eingeschätzt werden.

Schwierige Intubation. Die Beweglichkeit der Halswirbelsäule und die Anatomie der oberen Atemwege müssen sorgfältig untersucht werden, um mögliche Intubationsschwierigkeiten und die Notwendigkeit einer fiberendoskopischen Intubation bereits vor Einleitung der Narkose zu erkennen.

Prämedikation. Meist ist eine gute Sedierung bzw. Anxiolyse erforderlich, allerdings müssen die Prämedikationssubstanzen bei wesentlichen Störungen der Atemfunktion entsprechend niedriger dosiert werden.

6.4 Anästhesiologisches Vorgehen

Der Eingriff wird in Intubationsnarkose mit kontrollierter Beatmung durchgeführt. Die Intubation erfolgt mit einem Spiraltubus, bei Thorakotomien kann, wenn erforderlich, ein Doppellumen-Tubus eingesetzt werden. Die Anästhesie kann als balanciertes Verfahren oder als TIVA, z.B. mit Remifentanil und Propofol unter Einsatz mittellang wirkender Muskelrelaxanzien, durchgeführt werden. Lachgas kann den pulmonalen Gefäßwiderstand erhöhen und sollte daher bei Patienten mit pulmonaler Hypertonie nicht eingesetzt werden.

Zu den wichtigsten Besonderheiten der Operation gehören:
— Auswirkungen und Risiken der Operationslagerung,
— invasives Monitoring,
— teilweise erhebliche Blutverluste,
— Gefahr der Luftembolie,
— intraoperative Überprüfung der Rückenmarkfunktion.

6.4.1 Monitoring

Angesichts der häufig bestehenden Atemfunktionsstörungen und der zu erwartenden Blutverluste ist ein **invasives Monitoring** zu empfehlen. Für den raschen Volumenersatz ist eine ausreichende Zahl weitlumiger Venenkanülen erforderlich.

> Überwachungsmaßnahmen bei Skoliose-Operationen:
> — EKG-Monitor
> — arterielle Kanüle
> — zentraler Venenkatheter
> — Pulsoxymeter, Kapnometer
> — Blasenkatheter
> — arterielle Blutgase und Säure-Basen-Haushalt, Blutzucker und weitere Parameter nach Bedarf
> — Überprüfung der Rückenmarkfunktion: intraoperativer Aufwachtest, evozierte Potentiale

6.4.2 Intraoperative Blutverluste

Vor allem während der Dekortikation muss mit größeren Blutverlusten und kardiovaskulärer Instabilität gerechnet werden. Maßnahmen zur Reduzierung von Blutverlusten sind:
— Lagerungsmaßnahmen mit ausreichender periduraler Venendrainage,
— Einsatz der Autotransfusion,
— perioperative, normovolämische Hämodilution,
— kontrollierte Hypotension.

Bei unklarer Hypotension oder Hypovolämie muss auch an Verletzungen von Aorta, V. cava und Iliakalgefäßen gedacht werden.

Kontrollierte Hypotension. Durch kontrollierte Blutdrucksenkung auf einen arteriellen Mitteldruck von ca. 65 mmHg sollen die Blutverluste wesentlich vermindert werden. Allerdings gilt die Hypotension auch als Risikofaktor für eine ischämische Schädigung des Rückenmarks, so dass vor allem bei Patienten mit vaskulären Erkrankungen besondere Vorsicht geboten ist.

6.4.3 Venöse Luftembolie

Befindet sich das Operationsgebiet oberhalb der Herzebene, besteht die Gefahr der Luftembolie, zumal bei Skoliose-Operationen eine große Knochenfläche exponiert wird. Genaue Angaben zur Häufigkeit liegen zwar nicht vor, jedoch sind in der Literatur einige Fallberichte über tödliche Luftembolien bei Skoliose-Operationen veröffentlicht worden.

> Unerklärlicher Blutdruckabfall und Abfall der endexspiratorischen CO_2-Konzentration können die ersten Zeichen der Luftembolie sein!

Bei entsprechendem Verdacht sollten das Operationsgebiet mit Flüssigkeit gespült und die Lachgaszufuhr sofort unterbrochen werden, bei Bedarf ergänzt durch Zufuhr von Vasopressoren. Bei massiver Luftembolie müssen der Patient auf den Rücken gedreht und eine kardiopulmonale Reanimation eingeleitet werden.

6.4.4 Intraoperative Überprüfung der Rückenmarkfunktion

Die Paraplegie gehört zu den am meisten gefürchteten Komplikationen von Skoliose-Operationen. Neurologische Schäden treten bei ca. 1,2% aller Patienten auf, bei der Hälfte in Form von kompletter oder partieller Querschnittlähmung. Besteht die Paraplegie bereits sofort nach dem Erwachen, ist eine Rückkehr der normalen neurologischen Funktion unwahrscheinlich. Daher gilt Folgendes:

> Eine Beeinträchtigung der Rückenmarkfunktion sollte möglichst bereits intraoperativ festgestellt und beseitigt werden, um eine irreversible Querschnittlähmung zu verhindern.

Intraoperativ kann die Rückenmarkfunktion mit zwei Verfahren überprüft werden:
— Intraoperativer Aufwachtest,
— neurophysiologisches Monitoring: somatosensorisch evozierte Potentiale.

Intraoperativer Aufwachtest. Hierbei lässt der Anästhesist den Patienten nach vollständiger spinaler Instrumentierung intraoperativ erwachen. Anschließend wird der Patient nach seinem Namen befragt und aufgefordert, beide Hände zu bewegen, bei positivem Ergebnis auch beide Beine. Kann der Patient die Hände bewegen, aber nicht die Füße, wird die Distraktion an der Wurzel nachgelassen und der Test wiederholt. Der Test ist ingesamt sehr zuverlässig: Berichte über falsch negative Ergebnisse liegen bislang nicht vor. Allerdings ist eine gute Kooperation mit dem vorher entsprechend aufgeklärten Patienten erforderlich.

Für den Test besonders geeignet ist die Narkose mit **Remifentanil** in Kombination mit Propofol oder einem Inhalationsanästhetikum in niedriger Konzentration, da hierbei das Erwachen sehr rasch, d. h. innerhalb von Minuten, und vorhersehbar erfolgt. Mittellang wirkende nichtdepolarisierende Muskelrelaxanzien dürfen ca. 30–45 min vor dem Test nicht mehr zugeführt werden; es empfiehlt sich der Einsatz eines Nervenstimulators.

Gefahren und Komplikationen des Aufwachtests:
— Schmerzen,
— Erinnerung,
— Luftembolie,
— Dislokation der Operationsinstrumente,
— Herausreißen von arteriellen und venösen Kanülen oder Kathetern,
— unbeabsichtigte Extubation.

Somatosensorisch evozierte Potentiale (SSEP). Der Test erfasst die sensorische Funktion im Hinterstrang des Rückenmarks; die motorischen Bahnen, versorgt von der A. spinalis posterior, werden hingegen nicht erfasst. Zu beachten ist, dass die SSEP durch Anästhetika, Hyperkapnie, Hypoxie, Blutdruckabfall und Hypothermie beeinflusst werden.

Akute Veränderungen der SSEP-Amplitude oder Latenz sind Hinweise auf eine wesentliche Kompression des Rückenmarks durch Trauma, Ischämie, Kompression oder Hämatom. Bei ihrem Auftreten sollten die Operation sofort unterbrochen und – bei kontrollierter Hypotension – auch der arterielle Blutdruck angehoben werden. Normalisieren sich die SSEP hierunter nicht, sollte der Operateur die instrumentelle Distraktion des Rückenmarks sofort aufheben. Im Zweifel kann zu diesem Zeitpunkt ein Aufwachtest durchgeführt werden.

6.4.5 Postoperative Behandlung

Patienten mit wenig eingeschränkter Lungenfunktion können postoperativ, sofern kreislaufstabil und normotherm, sofort extubiert werden. Eine neuromuskuläre Restblockade sollte aber sicher ausgeschlossen sein, besonders bei Patienten mit neuromuskulären Erkrankungen. Anhaltende Blutverluste in der postoperativen Phase sind möglich, so dass eine entsprechende Überwachung der Drainagen und der Herz-Kreislauf-Funktion erforderlich ist. Auch sollte die neurologische Funktion regelmäßig überprüft werden. Außerdem muss eine forcierte Atelektasen- und Pneumonieprophylaxe durchgeführt werden. Zu den häufigeren postoperativen Komplikationen gehört die Entwicklung eines paralytischen Ileus.

Schmerztherapie. Nach der Operation leiden die meisten Patienten an erheblichen Schmerzen, so dass der Einsatz starker Analgetika, d.h. Opioide, erforderlich ist. Die Schmerztherapie erstreckt sich meist über einen Zeitraum von 3–4 Tagen.

Patienten mit eingeschränkter Lungenfunktion. Bei Patienten mit wesentlichen präoperativen Störungen der Lungenfunktion muss in der frühen postoperativen Phase mit einer weiteren Verschlechterung gerechnet werden, so dass eine Intensivbehandlung einschließlich maschineller Beatmung erforderlich sein kann.

Literatur

Capdevila X, Pirat P, Bringuier S, Gaertner E, Singelyn F, Bernard N, Choquet O, Bouaziz H, Bonnet F. French Study Group on Continuous Peripheral Nerve Blocks. Continuous peripheral nerve blocks in hospital wards after orthopedic surgery: a multicenter prospective analysis of the quality of postoperative analgesia and complications in 1,416 patients. Anesthesiology 2005 Nov;103(5):1035–45.

Dauri M, Sidiropoulou T, Fabbi E, Mariani PP, Sabato AF. Intentional lateral epidural catheter placement for anterior cruciate ligament reconstruction. Acta Anaesthesiol Scand 2005 May;49(5):671–6.

Fukuda H, Kawamoto M, Yuge O, Fujii K. A comparison of the effects of prolonged (>10 hour) low-flow sevoflurane, high-flow sevoflurane, and low-flow isoflurane anaesthesia on hepatorenal function in orthopaedic patients. Anaesth Intensive Care 2004 Apr;32(2):210–8.

Gonano C, Leitgeb U, Sitzwohl C, Ihra G, Weinstabl C, Kettner SC. Spinal versus general anesthesia for orthopedic surgery: anesthesia drug and supply costs. Anesth Analg 2006 Feb;102(2):524–9.

Hantler C, Despotis GJ, Sinha R, Chelly JE. Guidelines and alternatives for neuraxial anesthesia and venous thromboembolism prophylaxis in major orthopedic surgery. J Arthroplasty 2004 Dec;19(8):1004–16. Review.

Imbelloni LE, Beato L. Lidocaine 2% with or without glucose 8% for spinal anesthesia for short orthopedic surgery. Can J Anaesth 2005 Oct;52(8):887–8.

Jaffer AK, Barsoum WK, Krebs V, Hurbanek JG, Morra N, Brotman DJ. Duration of anesthesia and venous thromboembolism after hip and knee arthroplasty. Mayo Clin Proc 2005 Jun;80(6):732–8.

Kreuer S, Schreiber JU, Bruhn J, Wilhelm W. Impact of patient age on propofol consumption during propofol-remifentanil anaesthesia. Eur J Anaesthesiol 2005 Feb;22(2):123–8.

Minville V, Amathieu R, Luc N, Gris C, Fourcade O, Samii K, Benhamou D. Infraclavicular brachial plexus block versus humeral approach: comparison of anesthetic time and efficacy. Anesth Analg 2005 Oct; 101(4):1198–201.

Minville V, Asehnoune K, Chassery C, N'Guyen L, Gris C, Fourcade O, Samii K, Benhamou D. Resident versus staff anesthesiologist performance: coracoid approach to infraclavicular brachial plexus blocks using a double-stimulation technique. Reg Anesth Pain Med 2005 May–Jun;30(3):233–7.

Minville V, N'Guyen L, Chassery C, Zetlaoui P, Pourrut JC, Gris C, Eychennes B, Benhamou D, Samii K. A modified coracoid approach to infraclavicular brachial plexus blocks using a double-stimulation technique in 300 patients. Anesth Analg 2005 Jan;100(1):263–5.

Rimmele T, Combourieu E, Wey PF, Boselli E, Allaouchiche B, Chassard D, Escarment J. Immediate postoperative refeeding in orthopedic surgery is safe. J Anesth 2005;19(4):323–4.

Rowlingson JC, Hanson PB. Neuraxial anesthesia and low-molecular-weight heparin prophylaxis in major orthopedic surgery in the wake of the latest American Society of Regional Anesthesia guidelines. Anesth Analg 2005 May;100(5):1482–8.

Sabeti M, Oberndorfer U, Ihra G, Nuhr G, Holzer G, Zwolak P, Kotz R. [Perioperative pain management at the department of orthopaedic surgery of the Vienna Medical School] Wien Med Wochenschr 2005 May;155(9–10):207–10.

Saricaoglu F, Celebi N, Celik M, Aypar U. The evaluation of propofol dosage for anesthesia induction in children with cerebral palsy with bispectral index (BIS) monitoring. Paediatr Anaesth 2005 Dec;15(12):1048–52.

52

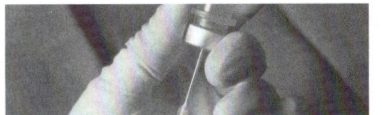

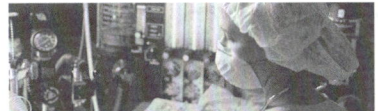

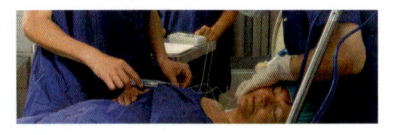

Traumatologie

Inhaltsübersicht

1 Polytrauma: Erstversorgung 1386
1.1 Notfallteam und Notfallabteilung 1386
  1.1.1 Notfallteam 1386
1.2 Notfallbehandlungsraum (Schockraum) 1386
1.3 Behandlungsphasen 1387
  1.3.1 Akut- oder Reanimationsphase 1388
1.4 Schädel-Hirn-Trauma 1392
1.5 Thoraxverletzungen 1393
  1.5.1 Spannungspneumothorax 1393
  1.5.2 Instabiler Thorax 1394
  1.5.3 Saugende Thoraxwunde 1395
  1.5.4 Lungenkontusion 1395
  1.5.5 Herztamponade 1396
  1.5.6 Penetrierende Herzverletzungen 1396
  1.5.7 Herzruptur 1397
  1.5.8 Verletzungen der großen Luftwege ... 1397
1.6 Intraabdominelle Verletzungen 1397
1.7 Zwerchfellruptur 1398
1.8 Beckenringfrakturen 1398
  1.8.1 Komplexes Beckentrauma 1398

2 Anästhesie bei akuten schweren Verletzungen 1398
2.1 Präoperative Untersuchung und Einschätzung 1399
2.2 Präoperative Laborparameter 1399
2.3 Prämedikation 1400
2.4 Transport des Patienten in den Operationssaal 1400
2.5 Maßnahmen vor der Narkoseeinleitung 1400
2.6 Perioperatives Monitoring des Patienten 1401
2.7 Einleitung und Aufrechterhaltung der Narkose 1403
  2.7.1 Narkoseeinleitung 1403
  2.7.2 Narkoseeinleitung bei hämorrhagischem Schock 1404
  2.7.3 Endotracheale Intubation 1404
  2.7.4 Aufrechterhaltung der Narkose 1404
2.8 Intraoperative Beatmung 1405
2.9 Intraoperative Flüssigkeitszufuhr 1405
2.10 Kardiovaskuläre Medikamente 1406
2.11 Intraoperative Komplikationen 1406
  2.11.1 Bislang nicht erkannte Verletzungen 1406
  2.11.2 Anhaltende Hypotension 1406
  2.11.3 Störungen der Blutgerinnung 1406
  2.11.4 Elektrolyt- und Säure-Basen-Störungen 1407
  2.11.5 Tod auf dem Operationstisch 1407
2.12 Frühe postoperative Phase 1407

3 Spezielle Anästhesie 1408
3.1 Schädel-Hirn-Trauma 1408
3.2 Hüftfrakturen 1409
  3.2.1 Pathophysiologische Veränderungen durch das Trauma 1409
  3.2.2 Zeitpunkt der Operation 1410
  3.2.3 Wahl des Anästhesieverfahrens: Allgemeinanästhesie, Spinalanästhesie oder Periduralanästhesie? 1410
  3.2.4 Postoperative Schmerzbehandlung ... 1411
3.3 Das verletzte Kind 1411
  3.3.1 Anästhesie bei leichten Verletzungen .. 1411
  3.3.2 Anästhesie bei schweren Verletzungen . 1413

4 Schwere Verbrennungen 1416
4.1 Direkte Auswirkungen von Verbrennungen ... 1416
  4.1.1 Direkte Schädigung des Respirationstrakts 1417
4.2 Systemische Auswirkungen schwerer Verbrennungen 1417
  4.2.1 Metabolisch 1417
  4.2.2 Kardiovaskulär 1418
  4.2.3 Respiratorisch 1418
4.3 Anästhesiologische Beonderheiten bei Verbrennungskrankheit 1418

5 Anästhesie im Rettungsdienst 1419
5.1 Regionalanästhesie 1419
5.2 Allgemeinanästhesie 1419
  5.2.1 Voraussetzungen 1420
  5.2.2 Wahl der Anästhetika 1420
  5.2.3 Muskelrelaxanzien 1420
  5.2.4 Praktisches Vorgehen 1420
5.3 Kurznarkosen ohne endotracheale Intubation 1421

Literatur 1421

52 Traumatologie

1 Polytrauma: Erstversorgung

Polytraumatisierte sind Patienten mit Verletzungen mehrerer Körperregionen, z.B. Schädel und Abdomen, Schädel und Thorax oder Thorax und verschiedene Extremitäten. Durch die Polytraumatisierung werden die *Vitalfunktionen*, je nach Ausmaß und Schweregrad der Verletzung, beeinträchtigt. Kombinierte Funktionsstörungen verstärken sich hierbei gegenseitig. Unzureichende Erstbehandlung kann zu schweren sekundären Organschäden oder zum Tod führen.

Die frühzeitige Erstbehandlung des Polytraumatisierten bereits am Unfallort durch speziell ausgebildete Notärzte sowie der schonende Transport in Rettungsfahrzeugen (Notarztwagen, Rettungshubschrauber) haben die Überlebenschancen wesentlich verbessert.

In der Klinik sind vor allem die **ersten 24 h** noch immer von vitaler Bedeutung für den Patienten. Gerade während dieser Phase ist die Mortalität nach wie vor sehr hoch: Innerhalb von 6 h stirbt mehr als ein Drittel der aufgenommenen Patienten, mehr als die Hälfte innerhalb von 24 h. Häufigste Todesursache in der Frühphase ist der hämorrhagische Schock.

Hauptursache der hohen Frühmortalität ist die unzulängliche Behandlung in der Initialphase.

> Die hohe Frühmortalität nach Polytrauma kann nur durch sofortige intensive Behandlung, möglichst in einer speziellen Notfallabteilung durch geschultes und erfahrenes Personal, gesenkt werden.

1.1 Notfallteam und Notfallabteilung

Das unmittelbare Überleben des Polytraumatisierten im Krankenhaus hängt ganz wesentlich von einem sorgfältig geplanten und gut koordinierten Vorgehen bei Diagnostik und Behandlung ab.

1.1.1 Notfallteam

Die Akutbehandlung erfolgt am besten durch ein sofort verfügbares Notfallteam, das
— die Technik der kardiopulmonalen Wiederbelebung beherrscht,
— mit den Schwierigkeiten der Diagnostik von Schwerverletzten vertraut ist,
— die richtigen Prioritäten der Notfallbehandlung festlegt.

Teamleiter. Jedes Notfallteam benötigt einen Leiter oder *Koordinator*, der die Maßnahmen zur Wiederherstellung und Sicherung der Vitalfunktionen lenkt, Spezialisten verschiedener Disziplinen zu Hilfe ruft und die Prioritäten von Diagnostik und Behandlung im Einvernehmen mit den Konsiliarien koordiniert. In den meisten Krankenhäusern ist der Teamleiter ein Allgemeinchirurg.

Rolle des Anästhesisten. Der Anästhesist spielt bei der Initialbehandlung des Polytraumatisierten eine Schlüsselrolle: Er leitet die Wiederbelebungsmaßnahmen und behandelt kardiovaskuläre und respiratorische Störungen.

Die sofortige Beteiligung des Anästhesisten an der Initialbehandlung ist auch für die sich häufig anschließenden Operationen beim Polytraumatisierten wichtig. Denn nicht selten manifestieren sich bisher unerkannt gebliebene Verletzungen während der Operation, oder aber sie werden durch die Narkose in gefährlicher Weise maskiert.

Anzahl der Teammitglieder. Das Notfallteam sollte im Allgemeinen aus nicht mehr als fünf Mitgliedern bestehen, um ein organisatorisches Chaos zu vermeiden. Auch muss verhindert werden, dass Konsiliarien die Aufmerksamkeit des Teams auf untergeordnete Probleme ihres Fachgebiets lenken und hierdurch lebensbedrohliche Verletzungen übersehen werden (▶ Tab. 52-1).

1.2 Notfallbehandlungsraum (Schockraum)

Notfallbereitschaft ist die grundlegende Voraussetzung für eine wirkungsvolle Behandlung des Notfallpatienten. Bereitschaft ist nicht nur für angekündigte Patienten, sondern auch für solche, die überraschend eingeliefert werden, erforderlich.

Die Erstbehandlung erfolgt am besten in einem speziell ausgerüsteten **Notfallbehandlungsraum (Schockraum)**, in dem entweder selbst operiert werden kann oder der in unmittelbarer Nähe der

Tab. 52-1 Primärteam für die Polytraumaversorgung im Schockraum

Fachrichtung	Anzahl Personal
Chirurgen	2
Anästhesisten	2
Anästhesiepflegepersonal	2
chirurgisches Pflegepersonal	2
Röntgen-MTA	1
gesamt	9

1 Polytrauma: Erstversorgung

Tab. 52-2 Anästhesiologische Ausstattung des Schockraums

— Intubationsbesteck einschließlich Zubehör
— Beatmungsgeräte, stationär und für Transport
— Überwachungsgeräte einschließlich invasiver Druckmessungen
— Absauggeräte
— Defibrillator
— Notfallmedikamente
— Infusionslösungen und -geräte
— Schnelltransfusionsgeräte
— Venen- und Arterienkanülen
— Venenkatheter (auch Shaldon)
— Fiberbronchoskop
— Urinkatheter
— Temperiersysteme für Patienten, Blutkonserven und Infusionen

Notfalloperationssäle und einer Notfallröntgendiagnostik liegt. In diesem Raum müssen sämtliche Ausrüstungsgegenstände, Medikamente, Monitore, Respiratoren usw. gebrauchsfertig aufgestellt und regelmäßig auf Funktionsfähigkeit und Vollständigkeit überprüft werden (▶ Tab. 52-2).

In ▶ Tabelle 52-3 sind die Prinzipien der Initialbehandlung des polytraumatisierten Patienten zusammengestellt.

1.3 Behandlungsphasen

Bei der klinischen Behandlung des polytraumatisierten Patienten werden folgende Phasen unterschieden:
— Akut- oder Reanimationsphase: 1.–3. Stunde,
— Primärphase: 3.–72. Stunde,
— Sekundärphase: 3.–10. Tag,
— Tertiärphase: nach dem 10. Tag bis zu Wochen und Monaten.

Tab. 52-3 Prinzipien der Initialbehandlung des Polytraumatisierten

— Atemwege frei machen, pulmonalen Gasaustausch sichern
— venöse Zugänge anlegen
— zirkulierendes Blutvolumen wiederherstellen
— rasch die schwerste Verletzung einschätzen
— entkleideten Patienten vollständig untersuchen
— Frakturen ruhig stellen
— Kopf, Rücken und Extremitäten nicht unnötig bewegen
— richtigen Konsiliar rufen
— Notfalldiagnostik durchführen
— Prioritäten der Behandlung festlegen

Triage. Während der Frühbehandlungsphase dient die Gesamteinschätzung vor allem dazu, sich rasch einen Überblick über das Ausmaß der vitalen Bedrohung zu verschaffen. In dieser Phase ist es noch nicht erforderlich, detailliert alle Diagnosen zu stellen.

Nach dem Prinzip der Triage (frz. sortieren) werden folgende Fragen beantwortet:
— Sind Herz-Kreislauf- und Atemfunktion instabil oder gefährdet?
— Liegt eine lebensbedrohliche Verletzung vor, die **sofort** behandelt werden muss?
— Ist das Rückenmark beteiligt oder gefährdet?

Aufgrund der erhobenen Befunde kann der Patient in folgender Weise kategorisiert werden:
— **Instabil:** Atmung und/oder Herz-Kreislauf-Funktion sind erheblich beeinträchtigt.
— **Potentiell instabil:** Atmung und/oder Herz-Kreislauf-Funktion sind mäßig beeinträchtigt.
— **Stabil:** Atmung und/oder Herz-Kreislauf-Funktion sind relativ normal.

Die weitere Behandlung erfolgt am besten nach einem *vorausgeplanten* Ablauf. Hierbei müssen die einzelnen Teammitglieder flexibel und mit Verständnis für die jeweiligen Probleme zusammenarbeiten, damit verschiedene Behandlungsverfahren, wenn erforderlich, **zu gleicher Zeit** durchgeführt werden können. Kompetenzstreitigkeiten schaden dem Patienten. In ▶ Tabelle 52-4 ist ein Behandlungsschema für Traumapatienten zusammenge-

Tab. 52-4 Behandlungsphasen beim Polytraumatisierten (mod. nach Gill und Long, 1979)

1. Phase:	Soforteinschätzung des gesamten Patienten
2. Phase:	Zugang zu lebenswichtigen Organsystemen — intravenöse Zugänge — endotracheale Intubation
3. Phase:	Sicherung der Vitalfunktionen — Blutungen stillen — intravasales Volumen normalisieren, Erythrozyten ersetzen — Herz-Kreislauf-Funktion stützen — pulmonalen Gasaustausch aufrechterhalten
4. Phase:	Prioritäten der Diagnostik festlegen höchste Priorität: Bauchtrauma, Thoraxtrauma, Schädel-Hirn-Trauma — Sonographie — Notfall-Röntgen — Computertomogramm
5. Phase:	Prioritäten der weiteren Behandlung festlegen

52 Traumatologie

stellt, das im Maryland Institute for Emergency Medicine angewandt wird.

1.3.1 Akut- oder Reanimationsphase

In der Akutphase kommt es zunächst darauf an, eine akute Bedrohung des Lebens zu erkennen und durch entsprechende Maßnahmen abzuwenden. Auch hier werden verschiedene Phasen unterschieden:

— ALPHA: lebensrettende Sofortmaßnahmen der 1. Minute,
— BRAVO: dringliche Sofortmaßnahmen der ersten 5 Minuten,
— CHARLIE: dringliche und obligate Maßnahmen der ersten 30 Minuten,
— DELTA: Vervollständigung der Diagnostik und Therapie.

Phasen ALPHA und BRAVO

Sofort nach Aufnahme des Patienten in den Schockraum beginnt die Reanimationsphase. In der **Phase ALPHA,** auch als Phase des „ersten Blicks" bezeichnet, werden die Vitalparameter Atmung, Herz-Kreislauf-Funktion und ZNS eingeschätzt und die erforderlichen Reanimationsmaßnahmen eingeleitet. Angaben über den Unfallmechanismus und das Verletzungsmuster können hierbei hilfreich sein.

In der **Phase BRAVO** werden die Atem- und Herzkreislauf-Funktion gesichert oder wiederhergestellt und, wenn noch nicht geschehen, die erforderlichen Überwachungsgeräte angeschlossen, Venenzugänge gelegt und eine erste körperliche Untersuchung durchgeführt.

Grundsätzlich gilt:

! In den ersten Minuten nach Aufnahme des Patienten in den Schockraum haben die Wiederbelebungsmaßnahmen immer absolute Priorität vor allen anderen Maßnahmen.

Beim Vorgehen in den Phasen ALPHA und BRAVO (▶ Abb. 52-1) sollten folgende **praktischen Grundsätze** beachtet werden:

- ▼ Patienten vollständig entkleiden und hierbei von den Begleitpersonen oder, wenn möglich, vom Verletzten selbst Ursache und Mechanismus des Unfalls sowie die frühere Anamnese erfragen.
- ▼ Patienten rasch von Kopf bis Fuß untersuchen und die wichtigsten Verletzungen feststellen. Anschließend nach den Zeichen weiterer, weniger offenkundiger Verletzungen suchen.

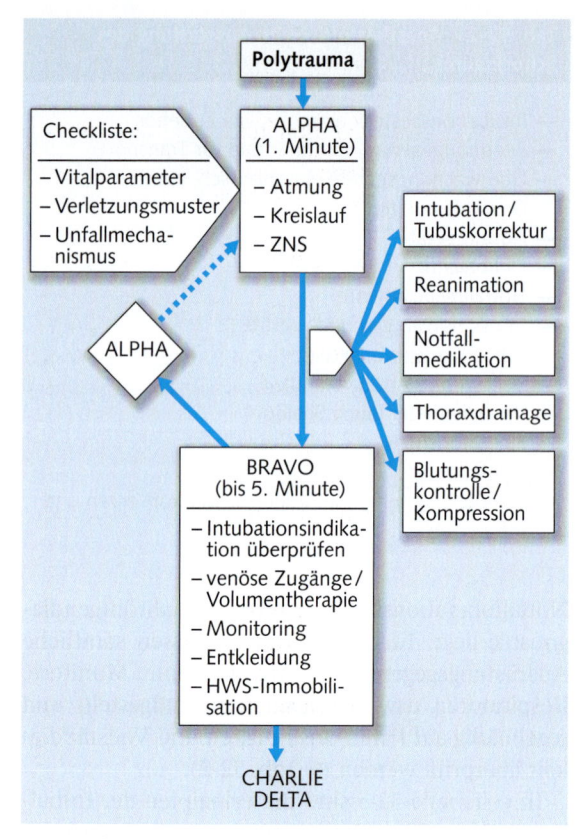

Abb. 52-1 Algorithmus der Phasen ALPHA und BRAVO. Lebensrettende Sofortmaßnahmen der 1. Minute und dringliche Sofortmaßnahmen der ersten 5 Minuten.

- ▼ Die eigene Aufmerksamkeit nicht durch eindrucksvoll sichtbare, aber nicht lebensbedrohliche Verletzungen (z. B. im Gesicht) von schweren, akut lebensbedrohlichen Traumen (z. B. Milz- oder Leberruptur) ablenken lassen.
- ▼ Mögliche Verletzungen in einem prioritätenorientierten Vorgehen erwägen. Immer zuerst nach den schwersten Verletzungen suchen.
- ▼ Nicht glauben, dass der Patient sich präoperativ in gutem Gesundheitszustand befunden hat. Dieser Grundsatz gilt besonders für *ältere Patienten.*
- ▼ Das eigene Urteilsvermögen nicht durch Alkoholgeruch des Patienten trüben lassen: Bei zahlreichen alkoholisierten Patienten besteht ein schweres **Schädel-Hirn-Trauma!**

Anfänglich kann die **Funktion der Vitalorgane** klinisch wie folgt untersucht werden:

1. Atmung
— Atmet der Patient oder besteht ein Atemstillstand?

- Wie hoch ist die Atemfrequenz?
- Ist der Atemrhythmus auffällig verändert?
- Sind die oberen Luftwege durch die zurücksinkende Zunge oder Blut und Erbrochenes bzw. Fremdkörper verlegt?
- Lässt sich die Lage der Trachea palpatorisch bestimmen?
- Bewegen sich die beiden Thoraxhälften gleichsinnig?
- Liegt eine zentrale oder periphere Zyanose vor?
- Bestehen äußere Hinweise auf Verletzungen des Thorax, z.B. Prellmarken, subkutanes Emphysem?

2. Herz-Kreislauf-Funktion
- Sind Pulse tastbar oder liegt Pulslosigkeit bzw. ein Herzstillstand vor?
- Sind die Pulse schwach tastbar? Bestehen Hinweise auf Schock oder Herztamponade?
- Ist der Puls auffallend kräftig (z.B. durch Hyperkapnie)?
- Nimmt der Femoralarterienpuls ab? (Intermittierende Tamponade? Aortenruptur?)
- Wie hoch ist der arterielle Blutdruck? Wie verändern sich die Werte im weiteren Verlauf?
- Wie hoch ist die Herzfrequenz? In welcher Richtung verändert sie sich im weiteren Verlauf?
- Wie ist die Durchblutung von Handinnenfläche und Axilla?
- Wie sieht die Farbe von Haut, Schleimhäuten, Nagelbett und Lippen aus?
- Welche Temperatur besteht rektal und axillär?

3. Zentrales Nervensystem
Überprüft werden zunächst die Bewusstseinslage sowie Pupillengröße und -reaktion.

Nach dieser Kurzeinschätzung, die zum **Minutenprogramm** gehört, wird der Patient erneut kategorisiert:
- **Instabil.** Die Atmung ist insuffizient; es droht oder besteht ein Schockzustand, der Patient ist bewusstlos, evtl. sind zusätzliche neurologische Störungen vorhanden.
- **Potentiell instabil.** Puls und Blutdruck sind unauffällig. Der Patient ist *blass und still* oder *erregt und verwirrt*. Die Atmung scheint ausreichend zu sein. Es liegt ein **kompensierter Schockzustand** vor, der häufig nicht richtig erkannt wird. Das Stadium der Kompensation kann rasch in eine Dekompensation mit Blutdruckabfall und Bewusstseinsverlust oder gar Tod des Patienten umschlagen.
- **Vollständig stabil.** Atmung und Herz-Kreislauf-Funktion sind ausreichend, der Patient ist bei Bewusstsein.

Bei der erneuten Kategorisierung sollten noch folgende **Leitsätze** beachtet werden:
- **Bewusstlosigkeit** ist das Zeichen einer Hirnverletzung – bis zum Beweis des Gegenteils.
- **Im Schockzustand** kann das wirkliche Ausmaß eines Schädel-Hirn-Traumas nicht richtig eingeschätzt werden.
- **Blutdruckabfall** ist selten allein durch eine intrakranielle Blutung bedingt. Es muss immer nach einer anderen Blutungsquelle gesucht werden.
- **Ein schimpfender oder schreiender Patient** hat ausreichend geschützte Luftwege. Bei ihm kann zuerst die Herz-Kreislauf-Funktion untersucht werden.
- **Blutdruckabfall, Tachykardie und Blässe** sind Hinweise auf eine Blutung in Thorax, Abdomen und/oder Retroperitoneum, wenn keine äußeren Verletzungen erkennbar sind.
- **Abnorme Thoraxbewegungen oder Krepitieren über dem Thorax** sind Hinweise auf ein Thoraxtrauma. Meist muss sofort eine Thoraxdrainage angelegt werden.
- **Ein straff gespanntes Abdomen** in den ersten Stunden nach dem Trauma ist das Zeichen einer massiven intraperitonealen Blutung.

Zu den wichtigsten Maßnahmen der Erstbehandlung von Polytraumatisierten gehören das Einführen venöser Zugänge und die endotracheale Intubation. Wünschenswert ist außerdem die frühzeitige Kanülierung einer Arterie.

Venöse Zugänge. Der erste venöse Zugang muss so schnell wie möglich angelegt werden, bevorzugt als weitlumiger peripherer Venenzugang. Ein zentraler Venenkatheter sollte beim Polytraumatisierten nur vom Geübten eingeführt werden, um unnötige Zeitverluste und Komplikationen zu vermeiden. Für die Punktion eignen sich besonders die *V. subclavia*, außerdem die *V. jugularis*, wenn möglich mit einem kurzen Shaldon-Katheter. Der zentrale Venenkatheter dient folgenden Zwecken:
- Entnahme von Blut für Laboruntersuchungen,
- Messung des zentralen Venendrucks,
- rasche Volumenzufuhr,
- Injektion von Medikamenten und Infusion von kardiovaskulären Substanzen.

Parallel zum Einführen des Katheters können von den anderen Teammitgliedern weitere *kurze und weitlumige* Venenkanülen (z.B. 12–14 G) für den **raschen Volumenersatz** angelegt werden. Hierbei gilt:

! Für die Notfallbehandlung des Polytraumatisierten mit massiven Blutverlusten sollten mindestens 4 sicher laufende Venenkanülen eingeführt werden.

Arterielle Kanülierung. Die Kanülierung einer Arterie gehört wegen des möglichen Zeitverlusts zwar nicht zu den obligatorischen Initialmaßnahmen, sollte aber dennoch so früh wie möglich erfolgen, damit Blut für **arterielle Blutgasanalysen** entnommen und außerdem der *arterielle Blutdruck kontinuierlich* überwacht werden kann. Zudem kann in späteren Stadien der kardiovaskulären Dekompensation die Arterie evtl. nicht mehr perkutan punktiert werden, so dass eine zeitraubende Freilegung erforderlich ist. Bevorzugte Kanülierungsstellen: A. radialis, A. femoralis.

Laborwerte. Unmittelbar nach Anlegen eines zentralen Venenkatheters wird Blut für Laboruntersuchungen entnommen. Die Laborwerte müssen ebenfalls prioritätenorientiert untersucht werden. Parameter hoher Priorität sind in ▶ Tabelle 52-5 zusammengestellt.

Parallel zu Venenkanülierung und Blutentnahme sollten andere Teammitglieder rasch folgende Maßnahmen durchführen:

— EKG-Monitor anschließen,
— Herzfrequenz bestimmen,
— Blutdruckmanschette anlegen und Blutdruck messen,
— Pulsoxymeter anschließen,
— Blasenkatheter legen,
— Temperatursonde einführen,
— Magensonde legen.

Endotracheale Intubation. Beim Polytraumatisierten muss immer mit respiratorischen Störungen gerechnet werden. Darum wird die **Indikation** zur endotrachealen Intubation und kontrollierten Beatmung bereits in der Frühphase großzügig gestellt.

Vom Anfänger wird die Indikation zur endotrachealen Intubation häufig nicht richtig eingeschätzt. Insbesondere lässt er sich durch den ansprechbaren Patienten im (noch) kompensierten Schock leicht dazu verleiten, den Atemwegen und der Atemfunktion geringere Aufmerksamkeit zu schenken.

Die Intubation ist dringend indiziert bei Patienten mit folgenden Störungen bzw. Verletzungen:
— Schweres Schädel-Hirn-Trauma, Bewusstlosigkeit,
— hypovolämischer Schock,
— schweres Thoraxtrauma,
— schwere Gesichts- und Halsverletzungen.

Wird der Polytraumatisierte zunächst nicht intubiert, sollte auf jeden Fall angefeuchteter Sauerstoff über eine Gesichtsmaske zugeführt werden. Oropharyngeale Tuben sind beim Polytraumatisierten nicht indiziert.

Der bereits intubierte Patient. Zahlreiche Schwerverletzte wurden bereits am Unfallort endotracheal intubiert und entsprechend mit einem Tubus in situ eingeliefert. Bei diesen Patienten hat die Überprüfung der korrekten Tubuslage höchste Priorität, da die Häufigkeit von Fehllagen (Ösophagus oder endobronchial) mit ca. 8–10% sehr hoch ist und einige Patienten nur deswegen den Transport überlebt haben, weil ihre Spontanatmung erhalten geblieben ist. Zu den wichtigsten Ursachen der Fehlintubation am Unfallort gehören:
— Unerfahrener Notarzt,
— schwierige Umgebungsbedingungen,
— Verletzungen der oberen Atemwege,
— Abwehrbewegungen des Patienten.

> Bei bereits vom Notarzt intubierten Patienten hat die Überprüfung der Tubuslage im Schockraum höchste Priorität.

Durch Auskultation allein kann beim Traumapatienten die korrekte Tubuslage häufig nicht ausreichend beurteilt werden. Ein sicheres Verfahren ist hingegen die **Kapnometrie**; sie sollte daher umgehend erfolgen. Lässt sich durch Auskultation eine endobronchiale Intubation nicht sicher ausschließen, kann die Tubuslage auch fiberendoskopisch kontrolliert werden. Steht ein Fiberbronchoskop nicht zur Verfügung, sollte ein Röntgenbild des Thorax angefertigt werden.

Volumenersatz. Massive Blutverluste sind meist typisch für den polytraumatisierten Patienten, so dass gewöhnlich die Zufuhr von Blutkomponenten erforderlich ist. Die akuten Blutverluste sind häufig schwierig einzuschätzen, besonders bei nicht nach außen tretenden Blutungen wie z.B. ausgedehnten retroperitonealen Hämatomen. Die Akuttherapie muss sich daher nach dem gesamten klinischen Bild

Tab. 52-5 Laborwerte hoher Priorität beim Polytrauma

- Blutgruppe und Kreuzprobe
- Hämoglobin, Hämatokrit und Leukozytenzahl
- Gerinnungsstatus: Thrombozytenzahl, Fibrinogen, Thrombinzeit, partielle Thrombinzeit, Quick-Test
- Elektrolyte: Na^+, K^+, Ca^{++}, Cl^-
- Gesamteiweiß
- Harnstoff und Kreatinin
- Blutzucker
- arterielle Blutgasanalyse und Säure-Basen-Parameter

richten. Des Weiteren muss beachtet werden, dass beim Polytraumatisierten innerhalb der ersten 24–48 h erhebliche Flüssigkeitsverluste durch Exsudation in das traumatisierte Gewebe auftreten. Die Gesamtflüssigkeitsverluste sind proportional zur Größe des traumatisierten Gewebes. Tritt ein Schockzustand mehr als 48 h nach dem Trauma auf, liegt meist eine Sepsis, unzureichende Infusionstherapie oder Nachblutung zugrunde.

Sicherung des pulmonalen Gasaustausches. Die Atemfunktion kann beim Polytraumatisierten initial durch eine Vielzahl von Faktoren gestört werden (▶ Tab. 52-6). Bei der endotrachealen Intubation des Schwerverletzten müssen folgende Besonderheiten berücksichtigt werden:
— Halswirbelsäulenverletzungen: Häufigkeit ca. 1,5–3%; davon sind 50–70% Motorradfahrer;
— Möglichkeit der schwierigen Intubation, besonders bei Verletzungen der oberen Atemwege;
— Gefahr der pulmonalen Aspiration bei vollem Magen.

Daneben droht in der nachfolgenden Phase vor allem ein **akutes Lungenversagen (ARDS)**. Darum wird bei diesen Patienten die Indikation zur frühzeitigen kontrollierten Beatmung mit PEEP großzügig gestellt. Hiermit sollte bereits im Notfallbehandlungsraum, kurz nach der Aufnahme des Patienten, begonnen werden. Die Primäreinstellung des Respirators kann in folgender Weise durchgeführt werden:

Primäreinstellung des Respirators beim Polytraumatisierten:
— Atemzugvolumen, V_T, ca. 8–10 ml/kg
— Atemfrequenz, f, 8–12/min
— Flow so niedrig wie möglich, ca. 30 l/min,
— inspiratorische O_2-Konzentration 100%, dann anhand der Blutgaswerte korrigieren
— PEEP + 5 cmH_2O

Frühzeitige und regelmäßige Kontrollen der arteriellen Blutgase nach der Grundeinstellung des Respirators und nach Änderungen des Beatmungsmusters sind unbedingt erforderlich, da der pulmonale Gasaustausch sich während der Erstbehandlung rasch verschlechtern kann.

Analgesie und Sedierung. Die meisten Polytraumatisierten leiden unter beträchtlichen Schmerzen und sind häufig ängstlich und aufgeregt. Akute Schmerzen führen gewöhnlich reflektorisch zu vegetativen Sofortreaktionen, die das physiologische Gleichgewicht aufrechterhalten sollen. Hierzu gehören:

Tab. 52-6 Wichtigste Ursachen von Störungen der Atemfunktion beim Traumapatienten

— pulmonale Aspiration
— Verlegung der Atemwege durch Fremdkörper
— Obstruktion des Larynxeingangs durch Weichteile, z. B. Zunge
— Thoraxtrauma: Lungenkontusion, Pneumothorax, Hämatothorax, Hämopneumothorax, Rippenserienfraktur, Bronchusruptur
— Mediastinalemphysem
— Verletzungen des Kehlkopfs
— Zerreißung der Trachea
— Lungenödem
— ARDS
— sekundäre Hypoventilation, z. B. durch Medikamente
— Inhalationstrauma
— Herzverletzungen
— vorbestehende Erkrankungen

— Kontraktionen oder Spasmen der Skelettmuskulatur,
— gesteigerte Aktivität von Drüsen und Vasomotoren,
— Veränderungen von Atmung und Herz-Kreislauf-Funktion sowie endokriner und viszeraler Funktionen.

Zahlreiche Patienten reagieren auf den Schmerz mit Angst und Furcht sowie typischen Schmerzäußerungen. Angst mindert zusätzlich die Schmerztoleranz.

Schmerzbehandlung und Sedierung sind nicht nur aus Humanität erforderlich, sondern auch, um vegetative Begleitreaktionen, die zusätzlich die Vitalfunktionen gefährden könnten, zu beseitigen.

Für die Schmerzbehandlung werden **Opioide** eingesetzt, für die Sedierung **Sedativ-Hypnotika,** vor allem **Benzodiazepine.** Bei der Zufuhr dieser Substanzen muss beachtet werden, dass hierdurch die Atem- (beim nicht beatmeten Patienten) und Herz-Kreislauf-Funktion des schwerverletzten Patienten erheblich beeinträchtigt werden können.

Praktisch sollten folgende Leitsätze beachtet werden:
— Alle Substanzen werden unter klinischen Bedingungen **intravenös** zugeführt, um eine sichere Wirkung und raschen Wirkungseintritt zu erreichen.
— Begonnen wird mit **niedrigen Dosen,** um unerwünschte kardiovaskuläre Reaktionen zu vermeiden. Repetitionsdosen nach Wirkung dosieren! Es gilt: je kränker und je älter der Patient, desto geringer die erforderliche Dosis. Bei Volu-

- menmangel oder Schock, Elektrolyt- und Säure-Basen-Störungen oder Unterkühlung können bereits geringe Dosen von Analgetika und/oder Sedativ-Hypnotika starke kardiovaskuläre Reaktionen auslösen.
- Vollständige Schmerzfreiheit kann meist nur durch eine Allgemeinanästhesie erreicht werden, bevorzugt durch eine balancierte Anästhesie mit einem **Opioid** wie Fentanyl als Analgetikum.

Phasen CHARLIE und DELTA

Innerhalb der **Phase CHARLIE,** den ersten 30 min, müssen lebens-, organ- und gliedmaßenbedrohende Verletzungen diagnostiziert werden. Diese Phase beginnt häufig schon parallel mit den Initialmaßnahmen und umfasst bei stabilem Zustand die Diagnostik und Behandlung von Verletzungen nach einem Prioritätensystem (▶ Tab. 52-7), bei Instabilität die sofortige operative Intervention. Um keine unnötige Zeit zu verlieren, sollte die Untersuchung systematisch erfolgen:

- **Kopf:** Pupillenreaktion? Blutungen aus Ohr und Mund?
- **Halswirbelsäule:** instabil?
- **Thorax:** instabil? Hautemphysem?
- **Abdomen:** Nimmt der Umfang zu? Abwehrspannung?
- **Becken:** instabil?
- **Wirbelsäule:** instabil? Neurostatus;
- **Extremitäten:** Frakturen, Luxationen, Durchblutung, Neurostatus.

In ▶ Tabelle 52-8 sind die apparativen diagnostischen Basismaßnahmen in dieser Phase zusammengestellt.

Phase DELTA. In dieser Phase wird die Diagnostik vervollständigt, um die zweite Operationsphase, die eigentlichen Primäreingriffe, vorzubereiten. Zu dieser Phase gehören meist auch das CT des Schädels, evtl. auch des Thorax und Abdomens, sowie weitere Untersuchungen wie Angiographie, Bronchoskopie usw.

Parallel zu den Initialmaßnahmen führen die anderen Teammitglieder die genaue Diagnostik der Mehrfachverletzungen durch, sofern der Zustand des Patienten ausreichend stabilisiert worden ist. Hierbei werden die Verletzungen in einem prioritätenorientierten Vorgehen aufgrund des Schweregrads erwogen, und es gilt:

! Lebensbedrohliche Verletzungen müssen immer zuerst erkannt und behandelt werden.

Die festgestellten Verletzungen werden nach einem System der Prioritäten eingeordnet und entsprechend behandelt (siehe Tab. 52-8).

1.4 Schädel-Hirn-Trauma

Bei bewusstlosen Polytraumatisierten muss immer an ein Schädel-Hirn-Trauma gedacht werden; *extrakranielle* Ursachen für die Bewusstlosigkeit müssen jedoch ebenfalls berücksichtigt werden. **Alkohol** darf zunächst niemals als alleiniger Grund für die Bewusstseinstrübung oder ein Koma angesehen

Tab. 52-7 Prioritätensystem beim Traumapatienten (mod. nach Schwartz et al., 1992)

Basisprioritäten
- Leben
- Gliedmaßen
- Funktion
- Aussehen

höchste Priorität
- Atmung
- Herz-Kreislauf-Funktion
- schwerste Blutungen

sehr hohe Priorität
- Schock
- intraabdominale Blutung
- retroperitoneale Blutung

hohe Priorität
- Schädel-Hirn-Trauma
- Verletzungen des Rückenmarks
- Verbrennungen

niedrige Priorität
- unterer Urogenitaltrakt
- periphere Nerven, Muskeln
- Weichteile (wenn Blutungen unter Kontrolle)
- Frakturen (wenn geschient)

Tab. 52-8 Apparative Basisdiagnostik beim Polytrauma

- Sonographie des Abdomens
- Röntgenuntersuchungen
  - Thorax: Übersicht a.p.
  - Becken. Übersicht a.p.
  - HWS: seitlich, a.p.
  - BWS in 2 Ebenen
  - LWS in 2 Ebenen
  - Schädel in 2 Ebenen

werden. Bei Hinweisen auf ein Schädel-Hirn-Trauma werden umgehend der Schädel geröntgt und ein CT durchgeführt. Einzelheiten der Diagnostik und Erstbehandlung siehe Kapitel 41.

1.5 Thoraxverletzungen

Thoraxverletzungen sind häufig **Kombinationsverletzungen,** z. B. Rippenserienfraktur mit Thoraxwandinstabilität und Pneumothorax sowie Hämatothorax. Der *Schweregrad* einer Thoraxverletzung kann nur selten durch das äußere Erscheinungsbild allein richtig eingeschätzt werden. Die **Initialbehandlung** ist darauf ausgerichtet, eine ausreichende Atem- und Herz-Kreislauf-Funktion wiederherzustellen.

Symptome. Die häufigsten Symptome von Thoraxverletzungen sind **Schmerzen und Kurzatmigkeit.** Der Schmerz wird häufig genau umschrieben angegeben und stimmt meist mit der verletzten Stelle überein. Nicht selten wird er jedoch auch in Abdomen, Nacken, Schulter oder Armen empfunden. **Dyspnoe und Tachypnoe** weisen zwar auf eine Verletzung der Lunge oder Thoraxwand hin, sind jedoch unspezifisch und können auch bei Angst und relativ leichten Thoraxverletzungen auftreten.

Körperliche Untersuchung. Die körperliche Untersuchung umfasst die Inspektion, Palpation, Perkussion und Auskultation des Thorax. Sie liefert häufig wertvolle Hinweise auf die Art der Verletzung.

Inspektion. Hierbei sollte auf Folgendes geachtet werden:
— Prellmarken am Thorax,
— paradoxe Thoraxbewegungen,
— saugende Thoraxwunde,
— nachschleppende Thoraxbewegungen,
— äußere Blutungen,
— gestaute Halsvenen (Herztamponade? Herzinsuffizienz?),
— zyanotisches und geschwollenes Gesicht/Hals (Mediastinalkompression?),
— kahnförmig vorgewölbtes Abdomen (Zwerchfellruptur?).

Palpation:
— Verlauf der Trachea in der Mittellinie?
— Subkutanes Knistern bzw. Schneeballknirschen bei subkutanem Emphysem.
— Partielle Beweglichkeit des Sternums oder Schwellung über dem Sternum (Sternumfraktur?).
— Abnormes Thoraxfragment beim Husten tastbar?

Perkussion. Sie dient vor allem zur Differenzierung zwischen Pneumothorax und Hämatothorax:
— Klopfschall auf einer Seite gedämpft? (Hämatothorax?)
— Klopfschall auf einer Seite hypersonor? (Pneumothorax?)
— Ausladende Herzdämpfung? (Hämoperikard?)

Auskultation. Der Thorax sollte sorgfältig vorn, seitlich und hinten jeweils an der Basis und an der Spitze auskultiert werden.
— Sind die Atemgeräusche beiderseits gleich?
— Ist das Atemgeräusch auf einer Seite abgeschwächt? (Hämatothorax? Pneumothorax?)
— Sind Darmgeräusche im Thorax zu hören? (Zwerchfellruptur?)

Röntgenbild des Thorax. Sofort nach der Aufnahme in die Notfallabteilung muss der Thorax des polytraumatisierten Patienten geröntgt werden. Spätestens nach 4–8 h sollte eine Kontrollaufnahme erfolgen.

Behandlung. Die meisten Thoraxverletzungen werden *konservativ* behandelt. Häufig genügen das Anlegen einer Thoraxdrainage mit Anschluss an einen Sog und der Ersatz von laufenden Blutverlusten. Nur selten ist eine Notthorakotomie erforderlich, z. B. bei massiven Blutverlusten.

Spezielle Thoraxverletzungen. Nicht alle Thoraxverletzungen sind von höchster Priorität bei der Behandlung. **Akut lebensbedrohlich** sind Thoraxverletzungen vor allem dann, wenn sie
— die Atmung schwer beeinträchtigen,
— mit massiven Blutverlusten einhergehen,
— eine Herztamponade hervorrufen,
— zur Ruptur der thorakalen Aorta geführt haben.
Die wichtigsten lebensbedrohlichen Thoraxverletzungen, die sofort diagnostiziert und behandelt werden müssen, sind in ▶ Tabelle 52-9 zusammengestellt.

1.5.1 Spannungspneumothorax

Hierbei handelt es sich um eine Ansammlung von Luft im Pleuraraum mit Anstieg des intrapleuralen Drucks, durch den die gleichseitige Lunge kollabiert und das Mediastinum zur Gegenseite verschoben wird.

Pathophysiologie. Ein Spannungspneumothorax tritt auf, wenn die verletzte Stelle wie ein „Einwegventil" wirkt und keine Verbindung zur Atmosphäre besteht: Während der Inspiration sammelt sich

Tab. 52-9 Akut lebensbedrohliche Thoraxverletzungen

— Spannungspneumothorax
— schwere Thoraxwandinstabilität
— saugende Thoraxwunde
— schwere Lungenkontusion
— traumatische Aortenruptur
— Herztamponade
— penetrierende Herzverletzungen
— penetrierende Aortenverletzungen

die Luft im Pleuraraum an und kann während der Exspiration nicht mehr entweichen. Durch die Lungenkompression und die Verschiebung des Herzens und der großen Gefäße entstehen lebensbedrohliche kardiopulmonale Funktionsstörungen.

Sofortdiagnose. Die Diagnose kann sofort und ohne Röntgenbild gestellt werden:
— Starke Ausdehnung der betroffenen Thoraxhälfte,
— Nachschleppen der Thoraxhälfte während der Atmung,
— hypersonorer Klopfschall,
— fehlendes Atemgeräusch,
— Luftnot, Tachypnoe, Zyanose,
— rasches Herz-Kreislauf-Versagen,
— Röntgenbild: Pneumothorax mit Verschiebung des Mediastinums zur Gegenseite.

Sofortbehandlung. Ein Spannungspneumothorax muss sofort entlastet werden:
— Thoraxdrainage;
— steht keine Drainage zur Verfügung: dicke Punktionskanüle (z. B. 12 G) zur sofortigen Entlastung in den 4. Interkostalraum medioklavikulär einführen.
Praktisch muss beachtet werden:

> Überdruckbeatmung verstärkt den Spannungspneumothorax und kann innerhalb kurzer Zeit zum Tod des Patienten führen. Darum muss vor Beginn der Beatmung der Pneumothorax entlastet werden.

1.5.2 Instabiler Thorax

Die Thoraxwandinstabilität entsteht bei Rippenserienfrakturen, wenn mehr als zwei Rippen jeweils an mindestens zwei Stellen gebrochen sind. Die funktionellen Auswirkungen hängen vor allem von der *Größe des betroffenen Segments* ab.

Pathophysiologie. Die Instabilität führt zur **paradoxen Atmung:** Während der Inspiration wird das instabile Segment *einwärts* gezogen, während der Exspiration bewegt es sich *auswärts*. Bei einigen Patienten ist der pulmonale Gasaustausch zunächst ungestört, während sich bei anderen sehr rasch eine lebensbedrohliche Atemnot bzw. respiratorische Insuffizienz entwickelt. Der **Schweregrad** der Störung hängt hierbei vor allem von folgenden Faktoren ab:
— Größe des instabilen Segments,
— Ausmaß der begleitenden Lungenverletzung.

Arten von Instabilität. Schematisch können drei Typen von instabilem Thorax unterschieden werden: seitlicher, vorderer und hinterer Typ.

Am häufigsten ist der **seitliche Typ,** bei dem mindestens zwei *benachbarte* Rippen in der anterolateralen oder posterolateralen Thoraxregion gebrochen sind.

Beim **vorderen Typ** sind die Rippen beiderseits parasternal an der knöchernen-knorpeligen Verbindung gebrochen.

Beim **hinteren Typ** sind die Rippen beiderseits paravertebral betroffen.

Der instabile Thorax ist die typische „Steuerradverletzung" des nicht angeschnallten Autofahrers. Folgendes sollte beachtet werden:

> Gewöhnlich führt nur eine starke Gewalteinwirkung zum instabilen Thorax. Darum muss immer auch an schwere intrathorakale und extrathorakale Begleitverletzungen gedacht werden.

Vorgehen bei der Diagnostik. Die Diagnose „instabiler Thorax" ist meist leicht zu stellen. Während das **Röntgenbild** dazu dient, Rippenfrakturen, Lungenkontusionen, Hämato- und Pneumothorax festzustellen, wird die Diagnose „instabiler Thorax" *klinisch* gestellt.
— Patienten vollständig entkleiden und die Atmung beobachten. Bei ausgeprägter Instabilität bestehen bereits bei normaler Atmung **paradoxe Atembewegungen,** bei einigen Patienten wird die Instabilität erst nach Aufforderung zum tiefen Einatmen sichtbar.
— Beim vorderen Typ der Instabilität tritt gewöhnlich eine **Schaukelatmung** auf: Beim Einsinken des Thorax wölbt sich der Bauch vor und umgekehrt („schlinderndes Schiff").

Bei *schwerer Instabilität* bestehen zumeist folgende **Zeichen:**
— Thoraxschmerzen,
— Zyanose,
— Luftnot,
— Tachypnoe,
— Tachykardie.

Der funktionelle Schweregrad lässt sich am besten mit einer **arteriellen Blutgasanalyse** objektivieren.

Behandlung. Die Art der Behandlung hängt vom Ausmaß der respiratorischen Insuffizienz ab. Methode der Wahl im Notfallbehandlungsraum ist die „innere Schienung" durch endotracheale Intubation und Respiratorbeatmung. Operative Behandlungsverfahren spielen zzt. noch eine untergeordnete Rolle.

1.5.3 Saugende Thoraxwunde

Hierbei ist die Kontinuität der Thoraxwand durch ein Trauma unterbrochen: Es entsteht eine saugende Thoraxwunde mit ausgedehntem Pneumothorax.

Klinisches Bild. Je nach Größe der offenen Wunde ist der Patient zunächst beschwerdefrei oder sofort schwerst dyspnoisch. Dramatisch verläuft das klinische Bild vor allem dann, wenn das Stoma des Wanddefekts größer ist als der Durchmesser der Trachea: Dann strömt die eingeatmete Luft bevorzugt über die Wunde nach außen und nimmt nicht am pulmonalen Gasaustausch teil.

Diagnose. Schlürfendes Geräusch beim Ein- und Austritt der Luft in den Pleuraspalt.

Behandlung. Sofort Thoraxdrainage, danach operativer Verschluss. Kein provisorischer Verschluss der Wunde ohne Thoraxdrainage (Gefahr des Spannungspneumothorax)!

1.5.4 Lungenkontusion

Definition. Die Lungenkontusion ist eine *Quetschung* des Lungengewebes durch ein schweres Thoraxtrauma, das, je nach Schwere, gekennzeichnet ist durch einzelne blutdurchsetzte Herde oder ausgedehnte hämorrhagische Bezirke, meist am Ort der Einwirkung (einfache Kontusion). Bei den schweren Kontusionsformen tritt zusätzlich ein interstitielles und intraalveoläres Ödem mit Mikroatelektasen und Abnahme des Surfactant auf.

Pathophysiologie. Die einfache Lungenkontusion beeinträchtigt die Lungenfunktion meist nicht wesentlich, während bei der schweren Form durch die oben beschriebenen morphologischen Veränderungen folgende Störungen auftreten:
— Abnahme der funktionellen Residualkapazität,
— erheblicher funktioneller Rechts-links-Shunt,
— Hypoxie.

Gegenwärtig ist noch unklar, warum bei der schweren Form eine lokale Schädigung der Lunge zu einer generalisierten respiratorischen Insuffizienz führt. Die Schwere des Lungentraumas ist vermutlich nicht die alleinige Ursache des Krankheitsbildes, das weitgehend dem ARDS entspricht.

Klinisches Bild und Diagnose. Klinisch können drei Schweregrade der Lungenkontusion unterschieden werden:

Schweregrad I: klinisch unauffällig mit den radiologischen Zeichen der Kontusion oder geringen Zeichen der respiratorischen Insuffizienz wie Tachypnoe, Tachykardie; Verschwinden der Lungeninfiltrate nach 3–4 Tagen.

Schweregrad II: Zeichen der respiratorischen Insuffizienz:
— Tachypnoe,
— Tachykardie,
— niedriger paO_2,
— funktioneller Rechts-links-Shunt,
— radiologischer Nachweis ausgedehnter Kontusionsherde.

Die Kontusionsherde bilden sich innerhalb von 10–14 Tagen zurück.

Schweregrad III: akute respiratorische Insuffizienz bereits bei der Aufnahme des Patienten mit **Zyanose, Hypoxie ($paO_2 < 50$ mmHg)** und **Hyperkapnie.** Der Verlauf ist meist tödlich. Die Diagnose wird durch Röntgenbild und Blutgasanalyse gestellt.

Je nach Schweregrad der Kontusion finden sich im **Röntgenbild** kleine Verschattungen, großflächige Infiltrationen oder Verschattungen ganzer Lungenlappen. Nicht selten wird das Röntgenbild durch Blutaspiration, z. B. auch Bronchusblutungen, verändert. Bei schwerer Kontusion tritt im weiteren Verlauf auch eine Trübung von anfänglich unbeteiligten Lungenabschnitten auf.

Der Schweregrad der Lungenkontusion lässt sich am besten an den **Blutgaswerten** erkennen, weniger zuverlässig am Röntgenbild. Eine schwere Hypoxie trotz Zufuhr hoher Konzentrationen von Sauerstoff (= ausgeprägter funktioneller Rechts-links-Shunt) weist auf eine entsprechend schwere Lungenkontusion hin. Meist treten diese Störungen erst Stunden nach dem Unfall auf, manchmal auch erst einige Tage später. Nicht selten kontrastieren eindrucksvolle Veränderungen im Röntgenbild mit relativ gering ausgeprägten Störungen des pulmonalen Gasaustausches, so dass der Schweregrad der Kontusion nicht allein nach dem Röntgenbild beurteilt werden kann.

Behandlung. Für die Notfallbehandlung sind vor allem die Schweregrade II und III von Bedeutung: Beim Schweregrad II ist fast immer eine **frühzeitige Beatmung mit PEEP** erforderlich, weil eine ausgeprägte Hypoxie durch funktionellen Rechts-links-Shunt und ungenügendes Abhusten mit Retention von Sekret und Blut besteht.

Bei Schweregrad III muss sofort bei der Aufnahme intubiert und kontrolliert mit PEEP beatmet werden. Die Prognose ist allerdings meist infaust.

Bei Schweregrad I genügt gewöhnlich die Zufuhr von angefeuchtetem Sauerstoff und von Analgetika.

1.5.5 Herztamponade

Ätiologie und Pathophysiologie. Ein Hämoperikard mit akuter Tamponade des Herzens beruht fast immer auf einer schweren Herzverletzung. Die wichtigsten **Ursachen** sind:
— Zerreißung einer Koronararterie,
— ausgedehnte Myokardverletzung,
— Herzruptur.

Da das Perikard kaum elastisch ist, können sich maximal etwa 150–200 ml Blut ansammeln, ohne dass die Herzfunktion beeinträchtigt wird. Mit zunehmender Blutansammlung im Perikard steigt auch der Druck auf das Herz an: Die Füllung des Herzens und der Auswurf nehmen ab, es entwickelt sich ein **Low-Output-Syndrom** mit niedrigem arteriellen Druck. Zentraler Venendruck und Herzfrequenz steigen an. Oft wird der arterielle Druck durch eine periphere Vasokonstriktion zunächst noch aufrechterhalten. Wird jedoch die Tamponade nicht beseitigt, versagen nach einiger Zeit die Kompensationsmechanismen, und es kommt zum Kreislaufkollaps.

Klinisches Bild. Patienten mit Herztamponade sind meist unruhig und klagen über Luftnot, oft besteht ein **Schockzustand** mit folgenden Zeichen:
— Feuchte kalte Haut,
— periphere Zyanose,
— Halsvenen erweitert, paradoxe Füllung mit der Inspiration (Kussmaul-Zeichen),
— Blutdruck erniedrigt oder peripher nicht messbar; Abfall mit der Inspiration,
— Pulsamplitude klein,
— Puls schnell und hyperdynam,
— Herztöne gedämpft oder nicht hörbar,
— zentraler Venendruck hoch.

! Als typische Trias der Herztamponade gilt:
— Hoher zentraler Venendruck,
— abgeschwächte Herztöne,
— paradoxe arterielle Pulsamplitude.

Hierbei ist aber Folgendes zu beachten:
— Der Venendruck ist nur hoch, wenn keine **Hypovolämie** vorliegt.

— Die Herztöne können unauffällig oder durch andere Krankheiten verändert sein.
— Der paradoxe Puls ist meist nur durch direkte Blutdruckmessung zu erkennen.

Diagnose. An die Möglichkeit einer Herztamponade muss bei stumpfem Thoraxtrauma immer gedacht werden, besonders wenn ein Schockzustand offensichtlich in keinem Verhältnis zur Schwere der Verletzung und zum Blutverlust steht.

Bei der akuten Herztamponade kann die Diagnose durch das **Röntgenbild** meist nicht gesichert werden: Die Herzsilhouette kann vergrößert oder normal sein. Im **EKG** besteht meist eine Niedervoltage. Durch **Echokardiographie** lässt sich die Ansammlung von Flüssigkeit im Perikardbeutel gewöhnlich nachweisen.

Behandlung. Bei begründetem Verdacht wird sofort eine *Perikardiozentese* durchgeführt, gewöhnlich über den linken substernalen (paraxiphoidalen) Zugang.

1.5.6 Penetrierende Herzverletzungen

Diese Verletzungen entstehen zumeist durch Stiche oder Schüsse, die auf den Thorax oder das Abdomen einwirken. Die Mortalität ist hoch: Über 50% der Verletzten sterben kurz nach dem Trauma durch Verbluten oder Herztamponade. Daher gilt:

! Eine penetrierende Herzverletzung muss umgehend behandelt werden.

Klinisches Bild. Die klinischen Zeichen der penetrierenden Herzverletzung hängen im Wesentlichen von folgenden Faktoren ab:
— Ausdehnung der Herzverletzung,
— Verletzungsstelle am Herzen,
— Art der Perikardverletzung.

Bei *offenem* Perikard kann das Blut abfließen, daher manifestiert sich die Herzwunde mit den Zeichen der Blutung und des Hämatothorax.

Schließt sich die Perikardwunde wieder, so entsteht das Bild der Herztamponade (siehe Abschnitt 1.5.5).

Behandung. Bestehen die Zeichen des Hämatothorax und des hypovolämischen Schocks, so wird zunächst der Thorax drainiert und Blut ersetzt. Die definitive Behandlung besteht in Thorakotomie und Naht des Herzens. Die Operation sollte so früh wie möglich durchgeführt werden.

1.5.7 Herzruptur

Die wichtigsten **Ursachen** einer Ruptur des Herzens sind:
- Starke Kompression des Herzens gegen die Wirbelsäule (sofortiger Riss),
- Aufspießung des Herzens durch ein Rippen- oder Sternumfragment (sofort),
- Myokardkontusion: verzögerte Ruptur (bis zu zwei Wochen nach dem stumpfen Thoraxtrauma),
- extremer Druck auf das Abdomen (sehr selten).

Klinisches Bild. Ist die *freie Herzwand* rupturiert, so bestehen die Zeichen des Hämoperikards und der Herztamponade.

Sind interventrikuläres Septum, Aorten-, Mitral- oder Trikuspidalklappe eingerissen, so treten die Zeichen der akuten Herzinsuffizienz auf.

Diagnose. Beim schweren stumpfen Thoraxtrauma immer an die Möglichkeit einer Herzruptur denken!

Differentialdiagnose: schwere Myokardkontusion. Bei Verdacht Perikardpunktion, danach Notthorakotomie und definitive Versorgung.

Traumatische Aortenruptur siehe Kapitel 47.

1.5.8 Verletzungen der großen Luftwege

Partielle oder komplette Zerreißungen der Trachea oder großen Bronchien können durch ein schweres stumpfes Thoraxtrauma entstehen.

Klinisches Bild. Das klinische Bild hängt von zahlreichen Faktoren ab:
- Größe der Verletzung,
- Stelle der Verletzung,
- Begleitverletzungen der anderen Lunge,
- Luftstrom von der Verletzungsstelle zum Pleuraspalt: in eine Richtung? in beide Richtungen? kein Luftaustritt, weil Defekt obliteriert?

Geht der Luftstrom nur in Richtung Pleuraspalt, so treten folgende Zeichen auf:
- Luftnot,
- Blutdruckabfall durch Spannungspneumothorax.

Geht der Luftstrom in beide Richtungen, so hängt das klinische Bild unmittelbar von der Größe der Verletzung und der Verletzungsstelle ab.

Wird der Defekt durch benachbartes Gewebe gedeckt, ist die klinische Symptomatik meist gering – es sei denn, die Verletzung hat zu einem instabilen Bronchussegment geführt, das besonders während der Exspiration kollabiert.

Der Verdacht auf eine Verletzung der großen Atemwege liegt nahe, wenn ein schweres stumpfes Thoraxtrauma vorliegt und folgende **Zeichen** auftreten:
- Luftnot und Zyanose,
- Blutdruckabfall,
- massives subkutanes Emphysem („Hautemphysem").

Der Verdacht verstärkt sich, wenn trotz Einführen einer Thoraxdrainage der Zustand des Patienten sich nicht bessert und die Lunge kollabiert bleibt oder wenn eine *lobäre Atelektase* persistiert, obwohl der klinische Zustand des Patienten sonst gut ist.

Diagnose. Bei Verdacht auf eine Ruptur der großen Luftwege wird die Diagnose durch *Bronchoskopie* gesichert.

Behandlung. Umgehende Thorakotomie und Verschluss der Rupturstelle.

1.6 Intraabdominelle Verletzungen

Verletzungen der Bauchorgane sind beim Polytraumatisierten nicht immer leicht zu erkennen, besonders, wenn schwere Begleitverletzungen vorliegen und der Patient bereits anästhesiert und intubiert ist. In der Frühphase spielen vor allem **Blutungen** eine dominierende Rolle.

Klinisches Bild. Die Leitsymptome des stumpfen Bauchtraumas sind vielfältig und werden häufig durch die meist vorhandenen Begleitverletzungen modifiziert:
- Prellmarken auf dem Abdomen,
- Abwehrspannung des Abdomens, Schulterschmerz,
- aufgehobene Darmgeräusche,
- Tachykardie, Blutdruckabfall,
- Hämaturie.

Bei kleinen Kindern weist nicht selten eine Vorwölbung des Abdomens auf eine intraabdominelle Blutung hin, zusätzlich Zeichen des hämorrhagischen Schocks (siehe Kap. 33).

Diagnose. Als diagnostisches Hilfsmittel bei Verdacht auf eine intraabdominelle Blutung wird die **Sonographie** eingesetzt. Als absolute Indikation zur **sofortigen Laparotomie** gelten:
- Schock nach erfolgreicher Reanimation bei Patienten mit Verdacht auf eine intraabdominelle Blutung,

- freie Luft im Abdomen auf der röntgenologischen Abdomenübersicht,
- **Milzrupturssyndrom:** persistierende Resistenz unter dem linken Rippenbogen, Schmerzen in der linken Schulter, Frakturen der linken unteren Rippen,
- zunehmende Vorwölbung des Abdomens,
- zunehmender Bauchschmerz, Abwehrspannung oder Resistenz.

Notfallbehandlung. Schockbehandlung durch ausreichende Volumensubstitution, zusätzlich Analgesie; umgehende Laparotomie und definitive Versorgung.

1.7 Zwerchfellruptur

Die Zwerchfellruptur entsteht meist durch ein schweres stumpfes Bauch- oder Thoraxtrauma. Die *linke* Seite ist wegen des fehlenden Schutzes durch die Leber häufiger betroffen als die rechte.

Pathophysiologie. Ist das linke Zwerchfell rupturiert, so können Baucheingeweide in den Thorax eindringen und die Lungen komprimieren sowie das Mediastinum zur Gegenseite verschieben. Je nach Ausmaß der Herniation werden die Atem- und Herz-Kreislauf-Funktion schwer beeinträchtigt. Andererseits sind einige Patienten noch längere Zeit nach dem Trauma symptomfrei.

Diagnose. Bei der **Auskultation** ist das Atemgeräusch im betroffenen Bereich aufgehoben, nicht selten sind außerdem Darmgeräusche im Thorax zu hören. Der Verdacht verstärkt sich, wenn auf dem **Röntgenbild** die Lunge komprimiert ist und die Zeichen eines Pneumothorax oder die luftgefüllte Magenblase oder Darmschlingen im Thorax nachweisbar sind.

Die Diagnose wird durch eine **Röntgenaufnahme mit Kontrastmittel** gesichert. Danach sollte umgehend operiert werden, um eine Nekrose der in den Thorax verlagerten Eingeweide zu verhindern bzw. eine schwere kardiopulmonale Funktionsstörung zu beseitigen.

Bei Verdacht auf **Nierentrauma** ist ein *i.v. Pyelogramm* indiziert; eine chirurgische Behandlung ist hierbei jedoch selten erforderlich.

Nachdem die Vitalfunktionen ausreichend stabilisiert und die Prioritäten des chirurgischen Vorgehens festgelegt worden sind, kann mit den Vorbereitungen für die Narkose bei Notoperationen begonnen werden.

1.8 Beckenringfrakturen

Für die Akutsituation erfolgt die Einteilung der Beckenfrakturen aus Gründen der Vereinfachung in folgende Hauptgruppen:
- Typ A: hinterer Beckenring intakt, stabile Läsion, Becken oder Sakrum;
- Typ B: hinterer Beckenring zerrissen, inkomplett, partiell stabil, ein- oder beidseitig;
- Typ C: hinterer Beckenring zerrissen, komplett, instabil, einseitig komplett oder bilateral.

Mehr als 80% der instabilen Beckenverletzungen gehen mit Mehrfachverletzungen einher.

1.8.1 Komplexes Beckentrauma

Beckenfrakturen, die mit lokalen pelvinen Begleitverletzungen verbunden sind, werden als komplexe Beckenfrakturen bezeichnet. Sie umfassen zwar nur ca. 10% aller Beckenverletzungen, weisen aber im Vergleich zu den Patienten ohne wesentliche Weichteilschäden eine erhöhte Letalität von 30–60% auf.

> Das komplexe Beckentrauma geht mit massiven Blutverlusten einher und kann zum Tod durch Verbluten führen. Darum sind eine frühzeitige Diagnostik und Blutstillung erforderlich.

Begleitende Urogenital- und Darmverletzungen. Ist die Herz-Kreislauf-Funktion stabil, sollte nach begleitenden Verletzungen des Urogenitaltrakts und des Darms gesucht werden, um septische Komplikationen zu reduzieren. Bei Urogenitalverletzungen sollte für eine funktionierende Harnableitung gesorgt werden. Intraperitoneale Blasenrupturen werden während der primären Laparotomie sofort versorgt. Bei Rektum- und Anusverletzungen wird zumeist ein doppelläufiger Anus praeter angelegt.

2 Anästhesie bei akuten schweren Verletzungen

Im Gegensatz zu Wahleingriffen ist bei Operationen höchster Dringlichkeit oft nur eine unzulängliche präoperative Einschätzung möglich. Hierdurch bleiben weitere Verletzungen und für die Narkose wichtige Begleiterkrankungen und Störungen möglicherweise unerkannt. Gelegentlich muss jedoch auch eine Operation höchster Priorität so lange verschoben werden, bis massive Blut- und Volumenverluste weitgehend ausgeglichen und die Herz-Kreislauf-Funktion ausreichend stabilisiert worden sind.

Für das **anästhesiologische Vorgehen** bei der Akutversorgung ist Folgendes von Bedeutung:
— Art und Anzahl der Verletzungen;
— Art und mutmaßliche Dauer des operativen Eingriffs;
— Ausmaß des Blutverlustes;
— Wirksamkeit der initialen Volumentherapie und Reanimationsmaßnahmen;
— körperliche Untersuchung vor allem von Atemwegen, Atemorganen, Thorax, Herz-Kreislauf-System und Bewusstseinslage;
— sekundäre Informationen durch Ersthelfer, Angehörige, Trauma-Teammitglieder über Unfallmechanismus, Umstände des Unfallgeschehens, Vorerkrankungen, frühere Operationen, vorangegangene Medikamenteneinnahme, Allergien usw.

2.1 Präoperative Untersuchung und Einschätzung

Vor dem Transport des Patienten in den Operationssaal sollten die wesentlichen diagnostischen Maßnahmen abgeschlossen sein. Allerdings ist vor der Narkoseeinleitung eine kurze narkosebezogene Untersuchung bezüglich folgender Parameter erforderlich:
— Atemwege und Atemfunktion,
— Herz-Kreislauf-Funktion,
— neurologischer Status.

Atemwege und Atmung. Ist der Patient noch nicht intubiert, so müssen die oberen Atemwege sorgfältig untersucht werden, um eine Atemwegsobstruktion und Intubationsschwierigkeiten auszuschließen. Von besonderer Bedeutung für die Intubation sind des Weiteren Verletzungen der Halswirbelsäule, des Gesichts und des Mundes sowie der oberen und unteren Atemwege. Oft können Ausmaß und Schweregrad solcher Verletzungen wegen der Dringlichkeit der Operation nicht ausreichend festgestellt werden.

Kann der Patient sprechen, so sind die Atemwege in der Regel frei und die Atemfunktion nicht beeinträchtigt. In diesem Fall kann die Intubation geplant und ohne Zeitdruck erfolgen. Ist der Patient hingegen bewusstlos und die Atemfunktion gestört, so muss umgehend intubiert werden, um sekundäre zerebrale Schäden durch Hypoxie und Hyperkapnie oder eine Verstärkung primärer Hirnschäden zu verhindern.

Mit **Störungen des pulmonalen Gasaustausches** muss vor allem bei Polytraumatisierten gerechnet werden. Die wichtigsten Ursachen für Störungen des pulmonalen Gasaustauschs in der Frühphase nach Trauma sind:
— Lungenkontusion,
— Pneumothorax,
— Hämatothorax,
— Rippenserienfrakturen, instabiler Thorax,
— Aspiration von Mageninhalt,
— Zwerchfellhernie.

Herz-Kreislauf-Funktion. Vor der Narkose muss die Herz-Kreislauf-Funktion erneut eingeschätzt werden. Zu achten ist vor allem auf Blutverluste, hämorrhagischen Schock, Zeichen der Herztamponade, Myokardkontusion und Spannungspneumothorax.

> ⚡ Hypotension ist meist durch Hypovolämie bedingt und muss vor der Narkoseeinleitung behandelt werden, um weitere bedrohliche Druckabfälle durch den Einfluss der Anästhetika zu vermeiden.

Das Ausmaß des Blutverlustes und die Hypovolämie können grob anhand von arteriellem Blutdruck, Herzfrequenz, zentralem Venendruck, Verlusten über Drainagen, Art der Verletzung sowie Menge und Geschwindigkeit der erforderlichen Flüssigkeitszufuhr abgeschätzt werden.

Beachte: Massive Blutverluste sollten auch bei Operationen höchster Priorität vor der Narkoseeinleitung rasch durch Erythrozytenkonzentrate, Frischplasma, Kolloide und Kristalloide ausgeglichen werden, um bedrohliche hämodynamische Komplikationen zu vermeiden.

Erneute **neurologische Einschätzung.** Unmittelbar vor der Narkoseeinleitung sollte erneut ein neurologischer Kurzstatus erhoben werden: Bewusstseinslage, Größe und Reaktion der Pupillen, motorische Reaktion der Extremitäten. Zu den wichtigsten Ursachen von Bewusstlosigkeit, Somnolenz oder Desorientiertheit gehören:
— Schädel-Hirn-Trauma,
— Schock,
— Alkohol- und/oder Drogenintoxikation,
— Hypoglykämie,
— Elektrolytstörungen.

2.2 Präoperative Laborparameter

Wenn nicht bereits im Zusammenhang mit der Notfallversorgung erfolgt, sollten vor Narkose und Operation eines Patienten mit schweren Verletzungen oder Polytrauma die in ▶ Tabelle 52-10 aufgeführten Laborwerte bestimmt werden.

Tab. 52-10 Laborwerte hoher Priorität beim Schwerverletzten

- Blutgruppe und Kreuzprobe
- Hämoglobin, Hämatokrit und Leukozytenzahl
- Blutgerinnungsstatus
- Serumelektrolyte
- Gesamteiweiß
- Kreatinin/Harnstoff
- Blutzucker
- arterielle Blutgasanalyse, Säure-Basen-Parameter

2.3 Prämedikation

Patienten mit mäßig schweren Verletzungen können meist bereits im Notfallbehandlungsraum prämediziert werden, bevorzugt mit einem potenten Opioidanalgetikum, z. B. Piritramid i.v., bei Bedarf ergänzt durch ein Sedativum, z. B. Midazolam, nach Wirkung titriert, in Dosen von 0,5–1 mg. Bei Patienten mit schweren Verletzungen oder bei Polytraumatisierten ist hingegen große Vorsicht bei der Zufuhr solcher Substanzen geboten, vor allem solange eine Hypovolämie besteht. Analgetika sollten in der Regel erst nach ausreichender Volumensubstitution zugeführt werden, und auch nur dann, wenn anschließend eine lückenlose Überwachung von Blutdruck, Herzfrequenz und Atmung durch den begleitenden Arzt, bevorzugt einen Anästhesisten, gewährleistet ist. Sedativa sind bei Schwerverletzten meist nur dann indiziert, wenn vor der operativen Versorgung bereits eine endotracheale Intubation durchgeführt worden ist.

H_2-Rezeptor-Antagonisten. Traumatisierte Patienten sollten grundsätzlich als *nicht nüchtern* angesehen werden; entsprechend ist das Aspirationsrisiko während der Ein- und Ausleitung der Narkose erhöht. Um die Gefahr der Säureaspiration zu vermindern, wird häufig die Zufuhr von H_2-Rezeptor-Blockern empfohlen. Erfolgt die Operation innerhalb einer Stunde nach Gabe von Cimetidin oder Ranitidin, so ist allerdings mit keiner prophylaktischen Wirkung zu rechnen, die Zufuhr somit überflüssig. Hingegen soll die i.v. Infusion (über ca. 10 min) von 300 mg Cimetidin, mindestens 1 h vor Beginn der Narkose, das Risiko einer säurebedingten Aspirationspneumonitis erheblich vermindern.

2.4 Transport des Patienten in den Operationssaal

Der Transport des Schwerverletzten in den Operationssaal ist oft eine kritische Phase, besonders wenn sich Notfallabteilung und Operationstrakt weit voneinander entfernt befinden. Für den Transport von Patienten mit instabilen oder gefährdeten Vitalfunktionen sind tragbare Beatmungsgeräte, Transportmonitore mit EKG, Pulsoxymeter, Kapnometer und invasiver Druckmessvorrichtung, Notfallmedikamente, Infusionsständer usw. erforderlich.

Des Weiteren sollten folgende Besonderheiten beachtet werden:
— Bei hypovolämischen Patienten führen Umlagerungsmanöver und rascher Transport durch Einwirkung der Schwerkraft wegen der beeinträchtigten kardiovaskulären Reflexaktivität zum Pooling des Blutes mit Abnahme des venösen Rückstroms und Abfall von Blutdruck und Herzzeitvolumen: darum Fortsetzung des Volumenersatzes auf dem Transport und schonende Fahrweise ohne abrupte Bewegungen der Transportliege!
— Bei Verletzungen der Halswirbelsäule ist besondere Vorsicht geboten, um eine traumatische Querschnittslähmung durch Lagerungsmanöver sicher zu vermeiden. Für den Transport sollte die zervikale Extension aufrechterhalten werden.
— Bereits intubierte Patienten mit Schädel-Hirn-Trauma müssen für den Transport ausreichend sediert werden, um einen Anstieg des intrakraniellen Drucks durch Husten, Pressen oder Abwehrbewegungen zu verhindern.

2.5 Maßnahmen vor der Narkoseeinleitung

Erneute Einschätzung. Bei Eintreffen des Patienten im Operationssaal müssen erneut die Vitalfunktionen eingeschätzt werden. Besonderes Augenmerk gilt hierbei den Atemwegen und dem pulmonalen Gasaustausch sowie dem Volumenstatus bzw. dem arteriellen Blutdruck und der Herzfrequenz des Schwerverletzten, außerdem der Bewusstseinslage. Ist der Patient bereits im Notfallbehandlungsraum intubiert worden, so müssen Tubuslage, Tubusdurchgängigkeit und Wirksamkeit der Beatmung erneut kontrolliert werden.

Des Weiteren sollte vor allem bei Mehrfachverletzten unmittelbar vor der Narkoseeinleitung (und auch während der Operation!) erneut gezielt nach initial möglicherweise übersehenen Verletzungen gesucht werden. Von Bedeutung sind:
— Verletzungen von Kopf, Halswirbelsäule oder Augen;
— Verletzungen der Atemwege;

- Rippenfrakturen, Lungenkontusion, Pneumothorax, Hämatothorax, Zwerchfellruptur;
- Herzkontusion, Hämoperikard, Aortenruptur.

Venenzugänge und Volumenzufuhr. Bei polytraumatisierten Patienten und bei Operationen, die erfahrungsgemäß mit großen Blutverlusten einhergehen, müssen vor Beginn der Narkose großlumige Venenkanülen in ausreichender Anzahl eingeführt werden, um jederzeit einen raschen Volumenersatz zu ermöglichen. Ist eine periphere Venenkanülierung, z. B. wegen Vasokonstriktion bei Hypovolämie nicht möglich, so sollten kurze Katheter mit weitem Lumen (z. B. Shaldon-Katheter) in das zentrale Venensystem eingeführt werden, z. B. über die V. jugularis interna. Die Kanülierung der V. subclavia im hämorrhagischen Schock sollte wegen der relativ hohen Komplikationsrate von ca. 5 % (Pneumothorax, Hämatothorax, Hydrothorax) möglichst nur vom erfahrenen Arzt durchgeführt werden. Im Notfall kann auch die V. femoralis mit einem kurzen, weitlumigen Katheter kanüliert werden, jedoch nicht bei Becken- und/oder Bauchtrauma, solange Venenverletzungen nicht sicher ausgeschlossen sind. Nach bisher vorliegenden Berichten wird durch die kurzzeitige Katheterisierung der V. femoralis das Risiko einer Thromboembolie beim Traumapatienten nicht erhöht. Grundsätzlich sollte aber bei sonst gesunden, jungen Traumapatienten bei dringlichen Operationen keine unnötige Zeit mit der zentralen Venenkatheterisierung verloren werden, wenn bereits eine genügende Anzahl sicher laufender Venenkanülen zur Verfügung steht. Hingegen sollte bei älteren Patienten mit begründetem Verdacht oder Hinweisen auf wesentliche kardiovaskuläre Erkrankungen sowie bei allen Polytraumatisierten möglichst frühzeitig ein zentraler Venenkatheter eingeführt werden.

Arterielle Kanülierung. Bei allen Schwerverletzten sollte eine Arterie kanüliert werden, damit der arterielle Blutdruck kontinuierlich überwacht und außerdem nach Bedarf die arteriellen Blutgase bestimmt werden können. Die Kanülierung sollte möglichst *vor* der Narkoseeinleitung erfolgen, denn bei einem scheinbar stabilen, aber hypovolämischen Patienten kann während der Narkoseeinleitung, besonders aber nach akuter Entlastung einer Blutung in Abdomen oder Thorax schlagartig der Blutdruck abfallen. Beim Traumapatienten sollte bevorzugt die A. radialis kanüliert werden: Die Technik ist einfach, die Komplikationsrate sehr gering und die Arterie während der Operation meist gut zugänglich. Alternativ kann auch die A. femoralis, ausnahmsweise auch die A. dorsalis pedis kanüliert werden. Bei Operationen, in deren Verlauf die Aorta abgeklemmt werden muss, ist die Kanülierung dieser Gefäße jedoch ohne Nutzen. Beim Thoraxtrauma sollte die *rechte A. radialis* kanüliert werden, wenn beim Abklemmen der Aorta descendens die linke A. subclavia okkludiert wird.

> Beatmungsabhängige deutliche Schwankungen der systolischen arteriellen Blutdruckwerte auf dem Monitor sind meist zuverlässiger Hinweis auf eine Hypovolämie.

2.6 Perioperatives Monitoring des Patienten

Zu den wichtigsten Überwachungsmaßnahmen bei Schwerverletzten gehören:
- EKG-Monitor,
- arterieller Blutdruck (invasiv),
- zentraler Venendruck,
- O_2-Sättigung: Pulsoxymeter,
- endexspiratorische CO_2-Konzentration: Kapnometer,
- Körpertemperatur,
- Urinausscheidung,
- Notfall-Laborparameter.

EKG-Monitor. Am häufigsten werden die Ableitungen II und V5 eingesetzt, weil hiermit leicht Herzrhythmusstörungen und Ischämien der anterolateralen und inferioren Myokardanteile erkannt werden können. Von Bedeutung ist die ST-Segment-Analyse vor allem bei (meist älteren) Traumapatienten mit Verdacht auf koronare Herzkrankheit oder bekannter Vorgeschichte. ST-Senkungen um mehr als 1 mm 0,06 s nach dem J-Punkt sind Zeichen der Myokardischämie; ST-Hebungen weisen auf eine transmurale Ischämie hin.

Arterieller Blutdruck. Die hämodynamische Therapie beim Traumapatienten stützt sich vor allem auf die arteriellen Blutdruckwerte. Bei Schwerverletzten sollte der Blutdruck kontinuierlich, d. h. Herzschlag für Herzschlag, über eine arterielle Kanüle gemessen werden. Die traditionelle Riva-Rocci-Methode ist bei hypovolämischen Patienten schwierig und ungenau und daher nicht geeignet. Alternativ können die genaueren automatischen, nichtinvasiven, oszillometrischen Verfahren (NIBP) eingesetzt werden; sie sind allerdings bei hämodynamisch instabilen Patienten kein gleichwertiger Ersatz für die invasive Blutdruckmessung. Zur Auswahl der Arterie für die kontinuierliche Messung siehe Abschnitt 2.5. Bei der invasiven Druckmessung muss auf artifizielle Dämpfung der Kurve und auf Schleuderzacken geachtet werden, da hieraus falsche therapeutische Schlüsse gezogen werden können.

Zentraler Venendruck (ZVD). Die Zufuhr großer Flüssigkeitsmengen für den akuten Volumenersatz sollte unter kontinuierlicher Messung des ZVD über einen Druckaufnehmer mit Darstellung der Kurve auf dem Multifunktionsmonitor erfolgen. Der ZVD charakterisiert die Beziehung zwischen dem intravasalen Volumenstatus und der Funktion des rechten Ventrikels. Aussagen über die linksventrikulären Füllungsdrücke sind allerdings nur begrenzt möglich.

Bei massivem Volumenersatz werden häufig irreführend hohe zentrale Venendrücke gemessen, die bei Unterbrechung der Infusion schlagartig wieder abfallen. Des Weiteren finden sich **hohe zentrale Venendrücke** bei:
— Überinfusion,
— Rechtsherzinsuffizienz,
— Lungenembolie,
— Perikardtamponade,
— Myokardkontusion,
— Spannungspneumothorax,
— (gelegentlich beim) Hämatothorax.

Pulmonalarterienkatheter. Das Einführen eines Pulmonaliskatheters ist zeitaufwendig und gehört nicht zu den Routineverfahren für die intraoperative hämodynamische Überwachung des Schwerverletzten. Allenfalls bei Patienten mit vorbestehenden schweren Herzerkrankungen wie massiver Herzinsuffizienz, schwerer Koronarkrankheit oder hochgradiger Herzklappenerkrankung könnte ein Pulmonalarterienkatheter schon präoperativ von Nutzen sein, des Weiteren bei Patienten, bei denen sich zum Zeitpunkt der operativen Versorgung bereits ein schweres ARDS entwickelt hat. Ist noch unklar, ob ein Pulmonalarterienkatheter benötigt wird, kann präoperativ eine entsprechende *Schleuse* gelegt werden, über die nach Bedarf der Katheter intra- oder postoperativ eingeführt wird.

Zu beachten ist, dass Messungen des Herzzeitvolumens nach der Thermodilutionsmethode beim Schwerverletzten unter massiver Volumentherapie eine erhebliche Fehlerbreite aufweisen können.

Pulsoxymetrie. Die Hypoxämie ist eine allgegenwärtige Gefahr beim Schwerverletzten, so dass eine kontinuierliche Überwachung der Oxygenierung des Blutes erforderlich ist. Hierfür eignet sich von den nichtinvasiven Verfahren am besten die Pulsoxymetrie. Das Pulsoxymeter misst bekanntlich die partielle arterielle Sauerstoffsättigung (psO_2), kann allerdings nur zwischen reduziertem (desoxygeniertem) und dem restlichen Hämoglobin unterscheiden. Das restliche Hämoglobin besteht aus oxygeniertem Hämoglobin (Oxyhämoglobin), Carboxyhämoglobin (CO-Hb) und Methämoglobin. Liegen signifikante Mengen von CO-Hb (Vergiftung, starke Raucher) oder Methämoglobin vor, so werden die Messwerte des Pulsoxymeters falsch hoch angegeben.

Zu den wichtigsten **Ursachen der Hypoxämie** beim Traumapatienten gehören:
— Lungenkontusion,
— Pneumothorax,
— Hämatothorax,
— pulmonale Aspiration von Magensaft oder Fremdkörpern,
— Atelektasen,
— Bronchusruptur,
— Tubusfehllage.

Kapnometer. Das Kapnometer misst, wie in Kapitel 26 dargelegt, den endexspiratorischen CO_2-Partialdruck ($petCO_2$) und ermöglicht somit die Beurteilung der Ventilation, d.h. der Belüftung der Lungen. Hohe endexspiratorische CO_2-Werte weisen auf Hypoventilation, niedrige auf Hyperventilation, Lungenembolie oder Schock hin. Bei Fehllage des Tubus im Ösophagus wird kein CO_2 ausgeatmet. Daher kann mit der Kapnometrie bei der nicht selten schwierigen Intubation des Traumapatienten zuverlässig die korrekte **Tubuslage** in den Atemwegen nachgewiesen werden. Zu beachten ist, dass unter maschineller Beatmung ein arterioendexspiratorischer CO_2-Partialdruckgradient von ca. 3–5 mmHg besteht.

Körpertemperatur. Schwerverletzte kommen nicht selten bereits unterkühlt in die Notfallaufnahme. Unter dem Einfluss von Anästhetika und durch die Massivtransfusion von kaltem Blut fällt die Körpertemperatur weiter ab. Unabhängig vom Schweregrad der Verletzung soll bei Körpertemperaturen < 32 °C die Mortalität von Traumapatienten zunehmen.

Hypothermie prädisponiert zu Herzrhythmusstörungen, bei Temperaturen < 32 °C muss mit Kammerflimmern oder elektromechanischer Entkopplung gerechnet werden. Des Weiteren wird durch Hypothermie die Sauerstoffbindungskurve des Blutes nach links verschoben; die Viskosität des Blutes nimmt zu, die Thrombozytenfunktion sowie der Zitrat- und Laktatstoffwechsel und die Metabolisierung von Pharmaka werden beeinträchtigt; außerdem soll die postoperative Infektionsrate durch die Hypothermie ansteigen. Daher sollten die Körpertemperatur während der Operation kontinuierlich überwacht und ein weiteres Auskühlen des Patienten durch aktiven Wärmeschutz wie Erhöhung der Umgebungstemperatur sowie Anwärmen von Atemgasen, Infusionslösungen und Blutkonserven möglichst verhindert werden.

Urinausscheidung. Die Urinausscheidung wird beim Traumapatienten routinemäßig überwacht. Sie gilt als grober Parameter der Organdurchblutung bzw. eines ausreichenden Herzzeitvolumens; außerdem können die Unversehrtheit der ableitenden Harnwege überprüft und eine Hämaturie, Hämolyse oder Myoglobinurie festgestellt werden. Die Urinausscheidung sollte mindestens 0,5–1 ml/kg/h betragen. Allerdings darf eine verminderte, fehlende oder scheinbar normale Urinausscheidung beim Traumapatienten nicht zu Fehlschlüssen verleiten: Nach verlängertem Schockzustand kann bei Ankunft im Operationssaal bereits ein renales Nierenversagen bestehen. Des Weiteren kann eine durch Röntgenkontrastmittel oder Mannitol induzierte osmotische Diurese eine normale Nierenfunktion vortäuschen.

Laboruntersuchungen. Intraoperativ sollten wiederholt die Notfallparameter bestimmt werden. Hierzu gehören:
— Hämoglobin bzw. Hämatokrit,
— arterielle, evtl. auch gemischtvenöse Blutgase und Säure-Basen-Parameter,
— Serumelektrolyte,
— Blutzucker,
— Gerinnungsstatus, vor allem bei Massivtransfusionen.

Die Hämoglobin- oder Hämatokritwerte können als Leitparameter für die Transfusionstherapie herangezogen werden (siehe Kap. 28), die arteriellen Blutgaswerte zur Beurteilung des pulmonalen Gasaustausches und der Ventilation. Besonderes Augenmerk sollte dem **Serumkalium** gelten: Beim Traumapatienten treten häufig Störungen des Serumkaliums auf, einerseits Hyperkäliämien (vermutlich durch Ausstrom von Kalium aus den Zellen, aber auch durch Massivtransfusionen), häufiger jedoch Hypokaliämien durch Verschiebungen von Kalium in den intrazellulären Raum unter dem Einfluss der sympathoadrenergen Aktivierung. Durch Massivtransfusionen kann das ionisierte Kalzium im Serum abfallen; wesentliche hämodynamische Störungen treten jedoch gewöhnlich nicht auf.
Störungen der Blutgerinnung mit gesteigerter Blutung sind vor allem unter Massivtransfusionen zu erwarten. Angesichts des zeitlichen Aufwandes „hinkt" allerdings der Gerinnungsstatus der aktuellen Situation hinterher, so dass die Parameter lediglich Richtung, Ursache und Ausmaß der Gerinnungsstörung zu einem bereits vergangenen Zeitpunkt anzeigen können.

Hieraus folgt, dass die Therapie akuter Gerinnungsstörungen unter Massivtransfusionen weitgehend pragmatisch-klinisch durchgeführt werden muss.

2.7 Einleitung und Aufrechterhaltung der Narkose

2.7.1 Narkoseeinleitung

Für die Narkoseeinleitung beim Traumapatienten stehen zahlreiche Substanzen zur Verfügung, von denen allerdings keine idealen Anforderungen gerecht wird.

Etomidat. Dieses i.v. Anästhetikum gilt wegen seiner geringen kardiovaskulären Nebenwirkungen als Standardsubstanz für die Narkoseeinleitung beim Risikopatienten, allerdings ist die Überlegenheit gegenüber anderen Anästhetika beim Traumapatienten bisher nicht untersucht worden. Bei Hypovolämie muss die Dosis von Etomidat ebenfalls sorgfältig nach Wirkung titriert werden.

Ketamin. Die Substanz wirkt analgetisch und sympathoadrenerg stimulierend, ist somit für die Einleitung beim Schock geeignet. Allerdings steigert Ketamin die Hirndurchblutung und den intrakraniellen Druck und sollte daher bei Patienten mit Schädel-Hirn-Trauma nicht eingesetzt werden.

Thiopental und Methohexital. Diese beiden Barbiturate wirken negativ inotrop und dürfen nur in kleinen Dosen bis zum Verlust des Bewusstseins verabreicht werden. Von Vorteil sind die Barbiturate wegen ihres hirndrucksenkenden Effekts bei Patienten mit Schädel-Hirn-Trauma.

Midazolam. Beim schwerverletzten hypovolämischen Patienten kann dieses Benzodiazepin einen erheblichen Blutdruckabfall auslösen, scheint somit nicht wesentlich sicherer zu sein als Thiopental oder Methohexital. Auch handelt es sich bei Midazolam nicht um ein echtes Anästhetikum, mit dem bei jedem Patienten eine ausreichend tiefe Bewusstlosigkeit erreicht werden kann.

Propofol. Die Substanz wirkt negativ inotrop und zusätzlich vasodilatierend, sollte daher beim Schwerverletzten mit Hypovolämie nicht für die Narkoseeinleitung eingesetzt werden.

2.7.2 Narkoseeinleitung beim hämorrhagischen Schock

Bei Patienten mit unkompensierter Hypovolämie, erkennbar am niedrigen Blutdruck des noch wachen Patienten oder Schock, ist die Narkoseeinleitung eine besonders risikoreiche Phase, in der bereits geringe Dosen der Anästhetika einen kardiovaskulären Kollaps hervorrufen können. Daher sollte, wenn immer möglich, der intravasale Volumenmangel vor der Narkose durch Volumensubstitution ausgeglichen werden. Ist dies nicht möglich, so müssen die i.v. Anästhetika in kleinen Dosen, langsam und nach Wirkung titriert, injiziert werden. Bei Hypovolämie oder Schock besteht nicht nur eine gesteigerte Empfindlichkeit des kardiovaskulären Systems, sondern auch ein verminderter Bedarf an Narkosemitteln. So genügt bei kardiovaskulärer Instabilität oft bereits eine geringe Dosis eines Opioids wie Fentanyl, um eine ausreichende Dämpfung des Patienten für die endotracheale Intubation zu erreichen. Ist der Patient ohnehin bewusstlos und ohne Schluckreflexe, so sind für die Intubation keine Anästhetika erforderlich.

2.7.3 Endotracheale Intubation

Die Sicherung der Atemwege hat höchste Priorität beim Schwerverletzten! Die meisten Polytraumatisierten werden daher bereits im Verlauf der initialen Notfallbehandlung endotracheal intubiert. Ist der Patient bei der Ankunft im Operationssaal noch nicht intubiert, so kann die endotracheale Intubation als „Blitzintubation" in Narkose oder aber fiberoptisch unter Lokalanästhesie (meist mit Sedierung) am wachen Patienten durchgeführt werden. Wie bereits dargelegt, sollte beim Traumapatienten grundsätzlich davon ausgegangen werden, dass der Magen nicht leer und das pulmonale Aspirationsrisiko somit wesentlich erhöht ist.

Wache Intubation. Ist mit Intubationsschwierigkeiten zu rechnen, liegen Verletzungen der Halswirbelsäule vor oder sind solche Verletzungen nicht sicher auszuschließen, sollte die Intubation möglichst *fiberbronchoskopisch* am wachen Patienten unter Lokalanästhesie erfolgen; hierunter bleiben die Hustenreflexe und die Spontanatmung so lange erhalten, bis der Tubus sicher in der Trachea platziert worden ist. Außerdem gewährt die wache Intubation in der Regel einen ausreichenden Schutz vor der pulmonalen Aspiration von Mageninhalt. Wenn erforderlich, kann der Patient für diese Maßnahme zusätzlich mit geringen Dosen Fentanyl und Midazolam sediert werden.

Blind nasale Intubationstechniken am wachen Patienten sollten, wenn überhaupt, nur dann versucht werden, wenn keine Obstruktion der Atemwege vorliegt und der Patient ausreichend spontan atmet. Bei Patienten mit Gesichtstrauma, Verletzungen im Mund oder der oberen Atemwege sollte keine blinde Intubation durchgeführt werden. Auch ist zu beachten, dass blind nasale Intubationsversuche häufig zu Schleimhautblutungen führen, die später eine fiberoptische Intubation unmöglich machen und eine konventionelle Intubation mit Laryngoskopie erheblich erschweren können.

Blitzintubation. Soll die Intubation in Narkose erfolgen, so ist beim nicht nüchternen Traumapatienten eine sog. Blitzintubation erforderlich, um das erhöhte Aspirationsrisiko zu vermindern. Hierfür muss der Patient zunächst über einige Minuten über eine dicht aufgesetzte Maske mit 100%igem Sauerstoff präoxygeniert werden, so dass mehr Zeit für die Intubationsapnoe zur Verfügung steht. Anschließend werden unter Krikoid-Druck das i.v. Anästhetikum für die Narkoseeinleitung und sofort danach 1–2 mg/kg des Muskelrelaxans Succinylcholin injiziert. Bei ausreichender Muskelerschlaffung erfolgt dann die orale Intubation der Trachea. Nach Blocken der Tubusmanschette wird der Krikoid-Druck beendet.

Tracheotomie. Bei massiven Verletzungen des Kehlkopfs oder nicht zu behebenden Intubationsschwierigkeiten kann in seltenen Fällen eine Tracheotomie erforderlich sein, als lebensrettende Sofortmaßnahme möglicherweise auch vorangehend die Kanülierung der Trachea über einen Seldinger-Draht bis zum Abschluss der Tracheotomie.

Intubation mit einem Doppellumen-Tubus. Bei wesentlichen Verletzungen der Lunge mit Blutungen in den Bronchus oder bei Bronchusruptur kann die verletzte Lunge durch Einführen eines Doppellumen-Tubus isoliert werden. Alternativ kann in Notsituationen auch ein ausreichend langer Tubus über ein Fiberbronchoskop in den gegenseitigen Hauptbronchus vorgeschoben werden.

2.7.4 Aufrechterhaltung der Narkose

Auch bei der Auswahl der für die Aufrechterhaltung der Narkose eingesetzten Substanzen müssen der intravasale Volumenstatus und die Herz-Kreislauf-Funktion des Traumapatienten besonders beachtet werden. Verwendet werden i.v. Anästhetika bzw. Opioide und Inhalationsanästhetika, häufig auch kombiniert („balancierte Anästhesie").

i.v. Anästhetika. Hochpotente Opioide wie Remifentanil, Fentanyl oder Sufentanil sind gewöhnlich die Basissubstanzen für die Narkose des Schwerverletzten. Um eine ausreichend tiefe Bewusstlosigkeit zu erreichen, werden die Opioide meist mit anderen Substanzen kombiniert, z. B. i.v. Anästhetika wie Propofol oder Inhalationsanästhetika wie Isofluran, Desfluran oder Sevofluran.

Inhalationsanästhetika. Alle derzeit gebräuchlichen volatilen Inhalationsanästhetika wirken dosisabhängig negativ inotrop und mit Ausnahme von Halothan auch direkt vasodilatierend. Diese Wirkungen sind bei Hypovolämie verstärkt! Selbst Lachgas, das beim sonst Gesunden nur geringe kardiovaskuläre Wirkungen aufweist, führt bei Hypovolämie zum Abfall des Blutdrucks und des Herzzeitvolumens. Grundsätzlich sollten daher alle Inhalationsanästhetika beim Schwerverletzten, insbesondere bei Hypovolämie, nur in niedrigen Konzentrationen (MAC_{awake}) eingesetzt und für eine ausreichende Analgesie und Narkosetiefe mit Opioiden wie Remifentanil supplementiert werden.

Muskelrelaxanzien. Für zahlreiche Operationen beim Traumapatienten ist eine gute Muskelrelaxierung erforderlich. Hierfür werden nichtdepolarisierende Muskelrelaxanzien mit mittellanger (Vecuronium, Atracurium, Rocuronium, Cis-Atracurium) oder langer (Pancuronium) Wirkung eingesetzt. Vecuronium und Rocuronium weisen die geringsten kardiovaskulären Nebenwirkungen auf; Atracurium und Cis-Atracurium werden organunabhängig durch die sog. Hoffmann-Elimination im Plasma inaktiviert und sind somit besonders bei eingeschränkter Nieren- oder Leberfunktion geeignet. Pancuronium wirkt vagolytisch und gelegentlich blutdrucksteigernd bzw. antihypotensiv und könnte daher beim hypovolämischen Patienten vorteilhaft sein.

2.8 Intraoperative Beatmung

Traumapatienten werden während der Operation kontrolliert beatmet. Die Beatmung erfolgt normalerweise mit einem Narkoserespirator, jedoch kann bei schweren Störungen des pulmonalen Gasaustausches auch ein Intensivrespirator erforderlich sein. Zu beachten sind vor allem die Auswirkungen der Beatmung auf die Herz-Kreislauf-Funktion, besonders wenn eine Hypovolämie oder Perikardtamponade vorliegt.

Hypovolämie. Bei hypovolämischen Patienten wird durch die Überdruckbeatmung der venöse Rückstrom behindert, so dass der arterielle Blutdruck und das Herzzeitvolumen mit jedem Beatmungshub abfallen. Je höher das gewählte Atemzugvolumen, desto ausgeprägter ist dieser Effekt! Ein PEEP verstärkt die ungünstigen hämodynamischen Auswirkungen der Beatmung.

Herztamponade. Bei Perikardtamponade ist der Einstrom des Blutes in den rechten Ventrikel behindert. Unter maschineller Beatmung wird dieser Effekt durch den Anstieg des intrathorakalen Drucks verstärkt, d. h., durch die Beatmung nehmen venöser Rückstrom und Herzzeitvolumen weiter ab; auch hier wird der Effekt durch PEEP verstärkt. Grundsätzlich sollte ein Perikarderguss vor Beginn der Beatmung in Lokalanästhesie drainiert werden, um einen Kreislaufkollaps oder Herzstillstand während der Narkoseeinleitung zu vermeiden.

Lungenkontusion, ARDS. Die Beatmung erfolgt hierbei nach den in Kapitel 19 dargestellten Grundsätzen. Bei schweren Formen sollte ein Intensivrespirator eingesetzt werden. Ein PEEP ist gewöhnlich indiziert, um die verminderte funktionelle Residualkapazität zu erhöhen.

Schädel-Hirn-Trauma. Bei schwerem Schädel-Hirn-Trauma wird häufig eine mäßige kontrollierte Hyperventilation durchgeführt, um den intrakraniellen Druck zu senken. Ein PEEP in üblicher Höhe kann bei diesen Patienten zumeist gefahrlos angewandt werden.

2.9 Intraoperative Flüssigkeitszufuhr

Für den Ersatz von intraoperativen Flüssigkeits- und Volumenverlusten werden Kristalloide (meist modifizierte Ringer-Lösungen), Kolloide (Hydroxyäthylstärke und Gelatine) sowie Blut und Blutkomponenten eingesetzt. Als Maximaldosis von HAES werden 1500 ml empfohlen, jedoch sind diese Mengen auch schon ohne wesentliche Störungen der Blutgerinnung bei Traumapatienten überschritten worden. Für den Volumenersatz gibt es derzeit keine verbindlich festgelegten Zielparameter. Der Hämatokrit sollte etwa 30% betragen und der arterielle Blutdruck im Normbereich liegen, ebenso der zentrale Venendruck; die Urinausscheidung sollte mindestens 0,5–1 ml/kg/h betragen.

Bei Lungenkontusion oder Hirntrauma kann durch übereifrige Volumenzufuhr ein Ödem ausgelöst werden, so dass Zurückhaltung geboten ist. Die Zufuhr freien Wassers in Form von reinen Glukoselösungen ist beim Schädel-Hirn-Trauma kontraindiziert.

2.10 Kardiovaskuläre Medikamente

Nicht immer kann durch aggressive Flüssigkeitssubstitution allein ein niedriger Blutdruck wieder normalisiert werden; vielmehr sind gelegentlich ergänzend kardiovaskuläre Medikamente erforderlich, um die Herz-Kreislauf-Funktion zu unterstützen. Bevor sympathoadrenerge Substanzen wie z.B. Dopamin oder Noradrenalin eingesetzt werden, sollten jedoch andere Ursachen der Hypotension ausgeschlossen werden. Hierzu gehören:
— Spannungspneumothorax,
— Herztamponade,
— Kompression der V. cava durch chirurgische Maßnahmen,
— Fehlanzeige des Blutdruckmonitors.

Bei akuter Entlastung einer intraabdominalen Blutung kann der Blutdruck trotz ausreichender Volumensubstitution erniedrigt bleiben, weil der periphere Gefäßwiderstand drastisch abgefallen ist. Bei solchen Patienten mit offenkundiger Normovolämie können Vasopressoren wie Noradrenalin eingesetzt werden, um den arteriellen Blutdruck zu normalisieren.

Dobutamin kann bei Störungen der Myokardfunktion indiziert sein, Vasodilatatoren bei Hypertension oder Myokardischämie. Intraoperative Herzrhythmusstörungen beruhen zumeist auf Elektrolytstörungen, Hypoxie, Azidose, Hypothermie, beim schweren Thoraxtrauma gelegentlich auch auf einer Myokardkontusion. Antiarrythmika sind meist nicht erforderlich, wenn die auslösenden Faktoren beseitigt werden können. Eine Tachykardie beruht fast immer auf einer Hypovolämie oder auf einer zu flachen Narkose.

2.11 Intraoperative Komplikationen

Massive Blutverluste gehören zu den häufigsten und schwerwiegendsten Problemen während der Operation, gefolgt von Komplikationen durch bislang nicht erkannte Verletzungen.

2.11.1 Bislang nicht erkannte Verletzungen

Grundsätzlich sollte der Anästhesist mit der Möglichkeit rechnen, dass sich bislang nicht erkannte Verletzungen während der Narkose manifestieren und zu teils lebensbedrohlichen Komplikationen führen können. Hierzu gehören:

— Pneumothorax, Spannungspneumothorax, Hämatothorax, Lungenkontusion;
— Verletzungen des Herzens und der großen Gefäße;
— Zwerchfellruptur;
— Verletzungen des Urogenitaltrakts;
— Verletzungen der Muskulatur und des Skelettsystems;
— Verletzungen peripherer Gefäße;
— Schädel-Hirn-Trauma.

2.11.2 Anhaltende Hypotension

Zu den wichtigsten Ursachen eines anhaltend niedrigen Blutdrucks während der Operation gehören Blutungen, Spannungspneumothorax und Verletzungen des Herzens; demgegenüber spielen Vorerkrankungen des Herzens, allergische Reaktionen, Fehltransfusion von Blut usw. eine eher untergeordnete Rolle.

Blutungen. Häufigste Ursache der intraoperativen Hypotension sind anhaltende Blutungen, meist okkult in Thorax, Becken oder Abdomen, aber auch offen aus Gefäßverletzungen der Extremitäten oder der Kopfschwarte. Zu den wesentlichen Behandlungsmaßnahmen gehören Blutstillung und Blutersatz mit Kristalloiden, Kolloiden, Erythrozytenkonzentrat und Frischplasma, bei Bedarf auch der Ersatz von Gerinnungsfaktoren.

Spannungspneumothorax. Diese bedrohliche Komplikation wird durch die maschinelle Beatmung verstärkt und muss daher sofort erkannt und durch Drainage des Thorax behandelt werden.

Herzverletzungen. Myokardkontusion (meist des rechten Ventrikels), Perikardtamponade, Verletzungen der Herzgefäße, der Herzklappen und Septumperforation können Ursache einer anhaltenden intraoperativen Hypotension sein.

2.11.3 Störungen der Blutgerinnung

Massiver Volumenersatz führt zur Verdünnung von Gerinnungsfaktoren und Thrombozyten; daneben werden Gerinnungsstörungen durch Gewebehypoxie bzw. Schock, Hypothermie, Azidose und Freisetzung von Gewebethromboplastin ausgelöst oder begünstigt. Intraoperativ wird die Diagnose zunächst klinisch gestellt, für eine genauere Differenzierung zwischen Verbrauchskoagulopathie und Verdünnungskoagulopathie ist allerdings ein Gerinnungsstatus erforderlich. Die Behandlung der klinisch manifesten Blutgerinnungsstörung erfolgt, zunächst unabhängig davon, ob eine DIC oder eine Verdünnungskoagulopathie vorliegt, mit Frischplasma und Thrombozytenkonzentrat. Bei einer DIC sollten außerdem vorrangig die auslösenden Faktoren beseitigt werden. Eine prophylaktische Zufuhr von Gerinnungspräparaten und Thrombozytenkonzentraten ist beim Traumapatienten trotz möglicherweise pathologischer Laborparameter nicht sinnvoll, solange keine klinisch manifeste Blutung besteht.

2.11.4 Elektrolyt- und Säure-Basen-Störungen

Hyperkaliämie. Nicht selten entwickelt sich beim Traumapatienten intraoperativ eine Hyperkaliämie. Zu den wichtigsten Ursachen gehören anhaltender Schock, Reperfusion ischämischer Organe und die Zufuhr großer Mengen von Blutkonserven. Es empfiehlt sich, intraoperativ das Serumkalium wiederholt zu bestimmen, damit im Notfall rasch therapeutische Maßnahmen ergriffen werden können. Hierzu gehören: Glukose-/Insulininfusion, Natriumbikarbonat und Kalziumchlorid.

Metabolische Azidose. Häufigste Ursache einer intraoperativen metabolischen Azidose ist der anhaltende Schock; andere, jedoch seltene Ursachen sind u. a. diabetische Ketoazidose, alkoholische Ketoazidose, alkoholische Laktatazidose, Kohlenmonoxidvergiftung und Cyanidintoxikation. Wichtigste therapeutische Maßnahme ist die Beseitigung der auslösenden Faktoren; die Zufuhr von Natriumbikarbonat ist selten sinnvoll.

2.11.5 Tod auf dem Operationstisch

Akutoperationen bei Schwerverletzten gehen mit erhöhter Mortalität einher. Etwa 0,7 % dieser Patienten sterben im Verlauf der Operation, davon ca. 80 % an unstillbaren Blutungen. Andere wichtige Ursachen sind Einklemmungen des Hirnstamms und Luftembolien. Durch folgende Maßnahmen kann die intraoperative Mortalität vermutlich gesenkt werden:
— Konzentration auf die Versorgung lebensbedrohlicher Verletzungen anstelle einer definitiven Versorgung.
— Gleichzeitige Laparotomie und Thorakotomie zur Versorgung thorakoabdomineller Verletzungen.
— Angemessene Behandlung retroperitonealer Hämatome.
— Frühzeitige Korrektur von Hypothermie und Schock.

2.12 Frühe postoperative Phase

Schwerverletzte und Polytraumatisierte bedürfen nach der Operation einer Intensivüberwachung und -behandlung. Diese Patienten sollten bei stabiler Herz-Kreislauf-Funktion unter Fortführung der Beatmung und Analgosedierung direkt auf die Intensivstation transportiert werden. Hierbei müssen die unter Abschnitt 2.4 beschriebenen Grundsätze für den Transport beachtet werden.

Soll der Traumapatient hingegen im Operationssaal erwachen und bereits dort oder im Aufwachraum extubiert werden, so müssen hierfür folgende **Kriterien** erfüllt sein:
— Ausreichende Spontanatmung ohne Hinweise auf zu erwartende schwere respiratorische Störungen, z. B. durch Lungenkontusion, Thoraxwandinstabilität;
— stabile Herz-Kreislauf-Funktion;
— wacher und orientierter Patient;
— Körperkerntemperatur > 35 °C;
— keine wesentlichen Verletzungen im Bereich der oberen Atemwege;
— kein schweres Schädel-Hirn-Trauma.

Kurz nach Ankunft im Aufwachraum (oder auf der Intensivstation) und in der anschließenden Überwachungsphase ist eine erneute Einschätzung des traumatisierten Patienten erforderlich. Das Hauptaugenmerk gilt hierbei folgenden Funktionen und Parametern:
— Blutdruck und Herzfrequenz, evtl. auch zentraler Venendruck;
— Ventilation und Gasaustausch;
— neuromuskuläre Funktion (Restrelaxierung?);
— neurologischer Status, vor allem Bewusstseinslage, Pupillen, motorische Reaktionen;
— Körpertemperatur;
— Urinausscheidung bzw. Nierenfunktion;
— Laborparameter, insbesondere Hämoglobin, Hämatokrit, Elektrolyte, Blutgase, Säure-Basen-Parameter, Blutzucker, Gerinnungsstatus.

Postoperative Schmerztherapie. Eine ausreichende postoperative Schmerztherapie ist für Polytraumatisierte oder Patienten mit schweren Einzelverletzungen oft nicht nur aus humanen Gründen zwingend erforderlich. Vielmehr können hierdurch häufig auch die Ventilation und der pulmonale Gasaustausch günstig beeinflusst werden, so z. B. nach Oberbaucheingriffen, Thorakotomien oder Verletzungen des Brustkorbs. Zu den wichtigsten Verfahren gehören die Analgosedierung beim beatmeten Patienten und regionale Anästhesieverfahren (vor allem Periduralanästhesie) bei wachen Patienten.

Einzelheiten sind in Kapitel 31 dargestellt. Im Aufwachraum erfolgt die Schmerztherapie gewöhnlich i.v. mit Opioiden.

3 Spezielle Anästhesie

3.1 Schädel-Hirn-Trauma

Die Initialbehandlung des Schädel-Hirn-Traumas ist darauf ausgerichtet, sekundäre Hirnschäden durch Ischämie, Hirnschwellung und -ödem, intrakranielle Blutungen, intrakranielle Hypertension und Einklemmung des Gehirns zu vermeiden. Sekundäre Hirnschäden werden in der perioperativen Phase vor allem durch folgende Faktoren begünstigt:
— Hypoxie,
— Hyperkapnie,
— Hypotension,
— Anämie,
— Hyperglykämie.

Nur wenn diese Komplikationen bereits in der Frühphase der Behandlung verhindert oder sofort beseitigt werden, lässt sich die Prognose von Patienten mit schwerem Schädel-Hirn-Trauma verbessern.

Prioritäten der Behandlung. Die wichtigsten Indikationen für Notoperationen bei Patienten mit Schädel-Hirn-Trauma sind:
— Epidurale, subdurale oder intrazerebrale Hämatome,
— Impressionsfrakturen des Schädels,
— Implantation einer Sonde zur Hirndruckmessung,
— Dekompression des Gehirns,
— unaufschiebbare nichtneurochirurgische Notoperationen.

Zeitverzögerungen verschlechtern vor allem bei intrakraniellen Blutungen die Prognose des Patienten. Ist daher die Indikation zur Notoperation gestellt worden, sollte keine weitere Zeit mehr verloren gehen, sondern umgehend operiert werden. Die präoperative Einschätzung, Untersuchung und Vorbereitung des Patienten müssen sich meist auf das Allernotwendigste beschränken. Die wichtigsten Ziele des anästhesiologischen Vorgehens sind die Aufrechterhaltung einer ausreichenden Hämodynamik und die Vermeidung sekundärer Hirnschäden, insbesondere durch Anstieg des intrakraniellen Drucks. Hierbei ist zu beachten, dass alle anästhesiologischen Maßnahmen die intrakranielle Dynamik – Hirndurchblutung, zerebralen Sauerstoffverbrauch und intrakraniellen Druck – beeinflussen können.

Narkoseeinleitung. Bei schwerem Schädel-Hirn-Trauma sind trotz primärer Bewusstlosigkeit eine ausreichende Narkosetiefe und Muskelrelaxierung erforderlich, um einen Anstieg des intrakraniellen Drucks durch Husten, Pressen oder stärkere Abwehrbewegungen zu vermeiden. Für die Narkoseeinleitung sollten Substanzen bevorzugt werden, die den zerebralen Sauerstoffbedarf, die Hirndurchblutung und den intrakraniellen Druck senken. Hierzu gehören die Barbiturate Thiopental und Methohexital, aber auch Etomidat, Propofol und auch Midazolam. Allerdings müssen diese Substanzen, wie oben dargelegt, bei Hypovolämie besonders vorsichtig dosiert werden, um einen bedrohlichen Abfall des zerebralen Perfusionsdrucks zu vermeiden.

Ketamin steigert hingegen nach i.v. Injektion einer Einleitungsdosis die Hirndurchblutung und den intrakraniellen Druck und sollte daher nicht eingesetzt werden.

Aufrechterhaltung der Narkose. Bei Patienten mit erhöhtem intrakraniellen Druck wird die Narkose gewöhnlich mit Opioiden (z.B. Fentanyl) in Kombination mit einem i.v. Anästhetikum (z.B. Propofol) aufrechterhalten; Inhalationsanästhetika einschließlich Lachgas dürfen bei diesen Patienten nicht eingesetzt werden, da aufgrund der zerebral vasodilatierenden Wirkung das intrakranielle Blutvolumen und der intrakranielle Druck ansteigen können. Demgegenüber können Inhalationsanästhetika wie Isofluran bei Patienten mit weniger schwerem Schädel-Hirn-Trauma verabreicht werden, wenn am Operationsende extubiert werden soll (siehe Kap. 41).

Volumentherapie. Auch beim Schädel-Hirn-Trauma sollte eine *Normovolämie* angestrebt werden; Flüssigkeitsrestriktion zum „Trockenhalten" des Gehirns gilt als überholt; übermäßige Volumenzufuhr verstärkt das Hirnödem. Beim Volumenersatz müssen Infusionslösungen vermieden werden, die zu einer Abnahme der Plasmaosmolarität führen, weil hierdurch die Hirnschwellung begünstigt wird. Entsprechend dürfen hypotone kristalloide Lösungen wie Glukose 5%ig, Ringer-Laktat oder 0,45%iges NaCl nicht infundiert werden. Mittel der Wahl sind vielmehr isotone Kochsalzlösungen, modifizierte Ringer-Lösungen und kolloidale Lösungen.

Beatmung. Während der Operation werden alle Patienten mit Schädel-Hirn-Trauma kontrolliert beatmet. Hingegen wird die kontrollierte Hyperventilation, früher Standardverfahren bei erhöhtem Hirndruck, heutzutage kritisch beurteilt, da sie aufgrund der zerebralen Vasokonstriktion zur Hirnischämie führen kann. Ein PEEP von 5–10 cmH$_2$O gilt dagegen als ungefährlich.

Intraoperative Hirnschwellung, Herniation im Operationsgebiet. Diesen bedrohlichen Komplikationen können u.a. folgende Auslöser zugrunde liegen:
— Falsche Lagerung des Patienten,
— Behinderung des venösen Abflusses durch Kompression,
— Hydrozephalus durch intraventrikuläre Blutung,
— kontralaterales intrazerebrales Hämatom,
— übermäßige Volumenzufuhr, Hyponatriämie,
— Hyperkapnie,
— Hypoxie,
— Hämatopneumothorax,
— hoher intraabdominaler Druck,
— abgeknickter Endotrachealtubus,
— zu hohe Atemwegsdrücke.

Primär müssen die auslösenden Faktoren beseitigt werden. Zu den ergänzenden Maßnahmen gehören: wiederholte Injektion von Thiopental (Vorsicht: negativ inotrope Wirkung!), Mannitol, kontrollierte Hyperventilation.

Hypotonie, Schock. Eine ausgeprägte Hypovolämie oder ein hämorrhagischer Schock ist beim Erwachsenen *niemals* durch eine intrakranielle Blutung allein bedingt. Darum muss in solchen Fällen immer umgehend nach anderen Blutungsquellen gesucht werden. Anhaltende Hypotension muss unbedingt vermieden werden, um das Gehirn nicht sekundär zu schädigen. Angestrebt wird ein normaler arterieller Mitteldruck von ca. 90 mmHg bzw. ein ausreichender zerebraler Perfusionsdruck von mindestens 65 mmHg. Spricht der Patient nicht sofort auf Volumenzufuhr an, sollte der arterielle Mitteldruck mit Vasopressoren angehoben werden.

Narkoseausleitung. Patienten mit Schädel-Hirn-Trauma werden nach der Operation unter Fortführung der kontrollierten Beatmung und Aufrechterhaltung der Anästhesie auf die Intensivstation transportiert. Während des Transports ist eine kontinuierliche Überwachung des zerebralen Perfusionsdrucks sowie der Oxygenierung (Pulsoxymeter) und Ventilation (Kapnometer), wenn möglich auch des intrakraniellen Drucks erforderlich. Husten, Pressen und Blutdruckanstiege müssen hierbei vermieden werden, da hierdurch intrakranielle Blutungen ausgelöst werden können. Blutdruckanstiege können mit Esmolol behandelt werden, die zusätzliche Sedierung kann mit Barbituraten, z.B. Thiopental, erfolgen.

3.2 Hüftfrakturen

Die Hüftfraktur ist eine Verletzung des älteren Menschen: Etwa 85% der Patienten sind älter als 65 Jahre; Frauen sind wegen ihrer Neigung zu Osteoporose 2–3-mal häufiger betroffen als Männer. Häufigster Unfallmechanismus bei alten Menschen ist der Sturz zu Hause, bei jüngeren Patienten hingegen Verkehrs- und Arbeitsunfälle sowie Stürze aus großer Höhe oder Sportunfälle. Junge Patienten mit Hüftfrakturen aufgrund eines Verkehrsunfalls weisen zumeist keine wesentlichen Vorerkrankungen auf, jedoch bestehen häufig schwere multiple Verletzungen, die wiederholte Operationen und eine langwierige Intensivtherapie erfordern. Bei der sturzbedingten Hüftfraktur des alten Menschen handelt es sich hingegen meist um eine isolierte Verletzung, jedoch bestehen fast immer therapiebedürftige Vorerkrankungen, die für die anästhesiologische Versorgung von wesentlicher Bedeutung sind (▶ Tab. 52-11).

Der dehydrierte Patient. Mit zunehmendem Alter nehmen auch das Durstgefühl und die Trinkmenge ab, so dass häufig eine Dehydratation mit Hypovolämie besteht, die wiederum perioperativ zu bedrohlichen Blutdruckabfällen prädisponiert. Darum muss der Volumenstatus des Patienten präoperativ besonders sorgfältig eingeschätzt werden: Neben der körperlichen Untersuchung (Hautturgor, Beschaffenheit der Zunge) können hierfür Urinausscheidung und -osmolalität, arterieller Blutdruck, zentraler Venendruck und Hämatokrit herangezogen werden.

! Ein normaler oder erhöhter Hämatokritwert kann bei alten Menschen bereits Hinweis auf eine Dehydratation mit Hypovolämie sein.

Eine klinisch relevante Dehydratation muss präoperativ durch ausreichende Volumen- und Elektrolytzufuhr korrigiert werden.

3.2.1 Pathophysiologische Veränderungen durch das Trauma

Der arterielle pO$_2$ ist bei älteren Patienten mit Hüftfraktur meist niedriger als altersbedingt zu erwar-

Tab. 52-11 Häufige Begleiterkrankungen bei geriatrischen Patienten mit Hüftfrakturen

Herz-Kreislauf-Erkrankungen
— Hypertonie
— Herzinsuffizienz
— Vorhofflimmern
— Erregungsleitungsstörungen
— Sinusknotensyndrom
— ventrikuläre Extrasystolen
— Angina pectoris
— Myokardinfarkt in der Vorgeschichte
— Durchblutungsstörungen

respiratorische Erkrankungen
— reaktive Atemwegserkrankungen
— Lungenemphysem
— Pneumonie

neurologisch-psychiatrische Erkrankungen
— zerebrovaskuläre Störungen
— Demenz
— Parkinson-Syndrom
— Epilepsie

endokrine Erkrankungen
— Diabetes mellitus
— Schilddrüsenerkrankungen

Sonstiges
— Taubheit
— Glaukom
— Katarakt
— Arthritis
— Verwahrlosung

ten, ohne dass sich auf dem Röntgenbild Hinweise auf eine pulmonale Erkrankung finden ließen. Der Totraumanteil der Ventilation ist bei der großen Mehrzahl der Patienten in den ersten 5 Tagen nach dem Unfall erhöht. Des Weiteren kann sich wegen der Immobilisierung eine tiefe Venenthrombose entwickeln, gelegentlich auch eine Lungenembolie. In den ersten 12–24 h nach dem Unfall steigen Fibrinogenkonzentration, Thrombozytenzahl und Faktor-VIII-Aktivität an, und es entwickelt sich eine Hyperkoagulabilität.

3.2.2 Zeitpunkt der Operation

Der Zeitpunkt der Operation für eine Hüftfraktur ist umstritten, jedoch gibt es Hinweise, dass ein starres Festhalten an einer operativen Versorgung innerhalb von 12–24 h nach dem Unfall nicht für alle Patienten angemessen ist und eher die perioperative Morbidität und Mortalität erhöht. Inzwischen besteht weitgehende Einigkeit, dass wesentliche präoperative Abweichungen wie z. B. schwere kardiopulmonale Funktionsstörungen, Anämie, Hyperglykämie, massive Dehydratation ausreichend stabilisiert werden sollten, bevor mit der Operation begonnen wird, nach Ansicht einiger Autoren auch dann, wenn hierdurch die Operation nicht mehr am Unfalltag durchgeführt werden kann.

3.2.3 Wahl des Anästhesieverfahrens: Allgemeinanästhesie, Spinalanästhesie oder Periduralanästhesie?

Regionale Anästhesieverfahren, insbesondere die Spinalanästhesie (auch einseitig), werden von vielen Anästhesisten für die operative Versorgung von Hüftfrakturen bei älteren Patienten bevorzugt. Als Vorteile werden angeführt:
— Geringerer intraoperativer Blutverlust,
— Abschwächung der Stressreaktion durch Trauma und Operation,
— weniger Thromboembolien.

Demgegenüber wurde ein günstiger Effekt der Spinalanästhesie auf den postoperativen mentalen Status des Patienten nicht nachgewiesen. Entsprechend tritt die **postoperative Verwirrtheit** bei regionalen Anästhesieverfahren für Hüftoperationen mit gleicher Häufigkeit auf wie nach einer Allgemeinnarkose.

Als wesentliche Risikofaktoren für postoperative Verwirrtheit gelten vorbestehende mentale Störungen und die Einnahme von Medikamenten mit anticholinerger Wirkung, z. B. verschiedene Psychopharmaka. Jedoch muss bei postoperativer Verwirrtheit immer auch in eine Hypoxie gedacht werden!

Einfluss des Anästhesieverfahrens auf die Mortalität. Trotz unstrittiger Vorteile der regionalen Anästhesieverfahren ist insgesamt im Vergleich mit der Allgemeinanästhesie kein wesentlicher Einfluss auf die perioperative Mortalität nachweisbar. So fand sich in 5 von 7 prospektiven, randomisierten Untersuchungen (allerdings mit kleinen Patientenkollektiven) kein Unterschied in der Kurzzeit- und Langzeitmortalität zwischen Regionalanästhesie und Allgemeinanästhesie für die operative Versorgung von Hüftfrakturen. Aus zwei neueren prospektiven Studien an jeweils mehr als 500 Patienten ergab sich ebenfalls kein Unterschied der Kurz- und Langzeitmortalität zwischen Spinal- und Allgemeinanästhesie. Vielmehr zeigte sich hierbei eine eindeutige Beziehung zwischen Mortalität und vorbestehenden Erkrankungen und/oder postoperativen Komplikationen.

EBM Cochrane Review: Spinal-/Periduralanästhesie und Allgemeinanästhesie führten in den meisten Outcome-Studien zu ähnlichen Ergebnissen. Die Regionalanästhesie ging mit einer (statistisch grenzwertig) geringeren Kurzzeitmortalität (1 Monat) einher; bei der Dreimonatsmortalität bestand kein Unterschied, obwohl die Möglichkeit einer klinisch relevanten Minderung der Mortalität nicht ausgeschlossen werden konnte. Hingegen waren Rückschlüsse auf die Langzeitmortalität (1 Jahr) nicht möglich. Alle in den Review einbezogenen Studien wiesen methodische Mängel auf.

3.2.4 Postoperative Schmerzbehandlung

Sie erfolgt initial parenteral, später oral mit Analgetika. Häufig werden auch verschiedene Arten von Nervenblockaden mit Lokalanästhetika empfohlen.

EBM Cochrane Review: Die vorliegenden Studien sind zu klein und die eingesetzten Nervenblockaden zu unterschiedlich, um hieraus Vorteile von Nervenblockaden gegenüber anderen Analgesieverfahren abzuleiten. Weitere Studien mit größeren Patientenzahlen und genauer Angabe des klinischen Outcomes sind daher nach Meinung des Reviewers gerechtfertigt.

3.3 Das verletzte Kind

Der Anteil von Kindern an den im Krankenhaus behandelten traumatisierten Patienten ist mit 25% zwar relativ klein, jedoch gehören Unfälle zu den häufigsten Todesursachen jenseits des 1. Lebensjahres bis hin zum Jugendlichenalter. Bei den Unfallmechanismen findet sich eine typische Abhängigkeit vom Lebensalter:
— Bei Säuglingen im ersten Lebensjahr häusliche Unfälle wie z. B. ein Sturz vom Wickeltisch,
— danach Verkehrsunfälle mit einem Maximum bei den 15–19-Jährigen.

Eine saisonale Abhängigkeit der Unfallmuster von Kindern findet sich ebenfalls: Im Sommer überwiegen Verkehrsunfälle, im Herbst und Winter Stürze und Verbrennungen.

Unter den schweren Verletzungen spielen stumpfe Traumen eine herausragende Rolle, gefolgt von Schädel-Hirn-Traumen. Die Hälfte der polytraumatisierten Kinder stirbt bereits am Unfallort, bedingt durch schwerste Hirnverletzungen, massive Blutungen oder Verletzungen des Rückenmarks. In den nachfolgenden Stunden sind überlebende polytraumatisierte Kinder vor allem durch pulmonale Aspiration, anhaltende Blutverluste und Hirntraumen bedroht, im Verlauf der nächsten Tage oder Wochen durch Sepsis, ARDS und Multiorganversagen.

3.3.1 Anästhesie bei leichten Verletzungen

Verletzungen des ISS-Schweregrads (ISS = injury severity score) von 9 und weniger werden als leicht bezeichnet; hierzu gehören ca. 80% aller Verletzungen beim Kind. Am häufigsten sind Schürf- und Risswunden sowie Frakturen der langen Röhrenknochen, während leichte Verbrennungen (< 10% der Körperoberfläche) nur einen geringen Prozentsatz umfassen.

Die Behandlung leichter Verletzungen beginnt erst dann, wenn schwere oder gar lebensbedrohliche Verletzungen sicher ausgeschlossen worden sind. Steht fest, dass es sich nur um eine leichte, aber schmerzhafte Verletzung handelt, sollte vorrangig für eine ausreichende Analgesie und Beruhigung gesorgt werden. Verständigen Kindern sollte in einfachen Worten erklärt werden, was passiert ist und welche Maßnahmen geplant sind. Bei Allgemeinanästhesie muss das erhöhte Aspirationsrisiko nicht nüchterner Kinder berücksichtigt werden.

Aspirationsrisiko – Präoperative Nahrungskarenz

Kinder weisen ein höheres Aspirationsrisiko auf als Erwachsene! Begünstigende Faktoren sind der relativ kleine Magen, das Verschlucken größerer Mengen Luft beim Schreien und angestrengte Zwerchfellatmung sowie das Trauma selbst, das zu einer Verzögerung der Magenentleerung beiträgt. Außerdem soll der Magensaft bei fastenden Kindern eine stärkere Azidität und ein größeres Volumen aufweisen. Präventive Maßnahmen, durch die eine pulmonale Aspiration sicher vermieden werden kann, gibt es beim Kind ebenso wenig wie beim Erwachsenen. Auch eine Verschiebung des dringlichen Eingriffs um ca. 4 h ist keine Garantie für eine sichere Magenentleerung.

Allgemeinanästhesie

Beim verletzten Kind werden die gleichen Verfahren der Allgemeinanästhesie eingesetzt wie beim Erwachsenen; spezifische Verfahren sind bislang weder entwickelt noch wissenschaftlich untersucht worden. Bei Kindern mit vollem Magen sollte die

Narkose, wenn immer möglich, *intravenös* eingeleitet werden, nicht per Inhalation, damit die Atemwege mit Verlust des Bewusstseins rasch durch die endotracheale Intubation gesichert werden können. Nur wenn eine intravenöse Einleitung unmöglich sein sollte, kann eine Inhalationsanästhesie per Narkosemaske in Kopf-Tief-Seitenlage eingeleitet werden. Bei vollem Magen sollten möglichst regionale Anästhesieverfahren, bei Bedarf kombiniert mit Sedierung, durchgeführt werden.

Sedierung

Abhängig von Art und Dauer des Eingriffs, der Maßnahme und den besonderen Umständen wie z. B. voller Magen, können Sedierungsverfahren, bei schmerzhaften Prozeduren auch in Kombination mit Lokalanästhesie oder systemisch verabreichten Analgetika, durchgeführt werden. Für nicht schmerzhafte kürzere Eingriffe sind folgende Substanzen geeignet:
— **Midazolam**
   0,025 bis 0,1 mg/kg i.v.;
   0,3 bis 0,5 mg/kg sublingual oder intranasal;
   0,5 bis 0,7 mg/kg oral oder rektal;
   Wirkungseintritt nach i.v. Injektion sofort, bei nasaler und sublingualer Gabe nach ca. 10–15 min.
— **Propofol**
   0,05 bis 0,2 mg/kg/min über Perfusor (Kontraindikation: voller Magen).

Bei schmerzhaften Eingriffen reichen diese Substanzen nicht aus, sondern müssen durch Analgetika ersetzt werden, z.B.:
— **Fentanyl** im Bolus von ca. 0,5–1 µg/kg i.v.;
— **Ketamin** 0,25 bis 0,5 mg/kg i.v. oder 1,5 bis 4 mg/kg i.m.

Barbiturate sollten hingegen nicht für die Sedierung von Kindern eingesetzt werden. Ein Bewusstseinsverlust durch höhere Dosen Midazolam oder Propofol muss vermieden werden, da er meist mit einer Obstruktion der oberen Atemwege einhergeht. Fentanyl wiederum kann zu bedrohlicher Apnoe führen, so dass der Antagonist Naloxon bereitstehen sollte. Apnoen können auch nach höheren Dosen von Ketamin auftreten, sind aber bereits nach Dosen von 4 mg/kg beschrieben worden. Ist ein tieferer Sedierungsgrad beim nicht nüchternen Kind erforderlich, sollte wegen der erhöhten Aspirationsgefahr eine Intubationsnarkose bevorzugt werden.

Angesichts dieser Gefahren sollten die beschriebenen Sedierungsverfahren bei verletzten Kindern möglichst *nur* von einem Anästhesisten durchgeführt werden.

Regionalanästhesie bei kleineren Eingriffen

Ist das verletzte Kind kooperativ und hämodynamisch stabil, kann für zahlreiche Operationen eine Regionalanästhesie, bei Bedarf ergänzt durch Sedierung oder Allgemeinnarkose, durchgeführt werden. Wichtigster Vorteil ist die gute postoperative Analgesie und – bei Kombination mit einer Allgemeinnarkose – das schmerzfreie Erwachen. Die Indikation für regionale Anästhesieverfahren hängt von den besonderen Umständen und den Wünschen von Kind, Eltern und Operateur ab. Mögliche **Indikationen** sind:
— Wunsch des Kindes und der Eltern,
— voller Magen,
— Asthma, zystische Fibrose,
— Disposition zu maligner Hyperthermie.

Die Kontraindikationen entsprechen denen beim Erwachsenen; fehlende Zustimmung der Eltern stellt eine absolute Kontraindikation dar.

Je nach Alter und Kooperation wird die Blockade am wachen Kind, unter leichter Sedierung oder in Allgemeinnarkose, durchgeführt.

Obere Plexusblockaden

Interskalenärer Block. Das Verfahren ist bei Operationen an der Schulter und am Oberarm indiziert. Zu den häufigsten unerwünschten Nebenwirkungen gehört die Blockade des N. phrenicus und des N. recurrens. Daher sollte der interskalenäre Block bei Operationen an Unterarm, Handgelenk oder Hand nicht angewandt werden.

Axilläre Plexusblockade. Der Block ist auch bei kleinen Kindern einfach durchzuführen und eignet sich gut für Operationen am Unterarm oder an der Hand. Neben der Einzelinjektion ist auch eine kontinuierliche Anästhesie über einen Plexuskatheter möglich. Für eine ausreichende Blockade des axillären Plexus sind z. B. 0,5 ml/kg Bupivacain 0,25%ig erforderlich, alternativ 0,7 ml/kg Mepivacain 1%ig. Für die kontinuierliche Blockade können, nach Bolusinjektion von 0,5 ml/kg Bupivacain, 0,15 ml/kg/h Bupivacain 0,125% infundiert werden.

Intravenöse Regionalanästhesie (Bier-Block). Das Verfahren kann bei distalen Verletzungen des Armes einschließlich der Reposition von Frakturen eingesetzt werden. Die Technik entspricht der für den Erwachsenen. Das erforderliche Volumen des Lokalanästhetikums hängt vom Lebensalter ab:
— 1–4 Jahre: 10–15 ml;
— 5–7 Jahre: 15–20 ml;
— 8–12 Jahre: 20–30 ml.

Interkostalnervenblockaden

Das Verfahren ist wenig gebräuchlich, jedoch auch bei Kindern prinzipiell möglich, z.B. zur Behandlung von Schmerzen nach Thoraxtrauma. Bei der Punktion ist Vorsicht geboten: Die Kanüle darf nicht tiefer als 1–2 mm unter der Rippe vorgeschoben werden, um die Pleura nicht zu verletzen. Auch sollte die Punktion nicht medial vom Rippenwinkel erfolgen, da hier keine Interkostalmuskulatur vorhanden ist. Bei der Blockade sollte eine Gesamtdosis von 3 mg/kg Bupivacain (Konzentration 0,25 bis 0,5%) wegen der gesteigerten Resorption bei kleinen Kindern nicht überschritten werden.

Nervenblockaden der unteren Extremität

Für eine vollständige Anästhesie der unteren Extremität müssen der N. ischiadicus und der N. femoralis blockiert werden; entsprechend ist die Technik wenig gebräuchlich.

Femoralisblockade. Der Nerv (L2–4) versorgt motorisch den M. quadriceps und sensorisch die Haut des vorderen Oberschenkels sowie das Periost des Femurschafts. Nützlich ist daher die Femoralisblockade bei Femurschaftfrakturen, da hierdurch Schmerzen und Spasmen der Quadrizepsmuskulatur gelindert und entsprechend diagnostische Maßnahmen, andere Manipulationen und der Transport erleichtert werden.

Spinal- und Periduralanästhesie

Rückenmarknahe Verfahren sind auch bei Kindern grundsätzlich möglich, werden aber insgesamt eher selten angewandt, vor allem wegen der häufig nicht vorhandenen Kooperation und des meist größeren technischen Schwierigkeitsgrades.

Spinalanästhesie. Bei Kindern gehört dieses Verfahren, abgesehen von ehemaligen Frühgeborenen mit Gefährdung durch Apnoen, zu den Raritäten. Bei Neonaten muss die Punktion unterhalb von L3 erfolgen; der Zugang zwischen L5–S1 wird meist bevorzugt. Die Punktion wird am sitzenden oder liegenden Kind durchgeführt; der Kopf muss hierbei, im Gegensatz zum Erwachsenen, extendiert werden, um eine Atemwegsobstruktion zu vermeiden.

Periduralanästhesie. Auch dieses Verfahren wird bei kleinen Kindern nur sehr selten durchgeführt, wenngleich ein spezielles Zubehör einschließlich Periduralkathetern erhältlich ist.

Kaudalanästhesie. Bei dieser modifizierten Periduralanästhesie wird das Lokalanästhetikum durch das Lig. sacrococcygeum des Hiatus sacralis in den kaudalen Periduralraum injiziert. Das Verfahren ist technisch einfach und erfolgt meist in Allgemeinanästhesie. Indikationen sind Eingriffe im Unterbauch, am Penis oder an den Beinen.

3.3.2 Anästhesie bei schweren Verletzungen

Präoperative Einschätzung

Vorgeschichte. Die Bedeutung der Vorgeschichte für die Versorgung des Kindes kann nicht hoch genug eingeschätzt werden. So sollten die Bezugspersonen gezielt nach dem Gesundheitszustand des Kindes, Vorerkrankungen, früheren Narkosen, Vormedikation und Allergien befragt werden. Wichtig sind weiter Informationen über Ablauf und Umstände des gegenwärtigen Unfalls, da hierdurch die Aufmerksamkeit des Untersuchers auf spezielle Verletzungen gerichtet werden kann.

Initiale Einschätzung. Alle Kinder mit schweren Verletzungen bedürfen einer umfassenden und systematischen körperlichen Untersuchung. Zunächst muss die Notwendigkeit rascher Interventionen eingeschätzt werden. Hierbei haben Atemwege, Atmung und Herz-Kreislauf-Funktion oberste Priorität.

Sind die **Atemwege** nicht frei oder die Schutzreflexe z.B. durch Bewusstlosigkeit eingeschränkt oder aufgehoben, so sollte bereits in der Notaufnahme endotracheal intubiert werden. Die **Atemfunktion** wird klinisch beurteilt, bei Bedarf ergänzt durch Anwendung eines Pulsoxymeters (Oxygenierung) oder die Durchführung arterieller (oder kapillärer) Blutgasanalysen (Ventilation und Oxygenierung). Sind Thoraxdrainagen erforderlich, so sollten sie vor Beginn der Operation angelegt werden.

Sodann wird die **Herz-Kreislauf-Funktion** eingeschätzt. Bestimmt werden arterieller Blutdruck und Herzfrequenz. Ein niedriger Blutdruck, meist mit Tachykardie und peripherer Vasokonstriktion, weist auf eine **Hypovolämie** hin, erneute Hypotension nach initialer Besserung durch Volumenzufuhr auf anhaltende Blutverluste. Ein isoliertes Schädel-Hirn-Trauma ist beim älteren Kind – im Gegensatz zum Kleinkind mit offenen Schädelnähten – fast nie alleinige Ursache eines hämorrhagischen Schocks, so dass immer nach Begleitverletzungen gesucht werden muss. Eine **Herztamponade** ist beim Kind ebenfalls möglich, allerdings eine seltene Komplikation. Hinweise sind: Dyspnoe, fadenförmiger schwacher Puls, gestaute Halsvenen und abgeschwächte Herztöne.

Neurologischer Status. Unabdingbar sind die Einschätzung der Bewusstseinslage und die Suche nach Zeichen der fokalen Hirnschädigung. Fokale Störungen können auf eine intrakranielle oder spinale Raumforderung hinweisen. Im Gegensatz zum Erwachsenen sind jedoch nur bei ca. 6% aller Kinder mit Schädel-Hirn-Trauma chirurgische Interventionen erforderlich.

Abdomen. Ein geblähtes Abdomen, bedingt durch eine Magendilatation, ist eine häufige Komplikation des stumpfen Bauchtraumas beim Kind. Der Magen sollte durch eine nasogastrale Sonde entlastet werden, um die abdominale Untersuchung und die Beatmung des Kindes zu erleichtern und das Aspirationsrisiko zu vermindern. Des Weiteren muss beim stumpfen Bauchtrauma gezielt nach Verletzungen der Bauchorgane wie Milz, Leber, Pankreas, Darm, Nieren sowie Zerreißungen von Mesenterialgefäßen gesucht werden. Im Gegensatz zum Erwachsenen werden chirurgische Maßnahmen beim stumpfen Bauchtrauma des Kindes zurückhaltend eingesetzt, vorausgesetzt die Herz-Kreislauf-Funktion bleibt stabil. Nur bei ca. einem Viertel der Kinder mit stumpfem Bauchtrauma sind in der initialen Behandlungsphase Laparotomien erforderlich.

Thorax. Wegen der hohen Elastizität des knöchernen Thorax sind Verletzungen der intrathorakalen Organe auch ohne Frakturen der Rippen möglich. Ein **Hämatothorax** muss drainiert werden; anhaltende massive Blutverluste (von mehr als 30% des Blutvolumens) gelten als Indikation zur Thorakotomie.

Dyspnoe, Zyanose, obere Einflussstauung und Blutdruckabfall ohne Hinweise auf Blutverluste sind meist durch einen **Spannungspneumothorax** bedingt; wie beim Erwachsenen ist die sofortige Entlastung durch eine Thoraxdrainage erforderlich.

Laborparameter. Im Wesentlichen werden bei schweren Verletzungen die gleichen Laborparameter wie beim Erwachsenen erhoben:
— Blutbild,
— Blutzucker,
— Gerinnungsstatus,
— Serumelektrolyte,
— arterielle Blutgase, Säure-Basen-Parameter,
— Blutgruppe und Kreuzprobe.

Bei Kindern kann in der Regel davon ausgegangen werden, dass die Laborparameter vor dem Unfall im Normbereich lagen.

Venöser Zugang

Das Einführen möglichst *großlumiger* Venenkanülen für den raschen Volumenersatz gehört zu den Initialmaßnahmen mit sehr hoher Priorität beim schwerverletzten Kind, allerdings ist dies oft schwierig, besonders bei Kleinkindern. Geeignete Punktionsorte sind der Hand- oder Fußrücken und die V. saphena magna über dem medialen Malleolus des Fußes. Lässt sich ausnahmsweise initial keine periphere Venenkanüle platzieren, so muss ein zentraler Venenkatheter eingeführt werden; hierfür ist allerdings meist eine tiefe Sedierung oder gar Narkose erforderlich. Bevorzugte Venen sind die Vv. jugulares interna oder externa, die V. subclavia und die V. femoralis.

Prämedikation

Wache und kreislaufstabile Kinder, bei denen Schmerzen bestehen, können mit einem Opioid (z. B. Fentanyl i.v.) prämediziert werden. Sedativa sind bei schwerverletzten Kindern nur selten erforderlich; außerdem muss bei Unruhe oder Agitiertheit eine Hypoxie ausgeschlossen werden, bevor Sedativa und Analgetika zugeführt werden. Aufgeregte Kinder können mit einem Benzodiazepin, z. B. Midazolam i.v., sediert werden. Barbiturate sind hingegen wegen ihres hypotensiven Effekts und ihrer gelegentlich paradoxen stimulierenden Wirkung wenig geeignet. Neuroleptika wie DHB wirken zwar sedierend und antiemetisch, lösen jedoch nicht selten Unruhe, Angst und motorische Störungen aus, bei Volumenmangel außerdem einen Blutdruckabfall.

Kinder mit Schädel-Hirn-Trauma und/oder Polytrauma sollten möglichst keine Prämedikation erhalten.

Transport in den Operationssaal

Für den Transport schwerverletzter Kinder in den Operationssaal oder diagnostische Einheiten gelten die gleichen Grundsätze wie beim Erwachsenen. Beim Transport sind zwei Arten von Risiken zu beachten: sekundäre Schäden durch verletzungsbedingte Instabilität von Vitalfunktionen und Gefährdung durch unzureichende Infrastruktur sowie personelle und apparative Ausstattung.

Präoperative Stabilisierung der Herz-Kreislauf-Funktion

Bei Kindern mit Hypovolämie oder Schock sollte, wenn immer möglich, keine Narkose eingeleitet, sondern zunächst das Blutvolumen durch Zufuhr von Blut und Flüssigkeit wiederhergestellt werden. Zeichen der Hypovolämie oder des Schocks sind bei Kindern über einen langen Zeitraum oft nur wenig ausgeprägt, da hier, im Vergleich zum Erwachsenen, eine wesentlich stärker ausgeprägte sympathoadrenerge Reaktion mit massiver Vasokonstriktion ausgelöst wird. Nicht selten fällt der arterielle Blutdruck erst ab, wenn bereits 30–40% des Blutvolumens verloren wurden. Hierbei ist aber zu beachten, dass ein Verlust von „nur" 500 ml Blut beim 4-jährigen Kind bereits 40% des Gesamtblutvolumens ausmacht – beim Erwachsenen hingegen nur etwa 10%!

Allgemeinanästhesie

Die Allgemeinanästhesie ist das Narkoseverfahren der Wahl für das schwerverletzte Kind. Hierbei gelten die gleichen Grundsätze, wie für den Erwachsenen beschrieben.

Endotracheale Intubation. Alle Kinder mit akutem Trauma gelten als nicht nüchtern, so dass die *Blitzintubation* bevorzugt werden sollte. Da durch den Intubationsvorgang leicht vagale Reflexe mit Bradykardie ausgelöst werden, sollte vor der Intubation Atropin injiziert werden. Wird das Muskelrelaxans Succinylcholin eingesetzt, so ist wegen der parasympathomimetischen Wirkung dieser Substanz (Bradykardie bis hin zum Herzstillstand) die Atropinvorgabe obligat. Die für den Erwachsenen übliche Einleitung mit erhöhtem Oberkörper zur Aspirationsprophylaxe gilt bei kleinen Kindern als wenig nützlich.

Während der Intubation sollte die arterielle O_2-Sättigung kontinuierlich mit einem Pulsoxymeter überwacht werden, denn bei Kindern ist die funktionelle Residualkapazität im Verhältnis niedriger als beim Erwachsenen, der O_2-Verbrauch hingegen höher, so dass sich unter der Intubationsapnoe sehr rasch eine Hypoxämie entwickeln kann.

Bei zu erwartenden Intubationsschwierigkeiten oder Verletzungen der oberen Atemwege, die den Intubationsvorgang wesentlich beeinträchtigen könnten, sollte die **Intubation im Wachzustand** unter Lokalanästhesie mit oder ohne Sedierung erfolgen, am besten mit Hilfe eines Glasfiberbronchoskops für Kinder. Inzwischen sind Bronchoskope mit einem äußeren Durchmesser von 2,5 mm erhältlich, die auch die Intubation von Neugeborenen mit einem 3-mm-Tubus ermöglichen.

Einleitung der Narkose. Für die Narkoseeinleitung bei Kindern werden die gleichen Substanzen verwendet wie für den Erwachsenen. Hierbei sind die unter Abschnitt 2.7 beschriebenen Grundsätze zu beachten.

Intraoperatives Monitoring. Auch hier werden die gleichen Verfahren angewandt, wie für den Erwachsenen beschrieben:
— Pulsoxymeter;
— Kapnometer;
— EKG-Monitor;
— arterieller Blutdruck: oszillometrisch, bei schwersten Verletzungen invasiv über eine periphere Arterienkanüle;
— zentraler Venendruck, meist erst nach initialer Stabilisierung: V. jugularis interna oder V. subclavia
— Körpertemperatur;
— Urinausscheidung.

Die Messung des Pulmonalarteriendrucks, des Wedge-Drucks und des Herzzeitvolumens ist bei schwer verletzten Kindern nur sehr selten indiziert.

Intraoperative **Laborparameter**: siehe Abschnitt 2.6.

Therapie mit Blut und Blutkomponenten. Der akute Volumen- und Erythrozytenersatz erfolgt bei Kindern mit kristalloiden und kolloidalen Lösungen, Erythrozytenkonzentrat oder Vollblut. Möglichst frisches Vollblut ist vor allem bei sehr kleinen Kindern indiziert: Dieses Vorgehen ist in Akutsituationen angesichts der oft geringen erforderlichen Volumina technisch wesentlich einfacher als die differenzierte Zufuhr verschiedener Blutkomponenten. Anzustreben ist ein minimaler Hämatokrit von 25–30%; bei Neugeborenen sollte der Wert höher liegen. Besteht Normovolämie, so sollte der Erythrozytenersatz mit Erythrozytenkonzentraten erfolgen. Hierbei kann folgende **Faustregel** angewandt werden:

> 1 ml/kg Erythrozytenkonzentrat steigert den Hämatokrit etwa um 1%.

Bei Massivtransfusionen bzw. Verlusten, die etwa dem Gesamtblutvolumen des Kindes entsprechen, sollte der Ersatz von Gerinnungsfaktoren (15 ml Frischplasma/kg) und Thrombozyten erwogen werden. Bei intraoperativen Störungen der Blutgerinnung sollte an DIC, Transfusionsreaktion oder bereits präoperativ vorhandene Gerinnungsstörungen gedacht werden.

Aufrechterhaltung der Körpertemperatur. Je kleiner das Kind, desto größer die Gefahr der intraoperativen Auskühlung! Begünstigende Faktoren sind Schock, Anästhetika, kalte Umgebungstemperatur sowie nicht angewärmte Infusionslösungen und

Blutpräparate, des Weiteren ungenügendes Abtrocknen des Körpers nach der Desinfektion. Vor allem bei Kleinkindern sollte der Operationssaal vor Ankunft des Kindes erwärmt werden, außerdem sollten Wärmedecken usw. eingesetzt und Infusionslösungen, Blutkonserven und Atemgase erwärmt werden.

Aufrechterhaltung des Blutzuckers. Die Glykogenspeicher sind bei kleinen Kindern gering. Entsprechend besteht trotz stressbedingter Erhöhung der Katecholamine die Gefahr der **Hypoglykämie.** Daher sollten die Blutzuckerwerte intraoperativ lückenlos überwacht und bei Bedarf Glukose infundiert werden. Allerdings sollten hierbei obere Normwerte nicht überschritten werden. Vorsicht ist außerdem bei Kindern mit Schädel-Hirn-Trauma geboten (siehe Abschnitt 3.1). Für den raschen Volumenersatz dürfen keine Glukoselösungen verwendet werden, sondern isotone Elektrolytlösungen.

Ausleitung der Narkose und Extubation. Ob das Kind am Ende der Operation ausgeleitet und extubiert werden soll, hängt von verschiedenen Faktoren ab:
— Herz-Kreislauf- und Atemfunktion,
— Körpertemperatur,
— Bewusstseinslage,
— Schutzreflexe der oberen Atemwege,
— Art des Traumas,
— Art der Operation.

Ist die **Extubation** grundsätzlich möglich, so darf sie erst durchgeführt werden, wenn folgende **Voraussetzungen** erfüllt sind:
— Kein Relaxanzien- und/oder Opioidüberhang,
— ausreichende Schutzreflexe der oberen Atemwege,
— Körpertemperatur mindestens 35–36 °C,
— keine pulmonalen Komplikationen wie Atelektasen, Aspiration usw.,
— kein prolongierter Schockzustand.
Vor der Extubation sollten erneut der Magen abgesaugt und ausreichend lange 100%iger Sauerstoff zugeführt werden.

4 Schwere Verbrennungen

Schwere Verbrennungen führen zu ausgeprägten metabolischen, respiratorischen und kardiovaskulären Störungen, die eine entsprechende Intensivtherapie erfordern. Je nach Ausdehnung und Schweregrad der Verbrennung sind bei diesen Patienten zahlreiche lebensrettende, funktionserhaltende und kosmetische Eingriffe erforderlich. Häufig müssen funktionserhaltende Eingriffe durchgeführt werden, bevor sich der Patient in einem stabilen Zustand befindet.

Einteilung von Verbrennungen. Je nach Ausmaß der Hautschädigungen werden Verbrennungen ersten, zweiten und dritten Grades unterschieden (▶ Tab. 52-12).

Die Ausdehnung der Verbrennung wird durch den Anteil der verbrannten Körperoberfläche in Prozent angegeben und erfolgt nach der sog. **Neuner-Regel**:
— Kopf 9%,
— obere Extremitäten 18%,
— Rumpf 36%,
— untere Extremitäten 18%.
Bei Kindern ist der Kopf größer und umfasst zwischen 10 und 19% der Körperoberfläche.

4.1 Direkte Auswirkungen von Verbrennungen

Neben der direkten Verletzung der Haut und der darunter befindlichen Gewebe können Verbrennungen mit einer Traumatisierung des oberen und unteren Respirationstrakts einhergehen.

Die Zerstörung der Haut und der Mikrozirkulation führt zur Aktivierung von Leukozyten und Freisetzung von Mediatoren und einer systemischen Entzündungsreaktion. Lokal entwickelt sich ein Ödem, das bei entsprechendem Schweregrad der Verbrennung zu erheblichen Plasmaverlusten führt und eine massive Flüssigkeitssubstitution erfordert.

Tab. 52-12	Schweregrad von Verbrennungen
Schweregrad	Charakteristik
Grad I	nur Epidermis betroffen; schmerzhaftes Erythem, Spontanheilung in 48–72 h
Grad II (oberflächlich)	äußere Schichten der Haut zerstört, Blasen, Erythem, das bei Druck weiß wird
Grad II (tief)	nur die tiefsten Hautanhangsgebilde nicht geschädigt, Haut blass, Blasen, Ödem
Grad III	gesamte Epidermis und Dermis zerstört, anästhetisch, trocken, weiß

4.1.1 Direkte Schädigung des Respirationstrakts

Verbrennungen können zu einem Inhalationstrauma des Respirationstrakts führen:
— Kohlenmonoxidvergiftung,
— Schwellung und Obstruktion der Atemwege,
— Schädigung des unteren Respirationstrakts.

Durch diese Komplikation wird die Mortalität von Verbrennungspatienten erheblich gesteigert.

Kohlenmonoxidvergiftung. Die Vergiftung tritt am Unfallort auf und manifestiert sich sofort. Sie führt zu Hypoxie trotz normalem pO_2, da sich Kohlenmonoxid ca. 200-mal stärker an Hämoglobin bindet als Sauerstoff. Die Zeichen der Hypoxie sind uncharakteristisch; daher sollte immer an eine Kohlenmonoxidvergiftung gedacht werden, wenn sich das Verbrennungsopfer in geschlossenen Räumen oder einem Automobil befand. Die Diagnose wird durch Messung der CO-Hb-Konzentration gestellt. Konzentrationen von mehr als 15% sind toxisch, von mehr als 50% meist tödlich. Folgendes sollte beachtet werden:

! Die Kohlenmonoxidvergiftung kann mit Standardpulsoxymetern nicht festgestellt werden, da das Gerät nicht zwischen Oxyhämoglobin und Carboxyhämoglobin unterscheidet.

Die Therapie besteht in der Elimination des Kohlenmonoxids durch Zufuhr von 100%igem Sauerstoff, um das Kohlenmonoxid aus seiner Bindung mit dem Hämoglobin zu verdrängen (Halbwertszeit ca. 45–60 min). Dieser Vorgang kann durch hyperbare Oxygenierung in einer Druckkammer erheblich beschleunigt werden (Halbwertszeit ca. 23 min).

Trauma der oberen Atemwege. Durch Inhalation von Flammen, heißer Luft und toxischen Chemikalien können die oberen und unteren Atemwege geschädigt werden. Dieses Inhalationstrauma tritt vor allem auf, wenn sich das Opfer in geschlossenen Gebäuden oder im Automobil befand, und führt bei 20–30% der Patienten zu einer lebensbedrohlichen Schwellung des Gewebes des oberen Respirationstrakts. Initial manifestiert sich das Trauma als Erythem, Blasen oder Nekrosen; nach einer Latenz von 4–48 h entwickelt sich ein Ödem der Epiglottis und des Larynx.

Die Diagnose wird durch Inspektion der oberen Atemwege gesichert, z.B. mit Hilfe eines Fiberendoskops oder durch direkte Laryngoskopie.

! Liegt ein Inhalationstrauma der oberen Atemwege vor, so sollte der Patient rechtzeitig endotracheal intubiert werden, um ein Ersticken zu verhindern.

Bei nur geringem Trauma kann zunächst abgewartet werden – jedoch ist eine wiederholte Inspektion erforderlich, um auch bei zunehmender Schwellung noch rechtzeitig intubieren zu können.

Trauma des unteren Respirationstrakts. Schäden der unteren Atemwege und der Lunge entstehen zumeist durch Inhalation toxischer Substanzen während des Brandes. Hingegen sind direkte thermische Verletzungen, z.B. durch Dampf oder brennende Gase selten. Die Inhalation toxischer Substanzen kann innerhalb weniger Stunden zum akuten Lungenversagen (ARDS) führen.

Verletzungen durch elektrischen Strom. Insbesondere das Durchfließen von Strom hoher Spannung führt im Körper zu erheblicher Wärmebildung, vor allem an den Ein- und Austrittsstellen, mit nachfolgender Schädigung von Gefäßen, Muskeln und Nerven. Durchfließender Strom am Herzen bewirkt eine Schädigung des Myokards, die Zerstörung von Muskeln führt zu Myoglobinämie, Moyglobinurie und Nierenversagen.

4.2 Systemische Auswirkungen schwerer Verbrennungen

Schwere Verbrennungen wirken sich auf den Stoffwechsel, die Herz-Kreislauf-Funktion und die Lungenfunktion aus.

4.2.1 Metabolisch

Typisch ist ein Hypermetabolismus, der gewöhnlich am Ende der ersten Woche nach dem Verbrennungstrauma einsetzt und dessen Ausmaß direkt von der Größe der Verbrennungsfläche abhängt. Der Sauerstoffverbrauch nimmt bis zum 2,5fachen des basalen Verbrauchs zu, die Körpertemperatur steigt an, ebenso der Proteinkatabolismus. Die Konzentrationen der Katecholamine sowie von Kortisol, Wachstumshormon und Glukagon sind erhöht, die Gluconeogenese ist gesteigert, die Glukoseverwertung eingeschränkt, so dass häufig eine Hyperglykämie besteht.

! Durch den Hypermetabolismus nimmt der Kalorienbedarf bei Verbrennungen drastisch zu.

Im verbrannten wie auch im unversehrten Gewebe entwickeln sich Ödeme, des Weiteren tritt in der ersten Woche eine Hypoproteinämie auf.

4.2.2 Kardiovaskulär

Wie bereits dargelegt, führt eine schwere Verbrennung zu massiven Flüssigkeitsverlusten mit Hypovolämie. Daher ist eine aggressive Flüssigkeitssubstitution erforderlich, um einen sog. Verbrennungsschock zu verhindern.

> **!** In den ersten 24 h beträgt der Flüssigkeitsbedarf bei Schwerverbrannten 2–4 ml/kg für jedes Prozent verbrannter Körperoberfläche.

Besonders in den ersten 2 Tagen nach der Verbrennung müssen große Mengen Flüssigkeit infundiert werden, um das Plasmavolumen und das Herzzeitvolumen aufrechtzuerhalten. In den ersten 24 h ist das Herzzeitvolumen oft trotz ausreichender Flüssigkeitssubstitution erniedrigt, möglicherweise bedingt durch zirkulierende myokarddepressorische Substanzen. Danach steigt das Herzzeitvolumen wieder an und ist in der hypermetabolischen Phase erhöht.

4.2.3 Respiratorisch

Neben den beschriebenen frühen pulmonalen Komplikationen – Kohlenmonoxidvergiftung, Schwellung und Obstruktion der oberen Atemwege, nicht kardial bedingtes Lungenödem – kann sich nach 2–5 Tagen ein **akutes Lungenversagen (ARDS)** entwickeln. Das ARDS tritt unabhängig von der Inhalation toxischer Substanzen auf, vermutlich bedingt durch Freisetzung von Mediatoren.

Im weiteren Verlauf besteht bei Verbrennungspatienten eine hohe Anfälligkeit für **pulmonale Infekte und Atelektasen** – ebenfalls unabhängig davon, ob ein Inhalationstrauma vorlag oder nicht. Die erhöhte Infektanfälligkeit wird auf eine Schwächung der Immunabwehr durch die Verbrennungskrankheit zurückgeführt.

Auch die **Lungenembolie** gehört zu den typischen Risiken bei schwerverbrannten Patienten. Diese Komplikation wird durch die Immobilität und eine Hyperkoagulabilität, erkennbar an der Thrombozytose und der erhöhten Aktivität von Faktor V und VII, begünstigt.

4.3 Anästhesiologische Besonderheiten bei Verbrennungskrankheit

Operative Eingriffe gehören zu den häufigen Maßnahmen bei Verbrennungskrankheit; anfangs das Débridement und die Hautdeckung, später rekonstruierende Eingriffe mit Blutverlusten, die entsprechend ausgeglichen werden müssen.

Der noch nicht intubierte Patient. Bei Patienten *ohne* Inhalationstrauma bestehen bei der endotrachealen Intubation meist keine Besonderheiten, sofern keine Verbrennungen des Gesichts und des Halses vorliegen. Bei Verbrennung von Gesicht und Hals sollte die Indikation für eine fiberendoskopische Intubation des wachen Patienten großzügig gestellt werden; sie ist vermutlich sicherer als eine Narkoseeinleitung per Inhalation. Dies gilt auch für spätere Stadien, wenn Kontrakturen und narbige Verziehungen in diesem Bereich bestehen.

Patienten *mit* Inhalationstrauma sollten, wenn noch nicht im Schockraum geschehen, möglichst frühzeitig intubiert werden, da Schwellungen im Bereich der oberen Atemwege rasch zunehmen und zum Ersticken führen können.

Gefäßkanülen und -katheter. Für den Volumenersatz ist eine ausreichende Zahl sicher zugänglicher Venenkanülen erforderlich. Bei bereits bestehender oder zu erwartender kardiovaskulärer Instabilität sollte außerdem eine Arterie kanüliert werden. Ein zentraler Venenkatheter ist ebenfalls nützlich, sollte aber wegen der Infektionsgefahr möglichst nicht durch ein verbranntes Gewebe geführt werden.

Wahl des Anästhesieverfahrens. Ein spezifisches Allgemeinanästhesieverfahren für Verbrennungspatienten existiert nicht, daher sollte der Anästhesist die ihm am besten vertrauten Verfahren anwenden. Vor Einleitung der Narkose sollte er den Volumenstatus des Patienten und die Herz-Kreislauf-Funktion einschätzen und sein Vorgehen danach ausrichten.

Muskelrelaxanzien. Wie in Kapitel 7 dargelegt, kann die Injektion von Succinylcholin bei Patienten mit Verbrennungskrankheit zur massiven Freisetzung von Kalium aus der Zelle mit Hyperkaliämie und Herzstillstand führen. Die berichteten Herzstillstände traten sämtlich mindestens 21 Tage nach dem Verbrennungsunfall auf, jedoch ist nicht bekannt, ob erst nach Ablauf dieses Zeitraums ein erhöhtes Risiko besteht. Zumindest herrscht aber Einigkeit darüber, dass *am Unfalltag* Succinylcholin für die Notfallintubation des Verbrennungspatienten eingesetzt werden kann.

> ⚡ Succinylcholin ist bei Verbrennungskrankheit ab dem 10. Tag nach dem Unfall bis zum vollständigen Abheilen der Verbrennungen kontraindiziert.

Nichtdepolarisierende Muskelrelaxanzien müssen bei Verbrennungskrankheit zumeist erheblich höher dosiert werden, um eine ausreichende neuromuskuläre Blockade, besonders für die endotracheale Intubation, zu erzielen. Die Blockade sollte mit einem Nervenstimulator überwacht werden.

Schutz vor Wärmeverlusten. Da die schützende Haut fehlt, sind Patienten mit ausgedehnten Verbrennungen besonders hypothermiegefährdet. Der Operationssaal sollte daher ausreichend vorgewärmt werden; auch sollte der Luftaustausch für die Zeit des Eingriffs reduziert werden.

Flüssigkeitszufuhr. Wie bereits dargelegt, führt die schwere Verbrennung in der Akutphase zu massiven Flüssigkeitsverlusten, die umgehend ausgeglichen werden müssen, um bedrohliche Störungen der Herz-Kreislauf-Funktion zu vermeiden. Für den initialen Flüssigkeitsersatz werden verschiedene Formeln angegeben, die in ▶ Tabelle 52-13 zusammengestellt sind.

Zu beachten ist, dass diese Formeln nur Anhaltswerte darstellen können und beim Flüssigkeitsersatz immer eine individuelle Anpassung an den Patienten erforderlich ist, um ein ausreichendes Blutvolumen aufrechtzuerhalten. Glukose sollte wegen der oft vorhandenen Verwertungsstörung eher nicht zugeführt werden. Die Flüssigkeitstherapie sollte sich an kardiovaskulären Parametern und an der Urinausscheidung (mindestens 0,5–1 ml/kg/24 h) orientieren.

Blutverluste. Beim Débridement der Verbrennungswunden können massive Blutverluste auftreten (ca. 200 ml pro 1% exzidierter Fläche) und innerhalb kurzer Zeit zur Hypovolämie führen. Für den Blutersatz bei diesen Eingriffen sind daher eine ausreichende Anzahl weitlumiger Venenkanülen und die Bereitstellung einer entsprechenden Anzahl von Erythrozytenkonzentraten erforderlich. Wurden vom Chirurgen lokal Vasopressoren angewandt, so muss unmittelbar nach Operationsende mit weiteren Blutverlusten gerechnet werden, wenn die Vasokonstriktion nachlässt.

Blutgerinnung. Unmittelbar nach dem operativen Eingriff kann die Aktivität verschiedener Gerinnungsfaktoren vermindert sein, so dass der Gerinnungsstatus bestimmt werden sollte.

5 Anästhesie im Rettungsdienst

Während beim Notfallpatienten präklinisch der Einsatz von Analgetika und/oder Sedativa häufiger erforderlich ist, werden Anästhesien im Rettungsdienst nur selten durchgeführt. Grundsätzlich stehen hierfür zwei Verfahren zur Verfügung:
— Regionalanästhesie und
— Allgemeinanästhesie.

5.1 Regionalanästhesie

Regionale Anästhesieverfahren wie Infiltrationsanästhesie, periphere Nervenblockaden, Plexusblockaden und intravenöse Regionalanästhesie sind im Rettungsdienst **von untergeordneter Bedeutung,** vor allem aus folgenden Gründen:
— Keine vitale Indikation,
— ausreichende Übung und Erfahrung erforderlich,
— meist größerer Aufwand nötig (Lagerung, Anschlagzeit usw.),
— Wirkung nicht sicher voraussagbar bzw. bestimmte Versagerquote.

Während die oben angegebenen Verfahren prinzipiell möglich sind, so z. B. bei der Versorgung von Extremitätenverletzungen, sollten Spinal- oder Periduralanästhesie nicht angewandt werden, insbesondere wegen der ungünstigen Arbeitsbedingungen, des hohen Aufwands (auch bei der Überwachung) und der Komplikationsmöglichkeiten.

5.2 Allgemeinanästhesie

In der Regel wird im Rettungsdienst eine **Intubationsnarkose** durchgeführt, da sie beim Notfallpatienten eine größere Sicherheit gewährleistet. Eine

---

Tab. 52-13 Initiale Flüssigkeitstherapie bei Verbrennungskrankheit

Evans-Formel
— 1 ml Kristalloide/kg/% verbrannter KOF/24 h
— 1 ml Kolloide/kg/% verbrannter KOF/24 h
— 2000 ml Glukose 4%/24 h

Brooke-Formel
— 1,5 ml Kristalloide/kg/% verbrannter KOF/24 h
— 0,5 ml Kolloide/kg/% verbrannter KOF/24 h
— 2000 ml Glukose 5%/24 h

modifizierte Brooke-Formel
— 2 ml Ringer-Laktat/kg/% verbrannter KOF/24 h

Parkland-Formel
— 4 ml Kristalloide/kg/% verbrannter KOF/24 h

KOF = Körperoberfläche

52 Traumatologie

Allgemeinnarkose ohne Intubation ist meist nur dann gerechtfertigt, wenn der Patient bei einem Bergungsvorgang nicht ausreichend zugänglich ist.

Die Allgemeinnarkose sollte im Rettungsdienst nur von einem erfahrenen Anästhesisten durchgeführt werden, da sie gewöhnlich unter wesentlich erschwerten Bedingungen durchgeführt werden muss.

Folgende **Besonderheiten** sollten beachtet werden:
— Der Patient gilt grundsätzlich als nicht nüchtern.
— Seine Vorgeschichte und Begleiterkrankungen sind meist nicht bekannt.
— Das Rettungsteam ist unter Umständen nicht aufeinander eingespielt.
— Es steht nur eine eng begrenzte Auswahl an Anästhetika und Adjuvanzien zur Verfügung.
— Ungünstige äußere Umstände behindern das Vorgehen.

5.2.1 Voraussetzungen

Voraussetzungen für eine Narkose im Rettungsdienst sind, abgesehen von einem erfahrenen Arzt, ein entsprechendes Instrumentarium und Zubehör, die aber im Umfang naturgemäß nicht dem Standard einer Klinikausstattung entsprechen können. Nur das Nötigste sollte bereitgehalten werden!
— Medikamente: potente Analgetika, Narkoseeinleitungsmittel, Muskelrelaxanzien, Sedativ-Hypnotika,
— leistungsfähiger Sauger einschließlich Absaugkatheter,
— Intubationsbesteck und Endotrachealtuben,
— EKG-Monitor, Pulsoxymeter, Kapnometer,
— geeigneter Respirator für den Notfalleinsatz, evtl. mit Verdampfer.

Es empfiehlt sich, den Ablauf einer Narkose im Rettungsdienst regelmäßig mit dem nichtärztlichen Rettungspersonal zu trainieren.

5.2.2 Wahl der Anästhetika

Für die **Einleitung der Narkose** eignen sich *Etomidat*, *Propofol*, *Barbiturate* und *Ketamin*, sofern die jeweiligen Nebenwirkungen und Kontraindikationen beachtet werden.

Bei **kardiovaskulär instabilen Patienten** kann *Ketamin* eingesetzt werden. Einige Anästhesisten bevorzugen *Benzodiazepine* wie Midazolam für die Narkoseeinleitung; jedoch muss auch hierunter mit einem Blutdruckabfall gerechnet werden, wenn eine Hypovolämie vorliegt.

Bei **Patienten mit erhöhtem intrakraniellen Druck** wirken *Barbiturate*, *Etomidat* und *Propofol* sehr wahrscheinlich in vergleichbarer Weise hirndrucksenkend; Etomidat gewährleistet jedoch eine größere kardiovaskuläre Stabilität.

Die **Aufrechterhaltung der Narkose** kann, besonders bei potentiell instabilen Patienten, mit *Opioiden* erfolgen, evtl. auch mit *Ketamin* in Kombination mit *Benzodiazepinen*. Ketamin ist des Weiteren bei Patienten im hypovolämischen Schock geeignet. Steht ein Verdampfer zur Verfügung, können bei sonst stabilen Patienten auch Inhalationsanästhetika eingesetzt werden.

5.2.3 Muskelrelaxanzien

Da der Notfallpatient in der Regel rasch intubiert werden muss, ist der Einsatz schnell wirkender Muskelrelaxanzien erforderlich. **Succinylcholin** gilt nach wie vor als Mittel der Wahl! Ist eine länger dauernde Muskelrelaxierung erforderlich, können anschließend nichtdepolarisierende Muskelrelaxanzien zugeführt werden.

5.2.4 Praktisches Vorgehen

Ruhe und Übersicht bewahren ist das oberste Gebot der Rettungsmedizin! Dies gilt für den Anästhesisten und seine nichtärztlichen Helfer auch bei der Durchführung von Narkosen. Im Einzelnen kann wie folgt vorgegangen werden:

- Zunächst sichern (meist peripheren) Venenzugang legen und sorgfältig fixieren.
- Überwachungsinstrumente anschließen: EKG, Pulsoxymeter, Kapnometer, Blutdruckmanschette, Stethoskop.
- Sauger mit großlumigem Absaugkatheter funktionsbereit halten.
- Intubationsbesteck einschließlich Tuben, Maske, Beatmungsbeutel usw. bereithalten.
- Patienten ausreichend präoxygenieren.
- Narkose einleiten und Patienten relaxieren, hierbei Sauerstoffmaske auf das Gesicht setzen, jedoch möglichst nicht über Maske beatmen (Aspirationsgefahr!).
- Blitzintubation (Krikoid-Druck) und sofortiges Blocken der Tubusmanschette.
- Lagekontrolle des Tubus durch Auskultation und, wenn vorhanden, Kapnometer; anschließend sichere Fixierung.
- Anschluss des Beatmungsgeräts und erneute Kontrolle der Ventilation.
- Evtl. Einlegen einer Magensonde und Absaugen des Mageninhalts.

Intubationsschwierigkeiten. Gelegentlich ist eine endotracheale Intubation von vorn erforderlich,

z. B. bei eingeklemmtem LKW-Fahrer. Dann sollten das Laryngoskop mit der rechten statt mit der linken Hand eingeführt und der Kopf des Patienten durch einen Helfer gut abgestützt werden.

Einsatz der Kehlkopfmaske siehe Kapitel 21.

Koniotomie und *Tracheotomie* werden als Ultima Ratio angewandt, jedoch bevor der Patient eine schwere hypoxische Schädigung erlitten hat.

5.3 Kurznarkosen ohne endotracheale Intubation

Für Kurzeingriffe kann **Ketamin,** 1 mg/kg, in Kombination mit Midazolam, 0,1 mg/kg, eingesetzt werden, ebenso bei eingeklemmten Patienten, die nicht intubiert werden können. Ein Venenzugang und Intubationsbereitschaft sind auch hierbei erforderlich; des Weiteren muss die Möglichkeit der pulmonalen Aspiration berücksichtigt werden.

Die Analgesie, z. B. bei eingeklemmten Personen, kann mit Ketamin in niedriger Dosierung (0,5 mg/kg i.m. oder 0,25 mg/kg i.v.) erfolgen. Bei höheren Dosen muss mit Einschränkung des Bewusstseins gerechnet werden.

Literatur

Ball CG, Kirkpatrick AW, Laupland KB, Fox DI, Nicolaou S, Anderson IB, Hameed SM, Kortbeek JB, Mulloy RR, Litvinchuk S, Boulanger BR. Incidence, risk factors, and outcomes for occult pneumothoraces in victims of major trauma.J Trauma 2005 Oct;59(4): 917–24; discussion 924–5.

Cameron PA, Gabbe BJ, McNeil JJ, Finch CF, Smith KL, Cooper DJ, Judson R, Kossmann T. The trauma registry as a statewide quality improvement tool. J Trauma 2005 Dec;59(6):1469–76.

DeLoughery TG. Management of bleeding emergencies: when to use recombinant activated Factor VII.Expert Opin Pharmacother 2006 Jan;7(1):25–34.

Dorges V. Airway management in emergency situations. Best Pract Res Clin Anaesthesiol 2005 Dec;19(4): 699–715.

Ghafoor AU, Martin TW, Gopalakrishnan S, Viswamitra S. Caring for the patients with cervical spine injuries: what have we learned? J Clin Anesth 2005 Dec;17(8):640–9.

Gwinnutt C. ATLS approach to trauma management. Acta Anaesthesiol Belg 2005;56(4):403.

Kuhne CA, Ruchholtz S, Buschmann C, Sturm J, Lackner CK, Wentzensen A, Bouillon B, Weber C; AG Polytrauma DGU. [Trauma centers in Germany Status report.] Unfallchirurg 2006 Jan; 27.

Madler C, Jauch KW, Werdan K,Siegrist J, Pajonk FG. Das NAW-Buch. Akutmedizin der ersten 24 h. 3. Aufl. Urban & Fischer, München 2005.

Martin M, Salim A, Murray J, Demetriades D, Belzberg H, Rhee P. The decreasing incidence and mortality of acute respiratory distress syndrome after injury: a 5-year observational study. J Trauma 2005 Nov; 59(5):1107–13.

Moulton S, Myung D, Chary A, Chen J, Agarwal S, Emhoff T, Burke P, Hirsch E. A mobile trauma database with charge capture. J Trauma 2005 Nov;59(5): 1042–7.

Ollerton JE, Parr MJ, Harrison K, Hanrahan B, Sugrue M. Potential cervical spine injury and difficult airway management for emergency intubation of trauma adults in the emergency department – a systematic review. Emerg Med J 2006 Jan;23(1):3–11.

Simon BJ, Cushman J, Barraco R, Lane V, Luchette FA, Miglietta M, Roccaforte DJ, Spector R; EAST Practice Management Guidelines Work Group. Pain management guidelines for blunt thoracic trauma. J Trauma 2005 Nov;59(5):1256–67.

Simpson J, Munro PT, Graham CA. Rapid sequence intubation in the emergency department: 5 year trends. Emerg Med J 2006 Jan;23(1):54–6.

Steele R, Green SM, Gill M, Coba V, Oh B. Clinical decision rules for secondary trauma triage: predictors of emergency operative management.Ann Emerg Med 2006 Feb;47(2):135.

Stevens RD, Bhardwaj A. Approach to the comatose patient. Crit Care Med 2006 Jan;34(1):31–41. Review.

Tscherne H, Regel G (Hrsg.): Trauma-Management. Springer, Berlin–Heidelberg–New York 1997.

Urquhart DM, Edwards ER, Graves SE, Williamson OD, McNeil JJ, Kossmann T, Richardson MD, Harrison DJ, Hart MJ, Cicuttini FM; on behalf of the Victorian Orthopaedic Trauma Outcomes Registry (VOTOR) Project Group. Characterisation of orthopaedic trauma admitted to adult Level 1 Trauma Centres.Injury 2006 Feb;37(2):120–7.

Verschueren DS, Bell RB, Bagheri SC, Dierks EJ, Potter BE. Management of laryngo-tracheal injuries associated with craniomaxillofacial trauma.J Oral Maxillofac Surg 2006 Feb;64(2):203–14.

Ziegenfuß T: Notfallmedizin. Springer 2004.

Systematischer Review/Metaanalysen

Parker MJ, Griffiths R, Appadu BN: Nerve blocks (subcostal, lateral cutaneous, femoral, triple, psoas) for hip fractures (Cochrane Review). In: The Cochrane Library, Issue 2, 2001. Oxford: Update Software.

Parker MJ, Unwin SC, Handoll HHG, Griffiths R: General versus spinal/epidural anaesthesia for surgery for hip fractures in adults (Cochrane Review). In: The Cochrane Library, Issue 2, 2001. Oxford: Update Software.

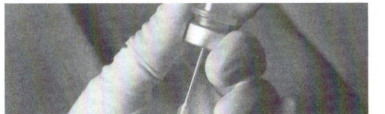

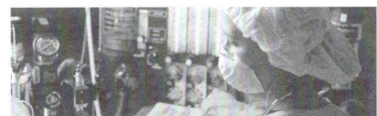

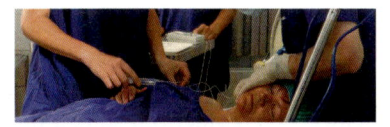

Evidence-based Medicine, Leitlinien und Qualitätssicherung

Inhaltsübersicht

1 **Evidence-based Medicine** 1423
1.1 Kennzeichen der EBM 1423
1.2 Praktische Anwendung von EBM 1424
    1.2.1 Formulierung des Problems 1424
    1.2.2 Die Suche nach Beweisen und deren kritische Würdigung 1424
    1.2.3 Anwendung am Patienten 1426
    1.2.4 Überprüfung und Evaluierung des eigenen Vorgehens 1426
1.3 EBM in der klinischen Anästhesie 1426

2 **Leitlinien** 1426

2.1 Definitionen 1426
2.2 Wer stellt Leitlinien auf? 1427
2.3 Evidenzbasierte Leitlinien 1427
2.4 Nachteile von Leitlinien 1427

3 **Qualitätsmanagement im Krankenhaus** .. 1428
3.1 Was ist Qualität? 1428
3.2 Was ist medizinische Qualitätssicherung? 1428
3.3 Wer führt Qualitätssicherung durch? 1429
3.4 Qualitätsmanagement in der Anästhesie 1429

Literatur 1430

1 Evidence-based Medicine

Evidence-based Medicine (EBM), im Deutschen auch als evidenzbasierte Medizin bezeichnet, ist nach einer Definition von Sackett et al. der bewusste, ausdrückliche und umsichtige Gebrauch der gegenwärtig verfügbaren besten Beweise (engl. evidence), um Entscheidungen über die Behandlung individueller Patienten zu treffen. Die Praxis der EBM bedeutet, den individuellen klinischen Sachverstand mit den besten verfügbaren externen Beweisen aus systematischen Forschungsarbeiten zu verbinden.

Nach Raspe ist EBM Ausdruck und Instrument einer Rationalisierung der Medizin: Das Vernünftige sparsam tun! Vernünftig ist nach der EBM, bei einem Patienten das Verfahren anzuwenden, das sich im Vergleich zu einer Kontrollgruppe als wirksam und zweckmäßig herausgestellt hat. EBM ist damit zweckorientiert, nicht wertorientiert; wichtig sind klinische und epidemiologische Effektivität des medizinischen Handelns, nicht die ökonomische Effizienz.

1.1 Kennzeichen der EBM

Folgende vier Merkmale kennzeichnen im Wesentlichen die EBM:

— EBM beruht vor allem auf **externen Beweisen** (external evidence), d. h. den Ergebnissen der klinisch-evaluativen Forschung, zu einem gewissen Anteil auch auf internen, sich aus der klinischen Situation ergebenden Beweisen.
— EBM ist das **Ergebnis systematischer, in der wissenschaftlichen Literatur veröffentlichter Forschung** über Nutzen und Zweckmäßigkeit medizinischen Handelns.
— EBM ist des Weiteren **zeitgebunden,** denn sie beruht auf den derzeit besten verfügbaren Evidenzen (current evidence), d. h., was heute als beste Evidenz gilt, kann morgen durch neue Forschungsergebnisse überholt sein. Auch gibt es **verschiedene Grade von Evidenzen:** beste, sehr gute, gute, weniger gute, schwache und sehr schwache. Nach dieser Skalierung kann auch die beste verfügbare Evidenz absolut gesehen relativ schwach sein.
— EBM **integriert** individuelles klinisches Expertentum bzw. Erfahrung (interne Evidenz) und externe Evidenz in medizinisches Handeln

EBM ist keine Medizin der absoluten Wahrheit, sondern lediglich einer Wahrscheinlichkeit, die mehr oder weniger groß sein kann. Damit kann EBM nur den mittleren Behandlungserfolg ermöglichen, nicht hingegen Wirksamkeit und Nutzen für alle von der EBM-Maßnahme betroffenen Patienten.

Die Beste-Evidenz-Regel. Nach dieser Regel der EBM sollte der therapeutischen Entscheidung jeweils die beste Evidenz zugrunde gelegt werden; schwächere Evidenzen sollten nicht berücksichtigt werden. Schwache Evidenzen sind aber immer noch besser als keine oder widersprüchliche.

1.2 Praktische Anwendung von EBM

Nach Sackett et al. sollte bei der praktischen Anwendung von EBM in folgender Weise vorgegangen werden:
— Das Problem muss formuliert werden, d. h., die gewünschten Informationen müssen in Fragen umgeändert werden.
— Um die gestellten Fragen zu beantworten, müssen mit der größtmöglichen Effizienz Beweise gesucht werden, z. B. durch eine klinische Untersuchung, das Labor, die wissenschaftliche Literatur oder Verwendung anderer Quellen.
— Die gefundenen Beweise müssen kritisch gewürdigt und abgewogen werden; außerdem müssen ihre Gültigkeit und Anwendbarkeit in der klinischen Praxis beurteilt werden.
— Die Ergebnisse dieser kritischen Würdigung müssen in die klinische Praxis überführt werden.
— Das eigene Vorgehen sollte überprüft und evaluiert werden.

1.2.1 Formulierung des Problems

Nach Sackett und Mitarb. muss zunächst das Problem eines individuellen Patienten festgestellt und daraus die Fragestellung abgeleitet werden:
— Welches zu bearbeitende Problem liegt bei dem Patienten vor? Ähnelt der Patient einer bereits beschriebenen Gruppe von Patienten?
— Welche Maßnahme oder Intervention ziehe ich für die Lösung des Problems in Betracht? Ist die Entscheidung für diese Intervention durch wissenschaftliche Untersuchungen abgesichert?
— Gibt es Alternativen zu der von mir erwogenen Intervention?
— Welche Ziele sollen mit der von mir gewählten Intervention erreicht werden?

Bei dem „Problem" des Patienten kann es sich um Fragen der Diagnostik, Therapie, Prävention, Prognose, klinischen Information, Schulung und Fortbildung handeln.

1.2.2 Die Suche nach Beweisen und deren kritische Würdigung

Um die im ersten Schritt formulierten Fragen zu beantworten, wählt die EBM einen strukturierten Weg der Informationsbeschaffung, der aus folgenden systematischen Schritten besteht:
— Literaturrecherche,
— Einordnen der Informationen nach Evidenzstufen,
— Auswahl der Information mit der höchsten Evidenz.

Literaturrecherche

Die Suche nach Informationen zum definierten Problem kann prinzipiell in der Primärliteratur (Originalarbeiten), in der Sekundärliteratur (Verdichtung einzelner Artikel aus der Primärliteratur) und in Zusammenfassungen (Metaanalysen; Zusammenfassung klinischer Einzelstudien) erfolgen. Den raschesten und umfassendsten Zugang zur wissenschaftlichen Literatur, vor allem der Primärliteratur, ermöglichen die elektronischen Medien mit ihren großen Datenbanken, z. B. Medline. Metaanalysen, also Zusammenfassungen der Primärliteratur, können bevorzugt in der Cochrane Library gesucht werden, Sekundärliteratur in Journal Clubs oder speziellen Zeitschriften, z. B. ACP Journal Club oder die Zeitschrift Evidence-based Medicine.

Einordnen der Informationen nach Evidenzstufen

Die bei der Literatursichtung gefundenen Informationen sollten zunächst nach ihrem wissenschaftlichen Zuverlässigkeitsgrad geordnet werden, so dass sich eine Hierarchie der wissenschaftlichen Evidenz ergibt (▶ Tab. 53-1). Berücksichtigt werden sollten nur solche Ergebnisse und Erkenntnisse, die

Tab. 53-1 Hierarchie der wissenschaftlichen Evidenz

Evidenzstufe	Evidenztyp
Ia	Metaanalysen randomisierter, kontrollierter Studien
Ib	mindestens eine große randomisierte, kontrollierte Studie
IIa	mindestens eine gut angelegte, kontrollierte Studie ohne Randomisierung
IIb	eine gut angelegte, quasi-experimentelle Studie
III	gut angelegte, nicht experimentelle, deskriptive Studie
IV	Berichte/Meinungen von Expertenkreisen, Konsensuskonferenzen und/oder klinische Erfahrung anerkannter Autoritäten

auf eine für den Leser nachvollziehbare Weise gewonnen wurden und ihm eine eigene kritische Bewertung ermöglichen. Eine zentrale Rolle spielt hierbei die in der Untersuchung angewandte Methodik: Die Fragestellung mag noch so wichtig sein – wurde sie mit falschen Methoden bearbeitet, so sind die Ergebnisse, und seien sie auch „statistisch signifikant", wissenschaftlich wertlos (Adorno: „Es gibt kein wahres Leben im falschen").

Metaanalysen. Hierbei handelt es sich um systematische Übersichtsarbeiten (systematic review), die auf strukturierte Weise und mit statistischen Verfahren methodisch hochwertige, randomisierte kontrollierte Studien analysieren und Informationen über den Nutzen therapeutischer Maßnahmen oder diagnostischer Tests liefern. Sie nehmen in der Hierarchie der wissenschaftlichen Evidenz den höchsten Rang (Ia) ein. Eine Metaanalyse, d. h. die *quantitative* Zusammenfassung einzelner Studien bzw. individueller Patientendaten mit statistischen Methoden, kann Teil einer systematischen Übersichtsarbeit sein. Die statistische Zusammenfassung verschiedener Einzelstudien kann neue, gültige Ergebnisse liefern, allerdings auch irreführende.

In der Anästhesie und Intensivmedizin sind große randomisierte Studien des Typs Ib selten, so dass alternativ systematische Übersichtsarbeiten aller randomisierten „kleineren" Untersuchungen zu einer spezifischen Fragestellung durchgeführt werden.

Systematische Übersichtsarbeiten (systematic review) sind wissenschaftliche Verfahren der Datensynthese aus verschiedenen randomisierten, kontrollierten Studien, die sich mit einer klar formulierten Fragestellung befassen. Sie bilden die Grundlage für rationale, d. h. evidenzbasierte Richtlinien für die Prävention, Diagnose und Therapie in der praktischen Medizin. Ein systematischer Review muss folgende Anforderungen erfüllen:
— Formulierung einer spezifischen, eng umschriebenen Fragestellung (z. B. Zeit des Erwachens nach Remifentanil verglichen mit Fentanyl),
— eindeutige Definition von Ein- und Ausschlusskriterien,
— systematische Suche relevanter Daten, vor allem mit Hilfe elektronischer Datenbanken wie Cochrane Library, Medline, Embase usw.,
— kritische Bewertung der gefundenen Daten,
— Synthese bzw. Metaanalyse der Daten.

Im Vergleich mit Einzelstudien weisen systematische Übersichtsarbeiten eine größere Aussagekraft auf. Metaanalysen können die Wirksamkeit einer Behandlung oft früher nachweisen als Einzelstudien. Durch **kumulative Metaanalysen**, d. h. die wiederholte Durchführung einer Metaanalyse jeweils nach Veröffentlichung einer neuen Studie zur aktuellen Fragestellung, kann festgestellt werden, ob weitere Forschungsarbeiten zur Fragestellung notwendig oder nunmehr überflüssig geworden sind, da der Behandlungseffekt bereits ausreichend nachgewiesen wurde.

Konventionelle Übersichtsarbeiten (narrative reviews) werden meist von Meinungsführern auf einem Gebiet verfasst. Sie sind im günstigen Fall leicht lesbar und verlangen für ihr Verständnis vom Leser keine Grundkenntnisse der Methodologie. Allerdings fehlen eine klare Fragestellung und eine Arbeitshypothese, die Methodik der Datenerhebung wird nicht erläutert, eine kritische Bewertung der zusammengestellten Daten und eine Gewichtung der Evidenz fehlen. Eine Datenselektion ist nicht ausgeschlossen; oft werden qualitativ hochwertige Daten mit Daten geringer Qualität verglichen oder sogar gleichgestellt. Eine Metaanalyse der zusammengestellten Daten ist nicht möglich. Insgesamt eignen sich konventionelle Übersichtsartikel am ehesten für die Vermittlung größerer Zusammenhänge, nicht für die Klärung der Frage, wie gut eine Maßnahme wirkt und wie häufig Nebenwirkungen auftreten. Kennzeichen einer narrativen Übersichtsarbeit sind:
— Umfassende und breite Fragestellung,
— keine genauen Angaben zu den Informationsquellen und der angewandten Suchstrategie,
— keine genauen Angaben über die Auswahl der Studien,
— keine einheitliche, kritische Beurteilung der Studien,
— meist nur qualitative Datenanalyse oder keine Analyse,
— meist keine evidenzbasierte Schlussfolgerung.

Einzelstudien. Liegt zu einer Fragestellung keine Metaanalyse vor, so wird auf die nächste, darunterliegende Evidenzstufe zurückgegriffen, d. h. die Ergebnisse von Einzelstudien. Von wesentlicher Bedeutung für die Qualität einer Einzelstudie sind die Randomisierung (zufällige Zuordnung), die verdeckte Zuordnung, die Geheimhaltung der Gruppenzuordnung (Verblindung), die Studienabbrecher, die Analyseform der Studie und die Verzerrungen durch ungleiche Ko-Interventionen und Auswertungen. Sackett und Mitarb. beurteilen die Qualität von Einzelstudien anhand der in ▶ Tabelle 53-2 zusammengestellten Kriterien.

53 Evidence-based Medicine, Leitlinien und Qualitätssicherung

Tab. 53-2 Kriterien für die Validitätsbeurteilung von Einzelstudien zur Wirksamkeit von Behandlungsverfahren (nach Sackett et al., 1999)

Leitfragen

- Wurden die Patienten randomisiert zugeteilt, und wurde die Randomisierungsliste geheim gehalten?
- Wurden bei der Auswertung alle aufgenommenen Patienten berücksichtigt, und wurden die Patienten in den Gruppen analysiert, denen sie randomisiert zugeteilt worden waren?

Detailfragen

- Handelt es sich um eine Doppelblindstudie, d.h., waren Untersucher und Patienten gegenüber der durchgeführten Behandlung verblindet?
- Wurden die Gruppen – mit Ausnahme des zu untersuchenden Verfahrens – identisch behandelt?
- Waren die Gruppen zu Studienbeginn einander ähnlich?

Konsensuskonferenzen und Expertenmeinungen. Die Aussagen von Konsensuskonferenzen und nicht zuletzt die von Experten stellen häufig nur individuelle Meinungen dar, deren Grundlagen wenig transparent und oft nicht nachvollziehbar sind. Daher weisen diese Aussagen den niedrigsten Evidenzgrad in der Hierarchie auf. Die niedrige Bewertung bedeutet jedoch nicht, dass die Meinungen falsch sind; nur kommt ihnen zum gegenwärtigen Zeitpunkt geringe wissenschaftliche Beweiskraft zu.

1.2.3 Anwendung am Patienten

Im vierten Schritt werden die zum formulierten Problem gefundenen und als valide eingestuften Informationen bzw. Verfahren am Patienten angewandt. Hierbei ist vorab zu prüfen, ob die Eigenschaften des für die Anwendung der Beweise ausgewählten Patienten den in der Literatur gefundenen gleichen (z. B. Alter, Begleiterkrankungen usw.). Danach ist zu fragen, ob die gefundenen Therapieergebnisse so bedeutsam sind, dass sie einen Therapieversuch bei dem ausgewählten Patienten rechtfertigen, und dabei ähnlich günstige Ergebnisse zu erwarten sind. Nicht zuletzt muss entschieden werden, ob die gefundene Behandlungsform einschließlich ihrer Folgen und Nebenwirkungen den Wünschen und Vorstellungen des Patienten entspricht.

1.2.4 Überprüfung und Evaluierung des eigenen Vorgehens

Der letzte Schritt in der praktischen Anwendung der evidenzbasierten Medizin ist nach Sackett et al. die Bewertung des eigenen Vorgehens. Die Bewertung des Handelns kann anhand nachfolgender Fragen erfolgen:

- Wie haben Sie bislang Ihre ärztlichen Entscheidungen begründet?
- Folgen Sie ohne Kompromisse den Empfehlungen von Expertengruppen oder den verfügbaren Leitlinien?
- Benutzen Sie bei der Medline-Suche MeSH-Schlagwörter, Thesaurus, Einschränkungsfelder, Volltextsuche? Oder begnügen Sie sich des Weiteren mit nur einem Textwort?
- Beachten Sie beim Lesen von Originalarbeiten auch den Methodenteil oder beschränken Sie sich auf die Zusammenfassung der Ergebnisse im Abstract?

1.3 EBM in der klinischen Anästhesie

Systematische Übersichtsarbeiten und Metaanalysen sind in der klinischen Anästhesie eher selten; meist beruhen die Erkenntnisse auf multiplen, wenig umfangreichen Studien. Insgesamt haben sich bislang aus Metaanalysen, systematischen Übersichtsarbeiten und einzelnen, den Kriterien der EBM genügenden klinischen Studien keine wesentlichen Unterschiede in der **Morbidität und Mortalität** oder dem Outcome der Anästhesie ergeben. Dies gilt für die einzelnen Verfahren der Allgemeinanästhesie untereinander ebenso wie für den Vergleich von Allgemeinanästhesie und Regionalanästhesie oder die Kombination von Allgemeinanästhesie mit verschiedenen Verfahren der Regionalanästhesie. Auch bei der Analgesie konnte für den epiduralen oder systemischen Einsatz von Opioiden kein wesentlicher Unterschied festgestellt werden.

2 Leitlinien

Leitlinien sind ein wichtiges Instrument der evidenzbasierten Medizin. Sie vereinen die beste Evidenz mit anderen Kenntnissen, die für die Entscheidungsfindung bei einem bestimmten Gesundheitsproblem erforderlich sind (Sackett et al.). Ihr wesentliches Ziel ist eine optimale Qualität der Gesundheitsversorgung. Deren wichtigste Zielgrößen oder „outcomes" wiederum sind die Morbidität und Mortalität, aber auch die Patientenzufriedenheit und die Lebensqualität.

2.1 Definitionen

Leitlinien. Nach einer Definition der Bundesärztekammer (BÄK) und der Kassenärztlichen Bundesvereinigung (KBV) sind Leitlinien systematisch entwickelte Entscheidungshilfen über die angemessene ärztliche Vorgehensweise bei speziellen gesundheitlichen Problemen. Die Arbeitsgemeinschaft Wissenschaftlicher Medizinischer Fachgesellschaften (AWMF) definiert Leitlinien als systematisch entwickelte Darstellungen und Empfehlungen mit dem Zweck, Ärzte und Patienten bei der Entscheidung über zweckdienliche Maßnahmen der Krankenversorgung (Prävention, Diagnostik, Therapie und Nachsorge) unter spezifischen klinischen Umständen zu unterstützen.

> ! Leitlinien sind lediglich Orientierungshilfen, von denen in begründeten Fällen abgewichen werden kann, mitunter sogar muss. Sie sind außerdem keine für immer festgeschriebenen Handlungsanweisungen, sondern unterliegen dem Wandel durch neue wissenschaftliche Erkenntnisse und technische Fortentwicklungen. Sie müssen daher regelmäßig überprüft und aktualisiert werden.

Richtlinien. Nach der Definition der AWMF sind Richtlinien Handlungsregeln einer gesetzlich, berufs- oder satzungsrechtlich legitimierten Institution, die für den Rechtsraum dieser Institution verbindlich sind und deren Nichtbeachtung definierte Sanktionen nach sich ziehen kann. Den Richtlinien kommt damit eine größere Verbindlichkeit zu als den Leitlinien. Nach Ulsenheimer sind aber aus rechtlicher Sicht auch Richtlinien ebenso wenig unumstößlich wie Leitlinien, sondern nur eine Richtschnur für den „Regelfall", von der aufgrund der Gegebenheiten des Einzelfalles Abweichungen nicht nur zulässig, sondern unter Umständen sogar geboten seien, z. B., wenn eine konkrete Notsituation dies erfordere.

2.2 Wer stellt Leitlinien auf?

Um Leitlinien den Charakter des Unverbindlichen oder Beliebigen zu nehmen, sollten sie durch autorisierte Repräsentanten medizinischer Fachgesellschaften, ärztliche Standesorganisationen oder staatliche Institutionen aufgestellt werden. Aufgrund der herrschenden Zweifel an der Qualität derzeitig verfügbarer Leitlinien haben die Bundesärztekammer und die KBV Beurteilungskriterien für die methodische Qualität von Leitlinien festgelegt und außerdem ein Clearingverfahren für Leitlinien entwickelt, in dem u. a. wichtige Leitlinien bewertet und für gut befundene Leitlinien gekennzeichnet werden. Unter methodischen Gesichtspunkten sollten Leitlinien die Diagnostik, Indikation, Kontraindikation, Therapie und Nachbehandlung enthalten. Des Weiteren sollten die Bedingungen genannt werden, unter denen eine Therapie empfehlenswert oder auch nicht empfehlenswert ist.

2.3 Evidenzbasierte Leitlinien

Evidenzbasierte Leitlinien beruhen auf der systematischen Aufarbeitung und Zusammenstellung der besten verfügbaren wissenschaftlichen Evidenz mit genauer Dokumentation des Zusammenhangs zwischen der jeweiligen Empfehlung und der ihr zugehörenden Evidenzstufe. Derzeit können folgende Leitlinientypen unterschieden werden:
— Autorenleitlinie,
— evidenzbasierte Autorenleitlinie,
— Konsensusleitlinie,
— evidenzbasierte Konsensusleitlinie.

Eine hohe wissenschaftliche und politische Legitimation weisen evidenzbasierte Konsensusleitlinien auf, die von so genannten multidisziplinären Leitlinienkommissionen unter Anwendung formaler Konsensverfahren entwickelt wurden. Hoch ist auch die wissenschaftliche Legitimation evidenzbasierter Autorenleitlinien, allerdings nicht repräsentativ und ohne formalisierten Konsens; ihre politische Legitimation ist niedrig.

Demgegenüber ist die wissenschaftliche Legitimation von Leitlinien reiner Konsensuskonferenzen als gering einzuschätzen, da das Gremium nicht repräsentativ und ein Vorgehen nach EBM nicht belegt ist. Allerdings liegt ein formalisierter Konsens vor, auch ist die politische Legitimation hoch.

Die reine Autorenleitlinie weist eine geringe wissenschaftliche und politische Legitimation auf, da der Autor nicht repräsentativ ist, kein formalisierter Konsens besteht und ein evidenzbasiertes Vorgehen nicht erkennbar ist.

2.4 Nachteile von Leitlinien

Nach Ulsenheimer haben weder Leitlinien noch Richtlinien oder Standards Rechtsnormcharakter, d. h., sie sind weder Gesetze noch Verordnungen oder sonstiges materielles Recht. Sie sind aber in ihrer mittelbaren Wirkung von erheblicher Bedeutung, da ihr Inhalt, z. B. über Sachverständigengutachten, in die Gerichtspraxis gelangt und oft zur entscheidenden Grundlage bei der Urteilsfindung wird. Wer sich an Leit- und Richtlinien hält, braucht nach Ulsenheimer sein Vorgehen nicht besonders zu rechtfertigen, wer sich nicht daran halte, stehe aber unter Rechtfertigungszwang mit dem Risiko, dass ihm dieses nicht gelinge. Hierdurch würden

Eigenverantwortung, ärztliche Intuition und der Wagemut, neue Wege zu gehen, gebremst und ein Handeln nach „Vorschrift" oder „Schema" gefördert. Des Weiteren hätten Leitlinien die Tendenz, eine quasi-gesetzliche Verbindlichkeit zu entwickeln; hierdurch werde die Vielfalt allgemein anerkannter Methoden reduziert und die individuelle Entscheidungsfreiheit eingeschränkt. Weißauer spricht in diesem Zusammenhang von der sublimen Form einer mittelbaren Verrechtlichung der Medizin.

3 Qualitätsmanagement im Krankenhaus

Qualitätsmanagement im Krankenhaus ist Teil der Gesamtführungsaufgabe und umfasst die Festlegung und Verwirklichung der jeweiligen Leistungsstandards und die Sicherung der Ergebnisse. Weitere wesentliche Ziele von Qualitätsmanagement sind die kontinuierliche Verbesserung der Qualität und die Erhöhung der Patientenzufriedenheit.

3.1 Was ist Qualität?

Qualität im Gesundheitswesen ist der bei Anwendung des derzeitigen Wissens vom medizinischen Versorgungssystem erreichte Wahrscheinlichkeitsgrad, für den Patienten erwünschte Therapieergebnisse zu erlangen und unerwünschte Behandlungsergebnisse zu vermeiden. Nach einer Definition der Bundesärztekammer ist gute Qualität das Vermeiden von unnötigem Risiko und Aufwand bei Erreichen eines realistischen Ziels.

Bei der Qualität der medizinischen Behandlung wird zwischen technischer und klinischer Handlungsqualität unterschieden. Zu den technischen Handlungen gehören medizinische Methoden und Techniken und deren Angemessenheit. Demgegenüber sind die zu erreichenden oder erreichbaren Ziele des klinischen Handelns häufig nicht eindeutig zu bestimmen. Ein wichtiger Grund für die Schwierigkeiten bei der Bestimmung klinischer Ziele ist die oft nicht sehr hohe Wahrscheinlichkeit, mit der das angestrebte Behandlungsergebnis trotz Anwendung grundsätzlich wirksamer Verfahren erreicht wird.

In der Medizin werden allgemein verschiedene Arten von Qualität unterschieden:
— Strukturqualität,
— Prozessqualität,
— Ergebnisqualität.

Strukturqualität. Sie beschreibt die Qualität der Leistungserstellung unter Berücksichtigung der personellen Voraussetzungen, also die technische Ausstattung eines Krankenhauses, die räumlichen Gegebenheiten, die Organisation des Ablaufs und den Facharztstandard. Zur Strukturqualität gehören des Weiteren die Teilnahme an Qualitätssicherungsmaßnahmen, Qualitätszirkeln und Weiterbildungsmaßnahmen.

Prozessqualität. Sie umfasst sämtliche diagnostischen und therapeutischen Maßnahmen innerhalb eines Versorgungsablaufs, die für einen individuellen Patienten durchgeführt oder auch unterlassen wurden. Die Qualität der Leistung wird dabei an einem herrschenden Standard oder, wenn nicht vorhanden, vergleichbaren Prozessen gemessen. Beispiele für Faktoren der Prozessqualität sind:
— Qualität der präoperativen Diagnostik,
— Überprüfung der Indikation für Operationen oder andere invasive Maßnahmen,
— Qualität der Dokumentation,
— Wartezeiten in der Notaufnahme,
— Dauer des Krankenhausaufenthalts.

Beim Qualitätsmanagement im Krankenhaus steht die Verbesserung der Prozessqualität im Mittelpunkt.

Ergebnisqualität. Sie beschreibt die Qualität des Behandlungsergebnisses. Da Krankheiten häufig sehr komplex sind und ihr Verlauf von Unwägbarkeiten bestimmt wird, lässt sich die Ergebnisqualität oft nur sehr schwer vergleichend untersuchen. Bei der Beurteilung der Ergebnisqualität muss zwischen kurzfristig und langfristig auftretenden Ereignissen unterschieden werden. Zu den kurzfristigen Ereignissen gehören z. B. intraoperative iatrogene Komplikationen oder Narkosezwischenfälle, zu den langfristigen die Wiederaufnahme in das Krankenhaus wegen der gleichen Erkrankung. In der Anästhesie gilt vor allem die Patientenzufriedenheit als wichtiges Kriterium der Ergebnisqualität.

3.2 Was ist medizinische Qualitätssicherung?

Qualitätssicherung umfasst nach Weißauer alle Maßnahmen, die auf breiter Basis eine medizinische Versorgung gewährleisten, die dem jeweiligen Leistungsstandard der Medizin entspricht. Eine weitere Aufgabe der Qualitätssicherung ist die Verbesserung der Patientenzufriedenheit, aber auch die Verbesserung und Weiterentwicklung der allgemeinen Versorgungsqualität. Damit ist die Qualitätssicherung ein dynamischer Prozess: Sie begnügt sich nicht damit, herrschende Standards zu erfüllen, vielmehr ist ihr wesentliches Ziel die kontinuierliche Verbesserung der medizinischen Versorgung.

Zu unterscheiden ist zwischen interner und externer Qualitätssicherung.

Interne Qualitätssicherung. Hierbei handelt es sich um sämtliche Maßnahmen, die von einer Institution durchgeführt werden, um abteilungsintern festgelegte Qualitätsziele zu erreichen. Hieran sind alle vom Ergebnis Betroffenen zu beteiligen. Zu den wesentlichen Maßnahmen interner Qualitätssicherung gehören:
— Sorgfältige Auswahl geeigneter Mitarbeiter,
— spezifische Weiterbildung oder Schulung der am Prozess beteiligten Mitarbeiter,
— Schaffung eines Arbeits- und Betriebsklimas, das zum Erreichen der Qualitätsziele beiträgt,
— Beseitigung hierarchischer Führungsmodelle.

Externe Qualitätssicherung. Sie vergleicht die Leistungsdaten und Ergebnisse zwischen verschiedenen Institutionen bzw. Krankenhäusern, die als für die Qualität der Versorgung auf einem bestimmten Gebiet wesentlich angesehen werden. Das betreffende Krankenhaus kann anhand dieser Daten seine Stellung oder seinen Rang im Vergleich mit ähnlichen Einrichtungen bestimmen. Außerdem schafft der Vergleich zwischen den Institutionen einen Orientierungsrahmen für die Maßnahmen der internen Qualitätssicherung

3.3 Wer führt Qualitätssicherung durch?

Die Sicherung der Qualität medizinischer Leistungserbringung ist aufgrund des Gesundheitsstrukturgesetzes von 1989 eine Pflichtaufgabe der Selbstverwaltungspartner der gesetzlichen Krankenversicherung (GKV). Bundesärztekammer, Krankenkassen und Kassenärztliche Bundesvereinigung haben zudem 1995 eine ärztliche Zentralstelle für Qualitätssicherung in der Medizin (ÄZQ) eingerichtet. Des Weiteren wurde 1996 von den Ärztekammern ein Curriculum für die Erlangung der Zusatzbezeichnung „Ärztliches Qualitätsmanagement" aufgestellt. Eine wichtige Rolle bei der Qualitätssicherung spielen außerdem die Vorschläge, Empfehlungen und Leitlinien der medizinischen Fachgesellschaften.

Qualitätssicherung ist aber nicht nur Aufgabe der genannten Institutionen. Vielmehr ist jeder Arzt, der seinen Beruf ausübt, nach der geltenden Berufsordnung „verpflichtet, sich beruflich fortzubilden und sich dabei über die für seine Berufsausübung jeweils geltenden Bestimmungen zu unterrichten".

Auch die Krankenhausträger sind gesetzlich verpflichtet, sich an Maßnahmen der Qualitätssicherung zu beteiligen; hierunter fallen Maßnahmen, die sich auf die Qualität der Behandlung, Versorgungsabläufe und Behandlungsergebnisse beziehen. Dabei sollen diese Maßnahmen nicht nur die medizinische Versorgung eines individuellen Patienten verbessern, sondern auch die Kosten-/Leistungsrelation des Krankenhauses optimieren. Damit wird Qualitätssicherung für die einzelnen Krankenhäuser auch zum Instrument des Marketings.

3.4 Qualitätsmanagement in der Anästhesie

Die Qualität von Anästhesieleistungen lässt sich unter klinischen, ökonomischen und patientenorientierten Gesichtspunkten einschätzen und bewerten. Gegenstand von Untersuchungen sind derzeit z. B. folgende Fragestellungen:
— Nutzen und Qualität von Anästhesie-Voruntersuchungen,
— Kosten-Nutzen-Verhältnis bei der Wahl des Anästhesieverfahrens,
— Nutzen des perioperativen Monitorings,
— Beurteilung der Prozessqualität anhand von Anästhesieverlaufsbeobachtungen,
— Aufstellung von Therapie-Leitlinien und -Standards,
— Zufriedenheit der Patienten mit der anästhesiologischen Betreuung,
— Verbesserungsmöglichkeiten bei der Organisation des Op-Ablaufs,
— Einführung von Dokumentationssystemen,
— Entwicklung des Kostenbewusstseins der ärztlichen und pflegerischen Mitarbeiter.

Qualitätsmanagement erfordert das Aufstellen von Standards, um Abweichungen des Ist-Zustands vom Soll-Zustand zu erkennen. Höchste Bedeutung hat außerdem die korrekte Dokumentation von Indikatoren der anästhesiologischen Qualität, die allerdings zuvor auf ihre Aussage- und Leistungsfähigkeit überprüft werden müssen. Bauer und Bach haben allerdings auf die grundsätzlichen Schwierigkeiten hingewiesen, die mit der Beschreibung von Ergebnisqualität in der Anästhesie verbunden sind. So trage die anästhesiologische Dienstleistung nur indirekt zur Erreichung des Therapieziels bei, während die Maßnahmen anderer Fachdisziplinen unmittelbar auf den Verlauf einwirkten. Zusätzlich werde das Einführen von Qualitätsmanagementsystemen wegen der fehlenden oder geringen Akzeptanz durch die Leistungserbringer in hohem Ausmaß behindert. Die Autoren kommen zu folgendem Schluss:

„Qualitätsmanagement muss daher, wenn es erfolgreich sein soll, auf einen medizinisch-ökonomischen Konsens abzielen. Dieser Konsens ist immer dann realisierbar, wenn es darum geht, die Kosten unter Beibehaltung der Versorgungsqualität zu senken, die Qualität bei gleichbleibenden Kosten zu verbessern oder im Idealfall die Kosten bei gleichzeitiger Qualitätsverbesserung zu reduzieren."

Literatur

Antes G: Evidence-based Medicine. Internist 39: 899–908, 1998.

Bähr K: Evidence-based Medicine in der Anästhesie – Mode oder Muss? Anästhesiol Intensivmed 3: 117–123, 1999.

Bauer M, Bach A: Qualitätsmanagement im Krankenhaus: Schwerpunkt Anästhesiologie. Anästhesiol Intensivmed 9:627–37, 1999.

Fischer R, Bartens W (Hrsg.): Zwischen Erfahrung und Beweis. Medizinische Entscheidungen und Evidence-based Medicine. Huber, Bern 1999.

Greenhalgh T: Einführung in die Evidence-based Medicine. Kritische Beurteilung klinischer Studien als Basis einer rationalen Medizin. Huber, Bern 2000.

Jaster H (Hrsg.): Qualitätssicherung im Gesundheitswesen. Thieme, Stuttgart 1997.

Kunz R, Ollenschläger G, Raspe H, Jonitz G, Kolkmann FW (Hrsg.): Lehrbuch evidenzbasierte Medizin in Klinik und Praxis. Deutscher Ärzte-Verlag, Köln 2000.

Sackett DL, Richardson WS, Rosenberg W, Hayes RB: Evidenzbasierte Medizin. Zuckschwerdt, München 1999.

Ulsenheimer K: Leitlinien, Richtlinien, Standards. Risiko oder Chance für Arzt und Patient? Anaesthesist 47:87–92, 1998.

Walther M: Qualitätszirkel im Krankenhaus. Organisieren, Moderieren, Gestalten. Gustav Fischer, Ulm 1998.

Weißauer W: Leitlinien, Richtlinien, Standards. Vorteile und Gefahren – juristische Begriffsbestimmung. Anästhesiol Intensivmed 4:197–200, 1998.

Anhang

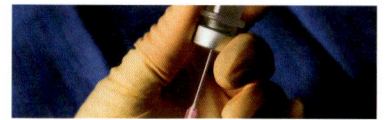

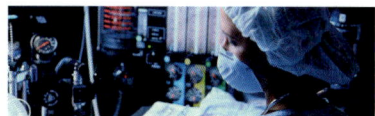

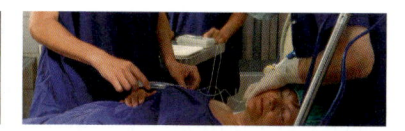

Maßeinheiten und Normalwerte

Inhaltsübersicht

1 Maßeinheiten 1433
1.1 Bestimmung der Körperoberfläche 1434
1.2 Umrechnung von mg/100 ml (mg%) in mval/l 1435
1.3 Umrechnung konventioneller Einheiten in SI-Einheiten 1435

2 Klinische Normalwerte 1436
2.1 Blut 1436
2.2 Elektrolyte im Serum 1437
2.3 Eiweiß-Elektrophorese im Serum 1437
2.4 Normalwerte im Serum 1437
2.5 Enzyme 1438

3 Messgrößen bei Azidosen und Alkalosen . 1438

1 Maßeinheiten

Mol = Maßeinheit für Moleküle
1 mol = Molekulargewicht (Atomgewicht) in Gramm. 1 mmol = $^1/_{1000}$ mol.

Molarität = Molkonzentration je Liter Lösung (Volumeneinheit).

Molalität = Molkonzentration je Kilogramm Wasser (Masseneinheit).

Osmol = Maßeinheit für osmotisch wirksame Ionen und undissoziierte Moleküle einer Substanz in wässriger Lösung. 1 mosmol = $^1/_{1000}$ Osmol.

Osmolarität = Molkonzentration aller in 1 Liter Lösung osmotisch wirksamen Moleküle.

Osmolalität = Molkonzentration aller in 1 Kilogramm Wasser osmotisch wirksamen Moleküle.

Ein Liter 1-molare Glukoselösung hat eine Osmolarität von 1 Osmol, da Glukose in Lösung nicht dissoziiert.
  Ein Liter 1-molare Kochsalzlösung hat eine Osmolarität von 2 Osmol, da Kochsalz in wässriger Lösung in Natrium- und Chloridionen zerfällt; hierdurch entsteht die doppelte Anzahl osmotisch wirksamer Teilchen.

Genaue Werte für den osmotischen Druck werden durch Messung ermittelt (Gefrierpunktserniedrigung), da Salze nur in sehr verdünnten, erwärmten Lösungen völlig dissoziieren. Gemessen wird hierbei die Osmolalität.

Die Osmolarität des Plasmas beträgt etwa 300 mosmol/l. Dies entspricht einem osmotischen Druck von 7,7 atm bei 38 °C.

Die Plasma-Osmolarität ist der Bezugswert für die Tonizität von Infusionslösungen.

Annähernd isotonisch sind:
$^1/_6$-m Lösungen von Salzen, die vollständig in 2 Ionen dissoziieren (z. B. ≈9,0 g/l NaCl);
$^1/_3$-m Lösungen von nichtdissoziierenden Stoffen (z. B. ≈50 g/l Glukose).

Äquivalentgewicht (val) = 1 val = $\dfrac{1 \text{ mol}}{\text{Wertigkeit}}$ = $\dfrac{\text{Molekular-(Atom-)Gew. in Gramm}}{\text{Wertigkeit}}$

1 mval = $^1/_{1000}$ val

Maßgebend für die Berechnung der Ionenzusammensetzung einer Lösung.

Normalität (n) = Äquivalentgewicht (in Gramm) je Liter Lösung.

A Maßeinheiten und Normalwerte

1.1 Bestimmung der Körperoberfläche

Nomogramm zur Bestimmung der Körperoberfläche aus Gewicht und Größe (nach J. D. Crawford, M. E. Terry, G. M. Rouiko).

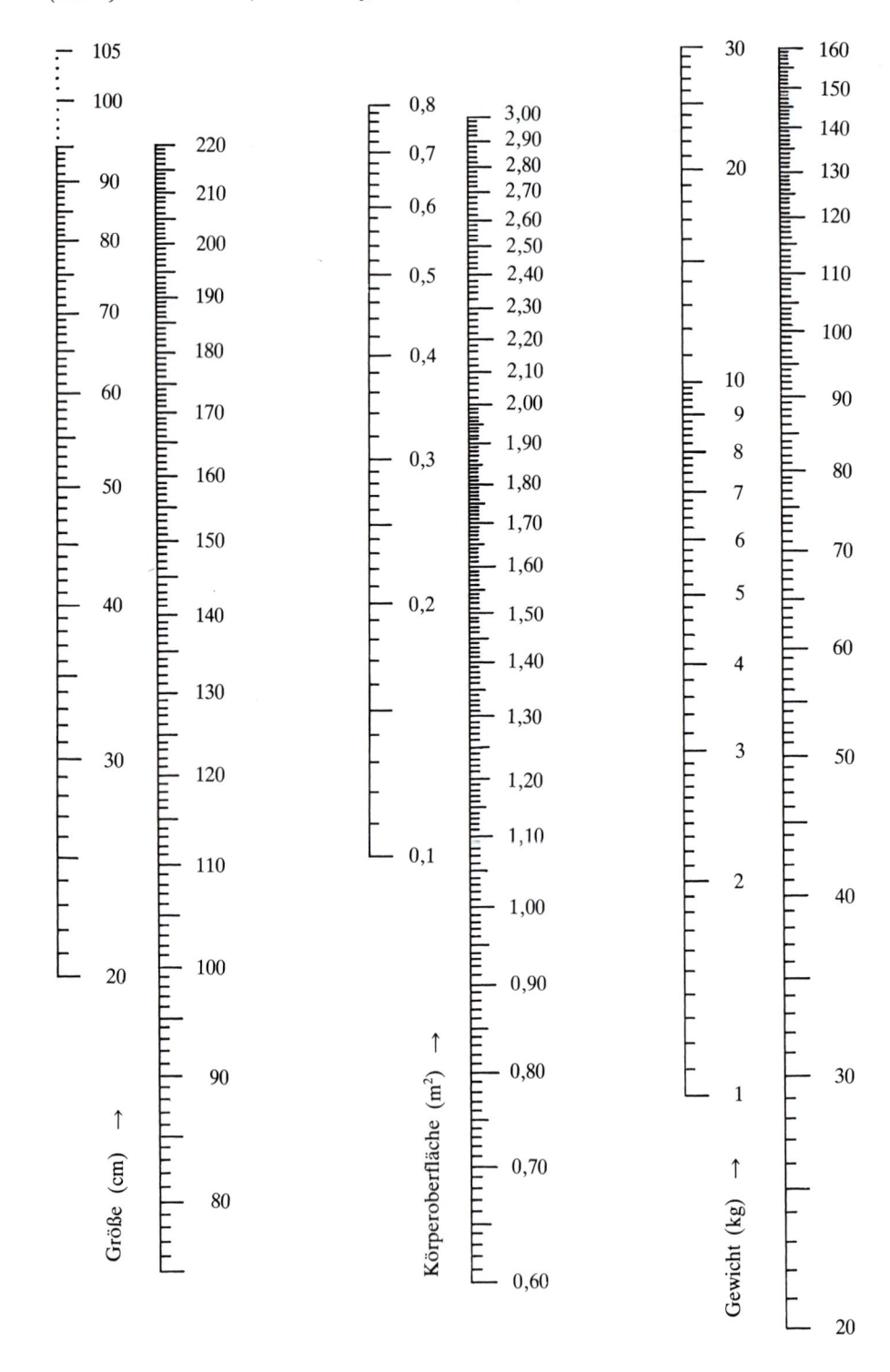

Maßeinheiten und Normalwerte A

1.2 Umrechnung von mg/100 ml (mg%) in mval/l

$$mg\% = \frac{mval/l \times \text{Äquivalentgewicht}}{10}$$

$$mval/l = \frac{mg\% \times 10}{\text{Äquivalentgewicht}}$$

Kation	mg%		mval	Anion	mg%		mval/l
Na$^+$	1	→	0,435	Cl$^-$	1	→	0,282
	2,30	←	1		3,55	←	1
K$^+$	1	→	0,256	HCO$_3^-$	1	→	0,164
	3,91	←	1		6,10	←	1
Ca^{++}	1	→	0,499	CO$_2$	1 Vol.%	→	0,499 HCO$_3^-$
	2,00	←	1		2,23 Vol.%	←	1
Mg^{++}	1	→	0,822				
	1,22	←	1				

1.3 Umrechnung konventioneller Einheiten in SI-Einheiten

konventionelle Einheiten	Umrechnungsfaktor		SI-Einheiten
Kalorie (kcal)	← 0,2388	4,1868 →	Joule (kJ)
mmHg	← 7,501	0,1333 →	kPa (Kilopascal)

A Maßeinheiten und Normalwerte

2 Klinische Normalwerte

2.1 Blut

	konventionelle Einheiten	SI-Einheiten
Blutvolumen	♂ 71 ml/kg ♀ 66 ml/kg	
Erythrozyten	♂ 5 Mio./µl ♀ 4,6 Mio./µl	5,0 T/l 4,6 T/l
Hämoglobin	♂ 14–18 g/dl ♀ 12–16 g/dl	8,7–11,2 mmol/l (Hb/4) 7,45–10,1 mmol/l (Hb/4)
Hb-E (MCH)	28–36 pg	1,74–2,23 fmol (Hb/4)
Hämatokrit	♂ 43,2–49,2% ♀ 35,8–45,4%	
hämolyt. Resistenz	0,32–4,48% NaCl (110–165 mosm/l)	55–82 mmol/l NaCl (110–165 mosm/l)
Retikulozyten	25 000–50 000/µl	25–50 G/l
Leukozyten	5000–8000/µl	5–8 G/l
Thrombozyten	200 000–300 000/µl	200–300 G/l
Blutungszeit	1–3 min	
Gerinnungszeit	3–6 min (ven.)	
Prothrombinzeit	70–100% (Quick)	
Heparin-Rekalz.-Zeit	2–2,5 min	
Thrombinzeit	um 15 s	
Fibrinogen	300–330 mg/dl	3,0–3,3 g/l
Blutzucker (nüchtern)	75–95 mg/dl	4,16–5,27 mmol/l
pH	7,36–7,42	
$paCO_2$	33–45 mmHg	4,4–6,0 kPa
paO_2	75–96 mmHg	10,0–12,8 kPa
Standard-Bikarbonat	22–26 mval/l (49–58 Vol.%)	22–26 mmol/l
Basenüberschuss	–2,0 bis +1,2 mval/l	–2,0 bis +1,2 mmol/l

Erläuterungen:

T/l = Tera pro Liter = 10^{12} Zellen/Liter
G/l = Giga pro Liter = 10^9 Zellen/Liter
fmol = Femtomol = 10^{15} mol
kPa = Kilopascal = Druckeinheit
 (mmHg × 0,1333 = kPa)

Maßeinheiten und Normalwerte A

2.2 Elektrolyte im Serum

	konventionelle Einheiten	SI-Einheiten
Natrium	135–147 mval/l	135–147 mmol/l
Kalium	4,0–4,8 mval/l	4,0–4,8 mmol/l
Kalzium	4,2–5,6 mval/l	2,1–2,8 mmol/l
Magnesium	1,3–2,2 mval/l	0,65–1,1 mmol/l
Chlorid	98–107 mval/l	98–107 mmol/l
Phosphor (anorg.) bei pH = 7,4	1,5–2,6 mval/l	0,83–1,44 mmol/l
Eisen	♂ 80–130 µg%	14,3–23,2 µmol/l
	♀ 60–120 µg%	10,7–21,5 µmol/l
Kupfer	85–135 µg%	13,4–21,2 µmol/l

2.3 Eiweiß-Elektrophorese im Serum

	konventionelle Einheiten	SI-Einheiten
Gesamteiweiß	6,3–8,6 g/dl	63–86 g/l
Albumin	2,9–5,2 g/dl	29–52 g/l = 54–66 rel. %
α_1-Globulin	0,3–0,4 g/dl	3– 4 g/l = 2– 6 rel. %
α_2-Globulin	0,3–0,7 g/dl	3– 7 g/l = 6–10 rel. %
β-Globulin	0,6–1,0 g/dl	6–10 g/l = 9–13 rel. %
γ-Globulin	0,9–1,5 g/dl	9–15 g/l = 14–19 rel. %
		Albumin : Globulin = 1,73

2.4 Normalwerte im Serum

	konventionelle Einheiten	SI-Einheiten
Rest-N	21–31 mg/dl	15,0–22,1 mmol/l
α-Amino-Stickstoff	4,5–5,0 mg/dl	3,2–3,5 mmol/l
Harnstoff	23–35 mg/dl	3,8–5,8 mmol/l
Kreatinin	0,6–1,0 mg/dl	53,0–88,4 µmol/l
Harnsäure	2–6 mg/dl	119–357 µmol/l
Ketonkörper:		
Aceton	0–3 mg/dl	0–517 µmol/l
β-Hydroxybuttersäure	0,57–1 mg/dl	56–96 µmol/l
Brenztraubensäure	0,2–1,7 mg/dl	23–193 µmol/l
Bilirubin, gesamt	0,2–1,2 mg/dl	3–21 µmol/l
direkt	0,05–0,25 mg/dl	0,9–4,3 µmol/l
Gesamtlipide	500–800 mg/dl	5–8 g/l
Triglyzeride (Neutralfett)	74–120 mg/dl	0,85–1,37 mmol/l
Cholesterin, gesamt	180–260 mg/dl	4,7–6,7 mmol/l
Phosphatide	170–250 mg/dl	2,2–3,2 mmol/l
β_1-Lipoproteine	220–540 mg/dl	2,2–5,4 g/l

A Maßeinheiten und Normalwerte

Normalwerte im Serum (Fortsetzung)

	konventionelle Einheiten	SI-Einheiten
Troponin T	< 0,1 ng/ml	
Troponin I	< 0,1–2,0 ng/ml	
Myoglobin	♂ < 72 ng/ml	
	♀ < 58 ng/ml	
CRP, C-reaktives Protein	< 5 mg/l	
Procalcitonin	< 0,5 ng/ml	

2.5 Enzyme

	konventionelle Einheiten	SI-Einheiten
Aldolase (mod. UV)	0,9–2,5 U/l	15–42 nkat/l
Amylase (Smith)	390–2120 U/l	6500–35 350 nkat/l
Phosphatase		
alkalisch (Bessey)	13–45 U/l	217–750 nkat/l
sauer (King)	3–10 U/l	50–167 nkat/l
ASAT (opt. = GOT)	7,2–20 U/l	120–333 nkat/l
ALAT (opt. = GOT)	bis 16,5 U/l	bis 275 nkat/l
GLDH (opt.)	0,2–0,5 U/l	3–8 nkat/l
LDH (opt.)	60–230 U/l	1000–3833 nkat/l
CPK (opt.)	0,5–0,9 U/l	8–15 nkat/l
LAP (opt.)	bis 21 U/l	bis 350 nkat/l
CHE	620–1370 U/l	10 333–22 834 nkat/l
γ-GT	6–13 U/l	100–217 nkat/l

Erläuterungen:
SI-Einheit für Enzyme ist das Katal
(1 Mol Substratumsatz pro Sekunde).
In der Praxis arbeitet man mit Nanokatal (nkat).
Bisherige internationale Einheit = U
(1 Mikromol Substratumsatz pro Minute).
Umrechnung: 1 U = 16,67 nkat

3 Messgrößen bei Azidosen und Alkalosen

	pH (bei 37 °C)	CO_2-Druck bzw. pCO_2 (mmHg)	Stand.-Bikarb. (mval/l)	Gesamtpuffer-fähigkeit (mval/l)
Normalbereich (Kapillarblut)	7,35–7,45	32–46	24–28	45–52
metabolische Azidose	6,80–7,35	15–35	4–24	20–46
respiratorische Azidose	7,00–7,35	45–100	28–45	46–70
metabolische Alkalose	7,45–7,65	35–55	28–50	52–75
respiratorische Alkalose	7,45–7,70	10–35	15–24	40–52

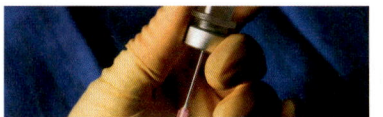

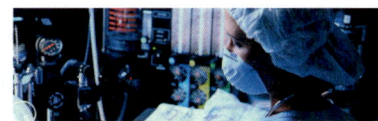

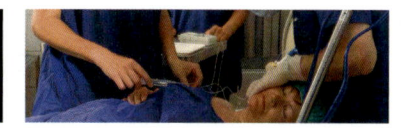

Sachverzeichnis

A

AB0-Identität, Testkarte 793
AB0-System 770–772
– Antikörper, irreguläre 771
– – reguläre 770
– klinische Bedeutung 771
Abciximab 605
Abdomen 1414
– akutes 489
Abdominalchirurgie 1335–1355
– Analgesie, postoperative 1340
– Aspirationsgefahr 1336
– Bereitstellung von Blut 1336
– Extubation 1338
– Flüssigkeitsersatz 1338
– Funktionsstörungen, präoperative 1336
– Muskelrelaxierung 1336, 1338
– Narkoseüberwachung 1338
– präoperative Darmspülung 1336
– Ventilation 1338
– Wärmeschutz 1340
Abkühlung, innere 1271
Abrasio 1368–1369
Absauggerät 509
Absaugvorrichtung 476
Abszess, epiduraler 620
Abwehr, zelluläre 259
Abwehrreaktionen 325
ACB-Operation **350**, 1284
ACD-Stabilisator 774
Acebutolol, grundlegende Eigenschaften 202
ACE-Hemmer **206–207**, 314, 340, **430**
– Einsatz in der Anästhesie 207
– Herzinsuffizienz 357
– Hypovolämie 207
– Indikationen 207
– Kontraindikationen 207
– Nebenwirkungen 207
– Plasmahalbwertszeit 207
– Tagesdosis 207
– Wirkdauer 207
– Wirkungen 206–207
– – unerwünschte 430
Acetazolamid 286, 1220
– Augeninnendruck 1219
Acetylcholin, Synthese 120
Acetylcholin-Rezeptorkanäle, glycin- und nikotinerge 7
Acetylsalicylsäure 314, 342, 605, 830, 861
– Dosierung 861
– Kinder 1128

Acetylsalicylsäure
– Periduralanästhesie 604, 606, 1055
– Präeklampsie 1053
– Schmerztherapie, postoperative 860
– Schwangerschaft 874
ACLS (advanced cardiovascular life support) 909–910, 929, 947
– Algorithmen 939–942
– – bei Kindern 948
ACT-Test 1270
Addison-Krise, perioperative 398
Adenoide, Intubationshindernis 498
Adenosin 211–212
– Dosierung 211
– Hypotension, kontrollierte 815
– Indikationen 211
– Kontraindikationen 211
– Nebenwirkungen 211
Adenotomie 1232–1233
ADH(-Sekretion) 747
– unangemessene 402–403
Adipositas 403
– Herz-Kreislauf- und Atemfunktionsstörungen 403
– Narkose 403
– per magna 489
Adrenalin 187, 192, **194–195**, 361, 587, 949, 1023, 1219–1220
– Blutung im Operationsgebiet 1231
– Dosierungen 211
– Einsatz in der Anästhesiologie 195
– Gefahren 195
– Kinderreanimation 949
– Kontraindikationen 187
– Lokalanästhetika 187, 574
– Nebenwirkungen 195
– Rezeptorwirkungen 195
– Wirkungen 195
– Zusatz 1000
α_2-Adrenozeptor-Agonisten 333, 453, 864
AED (automatischer externer Defibrillator) 933
Ängste, Verminderung 325–326
Äthernarkose 31
Afterload 216, 994
Agitiertheit 826, 1100
Agopton 448
AIDS 425–427
– s. a. HIV-Infektion
– Definition 425
Ajmalin, hämodynamische Auswirkungen 210
Akrinor 1002
Akromegalie **402**, 1193

Aktionspotential 163
Aktivierungssystem, retikuläres 5
Akute-Phasen-Reaktion 899
Akutschmerz-Therapie, Praxis-Leitlinien 872–873
Akzelerometer 149
Akzelerometrie 148
ALAT 406
Albumin 406–407
Alcuronium 123, **135–136**
– Dosierung 135
– Wirkungen auf das autonome Nervensystem/Histaminfreisetzung 123
Aldosteron 747
Aldosteronrezeptor-Antagonisten, Herzinsuffizienz 358
Alfentanil 87, **96–97**
– analgetische Potenz und Wirkdauer 95
– Blutkonzentrationen, erforderliche 111
– chemische Struktur 94
– Dosierung 97
– Druck, intrakranieller 1175
– EEG(-Aktivität) 96–97, 1175
– Einsatz 97
– Halbwertszeit, kontextsensitive 99
– Hirndurchblutung/-stoffwechsel 1175
– Metabolismus und Ausscheidung 96
– Pharmakodynamik 96
– Pharmakokinetik 95–96
– physikochemische Parameter 95
– Plasmakonzentrationen 96
– Schmerztherapie, postoperative 856
– TIVA 113
– – Dosierungsempfehlungen 111
Alkaliämie 276, 752
Alkalose 276, 752
– extrazelluläre 752
– hypokaliämische 752
– metabolische 277, 281, **285–286**
– – Diagnose 285–286
– – klinische Auswirkungen 285
– – primäre 285
– – Therapie 286
– – Ursachen 285
– Neugeborene 1089
– respiratorische 277, **279–280**
– – akute 279
– – chronische 279–280
– – Therapie 280
Alkohol 875
Alkoholabusus/Alkoholismus 423–424
– chronischer 424

Sachverzeichnis

Alkoholhepatitis
- anästhesiologische Besonderheiten 411
- klinisches Bild 411

Alkoholiker, Entzugserscheinungen 424

Alkoholvergiftung, akute 423

Allen-Test 717

Allgemeinanästhesie 20
- ambulante 967
- Katheter-Periduralanalgesie 1339
- PDA (Periduralanalgesie), thorakale 492–494
- Sectio 1038–1045
- Ziele 3

Alpert-Syndrom 1113

Alprenolol, grundlegende Eigenschaften 202

Alupent 196

Alveolardruck 234

Alveolarformeln 251–252

Alveolarkapillaren 242

Alveolen
- Diffusionsfläche 253
- Diffusionsstrecke 253

Amantadin 418

Ambu-Ventile 462

Amezinium 200
- Einsatz in der Anästhesiologie 200
- Wirkungen und Nebenwirkungen 200

AMI 343

Aminobenzylpenicillin 438

Aminoglykoside 438

Aminokapronsäure 1274

Aminosteroide 121–122

Amiodaron **210–211**, 314, 358, 366, 940
- Dosierung 211
- Einsatz in der Anästhesie 211
- hämodynamische Auswirkungen 210
- Kammerflimmern 938
- Kontraindikationen 211

Ammoniak 276

Ammonium 276

Amnesie 3, 31, 71

Amoxicillin 438

Ampicillin 438

Amrinon **200–201**
- Nebenwirkungen und Gefahren 201
- praktische Anwendung 201
- Wirkungen 200–201

Anämie 223, 267, 317, 690, 1096
- chronische 414, 779

Anaesthesia dolorosa 836

Anästhesie 835
- ambulante 962–971, 1135–1138
- anatomischer Wirkort 5
- balancierte 55, 106, 1148, 1181
- chirurgische 681
- Definition 4
- dissoziative 71
- intravenöse 1101
- Koronarkrankheit 1284–1285
- Risikofaktoren 323
- Todesfälle, Häufigkeit 323
- totale intravenöse s. TIVA
- Verfahrenswahl 324

Anästhesieanfänger 977

Anästhesiearbeitsplatz, Ausstattung 677

Anästhesielabor 741

Anästhesietiefe, Quantifizierung 4

Anästhesieverfahren, Wahl 975

Anästhesist, leitender 977

Anästhetika
- intravenöse 827, 1171, 1405
- Konzentrationseffekt 25
- Plazentapassage 1002–1012
- synaptische Funktionen 6
- Uterusaktivität 999
- Wirkungen 5
- – auf Ionenkanäle 6
- – molekulare 7
- – teratogene 1059

Analgesie 3–4, 31, 71, 835
- außerhalb des Operationssaals 1128
- interpleurale 872
- mangelhafte 1016
- mobile, epidurale 1025
- – subarachnoidale 1025–1026
- Opioide 845
- patientenkontrollierte, epidurale 1023
- – intravenöse (PCIA) 855–857, 871, 873
- postoperative 969, 1137
- präemptive 844
- ungenügende 1032

Analogskala, visuelle 838

Anaphylaxie 887–890
- auslösende Faktoren 888
- Häufigkeit 889
- klinisches Bild 889
- Pathogenese 888
- Pathophysiologie 888
- Therapie 889

Aneurysma/Aneurysmen
- Clipping 1189–1190
- Hirngefäße 1187–1191
- intrakranielle 1187–1191
- Ruptur 1191

Anfängernarkose 985

Anfeuchter 463–466

Anfeuchtung, künstliche 465

Angina pectoris 346, 1263, 1293
- Schwere 347–348
- stabile 342

Angiographie
- Komplikationen 1195
- zerebrale 1194–1195

Angioplastie 1189

Angiotensin 747

Angiotensin-II-Rezeptor-Antagonisten 207–208, 340

Anionenlücke (anion gap) 281–282

Anorexie 403

Anrelaxierung 821

Anscheinsbeweis 986

Antazida 886

Antiarrhythmika 152, 208–212, 432–433, 937, 1263
- hämodynamische Auswirkungen 210
- Klassifizierung nach Vaughan und Williams 209

Antiasthmatika 433

Antibiotika 828
- Anaphylaxie 888
- Interaktionen 152
- – mit Muskelrelaxanzien 437

Antibiotikaprophylaxe 1336
- perioperative 437–438

anticholinerges Syndrom, zentrales 828–829

Anticholinergika 379, 385, 418, 445–446, 1098
- Kinderanästhesie 1097
- Kontraindikationen 446
- Prämedikation 445–446
- Wirkungen 446

Anticholinesterasen 420
- antagonistische Wirksamkeit 151
- Nebenwirkungen 152
- Pharmakokinetik 151
- Wirkungsmechanismus 151

Anticholium 829

Antidepressiva 435–437, 864, 1176
- trizyklische 436

Antidiabetika, orale 314

Antiemetika 887, 1220
- Dosierungen 451
- PONV 450–451

Antifibrinolytika
- Dosierung 1274
- synthetische 1274

antihämophiler Faktor A 291

antihämophiler Faktor B 291

Anti-HCV-Test 800

Antihistaminika 826

Antihypertensiva 337, 429–431, 1263

Antikoagulanzien/Antikoagulation 324, 363, 1263
- Herzinsuffizienz 358
- Überdosierung 299

Antikörper, blutgruppenspezifische 770

Antikörpersuchtest 773

Antikonvulsiva 1176

Antithrombin-(III-)Konzentrat 301, 788
- DIC 302

Antithrombotika 307

Antitussiva, COPD 380

Antra MUPS 448

Anurie 285, 741

Anxiolyse 442

Aorta
- abklemmen 1320, 1325
- endoluminale Stents 1323

Aorta-ascendens-Aneurysma 1318–1319

Aorta-ascendens-Ersatz 1319–1320

Aorta-descendens-Ersatz, Anästhesie 1320

Aortenaneurysma
- abdominales 1324
- dissezierendes 1319
- Klassifizierung 1317
- klinisches Bild 1317
- Operationen, thorakale 1316–1323
- Pathophysiologie 1317

Aortenbogen, Missbildungen 1307

Aortenbogenersatz 1320
- partieller 1320

Aortendissektion, thorakale 1319

Aorteninsuffizienz 223, 368, 1280, 1295–1296
- akute 1318
- chirurgische Behandlung 1295
- Leitsätze für die Narkose 1295–1296
- Pathophysiologie 1295

Aortenisthmusstenose 1306–1307

Aortenklappenersatz, Antikoagulanzien 368

Aortenklemmen, Öffnen 1321–1322, 1325

Aortenruptur 1397
- traumatische 1323

Sachverzeichnis

Aortenstenose 223, 368, 1293–1294, 1304
– chirurgische Behandlung 1293
– Leitsätze für die Narkose 1293–1294
– Pathophysiologie 1293
Apgar-Index 1072–1074
– Wertigkeit 1073
Apnoe 911
– CO_2-Anstieg 488
– Methohexital 64
– Thiopental 64
– verlängerte 821
Apnoemonitor 686
Apnoezeit 488
Apomorphin 886
Aprotinin 306
– Dosierungsempfehlung 1274
aPTT 293–294, 299
Arachnoidea 558
Arachnoiditis 621
– Spinalanästhesie 590
Arbeitsteilung
– horizontale 974–976
– vertikale 976–979
ARDS 1405, 1418
Arginin 286
Arndt-Blocker 1250–1251
Arrhythmien 1263
– ventrikuläre 138
Arteria(-ae)
– axillaris 1111
– brachialis, Kanülierung 719
– – Punktion 695–696
– carotis 920
– – Pulslosigkeit 920
– – Thrombendarteriektomie 1329
– dorsalis pedis 1111
– – Kanülierung 719
– femoralis 920, 1111
– – Kanülierung 719
– – Punktion 696
– radialis 921, 1111
– – Kanülierung 717–718
– – Punktion 695
– radicularis magna (Adamkiewicz) 561
– spinalis anterior/posterior 561
– ulnaris, Kanülierung 719
Arteria-spinalis-anterior-Syndrom 621
Arterien, große, Pulslosigkeit 920
Arterienkanülen, praktischer Umgang 1111
Arteriosklerose 1316
Arthritis 1373–1374
Aryknorpel 500
Aryknorpelluxation 543, **545**
– Symptome 545
Arzneimittel
– Abfall der Plasmakonzentration 16
– Anamnese 314, 329
– Clearance 13
– Plasmakonzentration 15
ASA-Risikogruppen, perioperative Mortalität 322
ASAT 406
Asphyxie
– fetale 998, 1060
– neonatale 1070
Aspiration 543–544, 884
– Behandlung 887
– Fremdkörper 945
– Häufigkeit 886
– klinisches Bild 1040

Aspiration
– Lungenschädigung 447
– Mageninhalt, fester 885
– Magensaft 447
– – saurer 885
– Magensaft-pH-Wert 447
– Mechanismen und Pathophysiologie 885
– Prävention 1040
– Prophylaxe 882, 886
– pulmonale 880, 1039, 1116, 1150–1151
– Soforttherapie 1041
Aspirationsprophylaxe 965
– medikamentöse 447, 449
Aspirationsrisiko(faktoren) 489, 822, 1341, 1411
– begünstigende 447
– Frühschwangerschaft 1060
– Prophylaxe-Grundsätze 490
ASS s. Acetylsalicylsäure
Assistenzärzte, unerfahrene 977
Asthma bronchiale 67, 371, **383–388**
– Differentialdiagnose 379
– Pathogenese 383–384
– Pathophysiologie 384
– präoperative Vorbereitung 385–386
– Therapie 385
– Ursache 383
Asthmaanfall
– klinisches Bild und Diagnose 384
– Notfalltherapie 384
Asthmamedikation
– perioperative 386
– perioperatives Risiko 386
– Prämedikation 386
Asthmatiker, Anästhesieverfahren 386
Asystolie 587, 931, 940, 943, 950
– Ursachen 942
AT_1-Blocker 207–208, 357
– Bioverfügbarkeit 208
– Dosierung 208
– Halbwertszeit 208
– Herzinsuffizienz 357
– Indikationen 208
– Kontraindikationen 208
– Nebenwirkungen 208
AT-II-Antagonisten s. Angiotensin-II-Rezeptor-Antagonisten
Atelektasen 1418
Atemanhalten 258
Atemantriebe 257
Atemapparat, Compliance 236
Atemarbeit 241
Atembewegungswiderstand 241
Atemdepression 26, 1151
– Alkoholvergiftung 423
– Flunitrazepam 76
– Opioide 89, 821, 845–846
– Opioidzufuhr, peridurale 869
– PCIA 857
– Remifentanil 101
– zentrale 476, 821, 911
Atemfrequenz 231, 255, 686–687
Atemfunktion 686, 1179, 1413
– Thorax, offener 1242
– Überwachung 686
Atemgase
– alveoläre Fraktionen 249–250
– Analyse 687
– Diffusion 252
– Partialdrücke 248

Atemgase
– Verteilungsstörungen 700–701
– – Ursachen 701
Ateminsuffizienz
– Erkennen 911
– Ursachen 911
Atemkalk 462
– Absorptionskapazität 463
– Farbindikator 463
– Wärmebildung 463
– Zeichen der Erschöpfung 463
Atemluft
– Anfeuchtung 259, 465
– Erwärmung 259
– Strömung 233
– Verteilung, ungleichmäßige 479
– Zusammensetzung 250
Atemmechanik 232
– Beeinträchtigung 821
Atemminutenvolumen 232, 687
Atemmuskulatur 232, 241
Atemrhythmus 255
Atemschläuche 461
Atemsteigerung bei Arbeit 258
Atemstillstand 175, 269, 921, 957
– Benzodiazepine 76
– Erkennen 911
– Sofortmaßnahmen 912
– Ursachen 911
Atemstörungen
– Periduralanästhesie 619
– postoperative 820
– Ursachen 686
Atemventile 461, 469
Atemversagen, ventilatorisches 277
Atemweg(e) 1399, 1413
– absaugen 913–915
– freihalten 916
– freimachen 925
– Funktion 463–464
– Infektionen 1135
– – akute 1095
– öffnen 912–913
– reinigen 913–915
– schwieriger 529–531
– Sicherung 513, 1071, 1178
– Trauma 1417
Atemwegsobstruktion 687–688
– partielle 912
– Sofortmaßnahmen 912
Atemwegsverlegung 820
– komplette 911–912
– partielle 911
– Zeichen 687–688
Atemwegswiderstand 237–238
– Faktoren 239
– Größe 239
– Narkose 480
– nervale Regulation 240
Atemzugvolumen 231, 687
Atemzyklus unter Ruhebedingungen 255
Atenolol, grundlegende Eigenschaften 202
Atmung 679, 1399
– Beeinflussung 258
– unter der Geburt 993–994
– Kontrolle 1118
– Neugeborene 1072
– Reanimation 1076
– Regulation 255–258, 1143
– willkürliche Steigerung 258
Atmungssystem im Alter 1143

1441

Sachverzeichnis

Atosil 1097
ATPS-Bedingungen 250
Atracurium 125–126, **127–128**, 1008, 1044–1045, 1150
– im Alter 1145
– Antagonisierung 128
– Aufbewahrung 128
– Dosierung 128
– Eigenschaften 128
– Histaminfreisetzung 123, 128
– Hofmann-Elimination 127
– Infusionsraten und Erholungszeiten 132
– Kinder 1103
– Nebenwirkungen, kardiovaskuläre 128
– Pharmakodynamik und -kinetik 122
– Wirkungen auf das autonome Nervensystem 123
– Wirkungseintritt und -dauer 128
Atropin 446, 937, 949, 1044, 1086, 1098, 1220, 1232, 1236, 1241, 1253, 1265, 1337
– im Alter 1145
– Augeninnendruck 1218
– Dosierung 937
– Neugeborene 1092
– Plazentapassage 1008
– Reflexbradykardie, Prävention 446
– Sekretionshemmung 446
Attacken, transitorische ischämische 1328
Aufklärung 324–326, 979–982
– Arten 980–981
– Dokumentation 982
– Durchführung 981–982
– Form 982
– Umfang 981
– Zeitpunkt 981–982
Aufklärungspflicht, Grenzen 982
Aufwachplatz 818
Aufwachraum 1151
– Aufnahme des Patienten 819
– Ausstattung 817–818
– Einschätzung und Protokollierung 818
– Frühkomplikationen, postoperative 820
– personelle Besetzung 818
– Routineüberwachung 819
Aufwach-Score nach Aldrete 819
Auge(n) 680
– Ruhigstellung 1217
Augenbewegungen 680, 1208
Augeninnendruck
– Erhöhung 1218
– niedriger 1218
Augenoperationen
– Allgemeinanästhesie 1221
– Lokalanästhesie mit Sedierung 1221
Augenschäden 672
Augenverletzung, perforierende 1222–1223
Augmentan 438
Auskultation 703
Austreibungsphase 998, 1012–1014
Auswurffraktion 218
Autoregulation, Verlust 1156
Autotransfusion, maschinelle 806
– postoperative 807
Autotransfusionssystem, maschinelles 807

AV-Block 706
– I. Grades 711
– II. Grades 711–712
– III. Grades 712
AV-Kanal 1303
– kompletter 1303
– partieller 1303
AV-Knotenrhythmus 713
Awareness 681–682
Azidämie 276, 752
Azidose 276, 752, 1010
– Behandlung 1077
– fetale 1000, 1009, 1039
– hyperchlorämische 758
– intrazelluläre 752
– Massivtransfusionen 795
– metabolische 277, **281–285**, 898, 1120, 1280, 1322, 1407
– – Diagnose 284
– – Therapie 284
– – Ursachen 283
– Neugeborene 1089
– respiratorische 277–279
– – akute 277–278
– – chronische 278–279
– – Therapie 279
– Therapie 904
Azidothymidin 426

B

Bainbridge-Reflex 224
Bakteriämie, Spinalanästhesie 570
Bakterienfilter 469
Ballongegenpulsation, intraaortale (IABP) 1282–1283
Ballonhernie 544
– klinische Zeichen 544
Bandscheibenoperation, Bauchlagerung 1180
Bandscheibenprolaps 1197
Barbiturate 62–68, 404, 444, 875, 954, 999, 1150–1151, 1213
– Allergien 67
– im Alter 1145
– Analgesie 63
– Augeninnendruck 1218
– Dosierung 67–68
– Druck, intrakranieller 1171, 1173–1174
– Enzyminduktion 64
– exzitatorische Phänomene 66
– Hirndurchblutung 1171, 1173
– Hyperalgesie 63
– Injektion, intraarterielle, versehentliche 66
– – Nebenwirkungen 68
– – Schmerzen 66
– Injektionsgeschwindigkeit 68
– Interaktionen 67
– kardiovaskuläres System 63–64
– Komplikationen 66
– Kontraindikationen 67
– Lebererkrankungen 66, 408
– Metabolismus 65
– Nachwirkungen und Überhang 66
– Narkosezeichen 63
– Nebenwirkungen 66
– Neugeborene 1090
– Pharmakokinetik 65–66
– Plazentapassage 1005
– Porphyrien 67

Barbiturate
– Prämedikation 444
– Sauerstoffverbrauch, zerebraler 1173
– Stoffwechsel und Elimination 65
– Toleranz 65
– Verteilung im Organismus 65
– zentrales Nervensystem 63
Barbitursäure, Strukturformel 62
Barbotage 576
Barometerdruck 262
Barorezeptorenreflexe 258
base excess 280–281
Basen 274
Basenabweichung 280–281
Bauchaortenaneurysma
– klinisches Bild 1323
– Operation 1323–1326
– – Narkoseverfahren 1325
Bauchlage 668–670, 1180–1181, 1184, 1375
– Reintubation 1180
Bauchwandmuskeln 233
Beatmung 469, 925
– assistierte 476–477
– Atembeutel 919
– Aufhebung des Thorax-Pump-Mechanismus 478
– COPD 1255
– Druck, intrakranieller, erhöhter 478
– einseitige 1251
– Herztamponade 478
– intrathorakaler Druck 478
– kardiopulmonale Reanimation 917
– kardiovaskuläres System 478
– Kinderanästhesie 1117–1118
– kontrollierte 476
– Lunge 479
– Lungendurchblutung 478
– Nebenwirkungen, unerwünschte 478
– Neuroanästhesie 1177
– Nieren 479
– Rechtsherzinsuffizienz 478
– Respirator 919
– Traumapatienten 1405
– über die Maske 533
Beatmungsbeutel, Kinderanästhesie 1105
Beatmungsdruck 687
– hoher 687
Bechterew-Syndrom 1374
Beckenendlage 1014, 1045
Beckenringfrakturen 1398
Beckentrauma 1398
Beckwith-Syndrom 1113
Befragung 313–314
Behandlung, abweichende 984
Behandlungsfehler
– Definition 983–984
– Haftung 982–986
Beinvenenthrombose, INR-Bereiche, therapeutische 294
Belastungs-EKG 349
Belastungsischämie 341
Belastungsschmerzen 836
Bellafolin 1098
Beloc 203
Benserazid 418
Benzodiazepine 75–80, 442–444, 523, 864, 875, 999, 1053, 1151
– im Alter 1145
– Amnesie 77
– Anaphylaxie 888
– Antagonisierung 80

1442

Sachverzeichnis

Benzodiazepine
– antikonvulsive Wirkung 77
– Anxiolyse 77
– Augeninnendruck 1218
– Auswahl 442
– Druck, intrakranieller 1171
– EEG 76
– Hirndurchblutung/-stoffwechsel 1171, 1176
– Interaktionen 442
– kardiovaskuläres System 77
– Kinder 1097
– klinische Anwendung 79
– Kontraindikationen 79, 442
– Leber- und Nierenfunktion 77
– Lebererkrankungen 409
– MAC-Wert von Inhalationsanästhetika 442
– Muskelrelaxierung 77
– Nachteile 79, 442
– Neugeborene 1092
– Opioide 77
– Pharmakokinetik 77–78
– Plazentapassage 1006
– Prämedikation 443
– respiratorisches System 77
– Thrombophlebitis 77
– Vorteile 442
– zentrales Nervensystem 76
Benzodiazepinrezeptoren 76
Benzylisochinoline 122
Betamethason, Pharmakologie 434
Betnesol 434
Beutel-Masken-Beatmung 919
Beweislast, Umkehr 986
Bewusstlosigkeit 3, 921, 1151
– anhaltende 826–827
Bewusstseinslage, Kategorisierung 1207
Bezold-Jarisch-Reflex 224
Bier, August 556
Bier-Block 1412
Bikarbonat
– aktuelles 280
– Bedarf 284
– Bildung 271
– Verluste 283
Bilirubin 407
BIS (bispektraler Index) 683
– Monitoring 683–684
Blalock-Hanlon-Operation 1300
Blalock-Taussig-Anastomose 1299–1300
Blasenkatheter
– Kinder 1107
– Richtgrößen 1107
Blasenperforation 1361–1362
Blinzeln/Blinzelreflex 680
Blitzeinleitung 490
Blitzintubation 1404
– Mivacurium 1102
– Notfallsituationen 489
Block
– bifaszikulärer 365
– interskalenärer 1412
Blockade, motorische 1016
β-Blocker s. β-Rezeptor-Antagonisten
Blockmanschette, Volumen 507
BLS (basic life support) 909, 925
Blut
– Bereitstellung 790
– Konservierung 773
– O_2-Gehalt 267

Blut
– O_2-Status 267
– Veränderungen 774
Blutbild 316–317
– weißes 316
Blutderivate, Komplikationen 796
Blutdruck
– arterieller 679, 714, 902, 994, 1142, 1163, 1218, 1401
– Herz-Kreislauf-Stillstand 921
– Kinder 1087
– Verhalten, perioperatives 339
Blutdruckabfall 68, 223, 354, 414, 679, 1021, 1033, 1061, 1184, 1186, 1237, 1336
– erneuter 1151
– orthostatischer 430
– Periduralanästhesie 619
– Prophylaxe und Behandlung 1037
– Remifentanil 102
– schlagartiger 1150
– Spinalanästhesie 587
Blutdruckanstieg 680, 1192
– exzessiver 1151
– postoperativer 1187
Blutdruckmanschetten, Kinder 1107
Blutdruckmessung 335–336
– arterielle 1266
– automatische, nichtinvasive 715
– indirekte 715–716
– intraarterielle 716, 1178
– nichtinvasive 1196
Blutdrucksenkung
– differenzierte 339
– Substanzen 811–815
Blutfluss 714
Blutgase 1271
– Analyse 695
– – fetale 1010
Blutgerinnung 289, 1419
– Aufhebung 1270
– diagnostisches Basisprogramm 292
– Störungen s. Gerinnungsstörungen
– Wiederherstellung 1270
Blutglukose s. Blutzucker
Blutgruppen(systeme)
– Antigene 770
– Bestimmung 771
– Verträglichkeitsteste 770
Blut-Hirn-Schranke 1161–1162
Blutkomponenten 776
Blutkonserven
– Aufbewahrung 792
– Durchlaufwärmung 794
– Gegenstromerwärmung 794
– Transport 792
Blutleere 1375
– Dauer 1375
Blutpatch
– periduraler 619
– – autologer 589
Blutprodukte, Lagerung und Transport 792
Blutsperre, Aufhebung 1376
Blutstillung, Schema 288
Bluttransfusion
– autologe 801
– Indikationen 789–790, 1119
– praktisches Vorgehen 792
– Praxis 788–796
– Verträglichkeitsteste 772
Blutungen 1406
– akute, gastrointestinale 1342

Blutungen
– exzessive 1273
– Geburtshilfe 1046–1049
– intrakranielle 1203–1204, 1208
Blutungstypen, klinische 292
Blutungszeit 293, 295–296, 299
Blutverluste 1182, 1237, 1419
– akute 785, 789–790
– Ersatz 1119
– intraoperative 1336
Blutviskosität 1157
Blutvolumen/-volumina 766
– arterielles 1162
– Kinder 1087
– venöses 1162
– zerebrales 1162, 1173
Blutzucker 316
– Aufrechterhaltung 1416
– Insulininfusion 396
Bockssprungtechnik 803
Bohr-Effekt 266
Bohrloch 1167
Bohr-Totraumformel 249
Bolusinjektion, intermittierende 865–866
Bougie, elastische 534
Bowditch-Effekt 217
Boyle-Mariotte-Gesetz 456
Bradyarrhythmia/-arrhythmien 365
– absoluta 706
Bradykardie 430, 950, 1092, 1186, 1237, 1295
– fetale 1000
– opioidinduzierte 91
– Remifentanil 102
– Spinalanästhesie 587
Brevibloc 203
Brevimytal 62, 1109
Brietal 62, 1109
Brock-Operation 1300
Bromage-Skala 616
Bromocriptin 418
Bronchiektasen 1255
Bronchitis, chronische 376–383
Bronchodilatatoren 378, 385
– COPD 380
– Dosierungen und Wirkdauer 380
Bronchoskop, batteriebetriebenes 520
Bronchoskopie 1252–1253
Bronchospasmus 55, 381
– Barbiturate 64
– Behandlung, intraoperative 388
– Methohexital 64
– perioperativer 387
– Thiopental 64
Bronchusblocker 1245, 1249–1250
Brustwandableitung, modifizierte 705
Bryce-Smith-Tubus 1245
BTPS-Bedingungen 250
Bubble-Oxygenator 1268
buffer base 280
Bullard-Laryngoskop 536
Bumm-Laryngoskop 536
Bupivacain 176, 566, 1000, 1008–1009, 1022, 1026, 1029, 1033–1034, 1036, 1121
– Abbau 184
– Blockade von Nervenstämmen oder Nervenplexus 626
– chemische Struktur 159
– Dosierung 872
– Geburtshilfe 1019

1443

Sachverzeichnis

Bupivacain
- Höchstdosis 183
- – für Kinder 1122
- Infusion, kontinuierliche 866
- Kardiotoxizität 183
- klinische Anwendung 181–183
- Nachinjektion 614
- Periduralanästhesie 608–609
- pharmakokinetische Parameter 170, 185
- physikochemische Eigenschaften 159, 183, 185
- Schwellendosis für toxische Frühreaktionen 176
- Spinalanästhesie 573–574

Buprenorphin 87, 830, 849–850, 875
- Dosierung und Wirkungszeiten 850
- Schmerztherapie, postoperative 856

BURP (backward-upward-rightward-pressure) 533–534
Butyrophenone 417, 437
Bypass 1320
- aortokoronarer **350**, 1284
- Arten 1275–1277
- atriofemoraler 1320
- – linker 1277
- Checkliste 1278
- Entwöhnung 1281
- femoro-femoraler 1277, 1320
- kardiopulmonaler 1278, 1281, 1283–1284
- Laborwerte 1280
- Narkose 1280–1281
- partieller 1276–1277, 1281
- totaler 1275–1276

C

Camino-Sonde 1169
Canadian Cardiovascular Society 347–348
Candesartan
- Bioverfügbarkeit 208
- Dosierung 208
- Halbwertszeit 208

Captopril 357
- Plasmahalbwertszeit 207
- Tagesdosis 207
- Wirkdauer 207

Carbachol 588
Carbidopa 418
Carboxyhämoglobin 267, 688, 690
Carlens-Tubus 1244–1245
Cartilago
- cricoidea 500
- thyroidea 500

Cauda equina 558
Cauda-equina-Syndrom 620–621
- Spinalanästhesie 590, 592

Cefuroxim 438
Cephalosporine 438
Certoparin 605
Chemorezeptoren, periphere 256
Chemorezeptorenreflexe 223
Cherubinismus 1113
Chinidin, hämodynamische Auswirkungen 210
Chirocain s. Levobupivacain
Chirurgie, laparoskopische 1351–1354
Chlorid 286

Chlorprocain 1000, 1009
- chemische Struktur und physikochemische Eigenschaften 159
- Schwellendosis für toxische Frühreaktionen 176

Chlorprothixen 1097
Choledocholithiasis 1346–1347
Cholezystektomie 1346–1347
- laparoskopische 1354

Cholinesterase, atypische 140
Cholinesterasehemmer 420
- Augeninnendruck 1219
- Schwangerschaft 1062

Christmas-Faktor 291
Cilazapril
- Plasmahalbwertszeit 207
- Tagesdosis 207
- Wirkdauer 207

Cimetidin 437, 442, 447–448, 887, 889, 1040
- Aspirationsprophylaxe 447
- Nebenwirkungen 448

CIRS (critical incident reporting system) 883
Cis-Atracurium 125–126, **128–129**, 1008, 1150
- im Alter 1145
- Anschlagzeit 128
- Dosierungen 129
- Eigenschaften 128
- Histaminfreisetzung 123, 129
- Inaktivierung 129
- bei Kindern 129, 1103
- klinische Anwendung und Bewertung 129
- Laudanosinbildung 129
- Leber- und Niereninsuffizienz 129
- Nebenwirkungen 129
- Pharmakodynamik und -kinetik 122
- Vor- und Nachteile 129
- Wirkdauer 129
- Wirkungen auf das autonome Nervensystem 123
- Wirkungsstärke 128

Claforan 438
Clearance
- Bestimmung 13
- hepatische 13–14
- intrinsische 13
- Pharmaka 12
- renale 14–15

Clindamycin 438
Clonazepam 177
Clonidin 314, **430**, 453, 1052, 1220
- Entzugssyndrom 430
- epidural 1022
- hypertensiver Notfall 338
- intrathekale Dosierung 576
- Nebenwirkungen 430
- Opioidabhängige 875
- Spinalanästhesie 564
- Überdosierung, Zeichen 430

Clopidogrel 605
- Periduralanästhesie 604

CO s. Kohlenmonoxid
CO_2 269–272
- Abgabe 249–250
- Absorption 462–463
- Diffusion in der Lunge 254, 272
- Eliminationswege und Bilanzen 274
- Formen 270
- Fraktionen und Partialdrücke 248
- Herkunft 269

CO_2
- Löslichkeit 253
- Produktion 270
- Speicher 272
- Transport im Blut 269
- Umwandlung in Bikarbonat 271

CO_2-Bindungskurve 271
CO_2-Absorber 463, 467
CO_2-Antwortkurve 257
CO_2-Insufflation bei Laparoskopie 272
CO_2-Konzentration 691
- endexspiratorische 687, 924, 1185

CO_2-Rückatmung, Verhinderung 469
Cobb-Konnektor 1244
Cocain(lösung) 521–522
Codein 852–853
- Dosierung und Wirkungszeiten 853

Codman-Sonde 1169
Coiling 1190
Colistin, Interaktionen 152
Combi-Tubus 537–538, 916
Compliance 687
- intrakranielle 1165–1166
- spezifische 237

Compound A 474
- Atemkalk 44
- Sevofluran 44, 47

Computertomographie 1194, 1199
- Sedierung 1130
- zerebrale 1195, 1208

Conductance 238
Conn-Syndrom 398
Conus medullaris 558, 619
Cooley-Waterston-Anastomose 1300
COPD 376–383
- Anästhesieverfahren 382
- arterielle Blutgasanalyse 378
- Differentialdiagnose 378–379
- Echokardiographie 378
- Exazerbation, akute 381
- Herz-Kreislauf-Funktion 378
- Hirnfunktion 378
- klinisches Bild und Diagnose 377
- Langzeittherapie 378–379
- Lungenfunktion 377
- Lungenkreislauf 377
- Pathophysiologie 376
- postoperative Überwachung 383
- Prämedikation 381–382
- präoperative Vorbereitung 381
- Röntgenbild 377
- Schweregradeinteilung 378

Cor pulmonale 361–364
- anästhesiologisches Vorgehen 364
- Definition 361
- Klassifikation 361–362
- Komplikationen 364
- Operationsrisiko 364
- Pathophysiologie 362
- präoperative Behandlung 363
- präoperative Einschätzung 362
- Schweregrade 362

Cormack/Lehane-Klassifikation, schwierige Laryngoskopie 529
Cornua sacralia 621
Cortison Ciba 434
COX-2-Hemmer
- hochselektive 859
- Kombinationsmöglichkeiten 861
- Schädigungspotential 859
- Wirkungen 858

CPD-Adenin-1-Stabilisator 774
CPD-Stabilisator 774

Sachverzeichnis

CPR (cardiopulmonary resuscitation)
s. Reanimation, kardiopulmonale
CRASH-Studie 1214
Crawford-Nadel 607, 611
Cri-du-Chat-Syndrom 1113
Cromoglicinsäure 385
CRT (kardiale Resynchronisationstherapie) 359
Crush-Einleitung 491
CSA (kontinuierliche Spinalanästhesie) 577, 585–586
CSE (kombinierte Spinal-Epiduralanästhesie) 586, 1038
CTG (Kardiotokogramm) 1010
Cuff 507
Cuffdrücke 507
Cushing-Syndrom **398**, 1193
Cyanidvergiftung 813
– Soforttherapie 813
Cytomegalie-Virus 800

D

Dalteparin 605
Dalton-Gesetz 22
Danaparoid 307
Dantrolen 892
Dauermedikation 965
D-Dimerase 295
Decadron 434
Declamping-Schock 1321
Decortin 434
Decortin H 434
Defibrillation 950
– elektrische 931
– Energiebedarf 932–933
– Platzierung der Elektroden 932
– Schäden 933
Defibrillator 931, 1310–1311
– automatischer externer 933
Deflationsreflex 258
Dehydratation 749, 765, 1089
– hypertone 749–750
– hypotone 749–750
– isotone 749
– präoperative 1119
Dehydrobenzperidol 399
Dekompensation, kardiale 1320
Dekompression, operative 1214
Delir, postoperatives 1152
Delphicort 434
Deltacortril 434
Depolarisation 163
Depolarisationsblock 120, 147, 150
Dermatome
– praktische Bedeutung 562
– spinale 561–562
Desfluran **36–43**, 1007, 1044, 1294
– Absorption in Atemkalk 41
– ambulante Eingriffe 967
– arrhythmogene Wirkung 39
– Aufrechterhaltung der Narkose 42
– Aufwachverhalten 42, 49
– Ausleitung 42
– Blutdruckanstieg 42
– Druck, intrakranieller 1171
– Eigenschaften 21, 37
– Eliminationsrate 27
– Hauptnachteile 41
– Herzinsuffizienz 39

Desfluran
– Hirndurchblutung 1171–1172
– Hirnstoffwechsel und Hirndruck 1172
– Hyperthermie, maligne 41
– Hypotension, kontrollierte 814
– kardiovaskuläre Wirkungen 38–40
– Kinderanästhesie 1100
– klinische Anwendung 41
– Kontext-sensitive Auswaschzeiten 37
– koronare Herzkrankheit 39
– Leber 40–41
– Lebertoxizität 29
– Low-Flow- und Minimal-Flow-Anästhesie 42–43
– MAC-Wert 30, 38
– – bei Kindern 1100
– Metabolisierungsgrad 29
– Myokardprotektion 39
– Narkoseeinleitung 41
– neuromuskuläre Wirkungen 40
– Niedrigflussnarkose 474
– Niere 41
– Pharmakokinetik und Metabolismus 37
– physikochemische Eigenschaften 36
– respiratorische Wirkungen 39–40
– Strukturformel 33
– Tachykardie 42
– Uterus 41
– Verdampfung 41
– Vergleich mit Propofol bzw. Sevofluran 42
– Vor- und Nachteile 49
– zentrales Nervensystem 40
Desfluranverdampfer TEC 6 460
Desirudin 605
Desoxyhämoglobin 688
Dexamethason 453, 952, 1235
– Dosierungen 451
– Pharmakologie 434
– PONV 451
Dextran(e) 760, 762
– Blutgerinnung 760
Dezeleration 1011
Diabetes insipidus 402
Diabetes mellitus 346, **390–397**, 965, 1015
– Besonderheiten von Narkose und Operation 395
– diabetische Notfälle, intraoperative 396
– Herz 393
– insulinabhängiger 395
– Operations- und Narkoserisiken 393
– Operationsindikationen 393
– oral eingestellter 396
– perioperative Behandlung 394–395
– präoperative Untersuchungen 394
– Schwangerschaft 1056
– Typ 1 bzw. insulinabhängiger 390–391
– Typ 2 bzw. nicht-insulinabhängiger 391–393
– WHO-Klassifikation 390
Diagnose/Diagnostik
– Aufklärung 9801
– präoperative 963, 1135
Dialysebehandlung 755
– präoperative 414
Diamox, Augeninnendruck 1219
Diazemuls 75

Diazepam **75–80**, 177, 442–443, 523, 1177, 1220
– chemische Struktur und Zubereitung 75
– Dosierung 80
– Kinder 1097
– pharmakologische Wirkungen 78
– Prämedikation 443
– Strukturformel 76
– Transformation 78
Diazoxid 1052
Dibucainzahl 131
DIC (disseminierte intravasale Gerinnung) 301–303, 782, 794
– klinisches Bild und Diagnose 302
– Pathophysiologie 302
– Therapie 302
Dickdarm… s. a. Kolon…
Dickdarmileus 1341
Dickdarmoperationen 1345
Diclofenac 830, 863
– Dosierung 863
– Schmerztherapie, postoperative 860
Dienstvertrag 985
Differentialblock 173–174
Diffusionshypoxie 28
Diffusionskapazität, pulmonale 254
Diffusionsrate, plazentare 1003
Diffusionsstörungen 701
– Ursachen 701
Digitalis 200, 314, 366, 432
– im Alter 1145
– Herzinsuffizienz 358
– Präparate 1263
– Überdosierung, Zeichen 200
Digoxin 432
Dihydralazin 1052
– hypertensiver Notfall 338
Dihydrocodein 853
Dilaudid® 852
Diltiazem 361, 366, 432
– hämodynamische Auswirkungen 210
Dimenhydrinat 453, 826
– Dosierungen 451
– PONV 452
Dimetinden 889
Diphenylhydantoine 442
2,3-Diphosphoglycerat 266
– Abfall 795
Dipidolor® 848
Diprafenon, hämodynamische Auswirkungen 210
Diskonnektion 687
Disopyramid 314
– hämodynamische Auswirkungen 210
Dissektion, akute 1318
Diuretika 314, 364, 432, 1052, 1213, 1263
– Herzinsuffizienz 358
– Nebenwirkungen 432
– Zufuhr 340
4-DMAP 813
Dobutamin 194, **197**, 358, 361, 1406
– Dosierungen 211
– Einsatz in der Anästhesiologie 197
– Gefahren 197
– Wirkungen 197
Dociton 203
Dolasetron 825–826
– Dosierungen 451
Domperidon 887

1445

Sachverzeichnis

Dopa 192
L-Dopa 417
– Nebenwirkungen 417
Dopamin 192, 194, **196–197**, 361, 937, 1366
– Dosierungen 211
– Einsatz in der Anästhesiologie 196–197
– Gefahren 197
– Wirkungen 196
Dopexamin 197–198
– Einsatz in der Anästhesiologie 197–198
– Kontraindikationen 198
– Nebenwirkungen und Gefahren 198
– praktische Anwendung 198
– Wirkungen 197
Doppellumen-Tubus 1244
– falsche Lage 1247–1248
– Intubation 1404
– Komplikationen 1248
– linksseitiger 1247
– rechtsseitiger 12479
Dopplersonographie, transkranielle 1158, 1332
Dormicum 76
Doryl 588
Double-burst-Stimulation 148
Down-Syndrom 1113
Drei- oder Mehr-Kompartiment-Modell 17–18
Dringlichkeit, hypertensive 335
Drogenabhängigkeit, ehemalige 875
Droperidol **80–82**, 453, 826, 1007
– antiemetische Wirkung 81
– chemische Struktur und Zubereitung 81
– Dosierungen 82, 451
– extrapyramidale Bewegungsstörungen 81
– kardiovaskuläres System 81
– klinische Anwendung 82
– Kontraindikationen 82
– Leber- und Nierenfunktion 81
– Nachteile 82
– Nebennierenrinde 81
– Pharmakokinetik 82
– PONV 451–452
– Prämedikation 445
– Strukturformel 81
– zentrales Nervensystem 81
Druck
– intrakranieller 1160–1166, 1170–1171, 1173, 1179, 1210–1215
– – gesteigerter 1165–1167
– intraokularer 1218
– intrapleuraler 234–235
– intrapulmonaler 234
– kolloidosmotischer 747, 1274
– osmotischer 745–747
– systolischer 215
Druckabfallalarm 687
Druckanstiegsgeschwindigkeit, maximale 217
Druckaufnehmer 716
Druckdifferenz
– transpulmonale 234
– transthorakale 234
Druckgradient, transmuraler 238
Druckmesseinrichtung 716
– Anschluss 720
Druckmessung 720
– arterielle 721

Druckmessung
– epidurale 1169
– subarachnoidale 1167
Druckmodul 716
Druck-Volumen-Beziehungen/ -Schleifen 218–219
Duchenne-Muskeldystrophie 1104
Ductus arteriosus, persistierender 1306
Dünndarmileus 1341
Duke-Activity-Status-Index 330
Dura mater 558
– Perforation, versehentliche 1015
– Punktion, versehentliche 1031
Dynorphine 86
Dysästhesie 836
Dysfibrinogenämie 299
Dyspnoe 370, 544, 1033
Dysproteinämien 300

E

EbM (Evidence-based Medicine) 1423–1426
– praktische Anwendung 1424
Ebstein-Anomalie 369, 1306
EC50 4
Echokardiographie 331, 363, 1264
– transösophageale (TEE) 352–353, 739, 1322
– – Routineeinsatz 353
Edrophonium, pharmakokinetische Parameter 151
EDV (enddiastolisches Volumen) 215
EEG 682–685, 1332
– Ableitung 684
– prozessiertes 682
Eigenblutkonserve 803
Eigenblutspende/-transfusion 803
– Aufklärung und Einwilligung 802
– Indikationen und Auswahl der Spender 802
– Kontraindikationen 802
– präoperative 801–803
Einklemmung, Zeichen 1167
Ein-Kompartiment-Modell 15–16
Ein-Lungen-Anästhesie 1251, 1321
– Indikationen 1244
– Pathophysiologie 1243
– Techniken 1244
Ein-Lungen-Ventilation 1257
Einschätzung
– neurologische 1399
– präoperative 311–313, 1060
Einsekundenkapazität, forcierte exspiratorische s. FEV_1
Einwilligung 325, 979–982
– Dokumentation 982
– mutmaßliche 980
Einwilligungsfähigkeit 980
Einzelstudien 1425
Eisenmenger-Reaktion/-Syndrom 369, 1303
Ejektionsfraktion 218
– linksventrikuläre 348
EKG 319–320, 331, 363, 372, 703–705, 964–965
– Ableitungen 704
– Befunde, abnorme 319
– Herzstillstand 921
– Überwachung, Störungen 705
– Veränderungen 319, 1186

EKG-Monitor 703–704, 1178, 1196, 1301, 1401
Eklampsie 1015, 1049–1056
EKT s. Elektrokrampftherapie
Elastance 237
Elektroden 704
Elektroenzephalographie s. EEG
Elektrokardiogramm s. EKG
Elektrokrampftherapie (EKT) 422–423
– Definition 422
– Durchführung 423
– Indikationen 422
– Nebenwirkungen und Risiken 423
– präoperative Einschätzung 422
– Wirkungen 422
Elektrolyte 316, 318
– Bedarf 748
– Erhaltungsbedarf, täglicher 748
– Maßangaben 745
Elektrolytlösungen, balancierte 750, 765
Elektrolytstörungen 748, 752, 1336
elektromechanische Entkoppelung 931, 940, 950
– Ursachen 942
Elektromyographie (EMG) 148
Elektroretinogramm (ERG) 1223
Elektroschock 67
Elimination 16
– Pharmaka 11
Eliminationsclearance 17
Eliminationshalbwertszeit 15
Ellenbogen, Operationen 1377–1378
Embolien 1275
Embryogenese 1057
Emla®-Pflaster 181, 1108, 1136
Emphysem s. Lungenemphysem
Enalapril 357
– Plasmahalbwertszeit 207
– Tagesdosis 207
– Wirkdauer 207
Encainid, hämodynamische Auswirkungen 210
Endobronchialtuben 1251
Endokarditisprophylaxe, perioperative 438
Endokardkissen-Defekt 1303
Endoneurium 165
Endorphine 86
Endoskopiemaske 521, 527
Endothelin-Rezeptor-Antagonisten 364
Endotrachealtuben 504–508
– Arten 507–508
– Aufbau, allgemeiner 505
– Größen 505
– Kinderanästhesie 1105–1106
– Länge 506
– Material 505
– Wahl 524
Enfluran 26, **33**, 680
– Druck, intrakranieller 1171
– Eigenschaften 21
– Eliminationsrate 27
– Hirndurchblutung 1171
– kardiovaskuläre Wirkungen 40
– MAC-Wert 30
– Strukturformel 33
– Vor- und Nachteile 49
Enkephaline 86
Enoxaparin 605
Enoximon 201
– praktische Anwendung 201
– Wirkungen 201

Sachverzeichnis

Entbindung
– Blutverlust 995
– vaginale 1012–1027
Entbindungsrate, instrumentelle 1017
Enterokolitis, nekrotisierende 1133
Entkoppelung, elektromechanische 931, 940, 950
– Ursachen 942
Entlassung, Verzögerung 971
Entlassungskriterien 969–970
– ambulante Eingriffe 1138
Entlassungsscore, Anästhesie, ambulante 970
Entzündungsreaktion, systemische 899
Entzündungssyndrom, akutes 1080
Entzugsdelir 424
Enzyme, Induktion 64
Ependymome 1192
Ephedrin **199**, 1002, 1022
– Einsatz in der Anästhesiologie 199
– Interaktionen 199
– Kontraindikationen 199
– Nebenwirkungen und Komplikationen 199
– praktische Grundsätze für die Anwendung 199
– Wirkungen 199
Epiduralabszess, Spinalanästhesie 590
Epiduralhämatom 591, 620, 1166, 1203
Epiglottis 499–501
– fiberendoskopisches Bild 524
Epilepsie 416
– anästhesiologisches Vorgehen 416
Epilepsie-Chirurgie 1200
Epistaxis 1232
Eprosartan
– Bioverfügbarkeit 208
– Dosierung 208
– Halbwertszeit 208
Eptifibatid 605
Erblindung, perioperative 673
Erbrechen 55, 1033, 1137
– begünstigende Faktoren 825
– Behandlung 825
– Maßnahmen 491
– Opioide 88, 846, 856–857
– postoperatives 449, 969
Ergebnisqualität 1428
Ergotaminderivate 1000
Erhaltungsbedarf 763
Erholungszeit 908
Eröffnungsphase 998, 1012–1013, 1016
Erregbarkeit, neuronale 5
Erwachen, verzögertes 826–828
Erwachsene, Atemwerte 1085
Erythrozyten 1273
– Konservenblut 775
Erythrozytenkonzentrat 777–780
– Blutfilter 780
– Blutgruppenkompatibilität 779
– Dosierung 780
– Hepatitisgefahr 780
– kryokonserviertes 777
– leukozytendepletiertes 777
– – bestrahltes 778
– – gewaschenes 778
– Transfusionsreaktionen, hämolytische 780
Esmarch-Handgriff 53, 61, 913
Esmolol **204**, 353
– Dosierung 204, 815
– – intravenöse 203

Esmolol
– Einsatz in der Anästhesiologie 204
– grundlegende Eigenschaften 202
– Hypotension, kontrollierte 814–815
Esomeprazol 448
ESWL (extrakorporale Stoßwellenlithotripsie) 1364
Etidocain 176, **186**, 1008–1009
– Blockade von Nervenstämmen oder Nervenplexus 626
– chemische Struktur 159
– Höchstdosis 186
– klinische Anwendung 181, 186
– Periduralanästhesie 608–609
– pharmakokinetische Parameter 170
– physikochemische Eigenschaften 159, 186
– Schwellendosis für toxische Frühreaktionen 176
Etomidat **68–71**, 353, 1151, 1177, 1181, 1403
– Allergien 70
– chemische Struktur 68
– Dosierung 70–71
– Druck, intrakranieller 1171
– Dyskinesien 69
– Herzkranke 69
– Hirndurchblutung 1171, 1174
– Injektion, intraarterielle 70
– Injektionsschmerzen 70
– kardiovaskuläre Wirkungen 69
– kardiovaskuläres System 69
– Kinder 1101
– klinische Anwendung 70
– Kontraindikationen 70
– Leber- und Nierenfunktion 70
– Metabolismus 70
– Myoklonien 69
– Nachteile 70
– Nebennierenrinde 70
– Pharmakokinetik 70
– respiratorisches System 69–70
– Sauerstoffverbrauch, zerebraler 1174
– Sectio 1042
– Strukturformel 68
– zentrales Nervensystem 68–69
– Zubereitung 68
Etomidat-Lipuro 68
Eukodal® 852
Euphorie, Opioide 846
Euro-Risikoscore, Herzoperationen 1265
Eventrationssyndrom 1337
Evidence-based Medicine (EbM) 1423–1426
Evidenz(stufen) 1424
– Hierarchie 1424
Expertenmeinungen 1426
Exspiration 234–235, 255
Exspirationsmuskulatur 233
Exspirationsventil 469
extrakorporale Zirkulation 1267–1277, 1279, 1302
Extraktionsrate, hepatische 13
Extrasystolen/-systolie 734
– Barbiturate 64
– supraventrikuläre 366, 706–708, 823
– ventrikuläre 366, 706, 709–710, 823
Extrauteringravidität 1369–1370
Extrazellulärflüssigkeit 275, 744, 749
Extubation 390, 1120
– Komplikationen 544
– praktisches Vorgehen 528

Extubation
– bei schwierigem Atemweg 539–540
– nach schwieriger Intubation 539–540
Exzitationsstadium 31
– Komplikationen 55

F

Fachkräfte, Einsatz 978
Fading 147
Fahrlässigkeit 983–984
– medizinische 984–985
Faktor-V-Mangel 785, 794
Faktor VIIa, rekombinanter 787
Faktor-VIII-Aktivität 297
Faktor-VIII-Konzentrat 787
Faktor-VIII-Mangel 794
Faktor-IX-Konzentrat 787
Faktor-XI-Mangel 785
Faktor-XIII-Konzentrat 788
Fallot-Tetralogie 1304
– korrigierte 369
Faltenschläuche 467
Famotidin 448
Fastenzeiten, Kinder 1096
Fast-track-Anästhesie 494
– Anästhesieverfahren 494
– Ergebnisse 494
– Komponenten 494
Faustschlag, präkordialer 927
Fehlintubation 510
Femoralisblockade 1413
Fenoterol 1000–1001
Fentanyl 87, **94–96**, 353, 1020–1021, 1026, 1030, 1045, 1151, 1183, 1412
– analgetische Potenz und Wirkdauer 95
– Blutkonzentrationen, erforderliche 111
– chemische Struktur 94
– Dosierung 95–96
– Druck, intrakranieller 1175
– EEG(-Aktivität) 95, 1175
– Einsatz 95
– epidural 1021
– Halbwertszeit, kontextsensitive 99
– Hirndurchblutung und -stoffwechsel 1175
– Kinder 1091
– Metabolismus und Ausscheidung 94
– peridural 868
– Pharmakodynamik 95
– Pharmakokinetik 94–95
– physikochemische Parameter 95
– Plasmakonzentrationen 95
– Schmerztherapie, postoperative 856
– Spinalanästhesie 575
– TIVA 113
– – Dosierungsempfehlungen 111
– vaginale Entbindung 1021
– Wirkdauer 94
Fetalentwicklung 1057
Fettembolie-Syndrom 1376–1377
Fettleber, alkoholische 411
Fetus, Überwachung 1009–1012
Feuchtigkeit
– absolute 465
– relative 465
FEV$_1$ (forcierte exspiratorische Einsekundenkapazität) 373–375, 377

1447

Sachverzeichnis

Fiberbronchoskop bei Intubationsschwierigkeiten 502
Fibrin, Bildung 290
Fibrinogen 291, 293, 295, 299, 306
Fibrinogenmangel
– angeborener 298
– Interpretation des Messwertes 295
– Ursachen 295
Fibrinolyse 290
Fibrinolysehemmer, synthetische 306
Fibrinolysesystem, Störungen 296
Fibrinspaltprodukte 293
fibrinstabilisierender Faktor 291
Ficortril 434
Fieberreaktion 798
Fistel
– bronchopleurale 1254–1255
– tracheoösophageale 1133–1134
Fitzgerald-Faktor 291
Flaujeac-Williams-Faktor 291
Flecainid 212
– hämodynamische Auswirkungen 210
Fletcher-Faktor 291
Floppy-infant-Syndrom 1007
Flow-Verdampfer 458
Flüssigkeit, interstitielle 746–747
Flüssigkeitsbedarf 748
Flüssigkeitsdefizite, extrazelluläre 765
Flüssigkeitsgleichgewicht
– Einschätzung 764
– Störungen 748
Flüssigkeitstherapie/-zufuhr 764, 967, 1419
– Gefahren 765–766
– intraoperative 763–765, 1118, 1151, 1182, 1302, 1405
Flüssigkeitsverluste 1088
Flumazenil
– Dosierung 80
– Indikationen 80
– Pharmakodynamik 80
– Pharmakokinetik und Metabolismus 80
Flunitrazepam **75–80**, 177, 353, 443–444
– chemische Struktur und Zubereitung 75
– Dosierung 80
– Kinder 1097
– pharmakologische Wirkungen 78
– Prämedikation 444
– Strukturformel 76
Fondaparinux 307, 605
– Periduralanästhesie 604–605
Fontan-Operation 1305
Foramen ovale, offenes 1185
Fortecortin 434
Fraktion I nach Cohn 787
Frakturen, Blutverluste 901
Frank-Starling-Mechanismus 216, 1289
FRC (funktionelle Residualkapazität) 230, 373
Frischgas 469–471, 475
Frischgasflow, Sauerstoffkonzentration 471
Frischplasma
– DIC 302
– gefrorenes (GFP) 783–785
– Indikationen 784
– Kontraindikationen 784
Frühgeborene, Besonderheiten 1132
Frühgeburt 1046

Frühschwangerschaft
– Anästhesie 1060
– Regionalanästhesie 1061
Führungsdraht 527
Führungsstab/-stäbe 508, 534
Füllungsdrücke, optimale 1295
Furosemid 432, 1302
– hypertensiver Notfall 338
Fußblock 660–661
Fußgelenk, Blockaden 660–662
FVC (forcierte exspiratorische Vitalkapazität) 373

G

GABA 6
GABA-Rezeptoren 76
– GABA$_A$-Rezeptor 7
Gallenwegsoperationen 1346–1351
Gasaustausch
– Kontaktzeit 254
– pulmonaler 228, 248–254, 375, 688, 1143, 1291
– Sicherung 1391
Gas(e)
– Feuchtigkeit 464
– Verdampfung 457
Gasfluss, halboffenes System 53
Gasquellen 456, 484
Gastroschisis 1132
Gasversorgung, zentrale 456, 484
Gasvolumina, Umrechnung 250
Gaszylinder 456, 485
– praktischer Umgang 457
GCS s. Glasgow Coma Scale
Geburt, Schmerzzonen 1013
Geburtseinleitung 1014
Geburtshilfe
– anästhesiebezogene Todesfälle 1063
– Blutungen 1046–1049
– spezielle Anästhesie 1045
Geburtsschmerzen 1012
Geburtsverlauf 1016
Gefäßchirurgie/-operationen 1315–1333
– Morbidität und Letalität 1327
– periphere 1326
– präoperative Einschätzung 1315–1316
Gefäßpatienten, häufige Erkrankungen 1316
Gefäßperforation 729
Gefäßringe 1307
Gefäßwiderstand
– pulmonaler 243–244, 736
– systemischer 736
Gegenpulsation, intermittierende abdominale 924
Gehirn
– Blutversorgung 1154
– Einklemmung 1208
– – Zeichen 1167
Gelatine(-Lösungen) 760–761, 805
– Abbau und Ausscheidung 762
– anaphylaktoide Reaktionen 762
– Blutgerinnung 762
– klinische Anwendung 762
– Nierenfunktion 762
– Volumeneffekt und Verweildauer 762
Gentamicin 438
– Interaktionen 152

Geräte, Überprüfung 979
Gerinnung, disseminierte intravasale s. DIC
Gerinnungsfaktoren 291, 995–996
– Inhibitoren 290
– Konservenblut 775
– Präparate 786
Gerinnungsschema s. Blutgerinnung
Gerinnungsstatus 316–318
Gerinnungsstörungen 290–296, 414–415, 577, 794, 805–806, 1054, 1273–1274, 1406–1407
– angeborene 296–298
– durch Antikoagulanzien 299–300
– erworbene 298–303
– Lebererkrankungen 300–301
– Nierenerkrankungen, chronische 301
– Schock 898
– thrombozytäre 303–306
– Vitamin-K-Mangel 298–299
Gerinnungssystem, plasmatisches 289–290
– Inhibitoren 290
Gestationsdiabetes 1056
Gestationshypertonie 1050
Gewebethrombokinase 291
GFP (gefrorenes Frischplasma) 783–785
– Dosierung 785
– Kontraindikationen 785
– Nebenwirkungen und Gefahren 785
Giemen 371
Glasgow Coma Scale (GCS) 1207
Glaukom 1220
– Operation 1222
Glenn-Anastomose 1300
Glioblastom 1191
Gliome 1191
Glitazone 392
Globalinsuffizienz, respiratorische 700
Glottis 500
α-Glucosidasehemmer 392
Glukokortikoide 385
– s. a. Kortikosteroide
– COPD 380
– perioperative Substitution 434
Glukose 318
– zerebrale Aufnahme 1159
Glukoselösung 758–759
Glutamatrezeptoren 6
γ-Glutamyltranspeptidase 406
Glycopyrrolat 446
Goldenhar-Syndrom 1113
Gott-Shunt 1321
Graft-versus-Host-Krankheit (GVHD) 783
– transfusionsinduzierte 799
Granisetron 825
– Dosierungen 451
Granulozyten
– Konservenblut 775
– Präparate 788
Greene-Nadel 572
Grenzstrang 563
Guedel-Tubus 54, 915
– Kinderanästhesie 1105
GVHD s. Graft-versus-Host-Krankheit

H

H$^+$-Ionen-Konzentration
– physiologische Grundlagen 273–276
– Regulation 274

Sachverzeichnis

Hämatokrit(werte) 316, 1157
– Kinder 1088
Hämatom
– epidurales 591, 620, 1166, 1203
– intrazerebrales 1204
– spinales 590–591
– subarachnoidales 591
– subdurales 1204
Hämatothorax 1414
Hämodilution 690, 995, 1157, 1189, 1269
– akute 804
– isovolämische, präoperative 803–806
– Komplikationen 805
Hämoglobin 316
– fetales 267
– Formen, inaktive 267
– O_2-Sättigung 265
Hämoglobinkonzentration
– Kinder 1087–1088
– Schwangere 995
Hämoglobin-Puffer 275
Hämoglobinurie 1273
– nächtliche, paroxysmale 317
hämolytisch-urämisches Syndrom (HUS) 304
Hämophilie A 296–297
– anästhesiologisches Vorgehen 296–297
– klinisches Bild 296
– präoperatives Vorgehen 296
Hämophilie B 297
Hämoptysis 370
Haftpflichtversicherung 985
Haftung
– strafrechtliche 986
– zivilrechtliche 985
Hageman-Faktor 291
Halbwertszeit 12
– kontextsensitive 17–18
Haldane-Effekt, Bedeutung 271
Halothan 26, **33**, 680
– Druck, intrakranieller 1171
– Eigenschaften 21
– Eliminationsrate 27
– Hirndurchblutung 1171
– kardiovaskuläre Wirkungen 40
– Kinderanästhesie 1101
– Lebertoxizität 29
– MAC-Wert 30
– Metabolisierungsgrad 29
– Strukturformel 33
– Vor- und Nachteile 49
Halsbeschwerden 545
Halsverletzungen
– geschlossene 1228
– offene 1227–1228
Halswirbelsäule
– Beweglichkeit 511
– Verletzung 913
Harnstoff 318
Harnverhaltung/-retention 588, 591
– Opioidzufuhr, peridurale 870
Hautelektroden 704
Hautfarbe
– Herzstillstand 921
– Neugeborene 1073
Hautinnervation, segmentale, Plexus brachialis 633
Head-Reflex 258
Heiserkeit 544, 546

HELLP-Syndrom 1049–1056
– Ätiologie und Pathophysiologie 1050
– anästhesiologische Checkliste 1054
Hemihepatektomie 1347
Henderson-Hasselbalch-Gleichung 274
Henry-Gesetz 22
Heparin(e) 301, 307, 314, 605
– DIC 302
– fraktioniertes 604
– Periduralanästhesie 604
– Resistenz 1270
– unfraktioniertes 604
Heparinisierung 300
– intraoperative 605–606
Heparin-Rebound-Effekt 1271
hepatische Extraktionsrate 13
Hepatitis 301
– chronisch-aggressive 410
– chronische 410
– chronisch-persistierende 410
Hepatitis B 799
Hepatitis C 799–800
Hering-Breuer-Reflex 258
Herniation 1167, 1192
Heroin, Entzugssymptome 875
Herz
– Energiestoffwechsel 220
– Sauerstoffverbrauch 220–221
Herzchirurgie 1286
– Anästhetikawahl 1266
– Herz-Kreislauf-Funktion, Überwachung 1266
Herzerkrankungen
– koronare s. koronare Herzerkrankung
– Schwangerschaft 1056
Herzfehler 1135
– kongenitale **368–369**, 1298–1307
Herzfrequenz 217, 221, 994, 1142, 1285, 1291–1292
– Anästhetika 680
– Blutverlust 902
– fetale 1011
– Kinder 1086
– Neugeborene 1072, 1086
– Steigerung, maximale 1142
– Variabilität, Abweichungen 1011
Herzfrequenzzähler 704
Herzgeräusche 1135
Herzinsuffizienz 346, 367, 1147
– anästhesiologisches Vorgehen 359
– chronische 354–361
– Definition 354
– Dekompensation, akute 360
– Diagnostik 356
– Medikamente, kontraindizierte 358
– – Stufentherapie 357
– Pathophysiologie 355
– präoperative Behandlung 356
– präoperative Diagnostik und Einschätzung 355
– Prognose 355
– Stadieneinteilung 356
– Tachykardie, supraventrikuläre 358
– Ursachen 354–355
Herzkatheter 331, 1264
– Befunde, hämodynamische, normale 1264
Herzklappenerkrankungen 367–368
– Antiarrhythmika 368
– Antibiotikaprophylaxe 368
– Antikoagulation 367

Herzklappenerkrankungen
– Kompensationsmechanismen 1288
– Schweregrade 1289
Herzklappenoperationen 1288–1296
Herzklappenprothesen 1290
– INR-Bereiche, therapeutische 294
Herzkompression
– direkte 921–922
– extrathorakale 921, 925, 1078
– interne 942–943
– offene 924, 942
Herz-Kreislauf-Erkrankungen
– diagnostische Verfahren 330
– körperliche Untersuchung 330
– Laborwerte 330
– Spinalanästhesie 570
Herz-Kreislauf-Funktion 1399, 1413
– geriatrische Patienten 1142–1143
– kontinuierliche Überwachung 702
– postoperative Störungen 822
– präoperative Stabilisierung 1414
Herz-Kreislauf-Stillstand, totaler 1302
Herz-Lungen-Maschine
– Anschluss 1279
– Füllvolumen 1269
– bei nichtpalliativen Eingriffen 1306
– Operation 1301
– Standard-Blutflussraten 1269
– Zubehör 1267–1269
Herz-Lungen-Reanimation, Geräte 943
Herzoperationen, Laborwerte 1263
Herzperforation 729, 1396
Herzrhythmus 680
Herzrhythmusstörungen **365–367**, 680, 822, 1147, 1151, 1288
– Barbiturate 64
– perioperative 705–706
– Succinylcholin 1104
Herzruptur 1397
Herzschrittmacher s. Schrittmacher
Herzstillstand 269, 823, 878, 919–924
– Adrenalin 195, 935–936
– Behandlung 921
– Diagnose 920, 946
– Erkennen 920
– Formen 930
– plötzlicher 1104
– Ursachen 920
Herztamponade 730–731, 1396, 1405, 1413
Herztod 945
Herztöne 921
Herztransplantation
– Anästhesie 1296–1298
– anästhesiologisches Vorgehen 1297–1298
– Auswahl des Empfängers 1296
– – des Spenders 1296–1297
– Indikationen 1296
Herzverletzungen 1406
– penetrierende 729, 1396
Herzvolumina 214–215
Herzzeitvolumen 263, 735–736
– Anstieg 254
– gemischtvenöser O_2-Gehalt 268
– Kinder 1087
– Schock 903
Herzzyklus 213, 215
Hexoprenalin 1001
Hiatus sacralis 621
Hinterwurzel 559
Hirndruck s. ICP

Sachverzeichnis

Hirndurchblutung 1154, 1166, 1171
– Abnahme 1268
– Autoregulation 1155, 1171
– Messung 1158–1159
– metabolische Kontrolle 1156
– paCO$_2$ 1157
– paO$_2$ 1157
– pCO$_2$ 278
Hirnfunktion 1332
– apparative Überwachung 682
Hirnischämie 1192
– Pathophysiologie 951
Hirnmetastasen 1192
Hirnnervenfunktion 1178
Hirnödem 1162–1163, 1204, 1280
– ischämisches 1164
– vasogenes 1163
– zytotoxisches 1164
Hirnprotektion 1213
Hirnschädigungen 950
– hypoxisch-ischämische 1204–1205
– primäre 1203
– sekundäre 955, 1203
Hirnschwellung 1163, 1182
– intraoperative 1409
– postoperative 1192
– posttraumatische 1204, 1213
Hirnstammfunktion 1178
Hirnstoffwechsel 1159–1160
Hirntod 945
– Feststellung 955–956
– klinische Zeichen 957
– Protokollierung 958
– Untersuchungen, ergänzende 957
Hirudin 307
– Periduralanästhesie 604
Histamin 888
– Lunge 259
Histaminantagonisten 890
Histaminfreisetzung
– perioperative 887–890
– Prophylaxe 890
HIT (heparininduzierte Thrombozytopenie) 304–305, 1270
– klinisches Bild und Diagnose 305
– Pathophysiologie 304
– Therapie 305
HIV-Infektion 425
– s. a. AIDS
– anästhesiologisches Vorgehen 426–427
– Diagnostik 426
– Häufigkeit und Risikogruppen 425
– Pathogenese 426
– Symptomatik 426
– Therapie 426
– transfusionsassoziierte 800
– Übertragung 425–426
Hochdruckmanschetten 507
Hochfrequenz-Beatmung 1235
HOCM (hypertrophe obstruktive Kardiomyopathie) 1294–1295
Hodentumoren 1364
Hofmann-Elimination, Atracurium 127
Hormon, antidiuretisches s. ADH(-Sekretion)
Hornhaut, Verletzungen 542
Hornhauterosionen 672
Hornhautoperation 1222
H$_1$-Rezeptor-Antagonisten 889
H$_2$-Rezeptor-Antagonisten 447–448, 887, 889, 1040, 1400
– Aspirationsprophylaxe 447

5-HT$_3$-Rezeptor-Antagonisten (Serotoninantagonisten) 453, 825–826
– Nebenwirkungen 451
– PONV 451
Hüfner-Zahl 264
Hüftfrakturen 1409–1411
– Wahl des Anästhesieverfahrens 1410
– Zeitpunkt der Operation 1410
Hüftgelenkersatz, totaler 1378–1379
Hüftoperationen 1378–1379
Humanalbuminlösungen, Indikationen 786
Humanfibrinogen 786
Hunter-Syndrom 1113
Hurler-Syndrom 1113
HUS (hämolytisch-urämisches Syndrom) 304
Husten 55, 369–370
– Methohexital 64
– Thiopental 64
Hydralazin 430
– Nebenwirkungen 430
Hydrocortison 398, 434–435, 1194
– Pharmakologie 434
Hydromorphon 851–852
– Dosierung und Wirkungszeiten 852
Hydroxyäthylstärke (HAES) 759–762, 805
– anaphylaktoide Reaktionen 761
– Blutgerinnung 760
– hämodynamische Wirkungen 760
– klinisch gebräuchliche Lösungen 761
– Nierenfunktion 760–761
Hydroxycobalamin 813
Hydrozephalus-Ödem 1165
Hypästhesie 836
Hyperämie, zerebrale 952, 1156, 1212
Hyperästhesie 836
Hyperalgesie 835
Hyperbilirubinämie 406
Hyperfibrinolyse, erworbene 306
Hyperglykämie 746, 1274
HyperHAES 761
Hyperhydratation 749
– hypertone 751
– hypotone 751–752
– isotone 751
Hyperimmunglobuline 788
Hyperkaliämie 152, 754, 1407
– EKG 754
– Massivtransfusionen 795
– Ursachen 754
Hyperkalzämie 755–756
Hyperkapnie 245, 254, 278, 821, 884, 1162
– Auswirkungen 702
– chronische 376
– Ursachen 480
Hypermagnesiämie 756–757
Hypermetabolismus, postischämischer 952
Hypernaträmie 750
Hyperosmolarität 750
Hyperperfusionssyndrom, zerebrales 1333
Hypertension 72, 400, 822
– ausgeprägte 1186
– portale 411, 1348
hypertensiver Notfall 335, 337
Hyperthermie
– maligne 890–892, 1104
– – Sevofluran 46
– postoperative 824

Hyperthyreose 400–402
– Zeichen 400
Hypertonie 62, 203, **333–340**, 346, 353–354, 414, 1146, 1263, 1287, 1320
– Autoregulation 1156
– Behandlung 336
– chronische 1050
– Definition und Klassifikation 334
– Diabetes mellitus 393
– Diagnostik 336
– labile 334
– Präeklampsie 1050
– pulmonale 361–364
– – Lachgas 1291
– Risiken/Risikostratifizierung 334–336
– Stufentherapie 337
– systolische 334
– transiente 1050
– unbehandelte 1146
Hyperventilation 272, 821, 998
– exzessive 994
– kontrollierte 954, 1157, 1162, 1177, 1192, 1194, 1210
– zerebrale Vasokonstriktion 478–479
Hypnomidate 68
Hypnotika, Anaphylaxie 888
Hypoglykämie 397, 423, 1078, 1159
– Kleinkinder 1120
– postprandiale 397
Hypokaliämie 152, 752–753, 1263, 1274, 1336, 1341
– EKG 753
– klinisches Bild 752
– Pathophysiologie 752
– Ursachen 752–753
Hypokalzämie 755, 1078, 1274
– Neugeborene 1120
Hypokapnie 279, 821, 897, 1162, 1177, 1268
– Ursachen 480
Hypomagnesiämie 756
Hyponaträmie 1274
Hypoosmolarität 747
Hypoperfusion, postischämische 951–952
Hypopharynx 499
Hypophysenadenome 1193
Hypophysenoperationen 1193–1194
Hypophysenunterfunktion 1193
Hypotension 400, 822, 902, 1147, 1330, 1399, 1409
– anhaltende 1406
– kontrollierte 809–816, 1190–1192, 1231, 1382
– orthostatische 399
– Peridural- und Spinalanästhesie 1031
– Prophylaxe und Therapie 1031–1032
Hypothermie 152, 828, 1092, 1214, 1271–1272, 1302
– Auswirkungen 740
– Grade 1271–1272
– kontrollierte 1191
– mäßige 1272, 1302
– Prophylaxe und Therapie 740–741
– therapeutische 953
– tiefe 1302
Hypothyreose
– intraoperatives Vorgehen 402
– präoperative Einschätzung 402
– Zeichen 402
Hypotonie s. Hypotension

Sachverzeichnis

Hypoventilation 254, 272, 700, 821
– Ursachen 700
Hypovolämie 340, 359, 423, 747, 822, 824, 1078, 1150, 1263, 1336, 1341, 1405, 1413
– Präeklampsie 1050
– Spinalanästhesie 570
Hypoxämie 699, 1402
– anämische 699
– hypoxische 699–700
– toxische 699
Hypoxie 28, 254, 375, 669, 700–701, 820–821, 884, 897, 934, 1086, 1088, 1159, 1162, 1177
– alveoläre 244
– Auswirkungen 701
Hysterektomie, vaginale 1370
Hysteroskopie 1369

I

IABP (intraaortale Ballongegenpulsation) 1282–1283
Ibuprofen 830, 863
– Dosierung 863
– Schmerztherapie, postoperative 860
ICP (intracranial pressure) 1160–1166, 1170–1171, 1173, 1179, 1210–1215
– Messmethoden 1167–1170
– – intraparenchymale 1168
Ileus 1340–1342
Ileuseinleitung 1104
Iloprost 364
Immunglobuline 259, 788
– Präparate 788
Immunsuppression, transfusionsinduzierte 801
Immunthrombozytopenie, arzneimittelinduzierte 304
Impedanz, transthorakale 931–932
Impfungen 1094
IMV (intermittent mandatory ventilation) 477
Indometacin, Schwangerschaft 874
Inertgase, Inhalation 1158
Infarktpatienten, postoperative Intensivüberwachung 354
Infektionen
– intrakranielle 1205
– pulmonale 1418
Infiltrationsanästhesie 180
Infrarotabsorption, Prinzip 691
Infusion, kontinuierliche, intravenöse 16
Infusionslösungen
– Blutgerinnung 762
– kristalloide 758
– Lungenfunktion 763
– Magen-Darm-Trakt 763
– Nierenfunktion 762–763
– perioperativ eingesetzte 757
Infusionsperiduralanalgesie 1023–1024
Inguinalis-Block 1124–1125
Inhalationsanästhesie 1117, 1148
– Halten der Maske 54
– Kinder 1098–1101
– Praxis 52–55
Inhalationsanästhetika 20–55, 418, 680, 827, 1137, 1151, 1171, 1192, 1292, 1405
– im Alter 1145
– alveoläre Konzentration 23

Inhalationsanästhetika
– Atemfunktion 679
– Aufnahme 22–24
– Augeninnendruck 1218
– Auswahl 48
– Blut/Gas-Verteilungskoeffizient 23
– Blutlöslichkeit 23
– Dampfdruck 21–22
– Elimination 37
– Gewebelöslichkeit 24
– Herzzeitvolumen 24, 26
– – gesteigertes 26
– – vermindertes 26
– – ideale 20
– inspiratorische und alveoläre Konzentration 22
– kardiovaskuläre Wirkungen 40
– Kinder 1092
– klinische Bewertung 1172
– Kombination 29
– Lebererkrankungen 409
– Löslichkeit 22
– MAC-Wert 29–31
– Metabolismus 29
– Narkosedauer 28
– Narkoseeinleitung 23, 468
– Partialdruck 22
– – alveolo-pulmonalvenöser 24
– Pharmakologie 32–52
– physikalisch-chemische Eigenschaften 20
– Plazentapassage 1007
– pulmonale Elimination 27–29
– Sättigungskonzentration 21
– Schock 26
– Schwangerschaft 1062
– Störungen des Ventilations-Perfusions-Verhältnisses 27
– Strukturformel 33
– Umweltbelastung 476
– Uterusaktivität 999
– Ventilation 26
– Verteilung 22, 24–25
– Verteilungskoeffizient 24
– Vor- und Nachteile 49
– Wirkungsstärke 29
Injektion
– intrakardiale 935, 949
– intraossäre 949
INR 293, 406–407
Inspektion 703
Inspiration 234–235
Inspirationskapazität 373
Inspirationsluft, Zusammensetzung 248
Inspirationsmuskeln 233
Inspirationsphase 255
Inspirationsventil 469
Instillation, endobronchiale 949
Insuffizienz
– respiratorische 700, 828, 1151
– zerebrovaskuläre 419, 1327
Insulin 314, 397
– Zufuhr, intraoperative 396
Insult, zerebrovaskulärer 335
Interkostalmuskeln 233
Interkostalnervenblockade 664–665, 1259, 1413
– toxische Reaktionen 665
Interskalenusblock, Anästhesieausbreitung 636
intraoperative Komplikationen 1406
Intrazellulärflüssigkeit 744, 749

Intubation 54, 1076
– Allgemeinanästhesie 513
– anatomische Grundlagen 498–502
– Aspirationsgefahr 519
– Ausrüstung und Zubehör 503
– Auswirkungen 464
– blinde 518, 531, 537
– Dauer 541
– Einschätzung 509
– einseitige 506, 516, 528
– endobronchiale 543, 1245
– endoskopische Untersuchung 512
– endotracheale 514, 882, 916–917, 933–934, 949, 1111–1115, 1415
– fehlerhafte 879
– fiberendoskopische 520–523, 534, 1114–1115
– fiberoptische 526–527
– Hauptbronchus 543
– Indikationen 502
– Kinder 527
– Komplikationen 540–544
– Lagerung des Kopfes 513
– Larynxmaske 537
– Methoden 502
– Misslingen 1041
– nasale 502, 520, 527
– – blinde 531, 1404
– – endoskopische 525–526
– – fiberendoskopische 525
– nasotracheale 517–518, 1113
– Neugeborene und Säuglinge 1112
– Ösophagus 543, 1041
– orale 502, 519, 1111
– – fiberendoskopische 527
– orotracheale, Vorgehen 513
– praktisches Vorgehen 515
– retrograde 532
– schwierige, Algorithmen 530
– – Häufigkeit 529
– traumatisch-mechanische Schädigung 542
– Versuch, optimierter 533
– Vorhersageparameter 512
– wacher Patient 490, 519–520, 1404
– Zahnschäden 542
– Zustand der Zähne 510
Intubationsachsen 514
Intubationsapnoe 488
Intubationskissen 513
Intubationsnarkose 61, 965
– Neugeborene und Kinder 1111
Intubationsreaktion, Abschwächung 55
Intubationsschwierigkeiten 508–509, 519, 528–540, 1041, 1113–1114, 1229, 1236
– angeborene Syndrome 1113–1114
– Befunde 509
– Erkrankungen und Befunde 510
– erwartete 531, 882
– Schilddrüsenoperationen 401
– unerwartete 532–533
– Vorgehen 530–531
Intubationswege
– Mallampati-Klassifikation 510
– Wahl 503
Intubationszangen 509
In-vitro-Fertilisation (IVF) 1369
Ionenkanäle
– GABA-aktivierte 7
– glutamataktivierte 6

Sachverzeichnis

Ionenkanäle
- ligandenabhängige 6
- spannungsabhängige 6

Ionisierung, Pharmaka 10

Irbesartan
- Bioverfügbarkeit 208
- Dosierung 208
- Halbwertszeit 208

Ischämie 898
- Gehirn 1156
- zerebrale 1158

Ischiadikusblockade 655–658
- hintere 656–657
- Indikationen 655
- vordere 656–657

Isofluran 26, **33–36**, 680, 1007, 1044
- Biotransformation 36
- Druck, intrakranieller 1171
- Eigenschaften 21
- Elimination 33
- Eliminationsrate 27
- Hirndurchblutung 1171–1172
- Hyperthermie, maligne 36
- Hypotension, kontrollierte 814
- kardiovaskuläre Wirkungen 34–35, 40
- Kinderanästhesie 1100
- klinische Beurteilung 36
- koronare Herzerkrankung 35
- Laktatfreisetzung, myokardiale 35
- Leber 36
- Lebertoxizität 29
- Low-Flow-Anästhesie 473
- MAC-Wert 30
- – bei Kindern 1100
- Metabolisierungsgrad 29
- Minimal-Flow-Anästhesie 473
- Narkoseaufrechterhaltung 34
- Narkoseausleitung 34
- Narkoseeinleitung 34
- Narkosetiefe, Steuerung 34
- neuromuskuläre Wirkungen 35–36
- Niere 36
- Pharmakokinetik 33
- physikochemische Eigenschaften 33
- respiratorische Wirkungen 35
- Strukturformel 33
- Uterus 36
- Vor- und Nachteile 36, 49
- zentrales Nervensystem 36
- zerebraler Sauerstoffverbrauch 1172

Isoprenalin 937

Isoproterenol 194
- Dosierungen 211

IVF (In-vitro-Fertilisation) 1369

J

Jackson-Wisconsin-Spatel 504
Jatrosom 435
Jet-Ventilation 1234–1235
- perkutane transtracheale 539
J-Reflex 258
Jucken 835
Juckreiz
- Opioide 846–847
- peridurale Opioidzufuhr 869–870

K

Kachexie 403
Kältezittern, postoperatives 354
Kalibrierung 716
Kalium 744, 748, 752
- Konservenblut 775
Kaliumionen 749
Kaliumkanal 164
Kaliumsubstitution 360
Kaliumzufuhr 753
Kalorienverbrauch 748
Kalzium **201–202**, 755, 890, 949
- Dosierung 939
- Einsatz in der Anästhesiologie 201
- Gefahren 201
- kardiovaskuläre Wirkungen 201
- praktische Anwendung 201
- Reanimation 939
Kalziumantagonisten 314, 342, 364, 432, 954, 1052, 1189, 1214, 1286
Kalziumglukonat 1120
Kalziumionen 749
Kammerflattern 929–930
Kammerflimmern 706, 710–711, 929–930, 936, 940, 943, 1198
- Adrenalin 195
- Magnesium 939
- primäres 930
- Risikofaktoren 930
- sekundäres 930
Kammertachykardie 706
- pulslose 940
Kanamycin, Interaktionen 152
Kanülierung, arterielle 717, 1111, 1301, 1390, 1401
Kapillarblut, arterialisiertes 696
Kapnogramm 692
- Phasen 692
Kapnographie 1196
Kapnometer 1402
- Intubation, einseitige 543
Kapnometrie 543, 691–695, 1390
- Genauigkeit 691
- klinische Anwendung 694
- Kontrolle der Tubuslage 694
Karbamat-CO_2 271
Karboanhydrase 271
Kardiomyopathie, hypertrophe, obstruktive (HOCM) 1294–1295
Kardioplegie 1272–1273
Kardioversion 67, 361, 933
- elektrische 358, 366
- medikamentöse 365
Kardioverter, implantierbarer 1310–1311
Kardioverter-Defibrillator, implantierbarer 359
Karotis-Endarteriektomie
- postoperative Besonderheiten 1332
- Regionalanästhesie 1331
Karotissinussyndrom 706
Karotisstenose
- diagnostische Maßnahmen 1329
- klinische Manifestationen 1328
- klinische Stadien 1329
- koronare Herzerkrankung 1333
- Schlaganfall-Risiko 1329
Karotisstenosen-Operationen 1327–1334
- anästhesiologisches Vorgehen 1330
- intraoperative Überwachung 1331–1332
- Nachblutung 1333
- Narkoseverfahren 1331
- Operationsmortalität 1330
Karzinogenese, transplazentare 1060

Kaskadensysteme, inflammatorische 898–899
Kaskadentheorie 1215
Katabolie 748
Kataraktoperation 1222
Katecholamine 192, 194
- Lunge 259
- Synthese 192
Katheterablationen 1312
Katheterembolie 729
Katheterfehllagen 729
Katheterperiduralanalgesie 1022–1023
- Aufgabenteilung 1026
- lumbale 865
- thorakale 865, 1260
Katheterschleuse 732
Katzenbuckel 579–580
Kaudalanästhesie 621–624, 1413
- anatomische Grundlagen 621–622
- Auswirkungen 622
- Durchführung 623
- Geburtshilfe 1026
- Indikationen und Kontraindikationen 622
- Kinder 1123
- Lokalanästhetika 623, 1123
- Praxis 623
- Versagen 623
- Zubehör 622
Kaudasyndrom s. Cauda-equina-Syndrom
Kausalität 984
Kehldeckel 499–500
Kehlkopf 500
- Funktionen 501
- Innervation 501
- laryngoskopische Ansicht 501
Kehlkopfmaske 1042
Kell-System 772
Kernspintomographie 1195
- Sedierung 1130
Ketamin **71–75**, 418, 999, 1044, 1098, 1109, 1403, 1412, 1421
- Aspiration 72
- Aufwachphase 72
- Augeninnendruck 1218
- Blutkonzentrationen, erforderliche 111
- chemische Struktur und Zubereitung 71
- dissoziative Anästhesie 71
- Druck, intrakranieller 1171
- Drüsensekretion 73
- EEG 72
- Enantiomere 71
- Hirndurchblutung 1171, 1174
- Histaminfreisetzung und Allergie 73
- Indikationen 73
- Interaktionen 73
- kardiovaskuläre Wirkungen 69
- kardiovaskuläres System 72
- Kinder 1092, 1101
- klinische Anwendung 73
- Kontraindikationen 74
- koronare Herzerkrankung 72
- Leber- und Nierenfunktion 73
- Metabolismus 73
- Narkoseeinleitung bei unkooperativen Kindern 73
- pharmakokinetische Parameter 73
- Plazentapassage 1006
- praktisches Vorgehen 74
- respiratorisches System 72

Sachverzeichnis

Ketamin
- Risikopatienten 74
- Schock 73
- Schwangerschaft 1062
- Sectio 1042
- Skelettmuskel 73
- TIVA 112
- – Dosierungsempfehlungen 111
- Übelkeit und Erbrechen 73
- Verbrennungen 73
- zentrales Nervensystem 71
- zerebraler Sauerstoffverbrauch 1174

Ketoazidose, diabetische 397
Ketonkörper 1159
Kiefergelenk 499
Kiefergelenkbeschwerden 546
Kieferklemme 1226
Kinder
- s. a. Kleinkinder
- Atemphysiologie 1084
- Atmungssystem 1083–1086
- Energiestoffwechsel 1088
- Herzfrequenz 1086
- klinische Einschätzung 1094
- Narkoseausleitung und Extubation 1120
- Narkoseeinleitung 1108–1110
- Narkosezubehör 1104–1107
- Prämedikation 1096–1098
- Reanimation 945–950
- Regionalanästhesie 1120–1126
- Tagesbedarf an Flüssigkeit, Elektrolyten und Glukose 1089
- Urinausscheidung 1089
- venöser Zugang 1110–1111
- verletzte 1411

Kinderanästhesie 1107–1108
- Beatmung 1117–1118
- Narkoseaufrechterhaltung 1117
- Narkosevorbereitung 1093
- Praxis 1093
- Überwachung 1107
- Wahl des Narkoseverfahrens 1098

Kinderreanimation, Algorithmen 950
Kinetik 0. und I. Ordnung 12
Klappenrekonstruktion 1290
Kleinkinder
- s. a. Kinder
- Flüssigkeitsbedarf 1089
Klippel-Feil-Syndrom 1113–1114
Knie(gelenk)
- Arthroskopie 1379–1380
- Blockade 658–659
- Ersatz 1380
- Nervenblockaden 659
Knochenmarkinsuffizienz 782
Knochenzement 1377
Knotenrhythmen 138, 712–713
Koarktation 1306–1307
Kochsalzlösung, isotone 757–758
Körperflüssigkeiten
- Verteilung 744
- Zusammensetzung 744
Körperkompartimente, Zusammensetzung 1090
Körpertemperatur 739–740, 1179, 1402
- Aufrechterhaltung 1415–1416
- Hirndurchblutung 1163
- Hirnstoffwechsel 1163
Kohlendioxid s. CO_2
Kohlenmonoxid, Diffusionskapazität 254

Kohlenmonoxidvergiftung 1417
Kohlendioxid s. CO_2
Kohlensäure-Bikarbonat-Puffer/-System 275, 277
Kolloide 759, 766–767, 1158
- Anaphylaxie 888
- Eigenschaften 760
- Verweildauer 759
- Volumenwirksamkeit 759
Kolon… s. a. Dickdarm…
Kolonkarzinom 1345
Koma 175
- Definition, GCS 1207
- hyperosmolares, nicht-ketoazidotisches 397
Kommissurotomie, offene 1290
Kompartiment(-Modelle) 15–18
- peripheres 16
- zentrales 16
Kompartmentsyndrom 671
Komplikationen, intraoperative 1406
Kompressionsödem 1165
Kompressionssyndrom, aortokavales 1038–1039
Koniotomie 503, 539–540, 916–917
- Besteck 539
Konsensuskonferenzen 1426
Konsiliar(tätigkeit)
- Anästhesist 976
- Rolle 321
Konsiliaruntersuchung 363
Kontraktilität 216–217, 1291–1292
Kontraktilitätsindizes 217–218
Kontraktionsanomalien 1285
Kontrazeptiva 314, 437
Konversionsreaktionen 325
Konzentration
- Gase 261
- minimale, alveoläre s. MAC-Wert
Konzentrationseffekt 263
Kopfschmerzen 1192
- postspinale 588–589, 1015, 1031, 1036
- Prophylaxe 619
Koproporphyrie, hereditäre 405
Koronarangiographie, Indikationen 349
Koronararterien 350
- Lachgas 351
Koronarbypass-Operation 1286
- präoperative 350
- vorangegangene 345–346
Koronardurchblutung
- anatomische Grundlagen 221
- Pathophysiologie 223
- Regulation 223
- während des Herzzyklus 222
koronare Herzerkrankung 319–320, 335, **340–354**, 414, 779, 1146
- intraoperative Überwachung 1325
- klinisches Bild 341–342
Koronargefäße, Innervation 221–222
Koronarkranke/-patienten
- Einteilung 1286
- intraoperative Überwachung 352
- Prämedikation 351, 1286
- präoperative Einschätzung 347
- Wahl des Anästhesieverfahrens 351
Koronarreserve 222
Koronarrevaskularisation, minimalinvasive 1288
Koronarspasmus 354

Koronarsyndrom
- akutes 342–343
- Erstversorgung 343
- instabiles 331
Koronarwiderstand 222, 1285
Kortex, zerebraler 5
Kortikoidsubstitution/-therapie
- chronische 1176
- perioperative 434–435
Kortikosteroide 314, 420, 433–435, 864, 890, 1213–1214
- s. a. Glukokortikoide
- biologische Aktivität 433
- hypovolämischer Schock 904
- Interaktionen 433
- Nebenwirkungen 433
- Postreanimationsphase 953
Kortisol 433
- biologische Aktivität 433
- Interaktionen 433
- Nebenwirkungen 433
- Pharmakologie 434
Kortison, Pharmakologie 434
Krämpfe, generalisierte 176–177
Kraniopharyngeom 1193, 1199–1200
Kraniosynostosen-Operation 1200
Kraniotomie 1182–1183
- Standardüberwachung 1178
Kreatinin 318
Kreatininclearance im Alter 14
Kreislauf
- fetaler 1004
- uteroplazentarer 997
Kreislaufkollaps 1150
Kreislaufstillstand
- EKG-Diagnostik/-Überwachung 929
- zerebraler 958
Kreißende, Nahrungszufuhr 1023
Kreissystem 467
- nach Dräger 468
- halbgeschlossenes 469
Kretinismus 1113
Kreuzbein, Anatomie 622
Kreuzprobe 773
Krikoiddruck 491
Krikothyrotomie 503
Krikotomie 540, 916–917, 1227
Krise, thyreotoxische 400
Kristalloide 757, 766–767
Kuhn-Tubus 508
Kumarin(e) 300, 307, 314
- im Alter 1145
- DIC 303
- Periduralanästhesie 604, 606
- Therapieaufhebung 785
Kunstregeln 983–984
Kurzzeitintubation 528

L

Labetalol, Hypotension, kontrollierte 814
Laboruntersuchungen/-werte 372, 1135, 1403, 1414
- Anforderungen 316
- präoperative 315–319, 963, 1095, 1399–1400
- ungerichtete 315
Lachgas (Stickoxydul, N_2O) 25–26, **49–52**, 53, 471, 1007, 1133, 1171, 1301
- Anästhesie 50

1453

Sachverzeichnis

Lachgas
- balancierte Anästhesie 50
- Biotransformation 51
- Diffusion in gasgefüllte Körperhöhlen 51
- Diffusionshypoxie 28
- Druck, intrakranieller 1171
- Eigenschaften 21, 50
- Eliminationsrate 27
- Frühschwangerschaft 1061
- Herzkranke 50
- Hirndurchblutung 1171
- Hypoxiegefahr 50
- Ileus 51
- kardiovaskuläre Wirkungen 50
- Kinderanästhesie 1101
- klinische Beurteilung 51
- Leber-, Nieren- und Darmfunktion 50
- Luftembolie 51
- luftgefüllte Darmschlingen 51
- luftgefüllte Tubusmanschette 51
- Mittelohr 51, 1231
- Pharmakokinetik 50
- physikochemische Eigenschaften 49
- Pneumoperitoneum 51
- Pneumothorax 51
- Pneumozephalus 51
- respiratorische Wirkungen 50
- Uterusaktivität 999

Lachgaszylinder 456–457
Lagerung 667–674, 1179–1181, 1184
- auf dem Operationstisch 975
- Verantwortung 667

Lagerungsschäden 667–669, 671
Laktatazidose 281, 397
- klinische Klassifizierung 282
- klinische Zeichen 282
- Therapie 282

Laktatdehydrogenase 406
Laktatkonzentration, arterielle 902
Laktatmetabolismus, Störungen 282
Langzeitintubation 503, 528
Langzeitnitrate 342
Lansoprazol 448
Lanzor 448
Laparoskopie 1354, 1370–1371
Laryngektomie 1235–1236
Laryngoskop(e)
- nach Bullard 536
- nach Bumm 536
- mit gebogenem Spatel 503–504
- mit geradem Spatel 504
- Kinderanästhesie 1106
- spezielles 536
- Überprüfung 515
- Wahl 504

Laryngoskopie 499, 516, 1234
- indirekte 511–512

Laryngospasmus 55, 513, 820, 1111, 1116, 1120, 1236
- auslösende Mechanismen 883
- Desfluran 39
- klinisches Bild 883
- Methohexital 64
- Prophylaxe 884
- Therapie 884
- Thiopental 64

Laryngotomie 503
Larynx 499–501
- Fremdkörperentfernung 1236
- Kinder 501

Larynxmaske 537, 540, 546–552, 916, 1137
- alternative Einführtechniken 551
- Aspirationsrisiko 549
- Aufbau 547
- Dislokation 1116
- Einführen 549–550, 1116
- Funktionsstörungen 551
- Indikationen 548
- Intubation 547
- – fiberendoskopische 535
- Kinder 1115–1116
- klinische Anwendung 548
- Komplikationen 552
- Kontraindikationen 548
- korrekte Lage 549
- schwieriger Atemweg 1117
- Schwierigkeiten 551
- Vorteile 546

Larynx-Ödem 544
Larynxtubus 552–553
- Aufbau und Größen 552
- Einführen 553
- klinische Anwendung 553
- Komplikationen 553
- korrekte Position 553

Laser-Chirurgie, laryngeale 1235
Latex, Anaphylaxie 888
Laudanosin 125
Laudanum 86
L-Dopa 417
- Nebenwirkungen 417

Leberdurchblutung 407
Leberenzyme 316, 318
Lebererkrankungen 405–412, 828
- alkoholbedingte 410–411
- Child-Turcotte-Klassifikation 411
- Clearance 14
- Gerinnungsstörungen 300–301
- Opioide 409
- Proteinsynthesestörungen 300

Leberfunktion 408
- im Alter 1144
- Anästhesie 407
- präoperative Untersuchung 405

Leberfunktionsstörungen, Muster 407
Leberkoma, Barbiturate 66
Leberoperationen 1346–1351
Leberresektion 1347–1348
Lebertransplantation 1349–1351
- anästhesiologisches Vorgehen 1349
- Operationsphasen 1349
- pathophysiologische Gesichtspunkte 1349

Leberversagen, akutes 300
Leberwerte, pathologische 407
Leberzellfunktion s. Leberfunktion
Leberzellschädigung 406
Leberzirrhose **411–412**
- Barbiturate 66
- Clearance 14
- Risikofaktoren für postoperative Komplikationen 412

Leck 687
Le Fort-Frakturen
- Typ I 1226
- Typ II 1226
- Typ III 1227

Leistungsfähigkeit, Einschätzung 329
Leitlinien 1426–1428
- evidenzbasierte 1427
- Nachteile 1427–1428

Leitung, saltatorische 163

Leitungsbahnen, periphere 836
Lepirudin 605
Leukozyten 317, 995
Levobupivacain **184**, 1009, 1121
- chemische Struktur 159
- Dosierung 1020
- Geburtshilfe 1020
- Höchstdosen 184
- – für Kinder 1122
- Kardio- und ZNS-Toxizität 184
- klinische Anwendung 181, 184
- Metabolismus 184
- Nachinjektion 614
- pharmakokinetische Eigenschaften 185
- physikochemische Eigenschaften 159, 184–185
- Spinalanästhesie 573–574

Lidocain 176, 180, **181–183**, **209**, 519, 521–522, 566, 937–938, 940, 954, 1000, 1008–1009, 1036
- Abbau 181
- Blockade von Nervenstämmen oder Nervenplexus 626
- chemische Struktur 159
- Dosierungen 209, 211
- hämodynamische Auswirkungen 210
- Höchstdosen 181
- – für Kinder 1122
- Kammerflimmern 938
- klinische Anwendung 181
- Nachinjektion 614
- Periduralanästhesie 608
- pharmakokinetische Parameter 170
- physikochemische Eigenschaften 159
- Schwellendosis für toxische Frühreaktionen 176
- Spinalanästhesie 573, 575

Lidocain-Spray 181, 522
Lidschlussreflex 680
Ligamentum
- flavum 558, 581, 594–595
- interspinale 558
- sacrococcygeum 621
- supraspinale 557

Linksherz-Bypass 1276
Linksherzdekompensation 1320
Linksherzhypertrophie 414
Linksherzinsuffizienz 354
Linksschenkelblock 713
Lipide, alveoläre 259
Lipidlöslichkeit, Pharmaka 10
Lipidsenker 342
Lipidstoffwechsel, Lunge 259
Liquor cerebrospinalis 559, 1161
- Druck 1160
- Zusammensetzung 559

Liquordrainage 1214
Liquordruck 1161
Liquorwege, Obstruktion 1184
Lisinopril 357
Literaturrecherche 1424
Lithium 152, 436–437
- Narkosepraxis 437
- Nebenwirkungen 437

LMA-Fastrach 536, 547–548
Lobektomie 1253
Lokalanästhetika 152, 157–188, 969
- Ablauf der Blockade 172
- Adrenalin(zusatz) 180, 187
- Alkalisierung 171
- allergische Reaktionen 179

Sachverzeichnis

Lokalanästhetika
- anästhetische Wirkstärke 171
- anaphylaktische Reaktion 615
- antimikrobielle Zusätze 187
- Aufnahme ins Gewebe 169
- Blockade, differentielle, sensorische bzw. motorische 174
- – kontinuierliche 173
- – des Natriumkanals 163
- – neurale 171
- – Techniken 180
- Blockadephänomene, spezielle 173
- blockierende Konzentration, minimale 167
- chemische Struktur 158–160
- Clonidin-Zusatz 575
- Dosis 171
- Fixierungszeit 576
- Grundstruktur 158
- Höchstdosen, empfohlene 179
- Injektion, intravasale 179
- Injektionsort 171, 173
- Intoxikation, Neugeborene 1080
- Kardiotoxizität 177–179
- Klassifizierung 158
- klinische Anwendung 180–181
- klinische Pharmakologie 170
- Kombination 175
- Krämpfe, Behandlung 177
- Metabolismus und Elimination 170
- Mischen 171
- Nachinjektion 173
- Neurotoxizität 179
- Noradrenalin 187
- Opioidzusatz 575
- Ornipressin 187
- peripherer Weg 164
- Pharmakokinetik 167–170
- Phenylephrin 187
- physikochemische Eigenschaften 159–161
- Plasmaproteinbindung 169
- Plazentapassage 1008
- Proteinbindung 161
- Regionalanästhesie, pädiatrische 1121–1122
- Resorption, systemische 168
- Stabilisatoren 187
- Tachyphylaxie 614
- toxische Reaktionen 615, 1032
- Überdosierung 615
- Uterusaktivität 999
- Vasokonstriktoren-Zusatz 573
- Vasopressoren(-Zusatz) 173, 186–187
- Verfügbarkeit, lokale/systemische 168–169
- Verhalten im Subarachnoidalraum 564
- Wirkdauer 172
- Wirkungen 161
- – systemisch-toxische 175–179
- Wirkungseintritt 171
- Wirkungsstärke 167
- zentrales Nervensystem 175–177
- zerebrale Reaktionen, Prophylaxe 177
- ZNS-Toxizität 178
- Zusatz von CO_2 171
Lorazepam 443–444
- Prämedikation 444
Lormetazepam 443

Losartan
- Bioverfügbarkeit 208
- Dosierung 208
- Halbwertszeit 208
Low-Flow-Anästhesie 471–474
Low-Output-Syndrom 360, 823, 1291
- Adrenalin 195
Luesinfektion 801
Luftembolie 729, 1179, 1185–1186, 1237, 1275, 1358
- Diagnose 1185
- Lachgaszufuhr 51
- venöse 1383
- Zeichen 1185
Luftnot s. Dyspnoe
Luftwege, Verletzungen 1397
Luftzysten 1254
Lumbalpunktion, Technik 580–583
Lund-Konzept 1215
Lunge
- Füllvolumen 234
- Ruhedehnungskurve 237
- Schutzfunktionen und Infektionsabwehr 259
- Totalkapazität 228–229
Lungenabszess 1255
Lungenblutung, massive 1254
Lungendehnungsreflex 258
Lungendurchblutung, Verteilung, ungleichmäßige 245
Lungenelastizität 235
- bestimmende Faktoren 235
Lungenembolie 1418
- Diagnostik 944
- INR-Bereiche, therapeutische 294
- Leitsymptome 944
- Lysetherapie 944
- massive 943–944
- Reanimation 944
- Risikofaktoren 944
Lungenemphysem 376–383
- kongenitales, lobäres 1134
Lungenerkrankungen
- chronisch-obstruktive 376, 1240
- interstitielle 388–389
- obstruktive 231
- restriktive 231, 373, 376
Lungenfunktionen
- eingeschränkte 1384
- metabolische 259
- nichtrespiratorische 258–259
Lungenfunktionsprüfungen/-tests 372, 964
- präoperative 321, 964
Lungeninfarkt 737
Lungeninsuffizienz, transfusionsassoziierte (TRALI) 798
Lungenkapillardruck 243
Lungenkapillaren-Verschlussdruck (PCWP) 732, 736, 902
Lungenkontusion 1395–1396, 1405
Lungenkreislauf 241–246, 1292
- Drücke 242
Lungenödem 361, 479, 798, 1001
- akutes 360
- – kardiogenes 360
- Präeklampsie 1051
Lungenoperationen 1242
- Seitenlagerung 1253
Lungenspülung, einseitige 1257
Lungentransplantation
- anästhesiologisches Vorgehen 1256

Lungentransplantation
- präoperative Einschätzung und Auswahl der Patienten 1256
Lungenvenenfehlmündung, totale 1306
Lungenversagen, akutes 1418
Lungenvolumen/-volumina 228, 239–240, 1143
- dynamische 374
- Gefäßwiderstand 244
- Kleinkinder 1084
- Reduktion 1255–1256
- Sollwerte und Bedeutung 229
- statische 372
LVEDP 736
Lysinacetylsalicylsäure, Dosierung 861
Lysinhydrochlorid 286

M

Macintosh-Spatel 503–504
MAC-Wert (minimale alveoläre Konzentration) 5, 29–31
- Alter 30
- Anämie 31
- Anästhetika 31
- beeinflussende Faktoren 30–31
- Definitionen, modifizierte 30
- Hypotension 31
- Hypothermie 30
- Hypoxie 31
- Inhalationsanästhetika 29–31
- Opioide 31
- Schwangerschaft 31
- Sedativ-Hypnotika 31
Magen
- Dilatation 918
- voller 884
Magen-Darm-Trakt, Opioide 846
Magenentleerung
- aktive 886
- Störungen 490
- Verzögerung 884
Magenkarzinom 1344
Magenschlauch 886
Magensonde(n) 886
- Kinder 1107
- Richtgrößen 1107
Magill-Tubus 508
Magill-Zange 509, 517
- Kinderanästhesie 1106
Magnesium 744, 748, 756–757
- Intoxikation 1080
- Therapie, Überwachung 1053
Magnesiumsulfat 152, 385, 1053
- Dosierung 1053
- Nebenwirkungen 1053
Magnetresonanztomographie 1195
- Besonderheiten 1196
- Überwachung 1196
Mainzer Universaladapter 521
Malaria-Erreger 801
Mallampati-Klassifikation 510–511
- Vorhersagewert 511
Mannitol 954, 1213
Manschettendruck 541
MAO-Hemmer 314, **435**, 435, **436**, 436
- Anticholinergika 436
- Barbiturate 435
- Benzodiazepine 435
- Inhalationsanästhetika 435
- Ketamin 435

1455

Sachverzeichnis

MAO-Hemmer
– Leitsätze für die Anästhesie 436
– Lokalanästhetika 435–436
– Muskelrelaxanzien 436
– Opioide 435
– Pethidin 435
– Sympathikomimetika 436
Markscheiden 165
Maskenbeatmung, schwierige 530
Maskennarkose 61, 324
Masseterspasmus 1104
Massivtransfusionen 793–796
– Mikroaggregate 794–795
– praktisches Vorgehen 795–796
Mechanomyographie 148
Meckel-Syndrom 1113
Mediastinoskopie 1252
Medikamentenanamnese 314, 329
Medizinproduktegesetz 484
Medrate 434
MEF 375
Megalatran, Periduralanästhesie 604
Mehrlingsschwangerschaft 1014, **1045–1046**
Mekoniumaspiration 1079
Membrana cricothyroidea 500, 503
Membran-Oxygenator 1268
Membranpermeabilität 1090
Membranpotential 162
Mendelson-Syndrom 887, 1039
Meningeome 1191–1192
Meningitis
– eitrige 620
– Spinalanästhesie 590
Meningomyelozele 1134
Meningozele 1134
Mepivacain 180–181, **182**, 1000, 1008–1009, 1036
– Abbau 182
– Blockade von Nervenstämmen oder Nervenplexus 626
– chemische Struktur 159
– Höchstdosen 182
– – für Kinder 1122
– klinische Anwendung 181–182
– Nachinjektion 614
– Periduralanästhesie 608–609
– pharmakokinetische Parameter 170
– physikochemische Eigenschaften 159, 182
– Schwellendosis für toxische Frühreaktionen 176
– Spinalanästhesie 573–575
mesorektale Exzision, totale (TME) 1346
MET 329
Metaanalysen 1425
– kumulative 1425
Metamizol 830, 862–863
– Dosierung 863
– Kinder 1128
– Kombinationsmöglichkeiten 861
– Schädigungspotential 859
– Schmerztherapie, postoperative 860
– Wirkungen 858
Metformin 392
Methadon 87, 853, 874
– Dosierung und Wirkungszeiten 853
Methämoglobin (MetHb) 267, 688, 690
Methergin 1000

Methohexital **62–68**, 1005, 1058, 1098, 1177, 1403
– chemische Struktur und Zubereitung 62
– Dosierung 67–68
– Gastrointestinaltrakt 64
– Injektionsgeschwindigkeit 68
– Kinder 1101
– klinische Anwendung 67
– Leberfunktion 64
– Metabolismus 65
– Nebenwirkungen bei Injektion 68
– Nierenfunktion 64
– Pharmakokinetik, vergleichende 65
– Porphyrien 67
– rektale Einleitung 1109
– respiratorisches System 64
– Sectio 1042
– Stoffwechsel und Elimination 65
– Strukturformel 62
– TIVA 112
– Urogenitaltrakt 64
– Wirkungen, kardiovaskuläre 69
– – pharmakologische 62
Methoxamin 937
α-Methyldopa 431
– Hinweise für die Narkosepraxis 431
– hypertensiver Notfall 338
– Nebenwirkungen 431
Methylmethacrylat 1377
Methylparaben 179, 188
Methylprednisolon, Pharmakologie 434
Metoclopramid 417, 448–449, 887
– Aspirationsprophylaxe 449
– Dosierung 451
Metocurin 123
Metoprolol
– Dosierung, intravenöse 203
– grundlegende Eigenschaften 202
– hypertensiver Notfall 338
Metronidazol 438
Mexiletin 231
– hämodynamische Auswirkungen 210
Meyer-Overton-Regel 7
Michaelis-Menten-Gleichung, Pharmaka 11–12
Michaelis-Menten-Konstante 12
Midazolam **75–80**, 353, 443–444, 523, 584, 1129, 1149, 1199, 1403, 1412
– ambulante Eingriffe 966, 1136
– Blutkonzentrationen, erforderliche 111
– kardiovaskuläre Wirkungen 69
– Kinder 1097
– Narkoseeinleitung 79
– pharmakologische Wirkungen 78
– Prämedikation 443
– respiratorische Effekte 79
– Sectio 1042
– Sedierung bei Regionalanästhesie 79
– TIVA 112
– – Dosierungsempfehlungen 111
Mikrolarynx 1234
Mikrozirkulation 897
Miller-Spatel 504
Minimal-Flow-Anästhesie 471–474
Miosis, Opioide 847
Mitarbeiter, nichtärztliche 978–979
Mitralinsuffizienz 368, 1292–1293
– chirurgische Behandlung 1292
– Leitsätze für die Narkose 1292–1293
– Pathophysiologie 1292
– Schweregrade 1292

Mitralklappenersatz 1290
– Kumarinzufuhr 368
Mitralstenose 368, 1289–1292
– chirurgische Behandlung 1289–1290
– Leitsätze für die Narkose 1290–1292
– Pathophysiologie 1289
– Prämedikation 1290
– präoperative Einschätzung 1290
Mittelgesichtsfrakturen 1226
Mittelohroperationen 1231
Mivacurium 126, **130–133**
– ambulante Eingriffe 967
– Anschlagzeit 130
– Antagonisierung 133
– Dosierung 132
– ED95 130
– Eigenschaften 130
– Einsatz bei Kindern 133
– Erholungsindex 130, 132
– Histaminfreisetzung 123, 131
– Inaktivierung 131
– Infusion, kontinuierliche 132
– Infusionsraten und Erholungszeiten 132
– Intubationsdosis 130
– Kinder 1102
– klinische Anwendung 132
– Leberinsuffizienz 131
– Nebenwirkungen 131
– Niereninsuffizienz 131
– nach Pancuronium 132
– Pharmakodynamik und -kinetik 122
– Pseudocholinesterase, atypische 131
– Wirkdauer 131
– Wirkungen auf das autonome Nervensystem 123
Molekulargewicht 1003
Molenschwangerschaft 1369
Monitor 703
Monitoring, intraoperatives 1415
Monoaminooxidasehemmer s. MAO-Hemmer
Montevideo-Einheit 998
Morbidität 878
Morbus Bechterew 1374
Morphin 87, 830, 847–848
– analgetische Potenz und Wirkdauer 95
– Dosierung und Wirkungszeit 848
– Druck, intrakranieller 1175
– Entzugssymptome 875
– Hirndurchblutung/-stoffwechsel 1175
– Lebererkrankungen 409
– peridural 868
– physikochemische und pharmakokinetische Parameter 95
– Schmerztherapie, postoperative 856
– Spinalanästhesie 575
– vaginale Entbindung 1021
Mortalität 878
– anästhesiebedingte 323, 1141
– maternale 1063–1065
– operative 1141
Moschcowitz-Syndrom 304
Mukolytika, COPD 380
Multiorganversagen 899
multiple Sklerose 419
Mundhöhle 499
– Reinigung 914
Mund-zu-Maske-Beatmung 919
Mund-zu-Mund-Beatmung 917–918
Mund-zu-Nase-Beatmung 917

Sachverzeichnis

Mund-zu-Tubus-Beatmung 919
Murphy-Auge, Endotrachealtuben 508
Musculus(-i)
– intercostales externi /interni 233
– recti, Relaxation 1217
Muskelbewegungen 71
Muskeldystrophien 421
Muskelfaszikulationen 137
Muskelrelaxanzien 117–155, 418–419, 1405, 1420–1421
– im Alter 126, 1150
– ambulante Eingriffe 967
– Anaphylaxie 124, 888
– Anschlagzeit 121
– Antagonisierung 127, 150, 153
– Anwendung 118
– Aufnahme, Verteilung und Ausscheidung 125
– Augeninnendruck 1218
– autonomes Nervensystem 123
– Charakterisierung 121
– chemische Struktur 121
– depolarisierende 1092
– DUR25 121
– ED95 121
– Erholungsindex (recovery index, RI) 121
– Erholungszeiten 143
– Gallenwegserkrankungen 126
– Gesamtwirkdauer, DUR95 121
– Geschichte 118
– Hauptwirkungsort 118
– Hirndurchblutung und -stoffwechsel 1176
– Histaminfreisetzung 123–124
– Hypothermie 126
– Infusion 143
– Inhalationsanästhetika 126
– Interaktionen 152
– Intubationsdosis 121
– kardiovaskuläres System 124
– Kinder 1092, 1102
– Komplementaktivierung 124
– Lebererkrankungen 126, 409
– Magen-Darm-Trakt 124
– Myasthenie 421
– neurologische Erkrankungen 154
– neuromuskuläre Blockade 120
– nichtdepolarisierende 121–122, 1092
– Niereninsuffizienz 125
– Plazentapassage 1008
– praktische Anwendung 142–154
– priming principle 143
– Proteinbindung 126
– Relaxanzienkombination 143
– Relaxierungsgrad, klinische Beurteilung 143
– Relaxierungsgrades, klinische Beurteilung 144
– Sectio 1043
– Toxizität 124
– Überwachung mit Nervenstimulatoren 144
– – der neuromuskulären Erholung 146
– – der neuromuskulären Funktion 126
– Urogenitaltrakt 124
– Veränderungen von Pharmakodynamik und Pharmakokinetik 125
– visuelle und taktile Einschätzung 148
– Wirkdauer 121–122
– zentrale Wirkungen 123

Muskelrelaxierung 4, 492, 741, 1181
– am Ende der Operation 827–828
Muskelrigidität, opioidinduzierte 90
Muskelspindeln 258
Muskeltonus, Neugeborene 1072
Muskelzittern 1032
– postoperatives 824
Muskulatur, Lähmung 122
Mustard-Operation 1305
Myasthenia gravis 419–421
– anästhesiologisches Vorgehen 420–421
– cholinerge Krise 420
– klinisches Bild und Klassifizierung 419–420
– Muskelrelaxanzien 154
– Ursachen und Pathogenese 419
Myelitis 621
– Spinalanästhesie 590
Myoglobin 267
Myoglobinämie 1104
Myoglobinurie 891, 1104
Myokard, Hibernation 223
Myokardfunktion, geriatrische Patienten 1142
Myokardhypertrophie 335
Myokardhypothermie 1272
Myokardhypoxie 1272
Myokardinfarkt 319–320, 341, 842
– akuter 343
– elektive Eingriffe 345
– Komplikationen 343
– perioperativer 345–347
– postoperative Intensivüberwachung 354
Myokardischämie 713, 842, 1272
– Bedeutung 344
– Diagnose 345
– EKG 714
– Häufigkeit 344
– perioperative 343–345
– Prävention 345
Myokardkontraktilität 221
Myokardprotektion 1272
Myokardstoffwechsel 220–221
Myokardszintigraphie 349
Myokardversagen, akutes 904
Myopathien 1104
Myotome 562
Myotonien 421–422
– Muskelrelaxanzien 154

N

N_2O s. Lachgas
Nabelarterie, Katheterisierung 1077–1078
Nabelvene, Katheterisierung 1078
Nachblutung, postoperative 823
Nachlast 216
Nadolol, grundlegende Eigenschaften 202
Nadroparin 605
Nahrungskarenz 884, 1136
– Kinder 1096
– präoperative 965, 1411
Nalbuphin 87, 851
– Dosierung und Wirkungszeiten 851
Naloxon 87, **105**, 821, 869, 1006, 1080, 1151
– Anwendung 105
– Dosierung 105

Naloxon
– Hirndurchblutung, Hirnstoffwechsel und intrakranieller Druck 1175
– Pharmakokinetik 105
– Wirkdauer 105
Naltrexon 87
Naproxen 830
– Schmerztherapie, postoperative 860
Narcotrend-Monitor 684–685
Narcotrend-Zielwerte 685
Narkose
– ambulante Eingriffe 963, 965
– ASA-Risikogruppen 322
– Atemfunktion 479
– Atemwegswiderstand 480
– Aufrechterhaltung 54, 492, 1181
– Erwachen 492
– zu flache 679
– Komplikationen, häufigste Ursachen 483
– Konsiliaruntersuchungen 321
– Lipid-Theorie 8
– durch den Operateur 976
– Protein-Theorie 8
– quantitative 475–476
– Residualkapazität, funktionelle 479
– Standardzubehör 484
– Überhang 1101
– Überwachung 882, 1178–1179
Narkoseausleitung 54–55, 492, 1182–1183
Narkosebeatmung 476
– Atemzugvolumen 481
– O_2-Konzentration, inspiratorische 481
– PEEP, routinemäßiger 481
– Respirator, Grundeinstellung 480
– Techniken 476
Narkoseeinleitung 52–53, 882, 1181, 1183
– Aspirationsrisiko 490
– bei geriatrischen Patienten 1150
– intravenöse 52–53
– Kinder 1108–1110
– per Inhalation 53
– bei vollem Magen 489
– Vorbereitung 485
Narkoseführung, alte Menschen 1151
Narkosegeräte 1196
– Funktions- und Dichtigkeitsprüfung 485
Narkosemasken, Kinderanästhesie 1105
Narkoseprotokoll 741, 983
Narkoserisiko
– Einstufung 322–324
– Kinder 1082–1083
– spezifisches 322
Narkosestadien 31–32
– klinische Bedeutung 32
Narkosesystem
– Bestandteile 456
– Einteilung 466
– geschlossenes 472, 475–476
– halbgeschlossenes 467–470
– halboffenes 461, 466–467
– Kinderanästhesie 1106
– offenes 466
Narkosetiefe 53
– bei Einleitung 489
– bei Inhalationsanästhesien 31
– klinische Überwachung 678–682
Narkoseverdampfer 20

1457

Sachverzeichnis

Narkosevisite, Kinder 1094
Narkosewagen 485
Narkosezubehör 484
– Bereitstellung und Überprüfung 483
Narkosezwischenfälle
– Definitionen 878
– Häufigkeit 879
– Ursachen 879
– Verhaltensempfehlung 986–987
– vermeidbare 483
Narkotika 86
Narkotikafilter 469, 476
Nase 498
– künstliche 466
Nasenbluten 542
Nasennebenhöhlen, Eingriffe 1232
Nasenoperationen 1231–1232
Nasenschleimhaut, Anästhesie 521–522
Nasopharynx 498
Natrium 744
– Konservenblut 775
Natriumbikarbonat 284, 949
– Dosierung 939, 1077
– Reanimation 938
Natriumchlorid 750
Natriumcitrat 448, 1040
– Aspirationsprophylaxe 448
Natriumdihydrogenphosphat 774
Natriumjodid 401
Natriumkanal 162
– Blockade durch Lokalanästhetika 164
Natriumthiosulfat 813
Natriumzitrat 887
Nebennierenrindeninsuffizienz 398
Neck-Dissection, radikale 1237
Neoblase 1363
Neomycin, Interaktionen 152
Neostigmin 1092
– Atropinzusatz 153
– Dosierung 153
– pharmakokinetische Parameter 151
Neosynephrin 573
Nerven, periphere, Aufbau 165
Nervenblockaden
– allgemeine Blockadetechnik 627–629
– elektrische Nervenstimulation 628
– Extremität, obere 630–649
– – untere 649–662, 1413
– Gerinnungsstatus 627
– intraoperative Betreuung 629–630
– Lokalanästhetika 626
– Nervenschäden 628
– periphere 180, 626–665, 1148, 1380
– postoperative Behandlung 630
– Prämedikation 627
– präoperative Visite 627
– zentrale 180
– Zubehör 626
Nervenfasern
– Einteilung und Funktion 166
– Klassen 165
Nervenmembran
– Aufbau 162
– Struktur und Funktion 161
Nervenplexusblockade 180
Nervenschäden 664, 673
– traumatische 643
Nervenstimulation
– elektrische, transkutane 872
– periphere 145

Nervenstimulatoren 629
– klinische Anwendung 149
– neuromuskuläre Blockade 144
– Stimulationsverfahren 144
Nervensystem
– im Alter 1144
– parasympathisches 192
– sympathisches 191–192, 240, 562–564
Nervenwurzeln 595
– Punktion 619
Nervus(-i)
– axillaris 632
– cutaneus antebrachii medialis 632
– cutaneus brachii medialis 632
– cutaneus femoris lateralis 651, 673
– – Blockade 654
– facialis, intraoperative Reizung 1231
– femoralis 651
– – Blockade 653–654
– iliohypogastricus 1124
– ilioinguinalis 1124
– ischiadicus 651
– – Topographie 655
– laryngeus recurrens 501
– laryngeus superior, Blockade 522
– – beidseitige Blockade 501
– medianus 632, 644
– – Blockade 645–646
– – Verlauf 645
– musculocutaneus 632
– – Blockade 643–644
– obturatorius 651, 673
– – Blockade 654
– obturatorius, Blockade 654–655
– – Stimulation 1362
– opticus 1208
– peroneus communis 651, 658, 673
– – Blockade 659–660
– peroneus profundus, Blockade 662
– peroneus superficialis, Blockade 661–662
– radialis 632, 644
– – Blockade 646–648
– – Verlauf 645
– saphenus 651, 659
– – Blockade 660, 662
– supraclaviculares 632
– suralis 651
– – Blockade 661
– tibialis 651, 658–659
– – Blockade 659–660
– tibialis posterior, Blockade 661
– ulnaris 632, 644
– – Blockade 647–649
– – Schädigung 672
Netzhautablösung 1222, 1358
Neugeborene
– Anästhesie 1130
– Atemstörungen 1085–1086
– Atemwerte 1085
– Ersteinschätzung 1071
– Erstmaßnahmen 1070–1071
– Flüssigkeitsbedarf 1089
– Flüssigkeitsgleichgewicht 1088
– Herz-Kreislauf-System 1086–1087
– kardiopulmonale Reanimation 1078–1079
– kardiovaskuläre Anpassung 1070
– Notfallausrüstung 1074
– Respirationseinstellung 1131
– Säure-Basen-Haushalt 1089

Neugeborene
– Temperaturregulation 1087–1088
– Transport 1130
– Wärmeverluste 1088
– Zuständigkeit für die Erstversorgung 1074
Neugeborenenanästhesie, Narkosezubehör 1130
Neugeborenendepression 1007, 1076–1077
Neugeborenen-Reanimation, Algorithmus 1075
Neugeborenenversorgung
– Kreiß- und Operationssaal 1074–1079
– spezielle 1079
Neuroanästhesie
– Grundlagen 1154
– pädiatrische 1199
– Praxis 1176–1183
– spezielle 1183
Neuroleptanästhesie 106
Neuroleptanalgesie 106
Neuroleptika 437, 445, 826, 999
– Augeninnendruck 1218
– Druck, intrakranieller 1175
– Hirndurchblutung, Autoregulation 1175
– Plazentapassage 1007
– Prämedikation 445
– Sauerstoffverbrauch, zerebraler 1175
Neuropathie
– diabetische, autonome 394
– periphere 422
New York Heart Association Status 331
Nexium 448
Nichtaufklärung, Folgen 982
Nichtbehandlung 984
Nichtdepolarisationsblock 120, 147
– Phasen 149
Nichteinwilligung, Folgen 982
Nichteinwilligungsfähigkeit 980
Nichtopioid-Analgetika 830, 969, 1127, 1137
– Auswahl der Substanzen 860
– Einteilung 858
– klinische Anwendung 860
– Nebenwirkungen 859
– Wirkungsmechanismus 858
Nichtrückatmungssysteme 467
Nichtrückatmungsventile 461, 466
Niederdruckmanschetten 507
Niedrigflussnarkose 471–474
– Ausleitungsphase 474
– Durchführung 472
– Gasvolumenmangel 474
– Isofluran 473
– Narkosegaszusammensetzung 473
– Sauerstoffkonzentration, inspiratorische 473
– Sevofluran 474
– Steuerung 474
– Vorteile 472
Niere, Schock 897
Nierenerkrankungen 412–416, 755, 828
– chronische, Gerinnungsstörungen 301
– Clearance 14
Nierenfunktion
– im Alter 1143–1144
– Anästhesie 413

Sachverzeichnis

Nierenfunktion
- eingeschränkte bzw. Störungen 413, 1275
- präoperative Untersuchung 412–413

Niereninsuffizienz
- anästhesiologisches Vorgehen 414
- Beatmung, kontrollierte 415
- chronische 413–416
- Narkoseverfahren 415
- Prämedikation 415

Nierenlagerung 1359–1360
Nierenoperationen 1364
Nierenreserve, eingeschränkte 413
Nierenschäden 672
Nierentransplantation 1365–1366
Nierenversagen 413
- postoperatives 1275

Nifedipin **206**, 1287
- arterielle Hypertonie 206
- Gefahren 206
- hypertensiver Notfall 338
- koronare Herzerkrankung 206
- Leitsätze für die praktische Anwendung 206

Nitrate 314, 361, 1286
Nitrendipin, hypertensiver Notfall 338
Nitroglyzerin **204–205**, 1287
- Afterload 205
- Dosierung 205, 211
- hypertensiver Notfall 338
- Hypotension, kontrollierte 813–814
- intraoperative Zufuhr 205
- kardiovaskuläre Wirkungen 204
- Koronararterien 205
- Nebenwirkungen 205
- Preload 204
- Reflextachykardie 205

Nitroglyzerininfusion 353
Nitrolingual 342
Nitroprussid **205**, 361, 1052
- Dosierungen 205, 211
- hypertensiver Notfall 338
- Hypotension, kontrollierte 812–813
- kardiovaskuläre Wirkungen 204
- Überdosierung 813

Nitroprussid-Natrium 1287
Nizatidin 448
NMDA-Rezeptor 7
NMR 1195
NO (Stickstoffmonoxid) 245, 364
Noradrenalin 187, 192, 194, **195–196**, 361, 904, 937
- Dosierungen 211
- Einsatz in der Anästhesiologie 195
- Gefahren 196
- Lokalanästhetika 187
- Wirkungen 195

No-reflow-Phänomen 951
Notfall, hypertensiver 335, 337
Notfallabteilung 1386
Notfall-Algorithmus 910
Notfallbehandlungsraum 1386–1387
Notfallbereitschaft 1386
Notfalleingriffe
- kardiale Einschätzung 330
- Voruntersuchungen 322

Notfallmedikamente 1075
Notfallrohr 536
Notfallsectio 1027–1028, 1040
Notfallteam 1386
Notfalltransfusion 793
Notoperationen 882, 905
Nottracheotomie 503, 1237

Nozizeption 836
Nozizeptoren 836
NSAID 314
- Kombinationsmöglichkeiten 861
- Periduralanästhesie 606
- Schädigungspotential 859
- Wirkungen 858

Nullabgleich 716
Null-Linien-EEG 958
NYHA-Klassifikation 331

O

O₂ s. Sauerstoff
Oberarmoperationen 1377
Oberbauchschmerz, rechtsseitiger 1051
Oberflächenanästhesie 181
Oberflächenkräfte, alveoläre 235
Oberflächenkühlung 1302
Oberflächenschmerz 835
Oberflächenspannung, Alveolen 236
Oberkörper-Hochlagerung 490
Ödem(e) 1050
- osmotisches 1164–1165
- subglottisches 1236

Ösophagektomie, transthorakale 1343
Ösophagus, Intubation 501, 543
Ösophagusatresie 1133–1134
Ösophaguskarzinom 1343–1344
Ösophagusperforationen 542
Ösophagusstethoskop 1178
Ösophagusvarizenblutung 1342–1343
Ohrenoperationen 1230–1231
okulovestibuläre Reaktionen 1208
Oligurie 285, 741, 824
Olmesartan
- Bioverfügbarkeit 208
- Dosierung 208
- Halbwertszeit 208

Omeprazol 448
Omphalozele 1132
Ondansetron 825–826
- Dosierungen 451

Operationen
- ambulante 961–962
- stereotaktische 1193
- Verschiebung 324

Ophthalmika, Wirkungen 1219–1220
Opiatabhängigkeit 91, 847
- anästhesiologisches Vorgehen 425

Opiate/Opioide 85–107, 361, 418, 445, 523, 680, 829, 874, 999, 1137
- allergische Reaktionen 93–94
- im Alter 1145
- analgetische Potenz und Wirkdauer 95
- analgetische Wirkung, periphere 92
- Anaphylaxie 888
- Antagonisierung 354
- Art der Zufuhr 854
- Atemdepression/-funktion 89, 679
- Augeninnendruck 1218
- Auswahl 853
- Blutdruckabfall 91
- Depression 1080
- Druck, intrakranieller 1171, 1175
- Euphorie, Schläfrigkeit, Narkose 89
- Gewöhnung 847
- Grenzen und Nachteile 105
- Haut 92

Opiate/Opioide
- Hirndurchblutung/-stoffwechsel 1171
- Histaminfreisetzung 93
- hormonelle Wirkung 92–93
- Hustenreflex 90
- Interaktionen 93
- intraoperativer Einsatz 105–107
- intraspinale Injektion 1021
- intrathekale Injektion 870–871
- Juckreiz 93
- kardiovaskuläre Wirkungen 91–92
- Kinder 1091, 1128
- Klassifizierung 87
- Magen-Darm-Trakt 92
- Miosis 90
- Monoanästhesie 106
- Muskelkrämpfe 90
- Muskelrigidität 90
- Muskelzittern 93
- Narkoseüberhang 144
- für Narkosezwecke 94–104
- Neugeborene und Säuglinge 1091
- neuroexzitatorische Phänomene 90
- Nierenfunktion 92
- Periduralanästhesie bei Sectio 1030
- peridurale 867–868, 1020
- pharmakokinetische Parameter 95
- pharmakologische Eigenschaften 87
- pharmakologische Wirkungen 845
- physikochemische Parameter 95
- Plasmakonzentration und Rezeptorwirkung 88
- Plazentapassage 1006
- potenzierende Wirkung 846
- Prämedikation 89, 445
- Schmerztherapie 844–855
- Schwangerschaft 874, 1061
- Sectio 1030, 1043
- Seufzermechanismus 90
- Terminologie 86
- Toleranz 91
- Übelkeit und Erbrechen 90
- Urogenitaltrakt 92
- Uterusaktivität 999
- Vorteile 105
- ZNS-Wirkungen 88

Opiathangang 875
Opiatüberhang 826–827
Opioidanalgesie 88
- Mechanismen 89

Opioidantagonisten 104–105
Opioidpeptide, endogene 86
Opioidrezeptoren 86–87
- periphere 87
- Wirkungen 88
- Wirkungsmechanismus 87

Opioidsucht 424–425
- Entzugssyndrom 424

Orasthin 1000
Orciprenalin **196**, 937
- Dosierung 196
- Einsatz in der Anästhesiologie 196
- Gefahren 196
- Wirkungen 196

Organisationsverschulden 985
Ornipressin 187
- Lokalanästhetika 187

Oropharyngealtubus, Einführen 523
Oropharynx 499
- Anästhesie 522

1459

Sachverzeichnis

OSA (obstruktive Schlafapnoe) 389
– anästhesiologisches Vorgehen 389
– assoziierte Erkrankungen 389
– klinisches Bild 389
Osmolarität 746–747, 749
Osmometrie 746
Osmose 745–746
Osmotherapeutika 954, 1366
– Augeninnendruck 1219
Osmotherapie 1213
Ovarialkarzinom 1370
Oxford-non-kinking-Tubus 508
Oxprenolol, grundlegende Eigenschaften 202
Oxybarbiturate 62
Oxycodon 852
– Dosierung und Wirkungszeiten 852
Oxygenator(en) 1268–1269
– Leistung 1269
Oxygenierung, apnoische 1251–1252
Oxyhämoglobin 688
Oxymetazolin 522
Oxytocin 1000, 1045

P

$paCO_2$ 375, 1157, 1331
– Kontrolle 256
PADDS (postanesthesia discharge scoring system) 970
Palacos 1377
Palliativ-Operationen, Anästhesie 1299
Palpation 703
Pancuronium 123, 125, **136–137**, 1150
– im Alter 1145
– Antagonisierung 137
– Anwendung 137
– Augeninnendruck 1218
– Dosierung 137
– Eigenschaften 136
– Kinder 1103
– Kontraindikationen 137
– Metabolismus 137
– Metaboliten 136
– Nebenwirkungen 137
– Wirkdauer 136
– Wirkungen auf das autonome Nervensystem und Histaminfreisetzung 123
– Wirkungseintritt 136
– Wirkungsveränderung 137
– Wirkungsverstärkung 136
Pankreaskarzinom 1344–1345
Pantoprazol 448
paO_2 375, 1157, 1162–1163
Papillenödem 1192
Paracetamol 830, 861–862, 1127–1128
– Dosierung 862
– Kindesalter, Dosierung 1127–1128
– Kombinationsmöglichkeiten 861
– Schädigungspotential 859
– Schmerztherapie, postoperative 860
– Schwangerschaft 874
– Wirkungen 858
Paracodin 853
Parästhesien 836
– einseitige 620
Para-Hydroxybenzoesäuremethylester 179
Parallelnarkosen 977–979
Paralyse 591

Parasympathikomimetika, Augeninnendruck 1219
Parazervikalblockade 1027
Parecoxib 830
Parese 591
Pariet 448
Parkinson-Syndrom 416–419
– anästhesiologisches Vorgehen 418–419
– klinisches Bild 417
– Therapie 417
– Ursachen und Pathogenese 417
Parnate 435
Partialdruck/-drücke 248
– alveoläre 250
– in Flüssigkeiten 248
– Gase in Flüssigkeiten 261
– Normalwerte bei Ruheatmung 251
Partialdruckdifferenz 25, 253
– Anästhetikum 28
Partialinsuffizienz 701
Partusisten 1000
Patil-Test 511
PCEA (patientenkontrollierte epidurale Analgesie) 871, 1023
PCI (perkutane koronare Intervention) 350
– präoperative 350
PCIA (patientenkontrollierte intravenöse Analgesie) 855–857, 871, 873
– Auswahl und Zufuhr der Substanzen 855–856
– epidurale 871
– Nebenwirkungen und Komplikationen 856
– praktisches Vorgehen 857
– Prinzip 855
– Vorteile 855
pCO_2
– alveolärer 251
– Anstieg 256
– arterieller 692, 924
– gemischtvenöser 923–924
– Kurven, pathologische 693
pCO_2-Antwortkurve 256
pCO_2-Differenz, arterioendexspiratorische 692–693
PCWP (Lungenkapillaren-Verschlussdruck) 732, 736
PDA (Periduralanalgesie), thorakale
– Allgemeinanästhesie 492–494
– Anlage des Katheters 493
– Auswirkungen 493
– kardiovaskuläre Auswirkungen 493
– Koronarkreislauf 493
– Magen-Darm-Trakt 493
– Narkoseführung 493
– Outcome 493
PEEP (positiv-endexspiratorischer Druck) 477–478, 1177
– Anwendung 477
– Nebenwirkungen 478
– Vorbedingungen 477
– Wirkungen 477
Penicillin-Allergie, Vorgehen 438
Peniswurzelblock 1123–1124
Pentazocin 87, 850–851
– Dosierung und Wirkungszeiten 851
– Schwangerschaft 874
Pentothal 62
Perfalgan 862
– Dosierung 862
Perfusion, Verteilung 247

Perfusionsdruck 1279–1280
– arterieller 1279–1280
– koronarer 222, 923, 1285
– zerebraler 923, 1155–1156, 1330
Periduralanästhesie 180, 594–621, 999, 1149, 1413
– Abszess, epiduraler 620
– Alter 598–599
– ambulante Eingriffe 968
– anatomische Grundlagen 594–596
– Anschlagzeit 599
– Antithrombotika und Thrombozytenaggregationshemmer 603
– Arteriosklerose 599
– Aspirationsgefahr 600
– Atemfunktion 600
– Ausbreitung des Lokalanästhetikums 597
– Ausdehnung der Blockade 597
– ausgesparte Segmente 616
– Auswirkungen 600
– Blasenfunktionsstörungen 619–620
– Blockade, nicht hoch genue, ungenügende oder zu hohe 616
– Blutgerinnung 601, 603
– Blutzucker 601
– Darm 600
– Diabetes mellitus 599
– Dicke der Nervenwurzeln 598
– Eingeweideschmerzen 616
– Einmalsets 607
– Einzelinjektionstechnik 612
– geburtshilfliche 1054
– Größe und Gewicht 598
– Hämatom, epidurales 620
– Harnblasenfunktion 600
– Hauptwirkungsort der Lokalanästhetika 597
– Heparintherapie und -prophylaxe 603
– Herz-Kreislauf-System 599–600
– Indikationen 602–603
– Injektionsgeschwindigkeit 598
– Injektionsort 598
– Katheter 613
– Kinder 1125
– Komplikationen 618
– kontinuierliche 613
– Kontraindikationen 602–603
– Kopfschmerzen 618
– Lagerung 598, 609–610
– Lokalanästhetika 608
– massive 619
– motorische Blockade, ungenügende 616
– Muskelzittern 601
– neurale Blockade 596–597
– neurologische Komplikationen 620
– neurologische Überwachung, spezielle 606
– Operationsstress 600
– Organdurchblutung 600
– präoperative Maßnahmen 609
– Punktion der Dura, versehentliche 618
– Punktionsort 596
– Qualität 597
– Reaktion auf den Vasopressor 615
– Reflexreaktionen 616
– Resorption 599
– Schwangerschaft 599, 601
– Sectio 1029–1035
– Sofortkomplikationen 615

Periduralanästhesie
– thorakale 616–618, 1255
– Thromboembolien 601
– Thromboembolieprophylaxe 603
– totale 615, 1032
– Traumatisierung einer Nervenwurzel 620
– Überprüfung der Anästhesie 615–616
– vagovasale Reaktion 615
– Vorbereitungen 609
– Wirkungen, systemische 599
– Zubehör 607
Periduralanalgesie 864–871
– durch den Geburtshelfer 1026
– geburtshilfliche 1017, 1022, 1024
– Indikationen 864–865
– intraabdominelle Eingriffe 1339
– Komplikationen 865
– Kontraindikationen 865
– lumbale 1013–1026
– mobile 1024
– patientenkontrollierte 1024
– Vor- und Nachteile 864
– Wahl des Lokalanästhetikums 865
Periduralkatheter 608
– Einführen 1034
– Versagerquote 614
– Verweildauer 614–615
Periduralnadel(n) 607
– Weg 596
Periduralraum 560, 594
– Auffinden 610–611
– Druck 595
– Inhalt 595
– Schwangerschaft 1018
– thorakaler 596
– topographische Beziehungen 595
– Weite 595
Periduralvene, Punktion 619
Perinatalperiode 1057
Perindopril
– Plasmahalbwertszeit 207
– Tagesdosis 207
– Wirkdauer 207
Perineurium 165
Peritonitis 1341–1354
Perspiratio insensibilis 748
Petechien 303
Pethidin 87, 92, 830, 849
– chemische Struktur 94
– Dosierung und Wirkungszeiten 849
– Schmerztherapie, postoperative 856
– Schwangerschaft 874
– vaginale Entbindung 1021
Pfaundler-Hurler-Syndrom 1113
Pfleger, Narkose 978
Pfropfgestose 1050
Phäochromozytom 399–400
– anästhesiologisches Vorgehen 399
– präoperative Maßnahmen 399
Phantomschmerzen 844
pH-Antwortkurve 257
Pharmaka
– Eigenschaften 9
– Molekülgröße 10
– plazentarer Metabolismus 1003
Pharmakodynamik 9–18
– im Alter 1145
Pharmakokinetik 9–18
– im Alter 1144–1145
Pharmakologie, fetale 1004

Pharynx
– Intubation 915
– Perforationen 543
Pharynxabszess 1233–1234
Phase-II-Block 150
Phenobarbital, Prämedikation 444
Phenothiazine 417, 437, 1007
Phenoxybenzamin
– hypertensiver Notfall 338
– Phäochromozytom 399
Phenprocoumon 605
Phenylephrin 187, **198–199**, 522, 573, 937, 1219
– Einsatz in der Anästhesiologie 198
– Interaktionen 199
– Kontraindikationen 198–199
– Lokalanästhetika 187
– Nebenwirkungen und Komplikationen 198
– praktische Anwendung 198
– Wirkungen 198
Phenylpiperidin, chemische Struktur 94
Phenytoin 954, 1053
– hämodynamische Auswirkungen 210
Phenzyklidinderivat, Ketamin 71
Phosphatase, alkalische 406–407
Phosphat-Puffer 276
Phosphodiesterasehemmer 200, 361, 364
pH-Wert 1271
– Abfall 256, 283
– H^+-Ionen-Konzentration 274
– Konservenblut 775
– Kontrolle 256
Physostigmin 829
– Augeninnendruck 1219
Pia mater 558
Pickwick-Syndrom 256
Pierre-Robin-Syndrom 1113
Pilocarpin, Augeninnendruck 1219
Pindolol
– Dosierung, intravenöse 203
– grundlegende Eigenschaften 202
Piritramid 830, 848
– Dosierung 848
– Lebererkrankungen 409
– Schmerztherapie, postoperative 856
– Wirkungszeiten 848
PJ-Studenten, Einsatz 978
Placenta praevia 1047
Plättchenpfropf 288
Plasma, virusinaktiviertes 784
Plasmaderivate 776
Plasmaersatzmittel 759
Plasmaexpander 759
Plasmakonzentration 15
Plasmapherese 801
Plasmaproteine 996
Plasmaproteinlösung (PPL) 786
Plasma-Thromboplastinvorstufe 291
Plasmavolumen 744, 746–747
Plasmin, Entstehung 290
Plasmininhibitoren 290
Plateauwellen 1170
Plazeboeffekt 841
Plazenta 996
– Durchblutung 1003
– Reife 1003
Plazentakreislauf
– fetaler 998
– maternaler 997

Plazentalösung
– manuelle 1049
– vorzeitige 1047–1048
Plazentamembran 1003
Plazentapassage 998
– Pharmaka 1002–1012
Pleuradruck 234
Plexus
– brachialis, Anatomie 630–631
– – Autonomiegebiete 633
– – Blockade 968
– – Schädigung 672–673
– – Topographie 631, 640
– – Versorgungsgebiete 633
– cervicalis 634
– lumbalis 649, 651
– – inguinale Blockade 651–653
– – paravertebrale Blockade 653
– lumbosacralis, Anatomie 649–650
– – Blockade 650
– sacralis 649, 651
Plexusanästhesie(n) 1148
– kontinuierliche 872
Plexusblockade
– axilläre 639–644, 1412
– interskalenäre (nach Winnie) 634
– Komplikationen 642–643
– kontinuierliche 642
– obere 1122, 1412
– supraklavikuläre 637
– vertikale, infraklavikuläre (VIP) 638–639
– Zugang nach Meier 636–637
Plexusschäden 672
– Sternotomie 673
Pneumektomie 1253
Pneumenzephalographie 1199
– lumbale 1194
Pneumomediastinum 1352
Pneumoperitoneum 1351–1353
– hämodynamische Effekte 1352
– respiratorische Veränderungen 1353
Pneumothorax 235, 665, 1352
– Lachgas 70
– Neugeborene 1080
– V.-subclavia-Punktion 729
Pneumozephalus 1208
pO_2
– Abfall 256
– alveolärer 251–252, 262
– arterieller, Normalwerte 264
– Differenz, alveoloarterielle 252, 263
– Inspirationsluft 262
– Luft 262
– Normalwerte 263
pO_2-Antwortkurve 257
Polarisierung, Pharmaka 10
Polymyxin, Interaktionen 152
Polypeptide, vasoaktive, Lunge 259
Polytrauma 1205
– Analgesie und Sedierung 1391
– Behandlungsphasen 1387–1392
– Erstversorgung 1386–1398
– Intubation, endotracheale 1390
– Laborwerte 1390
– Respirator 1391
Polyurie 824–825, 1274
Polyzythämie 223, 317
Pompe-Erkrankung 1113
PONV (postoperative nausea and vomiting) 60, **449–453**
– begünstigende Faktoren 825
– Behandlung 453, 825

PONV
– Inhalationsanästhetika 452
– klinische Bedeutung 449
– Prophylaxe, risikoadaptierte 453
– Risikofaktoren 449–450
– Risikoklassifizierung 450
– Risikominderung 452
POR 8 187
Porphyria
– cutanea tarda 405
– variegata 405
Porphyrie 403–404
– akute intermittierende 64, 403
– anästhesiologische Besonderheiten 404
– Barbiturate 67
– klinische Manifestationen 403
– Medikamente 404
Position, sitzende 1179–1180
Postreanimations-Intensivbehandlung 950
Postreanimationsphase 951
Posttransfusionshepatitis (PTH) 799
Potentiale
– akustisch evozierte 685
– evozierte 685, 958
– motorisch evozierte 685
– somatosensorisch evozierte 685, 1332, 1383
– visuell evozierte 685
Potenzierung, posttetanische 145
Pott-Anastomose 1300
PPSB 301
Practolol, grundlegende Eigenschaften 202
Präcurarisierung 137
Präeklampsie 1015, 1049–1056
– Acetylsalicylsäure 874
– anästhesiologische Checkliste 1054
Prämedikation 67, 441–454, 1060, 1414
– im Alter 1147
– ambulante Eingriffe 966, 1136
– Kinder 1096–1098
– Neuroanästhesie 1177
– praktische Grund-/Leitsätze 454, 1098
– Traumatologie 1400
Präoxygenierung 55, 487–490, 513, 533
– Sectio 1044
Prazosin, Phäochromozytom 399
Prednisolon, Pharmakologie 434
Prednison, Pharmakologie 434
Preload 216, 994, 1295
Pre-par 1000
Presswehen 995
Prilocain 182, 1008–1009, 1121
– Blockade von Nervenstämmen oder Nervenplexus 626
– chemische Struktur 159
– Höchstdosis 182
– – für Kinder 1122
– klinische Anwendung 181–182
– Methämoglobinbildung 182
– Nachinjektion 614
– Periduralanästhesie 608–609
– pharmakokinetische Parameter 170
– physikochemische Eigenschaften 159, 182
– Schwellendosis für toxische Frühreaktionen 176
– Spinalanästhesie 573

Pringle-Manöver 1347
Proaccelerin 291
Procain 186
– Abbau 186
– chemische Struktur 159
– hämodynamische Auswirkungen 210
– Höchstdosis 186
– klinische Anwendung 186
– physikochemische Eigenschaften 159, 186
– Schwellendosis für toxische Frühreaktionen 176
Processus spinosi 557
Proconvertin 291
Promethazin 437, 1097
– Prämedikation 445
Propafenon 209
– Dosierung 209
– Gefahren 209
– hämodynamische Auswirkungen 210
– Indikationen 209
Propofol 58–62, 1109, 1117, 1129, 1137, 1150–1151, 1177, 1403, 1412
– im Alter 1145
– ambulante Eingriffe 966
– Blutkonzentrationen, erforderliche 111
– chemische Struktur und Zubereitung 58
– Dosierung 61
– Druck intrakranieller 59, 1174
– EEG und BIS 59
– Empfehlungen der Arzneimittelkommission 61
– Euphorie, Halluzinationen und sexuelle Phantasien 59
– Hirndurchblutung 59, 1174
– Indikationen 60
– Infusionsschema 111
– Injektionsschmerz 61
– intraarterielle Injektion 61
– kardiovaskuläre Wirkungen 59, 69
– Kinder 1091, 1101
– klinische Anwendung 60
– Kortisolsynthese 59
– Leber- und Nierenfunktion 59
– motorische Endplatte 59
– Nachteile und Nebenwirkungen 60
– Narkoseeinleitung 61–62
– Opisthotonus 59
– Pharmakokinetik 59–60
– Plazentapassage 1006
– postoperative Übelkeit und Erbrechen 60
– respiratorisches System 59
– Sectio 1042
– seltene Nebenwirkungen 60
– Steuerbarkeit 58
– Strukturformel 58
– TIVA 110–111
– – Dosierungsempfehlungen 111
– Träume 60
– Vorteile 58, 60
– zentrales Nervensystem 58
– zerebraler Sauerstoffverbrauch 1174
Propofol-Fettemulsion 60
Propofol-Infusionssyndrom 60
Propofol-Lipuro 60
Propranolol
– im Alter 1145
– Dosierung, intravenöse 203
– grundlegende Eigenschaften 202
Propylthiouracil 401

ProSeal-Larynxmaske 547
Prostaglandin E_1, Hypotension, kontrollierte 815
Prostaglandine 1000
Prostatektomie, radikale
– perineale 1363
– retropubische 1362–1363
Prostazyklin 364
Protamin 1270, 1281
– Zufuhr, Komplikationen 1271
Proteinbindung 1003
– Pharmaka 10
– verminderte 1090
Proteine 1273
– alveoläre 259
Proteinurie 1050
Prothrombin 291
Prothrombinkomplex-Präparat (PPSB) 787–788
Prothrombinzeit 407
Protonenpumpenhemmer 448
– Aspirationsprophylaxe 448
Prozessqualität 1428
Pseudocholinesterasemangel, erworbener 140
Psoaskompartmentblock 650–652
PTA 291
PTCA 345
PTE (pulmonale Thrombendarteriektomie) 1257–1258
PTH (Posttransfusionshepatitis) 799
Pudendusblock 1027
Pufferbasen/-substanzen 280, 284
Pufferung 274
– nach Säure-Basen-Werten 1077
Pulmonalarterie(n) 241–242
– Banding 1300
Pulmonalarteriendruck/-drücke 242–243, 736, 1280
– enddiastolischer 736
– erhöhter 243
Pulmonalarterienkatheter s. Pulmonaliskatheter
Pulmonalatresie 1306
Pulmonaliskatheter 731–737, 1179, 1185, 1267, 1291, 1294–1295, 1322, 1402
– Einführen 732–734
– Indikationen 732, 1287
– intraoperativer Einsatz 352
– Komplikationen 737
– Messgrößen 731, 735
Pulmonalstenose 1304
Pulskonturanalyse, HZV-Messung 738–739
Pulsoxymeter 1196
Pulsoxymetrie 688–691, 1402
– Genauigkeit 689
– klinische Bewertung 690–691
– Normalwert 688
– Prinzip 688
Pumpen 1267
Pumpfunktion, Determinanten 220
Pupillen
– Diagnostik 921
– Dilatation 921
– Form 1207
Pupillenreaktion 680, 1207
Puppenkopfphänomen 1208
Purpura 783
– thrombotisch-thrombozytopenische 304, 785
Pylorusstenose 1134

Sachverzeichnis

Pyrazolonderivate, Schwangerschaft 874
Pyridostigmin, pharmakokinetische Parameter 151

Q

Qualitätsmanagement 1428–1429
Qualitätssicherung 1428–1429
Quick-Test/-Wert 292–293, 300, 406–407
Quinapril
– Plasmahalbwertszeit 207
– Tagesdosis 207
– Wirkdauer 207
Quincke-Nadel 572
Quotient, respiratorischer 249

R

Rabeprazol 448
Radix
– anterior 559
– posterior 559
Ramipril 357
– Plasmahalbwertszeit 207
– Tagesdosis 207
– Wirkdauer 207
Ranitidin 448, 887, 889, 1040
– Aspirationsprophylaxe 448
Ranvier-Schnürringe 165
rapid sequence induction 490
Rashkind-Ballonvorhofseptostomie 1299
Ratingskala, numerische 838
Rauchen 371, 381
Reaktionen, okulovestibuläre 1208
Realitätswahrnehmung, Störungen 325
Reanimation(smaßnahmen)
– Beendigung 944–945
– Behandlung 950
– erweiterte 909–910
– Fehler 929
– Guidelines 2000 911
– Hämodynamik 922–923
– durch einen Helfer 927–928
– durch zwei Helfer 928
– hirnprotektive Maßnahmen 952
– kardiale 1078
– kardiopulmonale 908–955
– – Indikationen 910
– Kinder 945–950
– Klassifikation 910
– Komplikationen 950
– pulmonaler Gasaustausch 923
– Schwangere 943
– spezielle, zerebrale 953
– Unterkühlte 943
– Verlauf 954
Reanimations-Score 1074
Rechtsherz-Bypass 1276
Rechtsherzinsuffizienz/-versagen 364, 944
Rechtsherzkatheter 363
Rechts-links-Shunt
– anatomischer 701
– funktioneller 701
– intrapulmonaler 375, 480, 701
Rechtsschenkelblock 713
von-Recklinghausen-Syndrom 1113
Reduzierventile 456

Reflexaktivität, Neugeborene 1073
Reflexbradykardie 1337
Reflexdämpfung 1337
Reflex(e)
– kardiale 223
– laryngeale und tracheale 258
– okulokardialer 1219, 1222
– okulovestibulärer 1208
– okulozephaler 1208
Reflextachykardie 813
Reflux, gastroösophagealer 489
Regionalanästhesie 180, 970, 1148–1150
– ambulante Patienten 967–968
– Einteilung 180
– intravenöse 662–664, 968, 1122, 1380–1381, 1412
– Kinder 1120–1126
– Verlegung 831
Regurgitation 885
– Maßnahmen 491
Reinfarkt
– Diagnose 347
– perioperativer 346
Reintubation, Bauchlage 1180
Reisekrankheit, PONV 450
Reithosenanästhesie, Spinalanästhesie 592
Rektumexstirpation, abdominoperineale 1346
Rektumoperationen 1345
Rektumresektion, anteriore 1345–1346
Rekurrens, Schädigung 501
Rekurrensparese 545–546
Remifentanil 87, 98–104, 523, 1045, 1117, 1221, 1331, 1383
– Adipositas 100
– Alter und Geschlecht 100
– ambulante Eingriffe 966–967
– Anästhesie 102–103
– analgetische Potenz und Wirkdauer/-stärke 95, 101
– Atemdepression 101
– Blutkonzentrationen, erforderliche 111
– chemische Struktur 94
– Dosierung 1092
– Druck, intrakranieller 1175
– EEG-Aktivität 1175
– EEG-evozierte Potentiale 101
– Erbrechen, postoperatives 104
– Halbwertszeit, kontextsensitive 99
– Herz-Kreislauf-Funktion 102
– Hirndurchblutung und -stoffwechsel 1175
– Hypnose 101
– Interaktion mit Propofol 100
– Kinder 1092
– klinische Bewertung 104
– Kombination mit Inhalationsanästhetika 103
– Kombination mit Propofol 103
– kontinuierliche Infusion 100
– Konzentration am Wirkort 100
– Leber- und Niereninsuffizienz 100
– Lebererkrankungen 409
– MAC-Wert, Reduktion 101
– Muskelrigidität 102
– Muskelzittern, postoperatives 104
– Pharmakodynamik 101
– pharmakokinetische Parameter 95, 98

Remifentanil
– physikochemische Eigenschaften 95, 98
– Plazentapassage 1006
– Schmerzen, postoperative 104
– Sedierung 101
– TIVA 113
– – Dosierungsempfehlungen 111
– Toleranz, akute 102
– Übelkeit, postoperative 104
Rendell-Baker-Masken, Kinderanästhesie 1105
Renin 747
Reperfusion 898
– Förderung 953
Repolarisation 163
Resektionen, transurethrale 1360–1362
Reserpin 314, 417, **430–431**
– Hinweise für die Narkosepraxis 431
– Wirkungen und Nebenwirkungen 431
Reservoirbeutel 460–461, 467
Residualkapazität, funktionelle (FRC) 229–230, 373, 479, 993
Residualvolumen 229–230, 373
Resistance 238
Resorptionsatelektasen 480
Respirationstrakt
– Anatomie 499
– Anfeuchtung und Erwärmung 464
– Selbstreinigungsmechanismen 464
– Wasserverluste 464
– Zilienbewegung 464
Respirator, Einstellen 480–481
– bei Kindern 1118
respiratorische Insuffizienz 700, 828, 1151
respiratorischer Quotient 249
Resynchronisationstherapie, kardiale (CRT) 359
Rettungsdienst, Anästhesie 1419
Reviparin 605
Rezeptor(en)
– adrenerge 192
– cholinerge 119, 193
– α-Rezeptoren 193
– β-Rezeptoren 193
β-Rezeptor-Antagonisten/-Blocker 202–204, **212**, 314, 333, 342, 353, 357–358, 366, **431**, 453, 823, 1052, 1176, 1263, 1286, 1294, 1322
– AV-Block 203
– Bronchokonstriktion 203
– Einteilung 202
– Entzugssyndrom 203, 431
– grundlegende Eigenschaften 202
– Herzinsuffizienz 203, 357
– Inhalationsanästhetika 203
– kardiovaskuläre Wirkungen 202–203
– klinische Anwendung 203
– Nebenwirkungen und Gefahren 203
– Phäochromozytom 399
– Routinezufuhr 453
β-Rezeptoren-Stimulatoren 1000–1001
Rhesus-Faktor-Kompatibilität 779
Rhesus-System 772
Richtlinien 1427
Riesenbullae 1254
Rifun 448
Rigidität 680
Rigor 891
Ringer-Laktat 757–758
– in Glukose 758

Sachverzeichnis

Ringer-Lösung 757
Ringknorpel 500
Risikoaufklärung 980
Risikoeinschätzung
– im Alter 1147
– nicht-kardiale Operationen 332
Risikofaktoren, kardiovaskuläre 331
Risikogeburt 1014
Risikogruppen 332
Ritodrin 1000–1001
Robertshaw-Tubus 1244–1245, 1257
Rocephin 438
Rocuronium 125, 133–135, 490, 1008
– ältere Patienten 134
– Anschlagzeit 133
– Antagonisierung 134
– Blitzintubation 134, 489
– Dosierungen 134
– ED95 und Intubationsdosis 133
– Eigenschaften 133
– Infusionsraten und Erholungszeiten 132
– bei Kindern 135, 1103
– klinische Anwendung und Bewertung 134
– Leber- und Niereninsuffizienz 135
– Metabolismus 134
– Nebenwirkungen 134
– Notfallsituationen 489
– Pharmakodynamik 122
– Pharmakokinetik 122, 134
– rapid sequence induction 491
– Wirkdauer 134
– Wirkungen auf das autonome Nervensystem und Histaminfreisetzung 123
Rohypnol 75
Ropivacain 185–186, 1008–1009, 1022, 1029, 1033, 1036, 1121
– Blockade von Nervenstämmen oder Nervenplexus 626
– chemische Struktur 159
– Geburtshilfe 1019
– Höchstdosen für Kinder 1122
– Höchstdosis 185
– Kardiotoxizität 185
– klinische Anwendung 181, 185
– Metabolismus 185
– Nachinjektion 614
– Periduralanästhesie 608–609
– pharmakokinetische Parameter 170, 185
– physikochemische Eigenschaften 159, 185
– Spinalanästhesie 573–574
– vaginale Entbindung 1020
Rotameter 457
Ruben-Ventil 461
Rückatmungssysteme 53, 467
Rückenlage 667–668, 1179
Rückenmark 558
– Blutversorgung 560–561
– Hüllen 558
– Kompression 591
– Operationen 1197
– Punktion 619
Rückenmarksegmente, Dermatome 561
Rückenmarkverletzung, Spinalanästhesie 590
Rückenschmerzen 591, 672, 1016
– postspinale 1037
– Spinalanästhesie 589

Ruhe-EKG 348
Ruheischämie 341
Ruheschmerzen 836

S

SA-Block 706, 711
Säureausscheidung, renale, verminderte 283
Säure-Basen-Haushalt 273–286, 702
– Leber 276
– metabolische Komponente 275
– metabolische Störungen 280
– pulmonale Regulation 275
– renale Regulation 275–276
– respiratorische Komponente 275
Säure-Basen-Störungen 276–277
– metabolisch bedingte 276
– respiratorisch bedingte 276
Säuren 274
– Zufuhr 283
Safar-Tuben 916
Sakralkanal 621
– Punktion 622
Sakralnerven 622
Salbutamol 890
saltatorische Leitung 163
Salzsäure 286
Sattelblock 584
Sauerstoff 262–269, 469–471
– Diffusion 253
– Fraktionen und Partialdrücke 248
– physikalisch gelöster 698
Sauerstoffanalysator 475
Sauerstoffangebot 268
– Organe 268, 698
Sauerstoffaufnahme 249–250
Sauerstoffbindungskapazität, Hämoglobin 264
Sauerstoffbindungskurve 265, 267, 702, 1268
– Linksverschiebung 697
– Rechtsverschiebung 697
– Verschiebung 266
Sauerstoffdissoziationskurve 265
Sauerstoffgehalt 695
– arterieller 268, 736
– im Blut 698
– gemischtvenöser 736
– Normalwerte 267
Sauerstoffgehaltsdifferenz
– alveoloarterielle 699
– arteriovenöse 698–699, 736, 902
Sauerstoffgleichgewicht, myokardiales 222–223
Sauerstoffkapazität 264
Sauerstoffkaskade 262
Sauerstoffkonzentration, inspiratorische 262, 687
Sauerstoffsättigung 689, 696–697
– gemischtvenöse 738
– Hämoglobin 265
– jugularvenöse 1160
– partielle 265
– zentralvenöse 738, 903
Sauerstoffspeicher 268, 488
– intrapulmonaler 488
Sauerstoffstatus
– Blut 698
– Störungen 699
Sauerstofftherapie 381
– Langzeittherapie 363

Sauerstofftransport
– im Blut 263–264
– Hämoglobin 264
– physikalische Lösung 264
Sauerstoffverbrauch 263, 268, 736, 993
– myokardialer 220–221
– zerebraler 1159, 1171
Sauerstoffversorgung, zerebrale 1159–1160
Sauerstoffvorrat/-vorräte
– intrapulmonaler 488
– Organismus 269
Sauerstoffzylinder 456
Schadenersatz 985
Schädelfraktur 1203, 1208
Schädelgrube, hintere 1183–1187, 1200
Schädel-Hirn-Trauma 1392–1393, 1405
– Anästhesie 1209–1210
– Aufrechterhaltung der Narkose 1408
– Beatmung 1408–1409
– Begleitverletzungen 1201
– Behandlung 1202
– gedecktes 1202
– Herz-Kreislauf-Funktion 1206
– Initialbehandlung 1201
– Laborwerte 1206
– Narkoseausleitung 1409
– Narkoseeinleitung 1408
– neurologische Einschätzung und spezielle Diagnostik 1206–1208
– Notfallbehandlung 1205–1206
– offenes 1202
– Pathophysiologie 1201–1202
– Prioritäten der Behandlung 1408
– Stufenplan 1211
– Volumentherapie 1408
Schieloperation 1222
Schilddrüsenoperationen
– Anästhesie 400
– HNO-Konsil 401
Schilddrüsenüberfunktion, intraoperative 401
Schildknorpel 500
Schimmelbusch-Maske 466
Schläfrigkeit 1151
Schlafapnoe 389–390
– obstruktive (OSA) 389
Schlafmohn 86
Schlafstörungen 325
Schlagarbeit 218
Schlagvolumen 736
Schleusenbesteck 732
Schluckauf 1337
Schluckreflexe 1208
Schluckstörungen 490
Schmerzbahnen 837
Schmerzbegriffe 835
Schmerzen 1137
– Auswirkungen 840
– Behandlung 829–830
– Definition 834
– Einschätzung 838–839
– Laparoskopie 1354
– Mechanismen der Chronifizierung 843
– physiologische Grundlagen 834
– postoperative 829–830, **839–844**, 970
– projizierte 836
– somatische 835
– übertragene 835

Sachverzeichnis

Schmerzen
– viszerale 835
– Wirkung 845–846
Schmerzensgeld 985
Schmerzkontrollsysteme, endogene 837
Schmerzleitungssysteme 166
Schmerzlinderungs-Score 838–839
Schmerzqualitäten 834–836
Schmerzreaktionen
– Kinder 1126
– Neugeborene 1126
Schmerztherapie 1384
– Adjuvanzien und Ko-Analgetika 864
– ambulante Eingriffe 969
– im Aufwachraum 830
– Drogenabhängigkeit 874–875
– Geburtshilfe 874
– Kinder 1126–1128
– medikamentöse 1127
– multimodale 873
– postoperative 390, 829–830, 968–969, 1407–1408, 1411
– Prognose 842
– Schwangerschaft 874
– spezielle 873
Schnüffelposition 54, 513–514
– optimale 533
Schnupfen 1135
Schock **895–906**, 1409
– anaphylaktischer 896, **900**, 904
– Definition und Einteilung 895
– endokriner, metabolischer oder toxischer 896
– Formen 901
– hämorrhagischer **902**, 1404
– hypodynamer, septischer 900
– hypovolämischer 895–896, **898–899**, 901, 903–904, 1078
– – pathophysiologische Charakteristika 900
– kardiogener 358, 360, 895–896, **899**, 901, 904
– – pathophysiologische Charakteristika 900
– Laboruntersuchungen 903
– Narkose 905
– neurogener 896, **900**, 905
– Pathophysiologie 896
– präoperative Behandlung 903
– septischer 895, **899–900**, 901, 904
– – pathophysiologische Charakteristika 900
– septisch-toxischer 896
– Spinalanästhesie 570
– Syndrome, klinische Einteilung 896
– traumatischer 901
– Zeichen, allgemeine 900–901
Schockindex 902
Schockraum 1386–1387
Schrittmacher 365
– Anästhesie 1311
– festfrequenter 1308
– getriggerter 1309
– Implantation 1310
– kammergesteuerter 1309
– programmierbarer 1309
– sequentieller 1309
– temporärer, präoperativer 1310
– Typen 1308
– vorhofgesteuerter 1309
Schrittmacher-Code 1308
Schrittmacher-EKG 1309

Schrittmacher-Implantation 1307–1313
– elektrophysiologische Grundlagen 1307–1308
– Indikationen 1309–1310
Schrittmacherneurone 6
Schrittmacherpatienten
– elektromagnetische Interferenzen 1311
– Gefahren 1311
Schulteroperationen 1377
Schwangerschaft
– Anästhesie 1057–1063
– Anästhesie-Mortalität 1063–1065
– Blutgaswerte 993
– Blutvolumen und Blutzusammensetzung 995
– Gefahren 1060
– Herz-Kreislauf-Funktion 994
– hypertensive Erkrankungen 1050
– Hyperventilation, physiologische 993
– laparoskopische Operationen 1062
– Magen-Darm-Trakt 996
– Pharmaka und Substanzen, kontraindizierte 1058
– physiologische Veränderungen 992
– psychische Veränderungen 996
– Wahl des Anästhesieverfahrens 1061
Schwangerschaftsabbruch 1369
Schwangerschaftstest 318
Schwann-Zellen 165
Schwester, Narkose 978
Schwitzen 681
Scopolamin 446, 1008, 1098, 1220
– Dosierungen 451
Second-gas-Effekt 25–26
Sectio caesarea 1017
– Allgemeinanästhesie 1038–1045, 1055
– Anästhesie 1027–1045
– anästhesiebedingte Zwischenfälle 1063
– Anwesenheit von Vätern 1028
– aortokavales Kompressionssyndrom 1038–1039
– Indikationen 1027
– Katheter-Periduralanästhesie 1035
– Opioide 1043
– Periduralanästhesie 1029–1035, 1055
– praktisches Vorgehen 1033
– primäre 1045
– pulmonale Aspiration 1039–1041
– Spinalanästhesie 1035–1038, 1055
– Wahl des Anästhesieverfahrens 1028
Sedativa, Uterusaktivität 999
Sedativ-Hypnotika 1220
Sedierung 442, 968, 1412
– außerhalb des Operationssaals 1128
– fiberendoskopische Intubation 523
– Opioide 846
– Risiken 1129
– Substanzen 1129
segmentale Hautinnervation, Plexus brachialis 633
Segmente, ungeblockte 1016
Seitenlage/-lagerung 479, 670–671, 1181, 1184, 1375
– stabile 913
Sekretproduktion 369
Seldinger-Technik, Kanülierung 719
Sellick-Handgriff 491

Senning-Operation 1305
Sepsis 1341
– Spinalanästhesie 570
Septostomie, atriale 364
Septumdeviationen, nasale Intubation 498
Serotonin, Lunge 259
Serotoninantagonisten (5-HT$_3$-Rezeptor-Antagonisten) 453, 825–826
– Nebenwirkungen 451
– PONV 451
Serumbilirubin 406
Serumcholinesterase 996
Serumelektrolyte 413, 996
Serumharnstoff 316, 412
Serumkaliumwerte 414
Serumkalziumwerte 755
Serumkonserven 786
Serumkreatinin 316, 412–413
Serumnatrium 1366
Sevofluran **43–48**, 1007, 1044, 1294
– ambulante Anästhesie/Eingriffe 48, 967
– arrhythmogene Wirkung 44
– Aufwachverhalten 48–49
– Ausleitung 48
– Compound A 44, 47
– Druck, intrakranieller 1171–1172
– Eigenschaften 21, 43
– Einleitung per Inhalation 1108
– Eliminationsrate 27
– beim Erwachsenen 47
– Fluoridfreisetzung 43–44
– Hirndurchblutung 1171–1172
– Hirnstoffwechsel 1172
– Hyperthermie, maligne 46
– Hypotension, kontrollierte 814
– kardiovaskuläre Wirkungen 40, 44–45
– Kinderanästhesie 1099
– klinische Anwendung 47
– koronare Herzkrankheit 45
– Leber 46
– MAC-Wert 30, 38, 44
– – bei Kindern 1099
– Myokardprotektion 45
– Narkoseeinleitung per Inhalation 46–47
– neuromuskuläre Wirkungen 46
– Niedrigflussnarkose 474
– Niere 46–47
– Nierenschäden 47
– Pharmakokinetik und Metabolismus 43
– physikochemische Eigenschaften 43
– respiratorische Wirkungen 45–46
– Strukturformel 33
– Thermoregulation 46
– Unruhezustände, postoperative 48
– Vor- und Nachteile 49
– zentrales Nervensystem 46
Shunt
– anatomischer 252, 263
– arteriovenöser 415
– extraalveolärer 247
– physiologischer 252, 263
– portokavaler 1348
– splenorenaler 1348
Shuntdurchblutung 247
Shuntoperationen 1199
Sichelzellanämie 317
Sigmakarzinom 1345

1465

Sachverzeichnis

SIMV (synchronized intermittent mandatory ventilation) 477
Single-Ventrikel 1306
Sinusbradykardie 138, 706, 823
Sinusknotensyndrom 209
Sinusrhythmus 366
Sinustachykardie 706–707, 823
SIRS (systemic inflammatory response syndrome) 899
Skalenuslücke 635
S-Ketamin
– ambulante Eingriffe 967
– endokrine Effekte 75
– kardiovaskuläre Wirkungen 75
– klinische Anwendung 75
– Notfallmedizin 75
– Pharmakodynamik 74
– Pharmakokinetik 75
– TIVA 75
Sklerose, multiple 419
Skoliose-Operationen 1381–1384
Sodbrennen, Schwangerschaft 996
Sorbitol 1213
Sorgfaltspflichten 977
Sotalol 212
– grundlegende Eigenschaften 202
– hämodynamische Auswirkungen 210
Spannungspneumothorax 1080, 1393–1394, 1406, 1414
Spasmolytika 864
Spatellänge, Wechsel 534
Spateltyp, Wechsel 534
Spenderniere, Entnahme 1366
Spinalanästhesie 181, 556–592, 601–602, 1147–1148, 1413
– Abfall der Körpertemperatur 587–588
– Acetylsalicylsäure 571
– ambulante Patienten 967–968
– Anästhesieausdehnung für häufige Operationen 569
– anatomische Grundlagen 556–564
– Anschlagzeit der Lokalanästhetika 565–566
– Atemfunktion 567
– aufklärendes Gespräch 578
– Aufwachraum 584
– Ausdehnung der Blockade 565
– Blutdruckabfall 584, 587
– Blutgerinnung 570
– Bradykardie und Herzstillstand 587
– Cauda-equina-Syndrom 592
– Darm 568
– Dauer 566
– Einfluss auf die postoperative Morbidität und Letalität 568
– einseitige 577
– Entlassungskriterien 968
– Fixierungszeit 566
– Frühzeichen des Blutdruckabfalls 583
– Geburtshilfe 1026
– Harnblasenfunktion 568
– Harnretention 588
– Heparinzufuhr, intraoperative 571
– Herz-Kreislauf-System 567
– Indikationen 568
– Kinder 1125
– Komplikationen 586
– kontinuierliche (CSA) 577, 585–586
– – Indikationen 585
– – Vor- und Nachteile 585

Spinalanästhesie
– Kontraindikationen 570
– Kopfschmerzen, postspinale 588–589
– Laborwerte 578
– Lagerung 578
– Lokalanästhetika 573
– Maßnahmen während der Operation 584
– Nebenniere 568
– neurologische Komplikationen 589–590
– nichtsteroidale antiinflammatorische Substanzen 571
– Operationen 568
– Patienten 569
– Prämedikation 578
– präoperative Maßnahmen 577
– Praxis 568
– Reihenfolge der Blockade 564
– Rückenschmerzen 589
– Sectio 1035–1038
– spinales Hämatom 591
– Sympathikusblockade 567
– systemische Wirkungen 566
– Techniken 576
– Thromboseprophylaxe mit niedrigdosiertem Heparin 571
– totale 587, 615, 619, 1032
– Übelkeit und Erbrechen 587
– Überwachungsmaßnahmen 583
– Vasokonstriktorzusatz 566
– Verlegen auf die Normalstation 584
– Vorbereitungen 578
– Vorgehen nach Ablauf der Fixierungszeit 584
– Zubehör 571, 585
– Zusatz eines Vasopressors 564
Spinal-Epiduralanästhesie, kombinierte (CSE) 586, 1038
spinales Hämatom 590
– Spinalanästhesie 591
Spinalkanüle 1036
Spinalnadeln 571–573
Spinalnerven 559
Spironolacton 432
Spitzenfluss, maximaler exspiratorischer 375
Spondylitis ankylosans 1374
Spondylose 1197
Sprotte-Nadel 572
Sputum 370
SRS-A, Lunge 259
Standardbikarbonat 280–281
Standardüberwachung 676–678
Stand-by, anästhesiologischer 976
Stapenor 432
Status, neurologischer 1176, 1414
Steinschnittlagerung 1358–1359
STEMI 343
Stent-Implantation 345
Steward-Aufwach-Score 1126
Stickoxydul s. Lachgas
Stickstoff 51
– Fraktionen und Partialdrücke 248
Stickstoffmonoxid (NO) 245, 364
Stillperiode 1057
– Anästhesie 1062
Stimmbänder 500–501
Stimmbandlähmung 501, 545–546
Stimmritze 500
Stimmstörung 545

Stimulation
– posttetanische 147
– taktile 1071
Stoßwellenlithotripsie, extrakorporale (ESWL) 1364
STPD-Bedingungen 250
Streptomycin, Interaktionen 152
Stress-Echokardiographie 349
Stridor 544, 1235
Strömung
– laminare 238
– turbulente 239
Strom, elektrischer 1417
Strukturqualität 1428
Stuart-Prower-Faktor 291
Stufenaufklärung 982
Subarachnoidalblutung 1187–1188
Subarachnoidalhämatom 591
Subarachnoidalraum 621
Subduralhämatom 1204
Succinylcholin **137–142**, 490, 820, 891, 1008, 1044, 1150, 1221
– abdominale Infektionen 141
– Aufnahme, Verteilung und Ausscheidung 138
– Augeninnendruck 140, 1218
– autonome Ganglien 138
– Blitzintubation 142, 489
– Dosierung 139
– Druck, intragastrischer 142
– Herzstillstand, hyperkaliämischer 141
– hirndrucksteigernde Wirkung 140
– Hirndurchblutung 140, 1176
– Hirnstoffwechsel 1176
– Histaminfreisetzung 123, 138
– Indikationen 139
– Infusionsraten und Erholungszeiten 132
– Interaktionen 152
– Intubation 1112
– Kaliumfreisetzung 141
– kardiovaskuläres System 138
– bei Kindern 139, 1103–1104
– klinische Anwendung 139
– Komplikationen 140
– Kontraindikationen 140
– Masseterspasmen 142
– Muskeldystrophie vom Typ Duchenne 1104
– Muskelfaszikulationen 490
– Muskelkater 142
– Myasthenie 421
– Myoglobinurie 142
– Myopathien 141
– Nebenwirkungen 140, 1104
– neurologische Erkrankungen 141–142
– Nierenversagen 141
– Notfallsituationen 489
– Parasympathikolytika 140
– Polytrauma 141
– Pseudocholinesterase 140
– Querschnittlähmung 1198
– rapid sequence induction 491
– Rhabdomyolyse 141
– Toxizität 138
– Verbrennungskrankheit 141
– Wirkungen auf das autonome Nervensystem 123
– zentrale Wirkungen 138
Sufentanil 87, **97–98**, 1021, 1026, 1030
– analgetische Potenz und Wirkdauer 95

Sachverzeichnis

Sufentanil
- Blutkonzentrationen, erforderliche 111
- chemische Struktur 94
- Dosierung 98
- Druck, intrakranieller 1175
- EEG-Aktivität 1175
- Einsatz 98
- extrakorporale Zirkulation 97
- Halbwertszeit, kontextsensitive 99
- Hirndurchblutung und -stoffwechsel 1175
- Kinder 1091
- Metabolismus und Ausscheidung 97
- peridural 868
- Pharmakodynamik 97
- pharmakokinetische Parameter 95, 97
- physikochemische Parameter 95
- Schmerztherapie, postoperative 856
- Spinalanästhesie 575
- subarachnoidal 1022
- TIVA 113
- – Dosierungsempfehlungen 111
- vaginale Entbindung 1021

Sugillationen 303
Sulfonylharnstoffe 392
Surfactant 235–236, 1085
Switchoperation, arterielle 1305
Sympathikotonus, Steigerung 1289
Sympathikus, Spinalanästhesie 563–564
Sympathikusblockade
- Auswirkungen 600
- Blutdruckabfall 615
- totale 567

Sympathikusfasern, Ursprungszellen 562
Sympathomimetika 193
- Herzinsuffizienz 358
- Rezeptoren 194
- β_2-Sympathomimetika 378
Syntocinon 1000

T

Tachyarrhythmie, supraventrikuläre 366–367
Tachykardie 62, 68, 72, 223, 354, 1092, 1287
- Neugeborene und Kleinkinder 1086
- paroxysmale supraventrikuläre 708
- pulslose 936
- supraventrikuläre 203, 706, 823, 1287, 1294
- ventrikuläre 367, 710, 734, 823

Taractan 1097
Target-controlled-Infusion 114
Taschenmesserlagerung, seitliche 1359–1360
Taylor-Zugang, Spinalanästhesie 581–582
Teicoplanin 438
Telmisartan
- Bioverfügbarkeit 208
- Dosierung 208
- Halbwertszeit 208

Temperaturregulation, Anästhetika 740
Testdosis 1022, 1031
Tetanus 147

Tetracain 181, 521–522, 566, 1000
- chemische Struktur und physikochemische Eigenschaften 159

THAM 285
Theodrenalin 1002
Theophyllin 314, 385, 890
- COPD 380

Thiazide 432
Thiazolidindione 392
Thiobarbiturate 62
Thiopental **62–68**, 1058, 1137, 1177, 1181, 1183, 1192, 1199, 1213, 1403
- chemische Struktur und Zubereitung 62
- Dosierung 67–68
- Gastrointestinaltrakt 64
- Injektionsgeschwindigkeit 68
- intraarterielle Injektion, versehentliche 66
- kardiovaskuläre Wirkungen 69
- Kinder 1101
- klinische Anwendung 67
- Lebererkrankungen 66
- Leberfunktion 64
- Metabolismus 65
- Nachwirkungen und Überhang 66
- Nebenwirkungen bei Injektion 68
- Nierenfunktion 64
- Pharmakokinetik, vergleichende 65
- pharmakologische Wirkungen 62
- Porphyrien 67
- rektale Einleitung 1109
- respiratorisches System 64
- Sectio 1042
- Stoffwechsel und Elimination 65
- TIVA 112
- Urogenitaltrakt 64

Thorakoskopie, videoassistierte 1257
Thorax 1414
- Elastizität 236
- instabiler 1394–1395
- Kompression 946–947
- Röntgenbild 964
- Ruhedehnungskurve 237

Thoraxchirurgie
- Analgesie, postoperative 1256
- Atemtherapie 1259
- Beatmung, postoperative 1259
- Frühkomplikationen 1258–1259
- Intensivbehandlung, postoperative 1256
- intraoperative Überwachung 1241
- postoperative Behandlung 1258–1259
- Prämedikation 1240
- präoperative Vorbereitung 1240
- Schmerztherapie 1259
- Wahl des Narkoseverfahrens 1241

Thoraxcompliance 236
Thorax-Pumpmechanismus 922
Thoraxrigidität, Remifentanil 102
Thorax-Röntgenbild 320–321, 330, 363, 372
- pathologische Befunde 320
Thoraxschmerzen 371, 1032
Thoraxverletzungen 1393
Thoraxwunde, saugende 1395
Thrombendarteriektomie, pulmonale (PTE) 1257–1258
Thrombinbildung 289–290
Thrombinzeit 293–295, 299
- Normalwert 294
- verlängerte 294

Thromboembolie
- Risikofaktoren 307
- Risikogruppen 307

Thromboembolieprophylaxe, medikamentöse 307
Thromboplastinzeit 292–293, 299, 406
- aktivierte, partielle 293–294
- verlängerte 292

Thrombozyten 293, 316, 1273
- Konservenblut 775
- Zahl 299

Thrombozytenaggregationshemmer, DIC 303
Thrombozytenfunktion, Untersuchung 296
Thrombozytenfunktionsstörungen, erworbene 782
Thrombozytenkonzentrate 301, 780–783
- DIC 302–303
- Indikationen 781
- Kontraindikationen 781

Thrombozytentransfusion
- Komplikationen und Nebenwirkungen 783
- Kontraindikationen, relative 782

Thrombozytenzählung
- Interpretation der Messwerte 295
- Normalwerte 295

Thrombozytopathien
- angeborene 781
- erworbene 305–306
- klinisches Bild und Diagnose 305

Thrombozytopenie 1051
- angeborene 781
- erworbene 303
- heparininduzierte (HIT) 304–305, 1270

thyreotoxische Krise 400
TIA (transitorische ischämische Attacke) 1328
Tibialisblock 660
Ticlopidin 605
- Periduralanästhesie 604

Tiefenschmerz 835
TI-GVHD 799
Tilidin 852
- Dosierung und Wirkungszeiten 852

Timolol, grundlegende Eigenschaften 202
Tinzaparin 605
Tirofiban 605
TIVA (totale intravenöse Anästhesie) 109–116, 1117, 1137, 1148, 1181
- Atemfunktion 110
- Erwachen 111
- hämodynamische Wirkungen 110
- Hypnotikum, Auswahl 110
- Kinder 1117
- Muskelrelaxierung 110
- Opioid, Auswahl 112
- praktisches Vorgehen 114–116
- Vorteile 110
- Wachheit, intraoperative 110
- zerebrale Wirkungen 110

TME (totale mesorektale Exzision) 1346
TNS (transiente neurologische Symptome) 591–592
- Spinalanästhesie 590

Tocainid, hämodynamische Auswirkungen 210

Sachverzeichnis

Tod
- klinischer 908
- auf dem Operationstisch 1407

Todeszeitpunkt 958
TOF (Train-of-Four) 145–146, 148
- Stimulation 149
- Stimulationsergebnis 150

TOFR 146, 148
TOF-Watch 149
Tokolyse, prophylaktische 1060
Toleranz, chirurgische 32
Tonsillektomie 1232–1233
- Blutung 1233

Tonsillenabszess 1233–1234
Torque Control Blocker 1249
Totalkapazität 229, 373
Totraum
- alveolärer 247
- anatomischer 231–232
- physiologischer 232

Totraumventilation 231–232
Tourniquets 1375
Tourniquetschmerz 1376
Trachea 501–502
- Bifurkation 502
- Ruptur 544

Trachealstenose 546
Tracheaperforationen 543
Tracheotomie 498, 503, 917, 1227, 1236–1237, 1404
Trägergas 459
Tränenfluss 680
Tränengangsondierung und -spülung 1223
Train-of-Four (TOF) 145–146, 148
TRALI (transfusionsassoziierte Lungeninsuffizienz) 783, 798
Tramadol 850
- Dosierung und Wirkungszeiten 850
- Schmerztherapie, postoperative 856

Trandolapril 357
Tranexamsäure 1274
Transaminasen 406–407
Transfusion s. Bluttransfusion
Transfusionsgesetz 788–789
transfusionsinduzierte Graft-versus-Host-Krankheit 799
Transfusionsreaktion
- allergische 797–798
- bakterielle Toxine 798
- hämolytische 796–797
- Sofortbehandlung 797

Transfusionsrisiken, Aufklärungspflicht 790–791
transiente neurologische Symptome (TNS) 1038
Transilluminationstechnik 536
Transport 1414
- in den Aufwachraum 494–495

Transposition der großen Arterien 1304–1305
Trapanal 62, 1109
Trasylol 1274
Traumapatient
- Prioritätensystem 1392
- Störung der Atemfunktion 1391

Treacher-Collins-Syndrom 1113–1114
Trendelenburg-Lagerung 479, 1358
Triamcinolon, Pharmakologie 434
Triflupromazin 826
Trigeminusneuralgie 1192–1193
Trikuspidalatresie 1305
Trikuspidalinsuffizienz 1296

Tris-Puffer 285
- Dosierung 285

Trometamol 285
Tropisetron 825
- Dosierungen 451

Truncus
- arteriosus 1303
- sympathicus 563

Truxal 1097
Tuba Eustachii 498
Tubocurarin 123
Tubus/Tuben
- Arten 507–508
- Größen(wahl) 505–506
- Länge 506
- nasopharyngeale 915
- Obstruktion 508
- ösophagotrachealer 916
- oropharyngeale 915

Tubuslage
- fiberbronchoskopische 1246
- Überprüfung 515, 882

Tubusobstruktion 544, 979
Tubustotraum 507
Tubuswiderstand 506
Tüffier-Linie 580
Tumorchirurgie 1228
- supratentorielle 1191–1192

Tuohy-Nadel 607
TUR-Prostata, Blutungen 1362
TUR-Syndrom 1361
Typ-1-Diabetes 390–391
Typ-2-Diabetes 391–393
- Insulinbehandlung 392–393
- Therapieziele 392

Tyrosin 192
TZ 294–295

U

Übelkeit 1033, 1137
- begünstigende Faktoren 825
- Behandlung 825
- Opioide 88, 846, 856–857
- postoperative 449, 969

Überdruckbeatmung, intermittierende 477
Überdruckventil 460, 467
Übergewicht 668
Überlebenszeit 908–909
Übermaßbehandlung 984–985
Übernahmeverschulden 985
Übersichtsarbeiten
- konventionelle 1425
- systematische 1425

Übertransfusion 798
Überwachung
- intraoperative 1151
- postoperative 882, 968–969
- spezielle 678
- Stufen 676
- umfassende 678

Überwachungsgeräte 485
Überwässerung 414
Ultraschall-Dopplersonde 1185
Umlagerung 670
Umverteilung, Pharmaka 11
Undines Fluch 256
Univent-Bronchusblocker 1249
Universalempfänger 772
Universalspender 772
Unruhe 1100

Unterkiefer 499
- Frakturen 1226

Unterkühlung 824
- Neugeborene 1071, 1079

Untersuchung
- körperliche 313–314, 330, 371, 964
- präoperative kardiologische 333

Unverträglichkeitsreaktionen, Blut 770
Urämie 413–414, 746
- Narkoseverfahren 415

Urapidil 205, 1052, 1287
- Dosierung 205
- hypertensiver Notfall 338
- Hypotension, kontrollierte 205, 814
- Indikationen 205
- Nebenwirkungen 205

Urbason 434
Urinausscheidung 741, 1179, 1280, 1403
- Schock 903

Urinlassen 970
Urinstatus 318
Urtikaria 67, 783
Uterus 996
Uterusaktivität 998–999
- Anästhetika 999

Uterusatonie 1048
Uterusruptur 1048

V

vaginale Entbindung, Regionalanästhesie 1012–1027
Valsalva-Manöver 224
Valsartan
- Bioverfügbarkeit 208
- Dosierung 208
- Halbwertszeit 208

Vancomycin 438
Vasa-praevia-Blutungen 1048
Vasodilatatoren 204–208, 1337
- Hirndurchblutung und -stoffwechsel 1176
- kardiovaskuläre Wirkungen 204

Vasokonstriktion, hypoxische, pulmonale 244, 1243
Vasopressin 340, 936, 949
Vasopressoren 584, 904, 1000–1002, 1022
Vasospasmus, zerebraler 1188
Vecuronium 125, 135, 1008, 1150
- Abbau 135
- im Alter 1145
- Augeninnendruck 1218
- Dosierung 135
- Eigenschaften 135
- Infusionsraten und Erholungszeiten 132
- kardiovaskuläre Nebenwirkungen 135
- Kinder 1103
- Pharmakodynamik und -kinetik 122
- Wirkungen auf das autonome Nervensystem und Histaminfreisetzung 123
- Wirkungseintritt und -dauer 135

Vena(-ae)
- basilica 486
- - Katheterisierung 724–725
- cava inferior, Katheterisierung 724
- - Kompression 994

Sachverzeichnis

Vena(-ae)
– cephalica 486
– – Katheterisierung 724–725
– femoralis, Katheterisierung 728
– jugularis externa, Katheterisierung 727
– jugularis interna 1110
– – Katheterisierung 725–727
– mediana 486
– subclavia 1110
– – Katheterisierung 727–728
Venendruck 994, 1218
– elektronische Messung 723
– zentraler s. ZVD
Venenkanülen 1110
Venenkanülierung
– praktische Leitsätze 1110
– Punktionsstellen 486
– Technik 487
– Zubehör 486–487
Venenkatheter
– Kinder 1110
– Komplikationen, allgemeine 728–729
– Neugeborene und Kleinkinder 1110
– zentraler 487, 720, 723–731, 1178, 1301
Venenzugang/-zugänge 1401
– peripherer 934
Ventilation 228, 231–232, 993, 1143
– alveoläre 232, 246, 249, 251–252, 263
– Normalwerte 686
– spezifische 232
– Verteilung 247
– Wirkungsgrad 241
Ventile 467
Ventrikel
– Compliance 219–220
– Druckbelastung 220
– Funktion 219
– Hypertrophie 224, 1289
– linker 1292
Ventrikeldruck 217
– Messung 1167
Ventrikelfunktion unter Belastung 219
Ventrikelfunktionskurven 218
Ventrikelseptumdefekt 369, 1303
Ventrikeltumoren 1192
Ventrikulographie 1194, 1197, 1199
Verapamil **209–210**, 361, 366, 432
– Dosierung 210
– Gefahren 210
– hämodynamische Auswirkungen 210
– Indikationen 210
– Kontraindikationen 210
Verbrauchskoagulopathie 301
Verbrennungen
– Auswirkungen 1416
– Einteilung 1416
– schwere 1416–1419
– Schweregrad 1416
– systemische Auswirkungen 1417
Verbrennungskrankheit, anästhesiologische Besonderheiten 1418–1419
Verdampfer 457, 465
– Aufstellung 460
– Gasflussänderungen 458
– Konzentration 458
– Platzierung 468
– Temperaturänderungen 458
– Vapor 19 459–460

Verdünnungshyponatriämie 766
Verdünnungskoagulopathie 794, 806
Vergaser 457–458
Vergiftung 32
Verhaltensstörungen, neurobiologische 1059
Verlaufsaufklärung 980
Verlegung des Patienten 831
Verletzungen
– intraabdominelle 1397–1398
– schwere, Anästhesie 1413
Vernebler 465
– COPD 380
Verteilungsclearance 17
Verteilungsphase 16
Verteilungsvolumen 15
– initiales 11
– Pharmaka 10
Vertrauensgrundsatz 973–974
VIP (vertikale infraklavikuläre Plexusblockade) 638–639
– anatomische Beziehungen 638
– Komplikationen und Gefahren 639
– Punktionsstelle 638
Virushepatitis, akute 409–410
Visite, präoperative 311
Visken 203
Vitalkapazität 229, 373
– forcierte exspiratorische 373
– inspiratorische 377
– klinische Bedeutung 229
Vitamin-K-Mangel
– Diagnostik 299
– Gerinnungsstörungen 298–299
– klinisches Bild 299
– Therapie 299
Vitrektomie 1222
Vollblutkonserven 776–777
– Mikroaggregate 775
Vollelektrolytlösungen 757
Volon 434
Volumen
– enddiastolisches 215
– endsystolisches 215
– extrazelluläres 747
Volumenersatz/-zufuhr 904, 1291, 1401
– akuter 766–767
– Schädel-Hirn-Trauma 1206
Volumenzunahme, intrakranielle 1164
Vorbereitung, präoperative 881–882
Vorderwurzel 559
Vorgeschichte
– klinische 329–330
– narkosebezogene 313
Vorhof/-höfe
– linker 1292
– Pumpleistung 214
Vorhofdruck
– linker 1267
– rechter 735
Vorhofflattern 365, 706, 708–709
– INR-Bereiche, therapeutische 294
Vorhofflimmern 358, 706, 709
– elektrische Kardioversion 366
– INR-Bereiche, therapeutische 294
– perioperatives 366
– Therapieziele 365
Vorhofkatheter, linker und rechter 1301
Vorhofkontraktion 1295
– aktive 1293

Vorhofseptumdefekt, Sekundum-Typ 1302–1303
Vorlast 216
Vorsatz 983–984
Voruntersuchungen 315–322
Vulvektomie 1368

W

Wachheit
– intraoperative 681–682, 684
– während der Narkose 1044
Wärmeaustauscher 1269
Wärmeschutz
– Kinder 1118
– Neugeborene 1071
Wärmeverluste 465, 1337
– Neugeborene 1071
– Schutz 1419
walking epidural 1024
Wandspannung 216
– myokardiale 221
Warfarin 605
Warren-Shunt 1348
Wasser
– Abgabe 748
– Aufnahme 748
– Erhaltungsbedarf, täglicher 748
Wasser- und Elektrolytbedarf 748
Wasser- und Elektrolythaushalt 1176
Wasserdampf, Fraktionen und Partialdrücke 248
Wasserintoxikation 752, 766
Wasserretention 747
Wasserverluste 465
Wedensky-Block 173–174
Wedge-Druck 735–736
– Anstieg 1288
– Low-Output-Syndrom 736
Weichteilschwellung, postoperative 1237
Wertheim-Meigs-Operation, radikale 1370
Westenreanimation 924
Whitacre-Nadel 572
White-Tubus 1245
Wiederbelebung
– kardiopulmonale 926
– Kinder 945–950
– Medikamente 935–939
Wiederbelebungsverfahren, neue 928
Wiederbelebungszeit 908
Wiederholungs-EKG 319
von-Willebrand-Faktor 291
von-Willebrand-Jürgens-Syndrom 297–298
– Diagnostik 297
– klinisches Bild 297
Williams-Faktor 291
Wilson-Klassifizierung
– Risikofaktoren 511
– schwierige Intubation 512
Wirbelkanal, Inhalt 558
Wirbelsäule
– Bänder 557
– infektiöse Erkrankungen 1197–1198
– Operationen 1197
– Tumoren 1197
– Verletzungen 1198–1199
Wolff-Parkinson-White-Syndrom 367
– Akuttherapie 367
Woodbridge-Tubus 508
Würgen 55

Sachverzeichnis

X

Xenon 52
Ximelagatran 605
Xylometazolin 522

Y

Y-Stück 467

Z

Zähne, Intubationsvorgang 500
Zahnbehandlungen, Anästhesie 1225
Zahnprothesen, Intubation 510
Zahnschäden, Intubation 542
zentral anticholinerges Syndrom 828–829
Zentralisation 896, 921
zerebrale Ischämie 1158
zerebrovaskuläre Insuffizienz 419, 1327
Zerklage, zervikale 1369
Zeugen Jehovas 779
 – Bluttransfusion 791–792
Zirkulation, extrakorporale 1267–1277, 1279, 1302
Zitratintoxikation, Massivtransfusionen 795
Zivilprozess 985–986
Zugang, venöser 486–487, 1414
Zunge, Intubation 500
ZVD (zentraler Venendruck) 721–723, 735, 902, 1163, 1266, 1280, 1402
 – Aussagewert 722
 – Determinanten 722
 – erniedrigter 723
 – Messung über eine Wassersäule 722
Zwei-Kompartiment-Modell 16–17
Zwerchfell 233
Zwerchfellhernie, kongenitale 1133
Zwerchfellruptur 1398
Zystektomie, radikale 1363
Zystoskopie 1362
Zytostatika 437